国家药品监督管理局医疗器械技术审评规范丛书

U0746286

有源医疗器械注册技术审评指导原则汇编

◆上册◆

国家药品监督管理局医疗器械技术审评中心　组织编写

中国健康传媒集团
中国医药科技出版社

图书在版编目（CIP）数据

有源医疗器械注册技术审评指导原则汇编／国家药品监督管理局医疗器械技术审评中心组织编写.
—北京：中国医药科技出版社，2021.3
ISBN 978 - 7 - 5214 - 2372 - 3

Ⅰ.①有…　Ⅱ.①国…　Ⅲ.①医疗器械 - 注册 - 评价 - 原则 - 汇编 - 中国　Ⅳ.①R197.39

中国版本图书馆 CIP 数据核字（2021）第 054860 号

责任编辑　于海平
美术编辑　陈君杞
版式设计　南博文化

出版　**中国健康传媒集团** | 中国医药科技出版社
地址　北京市海淀区文慧园北路甲 22 号
邮编　100082
电话　发行：010 - 62227427　邮购：010 - 62236938
网址　www.cmstp.com
规格　889 × 1194mm ¹⁄₁₆
印张　73 ¼
字数　2840 千字
版次　2021 年 3 月第 1 版
印次　2021 年 3 月第 1 次印刷
印刷　三河市万龙印装有限公司
经销　全国各地新华书店
书号　ISBN 978 - 7 - 5214 - 2372 - 3
定价　**396.00 元（上、下册）**

获取新书信息、投稿、
为图书纠错，请扫码
联系我们。

丛书编委会

顾　　问	焦　红	张兴栋	邱贵兴	卢秉恒	付小兵	丁文江
主　　编	徐景和					
副 主 编	江德元	孙　磊	王兰明			

编　　委　（以姓氏笔画为序）

王以朋	王永清	邓　刚	邓　洁	卢　忠	史新立
边　旭	吕允凤	刘　斌	刘志涛	刘英慧	刘晓燕
安娟娟	许　伟	杜晓丽	杜惠琴	杨晓冬	杨鹏飞
李　军	李　钊	李　思	李耀华	吴　琨	张　华
张文悦	张世庆	林　欣	赵　鹏	胡雪燕	贺伟罡
袁　鹏	贾健雄	高国彪	郭亚娟	郭兆君	商　惠
彭　亮	董劲春	程　锦	程茂波	蓝翁驰	

撰写人员　（以姓氏笔画为序）

于　琦	马艳彬	王　晨	王　越	王子佳	王文娟
王玉姬	王华栋	王显平	王雅文	方　丽	方　萍
石　莉	卢　红	叶成红	叶朝付	申　高	田佳鑫
包　雯	邢丽娜	邢彦君	巩玉香	朱文武	任志军
邬志刚	庄波阳	刘　威	刘　露	刘文博	刘枭寅
刘容枝	许　耘	许晓萍	孙　嵘	孙正收	孙志刚
孙宏勋	孙嘉怿	杜华月	杨　俊	杨　辉	杨宇希
杨盛林	李　洁	李　晶	李　毅	李小江	李风梅
李永妍	李红然	李沣海	李晓莹	李超民	吴　艳
吴　莉	吴小晶	吴传松	邱　宏	何　琼	何　蕊
何静云	谷晓芳	邹艳果	闵　玥	沈亦红	迟　戈
张　一	张　丹	张　庆	张　谦	张　嵩	张宇晶
张秀丽	张若冰	张高亮	张家振	张道君	阿茹罕
陈　卓	陈　宽	陈　敏	陈　然	陈利民	陈虹蓁
陈亭亭	陈洪忠	陈福军	陈鹭颖	苗晶晶	林卓立
罗阿利	金　丹	金若男	周　军	周　晶	周向明
郑　婕	赵　阳	赵　挺	赵乐军	郝武常	胡　凯
钟运华	钟佑锦	姜　燕	骆庆峰	耿　红	夏文龙
柴　谦	徐　超	徐宗凯	郭　旭	郭丽丽	郭金双
郭晓磊	郭嘉杰	黄文志	常淑芹	崔　佳	梁　文
梁　宏	董文兴	韩　兵	韩昭昭	程　蕴	傅金德
谢华国	甄　辉	解　怡	裴　英	潘　硕	潘晓恒
鞠　珊					

本书编委会

执 行 主 编　高国彪
执 行 副 主 编　孙　磊　卢　忠　许　伟　邓　刚　王以朋
执 行 编 委　（以姓氏笔画为序）

王永清　邓　洁　史新立　吕允凤　刘　斌

刘志涛　刘英慧　刘晓燕　安娟娟　杜晓丽

杨晓冬　杨鹏飞　李　思　李耀华　吴　琨

张世庆　林　欣　赵　鹏　贺伟罡　贾健雄

郭亚娟　郭兆君　商　惠　彭　亮　董劲春

程茂波　蓝翁驰

编写说明

中共中央、国务院于 2016 年印发的《"健康中国 2030"规划纲要》中，明确提出了健康中国的建设目标和任务。习近平总书记在党的十九大报告中也强调了实施健康中国的战略目标。国家药监局遵照习近平总书记重要讲话精神和党中央、国务院决策部署，紧紧围绕"四个最严"要求，坚持"守底线保安全，追高线促发展"，提出了提高医疗器械监管队伍能力和水平，提高医疗器械供应，保障人民群众用械安全的总要求。

医疗器械产品种类多，结构组成复杂，更新换代快，专业性和技术性强，科学监管难度较大，亟需建立上市前审评审批和上市后监督的技术要求体系，以满足监管、审评等部门工作人员的需求。医疗器械注册技术审评指导原则（以下简称"指导原则"）是为确保技术审评的可操作性，依据产品特点，结合当前技术水平和认知水平，对不同类别的产品需要满足的安全有效技术要求进行的汇总。指导原则对于申请人准备注册申报资料以及上市前申报资料的审评都有很强的指导作用。

指导原则是医疗器械上市前审评的重要技术支撑文件，对医疗器械监管系统树立和实践科学监管理念，全面提升医疗器械监管队伍的能力和素质起到了积极的促进作用，对于医疗器械行业的发展和科学技术的进步提供了正向的推动力。国家药品监督管理局医疗器械技术审评中心（以下简称"器审中心"）将指导原则的制修订工作列入重点工作任务，近年来，根据国家药监局党组要求，器审中心不断加大指导原则的制修订力度，进一步完善指导原则的系统建设。

在制修订的同时，加大了对国际组织、发达国家医疗器械监管机构（如 IMDRF、美国 FDA、欧盟等）发布指导原则、审评规范的转化力度。根据我国医疗器械行业的发展及技术审评工作需要，选取应用价值高且我国注册审评中急需规范产品的指导原则结合我国国情进行转化。

由器审中心组织编写的"国家药品监督管理局医疗器械技术审评规范丛书"，紧紧围绕提高注册审评质量，加强医疗器械注册的规范化管理的目标，按照有源、无源、诊断试剂三个维度精心整理已发布指导原则，为企业准备其医疗器械产品注册申报资料以及审评人员对医疗器械产品上市前申报材料的审评提供指导和规范。

由于各方面因素，本书还需在实践中得到检验，尚有需要改进和完善之处。器审中心将基于国情构建我国指导原则体系，统一布局我国指导原则框架，做好我国医疗器械技术支撑。

器审中心
2021 年 1 月

前　言

有源医疗器械是指任何依靠电能或者其他能源，而不是直接由人体或者重力产生的能量，发挥其功能的器械，如能量治疗器械、诊断监护器械、液体输送器械、电离辐射器械、临床检验仪器设备、独立软件等。有源医疗器械是医疗器械的重要组成部分，涉及电子、机械、光学、生物工程等多个学科，具有产品发展迅速、更新迭代较快的特点。

本书是"国家药品监督管理局医疗器械技术审评规范丛书"之一，收录了目前现行有源类医疗器械和相关的通用指导原则共147个。为方便读者阅读，本书将指导原则按照现行《医疗器械分类目录》进行了分类，如有源手术器械、神经和心血管手术器械、骨科手术器械、放射治疗器械、医用成像器械、医用诊察和监护器械等，各分类项指导原则按发布日期顺序排列。

由于起草时间和起草单位不一，指导原则的命名原则一致性未得到很好贯彻，为方便阅读，也为后续修订工作打好基础，本书对于指导原则名称统一规范为"注册技术审评指导原则"，并删除废止指导原则，仅保留最新现行版。为确保文件的可追溯性，在正文指导原则标题下方，备注该文件的发布名称，以备读者查询。

由于各方面因素，本书还需在实践中得到检验，尚有需要改进和完善之处，欢迎广大读者提出宝贵的意见和建议。

目　录

医用诊察和监护器械

呼吸、麻醉和急救器械

物理治疗器械

输血、透析和体外循环器械

医疗器械消毒灭菌器械

有源植入器械

其他

有源手术器械

1 手术动力设备产品注册技术审评指导原则

（手术动力设备产品注册技术审查指导原则）

本指导原则旨在指导和规范第二类手术动力设备产品的技术审评工作，帮助审评人员理解和掌握该类产品的原理、结构、性能、预期用途等内容，掌握技术审评工作的基本要求和尺度，对产品安全性、有效性作出系统评价。

本指导原则所确定的核心内容是在目前的科技认识水平和现有产品技术基础上形成的，因此，审评人员应注意其适宜性，密切关注适用标准及相关技术的最新发展，考虑产品的更新和变化。

本指导原则不作为法规强制执行，不包括行政审批要求。但是，审评人员需要密切关注相关法规的变化，以确认申报产品是否符合法规要求。

一、适用范围

本指导原则适用于《医疗器械分类目录》中第二类矫形外科（骨科）手术器械产品中涉及的矫形（骨科）外科用有源器械。该产品管理类代号为6810 -7。

本指导原则适用于由网电源、电池或特定电源为手术刀具（如钻、铣、锯、磨、刨……）提供所需机械动力，在外科或骨科手术中对生物体骨组织的切除处理（如：钻孔、铣削、锯切、磨削……）以及在外科、骨科或耳鼻喉科、整容手术中对生物体骨组织和软组织的刨削处理的非治疗类手术动力设备。

本指导原则不适用于：配备气动装置的骨动力手机设备和牙科的同类设备。

二、技术审查要点

（一）产品名称的要求

产品命名可采用《医疗器械分类目录》中的名称，命名结构为：电动/电池式 + 刀具对象 + 刀具名称。例如：电动胸骨锯、电动骨钻、电动石膏剪、电动石膏锯、电池式自停颅骨钻。带有多种刀具的设备建议直接采用行业标准YY/T 0752—2009 中的通用名称：电动骨组织手术设备。

在实际应用中常采用的产品名称有：手术动力装置、手术动力设备、手术动力系统、电动动力系统、充电式电动骨科手术设备、电池动力系统、骨动力系统等。

（二）产品的结构和组成

1. 产品的结构和组成

（1）电网供电的手术动力设备

结构 A：由控制单元、软轴动力传输单元、输出机械力驱动的手机、刀具、附属附件（部件）等组成。

结构 B：由控制单元、电缆、输出机械力驱动的手机、刀具、附属附件（部件）等组成。

由于以上两种结构的差异性，其性能和适用性各有不同，根据临床的不同功能要求，设备可以单独采用结构 A 或结构 B，也可以采用结构 A 和结构 B 的组合。

（2）电池供电手术动力设备

由电池供电，由手机、刀具、电池和（或）电池充电器等组成，提供锯类、钻类、磨（锉）类、刀类等骨组织手术刀具所需机械动力实施骨组织手术的医疗器械。

2. 组成单元结构/功能描述

（1）控制单元

为手机提供机械动力能和/或电能，并对其输出实施实时监控的单元，由控制面板和/或脚踏开关对控制单元进行功能选择和切换控制。

（2）动力/电力传输单元

主要分为软轴和电缆。软轴用于在主机与手机之间传递机械动力能，电缆用于在主机与手机之间实现电气连接。

产品可以采用其中一种结构，也可以采取两种结构的组合。

（3）手机

由操作者握持并能夹持手术刀具来实现手术目的和/或控制动力参数的部件，例如各种钻类、铣类、磨（锉）类、锯类、刨类等手机。

（4）刀具

夹持在手机上，实施骨组织手术的器械。

（5）附属附件（部件）

各种直接和辅助为手术服务的附属附件（部件），主要包括脚踏开关、清洁/消毒设备、冲洗冷却单元等附属附件（部件）。

3. 产品的种类划分

（1）按供电方式划分

网电源供电、电池供电、特定电源供电。

（2）按结构形式划分

可携带式设备、移动式设备。

（3）按预期用途划分

骨组织、软组织。

在注册登记表、注册产品标准及说明书中应根据产品具体情况明确本注册单元内各型号/规格产品的结构和组成。

4. 实例（图1，图2）

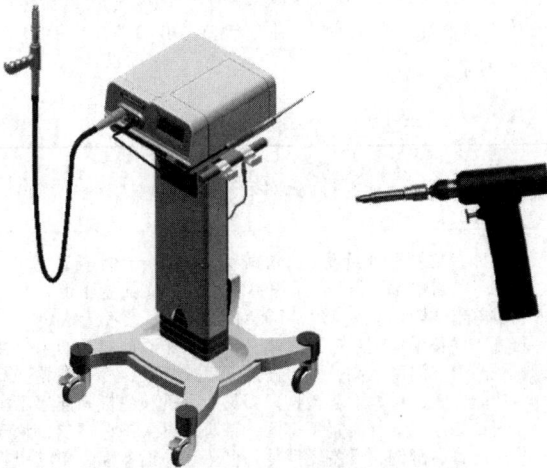

图1 手术动力设备整机产品实例

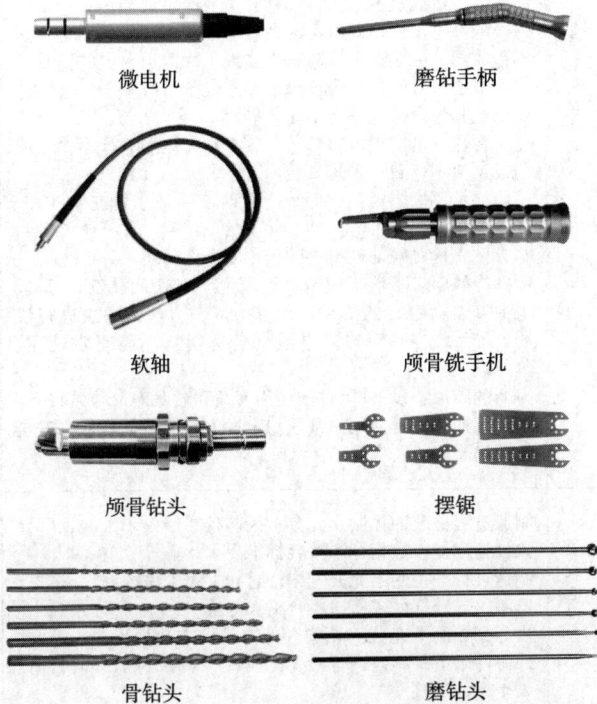

微电机 　　　　　　磨钻手柄

软轴 　　　　　　　颅骨铣手机

颅骨钻头 　　　　　摆锯

骨钻头 　　　　　　磨钻头

图2 手术动力设备附件实例

（三）产品工作原理

根据供电方式的不同，有以下三种工作原理：

1. 网电源供电，由控制单元控制电机，将电机输出的机械能通过软轴传递给机械力驱动的手机，驱动刀具实施手术。

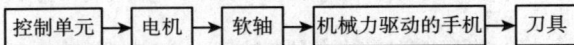

$$控制单元 \rightarrow 电机 \rightarrow 软轴 \rightarrow 机械力驱动的手机 \rightarrow 刀具$$

2. 网电源供电，由控制单元控制，将电能和信号通过电缆传递给电力驱动的手机，驱动刀具实施手术。

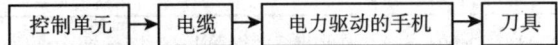

$$控制单元 \rightarrow 电缆 \rightarrow 电力驱动的手机 \rightarrow 刀具$$

3. 电池供电，由手机内的控制单元直接控制电机输出机械力驱动刀具实施手术。

（四）产品作用机理

因该产品为非治疗类医疗器械，故本指导原则不包含产品的作用机理。

（五）产品适用的相关标准

目前与手术动力设备产品相关的常用标准（表1）列举如下：

表1 相关产品标准

GB/T 191—2008	《包装储运图示标志》
GB/T 230.1—2009	《金属材料 洛氏硬度试验 第1部分：试验方法（A、B、C、D、E、F、G、H、K、N、T标尺）》
GB/T 1220—2007	《不锈钢棒》
GB/T 4340.1—2009	《金属材料 维氏硬度试验 第1部分：试验方法》
GB/T 9217.1—2005	《硬质合金旋转锉 第1部分：通用技术条件》
GB 9706.1—2007	《医用电气设备 第1部分：安全通用要求》
GB/T 14710—2009	《医用电器环境要求及试验方法》
GB/T 16886.1—2011	《医疗器械生物学评价 第1部分：风险管理过程中的评价与试验》
GB/T 16886.3—2008	《医疗器械生物学评价 第3部分：遗传毒性、致癌性和生殖毒性试验》
GB/T 16886.5—2003	《医疗器械生物学评价 第5部分：体外细胞毒性试验》
GB/T 16886.7—2001	《医疗器械生物学评价 第7部分：环氧乙烷灭菌残留量》（若适用）
GB/T 16886.10—2005	《医疗器械生物学评价 第10部分：刺激与迟发型超敏反应试验》
GB/T 16886.11—1997	《医疗器械生物学评价 第11部分：全身毒性试验》
YY/T 0149—2006	《不锈钢医用器械 耐腐蚀性能试验方法》
YY 0174—2005	《手术刀片》
YY/T 0466.1—2009	《医疗器械 用于医疗器械标签、标记和提供信息的符号 第1部分：通用要求》（若适用）
YY 0505—2005	《医用电气设备 第1-2部分：安全通用要求 并列标准：电磁兼容 要求和试验》
YY/T 0708—2009	《医用电气设备 第1-4部分：安全通用要求 并列标准：可编程医用电气系统》（若适用）

续表

YY 0709—2009	《医用电气设备 第1-8部分：安全通用要求 并列标准：通用要求，医用电气设备和医用电气系统中报警系统的测试和指南》（若适用）
YY/T 0752—2009	《电动骨组织手术设备》（注：该标准不适用于气动骨组织手术设备、电池供电的骨组织手术设备和牙科的同类设备）
YY/T 1052—2004	《手术器械标志》（若适用）
YY 1137—2005	《骨锯通用技术条件》
YY 91057—1999	《医用脚踏开关通用技术条件》（若适用）
JB/T 7991.4—2001	《电镀超硬磨料制品 磨头》

上述标准包括了注册产品标准中经常涉及到的部件标准和方法标准。有的企业还会根据产品的特点引用一些行业外的标准和一些较为特殊的标准。

产品引用标准的审查可以分两步来进行。首先对引用标准的齐全性和适宜性进行审查，也就是通过对注册产品标准中"规范性引用文件"是否引用了相关标准，以及所引用的标准是否适宜、准确来进行审查。此时，应注意标准编号、标准名称是否完整规范，年代号是否有效。其次是对引用标准的采纳情况进行审查。即所引用的标准中适用的条款要求是否在注册产品标准中进行了实质性的条款引用。这种引用通常采用两种方式，文字表述繁多内容复杂的可以直接引用标准及条文号，文字比较简单的也可以直接引述具体要求。

注意"规范性引用文件"和编制说明的区别，通常不宜直接引用的标准不纳入规范性引用文件，而仅仅以参考文献形式在编制说明中出现。

若有新版的强制性国家标准和行业标准发布实施，产品的性能和安全指标要求应执行最新版本国家标准、行业标准的要求。

（六）产品的预期用途

该产品适用于外科或骨科手术中对生物体骨组织的切除处理（如：钻孔、铣削、锯切、磨削……）以及在外科、骨科、耳鼻喉科和整容手术中对生物体骨组织和软组织的刨削处理。

（七）产品的主要风险

产品的风险管理报告应符合 YY/T 0316—2008《医疗器械 风险管理对医疗器械的应用》的有关要求，判断与产品有关的危害，估计和评价相关风险，控制这些风险并监视控制的有效性。

主要的审查要点包括：

1. 与产品有关的安全性特征判定可参考 YY/T 0316—2008 的附录 C；

2. 危害、可预见的事件序列和危害处境判断，可参考 YY/T 0316—2008 的附录 E、I；

3. 风险控制的方案与实施、综合剩余风险的可接受性评价及生产和生产后监视的相关方法，可参考 YY/T 0316—2008 的附录 F、G、J。

表2 产品主要初始危害因素

通用类别	初始事件和环境示例
不完整的要求	设计参数的不恰当规范：可触及金属部分、外壳、应用部分等与带电部分隔离/保护不够，电介质强度不够，导致对电击危险防护不够，可能对使用者或患者造成电击危害；设备插头剩余电压过高；刀具工作时间过长，人体接触的刀具温度过高，手机散热不良或失效，冷却装置冷却功能失效，可能引起烫伤；刀具、手机和主机间连接不牢固；便携式提拎装置不牢固，带脚轮设备锁定不良，移动式设备易翻倒，设备支撑件强度不足，设备面、角、边粗糙，对飞溅物防护不够，都可能对使用者或患者造成机械损伤；进液防护能力不足，造成电气危害；运动零件防脱、防裂功能失效，机械伤害自停防护功能缺失或防护功能失效，造成机械危害；脚踏开关易产生误动作；手术动力设备停电后又恢复时可能造成危险；控制器件固定不紧固成调节失误；工作时噪声过大干扰医护人员的正常工作；电磁兼容性不符合要求，导致设备自身不能正常工作或干扰其他设备的正常工作；等等。运行参数不恰当规范：转速、频率、力矩等运行不稳定或与设定值不一致；等等。性能要求不恰当规范：性能参数与实际适用情况不匹配，导致机械损伤；等等。与人体直接接触部件材料的生物安全性问题。服务中的要求不恰当规范：使用说明书未对设备、刀具、电池（若适用）的维护、保养方式、方法、频次进行说明，导致设备、刀具、电池（若适用）不能正常使用；等等。寿命的结束：设备/附件的使用寿命和贮藏寿命导致设备/附件超期非正常使用而致使稳定性等性能指标降低，安全性能出现隐患；等等
制造过程	制造过程更改的控制不充分：控制程序修改未经验证，导致设备性能参数指标不符合标准要求；等等。制造过程的控制不充分：生产过程关键工序控制点未进行监测，导致部件或整机不合格；等等。供方的控制不充分：外购、外协件供方选择不当，外购、外协件未进行有效进货检验，导致不合格外购、外协件投入生产；等等
运输和贮藏	不恰当的包装：产品防护不当导致设备运输过程中损坏；等等。不适当的环境条件：在超出设备规定的贮藏环境（温度、湿度、大气压力）贮藏设备，导致设备不能正常工作；等等
环境因素	物理学的（如热、压力、时间）：过热/冷环境可能导致设备不能正常工作；等等。化学的（如腐蚀、降解、污染）：强酸强碱导致设备/刀具损害；非预期使用于有麻醉剂的环境中，可能因为电气连接、设备结构、静电预防不良等引起混合气体爆炸；等等。电磁场（如对电磁干扰的敏感度）：抗电磁干扰能力差，特定环境设备工作不正常；等等。不适当的能量供应：设备的供电电压不稳定，设备不能正常工作或损坏；等等

续表

通用类别	初始事件和环境示例
清洁、消毒和灭菌	未对消毒过程进行确认或确认程序不规范：使用说明书中推荐的对直接或可能接触患者部件，如刀具、手机或相关部件的消毒方法未经确认，不能对相关部件进行有效消毒；等等。 消毒执行不恰当：使用者未按要求对刀具或相关部件进行防护或消毒，导致院内感染；等等
处置和废弃	没提供信息或提供信息不充分：未在使用说明书中对刀具的处置和废弃方法进行说明，或信息不充分；未对设备的废弃处置进行提示性说明；等等
材料	生物相容性：与人体接触的刀具或其他部件选择不当可致过敏等反应；等等
人为因素	设计缺陷引发可能的使用错误。 易混淆或缺少使用说明书：如缺少详细的使用方法、缺少必要的技术参数、缺少必要的警告说明、缺少电路图和元器件清单、缺少运输和贮存环境条件的限制；设备在故障状态（如自停保护功能、变压器过载、断开保护接地线、设备的元器件出现故障）下运行可产生危险警示不足；使用不适当的刀具；使用前未检查设备工作状态；操作说明过于复杂，不易懂；未说明如何正确维护、保养设备/附件；等等。 器械的状态不明确或不清晰：无刀具的类型显示，输出参数无法分辨；等等。 设置、测量或其他信息的显示不明确或不清晰；设置或测量参数未标示单位；等等。 错误显示结果：公式错误导致测量结果显示错误；等等。 控制与操作不对应；显示信息与实际状态不对应；设备显示工作速度、频率与探头实际工作速度、频率不一致；等等。 与已有的器械比较，样式或布局有争议；显示参数与多数设备通用的显示参数布局不相同，可能引起参数设置错误；等等。 由缺乏技术的/未经培训的人员使用：使用者/操作者未经培训或培训不足，不能正确使用和维护、保养设备；等等。 与消耗品/附件/其他医疗器械的不相容性：未按使用说明书规定使用指定类型和型号的刀具，致设备损坏或人员伤亡；等等
失效模式	由于老化、磨损和重复使用而致功能退化：刀具由于反复消毒、使用磨损等原因刃口老化、破损致患者伤害；等等

表3　部分危害、可预见的事件序列、危害处境和可发生的损害之间的关系

危害	可预见的事件序列	危害处境	损害
电磁能（电磁干扰）	（1）病房内其他设备对手术动力设备电磁干扰导致电气设备非控制启动、运转；（2）手术动力装置干扰其他手术设备的正常工作	（1）设备活动部件意外运动；设置参数自行改变；（2）其他同时使用的监护或生命维持系统无法正常工作	（1）患者机械损伤、死亡；（2）间接导致患者死亡

续表

危害	可预见的事件序列	危害处境	损害
电能	出厂产品质量控制不严	（1）应用部分漏电流超过标准要求；（2）绝缘失效	患者电击损伤、死亡
机械力伤害	（1）运动部件防脱、防裂功能失效；（2）机械伤害自停防护功能缺失或防护功能失效	应用部分不受控运动	患者机械损伤或死亡
运动部件（底座解锁脚踏开关位置不合理）	（1）意外的踩踏；（2）地板刹车锁定装置解锁	手术动力设备非预期性移动	操作者操作失误导致患者损伤、病情加重
功能的丧失或损坏（手机、刀具）	（1）运动部件长期使用的磨损；（2）制造时不合格	（1）防脱、防裂功能失效，刀具飞脱或断裂；（2）刃口老化、破损	患者受损、病情加重、死亡
操作（控制器误操作）	（1）未放置在指定位置；（2）误接触脚踏控制器功能键	设备活动部分意外运动	患者受损、病情加重、死亡
不完整的使用说明书（附件安装）	（1）使用说明书未对部件/配件使用作出详细说明；（2）使用说明书未对部件安装作出说明；（3）使用说明书未对部件承载能力作出说明；（4）错误的部件安装说明	部件安装不正确、松动、不能正确实现预期的功能、运动部件断裂	器官受损、病情加重、死亡

　　表2、表3 依据 YY/T 0316—2008 的附录 E 提示性列举了手术动力设备可能存在危害的初始事件和环境，示例性地给出了危害、可预见的事件序列、危害处境和可发生的损害之间的关系，给审查人员予以提示、参考。

　　由于手术动力设备的原理、功能和结构的差异，本章给出的风险要素及其示例是常见的而不是全部的。上述部分只是风险管理过程的组成部分，不是风险管理的全部。生产企业应按照 YY/T 0316—2008 中规定的过程和方法，在产品整个生命周期内建立、形成文件和保持一个持续的过程，用以判定与医疗器械有关的危害、估计和评价相关的风险、控制这些风险并监视上述控制的有效性，以充分保证产品的安全和有效。

（八）产品的主要技术指标

　　产品标准的审查是产品主要技术性能指标审查中最重要的环节之一。

手术动力设备产品的主要技术性能指标可以分解为技术性能要求和安全要求两部分。其中有些技术性能要求和安全要求又是相关联的。

本条款列举的基本技术指标为典型手术动力设备和配件的指标，生产企业应参考相应的国家标准、行业标准，并结合临床需求、自身产品的技术特点对各项指标的具体参数作出规定。

1. 工作条件

1.1 正常工作环境条件（包括环境温度、相对湿度、大气压力）。

1.2 网电源供电设备的电源电压、频率、电源电压适用范围。

1.3 电池供电设备中充电电池的输出电压和工作电流、带载连续工作时间和充电电流。

2. 技术要求

2.1 基本性能要求

2.1.1 设备应具备功能状态的设定、控制、显示和（或）指示，并应可以依据刀具的用途和临床要求设定或调节输出参数。

2.1.2 设定转速或频次与输出转速或频次的误差应在±3%范围内。

2.1.3 空载转速或频次与满载转速或频次的变动率应在5%范围内。

2.1.4 设备应能提供足够的动力，生产企业标称的输出力矩（力）和转速或频次应能满足相应骨组织或软骨组织手术的动力要求。

2.1.5 设备的电缆、软轴、手机、刀具等应用部分应能承受使用说明书规定的消毒灭菌要求。

2.1.6 设备应用部分的不锈钢制品的耐腐蚀性能应符合YY/T 0149—2006中5.4b级的要求。

2.1.7 网电源供电设备空载噪声应不大于75dB（A计权）；高频锯类空载噪声建议参照企业标准要求；电池供电设备空载噪声要求建议参照网电源供电设备要求。

2.1.8 设备应具备保护（机械保护、电击防护）功能（YY/T 0752—2009中4.8.3、4.8.4的要求）。

2.1.9 控制按钮：手机的控制按钮操作灵活可靠。

2.1.10 设备各部件连通接头配合良好，装卸应方便。

2.1.11 各接口及安装连接部位锁紧机构应牢固可靠，锁紧后不得松动，正常工作时不得脱落。

2.2 手机性能要求

2.2.1 手机夹头的硬度应不小于HRC45。

2.2.2 手机对手术刀具的装夹力应符合以下要求：

2.2.2.1 轴向施加不小于30 N的拉力应不滑脱；

2.2.2.2 承受1.5倍的标称力矩不打滑。

2.2.3 装卸刀具无须借助附件工具进行（带钥匙三爪钻夹头接口除外）。

2.2.4 径向圆跳动应不大于0.1 mm。

2.2.5 轴向移动应不大于0.5 mm。

2.2.6 在标称输出转速或频次下空载连续运转5 min（网电源供电的设备）或15秒（电池供电的设备），表面温度应不大于50 ℃。

2.2.7 表面粗糙度 Ra≤1.6 μm（不含喷砂、塑胶、亚光、磨砂等特殊处理的表面），不得有锋棱、毛刺、尖角。

2.3 软轴性能要求（若适用）

2.3.1 弯曲半径小于或等于120 mm时能够正常工作。

2.3.2 长度不小于1800 mm。

2.3.3 软轴与主机，软轴与手机之间的装卸应无需借助附件工具，轴向施加不小于30 N的拉力不滑脱。

2.4 电缆性能要求（若适用）

2.4.1 长度不小于3 m。

2.4.2 与手机和主机的连接应可靠，轴向施加不小于20 N的拉力应不滑脱。

2.5 脚踏控制器要求（若适用）

2.5.1 应符合 YY 91057—1999 中手术室用密封型脚踏开关的技术要求。

2.5.2 与主机连接的脚踏电缆长度应不小于3 m。

2.5.3 脚踏电缆与主机连接应方便可靠，轴向施加不小于20 N的拉力应不滑脱。

2.6 刀具技术要求

2.6.1 硬度：不锈钢材硬度不小于650 HV10，其他材料硬度不小于750 HV10。

2.6.2 表面粗糙度 Ra≤0.4 μm，刃口部位粗糙度 Ra≤0.8 μm。

2.6.3 外观：刀具应平整，不应有锈迹、锋棱、毛刺和明显麻点；刃口应无缺口、白口、卷口、裂纹等现象。

2.6.4 刀具标识应符合 YY/T 1052—2004 中的规定。

2.6.5 其他要求

2.6.5.1 切削刃磨类刀具 切削刃磨类刀具的切削刃口应做成右螺旋槽和右切削、刃口沟槽应制成等前角和等螺旋角、基体芯杆圆跳动偏差不大于0.01 mm，切削刃头部直径尺寸公差不大于0.2 mm。

2.6.5.2 金钢砂磨类刀具 应符合 JB/T 7991.4—2001 中第4章规定的技术要求。

2.6.5.3 锯类刀具 应符合 YY 1137—2005 中骨锯通用技术条件的要求。

2.7 刀具识别

设备配有多种类刀具时，手机应对刀具种类具有识别功能或在说明书中对刀具的安装、使用方法和工作参数设定进行详细说明。

3. 环境试验

环境试验应按 GB/T 14710—2009 的规定明确所属气候环境试验组别和机械环境试验组别，并建议在注册产品标准中按 GB/T 14710—2009 中表 A.1 的形式列出设备环境试验时的具体要求。

4. 安全要求

4.1 设备和电池充电器的安全要求应符合 GB 9706.1—2007 标准规定。

4.2 设备的其他安全要求应符合 YY/T 0752—2009 标准

中对电击和对机械危险的防护要求的附加规定。

4.3 应有充电电池带载连续工作时间的要求。

5. 电磁兼容

应符合 YY 0505—2005 中规定的要求。

6. 生物学评价

手术动力设备刀具直接与人体组织接触，应选用符合 GB/T 16886.1 的材料，或按 GB/T 16886.1 进行全面生物学评价，并提交生物学评价报告证明其安全性。

对于可能接触人体组织的设备外壳部件或附属部件，应根据临床使用的情况按 GB/T 16886.1 对其材料进行全面生物学评价，并提交生物学评价报告证明其安全性。

7. 说明书的特殊要求

7.1 生产企业应声明设备所配置手机输出的参数：

7.1.1 圆周运动（转动）：力矩（N·cm）、转速（r/min）或频次；

7.1.2 往复运动：力（N）、频次、工作行程。

7.2 生产企业应声明设备的适用范围。

7.3 生产企业应对防护功能作详细说明，例如：颅骨钻孔的开颅自停功能、往复锯、铣刀对非切除组织的自停防护功能、磨头的防脱功能等的详细说明。

7.4 应有对设备操作者的培训要求。

8. 报警的要求（若适用）

应符合 YY 0709—2009 的要求。

9. 软件的要求（若适用）

应符合 YY/T 0708—2009 的要求。

10. 外观的要求

表面加工及光泽色调均匀，且无伤痕，滚花应清晰，不得有锋棱、毛刺、划痕等缺陷。

本指导原则强调了设备对机械危险的防护。由于对此类防护功能可采用不同的技术（例如：机械、声、光、电等）设计来实现，其参数类型（例如：灵敏度、控制精度、响应速度等）和能达到的指标也不尽相同，因此，本指导原则未对机械防护功能的参数类型和指标作出具体规定，但应要求生产企业在其注册标准中加以考虑，尤其是预期可用于高风险手术的设备还必须具有特殊的防护功能，并应在使用说明书中明确说明。

由于临床切除组织的特征需求不同，各台设备配置手机和刀具的规格具有多样性的组合，各种组合应用所需的最佳输出力矩、速度和频率等参数存在差异，因此，本标准未对以上指标作出定量规定，但应要求生产企业在其注册标准中加以考虑，并在使用说明书中明确说明。

目前骨科手术刀具的规格没有标准化，各生产企业之间的刀具和手机接口不能互配，本指导原则未对手机接口和刀具的机械结构和尺寸作出具体规定，但鼓励生产企业在注册标准中加以要求。

本指导原则在参考产品相关国家标准和行业标准的基础上仅对设定/空载转速或频次与输出转速或频次的误差作出了基本要求，但鼓励生产企业在注册标准中对摆动锯的正常工作摆角、往复锯的工作行程等性能的误差加以要求。

本指导原则在参考手术器械相关国家标准和行业标准的基础上仅对刀具硬度、耐腐蚀和外观作出了基本要求，但鼓励生产企业在注册标准中对其他相关项目加以要求。

本指导原则没有对设备的选配和配对使用设备作出要求，例如：在刀具高速运动时防止骨组织温度过高的、单独的冷却设备；镜下手术中配合使用的内窥镜设备等。但鼓励生产企业在注册标准中对相关设备的必需参数和配合要求加以考虑，并应符合其相关国标和行标的要求。

（九）产品的检测要求

1. 产品的检测包括出厂检验和型式检验。

2. 出厂检验应包括性能要求和安全要求两部分。

2.1 性能要求建议包含以下内容：

2.1.1 YY 0752—2009 中的 4.1.1、4.1.2、4.1.3、4.1.7、4.2.3、4.2.4、4.2.5、4.3.2、4.3.3、4.4、4.5.2、4.5.3、4.6.3、4.6.4、4.6.5.1；

2.1.2 YY 91057—1999 中的 2.5、2.9；

2.1.3 JB/T 7991.4—2001 中的 4.1.4、4.2.1、4.2.3、4.2.5、4.3；

2.1.4 YY 1137—2005 中的 4.1、4.3.1、4.7（特殊表面处理除外）；

2.1.5 指导原则中的 2.1.9、2.1.10、2.1.11、2.7。

2.2 安全要求应包括：正常环境条件下的漏电流、电介质强度、保护接地阻抗（若适用）。

2.3 性能要求项目可规定采用不同的抽样比例以对出厂检验的产品进行合格判定。

3. 型式检验为产品标准全项目检验。

（十）产品的临床要求

1. 豁免提交临床试验资料要求

1.1 依据《关于印发豁免提交临床试验资料的第二类医疗器械目录（试行）的通知》（国食药监械〔2011〕475号）和《豁免提交临床试验资料的第二类医疗器械目录（试行）》，以下设备豁免提交临床试验资料：产品管理类代号为 6810 中的电动骨组织手术设备（电动骨钻/锯、无菌骨钻、无菌骨锯）和电池式电动骨组织手术设备（电池式自停颅骨钻）。

1.2 医疗器械生产企业在申报《豁免提交临床试验资料的第二类医疗器械目录（试行）》范围内产品注册时，可以书面申请免于提交临床试验资料，但应同时提交申报产品与已上市同类产品的对比说明。对比说明应当包括工作原理、产品材质、结构组成、主要技术性能指标、消毒/灭菌方法、预期用途、使用场所等内容。

1.3 未列入《豁免提交临床试验资料的第二类医疗器械目录（试行）》中的手术动力设备注册申请豁免临床试验时应要求生产企业提交书面说明。

书面说明的审评分为两种情况。

1.3.1 若申报产品与已上市同类产品在作用原理、工作原理、生产工艺、预期用途和适用范围等方面完全相同，则书面说明可以包括申请产品与已上市产品实质性等同说明等内容，建议产品的对比资料中提供该产品与已上市产品所声明的技术参数、适用刀具的材质、附件的功能、自停保护功能等之间的实质性等同说明。

1.3.2 若申请注册的产品在结构组成、生产工艺、预期用途和适用范围等方面与已上市产品有微小的差别，则申请企业应在书面说明中详细说明这种差别，并说明这种差别是否会形成新的产品安全性和有效性的风险。若这种差别可能形成新的影响产品安全性和有效性的风险，则申请企业应视风险严重程度补充临床评价资料或临床试验资料。

2. 若书面说明不能充分评价产品的安全性和有效性，生产企业应按照《医疗器械注册管理办法》（国家食品药品监督管理局令第 16 号）的要求提交临床试验资料。生产企业可对申报产品进行临床试验，或者提交同类产品的比对说明和临床试验资料。

2.1 申报产品的临床试验资料要求

2.1.1 临床试验应符合《医疗器械临床试验规定》（国家食品药品监督管理局令第 5 号）的要求。

2.1.2 临床试验机构应为国家食品药品监督管理局认定公布的药品临床试验基地。

2.1.3 临床试验方法和报告的要求

临床试验方案应合理、科学并满足伦理要求，临床试验的项目内容应能反映产品的使用特性和预期目的，并与产品的安全性、实用性、可靠性、有效性密切相关。方案中病例数的确定理由应充分、科学；选择对象的标准、范围应明确；符合该产品预期用途的评价要求；明确研究的疗程、持续时间、对照组设置、临床效果的评价指标、评价标准、评价方法和统计分析方法。临床试验方案应通过伦理委员会的批准。

临床研究报告的主要内容与试验方案要求一致。在主要内容中，应重点描述设计方案的要求，包括：方案修改情况（若有），受试对象及样本量，对照类型（若有），随机分组方法，观察指标、有效性及安全性判定标准，数据管理及统计分析方法等。

统计结果的解释除统计学意义外，应着重考虑其临床意义。安全性评价应包括临床不良事件和严重不良事件，对后者应详细描述和评价；对试验中的所有不良事件均应进行分析。

临床试验结论应明确该产品的安全性和有效性，阐明对个体患者或针对人群时所获的利益和可能的风险。

2.2 同类产品对比说明及临床试验资料的要求

提交同类产品的临床试验资料、对比说明及所对比的同类产品批准上市的证明。

2.2.1 临床试验资料包括临床文献或临床试验报告。临床文献应为省级以上核心医学刊物公开发表的、能够说明产品预期使用效果的学术文献、专著、文献综述等。临床试验报告需有医院签章，其内容应能验证该产品的预期用途，符合《医疗器械临床试验规定》的要求。

2.2.2 同类产品的对比说明应包括产品基本原理、结构组成（关注：刀具种类）、材料、主要技术性能指标（关注：技术参数、附件的功能、保护功能）、适用范围、禁忌症等方面比较，以充分证明申报注册产品与已批准上市产品为同类产品。

3. 手术动力设备注册临床试验关注点

3.1 以设备对生物体骨组织的切除、骨组织和软骨组织的刨削的手术效果和术后 7 天观察情况为主要疗效指标，评价设备在相关外科手术中的安全性和有效性。同时，对设备的适用性、禁忌症和附件功能（如，注水冷却功能，吸引功能）的安全性、可靠性和有效性进行观察。

3.2 评价方法

3.2.1 有效性考察：由医生判断是否达到手术方案预期的效果，例如，病变部位的切除和刨削处理的完全程度，是否出现由于刀具的锋利程度不够导致手术部位扩大切除或刨削等现象。

3.2.2 安全性考察：是否会由于自停等防护功能失效损伤非手术目标的其他正常组织，或产生其他不良事件。

3.2.3 附件功能的可靠性考察：例如，注水冷却部件注水量调节设置能否达有效的冷却效果以避免手术过程中刀具温度过高灼伤组织和手术过程中手柄的发热影响操作。

3.2.4 产品适用性考察：产品是否操作方便，手术过程中产品（如，主机、手柄、刀具、注水等）是否出现故障及可能产生的其他问题。

3.2.5 禁忌症：金属过敏者禁用。

（十一）产品的不良事件历史记录

暂未见相关报道。

（十二）产品说明书、标签、包装标识

1. 产品说明书

产品说明书一般包括使用说明书和技术说明书，两者可合并。产品说明书、标签和包装标识应当符合《医疗器械说明书、标签和包装标识管理规定》（国家食品药品监督管理局令第 10 号）及相关标准（特别是 GB 9706.1、YY/T 0752—2009 和 YY 0505）的规定。

医疗器械说明书、标签和包装标识的内容应当真实、完整、准确、科学，并与产品特性相一致。医疗器械标签、包装标识的内容应当与说明书有关内容相符合。医疗器械说明书、标签和包装标识文字内容必须使用中文，可以附加其他文种。中文的使用应当符合国家通用的语言文字规范。医疗器械说明书、标签和包装标识的文字、符号、图形、表格、数字、照片、图片等应当准确、清晰、规范。

1.1 说明书的内容

使用说明书内容一般应包括产品名称、商品名称（若有）、型号、规格、主要结构及性能参数、预期用途、安装和调试、工作条件、使用方法、警示、注意事项、保养和维护、运输和储存、故障排除、标签和包装标识、生产许可证号、注册证号、执行标准、生产企业名称、地址和联系方式、售后服务单位等。

技术说明书内容一般包括概述、组成、原理、技术参数、规格型号、图示标记说明、系统配置、外形图、结构图、控制面板图，必要的电气原理图及表等。

1.2 使用说明书审查一般关注点

1.2.1 产品名称、型号、规格、主要结构、性能与组成应与注册产品标准内容一致；产品的适用范围应与注册申请表、注册产品标准及临床试验资料（若有）一致。

1.2.2 生产企业名称、注册地址、生产地址、联系方式及售后服务单位应真实并与《医疗器械生产企业许可证》、《企业法人营业执照》一致；《医疗器械生产企业许可证》编号、医疗器械注册证书编号、产品标准编号位置应预留。

1.3 使用说明书审查重点关注点

1.3.1 工作条件限制

应提醒注意由于电气安装不合适而造成的危险；

提醒清洁、消毒并在室内充分换气后，再接通手术动力设备电源，例如：在手术室内残留易燃性气体而通电时，可能产生爆炸和火灾；

该设备与其他设备间潜在的电磁干扰或其他干扰的相关信息，以及有关避免这些干扰的建议。

1.3.2 产品结构及其工作原理

审查产品的适用范围和主要功能结构是否明确；

所有配件、附件，特别是刀具的名称和型号是否准确、完整。

1.3.3 产品的性能指标

审查产品性能指标是否被注册产品标准所涵盖；

主要性能及参数是否准确、完整。

1.3.4 安装及调试

审查产品安装及调试的负责方是否明确（即是否上门安装调试）；

需要用户自行安装部分（如可拆卸配件）的安装、调试方法及其注意事项是否明确；

长期停用后的使用前检查和检修程序是否准确、合理；

熔断器及其他可更换部件和附件的更换方法。

1.3.5 可靠工作所需必要内容的说明

审查使用前的检查和准备程序是否详细、准确；

运行过程中的操作程序、方法及注意事项；

防护功能的详细说明；

停机方法及注意事项；

对操作者的培训要求等。

1.3.6 保养及维护

审查是否明确了日常保养及维护的方法和周期；

设备的保养和维护方法。与患者直接接触的刀具的正确使用、清洗、消毒、灭菌和防护的详细方法，包括预防性检查和保养的方法与周期，必要时规定合适的消毒剂，并列出这些设备部件可承受的温度、压力、湿度和时间的限值。带电源线的不可分离手机的清洁、消毒和防护的详细方法。

对于电池供电的设备应明确说明电池不能自动地保持在完全可用的状态，应提出警告，规定应对该附加电池进行定期检查和更换；应说明电池规格和正常工作的小时数；电池长期不用应取出的说明；可充电电池的安全使用和保养说明。

1.3.7 安全注意事项

审查是否明确异常情况下的紧急处理措施；

特殊情况下（停电、意外移动等）的注意事项；

可能出现的误操作及误操作可能造成的伤害；

如使用其它配件或材料会降低最低安全性，对被认可的附件、可更换的部件和材料加以说明；

对不能保持在完全可用状态的电池电源的警告；

安全使用期限；

不可与患者或使用者直接接触部分的提示等内容。

1.3.8 对设备所用的图形、符号、缩写等内容的解释，如：所有的电击防护分类、警告性说明和警告性符号的解释，特别是操作及控制部件附近特殊符号的说明。

1.3.9 故障的分析与排除

审查可能出现的故障及对故障原因的分析，特别是使用中如果发生异常声响、操作失灵、手术动力设备损坏、手机不受控制等故障情况；

明确需要生产单位排除的故障和使用者排除的故障；

需要使用者排除的故障的排除方法等。

2. 标签、标记和提供信息的符号和包装标识

2.1 应符合 YY/T 0466.1—2009 的要求。

2.2 参照标准 GB/T 191 进行审查，说明书上应有相关标志的图示说明。

（十三）注册单元划分的原则和实例

手术动力设备的注册单元按照《医疗器械注册管理办法》第二十七条的要求"医疗器械注册产品的注册单元原则上以技术结构、性能指标和预期用途为划分依据"进行划分，并建议从以下几个方面来考虑。

1. 技术结构

不同技术结构的产品应划分为不同的注册单元，划分时主要考虑以下因素：

（1）手术动力设备的结构不同，例如机械、电气等影响安全的结构存在差异；

（2）重要部件有较大差异，例如手机、控制单元、动力传输单元。

手术动力设备由多部件组合而成时，其核心部件应根据上述要求进行划分，兼顾对重要部件的组合和涵盖。

2. 预期用途

产品预期用途不同，应划分为不同的注册单元。

（十四）同一注册单元中典型产品的确定原则和实例

1. 典型产品应是同一注册单元内能够代表本单元内其他产品安全性和有效性的产品。

2. 建议考虑功能最齐全、结构最复杂、风险最高的产品。

3. 注册单元内各种产品的主要安全指标、性能指标或功能不能被某一产品全部涵盖时，则应选择涵盖安全指标、性能指标和功能最多的产品作为典型产品，同时还应考虑

其它产品中未被典型产品所涵盖的安全指标及性能指标，并应对差异部分及由差异部分引起的其他相关安全性和有效性变化的部分进行检测。

（十五）审查关注点

1. 审查产品名称时应注意产品名称中不应包含产品型号、规格，如：××××型手术动力设备。

2. 审查产品结构组成时应注意不同型号产品的刀具配件类型，在注册产品标准和说明书中应列明不同型号产品的刀具配件类型及附加配件，并对关键部件的类型进行限定。

3. 审查注册产品标准时应注意电气安全性指标和主要技术性能指标是否执行了 GB 9706.1—2007 和 YY/T 0752—2009（网电源供电设备必须适用，电池供电设备参考适用）的要求，是否引用了适用的强制标准和推荐性标准；

4. 说明书中产品的预期用途是否明确，与临床试验结果是否相符；必须告知用户的信息和注意事项是否准确、完整，外部标识是否符合相关的要求；

5. 产品的主要风险是否列出，并通过风险控制措施使产品的安全性在合理可接受的程度之内。

手术动力设备产品注册技术审查指导原则编制说明

一、指导原则编写的目的

本指导原则编写的目的是用于指导和规范手术动力设备注册申报过程中审评人员对注册材料的技术审评。

本指导原则旨在让初次接触该类产品的注册审评人员对产品机理、结构、主要性能、预期用途等各个方面有个基本了解，同时让技术审评人员在产品注册技术审评时把握基本的要求尺度，以确保产品的安全、有效。

二、指导原则编写的依据

（一）《医疗器械监督管理条例》

（二）《医疗器械注册管理办法》（局令第 16 号）

（三）《医疗器械临床试验规定》（局令第 5 号）

（四）《医疗器械说明书、标签和包装标志管理规定》（局令第 10 号）

（五）《医疗器械标准管理办法》（局令第 31 号）

（六）关于印发《境内第一类医疗器械注册审批操作规范（试行）》和《境内第二类医疗器械注册审批操作规范（试行）》的通知（国食药监械〔2005〕73 号）

（七）《关于印发豁免提交临床试验资料的第二类医疗器械目录（试行）的通知》（国食药监械〔2011〕475 号）

（八）国家食品药品监督管理局发布的其他规范性文件

三、指导原则中部分具体内容的编写考虑

（一）指导原则中产品命名的说明

对此次《手术动力设备产品注册技术审查指导原则》

中产品最终命名为"手术动力设备"基于以下原因：

1. 分类目录中对该类产品没有统一的命名，在《医疗器械分类目录》的 6810 矫形外科（骨科）手术器械中对此类产品的命名见下表（表 1）：

表 1　《医疗器械分类目录》中的命名

序号	名称	品名举例	管理类别
-7	矫形（骨科）外科用有源器械	风动开颅器、电池式自停颅骨钻、电动胸骨锯、电动骨钻	II
		电动石膏剪、电动石膏锯	I

2. 国内外此类产品命名

国内外此类产品命名中均包含"动力"一词，见表 2 和表 3。同时考虑到此类产品在医院的使用场所、命名习惯和规范命名等原因，特别是 GB 9706.15 中对"系统"有特殊的定义和要求，因此最终确定为"手术动力设备"。

（二）产品作用机理

由于该产品仅是将传统的驱动刀、钻类、铣类、磨（锉）类、锯类、刨类工作的人工动力替换为电动力，虽然也有对病变部位的切除效果，但不是传统医学意义上的治疗，所以将此类产品归属为非治疗类医疗器械。

（三）产品应适用的相关标准中给出了现行有效的国家标准、行业标准（包括产品标准、材料标准和基础标准）。

（四）产品风险管理的要求以 YY/T 0316—2008《医疗器械 风险管理对医疗器械的应用》为依据。

（五）产品的主要性能指标以 YY/T 0752—2009《电动骨组织手术设备》为依据。产品的主要技术指标及工作原理的制定征求了《电动骨组织手术设备》标准制定单位的意见。该部分内容主要依据现行有效的行业标准 YY/T 0752—2009《电动骨组织手术设备》，今后该标准如有修订，或出版与手术动力设备相关的新标准，应按照新标准的要求执行。

产品的主要性能指标中给出了产品需要考虑的各个方面，有些需要参照相关的国家标准、行业标准，有些则需要依据生产企业的产品组成结构和技术能力。

（六）产品的临床要求依据《关于印发豁免提交临床试验资料的第二类医疗器械目录（试行）的通知》（国食药监械〔2011〕475 号）、《豁免提交临床试验资料的第二类医疗器械目录（试行）》和《医疗器械注册管理办法》（局令第 16 号）。

（七）产品的不良事件历史记录主要从国家食品药品监督管理局的不良事件数据库中查找，也征询了相关领域的临床专家，暂未见相关报道。

四、指导原则编写人员

本指导原则的编写成员由重庆市食品药品监督管理局医疗器械注册技术审评人员、重庆医疗器械质量检验中心专家、临床外科专家和相关生产企业的专家共同组成。

2　心脏射频消融导管产品注册技术审评指导原则

（心脏射频消融导管产品注册技术审查指导原则）

本指导原则旨在给出系统的、具有指导意义的指南性文件，一方面有利于监管部门对心脏射频消融导管上市前的安全性和有效性进行准确的评价，另一方面有利于指导企业规范产品的研究开发和生产管理。

本指导原则系对心脏射频消融导管的一般要求，申请人/制造商应依据具体产品的特性对注册申报资料的内容进行充实和细化。申请人/制造商还应依据具体产品的特性确定其中的具体内容是否适用，若不适用，需详细阐述其理由及相应的科学依据。

本指导原则是对申请人/制造商和审查人员的指导性文件，但不包括注册审批所涉及的行政事项，亦不作为法规强制执行，应在遵循相关法规的前提下使用本指导原则。如果有能够满足相关法规要求的其他方法，也可以采用，但是需要提供详细的研究资料和验证资料。本指导原则是在现行法规和标准体系以及当前认知水平下制订的，随着法规和标准的不断完善，以及科学技术的不断发展，本指导原则相关内容也将进行适时的调整。

一、范围

本指导原则适用于一次性使用的心脏射频消融导管（以下简称导管）。导管的适用范围为能够经血管腔道途径，把射频能量传递到目标组织，应具备"可操纵性"（即导管头端可控弯曲）及标测功能。根据需要，导管还可设计成具有测温、阻抗监测、测压、磁导航、盐水灌注等功能。

二、注册申报资料要求

（一）技术资料

应当提供对导管进行全面评价所需的基本信息，应包含但不限于以下内容：

1. 产品的安全特性和性能特性

1.1 设计特征

产品的结构与功能的描述，内容应足够详尽，便于了解导管的性质和操作，应提供图样（例如照片/详细图纸等）和样品（必要时）。对所有功能（例如但不限于测温、阻抗监测、测压、磁导航、盐水灌注等）、实现原理与途径、技术指标与质量控制的描述应足够详尽。产品图示中注明部件名称，明确各部件所使用全部材料（含涂层）的完整资料至少包括：每个材料的准确通用名与化学名称，有机高分子材料应列出其分子结构图、金属材料应列出其全部金属名称、成分及其牌号，无机材料应列出其结构式、结晶

状况等资料。应明确与导管兼容的设备及附件（射频发生器、延长电缆等）。或给出兼容设备的技术规格，如射频频率、导管可承受的最大工作电压、工作电流、射频功率等。

1.2 物理性能

1.2.1 导管及各部件形状、尺寸（外径、长度、电极数及电极间距、弯形及范围等）、导管的可见性（如 X 射线可探测性）及电学性能等指标。

1.2.2 机械和力学特性

导管、各部件连接部位的连接可靠性、抗拉强度、断裂力、泄漏、弯曲疲劳性等。

1.3 化学性能

重金属、紫外吸光度、易氧化物、酸碱度、蒸发残渣、涂层性能等，应用环氧乙烷方式灭菌的产品需对环氧乙烷残留量进行控制。

1.4 生物安全性

1.4.1 每种材料的生产商名称、资质、材料的性能标准和企业的验收标准及相关的生物学评价报告，全部材料应逐一列出。

1.4.2 产品的生物学评价应根据产品与人体接触部位、接触方式及接触时间，按 GB/T 16886.1 标准的规定要求进行评价，本导管属于与循环血液暂时（小于 24 小时）接触类产品。

2. 产品国内外研究及应用现状分析，与已批准上市的同类产品等同性的对比资料：详细描述与已上市器械的相似点和不同点以及相对于市场上同类常规产品在技术、设计和应用方面的创新性报告与相关资料。

3. 应提供产品包装及灭菌方法的选择依据，按照相关标准确认并进行常规控制，灭菌水平（SAL）应保证达到 1×10^{-6}。灭菌过程还应开展以下方面的确认：产品与灭菌方法的适应性、包装与灭菌工艺适应性及灭菌有效期及货架寿命。

4. 电气安全性

提供产品符合电气安全标准的资料。

5. 设计和生产过程相关信息。应包含产品的设计过程和生产工艺过程的资料。可采用流程图的形式，设计过程和生产过程的概述，但不能替代质量管理体系所需的详细资料。

（二）风险管理资料

制造商应按照 YY/T 0316—2008《医疗器械　风险管理对医疗器械的应用》标准的要求，针对心脏射频消融导管的安全特征，从能量危害、生物学及化学危害、环境危害、

有关使用的危害、功能失效及存储不当引起的危害等方面，对产品风险进行全面分析并阐述相应的防范措施，风险管理报告及相关资料的要求可参考附录Ⅰ。

（三）产品标准

导管产品的技术要求应与产品设计验证和临床的结果一致。

1. 一般描述

应给出产品型号规格、结构组成（给出示意图）、明确各部件的名称及制造材料（含涂层）（准确化学名称、金属牌号及通用名）、功能等内容。

2. 性能要求

导管产品的技术要求应符合 GB 9706.1、GB 9706.4、YY 0778、GB/T 16886 系列等相关标准的要求，对导管具有的测温、阻抗监测、测压、磁导航、盐水灌注等功能应明确其性能要求、参照标准及有效的验证方法。

（四）注册/检测单元划分原则

根据产品的结构组成、制成材料、功能、预期用途等情况划分注册/检测单元。

结构功能（如弯型、是否具有测温、阻抗、测压、磁导航、盐水灌注等功能）、制成材料（含涂层）、预期用途不同应划分为不同的单元注册。如：固定弯、可控弯；测温导管、测压导管、磁导航功能导管、盐水灌注导管应作为独立单元进行申报。

同一注册单元选择典型性产品检测时应考虑产品之间的差异性，应作相关检测。

（五）临床资料

临床资料的详细内容参见附录Ⅱ。

（六）产品说明书

1. 应当提供完整的说明书并包含申报范围内所有型号产品/所有组成部分。

2. 应当符合《医疗器械说明书、标签和包装标识管理规定》、GB 9706.1、GB 9706.4 和 YY 0778 等相关标准中的要求，且至少应给出以下内容：

2.1 明确的产品规格、型号、功能及结构（如电极数量、间隔、是否有标测功能及测温方式等）型式。

2.2 应包含导管使用的临床说明。应明确导管的适应症。

2.3 应给出详细的禁忌症、警告、注意事项等内容，包括但不限于：

2.3.1 导管使用资质的要求，如只能由受过心内电生理研究、导管消融和心脏暂时起搏培训的医师使用。

2.3.2 适用人群的说明。

2.3.3 与 X 射线成像设备一起使用时，采取措施降低辐射的警告。

2.3.4 电磁兼容方面相关的警告及措施，如起搏器和植入式心电复律器可能受到 RF 信号影响的警告。

2.3.5 对于术中并发症风险监控的警告及建议。

2.3.6 使用前，检查包装完整性、导管整体状况、有效期等情况，如有异常不得使用。

2.4 应明确与导管兼容的设备及附件（射频发生器、延长电缆等）；或给出兼容设备的技术规格，如射频频率、导管可承受的最大工作电压、工作电流、射频功率等。

2.5 应给出导管的运输、储存条件。

2.6 应给出灭菌方式及有效期的说明。

2.7 应有不可重复使用的警告。

三、参考文献

1.《医疗器械监督管理条例》。

2.《医疗器械注册管理办法》（国家食品药品监督管理局令第 16 号）。

3.《医疗器械说明书、标签和包装标识管理规定》（国家食品药品监督管理局令第 10 号）。

4.《医疗器械临床试验管理规定》（国家食品药品监督管理局令第 5 号）。

5. GB 9706.1—2007《医用电气设备 第 1 部分：安全通用要求》。

6. GB 9706.4—2009《医用电气设备 第 2-2 部分：高频手术设备安全专用要求》。

7. YY 0778—2010《射频消融导管》。

8. GB/T 16886《医疗器械生物学评价》。

9.《Cardiac Ablation Catheters Generic Arrhythmia Indications for Use；Guidance for Industry》。

10.《Clinical Study Designs for Catheter Ablation Devices for Treatment of Atrial Flutter》。

11.《Clinical Study Designs for Percutaneous Catheter Ablation for Treatment of Atrial Fibrillation》。

附录Ⅰ 心脏射频消融导管产品风险管理资料要求

一、总要求

制造商应提供产品上市前对其风险管理活动的评审所形成的风险管理报告以及相关的产品风险管理资料。该风险管理报告应说明：

——风险管理计划已被适当地实施；

——综合剩余风险是可接受的；

——已有恰当的方法获得与本产品相关和出厂后流通与临床应用的信息。

除此之外，风险管理报告还应扼要说明：

——在产品研制的初期阶段，对风险管理活动的策划，和所形成的风险管理计划；

——说明已识别了产品的有关可能的危害，并对其危害产生的风险进行了估计和评价；

——在降低风险措施方面，考虑了相关安全标准和相关产品标准，并有针对性地实施了降低风险的技术和管理方面的措施；

——通过产品性能测试、生产工艺检验、相关文件的审查、试生产等活动对风险控制措施的有效性实施验证；

——制造商应对产品的安全性作出承诺。

二、风险管理报告及风险管理资料内容

（一）职责权限

制造商应明确参与风险管理活动的成员，包括风险分析人员、风险评价人员、风险控制措施制定人员及验证人员、风险管理过程评审人员以及风险管理报告的编制及审批人员，他们可能是同一组人，应列出其姓名、职务及责任范围。其成员应具有与风险管理任务相适应的知识和经验。

（二）产品描述

——通过照片、示意图和文字等形式说明产品的组成、型号规格。

——产品基本功能，以及是否有附加的测温、测压、盐水灌注、磁导航等功能。

——产品预期用途，适应症。

——产品工艺流程图。

（三）产品适用标准，包括但不限于：

GB 9706.1、GB 9706.4、YY 0778、GB/T 16886系列等标准。

产品的安全特征判定制造商应按照 YY/T 0316—2008《医疗器械 风险管理对医疗器械的应用》附录C提示的问题，对照产品的实际情况作针对性的简明描述。产品如存在附录C提示以外的可能影响安全性的特征的情况，也应作出说明。最终形成一份《产品安全特征清单》。

（四）产品的可能危害判定

制造商应在《产品安全特征清单》的基础上，系统地判定产品在正常和故障两种条件下的可预见的危害。并对危害的成因及后果进行分析，即说明危害、可预见事件序列、危害处境和可能发生的损害之间的关系。形成一份产品可预见的危害及危害分析清单。

下表为心脏射频消融导管常见危害举例，仅作为参考，制造商应根据申报产品具体情况编写风险管理报告。

心脏射频消融导管常见危害举例如下：

可预见的危害	可能的危害
生物相容性方面的危害	与患者接触材料（包括涂层材料）的毒性、致热源等

续表

可预见的危害	可能的危害
化学危害	与患者接触材料（包括涂层）的析出重金属、酸碱度等
	加工过程中使用的材料（溶剂、清洁剂等）未能有效清除
	环氧乙烷灭菌后的环氧乙烷残留
	微粒污染
生物学微生物方面的危害	未能有效灭菌
	产品包装未能有效阻菌
机械能方面的危害	导管、各部件连接部位的脱落
	导管受力导致断裂、泄漏
	导管抗弯曲疲劳性
	导管、各部位连接部位、端头有毛刺
电能方面的危害	漏电流
	电极间短路
	电介质强度
热能方面的危害	超出规定的温度
产品功能方面的危害	导管可控性
	导管标测不准
	导管不能取出
	温度控制及精度等导致温度测量不准确
产品使用错误的危害	未按正确的规程进行操作
	手术时，对其他配合设备的要求
说明书、标签、标识方面的危害	说明书不完整，不符合要求
	标签、标识内容缺失、错误
	标签、标识磨损、导管标识方法
……	……

（五）对危害清单中每一危害处境下的风险进行风险估计和风险评价

制造商应明确风险可接受准则，并对损害发生的概率和损害的严重程度予以明确定义；产品国家标准、行业标准中如涉及了相关风险的可接受准则，该准则应作为制造商所确定的风险可接受准则之一，除非有证据证实其特定风险的可接受准则不必符合相关标准。制造商应依据风险可接受准则对危害清单中每一危害处境下的风险进行风险估计和风险评价。

风险评价的结果可以记入《风险评价、风险控制措施以及剩余风险评价汇总表》中。

（六）降低风险的控制措施

制造商应对经风险评价后不可接受的、或考虑可进一步采取措施降低的风险实施降低风险的控制措施。在制定

降低风险的控制措施方案时，应充分考虑产品国家标准、行业标准中有关降低风险的措施。应确保降低风险的控制措施在研制初期得到有效的输入，并应对措施的有效性实施验证。

制造商应对采取降低风险的控制措施后的剩余风险以及是否会引发新的风险进行评价。

以上降低风险的控制措施、控制措施的验证、剩余风险评价等信息可以记入《风险评价、风险控制措施以及剩余风险评价汇总表》中。

（七）结论

制造商应对综合剩余风险是否可接受给出结论性意见，并对已有恰当的方法获得与本产品相关和出厂后流通与临床应用的信息进行阐述并作出承诺。

风险管理报告应由制造商的最高管理者（法人）或其授权的代表签字批准。

附录Ⅱ　临床资料

一、背景

基于导管的射频消融治疗目前已成为快速性心律失常的常规治疗，包括房室折返性心动过速、房室结折返性心动过速、房性心动过速、房颤、房扑和部分室性心律失常。

用于快速性心律失常射频消融治疗的导管系统上市前需要进行前瞻性临床研究，以获取数据，证实其对治疗心律失常的有效性和安全性。

二、研究设计

随机对照试验是验证快速性心律失常射频消融导管安全性和有效性最为科学、可靠的方法。由于不同的患者具有不同的人口学特征和临床特点，且手术成功率和并发症的发生率还受到术者操作经验等因素的影响。因此，为保证试验组和对照组的可比性，最好的方法就是按照随机分组的方法将不同的个体分入试验组和对照组。如无阳性对照，可与现有临床采用的对于相同适应症的治疗手段进行对照。如果因为临床可行性或其他原因，无法采用随机对照方式，也可采用非随机对照临床试验，但应保证组间的基线均衡可比性。

为了保证病人的安全性和数据的完整性，建议采用中央随机系统或中央注册系统。

三、研究终点

（一）主要有效性研究终点

参考或根据临床诊疗规范的治疗终点。

针对阵发性室上速导管消融，主要研究终点：即刻成功率：消融术后即刻旁道阻断，药物和/或电生理刺激不再诱发出临床心律失常。

针对室性心律失常导管消融，主要研究终点：即刻成功率：消融术后临床心律失常消失或显著（大于等于80%以上）减少，药物和/或电生理刺激不再诱发出临床心律失常。

针对房扑导管消融，主要研究终点：即刻成功率：消融术后关键峡部双向阻滞，临床心律失常消失，药物和/或电生理刺激不再诱发出临床心律失常。

针对房颤导管消融，主要研究终点：即刻成功率：消融术后达到相关术式终点要求；远期成功率：至少随访12个月，房性快速心律失常不再发生或发生减少（不服用抗心律失常药物情况下）。

（二）次要终点

1. 远期成功率终点

针对阵发性室上速导管消融，远期成功率：至少随访6个月，无临床心律失常复发。

针对室性心律失常导管消融，远期成功率：至少随访6个月，临床心律失常无复发或显著（大于等于80%以上）减少。

针对房扑导管消融，远期成功率：至少随访6个月，临床心律失常无复发。

针对房颤导管消融，至少随访12个月，房性快速心律失常不再发生或发生减少（服用抗心律失常药情况下）。

2. 安全性终点

临床研究中发生的所有不良事件必须上报。特别是如下主要并发症：与器械和操作相关的需要处理的相关不良事件，包括：气胸或血气胸、穿刺局部血肿、假性动脉瘤、动静脉瘘、需要输血的严重出血、房室传导阻滞、心肌梗死、心脏穿孔/心包填塞、膈神经麻痹、肺静脉狭窄、左房－食管瘘、短暂性脑缺血发作/卒中、死亡等。

四、样本量的确定依据

针对阵发性室上速导管消融：依据当前国内外医学文献的报道，即刻成功率应≥98%，考虑到室上速导管消融技术的成熟情况，因此，以即刻成功率作为样本量计算的依据。在非劣效界值5%、显著性水平取0.05（双侧检验），把握度为80%，考虑10%的脱落率的情况下，每组样本量140例。

针对室性心律失常导管消融：以当前临床有效性较成熟的右室流出道特发性室性心律失常作为参考，其即刻成功率应≥90%，以其即刻成功率作为样本量计算的依据。在非劣效界值10%、显著性水平取0.05（双侧检验），把握度为80%，考虑10%的脱落率的情况下，每组样本量160例。

针对房颤导管消融治疗：据相关文献报道，肺静脉隔离成功率95%。在非劣效界值5%、双侧显著性水平0.05、把握度80%时，考虑10%的脱落率的情况下，每组样本量330例。

同时申请典型房扑治疗的适应症时，考虑到典型房扑治疗的原理与房颤的相似性，在做房颤治疗的同时，需有至少20例典型房扑的临床验证治疗。

仅申请典型房扑治疗时，可参考阵发性室上速心律失常导管来进行。

五、入选排除标准

（一）受试者入选标准

年龄在 18～75 岁之间；愿意参加试验并签署知情同意书并能完成随访。

针对阵发性室上速导管消融：

经临床症状和体表心电图诊断为房室折返性心动过速、房室结折返性心动过速、房性心动过速。

针对室性心律失常的导管消融：右室流出道特发性室性心律失常。

针对房颤、房扑导管消融：阵发性房颤、典型性房扑。

（二）受试者排除标准

左心室射血分数（LVEF）≤40％；

心功能 NYHA Ⅲ级～Ⅳ级；

既往曾行射频消融术不成功或复发病例；

妊娠期妇女；

有明显出血倾向或患血液系统疾病；

急性或严重全身感染，肝肾功能明显异常，或者恶性肿瘤及终末期疾病的患者；

术前确定合并存在多种类型的快速性心律失常；

合并有严重器质性心血管疾病；

近 3 个月内中风及其他脑血管疾病；

血栓栓塞性疾病。

六、随访

为了保证数据的完整性和病人的安全性，随访率不得低于 90％，临床研究主办方应当制定标准的随访方案，如：术后 1 个月、3 个月、6 个月、12 个月（详见本附录第 3 部分研究终点），随访应包括：症状体征、12 导联体表心电图、24 小时动态心电图监测或进行其他等效的心律监测方法（如循环事件记录仪等）。

七、统计分析方法

（一）数据分析

数据分析时应考虑数据的完整性，所有签署知情同意并使用了受试产品的受试者必须纳入分析。数据的剔除或偏移数据的处理必须有科学依据和详细说明。

临床试验的数据分析应基于不同的分析集，通常包括全分析集（Full Analysis Set，FAS）、符合方案集（Per Protocol Set，PPS）和安全集（Safety Set，SS），研究方案中应明确各分析集的定义。全分析集中脱落病例，其主要研究终点的缺失值的填补方法应在方案中事先予以说明，并进行灵敏度分析，以评价缺失数据对研究结果稳定性的影响。

主要研究终点指标的分析应同时在全分析集和符合方案集上进行；对于基线组间均衡性比较和次要终点应在全分析集和符合方案集的基础上进行；安全性指标的分析应基于安全集。

临床试验数据的分析应采用国内外公认的经典统计分析方法。临床试验方案应该明确统计检验的类型、检验假设、判定疗效有临床意义的界值（非劣效界值或目标值）等，界值的确定应有依据。

对于主要研究终点，统计结果需采用点估计及相应的 95％ 可信区间进行评价。通过将组间疗效差的 95％ 可信区间与方案中预先指明的具有临床意义的界值进行比较，从而判断受试产品是否满足方案提出的假设。不能仅将 p 值作为对主要研究终点进行评价的依据。

试验组与对照组基线变量间应该是均衡可比的，如果基线变量存在组间差异，应该分析基线不均衡可能对结果造成的影响；分析时还必须考虑中心效应，以及可能存在的中心和治疗组别间的交互效应对结果造成的影响。

申办者应提供基于所有临床试验数据的统计分析报告，以便临床试验组长单位根据此报告撰写临床试验总结报告。

（二）临床试验实施与管理

1. 不良事件的监测及应当采取的措施。临床试验实施过程中出现的任何不良事件，无论是预期的还是非预期的，均应如实记录和报告，并由临床专家分析原因、判断其与器械的关系。对于严重不良事件应按照法规要求及时上报；同时临床试验人员应当及时作出临床判断，采取措施，保护受试者利益；必要时中止临床试验。不良事件应作为结果变量参加临床试验的统计分析。

2. 为了保证数据的完整性和受试者的安全，随机对照临床试验应采用基于互联网/电话的中央随机系统分配随机号，所有随机号不得二次使用。该措施主要为了将所有入组病人的基本信息记录在中央计算机系统内，以备今后对其进行跟踪、核查。

心脏射频消融导管产品注册技术审查指导原则编制说明

一、编写目的

心脏射频消融导管已在临床广泛应用，并且注册申报数量不断增加。本指导原则旨在给出系统的、具有指导意义的指南性内容，以便于监管部门对心脏射频消融导管上市前的安全性和有效性进行准确的评价。

二、有关内容说明

（一）产品的技术资料部分，旨在以统一的总结或概括的形式，给审评人员提供足够详细的信息，以履行他们的职责。

（二）结合心脏射频消融导管的产品特点，本指导原则引入了差异检测的内容。

（三）考虑该类产品因为适用人群的不同，导管结构、规格尺寸、技术指标等性能存在差异，因此，该指导原则内容仅适用于成人。

（四）本原则中包含了临床试验方法的建议，编写单位认为通过这些方法可以为上市申请提供科学有效的支持性证据，但不应看作是强制要求。制造商可建立自己的假设，计算样本量，并应当说明其合理性。

三、编写单位

国家食品药品监督管理总局医疗器械技术审评中心。

3 高频手术设备注册技术审评指导原则

（高频手术设备注册技术审查指导原则）

本指导原则旨在指导注册申请人对高频手术设备注册申报资料的准备及撰写，同时也为技术审评部门审评注册申报资料提供参考。

本指导原则是对高频手术设备的一般要求，申请人应依据产品的具体特性确定其中内容是否适用，若不适用，需具体阐述理由及相应的科学依据，并依据产品的具体特性对注册申报资料的内容进行充实和细化。

本指导原则是供申请人和审查人员使用的指导文件，不涉及注册审批等行政事项，亦不作为法规强制执行，如有能够满足法规要求的其他方法，也可以采用，但应提供详细的研究资料和验证资料。应在遵循相关法规的前提下使用本指导原则。

本指导原则是在现行法规、标准体系及当前认知水平下制定的，随着法规、标准体系的不断完善和科学技术的不断发展，本指导原则相关内容也将适时进行调整。

一、范围

本指导原则适用于高频手术设备。按照 GB 9706.4—2009《医用电气设备 第2－2部分：高频手术设备安全专用要求》标准中2.2.101的定义，本指导原则中所述的高频手术设备是指"包括相关附件在内的医用电气设备，预期利用高频电流进行外科手术，如对生物组织切（割）或凝（固）"，属于《医疗器械分类目录》中医用高频仪器设备，分类编码6825。

对于特殊临床使用方式或特定适应证的高频手术设备（如等离子手术设备、大血管闭合设备等），除本指导原则外如有专门针对其所制定的指导原则，则该指导原则中的相应内容可作为本指导原则的补充或替代部分。

对于同时具有高频和其他输出能量（如机械效应、超声效应、激光或辐照效应等）的手术设备，其高频输出部分应遵守本指导原则的内容，其他输出方式应遵守相应的指导原则或审查要求，同时还应考虑二者结合所带来的额外风险和临床效果。

本指导原则不适用于妇科、肿瘤或心脏等射频消融设备，以及作为医疗器械管理的利用射频能量进行整形/美容的设备。本指导原则不适用于电加热烙烧设备和热疗类产品。

二、基本原则

基于高频手术设备的技术特点，以及相关法规和标准中的规定，结合目前主要常见产品的现状，在注册申报及技术审查时应考虑以下原则。

（一）通用性原则

依据 GB 9706.4—2009《医用电气设备 第2－2部分：高频手术设备安全专用要求》中附录 AA.1.1 及 AA.2.2.101 所述，该专用标准为高频手术设备和高频附件分别提供了单独的要求和试验，而并不区分制造商。因此只要有合适的连接接口和能够匹配的额定电压参数，高频手术设备与附件之间是没有互联限制的（一些特殊用途或有特定需求的设备附件除外）。这也是高频手术设备的附件可以作为单独产品注册申报的原因和基础。

（二）模式独立原则

高频手术设备通常具有多种输出模式，如单极的纯切、混切、凝以及双极凝等，并可在此基础上扩展出更多种类的输出模式。对于高频手术设备而言，虽然某些输出模式可能共用设备硬件或软件的同一部分实现，但各输出模式之间彼此是独立的，互不影响。因此可以将高频手术设备当作由独立模式组成的模块化设备看待。

基于上述原则，高频手术设备的每一个输出模式均应单独进行评价，即每一种输出模式的安全性和有效性均应得到验证，所涉及的性能验证、研究资料、临床评价等部分均应单独提供。

上述模式独立原则是针对高频手术设备的输出特性而言，从电气安全和电磁兼容等整体性能角度考虑，设备整体的评价验证是必不可少的。申请人最终应当考虑设备整体的安全有效性评价。

三、注册单元划分

根据《医疗器械注册管理办法》（国家食品药品监督管理总局令第4号）第七十四条："医疗器械注册或者备案单

元原则上以产品的技术原理、结构组成、性能指标和适用范围为划分依据。"高频手术设备的注册单元划分应当遵守以下基本原则：

同一注册单元内可同时包含高频手术发生器、脚踏开关、手术附件、中性电极、附属设备等，即以整体高频手术系统的形式体现，也可仅包含高频手术设备或高频发生器。

同一注册单元内可包含多个型号的高频手术设备，其中应有一个结构最复杂、输出模式最多且额定输出功率最大、功能最全面的型号（或者两个或几个型号设备组合作为最全面型号）。每种型号的高频手术设备应当具有相同的电气结构和安全特征，只是依据输出模式和功能的不同在最全面型号的基础上进行删减。

不同型号的高频手术设备可以具有不同的输出模式，且针对同一输出模式可以具有不同的额定功率，但不应具有不同的输出频率。

适用范围不同的高频手术设备不能划分为同一注册单元。

四、检验产品的典型性

依据《医疗器械注册管理办法》第十九条："同一注册单元内所检验的产品应当能够代表本注册单元内其他产品的安全性和有效性。"高频手术设备检验产品典型性型号的选取，应依据注册单元内所有型号的差异和注册检验项目来决定。

高频手术设备所涉及的注册检验主要包括输出特性、电气安全、电磁兼容等方面，因此进行注册检验时至少应选取本注册单元中结构最复杂、功能最全面、输出模式最多且额定输出功率最大的型号（或几个型号的组合）进行，同时考虑结构、功能、模式的删减对于电磁兼容性能的影响，来确定是否需增加相应的其他型号一作为典型型号。对于缺少必要的理论和/或试验数据作为依据的情况，电磁兼容检验应当涵盖申报单元中的全部型号。

五、注册申报资料要求

医疗器械的注册申报资料应依据国家食品药品监督管理总局《关于公布医疗器械注册申报资料要求和批准证明文件格式的公告》（2014 年第 43 号）的要求提供，以下所列相关内容是针对高频手术设备的特点对申报资料要求的细化及补充，以及需要申请人注意的问题。申请人应当参考本部分内容，并结合产品自身特点来准备注册申报资料。

（一）综述资料

1. 产品名称

高频手术设备的产品名称应为通用名称，依据《医疗器械通用名称命名规则》（国家食品药品监督管理局令第19 号），建议使用"高频手术设备"作为产品名称。对于

具有特殊功能的，可适当增加前缀修饰词，但不应使用未体现任何技术特点、存在歧义或误导性、商业性的描述内容。

2. 产品描述

（1）产品结构及组成

应当明确申报产品的组成部分，包括高频发生器、脚踏开关、附属设备及全部高频附件。高频发生器应明确其主要关键部件，通常包括：电源、频率发生器、功率放大装置、控制模块等（如采用集成器件，应说明该器件所集合的关键部件组成部分）。产品组成中的所有部分均应列明各自的型号及规格，发生器的关键部件应注明型号规格或主要参数。

（2）设备描述

应当描述设备的基本特征，如输出参数、模式、使用方式和临床用途等方面，针对设备自身特点给出详细的描述。应描述设备所具有全部输出模式和功能，说明每种输出模式的工作方式是单极还是双极，单极模式还应说明是否需配合中性电极使用。除基本的高频输出外，其他设备功能应分别说明其用途、原理和实现方式。

应当描述设备各主要组成模块及其结构分布，应给出各主要模块的结构、原理和工作方式，说明其所使用的关键元器件和核心工艺，给出设备整体的硬件结构图和元件图。

应当给出设备的整体及前、后面板的图示及详细说明，明确体现面板上各按键、显示、插口及标识符号的位置和名称，同时提供上述各项内容的说明列表。

（3）系统描述

对于申报产品组成为整体高频手术系统的，还应当给出系统内高频附件的基本描述及图示，如构成医用电气系统的还应给出系统构成和连接方式。对于仅申报手术设备的，考虑到高频手术设备的通用性基本原则，无需明确产品配合使用附件的情况。

高频附件及附属设备应依据其自身特点给出产品相应的描述。氩气控制装置应说明其预期的工作形式和控制方式，是否作为高频能量的输出通路，以及如何与高频手术设备进行同步。脚踏开关应说明其工作原理（电动、气动）、结构功能（单踏板、双踏板、多踏板及其用途）和防进液特征。手术附件和中性电极应依据自身材质和结构特征给出相应描述，并附图示及说明。

3. 规格型号

对于注册单元内存在多种型号设备的申报项目，应描述不同型号设备在输出模式、输出功率和功能上的差异，提供相应的对比表和说明。详见附录Ⅰ产品技术要求模板中表1、表2。对于注册单元内仅有一种型号设备的，仅需提供输出参数表中的内容。

对于注册单元内同时包含高频附件及附属设备的产品，应同时提供型号列表，描述中应详细列明每个高频附件及附属设备的参数和基本特点。详见附录Ⅰ产品技术要求模板中表3。

4. 适用范围

高频手术设备通常预期应用于医疗机构的手术室环境中，某些特殊设备如牙科电刀等可用于普通诊所，申请人应按照产品实际情况来描述其临床使用环境。

具体到高频手术设备的每一种不同的输出模式，其临床应用情况可能有所差异，基于模式独立原则，申请人应当给出所有模式可能的临床应用情况说明，并说明该模式的特点及其更适合用于此种临床应用的原因。

高频手术设备临床应用广泛，较为成熟，实际临床使用环境相对固定，且临床医生会根据手术需要选择相应的模式及参数，因此产品的适用范围中可不必对预期使用环境及适用人群等给出明确的规定，也不必对不同模式分别给出更细化的临床适用范围。建议高频手术设备的适用范围描述为"在临床手术中对人体软组织进行切割凝固"。（"凝固"是 GB 9706.4—2009 标准中的规范定义，通俗说法为"凝血"，二者实质意义相同。）

对于特殊使用方式的设备，可依据实际情况对其适用范围加以限定或修改。如专用于某些科室或病症的设备可增加相应内容，等离子手术设备应增加"在生理盐水或……环境下使用"的描述，大血管闭合设备还应明确其能够闭合血管的最大直径。

对于进口高频手术设备，其适用范围描述不应超出原产国上市时所批准的范围，但可依据上述内容对其进行适当的调整。

高频手术设备属于手术类产品，其禁忌情况与所实施的电外科手术术式有关，设备自身并没有绝对的禁忌症。对于装有植入式心脏起搏器或其他金属植入物的患者应慎重，避免高频电流通路流经植入物附近。

5. 参考产品

如有申报产品的同类产品和/或前代产品，申请人应说明相关的背景情况，提供同类产品和/或前代产品的上市情况。

对于高频手术设备而言，新的产品通常都是在前代产品的基础上改进而来，因此其部分输出模式和功能可能在已有产品中体现，或与已有产品的模式和功能非常类似。基于高频手术设备的模式独立原则，对于存在这种情况的设备，如其前代产品已在中国批准上市，则对于相同或相似的模式及功能，其所需提交的研究与评价资料较全新的模式及功能有所区别。因此，申请人应当详细说明申报产品与前代产品的异同点，具体到每一种模式的参数和每一种功能，如有必要应随附相关的技术资料和证明资料。

（二）研究资料

1. 产品性能研究

应提供产品每种输出模式的输出波形图及输出曲线图。

输出波形图应为该模式在其额定工作负载下所显示的图形，并能够识别该模式的频率、幅值、占空比和峰值系数等数据。上述图形均应当在设备的典型输出水平下，通过示波器或其他仪器在输出端口直接测得。对于非周期性输出模式，还应提供其输出波形随时间增加而变化的趋势图。

输出曲线图应包含能够反映该模式下整个预期负载范围内输出功率（全功率及半功率）、输出电压随负载变化的图形以及整个功率设定范围内输出功率随设定值变化的图形，同时提供图中各主要标记点所对应的数据。上述图形均应当在利用功率计或其他仪器通过实际测试所获得试验数据的基础上绘制，而非仅依据理论计算。

2. 组织热损伤研究

对于每一种输出模式，应提供其在离体组织上进行的热损伤试验，以体现其临床作用效果。试验时应选择组织特征与人体相近的动物的新鲜软组织来进行，以模拟与实际临床手术时相似的效果。

热损伤试验应针对各输出模式的临床应用情况，选取相应种类的软组织（如：肌肉、脂肪、肝脏等），分别在该模式的最大和最典型输出设定水平下进行。试验应当记录每种情况下对软组织所造成热损伤的程度，包括损伤区域的尺寸、深度，分析并建立组织损伤程度与输出能量及作用时间的量效关系。应提供相应的实验数据列表，同时提供相应的照片记录。如必要，可提供试验组织的切片及病理分析记录。

不同输出模式在进行试验时应选择与该输出模式所匹配的一种或几种最典型手术附件，并记录每种附件的规格型号及特征参数。手术附件的选择应与该输出模式所针对的临床应用情况相对应。考虑到正常临床使用中每种输出模式可配合的手术附件相对较为固定，因此热损伤试验无需针对全部可配合手术附件进行。

3. 软件研究

除某些特殊情况外，高频手术设备通常都含有嵌入式的软件组件。对于设备的软件，应按照《医疗器械软件注册技术审查指导原则》的要求，提供一份产品软件的描述文档。

高频手术设备作为对人体直接进行热损伤的治疗类设备，其软件通常用于控制设备的高频能量输出，若失效可能会对患者造成较严重的伤害，因此其安全性级别通常应判定为 B 级或以上。

高频手术设备的软件作为嵌入式的软件组件，不具备独立实现软件功能的条件，其功能和风险都是包含在设备整体中，因此对于需求规格、风险管理及验证确认等部分，可单独提供针对软件组件的相关技术资料，也可提供整机的相关技术资料。

高频手术设备的软件通常用于控制高频能量输出，属于控制类软件，因此除某些涉及实时反馈的特殊模式外，软件通常不涉及与临床应用相关的算法，因此无需提供算法相关内容。

需要注意的是，除个别特殊情况外（如独立的显示模块软件），设备的软件更新通常都涉及到输出模式或输出参数的变化，这些变化都会影响到设备实际使用的安全有效性，因此对于高频手术设备软件而言，通常不存在轻微软件更新的情形，软件更新通常都涉及发布版本的改变，需申请注册变更。

（三）产品技术要求

申请人应依据《关于发布医疗器械产品技术要求编写指导原则的通告》（国家食品药品监督管理总局通告 2014 年第 9 号）的要求编写产品技术要求。高频手术设备的产品技术要求模板见附录 I。

1. 术语定义

医疗器械产品技术要求中应采用规范、通用的术语，应当符合工程技术、临床医学等方面的专业标准及规范。对于高频手术设备而言，相关术语主要沿用 GB 9706.1—2007《医用电气设备 第 1 部分：安全通用要求》及 GB 9706.4—2009《医用电气设备 第 2-2 部分：高频手术设备安全专用要求》中的术语及定义，对于标准中已经列明的术语原则上不应修改或另行制定，对于标准中未列明的术语应当在产品技术要求第 4 部分列明并释义。

高频手术设备一些常见的术语包括：纯切、混切、喷凝、强凝、宏双极等，多为一些具有特定效果的输出模式名称。

2. 产品型号/规格及其划分说明

应当列明申报产品的规格型号以及其命名规则和划分说明。应参照综述资料中规格型号部分的要求，列明表 1、表 2、表 3。

对于含有软件组件的高频手术设备，应当列明软件组件的名称、版本号命名规则以及发布版本号。

3. 性能指标及检验方法

产品性能指标及检验方法是产品注册检验的依据，应能够全面反映产品的客观情况。对于高频手术设备，产品性能指标通常包括高频输出参数、设备功能、电气安全以及相关附件的性能，不包括外观、可用性等主观评价因素，也不包括设计、工艺等过程控制因素。

（1）高频输出参数

应当明确每一种输出模式的工作频率、调制频率、额定功率、额定负载、最大输出电压以及峰值系数，上述参数均应给出标称值及允差范围。

① 工作频率。工作频率也称为基础频率，是高频手术设备的基本输出频率。对于固定工作频率的设备而言，其额定频率应为确定的标称数值，允差范围不应大于 ±10%。对于可变工作频率的设备而言，其额定频率应在某一固定范围之内，允差范围应不超出标称范围下限的 -10% 和上限的 10%。

② 调制频率。调制频率是某些输出模式特有的参数，如该模式是在基础频率输出情况下进行调制得到的输出，则申请人应当明确其调制频率。调制频率可以是固定值，也可以是范围，其数值及允差范围要求与基础频率的要求一致。以基础频率连续输出的模式（如纯切等）并不具有调制频率，因此该参数不是必须的。

③ 额定功率及额定负载。额定功率与额定负载的定义见 GB 9706.4—2009 标准第 2.12.110 和 2.12.111。在额定负载下，每个输出模式的额定功率不应超过其标称值的 ±20%。若申请人所宣称的额定负载为一段范围，则该范围内容对于额定功率的要求均适用，试验时应注意覆盖全部额定负载范围。对于非周期性输出模式或其他无法通过功率计进行测量的模式，申请人应自行制定合理的试验方法对其所宣称的功率数值进行验证，但其任意一秒内的平均功率不应超过标准规定的 400W。

④ 输出电压。最大输出电压的定义见 GB 9706.4—2009 标准第 2.4.101。申请人应明确各模式最大输出电压的标称值，设备在任何情况下其输出电压均不得超过此数值。对于未加额外限制的自然输出情况，设备的最大输出电压通常出现在开路状态下；对于通过软件或其他方式对输出参数进行调整的情况下，设备的最大输出电压可能出现在某个所需要的负载下。申请人应在综述及研究资料中对上述情况加以说明，结合实际情况来合理确定试验方法。

⑤ 峰值系数。峰值系数的定义见 GB 9706.4—2009 标准第 2.12.112，其物理意义体现的是峰值功率与平均功率的比例，其临床意义体现的是凝固效果的大小。对于不同的模式而言，峰值系数有可能是固定值，也有可能是变化的。峰值系数在一定程度上能够反映输出模式的临床效果，同时也是区分其他相似模式的主要参数。

需要注意的是，对于具有相同峰值系数的不同设备的不同模式，其实现方式可能有所差异，有可能是通过幅度调制的方式实现，也可能是通过周期调制的方式实现。申请人应在综述及研究资料中对上述内容加以说明，并制定与之相适应的试验方法。

（2）设备功能

高频手术设备除具备各输出模式之外，还可能具有某些特定的安全或辅助功能。安全专用标准中所规定的相关功能要求无需在本部分重复列明。可能具有的功能如：温度或阻抗监测、器械识别等。申请人可依据设备自身特点制定相应的要求及试验方法。

（3）脚踏开关

脚踏开关作为高频手术发生器的主要配件，除通用和专用安全标准中相关条款的规定外，其性能还应符合行业标准的要求，即 YY 91057—1999《医用脚踏开关通用技术条件》中各项性能。

（4）高频附件

手术附件及中性电极应参照相应的指导原则，同时结合自身特点制定相关性能要求。

（5）附属设备

高频手术设备常见的附属设备是氩气控制装置（氩气控制器）。对于氩气控制装置而言，其主要性能指标包括：① 气源压力显示的准确性；② 氩气流流速的调节范围的控制精度；③ 过压保护和欠压提醒功能。如具有其他参数及功能，申请人应依据设备自身的特点自行制定。

（6）电气安全

应分别列明申报产品组成中各部分所应符合的安全标准，按照标准所规定的试验方法进行检验。

高频手术设备及附件都应当满足 GB 9706.1—2007 及 GB 9706.4—2009 标准的要求，若为内窥镜附件则还应当满足 GB 9706.19—2000《医用电气设备 第 2 部分：内窥镜设备安全要求》的要求。用于高频能量通路的附属设备（如氩气控制装置）也应当考虑 GB 9706.4—2009 标准的要求。若构成医用电气系统，系统整体还应当满足 GB 9706.15—2008《医用电气设备 第 1-1 部分：安全通用要求 并列标准：医用电气系统安全要求》的要求。

高频手术设备具有部分连锁及提示的功能，虽然在专用安全标准中使用了"报警"字样的描述，但其实质并不属于真正的"报警"范畴，因此通常并不适用于 YY 0709—2009《医用电气设备 第 1-8 部分：安全通用要求 并列标准 医用电气设备和医用电气系统中报警系统的测试和指南》。不排除某些特殊的高频手术设备因其自身需要而设计具有报警的功能，这种设备应当满足 YY 0709—2009 标准的要求。申请人应当依据设备自身的特点来考虑该并列安全标准的适用性。

高频手术设备的电磁兼容性能应满足 YY 0505—2012《医用电气设备 第 1-2 部分：安全通用要求 并列标准：电磁兼容 要求和试验》及 GB 9706.4—2009 标准第 36 章的要求。对于运行模式的选择，虽然高频手术设备的输出模式多种多样，但并不是所有输出模式都需要进行试验。射频发射试验依据专用安全标准的要求，仅在待机模式下进行，且应符合 1 组的限制要求；抗扰度试验应在待机模式和输出模式下进行，输出模式应依据设备实际情况，从全部输出模式中选取适当的模式进行，至少应涵盖单极和双极的切、凝模式，分别选取可能受到影响的最不利模式进行，设备的基本性能至少应包含输出功率的准确性，即 GB 9706.4 标准第 50.2 部分。若申报产品组成为整体高频手术系统，则系统内全部组成部分均应在试验中涉及。

（7）环境试验

设备的环境试验应按照 GB/T 14710—2009《医用电器环境要求及试验方法》所规定的项目进行。

申请人应依据设备预期的运输贮存和工作条件，自行确定环境试验的气候环境和机械环境分组。对于在特定环境中使用的设备，或申请人对于其工作环境有特殊要求的设备，其环境分组条件可考虑适当修改，但不应低于标准表 1 中气候环境 I 组、机械环境 I 组条件。

环境试验的测试项目应当依据设备的功能和特点来考虑，其中初始及最终检测项目应为全性能，中间检测项目至少应包含各输出模式下额定功率的准确性。

4. 附录

应列明产品的基本安全特征。其中：防进液程度应针对发生器及脚踏开关分别说明；运行模式通常为"间歇加载连续运行"并标明持续率；绝缘图及绝缘列表中应用部

分单双极输出应分别列明，基准电压应依据设备所有模式中的最大输出电压来计算。

对于高频手术设备而言，除通用安全要求的各项特征外，还应增加以下内容：高频隔离方式、中性电极监测电路种类。

（四）临床评价资料

高频手术设备的临床应用历史较长且非常广泛，虽然存在一定程度的使用风险，但设备相对比较成熟，安全有效性通常可以得到保证。

申请人应当依据所申报产品的组成、参数、结构特征和预期用途等，按照《医疗器械临床评价指导原则》的要求，提供相应的临床评价资料。进口产品还应提供境外政府医疗器械主管部门批准该产品上市时的临床评价资料。

高频手术设备可能既包含常规的模式和功能，又包含了特殊的模式和功能。基于模式独立原则，高频手术设备的临床评价应按照不同的输出模式分别开展。设备的常规输出模式可作为免于进行临床试验的医疗器械目录产品的部分，按照列入目录产品的方式开展评价；而特殊输出模式则不属于目录产品的部分，应按照其他方式开展评价。

1. 免于进行临床试验目录

依据《免于进行临床试验的第三类医疗器械目录》（国家食品药品监督管理总局通告 2014 年第 13 号）及《免于进行临床试验的第二类医疗器械目录》（国家食品药品监督管理总局通告 2014 年第 12 号），常规的高频手术设备及其产品各组成部分均属于免于进行临床试验的医疗器械目录中的产品，通常情况都可通过与目录对比的形式来进行临床评价。

申请人应详细描述申报产品组成、作用原理、各模式的输出频率、预期用途和使用环境等内容，并与目录中所列产品信息进行对比，以确认其并未超出目录产品所描述的范围。

如所申报高频手术设备产品的相关信息与目录中所列产品的情况有差异，则应当按照《医疗器械临床评价技术指导原则》中其他评价途径开展。可能包括（但不限于）以下几种类型的申报产品：① 工作频率超出目录中所述频率范围 200kHz～5MHz；② 临床应用对象不属于常规的软组织，而用于如神经、骨膜、脏器等；③ 特殊临床应用或使用方式，如等离子手术设备、大血管闭合设备等。对于上述不属于目录中的申报产品，应当按照通过同品种医疗器械临床试验或临床使用获得的数据进行分析评价的要求来开展评价工作，或进行临床试验。

2. 通过同品种产品临床数据进行评价

对于通过同品种产品临床数据来进行评价的设备，申请人应依据其特点来选取拟进行比对的境内已上市同品种产品，比对项目应重点考虑设备的适用范围、使用方法、高频输出参数、软件核心算法等。

申报产品的适用范围和使用方法应与同品种产品一致。高频手术设备的适用范围通常不涉及适用人群、接触方式、使用环境等内容，主要考虑内容为适用部位。高频手术常规的使用方法为直接接触人体进行切割凝固，某些特殊模式可在不接触人体的情况进行（如电灼、氩气喷凝等），某些特殊模式需利用导电介质进行（如水下、等离子模式）。若适用部位、使用方法不同，则设备所涉及的临床应用也会不同，其临床效果的评价无法在同一基础上进行。因此，对于适用部位、使用方法不同的产品通常认为存在显著性差异。

申报产品的高频输出参数应与同品种产品一致，高频输出参数所包含的内容可参考研究资料及产品技术要求中相应部分。对于高频输出参数完全一致的两个设备，其预期的临床效果基本可以认为是相当的。对于输出参数存在差异的情形，可能导致临床效果的较大改变，而这种差异的影响是很难从理论和数据上去判定的。因此，对于高频输出参数不同的产品通常认为存在显著性差异。

申报产品的软件核心功能（算法）应与同品种产品一致。本指导原则在软件研究资料部分对于高频手术设备的算法已做了相关说明，对于仅用于计算和控制高频能量输出的软件，通常不要求申请人提供其算法，但是对于含有组织参数监测及实时反馈的软件，应考虑相应的核心算法。这类算法通常都是申请人在自身研发过程中通过不断调整及验证而得出的，是最有利于发挥临床效果的结果，核心算法的差异可能会导致实际临床效果的差异性。因此，对于软件核心算法不同的产品通常认为存在显著性差异。

申报产品如与同品种产品存在差异性的，应依据《医疗器械临床评价技术指导原则》中相关要求，提供差异性不会对安全有效性产生不利影响的支持性资料。对于上述几项需重点考虑因素，如存在显著性差异的情况，考虑到各项内容与临床使用的相关性，难以通过非临床验证的方式来证明二者的等同性，因此需提供申报产品自身的临床数据作为支持性资料。对于其他比对项目，如申报产品与同品种产品存在差异性的，应针对其差异性提供申报产品自身的临床/非临床数据作为支持性资料。

所提交支持性资料如能够证明申报产品的差异不会对安全有效性产生不利影响，则可认为二者是同品种产品。申请人应收集同品种医疗器械临床试验或临床使用获得的数据并进行分析评价，以确认申报产品在正常使用条件下可达到预期性能，与预期受益相比较，产品的风险是否可接受。

3. 临床试验

如申报产品需在中国境内开展临床试验的，应在取得资质的临床试验机构内，按照医疗器械临床试验质量管理规范的要求开展。

（五）产品说明书及标签样稿

高频手术设备的产品说明书及标签样稿应符合《医疗器械说明书和标签管理规定》（国家食品药品监督管理总局令第6号）以及相关国家标准、行业标准的规定。除上述内容外，产品说明书及标签样稿至少还应包括以下内容。

1. 产品说明书

（1）设备的注意事项及警告信息。包括但不限于GB 9706.4—2009标准中6.8.2相关内容。

（2）设备各输出模式的相关参数。应给出设备所有输出模式的基本描述和输出参数，分别描述各输出模式所适合的临床应用，以及各输出模式相应的注意事项。同时应给出设备各模式的功率输出数据和电压输出数据，应与研究资料及产品技术要求中的相关数据一致。

（3）设备的功能说明。应给出设备特殊功能的说明，如开关检测器的非连续或阻抗检测启动方式等。

（4）设备电磁兼容的相关信息。应给出设备电磁兼容信息的相关说明及工作环境。其中辐射发射性能建议描述"设备为了完成其预期功能必须发射电磁能，附近的电子设备可能受影响。依据GB 9706.4—2009第36.201.1项，当设备电源接通而高频输出不激励，并且接上所有电极电缆时，符合第1组的限值要求"。此外，还应给出设备可配用线缆（包括电源线、高频线缆、信号线等）的相关信息和参数，至少应说明其长度以及是否屏蔽。

（5）使用期限。

2. 产品标签样稿

（1）设备的基本安全特征。至少应列明设备的安全分类、输入电源、运行模式和持续率。

（2）设备的高频输出参数。至少列明单极和双极模式的工作频率、额定输出功率及额定负载。如空间允许，建议列出全部模式。对于频率有差异的单极或双极模式，建议分别列明。

附录Ⅰ 高频手术设备产品技术要求模板

医疗器械产品技术要求编号：×××××××

高频手术设备

1 产品型号/规格及其划分说明

1.1 产品型号

1.2.1 型号命名规则

1.2.2 产品规格型号

表1 设备型号表

	模式1	模式2	……	……	……
型号1					
型号2					
……					

表2　输出参数表

	模式1	模式2	……	……	……
工作频率					
调制频率					
额定功率					
额定负载					
最大输出电压					
峰值系数					

表3　附件型号表

序号	型号	产品名称	产品描述	
1				
2				
……				

1.2 软件组件

1.2.1 软件名称

1.2.2 软件版本号命名规则

1.2.3 软件发布版本号

2 性能指标

2.1 高频输出参数

2.1.1 工作频率：产品各输出模式的工作频率见表2，误差范围应不大于±10%。

2.1.2 调制频率：产品各输出模式的调制频率见表2，误差范围应不大于±10%。

2.1.3 输出功率：产品各输出模式的额定功率见表2，误差范围应不大于±20%。

2.1.4 输出电压：产品各输出模式的输出电压应不大于表2中最大输出电压。

2.1.5 峰值系数：产品各输出模式的峰值系数见表2，误差范围（由申请人自定）。

2.2 设备功能

（略）

2.3 高频附件

（略）

2.4 脚踏开关

（略）

2.5 氩气控制器

2.5.1 压力：应能够显示输入气源的压力，误差范围不超过……。

2.5.2 流速：氩气流流速的调节范围为……；流速控制精度应不超过……。

2.5.3 应具有过压保护及欠压提示功能。

2.6 电气安全

2.6.1 产品的通用电气安全应符合 GB 9706.1—2007 标准的要求。产品的专用电气安全应符合 GB 9706.4—2009 标准的要求，内窥镜附件还应符合 GB 9706.19—2000 标准的要求。

2.6.2 产品的电磁兼容性能应符合 YY 0505—2012 标准及 GB 9706.4—2009 第36章的要求。

2.7 环境试验

环境试验应按照 GB/T 14710—2009 标准中气候环境…组、机械环境…组的要求进行。试验要求和检测项目按表4中所列项目执行。

表4　环境试验要求及检测项目

试验项目	试验要求				检测项目				
	持续时间 h	恢复时间 h	通电状态	实验条件	初始检测	中间检测	最后检测	电源电压 V	
								额定值−10%	额定值+10%
额度工作低温试验	≥1	—	试验时通电		全性能	—	2.1.3	√	—
低温贮存试验	4	自定	试验后通电				2.1.3		
额定工作高温试验	≥1	—	试验时通电			—	—	—	√
运行试验	≥4	—	试验时通电		—	—	2.1.3	—	√
高温贮存试验	4	自定	试验后通电				2.1.3		
额定工作湿热试验	≥4	—	试验时通电				2.1.3		
湿热贮存试验	48	自定	试验后通电				2.1.3		
振动试验			试验后通电	基准试验条件			2.1.3		
碰撞试验			试验后通电	基准试验条件			2.1.3		
运输试验			试验后通电	基准试验条件		—	全性能		

（注：空白内容由申请人自定）

3. 检验方法

试验条件：a）环境温度：10℃～40℃；

b）相对湿度：30%～75%；

c）大气压力：700hPa～1060hPa；

d）工作电源：a.c.220V±22V，频率：50Hz±1Hz。

3.1 高频输出

按照 GB 9706.4—2009 中 50.1.101 和 50.1.102 条规定布置测试电路（图 108 用于单极输出方式，图 109 用于双极输出方式），选取表 2 中所列各输出模式下的额定负载，进行下列各项试验。测试负载电阻应为无感电阻，测试电路如 GB 9706.4—2009 中图 108、图 109 所示：

3.1.1 工作频率：连接示波器至测试负载电阻两端，观察示波器上的输出波形并测量基础频率的数值，应符合 2.1.1 的要求。

3.1.2 调制频率：连接示波器至测试负载电阻两端，观察示波器上的输出波形并测量调制频率的数值，应符合 2.1.2 的要求。

3.1.3 输出功率：调节各模式的输出档位至最大，连接功率计/电刀分析仪至测试负载电阻两端，观察负载上所消耗的功率，应符合 2.1.3 的要求。

3.1.4 输出电压：调节各模式的输出档位至最大，断开（或选择合适的）负载，测量输出端口两端的输出电压数值，应符合 2.1.4 的要求。

3.1.5 峰值系数：（略）。

3.2 设备功能

（略）

3.3 高频附件

（略）

3.4 脚踏开关

（略）

3.5 氩气控制器

3.5.1 测量气源压力。

3.5.2 测量控制器输出流速。

3.5.3 通过实际操作验证。

3.6 电气安全

3.6.1 按照 GB 9706.1—2007、GB 9706.4—2009、GB 9706.19—2000 标准中所规定的方法进行，应符合 2.6.1 项的要求。

3.6.2 按照 YY 0505—2012 标准及 GB 9706.4—2009 第 36 章中所规定的方法进行，应符合 2.6.2 项的要求。

3.7 环境试验

3.7.1 按照 GB/T 14710—2009 标准规定及表 4 中所述方法进行，应符合 2.7 的要求。

4. 术语

除下述内容外，GB 9706.1—2007 及 GB 9706.4—2009 中的"术语和定义"部分适用。

4.1 ×××

4.2 ×××

附录 A　主要安全特征

1.1 按防电击类型分类：

1.2 按防电击程度分类：（BF 或 CF 型）

1.3 按对进液的防护程度分类：

1.4 按在与空气混合的易燃麻醉气或与氧或氧化亚氮混合的易燃麻醉气情况下使用时的安全程度分类：（非 AP/APG 设备）

1.5 按运行模式分类：（间歇加载连续运行）（持续率）；

1.6 设备的额定电压和频率：

1.7 设备输入功率：

1.8 设备是否具有对除颤放电效应防护的应用部分：

1.9 设备是否具有信号输出或输入部分：

1.10 永久性安装设备或非永久性安装设备：（非永久性安装设备）；

1.11 电气绝缘图及绝缘列表：（略）

1.12 高频隔离方式：

1.13 中性电极监测电路：

4　手术无影灯注册技术审评指导原则

（手术无影灯注册技术审查指导原则）

一、前言

本指导原则系对手术无影灯产品的一般要求，注册申请人应依据具体产品的特性对注册申报资料的内容进行充实和细化。注册申请人还应依据具体产品的特性确定其中的具体内容是否适用，若不适用，需详细阐述其理由及相应的科学依据。

本指导原则是对注册申请人的指导性文件，但不包括注册审批所涉及的行政事项，亦不作为法规强制执行，如果有能够满足相关法规要求的其它方法，也可以采用，但是需要提供详细的研究资料和验证资料。应在遵循相关法规的前提下使用本指导原则。

本指导原则是在现行法规和标准体系以及当前认知水平下制订的，随着法规和标准的不断完善，以及科学技术的不断发展，本指导原则相关内容也将进行适时的调整。

二、适用范围

本指导原则适用于手术无影灯，用于手术过程中对手术视野或患者提供可视照明。根据《医疗器械分类目录》编码代号为6854 – 13.1。

手术无影灯按安装方式分类分为固定式和移动式；按光学原理分类分为整体或多源反射式、棱镜折射式；按照光源类型分类分为卤素灯、氙气灯和LED（发光二极管）灯。

本指导原则范围不包含手术照明灯、手术反光灯（《医疗器械分类目录》编码代号为6854 – 13.2）、诊断用照明灯。

三、技术审查要点

（一）产品名称的要求

产品的名称应为通用名称，并符合《医疗器械命名规则》、《医疗器械分类目录》、标准等相关法规、规范性文件的要求。产品命名应以体现产品组成、功能用途为基本原则，手术无影灯产品在临床上主要预期用于手术需要具备"无影效果"，行业标准上的通用名称亦为手术无影灯，可直接以此预期用途命名为"手术无影灯"。

（二）产品的结构和组成

1. 产品的结构和组成

手术无影灯根据产品预期用途、安装方式、光学原理和光源类型不同，结构和组成往往也不同。手术无影灯典型组成主要包括灯头、悬臂组件和安装固定组件三大部分，常选配摄像系统和显示器。手术无影灯典型组成见图1。

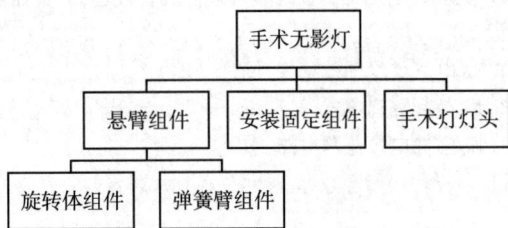

图1　手术无影灯典型组成

手术无影灯按照安装方式分为移动式、固定式（如图2、图3所示）。

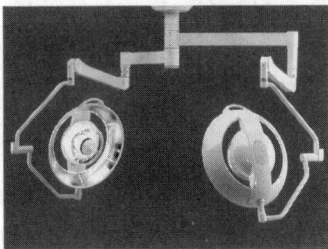

图2　固定式手术无影灯

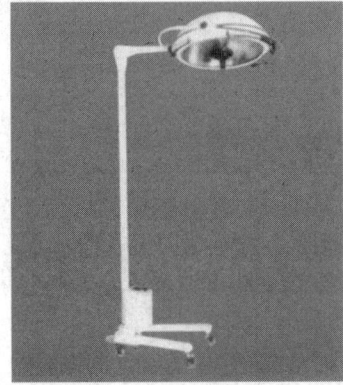

图3　移动式手术无影灯

（三）产品工作原理/作用机理

1. 工作原理

无影灯是用来照明手术部位，以便医护人员最佳地观察处于切口和体腔中不同深度的、小的、对比度低的物体。由于手术实施者的头、手和器械等均可能对手术部位造成干扰阴影，因而手术无影灯就应设计得能尽量消除阴影，并能将色彩失真降到最低程度。

无影灯的原理：通过设计把光源发出的光线最终从不同角度照射到手术台上，既保证手术视野有足够的亮度，同时又不会产生明显的本影。

以整体反射手术灯为例（如图4所示）：将中心光源发出的光线由连续曲面反射后按照需要的路径出射聚焦到达目标区域，从而达到手术所需的无影效果。其中，无影效果和光斑均匀性由连续反光曲面保证。

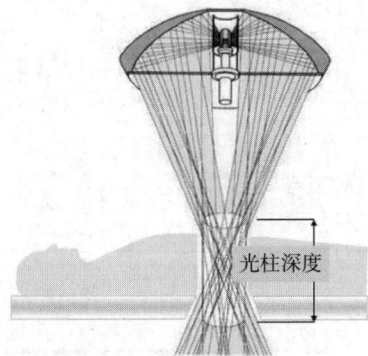

图4　反射手术无影灯原理

注册申请人应在综述资料中明确产品工作原理。

2. 作用机理

因该产品为非治疗类医疗器械，故本指导原则不包含产品作用机理的内容。

（四）注册单元划分的原则和实例

注册单元划分应根据产品的预期用途、性能指标、技术结构进行综合判定。技术结构不同的手术无影灯产品应划分为不同的注册单元。例如移动式手术无影灯和固定式手术无影灯应划为不同的注册单元；不同电气防护类型的产品应划为不同的注册单元。

（五）产品适用的相关标准

目前与手术无影灯产品相关的常用标准（表1）举例如下：

表1 相关产品标准

标准号	标准名称
GB 9706.1—2007	《医用电气设备 第1部分：安全通用要求》
GB 9706.15—2008	《医用电气设备 第1-1部分：通用安全要求 并列标准：医用电气系统安全要求》
GB/T 191—2008	《包装储运图示标志》
GB/T 9969—2008	《工业产品使用说明书 总则》
GB/T 14710—2009	《医用电器环境要求及试验方法》
GB/T 20145—2006	《灯和灯系统的光生物安全性》
YY 0627—2008	《医用电气设备 第2部分：手术无影灯和诊断用照明灯安全专用要求》
YY 0505—2012	《医用电气设备 第1-2部分：安全通用要求 并列标准：电磁兼容 要求和试验》
YY/T 0466.1—2009	《医疗器械 用于医疗器械标签、标记和提供信息的符号 第1部分：通用要求》
YY/T 0316—2008	《医疗器械 风险管理对医疗器械的应用》

上述标准包括了产品技术要求中经常涉及到的标准，适用当前最新版本。企业还可根据产品的特点引用一些行业外的标准和一些较为特殊的标准。

（六）产品的适用范围/预期用途

产品适用范围：供医疗机构作手术照明用。

该产品用于手术过程中对手术视野或患者提供可视照明。其中，若选配备用电源，双灯或三灯配置可作为具有自动防故障功能的手术照明系统，用于手术室。

（七）产品的主要风险及研究要求

1. 产品的主要风险

1.1 风险分析方法

1.1.1 在对风险的判定及分析中，要考虑合理的可预见的情况，包括：正常使用条件下和非正常使用条件下。

1.1.2 风险判定及分析应包括：对于患者的危害、对于操作者的危害和对于环境的危害。

1.1.3 风险形成的初始原因应包括：人为因素，产品结构的危害，原材料危害，综合危害，环境条件。

1.1.4 风险判定及分析考虑的问题包括：产品原材料生物学危害；产品质量是否会导致使用中出现不正常结果；操作信息，包括警示性语言、注意事项以及使用方法的准确性；使用过程可能存在的危害等。

1.2 风险分析清单

产品的风险管理报告应符合YY/T 0316—2008《医疗器械 风险管理对医疗器械的应用》的有关要求。

根据YY/T 0316—2008《医疗器械 风险管理对医疗器械的应用》附录E对该产品已知或可预见的风险进行判定，手术无影灯产品在进行风险分析时至少应包括以下的主要危害，企业还应根据自身产品特点确定其他危害。针对产品的各项风险，企业应采取应对措施，确保风险降到可接受的程度。

1.3 产品的主要危害

1.3.1 能量危害

电磁能：漏电流，可能共同使用的设备（如电刀）对手术无影灯的电磁干扰，手术无影灯产生的电磁场对可能共同使用的设备的影响等引发的危害。

热能：元部件过热、超温，辐照度超过YY 0627—2008标准规定要求等引发的危害。

机械能：手术无影灯跌落、无菌柄跌落、手术无影灯头漂移等引发的危害。

1.3.2 生物学和化学危害

生物学：无菌柄使用中交叉感染引发的危害。

1.3.3 操作危害

功能：光源损坏引发的危害。

使用错误：偏离注册申请人规定的环境条件、使用要求外使用或存储产品，可能造成元器件失效，引发危害。

1.3.4 信息危害

包括标记缺少或不正确，标记的位置不正确，不能被正确地识别，不能永久贴牢和清楚易认。

不符合法规及标准的说明书，包括说明书中未对限制充分告知，未对由不熟练或未经培训的人员使用、不正确的操作、与其他设备共同使用时易产生的危害进行警告，未正确标示储存条件、消毒方法、维修和维护信息，未对因长期使用产生功能丧失而可能引发的危害进行警告，未对合理可预见的误用进行警告等引发的危害。

表2 初始事件和环境示例

通用类别	初始事件和环境示例
不完整的要求	设计参数的不恰当：可触及金属部分、外壳、应用部分、信号输入/输出部分等与带电部分隔离/保护不够，电介质强度不够，导致对电击危险防护不够，可能对使用者造成电击危害；可触及的外壳温度过高，可能引起使用者烫伤；固定装置不牢固，带脚轮设备锁定不良，设备面、角、边粗糙，对飞溅物防护不够，都可能对使用者或患者造成机械损伤；显示器辐射可能对操作者产生危害；抗电磁干扰能力差；对环境的电磁干扰超标，干扰其他设备正常工作等等。 运行参数不恰当：如光照度、色温等偏高或偏低等导致不能正常照明。 性能要求不恰当：如灯头活动范围太小不能满足各种手术照明需求等等。 使用中的要求不恰当：说明书未对设备及附件维护保养的方式、方法、频次进行说明，导致设备不能正常使用等等。 寿命：使用说明书未对设备/附件的使用寿命和贮藏寿命进行规定，导致设备/附件超期使用导致性能指标降低，安全性能出现隐患等等

通用类别	初始事件和环境示例
设计及制造过程	控制程序（包括软件）修改未经验证，导致产品的性能不符合要求。生产过程关键工序控制点未进行监测，导致各部件配合不符合要求。外购、外协件供选择不当，外购、外协件未进行有效进货检验，导致不合格外购、外协件投入生产等
运输和贮藏	产品防护不当导致设备运输过程中损坏等。 在超出设备规定的贮藏环境（温度、湿度、压力）贮藏设备，导致设备不能正常工作等
环境因素	物理学的（如温度、湿度、压力、时间）：过热、潮湿环境可能导致设备不能正常工作等等。 化学的（如腐蚀、降解、污染）：强酸强碱导致设备/治疗头损害；非预期使用于有麻醉剂的环境中，可能因为电气连接、设备结构、静电预防不良等引起混合气体爆炸等等。 电磁场（如对电磁干扰的敏感度）：特定环境设备工作不正常等等。 不适当的能量供应：设备的供电电压不稳定，导致设备不能正常工作或损坏等等
清洁、消毒和灭菌	使用说明书中推荐的清洗、消毒方法未经确认。 使用者未按要求进行防护、清洗、消毒（如：使用错误的消毒剂）
处置和废弃	未在使用说明书中对手术无影灯或其他部件的处置（特别是使用后的处置）进行说明，或信息不充分；未对设备废弃的处置进行提示性说明等
人为因素	易混淆或缺少的使用说明书：如缺少详细的使用方法、缺少必要的技术参数、缺少必要的警告说明、缺少电路图和元器件清单、缺少运输和贮存环境条件的限制；操作说明过于复杂不易懂；未说明如何正确维护、保养设备/附件等。 由缺乏技术的/未经培训的人员使用：使用者/操作者未经培训或培训不足，不能正确使用和维护保养设备等
失效模式	由于老化、磨损和重复使用而导致功能退化/疲劳失效：手柄断裂或脱落、开关失灵、灯泡熄灭、灯脚断裂、反射镀膜层脱落等等

表3 危害、可预见的事件序列、危害处境和可发生损害之间关系

危害	可预见的事件序列	危害处境	损害
电磁能量	在强电磁辐射源边使用手术无影灯	电磁干扰程序运行，电磁干扰电气工作	仪器不能正常工作，延误抢救时间
机械能	产品意外坠落	安装不牢固，或承重部件断裂	仪器损坏，严重影响抢救
操作错误	使用者的操作有误	仪器不能正常工作	延误抢救时间
不完整的说明书	未对错误操作进行说明	仪器不能正常工作	严重时延误治疗
	不正确的消毒方法	使用有腐蚀性的清洁剂、消毒剂	产品部件腐蚀、防护性能降低
	不正确的产品贮存条件	器件老化、部件寿命降低	产品寿命降低
	未规定维护保养周期	未对设备进行维护保养	仪器不能正常工作，严重时延误治疗

表2、表3依据YY/T 0316—2008的附录E提示性列举了手术无影灯可能存在危害的初始事件和环境，示例性地给出了危害、可预见的事件序列、危害处境和可发生的损害之间的关系，给注册申请人予以提示、参考。

由于手术无影灯的原理、功能和结构的差异，本章给出的风险要素及其示例是常见的而不是全部的。上述部分只是风险管理过程的组成部分，不是风险管理的全部。生产企业应按照YY/T 0316—2008中规定的过程和方法，在产品整个生命周期内建立、形成文件和保持一个持续的过程，用以判定与医疗器械有关的危害、估计和评价相关的风险、控制这些风险并监视上述控制的有效性，以充分保证产品的安全和有效。

2. 研究要求

2.1 产品性能研究

应当提供产品性能研究资料以及产品技术要求的研究和编制说明，包括功能性、安全性指标（如电气安全与电磁兼容、辐射安全）以及与质量控制相关的其他指标的确定依据，所采用的标准或方法、采用的原因及理论基础。

应提供手术灯灯头、承重机构、照明组件等方面的详细原理图、装配图和设计图或说明。

2.2 生物相容性的评价研究

可根据《关于印发医疗器械生物学评价和审查指南的通知》（国食药监械〔2007〕345号）进行生物学评价。

2.3 生物安全性研究

对于含有同种异体材料、动物源性材料或生物活性物质等具有生物安全风险类产品，应当提供相关材料及生物活性物质的生物安全性研究资料。手术无影灯不含有上述具有生物安全风险类材料，不需要进行生物安全性研究。

2.4 灭菌工艺研究

对于手术无影灯的无菌柄，应考虑灭菌要求。

若出厂前灭菌：应明确灭菌工艺（方法和参数）和无菌保证水平（SAL），并提供灭菌确认报告。

若终端用户灭菌：应当明确推荐的灭菌工艺（方法和参数）及所推荐的灭菌方法确定的依据；对可耐受两次或多次灭菌的产品，应当提供产品材料属性及相关推荐的灭菌方法耐受性的研究资料。

如上述灭菌使用的方法容易出现残留，应当明确残留物信息及采取的处理方法，并提供研究资料。

2.5 产品使用寿命和包装研究

使用寿命（或使用期限）的确认应当提供产品使用寿命的验证报告。对于有限次重复使用的医疗器械配附件如无菌柄，应当提供使用次数验证资料。

对于包装及包装完整性：应提供在宣称的使用寿命内以及运输储存条件下保持包装完整性的依据。若注册申请人通过试验验证运输储存条件下的包装完整性，应提供试验方案、试验过程图片、试验报告等详细资料。

2.6 软件研究

可按照《医疗器械软件注册申报指导原则》提交软件研究资料。

（八）产品技术要求应包括的主要性能指标

产品技术要求应包括性能指标和安全要求（含电磁兼容）。企业应参考相应的国家标准、行业标准，并结合临床需求、自身产品的技术特点对各项指标的具体参数作出规定。

技术要求应包括但不限于以下内容：

1. 工作条件

1.1 应有温度、相对湿度、大气压力的要求（GB 9706.1 中 10 章）；

1.2 应有电源电压、频率、输入功率等方面的要求（GB 9706.1 中 10 章）。

2. 性能指标

2.1 光学性能要求（表4）

手术无影灯的光学性能应参考 YY 0627 制定并符合该要求规定的性能要求。

表4　光学性能要求

条目	性能要求	标准 YY 0627 中条款
中心照度（Ec）	40Klx ~ 160Klx	50.102.1.1 a)
光斑直径（d_{10}）	企业规定	50.102.1.1 b)

续表

条目	性能要求	标准 YY 0627 中条款
光斑分布	照度达到中心照度50%区域的光斑分布直径 d_{50} 应不小于光斑直径 d_{10} 的50%。	50.102.1.1 b)
无影效果	企业规定	50.102.1.1 c)
光柱深度	企业规定	50.102.1.1 d)
显色指数	85 ~ 100	50.102.2.1
色温	3000K ~ 6700K	50.102.2.1
最大辐照度	企业规定	50.102.3.1

2.2 操作特性要求（表5）

表5　操作特性要求

条目	性能要求	标准 YY 0627 中条款
动作范围	企业规定产品各部件的动作范围	无
移动轻便性要求	企业规定	24.101
定位稳定性要求	企业规定	24.101

2.3 摄像显示性能要求（如选配摄像显示系统）（表6）

表6　摄像显示性能要求

条目	性能要求	标准 YY 0627 中条款
摄像性能要求（如适用）	摄影光学变倍比及控制要求	无
图像显示性能要求（如适用）	规定最低图像分辨率	无

3. 功能要求

应具备企业在随机文件或使用说明书中的各项功能。

4. 外观要求

4.1 无影灯的外表面应光滑，无明显的凹凸、裂纹、锋棱和毛刺。

4.2 无影灯的油漆件表面应平整光滑，无起泡、剥落、开裂等缺陷。

4.3 无影灯的电镀件表面应色泽均匀，无擦伤、烧痕和可见的裂纹、毛刺剥落等缺陷。

5. 安全要求

5.1 应符合 GB 9706.1—2007 和 YY 0627—2008 标准的所有适用要求。若为电气系统，应符合 GB 9706.15—2008 相关适用要求。

5.2 电磁兼容符合 YY 0505—2012 中规定的要求。

6. 环境试验要求

应按 GB/T 14710—2009 的规定，明确所属气候环境分组和机械环境分组，并在注册产品标准、使用说明书中说明。

设备还应按 GB/T 14710—2009 中表 A1 的规定确定环境试验要求和检验项目。

（九）同一注册单元内注册检验代表产品确定原则和实例

1. 同一注册单元中注册检验代表产品是指能够代表本注册单元内其他产品安全性和有效性的产品，其功能最齐全，结构最复杂，风险最高。

2. 注册检验代表产品的确定可以通过比较同一注册单元内所有产品的技术结构、性能指标和预期用途等相应资料，说明能够代表本注册单元内其他产品的安全性和有效性。

3. 举例

3.1 同一注册单元中，三灯头的手术无影灯与仅包含二灯头的手术无影灯相比，三灯头的手术无影灯结构最复杂风险最高。所以三灯头的手术无影灯应作为这个注册单元中的典型产品。

3.2 同一注册单元中，包含摄像显示系统等配置的手术无影灯相对于无此配置的手术无影灯结构更复杂，故选择包含摄像显示系统等配置的手术无影灯作为注册检验代表产品。

（十）产品生产制造相关要求

1. 应当明确产品生产和检验工艺过程，可采用流程图的形式，并说明其过程控制点。一般生产和检验工艺流程为：原材料收货→来料检验→原材料入库→原材料出库→组件装配→总装→成品最终检验→包装及检验→成品入库→成品发货。

2. 应识别产品生产制造和检验中的关键过程和特殊过程，并在工艺流程图中明确。对于特殊过程，应进行特殊过程确认，必要时提供特殊过程确认报告。如关键承重件的焊接过程。

3. 有多个研制、生产场地，应当分别明确每个研制、生产场地的生产制造和检验等具体情况。如有必要，应提供生产地址地理位置图、厂区平面布局及生产区域分布等说明。

（十一）产品的临床评价细化要求

依据《关于发布免于进行临床试验的第二类医疗器械目录的通告》（国家食品药品监督管理总局通告 2014 年第 12 号）（以下简称《目录》），手术无影灯属于《目录》中产品（序号 317），注册申请人在申报时，可以按照《医疗器械临床评价技术指导原则》提交临床评价资料。

（十二）产品的不良事件历史记录

注册申请人在风险分析时应关注同品种产品的不良事件历史记录。

根据江苏省医疗器械不良反应监测数据，自 2009 年以来，手术无影灯的不良事件有一百多例，主要表现为：

①主/辅灯在手术中突然闪烁、熄灭或光线变暗，导致手术视野模糊（占不良事件总量的 80% 以上）；②手柄由于消毒处理等原因断裂或脱落，给手术增加危险因素；③机械臂无法固定，影响手术操作的准确性；④控制面板失灵等原因导致的开关失灵；⑤灯罩、装饰外壳由于脆性大、固定不牢、销售安装不牢等原因导致掉落；⑥陶瓷座氧化，无法更换灯泡；⑦散热不好导致灯罩过烫；⑧灯脚断裂；⑨无影灯灯罩的反射镀膜层脱落，可能导致降低照度，或造成局部温度过高；⑩手术灯玻璃前透明罩碎裂（原因可能与不均匀受热有关，也可能为外力引起，为避免由此造成患者及其他人员的伤害，建议注册申请人改进产品，采取有效防护，如在前透明罩表面加装防护膜，以避免玻璃碎裂后散落等措施）。

（十三）产品说明书和标签要求

1. 产品说明书

产品说明书应符合《医疗器械说明书和标签管理规定》（国家食品药品监督管理总局令第 6 号）及 YY 0627—2008、YY 0505—2012 和 GB 9706.1—2007 标准的规定，应能指导正确安装、调试、操作、使用、清洁消毒、维护、保养。使用说明书应该清晰、简洁，应使用易于被非专业人员理解的简单词语。内容结构应严整、易于被没有科学和技术背景的人理解。简易操作手册的印刷字体应大且清晰，易于阅读，应尽量使用符号或图示。使用说明书应使用中文，其他语言为可选语言。度量衡单位符合国家相关标准规定。

2. 标签

医疗器械或者其包装上的标签应符合《医疗器械说明书和标签管理规定》（国家食品药品监督管理总局令第 6 号）及 YY 0627—2008 和 GB 9706.1—2007 标准的相关规定，其内容须与说明书有关内容一致。标签中所使用的符号或者识别颜色应符合相关国家标准或行业标准规定（如标签中所使用的符号应符合 YY/T 0466.1—2009 的规定），如无相关标准规定，应该在手术无影灯使用说明书中对这些符号进行说明。度量衡单位符合国家相关标准规定。

手术无影灯产品注册技术审查指导原则编写说明

一、指导原则编写的目的

本指导原则的编写目的是指导和规范注册申请人对手术无影灯产品注册资料申报撰写。

二、指导原则编写的依据

（一）《医疗器械监督管理条例》（中华人民共和国国务院令第 650 号）

（二）《医疗器械注册管理办法》（国家食品药品监督管理总局令第 4 号）

（三）关于发布医疗器械产品技术要求编写指导原则的通告（国家食品药品监督管理局令第 9 号）

（四）《医疗器械说明书和标签管理规定》（国家食品药品监督管理总局令第 6 号）

（五）免于进行临床试验的第二类医疗器械目录（国家食品药品监督管理总局通告 2014 年第 12 号）

（六）《医疗器械临床评价技术指导原则》（国家食品药品监督管理总局通告 2015 年第 14 号）

（七）GB 9706.1—2007《医用电气设备 第 1 部分：安全通用要求》

（八）YY 0627—2008《医用电气设备 第 2 部分：手术无影灯和诊断用照明灯安全专用要求》

三、指导原则中重点内容的编写说明

（一）本指导原则根据安装使用方式将手术无影灯分为固定式、移动式，简单介绍了手术无影灯的工作原理，并给出了手术无影灯典型产品的结构示意图。

（二）因产品为非治疗类医疗器械，故本指导原则不包含产品作用机理的内容。

（三）产品应适用的相关标准中给出了现行有效的国家标准、行业标准。

（四）依据相关标准并参考已注册产品情况，给出了产品技术要求应包括的主要性能指标。

（五）产品的主要风险中，参照 YY/T 0316—2008 及其附录 C、E、F、G、I、J 中的相关规定，对手术无影灯的安全性特征，危害、可预见的事件序列和危害处境判断，风险控制的方案与实施，综合剩余风险的可接受性评价及生产和生产后监视相关方法等方面提出了审查基本要求；同时，对手术无影灯的危害、可预见的事件序列和危害判断进行了系统分析。

（六）给出了产品研究、生产制造及检验要求。

四、编制单位

江苏省食品药品监督管理局。

5　手术电极注册技术审评指导原则

［手术电极注册技术审查指导原则（2017 年修订版）］

本指导原则旨在指导和规范手术电极产品的注册申报工作，帮助注册人员理解和掌握该类产品的原理/机理、结构、主要风险、性能、预期用途等内容，用来指导注册人员准备和撰写申报资料。同时也可以用来帮助审评人员把握技术审评工作基本要求和尺度，对产品安全性、有效性做出系统评价。

本指导原则所确定的核心内容是在目前的科技认知水平和现有产品技术基础上形成的，因此，相关人员参考时应注意其适宜性，密切关注适用标准及相关技术的最新进展，考虑产品的更新和变化。随着对产品理解的不断深入，本指导原则相关内容也将适时进行调整。

本指导原则不作为法规强制执行，如有能够满足法规要求的其他方法，也可以采用，但应提供详细的研究资料和验证资料。应在遵循相关法规的前提下使用本指导原则。

一、适用范围

本指导原则适用于与高频发生器配套，仅供开放性外科手术使用的手术电极。手术电极可分为单极手术电极、双极手术电极和中性电极。

根据《医疗器械分类目录》，手术电极归为 II 类医用高频仪器设备，类别代号 6825。

按照《关于内窥镜相关产品分类界定的通知》（国食药

监械〔2008〕112 号）规定"有源内窥镜手术器械：用于在内窥镜下完成手术操作的有源设备，若与高频发生器或其他 III 类设备连接，作为 III 类医疗器械管理，其他产品按照 II 类医疗器械管理"，与内窥镜手术配套使用的高频手术器械应作为 III 类医疗器械管理，不纳入本指导原则的适用范围。

本指导原则中的手术电极不局限于 GB 9706.4—2009 标准中的术语和定义，本指导原则中的手术电极分为单极手术电极、双极手术电极和中性电极。

二、技术审查要点

（一）产品名称要求

手术电极产品的命名应采用《医疗器械分类目录》或国家标准、行业标准中的通用名称，或以产品结构和适用范围为依据命名。应符合《医疗器械通用名称命名规则》（国家食品药品监督管理总局令第 19 号）等相关法规的要求。

本指导原则包含单极手术电极、双极手术电极和中性电极，可基本参考 GB 9706.4—2009《医用电气设备 第 2 - 2 部分 高频手术设备安全专用要求》标准中对手术附件、手术电极、双极电极、中性电极的定义。

实际应用中，根据产品的结构和无菌状态，常采用的

名称有：（一次性使用）手术电极、单极手术电极、双极手术电极、中性电极（板）。

（二）产品的结构和组成

手术电极根据结构和工作原理的不同，分为单极手术电极、双极手术电极和中性电极。

1. 单极手术电极可分为手控单极手术电极和脚控单极手术电极。

手控由电极自身的手控按钮开关控制，脚控需另外配合脚踏开关才能工作。

手控单极手术电极可分为非吸引型和吸引型，非吸引型一般由电极、绝缘套管、塑料柄部、手控按钮开关、电缆线、插头组成（图1）。吸引型一般由电极、功能管、推键、吸引管接头、绝缘套管、塑料柄部、手控按钮开关、电缆线、插头、吸引管组成（图2）。一般手术电极的可选组件包含保护盒、保护套、护套、清洁片、通条、吸引管接头以及吸引管等可与手术电极配套使用的部件。

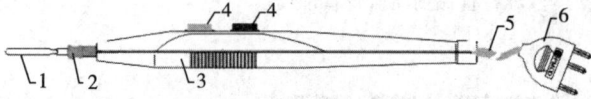

图1　手控非吸引型单极手术电极结构示例图

1. 电极　2. 绝缘套管　3. 塑料柄部　4. 手控按钮开关

5. 电缆线　6. 插头

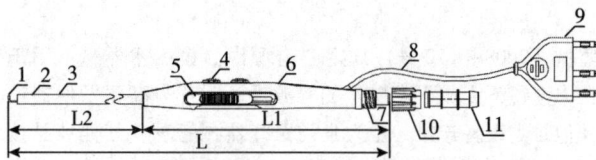

图2　手控吸引型单极手术电极结构示例图

1. 电极　2. 功能管　3. 绝缘套管　4. 手控按钮开关

5. 推键　6. 塑料柄部　7. 吸引管接头　8. 电缆线

9. 插头　10. 螺旋帽　11. 吸引管

脚控单极手术电极也可分为非吸引型和吸引型，非吸引型一般由电极、绝缘套管、塑料柄部、电缆线及插头组成（图3）。吸引型一般由电极、功能管、绝缘管、电钩手柄、推键、插头、电线、螺旋帽、控制阀柄、短接管接头、长接管接头、旋转接头组成（图4）。

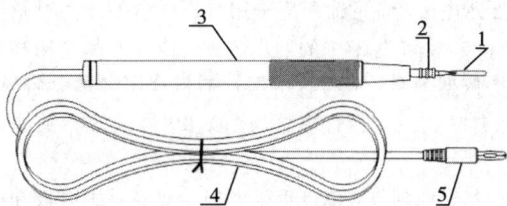

图3　脚控非吸引型单极手术电极结构示例图

1. 电极　2. 绝缘套管　3. 塑料柄部

4. 电缆线　5. 插头

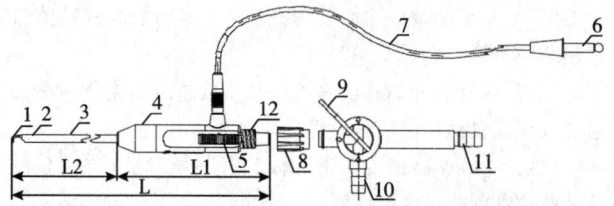

图4　脚控吸引型单极手术电极示意图

1. 电极　2. 功能管　3. 绝缘管　4. 电钩手柄　5. 推键

6. 插头　7. 电线　8. 螺旋帽　9. 控制阀柄

10. 短接管接头　11. 长接管接头　12. 旋转接头

单极手术电极因在手术过程中的使用部位不同，基于各种手术需求的不同，其刀头具有各种不同的形状（图5）。

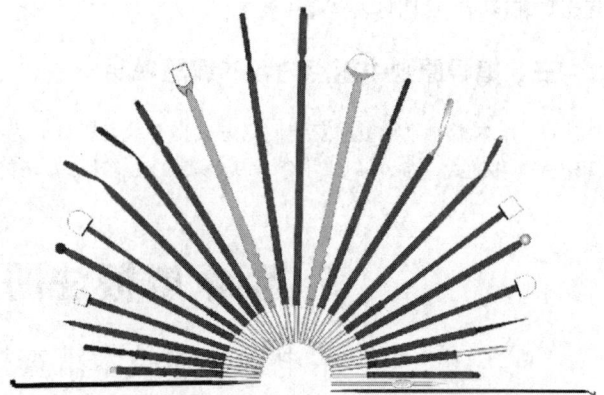

图5　手术电极刀头示意图

2. 双极手术电极，如电凝镊，一般由镊插、镊柄、镊体、镊尖、镊子连线、滴水管（非滴水的无此部件）部件组成（图6）。

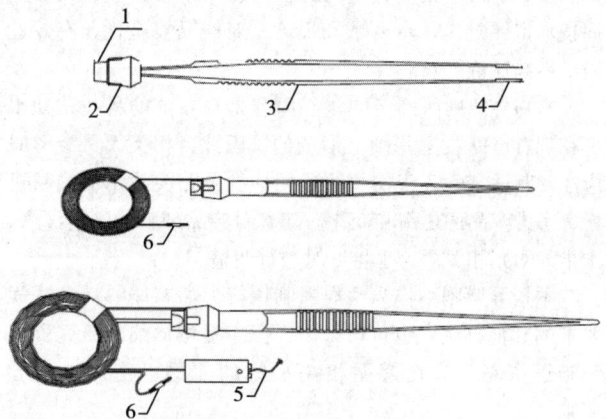

图6　双极电凝镊结构示例图

1. 镊插　2. 镊柄　3. 镊体　4. 镊尖　5. 滴水管

6. 镊子连线

3. 中性电极，配套单极手术电极使用，可分为不带监测功能的中性电极和带监测功能的中性电极，一般由舌片、极板主体（常见有压敏胶板面、导电橡胶板面、金属板面）、极板连线组成（图7、图8）。

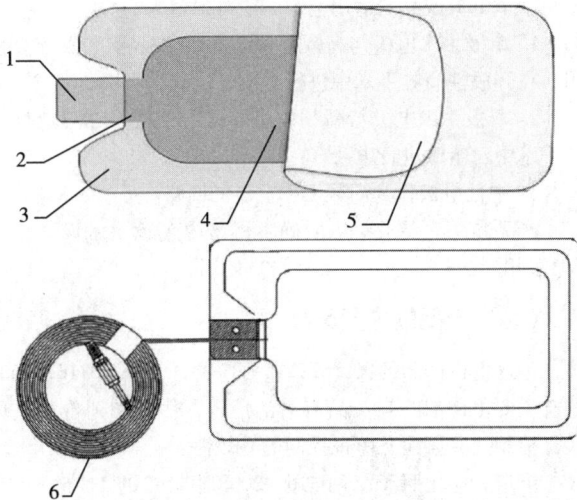

图7　不带监测功能的中性电极结构示例图
1. 舌片　2. 铝箔　3. 泡棉　4. 导电压敏胶
5. 隔离纸　6. 极板连线

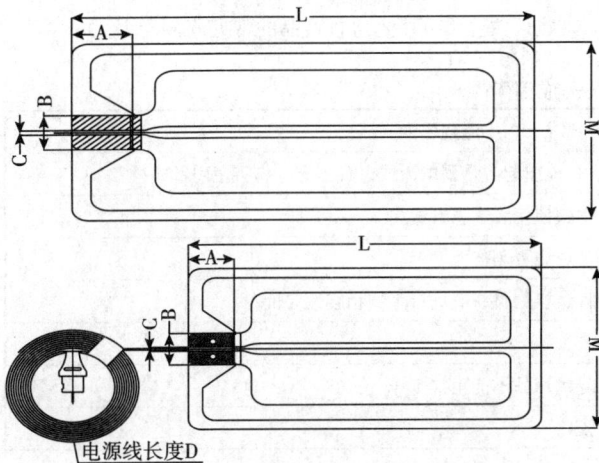

图8　带监测功能的中性电极结构示例图

备注：产品结构示意图中的连接器部分的结构形式和安全性要求，应符合 GB 9706.4—2009 中 56.3 的要求。

（三）产品工作原理/作用机理

单极手术电极属于高频医疗器械的应用部分，当高频发生器输出一定波形的高频电流时，通过单极手术电极作用于人体组织，并通过人体组织，经过一个分开连接的中性电极回路至高频发生器。

双极电极为两个电极组装于同一支撑物上，当高频发生器输出一定波形的高频电流时，高频电流在两个电极之间流动，直接作用于人体，由双极电极本身的两个电极作为回路，一般不需要中性电极。

中性电极为同患者身体相连接的、具有一个相对较大面积的电极，为高频电流提供一个低电流密度的返回通道，以防止在人体组织中产生不希望的灼伤这类的物理效应，一般配套单极手术电极使用。

手术电极的工作原理和电气连接见图9。

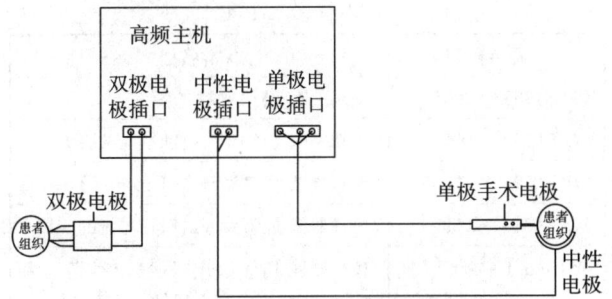

图9　手术电极的工作原理和电气连接图

该产品与高频手术设备配套，供临床各类外科手术中分别用于组织切割、分离、血管夹闭止血、组织凝固等。

（四）注册单元划分的原则和实例

单极手术电极和双极手术电极可作为一个注册单元进行注册，如：一次性使用手术电极中可以将单极手术电极、双极手术电极作为两个不同的型号。与特定高频主机配套使用的专用型手术电极应该划分为单独的注册单元。中性电极和可监测中性电极可作为一个注册单元进行注册，但应作为两个不同的型号。不同材质的中性电极（如软极板/金属极板、电阻极板/电容极板）应划分为不同的注册单元。一次性使用无菌手术电极与可重复使用的应划分为不同的注册单元。而手术电极和中性电极的结构、工作原理和具体适用范围不同，应分别作为不同注册单元进行注册。

（五）产品适用的相关标准

产品适用的相关标准如表1所示。

表1　相关产品标准

标准号	标准名称
GB/T 191—2008	《包装储运图示标志》
GB 9706.1—2007	《医用电气设备 第1部分：安全通用要求》
GB 9706.4—2009	《医用电气设备 第2-2部分：高频手术设备安全专用要求》
GB/T 14233.2—2005	《医用输液、输血、注射器具检验方法 第2部分：生物学试验方法》
GB/T 14710—2009	《医用电器环境要求及试验方法》
GB 15980—1995	《一次性使用医疗用品卫生标准》
GB 15981—1995	《消毒与灭菌效果的评价方法与标准》
GB/T 16886.1—2011	《医疗器械生物学评价 第1部分：风险管理过程中的评价与试验》
GB/T 16886.5—2003	《医疗器械生物学评价 第5部分：体外细胞毒性试验》
GB/T 16886.10—2005	《医疗器械生物学评价 第10部分：刺激与迟发型超敏反应试验》
GB 18279—2000	《医疗器械 环氧乙烷灭菌 确认和常规控制》
GB 18280—2000	《医疗保健产品灭菌 确认和常规控制要求 辐射灭菌》

续表

标准号	标准名称
GB/T 19633—2005	《最终灭菌医疗器械的包装》
YY/T 0149—2006	《不锈钢医用器械 耐腐蚀性能试验方法》
YY/T 0294.1—2005	《外科器械 金属材料 第1部分：不锈钢》
YY/T 0316—2008	《医疗器械 风险管理对医疗器械的应用》
YY 0466.1—2009	《医疗器械 用于医疗器械标签、标记和提供信息的符号 第1部分：通用要求》
YY 0505—2012	《医用电气设备 第1-2部分：安全通用要求 并列标准：电磁兼容 要求和试验》

注：正文中引用的上述标准以其标准号表述。

上述标准包括了注册产品标准中经常涉及到的标准。不包括根据产品的特点所引用的一些行业外标准或其他标准。

（六）产品的适用范围/预期用途、禁忌症

产品的适用范围应与申报产品的性能、功能相符，并应与临床资料结论一致。

手术电极产品的适用范围一般可限定为：

1. 单极手术电极与高频手术设备和/或吸引装置配合使用，在开放性高频手术中进行电凝、电切、吸引。

2. 双极手术电极与高频发生器配合使用，在开放性高频手术中对组织进行电凝。

3. 中性电极作为高频工作电流的回路。

产品禁忌症要求中应明确不得与内窥镜手术设备配套（通过相同的孔道进入患者体内）使用。

（七）产品的主要风险

手术电极产品的风险管理报告应符合 YY/T 0316—2008 的有关要求，判断与产品有关的危害，估计和评价相关风险，控制这些风险并监视控制的有效性。

申请者应按照 YY/T 0316—2008 附录 C 的 34 条提示对手术电极产品的安全特征进行判定，并按照 YY/T 0316—2008 附录 E 的提示，通过对产品的危害、可预见事件序列和危害处境进行全面分析和评价，并有针对性地实施降低风险的技术和管理方面的措施。

建议关注下列手术电极产品的常见危害（表2）：

表2 危害类型及形成因素

危害类型		形成因素
能量危害	电能	手术电极外部绝缘/隔离不够，可能引起过量漏电流或电气击穿，伤害使用者或患者
	热能	可触及的外壳温度过高，可能引起使用者或患者烫伤
	机械能	电极前端部位尖锐，造成使用者或患者刺伤
生物学危害	产品生物不相容性	设备若有直接与患者接触的组件，接触材料应进行生物相容性评价
环境危害	废物处置	使用过的手术电极任意丢弃
	不适当的能量供应	高频发生器输出电压不稳定，导致产品不能正常工作
与医疗器械使用有关的危害	不适当的操作说明	与高频发生器上功能插座不匹配
		消毒袋/无菌包装破损
		对非无菌产品使用前未进行消毒/灭菌说明
		中性电极板使用时未与人体粘贴可靠
		重复使用的电极产品消毒不当引发的风险，如：灭菌液未干而投入使用，可能引起操作者被电击
	由未经培训的人员使用	对一次性产品重复使用的警告不恰当
		对手术电极使用方法不熟悉
信息危害	不适当的标记	电极外部标记不全面、标记不正确或不能够清楚易认，以及标记不能够永久贴牢
	不完整的说明书	说明书中对产品预期用途、禁忌症、副作用等描述不规范、不完整，导致电极的非预期或超范围使用
	不适当的操作说明	手术间歇存放位置不正确
		过于复杂的操作说明
人机工程	复杂的控制系统	单极电极手控按钮开关有颜色区分其功能，标示不清，导致不适当的操作，不能满足预期要求
功能失效老化	电极寿命终止	电极使用寿命规定不明确，电极主要元件失效可能导致产品失控给患者造成危害
	储存、运输不当	运输、储存环境条件规定不明确，或未按规定条件运输储存，可能导致电极损坏或不能正常工作

（八）产品技术要求应包括的主要性能指标

根据手术电极的主要功能和预期用途，产品的技术指标主要包括产品的外观、尺寸、机械性能及接口要求、电气安全性能和电磁兼容性能。不同企业的产品参数根据设计要求会有所区别，并可根据自身产品的技术特点制定性能指标要

求。但不得低于相关强制性国家标准、行业标准的要求。

技术要求中规定的要求部分是否齐全，可以通过对是否具有以下主要内容来进行审评：

1. 单/双极手术电极

1.1 单/双极手术电极性能指标

1.1.1 外观及尺寸

单极手术电极：插入部外径（或插入部尺寸，如直径、宽度等）、有效长度（工作部长度）、电极电缆长度

双极手术电极：有效长度（工作部长度）、电极电缆长度

上述内容应符合企业规定要求。

1.1.2 物理指标

手术电极应用部分的硬度、电极表面粗糙度应符合企业规定要求。

1.1.3 接口电气可靠性要求

电极导通性：手术电极与高频连接线应导通良好，其阻抗值应小于企业规定值。

1.1.4 材料

应明确产品的材料，尤其是直接接触人体的材料（金属材料、高分子材料等），应规定材料耐腐蚀性指标。

2. 中性电极

2.1 中性电极性能指标

2.1.1 外观及尺寸

中性电极电缆长度、电极板尺寸应符合企业规定要求。

3. 其他性能指标

3.1 一次性使用产品要求

3.1.1 无菌产品

应无菌；采用环氧乙烷灭菌的产品，要求产品出厂时环氧乙烷残留量不得大于 $10\mu g/g$。

3.1.2 以非无菌状态使用的产品，其初始污染菌应不得大于100cfu/件，并不得检出致病菌。

3.2 重复使用产品要求（应在说明书中明确符合重复使用产品材料特性的灭菌方法及灭菌方法耐受性要求）

3.3 耐腐蚀性要求

采用马氏体或奥氏体不锈钢材料制成的手术电极产品，其耐腐蚀性应能达到 YY/T 0149—2006 中沸水试验法规定的 b 级要求；若采用其他材料制成的手术电极产品，其耐腐蚀性应满足在常规条件下，经消毒灭菌不得产生锈蚀现象（检验用消毒灭菌方式应与说明书规定的消毒灭菌方式一致）。

3.4 附加功能

产品如有附加功能，应满足企业规定要求。

3.5 电气安全

单极手术电极、双极手术电极和中性电极自体是无源产品，然而该产品必须配合高频发生器设备使用，因此需满足 GB 9706.1—2007 和 GB 9706.4—2009 的互连要求以及相适应条款的要求。

3.6 电磁兼容性（如包含线缆）

应符合 YY 0505—2012 及 GB 9706.4—2009 第36章的要求。产品的试验方法应根据技术性能指标设定，试验方法一般应采用已颁布的标准试验方法，如果没有现行的标准试验方法可采用时，规定的试验方法应具有可操作性和可再现

性。电气安全性能的检测主要参照 GB 9706.1—2007 和 GB 9706.4—2009。电磁兼容性的检测参照 YY 0505—2012。

（九）同一注册单元内注册检验代表产品确定原则和实例

手术电极同一注册单元内所检测的产品应当是能够代表本注册单元内其他产品安全性和有效性的典型产品。原则上应选择结构最复杂、功能最多的型号作为典型型号进行注册检验，若性能指标不能互相覆盖，则典型产品应为多个型号。

同一注册单元内单极手术电极和双极手术电极应分别选取典型型号进行注册检验，不能互相覆盖。

同一注册单元内中性电极和可监测中性电极应分别选取典型型号进行注册检验，不能互相覆盖。

（十）产品生产制造相关的要求

1. 根据产品设计方案，明确产品工艺流程，要求企业提交工艺流程图，标明产品关键工序和过程控制点。如：产品的主要工艺有组装、铆接、焊接、测试等工序，其中焊接为关键工序。

2. 应要求企业提交研制、生产场地的相关信息，如：场地平面图。如有多个研制、生产场地，应当概述每个研制、生产场地的实际情况。

（十一）产品临床评价细化要求

根据《关于发布免于进行临床试验的第二类医疗器械目录的通告》（国家食品药品监督管理总局通告 2014 年第 12 号）（以下简称目录），"产品名称：高频手术电极（电刀笔、电凝钳、电凝剪、电凝镊），分类编码：6825"包含在免于进行临床试验的第二类医疗器械目录中，注册申请人需按照《医疗器械临床评价技术指导原则》（国家食品药品监督管理总局通告 2015 年第 14 号附件）的要求，将申报产品与目录中的产品信息进行对比评价，若申报产品属于是属于目录，则可根据如下要求提交评价资料：

1. 提交申报产品相关信息与《目录》所述内容的比对资料；

2. 提交申报产品与《目录》中境内已上市同品种医疗器械的比对说明，进行比对并提供数据的内容应当包括但不限于：预期用途、基本原理、与人体接触部分的制造材料、使用方法、产品结构、主要技术指标、灭菌方式、其他功能等，并提供相应支持性资料。

如果不能证明产品与目录中的产品具有等同性，则应按照《医疗器械临床评价技术指导原则》中的其他评价路径，提交临床评价资料。

（十二）产品的不良事件历史记录

根据国家食品药品监督管理局药品不良反应监测中心近年来有关手术电极发生医疗器械不良事件主要有灼伤、烫伤和旋切器刀头断裂，原因主要是手术电极按钮开关失灵和刀头材料的质量问题。中性电极发生医疗器械不良事件主要有接触电极片处的皮肤发红、电极板胶体脱落。从

不良事件的调查情况来看，手术电极产品在临床上比较容易出现的问题是开关和按钮的设计以及质量问题存在安全隐患。目前，国外该类产品未发现严重安全问题。

（十三）产品说明书和标签要求

手术电极产品的说明书和标签应符合《医疗器械说明书和标签管理规定》（国家食品药品监督管理总局局令第6号）、YY 0466.1—2009、GB 9706.1—2007 和 GB 9706.4—2009、YY 0505—2012 中的相关要求。说明书、标签的内容应当真实、完整、科学，并与产品特性相一致，文字内容必须使用中文，可以附加其他语种。说明书、标签中的文字、符号、图形、表格、数据等应相互一致，并符合相关标准和规范要求。

1. 产品说明书

1.1 产品名称、型号、规格；

1.2 注册人的名称、住所、联系方式及售后服务单位，进口医疗器械还应当载明代理人的名称、住所及联系方式；

1.3 生产企业名称、注册地址、生产地址、联系方法；

1.4 生产企业许可证编号和注册证书编号；

1.5 产品技术要求的编号；

1.6 产品的性能、主要结构、适用范围；

1.7 禁忌症、注意事项以及其他需要警示或提示的内容；

1.7.1 手术电极使用前请检查失效期，若为无菌一次性使用产品，则包装破损，严禁使用，重复使用产品应检查消毒灭菌状态标识。

1.7.2 单极手术电极如与中性电极配合使用，手术过程中应注意电路监视，防止灼伤。

1.7.3 患者不应与接地的或者可见的对地电容的金属部件（如：手术台、支架等）接触，建议使用抗静电板。

1.7.4 应避免皮肤对皮肤的接触。如：患者手臂和身体间衬垫一块干纱布。

1.7.5 中性电极板不得粘贴在皮肤破损部位。

1.7.6 手术电极电缆应避免与患者或其他导线接触。暂时不用的手术电极应和患者隔开安放。

1.7.7 在正常的工作设定时，输出明显降低或外科设备不能正常工作，可能说明为中性电极接触不良或使用不当。

1.7.8 进行高频手术前，应该将易燃的清洁剂或粘结剂的溶剂蒸发掉。在使用设备前必须擦掉存在于患者身下或人体凹处（如脐部）和人体腔中（阴道内）的易燃性液体积液。必须对内含气体着火的危险引起注意。某些材料，如充满了氧气的脱脂棉、纱布在正常使用中，可能被设备正常使用产生的火花引起着火。

1.7.9 高频电流可能对心脏起搏器的工作有干扰，应注意电流回路不得通过心脏起搏器等患者佩戴的有源植入产品。

1.7.10 手术电极的清洗、消毒、灭菌和定期维护还需要根据各个医院的实际情况和厂家的建议执行。

1.8 医疗器械标签所用的图形、符号、缩写等内容的解释；

1.9 安装和使用说明或者图示；

1.10 无菌标识和灭菌方法（无菌产品适用）；

1.11 一次性使用的标识（一次性使用产品适用）；

1.12 清洗、消毒、灭菌方式（重复使用产品适用）；

1.13 可接受的重复使用次数（重复使用产品适用）；

1.14 产品的储存条件；

1.15 产品的生产日期，使用期限或失效期；

1.16 说明书的编制或者修订日期；

1.17 使用说明书应向使用者或操作者提供有关存在于该设备与其他装置之间的潜在的电磁干扰或其他干扰的资料，以及有关避免这些干扰的建议，如：明确不要在强电磁条件下使用或是明确参见配套高频发生器要求。

技术说明书一般应包括产品概述、组成、原理、技术参数、规格型号、图示标记说明、外形图、结构图、按键的形式及显示方式，必要的电气原理图及表等。

2. 标签和包装标识。至少应包括以下信息：

2.1 生产企业名称；

2.2 产品名称和型号；

2.3 医疗器械注册证书编号；

2.4 产品编号或生产日期、生产批号；

2.5 灭菌方法（无菌产品适用）；

2.6 包装破损，禁止使用的标示（无菌产品适用）。

（十四）产品的研究要求

1. 产品性能研究

应当提供产品性能研究资料以及产品技术要求的研究和编制说明，包括功能性、安全性指标以及与质量控制相关的其他指标的确定依据，所采用的标准或方法、采用的原因及理论基础。如：手术电极头部的硬度、电极表面粗糙度参数确定的研究资料。

2. 生物相容性评价研究

（1）产品生物相容性评价依据为 GB/T 16886.1—2011、GB/T 16886.5—2003、GB/T 16886.10—2005 标准。

（2）电极工作部与患者人体组织短期接触，接触的部位一般采用不锈钢材料制成，部分产品如对不锈钢材料进行镀层，需对镀层进行生物相容性评价。

（3）实施或豁免生物学试验的理由和论证可参照《医疗器械生物学评价和审查指南》中相关要求。

（4）根据生物学试验结果或已有信息（包括材料、文献资料、体外和体内试验数据、临床经验）判断与人体接触部分材料是否具有安全的生物学特性。

3. 灭菌/消毒工艺研究

以无菌方式提供的手术电极，企业应明确相应的灭菌工艺（包括灭菌方式和相关参数）和无菌保证水平（SAL），提交灭菌确认报告。以非无菌方式提供的手术电极，企业应向终端用户明确产品的灭菌工艺（包括灭菌方式和相关参数及确定依据）。

4. 产品有效期和包装研究

（1）企业应提交产品有效研究确认资料，如：可参考国标《无菌医疗器械包装试验方法 第1部分：加速老化试验指南》（YY/T 0681.1—2009）对产品外包装，产品本身或电子器件等关键物料采用加速寿命试验和实时老化试验的方式验证其有效期。

（2）以非无菌状态提供，并允许重复使用的完全采用不锈钢制造的手术电极应提供使用次数验证资料，如：依据产品工作条件、金属材料特性及疲劳程度分析等方面进行验证。

（3）企业应提交包装研究资料，应明确包装形式、包装材质、研究确认方案、试验结果及结论。

三、审查关注点

（一）应关注注册单元中，产品各个型号的关键结构组成、工作原理、适用范围，同一注册单元产品的以上项目应基本相同。

（二）应关注产品适用的相关标准是否齐全，是否为现行有效版本。

（三）应关注产品结构组成中，是否有在实际使用过程中，会接触患者的部件，应对此类部件进行生物相容性评价。

（四）应关注注册检验报告是否覆盖所有性能要求的检验，覆盖的性能指标是否为最高要求，注册检验报告所附照片中的产品结构组成、标识标签等信息，是否与其他申报资料描述相同。

（五）应关注临床试验资料中，对比同类产品的关键结构组成、工作原理、适用范围是否与申请注册产品一致。

（六）应关注产品使用说明书适用范围是否与临床结论一致，不能宣称临床试验结论以外的其他的预期用途，也不能对临床试验结论进行扩大或改变；应明确产品配套使用产品的要求，包括取得医疗器械注册证、具体型号规格等；产品禁忌症应在说明书中给出，应明确禁止与内窥镜手术配套使用。

手术电极注册技术审查指导原则修订说明

一、指导原则修订的背景和目的

（一）修订背景

随着新的《医疗器械监督管理条例》及配套法规的发布和实施，以及与此类产品相关的国家标准、行业标准的修订改版和相关新标准的发布，同时按照国家食品药品监督管理总局要求，需要对本指导原则进行修订。

（二）修订目的

1. 本指导原则修订的目的是为了能够满足新法规、新标准的要求，并用于指导和规范手术电极产品注册申报过程中审查人员对注册材料的技术审评，同时也可用来指导注册申请人对手术电极产品注册申报资料的准备及撰写。

2. 本指导原则旨在让初次接触该类产品的注册审查人员对产品机理、结构、主要性能、预期用途等各个方面有个基本了解，同时让技术审查人员在产品注册技术审评时把握基本的要求尺度，以确保产品的安全、有效。

二、指导原则修订的依据

（一）《医疗器械监督管理条例》（国务院令第 650 号）

（二）《医疗器械注册管理办法》（国家食品药品监督管理总局令第 4 号）

（三）《医疗器械临床试验规定》（国家食品药品监督管理总局令第 5 号）

（四）《医疗器械临床评价技术指导原则》（国家食品药品监督管理总局通告 2015 年第 14 号）

（五）《医疗器械说明书和标签管理规定》（国家食品药品监督管理总局令第 6 号）

（六）《关于发布医疗器械产品技术要求编写指导原则的通告》（国家食品药品监督管理总局通告 2014 年第 9 号）

（七）《关于公布医疗器械注册申报资料要求和批准证明文件格式的公告》（国家食品药品监督管理总局公告 2014 年第 43 号）

（八）食品药品监管总局关于印发《境内第二类医疗器械注册审批操作规范的通知》（食药监械管〔2014〕209 号）

（九）国家食品药品监督管理部门发布的其他规范性文件

三、指导原则主要修订内容

（一）根据 GB 9706.4—2009 中"中性电极"术语中的定义，增加了可监测中性电极。

（二）产品的结构和组成内容中，增加了单极手控带吸引手术电极和单极脚控带吸引手术电极的结构组成和示意图，以增加审评人员的感性认识。

（三）注册单元划分方面，从原来的单极、双极需分开为不同注册单元注册更改为单极手术电极和双极单极电极可作为一个注册单元进行注册。

（四）在产品的使用标准中增加了 GB 18279—2000、GB 18280—2000、GB/T 19633—2005、GB/T 16886.5—2003、GB/T 16886.10—2005 五个国家标准的引用，同时删除了与产品性能要求无关的行业标准《医用电气设备 第 1 - 8 部分：安全通用要求 并列标准：通用要求，医用电气设备和医用电气系统中报警系统的测试和指南》（YY 0709—2009）。

（五）在产品的主要技术指标中，将手术电极性能指标中的电气安全性能从以 GB 9706.1—2007 和 GB 9706.4—2009 中相适应条款逐条列出更改为需满足 GB 9706.1—2007 和 GB 9706.4—2009 的互连要求以及相适应条款的要求，同时增加了电磁兼容性的要求。

（六）产品的预期用途采用了 GB 9706.4—2009 标准中"2.1.103 手术电极"规定的表述方式，并结合已批准上市产品的核准范围、公开出版的临床医学文献的描述和临床专家的意见。

（七）说明书中增加了电磁兼容提示信息要求。

（八）产品不良事件历史记录的修改主要通过我省不良事件监测机构查询和了解。

四、指导原则制修订单位

浙江省医疗器械审评中心。

6 超声软组织切割止血系统注册技术审评指导原则

（超声软组织切割止血系统注册技术审查指导原则）

本指导原则旨在给出系统的、具有指导意义的指南性文件，用于指导注册申请人规范产品的研究开发和注册申报，同时也用于指导监管部门对超声软组织切割止血系统申请注册材料的技术审评。

本指导原则系对超声软组织切割止血系统的一般要求，注册申请人应依据具体产品的特性对注册申报资料的内容进行充实和细化。注册申请人还应依据具体产品的特性确定其中的具体内容是否适用，若不适用，需详细阐述其理由及相应的科学依据。

本指导原则是对注册申请人和审查人员的指导性文件，但不包括注册审批所涉及的行政事项，亦不作为法规强制执行，如果有能够满足相关法规要求的其他方法，也可以采用，但是需要提供详细的研究资料和验证资料。应在遵循相关法规的前提下使用本指导原则。

本指导原则是在现行法规和标准体系以及当前认知水平下制订的，随着法规和标准的不断完善，以及科学技术的不断发展，本指导原则相关内容也将进行适时的调整。

一、适用范围

本指导原则适用于具有软组织切割和血管闭合功能的超声软组织切割止血系统产品。不包含对 3mm 以上血管进行切割、闭合功能的特殊要求。由于此类产品目前绝大多数的刀头尖端都为多用剪、弯型多用剪设计，本指导原则所有内容仅针对此类设计产品，若有其他设计的刀头，应在对比分析后对本指导原则中适用的内容进行采用或参考。

本指导原则不包含延续注册和变更注册申报资料的要求，延续注册和变更注册申报资料可参考本指导原则中适用的内容。

二、产品介绍

超声软组织切割止血系统通常由主机和附件组成，附件通常包括换能器、超声刀头（包含手柄、波导杆、套管等）和脚踏开关。主机为换能器及刀头提供能量，脚踏开关、刀头上的手动控制装置用以控制主机输出能量。

超声软组织切割止血系统用于需要控制出血及期望热损伤最小时的软组织切割，临床上多用于闭合血管直径为 3mm 及以下血管。超声软组织切割止血系统主机可适配多种型号的刀头，根据手柄形状不同有夹钳式、握式、剪式等，如图 1 所示。根据刀头尖端形态结构不同有多用剪、弯型多用剪、弯型剥离刀、分离钩、止血球等，如图 2 所示。医生根据手术具体情况，选择适合的刀头。

超声软组织切割止血系统通过设置不同的输出功率档位，可同时切割和凝闭组织。高功率档位可更快速地切割组织，低功率档位可更好地凝闭组织。主机中超声频率的电流传导至换能器，换能器将电能转化为前后振动的机械能，通过刀头的传递和放大使刀头末端以一定频率（例如 55.5kHz）振动，摩擦产生的热量导致与刀头接触的组织细胞内水汽化，蛋白质氢键断裂，细胞崩解重新融合，组织凝固后被切开；在切割血管时，刀头与组织蛋白接触，通过机械振动产生热量，导致组织内胶原蛋白结构被破坏，造成蛋白凝固，进而封闭血管，达到止血目的。

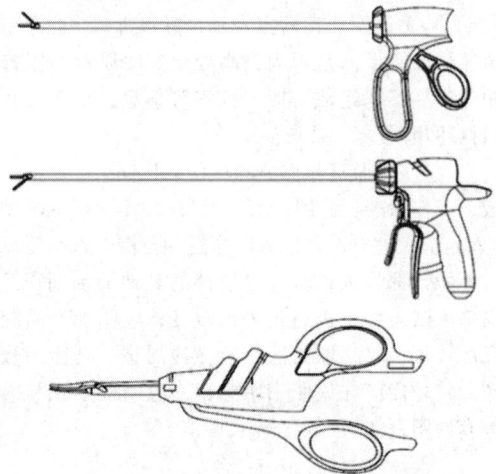

图 1 超声刀头各类手柄示意图
夹钳式（上） 握式（中） 剪式（下）

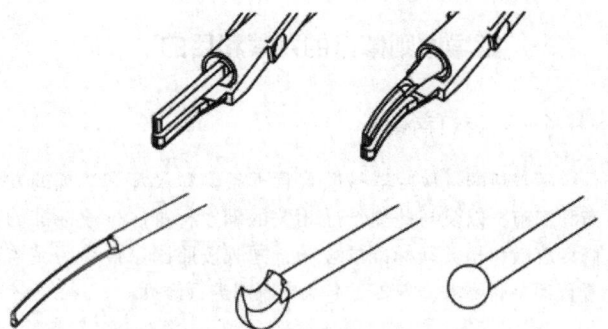

图 2 超声刀头尖端形态结构示意图
多用剪（上左） 弯型多用剪（上右）
弯型剥离刀（下左） 分离钩（下中） 止血球（下右）

超声软组织切割止血系统可以使用频率跟踪等相关技术，实时测量刀头的谐振频率，并实时调整主机激励频率与之相一致，以达最佳工作状态。可以采用组织适应的技术，实时调整主机输出能量，使切割或凝血效果在不同类型组织上有类似的表现。

三、产品名称

产品的名称应为通用名称，并符合《医疗器械通用名称命名规则》（国家食品药品监督管理总局令第19号）等相关法规、规范性文件的要求，如"超声软组织切割止血系统"等。

四、医疗器械安全有效基本要求清单

应明确产品对《医疗器械安全有效基本要求清单》（国家食品药品监督管理总局公告2014年第43号附件8）中各项要求的适用性。对于不适用的要求，应当逐项说明不适用的理由。对于适用要求，应逐项说明为符合要求所采用的方法，以及证明其符合性的文件。由于不同的产品及注册申报情况存在差异，本指导原则不给出各项目适用性的判断，申请人应当结合申报产品的具体情况进行判断。

关于证明各项要求符合性的文件，如果包含在产品注册申报资料中，应当说明其在申报资料中的具体位置，本指导原则中对注册资料的要求，即为一般情况下需要提交的相关文件的要求。对于未包含在产品注册申报资料中的文件，应当注明该证据文件名称及其在质量管理体系文件中的编号备查。

五、注册单元划分

一个注册单元可以包含多个型号的系统，但应有一个型号的系统可认为是主要型号，该型号主机应可与所有附件配合使用。其他型号系统与该型号系统的软件平台应相同，软件核心算法应相同，硬件平台结构应相似，外形结构应相似，可配合使用的附件应能被主要型号所覆盖。

同一个注册单元所有附件均应为系统的组成部分，即与设备有相应的连接和组合装配。与所需进行的手术相关，但与设备本身无关的附件，应与设备划分为不同的注册单元。

六、产品适用范围描述

建议描述为："适用于需要控制出血和最小程度热损伤的软组织切割，可用于闭合直径不超过3mm的血管。"

七、产品组成描述

该类产品通常由主机、换能器、刀头及脚踏开关等组成。产品组成描述应明确换能器、刀头及脚踏开关等部件的型号。对于换能器、刀头的详细信息，应在产品技术要求中给出。

八、综述资料

（一）产品描述及型号规格

应当包括对主机、换能器、刀头、脚踏开关等组成进行全面评价所需的基本信息，包含但不限于以下内容：

1. 产品的外观及结构示意图，包含但不限于下列内容：

（1）主机的外观及内部结构示意图，显示器所显示的信息及其解释，输入、输出接口及功能，控制按钮的功能。

（2）换能器的外观及内部结构示意图。

（3）刀头的外观及内部结构示意图。

2. 产品的基本特征描述，包括功能、使用方式和临床用途等信息。

（1）产品工作框图（应包括所有应用部分，以及信号输入和输出部分）。

（2）对使用者可接触的所有控制装置的说明，包括：控制设置范围，缺省值（如有），并描述各参数调节与临床应用的关系。

（3）软件核心算法的详细描述，例如：频率跟踪算法、组织自适应算法等。

（4）各换能器的信息，包括但不限于：型号、可配合使用刀头的型号，与刀头的连接方式，工作频率、可重复使用次数（若适用）等。

（5）以表格的形式列出各刀头的详细信息，包括但不限于：型号、中文名称、图片或照片、与换能器接口处的详细设计、波导杆的尺寸图（标明波导杆总长度、各段的直径和长度、波导杆尖端的形状及详细尺寸）、波导杆材质、波导杆涂层材质（若适用）、套杆与波导杆及手柄的连接方式、套杆各部分的材质及尺寸、手柄为使用者提供的功能及可操作方式、夹紧力设计、抓持力设计、是否为一次性使用、是否为无菌包装、灭菌方式、有效期、可重复使用次数（若适用）。

（6）应给出软件结构、功能的描述。

（二）包装说明

应分别给出所有产品组成的包装说明。

（三）适用范围

超声软组织切割止血系统通常预期应用于医疗机构的手术室环境，申请人应按照产品实际情况描述其临床使用环境。

超声软组织切割止血系统适用于需要控制出血和最小程度热损伤的软组织切割，可用于闭合直径在一定范围之内的血管。

（四）其他

对于已获得批准的部件或配合使用的附件，可提供批准号和批准文件复印件。

九、研究资料

（一）产品性能研究

应给出技术要求（包括规格参数和性能要求）中各性能指标的设定依据、所采用的标准或方法、采用的原因及理论基础。

（二）生物相容性评价

成品中与患者和使用者直接或间接接触的部分应按照 GB/T 16886.1 的要求进行生物相容性评价，应不释放出任何对人体有不良作用的物质。

（三）灭菌/消毒工艺研究

根据产品组成各部分的使用方式确定消毒或灭菌级别。

生产企业灭菌的部件，应明确灭菌工艺（方法和参数）和无菌保证水平（SAL），并提供灭菌确认报告。对于采用辐照灭菌的器械，应当提供辐照剂量，对于环氧乙烷（EO）灭菌器械，应当提供 EO、2－氯乙醇和乙二醇的最大残留水平及其研究资料。

如果直接或间接患者接触材料可重复使用，则应当提供重复使用说明和可以证明该组件可安全消毒和/或灭菌的证据，给出所提出的消毒/灭菌的方法确定的依据。对可耐受两次或多次灭菌的产品，应当提供产品相关推荐的灭菌方法耐受性的研究资料。

对于可重复使用的刀头，应对其易清洗性进行研究，以证明其设计可以支持用户对使用后产品进行足够彻底的清洗，从而消毒、灭菌后，可满足临床所需的无菌保证水平。

（四）产品有效期和包装研究

应分别对主机和换能器的使用期限进行研究。应对一次性使用无菌包装刀头的有效期进行研究，应对可重复使用刀头的重复使用次数进行研究。

应分别明确主机、各换能器及各刀头的有效期及重复使用次数研究的思路，对于研究中进行的测试，应描述每个测试的摘要，包括试验设计、试验结果及试验结论，同时提交测试报告作为附件。对于可重复使用的刀头，应充分考虑重复使用（含清洗、消毒、灭菌）对刀头的影响，应能证明可确保重复使用次数内产品的安全有效性。

（五）软件及网络安全研究

应按照《医疗器械软件注册技术审查指导原则》（国家食品药品监督管理总局通告 2015 年第 50 号）的要求提交软件相关资料。

若适用，应按照《医疗器械网络安全注册技术审查指导原则》（国家食品药品监督管理总局通告 2017 年第 13 号）的要求提交网络安全相关资料。

（六）量效关系研究

应对输出能量可调节档位及各档位与临床应用的量效关系进行研究，即不同档位在不同组织上使用的效果情况研究。应提交研究报告，并在使用说明书中给出相关的信息，用以指导使用者在临床使用时的输出能量。量效关系研究应为基于对离体组织试验、动物实验、临床试验等一项或多项研究所获得数据的分析和总结。

十、动物实验

（一）动物实验的质量控制

动物实验是产品验证确认工作的一部分。注册申请人负责发起、组织、监查动物实验，并对实验的真实性、可靠性负责。注册申请人应在其质量管理体系中制定相关的要求并执行，应能确保动物实验的真实、科学、可靠和可追溯。所制定相关要求应能涵盖医疗器械动物实验的全过程，包括实验的方案设计、实施、监查，以及数据的采集、记录，分析总结和报告等。应选择有相应资质、能力的动物实验机构开展动物实验，实验动物应由有资质的机构提供，应满足相关的要求，进行动物实验的人员应有相应的资质。实验相关资料均为质量体系文件，应按要求存档保存。

（二）开展动物实验的原因

由于单纯依靠台架试验不能充分评估超声软组织切割止血系统用于临床的风险，需要开展动物实验。

通过动物实验可以观察到在临床试验中不宜或难以完成的实验项目，可以更客观、完整的提供支持设备的安全性和有效性的证据。

若需要开展临床试验，动物实验应在临床试验前完成。动物实验可以为临床试验的方案提供依据，预测在临床试验中可能出现的不良事件，降低临床试验受试者和临床使用者承担的风险。

动物实验还可作为临床评价的重要资料。

（三）动物实验类型及目的

可闭合直径不超过 3mm 血管的超声软组织切割止血系统可进行的动物实验包含三个：体外爆破压力实验、急性动物实验和慢性动物实验。

体外爆破压力实验用于评估产品闭合血管的能力。该实验也可用于动物实验所用典型刀头的选择，和用于新开发的刀头与已有刀头的对比研究。

急性动物实验和慢性动物实验可用于评估产品应用于临床安全性、有效性的剩余风险。急性动物实验，主要评估产品切割、闭合的即时效果及热损伤情况。慢性动物实验主要观察长期止血情况、组织的愈合情况。

1. 体外爆破压实验

爆破压实验可分为体外和体内实验，此处仅对体外爆破压力实验进行规定。体外爆破压实验指使用设备对离体血管进行封闭，然后输注液体（生理盐水），观察加压直到爆破前的压力，即为爆破压。应在血管可保持充盈状态下进行实验，使用相应的实验装置，实验装置有进液、加压功能，压力可调整，并能保持压力稳定，调整范围应能包含人体血压值。

实验时应根据产品预期用途选择相应尺寸的血管及适宜的血管类型（静脉、动脉）。

应进行详细的实验记录并形成报告保存，报告可以表格的形式列出闭合血管的爆破压力、血管类型、直径、器械样本编号、物理现象（例如：黏着、炭化）以及故障或记录（例如：第一次尝试进行封闭时发生警告，重新进行操作）。报告应明确血管获取的途径、处理方法、保存方法和保存时间，并给出实验装置的详细信息（包括装置总体设计及进液、加压功能实现方式、提供的压力数值等），以提高实验的可复现性。

2. 急性动物实验

急性动物实验，主要评估产品切割、闭合的即时效果及热损伤情况。附录Ⅰ给出了开展急性动物实验可参照的例子。

3. 慢性动物实验

慢性动物实验主要观察长期止血情况及组织的愈合情况。附录Ⅱ给出了开展慢性动物实验可参照的例子。

（四）动物实验要求

1. 体外爆破压实验

建议对于每一种换能器与刀头组合，根据血管情况选择最适合的档位，进行体外爆破压实验。建议选择已在中国获准上市、具有相同或更宽的适用范围、市场反应良好的超声软组织切割止血系统进行对照，分别在同样的血管上进行实验，并形成报告。

每一种换能器与刀头组合和对照产品均应至少进行20根血管的爆破压力测试，应选择直径不小于3mm的动脉血管、静脉血管进行实验，动脉血管、静脉血管的试验数量应相同。

2. 急性动物实验

对于每一种新开发的换能器与有代表性刀头的组合，均应进行急性动物实验。

代表性刀头的选择原因，应进行详细的论证。所选择刀头与其所代表刀头应有相同的尖端设计，性能指标（产品技术要求中所载明的指标）应基本相同。被代表的刀头爆破压力测试的结果应不劣于所选择的代表刀头。

3. 慢性动物实验要求

对于每一种新开发的换能器与有代表性刀头的组合，均应进行慢性动物实验。

代表性刀头选择原则及要求同急性动物实验。

十一、临床评价

应按照《医疗器械临床评价技术指导原则》的要求提交临床评价资料。

（一）同品种对比要求

如果采用同品种对比路径进行临床评价，在按照《医疗器械临床评价技术指导原则》（国家食品药品监督管理总局通告2015年第14号）附2进行同品种比对时，应重点考虑下列因素：

1. 基本原理

应对比产品的工作原理和作用机理。工作原理和作用机理不同的产品，不能认为是同品种产品。

2. 结构组成

应分别对比主机、换能器和刀头的结构设计。刀头应对比详细的传动杆、尖端设计及各部分的材质，包含图示和尺寸。

3. 性能要求

性能的实现需要主机、换能器和刀头的配合，性能指标应以"一个主机＋一个换能器＋一个刀头"为单位进行对比。应对比所有工作模式（能量档位）的性能指标。

应对比产品技术要求中所有的性能指标。

4. 软件核心功能

应分别对比产品的所有软件核心算法，包括频率跟踪算法和组织适应算法（如适用）等。

5. 生产工艺

各应用部分的部件、附件应对比生产工艺。

应分析工艺差异对产品的影响，可通过相应的性能参数测试来证明工艺差异没有对安全有效性带来不利影响。若不足够，则需要进一步提供其他临床、非临床的数据。

6. 使用方法

应对比产品各功能、模式的使用方法。

7. 适用范围

对比适用人群、适用部位、与人体接触方式、使用环境。应对比不同模式对应的临床用途。

（二）基本等同性判定举例

（1）申请人在中国申请第一个超声切割止血产品注册，原则上需要在完善的动物实验（体外爆破压力实验、急性动物实验、慢性动物实验）基础上提交申报产品的临床数据。

（2）如果申报产品与对比产品的差异仅为波导杆长度不同，产品性能指标基本相同。如果按照本指南的要求进行了体外爆破压力实验，实验结果表明申报产品不劣于对比产品，则可认为这两个产品是基本等同的。

（3）如果波导杆设计、手柄设计等差异导致性能指标有较大的差异，但按照本指南要求进行了体外爆破压力实验、急性和慢性动物实验，实验结果表明申报产品不劣于对比产品，则仍可认为这两个产品是基本等同的。若波导杆设计、手柄设计等差异导致性能指标有很大差异的，则原则上证明基本等同，需要在上述动物实验的基础上提交申报产品的临床数据。

（4）如果与对比产品相比，使用了新的刀头尖端设计，但未导致性能指标有很大差异的，如果按照本指南要求进行了的体外爆破压力实验、急性和慢性动物实验，实验结果表明申报产品不劣于对比产品，则仍可认为这两个产品是基本等同的。若刀头尖端设计差异导致性能指标有很大差异的，则原则上证明基本等同，需要在上述动物实验的基础上提交申报产品的临床数据。

（5）若软件核心算法存在一定差异，如果按照本指南要求进行了的体外爆破压力实验、急性和慢性动物实验，实验结果表明申报产品不劣于对比产品，则仍可认为这两个产品是基本等同的。如果核心算法存在很大的差异，例如增加了新的组织自适应算法，则原则上证明基本等同，需要在上述动物实验的基础上提交申报产品的临床数据。

十二、产品风险分析资料

本部分给出各功能可能存在的风险点及控制方式举例，并未包含所有风险点，且这些风险点未必适用于所有产品，控制方式也不做强制限定，仅为举例，用于注册申请人进行风险管理时作为参考。

序号	主要风险	可能原因	控制方式
1	凝血不良，继发性出血（大血管、毛细血管）	1. 产品原因：夹持力不良。 2. 产品质量：如夹嘴变形、组织垫变形。 3. 参数设置：如输出功率、输出频率不稳定。 4. 操作原因：如未按要求设定工作模式、输出能量之前未能充分处理周边组织。使用前未培训、对使用人员培训不当	合理设计产品。提高产品质量。在用户手册中进行说明，并增加相关的培训。如： 1. 要求术前对超声刀刀嘴、组织垫、手柄、按键等进行常规测试。 2. 要求术前对附件进行目测检查。 3. 要求术前充分评估患者状态，由手术外科专业人员依据使用说明及患者情况，选择个体化的手术参数和恰当的手术操作
2	切口处软组织热损伤，不能正常闭合切割/断刀、切不动	1. 产品原因：如安规、性能、软件、标识、元器件老化、设计不合理、套筒发热、手柄断裂变形、按键失灵。 2. 产品质量：如刀头表面有毛刺。 3. 参数设置：如输出功率、输出频率不稳定。 4. 操作原因：如未按要求设定工作模式、使用能量之前未能充分处理周边组织。使用前未培训、对使用人员培训不当	合理设计产品。提高产品质量。在用户手册中进行说明，并增加相关的培训。如： 1. 要求术前对超声换能器、超声刀刀头进行常规测试。 2. 要求术前对附件进行目测检查。 3. 要求术前充分评估患者状态，由手术外科专业人员依据使用说明及患者情况，选择个体化的手术参数和恰当的手术操作
3	异物遗留体内	1. 产品质量：设备损坏，如：组织垫脱落、产品内脱落。 2. 操作原因：如未按要求设定工作模式、使用能量之前未能充分处理周边组织。使用前未培训、对使用人员培训不当	合理设计产品。提高产品质量。在用户手册中进行说明，并增加相关的培训。如： 1. 要求术后对超声换能器、超声刀刀头进行常规测试。 2. 要求术前充分评估患者状态，由手术外科专业人员依据使用说明及患者情况，选择个体化的手术参数和恰当的手术操作
4	切口处软组织感染	1. 产品原因：如刀头热损伤控制不良、包装破损、生产环境。 2. 产品质量：如刀头表面有毛刺。 3. 参数设置：如灭菌过程失效。 4. 操作原因：如超期使用、重复使用一次性使用产品、清洗消毒灭菌不规范	合理设计产品。提高产品质量。在用户手册中进行说明，并增加相关的培训。如： 1. 术前对产品标识进行确认。 2. 对包装设计进行充分验证，对灭菌过程进行确认并定期再确认
5	病人中毒，刺激过敏等症状、可能延误治疗	1. 产品原因：如与人体接触材料。 2. 操作原因：不会使用、可重复使用刀头清洗不完全	合理设计产品。提高产品质量。在用户手册中进行说明，并增加相关的培训。如： 1. 对与人体接触的材料进行控制。 2. 对与使用人员进行有效培训。 3. 对重复使用刀头的加强清洗质控

十三、产品技术要求

（一）规格信息

应明确产品规格相关信息，包含但不限于：

（1）主机的外观结构图及产品工作框图、换能器的外观及内部结构示意图、刀头的外观及内部结构示意图。

（2）对使用者可接触的所有控制装置的说明，包括：控制设置范围，缺省值（如有）。

（3）各换能器型号及各换能器可配合使用刀头的型号。

（4）以表格的形式列出各刀头的详细信息，包括但不限于：型号、中文名称、图片或照片、与换能器接口处的设计、波导杆的尺寸图（标明波导杆总长度、各段的直径和长度、波导杆尖端的形状及详细尺寸）、波导杆材质、波导杆涂层材质（若适用）、套杆与波导杆及手柄的连接方式、套杆各部分的材质及尺寸、手柄部分的结构示意图、是否为一次性使用、是否为无菌包装、灭菌方式、有效期、可重复使用次数（若适用）。

（5）软件完整版本号命名规则及发布版本号。

（二）性能要求及试验方法

1. 适用的国家、行业标准

（1）GB 9706.1《医用电气设备 第1部分：安全通用要求》和 GB 9706.15《医用电气设备 第一部分：安全通用要求 1. 并列标准：医用电气系统安全要求》（若适用）。

（2）YY 0505《医用电气设备 第 1-2 部分：安全通用要求 并列标准：电磁兼容 要求和试验》。

（3）YY 1057《医用脚踏开关通用技术条件》（若包含脚踏开关）。

（4）应按照 YY/T 0644《超声外科手术系统基本输出特性的测量和公布》第 7 章的要求公布下列参数：尖端主振幅及其误差、频率控制的类型、功率储备指数。

2. 主要性能指标

（1）各超声刀头的最大夹紧力及误差、最大抓持力及误差。

（2）各换能器配合各超声刀头时的各个工作模式（能量档位）的性能指标：尖端主振幅及其误差、尖端横向振幅上限值、尖端振动频率及其误差、静态电功率及其误差、最大电功率及其误差。

试验方法应参照 YY/T 0644《超声外科手术系统基本输出特性的测量和公布》的要求。

3. 生物学、化学要求

（1）无菌

无菌包装的附件应无菌，无菌检查法参考 GB/T 14233.2《医用输液、输血、注射器具检验方法 第 2 部分：生物学试验方法》的试验方法。

（2）环氧乙烷残留量

对于环氧乙烷灭菌的产品，应参考 GB/T 16886.7 的环氧乙烷残留量要求制定相关参数要求。

（3）化学要求

预期与患者接触部分包含高分子材料的附件（聚四氟乙烯等），建议参考 GB/T 14233.1《医用输液、输血、注射器具检验方法 第 1 部分：化学分析方法》制定适宜的检验项目和试验方法，如还原物质、金属离子、酸碱度滴定、蒸发残渣。并根据实际情况参照相关标准确定具体指标要求。

十四、检测单元划分

对于同一个注册单元内产品，可以划分为不同的检测单元。

检测单元的划分应建立在技术要求中所规定的安全、性能指标基础上，即对各安全要求、性能指标要求，分别挑选典型的附件/附件组合。

（一）涉及生物、化学性能检测时

无菌检测应根据灭菌方法不同，各选取一套最难灭菌的附件进行检测。

环氧乙烷残留量检测应选取一套解析时间最短、最难解析灭菌的附件。

（二）涉及电气安全、电性能指标和功能核查检测时

1. 主机按照下列原则划分检测单元

在注册单元划分的基础上，设备电源组件完全相同，软件平台相同，硬件平台相似，外形结构相似，仅在外观布局上存在一定差异的系列产品，可划分为同一检测单元。

2. 附件按照下列原则划分检测单元

（1）检测单元应能包含所有的换能器和刀头。

（2）脚踏开关可选取一个功能最复杂的型号。

（三）电磁兼容检测时

电磁兼容检测应送检所有型号的主机、所有型号的换能器及其他所有涉及电磁兼容性的附件。电磁兼容试验按照预期最不利/最大发射的试验条件设置样机的运行模式。

十五、检测报告注意事项

所提交境内/外检测报告，电气安全和电磁兼容部分，应明确所检测的产品组成（附件应明确型号），性能指标应明确检测时所用的附件组合情况（明确型号）。

十六、说明书和标签样稿

说明书和标签样稿应符合《医疗器械说明书和标签管理规定》（国家食品药品监督管理总局令第 7 号）和相关的国家标准、行业标准的要求。

应包含所有申报的产品组成。应明确主机及附件的有效期及可重复使用次数（若适用）。

应给出各工作模式（能量档位）量效关系的研究结果，并给出各工作模式（能量档位）的选择原则。

十七、参考文献

［1］《医疗器械注册管理办法》（国家食品药品监督管理总局令第 4 号）

［2］《医疗器械说明书和标签管理规定》（国家食品药品监督管理总局令第 6 号）

［3］医疗器械注册申报资料要求和批准证明文件格式（国家食品药品监督管理总局公告 2014 年第 43 号）

［4］医疗器械临床评价技术指导原则（国家食品药品监督管理总局通告 2015 第 14 号）

［5］医疗器械软件注册技术审查指导原则（国家食品药品监督管理总局通告 2015 年第 50 号）

［6］医疗器械网络安全注册技术审查指导原则（国家食品药品监督管理总局通告 2017 年第 13 号）

［7］医疗器械临床试验质量管理规范（国家食品药品监督管理总局 国家卫生和计划生育委员会令第 25 号）

［8］Premarket Notification（510（k））Submissions for Bipolar Electrosurgical Vessel Sealers for General Surgery（August 15，2016）

［9］General Considerations for Animal 1 Studies for Medical Devices，DRAFT GUIDANCE（October 14，2015）

十八、编写单位

国家食品药品监督管理总局医疗器械技术审评中心。

附录：1. 急性动物实验举例
      2. 慢性动物实验举例

附录1　急性动物实验举例

一、实验目的

观察血管闭合效果、切割闭合效率及热损伤范围。考核产品的安全性和有效性。

二、实验方案

应采用组织、血管与人体接近的动物，例如实验猪或实验狗做动物模型。应选择已在中国获准上市、具有相同或更宽的适用范围、市场反应良好的超声软组织切割止血系统进行随机平行对照，每次切割的组织均应包含一根直径不小于3mm血管，动、静脉数量应相当，试验组和对照组切割的部位应尽可能相同，相同/相似部位切割血管尺寸、组织的量两组应相当。应对病理切片评价者设盲。试验组和对照组试验应由相同操作者进行，每次切割均应在完全夹闭时进行。应注意各部位切割的先后顺序，以确保每次切割的血管都处于正常的生理状态。

实验之前应对操作人员进行充分的培训，使其充分了解试验设备和对照设备各工作模式（能量档位）的选择原则，在实验时，由操作者针对每次切割的组织情况选取适当的工作模式（能量档位）。

三、评价指标

主要评价指标应包含：直径不小于3mm血管的闭合效果、切割闭合效率。

次要评价指标：热损伤范围。

血管闭合效果为观察血管闭合成功与否，闭合后出血定义为失败，否则定义为成功。切割闭合效率，使用秒表测量每一刀切割闭合所用的时间。

热损伤范围，采用组织病理学评价方法对热损伤情况进行组织学评估，测量距离切缘最远的组织变性点到切缘的距离。病理学评价的人员应具有相应的资质。

四、实验例数

试验组和对照组应分别进行不少于80刀的切割闭合试验，试验组和对照组应分别在不少于10只动物上进行试验。应选择每组的前几只动物上所有的切割闭合处进行病理切片评价，试验组和对照组各至少选择20刀进行病理切片评价。

上述建议样本量的确定，主要考虑到动物实验中可能对多个关键指标进行观察，为保证与对照进行比较时有足够的组间差异检出能力，在统计检验显著性水平取双侧0.05同时考虑10%脱落率的前提下，每组80刀（例）将能够提供>80%的把握度，证明组间中等长度的标准化差异（0.5，在标准化SD=1的前提下）。研究方案中应该明确给出具体实验样本量的确定依据，在满足上述最低样本量的前提下需要同时满足统计学原则。

对于开展病理研究的数量（每组20刀）考虑，主要基于对特定发生率事件的检出能力，上述例数能够保证有接近88%的检出概率在实验中至少发现1例10%或更高发生率的事件，对发生率小于这一数量级的事件检出能力会相对降低。注册申请人同样需给出具体实验样本量的确定依据。

五、实验报告

动物实验报告应包括但不限于以下内容：动物模型选择依据简介、实验的质量保证声明及相关证明资料、实验目的、实验计划、实验材料、试验机及对照机情况、实验用设备和仪器及药品情况（若涉及）、实验结果及结论。

实验的质量保证的声明应明确确保实验质量的方法及为确保实验质量所采取的措施和开展的工作，应明确实验机构的情况及其资质，并提交相关资质证明、证书、记录等证明性资料。应明确实验相关人员（例如实验负责人、操作人员、评价人员、记录人员、监查人员等）及其相关的资质情况。

试验机及对照机情况应明确：试验机的主机、换能器、刀头型号，对照设备的医疗器械注册证书编号及主机、换能器、刀头型号。

实验计划中应详述样本量及分组，应说明动物的数量和分组。明确每只动物切割的部位和各部位切割的数量。应对实验步骤进行描述，明确样品准备、动物准备、手术方法、手术部位、术前准备等。应对手术过程进行详细描述，包括封闭前血管的描述及如何进行封闭，以及封闭后标记的方法（若适用）。应给出评价指标及评价标准。应明确所采用的统计学方法。

实验材料应明确实验动物的详细情况（如种类、性别、体重等）、动物来源及相关资质。应明确所用辅助设备的校准等情况。

实验结果及结论应对各换能器连接各刀头的实验结果分别进行评价。应提供完整的数据报告，包括：工作模式（能量档位）的应用情况（不同能量档位选择的原则、对应的情形和使用的次数），切割的组织情况及数量，闭合的血管类型、血管尺寸、血管数量，设备编号，样本编号，各评价指标的实验结果及其分析等。组织病理学报告应提供高质量的彩色图像，并应清楚标明损伤区域边缘及测量方法。报告应由所有实验相关人员签字，并应由开展实验的机构和注册申请人签章，签字或签章应注明日期。应明确所有实验数据存档的位置。

附录2　慢性动物实验举例

一、实验目的

观察组织愈合情况、邻近组织损伤（病理切片）及生存率、感染、出血、血肿等并发症情况。考核产品的安全性和有效性。

二、实验方案

应采用组织、血管与人体接近的动物，例如实验猪或实验狗做动物模型。应选择已在中国获准上市、具有相同或更宽的适用范围、市场反应良好的超声软组织切割止血系统进行随机平行对照，每次切割的组织均应包含一根直径不小于 3mm 血管，动、静脉数量应相当，试验组和对照组切割的部位应尽可能相同，相同/相似部位切割血管尺寸、组织的量两组应相当。应对病理切片评价者设盲。试验组和对照组实验应由相同操作者进行，每次切割夹持的力度均应达到产品设计的最大值。应注意各部位切割的先后顺序，以确保每次切割的血管都处于正常的生理状态。如果可以获得对照产品在同等条件下的数据，该项研究可以只使用申请的产品进行。

实验之前应对操作人员进行充分的培训，使其充分了解试验设备和对照设备各工作模式（能量档位）的选择原则，在实验时，由操作者针对每次切割的组织情况选取适当的工作模式（能量档位）。

应在手术之后，将实验动物饲养至少三周之后，对实验动物进行解剖。动物的手术后活动不应当受限。

三、评价内容

应观察组织愈合情况、邻近组织损伤（病理切片）及生存率、感染、出血、血肿等并发症情况。

使用病理学评价的方式观察组织愈合和邻近组织损伤情况，病理学评价的人员应具有相应的资质。

四、实验例数

试验组和对照组应分别进行不少于 20 刀的切割闭合试验，试验组和对照组应在分别在不少于 4 只动物上进行实验。每个切割闭合处均应进行病理切片评价。

对于开展慢性研究的数量考虑，主要基于对特定发生率事件的检出能力，上述例数能够保证有接近 88% 的检出概率在实验中至少发现 1 例 10% 或更高发生率的事件，对发生率小于这一数量级的事件检出能力会相对降低。注册申请人同样需给出具体实验样本量的确定依据。

五、实验报告

动物实验报告应包括但不限于以下内容：动物模型选择依据简介、实验的质量保证声明及相关证明资料、实验目的、实验计划、实验材料、试验机及对照机情况、实验用设备和仪器及药品情况（若涉及）、实验结果及结论。

实验的质量保证的声明应明确确保实验质量的方法及为确保实验质量所采取的措施和开展的工作，应明确实验机构的情况及其资质，并提交相关资质证明、证书、记录等证明性资料。应明确实验相关人员（例如实验负责人、操作人员、评价人员、记录人员、监查人员等）及其相关的资质情况。

试验机及对照机情况应明确：试验机的主机、换能器、刀头型号，对照设备的医疗器械注册证书编号及主机、换能器、刀头型号。

实验计划中应详述样本量及分组，应说明动物的数量和分组。明确每只动物切割的部位和各部位切割的数量。应对实验步骤进行描述，明确样品准备、动物准备、手术方法、手术部位、术前准备等。应对手术过程进行详细描述，包括封闭前血管的描述及如何进行封闭，以及封闭后标记的方法。

实验材料应明确实验动物的详细情况（如种类、性别、体重等）、动物来源及相关资质。应明确所用辅助设备的校准等情况。

实验结果及结论应对各换能器连接各刀头的实验结果分别进行评价。应提供完整的数据报告，包括：工作模式（能量档位）的应用情况（不同能量档位选择的原则、对应的情形和使用的次数），切割的组织情况及数量，闭合的血管类型、血管尺寸、血管数量，设备编号，样本编号，各评价指标的实验结果及其分析等。应有兽医的观察报告，应给出从手术后到解剖时的观察情况，及对任何临床症状的解释，应描述动物的手术后活动水平。组织病理学报告应提供高质量的彩色图像，并应清楚标明损伤区域边缘及测量方法。报告应由所有实验相关人员签字，并应由开展实验的机构和注册申请人签章，签字或签章应注明日期。应明确所有实验数据存档的位置。

7 医用激光光纤产品注册技术审评指导原则

（医用激光光纤产品注册技术审查指导原则）

本指导原则旨在给出系统的、具有指导意义的指南性文件，用于指导注册申请人规范产品的研究开发和注册申报，同时也用于指导监管部门对医用激光光纤申请注册材料的技术审评。

本指导原则系对医用激光光纤的一般要求，注册申请人应依据具体产品的特性对注册申报资料的内容进行充实和细化。注册申请人还应依据具体产品的特性确定其中的具体内容是否适用，若不适用，需详细阐述其理由及相应的科学依据。

本指导原则是对注册申请人和审查人员的指导性文件，但不包括注册审批所涉及的行政事项，亦不作为法规强制执行，如果能够满足相关法规要求的其他方法，也可以采用，但是需要提供详细的研究资料和验证资料。应在遵循相关法规的前提下使用本指导原则。

本指导原则是在现行法规和标准体系以及当前认知水平下制订的，随着法规和标准的不断完善，以及科学技术的不断发展，本指导原则相关内容也将进行适时的调整。

一、适用范围

本指导原则适用于管理类别为二类和三类的，在医疗机构中使用的连接激光设备用于传输设备发射的激光的光纤产品。若设备外部的光纤构成设备的一部分，且不能从设备移除，则光纤可酌情参考本指导原则。

二、产品介绍

光导纤维（以下简称光纤）是一种多用途的光学元件，它具有传输光的作用。医用激光光纤是以光纤为传播介质，通过传输激光而用于治疗、检查和诊断。按预期用途划分，一般分为两大类：① 治疗用；② 检查和诊断用。其中，治疗用激光光纤，是指将激光主机发射出的激光能量通过光纤传输至患处，利用激光能量进行治疗的产品。检查和诊断用激光光纤通常为检查和手术中所使用的用于显示光纤的位置或传输激光用于诊断（例如：荧光诊断、光谱诊断）的产品。按材料分，有玻璃光纤、塑料光纤、石英光纤和液芯光纤等；按折射率分布形式，有普通阶跃型和梯度折射率型；按使用波段，有可见光波段、红外波段和紫外波段的光纤；按光纤中传输的光的模式分，有单模光纤和多模光纤。

激光光纤一般包括连接器（或称连接头）、光纤传输体、应用端。以下为常见的石英激光光纤的结构示意图（图1）：

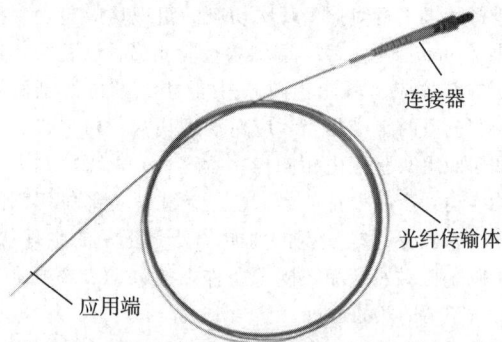

图1　常见的石英激光光纤结构示意图

1. 连接器

光纤连接器的类型非常多，如 SMA、FC、SC 等。常见的激光光纤连接器类型如下（表1）：

其中治疗用激光光纤最常用的目前为 SMA 连接器，如 SMA905 和 SMA906 等。一般为标准件，也有定制的非标连接器。部分连接器带识别装置，用于识别光纤的重复使用次数、规格型号或连接状态。

2. 光纤传输体一般包括纤芯、包层、涂覆层（缓冲层和保护层），如下图所示（图2）：

3. 应用端按光纤末端是否需要进行特殊处理，分为普通应用端和特殊应用端。普通应用端以光纤传输体末端直

表1　常见的光纤连接器类型

简称	全称	连接方式	图例
SMA	Sub Miniature A	螺丝旋紧	
FC	Ferrule Connector	螺丝旋紧	
SC	Square Connector	扣紧式	

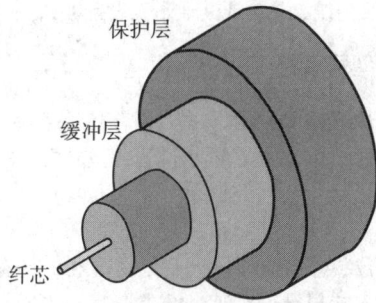

图 2 光纤传输体结构示意图

接构成应用部件，光纤出光端为直射平切端面，也就是常说的"裸光纤"；特殊应用端是在光纤传输体末端上进行一定的处理来满足预期用途，包括但不限于连接其他外接部件构成应用部件，如手持件（手柄）、微控制器、微透镜等，对光纤传输体末端进行二次加工构成应用部件，从而改变光束的输出方式。如下图（图 3）中的样例所示：

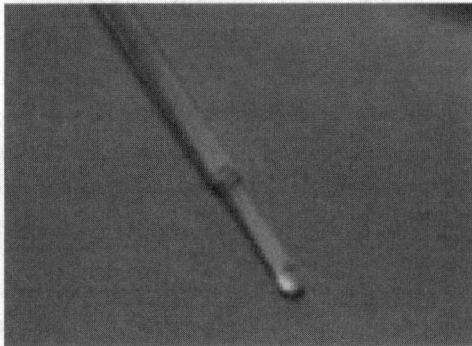

普通应用端
（光纤传输体末端直接构成应用部件）

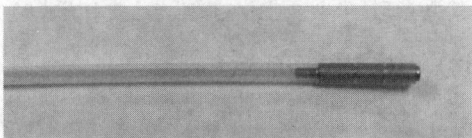

特殊应用端1，光纤头端（微透镜）

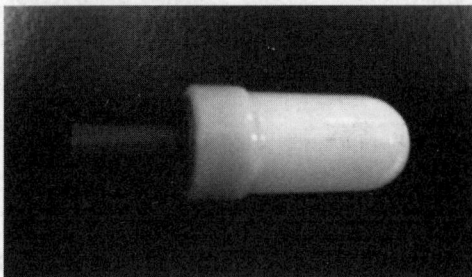

特殊应用端2，鼻腔照射头

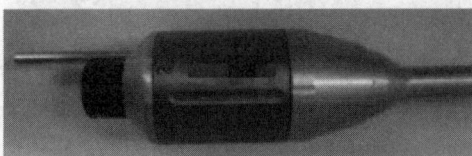

特殊应用端3
（光纤传输体末端连接其他外接部件构成应用部件）

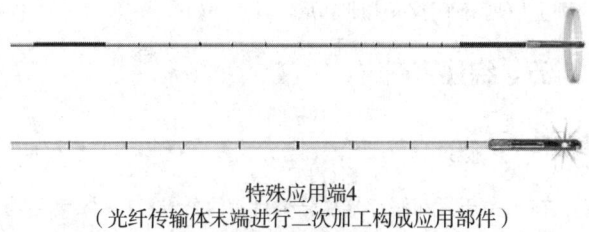

特殊应用端4
（光纤传输体末端进行二次加工构成应用部件）

图 3 光纤应用端实例图

三、医疗器械安全有效基本要求清单

申请人应按照《关于公布医疗器械注册申报资料要求和批准证明文件格式的公告》（国家食品药品监督管理总局公告 2014 年第 43 号）附件 8 的要求提交"医疗器械安全有效基本要求清单"。该清单是申请人实施安全、有效基本要求的一种证明方式，同时也可作为一种审查指引。其涵盖了三个方面的内容：基本要求、证明符合基本要求所采用的方法、证明符合基本要求所提供的证据。这部分内容审查和编写时应关注对于其中各项要求的适用性是否完整，所采用的方法是否合理，所提供的证据是否充足。其中的证据部分内容应与后续的申报所提交的其他技术资料相对应。

针对医用激光光纤，应根据其特点适用清单中相应的条款，因为本指导原则包含并非单一品种的产品，建议根据具体情况确定适用性。不适用的条款应注明原因。

四、注册单元划分

注册单元划分应满足《医疗器械注册单元划分指导原则》的要求。基于产品特性，医用激光光纤注册单元划分还应注意：

医用激光光纤可与主机一起申报也可单独申报。

1. 与主机一同申报的情形，注册单元划分应结合主机的具体情况进行判定。

2. 通用型激光光纤注册单元划分应注意：

（1）产品的关键性能指标不同导致适用范围不同时，原则上划分为不同的注册单元。激光光纤若预期传输单一激光波长，因传输的激光波长不同，导致产品预期用途不同时，应划分为不同注册单元。例如，预期仅传输 1470nm 激光用于良性前列腺增生治疗的光纤与预期仅传输 980nm 激光用于静脉曲张治疗的光纤应划分为不同注册单元。

（2）产品使用方式、作用部位不同而导致适用范围不同时，原则上划分为不同的注册单元。不同科室专用的激光光纤，应划分为不同注册单元。例如，预期仅用于眼内治疗的激光光纤应与仅用于泌尿系统结石治疗的激光光纤应划分为不同注册单元。

（3）产品结构组成或加工处理方式不同而导致产品性能指标不同时，原则上划分为不同注册单元。激光光纤出光端材料或结构不同，应划分为不同注册单元。例如，出光端为直射平切端面的激光光纤原则上不与特殊应用端的激光光纤划分为同一注册单元。

（4）一次性使用与可重复使用，导致性能指标不同时，

45

原则上应划分为不同注册单元。

五、综述资料

（一）概述

在《关于发布医疗器械分类目录的公告》（国家食品药品监督管理总局公告 2017 年第 104 号）中，治疗用激光光纤的管理类别为二类，新的分类编码为 01。眼科激光光纤中眼内激光光纤的管理类别为三类，其他为二类，新的分类编码为 16。该目录于 2018 年 8 月 1 日起施行。

产品名称应为通用名称，并符合《医疗器械通用名称命名规则》（国家食品药品监督管理总局令第 19 号）等相关法规、规范性文件的要求。核心词为"光纤"，特征词有"激光"、适用科室或病种、一次性使用等。例如：眼内激光光纤。若是一次性无菌产品，应在名称中明确。例如：一次性使用无菌激光光纤。

（二）产品描述

工作原理：应描述产品的工作原理，提供图示详细说明激光在光纤中的传播光路图、激光从光纤出射后的传播光路图及激光输出光斑的图片（图 4）。

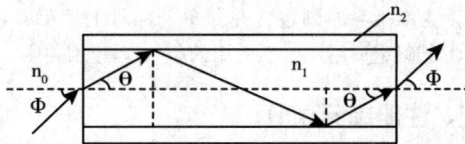

图 4　激光在光纤中的传播光路图示例

光纤用于传输激光的基本原理是"光的全反射"，根据结构和材料的不同，或者根据不同的预期用途，产品的原理有一些具体的差异，申请人应在申报资料中明确。

全反射，是指光由光密介质射到光疏介质的界面时，全部被反射回原介质的现象。光密介质即相对而言，光在此介质中折射率大；光疏介质是相对折射率小的部分（图 5）。

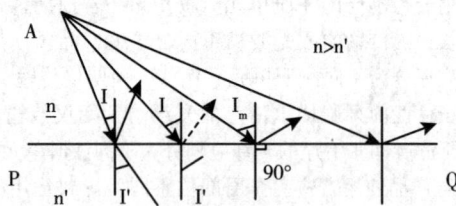

图 5　全反射原理图

结构组成：应详述连接器、光纤传输体、应用端的具体结构。明确纤芯、包层、涂覆层各自的材质，纤芯和光纤的直径，及各组件的物理尺寸。必要时，可配示意图。提供光纤应用端的清晰图片，并说明结构和材质。明确应用端结构形状，例如是否仅为纤芯，或含有其他结构。若外接应用端，还应详细说明外接应用端的形状及材质。明确激光主机连接器是否具有识别功能，例如射频识别（RFID）功能等，并说明其工作原理。说明光纤表面是否有标记以及标记的用

途，例如是否射线、超声或其他影像设备可见。

（三）型号规格

明确型号规格及划分依据。对于有多种型号的情况，必要时，可列表和/或提供图示说明各型号之间的异同。

（四）包装说明

光纤的包装应该能够保护其免受不利的储存和运输条件影响所造成的损害。对于光纤类产品，主要是从光学元器件的保护角度出发，目的是保障其光学性能和机械性能。

若为无菌包装，还应提供一次性使用无菌包装与灭菌方法相适应的最初包装的信息。

（五）适用范围和禁忌症

对于单独申报的通用型激光光纤，适用范围建议描述为：在医疗机构中使用，与输出波长为 ××× nm 的激光器配合使用，用于传输激光能量。若光纤有特定的预期用途，应在适用范围中明确，例如"用于静脉曲张的治疗""用于结石的治疗"。除此之外，其他结合实际情况确定适用范围。

专用光纤建议与主机一同申报。若单独申报，适用范围中应明确激光主机的生产厂商及型号信息，建议描述为：在医疗机构中使用，与（生产厂商）××× 型号的输出波长为 ××× nm 的激光器配合使用，用于传输激光能量。

（六）参考的同类产品或前代产品信息

应提供同类或前代产品的基本信息和上市信息，同类产品应明确生产商，如是已在我国取得注册证产品，应明确注册证号。重点明确以下差异：工作原理、结构组成、主要技术参数、材料（特别是预期与人体接触部分的材料）、适用范围。其中主要技术参数对应参照产品技术要求。

（七）其他需说明的内容

应说明与其他器械组合使用的方式、存在的物理电气连接方式。说明产品的照射方式，体表、血管内还是需通过内窥镜进入人体。

专用型光纤应明确特定配合使用的设备信息，如产品名称、型号规格、生产商信息等。

六、研究资料

（一）产品性能研究

应给出技术要求（包括规格参数和性能要求）中各性能指标的设定依据、所采用的标准或方法、采用的原因及理论基础。

治疗用激光光纤的性能研究可参照 YY/T 0758—2009《治疗用激光光纤通用要求》。若适用的国家标准、行业标准中有不采纳的条款，应说明不适用的理由。

对于外接应用端或者对裸光纤末端进行特殊加工的，应结合激光输出光路图说明结构设计的原因。

提供医用激光光纤预期使用时最大传输功率/能量的验

证资料。

（二）生物相容性评价

应按照《关于印发医疗器械生物学评价和审查指南的通知》（国食药监械〔2007〕345号）提交生物学评价报告。

生物相容性评价应根据预期用途明确光纤预期与人体接触的部位、接触性质、接触时间以及所采用的材料的种类。根据接触性质、接触时间、材料的种类等信息选择合适的评价方式开展评价研究。应注意，用于眼内，生物学评价要包含眼刺激；若可用于妇科，预期可能会接触阴道，生物学评价还应包含阴道粘膜刺激；泌尿系统碎石，生物学评价还建议包含溶血试验。

如需进行生物相容性试验，应按照 GB/T 16886 系列标准的要求开展。并注意：

1. 生物相容性评价应对成品中预期与人体接触的部分而不是原材料进行评价。

2. 研究资料中的生物学试验报告可提供境内检验报告或境外检验报告，检验报告中应包括样品制备方法、试验方法及试验结果。境内检验报告须在有医疗器械检验资质的机构检验；境外报告需提供国外实验室表明其符合 GLP 实验室要求的质量保证文件。

（三）灭菌/消毒工艺研究

由注册申请人制定灭菌/消毒使用的方法和设备/试剂。根据产品组成各部分的使用方式确定消毒或灭菌级别。

生产企业灭菌的部件，应明确灭菌工艺（方法和参数）和无菌保证水平（SAL），并提供灭菌确认报告。对于采用辐照灭菌的器械，应当提供辐照剂量，对于环氧乙烷（EO）灭菌器械，应当提供 EO、2－氯乙醇的最大残留水平及其研究资料。

对于终端用户消毒：应当明确推荐的消毒工艺（方法和参数）以及所推荐的消毒方法确定的依据。

对于终端用户灭菌，应当明确推荐的灭菌工艺（方法和参数）及所推荐的灭菌方法确定的依据及效果验证；对可耐受两次或多次灭菌的产品，应当提供产品相关推荐的灭菌方法耐受性的研究资料。

应注意的是进入血管的光纤应为一次性使用无菌产品。

（四）产品有效期和包装研究

无菌包装的产品，申请人应提供货架有效期的研究资料。可重复使用的激光光纤，申请人应明确可重复使用的次数或有效期，并提交相应的依据和验证资料。

七、临床评价

应按照《医疗器械临床评价技术指导原则》的要求提交临床评价资料。

（一）列入免于进行临床试验的医疗器械目录中的产品

注意，仅出光端为直射平切端面的激光光纤才属于目录中产品。其他特殊应用端的激光光纤并不属于列入目录产品的范畴。

与目录所述内容对比应注意产品名称和产品描述中组成以及适用范围的等同性。与目录中获证产品对比应至少包含临床评价指导原则附表1中的对比项目。其中性能要求可参照产品技术要求中的性能要求部分进行对比。

（二）与已上市的同品种产品进行比对

与已上市同品种产品的对比重点在于明确差异部分。应注意性能参数、结构组成及光纤材质之间的差异，特别是应用端形状及激光出射光斑形状的差异。

产品的结构和材质比对详尽程度应参考综述资料。技术参数比对应涵盖技术要求中的要求。申报产品的照射方式需与同品种产品相同。对差异性是否对产品的安全有效性产生不利影响，应通过申报产品自身的数据进行验证和/或确认。搜集的临床数据应涵盖所有预期用途，例如，用于光动力、血管内照射应单独列出，并逐个进行评价。

（三）临床试验

如果不适用以上两种评价方式，则需采用进行临床试验的方式。对于需要在中国境内进行临床试验的产品，应按照《医疗器械临床试验质量管理规范》（国家食品药品监督管理总局和国家卫生和计划生育委员会令第25号）的要求开展。

八、产品风险分析资料

应按照 YY/T 0316—2016《医疗器械 风险管理对医疗器械的应用》的要求，针对激光光纤的特征，对产品风险进行全面分析并阐述相应的防范措施。风险分析相关资料的要求可参考附1。

九、产品技术要求

（一）规格信息

应明确产品规格相关信息及规格型号划分的依据。

（二）性能要求及试验方法

1. 适用的国家、行业标准

不注日期的引用文件，其最新版本（包括所有的修改单）适用本文件。

（1）GB 9706.1《医用电气设备 第1部分：安全通用要求》。

（2）YY 0505《医用电气设备 第1-2部分：安全通用要求 并列标准：电磁兼容 要求和试验》。

（3）YY/T 0758《治疗用激光光纤通用要求》

（4）GB 9706.19《医用电气设备 第2部分：内窥镜设备安全专用要求》

2. 主要性能指标

（1）尺寸

（2）外观

（3）光学性能

（4）机械性能

（5）环氧乙烷残留和无菌（如适用）

试验方法应参照 YY/T 0758《治疗用激光光纤通用要求》的要求。

产品技术要求应给出需要考虑的主要技术指标。若申报产品有其他功能，申请人可根据产品特性科学、合理的确定该功能的定性定量要求和试验方法。

产品技术要求及相关资料的要求可参考附件2。

十、检测报告注意事项

如选择典型性型号进行检测，应提交典型性声明，从技术角度明确选择典型性型号的依据。所选产品应能代表全部申报产品的安全、有效性。

检测报告的产品名称、型号、生产商等基本信息应与申报一致。应明确检测依据和结论。性能部分应与技术要求中性能部分的要求表述一致，安全部分应全面引用相关强制性标准，依据产品的适用性出具完整报告。

若激光光纤本身含有电磁敏感元件，例如射频识别头，则应提供 EMC 报告。

十一、说明书和标签样稿

（一）说明书

说明书中的技术参数应与技术要求及检测报告一致。其中，对于产品安全、有效性相关的功能和参数应得到验证，并体现在技术要求中。

说明书应包含所有规格型号的信息。

说明书应当符合《医疗器械说明书和标签管理规定》（国家食品药品监督管理总局令第6号）的要求，还应根据实际情况符合 GB 9706.1《医用电气设备 第1部分：安全通用要求》、YY 0505《医用电气设备 第1-2部分：安全通用要求 并列标准：电磁兼容 要求和试验》、GB 9706.20《医用电气设备 第2部分：诊断和治疗激光设备安全专用要求》、GB 9706.19《医用电气设备 第2部分：内窥镜设备安全专用要求》等相关标准中的要求，至少应包含以下内容：

（1）产品型号规格。

（2）产品的适用范围。

（3）产品的禁忌症。

（4）产品安装和使用说明或者图示。

（5）接口类型、总长度、纤芯直径、光纤适用的波长、对应波长的最低传输效率、预期使用时最大可传输的激光功率/能量、清洗消毒或灭菌方法、抗拉强度、光纤最小弯曲工作半径或直径、光纤的数值孔径等信息。

（6）基本参数说明。相关内容应与产品技术要求、检验报告等其他注册资料一致。

（7）生产日期，货架有效期、可重复使用次数等；运输、储存条件。

（8）警告、注意事项等内容。

（二）标签

应当符合《医疗器械说明书和标签管理规定》（国家食品药品监督管理总局令第6号）。标签因位置或者大小受限而无法全部标明上述内容的，至少应当标注产品名称、型号、规格、生产日期和使用期限或者失效日期，并在标签中明确"其他内容详见说明书"。

十二、编写单位

国家药品监督管理局医疗器械技术审评中心。

附1　风险分析资料要求

产品风险分析资料是对产品的风险管理过程及其评审的结果予以记录所形成的资料。

医用激光光纤的设计应能够保证，当单个元件、部分发生故障时，不会引起不能接受的危害。应对由单个故障条件引起的，并与产品各功能有关的危害加以识别。对于每种危害，其产生伤害的可能性都应进行评估，要考虑各种危害控制，以及对各故障条件引起的伤害可能性进行评估。

一、医用激光光纤可能存在的危害

以下列出了医用激光光纤可能存在的潜在危害，但并不受以下危害的限制：

1. 能量危害

如：热能，由于激光能量大导致光纤输出端温度过高，对人体组织产生热损伤，并且，能量过大或输出端面粗糙时可能导致光纤输出端的燃烧；激光辐射，对人眼、皮肤造成的光热、光化学效应，或非预期激光发射的损伤。

2. 生化危害

生物相容性问题或微生物污染导致患者的伤害，如：光纤组成部分的原材料有毒；产品有细菌污染，如产品消毒、灭菌不彻底，产品消毒、灭菌的包装方式和过程不符合要求等；产品有热源。

3. 信息危害

光纤误用或无法正常使用产生的危害，如：光纤标识不明确、不清楚或不准确，说明书上注意事项、操作步骤描述繁琐或不清晰易懂或信息不全，或缺少光纤性能特征指标、使用前的检查规则不清晰导致操作者无法正确使用产品；说明书中光纤规格不明确等。

4. 使用危害和功能失效

光纤无法正常使用、功能失效或损伤配套设备，如：使用不当或放置位置方式不当；取光纤不慎造成的光纤断裂；重复使用损坏光纤；激光输出功率与光纤设计不匹配；光纤传输体断裂或光纤头断裂；光纤头污染；光纤连接不到位。

5. 环境危害

如：使用说明书未提供关于光纤的废弃处置；未能按照规定的方式处置废弃光纤。

医用激光光纤常见的危害示例见表1。

表 1 医用激光光纤危害示例

危害分类	危害原因分类	危害示例
能量危害	辐射能量	激光能量超出光纤可承受范围导致人体及光纤体的危害与损伤
	光纤结构	光纤传输体漏光导致非预期辐射危害
		光纤端面粗糙导致光纤头的燃烧导致人体组织受到伤害
运行危害	操作者	未按配套医疗器械适应症和禁忌症要求使用
		使用者未经过激光安全等专业技术培训，缺乏足够的激光治疗知识
		操作人员未按照要求正确取出光纤、安装光纤、使用光纤，造成光纤断裂或者光纤连接器与配套激光设备接口接触不良，导致激光非预期输出，影响患者和操作者安全。
		光纤错误连接导致无法正常使用
		重复使用损坏光纤导致漏光或传输效率偏低
		光纤使用、处理时过度弯曲导致光纤体断裂
		光纤在使用、处理时发生急转弯造成光纤体、光纤头断裂
		在高功率状态延长使用时间影响光纤寿命
		光纤插入设备时，对准、聚焦不佳造成光纤损伤
		使用光纤时超过推荐的最大功率/能量
		操作者对光纤头端切割处理不当造成的光纤损伤
		超过限定使用次数导致传输效率偏低、光纤断裂、交叉感染等
		光纤头污染导致与人体组织交叉感染
	制造商	操作人员重新消毒灭菌或处理设备时可能造成损坏
		未按照规定搭配适用规格的光纤，拖延治疗
	光纤放置	售后服务工程师人员不正确的安装、调试导致使用不当
		未进行使用培训，导致操作者的误用
		光纤坠落，光纤受损或折断，激光传输效率降低，治疗效果降低
		光纤受到振动影响，内部纤芯受损，光纤与主机连接不到位，导致输出功率降低或打坏光纤输入端，影响患者治疗效果
		取出光纤的操作不慎或光纤极度弯曲、盘卷过紧，造成光纤断裂，导致激光非预期输出，影响患者和操作者安全
机械危害	光纤断裂	头端断裂残留人体无法取出
		光纤输入端损坏，导致配套医用激光治疗仪损坏
生化危害	毒性物质	光纤材质毒性或受污染，使患者受感染
		光纤接触人体，光纤材质可能含毒性物质
	消毒与热源	光纤消毒不当，或消毒剂选择不当、光纤污染，造成患者细菌感染或者交叉干扰
		光纤有热源导致与人体接触时产生热源反应
	生物相容性	光纤与人体接触部位生物不相容，造成患者致敏、刺激或者皮内反应
信息危害	标识	缺少光纤标识导致非预期激光辐射
	说明书	使用说明书光纤规格不明确、注意事项不全、无适当取出光纤图示或者文字说明，导致临床选取了不匹配的光纤，或者未能正确取出、安装、使用光纤，造成光纤损坏、配套主机光学元件损坏或者激光的非预期输出
		使用说明书对设备预期使用规范的描述不适当，导致操作者未正确使用光纤，造成光纤损坏、配套主机光学元件损坏或者配套主机激光非预期输出
		使用说明书未明确光纤预期用途及禁忌症，造成操作者对光纤超预期使用，损坏光纤及错误治疗

危害分类	危害原因分类	危害示例
信息危害	说明书	使用说明书中未对光纤使用前检查规范进行适当描述，操作者未及时排查出受损光纤，延误治疗
		说明书中缺少必要的激光辐射防护信息
		操作说明过于复杂，操作人员未能充分理解，以致操作者未正确操作光纤，导致光纤损坏、配套主机光学元件损坏或者配套主机激光非预期输出
		使用说明书对光纤性能特征的描述不适当，导致临床选取不匹配的光纤，造成光纤损坏
		说明书未明确光纤重复使用的注意事项，造成光纤过度使用，光纤传输效率降低
		服务和维护规范编写不够详细，未对光纤售后情况及时进行服务、维护，影响光纤的寿命周期
环境危害	说明书	缺少对废弃光纤适当的处置方式导致的环境破坏
	操作者	未按照说明书指定的方式处置废弃光纤导致的环境破坏
		丢弃任何有裂缝、破损或不符合最低传输效率标准的光纤组件

二、风险分析

风险分析包括医疗器械适用范围与安全性有关特征的判定、危害的判定、估计每个危险情况的风险。风险分析过程中要考虑正常使用条件下和非正常使用条件下合理的可预见的情况。

医用激光光纤质量不合格或者使用的不规范性，都会对操作者或患者带来不可避免的危害。医用激光光纤常见危害、可预见的事件序列、危害处境和损害之间的关系见表2。

表2 医用激光光纤部分危害、可预见的事件序列、危害处境和可发生的损害之间的关系

危害	可预见的事件及事件	危害处境	产生的后果或损害
能量危害	使用超过光纤传输能力的激光或者光纤端面粗糙导致光纤寿命降低，并且可能导致光纤头的燃烧	① 激光辐射的非预期性； ② 光纤寿命降低； ③ 光纤头燃烧	① 患者或操作者视网膜受到损伤，甚至失明； ② 患者组织受到损伤
运行危害	未按配套医疗器械适应症和禁忌症要求使用	使患者受到错误治疗	治疗不当、损伤患者
	① 光纤被污染或输出口损伤导致影响传输效率； ② 使用过程中光纤传输体断裂、耦合头断裂和治疗头断裂等	传输功率过低，影响治疗效果	延误治疗、损伤患者
	① 售后服务工程师人员不正确的安装、调试； ② 光纤错误连接导致无法正常使用； ③ 未经过培训的无资格的医生使用器械，违反操作规则造成危害	① 错误操作； ② 无安全使用意识； ③ 设备不能正常工作	损害设备、使用电击危险、伤害患者
	① 超过光纤允许的使用次数使用； ② 重复使用损坏光纤； ③ 操作人员重新消毒灭菌或处理设备不当	① 光纤的传输效率降低； ② 增加了非预期辐射可能性； ③ 光纤断裂或烧坏光学器件	延误治疗、损害设备、灼伤患者
	① 在高功率状态延长使用时间； ② 光纤插入设备时，对准、聚焦不佳； ③ 使用光纤时超过推荐的最大功率； ④ 操作者对光纤头端切割处理不当	① 降低光纤使用寿命； ② 引起光纤燃烧	损害设备、灼伤患者
	① 光纤使用、处理时过度弯曲导致光纤体断裂； ② 光纤在使用、处理时发生急转弯造成光纤体、光纤头断裂	① 光纤头断裂可能会遗落在患者体内； ② 光纤提断裂增加了非预期辐射发射的风险	患者感染、灼伤患者
	① 使用光纤时，光纤头被污染； ② 未严格按要求进行清洗、消毒与灭菌	光纤头污染	患者交叉感染

续表

危害	可预见的事件及事件	危害处境	产生的后果或损害
机械危害	① 头端断裂残留人体无法取出； ② 光纤输入端损坏，导致配套医用激光治疗仪损坏	① 光纤断裂； ② 治疗设备无法正常工作	患者感染、延误治疗
信息危害	① 光纤的消毒灭菌方法不明确； ② 消毒剂选择不当。 ③ 缺少光纤应用前对应用部分进行消毒清洁处理的规定	光纤污染	患者感染、延误治疗
	缺少光纤适用性说明，光纤未与激光医疗设备配套使用	光纤无法正常工作	延误治疗
	① 标记、使用说明书、注意事项、光纤特性指标等安全信息提供不全； ② 安装、售后服务人员对使用者信息传递不够。 ③ 无眼镜防护标志，无类别标志。 ④ 说明书中缺少必要的激光辐射防护信息	① 错误安装与操作； ② 设备不能正常工作； ③ 无佩戴防护眼镜意识、无安全使用意识	伤害操作者及患者、灼伤眼镜、延误治疗
生化危害	① 环氧乙烷解析不彻底； ② 有细菌污染； ③ 有致热源，生产过程中初始污染菌超标	光纤污染	患者感染，局部组织坏死
	光纤原材料有毒性	生物相容性危害	患者过敏、发热、局部组织坏死
环境危害	① 说明书未提供处理废弃光纤的方法； ② 操作者未按照规定的方法处理废弃光纤； ③ 洁净区尘埃粒子超标、温度、适度不符合要求或仓库环境不符合要求； ④ 丢弃任何有裂缝、破损或不符合最低传输效率标准的光纤组件	① 废弃光纤的随意放置； ② 患者接触到不安全产品	环境破坏、增加了重复使用废弃光纤的可能性、患者感染

三、风险评价

对每个已判定的危害处境，注册申请人应依据风险管理计划中制定的风险可接受准则进行风险评价，决定是否需要降低风险。

风险评价的结果记入风险管理文件中。

四、风险控制

注册申请人应对经风险评价后不可接受的或考虑可进一步采取措施降低的风险制定适当的风险控制措施（一个或多个），把风险降低到可接受的水平。

在制定降低风险的控制措施方案时，应充分考虑产品国家标准、行业标准中有关降低风险的措施。

应确保降低风险的控制措施在研制初期得到有效的输入，对每项风险控制措施实施予以验证，并应对措施的有效性实施验证。

注册申请人应对采取降低风险的控制措施后的剩余风险以及是否会引发新的风险进行评价。

激光光纤产品的危害集中在能量危害、使用过程中不恰当的操作带来的危害、机械危害、生化危害以及对环境的危害。应对医用激光光纤的使用说明书、标记标签、生物相容性及消毒、灭菌进行风险控制，从而将风险控制在可接受范围内。针对以上提出的医用激光光纤的常见危害及风险，制造商应对适用的风险状况提出控制措施，参考如下：

1. 使用说明书

（1）使用说明书中应增加激光辐射说明，光纤配置警告说明，光纤输入口标识说明；

（2）使用说明书中应明确光纤配套的适应症、适用范围和禁忌症；

（3）使用说明书中应表述光纤适用规程，确定使用光纤前的检查要求，避免损伤的光纤应用于治疗；

（4）使用说明书中应提供对操作者的培训资料及售后服务等资料；

（5）使用说明书必须强调消毒灭菌、清洁的要求，并明确光纤的消毒灭菌方法和要求；

（6）使用说明书中应说明使用光纤时的注意事项，避免折断光纤体、插入不完全等风险；

（7）使用说明书中应提供光纤的特性指标；

2. 生物相容性

与人体接触使用的光纤，应进行生物学评价。

3. 消毒与灭菌

重复使用的光纤应按照说明书中的方法进行消毒与灭菌实验。

对于风险控制措施的验证，可引用检测或/和评价性报告，如，医用电气安全、生物学评价等。

五、综合剩余风险的可接受性评价

注册申请人应对综合剩余风险是否可接受给出结论性意见，并对运用恰当的方法获得与本产品相关的生产信息与临床应用的信息进行阐述并做出承诺。

附2　产品技术要求范例

本部分内容给出需要考虑的产品主要技术指标，如有其他附加功能，注册申请人应根据产品性能结构特点，参考相应的国家标准、行业标准，增加相关要求。

医疗器械产品技术要求编号：

一次性使用无菌激光光纤（示例）

1. 产品型号/规格及其划分说明

1.1 产品型号

1.1.1 命名规则

1.1.2 基本参数

a）总长度

b）纤芯直径

c）光纤适用的波长

d）对应波长的最低传输效率

e）预期使用时最大传输功率/能量

f）清洗、消毒或灭菌方法

g）抗拉强度

h）光纤最小弯曲工作半径/直径

i）连接器类型

1.1.3 配合光纤使用的主机

专用型光纤应明确配合使用主机的厂商信息及主机性能要求信息。

通用型光纤应明确配合使用主机的性能要求信息。

1.2 划分说明

2. 性能指标

2.1 光纤性能

2.1.1 光纤长度

2.1.2 纤芯直径

2.2 光学性能

2.2.1 光纤传输效率

光纤平直放置时对×××nm波长的激光传输效率应不小于××。

若光纤可以传输多个波长，则应明确每个波长对应的传输效率。

2.2.2 光纤传输效率不稳定度

2.2.3 光纤传输效率复现性

2.3 机械性能

2.3.1 光纤抗拉强度

光纤传输体与连接器接合处、光纤传输体与外接治疗头（外接应用端、特殊处理的头端）接合处的抗拉强度均应不小于××N。抗拉试验后，光纤传输效率应不小于试验前的90%。

2.3.2 光纤最小弯曲工作半径

光纤最小弯曲工作半径为××mm，当被弯曲至该值后，光纤传输效率应不小于试验前的90%。

2.3.3 光纤弯曲抗疲劳性

光纤在最小弯曲工作半径条件下应能反复弯曲100次。弯曲抗疲劳试验后，光纤传输效率应不小于试验前的90%。

2.4 外观

光纤表面应光滑，无锋棱、毛刺和裂痕。各部件连接紧凑，不易剥落。

2.5 环氧乙烷残留量

使用环氧乙烷灭菌的光纤，环氧乙烷残留量应不大于0.1mg/根。

2.6 无菌

采用无菌包装的光纤应无菌。

2.7 发散角

对应波长的发散角：××mrad，误差：±20%。

光纤为平切直射，应明确发散角。若应用端有特殊结构，应根据产品自身特点做出相应要求。例如，用于光动力治疗，还应符合YY 0845中5.5的要求。若球形端对激光束有聚焦作用，则应在技术要求中明确焦距及焦点处光斑大小。

2.8 安全性能

电气安全要求：电气安全性能符合GB 9706.1—2007的相关要求。

电磁兼容要求：电磁兼容全面执行YY 0505—2012《医用电气设备 第1-2部分：安全通用要求 并列标准：电磁兼容 要求和试验》标准（若适用）。

3. 检验方法

在检验方法中应明确试验时的工作条件。如下：

试验条件：

（1）温度：

（2）湿度：

（3）大气压力：

性能指标中的每条要求均应有相应的检测方法，并尽量保持检验方法中的编号与性能指标的编号对应。

附录A （示例）

1. 产品特征

a）按防电击类型分类：不适用

b）按防电击的程度分类：无应用部分/B型应用部分/BF型应用部分/CF型应用部分

c）按对进液的防护程度分类：不适用（若适用，则应

明确）

d）按在与空气混合的易燃麻醉气或与氧或氧化亚氮混合的易燃麻醉气情况下使用时的安全程度分类：不适用

e）按运行模式分类：不适用

f）设备的额定电压和频率：不适用

g）设备的输入功率：不适用

h）设备具有对除颤放电效应防护的应用部分：不适用

i）设备具有信号输出和输入部分：不适用

j）非永久性安装设备：不适用

k）电气绝缘图（以 BF 型为例）（图1，表 A.1）

注：不适用项可不写，注明适用项即可。

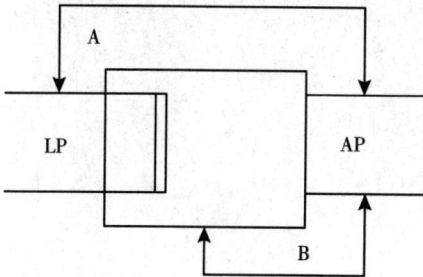

图1 电气绝缘图

表 A.1 电气绝缘表（以 BF 型为例）

编号	绝缘类型	参考电压	试验电压
A	加强绝缘（B－a）	220V	4000V
B	基本绝缘（B－d）	220V	1500V

附录 B

1. 激光光纤结构外观图。有多个型号的应提供每个型号的外观图。若外观无明显差异，可提供一张典型性产品的外观图。

2. 提供图示说明光纤发光部位和发光方式

例如：

发光部位：光纤末端

发光方式：直射

3. 材质

明确纤芯、包层、涂覆层的材质。若产品还有其他部件，也应明确各部件的材质，尤其是接触患者部分的材质。

神经和心血管手术器械

8 血管内球囊扩张导管用球囊充压装置注册技术审评指导原则

（血管内球囊扩张导管用球囊充压装置注册技术审查指导原则）

本指导原则旨在帮助和指导申请人对血管内球囊扩张导管用球囊充压装置产品注册申报资料进行准备，以满足技术审评的基本要求。同时有助于审评机构对该类产品进行科学规范的审评，提高审评工作的质量和效率。

本指导原则是对血管内球囊扩张导管用球囊充压装置产品注册申报资料的一般要求，申请人应依据具体产品的特性对注册申报资料的内容进行充实和细化。申请人还应依据具体产品的特性确定其中的具体内容是否适用，若不适用，需具体阐述其理由及相应的科学依据。

本指导原则是对申请人和审查人员的指导性文件，但不包括注册审批所涉及的行政事项，亦不作为法规强制执行，如果有能够满足相关法规要求的其他方法，也可以采用，但是需要提供详细的研究资料和验证资料。应在遵循相关法规的前提下使用本指导原则。

本指导原则是在现行法规和标准体系以及当前认知水平下制定的，随着法规和标准的不断完善，以及科学技术的不断发展，本指导原则相关内容也将进行适时地调整。

一、适用范围

本指导原则适用于血管内球囊扩张导管用球囊充压装置（以下简称球囊充压装置），其在介入手术中，用于向球囊扩张导管加压和卸压，使球囊扩张和回缩，从而达到扩张血管等血管介入治疗的目的。

本指导原则不包括非血管内使用的球囊充压装置（如椎体成形用充压装置等），也不包括配套使用的器具及其他材料（如导丝、造影剂等）。

二、技术审查要点

（一）产品名称要求

产品命名应符合《医疗器械通用名称命名规则》（国家食品药品监督管理总局令第 19 号）和国家标准、行业标准中的通用名称要求，如：血管内球囊扩张导管用球囊充压装置、数字式血管内球囊扩张导管用球囊充压装置。

（二）产品的结构和组成

球囊充压装置主要由推注系统、压力表和连接管路组成。压力表又分为指针压力表和数字压力表两种型式。产品示意图见下图（图1，图2）。

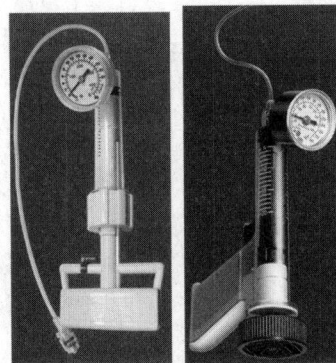

图1 球囊充压装置（指针压力表式）

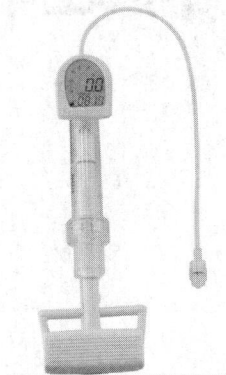

图2 球囊充压装置（数字压力表式）

（三）产品工作原理

在进行介入手术时，通过经皮穿刺建立血管通道，球囊扩张导管通过该通道进入血管狭窄位置，将球囊充压装置延长管前段的锁定接头与球囊导管座后的鲁尔接头连接，通过旋转或按压手柄，为球囊进行充压和卸压，从而实现球囊扩张和回缩。

（四）注册单元划分的原则和实例

球囊充压装置产品注册单元的划分以产品的技术原理、结构组成、性能指标和适用范围为划分依据，例如根据球囊充压装置产品所用压力表的不同型式，指针压力表和数字压力表式球囊充压装置应划为不同的注册单元。

（五）产品适用的相关标准

上述标准（表1）包括了产品技术要求中经常涉及到的标准。企业还应根据产品的特点引用涉及到的其他行业外的标准或特殊标准。在对产品适用及引用标准审查时，首先对引用标准的齐全性和适宜性进行审查，也就是在编写产品技术要求时是否准确参考了与产品相关的国家、行业标准。其次，应注意标准编号、标准名称是否完整规范，年代号是否有效。一般来说，产品技术要求应不低于相应的国家标准及行业标准。

表1　相关产品标准

标准编号	标准名称
GB/T 191—2008	《包装贮运图示标志》
GB/T 1962.2—2001	《注射器、注射针及其他医疗器械6%（鲁尔）圆锥接头 第2部分：锁定接头》
GB 9706.1—2007	《医用电气设备 第1部分：安全通用要求》
GB/T 14233.1—2008	《医用输液、输血、注射器具检验方法 第1部分：化学分析方法》
GB/T 14233.2—2005	《医用输液、输血、注射器具检验方法 第2部分：生物学试验方法》
GB/T 14710—2009	《医用电器环境要求及试验方法》
GB 15810—2001	《一次性使用无菌注射器》
GB/T 16886.1—2011	《医疗器械生物学评价 第1部分：风险管理过程中的评价与试验》
GB/T 16886.5—2003	《医疗器械生物学评价 第5部分：体外细胞毒性试验》
GB/T 16886.10—2005	《医疗器械生物学评价 第10部分：刺激与迟发型超敏反应试验》
GB 18278.1—2015	《医疗保健产品灭菌 湿热 第1部分：医疗器械灭菌过程的开发、确认和常规控制的要求》
GB 18279.1—2015	《医疗保健产品灭菌 环氧乙烷 第1部分：医疗器械灭菌过程的开发、确认和常规控制的要求》
GB 18280.1—2015	《医疗保健产品灭菌 辐射 第1部分：医疗器械灭菌过程的开发、确认和常规控制的要求》
YY/T 0313—2014	《医用高分子产品包装和制造商提供信息的要求》
YY/T 0316—2016	《医疗器械 风险管理对医疗器械的应用》
YY/T 0450.3—2016	《一次性使用无菌血管内导管辅件 第3部分：球囊扩张导管用球囊充压装置》
YY/T 0466.1—2016	《医疗器械 用于医疗器械标签、标记和提供信息的符号 第1部分：通用要求》
YY 0505—2012	《医用电气设备 第1-2部分：安全通用要求 并列标准：电磁兼容 要求和试验》
YY/T 0615.1—2007	《标示"无菌"医疗器械的要求 第1部分：最终灭菌医疗器械的要求》
YY/T 0681.1—2009	《无菌医疗器械包装试验方法 第1部分：加速老化试验指南》
JB/T 7392—2006	《数字压力表》

如有新版强制性国家标准、行业标准发布实施，产品性能指标等要求应执行最新版本的国家标准、行业标准。

（六）产品的适用范围/预期用途、禁忌症

适用范围：球囊充压装置适用于在介入手术中向球囊扩张导管加压、卸压，使球囊扩张和回缩，监测并控制球囊的压力。

禁忌症：暂未发现。

（七）产品的研究要求

根据所申报的产品，提供适用的研究资料。

1. 产品性能研究

应当提供产品性能研究资料以及产品技术要求的研究和编制说明，包括功能性、安全性指标（如电气安全与电磁兼容）以及与质量控制相关的其他指标的

2. 生物相容性评价研究

球囊充压装置不应释放出任何对人体有害的物质。正常使用条件下球囊充压装置并不直接或间接与人体接触，只有当球囊扩张导管的球囊发生意外破裂的故障状态下，球囊充压装置才会与人体血液发生间接性接触。应按GB/T 16886.1《医疗器械生物学评价 第1部分：风险管理过程中的评价与试验》对球囊充压装置进行生物学评价。确定依据，应参考 YY/T 0450.3《一次性使用无菌血管内导管辅件 第3部分：球囊扩张导管用球囊充压装置》、GB 9706.1《医用电气设备 第1部分：安全通用要求》等标准。

生物相容性评价研究资料应当包括：生物相容性评价的依据和方法；产品所用材料的描述及与人体接触的性质；实施或豁免生物学试验的理由和论证；对于现有数据或试验结果的评价。

3. 灭菌工艺研究

提交产品灭菌方法的选择依据及验证报告。器械的灭菌应通过 GB 18278、GB 18279 或 GB 18280 确认并进行常规控制，无菌保证水平（SAL）应保证达到 1×10^{-6}。灭菌过程的选择应至少考虑以下因素：产品与灭菌过程间的适应性；包装材料与灭菌过程的适应性、灭菌对产品安全有效性的影响。

如果灭菌方法是辐射，应该确定剂量。如果用环氧乙烷灭菌，应制定环氧乙烷残留量的指标并进行检测。

4. 产品包装

产品包装验证可依据有关标准进行（如 GB/T 19633、YY/T 0681.1 等），提交产品的包装验证报告。包装材料的选择应至少考虑以下因素：包装材料的物理化学性能；包装材料的毒理学特性；包装材料与产品的适应性；包装材料与成型和密封过程的适应性；包装材料与灭菌过程的适应性；包装材料所能提供的物理、化学和微生物屏障保护；包装材料与使用者使用时的要求（如无菌开启）的适应性；包装材料与标签系统的适应性；包装材料与贮存运输过程

的适合性。

5. 产品货架有效期

产品货架有效期是指产品在一定的温度、湿度、光线等条件的影响下保持其物理、化学、生物学性质的期限。有效期的研究应贯穿于产品研究与开发的全过程，在产品上市后还应继续进行有效期的研究。

货架有效期包括产品有效期和包装有效期。产品有效期验证可采用加速老化或实时老化的研究，实时老化的研究是唯一能够反映产品在规定储存条件下实际稳定性要求的方法，应遵循极限试验等原则；加速老化研究试验的具体要求可参考 YY/T 0681.1。

对于包装的有效期验证，建议申请人提交在选择恰当的材料和包装结构合格后的最终成品包装的初始完整性和

维持完整性的检测结果。在进行加速老化试验研究时应注意产品选择的环境条件的老化机制应与在实时正常使用环境老化条件下真实发生产品老化的机制一致。

6. 其他资料

证明产品安全性、有效性的其他研究资料。

（八）产品的主要风险

球囊充压装置应按照 YY/T 0316—2016《医疗器械 风险管理对医疗器械的应用》进行风险分析。企业在进行风险分析时，至少应考虑下表（表 2）中的主要危害，企业还应根据自身产品特点确定其他危害。针对产品的各项风险，企业应采取应对措施，确保风险降到可接受的程度，并明确告之剩余风险。

表 2　充压装置产品的主要危害

危害分类		危害形成的因素	可能的后果
能量危害	电磁能	漏电流超出限值； 不恰当的能量供应； 周围电磁场对产品的干扰	发生灼伤、产生无效治疗
生物学危害	再次或交叉感染	一次性使用的产品被再次使用	引起感染、交叉感染
	添加剂或加工助剂	在产品中引入的助剂，如使用未经过生物安全性评价的硅油、粘合剂或增塑剂等	对人体产生潜在的危害
	生物污染	生产环境污染产品，如外来的纤维、粉尘、细菌等其他杂质； 产品原材料受到污染； 灭菌操作不严格； 包装破损； 使用时操作不正规	产品带菌、热原，引起患者感染
信息危害	标记	不完整的产品使用说明书； 对产品性能特征不恰当地描述； 不恰当地对产品预期的使用规范； 对产品注意事项的限制未充分公示	产品对人体产生危害
	操作说明书	产品过于复杂的操作说明； 警告不明确； 副作用的警告不明显或叙述不清； 没有一次性使用医疗器械可能再次使用时会产生危害的警告	对人体产生副作用或引发其他伤害
不完整的要求产生的危害	对参数的不恰当规范	产品的设计参数不恰当； 产品性能的要求不全面； 未提及产品的货架有效期或不规范	产生无效治疗或发生副作用
人为因素产生的危害	显示信息与实际状态不对应	由缺乏技术的/未经培训的人员使用	对操作者和患者均产生不必要的危害
操作危害	功能	不正确或不恰当的充压强度输出； 充压强度不正确的测量； 刻线不清晰	对人体产生危害
	使用错误	不遵守产品的使用规则，如使用前排气不充分等； 违反常规操作	对人体产生危害
失效产生的危害	功能退化	由于老化、重复使用、使用过程中产品破裂而导致功能退化	产生无效的治疗，延误患者病情
	电能失效	非预期的电能完全性的丧失	产生无效的治疗，延误患者病情

（九）产品技术要求应包括的主要性能指标

根据《医疗器械注册管理办法》（国家食品药品监督管理总局令第 4 号）的要求，产品技术要求应符合国家标准、行业标准和有关法律、法规的要求。在此基础上，申请人应根据产品的特点制定保证产品安全有效、质量可控的技术要求。产品技术要求及试验方法均应经过验证。技术要求应包括但不限于以下内容：

1. 外观。
2. 指针压力表（包括计量单位、零点、分度、负压指示、基本误差、回差、指针偏转的平稳性、轻敲位移）。
3. 数字压力表（包括计量单位、零点漂移、示值分辨率、负压指示、基本误差、重复性、回差、稳定性、示值波动、安全要求）。
4. 充压装置使用性能（包括正压密封性、压力释放、负压保持性、压力衰减、释放装置的工作可靠性、旋转方向、接头、气泡观察与排除、延长管尺寸、容量刻度、容量允差）。
5. 化学性能（包括可萃取金属含量、酸碱度、易氧化物、环氧乙烷残留量）。
6. 无菌。
7. 细菌内毒素。

（十）同一注册单元内注册检验典型产品确定原则和实例

同一注册单元中典型产品是指能够代表本注册单元内其他产品安全性和有效性的产品，其材料最多、或结构最复杂、或功能最齐全、或风险最高。

典型产品的确定可以通过比较同一注册单元内所有产品的技术结构、性能指标和预期用途等相应资料，说明能够代表本注册单元内其他产品的安全性和有效性。

必要时，应考虑同一注册单元中产品之间的差异性，进行相关差异性检测。

（十一）产品生产制造相关要求

应当明确产品生产加工工艺，注明关键工艺和特殊过程（如注塑、粘接、清洗、灭菌、初包装等），并说明其过程控制点。明确生产过程中各种加工助剂的使用情况及对杂质（如残留单体、小分子残留物等）的控制情况。

（十二）产品的临床评价细化要求

根据《关于发布第二批免于进行临床试验医疗器械目录的通告》（国家食品药品监督管理总局通告 2016 年第 133 号），球囊加压装置为第 225 号产品，对列入上述目录的产品，注册申请人可不必开展临床试验，在注册申请时应当提交申报产品相关信息和对比资料，资料内容应符合《医疗器械临床评价技术指导原则》（国家食品药品监督管

理总局通告 2015 年第 14 号）的要求。

（十三）产品的不良事件历史记录

暂未见相关报道。

（十四）产品说明书和标签要求

产品说明书和标签的编写内容应符合《医疗器械说明书和标签管理规定》（国家食品药品监督管理总局令第 6 号）和 YY/T 0450.3《一次性使用无菌血管内导管辅件 第 3 部分：球囊扩张导管用球囊充压装置》的要求。

产品说明书中应明确以下注意事项：

1. 使用前应排除推注系统内的空气，严禁将气体注入球囊扩张导管。
2. 与球囊扩张导管连接时，应确认鲁尔接头已正确连接和拧紧。
3. 使用前，应参阅球囊扩张导管或其他介入设备具体使用的最大爆破压的信息。
4. 如适用，应说明与球囊充压装置配套使用的球囊扩张导管等的相关信息。
5. 产品为一次性使用，禁止重复使用。
6. 包装破损，禁止使用。

三、审查关注点

（一）产品技术要求中应明确产品的规格型号、结构组成等内容。产品技术要求应符合相关的国家标准、行业标准和有关法律、法规的规定，并按国家食品药品监督管理总局发布的《医疗器械产品技术要求编写指导原则》的要求编制。

（二）应关注产品说明书中声称的产品结构组成、尺寸和其他技术信息应与产品技术要求及注册检测报告一致。

（三）应关注注册检测产品是否能够代表本注册单元内其他产品安全性和有效性。

（四）球囊充压装置产品使用的原材料包括组件（如压力表、延长管、三通等）、注塑用原料（聚氨酯等）及粘结剂、硅油等，应列明产品生产过程中所需的原材料名称、供应商名称、符合的标准等基本信息。主要原材料应具有稳定的供货渠道以保证产品质量，需提供原材料生产厂家的资质证明及外购协议。应明确所用原材料的性能标准和验收标准。

（五）球囊充压装置产品的预期用途，从医疗器械注册申请表、产品综述资料、风险管理报告、产品使用说明书、临床评价资料等方面阐述的是否一致。

四、编写单位

北京市食品药品监督管理局医疗器械技术审评中心。

骨科手术器械

9　骨组织手术设备注册技术审评指导原则

［骨组织手术设备注册技术审查指导原则（2017 年修订版）］

本指导原则旨在指导和规范注册申请人对第二类骨组织手术设备产品注册申报资料的准备及撰写，同时也为技术审评部门审评注册申报资料提供参考。

本指导原则系对骨组织手术设备注册技术审查的通用要求，注册申请人应依据具体产品的特性对注册申报材料的内容进行充实细化，还应依据具体产品的特性确定其中的具体内容是否适用，若不适用，需详细阐述其理由及相应的科学依据。

本指导原则是对产品的技术审评人员和注册申请人的指导性文件，但不包括注册审批所涉及的行政事项，亦不作为法规强制执行，如果有能够满足相关法规要求的其他方法，也可以采用，但是需要提供详细的研究资料和验证资料。应在遵循相关法规的前提下使用本指导原则。

本指导原则是在当前认知水平下制订的，随着相关法规和标准的不断完善和科学技术的不断发展，本指导原则相关内容也将进行适时的调整和更新。

一、适用范围

本指导原则适用于《医疗器械分类目录》中第二类矫形外科（骨科）手术器械产品中涉及的矫形（骨科）外科用有源器械。该产品管理类代号为 6810。

本指导原则适用于由网电源、电池或特定电源为手术刀具（如钻、铣、锯、磨、刨等）提供所需机械动力，在外科或骨科手术中对人体组织进行手术处理（如：钻孔、铣削、锯切、磨削等）以及在外科、骨科或耳鼻喉科、整容手术中对生物体硬组织和软组织进行刨削处理的非治疗类骨组织手术设备。

本指导原则不适用于：配备气动装置的骨动力手机设备和牙科的同类设备。

本指导原则不适用于：适用于 YY/T 0955 的内窥镜手术设备中的刨削器。

二、技术审查要点

（一）产品名称要求

建议直接采用行业标准中的通用名称：电动骨组织手术设备，电池供电骨组织手术设备。

（二）产品的结构和组成

1. 产品的结构和组成

（1）网电源供电的骨组织手术设备

结构 A：由主机（控制器）、软轴动力传输单元、输出机械力驱动的手机、刀具（若适用）、附属附件（部件）等组成。

结构 B：由主机（控制器）、电缆、马达（电机）、输出电力驱动的手机、刀具（若适用）、附属附件（部件）等组成。

由于以上两种结构的差异性，其性能和适用性各有不同，根据临床的不同功能要求，设备可以单独采用结构 A 或结构 B，也可以采用结构 A 和结构 B 的组合。

（2）电池供电骨组织手术设备

由电池供电，由手机、刀具、电池和（或）电池充电器等组成，提供锯类、钻类、磨（锉）类、刀类等骨组织手术刀具所需机械动力实施骨组织手术的医疗器械。

2. 组成单元结构/功能描述

（1）主机（控制器）

为手机提供机械动力能和/或电能，并对其输出实施实时监控的装置，由控制面板和/或脚踏开关对主机进行功能选择和控制切换。

（2）动力/电力传输单元

主要分为软轴和电缆。软轴用于在主机与手机之间传递机械动能，电缆用于在主机与手机之间实现电能传输。

产品可以采取其中一种结构，也可以采取两种结构的组合。

（3）手机

由操作者握持并能驱动所夹持的手术刀具［如，钻类、铣类、磨（锉）类、锯类、刨类等］来实现手术目的的部件。手机可为一体式或分体式。分体式由可给机头提供动力的（动力）手柄、夹持刀具的机头和（或）变速变向机构等部件组成。

（4）刀具

夹持在手机上，实施骨组织手术的器械。

（5）附属附件（部件）

各种直接和辅助为手术服务的附属附件（部件），主要包括脚踏开关、冲洗冷却单元。

（6）马达（电机）

马达（电机）通过马达（电机）电缆与主机完成电气相连并由后者供电，用于提供刀具的驱动力。

3. 产品的种类划分

（1）按供电方式划分

网电源供电、电池供电、特定电源供电。

（2）按主机与手机的连接方式划分

软轴式、电缆式、混合式。

在注册证、产品技术要求及说明书中应根据产品具体情况明确本注册单元内各型号/规格产品的结构和组成。

4. 实例（图1～图4）

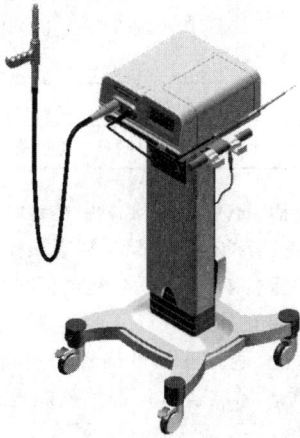

图1 电动骨组织手术设备（网电源供电）

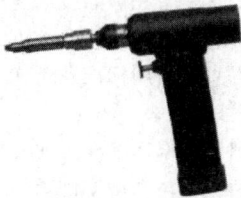

图2 电池供电骨组织手术设备

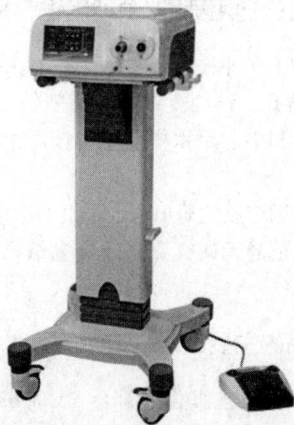

图3 骨组织手术设备（混合式）

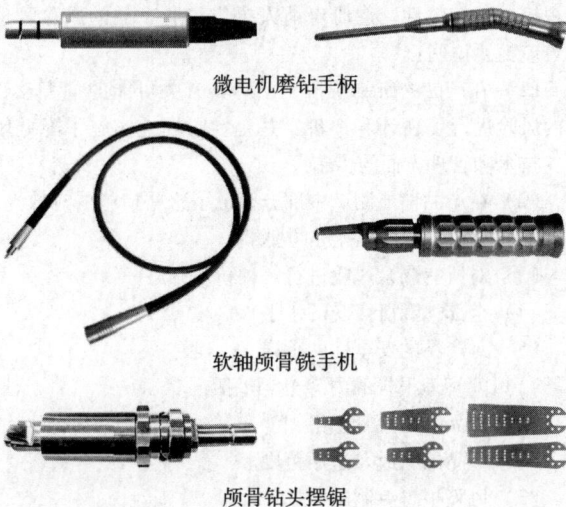

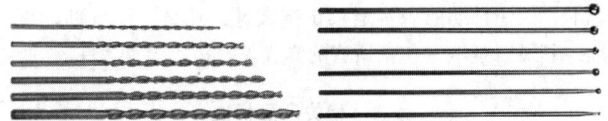

微电机磨钻手柄

软轴颅骨铣手机

颅骨钻头摆锯

骨钻头磨钻头

图4 骨组织手术设备部件实例

（三）产品工作原理/作用机理

根据供电方式的不同，有以下三种工作原理：

1. 网电源供电，由主机控制电机，将电机输出的机械能通过软轴传递给机械力驱动的手机，驱动刀具实施手术。

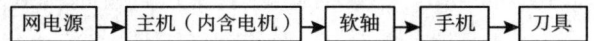

| 网电源 | → | 主机（内含电机） | → | 软轴 | → | 手机 | → | 刀具 |

2. 网电源供电，由主机控制，将电能和信号通过电缆传递给电力驱动的手机，驱动刀具实施手术。

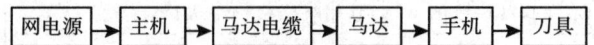

| 网电源 | → | 主机 | → | 马达电缆 | → | 马达 | → | 手机 | → | 刀具 |

3. 电池供电，由手机内的控制单元直接控制电机输出机械力驱动刀具实施手术。

| 主机 | → | 手机 | → | 刀具 |

因该产品为非治疗类医疗器械，故本指导原则不包含产品作用机理的内容。

（四）注册单元划分的原则和实例

骨组织手术设备的注册单元按照《医疗器械注册管理办法》（国家食品药品监督管理总局令第4号）第七十四条的要求"医疗器械注册或者备案单元原则上以产品的技术原理、结构组成、性能指标和适用范围为划分依据"进行划分，并建议从以下几个方面来考虑。

1. 技术原理

不同技术原理的产品应划分为不同的注册单元。

2. 结构组成

参照技术审查要点中（二）"3. 产品的种类划分"，不同产品结构的骨组织手术设备，应划分为不同的注册单元。

示例1：网电源供电的骨组织手术设备与电池供电的骨组织手术设备应划分为不同的注册单元。

示例2：采用软轴和电缆的骨组织手术设备应划分为不同的注册单元。

3. 适用范围

产品适用范围不同，应划分为不同的注册单元。

注意：同一主机配备不同适用范围的刀具时，应根据产品实际使用情况并结合风险分析划分注册单元。必要时，可拆分刀具的组合划分为不同的注册单元。

例如，适用于整容手术的产品和适用于骨科手术的产品不能划为同一注册单元。

（五）产品适用的相关标准

下列标准（表1）可以应用于本文件。凡是注日期的标准，仅注日期的版本适用于本文件。凡是不注日期的标准，其最新版本（包括所有的修改单）适用于本文件。

表1 相关产品标准

GB/T 191—2008	《包装储运图示标志》
GB/T 230.1—2009	《金属材料 洛氏硬度试验 第1部分：试验方法（A、B、C、D、E、F、G、H、K、N、T标尺）》
GB/T 1220—2007	《不锈钢棒》
GB/T 4340.1—2009	《金属材料 维氏硬度试验 第1部分：试验方法》
GB/T 9217.1—2005	《硬质合金旋转锉 第1部分通用技术条件》
GB 9706.1—2007	《医用电气设备 第1部分：安全通用要求》
GB/T 14710—2009	《医用电器环境要求及试验方法》
GB/T 16886.1—2011	《医疗器械生物学评价 第1部分：风险管理过程中的评价与试验》
GB/T 16886.3—2008	《医疗器械生物学评价 第3部分：遗传毒性、致癌性和生殖毒性试验》
GB/T 16886.5—2003	《医疗器械生物学评价 第5部分：体外细胞毒性试验》
GB/T 16886.7—2001	《医疗器械生物学评价 第7部分：环氧乙烷灭菌残留量》（若适用）
GB/T 16886.10—2005	《医疗器械生物学评价 第10部分：刺激与迟发型超敏反应试验》
GB/T 16886.11—2011	《医疗器械生物学评价 第11部分：全身毒性试验》
YY/T 0149—2006	《不锈钢医用器械 耐腐蚀性能试验方法》
YY 0174—2005	《手术刀片》
YY/T 0466.1—2009	《医疗器械 用于医疗器械标签、标记和提供信息的符号 第1部分：通用要求》（若适用）
YY 0505—2012	《医用电气设备 第1-2部分：安全通用要求 并列标准：电磁兼容 要求和试验》
YY 0709—2009	《医用电气设备 第1-8部分：安全通用要求 并列标准：通用要求，医用电气设备和医用电气系统中报警系统的测试和指南》（若适用）
YY/T 0752—2009	《电动骨组织手术设备》 注： 1. 该标准不适用于气动骨组织手术设备、电池供电的骨组织手术设备和牙科的同类设备； 2. 应关注该标准的最新修订情况。
YY 0904—2013	《电池供电骨组织手术设备》
YY/T 1052—2004	《手术器械标志》（若适用）

续表

YY 91057—1999	《医用脚踏开关通用技术条件》（若适用）
YY 1137—2005	《骨锯通用技术条件》
JB/T 11428—2013	《超硬磨料制品电镀磨头》

上述标准包括了产品技术要求中经常涉及到的附件用标准和方法标准。有的注册申请人还会根据产品的特点引用一些行业外的标准和一些较为特殊的标准。

产品引用标准的审查可以分两步来进行。首先对引用标准的齐全性、适宜性和准确性来进行审查。此时，应注意标准编号、标准名称是否完整规范，年代号是否有效。

其次是对引用标准的采纳情况进行审查。即所引用的标准中适用的条款要求是否在产品技术要求中进行了实质性的条款引用。这种引用通常采用两种方式，文字表述繁多、内容复杂的可以直接引用标准及条文号，文字比较简单的也可以直接引述具体要求。

若有新版的强制性国家标准和行业标准发布实施，产品的性能指标要求应执行最新版本国家标准、行业标准的要求。

（六）产品的适用范围/预期用途、禁忌症

该产品适用于在外科或骨科手术中对人体组织进行手术处理（如：钻孔、铣削、锯切、磨削等）以及在外科、骨科、耳鼻喉科和整容手术中对生物体硬组织和软组织进行刨削处理。

具体适用范围应以注册申请人申报的适用范围为准。

禁忌症：目前尚无研究资料或研究结果表明此产品的禁忌症。

（七）产品的主要风险

1. 产品的风险管理报告应符合 YY/T 0316—2016《医疗器械 风险管理对医疗器械的应用》的有关要求，判断与产品有关的危害，估计和评价相关风险，控制这些风险并监视控制的有效性。注册申请人提供注册产品的风险管理报告应扼要说明：

（1）在产品的研制阶段，已对其有关可能的危害及产生的风险进行了估计和评价，并有针对性地实施了降低风险的技术和管理方面的措施。

（2）在产品性能测试中部分验证了这些措施的有效性，达到了通用和相应专用标准的要求。

（3）对所有剩余风险进行了评价。

（4）全部达到可接受的水平。

（5）对产品的安全性的承诺。

2. 风险管理报告的内容至少包括：

（1）产品的风险管理组织。

（2）产品的组成及适用范围。

（3）风险报告编制的依据。

（4）产品与安全性有关的特征的判定。

注册申请人应按照 YY/T 0316—2016《医疗器械 风险管理对医疗器械的应用》附录 C 的 34 条提示，对照产品的实际情况作出针对性的简明描述。

注意：产品如存在 34 条提示以外的可能影响安全性的特征，也应作出说明。

（5）对产品的可能危害、可预见事件序列和危害处境的判定。

注册申请人应根据自身产品特点，根据 YY/T 0316—2016 附录 E、I 的提示，对危害、可预见事件序列、危害处境及可导致的损害作出判定。

（6）风险可接受准则：降低风险的措施及采取措施后风险的可接受程度，是否有新的风险产生。

（7）风险控制的方案与实施、综合剩余风险的可接受性评价及生产和生产后监视的相关方法，可参考 YY/T 0316—2016 的附录 F、G、J。

表 2　产品主要初始危害因素

通用类别	初始事件和环境示例
不完整的要求	设计参数的不恰当规范：可触及金属部分、外壳、应用部分等与带电部分隔离/保护设计缺陷，电气绝缘强度低，导致对电击危险防护不够，可能对使用者或患者造成电击危害；设备插头剩余电压过高；刀具工作时间过长，与人体接触的刀具温度过高，手机散热不良或失效，冷却装置冷却功能失效，可能引起操作者和/或患者烫伤；刀具、手机和主机间连接不牢固；便携式提拎装置不牢固，设备脚轮锁定不良，移动式设备稳定性差，设备支撑件强度不足，设备面、角、边粗糙，对飞溅物防护不够，均可对使用者或患者造成机械损伤；进液防护能力不足，造成电气危害；运动零件防脱、防裂功能失效，机械伤害自停防护功能缺失或防护功能失效，造成机械危害；脚踏开关产生误动作；骨组织手术设备停电后又恢复时可能造成能量输出危险；控制器件固定不紧固造成调节失误；工作时噪声过大干扰医护人员的正常工作；电磁兼容性不符合要求，导致设备基本性能降低或干扰其他设备的正常工作。运行参数不恰当规范：转速、频率、力矩等运行不稳定或与设定值不一致。 性能要求不恰当规范：性能参数与实际使用情况不匹配，导致机械损伤。 与人体直接接触部件材料的生物安全性问题。 服务中的要求不恰当规范：使用说明书未对设备、刀具、电池（若适用）的维护、保养方式、方法、频次进行说明，导致设备、刀具、电池（若适用）不能正常使用；未规定电池充电器应符合 GB 9706.1—2007 的要求。 寿命的结束：设备/附件的使用寿命和贮藏寿命导致设备/附件超期非正常使用而致使稳定性等性能指标降低，安全性能出现隐患
制造过程	制造过程更改的控制不充分：控制程序修改未经验证，导致设备性能参数指标不符合标准要求。 制造过程的控制不充分：生产过程关键工序控制点未进行监测，导致部件或整机不合格。 供方的控制不充分：外购、外协件供方选择不当，外购、外协件未进行有效进货检验，导致不合格外购、外协件投入生产
运输和贮藏	不恰当的包装：产品防护不当导致设备运输过程中损坏。 不适当的环境条件：在超出设备规定的贮藏环境（温度、湿度、大气压力）贮藏设备，导致设备不能正常工作
环境因素	物理学的（如热、压力、时间）：过热/冷环境可能导致设备不能正常工作。 化学的（如腐蚀、降解、污染）：强酸强碱清洗、消毒和灭菌溶液导致设备/刀具损害；非预期使用于有麻醉剂的环境中，可能因为电气连接、设备结构、静电预防不良等引起混合气体爆炸。 电磁场（如对电磁干扰的敏感度）：抗电磁干扰能力差，特定环境设备工作不正常；A 类设备在 B 类设备的环境中使用会对公共电网产生影响，干扰公共电网中其他用电设备的正常运行。 不适当的能量供应：设备的供电电压不稳定，导致设备不能正常工作或损坏
清洁、消毒和灭菌	未对清洗、消毒、灭菌过程进行确认或确认程序不规范：使用说明书中推荐的对直接或可能接触患者部件，如刀具、手机或相关部件的清洗、消毒、灭菌方法未经确认，不能对相关部件进行有效清洗、消毒、灭菌。 消毒、灭菌执行不恰当：使用者未按要求对刀具或相关部件进行防护或消毒和/或灭菌，导致院内感染
处置和废弃	没提供信息或提供信息不充分：未在使用说明书中对刀具的处置和废弃方法进行说明，或信息不充分；未对设备的废弃处置进行提示性说明
材料	生物相容性：与人体接触的刀具或其他部件选择不当可致过敏等反应
人为因素	设计缺陷引发可能的使用错误。 易混淆的或缺少使用说明书：如缺少详细的使用方法、缺少必要的技术参数、缺少必要的警告说明、缺少电路图和元器件清单、缺少运输和贮藏环境条件的限制；设备在故障状态（如自停保护功能、变压器过载、断开保护接地线、设备的元器件出现故障）下运行可产生危险警示不足；使用不适当的刀具；使用前未检查设备工作状态；操作说明过于复杂，不易懂；未说明如何正确维护、保养设备/附件。 器械的状态不明确或不清晰：无刀具的类型显示，输出参数无法分辨。 设置、测量或其他信息的显示不明确或不清晰：设置或测量参数未标示单位

续表

通用类别	初始事件和环境示例
人为因素	错误显示结果：测量结果显示错误。 控制与操作不对应，显示信息与实际状态不对应：设备显示工作速度、频率与探头实际工作速度、频率不一致。 与已有的器械比较，样式或布局有争议：显示参数与多数同类设备通用的显示参数布局不相同，可能引起参数设置错误。 由缺乏技术的/未经培训的人员使用：使用者/操作者未经培训或培训不足，不能正确使用和维护、保养设备。 与消耗品/附件/其他医疗器械的不相容性：未按使用说明书规定使用指定类型和型号的刀具，致设备损坏或人员伤亡
失效模式	由于老化、磨损和重复使用而致功能退化：刀具由于反复消毒和灭菌、使用磨损等原因刃口老化、破损致患者伤害

表3　部分危害、可预见的事件序列、危害处境和可发生的损害之间的关系

危害	可预见的事件序列	危害处境	损害
电磁能（电磁干扰）	手术室内其它设备对骨组织手术设备电磁干扰导致电控部件非控制启动、运转；骨组织手术设备干扰其他手术设备的正常工作	设备活动部件意外运动；设置参数自行改变；其他同时使用的监护或生命维持系统无法正常工作	患者机械损伤、死亡；间接导致患者死亡
电能	出厂产品质量控制不严	应用部分漏电流超过标准要求；绝缘失效	患者电击损伤、死亡
机械力伤害	运动部件防脱、防裂功能失效；机械伤害自停防护功能缺失或防护功能失效	应用部分不受控运动	患者机械损伤或死亡
运动部件（底座解锁脚踏开关位置不合理）	意外的踩踏；地板刹车锁定装置解锁	骨组织手术设备非预期性移动	操作者操作失误导致患者损伤、病情加重
功能的丧失或损坏（手机、刀具）	运动部件长期使用的磨损；制造时不合格	防脱、防裂功能失效，刀具飞脱或断裂；刃口老化、破损	患者受损、病情加重、死亡
操作（控制器误操作）	未放置在指定位置；误接触脚踏控制器功能键	设备活动部分意外运动	患者受损、病情加重、死亡
不完整的使用说明书（附件安装）	使用说明书未对部件/配件使用作出详细说明；使用说明书未对部件安装作出说明；使用说明书未对部件承载能力作出说明；错误的部件安装说明	部件安装不正确，松动、不能正确实现预期的功能、运动部件断裂	器官受损、病情加重、死亡
生物相容性	直接接触患者或操作者皮肤的应用部位材料未进行生物学评价	具有细胞毒性；致敏	患者出现器官衰竭、皮肤过敏反应

表2、表3依据YY/T 0316—2016的附录E提示性列举了骨组织手术设备可能存在危害的初始事件和环境，示例性地给出了危害、可预见的事件序列、危害处境和可发生的损害之间的关系，给审查人员予以提示、参考。

由于骨组织手术设备的原理、功能和结构的差异，本章给出的风险要素及其示例是常见的而不是全部的。上述部分只是风险管理过程的组成部分，不是风险管理的全部。注册申请人应按照YY/T 0316—2016中规定的过程和方法，在产品整个生命周期内建立、形成文件和保持一个持续的过程，用以判定与医疗器械有关的危害、估计和评价相关的风险、控制这些风险并监视上述控制的有效性，以充分保证产品的安全和有效。

（八）产品技术要求应包括的主要性能指标

产品性能指标的审查是产品技术要求审查中最重要的环节之一。

骨组织手术设备产品有直接对应的行业标准《电动骨组织手术设备》（YY/T 0752—2009）和《电池供电骨组织手术设备》（YY 0904—2013），明确了设备的性能要求。在不低于相关强制性国家标准、行业标准要求的前提下，不同的产品其参数根据设计要求有所区别，可根据自身产品的技术特点制定性能指标。

骨组织手术设备产品的主要性能指标可以分解为功能性指标、安全指标和质量控制相关指标。

本条款列举的基本技术指标为典型骨组织手术设备和配件的指标，注册申请人应参考相应的国家标准、行业标准，并结合临床需求、自身产品的技术特点对各项指标的具体参数作出规定。

1. 工作条件

1.1 正常工作环境条件（包括环境温度、相对湿度、大气压力）。

1.2 网电源供电设备的电源电压（或电源电压适用范围）、频率、电压波动。

1.3 室内使用条件限制。

2. 网电源供电的骨组织手术设备产品的主要质量控制指标一般包括以下内容：

2.1 基本要求

2.1.1 设备应具备功能状态的设定、控制、显示和（或）指示，并应可以依据刀具的用途和临床要求设定或调节输出参数。

2.1.2 设定转速或频次与输出转速或频次的误差应在 ±3% 范围内。

2.1.3 空载转速或频次与满载转速或频次的变动率应在 5% 范围内。

2.1.4 设备应能提供足够的动力，标称的输出力矩（力）和转速或频次应能满足相应骨组织手术的动力要求。

2.1.5 设备的电缆、软轴、手机、刀具等应用部分应能承受使用说明书规定的消毒灭菌要求。

2.1.6 设备应用部分的不锈钢制品的耐腐蚀性能应符合 YY/T 0149—2006 中 5.4b 级的要求。

2.1.7 网电源供电设备空载噪声应不大于 75dB（A 计权）；高频锯类空载噪声建议参照企业标准要求。

2.2 手机要求

2.2.1 手机夹头的硬度应不小于 HRC45。

2.2.2 手机对手术刀具的装夹力应符合以下要求：

2.2.2.1 轴向施加不小于 30N 的拉力应不滑脱；

2.2.2.2 承受 1.5 倍的标称力矩应不打滑。

2.2.3 径向圆跳动应不大于 0.1mm。

2.2.4 轴向移动应不大于 0.5mm。

2.2.5 在标称输出转速或频次下空载连续运转 5min，表面温度应不大于 50℃。

2.2.6 表面粗糙度 Ra≤1.6μm（不含喷砂、塑胶、亚光、磨砂等特殊处理的表面）。

2.3 软轴要求（若适用）

2.3.1 弯曲半径小于或等于 120mm 时能够正常工作。

2.3.2 长度不小于 1800mm。

2.3.3 软轴与主机，软轴与手机之间的装卸应无需借助附件工具，轴向施加不小于 30N 的拉力不滑脱。

2.4 电缆要求（若适用）

2.4.1 长度不小于 3m。

2.4.2 与手机和主机的连接应可靠，轴向施加不小于 20N 的拉力应不滑脱。

2.5 脚踏控制器要求（若适用）

2.5.1 应符合 YY 91057—1999 中手术室用密封型脚踏开关的技术要求。

2.5.2 与主机连接的脚踏电缆长度应不小于 3m。

2.5.3 脚踏电缆与主机连接应方便可靠，轴向施加不小于 20N 的拉力应不滑脱。

2.6 刀具技术要求

2.6.1 硬度：不锈钢材硬度不小于 650HV10，其他材料硬度不小于 750HV10。

2.6.2 表面粗糙度 Ra≤0.4μm，刃口部位粗糙度 Ra≤0.8μm。

2.6.3 刀具标识应符合 YY/T 1052—2004 中的规定。

2.6.4 其他要求

2.6.4.1 切削刃磨类刀具

切削刃磨类刀具的切削刃口应做成右螺旋槽和右切削、刃口沟槽应制成等前角和等螺旋角、基体芯杆圆跳动偏差不大于 0.01mm，切削刃头部直径尺寸公差不大于 0.2mm。

2.6.4.2 金钢砂磨类刀具

应符合 JB/T 7991.4—2001 中第 4 章规定的技术要求。

2.6.4.3 锯类刀具

应符合 YY 1137—2005 中骨锯通用技术条件的要求。

3. 电池供电的骨组织手术设备产品的主要质量控制指标一般包括以下内容：

3.1 手机要求

3.1.1 额定转速与频次：应符合标称的额定转速和频次的数值，允差不大于 ±10%。

3.1.2 空载噪音：不大于 75dB（A 计权）。

3.1.3 夹持力：按标称要求夹持的刀具在承受厂家声称的轴向拉力时，不得拔出。

3.1.4 径向圆跳动：不大于 0.1mm。

3.1.5 轴向移动：不大于 0.5mm。

3.1.6 表面温度：在标称规定的最高使用温度下，在标称的额定转速和频次下，空载运行 5min，表面温度不应该超过 50℃。

3.1.7 输出扭矩：不低于标称的输出扭矩的数值。

3.1.8 手机结构：应能保证手机充电状态下不能运行。

3.2 刀具要求

3.2.1 硬度：硬度不低于 HRC30。

3.2.2 刀具表面粗糙度：Ra≤0.4μm（刃口除外）。

3.2.3 刀具外观：刀具应平整，不应有锈迹、锋棱、毛刺和明显麻点；刃口应无缺口、白口、卷口、裂纹等现象。

3.2.4 刀具标识：应符合 YY/T 1052—2004 的规定。

3.3 消毒灭菌要求

手机的应用部分应能承受使用说明书中规定的消毒、灭菌要求。

3.4 电池电量要求

充满电后的电池，在 1A 的放电电流下，放电时间应不小于 30min。

4. 外观的质量控制指标

4.1 设备：表面加工及光泽色调均匀，且无伤痕、外形应圆整，滚花应清晰，不得有锋棱、毛刺、尖角、划痕等缺陷。

4.2 刀具：刀具应平整，不应有锈迹、锋棱、毛刺和明显麻点；刃口应无缺口、白口、卷口、裂纹等现象。

5. 功能指标

5.1 过载保护功能：手机应根据不同用途，具有相应的过载保护功能。网电源供电设备应具备防护（机械保护、电击防护）功能（见 YY/T 0752—2009 中 4.8.3、4.8.4 的要求）。

5.2 控制按钮：手机的控制按钮操作灵活可靠。

5.3 刀具装卸：手机各部件连通接头配合良好，装卸应方便，装卸刀具无须借助附件工具进行。

5.4 设备配有多种类刀具时，手机应对刀具种类具有识别功能或在说明书中对刀具的安装、使用方法和工作参数设定进行详细说明。

6. 安全控制指标

6.1 环境试验要求

环境试验应按 GB/T 14710—2009 的规定明确所属气候环境试验组别和机械环境试验组别，并建议在产品技术要求中按 GB/T 14710—2009 中表 A.1 的形式列出设备环境试验时的具体要求。

6.2 安全要求

应符合 GB 9706.1—2007 的要求。

设备防电击的程度应符合 F 型应用部分的要求。

电池充电器应符合 GB 9706.1—2007 的要求。

6.3 电磁兼容性要求

6.3.1 应符合 YY 0505—2012 中规定的要求。

应根据产品特征和使用环境按 GB 4824—2013 进行分组和分类。

6.3.2 基本性能

适用时应在产品技术要求中规定电磁兼容性试验相关的基本性能及其试验方法。

应在随机文件中说明基本性能，建议至少规定以下项目为此类设备的基本性能。

（1）网电源供电的骨组织手术设备

工作状态指示、设定转速/频次与空载转速/频次的允许误差，预期设定的显示功能，各按键的操作功能和保护功能。

设定转速/频次与空载转速/频次的允许误差的建议试验方法：测试空载时转速/频次数据，计算其与显示的转速/频次的误差应符合产品技术要求的相应要求；

（2）电池供电的骨组织手术设备

额定转速与频次、YY 0904—2013 中 5.2.8 过载保护功能、5.2.10 控制按钮，预期设定的显示功能和保护功能。

额定转速与频次的建议试验方法：分别固定住手机和转速表，用转速表测试空载时的额定转速与频次数据，应符合产品技术要求的相应要求。

6.3.3 电磁兼容性试验要求

对于包含多种功能的设备（例如，含有钻、磨、铣、刨、锯等中两种或两种以上功能的设备），YY 0505—2012 适用于每种功能和通道。

6.3.4 工作模式

试验时设备应在能产生最大骚扰和/或最大功率的状态下运行。

6.3.5 符合性准则

在 YY 0505—2012 中 36.202 规定的试验条件下，设备应能提供基本性能并保持安全，不允许 YY 0505—2012 中 36.202.1j）所列与基本性能和安全有关的性能降低。

6.4 报警的要求（若适用）

应符合 YY 0709—2009 的要求。

6.5 本条款适用于组成中含有充电座的内部电源类骨组织手术设备：

若充电座在患者环境内使用，充电座应符合 GB 9706.1—2007 的要求；

若充电座在患者环境外使用，充电座至少应符合该设备相关的安全标准（国家标准或 IEC 标准、ISO 标准）和 GB 9706.15 标准要求。

6.6 若产品既为网电源供电设备，又为内部电源设备，应按照网电源供电、电池供电两种方式分别进行试验。

本指导原则强调了此类设备对机械危险的防护。由于对此类防护功能可采用不同的技术（例如：机械、声、光、电等）设计来实现，其参数类型（例如：灵敏度、控制精度、响应速度等）和能达到的指标也不尽相同，因此，本指导原则未对机械防护功能的参数类型和指标作出具体规定，但建议要求注册申请人在其产品技术要求中加以考虑，尤其是预期可用于高风险手术的设备还必须具有特殊的防护功能，并应在使用说明书中明确说明。

由于临床切除组织的特征需求不同，各台设备配置手机和刀具的规格具有多样性的组合，各种组合应用所需的最佳输出力矩、速度和频率等参数存在差异，因此，本指导原则未对以上指标作出定量规定，但应要求注册申请人在其产品技术要求中加以考虑，并在使用说明书中明确说明。

目前骨科手术刀具的规格没有标准化，各注册申请人之间的刀具和手机接口不能互配，本指导原则未对手机接口和刀具的机械结构和尺寸作出具体规定，但鼓励注册申请人在产品技术要求中加以要求。

本指导原则在参考产品相关国家标准和行业标准的基础上仅对设定/空载转速或频次与输出转速或频次的误差以及电池供电设备的性能作出了基本要求，但鼓励注册申请人在产品技术要求中对摆动锯的正常工作摆角、往复锯的工作行程等性能的误差加以要求。

本指导原则在参考手术器械相关国家标准和行业标准的基础上仅对刀具的硬度、表面粗糙度和外观作出了基本要求，但鼓励注册申请人在产品技术要求中对刀具的其他相关项目加以要求，特别是刀具的耐腐蚀性等。

本指导原则没有对设备的选配和配对使用设备作出要求，例如：在刀具高速运动时防止骨组织温度过高的、单独的冷却设备等。但鼓励注册申请人在产品技术要求中对相关设备的必需参数和配合要求加以考虑，应符合其相关国家标准和行业标准的要求，并应在说明书中详细说明相关选配和配对使用设备的使用方法。

（九）同一注册单元内注册检验代表产品确定原则和实例

1. 典型产品应是同一注册单元内能够代表本单元内其他产品安全性和有效性的产品。

2. 建议考虑功能最齐全、结构最复杂、风险最高的产品。

产品组成中若含刀具，应考虑选取含结构、功能、性能最复杂的刀具部分的产品为典型产品。

3. 注册单元内各种产品的主要结构及组成、性能指标不能被某一产品全部涵盖时，则应选择涵盖结构及组成、性能指标最多的产品作为典型产品，同时还应考虑其它产品中未被典型产品所涵盖的性能指标，并应对差异部分及由差异部分引起的其他相关安全性和有效性变化的部分进行检测。

如申请注册的骨组织手术设备的产品类型既包括单一功能的骨组织手术设备，又包括多功能（含有钻、磨、铣、刨、锯等中两种或两种以上功能）的骨组织手术设备，且其两种型号产品中重合功能的主要性能指标一致，可作为同一注册单元，但设计为多功能的产品应作为典型产品。

由于影响电磁兼容性试验结果的不确定因素较多，电磁兼容性试验中的典型产品应根据产品的实际设计情况进行确认。

（十）产品生产制造相关要求

1. 应当明确产品生产工艺过程

工艺过程可采用流程图的形式，并说明其每道工序的操作说明及接收和放行标准，同时对过程控制要点进行详细说明，应重点关注刀具的生产工艺控制流程。

2. 生产场地

应详细说明产品生产场地地址、生产工艺布局、生产环境要求及周边情况。有多个研制、生产场地，应当概述每个研制、生产场地的实际情况。

（十一）产品的临床评价细化要求

依据《医疗器械监督管理条例》（国务院令第680号）、《医疗器械注册管理办法》（国家食品药品监督管理总局令第4号）和《关于发布免于进行临床试验的第二类医疗器械目录的通告》（国家食品药品监督管理总局通告2014年第12号，以下简称《目录》），骨组织手术设备免于进行临床试验，但需按照《关于发布医疗器械临床评价技术指导原则的通告》（国家食品药品监督管理总局通告2015年第14号）的规定提供临床评价资料，具体如下：

1. 提交申报产品相关信息与《目录》所述内容的比对资料，对比的内容应能说明属于《目录》中的产品。

2. 提交申报产品与《目录》中境内已上市同品种医疗器械的比对说明，比对说明应当包括《申报产品与目录内境内已上市同品种医疗器械比对表》和相应支持性资料。

提交的上述资料应能证明申报产品与《目录》所述的产品具有等同性。

若申请注册的产品在结构组成、性能要求、制造材料、适用范围等方面与对比产品有一定的差异（例如，产品组成中增加了冲洗冷却单元、负压吸引装置和特定电源部件等），则注册申请人应详细说明这些差异，并提交证明资料说明这些差异不影响等同性，同时说明差异是否会形成新的产品安全性和有效性的风险。若这种差异可能形成新的影响产品安全性和有效性的风险，则注册申请人应视风险严重程度补充临床评价资料或临床试验资料。

（十二）产品的不良事件历史记录

据国家食品药品监督管理总局药品评价中心提供的信息，从2010年1月1日至2015年5月4日，骨组织手术设备产品可疑不良事件报告共63例，均为严重报告。具体表现详见下表（表4）。

表4　不良事件统计一览表

事件序列	故障表现	例数
钻头故障	钻头停钻	11
	钻头卡死	6
	钻头损坏	3
	钻头不灵敏	1
	钻头部件滑落	1
	钻头抖动	1
	钻头断裂	1
	钻头发烫	1
	钻头卡滞	1
	钻头老化	1
锯片故障	锯片折断	2
	骨锯停滞	1
刀片其他故障	刀头保护套损坏	1
	刀头断裂	1
	刀头损坏	1
	旋转无力	1
	刀头无法运转	1

续表

事件序列	故障表现	例数
电机故障	电机过载	1
	电机损坏	1
	马达漏气	1
	动力不足	2
	异常震动	1
超温	软轴过热	1
	手柄发热	1
报警故障	报警失灵	1
	机箱短路报警	1
机械故障	电源线断裂	1
	轴杆断裂	2
	零件无法固定	1
	功能切换失灵	1
	弹簧失灵	1
电气故障	脚踏开关失灵	2
	无法充电	1
	接触不良	1
说明书不完整	描述不详	6
外包装不完整	包装破损	1
生物相容性	患者发痒	1

（十三）产品说明书和标签要求

1. 产品说明书

产品说明书一般包括使用说明书和技术说明书，两者可合并。产品说明书和标签应当符合《医疗器械说明书和标签管理规定》（国家食品药品监督管理总局令第6号）、GB 9706.1—2007、YY/T 0752—2009、YY 0904—2013、YY 0505—2012 的规定。

医疗器械说明书和标签的内容应当真实、完整、准确、科学，并与产品特性相一致。医疗器械标签的内容应当与说明书有关内容相符合。医疗器械说明书和标签文字内容必须使用中文，可以附加其他文种。中文的使用应当符合国家通用的语言文字规范。医疗器械说明书和标签的文字、符号、图形、表格、数字、照片和图片等应当准确、清晰、规范。

1.1 说明书的内容

使用说明书内容一般应包括《医疗器械说明书和标签管理规定》中第十条规定的内容。

使用说明书还应包括 GB 9706.1—2007 中 6.8.1 和 6.8.2 的内容。

技术说明书内容一般包括概述、组成、原理、技术参数、规格型号、图示标记说明、系统配置、外形图、结构图、控制面板图，必要的电气原理图及表等。

技术说明书还应包括 GB 9706.1—2007 中 6.8.3 的内容。

1.2 使用说明书审查一般关注点

1.2.1 产品名称、型号、规格、主要结构、性能与组成应与产品技术要求内容一致；产品的适用范围应与注册申请表、产品技术要求及临床试验资料（若有）一致。

1.2.2 生产企业名称、注册地址、生产地址、联系方式及售后服务单位应真实并与"医疗器械生产许可证"、"企业法人营业执照"一致；"医疗器械生产许可证"编号、医疗器械注册证编号、产品技术要求编号位置应预留。

1.3 使用说明书审查重点关注点

1.3.1 工作条件限制

应提醒注意由于电气安装不合适而造成的危险；

提醒清洁、消毒并在室内充分换气后，再接通骨组织手术设备电源，例如：在手术室内残留易燃性气体而通电时，可能产生爆炸和火灾；

该设备与其他设备间潜在的电磁干扰或其他干扰的相关信息，以及有关避免这些干扰的建议。

1.3.2 产品结构及其工作原理

审查产品的适用范围和主要功能结构是否明确；

所有配件、附件，特别是刀具的名称和型号是否准确、完整。

1.3.3 产品的性能指标

审查产品性能指标是否被产品技术要求所涵盖；

主要性能及参数是否准确、完整。

1.3.4 安装及调试

审查产品安装及调试的负责方是否明确（即是否上门安装调试）；

需要用户自行安装部分（如可拆卸配件）的安装、调试方法及其注意事项是否明确；

长期停用后的使用前检查和检修程序是否准确、合理；

熔断器及其他可更换部件和附件的更换方法。

1.3.5 可靠工作所需必要内容的说明

审查使用前的检查和准备程序是否详细、准确；

运行过程中的操作程序、方法及注意事项；

防护功能的详细说明；

停机方法及注意事项；

对操作者的培训要求等。

1.3.6 保养及维护

审查是否明确了日常保养及维护的方法和周期；

设备的保养和维护方法。与患者直接接触的刀具的正确使用、清洗、消毒、灭菌和防护的详细方法，包括预防性检查和保养的方法与周期，必要时规定合适的消毒剂，并列出这些设备部件可承受的温度、压力、湿度和时间的限值。带电源线的不可分离手机的清洁、消毒和防护的详细方法。

对于电池供电的设备应明确说明电池不能自动地保持在完全可用的状态，应提出警告，规定应对该附加电池进行定期检查和更换；应说明电池规格和正常工作的小时数；

电池长期不用应取出的说明；可充电电池的安全使用和保养说明。

1.3.7 安全注意事项

审查是否明确异常情况下的紧急处理措施；

特殊情况下（停电、意外移动等）的注意事项；

可能出现的误操作及误操作可能造成的伤害；

如使用其它配件或材料会降低最低安全性，对被认可的附件、可更换的部件和材料加以说明；

对不能保持在完全可用状态的电池电源的警告；

安全使用期限；与主机安全使用期限不一致的配件的使用期限；

不可与患者或使用者直接接触部分的提示等内容。

1.3.8 对设备所用的图形、符号、缩写等内容的解释，

如：所有的电击防护分类、警告性说明和警告性符号的解释，特别是操作及控制部件附近特殊符号的说明。

1.3.9 故障的分析与排除

审查可能出现的故障及对故障原因的分析，特别是使用中如果发生异常声响、操作失灵、骨组织手术设备损坏、手机不受控制等故障情况；

明确需要生产单位排除的故障和使用者排除的故障；

需要使用者排除的故障的排除方法等。

1.4 说明书的特殊要求

1.4.1 应至少声明设备所配置手机输出的以下参数：

1.4.1.1 标称力矩、额定转速或频次、工作行程（若适用）；

1.4.1.2 夹持力。

1.4.2 应声明设备的适用范围。

1.4.3 应对防护功能作详细说明，例如：颅骨钻孔的开颅自停功能、往复锯、铣刀对非切除组织的自停防护功能、磨头的防脱功能等的详细说明。

1.4.4 应有对设备操作者的培训要求。

2. 标签、标记和提供信息的符号

2.1 应符合 YY/T 0466.1—2009 的要求。

2.2 参照标准 GB/T 191 进行审查，说明书上应有相关标志的图示说明。

（十四）产品的研究要求

1. 产品性能研究

应当提供产品性能研究资料以及产品技术要求的研究和编制说明，包括功能性（如报警功能、过载保护功能）、安全性指标以及与质量控制相关的其他指标的确定依据，所采用的标准或方法、采用的原因及理论基础。

2. 生物相容性评价研究

应对产品中与患者直接接触的材料（例如刀具）的生物相容性进行评价。生物相容性评价根据《医疗器械生物学评价 第 1 部分：评价与试验》（GB/T 16886.1—2011）进行。生物学评价过程中应当注重运用已有信息（包括材料、文献资料、体外和体内试验数据、临床经验）。当需要进行生物学评价试验时，应当由国家食品药品监督管理总局认可的、并具有相应生物学评价试验资质的医疗器械检测机构进行。

生物相容性评价研究资料应当包括：

（1）生物相容性评价的依据和方法。刀具应至少考虑细胞毒性、迟发型超敏反应、皮内反应。

（2）产品所用材料的描述及与人体接触的性质。

（3）实施或豁免生物学试验的理由和论证。

（4）对于现有数据或试验结果的评价。

3. 灭菌/消毒工艺研究

（1）终端用户灭菌：应当明确推荐的灭菌工艺（方法和参数）及所推荐的灭菌方法确定的依据；对可耐受两次或多次灭菌的产品，应当提供产品相关推荐的灭菌方法耐受性的研究资料。

（2）残留毒性：如灭菌使用的方法容易出现残留，应当明确残留物信息及采取的处理方法，并提供研究资料。

4. 产品有效期和包装研究

（1）有效期的确定：应当提供产品有效期的验证报告。

（2）应当提供刀具等有限次使用部件的使用次数验证资料。

（3）包装及包装完整性：在宣称的有效期内以及运输储存条件下，保持包装完整性的依据。

5. 软件研究

参见《医疗器械软件注册申报资料指导原则》（国家食品药品监督管理总局通告 2015 年第 50 号）的相关要求。

三、审查关注点

（一）审查产品名称时应注意产品名称中不应包含产品型号、规格，如：××××型骨组织手术设备。

（二）审查产品结构组成时应注意不同型号产品的刀具配件类型，在产品技术要求和说明书中应列明不同型号产品的刀具配件类型及附加配件，并对关键部件的类型进行限定。

（三）审查产品技术要求时应注意性能指标和检验方法是否执行了 GB 9706.1—2007、YY/T 0752—2009（网电源供电设备适用）和 YY 0904—2013（电池供电设备适用）的要求，是否引用了适用的强制性标准和推荐性标准。

（四）说明书中产品的适用范围是否明确，与临床试验结果是否相符；必须告知用户的信息和注意事项是否准确、完整，外部标识是否符合相关的要求。

（五）产品的主要风险是否列出，并通过风险控制措施使产品的安全性在合理可接受的程度之内。

四、产品名称的修改说明

为保持技术审查指导原则与现行标准的适应性和一致性，将原"手术动力设备"更改为"骨组织手术设备"。此类产品的主要性能指标以 YY/T 0752—2009《电动骨组织手术设备》和 YY 0904—2013《电池供电骨组织手术设备》为依据进行修订。

五、编写单位

重庆市食品药品监督管理局和重庆医疗器械质量检验中心。

放射治疗器械

10 质子碳离子治疗系统临床评价注册技术审评指导原则

（质子碳离子治疗系统临床评价技术审查指导原则）

本指导原则旨在为申请人准备质子/碳离子治疗系统临床评价提供具体建议，并规范治疗系统临床评价资料的技术审评要求。

本指导原则是对质子/碳离子治疗系统（以下简称治疗系统）临床评价的一般要求，申请人应依据治疗系统的特性对临床评价资料的内容进行充实和细化。申请人还应依据治疗系统的特性确定其中的具体内容是否适用，若不适用，需阐述理由及相应的科学依据。

本指导原则是供申请人和审查人员使用的指导文件，不涉及注册审批等行政事项，亦不作为法规强制执行，如有能够满足法规要求的其他方法，也可以采用，但应提供详细的研究资料和验证资料。应在遵循相关法规的前提下使用本指导原则。

本指导原则是在现行法规、标准体系及当前认知水平下制定的，随着法规、标准体系的不断完善和科学技术的不断发展，本指导原则相关内容也将适时进行调整。

一、范围

本指导原则适用于质子/碳离子治疗系统，属于《医疗器械分类目录》（2002年版）医用高能射线设备，类别代号为6832；《医疗器械分类目录》（2017年版）05放射治疗器械，一级产品类别：01放射治疗设备，二级产品类别：02医用轻离子治疗系统。治疗系统主加速器类型为同步加速器或回旋加速器。其他类似的粒子束治疗系统应参照本指导原则的相关内容。

二、基本要求

（一）临床评价总则

1. 一般原则

医疗器械临床评价是指申请人通过临床文献资料、临床经验数据、临床试验等信息对产品是否满足使用要求或者适用范围进行确认的过程。

临床评价应对产品的适用范围（如适用人群、适用部位、与人体接触方式、适应症、疾病的程度和阶段、使用要求、使用环境等）、使用方法、禁忌症、防范措施、警告等临床使用信息进行确认。

2. 临床评价人员资质要求

临床评价应由有资质的人员进行。申请人可通过资格证书或经验证明材料等说明选择的评价人员是合适的。

一般来说质子/碳离子治疗系统的临床评价人员应具备以下知识：

（1）质子/碳离子治疗系统及类似设备的技术知识及相关经验。

（2）质子/碳离子治疗设备的临床应用经验，熟悉相关治疗方法、适应症、禁忌症等。

（3）临床评价的相关研究方法（如：临床试验设计方法、文献检索方法、统计学方法、疗效评价方法等）。

3. 临床评价过程

（1）确定待评估设备的技术特点、预期用途。

（2）搜集与该设备及其预期用途相关的可用数据（包括临床数据和非临床数据）；产品上市前数据，上市后数据；境内数据、境外数据等。

（3）依据数据对设备安全性和有效性进行评估。

（4）对所有数据进行汇总，形成待评估设备临床安全性和有效性评估结果的结论。

（二）产品综述信息

申请人应对申报产品进行简要介绍，对预期临床使用安全性、有效性有直接影响的性能参数和特征应详细介绍。包括：

1. 粒子种类、束流配送方式（扫描束或散射束）、机架类型（旋转机架、固定机架、眼束机架等）、机架旋转范围、固定机架角度。

2. 能量范围、射程范围、照射野范围、剂量率、束斑范围、半影宽度、束流位置精度。

3. 治疗方式。

4. 治疗计划：患者解剖模型生成方式、剂量优化及计算方法、生物剂量模型、RBE值的确定依据。

注：不同碳离子治疗设备的生物剂量模型不同，应特别关注其确定的依据。

5. 呼吸门控和/或其他人体器官运动管理方式。

6. 图像引导（具体成像方式），患者位置验证措施。

7. 特殊治疗技术（例如眼部治疗）等。

（三）各国上市信息综述

申报产品在各国上市时间、累积销售量、累计治疗病人数量、治疗的肿瘤部位、肿瘤类型、治疗效果、不良反应情况（重点关注与产品技术/故障/误操作相关的不良事件）等信息。

（四）适用范围及临床使用相关信息

申请人应在产品适用范围中明确申报产品的具体功能、预期用途、适用人群、适用部位等，并明确其绝对禁忌症、相对禁忌症及相关的使用限制。

关注以下内容：

1. 设备的性能和功能（如图像引导、定位精度等）是否能达到开展少分割大剂量治疗或小野单次大剂量治疗的要求。

2. 是否配备运动管理系统。

3. 适用的疾病种类：恶性肿瘤、良性肿瘤、功能性疾病、动静脉畸形等。

4. 适用的部位（头颈、胸、腹、脊柱、盆腔、四肢等），某些特殊部位（如：眼部治疗）。

5. 如果用于儿童治疗，应在使用说明书中说明：临床使用单位需要遵守关于儿童治疗资质的要求。

（五）申报产品和同品种产品的对比分析

1. 总体原则

确定要进行对比的同品种产品（包括制造商、产品名称、型号、安装地点、上市时间等），同品种产品可以选择一个或多个，将申报产品与每一个同品种产品进行对比，证明二者之间基本等同。

与同品种产品进行对比的项目均应包括但不限于《医疗器械临床评价技术指导原则》附 2 列举的项目，对比内容包括定性和定量数据、验证和确认结果，应详述二者的相同性和差异性，对差异性是否对产品的安全有效性产生不利影响，应通过申报产品自身的数据进行验证和/或确认，如申报产品的非临床研究数据、临床文献数据、临床经验数据、针对差异性在中国境内开展的临床试验的数据等。

对于申报产品和同品种产品的差异：应有充分的证据（包括临床试验信息）证明申报产品这些不同的技术特性不劣于同品种产品的安全性和有效性。这些差异在本质上不会增加潜在伤害、形成新的安全性问题、增加无效治疗的可能性。

申报产品与拟对比产品的适用范围、工作原理、结构设计、生产工艺、主要功能、性能指标、软件核心功能等有较大临床相关的差异时，不能作为同品种产品进行对比。包括但不限于以下情况：

适用范围不同，如全身治疗系统和用于身体某部位治疗的专用系统，不能作为同品种产品进行对比。

粒子种类不同，如质子治疗系统和碳离子治疗系统，不能作为同品种产品进行对比。

束流配送方式不同，如扫描束和散射束不能作为同品种产品进行对比。

机架旋转/固定方式不同，如固定机架和旋转机架不能作为同品种产品进行对比。

性能指标差异较大，如粒子束能量差异较大，不能作

为同品种产品进行对比。

软件核心功能差异较大，临床相关的算法不同（如，对剂量计算，生物学模型，运动管理等造成影响），不能作为同品种产品进行对比。

以下情况应进行临床试验：

（1）过去没有在中国境内注册过质子/碳离子治疗设备，所申请注册的设备是企业在中国境内上市的首款设备，没有在中国境内进行过任何临床试验，应通过临床试验来获得临床适用证据。

（2）设备采用新的工作原理和结构设计，属于创造性的全新设备，国内市场上没有与之类似的上市设备。

（3）设备的临床适用范围增加了，在原有的基础上开发了新的临床应用领域。

（4）设备采用了新的关键器件，该器件具有新的技术特性，其对设备的临床应用和操作产生了较大的影响。并且这种器件没有充分的临床验证。

（5）采用了全新的操作方法，如果缺乏完整的可用性工程设计文件档案，有必要经过临床应用试验来验证其设计的可用性（usability）。

（6）实验室检测无法确认安全和有效的设备功能，如果这种功能是新的，没有以往的临床经验，则必须通过临床试验数据来说明。

临床试验具体要求见附录。

2. 对比分析关注的内容

（1）技术指标对比分析

参照《质子/碳离子治疗系统技术审查指导原则》表 1 技术指标对比表的内容进行对比。除表 1 内容外，还应对比治疗方式（例如：点扫描、均匀扫描、单散射、双散射、单次大剂量、少分割大剂量等）、运动管理方式、患者位置验证方式等差异对临床使用的影响（包括安全性和有效性两方面）。

（2）治疗计划对比分析

与同品种产品比较，需考虑的重点有：治疗计划的剂量计算值和实际测量值的差异、剂量计算模型、生物剂量模型［碳离子需特别关注生物等效剂量模型、RBE 值（relative biologic effectiveness，相对生物学效应）的差异］、模型的局限性（如：移动目标管理等）。

对比内容包括但不限于上述项目，对比内容包括定性和定量数据、验证和确认结果。

3. 证明差异不对产品的安全性和有效性产生不利影响的支持性资料

包括非临床资料和临床数据资料两方面。

（1）非临床资料：辐射安全测试、性能测试验证资料（功能模块测试验证资料）、剂量分布特性资料、准直器性能测试、生物相容性评价资料、生物等效剂量测试资料等。

（2）临床资料：临床研究资料、临床文献资料、投诉和不良事件数据、与临床风险相关的纠正措施等。

注：按照《食品药品监管总局关于执行医疗器械和体外诊断试剂注册管理办法有关问题的通知》（食药监械管

〔2015〕247号）第六条要求，如使用了同品种医疗器械的生产工艺、临床数据等资料，申请人应提交同品种医疗器械生产工艺、临床数据等资料的使用授权书。

（六）临床数据收集

申报产品和同品种产品的临床试验或临床使用获得的数据可来自中国境内和/或境外公开发表的科学文献和合法获得的相应数据，包括临床研究数据、临床文献数据、临床经验数据、投诉和不良事件数据（重点关注：与产品技术/故障/误操作相关的不良事件）和与临床风险相关的纠正措施数据等。申请人可依据产品的具体情形选择合适的数据来源和收集方法。

1. 临床研究数据

应搜集申报产品、同品种产品所有相关的临床研究数据。

申报产品或同品种产品在原产国上市前进行的临床试验资料，上市后为确定产品的安全性或有效性（例如：某类疾病的治疗效果）进行的临床试验资料，应提交伦理委员会意见、临床试验方案和临床试验报告。

2. 投诉和不良事件数据

申请人应收集包括申请人建立的投诉和不良事件资料库，以及各国监管机构发布的不良事件资料库中相应不良事件数据，如国家食品药品监督管理总局发布的《医疗器械不良事件信息通报》《医疗器械警戒快讯》，美国食品药品管理局申请人与用户机构设备使用数据库（MAUDE），英国医疗器械警报（MDA）等。

申请人需提供申报产品及同品种产品医疗器械投诉及不良事件相关情况总结。对投诉和不良事件发生的原因进行归类，并分析各类别事件发生的原因、频次、严重程度、和产品的关系、处理措施、处理结果等。对于严重不良事件，应以列表的形式提供所有事件描述、原因分析、处理方式、处理结果等具体信息。

3. 与临床风险相关的纠正措施数据（比如召回，公告，危险警告）

申请人应收集并提供申报产品和同品种医疗器械与临床风险相关的纠正措施（如召回、公告、警告等）的具体信息、采取的风险控制措施等信息。

召回的情况应描述召回的原因、级别、处理措施、处理结果等。

（七）文献检索要求

临床文献数据的收集应保证查准、查全。文献检索和筛选要素见《医疗器械临床评价技术指导原则》附5。在文献检索开展前，需制定文献检索和筛选方案，内容及格式见《医疗器械临床评价技术指导原则》附6。在文献检索和筛选完成后，需编制文献检索和筛选报告，内容及格式见《医疗器械临床评价技术指导原则》附7。临床文献的检索和筛选应具有可重复性。文献检索和筛选人员应当具有相应的专业知识和实践经验。

1. 数据库的选择

确定要检索的科技出版物数据库。建议选择只包含同行审核出版物的数据库，比如 PubMed、Cochrane Library、MEDLINE、EMBASE 等。

2. 检索时间的确定及依据

应确定检索的时间范围及依据，例如：申报产品在境外上市的时间，选择对比的产品的上市时间等。

3. 文献筛选标准/排除标准

文献检索后，需要确认无关的出版物，将其排除在评价之外。以下列举了相关出版物应符合的标准：

（1）出版物引用了临床数据（非实验室数据）。

（2）Meta 分析有更高的证据等级，应被优先纳入。

（3）仅限于用于人类的临床数据（非动物数据）。

4. 数据分级

申请人应在文献检索和筛选方案中说明临床证据分级的评价方法，例如：推荐、评估、发展和评价分级工作组（the grading of recommendations assessment、development and evaluation working group，GRADE）评价系统，牛津循证医学中心制定的证据水平评价标准，等等。

（八）数据分析

临床评价人员应全面评定搜集到的临床数据。某些文献的数据可能不适合证明产品的有效性，但仍有适合证明产品安全性的数据；反之亦然。

临床评价人员应评估临床数据中研究方法的科学合理性（例如，防止潜在的数据偏倚）、报告的结果和结论的正确性。应针对文献中所陈述的不利结果，分析造成这一结果的原因，是由于产品的作用还是由于其他因素的影响，例如：由于治疗方法差异，或联合使用药物的影响，或是由于偏倚。

建议将相关的临床数据进行分组和分析，从而总结出与待评估设备的安全性和有效性有关的信息。

1. 安全性考虑

治疗的总剂量、靶区外的剂量分布、定位精度、运动管理等对治疗的安全性有影响。

2. 有效性考虑

主要考虑：肿瘤类型和肿瘤生物学因素。

临床疗效主要与肿瘤的耐辐照度有关，取决于实施的剂量。

3. 分组分类方法举例

质子治疗和碳离子治疗的数据应分别进行汇总分析。

（1）按解剖部位分析

使用质子/碳离子治疗系统治疗患者时，治疗的安全性、有效性和治疗剂量及肿瘤解剖部位有关。在进行临床数据分析时应关注不同部位肿瘤的相关影响因素，关注重要危及器官的耐受性及毒副反应情况，关注定位精度、固定装置、运动管理系统等对治疗的影响。

（2）将患者按年龄分组

例如：按儿童、成人等进行分组讨论。

国际肿瘤学界公认，对儿童进行质子放射治疗，取得了较好的治疗效果。但质子治疗用于儿科患者治疗，因涉及麻醉等技术，使用单位应具备展开儿童治疗的专业资质。

由于目前碳离子治疗设备较少、加之儿童病人较少等原因，碳离子治疗用于儿科患者的文献较少。碳离子治疗用于儿科患者尚需进一步研究。

临床数据分析时需关注质子/碳离子用于儿童治疗的使用情况。

（3）按使用的不同治疗方法、治疗技术分类

例如：少分次大剂量、单次小野大剂量、调强技术、扫描束、散射束、运动追踪管理方法等。

随着精确放疗技术的发展，图像引导技术、调强技术对肿瘤的精准治疗起到了至关重要的作用。考虑到不同肿瘤的放射生物学特性，少分次大剂量治疗的疗效对某些肿瘤有一定优势，但对治疗系统的硬件要求较高，系统的综合定位精度、图像引导技术、患者固定方法等应能达到相应的要求才能实现少分次大剂量治疗。某些脑部良性病变的治疗需要单次小野大剂量治疗技术，对治疗系统提出了更高的要求。临床数据分析过程可结合产品特性按上述治疗方法、治疗技术分类分析讨论。

（4）按肿瘤放射敏感性分类

例如：普通肿瘤、辐射抗拒肿瘤。

通常质子/碳离子治疗在不增加正常组织剂量的前提下，可以适当提高治疗的总剂量，对于辐射抗拒肿瘤来说，有一定优势。临床数据分析过程中应特别关注。

（5）按毒性种类分类

例如：急性毒性、亚急性毒性、慢性毒性，不同部位的毒性反应情况。

（6）其他合适的分类方法

（九）结论

临床评价报告应得出下述结论：待评价设备符合申请人的预期需求，其临床获益大于临床安全性风险，相关风险和副作用是可接受的。

如果申请人的临床证据尚不充足，无法得出上述评价结论，则应获得更多的临床数据，例如进行临床试验（临床试验要求见附录），或扩大文献检索范围、继续搜集临床使用获得的数据等。在这种情况下，临床评价是一个不断循环和迭代的过程。

三、名词解释

3个月内死亡：患者质子或碳离子放射治疗结束后，3个月之内死亡。

3个月内死亡率：实施质子或重离子放射治疗的患者，3个月内死亡的患者数占同期质子或重离子放射治疗患者总数的比例。

四、参考文献

1.《医疗器械监督管理条例》（国务院令第 680 号）

2.《医疗器械注册管理办法》（国家食品药品监督管理总局令第 4 号）

3.《医疗器械临床试验质量管理规范》（国家食品药品监督管理总局、中华人民共和国国家卫生和计划生育委员会令第 25 号）

4.《医疗器械临床评价技术指导原则》（国家食品药品监督管理总局通告 2015 年第 14 号）

5. 关于公布医疗器械注册申报资料要求和批准证明文件格式的公告（国家食品药品监督管理总局公告 2014 年第 43 号）

6. 关于发布《医疗器械临床试验伦理审查申请与审批表范本》等六个文件的通告（国家食品药品监督管理总局通告 2016 年第 58 号）

7. 国家卫生计生委办公厅关于印发造血干细胞移植技术管理规范（2017 年版）等 15 个"限制临床应用"医疗技术管理规范和质量控制指标的通知（国卫办医发〔2017〕7 号）

8. GHTF SG5 N2R8：2007 Clinical Evaluation

9. MEDDEV. 2. 7. 1 Rev. 4 Guidelines On Medical Devices Clinical Evaluation：A Guide For Manufacturers And Notified Bodies，June 2009

附录 质子/碳离子治疗系统临床试验要求

一、总则

质子/碳离子治疗系统临床试验（以下简称临床试验），是指在具备相应条件的临床试验机构中，对拟申请注册的质子/碳离子治疗系统在正常使用条件下的安全性和有效性进行确认或者验证的过程。

临床试验应当遵守依法原则、伦理原则和科学原则，尽可能保障受试者以及相关人员的安全，有充分的科学依据和明确的试验目的。临床试验全过程应按照《医疗器械临床试验质量管理规范》的要求进行，包括方案设计、组织实施、监查、核查、质量控制以及数据的采集、记录、分析总结和报告等。

二、临床试验前的准备

临床试验前应按照《关于医疗器械临床试验备案有关事宜的公告》（国家食品药品监督管理总局公告 2015 年第 87 号）要求备案。

质子/碳离子治疗系统和治疗计划系统在进行临床试验前应通过验收，满足临床治疗使用要求。

治疗室内所有与质子/碳离子治疗相关的医疗设备，如影像定位系统等，均应通过验收测试，符合临床治疗使用要求。

碳离子治疗系统应提供生物剂量模型、RBE 值确定的

依据，例如动物实验资料等。

三、临床试验医疗机构要求

临床试验医疗机构相关要求应符合《医疗器械监督管理条例》《医疗器械注册管理办法》和《医疗器械临床试验质量管理规范要求》。

参与临床试验的医疗机构和相关人员的要求应符合国卫办医发〔2017〕7号附件13的要求。

临床试验医疗机构在制定临床试验方案时，参与人应包含放疗临床专家、医学物理专家、统计学专家等。

四、临床试验方案设计

（一）临床试验的目的

临床试验方案中应明确临床试验的目的，明确安全性评价和有效性评价预期要达到的目标。

（二）临床试验设备及相关治疗技术要求

不同束流配送方式、不同机架旋转/固定方式、不同治疗室、不同治疗角度、不同粒子种类的束流以及相关的治疗技术（如适形、调强、运动管理等技术）均应在临床试验中得到使用和验证。

（三）临床试验方法选择

推荐采用前瞻性随机对照临床试验，也可根据具体情况采用单组目标值法。

如采用单组目标值法，应提供目标值确定的依据。同时要注意单组目标值法有着很大的局限性，其主要缺陷是难以从设计上控制偏倚。另外，单组目标值法采用的是历史信息对照，受时间、空间等的限制，产生目标值的对照人群与参加本次试验的受试者人群可能来自不同的总体；因此，除试验因素外，可能影响试验结果的因素众多，如：人口学特征、疗效评价标准、治疗技术、疾病分期或亚型、疾病严重程度、伴随用药和观察条件等，致使试验组和历史信息对照组可比性差；还有一些潜在的、非常重要但未被认知的或无法测量的预后因子也可能影响试验结果。另一方面，由于缺乏同期平行对照，难以对不良事件与产品的相关性以及不良事件发生率等进行科学的评价。正是由于上述单组目标值法的局限性，选择单组目标值法时应极为审慎。在方案设计阶段应与临床专家和生物统计学家进行充分沟通，达成共识后方能进行单组目标值临床试验。

（四）临床试验的观察终点和评价标准

临床试验应明确观察终点，质子/碳离子治疗系统临床试验的观察终点分为安全性和有效性两类。

临床试验应同时观察安全性和有效性，观察时间至少为放疗结束后3个月。

建议采用最新版放射肿瘤学常用评价标准作为临床试验的评价标准。如常见不良事件评价标准（CTCAE）、美国肿瘤放射治疗协作组织放射损伤评分标准可以作为安全性评价标准。实体肿瘤疗效评价标准（RECIST、PERCIST）等可以作为有效性的评价标准。

（五）病种覆盖范围

临床试验适应症范围应涵盖拟装机的医疗机构上市后计划开展治疗的相关病种（或部位）。建议关注质子/碳离子治疗有优势的病种。

按部位分：应包含头、颈、胸、腹、脊柱、盆腔的肿瘤。

病种选择：应尽可能均匀分配各部位、各病种的肿瘤。

（六）受试者入组标准

临床试验必须有明确的入组标准，设定入组标准时应考虑以下各方面：

1. 适应症：应选择有质子/碳离子放疗适应症的受试者参与。

2. 同期治疗：不推荐同期其他治疗，如有其他治疗应间隔至少1个月。

3. 受试者年龄：18岁~80岁。

4. 受试者状况评价：体力状况、脏器功能经医生评价后，判断可以耐受质子/碳离子放疗者。

（七）受试者排除标准

临床试验方案必须有明确的排除标准，应剔除质子/碳离子放疗风险大的受试者（考虑可能影响临床试验疗效和安全性评价的因素）以及不能配合临床试验的受试者。

在入组临床试验前30天内参加过其他药物临床试验的患者应排除。

（八）受试者入组前的基线评价

受试者入组前应接受基线评价，以确定是否适合质子/碳离子放疗，并作为治疗中、治疗后疗效及不良反应评价的基础。基线评价应当包括对肿瘤的评价和患者器官功能的评价，前者目的在于明确肿瘤的性质和分期以确定合适的治疗方案，后者目的在于明确患者身体的基本状况以评价是否能够耐受质子/碳离子放疗。

（九）受试者的治疗方案

治疗方案的制定应当符合相关疾病的治疗原则，符合放射治疗规范，符合临床试验的伦理要求。质子/碳离子治疗方案可以参考其他同类设备已获得的经验来制定科学的剂量分割方案。

临床试验方案中应制定典型病种的治疗方案，包括粒子类型、靶区总剂量、剂量分割方案和危及器官的剂量限值等。病例报告表中应体现每一位受试者治疗的粒子类型、靶区总剂量、分次剂量、照射次数、剂量分割方案、危及器官剂量限值等。

五、临床试验安全性评价

应在临床试验方案中明确安全性的具体评价指标及采用的评价标准。

安全性评价包括急性和晚期毒性反应及不良事件两方面。应记录放疗期间和放疗后产生的任何不良事件，采用常见不良事件评价标准（CTCAE）、美国肿瘤放射治疗协作组织放射损伤评分标准进行分析、总结和报告。

临床试验期间和放疗结束后 3 个月随访期间内发生的不良事件用于安全性评价分析。

六、临床试验有效性评价

应当在临床试验方案中明确有效性的具体评价指标及采用的标准。

鉴于放疗的局部性特性，建议疗效评价以局部控制情况为主，根据疾病的不同，合理采用临床研究中通用的标准，如实体肿瘤疗效评价标准 RECIST、PERCIST。

有效定义为：CR + PR + SD。

完全缓解 CR、部分缓解 PR、疾病稳定 SD、疾病进展 PD。

肿瘤标志物变化、功能性成像参数变化应作为参考因素进行分析评价。

七、统计学考虑

（一）总体要求

临床试验方案中的统计学考虑应包含临床方案的设计、设计类型、样本量的计算参数、检验方法、检验水准等内容。

为了保证受试者的安全性和数据的完整性，建议采用中央登记系统入选受试者。

（二）样本量的要求

为确保临床试验的可靠性，应规定接受临床试验的最小入组样本量，最小样本量的计算应符合统计学原则。

考虑到临床试验过程中可能出现受试者脱落，在最小样本量基础上，需按照可能的预期脱落率增加受试者入组样本量。

应规定不同解剖区域受试者的最小入组样本量，并说明理由。由于放疗导致的不良反应的发生与解剖区域关系密切，在患者入组时，各部位的受试者应尽可能均衡分布。

应规定不同粒子种类、不同扫描方式（扫描束、散射束）、不同机架旋转/固定角度的最小入组样本量，并说明理由。

（三）有效性评价样本量计算

如果选择单组目标值试验，要求双侧显著性水平为 0.05，把握度应为 80% 或以上。

例如：

假设试验组预期有效率为 95%，目标值设为 80%，双侧显著性水平为 0.05，把握度 80%，根据统计学计算，需要入组 42 例受试者。考虑 10% 脱落，共需要 47 例受试者。

若 CTCAE 3 级急性毒性反应的比例超过 5% 或出现 4 级、5 级急性毒性反应，临床试验失败。

八、不良事件报告及应采取的措施

在临床试验过程中发生的任何不利的医学事件以及非预期的症状，包括异常的试验发现，均被定义为不良事件。

临床试验中的任何不良事件（包括 3 个月内死亡率），无论是否与质子/碳离子治疗系统相关，均需进行详细记录。记录内容包括受试者信息、不良事件类型、发生的时间、频率、严重程度、所处的治疗阶段（例如：治疗中第几天或治疗后第几天）、和质子/碳离子治疗系统的关系等，并对不良事件的原因进行综合分析，说明采取的处理措施、处理结果。

不良事件和质子/碳离子治疗系统的关系，可分为以下五类：肯定有关、很可能有关、可能有关、可能无关、无关。

九、临床试验受试者随访

所有受试者应在开展临床试验的医疗机构进行随访，临床试验结束后仍需进行定期随访。

不同疾病在临床试验方案中明确随访的频率及随访要求，以下作为参考：

（一）随访的时间和频率

放射治疗期间，至少每周观察并记录受试者情况；

放射治疗结束后至 6 个月，至少每个月随访 1 次；

放疗结束后 6 个月至 1 年，至少每 3 个月随访 1 次；

放疗结束后的第 2、3 年，至少每 6 个月随访 1 次；

放疗结束后的第 4、5 年，至少每 1 年随访 1 次。

（二）随访要求

受试者的随访应当包括安全性及有效性评价。

受试者的一般情况，建议使用国际通用的评分方法评价。

临床症状和体征的变化，应记录临床表现、肿瘤改善情况（影像学检查、实验室检验数据）等，并进行综合分析。

十、临床试验质量控制

临床试验质量控制应符合《医疗器械临床试验质量管理规范》要求。

应制定规范的临床治疗标准操作规程，治疗流程中病人摆位和体位配对要有标准操作流程和质量控制，并严格按照标准操作流程执行。

为保证临床试验的质量，可以组织独立于临床试验、并具有相应培训和经验的核查员对临床试验开展情况进行核查，评估临床试验是否符合试验方案的要求。

十一、临床试验方案的调整

临床实验方案一旦审查获批，一般不可调整。确需进行方案调整时，应符合《医疗器械临床试验质量管理规范》要求。

十二、临床试验方案的偏离

临床试验方案在执行过程中，通常不应该出现与临床试验方案的偏离。

放疗中出现每次中断1天，出现5次以上，或每次中断2天，出现2次以上的疗程中断视为方案偏离。

出现临床试验方案偏离时，须结合试验方案的设计及受试者中断放疗的实际情况，请相关专家就符合方案的数据集、安全数据集等进行评估。

发生因技术原因导致的预期治疗不能完成的情况，或因受试者拒绝继续治疗，无法获得所需要的数据等情况，所涉及的受试者的数据均应保留。

发生严重不良事件导致的受试者治疗必须停止的情况时，须重新评估临床试验是否能够按照计划继续执行。

十三、临床试验总结报告

参照《关于发布〈医疗器械临床试验伦理审查申请与审批表范本〉等六个文件的通告》（国家食品药品监督管理总局通告2016年第58号）中附件5《医疗器械临床试验报告范本》的要求编写临床试验报告。

临床试验总结报告提交之后仍需对治疗后6个月、1年、2年、5年的情况进行总结，包括受试者详细信息、病种、粒子类型、治疗剂量、副作用情况、肿瘤局控率、复发率、生存期和不良事件等，并和光子治疗效果进行对比，关注碳离子治疗的情况。

11 质子/碳离子治疗系统注册技术审评指导原则

（质子/碳离子治疗系统技术审查指导原则）

本指导原则旨在指导注册申请人对质子/碳离子治疗系统注册申报资料的准备及撰写，同时也为技术审评部门审评注册申报资料提供参考。

本指导原则是对质子/碳离子治疗系统的一般要求，申请人应依据产品的具体特性确定其中内容是否适用，若不适用，需具体阐述理由及相应的科学依据，并依据产品的具体特性对注册申报资料的内容进行充实和细化。

本指导原则是供申请人和审查人员使用的指导文件，不涉及注册审批等行政事项，亦不作为法规强制执行，如有能够满足法规要求的其他方法，也可以采用，但应提供详细的研究资料和验证资料。应在遵循相关法规的前提下使用本指导原则。

本指导原则是在现行法规、标准体系及当前认知水平下制定的，随着法规、标准体系的不断完善和科学技术的不断发展，本指导原则相关内容也将适时进行调整。

一、范围

本指导原则适用于质子/碳离子治疗系统，属于《医疗器械分类目录》医用高能射线设备，类别代号为6832。治疗系统主加速器类型为同步加速器或回旋加速器。其他类似的粒子束治疗系统可参照本指导原则的相关内容。

本指导原则不包含临床评价和临床试验的内容。

二、技术简介

质子/碳离子治疗系统，目前常见的有质子治疗系统、

碳离子治疗系统和质子/碳离子治疗系统。质子和碳离子的物理特性在于辐照剂量大量地沉积在组织内固定深度的狭窄Bragg峰，峰外溢出剂量较少，这为临床医生提供了一个在肿瘤区域照射剂量精确适形的工具，从而允许对肿瘤进行选择性外照射。

质子/碳离子治疗系统的常用种类划分情况：

（一）按粒子种类划分

质子治疗系统、碳离子治疗系统、质子/碳离子治疗系统。

（二）按主加速器种类划分

同步加速器、回旋（含同步回旋和超导回旋）加速器。

（三）按治疗机架种类划分

固定机架、旋转机架。

（四）按束流配送方式划分

扫描束、散射束。

注：除以上列出的情况外，若以后出现新的技术，例如激光等离子加速器系统、高梯度直线加速器系统等，应参照本指导原则相关的内容；同时应重点关注新技术的特点，提交和新技术安全性有效性相关的证明资料。

三、注册申报资料要求

（一）综述资料

制造商应提供对系统及其部件进行全面评价所需的基

本信息。产品的综述资料作为注册文件中一个单独的文件，应关注以下内容：

1. 产品概述

（1）申报产品的管理类别、分类编码及名称的确定依据。

（2）产品的型号规格、申请人、生产地址、具体安装地点。

（3）粒子种类、产生方式、工作原理、作用机理概述。

（4）系统基本参数

① 治疗室个数；

② 粒子种类、加速方式；

③ 机架类型（旋转机架或固定机架）、机架旋转范围、固定机架角度；

④ 束流配送方式（扫描束或散射束）、束流切换时间（不同治疗室切换时间、能量切换时间、粒子种类切换时间）、束流引出时间、流强范围、能量范围、射程范围、能量调节步长、能量调节方式、照射野范围、剂量率（辐照指定体积的时间）、束斑范围、半影宽度、束流位置精度；

⑤ 设备参考点位置、虚拟源到设备参考点的距离。

注：系统的基本参数应作为申请表附件单独提交，将体现在注册证书中。

（5）治疗方式：适形、调强等。

（6）涉及的其他技术：图像引导（具体成像方式）；呼吸门控和/或其他人体器官运动管理方式；特殊治疗技术（例如眼部治疗）。

（7）质子/碳离子治疗系统具体安装地点的总体布局结构图：包括各级子系统的布局；各子系统内设备的分布、具体位置；治疗室的布局、治疗室内各设备的布局；其他辅助设备的布局；各子系统和/或设备之间的物理连接/功能连接等。

2. 结构组成、工作原理、功能、性能和技术指标

（1）结构组成

质子/碳离子治疗系统通常可以分为三个一级子系统：加速器子系统、治疗子系统和与本系统配合使用的其他设备。

一级子系统又可以分为若干二级子系统，二级子系统又可以划分为下一级子系统，最后是组成子系统的若干设备。

对于同步加速器，加速器子系统通常包含：注入系统、中能传输系统、主加速系统、高能传输系统。

对于回旋加速器，加速器子系统通常包含：主加速器系统、能量选择系统、束流传输系统。

治疗子系统通常包含：旋转机架（或固定机架）、治疗头（扫描束或散射束）、图像引导系统、患者支撑系统、呼吸门控或其他运动管理系统、治疗控制系统、治疗记录与验证系统、患者转运系统。

与本系统配合使用的其他设备通常包含：激光定位系统、治疗计划系统、CT模拟定位系统。

申请人应提供质子/碳离子治疗系统的结构组成列表，列表中应分级描述设备的结构组成、关键部件等信息，列表形式见附录Ⅰ、附录Ⅱ。

注：1. 附录Ⅰ或附录Ⅱ列表中的产品组成（技术指标部分除外）应作为申请表附件提交。

2. 作为申请表附件提交的产品组成中治疗子系统内的以下组成部分应注明部件编号或部件型号，如果是外购部件应注明制造商和产品型号：机架、治疗头、多叶光栅、图像引导系统、患者支撑系统、呼吸门控或其他运动管理系统、患者转运装置、治疗记录与验证系统、治疗控制系统、激光定位系统、CT模拟定位系统、治疗计划系统。

3. 申请人可根据申报产品实际情况对附录Ⅰ、附录Ⅱ中的内容进行调整、增加或删减，同时应说明理由。

（2）工作原理、功能、性能和技术指标

按照附录Ⅰ或附录Ⅱ表格中产品组成的顺序提供各级子系统及组成设备的示意图、实物图片，及详细的文字描述。文字描述包括：粒子治疗系统的工作原理；各级子系统和子系统中设备的工作原理、在整个系统中的具体功能，和其他子系统/或设备之间的物理连接/功能交互；关键设备的设计原理、结构组成、材质、性能、技术指标等。

3. 预期使用环境

按照结构组成列表的顺序给出各子系统和/或设备的使用环境、工作条件（温度、湿度、电压、电源频率、功率、压力等）。

预期使用环境可根据具体情况描述至子系统级或设备级，有相同运行的条件的子系统或设备可统一描述。

4. 具体功能、适用范围、禁忌症

应明确质子/碳离子治疗系统的具体功能，如是否可实现立体定向治疗、是否可实现调强、是否有图像引导、是否可实现呼吸门控等功能。

制造商应根据质子/碳离子治疗系统的具体功能，确定其临床适用范围，并明确其绝对禁忌症和相对禁忌症。

5. 同类产品情况介绍

阐述同类产品（国内外已上市）或前代产品的信息。阐述申报产品和同类产品（或前代产品）在工作原理、结构组成、性能指标、治疗方式以及适用范围等方面的异同。阐述申报注册产品的研发背景和目的。对于同类产品，应当说明选择其作为研发参考的原因。可列表对申报产品和已上市同类产品的性能指标进行对比。

对比表格中至少应含以下内容（表1）：

表1 技术指标对比表

技术指标	申报产品	已上市同类产品
治疗室个数		
粒子种类		
加速方式		
机架类型		
机架旋转范围		
固定机架角度		
束流配送方式		
束流切换时间（不同治疗室切换时间、能量切换时间、粒子种类切换时间）		

续表

技术指标	申报产品	已上市同类产品
束流引出时间		
流强范围		
能量范围、射程范围		
能量调节步长		
能量调节方式		
照射野		
剂量率		
束斑范围		
半影宽度		
束流位置精度		
其他……		

6. 辅助设施

辅助设施不作为产品组成部分申报，但是其为质子/碳离子治疗系统的正常运转提供必不可少的条件。对于实现质子/碳离子治疗系统的功能，保障外围环境的辐射水平、保证系统的稳定性和可靠性等至关重要。辅助设施由制造商提供，或者由制造商对使用方提出要求。在综述资料中应对辅助设施的提供方及其具体要求进行介绍。

辅助设施通常包含公用设施系统（供电系统、供气系统、供水系统、通风系统等）、辐射防护系统（辐射屏蔽、安全联锁、辐射监测）两大部分，具体见下表（表2）。制造商可根据本公司产品具体情况对表中内容进行调整，同时应对表中各部分的内容做详细介绍。公用设施部分重点关注供电、供水、供气、通风系统的具体要求及如何保证系统正常运行。辐射防护系统重点关注其对防护墙的要求，如何降低外围环境辐射水平，辐射监测和安全联锁功能。

质子/碳离子治疗系统外围环境的辐射水平应在国家规定范围内，并由相应管理部门进行监测。

表 2　辅助设施组成部分

公用设施	供电及地线系统 （供电系统将外部电网的高压电转变成装置配电设备的组合）	低压配电柜 低压开关柜 UPS 电源 接地地线
	供水系统 （供水系统是水制备、水输运和温度流量监控设备的组合，主要为加速器大功率设备提供冷却内循环水）	内外循环水设备：冷却塔、水泵、水箱、阀门等 热交换设备：换热器、冷水机等 制水设备：纯水系统 监控设备
	通风系统 （通风系统包括进风口、排风口、送风管道、风机、降温及采暖、过滤器、控制系统以及其他附属设备在内的一整套装置）	空调设备 通风设备 监控设备

续表

公用设施	供气系统 （供气系统由供气端到用气端组成，主要包括高压气体制备设备、储气设备和监控设备等，主要为加速器中气动装置提供高压气源）	高压气体制备设备：空气压缩机、干燥机、过滤器、汽水分离器 储气设备：压力容器 监控设备：控制系统、压力表
辐射防护	辐射屏蔽 （为屏蔽束流输运以及治疗过程中产生的电离辐射而设计建造的建筑）	屏蔽体、防护门
	安全连锁装置 （为保证安全，在治疗中心专门设置的用硬连接的安全连锁保护系统）	报警显示设备 手动安全按钮 控制设备
	辐射监测系统 （为保障个人、公共场所和设备安全，针对粒子束治疗装置场所、外部环境以及工作人员进行剂量监测的系统）	场所监测：中子剂量仪、伽玛剂量仪等 环境监测：中子剂量仪、伽玛剂量仪等 个人监测：剂量计等

7. 其他需说明的内容

对于已获得批准的部件或配合使用的附件，应当提供批准文号和批准文件复印件；预期与其他医疗器械或通用产品组合使用的应当提供说明；应当说明系统各组合医疗器械间存在的物理、电气等连接方式。

外购部件/软件注册证书中的适用范围应包含其在本次申报注册产品中的应用。

（二）研究资料

1. 性能研究

产品性能研究资料以及产品技术要求的研究和编制说明，包括功能性、安全性指标（如电气安全与电磁兼容、辐射安全）以及与质量控制相关的其他指标的确定依据，所采用的标准或方法、采用的原因及理论基础。

引用的国家标准、行业标准中的不适用条款应逐个标准列表说明理由。

2. 产品设计开发资料

产品设计、开发、研制、生产过程的总体介绍和分级介绍。包括产品设计方案、产品主要组成部分的部件研制情况。新技术、关键技术问题的解决过程、采用的技术路线和方法、解决的过程及结果。

3. 产品需求分析和验证确认资料

产品的需求分析资料包括系统级、子系统级或设备级的产品需求规范。

产品验证确认资料是在产品设计的过程中实施的验证和采用的方法、设计改进措施和产品验证的结果。

关于需求分析、验证确认资料，加速器子系统可提供一级子系统的资料；治疗子系统除一级子系统的资料外，还应涵盖附录 I 列表中三级子系统的资料。例如旋转机架、治疗头、图像引导系统、激光定位系统、呼吸门控系统等的需求分析和验证确认资料都应体现在申报资料中。

4. 环境试验

医用电气设备应按照 GB/T 14710 的要求进行环境试验。若无法按照 GB/T 14710 要求进行环境试验，制造商应说明无法进行试验的详细理由，并说明预期使用环境、运输过程等如何保证产品的正常运行。

5. 生物相容性评价

对与患者和使用者直接或间接接触的材料的生物相容性进行评价。

生物相容性评价研究资料应当包括：

（1）生物相容性评价的依据和方法。

（2）产品所用材料的描述及与人体接触的性质。

（3）实施或豁免生物学试验的理由和论证。

（4）对于现有数据或试验结果的评价。

6. 软件研究

提供单独的软件描述文档，具体内容详见《医疗器械软件注册技术审查指导原则》。软件描述文档应涵盖本产品的全部软件（包括独立软件和软件组件）。加速器子系统需提供一级子系统的资料，治疗子系统的资料应细化至三级子系统，与本系统配合使用的其他设备：治疗计划系统、模拟定位系统的软件也应包含在描述文档中。

7. 产品的稳定性和可靠性研究

产品的稳定性和可靠性，在临床使用中至关重要，应采取措施保证产品的稳定性和可靠性。

（1）稳定性

应提交产品稳定性研究资料，并对如何保证产品上市后的稳定性作出规定，包括日常维护和质量保证程序等要求。

和产品稳定性相关的技术指标：引出流强稳定性、位置稳定性、能量稳定性、剂量稳定性等。

（2）可靠性

产品的可靠性主要包括以下三个方面：

耐久性：通过产品使用时的故障率和使用寿命长短反映。

可维修性：当产品发生故障后，能够很快很容易地通过维护或维修排除故障。例如：降能器的可维护性。

设计可靠性：这是决定产品质量的关键，由于系统的复杂性，以及人在操作中可能存在的差错和操作使用环境的种种因素影响，发生错误的可能性依然存在，所以设计的时候必须充分考虑产品的易使用性和易操作性。

制造商应提交质子/碳离子治疗系统的可靠性相关资料，包括耐久性、可维修性、设计可靠性等方面。

与产品可靠性相关的主要技术指标：开机率或有效供束时间、故障率。给出和产品可靠性相关的主要技术指标的确定依据。

8. 使用期限

（1）使用期限的研究资料

应提供质子/碳离子治疗系统使用期限的研究资料。关键部件、易损部件的使用期限可单独确定，并提供研究资料。

系统的使用期限与预期使用寿命、上市后的实际使用状态相关。预期使用寿命由使用环境、易损部件更换次数、设备故障状态、维护维修频率、经验数据等多种因素确定。制造商应对和预期使用寿命相关的多种因素进行综合研究，确定产品预期使用寿命。上市后的实际使用状态，例如使用频率、使用环境、使用方法、维护情况也会对系统的使用期限有影响，实际使用期限可能比预期使用寿命长或短。相关责任方应对和使用期限相关的各种因素进行综合考量，确定整个系统及关键部件、易损部件的使用期限。

（2）设备停产的相关规定

制造商应当根据质量体系的要求制定设备停产或淘汰后对市场已装机设备提供维修年限的方案。

① 客户沟通：对于计划停产或淘汰产品应向用户承诺提供技术支持服务及配件的时间。

② 备件库存期限：通知客户最后购置备件期限，并报废相关备件库存。

③ 文件和记录保存：根据产品记录保持政策和法规的要求，报废相关文件和记录。

9. 质量管理体系要求

制造商应按照 YY/T 0287—2003《医疗器械 质量管理体系法规要求》（IDT：ISO 13485：2003）建立质量管理体系，并保持其运行。产品的设计、开发、生产、安装、服务以及相关服务设计、开发和提供应符合质量管理体系要求。

10. 证明安全性、有效性的其他研究资料。

11. 外购设备

外购设备，如果是有注册证书的产品，并且注册证书中的适用范围包含在本次申报注册产品中的应用，可不再提交本节所要求的研究资料。否则，应按本节要求提交研究资料。

（三）生产制造信息

应当明确产品生产工艺过程，可采用流程图的形式，并说明其过程控制点。

有多个研制、生产场地，应当概述每个研制、生产场地的实际情况。

（四）产品技术要求

1. 质子/碳离子治疗系统的规格型号。

2. 全部软件明确软件的名称、型号规格、发布版本和完整版本命名规则。独立软件视为软件组件和控制型软件组件明确其计算平台的全部已知运行环境（包括硬件配置、软件环境和网络条件）。

3. 基本参数

（1）系统基本参数（见综述资料产品概述部分）

（2）患者支撑装置基本参数

承重、机械运动范围。

（3）患者转运装置基本参数

承重、移动方式（手动、电动）、机械运动范围。

（4）图像引导系统、激光定位系统、呼吸门控/运动追踪系统、多元限束装置、CT 模拟定位系统的基本参数见相应附录。

（5）其他配套支持设备基本参数。

4. 性能要求

（1）质子/碳离子治疗系统性能要求见附录Ⅲ。

（2）图像引导系统、激光定位系统、呼吸门控系统、多元限束装置、CT 模拟定位系统、治疗计划系统性能要求见相应附录。

（3）患者支撑系统性能要求

升降范围；

承重、刚度、运动控制精度要求见附录Ⅲ。

（4）患者输送装置性能要求

承重、移动速度、机械运动范围、运动控制精度。

（5）治疗控制系统软件要求

依据说明书明确软件全部临床功能纲要。

（6）治疗记录与验证系统要求

① 依据说明书明确软件全部临床功能纲要

② 依据说明书明确软件的使用限制

③ 明确软件的数据接口和产品接口

④ 明确软件的用户访问控制管理机制

⑤ 明确软件出错后数据保存与恢复能力

⑥ 明确软件在典型配置条件下完成典型临床功能所需时间

⑦ 明确软件运行所需的硬件配置、软件环境和网络条件

5. 电气安全要求

加速器子系统及其子系统内的设备应执行 GB 4793.1—2007《测量、控制和实验室用电气设备的安全要求 第 1 部分 通用要求》要求；如果执行其他标准要求（如机械电气标准、电源相关标准、通信设备相关标准等），应在检测时评估其适用性。

治疗子系统及子系统内的设备应执行 GB 9706.1—2007《医用电气设备 第 1 部分：安全通用要求》、GB 9706.15—2008《医用电气设备 第 1 部分：安全通用要求 并列标准：医用电气系统安全要求》等相关医用电气设备标准要求，具体见相关附录。

（1）质子/碳离子治疗系统电气安全要求见附录Ⅹ。

（2）图像引导系统、激光定位系统、呼吸门控、多元限束装置、CT 模拟定位系统、治疗计划系统安全要求见相应附录。

（3）治疗记录与验证系统应符合 YY 0721—2009《医用电气设备 放射治疗记录与验证系统的安全》要求。

6. 电磁兼容要求

质子/碳离子治疗系统整体应执行 YY 0505—2012《医用电气设备 第 1-2 部分：安全通用要求 并列标准：电磁兼容 要求和试验》和相应专用标准要求。

质子/碳离子治疗系统内的有源部件应执行 YY 0505—2012 或其适用的国家或国际电磁兼容标准要求，例如：GB 18268《测量、控制和实验室用的电设备 电磁兼容性要求 第 1 部分：通用要求》、GB 9254《信息技术设备的无线电骚扰限值和测量方法》等。

与质子/碳离子治疗系统基本性能直接相关的子系统、有源部件和辅助设备等必须执行 YY 0505—2012 要求。

7. 运行环境

应描述系统各子系统或组成部件的运行环境条件：包括电源条件、温度范围、湿度范围、压力范围。

运行环境（温度、湿度、压力）可根据具体情况描述至子系统级或设备级，有相同运行的条件的子系统或设备可统一描述。

电源条件应细化至有独立供电电源的设备，如有必要应细化至设备级。

8. 产品主要电气安全特征

（1）列出进行 GB 9706.1—2007 检测的所有部件的主要电气安全特征，包含以下内容：

① 按防电击类型分类

② 按防电击的程度分类

③ 按对进液的防护程度分类

④ 按在与空气混合的易燃麻醉气或与氧或氧化亚氮混合的易燃麻醉气情况下使用时的安全程度分类

⑤ 按运行模式分类

⑥ 设备的额定电压和频率

⑦ 设备的输入功率

⑧ 设备是否具有对除颤放电效应防护的应用部分

⑨ 设备是否具有信号输出或输入部分

⑩ 永久性安装设备或非永久性安装设备

⑪ 电气绝缘图：给出产品的电气绝缘图，并标明绝缘位置。

以表格形式写明不同绝缘位置的绝缘类型及相关实验参数（表3）。

表3 电气绝缘表

区域	绝缘类型	工作电压（V）	试验电压（V）	爬电距离（mm）	电气间隙（mm）
A	加强绝缘	a. c.	a. c.		
B	基本绝缘	a. c.	a. c.		
C					
D					
…					

（2）列出进行 GB 4793.1 检测的所有部件的主要电气安全特征，包含以下内容：

① 环境条件。

② 室内/室外使用、海拔高度、环境温度、不同温度条件下的环境湿度、电源电压波动、瞬态过压类别、额定污染等级。

③ 设备的类别：固定式、永久性连接式、便携式或手持式。

④ 电源条件：电源电压或电压范围、频率或频率范围、功率或电流额定值。

⑤ 电气绝缘图：给出产品的电气绝缘图，并标明绝缘位置。

以表格形式写明不同绝缘位置的绝缘类型及相关实验参数（表3）。

（五）检测要求

质子/碳离子治疗系统产品注册检测应由具有相应资质的医疗器械检验机构进行，质子/碳离子治疗系统应逐台进行注册检测。

1. 注册检测过程中需要注意的问题

（1）申报质子/碳离子治疗系统注册检测前应确定产品安装地点和计划，以便完成现场检测。

（2）分阶段检测

产品注册检测过程中，可以按照产品的安装调试进度，分阶段开展产品的注册检测工作。

① 部件检测：部件检测前应提供部件的物理位置图、电气连接图、部件的参数（电气信息、物理信息等）和关键元器件安全认证证书等。

所有独立供电的部件都应进行电气安全检测。

② 系统检测：系统检测前应提供系统结构图、设备电气连接图（包括电缆信息）、强弱电配电图（包括电缆信息）、安装建筑结构图等。

系统组成中的每个独立治疗室、每个治疗头都应进行检测。

（3）检测时其他需要提供的技术资料

应提供产品的技术说明书、使用说明书、现场检验文件（包含标准要求的技术数据、试验方法等）、必要的设计文件、风险分析报告和基本性能分析报告、产品的技术要求等。

（4）电磁兼容测试要求

质子/碳离子治疗系统整体电磁兼容测试在安装现场进行，系统内的部件测试应在实验室进行，但因体积、重量或特殊运行条件限制，测试也可在现场进行，应说明无法在实验室进行测试的原因。

2. 检测报告要求

（1）电气安全

应提供整个质子/碳离子治疗系统整体、加速器子系统和治疗子系统的电气安全检测报告。对于加速器子系统，应提供附录 I 中二级子系统的电气安全检测报告。对于治疗子系统、与本系统配合使用的其他设备，应提供三级子系统的电气安全测试报告。

（2）电磁兼容

应提供整个质子/碳离子治疗系统整体、加速器子系统和治疗子系统的电磁兼容检测报告。对于治疗子系统、与本系统配合使用的其他设备，应提供三级子系统的电磁兼容测试报告。

（六）风险评价资料

制造商应依据 YY/T 0316—2008 idt ISO 14971：2007《医疗器械 风险管理对医疗器械的应用》要求对产品进行风险管理。

注册申报时提交的风险评价资料应包含：所有产品有关的可能的危害及产生的风险的估计和评价，降低风险采取的措施，采取减缓措施后的剩余风险评价。所有剩余风险应全部达到可接受的水平。

对于所有可能的危险，针对所有主要系统功能，使用表4的危险矩阵进行评估。风险分析过程应对危害矩阵中与每一项主要系统功能相关的所有一般危害进行分析。表4中的一般危害为潜在的危害来源。一般危害和主要系统功能之间的关系显示为"＋"（有关）或"－"（无关）。必要时可对此矩阵内容进行调节。

（七）说明书

产品使用说明书应符合《医疗器械说明书和标签管理规定》及相关国家标准、行业标准的要求。应涵盖拟申报范围内所有组成部分的说明书和软件说明书。

说明书应包含技术说明、操作说明、维护说明三方面。

关注以下内容：

1. 治疗过程中，有关中子辐射的防护措施，应提示使用者特别注意。

2. 目前碳离子治疗设备较少、儿童病人较少，碳离子治疗用于儿科患者较少。制造商应提示使用者碳离子治疗用于儿科患者需进一步研究。

3. 制造商应提示使用者：质子碳离子用于儿科患者治疗时，使用者应具备开展儿童治疗的条件。

4. 使用人员资质要求：说明书中应对使用人员的资质和培训给出具体要求。

5. 应说明关键部件更换周期、维护周期。强放射性部件的更换、临时储存及维护要求。

6. 应当明确推荐的清洁、消毒和灭菌方法。重复使用的部件应当在说明书中明确重复使用的处理过程，包括清洁、消毒及灭菌的方法和重复使用的次数或者其他限制。

7. 应有专门的章节列出质子/碳离子治疗系统的主要技术指标（包括附录Ⅲ中要求的随机文件应该说明的技术指标），或提供列表文件说明所有技术指标的位置。

表4 危害矩阵

一般危害 ＼ 主要系统功能	束流生成	束流输运和终止系统	气体检测系统（剂量、束流位置检测）	束流应用及监测	治疗控制	治疗设置和显示	患者准备	模拟验证、计划验证	患者定位	位置验证	实施治疗—照射患者	治疗计划	移动靶区管理（门控、运动管理）	对辐射保护区域的进入控制（辐射防护）	患者信息管理和系统配置	离子束基础数据管理	无线控制设备	网络和远程服务	系统质保（QA）	运输	物品处置	其他功能……
电磁能																						
高压	+	−	−	+	−	−	−	−	−	−	−	−	−	−	−	−	−	−	+	−	−	
线路电压	+	−	+	−	+	−	+	+	−	+	+	+	−	−	−	−	−	+	+	+	−	
泄漏电流	+	−	+	−	−	−	−	−	−	−	−	+	−	−	−	−	−	−	+	−	−	
电磁影响（EMC）	+	+	+	+	+	−	+	+	+	+	+	+	−	−	−	−	+	+	+	+	−	
磁场	+	−	+	−	−	−	−	−	−	−	−	−	−	−	−	−	−	−	−	−	−	
辐射能																						
电离辐射（例如 X 射线）	+	−	+	−	−	−	−	+	+	+	−	−	−	−	−	−	−	−	−	−	+	
非电离辐射（例如激光）	+	−	−	−	−	−	−	−	−	−	−	−	−	−	−	−	−	−	−	−	−	
治疗束流（粒子束）	+	−	−	−	−	−	−	−	−	−	+	+	−	−	−	−	−	−	−	−	−	
热能																						
高温	+	−	+	−	−	−	−	−	−	−	+	−	−	−	−	−	−	−	−	−	−	
机械能																						
吊装式部件	−	−	+	−	−	−	−	−	−	−	+	−	−	−	−	−	−	−	−	−	−	
不稳定破裂	+	−	+	−	−	−	+	−	+	+	−	−	−	−	−	−	−	−	−	+	−	
患者或设备坠落	−	−	+	−	−	−	+	−	−	−	−	−	−	−	−	−	−	−	−	+	−	
振动	+	−	−	+	−	−	−	−	−	−	−	−	−	−	−	−	−	−	−	−	−	
移动件	+	−	−	−	−	−	−	−	+	−	−	−	−	−	−	−	−	−	+	+	−	
移动和定位患者	−	−	+	−	−	−	−	+	+	+	−	−	+	−	−	−	−	−	+	+	−	
扫描架旋转	−	−	−	−	−	−	−	−	−	−	+	−	−	−	−	−	−	−	−	−	−	
声能量	+	−	+	−	−	−	−	−	−	−	+	+	−	−	−	−	−	−	−	−	−	
高压	+	−	+	−	−	−	−	−	−	−	−	−	−	−	−	−	−	−	−	−	−	
真空	+	−	−	−	−	−	−	−	−	−	−	−	−	−	−	−	−	−	−	−	−	
材料特征																						
锐边和锐尖	+	+	+	+	+	−	+	−	+	−	+	−	−	−	−	−	−	+	−	+	+	
可燃性	+	−	−	−	−	−	−	−	−	−	−	−	−	−	−	−	−	−	−	−	−	
生物性危害																						
感染	−	−	−	−	−	−	+	−	+	−	−	−	−	−	−	−	−	−	−	−	+	
化学危害																						
化学成分的毒性	+	−	−	−	−	−	−	−	+	+	−	−	−	−	−	−	−	−	−	−	−	

续表

主要系统功能 ＼ 一般危害	束流生成	束流输运和终止系统	气体检测系统（剂量、束流位置检测）	束流应用及监测	治疗控制	治疗设置和显示	患者准备	模拟验证、计划验证	患者定位	位置验证	实施治疗—照射患者	治疗计划	移动靶区管理（门控、运动管理）	对辐射保护区域的进入控制（辐射防护）	患者信息管理和系统配置	离子束基础数据管理	无线控制设备	网络和远程服务	系统质保（QA）	运输	物品处置	其他功能……
生物不相容性	-	-	-	-	-	-	+	-	+	-	-	-	-	-	-	-	+	-	-	+	-	
有毒或易燃的气体泄漏	-	-	-	+	-	-	-	-	-	-	-	-	-	-	-	-	-	-	+	-	-	
爆炸物质	+	-	-	+	-	-	-	-	-	-	-	-	-	-	-	-	-	-	+	-	-	
环境危害																						
污染	+	-	+	-	-	-	-	-	-	-	+	-	-	-	-	-	-	-	-	-	+	
不当处置	-	-	-	-	-	-	-	-	-	-	-	-	-	-	-	-	-	+	-	-	+	
功能性危害																						
患者数据采集、评估和显示	-	-	-	-	-	-	+	-	+	-	+	-	-	+	-	-	-	-	-	-	-	
数据传输	+	+	-	-	-	-	-	-	-	-	-	-	-	-	-	-	+	+	-	-	-	
功能丢失或降低	+	+	+	+	+	+	+	-	+	+	+	+	+	+	-	-	-	-	-	-	-	
患者通讯	-	-	-	-	-	-	+	-	-	-	-	-	-	-	-	-	-	-	-	+	-	
数据和图像处理	+	+	+	+	+	-	+	+	+	+	+	-	-	-	-	-	-	-	+	+	-	
用户界面	+	-	-	+	+	+	+	+	+	+	+	+	+	+	+	+	+	+	-	-	-	
数据丢失																						
图像或数据的分配	+	-	+	+	+	+	+	+	+	+	+	+	-	-	-	-	-	-	-	-	-	
恶意软件	-	-	-	-	-	-	-	-	-	-	-	-	-	-	-	-	+	-	-	-	-	
未实施辐射联锁	+	+	-	+	+	-	-	-	-	+	+	-	-	-	-	-	-	-	-	-	-	
检测气体混合物	-	-	+	-	-	-	-	-	-	-	-	-	-	-	-	-	-	-	+	-	-	
使用危害																						
可预见的误用	+	+	+	+	-	+	+	-	+	+	+	-	+	-	-	-	+	-	-	-	-	
使用错误	+	+	+	+	+	+	+	+	+	+	+	+	+	+	+	+	+	+	+	+	+	
未经培训的用户	+	-	-	-	+	+	+	+	+	+	+	+	+	+	+	+	-	-	-	-	-	
不适合的配件	-	-	+	+	+	-	+	-	-	-	-	-	-	-	-	-	-	-	+	-	-	
患者有禁忌症	-	-	-	-	-	-	+	+	+	-	+	+	+	-	-	-	-	-	-	-	-	
不适当的维护/质保	+	+	+	+	+	+	+	+	+	+	+	+	+	+	+	+	+	+	+	-	-	
工作流和配置	+	+	+	+	+	+	+	+	+	+	+	-	+	-	-	+	-	+	+	-	-	
标签和说明书相关危害																						
不当标识	+	+	+	-	+	+	+	+	+	+	+	-	+	-	-	+	-	+	+	-	-	
不充分的用户信息	+	-	-	-	+	+	+	+	+	+	+	+	+	+	+	+	+	+	+	-	-	
不充分的安装、维修和维护规范	+	+	+	+	+	+	+	+	-	+	+	+	+	-	+	+	+	+	+	-	-	

三、名词解释

1. 粒子（Particle）：指能够以自由状态存在的最小物质组分，是原子、电子、离子等物质组分的总称。

2. 离子（Ion）：是指原子由于自身或外界的作用失去或得到一个或多个电子而成为带电状态的粒子。

3. 轻离子（Light Ion）：原子序数小于等于氖的离子（$Z \leq 10$），轻离子性质由其质子数、核子数及电离状态表征。

4. 布拉格峰（Bragg Peak）：荷能带电粒子在穿越物质损失能量的过程中，能量损失率会在其射程末端形成一个峰，称为 Bragg 峰。（按发现者名字命名。）

5. 扫描模式同步类型（IEC 62667）（Scanning Pattern Synchronization Type）：扫描类型中启动束斑扫描的方法。

注：扫描模式同步类型包括：无同步，能量层同步，引出同步，呼吸同步，束流门控信号同步，或者用户自定义。

6. 设备参考点 ERP（IEC62667）（EQUIPMENT REFERENCE POINT）：用于设备尺寸和剂量学测量参考的空间中的点。

注：通常，参考点与等中心一致。如果射束配送设备是非等中心的，可以使用患者摆位系统的中心。

7. 吻合距离 DTA（Distance To Agreement）：计划位置和最近的剂量分布位置之间的距离，该剂量分布位置上的剂量值与计划位置的剂量值之间的差异小于所要求的容差。

8. 止本领 Stopping power：带电粒子通过物质时在单位路程上损失的能量，即：能量损失率。

附录 I   同步加速器治疗系统结构组成

一级子系统	二级子系统	三级子系统	四级子系统	设备级	主要技术指标	
加速器子系统	注入系统（形式A）：回旋型注入系统	离子源系统	源体单元	描述每一单元的具体组成设备、设备数量和关键部件	离子种类 发射度 束流强度	
			真空单元			
			引出单元			
		低能传输系统	真空单元	描述每一单元的具体组成设备、设备数量和关键部件	真空度	束流强度
			射频聚束单元		频率、电压	
			磁铁单元		电磁铁的种类，场强	
			束测单元		类型、功能	
		初级加速器系统	注入单元	描述每一单元的具体组成设备、设备数量和关键部件	能量、束流强度、发射度、能散	
			加速单元			
			引出单元			
	注入系统（形式B）：直线注入系统	离子源系统	源体单元	描述每一单元的具体组成设备、设备数量和关键部件	离子种类 发射度 束流强度	
			真空单元			
			引出单元			
		低能传输系统	真空单元	描述每一单元的具体组成设备、设备数量和关键部件	真空度	束流强度
			射频聚束单元		频率、电压	
			磁铁单元		电磁铁的种类，场强	
			束测单元		类型、功能	
		初级加速器系统	注入单元	描述每一单元的具体组成设备、设备数量和关键部件	能量、束流强度、发射度、能散	
			加速单元			
			引出单元			

续表

一级子系统	二级子系统	三级子系统	四级子系统	设备级	主要技术指标	
加速器子系统	中能传输系统	/	真空单元	描述每一单元的具体组成设备、设备数量和关键部件	真空度	束流强度
			射频散束单元		频率、电压	
			磁铁单元		磁铁种类、场强	
			束测单元		类型、功能	
	主加速器系统	注入系统	/	描述注入系统的组成设备和关键部件		束流注入、引出方式；能量、能量调节范围、能量调节步长、引出流强可调范围、流强稳定性、束流能散、束流能量稳定性、引出束流脉冲周期及其时间宽度；束流开关响应时间
		同步加速器系统	真空单元	描述每一单元的具体组成设备、设备数量和关键部件	真空度	
			磁铁单元		磁铁种类、场强	
			射频加速单元		频率范围、电压范围	
			束测单元		类型、功能	
		引出系统	/	描述引出系统的组成设备及关键部件	/	
	高能束流传输系统	/	真空单元	描述每一单元的具体组成设备、设备数量和关键部件	真空度	束流强度、束斑
			磁铁单元		磁铁种类、场强	
			束测单元		类型、功能	
治疗子系统	治疗室情况：			治疗室的个数、类型、束流切换时间（不同治疗室切换时间、能量切换时间、粒子种类切换时间）		
	/	旋转机架	主体结构（旋转部分含配重）	描述各单元的组成设备、设备数量和关键部件	等中心点精度、转动范围	旋转机架的尺寸和加速器的相互配置位置；旋转机架的机械性能：旋转角度、旋转半径、旋转速度、旋转机架的等中心准确性、停止角度、紧急制动时间和角度；紧急制动时间、角度等
			支撑结构		承重要求、变形要求	
			传动与制动单元		/	
			控制单元		安全连锁控制要求	
	/	固定机架	/	描述固定机架的具体组成设备、设备数量和关键部件	固定机架角度、等中心精度等	
	/	离散角度机架	/	描述离散角度机架的具体组成设备、设备数量和关键部件	离散角度、等中心精度等	
	/	治疗头（扫描方式）	扫描单元	描述每一单元的具体组成设备、设备数量和关键部件	扫描方式（例如点扫描、均匀扫描等）；多叶光栅：材质、叶片对数、叶片高度、投影宽度、射野范围；照射野范围、能量范围、射程范围、能量调节步长、能量调节方式、束流斑点大小、半影宽度、束流位置检测频率；等中心或设备参考点位置、源到等中心的距离；特殊治疗（例如眼束线）相关的要求	
			剂量监测单元			
			位置监测单元			
			束流调制单元			
			多元限束装置			

一级子系统	二级子系统	三级子系统	四级子系统	设备级	主要技术指标
治疗子系统	/	治疗头（散射方式）	剂量监测单元	描述每一单元的具体组成设备、设备数量和关键部件	散射方式（例如单散射、双散射等）；多叶光栅的材质、叶片对数、叶片高度、投影宽度、射野范围；照射野范围、能量范围、射程范围、能量调节步长、能量调节方式、半影宽度、束流位置检测单元频率；等中心高度、源到等中心的距离；特殊治疗（例如眼束线）相关的要求
			位置监测单元		
			束流调制单元		
			多叶光栅		
	/	图像引导系统	/	组成设备	实现方式、摆位精度；X 射线相关技术指标
	/	患者支撑系统	/	组成设备	承重、机械运动范围、运动控制精度、刚度
	/	呼吸门控	/	组成设备	呼吸门控时相的设定方法、束流切断/恢复时间
	/	其他运动管理系统	/	组成设备	设定方法、束流切断/恢复时间
	/	治疗室内其他辅助设备：例如患者数据显示等	/	组成设备	
	/	患者转运装置	/	组成设备	转运方式（手动、电动）、运动速度、承重
	/	治疗记录与验证系统	硬件配置	具体设备	
			软件模块	模块组成示意图	
	/	治疗控制系统	硬件配置	具体设备	
			软件模块	模块组成示意图	
	/	其他辅助设备	/	组成设备	
与本系统配合使用的其他设备	/	激光定位系统	/	组成设备（明确激光器的个数）	激光波长、颜色、长度、宽度、定位精度等
	/	CT 模拟定位系统	/	组成设备	探测器物理排数、探测器物理通道数、探测器原件数；CT 球管组件参数、高压发生器参数；扫描机架开口部位直径；患者检查床：承重、高度、托板材料、运动范围、运动控制精度；扫描相关参数：扫描层数、视野、分辨率、噪声；虚拟模拟功能：机架角度、光阑角度、床角度、射野大小及形状、组织补偿器的设置等
	/	治疗计划系统	硬件配置	具体设备	剂量计算精度、几何精度
			软件模块	模块组成示意图	

附录Ⅱ　回旋加速器治疗系统结构组成

一级子系统	二级子系统	三级子系统	设备级		主要技术指标
加速器子系统	主加速器系统	离子源和/或注入单元	描述各单元的具体组成设备、设备数量和关键部件	离子种类、束流强度	能量、输出束流的发射度、束流强度、引出流强可调范围、流强稳定性、束流开关响应时间
		磁铁单元		磁铁类型、场强	
		射频单元		频率、电压	
		束测单元		类型、功能	
		真空单元		真空度	
		束流引出单元		束流引出方式	
	能量选择系统	磁铁单元	描述各单元的具体组成设备、设备数量和关键部件	磁铁类型、场强	狭缝、准直器能量调节范围、能量切换时间、能量调节步长；束流能散、束流能量稳定性
		降能器		类型、材料、能量转换方式和所需时间、放射线的防护与保护、束流损失率	
		束测单元		类型、功能	
		真空单元		真空度	
	束流传输系统	同附录Ⅰ，同步加速器治疗系统产品组成，高能束流传输系统部分			
治疗子系统	同附录Ⅰ，同步加速器治疗系统产品组成，治疗子系统部分				
与本系统配合使用的其他设备	同附录Ⅰ，同步加速器治疗系统产品组成，与本系统配合使用的其他设备部分				

附录Ⅲ　轻离子束治疗系统性能指标要求

1 环境条件

1.1 概述

对于轻离子束 ME 设备每个预期安装的地点，制造商应在随机文件中说明，其性能可达到随机文件中所述可达到的性能的环境条件。这些条件应包括但不限于环境温度（单位为℃），相对湿度和环境气压（单位为 Pa）。

1.2 运输和贮存

运输和贮存所允许的环境条件应在随机文件说明。

1.3 地震容差

地震容差应在制造商和用户的合同中规定。并且如果合适，应包含在用户专门的建筑接口要求内。

2 向用户提供的信息

2.1 本标准所要求的用户信息应按照制造商规定的格式予以提供。

2.2 允许参数

随机文件应说明治疗所允许的射束参数组合。

3 射束输送

3.1 轻离子种类

随机文件应提供每种可以由轻离子束加速器加速且输送给各机架的轻离子种类的以下信息：

a）常用名称

b）原子核中质子的数量

c）原子核中核子的数量

注：进入辐射头的治疗射束预计由已去除所有电子的（完全剥离）轻离子组成。

3.2 能量

3.2.1 选择每核子能量或轻离子束射程的方法

随机文件应说明用于向每个机架辐射头提供所选的每核子能量或轻离子束射程的方法。

注：这些方法可能包括加速器引出、连续射程转换或者不连续射程转换。

3.2.2 可用的每核子能量范围或轻离子束射程

随机文件应说明每个轻离子种类可用的最大和最小的每核子能量，或轻离子束射程，以及每核子的最大能量和每核子的最小能量之间可用的每核子能级的数量，或者未安装附件时的最大和最小轻离子束射程。

3.2.3 确保每核子能量或轻离子束射程的主要方法

随机文件应说明用于确保轻离子束在输送时每核子能量或轻离子束射程正确性的主要方法。

3.2.4 每个核子能量或轻离子束射程的准确度

随机文件应以厘米水为单位提供轻离子束在给予时每核子能量或者轻离子束射程的准确度。

3.3 射束门控

3.3.1 射束门控方法

如果射束门控是可用的，随机文件应提供用于在治疗期间启用/禁用射束输送的方法说明。

3.3.2 射束门控所需的输入触发

随机文件应提供兼容的输入设备的描述，或者输入设备接口的说明。

3.4 机架

3.4.1 机架类型

对于由轻离子束加速器加速且输送到各个机架的每种轻离子，随机文件应提供以下信息：

可用机架类型。

注：IEC62667 图 3 给出了可用机架类型的例子。

对单一系统，每种轻离子可用的每种机架的最大数量。

3.4.2 机架配置

对于每个固定类型的机架，随机文件应提供在 IEC 固定参考坐标中规定的射束角度。对每种轻离子，随机文件应提供：

a) 按照 IEC61217 坐标系的最大和最小的可用机架角度。

b) 如果机架能够旋转的角度有重叠，应说明重叠区域的最大和最小角度。

注：通常有重叠时的最小角度大于最大角度。

c) 机架可用的每个核子的最大和最小能量或者轻离子射束射程。

d) 最大旋转速度（$o \cdot s^{-1}$）

e) 最大旋转加速度。

f) 急停时机架旋转的停止角度

对每个固定机架，随机文件应按照 IEC61217 固定参考坐标系提供每个射束指向的角度。

对每个多离散角度机架，随机文件应按照 IEC61217 固定参考坐标系提供每个射束指向的角度。

3.4.3 机架角度显示

随机文件应说明旋转和离散角度机架 的角度显示准确性。

显示精度为 0.1 度。

本条不适用于固定机架。

3.5 限束筒托架（APPLICATOR CARRIAGE）

随机文件应提供限束筒托架的如下信息：

轻离子束限束筒完全伸展或者收回时，轻离子束限束筒安装接口到等中心或者 ERP 的距离；

运动读数的精度；

最大和最小速度；

按下急停按钮之后的最大运动距离。

3.6 轻离子限束筒

对每种轻离子限束筒和每种机架，随机文件应提供如下信息：

—通用名；

—唯一标识；

—形状；

—轻离子限束筒长度；

—伸出最大距离时轻离子限束筒末端到等中心或者 ERP 的距离；

—孔径尺寸；

—垂直于轻离子参考轴方向上的轻离子限束筒外围尺寸及其 30cm 外的外围尺寸；

—如果轻离子限束筒是预期由用户更换的，按照使用说明书规定的方法更换轻离子限束筒的大概时间；

—质量（单位为 kg）。

3.7 可调节限束装置

向用户提供的信息。

对可调节限束装置，随机文件应说明：

相对与轻离子参考轴的最大行程；

最大速度；

另外，对于标称矩形野的限束装置（非多元类型）

1）与对面平行限束装置之间的角度偏差；

2）与相邻垂直限束装置之间垂直的角度偏差。

另外，对于多元限束装置

1）各维度的尺寸图；

2）配置；

3）叶片形状；

4）叶片数目；

5）叶片厚度；

6）叶片托架不动的情况下，所形成的最大射野尺寸；

7）叶片托架的行程；

8）元件末端位置准确性；

9）元件末端位置重复性；

10）元件的最大/最小运动速度；

11）叶片在机械装置上的分辨率；

12）同时使用轻离子限束筒、限束孔、附件或者 RMD 的能力；

13）是否使用备用可调节限束装置的判据；

14）患者平面内可调节或者可更换的限束装置（IEC 60601－2－64 图 201.103 内的区域 P）后的平均吸收剂量，相对于无限束装置时射野中心轴上在 ERP 位置给予的吸收剂量，ERP 与标称射程调制宽度（NRMW）为 6.0cm 时调制中心位置一致。如果最大标称射程调制宽度小于 6.0cm，应使用最大标称射程调制宽度。本要求所适用的区域 P 位于从束轴到最大辐射野尺寸投影边缘外 150mm，最大辐射野尺寸是通过轻离子束限束筒或多元 BLD 所支持的 50% 等剂量曲线定义的。

3.8 等中心

对于等中心治疗设备，随机文件应说明每个辐射头和轻离子限束装置的轻离子参考轴与等中心的最大偏移。如果系统使用软件提供偏移校正，当用户有选择使用或者拒绝软件提供的校正时，如果无需软件校正而自动校正和记录，应当记录自动校正的偏移。

最大偏移应以厘米表示。

对于连续旋转的限束系统，应在相邻角度间隔不超过 45°角度测量偏移。

对于没有连续旋转的机架，应在每个可用的机架角度测量偏移。不需要测量超过 8 个机架角度。

报告值应是对定义的角度位置机架、射束限制系统以及每核子能量的最大值和最小值的任何测量（组合）中观察到的最大偏移。

带有限束筒托架的设备，应提供对限束筒托架放置在最接近等中心时每一个可用的轻离子限束筒的最大偏移

应单独提供每种轻离子的最大偏移。

应单独提供每个扫描模式的最大偏移。

制造商应在随机文件中提供测量和分析方法说明。

注：IEC 60601-2-68 中 201.101.9.1 讨论了患者定位的图像系统和治疗参考系统的关系。

3.9 横向扩展设备（LSD）

3.9.1 辐射头内横向展宽装置的类型和顺序

如果 LSD 是可选的，对每种轻离子限束筒对每种机架对每种 LSD，随机文件应提供：

a）在辐射头内的顺序；

b）LSD 类型；

c）LSD 子类型。

注1：LSD 可能的类型是：连续散射，离散散射，或磁性的。

注2：连续散射 LSD 类型可能有的子类型有：双楔形板、螺旋楔形板或可变阵列。

注3：离散散射 LSD 类型可能有的子类型有：分立的、二元的、弯曲的或环状的。

注4：磁性散射 LSD 类型可能有的子类型有：Xg 扫描、Yg 扫描、Xg 和 Yg 联合扫描或者聚焦的。

注5：大多数扫描磁体只在一个方向上，或垂直或平行，联合扫描磁体可同时扫描。

3.9.2 横向扩展射束的扫描模式

随机文件中应列出可用的扫描模式。

注：散射类型的 LSD 可能用于任何扫描模式。

3.9.3 均匀扫描

如果具备均匀扫描模式，随机文件应提供如下信息：

所有可用的均匀扫描模式；

限束装置完全打开之后扫描野的形状；

注：形状可能是方形、矩形、圆形或其他。

轻离子束斑点扫描范围超出限束装置或者轻离子限束筒投影到等中心或 ERP 在 Xb 和 Yb 方向的距离。

注：这里的距离通常指的是过扫描距离。

在垂直于轻离子参考轴包含 ERP 的平面上，扫描形成均整度好于或等于 ±3% 的射野所需要的最小吸收剂量；如果均整度达不到好于或等于 ±3%，应当提供扫描所获得的均整度和最小吸收剂量的信息。

均匀扫描模式是否可与射束门控一起使用。

3.9.4 扫描射束的同步模式

随机文件中应列出可用的扫描模式同步类型。

3.9.5 虚拟源到轴距离

向用户提供的信息：

对于每种运行模式，随机文件应列出与每个机架等中心相对的虚拟源到轴距离。应提供在 BEV 中水平和垂直方向上每个轻离子限束器（射野直径）的数值。

本条不要求提供每一个可能的多 LSD 组合设置信息，要求提供每一个辐射头配置的信息。

注：一些制造商将这些主要辐射头通俗的称为配置选项。

3.10 时间限制

本章测试条件仅用于通常使用的情况。计时器指的是任何提供时间间隔记录的仪器。

注：计时器的例子为示波器，计数器，秒表等。

3.10.1 最大持续出束时间

如果轻离子束设备不支持连续辐射，随机文件应说明每种轻离子被引出并以正常治疗通量传送到治疗室的每小时射束输送的最大分钟数。应提供可用的每核子能量的最大值和最小值。

应当提供每一个可用的粒子种类。

注1：这些信息主要用于测试过程。这些信息基于设备的性能而不是辐射安全问题。

注2：辐照时间指的是开始辐照和结束辐照之间的时间，不考虑由于脉冲加速器、扫描束、能量堆积或者射程调制造成的间隙时间。辐照时间不包括射束门控信号导致不能出束的时间或中断辐照的时间和重复初始化辐照的时间。

3.10.2 辐照在治疗室间切换的时间

向用户提供的信息：

随机文件应说明在一个治疗室终止辐照后在另外一个治疗室一个机架获得辐照的时间。

3.10.3 辐照在相同 ERP 的不同辐射头之间切换的时间

向用户提供的信息：

如果提供了多个辐射头，随机文件应说明同一个治疗室内，辐照在相同 ERP 的不同辐射头之间切换的时间。

3.10.4 切换能量的时间

向用户提供的信息：

如果提供了多个辐射头，随机文件应说明每核子能量的辐照和另一个至少相差 10 MeV/n 的每核子能量在指定条件下的辐照之间切换的时间，用秒表示。

3.10.5 切换离子种类的时间

向用户提供的信息：

如果医用轻离子束设备能输送多个轻离子种类，随机文件应说明结束一种轻离子辐照和开始另一种轻离子辐照之间的时间，用秒表示。

3.10.6 终止和中断辐照的时间

向用户提供的信息：

随机文件应说明治疗终止事件生成和辐照结束之间的时间以及治疗中断事件生成和辐照结束之间的时间。

3.10.7 重启辐照的时间

向用户提供的信息：

随机文件应说明在用户启用中断后重启辐照所需的时间。

3.10.8 开启辐照的时间

向用户提供的信息：

制造商应在随机文件中说明从待机状态到达准备状态所需的时间，以分钟表示。

使用说明书应包括进入和退出待机状态的流程。

3.10.9 关机时间

向用户提供的信息：

随机文件应说明将设备关闭到待机状态所需的时间，用分钟表示。

3.11 维护

随机文件应包含使轻离子加速器维持 1.1 中规定的功能性限值所需的维护步骤及程序相关的信息

4 剂量监测系统

4.1 概述

随机文件应说明本章中所需向用户提供的信息，如下：

当采用主/次级剂量监测系统时：提供主剂量监测系统的信息；

当采用冗余剂量监测系统时：提供所有监测系统的信息

随机文件应说明：对于所有预期运行模式，按照 1.1 提供的数据剂量监测系统运行所在的吸收剂量范围。

4.2 标准测试条件

剂量监测系统测试的标准测试条件。

本章节所述测量应使用辐射探测器

a）从其读数可以确定相应的吸收剂量；

b）在高剂量梯度区具有足够的空间分辨率；

c）已获知对于所测量的轻离子束，其吸收剂量读数的线性、吸收剂量率相关性和稳定性

4.3 剂量/MU 的重复性

向用户提供的信息：

随机文件应说明如果在辐照其他相同条件下设定，设置相同剂量监测计数，吸收剂量测量值和轻离子辐射的剂量监测计数的比值 的最大变异系数和相对于平均值的偏差。

最大变异系数和相对于平均值的偏差应用百分比表示。

变异系数应符合制造商对该标称值的规定。

4.4 剂量/MU 的线性

4.4.1 要求

剂量监测计数的测量值和吸收剂量之间的关系应是线性的，表示为：

$$D = S \times U$$

其中

D 是吸收剂量；

S 是线性系数；

U 是剂量监测计数值。

向用户提供的信息

随机文件应说明测量的吸收剂量与剂量监测计数和线性系数乘积的最大偏差。

最大偏差应以上述公式计算值百分比和绝对偏差表示。

应提供所有每核子能量的最大值、最小值和（最大值+最小值)/2 条件下的最大偏差。

最大偏差适用于所有提供的治疗模式（包括剂量监测计数的大值和小值）下在 ERP 上规定的剂量监测计数范围和剂量监测计数率范围。

测量值应符合制造商对该标称值的规定。

4.5 调制扫描射束通量监测器的离轴响应

向用户提供的信息：

对于用于调制扫描的辐射头，随机文件应说明当扫描点通过射束通量监测器的不同离轴位置传输时轻离子辐射的比值 $\overline{R}$ 的最大值和最小值之间的最大偏差。

最大偏差应以轻离子辐射的 $\overline{R}$ 平均值百分比表示。

注：R_i 是辐射探测器响应与给予的剂量监测计数的比值；

$\overline{R}$ 是 R_i 的平均值，$\overline{R} = \dfrac{1}{n}\sum\limits_{i=1}^{n} R_i$

测量值应符合制造商对该标称值的规定。

4.6 MU 随机架位置的关系

向用户提供的信息：

对于旋转和多（离散）角度机架，随机文件应说明在机架位置范围内不同位置上比值 最大值和最小值之间的差异。

$\overline{R}$ 最大差异应以输送轻离子辐射剂量之前的 $\overline{R}$ 值的百分比来表示。

应对每个辐射头给出该值。

测量值应符合制造商对该标称值的规定。

4.7 剂量/MU 的稳定性

4.7.1 日稳定性

向用户提供的信息：

随机文件应说明关于轻离子辐射的剂量监测计数测量值和在以下时间所做测量确定的吸收剂量的比值 之间的最大差异：

在轻离子束医用设备经过长时间待机状态进入准备状态之后立即进行，以及 8h 连续周期运行，每个周期包括采用典型吸收剂量率的辐照并会产生大约 4 Gy 的吸收剂量，以及随后约 10 分钟停止辐照。

最大差异应以测试开始时确定的 值的百分比形式表示。

测量值应符合制造商对该标称值的规定。

4.7.2 周稳定性

向用户提供的信息：

随机文件应提供轻离子辐照最大差异。确定剂量监测系统测量值和吸收剂量的比率（当天的平均值为 $\overline{R}$），重复测五天，计算五天间的最大差异。最大差异通过测量的五天的平均值进行归一化以百分比形式表示。

测量值应符合制造商对该标称值的规定。

5 深度吸收剂量特征

5.1 非射程调制深度剂量分布

5.1.1 向用户提供的信息

随机文件应提供带笔形射束的非射程调制射野（即单能量射野）的深度剂量分布，这些剂量分布是针对于每种轻离子，在可用的标称每核子能量最大值、最小值以及

（最大值＋最小值)/2 测得的。

a）对于采用散射器或者均匀扫描：对每个轻离子限束筒和每种机架类型的每种辐照方法的最大辐射野，或者

b）对于调制扫描：单个斑点。

5.1.2 入射剂量与峰值剂量比

入射剂量与峰值剂量比应从 4.1.1 中规定的各非射程调制深度剂量分布中引出，并在随机文件中提供。

5.1.3 尾剂量与峰值剂量比

尾剂量与峰值剂量比应从 4.1.1 中规定的各非射程调制深度剂量分布中引出，并在随机文件中提供。

测量值应符合制造商对该标称值的规定。

5.2 射程调制技术

5.2.1 辐射头内射程调制器的类型和顺序

如果用户可以选择射程调制器，随机文件中应提供每个射程调制器的如下信息：

射程调制器距离等中心或者 ERP 的距离；

类型；

子类型；

插入方法。

注 1：射程调制设备可能的类型为：离散的、可编程的。

注 2：离散射程调制设备可能的子类型为：螺旋式、脊形过滤器、小脊形过滤器、纹波过滤器、锥。

注 3：离散射程调制设备可能的插入方法有：手动、自动。

5.2.2 离散射程调制器

对于每个离散的射程调制器，随机文件中应提供如下信息：

命名；

标称调制宽度；

射程调制器所适用的每核子能量水平和最大辐射野尺寸。

5.2.3 可编程射程调制器

对于每个离散的射程调制器，随机文件中应提供如下信息：

使用可编程射程调制器形成可编程射程调制射野的过程描述；

指定可以预编程的射程调制器；

可用的标称调制宽度；

射程调制器所适用的每核子能量水平和最大辐射野尺寸。

5.3 射程调制后深度剂量分布

向用户提供的信息：

本条不适用于调制扫描射束。

随机文件应包含射程调制射野轻离子参考轴的相对深度剂量分布。相对深度剂量分布曲线应归一于标称射程调制宽度中心所对应的深度。

注：由于剂量深度分布测量时的噪声和涨落，归一化的吸收剂量分布可以在附近几个测量点和 NRMV 中心周围的测量值进行平均。

制造商提供的每一种出束技术都应提供深度剂量分布，包括制造商规定的离散 RMD、可编程 RMD 及其可编程 RMD 典型的组合。

所有的轻离子束限束筒、轻离子种类和出束技术都应当获取这些数据，采用每一种轻离子限束筒能达到的最大辐射野尺寸。

应当在轻离子束射束射程接近 20cm，所能达到的最大 NRMW 和 6.0cm 的 NRMW 的条件下获取数据。如果最大射程小于 20cm，选择最大射程。对于轻离子束射束射程小于 20cm，应当在最大的 NRMW 和最大 NRMW 的一半的条件下获取数据。如果最大的 NRMW 小于 6.0cm，应选择最大可达到的 NRMW。

所有的深度剂量分布都应将名义调制中心放在等中心或 ERP 上测量。

如果无设备组合，不要求测量深度剂量分布。

对每个剂量分布，应提供如下信息：

轻离子束射程；

末端跌落 DDF90 - 10；

等中心或 ERP 的深度；

标称射程调制宽度（NRMW）。

5.4 轻离子束射程的稳定性

5.4.1 整个治疗过程中轻离子束射程的稳定性

向用户提供的信息：

随机文件应说明在 2 分钟的标准治疗中，在水中轻离子束射程的最大偏差。

在模拟治疗期间应以不超过 3 秒钟的间隔对轻离子束射程进行抽样。

最大偏差应以厘米水表示。

应在每种轻离子且在每核子能量的最大值、最小值和（最大值＋最小值)/2 的条件下进行测试。测量值应符合制造商对该标称值的规定。

测量值应符合制造商对该标称值的规定。

5.4.2 轻离子射程随机架旋转的变化关系

向用户提供的信息：

对于旋转机架，随机文件应说明间隔 90 度的两个机架位置上，轻离子束射程的最大差异。

最大偏差应当用厘米水的形式给出。

测量值应符合制造商对该标称值的规定。

6 轻离子射野横向曲线

6.1 散射模式或均匀扫描模式的轻离子射野横向曲线

测量横向曲线，应采用每个轻离子束限束筒能达到的最大辐射野尺寸，并使用相同的轻离子束射程。测量横向曲线的深度应包括表面、NRMW 近侧的 90% 到 10%，射程调制区域的中心，NRMW 远端的 90% 到 10%（见 IEC 62667 图 4）。轻离子吸收剂量曲线的例子（见 IEC62667 图 5）。如果机架有多于一个的射束给予方法，每种技术都要测量和记录。

应在最大 NRMW 和 6.0cm 的 NRMW 的条件下每种轻离子在每核子能量的最大值、最小值和（最大值＋最小

值)/2 的条件下进行测试（见第 4 章）。对每个核子能量等级，射程小于 10cm 应当在最大的 NRMW 和最大 NRMW 的一半的条件下获取数据。如果最大的 NRMW 小于 6.0cm，仅选择最大可达到的 NRMW。BLD 下表面到体模的上表面的距离应大于或等于 5cm，并由制造商规定。曝光剂量应由制造商规定的 MU 数或者能够产生均匀剂量分布的时间确定。

6.1.1 轻离子射野的均整度

向用户提供的信息：

应评价 5.1 所列出的所有横向曲线，表面曲线除外。随机文件应说明射野的均整度。

最大和最小的比值应表示为轻离子参考轴的吸收剂量百分比。

应在每种轻离子的最大、最小和（最大＋最小）/2 的核子能量、每个轻离子限束筒能达到的最大辐射野和机架角度为 0°，90°，和 270°给出最大和最小值。

应在 5.1 中所有横向曲线给出最大和最小值，表面曲线除外

测量值应符合制造商对该标称值的规定。

6.1.2 轻离子射野的对称性

向用户提供的信息：

应评价 5.1 所列出的所有横向曲线，表面曲线除外。随机文件应说明射野的对称性。

比值应当以百分比表示

应在 5.1 中测量的所有曲线给出最大值。

测量值应符合制造商对该标称值的规定。

6.1.3 轻离子射野的半影

向用户提供的信息：

应评价 5.1 所列出的所有横向曲线，表面曲线除外。随机文件应说明射野的半影。

80% 和 20% 的点指的是轻离子参考轴上的吸收剂量。

横向半影的宽度以 cm 给出。

6.2 使用调制扫描系统的轻离子射野横向曲线

6.2.1 扫描束斑位置和束斑尺寸及形状

向用户提供的信息：

对于使用调制扫描技术的系统，随机文件应提供最小每核子能量、最大每核子能量以及最大和最小每核子能量中间每核子能量的各机架各标称斑点尺寸及轻离子种类的以下信息。

a）测量时的机架角度；

b）测量的和选择的 BLD（Xb、Yb）坐标中 X 和 Y 点位置之间的最大偏差；

c）测量的和选择的 BLD（Xb、Yb）坐标中 X 和 Y 点位置之间的均值和标准差的绝对偏差；

d）测量和选择等中心或 ERP 的主轴和副轴的半高全宽的最大偏差；

e）沿着单个轻离子束点的长轴和短轴的横向注量曲线；

f）所有的测量应采用厘米和度。

测量值应符合制造商对该标称值的规定。

7 采用能量和注量调制（EFM）的轻离子射野

7.1 向用户提供的信息

若已提供 EFM 性能，随机文件应提供任何例行质量保证试验的详细信息，以验证多元件 BLD 或调制扫描射束的性能，从而生成 EFM 辐射野。

除了设备制造商规定的质量保证试验程序之外，还应进行下列型式试验，并向用户提供典型值。

7.2 小输送剂量的射束特征和剂量测定系统性能

a）对于散射和均匀扫描射束输送技术，适用时，随机文件应说明测试第 3.3 - 3.7 条和第 5.1 条中制造商规定的最小剂量监测单位（MU）数。

b）对于调制扫描射束输送技术，随机文件应说明满足第 3 条和第 5.2.1 条中规定的最小和最大数量的剂量。

注：制造商应提供 a）剂量监测单元范围之外的额外性能值。

8 辐照指定体积的时间

向用户提供的信息：

随机文件应说明在下列指定体积下给予吸收剂量 2Gy 所用的时间，用秒表示。吸收剂量为均匀分布，不超过体积中心剂量的 ±5%。

a）宽 10cm × 长 10cm × 厚 10cm，中心位于模体内等效水 25cm 深度处。

b）宽 20cm × 长 20cm × 厚 5cm，中心位于模体内等效水 10cm 深度处。

应测量和提供指定体积内吸收剂量的均匀性。应获取垂直于轻离子参考轴平面内，深度为：NRMW 近端 90% + 10%、射程调制区域的中心、NRMW 远端 90% - 10% 平面上的二维曲线。

如果最大轻离子射程小于 30cm，应采用最大可达到的轻离子射程。

如果最大 NRMW 不足以覆盖整个均匀提及，应采用最大可达到的 NRMW。

如果最大辐射野不足以覆盖整个均匀区域，应采用最大可达到的辐射野。

轻离子的 RBE 随深度变化，吸收剂量分布可被设计成在指定的体积内产生均匀的生物效应。制造商应规定测试时设计深度剂量分布的 RBE 函数，并在随机文件中提供。

测试条件的射束参数组合应是 1.2 条中允许的。

9 辐射野的指示

9.1 限束筒托架伸展指示器

向用户提供的信息：

如果使用了可伸展的限束筒托架，该伸展应有数字指示。随机文件应说明该数字指示的最大误差。

最大误差应以毫米表示。

9.2 多元 BLD 尺寸指示器

向用户提供的信息：

对于多元限束装置（不包括二元 BLDs，只有开或者闭），每个叶片的机械边缘位置应具有数字指示，制造商随机文件应对此说明。

随机文件应说明该数字指示与元件边缘实际位置之间的最大误差。

最大误差应以厘米表示。

9.3 轻离子参考轴指示

9.3.1 概述

轻离子束设备可提供指示轻离子参考轴的装置，例如：激光、前指针、十字叉丝、正交 X 射线。

注：X 射线图像引导设备的安全方面参照 IEC 60601 - 2 - 68。

9.3.2 患者入射面的指示

向用户提供的信息：

如果提供了入射面指示，随机文件应说明包含对每个辐射头表Ⅲ.1 所列出的条件下，指示位置和轻离子参考轴之间的最大偏差。

表Ⅲ.1　患者入射面的指示的测试条件

Angular position of gantry	Angular position of beam limiting system[c]	radiation field	Position of radiation detector	radiation type	energy per nucleon
Axis①a，b	Axis①a				
0°	0°	max irradiation field size for each applicator	isocentre or ERP	light ion	One
0°	45°	max irradiation field size for each applicator	isocentre or ERP	light ion	One
180°	180°	max irradiation field size for each applicator	isocentre or ERP	light ion	One
90°	90°	max irradiation field size for each applicator	isocentre or ERP	light ion	One
0°	90°	max irradiation field size for each applicator	isocentre or ERP	light ion	One
270°	90°	max irradiation field size for each applicator	isocentre or ERP	light ion	One
overlap angle	0°	max irradiation field size for each applicator	isocentre or ERP	light ion	One

a 对于静止和离散角度机架类型，应在所有可用机架下测试。

b 对于带有限束系统的系统。

9.3.3 患者出射面的指示

向用户提供的信息：

如果提供了出射面指示，随机文件应说明包含 ERP 后 0cm 至 50cm 或者设备的指定工作范围（取较小区域）内，指示位置和轻离子参考轴之间的最大偏差。

9.4 光野指示器

向用户提供的信息：

某些设备提供了光源以指示轻离子治疗射野。对这种系统，随机文件应说明包含光野边界和轻离子射野边界之间的最大偏差。

光野指示器相对于 ERP 的工作范围的最近端和最远端应在随机文件中提供。

10 患者支撑装置

10.1 概述

患者支撑装置可包含永久安装的床面，可更换的床面，或者专门设计的椅子。

所有患者支撑装置都应有一个明确的参考点，并在随机文件中描述。

10.2 床面

本条不适用于专门设计的椅子类型的患者支撑装置。

10.2.1 可用床面

a）如果患者支撑装置允许使用多个床面，随机文件应列出患者定位器能够适用的、由制造商提供的可用床面。

注：床面的类型可以有：平板、弯曲、单支柱、双 C - 臂、水模体、全身半圆形架子、头颈架、椅子和转接环。

b）随机文件应说明更换各可用床面的大致时间（分钟），并在使用说明书中说明更换方法。

c）随机文件应说明正常使用时，各可用床面能放置在 ERP 的区域，即轻离子束能够畅通无阻地穿过的区域；例如无金属支撑部件、探测器或者较大的厚度梯度。对于双 C 臂和弯曲型床面，应提供臂在向外最伸展状态下净空区域的长度和宽度。

d）随机文件应说明各可用床面的最大承重能力（千克）。

e）随机文件应说明 C 型臂床面最大转动角度（度）。

10.2.2 床面相对于患者支撑装置的运动范围

如果床面相对于患者支撑装置有运动，随机文件应列出所有运动（平动和转动）的范围。

10.2.3 床面表面纵向移动时的定位误差

向用户提供的信息：

对于各可用的床面，随机文件应说明当

－床面和水平线的最大角度和

床面在以下情况下等中心或 ERP 附近床面表面高度之间的最大差异

沿着床面 1m 长度内分布 30 kg 承重；如果床面长度不足 1m，在床面长度内分布。

沿着床面 2m 长度内分布制造商规定的最大承重；如果床面长度不足 2m，在床面长度内分布。

通过等中心或 ERP 发挥作用

最大差异应以毫米表示

注：见 IEC 60601 - 1 第三版图 A.19。

10.2.4 床面的横向刚度

向用户提供的信息：

对于各可用的相对于治疗床横向移动的床面，随机文件应说明：

床面的最大倾角，以及

床面横向移动，方向⑩（见 IEC 62667 图 3），之后等中心附近床面表面高度之间的最大差异

角度的单位为度，最大高度变化的单位为 cm。

本要求适用于治疗床的所有升降范围，方向⑨（见 IEC 62667 图 3），并且沿着床面 2m 范围内分布制造商规定的最大承重。

10.3 坐标系

应符合 GB/T 18987—2003，如果不符合 GB/T 18987—2003，随机文件应说明和 GB/T 18987—2003 之间的关系。

10.4 患者支撑装置的运动范围

10.4.1 向用户提供的信息

随机文件应列出划着支撑装置各平移和转动的最大运动范围。

注：这些运动包括：纵向、横行、垂直、旋转、俯仰、摆动等。

对带有床面的患者支持装置，应给出床面参考点相对于 IEC 固定坐标系的运动。如果仅有一个床面，且不可运动，参考点应当置于床面表面的纵向中心线上。

对于专用的椅子类型的患者支持装置，应给出床面参考点相对于 IEC 固定坐标系的运动。随机文件中应给出参考点的定义。

10.4.2 患者支撑装置绕等中心的旋转

向用户提供的信息：

随机文件应说明当患者治疗床在沿着患者定位器长度为 1m 上分布 30 kg 承重以及在最大制造商规定承重的情况下患者定位器的等中心旋转轴与机架等中心的最大偏移。

最大偏移应以 cm 表示。

注：如果患者支持装置床面上一点在机架运动前后始终位于机架的等中心点，那么患者支撑装置被认为是等中心患者支撑装置。

10.4.3 患者支撑装置平移准确性向用户提供的信息

随机文件应说明两点之间矢量移动的准确性。点之间的距离在 IEC 固定坐标系中 Xf、Yf 和 Zf 方向上的距离应大于 20cm。如果最大可以动距离小于 20cm，应采用最大可以动距离。

应在每一个方向上测量误差，以 cm 表示。

10.4.4 患者支撑装置平移准确性

向用户提供的信息：

随机文件应说明设定和实际旋转角度的误差。运动的最小角度不小于 6 度，如果最大可旋转角度小于 6 度，应采用最大可旋转角度。

旋转误差应在每一个方向测量，以角度为单位。

11 千伏级 X 射线图像引导放疗设备

11.1 概述

以下条款适用于采用千伏级平面 X 射线图像引导定位或验证患者相对于轻离子射束摆位的系统。

以下条款适用于采用机械或电气连接轻离子束设备的千伏级 X 射线图像引导设备。本条款不适用于和轻离子束设备安装在同一空间而没有连接的独立的千伏级 X 射线图像引导设备。

本条款可能对特定的一些千伏级 X 射线图像引导设备的参数、条件或测量方法不适用或不满足。在这种情况下，随机文件应说明这些特例，并提出这些参数、条件或测量方法用于特定的千伏级 X 射线图像引导设备。

11.2 支撑结构的机械规格

向用户提供的信息：

随机文件应提供电子成像设备支撑结构的以下机械规格。

影像探测器的位置：

1）探测器平面和等中心或 ERP 之间的距离，

2）影像探测器中心到 X 射线射束距离的移动范围

在规定的机架角度和规定的源到探测器的距离处，影像探测器中心与 X 射线射束轴投影之间的位移，用 cm 表示。

每次测量时探测器平面和等中心之间应保持指定的距离，该距离在电子成像设备性能的所有测量中应保持一致。

11.3 探测器区域

向用户提供的信息：

随机文件应说明探测器的有效面积，以 cm^2 表示。

11.4 探测器特征

向用户提供的信息：

随机文件应以 cm 为单位，提供每个轴上在不移动探测器条件下，最大矩形野（在 ERP 测量）的视野尺寸。如果探测器到 ERP 的距离是可调节的，视野测量应在包含最大和最小的规定的距离上。

11.5 可见像素

向用户提供的信息：

随机文件应以像素数为单位说明最大影像的尺寸。

影像尺寸应以最大矩形区域内的像素表示，最大矩形区域是指在任何时刻内不需移动探测器或源的情况下可见的区域。

11.6 探测器帧时间

向用户提供的信息：

随机文件应说明与最大帧率（以帧/秒的形式表示）相对应的最小探测器帧时间。

11.7 成像系统信噪比及动态范围

向用户提供的信息：

随机文件应对于给定的声称剂量，以 IEC 62220－1 定义的量子探测效率（DQE）或百分比或分贝来表示，提供信噪比。

动态范围应以分贝来表示。

11.8 成像器余辉

向用户提供的信息：

随机文件应提供成像器的余晖。

成像器余晖应是射线停止后成像器上持续的图像，被表示为曝光结束后第一帧和第二帧（或第五帧）图像与曝光图像的百分比。

11.9 成像器线性

向用户提供的信息：

随机文件应提供治疗（剂量测量等应用）时用到的动态范围内的图像的非线性。

在上述范围内，制造商应测量成像器信号的线性，用探测器上的图像信号和施加到探测器的辐射拟合的直线之间的最大误差表示。

11.10 成像系统空间分辨率

向用户提供的信息：

制造商应在随机文件中描述指定成像条件（kVp、mAs、探测器帧）下测量的调制传递函数（MTF）。该测量可根据将含有对比度卡的体模放置在 EID 表面进行成像获得的最大空间分辨率完成。该测量取决于使用的模体属性（见注）。测量时应将对比度卡与探测器 X 轴或者 Y 轴呈一定角度进行放置。应描述模体沿 X 射线源到 EID 表面距离的几何属性。

注：由于某些 EID 的结构不同（尤其是具有非晶硅电子的 EID），对比度卡相对于探测器 X－Y 轴相对方向可能导致空间分比率的不同（参见 IEC 61217 标准《X 射线影像接收器坐标系统》）。因此，在进行 MTF 测量时，应使对比度卡与试验模体制造商规定的方向平行。

11.11 成像系统低对比度分辨率

向用户提供的信息：

随机文件应说明用于摆位治疗患者（例如剂量测定等应用）所用到的动态范围内，图像低对比度分辨率。

由一个或多个由不同深度的孔提供组成的铝盘模体放置在等中心或标准患者成像位置。将铜盘插入 X 射束路径上模拟患者吸收和散射。用合适的参数曝光，检查图像确定最浅的孔（最低对比度值）可见。

11.12 入射曝光量

向用户提供的信息：

随机文件应提供制造商规定的预置方案产生的入射曝光量。入射曝光量以空气比释动能表示。

曝光量应包括以下用户可用于成像的预置方案：

a）头
b）胸腔
c）骨盆
d）四肢

注：预置方案是有恰当空间分辨率和低对比度分辨率的适合于患者治疗的摆位。

将剂量仪放置在等中心或标准患者成像位置，置于空气中。用预置方案曝光测得空气比释动能。

11.13 双 X 射线成像曝光时间间隔

向用户提供的信息：

随机文件应说明在两个不同 X 射线源和 EID 或者一个射线源和 EID 的两个不同位置上曝光的时间间隔。

附录Ⅳ 图像引导系统要求

本附录为数字化 X 射线成像图像引导系统的要求。如果系统中含有其他类似的图像引导系统，应符合相应标准要求。

一、型号规格

明确其型号规格，如果是外购有注册证书的产品，明确其制造商和注册证书编号。

二、软件版本

名称、型号、发布版本、命名规则。

三、基本参数

（一）系统参数

焦点到探测器的距离、焦点到等中心的距离、机械运动范围。

（二）高压发生器

管电压范围、管电流范围、加载时间范围、标称电功率、输入电源电压、输入电源频率、高频变压器结构。

（三）X 射线管组件

标称管电压、焦点尺寸、靶角、阳极最大热容量、X 射线管组件最大热容量。

（四）平板探测器

最大视野、材料、像素大小。

四、运行环境

电源条件、温度范围、湿度范围、压力范围。

五、性能要求

（一）成像要求

应符合 YY/T 0741—2009《数字化 X 射线摄影系统专用技术条件》或 YY/T 0106—2008《医用诊断 X 射线机通用技术条件》要求，以上两个标准是诊断用 X 射线成像设备标准，作为图像引导系统的 X 射线成像设备和用于诊断的 X 射线成像设备有所不同，某些条款可能不适用，应在研究资料中说明理由。

（二）剂量要求

应符合 YY/T 0888—2013《放射治疗设备中 X 射线图

像引导装置的成像剂量》要求。标准中不适用的条款应在研究资料中说明理由。

（三）定位准确性

应制定图像引导系统的定位准确性要求。

六、电气安全、电磁兼容要求

GB 9706.1—2007《医用电气设备 第1部分：安全通用要求》

GB 9706.3—2000《医用电气设备 第2部分：诊断X射线发生装置的高压发生器安全专用要求》

GB 9706.11—1997《医用电气设备 第2部分：医用诊断X射线源组件和X射线管组件安全专用要求》

GB 9706.12—1997《医用电气设备 第1部分：安全通用要求 并列标准：诊断X射线设备辐射防护通用要求》

GB 9706.14—1997《医用电气设备 第2部分：X射线设备附属设备安全专用要求》

YY 0505—2012《医用电气设备 第1-2部分：安全通用要求 并列标准：电磁兼容 要求和试验》

附录X射线图像引导放射治疗设备的基本安全和基本性能要求（IEC 60601-2-68：2014）

七、主要电气安全特征

按防电击类型分类
按防电击的程度分类
按对进液的防护程度分类
按在与空气混合的易燃麻醉气或与氧或氧化亚氮混合的易燃麻醉气情况下使用时的安全程度分类
按运行模式分类
设备的额定电压和频率
设备的输入功率
设备是否具有对除颤放电效应防护的应用部分
设备是否具有信号输出或输入部分
永久性安装设备或非永久性安装设备
电气绝缘图

附录V 激光定位系统要求

一、型号规格

明确型号规格。如果是外购有注册证书的产品，明确其制造商和注册证书编号。

二、软件版本

名称、型号、发布版本、命名规则。

三、基本参数

激光器类型、激光波长及颜色、投射和移动方式、激光线数量、激光最大输出功率、移动速度。

四、运行环境

电源条件、温度范围、湿度范围、压力范围。

五、性能指标要求

（一）随机文件

放射治疗定位激光系统的随机文件中至少应包含下列内容：

1. 本附录（二）~（九）条的技术参数；
2. 激光器类型；
3. 激光波长及颜色；
4. 放射治疗激光定位系统的投射和移动方式、激光线数量；
5. 激光最大输出功率；
6. 移动速度。

（二）坐标系

系统应采用右手直角守则坐标系。

（三）放射治疗激光定位系统激光分类

放射治疗激光定位系统的分类不应高于GB 7247.1—2012规定的2M类。

（四）放射治疗定位激光系统线宽

在参考点平面上激光束宽度不应超过1.0mm。

（五）激光线的长度

在参考点平面上，不应小于2m。

（六）激光线的直线度

在参考点平面上，在不小于2m长范围内，直线度不应超过0.5mm。

（七）放射治疗定位激光系统定位准确性

1. 与参考点的一致性
定位激光线的位置应能调节，调节后其指示位置与参考点实际位置的偏差不超过±0.5mm。
2. 与参考平面的一致性（如适用）
（1）激光灯应能识别扫描平面（成像平面）；
（2）激光灯应能调节，调节后各个激光灯投射的激光线应与参考平面平行或重合或垂直。
3. 移动式放射治疗定位激光系统移动定位准确性（如适用）
（1）投射准确性
激光灯在可移动方向移动时，激光线实际到达位置与预置位置的最大偏差不应超过±1mm。

（2）投射重复性

激光灯在可移动方向移动时，激光线重复到达实际位置与预置位置的最大偏差不应超过±1mm。

（八）移动式放射治疗定位激光系统移动范围

移动范围不应小于550mm。

（九）软件功能（如适用）

应至少具备如下功能：

可以编辑患者的坐标参数；

按照DICOM RT的协议，可以接收放射治疗计划系统坐标文件；

可以控制可移动激光线到达指定位置；

激光轨校验功能；

激光轨归零功能；

停止运行；

患者信息管理功能；

系统QA验证功能；

打印定位信息报告及QA验证报告。

六、电气安全、电磁兼容要求

GB 9706.1—2007《医用电气设备 第1部分：安全通用要求》

GB 9706.15—2008《医用电气设备 第1-1部分：安全通用要求 并列标准：医用电气系统安全要求》

GB 7247.1—2012《激光产品的安全 第1部分：设备分类、要求》

YY 0505—2012《医用电气设备 第1-2部分：安全通用要求 并列标准：电磁兼容 要求和试验》

七、主要电气安全特征

按防电击类型分类

按防电击的程度分类

按对进液的防护程度分类

按在与空气混合的易燃麻醉气或与氧或氧化亚氮混合的易燃麻醉气情况下使用时的安全程度分类

按运行模式分类

设备的额定电压和频率

设备的输入功率

设备是否具有对除颤放电效应防护的应用部分

设备是否具有信号输出或输入部分

永久性安装设备或非永久性安装设备

电气绝缘图

附录Ⅵ 呼吸门控系统要求

一、型号规格

明确型号规格。如果是外购有注册证书的产品，明确

其制造商和注册证书编号。

二、基本参数、功能描述

呼吸门控时相的设定方法。

三、软件版本

名称、型号、发布版本、命名规则。

四、运行环境

电源条件、温度范围、湿度范围、压力范围。

五、性能指标要求

（一）呼吸参数设置范围

（二）运动追踪控制精度、追踪范围、追踪率

（三）门控开/关到束流出束/关闭延迟时间

（四）门控系统软件功能

（五）通用性和兼容性：应能追踪靶点和呼吸信号的位置关系。

（六）安全性功能

对非预期呼吸的安全措施

超过限值时的保护措施

联锁功能

紧急停止

通信错误的安全措施

其他安全措施

六、电气安全、电磁兼容要求

GB 9706.1—2007《医用电气设备 第1部分：安全通用要求》

GB 9706.15—2008《医用电气设备 第1-1部分：安全通用要求 并列标准：医用电气系统安全要求》

YY 0505—2012《医用电气设备 第1-2部分：安全通用要求 并列标准：电磁兼容 要求和试验》

七、主要电气安全特征

按防电击类型分类

按防电击的程度分类

按对进液的防护程度分类

按在与空气混合的易燃麻醉气或与氧或氧化亚氮混合的易燃麻醉气情况下使用时的安全程度分类

按运行模式分类

设备的额定电压和频率

设备的输入功率

设备是否具有对除颤放电效应防护的应用部分

设备是否具有信号输出或输入部分

永久性安装设备或非永久性安装设备

电气绝缘图

附录Ⅶ 多元限束装置要求

一、型号规格

明确型号规格。如果是外购有注册证书的产品，明确其制造商和注册证书编号。

二、基本参数

叶片数、叶片高度、投影宽度、射野范围

三、软件版本

名称、型号、发布版本、命名规则

四、运行环境

电源条件、温度范围、湿度范围、压力范围

五、性能指标要求

（一）随机文件

随机文件中至少应包含下列内容：

1. 限束装置采用的坐标系，以及与 GB/T 18987 中定义的坐标系的关系；

2. 治疗机设置的辐射野尺寸和防止与治疗机配合不当导致漏照的安全方案或安全联锁；

3. 限束装置的重量、装配方法、装配示意图及装配后的配重方案和安全评估报告；

4. 限束装置的元件的数量及其投影到正常治疗距离处的尺寸；

5. 限束装置的元件的材料和几何尺寸（见图Ⅶ.1）；

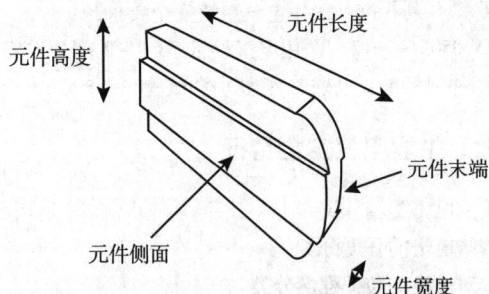

图Ⅶ.1 一种多元限束装置元件的结构图例

6. 限束装置下端面到治疗机等中心的距离；

7. 在正常治疗距离处，由限束装置形成的辐射野范围；

8. 在正常治疗距离处，相邻并相对元件的边缘伸展到其对边侧的最大距离；

9. 在正常治疗距离处，相对元件之间的最小和最大距离；

10. 在正常治疗距离处，元件末端移动的范围；

11. 在正常治疗距离处，元件末端允许伸出治疗机限束装置的最大距离；

12. 在正常治疗距离处，当限束装置旋转 180°时，对称打开的元件形成辐射野的偏移；

13. 在正常治疗距离处，元件末端的位置准确性；

14. 在正常治疗距离处，元件末端的位置重复性；

15. 在正常治疗距离处，同侧元件末端间的可达到的最大差距；

16. 在正常治疗距离处，规定的元件最小和最大运动速度。

（二）限束装置的运动性能

1. 元件末端的位置准确性

在正常治疗距离处，元件末端的位置准确性应符合随机文件要求。

2. 元件末端的位置重复性

在正常治疗距离处，元件末端的位置重复性应符合随机文件要求。

3. 元件的运动速度

在正常治疗距离处，元件的最小和最大运动速度应符合随机文件要求。

（三）辐射野偏移

对多元限束装置，在正常治疗距离处，当限束装置旋转 180°时，对称打开的元件形成辐射野的偏移应符合随机文件要求。

（四）限束装置控制软件功能

限束装置的控制软件至少应包含下列功能：

1. 应具有防止非授权使用功能，只有经过授权的人员才能操作软件或修改数据；

2. 应具有治疗机、患者、治疗计划、计划内辐射野的唯一标识；

3. 应实时显示辐射野的形成过程，并可显示辐射野成形后的最终状态；

4. 控制软件应显示治疗计划所要求的治疗机限束装置形成的辐射野，并要求操作者确认已形成需要的辐射野；

5. 当限束装置元件出现不能正确到位的异常情况，应有提示功能。

六、电气安全、电磁兼容要求

GB 9706.1—2007《医用电气设备 第 1 部分：安全通用要求》

GB 7247.1—2012《激光产品的安全 第 1 部分：设备分类、要求》

YY 0505—2012《医用电气设备 第 1-2 部分：安全通用要求 并列标准：电磁兼容 要求和试验》

七、主要电气安全特征

按防电击类型分类

按防电击的程度分类

按对进液的防护程度分类

按在与空气混合的易燃麻醉气或与氧或氧化亚氮混合的易燃麻醉气情况下使用时的安全程度分类

按运行模式分类

设备的额定电压和频率

设备的输入功率

设备是否具有对除颤放电效应防护的应用部分

设备是否具有信号输出或输入部分

永久性安装设备或非永久性安装设备

电气绝缘图

附录Ⅷ CT 模拟定位系统要求

一、产品型号

CT 模拟定位机型号，如果是外购有注册证书的产品，明确其制造商和注册证书编号。

二、软件版本

名称、型号、发布版本、命名规则。

三、基本参数

（一）CT 数据采集系统

1. 硬件相关参数

扫描机架开口部位直径、探测器物理排数、探测器物理通道数、探测器原件数。

2. 扫描相关参数

扫描方式、扫描层数、扫描时间、层厚、最大扫描视野（FOV）。

3. 重建相关参数

图像重建矩阵、图像显示矩阵、重建算法。

4. 图像相关参数

空间分辨率、图像噪声。

（二）CT 球管组件及过滤器

球管型号、管电压范围、管电流范围、阳极热容量、焦点尺寸、限束装置。

（三）高压发生器

最大功率。

（四）患者检查床

承重、高度、托板材料、运动范围、运动速度、控制精度。

（五）虚拟模拟功能

机架角度、光阑角度、床角度、射野大小及形状、组织补偿器的设置等。

四、运行环境

电源条件、温度范围、湿度范围、压力范围。

五、性能要求

注：如果是 CT 模拟定位专用设备，不用于诊断，则符合本部分性能要求即可。如果非 CT 模拟定位专用设备，除符合本部分相应要求外，还应符合 YY 0310—2005 要求。

（一）患者床

1. 患者床水平度

负载情况下，患者床作下列运动时，床面应保持水平，且床面与水平面的最大夹角在横向（X 方向，见图Ⅷ.1）应不大于 0.5°，在纵向（Y 方向，见图Ⅷ.1）应不大于 1°。

（1）床面纵向移动 850mm；

（2）床面在扫描中心上下 ±200mm 或最大可移动高度范围内垂直运动时。

2. 患者床刚度

负载情况下，患者床刚度应符合下列要求：

（1）将床面沿 Y 方向延伸 850mm 时，床面纵向（Y）轴线在 X 方向的位移不应超过 ±1mm。

（2）将床面沿 Y 方向延伸时，床面纵向（Y）轴线在 X 方向坐标值的偏差不应超过 ±1mm，在 Z 方向坐标值的偏差不应超过 2mm。

3. 纵向运动的准确性

患者床纵向运动预置值与测量值的偏差的最大值不应超过 1mm。

4. 扫描控制下床定位的准确性

扫描控制下患者床的位置预置值与测量值偏差不应超过 ±1mm。

5. 纵向运动范围

床面纵向运动范围不应小于 1500mm。

6. 高度调节范围

具备高度调节功能的患者床，其高度调节范围不应小于扫描架开口直径的 50%。

7. 其他要求

在扫描范围内，床面不应含有影响图像质量的物质，并能允许使用定位辅助设备。

（二）机架

放射治疗 CT 模拟机机架应符合下列要求：

应用于放射治疗的 CT 模拟机，机架在 0°时，应垂直于水平面，倾斜角度不应超过 ±1°；

应有横断面、矢状面和冠状面的定位指示灯；

至少应具备正位和侧位两种定位扫描功能。

（三）定位激光灯

1. 机架激光灯

测试模体中心位于扫描中心时，机架激光灯投射的激光线应满足下列要求：

机架内激光灯投射的横断面激光线应在扫描平面内，偏差不应超过±1mm；

机架外壳顶部激光灯投射的矢状面激光线应垂直于扫描平面且与扫描平面相交于扫描中心，其偏差不应超过±1mm。

机架外壳顶部激光灯投射的横断面激光线应与扫描平面平行，其偏差不应超过±1mm。

机架两侧激光灯投射的冠状面激光线应与测试模体两侧十字线的中心点重合，偏差不应超过±1mm。

2. 机架外激光灯

机架外激光灯应符合下列要求：

机架外顶部激光灯投射的矢状面激光线应与扫描平面垂直，且与扫描平面相交于扫描平面的中心，交点与扫描中心的偏差不应超过±1mm。

机架外顶部激光灯投射的横断面激光线应与机架外两侧激光灯投射的横断面激光线 重合，且与扫描平面平行，其偏差不应超过±1mm。

机架外两侧激光灯投射的冠状面激光线应与测试模体两侧十字线的中心点重合，偏差不应超过±1mm。

机架外顶部激光灯投射的矢状面激光线，在 X 方向移动时，预置值与测量值的最大偏差不应超过±1mm。

机架外两侧激光灯投射的冠状面激光线在 Z 方向移动时，预置值与测量值的最大偏差不应超过±1mm。

（四）定位像的定位准确度

在设备的扫描范围内，定位像定位的准确度不应超过±1mm。

（五）剂量说明

1. CT 剂量指数 100（$CTDI_{100}$）

使用特定的模体以获取下述剂量信息。应在随机文件中提供每一种应用（例如头部、体部等）的剂量信息。测量时应把剂量模体放置在患者床上，在无任何附加衰减材料的情况下进行。剂量模体应置于扫描区域的中心，并位于放射治疗 CT 模拟机机架旋转轴上。

随机文件中应给出以下信息：

（1）在使用特定的剂量模体的下述位置上的 $CTDI_{100}$ 值及相应的放射治疗 CT 模拟机运行条件，运行条件应是制造商所推荐的典型值：

① 沿着模体的旋转轴线［$CTDI_{100}$（中心）］。

② 沿旋转轴平行线、将辐射探测器插入距体模表面向里 10mm 的一个测量孔，沿轴线移动治疗床找出最大 $CTDI_{100}$ 值的位置。

③ 沿着与旋转轴线的平行线、距模体的表面向里

10mm、从（1）② 的位置旋转 90°、180° 和 270° 的位置上。运行条件应是制造商推荐的典型值，$CTDI_{100}$ 值为最大时的那个安放位置应根据扫描机械外壳或放射治疗 CT 模拟机的其他容易识别的部件，按（1）② 所规定的那样给出定位，以便在这个方向上安放模体。

④ $CTDI_{100}$（周边）是本附录相关条款所述在剂量模体周边测量的四个 $CTDI_{100}$ 的平均值。

（2）对每一个可选择的运行条件，改变 $CTDI_{100}$（中心）数值将会使剂量模体中心位置的 $CTDI_{100}$ 发生变化。

该 $CTDI_{100}$（中心）应用将本条（1）所述的剂量模体中心位置的 $CTDI_{100}$ 进行归一化后的值加以表示。本条（1）所属的 $CTDI_{100}$（中心）值为 1。在改变某个单一运行条件时，所有其他独立的运行条件应维持在（1）所述的典型值上。这些数据应是在制造商所指明的每一个运行条件的相应范围内。当某一运行条件的选择多于 3 个时，则至少应给出该运行条件下的最小、最大和一个中间值时的归一化的 $CTDI_{100}$ 值。

（3）对每一个可选择的运行条件下，$CTDI_{100}$（周边）的平均值。

该 $CTDI_{100}$（周边）应用将本条（1）所述的剂量模体中心位置的 $CTDI_{100}$（周边）进行归一化后的值加以表示，本条（1）所属的 $CTDI_{100}$（周边）值为 1。在改变某个单一运行条件时，所有其他独立的运行条件应维持在（1）所述的典型值上。这些数据应是在制造商所指明的每一个运行条件的相应范围内。当某一运行条件的选择多于 3 个时，则至少应给出该运行条件下的最小、最大和一个中间值时的归一化的 $CTDI_{100}$（周边）值。

（4）按照（1）、（2）和（3）给出这些值的最大偏差说明。所有这些值的偏差应不超过这些极限。

2. $CTDI_{自由空气}$

随机文件中应说明 $CTDI_{自由空气}$ 及其相应的放射治疗 CT 模拟机运行条件。

应给出 $CTDI_{自由空气}$ 标称值的最大偏差，测量值与标称值的偏差应不超过这些限值。

随机文件应给出如下数据：

—在所有标称射束准直条件下的 $CTDI_{自由空气}$（所有其他独立的运行条件应维持在表Ⅷ.1 给出的典型体部运行条件）；

—在所有电压（kVp）设置条件下的 $CTDI_{自由空气}$（所有其他独立的运行条件应维持在表Ⅷ.1 给出的典型体部运行条件）；

—典型头部运行条件下的 $CTDI_{自由空气}$；

—每种其他形状或平的过滤器在典型运行条件下的 $CTDI_{自由空气}$。

（六）X 射线发生装置

1. X 射线管电压准确度

应具有 X 射线管电压的预置功能，在产品标准中应规定 X 射线管电压的预置值，管电压的偏差不应超过±10%。

2. X 射线管电流准确度

X 射线管电流应分档设定，在产品标准中应规定 X 射线管电流的分档值，各档的偏差不应超过 ±20%。

3. 曝光时间准确度

轴向曝光时间、螺旋曝光时间应分档设定，在产品标准中应规定曝光时间的分档值，各档偏差应不超过 ±10%。

4. 高压电缆插头、插座

除非另有规定，应符合 GB 10151—2008 中有关型式和基本尺寸、标志、连接的要求。

（七）图像性能

1. 图像噪声

制造商应在随机文件中给出图像噪声的要求。

2. 空间一致性

CT 模拟图像应准确重现患者解剖结构，整个扫描野内空间失真应不超过 ±1mm。

3. CT 值均匀性

水的 CT 值的均匀性不超过 ±5HU。

4. CT 值精度

空气的平均 CT 值应在（−1000 ±10）HU，水的平均 CT 值应在（0 ±5）HU；

加载 4h 稳定性，CT 模拟机在间歇加载连续运行间隔 4h 运行前后，测量值应符合空气的平均 CT 值，应在（−1000 ±10）HU，水的平均 CT 值应在（0 ±5）HU。

5. CT 值与相对电子密度的转换

CT 值电子密度转换测量需要一套包含多个已知成分模块的模体，感兴趣区工具用来测量每种材料的平均 CT 值，这些数字可被绘成图表。

随机文件应给出测量的 CT 值转换到与水的相对电子密度和质量密度值的方法、CT 值与相对电子密度曲线的制作方法。应至少提供空气、水、一种与软组织相当的材料和两种不同的与骨骼相当的材料的转换因子。

6. 空间分辨率（高对比度分辨率）

制造商应在随机文件中给出空间分辨率的要求。

7. 低对比度分辨率

制造商应在随机文件中给出低对比度分辨率的要求。

（八）软件功能

注：软件模拟功能如果在其他软件中实现（例如：治疗计划），则此部分要求可体现在相应软件的要求中。

1. 图像输出

图像输出数据应支持 DICOM RT 标准，应具有验证数据正确的通讯协议，制造商应在随机文件中对通讯协议详细说明。

2. 结构勾画

为计划设计或剂量计算，需要对解剖结构分割区域或感兴趣区域进行勾画（如：轮廓勾画、体素分布），则：

（1）应能够让操作者浏览分割的结构或感兴趣区域；

（2）应能够让操作者调整分割区域，并使其处于"显示"或"不显示"；

3. 等中心计算和移动

应符合下列要求：

（1）等中心的计算

完成患者扫描勾画靶区后，模拟软件应能根据勾画的靶区计算等中心坐标，并能转换为激光灯和床的位置值。检验等中心计算的准确性，不应超过 ±1mm。应用已知几何中心位置的多种形状的靶区验证（比如球形，圆柱体）。

（2）等中心的移动

当 CT 扫描时只在患者皮肤上标记初始参考标记，没有标记治疗等中心。或者，当患者有多个治疗部位时，会有多个治疗等中心。软件应能计算从初始等中心移动到另一等中心的距离，并能转换为激光灯和床的位置值。移动的准确性应在三个方向上验证，不应超过 ±1mm。

4. 图像重建

软件应能在任意平面和多 3D 视图下进行重建，并能在多射野观上进行显示。

在最小层厚扫描时，对已知几何形状（例如：正方体，长方体，球体、圆柱体），重建后的外形尺寸偏差不应超过 ±1mm。

5. 治疗机模拟

随机文件中应给出所使用的坐标系。软件应能模拟治疗机机架、床、准直器的运动，并给出刻度和坐标值。

6. 数字重建射野图像（DRR）

应能够在治疗机所有可允许的运动范围内产生 DRR，应能够调节 DRR 的窗宽和窗位。

测试模体 DRR 图像上两点间的距离与实际距离之间的偏差不应超过 ±1mm。

（九）运行噪声

在空载状态下运行时（非承重状态）产生的噪声应不大于 A 计权 70dB（不包括 3s 以内的非持续和非周期性噪声）。

注：应考虑复合运动可能产生的噪声。

六、电气安全、电磁兼容要求

GB 9706.1—2007《医用电气设备 第 1 部分：安全通用要求》

GB 9706.11—1997《医用电气设备 第 2 部分：医用诊断 X 射线源组件和 X 射线管组件安全专用要求》

GB 9706.12—1997《医用电气设备 第 1 部分：安全通用要求并列标准诊断 X 射线设备辐射防护通用要求》

GB 9706.14—1997《医用电气设备 第 2 部分：X 射线设备附属设备安全专用要求》

GB 9706.15—2008《医用电气设备 第 1−1 部分：安全通用要求 并列标准：医用电气系统安全要求》

GB 9706.18—2006《医用电气设备 第 2 部分：X 射线计算机体层摄影设备安全专用要求》

GB 7247.1—2012《激光产品的安全 第 1 部分：设备分

类、要求》

YY 0505—2012《医用电气设备 第1-2部分：安全通用要求 并列标准：电磁兼容 要求和试验》

七、主要电气安全特征

按防电击类型分类

按防电击的程度分类

按对进液的防护程度分类

按在与空气混合的易燃麻醉气或与氧或氧化亚氮混合的易燃麻醉气情况下使用时的安全程度分类

按运行模式分类

设备的额定电压和频率

设备的输入功率

设备是否具有对除颤放电效应防护的应用部分

设备是否具有信号输出或输入部分

永久性安装设备或非永久性安装设备

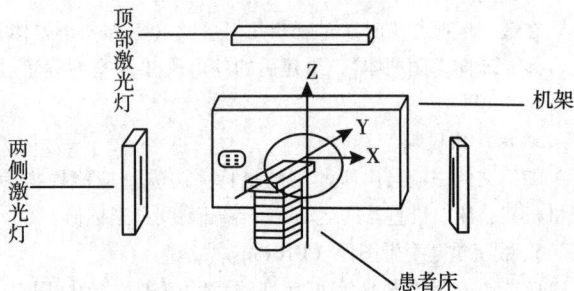

图Ⅷ.1　CT模拟机患者床坐标系

电气绝缘图

表Ⅷ.1　典型体部运行条件下的 CTDI_{自由空气}

kV 变化	标称射束准直（N × T）				
	准直1	准直2	准直3	准直4（典型）	准直5
kV1				是	
kV2（典型）	是	是	是	是	是
kV3				是	

注1：标称射束准直为 N × T，其中 N 为单次轴向扫描所产生的体层切片数目，T 为标称体层切片厚度。

注2：对于任何（N × T）乘积组合，只需要测量一次。

附录Ⅸ　治疗计划系统要求

一、软件版本

名称、型号、发布版本、命名规则。

二、通用要求

1. 依据说明书明确软件全部临床功能纲要

2. 依据说明书明确软件的使用限制

3. 明确软件的数据接口和产品接口

4. 明确软件的用户访问控制管理机制

5. 明确软件出错后数据保存与恢复能力

6. 明确软件在典型配置条件下完成典型临床功能所需时间

7. 明确软件运行所需的硬件配置、软件环境和网络条件

三、剂量计算准确性要求

（一）点剂量计算精度

注：为了对以下剂量测定要求进行评估，剂量区定义如下。

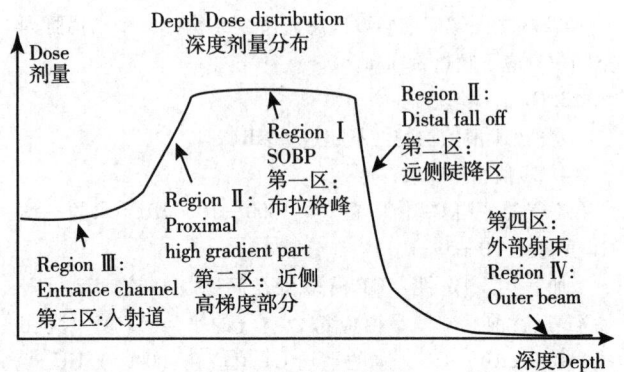

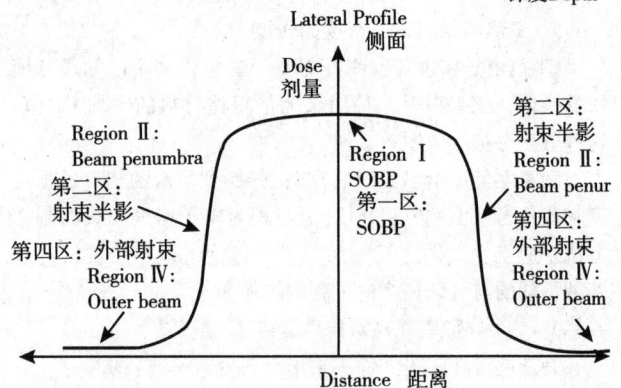

表Ⅸ.1　剂量区域定义

区域	定　义
第一区	测量点位于布拉格峰值内，且这些点的剂量梯度区小于 10%/mm。Out Bragg Peak（SOBP）。典型的第一区范例是扩展布拉格峰（SOBP）。第一区点的特征是高剂量和低梯度
第二区	测量点位于剂量梯度大于 10%/mm 的所在区。第二区包括横向射束半影区、SOBP 远近侧的下降区以及几何野边界内的任何陡峭梯度的区域
第三区	接收到的剂量仅来自于高能量离子的点，即布拉格峰之外的离子。第三区的典型代表是入射道，即 SOBP 临近区域。其剂量特征与第一区非常相似。但是，该区的总剂量为许多十分小的剂量分布之总和

续表

区域	定　义
第四区	未接受到任何初级离子束剂量的点。第四区点在几何射野边界之外，SOBP 的远端，或者在未穿过离子束的几何野内部区域

1. 第一区吸收剂量计算精度

对于简单及中等复杂度计划情况，在第一区内（如表Ⅸ.1 定义）任意一点测得的吸收剂量与计算所得的吸收剂量之间的偏差不超过 ±5%。相对剂量偏差绝对值的平均值不应超过 5%。

对于高复杂度的计划情况，任意一点测得的吸收剂量与计算所得的吸收剂量之间的偏差不应超过 ±6%。相对剂量偏差绝对值的平均值不应超过 5%。

2. 第二区吸收剂量计算精度

对于简单复杂度的计划情况，在第二区内（如表Ⅸ.1 定义）任意一点测得的吸收剂量与计算所得的吸收剂量之间的偏差不应超过 ±10% 或 DTA（吻合距离）不应超过 ±2mm。

对于中等及高复杂度的计划情况，吸收剂量偏差不应超过 ±15% 或 DTA（吻合距离）不应超过 ±3mm。

3. 第三区吸收剂量计算精度

对于简单及中等复杂度计划情况，在第三区内（如表Ⅸ.1：定义）任意一点测得的吸收剂量和计算所得的吸收剂量之间的偏差不超过 ±5%。相对剂量偏差绝对值的平均值不应超过 5%。

对于高复杂度的计划情况，任意一点测得的吸收剂量与计算所得的吸收剂量之间的偏差不应超过 ±6%。相对剂量偏差绝对值的平均值不应超过 5%。

4. 第四区吸收剂量计算精度

在第四区内（如表Ⅸ.1：定义）应符合下列要求：

对于简单复杂度计划情况，任意一点测得的吸收剂量和计算所得的吸收剂量之间的偏差不超过 ±5%。相对剂量偏差绝对值的平均值不应超过 5%。

对于中等复杂度的计划情况，任意一点测得的吸收剂量与计算所得的吸收剂量之间的偏差不超过 ±6%。相对剂量偏差绝对值的平均值不应超过 5%。

对于高复杂度的计划情况，任意一点测得的吸收剂量与计算所得的吸收剂量之间的偏差不超过 ±7%。相对剂量偏差绝对值的平均值不应超过 5%。

（二）测试用例举例

简单复杂度：方形野

中等复杂度：双向楔形野或曲面

高等复杂度：头颈模型

三、几何精确度要求

（一）体积重建精度

对于实际体积大于 $10cm^3$ 的情况，在治疗计划的患者建模任务中生成结构的计算体积与实际体积差不超过 ±2%。

（二）线性尺寸精度

所报告的建模几何物体的线性尺寸与治疗计划中清晰可见的高对比度物体的测量尺寸相差不得超过 ±1mm。

四、安全要求

治疗计划系统应符合 YY 0637—2013《医用电气设备 放射治疗计划系统的安全要求》。

注：应在说明书中说明如何设置 HU 值和阻止本领转换值（或 HU 值和水等效路径长度系数）的查找表。

附录 X　医用电气设备：轻离子束医用电气设备的基本安全和基本性能专用要求

注：本附录是 IEC 60601−2−64：2014 的中文翻译，此标准正在转化为国家/行业标准，国家/行业标准发布后将替代本附录内容。

201.4 通用要求

通用标准条款 4 适用。

201.5 ME 设备试验通用要求

除下述内容外，通用标准条款 5 适用：

201.5.1 型式试验

修改标题：

201.5.1 型式试验和现场检验

增加：

201.5.1.101 试验等级

本标准中规定了三个等级的型式试验和两个等级的现场检验程序。要求如下：

A 级型式试验：结合前述辐射安全规定，对于要求实现的工作原理或构造方式，完成 ME 设备设计分析，分析结果应体现为技术说明书中的声明；

B 级型式试验/现场检验：对 ME 设备进行视检或功能性测试或测量。测试应与本标准中规定的程序一致，应基于只能在不干预 ME 设备电路或结构的情况下可实现的操作状态、包括出错状态下进行；

C 级型式试验/现场检验：对 ME 设备进行功能性测试或测量。测试应与本标准中规定的原理一致。现场检验程序应包含在技术说明书中。如果程序涉及到需要干预 ME 设备电路或结构的操作状态，测试应由制造商或制造商代表完成，或在其直接监督下进行。

201.5.4 其他条件

替换：

制造商应在随机文件中声明所有附加测试要求。

201.5.9 应用部分和可触及部分的判定

201.5.9.2.1 试验指

补充：

如安装致使部件在测试时用标准试验指无法触碰，且这些部件只有使用工具才能触碰到，这些部件不认为是可触及部件。随机文件应描述这样的情况。

201.6 ME 设备和 ME 系统的分类

通用标准条款6适用。

201.7 ME 设备标识、标记和文件

除下述内容外，通用标准条款7适用：

201.7.2 ME 设备或 ME 设备部件的外部标记

201.7.2.4 附件

补充：

非患者规定的限束设备（BLD）所支持的最大开孔孔径，应在所有可手动互换和不可调节的限束设备（BLD）和限束器 BEAM APPLICATORS 上清晰易读。

每个可手动互换的 BLD、轻离子限束器、射程调整装置（RMD）和射程转换器应有清晰标识，以便识别。

201.7.2.20 可拆卸的保护装置

补充：

安装时，如果是通过安装的状态来满足本条全部的要求或部分的要求，应该查看安装是否符合要求，结果应该记录在现场检验报告中。

201.7.3 ME 设备或 ME 设备部件的内部标记

补充子条款：

201.7.3.101 辐射头

取下辐射头外罩，应露出通用标准中表 D.2 第10号标记，指出："遵守使用说明书"。

201.7.4 控制器和仪表的标记

补充子条款：

201.7.4.101 运动部件的刻度和指示

对于在治疗室内让操作者设定的数值的轻离子束 ME 设备，该数值能够导致一定范围的运动从而影响特定患者的治疗配送，应符合：

a）为每个可选的运动提供机械标尺或者数字指示；

b）相对于 ERP（例如光野，激光等）的患者摆位

方法。

所有运动的名称、正方向、零位置应符合 IEC 61217。

通过检查来检验是否符合要求。

201.7.8 指示灯和控制器

201.7.8.1 指示灯颜色

替换：

治疗控制面板（TCP）或其他控制面板用到指示（灯或显示器）时，指示灯颜色应符合如下规定：

辐射束出束，黄色

待机状态，绿色

需要对非预期操作状态采取紧急行动，红色

准备状态，其他颜色

注：在治疗室内或其他地点，这些情况可能需要紧急行动或注意；IEC 60601-1 表2中给出的不同颜色可用在这些地点。

201.7.9 随机文件

补充：

技术说明书中所需要的用于符合条款 201.10 对现场检验要求的数据在表 X.1 中给出。

201.7.9.2.10 信息

补充：

通用标准要求的且在治疗控制台（TCP）上提供的供负责患者的操作者使用的所有系统信息、错误信息和故障信息应提供足够的信息以供识别信息的原因和操作者可能实施的操作，以快速决定处置治疗中的患者。

201.7.9.2.15 环境保护

补充：

责任方的放射防护顾问通常为负责识别和处理可能出现放射性的材料的人员。

为协助责任组织的辐射防护顾问，制造商应提供以下数据：

表 X.1　技术说明书中所需的数据

需符合的子条款	——A 级型式试验相关声明	——B 级型式试验细节及结果	——C 级型式试验细节及结果	——B 级型式试验特定程序和试验条件	——C 级型式试验特定程序和试验条件
201.10.101.1.1	b)	a)		c)	
201.10.101.1.2	c)	a) b)		a) b)	c)
201.10.101.1.3	b) c)	a) e)	c)	d)	a) b)
201.10.101.1.4	a) b) c)	a)	c)		b)
201.10.101.1.5	†				†
201.10.101.1.6		†			
201.10.2.101.2.1	a) b)		d)	a) c)	
201.10.2.101.2.2	a) e)		c)	a) b) c) d) e)	
201.10.2.101.2.3	b)			a) c) d)	b)
201.10.2.101.2.4	b) c)	a)			b)
201.10.2.101.2.5	a) b) c) d) e)	d)	a) b)		c)

续表

需符合的子条款	——A 级型式试验相关声明	——B 级型式试验细节及结果	——C 级型式试验细节及结果	——B 级型式试验特定程序和试验条件	——C 级型式试验特定程序和试验条件
201. 10. 2. 101. 2. 6	a) b) c) d)	a)	d)	b) c)	
201. 10. 2. 101. 2. 7	c) d)		e)	a) b)	d)
201. 10. 2. 101. 2. 8	†				
201. 10. 2. 101. 2. 9	c) e)		a)		b) d)
201. 10. 2. 101. 2. 10	a) b) c) d) f)	a) b) e)		d)	
201. 10. 2. 101. 3. 1. 1	†				
201. 10. 2. 101. 3. 1. 2	†				
201. 10. 2. 101. 3. 1. 3	b) d) e)		d)		a) b) c)
201. 10. 2. 101. 3. 1. 4	a) b)	b)	b)		b)
201. 10. 2. 101. 3. 1. 5	a) b)	b)	b)		b)
201. 10. 2. 101. 3. 1. 6	†				
201. 10. 2. 101. 3. 1. 7	d)				b) c) d) e) f)
201. 10. 2. 101. 3. 1. 8	a) b) c) d)				b) c) d)
201. 10. 2. 101. 3. 1. 9	a) b)	b)			b)
201. 10. 2. 101. 3. 1. 10	a) b) c) d) e)		b)		c) d) e)
201. 10. 2. 101. 3. 2	c)			a) b) c) d) e) f)	
201. 10. 2. 101. 3. 3	†				
201. 10. 2. 101. 3. 4	a) c) d)			a) b) c) d)	
201. 10. 2. 101. 3. 5	a)			a) b)	c)
201. 10. 2. 101. 3. 6	a) b)				a) b)
201. 10. 2. 101. 3. 7	c)	c)		a) b)	
201. 10. 2. 101. 4. 2	a) b) d)	a) b)			
201. 10. 2. 101. 4. 3	a) b) e)	a)			
201. 10. 2. 101. 4. 4	a) b) c) d)	a)			
201. 10. 2. 101. 4. 5	b)	a)			
201. 10. 2. 101. 4. 6	†		†		†
201. 10. 2. 101. 5. 1	a) b) c)				
201. 10. 2. 101. 5. 2	b)	a)			
201. 10. 2. 101. 5. 3		†			

注：† 表示子条款的要求没有规定其他具体标识

－ 在正常使用条件下可用的轻离子种类

－ 在正常使用条件下，轻离子辐射的在 ERP 处的每核子能量和相应的最大吸收剂量率

－ 与轻离子辐射的束流方向正交的平面上，在 ERP 处最大辐射野的尺寸形状；

－ 可用的辐射束方向

－ 可能带有放射性的 ME 设备或 ME 设备部件清单。

201.8ME 设备对电击危险的防护

除下述内容外，通用标准条款8适用：

201.8.4.2 可触及部分和应用部分

补充：

本条款要求不适用于其安装阻碍了用测试棒测试的地方。这种情况适用时应在随机文件中声明。

201.8.11 网电源部分，元器件和布线

201.8.11.1 与供电网的分断

替换 b) 项：

b) 除了那些出于安全考虑不得不保持连接的电路，如真空泵、室内灯和某些安全联锁，分断措施应纳入 ME 设备或者认为必要的尽可能多的外部地方。若安装全部或部分地满足所述措施，技术说明书应包含相关要求。

201.9ME 设备和 ME 系统对机械危险的防护

除下述情况外，通用标准的条款9适用：

201.9.2 与运动部分相关的机械危险

201.9.2.1 概述

补充：

注 101：短语"自动设置"用来表示 ME 设备的部件自动移到开始患者治疗或成像要求的位置。这包括预设的运动由操作者启动的情形。

201.9.2.4 急停装置

补充子条款：

201.9.2.4.101 运动的急停

a) 应提供易识别和易使用的措施，该措施用于在 201.9.2.101 a) 4) 中规定的限值范围内停止所有运动，或者该措施根据 201.9.2.101 a) 5) 建立。这些措施应通过硬件接线，或者具有同等安全的开关功能。这些措施应在患者支持系统和治疗控制台附近或者之上。治疗控制台附近或者治疗控制台上提供的措施也应中断辐照。当任何一种手段由责任组织在现场纳入时，要求和现场检验程序应在随机文件中说明，结果应并入到现场检验报告中。

b) 若涉及 PESS，应通过风险管理表明开关功能技术能够提供等效的安全水平。

按照以下方法检验是否符合要求：

a) A 级型式试验——查阅随机文件。

a) C 级型式试验——用合适的工具来测量制动距离和断开连接时间；为了消除可变的个人反应时间的影响，开始测量点应选在个人所触发的开关触点打开或关闭的时刻。为确定停止距离，测量应重复 5 次；对于每次测量，运动部件应在允许的距离内停止。

b) A 级型式试验——若涉及 PESS，验证随机文件包含对所使用的（缓解）措施的分析。

附加子条款：

201.9.2.101 机架，辐射头和患者支架系统

a) 概述

注："驱动运动失效"仅被认为是驱动运动的驱动运动的网电源失效。

若辐射头或其他任何部件提供了装置，其设计可降低在正常使用时的碰撞风险，包括与患者发生碰撞的风险，每个装置的操作和限制应在使用说明书中描述。

若辐射头或其他任何部件（包括附件）没有降低在正常使用时的碰撞风险的设计，随机文件应说明碰撞风险。

对于自动设置和治疗之前的预编程运动的检查，旋转运动的位移过冲应不超过 2°，直线运动的位移过冲应不超过 10mm。

对于紧急中断或者驱动运动失效或者 ME 设备的网电源失效，所有运动的部件旋转运动的位移应不超过 2°，直线运动的位移应不超过 10mm。

作为 3) 和 4) 的替代办法，若停止运动所需要的角度或距离位移超过规定的值，应增加设备来避免任何可能的碰撞，同时随机文件应包含一项声明以提请注意。制造商应通过风险管理表明所达到的角度和距离不会对设备、患者或操作者造成不可接受的风险。

若正常使用中供电动作存在失效有导致患者被困的可能性，此时应提供装置释放患者；所述装置应在使用说明书中加以说明。

不可能发生碰撞的辐射头内部和保护性外壳后面的的设备，免除本条款 b) 和 c) 给出的速度限制。

对于治疗床系统，这些要求在系统不加载时以及在系统加载制造商规定的治疗床系统最大载荷的分布质量时应适用。

旋转运动

所有运动的最小速度不得超过 1°/s。

任何速度不得超过 7°/s，除非预编程的运动且通过制造商的风险分析识别为可以接受的风险。

对于旋转速度接近但不超过 1°/s 的情况，从操作控制运动停止时的位置到其终止位置，运动部件的运动角度应不超过 0.5°；对于转速大于 1°/s 的情况，前述角度应不超过 3°。除非风险管理表明达到的距离不会对设备、患者或操作者产生不可接受的风险。

例外——以上要求 2) 不适用于限束系统（BLS）。

直线运动

对于 IEC 61217 所规定的位移 20、21、22 和 23，图 13c 所示的辐射野边缘，以及 IEC 60601 - 2 - 64：2014 图 201.101 所规定的治疗床系统位移 9、10 和 11，最低运动速度不应超过 10mm/s。

任何速度不应超过 100mm/s，除非预编程的运动且通过制造商的风险分析识别为可以接受的风险。

对于速度大于 25mm/s 的情况，从操作控制运动停止时的位置到其终止位置，运动部件的移动距离应不超过 10mm；对于速度不超过 25mm/s 的情况，前述距离应不超过 3mm。除非风险管理表明达到的距离不会对设备、患者或操作者产生不可接受的风险。

例外——以上要求 1) 和 2) 不适用于限束系统（BLS）。

按照以下方法检验是否符合要求：

a) 1) A 级型式试验——查阅随机文件中描述每个实施控制的操作和限值的内容；

a) 2) A 级型式试验——查阅随机文件中描述碰撞风险的内容；

a) 3)，4)，8) B 级型式试验——通过检查和测量验证是否超出限值；

a) 5) B 级型式试验——验证对所实施的（缓解）措施的分析包含在技术文档内；

a) 6) A 级型式试验——检查使用说明书是否包含对患者释放措施的描述；

b) 1) B 级型式试验——通过检查和测量验证是否超出限值；

b) 2)，3) B 级型式试验——验证对所实施的（缓解）措施的分析包含在技术文档内；

c) 1) B 级型式试验——通过检查和测量验证是否超出限值；

c) 2)，3) B 级型式试验——验证对所实施的（缓解）

措施的分析包含在技术文档内；

201.9.2.102 在治疗室内操作 ME 设备部件的运动

a）对于 ME 设备部件可能对患者造成身体伤害的电动运动，操作者没有同时连续作用于两个开关时，应不可能操作该电动运动。每个开关释放时应能中断运动；一个开关可通用于所有运动。

b）对于预期自动设置的 ME 设备，操作者没有同时连续作用于自动设置开关和对所有运动通用的开关时，应不可启动或维持该运动。

上述 a）和 b）所要求的开关应在充分地接近患者支架系统时可操作，以便操作者通过仔细观察能够避免对患者造成的可能伤害。a）和 b）所要求的开关应至少有一个硬连线或者具有同等安全的开关功能。

使用说明书应包括如下建议，无论是通过控制面板启动预期的远程控制的运动，还是在治疗处方中包含的预编程运动，当患者摆位结束，操作者在离开治疗室前应检查所有预期或计划的运动。

按照以下方法检验是否符合要求：

a）B 级型式试验—测试电动运动，操作者没有同时连续作用于两个开关时，不可能操作该电动运动。每个开关释放时应能中断运动；一个开关可通用于所有运动

b）B 级型式试验—测试预期自动设置的 ME 设备，操作者没有同时连续作用于自动设置开关和对所有运动通用的开关时，应不可启动或维持该运动。

c）A 级型式试验—通过分析表明开关应在充分地接近患者支架系统时可操作，并且有一个开关是硬连线或者具有同等安全的开关功能。

d）A 级型式试验—检查使用说明书应包括建议：操作者在离开治疗室前应检查所有预期或计划的运动。

201.9.2.103 在治疗室外操作 ME 设备部件的运动

a）对于和自动设置有关的运动，操作者没有同时连续作用于自动设置开关和对所有运动通用的开关时，应不可启动或维持该运动。每个开关释放时应能中断运动；至少有一个开关硬连线或者具有同等安全的开关功能。

b）若 ME 设备部件已自动设置并且/或者已预编程，在预编程的治疗完成之前，操作者不可能调整运动参数而不造成辐照终止，除非该运动限于为了重新对齐靶区到与 EBE 系统关联的计划位置而移动治疗床。在这种情况下，运动可导致辐照中断。

c）对于还没有预编程的 ME 设备，在辐照过程中，应不可能调整任一运动参数而不造成辐照终止，除非该运动限于为了重新对齐靶区到与 EBE 系统关联的计划位置而移动治疗床。在这种情况下，运动可导致辐照中断。

d）对于还没有预设的 ME 设备，辐照前或者辐照终止后应能调整运动参数，但只在操作者同时连续作用于两个开关的情况下。每个开关释放时应能中断运动；应有一个开关硬连线或具有同等安全的开关功能，且对所有运动适用。若运动限于为了重新对齐靶区到与 EBE 系统关联的计划位置而移动患者支架装置，在这种情况下，在辐照中断

过程中的运动是可能的。

e）使用说明书应包含推荐：在辐照前和辐照中，操作者应能不受阻挡地看到患者。

f）任何辐照中断或辐照终止应导致 ME 设备的全部运动部件在 201.9.2.101 给出的限值内停止。

按照以下方法检验是否符合要求：

a），b），c），d），f）C 级型式试验——见 201.9.2.101 的容差要求。

e）A 级型式试验——检查使用说明书。

201.9.2.104 从设施外部操作 ME 设备运动

ME 设备可具备电子访问（如通过因特网）控制系统的能力，以对设备进行诊断性评估。这类评估可能需要操作设备。例如，为了达到这样的目的，TCP 可以被远程控制。当从设施外部远程访问功能和控制时：

a）应在 TCP 上提供允许远程操作者控制的方法；

在远程控制功能和运动前，在连接建立时，设备必须要求在 TCP 上采取行动；

每当建立远程连接，TCP 应予指示；以及

任何运动应符合子条款 201.9.2.101 的要求。

此外，远程访问应不能：

违反或覆盖任何子条款 201.9.2.102 和 201.9.2.103 的规定；或

允许远程操作者忽视可能对任何人员造成伤害的联锁；或

允许远程操作者打开任何辐射源。

按照以下方法检验是否符合要求：

a）A 级型式试验——检查随机文件。

B 级现场检验：在没有首先在 TCP 采取行动的情况下，试图远程连接，验证无法建立控制。

B 级现场检验——演示显示指示了远程控制下进行的远程操作。

A 级型式试验：检查随机文件。

e），f），和 g）B 级现场检验：演示远程诊断能力的功能。

201.9.7 压力容器与气压和液压部件

补充子条款：

201.9.7.101 压力改变

如果用于给运动提供动力的系统中压力改变会引起危险状态，以任何速度运动的所有部件都应在 201.9.2.101 规定的限值内停下来。

按照以下方法检验是否符合要求：

A 级型式试验——通过模拟故障状态、操作保护性装置并测量制动距离。

201.9.8 支撑系统相关的机械危险

补充子条款：

201.9.8.101 制造商提供的附件的附着方式

a）对于允许添加制造商所提供的附件的装置，尤其是为辐射束流成形或者吸收剂量分布的附件，该装置应被设计为在所有正常使用条件下安全地保留那些附件。

通过检查和考察设计数据及应用的安全因子来检验是否符合要求。

随机文件应包含保养要求，并定义所提供附件的使用条件和限制；宜包含关于责任制造或授权的其他附件的设计限制的指导。

按照以下方法检验是否符合要求：

A 级型式试验——分析表明该装置被设计为在所有正常使用条件下安全地保留那些附件，并且附件坠落伤及患者的风险降低。

C 级现场检验——表明 A 级型式试验中的缓解措施已正确实施。

补充子条款：

201.9.101 固定装置和治疗床之间的相对运动

制造商应在随机文件中提供固定装置（如头框）和治疗床系统接口的要求。轻离子 ME 设备制造商应在随机文件中声明集成固定装置的责任组织宜对其使用中潜在的碰撞和其他风险进行分析。

按照以下方法检验是否符合要求：

A 级型式试验——验证随机文件中是否包含固定装置（如头框）和治疗床系统接口的要求。验证轻离子 ME 设备制造商是否在随机文件中声明集成固定装置的责任组织宜对其使用中潜在的碰撞和其他风险进行分析。

201.10 对不需要的或过量的辐射危险的防护

除下述情况外，通用标准的条款 10 适用：

201.10.1X 辐射

201.10.1.1 产生非诊断或治疗目的 X 辐射的 ME 设备替换（标题和内容）

201.10.1.1 非预期的电离辐射

轻离子束 ME 设备的某些设备或设备部件，它们并非预期产生用于放射治疗或者图像引导放射治疗的电离辐射，但是被高电压激发时它们会发射电离辐射，所产生的环境剂量当量 H*(d)，在 1h 时间内，在正常操作中离任何可接触表面 5cm 处，应不超过 5μSv。

按照以下方法检验是否符合要求：

201.10.1.2 产生诊断或治疗目的 X 辐射的 ME 设备

通用要求的 10.1.2 不适用。

201.10.2 α、β、γ、中子和其他粒子辐射

201.10.2.101 用于生成诊断或者治疗轻离子的医疗设备

201.10.2.101.1 对不正确的辐射分布的防护

201.10.2.101.1.1 辐射头选择、验证和显示

a）仅在验证所有辐射头中所有相关的设备和参数后，才能对于选择的辐射头启用辐照。

b）对于能够输送多个轻离子种类的 ME 设备，应提供措施确保只有被选择的轻离子种类输送到所选择的辐射头。

c）所选择的辐射头应显示在治疗控制台上。

对于轻离子束流分布系统和辐射头的各种相关的设备类型和参数，证明设备或参数是否未正确设置，辐照是否未启动。

详细说明已到位的措施在相关设备或者参数未正确设置的情况下是否可以防止辐照。

验证所有可能选择的显示功能。

201.10.2.101.1.2 轻离子种类选择、验证和显示

对于能够配送多种种类轻离子的 ME 设备：

a）辐照终止后，在治疗控制台上重新选择轻离子种类之前，应防止进一步的辐照。

b）所选择的轻离子种类应在辐照前和辐照期间显示在治疗控制台上。

c）应提供措施确保只有被选择的轻离子种类才能配送给患者。

检查随机文件，离子种类由治疗计划自动设置且不能由用户选择。

检查在辐照前和辐照期间是否显示轻离子种类。验证所有可能的选择的显示功能。

检查随机文件，离子种类由治疗计划自动设置且不能由用户选择。

201.10.2.101.1.3 轻离子射程或者每核子能量选择、验证和显示

a）提供措施以确保只有被选择的轻离子射程或者每核子能量在辐照期间配送，使得百分深度剂量比预期的百分深度剂量分布差异不超过 10% 或 0.25 Gy（取较大者），或者射程差异不超过 1 mm。如果不满足上述条件，在输送额外的 0.25 Gy 吸收剂量之前，应终止辐照。

b）如果设置的轻离子射程或轻离子束的每核子能量不在 a）所述的允许范围内，应有至少两道独立的系统阻止辐照的启动。

c）如果设置的轻离子射程或轻离子束的每核子能量不在 a）所述的允许范围内，至少两套独立的系统和联锁终止辐照。

d）在辐照终止后，在治疗控制台上重新选择轻离子射程或者每核子能量之前，应防止进一步的辐照。

e）在辐照前和辐照期间，治疗控制台应显示所选择的和正在配送的轻离子射程或者每核子能量。对于采用多能量的分段治疗，在每段治疗期间应显示轻离子射程或者每核子能量。

检查设计是否实施了措施以防止使用错误的每核子能量进行辐照。

检查设计是否实施了方法以防止使用错误的每核子能量进行辐照。

验证在辐照终止后，不能恢复辐照，直至重新选择轻离子射程或者每核子能量。

验证规定选择的显示装置的功能。

201.10.2.101.1.4 机架角度的选择、验证和显示

a）在轻离子束辐照前和辐照期间，机架角度应显示在治疗控制台（TCP）上。

b）如果机架位置与处方位置之间差异超过 0.5°，应阻止轻离子束辐照的启动。

c）轻离子束辐照期间，如果机架位置与处方位置之间

差异超过 0.5°，辐照应中断。

201.10.2.101.1.5 障碍监测

如果在轻离子束流分布系统或辐射头的束流路径内，插入了在患者治疗处方之外的部分透过的临时设备，则联锁应能阻止辐照的启动。

注：临时设备包括插入轻离子束流分布系统或辐射头中的用于调整加速器和辐射头之间束流路径的多线或多条离子室和闪烁器。

关于使用的确保符合性措施的陈述。通过分析证明如果任何可能被插入到束流路径中的设备在辐照期间被插入则会终止辐照。

验证联锁装置的功能。

201.10.2.101.1.6 患者支撑装置坐标的显示

如果患者支撑装置坐标是辐照治疗处方的一部分，患者支撑装置坐标应显示在治疗室内。

验证在治疗室内显示患者支撑装置坐标。

201.10.2.101.2 对不正确的束流成形的防护

201.10.2.101.2.1 横向展宽装置（LSD）的选择和显示

对于具有移动式横向展宽装置的 ME 设备：

a）如果用户能够选择横向展宽装置

1）在 TCP 上选择 LSD 之前，应阻止辐照的启动，并且

2）用户所选择的 LSD 的唯一标识显示在 TCP 上。

b）如果所选择的 LSD 没有准确定位，两套独立系统应阻止或终止辐照。

c）任何手动移动的 LSD，应被清晰的标记以确定其唯一性。如果可手动移动的 LSD 与所选择的 LSD 不一致，应提供措施来阻止轻离子束辐照的启动。

d）如果用户可选的 LSD 能够应用于多于一种散射厚度或者多于一种扫描方式

1）在 TCP 上选择散射厚度或扫描模式之前，应阻止辐照，并且

2）在 TCP 上显示所使用的散射厚度或扫描模式。

201.10.2.101.2.2 射程调制装置（RMD）和可编程射程调制射野（PRMP）

a）如果用户能够选择射程调制装置：

1）在 TCP 上选择 RMD 之前，应阻止辐照，

2）所使用的 RMD 的标识应显示在 TCP 上。

b）辐照终止之后，在 TCP 上选择指定 RMD、PRMP 或者"无 RMD"之前，应阻止进一步的辐照。

c）当患者处方中规定同时应用多个 RMD，例如一个"propellor"型 RMD 与一个"纹波滤过器"型 RMD 组合使用，所有 RMD 都应验证。

d）提供一系列 RMD 或者 PRMP 的 ME 设备应在 TCP 上显示所使用的 RMD 或 RPMP（或"无 RMD"）；每个 RMD 应清晰标记以确定其唯一性（见 201.7.2.4）。

e）如果所选择的 RMD 或者 PRMP 没有准确定位，应阻止或者终止辐照。如果未使用两道独立的系统监视位置，

制造商应通过风险管理表明一道位置监视系统如何提供一个可接受的安全水平。

201.10.2.101.2.3 射程转换器的选择和显示

a）如果用户能够选择射程转换器

1）在治疗控制台（TCP）上选择射程转换器之前，应防止辐照。

2）应在治疗控制台上显示用户所使用的可选择的射程转换器的标识。

b）如果所选择的射程转换器没有被正确定位，则应阻止或终止辐照。如果未使用两道独立的系统监测定位，制造商应通过风险管理表明一道位置监视系统如何提供一个可接受的安全水平。

c）可手动移动的射程转换器应清晰地标记，以确定其唯一性。

d）如果射程转换器能够应用多于一种厚度，并且可以由用户选择

1）在 TCP 上新选择一个射程转换器之前，应阻止辐照。

2）射程转换器的标识和所使用的操作参数，应显示在 TCP 上。

3）检查随机文件，射程转换器由治疗计划自动选择且用户不可选择。

4）检查在治疗控制台上显示的射程转换器的标识。

通过分析证明如果所请求的射程转换器的组合不正确，辐照会被阻止或者终止。如果未使用两个独立的系统监测定位，验证所实施的缓解措施的分析是否包含在技术文件中。

目测检查所有射程转换器的标识并与上述 a）2）中的显示相对比。

201.10.2.101.2.4 限光筒托架位置的选择和显示

a）在轻离子束辐照之前和辐照中，限光筒托架配置的位置应显示在 TCP 上。

b）如果限光筒托架没有被正确定位，则应阻止或终止辐照。如果未使用两道独立的系统监测定位，制造商应通过风险管理表明一道位置监视系统如何提供一个可接受的安全水平。

c）对于 a）和 b），所配置的位置和预期的位置之间的容差应在随机文件中给出。

201.10.2.101.2.5 多元限束装置形状的验证和显示

a）如果多元娴熟装置（BLD）用于提供设置的形状，在轻离子束辐照启动之前，每个子野多元限束装置的形状设置应在启动辐照前显示在 TCP 上。

b）对于使用多元限束装置所形成的形状配送多个子野的射野，每个子野辐照期间应更新子野的形状的显示。

c）如果所配置的多元限束装置（BLD）位置不同于其预期的位置，则应阻止辐照启动。

d）轻离子束辐照期间，如果所配置的多元限束装置（BLD）位置不同于其预期的位置，则应终止辐照。

e）对于 a）—d），所配置的位置和预期的位置之间的

容差应在随机文件中给出。

201.10.2.101.2.6 轻离子束限光筒的选择、验证和显示

a）在轻离子束辐照前和辐照期间，用户安装的轻离子束限光筒应显示在治疗控制台（TCP）上。

b）如果所安装的轻离子束限光筒不同于预期使用的限光筒，应阻止轻离子束辐照的启动。

c）如果所安装的轻离子束限光筒没有被妥当的放置，应阻止轻离子束辐照的启动。

d）轻离子束辐照期间，如果所安装的轻离子束限光筒没有被妥当的放置，辐照应中断。如果未使用两道独立的系统监测是否正确安装，制造商应通过风险管理表明一道监视系统如何提供一个可接受的安全水平。

201.10.2.101.2.7 限束装置的选择、验证和显示

a）在轻离子束辐照前和辐照期间，用户选择的限束装置的唯一标识应显示在治疗控制台（TCP）上。

b）如果所安装的限束装置不同于所选择的限束装置，应阻止轻离子束辐照的启动。

c）如果限束装置没有被编码，随机文件中的使用说明书应警告用户不正确选择限束装置的风险。

d）如果所安装的用户选择的限束装置或其组件，没有被妥当的放置，应阻止轻离子束辐照的启动。对于有多个组件（例如，层）的BLD，轻离子辐照启动前，所有组件都应正确的安装。如果未使用两道独立的系统监测是否正确放置，制造商应通过风险管理表明一道监视系统如何提供一个可接受的安全水平。

e）轻离子束辐照期间，如果所安装的用户所选择的限束装置（包含其多层）变成为不正确的放置，辐照应终止。

201.10.2.101.2.8 患者特定的可更换限束装置的制造

制造商在随机文件中应提供，关于患者特定的可更换的BLD的适配性要求信息。

201.10.2.101.2.9 用户提供的附件的选择、验证和显示

a）在轻离子束辐照前和辐照期间，用户提供和安装的附件，如果影响剂量分布，应显示在治疗控制台（TCP）上。

b）如果所安装的附件不同于在TCP上所选择的部件，应提供措施阻止轻离子束辐照的启动。

c）如果附件没有被编码，随机文件中的使用说明书应警告用户不正确选择附件的风险。

d）如果所安装的用户选择的附件，没有被妥当的放置，应阻止轻离子束辐照的启动。

e）轻离子束辐照期间，如果所安装的用户所选择的附件变成为不正确的放置，辐照应终止。

201.10.2.101.2.10 床面的选择、验证和显示

如果用户能够选择多于一个床面，或者用户能够移除床面，并且束流穿过床面，应满足如下要求：

a）如果床面被编码了，在轻离子束辐照前和辐照期间，应显示在治疗控制台（TCP）上。

b）如果床面被编码了，如果所安装的床面不同于所选择的床面，应阻止轻离子束辐照的启动。

c）如果床面没有被编码，这些床面应易于由操作者辨识并且使用说明书应警告用户不正确选择这些设备的风险。

d）如果所安装的床面没有被妥当的放置，应阻止轻离子束辐照的启动。

e）轻离子束辐照期间，如果所安装的床面变成为不正确的放置，辐照应终止。

f）作为d）e）的替代方法，应采取额外的措施保证床面保持正确的放置。制造商应通过风险管理表明安全水平是可接受的。

201.10.2.101.3 对治疗区不正确的吸收剂量的防护

201.10.2.101.3.1 吸收剂量的监测和控制

201.10.2.101.3.1.1 概述

为了保持吸收剂量分布的正确配送，在每次治疗中应连续监控与轻离子束流中心轴垂直的平面内，轻离子通量和轻离子注量分布。

证明系统包含对与轻离子束流中心轴垂直的平面中通量和注量的监测。

201.10.2.101.3.1.2 剂量监测系统的类型

应提供两个独立的剂量监测系统。

关于确保符合性所采取措施的陈述。

201.10.2.101.3.1.3 剂量监测系统

201.10.2.101.3.1.4和201.10.2.101.3.1.5中规定的束流监测器组成两个剂量监测系统。应使用校准程序将来自这些剂量监测系统的信号转换为配送的吸收剂量的指示值。剂量监测系统应满足以下要求：

a）一个剂量监测系统发生故障应不会影响另外一个系统的正常功能。

证明两个独立剂量监测系统中的任何一个具有产生或模拟故障时不会影响另一个系统。

b）那些能改变任何一个剂量监测系统辐射响应超过5%的任何共用元件的故障，应终止辐照；

c）当分别使用单独的电源时，任何一个电源故障应终止辐照并防止进一步的辐照；

验证通过生成或者模拟电源故障产生辐照终止的联锁装置的功能。

d）应将剂量监测系统安排为冗余剂量监测组合或者主/次级剂量监测组合。在冗余剂量监测组合情况下，两个系统应具备技术说明书中陈述的性能。在主/次级剂量监测组合情况下，至少主剂量监测系统应具备所述的性能。无论提供哪种组合，达到规定的吸收剂量率最大值的性能应包含在技术描述中。

验证剂量监测系统在达到使用的医疗设备的最大规定吸收剂量率时的功能；也应使用从医疗设备移除且通过其他方式测试的系统来验证功能。

关于所选择的剂量监测系统组合的性能的陈述。

e）如果在剂量监测系统中的所选电路参数随辐射类型或能量的变化而自动变化，在一个剂量监测系统中的变化

应独立于另一个系统中的变化。

关于带有回路参数变化的系统独立性的陈述。

201.10.2.101.3.1.4 束流注量监测器（BFM）

a）应提供至少两个独立的束流注量监测器（探测器），其中至少有一个应是透射探测器，它位于所有展宽装置的患者一侧。

b）束流注量监测器可以是固定式或移动式的。固定式束流注量监测器应仅能用工具移动或卸下。移动式束流注量监测器应使用联锁装置阻止定位错误时的辐照；应提供每个射野辐照前试验联锁装置动作的措施或者设计为具有同等安全水平。安全水平的同等性应通过风险管理来表明。

201.10.2.101.3.1.5 束流通量分布监视器（BFDM）

a）应提供至少两个独立的束流通量监测器（探测器），其中至少有一个应是透射探测器，它位于所有展宽装置的患者一侧。

b）束流通量监测器可以是固定式或移动式的。固定式束流通量监测器应仅能用工具移动或卸下。移动式束流通量监测器应使用联锁装置阻止定位错误时的辐照；应提供每个射野辐照前试验 BFDM 联锁装置动作的措施或者设计为具有同等安全水平。安全水平的同等性应通过风险管理来表明。

c）如果束流通量分布监视器也作为束流注量监测器，它也应满足 201.10.2.101.3.1.4 的所有要求。

201.10.2.101.3.1.6 吸收剂量分布的监测

201.10.2.101.3.1.4 和 201.10.2.101.3.1.5 描述的束流注量和束流通量分布监测器应连续监测轻离子束流，当束流监测器的信号显示配送的剂量分布比预期吸收剂量分布相差 10% 以上或者 0.25 Gy（取较高值），应在输送额外的 0.25 Gy 吸收剂量之前终止辐照。

关于用于确保符合性的方法的陈述。

验证产生辐照终止的措施的功能。

201.10.2.101.3.1.7 剂量监测系统信息的显示

a）剂量监测系统的显示装置应实时显示配送的剂量。配送剂量的显示方法应适合于所采用的辐射配送方法。

关于显示方法的适合性的陈述。

b）剂量监测系统的显示应清晰易读，具有相同的设计、放在一起，并且位于 TCP 上预选的剂量监测计数显示位置附近以便观察。所有显示装置应仅有一个刻度且无刻度相乘系数。

检查显示装置。

c）当两道剂量监测系统的读数显示在同一个显示器上时，也应提供一个独立的显示装置显示至少其中一道剂量检测系统读数。

d）剂量监测系统应在辐照中断或终止之后保持其显示，直至特意地清除或者恢复（辐照）。

验证辐照中断和辐照终止后的显示装置的读数。

e）在启动一个新的辐照之前，应需要重设显示为零。

通过检查技术说明书予以确认。

f）如果出现电源故障或者任何其他部件故障导致辐照中断或者终止，在发生故障时的剂量监测系统信息应以可显示的形式保存在至少一个系统中至少 20 分钟的时间或者直至特意地清除或者回复（辐照）。

通过检查技术说明书予以确认。

生成剂量监测单元的显示装置，关闭网电源，验证显示的剂量信息可以保留至少 20 分钟。

201.10.2.101.3.1.8 剂量监测系统终止辐照

a）两个剂量监测系统应能够独立地终止辐照。应提供措施在每次辐照前测试每个剂量监测系统能够终止辐照。

例：

关于用于确保符合性的措施的陈述。

b）当预编程的治疗完成时，在冗余剂量监测组合中的两个系统应设置为终止辐照。当预编程的治疗完成时，主/次级剂量监测组合的主剂量监测系统应设置为终止辐照；在传递额外的 10% 或 0.25 Gy 吸收剂量（取较高值）之前，次级剂量监测系统应设置为终止辐照。

关于用于确保符合性的措施的陈述。

验证当另外一个系统被禁用时每个系统终止辐照的功能。在每个轻离子种类的一个射程或者每核子能量的条件下测试。验证无法启动另一个辐照。

c）应提供措施确保没有引起辐照终止的系统在每次辐照前进行测试，以验证其终止辐照的能力。

关于用于确保符合性的措施的陈述。

验证在每个轻离子种类的一个射程或者每核子能量的条件下联锁装置的功能。

d）终止辐照可以通过主剂量监测系统以外的方法实现（例如超时），在这种情况下，其他方式可以考虑为主终止系统，剂量监测系统应提供次级终止方式。剂量测定系统应设置为在不大于预期值 110% 的剂量相关值下终止辐照。

关于用于确保符合性的措施的陈述。

验证当另一个系统禁用时每个系统的终止辐照的功能。在每个轻离子种类的一个射程或者每核子能量的条件下测试。验证另一个辐照不能启动。

关于描述终止方法和允许边界的陈述。

201.10.2.101.3.1.9 独立的终止系统（ITS）

a）应提供使用预设值终止束流传递的方法，该方法独立于 201.10.2.101.3.1.3 中所述的剂量监测系统。

关于用于确保符合性的方法的陈述。

b）独立的方法应在治疗控制台上有一个显示装置且

1）为"递增"型。

2）当出现导致辐照中断或终止的故障时，其读数应保留至少 20 分钟或者至下一次辐照，取先发生的。

3）在辐照终止后且在可能进行后续辐照之前需要重置到零。

4）独立于任何其他控制辐照终止的系统或者子系统。

5）通过当剂量相关的预设定量达到预定义的数量水平时终止辐照，来防止出现终止辐照的剂量监测系统的故障。

6）仅当轻离子束流进入辐射头时才计数。

7）本系统应用于整体配送或者每个子野的配送，取决于配送类型。

关于用于确保符合性的方法的陈述。

在轻离子种类的一个轻离子射程或者每核子能量的条件下，验证 ITS 随着辐照递增。

在每个轻离子种类的一个轻离子射程或者每核子能量的条件下，验证在辐照的中断和终止后 ITS 保留其读数至少 20 分钟。

在每个轻离子种类的一个轻离子射程或者每核子能量的条件下，验证在辐照终止后在后续辐照启动前 ITS 需要重置到零。

检查设计文档。

当达到预设值时终止辐照。

证明当束流进入辐射头时 ITS 才计数。

检查随机文件，验证其包含关于 ITS 适用性的说明。

c）独立的方法应通过风险管理分析。分析应表明，辐射终止应发生在预计剂量 120% 之内或者输送 0.25 Gy 的额外剂量（以大的为准）。

关于用于确保符合性的方法的陈述。

201.10.2.101.3.1.10 剂量监测计数率

a）应提供剂量监测计数率监测系统。201.10.2.101.3.1.3 中描述的束流监测器可作为本剂量监测计数率监测系统的组成部分。

b）如果 TCP 上没有该系统读数（剂量监测计数率）的显示，应通过风险管理过程来证明其安全性。

c）在任何故障情况下，如果轻离子束 ME 设备能够配送超过规定的最大剂量率两倍的剂量率，应提供措施使得剂量监测计数率超出一个数值前终止辐照，该数值不超过规定的最大剂量率的两倍。

d）在任何故障状态下，如果轻离子束 ME 设备能够产生比规定的最大规定值高 10 倍以上的吸收剂量率，剂量监测计数率监测系统应将辐射野内任何一点的超剂量值限制在 4Gy 以下。技术描述中超吸收剂量的限值。

e）应提供措施，以在束流配送期间或者之前测试剂量监测计数率监测系统的功能。

f）作为 e）的替代措施，制造商应通过风险管理表明其具有同等的安全水平。

201.10.2.101.3.2ME 设备使用的控制

a）钥匙控制应

1）允许医疗设备解锁和开启至待机状态，从待机状态到预置状态。在完成所有治疗参数选择后，可以达到准备状态，而无需进一步操作钥匙。辐照或者辐照序列应保持阻止，直至通过密码或者专用机械钥匙启用。

2）选择正常使用的模式，所有服务模式、所有其他模式和锁闭状态。

3）按照 201.14.101f）所述，当控制受到 PESS 影响时，指定密码是实现 1）和 2）功能的钥匙控制的允许替代方案。

检查 1）和 2）的符合性，验证提供通过钥匙或指定密码的控制且该控制可使用；验证在治疗控制台上依次显示

每个选择的状态和条件。

b）应提供措施，在辐照期间在治疗控制台提供声音指示。

在合适的情况下验证指示。

c）使用说明书应包含以下信息：

1）用来与外部联锁装置连接的机构的细节。该联锁装置从选定的位置阻止、中断或终止辐照，例如治疗室门或其他可进入受控区的入口未关闭或是打开，以及上述 f）要求的机构的细节；

2）建议：上节 1）中要求的外部联锁装置，其复位只应该从该装置保护的控制区内进行，例如用一个延时装置，在确保除了患者外没有其他人呆在控制区后，把门和出口关闭；

3）仅能使用可拆除的专用机械钥匙或者密码方可重置的联锁装置清单。

4）责任组织遵守的条件，以确保下列项目的正常功能：

—外部联锁；

—准备状态和辐照期间在治疗室内的指示；

—准备状态和电离辐射的指示在其他位置的显示装置。

关于联锁连接、责任组织符合性的条件的陈述，关于重置外部联锁的程序和建议，以及仅能通过专用机械钥匙或者密码控制重置的联锁清单。

验证外部联锁装置的功能和重置。

d）外部联锁的条件应在 TCP 上显示。

在合适的情况下验证显示。

e）应提供措施在治疗室内给出准备状态的指示，以及在其他位置给出准备状态的指示。

在合适的情况下验证显示。

f）在辐照期间，除了 201.10.2.101.1.2 b）要求的轻离子种类的显示，在治疗控制台上应有显示装置，显示辐照；应提供措施在其他位置给出该显示。

在合适的情况下验证显示。

201.10.2.101.3.3 启动条件

注：当准备状态的指示出现并且在通过密码或者专用机械钥匙打开开关后，操作者仅能在 TCP 上启动正常使用时的辐照［见 201.10.2.101.3.2a）1）］。

关于仅能通过治疗控制台启动、在正常使用中的辐照的陈述。

201.10.2.101.3.4 辐照中断

a）任何时刻，从治疗控制台和从使用说明书中规定的其他位置，应都能够中断辐照，同时中断设备的运动。

关于从其他位置中断辐照和推荐的单独医疗设备特有的现场检验的陈述。

一个轻离子种类的能量：

1）验证从以下位置同时中断辐照和运动：

治疗控制台；

所提供的其他位置；

2）按照制造商建议进行其他测试。

b）在中断辐照后，只要不改变或不重选中断前那一时刻辐照的任何运行参数，就应可以重新启动辐照，但是只能从治疗控制台上启动。

在一个轻离子种类的每核子能量条件下，验证辐照中断后重启辐照。

c）在辐照中断期间，除了那些预期的程序，如果操作参数发生改变，设备应变成终止辐照状态。

d）当辐照中断之前存在的条件已被复原，应该能恢复辐照。例如，为了帮助患者或为了试验患者的位置，需要进入治疗室，移动机架、患者或治疗床，然后所有的中断辐照前的条件都复原，无需重选原来的治疗参数就应该可以恢复辐照。这个例外的条件和允差应该在使用说明书中给出。

the INSTRUCTIONS FOR USE 在一个轻离子种类的每核子能量条件下启动辐照；中断辐照和变更患者支持的位置，恢复其原始位置，重新开始辐照；恢复所采用的公差应为第201.10.2.2.103.7d）条中规定的公差。

关于允许重启的条件和公差的陈述。

201.10.2.101.3.5 辐照终止

a）应在任何时刻均可从治疗控制台和从使用的说明书中规定的其他位置终止辐照和运动。该控制应为硬接线或者具有同等的安全开关功能且独立于任何 PESS。

关于从其他位置终止辐照的陈述。

在轻离子种类的轻离子射程或者每核子能量下，验证从治疗控制台和任何其他提供位置处终止辐照和停止运动。

b）放射治疗期间，调整任何运行参数都应导致辐照终止。放射治疗时调整参数只能在辐照开始前由预编程完成，允许的例外已在201.10.2.101.3.4c）中给出。

c）如果在辐照期间机架、治疗头或者治疗床有非预期的运动，应发生辐照终止。

验证在两个相隔较宽的位置处在规定的故障条件下终止辐照措施的功能。

201.10.2.101.3.6 辐照非正常终止

若辐照终止不是因剂量监测系统正常动作而是由任何其他措施产生。

a）应在治疗控制台上给出一个规定的显示。在有可视显示终端的 ME 设备上，应显示每次辐照终止的原因的数据；使用说明书应包括相关的潜在危险警告的详细内容。

关于潜在安全危害警示的陈述。

通过启动联锁引起未计划的辐照终止，验证显示装置的功能。

b）应在治疗控制台上复位造成这个非正常终止辐照的联锁装置，才能返回到启动条件（201.10.2.101.3.3）。

通过规定的措施引起辐照终止，随后尝试启动辐照，无需重置联锁。

关于仅能通过适当的程序重新设置的联锁的陈述。

201.10.2.101.3.7 门控信号

如果支持束流门控功能，则

a）外部束流门控信号的所有连接点应清晰地标记，以确立其标识；

目视检查外部束流门控信号的所有连接点并验证标识是否清晰标记。

b）束流门控启用或未启用应显示在 TCP 上。

关于用于确保符合性的措施的陈述。

c）从门控开/关到出束/停束的最小和最大响应时间应在随机文件中由制造商规定。

验证随机文件包含响应时间范围。

验证在随机文件中所列的时间与系统性能相配。

201.10.2.101.4 对患者的非主辐射的防护

201.10.2.101.4.1 概述

对于配有辐射束修改装置的 ME 设备，如果能够带或者不带束流修改装置使用，在这两种条件下本条款要求都应符合。

图201.102 为表明辐射头组成的示例图以及可能的患者位置，本图用于辅助解释如下条款的要求。

201.10.2.101.4.2 透过限束装置的轻离子泄漏辐射

本条款不适用与未使用限束装置的辐射头。

a）可调节或可更换的限束装置之后患者平面内（见图201.103 的区域 P），平均吸收剂量应不超过未使用限束装置时在辐射野中心轴上在 ERP 上配送的剂量的 0.75%，ERP 深度与 60 mm 射程调制的调制中心深度一致。如果最大射程调制小于60mm，宜使用最大射程调制。本要求所适用的区域 P 位于从束轴到最大辐射野尺寸投影边缘外150mm，最大辐射野尺寸是通过轻离子束限光筒或多元 BLD 所支持的50%等剂量曲线定义的。

b）BLD 下面患者平面上任何位置，对于 a）给出的条件下，最大吸收剂量应小于所配送剂量的2%。

c）a）b）所给出的限值适用于通过 ERP 并垂直于束轴的平面。如果患者正常治疗不是位于 ERP 位置，测量应在其可选择的正常治疗位置开展。

d）本条款使用的可更换 BLD 应符合制造商的随机文件所给出的限值。

201.10.2.101.4.3 辐射野投影之外的非主辐射

a）在辐射野之外与束流轴之间的距离为 150 mm 的患者平面内，以及与束流轴之间的距离小于 500 mm 的距离处（图201.103 中的原点 O），该范围内来自所有辐射类型的最大吸收剂量不得超过在辐射野中心轴上在 ERP 上获得的剂量的0.5%，ERP 深度与60 mm 范围调制的调制中心深度一致。如果可用的最大范围调制小于60 mm，那么该要求适用于可用的最大范围调制。

以 ERP 为中心，辐射剂量分布，深度为60 mm 的范围调制。在 ERP 上进行参见剂量测量。

在患者平面内辐射野之外150 mm 的点处以及距束流轴小于2000 mm 的点处，采用 farmer 类型电离室进行测量。对于每一次测量，辐射100mm×100mm 辐射野，而不需患者在 ERP 上模拟幻象，但在中子和光子测量中增进10 mm。

b）在辐射野之外与束流轴之间的距离为 500 mm 的患者平面外，以及与束流轴之间的距离小于2000 mm 的距离处（图201.103中的区域O），该范围内来自所有辐射类型的最大吸收剂量不得超过在辐射野中心轴上在ERP上获得的剂量的0.1%，ERP深度与60 mm范围调制的调制中心深度一致。如果可用的最大范围调制小于60 mm，那么该要求适用于可用的最大范围调制。

c）对于使用可调节或可更换限光筒的束流配送系统，测量时应将辐射野（开口）尺寸设置为限光筒或者多元BLD所支持的最大开口的80%。

d）对于使用可更换轻离子限光筒的束流配送系统，应测量每个轻离子限光筒。

e）对于未使用限束器的束流传递系统，应在50%等剂量水平规定的100 mm×100 mm辐射野尺寸内，或可用的最大辐射野范围（如果小于100 mm×100 mm）进行测量。

201.10.2.101.4.4 辐射野投影之外的中子杂散辐射

a）在辐射野之外与束流轴之间的距离为150 mm的患者平面外，以及与束流轴之间的距离小于2000 mm的距离处（图201.103中的区域O），该范围内最大中子吸收剂量的估计值不得超过在辐射野中心轴上在ERP上获得的剂量的0.08%，ERP深度与60 mm范围调制的调制中心深度一致。如果可用的最大范围调制小于60 mm，那么该要求适用于可用的最大范围调制。估计值应从测量和计算得到，测量值应对不超过800 cm^{2}的面积取平均并在随机文件中提供。

在与等中心相交且垂直于束流轴的平面中，在没有患者模拟模体存在的情况下，进行计算或者物理剂量测量。应在最大每核子能量或可用的轻离子射程内进行计算或测量。应在等中心处（或者替代的治疗位置）没有患者模拟模体的情况下进行测量或者计算。对于中子检测测量，剂量计应能够测量达到最大中子野能量的中子。

b）对于使用可调节或可更换限光筒的束流配送系统，测量时应将辐射野（开口）尺寸设置为限光筒或者多元BLD所支持的最大开口的80%。

c）对于使用可更换轻离子限光筒的束流配送系统，应对每个轻离子限光筒对最大每核子能量或射程做出估计值。

d）对于未使用限束器的束流传递系统，应在50%等剂量水平100 mm×100 mm规定的辐射野范围内，或可用的最大辐射野范围（如果小于100 mm×100 mm）进行测量。

用100mm×100mm辐射野进行辐照。在ERP上进行参考剂量测量。

将中子探测器放置在患者平面内辐射野之外侧面150mm距离处，以及距离束流轴小于2000 mm距离处。在ERP上无患者模拟模体的情况下，辐射相同的剂量分布。

201.10.2.101.4.5 患者平面之外的杂散辐射

a）对于治疗过程中患者身体可能位于的辐射头周围的任何位置，总吸收剂量不得超过在辐射野中心轴上在ERP上获得的剂量的0.5%，ERP深度与60 mm范围调制的调制中心深度一致。201.10.2.101.4.1和201.10.2.101.4.2中描述的体积不包括在该要求中。

以ERP为中心，辐射剂量分布，深度为60 mm的范围调制。在ERP上进行参见剂量测量。

在治疗过程中患者身体可能位于的辐射头周围的各个点处，采用farmer类型电离室测量剂量。

b）制造商应在随机文件中提供足够的信息，以描述患者和辐射头之间所有可能的几何配置。

检查随机文件中的信息是否完整。

201.10.2.101.4.6 故障条件下杂散辐射

如果轻离子束流没有正确地导向辐射头，在包含等中心或ERP的平面上辐射野投影之外，在辐射的额外0.25 Gy吸收剂量配送之前，应提供终止辐照的措施。

通过验证终止辐照措施的功能来检查符合性，或者关于如何满足和验证该要求的陈述。

验证在故障条件下终止辐照。

201.10.2.101.5 其他人的辐射安全

201.10.2.101.5.1 加速器和辐射分布系统的杂散辐射

a）制造商应在随机文件中提供有关加速器和轻离子束分布系统周边杂散辐射源的信息。这些信息可以通过测量或计算确定并应通过如下至少一种方式表述。

对每个传输轻离子的最大剂量分布图；

对每个传输轻离子发射的杂散辐射谱；

对每个轻离子主轻离子数损失，以及其损失所通过的材料。

b）制造商应在随机文件中提供a）所描述的提供的信息的操作条件。

c）对于每种轻离子主射束，a）所要求提供的信息应针对最大每核子传输能量、最小每核子传输能量以及二者之间的中位值。

201.10.2.101.5.2 在终止辐照后感生放射性的电离辐射发射

a）由于医疗设备的电离辐射，在治疗人员能进入的治疗室内部区域内，在最大规定吸收剂量率下，进行4 Gy辐照，以间歇10min的方式连续运行4小时后，在最后一次辐照终止后的30s内开始测量，累积5 min，测得的从设备发射的电离辐射引起的环境剂量当量，H∗（10）不应超过下列值：

离外壳表面5cm任何容易接近处：10μSv，且

离外壳表面1 m处：1μSv。

或者，在最后一次辐照终止后30s内，在不超过3 min的时间内，所测量的环境剂量当量率应不超过下列值：

在离外壳表面5 cm容易接近处：200μSv·h^{-1}，且

在离外壳表面1 m处20μSv·h^{-1}。

注1：β粒子可增加到皮肤剂量中。

注2：定制的患者特定BLDs（辐射遮挡块）不考虑为医疗设备的一部分。

在以下条件下，在离外壳表面5 cm处不超过10cm^{2}的面积上以及在离表面1m处不超过100cm^{2}的面积上进行平均剂量测量并记录测量方法、结果和位置：

—最大轻离子能量；

—如果最大尺寸是小于100mm×100mm～100mm×

100mm 的辐射野尺寸或者最大可用射野大小（如果最大尺寸小于 100mm×100mm）—射程调制宽度 60mm 或者最大可用调制（如果最大调制小于 60mm）—照射期间模拟患者的模体可安装在治疗位置。

b）在服务和处置期间宜采用的预防措施（例如具有放射性的部件处理时间的限制和符合关于处置和运输具有放射性材料的国家和国际规定）应在技术说明书中规定（见 201.7.9.2.15）。

关于在使用和处置期间要采取的预防措施的陈述（见第 201.7.9.2.15 条）

201.11 对超温和其他危险的防护

通用标准条款 11 适用。

201.12 控制器和仪表的准确性和危险输出的防止

通用标准条款 12 不适用。

注：本主题已在 201.9、201.10 和 IEC 60601-1-6 中包含。

201.13 ME 设备危险状况和故障条件

通用标准条款 13 适用。

201.14 可编程医用电气系统（PEMS）

增加：

201.14.101 可编程电子子系统

a）此标准的安全规定应适用于其故障会产生安全危害的 PESS。

b）软件和固件控制程序应受到保护，以防在没有制造商授权的情况下访问或修改此类程序。

c）当作为监测、测量或控制装置一部分的 PESS 不能保持其安全功能，应会阻止或终止辐照并停止运动。

d）启动辐照应仅为手动控制；此后，辐照的预编程控制和经 PESS 的运动是允许的。

e）在 PESS 控制下、用于根据基于计算机的信息文件或其他输入方式来设置或预定位医疗设备的装置应确保医疗设备参数的实际设置与输入数据的设置的比较；当任何差异超过责任组织按照使用说明书中给出的说明和数据设定的规定和预定义的限制时应防止辐照。

f）当控制受到 PESS 影响时，在其他类型控制系统中需要钥匙控制或者指定的（机械）钥匙的情况下，例如 201.10.2.101.3.2，201.10.2.101.3.3，201.10.2.101.3.6b），指定密码是启用或禁用功能的允许替代方案。

g）PESS 的设计、测试和配置控制应符合 IEC 62304 和 IEC 60601-1。

通过如下方式确定是否符合要求：

A 级型式试验——针对 PESS 和 IEC62304 中相关需求的应用所涉及的安全操作的实现和原理的声明。

C 级现场检验——原则：制造商所规定的正确运行中的证明。

201.15 ME 设备的结构

通用标准条款 15 适用。

201.16 ME 系统

通用标准条款 16 不适用。

201.17 ME 设备和 ME 系统的电磁兼容性

除下述内容外，通用标准条款 17 适用：

替换：

201.17.101 概述

a）通用标准条款 17 中的要求和测试，以及下文 201.17.102 和 201.17.103 添加的部分，应适用于成像设备和它的整体 ITE（信息技术设备）。

b）用于测量的场地应是典型的用于安装 EBE 的；可由责任方或是制造商提供。任何裕度都应证明其合理性且在随机文件中包含。

201.17.102 射频发射

a）符合的要求应适用 CISPR 11，指定 1 组，A 类，永久安装 ME 设备。

b）对于射频发射，外墙范围内结构造成的电磁干扰衰减，应被视作 ME 设备的固有衰减。此衰减是在离外墙一定距离处测量的。

201.17.103 对射频电磁场的抗扰度

对于射频电磁场的抗扰度，电离辐射防护结构造成的衰减应被视作 ME 设备固有的衰减。

依照 IEC 60601-1-2，通过测试来检验确定是否符合要求，测试天线应放在电离辐射防护结构外 3m 的地方。

201.101 电子射野成像装置（EID）

对所使用的用于 X-射线图像引导的 EID 的要求，由 IEC 60601-2-68 和 IEC 60601-2-54 覆盖。

206 可用性

除下述内容外，IEC 60601-1-6：2010 和 IEC 60601-1-6：2010/AMD1：2013 适用。

补充：

虽然不可能将 IEC 60601-1-6：2010 追溯适用于已有的 ME 设备和已通过前述已声明的阶段的设备，但检查现有设计和过程控制数据可能提供大量验证。

附录XI 放射治疗 X 射线图像引导设备的基本安全和基本性能专用要求

注：本附录是 IEC 60601-2-68：2014 的中文翻译，此标准正在转化为国家/行业标准，国家/行业标准发布后将替代本附录内容。

201.4 通用要求

通用标准 4 适用。

201.5 ME 设备试验通用要求

除下述内容外，通用标准 5 适用：

201.5.1 型式试验

补充：

201.5.1.101 试验等级

本标准中规定了三级型式试验和两级现场试验程序。要求如下：

—A 级型式试验：结合所述辐射安全规定，对于要求实现的工作原理或构造方式，完成 ME 设备设计分析，分析结果应体现为技术说明书中的说明；

—B 级型式试验/现场试验：对 ME 设备进行目力检查或功能性试验或测量。试验应与本标准规定的程序一致，应基于只能在不干预 ME 设备电路或结构的情况下可实现的操作状态、包括故障状态下进行；

—C 级型式试验/现场试验：对 ME 设备进行功能性试验或测量。试验应与本标准中规定的原理一致。现场试验程序应包含在技术说明书中。如果程序涉及到需要干预 ME 设备电路或结构的操作状态，试验应由制造商或制造商代表完成，或在其直接监督下进行。

201.5.4 其他条件

替换：制造商应在随机文件中说明所有补充试验要求。

201.5.9 应用部分和可触及部件的确定

201.5.9.2.1 试验指

补充：

若由于安装致使一些部件经标准试验指试验变得不可触及，且这些部件只有使用工具才能触及，则这些部件不认为是可触及部件。

随机文件应描述这样的情况。

201.6 ME 设备和 ME 系统的分类

通用标准 6 适用。

201.7 ME 设备标识、标记和文件

除下述内容外，通用标准 7 适用：

201.7.1.1 识别、标记和文件的可用性

补充：

X – IGRT 设备在正常使用中可拆除的所有组件和器件，且与本标准符合性相关，应予以标记，确保：

—它们可立刻被识别出来，并有相应的随机文件；

—对操作者来说，可互换装置在正常使用时和更换时都可单独区分。

201.7.2 ME 设备或 ME 设备部件的外部标记

201.7.2.4 附件

补充：

几何辐射野在标称参考距离处的几何尺寸，应在所有可手动互换和不可调节的限束设备（BLD）上清晰识别。

对于所有不可调节的限束设备（BLD），几何辐射野在标称参考距离处的几何尺寸应在随机文件中清楚地说明。

对于可调节设备，几何辐射野在标称参考距离处的几何尺寸范围应在随机文件中说明。

每个可手动互换的辐射过滤器和 BLD 应有清晰标识以便识别。

对于所有连接到 X – IGRT 设备时可能造成碰撞风险的附件，其远端到标称参考距离的距离应被清晰地标识。

通过检查验证是否符合要求。

201.7.2.15 冷却条件

补充：

X – IGRT 设备安全操作的冷却要求，或其组件的冷却要求，应包含在随机文件中，包括适当的最大散热。

201.7.3 ME 设备或 ME 设备部件的内部标记

补充：

201.7.3.101 X – IGRT 设备 X 射线源

移除 X – IGRT 设备 X 射线源外壳后应露出通用标准中表 D.2 中的安全标识 10，指明"遵循使用说明"。

201.7.4 控制器和仪表的标记

补充：

201.7.4.101 对于 X – IGRT 设备运动部件的刻度和指示的规定

a）如果机械刻度、数字读数或状态指示器对应于 IEC 61217 某个轴，则每个可用的 IEC 61217 运动都应采用 IEC 61217 的轴；

注 1：对于 IEC 61217 中没有定义的运动值不适用。

b）应提供相对于 X – IGRT 设备参考点（如光野、激光灯）为患者摆位的方法；

注 2：对于和 EBE 使用同一个参考点的 X – IGRT 设备，摆位方法可以和 EBE 相同。

c）对于辐射源和辐射探测器到参考点距离可调的 X – IGRT 设备，应提供确定从 X – IGRT 设备辐射源和辐射探测器到参考点距离的方法（例如刻度、数字指示或激光灯）；

d）对于辐射源和辐射探测器到参考点距离都固定的 X – IGRT 设备，从辐射源和辐射探测器到参考点距离应在随机文件中声明；

e）制造商的危险分析中提到的所有应对操作者可见的机械刻度、数字读数或状态指示器，应提供给操作者。

注 3：对千伏辐射源，距离从其焦点量起。

注 4：对于等中心设备，参考点为等中心点。

所有运动的命名、正方向、零位置应符合 IEC 61217（见 IEC 60601 – 2 – 68：2014 图 201.101），如果设备不遵循 IEC 61217，随机文件应说明到 IEC 61217 的坐标变换。

对于让操作者设定的数值，X – IGRT 设备的数值应能以适用于装置的相同单位和坐标系提供给操作者。

通过检查验证是否符合要求。

201.7.8 指示灯和控制器

201.7.8.1 指示灯颜色

替换：

X – IGRT 设备上的指示器（灯或显示器）用于治疗控制面板（TCP）或与 EBE 相连的其他控制面板时，灯颜色应符合下列规定：

辐射束"出束"，黄色；

准备状态，绿色；

需要对非预期操作状态采取紧急行动，红色；

预置状态，其他颜色。

如果 X – IGRT EBE 系统无法自动校正摆位偏差，对于实时 IGRT，应使用红色，因其表示要求操作者采取紧急行动。

在治疗室内或其他地点，这些情况可能需要紧急行动或注意；IEC 60601 – 1：2005 表 2 中给出的不同颜色可用

在这些地点。

通过检查验证是否符合要求。

201.7.9 随机文件

补充：

技术说明书中支持 201.9、201.10、201.11、201.14、201.101、201.102 和 201.103 现场验证符合性所要求的数据在 IEC 60601-2-68：2014 表 201.101 中给出。

本专用标准中要求在随机文件、使用说明书和技术说明书中提供信息的章和条由 IEC 60601-2-68：2014 表 201.102 中给出。

201.7.9.2.2 警告和安全须知

补充：

随机文件应描述，X-IGRT EBE 系统制造商提供或识别的用于 X-IGRT EBE 系统的 X-IGRT 设备。

随机文件应警告，对于 EBE 系统制造商未描述的任一 X-IGRT 设备，为了系统正确运行和安全，责任方应进行评估。

201.7.9.2.2.101 辐射对有源医疗器械的影响

随机文件应包含成像及治疗辐射对有源植入医疗器械和体佩式有源医疗器械有潜在的不良反应的警示性说明，并指明宜联系这类设备的制造商获取更多信息，且为了正确操作，宜在辐照后检查所述设备。

201.7.9.2.5 ME 设备的说明

补充：

对于实时 IGRT，随机文件应规定 X-IGRT 设备完成其功能所需的 X-IGRT 延迟。随机文件还应规定确定所述 X-IGRT 延迟的条件。若图像间隔时间不由操作者决定，还应描述图像间隔时间。

若预测模型或其他方法补偿了 X-IGRT 延迟，随机文件应描述该补偿方法。

若补偿方法除包含 X-IGRT 延迟外，也包含假设的 EBE 延迟，随机文件应描述该补偿方法。

制造商应在随机文件中描述 X-IGRT 设备的功能。

若 X-IGRT 设备使用千伏 X 射线管，使用说明书应根据 IEC 60601-1-3：2008 的 6.4.3 的要求，以加载因子的形式说明电气输出数据。

若 X-IGRT 设备中，高压发生器的一部分被集成到 X 射线管组件（例如 X 射线管头），所述值应适用于整个装置。

以下组合和数据应在千伏 X 射线管使用说明书中声明：

a）相应的标称 X 射线管电压，和在该 X 射线管电压下，可从高压发生器获得的最高 X 射线管电流；

b）相应的最高 X 射线管电流，和在该最高 X 射线管电流下，可从高压发生器获得的最高 X 射线管电压；

c）达到最高电输出功率时，X 射线管电压和 X 射线管电流的相应组合；

d）标称电输出功率，即高压发生器可提供的最高恒定电输出功率，以千瓦表示；加载时间应以最大临床加载时间或 4 s 中的较短者为准，X 射线管电压为 120 kV；或者，

若所述值不可选择，将 X 射线管电压设定为最接近 120 kV 的值。

标称电功率应连同与千伏 X-IGRT 设备中使用的 X 射线管电压和 X 射线管电流以及加载时间的组合一起提供。

201.7.9.2.15 环境保护

补充：

注：责任方的放射防护顾问通常为负责识别和处理可能出现放射性的材料的人员。

为了协助责任方的放射防护顾问，X 射线成像射束的几何条件应在技术说明书中明确。

201.8 ME 设备对电击危险的防护

除下述内容外，通用标准 8 适用：

201.8.4 电压、电流或能量的限制

201.8.4.2 可触及部分和应用部分

对 d）的补充：

通用标准 8.4.2 d）的要求不适用于安装阻碍用试验棒和试验针测试的地方。对安装阻碍测试的地方，应以危险分析代替。

补充：

201.8.4.101 对标称 X 射线管电压的高压限制

正常使用中进行患者扫描时，CT 扫描装置在设计上应避免输出高于标称 X 射线管电压的电压。通过检查部件制造商的数据，检查 ME 设备，必要时进行功能测试，验证其是否符合要求。

201.8.4.102 可拆卸的高压电缆的连接

与 X 射线管组件连接的高压电缆应设计成要求使用工具才能断开连接或移除其保护壳。通过检查来验证是否符合要求。

201.8.4.103 网电源部分不可接受的高压

应提供措施防止在网电源部分或任何其他低电压电路中出现不可接受的高电压：

——通过在高压和低压电路之间连接到保护接地端子的提供绕组层或者导电屏蔽；

——通过横跨连接到外部设备的端子和可能产生过电压的端子之间提供电压限制装置，若外部接地路径不连续。

通过检查设计数据和结构验证是否符合要求。

201.8.7 漏电流和患者辅助电流

201.8.7.1 通用要求

对 b）的补充：在预置状态 X-IGRT 设备供电和同时驱动各运动可能的最不利组合情况。

201.8.7.3 容许值

补充：

对于永久性安装的 CT 扫描装置，不考虑波形和频率，在正常条件下和单一故障条件下，非频率加权装置测量的对地漏电流应不超过 20mA。

通过检查验证是否符合要求。

201.8.8.3 电介质强度

对高压电路型式试验的修改：

所述千伏 X-IGRT 成像组件高压电路通过施加不超过

测试电压一半大小的电压进行测试，然后将测试电压在 10s 内逐步提高至全值，并在 X 射线摄影和计算机体层扫描下保持 3min，或在 X 射线透视下保持 15min。

对高压电路试验条件的补充：

高压电路试验应在不连接千伏 X 射线管组件，试验电压应为 X - IGRT 设备的标称千伏 X 射线管电压的 1.2 倍。若 X - IGRT 成像器件只能连接千伏 X 射线管组件进行试验，且若千伏 X 射线管不允许 X - IGRT 成像器件在标称千伏 X 射线管电压 1.2 倍的测试电压下试验，则试验电压可以降低，但不得低于标称电压的 1.1 倍。

对于 X - IGRT 成像设备，X 射线透视所用的标称千伏 X 射线管电压不超过 X 射线摄影标称电压 80% 的情况，高压电路的试验电压应参考 X 射线摄影所用值，并且试验应仅在该模式下进行。

电介质强度试验期间受检的变压器存在过热的风险，允许用更高供电频率进行试验。

电介质强度试验期间，高压电路中的试验电压应保持尽可能接近要求值的 100%，且不超出 100% ~ 105% 范围。

电介质强度试验期间，若测试电压降低到试验条件所述电压的 110% 时，高压电路中的轻微电晕放电停止，所述电晕放电可忽略。

若根据风险评估，机架或患者支架是应用部分或者视为应用部分，并且接触到患者的导电机架或患者支架部件没有完全被塑料外壳所覆盖，则所述机架或患者支架部件应按照对患者的防护措施（mopp）进行保护。在这种情况下，对 X 射线管旋转阳极工作的定子和定子电路的电介质强度试验，试验电压值参照定子供电电压降低至其稳态运行后的值。

此外，机架应按照对操作者的防护措施（moop）进行保护，通用标准的表 6 和表 13 ~ 16 或者 IEC 60950 - 1 绝缘配合要求适用。

补充：

aa）与 X 射线管组件集成的高压发生器或其组件与适当加载的 X 射线管一同测试。

bb）若高压发生器无法独立调整 X 射线管电流，电介质强度试验的持续时间至以下程度，即在升高的 X 射线管电压点，不超过允许的 X 射线管负载。

cc）若高压电路不可接触无法测量施加的试验电压，宜采取适当措施保持尽可能接近 100%，且不超过所要求值的 100% ~ 105% 范围。

注：这些要求改编自 IEC 60601 - 2 - 54 的 201.8.8.3。

201.8.11 网电源部分，元器件和布线

201.8.11.1 与供电网的隔离

替换 b）：

b）除了那些出于安全考虑不得不保持连接的电路，如真空泵、室内灯和某些安全联锁，隔离措施应与 ME 设备装配在一起，或者装配在认为必要的尽可能多的外部地方。若通过安装来完全或部分满足所述措施，技术说明书应包含相关要求。

201.9 ME 设备和 ME 系统对机械危险的防护

除下述情况外，通用标准的 9 适用：

201.9.2 与运动部件相关的机械危险

201.9.2.1 概述

补充：

注 101：短语"自动设置"用来表示 ME 设备的部件自动移到开始患者治疗或成像要求的位置。这包括预编程运动由操作者启动的情形。

注 102：术语"预编程运动"用来表示在患者治疗或成像过程中，ME 设备部件根据预先计划的程序运动，其间没有操作者的干预；所述的治疗被称为"预编程治疗"。

201.9.2.2.5 连续开动

通用标准的 9.2.2.5 b）不适用。

201.9.2.4 紧急停止装置

补充：

201.9.2.4.101 机械运动的紧急停止

对于患者支架系统，所述要求应适用于当系统无载荷，以及当其承载患者支架系统的最大载荷质量分布的情况，所述分布质量由制造商指定，且根据 IEC 60601 - 1：2012 图 A.19 描述分布。应在硬连线电路中提供易于识别和可触及的装置，在 201.9.2.101 给出的限值范围内停止所有运动，或者具备同等安全的开关功能。所述装置应在靠近或者位于患者支架系统和治疗控制面板（TCP）上。所提供的靠近或位于 TCP 上装置还应中断辐照。断开连接时间应不超过 100ms，除非风险管理证明其充分安全。当责任方将任一装置装配在现场时，随机文件应规定要求和现场试验程序，测试结果宜与现场试验报告一起给出。若涉及 PESS，相关技术应通过风险管理表明，确保设备、患者或操作者都没有不可接受的风险。B 级型式试验：通过检查随机文件，用合适的工具来检查和测量停止距离、断开连接时间验证是否符合要求，为了消除不同的个人反应时间的影响，开始测量点应选在个人所触发的开关触点打开或关闭的时刻。

补充：

201.9.2.101 机架，辐射头和患者支架系统

a）概述

1）若辐射头或其他任何部件提供了装置，其设计可降低在正常使用时的碰撞风险，包括与患者发生碰撞的风险，每个装置的操作和限制应在使用说明书中描述；

2）若辐射头或其他任何部件（包括附件）没有降低在正常使用时的碰撞风险的设计，随机文件应说明碰撞风险；

3）ME 设备电动运动中断或失效，如运动系统或供电网失效，应使所有运动部件在 b）3）和 c）3）给出的限值范围内停止；

4）对于开始成像前的自动设置和预编程运动检查，旋转位移过冲应不超过 2°，且线性位移应不超过 5mm，除非风险管理表明该不会对设备、患者或操作者产生不可接受的风险。

5）若停止运动所要求的角度或距离超过 201.9.2.101

b）和 c）规定的值，应提供附加措施来避免任何可能的碰撞，随机文件应包含说明提请注意；

6）若正常使用中存在电动运动失效导致患者被困的可能性，应提供措施释放患者，所述措施应在使用说明书中说明。

b）旋转运动

1）每种运动的最小速度不得超过 1°/s；

2）任何速度不得超过 7°/s，除非是预编程运动，且通过制造商的风险分析识别为可以接受的风险；

3）对于旋转速度接近但不超过 1°/s 的情况，操作运动停止控制时的运动部件的位置与其终止位置之间的角度应不超过 0.5°；对于转速大于 1°/s 的情况，应不超过 3°。除非风险管理表明不会对设备、患者或操作者产生不可接受的风险。

例外—以上要求 2）不适用于限束系统（BLS）。

c）直线运动

1）对于 IEC 61217 所规定的位移 20、21、22 和 23，图 13c 所示的辐射野边缘，以及图 201.101 所规定的患者支架系统位移 9、10 和 11，最低运动速度不应超过 10mm/s；

2）任何速度不应超过 100mm/s，除非是预编程运动，且通过制造商的风险分析识别为可以接受的风险；

3）对于速度大于 25mm/s 的情况，从操作运动停止控制时的运动部件的位置到其终止位置之间的距离应不超过 10mm；对于速度不超过 25mm/s 的情况，应不超过 3mm，除非风险管理表明不会对设备、患者或操作者产生不可接受的风险。

例外—以上要求 1）和 2）不适用于限束系统（BLS）。

通过下列检查验证是否符合要求：

a）检查使用说明书和所提供的设施；

b）中断 a）电动运动和 b）ME 设备的供电网，并测量停止距离。为了消除个人反应时间变化的影响，开始测量点应选在个人所触发的开关触点打开或关闭的时刻。为了测定停止距离，应重复测量 5 次，每次测量，运动部件应在允许距离范围内停止；

c）通过检查和测量。

201.9.2.102 在治疗室内操作 ME 设备部件的运动

a）操作者不同时持续地按住两个开关，应不能操作可能对患者造成身体伤害的 ME 设备部件的电动运动。每个开关释放时应能中断运动，一个开关可以作为所有运动的共用开关。

注：BLD 的直线或旋转的调整，不认为是伤害患者的可能原因，除非其附件不具备完整的安全装置/触碰防护，或者附件被认为会导致危险处境，如某些类型的电子束限光筒。

b）对于预期自动设置的 ME 设备，操作者不同时持续按住自动设置开关和所有运动的共用开关，应不能启动或维持该运动，除非风险管理表明已充分地限制运动范围和最大运动速率避免伤害患者。

c）上述 a）和 b）所要求的开关应充分地靠近患者支

架系统操作，以便操作者通过仔细观察避免对患者造成可能的伤害。a）和 b）所要求的开关应至少有一个是硬连线或者风险管理证明具有同等安全的开关功能。

d）使用说明书应包括如下建议，无论是通过控制面板启动预期的远程控制的运动，还是在治疗处方中包含的预编程运动，当患者摆位结束，操作者在离开治疗室前应检查所有预期或计划的运动。

通过检查验证是否符合要求。

201.9.2.103 在治疗室外操作 ME 设备部件的运动

a）对于与自动设置有关的运动，操作者不同时持续地按住自动设置开关和所有运动的通用开关，应不能启动或维持该运动，除非风险管理表明已充分地限制运动范围和最大运动速率避免伤害患者。每个开关释放时应能中断运动；至少有一个开关硬连线或者具有同等安全的开关功能；

b）若 ME 设备部件已自动设置和/或者已预编程，在预编程的治疗完成之前，在不辐照终止情况下，操作者应不能调整任何运动参数，除非该运动限于为了重新对准靶区到与 EBE 照射系统关联的计划位置而移动患者支架装置。在这种情况下，运动可导致辐照中断。

注："预编程"包含 ME 设备响应患者摆位的计划运动；如患者治疗期间的呼吸追踪、靶区运动等。

c）对于还没有预编程的 ME 设备，在不辐照终止情况下，辐照期间应不能调整任何运动参数，除非该运动限于为了重新对准靶区到与 EBE 照射系统关联的计划位置而移动患者支架装置。在这种情况下，运动可导致辐照中断；

d）对于还没有预编程的 ME 设备，辐照前或者辐照终止后应能调整运动参数，但只在操作者同时连续作用于两个开关的情况下，除非风险管理表明已充分地限制运动范围和最大运动速率避免伤害患者。每个开关释放时应能中断运动，应有一个开关是硬连线或具有同等安全的开关功能，且对所有运动共用。若运动限于为了重新对齐靶区到与 EBE 照射系统关联的计划位置而移动患者支架装置，则在这种情况下，辐照中断期间可以运动；

e）使用说明书应包含推荐：在辐照前和辐照期间，应不妨碍操作者观察患者；

f）任何辐照中断或辐照终止应导致 ME 设备的所有运动部件在 201.9.2.101 给出的限值内停止。

对 a）b）c）d）和 e），通过检查验证是否符合要求；对 f），见 201.9.2.101 要求。

201.9.2.104 从设施外部操作 ME 设备运动

X‑IGRT 设备可提供电子访问（如通过因特网）控制系统的能力，以对设备进行诊断性评估。这类评估可能需要操作设备。例如，为了达到这样的目的，TCP 可以被远程控制。当从设施外部远程访问其功能和控制时：

a）应在 TCP 上提供允许远程操作者控制的方法；

b）在远程控制任何功能和运动之前，在连接建立时，设备必须要求在 TCP 上操作；

c）每当建立远程连接，TCP 应予指示；并且

d）任何运动应符合子条款 201.9.2.101 的要求。

此外，远程访问不应：

e）违反或覆盖任何 201.9.2.102 和 201.9.2.103 的规定；或

f）允许远程操作者旁路可能对任何人员造成伤害的联锁；或

g）允许远程操作者打开任何辐射源。

通过下列方式确定是否符合要求：

a）A 级型式试验—检查随机文件；

b）B 级现场试验：事先未在 TCP 上操作的情况下，试图远程连接到 X－IGRT EBE 系统，验证无法建立控制；

c）B 级现场试验—演示显示表明远程操作受控于远程控制；

d）A 级型式试验：检查随机文件；

e），f），和 g）B 级现场试验：演示远程诊断能力的功能。

201.9.7 压力容器与气压和液压部件

补充：

201.9.7.101 压力改变

如果用于提供运动动力的系统中压力改变会引起危险处境，则以任何速度运动的所有部件都应在 201.9.2.101 规定的限值内停止。通过模拟故障状态、操作保护性装置并测量制动距离验证。

201.9.8 支撑系统相关的机械危险

补充：

201.9.8.101 附件的安装

a）若提供装置允许安装制造商所提供的附件，尤其是那些修改成像射束的附件，该装置应设计成在所有正常使用条件下安全地固定那些附件；

通过检查、考察设计数据和应用的安全因子验证是否符合要求。

b）随机文件应包含维护要求，并规定所提供附件的使用条件和限值，宜包含关于责任方制造的或授权的其他附件的设计限值的指导。

通过检查验证是否符合要求。

补充：

201.9.101 固定装置和患者支架系统之间的相对运动

a）提供固定装置的 IGRT 设备的制造商应进行风险分析，确定可能引起固定装置（如头部框架）与患者支架系统之间发生相对运动的因素。该分析应至少包含以下考虑：

固定装置的强度和当其支撑患者时的弯曲程度；和

将固定装置装配在患者支架系统上的固定件松开或未紧固的可能性。

通过检查风险管理文档验证是否符合要求。

b）随机文件应包含维护要求，并规定 IGRT 设备制造商所提供固定装置的使用条件和限值。

随机文件应提出警告，X－IGRT EBE 系统制造商未描述的任何固定或患者支架系统，应由责任方对正确系统运行和安全加以评估。通过检查验证是否符合要求。

201.10 对不需要的或过量的辐射危险的防护

对于兆伏和千伏 X－IGRT 设备，除了 IEC 60601－2－1：2009 中的说明和如下修订，通用标准的 10 适用（注：对于 ME 设备所规定的例外，也适用于兆伏和千伏 IGRT 设备）。

201.10.1.2.101.11 启动条件替换（注：当控制由可编程电子子系统（PESS）发起时，60601－2－1：200 中 201.14.101f）允许以指定的密码来代替钥匙控制）。在操作限制情况下（如剩余可用的图像存储空间），X－IGRT 设备应向操作者指示所选的 X－IGRT 任务能否顺利完成。对于兆伏 X－IGRT 成像设备，正常使用情况下，应仅在控制面板上显示准备状态时，且责任方经过密码或是机械钥匙（见 201.10.1.2.101.10a）1）验证允许后，在控制面板上通过操作者的动作才能启动成像辐照。对于兆伏 X－IGRT 成像设备：

—正常使用情况下，应仅当成像控制面板上显示准备状态时，在控制面板上通过操作者的动作才能启动成像辐照。

—对于实时 IGRT，如果预计剩余可用的热容量不足以完成治疗，X－IGRT 设备应通知 EBE 或者操作者。

通过下列检查验证是否符合要求：A 级型式试验—关于正常使用情况下，只有从成像控制面板上才能启动辐照的说明。

补充：

201.10.1.2.105 过量 X 射线辐射的安全测量

a）应在技术说明书中规定 X－IGRT 成像中二维成像的面积和三维成像的体积。

当 X－IGRT 设备的正确功能依赖于 EBE 的正确功能时，应提供方法由 EBE 终止 X－IGRT 辐照。

注 1：希望输入信号不要成为一个被误用的正确运行信号。

随机文件中说明所提供 X－IGRT 协议的典型成像剂量。若没有协议提供，宜说明成像剂量的临床范例。制造商的随机文件应说明规定协议的最优配准和允差。

b）以下适用于千伏 X－IGRT 成像设备：

1）在 X－IGRT 设备失效的情况下，应提供自动终止加载的方法，可通过辐射源断电或者关闭 X 射线束。该终止应在失效发生后的 1s 内发生。

2）在 X－射线设备受控条件下，持续时间大于 0.5 s 的连续图像采集或连续图像采集序列期间，操作者应能在任何时候直接终止加载。

3）当加载在上述 1）或 2）的情况下终止后，应向操作者提供可见的终止指示，且在启动下一次扫描之前，应要求对运行条件进行手动重新设置。

通过下列检查验证是否符合要求：

a）A 级型式试验—关于 X－IGRT 成像中二维成像的面积和三维成像的体积的说明；关于所提供 X－IGRT 协议所的典型成像剂量的说明；关于特定协议所需要的最优配准和允差的说明。

b）C 级型式试验—原则：验证终止加载装置的功能。

c）B 级现场试验—程序：验证终止加载后可见指示，验证在启动下一次图像采集之前要求进行的手动重新设置。

201.11 对超温和其他危险的防护

除下述内容外，通用标准 11 适用：

201.11.1 ME 设备超温

201.11.1.1 正常使用时的最高温度

补充：

与油接触的部件所允许的最高温度限制应不适用于完全浸入油中的部件。

201.11.1.4 防护件

补充：

X 射线源组件中的无防护的可触及表面会达到很高的温度，对正常使用的任何目的应提供措施不能接触到这些表面。应采取措施来避免任何非预期的接触。在这种情况下，使用说明书中应说明正常使用时可触及表面的预期温度的信息；见通用标准表 23。注：摘自 IEC 60601 - 2 - 28：2010 和 IEC 60601 - 2 - 54：2009 通过下列检查验证是否符合要求：A 级型式试验—查看使用说明书。C 级型式试验—对措施进行功能试验。

201.12 控制器和仪表的准确性及危险输出的防止

通用标准 12 不适用。

注 1：控制器和仪表的准确性（通用标准 12.1）不适用，因其已包含在 201.9 和 201.10 中。

注 2：通用标准第 12.2（可用性）不适用，因其已包含在条款 206 中。

注 3：通用标准的第 12.3（报警系统）不适用，因为这些系统用联锁作为安全控制。

注 4：通用标准的第 12.4（危险输出的防护）不适用，因其已包含在 201.10 中。

201.13 ME 设备危险状况和故障条件

通用标准 13 适用。

201.14 可编程医用电气系统（PEMS）

除下述内容外，通用标准 11 适用：补充：

201.14.101 可编程电子子系统

a）没有制造商授权，应不允许访问和修改控制软件和固件。

注：未授权时访问软件或固件会导致危险状况，使 ME 设备与本标准的要求不符，制造商有理由驳回保修索赔。

b）当作为监视、测量或控制装置的一部分的 PESS 失效，无法维持其安全性能时，应防止或终止辐照，并停止运动。

c）只应由手动控制来启动辐照，此后，通过 PESS 对辐照和运动作可编程控制是允许的。

d）对于处于 PESS 控制下的装置，若其通过基于计算机的信息文件或其他输入装置提供的数据来设置或预定位 ME 设备部件，则应提供方法对 ME 设备参数的实际设置与输入数据进行比较，当偏差超出规定的和责任方根据指令及使用说明书中给出的数据所预先设定的限值时，则应防止辐照。

通过下列检查验证是否符合要求：A 级型式试验—使用 PESS 和 IEC 62304 中相关需求的应用，说明关于安全操作的实现和原理。C 级现场试验—原则：按制造商规定验证正确运行。

201.15 ME 设备的结构

通用标准 15 适用。

201.16 ME 系统

通用标准 16 不适用。

201.17 ME 设备和 ME 系统的电磁兼容性

除下述内容外，通用标准 17 适用：补充：

201.17.101 补充要求

通用标准 17 中的要求和试验，以及下文 201.17.102 和 201.17.103 补充部分，应适用于成像设备和它的集成 ITE（信息技术设备）。用于测量的场地应是典型的用于安装 EBE 的场地；可由责任方或是制造商提供。任何裕度都应证明是合理的并且包含在随机文件中。

符合性要求应适用于那些永久性安装设备。

201.17.102 射频发射

对于射频发射，测量在距外墙某一定距离处进行，外墙四周的内部结构造成的电磁干扰衰减应被视为 ME 设备的固有衰减。依照 IEC 60601 - 1 - 2，通过测量验证是否符合要求，在安装有 ME 设备的建筑物外墙外 30m 处进行测量。

201.17.103 对射频电磁场的抗扰度

对于射频电磁场的抗扰度，电离辐射防护结构造成的衰减应被视为 ME 设备固有的衰减。依照 IEC 60601 - 1 - 2，通过测试验证是否符合要求，试验天线应放在电离辐射防护结构外 3m 处。

补充：

201.101 X - IGRT 参考数据

201.101.1 治疗计划图像和数据要求

技术说明书中应规定用作 X - IGRT 设备的参考图像的图像类型。参考图像所需要的参数应在随机文件中说明。

注：例如 DICOM 格式的一致性说明。

若 X - IGRT 设备允许使用其他 ME 设备上生成的参考图像，则制造商应在随机文件中说明参考图像所需要的参数。若 X - IGRT EBE 系统允许从第三方系统导入数据，则 X - IGRT EBE 系统所要求的所有数据都应在随机文件中标识，并且应至少包含治疗计划的几何参考数据。

注：在基于等中心机架系统情况下，若 X - IGRT 设备与外照射设备共用相同的几何参考数据，则随机文件中对此的描述被认为符合几何参考数据要求。

通过下列检查验证是否符合要求：A 级型式试验—关于可用作参考图像的类型说明；关于潜在危险处境警告的说明和关于 X - IGRT 设备所要求的 RTPS 数据的说明。

201.101.2 距离和线性尺寸和角度

在 X - IGRT EBE 系统上距离测量和线性尺寸以 cm 或 mm 指示，两者不能混用，角度应以度（°）指示。所有请求、显示或是打印的距离测量、线性尺寸和角度的值都应该包含单位。

通过下列检查验证是否符合要求：B 级现场试验—程序：检查显示和输出的信息。

201.101.3 辐射量

a）如果在 X – IGRT EBE 系统中报告辐射量，应用一致的单位报告和显示。

辐射量的单位宜与 SI 单位一致。可用前缀"厘"。例如，辐射量的单位可用 cGy 或 mGy 说明，但不能两者混用。

b）请求、显示和打印的辐射量的所有值都应包含单位。

注：监测单位（Monitor Unit，MU）不作为辐射量的单位，但通过转换因子与剂量相关。

通过下列检查验证是否符合要求：

B 级现场试验—程序：验证辐射量的显示和打印是否包含单位。

201.101.4 日期和时间格式

当显示或是打印日期时，正确的解释不依赖于操作者对格式的理解，年应以四位数字显示。

注 1：可接受的例子："03 Apr 2005"，"2005/04/03（yyyy/mm/dd）"。

注 2：不可接受的例子："03/04/05"，"03 Apr 05"。

当请求、显示或是打印时间时，应以 24 小时制表示，或应适当地包含字母"a. m."和"p. m."。

注 3：依照惯例，中午是 12：00 p. m.，午夜是 12：00 a. m.。

时间测量应包含单位（小时、分钟、秒钟）。

当输入或打印一个时间量时，每一时间种类应显示单位。为了避免与数字混淆，不应使用时间种类的单字母简写（例如 h，m，s）。

注 4：可接受的例子：2.05 min；1 hour 33 minutes；"1：43：15（hr：min：sec）"。

通过下列检查验证是否符合要求：B 级现场试验—程序：检查显示和输出信息。

201.101.5 数据限值

由操作者输入或是在设备或者网络上得到的数据元素，应与预先定义的限值对比。若输入数据超出了限值，则操作应被阻止，除非操作者在辐照开始之前忽略警告信息。操作者输入数据的限值应在使用说明书中提供，且/或在超出限值时作为错误信息的一部分提供。

通过下列检查验证是否符合要求：

A 级型式试验——针对操作者输入数据元素限值的说明。

B 级现场试验——程序：尝试输入超出说明限值的数据。

201.101.6 从 X – IGRT 设备到 EBE 的数据边界值的一致性

应提供方法允许用户设置控制参数的最大边界值，从 X – IGRT 设备传递到 EBE，除非风险评估表明风险增大。当超出最大边界时，应限制治疗辐照，并通知操作者。边界值的允许范围应在随机文件中描述。

通过下列检查验证是否符合要求：

A 级型式试验——从 X – IGRT 设备传递到 EBE 的控制参数最大边界值的说明。

B 级现场试验——程序：尝试在超过最大边界的时候进行辐照。

201.101.7 数据连贯性的确认和治疗参数的选择

a）对于传入的数据集或加载的数据，在被接受用于 IGRT 前，应由 X – IGRT 设备检查其一致性、正确性和完整性。

b）在传入的数据集或加载的数据不一致、不正确或不完整的情况下，应不允许开始 X – IGRT：

1）未将识别的缺陷详尽地显示给操作者；

2）操作者未能改变或者接受识别的缺陷。

c）当 X – IGRT 成像器件非正常中断情况下，图像数据应被记录。

注 1：在异常终止的情况下，有可能无法记录在正常终止情况下的所有正常可用的图像数据。

在异常终止后重新启动情况下，在被接受用于 IGRT 前，X – IGRT 设备应检查用于完成 IGRT 所要求的数据集的一致性、正确性和完整性。

d）制造商应在随机文件中说明 X – IGRT 设备所需要的数据集。

注：数据集由 RTPS 信息的正确组合构成，例如 CT 图像、机器类型等用于正确治疗实施的信息。

通过下列检查验证是否符合要求：

a）B 级型式试验—程序：尝试输入数据集：1）不一致，2）不正确，3）不完整，然后尝试开始。

b）B 级现场试验—程序：尝试传入包含错误的数据集并开始。若设计中包含错误的数据集不能在现场创建，则这种试验为型式试验。

c）B 级现场试验—程序：通过规定方法终止成像和辐照；检查记录的数据集。

d）B 级现场试验—程序：尝试输入记录的数据集。

e）A 级型式试验—关于 X – IGRT 设备所要求的数据集的说明。

201.101.8 数据传输的正确性

a）其他装置和 X – IGRT EBE 系统之间的传输，应使用能证实无错数据传输的通信协议。制造商应在技术说明书中对这些协议进行规定。

注：例如通信协议 DICOM3

b）除了在制作商进行过型式试验的 X – IGRT EBE 系统和/或集成 RTPS 的封闭通讯之外，若与其他装置之间数据传输，则：

—传输数据的格式应包含在技术说明书中，包括（不限于）对所有数据元素，数据类型和数据限值的确认。

—输出的数据应包含数据写入的时间以及任何患者，X – IGRT EBE 系统和治疗计划的相关信息。

通过下列检查验证是否符合要求：

a）A 级型式试验——关于通信协议规范的说明。

b）A 级型式试验——关于传输数据格式的说明，包括所有数据元素、数据类型和数据限值。

c）B级现场试验—程序：从装置传输数据并检查输出信息。

201.101.9 所提供的几何正确性的确认

201.101.9.1 成像系统和治疗系统参考系的相互关系

从 IGRT 设备到 EBE 的成像几何和治疗几何的关系，应在随机文件中以图表的方式加以描述。

成像系统到治疗参考系的设计偏移，应在随机文件中规定且符合 IEC 61217。

X–IGRT 设备允许责任方选择其他可替换的坐标系方案，若该坐标系与接收外照射设备的坐标系相匹配。

若坐标系与 IEC 61217 不一致，制造商应在随机文件中说明将这些坐标转换到 IEC 61217 坐标的方法。

通过下列检查验证是否符合要求：

A 级型式试验——关于 X–IGRT EBE 系统中成像几何和治疗几何关系的说明。

C 级现场试验——原则：目标试验，表明成像几何和治疗几何的相互关系在制造商的规范中。

201.101.9.2 参考和治疗患者方向的关系

当显示参考图像时，也应显示参考图像上的患者方向。导出 X–IGRT 图像时，应包含其坐标和其中的患者方向。

若显示刻度，刻度的显示方法应在使用说明书中说明。

通过下列检查验证是否符合要求：

A 级型式试验——关于标尺显示方法的说明。

B 级现场试验——程序：检查显示和输出信息。

201.101.9.3 几何关系

X–IGRT 设备和 EBE 的几何关系应在随机文件中规定，包括确立此关系的精度和测量技术。

注：某些要考虑事项的例子如下：关于这些关系可能会随着时间改变的详细限值：

长时期的，例如机械漂移

短时期的，例如在分割中（旋转等）

与用户行为相关，例如安装附件、移动/配置硬件

与机器几何相关

与 IGRT 技术相关

通过下列检查验证是否符合要求：

A 级型式试验—关于 X–IGRT 设备和治疗设备之间的几何关系的说明，包括精度、测量技术和定期评估的重要性。

201.102 IGRT 成像

201.102.1 保存数据

201.102.1.1 图像标识

若启动采集图像，则应保存以下信息：

图像采集的日期和时间；

足以确定剂量的数据；

操作者身份；

患者身份；

图像采集时 X–IGRT 设备的硬件型号和版本；

图像采集时 X–IGRT 设备的软件版本。

注：只要保存以上信息并关联到采集的图像，并不要求这些信息都保存在 X–IGRT 设备上。

通过下列检查验证是否符合要求：

B 级现场试验—程序：进行图像采集并检查保存的数据。

201.102.1.2 图像批准信息

当图像被保存时，应明确地与图像标识关联。若要求图像批准，以下信息应补充保存：

批准时的时间和日期；

批准授权标识；

注：只要保存以上信息并关联到采集的图像，并不要求这些信息都保存在 X–IGRT 设备上。

通过下列检查验证是否符合要求：

B 级现场试验—程序：检查保存的数据。

201.102.2 X–IGRT 之前的行动

当操作者检索关于患者治疗的信息时，以下信息应被作为治疗唯一的标识显示给操作者。

这些信息至少应包括：

患者的身份；

治疗计划的标识；

在治疗计划中规定的分次序列的分次编号

患者方向。

操作者的批准应被 X–IGRT EBE 系统记录，或者，若没有提供该能力，则制造商应在使用说明书中建议责任方确保这些信息被另一系统记录。这些信息应包含操作者的身份。

注：不需要显示数据集中包含的所有信息，只显示该数据集中能够标识患者治疗的唯一性信息。

通过下列检查验证是否符合要求：

B 级现场试验—程序：进行可视化检查。

201.102.3 异常终止

在 IGRT 异常终止的情况下，X–IGRT 设备向用户显示影响 IGRT 的警告或者错误信息。当工作流有效但存在错误时，应给出警告信息。

当工作流是无效并且不能使用时，应给出错误信息。在 X–IGRT 设备异常终止情况下，应记录成像数据。在异常终止后重新启动情况下，在能够被接受用于 IGRT 之前，完成 IGRT 所需的数据集的一致性、正确性和完整性应由 X–IGRT EBE 系统检查。在加载的数据集不一致、不正确和不完整的情况下，应不允许开始 IGRT：

1）未将识别的缺陷详尽地显示给操作者；

2）操作者未能改变或者接受识别的缺陷。

通过下列检查验证是否符合要求：

A 级型式试验——关于潜在危险处境给出警告的说明。

C 级现场检验—原则：通过联锁动作引发非计划的 IGRT 终止验证显示的功能。

B 级现场检验—尝试输入没有通过一致性、正确性和完整性试验的数据集，验证 IGRT 不能开始。若包含错误的数据集的设计不能在现场创建，则这种试验应是型式试验。

201.102.4 图像质量

图像质量和 X–IGRT 成像器件的测量方法应在技术说

明书中规定。若适用，在 X – IGRT 成像器件正常使用时测量图像质量的方法应直接描述或引用已经发表的文献。用于 IGRT 图像的图像显示器的质量应在随机文件中规定。至少应说明图像显示系统的对比度和空间分辨率。当图像显示器的质量低于 IEC 62563 – 1：2009 中的说明时，制造商应用危险分析证明所需图像显示器质量的合理性。

注：图像显示装置的质量在诊断用的 IEC 文件中规定（例如 IEC 62563 – 1：2009），因为 IGRT 的用途可能或可能不要求这么高，所以制造商可规定用于 X – IGRT 设备的要求。

图像质量应根据以下方面规定：

201.102.5 成像剂量

201.102.5.1 显示和随机文件

a）对于预定义的协议，期望的典型成像剂量应在随机文件中说明。若实际的成像剂量在成像之前已知，应在成像之前显示给操作者。期望的成像剂量单位应基于所用协议的规范。

b）制造商提供的技术说明书应规定剂量测量方法，参照成像模态规定标准的成像。

注：对于剂量监测，剂量面积仪不是必须的。

对于扇形束 CT 成像设备，CTDI 测量可按 IEC 60601 – 2 – 44：2011 标准执行。

通过下列检查验证是否符合要求：

a）A 级型式试验—关于预定义协议的预期典型成像剂量说明；

b）B 级型式试验—关于测量成像剂量方法的说明。

201.102.5.2 CBCT

201.102.5.2.1 剂量模体

剂量模体由密度为 $1.19 \pm 0.01\text{g/cm}^3$ 的聚甲基丙烯酸甲酯（PMMA）制成的圆柱体组成，用于所有头部协议元素的直径为 160mm，用于所有体部协议元素的直径为 320mm。模体长度应至少为 140mm。模体应大于测量的辐射探测器中灵敏体积的长度。模体应有能够适配辐射探测器的插孔。这些插孔孔应平行于模体的中心轴，并且其中心应位于模体的中心和以 90° 为间隔的模体表面下方 10mm 处。对于测量中不使用的插孔，应使用与模体材料相同的插件。若适用，在 ME 设备的正常使用中，用于提供辐射剂量指示的方法应直接描述或参考公开文献。

注：模体定义基于 IEC 60601 – 2 – 44：2009/AMD1：2012，203.108。

201.102.5.2.2 剂量说明

201.102.5.2.2.1 CTDI_{100}

对于 CBCT 下述剂量信息应通过使用剂量模体获得。在随机文件中应提供每一种应用（如头部、体部等）的单独剂量信息。所有剂量测量时应把剂量模体放置在患者支架上，在无任何附加衰减材料的情况下进行。适用于该应用的剂量模体应置于扫描区域的中心，并位于 X – IGRT 设备旋转轴上。

对于每个应用，随机文件中应给出以下信息：

a）在使用 201.102.5.2.1 所规定的剂量模体的下述位置的 CTDI100 及相应的 CBCT 运行模式。CBCT 运行模式应为制造商推荐的典型值。

1）沿着模体旋转轴线［CTDI_{100}（中心）］；

2）沿着旋转轴平行线，距模体表面向内 10mm 处，并且在这个深度上能够获得的最大 CTDI_{100} 值的位置上。

3）沿着旋转轴平行线，距模体表面向内 10 mm 处，从 a）2）的位置旋转 90°、180° 和 270° 的位置上。按 a）2）所规定的 CTDI_{100} 值为最大时的那个安放位置，应由制作商根据机架或 X – IGRT 设备的其他容易识别的部件规定，以便在这个方向上安放模体。

4）CTDI_{100}（周边）是按 201.102.5.2.1.1 a）2）和 201.102.5.2.1.1 a）3）规定的在剂量模体周边测量的四个 CTDI100 的平均值。

b）对每一个可选择的 CBCT 运行模式，剂量模体中心位置的 CTDI_{100} 会使 CTDI_{100}（中心）数值发生变化。该 CTDI_{100}（中心）应表示为归一化到 a）剂量模体中心位置的 CTDI_{100}，即 a）的 CTDI_{100}（中心）的值为 1。在改变某个单一 CBCT 运行模式时，所有其他独立的 CBCT 运行模式应维持在 a）所述的典型值上。这些数据应包括制造商说明的每一个 CBCT 运行模式的相应范围。

当某一 CBCT 运行模式的选择多于 3 个时，则至少应给出该 CBCT 运行模式下的最小、最大和一个中间的归一化 CTDI_{100} 值。

c）对于 CBCT 典型使用的部分旋转扫描，所有 CTDI_{100} 测量应使用同一轨迹。

通过下列检查验证是否符合要求：

A 级型式试验—查阅随机文件中 CTDI_{100} 和相应 CBCT 运行模式的说明以及检查制造商的试验结果。

注 1：201.102.5.2.1 根据 IEC 60601 – 2 – 44：2009/AMD1：2012，203.109.1 改写。

201.102.5.2.2.1 $\text{CTDI}_{自由空气}$

随机文件应提供 $\text{CTDI}_{自由空气}$ 和相对应的 CBCT 运行模式。CTDI 自由空气应沿着垂直于 X – IGRT 设备等中心处的体层平面测量，测量时将剂量模体和患者支架移开。对于兆伏 CBCT，应使用合适的建成。与 CTDI_{100} 测量相同，对于 CBCT 典型使用的部分旋转扫描，所有 $\text{CTDI}_{自由空气}$ 测量应使用同一轨迹。应给出测量值最大偏差的说明。偏差应不超过这些限值。

随机文件应包含以下数据：

对于所有 CBCT 运行模式，典型标称射束准直的 $\text{CTDI}_{自由空气}$ 应在典型运行条件下保持稳定；

对于所有 CBCT 运行模式，典型设置的 $\text{CTDI}_{自由空气}$ 应在典型运行条件下保持稳定；见 IEC 60601 – 2 – 68：2014 表 203.101；

对于每个附加成形或平板滤波器，典型运行条件下的 $\text{CTDI}_{自由空气}$ 值；

兆伏射束测量需要的建成帽应在随机文件中说明。

注 1：标称射束准直等于 CBCT 模式标称的、预先设定的准直器射野尺寸，通常与沿着 CBCT 体层平面垂线的扫描长度相同。

注 2：任一给定扫描长度仅需一次测量。

注 3：一种测量 CTDI（CTDI$_{100}$ 和 CTDI$_{自由空气}$）的替换方法是基于剂量分布测量和预先设定区域分布积分。剂量分布可通过满足 IEC 61674 的辐射探测器测量，如一个很小的剂量仪。

注 4：IEC 60601 - 2 - 68：2014 表 201.103 提供一种千伏 CTDI$_{自由空气}$ 示例试验模式。

注 5：201.102.5.2.2 根据 IEC 60601 - 2 - 44：2009/AMD1：2012，203.109.2 改写。

通过下列检查验证是否符合要求：

A 级型式试验—查阅随机文件中 CTDI$_{自由空气}$ 和相对应 CBCT 运行模式的说明以及检查制造商的试验结果。

201.102.5.2.2.3 剂量分布说明

对于每个可选择的 N×T 值，应在随机文件给出，在头部剂量模体位置的中心和体部剂量模体位置的中心，沿体层平面垂线且中心位于等中心处，在自由空气中单次轴向扫描测定的剂量分布图。当存在多于三个不同 N×T 值时，至少应给出最小、最大和一个中间值。

对于沿着体层平面垂线单探测器排的 X - IGRT 设备，剂量分布应提供与 203.111 要求相应灵敏度分布相同的图形和刻度。对于沿着体层平面垂线多探测器排的 X - IGRT 设备，间隔宽度为 N×T 的两条垂直方向的线段应提供在中心位于剂量分布范围内的相同图形上。图形应至少覆盖沿 y 方向剂量分布最大峰值十分之一的全宽度的区域。对于 CBCT，N×T 是标称射束准直。

注 1：201.102.5.2.3 根据 IEC 60601 - 2 - 44：2009/AMD1：2012，203.110 改写。

通过下列检查验证是否符合要求：

A 级型式试验——查阅随机文件中剂量分布说明。

201.102.5.2.2.4 灵敏度分布说明

与灵敏度分布关联的图形应在随机文件中给出：

a）对于每个可获得的轴向标称体层切片厚度的灵敏度分布应画出。如果存在多于三个标称体层切片厚度，应至少画出最小，最大和一个中间值的灵敏度分布。

b）对于沿着体层平面垂线的单探测器排 X - IGRT 设备，与配置层厚 T 一起的灵敏度分布，应在与用于头部剂量模体和体部剂量模体的 201.102.5.2.1 要求相应剂量分布相同的图形上提供。

注 1：201.102.5.2.2.4 根据 IEC 60601 - 2 - 44：2009/AMD1：2012，203.111 改写。

通过下列检查验证是否符合要求：

A 级型式试验——查阅随机文件中灵敏度分布说明。

201.102.5.2.2.5 CTDIvol 和 DLP 的显示和记录

CTDIvol 值以 mGy 或 cGy 为单位表示，DLP 值以 mGy·cm 或 cGy·cm 为单位表示。反映所选协议要素的两个量，应在扫描序列启动前在控制面板显示。另外，应显示用于 CTDIvol 值测量的模体直径。

所选单位必须与 201.101.3 的辐射单位保持一致。

随机文件应包含基于 32cm 模体 CTDIvol 值到基于 16cm 模体 CTDIvol 值的转换。转换应包含所有相关 CBCT 运行条件的组合的转换。随机文件应包含关于如何规定协议要素是头部还是体部模体协议要素的指南声明。

如果任何 CBCT 运行条件欲在一个扫描序列内改变，则相应的预期 CTDIvol 值和 DLP 值应在曝光前显示。每个值应表示预期扫描序列的时间加权平均值。

对于没有预编程移动患者支架的扫描，当对 201.3.229 c）计算 CTDIvol 值用于显示时，n 等于预编程旋转数目的最大值。若旋转数目没有预编程，则在扫描中每秒的 CTDIvol 值应以 mGy 为单位显示。

在一序列扫描（如包含多次扫描的 CBCT 模式）后，CTDIvol 和 DLP 值的平均值应在控制面板显示。以上值是通过计算扫描序列的时间加权平均值得到。

扫描后的 CTDIvol 和 DLP 的平均值和模体类型应按照 ISO 12052 的 DICOM CT 辐射剂量结构报告模板记录。

显示和记录的 CTDIvol 和 DLP 值的准确性应在随机文件中规定。

制造商提供的显示和记录的 CTDIvol 和 DLP 值可作为型号的代表性数据，不能作为特定 X - IGRT 设备的测量值。

随机文件应包含 201.3.205 b）定义的用于调整 L 的方法。

注：201.102.5.2.2.5 采用 IEC 60601 - 2 - 44：2012 Ed.3.1 的 203.112。

通过下列检查验证是否符合要求：

A 级型式试验——查阅随机文件中 CTDIvol 和 DLP 说明。

B 级型式试验——程序：检查显示和输出信息。

201.102.5.2.2.6 体层切片厚度准确性

所有 CBCT 运行模式下用于提供 201.102.5.2 所规定信息的体层切片厚度准确性说明应在随机文件中提供。

通过下列检查验证是否符合要求：

A 级型式试验——查阅随机文件中体层切片厚度准确性说明。

201.102.5.2.2.7 用于千伏 CBCT 改变 CBCT 运行条件曝光后的显示

对于千伏 CBCT，在一系列变化管电流扫描后，序列扫描管电流的时间加权平均值应显示。

通过下列检查验证是否符合要求：

B 级型式试验——程序：检查显示器和输出信息。

201.103 IGRT 分析和校正

201.103.1 算法描述

a）技术说明书应包含用于图像重建和图像配准所有算法的描述。技术说明书应包含算法所考虑的因素，构成计算基础的算法种类和方程式中所有变量限值的说明。

b）当某一特定计算可选择多种算法时，使用说明书应讨论不同算法的相对优缺点。

c）技术说明书应包含伪影描述。

通过下列检查验证是否符合要求：

a）A级型式试验——关于图像重建和图像配准说明。

b）A级型式试验——关于不同算法相对优缺点说明。

c）A级型式试验——关于伪影声明。

201.103.2 算法准确性

a）对于图像重建和图像配准算法，技术说明书应至少给出一组预定义条件被显示的计算患者偏移算法结果的准确性。上述选择的预定义条件应选择模拟正常使用条件。宜使用那些公开报告或标准中的预定义条件。

注：对于每种输入类型和算法限制，都存在相应的分辨率极限。该要求就是查寻分辨率极限引起的计算值的最终不确定性。

b）为了让责任方能复现定义条件，技术说明书应包含所有必要的描述和数据，或合适的文献，如果这些条件是可公开获取的。技术说明书应包括试验程序，从而便于责任方能进行试验，如何使用所提供的输入数据得到预期结果。

c）使用说明书应为操作者提供关于配准限制的注意事项，并提供特定目的的准确性和合理性的目力检查。

通过下列检查验证是否符合要求：

a）A级型式试验——关于至少一组预定义条件测量数据的算法准确性的说明。

b）A级型式试验——关于责任方重复预定义条件所需要的必要描述和数据的说明。

c）A级型式试验——关于配准限制以及准确性和合理性的目力检查的说明。

201.103.3 图像引导的调整和校正

201.103.3.1 离线 IGRT

下列应是 X-IGRT EBE 系统可用的，且由 X-IGRT 设备记录或传送至外部系统：

a）图像配准计算得到的校正；

b）执行图像配准的操作者；

c）IGRT 计算的对患者位置或治疗的调整；

注：IGRT 计算的调整并不一定是 EBE 采用的校正。

d）如果调整在 X-IGRT 设备上批准，执行批准的操作者和被批准的调整。

如不提供记录和通信功能，制造商应在使用说明书中建议责任方确保这样的信息被另一系统记录。

注：另一系统可以是与 X-IGRT EBE 系统通信的系统，如记录与验证系统。

所有的 IGRT 校正值应是 SI 单位且符合 IEC 61217 坐标系。

注：本条适用于记录并显示给用户的值。在通信中可使用其他单位，只要是标准通信协议（即 DICOM）中的一部分。

X-IGRT 设备可允许责任方选择采用另一种坐标系方案，若该坐标系与接收外照射设备的坐标系相匹配。

发送到 EBE 的校正应是制造商在随机文件中定义并记录的对照预设立限值检查过的允差。

通过下列检查验证是否符合要求：

A级型式试验——有关预设立限值的说明；

B级型式试验——程序：执行 IGRT 工作流，检查记录数据以及与外部系统的通信；

B级现场试验——程序：执行 IGRT 工作流，检查记录数据以及与外部系统的通信。

201.103.3.2 在线 IGRT

下列应是 X-IGRT 设备上可用的，且由 X-IGRT EBE 系统记录的，或由 X-IGRT 设备提供作为输出至外部系统的数据：

a）图像分析计算的调整；

b）IGRT 计算的对患者位置或治疗的调整；

c）发送至 EBE 或其他外部系统的 IGRT 校正和发生的日期和时间；

注：发送至 EBE 的 IGRT 校正并不一定是 EBE 采用的校正；

d）执行 IGRT 计算校正或覆盖实际校正的操作者。

如果 X-IGRT EBE 系统将上述作为输出数据传输至外部系统，则制造商应在使用说明书中包含责任方保证以上信息被其他系统记录的建议。

注 1：其他系统可以是能与 X-IGRT EBE 系统通信的系统，如：记录与验证系统。

如果 X-IGRT 图像数据被用于治疗辐照期间的监测，则 X-IGRT 设备应具有治疗辐照期间显示参考数据的能力。所有的 IGRT 校正数值应是 SI 单位且符合 IEC 61217 坐标系。

注 2：本条适用于记录并显示给用户的值。在通信中可使用其他单位，只要是标准通信协议（即 DICOM）中的一部分。

X-IGRT 设备可允许责任方选择采用另一种坐标系方案，若该坐标系与接收外照射设备的坐标系相匹配。发送到 EBE 的校正应是制造商在随机文件中定义并记录的对照预先设立限值检查过的允差。应向操作者提供方法，在校正发送给 EBE 之前的任何时候，覆盖从 X-IGRT EBE 系统发送的计算校正。

通过下列检查验证是否符合要求：

a）A级型式试验——有关预先设立的限值的说明；

b）B级型式试验——程序：执行 IGRT 工作流并检查记录数据与外部系统通信。

c）B级现场试验——程序：执行 IGRT 工作流并检查记录数据及与外部系统通信。

201.103.3.3 实时 IGRT

发送到 EBE 的校正应是制造商在随机文件中定义并记录的对照预先设立限值检查过的允差。X-IGRT 设备应具有传递的联锁信号功能，用于禁止、中断或终止 EBE 的治疗辐照。

X-IGRT 设备应具有如下功能：一旦收到 EBE 发出的指示系统错误、数据超出范围或联锁启动的联锁信号时，自动终止用于成像的 X 射线辐射。

在整个辐照过程中，采集到的图像应和用于比较的参考图像或参考数据一起显示给操作者，直至采集到新的用于 IGRT 计算校正的图像，除非上述图像的采集速率大于 24 帧/秒。对于超过 24 帧/秒的速度采集到的图像，显示帧速率可以是 24 帧/秒。

应向操作者提供方法，在治疗辐照期间的任何时候从 X - IGRT 设备发送中断和终止信号至 EBE。

每次发送 IGRT 校正给 EBE 时，IGRT 设备应包含下列，且由 IGRT 设备记录或由 IGRT 设备将其作为输出数据通信至外部设备：

a）启动实时 IGRT 的操作者；

b）图像分析计算的调整和相关图像；

c）IGRT 计算的患者位置或治疗的调整；

d）发送至 EBE 的 IGRT 校正；

注：发送至 IGRT 的校正并不一定是 EBE 采用的校正。

e）执行手动调整或覆盖校正的操作者；

f）应用摆位校正的时间。

如果 X - IGRT 设备将上述作为输出数据传输至外部系统，则制造商应在使用说明书中包含责任方保证以上信息被其他系统记录的建议。

注：其他系统可以是能与 X - IGRT 设备通信的系统，如：记录与验证系统。

所有的 IGRT 校正值应是 SI 单位且符合 IEC 61217 坐标系。在通信中可使用其他单位，只要是标准通信协议（即 DICOM）中的一部分。

X - IGRT 设备可允许责任方选择采用另一种坐标方案，若该坐标系与接收外照射设备的坐标系相匹配。

通过下列检查验证是否符合要求：

a）A 级型式试验—有关预先设立的限值说明；

b）B 级型式试验—程序：执行 IGRT 工作流并检查记录数据及与外部系统通信。

c）B 级现场试验—程序：执行 IGRT 工作流并检查记录数据及与外部系统通信。

203 诊断 X 射线设备辐射防护

对于千伏 X - IGRT 设备，除下述内容外，IEC 60601 - 1 - 3：2008 适用：

203.4 通用要求

203.4.1 符合性声明

替换：

对于 X - IGRT 设备或其子组件，如果符合 IEC 60601 - 1 - 3，则随机文件应给出说明：X 射线 IGRT 设备… + + ）IEC 60601 - 2 - 68：2013 + + ）型式标记

通过检查随机文件检查验证是否符合要求。

203.6 辐射管理

203.6.2 启动和终止辐照

203.6.2.1 正常启动和终止辐照

替换：

成像期的首次加载应由需要操作者操作的控制措施启动。操作者应能随时终止加载。任何能够启动 X 射线管加载的控制应能防止非预期的动作，使用与 X 射线设备预期用途兼容的方法。

通过检查和适当的功能试验验证是否符合要求。

203.6.3 辐射剂量和辐射质

替换：

203.6.3.1 辐射剂量和辐射质的调整

应能限定患者辐射剂量并符合 X 射线设备预期用途。应能在合理范围内调整辐射质并符合 X 射线设备预期用途。

通过检查和功能试验验证是否符合要求。

203.6.3.2 辐射输出的可重复性

随机文件应说明辐射输出的可重复性。通过检查随机文件验证是否符合要求。

203.6.4 操作状态指示

203.6.4.1 所选 X 射线源组件的指示

替换：

当 X 射线设备可选择一个以上 X 射线源组件和/或 X 射线成像装置时，在 X 射线源组件加载前，应在控制面板上提供所选 X 射线源组件和/或 X 射线成像装置的指示。

通过检查验证是否符合要求。

203.8 X 射线束范围的限制和 X 射线野和图像接收区域的关系

203.8.4 焦点外辐射的限制

替换：

焦点外辐射对 X 射线图像接收器和患者剂量的贡献应限制在可接受水平。焦点外辐射的可接受水平应由风险管理决定并在随机文件中说明。

注：减少焦点外辐射的最重要一个方法是限制靠近焦斑的辐射束。

203.10 X 射线束在患者和 X 射线图影像接收器之间的衰减

203.10.2 随机文件中的信息

替换：

随机文件应说明患者和 X 射线图像接收器之间构成 X 射线设备部件的每一插入物的衰减当量的最大值。对于规定与附件、或者与不属于同一或其他 X - IGRT 设备的其他物件组合使用的 X - IGRT 设备，使用说明书应包含说明，注意位于 X 射线束中的物质可能会引起不良效应（如患者支架装置的部件）。

通过检查随机文件验证是否符合要求。

203.11 剩余辐射的防护

并列标准中的 11 不适用。

203.13 杂散辐射的防护

并列标准中的 13 不适用。

206 适用性

除下述内容外，IEC 60601 - 1 - 6：2010 和 IEC 60601 - 1 - 6：2010/AMD1：2013 适用。

补充：

注：虽然不可能将 IEC 60601 - 1 - 6：2010 追溯适用于已有的 ME 设备和已过上述鉴定阶段的设备，但现有设计和

过程控制数据的检查可能会提供实质性的验证。

附录XII　相关标准

GB 4793.1—2007 测量、控制和实验室用电气设备的安全要求 第1部分：通用要求

GB 7247.1—2012 激光产品的安全 第1部分：设备分类、要求和用户指南

GB 9706.1—2007 医用电气设备 第1部分：安全通用要求

GB 9706.3—1997 医用电气设备 第2部分：诊断X射线发生装置的高压发生器安全专用要求

GB 9706.11—1997 医用电气设备 第二部分：医用诊断X射线源组件和X射线管组件安全专用要求

GB 9706.12—1997 医用电气设备 第1部分：安全通用要求 三．并列标准：诊断X射线设备辐射防护通用要求

GB 9706.14—1997 医用电气设备 第2部分：X射线设备附属设备安全专用要求

GB 9706.15—2008 医用电气设备 第1部分：安全通用要求 并列标准：医用电气系统安全要求

GB 9706.18—2006 医用电气设备 第2部分：X射线计算机体层摄影设备安全专用要求

GB/T 17856—1999 放射治疗模拟机 性能和试验方法

GB/T 18987—2003 放射治疗设备 坐标、运动与刻度

YY 0505—2012 医用电气设备 第1-2部分：安全通用要求 并列标准：电磁兼容 要求和试验

YY 0310—2005 X射线计算机体层摄影设备通用技术条件

YY 0637—2013 医用电气设备 放射治疗计划系统的安全要求

YY 0721—2009 医用电气设备 放射治疗记录与验证系统的安全

YY 0775—2010 远距离放射治疗计划系统 高能X（γ）射束剂量计算准确性要求和试验方法

YY/T 0106—2008 医用诊断X射线机通用技术条件

YY/T 0723—2009 医用电气设备 医学数字影像和通讯（DICOM）-放射治疗对象

YY/T 0736—2009 医用电气设备 DICOM 在放射治疗中的应用指南

YY/T 0888—2013 放射治疗设备中X射线图像引导装置的成像剂量

YY/T 0889—2013 调强放射治疗计划系统 性能和试验方法

YY/T 0890—2013 放射治疗中电子射野成像装置 性能和试验方法

IEC 60601-2-64：2014 Particular requirements for the basic safety and essential performance of light ion beam medical electrical equipment

IEC 60601-2-68：2014 《Medical electrical equipment - Part 2-68：Particular requirements for the basic safety and essential performance of X-ray-based image-guided radiotherapy equipment for use with electron accelerators, light ion beam therapy equipment and radionuclide beam equipment》

注：

本指导原则引用的国际标准被转化为国家/行业标准时，将被国家/行业标准替代。本指导原则引用的标准有新版本发布实施时，将被新版标准替代。

本指导原则附录III参考了 IEC 62667《轻离子束治疗系统性能指标要求》草稿的内容，为了和 IEC 标准的名称保持一致，保留了"轻离子"的说法。附录X参考了 IEC 60601-2-64：2014《医用电气设备：轻离子束医用电气设备的基本安全和基本性能专用要求》的内容，附录XI参考了 IEC 60601-2-68《放射治疗X射线图像引导设备的基本安全和基本性能专用要求》的内容。为了和 IEC 标准的条款号对应，便于企业引用和技术审评，附录III、附录X、附录XI保留了原国际标准的格式。上述国际标准正在转化为国家/行业标准，国家/行业标准发布后将替代本指导原则相应内容。

12　用于放射治疗的X射线图像引导系统注册技术审评指导原则

（用于放射治疗的X射线图像引导系统注册技术审查指导原则）

本指导原则旨在指导注册申请人提交用于放射治疗的X射线图像引导（X-Ray Image Guided Radiation Therapy）系统（以下简称X-IGRT系统）的注册申报资料，同时规范该类产品的技术审评要求。

本指导原则是对X-IGRT系统的一般要求，申请人应依据具体产品的特性对注册申报资料的内容进行充实和细化。申请人还应依据具体产品的特性确定其中的具体内容

是否适用，若不适用，需具体阐述其理由及相应的科学依据。申请人也可采用其他满足法规要求的替代方法，但应提供详尽的研究资料和验证资料。

本指导原则是供申请人和审查人员使用的指导文件，不涉及注册审批等行政事项，亦不作为法规强制执行，如有能够满足法规要求的其他方法，也可以采用，但应提供详细的研究资料和验证资料。应在遵循相关法规的前提下

使用本指导原则。

本指导原则是在现行法规、标准体系及当前认知水平下制定的，随着法规、标准体系的不断完善和科学技术的不断发展，本指导原则相关内容也将适时进行调整。

一、范围

本指导原则适用于与外照射放射治疗系统（例如：医用电子直线加速器，质子/碳离子治疗系统，伽玛射束立体定向放射治疗系统，钴 60 治疗系统等）共同使用的基于 X 射线的图像引导系统，包括 MV 级和 kV 级 X 射线图像引导、平面和立体成像方式实现的图像引导、集成在放射治疗设备上和治疗室内独立于放射治疗设备的图像引导系统。

用于近距离放射治疗系统等其他类似的图像引导系统建议参本指导原则。

按《医疗器械分类目录》，该类产品属于目录 05 放射治疗器械，一级产品类别为 02 放射治疗模拟及图像引导系统，二级产品类别包括 02 放射治疗用 X 射线图像引导系统和 03 电子射野成像系统，按第三类医疗器械管理。

二、技术简介

（一）概述

根据 IEC 定义（IEC 60601 - 2 - 68：2014），图像引导 Image Guided Radiation Therapy（以下简称 IGRT）是指一种放射治疗过程，在治疗时对靶区及其周围的解剖结构成像，以确定放疗射束相对于患者体内预期靶区的位置，可以对射束和靶区的预期相对位置进行必要的修正。

IGRT 充分考虑了解剖组织在治疗分次内的运动（如呼吸和移动）和分次间的位移误差（如日常摆位误差、靶区收缩等引起肿瘤和周围正常组织相对位置变化）对放疗剂量分布的影响和对治疗计划的影响等。

根据 IGRT 行为在治疗过程中的时效性，IEC 60601 - 2 - 68：2014 将其分为离线、在线和实时三种形式。分别对应于患者获取影像后，离开治疗床，进行图像分析；获取影像后，在治疗床上等候图像分析结果并应用于本次治疗；和在治疗过程中实时采集图像，将图像处理和分析的结果用于实时指导当前正在进行的治疗三种情形。

（二）X - IGRT 系统介绍

X - IGRT 系统，可作为放射治疗系统的一部分，也可是独立于放射治疗系统的第三方产品，通过系统集成与放疗装置共同工作。

X - IGRT 系统通常分为以下几类：

1. kV 级 X - IGRT 系统

（1）平面成像 IGRT 系统；

（2）锥形束 CT 成像（包括可同时实现平面成像）的 IGRT 系统；

（3）扇形束 CT 成像 IGRT 系统。

2. MV 级 X - IGRT 系统

（1）平面成像 IGRT 系统；

（2）锥形束 CT 成像（包括可同时实现平面成像）的 IGRT 系统；

（3）扇形束 CT 成像 IGRT 系统。

三、综述资料

应提供对系统及其部件进行全面评价所需的基本信息。关注以下内容：

（一）概述

申报产品的管理类别、分类编码及名称的确定依据。

（二）产品描述

1. 产品工作原理

描述图像引导系统的工作原理，重点描述图像引导方式，成像部件的工作方式，如射线的产生方式、能量分级，成像部件的触发和同步，射线源和探测器的位置关系，图像投影产生的方式，主要的图像处理方法，伪影消除方法，图像重建及配准等相互关系的计算原理，分析结果如何用于引导患者摆位等。

引导方式包括图像引导的使用场景，属于离线、在线还是实时。

图像引导部位包括适用的人体部位、器官的运动或静止，是否需要预先手动摆位等。

2. 结构组成

产品总体结构示意图、实物图。产品各组成部分的介绍，各部分的工作原理、在系统中的功能作用、结构示意图、电路原理示意图（如有必要）、产品实物图、剖面图、各部分之间的物理连接、功能交互。设备的主要技术特征。接触人体部分的材质等。

（1）产品集成方式：集成于放疗装置上，还是独立安装。

（2）预期布局和安装方式：描述产品在治疗室内的布置和与放射治疗装置的位置关系和连接方式，如安装在放射治疗装置的旋转支架上，与放射治疗装置并列或分立放置，悬吊或固定在治疗室天花板/地板等。

（3）X 射线发生装置：kV 级 X 射线发生装置：X 射线管组件、高压发生器、射线滤过装置等其他辅助部件。

MV 级 X 射线发生装置：经过参数调整的加速管/束流产生系统，射线滤过装置等其他辅助部件。

（4）X 射线成像装置：探测器的类型（如成像板、EPID、CT 探测器等）、材质、结构示意图、剖面图等，晶体材料、尺寸、数量、排列方式等；成像板，单排/多排/矩阵电离室；CCD 等。

（5）支撑或位置固定装置：机架、管球/探测器支架、天轨吊架或其他类似装置的固定方式、图示等。

（6）运动和控制系统：射线源/探测器运动方式，如等中心/非等中心，共面/非共面，旋转方式/角度、运动控制范围、其他运动方式等。

（7）图像采集和处理软件：与放疗设备控制软件集成/独立。

软件的名称、型号、版本号（发布版本和完整版本）、版本命名规则等信息。

软件的主要功能：依据说明书列出主要功能纲要。

图像采集方式，重建算法、配准算法等。

（8）接口部件：IGRT 系统与放疗系统或其它第三方系统（如 OIS 肿瘤信息系统）连接的软件、硬件接口，接口类型、通讯协议、连接方式等，如与治疗床、束流产生装置等的连接。

如果图像引导系统可以控制放疗设备，应说明可以控制哪些功能、哪些部件，控制的工作原理，控制的准确性等内容。

（9）性能参数：IGRT 系统及各部件的技术特性和规范，具体要求见附录 1。

（10）其它：如产品使用的坐标系等。

（三）型号规格

对于一个注册单元存在多种型号或多种配置的产品，应当明确各型号/配置的区别。应当采用对比表及带有说明性文字的图片、图表，对各种型号/配置的结构组成、功能、产品特征和运行模式、性能指标等方面加以描述。

（四）包装说明

产品包装、运输等相关的说明。确保运输过程不对设备造成损害。如：包装设计要求、包装材料、外部标示、运输和储存的环境条件等。

（五）适用范围和禁忌症

1. 适用范围

集成在放疗系统中 IGRT 系统，在放疗系统的适用范围描述中体现产品可实现图像引导功能即可。

独立于放疗系统单独申报的 IGRT 系统可参照如下描述：该产品与放疗系统组合使用，用于患者放射治疗的图像引导。

2. 预期使用环境：该产品预期使用的地点如医疗机构等，以及可能会影响其安全性和有效性的环境条件（如，温度、湿度、功率、压力、移动等）。

3. 禁忌症的描述：目标患者人群的信息，患者选择标准的信息，以及使用过程中需要考虑的因素，不适用的情形、场景等。

4. 适用人群的描述：如适用，应当明确说明该器械不适宜应用的某些疾病、情况或特定的人群。

（六）参考的同类产品或前代产品的情况（如有）

参考的同类产品或前代产品应当提供同类产品（国内外已上市）或前代产品（如有）的信息，阐述申请注册产品的研发背景和目的。对于同类产品，应当说明选择其作为研发参考的原因。

同时列表比较说明产品与参考产品（同类产品或前代产品）在工作原理、结构组成、制造材料、性能指标（具体见附录）、作用方式，以及适用范围等方面的异同。

重点描述本次申报产品的新功能、新应用、新特点。

（七）其他需说明的内容

对于已获得批准的部件或配合使用的附件，应当提供批准文号和批准文件复印件；预期与其他医疗器械或通用产品组合使用的应当提供说明；应当说明系统各组合医疗器械间存在的物理、电气等连接方式。

独立于放疗系统单独申报的图像引导系统：

1. 如果是通用 IGRT 系统，应明确可配合使用的放疗系统的基本要求、接口信息，如接口的类型、通讯协议、连接方式、测试方法等信息。

2. 如果是专用 IGRT 系统，应明确配合使用的放疗系统的制造商、型号、注册证号、提供注册证复印件等信息。

3. 如果图像引导系统可以控制放疗设备，应提供和放射治疗设备制造商的协议。

（八）声称具有诊断功能和性能的 X-IGRT 系统

对于声称具有诊断功能和性能的 X-IGRT 系统，还应参考《医用 X 射线诊断设备（第三类）技术审查指导原则》和《X 射线计算机体层摄影设备注册技术审查指导原则》等适用的指导原则。

四、研究资料

（一）产品性能研究

1. 应提供产品性能研究资料以及产品技术要求的研究和编制说明，包括功能性、安全性指标（如电气安全与电磁兼容、辐射安全）以及与质量控制相关的其他指标的确定依据，所采用的标准或方法、采用的原因及理论基础。

性能指标的确定应考虑产品现行国家标准及行业标准。对于适用的标准中不适用项，应逐个标准列表说明不适用条款的理由。IGRT 适用的标准见附录Ⅱ。

2. 应提供新技术/关键技术名称，软件或硬件的实现方式，验证确认资料。新技术的设计与实现采用了国际标准或技术规范的，应提供相应名称。若采用了国家标准、行业标准以外的标准或模体进行测试的，应介绍相关信息及详细的测试方法、测试结果。

3. 应明确新技术的性能和临床功能，以及新增的临床预期用途（如适用）等。如：新的图像引导方式、新的核心算法、新型晶体材料、新型探测器或数据采集方式、新的临床应用（如适用）等。

4. 和配合使用的放疗系统的兼容性验证测试资料

通用型图像引导系统，应选择有代表性的放疗系统进行兼容性验证，提供验证测试资料。说明选择测试的放疗系统具有代表性的理由。

专用型图像引导系统应和配合使用的放疗系统进行验证测试，并提供验证测试资料。

如果图像引导系统可以控制放疗设备，应提供控制准确性、协议/接口兼容性等验证测试资料。

（二）产品有效期和包装研究

1. 使用期限

参照《医疗器械使用期限指导原则》提供整机系统的使用期限分析验证资料。

对于某些部件，应单独确定其使用期限。该期限可以与整机相同，也可不同。这些部件包括但不限于：需定期更换的部件、光学/辐射敏感部件、机械磨损部件等（如 X 射线管组件、X 射线探测器、高压发生器、限束器、其他电气部件等）。

对于用时间作为寿命评估单位不合适的部件，可进行适合部件本身特性的单独规定。应提供制定相应部件使用期限的验证报告。

2. 包装研究

申请人应规定产品的包装及运输要求，并提供验证报告。

（三）软件研究

参照《医疗器械软件注册申报资料指导原则》要求提交软件资料。

注：若申报产品中包含几个独立软件，应针对每个软件分别提交软件描述文档。

软件描述文档中应列明申报产品所包含的所有标配、选配的软件功能，包括控制和采集功能、图像重建以及后处理功能、高级应用软件等。

（四）网络安全

参照《医疗器械网络安全注册技术审查指导原则》要求提交网络安全资料。

五、生产制造信息

应当明确生产加工工艺。可采用流程图的形式，并说明其过程控制点。

有多个研制、生产场地，应当概述每个研制、生产场地的实际情况。

六、产品风险分析资料

申请人应按照 YY/T 0316—2016《医疗器械 风险管理对医疗器械的应用》的要求对产品进行风险评估，包括初始风险分析、风险控制措施、剩余风险的可接受性评估以及采取风险控制措施前后的风险矩阵等，对于处于合理可行区的风险应进行风险受益分析。

危害分析及风险判定见附录Ⅲ。

七、产品技术要求

应按照《医疗器械产品技术要求编写指导原则》编写。技术要求模板见附录Ⅳ。

八、检测要求

（一）产品检测应按产品配置进行，检测报告应注明产品配置，样品描述应与技术要求中部件顺序号及部件名称保持一致，应注明软件发布版本号，应提供标准预评价意见表。

（二）有多份检测报告时，应提供文件说明不同检测报告的差异。

（三）如有未参与检测的配置及部件，应给出合理理由。

（四）图像引导系统仅适用于特定放疗系统时，应与这些产品的检测同时进行。

（五）通用的图像引导系统，可与有代表性的放疗设备一起进行检测，应在报告中注明配合检测的放疗设备。提供文件说明选择的放疗系统有代表性的理由。

九、注册单元划分

注册单元划分应根据产品的技术原理、结构组成、性能指标、适用范围划分。

1. 和放疗设备集成在一起的图像引导系统可以和放疗设备一起申报。

2. 独立的第三方图像引导系统通常应单独申报。

3. 射线源工作原理不同、结构差异较大的，应划分为不同的注册单元。

4. 探测器部分设计结构差异较大的应划分为不同的注册单元：如晶体材料不同、探测器结构不同、成像原理不同的应划分为不同的注册单元。

十、产品说明书和标签要求

说明书和标签应符合《医疗器械说明书和标签管理规定》（国家食品药品监督管理总局令第 6 号）和相关的国家标准、行业标准的要求（如：GB 9706 系列安全标准、YY 0505—2012 中关于说明书和标签标识方面的要求）。其中说明书中应特别注意的地方有：

1. 应明确产品适用范围、禁忌症。

2. 明确使用期限（包括整机和可更换部件）。

3. 图像引导系统使用的坐标系。

4. 配合使用的放射设备的信息

通用型：机械安装要求，数据接口类型、通讯方式、连接方式等。

专用型：机械安装要求，放疗设备制造商、型号、注册证信息等。

5. 产品的日常维护与质量控制

应给出设备维护周期，日常质量控制的程序、质量控制检测方法和判断标准。

6. 对于包含在说明书中，但未拟在中国申报的配置、功能或者规格型号，申请人应当出具其不在拟申报范围内的声明，并在说明书中给予说明。

7. 技术说明书中应提供产品电磁兼容性能（YY 0505—

2012）的相关信息。应明确产品的基本性能。

十一、起草单位

国家药品监督管理局医疗器械技术审评中心

附录：1. 系统各部件的技术特性和规范
    2. 图像引导系统相关的标准
    3. 危害分析及风险判定
    4. 产品技术要求模板

附录1 系统各部件的技术特性和规范

（注：文字表述，可按照下表分类填写。表格未尽项目和内容，可以增加。如果配有两套不同类型的 X – IGRT 系统，应分别列表）

部件名称	型号	规格参数	制造商	备注
高压发生器		管电压范围： 管电流范围： 加载时间范围： 电流时间积范围： 输出标称电功率： 高压变压器结构：非工频/工频		
X 射线管组件		管组件热容量： 阳极热容量： 最大连续热耗散： 标称管电压： 焦点标称值： 靶角： 固有滤过：@ XXkV（在 XXkV 下等效滤过） 靶材：		
限束器		附加滤过（给出可选的滤过材料和厚度）		
滤线栅		尺寸： 类型： 栅格比：栅密度：焦点， 吸收材料：（如：铅）		
数字探测器		类型：如闪烁体材料 + 光电二极管 直接型或间接型 有线、无线 探测器外形尺寸（长 * 宽 * 厚） 有效视野尺寸 像素矩阵（水平和垂直） 像素尺寸 DQE 动态平板：帧速率（@ 矩阵大小）		
影像增强器图像系统		类型：（如影像增强器 + CCD） 对比度分辨率 空间分辨率 标称入射野尺寸 变野（视野数量） 相机：采集矩阵尺寸、最大采集帧速率、像素数量		
系统采集控制工作站		操作系统 计算机最低配置要求： CPU 性能 内存大小 图像存储容量	/	应符合 GB 4943.1，GB 9254，GB 17625.1 标准等
后处理工作站（如有）		操作系统 计算机最低配置要求： CPU 性能 内存大小 图像存储容量	/	应符合 GB 4943.1，GB 9254，GB 17625.1 标准等

续表

部件名称	型号	规格参数	制造商	备注
显示器		最低配置要求： 屏幕分辨率： 显示器数目尺寸： 类型（如：液晶，彩色/黑白）： 对比度：	/	应符合 GB 4943.1，GB 9254，GB 17625.1 标准等
系统采集控制软件		软件发布版本号		
图像后处理软件（如有）		软件发布版本号		
加速管参数（如有）		用于图像引导成像的能量 加速管类型（行波、驻波） 用于成像的靶的结构和材质 成像时的 PRF 范围 成像时的流强或剂量率		
患者支撑装置（如有）				说明是否与治疗装置相同
其他支撑装置（如有）				
其他附件（如有）				
系统参数				
图像引导装置与放射治疗装置的位置关系		如共面，同轴，正交等	/	
成像系统到旋转中心的距离（如适用）			/	
射线源到旋转中心的距离（如适用）			/	
焦点到影像探测器的距离			/	

附录 2　图像引导系统相关的标准

GB 9706.1—2007《医用电气设备 第 1 部分：安全通用要求》

GB 9706.3—2000《医用电气设备 第 2 部分：诊断 X 射线发生装置的高压发生器安全专用要求》

GB 9706.11—1997《医用电气设备 第二部分：医用诊断 X 射线源组件和 X 射线管组件安全专用要求》

GB 9706.12—1997《医用电气设备 第一部分：安全通用要求 三. 并列标准：诊断 X 射线设备辐射防护通用要求》

GB 9706.14—1997《医用电气设备 第 2 部分：X 射线设备附属设备安全专用要求》

GB 9706.15—2008《医用电气设备 第 1-1 部分：安全通用要求 并列标准：医用电气系统安全要求》

GB 9706.16—1999《医用电气设备 第 2 部分：放射治疗模拟机安全专用要求》

GB 9706.18—2006《医用电气设备 第 2 部分：X 射线计算机体层摄影设备安全专用要求》

YY 1650—2019《X 射线图像引导放射治疗设备性能和试验方法》

YY/T 0888—2013《放射治疗设备中 X 射线图像引导装置的成像剂量》

YY/T 0890—2013《放射治疗中电子射野成像装置基本信息性能和试验方法》

YY/T 1407—2016《放射治疗模拟机影像系统性能和试验方法》

IEC 60601-2-68：2014《医用电气设备电子加速器、轻离子束治疗设备和放射性核素射束治疗设备用的 X 射线图像引导放射治疗设备的基本安全和基本性能专用要求》

附录 3　危害分析及风险判定

一、申报产品的预期用途和与安全性有关特征的判定

申请人应按"医疗器械 风险管理对医疗器械的应用"附录 C 的 34 条提示，对照申报产品的实际情况作针对性的简明描述。

如：对 C.2.1：可阐明产品的预期用途为：用于医疗机构对患者在放射治疗时进行图像引导。

对 C.2.3：是否与患者和其他人员接触？应阐明申报产品与患者和操作人员接触的工作部件，接触部位、接触性质、接触时间等。

对 C.2.4 及以下 30 项提示，应根据申报产品的实际情况逐条回答，本文不再赘述。

注：申报产品如存在 34 条提示以外的可能影响安全性的特征，也应做出说明。

二、对申报产品的可能危害作出判定

申请人应根据 YY/T 0316—2016《医疗器械 风险管理对医疗器械的应用》附录 E 的举例，对产品的可能危害进行判定并列出清单。申请人应系统总结国内外同类产品的已知的风险信息，同时可搜集已发布的召回、事故报告、客户反馈、研究资料等，作为风险分析的输入。

（一）能量危害和形成因素

1. 对患者和使用者的电击危害，如：
—应用部分与带电部分没有充分隔离；
—接地不良，对地阻抗大；
—高低压系统电介质绝缘强度不够；
—患者漏电流、外壳漏电流超标；
—设备外壳封闭不良；
—插头剩余电压过高。

2. 热能造成灼伤或飞溅，如：
—长时间摄影，X 线管组件外壁过热；
—容量保护控制失灵，X 线管爆裂，组件热油飞溅。

3. 机械力及机械损害，如：
—机械部件的尖角、锐边、毛刺刮伤患者；
—运动部件间的空间和隙缝伤人；
—运动部件极限位置限位保护装置失灵。

4. 电离辐射，如：
—焦点皮肤距离过小；
—X 射线线质差；软线过多；半价层低；
—固有滤过不够；
—漏射线、散射量过大；防护屏蔽遮拦不充分；
—限束器准直效果不良，照射野过大。

5. 悬挂物下坠，如：
—悬挂部件紧固不牢，支撑杆、螺丝、链条折断；
—防坠装置失效。

（二）生物和化学危害

支撑患者的床台可能造成交叉感染。

（三）运作中的危害，如：

—设备功能的丧失或变坏；
—使用错误造成的危害；
—维护不良和老化引起的危害。

（四）信息危害，如：

—标记不足或不正确；
—操作说明书有缺失；或过于复杂；
—警告不恰当；
—坐标系错误；
—配准计算错误；
—伪影影响处理结果；
—图像质量达不到要求；
—服务和维护规范不充分。

附录 4 产品技术要求模板

X 射线图像引导系统

1. 产品型号/规格及其划分说明
1.1 产品型号
1.2 型号命名规则
1.3 不同型号之间的差异
2. 软件
2.1 软件名称、型号
2.2 软件发布版本号
2.3 软件完整版本命名规则
明确软件完整版本的全部字段及字段含义。
2. 功能、性能要求
2.1 系统功能要求
2.1.1 可接收从放疗系统传输的 DICOM 数据及图像配准参考点。
2.1.2 可接收基准（如 CT）图像。
2.1.3 可生成 DRR 投影图像。（如适用）
2.1.4 可采集 X 射线投影图像。
2.1.5 可进行图像重建，生成 CT 或 CBCT 图像。（如适用）
2.1.6 可进行图像配准。
2.1.7 可传输摆位校正结果到放疗系统。（如适用）
2.1.8 软件功能：依据说明书明确软件全部临床功能纲要
2.2 网络安全要求
2.2.1 数据接口：传输协议/存储格式；
2.2.2 用户访问控制：用户身份鉴别方法、用户类型及权限。
2.3 系统性能要求
2.3.1kV 级 X 射线 IGRT 系统
2.3.1.1 平面成像 IGRT 系统
应符合 YY/T 0741—2018 标准中适用条款的要求。（不适用的条款应在研究资料中说明理由）
应符合 YY/T 1650—2019 标准的要求。
应符合 YY/T 0888—2013 标准的要求。
2.3.1.2 锥形束 CT 成像（包括可同时实现平面成像）

的 IGRT 系统

应符合 YY/T 1650—2019 标准的要求。

应符合 YY/T 0888—2013 标准的要求。

关于成像性能、机械装置等性能要求另行制定。

2.3.1.3 扇形束 CT 成像 IGRT 系统

应符合 YY/T 0310—2015 标准中适用条款的要求。

应符合 YY/T 1650—2019 标准的要求。

应符合 YY/T 0888—2013 标准的要求。

2.3.2 MV 级 X 射线 IGRT 系统

2.3.2.1 平面成像 IGRT 系统

应符合 YY/T 0890—2013 标准的要求。

应符合 YY/T 1650—2019 标准的要求。

应符合 YY/T 0888—2013 标准的要求。

2.3.2.2 锥形束 CT 成像（包括可同时实现平面成像）的 IGRT 系统

应符合 YY/T 1650—2019 标准的要求。

应符合 YY/T 0888—2013 标准的要求。

关于成像性能、机械装置等性能要求另行制定。

2.3.2.3 扇形束 CT 成像 IGRT 系统

应符合 YY/T 1650—2019 标准的要求。

应符合 YY/T 0888—2013 标准的要求。

关于成像性能、机械装置等性能要求另行制定。

2.4 安全要求

应符合以下安全标准要求（如适用）：

GB 9706.1—2007《医用电气设备 第 1 部分：安全通用要求》

GB 9706.3—2000《医用电气设备 第 2 部分：诊断 X 射线发生装置的高压发生器专用要求》

GB 9706.11—1997《医用电气设备 第二部分：医用诊断 X 射线源组件和 X 射线管组件安全专用要求》

GB 9706.12—1997《医用电气设备 第一部分：安全通用要求 三. 并列标准：诊断 X 射线设备辐射防护通用要求》

GB 9706.14—1997《医用电气设备 第 2 部分：X 射线设备附属设备安全专用要求》

GB 9706.15—2008《医用电气设备 第 1 - 1 部分：安全通用要求并列标准：医用电气系统安全要求》

GB 9706.18—2006《医用电气设备 第 2 部分：X 射线计算机体层摄影设备安全专用要求》

YY 0505—2012《医用电气设备 第 1 - 2 部分：安全通用要求 并列标准：电磁兼容 要求和试验》

2.4 环境试验要求

应符合 GB/T 14710—2009《医用电器环境要求及试验方法》（或 YY/T 0291—2016《医用 X 射线设备环境要求及试验方法》）的要求。

附录 A 产品主要安全特征

附录 B 系统各部件的技术特性和规范

附录 A 产品主要安全特征

一、按防电击类型分类

二、按防电击的程度分类（不同应用部分的要求如果不同，分别列出）

三、按对进液的防护程度分类（部件有特殊要求的，单独列出）

四、按在与空气混合的易燃麻醉气或与氧或氧化亚氮混合的易燃麻醉气情况下使用时的安全程度分类

五、按运行模式分类

六、设备的额定电压和频率

七、设备的输入功率

八、设备是否具有对除颤放电效应防护的应用部分（具体部件的名称）

九、设备是否具有信号输出或输入部分

十、永久性安装设备或非永久性安装设备

十一、电气绝缘图

附录 B 系统各部件的技术特性和规范

参照附录 1

医用成像器械

13 医用磁共振成像系统注册技术审评指导原则

（医用磁共振成像系统注册技术审查指导原则）

本指导原则是对医用磁共振成像系统的一般要求，申请人/制造商应依据具体产品的特性对注册申报资料的内容进行充实和细化。申请人/制造商还应依据具体产品的特性确定其中的具体内容是否适用，若不适用，需具体阐述其理由及相应的科学依据。

本指导原则是对申请人/制造商和审查人员的指导性文件，但不包括注册审批所涉及的行政事项，亦不作为法规强制执行，如果有能够满足相关法规要求的其他方法，也可以采用，但是需要提供详细的研究资料和验证资料。应在遵循相关法规的前提下使用本指导原则。

本指导原则是在现行法规和标准体系以及当前认知水平下制定的，随着法规和标准的不断完善，以及科学技术的不断发展，本指导原则相关内容也将进行适时的调整。

一、范围

本指导原则适用于医用磁共振成像系统，包括永磁型和超导型。医用磁共振成像系统为应用磁共振原理进行人体成像的设备。

本指导原则适用范围为磁场强度不大于3T的医用磁共振成像系统，更大场强的磁共振系统及磁共振波谱等其他方面的内容及资料要求并未包含在本指导原则之中。

二、注册申报资料要求

（一）技术资料

制造商应当向审查人员提供对系统进行全面评价所需的基本信息。产品的技术资料作为注册文件中一个单独的文件，应包含下列信息：

1. 产品描述

应对整个系统进行描述，列出系统部件以及每个部件应用目的的详细说明（至少应包含附录Ⅰ中描述部件），并给出主要部件的照片和系统各部件之间相互连接的示意图，图中应清楚地标识各部件（至少应包含附录Ⅰ中描述部件），其中包括充分的解释来方便理解这些示意图。除此之外，还应包含附录Ⅰ中所列的具体信息。

2. 产品适用范围和产品禁忌症。

3. 产品工作原理的概述。

4. 系统变更情况和新组件的应用（若有）。

提交文件应详细描述要修改的已上市系统，并提供所有重大硬件和软件变化的列表和描述（参照附录Ⅰ）。影响安全或性能特性的变更应进行清楚标识。

新组件、附件或软件的提交文件中应详细描述新组件、附件或软件要应用的系统，并提供每个新组件或附件的功能和技术特性的描述。应该包含特殊类型组件、附件或软件的设备描述中的任何适用信息。在所有的情况下，应解释任何新的技术特性，并且应包含相关的文献参考资料或临床资料。

5. 磁共振成像系统软件描述文档另作要求。

6. 设计和生产过程相关信息。

包含产品的设计过程和生产过程的资料，可采用流程图的形式，是设计过程和生产过程的概述，但不能替代质量管理体系所需的详细资料。

7. 产品历史注册情况及产品变更情况记录。（如适用）

（二）风险管理资料

本要求的主要参考依据是医药行业标准 YY/T 0316—2008（idt ISO 14971：2007）《医疗器械 风险管理对医疗器械的应用》（下称医疗器械风险管理标准）。

制造商应提供注册产品的风险管理文档。扼要说明在注册产品的研制阶段，已对产品的有关可能的危害及产生的风险进行了估计和评价，并有针对性地实施了降低风险的技术和管理方面的措施。在产品性能测试中验证了这些措施的有效性，达到了通用和相应专用标准的要求。对所有剩余风险进行了评价，全部达到可接受的水平，为制造商对注册产品的安全性的承诺提供证实。

风险管理文档一般包括以下内容：（1）注册产品的风险管理组织；（2）注册产品的组成；（3）注册产品符合的安全标准；（4）注册产品的预期用途，与安全性有关的特征的判定；（5）对注册产品的可能危害作出判定；（6）对所判定的危害进行了哪些降低风险的控制措施；（7）对采取控制措施后的剩余风险进行估计和评价。具体要求见附录Ⅱ。附录内容作为参考，企业应根据申报产品具体情况编写风险管理文档。

（三）注册产品标准与检测要求

1. 设备描述，可参照附录Ⅰ要求，至少包括以下内容：

1.1 产品组成，应写明拟申报的产品组成。

1.2 所采用的磁体的类型、磁场强度（含误差）和磁体的患者空间几何尺寸。

1.3 射频发射系统的功率，每个射频接收线圈的特性（表面线圈还是容积线圈，规范区域，是否发射、接收、发射/接收，通道数）。

1.4 梯度系统的最大峰值电压和最大峰值电流，梯度切换率，梯度强度。

1.5 软件型号及版本号。

1.6 系统使用工作站/显示器的最低要求。

1.7 是否包含生理信号门控/触发系统。

1.8 是否能够在一级和二级受控模式下运行。

1.9 所有可选配的患者支撑装置的要求。

2. 安全要求，至少包括以下要求：

2.1 通用电气安全应符合 GB 9706.1—2007《医用电气设备 第1部分：安全通用要求》和 GB 9706.15—2008《医用电气设备 第1-1部分：安全通用要求 并列标准：医用电气系统安全要求》的要求。参与环境试验的部件应至少包括恒温屏蔽环境外的重要部件，如电源部分，梯度子系统，谱仪子系统，射频子系统，可以被带离扫描室的射频线圈和门控组件。

2.2 专用安全要求应符合 YY 0319—2008《医用电气设备 第2部分：医疗诊断用磁共振设备 安全专用要求》的要求。

2.3 激光装置应符合 GB 7247.1《激光产品的辐射安全、设备分类、要求和用户指南》的要求。

2.4 生物相容性应按照 GB 16886 进行生物相容性评价（若适用）。

3. 产品性能要求，至少包括以下要求：

3.1 应符合 YY 0482—2010《医用成像磁共振设备 主要图像质量参数的测定》标准的要求。

3.1.1 SNR

所有线圈都应参与，扫描方向按照每个线圈的规范区域进行测试。

3.1.2 均匀性

所有线圈都应参与，扫描方向按照每个线圈的规范区域进行测试。

3.1.3 二维层厚

选取一个线圈进行测试，三个方向都要测试。应对典型层厚和最小二维层厚（若声称）加以规定并进行测试。

3.1.4 二维几何畸变

选取最接近匀场区大小的接收线圈进行测试，三个方向都要测试。

3.1.5 空间分辨力

选取图像较均匀的线圈，优先选头线圈进行测试，三个方向都要测试。

3.1.6 鬼影

选取一个头线圈（若有）和一个体线圈进行测试，三个方向都要测试。

3.2 磁体应提供适当的性能要求，至少应包括磁体的磁场强度，磁场稳定性，磁场均匀性（同时声明匀场区的大小），逸散磁场（5Gauss 线）的范围，磁体的患者空间几何尺寸五项指标。

3.3 应测试患者支撑装置的重复定位精度（如适用）、水平移动范围及误差（如适用）、最大承重和升降尺寸，精度应考虑实际的最大临床负载存在时的情况。

3.4 应提供临床软件后处理功能及序列族的概述。后处理功能应能实现，序列应能成像。记录软件版本号。

（四）注册单元划分原则

注册单元划分应根据产品的预期用途、性能指标、技术结构进行综合判定。不同磁体类型/不同磁场强度的磁共振成像系统应划分为不同的注册单元；同一磁场强度，但预期用途明显不同的产品应划为不同的注册单元，如：全身用磁共振成像系统和某部位专用的磁共振成像系统。

（五）检测单元划分原则

对功能、性能、安全指标、主要部件、结构及其组合方式不同的检测样机应划分为不同的检测单元，如：

1. 电源部分结构、梯度子系统性能或结构不同，或者射频子系统性能或结构不同，或者谱仪子系统性能或结构不同，应划分为不同的检测单元；

2. 无电气连接的不同床体可以划归同一检测单元。

（六）临床资料

临床资料的详细内容参见附录Ⅲ。

（七）说明书、标签和包装标识

产品使用说明书应符合《医疗器械说明书、标签和包装标识管理规定》和相关的国家标准、行业标准的要求。应提供拟申报范围内所有型号的操作/使用说明书和软件说明书，应覆盖所申请的所有组成部分。

三、参考文献

1.《医疗器械说明书、标签和包装标识管理规定》国家食品药品监督管理局令第 10 号 2004.7.8。

2.《MRI Accreditation Program Clinical Image Quality Guide》，2008，American college of Radiology.

3.《Guidance for the Submission Of Premarket Notifications for Magnetic Resonance Diagnostic Devices》，November 1998，FDA.

4. GB 9706.1—2007《医用电气设备 第1部分：安全通用要求》。

5. GB 9706.15—2008《医用电气设备 第1-1部分：安全通用要求 并列标准：医用电气系统安全要求》。

6. YY/T 0316—2008《医疗器械 风险管理对医疗器械的应用》。

7. GB/T 16886《医疗器械生物学评价》。

8. YY 0319—2008《医用电气设备 第2-33部分：医疗诊断用磁共振设备安全专用要求》。

9. YY/T 0482—2010《医用成像磁共振设备主要图像质量参数的测定》。

10. GB 7247.1—2001《激光产品的安全 第1部分：设备分类、要求和用户指南》。

11. General Principles of Software Validation；Final Guidance for Industry and FDA Staff，Document issued on：January 11，2002。

附录 I　设备描述具体信息

（文字表述，可按照下表分类填写；若产品描述名称与表格内容不尽相同，制造商可按实际情况进行填写；
表格未尽项目和内容，可以增加，内容较多可在表格后增加附件予以说明）

描述名称	部件名称	型号	具体信息	制造商	备注
主磁体			安装的类型（固定、移动或便携式）； 主磁体的材料和类型（超导或永磁）和场强； 匀场方法； 高阶匀场线圈（如适用）； 屏蔽方式（主动或被动）重量、制冷剂类型和蒸发损耗率（如适用）； 磁场时间的稳定性、磁场空间均匀性（同时声明匀场区的大小），裸磁体尺寸、磁体的患者空间几何尺寸以及逸散场的范围（5高斯线的位置）		
谱仪			发射及接收通道数，射频频率范围、稳定性，频率精度； 梯度输出信号分辨率； AD采样率，最大射频发射/接收带宽； 部件安装位置		
射频系统		（包括放大器）	相位精度； 发射射频放大器最大输出功率及占空比； 接收前置放大器噪声和带宽； 部件安装位置		
射频线圈			线圈的类型（发射、接收、发射/接收，表面线圈还是容积线圈）； 预期用途（共振核、应用部位）； 线圈设计的描述（例如线性、正交、相位阵列、通道数等）； 线圈设计，包括每个接收单元位置的图解； 电路示意图； 去耦方法； 线圈材料（若为新材料或腔内线圈应考虑生物相容性能）； 部件安装位置		
梯度系统			梯度线圈设计的描述，包括图解和尺寸、最大峰值电流（I_{max}）、最大峰值电压（V_{max}）最大梯度强度/切换率、梯度线性度（何种体积范围内）；屏蔽方式和冷却方式，噪声（扫描室）部件安装位置		
脉冲序列			序列的类型（例如自旋回波、梯度回波等）； 预期用途（应用部位、具体的疾病或状况）； 对比度特性（例如，T1、T2等）； 脉冲时序示意图； 最大层面数（多层），层面最薄厚度和间隔； 最大采集和显示矩阵尺寸； 最大视野和最小视野，最短TR最短TE		
门控/触发系统			各种门控触发方法、连接方式、装置及相关部件； 部件安装位置		
图像处理功能的完整列表			例如多平面重建、最大强度投影等和每个功能的目的的描述		
患者支撑装置			安装方式（明确是否与系统有电气连接），尺寸、定位精度和最大承重，升降尺寸，部件安装位置		
工作站计算机系统			最低要求：显示器尺寸、类型、分辨率或显示矩阵、显示器图像显示最大灰阶安装位置		
定位方式			是否为激光定位；部件安装位置		
其他部件及附件			所有医疗器械部件、附件的列表及安装位置		

描述名称	部件名称	型号	具体信息	制造商	备注
场地信息及工作条件			场地最小（净）空间（扫描室，机房，操作室）； 工作条件：机房和操作室温度，扫描室温度，机房和操作室相对湿度，扫描室相对湿度，大气压力，功率，电源电压，电源频率，专用地线接地电阻； 患者空间－尺寸、通风、通讯和照明，紧急挤压球，病人监视器（如适用）		

附录Ⅱ 产品风险管理要求

一、要求

制造商应提供注册产品的风险管理文档。报告应扼要说明：

（一）在拟注册产品的研制阶段，已对其有关可能的危害及产生的风险进行了估计和评价，并有针对性地实施了降低风险的技术和管理方面的措施。

（二）在产品过程测试中部分验证了这些措施的有效性，达到了通用和相应专用标准的要求。

（三）综合剩余风险是可接受的。

（四）已有适当方法获得相关生产和生产后信息。

二、风险管理文档的内容

（一）拟注册产品的风险管理组织。

（二）拟注册产品的组成及预期用途。

（三）拟注册产品与安全性有关的特征的判定

申请人应按照 YY/T 0316—2008《医疗器械 风险管理对医疗器械的应用》（以下简称标准）附录 C 的 34 条提示，对照拟注册产品的实际情况作针对性的简明描述。

注意：拟注册产品如存在 34 条提示以外的可能影响安全性的特征，也应作出说明。

（四）对拟注册产品的可能危害、可预见事件序列和危害处境的判定。

申请人应根据自身产品特点，根据标准附录 E 的提示，对危害、可预见事件序列、危害处境及可导致的损害作出判定。下表所列为医用磁共振成像系统常见危害示例，应关注：

序号	危害		可预见事件及事件序列/可能的损害	风险评估		
1	能量危害					
	1.1	电能				
	1.1.1	电击	在单一故障状态下，可能发生电击，包括漏电流、雷击、接触触电、高电压和电源不稳定			
	1.2	热能				
	1.2.1	热能	SAR 可能导致病人体温上升			
	1.2.2	灼烧	下列原因可能导致 RF 线圈过热、造成灼烧 1）RF 接收线圈电流过高；2）发射期间 RF 接收线圈去耦电路失效；3）错误的 SAR 测量单元或计算软件			
	1.3	机械力	1）错误的摆位操作导致 RF 接收线圈在给病人摆位时掉落，造成作业者或病人的物理伤害； 2）错误的操作导致摆位过程中挤压病人或操作者的手指及机体，造成物理伤害			
	1.4	电离辐射	N/A			
	1.5	非电离辐射	RF 场导致灼伤： 1）RF 电流流过病人或附近的闭合导体环路； 2）接收线圈与发射场耦合，大电场产生的局部热区； 3）接收线圈电缆与接头接触不良，有源去耦电路失效			
	1.6	运动部件	病人摆位不当，运动病床挤压病人或操作者的手指或机体，造成物理伤害			
	1.7	非预期运动	N/A			
	1.8	悬挂质量	磁体是悬挂质量。如悬挂不稳定可能导致脱落而使患者产生挤压或振动			
	1.9	病床支撑器械失效	病床不能支撑病人，而使患者受伤			
	1.10	压力				
	1.10.1	容器破裂	本系统的氦容器是否属于压力容器，一旦破裂是否会造成安全方面的问题，如氦气外泄使环境缺氧			

序号		危害	可预见事件及事件序列/可能的损害	风险评估		
1		失超通风管路	通风口堵塞引发严重后果，通风系统中氦气泄露，在失超时失超管路破裂			
	1.10.2	声压	梯度线圈电流受磁场力作用产生噪声使患者感觉不适，生理受损			
	1.11	振动	N/A			
	1.12	磁场				
	1.12.1	生物效应	MR设备工作于正常模式			
	1.12.2	飞镖风险	强磁场作用下铁磁物体伤人			
	1.12.3	设备和植入体内金属异物	磁力作用下铁磁成分危及人体组织或医疗设备			
	1.12.4	静磁场影响生命监护设备，门控设备等	不能正常工作甚至损坏			
	1.12.5	危害设备（如手表、相机）、磁存储介质	磁化，丧失功能甚至损坏，丢失原来存储的信息			
2	生物危害					
	2.1	生物污染	N/A			
	2.2	生物不兼容性	与病人直接或间接接触的材料，例如接收线圈、床面、床垫可能会造成与病人不兼容			
	2.3	不正确的配方	N/A			
	2.4	毒性	所有接触到的部件的材料不安全			
	2.5	变态反应性	N/A			
	2.6	突变性	N/A			
	2.7	致瘤性	N/A			
	2.8	致畸性	N/A			
	2.9	致癌性	N/A			
	2.10	交叉感染	1）线圈或床垫直接与不同病人皮肤接触造成交叉感染。 2）病人遗留的体液（血、尿）可能造成交叉感染			
	2.11	热源	N/A			
	2.12	不能保持卫生安全性	N/A			
	2.13	降解	N/A			
3	环境危害					
	3.1	电磁场	当系统在医院工作时会对其他设备和环境产生干扰			
	3.2	对电磁干扰的敏感性	系统结构特点导致对电快速瞬变脉冲干扰敏感，产生干扰图像，不能用于诊断			
	3.3	电磁干扰的发射	影响系统内部其他设备			
	3.4	不适当的能量供应	如果能量供给不足，设备将不能工作			
	3.5.1	不适当地操作冷却剂	维护人员没有穿戴保护装置，直接接触低温物质 灼伤皮肤			
	3.5.2	低温制冷剂数量过低	导致磁体失超			
	3.5.3	失超	大气压下瞬间大量氦气涌出造成浓重白雾、窒息的危险、冻结物体的危险			
		失超气体的排放	在安装时未遵守安装标准，或者失超气体回流至空调系统			
	3.6	储存或运行偏离预定的环境条件	会引起系统性能下降			
	3.7	意外的机械破坏	病人或操作者的手指可能会被病床夹住			
	3.8	废件或设备处理所造成的污染	系统包括电池和显示器等			

序号	危害		可预见事件及事件序列/可能的损害	风险评估		
4	传递给病人或从病人获取的物质					
	4.1	对比剂	极少数病人对对比剂可能有过敏反应，严重的甚至危及生命			
5	不正确的能量和物质输出产生的危害					
	5.1	电能	漏电流可能超出限制			
	5.2	辐射	1）射频感应电流在人体组织产生功率沉积，能量累积，导致体温上升和热应力； 2）高的 dB/dt 刺激神经和肌肉细胞，使病人不舒服			
	5.3	音量	通话系统可能音量过大			
	5.4	压力	N/A			
	5.5	医疗气体的供应	N/A			
	5.6	麻醉气体的供应	N/A			
6	与设备操作相关的危害					
	6.1	不适当的标志	1）警告标签或手册文档不够完善，导致病人、操作者或调试/服务工程师操作失误而受伤； 2）颜色使用混乱导致操作或判断失误			
	6.2	不适当的操作说明	没有充分说明使用前的例行检查，致使使用前的检查不充分，图像质量下降			
	6.3	由非专业人员或未经训练人员操作	非专业人员导致操作错误，对病人身体产生危害			
	6.4	合理的、可预见的误操作	人机界面误操作			
	6.5	对副作用缺少警告	1）强磁场可能对装有有源植入物的人员造成伤害； 2）激光定位灯可能对病人或者操作者的眼睛造成伤害			
	6.6	对于一次性使用设备多次使用的警告	心电门控的电极属于一次使用设备，多次使用可能造成性能下降、交叉感染			
	6.7	不正确的测量和其他度量学方面的问题	图像质量无法达到要求，可能引起误诊			
		图像错误	图像方向，左右方向与上下方向混淆，MR 图像伪影			
	6.8	与消耗品、附件、其他设备的不兼容性	如果附件和消耗品与系统不兼容可能伤害病人			
	6.9	锐边或锐尖	外罩损坏，可能产生锐边或锐尖			
7	不适当、不合适或过于复杂的使用者接口					
	7.1	错误或判断错误	操作者输入错误的扫描参数会影响图像质量			
	7.2	失误和错误理解提示信息	提示信息过于复杂致使操作者无法理解			
	7.3	疏忽和出错（精神或身体疲惫）	容易忽略警告信息，导致扫描出错			
	7.4	违反或不严格执行说明书、程序等	类似事件发生时图像质量将会受到影响			
	7.5	复杂或混淆的控制系统	N/A			
	7.6	含糊的或不清晰的医疗器械状态	类似事件发生时可能引起误操作			

序号		危害	可预见事件及事件序列/可能的损害	风险评估		
7	7.7	设置、测量或其他信息的含糊或不清晰的显示	N/A			
	7.8	结果的错误再显示	如果发生将会影响诊断质量			
	7.9	视觉、听觉或触觉的不充分	N/A			
	7.10	动作控制或实际状态信息显示的图像不清	N/A			
	7.11	与现有设备相比,引起争议的模式或图像	N/A			
8	由功能失效、维护和老化导致的危害					
	8.1	数据转换错误	如果系统硬件和通讯接口(或线缆)失效			
	8.2	维护规范缺少或不适当,包括维修后功能性检查规范的不适当	服务手册对维护的描述不够清晰			
	8.3	维护的不适当	没有严格按照服务手册进行维护或维护不充分、及时,导致设备发生损坏			
	8.4	对设备的最终寿命缺少足够的认定	设备过了使用寿命,引起性能下降			
	8.5	电气/机械完整性丧失	导体连接扣分离或磨损,连接扣的塑料部分或锁住部分断裂,会使得系统性能降级。RF线圈各部件的接口松散或损坏,塑料零件如螺钉、锁扣损坏导致图像质量下降			
	8.6	不适当的包装(污染、变质或损坏等)	N/A			
	8.7	再次使用和/或不适当的再次使用	N/A			
	8.8	由重复使用造成的功能恶化	N/A			
	8.9	磁体紧急停止装置	由于网电源失效或电池电量不足导致磁体紧急停止装置在紧急状态下不工作,将产生严重后果			
9	9.1	漏水造成的危害	梯度线圈、梯度放大器、冷头等设备的水冷系统,因设计、测试不完善造成运行期间漏水,可能危及电子设备,对设备及人员造成伤害			

(五)明确风险可接收准则。

(六)对所判定的危害确定初始风险控制方案,列出控制措施实施证据清单。

(七)对采取控制措施后的剩余风险进行估计和评价。

(八)风险评审小组全体成员应审核并确认评审结论。

附录Ⅲ 临床资料

一、进行临床试验应考虑的问题

1. 临床试验的目的在于评价该医疗器械在正常使用条件下是否符合预期安全性和有效性。

2. 临床试验应有针对试验产品设计的临床试验方案(包括:临床试验的目的、背景和内容;临床评价标准;临床试验的风险与受益分析;临床试验人员姓名、职务、职称和任职部门;总体设计,包括研究假设、成功或失败的可能性分析;临床试验持续时间及其确定理由;临床试验例数及其确定理由;选择对象范围、对象数量及选择的理由,必要时设置对照组;临床性能的评价指标、评价方法和统计处理方法;与产品相关的潜在的伤害和风险预测及应当采取的措施;受试者《知情同意书》;各方职责等)。临床试验方案的设计应由厂家、临床专家和统计学家共同完成（例如：由厂家说明需要进行验证的线圈和有无特殊功能，由临床专家负责扫描部位和扫描序列的选择，负责制定具体扫描方案，由统计人员决定需验证的例数等相关统计学问题）。建议统计分析人员全程参与临床试验（包括：方案及 CRF 设计、数据管理、质量控制、统计分析及统计分析报告等）。

2.1 研究设计：磁共振临床验证可以采用单组目标值法。对于单组目标值试验，应在方案设计阶段预先指明目标值。为了保证试验临床数据的完整性和受试者的安全性，建议采用中央注册系统（由申请人自行设计），所有入组的受试者均应纳入最终的统计分析。

2.2 磁共振检查包括但不限于以下禁忌症：

2.2.1 电子植入物：例如：起搏器、刺激器、胰岛素泵、耳蜗移植体。

2.2.2 不宜进行磁共振检查的其他置入物和假体、异物、贴片等。

2.2.3 危重病人带有各种抢救设备者。

2.2.4 其他任何临床认为不应做该试验的人群。

2.3 受试者入选标准：年龄 18 岁以上，具有自主行为能力，排除 2.2 中所述禁忌症的人群。

2.4 受试者排除标准（受试者只要满足下列任意一项要求，不可入选）

2.4.1 凡有 2.2 所列禁忌症当中任何一项者，均不能参加本试验。

2.4.2 怀孕及有可能怀孕的妇女。

2.4.3 幽闭恐怖症患者。

2.4.4 具有任何需要急救的紧急医疗状况的受试者。

2.4.5 受试者依从性差。

2.4.6 其他临床医生认为应该排除的受试者。

2.5 退出：受试者在试验全过程中可随时退出；试验者认为受试者不适宜继续进行试验可随时退出。

2.6 临床试验线圈、部位及相应位置的选择原则

所有申报的线圈均应按照申报部位进行验证。每个线圈每个部位的验证例数均应达到统计学要求，不少于 60 例，计算方法见 4.1（除下文中提及的 2.6.2 内容及 2.6.3 中特殊应用内容）。

通常验证的部位可为：头颅、脊柱、体部、四肢关节等。每个部位的验证对象可为单一或多个身体位置。如验证部位为"脊柱"时，可包括颈椎、胸椎、腰椎三个位置。

2.6.1 某一部位含有多个位置时，样本数在各位置间应均衡分布，每个位置不少于 15 例。

举例说明：计划申报验证"脊柱"部位：

如欲将"脊柱"分为"颈椎、胸椎、腰椎"三个位置申报时，上述三个位置的样本例数均不得少于 20 例。

如欲将"脊柱"分为"颈椎、腰椎"两个位置申报时，上述两个位置的样本例数均不得少于 30 例。

如欲只将"脊柱"的验证位置申报为"颈椎"时，样本例数不得少于 60 例。

2.6.2 四肢关节部位至少 60 例，该部位多个线圈时，

每个位置验证例数应均衡分布；每个线圈每个位置不少于 15 例。

举例说明：每个位置使用单个线圈情况下，计划申报验证"四肢关节"部位：

如欲将"四肢关节"分为"腕、肘、肩、膝、踝"关节五个位置申报时，上述五个位置的样本例数均不得少于 15 例。

如欲将"四肢关节"分为"腕、肘、肩、膝"关节四个位置申报时，上述四个位置的样本例数均不得少于 15 例。

如欲将"四肢关节"分为"肘、肩、膝"关节三个位置申报时，上述三个位置的样本例数均不得少于 20 例。

如欲将"四肢关节"分为"肩、膝"关节两个位置申报时，上述两个位置的样本例数均不得少于 30 例。

如欲只将"四肢关节"的验证位置申报分为"膝"关节时，样本例数不得少于 60 例。

举例说明：某个位置使用多个线圈情况下，计划申报验证"四肢关节"部位：

如欲将"四肢关节"分为"腕、肘、肩、膝、踝"关节五个位置申报时，其中，膝关节使用两种线圈（膝关节线圈和环形线圈），则每个线圈的样本例数均不得少于 15 例，膝关节总例数为 30 例。其余"腕、肘、肩、踝"四个位置的样本例数不得少于 15 例。

如欲将"四肢关节"分为"肘、肩、膝"关节三个位置申报时，其中，膝关节使用两种线圈，则每个线圈的样本例数均不得少于 15 例，膝关节总例数为 30 例。其余"肘、肩"关节两个位置的样本例数均不得少于 20 例。

如欲只将"四肢关节"的验证位置申报分为"膝"关节时，如膝关节使用两种线圈，则每个线圈的样本例数均不得少于 30 例。

2.6.3 预期用途中具有特殊应用（见附录 Ⅲ）验证例数不少于 20 例。

2.7 临床验证扫描序列选择

2.7.1 临床验证序列包括：临床常用基本序列。

2.7.2 临床验证序列的选择原则：每个部位进行验证时需至少包括两种加权图像；至少包括两种扫描方向。

2.7.3 其他：本指导原则不对具体扫描参数进行规定，由进行临床验证的研究人员设定，但需进行详细记录。

3. 临床评价指标

3.1 主要评价指标：影像质量的优良率。使用李克特（Likert）5 分量表法对图像评分，5 分：图像质量优秀，可用于诊断，非常满意；4 分：图像质量良好，可用于诊断，满意；3 分：图像质量有瑕疵，不影响诊断，一般；2 分：图像质量欠佳，影响诊断，欠满意；1 分：图像质量差，不能诊断，不满意。某特定部位影像优良率的定义为：该部位李克特评分为 3~5 分（含 3 分）的受试者占参与该部位评价的全部受试者的比例。

3.2 次要评价指标

机器使用便捷性；

整机功能及稳定性满意度；

工作站后处理软件使用的便捷性；

与设备相关的不良事件；

所有次要评价指标均应满足临床使用要求。

4. 样本量确定

每一部位的临床试验例数均需符合统计学原则，在符合伦理学的原则下，同一个受试者可以用于多个部位的验证。

4.1 单组目标值法所需样本量

根据临床要求，影像质量的临床诊断优良率不得低于75%（目标值）（考虑到 MR 的图像受患者配合的影响较大，因此目标值定为75%），假设试验组影像质量的优良率为90%，则当显著性水平取（双侧）0.05、检验效能80%、考虑10%脱落率，按统计学原则计算得到，试验中每一部位最少需要的受试者数为60例。所对应的样本量计算公式为：

$$n = \frac{[\mu_{1-\alpha}\sqrt{p_0(1-p_0)} + \mu_{1-\beta}\sqrt{p_T(1-p_T)}]^2}{(p_T - p_0)^2}$$

公式中的 p_T 对应试验组的预期疗效水平，p_0 则对应目标值水平，μ 代表标准正态分布对应的分位数，α 对应统计检验的一类错误水平，在此取 0.025，而 β 对应检验的二类错误水平，计算时取 0.2。

各制造商应根据申报产品影像质量优良率计算样本量，但应符合上述最低例数要求。

5. 临床评价标准

5.1 影像评估设备要求：应采用临床诊断型显示器，并注明显示器型号与参数，分辨率至少 2M，必须符合 PACS 质量控制要求。

5.2 影像质量的评价标准：图像的总体评价采用李克特（Likert）5 分量表法主观评分：5 分：图像质量优秀，可用于诊断，非常满意；4 分：图像质量良好，可用于诊断，满意；3 分：图像质量有瑕疵，不影响诊断，一般；2 分：图像质量欠佳，影响诊断，欠满意；1 分：图像质量差，不能诊断，不满意。李克特（Likert）5 分量表法评分大于等于3 分者为总体评价优良。

5.3 影像质量的评价方法：采用双人盲态评价的方式若两人评价意见不一致时，由各临床试验参加单位主要负责人进行评价。有条件时建议采用由不参与临床试验的第三方进行评价的方法。

6. 后处理功能评估，包括：后处理界面友好性、后处理操作便捷性、图像重建速度、图像清晰度。

7. 对设备整体的评估

7.1 机器使用便捷性评估，包括：受试者摆位的容易度、影像扫描界面的友好性、扫描序列选择和修改的便捷性、影像处理（影像显示、测量等）、话筒的语音通信、影像的存储/传输和管理。

7.2 整机功能及安全性评估，包括：整机系统漏电现象、运行过程中过热部件、接触患者部件松动脱落致工作异常、检查床在正常承重范围内工作异常、急停开关异常

或不工作（如果适用）、有无神经刺激及其他。稳定性评估，包括：无法启动机器、自动关机、扫描过程中由于机器的原因出现异常中断、扫描后没有图像且系统无法自行恢复、图像重建缺失及其他。

8. 统计分析报告

统计分析报告应将所有中心的同一部位的数据合并在一起进行统计分析，并在总的统计分析报告中对每一部位进行统计分析描述。

8.1 分析人群的确定

数据分析时应考虑数据的完整性，所有签署知情同意并使用了受试产品的受试者必须纳入最终的统计分析。数据的剔除或在原始数据上所进行的任何处理必须有科学依据和详细说明。

临床试验的数据分析应基于不同的分析集，通常包括全分析集（Full Analysis Set，FAS）、符合方案集（Per Protocol Set，PPS）和安全集（Safety Set，SS），研究方案中应明确各分析集的定义。对于全分析集中的脱落病例，其主要研究终点的缺失值的填补方法应在方案中予以说明，建议采用不同的缺失数据截转方法进行灵敏度分析，以评价缺失数据对研究结果稳定性的影响，如末次数据结转法（Last Observation Carried Forward，LOCF）及最差值法（Worst Scenario Analyses）等。

主要研究终点指标的分析必须同时在全分析集和符合方案集上进行；当以上两种数据集的分析结论一致时，可以增强试验结果的可信性，当不一致时，应对其差异进行清楚的讨论和解释。如果符合方案集中被排除的受试者比例太大，则会影响试验的有效性分析。安全性指标的分析应基于安全集。

8.2 分析方法的选择

临床试验数据的分析应采用国内外公认的经典统计分析方法。临床试验方案应当明确统计检验的类型、检验假设、判定疗效有临床意义的目标值，目标值的确定应有依据。

对于主要研究终点，统计结果需采用点估计及相应的95% 可信区间进行评价。通过将影响质量优良率的 95% 可信区间与方案中预先指明的具有临床意义的目标值进行比较，从而判断受试产品是否满足方案提出的假设。

9. 临床试验实施与管理

9.1 不良事件的监测及应当采取的措施

临床试验实施过程中出现的任何不良事件应如实记录并判断同器械的关系，分析原因。对于严重不良事件应按照法规要求及时上报；同时临床试验人员应当及时作出临床判断，采取措施，保护受试者利益；必要时中止临床试验。

无论是预期还是非预期不良事件，都应如实记录和报告。不良事件应作为结果变量参加临床试验的统计分析。

9.2 建议采用基于互联网/电话/传真或其他的中央注册系统对所有入组的受试者进行登记，所有注册号不得二次使用。该措施主要为了将所有入组病人的基本信息记录在中央计算机系统内，确保研究质量及受试者的安全性，以备今后对其进行跟踪、核查。

二、磁共振验证试验常见部位

验证部位例数应遵照正文临床资料 2.6 进行。详细内容可参照下表：

部位名称	位置说明	其他
头颅	脑、垂体、颅脑 MRA（如适用）	
脊柱	颈椎、胸椎和腰椎	
体部	胸部、腹部、盆腔	
四肢关节	腕关节、肘关节、肩关节、膝关节和踝关节等	
特殊应用	心脏、乳腺动态增强、CEMRA 等	申请人可根据产品特点选择特殊应用进行验证

三、磁共振常见部位扫描范围及层厚

1. 头颅

1.1 颅脑：横轴位应包括全部颅脑；矢状位应从头顶部至第二颈椎（C2）水平。扫描层厚不大于：8mm。

1.2 垂体：应包括全部垂体，扫描层厚不大于：3mm。

1.3 颅脑 MRA：应包括颈内动脉虹吸部、大脑中动脉、大脑前动脉、椎动脉、基底动脉及大脑后动脉。扫描层厚不大于：1.5mm。

2. 脊柱

2.1 颈椎：矢状面至少包括枕骨大孔至 T1 椎体，左右范围包括双侧椎间孔。轴位扫描至少包括 4 个椎间盘。矢状面扫描层厚不大于：4mm。

2.2 胸椎：矢状面至少包括 8 个以上椎体，左右范围包括双侧椎间孔。轴位扫描至少包括 6 个椎间盘。矢状面扫描层厚不大于：4mm。

2.3 腰椎：矢状面至少包括 T12 至 S2 椎体，左右范围包括双侧椎间孔。轴位扫描至少 L3 - 4、L4 - 5 和 L5 - S1 椎间盘。矢状面扫描层厚不大于：4mm。

3. 体部

3.1 胸部：目标脏器可为：纵隔、胸廓。轴位扫描范围包括完整目标脏器。扫描层厚不大于：8mm。

3.2 腹部：目标脏器可为：肝脏、胆囊、胰腺、脾脏、肾上腺及双肾。轴位扫描范围包括完整目标脏器。扫描层厚不大于：8mm。

3.3 盆腔：目标脏器可为：子宫、附件；或前列腺、精囊。轴位扫描范围包括完整目标脏器。扫描层厚不大于：8mm。

4. 四肢关节

4.1 腕关节：应包括腕关节、周围韧带和肌腱。冠状位从桡骨背侧结节（李斯特结节）至掌骨基底掌侧；轴位应包括尺桡关节远端至掌骨基底部。扫描层厚不大于：5mm。

4.2 肘关节：应包括肘关节及周围软组织。至少包括从肱骨上髁到桡骨结节下缘。扫描层厚不大于：5mm。

4.3 肩关节：冠状位推荐平行于冈上肌肌腱，至少包括从小圆肌到喙突前缘；轴位至少包括肩峰上缘到盂肱关节下缘；矢状位平行于盂肱关节窝的关节面，至少包括从肩胛颈到肱骨头外缘。扫描层厚不大于：5mm。

4.4 膝关节：应包括整个膝关节，从髌骨上方到胫骨结节。扫描层厚不大于：5mm。

4.5 踝关节：应包括整个踝关节，从胫骨下端至跟骨下缘。扫描层厚不大于：5mm。

5. 特殊应用

5.1 心脏：扫描范围应包括整个心脏，至少有左室短轴、四腔心两个方位。左室短轴从心尖至心底不少于 4 层；四腔心至少 4 层。扫描层厚不大于：8mm。

5.2 CEMRA：目标脏器为血管，需注射钆类对比剂。扫描层厚不大于：1.5mm。

5.3 乳腺：应包括双侧乳腺，需注射钆类对比剂。推荐使用轴位及矢状位扫描。扫描层厚不大于：5mm。

5.4 其他：申请人可根据产品特点进行验证，验证方案应遵循当时临床通用扫描方案和图像质量评价标准。

四、临床评价标准

1. 影像质量评估等级分为

5 分：图像质量优秀，可用于诊断，非常满意；

4 分：图像质量良好，可用于诊断，满意；

3 分：图像质量有瑕疵，不影响诊断，一般；

2 分：图像质量欠佳，影响诊断，欠满意；

1 分：图像质量差，不能诊断，不满意。

评分大于等于 3 分者为总体评价优良。

2. 各部位影像评估标准（可根据设备的预期用途选择）

部位	整体评分	图像质量评价标准（需同时满足所有要求）
头颅	5 分（图像质量优秀，可用于诊断，非常满意）	图像信号均匀； 大脑半球灰白质、脑脊液、颅骨及周围软组织对比很好； 未见伪影； 脑实质、脑室、脑沟、垂体显示清楚，颈内动脉虹吸部、大脑中动脉、大脑前动脉、椎动脉、基底动脉、大脑后动脉及一级分支显示非常清晰； 可用于诊断

续表

部位	整体评分	图像质量评价标准（需同时满足所有要求）
头颅	4分（图像质量良好，可用于诊断，满意）	图像信号均匀； 大脑半球灰白质、脑脊液、颅骨及周围软组织对比良好； 未见伪影； 脑实质、脑室、脑沟、垂体显示清楚，颈内动脉虹吸部、大脑中动脉、大脑前动脉、椎动脉、基底动脉、大脑后动脉及一级分支显示清晰； 可用于诊断
	3分（图像质量有瑕疵，不影响诊断，一般）	图像信号均匀性可； 大脑半球灰白质、脑脊液、颅骨及周围软组织对比可； 可见轻度伪影； 脑实质、脑室、脑沟、垂体显示清楚，颈内动脉虹吸部、大脑中动脉、大脑前动脉、椎动脉、基底动脉、大脑后动脉显示清晰； 不影响诊断
	2分（图像质量欠佳，影响诊断，欠满意）	图像信号均匀性略差； 大脑半球灰白质、脑脊液、颅骨及周围软组织对比略差； 可见伪影； 脑实质、脑室、脑沟、垂体显示欠清，颈内动脉虹吸部、大脑中动脉、大脑前动脉、椎动脉、基底动脉、大脑后动脉显示欠清； 影响诊断
	1分（图像质量差，不能诊断，不满意）	图像信号均匀性差； 大脑半球灰白质、脑脊液、颅骨及周围软组织对比差； 可见明显伪影； 脑实质、脑室、脑沟、垂体显示不清，颈内动脉虹吸部、大脑中动脉、大脑前动脉、椎动脉、基底动脉、大脑后动脉显示不清； 不能诊断
脊柱	5分（图像质量优秀，可用于诊断，非常满意）	图像信号均匀； 脊柱椎体及附件骨质、椎间盘、硬膜囊内脑脊液及脊髓、神经根、周围软组织对比很好； 未见伪影； 椎体、间盘、椎管内结构、椎旁软组织显示清楚； 可用于诊断
	4分（图像质量良好，可用于诊断，满意）	图像信号均匀； 脊柱椎体及附件骨质、椎间盘、硬膜囊内脑脊液及脊髓、神经根、周围软组织对比良好； 未见伪影； 椎体、间盘、椎管内结构、椎旁软组织显示清楚； 可用于诊断
	3分（图像质量有瑕疵，不影响诊断，一般）	图像信号均匀性可； 脊柱椎体及附件骨质、椎间盘、硬膜囊内脑脊液及脊髓、神经根、周围软组织对比可； 可见轻度伪影； 椎体、间盘、椎管内结构、椎旁软组织显示清楚； 不影响诊断
	2分（图像质量欠佳，影响诊断，欠满意）	图像信号均匀性略差； 脊柱椎体及附件骨质、椎间盘、硬膜囊内脑脊液及脊髓、神经根、周围软组织对比略差； 可见伪影； 椎体、间盘、椎管内结构、椎旁软组织显示欠清； 影响诊断
	1分（图像质量差，不能诊断，不满意）	图像信号均匀性差； 脊柱椎体及附件骨质、椎间盘、硬膜囊内脑脊液及脊髓、神经根、周围软组织对比差； 可见明显伪影； 椎体、间盘、椎管内结构、椎旁软组织显示不清； 不能诊断
体部	5分（图像质量优秀，可用于诊断，非常满意）	图像信号均匀； 胸部、腹部和盆腔实质脏器、管腔内液体、软组织对比很好； 未见伪影； 目标器官显示清楚； 可用于诊断

续表

部位	整体评分	图像质量评价标准（需同时满足所有要求）
体部	4分（图像质量良好，可用于诊断，满意）	图像信号均匀； 胸部、腹部和盆腔实质脏器、管腔内液体、软组织对比良好； 未见伪影； 目标器官显示清楚； 可用于诊断
	3分（图像质量有瑕疵，不影响诊断，一般）	图像信号均匀性可； 胸部、腹部和盆腔实质脏器、管腔内液体、软组织对比可； 可见轻度伪影； 目标器官显示清楚； 不影响诊断
	2分（图像质量欠佳，影响诊断，欠满意）	图像信号均匀性略差； 胸部、腹部和盆腔实质脏器、管腔内液体、软组织对比略差； 可见伪影； 目标器官显示欠清； 影响诊断
	1分（图像质量差，不能诊断，不满意）	图像信号均匀性差； 胸部、腹部和盆腔实质脏器、管腔内液体、软组织对比差； 可见明显伪影； 目标器官显示不清； 不能诊断
四肢关节	5分（图像质量优秀，可用于诊断，非常满意）	图像信号均匀； 关节骨质、软骨、韧带、肌肉及软组织对比很好； 未见伪影； 关节骨质、关节软骨、周围软组织显示清楚； 可用于诊断
	4分（图像质量良好，可用于诊断，满意）	图像信号均匀； 关节骨质、软骨、韧带、肌肉及软组织对比良好； 未见伪影； 关节骨质、关节软骨、周围软组织显示清楚； 可用于诊断
	3分（图像质量有瑕疵，不影响诊断，一般）	图像信号均匀性可； 关节骨质、软骨、韧带、肌肉及软组织对比可； 可见轻度伪影； 关节骨质、关节软骨、周围软组织显示清楚； 不影响诊断
	2分（图像质量欠佳，影响诊断，欠满意）	图像信号均匀性略差； 关节骨质、软骨、韧带、肌肉及软组织对比略差； 可见伪影； 关节骨质、关节软骨、周围软组织显示尚可； 影响诊断
	1分（图像质量差，不能诊断，不满意）	图像信号均匀性差； 关节骨质、软骨、韧带、肌肉及软组织对比差； 可见明显伪影； 关节骨质、关节软骨、周围软组织显示不清； 不能诊断
心脏大血管	5分（图像质量优秀，可用于诊断，非常满意）	图像信号均匀性好； 血液、心肌、大血管及周围软组织对比很好； 未见伪影； 心肌、房室腔、心包、大血管结构显示清楚； 可用于诊断

部位	整体评分	图像质量评价标准（需同时满足所有要求）
心脏大血管	4分（图像质量良好，可用于诊断，满意）	图像信号均匀性好； 血液、心肌、大血管及周围软组织对比良好； 未见伪影； 心肌、房室腔、心包、大血管结构显示清楚； 可用于诊断
	3分（图像质量有瑕疵，不影响诊断，一般）	图像信号均匀性可； 血液、心肌、大血管及周围软组织对比可； 可见轻度伪影； 心肌、房室腔、心包、大血管结构显示清楚； 不影响诊断
	2分（图像质量欠佳，影响诊断，欠满意）	图像信号均匀性略差； 血液、心肌、大血管及周围软组织对比略差； 可见伪影； 心肌、房室腔、心包、大血管结构尚可分辨； 影响诊断
	1分（图像质量差，不能诊断，不满意）	图像信号均匀性差； 血液、心肌、大血管及周围软组织对比差； 可见明显伪影； 心肌、房室腔、心包、大血管结构显示不清； 不能诊断
乳腺	5分（图像质量优秀，可用于诊断，非常满意）	图像信号均匀； 乳腺腺体、脂肪及软组织对比很好； 未见伪影； 乳腺腺体及周围软组织显示清楚； 可用于诊断
	4分（图像质量良好，可用于诊断，满意）	图像信号均匀； 乳腺腺体、脂肪及软组织对比良好； 未见伪影； 乳腺腺体及周围软组织显示清楚； 可用于诊断
	3分（图像质量有瑕疵，不影响诊断，一般）	图像信号均匀性可； 乳腺腺体、脂肪及软组织对比可； 可见轻度伪影； 乳腺腺体及周围软组织显示清楚； 不影响诊断
	2分（图像质量欠佳，影响诊断，欠满意）	图像信号均匀性略差； 乳腺腺体、脂肪及软组织对比略差； 可见伪影； 乳腺腺体及周围软组织尚可分辨； 影响诊断
	1分（图像质量差，不能诊断，不满意）	图像信号均匀性差； 乳腺腺体、脂肪及软组织对比差；可见明显伪影；乳腺腺体及周围软组织显示不清； 不能诊断
其他	5分（图像质量优秀，可用于诊断，非常满意）	图像信号非常均匀； 组织间对比很好； 未见伪影； 常见器官显示清楚； 可用于诊断
	4分（图像质量良好，可用于诊断，满意）	图像信号均匀； 组织间对比良好； 未见伪影； 常见器官显示清楚； 可用于诊断

续表

部位	整体评分	图像质量评价标准（需同时满足所有要求）
其他	3 分（图像质量有瑕疵，不影响诊断，一般）	图像信号略不均匀； 组织间对比可； 可见轻度伪影； 常见器官显示尚清楚； 不影响诊断
	2 分（图像质量欠佳，影响诊断，欠满意）	图像信号不均匀； 组织间对比略差； 可见伪影； 常见器官显示欠清；影响诊断
	1 分（图像质量差，不能诊断，不满意）	图像信号均匀性差； 组织间对比差； 可见明显伪影； 常见器官显示不清，无法诊断

医用磁共振成像系统注册技术审查指导原则编制说明

一、编写目的和依据

医用磁共振成像系统为大型影像类产品，为保证对产品安全有效性的全面把握，指导生产企业研究开发磁共振成像系统、产品注册资料申报撰写和技术审评，提高审评效率，国家食品药品监督管理总局医疗器械技术审评中心总结技术审评实践，参考国内外相关产品的生产研发进展，结合我国国情及现有的技术标准，编写了本指导原则。

二、编写内容

（一）本指导原则适用范围为磁场强度不大于 3T 的医用磁共振成像系统，更大场强的磁共振系统及磁共振波谱等其他方面的内容及资料要求并未包含在本指导原则之中。

（二）产品的技术资料部分，旨在以统一的、总结或概括的形式，给审评人员提供足够详细的信息以履行他们的职责。

（三）磁共振成像系统软件相关要求可参照国家食品药品监督管理总局医疗器械技术审评中心对医用软件的通用要求。

（四）本指导原则中包含了临床试验方法的实例，总局医疗器械技术审评中心认为通过这些方法可以为上市申请提供科学有效的支持性证据，但不应看作是硬性要求。制造商可建立自己的假设，计算样本量，并应当说明其合理性。

三、编写单位

国家食品药品监督管理总局医疗器械技术审评中心。

14　影像型超声诊断设备新技术注册技术审评指导原则

（影像型超声诊断设备新技术注册技术审查指导原则）

本指导原则是对影像型超声诊断设备中部分新型技术的一般要求，申请人/制造商应依据具体产品的特性对注册申报资料的内容进行充实和细化，并依据具体产品的特性确定其中的具体内容是否适用，若不适用，需详细阐述其理由及相应的科学依据。

本指导原则是对申请人/制造商和审查人员的指导性文件，但不包括审评审批所涉及的行政事项，亦不作为法规强制执行，如果有能够满足相关法规要求的其他方法，也可以采用，但是需要提供详细的研究资料和验证资料。应在遵循相关法规的前提下使用本指导原则。本指导原则是对注册申报资料具体内容要求有关的其他文件的补充。影像型超声诊断设备的注册申请还应参考《影像型超声诊断设备（第三类）产品注册技术审查指导原则》。

本指导原则是在现行法规和标准体系以及当前认知水平下制订，随着法规和标准的不断完善，以及科学技术的不断发展，相关内容也将适时进行调整。

一、范围

本指导原则适用于具有三维成像、造影成像、弹性成像功能的影像型超声诊断设备。其中弹性成像不包含本指导原则"二、技术简介""（三）弹性成像"中所述的外来声能量弹性成像方法。各功能基本情况见本指导原则"二、技术简介"。本指导原则不包含临床评价要求。

由于技术不断更新，实际技术可能与本指导原则所介绍内容存在一定差异，可参考本指导原则中适用的部分。

二、技术简介

（一）三维成像

1. 成像原理

三维超声成像的基本原理为：将采集的一系列二维超声断面用叠加的方法构成人体器官的三维图像。三维超声成像分为静态三维超声成像和实时三维超声成像（也称为四维超声成像）。

（1）静态三维超声成像

利用现有的二维超声成像，事先规定好探头的移动轨迹，扫查过程中在记录二维图像的同时记录每幅图像的几何位置，将两者信息存入超声诊断仪或外部计算机系统，然后由相应的软件重构三维图像。根据夹持探头的方式不同，分为自由臂三维超声成像和机械定位三维超声成像。

自由臂三维超声成像：医生手持 B 超探头做检查，系统随时跟踪探头的位置和方向。这样的系统可以让医生根据需要选择扫查的方向，并能在移动探头的过程中自动适应体表形状的变化。这就是自由臂三维超声成像系统（也称为 Free – hand 系统）。要求操作人员均匀、平稳地移动探头，根据移动的距离和花费的时间来估计出二维平面的间隔，然后重构出三维图像。更好的方法是通过二维图像中斑点模式和图像特征的相关分析，来跟踪探头的移动。这种方法可以大致地指示人体内部的结构，但是不能用来做准确的测量。更精确的方法是使用位置传感器获得一系列位置已知的二维图像重构出三维图像。

机械定位三维超声成像：利用适当的机械定位系统按照规定好的移动轨迹移动二维 B 超探头，扫查过程中在记录二维图像的同时记录每幅图像的几何位置，将两者信息存入超声诊断仪或外部计算机系统，然后由相应的软件重构三维图像。

（2）实时三维超声成像

静态三维超声成像采集一个三维图像（数据）需几秒或几分钟，病人呼吸、心跳等原因会引起的伪像或失真。缩短数据采集的时间，一秒钟采集几个到几十个三维图像，称为实时三维超声成像。根据探头分为机械扫查实时三维超声成像和电子扫查实时三维超声成像。

机械扫查实时三维超声成像：由马达驱动的旋转机构带动二维 B 超探头以一个转轴为中心摆动，将采集的一系列二维断面图像数据和相应的间隔角度数据（断面间的间隔通常不等同）组成一个三维图像数据，系统后端做三维重建。不断重复，从而得到实时更新的三维图像。

电子扫查实时三维超声成像：用二维面阵探头，也就是用二维相控阵实现声束在空间的偏转，直接采集三维数据。通常二维面阵探头由几乘几十个阵元或几十乘上百个阵元组成二维阵列。由于没有机械旋转机构摆动速度的

限制，可实现更高的图像更新频率。

2. 临床应用

（1）与患者的接触部位：皮肤、粘膜、脏器表面等。

常用三维探头的接触部位为皮肤，术中扫描时接触的部位为脏器表面，经食道 4D 探头和经腔 4D 探头的接触部位为粘膜，血管内 4D 探头的接触部位为血管壁和血液。

（2）成像的人体部位：四肢、乳腺、直肠和肛管、腹腔及盆腔脏器、胎儿/胎儿心脏、成人心脏、新生儿/新生儿心脏等。

（3）临床应用及价值

静态自由臂三维超声成像可用于浅表大器官的成像，常用于肌腱扫查，可直观显示肌腱损伤。

静态机械定位三维超声成像现多用于乳腺扫查和直肠肛管扫查。

机械扫查实时三维超声成像常用于胎儿三维成像，成人/胎儿心脏三维成像。

电子扫查实时三维超声成像常用于成人/胎儿心脏三维成像，胎儿三维成像。

（二）造影成像

1. 成像技术

超声造影成像的基本原理为：造影剂经静脉注射进入血液循环，利用超声系统来探测造影剂的信号。超声造影剂对声波的强反射大大增强了血流信号，使得原来不能被一般超声检测到的微小血管信号变得可以被检测。

在目前通用的超声造影成像中，声波的发射能量机械指数低（Low MI），从而保证造影剂能够持续几分钟时间而不被发射脉冲击破。病人的扫查可以在这个时间内完成。一般机械指数是低于 0.2。但不同造影剂的机械指数范围有所不同。在有些国家使用的造影剂有较高的稳定性，可以承受较高的机械指数。

声波信号的发射、接收和二维灰阶成像原理并无区别。为了进一步突出血流信号，造影成像常需要抑制身体组织信号。这通常是利用造影剂的非线性特性加上一些成像技术来实现，例如相位反转谐波方法和调幅成像方法。这些成像技术一般需要发射多个脉冲。在相位反转谐波方法中，发射 2 个相位差为 180 度的脉冲，也就是一正一负的 2 个脉冲。将这 2 个脉冲的接收信号叠加，截取其谐波信号。由于身体组织声学特性在 Low MI 下基本为线性，其反射信号也是一正一负，并只含基波成分，叠加后的信号中，身体组织的信号基本相互抵消。而造影剂是非线性的，其反射信号具有谐波成分，这样所截取的信号基本全是血流信号。从而有效地抑制了身体组织信号。在调幅成像方法中，发射多个幅度不同的脉冲，比如 3 个幅度为 1：－2：1 的脉冲，然后将 3 个接收信号叠加。在接收信号中，身体组织信号是线性的，其反射信号幅度也是 1：－2：1 的比例，叠加后相互抵消，但是造影剂是非线性的，其接收信号比例就不是 1：－2：1。所获取的信号中就只有造影剂信号，也就是血流信号。

2. 临床应用

（1）与患者的接触部位（指超声设备/探头，不包括造影剂注射）：皮肤、粘膜、脏器表面等。

（2）检查的人体部位：肝脏、肾脏、前列腺、乳腺、甲状腺、血管、心脏等。

（3）临床应用及价值

超声造影的临床使用已经有十多年的历史。在放射科，最常应用的器官是肝脏，也应用于乳腺、肾脏、胰腺、肌骨、甲状腺、血管、妇科、泌尿科及颅脑等部位。除了体表探头，还有经直肠、经阴道探头。超声造影对肝脏肿瘤的检测和鉴别肿瘤性质已经很成熟。对其他器官的肿瘤检测和鉴别也有很大帮助。肿瘤消融手术后，可以立刻用超声造影评估治疗效果。还可以跟踪评估化疗效果。与 CT 跟踪评估疗效相比，超声造影可以避免病人接收大量的电离辐射。超声造影还可以检测创伤内出血，检查血管是否畅通，更加清楚地显示血栓等等。每年都有大量的超声造影文章发表。在其他国家有很多正在进行的超声造影剂的临床试验。

超声造影剂经静脉注射后只在血管内循环，不会透过血管壁渗透到血管之外。

（三）弹性成像

1. 成像技术

超声弹性成像的基本原理为：通过人体组织自身运动或外来施压作用于组织，产生组织压缩/运动，利用超声成像系统，采用一些算法来得到代表组织弹性或内部应变分布的信息，帮助医生探测并发现硬度异常的组织。

根据产生组织压缩/运动的能量包括人体组织自身运动和外来能量两种。常见的利用人体组织自身运动的弹性成像包括血管弹性成像和心脏弹性成像。外来能量可分为外来机械能量（机电装置施压）经体表传入人体内作用于组织和外来声能量经体表传入人体内转化为机械能量作用于组织。常见的外来声能量弹性成像方法包括声辐射力脉冲成像（ARFI）和剪切波弹性成像。

2. 临床应用

（1）患者的接触部位：皮肤、粘膜等。

（2）成像的人体部位：肝脏、乳腺、甲状腺、血管等。

（3）临床应用及价值

不同的超声弹性成像技术向医生提供的不同信息。

定性的弹性分布图像：通常在 B 型图像上叠加应变分布图像，应变分布通常使用从红（弹性/软）到蓝色（弹性/硬）的色谱图来表示，在用户选择的感兴趣区中将此应变分布图叠加到 B 型图像中。此种应变分布图对医生获得临床信息来说是有效的，能让医生得到多于 B 型图像的组织信息。

指数信息：如弹性指数，表示目标区域对于整个区域或指定区域的相对应变，其临床含义是肿块对周围组织的相对硬度。

三、应明确的相关信息

应当包括对功能进行全面评价所需的基本信息，包含

但不限于以下内容：

（一）三维成像

应描述三维成像的类别（静态三维成像、实时三维成像等）；提供探头的基本信息，如探头类型（普通一维探头、机械扫查二维探头、二维面阵探头等）、探头频率、曲率半径、俯仰方向扫查角等；描述三维重建/显示的主要信息，如扫查区域范围等；描述测量等功能；应明确临床应用的部位。

（二）造影成像

应描述超声造影剂的规格型号或技术参数、造影成像的功能（如定量分析功能）；应明确临床应用的部位。

（三）弹性成像

应描述弹性成像的类别和基本原理、显示信息/测量值的意义；应明确临床应用的部位。

四、技术参数验证要求

本部分给出注册时至少需要验证的技术参数（若适用），对参数数值/具体要求并不作明确规定，数值/具体要求由企业自行规定。对于不适用的参数，同时给出不适用原因。若有其他定量分析的参数，也应进行验证，并公布其物理意义和临床意义。有些参数在本部分一并给出推荐的试验方法，对于推荐的试验方法并不做强制要求，企业可自行制定试验方法，自行制定的试验方法应同时给出试验方法的出处或合理性、可行性的分析。试验方法应详细描述所使用体模的相关信息，具体信息要求参见本部分的（四）。

（一）三维成像

不使用位置传感器的自由臂三维超声成像无特殊技术参数要求。使用位置传感器的自由臂三维超声成像、机械定位三维超声成像、机械扫查实时三维超声成像和电子扫查实时三维超声成像通常提供测量功能，应对下列技术参数进行验证：探测深度、盲区、侧向分辨力、轴向分辨力、几何位置精度、体积测量。

指标含意参见标准 YY/T 1279—2015《三维超声成像性能试验方法》。试验方法可参照标准 YY/T 1279—2015《三维超声成像性能试验方法》。

（二）造影成像

造影成像功能应验证的技术参数：

1. 造影成像深度，即造影模式下的可观察到造影剂的最大深度。

试验方法：使用改制的多普勒体模（或造影专用体模），加注造影剂，在造影成像功能模式下测量成像深度。

2. 与 B 模式图像重合性

实验方法：使用改制的多普勒体模（或造影专用体

模），加注造影剂，在造影成像功能模式下，核实仿血流的造影图像与管道灰阶图像有无明显错位或溢出。

企业在规定试验方法时，应明确"明显错位或溢出"的判定准则。

注：原则上体模循环环路中的造影剂浓度应根据所用造影剂的使用说明书中推荐用量来加入。但是根据以往实践经验，考虑到造影剂在体模中的实际情况，建议适当降低使用剂量。

例如：平常体重人血液量4L，（注射用六氟化硫微泡）正常单次注射剂量2mL，仿血液容积为体模循环环路中的仿血液的容积。考虑到人体血液循环对血液中造影剂浓度的影响，宜降低体模循环环路中的造影剂浓度。

（三）弹性成像

弹性成像功能应进行验证的技术参数：

1. 探测深度、应变比（测量范围、测量的准确性及重复性）、空间分辨力、几何成像精度（即几何误差）。

指标含意参见附录《超声准静态应变弹性性能试验方法》的内容。

应变比（测量范围、测量的准确性及重复性）、几何成像精度试验方法可参照附录《超声准静态应变弹性性能试验方法》的内容。

空间分辨力试验方法可参照附录《超声准静态应变弹性性能试验方法》的内容或下述试验方法：

开启被测诊断系统，进入弹性成像模式，将探头经耦合剂置于测试体模表面上，在适中的深度范围内，对准不同大小、硬度的靶群，读出不同硬度下最小能识别出的靶点直径。注意：不同硬度下，最小可识别出的靶点大小可能不同。

探测深度试验方法可参照附录《超声准静态应变弹性性能试验方法》的内容或下述试验方法：

开启被测诊断系统，进入弹性成像模式，将探头经耦合剂置于测试体模表面上，将成像深度和弹性成像深度调至适中，对准靶群中中等大小、中等硬度的靶点，记录弹性成像模式能识别出的最深靶点的深度。注意：不同硬度不同大小的靶点，可识别出的靶点深度可能不同。

2. 与B模式图像重合性

试验方法：开启被测诊断系统，进入弹性成像模式，将探头经耦合剂置于测试体模表面上，选择合适的频率、焦点、深度等，对准合适大小、硬度的靶群，按照说明书描述方法进行操作。以目力核实靶点图像位置是否与B模式靶点位置有明显错位。

企业在规定试验方法时，应明确"明显错位"的判定准则，如错位超过一定误差，认为是明显错位，并应明确误差数值。

（四）体模信息

1. 三维体模的信息至少包括以下内容：

体模的制造商、规格型号、体模中的媒质、声速、声衰减系数及体模的靶群及卵形体分布图。

体模中的靶线应明确：材料、尺寸及允限、体模中靶的分布位置及允限。

体模中的卵形体应明确：材料、声速、体积数据及允限、体模中卵形体的分布位置及允限。

2. 造影体模的信息至少包括以下内容：

对于市售体模，应给出体模的制造商和规格型号。

其他体模应明确下列信息：仿组织材料、声速、声衰减系数、仿血液材料、声速、密度、散射体的尺寸、体模中的管道、管道内径、管壁厚度、体模中靶（如适用）和管道的分布位置、体模的靶（如适用）和管道分布图及体模的工作示意图。

体模的流量控制系统：恒定流量模式应明确对应的流速计算值范围，脉动流量模式应明确可编程的脉动波形种类。

3. 弹性体模的信息至少包括以下内容：

体模的制造商、规格型号、体模中的背景材料、声速、声衰减系数及体模的靶标分布图。

体模中的靶标应明确：声衰减系数、靶标的种类、靶标的形状、靶标的尺寸。

体模的弹性参数应明确：背景材料弹性数值范围、各靶标弹性数值范围、体模中靶标的分布位置。

五、风险管理要求

本部分给出各功能可能存在的风险点及控制方式举例，并未包含所有风险点，且这些风险点未必适用于所有设备，控制方式也不做强制限定，仅为举例，用以企业进行风险管理时作为参考。

（一）三维成像

序号	风险点	控制方式
1	在3D/4D成像时，使用了不同病人的图像生成三维图像，导致误诊	设计控制在同一时刻系统只存在一个当前病人。（病人管理和检查管理）
2	在3D/4D成像时，生成的三维图像和实际图像不符合而导致误诊	在操作手册中说明，三维图像的正确性受外在环境的影响很大，所以三维图像对医生仅具有参考价值，不能直接确诊，一般和其他机器进行对比，或采用非超声手段进行确诊
3	自动体积计算需要一段时间，在计算过程中，如果用户不小心调节参数，会导致计算结果不准确，造成误诊	自动体积计算过程，屏蔽参数调节
4	彩色3D等功能采集需要一段时间，在采集过程中，如果用户不小心移动轨迹球，会导致ROI变化，就会影响成像准确性，造成误诊	彩色3D等功能采集过程，屏蔽ROI调节

（二）造影成像

序号	风险点	控制方式
1	在诊断范围内的 MI 下使用超声造影剂可能造成心律失常	应在说明书中增加相关注意事项，并提醒用户查看造影剂包装获得相关详细信息
2	造影成像质量不佳，成像不清晰或不正确，导致误诊（比如在定量分析时错误选取可疑组织区域和正常组织区域）	手册中说明：注射造影剂前需要预置好成像参数，以避免造影过程中调节参数，影响造影过程图像的一致性； 在操作手册中说明，造影图像对医生仅具有参考价值，不能直接确诊，一般和其他机器进行对比，或采用非超声手段进行确诊； 并增加相关的培训
3	造影检查过程中，计时器不准或失效，导致检查过程失败	设计确保计时器计时功能正确
4	组织和造影图像的显示效果混合，混合的图像不是同一时刻的解剖图，错误定位感兴趣的造影区在组织中的解剖位置，可能导致误诊	造影的双幅实时显示同步，使用同一个回放进度条
5	造影定量分析中标记于组织图像和造影图像的 ROI 实际关联指示的区域不是同一时刻的解剖位置，对比参照错误，可能导致误诊	造影的双幅实时显示同步，使用同一个回放进度条； ROI 在组织图像和造影图像上同步关联显示
6	造影击破，通过触发启动系统发射高机械指数脉冲串，对击破电压和击破过程时间控制不适当，超过安全值，引起造影组织伤害	按照声输出安全要求，控制击破过程时间中造影击破下的声输出水平（主要是击破电压水平及机械指数）。（实际为了保证造影微泡的存活，造影成像的声发射水平还要低于常规成像的声发射水平）
7	造影剂过敏	提醒医生如果发现病人过敏，医生要立即采取措施

（三）弹性成像

序号	风险点	控制方式
1	弹性图像成像效果不好或者不正确，导致误诊	在操作手册中说明： 1. 弹性成像的操作要求； 2. 弹性图像对医生仅具有参考价值，不能直接确诊，一般和其他机器进行对比，或采用非超声手段进行确诊
2	ROI 范围设置不足，未充分包括病灶及周围正常组织，不能充分体现相对硬度，导致误诊	操作手册中要提示设置合理的 ROI，一般为病灶尺寸的 2 倍以上

续表

序号	风险点	控制方式
3	压力大小和压放频率施加不适当（过轻，容易将良性组织误判为病变组织；过重，容易将病变组织误判为良性组织），导致误诊	系统实时显示压力位移条或压力位移曲线； 位移不设最大最小值，依据曲线是否平滑且接近正弦波来判断施力情况； 在压力位移条或压力位移曲线中以颜色来指示图像质量，帮助用户判断质量较好的帧； 在用户手册上有提醒用户注意的说明； 并增加相关的培训
4	采用的彩色图谱色差过小，彩色弹性图填充色彩不易区分，弹性图像不清晰，引起误诊	用于填充弹性图像的色彩图谱色差要大，易于区分不同组织
5	采用的灰阶图谱亮度差别过小，灰阶图填充的图像亮度区域不易区分，弹性图像不清晰，引起误诊	用于显示灰阶弹性图像的灰阶图谱亮度差别要大，易于区分不同组织
6	手动施压带来的外来机械能可能对患者造成伤害	通过用户手册和培训提高用户使用水平，减少探头运动速度和幅度； 通过用户手册告知用户使用风险和适应症
7	机电装置施压带来的外来机械能可能对患者造成伤害	控制振动装置的运动速度和幅度； 通过用户手册告知用户使用风险和适应症
8	声输出超过诊断超声的水平，探头表面过热	弹性成像模式下声输出和探头表面温度条件的测试和报告； 通过用户手册告知用户使用风险和适应症

六、其他应注意的事项

不应公布未经验证的性能指标。在公布性能指标时，若试验方法并不是广泛认可的标准化方法，应同时公布试验方法。

七、起草单位

国家食品药品监督管理总局医疗器械技术审评中心。

附录　超声准静态应变弹性性能试验方法

本附录内容为行业标准《超声准静态应变弹性性能试验方法》报批稿相关内容的摘录。若标准发布稿的内容与本附录内容存在差异，以标准发布稿为准。

1 术语和定义

GB 10152—2009 中界定的以及下列术语和定义适用于本附录。

1.1 准静态超声应变弹性成像设备 Quasi - static ultrasound strain elastographic equipment

经体表从外部施加压力，或利用呼吸、心脏搏动等产生的压力，通过对加压前后采集的射频信号的处理，获得局部应变分布并以图像显示的技术设备。

1.2 应变弹性成像探测深度 Depth of penetration of strain elastographic

可以检出和显示的靶标的最下界至体模声窗的最大深度，其靶标具有指定的杨氏模量比（靶标/背景）和指定的尺寸。

单位：毫米，mm

1.3 杨氏模量比 Young's modulus ratio

杨氏模量的比值，本文件中，指体模中被测量区域（靶标）杨氏模量与背景材料杨氏模量的比值。

1.4 应变比 Strain ratio

准静态应变弹性成像设备中，体模内被测量区域（靶标）与背景材料应变的比值。

1.5 应变弹性成像空间分辨力 Spatial resolution of strain elastographic

应变弹性图像能够显示的指定深度处的最小靶标尺寸。

1.6 应变弹性成像几何误差 Geometric error of strain elastographic

应变弹性图像显示的靶标尺寸相对于其实际尺寸的百分误差。

1.7 声弹性仿组织体模 Sonoelasticity tissue - mimicking phantom

由声弹性仿组织材料背景和靶标组成，用以检测应变和弹性成像系统性能特性的无源装置。

1.8 测量重复性 repeatability of measurements

在相同测量条件下，对同一被测量进行连续多次测量所得结果之间的一致性，参见 JJF 1001《通用计量术语及定义》。在本标准中，测量重复性用变异系数 s 来表示，其计算公式为：

$$s = \frac{1}{\bar{x}} \sqrt{\frac{1}{n-1} \sum_{i=1}^{n} (x_i - \bar{x})^2} \qquad (1)$$

其中，x_i 为单次测量值，$\bar{x}$ 为各次测量值的算术平均值，n 为测量次数。本标准中，$n \geq 5$。

2 试验方法

2.1 探测深度

制造商应公布设备在应变弹性模式下的探测深度，在应变弹性模式下，设备应能测量该深度处相关的弹性参数，或显示特定的被测区域图像。

测量时，被测设备进入弹性成像模式，被测设备应能在体模上测量制造商公布的探测深度处相关的弹性性能参数，或显示特定的被测靶标以弹性成像模式显示的图像。靶标图像的下界面代表的深度即为探测深度。探测深度以

毫米为单位，毫米以下忽略不计。

探测深度可以用具体的数值表示，也可以用大于某某数值表示。

2.2 应变比

2.2.1 应变比的测量

制造商应公布杨氏模量比的测量范围以及测量的误差和重复性。在该范围内应能测量杨氏模量比。

测量时，被测设备进入应变弹性成像模式，按制造商规定方法，得到清晰的弹性模式下的成像，设备应能测量靶标相对于背景材料的应变比；测量宜在同一帧图像上进行，对靶标和背景取样时，取样尺寸应基本相同；深度应尽可能一致；对靶标取样的尺寸应不超过靶标的尺寸范围，在此条件下，取样尺寸应尽可能大。

2.2.2 应变比测量的准确性

被测设备进入弹性测量模式，用被测设备至少测量 2 个具有准确标称杨氏模量的靶标，其中一个靶标的杨氏模量较背景大，另一个较背景小；取其误差最大者。误差可以按下式计算：

$$误差 = (测量值 - 标称值) / 标称值 \qquad (2)$$

如体模的弹性模量比标称的是一个范围，其测量值不宜超过其杨氏模量的标称范围。

杨氏模量（Young's modulus）是材料力学中的名词，弹性材料承受正向应力时会产生正向应变，杨氏模量定义为正向应力与正向应变的比值。公式为：

$$E = \sigma / \varepsilon$$

其中，E 表示杨氏模量，σ 表示正向应力，ε 表示正向应变。

在准静态超声应变弹性成像设备测量声弹性仿组织体模时，设备测量的结果通常为应变比（strain ratio），在工程上，对于应变弹性成像来说，在一定条件下，可以假定靶标与背景材料受到的正向应力近似相等，从而以应变比（strain ratio）近似地表示靶标与背景材料的杨氏模量比。

在公式（2）中，测量值近似地采用应变比的测量值，标称值为声弹性仿组织体模中杨氏模量比的标称值。

2.2.3 应变比测量的重复性

用被测设备测量制造商指定的体模其中一个靶标的杨氏模量比 5 次以上，按公式（1）计算杨氏模量比测量的重复性。其重复性应符合制造商规定的要求。

2.3 空间分辨力

将探头耦合于体模声窗表面，设备切换为应变弹性成像模式。通过相关操作取得该处的应变弹性图像，记录可以以弹性成像方式显示的最小靶标的尺寸。该尺寸即为规定条件下的空间分辨力，空间分辨力与多种因素相关。

2.4 几何成像精度

在实时状态下，进入弹性成像模式，按制造商规定的方法得到清晰的声弹性仿组织体模的图像，用被测设备至少测量 2 个具有准确标称杨氏模量的靶标，其中一个靶标

的杨氏模量较背景大，另一个较背景小；和体模标示的图像对比，以体模靶标标示的几何尺寸为基准值，以设备上显示的数值为测量值，按以下公式计算几何成像精度，取最不利值：

几何成像精度 $= [($ 测量值 $-$ 基准值 $)/$ 基准值 $] \times 100\%$ (3)

几何成像精度用百分数表示。

几何尺寸可以针对长度、面积或体积。

15　影像型超声诊断设备(第三类)注册技术审评指导原则

[影像型超声诊断设备(第三类)技术审查指导原则(2015年修订版)]

本指导原则旨在指导注册申请人对影像型超声诊断设备（第三类）注册申报资料的准备及撰写，同时也为技术审评部门审评注册申报资料提供参考。

本指导原则是对影像型超声诊断设备（第三类）的一般要求，申请人应依据产品的具体特性确定其中内容是否适用，若不适用，需具体阐述理由及相应的科学依据，并依据产品的具体特性对注册申报资料的内容进行充实和细化。

本指导原则是供申请人和审查人员使用的指导文件，不涉及注册审批等行政事项，亦不作为法规强制执行，如有能够满足法规要求的其他方法，也可以采用，但应提供详细的研究资料和验证资料。应在遵循相关法规的前提下使用本指导原则。

本指导原则是在现行法规、标准体系及当前认知水平下制定的，随着法规、标准体系的不断完善和科学技术的不断发展，本指导原则相关内容也将适时进行调整。

本指导原则是国家食品药品监督管理局 2010 年发布的《影像型超声诊断设备（第三类）产品注册技术审查指导原则》的修订版。本次修订主要涉及以下内容：（一）按照《关于公布医疗器械注册申报资料要求和批准证明文件格式的公告》（国家食品药品监督管理总局公告 2014 年第 43 号）的要求重新设置章节。（二）删除了与《医疗器械临床评价技术指导原则》有差异的减免临床试验的相关内容。（三）删除了 43 号公告覆盖的部分要求，例如消毒和灭菌相关信息、设计和生产过程相关信息等。（四）删除了软件相关要求，直接采用《医疗器械软件注册技术审查指导原则》。（五）对注册单元划分、检测单元划分等内容进行了修改。（六）修改了超声内窥镜探头的相关要求。（七）增加了部分国家/行业标准的引用、探头有效期研究要求、声能安全研究要求和产品技术要求中规格信息要求等内容。

一、范围

本指导原则适用于第三类影像型超声诊断设备的注册申报，包括二维灰阶成像系统（俗称"黑白超"）和彩色多普勒血流成像系统（俗称"彩超"），类别代号为6823；不包括血管内超声系统（IVUS）和眼科 B 超。其中，彩色多普勒血流成像系统由二维灰阶成像、频谱多普勒和彩色血流成像等部分构成。第二类影像型超声诊断设备中的彩色多普勒血流成像系统，可参照本指导原则中适用的部分。

本指导原则仅给出临床试验的要求，不包含其他形式的临床评价要求，不包含延续注册和注册变更申报资料的要求，延续注册和注册变更申报资料可参考本指导原则中适用的内容。

二、基本要求

(一)综述资料

1. 产品描述

应当包括对设备及其部件进行全面评价所需的基本信息，包含但不限于以下内容：

（1）整机总体构造的详细描述，包括所有组成部分，并给出有标记的图示（如图表、照片和图纸），图示应清楚地标识关键部件/组件，其中包括充分的解释来方便理解这些图示。

（2）对使用者可接触的所有控制装置的说明，包括：控制设置范围，缺省值（如有）。

（3）产品工作框图（应包括所有应用部分，以及信号输入和输出部分）。

（4）应给出设备具有的物理通道数（包括发射通道数和接收通道数）。

（5）所采用的声束形成器类型（全模拟、接收数字、全数字波束形成器）。

（6）应给出软件结构、功能的描述。

（7）提供产品可进行的各种临床（生物学）测量的项目名称。

（8）设备的所有成像模式、功能（如 B 模式、M 模式、B + M 模式、脉冲多普勒模式、连续多普勒模式、组织多普勒成像模式、能量多普勒、组织谐波成像、造影谐波成像、三维成像、复合成像、静态/准静态弹性成像、剪切波弹性成像、造影成像、图像融合/导航功能等），对于市场上同类常规产品的创新性功能技术、设计、功能和应用，应包括其原理和临床应用价值的介绍。

（9）对所有组件的全面描述，至少包括：

① 每个探头的类型（例如，机械扇扫、平面线阵、相

控阵、凸阵、环阵等）和型号；

② 各探头的使用方式（如体表、腔内、术中等）；

③ 探头在各单一模式和组合模式下的运行，包括但不限于：

　a）单元式探头的总体结构及换能元件和探头尺寸；

　b）阵列探头的总体结构、尺寸及阵元总数；

　c）单个阵元的尺寸及阵元排列方式；

　d）单个脉冲一次激活的最大阵元数（适用时）；

　e）探头的频率参数（与 GB 10152 中要求一致）。

④ 定性描述可以引起辐射场改变的所有操作控制，如：输出强度、脉冲重复频率、焦距、扇形开角、帧率、脉冲持续时间、扫描深度和取样区尺寸等；

⑤ 配接每一探头时的声输出公布和显示情况；

⑥ 所有其他应用的实现方法和临床意义（例如生理信号结合 B 型图像用于心脏检查）；

⑦ 所有附件、配件的列表；

⑧ 拟配合使用的设备或部件，并应对接口进行描述。

2. 适用范围和禁忌症

写明每个探头的所有临床适用范围，并明确每个探头每个适用范围所支持的成像模式、功能，以表格形式列出，格式可参考附录 I 临床适用范围表格。

（二）研究资料

1. 产品性能研究

（1）应包含配接每一个探头时的性能。

（2）提供设备可进行的所有测量的测量准确度以及可保持该准确度的预期范围。应当对测定每种精度的测试方法（如仿组织超声体模、多普勒体模与仿血流控制系统、弦线式多普勒试件等）进行说明并给出其合理性依据。

2. 灭菌/消毒工艺研究

根据探头和其应用部分的使用方式（例如体表、腔内、术中、神经外科、介入等）和是否为一次性使用等特性确定的消毒或灭菌级别。

3. 产品有效期和包装研究

应分别对各探头及系统的有效期及包装进行研究。

4. 软件研究

应按照《医疗器械软件注册申报资料指导原则》的要求提交软件相关资料。

5. 声能安全研究

声能安全，在满足 GB 9706.9 的基础上，还应规定声能输出的限值，以确保其安全性。应对声能输出限值设置的合理性进行分析，明确设定的依据，并提交设备实际声能输出能够满足限值要求的验证报告。限值的设定及测试的方法应参考业界通用的准则。

（三）临床评价资料

应按照《医疗器械临床评价技术指导原则》的要求提交临床评价资料。本部分给出临床试验的相关要求。

对于体表探头的临床试验，应选择已上市的同类仪器作为对照。评价图像的一致率、图像优良率和机器使用安全性、稳定性。具体要求参见附录 II 临床要求。

腔内探头的临床试验应采用平行对照，每组单独评价仪器及探头的安全性与有效性。评价图像的一致率和机器使用安全性、稳定性。具体要求参见附录 III 腔内探头的临床试验方法。

（四）产品风险分析资料

应提供风险分析和管理概述，应包括一份在风险分析过程中风险总结和如何将这些风险已经控制在一个可接受程度的相关内容，应为生产企业风险管理计划的一部分。

具体要求参见附录 IV 风险管理要求。

（五）产品技术要求

1. 应明确产品规格相关信息，可以附录的形式提供，包含但不限于：

（1）影像型超声诊断设备产品型号/规格及其划分说明。

（2）对同一注册单元中存在多种型号和/或规格的产品，应明确各型号及各规格之间的所有区别（必要时可附相应图示进行说明）。产品型号/规格应包含但不限于以下信息：

① 完整的产品描述，包括产品的外观结构图、原理框图（应明确发射和接收物理通道数、声束形成器类型等信息）、基本安全特征及电气绝缘图、电磁兼容的分类分组信息等；

② 所有可配置探头的信息，包括探头的型号、技术规格（包括探头的类型、总体结构、尺寸及阵元总数、单个阵元的尺寸及阵元排列方式、声透镜材料、阵元材料等）；

③ 每个探头的所有临床适用范围，并明确每个探头每个适用范围所支持的成像模式、功能，以表格形式列出，格式可参考附录 I 临床适用范围表格；

④ 预期与患者接触部分材料。

⑤ 主机电源组件或电源适配器的规格型号；

⑥ 所有可配置的外部设备，包括视频打印机、图像存储装置等；

⑦ 主机配置显示器的类型和尺寸；

⑧ 可以引起声辐射区域发生改变的操作控制。

2. 安全要求，至少包括以下要求：

（1）电气安全应当符合 GB 9706.1《医用电气设备 第1部分：安全通用要求》、GB 9706.9《医用电气设备 医用超声诊断和监护设备安全专用要求》、YY 0505《医用电气设备 第1-2部分：安全通用要求 并列标准：电磁兼容 要求和试验》和 GB 9706.15《医用电气设备 第1-1部分：安全通用要求 并列标准：医用电气系统安全要求》（若适用）的要求。

（2）声输出应当符合标准 GB 9706.9《医用电气设备 医用超声诊断和监护设备专用安全要求》的要求。

（3）若具有附加了超声成像之外其他成像方式的经食道探头、腹腔镜探头等超声内窥镜探头或具有内窥镜下使用的超声探头，应当符合 GB 9706.19《医用电气设备 第2

部分：内窥镜设备安全专用要求》的适用要求。

3. 产品性能要求，至少包括以下要求：

（1）应当符合 GB 10152《B 型超声诊断设备》和 YY 0767《超声彩色血流成像系统》的要求。

（2）若具有用于颅内血管的多普勒探头，应当符合 YY 0593《超声经颅多普勒血流分析仪》的相关要求，若具有用于外周血管的多普勒探头，应参照该标准的相关要求。

（3）若具有超声内窥镜探头或具有内窥镜下使用的超声探头，应当考虑 GB 11244《医用内窥镜及附件通用要求》、YY 0068《医用内窥镜 硬性内窥镜》系列标准等内窥镜标准的适用性。经食道探头应参照标准 YY 1028《纤维上消化道内窥镜》制定相关的性能指标。

（4）具有 ECG 信号检测单元的设备，应给出相关性能指标的要求，可参照标准 YY 1079《心电监护仪》等标准的相关内容。

（5）配有脚踏开关的设备，应符合 YY 91057《医用脚踏开关通用技术要求》的要求。

（六）注册单元划分

二维灰阶成像系统和彩色多普勒血流成像系统应划分为不同的注册单元。

超声成像系统中的移动式设备和携带式设备应划分为不同的注册单元。

在满足上述两项要求的前提下，软件平台相同，硬件平台结构相似，外形结构相似，设备配备的超声换能器类型基本类似，主要性能指标相近，但在产品功能和外观布局上存在一定差异，其他所有型号产品在工作模式、产品组成和功能上基本为某一型号的子集，这些型号的产品可作为一个注册单元。

注：若主体成像功能在携带式设备内实现，通过推车实现扩展功能（例如，增加连接探头数量、增加外接显示器、连接打印机、增加供电电源等），可与此携带式设备作为同一个注册单元。

（七）检测单元划分

对于同一个注册单元内，可以划分为不同的检测单元。

对相同类型的设备，按照下列原则划分检测单元：

1. 设备电源组件完全相同，典型型号之外的其他型号采用的工作模式种类为典型型号的子集，外形结构相似，设备配备的显示器基本类似，典型型号之外的其他型号的超声探头类型为典型型号的子集，主要性能指标相近，仅在产品功能和外观布局上存在一定差异的系列设备，可划分为同一检测单元；

2. 设备电源组件相同，采用的工作模式种类不同，设备配备的超声探头类型存在差异，且工作模式的种类及探头类型不能作为某一产品型号所采用的工作模式或探头类型的子集，应划分为不同的检测单元；

3. 设备电源组件相同，外形结构差异较大，应划分为不同的检测单元；

4. 设备电源组件不同，应划分为不同的检测单元；

5. 性能试验和安全试验应包括拟申报范围内的所有型号探头。电磁兼容试验发射试验中的"传导发射"、"辐射发射"及抗扰度试验中的"静电放电"、"射频电磁场辐射"、"电快速瞬变脉冲群"、"射频场感应的传导骚扰"应至少选择每类探头中预期最不利的一个型号，发射试验中的"谐波失真"、"电压波动和闪烁"及抗扰度试验中的"浪涌"、"在电源供电输入线上的电压暂降、短时中断和电压变化"、"工频磁场"应选择预期最不利的一个代表探头。

注：1. 检测的型号应能覆盖同一检测单元内其他型号。应同时提交检测型号选择的原因分析。2. 电磁兼容检测报告产品组成应能包含所有型号的探头。3. 电磁兼容试验按照预期最不利的试验条件设置样机的运行模式。

（八）产品说明书和最小销售单元的标签样稿

1. 应当提供拟申报范围内所有型号的说明书，应覆盖所申请的所有组成部分。

2. 应当符合《医疗器械说明书和标签管理规定》、GB 10152、GB 9706.1 和 GB 9706.9 等适用标准中的要求，且至少应包括以下内容：

（1）产品组成、规格、型号。

（2）操作手册中应包含有关器械使用的临床说明。应对器械适应症做出规定。写明每个探头所有模式、功能的临床适用范围，可以表格形式列出，格式可参考附录 I 临床适用范围表格。

（3）应详细规定禁忌症（如适用）、警告、警惕以及处方器械声明（说明应在合法管理设备从业者指导下安全使用所声称的功能）。包括但不限于：

① 依据 ALARA 原则（As Low As Reasonably Achievable，合理可行尽量低原则）谨慎进行超声检查的注意事项；

② 器械"不用于胎儿"、"不用于眼部"的注意（若适用）；

③ 器械在发生故障时的警告说明，显示屏或其他系统的反应；

④ 使用含气型超声造影剂进行检查或研究（如血流灌注）时应予以注意的警示，例如在诊断常用的机械指数（MI）值时观察到心律失常等不良事件；

⑤ 支持特殊诊断的声明的适当数据。

（4）确定与设备兼容的附件、工具和部件。提供附件的技术规格。当推荐使用探头护套时，应当讨论天然乳胶安全问题。

（5）声输出公布相关内容，应当符合 GB 9706.9《医用电气设备 医用超声诊断和监护设备专用安全要求》的要求。并应公布声能输出的限值。

（6）介绍设备在使用前的准备方法和使用后的维护方法，包括所有部件贮藏、清洁、消毒和灭菌（如适用）的相关内容。

① 建议使用合法上市的液体消毒或灭菌清洁剂过程时，明确该清洁剂的要求，或者说明使用方法与该清洁剂的说

明书一致。

② 对于可重复使用的设备，当介绍清洁、低水平消毒、高水平消毒或灭菌等步骤时，应向使用者提供详细的指导。

（7）根据探头的预期用途（如经直肠、经食道、术中、经阴道等），应在说明书中增加安全性和有效性相关内容。神经外科的术中探头（如与硬脑脊膜或任何颅内组织接触的探头）应在说明书中给出以下附加标识：

① 建议使用经消毒的非热原质的护套或外壳；

② 警告在患有或疑似患有克雅氏病（CJD）的病人身上使用探头所潜在的问题。护套并不能有效防止探头污染。暴露在患有或疑似 CJD 或 vCJD（变异型克雅氏病）患者中枢神经系统组织的探头应予销毁，因为探头无法充分消毒。

3. 对于包含在说明书的产品组成、规格型号中，但未拟在中国上市的部件，制造商应当出具这些部件不在拟申报范围内的声明，并在说明书上说明。

4. 与申报产品一起使用的其他医疗器械或不属于医疗器械的产品的描述，在说明书中应要求所连接设备应符合相应的安全标准，并要求与该器械连接使用组成的系统所应符合相应的安全标准，及其他必要的信息。

5. 应给出系统的有效期。

附录Ⅰ 临床适用范围表格

系统：＿＿＿＿＿＿＿＿＿＿＿＿

探头：＿＿＿＿＿＿＿＿＿＿＿＿

预期用途：超声诊断成像或人体血流分析

临床应用		工作模式、功能						
	特定应用	B	M	PWD	CWD	彩色多普勒	组合式（指明）	其他（指明）
胎儿成像及其他	胎儿							
	腹部							
	术中（指明）							
	术中（神经）							
	腹腔镜							
	儿科							
	小器官（指明）							
	新生儿头部							
	成人头部							
	经直肠							
	经阴道							
	经尿道							
	经食道（非心脏）							
	肌肉 – 骨骼（传统的）							
	肌肉 – 骨骼（表皮上）							
	血管内							
	其他（指明）							
心脏	成人心脏							
	小儿心脏							
	血管内（心脏）							
	经食道（心脏）							
	心脏内							
	其他（指明）							
血管	经颅							
	外围血管							
	其他（指明）							

其他工作模式、功能实例可能包括：A 模式、振幅多普勒、3D 成像、谐波成像、组织运动多普勒、彩色速度成像、复合成像、静态/准静态弹性成像、剪切波弹性成像、造影成像、图像融合/导航功能等。

注：本表格仅为参考，申请者可根据自己产品特性，参照该表格的格式，编写适用于所申报产品的表格。

附录 Ⅱ 临床要求

一、临床试验目的

评价该医疗器械临床使用的安全性、有效性和稳定性。

二、临床试验方法

本部分适用于体表探头，腔内探头的临床试验方法，详见附录Ⅲ。

注：由于伦理及临床可操作性原因，胎儿的三维成像探头、新生儿探头及儿童探头的研究设计均可采用平行对照。

（一）临床试验方案

临床试验应有专门设计的临床试验方案。

1. 临床方案应包含内容

试验目的，研究假设，试验方法，受试者的选择，适应症，安全性评价指标及评价方法，潜在伤害的观察，试验起止时间、质量控制措施、数据管理及统计分析方法等。临床试验方案的设计应由厂家、临床专家和统计学专家共同完成。统计分析人员应全程参与临床试验（包括：方案设计、试验实施、数据管理、统计分析及统计分析报告）。

2. 对照要求

应选择已上市的同类机型作为对照。

应提供对照机型的信息，如厂家、型号、已使用年限等。对照机建议使用目前在所研究适应症上临床诊断效果确证、使用状况良好的机型，不得使用已停产或淘汰的机型。

3. 入选受试者要求

（1）超声检查阳性患者比例不得低于30%；

（2）体型分布应均衡合理；

（3）年龄分布应均衡合理；

（4）儿童探头受试者年龄应不超过8岁；

（5）如预期用途对性别无特殊要求，上述各组（含亚组）人群性别分布应均衡合理。

（二）临床评价指标

主要评价指标：图像的一致率。

次要评价指标：图像的优良率，机器使用安全性、稳定性。

（三）临床评价标准

1. 图像质量评价标准

优良率为"优"和"良"所占的比例。

2. 临床试验部位要求

（1）腹部超声成像检查（包括经腹壁的妇产科检查）

试验部位应包括肝脏、胆囊、胰腺和肾脏。

仅适用于经腹壁的妇产科检查，试验部位应包括子宫。

注：腹部应用的每个病例，都应完成肝脏、胆囊、胰腺和肾脏的评价内容。

（2）心脏超声成像检查

对于具有心脏检查功能的探头，进行心脏成像的临床试验。

（3）浅表及小器官超声成像检查

浅表及小器官超声成像检查，可以甲状腺成像为代表。

（4）外周血管

外周血管的超声成像检查，可以颈动脉为代表。

（5）其他部位

对于其他应用部位的检查功能，应对实际应用部位的成像情况进行临床试验。

3. 各部位图像具体评估标准

（1）腹部器官评价内容

① 肝脏

a. 二维超声声像图

形态轮廓	□ 优：边界清晰、易辨认 □ 良：边界较清晰、可辨认 □ 差：边界不清晰、不可辨认
细腻程度	□ 优：细腻 □ 良：较细腻 □ 差：粗糙
管道结构	□ 优：清晰显示四级分支 □ 良：清晰显示三级分支 □ 差：管道结构模糊

b. 多普勒超声频谱图（腹主动脉）

边界	□ 优：边界清晰、易辨认 □ 良：边界较清晰、可辨认 □ 差：边界不清晰、不可辨认
清晰度	□ 优：清晰、易辨认 □ 良：较清晰、可辨认 □ 差：不清晰、不可辨认
形态	□ 优：搏动性波型清晰、易辨认 □ 良：搏动性波型较清晰、可辨认 □ 差：搏动性波型不清晰、不可辨认

c. 彩色多普勒超声血流图像（门静脉）

血管充盈度	□ 优：完全充盈 □ 良：部分充盈 □ 差：不充盈
亮度	□ 优：明亮 □ 良：暗淡 □ 差：无显示
色彩分布	□ 优：均匀 □ 良：比较均匀 □ 差：不均匀
血流实时性	□ 优：同步 □ 良：延迟 □ 差：不同步

② 胆囊和胆管

二维超声声像图

胆囊壁	□ 优：内膜清晰、易辨认 □ 良：内膜较清晰、可辨认 □ 差：内膜不清晰、不可辨认
胆囊腔	□ 优：图像清晰 □ 良：图像较清晰 □ 差：图像不清晰
胆管	□ 优：肝外胆管腔内图像清晰 □ 良：肝外胆管腔内图像较清晰 □ 差：肝外胆管腔内图像不能显示

③ 胰腺

二维超声声像图

形态轮廓	□ 优：边界清晰、易辨认 □ 良：边界较清晰、可辨认 □ 差：边界不清晰、不可辨认
细腻程度	□ 优：细腻 □ 良：较细腻 □ 差：粗糙
主胰管	□ 优：清晰显示 □ 良：可显示 □ 差：不清晰

④ 肾脏

a. 二维超声声像图

形态轮廓	□ 优：被膜、脂肪囊及筋膜边界清晰、易辨认 □ 良：被膜、脂肪囊及筋膜边界较清晰、可辨认 □ 差：被膜、脂肪囊及筋膜边界不清晰、不可辨认
皮质、髓质显示	□ 优：皮质、髓质显示清晰 □ 良：髓质显示模糊 □ 差：皮质、髓质分辨不清

b. 多普勒超声频谱图（肾段动脉）

边缘	□ 优：边界清晰、易辨认 □ 良：边界较清晰、可辨认 □ 差：边界不清晰、不可辨认
清晰度	□ 优：清晰、易辨认 □ 良：较清晰、可辨认 □ 差：不清晰、不可辨认
形态	□ 优：搏动性波型清晰、易辨认 □ 良：搏动性波型较清晰、可辨认 □ 差：搏动性波型不清晰、不可辨认

c. 彩色多普勒超声血流图像

血管充盈程度	□ 优：小叶间动脉可显示 □ 良：叶间动脉可显示 □ 差：段动脉可显示
色彩分布	□ 优：均匀 □ 良：比较均匀 □ 差：不均匀
血流实时性	□ 优：同步 □ 良：延迟 □ 差：不同步

⑤ 子宫

a. 二维超声声像图

形态轮廓	□ 优：边界清晰、易辨认 □ 良：边界较清晰、可辨认 □ 差：边界不清晰、不可辨认
肌壁图像	□ 优：细腻 □ 良：较细腻 □ 差：粗糙
内膜	□ 优：清晰、易辨认 □ 良：较清晰、可辨认 □ 差：不清晰、不可辨认

b. 多普勒超声频谱图（动脉）

边缘	□ 优：边界清晰、易辨认 □ 良：边界较清晰、可辨认 □ 差：边界不清晰、不可辨认
清晰度	□ 优：清晰、易辨认 □ 良：较清晰、可辨认 □ 差：不清晰、不可辨认
形态	□ 优：低搏动性波型清晰、易辨认 □ 良：低搏动性波型较清晰、可辨认 □ 差：低搏动性波型不清晰、不可辨认

c. 彩色多普勒超声血流图像（动脉）

血流充盈程度	□ 优：完全充盈 □ 良：部分充盈 □ 差：不充盈
彩色亮度	□ 优：明亮 □ 良：暗淡 □ 差：无显示
色彩分布	□ 优：均匀 □ 良：较均匀 □ 差：不均匀
血流实时性	□ 优：同步 □ 良：延迟 □ 差：不同步

（2）心脏评价内容

应对心脏应用进行图像质量的评价，评价内容如下：

① 二维超声声像图

心内膜及瓣膜	☐ 优：清晰显示 ☐ 良：较清晰 ☐ 差：不可显示

② 多普勒超声频谱图（二尖瓣血流）

边缘	☐ 优：边界清晰、易辨认 ☐ 良：边界较清晰、可辨认 ☐ 差：边界不清晰、不可辨认
形态	☐ 优：清晰、易辨认 ☐ 良：较清晰、可辨认 ☐ 差：不清晰、不可辨认

③ 彩色多普勒超声血流图像

二尖瓣血流	☐ 优：彩色血流超过心腔的2/3，且清晰 ☐ 良：彩色血流可达心腔的1/2，且清晰 ☐ 差：仅在二尖瓣口出现血流信号
二尖瓣血流实时性	☐ 优：同步 ☐ 良：延迟 ☐ 差：不同步
三尖瓣反流 ☐ 有 ☐ 无	☐ 优：反流束显示清晰 ☐ 良：反流束显示不清晰 ☐ 差：不能显示反流

（3）甲状腺评价内容

① 二维超声声像图

形态轮廓	☐ 优：边界清晰、易辨认 ☐ 良：边界较清晰、可辨认 ☐ 差：边界不清晰、不可辨认
细腻程度	☐ 优：细腻 ☐ 良：较细腻 ☐ 差：粗糙

② 多普勒超声频谱图（甲状腺上动脉）

边缘	☐ 优：边界清晰、易辨认 ☐ 良：边界较清晰、可辨认 ☐ 差：边界不清晰、不可辨认
清晰度	☐ 优：清晰、易辨认 ☐ 良：较清晰、可辨认 ☐ 差：不清晰、不可辨认
形态	☐ 优：搏动性波型清晰、易辨认 ☐ 良：搏动性波型较清晰、可辨认 ☐ 差：搏动性波型不清晰、不可辨认

③ 彩色多普勒超声血流图像（甲状腺内血流）

亮度	☐ 优：明亮 ☐ 良：暗淡 ☐ 差：无显示
色彩分布	☐ 优：均匀 ☐ 良：比较均匀 ☐ 差：不均匀
血流实时性	☐ 优：同步 ☐ 良：延迟 ☐ 差：不同步

（4）颈动脉

① 二维超声声像图

内膜	☐ 优：清晰、易辨认 ☐ 良：较清晰、可辨认 ☐ 差：不清晰、不可辨认

② 多普勒超声频谱图

边缘	☐ 优：边界清晰、易辨认 ☐ 良：边界较清晰、可辨认 ☐ 差：边界不清晰、不可辨认
清晰度	☐ 优：清晰、易辨认 ☐ 良：较清晰、可辨认 ☐ 差：不清晰、不可辨认
形态	☐ 优：波型清晰、易辨认 ☐ 良：波型较清晰、可辨认 ☐ 差：波型不清晰、不可辨认

③ 彩色多普勒超声血流图像

血流充盈程度	☐ 优：完全充盈 ☐ 良：部分充盈 ☐ 差：不充盈
彩色亮度	☐ 优：明亮 ☐ 良：暗淡 ☐ 差：无显示
色彩分布	☐ 优：均匀 ☐ 良：较均匀 ☐ 差：不均匀
血流实时性	☐ 优：同步 ☐ 良：延迟 ☐ 差：不同步

4. 仪器使用的安全性、稳定性评估

（1）整机安全性评价

① 整机系统漏电现象

☐有　　　　　　　　☐无

② 检查过程中探头灼伤患者

□ 有 　　　　　　□ 无

③ 检查过程中部件松动脱落致工作异常

□ 有 　　　　　　□ 无

④ 断电停机后，重新开机时系统不能恢复正常

□ 有 　　　　　　□ 无

⑤ 其他（请详细描述）

备注：以上各项如果有，具体描述故障的造成原因。

（2）系统稳定性评价

① 无法启动机器

□ 有 　　　　　　□ 无

② 检查过程中自动关机

□ 有 　　　　　　□ 无

③ 检查过程中由于机器的原因出现异常中断

□ 有 　　　　　　□ 无

④ 扫描后没有图像且系统无法自行恢复

□ 有 　　　　　　□ 无

⑤ 多模式下，部分图像缺失

□ 有 　　　　　　□ 无

⑥ 其他（请详细描述）

备注：以上各项如果有，具体描述故障的造成原因。

（3）不良反应和不良事件的记录

应记录临床试验中和试验后出现的不良反应和不良事件。

（四）临床试验例数及确定理由

本临床试验的主要评价指标为图像一致率。即：体表类探头试验为对每一受试者同时应用两台不同设备（拟申报设备与对照机）的探头进行测量后所得结果进行一致性的评价。即：如果研究者评价两台设备（申报设备与对照机）的探头对于同一受试者的图像质量的结论相同（同时为优良，或同时为差），则认为两个探头对该受试者的评价一致。而在所有受试者中，具有这种一致评价的受试者所占的比例即为图像质量的总体一致率。根据临床经验，被试探头与对照探头图像一致率应至少达到 85%，即用于最终评价的目标值定为 85%；如果假设被试探头与对照机探头预期的图像总体一致率能够达到 95%；则当显著性水平为 5%（双侧）、把握度为 80% 时，需要 80 例受试者。

注：上述受试者例数为图像总体一致率达到 95% 时的样本量，具体临床试验时，厂家应根据各自的产品特性计算所需的样本量。下表列出了在目标值为 85% 情况下，不同的探头预期图像总体一致率所对应的样本量：

探头预期图像总体一致率	样本量
88	1053
90	363
92	176
94	100

上述样本量为对一个超声设备同一类型探头（例如，机械扇扫、平面线阵、相控阵、凸阵等）的一个应用部位进行临床验证时的要求。例数应在探头间均衡合理分配。原则上每个探头的一个临床应用部位例数不少于 30 例。

注：为了加强临床试验质量控制，建议所有受试者均采用由中央计算机注册系统分配受试者号的方法入选受试者，即：在受试者拿到计算机系统所分配的入选号的同时，将受试者的主要个人信息记录在中央服务器中。而且由于验证体表探头时，同一受试者分别接受试验和对照探头检查，试验与对照探头使用的先后顺序也应遵循随机原则，涉及此部分随机顺序的程序或盲底，应随临床研究材料一并递交以备核查。

（五）临床试验效果的统计学评价

1. 对于每一检查部位下包含多个器官及每一器官包含多项评价指标的情况，只有当该检查部位下所有器官的所有分项指标均达到优或良时，对该部位的检查效果才能判定为优或良。

2. 对于主要终点"图像一致率"，需要分别给出每类探头在验证过程中得到的一致率（包括点估计及 95% 可信区间估计）。如果某类探头的图像一致率的 95% 可信区间下限大于 85%（即超过临床认可的一致率目标值），则可认为该探头的诊断能力与对照探头相当。

3. 当试验探头图像一致率的 95% 可信区间下限不大于（小于或等于）85% 时，试验探头的图像优良率不低于（大于或等于）对照探头。

在临床试验过程中不得出现严重的不良事件和严重稳定性问题。

（六）临床试验报告及统计分析报告

临床试验方案的设计应由厂家、临床专家和统计学家共同完成。统计分析人员应全程参与临床试验（包括：方案设计、试验实施过程中的质量控制、数据管理、统计分析及统计分析报告）。

1. 临床试验报告

由组长单位根据统计分析总报告，出具同一类探头某一适应症的临床试验总报告。

2. 统计分析报告

应将所有中心的同一类探头同一适应症（部位）的数据合并在一起进行统计分析，并针对同一类探头每一部位出具统计分析总报告。

应对所有入选的受试者进行数据管理，遇有不清楚的问题时，应与原始记录核对。统计分析应至少包括如下四部分：

（1）临床试验完成情况描述：包括临床试验概况（筛选人数、入选人数、完成人数、失访/退出/剔除人数等）；

（2）基线描述：应对所有入选受试者（ITT 分析集）的基线人口统计学指标及其他相关病史指标等进行描述；

（3）效果评价：应对所有入选的受试者（ITT 分析集）

进行统计分析。

（4）安全性评价时，应对所有入选的受试者进行分析（SS 分析集），不能遗漏所有发生的任何不良事件（包括实验室指标：试验前正常、试验后异常并有临床意义的事件）。同时，详细描述每一病例出现的全部不良事件的具体表现、程度及其与研究产品的关系。

三、其他要求

（一）临床方案和临床报告中应以本指导原则附录Ⅳ临床适用范围表格的形式给出每个探头的情况。

（二）临床试验的整个过程要有严格的监督和质量控制，所有试验记录均要完整、真实、清晰、客观。应在试验期间内连续入选受试者。

附录Ⅲ 腔内探头的临床试验方法

一、临床试验方案

（一）临床方案应包含内容

同附录Ⅱ。

（二）对照要求

腔内超声检查采用平行对照，每组单独评价仪器及探头的安全性与有效性。

样机要求同附录Ⅱ。

（三）入选受试者要求

1. 适应症与禁忌症参考同类超声检查的有关指征。
2. 超声检查阳性患者比例不得低于30%。

二、临床评价指标

主要评价指标：图像的优良率。
次要评价指标：机器使用安全性、稳定性。

三、临床评价标准

（一）图像质量评价标准

优良率为"优"和"良"所占的比例。

（二）临床试验部位要求

1. 经阴道探头超声成像检查
经阴道超声成像检查，可以子宫为代表。
2. 经直肠探头超声成像检查
经直肠超声成像检查，可以前列腺为代表。
3. 可用于心脏检查的经食道探头超声成像检查
可用于心脏检查的经食道超声成像检查，可以心脏为代表。

（三）各部位图像具体评估标准

1. 子宫（经阴道超声）
（1）二维超声声像图

形态轮廓	□ 优：边界清晰、易辨认 □ 良：边界较清晰、可辨认 □ 差：边界不清晰、不可辨认
肌壁图像 细腻程度	□ 优：细腻 □ 良：较细腻 □ 差：粗糙
内膜	□ 优：清晰、易辨认 □ 良：较清晰、可辨认 □ 差：不清晰、不可辨认

（2）多普勒超声频谱图（动脉）

边缘	□ 优：边界清晰、易辨认 □ 良：边界较清晰、可辨认 □ 差：边界不清晰、不可辨认
清晰度	□ 优：清晰、易辨认 □ 良：较清晰、可辨认 □ 差：不清晰、不可辨认
形态	□ 优：低搏动性波型清晰、易辨认 □ 良：低搏动性波型较清晰、可辨认 □ 差：低搏动性波型不清晰、不可辨认

（3）彩色多普勒超声血流图像（动脉）

血流充盈度	□ 优：完全充盈 □ 良：部分充盈 □ 差：不充盈
亮度	□ 优：明亮 □ 良：暗淡 □ 差：无显示
色彩分布	□ 优：均匀 □ 良：较均匀 □ 差：不均匀
血流实时性	□ 优：同步 □ 良：延迟 □ 差：不同步

2. 前列腺（经直肠超声）
（1）二维超声声像图

形态轮廓	□ 优：边界清晰、易辨认 □ 良：边界较清晰、可辨认 □ 差：边界不清晰、不可辨认
内腺图像	□ 优：光点细腻 □ 良：光点较细腻 □ 差：光点粗糙
包膜	□ 优：清晰、易辨认 □ 良：较清晰、可辨认 □ 差：不清晰、不可辨认

（2）彩色多普勒超声血流图像

血流充盈度	□ 优：完全充盈 □ 良：部分充盈 □ 差：不充盈
亮度	□ 优：明亮 □ 良：暗淡 □ 差：无显示
色彩分布	□ 优：均匀 □ 良：较均匀 □ 差：不均匀
血流实时性	□ 优：同步 □ 良：延迟 □ 差：不同步

3. 心脏（经食道超声）

（1）二维超声声像图

左心耳及瓣膜	□ 优：清晰显示 □ 良：较清晰 □ 差：不可显示

（2）多普勒超声频谱图（二尖瓣血流）

边界	□ 优：边界清晰、易辨认 □ 良：边界较清晰、可辨认 □ 差：边界不清晰、不可辨认
形态	□ 优：清晰、易辨认 □ 良：较清晰、可辨认 □ 差：不清晰、不可辨认

（3）彩色多普勒超声血流图像

二尖瓣血流	□ 优：彩色血流超过心腔的2/3，且清晰 □ 良：彩色血流可达心腔的1/2，且清晰 □ 差：仅在二尖瓣口出现血流信号
二尖瓣血流 实时性	□ 优：同步 □ 良：延迟 □ 差：不同步
三尖瓣反流 □ 有 □ 无	□ 优：反流束显示清晰 □ 良：反流束显示不清晰 □ 差：不能显示反流

（四）仪器使用的安全性、稳定性评估

同附录Ⅱ。

四、临床试验例数及确定理由

腔内探头试验为对不同受试者分别采用两种器械（拟申报设备与对照机）探头进行测量，评价两种器械探头所得结果实质等同，是非劣效试验设计。

样本量应符合统计学要求。假设对照腔内探头图像优良率为96%、非劣效界值10%（取对照机优良率的10%），则当显著性水平为5%，把握度为80%时，试验与对照探头各需要样本量61例，两组合计为122例。

注1：上述受试者例数为腔内探头预期图像优良率为96%时的样本量，具体临床试验时，厂家应根据各自的产品特性计算所需的样本量。下表列出了不同的腔内探头预期图像优良率所对应的样本量：

探头预期图像优良率	样本量
88	166
90	142
94	89

上述样本量为对同一类腔内探头的一个应用部位进行临床验证时的要求，例数应在探头间均衡合理分配。原则上每个探头的一个临床应用部位例数不少于30例。

注2：为了加强临床试验质量控制，建议所有受试者均采用由中央计算机注册系统分配受试者号的方法入选受试者，即：在受试者拿到计算机系统所分配的入选号的同时，将受试者的主要个人信息记录在中央服务器中。

五、临床试验效果评价

对于每一检查部位下包含多个器官及每一器官包含多项评价指标的情况，只有当该检查部位下所有器官的所有分项指标均达到优或良时，对该部位的检查效果才能判定为优或良。

对于主要终点图像优良率，应分别给出试验探头及对照探头各自的图像优良率估计，并计算试验探头与对照探头优良率的差值及差值的95%可信区间，如果优良率差值95%可信区间的下限大于－10%，即达到预先指明的非劣效界值，则可认为试验探头的检测能力与对照探头相当。

优良率评价的对象应为前文（二）中所述临床应用部位。即需要对特定部位进行评价，如果对某一检查部位，试验探头的优良率非劣效于对照探头，则该试验探头上市后方可用于相应的部位。

在临床试验过程中不得出现严重的不良事件和严重稳定性问题。

六、临床试验报告及统计分析报告

临床试验方案的设计应由厂家、临床专家和统计学家共同完成。统计分析人员应全程参与临床试验（包括：方案设计、数据管理、统计分析及统计分析报告）。

（一）临床试验报告

由组长单位根据统计分析报告，出具同一类探头某一适应症的临床试验总报告。

（二）统计分析报告

应将所有中心的同一类探头同一适应症（部位）的数

据合并在一起进行统计分析，并对同一类探头每一部位出具总的统计分析报告。

应对所有入选的受试者进行数据管理，遇有不清楚的问题时，应与原始记录核对。统计分析应至少包括如下四部分：

1. 临床试验完成情况描述：包括临床试验概况（筛选人数、入选人数、完成人数、失访/退出/剔除人数等）；

2. 基线描述：应对所有入选受试者（ITT 分析集）的基线人口统计学指标及其他相关病史指标等进行描述；

3. 效果评价：应对所有入选的受试者（ITT 分析集）进行统计分析。对于主要评价指标，图像优良率的组间比较采用调整中心效应的 CMH（Cochran Mantel-Haenszel）比较检验，并给出图像优良率的组间差值及其 95% 可信区间的估计；

4. 安全性评价时，应对所有入选的受试者进行分析（SS 分析集），不能遗漏所有发生的任何不良事件（包括实验室指标：试验前正常、试验后异常并有临床意义的事件）。同时，详细描述各组病例出现的全部不良事件的具体表现、程度及其与研究产品的关系。

附录IV　产品风险管理要求

一、要求

申请人应提供拟注册产品的风险管理报告。报告应扼要说明：

（一）在拟注册产品的研制阶段，已对其有关可能的危害及产生的风险进行了估计和评价，并有针对性地实施了降低风险的技术和管理方面的措施；

（二）在产品过程测试中部分验证了这些措施的有效性，达到了通用和相应专用标准的要求；

（三）综合剩余风险是可接受的；

（四）已有适当方法获得相关生产和生产后信息。

二、风险管理报告的内容

（一）拟注册产品的风险管理组织、人员资格及职责；

（二）拟注册产品的组成及预期用途；

（三）拟注册产品与安全性有关的特征的判定

申请人应按照 YY/T 0316 安全性有关《医疗器械 风险管理对医疗器械的应用》（以下简称标准）附录 C 的 34 条提示，对照拟注册产品的实际情况作针对性的简明描述。

注意：拟注册产品如存在 34 条提示以外的可能影响安全性的特征，也应做出说明。

（四）对拟注册产品的可能危害、可预见事件序列和危害处境的判定

申请人应根据自身产品特点，根据标准附录 E 的提示，对危害、可预见事件序列、危害处境及可导致的损害做出判定。下表举例列出影像型超声诊断设备常见危害，用以生产企业进行风险管理时作为参考：

编号	危害	可预见的事件序列	危害处境	损害
1	能量的危害			
（1）	电能			
①		电源输入插口剩余电压	滤波器剩余电压断开电源后不能快速泄放	导致对人身电击伤害
②		过量的漏电流	绝缘/隔离效果不符合要求	
③		通过应用部分（如：探头）引起被检查者触电	1. 隔离措施不足； 2. 电介质强度达不到要求； 3. 声透镜材料磨损、老化龟裂甚至脱落	
④		误接触高压部分	1. 保护接地没有或失效； 2. 高压绝缘介质年久老化，绝缘性能下降，导致高压击穿	
（2）	热能			
①		非预期的或过量的探头组件表面温升	探头压电晶片振动的机械损耗、声阻抗匹配不佳引起的损耗和高压开关损耗	引起人体组织过热或导致烧伤
②		超声输出声强设置过高和/或辐照时间过长	超声波携带的是机械能，部分被人体吸收并转化为热能	
（3）	机械力			
①		操作者使探头与人体完好皮肤接触时用力过大	操作者缺乏相关常识	引起被检查者不适
②		穿刺导致风险	操作者不具备穿刺操作资格和能力	严重时可致死亡
③		锐边或尖角	主机或/和探头表面有锐边或尖角	使用者和被检查者被划伤

续表

编号	危害	可预见的事件序列	危害处境	损害
2	生物学危害			
(1)		生物不相容性	1. 与被检查者接触的探头材料有致敏性； 2. 与被检查者接触的探头材料有刺激性； 3. 与被检查者接触的探头材料有细胞毒性	产生致敏、刺激和细胞毒性反应
(2)		交叉感染	与被检查者接触的部分清洁/消毒不充分或不正确	可导致死亡
3	环境危害			
(1)		设备受到外界的电磁干扰	1. 产品设计时电磁屏蔽及电路抗扰设计不充分； 2. 未规定设备的使用环境	不能正常工作
(2)		设备对外界的电磁辐射干扰	1. 屏蔽、滤波及接地技术不完善 2. 未规定设备的使用环境要求 3. 设备内部信号线与电源线的相互干扰	引起其他设备不能正常工作
4	器械使用的危害			
(1)		误操作	1. 未经培训的人员使用操作； 2. 使用程序过于复杂或使用说明书表达不当	被检查者不适、检查结果存在不确定性
(2)		与消耗品、附件、其他医疗器械的不相容性	探头上用的超声耦合剂不相容	会影响成像，并对被检查者皮肤造成不适
5	声输出			
(1)		被检查者在诊断过程中接受的声辐照剂量超过安全限度	设备故障或失控，导致过大超声剂量作用于人体。	人体组织细胞失活
(2)		非预期的或过量超声输出的产生	产品声输出显示功能失效或故障	
6	软件			
(1)		软件错误可能导致被检查者图像信息模糊；电信号控制不当	软件未经正常的试验、测试	影响正确诊断 导致声输出不正确
(2)		面板上按键工作不正常	1. 器件质量差； 2. 单片机受外界干扰不能正常工作	按键工作不正常或显示乱码
(3)		死机	容错能力差	延误诊断
7	临床诊断的准确性	波形中的噪声	伪像、图像中的失真或所显示数字值的误差	可能改变诊断结果
8	人机工程	观察困难	显示信息不清晰，操作过于复杂，操作点布置不符合人体特征与常规习惯	操作员视力、体力容易疲劳

（五）明确风险可接收准则；

（六）对所判定的危害确定初始风险控制方案，列出控制措施实施证据清单；

（七）对采取控制措施后的剩余风险进行估计和评价；

（八）风险评审小组全体成员应审核并确认评审结论。

16 医用 X 射线诊断设备（第三类）注册技术审评指导原则

[医用 X 射线诊断设备（第三类）注册技术审查指导原则（2016 年修订版）]

本指导原则旨在指导注册申请人对医用 X 射线诊断设备（第三类）注册申报资料的准备及撰写，同时也为技术审评部门审评注册申报资料提供参考。

本指导原则是对医用 X 射线诊断设备（第三类）的一般要求，申请人应依据产品的具体特性确定其中内容是否适用，若不适用，需具体阐述理由及相应的科学依据，并依据产品的具体特性对注册申报资料的内容进行充实和细化。

本指导原则是供申请人和审查人员使用的指导文件，不涉及注册审批等行政事项，亦不作为法规强制执行，如有能够满足法规要求的其他方法，也可以采用，但应提供详细的研究资料和验证资料。应在遵循相关法规的前提下使用本指导原则。

本指导原则是在现行法规、标准体系及当前认知水平下制定的，随着法规、标准体系的不断完善和科学技术的不断发展，本指导原则相关内容也将适时进行调整。

本指导原则是国家食品药品监督管理局 2010 年发布的《医用 X 射线诊断设备（第三类）产品注册技术审查指导原则》的修订版。本次修订主要涉及以下内容：（一）按照《关于公布医疗器械注册申报资料要求和批准证明文件格式的公告》（国家食品药品监督管理总局公告2014 年第 43 号）的要求重新设置章节。（二）修订了本指导原则的适用范围。（三）将原技术资料修改为综述资料。（四）增加了研究资料的具体要求。（五）按照《医疗器械临床评价技术指导原则》修改了临床评价相关要求。（六）增加了用于介入操作的设备的临床试验要求。（七）增加了产品技术要求的内容。（八）修改了注册单元划分要求。

一、范围

本指导原则适用于医用血管造影 X 射线机，X 射线透视摄影系统（第三类）和移动式 C 形臂 X 射线机（第三类）。产品的分类编码为 6830。

二、综述资料

（一）工作原理的描述

应提供 X 射线设备工作原理描述和工作原理图。

（二）结构组成和主要功能

应当包括对设备及其部件进行全面评价所需的基本信息，包含但不限于以下内容：

1. 整机总体构造的详细描述。应提供系统布置图、系统实物图及系统框图。系统布置图至少应包含产品的基本组成，并应清楚地标识关键部件，并包含充分的解释来方便理解这些图示。不同配置产品，应提供图示描述差异（如适用）。

2. 对系统部件的全面描述，至少包括附录 I 中所含部件。提供部件实物图，必要时图示中应清楚地标识关键组件，并包含充分的解释以便于理解这些图示。核心部件提供结构设计示意图，核心部件应至少包括数字探测器，高压发生器，X 射线管组件。

3. 按照附录 I 提供部件技术特性。

4. 采集功能描述，包括但不限于：

（1）基本采集功能：脉冲透视、连续透视、数字点片、电影模式、数字减影血管造影（DSA）、路径图（Road-map）、拍片（screening）。

（2）高级采集功能（如适用）：ECG 门控触发透视/摄影采集、旋转采集、三维采集、三维减影采集、造影剂跟踪采集、CT 采集。

5. 临床应用的描述（如适用），包括但不限于：

冠状动脉或血管分析、左心室容积分析、三维路径图、三维图像融合、四维 DSA、三维穿刺导航。

6. 具有的其他功能的描述，包括但不限于：

自动曝光控制、自动亮度控制、DSA 图像处理技术。

7. 系统接口设计说明，说明组合使用器械的类型（如 ECG、高压注射器、手术导航系统等）、连接方式（标准接口、专用接口、无线连接；是否为接口设备提供电源；信号控制，数据交换）、专用接口应列明组合使用器械的型号。

8. 与中国市场已有同类产品相比较，描述本系统的新功能，新应用，新特点。应与产品数据表（Product Data Sheet）声称有一致性。

（三）型号规格

应按照附录 II 示例提供型号规格划分表及产品配置表。

（四）参考的同类产品情况

应按照《关于公布医疗器械注册申报资料要求和批准证明文件格式的公告》（国家食品药品监督管理总局公告2014 年第 43 号）公告执行。应说明采用的新技术是成熟的技术，还是全新的首创技术，如果本设备采用的新技术、

173

新功能可以在其他已上市的设备上找到类似的功能及应用，可以采用多台参比机器对比说明。

三、研究资料

（一）产品性能研究资料

1. 性能指标的确定优先采用相应产品的现行国家标准及行业标准。对于适用的行业标准中不适用项，需要给出不适用的正当理由。

2. 数字探测器 DQE、MTF 指标应符合我国现行行业标准，提供验证报告。部件标准应当作为质量控制标准纳入整机申请人的质量管理体系予以考虑。采用新技术的核心部件，如 X 射线管组件、数字探测器应提供设计原理、设计依据并明确其主要技术指标。

3. 应对产品数据表和技术说明书中声称的主要功能（含采集功能）及其他功能的实现原理进行描述。应提供申报产品与同品种产品对比的差异部分的设计规格要求和系统验证报告。应提供新增功能或临床应用的设计规格要求和系统验证报告。

4. 新技术的设计与实现采用了国际标准或技术规范的，应提供以上文件作为附件，采用了国家标准、行业标准以外的体模进行检测的，应说明体模的技术规格，并提供体模图示。

5. 应提供接口设计说明及集成测试报告。与其他制造商生产的心电监护设备、高压注射器、手术导航设备等设备连接的，应提供所有配套使用设备（含所有型号）的兼容性验证报告。

6. 提供产品可进行的各种临床测量的项目名称，并提供测量准确性的验证报告。

7. 由于儿童或新生儿对 X 射线非常敏感，如果申请人声称设备适用于儿科人群，应提供降低儿童或新生儿辐射剂量所需采取的措施。如自动曝光控制为儿科患者设计并校准；具有适合婴幼儿的低辐射剂量协议；特殊的滤过；低于成年人的辐射入射剂量，曝光限值提示；显示和记录患者剂量信息或剂量指数以及患者其他信息，如年龄，身高和体重（手动输入或自动计算）；具有不用工具可拆除的滤线栅等。

8. 透视引导介入操作设备，在介入操作中设备意外停止工作或无射线输出会危及患者安全，申请人应提供球管热容量、散热能力和过热保护功能的设计考虑和实现方法。

（二）生物相容性评价研究

在医用诊断 X 射线设备中，与患者直接接触的应用部件主要为患者检查床和一些附件的外表面，应根据 GB/T 16886.1 标准进行生物相容性评价，应提供接触部件名称，患者接触类型，患者接触时间，患者接触材料名称。

（三）清洗和消毒方法

在介入操作中，设备有被污染，或液体或沉积物留于瑕疵和缝隙的可能性，需要清洗和消毒。应提供推荐的清洗和消毒方法，推荐使用的试剂，确定依据及其效果的验证报告。

（四）产品有效期和包装研究

申请人应提供产品使用期限和确定依据。

产品包装标记及可靠性应符合 GB/T 191 及 YY/T 1099 的要求，并提供符合证据。

透视引导介入操作设备，术中无射线输出，无图像输出，设备无法运动等，都会对患者造成较大风险，因此此类设备应具有非常高的可靠性。显示器、X 射线管组件、高压发生器、患者床、探测器等都需要在系统可靠性能测试中考虑。企业应提交产品预期使用期限的判定依据及验证报告，关键部件应明确其使用期限，如 X 射线管组件、探测器。

四、生产制造信息

生产场地的介绍应与生产者资格证明文件和政府批准文件载明事项保持一致。

五、临床评价资料

应按照《医疗器械临床评价技术指导原则》的要求提交临床评价资料。申报产品与同品种医疗器械比对应关注的信息见附录Ⅲ。

用于介入操作的医用诊断 X 射线设备（第三类）的临床试验具体要求见附录Ⅳ。图像后处理工作站应提供独立的临床评价资料。本指导原则未包括具有三维图像采集功能的设备的临床要求。

如果采用同品种对比无法充分证明设备的安全性和有效性，例如存在以下情况和问题，应进行临床试验：

——设备采用新的工作原理和结构设计，属于创造性的全新设备，国内市场上没有与之类似的上市设备。

——增加设备的临床适用范围，在原有的基础上开发了新的临床应用领域。

——设备采用了新的关键器件，该器件具有新的技术特性，其对设备的应用和操作产生了较大的影响，所获得的影像质量也有很大区别。并且这种器件没有充分的临床验证。

——实验室检测无法确认安全和有效的设备功能，如果这种功能是新的，没有以往的临床经验，则必须通过临床试验数据来说明。

——此前没有生产过 X 射线影像设备，所申请注册设备是企业开发的首款新型设备，没有进行过任何临床试验，缺乏相关临床数据和试验经验，应通过临床试验来获得临床适用证据。

六、产品风险分析资料

本要求的主要参考和依据是 2009 年 6 月实施的行业

标准 YY/T 0316—2008 idt ISO 14971：2007《医疗器械风险管理对医疗器械的应用》（下称医疗器械风险管理标准）。

申请人应提供注册产品的风险管理报告。扼要说明在注册产品的研制阶段，已对产品的有关可能的危害及产生的风险进行了估计和评价，并有针对性地实施了降低风险的技术和管理方面的措施。在产品性能测试中部分验证了这些措施的有效性，达到了通用和相应专用标准的要求。对所有剩余风险进行了评价，全部达到可接受的水平。为申请人对注册产品的安全性的承诺提供证实。

风险管理报告一般包括以下内容：

（一）注册产品的风险管理组织。

（二）注册产品的组成。

（三）注册产品符合的安全标准。

（四）注册产品的预期用途，与安全性有关的特征的判定。

（五）对注册产品的可能危害作出判定。

（六）对所判定的危害进行了哪些降低风险的控制措施。

（七）对采取控制措施后的剩余风险进行估计和评价，具体要求见附录 V。

七、产品技术要求

产品技术要求应按照《医疗器械产品技术要求编写指导原则》的规定编制。

（一）基本要求

1. 应在产品型号/规格划分中给出产品型号规格区分列表或配置表（见附录Ⅱ）。

2. 应明确软件型号规格、软件发布版本、软件完整版本命名规则，明确软件完整版本的全部字段及字段含义。

3. 选配件、附件、接口应制定技术指标，有国家标准、行业标准的，应符合国家标准、行业标准的要求。

如：具有防护帘的设备，应符合 YY/T 0128《医用诊断 X 射线辐射防护器具装置及用具》标准要求。

具有脚踏开关的设备，应符合 YY 91057《医用脚踏开关通用技术要求》标准要求。

具有连接电极的 ECG 信号接口的设备，如适用，应参照 YY 1079《心电监护仪》等标准的相关内容。

4. 配有临床应用软件包的设备，应明确全部临床功能的纲要。

5. 申请人声称的新技术、新功能应制定相关的技术要求。

6. 产品安全要求，至少包括以下要求

（1）电气安全标准应当符合以下标准要求：

GB 9706.1《医用电气设备 第 1 部分：安全通用要求》

GB 9706.3《医用电气设备 第 2 部分：诊断 X 射线发生装置的高压发生器安全专用要求》

GB 9706.11《医用电气设备 第二部分：医用诊断 X 射线源组件和 X 射线管组件安全专用要求》

GB 9706.12《医用电气设备 第一部分：安全通用要求 三．并列标准：诊断 X 射线设备辐射防护通用要求》

GB 9706.14《医用电气设备 第 2 部分：X 射线设备附属设备安全专用要求》

GB 9706.15《医用电气设备 第 1 部分：安全通用要求 1. 并列标准：医用电气系统安全要求》

GB 9706.23《医用电气设备 第 2-43 部分：介入操作 X 射线设备安全专用要求》（如适用）的要求

（2）电磁兼容应当符合 YY 0505《医用电气设备 第 1-2 部分：安全通用要求 并列标准：电磁兼容 要求和试验》的要求。

（3）激光安全应当符合 GB 7247.1《激光产品的安全 第 1 部分：设备分类、要求》的要求。

引用标准应执行最新版本的国家标准、行业标准。

7. 检测方法应明确符合的标准号及条款号。

8. 绝缘图表应按下表给出

序号	区域	绝缘类型	绝缘路径	基准电压	试验电压	爬电距离参考值	电气间隙参考值	备注

（二）移动式 C 形臂 X 射线机

移动式 C 形臂 X 射线机应当符合 YY/T 0744《移动式 C 形臂 X 射线机专用技术条件》的要求。此外，对于一些图像指标和辐射剂量应考虑工作模式和视野，如：

1. 空间分辨率：对于影像增强器系统，申请人应规定透视、透视点片和摄影模式下的标称入射野空间分辨率，对于平板探测器系统，申请人应规定透视和摄影模式下的空间分辨率及对应的视野尺寸。

2. 低对比度分辨率：申请人应规定标称入射野模式下，透视模式、透视点片和摄影模式的低对比度分辨率。

3. 动态范围：对于影像增强器系统，在标称视野模式下，应规定透视、透视点片和摄影的动态范围；对于平板探测器系统，在标称视野模式下，应规定透视和摄影的动态范围。

4. 影像均匀性：如果选择平板探测器，应规定影像均匀性的最大值及所使用的 SID 和加载因素。

5. 图像亮度稳定度：如产品具有自动透视功能，应规定图像亮度稳定度。

6. 成像时间和稳定时间：申请人应规定透视和摄影模式的成像时间，应规定连续和最高脉冲透视帧率下的透视图像稳定时间。

7. 数字减影成像性能：应分别规定透视和摄影模式下的数字减影成像的动态范围和对比灵敏度，应无伪影。

8. 三维成像：申请人应规定三维采集角度、采集图像帧数、重建区域大小、不同对比度模式下横截面空间分辨率。

9. 辐射剂量

（1）申请人应分别规定自动透视模式、序列摄影和透视图像减影模式（≤10f/s）、序列摄影图像减影、三维成像低对比度模式、三维成像高对比度模式下，以及相应的不同影像接收器入射面视野尺寸下的空气比释动能或空气比释动能率。

（2）规定空气比释动能、空气比释动能率、累计剂量面积乘积显示的准确性。

（3）辐射剂量文件应满足医用 X 射线摄影和透视设备辐射剂量文件的要求。

（三）具有胃肠检查功能的第三类 X 射线透视摄影设备

具有胃肠检查功能的 X 射线透视摄影设备（第三类）应当符合 YY/T 0742《胃肠 X 射线机专用技术条件》的要求。

1. 空间分辨率：对于影像增强器系统，申请人应规定透视、透视点片和摄影模式下的标称入射野空间分辨率，对于平板探测器系统，申请人应规定透视和摄影模式下的空间分辨率及对应的视野尺寸。

2. 低对比度分辨率：申请人应规定标称入射野模式下，透视模式、透视点片和摄影模式的低对比度分辨率。

3. 动态范围：对于影像增强器系统，在标称视野模式下，应规定透视、透视点片和摄影的动态范围；对于平板探测器系统，在标称视野模式下，应规定透视和摄影的动态范围。

4. 影像均匀性：对于平板探测器数字图像系统应规定其影像均匀性。

5. 透视图像亮度稳定度：申请人应规定胃肠机自动透视图像亮度稳定度。

6. 成像时间和稳定时间：申请人应规定透视和摄影模式的成像时间，应规定连续和最高脉冲透视帧率下的透视图像稳定时间。

7. 数字减影成像性能：应分别规定透视和摄影模式下的数字减影成像的动态范围和对比灵敏度，应无伪影。

8. 辐射剂量

（1）申请人应规定数字图像系统点片摄影入射空气比释动能和透视入射空气比释动能率。

（2）申请人应规定数字图像系统点片摄影影像接受器入射面空气比释动能和透视影像接受器入射面空气比释动能率。

（3）规定空气比释动能、空气比释动能率、累计剂量面积乘积显示的准确性。

（4）辐射剂量文件应满足医用 X 射线摄影和透视设备辐射剂量文件的要求。

（四）医用血管造影 X 射线机

医用血管造影 X 射线机应当符合 YY/T 0740《医用血管造影 X 射线机专用技术条件》的要求。

1. 空间分辨率：对于影像增强器系统，申请人应规定透视、透视点片和摄影模式下的标称入射野空间分辨率，对于平板探测器系统，申请人应规定透视和摄影模式下的空间分辨率及对应的视野尺寸。

2. 低对比度分辨率：申请人应规定标称入射野模式下，透视模式、透视点片和摄影模式的低对比度分辨率。

3. 动态范围：对于影像增强器系统，在标称视野模式下，应规定透视、透视点片和摄影的动态范围；对于平板探测器系统，在标称视野模式下，应规定透视和摄影的动态范围。

4. 影像均匀性：如果选择平板探测器，应规定影像均匀性的最大值及所使用的 SID 和加载因素。

5. 图像亮度稳定度：如产品具有自动透视功能，应规定图像亮度稳定度。

6. 成像时间和稳定时间：申请人应规定透视和摄影模式的成像时间，应规定连续和最高脉冲透视帧率下的透视图像稳定时间。

7. 数字减影成像性能：应分别规定透视和摄影模式下的数字减影成像的动态范围和对比灵敏度，应无伪影。

8. 三维成像：申请人应规定三维采集角度、采集图像帧数、重建区域大小、不同对比度模式下横截面空间分辨率。

9. 辐射剂量

（1）申请人应规定摄影模式下每帧图像的入射空气比释动能和透视模式下入射空气比释动能率。

（2）申请人应规定摄影模式下每帧图像的影像接受器入射面空气比释动能和透视模式下影像接受器入射面空气比释动能率。

（3）规定空气比释动能、空气比释动能率、累计剂量面积乘积显示的准确性．

（4）辐射剂量文件应满足医用 X 射线摄影和透视设备辐射剂量文件的要求。

八、产品说明书与标签

应当提供申报范围内所有型号的说明书，应覆盖所申请的所有组成部分。

说明书应符合《医疗器械说明书和标签管理规定》和相关的国家标准、行业标准的要求。应特别注意：

（一）产品组成、型号、配置。

（二）适用范围与禁忌症。

1. 适用范围应明确产品所提供的诊断目的。明确规定操作该产品具备的技能/知识/培训。

2. 预期使用环境：应明确使用地点和使用环境，如介入导管室和/或手术室。使用环境应包括温度，湿度，海拔大气压。

3. 适用人群：根据临床评价资料，应明确产品适用人群。

4. 禁忌症：如产品具有禁忌症，应予以说明。并应当明确说明该器械不适宜应用的某些疾病、情况或特定的人群（如儿童、老年人、孕妇及哺乳期妇女、肝肾功能不全者）。

（三）应明确与医用诊断 X 射线设备组合使用的设备（如心脏监护仪、高压注射器、手术导航系统等）的型号和制造商。

应当提供接口位置和注意事项。如需要医生进行连接，应提供连接方法。应提供组合使用设备的技术规格。

（四）应明确与医用诊断 X 射线设备兼容的附件及技术规格。

（五）应提供包含技术特征的产品参数表。技术特征应与产品技术要求有一致性。如果引起差异是由于测试标准不同，应注明测试标准。

（六）技术说明书中应包含产品技术要求中规定的重要性能指标。

（七）注意事项、警告以及提示，包括但不限于：

1. 对于适用人群包括婴幼儿的设备，应提供儿童专用采集协议，并在说明书中予以说明。由于儿童或新生儿对 X 射线非常敏感，应提供降低儿童或新生儿辐射剂量所需采取的措施。在 X 射线照射过程中，对于一些 X 射线敏感组织和器官，应明确对敏感组织和器官的防护措施和建议。

2. 应提供针对电离辐射防护的说明，包括电离辐射对人体的影响，介入参考点的位置，减少患者和操作者吸收剂量的措施和系统所采取的减少辐射剂量/剂量率的措施。

3. 移动式 C 形臂 X 射线机临床应用应当符合国家卫生和计委《心血管疾病介入诊疗技术管理规范》，不应当常规用于心血管造影及介入治疗。

（八）应提供推荐的清洗和消毒方法。对于介入 X 射线设备应包括所有部件涉及清洗和消毒的细节，对于用于长时间透视引导介入操作的设备应标明合适的消毒剂。

（九）应给出设备使用期限。

（十）应给出整机质量控制定期测试程序和维护周期。

九、注册单元划分

注册单元划分应根据产品的技术原理、结构组成、性能指标、适用范围划分。

（一）不同预期用途的 X 射线诊断设备，不能作为同一单元注册。

如：医用血管造影 X 射线机不能和移动式 C 形臂 X 射线机作为同一注册单元。

（二）预期用途相同，性能指标相近，但技术结构有较大差异的 X 线诊断设备不能作为同一注册单元，如：

1. 同是 50kW 的 X 射线发生装置；高压发生装置中的高压变压器结构不一致的（如：工频和非工频），不能划为同一注册单元。

2. 同是透视胃肠诊断床，床上管的和床下管的不能划为同一注册单元。

3. 对于单平面系统医用血管造影 X 射线机，如果 X 射线发生装置与 X 射线成像装置均相同，只是 C 臂安装方式不同（如落地式与悬吊式），可以划为同一单元注册。

（三）设计和生产过程相同，预期用途相同，性能指标相近，技术结构基本相同的派生系列产品可以划为同一注册单元，如：

1. 高频 50kW X 射线透视摄影系统（第三类），一台高压发生装置可以有两种或三种配置：配一台透视胃肠诊断床；构成单床机组，同时这台主机（接口有些变动）也可以再配一台摄影平床，构成双床机组适应不同临床需要，这种情况也可以作为同一注册单元。

2. 高压发生器：硬件结构相同，仅靠软件调节功率的，增加、减少或更换部分电路板的方式调节的，可以划为同一注册单元。

（四）由于临床需求的多样性，医用 X 射线系统经常需要有多种多样部件的灵活配置。在基本组成不变的情况下，不同选择的配置可以划为同一注册单元，如：

1. 医用血管造影 X 射线机，具有多个数字探测器，如数字探测器的工作原理相同，可以作为同一注册单元。

2. 医用血管造影 X 射线机，具有两个患者支撑装置，性能指标相近，可以作为同一注册单元。

（五）决定主机、患者支撑装置和成像装置能否组成一个合理的 X 射线诊断系统的注册单元，采取高压发生装置优先原则，如：

1. 一台高压发生装置，可以选配不同的患者支撑装置和成像装置，形成一个整机系统作为一个注册单元；而任何患者支撑装置或成像装置不能选配不同的高压发生装置构成一个注册单元。

2. 一台胃肠诊断床不能选配不同的高压发生装置（自制、外购的）作为同一注册单元。

十、检测单元划分原则

检测样机的选取应考虑产品功能、性能、预期用途、安全指标、主要部件、结构及其组合方式等，具体原则如下：

（一）对功能、性能、预期用途、安全指标、主要部件、结构及其组合方式不同的设备应选取不同的检测样机；

（二）对产品性能不同，结构及其组合方式相同的设备，应选取不同的检测样机；

（三）对主要部件组合方式不同的设备应选取不同的检测样机；

（四）对产品主要部件不同的设备应选取不同的检测样机，例如：高压发生器、影像系统、X 射线管、患者支撑装置等；

（五）对电源部分结构有较大区别的，应选取不同的检测样机；

（六）多配置的产品应选择包括各种配置的典型产品进行检测，例如：高压发生器功率不同的产品应选取最大功率的配置作为典型产品检测，数字探测器原理结构和使用预期相同，可以选择成像区域最大的平板探测器作为典型产品检测等。

同一注册单元的产品应选择典型性配置进行全面检测，其他配置产品更换部件的检测可适用覆盖原则及进行差异试验。更换一种主要部件的，如更换的部件和原部件的制造商一致，部件已经通过检验，部件型号及设计未发生变化，整机的技术要求也未发生变化，可以适用覆盖原则。同时更换 2 个及以上主要部件的，覆盖原则不适用。

具体要求如下：

（一）产品配置发生变化的情况

对于一个型号的产品具有多种配置的情况，以及一个注册单元产品具有多个型号的情况，原则上产品的每个不同部件都应经过检验。对于已经含有经过检验的部件的产品可以被部分覆盖，仅进行差异试验。如果一个型号的产品多种配置的一个配置的所有部件在该型号产品的检验中全部经过检验，可考虑免检。

（二）主要部件本身发生变化的情况

1. 更换高压发生器：硬件结构相同，仅靠软件调节功率的，增加、减少或更换部分电路板的方式调节的，功率高的可覆盖功率低的。硬件结构不同的，不能相互覆盖。

2. 更换 X 射线管（组件）：原则上不能覆盖，应进行差异试验。

3. 更换限束器：原则上不能覆盖，应进行差异试验。

4. 患者支撑装置：原则上不能覆盖，应进行差异试验。

5. 成像装置：成像原理相同，但组成器件不同，原则上不能覆盖，应进行差异试验。例如：数字探测器的闪烁体和光电二极管材料不同，不能覆盖。

（三）其他说明

1. 整机检测合格，在原产品配置基础上，硬件结构无变化，只是减少了组成部件的产品，可以被覆盖。（如：双床双管 X 射线机检测合格，企业又申请单床单管机，且使用的仍是原双床双管机的高压发生器及其他部件，可以被覆盖。）

2. 对于不能被覆盖的产品应进行差异检测，检验时执行的标准应根据产品具体情况分析确定，可参照更改部件涉及安全标准表Ⅵ。

3. 新产品申请，由于性能不同，即使硬件结构相同或相近，也应进行检测。

附录Ⅰ 技术特性和规范

（文字表述，可按照下表分类填写，表格未尽项目和内容，可以增加）
（如有选配件或部件数量有多个，应在备注中注明）

描述名称 Description Name	部件名称 Part Name	型号 Model	规格参数（如适用） Specification	制造商 Manufacturer	备注 Remark
高压发生器			管电压范围和准确性： 管电流范围和准确性： 加载时间范围和准确性： 电流时间积范围和准确性： 标称输出电功率： 输入电源电压/频率： 非工频高压逆变频率/工频		采用 X 射线管头可单独说明
X 射线源组件	X 射线管组件	X 射线管/X 射线管头型号	管组件热容量： 阳极热容量： 最大连续热耗散 标称管电压： 焦点标称值：		
		管套型号 X 射线管组件型号	靶角： 固有滤过：@ XXkv（在 XXkv 下等效滤过） 靶材：		
	限束器		附加滤过（给出可选的滤过材料和厚度）		
X 射线成像装置	滤线栅		尺寸： 类型： 栅格比：栅密度：焦点， 吸收材料：（如：铅）		

续表

描述名称 Description Name	部件名称 Part Name	型号 Model	规格参数（如适用） Specification	制造商 Manufacturer	备注 Remark
X 射线成像装置	数字探测器		类型：如闪烁体材料＋光电二极管 直接型或间接型 有线、无线 探测器外形尺寸（长×宽×厚） 有效视野尺寸 像素矩阵（水平和垂直） 像素尺寸 DQE 动态平板：帧速率（＠矩阵大小）		
	影像增强器图像系统		类型：（如影像增强器＋CCD） 对比度分辨率 空间分辨率 标称入射野尺寸 变野（视野数量） 相机：采集矩阵尺寸、最大采集帧速率、像素数量		
	图像采集和处理工作站		最低配置： 图像矩阵尺寸 存储容量 是否输出 DICOM 格式 是否有虚拟限束器		
	显示器		实时及参考显示器最低性能： 屏幕尺寸 类型（CRT/液晶，彩色/黑白） 分辨率（像素矩阵） 最大亮度 对比度		
机架	旋转枢轴		运动范围和误差		
	C 形臂		运动范围和误差 焦点到影像接收面的距离		
	L 形臂		运动范围和误差		
	立柱		球管运动范围和误差		
控制装置	脚踏开关		输入电压： IP 防护等级：		
	曝光开关		输入电压：		
	遥控器				
	远程控制器				
	急停开关				
	床旁控制器		运动控制 协议选取 参数配置		
	控制屏		协议选取 参数配置		
	控制台		输入电压： 功能列表：如限束器控制，床运动控制等		

续表

描述名称 Description Name	部件名称 Part Name	型号 Model	规格参数（如适用） Specification	制造商 Manufacturer	备注 Remark
患者支撑装置	导管床		最大承重 垂直运动范围和误差 横向运动范围和误差 纵向运动范围和误差 床板等效率滤过：@ XXkv（在 XXkv 下等效滤过）		
	手术床		最大承重 垂直运动范围和误差 横向运动范围和误差 纵向运动范围和误差 倾斜范围和误差 IP 防护等级 床板等效率滤过：@ XXkv（在 XXkv 下等效滤过）		
	诊断床		类型：如床上管或床下管 倾斜角度范围和误差： 横向运动范围和误差 垂直运动范围和误差 焦点到影像接收面的距离： 床板等效率滤过：@ XXkv（在 XXkv 下等效滤过）		
附件	肩托		最大负载 材料 与系统的连接方式（如机械连接，电气连接）， 专用附件、通用附件 附加功能		
	…				
其他组件	显示器吊架		最大负载 可载显示器数量 电动/手动		
	DAP – 剂量面积乘积仪		……		
软件			软件名称 软件版本 临床应用软件名称和临床功能纲要		

附录Ⅱ　型号规格划分表/配置表示例

部件名称	部件型号	规格参数	型号1 或配置1	型号2 或配置2
基本组成				
高压发生器		管电压范围和准确性： 管电流范围和准确性： 加载时间范围和准确性： 电流时间积范围和准确性： 标称输出电功率： 输入电源电压/频率： 非工频/高压逆变频率/工频	√	√

续表

部件名称	部件型号	规格参数	型号 1 或配置 1	型号 2 或配置 2
X 射线管组件	X 射线管型号 A 管套型号 A X 射线管组件型号 A	管组件热容量： 阳极热容量： 最大连续热耗散 标称管电压： 焦点标称值： 靶角： 固有滤过：@ xxkv（在 xxkv 下等效滤过） 靶材：	√	
	X 射线管型号 B 管套型号 B X 射线管组件型号 B	……		√
限束器		附加滤过（给出可选的滤过材料和厚度）	√	√
滤线栅		尺寸： 类型： 栅格比：栅密度：焦点， 吸收材料：（如：铅）	√	√
数字探测器	A	类型：如闪烁体材料 + 光电二极管 直接型或间接型 有线、无线 有效视野尺寸 像素矩阵（水平和垂直） 像素尺寸 DQE 动态平板：帧速率（@ 矩阵大小）	√	
	B	……		√
影像增强器图像系统		类型：（如影像增强器 + CCD） 对比度分辨率 空间分辨率 标称入射野尺寸 变野（视野数量） 相机：采集矩阵尺寸、最大采集帧速率、像素数量		
图像采集及处理工作站	/	图像矩阵尺寸 是否有虚拟限束器	√	√
显示器	/	实时及参考显示器其最低性能： 屏幕尺寸 类型（CRT/液晶，彩色/黑白） 分辨率（像素矩阵） 最大亮度 对比度	√	√
机架		运动范围和误差 焦点到影像接收面的距离		
控制装置		脚踏开关有线，无线		
患者支撑装置	A	类型：如床上管或床下管 倾斜角度范围和误差： 横向运动范围和误差 垂直运动范围和误差 焦点到影像接收面的距离： 床板等效率滤过：@ xxkv （在 xxkv 下等效滤过）	√	
……				√

续表

部件名称	部件型号	规格参数	型号1或配置1	型号2或配置2
控制装置		脚踏开关有线，无线		
其他组件				
DAP			√	
……				
系统软件（软件名称，软件版本）				
左心室容积分析		临床功能纲要		√

其中……内容根据产品实际情况填写，√表示具有该部件，空白默认不配置该部件，A/B仅为不同型号的示例，应根据产品实际情况填写。部件数量可在备注中说明。

附录Ⅲ　申报产品与同品种医疗器械比对应关注的信息

临床评价应符合《医疗器械临床评价技术指导原则》要求。申报产品与同品种医疗器械比对时，应关注的信息包括但不限于：

一、同品种医疗器械信息

（一）设备名称/型号

（二）生产厂家

（三）上市时间

（四）所选择的同品种医疗器械应采用其合法取得或公开发布的技术参数，如产品数据/宣传彩页/白皮书/使用说明书等，以及研究文献和临床应用文献中的数据和评价。

二、比对参数和功能列表

（一）参数（功能）的定义，依据风险分析选取

（二）比对参数（或功能）的临床意义

（三）比对参数（或功能）选择的充分性

建议分组对比对参数的充分性进行说明，如机械结构和运动、射线输出、成像系统、系统操控、高级临床功能等。申请人应按照安全性和有效性的原则分析所列举参数能否全面表达临床应用能力，比如，若临床应用有长时间透视和连续采集的需求，球管组件的连续散热率将成为影响安全性和有效性的关键指标。

应考虑所选择的比对参数（或功能）能否满足临床应用的所有需求。按照设计预期用途分析所选择的指标是否满足应用需求，比如普通透视功能，如无特殊需要，连续透视功能可满足临床应用要求，但有介入操作应用，脉冲透视具备可以降低剂量优点，如果设备有此功能，应该添加到对比列表中。

建议按照产品参数表中所列举的特征，规格，标准与高级功能进行列表说明，对缺失的对比参数和功能应说明其对设备运行安全性和有效性的影响，评审机构有可能就对比列表中的参数和功能与产品参数表中的参数和功能差别进行询问。

三、设备实质性比对

（一）临床适用范围对比

1. 临床应用适用人群
2. 临床应用适应症
3. 临床应用禁忌症

（二）结构对比

1. 整机结构对比（附照片和相关图纸）
2. 关键组件结构和原理对比

（三）应用功能对比

（四）操作方法对比

（五）影像处理方法和管理功能对比

（六）整机参数性能对比

如投照覆盖特性，SID范围，成像野大小，照射野与成像野配准精度等

患者支撑系统体位变化等等

如X线发生器的最大功率、最高kV、最大mA、最短曝光时间……

球管参数如焦点、功率、阳极热容量、散热率……

影像采集系统参数等

（七）高级临床功能和新技术对比

考虑到各申请人产品的个性化和市场多样化的情况，这里把各申请人独自特有的一些功能作为临床高级功能列出来，以进行全面的说明。所谓高级功能是指那些可以提高临床使用性能，但没有也不影响经典的常规临床应用的功能和特性。

1. 高级临床功能分类

（1）提高操控便利性和工作效率的功能

（2）降低患者辐射剂量的功能

（3）提高成像质量的功能

（4）其他功能

2. 新技术应用应提交以下资料（含验证资料）：

（1）新技术名称，实现方式：软件/硬件？

（2）性能和功能

（3）对于临床预期用途的影响

（4）新技术的安全性：通过新技术的设计说明书 + 风险分析报告 + 临床不良事件 + 潜在故障的预防措施等加以分析。

（5）其他资料

（八）测试方法描述和说明

参数的来源可以使用制造商发布的产品参数表中的数据，也可以采用实际检测参数，对实测参数，宜选择第三方检测数据。

（九）测试结果列表

测试结果可以采用医疗器械检测机构对该注册设备的检测报告中的数据

四、影像质量对比应考虑以下因素

（一）成像方法

1. 静态影像

2. 动态影像（透视及电影）

3. 断层成像

（二）成像对象

1. 体模成像

2. 真实人体成像或动物试验（临床影像）（如适用，如新功能）。

（三）影像显示载体

1. 屏幕显示影像（数据载体）

2. 胶片显示影像

（四）体模影像质量评价参数

1. 成像条件（曝光参数 – kV/mAs 等，投照参数 – SID/FOV 等）

2. 辐射剂量（皮肤剂量和探测器入射剂量）

3. 可视动态范围

4. 噪声/最小可分辨灰阶

5. 空间分辨率（或 MTF 曲线）

6. 余辉/拖尾（针对动态成像）

7. 几何失真

8. 成像均匀性

9. 其他

（五）体模测量方法

说明各参数的测量方法、使用模体、测试工具、和测量过程以及测量数据处理方法。可参照国家标准及行业标准进行。

（六）采用数字影像分析的方法进行评估，应注明所使用的影像分析软件（软件名称、功能、开发者、版本）。

（七）影像质量评价方法

应与参照设备影像进行对比评估，如无参照设备影像，由资深影像专家对申请注册设备的临床影像进行评估。

（八）对于临床影像比对，应注明影像来源、采集参数、和放射科诊断医生对影像质量的评价。

（九）应采用主观目测评估，如对临床影像和体模影像的主观评价，应注明试验方法和过程（如双盲试验，ROC 曲线分析法等）。

附录Ⅳ 临床试验要求

一、用于 X 射线透视、摄影、胃肠造影的设备的临床试验要求

（一）临床试验的目的

评价该医疗器械在正常使用条件下是否符合预期安全性设想和预期医疗效果。

（二）临床方案

临床试验应有专门设计的临床试验方案。

临床试验方案应包括：试验目的、研究假设、试验设计方法、受试者的选择、有效性/安全性评价指标及评价方法、危险性控制、潜在的伤害或风险分析、数据管理及统计分析方法等。

临床试验方案的设计应由厂家、临床专家和统计学家共同完成。统计分析人员应全程参与临床试验（包括：方案设计、数据管理、统计分析及统计分析报告）。

（三）临床评价指标

主要评价指标：影像质量的临床诊断要求符合率；

次要评价指标：设备功能、机器使用便捷性、可靠性及安全性。

（四）临床评价标准

1. 临床影像学评估：应采用临床诊断型显示器，并注明显示器型号与参数。

（1）影像质量评估等级分为

① 清晰可见：解剖学结构的细节清晰可辨。

② 可见：解剖学结构的细节可见，但不能清晰辨认。

③ 不可见：解剖学结构可大致显示，但细节未显示。

（2）临床试验部位应包括：

胸部、腹部、骨与软组织、胃肠道造影（适用于 X 射线透视摄影系统）

（3）各部位影像具体评估标准（可根据设备的预期用途选择）

① 胸部

	清晰可见	可见	不可见
肺野外带肺纹理			
纵隔心脏后方肺纹理			
心影后方脊柱			

评价标准：肺野外带肺纹理必须清晰可见，纵隔心脏后方肺纹理应可见；心影后方脊柱应可见；即认为该部位符合临床诊断要求。

② 腹部

	清晰可见	可见	不可见
腰大肌			
腹壁脂肪线			
脊柱骨结构（显示范围内）			

评价标准：上述 3 项应达到可见；即认为该部位符合临床诊断要求。

③ 骨与软组织

	清晰可见	可见	不可见
头正侧位（包括眼眶、岩骨、副鼻窦、茎突等）：颅骨穹窿内、外板；血管沟			
腰椎：椎弓根；椎间关节；棘突和横突			
腰椎：腰 5 下方终板，骶 1 上方终板			
腰椎：腰大肌			
骨盆：骶髂关节			
髋关节正位：股皮质、髓质分界；骨小梁结构			
臀大中小肌间隙			

评价标准：上述各项应达到清晰可见（臀大中小肌间隙允许可见）；即认为该部位符合临床诊断要求。

④ 胃肠造影（如适用）

影像评估	清晰可见	可见	不可见
透视（参照平片标准）			
摄片			
食道			
胃			
小肠			
钡灌肠			

2. 设备功能、使用便捷性、可靠性、安全性评估

（1）设备功能评估

	满意	一般	不满意
病例管理功能			
自动曝光功能			
机架运动控制功能			
床移动控制功能			
图像后处理功能			
话筒语音交流功能			
控制手柄、脚闸			
图像存储、传输功能			

设备宣称功能中超出以上内容的，自行添加。

（2）机器使用便捷性评估

患者常见投照体位摆放难易程度评估：满意、一般、不满意

（3）可靠性及安全性评估

① 整机系统稳定，试验过程中无不可恢复（影响受试者检查）的错误发生；球管透视及检查曝光正常，可 24 小时正常开机。

② 辐射剂量安全，防护措施可靠，辐射剂量显示、记录完善。

③ 设备的运动或移动对病人或操作人员没有不可接受风险。

	可靠性	辐射防护	功能	无安全隐患
满意				
一般				
不满意				

（五）每一部位的临床试验例数

临床试验可采用目标值法的单组试验。

根据临床要求，影像质量的临床诊断要求符合率不得低于 85%（目标值），假设试验组影像质量的临床诊断要求符合率为 95%，则当双侧显著性水平取 0.05、检验效能为 80% 时，试验最少需要的受试者数为 80 例。

胸部 80 例，其中至少有 10 例含正侧位投照。

腹部 80 例。

骨与软组织部位包含三个位置（头、腰椎、骨盆/髋关节），头任何投照体位计 1 例；腰椎必须进行正侧位投照且计为 1 例、骨盆/髋关节正位计 1 例，合计 80 例；每位置最少病例数 10 例。

胃肠造影包含四个位置：食道、胃、小肠、钡灌肠（全消化道造影可计 3 例），合计 80 例；每位置最少病例数 10 例。

每一部位的临床试验例数均需符合统计学原则（在符合伦理学的原则下，同一个受试者可以用于多个部位的验证）。

（六）临床试验效果评价

图像清晰度评价采用双人盲态评价的方式（即：双人背靠背评价临床影像的质量），有条件时建议采用由不参与临床试验的第三方进行评价的方法。要求：

1. 受试者的影像质量达到"临床诊断要求符合率"至少为 95%（即：100 个人中，至少有 95 个人的影像质量评估为符合要求）；

2. 受试者影像质量为"不可见"的比例不得超过 2%（即：100 个人中，最多有 2 个人的影像质量评估为"不可见"）。

（七）临床试验报告及统计分析报告

由组长单位根据统计分析报告，出具某一适应症的临床试验报告。统计分析报告应将所有中心的同一适应症（部位）的数据合并在一起进行统计分析，并对每一部位出具总的统计分析报告。

应对所有入选的受试者进行数据管理，遇有不清楚的问题时，应与原始记录核对。统计分析应至少包括如下四部分：a. 临床试验完成情况描述：包括临床试验概况（筛选人数、入选人数、完成人数、失访/退出/剔除人数等）。b. 基线描述：应对所有入选受试者（ITT 分析集）的基线人口统计学指标及其他相关病史指标等进行描述。c. 疗效/效果评价：应对所有入选的受试者（ITT 分析集）和最终完成试验的受试者（PP 分析集）分别进行统计分析。疗效分析时，除点估计外，还应给出点估计的 95% 的可信区间。d. 安全性评价时，应对所有入选的受试者进行分析（SS 分析集），不能遗漏所有发生的任何不良事件（包括实验室指标：试验前正常、试验后异常并有临床意义的事件），对所有发生的不良事件应评价其是否与所研究产品有关。

（八）临床试验监督和质量控制

临床试验的整个过程要有严格的监督和质量控制，所有试验记录均要完整、真实、清晰、客观。应在试验期间内连续入选受试者。

二、用于介入操作的设备的临床试验要求

（一）临床试验目的

评价该医疗器械在正常使用条件下是否符合预期安全性设想和预期医疗效果。

（二）临床方案

临床试验应有专门设计的临床试验方案。

临床试验方案应包括：试验目的、研究假设、试验设计方法、受试者的选择、有效性/安全性评价指标及评价方法、危险性控制、潜在的伤害或风险分析、数据管理及统计分析方法等）。

临床试验方案的设计应由厂家、临床专家和统计学家共同完成。统计分析人员应全程参与临床试验（包括：方案设计、数据管理、统计分析及统计分析报告）。

（三）临床评价指标

1. 主要评价指标
（1）影像质量的优良率
（2）影像质量达优率
2. 次要评价指标
（1）设备功能
（2）机器使用便捷性
（3）可靠性、安全性
同时，还需关注产品的安全性（停机、死机等）。

（四）临床评价标准

1. 临床影像学评估
（1）影像质量评估的注意事项
① 临床影像质量常常与摄片质量相关，进行影像学评估时，评估者须认真参考并核对试验中的摄片记录，包括受试者年龄、体重状况、拍摄条件、X 线剂量，以及造影剂注射部位、流量、流速、浓度、手推造影剂（如适用）等相关参数和信息，并记录在病例报告表中。

② 应采用与设备相适应的医学临床诊断型显示器，并注明显示器型号与参数。

（2）项目、影像质量评估等级
① 每个部位须设计体现影像质量的几个主要观察项目。
② 对每个项目按优良差（可根据不同项目分 3 级）设定观察指标并作出具体描述和规定。

优：解剖学结构的细节清晰可辨
良：解剖学结构的细节可见，但不能清晰辨认
差：解剖学结构可大致显示，但细节未显示

③ 规定该部位影像质量符合临床诊断要求的评价标准，便于阅片者和医学统计分析。

（3）各部位影像具体评估标准举例
例 1：X 射线透视摄影系统（第三类）

	优	良	差
透视			
肺纹理	外带肺纹理清晰可辨	可见	模糊，难以辨认
骨皮质	骨皮质线、骨小梁纹理清晰	可辨认	模糊，难以辨认
导丝、导管前端及走行	清晰可见	可见	模糊

续表

	优	良	差
血管造影			
主动脉血管造影（升主动脉、降主动脉、腹主动脉）	腹主动脉可辨认4级以下血管分支，其他可辨认3级以下血管分支，边缘清晰	可辨认3级以下血管分支，欠清晰	不可辨认3级以下血管分支
器官脏器血管造影	可辨认3级以下血管分支，边缘清晰	可辨认3级以下血管分支，欠清晰	不可辨认3级以下血管分支

注：血管分级均以导管先端位置，即注入造影剂的部位为1级，分支为2级，再分支为3级。

应符合X射线基本原则。主要适应症：减影，造影检查，简单外周介入操作，原则上本设备不适用进行心脏及神经介入。

例2：移动式C形臂X射线机（第三类）

	优	良	差
透视			
骨皮质	骨皮质线、骨小梁纹理清晰	可辨认	模糊，难以辨认
导丝、导管前端及走行	清晰可见	可见	模糊
血管造影			
主动脉血管造影（升主动脉、降主动脉、腹主动脉）	腹主动脉可辨认4级以下血管分支，其他可辨认3级以下血管分支，边缘清晰	可辨认3级以下血管分支，欠清晰	不可辨认3级以下血管分支
器官脏器血管造影	可辨认3级以下血管分支，边缘清晰	可辨认3级以下血管分支，欠清晰	不可辨认3级以下血管分支

注：血管分级均以导管先端位置，即注入造影剂的部位为1级，分支为2级，再分支为3级。

应符合X射线基本原则。主要适应症：减影，造影检查，简单外周介入操作，原则上本设备不适用进行心脏及神经介入。

例3：医用血管造影X射线机

	优	良	差
透视			
导丝、导管前端及走行	清晰可见	可见	模糊，难以辨认

续表

	优	良	差
血管造影			
主动脉血管造影（升主动脉、降主动脉、腹主动脉）	腹主动脉可辨认4级以下血管分支，其他可辨认3级以下血管分支，边缘清晰	可辨认3级以下血管分支，欠清晰	不可辨认3级以下血管分支
器官脏器血管造影	可辨认3级以下血管分支，边缘清晰	可辨认3级以下血管分支，欠清晰	不可辨认3级以下血管分支
冠状动脉造影	可辨认3级以下血管分支，边缘清晰	可辨认3级以下血管分支，欠清晰	不可辨认3级以下血管分支

注：血管分级均以导管先端位置，即注入造影剂的部位为1级，分支为2级，再分支为3级，以此类推。不适用于微导管介入手术。

2. 设备功能、机器使用便捷性、可靠性及安全性评估

（1）设备功能评估

	满意	一般	不满意
病例管理功能			
自动曝光功能			
机架运动控制功能			
床移动控制功能			
图像后处理功能			
话筒语音交流功能			
控制手柄、脚闸			
图像存储、传输功能			

设备宣称功能中超出以上内容的，自行添加。

（2）机器使用便捷性评估

患者常见投照体位摆放难易程度评估：满意、一般、不满意。

（3）可靠性及安全性评估

① 整机系统稳定，试验过程中无不可恢复（影响受试者检查）的错误发生；球管透视及检查曝光正常，可24小时正常开机。

② 辐射剂量安全，防护措施可靠，辐射剂量显示、记录完善。

③ 设备的运动或移动对病人或操作人员没有不可接受风险。

	可靠性	辐射防护	功能	无安全隐患
满意				
一般				
不满意				

（五）临床试验例数

临床试验可采用目标值法的单组试验。

根据临床要求，两个主要评价指标应达到临床要求，因此避免Ⅰ型误差的膨胀，样本量计算如下：

1. 根据临床要求，影像质量的优良率不得低于 85%（目标值），假设试验组影像质量的优良率为 95%，则当双侧显著性水平取 0.05、检验效能为 80%、脱落率为 5% 时，试验最少需要的例数为 85 例。

2. 根据临床要求，影像质量的达优率不得低于 75%（目标值），假设试验组影像质量的达优率为 85%，则当双侧显著性水平取 0.05、检验效能为 80%、脱落率为 5% 时，试验最少需要的例数为 140 例。

3. 综上所述，临床试验总例数不得低于 140 例。

通用医用血管造影 X 射线机临床试验应至少包含主动脉（包括升主动脉、降主动脉、腹主动脉）、器官脏器（包括心脏、脑、肝、肾、肺、肢体血管等）两个部位的造影，每个部位至少 40 例，脑血管至少 20 例，心脏至少 20 例。

如声称心脏冠状动脉血管造影应包含至少 40 例冠状动脉血管造影，总例数不低于 140 例。

机器如具备 3D 和造影剂跟踪功能，应进行临床验证，应具有统计学意义，本指导原则不包含以上功能的评价。

医用心脏专用血管造影机不低于 140 例，其中冠状动脉造影不低于 70 例，心腔及心脏大血管造影应至少 20 例。

移动式 C 形臂 X 射线机（第三类）临床试验部位的选择根据适用范围确定。如包含主动脉（升主动脉、降主动脉、腹主动脉）、器官脏器（包括脑、肝、肾、肺、肢体等）血管两个部位的造影，每个部位至少 40 例，脑血管至少 20 例（如声称）。总例数不低于 140 例。根据卫生部文，移动式 C 形臂 X 射线机不用于常规心脏冠脉造影。

X 射线透视摄影系统（第三类）临床试验应至少包含主动脉（升主动脉、降主动脉、腹主动脉）、器官脏器（包括肝、肾、肺、肢体血管）两个部位的造影，每个部位至少 40 例，总例数不低于 140 例。如声称心脏及脑血管应用至少各 20 例。

在符合伦理学的原则下，同一个受试者可以用于多个部位的验证。

（六）临床试验效果评价

1. 图像清晰度评价采用双人盲态评价的方式（即：双人背靠背评价临床影像的质量），有条件时建议采用由不参与临床试验的独立第三方进行评价的方法。

2. 透视过程具有辐射损害，不宜重复进行，因此透视图像质量的评价，不宜采用双人盲态法和独立第三方评价法，由执行操作的医生在完成操作后如实记录和评价（允许两位医生同时观察透视，然后分别独立作出评价）。

3. 设备安全性及可靠性，提供试验期间设备使用的安全及辐射剂量记录，操作者评价，产品的安全性（停机、死机等）事件不得超过 2%。

（七）临床试验报告及统计分析报告

由组长单位根据统计分析报告，出具相应的临床试验报告。统计分析报告应将所有中心的同一部位的数据合并在一起进行统计分析，并对每一部位出具总的统计分析报告。

应对所有入选的受试者进行质量控制及数据管理，遇有不清楚的问题时，应与原始记录核对。统计分析应至少包括如下四部分：

1. 临床试验完成情况描述：包括临床试验概况（筛选人数、入组人数、完成人数、失访/退出/剔除人数等）；

2. 基线描述：应对所有入选受试者（ITT 分析集）的基线人口统计学指标及其他相关病史指标等进行统计描述；

3. 疗效/效果评价：应对所有入选的受试者（ITT 分析集）和最终完成试验的受试者（PP 分析集）分别进行统计分析，以评价结果的一致性。疗效分析时，除点估计外，还应给出点估计的 95% 的置信区间估计；

4. 安全性评价时，应对所有入选的受试者进行分析（SS 分析集），不能遗漏所有发生的任何不良事件（包括实验室指标：试验前正常、试验后异常并有临床意义的事件），对所有发生的不良事件应评价其是否与所研究产品有关。

（八）临床试验监督和质量控制

临床试验的整个过程要有严格的监督和质量控制，所有试验记录均要完整、真实、清晰、客观。为了保证受试者的安全性及数据的完整性，建议采用中央注册系统入选受试者，以便将所有参加临床试验的受试者记录在案。

附录Ⅴ　风险管理文档

一、注册产品的风险管理组织

由申报方成立申报产品的风险管理小组。列出组长、组员姓名、职务及责任范围。管理组成员应具有与管理任务相适应的知识和经验。

风险管理小组负责风险分析、风险评估、风险管理报告的编写，接受有关方面的查询并对报告的内容负责。

二、注册产品的组成

明确注册的医用 X 射线诊断设备是由哪些单元组成。

三、注册产品符合的安全标准，包括但不限于

GB 9706.1《医用电气设备 第 1 部分：安全通用要求》

GB 9706.3《医用电气设备 第 2 部分：诊断 X 射线发生装置的高压发生器安全专用要求》

GB 9706.11《医用电气设备 第二部分：医用诊断 X 射线源组件和 X 射线管组件安全专用要求》

GB 9706.12《医用电气设备 第一部分：安全通用要求

三．并列标准：诊断 X 射线设备辐射防护通用要求》

GB 9706.14《医用电气设备 第 2 部分：X 射线设备附属设备安全专用要求》

GB 9706.15《医用电气设备 第一部分：安全通用要求 1．并列标准：医用电气系统安全要求》

GB 9706.23《医用电气设备 第 2 – 43 部分：介入操作 X 射线设备安全专用要求》

注册申报方应声明注册产品符合上述哪些安全标准；并注明标准的有效版本号。

四、注册产品的预期用途和与安全性有关特征的判定

申报方应按"医疗器械风险管理标准"附录 C 的 34 条提示，对照注册产品的实际情况作针对性的简明描述，如：

对 C.2.1：可阐明注册产品的预期用途。

对 C.2.3：是否与患者和其他人员接触？应阐明注册产品与患者和操作人员接触的工作部件，接触性质为短时间的皮肤接触。

对 C.2.4 及以下 30 项提示，应根据注册产品的实际情况逐条回答，本文不再赘述。

注册产品如存在 34 条提示以外的可能影响安全性的特征，也应做出说明。

五、对注册产品的可能危害作出判定

申报方应根据"医疗器械风险管理标准"附录 E 的举例，对产品的可能危害进行判定并列出清单。下列为医用 X 射线诊断设备常见危害示例，应关注：

（一）能量危害和形成因素

1. 对患者和使用者的电击危害如：
（1）应用部分与带电部分没有充分隔离；
（2）接地不良，对地阻抗大；
（3）高低压系统电介质绝缘强度不够；
（4）患者漏电流、外壳漏电流超标；
（5）设备外壳封闭不良；
（6）插头剩余电压过高。
2. 热能造成灼伤或飞溅如：
（1）长时间透视，X 线管组件外壁过热；
（2）容量保护控制失灵，X 线管爆裂，组件热油飞溅。
3. 机械力及机械损害如：
（1）压迫带、压迫器用力过大；
（2）机械部件的尖角、锐边、毛刺刮伤患者；
（3）运动部件间的空间和隙缝伤人；

（4）运动部件极限位置限位保护装置失灵。
4. 电离辐射如：
（1）焦点皮肤距离过小；
（2）X 射线线质差；软线过多；半价层低；
（3）固有滤过不够；
（4）漏射线、散射量过大；防护屏蔽遮挡不充分；
（5）限束器准直效果不良，照射野过大；
（6）设备和房间防护不足，造成对医生和环境的曝射；
（7）儿童意外使用成人协议进行扫描。
5. 悬挂物下坠如：
（1）悬挂部件紧固不牢，绳索、链条折断；
（2）防坠装置失效；
（3）诊断床立位时，患者脚踏板突然下滑。

（二）生物和化学危害

支持患者的床台可能造成交叉感染。

（三）运作中的危害，如：

1. 设备功能的丧失或变坏；
（1）使用错误造成的危害；
（2）维护不良和老化引起的危害。

（四）信息危害，如：

1. 标记不足或不正确；
2. 操作说明书有缺失；或过于复杂；
3. 警告不恰当；
4. 服务和维护规范不充分。
对以上各项，根据注册产品实际情况判定列出。

六、明确风险可接受准则

七、对所判定的危害进行了哪些降低风险的控制措施

为对所有危害，使其风险达到可接受的水平，一般依次采取如下的一种或多种方法：
（一）通过设计取得固有安全性；
（二）医疗器械本身或在生产过程中的防护措施；
（三）告知安全信息。
申报方应根据所列出的危害，为风险降低到可接受的水平所采取的方法逐一列出。举例如下：
对"固有滤过不够"的辐照危害，采用：
（一）医疗器械本身或在生产过程中的防护措施；
（二）告知安全信息。
两种方法使"固有滤过"达到安全标准要求。

八、对采取控制措施后的剩余风险进行估计和评价

申请人应将每个剩余风险进行估计，确认均达到可接

受水平。评价方法至少采用 YY/T 0316—2008 标准附录 D 给出的半定量分析法。即将每个风险危害的严重度、发生概率定性和半定量分级，如下表所示：

严重度定性分 5 级的示例表

通用术语	可能描述
灾难性的	导致患者死亡
危重的	导致永久性损伤或危及生命的伤害
严重	导致要求专业医疗介入的伤害或损伤
轻度	导致不要求专业医疗介入的暂时伤害或损伤
可忽略	不便或暂时不适

半定量概率分级示例表

通用术语	概率范围示例
经常	$\geqslant 10^{-3}$
有时	$< 10^{-3} \geqslant 10^{-4}$
偶然	$< 10^{-4} \geqslant 10^{-5}$
很少	$< 10^{-5} \geqslant 10^{-6}$
非常少	$< 10^{-6}$

上表分 5 级（根据情况也可分别分为 3 或 4 级）。

申请人应对上述概率给出适宜的定义：如："每次应用的损害概率"、"每次曝光的损害概率"或"每使用小时的损害概率"。

为每个风险在二维风险图绘制风险位置点。

		定性的严重度水平				
		可忽略	较小的	严重	危重的	灾难的
半定量的概率	经常	N	N	N	N	N
	有时	N	N	N	N	N
	偶然				N	N
	很少				N	N
	非常少					

应确保每个剩余风险均在可接受的区域内（上图空白格内）。

九、风险评审小组全体成员应审核并确认评审结论

附录Ⅵ　变更部件检测标准一览表

序号	更改部件	现判定结论应检测
1	X 射线管、X 射线管组件（包括管芯、管套）	GB 9706.1、GB 9706.11、GB 9706.12、YY 0505
2	限束器	GB 9706.1、GB 9706.11、GB 9706.12、YY 0505
3	患者支撑装置（包括床、座椅、各种支架）	GB 9706.1、GB 9706.12、GB 9706.14、YY 0505
4	电气柜	GB 9706.1、YY 0505
5	立柱（球管支撑、影像接收装置的支撑）	GB 9706.1、GB 9706.14、YY 0505
6	主要部件的结构变化	GB 9706.1、YY 0505
7	增加附件（如：近台控制面板、无线遥控装置）	GB 9706.1、YY 0505
8	影像增强器或 X 射线探测器	GB 9706.1、GB 9706.12、GB 9706.14、YY 0505
9	软件（如涉及安全）	GB 9706.1、GB 9706.3、GB 9706.11、GB 9706.12、GB 9706.14、YY 0505，以上标准中相适用条款

备注：
1. 更换以上部件，性能应重新检测。
2. 如果涉及系统，应增加 GB 9706.15 的检测及 YY 0505 的重新评估。
3. 检测标准的适用性应视产品的具体情况确定。

17　X 射线诊断设备(第二类)注册技术审评指导原则

[X 射线诊断设备(第二类)注册技术审查指导原则（2016 年修订版）]

本指导原则旨在指导注册申请人对 X 射线诊断设备（第二类）注册申报资料的准备及撰写，同时也为技术审评部门审评注册申报资料提供参考。

本指导原则是对 X 射线诊断设备（第二类）的一般要求，申请人应依据产品的具体特性确定其中内容是否适用，若不适用，需具体阐述理由及相应的科学依据，并依据产品的具体特性对注册申报资料的内容进行充实和细化。

本指导原则是供申请人和审查人员使用的指导文件，不涉及注册审批等行政事项，亦不作为法规强制执行，如有能够满足法规要求的其他方法，也可以采用，但应提供详细的研究资料和验证资料。应在遵循相关法规的前提下使用本指导原则。

本指导原则是在现行法规、标准体系及当前认知水平下制定的，随着法规、标准体系的不断完善和科学技术的不断发展，本指导原则相关内容也将适时进行调整。

一、适用范围

本指导原则适用于《医疗器械分类目录》中第二类 X 射线诊断设备，管理类代号为 6830。

二、技术审查要点

（一）产品名称的要求

产品的名称应为通用名称，并符合《医疗器械命名规则》、《医疗器械分类目录》、标准等相关法规、规范性文件的要求。

1. X 射线诊断设备以发布的国家标准、行业标准以及《医疗器械分类目录》命名，如移动式 X 射线机、牙科 X 射线机等，不得使用"X 光机"、"X 摄影机"、"X 线机""胃肠机"等不规范的名称。

2. X 射线诊断设备的种类划分

医用 X 射线诊断设备由于结构、功能、特性不同，种类划分比较复杂，常用种类划分情况如下：

2.1 按结构划分

根据不同的结构可划分为便携式、移动式、固定式。

2.2 按使用功能划分

按使用功能划分可划分为透视专用 X 射线诊断设备、摄影专用 X 射线诊断设备、床旁 X 射线诊断设备、牙科 X 射线诊断设备、乳腺 X 射线诊断设备、胃肠 X 射线诊断设备等。

（二）产品的结构和组成

一套 X 射线诊断设备因其容量大小和使用目的的不同，结构和组成往往也不同，但就整体而论，主要由三部分组成，包括：

1. X 射线发生装置

包括 X 射线源组件和高压发生器等。

2. X 射线成像装置

包括 X 射线影像增强器、X 射线影像增强器电视系统、荧光屏、胶片暗盒、CCD 探测器，静态或动态平板探测器、CR 成像板等，图像采集工作站。

3. 附属设备

附属设备（床、台、器、架支持系统）包括摄影平床、透视胃肠诊断床、立式摄影架、球管支架、乳腺摄影支架、天轨吊架或更多。未尽项目和内容，可以增加。

4. 软件组件

注册申请人应根据申报的产品的特点，按照附录三的要求，明确产品组成。该部分要求可在综述资料中列出，并按照《医疗器械软件注册技术审查指导原则》（国家食品药品监督管理总局通告 2015 年第 50 号）要求书写。

（三）产品工作原理/作用机理

1. 工作原理（成像原理）

高压发生器给 X 射线管灯丝和金属靶两端提供高电压，X 射线管阴极灯丝上产生大量电子在真空管内高速运动，撞击金属靶，由此产生 X 射线。

在医院使用 X 射线透视和摄影时，X 射线发生装置发出 X 射线穿透人体骨骼、肌肉等组织密度不同的部位，将透过人体组织载有影像信息的 X 射线通过荧光屏、胶片或数字影像接收器等影像接收装置，显示出密度不同的人体组织的影像，用于临床诊断。

2. 作用机理

因该产品为非治疗类医疗器械，故本指导原则不包含产品作用机理的内容。

（四）注册单元划分的原则和实例

见附录 I《医用 X 射线诊断设备（第二类）产品注册单元划分原则》。

（五）产品适用的相关标准（表1）

表1 相关产品标准

GB 9706.1—2007	《医用电气设备 第1部分：安全通用要求》（IEC 60601-1：1988，IDT）
GB 9706.3—2000	《医用电气设备 第2部分：诊断 X 射线发生装置的高压发生器安全专用要求》（idt IEC 60601-2-7：1998）
GB 9706.11—1997	《医用电气设备 第2部分：医用诊断 X 射线源组件和 X 射线管组件安全专用要求》（idt IEC 60601-2-28：1993）
GB 9706.12—1997	《医用电气设备 第1部分：安全通用要求 3. 并列标准：诊断 X 射线设备辐射防护通用要求》（idt IEC 60601-1-3：1994）
GB 9706.14—1997	《医用电气设备 第2部分：X 射线设备附属设备安全专用要求》（idt IEC 60601-2-32：1994）
GB 9706.15—2008	《医用电气设备 第1部分：安全通用要求 1. 并列标准：医用电气系统安全要求》（idt IEC 60601-1-1：2000）
GB 9706.24—2005	《医用电气设备 第2-45部分：乳腺 X 射线摄影设备及乳腺摄影立体定位装置安全专用要求》（IEC 60601-2-45：2001，IDT）

GB 10151—2008	《医用 X 射线设备 高压电缆插头、插座技术条件》
GB/T 191—2008	《包装储运图示标志》
GB/T 5465.2—2008	《电气设备用图形符号》（idt IEC 60417：1994）
GB 10149—1988	《医用 X 射线设备术语和符号》
YY 0076—1992	《金属制件的镀层分类 技术条件》
YY 0505—2012	《医用电气设备 第 1-2 部分：安全通用要求 并列标准：电磁兼容 要求和试验》（IEC 60601-1-2：2004，IDT）
YY/T 0010—2008	《口腔 X 射线机》
YY/T 0011—2007	《X 射线摄影暗盒》
YY/T 0063—2007	《医用电气设备 医用诊断 X 射线管组件 焦点特性》（IEC 60336：2005，IDT）
YY/T 0093—2013	《医用诊断 X 射线影像增强器》
YY/T 0094—2013	《医用诊断 X 射线透视荧光屏》
YY/T 0095—2013	《钨酸钙中速医用增感屏》
YY/T 0106—2008	《医用诊断 X 射线机通用技术条件》
YY/T 0347—2002	《微型医用诊断 X 射线机通用技术条件》
YY/T 0590.1—2005	《医用电气设备 数字 X 射线成像装置特性 第 1 部分：量子探测效率的测定》
YY/T 0590.2—2010	《医用电气设备 数字 X 射线成像装置特性 第 1-2 部分：量子探测效率的测定 乳腺 X 射线摄影用探测器》
YY/T 0590.3—2011	《医用电气设备 数字 X 射线成像装置特性 第 1-3 部分：量子探测效率的测定 动态成像用探测器》（对 DQE 的要求）
YY/T 0706—2008	《乳腺 X 射线机专用技术条件》
YY/T 0707—2008	《移动式摄影 X 射线机专用技术条件》
YY/T 0724—2009	《双能 X 射线骨密度仪专用技术条件》
YY/T 0741—2009	《数字化医用 X 射线摄影系统专用技术条件》
YY/T 0742—2009	《胃肠 X 射线机专用技术条件》
YY/T 0743—2009	《X 射线胃肠诊断床专用技术条件》
YY/T 0744—2009	《移动式 C 型臂 X 射线机专用技术条件》
YY/T 0746—2009	《车载 X 射线机专用技术条件》
YY/T 0933—2014	《医用普通摄影数字化 X 射线影像探测器》
YY/T 0934—2014	《医用动态数字化 X 射线影像探测器》
GB/T 19042.1—2003	《医用成像部门的评价及例行试验 第 3-1 部分：X 射线摄影和透视系统用 X 射线设备成像性能验收试验》
GB/T 19042.2—2005	《医用成像部门的评价及例行试验 第 3-2 部分：乳腺摄影 X 射线设备成像性能验收试验》
GB/T 19042.4—2005	《医用成像部门的评价及例行试验 第 3-4 部分：牙科 X 射线设备成像性能验收试验》
YY/T 0129—2007	《医用诊断 X 射线可变限束器通用技术条件》
YY/T 0202—2004	《医用诊断 X 射线体层摄影装置》
YY/T 0291—2007	《医用 X 射线设备环境要求及试验方法》
YY/T 0347—2002	《微型医用诊断 X 射线机通用技术条件》
YY/T 0347—2009	《微型医用诊断 X 射线机通用技术条件》
YY/T 0480—2004	《诊断 X 射线成像设备 通用及乳腺摄影防散射滤线栅的特性》（IEC 60627：2001，IDT）
YY/T 0609—2007	《医用诊断 X 射线管组件通用技术条件》
YY/T 1099—2007	《医用 X 射线设备包装、运输和贮存》
YY 91057—1999	《医用脚踏开关通用技术条件》

上述标准包括了技术要求中经常涉及到的产品标准、部件标准和方法标准。有的企业还会根据产品的特点引用行业外的相关标准。如有新版强制性国家标准、行业标准发布实施，产品性能指标等要求应执行最新版本的国家标准、行业标准。另外，部件标准是否适用，应依据具体情况执行。

（六）产品的适用范围/预期用途

X射线机通过X射线对人体进行透视和摄影获得图像，用于医学影像诊断。根据申报资料和X射线机的种类划分、功能，审查其预期用途，界定适用范围。

（七）产品的主要风险

X射线机的风险管理应符合YY/T 0316—2008《医疗器械风险管理对医疗器械的应用》的有关要求，审查要点包括：

1. 产品定性定量分析是否准确（依据YY/T 0316—2008附录C）。

2. 危害分析是否全面（依据YY/T 0316—2008附录E）。

3. 风险可接收准则，降低风险的措施及采取措施后风险的可接收程度，是否有新的风险产生。

以下依据YY/T 0316—2008的附录E从五方面列举了X射线机产品的危害因素（表2）。

表2　产品主要危害

可能产生的危害		形成因素
A. 能量危害		
电能－漏电流（电击危害）		保护接地阻抗，接地不良，对地阻抗大。患者漏电流、外壳漏电流超标。高低压系统电介质绝缘强度不够。应用部分与带电部分没有充分隔离。设备的电源插头剩余电压过高。机器外壳的防护罩封闭不良。设备没有足够的外壳机械强度和刚度。上述情况的出现可造成对使用者或患者的电击危害
电能－网电源		不适当的能量供应：设备的供电电压是有一定限制的，如果供电不适当，将带来危害
电磁能－电磁场		对环境的电磁干扰超标
电磁能－对电磁干扰的敏感性		抗电磁干扰能力差
辐射能－电离辐射		焦点皮肤距离过小。X射线线质差、软线过多、半价层低。固有滤过不够。漏射线、散射量过大；防护屏蔽遮拦不充分。限速器准直效果不良，照射野过大。设备和房间防护不足，泄露辐射，造成对医生和环境的曝射。X射线作用于人体时，对人体将产生危害。X射线源部分的外壳封闭不良，泄漏辐射超标，焦点外辐射的限制不符合要求，均可能引起电离辐射。应尽可能减少这种辐射

续表

可能产生的危害		形成因素
热能－高温		长时间透视，X线管组件外壁过热。容量保护控制失灵，X线管爆裂，组件热油飞溅。具有安全功能的设备部件温度超出限定值。上述情况的出现可造成灼伤或飞溅
机械能	重力－坠落、悬挂	便携式X射线机提拎装置不牢固。设备不稳定，易翻倒。悬挂部件紧固不牢，绳索、链条和皮带易折断或脱离。防坠装置失效
	运动零件	运动部件间的空间和隙缝过小，患者或操作者易受伤。运动部件极限位置限位保护装置失灵。电动的机械运动存在危险而没有紧急中断开关。诊断床和其他运动装置被卡住。压迫装置安全释放装置失效，或压迫力显示精度有误
	其他机械力	如设计、加工不当，X射线机有尖角、锐边、毛刺，对使用者和患者易造成划伤、刮伤等。作用于患者身上的压力过大。X射线管破碎，管套内部压力过大。对飞溅物防护不够。一些绳索、链条和皮带易折断或脱离。控制器件固定不紧故造成调节失误
	患者的移动和定位	患者的支持器械失效：患者支撑装置失效，如诊断床容易断裂。患者的移动和定位器械失效：患者调整并固定位置的装置故障，如诊断床出现无法调整或固定故障；诊断床立位时，患者脚踏板突然下滑等
声能－噪声		X射线机在工作时噪声过大，不符合相关标准要求
B. 生物学和化学危害		
再感染和/或交叉感染		同患者接触部分（如口腔X射线机应用部分、诊断床等）清洗消毒和灭菌没有明确的规定，可能引起交叉感染
C. 操作危害		
功能		X射线机的脚开关易产生误动作
不正确或不适当的输出或功能	电能	连接中断时设备可触及部分带电
	压力	作用于患者身上的压力过大，患者被压伤
	麻醉剂的供应	用于使用麻醉剂手术中的X射线机可能引起混合气体爆炸（电气连接、设备结构、静电预防等不良）

续表

可能产生的危害		形成因素
不正确或不适当的输出或功能	辐射	半价层低，X射线质不好。 X射线源组件的滤过小。 辐射线束范围限制不当。 X射线野与影像接受面的对应关系不正确。 焦点至患者皮肤距离过短。 一次防护屏配置及杂散辐射控制措施不合理。 操作者不能连续控制加载的开始和维持。 设备没有累计加载限时装置和自动终止装置。 加载因素范围不适当。 X射线管电压、管电流和加载时间的偏差大。 重复性、线性和稳定性不能保证
	图像不清	若图像质量不清可能造成误诊或漏诊
	设置、测量或其他信息的含糊或不清晰的显示	操作者使用X射线机做透视、摄影前需要进行一系列的设置或测量，要求设备提供的人、机交流的界面应清晰明确，不应过于复杂。否则容易出现错误造成危害
	接口混淆	有的X射线机在使用过程中可能需要外接设备，同这些设备连接的接口识别不清楚明确。 用于设备之间连接的连接器可互换等，这些都易造成危害
功能的丧失或变坏		维护不良和老化引起的危害 对医疗器械寿命的终止缺少适当的决定。应规定X射线机的使用寿命，特别是X射线管的寿命等。否则将产生设备老化，X射线输出剂量达不到要求，图像质量等性能指标降低，安全性能出现隐患等现象。 设备在单一故障状态（如X射线机变压器过载、断开保护接地线、设备的元器件出现故障）下运行可产生危险
使用错误造成的危害、缺乏注意力、不遵守规则、缺乏常识、违反常规		电池极性易接错。 保护接地连接不正确。 由不熟练/未经培训的人员使用易造成危害。 X射线机的使用比较复杂，操作人员必须经过严格培训，否则对患者将产生各种危害
D. 信息危害		
标记		X射线机外部和内部标记不全面、标记不足、标记不正确或不能够清楚易认，以及标记不能够永久贴牢。如：警告性说明、输入功率、电源电压、电流、频率、分类、生理效应、接地端子符号、危险电压等标记出现问题。 元器件标记不正确

续表

可能产生的危害	形成因素
使用说明书、操作说明书	X射线机没有使用说明书和技术说明书，或其内容不全、有缺失。如缺少必要的警告说明、缺少详细的使用方法、缺少必要的技术参数、缺少电路图和元器件清单、缺少运输和贮存环境条件的限制。 性能特征的不适当的描述。 不适当的预期使用规范。 过于复杂的操作说明
与消耗品/附件/其他医疗器械的不相容性	同X射线机一起使用的消耗品，如胶片。如过期误用，将产生废片。重复拍片对患者将产生危害
警告	对副作用的警告不充分。 警告不恰当。 使用X射线在对患者进行透视或摄影过程中，会产生副作用，如辐射危害。所以应有充分的警告
服务和维护规范	服务和维护规范缺少或不适当，包括维护后功能性检查规范的不适当。 X射线机的说明书中应包含维护、保养等内容。如：清洗、预防性检查、保养以及保养周期。 说明书中应提供电路图、元器件清单、校正细则等可供技术人员修理的必须资料。 技术人员在维修后应对设备进行功能性检查，达到相关要求后是设备再投入使用。否则将带来危害
锐边或锐尖角	如设计、加工不当，X射线机有锐边或锐尖角，对使用者和患者可造成划伤的危害
E. 其他方面的危害	
	设备停电后又恢复时可造成危险。 电源变压器的短路、过载试验和电介质强度试验不通过。 电源线的固定方法及布线不正确。 网电源各极不能同时分断。 电源变压器结构不合理。 设备的内部结构和布线不当。 设备不能防止有害进液（如手术中X射线机脚开关防液程度不够）
储存或运行偏离预定的环境条件	设备本身不能满足规定的环境条件要求或工作环境得不到满足，导致设备不能够正常运行

（八）产品技术要求应包括的主要性能指标

1. 工作条件（环境条件、电源条件）

2. 电功率（最大输出电功率、标称电功率）

3. 加载因素及控制（调节范围、调节方式及偏差）

4. 成像性能

4.1 具有X射线影像增强器的透视/摄影X射线机

4.1.1 线对分辨率

4.1.2 低对比度分辨率

4.1.3 影像增强器入射面的空气比释动能（率）

4.1.4 患者表面的入射空气比释动能（率）

4.1.5 标称入射野尺寸

4.1.6 影像失真

4.1.7 图像灰度鉴别等级

4.1.8 图像响应时间

4.2 具有数字 X 射线探测器（静态）的摄影 X 射线机

4.2.1 空间分辨率

4.2.2 低对比度分辨率

4.2.3 影像均匀性

4.2.4 有效成像区域

4.2.5 残影

4.2.6 伪影

4.3 乳腺 X 射线机

4.3.1 总滤过

4.3.2 自动照射量控制系统（AEC）及精度

4.3.3 材料衰减率

4.3.4 伪影

4.3.5 防散射滤线栅（应遵照 YY/T 0706—2008 乳腺 X 射线机专用技术条件）

4.3.6 高对比度分辨率

4.3.7 低对比度分辨率

4.3.8 量子探测效率（DQE）

4.3.9 残影（试验方法建议按照 YY/T 0590.2 附录 A 和附录 B 测试方法）

4.3.10 乳腺平均腺体剂量

4.4 牙科 X 射线机

4.4.1 线对分辨率

4.4.2 低对比度分辨率

4.4.3 图像均匀性

4.5 具有数字 X 射线探测器（动态）的透视/摄影 X 射线机

4.5.1 空间分辨率

4.5.2 低对比度分辨率

4.5.3 影像均匀性

4.5.4 有效成像区域

4.5.5 残影（试验方法建议按照 YY/T 0590.3 附录 A 和附录 B 测试方法）

4.5.6 伪影

4.5.7 X 射线透视用探测器入射面的空气比释动能（率）

4.5.8 患者表面的入射空气比释动能（率）

4.6 双能 X 射线骨密度仪

a）准确度

b）重复性

c）线性

d）厚度依赖性

e）距离依赖性

4.7 医用诊断 X 射线体层摄影装置（见 YY/T 0202）

a）层高

b）曝光角

c）体层摄影运动及运动轨迹

d）层厚

e）体层面的平面度

f）体层面的空间分辨率

5. 机械装置性能

6. 软件临床功能（参见《医疗器械软件注册技术审查指导原则》）

7. 高压电缆插头、插座

8. 环境试验要求

9. 外观

注册申请人编写的产品技术要求，应包含但不限于上述性能指标。性能指标的确定，应参考相应产品的国家标准及医药行业标准的现行版本。

产品技术要求中对应的测试方法优先参考相关国家标准和医药行业标准。本产品技术要求中主要性能指标，涉及分类目录《6830 医用 X 射线设备》中的Ⅱ类产品，包括：透视和/或摄影 X 射线机（X 射线摄影设备、X 射线透视设备、X 射线摄影和透视设备、胃肠 X 射线设备、移动式 X 射线机、车载 X 射线机、便携式 X 射线机等）、乳腺 X 射线摄影设备、牙科 X 射线机、双能 X 射线骨密度仪等。

注册产品带有部分特殊功能，如：数字减影血管造影（DSA）、数字体层成像（带有此功能的移动式 C 型臂 X 射线机、口腔 X 射线机及乳腺机等）、乳腺摄影立体定位装置等。若以上产品被分类界定为Ⅲ类产品的，其相关性能指标，不在本指导原则中。

软件版本的说明，参照《医疗器械软件注册技术审查指导原则》中相关要求。

对于可用于儿科患者的 X 射线机，应提供降低儿童或新生儿辐射剂量所采取措施的研究资料。

产品如有多个型号规格或多种配置，产品技术要求应增加附录列明产品的配置情况。

（九）同一注册单元内注册检验代表产品确定原则和实例

见附录Ⅱ《同一注册单元内注册检验代表产品确定原则和实例》。

（十）产品生产制造相关要求

根据不同类型的 X 射线诊断设备，应提供申报注册设备的生产过程的资料，可采用流程图的形式，包括关键生产过程的描述和控制方法。

1. 应当明确产品生产工艺过程

工艺过程可采用流程图的形式，并说明其每道工序的操作说明及接收和放行标准，同时对过程控制要点进行详细说明。

2. 生产场地

应详细说明产品生产场地地址、生产工艺布局、生产环境要求及周边情况。有多个研制、生产场地,应当概述每个研制、生产场地的实际情况。

(十一)产品的临床评价细化要求

注册申请人应依据《医疗器械临床评价技术指导原则》提交相应临床评价资料。

依据《关于发布免于进行临床试验的第二类医疗器械目录的通告》(国家食品药品监督管理总局通告 2014 年第 12 号,以下简称《目录》),X 射线诊断设备(第二类)产品属于《目录》中产品,可豁免临床试验,审评时应要求注册申请人提交临床评价资料,具体如下:

1. 提交申报产品相关信息与《目录》所述内容的比对资料,对比的内容应能说明属于《目录》中的产品。

2. 提交申报产品与《目录》中境内已上市同品种医疗器械的比对说明,比对说明应当包括《申报产品与目录内境内已上市同品种医疗器械比对表》(见附件)和相应支持性资料(表3)。

表3 申报产品与目录内境内已上市同品种
医疗器械比对表

比对项目	同品种医疗器械	申报产品	差异性	支持性资料概述
基本原理(工作原理/作用机理)				
结构组成				
与人体接触部分的制造材料				
性能要求				
灭菌或消毒方式				
适用范围				
使用方法				
……				

注:比对项目可根据实际情况予以增加。

提交的上述资料应能证明申报产品与《目录》所述的产品具有等同性。

若申请注册的产品在结构组成、性能要求、制造材料、适用范围等方面与对比产品有一定的差异,则申请人应详细说明这些差异,并提交证明资料说明这些差异不影响等同性,同时说明差异是否会形成新的产品安全性和有效性的风险,若这种差异可能形成新的影响产品安全性和有效性的风险,则申请企业应视风险严重程度补充临床评价资料或临床试验资料。

(十二)产品的不良事件历史记录

申请人在风险分析时应关注同品种医疗器械产品的不良事件历史记录。

1. 美国 FDA 关于 X 射线诊断设备不良事件报告情况

通过 MAUDE 数据库检索,查询 X 射线诊断设备近十年(2005.1.1—2015.1.1)不良事件报告情况,共查询到不良事件报告 63 份。其中,设备故障 50 份、损伤 10 份、其他 3 份。

1.1 设备故障

美国 FDA 共收到 50 份故障报告,其中主要包括 X 射线诊断设备图像质量、X 射线球管故障、高压发生器故障以及部件松动脱落等问题。

1.2 损伤

美国 FDA 共收到 10 份损伤报告,其中主要包括限束装置松动致人受伤和 X 射线摄影台断电后易致人跌倒等情况。

1.3 FDA 关于 X 射线诊断设备召回情况

美国 FDA 有 1 例 X 射线诊断设备召回事件,召回原因系 2006 年美国 FDA 变更 X 射线发生条件带来的不符合产品指标。

(十三)产品说明书和标签要求

产品说明书一般包括使用说明书和技术说明书,两者可合并。说明书、标签和包装标识应符合《医疗器械说明书和标签管理规定》及相关标准的规定。

1. 说明书的内容

使用说明书内容审查是否包括产品名称、型号规格、主要结构及性能、预期用途、安装和调试、工作条件、使用方法、X 射线的防护、注意事项、保养和维护、故障排除、标签和包装标识、生产日期、生产许可证号、注册证号、技术要求、生产企业名称、地址和联系方式和使用期限。

技术说明书内容应审查是否包括概述、组成、原理、技术参数、规格型号、图示标记说明、系统配置、外形图、结构图、控制面板图,必要的电气原理图及表等。

(1)产品名称、型号规格、主要结构及性能应审查是否与相应要求一致。预期用途应与注册申请表等相一致。

(2)安装和调试:审查是否包括机房的选择,电源的选择,地线的埋设,机器的布局,通电试验及性能调试部分,必要时,应有安装示意图。

(3)使用方法:审查是否包括控制部分的详细描述、操作的顺序和步骤、各功能的描述、对在 X 射线机的控制面板上所出现的图形符号是否有清楚的解释和说明。

(4)X 射线防护:本部分一般在说明书中以"危险"、"警告"和"注意"的形式出现,注意本部分内容应符合 GB 9706.12 中关于随机文件的有关要求(标准6.8条款的表202 及附录CCC),具体包括 X 射线机总滤过的实现、滤过性能的指示、X 射线束自动调整的说明、自动调整措施的检查、正常使用中可实现的 X 射线野的获得、光野尺寸的检查、正常使用时焦点到影像接收器的距离、最大衰减当量的说明等。

对乳腺等部位进行 X 射线诊断时,还应检查说明书是否按照标准 GB 9706.24《医用电气设备 第 2 - 45 部分：乳腺 X 射线摄影设备及乳腺摄影立体定位装置安全专用要求》的有关规定进行说明。

此外，还可以包含以下内容，例如：

时间防护：一切人员尽可能减少在 X 射线场停留的时间。

距离防护：一切人员尽量远离 X 射线源。

屏蔽防护：隔离室操作，医生及陪护人员使用铅手套、铅衣、铅眼镜、铅帽等。例如，在 X 射线诊断过程中，X 射线管窗口上要放置滤过板以吸收 X 射线，而且尽量缩小照射视野，防止散射面积过大；尽量避免孕妇和儿童接触 X 射线，如果必须进行检查，则需考虑特殊的专家方案，降低照射剂量并做好被照射以外部位的防护工作，如铅衣覆盖等。

（5）注意事项

本部分一般在说明书中以"危险"、"警告"和"注意"的形式出现，审查时关注以下内容，例如：

当患者检查时，在操作室应有人始终监视患者情况，以保证患者的安全；

将患者往诊断床上固定时，确认手脚、头发、衣服等确实没露出诊断床外；如没有正确固定，患者身体的某个部位夹在诊断床下面，干扰装置，患者有可能受伤；患者无意识时，为防止从诊断床上跌落，应采用固定措施；确实牢固安装了患者支架附属品，如果没有牢固安装，有可能附属品脱落，装置损坏，患者受伤；确认患者导尿管和尿袋的安全性，防止尿液溅到患者支架上，造成漏电等事故；患者的眼镜、活动义齿、手表、发夹等可能会进入拍照范围时，请指示摘下，避免造成图像假象；

（6）维护和保养

说明书应该包括必要的维护及保养的内容，审查时检查是否包括以下内容：

规定机房的温度和湿度，应与相关要求相一致；

规定产品的清洁方式及相关注意事项；

指定消毒时使用的消毒剂；

清扫和消毒后，室内充分换气后，再接通装置电源。如室内残留易燃性气体，通电时，有可能产生火灾和爆炸；

规定日检、周检和年检的内容；

说明机器停用 2 周以上时，进行预热的步骤（如适用）。

（7）故障排除

说明书应该包括故障排除的内容，审查时检查是否包括以下内容：

规定设备维修的人员资质；

应给出使用中如果发现异常声响、操作失灵、设备损坏、患者支架运动不受控制时、X 射线不受控制等情况下的处理方式；应规定机器的维修保证的时限以及规定什么情况下进行何种维修服务。

2. 标签和包装标识

参照标准 YY/T 1099—2007《医用 X 射线设备包装、

运输和贮存》及《医疗器械说明书和标签管理规定》进行审查，应有相关标志的图示说明并包含使用期限。

（十四）产品的研究要求

1. 产品性能研究

应当提供产品性能研究资料以及产品技术要求的研究和编制说明，包括功能性、安全性指标（如电气安全与电磁兼容）以及与质量控制相关的其他指标的确定依据，所采用的标准或方法、采用的原因及理论基础。

2. 生物相容性研究

应对与患者直接接触的材料的生物相容性进行评价。

生物相容性评价研究资料应当包括：

1）生物相容性评价的依据和方法。

2）产品所用材料的描述及与人体接触的性质。

3）实施或豁免生物学试验的理由和论证。

4）对于现有数据或试验结果的评价。

可参考原国家食品药品监督管理局《关于印发医疗器械生物学评价和审查指南的通知》（国食药监械〔2007〕345 号）。

3. 有效期和包装研究

有效期的确定：使用期限的验证可依据具有固定使用期限的主要元器件（如球管、高压发生器、患者支撑装置、探测器、显示器）的情况进行详细描述（如球管应根据行业标准要求提供曝光次数），来作为产品使用期限或者产品失效日期的具体理由，并给出产品使用期限或者产品失效日期。应当提供产品有效期的验证报告。

4. 软件研究

参见《医疗器械软件注册技术审查指导原则》的相关要求。

三、审查关注点

（一）产品电气安全性能和主要技术性能指标是否执行了国家和行业的强制性标准，是否引用了适用的推荐性标准；

（二）说明书中必须告知用户的信息是否完整；

（三）产品的主要风险是否已经列举，并通过风险控制措施使产品的安全性在合理可接受的程度之内；

（四）产品的预期用途是否明确；

（五）注册申请表应对关键部件的型号进行限定。关键部件主要包括 X 射线管组件（球管）、高压发生器、探测器、患者支撑装置。

附录 I 医用 X 射线诊断设备（第二类）产品注册单元划分原则

注册单元划分应根据产品的预期用途、性能指标、结构组成进行综合判定。

一、不同预期用途的 X 射线诊断设备，不能作为同一单元注册。

如：牙科 X 射线诊断设备不能和乳腺 X 射线诊断设备作为同一注册单元。

二、预期用途相同，性能指标相近，但技术结构有较大差异的 X 线诊断设备不能作为同一注册单元。

如：都是 50kW 的 X 射线发生装置；高压发生装置中的高压变压器结构不一致的（如：工频和非工频），不能划为同一注册单元。

如：同是透视胃肠诊断床，床上管的和床下管的不能划为同一注册单元。

因为上述技术结构的差异，涉及到产品的风险程度和申报方的技术能力。

三、设计和生产过程相同，预期用途相同，性能指标相近，技术结构基本相同的派生系列产品可以划为同一注册单元。

如：高频 50KW 医用 X 射线诊断机，一台高压发生装置可以有两种或三种配置：配一台透视胃肠诊断床；构成单床机组，同是这台主机（接口有些变动）也可以再配一台摄影平床，构成双床机组适应不同临床需要，这种情况也可以作为同一注册单元。

如：高压发生器：硬件结构相同，仅靠软件调节功率的可以划为同一注册单元。增加、减少或更换部分电路板的方式调节的高压发生器，其硬件结构方式相同，只是功率不同的高压发生器可以划为同一注册单元。

四、由于临床需求的多样性，医用 X 射线诊断机和系统经常需要有多种多样部件的灵活配置。在基本组成不变的情况下，不同选择的配置可以划为同一注册单元。

如：一台 DR 数字 X 射线摄影系统，主机和患者支持装置完全一样，只是悬吊系统不同（半自动和自动，实现自动跟踪），实现两种不同档次的配置，这种情况也可以作为同一注册单元。

五、决定主机、床台和成像装置能否组成一个合理的 X 射线诊断系统的注册单元，采取高压发生装置优先原则。

如：一台高压发生装置，可以选配不同的床台和成像装置，形成一个整机系统作为一个注册单元；而任何床台或成像装置不能选配不同的硬件结构高压发生装置构成一个注册单元。一台胃肠诊断床不能选配不同的高压发生装置（自制、外购的）作为同一注册单元。

六、通用 X 射线机如兼具数字机功能和模拟机功能可以作为同一注册单元。

附录Ⅱ　同一注册单元内注册检验代表产品确定原则和实例

一、注册检验代表产品确定原则

检测样机的选取应考虑产品功能、性能、预期用途、安全指标、主要部件、结构及其组合方式等，具体原则如下：

（一）对功能、性能、预期用途、安全指标、主要部件、结构及其组合方式不同的设备应选取不同的检测样机；

（二）对产品性能不同，结构及其组合方式相同的设备，应选取不同的检测样机；

（三）对主要部件组合方式不同的设备应选取不同的检测样机；

（四）对产品主要部件不同的设备应选取不同的检测样机，例如：高压发生器、成像系统、X 射线管、患者支撑装置等；

（五）对电源部分结构有较大区别的，应选取不同的检测样机；

（六）多配置的产品应选择包括各种配置的典型产品进行检测，例如：高压发生器功率不同的产品应选取最大功率的配置作为典型产品检测，平板探测器原理结构和使用预期相同，可以选择成像区域最大多的平板探测器作为典型产品检测等。

同一注册单元的产品应选择典型性配置进行全面检测，其他配置产品更换部件的检测可适用覆盖原则及进行差异试验，更换一种主要部件的，如持证人一致，部件已经通过检验，部件型号及设计未发生变化，整机的技术要求也未发生变化，可以适用覆盖原则。同时更换 2 个及以上主要部件的，覆盖原则不适用。

具体要求如下：

1. 产品配置发生变化的情况

对于一个型号的产品具有多种配置的情况，以及一个注册单元产品具有多个型号的情况，原则上产品的每个不同部件都应经过检验。对于已经含有经过检验的部件的产品可以被部分覆盖，仅进行差异试验。如果一个型号的产品多种配置的一个配置的所有部件在该型号产品的检验中全部经过检验，可考虑免检。

2. 部件本身发生变化的情况

2.1 更换高压发生器：硬件结构相同，仅靠软件调节功率的，增加、减少或更换部分电路板的方式调节的，功率高的可覆盖功率低的。硬件结构不同的，不能相互覆盖。

2.2 更换 X 射线管（组件）：原则上不能覆盖，应进行差异试验。

2.3 更换限束器：原则上不能覆盖，应进行差异试验。

2.4 患者支撑装置：原则上不能覆盖，应进行差异试验。

2.5 成像装置：成像原理相同，但组成器件不同，原则上不能覆盖，应进行差异试验。例如：平板探测器的闪烁体和光电二极管材料不同，不能覆盖。

3. 其他说明

3.1 整机检测合格，在原产品配置基础上，硬件结构无变化，只是减少了组成部件的产品，可以被覆盖。（如：双床双管 X 射线机检测合格，企业又申请单床单管机，且使用的仍是原双床双管机的高压发生器及其他部件，可以被覆盖。）

3.2 对于不能被覆盖的产品应进行差异检测，检验时执行的标准应根据产品具体情况分析确定，可参照更改部件涉及安全标准表（表4）。

3.3 新产品申请，由于性能不同，即使硬件结构相同或相近，也应进行检测。

表4　更改部件涉及安全标准表

序号	更改部件	现判定结论应检测
1	高压发生器	GB 9706.1、GB 9706.3、YY 0505
2	组合式高压发生器（是指高压发生器和X射线管组件组合成一体）	GB 9706.1、GB 9706.3、GB 9706.11、GB 9706.12、GB 9706.14、YY 0505
3	X射线管、X射线管组件（包括管芯、管套）	GB 9706.1、GB 9706.11、、GB 9706.12、YY 0505
4	限束器	GB 9706.1、GB 9706.11、GB 9706.12、YY 0505
5	患者支撑装置（包括床、座椅、各种支架）	GB 9706.1、GB 9706.12、GB 9706.14、YY 0505
6	电源柜	GB 9706.1、YY 0505
7	立柱（球管支撑、影像接收装置的支撑）	GB 9706.1、GB 9706.14、YY 0505
8	主要部件的结构变化	GB 9706.1、YY 0505
9	增加附件（如：近台控制面板、无线遥控装置）	GB 9706.1、YY 0505
10	影像增强器或X射线探测器	GB 9706.1、GB 9706.12、GB 9706.14、YY 0505
11	软件（如涉及安全）	GB 9706.1、GB 9706.3、GB 9706.11、GB 9706.12、GB 9706.14、YY 0505，以上标准中相适用条款

备注：
1. 更换以上部件，性能应重新检测。
2. 如果涉及系统，应增加 GB 9706.15 的检测及 YY 0505 的重新评估。
3. 表格中标准皆为现行有效版本。

附录Ⅲ　系统各部件的技术特性和规范

（文字表述，可按照下表分类填写，表格未尽项目和内容，可以增加）

描述 名称	部件 名称	型号 Model	规格参数 Specification	注册申请人 Manufacturer	备注 Remark
高压发生装置			管电压范围： 管电流范围： 加载时间范围： 电流时间积范围： 输出标称电功率： 输入电源电压： 输入电源频率： 高压变压器结构：非工频/工频		
X射线源组件	X射线 管组件	X射线管型号 管套型号	标称管电压： 焦点： 靶角： 管组件热容量： 靶材：		
	限束器		等效总滤过：		
X射线成像装置	数字探测器 平板		闪烁体材料 光电二极管 像素尺寸 成像区域 采集矩阵		

续表

描述 名称	部件 名称	型号 Model	规格参数 Specification	注册申请人 Manufacturer	备注 Remark
X 射线成像装置	CR 用 IP 板				
	影像增强器		视野尺寸		
	图像处理系统		软件名称、版本		
	监视器		最低性能: 屏幕尺寸 类型(CRT/液晶,彩色/黑白) 分辨率(像素矩阵) 亮度最大值		用具有 CCC 证书或符合信息安全标准,满足最低性能要求的同类型预览型监视器替换原有监视器的,无需公布型号及注册申请人
患者支撑装置(增加承重)	诊断床		焦点到影像接收面的距离 床上管/床下管 旋转角度		
	摄影床		焦点到影像接受面的距离		
摄影胸片架(若有)			承装数字平板探测器或胶片 IP 板的尺寸		
其他支撑装置(若有)					
软件			参见《医疗器械软件注册技术审查指导原则》中相关要求		

X 射线诊断设备(第二类)注册技术审查指导原则修订说明

随着新修订的《医疗器械监督管理条例》及其配套法规的发布和实施,以及此类产品相关引用行业标准的修订改版,同时依据国家食品药品监督管理总局要求,需要对本指导原则进行修订。

本次修订的主要内容:

1. 依据国家和行业标准的制修订修改了产品适用的相关标准;

2. 补充了对整机设备中软件的相关要求;

3. 按照新发布的《医疗器械注册申报资料要求》补充修改了相应内容;

4. 按照《医疗器械注册技术指导原则制修订管理规范》调整了格式。

一、指导原则编写的目的

(一)本指导原则编写的目的是用于指导和规范 X 射线诊断设备(第二类)产品注册申报过程中审评人员对注册材料的技术审评。

(二)本指导原则旨在让初次接触该类产品的注册审评人员对产品机理、结构、主要性能、预期用途等各个方面有个基本了解,同时让技术审评人员在产品注册技术审评时把握基本的尺度,对产品安全性、有效性作出系统评价。

二、指导原则编写的依据

(一)《医疗器械监督管理条例》(国务院令第 650 号)

(二)《医疗器械注册管理办法》(国家食品药品监督管理总局令第 4 号)

(三)《医疗器械临床评价技术指导原则》(国家食品药品监督管理总局通告 2015 年第 14 号)

(四)《医疗器械说明书和标签管理规定》(国家食品药品监督管理总局令第 6 号)

(五)《关于发布医疗器械产品技术要求编写指导原则的通告》(国家食品药品监督管理总局通告 2014 年第 9 号)

(六)国家食品药品监督管理部门发布的其他规范性文件

(七)相关标准

三、指导原则中部分具体内容的编写考虑

(一)X 射线诊断设备(第二类)产品应适用的相关标准列出了应执行的安全标准和可能适用的国家标准和行业标准,由于 X 射线诊断设备(第二类)产品类别较多,品种复杂,应根据具体产品遵照相应法规要求和标准。

（二）根据原国家食品药品监督管理局办公室关于印发医用 X 射线设备等 4 个医疗器械分类目录子目录的通知（食药监办械〔2012〕108 号），对子目录中的品种重新进行了调整。

（三）产品的预期用途综合了已批准上市产品的核准范围及美国食品药品管理局（FDA）的相关的审评指导原则。

（四）产品的主要风险参照 YY/T 0316 标准建议的方法进行编制，以产品特征判定为分析思路，根据产品特性和预期用途进行详细判定。

（五）随着技术的发展，首次对整机设备中软件提出了相关申报要求。

四、指导原则编写单位及人员

指导原则编写单位：辽宁省食品药品监督管理局、辽宁省药械审评与监测中心、辽宁省医疗器械检验检测院。在编写本指导过程中得到相关生产企业、科研机构、医疗机构专家的支持。

18　医用内窥镜冷光源注册技术审评指导原则

（医用内窥镜冷光源注册技术审查指导原则）

本指导原则旨在指导注册申请人对医用内窥镜冷光源注册申报资料的准备及撰写，同时也为技术审评部门审评注册申报资料提供参考。

本指导原则是对医用内窥镜冷光源的一般要求，申请人应依据产品的具体特性确定其中内容是否适用，若不适用，需具体阐述理由及相应的科学依据，并依据产品的具体特性对注册申报资料的内容进行充实和细化。

本指导原则是供申请人和审查人员使用的指导文件，不涉及注册审批等行政事项，亦不作为法规强制执行，如有能够满足法规要求的其他方法，也可以采用，但应提供详细的研究资料和验证资料。应在遵循相关法规的前提下使用本指导原则。

本指导原则是在现行法规、标准体系及当前认知水平下制定的，随着法规、标准体系的不断完善和科学技术的不断发展，本指导原则相关内容也将适时进行调整。

一、适用范围

本指导原则适用于内窥镜检查和手术中作为内窥镜功能供给装置的冷光源产品。根据《医疗器械分类目录》，管理类代号为 6822。

本指导原则范围不包含非用于内窥镜检查和手术中作为内窥镜功能供给装置的冷光源，但在审查这些设备时也可参考本指导原则部分内容。

二、技术审查要点

（一）产品名称的要求

医用内窥镜冷光源产品的命名应采用《医疗器械分类目录》或国家标准、行业标准中的通用名称，如：医用内窥镜冷光源。

（二）产品的结构和组成

医用内窥镜冷光源一般由开关电源、控制电路、灯架、灯组件、隔热玻璃、风扇、散热器、亮度调节开关、隔热板、外壳、面板组成。

产品结构框图如下：

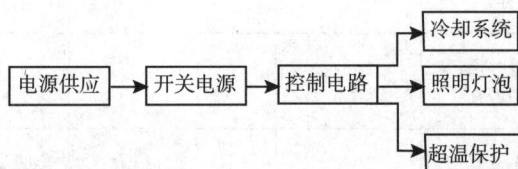

产品图示举例如下：

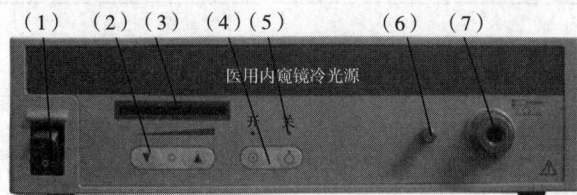

(1) 电源开关	(2) 亮度调节按钮	(3) 亮度指示器	(4) 光源开/关按钮
(5) 开关指示灯	(6) 导光束挂座	(7) 光源输出孔	

（三）产品工作原理/作用机理

光源发出的光传输到光纤中，采用光纤作为光传输介质，将光能量传输到照明物或者其他照明系统。

因该产品为非治疗类医疗器械，故本指导原则不包含产品作用机理的内容。

（四）注册单元划分的原则和实例

医用内窥镜冷光源注册单元划分主要从产品的技术结构和性能指标来考虑。

1. 技术结构

产品的技术结构不同，应划分为不同的注册单元。

例如：

按携带性可分为：便携式和台式。

2. 性能指标

医用内窥镜冷光源因所用照明光源有卤素灯、氙灯、LED 灯、短弧灯等多种，不同照明光源的产品应作为不同注册单元分别申报并检测。

（五）产品适用的相关标准

目前与医用内窥镜冷光源相关的常用标准：

标准号	标准名称
GB/T 191—2008	《包装储运图示标志》
GB/T 2828.1—2012	《技术抽样检验程序 第1部分：按接收质量限（ALQ）检索的逐批检验抽样计划》
GB/T 2829—2002	《周期检验计数抽样程序及表（适用于对过程稳定性的检验）》
GB 9706.1—2007	《医用电气设备 第1部分：安全通用要求》
GB 9706.19—2000	《医用电气设备 第2部分：内窥镜设备安全专用要求》
GB/T 9969—2008	《工业产品使用说明书总则》
GB/T 14710—2009	《医用电气设备环境要求及试验方法》
YY/T 0466.1—2009	《医疗器械 用于医疗器械标签、标记和提供信息的符号 第1部分：通用要求》
YY 0505—2012	《医用电气设备 第1-2部分：安全通用要求 并列标准：电磁兼容 要求和试验》
YY 0709—2009	《医用电气设备 第1-8部分：安全通用要求 并列标准：通用要求 医用电气设备和医用电气系统中报警系统的测试和指南》
YY 0763—2009	《医用内窥镜 照明用光缆》
YY 1081—2011	《医用内窥镜 内窥镜功能供给装置 冷光源》

注：正文中引用的上述标准以其标准号表述。

上述标准包括了注册产品技术要求中经常涉及到的标准。不包括根据产品的特点所引用的一些行业外标准或其他标准。

产品适用及引用标准的审查可以分两步来进行。首先对引用标准的齐全性和适宜性进行审查，审查注册产品技术要求中与产品相关的国家标准、行业标准是否进行了引用，以及引用是否准确。应注意引用标准的编号、名称是否完整规范，年代号是否有效；其次对引用标准的采纳情况进行审查，即所引用的标准中的条款要求是否在注册产品技术要求中进行了实质性的条款引用。这种引用通常采用两种方式，文字表述繁多内容复杂的可以直接引用标准及条文号，比较简单的也可以直接引述具体要求。

（六）产品的适用范围/预期用途

产品具体适用范围应与申报产品功能、临床应用范围相一致。医用内窥镜冷光源的预期用途一般可限定为：供内窥镜临床观察时作照明光源用。

（七）产品的主要风险

医用内窥镜冷光源的风险管理报告应符合 YY/T 0316—2008《医疗器械 风险管理对医疗器械的应用》中的相关要求，判断与产品有关的危害估计和评价相关风险，控制这些风险并监视风险控制的有效性（表1，表2）。

1. 危害估计和评价

（1）与产品有关的安全性特征判断可参考 YY/T 0316—2008 的附录 C；

（2）危害、可预见的事件序列和危害处境可参考 YY/T 0316—2008 附录 E、I；

（3）风险控制的方案与实施、综合剩余风险的可接受性评价及生产和生产后监视相关方法可参考 YY/T 0316—2008 附录 F、G、J。

2. 产品的危害示例

（1）能量危害

电磁能：可能共同使用的设备（高频电刀、摄像机等）对医用内窥镜冷光源的电磁干扰，静电放电对医用内窥镜冷光源产生干扰，医用内窥镜冷光源产生的电磁场对可能共同使用的设备的影响等。

光辐射：光源发出的光辐射能量过高或输出光的红外能量太高可能造成患者体腔粘膜灼伤；操作者在使用时将内窥镜输出光照射人眼可能造成操作者或患者人员视网膜受伤。

漏电流：可触及金属部分、外壳、应用部分与带电部分隔离/保护不够，漏电流超出允许值，导致人体感觉不舒服。

坠落：便携式医用内窥镜冷光源坠落导致机械部件松动、导致无照明输出或输出值异常等。

（2）生物学和化学危害

本产品不与患者直接接触。

（3）操作危害

供电电压过低：

便携式光源电池电压过低，造成光源输出光通量明显下降，影响手术正常进行。

使用错误：

医用内窥镜冷光源与内窥镜互连使用，无任何种状态，医用内窥镜冷光源的照明输出总是开在最大输出状态。内窥镜光出射窗传输高能辐射光时，可能会引起光出射窗前部的高温危害，造成患者烧伤。无论对直视还是与视频联用，总是调整光源到获得最佳的内镜视野照明效果时所需的最小必需光亮强度。光源的光强度越高，内镜末端的热能产生量就越大。

（4）信息危害

标记缺少或不正确，标记的位置不正确，不能被正确地识别，不能永久贴牢和清楚易认等。

包括说明书中未对限制充分告知，未对不正确的操作、与其他设备共同使用时易产生的危害进行警告，未正确标示储运条件，消毒方法等。

表1　初始事件和环境

通用类别	初始时间和环境示例
不完整的要求	性能要求不符合 ——总光通量、显色指数等不符合要求 说明书未对医用内窥镜冷光源的使用范围、消毒方法进行说明
制造过程	控制程序（包括软件）修改未经验证，导致产品的测量误差不符合要求 生产过程中关键工序控制点未进行检测，导致部件、整机不合格 供方的控制不充分：外购件、外协件供方选择不当，外购件、外协件未进行有效进货检验等
运输和贮藏	不适当的包装 不恰当的环境条件等
环境因素	过冷、过热的环境 不适当的能量供应 电磁场等
清洁、消毒和灭菌	对医用内窥镜冷光源的清洗、消毒方法未经确认 使用者未按要求进行清洗、消毒等
处置和废弃	产品或电池使用后处置问题等
人为因素	设计缺陷引发的使用错误等 ——易混淆的或缺少使用说明书 ——不正确的使用
失效模式	由于老化、磨损和重复使用而导致功能退化/疲劳失效（特别是医院等公共场所中使用时）等

表2　危害、可预见的事件序列、危害处境和可发生的损害之间的关系示例

危害	可预见的事件序列	危害处境	损害
电磁能量	在强电磁辐射源边使用医用内窥镜冷光源	电磁干扰程序运行	照明光源输出光通量波动或无法开启
	静电放电	干扰程序运行	照明光源输出光通量波动或无法开启
光辐射	光源发出的光辐射能量过高或输出光的红外能量太高	光辐射能量过高	造成患者体腔粘膜灼伤
	内窥镜输出光照射人眼	使用时输出光照射人眼	造成操作者或患者人员视网膜受伤
漏电流	产品漏电流超标	外壳、光输出孔与带电部分隔离/保护不够	漏电流超出允许值，导致人体感觉不舒服

续表

危害	可预见的事件序列	危害处境	损害
热能	电池漏液	使用环境过热	产品损坏，严重时起火
	灯泡、反光灯杯爆裂	散热装置失效或灯泡老化严重	产品损坏，严重时起火
	光输出口温度超高	对操作者接触部位和患者手术部位过热	对操作者和患者造成灼伤
机械能	坠落导致机械部件松动	便携式光源灯泡受损	光源无有效输出，手术无法正常进行。
不正确的测量	冷光源输出亮度指示不正确	冷光源不能正确指标输出光通量	误导操作者，不能正确的调节冷光源的亮度输出
操作错误	导光束与冷光源配合未插入到位	冷光源光通量输出值偏低	光源输出光通量不能满足临床要求
	供电电压过低	便携式光源电池电压过低，造成光源输出光通量明显下降	光源输出光通量不能满足临床要求
	照明输出总调在最高状态	可能会引起光出射窗前部的高温危害	造成操作者和患者烧伤
	插入不合适的导光束	冷光源光通量输出值不准确	冷光源输出光通量不能满足临床要求
	插入不合适的导光束	可能会引起冷光源损坏	冷光源灯泡或其他灯组件永久损坏
	导光束与内窥镜连接未到位或连接故障	冷光源光通量输出值偏低	光源输出光通量不能满足临床要求
	导光束与内窥镜连接未到位或连接故障	导光束与内窥镜连接处高温危害	造成操作者和患者烧伤，严重时可引燃其他可燃物（如手术巾），引起火灾
	错误的方法更换冷光源灯泡	冷光源光通量输出值不准确	冷光源输出光通量不能满足临床要求

续表

危害	可预见的事件序列	危害处境	损害
不完整的说明书	不正确的消毒方法	使用有腐蚀性的清洁剂、消毒剂	产品部件腐蚀，防护性能降低
	不正确的产品贮存条件	器件老化，部件寿命降低	产品寿命降低，导致测量值误差过大

（八）产品技术要求应包括的主要性能指标

医用内窥镜冷光源产品有直接对应的行业标准 YY 1081—2011《医用内窥镜 内窥镜功能供给装置 冷光源》，不同企业可根据自身产品的技术特点制定性能指标，但不得低于相关强制性国家标准、行业标准的要求。医用内窥镜冷光源产品的主要技术指标可分为有效性技术指标和安全性技术指标。根据产品的主要功能和预期用途，产品的有效性技术指标应包括：显色指数、色温、红绿蓝光的辐通量比、红外截止性能、光照均匀性能、辐射性能等。如产品组成中包含导光光缆，则产品的有效性技术指标还应包括：出光角、光透过率、光谱透过率等。安全性技术指标主要指电气安全性能。

1. 工作条件

1.1 正常工作环境条件（包括环境温度、相对湿度、大气压力）。

1.2 网电源供电设备的电源电压、频率、电源电压适用范围。

1.3 电池供电设备中充电电池的输出电压和工作电流、带载连续工作时间和充电电流。

2. 技术要求

2.1 制造商应以任何可行的形式给出医用内窥镜冷光源的构成，包括所适用灯泡的特征，并明确该构成中是否含有导光束。

制造商所提供的产品应与其描述的构成相符。

2.2 光谱性能

2.2.1 显色指数

除特殊光谱用途外，适用于光学观察镜的医用内窥镜冷光源，应具有良好的显色性，显色指数应不小于90。

2.2.2 相关色温

除特殊光谱用途外，适用于光学观察镜的医用内窥镜冷光源，相关色温应在3000~7000K范围内。

2.2.3 红绿蓝光的辐射通量比

能用于摄像系统的冷光源，应给出对应摄像系统光谱响应的匹配关系。以515~545nm波长范围的绿光辐射通量φ_{eg}为基准，制造商应给出630~660nm波长范围的红光辐射通量φ_{er}与φ_{eg}比值以及435~465nm波长范围的蓝光辐射通量φ_{eb}与φ_{eg}比值的标称值，允差±20%。

如果光源声称不适用于上述响应段的要求，应给出对

应响应段的分布、匹配比值。

2.2.4 特殊光谱用途医用内窥镜冷光源的光谱特征

对于特殊光谱用途的医用内窥镜冷光源，制造商应给出冷光源的光谱特征，包括光谱的主峰值、半高宽的标称值及允差。医用内窥镜冷光源符合该光谱特征。

2.2.5 红外截止性能

除特殊光谱用途外的医用内窥镜冷光源，300nm~1700nm波长范围的辐通量和光通量比值应不大于6mW/lm。

2.3 参照窗口的光照均匀性能

2.3.1 光照均匀性

制造商应给出硬性内窥镜用冷光源在参照窗口的光照均匀度的标称值，实测值应不大于标称值的1.05倍。

2.3.2 照度超限点

硬性内窥镜用冷光源在参考窗口的照度起限点应不大于2。

软性内窥镜用冷光源参照执行。

2.4 辐射性能

制造商应给出输出总光通量的标称值，允差-10%，上限不计。

2.5 机械接口规格

制造商应给出医用内窥镜冷光源用于连接照用光缆的机械接口的规格，冷光源应符合该规格。

2.6 防故障的安全措施

对于手术用医用内窥镜冷光源，应有防故障的安全措施，可采用给出灯泡寿命指标或给出更换灯泡指标的方式，或采用备用灯泡的方式。

2.7 最大噪声

制造商应给出设备最大噪声，冷光源应符合该要求。

3. 环境试验

环境试验应按GB/T 14710—2009的规定明确所属气候环境试验组别和机械环境试验组别，并建议在注册产品技术要求中按GB/T 14710—2009中表A.1的形式列出设备环境试验时的具体要求。

4. 安全要求

4.1 设备和电池充电器的电气安全要求应符合GB 9706.1—2007、GB 9706.19—2000标准规定。

4.2 应有充电电池带载连续工作时间的要求（若适用）。

5. 电磁兼容

应符合YY 0505—2012中规定的要求。

6. 报警的要求（若适用）

应符合YY 0709—2009的要求。

7. 外观的要求

表面加工及光泽色调均匀，且无伤痕，滚花应清晰，不得有锋棱、毛刺、划痕等缺陷。

8. 技术说明书要求

医用内窥镜冷光源的产品技术说明书至少应包括下列内容：

a）输入电压和频率、输入功率、灯泡规格、光输出孔

直径、正常工作和贮存条件；

　　b）照明光源的种类；

　　c）配件、附件（适用）的要求及使用方法。

（九）同一注册单元内注册检验代表产品确定原则和实例

　　同一注册单元应按产品风险与技术指标的覆盖性来选择典型产品。典型产品应是同一注册单元内能够代表本单元内其他产品安全性和有效性的产品，应考虑功能最齐全、结构最复杂、功率最大、风险最高的产品。

　　举例：

　　具有不同功率的医用内窥镜冷光源可作为同一注册单元。如采用氙灯为照明光源的两种不同功率的医用内窥镜冷光源，一种功率为350W，一种功率为150W，若无特殊情况，则选350W氙灯光源为典型产品是适宜的。

（十）产品生产制造相关要求

　　应当明确产品生产工艺过程，可采用流程图的形式，并说明其过程控制点。

　　产品的试验方法应根据技术性能指标设定，试验方法一般应采用已颁布的标准试验方法，如果没有现行的标准试验方法可采用时，规定的试验方法应具有可操作性和可再现性。性能要求的检测主要参照YY 1081—2011，电气安全性能的检测主要参照GB 9706.1—2007和GB 9706.19—2000标准。型式检验应包括产品技术要求中的所有检验项目。

（十一）产品的临床评价细化要求

　　根据《关于发布免于进行临床试验的第二类医疗器械目录的通告》（国家食品药品监督管理总局通告2014年第12号），"产品名称：冷光源，分类编码：6822"包含在免于进行临床试验的第二类医疗器械目录。同时根据《医疗器械临床评价技术指导原则》（国家食品药品监督管理总局通告2015年第14号附件）的要求，对于列入《免于进行临床试验的医疗器械目录》（以下简称《目录》）产品的临床评价，注册申请人需将申报产品与《目录》所述内容进行对比以判定申报产品是否为列入《目录》产品。

　　列入《目录》产品是指与《目录》所述的产品名称、产品描述、预期用途具有等同性的产品。注册申请人对申报产品的相关信息与《目录》所述内容进行对比，论述其相同性和差异性。当二者的差异性对产品的安全有效性不产生影响时，认为二者具有等同性。

　　注册申请时需提交的临床评价资料为申报产品与《目录》产品的对比表及附件（格式见《医疗器械临床评价技术指导原则》附件1）。

　　可提交与已上市同类产品的对比说明，比对内容应包括但不限于：预期用途、结构组成、工作原理、技术指标、关键部件、其他功能等。证明二者具有等同性。

　　如不具等同性，参照《医疗器械临床评价技术指导原则》其他要求开展相应工作。

（十二）产品的不良事件历史记录

　　国外暂未见相关报道。国内不良事件主要表现有：医用内窥镜氙灯冷光源设备故障，分析原因为主板电阻失效；灯泡质量问题；导光束输出亮度不足，分析原因为导光束插入冷光源端烤焦等。

（十三）产品说明书和标签要求

1. 产品说明书

　　产品说明书一般包括使用说明书和技术说明书，两者可合并。产品说明书《医疗器械说明书和标签管理规定》（2014年国家局6号令）及相关标准（特别是GB 9706.1—2007、GB 9706.19—2000、YY 1081—2011和YY 0505—2012）的规定。

　　医疗器械说明书、标签和包装标识的内容应当真实、完整、准确、科学，并与产品特性相一致。医疗器械标签、包装标识的内容应当与说明书有关内容相符合。医疗器械说明书、标签和包装标识文字内容必须使用中文，可以附加其他文种。中文的使用应当符合国家通用的语言文字规范。医疗器械说明书、标签和包装标识的文字、符号、图形、表格、数字、照片、图片等应当准确、清晰、规范。

1.1 说明书的内容

　　使用说明书内容一般应包括产品名称、型号、规格、主要结构及性能参数、预期用途、安装和调试、工作条件、使用方法、警示、注意事项、保养和维护、运输和储存、故障排除、标签和包装标识、生产许可证号、注册证号、执行标准、生产企业名称、地址和联系方式、售后服务单位等。

　　技术说明书内容一般包括概述、组成、原理、技术参数、规格型号、图示标记说明、系统配置、外形图、结构图、控制面板图，必要的电气原理图及表、电磁兼容性参数及说明等。

1.2 使用说明书审查一般关注点

　　1.2.1 产品名称、型号、规格、主要结构、性能与组成应与注册产品技术要求内容一致；产品的适用范围应与注册申请表、产品技术要求及临床试验资料（若有）一致。

　　1.2.2 生产企业名称、注册地址、生产地址、联系方式及售后服务单位应真实并与《医疗器械生产企业许可证》、《企业法人营业执照》一致；《医疗器械生产企业许可证》编号、医疗器械注册证书编号、产品技术要求的编号位置应预留。

　　1.3 使用说明书审查重点关注点

　　1.3.1 工作条件限制

　　应提醒注意由于电气安装不合适而造成的危险；

　　提醒清洁、消毒并在室内充分换气后，再接通医用内窥镜冷光原电源，例如：在手术室内残留易燃性气体而通电时，可能产生爆炸和火灾；

　　该设备与其他设备间潜在的电磁干扰或其他干扰的相

关信息，以及有关避免这些干扰的建议。

1.3.2 产品结构及其工作原理

审查产品的适用范围和主要功能结构是否明确；

所有配件、附件，特别是产品名称和型号是否准确、完整。

1.3.3 产品的性能指标

审查产品性能指标是否被所涵盖；

主要性能及参数是否准确、完整。

1.3.4 安装及调试

审查产品安装及调试的负责方是否明确；

需要用户自行安装部分（如可拆卸配件）的安装、调试方法及其注意事项是否明确；

长期停用后的使用前检查和检修程序是否准确、合理；

熔断器及其他可更换部件和附件的更换方法。

1.3.5 可靠工作所需必要内容的说明

审查使用前的检查和准备程序是否详细、准确；

运行过程中的操作程序、方法及注意事项；

防护功能的详细说明；

停机方法及注意事项；

对操作者的培训要求等。

1.3.6 保养及维护

审查是否明确了日常保养及维护的方法和周期；

设备的保养和维护方法。包括预防性检查和保养的方法与周期，必要时规定合适的消毒剂。

对于电池供电的设备应明确说明电池不能自动地保持在完全可用的状态，应提出警告，规定应对该附加电池进行定期检查和更换；应说明电池规格和正常工作的小时数；电池长期不用应取出的说明；可充电电池的安全使用和保养说明。

1.3.7 安全注意事项

审查是否明确异常情况下的紧急处理措施；

特殊情况下（停电等）的注意事项；

可能出现的误操作及误操作可能造成的伤害；

如使用其他配件或材料会降低最低安全性，对被认可的附件、可更换的部件和材料加以说明；

对不能保持在完全可用状态的电池电源的警告；

安全使用期限；

不可与患者或使用者直接接触部分的提示等内容。

1.3.8 对设备所用的图形、符号、缩写等内容的解释，如：所有的电击防护分类、警告性说明和警告性符号的解释，特别是操作及控制部件附近特殊符号的说明。

1.3.9 故障的分析与排除

审查可能出现的故障及对故障原因的分析，特别是使用中如果发生指示灯不亮，风机、灯泡均不工作；但灯泡不亮，并有吱吱声；亮度不足等故障情况；

明确需要生产单位排除的故障和使用者排除的故障；

需要使用者排除的故障的排除方法等。

1.3.10 电磁兼容性

电磁兼容性专门提示，列出符合电磁兼容标准要求的

电缆、电缆最大长度（若适用）、换能器等信息；警示使用制造商上述规定外部件对设备造成的影响；警示该设备与其他设备接近或叠放时是否影响设备正常运行；规定该设备的使用电磁环境参数表（包括电磁发射和电磁抗扰度）；该设备与移动射频通信设备间的推荐距离参数表。

2. 标签、标记和提供信息的符号和包装标识

2.1 应包含《医疗器械说明书和标签管理规定》（国家食品药品监督管理总局令第6号）要求至少列明的内容。

2.2 应符合 YY/T 0466.1—2009 的要求。

2.3 参照标准 GB/T 191—2008 进行审查，说明书上应有相关标志的图示说明。

（十四）研究资料

1. 产品性能研究

应当提供产品性能研究资料以及产品技术要求的研究和编制说明，包括功能性、安全性指标（如电气安全与电磁兼容、辐射安全）以及与质量控制相关的其他指标的确定依据，所采用的标准或方法、采用的原因及理论基础。

2. 产品有效期和包装研究

（1）冷光源应根据各个医院的实际情况和厂家的建议实施定期维护和校准。

（2）包装要求应符合 GB/T 191—2008、YY/T 0466.1—2009 要求。

（3）有效期的确定：如适用，应当提供产品有效期的验证报告。

3. 软件研究

产品若带有软件系统，作为医疗器械组成部分的软件，需应提供一份单独的医疗器械软件描述文档，包括基本信息、实现过程和核心算法三部分内容，详尽程度取决于医疗器械软件的安全性级别和复杂程度。同时，应当出具关于软件版本命名规则的声明，明确软件版本的全部字段及字段含义，确定软件的完整版本和发行所用的标识版本。

注：软件要求应符合《医疗器械软件 软件生存周期过程》（YY/T 0664—2008）、《医疗器械软件注册申报资料指导原则》的相关要求。

三、审查关注点

（一）关注产品结构组成的完整性以及所有关键部件。同一注册单元产品的关键部件应相同。

（二）对于那些均匀性（YY 1081—2011 中 4.3.1）指标超过50%的光源，制造商应提出在该光源最大光通量下能适用的光纤条件并证明。

（三）灯泡特征（YY 1081—2011 中 4.1 中涉及）包括：输入特征（供电压、功率）和输出特征（色温）。

（四）若在随附资料中清晰表明了如下观点：该冷光源的目的是为了光学观察镜或电子内窥镜后接摄像系统提供照明，而不是为了人眼观察光学内窥镜提供照明，那么显色指数和色温的要求就不适用。

（五）审查产品技术要求时应注意产品（包括可能的选

配件）必须执行 GB 9706.1—2007、GB 9706.19—2000 和 YY 0505—2012 的要求。具体指标的适用性应按照产品具体的工作原理和结构组成进行判断。

（六）对说明书的审查应注意明确产品的预期用途，选配件、附加功能应列明并表述正确。对产品禁忌症和不适宜人群的描述应与临床报告中给出的一致。

附录　实质性等同判定表

（公司）（申报产品 A）（型号）与（公司）（等同产品 B）（型号）对比说明 A、B 产品综述，综述内容包括：预期用途、结构组成、工作原理、主要技术性能指标、消毒/灭菌方法等内容。

附表　A、B 产品关键参数、关键部件的描述对比

对比项目	等同否	产品 A 描述	产品 B 描述	备注（差异）
预期用途				
结构组成				
工作原理				
主要技术性能指标				
消毒/灭菌方法				
电源				
其他功能				

医用内窥镜冷光源注册技术审查指导原则编写说明

一、指导原则编写目的

（一）本指导原则编写的目的是用于指导和规范医用内窥镜冷光源产品注册申报过程中审查人员对注册材料的技术审评。

（二）本指导原则旨在让初次接触该类产品的注册审查人员对产品机理、结构、主要性能、预期用途等各个方面进行基本了解，同时让技术审查人员在产品注册技术审评时把握基本的要求尺度，以确保产品的安全、有效。

（三）本指导原则中的医用内窥镜冷光源是指内窥镜检查和手术中作为内窥镜功能供给装置的冷光源产品。

（四）本指导原则中的术语、定义采用 YY 1081—2011《医用内窥镜 内窥镜功能供给装置 冷光源》标准的术语和定义。

二、指导原则编写依据

（一）《医疗器械监督管理条例》（国务院令第 650 号）

（二）《医疗器械注册管理办法》（国家食品药品监督

管理总局令第 4 号）

（三）《医疗器械说明书和标签管理规定》（国家食品药品监督管理总局令第 6 号）

（四）《关于发布医疗器械产品技术要求编写指导原则的通告》（国家食品药品监督管理总局通告 2014 年第 9 号）

（五）《关于发布免于进行临床试验的第二类医疗器械目录的通告》（国家食品药品监督管理总局通告 2014 年第 12 号）

（六）《关于发布医疗器械临床评价技术指导原则的通告》（国家食品药品监督管理总局通告 2015 年第 14 号）

（七）《关于公布医疗器械注册申报资料要求和批准证明文件格式的公告》（国家食品药品监督管理总局公告 2014 年第 43 号）

（八）《关于发布医疗器械软件注册技术审查指导原则的通告》（国家食品药品监督管理总局通告 2015 年第 50 号）

（九）国家食品药品监督管理部门发布的其他规范性文件

（十）现行的国家标准和行业标准

三、指导原则重点内容说明

（一）产品的结构和组成内容中，列出了医用内窥镜冷光源产品的常见组成并以图表方式列出，强调同一注册单元产品的关键部件应相同。

（二）在产品的工作原理中简述了产品的基本原理。

（三）因产品为非治疗类医疗器械，故本指导原则不包含产品作用机理的内容。

（四）产品应适用的相关标准中给出了现行有效的国家标准、行业标准（包括产品标准、基础标准）。

（五）产品的预期用途明确了申报产品适用范围描述应与临床应用范围一致，列举了常见适用范围表述。

（六）产品的主要风险中，参照 YY/T 0316—2008 逐项考虑设备使用时可能产生的危害以及危害发生的原因分析。

（七）产品的主要性能指标中给出了产品需要考虑的各个方面，主要提出共性要求，同时应注意产品必须执行 GB 9706.1—2007、GB 9706.19—2000 和 YY 0505—2012 的要求。

（八）产品的临床要求中考虑了需要进行临床试验、提供临床试验材料以及豁免提交临床试验资料的三种情况，审查时应根据具体申报注册产品实际情况予以确定。

（九）产品的不良事件历史记录
主要通过医疗器械不良事件监测机构查询和了解。

四、指导原则编写单位和人员

本指导原则编写人员由浙江省医疗器械技术审评人员、行政审批人员、检验和临床专家、产品专业厂家代表等共同组成。

19　医用磁共振成像系统临床评价注册技术审评指导原则

（医用磁共振成像系统临床评价技术审查指导原则）

一、前言

本指导原则是对医用磁共振成像系统临床评价的一般要求，注册申请人应依据具体产品的特性对医用磁共振成像系统临床评价的内容进行充实和细化。注册申请人还应依据具体产品的特性确定其中的具体内容是否适用，若不适用，需具体阐述其理由及相应的科学依据。

本指导原则是对注册申请人和审查人员的指导性文件，但不包括注册审批所涉及的行政事项，亦不作为法规强制执行，如果有能够满足相关法规要求的其他方法，也可以采用，但是需要提供详细的研究资料和验证资料。应在遵循相关法规的前提下使用本指导原则。

本指导原则是在现行法规和标准体系以及当前认知水平下制定的，随着法规和标准的不断完善，以及科学技术的不断发展，本指导原则相关内容也将进行适时的调整。

二、适用范围

本指导原则适用于医用磁共振成像系统注册申报时的临床评价工作。

三、临床评价要求

（一）同品种医用磁共振成像系统及同品种医用磁共振成像系统组件

1. 同品种医用磁共振成像系统

同品种磁共振成像系统应与拟申报产品预期用途相同，磁体类型和场强相同。

若拟申报产品与对比产品存在表 1 的差异，则拟申报产品与对比产品不属于同品种产品。

表 1　拟申报产品与对比产品的差异

1	拟申报产品较对比产品工作原理和/或结构设计有较大差异。 如：磁共振设备静磁场产生方式（永磁型、常导型、超导型）不同
2	拟申报产品较对比产品生产工艺差别较大，产品质量和稳定性没有充分的证据进行评价。 如磁体制造商不同，所采用的生产工艺无法进行比较或生产工艺的差异没有充分的证据进行评价
3	拟申报产品较对比产品关键技术性能有较大差异。 如：静磁场场强（0.35T、1.5T、3.0T）不同； 如：系统支持的共振原子核（^{1}H、^{19}F、^{23}Na、^{13}C 等）不同

续表

4	拟申报产品较对比产品软件核心功能有较大差异。 如：全新的重建算法
5	拟申报产品较对比产品适用范围不同。 如：应用部位（四肢、全身）不同

2. 同品种医用磁共振成像系统组件

拟申报产品组件与对比组件存在表 2 的差异，则拟申报产品与对比产品属于同品种组件。

表 2　拟申报产品组件与对比组件的差异

1	拟申报产品组件较对比组件结构设计基本相同，不同之处并未对安全有效性产生不利影响。 如：发射及接收通道数、液氦挥发量等
2	拟申报产品组件较对比组件与人体表面接触部分材料不同，不同之处并未对安全有效性产生不利影响。 如：线圈表面材料变化（聚碳酸酯、玻璃纤维等）

若拟申报产品组件与对比组件存在表 3 的差异，则拟申报产品与对比产品不属于同品种组件。

表 3　拟申报产品组件与对比组件的差异

1	拟申报产品组件较对比组件工作原理和/或结构设计差异较大。 如：局部线圈类型（发射/接收线圈、发射线圈、接收线圈、容积线圈、表面线圈）不同
2	拟申报产品软件组件较对比软件组件核心软件功能、序列家族、对比度特性等发生重大变化。如：新增平面回波序列家族
3	拟申报产品组件较对比组件的临床适用范围增加，或在原有的基础上开发了新的临床应用领域。如：增加新的临床应用部位

3. 同品种医用磁共振成像系统的判定

注册申请人需首先将拟申报产品与一个或多个同品种产品进行对比，证明二者之间是否基本等同。

与每一个同品种产品进行对比的项目均应包括但不限于附 1 列举的项目，对比内容包括定性和定量数据、验证和确认结果，特别要注意备注中的内容，应详述二者的相同性和差异性，对差异性是否对产品的安全有效性产生不利影响，应通过拟申报产品自身的数据进行验证和/或确认。

4. 同品种医用磁共振成像系统组件的判定

拟申报医用磁共振成像系统组件与对比组件是同品种组件的前提是：两者分别包含在拟申报医用磁共振成像系统及同品种医用磁共振成像系统中；或拟申报医用磁共振成像系

统组件及对比组件可脱离系统独立评价。如某些后处理功能软件组件的应用与系统无关联或关联较小，可脱离系统独立评价，则两者为同品种组件。独立评价的医用磁共振成像系统组件在临床评价的过程中可仅考虑组件信息，如临床文献检索过程中可不检索系统信息，仅检索组件信息。

若拟申报产品组件与对比组件属于同品种组件，则由该组件带来的拟申报产品与同品种产品的差异可通过拟申报产品的非临床研究资料、和/或临床图像评估数据、和/或临床文献数据、和/或临床经验数据来验证；若拟申报产品组件与对比组件不属于同品种组件，则由该组件带来的拟申报产品与同品种产品的差异需按照医疗器械临床试验质量管理规范提交相应临床试验资料。

同品种医用磁共振成像系统组件的对比信息也应按照附1中的适用对比内容。

（二）拟申报产品与对比产品的评价关系

拟申报产品与对比产品关系有两种，或为同品种产品，或非同品种产品，对应的评价关系简表（表4）如下：

表4　拟申报产品与对比产品关系简表

拟申报产品与对比产品关系	拟申报系统与对比系统差异类型	需提交资料类型
属于同品种	存在差异，但差异未产生不利影响	1. 非临床研究、和/或临床图像评估数据、和/或临床文献数据、和/或临床经验数据
	存在差异，但差异产生不利影响	2. 针对差异的临床试验资料
不属于同品种		3. 针对系统的临床试验资料

若拟申报产品与对比产品属于同品种产品，则两者的差异可通过拟申报产品的非临床研究资料、和/或临床图像评估数据、和/或临床文献数据、和/或临床经验数据来验证，如表2情况。

若拟申报产品与对比产品属于同品种产品，且两者的差异不能通过拟申报产品的非临床研究资料、和/或临床图像评估数据、和/或临床文献数据、和/或临床经验数据来验证，只能通过相应的临床试验资料来验证，如表3情况。

若拟申报产品与对比产品不属于同品种产品，则应通过系统的临床试验资料来验证，如表1情况。

（三）证明拟申报产品与同品种医用磁共振成像系统的差异对产品的安全有效性未产生不利影响的支持性资料（非临床研究、临床图像评估数据、临床文献数据、临床经验数据等）

1. 概述

支持性资料中应明确说明拟申报产品与同品种医用磁共振成像系统的差异；详细说明针对拟申报产品与同品种医用

磁共振成像系统的差异进行的研究方式及研究结果，提供的研究证据应证明拟申报产品与同品种医用磁共振成像系统的差异对产品临床使用的安全性和有效性带来的收益/影响。拟申报产品与同品种磁共振成像系统常见主要差异示例见附2，其中列出了不同单一差异对应的需提交资料类型。

另外，应注意如下内容：

（1）应全面、完整地列出拟申报产品与同品种医用磁共振成像系统的所有差异点，并说明这些差异点的相互关系。若拟申报产品与同品种产品的多个差异点之间存在相关性/相互影响，则应提供针对单个差异点的影响的研究证据和针对这些差异点共存时的影响的研究证据。如通过变更磁体、梯度线圈和发射线圈的尺寸实现患者孔径从60cm增加到70cm，此时需要先提供证据证明磁体尺寸变化对磁体相关指标的影响，梯度线圈变更对梯度相关指标的影响，发射线圈变更对发射相关指标的影响；然后再说明这些因素共同作用时对最终临床有效性的影响。

（2）应根据拟申报产品与同品种医用磁共振成像系统的具体差异点提供相应的支持性资料，资料的类型和数量应根据拟申报产品和对比产品的差异点对系统安全性和有效性的影响进行制定。

（3）基于拟申报产品和同品种医用磁共振成像系统的对比结果，企业应对拟申报产品与对比产品的差异性及该差异对产品安全性和有效性的影响进行全面、深入地评估，如果非临床研究、临床图像评估数据、临床文献数据、临床经验数据等无法充分地证明该差异对产品安全性和有效性的影响，则应提供相应的临床试验资料。

2. 针对差异性的非临床研究资料

根据拟申报产品与同品种产品的差异，分别列出针对各差异点所进行的非临床研究（注册检测报告、自测报告、申请人内部验证报告等）的内容和结果。

3. 针对差异性的临床图像评估资料

根据拟申报产品与对比产品的差异点的不同，注册申请人可提供制造商内部验证的或临床机构的针对差异性的临床图像评估资料。建议将同品种产品的临床图像与拟申报产品的临床图像在同样的或相似的条件下进行评估，如表5所示。

临床图像评估资料中若包含拟申报产品和对比产品的图像，所选择图像应覆盖拟申报产品与对比产品差异点影响的所有临床应用，并对拟申报产品和对比产品的图像进行对比评价，表5中的图像具体评价标准可参考《医用磁共振成像系统注册技术审查指导原则》中影像评估标准的相应内容。

提交的图像均应提供对应的扫描部位、关键扫描参数和扫描时间信息；提交的图像均应删除任何患者识别信息和医疗单位名称信息。提交的图像应由至少两位资深放射科临床诊断专家进行双盲评估，评估的结果应证明所有提交的图像满足临床诊断要求。资深放射科临床诊断专家的选择标准应符合如下三项要求：（1）三甲医院具有GCP资质临床影像专家；（2）具有磁共振诊断经验；（3）副主任医师及以上职称。

表5 拟申报产品临床图像对比表示例

部位	序列	拟申报产品		对比产品		具体评价标准
部位1	序列1	图像1	扫描参数和扫描时间信息	图像2	扫描参数和扫描时间信息	
	序列2	图像3	扫描参数和扫描时间信息	图像4	扫描参数和扫描时间信息	
部位2	序列1	图像1	扫描参数和扫描时间信息	图像2	扫描参数和扫描时间信息	
……	……	……	……	……	……	

4. 其他支持性资料

支持性资料为临床文献时，申请人应根据拟申报产品与同品种产品的差异点，合理选择临床文献数据库，准确设置检索词，进行全面的科学文献检索，完成文献检索和筛选方案、文献检索和筛选报告。

支持性资料为临床经验数据时，在综合考虑、科学分析拟申报产品与同品种磁共振产品差异的基础上，可提供临床经验数据收集内容，包括对已完成的临床研究、不良事件、与临床风险相关的纠正措施等数据的收集。

对于磁共振成像系统而言，拟申报产品与同品种产品通常存在的差异主要如附2所列。当这些差异无法通过非临床研究资料、和/或临床图像评价数据、和/或临床文献数据、和/或临床经验数据来证明拟申报产品的安全性和有效性，则需按照规定提交相应临床试验资料。

上述支持性资料、同品种医疗器械临床数据收集分析评价及报告可参考《医疗器械临床评价技术指导原则》中相关内容。

四、临床试验相关要求

对于在中国境内进行临床试验的医用磁共振成像系统，其临床试验应按照医疗器械临床试验质量管理规范的要求开展。注册申请人在注册申报时，应当提交临床试验方案和临床试验报告。临床试验的设计可参考《医用磁共振成像系统注册技术审查指导原则》。

五、参考文献

（一）《医疗器械监督管理条例》（国务院令第650号）

（二）《医疗器械注册管理办法》（国家食品药品监督管理总局令第4号）

（三）《医疗器械临床试验质量管理规范》（国家食品药品监督管理总局令第25号）

（四）《医疗器械临床评价技术指导原则》（国家食品药品监督管理总局通告2015年第14号）

（五）《医用磁共振成像系统注册技术审查指导原则》（国家食品药品监督管理总局通告2014年第2号）

附：1. 拟申报产品与同品种产品对比表
　　2. 拟申报产品与同品种产品常见差异

附1 拟申报产品与同品种产品对比表

（拟申报组件与同品种医用磁共振成像系统组件的对比表）

序号	对比项目	同品种产品	拟申报产品	差异性	支持性资料概述	备注
1	基本原理					
1.1	工作原理					自旋原子核可能为^1H、^{19}F、^{23}Na、^{13}C、^{17}O、^{31}P等其中一种，拟申报产品和同品种产品自旋原子核必须相同
1.2	作用机理					
2	结构组成					
2.1	产品组成					依据拟申报的产品组成对比
2.2	核心部件					核心部件的对比信息描述可参照《医用磁共振成像系统注册技术审查指导原则》附录I进行
3	生产工艺					对比磁体生产工艺、梯度子系统生产工艺、射频子系统生产工艺、谱仪（若有）生产部件工艺以及系统集成生产工艺流程应一致，重点关注特殊工艺和关键工艺的对比
5	性能要求					
5.1	性能参数					依据附2所定义的部件差异列举相关功能参数的对比表，相应差异应在不影响安全性和有效性的允许范围内
5.2	功能参数					

续表

序号	对比项目	同品种产品	拟申报产品	差异性	支持性资料概述	备　注
6	安全性评价					
6.1	生物相容性					对比产品的生物相容性能（若有腔内线圈，应明确腔内线圈各部分组成部分的材料，并对生物相容性能进行对比）
6.2	通用电气安全					
6.3	专用安全					
6.4	辐射安全（包括激光装置）					
6.5	电磁兼容安全					
7	软件核心功能					需至少包括：系统扫描功能、数据管理功能、图像处理及患者档案管理。 在图像处理功能中，要重点关注是否新增多平面重建、最大/最小密度投影等图像后处理功能及图像重建功能
8	产品符合的国家/行业标准					
9	适用范围					
9.1	适用人群					适用人群变更，如新增老年人、儿童、婴幼儿、妊娠女性等特殊人群
9.2	适用部位					适用部位的变更，如增加新的适用部位、改变特定适用部位的扫描方式（如接收线圈改变）等
9.3	与人体接触方式					
9.4	适应症					
9.5	使用环境					
10	禁忌症					
11	防范措施和警告					
12	灭菌/消毒方式					
13	产品说明书					

附2　拟申报产品与同品种磁共振成像系统常见主要差异示例

（下表仅体现单一差异对应的需提交资料类型）

部件名称	指标	常见主要差异选项	是否同品种产品或组件	需提交资料类型	需提交资料类型对应序号（表4 拟申报产品与对比产品关系简表）
主磁体	制造商	不同制造商生产的磁体	否（非同品种产品）	对于不同制造商生产的磁体，所采用的生产工艺无法进行比较或生产工艺的差异没有充分的证据进行评价 因此，需提交针对系统的临床试验资料	3
	场强	0.35T、1.5T、3T等	否（非同品种产品）	（1）场强不同导致磁体的设计和生产工艺都会有差异。 （2）不同场强下，介质共振不同，图像信噪比、均匀性不同。 因此，需提交针对系统的临床试验资料	3
	安装的类型	固定、移动或便携式	是	非临床研究、和/或临床图像评估数据、和/或临床文献数据、和/或临床经验数据等	1

续表

部件名称	指标	常见主要差异选项	是否同品种产品或组件	需提交资料类型	需提交资料类型对应序号（表4拟申报产品与对比产品关系简表）
主磁体	主磁体外壳材料	不锈钢、铝合金	是	非临床研究、和/或临床图像评估数据、和/或临床文献数据、和/或临床经验数据等	1
	主磁体类型	超导、电磁、永磁	否（非同品种产品）	磁场分布模式不同，需要进行临床试验才能确定有效性。因此，需提交针对系统的临床试验资料	3
	匀场方法	主动匀场、被动匀场	是	非临床研究、和/或临床图像评估数据、和/或临床文献数据、和/或临床经验数据等	1
	高阶匀场线圈（如适用）	A20匀场、5通道二阶匀场等	是	非临床研究、和/或临床图像评估数据、和/或临床文献数据、和/或临床经验数据等	1
	屏蔽方式	主动屏蔽	是	非临床研究、和/或临床图像评估数据、和/或临床文献数据、和/或临床经验数据等	1
	制冷剂类型（如适用）	液氦、液氮	是	非临床研究、和/或临床图像评估数据、和/或临床文献数据、和/或临床经验数据等	1
	蒸发损耗率（如适用）	零液氦挥发、X升/天	是	非临床研究、和/或临床图像评估数据、和/或临床文献数据、和/或临床经验数据等	1
	磁场时间的稳定性	Xppm/小时	是	非临床研究、和/或临床图像评估数据、和/或临床文献数据、和/或临床经验数据等	1
	磁场空间的均匀性（同时申明匀场区的大小）	500mmDSV Xppm（Vrms）	是	非临床研究、和/或临床图像评估数据、和/或临床文献数据、和/或临床经验数据等。	1
	磁体的患者空间几何尺寸	60cm、65cm、70cm	是	非临床研究、和/或临床图像评估数据、和/或临床文献数据、和/或临床经验数据等	1
	散逸场的范围（5高斯线的位置）	距磁体几何中心径向、轴向X米	是	非临床研究、和/或临床图像评估数据、和/或临床文献数据、和/或临床经验数据等	1
谱仪	发射通道数	1通道、2通道、4通道等	是	非临床研究、和/或临床图像评估数据、和/或临床文献数据、和/或临床经验数据等	1
	接收通道数	16通道、24通道、48通道等（无限制）	是	非临床研究、和/或临床图像评估数据、和/或临床文献数据、和/或临床经验数据等	1
	射频发射频率范围	X MHz ± Y kHz	是	非临床研究、和/或临床图像评估数据、和/或临床文献数据、和/或临床经验数据等	1

部件名称	指标	常见主要差异选项	是否同品种产品或组件	需提交资料类型	需提交资料类型对应序号（表4 拟申报产品与对比产品关系简表）
谱仪	射频接收频率范围	X MHz ± Y kHz	是	非临床研究、和/或临床图像评估数据、和/或临床文献数据、和/或临床经验数据等	1
	射频稳定性（发射）	幅度：Xpk－pk dB 相位：Xpk－pk deg	是	非临床研究、和/或临床图像评估数据、和/或临床文献数据、和/或临床经验数据等	1
	射频稳定性（接收）	幅度：Xpk－pk dB 相位：Xpk－pk deg	是	非临床研究、和/或临床图像评估数据、和/或临床文献数据、和/或临床经验数据等	1
	射频频率精度	X Hz	是	非临床研究、和/或临床图像评估数据、和/或临床文献数据、和/或临床经验数据等	1
	梯度输出信号分辨率	X bit/Y 伏特	是	非临床研究、和/或临床图像评估数据、和/或临床文献数据、和/或临床经验数据等	1
	AD 采样率	X MSPS	是	非临床研究、和/或临床图像评估数据、和/或临床文献数据、和/或临床经验数据等	1
	最大射频发射带宽	±X kHz	是	非临床研究、和/或临床图像评估数据、和/或临床文献数据、和/或临床经验数据等	1
	最大射频接收带宽	±X kHz	是	非临床研究、和/或临床图像评估数据、和/或临床文献数据、和/或临床经验数据等	1
	部件安装位置	操作间、扫描间、设备间	是	非临床研究、和/或临床图像评估数据、和/或临床文献数据、和/或临床经验数据等	1
射频系统	相位精度	X deg @ Y dB	是	非临床研究、和/或临床图像评估数据、和/或临床文献数据、和/或临床经验数据等	1
	发射射频放大器最大输出功率	X kW/通道	是	非临床研究、和/或临床图像评估数据、和/或临床文献数据、和/或临床经验数据等	1
	发射射频放大器最大占空比	100%、50%	是	非临床研究、和/或临床图像评估数据、和/或临床文献数据、和/或临床经验数据等	1
	接收前置放大器噪声	X dB	是	非临床研究、和/或临床图像评估数据、和/或临床文献数据、和/或临床经验数据等	1
	接收前置放大器带宽	X MHz	是	非临床研究、和/或临床图像评估数据、和/或临床文献数据、和/或临床经验数据等	1
	部件安装位置	操作间、扫描间、设备间	是	非临床研究、和/或临床图像评估数据、和/或临床文献数据、和/或临床经验数据等	1

续表

部件名称	指标	常见主要差异选项	是否同品种产品或组件	需提交资料类型	需提交资料类型对应序号（表4 拟申报产品与对比产品关系简表）
射频系统	线圈的类型	发射、接收、发射/接收表面线圈、容积线圈	否（非同品种组件）	线圈的类型改变，比如接收线圈变为发射/接收线圈，表面线圈变为容积线圈，这些变化对成像的影响较大。因此，需提交针对差异的临床试验资料	2
	预期用途	共振核：^1H、^{19}F、^{23}Na、^{13}C、^{17}O应用部位：头部、心脏、关节等	否（非同品种组件）	预期用途的改变都是均需要进行临床试验。注：如果应用部位减少或者适用的共振核减少，则可以不再进行临床试验。更改或增加都需要进行临床试验确认。因此，需提交针对差异的临床试验资料	2
	线圈的原理设计	线性、正交、相位阵列或其他	是/否（非同品种组件）	线圈设计原理改变可能会对产品成像产生较大影响因此，可能提交针对差异的临床试验资料	1 或 2
	线圈的通道数	4通道、8通道、12通道等	是	非临床研究、和/或临床图像评估数据、和/或临床文献数据、和/或临床经验数据等	1
	线圈的结构设计	接收单元设计	是/否（非同品种组件）	线圈结构设计（如接收单元线路的设计）可能会对产品成像产生较大影响。因此，可能提交针对差异的临床试验资料	1 或 2
	去耦方法	具体去耦方式	是	非临床研究、和/或临床图像评估数据、和/或临床文献数据、和/或临床经验数据等	1
	线圈材料	聚碳酸酯、乙烯-乙酸乙烯共聚物、玻璃纤维、油漆类型	是	非临床研究、和/或临床图像评估数据、和/或临床文献数据、和/或临床经验数据等	1
梯度系统	梯度线圈图解	具体图解（包括匀场条位置）	是	非临床研究、和/或临床图像评估数据、和/或临床文献数据、和/或临床经验数据等	1
	梯度线圈尺寸	长度：X米内径：Y米外径：Z米	是	非临床研究、和/或临床图像评估数据、和/或临床文献数据、和/或临床经验数据等	1
	最大峰值电流（I_{max}）	X安培	是	非临床研究、和/或临床图像评估数据、和/或临床文献数据、和/或临床经验数据等	1
	最大峰值电压（V_{max}）	X伏特	是	非临床研究、和/或临床图像评估数据、和/或临床文献数据、和/或临床经验数据等	1
	最大梯度强度	X mT/m	是	非临床研究、和/或临床图像评估数据、和/或临床文献数据、和/或临床经验数据等。（上述内容应体现出产品的最大梯度强度；若有差异，应体现出强度差异带来的临床影响）	1

续表

部件名称	指标	常见主要差异选项	是否同品种产品或组件	需提交资料类型	需提交资料类型对应序号（表4拟申报产品与对比产品关系简表）
梯度系统	最大梯度切换率	X T/m/s	是	非临床研究、和/或临床图像评估数据、和/或临床文献数据、和/临床经验数据等。（上述内容应体现出产品的最大梯度切换率；若有差异，应体现出切换率差异带来的临床影响）	1
	梯度线性度	校正前：X1% @ Y1 DEV 校正后：X2% @ Y1 DEV	是	非临床研究、和/或临床图像评估数据、和/或临床文献数据、和/或临床经验数据等	1
	屏蔽方式	主动屏蔽、被动屏蔽	是	非临床研究、和/或临床图像评估数据、和/或临床文献数据、和/或临床经验数据等	1
	冷却方式	风冷、水冷、油冷等	是	非临床研究、和/或临床图像评估数据、和/或临床文献数据、和/或临床经验数据等	1
	噪声（扫描室）梯度线圈	A加权值：X dB 峰值：Y dB	是	非临床研究、和/或临床图像评估数据、和/或临床文献数据、和/或临床经验数据等	1
脉冲序列	序列的类型	自旋回波序列家族、梯度回波序列家族、平面回波序列家族	否（非同品种组件）	对于增加不同的序列家族类型，需要通过临床试验进行验证。因此，需提交针对差异的临床试验资料	2
	预期用途	头部、四肢、身体等	是/否（非同品种组件）	预期用途的改变都是均需要进行临床试验。注：如果应用部位减少，则可以不再进行临床试验。更改或增加都需要进行临床试验确认。因此，可能提交针对差异的临床试验资料	1或2
	对比度特性	T1加权、T2加权、质子密度、T2*加权等	否（非同品种组件）	对比度特性的有效性需要通过临床试验进行验证。因此，需提交针对差异的临床试验资料	2
门控/触发系统	门控触发方法	呼吸门控、心脏门控、脉搏门控	否（非同品种组件）	增加或改变的门控触发方法需要非临床确认有无，再由临床试验确认是否有效。因此，需提交针对差异的临床试验资料	2
	连接方式	直接连接、间接连接	是	非临床研究、和/或临床图像评估数据、和/或临床文献数据、和/或临床经验数据等	1
	装置及相关部件	心电生理模块、呼吸脉搏模块、无线门控触发单元	是	非临床研究、和/或临床图像评估数据、和/或临床文献数据、和/或临床经验数据等	1
	部件安装位置	扫描间	是	需要判断门控信号的传输方式是否受到部件安装位置的改变而改变，如果改变，需要进行非临床研究对部件安装位置对生理信号的影响进行评估	1

续表

部件名称	指标	常见主要差异选项	是否同品种产品或组件	需提交资料类型	需提交资料类型对应序号（表4 拟申报产品与对比产品关系简表）
图像处理功能	具体功能及描述	多平面重建、最大强度投影等	是/否（非同品种组件）	增加或改变的图像处理功能需要型式检验确认有无，再提供相应的非临床研究/临床试验证据进一步评估安全性和有效性。因此，可能提交针对差异的临床试验资料	1 或 2
患者支撑装置	安装方式	固定安装、非固定安装	是	非临床研究、和/或临床图像评估数据、和/或临床文献数据、和/或临床经验数据等	1
	是否与系统有电气连接	有、无	是	非临床研究、和/或临床图像评估数据、和/或临床文献数据、和/或临床经验数据等	1
	尺寸	X 米 × Y 米 × Z 米	是	非临床研究、和/或临床图像评估数据、和/或临床文献数据、和/或临床经验数据等	1
	定位精度	重复定位误差 ± X 毫米	是	非临床研究、和/或临床图像评估数据、和/或临床文献数据、和/或临床经验数据等	1
	最大承重	X 千克	是	非临床研究、和/或临床图像评估数据、和/或临床文献数据、和/或临床经验数据等	1
	升降尺寸	垂直移动行程：X 厘米 垂直移动最低高度：Y 厘米	是	非临床研究、和/或临床图像评估数据、和/或临床文献数据、和/或临床经验数据等	1
工作站计算机系统	CPU	酷睿 i7、酷睿 i5 等	是	非临床研究	1
	内存	512MB、1GB、2GB 等			
	硬盘	1T、2T 等			
	操作系统	Windows 7、Windows 8 等			
	显示器尺寸	22 吋、24 吋等			
	显示器类型	液晶、CRT、LED、等离子等			
	显示器分辨率	1920 × 1200、1024 × 768 等			
	图像显示最大灰阶	2.3MP			
	安装位置	操作间、设备间、扫描间等			
定位方式	是否为激光灯定位	是、否	是	非临床研究、和/或临床图像评估数据、和/或临床文献数据、和/或临床经验数据等	1
	部件安装位置	操作间、设备间、扫描间等	是	非临床研究、和/或临床图像评估数据、和/或临床文献数据、和/或临床经验数据等	1

20 口腔颌面锥形束计算机体层摄影设备
注册技术审评指导原则

（口腔颌面锥形束计算机体层摄影设备注册技术审查指导原则）

本指导原则旨在指导注册申请人提交口腔颌面锥形束计算机体层摄影设备的注册申报资料，同时规范该类产品的技术审评要求。

本指导原则是对口腔颌面锥形束计算机体层摄影设备的一般性要求，注册申请人应根据申报产品的特性提交注册申报资料，判断指导原则中的具体内容是否适用，不适用内容应详述理由。注册申请人也可采用其他满足法规要求的替代方法，但应提供详尽的研究资料和验证资料。

本指导原则是在现行法规和标准体系以及当前认知水平下、并参考了国外法规与指南、国际标准与技术报告制定的。随着法规和标准的不断完善，以及认知水平和技术能力的不断提高，相关内容也将适时进行修订。

本指导原则是对注册申请人和审查人员的指导性文件，不包括审评、审批所涉及的行政事项，亦不作为法规强制执行，应在遵循相关法规的前提下使用本指导原则。

一、适用范围

本指导原则适用于口腔颌面锥形束计算机体层摄影设备，其管理类别为Ⅲ类，分类编码为6830。

二、产品解释

口腔颌面锥形束计算机体层摄影设备（Dental Cone-beam Computed Tomography，本文简称"CBCT"）是一种通过X射线锥形束计算机体层摄影的扫描方式，以重建的三维影像的轴位、冠状位、矢状位以及三维立体影像的方式显示口腔颌面部乃至整个头颅的正常组织和病变组织结构的X射线影像设备，也包括组合了口腔颌面锥形束体层摄影（标配）和/或口腔颌面曲面体层X射线摄影（获得口腔颌面部的曲面体层影像）和/或头影测量摄影（获得头颅正侧位的二维影像）和/或手腕部X射线摄影（获得手腕部的二维影像）的设备。

利用CBCT的三维数据进行重建可以获得曲面体层图像，在本文中被认为是CBCT的一项图像后处理功能，而不认为是一种曲面体层X射线摄影功能。

本指导原则未包括口腔颌面曲面体层X射线摄影、头影测量摄影、手腕部X射线摄影部分的技术评价内容，这些内容将被纳入相应的技术指导原则。本指导原则也未包括耳鼻喉科的临床应用的技术评价内容。如申报的CBCT产品带有上述内容，应在遵循本指导原则的基础上，同时遵循相关要求。

三、技术审查要点

（一）产品名称的要求

应使用"口腔颌面锥形束计算机体层摄影设备"作为产品名称。

（二）产品的适用范围

适用范围应表述规范，并包含预期使用环境、诊断目的、适用人群、适用部位等。CBCT的适用范围可描述为"产品通过X射线锥形束计算机体层摄影，供医疗机构作口腔颌面部X射线影像诊断用"。

（三）综述资料

1. 工作原理的描述

应当论述患者进行X射线摄影的检查步骤，详细描述不同扫描方式下的工作原理。

2. 整机描述

（1）整机图示应提供整机布置图、整机结构示意图。整机布置图应包含申报的所有组成。整机结构示意图应指明申报部件具体位置，如图1所示。不同配置（如选配不同型号的X射线管、不同型号的影像接收器等）的产品，应按照不同配置分别提供整机图示。

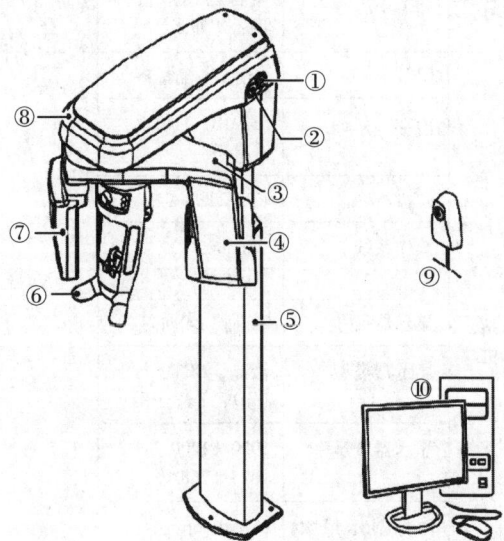

图1 CBCT整机结构示意图

1. 开关/按钮 2. 急停旋钮 3. 设备旋转臂
4. X射线管头 5. 设备立柱 6. 头部支架和腮托
7. 数字影像接收器 8. 设备头 9. 移动曝光手闸
10. 安装及运行成像软件以及图像获取软件的计算机

（2）整机综述应至少描述

① 描述工作状态、贮存状态、运输状态下的温度、湿度、气压范围。

② 描述检查项目，如 CBCT 摄影能够检查包括完整的上下颌（full upper and lower jaw）、头颅。

③ 描述成像条件和重建过程。成像条件包括扫描视野范围、采集图像帧数、影像接收器像素、曝光条件［管电压、管电流、曝光时间、曝光模式（连续/脉冲）］、各种影像接收器端生成的数据信息、重建体素尺寸、重建视野、体素矩阵、灰阶；重建过程包括重建算法和重建时间。

④ 产品硬件及软件功能描述

注册申请人应列出主机控制面板全部按钮及按钮功能释义；控制面板操作界面的功能及其功能释义；应列出影像工作站软件的各功能纲要；应描述 CBCT 扫描旋转角度；应明确是否具有根据 CBCT 获得的三维数据重建曲面体层影像的功能。

⑤ 整机配置说明

整机配置应覆盖所有组合情况。同一型号的整机考虑根据 X 射线管、影像接收器等主要部件的不同组合方式划分为不同的配置。

例如某一型号 AAA 的 CBCT 含 X 射线管（标配，其中含 X1、X2 两种配置）、数字化平板探测器［标配，其中含型号 Y1（中视野尺寸）、Y2（小视野尺寸）两种配置］，则 AAA 型号的配置至多包括 X1＋Y1、X2＋Y1、X1＋Y2、X2＋Y2 等 4 种配置，并以实际申报组合情况确定最终配置。

⑥ CBCT 摄影的扫描视野通常分为小视野（8cm×8cm 以下）、中视野（8cm×8cm～15cm×15cm 之间）、大视野（15cm×15cm 以上）等三种视野。临床应用中产品的扫描视野范围通常对应着常用的扫描检查部位。

一般情况下，小视野一次仅能够扫描到部分上颌（含牙列）或部分下颌（含牙列）或颞下颌关节部，中视野一次能够同时扫描到上下颌部（含牙列），大视野一次能够同时扫描到上下颌部（含牙列）、颞下颌关节部、头颅颌面部其他部位。

注册申请人应根据申报产品的实际情况，列表描述产品的不同配置的不同扫描模式、影像接收器（型号与尺寸）与适用部位的对应情况。表 1 以⑤"整机配置说明"中带 X 射线管 X1 的 2 种配置举例：

表 1　不同配置下扫描视野与适用部位的对应关系

配置	扫描模式	影像接收器	适用部位（以下均为举例）
1 配置 1：X1＋Y1	CBCT 摄影	型号：Y1尺寸：	上下颌部（含牙列）
配置 2：X1＋Y2	CBCT 摄影	型号：Y2尺寸：	部分上颌（含牙列）或部分下颌（含牙列）或颞下颌关节部

（四）研究资料

1. 产品性能研究

（1）应提供曝光条件研究资料

产品的曝光条件［包括管电压、管电流、加载时间、曝光模式（连续/脉冲）等］直接影响成像质量和剂量。在研究资料中，注册申请人应：

① 明确产品曝光条件的总体范围，并提供产品曝光条件与成像性能、剂量的对应关系；

② 提供针对成人的推荐曝光条件，以及对应的成像性能和剂量；如果产品声称适用于儿童，应给出针对儿童的推荐曝光条件。推荐曝光条件应考虑剂量控制。

在注册检测中，应包括至少一种成人的推荐曝光条件；如果产品声称适用于儿童，还应包括儿童的推荐曝光条件。

（2）提供检测时使用的体模研究资料，推荐使用符合国内和/或国外标准中规定的测试体模进行试验；如使用厂家自己规定的特定体模进行测试，应注意体模应覆盖声称的适用人群（如儿童），明确体模信息，如技术规格、体模图示、测试方法说明。

（3）提供性能指标的确定依据。CBCT 摄影的性能指标建议参照 YY/T 0106、YY/T 0795 中相应条款。不适用的条款及试验方法应明确不适用的合理理由。如果采用了标准外的替代指标和试验方法，应提供该方案的合理性依据。

2. 生物相容性评价研究

与患者皮肤或口腔粘膜直接接触的应用部件，如头托、颌托、面颊夹、耳夹、咬合叉、椅面等；与使用者皮肤直接接触的，如控制面板等，均应提供接触部件名称、部件材料、接触性质（接触类型、接触时间），并应根据 GB/T 16886.1 系列标准或 YY/T 0268 标准进行生物相容性评价。

3. 清洗和消毒研究

关于接触到患者的设备表面的清洗、消毒说明，以及所有可能需要清洗、消毒的设备表面的清洗、消毒说明，以避免疾病传播。

与患者皮肤或口腔粘膜直接接触的应用部件，如头托、颌托、面颊夹、耳夹、咬合叉、椅面/床面等，需要清洗或消毒。应提供推荐的清洗和消毒方法，推荐使用的试剂，确定依据（如《口腔诊疗器械消毒灭菌技术规范》等）及其效果的验证报告。

4. 产品有效期和包装研究

注册申请人应提供整机的使用期限、确定依据及验证报告，注册申请人通过分析影响整机有效期的因素确定整机的有效期。

产品包装应符合 YY/T 1099 的要求，并提供符合性的自检报告。

5. 临床测量功能研究资料

提供产品可进行的各种临床测量的项目名称，描述测量方法、临床意义及准确性（如几何尺寸精度）的验证报告。测量项目例如：三维立体影像/二维影像范围内的任意两点的距离测量和任意三点所形成的角度的测量，如测量根管充填物距根尖孔的距离、测量神经管长度等。

6. 注册申请人声称的产品特点的研究资料

应对产品数据表（或产品市场宣传手册，DATA SHEET）

和技术说明书中声称的新技术的实现原理进行描述。描述至少包括新技术名称，专利登记号或软件登记证书（如适用）；应明确新技术提供的性能和功能；新技术是否改变了临床预期用途；新技术的安全性（可以通过新技术的设计说明书＋风险分析报告＋临床不良事件＋潜在故障的预防措施等加以分析）。应提供申报产品与同类型产品差异部分的设计规格要求和系统验证报告。应提供新增功能或临床应用的设计规格要求和系统验证报告。

如降低剂量、自动曝光控制、去除金属伪影等，至少应提供如下资料：

（1）降低剂量功能，应描述使用该功能与普通模式相比，降低剂量使用的方法，每种模式下的评价结果。

（2）自动曝光控制功能，应描述实施自动曝光控制的方法、每种自动曝光控制运行模式下的评价结果。考虑非实时控制或实时控制两种情况。如果自动曝光控制系统具有一种以上的运行模式，如最高影像质量和最低患者剂量，应当在所有自动曝光控制运行模式下提供影像曝光加载条件、对应的剂量。应涵盖广泛的患者体型，如果产品预期用于儿童，应包括儿童体型。

（3）去除金属伪影功能，注册申请人应描述去除金属伪影的实现框架，并提供去除效果的验证资料。

（4）如产品支持拍摄定位片功能，注册申请人应说明定位原理，并对其定位的准确性进行验证并提供验证资料。拍摄定位片功能是一种通过拍摄定位片以后，在定位片上圈选扫描范围，设备自动调整扫描位置的功能。

7. 剂量的说明

注册申请人通常选取剂量与面积之积（DAP）、空气比释动能（KERMA）、CTDI（或 DI 或 CBCTDI）等指标反映设备的剂量。

（1）设备包含多种摄影模式时，应针对每种摄影模式分别进行评价。

（2）注册申请人应描述焦点、X 射线照射野尺寸、患者摆位以及影像接收区域的几何关系，并对显示的剂量读数的准确性进行确认并提供验证资料。

① 应在设备或随机文件中公布 DAP 和 KERMA，其误差不得超过 50%；

② 设备或随机文件如显示 CTDI 读数，应按照 GB 9706.18 或厂家自定义的方法进行验证。

（3）注册申请人应明确剂量测量方法、测试体模并提供选用该测量方法、该体模的合理依据。应描述测试体模的规格尺寸、材料。注册申请人应明确测试过程中使用的曝光条件，包括管电压、管电流、加载时间、限束器（如长矩形、长圆形）、FOV（扫描宽度、扫描高度）、扫描部位（如上颌、下颌）、分辨率（如标准、高清）等，记录发生的剂量值。若曝光条件可调，应给出典型曝光条件的测试值，以及总的剂量范围。

（五）产品适用的相关标准

表 2 列出本产品主要涉及的现行有效的国家/行业标

准；如有标准发布或更新，应考虑新版标准的适用性。国家/行业标准中不适用条款应在产品性能研究资料中说明合理原因。

表 2　产品适用的相关标准

GB 9706.1—2007	《医用电气设备 第 1 部分：安全通用要求》
GB 9706.3—2000	《医用电气设备 第 2 部分：诊断 X 射线发生装置的高压发生器安全专用要求》
GB 9706.11—1997	《医用电气设备 第二部分：医用诊断 X 射线源组件和 X 射线管组件安全专用要求》
GB 9706.12—1997	《医用电气设备 第一部分：安全通用要求 三．并列标准：诊断 X 射线设备辐射防护通用要求》
GB 9706.14—1997	《医用电气设备 第 2 部分：X 射线设备附属设备安全专用要求》
GB 9706.15—2008	《医用电气设备 第 1 部分：安全通用要求 1．并列标准：医用电气系统安全要求》
GB 9706.18—2006	《医用电气设备 第 2 部分：X 射线计算机体层摄影设备安全专用要求》
YY 0505—2012	《医用电气设备 第 1－2 部分：安全通用要求 并列标准：电磁兼容要求和试验》
GB 7247.1—2012	《激光产品的安全 第 1 部分：设备分类、要求》
YY/T 0795—2010	《口腔 X 射线计算机体层摄影设备专用技术条件》
YY/T 0106—2008	《医用诊断 X 射线机通用技术条件》
YY/T 0291—2016	《医用 X 射线设备环境要求及试验方法》
YY/T 1099—2007	《医用 X 射线设备包装、运输和贮存》
YY 91057—1999 YY 1057—2016	《医用脚踏开关通用技术条件》
YY/T 1466—2016	《口腔 X 射线数字化体层摄影设备骨密度测定评价方法》
GB 4943.1—2011	《信息技术设备安全 第 1 部分：通用要求》

（六）产品注册单元划分

注册单元划分应根据产品的技术原理、结构组成、性能指标、适用范围划分。

1. 不同技术原理、结构差异较大的口腔 X 射线诊断设备，不能划分为同一单元。

例如 CBCT、曲面体层 X 射线机不能划分为同一注册单元。

例如原注册产品为一台曲面体层 X 射线机，注册申请人在此基础上新增了 CBCT 技术而成为了一台 CBCT，此时注册申请人不应在曲面体层 X 射线机基础上以许可变更的形式新增这台 CBCT，须以产品注册的形式申报这台 CBCT。

2. 采用不同型号的 X 射线管头的产品不能划分为同一注册单元。

例如原产品的 X 射线管头型号为 A，注册申请人预期变更型号为 B 的 X 射线管头，此时注册申请人不应在原产品基础上以许可变更的形式新增 B，须以注册的形式申报 B 配置的产品。

3. 适用范围相同，性能指标相近，但技术结构有较大差异的产品不能划分为同一注册单元。

例如站立式、椅座式和床卧式的 CBCT，因机械、电气结构差异较大，不能划分为同一注册单元。

例如采用不同类型影像接收器（CCD＋影像增强器、数字化平板型探测器）的设备，不能划分为同一注册单元。

4. 用于口咬的一次性保护套不应放在 CBCT 的注册单元。

5. 独立的口腔种植手术计划软件不应放在 CBCT 的注册单元；若 CBCT 带有虚拟种植手术功能，应按照口腔种植手术计划软件要求评价该功能。

（七）产品检测单元划分

检测样机的选取应考虑产品功能、性能、预期用途、安全指标、主要部件、结构及其组合方式等，应以不同配置（见上文"整机配置说明"）而非不同型号的结果作为划分检测单元的依据。

1. 由于 X 射线管、影像接收器等主要部件在整机中起的作用较大，其不同的配置影响到了整机的安全和性能要求，因此应考虑申报配置的安全和性能检测报告。

2. 电磁兼容安全要求须覆盖申报的所有配置。

3. 医用电气设备在实施 GB 9706.1 标准全项检测时，应对电磁兼容性按照电磁兼容标准要求实施检测。安规检测报告和 EMC 检测报告应具有关联性。

（八）书写产品技术要求及检测应注意的问题

1. 临床上 CBCT 设备通常与工作站（包括主机、显示器）等其他设备连接或结合使用，因此：

（1）不管申报的产品组成中是否包括工作站计算机等其他硬件，须提供系统符合 YY 0505、GB 9706.15 的检测报告；同时检测报告备注送检工作站型号，并截图软件版本号。

（2）注册申请人应描述工作站最低配置和显示器性能指标，并在随机文件中注明"系统符合 YY 0505、GB 9706.15 的要求"，工作站计算机至少"符合 GB 4943.1 的要求，或具备 CCC 证书"；若申报工作站计算机，注册申请人应明确工作站计算机型号并满足相关要求。

2. 产品成像性能指标如分辨率、信噪比等具体数值应与注册申请人提供的境外上市批件（进口产品适用）、随机文件中的内容一致。

3. CBCT 摄影应按照选取的曝光条件分别评估轴位二维影像、矢状位二维影像、冠状位二维影像的成像性能。

注册检验选取的曝光条件、体模应与"（四）研究资料

1"的结果一致。

4. 当行业标准更新时，成像性能评价的分项目应该与标准同步更新。

5. 产品技术要求书写模板详见本指导原则的附录 1。对于产品技术要求的附录 A 产品配置表，应列出主要部件的型号、规格参数和注册申请人。如果通过整机配置分析明确含有多种配置，则应根据多种配置列出附录 A.1 配置 1、A.2 配置 2 等。

（九）产品说明书与标签

说明书应符合《医疗器械说明书和标签管理规定》（国家食品药品监督管理总局令第 6 号）和相关的国家标准、行业标准的要求。应特别注意：

1. 详细描述设备操作步骤以及用于患者的方法。

2. 适用范围与禁忌症

（1）适用范围

① 应明确产品所提供的"诊断"目的，如口腔颌面部 X 射线影像诊断；

② 明确适用人群（成人和/或儿童）；

③ 预期使用环境：应明确使用地点和使用环境，使用环境应包括温度、湿度、海拔大气压范围以及适合国内辐射安全法规的机房屏蔽条件。

（2）禁忌症：如产品具有禁忌症，应予以说明。并应当明确说明该器械不适宜应用的某些疾病、情况或特定的人群（如孕妇、哺乳期妇女、儿童）。

3. 应明确与设备兼容的附件及其技术规格。

4. 应提供包含技术特征的产品参数表。技术特征应与产品技术要求有一致性。如果引起差异是由于测试标准不同，应注明测试标准。

5. 技术说明书中应包含产品技术要求中规定的重要性能指标。

6. 注意事项、警告以及提示，包括但不限于：

（1）若产品预期用于儿童人群，应根据临床需求，适当调整曝光参数，降低辐射剂量。应提醒用户对于儿童使用该器械相关的特定风险，增加"儿童未进行临床试验"、"曝光参数及曝光剂量与成人不同"、"儿童检查慎用"等提示，给出针对儿童的推荐曝光条件、对应的剂量测试值，并提供降低儿童辐射剂量所需采取的措施，如自动曝光控制为儿童患者设计并校准。

如果该产品预期不用于儿童人群，标签应当包含不能用于儿童人群的警告说明，以及在产品本身贴上明显的物理标签。

（2）应提供针对电离辐射防护的说明，包括电离辐射对人体的影响，减少患者和操作者吸收剂量的措施和系统所采取的减少辐射剂量/剂量率的措施。对于一些 X 射线敏感组织和器官，应明确对敏感组织和器官的防护措施和建议。

（3）提示：显示的灰度值、骨密度值的绝对值不作为诊断依据，去除金属伪影提示风险。

（十）临床试验资料

本指导原则仅考虑了临床试验的要求，具体见本指导原则附录2。比如符合如下情况之一，应进行临床试验：

申报产品属于注册申请人的全新产品线，如"注册申请人过去生产的产品为口腔颌面曲面体层X射线机，本次申报的产品为CBCT"；

以及除了上述之外的其他情况：按照《医疗器械临床评价技术指导原则》的要求进行临床评价，但不能通过同品种医疗器械临床试验或临床使用获得的数据进行分析评价（参照《医疗器械临床评价技术指导原则》中附表4）。

（十一）其他资料

风险管理报告应符合YY/T 0316《医疗器械 风险管理对医疗器械的应用》的有关要求，具体编写可参照《医用X射线诊断设备（第三类）注册技术审查指导原则（2016年修订版）》中附录V章节"风险管理文档"的要求。

软件资料应符合《医疗器械软件注册技术审查指导原则》的要求。

四、参考文献

（一）医用X射线诊断设备（第三类）注册技术审查指导原则（2016年修订版）（国家食品药品监督管理总局通告2016第21号）

（二）医疗器械临床评价技术审查指导原则（国家食品药品监督管理总局通告2015第14号）

（三）医疗器械软件注册技术审查指导原则（国家食品药品监督管理总局通告2015第50号）

（四）《医疗器械临床试验质量管理规范》（国家食品药品监督管理总局令第25号）

（五）口腔颌面部X射线检查操作规范（编著：中华口腔医学会，人民军医出版社）

（六）口腔颌面锥形束CT的临床应用（主编：马绪臣，人民卫生出版社）

（七）GB 10149－1988 医用X射线设备术语和符号

（八）CE document－Radiation Protection：Cone Beam CT for Dental and Maxillofacial Radiology. Evidencebased guideline

（九）FDA document－Information for Industry：X－ray Imaging Devices－Laboratory Image Quality and Dose Assessment，Tests and Standards

（十）FDA document－Dental Cone－beam Computed Tomography

（十一）IEC 60601－2－63：2012 Medical electrical equipment－part 2－63：Particular requirements for the basic safety and essential performance of dental extra－oral X－ray equipment

五、起草单位

起草单位：国家食品药品监督管理总局医疗器械技术审评中心。

附录1 产品技术要求要求模板

医疗器械产品技术要求编号：

口腔颌面锥形束计算机体层摄影设备

1. 产品型号/规格及其划分说明

1.1 产品型号规格划分说明

1.2 应给出产品每种配置的详细技术规格（见附录A）。

1.3 软件发布版本

1.3.1 嵌入式软件

1.3.2 工作站软件

1.4 版本命名规则

明确软件完整版本的全部字段及字段含义

2. 性能指标

2.1 电功率

2.1.1 最大输出电功率

2.1.2 标称电功率

CBCT摄影的标称电功率

2.2 加载因素及控制

2.2.1 X射线管电压

CBCT摄影的X射线管电压调节范围、方式、值偏差

2.2.2 X射线管电流

CBCT摄影的X射线管电流调节范围、方式、值偏差

2.2.3 加载时间

CBCT摄影的加载时间调节范围、方式、值偏差

2.2.4 电流时间积

CBCT摄影的电流时间积调节范围、方式、值偏差

2.2.5 防过载

2.3 成像性能

CBCT摄影

适用人群	成像性能		轴位	矢状位	冠状位
成人		空间分辨率			
		图像信噪比			
		低对比度分辨率			
		灰度均匀性			
		重建时间			
		选层厚度			
儿童	同上				

注：扫描模式（见2.5.5）、扫描视野（见2.5.6）、三维体素（见2.5.7）如有多种选择，应分开制定。

2.4 机械装置性能

2.5 工作站软件功能

2.5.1 患者管理功能（如新增患者）

2.5.2 图像管理工具1（如放大、反转、标记、加亮、合并、保存）

2.5.3 图像管理工具 2（如图像尺寸测量）

2.5.4 DICOM3.0 要求

注册申请人应在随机文件中提供 DICOM 3.0 标准的符合性声明。

2.5.5 扫描模式的选择

2.5.5.1 基本或普通扫描模式

2.5.5.2 高分辨率或高清扫描模式

2.5.5.3 低剂量，短扫描或快速扫描模式

2.5.5.4 连续两次不同高度位置的扫描叠加以增大竖直方向视野的模式

2.5.6 扫描视野的选择

2.5.7 三维体素的选择

2.6 产品技术特点（与注册申请人声称及产品特点相关）

2.6.1 降低剂量

2.6.2 去除金属伪影

2.7 外观要求

2.8 环境试验要求

2.9 安全要求

2.9.1 产品应符合 GB 9706.1—2007、GB 9706.3—2000、GB 9706.11—1997、GB 9706.12—1997、GB 9706.14—1997、GB 9706.15—2008、YY 0505—2012 的要求。产品安全特征见附录 A。

2.9.2 激光安全应符合 GB 7247.1—2012 的要求。

2.10 脚踏开关的要求

2.11 剂量

2.11.1 DAP

2.11.2 KERMA

2.11.3 如适用，显示 CTDI 值

2.12 如适用，自动曝光控制

通过改变一个或多个加载因素实现的自动曝光控制，应在说明书中说明这些加载因素的范围以及这些加载因素之间的相互关系。

2.13 如适用，设备带有骨密度评价功能

3. 检验方法

3.1 电功率

3.1.1 最大输出电功率

3.1.2 标称电功率

依据 CBCT 摄影的相关试验方法进行检验，结果应符合

3.2 加载因素及控制

3.2.1 X 射线管电压

依据 CBCT 摄影的相关试验方法进行检验，结果应符合

3.2.2 X 射线管电流

依据 CBCT 摄影的相关试验方法进行检验，结果应符合

3.2.3 加载时间

依据 CBCT 摄影的相关试验方法进行检验，结果应符合

3.2.4 电流时间积

依据 CBCT 摄影的相关试验方法进行检验，结果应符合

3.2.5 防过载依据相关试验方法进行检验，结果应符合

3.3 成像性能

依据 CBCT 摄影的相关试验方法进行检验，结果应符合

3.4 机械装置性能依据相关试验方法进行检验

3.5 软件功能

对工作站软件操作界面进行逐项检查，核实其能否正常工作，结果应符合。

3.6 产品新特点

3.6.1 核实降低剂量功能是否达到了注册申请人宣称的降低了一定范围的剂量。

3.6.2 核实去除金属伪影是否达到了去除金属伪影的效果。

3.7 外观

3.8 依据 YY/T 0291 进行环境试验，结果应符合

3.9 安全

3.9.1 依据 GB 9706.1—2007、GB 9706.3—2000、GB 9706.11—1997、GB 9706.12—1997、GB 9706.14—1997、GB 9706.15—2008、YY 0505—2012 的试验方法进行检验，结果应符合。

3.9.2 依据 GB 7247.1—2012 的方法进行检验，结果应符合。

3.10 依据脚踏开关的要求进行检验，结果应符合

3.11 剂量相关

3.11.1 DAP

3.11.2 KERMA

3.11.3 CTDI 按照 GB 9706.18 或注册申请人自定义的方式进行测试。

3.12 如适用，自动曝光控制

3.13 依据 YY/T 1466 评价骨密度

（注：根据产品实际情况判断以上条款适用性）

附录：A. 产品安全特征（11 项）、电气绝缘图、电气绝缘表格

B. 测试用体模描述

附录 A　产品技术特性和规范

描述名称	组件描述	规格参数	备注
X 射线管头（型号）	高压发生器	电源条件（额定电网电压、相数、频率） 高压发生器型号或唯一标识 最大电功率、标称输出电功率、高压模式（连续/脉冲），管电压范围、管电流范围、加载时间范围、电流时间积范围、单次曝光时间（脉冲式曝光适用）以及准确度要求、逆变方式	非组合式 X 射线发生器另行说明

描述名称	组件描述	规格参数	备注
X 射线管头（型号）	X 射线管	型号、阳极类型（固定/旋转）、阳极热容量、最大连续热耗散、标称管电压、焦点标称值、靶材、靶角	
	—	固有滤过	
	限束器	限束器的型号、数量、形状（圆柱形/方形）、尺寸、类型（可变/固定）、最大 X 射线辐射野、最小 X 射线辐射野、光野指示装置、附加滤过	
CBCT 摄影用影像接收器	平板探测器	型号：探测器的感光器件排列方式（面阵/线阵）、结构（如荧光体 + 非晶硅光电二极管 + TFT 阵列，非晶硒光电二极管 + TFT 阵列）、荧光材料（如碘化铯）、探测器外形尺寸、有效视野尺寸、像素大小、采集矩阵（M×N）、帧频、传输形式（有线/无线）	
	影像增强器 + CCD	型号：荧光材料（如碘化铯）、对比度分辨率、空间分辨率、标称入射野尺寸、变野（视野数量）相机：采集矩阵尺寸、最大采集帧速率、像素数量	
控制装置	曝光手闸	类型（有线/无线）、输入电压	
	主机操作界面	类型（触摸屏式/按键式）	
患者支撑装置	座椅、床	（水平/垂直）运动范围及精度、承重、与人体接触部分的材料、接触部位、接触性质	
辅助定位装置	颌托、头托、扶手、额部固定架、耳夹等	与人体接触部分的材料、接触部位、接触性质	
	激光定位灯	激光灯个数、波长范围、激光发射级别	
机架	机架	a) 立柱升降范围及准确性 b) 旋转架旋转角度范围及准确性 c) 旋转轴平移范围及准确性 d) 头颅摄影探测器平移范围及准确性 e) 源到探测器的距离（SID） f) 源到患者皮肤（焦皮距）的距离（SSD）	
工作站	工作站硬件	对工作站的最低要求：CCC 要求、CPU、内存、硬盘容量、显卡、操作系统、光驱、网卡； 对显示器的最低要求：CCC 要求、屏幕尺寸、类型（CRT/液晶，彩色/黑白）、分辨率（像素矩阵）、最大亮度、对比度	
	工作站软件	临床应用软件名称和临床功能纲要	

附录 2 临床试验要求

（一）应遵照《医疗器械临床试验质量管理规范》要求开展临床试验工作。

（二）临床试验过程应遵照《口腔颌面部 X 射线检查操作规范》的摄影前准备和操作程序的要求。

（三）临床机构应根据入组试验人群的年龄、组织厚度等选择适宜的曝光参数，遵循正当化原则（即：考虑医务人员和受试者所受的辐射危害后，认为辐射的受益大于风险）以及辐射防护的最优化原则（亦称 ALARP 原则，即最低合理可行原则）而获得必要的诊断信息（使用合理可达到的最低辐射剂量），参考注册申请人推荐的典型曝光条件。

（四）临床试验评价指标

1. 主要评价指标

临床图像质量与临床诊断要求的符合率［见（五）临床评价标准中的第 1 部分］

2. 次要评价指标

2.1 安全性：机械、电气、辐射等方面的安全性评价

2.2 设备功能稳定性、机器使用便捷性

（五）临床评价标准

1. 临床图像质量评价

对于每一幅临床图像，应挑选若干关键解剖结构，评价其清晰度，进而判断该幅图像是否符合临床诊断要求，判断结论为符合或不符合。

关键解剖结构清晰度的直接评价结果为：

① 清晰可见：解剖学结构的细节清晰可辨。

② 可见：解剖学结构的细节可见，但不能清晰辨认。

③ 不可见：解剖学结构可大致显示，但细节未显示。

1.1 上颌部位

体层摄影 – 上颌部位（含牙列）	清晰可见	可见	不可见
上颌窦形状，连续性，窦底与后牙根的关系			
上颌皮质骨完整性，连续性，形状			
鼻腭神经管道及走向			
牙槽突			
腭突			
牙齿形态			
牙本质			
牙釉质			
根管（中 1/3）			
牙髓腔			
牙周膜			

评价标准：上述牙周膜、牙髓腔、根管（中1/3）达到可见，其他解剖结构达到清晰可见，则认为符合临床诊断要求。

1.2 下颌部位

体层摄影 – 下颌部位（含牙列）	清晰可见	可见	不可见
下颌皮质骨完整性，连续性，形状			
下颌松质骨细节，骨小梁结构			
下颌管腔道及走向			
颏孔位置，大小			
牙齿形态			
牙本质			
牙釉质			
根管（中 1/3）			
牙髓腔			
牙周膜			

评价标准：上述下颌管、牙周膜、骨小梁结构、牙髓腔、根管（中1/3）达到可见，其他解剖结构达到清晰可见，则认为符合临床诊断要求。

1.3 颞下颌关节部位

体层摄影 – 颞下颌关节部位	清晰可见	可见	不可见
颞骨关节窝形状			
髁突大小，形状			
颞骨关节窝与髁突的位置关系			
关节结节			

评价标准：关节结节达到清晰可见，其他解剖结构达到可见及以上，则认为符合临床诊断要求。

1.4 头颅颌面部其他部位

体层摄影 – 颌面部其他部位	清晰可见	可见	不可见
鼻骨			
眶下孔			
蝶骨			
筛骨			

评价标准：上述各项解剖结构达到清晰可见，则认为符合临床诊断要求。

2. 安全性评价

安全性评价的结论为安全/不安全。如果临床试验中发生一例次不安全事件，则该产品不能获得上市批准。

安全性评价至少应包括以下几方面，可结合设备特点和临床方案自行添加。

安全项目	安全	不安全
机械安全型		
电气安全性		
辐射安全性		
其他		

评价标准：

① 机械安全性：如果整个临床试验过程中，没有运动部件意外动作、倾倒、零件脱落、机械断裂、撞击或挤压患者/操作者的事件，则认为安全；否则认为不安全。

② 电气安全性：如果整个临床试验过程中，没有发生漏电，则认为安全；否则认为不安全。

③ 辐射安全性：如果整个临床试验过程中，没有不可控制的 X 射线曝光事件，则认为安全；否则认为不安全。

④ 其他：如果整个临床试验过程中，没有其他不可接受的不良事件，则认为安全；否则认为不安全。

3. 整机功能、稳定性、便捷性评价

整机功能、稳定性、便捷性评价结论为满意/一般/不满意。至少应评价以下内容，注册申请人可结合设备特点自行补充。

项　　目	满意	一般	不满意
功能			
患者摆位			
控制按键、手闸			
摄影过程			
图像后处理			
图像存储和管理			
设备稳定性			
便捷性			
摆位难易程度			
图像处理便捷性			

评价标准（举例）：

3.1 功能评价

① 在摆位过程中，机架和患者承载机构起停顺畅、定位准确则认为摆位功能满意，若出现按键迟滞、运动有卡顿但能够完成预期操作，则认为一般；若出现按键无反应或运动不符合预期，则认为不满意。

② 控制按键、手闸使用过程中反应灵敏、功能正常，则认为满意；反应不够灵敏但不影响功能实现，则认为一般；若不能使用，则认为不满意。

③ 图像处理软件能流畅地执行各项功能，无软件异常崩溃和卡滞，则认为满意；若后处理功能可以执行，但有明显卡滞现象，则认为一般；若后处理功能执行中出现软件异常，则认为不满意。

④ 若摄影过程流畅并取得预期需要的图像，则认为满意；若能够执行扫描流程取得原始数据，但需要手动重建图像，则认为一般；若不能执行扫描流程，则认为不满意。

⑤ 若扫描图像都能够完整保存，可方便地检索，则认为满意；若每次扫描的图像数据记录都能完整保存并检索，但检索过程繁琐，则认为一般；若扫描图像或患者数据出现无故丢失或无法检索，则认为不满意。

3.2 稳定性评价

整机在整个试验过程中可持续正常工作，则认为满意；若试验中虽出现错误但可以迅速恢复，无不可恢复的错误发生，可 24 小时正常开机，则认为一般；若出现故障导致设备不能正常使用，则认为不满意。

3.3 便捷性评价

① 摆位难易程度：操作员按照说明书要求可在 30 秒内完成摆位，则认为满意；若摆位时间超过 30 秒但可以完成摆位工作，则认为一般；若不能摆到指定位置，则认为不满意。

② 操作界面友好性：操作界面清晰、各按钮及图表位置合理、能顺畅操作各项功能，则认为满意；若操作界面和位置基本合理，则认为一般；若操作界面不清晰、位置不合理，则认为不满意。

③ 图形处理便捷性：若图像软件操作流畅，则认为满意；若操作不够顺畅但基本功能可实现，则认为一般；若操作过于繁复，则认为不满意。

（六）临床评价主体

1. 安全性评价：设备操作者。

2. 临床影像质量评价：要由有经验的口腔科医生或专业从事口腔放射的医生阅片，要求中级职称或以上。采用双人背靠背评价的方式。若同一患者的两份评价结果不一致时，可请年资高的第三人参与评价，且少数服从多数；或者以较低评价为准。

3. 整机功能、稳定性、便捷性评价：设备操作者。

（七）临床试验例数

临床试验设计：考虑产品特性，X 射线产品的临床试验，为目标值法的单组试验。

为了确保临床试验主要评价指标（临床影像质量与临床诊断的符合率）达到显著的统计学意义，基于主要评价指标计算的临床试验例数必须符合统计学要求。

根据临床需求，临床影像质量的临床诊断要求符合率不得低于 90%（目标值 $p0$），则：

假设临床影像质量的临床诊断要求符合率（$p1$）为 96%、单侧统计学显著性水平（α）为 0.025、检验效能（$1-\beta$）为 80% 时，试验最少需要 160 例受试者，考虑试验操作过程中可能的剔除率约 10%，共需纳入 180 名受试者。

因此，大视野 CBCT 摄影应覆盖 4 个部位（上颌部位、下颌部位、颞下颌关节部位、头颅颌面部其他部位），共需要 180 例受试者。

中视野 CBCT 摄影应覆盖上颌部位、下颌部位，共需要 180 例受试者；如声称适用于颞下颌关节部位，颞下颌关节部位需要 180 例受试者。

针对小视野 CBCT 摄影，上颌部位、下颌部位尽可能平均分布，需要 180 例受试者；如声称适用于颞下颌关节部位，颞下颌关节部位需要 180 例受试者。

若某产品声称仅具有某一个部位的功能，则建议验证该部位功能的样本量应满足统计学要求的最低受试者数量（即：180 例）。

若某产品除 CBCT 摄影外还声称支持曲面体层摄影、头影测量摄影，则每项功能的病例数均应符合上述统计学要求。

在符合伦理学的原则下，同一个受试者可以用于多个功能、多个位置的验证。

（八）设备应达到的基本要求

1. 临床影像质量评价（主要评价指标）：应按照单组目标值法进行假设检验，并进行统计学推断，确认临床影像质量与临床诊断要求的符合率不低于目标值，且具有统计学意义。

2. 安全性评价（次要指标）：对于每个评价点，不得有"不安全"的评价结论。

3. 整机功能、稳定性、便捷性评价（次要指标）：对于所有评价点，不满意比例不得高于5%。

（九）临床试验中的统计学考虑

为了保护病人的权益和数据的完整性，建议采用基于

互联网（IWRS）/电话（IVRS）/传真等计算机中央注册系统分配受试者登记号，所有受试者登记号不得二次使用。所有登记注册的受试者，均需纳入最终的统计分析。

21　软性纤维内窥镜(第二类)注册技术审评指导原则

［软性纤维内窥镜(第二类)注册技术审查指导原则（2017年修订版）］

本指导原则旨在为技术审评部门审评注册申报资料提供参考，同时也指导注册申请人对第二类软性纤维内窥镜（以下简称纤维内窥镜）注册申报资料的准备及撰写。

本指导原则是对第二类软性纤维内窥镜的一般要求，审评人员和申请人应依据产品的具体特性确定其中内容是否适用，若不适用，需申请人具体阐述理由及相应的科学依据，并依据产品的具体特性对注册申报资料的内容进行充实和细化。第二类硬性、半硬性纤维内窥镜、第三类软性纤维内窥镜可参考本指导原则中适用的内容。

本指导原则是供审评人员和申请人使用的指导文件，不涉及注册审批等行政事项，亦不作为法规强制执行，如有能够满足法规要求的其他方法，也可以采用，但应提供详细的研究资料和验证资料。应在遵循相关法规的前提下使用本指导原则。

本指导原则是在现行法规、标准体系及当前认知水平下制定的，随着法规、标准体系的不断完善和科学技术的不断发展，本指导原则相关内容也将适时进行调整。

一、适用范围

本指导原则适用于第二类诊断用软性纤维内窥镜产品，即纤维上消化道镜、纤维结肠镜、纤维大肠镜、纤维支气管镜、纤维鼻咽喉镜、纤维胆道镜、纤维膀胱镜，分类编码为6822。其他第二类纤维内窥镜可参考本指导原则适用的内容。

二、技术审查要点

（一）产品名称的要求

纤维内窥镜产品的命名应符合《医疗器械通用名称命名规则》，或采用国家标准、行业标准上的通用名称。

1. 纤维上消化道内窥镜，其他名称："纤维上消化道镜"；

2. 纤维结肠内窥镜，其他名称："纤维结肠镜"；

3. 纤维大肠内窥镜，其他名称："纤维大肠镜"；

4. 纤维支气管内窥镜，其他名称："纤维支气管镜"；

5. 纤维鼻咽喉内窥镜，其他名称："纤维鼻咽喉镜"；

6. 纤维胆道内窥镜，其他名称："纤维胆道镜"；

7. 纤维膀胱内窥镜，其他名称："纤维膀胱镜"。

（二）产品的结构和组成

1. 典型产品外形结构示意图（软性纤维内窥镜）

（1）不含导光束的纤维内窥镜（图1）

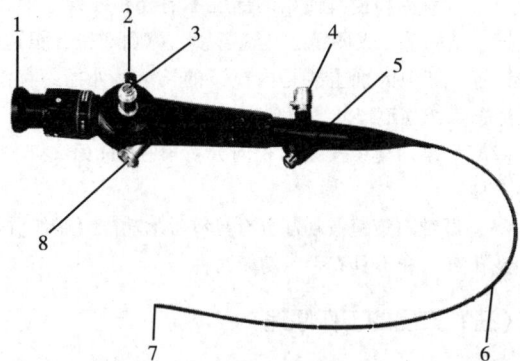

图1　不含导光束的纤维内窥镜

1. 目镜部或接物镜　2. 转动钮　3. 导光接头

4. 测漏阀　5. 插钳口（无工作通道内镜不含插钳口）

6. 插入部　7. 头端部　8. 吸引阀

（2）含有导光束的纤维内窥镜（图2）

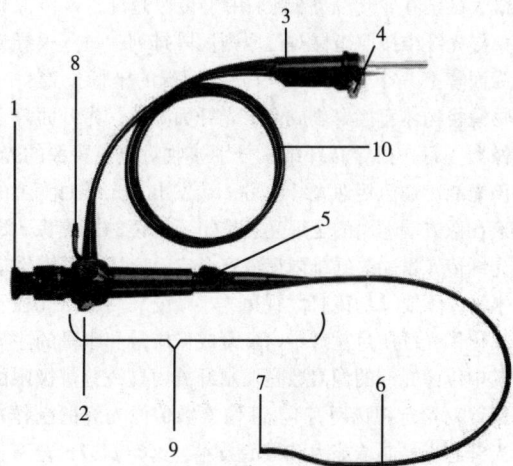

图2　含有导光束的纤维内窥镜

1. 目镜部或接物镜　2. 转动钮　3. 导光接头

4. 测漏阀　5. 插钳口（无工作通道的内窥镜不含插钳口）

6. 插入部　7. 头端部　8. 吸引阀　9. 操作部　10. 导光束

225

2. 结构与组成

（1）不含导光束的纤维内窥镜

不含导光束的纤维内窥镜由头端部、插入部、操作部、目镜部或接物镜、吸引阀（仅带工作通道内窥镜适用）等组成。使用前，取下导光接头后，将冷光源连接在内套上，打开冷光源开关，就可以给内窥镜提供光源照明；或将导光束连接在导光接头处，然后另一端与冷光源连接，打开冷光源电源开关，按下灯泡控制按钮，就可以给内窥镜提供光源照明。

（2）含有导光束的纤维内窥镜

含有导光束的纤维内窥镜有头端部、插入部、操作部、目镜部或接物镜、导光插头、吸引阀（仅带工作通道内窥镜适用）等组成。使用前，将导光插头与冷光源连接，打开冷光源电源开关，按下灯泡控制按钮，就可以给内窥镜提供光源照明。

3. 产品分类

（1）纤维内窥镜按使用的部位不同分有纤维上消化道内窥镜、结肠镜、大肠镜、支气管镜、鼻咽喉镜、胆道镜、膀胱镜等。其中区别主要是内窥镜的长短、外径、有无工作通道、工作通道尺寸、弯曲方向、弯曲角度等。

（2）纤维内窥镜按光学视向分有前视型、斜视型、侧视型三种。

（3）纤维内窥镜按功能分有具有手术功能（带工作和/或冲洗孔道）和不具有手术功能两种。

（三）产品的工作原理

1. 工作原理

纤维内窥镜由光学观察系统和照明传输系统组成。光学观察系统由聚焦成像的物镜、传输物镜组像的传/转像组和目视观察用的目镜或 CCD 转接镜构成；照明传输系统由混编排列的多束导光纤维构成。

纤维内窥镜与传统纯光学镜片构成的内窥镜或电子内窥镜的最大区别在于传/转像组采用了传像光纤，该传像光纤由多束导光纤维按照坐标对位原则面阵排列，每一根导光纤维作为面阵上一个像素在传像光纤两端的坐标位置一一对应。物镜将物体直接聚焦成像于光纤面阵上，光纤面阵上的每一像素（每一根导光纤维）分别接收对应位置像的光能，并将该光能传输至传像光纤的另一端发出，光纤面阵上的所有像素在像方端输出的全部光能重组了物镜的聚焦像，即达到了光纤传像目的。纤维内窥镜安全有效应用的关键性能是成像水平，除要求物镜有大视角、小畸变、高相对孔径和景深外，传像光纤质量是纤维内窥镜成像质量和水平的主要贡献，其中传像光纤的像素数是限制纤维内窥镜分辨极限的关键因素（对给定视场而言）。高像素数传像光纤的制作，涉及单光纤芯直径制造能力和成型技术。这类制造工艺有：酸洗法、热溶法等，排列工艺有：单层合片法、自动补偿法、斜面溜丝法等，目前传像光纤最小芯径不足 5 微米。其他如单光纤一致性质量、面形处理等也限制了传像光纤的质量。

2. 临床应用简述

2.1 应用：纤维内窥镜是供人体内腔检查和手术时用的医用光学器械。它利用人体自然腔道或切口导入人体，对预期区域或部位进行照明并于体外成像以供观察和诊查，结合手术器械可进行组织取样（活检等）。

2.2 类型：目前，纤维内窥镜按临床用途分为软性纤维内窥镜、半硬性纤维内窥镜和硬性纤维内窥镜三种类型。

2.2.1 软性纤维内窥镜主要是那些经自然腔道进入的纤维内窥镜，其最大特点是操作中可以多方位弯曲，以适合人体结构复杂器官的特征。这类纤维内窥镜含有操作弯曲的控制机构、金属软管和拉伸钢丝等，插入人体部位的外管采用医用胶皮。这类内窥镜主要用于胃、肠道、呼吸道、膀胱等部位。产品有：胃镜、结肠道镜、支气管镜、十二指肠镜、胆道镜等。

2.2.2 半硬性纤维内窥镜主要作用于气管、食道等部位，其插入人体部位可依照腔道形状而适度弯曲并定型于造型上，插入人体部位的外管由金属材料制成。

2.2.3 硬性纤维内窥镜的型式较多，如子宫镜等。这类内窥镜的插入人体部位外管采用金属管，外径可制作得较小，构件含孔道，并且可承受适度扭力弯曲而不破坏（可参阅硬管内窥镜相关内容）。

纤维内窥镜由于传/转像组采用传像光纤，大部分只能采用浸泡消毒方法，因而对抗腐蚀能力有较高要求。另外，除了可重复使用的纤维内窥镜外，目前一次性使用的纤维内窥镜也产生了，这类内窥镜的光学部分可拆卸并可重复使用。

2.3 纤维内窥镜产品的特点

2.3.1 可借助于手术器械进行活检等。

2.3.2 其配套使用的照明光源有氙灯冷光源、卤素灯冷光源、LED 冷光源等。

2.3.3 均通过导光纤维束，将冷光源所提供的光线照亮患者的病灶部位，然后通过光学成像系统观察到病灶的真实情况。

2.3.4 都可通过摄像显示系统，供观察、研讨和教学之用，也可用照相予以记录。

3. 主要技术参数

3.1 尺寸

3.1.1 插入部外径

不同用途的内窥镜，其插入部外径也不同。

3.1.2 工作长度

内窥镜工作长度必须满足到达人体体腔的长度。

3.1.3 目镜罩外径

目镜罩外径尺寸涉及与摄像系统的互联。

3.1.4 工作通道直径

工作通道直径涉及与手术器械的配套使用。

3.2 光学性能

视场角、像素数或分辨率（规定工作距）、成像清晰范围、畸变、断丝数和分布、照明质量。

3.2.1 视场角

纤维内窥镜的视场角关系到体腔内的观察范围，如观察范围小，病灶区域与周边状态不明，诊断/手术困难等，特别是手术器械易超出视野，因失控而带来临床伤害。

3.2.2 像素数或分辨率、成像清晰范围

纤维内窥镜的像素数或分辨率、成像清晰等方面指标，是内窥镜关键光学指标，若像素数不够即分辨率不佳，组织特征和病灶区域的细节无法获取，失去内窥镜临床意义；若成像清晰范围不够，周边模糊，不仅导致操作者眼疲劳、不适，而且导致视野缩小，甚至丢失视场。

3.2.3 畸变

畸变主要发生在视场边缘而导致感觉错误、方位混淆、视心理改变等，带来临床危害。

3.2.4 传像束断丝

纤维内窥镜传像束的断丝数直接影响成像质量，每断一根丝对应像面产生一个黑点，当断丝位于视场中心或断丝为密集情况时，临床观察就产生很大影响。

3.2.5 照明

纤维内窥镜导光束接口不良、出口质量不佳（如丝排列不良、抛光不好、丝出端微粒损缺等）或断丝，导致照明不良或照明分布不匀，甚至进入人体部分过热（原因有断丝引起的能量内聚、出口质量不佳引起的界面损耗过大发热），带来危害。

3.3 机械性能

3.3.1 密封性

纤维内窥镜的密封性，直接关系到产品的质量，如密封性不好，诊断/手术中光学系统渗水而破坏，手术中会产生危害。

3.3.2 表面质量

由于内窥镜是直接进入人体内，因此内窥镜体的表面质量十分重要，若粗糙或有锋棱、毛刺等疵病，就会损伤人体组织。

3.3.3 弯曲

对于软性纤维内窥镜来说，可控弯曲角也是非常重要的性能指标。其耐久性和弯曲状态时手术器械的可操控性很重要。

3.4 耐腐蚀性

3.5 电气安全性能

3.6 生物相容性

（四）注册单元划分的原则

按照《医疗器械注册管理办法》（国家食品药品监督管理总局令第4号）第七十四条要求，"医疗器械产品的注册单元原则上以产品的技术结构、性能指标和预期用途为划分依据"。

1. 内窥镜有源或无源手术器械应与内窥镜划分为不同的注册单元。

2. 内窥镜与配合使用的设备（例如冷光源、摄像系统等）应划分为不同的注册单元。

3. 荧光镜、带有PDD的内窥镜等特殊内窥镜与普通内窥镜应划分为不同的注册单元。

4. 成像方式不同的内窥镜应划分为不同的注册单元。例如硬性光学镜与硬性纤维镜、软性电子镜与软性纤维镜

应划分为不同的注册单元。

5. 使用部位不同的内窥镜应分别注册，如纤维上消化道镜和纤维大肠镜应作为两个注册单元。

6. 结构形式不同的内窥镜（例如硬性纤维内窥镜、半硬性纤维内窥镜与软性纤维内窥镜）应划分为不同的注册单元。

一般情况下，仅仅是视场角，视像角，插入部直径，长度，工作通道直径不同的内窥镜可以作为一个注册单元；若内窥镜之间的差异超出上述范畴，应考虑应划分为不同的注册单元。

（五）产品适用的相关标准

1. 产品应适用的国家标准、行业标准

GB 9706.1—2007 医用电气设备 第一部分：安全通用要求

GB 9706.19—2000 医用电气设备 第2部分：内窥镜设备安全专用要求

GB 11244—2005 医用内窥镜及附件通用要求

YY/T 0283—2007 纤维大肠镜

YY 1028—2008 纤维上消化道内窥镜

2. 可引用或参照的国际标准

ISO 8600–1—2013 内窥镜 医用内窥镜和内窥镜附件 第1部分：一般要求

ISO 8600–3—1997 光学和光学仪器 医用内窥镜及内治疗设备 第3部分：视场角和视向角的测定

ISO 8600–4—2014 内窥镜 医用内窥镜及内镜治疗装置 第4部分：插入部分最大宽度的测定

3. 可引用或参照的其他相关标准：

GB/T 191—2008 包装储运图示标志

GB/T 14710—2009 医用电气设备环境要求及试验方法

GB/T 16886.1—2011 医疗器械生物学评价 第1部分：风险管理过程中的评价与试验

GB/T 16886.5—2003 医疗器械生物学评价 第5部分：体外细胞毒性试验

GB/T 16886.10—2005 医疗器械生物学评价 第10部分：刺激与致敏反应试验

YY 0076—1992 金属制件的镀层分类 技术条件

YY/T 0466—2003 医疗器械 用于医疗器械标签、标记和提供信息的符号

YY/T 0466.1—2009 医疗器械 用于医疗器械标签、标记和提供信息的符号 第1部分：通用要求

上述标准包括了产品技术要求中经常涉及到的标准。注册申请人还可根据产品的特点引用一些行业外的标准或一些较为特殊的标准。

产品适用及引用标准的审查可以分两步来进行。首先对引用标准的齐全性和适宜性进行审查，是否引用了与产品相关的国家标准、行业标准，以及引用是否准确。应注意标准编号、标准名称是否完整规范，年代号是否有效。

其次对引用标准的采纳情况进行审查。即所引用的标准中的条款要求，是否在产品技术要求中进行了实质性的条款引用。这种引用通常采用两种方式，文字表述繁多内

容复杂的可以直接引用标准及条文号，比较简单的也可以直接引述具体要求。

如有新版强制性国家标准、行业标准发布实施，产品性能指标等要求应执行最新版本的国家标准、行业标准。

（六）产品的适用范围/预期用途、禁忌症（表1）

表1　产品名称与预期用途、禁忌症

产品名称	适用范围	禁忌症
纤维上消化道内窥镜	供上消化道疾病的检查时用	1. 严重心肺疾病； 2. 食道、胃肠穿孔急性期； 3. 急性重症咽部疾病患者； 4. 腐蚀性食道损伤急性期
纤维结肠镜	供检查结肠病变用	1. 严重心脏疾病； 2. 呼吸功能衰竭者； 3. 怀疑腹膜炎或结肠穿孔者； 4. 多次手术后腹腔内广泛粘连或严重腹水者； 5. 严重的活动性结肠炎； 6. 妊娠
纤维大肠镜	供下消化道疾病的检查时用	1. 严重心肺功能不全； 2. 休克、急性腹膜炎、肠穿孔者； 3. 妊娠、腹腔内粘连，慢性盆腔炎等
纤维支气管镜	供取支气管内异物和病变的诊断时用	1. 颈椎疾病； 2. 麻醉药物过敏者； 3. 通气功能障碍引起 CO_2 滞留而无通气支持措施者； 4. 气体交换功能障碍、吸氧或经呼吸机给氧后动脉血氧分压仍低于安全范围者； 5. 心功能不全、严重高血压或心律失常者； 6. 颅内压升高者； 7. 凝血功能障碍者； 8. 近期哮喘发生或不稳定哮喘未控制者
纤维鼻咽喉镜	供人体鼻腔咽喉部位的检查和诊断	1. 严重心脏病如严重心律失常，特别是心室率缓慢者，心肌梗死急性期及重度心力衰竭； 2. 严重心、肝、肾、肺、出血性疾病患者； 3. 急性重症鼻咽喉部疾病内窥镜不能插入者
纤维胆道镜	供胆道部的进行检查和诊断	1. 胆总管细，直径小于0.5cm或胆总管壁薄而脆，急性重症胆管炎需要紧急结束手术者； 2. 对严重心功能衰竭及有出血倾向者慎用。胆道以外的原因所致高热，暂缓检查
纤维膀胱镜	供膀胱部的检查和诊断	1. 尿道、膀胱处于急性炎症期不宜进行检查，因可导致炎症扩散，而且膀胱的急性炎症充血，还可使病变分辨不清。 2. 膀胱容量过小，在60ml以下者，说明病变严重，病人多不能耐受这一检查，也容易导致膀胱破裂。 3. 包茎、尿道狭窄、尿道内结石嵌顿等，无法插入膀胱镜者。 4. 骨关节畸形不能采取截石体位者。 5. 妇女月经期或妊娠3个月以上。 6. 肾功能严重减退而有尿毒症征象、高血压而且心脏功能不佳者

（七）产品的主要风险

1. 产品自体性能可能引起的危害

1.1 光学性能不良

1.1.1 不符合现有标准光学性能要求：

可能的危害：视场角、视向角（若适用）、分辨率（规定工作距时）、景深范围、成像清晰和视场质量、放大率（若适用）、断丝数、照度和视度调节（若适用）不符合现有标准（可参照 GB 11244—2005、YY 1028—2008 等）的要求，会产生危害。

审查内容：性能要求有无缺项，指标或允差规定是否不低于现有国标和/或行标要求。

1.1.2 畸变

原因和现象：畸变主要发生在视场边缘，包括光学系统中心和边缘放大率差而产生的像边缘变形，以及光轴失称或中心偏而产生的畸变不一致性导致头晕感觉难受。

危害：诊查和/或手术中易导致方位混淆、丢失感觉、视心理改变、判断失误等风险。

审查内容：设计中有无考虑畸变的控制，若无，则临床风险怎样规避；若有，设计畸变校正时是否规定视场形状参数及对应临床模型，对该参数及畸变控制量的设计指标依据，及生产过程的质控方法进行评价。

1.1.3 传像束断丝分布和密集度

原因和现象：传像束每断一根丝，在视场上就是一个黑点。而多根断丝局部密集，则视场上就是一块黑斑。

危害：若断丝分布于诊查和/或手术主要区域——视场中心，除影响成像质量外，造成诊断和/或手术的判定错误或病变不能察觉（漏诊误诊），甚至无法工作。

审查内容：控制标准中有无断丝的分布位置控制和分布密集度控制，若无，则临床风险怎样规避；若有，怎样控制。对控制方法和结果进行评价。

1.1.4 颜色分辨能力和色还原性不良

原因和现象：内窥镜自身的照明光路光纤和成像光纤的可见光谱透过率不一致和/或成像系统镜片镀膜缺陷而改变组织反/散射光谱的分布，和/或配套冷光源的显色性不良，导致人体腔内组织不同颜色混淆，颜色变化。

危害：人体腔内颜色接近、变化细微的组织不能区分，病灶不能识别或判断错误，误诊或手术错误的风险就极大，甚至有可能发生如动脉破损大出血的立即死亡危险。

审查内容：控制标准中有无颜色分辨能力和色还原性控制要求，若无，则临床风险怎样规避；若有，给出控制方法和要求。对控制方法和结果进行评价。

1.1.5 照明的光斑分布和边缘均匀性不良

原因和现象：照明光纤数值孔径不够，致使光斑不能覆盖视场；在照明光纤入光口和出光口的排列不平行或不匀称，分布密度不一致，及研磨不良产生的界面微损，造成视场中心与光斑中心偏离，边缘光强不一致而成像有阴阳区。

危害：成像不良，临床灰阶识别困难易诊断或手术失误；受辐射区域组织局部过热，可能存在组织烘干或灼伤的潜在危险。

审查内容：控制标准中有无照明的光斑分布和边缘均匀性控制要求，若无，则临床风险怎样规避；若有，给出控制方法和要求。对控制方法和结果进行评价。

1.1.6 像面边缘光强与中心光强的分布不良

原因和现象：照明的光斑分布不良和成像系统的余弦效应如渐晕、光轴失称等缺陷的综合结果。造成视场中心与边缘亮暗差过大，或周边模糊或边缘失去灰阶分辨，或中心区域过亮。

危害：操作者眼疲劳、不适而带来人为风险。腔内边缘组织无法识别诊查，腔内手术时，手术器械和内治疗设备将失去把握带来危险；或视场中心光能过大产生眩光/中心光亮导致关键区域失效的临床风险，同时提高光强会造成腔内中心区域多热而烘干或炽伤组织。

审查内容：有无考虑像面边缘光强与中心光强的分布要求，有无具体措施。

1.1.7 过量辐射

原因和现象：配套使用的冷光源的红外光谱辐射成分比重过大，导致内窥镜光入口和光出口过热，受照面过热；照明光路自身的缺陷如光纤疏松或断丝引起的光能内敛、介面粗糙或光纤端面破损引起的界面损耗致热。

危害：直接与内窥镜出光口接触的组织过热和受照组织过热烘干或炽伤危险。

注：如果还存在过量的紫外辐射，将可能造成操作者眼视网膜辐射伤害或患者光化学伤害。

审查内容：是否对配套使用的冷光源有红外光谱辐射的限制要求，该限制如何实现。

是否有控制标准对照明光路密度、断丝限、介面质量要求。

1.2 机械性能不良（主要针对软性纤维镜）

1.2.1 不符合现有标准机械性能要求

可能的危害：尺寸、表面安全性能、送水/气系统、吸引/手术通道系统、弯曲操纵系统、密封质量、附件配合性能不符合现有标准（可参照 YY 1028—2008）的要求，会产生危害。

审查内容：性能要求有无缺项，指标或允差规定是否不低于现有国标和/或行标要求。

1.2.2 最大强度限

原因和现象：弯曲操纵系统的最大破坏强度限应考虑操作者可能的施力承受程度，而不致破坏。

危害：发生在诊察或手术中，弯曲操纵系统破坏，导致插入人体部分失控、或某形状下僵住、或手术孔道内器件锁死，甚至可能破坏外层胶皮而带来电击、感染、生物毒性、或直接机械损坏组织风险。

审查内容：有无对弯曲操纵系统的最大破坏强度限规定或者预先警示预防方式。

1.2.3 金属软管耐久性

原因和现象：金属软管的材质质量和制造/处理/尺寸配合质量、设计合理性和应力集中效应，导致局部过度磨损、应力变形、疲劳破坏等，致使金属软管活节破坏而过度弯曲损坏或金属软管缩节损坏甚至断裂。

危害：发生在诊察或手术中，插入人体部分失控、或某形状下僵住、或手术孔道内器件锁死，甚至可能破坏外层胶皮而带来电击、或感染、或生物毒性、或直接机械损坏组织风险。

审查内容：有无对金属软管的耐久性要求（包括理论计算，设计余量，试验和寿命预测）、有否前先预防方式。

1.2.4 弯曲操控机构的耐久性

原因和现象：弯曲操控机构的活节点疲劳破坏而断裂、拉伸钢丝焊接部疲劳破坏脱离、拉伸钢丝表面磨损而摩擦系数增大又导致焊接部拉应力增大而加速疲劳破坏，拉伸钢丝表面过度磨损处应力集中缩径或断丝（多束时）增大变形直至断裂。

危害：发生在诊察或手术中，插入人体部分失控或僵住或弹回损坏异形腔道，甚至可能破坏外层胶皮而带来或电击、感染、生物毒性或直接机械损坏组织风险。

审查内容：有无对弯曲操控机构的活节点、拉伸钢丝自身和焊接部的耐久性要求（包括理论计算如尺寸/形状强度、材质和处理，设计余量，试验和寿命预测），是否有先前预防方式。

1.2.5 外胶皮的耐久性

原因和现象：外胶皮自身的老化发脆使表面硬化、起或边棱毛刺直接损伤组织，多次弯曲的疲劳破坏而失去密封。

危害：发生在诊察或手术中，插入人体部分失控或僵住或弹回损坏异形腔道，甚至可能破坏外层胶皮而带来电击、感染或直接机械损坏组织风险。甚至有可能材质变性而具生物毒性。

审查内容：有无对外胶皮的耐久性要求（包括材质老化试验和寿命预测）、有否前先预防方式。

1.2.6 插入头部胶接的耐久性

原因和现象：头部与光学系统和水/气、手术孔道胶接密封和过渡连接处的胶接材料或老化破坏、或受酸/碱及离子等破坏，而失去密封。

危害：发生在诊察或手术中，插入人体部分失密封而带来或电击、感染或生物毒性等危险。

审查内容：有无对插入头部胶接的耐久性要求（包括材质对各种介质液和温度的耐受试验和寿命预测）、有否先前预防方式。

1.3 抗腐蚀性

1.3.1 抗腐蚀性能不良

原因和现象：内窥镜在重复消毒或灭菌后遭受破坏。

危害：插入人体部分失密封而带来或电击、或感染、或生物毒性等危险，或外露部分化学变化而致生物毒性。

审查内容：是否有适当的方式表明能抗腐蚀。

1.4 生物相容性

不符合现有标准（可参照 YY 1028—2008、GB/T 16886.1—2011、GB/T 16886.5—2005、GB/T 16886.10—2003 系列标准）生物相容性要求：

对可用于接触患者和使用者材料的生物相容性评价，依据 GB/T 16886.1—2011 的评价原则。

对符合生物相容性高分子材料的生产批控制，可用材料溶出物试验证明，试验内容有：外观、pH 值、重金属（Pb）、高锰酸钾还原性物质、蒸发残留物。

审查内容：标准要求有无缺项，生物相容性评价资料是否满足要求。

1.5 电气安全

不符合现有标准的电气安全要求（可参照 GB 9706.19—2000 和 GB 9706.1—2007）

重点：

BF 或 CF 型应用部分设计，隔离方式、程度和绝缘强度应符合 BF 或 CF 型应用部分设计要求。

使用说明书中适用的条款，特别是互联条件说明。

审查内容：

GB 9706.19—2000 和 GB 9706.1—2007 要求有无缺项，试验是否满足要求。

2. 产品的其他可能危害（包括与其他器械互联使用时）

2.1 能量危害

2.1.1 电能

危害：与冷光源、摄像显示系统等有源医疗器械互联使用时可能对使用者、患者产生电击危害。

审查内容：

——关注纤维镜相关电气隔离部位的绝缘结构，如与 CCD 摄像头相配接的目镜罩、冷光源接口、导光束等相关附件的绝缘结构和材料等；

——审查产品技术要求中对相关安全条款的描述，如上述绝缘部位的电介质强度试验要求等；

——审查注册检验报告中对相关安全要求的检验结果；

——审查随附文件（使用说明书等），随附文件中必须有与有源器械互联条件关于防止电击危害的详细说明，至少应说明互联使用时，纤维镜（及其附件）应成为该有源器械与纤维镜组成的医用电气设备（系统）的 BF/CF 型应用部分。

2.1.2 热能

危害：与冷光源等有源医疗器械互联使用时可能超温，对使用者、患者产生灼伤危害。

审查内容：

——关注纤维镜相关绝热部位，如手握部分、目镜和插入部分的绝热结构和材料等；

——审查随附文件（使用说明书等），随附文件中必须有与有源器械（如冷光源）互联条件关于防止超温危害的详细说明，如对冷光源的光谱性能等做出规定等。

2.2 交叉感染危害

危害：如果纤维镜在使用前后，不按规范严格的清洗、消毒和灭菌，就可能对患者产生交叉感染的危害。

审查内容：

——审查使用说明书，其中必须有使用前后清洗、消毒和灭菌方法的内容。如：执行《内镜清洗消毒技术操作规范》等。

——审查使用说明书，应有使用前后不按规定进行清洗、消毒和灭菌，会导致交叉感染危险的警示性说明。

2.3 环境危害

2.3.1 储存或运行偏离预定的环境条件、意外的机械破坏

危害：如果纤维镜在没有按要求包装运输，或贮存环境不满足要求，或使用时发生摔打、跌落和碰撞，就会造成性能变差，可能对患者产生误诊的危害。

审查内容：

——审查产品技术要求中关于环境试验的规定；

——审查注册检验报告中环境试验的检验结果；

——审查产品内外包装上的有关产品储运防护的标志；

——审查说明书中有关储运、贮存方法的规定和纤维镜损坏不得使用的警示性说明。

2.4 与纤维镜使用有关的危害

2.4.1 不适当的操作说明

危害：

——使用前检查规范不适当，如未说明必须检查纤维镜成像清晰度等性能、电气安全性是否良好，与导光束的配接及导光束与冷光源的配接是否良好等事项；

——与纤维镜配合使用的器械规范不适当，如互联条

件等没有写清楚，就会由于设备共用不当而对患者产生危害；

——纤维镜的使用规范不适当，如消毒灭菌方法不合适，导致纤维镜性能变差、消毒灭菌不彻底，对患者产生误诊或交叉感染等危害。

审查内容：

——审查注册检验报告中对产品使用说明书要求的检验结果；

——审查随附文件（使用说明书等），是否具有必要的操作说明，如使用前检查的内容、使用中的注意事项、使用后的处理等。

2.4.2 由不熟练/未经培训的人员使用

危害：纤维镜必须由经必要培训而且操作熟练的医生使用，不然可能对患者产生严重危害。

可采取的风险控制措施：

——随附文件中给出必须由经过培训操作熟练的医生使用的警示。

审查内容：

——审查随附文件（使用说明书等），是否具有"必须由经必要培训而且操作熟练的医生使用"的内容和相关警示性说明。

2.4.3 对适应症和副作用的说明不充分

危害：纤维镜与其他医疗器械一样，都有适应症、禁忌症和副作用，如果说明不充分，可能对患者产生严重危害。

审查内容：

——审查随附文件（使用说明书等），是否具有明确的适应症/禁忌症/副作用的充分说明和相关警示性说明。

——审查临床验证报告，并与使用说明书的适应症、禁忌症和副作用内容相比较。

2.4.4 与消耗品、附件、其他医疗器械不相容

危害：纤维内窥镜往往需要与消耗品、附件、其他医疗器械一起使用，它们之间是否相容，对安全影响很大。如纤维内窥镜与手术器械不相容，造成手术器械无法顺畅插入，或无法出现在纤维内窥镜的视场中，导致危害产生。

审查要点：

——审查随附文件（使用说明书），是否有与不相容的消耗品、附件、其他医疗器械共用会产生危害的警示性说明；

——审查风险管理文件。

2.5 功能性失效、维护和老化引起的危害

2.5.1 维护规范和/或维护不适当

危害：

——纤维镜的维护保养应有适当的规范。如清洗规范、消毒灭菌规范、搬运储存规范等，不然会造成维护不当，破坏纤维镜的性能；

——使用者未按规范进行适当的维护保养，破坏了纤维镜的性能，如密封性降低、导光纤维折断、视场变小、配套手术器械破坏等等，可能对患者产生影响正确诊断等

危害。

审查内容：

——审查随附文件（使用说明书等），其中应有正确维护保养的内容。

2.5.2 对纤维镜寿命期缺少适当的规定

危害：

——纤维镜有一定的寿命期，在适当的寿命期外使用纤维镜，会使风险大增。

审查内容：

——审查随附文件（使用说明书等），其中最好有建议寿命期的内容和警示；

——产品的主要风险。

3. 风险管理

对风险的判定及分析中，要考虑合理的可预见的情况，它们包括：正常使用条件下和非正常使用条件下。风险判定及分析应包括：对于患者的危害、对于操作者的危害和对于环境的危害。风险形成的初始原因应包括：人为因素（包括不合理的操作）、产品结构的危害、原材料危害、综合危害和环境条件。

风险管理报告应符合 YY/T 0316—2008《医疗器械 风险管理对医疗器械的应用》的有关要求，审查要点包括：

（1）产品定性定量分析是否准确（依据 YY/T 0316—2008）；

（2）危害分析是否全面（依据 YY/T 0316—2008）；

（3）风险可接收准则，降低风险的措施及采取措施后风险的可接收程度，是否有新的风险产生。

根据 YY/T 0316—2008《医疗器械 风险管理对医疗器械的应用》附录 D 对该产品已知或可预见的风险进行判定，纤维内窥镜在进行风险分析时至少应包括：关于防电击措施、防超温措施、生物学评价、防止交叉感染、防止储存或运行偏离预定的环境条件和意外的机械破坏、防止不适当操作说明危害、防止由不熟练或未经培训的人员的使用危害、防止适应症、禁忌症和副作用说明不充分危害、防止与消耗品、附件、其他医疗器械不相容危害、防止不符合现有标准光学性能要求危害、防止照明的光斑分布和边缘均匀性不良危害、防止像边缘光强与中心光强的分布不良危害、防止过量辐射危害、防止不符合现有标准机械性能要求危害、防止最大强度限危害、防止插入部耐久性危害、防止弯曲操作操控系统的耐久性危害、防止保护管的耐久性危害、防止抗腐蚀性危害、防止电气安全可能引起的危害、防止维护规范和/或维护不适当危害、防止对纤维镜的寿命期缺少适当的规定危害等的描述。

注册申请人还应根据自身产品特点确定其他危害。针对产品的各项风险，注册申请人应采取应对措施，确保风险降到可接受的程度。

（八）产品技术要求应包括的主要性能指标

参照总局 2014 年第 9 号通告《关于发布医疗器械产品技术要求编写指导原则的通告》编写产品技术要求。

本条款给出需要考虑的产品基本技术性能指标，但并未给出定量要求，注册申请人可参考相应的国家标准、行业标准，根据注册申请人自身产品的技术特点制定相应的要求。涉及材料内容的应说明选用材料满足的国家标准或行业标准。以下是通常的性能指标：

1. 性能指标

1.1 安全性能

1.1.1 合成树脂及橡胶溶解析出物

1.1.1.1 外观（浊度、色泽）：无色透明，凭目视看不出异物。

1.1.1.2 酸碱度（pH）：与标准试验液的 pH 之差为 2.0 以下。

1.1.1.3 重金属总含量：重金属总含量 <5.0μg/ml。

1.1.1.4 高锰酸钾还原性物质：与标准试验液的消耗量之差为 2.0mL 以下。

1.1.1.5 蒸发残渣：蒸发残渣 <2.0mg。

2.1.2 表面安全性

2.1.2.1 各连接件的粘接的连接牢固、可靠，焊接件应焊接平整、无虚焊、脱焊或堆焊。

2.1.2.2 头端部及插入软管部外表面应平整、光滑、无明显的突起或者划痕、毛刺等缺陷。

2.2 光学系统性能

2.2.1 光学系统基本要求

光学系统应能保证观察清晰，不得有脱胶、脱模、和粘结剂的裂纹现象，光学零件不应有影响观察的麻点、划痕、气泡、油污、霉点和灰尘等附着物。

2.2.2 照明有效性：边缘均匀性——在有效景深范围内检查，照明光斑应充满视场的有效尺度，且在最大视场角的 90% 视场处的照度应均匀，在该视场带上选择四个正交方位测试，其均匀度应满足表1的规定。

表1　边缘均匀度要求

标称视向角范围	不均匀性 U_L
$\theta \leq 30°$	≤25%
$30° < \theta \leq 50°$	≤35%
$50° < \theta$	≤45%

2.2.3 有效光度率：内窥镜有效光度率的名义值为 ××（注册申请人自行定义），实测值应不大于名义值。

2.2.4 分辨率：在工作距离等于 ××mm 时（注册申请人自行定义），分辨率不得低于 ×× lp/mm。

2.2.5 视度调节：目镜的视度调节范围应不小于 ±3 屈光度，调节操作应平稳舒适。

2.2.6 纤维传像束的断丝数：在视场直径范围的 50% 内断丝数不得多于 3 根，且断丝数不得相邻；在视场直径范围的 50% 外断丝数不得多于 10 根，且不得有 3 根及以上的断丝数相邻，相邻断丝数不得多于 2 处。

2.2.7 视场角：视场角为 ××（注册申请人自行定义），其极限偏差为 ±10%。

2.2.8 观察景深：观察景深范围不小于 ××mm ~ ××mm（注册申请人自行定义）。

2.3 吸引、钳道系统（如适用）

2.3.1 吸引：吸引应通畅，钳子插入口处应有对人体内腔液体的防喷装置。吸液操作时，在防喷装置和吸引按钮处不应出现液体倒喷现象。

2.3.2 吸引量：吸引量不得少于 ××mL/min（注册申请人自行定义）。

2.3.3 吸引按钮：吸引按钮应掀动自如，无卡住现象。

2.4 弯角操纵系统

2.4.1 弯角手轮：弯角手轮在操作时，轻便灵活，无时松时紧或卡住现象。

2.4.2 弯曲状态时手术器械的可操作性：当纤维弯角部弯曲成最大角度时，活检钳、圈套器等手术器械能顺利进出头端部的钳道口。

2.4.3 弯曲角度：由注册申请人自行定义，如向上 ××°，向下 ××°，向左 ××°，向右 ××°，允差：−10%（上限不计）。

2.5 密封性能

2.5.1 密封性：将内窥镜整体放入水中，其内腔能承受 22kPa 压强 3min 而不漏气。

2.5.2 雾层：内窥镜在 10℃ ~ 40℃ 温度范围内使用。光学零件表面不应出现受温度变化而产生影响观察的雾层。

2.6 与附件的配合

2.6.1 与附件接口配合连接

纤维内窥镜与相应附件接口等连接时，应配合良好，装卸自如，无过松过紧现象；

2.6.2 与相应附件配合使用

在工作距离处，配用的活检钳、圈套器等应能正常工作。

2.7 标记

2.7.1 主软管标记：主软管上应刻有长度标记，标记的线条清晰；

2.7.2 视场光栏标记：视场光栏必须有方向标记，从目镜看去，箭头指示方向应在上方。

2.7.3 弯曲操作部的操作方向标记

纤维内窥镜的弯曲操作部的位置，相对弯角操作部的弯曲方向，弯角方向必须符合 YY 1028—2008 中 4.8.3 a)、4.8.3 b) 项的要求。

2.8 尺寸

2.8.1 基本参数见表2。

表2　内窥镜型号表和基本参数

产品型号	工作距离	工作长度	头端硬性部外径	主软管外径	最大插入部外径	最小工作孔道内径
XX	XXmm	XXmm，允差 ±10%	φXXmm，允差 +10%，下限不计	φXXmm，允差 +5%，下限不计	≤φ XXmm	≥φ XXmm

2.9 电气安全性能

纤维内窥镜电气安全应符合 GB 9706.1—2007、GB 9706.19—2000 的要求。

2.10 环境试验

纤维上消化道内窥镜应符合 YY 1028—2008 气候环境试验Ⅱ组，机械环境试验Ⅱ组和 GB 11244 中 4.10 的要求。纤维大肠镜应符合 YY/T 0283—2007 中气候环境试验Ⅱ组，机械环境试验Ⅱ组和 GB 11244 中 4.10 的要求。

其他纤维内窥镜的环境要求应符合 GB/T 14710—2009、GB 11244—2005 中 4.10 气候环境试验Ⅰ组，机械环境试验Ⅰ组的要求。

(九) 同一注册单元内注册检验代表产品确定原则和实例

注册单元划分的原则是考虑其原（机）理、结构、主要性能、预期目的是否基本相同；

1. 典型产品的确定原则

（1）典型产品应是同一注册单元内能够代表本单元内其他产品安全性和有效性的产品；

（2）应考虑功能最齐全、结构最复杂、风险最高的产品；

（3）如其他产品的主要性能与被检产品不一致，则该产品也应作为典型产品进行注册检验。

2. 同一注册单元内，视向角不同选择最大值，视场角不同选择最大值和最小值，对不同内、外径和工作长度的产品，选择直径最小的和细长比（长度/直径）最大的进行检测，如含有工作通道的，直径应为插入部外径减去工作通道内径。分辨率选择要求最高的产品作为注册检验代表产品。

典型产品注册检测依据《医疗器械注册管理办法》（国家食品药品监督管理总局令第 4 号）第三章的要求检测。

(十) 产品的生产制造相关要求

注册申请人应给出产品生产流程图和制造过程的关键控制点。纤维内窥镜产品特殊工艺一般为：纤维拉丝；关键工艺一般为：部件装配、内窥镜总装；过程控制点为：图像校正和目镜装配过程。

(十一) 产品的临床评价细化要求

国家食品药品监督管理总局 2014 年 8 月 21 日发布的《关于发布免于进行临床试验的第二类医疗器械目录的通告》（总局 2014 年第 12 号通告，以下简称《目录》）中列明的产品，对列入《目录》的内窥镜产品，应按该文件要求在临床评价资料中提供申报产品与《目录》中产品以及已上市同品种产品的对比表和相应的支持性材料。提交的上述资料应能证明申报产品与《目录》所述的产品及已上市同品种产品具有等同性。若无法证明等同性，则应按照本指导原则其他要求开展相应工作。

对于未列入《目录》的内窥镜产品，需按《医疗器械临床评价技术指导原则》要求，通过提供临床文献资料、临床经验数据或进行临床试验，提供相关能证明该医疗器械安全、有效的资料。

对临床试验的审核应注意以下要求：

1. 在进行临床试验时，对临床试验机构、临床试验方案和报告的要求。

2. 临床试验应按照医疗器械临床试验质量管理规范的要求开展。

3. 临床试验机构应为国家食品药品监督管理总局认定公布的临床试验基地。

4. 临床试验方案的要求

（1）临床试验的项目内容应能反映产品的使用特性和预期目的，并与产品的安全性、实用性、可靠性、有效性密切相关；

（2）明确临床试验病例入选和排除的原则；

（3）对纤维内窥镜产品，应临床观察产品光洁度、密封性、电气和生物安全性能、视场质量、器械自身以及与配套器械的操作性能、弯角、送水（气）和吸引性能、产品结构和功能设计是否满足临床需要等方面内容；

（4）试验过程的总体设计应满足对照和随机化的要求，保证样本（受试人群）具有代表性，即用最少的样本得出较为可靠的结果和结论，同时应遵循分组随机化的原则；

（5）制订客观、公认的评价标准，以合理判定产品的临床试验效果，保证临床试验结论准确、可靠；

（6）试验持续时间应根据医疗机构符合入选要求的病例数量多少、临床试验效果显现观察时间以及统计学的要求确定，试验例数也应依据相应的统计学方法进行确定，即满足进行统计分析的要求；

（7）临床效果统计和分析应采用临床试验中常用的科学方法；

（8）临床试验如设置对照组，不同临床基地应选用相同的对照组，且对照组应为已上市同品种产品；如不设对照组，应说明理由。

5. 临床试验报告的要求

（1）临床报告的内容应和临床方案的内容相一致，特别是临床试验范围、病例选择原则、临床评价标准、评价和统计处理方法；

（2）按照临床试验方案的规定对试验数据进行分析处理，并对分析结果的统计学意义进行解释，由此得出的试验结论应反映受试产品是否具有预期的安全性和有效性；

（3）临床试验的结论、适用范围、注意事项和禁忌症等内容应清楚、准确；

（4）设置对照组的临床试验，试验组的临床试验效果应等同于或优于对照组，只有这样，临床试验才能证明产品安全有效。

(十二) 产品的不良事件历史记录

收集到的纤维内窥镜医疗器械不良事件如下：纤维内窥镜在临床中出现的问题有操作失误，造成穿孔、出血等严重事件；消毒不合格，传染其他疾病；纤维内窥镜漏水故障等。

如产品发生不良事件，在延续注册中，应当提交医疗器械不良事件汇总分析评价报告，报告应对本产品上市后发生的可疑不良事件列表、说明在每一种情况下注册申请人采取的处理和解决方案。对上述不良事件进行分析评价，阐明不良事件发生的原因并对其安全性、有效性的影响予以说明。如产品上市后发生了召回，应当说明召回原因、过程和处理结果。

（十三）产品说明书和标签要求

具体产品说明书、标签和包装标识的编写要求应符合《医疗器械说明书和标签管理规定》（国家食品药品监督管理总局令第6号）和《医疗器械 用于医疗器械标签、标记和提供信息的符号》（YY/T 0466—2009）的要求。

说明书一般应当包括以下内容：

1. 产品名称、型号、规格。

产品名称应与注册证核准的产品名称一致，不得在产品名称任意增加修饰性词语。

型号、规格按照注册证核准内容的填写，不得擅自改变产品型号规格的文字表述。

2. 注册人的名称、住所、联系方式及售后服务单位，进口医疗器械还应当载明代理人的名称、住所及联系方式。

按医疗器械生产许可证、营业执照上核准的相应内容和实际情况填写，并填写售后服务单位。

3. 生产企业的名称、住所、生产地址、联系方式及生产许可证编号，委托生产的还应当标注受托企业的名称、住所、生产地址、生产许可证编号。

4. 医疗器械注册证编号。

5. 产品技术要求编号。

填写注册核准的产品技术要求编号。

6. 产品性能、主要结构组成、适用范围。

具体将注册产品技术要求中所列重要信息予以注明，尤其是安全性、有效性性能指标和产品构成部件，如纤维内窥镜由光学观察系统、照明传输系统组成。光学观察系统由聚焦成像的物镜组、传输物镜组像的传/转像组和目视观察用的目镜或CCD转接镜构成；照明传输系统由混编排列的多束导光纤维构成。具体性能指标如尺寸、插入部外径、工作长度、目镜罩外径、视场角、像素数或分辨率（规定工作距离）、清晰范围、畸变、断丝数和分布、照明质量、密封性、表面质量、弯曲性能、电气性能等指标要求。

7. 禁忌症、注意事项、警示以及提示的内容。

7.1 禁忌症详见本指导原则第（六）条内容。

7.2 注意事项、警示包括：

（1）使用本装置之前，务请按照正确的顺序，进行充分的训练，特别是要认真阅读使用手册、充分理解各项内容。否则将可能会给患者或使用者带来极为不利的后果。同时，也应认真阅读与本说明书及操作处理有关的其他装置和附件的使用说明。在内镜的操作过程中可能引起的危害，一般包括以下几种：穿孔、电灼伤及刺激、出血、感染、破裂等。如果不按照使用说明去做，还很容易损伤器材，或者发生故障。

（2）为了确保患者的安全，设计了许多独特的性能。特别是弯曲角系统，带有弯曲角转动钮，只要用普通的力量进行操作，便可使先端部的端头灵活反应，获得最大的弯曲。但是，如果在转动钮上施加的力量过大，则有可能损伤纤维镜或者使患者受到伤害。在对患者导入纤维镜之前，应先确认头端部是否能无阻碍地自由移动。如果在导入纤维镜或者操作弯曲机构时遇到异常的阻碍，则请不要使用这一器械。并与本公司代理商或本公司服务中心联系。

（3）使用附件时应注意以下事项：

及时更换折折或扭弯的附件。

若钳子等在操作或外观上有任何异常，应更换新的。

注意：用力过猛或强行通过，可能对钳道管造成创伤，并造成其他严重后果。

（4）使用前检查导光软管有无损伤现象，如发现以上现象，请立即停用，并与生产厂商联系。

（5）请勿使用橄榄油、利多卡因软膏或其他石油基或含有凡士林的润滑剂。这些东西将导致内镜的一些材料损坏。

（6）用清洗刷进行全吸引管路的刷洗时，清洗刷不可中途反向运动，一定要等刷头从头端部完全露出后，才能反向运动；不要将清洗刷以外的任何东西插入到阀室内；以免损坏钳导管内壁而造成漏水。

（7）若压力表指针滑动则说明内镜漏水，不能进行全浸泡清洁和消毒，并予以修理。

（8）以下消毒方法会造成纤维内窥镜重大故障，应慎重采用：

压力1.5大气压以上，温度40℃以上的加热，加压型EOG消毒。

超声波清洗消毒

煮沸消毒

干燥灭菌消毒

蒸气消毒

用甲酚液消毒

用氯化苯等清洗消毒用的未加稀释的溶液消毒

如要用其他方法消毒，请向本厂联系了解内镜的耐久性情况后进行。

（9）清洗消毒灭菌时应注意以下事项：

应穿戴个人防护用具，以免受到危险化学药品和潜在感染物质的侵害。个人防护用具包括护目镜、面罩、防水服和防化手套，个人防护用具应大小合适，并且足够长，以免皮肤暴露在外。

灭菌效力取决于多种因素，比如如何包装或放置灭菌设备、在灭菌设备中的放置方法和设备负载量。请使用生物或化学指示剂检验灭菌效力。同时遵循医疗管理机构、公共组织或各医疗机构的感染管理部门发布的灭菌指导方针和灭菌设备的使用说明书。

（10）内镜从提箱中取出后，在使用前必须进行清洗、消毒或灭菌。如果内镜没有进行清洗、消毒或灭菌，可能会导致患者感染。

（11）提箱无法清洗消毒。把内镜放入提箱之前，应该对其进行清洗、消毒除菌。在使用内镜前，应该对其再次消毒除菌。

（12）注意：为预防传染，以及为了要修理器械人员的安全，在将器械送回之前，器械应彻底洗净并经过严格的消毒作业。如器械供 HA 阳性病人或其他传染病人使用的，请向公司接修人员说明。

（13）安装和使用说明或者图示，由消费者个人自行使用的医疗器械还应当具有安全使用的特别说明。

8. 产品维护和保养方法，特殊储存、运输条件、方法。

9. 生产日期，使用期限或者失效日期。

10. 配件清单，包括配件、附属品、损耗品更换周期以及更换方法的说明等。

11. 医疗器械标签所用的图形、符号、缩写等内容的解释；

12. 说明书的编制或者修订日期。

13. 其他应当标注的内容。

14. 重复使用的医疗器械应当在说明书中明确重复使用的处理过程，包括清洁、消毒、包装及灭菌的方法和重复使用的次数或者其他限制。

说明书中应标明清洗消毒方法和重复使用次数或其他限制。

标签内容应与注册证书核准内容和说明书内容一致。一般应当包括以下内容：

1. 产品名称、型号、规格；

2. 注册人的名称、住所、联系方式及生产许可证编号，进口医疗器械应当载明代理人的名称、住所及联系方式，委托生产的还应当标注受托企业的名称、住所、生产地址、生产许可证编号；

3. 医疗器械注册证编号；

4. 生产日期，使用期限或者失效日期；

5. 根据产品特性应当标注的图形、符号以及其他相关内容；

6. 必要的警示、注意事项；

7. 特殊储存、操作条件或者说明；

8. 使用中对环境有破坏或者负面影响的医疗器械，其标签应当包含警示标志或者中文警示说明；

医疗器械标签因位置或者大小受限而无法全部标明上述内容的，至少应当标注产品名称、型号、规格、生产日期和使用期限或者失效日期，并在标签中明确"其他内容详见说明书"。

医疗器械说明书和标签不得有下列内容：

1. 含有"疗效最佳""保证治愈""包治""根治""即刻见效""完全无毒副作用"等表示功效的断言或者保证的；

2. 含有"最高技术""最科学""最先进""最佳"等绝对化语言和表示的；

3. 说明治愈率或者有效率的；

4. 与其他企业产品的功效和安全性相比较的；

5. 含有"保险公司保险""无效退款"等承诺性语言的；

6. 利用任何单位或者个人的名义、形象作证明或者推荐的；

7. 含有误导性说明，使人感到已经患某种疾病，或者使人误解不使用该医疗器械会患某种疾病或者加重病情的表述，以及其他虚假、夸大、误导性的内容；

8. 法律、法规规定禁止的其他内容。

（十四）产品的研究要求

根据所申报的产品，提供适用的研究资料。

1. 产品性能研究

应当提供产品性能研究资料以及产品技术要求的研究和编制说明，包括功能性、安全性指标以及与质量控制相关的其他指标的确定依据，所采用的标准或方法、采用的原因及理论基础。

2. 生物相容性评价研究

应对成品中与患者和使用者直接或间接接触的材料的生物相容性进行评价。

生物相容性评价研究资料应当包括：

生物相容性评价的依据和方法。产品所用材料的描述及与人体接触的性质。实施或豁免生物学试验的理由和论证。对于现有数据或试验结果的评价。

具体评价要求参照《关于印发医疗器械生物学评价和审查指南的通知》（国食药监械〔2007〕345 号）。

3. 生物安全性研究

内窥镜产品不含有同种异体材料、动物源性材料或生物活性物质，本条不适用。

4. 灭菌/消毒工艺研究

4.1 生产企业灭菌/消毒：内窥镜产品为重复使用产品，本条不适用。

4.2 终端用户消毒、灭菌：企业应当明确所推荐的消毒或灭菌工艺确定的依据。

4.3 残留毒性：如灭菌使用的方法容易出现残留，应当明确残留物信息及采取的处理方法，并提供研究资料。

5. 产品有效期和包装研究

企业应提供有效期或使用次数的研究资料。产品的包装应保证内窥镜产品符合 GB/T 14710—2009《医用电气设备 环境要求及试验方法》标准要求。

6. 临床前动物试验：不适用。

7. 软件研究

内窥镜为不含有软件的产品，本条不适用。

8. 其他资料

证明产品安全性、有效性的其他研究资料。

软性纤维内窥镜(第二类)注册技术审查指导原则修订说明

一、指导原则修订的背景和目的

(一)修订背景

随着新的《医疗器械监督管理条例》及配套法规的发布和实施,以及与此类产品相关的国家标准、行业标准的修订改版和相关新标准的发布,同时按照国家总局要求,需要对本指导原则进行修订。

(二)修订目的

1. 本指导原则修订的目的是为了能够满足新法规、新标准的要求,并用于指导和规范第二类硬管内窥镜产品注册申报过程中审查人员对注册材料的技术审评。

2. 本指导原则旨在让初次接触该类产品的注册审查人员对产品机理、结构、主要性能、预期用途等各个方面有个基本了解,同时让技术审查人员在产品注册技术审评时把握基本的要求尺度,以确保产品的安全、有效。

二、指导原则修订的依据

(一)《医疗器械监督管理条例》(国务院令第 650 号)

(二)《医疗器械注册管理办法》(国家食品药品监督管理总局令第 4 号)

(三)《医疗器械临床试验规定》(国家食品药品监督管理总局令第 5 号)

(四)《医疗器械临床评价技术指导原则》(国家食品药品监督管理总局通告 2015 年第 14 号)

(五)《医疗器械说明书和标签管理规定》(国家食品药品监督管理总局令第 6 号)

(六)《关于发布医疗器械产品技术要求编写指导原则的通告》(国家食品药品监督管理总局通告 2014 年第 9 号)

(七)《关于公布医疗器械注册申报资料要求和批准证明文件格式的公告》(国家食品药品监督管理总局公告 2014 年第 43 号)

(八)食品药品监管总局关于印发《境内第二类医疗器械注册审批操作规范的通知》(食药监械管〔2014〕209 号)

(九)国家食品药品监督管理部门发布的其他规范性文件

三、指导原则主要修改内容

(一)产品名称

增加了鼻咽喉镜、胆道镜、膀胱镜。

(二)产品的结构和组成

修改了产品结构示意图,增加了组成部分的标示标注,有助于审查人员更加全面的了解此类产品。

(三)注册单元的划分原则和实例

细化了注册单元划分的原则和实例,给出注册单元划分的一般原则。

(四)产品适用的相关标准

对引用标准进行了更新和新增。

更新标准,增加了 YY 0068.1—2008《医用内窥镜 硬性内窥镜 第 1 部分:光学性能及测试方法》、YY 0068.2—2008《医用内窥镜 硬性内窥镜 第 2 部分:机械性能及测试方法》、YY 0068.3—2008《医用内窥镜 硬性内窥镜 第 3 部分:标签和随附资料》、YY 0068.4—2009《医用内窥镜 硬性内窥镜 第 4 部分:基本要求》、YY/T 0466.1—2009《医疗器械 用于医疗器械标签、标记和提供信息的符号 第 1 部分:通用要求》

删除已废止的 YY 91055—1999《医疗器械油漆涂层分类、技术条件》。YY 0505—2012《医用电气设备 第 1 - 2 部分:安全通用要求 并列标准:电磁兼容 要求和试验》。不适用,也进行删除。

删除已废止的国际标准 ISO 8600 - 2—2002 光学和光学仪器—医用内窥镜及内治疗设备 第 2 部分:硬性支气管镜的专用要求。

引用标准均更新到最新版本。

(五)产品适用范围/预期用途、禁忌症

根据临床专家的意见,对禁忌症进行了修订。

(六)产品的技术要求

删除原"产品的主要性能参数"、"产品的主要技术性能指标"内容。按照新法规,列明"产品技术要求应包括的主要性能指标"。

(七)同一注册单元中注册检验代表产品确定原则和实例

对同一注册单元中典型产品的确定原则进行了修订和明确,确定细长比为选择的关键指标。

(八)产品的检测要求

依据《医疗器械注册管理办法》(国家食品药品监督管理总局令第 4 号),将原"按照《医疗器械注册管理办法》第二章的要求检测"内容修改为"按照《医疗器械注册管理办法》第三章的要求检测",并将内容合并到(九)同一注册单元中注册检验代表产品确定原则和实例。

(九)产品的生产制造相关要求

按照新法规要求,介绍了产品的关键工艺,特殊工艺、

过程控制点，便于注册审查人员审评时把握。

（十）产品的临床评价细化要求

依据新法规以及《医疗器械临床评价技术指导原则》，在保留临床试验的要求的基础上，增加了临床评价的内容，修改为：

国家食品药品监督管理总局 2014 年 8 月 21 日发布的《关于发布免于进行临床试验的第二类医疗器械目录的通告》（国家食品药品监督管理总局通告 2014 年第 12 号）中列明的产品，对列入《目录》的内窥镜产品，应按该文件要求在临床评价资料中提供申报产品与《目录》产品的对比表。

对于未列入《目录》的内窥镜产品，需按《医疗器械临床评价技术指导原则》要求，通过提供临床文献资料、临床经验数据或进行临床试验，提供相关能证明该医疗器械安全、有效的资料。

（十一）产品的不良事件历史记录

按照新法规增加以下要求：如产品发生不良事件，在延续注册中，应当提交医疗器械不良事件汇总分析评价报告，报告应对本产品上市后发生的可疑不良事件列表、说明在每一种情况下注册申请人采取的处理和解决方案。对上述不良事件进行分析评价，阐明不良事件发生的原因并对其安全性、有效性的影响予以说明。如产品上市后发生了召回，应当说明召回原因、过程和处理结果。

（十二）产品说明书和标签要求

依据新《医疗器械说明书和标签管理规定》（国家食品药品监督管理总局令第 6 号）要求，删除说明书中对"商品名称"、"执行标准"要求的内容。

按新规定要求在说明书中新增以下内容：注册人的名称、住所、联系方式及售后服务单位，委托生产的还应当标注受委托企业的名称、住所、生产地址、生产许可证编号或者生产备案凭证编号、说明书的编制或修订日期。

细化了"主要结构、产品性能"、"注意事项、警示"、"清洗、消毒和灭菌"等内容。

（十三）产品的主要风险及研究要求

增加了新法规对产品的研究资料的要求，包括"产品性能研究"、"生物相容性评价研究"、灭菌/消毒工艺研究"、"产品有效期和包装研究"及其他研究资料。

四、指导原则制修订单位

浙江省医疗器械审评中心。

22 硬管内窥镜（第二类）注册技术审评指导原则

［硬管内窥镜（第二类）注册技术审查指导原则（2017 年修订版）］

本指导原则旨在为技术审评部门审评注册申报资料提供参考，同时也指导注册申请人对第二类硬性光学内窥镜注册申报资料的准备及撰写。

本指导原则是对第二类硬性光学内窥镜的一般要求，审评人员和申请人应依据产品的具体特性确定其中内容是否适用，若不适用，需申请人具体阐述理由及相应的科学依据，并依据产品的具体特性对注册申报资料的内容进行充实和细化。第二类硬性电子内窥镜和硬性纤维内窥镜可参考本指导原则中适用的内容。

本指导原则是供审评人员和申请人使用的指导文件，不涉及注册审批等行政事项，亦不作为法规强制执行，如有能够满足法规要求的其他方法，也可以采用，但应提供详细的研究资料和验证资料，应在遵循相关法规的前提下使用本指导原则。

本指导原则是在现行法规、标准体系及当前认知水平下制定的，随着法规、标准体系的不断完善和科学技术的不断发展，本指导原则相关内容也将适时进行调整。

一、适用范围

本指导原则适用于第二类观察用硬性光学内窥镜产品，即喉镜、鼻窦镜、尿道膀胱镜、宫腔镜、直肠镜。其他第二类硬性光学内窥镜可参考本指导原则适用的内容。

二、技术审查要点

（一）产品名称要求

1. 喉镜或喉内窥镜；

2. 鼻窦镜或鼻窦内窥镜；

3. 尿道膀胱镜、膀胱镜、尿道膀胱内窥镜、膀胱内窥镜；

4. 宫腔镜或宫腔内窥镜；

5. 直肠镜或直肠内窥镜。

（二）产品的结构和组成

典型产品结构示意图如下：

1. 喉镜（图1，图2）

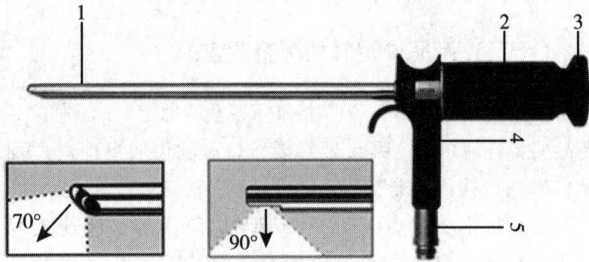

图1　喉镜（可调焦）

1. 镜体　2. 目端接管（可调焦）　3. 目镜罩
4. 手柄　5. 导光束接口

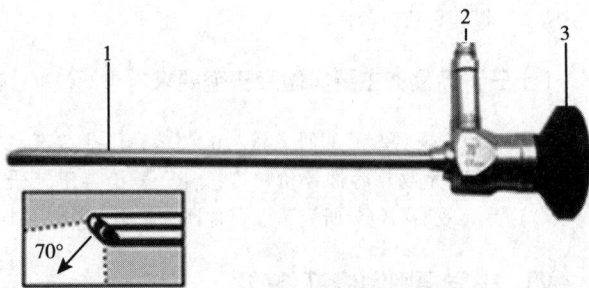

图2　喉镜（不可调焦）

1. 镜体　2. 导光束接口　3. 目镜罩

2. 鼻窦镜（图3）

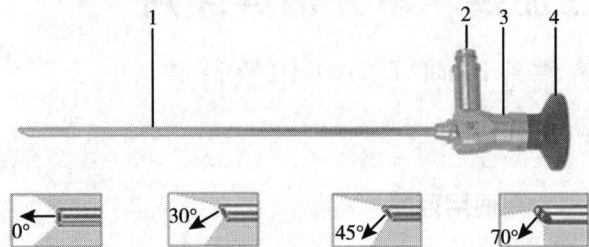

图3　鼻窦镜

1. 镜体　2. 导光束接口　3. 目端接管　4. 目镜罩

3. 尿道膀胱镜（图4）

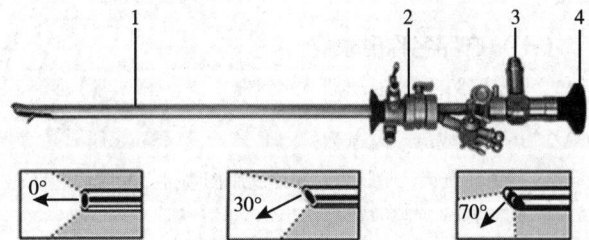

图4　尿道膀胱镜

1. 镜体　2. 鞘套　3. 导光束接口　4. 目镜罩

4. 宫腔镜（图5，图6）

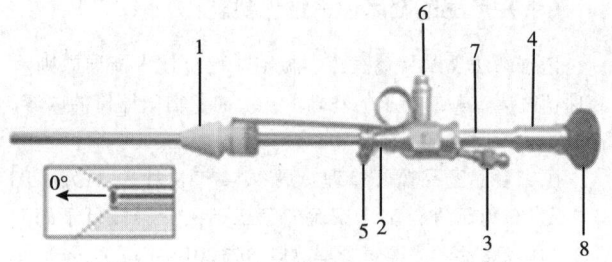

图5　0°一体式宫腔镜

1. 宫颈塞　2. 镜体　3. 器械孔道　4. 目端接管
5. 限位器　6. 导光束接口　7. 注液孔道　8. 目镜罩

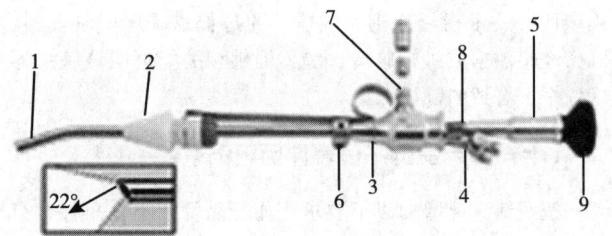

图6　22°一体式宫腔镜

1. 22°弯角　2. 宫颈塞　3. 镜体　4. 器械孔道
5. 目端接管　6. 限位器　7. 导光束接口
8. 注液孔道　9. 目镜罩

分体式宫腔镜一般由30°宫腔镜（图7所示）、操作器（图8所示）、鞘套（图9所示）等几部分组成。

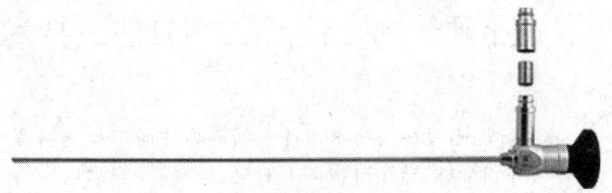

图7　30°宫腔镜

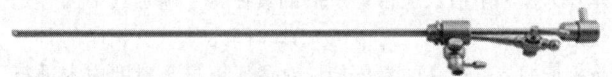

图8　操作器

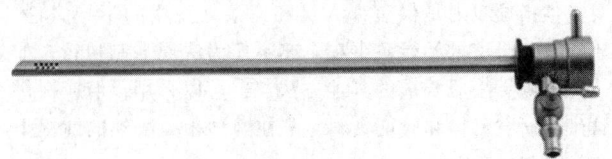

图9　鞘套

5. 直肠镜（图10）

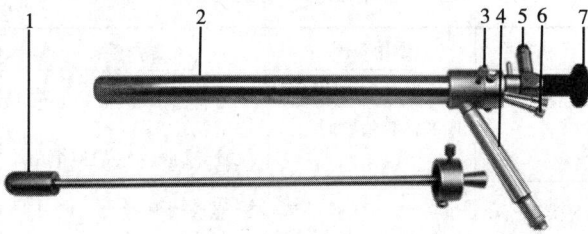

图10 直肠镜
1. 闭孔器　2. 窥视管　3. 注气孔　4. 手柄　5. 导光束接口
6. 器械孔道　7. 目镜罩

（三）产品工作原理

产品的基本原理和实际使用描述

1.1 硬性光学内窥镜主要由光学成像系统和照明系统组成（图11，图12）。

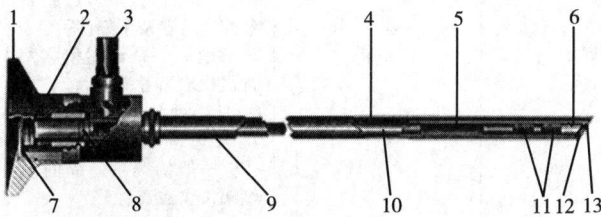

图11 内窥镜产品内部结构示意图（1）
1. 目镜罩　2. 目镜　3. 入光口　4. 照明光纤　5. 传像系统
6. 转向棱镜　7. 目镜保护片　8. 视场光阑　9. 外镜管
10. 内镜管　11. 物镜组　12. 物镜组　13. 保护片

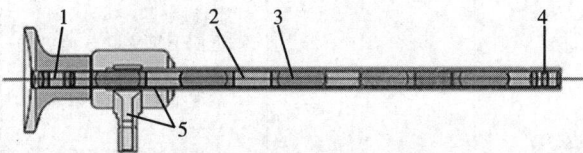

图12 内窥镜产品内部结构示意图（2）
1. 目镜　2. 间隔管　3. 棒状镜　4. 物镜　5. 照明光纤

完整的光学成像系统由物镜系统、传像系统和/或目镜系统三大系统组成。工作原理：被观察物经物镜所成的倒像，通过传像系统将倒像以正像形式传输到目镜，再由目镜放大后，为人眼所观察。为构成不同的视向角，需加入不同的棱镜。不同用途的内窥镜根据使用要求制作成不同的外形、外径、长度，以达到使用所需的要求。

照明传输系统由光导纤维组成。工作原理：将冷光源的光经过光导纤维传输到内窥镜前端，照亮被观察物。

1.2 第二类硬性光学内窥镜产品是利用人体自然腔道进入人体观察和诊察，不需切口或打孔穿刺进入人体。尿道膀胱镜、宫腔镜和直肠镜可以利用镜体本身的器械通道（如一体式）或配合使用的附件通道（如分体式）进入活检钳、剪刀、锯齿钳进行活检取样、切割等临床手术；单纯的内窥镜可做检查诊断用（如喉镜、鼻窦镜等）。硬性光

学内窥镜的目镜罩除便于人眼直接观察外，通过目镜罩标准尺寸的规定，可与摄像系统连接，通过监视屏显示图像。也存在着无目镜罩的内窥镜，此类内窥镜不能直接目视，必须与摄像系统连接，通过监视屏显示图像。

在操作尿道膀胱镜时，先将鞘套与闭孔器插入尿道及膀胱，退出闭孔器。将内窥镜与镜桥（观察用插管时用插管器）联接插入鞘套后锁紧，进水和出水管联接鞘套水阀上，导光束联接内窥镜上，打开光源及水阀即可进行手术，将异物钳、剪刀、锯齿钳等插入器械通道可进行活检、取样等。

在操作宫腔镜时，先膨胀宫腔，然后将操作鞘套与闭孔器顺宫腔方向插入到宫颈内口稍下方，退出闭孔器，将操作器及内窥镜插入鞘套后锁紧，将输液管联接鞘套水阀上，在80~180mmHg范围的压力下注入5%葡萄糖或0.9%的生理盐水或甘露醇液体以膨宫。待排水孔流出的液体清亮后，在直视下将镜体进一步推进，待宫腔镜充分扩张后即可进行观察子宫异常或病变，若必要时可做相应的内膜活检、输卵管插管注药、分离粘连等手术。

直肠镜可在内窥镜直视下活检取样、切割。

（四）注册单元划分的原则和实例

按照《医疗器械注册管理办法》（国家食品药品监督管理总局令第4号）第七十四条要求，"医疗器械产品的注册单元原则上以产品的技术结构、性能指标和预期用途为划分依据"。

一般情况下，仅仅是长度、直径、视向角、视场角、工作通道其中的一个或几个参数有差异，可以作为同一个注册单元，若内窥镜之间的差异超出上述范畴，应考虑应划分为不同的注册单元。

1. 内窥镜有源或无源手术器械应与内窥镜划分为不同的注册单元。

2. 不同适用范围的内窥镜应划分为不同的注册单元，如喉镜、鼻窦镜、尿道膀胱镜，原理、结构基本无大变化，每种产品作为一个注册单元。

3. 内窥镜与配合使用的设备（例如冷光源、摄像系统等）应划分为不同的注册单元。

4. 荧光镜、带有PDD的内窥镜以及与上述典型内窥镜光学设计不同的内窥镜（如可变焦内窥镜、短景深内窥镜和可变工作距内窥镜）等特殊内窥镜与普通内窥镜应划分为不同的注册单元。

5. 成像方式不同的内窥镜应划分为不同的注册单元。例如硬性光学镜与硬性纤维镜、硬性光学镜与硬性电子镜应划分为不同的注册单元。

6. 对直肠镜，是否有光学系统可作为注册单元划分的依据。一种产品只是含有导光束、窥视管等，可提供光学照明，没有光学系统，不存在视场角、分辨率等的性能指标；另外一种产品既含有光束，提供光学照明，又含有光学系统，提供观察和成像途径（详见典型产品结构示意图），这两种产品应作为两个注册单元。

7. 宫腔镜分为一体式结构和分体式结构两种（详见典型产品结构示意图），但他们的原（机）理、结构、主要性能、

预期目的基本相同，可作为同一注册单元的不同型号产品。

（五）产品适用的相关标准

1. 适用的国家标准、行业标准

标准号	标准名称
GB 9706.1—2007	《医用电气设备 第1部分：安全通用要求》
GB 9706.19—2000	《医用电气设备 第2部分：内窥镜设备安全专用要求》
GB 11244—2005	《医用内窥镜及附件通用要求》
YY 0068.1—2008	《医用内窥镜 硬性内窥镜 第1部分：光学性能及测试方法》
YY 0068.2—2008	《医用内窥镜 硬性内窥镜 第2部分：机械性能及测试方法》
YY 0068.3—2008	《医用内窥镜 硬性内窥镜 第3部分：标签和随附资料》
YY 0068.4—2009	《医用内窥镜 硬性内窥镜 第4部分：基本要求》
YY 1075—2007	《硬性宫腔内窥镜》
YY 91083—1999	《纤维导光膀胱镜》

2. 可引用或参照的国际标准

标准号	标准名称
ISO 8600-1—2013	《内窥镜—医用内窥镜和内窥镜附件 第1部分：一般要求》
ISO 8600-3—1997	《光学和光学仪器—医用内窥镜及内窥镜附件 第3部分：视场角和视向角的测定》
ISO 8600-4—2014	《内窥镜——医用内窥镜及内镜治疗装置——第4部分：插入部分最大宽度的测定》

3. 可引用或参照的其他相关标准

标准号	标准名称
GB/T 191—2008	《包装储运图示标志》
GB/T 14710—2009	《医用电气设备环境要求及试验方法》
GB/T 16886.1—2011	《医疗器械生物学评价 第1部分：风险管理过程中的评价与试验》
GB/T 16886.5—2003	《医疗器械生物学评价 第5部分：体外细胞毒性试验》
GB/T 16886.10—2005	《医疗器械生物学评价 第10部分：刺激与迟发型超敏反应试验》
YY 0076—1992	《金属制件的镀层分类、技术要求》
YY/T 0149—2006	《不锈钢医用器械 耐腐蚀性能试验方法》
YY/T 0294.1—2005	《外科器械 金属材料 第1部分：不锈钢》
YY 0466—2009	《医疗器械 用于医疗器械标签、标记和提供信息的符号》
YY/T 0466.1—2009	《医疗器械 用于医疗器械标签、标记和提供信息的符号 第1部分：通用要求》

（六）产品的适用范围、禁忌症

产品名称	适用范围	禁忌症
喉镜	供咽喉部病变的诊断和治疗检查时用	儿童检查要慎重，以免引起窒息； 气管异物病人一般应慎用
鼻窦镜	供鼻窦、鼻腔、鼻咽部检查和手术时观察用	1. 鼻腔囊肿过大、腔道直径小于4mm者； 2. 鼻腔严重出血者； 3. 高血压、严重心肺功能不全者； 4. 严重全身性疾病、出血性疾病患者； 5. 婴幼儿及孕妇慎用； 6. 急性炎症
尿道膀胱镜	供检查尿道或膀胱内疾病和手术时用	1. 急性全身严重感染患者； 2. 急性尿路感染患者； 3. 膀胱容量小于50ml者； 4. 严重尿道狭窄者、经期盆腔充血者及孕妇； 5. 孤立肾、肾毒症和巨大肾盂积水患者； 6. 月经期及孕期妇女； 7. 短时间内不宜重复检查，一般情况下一周内不做第二次检查； 8. 全身出血性疾病或有重要脏器严重功能损害者； 9. 大量血尿或急性尿潴留
宫腔镜	供临床检查子宫腔内疾病和治疗时用	1. 月经期及活动性子宫出血者； 2. 急性、恶急性生殖道炎症患者； 3. 近期子宫穿孔或修补史患者； 4. 欲继续子宫内妊娠者； 5. 宫颈难以扩张者； 6. 宫颈恶性肿瘤患者； 7. 严重心血管、肺或血液病等内科疾病者
直肠镜	供肛门、直肠病变的诊断和活检取样用	1. 直肠和结肠内有梗阻； 2. 肠内异物尚未取出； 3. 病变部位严重发炎，粘连后过度扭曲或缩窄； 4. 精神病人或不合作病人； 5. 疑有肠穿孔者

（七）产品的主要风险

1. 能量危害

1.1 电能

1.1.1 可能的危害

与冷光源、摄像显示系统等有源医疗器械互连使用时可能对使用者、患者产生电击危害。

1.1.2 可采取的风险控制措施

—导光束两端之间采用绝缘隔离；和/或；在配合使用

的冷光源光输出口与导光束之间采用绝缘隔离，确保互连后硬性光学内窥镜成为冷光源的 BF 型应用部分；

——与 CCD 摄像头相配接的目镜罩采用合适的绝缘材料制造；和/或：CCD 摄像头物镜适配器采用合适的绝缘材料制造；和/或：采用接口用合适绝缘材料制造的 CCD 摄像头，使配合后硬性光学内窥镜成为摄像显示系统的 BF 型应用部分；

——使用说明书对与有源器械互连条件关于防止电击危害作详细说明。

1.1.3 审查要点

——关注硬性光学内窥镜相关电气隔离部位的绝缘结构，如与 CCD 摄像头相配接的目镜罩、冷光源接口、导光束等相关附件的绝缘结构和材料等；

——审查产品技术要求中对相关安全条款的描述，如上述绝缘部位的电介质强度试验要求等；

——审查注册检验报告中对相关安全要求的检验结果；

——审查随附文件（使用说明书等），随附文件中应有与有源器械互连条件关于防止电击危害的详细说明，至少应说明互连使用时，硬性光学内窥镜（及其附件）应成为该有源器械与硬性光学内窥镜组成的医用电气设备（系统）的 BF/CF 型应用部分。

1.2 热能

1.2.1 可能的危害

与冷光源等有源医疗器械互连使用时可能超温，对患者产生灼伤危害。

1.2.2 可采取的风险控制措施

——在冷光源灯座反光镜上镀红外增透膜、在光输出口设置红外滤光片，最大限度地限制红外光的输出；

——在相关部位采用绝热结构和材料；

——增加照明光路光纤密度，并提高界面抛光质量，减少光纤断丝；

——提高观察系统的镀膜质量，尽可能降低物面照度；

——使用说明书对与有源器械互联条件关于防止超温危害作详细说明。

1.2.3 审查要点

——关注硬性光学内窥镜相关绝热部位，如手握部分、目镜和插入部分的绝热结构和材料等；

——审查随附文件（使用说明书等），随附文件中必须有与有源器械（如冷光源）互连条件关于防止超温危害的详细说明，如对冷光源的光谱性能做出规定等。

2. 生物学危害

2.1 生物不相容性

2.1.1 可能的危害

如果制造硬性光学内窥镜插入部分的材料不符合生物相容性要求，就可能对患者产生细胞毒性、致敏、刺激等危害。

2.1.2 可采取的风险控制措施

与患者人体接触的部件，采用无毒、无致敏、无刺激的材料制造，且所购物资均有质保书，并严格按检验规程进行进货检验。

2.1.3 审查要点

全面审查硬性光学内窥镜成品中与患者和使用者接触部分所用材料生物相容性评价材料的符合性。

2.2 交叉感染

2.2.1 可能的危害

如果硬性光学内窥镜在使用前后，不按规范严格地清洗、消毒和灭菌，就可能对患者产生交叉感染的危害。

2.2.2 可采取的风险控制措施

在使用前后，应进行严格的清洗、消毒和灭菌，执行《内镜清洗消毒技术操作规范》。例如：

——浸入 2% 戊二醛溶液中 100min，然后再用 35℃ 左右清水冲洗并擦干；

——推荐用 134℃，0.2MPa 高压蒸汽灭菌。

2.2.3 审查要点

——审查使用说明书，其中必须有使用前后清洗、消毒和灭菌方法的内容。如：执行《内镜清洗消毒技术操作规范》等。

——审查使用说明书，应有使用前后不按规定进行清洗、消毒和灭菌，会导致交叉感染危险的警示性说明。

3. 环境危害

储存或运行偏离预定的环境条件，意外的机械破坏。

3.1 可能的危害

如果硬性光学内窥镜在没有按要求包装运输，或贮存环境不满足要求，或使用时发生摔打、跌落和碰撞，就会造成镜片损坏发霉发雾、光轴偏移、管身瘪陷、密封性能变差而引起图像不清等现象，可能对患者产生误诊等危害。

3.2 可采取的风险控制措施

——硬性光学内窥镜应进行合理包装，如：先装入中性塑料袋，再装入内衬软性塑料的硬质手提箱，并使各件分隔固定，硬质手提箱外套塑料袋，再装入瓦楞纸箱内；

——硬性光学内窥镜应贮存在相对湿度不超过 80%、干燥、通风、无腐蚀性气体、无阳光直射的清洁室内；

——硬性光学内窥镜应放在专用箱内，不可交叉重叠放置；

——硬性光学内窥镜在储运和使用过程中，应避免摔打、跌落和碰撞等。

以上各项，可在外部标记和随附文件加以说明和警示。

3.3 审查要点

——审查产品技术要求中关于环境试验的规定；

——审查注册检验报告中环境试验的检验结果；

——审查产品内外包装上的有关产品储运防护的标志；

——审查说明书中有关储运、贮存方法的规定和硬性光学内窥镜损坏不得使用的警示性说明。

4. 与硬性光学内窥镜使用有关的危害

4.1 不适当的标记

4.1.1 可能的危害

硬性光学内窥镜的对镜桥、镜鞘、操作器的配合性要求较高，如配合件上没有适当的配套用标识，或实际值与标识值不符，导致配合不当，可能对患者产生损伤组织等危害。

4.1.2 可采取的风险控制措施

—必要时硬性光学内窥镜上应有适当的配套用的标识；

—出厂时严格检查实际规格与标识值是否相符；

—使用前检查配套标识的一致性。

4.1.3 审查要点

—审查注册申报资料中关于产品标识的规定；

—审查注册检验报告中对产品标识要求的检验结果；

—审查随附文件（使用说明书等）中有关产品标识的说明。

4.2 不适当的操作说明

4.2.1 可能的危害

—使用前检查规范不适当，如未说明必须检查硬性光学内窥镜成像清晰度等性能、电气安全性是否良好，与导光束的配接及导光束与冷光源的配接是否良好等事项；

—硬性光学内窥镜和/或与之配合的器械使用操作说明不适当，就会由于设备共用不当而对患者产生危害；

—硬性光学内窥镜的维护规范不适当，如消毒灭菌方法不合适，导致硬性光学内窥镜性能变差、消毒灭菌不彻底，对患者产生误诊或交叉感染等危害。

4.2.2 可采取的风险控制措施

—仔细编写操作说明，对硬性光学内窥镜配合器械的规范、使用前检查规范、使用后维护规范进行充分、必要、简洁的叙述；

—编写的操作说明，应由设计人员、临床医生等相关专家审定；

—使用前的检查可包括：硬性光学内窥镜成像清晰度等性能、电气安全性是否良好，是否有锐边、锐角。硬性光学内窥镜与导光束的配接、导光束与冷光源的配接是否良好。冷光源的工作是否可靠，连接后要确认插入部位温度是否超过41℃，电气安全性是否良好。

4.2.3 审查要点

审查随附文件（使用说明书等），是否具有必要的操作说明，如使用前检查的内容、使用中的注意事项、使用后的处理等。

4.3 由不熟练/未经培训的人员使用

4.3.1 可能的危害

硬性光学内窥镜必须由经必要培训而且操作熟练的医生使用，不然可能对患者产生严重危害。

4.3.2 可采取的风险控制措施

—编写培训资料，包括视频光盘；

—开办培训班；

—随附文件中给出必须由经过培训操作熟练的医生使用的警示。

4.3.3 审查要点

审查随附文件（使用说明书等），是否具有"必须由经必要培训而且操作熟练的医生使用"的内容和相关警示性说明。

4.4 对适应症和副作用的说明不充分

4.4.1 可能的危害

硬性光学内窥镜与其他医疗器械一样，都有适应症、禁忌症和副作用，如果说明不充分，可能对患者产生严重危害。

4.4.2 可采取的风险控制措施

—请有资历的临床医生充分说明适应症、禁忌症和副作用；

—编写的使用说明书关于适应症、禁忌症和副作用部分请有资历的临床医生审定。

4.4.3 审查要点

—审查随附文件（使用说明书等），是否具有明确的适应症、禁忌症、副作用的充分说明和相关警示性说明。

—审查临床验证报告，并与使用说明书的适应症、禁忌症和副作用内容相比较。

4.5 与消耗品、附件、其他医疗器械不兼容

4.5.1 可能的危害

—硬性光学内窥镜使用时往往需要与消耗品、附件、其他医疗器械一起使用，它们之间是否相容，对安全影响很大。如硬性光学内窥镜与手术器械不兼容，造成手术器械无法顺畅插入，或无法出现在硬性光学内窥镜的视场中，导致危害发生。

4.5.2 可采取的风险控制措施

—若有可能，通过实际试验，找出一批可与硬性光学内窥镜配合使用的消耗品、附件、其他医疗器械的清单供使用者选用；

—在使用说明书中将上述清单列出；

—在使用说明书中给出与不兼容的消耗品、附件、其他医疗器械共用会产生危害的警示性说明。

4.5.3 审查要点

—审查随附文件（使用说明书等），是否有与不兼容的消耗品、附件、其他医疗器械共用会产生危害的警示性说明；

—审查风险管理文件。

4.6 锐边与锐尖

4.6.1 可能的危害

如果硬性光学内窥镜或配合器械插入部分表面存在非期望的尖锐边缘或突出物等疵病，有可能损伤皮肤、粘膜、血管，甚至造成大出血。

4.6.2 可采取的风险控制措施

—通过设计、精密制造、良好的维护保养和使用前检查，确保硬性光学内窥镜的表面无非期望的尖锐边缘或突出物，手术器械的外表面光滑、杆部平直，无锋棱、毛刺及明显的碰伤和划痕；

—通过使用前仔细检查的提示，告知如发现有此类疵病，应及时处理、修复，不能使用。

4.6.3 审查要点

—审查产品技术要求中关于硬性光学内窥镜外表面质量要求的规定；

—审查注册检验报告中对硬性光学内窥镜外表面质量要求的检验结果；

—审查随附文件（使用说明书等），其中应有使用前检查硬性光学内窥镜外表面是否存在锐边与锐尖的注意事项。

4.7 角分辨力、颜色分辨能力和色还原性、边缘均匀

性、综合光效、有效光度率、单位相对畸变性能不良

4.7.1 可能的危害

硬性光学内窥镜的角分辨力、颜色分辨能力和色还原性差，边缘均匀性、综合光效、有效光度率性能不好，单位相对畸变增大，可能影响医生的观察和操作，造成误诊或手术失败。

4.7.2 可采取的风险控制措施

通过设计、工艺和精密制造，改善硬性光学内窥镜的颜色分辨能力、色还原性能、边缘均匀性、综合光效、有效光度率，单位相对畸变性能。

4.7.3 审查要点

审查风险管理文件的相关内容，应有防止角分辨力、颜色分辨能力和色还原性差，边缘均匀性、综合光效、有效光度率性能不好，单位相对畸变大危害的描述。

4.8 接口混淆

4.8.1 可能的危害

硬性光学内窥镜有冲洗接口、送气接口和手术器械通道口，如若操作使用中接口混淆，显然会对患者造成伤害。

4.8.2 可采取的风险控制措施

—将手术器械通道口、冲洗接口和送气接口等设计成不能互换的不同的型式；

—在随附文件中给出提示，要求与其他器械连接时，应绝对避免连错接口。

4.8.3 审查要点

—审查不同功能接口的型式是否不同；

—审查随附文件对避免接口混淆的警示。

5. 功能性失效、维护和老化引起的危害

5.1 缺少维护规范和/或维护不适当

5.1.1 可能的危害

—硬性光学内窥镜的维护保养应有适当的规范。如清洗规范、消毒灭菌规范、搬运储存规范等，不然会造成维护不当，破坏硬性光学内窥镜的性能；

—使用者未按规范进行适当的维护保养，破坏了硬性光学内窥镜的性能，如镜片发霉损坏、光轴偏离、密封性降低、导光纤维折断、视场变小、内部出现雾层、配套手术器械破坏等，可能对患者产生影响正确诊断等危害。

5.1.2 可采取的风险控制措施

—编制合适的维护保养规范，请设计、使用的专家审定；

—在随附文件中给出上述维护规范和不按照规范维护会有严重后果的警示；

—对使用者进行适当的维护保养方面的培训。

5.1.3 审查要点

—审查随附文件（使用说明书等），其中应有正确维护保养的内容。

5.2 对硬性光学内窥镜寿命期缺少适当的规定

5.2.1 可能的危害

硬性光学内窥镜有一定的寿命期，在适当的寿命期外使用硬性光学内窥镜，会使风险增加。

5.2.2 可采取的风险控制措施

—经过理论估计和实际试验，确定硬性光学内窥镜的适当的寿命期；

—在随附文件中告知该寿命期，并给出适当的寿命期外使用硬性光学内窥镜具有危险的警告。

5.2.3 审查要点

—审查风险管理文件，其中应有建议寿命期的内容和警示。

对以上每一可能的危害，审查风险管理文件的相关内容：

应有关于防电击措施、防超温措施、生物学评价、防止交叉感染、防止储存或运行偏离预定的环境条件和意外的机械破坏、防止不适当标记危害、防止不适当操作说明危害、防止由不熟练或未经培训的人员使用危害、防止适应症禁忌症和副作用说明不充分危害、防止与不兼容的消耗品、附件、其他医疗器械共用危害、防止锐尖锐边危害、避免接口混淆、防止维护规范和/或维护不适当危害、防止缺少寿命期规定危害等的描述（包括该危害的风险分析、降低该风险的措施、可接受水平或剩余风险等内容）

（八）产品技术要求范例

1. 产品型号/规格及其划分说明

1.1 产品型号/规格及基本参数

存在多种型号的，应明确不同型号之间的异同，必要时可辅以图示，文本较大时可以附录形式提供，基本参数见表1。

表1 内窥镜型号表和基本参数

型号	设计工作距（mm）	视向角（°）	视场角（°）	插入部分最大宽度（mm）	工作长度（mm）	器械通道最小宽度	视场形状参数
××	××	×	××	××	××	×	××

1.2 划分说明

如有，应提供，包括型号命名规则等。

2. 性能指标

2.1 光学性能

2.1.1 视场角和视向角

2.1.1.1 视场角，$2W$

内窥镜视场角的设计值见表1，与厂家提供名义值的偏差最低要求为不大于15%，且应符合专用标准（如有）的要求。

2.1.1.2 视向角，θ

在光学镜上应标注视向角的名义值见表1，允差：$\theta \leq 30°$时，允差：$\pm 3°$；$30 < \theta \leq 100$时，允差：$\pm 10°$；$\theta > 100°$时，允差：$\pm 10°$，且应符合专用标准（如有）的要求。

2.1.2 像质

角分辨力，r_α（d）

内窥镜视场中心角分辨力的标称值为××C/（°），允差−10%（上限不计），对应的设计工作距 d0 为 ×× mm。

应可在随附资料中查获。以相同光学工作距处的垂直视轴的平面作视场，在最大视场高度的70%位置上任选四个正交方位测量，平均角分辨力不低于实测的视场中心角分辨力的90%。

2.1.3 有效景深范围

内窥镜有效景深范围为××～××mm。应可在随附资料中查获。在该景深范围内，视场中心的角分辨力应不低于设计光学工作距处角分辨力测量值的80%。试验应至少包括有效景深范围的最远端。

2.1.4 视场质量

视场应无重影或鬼影、闪烁等效应，无可见杂质、气泡等缺陷。

2.1.5 颜色分辨能力和色还原性

内窥镜有良好的颜色分辨能力和色还原性。当采用ISO 10526：1999CIE S005规定的A和D65标准照明体的光谱，经照明光路和成像系统传输后输出，其输出光谱仍能保持良好的显色性。在A标准照明体下的显色指数Ra的名义值为××，在D65标准照明体下的显色指数Ra的名义值为××，实测值不小于名义值。

2.1.6 照明变化率

内窥镜经灭菌消毒试验后，其照明光路的光能积分透过率应保持稳定，用输出光通量衡量，光通量变化率应不大于20%。

2.1.7 照明有效性

2.1.7.1 边缘均匀性

在有效景深范围内检查，照明光斑应充满视场的有效尺度，且在最大视场角的90%视场处的照度应均匀，在该视场带上选择四个正交方位测试，其均匀度 U_L 应符合表2的要求。

表2 边缘均匀度要求

标称视向角范围	均匀度，U_L
$\theta \leqslant 30°$	$\leqslant 25\%$
$30° < \theta \leqslant 50°$	$\leqslant 35\%$
$50° < \theta$	$\leqslant 45\%$

2.1.7.2 照明镜体光效

内窥镜在 W_p 的90%视场处的照明镜体光效 IL_{eR} 的名义值为××，照明镜体光效 IL_{eR} 的测定值应不小于名义值。

2.1.8 综合光效

内窥镜在 W_p 的90%视场处的综合镜体光效 SLeR 的名义值为××，测定值应不小于名义值。

综合边缘光效（SLe－Z）的名义值为××，测定值不小于名义值。

2.1.9 光能传递效率——有效光度率

内窥镜有效光度率的名义值为××，实测值应不大于名义值。

2.1.10 单位相对畸变，V_{U-z}

内窥镜在设计工作视场形状下/评价视场面形状下单位相对畸变的控制量为××，畸变一致性符合表3的要求。

表3 畸变一致性要求

单位相对畸变范围	一致性差，U_V
$|V_{U-z}| \leqslant 25\%$	$\leqslant 4\%$（绝对差）
$25\% < |V_{U-z}|$	$\leqslant 16\%$（相对差）

绝对差表示单位相对畸变最大值与最小值相减的结果；相对差表示单位相对畸变的绝对差与单位相对畸变均值之比的结果。

2.1.11 照明光源和观察视场的重合性

在工作距离处照明光斑应充满视场，无明显的亮暗分界线。

2.2 机械性能

2.2.1 工作长度，L

内窥镜工作长度的标称值见表1，允差：±3%。

2.2.2 插入部分最大宽度

内窥镜插入部分最大宽度的标称值见表1，实测值不大于标称值。

2.2.3 器械通道最小宽度

对于含器械通道的内窥镜，该通道的最小宽度应不小于标称值，标称值见表1。

2.2.4 目镜罩尺寸

目镜罩的形状如图12所示，并且图12中的尺寸和允差应符合表4的规定。

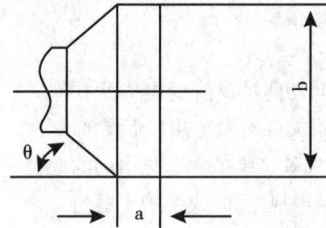

图12 目镜罩形状简图

表4 尺寸和允差

尺寸名义值	允差
b = 31.75mm	下限 －0.10mm，上限 0
a = 4.7mm	下限 0，上限 ＋0.1mm
$\theta = 50°$	±10°

2.2.5 配合

2.2.5.1 锁止和插拆

与镜鞘或镜桥、镜鞘配合，锁止与插拆应符合下述要求：

配合后应能锁止，锁止应可靠。

插入轻松自如、拆卸方便。

2.2.5.2 定位和密封

与镜鞘或镜桥、镜鞘配合后应满足下述要求：

锁止后应定位可靠，无松动现象；

锁止后应密封良好，做渗水性试验时1分钟内渗水不得超过5滴。

2.2.6 封装

2.2.6.1 雾层

含光学元件的内窥镜，封闭的内部应清洁干燥，经低温至高温突变试验后，内部无视场模糊现象。

2.2.6.2 封装可靠性

含光学元件的内窥镜应能承受如下密封性的试验不失效：

水下 1m 历时 12h 水压试验；

按制造商规定的灭菌或消毒方法循环 20 次试验。

2.2.7 连接

内窥镜各组件之间的连接牢固可靠，各连接部分，若采用紧配合方式连接，其配合处应无明显可见缝隙；若采用焊接方式连接，其焊缝处应无凹凸不均匀、脱焊、堆焊或明显的麻点现象；若采用胶合方式连接，其胶合处应无溢流或明显胶堆现象，其他部分无胶流纹痕。

2.2.8 插入部分外表面质量

插入部分除特殊目的外，不应有任何可能引起的安全伤害存在。

对于特殊目的的需要而存在可能引起安全伤害的插入部分，应采用所有可能方式，以使不希望的危害减至最小。所采取的方式中至少应包括在随附资料中的下述说明：

—警告可能出现的危害提示，危害的预防手段，以及危害发现后的处理说明；

—安全的操作规程；

—操作者需通过专门培训才能使用的声明。

2.2.9 表面和边缘

—内窥镜应当设计成对人体不会造成任何意外伤害。

—内窥镜的所有表面不得有细孔、裂纹和毛刺。

2.2.10 可重复消毒或灭菌产品的耐受性

对于可重复消毒或灭菌的硬性内窥镜，消毒或灭菌方法应既不能损坏产品的功能，也不能产生腐蚀。

2.2.11 电气安全性能要求

内窥镜与医用电气设备互连使用的安全要求应符合 YY 0068.4—2009 中 6 的要求及 GB 9706.1—2007、GB 9706.19—2000 规定的要求。

2.2.12 环境试验

内窥镜的环境试验要求应符合 GB/T 14710—2009、GB 11244—2005 中气候环境试验Ⅰ组、机械环境试验Ⅰ组的规定，并按附录 A 的规定进行试验。部分内窥镜有现行行业标准的，则环境试验要求应符合内窥镜行业标准中的具体要求。

3. 试验方法

3.1 光学性能试验方法

3.1.1 视场和视向的测定

按照 YY 0068.1—2008 中 5.1 规定的方法进行检测，应符合 2.1.1.1 和 2.1.1.2 的要求。

3.1.2 像质角分辨力，$r_\alpha(d)$ 的测定

按照 YY 0068.1—2008 中 5.2.1 规定的方法进行检测，应符合 2.1.2 的要求。

3.1.3 有效景深范围的测定

按照 YY 0068.1—2008 中 5.2.2 规定的方法进行检测，应符合 2.1.3 的要求。

3.1.4 视场质量的测定

按照 YY 0068.1—2008 中 5.2.3 规定的方法进行检测，

应符合 2.1.4 的要求。

3.1.5 颜色分辨能力和色还原性的测定

按照 YY 0068.1—2008 中 5.3 规定的方法进行检测，应符合 2.1.5 的要求。

3.1.6 照明变化率的测定

按照 YY 0068.1—2008 中 5.4.3 规定的方法进行检测，应符合 2.1.6 的要求。

3.1.7 照明有效性的测定

3.1.7.1 边缘均匀性 UL 的测定

按照 YY 0068.1—2008 中 5.4.4.1 规定的方法进行检测，应符合 2.1.7.1 的要求。

3.1.7.2 照明镜体光效的测定

按照 YY 0068.1—2008 中 5.4.4.2 规定的方法进行检测，应符合 2.1.7.2 的要求。

3.1.8 综合光效的测定

按照 YY 0068.1—2008 中 5.5 规定的方法进行检测，应符合 2.1.8 的要求。

3.1.9 光能传递效率——有效光度率的测定

按照 YY 0068.1—2008 中 5.6 规定的方法进行检测，应符合 2.1.9 的要求。

3.1.10 单位相对畸变，V_{U-z} 的测定

按照 YY 0068.1—2008 中 5.7 规定的方法进行检测，应符合 2.1.10 的要求。

3.1.11 照明光源和观察视场的重合性的测定

按照 GB 11244—2005 中 5.6 规定的方法进行检测，应符合 2.1.11 的要求。

3.2 机械性能试验方法

3.2.1 工作长度、插入部分最大宽度、器械通道最小宽度、目镜罩尺寸的测定

按照 YY 0068.2—2008 中 5.1 规定的方法进行检测，应符合 2.2.1、2.2.2、2.2.3、2.2.4 的要求。

3.2.2 配合性能的测定

3.2.2.1 锁止和插拆的测定

按照 YY 0068.2—2008 中 5.2.1 规定的方法进行检测，应符合 2.2.5.1 的要求。

3.2.2.2 定位和密封的测定

按照 YY 0068.2—2008 中 5.2.2 规定的方法进行检测，应符合 2.2.5.2 的要求。

3.2.3 封装的测定

3.2.3.1 雾层的测定

按照 YY 0068.2—2008 中 5.3.1 规定的方法进行检测，应符合 2.2.6.1 的要求。

3.2.3.2 封装可靠性的测定

按照 YY 0068.2—2008 中 5.3.2 规定的方法进行检测，应符合 2.2.6.2 的要求。

3.2.4 连接性能的测定

按照 YY 0068.2—2008 中 5.5 规定的方法进行检测，应符合 2.2.7 的要求。

3.2.5 插入部分外表面质量的测定

按照 YY 0068.2—2008 中 5.6 规定的方法进行检测，

应符合 2.2.8 的要求。

3.2.6 表面和边缘检查

按照 GB 11244—2005 中 5.1 规定的方法进行检测。应符合 2.2.9 的要求。

3.2.7 可重复消毒或灭菌产品的耐受性

按照使用说明书规定的消毒或灭菌方法重复 20 次试验，对于浸泡消毒的方法，可按 20 倍使用说明书规定的浸泡时间来试验检验，结果应符合 2.2.10 的要求。

3.2.8 电气安全性能

按 YY 0068.4—2009、GB 9706.1—2007、GB 9706.19—2000 规定的方法进行检测，结果应符合 2.2.11 的要求。

3.2.9 环境试验

按附录 A 的要求试验，结果应符合 2.2.12 的要求，如部分内窥镜有现行行业标准，则环境试验应按内窥镜行业标准中的方法进行试验。

附录 A　环境试验实施项目

表 A.1　环境试验实施项目表

GB/T 14710—2009 环境试验要求及检验项目									
环境试验条件分组：气候环境条件 I 组，机械环境条件 I 组									
试验项目	试验要求				检验项目				
	持续时间 h	恢复时间 h	通电状态	试验条件	初始检测	中间检测	最后检测	电源电压　V	
								额定值 -10%	额定值 +10%
额定工作低温试验	1	—	—	10℃	全项目	2.1.11、2.2.9	—	—	—
低温贮存试验	4	5	—	-40℃	—	—	2.1.11、2.2.9	—	—
额定工作高温试验	1	—	—	30℃	—	2.1.11、2.2.9	—	—	—
高温贮存试验	4	5	—	55℃	—	—	2.1.11、2.2.9	—	—
额定工作湿热试验	4	—	—	温度：30℃ 湿度：70%±3%	—	2.1.11、2.2.9	—	—	—
湿热贮存试验	48	48	—	温度：40℃ 湿度：93%±3%	—	—	2.1.11、2.2.9	—	—
振动试验	振动试验：频率循环范围：5Hz—20Hz—5Hz，振幅值：0.15mm，循环次数：10 次，扫频速率：≤1 倍频程/分，工作状态：非工作状态			基准试验条件	—	—	2.1.1.1、2.1.1.2、2.1.11、2.2.2、2.2.3、2.2.4、2.2.9	—	
备注：基准试验条件，环境温度 23℃±2℃，湿度 45%~75%									

（九）同一注册单元内注册检验代表产品确定原则

注册检验代表产品的确定原则

1.1 注册检验代表产品应是同一注册单元内能够代表本单元内其他产品安全性和有效性的产品；

1.2 应考虑功能最齐全、结构最复杂、风险最高的产品；

1.3 如其他产品的主要性能与被检产品不一致，则该产品也应作为注册检验代表产品进行注册检验。

1.4 一般情况下，同一注册单元内视向角不同选择最大值，视场角不同选择最大值和最小值，对不同内、外径和工作长度的产品，选择直径最小的和细长比（长度/直径）最大的进行检测，如含有工作通道的，直径应为插入部外径减去工作通道内径。角分辨力等光学性能指标选择要求最高的产品作为注册检验典型产品。

（十）产品生产制造相关要求

硬性光学内窥镜产品特殊工艺一般为：表面处理、激光焊接，关键工艺一般为：部件装配、内窥镜总装，过程控制点为：上光纤胶固化过程、封物镜端胶固化过程。

（十一）产品的临床评价细化要求

尿道膀胱镜、宫腔镜、直肠镜、喉镜、鼻窦镜已经列入《免于进行临床试验的第二类医疗器械目录》中，应按该文件要求在临床评价资料中提供申报产品与《目录》中产品以及已上市产品的对比表和相应的支持性材料。提交的上述资料应能证明申报产品与《目录》所述的产品及已上市同品种产品具有等同性。若无法证明等同性，则应按照本指导原则其他要求开展相应工作。

（十二）产品的不良事件历史记录和产品召回

未见严重不良事件报道。根据国家食品药品监督管理局药品不良反应监测中心收集的硬性光学内窥镜医疗器械不良事件，常见硬性光学内窥镜在临床中出现的共同问题主要有以下几点：1. 操作失误：造成穿孔、出血等严重事件；2. 电源故障：断电等突发事件；3. 消毒不合格，传染其他疾病。

如产品发生不良事件，在延续注册中，应当提交医疗器械不良事件汇总分析评价报告，报告应对本产品上市后发生的可疑不良事件列表、说明在每一种情况下注册申请人采取的处理和解决方案。对上述不良事件进行分析评价，阐明不良事件发生的原因并对其安全性、有效性的影响予以说明。如产品上市后发生了召回，应当说明召回原因、过程和处理结果。

（十三）产品说明书和标签要求

具体产品说明书、标签的编写要求应符合《医疗器械说明书和标签管理规定》（总局令第 6 号）、GB 9706. 1—2007《医用电气设备 第 1 部分：安全通用要求》、GB 9706. 19—2000《医用电气设备 第 2 部分：内窥镜设备安全专用要求》、YY 0068. 3—2008《医用内窥镜 硬性内窥镜 第 3 部分：标签和随附资料》和《医疗器械 用于医疗器械标签、标记和提供信息的符号 第 1 部分：通用要求》（YY/T 0466. 1—2009）的要求。

【产品名称】

喉镜、鼻窦镜、尿道膀胱镜、宫腔镜、直肠镜（应与注册证核准的产品名称一致，不得在产品名称任意增加修饰性词语）

【注册证号】

核准的注册证号。

【注册人的名称、住所、联系方式及售后服务单位，进口医疗器械还包括代理人名称、住所和联系方式；生产企业的名称、住所、生产地址、联系方式及生产许可证编号，委托生产的还应当标注受托企业的名称、住所、生产地址、生产许可证编号或者生产备案凭证编号】

按医疗器械生产许可证、营业执照上核准的相应内容和实际情况填写。

【型号、规格】

按照注册证核准的型号、规格填写，不得擅自改变产品型号规格的文字表述。

【主要结构、产品性能】

附产品结构示意图，注明产品构成部件。将产品技术要求中所列重要信息予以注明，尤其是安全性、有效性性能指标，如光学性能参数、机械性能参数（如表 5）、电气安全互连要求。

表 5　内窥镜的识别和参数

序号	内　容
1	制造商名称：××××××× 制造商地址：×××××××××
2	名称：××× 标识号：××××
3	插入部分最大宽度：××mm 工作长度：××mm
4	器械孔道最小宽度：××mm
5	视向角 θ：××°
6	视场角 $2W$：××°
7	设计光学工作距 d_0：××mm
8	视场中心角分辨力，$°r_\alpha(d)$：××C/(°)
9	光学镜的有效景深范围：××—××mm
10	采用 ISO 10526：1999 CIE S 005 规定的 A 标准照明体的光谱，经照明光路和成像系统传输后的输出光谱的显色指数 Ra：×× 采用 ISO 10526：1999 CIE S 005 规定的 D65 标准照明体的光谱，经照明光路和成像系统传输后的输出光谱的显色指数 Ra：×× 显色指数 Ra 的意义：表征内窥镜对物体的色差分辨能力和色还原性的好坏。Ra 的数值越大，表示对物体的色差分辨能力和色还原性越好。 光能传递效率——有效光度率 D_M：××
11	在设计光学工作距 d_0 处的内窥镜工作视场形状以评价视场面形状表征。 在该视场形状下 W_V 的 90% 视场处的照明镜体光效 IL_{eR}：×× 在该视场形状下 W_V 的 90% 视场处的综合镜体光效 SLeR：×× 在该视场形状下 W_V 的 90% 视场处的综合边缘光效 SL_{e-Z}：×× 在该视场形状下单位相对畸变的控制量 V_{U-z}：××% 说明综合镜体光效的意义：
12	无任何用户可更换的部分
13	专业售后服务机构
14	本内窥镜不具有明显的易损和易折部位

序号	内　　容
15	本内窥镜插入部分不允许弯曲
16	本内窥镜不具有为了特殊目的而存在可能引起安全伤害的插入部分
17	本内窥镜防进液分类为 IPX7

【适用范围】

见第（六）章"产品的预期用途"。

【注意事项、警示】

⚠注意：在使用内窥镜前，请详细阅读本使用说明书和选用附件的使用说明书。

⚠警告：要求操作者具有一定的资格，经过业务培训，具有熟练的操作技能。在进行操作之前，应查阅有关技术，并发症和危害等的医学文献。

⚠警告：消毒不彻底，消毒液过期或未按要求消毒，都有造成交叉感染的可能。特别注意对传染病人和癌症患者术后器械要及时消毒。

⚠注意：每次使用前必须检查内窥镜插入人体部分是否有引起安全伤害的粗糙表面、尖锐边缘或突出物。

⚠注意：内窥镜是观察、诊断的重要保证。使用时一定要小心谨慎。动作轻柔，循序渐进，不得强行推进、磕碰和弯曲。

⚠警告：不管何时发现内窥镜工作异常，都应立即停止使用，并慢慢地将其取出。使用有故障的内窥镜会对患者造成伤害。

⚠警告：任何时候都不要直接用眼睛去看冷光源、光缆或内窥镜发出的光，这会损害眼睛。

⚠注意：内窥镜重复使用的医疗器械，长期使用或不适当的维护保养，会引起功能老化等诸方面的损害，使用前，请务必检查内窥镜各部分的安全性和可靠性。

⚠注意：内窥镜使用前应检查外表面是否粗糙、是否有尖锐突起物等，一经发现，应立刻停止使用内窥镜，否则会损伤患者。

无论对直视还是与视频联用，总是调整光源到获得最佳的内窥镜视野照明效果时所需的最小必需光亮强度，光源的光强度越高，内窥镜末端的热能产生量就越大。

⚠警告：插入人体内部的窥镜部件的表面最高温度不得超过41℃。

⚠警告：内窥镜不得弯折、落地或碰撞，以免损坏。

内窥镜上标有"AUTOCLAVE"标志的可用耐高温高压蒸汽灭菌。

⚠注意：如果清洗后导光束表面仍有残留物，会严重影响导光性，必须将残留物清除干净。

⚠警告：高能光会从内窥镜远中末端的导光束中溢出。在距内窥镜远中末端8mm的范围内温度可达到41℃。因此请您避免身体组织或者可燃物质与内窥镜末端的直接接触。如果您在近处工作，请调小光的强度。

【禁忌症】

详见本指导原则第（六）章内容。

【使用方法】

1. 将已消毒的内窥镜前端部分置于40℃左右的蒸馏水中待用；

2. 将导光束插入光源孔，将光源亮度调至最小处，再将导光束另一端与镜体相联接，最后打开光源，根据需要调整光源亮度，然后对内窥镜进行调焦直至最清晰为止；

3. 根据临床适应症选取相应规格的窥镜进行操作。

【运输、储存、消毒、维护和保养方法】

3.1 内窥镜应放在专用的包装内，内衬柔软的海绵式聚氨酯泡沫，内窥镜和配套手术器械应码放整齐，不得交叉重叠放置，避免搬运时相互撞击。包装箱内应备有干燥剂保持箱内干燥。包装后的窥镜应储存在相对湿度不超过80%、无腐蚀性气体和通风良好的室内。

3.2 清洗、消毒和灭菌

3.2.1 清洗

3.2.1.1 使用后产品立即用流动水彻底清洗，除去血液、黏液等残留物质，并擦干。

3.2.1.2 将擦干后的内窥镜置于多酶洗液中浸泡。

3.2.1.3 彻底清洗内窥镜各部件，管腔应当用高压水枪彻底冲洗，可拆卸部分必须拆开清洗，并用超声清洗器清洗5min～10min。

3.2.1.4 管腔内用软毛刷彻底刷洗，刷洗时注意避免划伤镜面。

3.2.1.5 专用清洁工具或设备说明

仅可使用清洗机生产厂家为清洗内窥镜器具而生产的超声波清洗机清洗内窥镜，清洗过程参加超声波清洗机使用说明书。

⚠注意：为防止手术期间内窥镜起雾，必须保证在内窥镜眼罩处及光学成像系统接口等部件完全干燥无潮湿。

为保证各零部件（手柄及内窥镜）牢固安全的连接在一起，内窥镜和手柄连接的密封处不可弄脏或受损。

3.2.2 内窥镜消毒

3.2.2.1 消毒说明

内窥镜可采用专门用于内窥镜的含有2%戊二醛的高级消毒溶液进行化学消毒。

⚠警告：应当避免使用戊二醛浓度超过2%的溶液，因为高浓度的戊二醛可能造成内窥镜的损坏。

将内窥镜置于单独的塑料容器内，应当使用塑料制容器以避免内窥镜擦伤及消除不同金属浸没于相同溶液之中发生的电解腐蚀。不要将内窥镜与其他的器械浸泡在一起以避免对内窥镜造成损坏。

向戊二醛中加入活化剂溶液活化成戊二醛溶液、摇匀,检查戊二醛的 pH 值处于 8.2 和 8.9 之间,保证活化的戊二醛溶液具有最佳的抗菌活性。在容器上标明活化以及失去的日期。

⚠注意:要查找与戊二醛消毒溶液使用相关详细信息及使用说明书请参见戊二醛制造厂商的使用说明书

采用无棉绒无菌布擦干内窥镜。

3.2.3 内窥镜灭菌说明

3.2.3.1 蒸汽灭菌

内窥镜上标有 "AUTOCLAVE" 标志的可用耐高温高压蒸汽灭菌。

⚠注意:温度的突然变化可能引起内窥镜玻璃部件的破裂,从高压灭菌器中取出内窥镜后不要立即暴露于空气中。

⚠注意:不能采用向内窥镜上倾倒冷的、无菌液体的方式冷却内窥镜。强制冷却可能造成内窥镜的严重损坏。

⚠注意:在使用高压蒸汽灭菌之前,所有的内窥镜必须经过彻底的清洗,必须完全去除所有的有机物质、血迹以及清洗溶液。

将内窥镜置于一灭菌托盘上。

预抽真空或高真空灭菌包括了四个基本阶段:准备阶段、处理阶段、排气阶段、干燥阶段。条件阶段通过抽真空去除室内的空气,向室内注入蒸汽预温器械,当温度达到 134℃,压力值为 200kPa 后进入第二个阶段即处理阶段。在预抽真空型的灭菌器中处里阶段的时间为 4min。排气阶段即排除室中所有的蒸汽。最后再一次抽真空,让器械在真空中干燥大约 20min。

安置托盘于灭菌器中时必须保证蒸汽的足够循环与流通,空气移动与冷凝水的排除。宽松放置的灭菌器保证了灭菌剂最好的穿透效果。

在蒸汽灭菌循环完成后,内窥镜在足够冷却之前,不能碰触。

3.2.3.2 还可采用过氧化氢低温等离子体灭菌。

3.2.3.3 经卫生部门批准的其他内窥镜灭菌方法

⚠注意:开放性结核、肝炎、艾滋病病人或病原携带者应使用专用内窥镜,病人及每天使用前后均应对内窥镜进行严格灭菌,其灭菌用容器也应与普通病人用的灭菌容器严格分开。若使用专用内窥镜有困难,则应对这类病人使用过的内窥镜进行灭菌处理或至少达到高水平消毒。

采用化学消毒剂灭菌的内窥镜,用前应用无菌水彻底冲洗,以去除残留的消毒剂。

3.3 手术后保养

3.3.1 硬性光学内窥镜在手术后,先将可拆卸的导光束接口拧下,连同内窥镜用清水冲掉血和黏液,再用脱脂棉沾医用酒精将窥镜整体擦拭干净,导光束接口用棉签蘸医用酒精擦拭干净后装回原处。

3.3.2 在擦拭内窥镜两端镜面时,可用乙醚、丙酮擦拭,擦掉污物后再用酒精擦干净,不可用酸碱性大的溶剂擦拭,以免腐蚀镜片或溶化封装胶,造成图像分辨率下降或镜体内进水,清洗污物时一般用棉签裹脱脂棉擦拭,也可用软毛刷(毛笔)刷洗,不可用硬毛刷清理,更不能用

锋利锐器剔除。

3.3.3 清洗后的内窥镜在托盘中晾干后,在放入包装箱内保存。

3.4 维修

内窥镜出现问题时,应找专业的技术人员维修或由生产商指定售后服务单位或维修形式。

【医疗器械标签所用的图形、符号、缩写】

对于所用的图形、符号、缩写内容作出相应解释。

【说明书的编制或修订日期】

编制或修订的实际日期。

(十四)产品的研究要求

根据所申报的产品,提供适用的研究资料。

1. 产品性能研究

应当提供产品性能研究资料以及产品技术要求的研究和编制说明,包括功能性、安全性指标以及与质量控制相关的其他指标的确定依据,所采用的标准或方法、采用的原因及理论基础。

2. 生物相容性评价研究

应对成品中与患者和使用者直接或间接接触的材料的生物相容性进行评价。

生物相容性评价研究资料应当包括:

(1)生物相容性评价的依据和方法。

(2)产品所用材料的描述及与人体接触的性质。

(3)实施或豁免生物学试验的理由和论证。

(4)对于现有数据或试验结果的评价。

一般内窥镜与患者接触部分为外镜管和镜头部分,包括可能的加工助剂。

外镜管材料应选用符合 YY/T 0294.1—2005《外科器械 金属材料 第 1 部分 不锈钢》标准要求的不锈钢材料制造的。

内窥镜应符合以下生物学评价要求:

——细胞毒性应不大于 1 级;

——应无迟发性超敏反应;

——应无皮内刺激反应。

具体生物学评价要求可参照《关于印发医疗器械生物学评价和审查指南的通知》(国食药监械〔2007〕345 号)。

3. 生物安全性研究

内窥镜产品不含有同种异体材料、动物源性材料或生物活性物质,本条不适用。

4. 灭菌/消毒工艺研究

4.1 生产企业灭菌/消毒:内窥镜产品为重复使用产品,本条不适用。

4.2 终端用户消毒、灭菌:企业应当明确所推荐的消毒或灭菌工艺确定的依据。

4.3 残留毒性:如灭菌使用的方法容易出现残留,应当明确残留物信息及采取的处理方法,并提供研究资料。

5. 产品有效期和包装研究

企业应提供有效期或使用次数的研究资料。对于产品的包装及包装完整性的要求应符合 GB/T 14710—2009《医用电气设备环境要求及试验方法》标准要求。

6. 床前动物试验

不适用。

7. 软件研究

本内窥镜为不含有软件的产品，本条不适用。

8. 其他资料

证明产品安全性、有效性的其他研究资料。

硬性光学内窥镜（第二类）注册技术审查指导原则修订说明

一、指导原则修订的背景和目的

（一）修订背景

随着新的《医疗器械监督管理条例》及配套法规的发布和实施，以及与此类产品相关的国家标准、行业标准的修订改版和相关新标准的发布，同时按照国家总局要求，需要对本指导原则进行修订。

（二）修订目的

1. 本指导原则修订的目的是为了能够满足新法规、新标准的要求，并用于指导和规范第二类硬管内窥镜产品注册申报过程中审查人员对注册材料的技术审评。

2. 本指导原则旨在让初次接触该类产品的注册审查人员对产品机理、结构、主要性能、预期用途等各个方面有个基本了解，同时让技术审查人员在产品注册技术审评时把握基本的要求尺度，以确保产品的安全、有效。

二、指导原则修订的依据

（一）《医疗器械监督管理条例》（国务院令第 650 号）

（二）《医疗器械注册管理办法》（国家食品药品监督管理总局令第 4 号）

（三）《医疗器械临床试验规定》（国家食品药品监督管理总局令第 5 号）

（四）《医疗器械临床评价技术指导原则》（国家食品药品监督管理总局通告 2015 年第 14 号）

（五）《医疗器械说明书和标签管理规定》（国家食品药品监督管理总局令第 6 号）

（六）《关于发布医疗器械产品技术要求编写指导原则的通告》（国家食品药品监督管理总局通告 2014 年第 9 号）

（七）《关于公布医疗器械注册申报资料要求和批准证明文件格式的公告》（国家食品药品监督管理总局公告 2014 年第 43 号）

（八）食品药品监管总局关于印发《境内第二类医疗器械注册审批操作规范的通知》（食药监械管〔2014〕209 号）

（九）国家食品药品监督管理部门发布的其他规范性文件

三、指导原则主要修改内容

（一）产品名称要求

将"喉镜"改为"喉内窥镜"、"鼻窦镜"改为"鼻内窥镜"、"膀胱镜"改为"尿道膀胱镜"、"子宫镜"改为"子宫腔内窥镜"、"直肠镜"改为"直肠、乙状结肠镜"。

（二）产品的结构和组成

在原"典型产品结构示意图"基础上，增加了不可调焦喉内窥镜、0°直视子宫腔内窥镜结构示意图，便于审查人员更多更全面的了解此类产品。

（三）产品适用的相关标准

对引用标准进行了更新和新增。更新的标准包括：

1. 原指导原则中"YY 0068 医用硬管内窥镜通用技术条件"更新为"YY 0068.1—2008《医用内窥镜 硬性内窥镜 第 1 部分：光学性能及测试方法》、YY 0068.2—2008《医用内窥镜 硬性内窥镜 第 2 部分：机械性能及测试方法》、YY 0068.3—2008《医用内窥镜 硬性内窥镜 第 3 部分：标签和随附资料》、YY 0068.4—2009《医用内窥镜 硬性内窥镜 第 4 部分：基本要求》"；

2. "YY 0071—1992《直肠，乙状结肠窥镜》"更新为"YY 0071—2008《直肠，乙状结肠窥镜》"；

3. "YY 91075—1999《子宫腔内窥镜》"更新为"YY 1075—2007《硬性宫腔内窥镜》"；

4. "GB 9706.1—1995《医用电气设备 第一部分：安全通用要求》"更新为"GB 9706.1—2007《医用电气设备 第 1 部分：安全通用要求》"；

5. "ISO 8600－1—2005 光学和光学仪器—医用内窥镜及内治疗设备 第 1 部分：基本要求"更新为"ISO 8600－1—2013《内窥镜—医用内窥镜和内窥镜附件 第 1 部分：一般要求》"；

6. "ISO 8600－2—2002《光学和光学仪器—医用内窥镜及内治疗设备 第 2 部分：硬性支气管镜的专用要求》"更新为"ISO 8600－2—2015《光学和光学仪器—医用内窥镜及内治疗设备 第 2 部分：硬性支气管镜的专用要求》"；

7. "ISO 8600－4—1997《光学和光学仪器 医用内窥镜和内窥镜附件 第 4 部分：插入部分的最大宽度的测定》"更新为"ISO 8600－4—2014《内窥镜——医用内窥镜及内镜治疗装置——第 4 部分：插入部分最大宽度的测定》"；

8. "GB/T 14710—1993《医用电气设备环境要求及试验方法》"更新为"GB/T 14710—2009《医用电气设备环境要求及试验方法》"；

9. "GB/T 16886.1—2001 医疗器械生物学评价 第 1 部分：评价与试验"更新为"GB/T 16886.1—2011《医疗器械生物学评价 第 1 部分：风险管理过程中的评价与试验》"；

10. "YY 0466—2003《医疗器械 用于医疗器械标签、标记和提供信息的符号》"部分内容更新为"YY/T

0466.1—2009《医疗器械 用于医疗器械标签、标记和提供信息的符号 第1部分：通用要求》"。

注：第二类硬管内窥镜与导光纤维连接后成为BF型或CF型应用部分，因此YY 0505—2012《医用电气设备 第1-2部分：安全通用要求 并列标准：电磁兼容要求和试验》标准不适用。

(四) 产品技术要求

删除原"产品的主要性能参数"、"产品的主要技术性能指标"内容。按照新法规，编制"医疗器械产品技术要求"，内容包括"产品型号/规格及其划分说明"、"性能指标"、"试验方法"、"附录"。

(五) 同一注册单元内注册检验代表产品确定原则

将"同一注册单元内不同视场角、视向角、分辨率的产品，可选其最大视场角和视向角、最高分辨率的产品作为典型产品。"内容修改为"一般情况下，仅仅是视场角、视向角、直径、长度、器械通道、直径不同的内窥镜可选择一个典型产品。同一注册单元内视向角不同选择最大值，视场角不同选择最大值，器械通道选择最大值，直径选择最小值，分辨率、照度等光学性能指标选择要求最高的产品作为注册检验代表产品。"

(六) 产品生产制造相关要求

按照新法规要求，明确了产品的关键工艺，特殊工艺、过程控制点，便于注册审查人员审评时把握。

(七) 产品的临床评价细化要求

依据新法规、《医疗器械临床评价技术指导原则》及《医疗器械临床试验质量管理规范》，删除了原对临床试验的具体要求，修改为：

尿道膀胱镜、子宫腔内窥镜、直肠、乙状结肠镜、羊水镜产品已经列入国家食品药品监督管理总局2014年8月21日发布的《关于发布免于进行临床试验的第二类医疗器械目录的通告》(2014年第12号通告) 中，应按该文件要求在临床评价资料中提供申报产品与《目录》产品的对比表。

对于未列入《目录》的内窥镜产品，需按《医疗器械临床评价技术指导原则》要求，通过提供临床文献资料、临床经验数据或进行临床试验，提供相关能证明该医疗器械安全、有效的资料。

(八) 产品的不良事件历史记录

按照新法规增加以下要求：如产品发生不良事件，在延续注册中，应当提交医疗器械不良事件汇总分析评价报告，报告应对本产品上市后发生的可疑不良事件列表、说明在每一种情况下注册申请人采取的处理和解决方案。对上述不良事件进行分析评价，阐明不良事件发生的原因并对其安全性、有效性的影响予以说明。如产品上市后发生了召回，应当说明召回原因、过程和处理结果。

(九) 产品说明书和标签要求

1. 依据新《医疗器械说明书和标签管理规定》(国家食品药品监督管理总局令第6号) 要求，删除说明书中对"商品名称"、"执行标准"要求的内容。

2. 按新规定要求在说明书中新增以下内容：注册人的名称、住所、联系方式及售后服务单位，委托生产的还应当标注受托企业的名称、住所、生产地址、生产许可证编号或者生产备案凭证编号、说明书的编制或修订日期。

3. 细化了"主要结构、产品性能"、"注意事项、警示"、"清洗、消毒和灭菌"等内容。

(十) 产品的研究要求

增加了新法规对产品的研究资料的要求，包括"产品性能研究"、"生物相容性评价研究"、"生物安全性研究"、"灭菌/消毒工艺研究"、"产品有效期和包装研究"、"临床前动物试验"、"软件研究"及其他研究资料。

四、指导原则制修订单位

浙江省医疗器械审评中心。

23 影像型超声诊断设备(第二类)注册技术审评指导原则

[影像型超声诊断设备(第二类)注册技术审查指导原则]

本指导原则旨在指导注册申请人对第二类影像型超声诊断设备中的灰阶成像系统注册申报资料的准备及撰写，同时也为技术审评部门审评注册申报资料提供参考。

本指导原则是对影像型超声诊断设备的一般要求，申请人应依据产品的具体特性确定其中内容是否适用，若不适用，需具体阐述理由及相应的科学依据，并依据产品的具体特性对注册申报资料的内容进行充实和细化。

本指导原则是供申请人和审查人员使用的指导文件，不涉及注册审批等行政事项，亦不作为法规强制执行，如有能够满足法规要求的其他方法，也可以采用，但应提供详细的研究资料和验证资料。应在遵循相关法规的前提下使用本指导原则。

本指导原则是在现行法规、标准体系及当前认知水平下制定的，随着法规、标准体系的不断完善和科学技术的不断发展，本指导原则相关内容也将适时进行调整。

一、适用范围

本指导原则的适用范围为第二类影像型超声诊断设备中的灰阶成像系统（俗称"黑白超"）（以下简称 B 型超声诊断设备），类别代号为 6823。

二、技术审查要点

（一）产品名称的要求

产品的名称应为通用名称，并符合《医疗器械通用名称命名规则》、《医疗器械分类目录》、标准等相关法规、规范性文件的要求。B 型超声诊断设备是指标称频率在 1.5MHz ~ 15MHz 范围（依据 GB 10152—2009 标准），采用 B 型成像方式的通用超声诊断设备，不包括用于眼科专业超声诊断设备和血管内超声诊断设备。

（二）产品的结构和组成

B 型超声诊断设备的结构型式可为便携式、台车式，主要由主机（含软件）、显示器、探头和选配件（如图像记录仪、图像存储器、彩色打印机、穿刺架等）组成。探头主要由阵列换能器、传输线、连接器（可以含有控制器）等组成。探头应明示基阵元数（如 64、80、96、128）、频率、阵列长度或曲率半径。产品图示举例（图 1、图 2）：

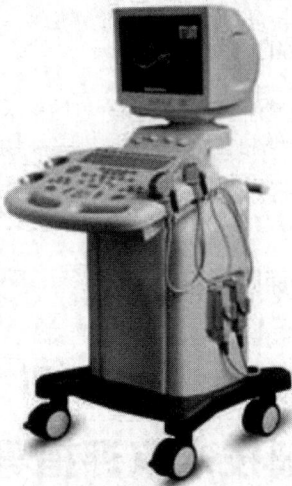

图 1　B 型超声诊断设备

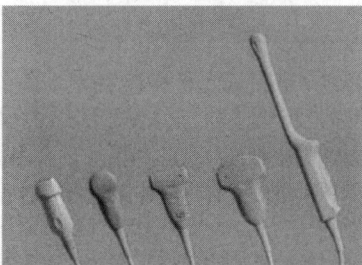

图 2　B 型超声诊断设备探头

（三）产品工作原理/作用机理

1. 产品工作原理

医学常用的诊断性超声频率范围一般在 1.5 ~ 15MHz。超声波波长短，易于集中成一束射线，因此具有很好的直线定向传播特性。超声波在体内传播过程中，各种组织的声学界面产生不同的反射波和透射波，其中一部分可以返回换能器，再由换能器将声信号转换成电信号，并由主机接收放大以声像图形式显示于屏幕上。

B 型超声诊断设备的超声波的发射与接受均由探头来完成。主机供给一定频率、一定激励电压的电讯号作用于探头，探头产生一定频率的超声波。B 型超声诊断设备以光点亮度明暗显示体内某一断层界面回声信号的强弱。信号强弱用灰阶表示（通过多阵元探头的多声束连续扫描，可将不同亮度光点组合成平面断层二维图像）。B 型超声诊断设备可获得人体软组织器官的实时二维断层图像，清晰地观察脏器形态、解剖层次及毗邻关系。

超声波能够区分两个相邻界面回声信号最短距离的能力称为分辨力。通常，频率越高，则波长越短，分辨力越高，穿透能力越弱；反之，频率越低，则波长越长，分辨力越低，穿透能力越强。因此检查浅表器官如甲状腺、乳腺等，多采用高频探头，如线阵 7.5MHz 探头，而对心脏、腹部等深部脏器，则采用低频探头，如凸阵 3.5MHz 探头、相控阵 3.0MHz 探头，以增加其穿透性。

2. 产品作用机理

因该产品为非治疗类医疗器械，故本指导原则不包含产品作用机理的内容。

（四）注册单元划分的原则和实例

1. 按工作原理不同可分为模拟设备和数字化设备（采用数字化波束成形技术的设备），模拟设备和数字化设备应按不同注册单元单独注册。

2. 结构差异大、硬件平台/软件平台差异大的设备，应划分为不同的注册单元。

3. 按设备主要性能指标和配置可划分为

（1）单接口单探头设备（凸阵）；

（2）单接口单探头设备（线阵）；

（3）单接口多探头或多接口多探头设备（凸阵、线阵、相控阵等），（3）可覆盖（1）、（2）；

（4）宽频单接口单探头设备（线阵）；

（5）宽频单接口单探头设备（凸阵）；

（6）宽频单接口多探头或多接口多探头设备（线阵、凸阵、相控阵等），（6）可覆盖（4）、（5）。

同一工作原理的以上六个注册单元中，若生产企业同时生产（1）、（2）和（3），则允许将上述三个型号归入同一注册单元。若同时生产（4）、（5）和（6），则允许将上述三个型号归入同一注册单元。原则上宽频设备与非宽频设备不得归入同一注册单元。

(五)产品适用的相关标准

目前与 B 型超声诊断设备产品相关的常用标准(表1)列举如下:

表1 相关产品标准

标准号	标准名称
GB 9706.1—2007	《医用电气设备 第 1 部分:安全通用要求》
GB 9706.9—2008	《医用电气设备 第 2 – 37 部分:超声诊断和监护设备安全专用要求》
GB 9706.15—2008	《医用电气设备 第 1 – 1 部分:安全通用要求 并列标准:医用电气系统安全要求》
GB 10152—2009	《B 型超声诊断设备》
GB/T 191—2008	《包装储运图示标志》
GB/T 14710—2009	《医用电器环境要求及试验方法》
GB/T 16886.1—2011	《医疗器械生物学评价 第 1 部分:风险管理过程中的评价与试验》
GB/T 16886.5—2003	《医疗器械生物学评价 第 5 部分:体外细胞毒性试验》
GB/T 16886.10—2005	《医疗器械生物学评价 第 10 部分:刺激与迟发性超敏反应试验》
YY 0505—2012	《医用电气设备 第 1 – 2 部分:安全通用要求 并列标准:电磁兼容 要求和试验》
YY/T 0108—2008	《超声诊断设备 M 模式试验方法》
YY/T 1142—2013	《医用超声诊断和监护设备频率特性的测试方法》

上述标准包括了产品技术要求中经常涉及到的标准。有的企业还会根据产品的特点引用一些行业外的标准和一些较为特殊的标准。

产品适用及引用标准的审查可以分两步来进行。首先对引用标准的齐全性和适宜性进行审查,也就是在编写产品技术要求时与产品相关的国家、行业标准是否进行了引用,以及引用是否准确。可以通过对符合性声明中提供的符合标准的清单是否引用了相关标准,以及所引用的标准是否适宜来进行审查。此时,应注意标准编号、标准名称是否完整规范,年代号是否有效。

其次对引用标准的采纳情况进行审查。即所引用的标准中的条款要求,是否在产品技术要求中进行了实质性的条款引用。这种引用通常采用两种方式,文字表述繁多内容复杂的可以直接引用标准及条款号,比较简单的也可以直接引述具体要求。

如有新版强制性国家标准、行业标准发布实施,产品性能指标等要求应执行最新版本的国家标准、行业标准。

(六)产品的适用范围

应明确各探头的适用范围,并明确每个探头每个适用范围所支持的成像模式、功能。产品具体适用范围应与申报产品性能、配置等一致,应有相应的临床评价资料支持。

常见的预期用途如下:

如配 3.5MHz 线阵或凸阵探头:主要供人体腹部脏器超声诊查用。

如配 7.5MHz 高频线阵探头,可用于人体浅表器官(如甲状腺、乳腺)、浅表组织(如肌肉骨骼)、外周血管的超声诊查;

如配 6.5MHz R13 凸阵探头,可用于经阴道腔内女性生殖器官、经直肠、前列腺的超声诊查。

(七)产品的主要风险及研究要求

1. 产品的主要风险

B 型超声诊断设备的风险管理报告应符合 YY/T 0316—2008《医疗器械 风险管理对医疗器械的应用》的有关要求,判断与产品有关的危害,估计和评价相关风险,控制这些风险并监视控制的有效性。主要的审查要点包括:

(1)与产品有关的安全性特征判定,可参考 YY/T 0316—2008 的附录 C,附录 C 的清单是不详尽的,确定产品安全性特征应具有创造性,应当仔细考虑"会在哪儿出错";

(2)危害、可预见的事件序列和危害处境判断,可参考 YY/T 0316—2008 附录 E、I;

(3)风险控制的方案与实施、综合剩余风险的可接受性评价及生产和生产后监视相关方法,可参考 YY/T 0316—2008 附录 F、G、J。

B 型超声诊断设备的初始可预见性危害主要存在于产品设计、生产和使用环节。如产品设计方面的初始可预见危害主要有:超声能量不恰当输出、电能危害、热能危害(探头表面温度)、生物不相容性(如探头材料等),等等;生产方面的初始可预见危害主要有:不合格材料、部件的非预期使用(采购或供方控制不充分),部件焊接、粘合和连接的不完整(制造过程控制不充分),等等;使用的初始可预见危害有:未限制非预期使用,未限制使用环境及人员,未告知正确使用、维护、保养设备的方法等导致设备不能正常使用、误诊等。

以下依据 YY/T 0316—2008 的附录 E(表 E.2)从九个方面提示性列举了 B 型超声诊断设备的可能存在的初始危害因素,提示审查人员从以下方面考虑(表2)。

2. 研究要求

(1)产品性能研究

应当提供产品性能研究资料以及产品技术要求的研究和编制说明,包括功能性、安全性指标(如电气安全与电磁兼容、辐射安全)以及与质量控制相关的其他指标的确定依据,所采用的标准或方法、采用的原因及理论基础。

(2)生物相容性的评价研究

依据 GB/T 16886.1—2011《医疗器械生物学评价 第 1 部分:风险管理过程中的评价与试验》标准中的方法,对探头、穿刺架(若适用)等进行生物相容性评价。

表 2 产品主要初始危害因素

通用类别	初始事件和环境示例
不完整的要求	设计参数的不恰当规范：可触及金属部分、外壳、应用部分、信号输入/输出部分等与带电部分隔离/保护不够，电介质强度不够，导致对电击危险防护不够，可能对使用者或患者造成电击危害；人体接触的探头温度过高，可能引起烫伤；便携式提拎装置不牢固，带脚轮设备锁定不良，移动式设备易翻倒，设备支撑件强度不足，设备面、角、边粗糙，对飞溅物防护不够，都可能对使用者或患者造成机械损伤；显示器辐射可能对操作者产生危害；对环境的电磁干扰超标，干扰其他设备正常工作；等等。 运行参数不恰当规范：声输出过大，辐照时间过久，特定条件下，超声波在体内转化成热能可致胎儿眼睛等敏感器官受损；等等。 性能要求不恰当规范：性能参数如探头侧向、轴向分辨率、盲区、最大探测深度、几何位置精度等不符合 GB 10152 的要求，可导致误诊；等等。 服务中的要求不恰当规范：使用说明书未对设备及探头维护、保养方式、方法、频次进行说明，导致设备及探头不能正常使用；等等。 寿命的结束：使用说明书未对设备/附件的使用寿命和贮藏寿命进行规定，导致设备/附件超期非正常使用导致图像质量等性能指标降低，安全性能出现隐患；等等
制造过程	制造过程更改的控制不充分：控制程序修改未经验证，导致设备性能参数指标不符合标准要求；等等。 制造过程的控制不充分：生产过程关键工序控制点未进行监测，导致部件或整机不合格；等等。 供方的控制不充分：外购、外协件供方选择不当，外购、外协件未进行有效进货检验，导致不合格外购、外协件投入生产；等等
运输和贮藏	不恰当的包装：产品防护不当导致设备运输过程中损坏；等等。 不适当的环境条件：在超出设备规定的贮藏环境（温度、湿度、压力）贮藏设备，导致设备不能正常工作；等等
环境因素	物理学的（如热、压力、时间）：过热环境可能导致设备不能正常工作；等等。 化学的（如腐蚀、降解、污染）：强酸强碱导致设备/探头损害；非预期使用于有麻醉剂的环境中，可能因为电气连接、设备结构、静电预防不良等引起混合气体爆炸；等等。 电磁场（如对电磁干扰的敏感度）：抗电磁干扰能力差，特定环境设备工作不正常；等等。 不适当的能量供应：设备的供电电压不稳定，导致设备不能正常工作或损坏；等等
清洁、消毒和灭菌	未对消毒过程的确认或确认程序不规范：使用说明书中推荐的对探头的消毒方法未经确认，不能对探头进行有效消毒；等等。 消毒执行不恰当：使用者未按要求对探头进行防护或消毒，导致院内感染；等等
处置和废弃	没提供信息或提供信息不充分：未在使用说明书中对探头防护套的处置和废弃方法进行说明，或信息不充分；未对设备废弃的处置进行提示性说明；等等
配方	生物相容性：与人体接触的探头材料选择不当可致过敏等反应；等等。 与不正确配方有关的危害的警告不足：使用不合格耦合剂导致超声耦合效果不佳，图像不清晰；等等
人为因素	设计缺陷引发可能的使用错误，如： 易混淆的或缺少使用说明书：如缺少详细的使用方法、缺少必要的技术参数、缺少必要的警告说明、缺少电路图和元器件清单、缺少运输和贮存环境条件的限制；设备在故障状态（如变压器过载、断开保护接地线、设备的元器件出现故障）下运行可产生危险警示不足；使用不适当的探头；使用前未检查设备工作状态；操作说明过于复杂，不易懂；未说明如何正确维护、保养设备/附件；等等 器械的状态不明确或不清晰：探头有无输出无法分辨；等等。 设置、测量或其他信息的显示不明确或不清晰：测量标尺未标示单位和比例；等等。 错误显示结果：公式错误导致测量结果显示错误；等等。 控制与操作不对应，显示信息与实际状态不对应：系统显示工作频率与探头实际工作频率不一致；等等。 与已有的器械比较，样式或布局有争议：显示参数与多数设备通用的显示参数布局不相同，可能引起参数记录错误；等等。 由缺乏技术的/未经培训的人员使用：使用者/操作者未经培训或培训不足，不能正确使用和维护保养设备；等等。 副作用警告不充分：使用超声对患者进行诊查时，可能产生非预期生理效应，如对胎儿危害；等等。 不正确的测量和其他计量方面的问题：测量、计量不正确，致评估、诊断失误；等等。 与消耗品/附件/其他医疗器械的不相容性：未按使用说明书规定使用指定品牌的超声耦合剂，致超声耦合不佳，图像不清晰；等等
失效模式	由于老化、磨损和重复使用而致功能退化：探头由于反复消毒、使用磨损等原因致密封件老化、破损致探头带电；等等

按照 GB/T 16886.1—2011 中 5 医疗器械分类的规定，探头与病人接触，每次接触时间较短，属于仅与皮肤表面短期接触的器械。依据 GB/T 16886.1—2011 附录 A《生物学评价试验》中表 A1 要考虑的评价试验，探头需要做的生物相容性评价试验为细胞毒性、迟发型超敏反应、皮内反应或刺激。

可根据《关于印发医疗器械生物学评价和审查指南的通知》（国食药监械〔2007〕345 号）进行生物学评价。

生物学评价主要对以下内容进行评价：

——医疗器械材料的定性与定量的说明或分析。

——医疗器械/材料与市售产品的等同性比较：比较材料和产品的用途是否等同；比较两者的生产过程（加工过程、灭菌过程、包装等）是否相同。

生物性能试验要求主要分为以下内容：

——细胞毒性试验：按照 GB/T 16886.5 中规定的方法进行检验，应≤1 级。

——皮内反应或刺激：按照 GB/T 16886.10 中规定的方法进行检验，皮内反应记分应不大于 1。

——迟发型超敏反应试验：按照 GB/T 16886.10 中规定的方法进行检验，应无迟发型超敏反应。

（3）消毒工艺研究

应当明确推荐的消毒工艺（方法和参数）以及所推荐消毒方法确定的依据。

（4）产品使用寿命和包装研究

使用寿命（或使用期限）的确认应当提供产品使用寿命的验证报告。探头的使用寿命应提供单独的寿命验证报告。

对于包装及包装完整性：应提供在宣称的使用期限内以及运输储存条件下保持包装完整性的依据。若企业通过试验验证运输储存条件下的包装完整性，应提供试验方案、试验过程图片、试验报告等详细资料。应对探头的包装及完整性进行单独的研究。

（5）软件研究

软件研究参见《医疗器械软件注册技术审查指导原则》的相关要求。

对于 B 型超声诊断设备控制软件，应当提供一份单独的医疗器械软件描述文档，内容包括基本信息、实现过程和核心算法，详尽程度取决于软件的安全性级别和复杂程度。同时，应当出具关于软件版本命名规则的声明，明确软件版本的全部字段及字段含义，确定软件的完整版本和发行所用的标识版本。应明确软件正常运行所需的计算机硬件配置和系统软件条件。

（八）产品技术要求应包括的主要技术指标

产品技术要求的审查是产品主要技术性能指标审查中最重要的环节之一。

B 型超声诊断设备主要技术性能指标可以分解为技术性能要求和安全要求两部分。其中有些技术性能要求和安全要求又是相关联的。

产品技术要求中规定的要求部分是否齐全，可以通过

对是否具有以下主要内容进行审评：

1. 安全要求

（1）安全要求应符合 GB 9706.1—2007 和 GB 9706.9—2008 标准规定。若为医用电气系统，则还应符合 GB 9706.15—2008 的要求。

（2）声输出参数公布要求：设备的声输出参数必须按 GB 9706.9—2008 的规定检验，并以技术手册、使用说明书、背景资料的形式予以公布。

2. 环境试验要求

设备的环境试验应按 GB/T 14710—2009 中环境分组的规定，明确所属气候环境试验组别和机械环境试验组别，并在产品技术要求中说明。

设备的环境试验条件除应根据所属组别按 GB/T 14710—2009 确定外，试验时间、恢复时间及检测项目按 GB 10152—2009 表 2 的补充规定执行。

3. 整机性能指标

对设备主机和与之配套的（含选配探头）每一个探头必须给出下列参数：

声工作频率（单位 MHz）

探测深度（单位 mm）

侧向（横向）、轴向（纵向）分辨力（单位 mm）

横向、纵向几何位置精度（%）

盲区（单位 mm）

切片厚度（单位 mm）

周长和面积测量偏差（%）

M 模式时间显示误差（%）

三维重建体积计算偏差（若有）

上述参数指标原则上应符合 GB 10152—2009 的相关要求。

若配置宽频探头，则应分别明示同一宽频探头在系统不同工作频率下的性能指标。例：96 阵元 R60 宽频凸阵探头（频率范围 2.5MHz~5.0MHz），则应给出系统工作频率在特定频率点（例如：2.5、3.5、5.0MHz）指定模式下的整机性能指标。

例：配置 3.5MHz R60 凸阵宽频探头（频率范围 2.5MHz~5.0MHz）的整机性能指标（表 3）。

4. 电源电压适应范围：在额定电压 ±10% 范围内，B 超应能正常工作。

5. 连续工作时间：>8h；若 B 超为内部电源设备，则连续工作时间应符合企业在随机文件中公布的指标。

6. 正常工作条件（包括环境温度、相对湿度、大气压力、电源等）。

7. 外观和结构要求：由注册申请人在产品技术要求中明确，如：

（1）外表应色泽均匀、表面整洁，无划痕、裂缝等缺陷。

（2）面板上文字和标志应清楚易认、持久。

（3）控制和调节机构应灵活、可靠，紧固部位应无松动。

表3 性能参数

序号	性能	性能指标		
1	系统工作频率 MHz	3.5	2.5	5.0
2	侧向（横向）分辨力（mm）	≤3（深度≤80） ≤4（80<深度≤130）	≤3（深度≤80） ≤4（80<深度≤130）	≤2（深度≤60）
3	轴向（纵向）分辨力（mm）	≤2（深度≤80） ≤3（80<深度≤130）	≤2（深度≤80） ≤3（80<深度≤130）	≤1（深度≤80）
4	盲区（mm）	≤5	≤5	≤4
5	最大探测深度（mm）	≥160	≥160	≥100
6	几何位置精度%	横向≤15 纵向≤10	横向≤15 纵向≤10	横向≤15 纵向≤10
7	切片厚度 mm	≤6	≤6	≤6
8	周长和面积测量偏差%	±20	±20	±20
9	M模式时间显示误差%	±5	±5	±5
10	三维重建体积计算偏差	±30%	±30%	±30%

8. 使用功能要求（包括软件功能）：例如：主机工作频率切换、探头自动识别、电影回放、增益调节范围、图像放大倍率、焦点选择、灰阶分级、工作模式选择、边缘增强级数选择、动态范围级数、体标组和体标选择、字符和标志显示、测量和计算、管理功能、图像处理或打印功能等。

9. 附件要求（若有）：如穿刺架的材质、尺寸、耐腐蚀性等。

10. 电磁兼容性要求：应符合 YY 0505—2012、GB 9706.9—2008 第36条等相关标准要求。

（九）同一注册单元内注册检验代表产品确定原则和实例

同一注册单元应按产品风险与技术指标的覆盖性来选择典型产品。典型产品应是同一注册单元内能够代表本单元内其他产品安全性和有效性的产品，应优先考虑结构最复杂、功能最全、风险最高、技术指标最全的型号。同一注册单元中，若主要技术指标、电源组件不能互相覆盖，则典型产品应为多个型号。例如：

同一注册单元内，配置线阵探头、凸阵探头、相控阵探头的设备与仅配置线阵探头的设备相比，同时配置线阵探头、凸阵探头、相控阵探头的结构最复杂风险最高，所以同时配置线阵探头、凸阵探头、相控阵探头的设备为典型型号。

（十）产品生产制造相关要求

1. 应当明确产品生产工艺过程，可采用流程图的形式，并说明其过程控制点。

通常，一般的生产和检验工艺流程为：

外购件采购/外协件加工——进货检验——半成品（部件）加工——半成品（部件）检验——整机装配（含过程检验）——整机调试（含过程检验）——整机老化——整机检验——包装及检验——入库——发货。

2. 特别地，应识别产品生产制造和检验中的关键过程和特殊过程，并在工艺流程图中明确。对于特殊过程，应进行特殊过程确认，必要时提供特殊过程确认报告。

3. 有多个研制、生产场地，应当分别明确每个研制、生产场地的生产制造和检验等具体情况。

（十一）产品临床评价细化要求

注册申请人应根据《免于进行临床试验的第二类医疗器械目录》、《医疗器械临床评价技术指导原则》及《医疗器械软件注册技术审查指导原则》的相关要求提交B型超声诊断设备的临床评价资料。

（十二）产品的不良事件历史记录

未检索到涉及该品种的不良事件报告。

（十三）产品说明书和标签要求

产品说明书一般包括使用说明书和技术说明书，两者可合并。说明书、标签应符合《医疗器械说明书和标签管理规定》及相关标准（特别是 GB 9706.1、GB 9706.9、GB 9706.15、YY 0505）的规定。

医疗器械说明书和标签的内容应当真实、完整、准确、科学，并与产品特性相一致。医疗器械标签的内容应当与说明书有关内容相符合。医疗器械说明书和标签文字内容应当使用中文，可以附加其他文种。中文的使用应当符合国家通用的语言文字规范。医疗器械说明书、标签的文字、符号、图形、表格、数字、照片、图片等应当准确、清晰、规范。

1. 说明书的内容

医疗器械说明书一般应当包括以下内容：

（1）产品名称、型号、规格；

（2）注册人的名称、住所、联系方式及售后服务单位，进口医疗器械还应当载明代理人的名称、住所及联系方式；

（3）生产企业的名称、住所、生产地址、联系方式及生产许可证编号，委托生产的还应当标注受托企业的名称、住所、生产地址、生产许可证编号；

（4）医疗器械注册证编号；

（5）产品技术要求的编号；

（6）产品性能、主要结构组成或者成分、适用范围；

（7）禁忌症、注意事项、警示以及提示的内容；

（8）安装和使用说明或者图示，由消费者个人自行使用的医疗器械还应当具有安全使用的特别说明；

（9）产品维护和保养方法，特殊储存、运输条件、方法；

（10）生产日期，使用期限或者失效日期；

（11）配件清单，包括配件、附属品、损耗品更换周期以及更换方法的说明等；

（12）医疗器械标签所用的图形、符号、缩写等内容的解释；

（13）说明书的编制或者修订日期；

（14）其他应当标注的内容。

2. 使用说明书审查一般关注点

（1）产品名称、型号、规格、主要性能、结构与组成应与产品技术要求内容一致；产品的适用范围应与注册申请表、产品技术要求及临床评价资料一致；

（2）生产企业名称、住所、生产地址、联系方式及售后服务单位应真实有效，并与《组织机构代码证》、《企业法人营业执照》一致；《医疗器械生产企业许可证》编号、医疗器械注册证书编号、产品技术要求编号位置应预留。

3. 使用说明书中有关注意事项、警示以及提示性内容主要应包括

（1）提醒注意由于电气安装不合适而造成的危险；

（2）设备是否能与心脏除颤器及高频手术设备一起使用的声明；若可与心脏除颤器及高频手术设备一起使用，安全使用的方法与条件；

（3）设备可否直接应用于心脏的声明；（若有）

（4）多台设备互连时引起漏电流累积而可能造成的危险；必要时列出可与设备相连并安全使用的设备的要求；

（5）可靠工作所必须的程序；

（6）若有附加电源，且其不能自动地保持在完全可用的状态，应提出警告，规定应对该附加电池进行定期检查和更换。应说明电池规格和正常工作的小时数；电池长期不用应取出说明；可充电电池的安全使用和保养说明；

（7）与患者接触的探头正确使用、消毒和防护的详细方法；预防性检查和保养的方法与周期。必要时规定合适的消毒剂，并列出这些设备部件可承受的温度、压力、湿度和时间的限值。正常使用或性能评估时，对探头部件可浸入水中或其他液体中部位的说明；

（8）对设备所用的图形、符号、缩写等内容的解释，如：所有的电击防护分类、警告性说明和警告性符号的解释；

（9）该设备与其他装置之间的潜在的电磁干扰或其他干扰资料，以及有关避免这些干扰的建议；

（10）如果使用别的部件或材料会降低最低安全度，应在使用说明书中对被认可的附件、可更换的部件和材料加以说明；

（11）指明有关废弃物、残渣等以及设备和附件在其使用寿命末期时的处理的任何风险；提供把这些风险降低至最小的建议；

（12）熔断器和其他部件的更换的警示；

（13）多用途超声设备的超声输出水平的能力远大于超声设备特定应用下的典型值时，应给出关于避免不需要声输出控制设置和水平的指令；

（14）应警示"探头禁止扫描眼部"；"在合理的范围内，应使用尽可能低的输出功率。检查身体的时间不宜过长，仅以能做出诊断所必需的时间为限。延长使用时间会损害人体的健康"。由于超声部分能量可转化为热能，热能对胎儿有潜在危害，因此还应警示"在具有临床指征需要时，仪器的使用者必须对声输出有足够的了解或能获得相关的热指数值。在空气中即可觉察出其自热的超声探头，不可用于经阴道探查；应特别注意减少对胚胎或胎儿的辐照声输出功率和辐照时间。"

4. 医疗器械标签一般应当包括以下内容

（1）产品名称、型号、规格；

（2）注册人的名称、住所、联系方式，进口医疗器械还应当载明代理人的名称、住所及联系方式；

（3）医疗器械注册证编号；

（4）生产企业的名称、住所、生产地址、联系方式及生产许可证编号，委托生产的还应当标注受托企业的名称、住所、生产地址、生产许可证编号；

（5）生产日期，使用期限或者失效日期；

（6）电源连接条件、输入功率；

（7）根据产品特性应当标注的图形、符号以及其他相关内容；

（8）必要的警示、注意事项；

（9）特殊储存、操作条件或者说明；

（10）使用中对环境有破坏或者负面影响的医疗器械，其标签应当包含警示标志或者中文警示说明；

（11）带放射或者辐射的医疗器械，其标签应当包含警示标志或者中文警示说明。

医疗器械标签因位置或者大小受限而无法全部标明上述内容的，至少应当标注产品名称、型号、规格、生产日期和使用期限或者失效日期，并在标签中明确"其他内容

详见说明书"。

5. 关于声输出资料公布

申报者应按 GB 9706.9—2008 要求在说明书中对声输出参数进行公布做出说明。

影像型超声诊断设备（第二类）注册技术审查指导原则修订说明

一、指导原则编写目的

本指导原则旨在指导和规范第二类 B 型超声诊断设备的技术审评工作，帮助审评人员理解和掌握该类产品原理/机理、结构、性能、预期用途等内容，把握技术审评工作基本要求和尺度，对产品安全性、有效性作出系统评价。

由于 B 型超声诊断技术仍在不断发展，审查员仍需从风险分析的角度认真确认申报产品的预期用途与风险管理是否相当；由于我国医疗器械法规框架仍在构建中，审查员仍需密切关注相关法规、标准及超声技术的最新进展，关注审评产品实际结构组成、功能、预期用途等方面的个性特征，以保证产品审评符合现行法规安全、有效的要求。

二、指导原则编写依据

（一）《医疗器械监督管理条例》（中华人民共和国国务院令第 650 号）

（二）《医疗器械临床试验质量管理规范》（国家食品药品监督管理总局令第 25 号）

（三）《医疗器械说明书和标签管理规定》（国家食品药品监督管理总局令 6 号）

（四）《关于发布免于进行临床试验的第二类医疗器械目录的通告》（国家食品药品监督管理总局通告 2014 年第 12 号）

（五）《关于印发医疗器械生物学评价和审查指南的通知》（国食药监械〔2007〕345 号）

三、指导原则中重点内容编写说明

（一）更新和增加了部分重新修订和新发布的适用标准。产品的主要性能指标以新修订的 GB 10152—2009《B 型超声诊断设备》为依据进行修订，并增加 YY 0505—2012《医用电气设备 第 1-2 部分：安全通用要求 并列标准：电磁兼容 要求和试验》，今后以上标准如有修订，或出版与此类产品相关的新标准，应按照新标准的要求执行。

（二）依据国家食品药品监督管理总局《关于发布免于进行临床试验的第二类医疗器械目录的通告》（2014 年第 12 号以下简称《目录》），B 型超声诊断设备属于《目录》中产品，可豁免临床试验，审评时应要求注册申请人提交临床评价资料。

（三）根据新颁布的《医疗器械说明书和标签管理规定》（国家食品药品监督管理总局令第 6 号）和新发布实施的相关适用标准更新了产品说明书、标签和包装标识的要求。

（四）对部分文字和技术内容进行了完善和编辑处理。

四、指导原则制修订单位

江苏省食品药品监督管理局认证审评中心。

24 红外乳腺检查仪注册技术审评指导原则

［红外乳腺检查仪注册技术审查指导原则（2017 年修订版）］

本指导原则旨在指导注册申请人对红外乳腺检查仪注册申报资料的准备及撰写，同时也为技术审评部门审评注册申报资料提供参考。

本指导原则是对红外乳腺检查仪的一般要求，申请人应依据产品的具体特性确定其中内容是否适用，若不适用，需具体阐述理由及相应的科学依据，并依据产品的具体特性对注册申报资料的内容进行充实和细化。

本指导原则是供申请人和审查人员使用的指导文件，不涉及注册审批等行政事项，亦不作为法规强制执行，如有能够满足法规要求的其他方法，也可以采用，但应提供详细的研究资料和验证资料。应在遵循相关法规的前提下使用本指导原则。

本指导原则是在现行法规、标准体系及当前认知水平下制定的，随着法规、标准体系的不断完善和科学技术的不断发展，本指导原则相关内容也将适时进行调整。

一、适用范围

本指导原则适用于以红外透照法检查乳腺的仪器，依据《医疗器械分类目录》，其类别代号为二类 6821 医用电子仪器设备。

二、技术审查要点

（一）产品名称要求

产品的名称应为通用名称，并符合《医疗器械命名规则》《医疗器械分类目录》、标准等相关法规、规范性文件的要求。产品名称建议为"红外乳腺检查仪"。

（二）产品的结构和组成

红外乳腺检查仪的结构型式可为便携式、台车式，主要由探头、摄像机、主机（含或不含软件）、显示器和附件（如显示副屏、打印机、摄像机支架等）组成。探头主要由光源（卤素灯泡、发光二极管、激光管等类型）、探头导光光纤、控制按键、连接器、线缆等组成。探头的调节方式可分为数字分段式和模拟连续式。摄像机可采用红外摄像机或低照度黑白摄像机。摄像机的视频输出可分为数字式和模拟式。含有计算机系统的主机一般包含图像处理软件。

产品图示举例（图1，图2）：

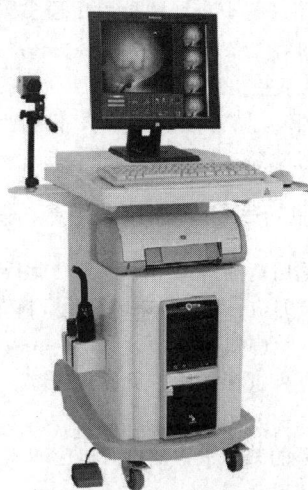

图1 红外乳腺检查仪
（患者环境内使用）

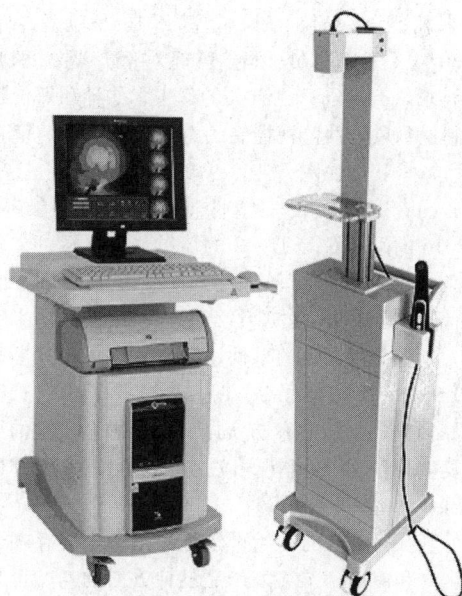

图2 红外乳腺检查仪
（计算机系统患者环境外使用）

探头图示举例（图3，图4，图5，图6）：

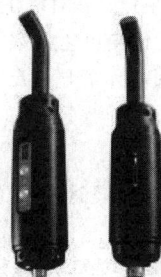

图3 卤素灯型探头

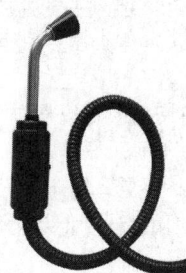

图4 增强卤素灯型探头

增强卤素灯型探头的透照探头和光源为分体式，二者通过软光纤相连。使用大功率卤素灯和红光滤光片以增强有效光谱波长范围内红外光能量。

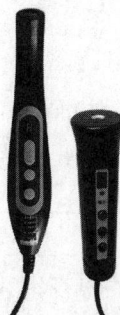

图5 LED型探头 **图6 激光管型探头**

（三）产品工作原理/作用机理

产品工作原理：

波长在$0.78\mu m$以上的光线为红外光，医学常用的检查性红外光波长范围一般在$0.8\mu m \sim 1.5\mu m$。红外乳腺检查仪是依据人体软组织对红外光辐射有选择性吸收的特性，由红外光源探头对乳腺组织进行透视扫描，经红外摄影取像和计算机处理的组织图像显示在屏幕上。乳腺组织经红外线透照后，其病变组织的深浅、大小、边缘形状及血管的上下走向、弯曲变形程度都能在红外影像上不同程度地反映出来。按照临床经验，不同性质的病变通过红外透照，可以表现出不同灰度的影像。

具有图像处理功能的检查仪，可对视频图像信号进行数字化处理，数字化处理后图像信号的强弱用灰阶表示。

其基本原理是：采用视频图像数字处理芯片对模拟视频图像信号进行高速 A/D 采样，并对量化后的数字图像信号进行插值、滤波、增强、伪彩色化等数字化处理，最后将数字化处理后的图像通过显示器显示出来。这种处理可增强人的视觉对于图像细节的分辨能力。

产品作用机理：

因该仪器为非治疗类医疗器械，故本指导原则不包含仪器作用机理的内容。

（四）注册单元划分的原则和实例

注册单元原则上以产品的技术原理、结构组成、性能指标和适用范围为划分依据。红外乳腺检查仪可按设备结构组成的不同、性能指标的不同、适用范围的不同，归入不同的注册单元。

如果适用范围不同，则相应产品应归入不同的注册单元。

若产品的性能指标不同，例如具有 B 型应用部分的 I 类设备和具有 BF 型应用部分的 II 类设备，应归入不同的注册单元。

若产品的结构组成不同，例如配有 LED 探头的仪器与配有卤素灯探头的仪器，应归入不同的注册单元。若同一台仪器配有不同探头，则可以按照同一单元注册。

常见的探头类型有：

1. 窄波段（激光、LED）探头；

2. 宽波段（卤素灯）探头。

（五）产品适用的相关标准

目前与红外乳腺检查仪相关的常用标准（表 1）列举如下：

表 1　产品相关标准

GB 4943.1—2011	《信息技术设备的安全》
GB 7247.1—2012	《激光产品的安全 第 1 部分：设备分类、要求和用户指南》
GB 9706.1—2007	《医用电气设备 第 1 部分：安全通用要求》
GB 9706.15—2008	《医用电气设备 第 1-1 部分：安全通用要求 并列标准：医用电气系统安全要求》
GB 9706.20—2008	《医用电气设备 第 2 部分：诊断和治疗激光设备安全专用要求》
GB/T 14710—2009	《医用电器环境要求及试验方法》
GB/T 16886.1—2011	《医疗器械生物学评价 第 1 部分：风险管理过程中的评价与试验》
GB/T 16886.5—2003	《医疗器械生物学评价 第 5 部分：体外细胞毒性试验》
GB/T 16886.10—2005	《医疗器械生物学评价 第 10 部分：刺激与迟发型超敏反应试验》

GB/T 191—2008	《包装储运图示标志》
YY 0505—2012	《医用电气设备 第 1-2 部分：安全通用要求 并列标准：电磁兼容 要求和试验》
YY 0324—2008	《红外乳腺检查仪》

上述标准包括了产品技术要求中经常涉及到的标准。有的企业还会根据产品的特点引用一些行业外的标准和一些较为特殊的标准。

首先应对产品技术要求中是否引用了相关标准，以及所引用的标准是否适宜进行审查。应注意标准编号、标准名称是否完整规范，年代号是否有效。

其次应对适用标准的条款在产品技术要求中是否进行了实质性的引用进行审查。这种引用通常采用两种方式，文字表述繁多内容复杂的可以直接引用标准及条款号，比较简单的也可以直接引述具体要求。

如有新版国家标准、行业标准发布实施，产品性能指标等要求应执行最新版本的国家标准、行业标准。

（六）产品的适用范围/预期用途、禁忌症

产品具体适用范围应与申报产品性能指标、结构与组成等一致，必要时应有相应的临床试验资料支持。

常见的适用范围如下：

适用于以红外透照法检查乳腺纤维瘤、增生、乳头状瘤、乳腺炎症疾病。

应明示产品的禁忌症，如没有，应明确说明产品没有禁忌症或禁忌症不明。

（七）产品的主要风险及研究要求

1. 产品的主要风险

红外乳腺检查仪的风险管理报告应符合 YY/T 0316—2016《医疗器械 风险管理对医疗器械的应用》的有关要求，判断与产品有关的危害，估计和评价相关风险，控制这些风险并监视控制的有效性。主要的审查要点包括：

（1）与产品有关的安全性特征判定。可参考 YY/T 0316—2016 的附录 C。附录 C 的清单是不详尽的，确定产品安全性特征应具有合理的可预见性，应当仔细考虑"会在什么时候、在哪儿、出现什么问题"。

（2）危害、可预见的事件序列和危害处境判断。可参考 YY/T 0316—2016 附录 E、I。

（3）风险控制的方案与实施、综合剩余风险的可接受性评价及生产和生产后监视相关方法。可参考 YY/T 0316—2016 附录 F、G、J。

红外乳腺检查仪的初始可预见性危害主要存在于产品设计、生产和使用环节。如产品设计方面的初始可预见危害主要有：红外光能量不恰当输出、电能危害、热能危害（探头表面温度）、生物不相容性（如探头材料等）等等。生产方面的初始可预见危害主要有：不合格材料或部件的

非预期使用（采购或供方控制不充分），部件焊接、粘合和连接的不完整（制造过程控制不充分）等等。使用的初始可预见危害有：未限制非预期的使用，未限制使用环境及人员，未告知正确使用、维护、保养仪器的方法等导致仪器不能正常使用等。

以下依据 YY/T 0316—2016 的附录 E（表 E.2）从九个方面提示性列举了红外乳腺检查仪可能存在的初始危害因素，提示审查人员从以下方面考虑（表 2）：

表 2 产品主要初始危害因素

通用类别	初始事件和环境示例
不完整的要求	设计参数的不恰当：可触及金属部分、外壳、应用部分、信号输入/输出部分等与带电部分隔离/保护不够，电介质强度不够，导致对电击危险防护不够，可能对使用者或患者造成电击危害；人体接触的探头温度过高，可能引起烫伤；便携式提拎装置不牢固，带脚轮设备锁定不良，移动式设备易翻倒，设备支撑件强度不足，设备面、角、边粗糙，对飞溅物防护不够，都可能对使用者或患者造成机械损伤；显示器辐射可能对操作者产生危害；对环境的电磁干扰超标，干扰其他设备正常工作；设备的电磁抗扰度不达标等等。 运行参数不恰当：如光功率输出过大等。 性能要求不恰当：性能参数如系统图像分辨率、最大光功率输出值范围、有效光谱波长范围等不符合 YY 0324 的要求，可导致误诊等等。 使用中的要求不恰当：使用说明书未对设备及探头维护、保养方式、方法、频次进行说明，导致设备及探头不能正常使用等等。 寿命：使用说明书未对设备/附件的使用寿命和贮藏寿命进行规定，导致设备/附件超期使用导致图像质量等性能指标降低，安全性能出现隐患等等
软件设计	软件设计缺陷：在软件运行界面上弹出的提示信息、问题信息、运行结果信息不易理解，容易产生歧义；用户文档中提到的功能不可执行，如图像采集、冻结、电影回放等；系统死机，病例数据丢失等等。 软件功能失效：无法显示图像或图像不清晰；不能保存病例，不能打印、查询病例；进行正常键盘、鼠标操作时提示错误信息；使用软件测量功能测出的病灶大小与实际差别过大，导致诊断错误等等
制造过程	制造过程的更改控制不充分：控制程序修改未经验证，导致设备性能参数指标不符合标准要求等等。 制造过程的控制不充分：生产过程关键工序控制点未进行监测，导致部件或整机不合格等等。 供方控制的不充分：外购、外协件供方选择不当，外购或者外协件未进行有效的进货检验，导致不合格外购或者外协件投入生产等等
运输和贮藏	不恰当的包装：产品防护不当导致设备运输过程中损坏等等。 不适当的环境条件：在超出设备规定的贮藏环境（温度、湿度、压力）贮藏设备，导致设备不能正常工作等等

续表

通用类别	初始事件和环境示例
环境因素	物理学的（如温度、湿度、压力、时间）：过热、潮湿环境可能导致设备不能正常工作等等。 化学的（如腐蚀、降解、污染）：强酸强碱导致设备/探头损害；非预期使用于有麻醉剂的环境中，可能因为电气连接、设备结构、静电预防不良等引起混合气体爆炸等等。 电磁场（如对电磁干扰的敏感度）：抗电磁干扰能力差，特定环境设备工作不正常等等。 不适当的能量供应：设备的供电电压不稳定，导致设备不能正常工作或损坏等等
清洁、消毒和灭菌	未对消毒过程的确认或确认程序不规范：使用说明书中推荐的对探头的消毒方法未经确认，不能对探头进行有效消毒等等。 消毒执行不恰当：使用者未按要求对探头进行防护或消毒，导致院内感染等等
处置和废弃	没提供信息或提供信息不充分：未在使用说明书中对设备寿命终了后的处置方法进行说明，或信息不充分等等
配方	生物相容性：与人体接触的探头材料选择不当可致过敏等反应等等
人为因素	设计缺陷引发可能的使用错误，如： 易混淆的或缺少使用说明书：如缺少详细的使用方法、缺少必要的技术参数、缺少必要的警告说明、缺少电路图和元器件清单、缺少运输和贮存环境条件的限制；设备在故障状态（如变压器过载、断开保护接地线、设备的元器件出现故障）下运行可产生危险警示不足；使用不适当的探头；使用前未检查设备工作状态；操作说明过于复杂不易懂；未说明如何正确维护、保养设备/附件等等。 器械的状态不明确或不清晰：探头有无输出无法分辨等等。 设置、测量或其它信息的显示不明确或不清晰：测量标尺未标示单位和比例等等。 错误显示结果：公式错误导致测量结果显示错误等等。 控制与操作不对应，显示信息与实际状态不对应：系统显示工作模式与设备实际工作模式不一致等等。 与已有的器械比较，样式或布局有争议：显示方式与多数设备通用的显示方式布局不相同，可能引起诊断错误等等。 由缺乏技术的/未经培训的人员使用：使用者/操作者未经培训或培训不足，不能正确使用和维护保养设备等等。 副作用警告不充分：使用红外光对患者进行诊查时，可能产生非预期生理效应，如照射人眼等等。 不正确的测量问题：测量不正确，致评估、诊断失误等等
失效模式	由于老化、磨损和重复使用而致功能退化：探头由于反复消毒、使用磨损等原因而致密封件老化、破损致探头带电等等

2. 研究要求

（1）产品性能研究

应当提供产品性能研究资料以及产品技术要求的研究

和编制说明，包括功能性、安全性指标（如电气安全与电磁兼容、辐射安全）以及与质量控制相关的其他指标的确定依据，所采用的标准或方法、采用的原因及理论基础。

必要时，提供红外光探头内部详细的电路原理图、装配图、关键重要件清单以及设计说明。

（2）生物相容性的评价研究

依据 GB/T 16886.1—2011《医疗器械生物学评价 第 1 部分：风险管理过程中的评价与试验》标准中的方法，对探头进行生物相容性评价。

按照 GB/T 16886.1—2011 中 5 医疗器械分类的规定，探头与病人接触，每次接触时间较短，属于仅与皮肤表面短期接触的器械。依据 GB/T 16886.1—2011 附录 A《生物学评价试验》中表 A.1 要考虑的评价试验，探头需要做的生物相容性评价试验为细胞毒性、迟发型超敏反应、刺激或皮内反应。

可根据《关于印发医疗器械生物学评价和审查指南的通知》（国食药监械〔2007〕345 号）进行生物学评价。

生物学评价主要对以下内容进行评价：

① 医疗器械材料的定性与定量的说明或分析。

② 医疗器械/材料与市售产品的等同性比较：比较材料和产品的用途是否等同；比较两者的生产过程（加工过程、灭菌过程、包装等）是否相同。

生物性能试验要求主要分为以下内容：

① 细胞毒性试验：按照 GB/T 16886.5 中规定的方法进行检验，应≤1 级。

② 刺激或皮内反应试验：按照 GB/T 16886.10 中规定的方法进行检验，皮内反应记分应不大于 1。

③ 迟发型超敏反应试验：按照 GB/T 16886.10 中规定的方法进行检验，应无迟发型超敏反应。

（3）消毒工艺研究

应明确推荐的消毒工艺（方法和参数）以及所推荐消毒方法确定的依据。

（4）产品使用寿命和包装研究

使用寿命（或使用期限）的确认应当提供产品使用寿命的验证报告。

对于包装及包装完整性：应提供在宣称的使用期限内以及运输储存条件下保持包装完整性的依据。若制造商通过试验验证运输储存条件下的包装完整性，应提供试验方案、试验过程图片、试验报告等详细资料。

（5）软件研究

软件研究参见《医疗器械软件注册技术审查指导原则》的相关要求。

对于红外乳腺检查仪控制软件，应当提供一份单独的医疗器械软件描述文档，内容包括基本信息、实现过程和核心算法，详尽程度取决于软件的安全性级别和复杂程度。同时，应当出具关于软件版本命名规则的声明，明确软件版本的全部字段及字段含义，确定软件的完整版本和发布版本。应明确软件正常运行所需的计算机硬件配置和系统软件条件。

（八）产品技术要求应包括的主要性能指标

红外乳腺检查仪主要性能指标可以分解为功能性指标、安全性指标和质量控制相关指标。其中有些技术性能要求和安全要求又是相关联的。

技术要求中规定的部分是否齐全，可以通过对是否具有以下主要内容进行审评：

1. 安全要求

安全要求应符合 GB 9706.1—2007 标准规定。构成医用电气系统的则还应符合 GB 9706.15—2008 的要求。若探头光源为激光探头，则应符合 GB 7247.1—2012 的要求。

2. 环境试验要求

仪器的环境试验应按 GB/T 14710—2009 的规定，明确所属气候环境分组和机械环境分组，应按 GB/T 14710—2009 中表 A.1 的规定确定仪器的环境试验要求和检验项目。

对于组成系统的仪器，应明确是整机还是系统中的部分仪器进行环境试验。

对于含有信息技术产品零组件的仪器来说，由于探头、计算机、显示器的工作环境温度、贮存温度往往不一致，因此组成整机后仪器的工作环境温度、贮存温度应按企业在产品说明书中规定的环境条件进行限制，以保证仪器的可靠运行。

3. 整机性能指标

（1）探头要求

探头光功率输出可调。最大输出不小于 0.2 W，但不得超过 1 W。

探头有效光谱波长范围为 780 nm～1500 nm。若探头光源为单一波长，制造商应给出峰值波长的标称值，其实测值与标称值的偏差为 ±10 nm。

检查仪探头在 200 nm～400 nm 光谱范围内的最大照度时的积分光谱辐照度不应超过 0.5 W/m²。

探头接触皮肤的部分在使用期间，其表面温度不得超过 41℃。

正常工作时，患者眼睛所在部位应有防护措施避免接受来自光源的辐射，防护措施应充分考虑对不同年龄阶段患者眼睛的防护。

（2）系统要求

检查仪系统图像分辨率应不低于 400 TVL。

检查仪的摄像机应具有红外响应能力。

功能键应能正确执行检查仪所规定的功能（例如：探头工作波长选择、探头识别、电影回放、增益调节范围、图像放大倍率、焦点选择、灰阶分级、工作模式选择、边缘增强级数选择、动态范围级数、字符和标志显示、测量和计算、管理功能、图像处理或打印功能等，产品软件应明确是否涉及图像分析功能）。

4. 正常工作条件

应符合制造商的规定。如未规定，应符合 GB 9706.1—2007 第 10 章的要求。

5. 外观和结构要求

由制造商在性能指标中明确，如：

（1）外观应色泽均匀，表面应清洁、平整，无明显伤斑、划痕、锈蚀和涂层剥落等缺陷。

（2）文字标志等应完整、清晰。

（3）控制机构应灵活、可靠，紧固件应无松动。

6. 材料

直接接触患者皮肤的应用部分材料，如检查仪探头，应按 GB/T 16886.1—2011 中给出的指南和原则进行评估并形成文件。

7. 清洗和消毒

（1）接触患者或者操作者的部件及其附近部件，应易于清洗或消毒，并且不存在死角。

（2）由检查仪使用说明书中给出的清洗、消毒方法，不得导致部件损坏或材料变质，以及影响安全防护性能。

8. 使用说明书

使用说明书满足 GB 9706.1—2007 的同时，还应至少包括以下内容：

（1）若成像装置的参数可由用户进行设置，则应给出参数设置的规定，例如：感光度、光圈、快门速度、白平衡等参数；

（2）设备使用或维护过程中不应直视光源的警告；

（3）对于由光源老化或环境条件的影响，导致采集结果可能发生的变化，使用说明书中应给出相应的分析说明；

（4）使用说明书应给出有关光源寿命、光源特征（种类、功率、电压）的相关说明，光源更换的步骤、操作方法以及避免烫伤的警告和建议。

9. 电磁兼容性要求

应符合 YY 0505—2012 的要求。

（九）同一注册单元内注册检验代表产品确定原则和实例

同一注册单元应按产品风险与性能指标的覆盖性来选择典型产品。典型产品应是同一注册单元内能够代表本单元内其他产品安全性和有效性的产品，应优先考虑结构最复杂、功能最全、风险最高、性能指标最全的型号。同一注册单元中，如果结构与组成不同，若主要性能指标不能互相覆盖，则典型产品应为多个型号。例如：

同一注册单元内，若仪器配置了多个类型的红外探头，则配置探头（含选配探头）类型最多的仪器为典型型号。

同一注册单元内，与不具有自动/电动调焦摄像系统的仪器相比，含有自动/电动调焦摄像系统的仪器为典型型号。

（十）产品生产制造相关要求

1. 应当明确产品生产工艺过程，可采用流程图的形式，并说明其过程控制点。

通常，一般的生产工艺流程为：

外购件采购/外协件加工——进货检验——半成品（部件）加工——半成品（部件）检验——整机装配（含过程检验）——整机调试（含过程检验）——整机老化——整机检验——包装及检验——入库——发货。

2. 特别地，应识别产品生产制造和检验中的关键过程和特殊过程，并在工艺流程图中明确。对于特殊过程，应进行特殊过程确认，必要时提供特殊过程确认报告。

若把红外发光器件的采购控制作为关键过程，则应明确具体的检验要求，并描述其合理性。

3. 有多个研制、生产场地，应当分别明确每个研制、生产场地的生产制造和检验等具体情况。

（十一）产品的临床评价细化要求

依据《关于发布免于进行临床试验的第二类医疗器械目录的通告》（国家食品药品监督管理总局通告 2014 年第 12 号，以下简称《目录》），属于《目录》范围内的产品，可豁免临床试验，审评时应要求注册申请人提交临床评价资料，具体如下：

1. 提交申报产品相关信息与《目录》所述内容的比对资料；

2. 提交申报产品与《目录》中已获境内注册医疗器械的对比说明，对比说明应当包括《申报产品与目录中已获准境内注册医疗器械对比表》和相应支持性资料。

提交的上述资料应能证明申报产品与《目录》所述的产品具有等同性。

若申请注册的产品在结构组成、性能要求、制造材料、适用范围等方面与对比产品有一定的差异，则申请人应详细说明这些差异，并提交证明资料说明这些差异不影响等同性，同时说明差异是否会形成新的产品安全性和有效性的风险，若这种差异可能形成新的影响产品安全性和有效性的风险，则申请人应视风险严重程度补充临床评价资料或临床试验资料。

（十二）产品的不良事件历史记录

根据江苏省医疗器械不良反应监测数据，红外乳腺检查仪的不良事件报告主要表现为：造成患者伤害，如探头烫伤皮肤、漏电引起皮肤发麻。

（十三）产品说明书和标签要求

产品说明书一般包括使用说明书和技术说明书，两者可合并。

使用说明书一般应包括产品名称、型号、规格、主要结构及性能、适用范围、安装和调试、工作条件、使用方法、警示、注意事项、保养和维护、储存、故障排除、标签所用图形、符号、缩写等内容的解释、生产日期、使用期限/寿命、生产许可证号、注册证号、产品技术要求编号、生产企业名称、住所、生产地址和联系方式、售后服务单位等。

技术说明书一般应包括概述、组成、原理、技术参数、规格型号、图示标记说明、系统配置、外形图、结构图、控制面板图，电磁发射和电磁抗扰度的声明、必要的电气原理图及元器件表等。

标签一般应包括产品名称、型号、规格、生产企业名称、住所、生产地址、联系方式、生产日期、使用期限/寿命、电源、输入功率、注册证书编号、产品技术要求编号，以及依据产品特性应当标注的图形、符号以及其他相关内容。

说明书和标签的内容应当真实、完整，并与产品特性相一致。标签的内容应当与说明书有关内容相符合。说明书和标签应符合《医疗器械说明书和标签管理规定》及相关标准（特别是 GB 9706.1、GB 9706.15 和 YY 0505）的规定。

说明书和标签的文字内容必须使用中文，可以附加其他文种。中文的使用应当符合通用的语言文字规范。说明书和标签的文字、符号、图形、表格、数字、照片、图片以及识别颜色等应当准确、规范。

说明书的内容还应符合下列要求：

1. 产品名称、型号、规格、主要性能、结构与组成应与产品技术要求内容一致；产品的适用范围应与注册申请表、临床试验资料（若有）一致。随机文件中原则上不应附带完整的红外乳腺图谱，但可以推荐合法出版，获得临床专家认可的红外乳腺图谱。若因举例说明等需要，需附红外乳腺图谱时，应注明图谱来源，且注册产品应与获取红外乳腺图谱仪器的主要技术特性相一致。

2. 生产企业名称、注册地址、生产地址、联系方式及售后服务单位应真实并与《企业法人营业执照》一致；《医疗器械生产企业许可证》编号、医疗器械注册证书编号、产品技术要求编号位置应预留。

3. 对仪器主机与之配套的每一个探头（含选配探头）必须给出下列参数：

探头发射光的光谱波长范围（单位 μm）；

探头光输出的峰值波长（单位 μm）；

探头的最大光功率输出值及范围（单位 mW）；

探头的通光孔径（单位 mm）。

4. 对于与仪器主机配套的摄像机必须明确：

摄像机光谱响应曲线相关参数。

5. 有关注意事项、警示以及提示性内容主要应包括：

（1）提醒注意由于电气安装不合适而造成的危险。

（2）多台仪器互连时引起漏电流累积而可能造成的危险，必要时列出可与仪器相连并安全使用的仪器的要求。

（3）患者环境内非医用电气设备的警示。

（4）可靠工作所必须的程序。

（5）若有附加电源，且其不能自动地保持在安全可用的状态，应提出警告，规定应对该附加电源的电池进行定期检查和更换。应说明电池规格和正常工作的小时数；电池长期不用应取出的说明；可充电电池的安全使用和保养说明。

（6）应提醒用户探头光源寿命以及更换周期。

（7）与患者接触的探头正确使用、消毒和防护的详细方法；预防性检查和保养的方法与周期。必要时规定合适的消毒剂，并列出这些仪器部件可承受的温度、压力、湿度和时间的限值。正常使用或性能评估时，对探头部件可浸入水中或其他液体中部位的说明。

（8）使用激光探头的警示性说明，以及激光探头的警示标识。

（9）对仪器所用的图形、符号、缩写等内容的解释，如：所有的电击防护分类、警告性说明和警告性符号的解释，标记有静电放电敏感性符号免予进行空气放电试验的连接器的说明。

（10）该仪器与其他装置之间的潜在的电磁干扰或其他干扰资料，以及有关避免这些干扰的建议，包括根据电磁发射和电磁抗扰度的声明信息进行安装和使用的说明。例如不应与其他仪器接近或叠放使用的说明等。

（11）如果使用别的部件或材料会降低仪器的基本安全，应在使用说明书中对被认可的附件、可更换的部件和材料加以说明，包括符合电磁兼容性能要求的电缆、电缆的最大长度（若适用）、电源适配器及其他附件。除制造商作为备件出售的部件和电缆外，应警示使用规定外的附件、电源适配器、电缆可能导致仪器的发射增加或抗扰度的降低。

（12）指明有关废弃物、残渣等以及仪器和附件在其使用寿命末期时的处理的任何风险，并提供把这些风险降低至最小的建议。

（13）熔断器和其他部件的更换的警示。

（14）应警示"探头禁止照射眼部"。

（15）应提示"哺乳期由于乳房充满乳汁，红外光成像易造成假象"；"月经前、月经期或妊娠期由于乳房充血、血管丰富、扩张，容易造成假象"；"隆胸患者容易造成假象"。

（16）应警示："请注意参考图谱的适用性"。

三、编写单位

江苏省食品药品监督管理局认证审评中心。

25 硬性光学内窥镜（有创类）注册技术审评指导原则

[硬性光学内窥镜（有创类）注册技术审查指导原则]

本指导原则旨在指导注册申请人对有创类硬性光学内窥镜注册申报资料的准备及撰写，同时也为技术审评部门审评注册申报资料提供参考。

本指导原则是对有创类硬性光学内窥镜的一般要求，申请人应依据产品的具体特性确定其中内容是否适用。若不适用，需具体阐述理由及相应的科学依据，并依据产品的具体特性对注册申报资料的内容进行充实和细化。

本指导原则是供申请人和审查人员使用的指导文件，不涉及注册审批等行政事项，亦不作为法规强制执行，如有能够满足法规要求的其他方法，也可以采用，但应提供详细的研究资料和验证资料。应在遵循相关法规的前提下使用本指导原则。

本指导原则是在现行法规、标准体系及当前认知水平下制定的，随着法规、标准体系的不断完善和科学技术的不断发展，本指导原则相关内容也将适时进行调整。

本指导原则的编写着重技术审查关注的要点，因此法规和一些已公布的技术文件中的内容没有全部引用而给出了指引。建议在现行法规和各项规章文件的基础上，参考本指导原则完成注册申报的审查工作或者资料的准备工作。

本指导原则中的各种示例可作为参考，在注册申报中应基于产品自身特点和实际情况，结合法规和指导原则的规定和要求提交注册申报资料。

一、适用范围

本指导原则适用于有创类硬性光学内窥镜，其主要通过有创的方式而非通过人体自然孔道的方式进入人体。例如：腹腔内窥镜、关节内窥镜、椎间盘内窥镜、胸腔内窥镜等。其用途为：在医疗环境中，在检查或者手术中观察成像。硬性光学内窥镜是一个含有传输照明光路和光学成像系统的硬性内窥镜，外部照明光可经由照明光路进入人体内，患者体内的情况可通过成像系统在外部成像或由医生直接目视观察。硬性内窥镜是内窥镜进入人体部分无法顺着自然孔道或者创建的外科切口或者其他器械通道弯曲的内窥镜。

在临床应用中，与硬性内窥镜相对的有软性内窥镜；与光学内窥镜相对的有电子内窥镜。软性镜和电子镜由于成像原理和技术要点与光学镜不同，均不在本指导原则讨论范围内。此外，本指导原则不适用于不含有光学成像系统的视管、窥管等。

以下几种类型的产品可以参考本指导原则，但本原则不能覆盖对其的所有技术审查要求，还需视实际情况增加相关的要求，如：（一）电切内窥镜，需要在产品设计、验证和质量控制等方面增加对高频应用部分的考量；（二）带有显示器等附加功能的产品，需要对这些附加的功能和部件的安全、有效性进行考量；（三）一次性使用的无菌包装的产品，其生物相容性、有效期、灭菌、包装等方面与通常意义的可重复使用的硬性光学内窥镜有差异。类似这些个性化的差异不在本指导原则范围内进行详细讨论，具体问题应具体分析。

二、注册单元划分

用于人体不同部位的硬性光学内窥镜应划分为不同注册单元，例如：腹腔内窥镜和椎间盘内窥镜。

与内窥镜一同使用的，通过内窥镜器械孔道的各类刀、剪、钳、镊等无源器械应和内窥镜分开申报；与内窥镜一同使用的，通过内窥镜器械孔道的高频手术设备的有源附件，应和内窥镜分开申报。这些器械建议以"（作用部位/作用机理）内窥镜（有源/无源）器械"单独进行注册申报。

与内窥镜配合使用的附件，如：闭孔器、镜鞘等可与其在同一个注册单元申报。

三、技术审查要点

申请人进行首次注册时，应按照《医疗器械注册申报资料要求和批准证明文件格式》（国家食品药品监督管理总局公告2014年第43号，简称43号公告）中附件4的要求提交注册资料。

申请人应按照43号公告附件8的要求提交"医疗器械安全有效基本要求清单"。该清单是申请人实施安全、有效基本要求的一种证明方式，同时也可作为一种审查指引。其涵盖了三个方面的内容：基本要求、证明符合基本要求所采用的方法、证明符合基本要求所提供的证据。这部分审查和编写时应关注对于其中各项要求的适用性是否完整，所采用的方法是否合理，所提供的证据是否充足。其中的证据部分内容应与后续的申报所提交的其他技术资料相对应。

对于硬性光学内窥镜，除了A通用原则的适用性之外，建议考量以下几项的适用性：B1化学、物理和生物学性质、B2感染和微生物污染、B5环境特性、B9有源医疗器械和与其连接的器械、B10机械风险的防护、B13标签和说明书、B14临床评价。对于不适用的项目应说明理由。

在此清单所列内容的基础上，技术审评关注内容如下：

（一）综述资料

1. 概述

在2017年8月31日总局发布的《医疗器械分类目录》（国家食品药品监督管理总局公告2017年第104号）中，有创类的硬性光学内窥镜管理类别为第三类。该目录于2018年8月1日起施行，新的分类编码参考该目录为06—14—01。

产品名称建议规范为"（作用部位和/或作用机理）内窥镜"。例如：腹腔内窥镜、宫腔电切内窥镜。

2. 产品描述

（1）工作原理

硬性光学内窥镜由光学成像系统和照明系统组成。光学成像系统由物镜、转像系统、目镜系统三大系统组成。照明系统为光学纤维束。被观察物经物镜所成的倒像，通过转像系统转为正像，传输到目镜，再由目镜或者目镜外接摄像系统放大用于观察。

（2）结构组成

应给出结构示意图，显示出内窥镜的各部分构成。必要时，将头端面给出示意图，标明各通道或者结构的名称。

典型的硬性内窥镜的光学成像系统由物镜系统、中转系统（转像系统）及目镜系统三部分组成。物镜是在光学系统中第一次对实际物体成像的光学部件；目镜是将物镜所成的像放大后供眼睛观察用的光学部件。在内窥镜中，物镜和目镜通常是各由一组透镜组成的透镜组，故称为物镜系统和目镜系统。中转系统是与物镜系统和目镜系统具有良好耦合性的，用以转像的光学系统，其放大率通常为1倍。

典型产品结构图示例如下（根据产品实际情况选择提供）：

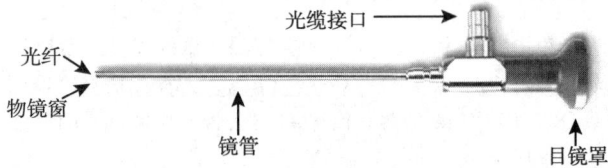

图1 结构图举例a

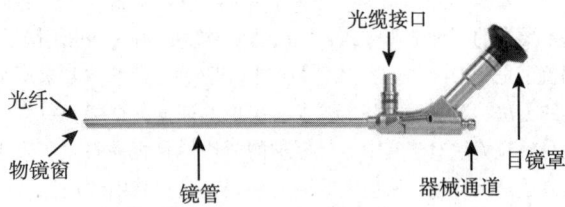

图2 结构图举例b

图1和图2反映了此类常规产品的基本构成。在实际中，如有不同于以上的结构，应提供示意图并标明。

（3）主要功能及其组成部分的功能

主要功能：用于（部位）手术时，将内窥镜的工作部分插入人体（部位）中，通过光缆接口（或者光缆接口外接适配器后）连接冷光源提供照明，并通过目镜或目镜外接摄像系统用于放大成像，来观察（部位）图像。

如果申报产品中包含适配器等附件，应对其功能、规格、参数等信息予以明确。

3. 型号规格

对于注册单元中含有多种型号规格的情况，应列表明确各型号规格的区别，体现其差异。特别地，应列出光学参数。举例如下（表1）：

表1 型号规格及基本参数

技术参数	型号			
	A	B	C	D
工作距离（mm）	…	…	…	…
总长度（mm）	…	…	…	…
工作长度（mm）	…	…	…	…
插入部分最大宽度（mm）	…	…	…	…
器械通道最小宽度（mm）	…	…	…	…
视场角2W（°）	…	…	…	…
视向角Θ（°）	…	…	…	…
视场中心角分辨力［C/（°）］	…	…	…	…
有效景深范围（mm）	…	…	…	…

续表

技术参数	型号			
	A	B	C	D
显色指数Ra（A光源）	…	…	…	…
显色指数Ra（D65光源）	…	…	…	…
照明镜体光效（II_{eR}）	…	…	…	…
综合镜体光效（SL_{eR}）	…	…	…	…
综合边缘光效（SL_{e-Z}）	…	…	…	…
有效光度率	…	…	…	…
单位相对畸变V_{U-Z}控制量（II）	…	…	…	…
形状参数	…	…	…	…

注：表格内容应根据实际情况填写。

此外，应明确不同型号规格划分的依据。特别说明不同型号间的差异，必要时可以配图。

4. 灭菌方式及相关参数

应明确硬性光学内窥镜采用的灭菌方式以及具体的说明和涉及的参数。特别注意明确可否进行高温高压灭菌。

5. 包装说明

内窥镜的包装应该能够保护内窥镜免受不利的储存和运输条件影响所造成的损害。对于内窥镜类产品，主要是从光学元器件的保护角度出发，目的是保障其成像的质量。

光学元器件具有易碎性，其中使用的粘结剂对热源以及化学品较为敏感。内窥镜由于多应用于微创手术，其镜管通常较细长，内部是光学透镜组，外部是不锈钢材料，应注意不能弯折损坏，否则会影响其成像品质。实际中，常见使用保护鞘作为包装的一部分，以包裹镜体防止损坏，另外常使用适当的泡沫等材料固定和保护产品。

6. 适用范围和禁忌症

适用范围通常规范表述为"用于（临床部位）的观察成像"。如有特殊配合使用器械，应在此处明确"与……配合用于……观察成像"。如适用人群为儿童或新生儿，应注明。禁忌症根据临床使用的实际情况制定。

必须明确的是，内窥镜在医疗机构中使用，必须由接受过相关培训，具有相关知识和经验的人员操作。所有人员在使用内窥镜前，必须认真阅读产品使用说明书。

7. 参考的同类产品或前代产品

应提供同类或前代产品的基本信息和上市信息，同类产品应明确生产商，如是已在我国取得注册证产品，应明确注册证号。重点明确以下差异：工作原理、结构组成、主要技术参数、材料（特别是预期与人体接触部分的材料）、适用范围。其中主要技术参数对比应至少包含技术要求中涉及的性能参数。

8. 其他需要说明的内容

明确内窥镜配用附件以及设备的信息。例如：各种接头、光缆等；如与特定光源或者摄像系统等设备配合使用，则应明确配用设备的信息，如产品名称、型号规格、生产商信息等；说明其与申报产品的物理、电气等连接方式；

如有区别于其他同类产品的特征，应明确说明，必要时给出图示等信息。特别地，对于含有多个不同接口的内窥镜，应说明不同接口的作用和预期连接的部件或者设备。

（二）研究资料

1. 性能研究

此部分可结合现行国家和行业标准，列举如下：

GB 9706.1—2007《医用电气设备 第1部分：安全通用要求》

GB 9706.19—2000《医用电气设备 第2部分：内窥镜设备安全专用要求》

YY 0068.1—2008《医用内窥镜 硬性内窥镜 第1部分：光学性能及测试方法》

YY 0068.2—2008《医用内窥镜 硬性内窥镜 第2部分：机械性能及测试方法》

YY 0068.3—2008《医用内窥镜 硬性内窥镜 第3部分：标签和随附资料》

YY 0068.4—2009《医用内窥镜 硬性内窥镜 第4部分：基本要求》

GB/T 14710—2009《医用电器环境试验要求及试验方法》

对于硬性光学内窥镜而言，光学参数和机械参数是主要的反映其性能的参数，以下简述两者的含义和要求，技术要求中至少需要体现出对以下参数的要求和试验方法。

如根据产品特点有新的性能要求，则应给出相应的指标要求和试验方法，同时应出具这些指标的含义、确定的依据和试验方法的科学性、合理性依据。

（1）光学参数

视场角：通过光学镜观察到的物体视场尺度。视场角越大，能够观察到的范围越大。其数值设计与不同的临床应用范围相关，以满足观察人体不同部位的临床需求。

视向角：光学镜的视轴与光学镜镜体主轴所构成的夹角。视向角越大，上述两轴的夹角越大。使用中反映了目视观察的方向，体现出人眼观察方向与物体成像中心的差异。这个参数同样具有重要的临床意义，其数值设计也与临床需求相关。

像质：成像的质量。通过角分辨力、有效景深范围和视场质量三个指标来衡量。分辨力是指对实际物体的成像的分辨能力。角分辨力越大，分辨能力越强，成像越清晰；景深是能在像平面上获得清晰的像的空间深度。景深范围越大则能够清晰观察的范围越大，该指标的确定通常结合技术与临床应用的需要；视场质量是指视场应无重影或鬼影、闪烁等效应，无可见杂质、气泡等缺陷。

颜色分辨能力和色还原性：与参考标准光源相比较，光源显现物体颜色的特征。用显色指数来衡量。当采用 ISO 10526：1999 CIE S 005 规定的 A 和 D65 标准照明体的光谱，经照明光路和成像系统传输后输出，其输出光谱应仍能保持良好的显色性。显色指数体现了颜色还原性的能力，指数越高，表示颜色失真越小，有利于临床诊断。

照明：由照明变化率和照明有效性两个指标来衡量。前者是验证内窥镜经消毒灭菌后，光通量的变化率；后者包括边缘均匀性和照明镜体光效，边缘均匀性表征视场的视场边缘的均匀性，越均匀越好；照明镜体光效表征视场边缘相对于中心的照度，其值越大越好。

综合光效：由综合镜体光效和综合边缘光效两个指标构成。前者是光学镜照明光路和成像系统对边缘光效的贡献总和；后者是在前者的基础上，考虑球面 Z 视场参数的情形下的综合的平均边缘光效。其值越接近 1 越好。

光能传递效率：以有效光度率表示。反映了内窥镜的光能传递效率。其值越小，说明光能传递效率越高，光能损失越少。

单位相对畸变：反映的是内窥镜成像与真实物体之间的边缘视场和中心视场放大倍率的差异性。应确定畸变的控制量，并对控制的残留量提出要求，即畸变一致性要求。

（2）机械参数

尺寸：包含工作长度、插入部分最大宽度、器械通道最小宽度（如有器械通道）、目镜罩尺寸。这些与使用密切相关的尺寸应在注册申请人规定的范围内保持一定的一致性。用允差来控制。其中工作长度的允差通常为 ±3%。

配合：针对临床中需与镜鞘或镜桥、镜鞘配合使用时的锁止和插拆、定位和密封需要满足的要求。

封装：对封装工艺和质量的要求，可通过雾层试验和封装可靠性试验来验证。

强度和刚度：规定了在以下两种情形下，需要进行的试验：① 如果内窥镜插入部分的横截面尺寸过小，或细长比过大而易损坏时；② 如果内窥镜的插入部分允许适度弯曲时。

连接：对连接处质量的要求。

插入部分外表面质量：插入部分除特殊目的外，不应有任何可能引起的安全伤害存在。

（3）其他指标

对随附资料的要求应符合 YY 0068.3—2008 的要求，详见该标准。

接口安全性：带有照明用光缆接口的硬性内窥镜，特别是带有除光缆接口以外的多个接口的内窥镜，应对接口误接的可能性根据 YY/T 0316—2016 进行风险管理程序，对潜在危害的严重性进行评价。

电气安全性能：应符合 GB 9706.1—2007、GB 9706.19—2000 的要求。

对于含有目镜罩的内窥镜，其与插入部分的隔离需要进行电介质强度的试验。

可重复消毒或灭菌产品的耐受性：对于可重复消毒或灭菌的硬性内窥镜，消毒或灭菌方法应既不能损坏产品的功能，也不能产生腐蚀。

除了强制性标准中涉及的性能参数之外，其他与产品安全、有效性相关的参数，也应在性能研究范围内。这部分需结合产品的特点分析确定。对于此类参数，应说明性能指标确定的依据和验证方法的科学合理性。

通常情况下，硬性光学内窥镜不需要引用 YY 0505—2012《医用电气设备 第1-2部分：安全通用要求 并列标准：电磁兼容 要求和试验》。

（4）环境试验

由于硬性光学内窥镜对环境条件比较敏感，建议评定其在各种工作环境和模拟贮存、运输环境下的适应性。

内窥镜的环境试验可按照其适用的强制性标准中的相关条款进行，如强制性标准中没有规定可参照 GB/T 14710—2009《医用电气环境要求及试验方法》进行，抑或提交完整的环境适应性研究验证资料。

环境试验的试验项目中，振动、碰撞和运输试验应带包装进行。每个试验程序中的检测项目由注册申请人根据实际情况规定。在按照试验顺序进行完运输试验后应验证全部的性能指标。

2. 生物相容性评价研究

应按照《关于印发医疗器械生物学评价和审查指南的通知》（国食药监械〔2007〕345号）提交生物学评价报告。同时应符合 YY 0068.4—2009 中7生物相容性要求。

生物相容性评价应明确内窥镜预期与人体接触的部位、接触性质、接触时间以及所采用的材料的种类。根据接触性质、接触时间、材料的种类等信息选择合适的评价方式开展评价研究。如需进行生物相容性试验，应按照 GB/T 16886 系列标准的要求开展。

生物相容性要求和试验方法无需列入技术要求。与人体接触部分及采用的材料建议在技术要求中注明。见本指导原则附I产品技术要求示例。

硬性光学内窥镜与人体接触部分一般包含头端物镜窗部分、镜管部分。包含的材料比如有医用不锈钢、玻璃、胶水等粘结剂，部分产品表面或头端部分有特殊涂层。如有其他种类材料应特别明确。

根据 GB/T 16886.1—2011 中附录A，硬性光学内窥镜的生物学作用应至少包含细胞毒性、致敏、刺激或皮内反应。有可能接触血路或者循环血液的内窥镜则不限于这三项。

对插入人体的金属材料，若采用国家或行业标准中适用的医用金属材料，可不再重复生物学试验。注册申请人应在生物学评价报告中标明所采用国家或者行业标准现行有效版本的标准号（含年号）及名称，所选材料的牌号或/和代号，以及材料的化学成分要求。金属材料的化学成分应通过试验来验证。

3. 生物安全性研究

按照43号公告附件4相应条款执行。现有技术下的硬性光学内窥镜通常不涉及生物安全风险，可声明不适用此项。

4. 灭菌/消毒工艺研究

由注册申请人制定灭菌/消毒使用的方法和设备/试剂。根据一般的可重复使用的硬性光学内窥镜的情况，通常属于终端用户消毒和灭菌。

对于终端用户消毒：应当明确推荐的消毒工艺（方法和参数）以及所推荐的消毒方法确定的依据。

对于终端用户灭菌，应当明确推荐的灭菌工艺（方法和参数）及所推荐的灭菌方法确定的依据及效果验证；对可耐受两次或多次灭菌的产品，应当提供产品相关推荐的灭菌方法耐受性的研究资料。

以下为示例，根据实际情况提交资料。硬性光学内窥镜的消毒方式常见的是化学消毒方式，可采用专用的含有2%戊二醛的消毒溶液进行消毒。灭菌方式常见的有环氧乙烷气体灭菌、高温高压蒸汽灭菌和低温等离子灭菌。应注意，并非所有的硬性光学内窥镜均可使用蒸汽灭菌这种方式，故应明确是否能够采用此种灭菌方式。可以采用此种方式的产品在镜体有相应标识，同时在随机文件中有相关说明。

注册申请人提供的消毒灭菌方式均应有具体的方法和要求以及注意事项，应提交完整的资料。相应的内镜清洗、消毒、灭菌的说明应体现在随机文件中。此部分的实例可参考 YY 0068.3—2008 中附录A随附资料的举例。此外应注意，高温高压蒸汽灭菌之前的包裹等准备工作，对于光学镜的性能和使用期限有较大影响，应给与明确说明；环氧乙烷灭菌方式需严格执行正确的灭菌程序，比如灭菌后的通气等，以防有毒物质的危害。

如采用有别于上述的其他方法，应参照以上要求提交资料，包括完整充足的依据和验证资料，以证明其科学、合理以及安全、有效。

5. 产品有效期和包装研究

硬性光学内窥镜通常属于有限次重复使用的医疗器械。应明确可重复使用次数或者有效期限，并提交相应的次数或者期限确定的依据或者验证报告。硬性光学内窥镜的使用期限的确定通常与消毒灭菌的方法和元器件的老化等因素相关，由注册申请人根据自身产品特性制定。

例如：频繁的高温高压灭菌对于内窥镜的材料、工艺、光学系统均是考验，特别是对于装配中采用胶粘方式的内窥镜。此种情形下应设计并验证内窥镜耐受的次数，保证其有效期内成像质量及稳定性；内镜制造工艺中使用的粘结剂的稳定性和耐受性也对产品光学成像质量有影响，进而影响有效期限的确定。

如注册申请人承诺在一定期限内对某些零部件提供维修更换服务以确保其整体使用期限，则建议注册申请人明确这些零部件本身的特性及预期使用期限，提交证明性文件，并对维修更换服务期限进行声明。在随附资料中完整描述使用期限，包含维修更换服务涉及的零部件。

6. 临床前动物实验

注册申请人应根据产品的设计特点和临床应用风险分析等因素决定是否进行临床前的动物试验。如适用，动物试验应当包括动物试验研究的目的、结果及记录。

7. 软件研究

本指导原则讨论的硬性光学内窥镜不包含软件，可声明此部分不适用。

8. 其他资料

证明产品安全性、有效性的其他研究资料，由申请人根据申报产品情况选择提交资料。

（三）生产制造信息

硬性光学内窥镜属于有源设备的应用部分，建议明确产品生产加工工艺，注明关键工艺和特殊工艺。生产工艺过程，可采用流程图的形式，并说明其过程控制点。

（四）临床评价资料

进口医疗器械应提供境外政府医疗器械主管部门批准该产品上市时的临床评价资料。此外，按照医疗器械临床评价指导原则提交临床评价报告。

申报人可根据《医疗器械临床评价技术指导原则》（国家食品药品监督管理总局通告 2015 年第 14 号）提交评价资料。该原则有三种评价的路径。

1. 列入免于进行临床试验的医疗器械目录中的产品

在免于进行临床试验的医疗器械目录中，硬性光学内窥镜在列入免于进行临床试验的第三类医疗器械目录中的产品类型有：硬性光学腹腔内窥镜、硬性光学关节内窥镜、硬性光学胸腔内窥镜。

根据医疗器械临床评价指导原则，对于列入《免于进行临床试验的医疗器械目录》产品，注册申请人需提交申报产品相关信息与《目录》所述内容的对比资料和申报产品与已获准境内注册的《目录》中医疗器械的对比说明。具体需要提交的临床评价资料要求按照指导原则执行。提交的资料应能证明申报产品与《目录》所述的产品具有等同性。若无法证明申报产品与《目录》产品具有等同性，则应按照指导原则其他要求开展相应工作。

与《目录》所述内容对比应注意产品名称和产品描述中组成以及适用范围的等同性。与《目录》中获证产品对比应至少包含临床评价指导原则附表 1 中的对比项目。其中性能要求可参照产品技术要求中的性能要求部分进行对比。

2. 与已上市的同品种产品进行比对

如申报产品不属于列入《目录》中的产品，可以采用通过同品种医疗器械临床试验或临床使用获得的数据进行分析评价的方式进行临床评价。同品种比对的方式在存在差异时，应对差异是否影响产品安全、有效性进行分析，并提交支持性资料，如分析结论是无不利影响，可继续进行同品种比对的路径，进行同品种医疗器械临床试验或临床使用获得的数据的收集以及分析评价。针对差异的资料应通过申报产品自身的数据进行验证和确认。数据的收集应选择合适的数据来源及收集方法。临床数据分析评价应按照公认的临床证据水平评价标准，建立数据集，进行统计学分析，形成数据评价并完成报告。

与已上市同品种产品的对比见本指导原则附2"申报产品与同品种医疗器械的对比项目（硬性光学内窥镜）"中的对比项目，重点在于明确差异部分。分析评价路径图、文献搜集方法、评价方式、数据集建立方式均对于评价报告的质量有至关重要的影响，应参照临床评价指导原则进行。文献的搜集应力求全面、有针对性；评价方式可结合产品技术和临床应用特点选取足够的、合适的方式；数据集的建立应基于搜集到的有效的文献的基础上进行合理的划分。

3. 临床试验

如果不适用以上两种评价方式，则需采用进行临床试验的方式。对于需要在中国境内进行临床试验的产品，应按照《医疗器械临床试验质量管理规范》（国家食品药品监督管理总局和国家卫生和计划生育委员会令第 25 号）的要求开展。

（五）产品风险分析资料

医疗器械应按照 YY 0316—2016《医疗器械 风险管理对医疗器械的应用》的有关要求编制，主要包括医疗器械预期用途和与安全性有关特征的判定、危害的判定、估计每个危害处境的风险；对每个已判定的危害处境，评价和决定是否需要降低风险；风险控制措施的实施和验证结果，必要时应引用检测和评价性报告，如医用电气安全、生物学评价等；任何一个或多个剩余风险的可接受性评定等，形成风险管理报告。

对于硬性光学内窥镜，在注册申请人根据产品自身特点进行风险评价的基础上，产品设计和研发阶段的风险有以下几点需要关注：

1. 灭菌

内窥镜直接接触患者组织和体液，一般为可重复使用器械，在频繁地使用中有污染的风险。这一风险可以通过适当的清洁和灭菌技术予以控制。这些技术应在进入市场前的产品测试阶段确立并得到验证，并且在使用说明中应进行详细、清晰地描述。用户应被告知该器械是以非灭菌状态提供的，每次使用前要进行恰当的、完整的清洁和灭菌程序。

2. 意外损伤

内窥镜是一种细长的金属器械，为了更好地观察通常具有角度的尖端（或头端）。因此，在进入人体的过程中，如果进入手术位点时速度太快或操作不够精细，有造成非预期的组织伤口的可能。此外，如果内窥镜进入人体部分表面有缺口、断裂或划痕，那么在进入人体的时候这些粗糙的边缘可能引起组织的损伤。此类风险应通过适当的内窥镜常规护理和保养，以及医生恰当的操作予以消除。使用说明应指导医生正确地使用内窥镜，并且应强调在使用前进行检查的步骤，包括检查内窥镜表面有无细孔、裂纹及毛刺等项目。

3. 产品的完整性

硬性光学内窥镜通常由不锈钢、玻璃及其他部件组成。在多次使用后材料可能会有腐蚀情况，或者连接用的粘结剂脱落，可能导致某些部件在使用中脱落或者断裂。通过手术前仔细地检查内窥镜可以控制这种风险。使用说明应提示使用者在使用前仔细检查内窥镜有无松动和损坏的部件，如果发现损坏，停止使用并采取恰当的措施。此外，应明确产品的有效期，提示不要使用超期产品，或者建议在手术中准备足够的备用的内窥镜产品。

4. 灼伤/烧伤患者

内窥镜通常配合外部光源使用，在长时间通光的情况下会在内窥镜头端部产生很高的热量，可能会灼伤患者或点燃其他接触的物体。这一风险在行业内具有广泛的认知，内窥镜和内窥镜类器械的国际和国家标准都对此做了规定。例如：GB 9706.19—2000（IEC 60601-2-18：1996）《医用电气设备 第2-18部分：内窥镜设备安全专用要求》中规定：

插入部分的温度，除光出射部分外，不得超过41℃。但与内窥镜附件一起使用时，仅在短时间内，该表面温度可以超过41℃，最大温度不得超过50℃。在此情况下，内窥镜附件的使用说明书应给出适当的警告和避免对患者的安全危害的方法建议。

光出射部分可以超过41℃，但在使用说明书中应给出适当的警告和避免对患者和操作者的安全危害的方法建议。应包括该表面温度所引起的潜在的临床后果的描述（例如：永久的组织伤害或灼伤）

此部分风险可以通过适当的操作避免。注册申请人应在使用说明书中给予明确提示，例如：不应长时间照射同一位点；选取所需的最小光源亮度；开关光源时，应先降低亮度等等。

5. 与激光设备配套使用

与激光设备配套使用时，内窥镜可能反射激光能量，损伤使用者眼睛。说明书中应给出警示或者指导，必要时应提供护目装置，如滤光片、防护眼镜等。

6. 与高频手术设备配合使用

与高频手术设备配合使用的内窥镜需满足一些互连条件，以确保足够的隔离和防护（GB 9706.19—2000中有相关条款）。因此说明书中应明确该产品是否能与高频手术设备互连使用。如果误用，可能会存在临床的风险，对使用者和患者具有一定的安全危害。

7. 电气安全方面可能的风险

为了避免对患者造成危害（电击），与心脏不直接接触的设备（BF型）不得与那些预期与心脏接触（CF型）的设备联合使用。在进行需要CF设备的手术时，所有设备都必须至少为CF型。

（六）产品技术要求

应按照《医疗器械产品技术要求编写指导原则》（国家食品药品监督管理总局通告2014年第9号）编写产品技术要求。示例见本指导原则附1。其中：

1. 产品型号/规格及其划分说明

对于注册单元内含有多个型号/规格的情况，应列表说明。此外，建议在此处明确硬性光学内窥镜预期与人体接触部分及其材质。

2. 性能指标

应全面引用YY 0068系列标准（YY 0068.1—2008，YY 0068.2—2008，YY 0068.3—2008，YY 0068.4—2009）和产品适用的强制性行业标准；安全部分应全面引用GB 9706.1—2007和GB 9706.19—2000，将内窥镜作为有源设

备的应用部分进行测试。电气安全特征部分建议明确应用部分的防电击类型和防进液设备类型。

特别注意，可与高频手术设备配合使用的硬性光学内窥镜应适用GB 9706.19—2000中相应条款，特别是，6.8.2bb）和42.101中相关条款。此外，有以下注意事项：

（1）申报产品组成中包含光缆的内窥镜，应对光缆有相应的要求。应引用YY 0763—2009《医用内窥镜 照明用光缆》的要求。同时安全测试也应包含光缆进行。（照明用光缆主要由光导纤维构成，通过接头与内窥镜或者光源连接，作用是传输光）

（2）组成中如包含配合使用的附件，应有相关要求，并对配合使用的性能进行测试。具体的要求和测试指标由产品特性决定。

（3）YY 0068.2—2008中4.4是针对内窥镜插入部分的横截面尺寸过小，或细长比过大容易损坏时或者内窥镜插入部分允许适度弯曲时的要求，其适用性取决于临床的不断反馈，或注册申请人自我声明，或资深人员的评价。

（4）YY 0068.4—2009中6电气安全性能与GB 9706.1—2007中相应部分不完全相同，此处特别对目镜罩的绝缘提出要求，应引用并建议列在性能指标部分。（注：目镜罩本身多数采用绝缘材料，在使用中可能与人体的眼周部有接触）

3. 检验方法

对于来源于强制性标准中的要求，原则上应采用该标准中的试验方法。如有与产品安全有效性相关的其他要求及由注册申请人自行制定的方法，应针对该试验方法的科学、合理性提交支持性资料。

4. 术语（如适用）

（七）产品注册检验报告

提交具有医疗器械检验资质的医疗器械检验机构出具的检验报告和预评价意见。应提交原件。如选择典型性型号进行检测，应提交典型性声明，从技术角度明确选择典型性型号的依据。

检测报告的产品名称、型号、生产商等基本信息应与申报一致。应明确检测依据和结论。性能部分应与技术要求中性能部分的要求表述一致，安全部分应全面引用相关强制性标准，依据产品的适用性出具完整报告。检测报告的照片页应反映出产品结构组成、基本外观信息、铭牌信息、重点结构和标识。

对于检测中典型性型号选择的问题，原则上可选择同一注册单元里视场角、视向角较大的，工作长度较长的，相对较细的产品；应选择结构复杂的，特别是光学系统较复杂，容易出现薄弱环节的产品。原因是基于以下例举因素的考量：如视场角较大应注意视场边缘的成像质量；视向角比较大的情况需要验证其成像效果；细长比较大的情况对工艺的要求较高，需要验证其光学和机械性能；有特殊结构设置的产品，如可变视向角的内窥镜，需要对其特殊功能进行验证等。

在典型性声明中，说明选择型号的原因和依据。总之，

所选产品应能代表全部申报产品的安全、有效性。

（八）产品说明书和最小销售单元的标签样稿

应符合《医疗器械说明书和标签管理规定》（国家食品药品监督管理总局令第 6 号）及相关法规要求，此外应符合 GB 9706.1—2007、GB 9706.19—2000 和 YY 0068 系列标准中对于此类产品说明书的要求。

说明书中的技术参数应与技术要求及检测报告一致。其中，对于产品安全、有效性相关的功能和参数应得到验证，并体现在技术要求中。

说明书编写示例可参考 YY 0068.3—2008 中附录 A 随附资料的举例。

另外，对于进口产品注册，应提交原产国上市的产品说明书及标签和符合 6 号令的中文说明书和最小销售单元标签样稿。原则上，原产国上市所用说明书内容与中文说明书内容相比，除了适应我国法规及技术文件的差异之外，主要技术参数、结构等内容应保持一致。

对于含有多个型号产品的注册申报，应提交包含所有型号的说明书，说明书的产品名称、型号、结构组成、适用范围、生产商信息、代理人信息（如适用）、技术参数等信息均应与各项技术资料中一致。

除了以上的基本要求之外，硬性光学内窥镜由于产品的特性，有一些需要关注的内容，下面给出一些例子供参考。

对于硬性光学内窥镜产品来说，内窥镜的清洗、消毒、灭菌部分是随附资料中非常重要的，必不可少的部分。应详细写明采用的方式、使用的工具/设备，操作流程和注意事项。另外，常规的维护保养方法以及有效期限的确定也是需要明确的信息。内窥镜类产品通常涉及使用前的检查，用以保证使用的效果，相关的说明也应在随附资料中有所体现。例如：每次使用前必须对内窥镜进行检查：锋利的边缘凹痕或划痕、裂纹、弯折、锈蚀、变形、镜头或镜头盖破损、标记/标签清晰可见、缺失部件。

硬性光学内窥镜通常由医用冷光源提供照明光，经由光缆传递到内窥镜头端出射，虽然光源本身的光能转换成热量的比率较小，但是由于头端光线比较集中，长时间的照射存在灼伤人体组织的危害。因此，在说明书中应有警示。

例如：光学镜在接通光源时，光缆入口处和进入人体部头端处的温度可能超过 41℃，容易灼伤患者和引起手术室火灾。为了降低这些风险，应注意以下几点：

1. 不要让内窥镜直接接触患者组织或易燃材料，例如铺巾或纱布。

2. 每次开始手术时，将光源调节至最低设置。根据需要逐渐增加光输出，直到光照达到最低足够水平。

3. 尽量不要长时间照射同一位置，如必要，请关注被照区域温度。

4. 在断开光缆或接头前，请先关闭光源并让内窥镜冷却。

另外，是否能与激光或者高频设备互连使用需要在说明书中明确说明或者给出警示。如可以联用，产品相关的激光方面的防护措施及高频的互联条件都应满足，从而防控此方面的风险。如不能联用而在实际中使用，有对医生

及患者产生伤害的可能性，需要重视。

内窥镜是光学产品，使用中离不开光线，光在提供照明的同时，在某种条件下有对人眼产生伤害的可能性。因此，此类型的设备在使用中应有警示，例如：不能直视出光口；连接好设备后再打开光源，关闭光源后再断开连接；以最小输出打开光源，光源调暗后再关闭等。

（九）符合性声明

1. 申请人声明本产品符合《医疗器械注册管理办法》（国家食品药品监督管理总局令第 4 号）和相关法规的要求；声明本产品符合《医疗器械分类规则》（国家食品药品监督管理总局令第 15 号）有关分类的要求；声明本产品符合现行国家标准、行业标准，并提供符合标准的清单。

2. 所提交资料真实性的自我保证声明。

其中注意，符合清单中涉及的强制性标准应与产品技术要求中引用的强制性标准相对应；对于进口产品，申请人和代理人均需出具提交材料的真实性声明。建议真实性声明中体现出所提交的资料清单。

四、编写单位

国家食品药品监督管理总局医疗器械技术审评中心。

附：1. 产品技术要求示例
　　2. 申报产品与同品种医疗器械的对比项目

附 1　产品技术要求示例

医疗器械产品技术要求编号：

XX 内窥镜

1. 产品型号/规格及其划分说明

1.1 产品型号/规格

产品型号/规格见表 1：

技术参数	型号			
	A	B	C	D
工作距离（mm）	…	…	…	…
总长度（mm）	…	…	…	…
工作长度（mm）	…	…	…	…
插入部分最大宽度（mm）	…	…	…	…
器械通道最小宽度（mm）	…	…	…	…
视场角 2W（°）	…	…	…	…
视向角 Θ（°）	…	…	…	…
视场中心角分辨力［C/（°）］	…	…	…	…
有效景深范围（mm）	…	…	…	…
显色指数 Ra（A 光源）	…	…	…	…
显色指数 Ra（D65 光源）	…	…	…	…

续表

技术参数	型号			
	A	B	C	D
照明镜体光效（II_{eR}）	…	…	…	…
综合镜体光效（SL_{eR}）	…	…	…	…
综合边缘光效（SL_{e-Z}）	…	…	…	…
有效光度率	…	…	…	…
单位相对畸变 V_{U-Z} 控制量（II）	…	…	…	…
形状参数	…	…	…	…

注：表格内容应根据实际情况填写。

XX 内窥镜预期与人体接触的部分有…，对应每个部分的材料有…。

1.2 型号/规格划分说明

…

2. 性能指标

2.1 光学性能（注：参见 YY 0068.1—2008 及产品相关标准）

2.1.1 视场角：应符合表 1 的要求，误差：±15%（结合实际情况而定）。

…

2.2 机械性能（注：参见 YY 0068.2—2008 及产品相关标准）

2.2.1 封装

2.2.1.1 雾层

含光学元件的内窥镜，封闭的内部应清洁干燥，经低温至高温突变试验后，内部无视场模糊现象。

2.2.1.2 封装可靠性

含光学元件的内窥镜应能承受如下密封性的试验不失效：

a）水下 1m 历时 12h 水压试验；

b）按注册申请人规定的灭菌或消毒方法循环 20 次试验。

注：2.2.1.2b）不适用于一次性使用的内窥镜。

…

2.3 标签和随附资料（注：参见 YY 0068.3—2008 及产品相关标准）

2.3.1 最少标记：

每个内窥镜应该至少有以下标记：

a）标识号和/或其他足以识别内窥镜和注册申请人的标记；

…

2.4 电气安全

2.4.1 对于含目镜罩的内窥镜，如果声称它的目镜罩与插入部分进行了电隔离处理，那么隔离部分的电介质强度应能通过试验电压 50Hz 正弦、1500V 下最大电流不大于 0.03mA 的试验。（注：参见 YY 0068.4—2009 涉及的条款）

2.4.2 应符合 GB 9706.1—2007 和 GB 9706.19—2000 的要求。

与…（光源或者摄像装置）配合使用为 BF 型（或 CF 型）应用部分。防进液类型为…

…

3 检验方法

3.1.1 视场角：按 YY 0068.1—2008 中附录 A 规定的方法进行，结果应符合 2.1.1 的要求。

…

3.2.1 封装：按 YY 0068.2—2008 中规定的方法进行，结果应符合 2.2.1 的要求。

…

3.3.1 最少标记：按照 YY 0068.3—2008 中的要求检查，结果应符合 2.3.1 的要求。

…

3.4.1 应按照 YY 0068.4—2009 中 6 电气安全部分的试验方法进行，结果应符合 2.4.1 的要求。

3.4.2 按照 GB 9706.1—2007，GB 9706.19—2000 中规定的方法进行，结果应符合 2.4.2 的要求。

…

4. 术语（如适用）

附2 申报产品与同品种医疗器械的对比项目
（硬性光学内窥镜——有创类）

	对比项目
硬性光学内窥镜	1. 工作原理
	2. 结构组成　关注：结构的差异
	3. 生产工艺　关注：是否有特殊的工艺
	4. 与人体接触部分的制造材料（如种类、材料牌号、成分、符合的标准等信息）　关注：是否有不同的材料或者成分的差异
	5. 性能要求 关注：光学性能、机械性能等，参考 YY 0068.1—YY 0068.4 中性能参数要求，体现差异的部分
	6. 安全性评价（如生物相容性、电气安全性等） 关注：生物相容性评价、GB 9706.1 和 GB 9706.19 的适用性
	7. 产品符合的国家/行业标准

硬性光学内窥镜	8. 适用范围：关注：使用部位的差异。 （1）适用人群 （2）适用部位 （3）与人体接触方式 （4）适应症 （5）适用的疾病阶段和程度 （6）使用环境
	9. 使用方法　关注：使用方式的差异
	10. 禁忌症　关注：临床使用范围的差异
	11. 防范措施和警告　关注：临床使用风险点的差异
	12. 灭菌/消毒方式　关注：方法的差异，需对比所有采用的方法
	13. 包装　关注：是否是一次性包装，由包装差异引入的临床风险
	14. 标签　关注：随附资料差异
	15. 产品说明书　关注：随附资料差异

26　气腹机注册技术审评指导原则

（气腹机注册技术审查指导原则）

本指导原则旨在指导注册申请人对气腹机注册申报资料的准备及撰写，同时也为技术审评部门审评注册申报资料提供参考。

本指导原则是对气腹机产品的一般要求，申请人应依据产品的具体特性确定其中内容是否适用，若不适用，需具体阐述理由及相应的科学依据，并依据产品的具体特性对注册申报资料的内容进行充实和细化。

本指导原则是供申请人和审查人员使用的指导文件，不涉及注册审批等行政事项，亦不作为法规强制执行，如有能够满足法规要求的其他方法，也可以采用，但应提供详细的研究资料和验证资料。应在遵循相关法规的前提下使用本指导原则。

本指导原则是在现行法规、标准体系及当前认知水平下制定的，随着法规、标准体系的不断完善和科学技术的不断发展，本指导原则相关内容也将适时进行调整。

一、适用范围

本指导原则适用于内窥镜手术所使用的二氧化碳气腹机。该产品用于腹腔内窥镜手术中的气腹建立和维持。根据《关于医用吸脂机等产品分类界定的通知》（国食药监械〔2008〕115 号），气腹机的"管理类别"为二类，分类编码为 6854，属于手术室、急救室、诊疗室设备及器具。2018 年 8 月 1 日起，根据新《医疗器械分类目录》（国家食品药品监督管理总局公告 2017 年第 104 号），气腹机的"管理类别"为二类，分类编码为 06—15—04 内窥镜送气装置。

二、技术审查要点

（一）产品名称要求

气腹机产品的命名应采用《医疗器械通用名称命名规则》（国家食品药品监督管理总局令第 19 号）或国家标准、行业标准中的通用名称，如："气腹机"。

（二）产品的结构和组成

气腹机由主机（减压阀、电磁阀、气压传感器、流量传感器、过滤器、电源、显示装置）及附件（进气管、气腹管、过滤器）组成。其主机外形结构见图 1。图 2 到图 4 为气腹机附件。

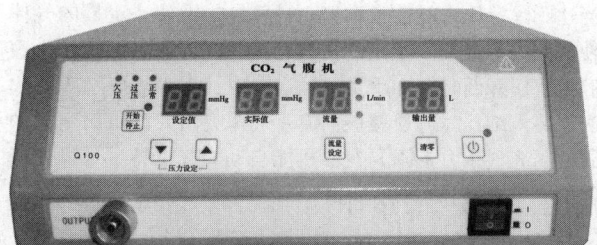

图 1　产品主机

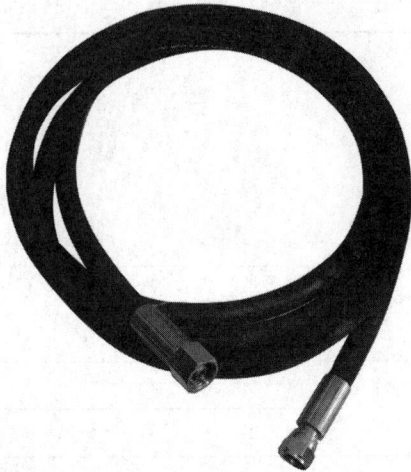

图2　进气管（要能耐受一定的压力）

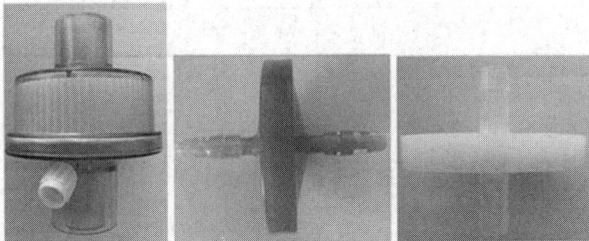

图3　常用过滤器种类

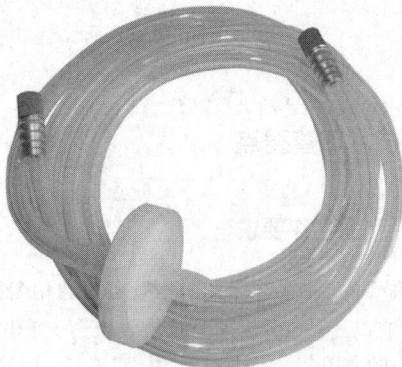

图4　气腹管

（三）产品工作原理/作用机理

气腹机是用于腹腔内窥镜手术中的气腹建立和维持的设备。利用气腹机可以向腹腔内灌注医用 CO_2 气体，用气体将腹壁与腹腔内脏器隔开，形成手术操作和视野空间。当达到预定压力时能自动停止进气，并维持一定量的气体使腹腔内一直处于预定的压力充气状态。当手术操作中腹腔内气压降低时（如手术器械进出时、手术需要抽吸操作时、体外结扎时造成腹腔内 CO_2 气体吸出或漏出而引起的腹腔内充气压力下降）气腹机能自动充气维持手术操作所需的必要操作和观察空间。

（四）注册单元划分的原则和实例

产品的工作原理相同，其结构组成、适用范围符合以上描述的气腹机产品，原则上可作为同一注册单元。

（五）产品适用的相关标准

表1　相关标准

GB/T 191—2008	《包装储运图示标志》
GB 9706.1—2007	《医用电气设备 第1部分：安全通用要求》
GB 9706.19—2000	《医用电气设备 第2部分：内窥镜设备安全专用要求》
GB/T 14710—2009	《医用电气设备环境要求及试验方法》
GB/T 16886.1—2011	《医疗器械生物学评价 第1部分：风险管理过程中的评价与试验》
GB/T 16886.5—2003	《医疗器械生物学评价 第5部分：体外细胞毒性》
GB/T 16886.10—2005	《医疗器械生物学评价 第10部分：刺激与迟发型超敏反应试验》
GB/T 16886.12—2005	《医疗器械生物学评价 第12部分：样品制备与参照样品》
YY/T 0466.1—2009	《医疗器械 用于医疗器械标签、标记和提供信息的符号 第1部分：通用要求》
YY 0505—2012	《医用电气设备 第1-2部分：安全通用要求 并列标准：电磁兼容 要求和试验》
YY 0843—2011	《医用内窥镜 内窥镜功能供给装置 气腹机》

注：正文中引用的上述标准以其标准号表述。

上述标准（表1）包括了产品研发及注册申报资料中经常涉及的标准。不包括根据产品的特点所引用的一些行业外标准或其他标准。

产品适用及引用标准的审查可以分两步来进行。首先对引用标准的齐全性和适宜性进行审查，也就是审查产品技术要求中与产品相关的国家标准、行业标准是否进行了引用，以及引用是否准确。应注意引用标准的编号、名称是否完整规范，年代号是否有效。其次对引用标准的采纳情况进行审查。即所引用的标准中的条款要求，是否在产品技术要求中进行了实质性的条款引用。这种引用通常采用两种方式，文字表述繁多内容复杂的可以直接引用标准及条文号，比较简单的也可以直接引述具体要求。

（六）产品的适用范围/预期用途、禁忌症

产品具体适用范围应与申报产品功能、临床应用范围相一致。气腹机的预期用途一般可限定为：产品适用于在腹腔内窥镜手术中气腹建立和维持，建立视野和操作空间。

与气腹机配合使用的腹腔内窥镜的禁忌症即是气腹机产品的禁忌症。目前已知的腹腔内窥镜禁忌症，如：有严重的心血管疾病、肺功能不全；各种类型的肠梗阻及弥漫性腹膜炎；脐疝、脏疝、腹壁疝、腹股沟疝或股疝等；腹部肿块大于妊娠4个月或中、晚期妊娠者；凝血功能障碍、血液病等；严重内出血；既往有腹部手术史，有广泛的腹部瘢痕或腹腔内广泛粘连者。

（七）产品的主要风险

气腹机的风险管理报告应符合 YY/T 0316—2016 标准中的相关要求，判断与产品有关的危险（源）估计和评价相关风险，控制这些风险并监视风险控制的有效性。

1. 危险（源）估计和评价

（1）与产品有关的安全性特征判断可参考 YY/T 0316—2016 的附录 C。

（2）危险（源）、可预见的事件序列和危险情况可参考 YY/T 0316—2016 附录 E、I。

（3）风险控制的方案与实施、综合剩余风险的可接受性评价及生产和生产后监视相关方法可参考 YY/T 0316—2016 附录 F、G、J。

2. 产品的危险（源）示例（表2，表3）

2.1 能量危险（源）

电磁能：可能共同使用的设备（高频手术设备、配合使用的其他器械等）对气腹机的电磁干扰，静电放电对气腹机产生干扰，气腹机产生的电磁场对可能共同使用的设备的影响等。

漏电流：可触及金属部分、外壳、应用部分与带电部分隔离/保护不够，漏电流超出允许值，伤害使用者或患者。

坠落：坠落导致机械部件松动、导致测量错误、误差过大或显示异常等。机体从高处落下、被践踏使显示屏没有显示。

2.2 生物学和化学危险（源）

使用的清洁剂的残留引发的危险（源），反复多次使用清洁剂引起的气腹机塑料面板开裂等。

2.3 操作危险（源）

2.3.1 气腹机出气端所接的气腹针堵塞或阀门未打开造成充气缓慢或气腹机发出过压报警。

2.3.2 气腹机持续采用连接气腹针供气的方式造成手术时供气不足气腹不稳。

2.3.3 气腹机 CO_2 气体供气气压过高引起气腹机过压保护造成气腹机不工作。

2.3.4 气腹机设定压力过高造成患者不适。

2.4 信息危险（源）

标记缺少或不正确，标记的位置不正确，不能被正确地识别，不能永久贴牢和清楚易认等。

包括说明书中未对限制充分告知，未对不正确的操作、与其他设备共同使用时易产生的危险（源）进行警告，未正确标示储运条件，清洁方法、更换过滤器等。

表2　初始事件和环境

通用类别	初始事件和环境示例
不完整的要求	性能要求不符合 测量准确性等不符合要求 说明书未对气腹机的使用操作方法进行准确的描述与说明
制造过程	控制程序（包括软件）修改未经验证，导致产品的测量误差不符合要求 生产过程中关键工序控制点未进行检测，导致部件、整机不合格 供方的控制不充分：外购件、外协件供方选择不当，外购件、外协件未进行有效进货检验等
运输和贮存	不适当的包装 不恰当的环境条件等
环境因素	过冷、过热的环境 不适当的能量供应 电磁场等
清洁、消毒和灭菌	使用者未按要求进行清洁、更换过滤器等
处置和废弃	产品使用后处置问题等
人为因素	设计缺陷引发的使用错误等 ——易混淆的或缺少使用说明书 ——不正确的测量和计量
失效模式	由于老化、磨损和重复使用而导致功能退化/疲劳失效等

表3　危险（源）、可预见的事件序列、危险情况和可能发生的损害之间的关系示例

危险（源）	可预见的事件序列	危险情况	可能发生的损害
电磁能量	在强电磁辐射源边使用气腹机测量	电磁干扰程序运行/抗干扰电磁配置不当或无配置	导致反馈系统测量错误、测量结果误差过大
	静电放电	干扰程序运行/接地不良或无接地	导致测量结果误差过大或数据擦除
漏电流	产品漏电流超标	外壳、可触及金属与带电部分隔离/保护不够	漏电流超出允许值，导致对人身电击伤害
热能	电子元器件发热	使用环境过热/电流过大	产品损坏
机械能	气腹机摔落、践踏后使气腹机外表破损	造成气腹机外壳出现锋棱	被气腹机划伤
	气腹机摔落、践踏后使气腹机压力控制系统受损	气腹机输出异常	导致气腹机无气输出或输出压力控制异常
	坠落导致机械部件松动	气腹机内部气路系统漏气	造成手术室内二氧化碳含量偏高，气腹机向腹腔供气不足

续表

危险（源）	可预见的事件序列	危险情况	可能发生的损害
机械能	机体从高处落下、被践踏	液晶显示屏破碎	使显示屏没有显示导致无法进行流量与压力设定，产品不能正常用工作
不正确的测量	压力传感器损坏	输出气体压力失控	腹腔内的压力最高可达低压减压阀的输出压力（例如40kPa），是出厂预置压力10倍以上
	压力校准不正确	设定压力与腔内实际压力超出允许的偏差范围	造成手术时手术区域压力不足或过高
生物学	不按要求进行过滤器的更换	输入人体的气体不能满足要求	造成手术部位感染
操作错误	气腹机出气端所接的气腹针堵塞或阀门未打开	造成充气缓慢或气腹机发出过压报警	气腹无法建立和维持
	气腹机持续采用连接气腹针供气的方式	造成手术时供气不足气腹不稳	气腹无法维持
	向气腹机供气 CO_2 气体气压过高	引起气腹机过压保护，气腹机不工作	气腹无法建立
	气腹机设定压力过高	手术时患者气腹腹压不是适宜的	造成患者不适
不完整的说明书	未对错误操作进行说明	见"操作错误"	气腹无法建立或维持，造成手术无法正常开展
	不正确的产品贮存条件	器件老化，部件寿命降低	产品寿命降低，设备故障率提高

（八）产品技术要求应包括的主要性能指标

气腹机产品有直接对应的行业标准 YY 0843—2011《医用内窥镜 内窥镜功能供给装置 气腹机》，对产品本身明确了要求。不同企业可根据自身产品的技术特点制定性能指标要求，但不得低于相关强制性国家标准、行业标准的要求。如对标准中有部分条款不适用，企业应提交编制说明充分阐述不适用的原因。

根据产品的主要功能和预期用途，产品的技术指标主要包括接口规格、设置气压的可调节范围、气压显示的准确性、过压报警功能、过压释放功能、欠压补充时间、设置流量的调节范围、流量显示的准确性、显示耗气量的准确性、气体过滤器的过滤性能及灭菌耐受性、电气安全性能、持久性和电磁兼容性能等。气腹机产品型号/规格及其划分说明应明确软件版本信息，包括：软件名称、型号规格、发布版本、版本命名规则、运行环境。并且，性能指标应明确软件全部临床功能纲要。

1. 接口规格

气腹机与外气源连接的进气接口形式及连接螺纹应符合 GB/T 15383—2011 的要求。

2. 气压

2.1 设定气压的调节范围

注册申请人应给出设置气压的调节范围，该调节范围应包含 1999.5Pa（15mmHg），并应与气腹机设置气压的实际调节范围一致。

2.2 气压预置的准确性

气压设置的允差为 ±266.6Pa（2mmHg）。

2.3 气压显示的准确性

气压显示的允差为 ±266.6Pa（2mmHg）。

2.4 过压提示功能

气腹机应具有过压提示功能。注册申请人应给出过压提示的提示气压差的标称值，允差 ±266.6Pa（2mmHg）。

2.5 过压释放功能

气腹机应具有过压释放功能。注册申请人应给出过压释放时间的标称值，实测值应不大于标称值。

2.6 欠压补充时间

注册申请人应给出欠压补充时间的标称值，实测值应不大于标称值。

3. 流量

3.1 流量设置的调节范围

如果气腹机的设置流量可以调节，注册申请人应给出设置流量的调节范围，并应与气腹机设置流量的实际调节范围相一致。

3.2 流量设置的准确性

当设置流量 ≤10L/min（0.6m³/h）时，流量设置的允差为 ±2L/min（0.12m³/h）；当设置流量 >10L/min（0.6m³/h）时，流量设置的允差为 ±20%。

3.3 流量显示的准确性

当实际流量 ≤10L/min（0.6m³/h）时，流量显示的允差为 ±2L/min（0.12m³/h）；当实际流量 >10L/min

（0.6m³/h）时，流量显示的允差为 ±20%。

4. 显示耗气量的准确性

显示耗气量的允差为 ±20%。

5. 气体过滤器的要求

5.1 过滤性能

气腹机的构成中应包含气体过滤器，无论该过滤器是分离式的或者一体式的，其过滤部分对气体中 0.5μm 及以上微粒的滤除率应不小于 90%。

5.2 灭菌耐受性

若该气体过滤器可重复使用，应能耐受说明书中规定的灭菌过程，并保持性能。

6. 持久性

气腹机在持久性试验后应仍符合 2、3 的要求。

7. 环境条件（或在研究资料中提供环境条件研究资料）

应符合 GB/T 14710—2009 中气候环境 II 组和机械环境 II 组的要求。

8. 电气安全

应符合 GB 9706.1—2007 和 GB 9706.19—2000 的要求。

9. 电磁兼容要求

电磁兼容性应符合 YY 0505—2012 的要求。

（九）同一注册单元内注册检验代表产品确定原则和实例

同一注册单元应按产品风险与技术指标的覆盖性来选择典型产品。典型产品应是同一注册单元内能够代表本单元内其他产品安全性和有效性的产品，应考虑功能最齐全、结构最复杂、气压调节范围最大、精度最高、风险最高的产品。同一注册单元中，若性能指标不能互相覆盖，则典型产品应为多个型号。

举例：气腹机中气体最大流量输出量不同的产品，应选择流量输出最大的作为典型型号。

医疗器械检测机构对涉及电磁兼容性能的检测出具检测报告，对于检测过程中发现的重大问题，如基本性能判据、型号覆盖等问题，应在检测报告备注中详细载明有关问题并注明自身意见，以供具体技术审查部门参考。电磁兼容检测引起产品电气安全变化的应对电气安全变化部分进行检测。

（十）产品生产制造相关要求

1. 应当明确产品生产工艺过程

工艺过程可采用流程图的形式，并说明其每道工序的操作说明，同时对过程控制要点进行详细说明，重点关注气腹机气体压力、流量调试的生产工艺控制流程。

2. 生产场地

应详细说明产品生产场地地址、生产工艺布局、生产环境要求及周边情况。有多个研制、生产场地，应当概述每个研制、生产场地的实际情况。

（十一）产品临床评价要求

该产品已列入《免于进行临床试验的第二类医疗器械

目录》（国家食品药品监督管理总局通告 2014 年第 12 号，以下简称《目录》）第 131 项，产品名称"腹腔镜气腹机"，但申请人需按照《医疗器械临床评价技术指导原则》（国家食品药品监督管理总局通告 2015 年第 14 号）及相关的文件要求提交临床评价资料。

列入《目录》的产品，注册申请人需提交申报产品相关信息与《目录》所述内容的对比资料和申报产品与已获准境内注册的《目录》中气腹机的对比说明，提交的资料应能证明申报产品与《目录》所述的产品具有等同性。若无法证明申报产品与《目录》产品具有等同性，则应按照《医疗器械临床评价技术指导原则》其他要求开展相应工作。

（十二）产品的不良事件历史记录

参照国家食品药品监督管理总局不良反应监测中心最新结果，截至 2017 年 12 月，未见严重不良事件报道。根据国家食品药品监督管理总局药品不良反应监测中心收集的气腹机医疗器械不良事件，常见气腹机在临床中出现的共同问题主要有以下几点：（1）气腹机使用中不充气；（2）充气压力过大、过小。

如产品发生不良事件，在延续注册中，应当提交医疗器械不良事件汇总分析评价报告，报告应对本产品上市后发生的可疑不良事件列表、说明在每一种情况下注册申请人采取的处理和解决方案。对上述不良事件进行分析评价，阐明不良事件发生的原因并对其安全性、有效性的影响予以说明。如产品上市后发生了召回，应当说明召回原因、过程和处理结果。

（十三）产品说明书和标签要求

产品说明书和标签的编写要求应符合《医疗器械说明书和标签管理规定》（国家食品药品监督管理总局令第 6 号）、GB 9706.1—2007、GB 9706.19—2000、YY 0843—2011、YY/T 0466.1—2009、YY 0505—2012 中的相关要求，说明书、标签的内容应当真实、完整、科学，并与产品特性相一致，文字内容必须使用中文，可以附加其他语种。说明书、标签中的文字、符号、图形、表格、数据等应相互一致，并符合相关标准和规范要求。

1. 说明书

说明书应符合《医疗器械说明书和标签管理规定》（国家食品药品监督管理总局令第 6 号）中第十一、十二条和 GB 9706.1—2007、GB 9706.19—2000 中 6.8 条要求，并应包括以下内容。

（1）气腹机输出气体压力、流量设定范围，正常工作和贮存条件。

（2）气腹机输出气体压力的开机预置值。

（3）说明书中应包括对使用警告总结的章节。

（4）说明书中应包括故障处理的章节。

（5）推荐使用的清洁、消毒和灭菌方法及程序。

（6）使用说明书应向使用者或操作者提供有关存在于

该设备与其他装置之间的潜在的电磁干扰或其他干扰的资料，以及有关避免这些干扰的建议，如：明确不要在强电磁条件下使用。

2. 标签要求

产品标签内容应符合《医疗器械说明书和标签管理规定》（国家食品药品监督管理总局令第 6 号）中第十三条和 GB 9706.1—2007、GB 9706.19—2000 中 6.1 条的要求。

（十四）产品的研究要求

1. 产品性能研究

应当提供产品性能研究资料以及产品技术要求的研究和编制说明，包括功能性、安全性指标以及与质量控制相关的其他指标的确定依据，所采用的标准或方法、采用的原因及理论基础。如：气压、流量等主要性能要求按 YY 0843—2011 中相关要求确定，并明确具体的性能指标制定理由。

2. 生物相容性评价研究

气腹机产品组成中如含有预期与使用者或患者接触的部件，本章节适用。

应描述气腹机产品与人体接触部件的材料，以及在使用过程中与皮肤组织接触的性质和时间，参照《关于印发医疗器械生物学评价和审评指南的通知》（国食药监械〔2007〕345 号）、GB/T 16886.1—2011 的要求对其进行生物相容性评价。

通常，气腹机产品与人体接触的部件为气腹管，根据接触性能和时间考虑评价细胞毒性、致敏、刺激或皮内反应试验。

3. 灭菌/消毒工艺研究

气腹机属于终端用户灭菌/消毒产品，可重复使用气体过滤器的灭菌应根据 YY 0843—2011 标准的要求确定。

4. 产品有效期和包装研究

（1）对于气腹机运行工况来说，决定其产品有效期主要应从机械运动部件、电磁阀、电子部件的使用寿命或材料的老化周期进行判断。申请者应提供相关材料或整机运行实验的证明资料来验证有效期。评审时应根据上述材料进行评价。

（2）包装标识内容应符合《医疗器械说明书和标签管理规定》（国家食品药品监督管理总局令第 6 号）、YY 0843—2011、GB/T 191—2008、YY 0466.1—2009 的要求。

5. 软件研究

气腹机若含有软件，需提供一份单独的医疗器械软件描述文档，包括基本信息、实现过程和核心算法三部分内容，详尽程度取决于医疗器械软件的安全性级别和复杂程度。同时，应当出具关于软件版本命名规则的声明，明确软件版本的全部字段及字段含义，确定软件的完整版本和发行所用的标识版本。评价方法参照《医疗器械软件注册技术审查指导原则》（国家食品药品监督管理总局通告 2015 第 50 号）。

注：软件安全级别按照 YY/T 0664—2008《医疗器械软件 软件生存周期过程》进行判定，气腹机产品软件安全级别一般为 B 级，若该产品软件的核心算法为全新算法，应在公认成熟算法基础上提供安全性与有效性的验证资料。

三、审查关注点

（一）产品名称应符合《医疗器械通用名称命名规则》的要求。

（二）审查产品技术要求时应注意产品（包括可能的选配件）必须执行 YY 0843—2011、GB 9706.1—2007、GB 9706.19—2000 和 YY 0505—2012 的要求。具体指标的适用性应按照产品具体的工作原理和结构组成进行判断。

（三）对说明书的审查应注意明确产品的预期用途，选配件、附加功能应列明并表述正确。

（四）同一注册单元中典型型号的选取应关注产品的可调参数范围、精度要求和产品功能。

（五）应关注临床评价资料中，对比产品与申报产品在工作原理、结构组成、性能指标、预期用途等是否实质性等同。性能指标存在差异的，应对是否会带来新的风险及影响预期应用作出评价。

四、编写单位

浙江省医疗器械审评中心。

27　手术显微镜注册技术审评指导原则

（手术显微镜注册技术审查指导原则）

本指导原则旨在指导注册申请人对手术显微镜产品注册申报资料的准备及撰写，同时也为技术审评部门审评注册申报资料提供参考。

本指导原则是对手术显微镜的一般要求，申请人应依据产品的具体特性确定相关内容是否适用，若不适用，需具体阐述理由及相应的科学依据，并依据产品的具体特性对注册申报资料的内容进行充实和细化。

本指导原则是供申请人和审查人员使用的指导文件，不涉及注册审批等行政事项，亦不作为法规强制执行，如有能够满足法规要求的其他方法，也可以采用，但应提供详细的研究资料和验证资料。应在遵循相关法规的前提下使用本指导原则。

本指导原则是在现行法规、标准体系及当前认知水平下制定的，随着法规、标准体系的不断完善和科学技术的不断发展，本指导原则相关内容也将适时进行调整。

一、适用范围

本指导原则适用于《医疗器械分类目录》（国家食品药品监督管理总局公告 2017 年第 104 号）中涉及在显微手术和诊断治疗时用于观察的手术显微镜，管理类别为二类，产品分类编码为 06—13—04［医用成像器械—光学成像诊断设备—手术显微镜（非眼科）］、16—05—05（眼科器械—眼科治疗和手术设备、辅助器具—其他眼科治疗和手术设备）。

本指导原则不包含带有荧光造影功能的手术显微镜。

二、技术审查要点

（一）产品名称要求

手术显微镜产品的命名应采用《医疗器械分类目录》和行业标准中的通用名称：手术显微镜，或依据《医疗器械通用名称命名规则》（国家食品药品监督管理总局令第 19 号）采用以下命名结构：特征词＋手术显微镜。

在实际应用中常采用的产品名称为：手术显微镜、眼科手术显微镜。

（二）产品的结构和组成

1. 产品的结构和组成

手术显微镜通常由一个观察的光学系统、照明系统、支架、电气装置组成。可根据不同的使用要求配置各种相应的配件，如助手镜、图像采集处理系统等。

2. 组成单元结构/功能描述

2.1 观察的光学系统

观察的光学系统由物镜、可变放大率的光学系统、镜管和目镜组成。

2.2 照明系统

一般由钨丝灯泡、卤素灯泡、LED 灯、氙灯作为光源。通过导光束及其他光学元件组成照明系统，有同轴照明、斜照明和裂隙照明之分。

2.3 支架

支架系统是仪器的支撑系统，一般电气装置设在支架中，因此支架也是仪器的电控枢纽，同时支架可以具有三维空间运动，满足手术中医生对仪器的操作要求。

2.4 电气装置

用于提供设备运行所必需的电能，可控制变倍、调焦、照明亮度、X、Y 轴移动、前后俯仰、左右倾斜等。

2.5 相关配件（如适用）

手术显微镜可通过分光器安装助手镜、图像采集处理系统等相关配件。助手镜可配有供单眼或双眼观察的镜管，用于手术辅助。图像采集处理系统通常用于手术监视，手术图像和视频的采集及处理等。某些手术显微镜采用激光作为聚焦参考，为观察端提供焦点。

3. 产品的种类划分

按设备结构形式划分：台式、立式、吊顶式和壁挂式。

按光路结构形式划分：单人双目、双人四目、多人多目。

按变倍方式划分：手动变倍、自动变倍，自动变倍和手动变倍并存。

按变倍结构划分：转鼓式变倍、连续无级式变倍。

按物镜使用划分：手术显微镜的双目光路系统共用一个大物镜的型式称为大物镜型手术显微镜；手术显微镜的双目光路系统分别配置物镜的型式称为小物镜型手术显微镜。

按工作距离划分：有级工作距离、无级工作距离。

按应用科室划分：眼科、其他科室等。

4. 实例（图 1 ~ 图 4）

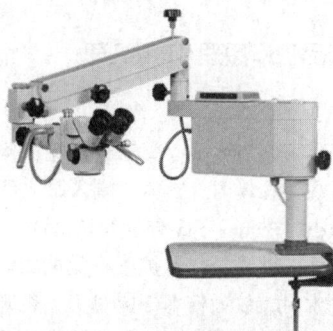

图 1　台式手术显微镜

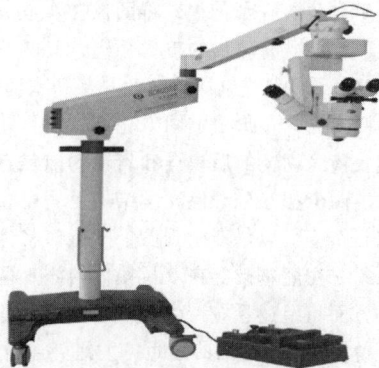

图 2　立式手术显微镜

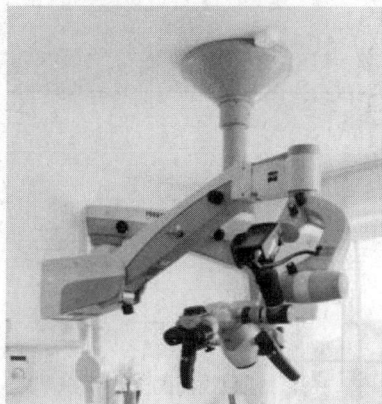

图 3　吊顶式手术显微镜

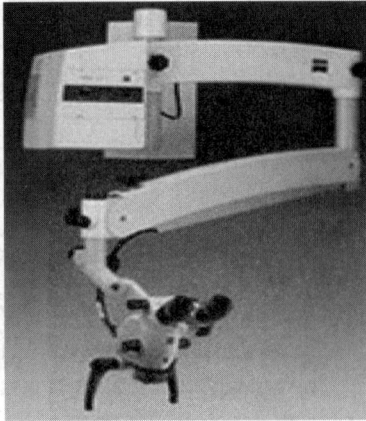

图4 壁挂式手术显微镜

（三）产品工作原理/作用机理

1. 工作原理

人肉眼观察物体的大小取决于物体在视网膜上的成像大小。用眼睛观察物体时，物体两端入眼光线的夹角为视角，如物体微小，视角小于 2 分（1/30 度）就难以分辨物体的形状，必须借助光学仪器扩大视觉能力。但用简单的放大镜施行手术时，放大倍率不能过大，否则工作距离会大为缩小，过小的工作距离无法进行手术操作。显微外科手术一般要求有 200mm 左右的工作距离，必须用比放大镜复杂的透镜组合放置在镜筒中，将图像初步放大后，再进行二次放大，才能既有较大的工作距离，又能获得较大的放大倍率。这种结构就是众所周知的开普勒望远镜的结构，其特点是镜筒内由物镜形成的图像正好位于目镜的焦点平面上，也就是镜筒物镜的后焦点和目镜的前焦点在同一平面上重合。由两个相互分开但光学结构上完全相同的上述镜筒组成双目镜筒，以供双眼观看，才能对物体有明确的深度定位效果。在此基础上在双目镜筒内添加两个正向系统，后者一方面将上述系统产生的倒像转变为正像，另一方面还能使镜筒左右双光路的间距扩大到符合瞳距的需要。图 5 所示为典型的双目镜筒的光学系统。

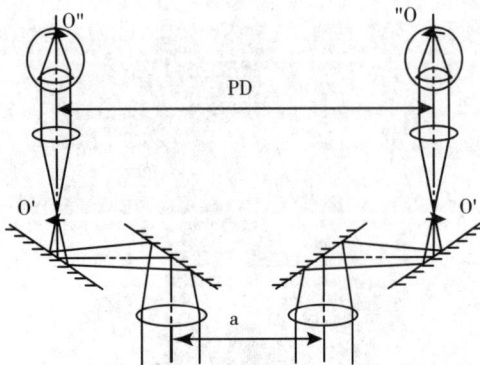

图5 双目镜筒的光学系统

a. 双目镜筒之间的距离　O′. 中间图像
O″. 在视网膜上形成的像　PD. 瞳距

由双目镜筒连同其两只镜筒物镜加转折棱镜及正像棱镜组成的手术显微镜，是光路比较简单的类型，由于这种结构有两个小物镜，所以称为小物镜型手术显微镜。小物镜型显微镜口径小，成本低，单光路为同轴成像，光学设计较简单，但结构上要求两小物镜有固定的倾斜度，难以更换不同焦距的物镜，不易改变工作距离，左右眼所观察到的物面有一定的相对倾斜。

随着显微外科不断发展提出的新要求，近年来国内外主流生产使用的都是大物镜型手术显微镜。此型是在双目镜筒下方串接一块大的物镜而成。大物镜型显微镜使用的是无穷远型的显微物镜，不受工作距离的限制，在它后面可以加入变倍系统、照明系统、分光器等，很适合手术显微镜的需要。采用大物镜型可以使整个系统结构紧凑，更换不同焦距的物镜比较方便，满足不同手术对不同工作距离的需要。图 6 所示为大物镜型手术显微镜光学结构原理图，图中结构仅作参考，不代表标准配置，根据具体产品可做相应增减。

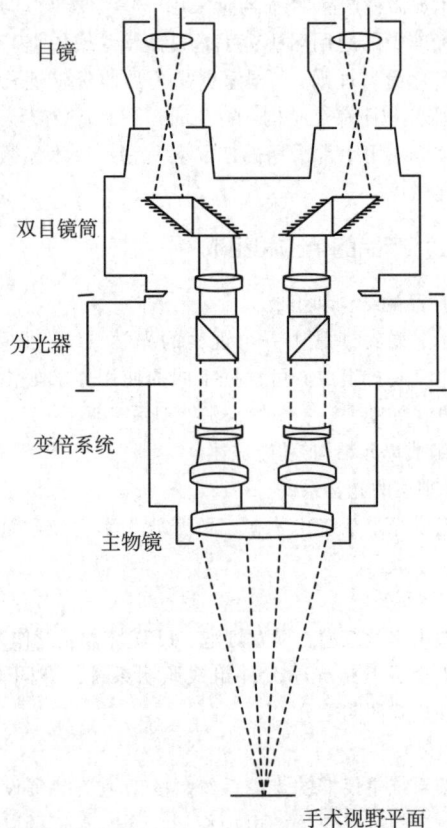

图6 大物镜型手术显微镜光学结构原理图

手术显微镜的放大倍率可用下列公式计算：

$$显微镜的总放大倍率 = \frac{镜筒物镜的焦距}{主物镜的焦距} \times 变倍系统的放大倍率 \times 目镜放大系数$$

从公式可以看出，用放大倍数不同的目镜和焦距不同的物镜可以改变手术显微镜的放大倍率。此外，手术显微镜的手术视野与放大倍率成反比，即随着放大倍数的增加，手术区的实际视野将缩小，也就是说，术中如选择尽量大的放大倍数就意味着要选择尽量小的操作允许度。

手术显微镜下的视觉分辨力取决于系统的数值孔径。数值孔径是由物镜焦距和有效通光孔径决定的。一般而言，在不改变物镜焦距的情况下，手术视野平面上的照明区域与光强都不会发生改变。通过变倍系统改变系统放大倍率，则会导致放大率最大时，从目镜感受的亮度最小。当波长确定的前提下，数值孔径反映了光学系统的分辨极限。照明装置安放在显微镜内，为减少较大功率光源产生的热量对周围微细组织的灼伤，可采用可调光源及增加散热系统。

2. 作用机理

因该产品为非治疗类医疗器械，故本指导原则不包含产品作用机理的内容。

（四）注册单元划分的原则和实例

手术显微镜的注册单元原则上以产品的工作原理、结构组成、性能指标和适用范围为划分依据。

1. 产品光学原理不同的，应划分为不同的注册单元。如大物镜型手术显微镜和小物镜型手术显微镜应划分为不同的注册单元。

2. 技术结构不同的手术显微镜应划分为不同的注册单元。如：立式手术显微镜与吊顶式手术显微镜应划分为不同的注册单元。

3. 分类编码不同的手术显微镜应划分为不同的注册单元。如：用于眼科的手术显微镜与用于其他科室的手术显微镜应划分为不同的注册单元。

4. 主要性能指标不能覆盖、有较大差异的，应考虑划分不同注册单元。

（五）产品适用的相关标准

表1　相关产品标准

标准编号	标准内容
GB 7247.1—2012	《激光产品的安全 第1部分：设备分类、要求》
GB 9706.1—2007	《医用电气设备 第1部分：安全通用要求》
GB 11239.1—2005	《手术显微镜 第1部分：要求和试验方法》
GB/T 191—2008	《包装储运图示标志》
GB/T 9969—2008	《工业产品使用说明书 总则》
GB/T 10050—2009	《光学和光学仪器 参考波长》
GB/T 14710—2009	《医用电器环境要求及试验方法》
GB/T 20145—2006	《灯和灯系统的光生物安全性》
YY 0505—2012	《医用电气设备 第1-2部分：安全通用要求 并列标准：电磁兼容 要求和试验》
YY 1057—2016	《医用脚踏开关通用技术条件》
YY 1296—2016	《光学和光子学 手术显微镜 眼科用手术显微镜的光危害（适用眼科手术显微镜）》
YY/T 0316—2016	《医疗器械 风险管理对医疗器械的应用》

续表

标准编号	标准内容
YY/T 0664—2008	《医疗器械软件 软件生存周期过程》
YY/T 0466.1—2016	《医疗器械 用于医疗器械标签、标记和提供信息的符号 第1部分：通用要求》

注：以上标准适用最新版本。

上述标准（表1）包括了产品技术要求中经常涉及的通用标准和方法标准。可根据产品的特点增加相关要求。

产品引用标准的审查可以分两步来进行。首先对引用标准的齐全性、适宜性和准确性来进行审查。此时，应注意标准编号、标准名称是否完整规范，年代号是否有效。

其次是对引用标准的采纳情况进行审查。即所引用的标准中适用的条款要求是否在产品技术要求中进行了实质性的条款引用。这种引用通常采用两种方式：文字表述繁多、内容复杂的可以直接引用标准及条文号；文字比较简单的可以直接引述具体要求。

若有新版的强制性国家标准和行业标准发布实施，产品的性能指标要求应执行最新版本国家标准、行业标准的要求。

（六）产品的适用范围、禁忌症

申报产品的性能参数和功能应能满足产品适用范围的要求，适用范围不应超出临床评价资料所评价的范围。

手术显微镜产品适用范围：供显微手术和诊断治疗时观察用。

禁忌症：暂未发现。

（七）产品的主要风险

主要参考 YY/T 0316—2016《医疗器械 风险管理对医疗器械的应用》。风险管理活动要贯穿产品设计、生产、上市后使用及产品处理的整个生命周期。要体现注册申请人风险管理活动计划的完整性，尤其上市管理的风险分析与评价过程。对于上市前风险管理中尚未认知的风险，应在上市后开展信息收集，一旦发现异常及时进行风险评价，采取控制措施，更新风险管理文件。

手术显微镜风险分析应参考 YY/T 0316—2016《医疗器械 风险管理对医疗器械的应用》行业标准相关要求，逐一进行回答，也可以用列表的方式列示。剩余风险分析时，一定要逐一确认采取风险控制措施后，会不会引入或造成更大的风险，只有新引入风险能转化为可接受风险，方能认为风险受控。手术显微镜必须进行风险与收益分析，收益大于风险时方可接受。

提供手术显微镜产品上市前风险管理报告，此报告旨在说明并承诺：

——风险管理计划已被正确地实施。

综合剩余风险是可接受的。

——已有恰当方法获得与注册申请人申报的手术显微

镜产品相关和出厂后流通与临床应用的信息。

应随风险管理报告一并附上包括风险分析、风险评价、风险控制概述管理资料。至少应包括：

——产品安全特征清单；

——产品可预见危害及分析清单（说明危害、可预见事件序列、危害处境和可能发生的损害之间的关系）；

——风险评价、风险控制措施以及剩余风险评价汇报表。

对于风险分析和管理概述，应包括一份风险总结，以及如何将风险控制在可接受程度的内容。从生物学危害、机械危害、能量危害、有关使用的危害、信息危害和维护不周及老化引起的危害等方面，对产品进行全面分析并阐述相应的防范措施。

1. 风险分析方法

1.1 在对风险的判定及分析中，要考虑合理的可预见的情况，包括：正常使用条件下和非正常使用条件下。

1.2 风险判定及分析应包括：对于患者的危害、对于操作者的危害和对于环境的危害。

1.3 风险形成的初始原因应包括：人为因素，产品结构的危害，原材料危害，综合危害，环境条件。

1.4 风险判定及分析考虑的问题包括：生物相容性危害；机械危害；能量危害；操作信息，包括警示性语言、注意事项以及使用方法的准确性；使用过程可能存在的危害等。

2. 风险分析清单

手术显微镜产品的风险管理报告应符合 YY/T 0316—2016《医疗器械 风险管理对医疗器械的应用》的有关要求，审查要点包括：

2.1 产品定性定量分析是否准确（依据 YY/T 0316—2016《医疗器械 风险管理对医疗器械的应用》附录 C）。

2.2 危害分析是否全面（依据 YY/T 0316—2016《医疗器械 风险管理对医疗器械的应用》附录 E）。

2.3 风险可接收准则，降低风险的措施及采取措施后风险的可接收程度，是否有新的风险产生。

根据 YY/T 0316—2016《医疗器械 风险管理对医疗器械的应用》附录 E 对该产品已知或可预见的风险进行判定，手术显微镜产品在进行风险分析时至少应包括以下的主要危害，注册申请人还应根据自身产品特点确定其他危害。针对产品的各项风险，注册申请人应采取应对措施，确保风险降到可接受的程度。

3. 产品的主要危害

表2 产品主要初始危害因素

通用类别	初始事件和环境示例
不完整的要求	设计参数的不恰当规范：可触及金属部分、外壳、应用部分等与带电部分隔离/保护设计缺陷，导致电击危险防护能力较低，可能对使用者或患者造成电击危害；设备插头剩余电压过高；支撑装置载荷设计不合理，固定不牢固，机械调节支撑件强度不足，立式设备脚轮锁定不良，设备稳定性差，设备面、角、边粗糙，对使用者造成机械损伤；电磁兼容性不符合要求，导致设备基本性能降低或干扰其他设备的正常工作；受潮防护能力不足，导致电击危害。 光源部件产生大量的热能，防护罩未采用隔热措施导致可接触的外表面温度过高，且未张贴警示性符号，导致高温危害；光源部件未设计过滤措施，导致光斑直射患者敏感区域（如眼底黄斑等），造成光照危害。 与人体直接接触部件材料的生物相容性问题。 随机文件中要求不恰当不规范：使用说明书未对设备正确使用的内容和执行方式、设备的维护、保养方式、方法、频次进行说明，导致设备不能正常使用。 元器件、附件或组件功能失效：光源输出异常（照度增加或减小）、图像采集异常导致设备无法获取准确的图像、控制组件（如脚控等）失灵导致操作失控和安全性能出现隐患。 寿命的结束：设备/附件的使用寿命和贮藏寿命导致设备/附件超期非正常使用、器件松动，致使关键元器件，如光源，稳定性等性能指标降低，安全性能出现隐患。 重要的安全机构未张贴警示性符号，导致误操作后的机械损伤。 适应症的缺失和对医护人员的告诫不足导致被检查者受伤
制造过程	制造过程更改的控制不充分：控制程序修改未经完整、充分验证，导致设备性能参数指标不符合标准要求。 制造过程的控制不充分：生产过程关键工序控制点未进行监测，导致部件或整机不合格。 供方的控制不充分：外购、外协件供方选择不当，外购、外协件未进行有效进货检验，导致不合格外购、外协件投入生产
运输和贮藏	不恰当的包装：产品防护不当导致设备运输过程中损坏。 不适当的环境条件：在超出设备规定的贮藏环境（温度、湿度、大气压力）贮藏设备，导致设备不能正常工作
环境因素	物理学（如热、压力、时间）：液体、过热/冷环境可能导致设备不能正常工作。 电磁场（如对电磁干扰的敏感度）：抗电磁干扰能力差，特定环境设备工作不正常；A 类设备在 B 类设备的环境中使用会对公共电网产生影响，干扰公共电网中其他用电设备的正常运行。 不适当的能量供应：设备的供电电压不稳定，导致设备不能正常工作或损坏、光源光照强度不稳定
清洁、消毒	使用说明书中推荐的清洗消毒方法未经确认。 使用者未按要求进行防护、清洗和消毒（如：使用错误的消毒剂）

续表

通用类别	初始事件和环境示例
处置和废弃	未提供信息或提供信息不充分：未在使用说明书中对设备的废弃物处置进行提示性说明
材料	生物相容性：与人体接触的部件材料选择不当可致过敏等反应
人为因素	设计缺陷引发可能的使用错误。 易混淆的或缺少使用说明书：如缺少详细的使用方法、缺少必要的技术参数、缺少必要的警告说明、缺少必要的电路图和元器件清单、缺少运输和贮存环境条件的限制；设备在故障状态（如断开保护接地线、设备的元器件出现故障）下运行可产生危险警示不足；使用前未检查设备工作状态；操作说明过于复杂，不易懂；未说明如何正确维护、保养设备/附件；若需客户自行安装未详细说明装配过程和注意事项；未说明故障排除指南。 机械结构如限位、锁紧等安全装置使用程序不明确或不清晰。 悬挂额外重物，导致机器悬挂重量过载。 清洗、消毒方法不明确。 光源过热的警告不明确或不清晰。 由缺乏技术的/未经培训的人员使用：使用者/操作者未经培训或培训不足，不能正确使用和维护、保养设备
失效模式	光路故障：光强度不受控、放大率不正确、成像模糊、光学元器件受潮。 软件故障：用户文档中提到的功能不可执行；无法显示图像或图像不清晰等。 机械故障：平衡、锁紧装置失效，导致机械的悬架臂突然下坠或转动关节无法锁紧

表3　危害分类、危害形成的因素、可能的后果之间的关系

危害分类		危害形成的因素	可能的后果
能量危害	电磁能	使用环境内其他设备（移动电话、高频手术设备、微波手术设备等）对手术显微镜产生电磁干扰导致以下问题：电气设备输出参数（如照度）非预期增加或减小；控制组件（如工控机控制的机械组件）和显微镜变倍调焦功能突然失灵	伤害患者眼睛，危害手术过程的安全进行
	电能	应用部分漏电流超过标准要求；绝缘失效；接地不良，对地阻抗大；应用部分与带电部分没有充分隔离；设备的电源插头剩余电压过高；机器外壳的防护罩封闭不良	使用者或患者电击损伤、死亡
	热能	散热风扇失灵，光源处散热条件变差，长时间使用造成局部温升过高，引起组件着火；误接触高温外部	引起火灾；烫伤
	机械能	机械调节装置松动造成悬挂臂突然下坠；平衡、锁紧装置失灵	患者机械损伤
	光能	光斑太大或太小；光源含有紫外线成分；光源含有近红外线成分；光斑中心直射患者敏感区域	可能对眼睛造成不适甚至损伤
生物学危害	再次或交叉感染	公共场所未经清洗、消毒的与人体接触的部件引起的交叉感染	患者或操作者接触部位损伤
	原材料	手术显微镜的原材料有毒有害对人体造成的危害	对人体产生潜在的危害
化学危害	清洁剂或消毒剂	使用的清洁剂、消毒剂残留引发的危害	对人体或环境产生潜在的危害
信息危害	标记	包括标记缺少或不正确，标记的位置不正确，不能永久贴牢和清楚易认等，如可接触高温部件无警示标识；安全平衡装置无警示标识；挂接处无警示标识	误接触或误操作引起烫伤或患者机械损伤
	操作说明书	说明书未对部件/附件安装和使用作出说明；说明书未对消毒、灭菌等维护信息作出详细说明；错误的附件安装说明；说明书对产品性能特征、适用范围、使用限制等描述不规范、不完整；说明书未对故障排查作详细说明；说明书未对合理可预见的误用进行警告	非预期或超范围使用；设备不能正常工作；操作结果出现偏差，严重时延误治疗；损坏设备；使用者受到电气伤害
操作危害	非预期操作	意外的踩踏或地板刹车锁定装置解锁引起设备非预期性移动	操作者操作失误导致被检查者损伤
	使用错误	在注册申请人规定的使用环境条件外使用产品，可能造成观察误差过大	损坏设备；手术无法正常进行，延误治疗；产品寿命降低，严重时导致使用者受到电气伤害
失效产生的危害	贮存条件有误	在注册申请人规定的贮存环境条件外贮存产品	可能造成产品的损坏或无法正常工作，产品寿命降低
	功能的丧失或损坏	照明光源输出不稳定，或明或暗；光路控制失效，设备照度意外增加或突然失去照明；电气控制组件失效	影响手术过程的安全进行

表2、表3依据 YY/T 0316—2016 的附录 E 提示性列举了手术显微镜可能存在危害的初始事件和环境，示例性地给出了危害分类、危害形成的因素、可能的后果之间的关系，给审查人员予以提示、参考。

由于手术显微镜的原理、功能和结构的差异，本章给出的风险要素及其示例是常见的而不是全部的。上述部分只是风险管理过程的组成部分，不是风险管理的全部。注册申请人应按照 YY/T 0316—2016 中规定的过程和方法，在产品整个生命周期内建立、形成文件并保持一个持续的过程，用以判定与医疗器械有关的危害、估计和评价相关的风险、控制这些风险并监视上述控制的有效性，以充分保证产品的安全和有效。

（八）产品技术要求应包括的主要性能指标

产品性能指标的审查是产品技术要求审查中最重要的环节之一。

本条款给出需要考虑的产品主要技术指标，其中部分指标给出定量要求，其他性能指标因要求不统一或不是强制要求而未给出定量要求。如有附加功能，注册申请人应采用相应的标准，具体可结合注册申请人自身的技术能力，参考相应的国家标准、行业标准。注册申请人如不采用以

下条款（包括国家标准、行业标准要求），应当说明理由。

手术显微镜应执行 GB 11239.1—2005《手术显微镜 第1部分：要求和试验方法》的要求。

1. 光学和机械性能

1.1 手术显微镜的光学性能应符合表4的要求。

1.2 成像齐焦性

手术显微镜在最高放大率时调焦清晰后，改变放大率至最低放大率，不加调焦，视场中心的分辨力应不低于20线对/mm，若最低放大率的分辨力低于该值，则应以最低放大率的分辨力为依据。

1.3 视场相对允差

手术显微镜左右视场直径相对允差应不大于 2.5%。

1.4 视场中心偏移量

手术显微镜变换放大率后，手术显微镜视场中心的偏移量应不大于视场直径的 10%。

1.5 目视配套件

手术显微镜目视配套光学件的光学性能也应符合表4中序号2、3、6、7第1）项的要求，其最高放大率视场中心的分辨力不小于 1500NA 线对/mm；目视配套光学件或影像记录装置的视场中心与手术显微镜视场中心应重合，其偏移量应不大于手术显微镜视场直径的 10%。

表4 光学性能要求

序号	标准			要求
1	总放大率误差			±7.5%
2	左右光学系统之间的放大率差			≤1.5%
3	左右光学系统之间的视场应一致		在物镜像平面内垂直方向的偏移量（mm）	≤0.2
			水平方向的偏移量（mm）	≤0.4
4	左右光学系统之间的焦距差			DL/R≤1.5·DF
5	在最高放大率视场中心的分辨力不小于（线对/mm）			1800·NA
6	左右视场之间的像倾斜差			≤2°
7	目镜	1）左右光学系统之间出射光瞳高度差（mm）		置视度刻值在0位≤1.5
		2）如使用视度，一个视度刻划的校正误差（m−1）		零视度指示误差±0.25
		3）瞳距最小调整范围（mm）		55~75
		4）视度最小调整范围	常用（m−1）	+5~−5
			高眼点（m−1）	+2~−4

注：

允许焦平面的沿轴改变决定于：

$$D_F = \frac{\lambda}{2 \cdot NA^2} + \frac{1}{7 \cdot M_{TOTVIS} \cdot NA} \tag{1}$$

式中：D_F——透镜的焦深，单位为毫米（mm）；

　　　M_{TOTVIS}——总放大率（最高值）；

　　　λ——光学波长，单位为毫米（mm），按产品用途不同，依据 GB/T 10050—2009 要求选取参考波长；

　　　NA——某个光学观察系统的物镜数值孔径，单位为毫米（mm）。

这个等式的第二部分是依据眼的分辨率2'时的几何景深公式导出

1.6 照明装置

手术显微镜的照明装置应使视场内照明均匀、边缘整齐，并有足够的照度，其显色指数应大于85%，受照面温升转换为辐照度 Ee 应不超过 1000W/m²。

1.7 光学清洁度

手术显微镜光学系统内部应清洁，在目镜视场内不应有明显的和影响观察的麻点、划痕、气泡等疵病和附着物存在，从物镜方向观察时，不应有明显的光学零件破边、油污和附着物。

1.8 噪声

手术显微镜工作时的噪声应不大于65dB。

1.9 机架性能

手术显微镜的支架应稳固、运动应平稳、舒适可靠，活动环节应定位牢固。

1.10 手术显微镜的脚踏开关应符合 YY 1057—2016 《医用脚踏开关通用技术条件》的标准要求。

1.11 如配有图像采集处理系统、助手镜或其他配件，应规定产品自身功能特性要求。

2. 环境试验要求

环境试验项目、试验要求和检验项目按 GB 11239.1—2005 中表 4 规定进行。

3. 安全指标要求

3.1 光辐射安全要求

对于非眼科手术显微镜，建议企业提供光辐射安全验证资料，推荐采用 GB/T 20145—2006 标准。GB/T 20145—2006 标准适用于所有非相干光源含 LED 光源。眼科手术显微镜应符合 YY 1296—2016 标准要求。如产品含有激光，应符合 GB 7247.1—2012 的要求。

3.2 电气安全要求

手术显微镜应符合 GB 9706.1—2007 标准要求。

3.3 电磁兼容性要求

应符合 YY 0505—2012 中规定的要求。

（九）同一注册单元内注册检验代表产品确定原则和实例

1. 典型产品应是同一注册单元内能够代表本单元内其他产品安全性和有效性的产品。

2. 应考虑功能最齐全、结构最复杂、风险最高的产品。

3. 注册单元内各种产品的主要安全指标、性能指标不能被某一产品全部涵盖时，则应选择涵盖安全指标、性能指标最多的产品作为典型产品，同时还应考虑其他产品中未被典型产品所涵盖的安全指标及性能指标。

4. 当没有充足证据能够证明同一注册单元内不同型号规格产品之间电磁兼容性能可以覆盖时，应选取每一型号规格产品进行电磁兼容项目检测。

（十）产品生产制造相关要求

1. 生产工艺过程及过程控制点

注册申请人应根据申报产品的实际情况，以流程图的形式对生产工艺过程进行详细描述，并根据流程图逐一描述其中的过程控制点。工艺流程图中的关键工序和特殊工艺应以特殊图形表示。

手术显微镜产品工艺举例说明：手术显微镜产品工艺一般包括机械加工、热处理、表面处理、光学镀膜、机械装配、电气焊接和调试、光学校准、振动和检验等工序。

注：本说明仅为资料性说明，注册申请人可根据产品情况调整产品生产工艺和过程控制点。

2. 研制、生产场地情况概述

注册申请人应当对与申报产品有关的研制场地和生产场地情况进行概述，主要包括以下内容：

研制场地：地址、位置、面积、研制环境条件、研制设备、验证设备等。

生产场地：地址、位置、面积、生产环境条件、生产设备、工艺装备、监视和测量装置等。

（十一）产品的临床评价细化要求

依据《医疗器械监督管理条例》（国务院令第680号）、《医疗器械注册管理办法》（国家食品药品监督管理总局令第4号）和《免于进行临床试验的第二类医疗器械目录》（国家食品药品监督管理总局通告2014年第12号，以下简称《目录》），手术显微镜免于进行临床试验，但需按照《医疗器械临床评价技术指导原则》（国家食品药品监督管理总局通告2015年第14号）规定提供临床评价资料，具体如下：

1. 提交申报产品相关信息与《目录》所述内容的比对资料，对比的内容应能说明属于《目录》中的产品。

2. 提交申报产品与《目录》中境内已上市同品种医疗器械的比对说明，比对说明应当包括《申报产品与目录内境内已上市同品种医疗器械比对表》和相应支持性资料。

提交的资料应能证明申报产品与《目录》所述的产品具有等同性。

若申请注册的产品在结构组成、性能要求、制造材料、适用范围等方面与对比产品有一定的差异，则注册申请人应详细说明这些差异，并提交证明资料说明这些差异不影响等同性，同时说明差异是否会形成新的产品安全性和有效性的风险，若这种差异可能形成新的影响产品安全性和有效性的风险，则注册申请人应视风险严重程度补充临床评价资料或临床试验资料。

（十二）产品的不良事件历史记录

根据江苏省医疗器械不良反应监测数据，自2010年以来，手术显微镜的不良事件有一百多例，主要可疑不良事件及原因分析如表5所示。

表5 可疑不良事件及原因分析一览表

事件序列	故障原因	损害
电气安全	电流不稳定、线路故障	灯泡熄灭
光学系统故障	氙灯光源本身比较白，而医生习惯性采用高亮度	延误诊疗；可能给被检查者或医生造成不适

续表

事件序列	故障原因	损害
器件故障	脚踏控制工作故障	无法控制升降微调
设计缺陷	光源部分温度太高；使用时间过长，散热不畅	灯泡烧毁
	运输防护故障	滑动轴轻微偏移

（十三）产品说明书和标签要求

产品说明书和标签的编写应符合《医疗器械说明书和标签管理规定》（国家食品药品监督管理总局令第6号）及相关标准的规定，一般应包括以下要求。

1. 说明书

说明书应该清晰、简洁，应使用中文且易于被非专业人员理解的简单词语，结构严整，易于阅读，尽量使用符号或图示。

每台设备都应附带说明书，说明书应符合《医疗器械说明书和标签管理规定》（国家食品药品监督管理总局令第6号）及相关标准规定，一般应包括以下内容：

1.1 产品名称：参照（一）审查；明确产品型号、规格及其代表的意义。

1.2 给出注册人的名称、住所、联系方式及售后服务单位。

1.3 给出生产企业的名称、住所、生产地址、联系方式及生产许可证书编号，委托生产的还应当标注受托企业的名称、住所、生产地址、生产许可证编号。

1.4 给出医疗器械注册证编号及产品技术要求编号。

1.5 产品性能：参照（八）审查。

1.6 主要结构组成：注册申请人应规定出产品的结构组成，可参照（二）中的内容。所有配件、附件，特别是光学配件和附件的名称和型号应准确、完整（如适用）。

1.7 产品适用范围及禁忌症：参照（六）审查。

1.8 注意事项、警示及提示内容：应按照《医疗器械说明书和标签管理规定》中第十一条的要求进行审查；应提醒注意由于电气安装不合适而造成的危险；应给出手术显微镜与其他设备间潜在的电磁干扰或其他干扰的相关信息，以及有关避免这些干扰的建议；应给出特殊情况下（停电、意外移动等）的注意事项。

1.9 安装和使用说明：注册申请人应明确产品的使用方法、明确产品安装及调试的负责方（即是否上门安装调试）；应明确需要用户自行安装部分（如可拆卸配件）的安装、调试方法及其注意事项；应明确长期停用后的使用前检查和检修程序。

1.10 保养及维护方法：注册申请人应给出产品维护和保养及定期检查的方法；若有可由用户自行排除的故障，则应说明故障的种类和产生的原因及排除方法等。

1.11 运输条件：注册申请人应根据产品环境试验情况，明确运输方法及条件。

1.12 储存条件：注册申请人应根据产品环境试验情况，明确储存环境要求。

1.13 应明确生产日期、使用期限及在预期使用及维护条件下的定期检查时间。如光源的使用期限与主机不一致，应给出光源的使用期限。

1.14 应明确产品配件清单，包括配件、附属品、损耗品更换周期及更换方法的说明，如提供光源的规格信息以及更换方法等。

1.15 应参照相关国家标准及行业标准中的规定，给出产品标签所用的图形、符号、缩写等内容的解释。特别是操作及控制部件附近特殊符号和可触及高温部件警告标记，应提供解释说明。

1.16 清洁消毒方法：注册申请人应根据其产品情况列出产品的清洁消毒方法。

1.17 明确说明书的编制和修订日期及版本号。

1.18 按照 GB 9706.1—2007《医用电气设备 第1部分：安全通用要求》的要求提供相应信息。

1.19 按照 YY 0505—2012《医用电气设备 第1-2部分：安全通用要求 并列标准：电磁兼容 要求和试验》的要求给出符合电磁兼容性方面要求的声明。

产品说明书的内容均应有明确的来源，与综述资料、研究资料等注册申报资料的内容保持一致。说明书中涉及技术内容且前述注册申报资料中未包含的，建议提交相应验证资料。

2. 标签

手术显微镜的标签应符合《医疗器械说明书和标签管理规定》（国家食品药品监督管理总局令第6号）和 YY/T 0466.1—2016《医疗器械 用于医疗器械标签、标记和提供信息的符号 第1部分：通用要求》及相关标准的要求。

手术显微镜的标签因位置或者大小受限而无法全部标明上述内容的，至少应当标注产品名称、型号、规格、生产日期和使用期限，并在标签中明确"其他内容详见说明书"。如使用的符号没有现有的标准，应该在手术显微镜的相关文件中对这些符号进行说明。

（十四）产品的研究要求

1. 产品性能研究

应当提供产品性能研究资料以及产品技术要求的研究和编制说明，包括功能性、安全性指标（如电气安全、电磁兼容和光学安全）以及与质量控制相关的其他指标的确定依据，所采用的标准或方法、采用的原因及理论基础。应提供观察的光学系统、照明系统、电气装置等方面的详细原理图、装置图或说明。对于产品的性能指标，如有不适应的条款或标准，应当在研究资料中说明。

2. 生物相容性评价研究（若适用）

应对产品中与患者和操作者接触材料的生物相容性进行评价。生物相容性评价根据 GB/T 16886.1—2011《医疗器械生物学评价 第1部分：风险管理过程中的评价与试验》的标准进行。生物学评价过程中应当注重运用已有信息（包括材料、文献资料、体外和体内试验数据、临床经验）。当需要进行生物学试验时，应当由国家药品监督管理局认可的、并具有相应生物学试验资质的医疗器械检测机构进行。

生物相容性评价研究资料应当包括：

（1）生物相容性评价的依据和方法。

（2）产品所用材料的描述及与人体接触的性质。

（3）实施或豁免生物学试验的理由和论证。

（4）对于现有数据或试验结果的评价。

3. 消毒工艺研究

终端用户消毒：应当明确推荐的消毒工艺（方法和参数）以及所推荐消毒方法确定的依据。

4. 产品使用期限和包装研究

注册申请人应提供产品使用期限和验证报告。应基于风险分析重点考虑元器件本身的老化、使用环境如温湿度等对产品风险、收益的影响。对光源等有限次使用部件或与主机使用期限不一致的部件（如适用），应提供使用次数或使用期限的验证资料。

应对产品的包装及包装完整性提供研究资料，评价试验的有效性是对产品进行运输试验与跌落试验后都能保持工作正常且产品包装完整。

产品包装标记应符合 GB/T 191、YY/T 0466.1 的要求，并提供符合证据和使用期限内完整性的依据。

5. 软件研究（若适用）

除某些特殊情况外，手术显微镜设备通常都带有嵌入式软件组件，对于设备的软件，应按照《医疗器械软件注册技术审查指导原则》（国家食品药品监督管理总局通告 2015 年第 50 号）的要求提供一份产品软件的描述文档。

6. 光辐射安全研究（若适用）

应对产品所用光源的光危害和光辐射安全进行评价，如 LED 光源推荐参考 GB/T 20145—2006《灯和灯系统的光生物安全性》对光源的光危害和光辐射安全进行评价。特别地，对于眼科用手术显微镜的所用光源，应按照 YY 1296—2016 对产品的光危害性进行评价。如产品含有激光，应对激光的安全性进行评价。

三、审查关注点

（一）审查产品名称时应注意产品名称中不应包含产品型号、规格，如：XXXX 型手术显微镜。

（二）审查产品原理时应明确该产品是大物镜型手术显微镜还是小物镜型手术显微镜，并明确产品的结构形式（如台式、立式、吊顶式、壁挂式等）。

（三）在审查产品技术要求时应注意该产品的安全、性能、电磁兼容性等要求应分别符合国家标准、行业标准规定的要求。注册产品应符合相关的强制性国家标准、行业标准和有关法律、法规的规定，并按国家食品药品监督管理总局公布的《医疗器械产品技术要求编写指导原则》的要求编制。

（四）在审查产品使用说明书的时候，应注意产品使用说明书内容是否符合相关法规及标准的要求。

（五）注册单元的划分应关注产品的光学原理、技术结构和分类编码等。

四、编写单位

江苏省食品药品监督管理局认证审评中心。

28 X射线计算机体层摄影设备注册技术审评指导原则

（X射线计算机体层摄影设备注册技术审查指导原则）

本指导原则是对 X 射线计算机体层摄影设备的一般要求，注册申请人应依据具体产品的特性对注册申报资料的内容进行充实和细化。注册申请人还应依据具体产品的特性确定其中的内容是否适用，若不适用，需具体阐述其理由及相应的科学依据。

本指导原则是对注册申请人和审查人员的指导性文件，但不包括注册审批所涉及的行政事项，亦不作为法规强制执行，如果有能够满足相关法规要求的其他方法，也可以采用，但是需要提供详细的研究资料和验证资料。应在遵循相关法规的前提下使用本指导原则。本指导原则是在现行法规和标准体系以及当前认知水平下制定的，随着法规和标准的不断完善，以及科学技术的不断发展，本指导原则相关内容也将进行适时的调整。

一、适用范围

本指导原则适用于 X 射线计算机体层摄影设备（以下简称 CT）。参考《医疗器械分类目录》（国家食品药品监督管理总局公告 2017 年第 104 号），产品属于子目录 06—医用成像器械，一级产品类别为 02—X 射线计算机体层摄影设备（CT），二级产品类别为 01—X 射线计算机体层摄影设备（CT），按第三类医疗器械管理。

二、产品综述资料

（一）概述

X 射线计算机体层摄影设备根据安装方式及预期用途不同，可划分为移动式 CT、固定式 CT、车载 CT。根据设计原理不同，可划分为单源 CT 和双源 CT，普通 CT 和能谱 CT。

（二）产品描述

1. 描述产品工作原理

2. 描述产品结构组成（如适用）

（1）应描述系统所有组件及附件。应提供系统布置图，说明扫描间、操作间、设备间的设备分布。应提供图示，标识主要部件，图文标识顺序应一致。

（2）应提供系统框图。

（3）应描述各部件、选件、附件工作原理、主要功能及相互关系；应描述不同规格的部件（如有）的异同。可提供必要的实物图、拆解图、剖视图。

a. 管组件应说明内部关键组件。

b. 高压发生器应说明高压整流逆变的原理。

c. 扫描架应提供剖视图，说明内部关键组件。

d. 准直系统、探测器及数据获取系统应提供拆解图及尺寸图、原理框图。

e. 控制系统应提供框图及必要注释，说明控制架构。

f. 选配硬件应提供图示，说明附加功能及与基本组成的相互关系。

g. 软件组件应提供厂家声称的临床高级应用功能的描述，如心脏分析、高级血管分析、结肠分析、肿瘤追踪、体灌注、脑灌注、脑导航、肺结节评估、肺密度、齿科应用、钙化积分、仿真内窥镜、能谱分析、肝脏分析、肺分析、4D分析、骨密度分析等。

h. 附件包括定位辅助附件和非医疗附件（如系统模体、卷纸架、桌椅、家具、附件柜等），非医疗附件无需申报注册。

3. 应提供系统供电连接框图来说明主要部件的电路连接关系，如配电盘（如有）、电源分配机柜或单元（如有）、稳压电源（如有）、不间断电源（如有）、机架、病床、控制台、扫描控制盒等电路连接关系。

4. 关键部件规格描述，按照附录 I 提供。

5. 设备技术特征描述

应包括重要的扫描功能（如能谱扫描、心脏冠脉扫描）、重要后处理功能（如迭代重建、去金属伪影、能谱重建）的描述，包括不限于表1的内容。申报产品新的技术特征应注明。

表1 技术特征示例

序号	技术特征	说明
1	连续断层扫描	连续断层的间隔等于准直宽度
2	间隔断层扫描	连续断层的间隔大于准直宽度
3	重叠断层扫描	连续断层的间隔小于准直宽度
4	固定螺距螺旋扫描	螺旋扫描过程中的螺距不变
5	可变螺距螺旋扫描	螺旋扫描过程中的螺距可变
6	静态灌注扫描	以断层扫描模式为基础的灌注扫描
7	动态灌注扫描	以螺旋扫描模式为基础的灌注扫描
8	ECG 触发前瞻断层扫描	根据 ECG 信号触发的断层扫描

续表

序号	技术特征	说明
9	ECG 触发回顾螺旋扫描	根据 ECG 信号触发的螺旋扫描
10	呼吸门控螺旋扫描	根据呼吸信号触发的螺旋扫描
11	管电流剂量调制扫描	扫描过程中的管电流变化
12	管电压剂量调制扫描	扫描过程中的管电压变化
13	ECG 剂量调制扫描	根据 ECG 信号，调整心脏扫描过程中的管电流
14	定时多期增强扫描	根据延迟时间触发不同期相的增强扫描
15	阈值触发增强扫描	根据对比剂阈值触发的增强扫描
16	对比剂追踪测试扫描	测试小容量的对比剂的时间密度曲线
17	对比剂同步触发增强扫描	对比剂与扫描同步触发
18	介入连续断层扫描	用于介入治疗监控的连续断层扫描，通常通过脚踏触发和暂停扫描
19	连续 View 角度采集模式	沿着角度方向的 X 射线信号采集是连续的
20	离散 View 角度采集模式	沿着角度方向的 X 射线信号采集是离散的
21	四分之一通道偏移采集模式	提高 X 轴方向采样率的一种模式
22	X 轴飞焦点采集模式	焦点在不同 View 的 X 轴位置不同
23	Z 轴飞焦点采集模式	焦点在不同 View 的 Z 轴位置不同
24	低剂量设计说明	
25	能谱 CT 设计说明	

6. 组合使用设备

如系统具有需要组合使用的设备（与系统有电气或者通信连接的设备），应提供系统接口设计说明，以及接口对应的组合使用器械的详细介绍。

如系统支持第三方生理信号门控设备，应提供第三方生理信号门控设备的型号及厂家和集成测试报告。

（三）型号规格

应明确申报的型号规格，及产品配置表，产品配置表示例见附录 I。

（四）包装说明

描述产品包装的组成部分，对于每个组成部分，详细描述包装清单和包装方式，提供包装图示。

（五）适用范围和禁忌症

1. 适用范围

举例：本产品用于常规临床 CT 检查，支持冠状动脉 CT 血管造影扫描，支持放疗模拟定位，支持能谱功能成像检查。

如果有创新的临床应用，需要在产品适用范围中描述。

2. 预期使用环境

应明确对设备使用地点和使用环境的要求。

设备使用地点包括但不限于医疗机构的影像科、放疗科、核医学科、病房、手术室、临床科室等，以及车辆。

使用环境的要求至少应包括温度，湿度，大气压。

如果是移动式 CT，应明确移动 CT 的使用要求和使用场所对射线屏蔽要求。

3. 适用人群

需要进行 CT 检查的人群。

4. 禁忌症

应说明产品应用的禁忌症。

（六）参考的同类产品或前代产品的情况（如有）

描述该产品与国内同类产品或前代产品的比较情况，对比内容包括产品的主要性能指标和主要临床功能、产品技术特征，并重点描述本次申报产品的新功能、新应用、新特点。相关描述引用的数据应与产品注册资料相一致。

三、产品研究资料

（一）产品性能研究

应提供性能指标及试验方法的制定依据。提供应符合的国家标准、行业标准，给出其中性能指标不适用项说明，安全标准除外。

应提供技术要求中核心条款的企业试验方法的来源。核心条款如测量的方法，高级临床应用软件中量化指标的验证方法。必要时提供文献等。

（二）生物相容性的评价研究

依据 GB/T 16886.1—2011《医疗器械生物学评价 第 1 部分：风险管理过程中的评价与试验》标准进行生物相容性评价。

应提供器械描述及产品图示。应提供生物相容性基本信息：包括与人接触部分的部件名称、部件材料名称、接触部位和接触时间、制造商。

如提供境外实验室的生物相容性测试报告，同时应提供境外实验室符合 GLP 资质的证明文件。境外报告检测依据与我国现行标准不符的，应进行差异分析并提供额外的支持性证据。

如申请豁免生物学试验，应提供合理理由或者支持性资料。

（三）消毒工艺研究

应当明确推荐的消毒工艺（方法和参数）以及所推荐

消毒方法确定的依据，并提供效果验证资料。

（四）使用期限和包装研究

1. 使用期限

申请人应基于风险评估及可靠性测试提供整机使用期限评估资料。

应提供需要评估使用期限的主要部件列表（如 X 射线管组件及探测器、高压发生器、机架等），应提供主要部件使用期限的评估方法及验证资料。对于不适用于时间作为期限评估单位的部件，可进行适合部件本身特性的单独规定。如 CT 球管寿命可用曝光秒表示。球管寿命可以使用临床使用经验数据或者球管厂家的寿命验证资料。如探测器应提供辐射损伤资料（探测器信号强度随累计辐射剂量的衰减表）。

2. 包装研究

应提供在宣称运输储存条件下符合 GB/T 191 及 YY/T 1099—2007 标准要求的自测报告。

（五）软件研究

依据《医疗器械软件注册技术审查指导原则》（国家食品药品监督管理总局通告 2015 年第 50 号）提交软件描述文档，依据《医疗器械网络安全注册技术审查指导原则》（国家食品药品监督管理总局通告 2017 年第 13 号）提供网络安全描述文档。

应包含全部软件，包含综述资料中提及的高级临床应用功能的软件描述文档。其中核心算法包括不限于表 2 内容。

表 2　核心算法示例

重建方法	说明
二维断层反投影算法	对断层扫描进行二维反投影
三维断层反投影算法	对断层扫描进行三维反投影
二维螺旋反投影算法	对螺旋扫描进行二维反投影
三维螺旋反投影算法	对螺旋扫描进行三维反投影
基于投影域的去条算法	通过投影域的滤波来减轻图像的条状伪影
基于投影域和图像域的降噪算法	通过噪声估计和最优化方法减小图像噪声
金属伪影校正算法	去除金属造成的伪影
风车伪影去除算法	去除螺旋扫描三维重建时的风车状伪影
重叠断层反投影算法	对重叠断层扫描进行三维反投影
能谱重建算法	对不同能谱的投影数据进行联合重建
稀疏采样重建算法	对稀疏采样的投影数据进行数据重建
迭代重建算法	使用迭代算法进行数据重建

（六）其他研究资料

1. 出厂协议的有效性研究

提供产品所有出厂预设扫描协议的扫描条件和重建条件描述，厂家应提供出厂协议验证总结，说明验证方法，测试体模，验证标准，并提供典型协议的验证资料，如采取典型性扫描协议验证方式，应说明覆盖所有协议有效性的理由。

2. 儿童检查

（1）明确说明产品是否适用于儿童检查，以及适用的年龄段，体型等相关信息。

（2）详细说明与儿童检查相关的设计或功能。

（3）详细说明风险评估过程，应包含更多儿童应用过程中可能出现的危险以及对应的缓解措施。

（4）提供儿童检查协议，以列表形式描述不同协议的名称，预期的检查目的，适用的部位，适用的年龄段/体型，以及典型的剂量信息。应提供对应的儿童 CT 检查剂量参考值的制定依据。

（5）针对儿童检查场景，测试和评估设备的图像质量和辐射剂量，内容至少包括：

图像质量和剂量评估总结，包括对测试所使用的模体的描述，以及该模体适用于儿童检查评估的原因说明。

用于图像质量和剂量评估的协议和系统参数，例如管电压、管电流，是否使用剂量调制功能、迭代降噪功能等。

用于进行量化评估的设备的型号、准确性及可靠性。

如果测试方法已经在其他文献中描述过，则只需提供相应的参考文献。

（6）为技师、放射科医生和临床医生提供儿童检查相关的指导和培训材料，包括儿童检查的设备操作方法，降剂量功能的配置和使用方法，并提供便捷的咨询渠道，以协助用户制定、使用和优化儿童检查协议。

3. 应提供综述资料中提及的全新的产品技术特征的设计说明，明确工作原理、软件或硬件的实现方式、临床应用场景、临床预期用途（如适用）、临床价值和工作流。说明验证标准、测试规范、测试体模。

四、生产制造信息

（一）生产工艺

应当明确生产加工工艺。可采用流程图的形式。注明关键工艺和特殊工艺，并说明其过程控制点。

（二）生产场地

有多个研制、生产场地，应当分别明确每个研制、生产场地的生产制造和检验等具体情况。

五、临床评价资料

临床评价应满足《医疗器械监督管理条例》（国务院令第 680 号）、《医疗器械注册管理办法》（国家食品药品监督管理总局令第 4 号）、《医疗器械临床试验质量管理规范》（国家食品药品监督管理总局、国家卫生和计划生育委员会令第 25 号）和《医疗器械临床评价技术指导原则》（国家食品药品监督管理总局通告 2015 年第 14 号）的要求。

临床评价具体要求另行制定，同时需注意以下内容。

如果采用同品种对比无法充分证明设备的安全性和有效性，例如存在以下情况和问题，应进行临床试验：

1. 设备采用新的工作原理和结构设计，属于全新设备，国内市场上没有与之类似的上市设备。

2. 增加设备的临床适用范围，在原有的基础上开发了新的临床应用领域。

3. 设备采用了新的关键器件，该器件具有新的技术特性，其对设备的应用和操作产生了较大的影响，所获得的影像质量也有很大区别。并且这种器件没有经过充分的临床验证。

4. 实验室检测无法确认安全和有效的设备功能，如果这种功能是新的，没有以往的临床经验，则必须通过临床试验数据来说明。

5. 此前没有生产过 X 射线计算机体层摄影设备，缺乏相关临床数据和试验经验，应通过临床试验来获得临床适用证据。

临床试验具体要求见附录Ⅱ。

CT 设备中与采集和重建相关的全新算法（如剂量调制功能、迭代降噪算法），声称用于诊断的高级后处理、与扫描直接相关的高级功能（如迭代），需要额外提供临床评价资料。

六、产品技术要求

产品技术要求示例见附录Ⅲ。

七、注册单元

注册单元划分应根据产品的适用范围、性能指标、结构组成进行综合判定。

（一）适用范围不同的 CT 设备应划分为不同的注册单元。

（二）结构不同的 CT 设备应划分为不同的注册单元。

如：移动式 CT 与固定式 CT 应划分为不同的注册单元。

（三）设计原理不同的 CT 设备应划分为不同的注册单元。

如：单源 CT 和双源 CT 应划分为不同的注册单元，静态 CT 与旋转 CT 应划分为不同的注册单元。

（四）高压发生器硬件结构不同应划分为不同的注册单元。

（五）探测器硬件结构不同，能量采集方式不同（常规探测器、多层能谱采集探测器、光子计数探测器）的 CT 设备应划分为不同的注册单元。

（六）控制 CT 硬件设备的软件组件，应与 CT 整机作为同一注册单元申报。高级后处理软件如符合独立软件定义可单独注册。如CT整机中包含已单独注册的高级后处理软件，应明确软件名称及注册证号。按独立软件申报。

八、注册检测

（一）产品注册检测应按产品配置进行，检测报告应注明产品配置，样品描述应与技术要求中部件顺序号及部件名称保持一致，应提供软件发布版本及软件完整版本，应提供标准预评价意见表。

（二）应提供检测报告清单，明确各检测报告对应的检测配置及检测类型（安全检测和EMC检测）。

（三）如有未参与检测的配置及部件，应提供检测典型性说明，其中给出合理理由。

九、产品说明书和标签要求

产品说明书一般包括使用说明书和技术说明书，两者可合并。应覆盖申报范围内所有型号/配置，覆盖所有申请的组成部分。

说明书、标签和包装标识应符合《医疗器械说明书和标签管理规定》（国家食品药品监督管理总局令第6号）及相关标准的规定。其中说明书内容应特别注意：

（一）组合使用设备

应当提供组合使用设备（如心电信号检测装置、高压注射器、手术导航系统等）的接口位置和组合使用时的注意事项。如需要医生进行连接，应提供连接方法。针对心电监控装置，应说明心率测量的范围和准确性，电极颜色和连接方法。

应包括与申报产品一起使用的其他医疗器械或非医疗器械的产品描述，在说明书中应要求申报产品所连接的设备应符合相应的安全标准，并要求与该器械连接而成的系统应符合的安全标准，及其他必要的信息。

（二）儿童检查

应明确，基于《涉及人的生物医学研究伦理审查办法》（国家卫生和计划生育委员会令第11号）中涉及人的生物医学研究应符合的特殊保护伦理原则，产品未进行儿童临床试验。儿童曝光剂量、曝光条件、对比剂用量与成人不同，在进行儿童扫描时，应使用儿童扫描协议。

应明确控制儿童CT检查的辐射风险的基本措施，提供儿童检查相关的说明和指导，包括但不限于：

1. 明确说明产品是否适用于儿童，以及适用的年龄段，体型等相关信息。

2. 明确检查的必要性。

3. 在设备描述中详细说明与儿童检查相关的设计或功能。

4. 明确图像质量和剂量的关系，针对儿童CT检查，在满足诊断需要的前提下，应最大程度地降低辐射剂量，而非追求更高的图像质量。

5. 儿童应用过程中可能出现的危险以及对应的缓解措施。

6. 儿童检查协议说明，确保采用合适的参数进行儿童CT检查。以列表形式明确描述不同协议的名称，预期的检查目的，适用的部位，适用的年龄段和体型，以及典型的剂量信息。

（三）技术参数

应提供符合引用标准的技术参数声称值，如YY/T 0310《X射线计算机体层摄影设备通用技术条件》等。应提供YY 0505《医用电气设备 第1-2部分：安全通用要求 并列标准：电磁兼容 要求和试验》标准要求的EMC信息，包括指南和制造商声明—电磁辐射，指南和制造商声明—电磁抗干扰，EMC测试电缆信息，基本性能信息。

（四）使用期限

使用说明书应阐明系统的使用期限。

（五）产品维护和质控

应给出整机质量控制的维护周期和质量检测方法和标准。

（六）其他

对于包含在说明书中，但未拟在中国申报的配置或者规格型号，申请人应当出具其不在拟申报范围内的声明，并在说明书中给予说明。

十、符合性声明

设备应符合的国家标准和行业标准包括但不限于表3。

表3　CT适用相关标准

标准编号	标准名称
GB 9706.1—2007	《医用电气设备 第1部分：安全通用要求》
GB 9706.11—1997	《医用电气设备 第2部分：医用诊断X射线源组件和X射线管组件安全专用要求》
GB 9706.12—1997	《医用电气设备 第1部分：安全通用要求 并列标准：诊断X射线设备辐射防护通用要求》
GB 9706.14—1997	《医用电气设备 第2部分：X射线设备附属设备安全专用要求》
GB 9706.15—2008	《医用电气设备 第1-1部分：安全通用要求 并列标准：医用电气系统安全要求》
GB 9706.18—2006	《医用电气设备 第2部分：X射线计算机体层摄影设备安全专用要求》
GB 7247.1—2012	《激光产品的安全 第1部分：设备的分类、要求》

续表

标准编号	标准名称
YY 0505—2012	《医用电气设备 第1-2部分：安全通用要求 并列标准：电磁兼容 要求和试验》
YY/T 0310—2015	《X射线计算机体层摄影设备通用技术条件》
YY/T 1417—2016	《64层螺旋X射线计算机体层摄影设备技术条件》
待发布	《移动式X射线计算机体层摄影设备专用技术条件》
YY/T 0910.1—2013	《医用电气设备医用影像显示系统 第1部分：评价方法》
YY/T 0291—2016	《医用X射线设备环境要求及试验方法》
YY 1057—2016	《医用脚踏开关通用技术条件》
GB/T 10151—2008	《医用X射线设备高压电缆插头、插座技术条件》
GB/T 19042.5—2006	《医用成像部门的评价及例行试验 第3-5部分：X射线计算机体层摄影设备成像性能验收试验》

上述标准应执行最新版本的国家标准和行业标准。

十一、参考文献

（一）《医疗器械注册管理办法》（国家食品药品监督管理总局令第4号）

（二）《医疗器械说明书和标签管理规定》（国家食品药品监督管理总局令第6号）

（三）《关于发布医疗器械产品技术要求编写指导原则的通告》（国家食品药品监督管理总局通告2014年第9号）

（四）《关于公布医疗器械注册申报资料要求和批准证明文件格式的公告》（国家食品药品监督管理总局公告2014年第43号）

（五）国家食品药品监督管理总局关于实施《医疗器械注册管理办法》和《体外诊断试剂注册管理办法》有关事项的通知（食药监械管〔2014〕144号）

（六）《关于发布医疗器械临床评价技术指导原则的通告》（国家食品药品监督管理总局通告2015年第14号）

（七）《关于发布医疗器械网络安全注册技术审查指导原则的通告》（国家食品药品监督管理总局通告2017年第13号）

（八）YY/T 0310—2015《X射线计算机体层摄影设备通用技术条件》

（九）YY/T 1417—2016《64层螺旋X射线计算机体层摄影设备技术条件》

十二、名称解释

GB 9706.18标准、移动式X射线计算机体层摄影设备专用技术条件标准、FDA指南中术语和定义适用于本文件。

（一）X射线计算机体层摄影设备：对不同角度的X射线透射传输数据进行计算机重建，生成人体的横截面图像，从而用于医学诊断的X射线系统。

（二）移动式X射线计算机体层摄影设备：安装和投入使用后，不论是否与电源相连，均可以靠其自身的轮子或通过类似的方法从一个地方移到另一个地方的X射线计算机体层摄影设备，且移动范围没有明显限制。

（三）车载X射线计算机体层摄影设备：固定安装在交通运输工具上的X射线计算机体层摄影设备。

（四）附件：预期用于支持、补充和/或增强一个或多个主设备性能的设备"，而主设备是指"通过一个或多个附件支持、补充和/或增强其性能的成品设备"。

十三、编写单位

国家食品药品监督管理总局医疗器械技术审评中心。

附录Ⅰ 产品配置表示例

说明：配置表部件需要至少包括核心部件、重要性能指标、重要扫描功能（如能谱扫描、心脏冠脉扫描）、重要后处理功能（如迭代重建、去金属伪影、能谱重建）、重要高级应用功能，配置表应明确各型号规格的区别（详见表4）。

其中√表示具有该部件，空白默认不配置该部件。表中的型号仅为示例，应根据产品实际情况填写。部件数量可在备注中说明。如部件有不同规格应提供异同说明。

表4 配置表示例

序号	部件名称	部件型号	规格参数	型号1		型号2	备注
				配置1	配置2	配置3	
1	扫描架	001	扫描架孔径（mm） 倾斜角度（°） 扫描架旋转速度（s） 扫描视野 滑环类型：接触，非接触 Z轴定位准确性（mm）（如适用） 速度（mm/s）（如适用）	√	√	√	

续表

序号	部件名称	部件型号	规格参数	型号1		型号2	备注
				配置1	配置2	配置3	
2	高压发生器	002	管电压设置（kVp） 管电流范围（mA） 标称输出电功率（kW）	√		√	硬件相同，通过软件调节功率
		003	同上		√		硬件相同，通过软件调节功率
3	X射线管组件	004	标称管电压（kV） 标称阳极输入功率（kW） 阳极最大连续热耗散（kW） 焦点尺寸（大/小）：mm×mm 阳极旋转速度（mm） 阳极靶面直径（mm） 靶角（°） 阳极类型 轴承类型 数量（个） 飞焦点（x向z向偏移） 最长螺旋扫描时间（s）	√	√	√	
4	探测器	005	探测器闪烁体材料（如，GOS）像素 矩阵：900×64 探测器数目 覆盖范围（mm） 像素尺寸（投影至旋转中心）：mm×mm 扫描角度（°） 扫描视野 层厚（螺旋，轴向） 准直组合：128*0.625mm	√	√	√	
5	患者支架	006	Z轴定位准确性（mm） 速度（mm/s） 垂直升降范围（mm） 最大承重（kg）				
6	激光定位灯	007	激光分类 定位精度				
7	控制台	008	控制盒： 基本功能列表，如： 曝光控制 床运动控制 机架倾斜控制 对讲功能				
		/	控制台计算机 最低配置要求如下 CPU性能 内存大小 图像存储容量				应具有CCC证书，应符合GB 4943.1，GB 9254，GB 17625.1标准
		/	重建计算机（如有） 最低配置要求如下 CPU性能： 内存大小： 图像存储容量				应具有CCC证书，应符合GB 4943.1，GB 9254，GB 17625.1标准等

续表

序号	部件名称	部件型号	规格参数	型号1		型号2	备注
				配置1	配置2	配置3	
7	控制台	/	后处理工作站（如有） 最低配置要求如下 CPU性能： 内存大小： 图像存储容量：				应具有CCC证书，应符合GB 4943.1，GB 9254，GB 17625.1标准等
		/	显示器 最低配置要求如下 屏幕分辨率： 显示器数目尺寸： 类型（CRT/液晶，彩色/黑白）： 对比度： 诊断/预览				应具有CCC证书，应符合GB 4943.1，GB 9254，GB 17625.1标准等
8	计算机图像处理软件	009	软件发布版本				
9	…						
系统参数							
			X射线源组件旋转360°，单次轴向扫描时可获得的最大扫描层数 最大扫描范围（mm） 螺距系数 扫描模式： 　序列扫描 　螺旋扫描 　电影模式 　心脏螺旋模式				
选配件							
1	不间断电源			√		√	
2	生理信号门控系统		连接方式：（有线/无线） 输出数据类型：（心电/呼吸）				
高级应用软件							
1	高级血管分析			√	√	√	选配
2	肿瘤追踪			√	√	√	
3	体灌注			√	√	√	
4	脑灌注			√	√	√	
5	能谱分析					√	
附件							
1	头托		最大负载（有支撑作用） 与系统的连接方式（物理连接、有源连接） 与人体接触材料 衰减当量	√	√	√	
2	床垫		与人体接触材料 衰减当量	√	√	√	
3							
	…						

附录Ⅱ　临床试验要求

一、临床试验的目的

临床试验的目的是评价该申报产品预期有效性和预期安全性，并确定其适用范围。

二、临床试验设计

本产品可以采用单组目标值法。

三、临床试验基本原则

（一）临床试验应记录扫描协议和扫描剂量。

（二）声称用于诊断的高级后处理及与扫描直接相关的高级功能（如需），应进行相应的临床试验设计。本指南未包括以上试验设计。

（三）建议参考当前常规的标准，使用合理的临床试验辐射剂量。

四、受试者选择

（一）受试者纳入标准（必须同时满足）

应根据临床试验的目的，设计受试者入组标准。

1. 年龄18至75周岁。
2. 育龄妇女妊娠试验阴性。
3. 同意参加本临床试验者，并签署受试者知情同意书。
4. 增强扫描需实验室检查证明肾功能正常。

（二）受试者排除标准（满足以下任意一条即排除）

1. 不具有完全民事行为能力的人。
2. 妊娠期及哺乳期的女性。
3. 不适宜用碘对比剂做增强扫描的人群。
4. 研究者认为不宜参加本临床试验的。

（三）退出临床试验的标准

1. 受试者可以在试验的任何阶段退出试验且不需要提供理由。
2. 研究者认为应该退出本临床试验的。
3. 临床试验发生严重不良事件。应停止试验，应提交独立不参加临床研究的相关领域临床专家（CEC）评估。

五、临床评价指标

主要评价指标：临床影像质量可接受率。

次要评价指标：

（一）安全性评价指标：不良事件和严重不良事件。

（二）常用功能、机器使用便捷性、整机功能及稳定性满意度。

六、临床评价标准

（一）图像质量评价标准

1. 临床影像学评价

临床诊断显示屏分辨率要求≥2兆。

采用李克特（Likert）1—5分制量表评估总体图像质量。

影像质量评估等级分为5分：图像质量优秀，可用于诊断，非常满意；4分：图像质量良好，可用于诊断，满意；3分：图像质量有瑕疵，不影响诊断，一般；2分：图像质量欠佳，影响诊断，欠满意；1分：图像质量差，不能诊断，不满意。5分表示其部位各解剖结构图像均质量优秀；诸多解剖结构中只要有一个图像质量良好即评为4分，如有图像质量低于良好，评分低于4分，即以各结构中图像质量最差的为评分依据；3分以每个解剖部位不影响诊断为判断标准；2分以影响诊断为判断标准。每个部位判断中，以差者为准。

2. 临床试验部位要求

临床试验的部位应与设备的适用范围和宣称的功能相适应。

（1）头颈部：包括颅脑、五官及颈部。

（2）胸部：包括肺及纵隔。

（3）腹部：包括腹部、盆腔（男性盆腔、女性盆腔）。

（4）骨与关节：包括脊柱、四肢及关节。

（5）冠脉（特殊部位）：包括冠脉，如适用。

3. 各部位图像具体评估标准（详见表5）

（二）安全性评价

为收集可靠的安全性数据，应记录试验中观察到的所有不良事件和严重不良事件。对不良事件应有预测及应对措施。不良事件与器械的相关性由研究者判定。严重不良事件24小时内上报，按流程处理。填写不良事件记录表。

1. 应记录的与器械相关不良事件，包括但不限于：整机系统漏电、运行过程中过热部件接触受试者、运行过程中未能保持运动部件的完整性、系统尖角锐边、器械液体泄露、扫描过程中工作异常导致受试者或者操作者伤害、紧急停止开关异常或不工作、非预期不受控的过量X线照射。如果在检查期间发生了超出安全标准以上的严重危害受试者的安全事件，则需立即停止试验。

表5　图像评估标准

部位	整体评分	图像质量评价标准
头颈部	5分（图像质量优秀，可用于诊断，非常满意）	颅脑：脑灰质边界清晰，对比度很好；脑室、颅骨内外板、基底神经节、脑积液腔隙显示清晰； 副鼻窦：副鼻窦壁显示清晰； 颞骨：听小骨、内耳、乳突气房显示清晰； 眼眶：眼眶壁、视神经管显示清晰； 颈部：颈部软组织层次分明，甲状腺、气管、食道显示清晰； 增强：主要动静脉血管轮廓显示清晰，对比度很好 图像密度均匀； 未见伪影
	4分（图像质量良好，可用于诊断，满意）	颅脑：脑灰质边界较清晰，对比良好；脑室、颅骨内外板、基底神经节、脑积液腔隙显示较清晰； 副鼻窦：副鼻窦壁显示较清晰； 颞骨：听小骨、内耳、乳突气房显示较清晰； 眼眶：眼眶壁清晰，视神经管显示较清晰； 颈部：颈部软组织层次较分明，甲状腺、气管、食道显示较清晰； 增强：主要动静脉血管轮廓显示较清晰； 图像密度较均匀； 轻度伪影
	3分（图像质量有瑕疵，不影响诊断，一般）	颅脑：脑灰质边界尚清，对比度尚可；脑室、颅骨内外板、基底神经节、脑积液腔隙显示尚可； 副鼻窦：副鼻窦壁显示尚清； 颞骨：听小骨、内耳、乳突气房可见； 眼眶：眼眶壁、视神经管显示尚可； 颈部：颈部软组织层次可见，甲状腺、气管、食道可见； 增强：主要动静脉血管轮廓显示尚清，对比度一般 图像密度欠均匀； 有伪影
	2分（图像质量欠佳，影响诊断，欠满意）	颅脑：脑灰质边界欠清，对比较差；脑室、颅骨内外板骨、基底神经节、脑积液腔隙显示欠清； 副鼻窦：副鼻窦壁显示欠清； 颞骨：听小骨、内耳、乳突气房欠清； 眼眶：眼眶壁、视神经管显示欠清； 颈部：颈部软组织层次较差，甲状腺、气管、食道显示欠清； 增强：主要动静脉血管轮廓显示欠清； 图像密度均匀性较差； 可见较多伪影
	1分（图像质量差，不能诊断，不满意）	颅脑：脑灰质边界不清；脑室、颅骨内外板、基底神经节、脑积液腔隙不清； 副鼻窦：副鼻窦壁不清； 颞骨：听小骨、内耳、乳突气房不清； 眼眶：眼眶壁、视神经管不清； 颈部：颈部软组织层次差，甲状腺、气管、食道不清； 增强：主要动静脉血管轮廓不清； 图像密度均匀性差； 可见明显伪影
胸部	5分（图像质量优秀，可用于诊断，非常满意）	肺：肺实质清晰，肺叶和肺段、血管支气管束结构清晰； 纵隔：结构轮廓清晰，血管、心脏、气管、食管结构清晰； 胸壁：软组织层次清晰，对比很好； 增强：主要动静脉血管轮廓显示清晰； 图像密度均匀； 未见伪影
	4分（图像质量良好，可用于诊断，满意）	肺：肺实质较清晰，肺叶和肺段、血管支气管束结构较清晰； 纵隔：结构轮廓较清晰，血管、心脏、气管、食管结构较清晰； 胸壁：软组织层次较清晰，对比良好； 增强：主要动静脉血管轮廓显示较清晰； 图像密度较均匀； 轻度伪影

续表

部位	整体评分	图像质量评价标准
胸部	3分（图像质量有瑕疵，不影响诊断，一般）	肺：肺实质尚清，肺叶和肺段、血管支气管束结构尚清晰； 纵隔：结构轮廓尚清晰，血管、心脏、气管、食管结构尚清晰； 胸壁：软组织层次尚清晰，对比度尚可； 增强：主要动静脉血管轮廓显示尚清晰； 图像密度尚均匀； 有伪影
	2分（图像质量欠佳，影响诊断，欠满意）	肺：肺实质欠清，肺叶和肺段、血管支气管束结构欠清； 纵隔：结构轮廓欠清，血管、心脏、气管、食管结构欠清； 胸壁：软组织层次欠清，对比较差； 增强：主要动静脉血管轮廓显示欠清； 图像密度欠均匀； 较多伪影
	1分（图像质量差，不能诊断，不满意）	肺：肺实质不清，肺叶和肺段、血管支气管束结构不清； 纵隔：结构轮廓不清，血管、心脏、气管、食管结构不清； 胸壁：软组织层次不清，对比差； 增强：主要动静脉血管轮廓显示不清； 图像密度不均匀； 明显伪影
腹部	5分（图像质量优秀，可用于诊断，非常满意）	腹部：腹部脏器轮廓清晰，肝脏、胆囊、胰腺、脾脏、肾脏、输尿管、胃肠道、脂肪间隙结构清晰； 男性盆腔：前列腺、膀胱结构清晰； 女性盆腔：子宫、膀胱结构清晰； 增强：实质脏器结构显示清晰，主要动静脉血管轮廓显示清晰； 图像密度均匀； 未见伪影
	4分（图像质量良好，可用于诊断，满意）	腹部：腹部脏器轮廓显示良好，肝脏、胆囊、胰腺、脾脏、肾脏、输尿管、胃肠道、脂肪间隙结构显示良好； 男性盆腔：前列腺、膀胱结构显示良好； 女性盆腔：子宫、膀胱结构显示良好； 增强：实质脏器结构显示良好，主要动静脉血管显示良好； 图像密度较均匀； 轻度伪影
	3分（图像质量有瑕疵，不影响诊断，一般）	腹部：腹部脏器轮廓对比尚可，肝脏、胆囊、胰腺、脾脏、肾脏、输尿管、胃肠道、脂肪间隙结构显示尚可； 男性盆腔：前列腺、膀胱结构显示尚可； 女性盆腔：子宫、膀胱结构显示尚可； 增强：实质脏器结构显示尚可，主要动静脉血管轮廓显示尚可； 图像密度均匀度一般； 有伪影
	2分（图像质量欠佳，影响诊断，欠满意）	腹部：腹部脏器轮廓显示较差，肝脏、胆囊、胰腺、脾脏、肾脏、输尿管、胃肠道、脂肪间隙结构显示较差； 男性盆腔：前列腺、膀胱结构显示较差； 女性盆腔：子宫、膀胱结构显示较差； 增强：实质脏器结构显示较差，主要动静脉血管轮廓显示较差； 图像密度均匀度较差； 较明显伪影
	1分（图像质量差，不能诊断，不满意）	腹部：腹部脏器轮廓显示差，肝脏、胆囊、胰腺、脾脏、肾脏、输尿管、胃肠道、脂肪间隙结构显示差； 男性盆腔：前列腺、膀胱结构显示差； 女性盆腔：子宫、膀胱结构显示差； 增强：实质脏器结构显示差，主要动静脉血管轮廓显示差； 图像密度不均匀； 明显伪影

续表

部位	整体评分	图像质量评价标准
骨与关节	5分（图像质量优秀，可用于诊断，非常满意）	椎体：骨皮质、骨松质骨小梁结构显示清晰，椎小关节、椎管侧隐窝显示清晰，脊柱周围软组织显示清晰、层次分明； 椎间盘：椎间盘、神经根、椎管侧隐窝显示清晰； 关节：骨皮质、骨松质骨小梁结构显示清晰，关节周围软组织（关节囊、肌间隙、韧带）层次分明、显示清晰； 增强：实质组织显示清晰，主要动静脉血管显示清晰； 图像密度均匀； 未见伪影
	4分（图像质量良好，可用于诊断，满意）	椎体：骨皮质、骨松质骨小梁结构显示良好，椎小关节、椎管侧隐窝显示良好，脊柱周围软组织显示良好、层次较分明； 椎间盘：椎间盘、神经根、椎管侧隐窝显示良好； 关节：骨皮质、骨松质骨小梁结构显示良好，关节周围软组织（关节囊、肌间隙、韧带）层次较分明、显示良好； 增强：实质组织显示良好，主要动静脉血管显示良好； 图像密度较均匀； 轻度伪影
	3分（图像质量有瑕疵，不影响诊断，一般）	椎体：骨皮质、骨松质骨小梁结构显示尚可，椎小关节、椎管侧隐窝显示尚可，脊柱周围软组织显示尚可、层次尚分明； 椎间盘：椎间盘、神经根、椎管侧隐窝显示尚可； 关节：骨皮质、骨松质骨小梁结构显示尚可，关节周围软组织（关节囊、肌间隙、韧带）层次尚分明、显示尚可； 增强：实质组织显示尚可，主要动静脉血管显示尚可； 图像密度均匀度尚可； 有伪影
	2分（图像质量欠佳，影响诊断，欠满意）	椎体：骨皮质、骨松质骨小梁结构显示欠差，椎小关节、椎管侧隐窝显示欠差，脊柱周围软组织显示欠差、层次欠清； 椎间盘：椎间盘、神经根、椎管侧隐窝显示欠差； 关节：骨皮质、骨松质骨小梁结构显示欠差，关节周围软组织（关节囊、肌间隙、韧带）层次欠清、显示欠清； 增强：实质组织显示欠清，主要动静脉血管欠清； 图像密度均匀度较差； 较明显伪影
	1分（图像质量差，不能诊断，不满意）	椎体：骨皮质、骨松质骨小梁结构显示差，椎小关节、椎管侧隐窝显示差、层次不清； 椎间盘：椎间盘、神经根、椎管侧隐窝显示不清； 关节：骨皮质、骨松质骨小梁结构显示不清，关节周围软组织（关节囊、肌间隙、韧带）层次不清、显示不清； 增强：实质组织显示不清，主要动静脉血管显示不清； 图像密度不均匀； 明显伪影
冠脉	5分（图像质量优秀，可用于诊断，非常满意）	血管轮廓显示清晰；血管连续性无中断；血管密度均匀度好；无伪影；至少80%段（13段）为可评估段
	4分（图像质量良好，可用于诊断，满意）	血管轮廓显示良好；血管连续性一或二个节段错层或中断；血管密度均匀度良好；轻度伪影；至少60%段（10段）为可评估段
	3分（图像质量有瑕疵，不影响诊断，一般）	血管轮廓尚清；血管连续性三至五个节段错层或中断；血管密度均匀度尚可；有伪影；至少50%段（8段）为可评估段
	2分（图像质量欠佳，影响诊断，欠满意）	血管轮廓显示欠清；50%以上节段血管连续性错层或中断；血管密度均匀度较差；较多伪影；50%以上节段（8段）为不可评估段
	1分（图像质量差，不能诊断，不满意）	血管轮廓显示不清；多数（60%）血管节段连续性错层或中断；血管密度均匀性差；明显伪影；至少80%段（13段）为不可评估段

续表

部位	整体评分	图像质量评价标准
	说明	冠脉图像评估以美国心脏学会（American Heart Association，AHA）定义的段为基本评价单位，图像质量的评估仅针对可评估段。可评估段应排除由于非设备原因引起的图像质量不佳，如病变所致的不显影、病人的不配合及对比剂本身所致结果；但必须在CRF表中记录

2. 应记录的非器械相关不良事件，包括但不限于：对比剂过敏，意外受伤等。

（三）常用功能、机器使用便捷性、整机功能及稳定性满意度评价

1. 常用功能评价（如适用）（详见表6）

表6　常用功能评价

评价项目	满意	一般	不满意
曝光功能	操作方便，可正常曝光	操作一般，可正常曝光	操作不便，或不能正常曝光
床体移动	移动平稳，速度或加速度均匀	移动欠平稳，速度或加速度不均匀	平稳度，或速度、加速度不符合临床要求
话筒对讲功能	音量调节方便，音质清晰	音量调节一般，通话略有杂音	音量调节或音质不符合临床要求
图像后处理功能	操作方便，结果可辅助诊断	操作一般，结果可辅助诊断	操作不便，或结果无法辅助诊断
数据存储管理	数据存储方便，安全	数据存储一般，安全	数据存储不便，或有丢失

评价标准：上述各项根据使用者的主观感受进行中立的评价。评价指标均应达到一般及以上，即认为该病例常用功能符合临床应用要求。

2. 机器使用便捷性评价（详见表7）

评价标准：上述各项根据使用者的主观感受进行中立的评价。评价指标均应达到一般及以上，即认为该病例机器使用便捷性符合临床应用要求。

表7　机器使用便捷性评价

评价项目	满意	一般	不满意
激光定位灯	操作便捷，响应灵敏	操作欠便捷，或响应一般	操作繁琐，或响应延迟
呼吸导航	操作便捷，响应灵敏	操作欠便捷，或响应一般	操作繁琐，或响应延迟
控制按键	操作便捷，响应灵敏	操作欠便捷，或响应一般	操作繁琐，或响应延迟
后处理软件临床使用界面友好性	界面功能区域明确，操作流程清晰	界面功能区域欠明确，操作流程欠清晰	界面功能区域不明确，操作流程不清晰

续表

评价项目	满意	一般	不满意
后处理软件临床使用操作便捷性	操作便捷，响应灵敏	操作欠便捷，或响应一般	操作繁琐，或响应延迟

3. 整机功能及稳定性评价

整机稳定性评价由使用者根据主观感受进行中立的评价，评价为一般及以上，即整机功能及稳定性评价符合临床应用要求（详见表8）。

表8　整机功能及稳定性评价

评价项目	满意	一般	不满意
工作流	顺畅、快捷	较烦，但不影响患者检查	复杂，且故障较多，影响患者检查
图像显示和传输	显示与传输快捷、稳定，无故障	显示与传输一般，有故障，关机重启能恢复	显示与传输慢、不畅，有故障影响工作
未能启动系统	无	有，但能恢复	有，影响工作
系统意外关机	无	有，但能恢复	有，影响工作
扫描期间异常终止	无	有，但能恢复	有，影响工作
扫描期间无法曝光	无	有，但能恢复	有，影响工作

评价标准：上述各项根据使用者的主观感受进行中立的评价。评价指标均达到满意，则认为该病例整机系统稳定性要求为满意；评价指标出现一般项，且无不满意项，则认为该病例整机系统稳定性为一般；评价指标出现不满意项，则认为该病例整机系统稳定性为不满意。

七、临床试验例数及确定理由

（一）每部位临床试验例数

受试者临床试验的部位划分为五个，分别为：头颈部、胸部、腹部、骨与关节以及冠脉。每部位临床试验例数不低于86例，总例数不低于430例。原则上各中心间病例数应均衡。

（二）每部位临床试验例数确定理由

临床试验采用目标值法的单组试验。根据临床要求，

临床影像质量优良率不得低于85%（目标值），假设试验组临床影像质量优良率为95%，则当双侧显著性水平取0.05、检验效能为80%，试验最少需要的受试者数为80例，考虑5%的脱落率，每个部位需纳入的试验例数为不低于86例。

如果预期用途中不具有冠脉这个部位，受试者临床试验的部位划分为四个，分别为：头颈部、胸部、腹部、骨与关节，总计不低于344例；此外增强扫描总例数不低于60例，其中头、胸、腹各不低于20例。

如果预期用途中具有冠脉这个部位，受试者临床试验的部位划分为五个，分别为：头颈部、胸部、腹部、骨与关节、冠脉。冠脉需纳入的试验例数也不低于86例，所有部位总计不低于430。除冠脉外的其他部位增强扫描（含普通增强和血管增强）总病例数不低于30例，其中头颈、胸、腹各不低于10例。

所对应的样本量计算公式为：

$$n = \frac{\left[\mu_{1-\alpha}\sqrt{\rho_0(1-p_0)} + \mu_{1-\beta}\sqrt{\rho_T(1-\rho_T)}\right]}{(\rho_T - \rho_0)^2}$$

公式中的ρ_T对应试验组的预期疗效水平，p_0则对应目标值水平，μ代表标准正态分布对应的分位数，α对应统计检验的一类错误水平，在此取0.025，而β对应检验的二类错误水平，计算时取0.2。

各部位具体病例数分布如下：

1. 头颈部

包含颅脑、五官及颈部两个位置，共计不低于86例。

颅脑：不低于40例。

五官及颈部：不低于20例，应包含副鼻窦、内耳、眼眶、颈部、头颈部血管。

2. 胸部

包含肺及纵隔两个位置，共计不低于86例。

3. 腹部

包含腹部、盆腔两个位置，共计不低于86例。全腹扫描算两例。

腹部：不低于40例。

盆腔：不低于20例（应包括男性盆腔和女性盆腔）。

4. 骨与关节

包含颈椎、胸椎、腰椎、肩关节、髋关节五个位置，共计不低于86例。

腰椎：不低于30例。

颈椎、胸椎、肩关节、髋关节：共计不低于30例，每个部位均不低于5例。

5. 冠脉

冠脉，共计不低于86例。

八、临床的评价方法和统计处理方法

（一）影像质量评价方法

1. 影像质量评价采用双人盲态评价的方式（即：双人独立评价临床影像的质量），要求受试者的影像质量达到"临床影像质量优良率"至少为95%（即：100个人中，至少有95个人的影像质量评价为符合要求）。

2. 由参加临床验证的医生采用双人盲态评价的方式根据在临床使用期间检查的实际情况做出评价，若两人评价不同，应由本中心主要研究者判定。一切评价均需由所有评价者签字、注明评价日期及受试者编号后留档备查。

（二）安全性评价方法

采集试验期间的不良事件、严重不良事件情况来评价产品的安全性。

（三）常用功能、机器使用便捷性、整机功能及稳定性评价方法

记录并报告常用功能评价、机器使用便捷性评价、整机功能及稳定性评价满意度。

（四）统计处理方法

1. 首先对所有受试者的人口学特征进行统计，计算不同性别受试者例数及百分比，受试者年龄、身高和体重的均值、标准差，有既往史的受试者例数及百分比。

2. 临床验证的主要评价指标为临床影像质量可接受率，统计分析针对不同部位（头颈部、胸部、腹部、骨与关节以及冠脉共五个部位）的影像质量评价结果分别进行，根据以下公式计算各部位的临床影像质量可接受率。

$$临床影像质量可接受率 = \frac{部位影像质量可接受的例数}{该部位扫描总例数} \times 100\%$$

总体可接受率不能仅报告P值，还应报告相应的95%可信区间。

3. 次要评价指标包括安全性评价及机器常用功能、使用便捷性以及整机功能及稳定性的评价。

（1）安全性评价：对试验过程中的不良事件、严重不良事件情况等进行分析，列表总结和分析所有不良事件、严重不良事件（频数及百分比等），应根据不良事件与器械或手术的相关性对其进行分类。

（2）机器常用功能、使用便捷性以及整机功能及稳定性的评价：根据每例扫描的满意度评价结果计算满意率和一般及以上率，公式如下：

$$满意率 = \frac{评价为满意的例数}{进行评价的总例数} \times 100\%$$

$$一般及以上率 = \frac{评价为一般及以上的例数}{进行评价的总例数} \times 100\%$$

九、统计学考虑

统计分析应将所有中心的同一部位的数据合并在一起进行统计分析，并对每一部位出具总的统计分析结论。应对所有入选的受试者进行质量控制及数据管理，遇有不清楚的问题时，应与原始记录核对。

（一）登记入组

由于该类研究属于单组目标值设计，出于保证研究质

量及病人安全性的考虑，应将所有入组病人的相关信息记录在中央计算机注册系统内，以备今后对病人信息进行跟踪、核查。建议采用基于互联网（IWR）/电话（IVR）/传真等计算机注册系统分配病例注册登记号，所有病例的注册登记号不得二次使用。

（二）统计分析方法

数据分析时应考虑数据的完整性，所有签署知情同意并使用了受试产品的受试者必须纳入分析。数据的剔除或偏倚数据的处理必须有科学依据和详细说明。

临床试验的数据分析应基于不同的分析集，通常包括全分析集（Full Analysis Set，FAS）和符合方案集（Per Protocol Set，PPS），研究方案中应明确各分析集的定义。同时，对于全分析集中脱落的病例，其主要评价指标缺失值的填补方法应在方案中予以事先说明。

临床试验数据的分析应采用国内外公认的经典统计方法。临床试验方案中应该明确统计检验的类型、检验假设、判定疗效有临床意义的界值（目标值）等，界值的确定应有依据。

对于主要评价指标，统计结果需采用点估计及相应的95%置信区间进行评价。不能仅将 p 值作为主要评价指标的评价依据。

（三）统计结果评价

统计结果评价应至少包括如下四部分内容：

1. 临床试验完成情况描述：包括临床试验概况（筛选人数、入组人数、完成人数、失访/退出/剔除人数等）。

2. 基线描述：应对所有入选受试者（FAS 分析集）的基线人口统计学指标及其他相关病史指标等进行统计描述。

3. 疗效/效果评价：应对所有入选的受试者（FAS 分析集）和最终完成试验的受试者（PP 分析集）分别进行统计分析，以评价结果的一致性。疗效分析时，除点估计外，还应给出点估计的 95% 的置信区间估计。

4. 安全性评价时，应对所有入选的受试者进行分析（SS 分析集），不能遗漏所有发生的任何不良事件（包括实验室指标：试验前正常、试验后异常并有临床意义的事件），对所有发生的不良事件应评价其是否与所研究产品有关。

附录Ⅲ　产品技术要求模板

医疗器械产品技术要求编号：

X 射线计算机体层摄影设备

1. 产品型号/规格及其划分说明

1.1 产品型号

1.2 产品配置表（见附录 B）。

1.3 软件名称和版本命名规则（含软件组件和工作站软件）

1.3.1 软件名称

1.3.2 软件发布版本

1.3.3 软件完整版本命名规则

明确软件完整版本的全部字段及字段含义。

2. 性能指标

2.1 系统性能

2.1.1 图像噪声

应提供典型扫描条件的说明（见附录 E），申请人应规定典型扫描条件下的声称值和误差范围。按照典型扫描条件测试，其中成人头部结果应符合 YY/T 0310—2015 标准中条款 5.2.1 的要求。其他结果应满足申请人声称值和误差范围。若使用了特殊的重建或图像处理技术，需基于成人头部条件单独给出噪声声称值。

2.1.2 CT 值的均匀性

水的 CT 值的均匀性应符合 YY/T 0310—2015 的 5.2.2 条款的要求。典型扫描条件同 2.1.1。申请人应规定典型扫描条件下的声称值和误差范围。按照典型扫描条件测试，其中成人头部结果应符合 YY/T 0310—2015 标准中条款 5.2.2 的要求。其他结果应满足申请人声称值和误差范围。

2.1.3 CT 值的准确性

应包含至少空气，水的 CT 值准确性，符合 YY/T 0310—2015 的 5.2.3 条款的要求。典型扫描条件同 2.1.1。申请人应规定典型扫描条件下的声称值和误差范围。按照典型扫描条件测试，其中成人头部结果应符合 YY/T 0310—2015 标准中条款 5.2.3 的要求。其他结果应满足申请人声称值和误差范围。

2.1.4 CT 值的线性（64 层 CT 适用）

应包含至少 4 种物质的 CT 值和偏差。

2.1.5 空间分辨率

推荐申请人分别规定典型扫描条件（见附录 E），以及获得最高空间分辨率的 CT 运行条件下，X—Y 平面和 Z 轴方向，MTF = 10%，50% 时的空间分辨率。应符合 YY/T 0310—2015 的 5.2.4 条款的要求。64 层 CT 应符合 YY/T 1417—2016 标准 5.2.5 条款的要求。

2.1.6 低对比度分辨率

应符合 YY/T 0310—2015 的 5.2.5 条款的要求。64 层 CT 应符合 YY/T 1417—2016 标准 5.2.6 的要求。

申请人可同时给出相应的运行条件，重建图像不使用特殊的图像后处理技术，分别规定达到 5mm@0.3%，4mm@0.3%（若达到），3mm@0.3%（若达到），2mm@0.3%（若达到）的剂量（$CTDI_{vol}$）。

2.1.7 运行噪声

应符合 YY/T 0310—2015 的 5.2.6 条款的要求。

2.1.8 伪影

符合 YY/T 0310—2015 的 5.2.7 条款的要求。

2.1.9 切片厚度

申请人应规定断层扫描、螺旋扫描的切片厚度标称值。

符合 YY/T 0310—2015 的 5.2.8 条款的要求。64 层 CT 应符合 YY/T 1417—2016 标准 6.2.8 的要求。

2.1.10 图像重建速度（64 层 CT 适用）

应符合 YY/T 1417—2016 的 5.2.9 条款的要求。

2.1.11 图像扫描层数

应规定 X 射线源组件旋转 360°，单次轴向扫描时可获得的最大扫描层数。

2.1.12 螺旋扫描（64 层 CT 适用）

应符合 YY/T 1417—2016 的 5.3 条款的要求。

2.2 扫描架

2.2.1 应符合 YY/T 0310—2015 的 5.3 条款的要求。

2.2.2 申请人应规定扫描架孔径的大小及误差。

2.2.3 申请人应规定扫描架轴向的水平移动方式（如适用）。

2.2.4 申请人应规定扫描架轴向的水平移动距离及误差（如适用）。

2.2.5 扫描架轴向的水平移动精度不超过 1 mm（如适用）。

2.2.6 申请人应规定扫描架轴向的水平移动速度及误差（如适用）。

2.3 患者支架（如有）

2.3.1 垂直移动范围

申请人应规定床垂直移动范围。符合 YY/T 0310—2015 的 5.4 a）条款的要求。

2.3.2 水平移动范围

申请人应规定床水平移动范围。符合 YY/T 0310—2015 的 5.4 b）条款的要求。

2.3.3 患者支架的定位

患者支架的定位应符合 YY/T 0310—2015 的 5.4 c）条款的要求。

2.3.4 最大病床承载重量

申请人应规定病床的最大承载重量。

2.4 X 射线发生装置

2.4.1 X 射线管电压

申请人应规定系统支持的 X 射线管电压及误差范围。符合 YY/T 0310—2015 的 5.5.1 条款的要求。

2.4.2 X 射线管电流

申请人应规定系统支持的 X 射线管电流及误差范围。符合 YY/T 0310—2015 的 5.5.2 条款的要求。

2.4.3 曝光时间

申请人应规定系统支持的曝光时间及误差范围。至少区分轴向和螺旋扫描模式给出，符合 YY/T 0310—2015 的 5.5.3 条款的要求。

2.4.4 电流时间积（64 层适用）

应符合 YY/T 1417—2016 的 5.6.4 条款的要求。

2.4.5 高压电缆插头、插座

高压电缆插头、插座应符合 YY/T 0310—2015 中 5.5.4 条款的规定。

2.5 生理信号门控单元（如有）

2.5.1 心电信号门控单元

2.5.1.1 一般要求

申请人应规定导联的数量。

2.5.1.2 心率检测范围

申请人应规定心率测量的范围，确保心电门控可以正常工作（R 波触发）。

2.5.1.3 输入动态范围

申请人应规定心电门控的波峰振幅范围，确保心电门控可以正常工作（R 波触发）。

2.5.1.4 起搏器抑制能力（如有）

申请人应规定起搏脉冲的脉宽以及振幅范围，确保在此范围内的起搏脉冲存在时，心电门控可以正常工作（R 波触发）。

2.5.1.5 触发持续时间

申请人应规定心电门控触发的持续时间。

2.5.1.6 时基误差

申请人应规定 R 波波峰到触发信号的延迟的最大值与最小值的误差。

2.5.1.7 心电信号门控单元的时间延迟

申请人应规定 R 波波峰到触发信号的时间延迟。

2.5.2 呼吸信号门控单元（如有）

呼吸信号门控单元的测量范围和准确度

申请人应规定呼吸频率测量的量程及误差范围。此外，低于规定的呼吸频率计量程低限的输入信号不应导致高于此低限的呼吸频率测量值。高于规定的呼吸频率量程高限的输入信号，不应导致低于此高限的呼吸频率测量值。

2.6 软件功能

2.6.1 产品应提供符合 DICOM3.0 的端口。

2.6.2 对于患者管理、患者注册、扫描和重建、2D 图像浏览和处理、3D 图像浏览和处理、胶片打印等基础软件功能，申请人应规定至少一级菜单功能的描述。

对于高级应用功能，申请人应规定软件功能纲要。

2.6.3 用户访问控制：用户身份鉴别方法、用户类型及权限。

2.7 对放射治疗的支持（如适用）

当申请人声明 CT 扫描装置提供图像可用于放射治疗计划时，应满足 YY/T 0310—2015 的 5.7 条款的要求。

2.8 附加功能

应描述设备的附加功能。

2.9 测量功能

应规定二维图像、三维图像长度、角度测量误差。

2.10 脚踏开关

应符合 YY 1057—2016 标准要求。

2.11 移动性能（移动式 CT 适用）

2.11.1 制动力

应提供轮锁或制动装置，在平坦的水泥地面上的制动力应不小于其重量 15% 的力或 150 N 的力（两者取较小值）。

2.11.2 启动力

在平坦的水泥地面上移动，其启动力应不大于200N，除非说明书中声明了需要多人才能推动。

2.11.3 扫描时稳定性

设备在扫描时，应有相应的措施，确保不失衡或发生非预期的运动。

2.11.4 跨越障碍

应能够越过10mm的门槛且不应导致失衡。

2.11.5 随机文件

应说明移动状态、最大外形尺寸及重量。

2.12 剂量（移动式CT适用）

典型的头部和体部（若适用）的CT运行条件下的CTDIw、CTDIvol测量计算值与设备显示值的偏差不超过±20%。

2.13 内部电源容量（移动式CT适用）

2.13.1 申请人及随机文件中应规定内部电源的容量及充放电特性。

2.13.2 移动CT扫描装置上应有内部电源容量状态指示。

2.13.3 当内部电源容量低于曝光要求时，移动CT扫描装置应禁止扫描并给出提示。

2.13.4 内部电源应配置热安全装置，以防止内部电源在充电或放电时温度过高

2.14 杂散辐射的防护（移动式CT适用）

2.14.1 扫描架宜配备内置铅防护、外置铅帘等防护屏蔽。

2.14.2 扫描架应配备电离辐射警告标志。

2.14.3 随机文件应提供杂散辐射数据及有效占用区。

2.14.4 随机文件应提醒使用防护器具。

2.15 儿童协议单元（移动式CT适用）（若适用）

应根据儿童的年龄、身高、体重等因素，提供执行儿童扫描特定的CT运行条件。

2.16 诊断显示器（如有）

申请人应提供诊断显示器的技术指标，并依据YY/T 0910.1—2013标准进行评价。

2.17 附件

申请人应提供承重、衰减当量等附件的技术指标。

2.18 外观

设备的外形表面整洁、色泽均匀，不得有伤斑、裂缝等缺陷。

设备的电镀和涂装应符合YY 0076—1992中2级外观的要求。

2.19 环境试验要求

应符合YY/T 0291—2016的要求。最终的检验项目至少应包括图像噪声、CT值均匀性、CT值准确性、低对比度分辨率、切片厚度、曝光时间。

2.20 安全

2.20.1 电气安全

设备的电气安全应符合GB 9706.1—2007、GB 9706.11—1997、GB 9706.12—1997、GB 9706.14—1997、GB 9706.15—2008、GB 9706.18—2006和GB 7274.1—2012的要求。产品安

全特征见附录A。

2.20.2 电磁兼容

应符合YY 0505—2012的要求。

3. 检测方法

工作条件见附录C。

检测体模信息见附录D。

3.1 性能试验

3.1.1 图像噪声

应提供典型扫描条件的说明。按照典型扫描条件测试，结果应符合YY/T 0310—2015标准中条款6.2.1的要求。需在检测结果中记录检测时的中心剂量。

3.1.2 CT值的均匀性

运行条件同3.1.1，按照YY/T 0310—2015中6.2.2的方法进行试验。

3.1.3 CT值的准确性

运行条件同3.1.1，按照YY/T 0310—2015中6.2.3的方法进行试验。

3.1.4 CT值线性度

按YY/T 1417—2016标准6.2.4的方法进行试验。

3.1.5 空间分辨率（高对比分辨率）

按照YY/T 0310—2015中6.2.4的方法进行试验，给出典型头部和体部运行条件下，横断面和横断面垂直方向，在宣称剂量（CTDIvol）条件下，MTF = 10%，50%时的空间分辨率。

xy平面和z方向的空间分辨率。

64层CT按照YY/T 1417—2016标准6.2.5的方法进行试验。

3.1.6 低对比度分辨率

按照YY/T 0310—2015中6.2.5的方法进行试验，64层CT按照YY/T 1417—2016标准6.2.6的方法进行试验。

3.1.7 运行噪声

按照YY/T 0310—2015中6.2.6的方法进行试验。

3.1.8 伪影

运行条件同3.1.1，按照YY/T 0310—2015中6.2.7的方法进行试验。

3.1.9 切片厚度

按照YY/T 0310—2015中6.2.8的方法进行试验，分别给出断层和螺旋扫描的切片厚度测试方法。

3.1.10 图像重建速度（如适用）

按照YY/T 1417—2016的6.2.9的方法进行试验。

3.1.11 图像扫描层数（如适用）

按照YY/T 1417—2016的6.2.10的方法进行试验。

3.1.12 螺旋扫描（如适用）

按照YY/T 1417—2016的6.3的方法进行试验。

3.2 扫描架性能

3.2.1 扫描架倾斜角按照YY/T 0310—2015中6.3a)条款的方法进行试验。定位灯准确度按照YY/T 0310—2015中6.3b)条款的方法进行试验。定位片扫描功能按照YY/T 0310—2015中6.3c)条款的方法进行试验。扫描架旋转

速度按照 YY/T 0310—2015 中 6.3d）条款的方法进行试验。

3.2.2 扫描架孔径

用长度量具测量。

3.2.3 扫描架水平轴向的水平移动方式（如适用）

实际操作检查。

3.2.4 扫描架轴向的水平移动距离及误差（如适用）；

用长度量具测量。

3.2.5 扫描架轴向的水平移动精度（如适用）

在某一典型的位置上开始启动扫描架，并连续运动 30 cm 距离之后，再返回 30 cm 距离，长度量具测量两次位置之差。

3.2.6 扫描架轴向的水平移动速度及误差（如适用）。

当移动速度达到稳定后，分别用长度量具和时间量具测量，并计算其移动速度。

3.3 患者支架

3.3.1 垂直移动范围

按照 YY/T 0310—2015 中 6.4a）条款的方法进行试验。

3.3.2 水平移动范围

按照 YY/T 0310—2015 中 6.4b）条款的方法进行试验。

3.3.3 患者支架的定位

按照 GB/T 19042.5—2006 中 5.1 的规定方法进行试验。

3.3.4 病床最大承载重量

采用经方法学验证的方法进行试验。

3.4 X 射线发生装置

3.4.1 X 射线管电压准确度

按照 YY/T 0310—2015 中 6.5.1 条款的方法进行试验。

3.4.2 X 射线管电流准确度

按照 YY/T 0310—2015 中 6.5.2 条款的方法进行试验。

3.4.3 曝光时间准确度

按照 YY/T 0310—2015 中 6.5.3 条款的方法进行试验。

3.4.4 电流时间积（64 层适用）

按照 YY/T 1417—2016 的 6.6.4 条款的要求。

3.4.5 高压电缆及插头，插座试验

按照 GB/T 10151 规定的方法进行。

3.5 生理信号门控单元

采用经方法学验证的方法进行检测。

3.6 软件功能

3.6.1 查验产品符合 DICOM3.0 的声明。

3.6.2—3.6.3 实际操作观察。

3.7 对放射治疗的支持

按照 YY/T 0310—2015 的 6.7 条款的要求进行检测。

3.8 附加功能

采用经方法学验证的方法进行检测。

3.9 测量功能

采用经方法学验证的方法进行检测。

3.10 脚踏开关

按照 YY 1057—2016 标准要求进行。

3.11 移动性能（移动式 CT 适用）

3.11.1 制动力

将移动 CT 装置放置在水平面上，并启动轮锁或制动装置，用测力计测量其制动力。

3.11.2 启动力

将移动 CT 装置放置在水平面上，并解除轮锁或制动装置，用测力计测量其启动力。

3.11.3 扫描时稳定性

实际操作检查。

3.11.4 跨越障碍

移动 CT 装置为移动状态，以正常使用移动，向前越过一个紧固于地面的垂直固体障碍物 10 次（上去和下来）。障碍物横截面为高 10 mm ± 0.5 mm 宽至少 80 mm 的矩形，并且顶部棱角的倒角半径为 2mm ± 0.1mm。

3.11.5 随机文件

查阅随机文件。

3.12 剂量（移动式 CT 适用）

通过测量和计算典型的头部和体部（若适用）的 CT 运行条件下的 CTDIw、CTDIvol 值与设备显示值进行比较。

3.13 内部电源（移动式 CT 适用）

实际操作检查。

3.14 杂散辐射的防护（移动式 CT 适用）

实际操作检查。

3.15 儿童协议单元（移动式 CT 适用）（若适用）

实际操作检查。

3.16 诊断显示器

按照 YY/T 0910.1—2013 标准要求进行检测。

3.17 附件

按照申请人提供的方法进行检测。

3.18 外观

目力观察。

3.19 环境试验

按 YY/T 0291–2016 的规定方法进行。

3.20 安全项目试验

3.20.1 电气安全

按 GB 9706.1—2007、GB 9706.11—1997、GB 9706.12—1997、GB 9706.14—1997、GB 9706.15—2008、GB 9706.18—2006 和 GB 7274.1—2012 中规定的方法进行。产品安全特征见附录 A。

3.20.2 电磁兼容

按 YY 0505—2012 中规定的方法进行。

4. 附录

附录 A：产品主要安全特征

附录 B：产品配置表

附录 C：工作条件

附录 D：检测体模信息

附录 E：典型运行条件

附录 A　产品主要安全特征

一、按防电击类型分类

二、按防电击的程度分类

三、按对进液的防护程度分类

四、按在与空气混合的易燃麻醉气或与氧或氧化亚氮混合的易燃麻醉气情况下使用时的安全程度分类

五、按运行模式分类

六、设备的额定电压和频率

七、设备的输入功率

八、设备是否具有对除颤放电效应防护的应用部分

九、设备是否具有信号输出或输入部分

十、永久性安装设备或非永久性安装设备

十一、电气绝缘图

附录 B　产品配置表（按本指导原则附录 I 编写）

附录 C　工作条件

应符合 YY/T 0310—2015 的 5.1 条款的要求。

附录 D　检测体模信息（图示，型号）：按性能要求的条款顺序明确使用的体模信息。

附录 E　典型运行条件（见表9）

表9　典型运行条件

应用类型	典型头部	典型体部	典型儿科头部	典型儿科体部
病人类型	成人	成人	儿童	儿童
扫描类型	序列/螺旋	序列/螺旋	序列/螺旋	序列/螺旋
方案名	头部序列扫描	腹部常规	头部序列扫描	腹部常规
管电压				
管电流时间积				
管电流				
旋转时间				
螺距因子（螺旋扫描）				
准直				
重建的层厚				
卷积核				

29　双能 X 射线骨密度仪注册技术审评指导原则

（双能 X 射线骨密度仪注册技术审查指导原则）

本指导原则旨在指导注册申请人提交双能 X 射线骨密度仪的注册申报资料，同时规范该类产品的技术审评要求。

本指导原则是对双能 X 射线骨密度仪的一般性要求，注册申请人应根据申报产品的特性提交注册申报资料，判断指导原则中的具体内容是否适用，不适用内容应详述理由。注册申请人也可采用其他满足法规要求的替代方法，但应提供详尽的研究资料和验证资料。

本指导原则是在现行法规和标准体系以及当前认知水平下并参考了国外法规与指南、国际标准与技术报告制定的。随着法规和标准的不断完善，以及认知水平和技术能力的不断提高，相关内容也将适时进行修订。

本指导原则是对注册申请人和审查人员的指导性文件，不包括审评、审批所涉及的行政事项，亦不作为法规强制执行，应在遵循相关法规的前提下使用本指导原则。

一、适用范围

本指导原则适用于采用双能 X 线吸收测定法（DXA）测量骨密度的双能 X 射线骨密度仪，管理类别为 Ⅱ 类，分类编码为 06-01-09。

按照测量部位不同，双能 X 射线骨密度仪分为中轴骨双能 X 射线骨密度仪和外周骨双能 X 射线骨密度仪。中轴

骨双能 X 射线骨密度仪主要用于测量椎骨和股骨，外周骨双能 X 射线骨密度仪用于四肢和/或跟骨的测定。

二、综述资料

（一）工作原理的描述

应提供 X 射线骨密度仪的工作原理，描述双能产生的方式，如：脉冲电压方式、双能曝光方式（高低压切换）、恒稳电压方式（K－缘过滤器）、双能探测器方式，可提供工作原理图进行说明。

（二）产品描述

应提供该器械的完整描述，包括：

1. 整机完整描述，应包括组件描述、产品图示，图示中应清楚地标识关键组件及必要注释。应注明选配件。应列出预计与 X 射线骨密度仪配套使用的所有附件，并对每个附件提供完整描述，包括照片、结构、材料。

2. 系统功能及参数描述。

系统参数包括但不限于：X 射线扫描方式（笔形束扫描、宽角扇形束扫描、锥形束扫描、窄角扇形扫描）；扫描信息采集方式（点采集、线采集、面采集）、高低能 KV 值、扫描角度、扫描模式、扫描范围、测量部位、准确性、精确性、扫描时间、辐射剂量。

产品的功能描述，包括

基本功能：骨密度测量功能；

附加功能（如适用）：如，非典型股骨骨折功能、FRAX 评估、腹主动脉钙化评估、椎体骨折评价、髋关节几何结构评估等。

3. 部件功能及参数描述，包括但不限于：

高压发生器：型号、电源条件（额定电网电压、相数、频率）、高压模式（连续/脉冲），管电压范围、管电流范围、加载时间范围、电流时间积范围以及准确度要求、逆变方式。

X 射线管组件：型号、阳极类型（固定/旋转）、阳极热容量、最大连续热耗散、标称管电压、焦点标称值、靶材、靶角。

如为组合机头，应注明。

限束器：射野尺寸。

过滤器类型（如适用）：锡过滤器、铈过滤器、钐过滤器。

探测器：型号、结构（闪烁体材料涂层：如碘化铯、硫氧化钆等）；光电转换器件：如薄膜晶体管 TFT、电荷耦合器件 CCD、互补型金属氧化物半导体 CMOS；探测原理示意图并详述关键结构；探测器分类（如按照像素排列方式分为线阵探测器、面阵探测器；按能量转换方式的分为直接转换平板探测器、间接转换平板探测器、按数据传输方式分为有线探测器、无线探测器）、探测器尺寸、有效视野尺寸、像素矩阵（水平和垂直）、像素尺寸、量子探测效率 DQE。

扫描运动轨迹（直线运动，旋转运动）（如适用）。

4. 产品测量值与计算值的描述。应提供测试结果所有页面的副本。测试结果既可展示在显示器上也可以硬质副本形式打印出来。测量值与计算值应包括：骨密度（BMD）和或骨矿物质含量（BMC）、面积（Area）（如适用）；T－值、Z－值（如适用）。

不限于：如含有（二）2 所述的附加功能，则应有相应的输出指标。

设备界面、输出报告应使用中文。报告中输出图像处应备注：骨密度图像不用于诊断。

5. 设备校准方法及质量控制要求的描述。

（三）型号规格

应按照附录示例提供型号规格划分表/产品配置表。描述不同配置产品差异（如适用，应提供图示）。

（四）适用范围与禁忌症

1. 适用范围

示例1：该产品用于对成人腰椎和股骨近端、和/或前臂部位的骨密度进行测量。测定结果可与其他临床危险因素相结合帮助医生对导致骨密度下降的骨质疏松症和医疗状况做出诊断并最终用于评估骨折风险。该产品也可用于体成分测量。

示例2：该产品用于对前臂部位的骨密度进行测量。

2. 预期使用环境：应明确使用地点和使用环境，使用环境应包括温度、湿度、海拔大气压范围以及适合国内辐射防护标准的设备屏蔽条件。若产品为便携式，也应考虑辐射防护的要求。

3. 明确适用人群，如成人和/或儿童。儿童应标注适用的儿童年龄范围。

4. 禁忌症：如产品具有禁忌症，应予以说明。并应当明确说明该器械不适宜应用的某些疾病、情况或特定的人群

（五）参考的同类产品情况

应按照《关于公布医疗器械注册申报资料要求和批准证明文件格式的公告》（国家食品药品监督管理总局公告 2014 年第 43 号）公告执行。若采用新技术，应说明是成熟的技术，还是全新的首创技术，如果本设备采用的新技术、新功能可以在其他已上市的设备上找到类似的功能及应用，可以采用多台参比机器对比说明，应提供区别于同类产品的技术特征说明。

三、研究资料

（一）产品性能研究

1. 提供性能指标的确定依据。性能指标建议参照 YY/T 0724 中相应条款。不适用的条款及试验方法应明确不适用的合理理由。如果采用了标准外的替代指标和试验方法，

应提供该方案的合理性依据。

2. 各种临床测量参数及计算参数测量原理及临床功能的算法实现应予以说明。提供执行的验证和确认试验的摘要。试验结果应证实设计输出符合设计输入要求。

如：对计算报告值（T－值、Z－值等）所用算法的描述。对计算机辅助分析软件（如用于智能摆位的 CADfx 技术和 scancheck 技术）及（二）2 所述的产品功能中提到的各项功能所用算法的描述。对设备中采用的专利技术的描述。

提供附加功能的内部验证资料：如：临床意义、测量准确性、测量重复性、附加功能对 BMD 测量的影响等。

3. 提供体模及相关信息的研究资料。包括体模制造商、体模用途、结构、技术规格及图示、测试部位、材料说明等。

4. 参考数据库

厂家应提供参考数据库，用于辅助骨质疏松症诊断及评估，诊断及评估标准参照有关 WHO 推荐标准和中华医学会骨质疏松和骨矿盐疾病分会．原发性骨质疏松症诊疗指南（2017）。

建议采用有代表性的中国人群骨密度测量值参考数据库。制造商应对设备中采用的参考数据库予以说明。

若采用国内外专业杂志公开发表的参考数据，应提供数据出处。

若进行了数据采集，应提交数据采集时的质控内容及结果（包括使用的设备的制造商、型号、设备重复性等）和质控方法及过程（包括对操作者、设备的质控要求等）。

若采用与已上市设备相同的参考数据库，应与使用该参考数据库的设备的测量结果进行校正，应对软件中相应的转换公式、算法予以说明。并提供 BMD 结果一致的验证及评价资料。

参考数据库的信息应在随机文件中公布，包括不限于：样本数据来源（各参考数据库样本选择应具有产品声称的人群代表性）。抽样方法、样本量、样本人群特征（应包括性别、年龄组、身高、体重、种族/民族和或地域等）、扫描部位及体成分测量结果（如：腰椎、髋部、前臂骨密度和全身骨密度、脂肪及瘦肉成分等）、纳入/排除标准、剔除标准、参考文献。

建议提供不同扫描部位及体成分测量结果与不同部位人群特征的结果。

若上市后参考数据库更新，如扩充数据库样本量，应提供数据库更新历史，并参照上述方法提供参考数据库建立的相应资料。

（二）生物相容性评价研究

与人体接触的部件，如患者支撑装置、定位垫等；应提供接触部件名称、部件材料、接触性质（接触类型、接触时间），并应根据 GB/T 16886 系列标准进行生物相容性评价。

（三）清洗和消毒研究

关于接触到患者的设备表面的清洗、消毒说明，以及所有可能需要清洗、消毒的设备表面的清洗、消毒说明，以避免疾病传播。

应提供推荐的清洗和消毒方法，推荐使用的试剂，及其效果的验证报告。说明书应有清洗、消毒方面的说明。

（四）产品有效期和包装研究

注册申请人应提供整机的使用期限、确定依据及验证报告，可以通过分析影响整机有效期的因素确定整机的有效期，也可以使用经验数据。应提供 X 射线管组件、高压发生器、患者支撑装置、探测器等关键部件的寿命验证资料。

产品包装应符合 YY/T 1099 的要求，并提供相应的自检报告。

（五）软件资料

软件资料应符合《医疗器械软件注册技术审查指导原则》的要求。

若产品具有网络连接功能以进行电子数据交换或远程控制，应符合《医疗器械网络安全注册技术审查指导原则》的要求。

四、生产制造信息

生产场地的介绍应与生产者资格证明文件和政府批准文件载明事项保持一致。

五、临床评价资料

按照《医疗器械临床评价技术指导原则》的要求进行临床评价。

双能 X 射线骨密度仪属于《免于进行临床试验的第二类医疗器械目录》（以下简称《目录》）中的产品。

1. 应提交申报产品相关信息与《目录》所述内容的比对资料，证明两者具有等同性。

2. 申报产品与目录中已获准境内注册医疗器械对比表，比对内容不局限于指导原则附录中所列的项目，还应提供附件所述内容的对比情况。

3. 若申请的产品适用范围超出了《目录》如，产品带有附加功能，则可通过同品种医疗器械临床试验或临床使用获得的数据进行分析评价，并按照《医疗器械临床评价技术指导原则》中相关要求提交临床评价资料。或按照《医疗器械临床评价技术指导原则》和《医疗器械临床试验质量管理规范》的要求提交临床试验资料。

六、产品风险分析资料

应符合 YY/T 0316《医疗器械 风险管理对医疗器械的应用》的有关要求，提供注册产品的风险管理报告。

下列为双能 X 射线骨密度仪常见危害示例，至少应关注：

（一）能量危害

1. 对患者和使用者的电击危害，如：接触低电压；

2. 机械危害，如：扫描架结构故障；机械部件的尖角、锐边、毛刺刮伤患者；因在较小力度下非预期激活的动力运动或旋转而导致患者的碾挫伤、夹伤、挤压伤；

3. 电离辐射，如：异常辐射散射故障导致被测者/使用者过度暴露；来自设备所致干扰的意外诊断系统性能或失效；

4. 非电离辐射，如：定位激光束使用不当对被测者眼睛造成的非电离辐射；

5. EMC，如：辐射干扰起搏器和其他患者设备；

6. 热能，如：与通常情况下可接触到的热表面或部件发生意外接触。

（二）生物学和化学危害

1. 支持患者的床台可能造成交叉感染；

2. 临床应用期间，患者接触到设备表面的化学残留物。

（三）操作危害

1. 因输入的图像质量导致错误诊断/结果；

2. 影像质量未达到最佳水平、扫描未完成、扫描过早终止、扫描启动时间不正确或扫描设置不正确（系统按指令执行）；

3. 操作员有意在预期临床应用之外误用诊断系统；

4. 操作员故意在预期临床用途外误用辐射诊断成像系统。

（四）设备功能的丧失或变坏

1. X 射线系统/探测器系统性能降低；

2. 骨密度测量数据显示不正确，或输出人体成分及骨质疏松诊断未使用的其他数据；

3. 错误显示或输出辐射暴露指示；

4. 骨密度测量数据不可用或已丢失；扫描未完成，且未生成影像或生成了不完整的影像。

（五）信息危害

1. 标记不足或不正确；

2. 操作说明书有缺失；

3. 警告不恰当；

4. 服务和维护规范不充分。

对以上各项（不限于以上各项），根据注册产品实际情况判定列出。

七、产品技术要求

产品技术要求应按照《医疗器械产品技术要求编写指导原则》的规定编制。

1. 应在产品型号/规格划分中给出产品型号规格区分列表或配置表（见附件）。

2. 应明确软件型号规格、软件发布版本、软件完整版本命名规则，明确软件完整版本的全部字段及字段含义。

3. 应符合 YY/T 0724《双能 X 射线骨密度仪专用技术条件》的要求，应根据产品实际情况，列出具体参数值。区分不同扫描模式制定技术指标。

4. 如有激光定位功能，应给出定位精度要求。

5. 应列出全部软件功能纲要。

6. 申请人声称的新技术、新功能应制定相关的技术要求。

7. 附件应制定技术指标。

8. 产品安全要求，至少应包括以下要求

（1）电气安全标准应当符合以下标准要求：

GB 9706.1《医用电气设备 第 1 部分：安全通用要求》

GB 9706.3《医用电气设备 第 2 部分：诊断 X 射线发生装置的高压发生器安全专用要求》

GB 9706.11《医用电气设备 第 2 部分：医用诊断 X 射线源组件和 X 射线管组件安全专用要求》

GB 9706.12《医用电气设备 第 1 部分：安全通用要求 三．并列标准 诊断 X 射线设备辐射防护通用要求》

GB 9706.14《医用电气设备 第 2 部分：X 射线设备附属设备安全专用要求》

GB 9706.15《医用电气设备 第 1 部分：安全通用要求 1．并列标准：医用电气系统安全要求》

（2）电磁兼容应当符合 YY 0505《医用电气设备 第 1－2 部分：安全通用要求 并列标准：电磁兼容 要求和试验》的要求。

（3）若有激光定位功能，应适用 GB 7247.1《激光产品的安全 第 1 部分：设备分类、要求》

引用标准应执行最新版本的国家标准、行业标准。国家/行业标准中不适用条款应在产品性能研究资料中说明合理原因。

9. 检测方法应明确符合的标准号及条款号。

10. 附录：应包含设备随附的体模信息，至少应包括：制造商、体模用途、结构、技术规格及图示、测试部位、材料说明。

八、产品注册单元划分

注册单元划分应根据产品的技术原理、结构组成、性能指标、适用范围划分。

1. 不同工作原理、结构差异较大的双能 X 射线骨密度仪，不能划分为同一注册单元。

如，扫描方式不同的设备，如笔形束 X 射线骨密度仪与扇形束 X 射线骨密度仪应划分为不同注册单元。

双能产生的方式不同的设备，应划分为不同注册单元。

2. 采用不同型号的高压发生器的产品不能划分为同一注册单元。

3. 适用范围相同，性能指标相近，但技术结构有较大差异的产品应划分为不同注册单元。

如，中轴骨 X 射线骨密度仪和外周骨 X 射线骨密度仪，应划分为不同注册单元。

4. 设计和生产过程相同，技术结构基本相同的派生系列产品可以划为同一注册单元。

如硬件结构一致，选配软件不同可以划分为同一注册单元。

5. 符合独立软件定义的软件可以与设备划分为不同注册单元。

九、产品检测单元划分

检测样机的选取应考虑产品功能、性能、预期用途、安全指标、主要部件、结构及其组合方式等。

1. 不同配置应分别提供检测报告。除非检测产品具有典型性。

2. 电磁兼容安全要求须覆盖申报的所有配置。

3. 医用电气设备在实施 GB 9706.1 标准全项检测时，应对电磁兼容性按照电磁兼容标准要求实施检测。安规检测报告和 EMC 检测报告应具有关联性。

4. EMC 运行模式的选择应考虑不同扫描模式，抗扰度试验每项与基本性能相关的功能均应以对患者后果最不利的方式进行，辐射发射试验应使设备在能产生最大骚扰状态下运行。

十、产品说明书与标签

说明书应符合《医疗器械说明书和标签管理规定》（国家食品药品监督管理总局令第 6 号）和相关的国家标准、行业标准的要求。应特别注意：

1. 详细描述设备操作步骤以及测量方法，如：患者摆位的要求、如何对解剖部位扫描。

2. 器械技术特性。

3. 校准规程。

4. 质量控制的要求。

5. 使用期限。

6. 部件更换要求。

7. 注意事项、警告以及提示。

8. 参考数据库的信息。

十一、名词解释

T – 值：表示相对于同种族同性别正常青年人正常参考数据库的一个计算结果。

$$T-值 = \frac{实测值 - 同种族同性别正常青年人峰值骨密度}{同种族同性别正常青年人峰值骨密度的标准差}$$

Z – 值：表示相对于同种族同性别同龄人正常参考数据库的一个计算值。

$$Z-值 = \frac{骨密度测定值 - 同种族同性别同龄人骨密度均值}{同种族同性别同龄人骨密度标准差}$$

十二、参考文献

1. 医用 X 射线诊断设备（第三类）注册技术审查指导原则（2016 年修订版）（国家食品药品监督管理总局通告 2016 第 21 号）

2. 医疗器械临床评价技术审查指导原则（国家食品药品监督管理总局通告 2015 第 14 号）

3. 医疗器械软件注册技术审查指导原则（国家食品药品监督管理总局通告 2015 第 50 号）

4. 《医疗器械临床试验质量管理规范》（国家食品药品监督管理总局令第 25 号）

5. FDA. Evaluation and Reporting of Age，Race，and EthnicityData in Medical Device Clinical Studies. Draft Guidance for Industry and Food and Drug Administration Staff. 2016 – 06 – 20

6. 中华医学会骨质疏松和骨矿盐疾病分会 . 原发性骨质疏松症诊疗指南（2017）. 中华骨质疏松和骨矿盐疾病杂志 . 2017，9：第 10 卷第 5 期 413 – 444.

7. GBZ 130—2013 医用 X 射线诊断放射防护要求

8. FDA. 行业和 FDA 人员指南 – Ⅱ类特殊控制指导性文件：骨密度仪

十三、起草单位

起草单位：国家药品监督管理局医疗器械技术审评中心。

附表　型号规格划分表/配置表示例

部件名称	部件型号	规格参数	型号1 或配置1	型号2 或配置2
基本组成				
高压发生器		管电压范围和准确性： 管电流范围和准确性： 加载时间范围和准确性： 电流时间积和准确性： 标称输出电功率： 输入电源电压/频率： 非工频/高压逆变频率/工频 高低能量（如适用）：	√	√

部件名称	部件型号	规格参数	型号1或 配置1	型号2或 配置2
X 射线管组件	X 射线管型号 A 管套型号 A X 射线管组件型号 A	管组件热容量： 阳极热容量： 标称连续输入功率： 标称管电压： 焦点标称值： 靶角： 固有滤过：@ xxkv （在 xxkv 下等效滤过） 靶材： 阳极类型（固定/旋转）	√	
	X 射线管型号 B 管套型号 B X 射线管组件型号 B	同上		√
探测器	A	结构：如闪烁体涂层材料 + TFT 阵列或 CCD 或 CMOS 类型：（面阵/线阵/点阵；直接转换 /间接转换；有线/无线） 探测器尺寸 有效视野尺寸（如适用） 像素矩阵（水平和垂直） 像素尺寸 DQE	√	
	B	……		√
图像处理工作站	/	对工作站的最低要求：CCC 要求、CPU、内存、硬盘容量、显卡、操作系统、光驱、网卡应符合 CCC 要求，符合 GB 4943.1，GB 9254，GB 17625.1 标准	√	√
显示器	/	对预览显示器的最低性能要求： 应符合 CCC 要求，符合 GB 4943.1，GB 9254，GB 17625.1 标准 屏幕尺寸 类型（CRT/液晶，彩色/黑白） 分辨率（像素矩阵） 最大亮度 对比度	√	√
扫描架		运动范围和误差		
患者支撑装置	A	倾斜角度范围和误差（如适用） 横向运动范围和误差（如适用） 纵向运动范围和误差（如适用） 焦点到影像接收面的距离： 床板等效率滤过：@ xxkv （在 xxkv 下等效滤过）	√	
激光定位器		激光灯个数、波长范围、激光发射级别		√
附件				
定位垫	/	材料		
软件				
软件名称		软件发布版本		√
选件				

其中……内容根据产品实际情况填写，√表示具有该部件，空白默认不配置该部件. A/B 仅为不同型号的示例，应根据产品实际情况填写。部件数量可在备注中说明。

30 口腔颌面锥形束计算机体层摄影设备临床评价指导原则

一、目的

为进一步规范口腔颌面锥形束计算机体层摄影设备（下文简称口腔锥形束 CT）的临床评价资料，撰写本指导原则。

本指导原则是对注册申请人和审查人员的指导性文件，但不包括注册审批所涉及的行政事项，亦不作为法规强制执行，如果有能够满足相关法规要求的其他方法，也可以采用，但是需要提供详细的研究资料和验证资料。应在遵循相关法规的前提下使用本指导原则。

本指导原则是在现行法规和标准体系以及当前认知水平下制定的，随着法规和标准的不断完善，以及科学技术的不断发展，本指导原则的相关内容也将进行适时的调整。

二、适用范围

本指导原则基于《医疗器械临床评价技术指导原则》（下文简称通则）并结合口腔锥形束 CT 产品的特点制定。本指导原则适用于口腔锥形束 CT 的临床评价工作，口腔曲面体层 X 射线机的临床评价工作可参照本指导原则执行。

三、基本原则

注册申请人应按国家有关文件的要求进行临床评价。

注册申请人应本着科学化、合理化的原则，根据申报产品实际情况确定临床评价方式和方法，并说明所选择临床评价方式和方法的依据，提供相应的临床评价资料。

四、临床评价方式

本文件定义的临床评价方式是在通则第六章"通过同品种医疗器械临床试验或临床使用获得的数据进行分析评价要求"的框架和基础上进行了调整和优化。

注册申请人应根据本文件的要求确定口腔锥形束 CT 产品的临床评价方式。

口腔锥形束 CT 临床评价工作可参照如下两种评价方式进行：

评价方式 Ⅰ：临床试验；

评价方式 Ⅱ：模体试验及小样本量临床研究。

（一）评价方式 Ⅰ

注册申请人可按照《口腔颌面锥形束计算机体层摄影设备注册技术审查指导原则》、《口腔曲面体层 X 射线机注册技术审查指导原则》的临床试验要求开展申报产品的临床试验工作。有下列情形之一的，应进行临床试验：

1. 申报产品与申请人的已注册产品的工作原理、技术结构不同，如模拟设备和数字设备、螺旋 CT 和锥形束计算体层摄影（CBCT）、单能和双能；

2. 申报产品属于申请人的全新产品，如"申请人过去生产的产品为不带有曲面体层摄影扫描方式的口腔锥形束 CT，本次申报的产品为口腔曲面体层 X 射线机"；

3. 申报产品与申请人的已注册产品的适应部位不同，如口腔颌面部和耳鼻；

4. 申报产品与申请人的已注册产品的摄影模式不同，如锥形束计算机体层摄影和曲面体层摄影。

（二）评价方式 Ⅱ

如申报产品不属于评价方式 Ⅰ 规定应进行临床试验的情形，注册申请人可选取评价方式 Ⅱ 进行评价。

注册申请人应分析评价申报产品和对比产品的差异，根据差异性进行必要的模体对比试验，并根据对比结果确定是否还需补充必要的临床研究。具体操作为：

注册申请人可以选择一种或几种对比产品，按照附录 1 表格的对比项目进行对比和分析，确认是否存在差异，并评价差异部分是否影响图像质量；如差异部分可能影响图像质量，应进行模体试验以获得申报产品和对比产品的模体图像，并根据模体图像分析申报产品和对比产品在成像性能方面的差异性。

当申报产品模体图像的性能指标不劣于（优于，或者等同）对比产品时，可以认为申报产品满足预期的临床应用要求；当申报产品模体图像的性能指标劣于（全部性能指标劣于，或者部分性能指标能劣于）对比产品，则需要进行小样本量的临床研究，或提供等效临床研究的文献和资料。

五、模体试验基本原则

模体试验的具体试验指标及方法见《YY/T 0795 口腔颌面锥形束计算机体层摄影设备专用技术要求》（CBCT 摄影模式）、《YY/T 0010 口腔 X 射线机专用技术条件》（曲面体层摄影模式），并遵循以下原则：

1. 注册申请人根据对比差异，确定模体试验方案，并根据方案实施模体试验，其中模体试验方案应能充分验证申报产品和对比产品的差异性；

2. 模体试验的目的应是获得图像质量/性能指标的评价；

3. 对比产品的试验条件应与申报产品的试验条件一致；

原则上，申报产品和对比产品应选取相同的典型曝光条件下进行试验，将两者的试验结果进行对比，其选取的典型曝光条件应具有合理性；若申报产品与对比产品选取的典型曝光条件无法达到一致，需遵循就近原则；

4. 为使试验结果具有代表性和可重复性，减少偶然性和随机性对分析结论的影响，应考虑统计技术的应用，对样本量进行确定，如试验条件、样机具有多样性（原则上，应不小于 5 次），记录每次试验后的图像性能结果，并采用均值比较方法评价申报产品和对比产品的图像性能差异；

5. 不同拍摄模式之间不可进行对比。

模体试验报告模板见附录 2。

六、小样本量临床研究基本原则

（一）参考文献

CBCT 摄影评价部位及评价标准可参考《口腔颌面锥形束计算机体层摄影设备注册技术审查指导原则》，曲面体层摄影、头影测量摄影评价部位及评价标准可参考《口腔曲面体层 X 射线机注册技术审查指导原则》。

（二）评价对象

临床影像。

（三）评价人员

应由有经验的口腔科医生或专业从事口腔放射工作的医生阅片，要求中级职称或以上，且至少一人为副高级或以上。对同一张影像采用双人独立评价的方式，若同一患者的两份评价结果不一致时，可请年资高的第三人参与评价，且少数服从多数；或者以较低评价为准。

（四）获取临床影像的条件

应覆盖所有配置、摄影模式、典型曝光条件。

（五）例数

每个部位需要 6 例临床影像。临床图像应覆盖申报的部位，如上颌、下颌、颞下颌关节等。

小样本量临床评价报告模板要求见附录 3。

七、其它

螺旋 CT 在耳鼻部位诊断有非常广泛的应用，其安全性和有效性已得到充分验证。相对于螺旋 CT，锥形束 CT 采用高分辨率探测器的技术，影像的空间分辨率更高，患者剂量更低。但因两者的成像原理不同，锥形束 CT 散射大、噪声大、软组织分辨效果差，现阶段对于口腔锥形束 CT 能否满足耳鼻部位的临床需求，国内外还缺乏共识性的结论。因此，若声称口腔锥形束 CT 适用于耳鼻部位，应提供临床试验资料。具体要求见附录 4。

八、参考文献

［1］《医疗器械临床试验质量管理规范》（国家食品药品监督管理总局中华人民共和国国家卫生和计划生育委员会令第 25 号）

［2］《医疗器械临床评价技术指导原则》（2015 年第 14 号通告）

［3］《口腔颌面锥形束计算机体层摄影设备注册技术审查指导原则》（2017 年第 6 号通告）

［4］《口腔曲面体层 X 射线机注册技术审查指导原则》（2018 年第 9 号通告）

九、起草单位

起草单位：国家药品监督管理局医疗器械技术审评中心

附 1

表 1　申报产品与对比产品的对比项目表格

对比项目	对比产品（注册证号：　）	申报产品	差异性分析
注册人			
产品名称			
型号			
工作原理			
技术结构			
摄影模式			
适应部位			
预期用途			
探测器技术			

附 2　模体试验报告模板

一、试验指标

在此列明模体试验的试验指标。

以 CBCT 模式为例，参照《YY/T 0795 口腔颌面锥形束计算机体层摄影设备专用技术要求》，试验指标包括图像信噪比、空间分辨率、低对比度分辨率和图像灰度均匀性。

二、试验用仪器和体模

应给出仪器和体模的清单，包括其型号、编号、校准日期。详细描述体模的技术参数。给出测试布局图。

三、试验条件

（一）工作条件

包括电源条件、温湿度和大气压等环境条件

（二）曝光条件

在此列明申报产品与对比产品在各摄影模式下的典型曝光条件和拟曝光次数。

以 CBCT 模式为例，典型曝光条件清单如表 2-1。

表 2-1　CBCT 模式典型曝光条件清单

序号	申报产品	对比产品 1	曝光次数
第 1 组	管电压：75kV 管电流：6mA 视野：10 * 8 体素：200μm ……	管电压：75kV 管电流：6mA 视野：8 * 8 体素：200μm ……	5
第 2 组	…	…	…
…	…	…	…

注：模体试验所包括的所有图像性能试验，需要和临床使用条件一致，整个试验中不允许修改会对图像质量产生影响的图像处理软件。如果试验中需要调整，则需要重新开始试验所有的图像性能指标。

四、试验数据

在此列出各项指标的试验数据。

以 CBCT 模式的图像信噪比试验为例，在每个典型条件下曝光 5 次，试验数据记录如表 2-2 所示。

表 2-2　图像信噪比试验数据记录

典型试验条件	计次	轴位	矢状位	冠状位
第 1 组	1	36.0	40.6	36.8
	2	…	…	…
	3	…	…	…
	4	…	…	…
	5	…	…	…
第 2 组	…	…	…	…
…	…	…	…	…

五、试验数据分析

在此对试验数据进行分析，并说明分析方法。以 CBCT 模式的图像信噪比试验为例，采用均值对比方式。分析过程和结果见表 2-3。

表 2-3　图像信噪比对比

		轴位	矢状位	冠状位
第 1 组 典型条件	申报产品	36.3	40.42	36.81
	对比产品	36.0	40.5	36.79
	对比结果	优于	劣于	优于
第 2 组 典型条件	…	…	…	…
…	…	…	…	…

六、试验结论

在此汇总申报产品与对比产品的各项试验指标在各个典型条件下的对比结果（不劣于/劣于），得出总体结论。以 CBCT 模式为例，试验指标及对比结果如表 2-4。

表 2-4　CBCT 模体试验结果汇总

试验指标	典型条件序号	对比结果		
		轴位	矢状位	冠状位
图像信噪比	第 1 组	不劣于	劣于	不劣于
	第 2 组	…	…	…
	第 3 组	…	…	…
	…	…	…	…
	.	…	…	…

试验结论：申报产品第 1 组典型条件下的轴位、冠状位上的成像性能不劣于对比产品，矢状位上的成像性能劣于对比产品。

七、试验人员

应明确试验人员以及审核人员，并在报告中签名。给出试验日期和审核日期。

附 3　小样本量临床研究报告模板

报告主要内容包括：

（一）产品概述

包括产品名称、规格、型号、注册人信息、产品的预期用途、扫描模式和应用的部位。

（二）评价表（示例见表 3）

如表 3 所示，评价部位包括上颌和颞下颌关节；CT1_1 是指某机型的配置 1 采用 CBCT 摄影模式拍摄的第一幅覆盖上述部位的临床影像；评价结果：其中 A 为清晰可见，B 为可见，C 为不可见；符合性判定：符合为 P，不符合为 N。

推荐使用表 3 格式评价 CBCT 摄影模式的影像；曲面体层摄影、头影测量摄影模式的影像评价也可参照表 3 格式，并参照相关要求制定。

（三）总结

注册申请人提供由评价医生签字的小结报告，并附医生的资质证明文件。

表3 评价表

评价部位		CT1_1			CT1_2			CT1_3			CT1_4			CT1_5			CT1_6			符合性
		医生1	医生2	评价结果	医生1	医生2	评价结果	医生1	医生2	评价结果	医生1	医生2	评价结果	医生1	医生2	评价结果	医生1	医生2	评价结果	
上颌部位（含牙列）	上颌窦形状，连续性，窦底与后牙根的关系																			
	上颌皮质骨完整性，连续性，形状																			
	鼻腭神经管道及走向																			
	牙槽突																			
	腭突																			
	牙齿形态																			
	牙本质																			
	牙釉质																			
	根管（中1/3）																			
	牙髓腔																			
	牙周膜																			
颞下颌关节部位	颞骨关节窝形状																			
	髁突大小，形状																			
	颞骨关节窝与髁突的位置关系																			
	关节结节																			

附4 耳鼻部位的临床试验要求

若申报的口腔锥形束CT声称适用于鼻和鼻窦部位、颞骨部位的骨性病变的影像诊断，如下内容应适用。

一、基本要求

应遵照《医疗器械临床试验质量管理规范》要求开展临床试验工作。

临床试验过程应遵照《口腔颌面部X射线检查操作规范》的摄影前准备和操作程序的要求。

临床机构应根据入组试验人群的年龄、组织厚度等选择适宜的曝光参数，遵循正当化原则（即：考虑医务人员和受试者所受的辐射危害后，认为辐射的受益大于风险）以及辐射防护的最优化原则（亦称ALARP原则，即最低合理可行原则）而获得必要的诊断信息（使用合理可达到的最低辐射剂量），同时应参考制造商推荐的典型曝光条件。

二、临床试验评价指标

（一）主要评价指标

临床图像质量与临床诊断要求的符合率（见临床评价标准中的1、2部分）。

（二）次要评价指标

1. 安全性：机械、电气等方面的安全性评价。
2. 设备功能稳定性、机器使用便捷性。

三、临床评价标准

（一）临床图像质量评价

对于每一幅临床图像，应挑选若干关键解剖结构，评价其清晰度，进而判断该幅图像是否符合临床诊断要求，判断结论为符合或不符合。

关键解剖结构清晰度的直接评价结果为：

①清晰可见：解剖学结构的细节清晰可辨。

②可见：解剖学结构的细节可见，但不能清晰辨认。

③不可见：解剖学结构可大致显示，但细节未显示。

1. 鼻骨和鼻窦部位

解剖结构	清晰可见	可见	不可见
鼻骨			
鼻骨缝、孔			
上颌骨额突			
鼻腔： 外周壁、外侧壁、鼻中隔、顶壁、上下鼻甲及相应的上下鼻道、窦口鼻道复合体（上颌窦开口、筛漏斗、半月裂孔）、蝶筛隐窝、额隐窝			
眶下孔、眶下管、眶下沟			
鼻窦（上颌窦、筛窦、蝶窦、额窦）的窦壁及窦腔			
筛前动脉管、筛后动脉管			
蝶骨及其内部构成的视神经管、翼管、圆孔、卵圆孔、棘孔			

评价标准：上述各项解剖结构达到可见及以上，则认为符合临床诊断要求。

2. 颞骨部位

解剖结构	清晰可见	可见	不可见
骨性外耳道			
中耳： 听骨链（听小骨及关节间隙）、鼓室壁及各壁小的骨性结构[包括后壁（面隐窝、锥隆起、鼓室窦）、外壁（鼓室盾板）、内壁（鼓膜张肌及肌腱、面神经管、鼓室段、前庭窗、鼓岬）]			
内耳： 骨迷路（包括蜗窗）、骨迷路腔、耳蜗内骨性间隔、内听道及其底部结构			
颈内动脉管、乙状窦沟壁、颈静脉球窝壁			
面神经骨管各段（迷路段、膝状神经节、鼓室段、后膝、垂直段）			
前庭导水管、耳蜗导水管			

评价标准：上述各项解剖结构达到清晰可见，则认为

符合临床诊断要求。

（二）安全性评价

安全性评价的结论为安全/不安全。

安全性评价应至少包括以下几方面，可结合设备特点和临床方案自行添加。

安全项目	安全	不安全
机械安全性		
电气安全性		
其他		

评价标准（举例）：

①机械安全性：如果整个临床试验过程中，没有运动部件意外动作、倾倒、零件脱落、机械断裂、撞击或挤压患者/操作者的事件，则认为安全；否则认为不安全。

②电气安全性：如果整个临床试验过程中，没有发生漏电，则认为安全；否则认为不安全。

③其他：如果整个临床试验过程中，没有其他不可接受的不良事件，则认为安全；否则认为不安全。

（三）整机功能、稳定性、便捷性评价

整机功能、稳定性、便捷性评价结论为满意/一般/不满意。应至少评价以下内容，申请人可结合设备特点自行补充。

项目	满意	一般	不满意
功能			
患者摆位			
控制按键、手闸			
摄影过程			
图像后处理			
图像存储和管理			
设备稳定性			
便捷性			
摆位难易程度			
图像处理便捷性			

评价标准（举例）：

1. 功能评价

①在摆位过程中，机架和患者承载机构起停顺畅、定位准确则认为摆位功能满意，若出现按键迟滞、运动有卡顿但能够完成预期操作，则认为一般；若出现按键无反应或运动不符合预期，则认为不满意。

②控制按键、手闸在使用过程中反应灵敏、功能正常，则认为满意；反应不够灵敏但不影响功能实现，则认为一般；若不能使用，则认为不满意。

③图像处理软件能流畅地执行各项功能，无软件异常崩溃和卡滞，则认为满意；若后处理功能可以执行，但有

明显卡滞现象，则认为一般；若后处理功能在执行中出现软件异常，则认为不满意。

④若扫描图像都能够完整保存，并可方便地检索，则认为满意；若每次扫描的图像数据记录都能完整保存并检索，但检索过程繁琐，则认为一般；若扫描图像或患者数据出现无故丢失或无法检索，则认为不满意。

2. 稳定性评价

整机在整个试验过程中可持续正常工作，则认为满意；若试验中虽出现错误但可以迅速恢复，无不可恢复的错误发生，能在 24 小时内正常开机，则认为一般；若出现故障导致设备不能正常使用，则认为不满意。

3. 便捷性评价

①摆位难易程度：按照说明书规定的方法，操作员可方便地完成拍摄摆位，则认为满意；若摆位过程较为繁琐但最终可以完成，则认为一般；若按说明书规定的方法无法完成摆位，则认为不满意。

②操作界面友好性：操作界面清晰、各按钮及图表布局合理、能顺畅操作各项功能，则认为满意；若操作界面和布局基本合理，则认为一般；若操作界面不清晰、布局不合理，则认为不满意。

③图形处理便捷性：若图像软件操作流畅，则认为满意；若操作不够顺畅但基本功能可实现，则认为一般；若操作过于繁复，则认为不满意。

四、临床评价主体

（一）安全性评价

设备操作者。

（二）临床影像质量评价

应由具有头颈部影像诊断经验的放射科或耳鼻喉科医生阅片，要求中级职称或以上。采用双人独立评价的方式，有条件时建议采用由不参与临床试验的独立第三方机构进行临床影像质量评价。若同一患者的两份评价结果不一致时，可请年资高的第三人参与评价，且少数服从多数；或者以较低评价为准。

（三）整机功能、稳定性、便捷性评价

设备操作者。

五、临床试验例数

临床试验设计：考虑产品特性，X 射线产品的临床试验，应设计为目标值法的单组试验。

为了确保临床试验主要评价指标（临床图像质量优良率）达到显著的统计学意义，基于主要评价指标计算的临床试验例数应符合统计学要求。

一般来说，根据临床经验，临床图像质量优良率不得低于 90%（目标值 p0），假设临床图像质量优良率（p1）为 96%、在单侧统计学显著性水平（α）为 0.025、检验效能（$1-\beta$）为 80% 时，试验最少需要 160 例受试者，考虑试验操作过程中可能的脱落率约 10%，共需纳入 180 名受试者。

若申报设备除适用于鼻和鼻窦部位的骨性病变的影像诊断外，还声称用于颞骨部位的骨性病变的影像诊断，则每种适应症的病例数均应符合上述统计学要求。

在符合伦理学的原则下，同一个受试者可以用于耳部、鼻部的验证。

六、设备应达到的基本要求

（一）临床影像质量评价（主要评价指标）

应按照单组目标值法进行假设检验，并进行统计学推断，确认临床图像质量优良率不低于目标值，且具有统计学意义。

（二）安全性评价（次要指标）

报告不安全事件例数及比例。

（三）整机功能、稳定性、便捷性评价（次要指标）

对于所有评价，报告所有不满意的例数及比例。

七、临床试验中的质量控制

为了保护病人的权益和数据的完整性，建议采用中央注册系统分配受试者登记号，所有受试者登记号不得二次使用。所有登记注册的受试者，理论上均需纳入最终的统计分析。

31 医用诊断 X 射线管组件注册技术审评指导原则

（医用诊断 X 射线管组件注册技术审查指导原则）

本指导原则旨在指导注册申请人对医用诊断 X 射线管组件产品注册申报资料的准备及撰写，同时也为技术审评部门审评注册申报资料提供参考。

本指导原则是对医用诊断 X 射线管组件的一般要求，注册申请人应依据具体产品的特性对注册申报资料的内容进行充实和细化。注册申请人还应依据具体产品的特性确

定其中的内容是否适用，若不适用，需具体阐述其理由及相应的科学依据。

本指导原则是对注册申请人和审查人员的指导性文件，但不包括注册审批所涉及的行政事项，亦不作为法规强制执行，如果有能够满足相关法规要求的其他方法，也可以采用，但应提供详细的研究资料和验证资料。应在遵循相关法规的前提下使用本指导原则。

本指导原则是在现行法规和标准体系以及当前认知水平下制定的，随着法规和标准的不断完善，以及科学技术的不断发展，本指导原则相关内容也将进行适时的调整。

一、适用范围

本指导原则适用于医用诊断 X 射线管组件。参考《医疗器械分类目录》（国家食品药品监督管理总局公告 2017 年第 104 号），产品属于子目录 06—医用成像器械，一级产品类别为 03—X 射线发生、限束装置，二级产品类别为 03—X 射线管组件，按第二类医疗器械管理。

二、技术审查要点

（一）产品名称要求

产品名称可采用《医疗器械分类目录》、国家标准、行业标准中的通用名称医用诊断 X 射线管组件，或依据《医疗器械通用名称命名规则》命名，例如固定阳极 X 射线管组件、旋转阳极 X 射线管组件。

（二）产品的结构和组成

应根据产品实际特点确定结构组成，应描述产品内部关键组件，固定阳极 X 射线管组件一般由 X 射线管、X 射线保护管套、绝缘油、高压插座、油冷却散热装置（若适用）组成（图1）。其中 X 射线管由阴极、阳极、真空管壳组成。旋转阳极 X 射线管组件在固定阳极 X 射线管组件的基础上增加阳极驱动定子等阳极驱动系统。栅控 X 射线管组件是在固定或旋转阳极 X 射线管组件的阴极与阳极之间增加一个控制栅极，从而控制阴极灯丝发射电子，即控制 X 射线的产生。

组成单元结构/功能描述：

X 射线管：X 射线管内阴极灯丝经灯丝电流加热后，在其周围溢出大量电子云。电子云经由高压电场加速后，形成高能电子束撞击阳极靶盘，产生 X 射线。

X 射线保护管套：保证 X 射线管周围充满绝缘油，并使绝缘油与空气隔绝。屏蔽由 X 射线管发出的 X 射线，只在 X 射线窗口处敞开。其屏蔽功能由衬在管套内壁的铅层完成。

绝缘油：用于进行高压绝缘和散热使用。X 射线管工作时最高对地电压一般有几十或更高千伏，如此高电压是不能暴露在空气中，充斥在 X 射线管周围的绝缘油对高压进行绝缘，防止击穿。同时高压绝缘油吸收了 X 射线管产生的热量，通过周围空气流或散热装置进行降温。

高压插座：提供高压连接。

阴极：提供电子源，并使电子聚焦。

阳极：提供电子高速轰击的靶，以发射 X 射线，并传导和辐射热量。

真空管壳：保证真空密封以提供稳定的真空条件，并有高压绝缘的作用。

阳极驱动定子：用于驱动旋转阳极靶盘旋转。驱动定子为 X 射线管的旋转阳极提供旋转磁场，推动阳极靶盘旋转。给定子线圈一定频率的电压后，旋转靶盘会以给定的速度旋转，通过靶盘的旋转可以迅速提高靶盘的使用效率。

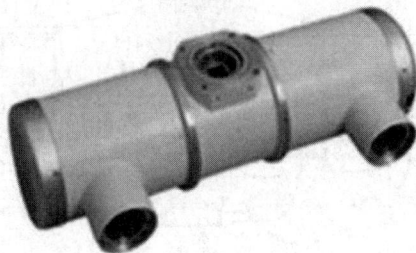

图1 X 射线管组件图示举例

（三）产品工作原理/作用机理

1. 工作原理

X 射线管组件是利用真空 X 射线管中高速电子撞击金属靶盘产生 X 射线的电子器件。当 X 射线管组件装入 X 射线影像设备整机中时，由 X 射线诊断设备整机供给 X 射线管灯丝电压和阴阳极高压。X 射线管灯丝周围产生热电子云，在阴阳极高电压的作用下，热电子云中电子高速飞向阳极，击中阳极靶盘，高速运动的电子与靶盘材料的原子发生相互作用，其动能的一小部分能量转化为辐射能，以 X 射线的形式释放出，从而对患者被检部位进行曝光，并依靠 X 射线诊断设备整机对获得图像进行传输，存储和分析（图2）。

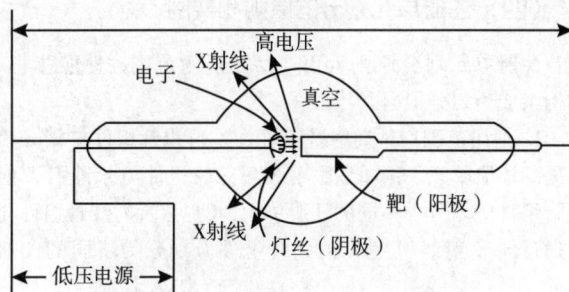

图2 工作原理示意图

X 射线管组件可分为三大类：

（1）固定阳极 X 射线管组件的结构相对简单，尺寸较小，阳极靶面固定，适用于热量产生非常低的应用（图3）。

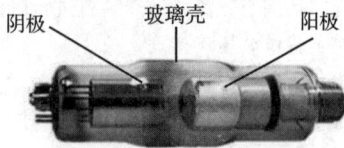

图3　固定阳极 X 射线管示例

（2）旋转阳极 X 射线管组件的阳极靶面为一个高速旋转的靶盘，从而避免了热量集中产生于固定的焦斑区域内，同样的焦点尺寸可极大地提高 X 射线管的功率，从而提高影像质量和应用范围（图4）。

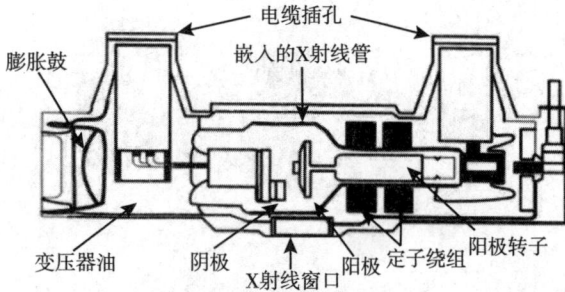

图4　旋转阳极 X 射线管组件示例

（3）栅控 X 射线管组件的栅极上加一定大小的负电位或负脉冲电压（相对阴极灯丝而言），管电流被截止，不发生 X 射线；负电位或负脉冲消失时，管电流导通，发生 X 射线。对于栅控 X 射线管组件，X 射线的产生不仅取决于灯丝加热电流和管电压，还取决于栅极电位的变化。由于栅极电压远低于管电压，因此控制相对容易，这意味着产生 X 射线的过程可以大大缩短，射线中由于过渡过程产生的无用射线比例将大大减少。如果栅极电位采用脉冲电压方式供电，就能实现快速断续 X 射线摄影。

2. 作用机理

因该产品为非直接治疗类医疗器械，故本指导原则不包含产品作用机理的内容。

（四）注册单元划分的原则和实例

注册单元划分原则上以产品的适用范围、性能指标、结构组成为划分依据。

1. 适用范围、预期用途不同的 X 射线管组件应划分为不同的注册单元。例如乳腺用 X 射线管组件与牙科用 X 射线管组件应划分为不同的注册单元，CT 用 X 射线管组件与普通诊断 X 射线机用 X 射线管组件应划分为不同的注册单元。

2. 阳极类型不同的 X 射线管组件应划分为不同的注册单元。如：固定阳极和旋转阳极的 X 射线管组件，应划分为不同的注册单元。

3. 标称连续输入功率不相同的 X 射线管组件应划分为不同的注册单元。

4. 主要结构不同的 X 射线管组件应划分为不同的注册

单元。例如栅控 X 射线管组件和非栅控 X 射线管组件应划分为不同的注册单元。

（五）产品适用的相关标准

表1　X 射线管组件适用相关标准

序号	标准号	标准名称
1	GB 9706.1—2007	《医用电气设备 第 1 部分：安全通用要求》
2	GB 9706.11—1997	《医用电气设备 第 2 部分：医用诊断 X 射线源组件和 X 射线管组件安全专用要求》
3	GB 9706.12—1997	《医用电气设备 第 1 部分：安全通用要求 并列标准：诊断 X 射线设备辐射防护通用要求》
4	GB/T 10151—2008	《医用 X 射线设备高压电缆插头、插座技术条件》
5	YY/T 0291—2016	《医用 X 射线设备环境要求及试验方法》
6	YY/T 0609—2018	《医用诊断 X 射线管组件通用技术条件》

注：以上标准适用最新版本。

上述标准（表1）包括了产品技术要求中经常涉及到的通用标准和方法标准。可根据产品的特点增加相关要求。

产品引用标准的审查可以分两步来进行。首先对引用标准的齐全性、适宜性和准确性来进行审查。此时，应注意标准编号、标准名称是否完整规范，年代号是否有效。

其次是对引用标准的采纳情况进行审查。即所引用的标准中适用的条款要求是否在产品技术要求中进行了实质性的条款引用。这种引用通常采用两种方式：文字表述繁多、内容复杂的可以直接引用标准及条文号；文字比较简单的可以直接引述具体要求。

若有新版的强制性国家标准和行业标准发布实施，产品的性能指标要求应执行最新版本国家标准、行业标准的要求。

（六）产品的适用范围/预期用途、禁忌症

X 射线管组件作为 X 射线影像诊断设备的组件，装配于 X 射线诊断设备，通过 X 射线诊断设备提供的高压电源产生 X 射线。产品预期用途一般需限定与管组件配合使用的 X 射线医用诊断设备类别［如医用 X 射线常规诊断设备或医用 X 射线计算机体层摄影设备（CT）］。

产品适用范围应规范为：本产品供兼容的医用诊断 X 射线设备配套使用，用于产生 X 射线。例如，用于乳腺的 X 射线设备适用范围应为"本产品供兼容的乳腺 X 射线机配套使用，用于产生 X 射线"。

如果有创新的临床应用，需要在产品适用范围中描述。

禁忌症：暂未发现。

（七）产品的主要风险

主要参考 YY/T 0316—2016《医疗器械 风险管理对医疗器械的应用》。风险管理活动要贯穿产品设计、生产、上市后使用及产品处理的整个生命周期。要体现注册申请人风险管理活动计划的完整性，尤其上市管理的风险分析与评价过程。对于上市前风险管理中尚未认知的风险，应在上市后开展信息收集，一旦发现异常及时进行风险评价，采取控制措施，更新风险管理文件。

医用诊断 X 射线管组件风险分析应参考 YY/T 0316—2016《医疗器械 风险管理对医疗器械的应用》行业标准相关要求，逐一进行回答，也可以用列表的方式列示。剩余风险分析时，一定要逐一采取风险控制措施后，会不会引入或造成更大的风险，只有新引入风险能转化为可接受风险，方能认为风险受控。

提供医用诊断 X 射线管组件产品上市前风险管理报告，此报告旨在说明并承诺：

——风险管理计划已被正确地实施。

综合剩余风险是可接受的。

——生产和生产后信息的管理。

应随风险管理报告一并附上包括风险分析、风险评价、风险控制概述管理资料。至少应包括：

——风险管理计划；

——产品安全特征清单；

——产品可预见危害及分析清单（说明危害、可预见事件序列、危害处境和可能发生的损害之间的关系）；

——风险评价、风险控制措施以及剩余风险评价汇报表。

对于风险分析和管理概述，应包括一份风险总结，以及如何将风险控制在可接受程度的内容。从能量危害、有关使用的危害、信息危害和维护不周及老化引起的危害等方面，对产品进行全面分析并阐述相应的防范措施。

1. 风险分析方法

1.1 在对风险的判定及分析中，要考虑合理的可预见的情况，包括：正常使用条件下和非正常使用条件下。

1.2 风险判定及分析应包括：对于操作者的危害和对于环境的危害。

1.3 风险形成的初始原因应包括：人为因素，产品结构的危害，原材料危害，综合危害，环境条件。

1.4 风险判定及分析考虑的问题包括：能量危害；操作危害、信息危害，包括警示性语言、注意事项以及使用方法的准确性；使用过程可能存在的危害等。

2. 风险分析清单

医用诊断 X 射线管组件产品的风险管理报告应符合 YY/T 0316—2016《医疗器械 风险管理对医疗器械的应用》的有关要求，审查要点包括：

2.1 产品定性定量分析是否准确（依据 YY/T 0316—2016《医疗器械 风险管理对医疗器械的应用》附录 C）；

2.2 危害分析是否全面（依据 YY/T 0316—2016《医疗

器械 风险管理对医疗器械的应用》附录 E）；

2.3 风险可接收准则，降低风险的措施及采取措施后风险的可接收程度，是否有新的风险产生。

根据 YY/T 0316—2016《医疗器械 风险管理对医疗器械的应用》附录 E 对该产品已知或可预见的风险进行判定，医用诊断 X 射线管组件产品在进行风险分析时至少应包括以下的主要危害，注册申请人还应根据自身产品特点确定其他危害。针对产品的各项风险，注册申请人应采取应对措施，确保风险降到可接受的程度。

3. 产品的主要危害（表2，表3）

表2　初始事件和环境示例

通用类别	初始事件和环境示例
不完整的要求	性能不符合要求； 说明书未对设备及附件维护保养的方式、方法、频次进行说明
制造过程	控制程序及生产工艺、作业指导书修改未经验证，导致产品质量不稳定； 生产过程关键工序控制点未进行监测，导致产品不符合要求等； 外购、外协件供方选择不当，外购、外协件未进行有效进货检验，导致不合格外购、外协件投入生产等
运输和贮藏	产品防护不当导致设备运输过程中损坏等； 在超出设备规定的贮藏环境（温度、湿度、压力）中贮藏设备，导致设备不能正常工作等
环境因素	温度、湿度、海拔、场所清洁程度如超出给定范围后可能造成运行不正常； 强酸强碱等腐蚀性物品、气体等导致损害等； 抗电磁干扰能力差，特定环境设备工作不正常等； 高压发生器的供电电压不稳定，导致设备不能正常工作或损坏等
人为因素	设计缺陷引发的使用错误； 设计变更未有效执行； 易混淆的或缺少使用说明书： —图示符号说明不规范； —操作使用方法不清楚； —技术说明不清楚； —重要的警告性说明或注意事项不明确； —不适当的操作说明等； 不正确的测量和计量
失效模式	由于无器件、核心部件老化而导致功能退化失效

表3　X 射线管组件的主要危害示例

危害分类		形成的因素	可能的后果
能量危害	电能	形成电弧，X 射线管在管套内爆裂	X 射线管组件出现故障
		电线磨损，导致电线接地短路	系统不再工作，并断开系统过流控制装置（保险丝烧毁）

续表

危害分类		形成的因素	可能的后果
能量危害	电能	绝缘性能下降（气泡，颗粒，漏气）	人员遭受电击伤害
		预期用于后市场维护替换时，X射线管组件参数与整机加载因素不匹配	影响整机正常工作，无法按加载条件输出X射线
		预期用于后市场维护替换时，X射线管组件定子驱动参数与整机定子驱动输出电源条件不匹配	无法正常驱动定子旋转进行加载输出X射线
		预期用于后市场维护替换时，散热器风扇参数与整机驱动输出电源不匹配	无法正常驱动风扇旋转，影响X射线管组件散热，影响连续工作
		预期用于后市场维护替换时，X射线管组件高压电缆、定子驱动和散热器，电气连接端子与整机不匹配	无法正常安装使用
	高温	定子在热交换器未开启的情况下被激活，导致X射线管组件的管套温度过高	系统关闭，如果情况更加严重，热控开关将激活
		使用的X射线管超过了最大规格，导致X射线管组件的管套温度过高	系统关闭，如果情况更加严重，热控开关将激活
	漏油	球管过载	人员烧伤或造成其他部件脏污或损坏
		部件安装不当或密封材料不合格	
		压力/温度开关故障	
		管组件的装配不正确	
	机械危害	预期用于后市场维护替换时，与整机原X射线管组件重量偏差较大，配重无法平衡	机械支撑装置失衡，或机架旋转失衡
		预期用于后市场维护替换时，与整机原X射线管组件物理机械尺寸结构偏差较大，影响安装	尺寸偏差可能导致无法正常替换整机组件，或安装后影响整机机械结构的稳定性
		预期用于后市场维护替换时，机械固定结构与原整机系统不匹配	无法进行替换安装

续表

危害分类		形成的因素	可能的后果
操作危害	不正确或不适当输出或功能	铅防护层不合格	X射线泄露
		铅防护层在运输过程或者使用过程中变形	
		焦点调整（尺寸或者位置不正确）	低射线剂量导致额外扫描（不当射线）
		管内真空度不足导致打火	无连续射线（增加射线危害）
信息危害	标记	未对贮存、运输做出标记	运输时转子部件出现故障，X射线管出现电弧或者不再工作
	锐边或锐尖角	X射线管组件外部存在尖角	安装人员被划伤

由于医用诊断X射线管组件的原理、功能和结构的差异，本章给出的风险要素及其示例是常见的而不是全部的。上述部分只是风险管理过程的组成部分，不是风险管理的全部。各制造商根据产品实际情况提供相应的风险资料，以上示例仅作为参考。注册申请人应按照YY/T 0316—2016《医疗器械 风险管理对医疗器械的应用》中规定的过程和方法，在产品整个生命周期内建立、形成文件和保持一个持续的过程，用以判定与医疗器械有关的危害、估计和评价相关的风险、控制这些风险并监视上述控制的有效性，以充分保证产品的安全和有效。

（八）产品的研究要求

1. 产品性能研究

应当提供产品性能研究资料以及产品技术要求的研究和编制说明，包括功能性、安全性指标（如电气安全、辐射安全）以及与质量控制相关的其他指标的确定依据，所采用的标准或方法、采用的原因及理论基础。

性能指标的确定优先采用相应的现行国家标准及行业标准。医用诊断X射线管组件应参照YY/T 0609标准的要求。对于引用行业标准中的不适用项，需要给出不适用的理由。

应提供技术要求中核心条款的企业试验方法的来源。必要时提供文献等。

性能研究资料中还应提供X射线管组件与配套整机兼容性的支持性资料。

2. 生物相容性的评价研究

X射线管组件一般作为部件，安装于整机上，正常使用条件下，预期不与患者和使用者直接或间接接触。

3. 消毒及清洁工艺研究

X射线管组件安装于X射线影像设备内部，预期不被消毒和清洁。

4. 使用期限和包装研究

4.1 使用期限

X 射线管组件是消耗品，即：使用最终都会导致其更换。通过设计，X 射线管组件应在其整个生命周期内保持基本安全。

产品预期使用寿命可以用曝光次数/扫描秒来表示，也可以将曝光次数/扫描秒根据临床使用的统计数据换算为预期工作年限（时间段）。产品预期使用寿命应与使用环境条件、使用频率等影响因素同时给出。

递交注册资料时，应当提供产品预期使用寿命的测试计划和验证报告。测试计划中需规定预期使用寿命的具体评价方法，例如：

（1）根据 X 射线管组件的生存率的统计分析结果来评估产品预期使用寿命。建议以 50% 的生存率作为统计分析依据（生存率意为经过声明的预期使用寿命后依旧在系统中工作的 X 射线管组件占总体的比率）；或

（2）采用一组典型的系统临床应用组合进行产品寿命试验（意为预期配套使用 CT 机的典型应用的前几名组合，例如一定比例的腹部扫描参数，头部扫描参数，关节扫描参数等的组合）；或

（3）采用一组不同功率和管电压的组合参数来试验评估产品预期使用寿命，其测试功率应不低于标称功率的 50%。

以上评价方法均可单独或组合采用，也可采用其他科学合理的方法。

4.2 包装研究

应提供在宣称运输储存条件下符合 GB/T 191—2008 及 YY/T 1099—2007 标准要求的验证报告。

5. 软件研究

X 射线管组件作为 X 射线影像设备的关键部件，是 X 射线的发生装置，一般不含有软件。若适用，应依据《医疗器械软件注册技术审查指导原则》（国家食品药品监督管理总局通告 2015 年第 50 号）提交软件描述文档。

（九）产品技术要求应包括的主要性能指标

产品性能指标的审查是产品技术要求审查中最重要的环节之一。

本条款给出需要考虑的产品主要技术指标，如有附加功能，注册申请人应采用相应的标准，具体可结合注册申请人自身的技术能力，参考相应的国家标准、行业标准。注册申请人如不采用以下条款（包括国家标准、行业标准要求），应当说明理由。

1. 性能指标

性能指标应符合 YY/T 0609—2018 相关要求。

2. 环境试验要求

环境试验项目、试验要求和测试项目按 YY/T 0291—2016 中表 A.1 的要求进行（免做振动和碰撞试验）。

3. 安全要求

应符合 GB 9706.1—2007、GB 9706.11—1997、GB 9706.12—1997 相关条款的要求，明确产品主要安全特征内容。

（十）同一注册单元内注册检验代表产品确定原则

1. 典型产品应是同一注册单元内能够代表本单元内其他产品安全性和有效性的产品。

2. 应考虑功能最齐全、配置最复杂、风险最高，能涵盖同一注册单元中所有申报产品的型号。

3. 注册单元内各种产品的主要安全指标、性能指标不能被某一产品全部涵盖时，则应分别选择能涵盖其安全指标、性能指标的产品作为典型产品，直到申报产品中所有安全指标及性能指标被典型产品所涵盖。

（十一）产品生产制造相关要求

1. 生产工艺过程及关键工序控制点

建议根据申报产品的实际情况，以流程图的形式对生产工艺过程进行详细描述，并根据流程图逐一描述其中的过程控制点。

产品工艺举例说明（图5）：

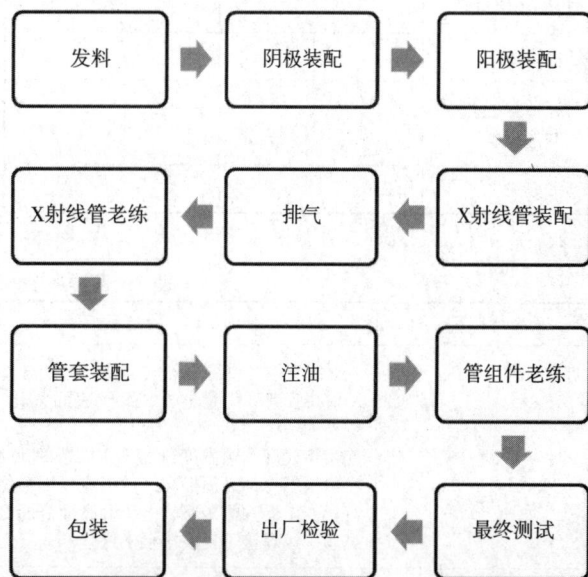

图5 生产工艺示例（ 为关键工艺）**

申请人应当根据企业的规模不同、申报产品的生产工艺不同，可以有增加或减少地描述上述工艺流程；另外，不同的生产企业，工艺名称可根据实际情况确定。

2. 研制、生产所用设备、仪器及场地情况概述

注册申请人应当对与申报产品有关的研制和生产中所用设备、仪器及场地情况进行概述，主要包括以下内容：

研制：地址、研制环境条件、研制设备、仪器、验证设备等。

生产：地址、面积、生产环境条件、生产设备、工艺装备、监视和测量装置等。

（十二）产品临床评价要求

依据《医疗器械监督管理条例》（国务院令第680号）、《医疗器械注册管理办法》（国家食品药品监督管理总局令

第 4 号）和《国家药品监督管理局关于公布新修订免于进行临床试验医疗器械目录的通告》（国家药品监督管理局通告 2018 年第 94 号），X 射线管组件免于进行临床试验，但需按照《国家食品药品监督管理总局关于发布医疗器械临床评价技术指导原则的通告》（2015 年第 14 号）规定提供临床评价资料，具体如下：

1. 提交申报产品相关信息与《目录》所述内容的比对资料，对比的内容应能说明属于《目录》中的产品。

2. 提交申报产品与《目录》中已获准境内注册医疗器械的对比说明，对比说明应当包括《申报产品与目录内已获准境内注册医疗器械比对表》和相应支持性资料（表4）。

表 4　申报产品与目录内境内已上市同品种医疗器械比对表

比对项目	同品种医疗器械	申报产品	差异性	支持性资料概述
基本原理（工作原理/作用机理）				
结构组成				
与人体接触部分的制造材料				
性能要求				

续表

比对项目	同品种医疗器械	申报产品	差异性	支持性资料概述
灭菌或消毒方式				
适用范围				
使用方法				
……				

注：比对项目可根据实际情况予以增加。

提交的上述资料应能证明申报产品与《目录》所述的产品具有等同性。

若申请注册的产品在结构组成、性能要求、制造材料、适用范围等方面与对比产品有一定的差异，则注册申请人应详细说明这些差异，并提交证明资料说明这些差异不影响等同性，同时说明差异是否会形成新的产品安全性和有效性的风险，若这种差异可能形成新的影响产品安全性和有效性的风险，则注册申请人应视风险严重程度补充临床评价资料或临床试验资料。

（十三）产品的不良事件历史记录

根据江苏省医疗器械不良反应监测数据，自 2007 年以来，X 射线管组件的可疑不良事件有 23 例，主要可疑不良事件及原因分析如表 5 所示：

表 5　可疑不良事件及原因分析一览表

事件序列	故障原因	损害
灯丝开路	X 射线管组件受到剧烈震动使灯丝断开； X 射线管组件大量进气，灯丝表面氧化，通电后立即烧断； 使用年久灯丝蒸发变细，X 射线发射量减少，为使其发射量不变，必须提高灯丝电压，因而烧断灯丝； 灯丝变压器一侧短路，电压升高而烧断灯丝； 灯丝引线焊接不良或接触不好	灯丝加压后不亮，无 X 射线产生； 曝光时无 X 射线产生，毫安表无指示
旋转阳极不转动	旋转阳极启动电路故障； 管内阳极转子轴心变形； 转子摩擦力增加或使用时间过长； 阳极轴承磨损严重所致	启动旋转阳极时没有任何反应； 启动旋转阳极有异常声响，但不转动
阳极靶面损坏	主要是使用过量，曝光间隙的冷却时间不够，致使焦点热量逐渐累积而超过最高限度，使焦点面溶化或部分蒸发	X 射线输出量显著下降，X 射线胶片感光度不足； 焦点严重溶化时溅落的金属钨可能使 X 射线管爆裂损坏
真空度降低	X 射线管组件抽真空时有残留气体； 超负荷使用或散热不好导致旋转阳极过热，使阳极铜柱与玻璃焊缝处肿裂而进气； 运输或使用振动，玻璃管破裂； 使用环境恶劣，忽冷忽热，造成关闭裂缝进气而真空度降低	轻微的真空度降低时，加高压后管内有轻微的淡蓝辉光，透视清晰度降低，摄影效果不好，穿透力不足，加管电压时影像清晰度反而下降； 严重的真空度下降时，加高电压后管内有明显的淡绿淡黄或蓝紫色辉光，毫安表指示异常； 完全进气而引起管内真空度破坏，加高压后两电极间有明显的击穿放电现象
频繁停扫，打火	X 射线管组件打火； 高压油箱打火； 电缆损坏	设备无法工作

事件序列	故障原因	损害
X射线管组件固定松动	因紧固不到位，或螺栓、螺母机械应力不足导致的管组件震动或脱落；	管组件震动造成射线输出不稳，影响整机正常工作；管组件脱落造成整机的损坏或伤害到病人及医师
X射线管组件漏油	X射线管组件密封不良	X射线管组件打火伤害病人或医师（烫伤、滑倒）

（十四）产品说明书和标签要求

产品说明书和标签的编写要求应符合《医疗器械说明书和标签管理规定》（国家食品药品监督管理总局令第6号）及相关标准的要求。

1. 说明书

说明书应该清晰、简洁，应使用中文且易于被非专业人员理解的简单词语，结构严整，易于阅读，尽量使用符号或图示。说明书应覆盖申报范围内所有型号，应符合《医疗器械说明书和标签管理规定》（国家食品药品监督管理总局令第6号）及相关标准的规定。产品说明书至少应包括下述内容：

1.1 产品名称：参照（一）审查；明确产品型号、规格及其代表的意义。

1.2 给出注册人的名称、住所、联系方式及售后服务单位。

1.3 给出生产企业的名称、住所、生产地址、联系方式及生产许可证书编号，委托生产的还应当标注受托企业的名称、住所、生产地址、生产许可证编号。

1.4 给出医疗器械注册证书编号及产品技术要求编号。

1.5 产品性能：参照（九）审查。

1.6 主要结构组成：注册申请人应规定出产品的结构组成，可参照（二）中的内容。

1.7 产品适用范围及禁忌症：参照（六）审查。

1.8 注意事项、警示及提示：应按照《医疗器械说明书和标签管理规定》中第十一条的要求进行审查；器械在发生故障时的警告说明。

1.9 使用方法：注册申请人应明确产品的使用方法。

1.10 保养及维护：注册申请人应给出产品维护和保养及定期检查的方法；若有可由用户自行排除的故障，则应说明故障的种类和产生的原因及排除方法等。

1.11 运输条件：注册申请人应根据产品环境试验情况，明确运输方法及条件。

1.12 储存条件：注册申请人应根据产品环境试验情况，明确储存环境要求。

1.13 应明确生产日期、使用寿命及在预期使用及维护条件下的定期检查时间。

1.14 应明确产品配件清单，包括配件、附属品、损耗品更换周期及更换方法的说明。

1.15 应参照相关国家标准及行业标准中的规定，给出产品标签所用的图形、符号、缩写等内容的解释。

1.16 明确说明书的编制和修订日期。

1.17 按照 GB 9706.11—1997《医用电气设备 第二部

分：医用诊断X射线源组件和X射线管组件安全专用要求》的要求提供相应信息。

1.18 以辐射谱为特征的靶面材料。

1.19 靶角。

1.20 固有滤过。

1.21 高压连接的极性。

1.22 对于栅控X射线管组件，应标明栅控电压参数。

1.23 按照 YY/T 0609—2018《医用诊断X射线管组件通用技术条件》中5.16的要求提供相关信息。

1.24 提供X射线管组件与配套整机的兼容性说明。

1.25 更换X射线管组件可能会对整机性能造成不良影响，制造商应根据风险管理要求，采取风险控制措施，至少提供质量保证计划的相关内容。

产品说明书的内容均应有明确的来源，与综述资料、研究资料等注册申报资料的内容保持一致。说明书中涉及技术内容目前述注册申报资料中未包含的，建议提交相应验证资料。

2. 标签

医用诊断X射线管组件的标签应符合《医疗器械说明书和标签管理规定》（国家食品药品监督管理总局令第6号）及相关标准的要求。

医用诊断X射线管组件标签因位置或者大小受限而无法全部标明上述内容的，至少应当标注产品名称、型号、规格、生产日期和使用寿命，并在标签中明确"其他内容详见说明书"。如使用的符号没有现有的标准，应该在医用诊断X射线管组件的相关文件中对这些符号进行说明。

三、审查关注点

（一）审查产品名称时应注意产品名称中不应包含产品型号、规格，如：XXXX型X射线管组件。产品的型号、预期用途、结构组成，在医疗器械注册申请表、综述资料、风险管理报告、产品使用说明书、临床评价资料等文件中的阐述是否完全一致。

（二）在审查产品技术要求时应注意该产品的安全、性能、电磁兼容性等要求应分别符合国家标准、行业标准规定的要求。注册产品应符合相关的强制性国家标准、行业标准和有关法律、法规的规定，并按国家食品药品监督管理总局公布的《医疗器械产品技术要求编写指导原则》的要求编制。

（三）综述资料中应描述产品工作原理、结构组成、主要功能及组成部件的功能，参考的同类产品或前代产品，并进行比较说明。

（四）注册单元划分和同一注册单元内注册检验代表产品的确定是否符合相应原则。

（五）在审查产品使用说明书的时候，应注意产品使用说明书内容是否符合相关法规及标准的要求。

四、编制单位

江苏省食品药品监督管理局认证审评中心。

32 正电子发射/X 射线计算机断层成像系统注册技术审评指导原则

（正电子发射/X 射线计算机断层成像系统注册技术审查指导原则）

本指导原则旨在指导注册申请人提交正电子发射/X 射线计算机断层成像系统的注册申报资料，同时规范该类产品的技术审评要求。

本指导原则是对正电子发射/X 射线计算机断层成像系统的一般性要求，注册申请人应根据申报产品的特性提交注册申报资料，判断指导原则中的具体内容是否适用，不适用内容应详述理由。注册申请人也可采用其他满足法规要求的替代方法，但应提供详尽的研究资料和验证资料。

本指导原则是在现行法规和标准体系以及当前认知水平下、并参考了国外法规与指南、国际标准与技术报告制定的。随着法规和标准的不断完善，以及认知水平和技术能力的不断提高，相关内容也将适时进行修订。

本指导原则是对注册申请人和审查人员的指导性文件，不包括审评、审批所涉及的行政事项，亦不作为法规强制执行，应在遵循相关法规的前提下使用本指导原则。

一、范围

本指导原则适用于正电子发射/X 射线计算机断层成像系统，按照《医疗器械分类目录》，产品属于目录 06 医用成像器械，一级产品类别为 17 组合功能融合成像器械，二级产品类别为 02 正电子发射/X 射线计算机断层成像系统，按第三类医疗器械管理。

正电子发射/X 射线计算机断层成像系统（Imaging system of positron emission and X – ray computed tomography，本文简称"PET/CT"）组合了正电子发射计算机断层扫描系统（PET）和 X 射线计算机体层扫描系统（CT），提供生理和解剖信息的配准与融合。

二、综述资料

（一）概述

申报产品的管理类别、分类编码及名称的确定依据。

（二）产品描述

1. 产品工作原理

描述产品工作原理，重点介绍探测器工作原理、重建算法、图像后处理方法等。

对于新型探测器、新算法、新应用等应着重介绍。

2. 结构组成

产品总体结构示意图、实物图。产品各组成部分的介绍，各部分的工作原理、在系统中的功能作用、结构示意图、电路原理示意图（如有必要）、产品实物图、各部分之间的物理连接、功能交互。设备的主要技术特征。接触人体部分的材质。

（1）PET/CT 根据产品结构形式不同，可分为分体式和一体式。描述申报产品的结构特征并配以图示。

（2）扫描架、定位激光灯的介绍，扫描架内部结构组成、剖面图等。

（3）探测器结构示意图、剖面图等。

晶体种类、主要性能、尺寸、数量、排列方式（包括示意图等）。

光电转换器种类、主要性能、尺寸、数量、排列方式。

探测器模块数量、每个探测器模块的晶体数目、每个模块光电转换器件数目。

探测器结构及光子入射定位、定时及能量甄别等原理及相关算法硬件。

（4）患者支撑系统结构、材质、结构示意图，系统连接示意图等。

（5）放疗用平面床板患者支撑系统结构、材质、结构示意图，系统连接示意图等。

（6）冷却系统的冷却方式、工作原理、性能指标等。

（7）CT 部分的描述参照《X 射线计算机体层摄影设备注册技术审查指导原则》相应要求进行介绍。

（8）介绍设备包含的附件（如患者固定、支撑装置等），包括附件的预期用途、规格尺寸、图示等。

（9）门控设备

确认设备只有门控接口还是包含门控设备。

如果只有门控接口，应描述接口类型，可兼容的门控设备（制造商、型号）。

如含门控设备应对门控设备进行介绍。介绍生理信号门控设备结构组成、工作原理、性能指标、内置/外接、前瞻性/回顾性等。

（10）扫描模式介绍

（11）扫描控制软件功能介绍

依据说明书介绍扫描软件的主要功能。

（12）图像重建软件

列明所有标配和可选重建功能，介绍主要功能、原理、特点等。

（13）图像后处理软件

列明所有标配和可选图像后处理软件，介绍主要功能用途、必要的原理等。

（14）技术、性能参数

按附录 1 要求介绍产品主要参数。

（三）型号规格

原则上 PET/CT 产品每个注册单元包含一个型号。对于存在多种配置的产品，应当明确各配置的区别。应当采用对比表及带有说明性文字的图片、图表，对于各种配置的结构组成、功能、产品特征和运行模式、性能指标等方面加以描述。

（四）包装说明

产品包装、运输等相关的说明。确保运输过程不对设备造成损害。如：包装设计要求、包装材料、外部标示、运输和储存的环境条件等。

（五）适用范围和禁忌症

1. 适用范围

描述申报产品的适用范围。PET、CT 部分是否可独立用于临床诊断的描述。新技术、新方法的是否有特殊的临床预期用途。

可参考如下描述：

PET/CT 组合了正电子发射计算机断层扫描系统（PET）和 X 射线计算机体层扫描系统（CT），提供生理和解剖信息的配准与融合。所生成的图像同时包括人体器官组织的功能信息和解剖学信息，临床常用于肿瘤、神经系统、心血管系统等疾病的影像学检查及评估。

CT 子系统可以为 PET 图像提供衰减校正图以及 PET 和 CT 融合图像的解剖参考信息。

该系统还保持了 PET 和 CT 设备的独立功能，允许 PET 或 CT 单独成像。

2. 预期使用环境：该产品预期使用的地点如医疗机构、实验室等，以及可能会影响其安全性和有效性的环境条件（如，温度、湿度、功率、压力、移动等）。

3. 禁忌症的描述：如适用，应当明确说明该器械不适宜应用的某些疾病、情况或特定的人群（如儿童、老年人、孕妇及哺乳期妇女、肝肾功能不全者）。

4. 适用人群的描述：目标患者人群的信息（如成人、儿童或新生儿），患者选择标准的信息。

（六）参考的同类产品或前代产品的情况（如有）

参考的同类产品或前代产品应当提供同类产品（国内外已上市）或前代产品（如有）的信息，阐述申请注册产品的研发背景和目的。对于同类产品，应当说明选择其作为研发参考的原因。

同时列表比较说明申报产品与参考产品（同类产品或前代产品）在工作原理、结构组成、制造材料、性能指标（具体比较内容包括产品技术要求中的主要性能指标和附录 I 中的相关参数指标）、作用方式，以及适用范围等方面的异同。重点描述本次申报产品的新功能、新应用、新特点和前代产品/同类产品的差异。

（七）其他需说明的内容

对于已获得批准的部件或配合使用的附件，应当提供批准文号和批准文件复印件；预期与其他医疗器械或通用产品组合使用的应当提供说明；应当说明系统各组合医疗器械间存在的物理、电气等连接方式。

呼吸门控接口、心电门控接口、造影剂注射器接口等：应提供系统接口设计说明，接口类型，以及接口对应的组合使用器械的情况介绍。提供第三方设备的制造商、型号及医疗器械注册证复印件。提供组合使用器械与申报产品的集成测试报告。

后处理软件：已在中国境内单独注册的软件应提供制造商、软件名称、型号、版本号、以及医疗器械注册证复印件。

CT 部分应说明是否已在中国境内取得医疗器械注册证书。如已取得，应提供注册证书复印件。同时说明申报产品中的 CT 和已取得注册证书的 CT 有哪些差异。

三、研究资料

（一）产品性能研究

（1）应提供产品性能研究资料以及产品技术要求的研究和编制说明，包括功能性、安全性指标（如电气安全与电磁兼容、辐射安全）以及与质量控制相关的其他指标的确定依据，所采用的标准或方法、采用的原因及理论基础。性能指标的确定优先采用相应产品的现行国家标准及行业标准。对于适用的标准中不适用项，应逐个标准列表说明不适用条款的理由。

注：GB/T 18988.1—2013 标准附录 NB 引用的标准为 NEMA 标准出版物 NU2 - 2007 正电子发射断层成像装置性能测试，申请人在申报注册时应引用现行有效的国家标准。美国 NEMA 组织已发布 NU2 - 2012、NU2 - 2018 版本，申请人可在引用 2007 版的基础上增加引用 NU2 - 2012 或 NU2 - 2018，不能单独引用 2012/2018 版。

（2）应提供新技术/关键技术名称，软件或硬件的实现方式，验证确认资料。新技术的设计与实现采用了国际标准或技术规范的，应提供相应名称。若采用了国家标准、行业标准以外的标准或模体进行测试的，应介绍相关信息及详细的测试方法。

（3）应明确新技术提供的性能和临床功能，以及新增的临床预期用途（如适用）。如：新型晶体材料、新型探测器或数据采集方式、新的临床应用（如适用）。

（4）若申报产品提供与其他设备组合使用的接口，如心电门控、呼吸门控、高压注射器接口等，应提供配合第三方设备测试的集成测试和验证确认报告。

（5）其他性能研究资料：

提供时间分辨率、能量分辨率、SUV 值（标准化摄取值）计算准确性的验证测试报告，报告应包括测试流程、详细的测试方法和测试结果。

时间分辨率测试方法可参照 NEMA NU2－2018 的方法。

能量分辨率测试方法可参照附录 2。

SUV 值计算准确性测试方法可参照附录 3。

（二）生物相容性评价研究

应根据 GB/T 16886.1 标准中的方法，对产品中预期与患者和使用者直接或间接接触的材料，如绑带、头托和床垫等附件所用的材料，进行生物相容性评价。应提供接触部件名称，与人体接触类型，接触时间，接触材料名称。对于申请豁免生物相容性的组件/材料，应提供合理理由或支持性材料。

（三）清洁和消毒研究

应介绍与预期与人体接触的设备及附件（床面、绑带、头托等）表面的清洁和消毒说的明及注意事项，以及建议使用的清洁剂/消毒剂，清洁/消毒效果验证资料。

（四）产品有效期和包装研究

1. 使用期限

参照《有源医疗器械使用期限注册技术审查指导原则》提供整机系统的使用期限分析验证资料。

对于某些部件，应单独确定其使用期限。该期限可以与整机相同，也可不同。这些部件包括但不限于：需定期更换的部件、光学/辐射敏感部件、机械磨损部件等（如 PET 探测器、机架、患者支撑装置、X 射线管组件、X 射线探测器、高压发生器、限束器、其他电气部件等）。

对于用时间作为寿命评估单位不合适的部件，可进行适合部件本身特性的单独规定。应提供制定相应部件使用期限的验证报告。

2. 包装研究

申请人应规定产品的包装及运输要求，并提供验证报告。

（五）软件研究

参照《医疗器械软件注册技术审查指导原则》要求提交软件资料。

注：若申报产品中包含几个独立软件，应针对每个软件分别提交软件描述文档。

软件描述文档中应列明申报产品所包含的所有标配、选配的软件功能，包括控制和采集功能、图像重建功能以及后处理功能、高级应用软件等。

核心算法描述举例见附录 4。

（六）网络安全

参照《医疗器械网络安全注册技术审查指导原则》要求提交网络安全资料。

四、生产制造信息

应当明确生产加工工艺。可采用流程图的形式，并说明其过程控制点。

有多个研制、生产场地，应当概述每个研制、生产场地的实际情况。

五、临床资料

临床试验应满足《医疗器械临床试验质量管理规范》（国家食品药品监督管理总局、国家卫生和计划生育委员会令第 25 号）要求。

临床评价应满足《医疗器械临床评价技术指导原则》（国家食品药品监督管理总局通告 2015 年第 14 号）要求。

临床试验具体要求见附录 5。

临床评价具体要求见附录 6。

六、产品风险分析资料

申请人应按照 YY/T 0316—2008《医疗器械 风险管理对医疗器械的应用》的要求对产品进行风险评估，包括初始风险分析、风险控制措施、剩余风险的可接受性评估以及采取风险控制措施前后的风险矩阵等，对于处于合理可行区的风险应进行风险受益分析。

常见危害示例及分析见附录 7。

七、产品技术要求

产品技术要求模板见附录 8。

PET 部分性能指标应按照 YY/T 0829—2011 中 4.1 章节（即 GB/T 18988.1—2013）或附录 A（即 NEMA NU2－2007）的要求执行。由于二者在性能和试验方法上相互独立，因此建议完全引用两种标准的任何一种，不应交叉使用。

注：若引用 YY/T 0829—2011 附录 A（NEMA NU2－2007）的要求，应报告标准中要求的内容。不能体现在注册检验报告中的，应另附文件说明。

表1 适用的相关标准

标准编号	标准名称
GB 9706.1—2007	《医用电气设备 第1部分：安全通用要求》
GB 9706.11—1997	《医用电气设备 第2部分：医用诊断X射线源组件和X射线管组件安全专用要求》
GB 9706.12—1997	《医用电气设备 第1部分：安全通用要求 并列标准：诊断X射线设备辐射防护通用要求》
GB 9706.14—1997	《医用电气设备 第2部分：X射线设备附属设备安全专用要求》
GB 9706.15—2008	《医用电气设备 第1-1部分：安全通用要求 并列标准：医用电气系统安全要求》
GB 9706.18—2006	《医用电气设备 第2部分：X射线计算机体层摄影设备安全专用要求》
GB 7247.1—2012	《激光产品的安全 第1部分：设备的分类、要求》
YY 0505—2012	《医用电气设备 第1-2部分：安全通用要求 并列标准：电磁兼容 要求和试验》
GB/T 18988.1—2013	《放射性核素成像设备性能和试验规则 第1部分：正电子发射断层成像装置》
YY/T 0829—2011	《正电子发射及X射线计算机断层成像系统性能和试验方法》
NEMA NU2—2007	《Performance Measurements of Positron Emission Tomographs》
YY/T 0310—2015	《X射线计算机体层摄影设备通用技术条件》
YY/T 1417—2016	《64层螺旋X射线计算机体层摄影设备技术条件》
YY/T 0910.1—2013	《医用电气设备医用影像显示系统 第1部分：评价方法》
YY/T 0291—2016	《医用X射线设备环境要求及试验方法》
YY/T 14710—2009	《医用电器环境要求及试验方法》
YY 1057—2016	《医用脚踏开关通用技术条件》
GB/T 10151—2008	《医用X射线设备高压电缆插头、插座技术条件》
GB/T 19042.5—2006	《医用成像部门的评价及例行试验 第3-5部分：X射线计算机体层摄影设备成像性能验收试验》

注：环境试验要求可完整引用 YY/T 0291—2016 或 YY/T 14710—2009 中的一个，不应交叉引用。

八、检测报告

（一）产品检测应按产品配置进行，检测报告应注明产品配置，样品描述应与技术要求中部件顺序号及部件名称保持一致，应注明软件发布版本号，应提供产品技术要求预评价意见表。

（二）如有未参与检测的配置及部件，应给出合理理由。

（三）PET性能部分，检测报告应参照 YY/T 0829—2011 正文或附录 A 要求报告相应的数值和图片等内容。如果采用附录 A 的测试方法，检测报告应报告的内容见附录Ⅸ。

九、产品注册单元划分

注册单元划分应根据产品的技术原理、结构组成、性能指标、适用范围划分。

（一）适用范围不同的设备，应划分为不同的注册单元。

例如：乳腺专用、全身应用。

（二）PET部分，主要组成部件、设计结构差异较大的设备应划分为不同的注册单元。

例如：

晶体材料不同、探测器结构/组合方式不同的设备，应划分为不同的注册单元。

探测器环数不同，应划分为不同的注册单元。

硬件差异较大，对系统性能影响较大的应划分为不同的注册单元。

（三）CT部分的划分参照 CT 指导原则，原则上 CT 划分为不同注册单元时，PET/CT 也应划分为不同的注册单元。

十、产品说明书和标签要求

说明书和标签应符合《医疗器械说明书和标签管理规定》（国家食品药品监督管理总局令第6号）和相关的国家标准、行业标准的要求（如：GB9706系列安全标准、YY 0505—2012中关于说明书和标签标识方面的要求）。其中说明书中应特别注意的地方有：

（一）应明确产品适用范围、禁忌症。

（二）明确使用期限（包括整机和可更换重要部件）。

（三）产品的日常维护与质量控制。

应给出设备维护周期，日程质量控制的程序、质量控制检测方法和判断标准。

（四）若有与申报产品配合使用的组合设备（如呼吸门控设备），应在说明书中明确组合设备的制造商、型号及与申报产品的连接和使用方法。

（五）对于包含在说明书中，但未拟在中国申报的配置、功能或者规格型号，申请人应当出具其不在拟申报范围内的声明，并在说明书中给予说明。

（六）技术说明书中应提供产品电磁兼容性能（YY 0505—2012）的相关信息。应明确产品的基本性能。

PET/CT为1组A类设备，应根据 YY 0505—2012 在技术说明书中明确注意和警示信息，以及提供填写完整的表

201、202、204、206。

（七）应参照 GB/T 18988.1—2013 第 4 章要求及产品 PET 性能测试要求提供产品技术规格说明书。

十一、术语

探测器模块定义：最基本的探测定位单元。

有效排数：能够用于成像的物理排数。

十二、起草单位

国家药品监督管理局医疗器械技术审评中心

附录：

附录1　规格参数表

表 2　规格参数表

序号	部件名称	型号	规格参数	备注
1	PET/CT 扫描架		扫描架孔径 CT 扫描架旋转速度（s） CT 滑环类型：接触，非接触	
2	PET 探测器		晶体材料 晶体尺寸（长×宽×厚 mm） 晶体总数 晶体环数 光电转换器件总数目（如有） 数据采集通道总数 探测器环内径	
3	高压发生器		管电压（kV） 管电流（mA） 标称输出电功率（kW）	硬件相同，通过软件调节功率
4	X 射线管组件		标称管电压（kV） 标称阳极输入功率（kW） 阳极最大连续热耗散（kW） 焦点尺寸（大/小）：mm×mm 阳极旋转速度（mm） 阳极靶面直径（mm） 靶角（°） 阳极类型 轴承类型 X 射线管数量（个） 飞焦点（x 向 z 向偏移） 最长螺旋扫描时间（s）	
5	CT 探测器		探测器闪烁体材料（如，GOS） 物理排数 有效排数 像素矩阵 探测器数目 覆盖范围（mm） 像素尺寸（投影至旋转中心）：mm×mm 扫描角度（°） 扫描视野 层厚（螺旋，轴向） 准直组合	

续表

序号	部件名称	型号	规格参数	备注
6	患者支撑装置		Z轴定位准确性（mm） 运动速度（mm/s） 最大扫描长度（mm） 垂直升降范围（mm） 最大承重（kg）	
7	选配床板（放疗用平面床板）		材质 最大承重	
8	激光定位灯		激光分类 定位精度	
9	系统采集控制工作站（PET）		操作系统 计算机最低配置要求： CPU 性能 内存大小 图像存储容量	符合的标准
	系统采集控制工作站（CT）		操作系统 计算机最低配置要求： CPU 性能 内存大小 图像存储容量	符合的标准
10	图像重建工作站（PET）		操作系统 计算机最低配置要求： CPU 性能 内存大小 图像存储容量	符合的标准
	图像重建工作站（CT）		操作系统 计算机最低配置要求： CPU 性能 内存大小 图像存储容量	符合的标准
11	后处理工作站（PET/CT）		操作系统 计算机最低配置要求： CPU 性能 内存大小 图像存储容量	符合的标准
12	显示器		最低配置要求： 屏幕分辨率： 显示器数目尺寸： 类型（CRT/液晶，彩色/黑白）： 对比度： 诊断/预览	符合的标准
13	系统采集控制软件（PET/CT）		软件发布版本号	
14	图像重建软件（PET）		软件发布版本号	
15	图像重建软件（CT）		软件发布版本号	
16	图像后处理软件（PET）		软件发布版本号	
17	图像后处理软件（CT）		软件发布版本号	
选配件				
1	不间断电源			

序号	部件名称	型号	规格参数	备注
2	生理信号门控系统		连接方式：（有线/无线） 输出数据类型：（心电/呼吸） 外接/内置 前瞻性/回顾性	
3	核医学高级应用软件（心血管应用）		软件发布版本号	
4	核医学高级应用软件（神经系统）		软件发布版本号	
5	CT 高级血管分析		软件发布版本号	
6	CT 肿瘤追踪		软件发布版本号	
7	CT 体灌注		软件发布版本号	
8	CT 脑灌注		软件发布版本号	
9	CT 能谱分析		软件发布版本号	
10	……			
附件				
1	头托		最大负载（有支撑作用） 与系统的连接方式（物理连接、有源连接） 与人体接触材料 衰减当量	
2	床垫		与人体接触材料 衰减当量	
3	……			
系统参数				
	PET 部分		横向视野 轴向视野 横断图像层厚、层数 符合窗宽 能量窗宽 采集模式（如静态、步进式、连续进床等）	

	CT 部分		X 射线源组件旋转 360°，单次轴向扫描时可获得的最大扫描层数
			最大扫描范围（mm）
			螺距系数
			扫描模式：
			  序列扫描
			  螺旋扫描
			  电影模式
			  心脏螺旋模式	

注 1：应参照上述表格，根据申报产品实际情况列明产品规格参数、配置情况。表格中未尽事宜，可以增加。有不适用或不符合的特殊情况，另附文件说明。

注 2：若申报产品的采集、重建、后处理功能集成在同一软件平台，则版本号可使用系统软件发布版本号。

附录 2　能量分辨率测试方法

一、概述

PET 系统的能量分辨率是 PET 性能的重要指标，它决定了 PET 能窗大小和排除散射事件的能力。能量分辨的本质是射线探测过程中的一系列涨落：能量沉积与退激的光子发射、光子收集、光电转化、电子倍增、电路噪声等引起的信号幅度起伏。

PET 系统的能量分辨率取决于探头中所有小晶体探测单元的能量分辨率。本方法采用对每个小晶体探测单元的能量分辨率进行独立测量，再取所有小晶体探测单元能量分辨率的平均值，作为 PET 系统的能量分辨率。

PET 的能量分辨率用 511 keV 的能谱峰的半高宽（FWHM）与 511 keV 能谱峰值的百分比来表示。

二、目的

评价 PET 系统的能量分辨本领。

三、方法

（一）符号

$FWHM_k$——小晶体探测单元的能谱峰的半高宽；

e_k——小晶体探测单元的能谱峰的能量值；

E——能量分辨率：$E = FWHM/e \times 100\%$；

E_k——小晶体探测单元的能量分辨率，$k = 1，2，3，\cdots n$，小晶体总数；

E_{sys}——PET 系统的能量分辨率。

（二）放射源

^{18}F 线源：使用 NEMA NU2 – 2007 或 NEMA NU2 – 2018 中测试灵敏度的线源，注入约 37 MBq。将线源放入最细的铝管内，用支架放置在 PET 的 FOV 中心。

（三）数据采集

使用厂家单计数（Singles）模式采集程序采集数据。应采集足够长的时间，以保证每个小晶体的能量峰值不少于 200 个单计数。

四、数据分析

使用厂家专用软件分析：

（一）解析每个小晶体探测单元的能谱并计算其能量分辨率

$$E_k = FWHM_k/e_k \times 100\%$$

（二）计算所有小晶体探测单元的能量分辨率均值

$$E_{sys} = \left(\sum_{k=1}^{n} E_k \right)/n$$

厂家专用软件可使用如下算法之一：

1. 高斯拟合能谱得到半高宽和峰值；

2. 加权多点滑动平滑对能谱进行处理，再用重心法求能谱峰位及插值法得到半高宽。

五、结果报告

线源灌注：数据采集起始时刻的线源放射性浓度以及总活度。

采集参数：采集时间、终止条件。

能谱数据处理：函数拟合或其他平滑、插值。

能量分辨率：E_{sys}。

附录3　SUV 值准确性测试方法

一、概述

PET/CT 的 SUV（standard uptake value）称为标准摄取值，是 PET 在肿瘤诊断中常用的半定量指标。其定义为：PET 图像中局部组织摄取的显像剂的放射性浓度（A）与注射显像剂全身平均比活度（a）的比值。SUV 已被广泛用于肿瘤良恶性鉴别及疗效评价。

SUV 的定义决定了其来源于 PET/CT 系统的误差取决于 PET 图像中局部组织摄取显像剂的放射性浓度，故 PET/CT 系统 SUV 的准确度取决于 PET 图像中的放射性浓度的准确度。

本测试方法不涉及同样会影响 SUV 准确度的注射显像剂误差及全身体重误差，只考虑 PET/CT 系统本身所带来的误差，并通过 PET 图像中的放射性浓度的准确度来表示。

二、目的

评价在临床典型成像条件下，PET/CT 系统与 SUV 相关的定量准确度。

三、方法

使用 NEMA NU2 – 2007 标准中的图像质量测试模型。

（一）符号

A——PET 模型图像中局部组织（ROI）中的放射性浓度；

AB——背景区中的放射性浓度；

AH——灶区中的放射性浓度（NEMA NU2 – 2018 执行时使用）；

a——PET 模型中灌注显像剂的放射性浓度；

aB——背景区中灌注的放射性浓度；

aH——灶区中灌注的放射性浓度（NEMA NU2 – 2018 执行时使用）；

ΔA——A 的相对误差；

（二）放射性核素

同 NEMA NU2 – 2007 或 NEMA NU2 – 2018。

（三）放射源的分布

同 NEMA NU2 – 2007 或 NEMA NU2 – 2018。

（四）数据采集

同 NEMA NU2 – 2007 或 NEMA NU2 – 2018。

（五）数据处理

同 NEMA NU2 – 2007 或 NEMA NU2 – 2018。

四、数据分析

（一）低活度（背景）区的 SUV 准确度

背景区中感兴趣区（ROI）

勾画 n 个 ROI，n = 60；

大小同 22mm 直径的球；

勾画位置 同 NEMA NU2 – 2007 中的图像质量分析部分；

记录各 ROI 中的 AB 平均值；

SUV 准确度：

$$\Delta A_B = \left(\sum_{k=1}^{n} (A_{B,K} - a_B)^2 / (n-1) \right)^{1/2} / a_B \times 100\%$$

$$K = 1, 2, 3, \cdots, n。$$

（二）高活度（热燥）区的 SUV 准确度（NEMA NU2 – 2018 执行时使用）

热灶中感兴趣区（ROI）：

大小为直径 20mm 的球体；

勾画位置在直径 37mm 的热燥球中，并与此球同心勾画球体 VOI；

记录 VOI 中的 AH 平均值；

SUV 准确度：

$$\Delta AH = (AH - aH) / aH \times 100\%$$

五、结果报告

模型灌注：数据采集起始时刻的背景区和热灶中的放射性浓度以及模型中的总活度；

采集参数：PET 轴向视野、模型轴向长度、单床位采集时间；

重建参数：图像矩阵小大、像素大小、层厚、重建算法、滤波或者其他的平滑；

SUV 准确度：ΔAB；

ΔAH（NEMA NU2 – 2018 执行时使用）。

附：SUV 计算公式

$$SUV = A / (D_{in} / W)$$

式中，D_{in} 为注射活度，W 为体重。对 PET 图像上某感兴趣区（ROI）的 SUV_{ROI}：

$$SUV_{ROI} = A_{ROI} / (D_{in} / W)$$

其中 A_{ROI} 为在感兴趣区域内（ROI）的平均放射性浓度。该 ROI 真实 SUV_{true}：

$$SUV_{true} = A_{true} / (注射活度 / 体重)$$

其中 SUV_{true} 为在感兴趣区域内（ROI）的真实放射性浓度。

SUV 的准确度用图像上 SUV 与真实的 SUV 间的相对误差表示：

$$\Delta SUV = \left[\sum_{k=1}^{n} (SUV_{ROI} - SUV_{true})^2 / (n-1) \right]^{1/2} / SUV_{true} \times 100\%$$

当不考虑注射显像剂活度误差及全身体重误差条件下：

$$\Delta SUV = \left[\sum_{k=1}^{n} [A_{ROI} / (D_{in} / W) - A_{true} / (D_{in} / W)]^2 / (n-1) \right]^{1/2} / [A_{true} / (D_{in} / W)] = \Delta A$$

因此，可以用 PET 图像中的放射性浓度的准确度来表示 SUV 的准确度。

附录4　核心算法描述举例

表3　核心算法描述

算法名称	原理/方法	功能/用途	类型	备注（参考文献等）
有限子集最大期望值迭代重建算法	对要重建的物体进行初始估值，然后进行正投影并与测量到的数据进行比较，最后反投影并更新物体的图像。按此步骤进行一定次数的迭代，直到物体的图像收敛或者满足预设的条件	PET 的 3D 图像重建	公认成熟算法	
FBP（滤波反投影）图像重建算法	先把 3D 正弦图重组成 2D 正弦图，再滤波然后在二维空间进行 180 度反投影	PET 的 NEMA 测试所需的图像重建。	公认成熟算法	
3D 高斯滤波算法	通过 3D 的高斯滤波器和重建图像进行卷积，高斯滤波器的各个方向的 σ 可以不一致	对重建图像做后处理以降低噪音。	公认成熟算法	
PET 均一化校准	对灌注高剂量的 F – 18 模体进行一系列的不同时间的 PET 数据采集，并对每组数据进行均一化校准，（其过程包括探测器的分组，均值，平滑等系列操作），最后形成一组和计数率相关的均一化查找表	校准各个探测器以及后端电路在光子探测效率上的差异	公认成熟算法	

算法名称	原理/方法	功能/用途	类型	备注（参考文献等）
死时间校准	对灌注高剂量的 F-18 模体进行一系列的不同时间的 PET 数据采集，并对每组数据进行 3D 重建，计算实际采集到的光子数和理论光子数，用两者的比值对实际采集的数据进行校准	校准由于电路响应时间限制（死时间）造成的计数损失	公认成熟算法	
能量校准	使用 Na-22 点源进行长时间数据采集，然后计算每个探测器通道的能谱，并计算每个能谱的峰值和半高宽，最后形成能量查找表	校准各个探测器通道对 511keV 光子探测能量幅度的差异	公认成熟算法	
符合时间校准	使用 Na-22 点源进行长时间符合数据采集，然后计算每一个符合单元的时间谱和相应的峰值，最后形成符合时间校正查找表	校准各个探测器通道由于信号延迟等造成的光子响应时间差异	公认成熟算法	
圆形轨迹锥束 X 射线 CT 的 FDK 图像重建算法	先对加权的投影数据滤波然后在三维空间进行 360 度反投影	圆形轨迹锥束 X 射线 CT 的图像重建	公认成熟算法	
扇形束 X 射线 CT 的二维图像重建算法	先把扇形投影数据重组成平行束几何数据，再滤波然后在二维空间进行 180 度反投影	扇形束 X 射线 CT 的二维图像重建。也可用于小锥角圆形轨迹锥束 X 射线 CT 的图像重建	公认成熟算法	
PI-ORIGINAL 螺旋锥束 X 射线 CT 的图像重建算法	先把螺旋锥束 X 射线投影数据重组成平行束几何数据。对重组后的锥形平行束滤波。在三维空间进行 360 度反投影	螺旋锥束 X 射线 CT 的图像重建	公认成熟算法	
基于图像的骨硬化校正算法	对初始重建图像进行分割，对骨头图像实施正投影。把骨头投影数据平方。再重建平方后的骨头投影数据并乘以一个常系数生成误差图像。最后把原始图像减去误差图像	骨硬化校正。初始图像应该做过水硬化校正	公认成熟算法	
图像后处理类环伪影消除法	算出图像的梯度，用给定的域值定义强边界。计算差分图像。对于图像内所有半径的环把差分图像在环内用做光滑处理生产误差图像。原始图像减去误差图像	消除二维图像环伪影	公认成熟算法	
基于保距变换的边界的边界无损图像光滑算法	关键的光滑步骤在一维曲线上实施。对于二维和三维图像需要在各个轴向逐次光滑。对每一条一维曲线的每个像素，逐点计算曲线长度。最后做"线性"光滑。但"邻域"定义为弧长	对重建图像做后处理以降低噪音但保持边界	公认成熟算法	
具有数据相容特性的金属伪影消除算法	对于被金属区域破坏的投影数据用初步校正图像的正投影数据替换	消除因金属或其它极高 X 射线吸收率的材料引起的伪影	公认成熟算法	
CT 角度一致性校正	用几个空气扫描的均值生成关于角度的向量，即角度正则化向量	校正每个通道在角度旋转上的差异	公认成熟算法	
通道正则化	用靠边的参考通道的均值生成通道正则化向量	校正电流的不稳定性和探测器光电测量的非稳定性	公认成熟算法	

续表

算法名称	原理/方法	功能/用途	类型	备注（参考文献等）
空气校正	用暗电流校正过的数据除以暗电流校正过的空气数据	校正通道相应的差异	公认成熟算法	
射线硬化（水）校正	用三阶多项式拟合校正	校正因光源能量在低能谱段的硬化而引起的伪影	公认成熟算法	
差分散射校正	用20厘米和10厘米的水膜体扫描的重建衰减系数拟合进行计算	校正因散射引起的通道差异	公认成熟算法	

注：针对全新算法除列明算法的名称、类型、用途和临床功能外，还应提供安全性与有效性的验证资料。

附录5 临床试验要求

一、临床试验的目的

临床试验的目的是评价申报产品的安全性和有效性，临床试验方案中应明确安全性和有效性评价预期要达到的目标。

二、临床试验设计

本产品可以采用前瞻性自身对照临床试验，也可采用单组目标值法。

三、临床试验方案设计基本原则

（一）根据申报产品的预期用途确定临床试验应涵盖的部位、病种等。临床试验的部位应与设备的适用范围和说明书功能相适应。

通用设备通常包括：颅脑（神经系统）、心脏一个体位、躯干体部（从颅底至下肢股骨上三分之一）。专用设备选择适用的部位。

（二）临床试验方案中应明确患者检查使用的正电子放射性核素的类型、药物名称、注射剂量等。

关于正电子放射性药物的选择，建议使用^{18}F – FDG 显像剂。

除^{18}F – FDG 外，也可选择其他正电子放射性药物。

四、受试者选择

（一）临床试验必须有明确的入选标准，设定入选标准时应考虑以下各方面：

1. 临床上需要进行 PET/CT 检查的受试者；

2. 年龄18 至75 周岁；

3. 育龄妇女妊娠试验阴性；

4. 同意参加本临床试验者，并签署受试者知情同意书。

（二）受试者排除标准（满足以下任意一条即排除）

1. 不具有完全民事行为能力的人；

2. 妊娠期及哺乳期的女性；

3. 6 个月内有生育计划的男女；

3. 幽闭恐惧症患者；

4. 不能耐受双手臂上举且平卧15～30 分钟者；

5. 一周内进行过消化道钡餐或近期内进行增强 CT 和 MR 检查者；

6. 过去一个月内参加过临床试验者或正在参加其他临床试验者；

7. 其他研究者认为不宜参加本临床试验的情况。

（三）退出临床试验的标准

1. 受试者可以在试验的任何阶段退出试验且不需要提供理由；

2. 发生严重不良事件。

五、图像质量影响因素及质量保证

^{18}F – FDG PET/CT 图像质量常受到很多因素（包括显像剂、显像仪器和操作人员（医、药、技、护）的影响，要获得高质量并满足临床诊断的 PET/CT 图像，必须熟悉 PET/CT 图像质量的各种影响因素，并做好显像前、显像中和显像后全流程的临床质量控制和质量保证。

1. 血糖的影响；

2. 运动的影响；

3. 造血因子的影响；

4. 温度的影响；

5. 饮水的影响；

6. 心肌代谢对病变显示的影响；

7. 注射失败的影响；

8. 显像剂的放化纯度影响；

9. 显像过程的体位影响；

10. 可能影响图像质量的药物；

11. 注射 FDG 到开始采集的时间间隔影响。如果某些临床试验因研究目的设定了不同的时间间隔，应在研究方案中明确规定，并记录试验中实际的时间间隔；

11. 在验证 SUV 的一致性时，要严格保证时间间隔相同；

12. 图像质量报告规范书写，报告审核制度健全。

六、临床评价指标

主要评价指标：临床影像质量可接受率。

次要评价指标

（一）安全性评价指标：不良事件和严重不良事件。

（二）设备常用功能、机器使用便捷性及设备稳定性满意度。

（三）半定量分析，图像获取的参数可重复性和SUV摄取值的可信度。

七、临床图像评价标准

（一）图像质量评价标准

1. 基本要求

临床诊断显示屏分辨率要求≥2兆。

良好的PET/CT医学图像质量应具备以下条件：

（1）图像上能清楚地显示受检者和显像的基本信息，包括患者姓名、性别、年龄、显像时间和医院名称，如有延迟显像等特殊处理能在图像上注明。

（2）所用显像剂与显像目的相符。

（3）显像范围和体位正确，图像采集正确。

（4）影像清晰，诊断信息量足。没有由于显像剂注射活度低、注射部位显像剂外漏或显像时间不足等所导致的图像信息量低、统计噪音多、图像清晰度不足等质量问题。

（5）没有图像伪影。没有因显像时体位移动或因仪器质量等原因而产生的图像伪影。

（6）图像色阶或灰度调节良好，图像浓淡程度适宜，组织结构显示清楚，病变和正常组织能较好地区分和识别。

（7）PET/CT融合图像中病灶对位准确、显示清楚。病灶处伪彩色浓淡程度调节适宜，能真实地显示病灶对显像剂的摄取高低以及病灶累及的范围。

（8）对一些特殊的病灶能提供特殊的图像显示，如放大或三维立体显示、定位，能提供对临床诊断有帮助的重要的病变细节。

（9）定量测定方法准确，定量结果记录齐全。

2. 不同部位图像评价总体要求

（1）颅脑：轮廓清晰，大脑灰白质对比度好，脑沟回显示清楚。

（2）心脏：心影清晰，心肌各室壁在相应断层面上清晰；使用门控技术应提供相应的心脏功能参数，如射血分数（EF）等。

（3）躯干体部（从颅底至下肢股骨上三分之一）：影像清晰，软组织与骨骼、心脏影、肾脏和膀胱有鲜明对比度，病变组织与邻近周围正常组织区别明显，有标示SUVmax摄取值，或有CT结构改变特征。

3. 各部位图像具体评估标准

应分别评价PET图像、CT图像、PET/CT融合图像的图像质量。分别评价各部位的图像质量，具体评价标准见附录X。

注：未取得注册证书的CT，如临床适用范围CT可单独用于诊断，则应按照CT指导原则评价图像质量。

4. 不同部位评分要求

评分大于等于2分的为临床可接受。每个部位判断时，以图像质量差者为准。

脑部：单个受试者所有单项图像评分都应在2分及以上。不允许出现减分项。

其他部位：0−1分不能超过两项，两项不能出现在同一器官。

呼吸门控：每个受试者0−1分不能超过一项。

心脏：每个受试者0−1分不能超过一项。

（二）安全性评价

应记录试验中观察到的所有不良事件，并按照法规要求及时上报；同时采取必要的措施，最大限度保护受试者利益。应对不良事件与器械的相关性进行分析评价，说明和试验器械的关系，同时说明采取的处理措施、处理的结果。

安全性评价包括机械安全、电气安全、辐射安全、其他和安全相关的事件等。

1. 与器械相关不良事件，包括但不限于：整机系统漏电、运行过程中过热部件接触受试者、运行过程中未能保持运动部件的完整性、系统尖角锐边、器械液体泄露、扫描过程中工作异常导致受试者或者操作者伤害、紧急停止开关异常或不工作、非预期不受控的过量X射线照射。

如果在试验期间发生了超出安全标准以上的严重危害受试者的安全事件，则需立即停止临床试验。

2. 非器械相关不良事件，包括但不限于：PET药物不良反应，造影剂过敏，意外受伤等。

（三）设备常用功能、机器使用便捷性及设备稳定性满意度评价

1. 常用功能评价（详见表4）

表4　常用功能评价

评价项目	满意	一般	不满意
PET显像功能	操作方便，可正常扫描	操作一般，可正常扫描	操作不便，或不能正常扫描
CT曝光功能	操作方便，可正常曝光	操作一般，可正常曝光	操作不便，或不能正常曝光
床体移动	移动平稳，速度或加速度均匀	移动欠平稳，速度或加速度不均匀	平稳度，或速度、加速度不符合临床要求
话筒对讲功能	音量调节方便，音质清晰	音量调节一般，通话略有杂音	音量调节或音质不符合临床要求
图像后处理功能	操作方便，结果可辅助诊断	操作一般，结果可辅助诊断	操作不便，或结果无法辅助诊断
数据存储管理	数据存储方便，安全	数据存储一般，安全	数据存储不便，或有丢失

评价标准：上述各项根据使用者的主观感受进行中立的评价。评价指标均应达到一般及以上，即认为该设备常用功能符合临床应用要求。

2. 机器使用便捷性评价（详见表5）

表5　机器使用便捷性评价

评价项目	满意	一般	不满意
扫描功能	操作便捷，响应灵敏	操作欠便捷，或响应一般	操作繁琐，或响应延迟
患者摆位	操作便捷，响应灵敏	操作欠便捷，或响应一般	操作繁琐，或响应延迟
激光定位灯	操作便捷，响应灵敏	操作欠便捷，或响应一般	操作繁琐，或响应延迟
呼吸门控	操作便捷，响应灵敏	操作欠便捷，或响应一般	操作繁琐，或响应延迟
心电门控	操作便捷，响应灵敏	操作欠便捷，或响应一般	操作繁琐，或响应延迟
控制按键	操作便捷，响应灵敏	操作欠便捷，或响应一般	操作繁琐，或响应延迟
后处理软件临床使用界面友好性	界面功能区域明确，操作流程清晰	界面功能区域欠明确，操作流程欠清晰	界面功能区域不明确，操作流程不清晰
后处理软件临床使用操作便捷性	操作便捷，响应灵敏	操作欠便捷，或响应一般	操作繁琐，或响应延迟

评价标准：上述各项根据使用者的主观感受进行中立的评价。评价指标均应达到一般及以上，即认为该病例机器使用便捷性符合临床应用要求。

3. 设备稳定性评价（详见表6）

表6　设备稳定性评价

评价项目	满意	一般	不满意
工作流	顺畅、快捷	较复杂，但不影响患者检查	复杂，且故障较多，影响患者检查
图像显示和传输	显示与传输快捷、稳定，无故障	显示与传输一般，有故障，关机重启能恢复	显示与传输慢、不畅，有故障影响工作
未能启动系统	无	有，但能恢复	有，影响工作
系统意外关机	无	有，但能恢复	有，影响工作
扫描期间异常终止	无	有，但能恢复	有，影响工作
扫描期间无法曝光	无	有，但能恢复	有，影响工作

整机稳定性评价由使用者根据主观感受进行中立的评价，评价为一般及以上，即整机功能及稳定性评价符合临床应用要求。

八、临床试验例数及确定理由

（一）临床试验例数确定理由

为确保临床试验的可靠性，应规定接受临床试验的最小入组样本量，最小样本量的计算应符合统计学原则。

考虑到在临床试验过程中可能出现受试者脱落，在最小样本量基础上，需按照可能的预期脱落率增加受试者入组样本量。临床影像质量可接受率不得低于90%（目标值）。

如果采用单组目标值法试验：

例1：根据临床要求，临床影像可接受率不得低于90%（目标值），假设试验组临床影像可接受率为98%，则当双侧显著性水平取0.05、检验效能为80%，试验最少需要的受试者数为70例，考虑10%的脱落率，需纳入的试验例数为不低于77例。

例2：根据临床要求，临床影像可接受率不得低于90%（目标值），假设试验组临床影像可接受率为95%，则当双侧显著性水平取0.05、检验效能为80%，试验最少需要的受试者数为231例，考虑10%的脱落率，需纳入的试验例数为不低于255例。

如果采用自身对照（两台设备同一病人），影像可接受率非劣效界值不得高于8%。

（二）特殊病例

代表性病例：单发高代谢病灶、多发高代谢病灶、放射性缺损、应分别至少提供2例。

呼吸门控不少于10例。

心脏不少于10例。

九、临床的评价方法和统计处理方法

（一）影像质量评价方法

1. 影像质量评价采用双人盲态评价的方式（即：双人独立评价临床影像的质量）。确定要求受试者影像质量临床可接受率（即2分及以上的图像不少于可接受率）。

2. 由参加临床验证的医生采用双人盲态评价的方式根据在临床使用期间检查的实际情况做出评价，若两人评价不同，应由承担临床验证中心主要研究者综合判定。所有评价均需由所有评价者签字、注明评价日期及受试者编号并留档备查。

（二）安全性评价方法

试验期间的不良事件、严重不良事件情况来评价产品的安全性。

如果在试验期间发生了和设备相关的严重危害受试者的安全事件，则临床试验失败。

（三）设备常用功能、机器使用便捷性及设备稳定性评价方法

记录并报告设备常用功能评价、机器使用便捷性及设备稳定性评价满意度。

（四）统计处理方法

1. 对所有受试者的人口学特征进行统计，计算不同性别受试者例数及百分比，受试者年龄、身高和体重的均值、标准差等。

2. 临床验证的主要评价指标为临床影像质量可接受率，统计分析应针对不同部位的影像质量评价结果分别进行，根据以下公式计算各部位的临床影像质量可接受率。

$$临床影像质量可接受率 = \frac{部位影像质量可接受的例数}{该部位扫描总例数} \times 100\%$$

总体可接受率不能仅报告 P 值，还应报告相应的 95% 可信区间。

2. 设备常用功能、使用便捷性以及设备稳定性的评价

根据每例扫描的满意度评价结果计算满意率和一般及以上率，公式如下：

$$满意率 = \frac{评价为满意的例数}{进行评价的总例数} \times 100\%$$

$$一般及以上率 = \frac{评价为一般及以上的例数}{进行评价的总例数} \times 100\%$$

十、统计学考虑

统计分析应将所有中心的同一部位的数据合并在一起进行统计分析，并对每一部位出具总的统计分析结论。应对所有入选的受试者进行质量控制及数据管理，遇有不清楚的问题时，应与原始记录核对。

（一）登记入组

为保证研究质量及病人安全，应采用中央登记系统入选受试者。应将所有入组病人的相关信息记录在中央计算机注册系统内，以备今后对病人信息进行跟踪、核查。建议采用基于互联网（IWR）/电话（IVR）/传真等计算机注册系统分配病例注册登记号，所有病例的注册登记号不得二次使用。

（二）统计分析方法

数据分析时应考虑数据的完整性，所有签署知情同意并使用了受试产品的受试者必须纳入分析。数据的剔除或偏倚数据的处理必须有科学依据和详细说明。

图像采集完成之前脱落的，应分析图像采集未完成的原因，和申报产品无关的，不纳入图像质量评价数据集。

临床试验的数据分析应基于不同的分析集，通常包括全分析集（Full Analysis Set，FAS）和符合方案集（Per Protocol Set，PPS），研究方案中应明确各分析集的定义。同时，对于全分析集中脱落的病例，其主要评价指标缺失值的填补方法应在方案中予以事先说明。

临床试验数据的分析应采用国内外公认的经典统计方法。临床试验方案中应该明确统计检验的类型、检验假设、判定疗效有临床意义的界值（目标值）等，界值的确定应有依据。

对于主要评价指标，统计结果需采用点估计及相应的95% 置信区间进行评价。不能仅将 p 值作为主要评价指标的评价依据。

（三）统计结果评价

统计结果评价应至少包括如下四部分内容：

1. 临床试验完成情况描述：包括临床试验概况（筛选人数、入组人数、完成人数、失访/退出/剔除人数等）。

2. 基线描述：应对所有入选受试者（FAS 分析集）的基线人口统计学指标及其他相关病史指标等进行统计描述。

3. 疗效/效果评价：应对所有入选的受试者（FAS 分析集）和最终完成试验的受试者（PP 分析集）分别进行统计分析，以评价结果的一致性。疗效分析时，除点估计外，还应给出点估计的95% 的置信区间估计。

4. 安全性评价时，应对所有入选的受试者进行分析（SS 分析集），不能遗漏所发生的任何不良事件（包括实验室指标：试验前正常、试验后异常并有临床意义的事件），对所有发生的不良事件应评价其是否与试验器械有关。

附录6 临床评价要求

通过同品种产品临床数据进行的分析评价报告

一、人员要求

一般来说，临床评价人员至少应具有以下知识：

1. 相关产品的技术知识；
2. 相关产品的临床应用经验；
3. 相关研究方法，例如，文献质量评价，临床研究设计和生物统计，等等。

二、产品概述

应对申报产品进行简要介绍，确认产品的适用范围。预期对临床使用安全性、有效性有直接影响的性能参数和技术特征应详细介绍。

三、同品种产品的判定

同品种产品应与拟申报产品的预期用途基本相同，与拟申报产品的工作原理、产品组成、核心部件、关键技术等应基本等同。

如果采用同品种产品数据无法充分证明设备的安全性

和有效性，例如存在以下情况和问题，应提供申报产品的临床研究数据：

1. 设备采用全新的工作原理和结构设计，属于全新设备，国内市场上没有与之类似的上市设备。

2. 增加新的临床适用范围，在原有的基础上开发了新的临床应用领域。

3. 设备采用了新的关键器件，该器件具有全新的技术特性，其对设备的应用和操作产生了较大的影响，所获得的影像质量也有很大区别。并且这种器件没有经过充分的临床验证。

4. 实验室检测无法确认安全和有效的设备功能，如果这种功能是全新的，没有以往的临床经验，则须提供临床数据。

5. 申请人此前没有生产过 PET/CT 设备，缺乏相关临床数据和临床经验，应通过临床研究来获得临床适用证据。

若拟申报产品与对比产品存在表 7 的差异，则拟申报产品与对比产品不属于同品种产品。

表 7　拟申报产品与对比产品的差异（非同品种）

1	拟申报产品较对比产品的工作原理有较大差异： 如：PET 子系统的探测器工作原理不同，如使用闪烁探测器的产品和使用 SiPM 半导体探测器的产品不属于同品种产品
2	拟申报产品较对比产品核心部件有较大差异 如：PET 探测器晶体材料不同，如使用 BGO 晶体的产品和使用 L（Y）SO 晶体的产品不属于同品种产品
3	拟申报产品较对比产品适用范围或预期用途较大差异 如：乳腺 PET/CT 和全身型 PET/CT 不属于同品种产品

拟申报产品与对比产品存在差异，但差异对临床使用的影响不大，则拟申报产品与对比产品属于同品种产品。包括并不限于表 8 所列情形。

表 8　拟申报产品与对比产品的差异（同品种）

1	拟申报产品组件较对比组件结构设计基本相同，不同之处并未对安全有效性产生不利影响。 如：PET 探测器环数、CT 探测器层数等
2	拟申报产品组件较对比组件与人体表面接触部分材料不同，不同之处并未对安全有效性产生不利影响。 如：病床表面材料变化（PU、PE 等）
3	拟申报产品的软件功能较对比产品有改进，用于提高扫描速度、患者舒适度、操作人员便利性以及提高图像质量，但使用成熟算法，不改变成像基本原理，未对适用范围产生影响。 如：检查床运动方式、重建算法优化等

拟申报产品与对比产品存在差异，差异对临床使用有一定影响，拟申报产品与对比产品可视为属于同品种产品，但应针对差异部分提供申报产品的临床数据。包括并不限于表 9 所列情形。

表 9　拟申报产品与对比产品的差异

1	拟申报产品较对比产品关键技术有较大差异 如：是否支持飞行时间技术
2	拟申报产品软件功能较对比产品发生重大变化 如：新增 AI 功能，增加全新的门控重建方式等

四、评价的路径

参照《医疗器械临床评价技术指导原则》要求描述评价的路径。

五、临床评价的过程

（一）论述申报产品与同品种产品的等同性

申请人需将拟申报产品与一个或多个同品种产品进行对比，证明二者之间具有等同性。

在具体进行对比时，与每一个同品种产品进行对比的项目均应包括但不限于《医疗器械临床评价技术指导原则》附 2 所列举的项目，需要覆盖产品的基本原理、结构组成、性能要求、安全性评价、使用范围等项目，对比内容包括定性和定量数据、验证和确认结果，应详述二者的相同性和差异性，对差异性是否对产品的安全有效性产生不利影响，应通过拟申报产品自身的数据进行验证和/或确认。

（二）证明拟申报产品与同品种产品的差异对产品的安全有效性未产生不利影响的支持性资料（非临床研究、临床文献数据、临床经验数据等）

1. 差异分析

应分析拟申报产品与同品种产品的差异；说明差异对产品安全有效性的影响，重点分析对临床使用的影响。提供证据证明差异对产品临床使用的安全性和有效性未带来不利影响。

对于 PET/CT 系统，关键部件如 PET 探测器、CT 球管组件、CT 高压发生器、CT 探测器、软件功能等需要做详细对比。具体可参照附录 1 和附录 2 所列项目进行对比分析。

若拟申报产品与同品种产品的多个差异点之间存在相关/相互影响，则应提供针对单个差异点的影响的研究资料和针对这些差异点共存时的影响的研究资料。如 PET 轴向视野从 20cm 增加到 30cm，此时需要先提供证据证明轴向扫描视野的变化对于系统物理性能指标如灵敏度的影响，并说明在存在此种影响时，如何保证临床扫描时所采集的原始数据质量指标如噪声等效计数一致，并评估在采取相关一致性设计时是否可以保证图像质量的等效性，并最终综合上述结论论证其对最终临床有效性的影响。

2. 针对差异性的临床文献和临床研究资料

根据拟申报产品与同品种产品的差异，可提供临床文献数据、境外临床试验数据、临床经验的数据（境外产品可提供在境外的临床使用数据）等，境外数据可参照《接受医疗器械境外临床试验数据技术指导原则》。

（1）临床文献数据

临床文献数据的收集应保证全面性和准确性。文献检索和筛选应符合《医疗器械临床评价技术指导原则》要求。在文献检索和筛选完成后，需编制文献检索和筛选报告，内容及格式见《医疗器械临床评价技术指导原则》附7。临床文献的检索和筛选应具有可重复性。文献检索和筛选人员应当具有相应的专业知识和实践经验。

临床评价人员应全面评定所搜集到的临床文献数据。说明其如何证明申报产品和同品种的差异。将相关的临床数据进行分析，必要时可进行分组，从而总结出与待评估设备的安全性和有效性有关的信息。

（2）临床经验数据

临床经验数据包括已完成的临床研究、投诉和不良事件、与临床风险相关的纠正措施等数据。

在境外已上市的产品，可提供已上市产品的境外上市临床研究数据，包括前瞻性研究、回顾性研究、单组研究、特殊病例研究或针对某一特殊功能的临床研究资料。

申请人应收集包括申请人建立的投诉和不良事件资料库，以及各国监管机构发布的不良事件资料库中相应不良事件数据，如国家食品药品监督管理总局发布的《医疗器械不良事件信息通报》《医疗器械警戒快讯》，美国食品药品管理局申请人与用户机构设备使用数据库（MAUDE），

英国医疗器械警报（MDA）等。

申请人需提供申报产品及同品种产品医疗器械投诉及不良事件相关情况总结。对投诉和不良事件发生的原因进行归类，并分析各类别事件发生的原因、频次、严重程度、和产品的关系、处理措施、处理结果等。对于严重不良事件，应以列表的形式提供所有事件描述、原因分析、处理方式、处理结果等具体信息。

申请人应收集并提供申报产品和同品种医疗器械与临床风险相关的纠正措施（如召回、公告、警告等）的具体信息、采取的风险控制措施等信息。召回的情况应描述召回的原因、级别、处理措施、处理结果等。

六、结论

临床评价报告应得出下述结论：待评价设备符合申请人的预期需求，其临床获益大于临床安全性风险，相关风险和副作用是可接受的。

如果申请人的临床证据尚不充足，无法得出上述评价结论，则应获得更多的临床数据，例如进行临床试验（临床试验要求见附录），或扩大文献检索范围、继续搜集临床使用获得的数据等。在这种情况下，临床评价是一个不断循环和迭代的过程。

附录7　危害分析示例

表9　危害分析示例

危害分类	危害二级分类	危害示例	可预见的事件序列	危害处境	损害
能量危害	电击危害	应用部分或可触及导电部分漏电流超出范围	病人或操作者直接接触器械的应用部分或可触及导电部分	病人或操作者受到电击	惊吓、可逆转的电击伤、不可逆转的电击伤、死亡
		系统安装不良、部件更换不当（如：保护接地不当）	保护接地与基本绝缘同时失效	病人或操作者受到电击	惊吓、可逆转的电击伤、不可逆转的电击伤、死亡
		系统工作电压暴露	系统外壳被打开情况下，设备持续工作。	病人或操作者受到电击	惊吓、可逆转的电击伤、不可逆转的电击伤、死亡
		环境湿度超出设备正常工作许可范围	系统绝缘隔离失效、被击穿	病人或操作者受到电击	惊吓、可逆转的电击伤、不可逆转的电击伤、死亡
		液体溢流造成短路	注射药物泄漏造成液体溢流。	病人或操作者受到电击	惊吓、可逆转的电击伤、不可逆转的电击伤、死亡
	热能造成灼伤或火灾	可触及表面过热	病人或操作者直接接触过热表面	病人或操作者受到烫伤	惊吓、可逆转的烫伤、不可逆转的烫伤
		组件失效、结构破坏导致的热液泄露、飞溅	热油从扫描架泄漏	病人或操作者受到烫伤	惊吓、可逆转的烫伤、不可逆转的烫伤

续表

危害分类	危害二级分类	危害示例	可预见的事件序列	危害处境	损害
能量危害	热能造成灼伤或火灾	系统组件燃烧	系统部件超温	部件温度超过材料燃点	火灾
	机械损害	零部件松动、脱出主机	设备旋转部分紧固件机械松动	旋转过程中，零部件脱出主机	惊吓、可逆转的击伤、不可逆转的击伤、死亡
		运动部件失控及非预期运动	运动控制部件被持续触发	运动部件持续运行超出行程范围	撞击、拉伤病人
		设备翻倒与滑动	设备受到外力推动	设备翻倒	撞击、压倒病人
		患者从支撑装置上跌落	较重的病人使用支撑装置	支撑装置翻倒	撞击、摔伤病人
	电离辐射	患者支撑错误运动，病人摆位不当，导致重新扫描	患者支撑错误运动	成像部位偏差	病人接受无益照射剂量
		门控或触发延时或不能触发	使用未经授权的门控部件	门控延时错误	病人接受无益照射剂量
		杂散射线暴露；隔离防护不当	隔离门打开后未终止射线发射	使用者进入杂散射线暴露区	使用者受到无益照射
		感兴趣区域控制不准确，成部分像或不能成像	定位位置偏差	实际成像区域，偏离所定位的感兴趣区域	病人接受无益照射剂量
		实际剂量超出计划剂量	射线源过度加载	射线源加载电流偏大	病人接受超出临床需要的照射剂量
		过量剂量	在介入操作中，累计剂量超出许可范围	病人受到过量照射而未对使用者进行提示	病人接受过量剂量
		设备用于进行放疗计划时，空间误差超出许可范围	用于放疗计划的患者支撑定位不稳定	定位位置与治疗位置发生偏差	辐射烧伤
	其它能量伤害	激光对患者、操作者的视觉伤害	患者、操作者对激光危害认识不足	患者、操作者视网膜受到激光照射	视觉损伤
生物和化学危害	生物相容性危害	可接触部件生物相容性问题	患者接触生物不相容材料	患者与生物不相容材料接触	皮肤过敏
	交叉感染危害	接触患者的部分可能造成交叉感染	设备清洁不当	患者、操作者接触到传染性病菌	交叉感染
运行中的危害	设备功能的丧失或变坏	设备校准错误造成的危害	设备校准错误	设备损坏	设备可得性受损
		影像重建或后处理过程导致的伪影	设备故障造成伪影	设备故障	影像质量降低、设备可得性受损
		PET 像与 CT 影像的配准错误	校准过程未正确执行	设备校准不当	影像质量降低
		通信故障导致操作员无法听到患者声音	患者通信模块失效	使用者与患者失去联络	精神紧张，延迟治疗

危害分类	危害二级分类	危害示例	可预见的事件序列	危害处境	损害
运行中的危害	设备误用造成的危害	病人人口数据、扫描参数、几何参数设置错误，导致伪影或影像质量下降	病人参数输入错误，导致算法使用错误数据	病人影像存在伪影、影像质量下降	影像质量下降
		软件安装错误、文件系统崩溃	软件错误造成系统崩溃	数据丢失	重新进行扫描，病人剂量升高
		定位激光校准错误造成穿刺位置偏差	激光校准错误	穿刺位置偏差	诊断、治疗准确性下降
		注射参数设置错误导致的不当注射	使用者输入错误的注射参数	注册参数超出正常范围	病人机能受损
		设备与未经批准的门控设备联用	设备与不兼容的门控设备联用	门控设备误触发或不触发	病人接受不当照射剂量
信息系统、网络安全导致的危害	网络安全导致性能受损	病毒、恶意软件在介入过程中造成成像延迟	恶意软件干扰器械正常使用	用于介入时影像延迟	介入过程受干扰，病人机能受损
临床误判危害	影像数据错误造成的危害	PET的SUV值计算错误	校准过程未正确执行	设备校准不当	影像数据错误，误诊，漏诊
	影像质量降低造成的危害	图像伪影	日常维护未正确执行	设备维护不当	影像质量降低，误诊，漏诊
	影像被错误理解的危害	影像标记不全	使用者错误理解影像上病人身体方位	病人身体左右部位错误	误诊、误治
		错误采用LDCT影像来进行CT诊断	使用者误把LDCT当作CT影像	品质不良的影像被用于诊断	误诊、漏诊

附录8 产品技术要求模板

医疗器械产品技术要求编号：

正电子发射/X射线计算机断层成像系统

1. 产品型号/规格及其划分说明

1.1 产品型号

1.2 产品性能参数表（见附录Ⅰ）。

1.3 软件名称和版本命名规则（含软件组件和工作站软件）

1.3.1 软件名称

1.3.2 软件发布版本

1.3.3 软件完整版本命名规则
明确软件完整版本的全部字段及字段含义。

2. 性能指标

2.1 PET部分性能指标

2.1.1 空间分辨率

	FWHM (mm)	FWTM (mm)
1cm处横断面		
1cm处轴向		
10cm处横断面径向		
10cm处横断面切向		
10cm处轴向		

2.1.2 散射分数、计数损失和偶然符合测量

是否使用偶然符合计数的估测方法？若有，说明偶然符合计数的估测方法	
散射分数（%）	
噪声等效计数率（NECR）峰值（kcps）	
噪声等效计数率（NECR）峰值处的放射性核素活度浓度（kBq/mL）	
真实计数率峰值（kcps）	
真实计数率峰值处的放射性核素活度浓度（kBq/mL）	

2.1.3 灵敏度

应指明报告值是在减去偶然符合计数率以后计算的，还是在所采集的偶然符合计数分数小于5%时计算的。

a）中心处灵敏度（cps/MBq）；

b）10cm处灵敏度（cps/MBq）。

2.1.4 精确性：计数损失与偶然符合计数校正

活度等于或低于 $a_{NEC,peak}$ 时相对计数率误差 $|\Delta r_{i,j}|$ 的最大值（XX%）

2.1.5 图像质量、衰减校正与散射校正的精确性

活度比为4∶1时的图像对比度：	
10 – mm（%）	
13 – mm（%）	
17 – mm（%）	
22 – mm（%）	
28 – mm（%）	
37 – mm（%）	
活度比为4∶1时的本底变异率：	
10 – mm（%）	
13 – mm（%）	
17 – mm（%）	
22 – mm（%）	
28 – mm（%）	
37 – mm（%）	
衰减校正与散射校正的精确性（%）：活度比为4∶1时的散射校正和衰减校正的残留误差 ΔC_{lung}（%）的平均值	
活度比为8∶1时的图像对比度：	
10 – mm（%）	
13 – mm（%）	
17 – mm（%）	
22 – mm（%）	
28 – mm（%）	
37 – mm（%）	
活度比为8∶1时的本底变异率：	
10 – mm（%）	
13 – mm（%）	
17 – mm（%）	
22 – mm（%）	
28 – mm（%）	
37 – mm（%）	
衰减校正与散射校正的精确性（%）：活度比为8∶1时的散射校正和衰减校正的残留误差 ΔC_{lung}（%）的平均值	

注：活度比为4∶1和8∶1的结果可任选其一报告，推荐使用4∶1。

2.2 CT 部分性能（参照 CT 指导原则附录Ⅲ中适用的内容）

2.3 PET/CT 系统性能

2.3.1 PET/CT 图像配准精度要求

应规定 X、Y、Z 三个方向图像配准精度的要求。应符合 YY/T 0829—2011 的 4.3.1 要求。

2.3.2 PET/CT 患者支架

应符合 YY/T 0829—2011 的 4.3.2 要求。

应规定患者支架的最大承载重量。

2.3.3 PET/CT 系统运行噪声

应符合 YY/T 0829—2011 的 4.3.3 要求

2.4 生理信号门控单元（如有）

2.4.1 心电信号门控单元

2.4.1.1 一般要求

应规定导联的数量。

2.4.1.2 心率检测范围

应规定心率测量的范围，确保心电门控可以正常工作（R 波触发）。

2.4.1.3 输入动态范围

应规定心电门控的波峰振幅范围，确保心电门控可以正常工作（R 波触发）。

2.4.1.4 起搏器抑制能力（如有）

应规定起搏脉冲的脉宽以及振幅范围，确保在此范围内的起搏脉冲存在时，心电门控可以正常工作（R 波触发）。

2.4.1.5 触发持续时间

应规定心电门控触发的持续时间。

2.4.1.6 时基误差

应规定 R 波波峰到触发信号的延迟的最大值与最小值的误差。

2.4.1.7 心电信号门控单元的时间延迟

应规定 R 波波峰到触发信号的时间延迟。

2.4.2 呼吸信号门控单元（如有）

2.4.2.1 呼吸信号门控单元的测量范围和准确度

应规定呼吸频率测量的量程及误差范围。

2.4.2.2 低于规定的呼吸频率计量程低限的输入信号不应导致高于此低限的呼吸频率测量值。高于规定的呼吸频率量程高限的输入信号，不应导致低于此高限的呼吸频率测量值。

2.4.3 呼吸信号门控接口（只有接口，不含门控设备）

若产品可与外置呼吸门控设备连接，执行呼吸门控检查，则应考虑以下要求：

2.4.3.1 应明确为用户提供的软件界面信息：如呼吸速率、波形、振幅范围、工作周期、直方图等。

2.4.3.2 兼容的门控其他信息

2.4.4 心电门控接口（采用外置心电模块，只有接口，不含门控设备）

应明确兼容的门控信息。

2.4.4.2 明确产品用户界面中可为用户提供的信息，如

心率、波形等。

2.5　软件功能

依据说明书明确软件临床功能纲要。

2.6　网络安全要求

2.6.1　数据接口：传输协议/存储格式；

2.6.2　用户访问控制：用户身份鉴别方法、用户类型及权限。

2.7　对放射治疗的支持（如适用）

2.7.1　提供图像可用于放射治疗计划时，应满足 YY/T 0310—2015 的 5.7 条款的要求。

2.7.2　其他要求

2.7.2.1　患者床

2.7.2.1.1　患者床水平度

负载情况下，患者床作下列运动时，床面应保持水平，且床面与水平面的最大夹角在横向（X方向，见图1）应不大于0.5°，在纵向（Y方向，见图1）应不大于1°：

a）床面纵向移动850mm；

b）床面在扫描中心上下±200mm或最大可移动高度范围内垂直运动时。

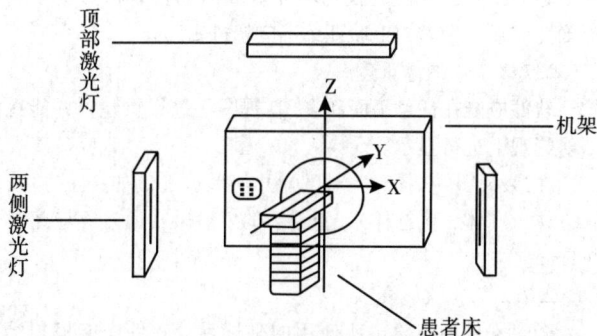

图1　患者床坐标系

2.7.2.1.2　患者床刚度

负载情况下，患者床刚度应符合下列要求：

a）将床面沿Y方向延伸850mm时，床面纵向（Y）轴线在X方向的位移不应超过±1mm。

b）将床面沿Y方向延伸时，床面纵向（Y）轴线在X方向坐标值的偏差不应超过±1mm，在Z方向坐标值的偏差不应超过2mm。

2.7.2.1.3　纵向运动的准确性

患者床纵向运动预置值与测量值的偏差的最大值不应超过1mm。

2.7.2.1.4　扫描控制下床定位的准确性

扫描控制下患者床的位置预置值与测量值偏差不应超过±1mm。

2.7.2.1.5　纵向运动范围

床面纵向运动范围不应小于1500mm。

2.7.2.1.6　高度调节范围

具备高度调节功能的患者床，其高度调节范围不应小于扫描架开口直径的50%。

2.7.2.1.7　在扫描范围内，床面不应含有影响图像质量的物质，并能允许使用定位辅助设备。

2.7.2.2　机架应符合下列要求：

a）应用于放射治疗的CT，机架在0°时，应垂直于水平面，倾斜角度不应超过±1°；

b）应有横断面、矢状面和冠状面的定位指示灯；

c）至少应具备正位和侧位两种定位扫描功能。

2.7.2.3　机架激光灯

测试模体中心位于扫描中心时，机架激光灯投射的激光线应满足下列要求：

a）机架内激光灯投射的横断面激光线应在扫描平面内，偏差不应超过±1mm；

b）机架外壳顶部激光灯投射的矢状面激光线应垂直于扫描平面且与扫描平面相交于扫描中心，其偏差不应超过±1mm。

c）机架外壳顶部激光灯投射的横断面激光线应与扫描平面平行，其偏差不应超过±1mm。

d）机架两侧激光灯投射的冠状面激光线应与测试模体两侧十字线的中心点重合，偏差不应超过±1mm。

2.7.2.4　定位像的定位准确度

在设备的扫描范围内，定位像定位的准确度不应超过±1mm。

2.7.2.5　剂量说明（注：此条款仅适用于未引用 GB 9706.18 相应要求的情形。）

2.7.2.5.1　CT剂量指数100（$CTDI_{100}$）

使用5.5.1.1规定的模体以获取下述剂量信息。应在随机文件中提供每一种应用（例如头部、体部等）的剂量信息。测量时应把剂量模体放置在患者床上，在无任何附加衰减材料的情况下进行。剂量模体置于扫描区域的中心，并位于放射治疗CT模拟机机架旋转轴上。

随机文件中应给出以下信息：

a）在使用5.5.1.1所规定的剂量模体的下述位置上的$CTDI_{100}$值及相应的放射治疗CT模拟机运行条件，运行条件应是制造商所推荐的典型值：

1）沿着模体的旋转轴线［$CTDI_{100(中心)}$］。

2）沿旋转轴平行线、将辐射探测器插入距体模表面向里10mm的一个测量孔，沿轴线移动治疗床找出最大$CTDI_{100}$值的位置。

3）沿着与旋转轴线的平行线、距模体的表面向里10mm、从a）2）的位置旋转90°、180°和270°的位置上。运行条件应是制造商推荐的典型值，$CTDI_{100}$值为最大时的那个安放位置应根据扫描机械外壳或放射治疗CT模拟机的其他容易识别的部件，按a）2）所规定的那样给出定位，以便在这个方向上安放模体。

4）$CTDI_{100(周边)}$是按4.5.8 a）2）和3）规定在剂量模体周边测量的四个$CTDI_{100}$的平均值。

b）对每一个可选择的运行条件，改变$CTDI_{100(中心)}$数值将会使剂量模体中心位置的$CTDI_{100}$发生变化。

该$CTDI_{100(中心)}$应用将本条a）所述的剂量模体中心位

置的 $CTDI_{100}$ 进行归一化后的值加以表示。本条 a）所属的 $CTDI_{100（中心）}$ 值为1。在改变某个单一运行条件时，所有其他独立的运行条件应维持在 a）所述的典型值上。这些数据应是在制造商所指明的每一个运行条件的相应范围内。当某一运行条件的选择多于3个时，则至少应给出该运行条件下的最小、最大和一个中间值时的归一化的 $CTDI_{100}$ 值。

c）对每一个可选择的运行条件下，$CTDI_{100（周边）}$ 的平均值。

该 $CTDI_{100（周边）}$ 应用将本条 a）所述的剂量模体中心位置的 $CTDI_{100（周边）}$ 进行归一化后的值加以表示，本条 a）所属的 $CTDI_{100（周边）}$ 值为1。在改变某个单一运行条件时，所有其他独立的运行条件应维持在 a）所述的典型值上。这些数据应是在制造商所指明的每一个运行条件的相应范围内。当某一运行条件的选择多于3个时，则至少应给出该运行条件下的最小、最大和一个中间值时的归一化的 $CTDI_{100（周边）}$ 值。

d）按照 a）、b）和 c）给出这些值的最大偏差说明。所有这些值的偏差应不超过这些极限。

2.7.2.5.2 $CTDI_{自由空气}$

随机文件中应说明 $CTDI_{自由空气}$ 及其相应的放射治疗 CT 模拟机运行条件。

应给出 $CTDI_{自由空气}$ 标称值的最大偏差，测量值与标称值的偏差应不超过这些限值。

随机文件应给出如下数据：

——在所有标称射束准直条件下的 $CTDI_{自由空气}$（所有其他独立的运行条件应维持在表10给出的典型体部运行条件）；

——在所有电压（kVp）设置条件下的 $CTDI_{自由空气}$（所有其他独立的运行条件应维持在表10给出的典型体部运行条件）；

——典型头部运行条件下的 $CTDI_{自由空气}$；

——每种其它形状或平的过滤器在典型运行条件下的 $CTDI_{自由空气}$。

表10 典型体部运行条件下的 $CTDI_{自由空气}$

kV 变化	标称射束准直（N × T）				
	准直1	准直2	准直3	准直4（典型）	准直5
kV1				是	
kV2（典型）	是	是	是	是	是
kV3				是	

注1：标称射束准直为 N × T，其中 N 为单次轴向扫描所产生的体层切片数目，T 为标称体层切片厚度。

注2：对于任何（N × T）乘积组合，只需要测量一次。

2.7.2.6 图像空间一致性

CT 图像应准确重现患者解剖结构，整个扫描野内空间失真应不超过 ±1mm。

2.7.2.7 软件功能（如有）

2.7.2.7.1 图像输出

图像输出数据应支持 DICOM RT 标准，应具有验证数据正确的通讯协议，制造商应在随机文件中对通讯协议详细说明。

2.7.2.7.2 结构勾画

为计划设计或剂量计算，需要对解剖结构分割区域或感兴趣区域进行勾画（如：轮廓勾画、体素分布），则：

a）应能够让操作者浏览分割的结构或感兴趣区域；

b）应能够让操作者调整分割区域，并使其处于"显示"或"不显示"。

2.7.2.7.3 等中心计算和移动

应符合下列要求：

a）等中心的计算

完成患者扫描勾画靶区后，软件应能根据勾画的靶区计算等中心坐标，并能转换为激光灯和床的位置值。检验等中心计算的准确性，不应超过 ±1mm。应用已知几何中心位置的多种形状的靶区验证（比如球形，圆柱体）。

b）等中心的移动

当 CT 扫描时只在患者皮肤上标记初始参考标记，没有标记治疗等中心。或者，当患者有多个治疗部位时，会有多个治疗等中心。软件应能计算从初始等中心移动到另一等中心的距离，并能转换为激光灯和床的位置值。移动的准确性应在三个方向上验证，不应超过 ±1mm。

2.7.2.7.4 图像重建

软件应能在任意平面和多 3D 视图下进行重建，并能在多射野观上进行显示。

在最小层厚扫描时，对已知几何形状（例如：正方体，长方体，球体、圆柱体），重建后的外形尺寸偏差不应超过 ±1mm。

2.7.2.7.5 软件模拟

随机文件中应给出所使用的坐标系。软件应能模拟治疗机机架、床、准直器的运动，并给出刻度和坐标值。

2.7.2.7.6 数字重建射野图像（DRR）

应能够在治疗机所有可允许的运动范围内产生 DRR，应能够调节 DRR 的窗宽和窗位。

测试模体 DRR 图像上两点间的距离与实际距离之间的偏差不应超过 ±1mm。

2.8 脚踏开关（如有）

应符合 YY 1057—2016 标准要求。

2.9 诊断显示器（如有）

应提供诊断显示器的技术指标，并依据 YY/T 0910.1—2013 标准进行评价。

2.10 附加功能

应描述设备的附加功能。

2.11 附件

应提供承重、衰减当量等附件的技术指标。

2.12 外观

设备的外形表面整洁、色泽均匀，不得有伤斑、裂缝等缺陷。

设备的电镀和涂装应符合 YY 0076—1992 中 2 级外观的要求。

2.13 环境试验要求

应符合 YY/T 0291—2016 (或 GB/T 14710—2009) 的要求。最终的检验项目至少应包括图像噪声、CT 值均匀性、CT 值准确性、低对比度分辨率、切片厚度、曝光时间。

2.14 安全

2.14.1 电气安全

设备的电气安全应符合 GB 9706.1—2007、GB 9706.11—1997、GB 9706.12—1997、GB 9706.14—1997、GB 9706.15—2008、GB 9706.18—2006 和 GB 7274.1—2012 的要求。产品安全特征见附录 A。

2.14.2 电磁兼容

应符合 YY 0505—2012 的要求。

3. 检测方法

工作条件

①环境条件

应明确环境温度、相对湿度、大气压力。

②电源条件

应明确产品的额定电压、频率和允差、电源容量和电源电阻。

3.1 PET 部分试验方法

3.1.1 空间分辨率

按 YY/T 0829—2011 中 A.3 章中规定的试验方法进行，结果应符合 2.1.1 的要求。

明确以下内容：

图像重建方法：	应采用没有平滑或变迹处理的滤波反投影重建方法
图像矩阵大小/像素大小：	应标明所使用的 PET 图像重建的图像矩阵大小及像素大小
放射性核素初始活度：	应说明该测试所使用的放射性核素的初始活度要求
每个测试位置的数据采集时间：	应说明每个测试位置数据的采集时间

3.1.2 散射分数、计数率损失和偶然符合测量

按 YY/T 0829—2011 中 A.4 章中规定的试验方法进行，结果应符合 2.1.2 的要求。

明确以下要求：

偶然符合估测的方法：	
放射性核素初始活度：	
单次数据采集时间：	
数据采集间隔时间：	
数据采集持续时间（或总计数 total counts）：	

3.1.3 灵敏度

按 YY/T 0829—2011 中 A.5 章中规定的试验方法进行，

结果应符合 2.1.3 的要求。

明确以下要求：

放射性核素初始活度：	
单次数据采集时间：	

3.1.4 精确性：计数损失与偶然符合计数校正

按 YY/T 0829—2011 中 A.6 章中规定的试验方法进行，结果应符合 2.1.4 的要求。

明确以下要求：

偶然符合估测的方法：	
放射性核素初始活度：	
单次数据采集时间：	
数据采集间隔时间：	
数据采集持续时间（或采集次数）：	

3.1.5 图像质量

按 YY/T 0829—2011 中 A.7 章中规定的试验方法进行，结果应符合 2.1.5 的要求。

明确以下要求：

图像重建方法：	
重建滤波方法及参数：	
图像矩阵大小/像素大小：	
使用量、衰减校正与散射校正的精确性 按 YY/T 0829—2011 的校正方法：	
本底放射性核素初始活度：	
轴向步长：	
每个轴向位置的数据采集时间：	
轴向步长：	

3.2 CT 部分试验方法

参照 CT 指导原则要求。

3.3 PET/CT 系统性能指标

参照 YY/T 0829—2011 要求。

3.4 生理信号门控单元

采用经方法学验证的方法进行检测。

3.5 软件功能

实际操作观察。

3.6 网络安全

实际操作观察。

3.7 对放射治疗的支持

3.7.1 按照 YY/T 0310—2015 的 6.7 条款的要求进行检测。

3.7.2 采用经方法学验证的方法进行检测。

3.8 脚踏开关

按照 YY 1057—2016 标准要求进行。

3.9 诊断显示器

按照 YY/T 0910.1—2013 标准要求进行检测。

3.10 附加功能

采用经方法学验证的方法进行检测。

3.11 附件

按照申请人提供的方法进行检测。

3.12 外观

目力观察。

3.13 环境试验

按 YY/T 0291—2016 的规定方法进行。

3.14 安全项目试验

3.14.1 电气安全

按 GB 9706.1—2007、GB 9706.11—1997、GB 9706.12—1997、GB 9706.14—1997、GB 9706.15—2008、GB 9706.18—2006 和 GB 7247.1—2012 中规定的方法进行。产品安全特征见附录 A。

3.14.2 电磁兼容

按 YY 0505—2012 中规定的方法进行。

附录 A 产品主要安全特征
附录 B 产品配置表
附录 C 检测体模信息
附录 D 典型运行条件

附录 A 产品主要安全特征

一、按防电击类型分类

二、按防电击的程度分类（不同应用部分的要求如果不同，分别列出）

三、按对进液的防护程度分类（部件有特殊要求的，单独列出）

四、按在与空气混合的易燃麻醉气或与氧或氧化亚氮混合的易燃麻醉气情况下使用时的安全程度分类

五、按运行模式分类

六、设备的额定电压和频率

七、设备的输入功率

八、设备是否具有对除颤放电效应防护的应用部分（具体部件的名称）

九、设备是否具有信号输出或输入部分

十、永久性安装设备或非永久性安装设备

十一、电气绝缘图

附录 B 产品配置表

产品配置表（按本指导原则附录 I 编写）

附录 C 模体

检测体模信息（图示，型号）：按性能要求的条款顺序明确使用的体模信息。

PET 性能测试模体

CT 性能测试模体

附录 D 典型运行条件

PET 部分典型运行条件

典型扫描模式下的能量窗：	应说明 PET 典型扫描模式下所使用的能量窗设置，型式试验所涉及的所有测试应在该设置下进行
典型扫描模式下的符合窗宽：	应说明 PET 典型扫描模式下所使用的符合窗宽设置，型式试验所涉及的所有测试应在该设置下进行
是否使用 TOF：	应说明 PET 典型扫描模式下是否适用 TOF 设置，型式试验所涉及的所有测试应在该设置下进行

CT 典型运行条件

应用类型	典型头部	典型体部	典型儿科头部	典型儿科体部
病人类型	成人	成人	儿童	儿童
扫描类型	序列/螺旋	序列/螺旋	序列/螺旋	序列/螺旋
方案名	头部序列扫描	腹部常规	头部序列扫描	腹部常规
管电压				
管电流时间积				
管电流				
旋转时间				
螺距因子（螺旋扫描）				
准直				
重建的层厚				
卷积核				

附录 9　NEMA 性能测试应报告的内容

一、测试结果综述

测试项	要求		测试值	
空间分辨率				
	FWHM（mm）	FWTM（mm）	FWHM（mm）	FWTM（mm）
1cm 处横断面				
1cm 处轴向				
10cm 处横断面径向				
10cm 处横断面切向				
10cm 处轴向				
散射分数、计数损失和偶然符合测量				
是否使用了偶然符合计数的估测方法？若有，说明偶然符合计数的估测方法				
散射分数（%）				
噪声等效计数率（NECR）峰值（kcps）				
噪声等效计数率（NECR）峰值处的放射性核素活度浓度（kBq/mL）				
真实计数率峰值（kcps）				
真实计数率峰值处的放射性核素活度浓度（kBq/mL）				
灵敏度 应注明：报告的该灵敏度测试结果是否是在减去偶然符合计数率以后计算的。				
0－cm（cps/kBq）				
10－cm（cps/kBq）				
精确性：计数损失与偶然符合计数校正				
活度等于或低于 a_{NECpeak} 时相对计数率误差 $\mid \Delta r_{i,j} \mid$ 的最大值				
图像质量、衰减校正与散射校正的精确性				
活度比为 4:1 时的图像对比度：				
10－mm（%）				
13－mm（%）				
17－mm（%）				
22－mm（%）				
28－mm（%）				
37－mm（%）				
活度比为 4:1 时的本底变异率：				

续表

测试项	要求	测试值
10 – mm（%）		
13 – mm（%）		
17 – mm（%）		
22 – mm（%）		
28 – mm（%）		
37 – mm（%）		
活度比为 4∶1 时的散射校正和衰减校正的残留误差 ΔC_{lung}（%）的平均值		
活度比为 8∶1 时的图像对比度（如有）：		
10 – mm（%）		
13 – mm（%）		
17 – mm（%）		
22 – mm（%）		
28 – mm（%）		
37 – mm（%）		
活度比为 8∶1 时的本底变异率：		
10 – mm（%）		
13 – mm（%）		
17 – mm（%）		
22 – mm（%）		
28 – mm（%）		
37 – mm（%）		
活度比为 8∶1 时的散射校正和衰减校正的残留误差 ΔC_{lung}（%）的平均值		

二、测试结果附图要求

（一）空间分辨率

测试结果应包含以下内容：

每个测试位置的重建图像，见图 3 – 3；

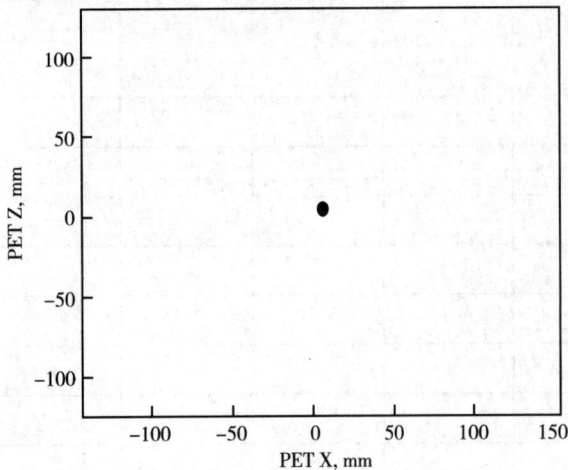

图 3 – 3　点源重建图像（示意图）

测试点在径向、切向或者轴向的响应函数曲线，以及在该方向上的空间分辨率（FWHM 与 FWTM），见图 3 – 4。

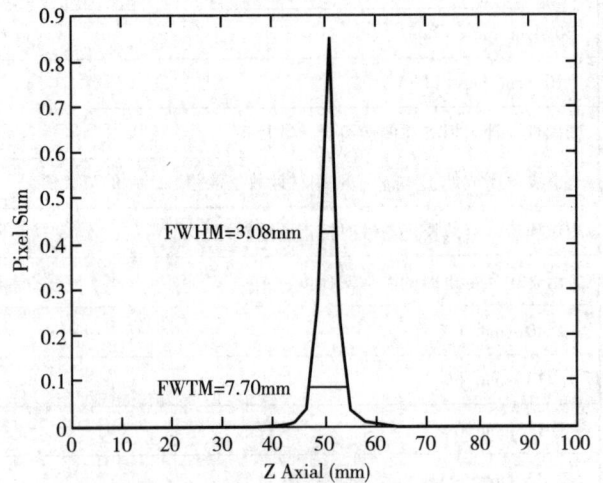

图 3 – 4　空间分辨率（示意图）

（二）散射分数、计数损失和偶然符合计数

测试结果应包含以下内容：

系统真实计数率（$R_{t,j}$）、系统偶然符合计数率（$R_{r,j}$）、

系统散射计数率（$R_{s,j}$）、系统噪声等效计数率（$R_{NEC,j}$）、系统总计数率（$R_{TOT,j}$）作为平均有效放射性活度浓度（$a_{ave,j}$）的函数曲线（见图4-5）；

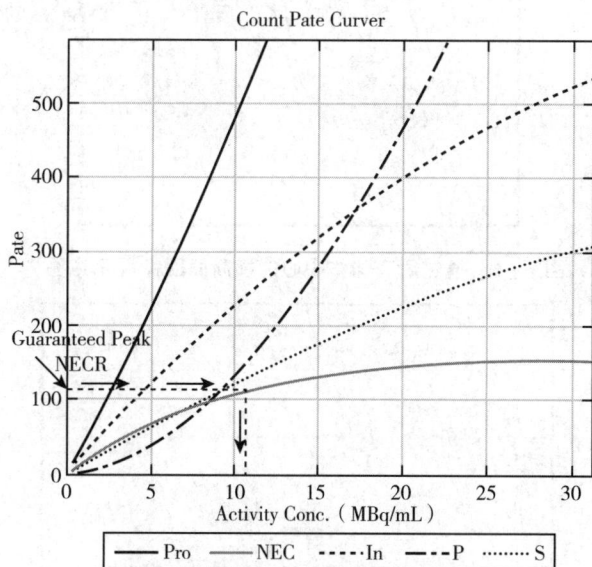

图4-5　系统计数率曲线（示意图）

报告系统散射分数（SF_j）与放射性活度浓度（$a_{ave,j}$）的关系曲线图（见图4-6）；

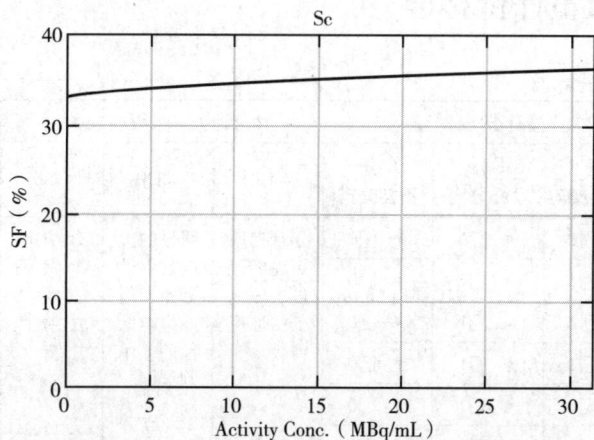

图4-6　系统散射分数与放射性活度的
关系曲线图（示意图）

（三）灵敏度

测试结果应包含以下内容：

报告测试假体分别位于径向偏移0cm和10cm时的系统灵敏度和轴向灵敏度剖面图（参见图5-3）；

报告该灵敏度测试结果是否是在减去偶然符合计数率以后计算的。

（四）精确性：计数损失和偶然符合校正

测试结果应包含以下内容：

应报告每次采集中所有层中相对计数率误差（$\Delta r_{i,j}$）的最大值（$\Delta r_{max,j}$）和最小值（$\Delta r_{min,j}$）与平均有效放射性

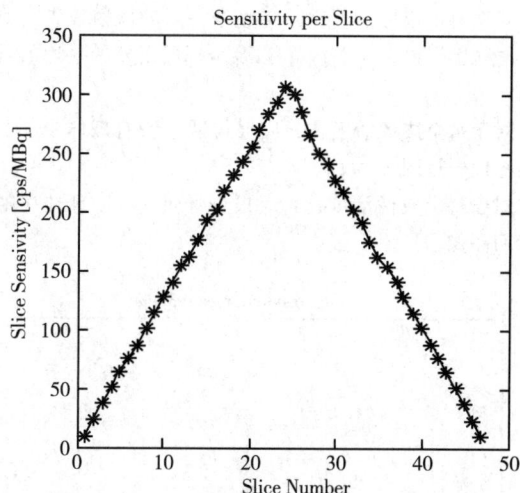

图5-3　系统轴向灵敏度剖面图（示意图）

活度 $a_{eff,j}$ 的函数曲线（参见图6-3）；

应报告活度等于或低于 $a_{NEC,peak}$（4.3中报告的结果）时的相对计数率误差 $|\Delta r_{i,j}|$ 的最大值。

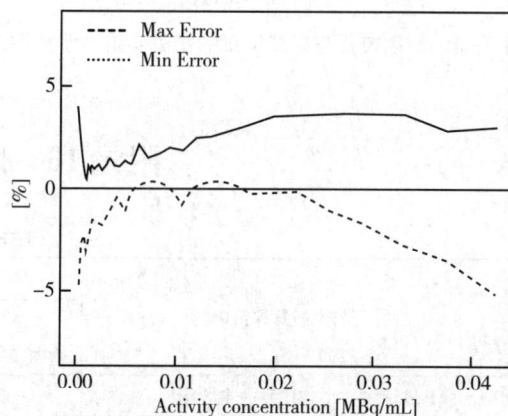

图6-3　相对计数率误差的最大值和最小值与平均
有效放射性活度的函数曲线（示意图）

（五）图像质量、衰减校正和散射校正的精确性

测试结果应包含以下内容：

每种尺寸的球体在热区和本底活度浓度比分别为4:1和8:1两种条件下的百分对比度和百分本底变化率；

小球直径(mm)	热区:背景=8:1		热区:背景=4:1	
	百分对比度	百分本底变化率	百分对比度	百分本底变化率
10				
13				
17				
22				
28				
37				

对于每个成像活度比，应报告每层的散射校正与衰减校正的残留误差（$\Delta C_{lung,i}$），以及全部层误差的平均值（参见图7-3）；

对于每个成像活度比，应报告通过所有球体中心的横断面图像，见图7-4；

对于每个成像活度比，应报告通过17mm球体中心的冠状面图像，见图7-5。

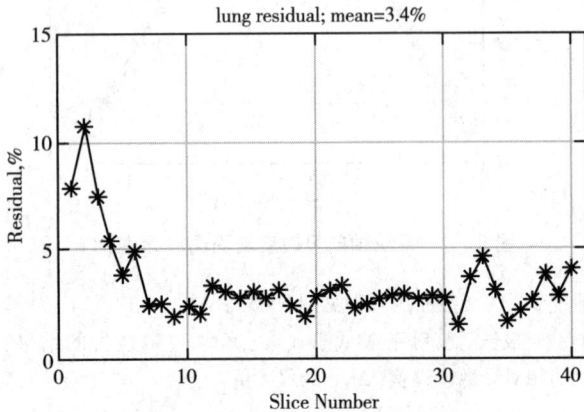

图7-4 通过所有球体中心的横断面图像（示意图）

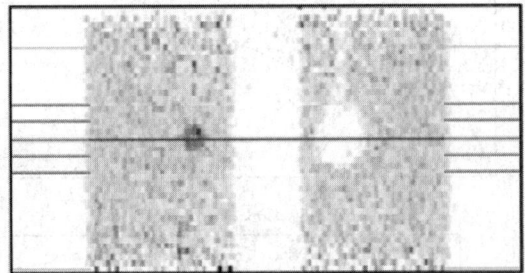

lung residual; mean=3.4%

图7-3 散射校正与衰减校正的残留误差（示意图）

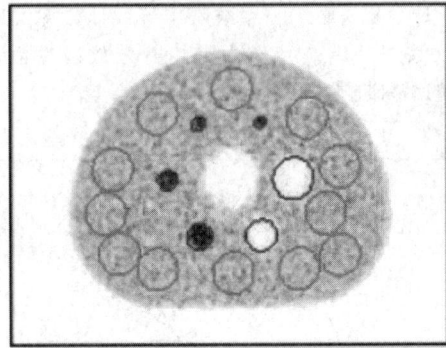

图7-5 通过17mm球体中心的冠状面图像（示意图）

附录10 图像质量评价标准

脑部图像评分标准

	图像质量评价内容	图像质量计分				伪像计分（与设备相关）		
		3分 清晰分辨	2分 可以分辨	1分 勉强分辨	0分 不能分辨	-1分	-2分	-3分
PET	1. 显示大、小脑皮质的主要沟回	●□3	●□2	●□1	●□0	出现肉眼可见的轻度虚假高低摄取影像	明显的虚假放射性分布，但不影响图像的基本判读	影响图像判读的虚假放射性分布
	2. 显示基底节尾状核头、壳核、丘脑	●□3	●□2	●□1	●□0			
	3. 显示灰质、白质区界限	●□3	●□2	●□1	●□0			
	4. 显示侧脑室空白区	●□3	●□2	●□1	●□0			
	5. 显示动眼肌	●□3	●□2	●□1	●□0			
	6. 咽部结构	●□3	●□2	●□1	●□0			
CT	1 显示脑沟、脑裂与蛛网膜下腔	●□3	●□2	●□1	●□0	肉眼可见区别于正常结构图像外的虚假边界、密度或模糊影像	明显区别于正常结构图像外的虚假边界、密度或模糊影像，但不影响图像基判读	影响图像基判读正常结构图像外的虚假边界、密度或模糊影像
	2 显示脑室系统、脑池系统	●□3	●□2	●□1	●□0			
	3 显示下丘脑、脑干	●□3	●□2	●□1	●□0			
	4 显示灰质、白质、脑室密度界限	●□3	●□2	●□1	●□0			
	5 显示蝶鞍、筛窦、鼓室等骨细微结构	●□3	●□2	●□1	●□0			
	6 显示颅骨内、外板	●□3	●□2	●□1	●□0			
	7 显示眼内、眼眶、鼻腔及头皮软组织结构	●□3	●□2	●□1	●□0			
	8. 颌面部肌肉结构	●□3	●□2	●□1	●□0			
	9. 颈部淋巴结、甲状腺结构	●□3	●□2	●□1	●□0			
	10. 真假声带	●□3	●□2	●□1	●□0			
	11. 甲状软骨、勺状软骨、舌骨、气管	●□3	●□2	●□1	●□0			
	12. 枕骨大孔、T1椎体、颈椎诸骨结构	●□3	●□2	●□1	●□0			

续表

图像质量评价内容	图像质量计分				伪像计分（与设备相关）		
	3分 清晰分辨	2分 可以分辨	1分 勉强分辨	0分 不能分辨	−1分	−2分	−3分
	3分 完全	2分 基本	1分 勉强	0分 不能	两种图像边界、大小、形态轻微不匹配	两种图像边界、大小、形态有一定差异，但不影响结果判读	两种图像无法匹配和判读
融合　1. PET与CT信号可以区别	● □3	● □2	● □1	● □0			
2. 脑灰质、白质、脑室准确吻合	● □3	● □2	● □1	● □0			
3. 头皮轮廓准确吻合	● □3	● □2	● □1	● □0			

肺部图像评分标准

图像质量评价内容	图像质量计分				伪像计分标准		
	3分 清晰分辨	2分 可以分辨	1分 勉强分辨	0分 不能分辨	−1分	−2分	−3分
PET　1. 肺、纵隔、胸壁软组织的活性区别	● □3	● □2	● □1	● □0	参见脑部评价标准		
2. 显示肺门血管束与淋巴结摄取	● □3	● □2	● □1	● □0			
3. 显示双侧乳头区放射性摄取	● □3	● □2	● □1	● □0			
CT　 1. 显示肺纹理、气管与主支气管	● □3	● □2	● □1	● □0			
2. 显示纵隔、心脏大血管及心包结构	● □3	● □2	● □1	● □0			
3. 显示食管、乳腺软组织结构	● □3	● □2	● □1	● □0			
4. 显示皮肤、脂肪与肌肉软组织区别	● □3	● □2	● □1	● □0			
5. 显示脊椎、肋骨、肩胛骨、胸骨细微结构	● □3	● □2	● □1	● □0			
6. 区分骨皮质、骨髓腔及淋巴结	● □3	● □2	● □1	● □0			
	3分 完全	2分 基本	1分 勉强	0分 不能			
融合　1. 解剖结构和代谢结构准确吻合	● □3	● □2	● □1	● □0			
2. PET与CT信号可以区别（不含呼吸门控）	● □3	● □2	● □1	● □0			
允许呼吸运动所致轻度不重合（含呼吸门控）	● □3	● □2	● □1	● □0			

肝脏部位评分标准

图像质量评价内容	图像质量计分				伪像计分
	3分 清晰分辨	2分 可以分辨	1分 勉强分辨	0分 不能分辨	参见脑部评价标准
PET　1. 区别肝、脾、骨及软组织摄取	● □3	● □2	● □1	● □0	
2. 正常肝实质内摄取显示均匀，病灶显示清晰	● □3	● □2	● □1	● □0	
3. 区别腹壁及背部肌肉摄取	● □3	● □2	● □1	● □0	
CT　 1. 显示肝脏、肝内主要管道结构	● □3	● □2	● □1	● □0	
2. 显示肝门、肝内外胆管、胆囊（如有）	● □3	● □2	● □1	● □0	
3. 显示肠管、肠系膜、淋巴结结构	● □3	● □2	● □1	● □0	
4. 显示腹膜后及腹部主要血管结构	● □3	● □2	● □1	● □0	
5. 显示膈肌、肝周脂肪组织结构	● □3	● □2	● □1	● □0	
6. 区分视野内皮肤、皮下、肌肉与器官	● □3	● □2	● □1	● □0	
	3分 完全	2分 基本	1分 勉强	0分 不能	
融合　1. 解剖结构和代谢结构准确吻合	● □3	● □2	● □1	● □0	
2. PET与CT信号可以区别	● □3	● □2	● □1	● □0	

心脏部位评分标准

图像质量评价内容		图像质量计分				伪像计分
		3分 清晰分辨	2分 可以分辨	1分 勉强分辨	0分 不能分辨	参见脑部评价标准
PET	1. 区别心肌、心血池、肺、肝、肠道及软组织摄取	● □3	● □2	● □1	● □0	
	2. 心肌内摄取显示均匀性	● □3	● □2	● □1	● □0	
	3. 显示心肌乳头肌	● □3	● □2	● □1	● □0	
	4. 右心轻度摄取	● □3	● □2	● □1	● □0	
CT	1. 显示心脏、大血管、肺、气道、肝脏、胃肠道、脾、骨骼结构	● □3	● □2	● □1	● □0	
	2. 区分心脏、纵隔组织	● □3	● □2	● □1	● □0	
	3. 区分大血管、气道、脊柱	● □3	● □2	● □1	● □0	
		3分 完全	2分 基本	1分 勉强	0分 不能	
融合	1. 解剖结构和代谢结构准确吻合	● □3	● □2	● □1	● □0	
	2. PET与CT信号可以区别	● □3	● □2	● □1	● □0	

医用诊察和监护器械

33 脉搏血氧仪设备临床评价技术指导原则

本指导原则旨在指导注册申请人对脉搏血氧仪设备（以下简称血氧仪）临床评价资料的准备及撰写，同时也为技术审评部门审评血氧仪临床评价资料提供参考。

本指导原则是对血氧仪临床评价的一般性要求，申请人应依据产品的具体特性确定其中内容是否适用，若不适用，需具体阐述理由及相应的科学依据，并依据产品的具体特性对临床评价资料的内容进行充实和细化。

本指导原则是供申请人和审查人员使用的指导文件，不涉及注册审批等行政事项，亦不作为法规强制执行，如有能够满足相关法规要求的其他方法，也可以采用，但应提供详细的研究资料和验证资料。应在遵循相关法规的前提下使用本指导原则。

本指导原则是在现行法规、标准体系及当前认知水平下制定的，随着法规、标准体系的不断完善和科学技术的不断发展，本指导原则相关内容也将适时进行调整。

一、范围

本指导原则适用于脉搏血氧仪设备，在医疗器械分类目录中的分类编码为6821。

脉搏血氧仪设备通过光信号与组织的相互作用，利用脉动血流导致组织光学特性的依赖于时间的变化，用于无创的测量脉搏血氧饱和度（SpO_2）和脉搏率（PR，即Pluse Rate）。

脉搏血氧仪设备包括脉搏血氧仪主机、血氧探头和探头延长电缆（如提供），其中探头延长电缆和血氧探头可组合成单一的部件。

本指导原则所述的血氧仪包含预期测量和监护脉搏血氧饱和度的各种设备或系统。血氧仪可以单次测量或连续测量脉搏血氧饱和度，或是独立设备，或集成在多参数模块的设备或系统中。血氧仪可以使用透射、反射或散射方式，透射、反射或散射方式指的是血氧探头几何结构，而不是指血氧仪的原理、光在血红蛋白上的作用机理。

本指导原则对于血氧仪的测量部位、预期使用环境等不做限制，例如，血氧仪的测量部位包含但不限于手、手指、足、前额、耳、鼻和背，等等；血氧仪预期在医疗机构或在家庭中使用。

二、基本要求

制造商应提供血氧仪的下述信息：

（一）综述信息

1. 临床机理、工作原理/作用机理、实现方法，例如，功能血氧饱和度或氧合血红蛋白、脉搏血氧饱和度的测量原理；

2. 设计特点和功能；

3. 特殊的规格参数和性能指标，例如，连续测量的血氧仪是否包括过低的脉搏血氧饱和度（血氧饱和度低于70%）；

4. 血氧仪的测量方式，例如，单次测量或连续测量；

5. 血氧仪的结构形式，例如，独立设备或集成在多参数模块设备或系统中；

6. 所有的患者应用部分，例如，血氧探头，患者电缆，延长电缆，传感器，绑带，等等。

7. 患者应用部分的测量形式，例如，透射、反射或散射方式，还是采用光纤技术；

8. 血氧探头的结构和配置、各部分原材料、预期与人体接触部分的原材料；

9. 血氧探头的包装和使用次数，例如，灭菌包装，一次性使用或可重复使用。

（二）适用范围及临床使用相关信息

制造商应在产品适用范围中明确血氧仪的功能和预期用途、适用人群、预期使用环境和对操作者的要求，并提供下述信息：

1. 血氧仪的使用环境，例如：家用或在医疗机构中使用，在医院内使用还是在医院外使用，是否在院内和院外的转运过程中使用；

2. 血氧仪的报警功能；

3. 血氧仪的使用方法；

4. 患者应用部分的预期使用部位；

5. 临床应用的禁忌；

6. 血氧仪的使用注意事项，潜在的安全危害及使用限制，不当使用时可能造成的损伤或者危害；

7. 血氧仪在正确使用过程中出现意外时对操作者、使用者的保护措施以及应当采取的应急和纠正措施。

（三）临床评价的基本要求

制造商应提供脉搏血氧仪设备的临床评价资料，包括下述资料：

1. 脉搏血氧仪设备的临床评价报告；

2. 血氧饱和度准确度的临床研究报告；

3. 脉搏率准确度的验证报告。

（四）血氧仪作为多参数模块，集成化的设备或系统

如果设备或系统集成了某供货商已获准上市的血氧仪，

在未实质改变该血氧仪及其许可事项的情况下，设备或系统的制造商应提供下述资料：

1. 该设备或系统关于脉搏血氧饱和度的临床评价资料；

2. 已上市血氧仪的医疗器械注册证编号；

3. 已上市血氧仪的血氧饱和度准确度的临床研究证据和脉搏率准确度的验证报告；

4. 集成后，脉搏血氧饱和度功能的验证和确认报告，例如，集成化的工作是否影响血氧仪模块测量和计算血氧饱和度和脉搏率的证据，等等。

（五）血氧探头的代表性

如果血氧探头具有相同的组成材料和光电元器件，并且具有相同的结构形式、适用人群、与人体贴合方式、使用部位、规格参数和性能指标，则血氧探头可视为相似的。制造商可选择具有代表性的血氧探头来验证血氧饱和度的准确度。

制造商应提交所有血氧探头的组成材料和光电元器件信息，并应阐述具有代表性的血氧探头的选择原因。

三、血氧饱和度准确度的临床研究报告

对于使用不同软件算法（不同血氧探头与之配合）的血氧仪，制造商应按照 YY 0784—2010《医用电气设备 医用脉搏血氧仪设备基本安全和主要性能专用要求》的第 50 条款和附录 EE，验证随机文件中宣称的测量范围内血氧饱和度准确度。

如果制造商宣称了在患者运动状态下的血氧饱和度准确度，制造商应提供该状态下血氧饱和度准确度的临床证据。

如果制造商宣称了患者处于弱灌注状态下的血氧饱和度准确度，制造商可提供该状态下血氧饱和度准确度的临床证据。如采用非临床方法可验证该状态下的血氧饱和度准确度，制造商也可提供非临床证据，但制造商应阐述该方法的科学合理性。

制造商应提供血氧饱和度准确度的临床研究报告，见本指导原则附录Ⅰ。

四、脉搏率准确度的验证报告

制造商应按照 YY 0784—2010《医用电气设备 医用脉搏血氧仪设备基本安全和主要性能专用要求》的第 50.104 条款，验证随机文件中宣称的测量范围内脉搏率准确度。

制造商可采用临床方法进行验证，例如，以患者的心率、触诊脉冲、胸部听诊脉率等作为对照组进行临床研究；也可采用非临床方法，例如，以电子脉冲模拟器、ECG 监护显示的心率值作为对比。制造商也可采用通过与上述参考方法进行比较而验证合格的另一台血氧仪的脉搏率作为对照。

五、脉搏血氧仪设备的临床评价资料

对于列入免于进行临床试验的医疗器械目录（以下简

称目录）的血氧仪，制造商应提供下述资料并证明待评价血氧仪与目录中血氧仪具有等同性：

1. 血氧仪相关信息与目录所述内容的对比资料；

2. 血氧仪与已获准境内注册的目录中血氧仪的对比说明，应包括本指导原则正文第二条第（一）和（二）款的内容和相应支持性资料。

如果制造商无法证明待评价血氧仪与目录中血氧仪具有等同性，或者对于未列入目录的血氧仪，制造商应提供临床评价报告，见本指导原则附录Ⅱ。

六、名词解释

功能氧饱和度（SO_2）：氧合血红蛋白浓度除以氧合血红蛋白浓度与去氧血红蛋白浓度之和得到的百分比饱和度。

动脉血氧饱和度（SaO_2）：动脉血中与氧结合的功能血红蛋白部分，是动脉血中的功能氧饱和度。

脉搏血氧饱和度（SpO_2）：通过脉搏血氧仪设备对 SaO_2 所做的估计值。

附录Ⅰ 血氧饱和度准确度的临床研究

该临床研究应获得伦理委员会批准，并且提供知情同意书，在有执业资格的医务人员监督下进行。

该临床研究应始终以保证安全和受试者利益为基本原则，研究过程应避免不适当的风险。

一、临床研究目的和总体设计

该临床研究目的是验证随机文件中宣称的测量范围内血氧饱和度准确度。

该临床研究为非随机、开放、非劣效性、对照的临床研究。

二、研究方法和受试者类型

该临床研究可采用有创法、无创法两种方法，将不同的设备作为对照组，入组健康的成人志愿者或者病人进行研究。

（一）有创法

对健康的成人志愿者进行诱导下的降血氧试验并获得动脉血样，或者直接获得病人的动脉血样。将试验组血氧仪的脉搏血氧饱和度（SpO_2）与一氧化碳 - 血气分析仪（CO - oximeter）分析得出的动脉氧饱和度（SaO_2）相比较。

（二）无创法

对健康的成人志愿者进行诱导下的降血氧试验并同时测试血氧饱和度，或者直接对病人进行测试。将作为二级对比标准的其他脉搏血氧仪设备作为对照组，但是，其测

量值必须可以追溯到 CO - oximeter 方法，即对照组设备进行过有创法研究。

（三）当发生下述任何一种情况时，制造商应采用有创法验证血氧饱和度的准确度

1. 新的血氧仪制造商，且不属于本指导原则正文第二条第（四）款的情况；

2. 新的性能指标和适用范围的宣称；

3. 血氧探头的设计发生显著改变，例如：

（1）光通路上的光学组件或绑带材料；

（2）显著的设计变更，例如，电气硬件的小型化，电气线路的重新布局，等等；

4. 血氧仪软件组件的重大更新，详见《医疗器械软件注册技术审查指导原则》。

三、对健康成人志愿者的有创法临床研究

该临床研究通过调整健康成年志愿者吸入氧浓度（FiO_2），得到一系列的血氧饱和度的稳定阶段，利用动脉导管定时抽取动脉血样并采用 CO - oximeter 分析，将分析得出的 SaO_2 作为对照组。

（一）入组标准

1. 签署知情同意书或由合法授权代表签署知情同意书；

2. 受试者必须愿意且能够遵守研究步骤；

3. 健康成年志愿者，同时包含男性和女性；

4. 除非有特殊协议，建议遵循此标准：COHb < 3%，MetHb < 2%，ctHb > 10g/dL；

5. 建议制造商考虑年龄因素，宜纳入不同年龄并且尽量广泛地覆盖各年龄段，至少覆盖 18 至 45 岁。

该临床研究应考虑皮肤黑色素沉淀问题，纳入具有不同程度黑色素沉淀（或具有深色皮肤）的受试者，至少有两名具有黑色素沉淀的受试者或者至少 15% 的受试者具有黑色素沉淀（取数量大的情况）。

（二）排除标准

1. 吸烟者或者暴露于较高的一氧化碳含量环境中者；

2. 可能因临床研究受到危害的受试者。

（三）临床试验过程

建议制造商的临床研究资料中包含下述内容：

1. 使用的试验仪器；

2. 动脉导管插入位置和血液采样的方式；

3. 记录 SpO_2 数值的方法；

4. 提供医用级别的氮氧混合气体的方法，并验证吸入氧浓度分数（FiO_2）级别；

5. 试验的详细情况，包括试验条件，受试者是否运动，等等；

6. 确定采血位置动脉氧饱和度（SaO_2）稳定性的标准和方法；

7. 诱导下的降血氧试验的 SaO_2 平台数、各平台的 SaO_2 范围和目标样本数量，例如：表 1 和图 1 中所述的 5 个平台，或者选择 3 个平台，等等；

8. 去过冲的方法，以及将血氧饱和度控制在目标值的平台期和范围；

9. 相邻血液采样的时间间隔应超过试验组血氧仪的平均更新时间及血氧探头处血液经循环得到更新的最小时间，建议该时间间隔超过 20 秒。

当作为参考的系统的血氧饱和度处于一个稳定的平台，可以开始采血样。当改变到下一个平台时应该至少稳定 30s 以使探头位置的血氧达到平衡。

表 1

SaO_2 平台范围	目标样本数量
100 ~ 97	5
97 ~ 92	5
92 ~ 85	5
84 ~ 78	5
77 ~ 70	5
总计	25

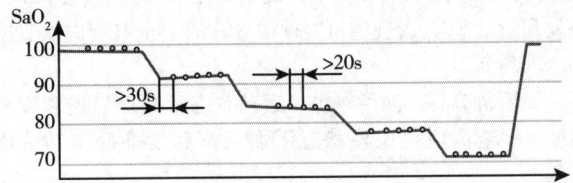

图 1

（四）血氧饱和度的稳定性

在该临床研究实施过程中，建议制造商选用已在中国上市的血氧仪，作为血氧饱和度测量的质控设备，并保证整个测试的稳定性。

当出现下述情况时，对应的 SpO_2 - SaO_2 数据组可视为不稳定的并应剔除：

1. 在血液采样的过程中，质控设备的血氧饱和度测量值变化超过 2%；

2. 在血液采样之前的 20（或 30）秒，质控设备开始记录血氧饱和度，直至血液采样后 5 秒。这段时间内质控设备的血氧饱和度最大值和最小值之差超过 3%。

（五）数据的统计分析

血氧饱和度准确度表示成 SpO_2 - SaO_2 差值的均方根值，计算公式为：

$$A_{rms} = \sqrt{\frac{\sum_{i=1}^{n}(SpO_{2i} - SaO_{2i})^2}{n}}$$

SaO_2 值的分布应该覆盖所有稳定平台范围并且分布大致均匀，如图 2 所示，如果选择 3 个稳定平台，大致各 1/3 数据落在 73%～79%、80%～89%、90%～97% 的范围。

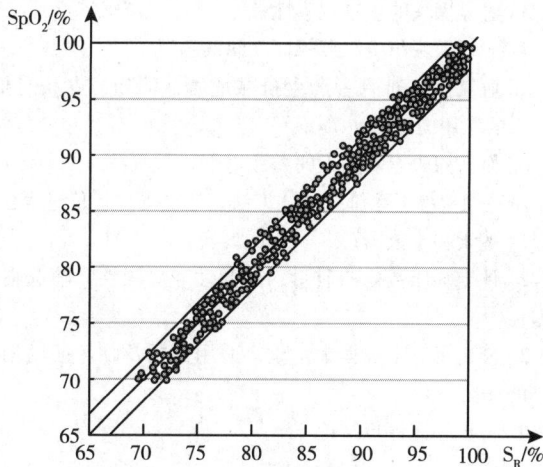

图 2

该临床证据应提供病例报告表、完成的原始 SpO_2－SaO_2 数据组和统计分析的 SpO_2－SaO_2 数据组、统计分析过程中剔除任何数据组的理由、Bland－Altman 图、偏差－回归模型及曲线图（对于每个受试者和所有受试者的 SpO_2－SaO_2 数据），并提供偏倚总体平均值（μ_0）、样本之间方差（σ_μ^2）、样本数据的方差（σ^2）、高于和低于 95% 一致性界限的分布情况。

四、对健康成人志愿者的无创法临床研究

该临床研究通过调整健康成年志愿者吸入氧浓度（FiO_2），得到一系列的血氧饱和度的稳定阶段。

（一）临床试验过程

1. 对照组设备是作为二级标准的脉搏血氧仪设备，曾进行过有创法研究。

2. 无需抽取动脉血样。

（二）数据的统计分析

根据对照组采样数据的特性，选取不同的回归模型进行数据处理，追溯到 CO－oximeter 的 SaO_2，即 $RefSaO_2$。

血氧饱和度准确度表示成 SpO_2－$RefSaO_2$ 差值的均方根值，计算公式为：

$$A_{rms} = \sqrt{\frac{\sum_{i=1}^{n}(SpO_{2i} - Ref\,SaO_{2i})^2}{n}}$$

制造商应按照本附录第三条第（五）款提供统计分析结论。

五、受试者数量、每位受试者的采血次数和总样本量

血氧饱和度准确度临床研究应至少纳入 10 名受试者，其中至少含有 3 名男性和 3 名女性，建议从每例受试者获得大致 20 个动脉血样，该临床研究应至少获得 200 组样本数据（SpO_2－SaO_2 或 SpO_2－$RefSaO_2$ 为一组样本数据）。

该临床研究资料应陈述受试者的人口学基本信息，人种、肤色/黑色素沉淀情况、年龄、性别和体重等，以及受试者是否患病或健康。

六、对病人的临床研究

（一）有创法的临床试验过程

如果病人的条件允许，血氧探头所测量的血流和采血处的动脉均应属于同一动脉循环的一部分。

使用单针的动脉穿刺针进行动脉取血很可能导致 SpO_2 的不稳定。

（二）总样本量和病人数量

该临床研究的总样本量应满足本附录第五条的样本数据要求。由于病人实际情况的多样性，可能需要大量病人入组。

七、在患者运动状态下，血氧饱和度的准确度

如果制造商声称了血氧仪在患者运动状态下的准确度，制造商应提供该状态下血氧饱和度准确度的临床证据。

建议制造商提供患者运动的具体特征，例如幅度、类型和运动频率。

八、在患者处于弱灌注状态下，血氧饱和度的准确度

如果制造商声称了血氧仪在患者处于弱灌注状态下的准确度，制造商应按照技术说明书中公布的弱灌注状态下血氧饱和度准确度的验证方法确定血氧饱和度准确度。

九、新生儿或婴儿的血氧饱和度准确度

如果制造商在随机文件中宣称血氧仪预期用于新生儿或婴儿，制造商应提供关于新生儿或婴儿的血氧饱和度准确度临床证据。

（一）成年健康女性受试者代替新生儿或婴儿

如果符合血氧探头尺寸要求，合适的女性手指可代替新生儿或婴儿手指，来验证血氧饱和度的准确度。

如果预期用于新生儿或婴儿的血氧仪未发生本附录第二条第（三）款的情况，新生儿或婴儿的血氧探头与成人的血氧探头相比，具有相同的组成材料和光电元器件、结构形式、与人体贴合方式，且光电数据由相同的软件组件处理，本附录第三条或第四条的对健康成人志愿者临床研究可验证新生儿或婴儿的血氧饱和度准确度。

（二）对新生儿或婴儿的血氧饱和度准确度临床研究

如果预期用于新生儿或婴儿的血氧仪发生了本附录第二条第（三）款的情况，制造商应提供新生儿或婴儿患者的血氧饱和度准确度临床研究资料。

对于此类特殊的适用人群，该临床研究应始终以保证安全和受试者利益为基本原则。

制造商应基于宣称的血氧饱和度测量范围，提出关于动脉血氧饱和度数据范围的选择理由，并应纳入足够的新生儿或婴儿患者，应入组至少 6 名患儿且获得至少 30 组有效的 $SpO_2 - SaO_2$ 或 $SpO_2 - RefSaO_2$ 样本数据并进行统计分析。

该临床证据应提供病例报告表、完成的原始 $SpO_2 - SaO_2$ 或 $SpO_2 - RefSaO_2$ 数据组和统计分析的 $SpO_2 - SaO_2$ 或 $SpO_2 - RefSaO_2$ 数据组、统计分析过程中剔除任何数据组的理由、Bland - Altman 图、偏差 - 回归模型及曲线图（对于每个受试者和所有受试者的 $SpO_2 - SaO_2$ 或 $SpO_2 - RefSaO_2$ 数据）。

十、临床研究的实施和管理

该临床研究中出现的任何不良事件，无论是预期的还是非预期的，均应如实记录和报告，并由临床专家分析原因、判断其与器械的关系。对于严重不良事件，按照法规要求及时上报；同时临床研究人员应当及时做出临床判断，采取措施，保护受试者利益；必要时中止临床研究。不良事件应作为结果变量参加临床研究的统计分析。

为保证数据的完整性和受试者的安全，该临床研究人员应将所有入组受试者的基本信息和研究数据记录在中央计算机系统内，以备今后对其进行跟踪、核查。所有签署知情同意书并使用了试验组血氧仪的受试者必须纳入分析。数据的剔除或偏移数据的处理必须有科学依据和详细说明。

附录Ⅱ　脉搏血氧仪设备的临床评价报告

一、范围

待评价血氧仪的临床评价报告应确认其适用范围及临床使用相关信息。

二、人员要求

一般来说，临床评价人员至少具有以下知识：

1. 血氧仪的技术和临床应用；

2. 研究方法，例如：文献质量评价，临床研究设计和生物统计，等等；

3. 临床中利用血氧仪进行诊断、指导治疗和监护、疗效评价的相关工作经验。

三、基本过程

制造商应考虑血氧仪的风险和危害（尤其是剩余风

险），包含但不限于下述风险：

1. 临床使用中脉搏血氧饱和度测量不准确；

2. 血氧探头的寿命，例如，与人体接触部分损坏，等等；

3. 血氧探头的生物相容性；

4. 血氧探头与组织接触面之间的超温；

5. 血氧探头对患者产生机械危害，例如，皮肤受损，对病人的作用力过大，等等；

6. 血氧探头影响病人的灌注水平。

制造商应参考系统综述的方法，遵循下述评价过程：

1. 搜索临床数据；

2. 评定临床数据的质量、全面性和局限性，筛选临床数据；

3. 分析每一个数据集，获得适用范围及临床使用相关信息的证据；

4. 得出临床评价结论。

四、同品种血氧仪的判定

制造商应提供《医疗器械临床评价技术指导原则》附2 的对比项目信息，制造商应着重论述以下方面的差异性是否对产品的安全性和有效性产生不利影响：

1. 基本原理：透射、反射或散射方式、光纤技术；

2. 结构组成：血氧探头的结构；

3. 软件核心功能：软件算法；

4. 适用人群、适用部位、与人体接触方式。

五、临床评价中使用的数据的来源

制造商应在临床评价过程中纳入待评价血氧仪和同品种血氧仪的临床数据。

血氧仪的相关临床数据可由制造商持有，例如：制造商进行的上市前临床研究、现场使用数据的分析报告和上市后研究和跟踪反馈信息、投诉和抱怨的分析和总结、不良事件报告以及纠正措施；也可从临床文献中获得相关临床数据；或是上述二者之和。

（一）文献检索的基本要求

制造商应指派信息检索专业背景的人员进行上述工作，以便最大程度获得相关信息。

制造商应综合地进行文献搜索和浏览，同时纳入有利的和不利的文献，并应注意避免文献的选择偏倚。

（二）通过文献检索获得临床数据

制造商应提出文件检索方案。制造商宜将本指导原则正文第二条第（二）款的关键词和同品种血氧仪的关键词（如制造商、产品名称、型号、设计特征和关键技术，等等）作为检索词，并且还应提出多个文献中临床数据可能重复使用的区分方法。当检索完成后，制造商应形成文献检索报告。

六、评定临床数据

评定临床数据的目的是了解临床数据的质量、全面性和局限性。

临床评价人员应全面和彻底地评定临床文献。由于文献摘要无法提供全面内容并且缺乏足够的细节，临床评价人员不应仅根据临床文献摘要的内容来评定临床文献。

鉴于某些临床研究没有良好设计或者分析不充分，某些文献的数据不适合证明血氧仪的临床性能，但仍含有适合证明血氧仪临床安全性的数据。

临床评价人员应评估文献中研究方法的科学合理性（例如：防止潜在的数据偏倚）、报告的结果和结论的正确性，并且应针对文献中所陈述的观察结果，应区分造成这一结果的原因是由于血氧仪的作用还是由于其他的影响因素，例如：由患者自身情况造成的结果（短期之内戒烟、涂指甲油，等等），由于与其他药物或者器械联合作用的结果，或者是由于偏倚。

七、分析临床数据

按照本指导原则正文第二条第（二）款的内容，分析临床数据的目的是决定已经评定过的数据集能否充分地证明血氧仪的临床安全性和性能。

分析临床数据的方法可使用定量分析或定性分析。制造商应考虑血氧仪所使用技术的水平和其研发背景。根据血氧仪设计更改和变更的不同，如有恰当的理由，可采用经验数据进行分析。例如，对于在原有产品基础上进行递增修改或优化的血氧仪，可能不需要进行临床试验，但是需要临床文献和临床经验数据。

制造商在分析临床数据时应考虑以下方面：

1. 对于每个被辨识出的危害，相关的风险分析和控制是否充分；

2. 投诉和抱怨的分析和总结；

3. 并发症和副作用的情况、纠正措施及其效果；

4. 不良事件的情况，例如，不良事件的严重度、原因分析、纠正预防措施及其效果，不良事件的最终状态。

制造商应确定关键数据集（证明血氧仪临床安全性和性能的数据集）并获得其结果，以便在血氧仪性能指标及其风险之间获得一致性结论。

如果不同的数据集报告了相同的结果，这些临床数据所表明结论的必然性显著增加；如果不同的数据集提供了不同的结果，评价造成这些差异的原因对于评价血氧仪的临床安全性和性能是有帮助的。

八、临床评价结论

制造商的临床评价报告应提出下述结论：待评价血氧仪符合制造商的预期需求，其临床受益大于临床安全性风险，相关风险和副作用是可接受的。

如果制造商的临床证据尚不充足，无法得出上述评价结论，制造商应获得更多的临床数据（例如，进行临床试验，扩大临床文献搜索的范围）。在这种情况下，临床评价是一个不断循环和迭代的过程。

临床评价报告应由临床评价人员签署姓名和日期。

34 电子血压计（示波法）注册技术审评指导原则

[电子血压计(示波法)注册技术审查指导原则（2016 年修订版）]

本指导原则旨在指导注册申请人对电子血压计（示波法）注册申报资料的准备及撰写，同时也为技术审评部门审评注册申报资料提供参考。

本指导原则是对电子血压计（示波法）的一般要求，申请人应依据产品的具体特性确定其中内容是否适用，若不适用，需具体阐述理由及相应的科学依据，并依据产品的具体特性对注册申报资料的内容进行充实和细化。

本指导原则是供申请人和审查人员使用的指导文件，不涉及注册审批等行政事项，亦不作为法规强制执行，如有能够满足法规要求的其他方法，也可以采用，但应提供详细的研究资料和验证资料。应在遵循相关法规的前提下使用本指导原则。

本指导原则是在现行法规、标准体系及当前认知水平下制定的，随着法规、标准体系的不断完善和科学技术的不断发展，本指导原则相关内容也将适时进行调整。

一、适用范围

本指导原则的适用范围为以示波法通过袖带和腕带传感器取得的压力和脉搏信号来自动完成间接测量（无创）动脉血压的装置（以下简称电子血压计），根据《医疗器械分类目录》，管理类代号为6820。

本指导原则范围不包含手指、胸阻抗、电子柯氏音法等方法测量血压的设备和动态血压监测设备，但在审查这些设备时也可参考本原则部分内容。

二、技术审查要点

（一）产品名称的要求

电子血压计产品的命名应符合国家关于医疗器械命名规则的要求，按"加压方式"（可选）+"测量部位（可选）"＋"电子血压计"的方式命名。例如：手腕式电子血压计，上臂式电子血压计、全自动上臂式电子血压计、手动上臂式电子血压计等。产品名称应为通用名，不应包括产品型号、系列。

（二）产品的结构和组成

电子血压计的主要功能为测量并显示人体的血压和脉率。

电子血压计的组成一般包括主机、袖带或腕带，某些机型还配有电源适配器、通信线缆。

电子血压计的主机结构通常包括气泵（或橡胶球）、压力传感器、放气阀、电源供应电路、按键控制电路、显示模块、CPU控制模块、嵌入式软件等。产品的关键部件为：压力传感器、袖带或腕带、嵌入式软件（用于血压监测过程控制、信号特征提取以及血压的计算）。

电子血压计按电源部分结构可分为：交流、直流和交直流两用。使用交流电源的产品一般会配有外置的电源适配器。

电子血压计的加压方式（充气机制）可分为：手动加压和自动加压。

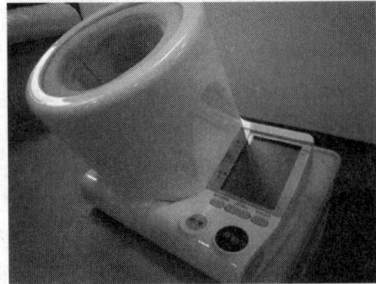

手动加压电子血压计结构框图

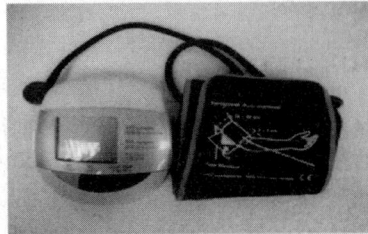

自动加压电子血压计结构框图

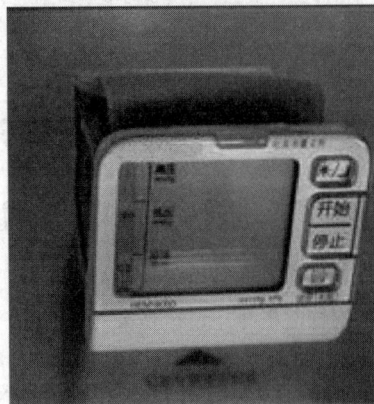

泵阀一体式（自动加压）电子血压计结构框图

自动加压包括直接加压和预判加压两种。直接加压即在充气过程中，使袖带压直接上升到一个固定的压力值。预判加压即在充气加压过程中预测量患者血压的大致值，并根据预测量的收缩压值来确定充气的袖带压力值。

电子血压计按测量部位可分为：上臂式，手腕式。

产品图示举例如下：

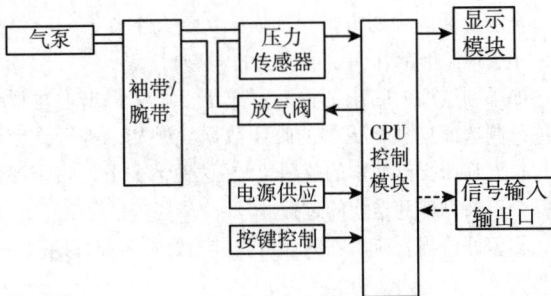

上臂式电子血压计（筒状）

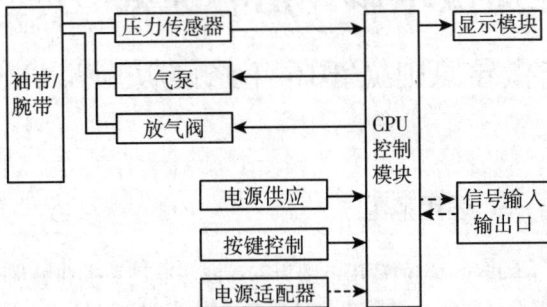

上臂式电子血压计

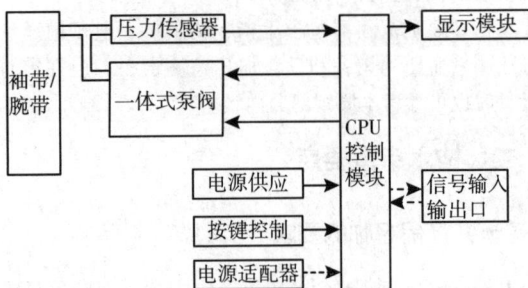

手腕式电子血压计

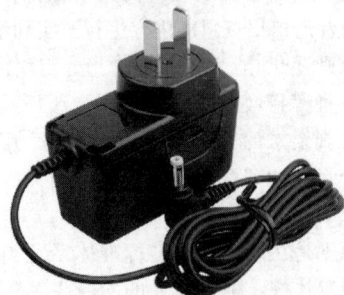

电源适配器（用于网电源供电）

（三）产品工作原理/作用机理

采用示波法测量血压的电子血压计，其工作原理按测量方式可分为：降压测量和升压测量。

降压测量法：血压计使用气泵对袖带进行充气加压，利用充气袖带压迫动脉血管，使动脉血管处于完全闭阻状态。随后开启放气阀，使袖带内压力缓慢下降。随着袖带内压力的下降，动脉血管呈完全阻闭—渐开—全开的变化过程。降压过程中，动脉内压力振幅大小变化趋势如下图所示：

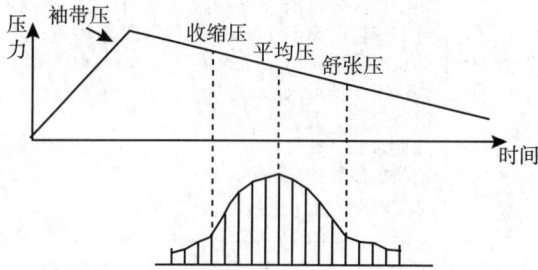

压力传感器采集大小变化的袖带内压力，将其转化为数字信号送入 CPU，通过嵌入式软件辨别动脉血流受阻过程中相应压力点，根据经验累积的软件算法得出人体的舒张压、收缩压和平均压。

升压测量法：血压计使用气泵对袖带进行充气加压，利用充气袖带压迫动脉血管，随着袖带压力的上升，动脉血管呈全开—半闭—完全阻闭的变化过程。升压过程中，动脉内压力振幅大小变化趋势如下图所示：

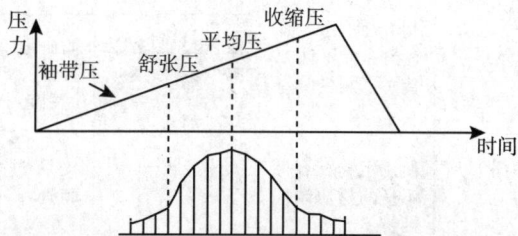

压力传感器采集大小变化的袖带内压力振幅变化，将其转化为数字信号送入 CPU，使用嵌入式软件分析，辨别动脉血流受阻过程中相应压力点来确定人体的舒张压、收缩压和平均压。

不管是降压测量还是升压测量，软件算法中的参数需要根据血压计结构变化，袖带尺寸变化，临床数据收集等情况不断进行修正。

因该产品为非直接治疗类医疗器械，故本指导原则不包含产品作用机理的内容。

（四）注册单元划分的原则和实例

电子血压计注册单元划分主要从产品的技术结构和性能指标来考虑。

1. 技术结构：产品的技术结构不同，应划分为不同的注册单元。技术结构主要考虑以下因素：

——测量部位不同的，例如：手腕式、上臂式；

——测量方式不同的，例如：升压测量法、降压测量法；

——关键部件不同的，例如：影响血压测量控制、计算的嵌入式软件差异较大、压力传感器不同。

2. 性能指标：主要性能指标有较大差异的，应考虑划分为不同的注册单元。

（五）产品适用的相关标准

产品适用的相关标准

标准编号	标准名称
GB 9706.1—2007	《医用电气设备 第 1 部分：安全通用要求》
GB/T 14710—2009	《医用电器环境要求及试验方法》
GB/T 16886.1—2011	《医疗器械生物学评价 第 1 部分：风险管理过程中的评价与试验》
GB/T 16886.5—2003	《医疗器械生物学评价 第 5 部分：体外细胞毒性试验》
GB/T 16886.10—2005	《医疗器械生物学评价 第 10 部分：刺激与迟发型超敏反应试验》
YY 0466.1—2009	《医疗器械 用于医疗器械标签、标记和提供信息的符号》
YY 0505—2012	《医用电气设备 第 1–2 部分：安全通用要求 并列标准：电磁兼容 要求和试验》
YY 0670—2008	《无创自动测量血压计》
JJG 692—2010	《无创自动测量血压计检定规程》

上述标准包括了产品研究资料、技术要求中经常涉及到的标准。有的企业还会根据产品的特点引用一些行业外的标准和一些较为特殊的标准。

产品适用及引用标准的审查可以分两步来进行。首先对引用标准的齐全性和适宜性进行审查，也就是在编写产品技术要求时是否引用了与产品相关的国家标准、行业标准，以及引用是否准确。可以通过对产品技术要求是否引用了相关标准，以及所引用的标准是否适宜来进行审查。此时，应注意标准编号、标准名称是否完整规范，年代号是否有效。其次对引用标准的采纳情况进行审查。即，所引用的标准中的条款要求，是否在产品技术要求中进行了实质性的条款引用。这种引用通常采用两种方式，文字表述繁多内容复杂的可以直接引用标准及条文号，比较简单的也可以直接引述具体要求。

如有新版强制性国家标准、行业标准发布实施，产品性能指标等要求应执行最新版本的国家标准、行业标准。

（六）产品的适用范围/预期用途、禁忌症

该产品以示波法测量人体舒张压、收缩压、脉率，其

数值供诊断参考。

根据临床评价资料，产品应明确适用的人群。如：适用于成人、小儿或新生儿。

禁忌症：无。

（七）产品的主要风险及研究要求

1. 风险分析方法

在对风险的判定及分析中，要考虑合理的可预见的情况，它们包括：正常使用条件下和非正常使用条件下。

风险判定及分析应包括：对于患者的危害、对于操作者的危害和对于环境的危害。

产品每项危害产生的伤害和侵害的定量或定性的风险评估。

风险形成的初始原因应包括：人为因素（包括不合理的操作）、产品结构的危害、原材料危害、综合危害和环境条件。

风险判定及分析考虑的问题包括：产品原材料生物学危害；产品质量是否会导致使用中出现不正常结果；操作信息（包括警示性语言、注意事项以及使用方法）的准确性等。

2. 风险分析清单

电子血压计产品的风险管理报告应符合《医疗器械风险管理对医疗器械的应用》（YY/T 0316—2008）的有关要求，审查要点包括：

——产品定性定量分析是否准确（依据 YY/T 0316—2008 附录 C）。

——危害分析是否全面（依据 YY/T 0316—2008 附录 E）。

——风险可接收准则。

——产品风险评估。降低风险的措施及采取措施后风险的可接受程度，是否有新的风险产生。

根据 YY/T 0316—2008 附录 E 对"电子血压计"已知或可预见的风险进行判定，产品在进行风险分析时至少应包括以下的主要危害，企业还应根据自身的产品特点确定其他危害。针对产品的各项风险，企业应采取应对措施，确保风险降到可接受的程度。

电子血压计的危害类型及形成因素

危害	可预见的事件序列	危害处境	损害
电磁能量	在强电磁辐射源附近使用电子血压计测量，干扰程序运行，测量错误、测量结果误差过大	依据过高读数服用降压药物，导致药物剂量过量	低血压、严重时可能危及生命
		依据过低读数减少药物剂量	高血压未经控制，严重时引起中风
	电源线中有浪涌能量	设备故障、寿命缩短	设备无法及时使用
	静电放电	干扰程序运行	导致测量结果误差过大或数据擦除

危害	可预见的事件序列	危害处境	损害
漏电流	产品配用漏电流超标的电源适配器	使用者、患者接触适配器上的插头、或接触信号输入/输出插头	灼伤、严重时死亡
热能	使用负载能力较差的电源适配器	适配器中的部件过热	烫伤、严重时起火
机械能	用于成人的血压计被用于新生儿、产品最高袖带压未作规定或限值过高、测量周期过长、放气阀门故障导致放气失败	过高、过长时间的压力作用于人体	淤血、感觉不适、外周血管阻滞
	产品意外坠落	机械部件松动，液晶板接触不良	无法测量或测量误差过大，数据无法读取，严重时延误治疗
不正确的测量	压力传感器长时间未经校准，压力传感器测量偏差、压力传感器超出使用寿命（公用血压计），传感器测量偏差	依据过高读数服用药物，导致药物剂量过量	低血压、严重时可能危及生命
		依据过低读数减少药物剂量	高血压未经控制，严重时引起中风
生物学	使用生物相容性不良的材质制作袖带	人体接触	皮肤过敏、刺激
化学	长时间不使用的电池未经取出，造成电池漏液	电路腐蚀、设备故障，血压计无法工作	延误治疗
操作错误	使用不适当尺寸的袖带，袖带未扣紧	未能对被测部位的血管完全压迫	测量失败；测量值误差过大，见"不正确的测量"
	测量部位与心脏高度不一致，被测者姿势不良	测量部位与心脏压力存在压差	
	测量时被测者活动，说话	压力信号中混杂噪声	
	在血压计规定的温度范围外测量	超出传感器温度线性范围	

续表

危害	可预见的事件序列	危害处境	损害
不完整的说明书	未对错误操作进行说明	见"操作错误"	测量失败;测量值误差过大,见"不正确的测量"
	不正确的消毒方法	使用有腐蚀性的清洁剂、消毒剂。产品部件腐蚀,血压计无法工作	延误治疗
	不正确的产品贮存条件	器件老化,部件寿命降低	产品寿命降低,导致测量值误差过大,见"不正确的测量"
	未规定校验周期	传感器存在偏差,未对设备进行校准	见"不正确的测量"

3. 产品的研究要求

3.1 产品性能研究

申报资料中应当包括产品性能研究资料以及产品技术要求的研究和编制说明,包括功能性、安全性指标以及与质量控制相关的其他指标的确定依据,所采用的标准或方法、采用的原因及理论基础。

3.1.1 应提交 YY 0670—2008 中要求的系统整体的有效性研究资料。

制造商应提供针对自动血压测量准确性的临床评估报告。推荐的临床评估方案:在这个临床过程中应确保被评估系统的整体性能的评价方法符合 YY 0670—2008 中第 G.1 章(听诊法)或第 G.2 章(有创法)的要求,而且符合标识要求,并确保整个体系在上述临床评价的统计结论应满足:

——按 YY 0670—2008 中 G.1.1 的方法,达到平均差不超过 ±0.67kPa(±5mmHg),标准偏差不超过 1.067kPa(8mmHg);

——按 YY 0670—2008 中 G.1.2 的方法,达到 G.1 的要求。

详细方法和要求,请参见 YY 0670—2008 附录 G。

除 YY 0667—2008 中的临床评估方案,本指导原则中推荐的其他临床评估方案也是可选的。

3.1.2 应描述所采用的国家标准标、行业标准中不适用条款的理由。

3.1.3 如有附加的产品功能(如脉率)及检测方法,给出其制定的相关的依据。

3.2 软件研究

软件研究应参见《医疗器械软件注册技术审查指导原则》。制造商应提交一份单独的医疗器械软件描述文档,内容包括基本信息、实现过程和核心算法,详尽程度取决于软件的安全性级别和复杂程度。同时,应当出具关于软件版本命名规则的声明,明确软件版本的全部字段含义,确定软件的完整版本和发行所用的版本。

3.3 生物相容性研究

生物相容性评价根据 GB/T 16886.1 标准进行,企业的申报资料应描述电子血压计所用材料及其与人体接触的性质,如:产品袖带(腕带)所采用的材料,与人体接触为直接接触。生物相容性评价研究应给出实施或豁免生物学试验的理由和论证,并对现有数据或试验结果进行评价。建议电子血压计与患者接触部件至少考虑以下方面的要求:细胞毒性 0 级(或依据 ISO 10993.5—2009 Biological evaluation of medical devices——Part 5: Tests for in vitro cytotoxicity 不超过 2 级);应无迟发型超敏反应;皮肤刺激应不大于 1 级。

3.4 灭菌/微生物控制工艺研究

如产品声称具有无菌提供的部件,应提供灭菌工艺的研究资料。

3.5 使用次数和包装研究

3.5.1 使用次数的确定:应当提供产品寿命信息及确定依据。

3.5.2 包装及包装完整性:应当提供产品包装的信息及确定依据,如产品声称具有无菌提供的部件,应提供在宣称的有效期内以及运输条件下,保持包装完整性的依据。

(八)产品技术要求应包括的技术指标

本条款给出电子血压计产品需要满足的主要技术指标,企业可参考相应的国家标准、行业标准,根据企业自身产品的技术特点制定相应的要求,但不得低于相关强制性国家标准、行业标准的要求。如有不适用条款(包括国家标准、行业标准要求),企业在研究资料的产品性能研究中必须说明理由。

1. 电子血压计产品应符合 YY 0670—2008 中规定的要求(除4.5.5系统整体的有效性)。

2. 电子血压计产品应符合 GB/T 14710—2009 中气候环境Ⅱ组和机械环境Ⅱ组的要求。

3. 电子血压计产品应符合 GB 9706.1—2007 中规定的要求。

4. 电子血压计产品应符合 YY 0505—2012 中规定的要求。

(九)同一注册单元中典型产品的确定原则和实例

同一注册单元应按产品风险与技术指标的覆盖性来选择典型产品。典型产品应是同一注册单元内能够代表本单元内其他产品安全性和有效性的产品,应考虑功能最齐全、风险最高的产品。同一注册单元中,若辅助功能不能互相覆盖,则典型产品应为多个型号。

举例:

具有不同辅助功能的上臂式电子血压计可作为同一注册单元。同一注册单元中的两个型号一个具有一种辅助功能,一种具有两种辅助功能,应选取具有两种辅助功能的型号作为典型型号。

（十）产品生产制造相关要求

1. 应当明确产品生产加工工艺，注明关键工艺和特殊工艺，可采用流程图的形式，并说明其过程控制点。

电子血压计产品通常的生产加工工艺：外购/外协件/自制件──→半成品组装──→程序输入──→静态压力校正──→动态压力校正──→功能测试──→成品组装──→包装──→出厂检验──→入库。

关键工艺及控制：静态压力校正、动态压力校正。校正前应校准测试工装的气压，并应用不良样品检测正常后才可进行。应定期对测试工装进行压力校准，并做记录。

根据企业具体情况，生产加工工艺、关键工艺及控制可以有所不同。

2. 产品若有多个生产场地，应当概述每个生产场地的实际情况。

3. 提供产品主要元器件清单，清单中包括所用主要元器件（如：压力传感器、袖带、CPU、电源适配器、气泵、气阀）所用原材料或规格型号、制造商等信息。

若主要元器件发生实质性变化时可能影响产品安全、有效的，其信息应列入注册证"其他内容"栏中。

（十一）产品的临床评价细化要求

1. 产品可按照《医疗器械注册管理办法》（国家食品药品监督管理总局令第4号）、《医疗器械临床评价技术指导原则》的相关规定提交临床评价资料，通过与同品种医疗器械的对比进行临床评价。

提供与已上市电子血压计产品进行同品种判定的综述和相关证明资料。进行对比的项目均应包括但不限于：适用范围、产品结构、工作原理、测量部位、测量方式、使用环境、主要技术指标、关键部件（嵌入式软件、压力传感器、袖带）、产品风险（禁忌症、防范措施、警告）内容。（可参照本指导原则的附件《申报产品与同类产品比对表》提交）。

提供同品种产品临床试验的资料。同品种临床试验资料包括：其原始的临床试验方案和临床试验报告；或者已经公开的，取得广泛认可的临床试验结果并在技术文献资料或医学学术杂志中刊登和记载的，能够证明其安全使用的资料；或者国外同品种产品的原始临床试验资料（如果是外文资料，需要译文和原文同时提交）。

2. 通过同品种医疗器械的对比进行临床评价不足以证明产品安全有效的，需进行临床试验。进行临床试验的产品，申请人应当提交临床试验协议、伦理委员会批件、临床试验方案和临床试验报告。

临床试验要求：

2.1 临床试验机构应在已取得资质的临床试验机构内进行。临床试验应按照《医疗器械临床试验质量管理规范》的要求进行。临床试验样品的生产应当符合医疗器械质量管理体系的相关要求。

2.2 临床试验方案应合理、科学，能够验证产品的预期用途。方案中的临床病例数的确定理由应充分、科学；选择对象范围应明确，涵盖产品的预期用途；临床评价标准应清晰明确，且得到临床公认。

2.3 临床试验报告应符合方案的要求。临床试验结果应明确，计量或计数结果可靠，并进行统计学分析；试验效果分析应明确统计结果的临床意义；临床试验结论应明确该产品的预期用途，符合临床试验目的。

2.4 临床试验方案可选用本原则推荐的方案，企业自定临床试验方案时，如用于特殊人群例如儿童、孕妇或者针对特殊情况，或者产品声称具有除血压测量以外的其他预期用途的，临床试验方案中不可缺少产品安全性、有效性验证的内容。

2.4.1 推荐选用 YY 0670—2008 标准附录 G 中评估方案或 ESH（欧洲高血压协会）评估方案或 BHS（英国高血压学会）的评估方案。（BHS 需 B 档以上）

2.4.2 自定临床试验方案的，应考虑下列要素：

● 临床对照需采用人工听诊法或有创压法。

● 临床试验方案的设计应由厂家、临床专家和统计学家共同完成。统计分析人员应全程参与临床试验（包括：方案设计、数据管理、统计分析及统计分析报告）。

● 确保受试人群具有代表性，充分考虑成人、小儿、新生儿的差别。

● 如应用于特殊人群例如儿童、孕妇或者针对特殊情况（比如运动）需有符合统计学意义的特殊人群入组。

临床试验方案应当证明受试产品基本结构、性能等要素的基本情况以及受试产品的安全性、有效性。

（十二）产品的不良事件历史记录

2013 年医疗器械不良事件年度报告显示，全国电子血压计不良事件报告数为 2033，占总报告数 0.9%，其中严重伤害报告数为 60，占血压计类产品报告数数的 3%。

2014 医疗器械不良事件年度报告数据为，全国电子血压计不良事件报告数为 1809，占总报告数 0.7%，其中严重伤害报告数为 70，占血压计类产品报告数数的 3.9%。

电子血压计常见故障为：

1. 测量不准，包括：（1）器械故障造成测量不准。由于电子信号混乱、电路上电子元件老化、气管老化、管路漏气都会造成测量失准。（2）操作失误引起的测量偏差。

2. 电子血压计自身故障，如（1）按钮无反应，主要由于机械接触的按钮内部弹片使用老化（2）开机不充气，主要是由于气泵异常、管路漏气、系统自检异常。（3）通电无显示，原因为电源模块异常或电池没电。（4）显示界面异常，显示屏数字出现断码、缺笔、暗淡，通常的故障原因为显示液晶屏与线路板连接部分异常。

查询美国食品药品管理局（FDA）网站 Total Product Life Cycle 数据库，截至 2015 年涉及电子血压计的产品问题为："血压计读数过高"，仅基于此读数而服用降压药物可导致药物过量、引起血压过低及其他药物反应，严重时可能危及生命。"血压计读数过低"，服用降压药物治疗高血压的患者，基于过低读数而减少降压药物剂量，严重时导致中风。其他问题还包括显示错误，电源适配器连接网电源时发生打火闪烁。

（十三）产品说明书和标签要求

电子血压计产品的说明书、标签和包装标识应符合《医疗器械说明书和标签管理规定》（国家食品药品监督管理总局令第 6 号）和 YY/T 0466.1—2009 等标准中的相关要求。说明书、标签的内容应当真实、完整、科学，并与产品特性相一致，文字内容必须使用中文，可以附加其他语种。说明书、标签、包装标识中的文字、符号、图形、表格、数据等应相互一致，并符合相关标准和规范要求。

1. 标签要求

（1）应具有产品名称、型号规格。产品名称应符合本指导原则中产品名称的要求。

（2）应有注册人的名称、住所、联系方式。

（3）应有生产企业的名称、住所、生产地址、联系方式及生产许可证编号；委托生产的还应当标注受托企业的名称、住所、生产地址、生产许可证编号。

（4）应有医疗器械注册证编号及产品技术要求编号。

（5）应有生产日期，使用期限。

因位置或者大小受限，未能对标签进行完整标注时，应在标签中明确"其他内容详见说明书"。

2. 设备标识

（1）设备本身要显示足够的信息，便于可追溯和识别；

（2）警告标识，包括声明需要请专业医师解释测量的血压值；

（3）如果提供了零点或量程控制，也要对其操作和确认进行适当的说明；

（4）适当的操作指示；

（5）与精度要求相关的性能参数；

（6）设备配套使用的袖带适用的肢体周长。

3. 外包装（至少应包括以下信息）

对于直接销售给普通用户的设备，外包装上至少应包括：适用的臂围；如果系统或传感器的测量范围和 YY 0670—2008 中 4.5 中说明的范围不一致时，设备限定的测量范围；对电池供电的设备的特殊要求。

4. 说明书

每台设备都应附带说明书，说明书应符合 GB 9706.1 标准中的要求，至少应包括以下内容：

（1）说明书中应包括对使用警告总结的章节。

（2）介绍如何拆包、安装、进行使用前检查，获取帮助服务的渠道、标准操作程序、常规维护、再校准及清洗频次建议。

（3）提供程序、简图和零件列表，以及如何联系制造商的服务中心。

（4）提示按照厂家指定的时间间隔对袖带压力传感器/指示器的精度进行校验。

（5）对于家用血压计指出：详细测量方法，至少包括手臂测量位置、在血压测量之前恰当的休息时间、适合的

袖带尺寸，并声明应有专业人士解释测量所得的血压值。

（6）提示用户，测量者的姿势以及身体状况会影响血压测量。

（7）声明如果在制造商指定的温度和湿度范围外储存或使用，系统可能无法达到声称的性能（制造商指定的温度和湿度范围应一并在声明中给出）。

（8）产品是否适用新生儿，若适用，则应提供以下信息：

- 袖带可以施加的最大压力值；
- 适用的血压范围值；
- 可以用于血压测量的最大压力值；
- 最初充气压力值。

（9）当气囊在持久过分充气时状态下可能存在的风险。

（10）确定显示装置故障的方法。

（11）推荐使用的消毒程序。

（12）关于本设备所得到的血压测量值和其他独立方法得到的测量值的相关性的声明。

（13）当有普通心律失常出现时，该设备是否能达到声称的性能。

（14）产品质保信息。

关于本设备测量血压有效性的声明应该采用合适的验证方法予以证实，并向使用者提供获得有关验证方法的信息途径。

对于使用听诊法（使用袖带、听诊器、压力计）验证的设备，应具备如下（或实质等同的）声明："本设备所测得的血压值和听诊法的测量值等价，其误差符合 YY 0667—2008 规定的要求。"

5. 部件标识

（1）部件更换，如果某些部件可由使用者更换，而更换后可能会影响设备的性能以至于不再符合 YY 0667—2008 中 4.5 的要求，该产品部件的标识应有如下措词的陈述"注意：如果以非厂家提供的部件更换原有部件可能会引起测量错误"；

（2）电源系统标识（工作电压、工作电流及工作频率）；

（3）电池供电设备的标识；

（4）袖带标识：袖带上应标示或说明其适用的肢体周长的范围。

三、审查关注点

（一）产品结构

审查应关注产品（或产品系列）的结构组成的完整性，包括可能的选配件（如：电源适配器、不同型号规格的袖带、通信附件、配套软件等），以及所有关键部件。同一注册单元产品的关键部件应相同。

（二）标准执行

审查产品技术要求时应注意产品（包括可能的选配件）必须执行 GB 9706.1—2007、YY 0505—2012 和 YY 0670—

2008 的要求。具体指标的适用性应按照产品具体的工作原理和结构组成进行判断。如：系统整体有效性条款应在注册时或关键部件变更时进行（应在研究资料中给出）；采用升压测量法进行血压测量的血压计，"充气源"和"气阀/袖带放气率"的要求是不适用的；对压力控制阀的要求，应首先明确产品的结构是压力自控气阀还是自动气阀；采用压力自控气阀的血压计的"气阀/袖带放气率"要求应与所使用的袖带配套试验；"气囊和袖带"的要求应包括所有可选的袖带，并根据袖带是否带气囊选择适用条款。

产品中除血压判定算法外的软件、附加功能应在技术要求中规定要求和具体的试验方法。

（三）系统整体有效性要求

应审查所提交的研究资料中说明试验采用的方法（如果采用的是与听诊法作为参考标准，应说明调查者是否受过培训，如果采用有创法，应说明有创压选择的插管的动脉），并提供试验的具体数据和分析报告。数据和分析报告应符合所选方法的要求（如：数据的平均差、标准差、受试人群性别、年龄、臂围、收缩压、舒张压的分布及特殊人群的描述等）。

系统整体有效性要求也应适用于具有显示平均压的产品。

（四）临床试验

审查应注意临床试验与系统整体有效性试验在预期用途的结论方面的一致性。如产品声称具有除血压测量以外的其他预期用途，也应在临床试验中进行有效性的验证。

如产品变更注册时涉及血压测量准确性部分的变更，也应进行临床评价。

（五）说明书的审查

应注意明确产品的预期用途，选配件、附加功能应列明并表述正确。对产品禁忌症和不适宜人群的描述应与临床报告中给出的一致。

附录Ⅰ　申报产品与同品种产品比对表

（申报产品 A）（型号）与（比对产品 B）（型号）对比说明

A、B 产品综述，综述内容包括：基本原理、结构组成、生产工艺、性能要求、适用范围、使用方法等内容。

附表　A、B 产品关键参数、关键部件的描述对比

项目名			产品A描述	产品B描述	备注（差异）	对比结论
基本原理	工作原理					
	测量部位					
	充气机制或放气机制					
	测量方式					

续表

项目名			产品A描述	产品B描述	备注（差异）	对比结论
结构组成	*产品组成					
	压力传感器	静态	压力量程			
			显示精度			±3mmHg
			线性误差			±3mmHg
		动态	滞后			±3mmHg
			蠕变			±1mmHg/20min
			温度特性			±3mmHg
	产品与人体接触部件的说明，且至少应包含袖带和气囊的材质、尺寸					
	软件组件：血压判定算法部分					
	*软件组件：除血压判定算法外的软件功能					
生产工艺						
性能要求	主要技术指标					
	功能参数（如：储存容量/测量数据存储量，脉率测量等）					
	安全性评价					
产品符合的国家/行业标准						
适用范围	适用人群					
	使用环境					
使用方法						
禁忌症						
防范措施和警告						
灭菌/消毒方式						
包装						
标签						
产品说明书						

说明：

充气机制：升压测量法测量过程中，充气泵配合充气速率控制方法而形成特定充气方式。放气机制：降压测量法测量过程中，放气阀配合放气速率控制方法而形成特定放气方式。

产品结构组成中标有 * 号的内容在不影响血压测量准确性基础上，可以有所差异。

电子血压计(示波法)注册技术审查指导原则编制说明

一、指导原则编写的总体思路

本指导原则用于指导和规范审查人员对第二类电子血压计注册申报项目的技术审评。

本指导原则旨在让初次接触该类产品的注册审查人员对产品原理、结构、主要性能、预期用途等各个方面有个基本了解,同时让技术审查人员在产品注册技术审评时把握基本的尺度,以确保产品的安全、有效。

二、指导原则编写的依据

《医疗器械监督管理条例》(国务院令第650号)

《医疗器械注册管理办法》(国家食品药品监督管理总局令第4号)

《医疗器械临床试验规定》(国家食品药品监督管理局令第5号)

《医疗器械说明书和标签管理规定》(国家食品药品监督管理总局令第6号)

国家食品药品监督管理局发布的其他规范性文件

YY/T 0316—2008《医疗器械 风险管理对医疗器械的应用》

YY 0670—2008《无创自动测量血压计》等电子血压计相关的国家、行业标准

三、指导原则编写格式

本指导原则的编写遵从《医疗器械产品注册技术审查指导原则编写格式要求》,语言表述采取提示方式,以利于审评人员直入审查内容。

四、指导原则(原版)中部分具体内容的编写考虑

(一)手指式电子血压计由于准确性问题在市场上已不多见,目前以上臂式和手腕式电子血压计为主流销售产品。

(二)临床方案参考了欧洲高血压协会(ESH)和英国高血压协会(BHS)评估方案,这2种方案和YY 0670—2008附录G中方案均为国际高血压协会推荐的临床准确性评估方案。

(三)查阅美国FDA网站和国家药品不良反应监测中心内容未见本产品相关不良反应。

(四)本指导原则也参考了美国FDA指南文件内容。

(五)产品的主要性能指标中给出了产品需要考虑的各个方面,有些需参照相关的国家标准、行业标准,有些则需要依据企业的技术能力。

(六)产品的不良事件历史记录主要从国家食品药品监督管理局的不良事件数据库和美国FDA数据库中查找,也征询了相关领域的临床专家,尚未发现不良事件。

五、指导原则修订内容的编写考虑

(一)产品名称的要求:根据产品工作方式的特点,及《医疗器械命名规则(试行)》征求意见稿第六条和目前国家局网站上查询到的产品名称,本次指导原则中增加了"加压方式"(可选)作为产品通用名中结构特点的特征词。

根据《医疗器械命名规则(试行)》第九条的规定增加了产品名称不应加以型号、系列作为通用名称的要求。

(二)根据《医疗器械产品注册技术审查指导原则编写格式要求》增加了产品结构和组成中的产品主要功能描述。

文字性修改了产品结构和组成的描述。

根据现有产品实际分类,将原电子血压计结构框图修改为"自动加压电子血压计结构框图"、增加"手动加压电子血压计结构框图"和"泵阀一体式电子血压计结构框图",修改了图中的CPU至泵、阀的箭头指向。

删除了注1)中"自动加压包括直接加压和预判(也称智能)加压两种。"中"智能"一词。

增加了电源适配器的照片。

(三)产品适用的相关标准:删除了GB/T 9969—2008《工业产品使用说明书总则》、GB/T 2828.1—2003《技术抽样检验程序第1部分:按接收质量限(ALQ)检索的逐批检验抽样计划》、GB/T 2829—2002《周期检验计数抽样程序及表(适用于对过程稳定性的检验)》这些在技术要求中不做直接引用的标准。

(四)修订了表2危害类型及形成因素,根据查询到的资料,增加了产品危害类型及形成因素的描述。

(五)产品研究要求:

1. 增加了产品性能研究中应提交YY 0670—2008中要求的系统整体的有效性研究资料。该要求是涉及进行人体试验的临床评估要求,根据YY 0670—2008中该条款的注:该要求仅用于设计验证。目前,在产品检验、特别是第三方检验中存在该条款难以操作的实际问题,且根据《医疗器械产品技术要求编写指导原则》(三)性能指标"产品设计开发中的评价性内容原则上不在产品技术要求中制定"。但条款作为行业标准中的要求必须执行,故将原指导原则中"主要技术指标"中的"系统整体的有效性"作为研究资料进行要求。

2. 增加研究资料中应给出采用国家、行业标准时不适用条款的理由。

3. 增加了产品具有附加功能及检测方法时,应给出其制定的相关依据。

4. 根据《关于公布医疗器械注册申报资料要求和批准证明文件格式的公告》(国家食品药品监督管理局公告2014第43号)第五节(七)的要求,提出了研究资料中应具有软件描述文档。

5. 增加了使用次数和包装的研究资料要求。根据《关于公布医疗器械注册申报资料要求和批准证明文件格式的公告》（国家食品药品监督管理局公告 2014 第 43 号）第五节（五）的要求，电子血压计产品为有限次重复使用的医疗器械，故应提交产品寿命信息及确定依据。

6. 增加了产品生产制造相关要求及相关的控制点、对产品主要元器件清单的要求和出厂检验的要求。

7. 产品技术要求章节代替原产品主要技术指标，增加了"明确规格/型号的划分"。

8. 修改了产品检测要求，对于产品注册检验，不再要求进行系统整体有效性检验，理由见上述 5（1）。根据《医疗器械产品技术要求编写指导原则》，删除了产品出厂检验要求。

9. 产品临床评价要求根据《关于医疗器械（含体外诊断试剂）注册申报有关问题的公告》（国家食品药品监督管理总局公告 2014 年第 129 号），文字性修改了对文件的要求。

10. 增加产品的不良事件历史记录：包括 2013、2014 年医疗器械不良事件年度报告，电子血压计常见故障及美国 FDA 网站 Total Product Life Cycle 数据库中截至 2015 年检索出的产品主要问题。

11. 根据电子血压计产品的说明书、标签和包装标识应符合《医疗器械说明书和标签管理规定》（国家食品药品监督管理总局令第 6 号）的要求，更新了对产品说明和标签的要求。

12. 根据《医疗器械临床评价技术指导原则》，更新了申报产品与同品种产品比对表，并在表中增加了对压力传感器的具体要求。

六、意见征集及采纳情况

在本次指导原则修订过程中，经实地调研及网络公开收集意见。收到的意见及采纳情况如下：

序号	收到意见	采纳情况
1	增加对实质性等同判定表中对关键器件如 CPU、传感器的等同性判断基准指标，增加等同判定表的可操作性	采纳。在实质等同判定表中增加判断指标，并公开征求意见
2	建议在产品结构中追加泵阀一体式的结构类型，目前欧姆龙在产的产品（如 HEM－6221、8622 型手腕式电子血压计）中已有此种结构	采纳。新增相应产品结构框图
3	在主要技术指标中建议增加产品寿命相关的项目：袖带剥离、袖带接口插拔的寿命要求。这些项目目前并未在行业标准中进行要求	不采纳。产品寿命（使用次数）在产品研究资料中具有要求，企业应提交相关资料。在技术指标中不宜强制加入行业标准未做规定的要求

续表

序号	收到意见	采纳情况
4	建议删除或修改出厂检验项目	采纳。根据《医疗器械产品技术要求编写指导原则》，删除了技术要求中的出厂检验项目。产品出厂检验相关项目在生产要求中进行要求
5	建议产品检测要求整合"袖带标识、最大袖带压"等 9 项检验内容	同上
6	注册单元划分实例，建议将"关键部件不同，不同材料结构的袖带和气囊"修改为"不同规格的袖带和气囊"	采纳
7	对于阀门的检测，建议考虑主机的性能进行验证	不采纳。阀门的要求在行业标准 YY 0670—2008 中已有相应要求
8	"智能"不删除，理由：行业中已经广泛应用，如果没有的话，今后个别省认定不可写的话，会产生区域歧视，对公平竞争不利	不采纳。根据目前对国家局网站的查询，涉及"智能"作为产品名的电子血压计确实有一定数量，但电子血压计产品的"智能"目前尚无相关定义，文中的"智能"描述可能作为特征词成为产品命名的依据，不利于规范产品命名。企业的理由如"个别省认定不可写的话，会产生区域歧视，对公平竞争不利。"是指导原则具体执行时可能产生的一致性问题，建议在执行层面进行监督
9	细胞毒性：修改成不超过 2 级。理由：按照 ISO 10993.5—2009 中文解释，只有超过 2 级，才是具有细胞毒性的效果。（我们 16886.5 是参照 10993.5 的 1999 版，那上面没有这句话）袖带是短时间接触皮肤的一般物品，保存时也没有特殊的要求，只要不会产生细胞毒性的效果，就可以认为是安全的	采纳。目前国家标准执行的 GB 16886.5 与 ISO 标准在分级上有差异。但这两种标准均可能在进行生物学评价时作为考虑依据。本指导原则鼓励企业参考最新的国际标准，故拟在保留原 GB/T 16886.5 的基础上增加 ISO 10993—2009 中相关的要求
10	P6：YY 0466—2003 标准是否应修改为 YY 0466.1—2009	采纳。应采用现行有效的行业标准

在本次指导原则修订过程中，经审校专家组审校后，收到的意见及修改情况如下：

序号	收到意见	采纳情况
1	二级目录及正文的字体使用的不是规定字体	按要求的字体进行修改
2	二（四）中行距与其他部分不一致	统一为"固定值26磅"
3	编制说明中行距与正文不一致	统一为"固定值26磅"
4	（十三）产品说明书和标签要求 5. 部件标识： （1）	修改"影像"为"影响"，此处为错字
5	产品临床评价要求根据《关于医疗器械（含体外诊断试剂）注册申报有关问题的公告（第129号）》，产品临床评价要求根据《医疗器械临床评价技术指导原则》	产品临床评价要求的依据修改为《医疗器械临床评价技术指导原则》
6	附件中关键参数、关键部件对比，缺少对比项目，如《医疗器械临床评价技术指导原则》规定的"与人体接触部件的制造材料，软件核心功能"，以及11~16项	附件中对比项目："与人体接触部件的制造材料，软件核心功能"在原文中根据血压计产品特点以"袖带和气囊的材质、尺寸"和"软件组件：血压判定算法部分"、"除血压判定算法外的软件"进行了具体分解描述。原文中的前者描述不够全面，故进行了增补，增加"产品与人体接触部件的说明"作为前提，后者不再增加描述。增补了《医疗器械临床评价技术指导原则》12~16项。第11项禁忌症原文中列入适用范围中，按要求重新分行
7	注册单元划分的原则和实例/技术结构：产品的技术结构不同，应划分为不同的注册单元。 ——关键部件不同的，例如：影响血压判定算法的嵌入式软件不同、不同压力传感器、不同规格的袖带和气囊等。 结构组成相同，关键部件不同的，可选取多个型号的典型产品，但建议可作为一个注册单元	不采纳。注册单元划分还涉及单元内性能、安全和电磁兼容测试典型产品的选择，造成操作复杂
8	二、技术审查要点（二）产品的结构和组成，建议在某些机型的描述中增加"橡胶球"，因为手动加压电子血压计配有"橡胶球"	在技术审查要点（二）产品结构和组成中修改语句为电子血压计的主机结构通常包括气泵（或橡胶球）……
9	技术审查要点（八）建议不要重复行标中的条文，直接说明符合哪项标准，如"符合YY 0670—2008要求"	删除条文具体内容并修改为： 1. 电子血压计产品应符合YY 0670—2008中规定的要求（除4.5.5系统整体的有效性）。 2. 电子血压计产品应符合GB/T 14710—2009中气候环境Ⅱ组和机械环境Ⅱ组的要求。 3. 电子血压计产品应符合GB 9706.1—2007中规定的要求。 4. 电子血压计产品应符合YY 0505—2012中规定的要求
10	技术审查要点（九）建议增加电磁兼容型号覆盖的操作原则	原文"应考虑功能最齐全、风险最高的产品"实际已考虑性能要求、安全性能和电磁兼容性能。同一注册单元内功能最齐全的产品可认为能够覆盖单元内其他产品
11	技术审查要点（十二）内容描述与编制说明中描述不一致，建议统一	已统一描述，修改了标题、美国FDA数据库名称
12	技术审查要点（十三）"和YY/T 0466.1—2009中的相关要求"，建议改为"和YY/T 0466.1—2009等标准中的相关要求"	已按建议修改，文中增加"等标准"
13	（十）产品生产制造相关要求，建议删除具体出厂检测项目	已删除具体出厂检测项目
14	3.2生物相容性评价，建议给出可接受标准	增加建议的可接受标准：电子血压计袖带（或腕带）的生物相容性要求应至少符合以下要求：细胞毒性0级（或依据ISO 10993.5—2009 Biological evaluation of medical devices——Part 5：Tests for in vitro cytotoxicity 不超过2级）；应无迟发型超敏反应；皮肤刺激应不大于1级。该要求为原调研中根据以往审评经验给出，见上表意见及采纳中第9条。此要求原在起草小组内部审评会议中取消，理由为生物相容性为评价性要求，不宜列出具体指标

续表

序号	收到意见	采纳情况
15	编制说明：GB/T 2828.1—2003《技术抽样检验程序第1部分：按接收质量限（ALQ）检索的逐批检验抽样计划》建议改为 GB/T 2828.1—2003《技术抽样检验程序第1部分：按接收质量限（ALQ）检索的逐批检验抽样计划》	已修改，增加空格
16	编制说明：GB/T 2829—2002《周期检验计数抽样程序及表（适用于对过程稳定性的检验）》建议改为 GB/T 2829—2002《周期检验计数抽样程序及表（适用于对过程稳定性的检验）》	已修改，增加空格
17	编制说明：YY 0670—2008建议改为 YY 0670—2008	已修改，增加空格

续表

序号	收到意见	采纳情况
18	编制说明：《关于公布医疗器械注册申报资料要求和批准证明文件格式的公共》建议改为《关于公布医疗器械注册申报资料要求和批准证明文件格式的公告》	已修改，此处为打字错误。
19	（五）中《医疗器械生物学评价第1部分：评价与试验》建议改为《医疗器械生物学评价第1部分：风险管理过程中的评价与试验》	已修改

七、指导原则编写人员

本指导原则的编写成员由上海医疗器械注册行政审批人员、技术审评人员、上海市医疗器械质量监督检验所专家共同组成，编写过程中调研了国内大、中、小型电子血压计生产企业，与高血压研究机构以及 ESH 成员共同探讨指导原则中各个方面的内容，尽量确保指导原则的正确、全面、实用。

编写单位：上海市食品药品监督管理局认证审评中心。

35 医用电子体温计注册技术审评指导原则

[医用电子体温计注册技术审查指导原则（2017年修订版）]

本指导原则旨在指导和规范医用电子体温计类产品的技术审评工作，并为注册申请人提交医用电子体温计产品申报资料提供具体指导。

本指导原则所确定的核心内容是在目前的科技认识水平和现有产品技术基础上形成的，因此，审评人员应注意其适宜性，密切关注适用标准及相关技术的最新进展，考虑产品的更新和变化。

本指导原则不作为法规强制执行，不包括行政审批要求。注册申请人应在遵循相关法规的前提下使用本指导原则。

一、适用范围

本指导原则适用于以直接接触方式间歇监控人体被测部位体温的医用电子体温计类产品，测量部位包括口腔、腋下或肛门等。根据《医疗器械分类目录》类代号为6820。

本指导原则范围不包含红外体温计等间接测量法体温计、连续测量体温设备（结构形式及性能指标与本指导原则产品有较大差异）及带有测量体温功能（仅辅助功能）的其他设备，但在审查这些设备时也可参考本原则部分内容。

二、技术审查要点

（一）产品名称要求

医用电子体温计产品的命名应采用《医疗器械分类目录》或国家标准、行业标准中的通用名称，如：医用电子体温计。应符合《医疗器械通用名称命名规则》（国家食品药品监督管理总局令第19号）等相关法规的要求。

（二）产品的结构和组成

医用电子体温计一般由探测器（探头保护套附件）、传感器、CPU控制模块、显示模块、提示音模块、电源供应模块组成。

产品结构框图（图1）和产品图示举例（图2）如下：

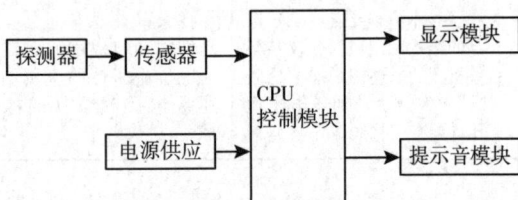

图1 产品结构框图

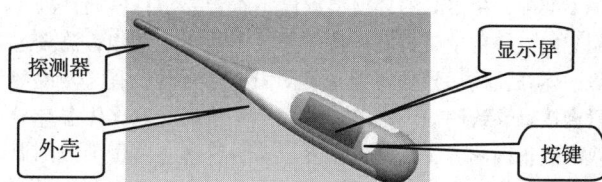

图2　产品图示举例

（三）产品工作原理/作用机理

申请人应详细说明产品的工作原理。

医用电子体温计的工作原理一般为：放置在测量部分顶端的热敏电阻作为温度传感装置，当外界被测热源的温度发生改变时，热敏电阻的阻值将随之改变，内部微处理器对测量回路中热敏电阻的阻值变化，进行换算、处理、修正后，将测量温度以数字的形式在显示屏上显示出来，同时蜂鸣音响，测量过程结束。

1. 实测式的医用电子体温计原理如下：

当检出温度在一定值以上时（比如32℃），实测式体温计的测定程序开始，体温计显示实际检测到的温度。当体温计在一定时间内（比如8秒）检测到的温度不再上升时，提示音响起，此时体温计所显示的温度值即为实测的温度（图3）。

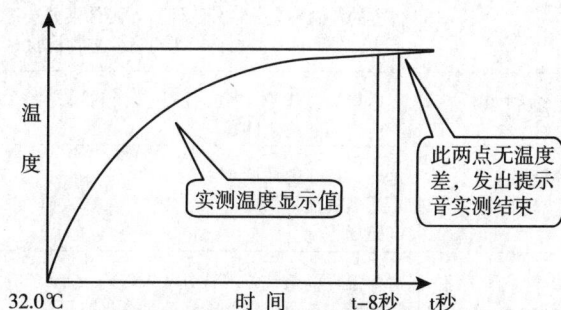

图3　实测式医用电子体温计的温度上升示意图

2. 预测式的医用电子体温计原理如下：

当检出温度在一定温度以上时（比如30℃），且温度以一定的速率上升时，体温计的测定程序开始工作。之后，体温计继续测温，体温计内部的微机能根据从临床得到的

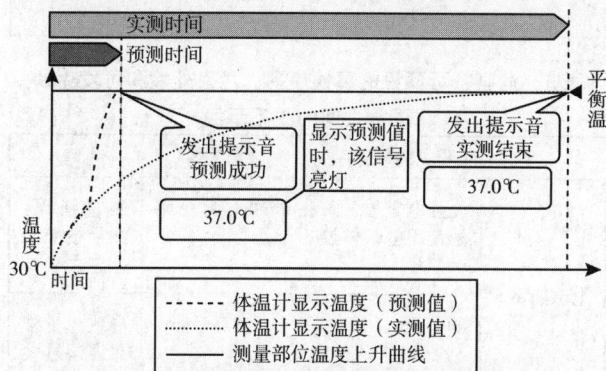

图4　预测式医用电子体温计的温度上升示意图

体温上升曲线，预测并演算平衡温度。经过一定时间后，当温度上升趋于稳定，每一单位时间内体温计检出温度的上升速率在规定值以下且预测值稳定，此时预测成功的提示音响起，体温计此时显示的温度即为预测温度。若在预测提示音响后继续测定，温度检测与预测演算也将继续进行，再过一段时间后，体温计开始显示实测温度（即体温计实际测得的最高温度）。当最后检测完成时，提示音响起，此时体温计显示的温度值即为实测的体温（图4）。

因该产品为非治疗类医疗器械，故本指导原则不包含产品作用机理的内容。

（四）注册单元划分的原则和实例

如产品的工作原理相同，其结构组成、性能指标和适用范围符合以上描述的电子体温计产品，原则上可作为同一注册单元。产品技术结构、性能指标存在差异的可作为不同型号，如：防水型和非防水型。

不同测量部位的产品可作为同一注册单元，但应作为不同型号，并应在型号规格描述中明确相应的测量部位。

（五）产品适用的相关标准

产品适用的相关标准如表1所示。

表1　相关产品标准

标准号	标准名称
GB/T 191—2008	《包装储运图示标志》
GB 9706.1—2007	《医用电气设备 第1部分：安全通用要求》
GB/T 9969—2008	《工业产品使用说明书 总则》
GB/T 14710—2009	《医用电气设备环境要求及试验方法》
GB/T 16886.1—2011	《医疗器械生物学评价 第1部分：风险管理过程中的评价与试验》
GB/T 16886.5—2003	《医疗器械生物学评价 第5部分：体外细胞毒性试验》
GB/T 16886.10—2005	《医疗器械生物学评价 第10部分：刺激与迟发型超敏反应试验》
GB/T 21416—2008	《医用电子体温计》
YY/T 0316—2008	《医疗器械 风险管理对医疗器械的应用》
YY/T 0466.1—2009	《医疗器械 用于医疗器械标签、标记和提供信息的符号 第1部分：通用要求》
YY 0505—2012	《医用电气设备 第1-2部分：安全通用要求 并列标准：电磁兼容 要求和试验》

注：正文中引用的上述标准以其标准号表述。

上述标准包括了产品技术要求中经常涉及到的标准。不包括根据产品的特点所引用的一些行业外标准或其他标准。

产品适用及引用标准的审查可以分两步来进行。首先对引用标准的齐全性和适宜性进行审查，也就是审查产品技术要求中与产品相关的国家标准、行业标准是否进行了引用，以及引用是否准确。应注意引用标准的编号、名称是否完整规范，年代号是否有效。其次对引用标准的采纳情况进行审查。即所引用的标准中的条款要求，是否在产品技术要求中进行了实质性的条款引用。这种引用通常采用两种方式，文字表述繁多内容复杂的可以直接引用标准及条文号，比较简单的也可以直接引述具体要求。

（六）产品的适用范围/预期用途、禁忌症

产品具体适用范围应与申报产品功能、临床应用范围相一致。医用电子体温计的预期用途一般可限定为：供家庭和医疗部门测量人体体温使用。医用电子体温计产品尚未发现明确的禁忌症要求。

（七）产品的主要风险

医用电子体温计的风险管理报告应符合 YY/T 0316—2008 标准中的相关要求，判断与产品有关的危害估计和评价相关风险，控制这些风险并监视风险控制的有效性。

1. 危害估计和评价

（1）与产品有关的安全性特征判断可参考 YY/T 0316—2008 的附录 C；

（2）危害、可预见的事件序列和危害处境可参考 YY/T 0316—2008 附录 E、I；

（3）风险控制的方案与实施、综合剩余风险的可接受性评价及生产和生产后监视相关方法可参考 YY/T 0316—2008 附录 F、G、J。

2. 产品的危害示例（表2，表3）

（1）能量危害

电磁能：可能共同使用的设备（移动电话、电磁炉、微波炉等）对电子体温计的电磁干扰，静电放电对电子体温计产生干扰，电子体温计产生的电磁场对可能共同使用的设备的影响等。

漏电流：可触及金属部分、外壳、应用部分与带电部分隔离/保护不够，漏电流超出允许值，导致人体感觉不舒服。

坠落：坠落导致机械部件松动、导致测量错误、误差过大或显示异常等。机体从高处落下、被践踏使显示屏没有显示导致不能测量。

（2）生物学和化学危害

生物学：与病人（家庭）共用，消毒不彻底导致感染；使用造成人体过敏；外壳材料不符合生物学要求，造成人体伤害。

化学：使用的清洁剂和消毒剂的残留引发的危害，反复多次使用清洁剂和消毒剂引起的开裂等。

（3）操作危害

不正确的测量结果：

电池电压过低，不能正常测量或测量不准。按下 OFF 按钮不能关机或不能自动关机使电池使用寿命降低；

使用错误：

测量部位不当造成不能正确测量；被测者体动造成测

量不准确；使用时的环境温湿度不符合要求；体温计处于测定中或待机中时按开始按钮导致不能正确测温；测量过程中体温计移动导致不能正确测温；探测器没有与测温部紧密接触导致测温不准确；测温没有结束前取出体温计导致不能正确测温；运动、饮食、入浴后马上测量导致测温异常；两次测量间隔时间过短，探测部未充分冷却导致不能正确测温；产品进液导致产品损坏。

（4）信息危害

标记缺少或不正确，标记的位置不正确，不能被正确地识别，不能永久贴牢和清楚易认等。

包括说明书中未对限制充分告知，未对不正确的操作、与其他设备共同使用时易产生的危害进行警告，未正确标示储运条件，消毒方法等。

表2　初始事件和环境

通用类别	初始事件和环境示例
不完整的要求	性能要求不符合 ——测温时间、准确性等不符合要求 说明书未对体温计的测量部位、消毒方法进行说明
制造过程	控制程序（包括软件）修改未经验证，导致产品的测量误差不符合要求 生产过程中关键工序控制点未进行检测，导致部件、整机不合格 供方的控制不充分：外购件、外协件供方选择不当，外购件、外协件未进行有效进货检验等
运输和贮藏	不适当的包装 不恰当的环境条件等
环境因素	过冷、过热的环境 不适当的能量供应 电磁场等
清洁、消毒和灭菌	对体温计的清洗、消毒方法未经确认 使用者未按要求进行清洗、消毒等
处置和废弃	产品或电池使用后处置问题等
人为因素	设计缺陷引发的使用错误等 ——易混淆的或缺少使用说明书 ——不正确的测量和计量
失效模式	由于老化、磨损和重复使用而导致功能退化/疲劳失效（特别是医院等公共场所中使用时）等

表3　危害、可预见的事件序列、危害处境和可发生的损害之间的关系示例

危害	可预见的事件序列	危害处境	损害
电磁能量	在强电磁辐射源边使用电子体温计测量	电磁干扰程序运行	测量错误、测量结果误差过大
	静电放电	干扰程序运行	导致测量结果误差过大或数据擦除

续表

危害	可预见的事件序列	危害处境	损害
漏电流	产品漏电流超标	外壳、金属帽与带电部分隔离/保护不够	漏电流超出允许值，导致人体感觉不舒服
热能	电池漏液	使用环境过热	产品损坏，严重时起火
机械能	体温计摔落、践踏后使体温计破损	造成体温计外壳出现锋棱	被体温计划伤
	测温部位因受外界影响温度偏低	体温计没有进入测温状态	导致不能正确测温
	坠落导致机械部件松动	体温计破损	导致测量错误、误差过大或显示异常等
	机体从高处落下、被践踏	液晶屏破碎	使显示屏没有显示导致不能测量
不正确的测量	（1）测量部位不正确（2）测量方法不当	体温计无法测得人体真实体温	测量误差过大，严重时延误治疗
生物学	使用有生物相容性不良的材质制作探测器	人体接触	皮肤过敏、刺激
化学	长时间不使用的电池未经取出，造成电池漏液	电路腐蚀	设备故障，无法工作
操作错误	环境温度过低或过高	体温计显示报警信号	测量值误差过大，测量失败，严重时延误治疗
	测量过程中体动	体温计与人体没有紧密接触	
	测量时被测者活动，说话	体温计与人体没有紧密接触	
	测量未完成时，将体温计取出	体温计测温时间不足	
不完整的说明书	未对错误操作进行说明	见"操作错误"	测量值误差过大，测量失败，严重时延误治疗
	不正确的消毒方法	使用有腐蚀性的清洁剂、消毒剂	产品部件腐蚀，防护性能降低
	不正确的产品贮存条件	器件老化，部件寿命降低	产品寿命降低，导致测量值误差过大

（八）产品技术要求应包括的主要性能指标

医用电子体温计产品有直接对应的国家标准 GB/T 21416—2008，对产品本身明确了要求，不同企业可根据自身产品的技术特点制定性能指标要求，但不得低于相关强制性国家标准、行业标准的要求。如标准中有部分条款不适用，企业应提交编制说明充分阐述不适用的原因。

根据产品的主要功能和预期用途，产品的技术指标主要包括温度显示范围、分辨力、最大允许误差、重复性、电气安全性能和电磁兼容性能等。产品技术要求中应明确产品的软件版本信息。

1. 外观与结构要求

1.1 体温计外形应端正、表面应光亮整洁、不得有锋棱、毛刺、破损和变形。

1.2 体温计控制面板上文字和标志应准确、清晰、牢固。

1.3 显示屏的显示字迹应无乱码、错码和缺笔画现象。

1.4 体温计探测器的顶端应平滑、边缘无毛刺。

1.5 体温计的控制和调节机构应灵活可靠，紧固件应无松动。

2. 温度显示要求（表4）

2.1 显示范围

温度显示范围不窄于35.0℃～41.0℃。

2.2 分辨力

分辨力应为0.1℃或更小。

2.3 最大允许误差

体温计的最大允许误差见表3。

表4 温度显示范围及其最大允许误差

（单位为摄氏度）

温度显示范围	最大允许误差
低于35.3	±0.3
35.3～36.9	±0.2
37.0～39.0	±0.1
39.1～41.0	±0.2
高于41.0	±0.3

2.4 重复性

重复性误差 S≤0.2℃。

3. 提示功能要求

3.1 测量完成提示功能

体温计在测量值达到稳定时，应有提示信号或标记。

3.2 低温和超温提示功能

体温计应有低温和超温提示功能，当体温计超出温度显示范围时，应发出提示信号。

3.3 低电压提示功能

体温计的电压低于额定值的90%（或满足注册申请人提出的低电压值，但不应高于额定值的90%）时，应出现低电压提示标记。

4. 测量时间要求

体温计的测量时间应满足注册申请人的规定。

5. 记忆功能要求

体温计应具有至少记忆一次测量体温数据的功能。

6. 自动关机功能要求

体温计应具有自动关机功能。

7. 与患者接触的探测器要求

7.1 防水功能

具有防水功能的体温计，通过防水试验后，应能正常工作。

7.2 抗拉强度

体温计的探测器应能承受 15N 的静态轴向拉力，持续 15s 而不脱离。

7.3 耐腐蚀性能

体温计的探测器应有良好的耐腐蚀性能。

8. 与探头保护套配合性能（如适用）

如产品可与探测器保护套配合使用，应明确配合使用的保护套品名规格。对体温计性能的评价应与保护套配合一起评价。

9. 材料要求

体温计的传感器、外壳及其不能任意处置的附件（若有）应能承受生物和物理的清洗，并且不应出现功能退化的现象。

10. 安全要求

应符合 GB 9706.1—2007 的要求。

11. 电磁兼容性

应符合 YY 0505—2012 的要求。

12. 环境试验要求

体温计应符合 GB/T 14710—2009 中气候环境试验Ⅱ组、机械环境试验Ⅱ组的要求。运输试验应符合 GB/T 14710—2009 中第 3 章的要求。电源适应能力试验应符合直流内部电源 d. c. 额定值（1＋5%）V 和 d. c. 额定值（1－10%）V 的要求。

产品的试验方法应根据技术性能指标设定，试验方法一般应采用已颁布的标准试验方法，如果没有现行的标准试验方法可采用时，规定的试验方法应具有可操作性和可再现性。性能要求的检测主要参照 GB/T 21416—2008，电气安全性能的检测主要参照 GB 9706.1—2007，电磁兼容性的检测主要参考 YY 0505—2012。

（九）同一注册单元内注册检验代表产品确定原则和实例

同一注册单元应按产品风险与技术指标的覆盖性来选择典型产品。典型产品应是同一注册单元内能够代表本单元内其他产品安全性和有效性的产品，应考虑功能最齐全、结构最复杂、量程最大、测量精度最高、风险最高的产品。同一注册单元中，若性能指标不能互相覆盖，则典型产品应为多个型号。

举例：

具有不同辅助功能的电子体温计可作为同一注册单元。如相同测温功能的两种电子体温计，一种测温部防水，一种完全防水，完全防水电子体温计选作典型样品。

（十）产品生产制造相关要求

1. 根据该电子体温计产品方案，明确产品工艺流程，要求企业提交工艺流程图，标明产品关键工序和过程控制点。如：产品的主要工艺流程主要传感器焊接、校温电阻测试、机芯组装、温度测试等工序，其中传感器焊接、校温电阻测试、机芯组装为关键工序。

2. 应要求企业提交研制、生产场地的相关信息，如：场地平面图。如有多个研制、生产场地，应当概述每个研制、生产场地的实际情况。

（十一）产品临床评价细化要求

根据《关于发布免于进行临床试验的第二类医疗器械目录的通告》（国家食品药品监督管理总局通告 2014 年第 12 号）（以下简称《目录》），"产品名称：医用电子体温计（不包括预测模式体温计），分类编码：6820"包含在免于进行临床试验的第二类医疗器械目录中，申请人需按照《医疗器械临床评价技术指导原则》（国家食品药品监督管理总局通告 2015 年第 14 号附件）及相关的文件要求提交临床评价资料。具体要求如下：

1. 提交申报产品相关信息与《目录》所述内容的比对资料；

2. 提交申报产品与《目录》中境内已上市同品种医疗器械的比对说明，进行比对并提供数据的内容应当包括但不限于：预期用途、基本原理、与人体接触部分的制造材料、使用方法、产品结构、测量部位、测量方式、主要技术指标、关键部件（探测器、传感器、CPU 控制模块）、其他功能等，并提供相应支持性资料。具体可参见附录 1。

3. 预测式医用电子体温计可通过同品种医疗器械的对比进行临床评价，也可以按相关法规要求进行临床试验。

（十二）产品的不良事件历史记录

国外暂未见相关报道。国内未见严重不良事件报道，现有报告均为一般事件，除 1 例在医院使用外，其余均是家庭用。事件主要表现有：无法测量体温、外表毛刺、开关不灵活、提示声音听不清、显示屏字不全、测量值不准等。造成上述现象的原因主要有：开关处有异物、电池耗尽、个别元件松动或需换置、湿度过大的环境放置过久造成测量不准确、超过产品可使用的环境温度无法工作、不具防水功能的进水造成无法使用等。申请人在风险分析时应关注同品种产品的不良事件历史记录。

（十三）产品说明书和标签要求

产品说明书和标签的编写要求应符合的说明书和标签应符合《医疗器械说明书和标签管理规定》（国家食品药品监督管理总局令第 6 号）、GB/T 21416—2008、YY 0466.1—

2009 中的相关要求，说明书、标签的内容应当真实、完整、科学，并与产品特性相一致，文字内容必须使用中文，可以附加其他语种。说明书、标签中的文字、符号、图形、表格、数据等应相互一致，并符合相关标准和规范要求。

1. 标签要求

产品标签内容应符合《医疗器械说明书和标签管理规定》（国家食品药品监督管理总局令第 6 号）中第十三条的要求。

2. 说明书

每一个小包装都应附带说明书，说明书应符合《医疗器械说明书和标签管理规定》（国家食品药品监督管理总局令第 6 号）中第十一、十二条要求，并应包括以下内容。

（1）温度显示范围、温度单位、最大允许误差、测量时间、正常工作和贮存条件。

（2）被测对象的身体部位。

（3）说明书中应包括对使用警告总结的章节。

（4）介绍如何进行使用前检查，获取帮助服务的渠道、标准操作程序、常规维护及清洗方法建议。

（5）对于家用电子体温计指出：详细测量方法，至少包括测量位置、在测量之前恰当的休息时间，并声明应有专业人士解释测量所得的体温值。

（6）提示用户，测量者的姿势以及身体状况会影响体温测量。

（7）声明如果在注册申请人指定的温度和湿度范围外储存或使用，系统可能无法达到声称的性能（注册申请人指定的温度和湿度范围应一并在声明中给出）。

（8）推荐使用的消毒程序。

（9）医用电子体温计检测温度持续 16 秒或其他时长（如 8 秒、32 秒等）不发生变化时（或上升斜率在规定值以下），发出蜂鸣提示，此时测温值为预测的人体平衡温。使用者如果想要得到更精确的体温值，应继续测温，体温计会适时更新温度显示，直至达到实际的人体平衡温度（实测平衡温），这个过程口腔一般需要 3~5 分钟，腋下需要 5~10 分钟，因此此前发出蜂鸣提示时显示的温度值与人体平衡温度值可能存在偏差，产品说明书中应对此予以提示，给出不同测量部位的预测测温时间和实测测温时间，防止患者误解。

（10）使用说明书应向使用者或操作者提供有关存在于该设备与其他装置之间的潜在的电磁干扰或其他干扰的资料，以及有关避免这些干扰的建议，如：明确不要在强电磁条件下使用。

（十四）产品的研究要求

1. 产品性能研究

应当提供产品性能研究资料以及产品技术要求的研究和编制说明，包括功能性、安全性指标以及与质量控制相关的其他指标的确定依据，所采用的标准或方法、采用的原因及理论基础。如：显示范围、分辨力、最大允许误差、重复性等主要性能要求按 GB/T 21416—2008 中相关要求

确定。

2. 生物相容性评价研究

（1）产品生物相容性评价依据为 GB/T 16886.1—2011、GB/T 16886.5—2003、GB/T 16886.10—2005 标准。

（2）体温计为与人体皮肤、粘膜短期接触器械，接触的部件为探测器，该部件一般采用不锈钢材料制成（如产品包含与探测器保护套，则该附的生物相容性需一并考虑）。

（3）实施或豁免生物学试验的理由和论证可参照《医疗器械生物学评价和审查指南》中相关要求。

（4）根据生物学试验结果或已有信息（包括材料、文献资料、体外和体内试验数据、临床经验）判断与人体接触部分材料是否具有安全的生物学特性。

3. 灭菌/消毒工艺研究

体温计属于终端用户消毒产品，根据 GB/T 21416—2008 标准第 4.12 条的要求确定其消毒方法，如：使用水溶性清洁剂或 75% 的医用酒精擦拭探测器及其他部位。

4. 产品有效期和包装研究

（1）体温计应根据《医用电子体温计校准规范》（JJF 1226—2009）标准要求进行复校，间隔时间最长不超过 1 年。

申请人还应提交产品使用期限的验证资料。

（2）包装要求应符合 GB/T 21416—2008 标准第 7.3 条要求。

5. 软件研究

软件研究资料项目参见《医疗器械软件注册申报资料指导原则》的相关要求，软件安全级别按照《医疗器械软件软件生存周期过程》（YY/T 0664—2008）标准进行判定。

附录1 实质性等同判定表

（公司）（申报产品 A）（型号）与（公司）（等同产品 B）（型号）对比说明：

一、A 和 B 产品分别综述，综述内容包括：预期用途、产品结构、工作原理、测量部位、测量方式、主要技术指标、关键部件（探测器、传感器、CPU 控制模块）、其他功能等内容。

二、对照表

附表 1　A、B 产品关键参数、关键部件的描述对比

对比项目	等同否	产品 A 描述	产品 B 描述	备注（差异）
适用范围				
标识				
结构组成				
工作原理				
测量部位				

续表

对比项目	等同否	产品 A 描述	产品 B 描述	备注（差异）
测量方式				
传感器				
信号处理与显示				
电源				
与人体接触部分材料				
测温范围				
工作环境				
准确度				
精确度				
测温时间				
其他功能				

注：斜体部分可以不完全一致，但要满足国家标准或行业标准要求。

医用电子体温计注册技术审查指导原则编写说明

一、指导原则修订的背景和目的

（一）修订背景

随着新的《医疗器械监督管理条例》及配套法规的发布和实施，以及与此类产品相关的国家标准、行业标准的修订改版和相关新标准的发布，同时按照国家食品药品监督管理总局要求，需要对本指导原则进行修订。

（二）修订目的

1. 本指导原则修订的目的是为了能够满足新法规、新标准的要求，并用于指导和规范医用电子体温计产品注册申报过程中审查人员对注册材料的技术审评。

2. 本指导原则旨在让初次接触该类产品的注册审查人员对产品机理、结构、主要性能、预期用途等各个方面有个基本了解，同时让技术审查人员在产品注册技术审评时把握基本的要求尺度，以确保产品的安全、有效。

3. 本指导原则中的医用电子体温计是根据 GB/T 21416—2008 标准中定义的医用电子体温计，即是直接接触方式间歇监控人体被测部位体温的医用电子体温计类产品，测量部位包括口腔、腋下或肛门等。

4. 本指导原则中的术语、定义采用 GB/T 21416—2008 标准的术语和定义。

二、指导原则修订的依据

（一）《医疗器械监督管理条例》（国务院令第 650 号）

（二）《医疗器械注册管理办法》（国家食品药品监督管理总局令第 4 号）

（三）《医疗器械临床试验规定》（国家食品药品监督管理总局令第 5 号）

（四）《医疗器械临床评价技术指导原则》（国家食品药品监督管理总局通告 2015 年第 14 号）

（五）《医疗器械说明书和标签管理规定》（国家食品药品监督管理总局令第 6 号）

（六）《关于发布医疗器械产品技术要求编写指导原则的通告》（国家食品药品监督管理总局通告 2014 年第 9 号）

（七）《关于公布医疗器械注册申报资料要求和批准证明文件格式的公告》（国家食品药品监督管理总局公告 2014 年第 43 号）

（八）食品药品监管总局关于印发《境内第二类医疗器械注册审批操作规范的通知》（食药监械管〔2014〕209 号）

（九）《医疗器械通用名称命名规则》（国家食品药品监督管理总局令第 19 号）

（十）国家食品药品监督管理部门发布的其他规范性文件

（十一）现行的国家标准和行业标准

三、指导原则主要修订内容

（一）产品适用相关标准：依据产品技术要求的编写要求和产品性能要求，修改了产品适用的相关标准，去除了《计数抽样检验程序 第 1 部分：按接收质量限（AQL）检索的逐批检验抽样计划》（GB/T 2828.1—2012）、《周期检验计数抽样程序及表（适用于对过程稳定性的检验）》（GB/T 2829—2002）和《医用电气设备 第 1-8 部分：安全通用要求 并列标准：通用要求 医用电气设备和医用电气系统中报警系统的测试和指南》（YY 0709—2009）。

（二）按照新发布的《医疗器械注册申报资料要求》补充修改了相应内容，增加了研究性资料内容。

（三）产品主要技术指标：去除了技术指标中的生物相容性要求，生物相容性的具体要求在研究资料中体现。

（四）产品临床评价：按照《关于发布免于进行临床试验的第二类医疗器械目录的通告》（国家食品药品监督管理总局通告 2014 年第 12 号）和《医疗器械临床评价技术指导原则》（国家食品药品监督管理总局通告 2015 年第 14 号附件）及相关文件要求对临床评价资料进行了明确。

（五）产品说明书和标签要求：按照《医疗器械说明书和标签管理规定》（国家食品药品监督管理总局局令第 6 号）、GB/T 21416—2008、YY 0466.1—2009、GB 9706.1—2007 和 YY 0505—2012 的要求对说明书和标签内容进行了修订。

四、指导原则制修订单位

浙江省医疗器械审评中心。

36 一次性使用心电电极注册技术审评指导原则

（一次性使用心电电极注册技术审查指导原则）

本指导原则是对一次性使用心电电极产品的一般要求，申请人应依据具体产品的特性对注册申报资料的内容进行充实和细化。申请人还应依据具体产品的特性确定其中的具体内容是否适用，若不适用，需具体阐述其理由及相应的科学依据。

本指导原则是对申请人和审查人员的指导性文件，但不包括注册审批所涉及的行政事项，亦不作为法规强制执行，如果有能够满足相关法规要求的其他方法，也可以采用，但是需要提供详细的研究资料和验证资料。应在遵循相关法规的前提下使用本指导原则。

本指导原则是在现行法规和标准体系以及当前认知水平下制定的，随着法规和标准的不断完善，以及科学技术的不断发展，本指导原则相关内容也将进行适时的调整。

一、适用范围

本指导原则的适用范围为《医疗器械分类目录》（国药监械〔2002〕302号）中第Ⅱ类一次性使用心电电极产品，分类代号为6821。一次性使用心电电极系统是心电图采集设备附件，由传感元件和电解质组成，带或不带连接导线，适用于心电信号测量和监测。电极由基衬材料、导电膏、电极扣等组成。基衬材料采用透气纸、水刺布、无纺布、发泡纸、棉布或PE等加涂医用压敏胶制成，形状可分为圆形、椭圆形、方形等，尺寸可分为若干规格。

本指导原则不适用于活性电极、针状电极、可重复使用（非一次性使用）电极、用于传递能量的电极和主要设计用来测量心电以外的生理信号的电极（例如：用于呼吸暂停监护中非心电用途的电极，如电阻描迹）。

二、技术审查要点

（一）产品名称要求

一次性使用心电电极产品的命名应采用《医疗器械分类目录》（国药监械〔2002〕302号）或国家标准、行业标准中的通用名称。

（二）产品的结构和组成

一次性使用心电电极产品按结构和连接方式可分为扣式、膜式、线缆式等。

1. 扣式结构（图1）

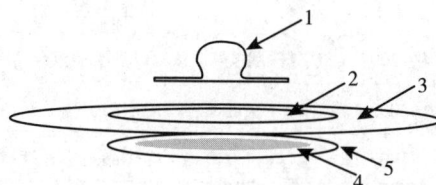

图1 扣式结构示例图

1. 电极扣 2. 胶带 3. 基衬材料
4. 导电膏 5. 防粘膜

2. 膜式结构（图2）

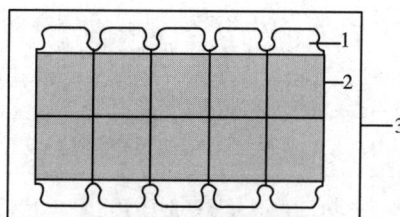

图2 膜式结构示例图

1. 电极片 2. 导电膏 3. 防粘膜

3. 线缆式结构（图3）

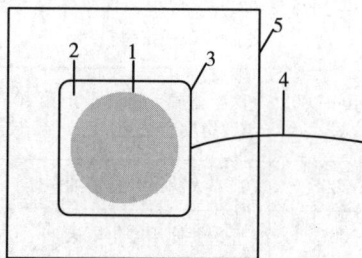

图3 线缆式结构示例图

1. 导电膏 2. 基衬材料 3. 海绵胶带
4. 导线 5. 防粘膜

（三）产品工作原理/作用机理

一次性使用心电电极产品利用放置于人体皮肤表面的电极，感知人体体表的生理电信号，适用于心电图设备的信号采集。

（四）注册单元划分的原则和实例

医疗器械注册单元原则上以产品的技术原理、结构组成、性能指标和适用范围为划分依据。例如扣式、膜式、线缆式应分成不同注册单元进行注册。

例如：

无菌和非无菌电极应分别作为独立的注册单元；

涂层不同的产品可以作为同一注册单元。

（五）产品适用的相关标准

表1　相关产品标准

标准编号	标准名称
GB 9706.1—2007	《医用电气设备 第1部分：安全通用要求》
GB 15979—2002	《一次性使用卫生用品卫生标准》
GB 15980—1995	《一次性使用医疗用品卫生标准》
GB 18279—2000	《医疗器械 环氧乙烷灭菌 确认和常规控制》
GB/T 1.1—2009	《标准化工作导则 第1部分：标准的结构和编写》
GB/T 191—2008	《包装储运图示标志》
GB/T 14233.1—2008	《医用输液、输血、注射器具检验方法 第1部分：化学分析方法》
GB/T 14233.2—2005	《医用输液、输血、注射器具检验方法 第2部分：生物学试验方法》
GB/T 16886.1—2011	《医疗器械生物学评价 第1部分：风险管理过程中的评价与试验》
GB/T 16886.5—2003	《医疗器械生物学评价 第5部分：体外细胞毒性试验》
GB/T 16886.7—2001	《医疗器械生物学评价 第7部分：环氧乙烷灭菌残留量》
GB/T 16886.10—2005	《医疗器械生物学评价 第10部分：刺激与致敏反应试验》
GB/T 19633—2005	《最终灭菌医疗器械的包装》
YY/T 0196—2005	《一次性使用心电电极》
YY/T 0316—2016	《医疗器械 风险管理对医疗器械的应用》
YY/T 0466.1—2009	《医疗器械 用于医疗器械标签、标记和提供信息的符号 第1部分：通用要求》

上述标准（表1）包括了产品技术要求中经常涉及的标准。某些企业还会根据自身产品的特点引用一些行业外标准和较为特殊的标准。

产品适用标准的引用应注意以下两点：1）引用标准的齐全性和适用性。编写产品技术要求时应引用相关适用的国家标准、行业标准，应注意标准编号、标准名称是否完整规范，年代号是否有效；2）合理的引用标准方式。对于适用的强制性标准，产品技术要求中应明确全面执行相关标准，无须引用具体条款。对于推荐性标准，建议在产品技术要求直接引用相关标准及条款号，无须复述标准原文内容。

如有新版强制性国家标准、行业标准发布实施，产品性能指标等要求应执行最新版本的国家标准、行业标准。

（六）产品的适用范围/预期用途、禁忌症

一次性使用心电电极产品的适用范围为：适用于心电信号测量和监测。

禁忌症：皮肤破损、对材质过敏者。

（七）产品的主要风险及研究要求

1. 风险分析方法

（1）风险的判定及分析中，要考虑合理的可预见的情况，包括：正常使用条件和非正常使用条件。

（2）风险判定及分析应包括：对于患者、操作者和环境的危害。

（3）产品每项危害产生的伤害和侵害的定量或定性的风险评估。

（4）风险形成的初始原因应包括：人为因素（包括不合理的操作）、产品结构的危害、原材料危害、综合危害和环境条件。

（5）风险判定及分析考虑的问题包括：产品原材料生物学危害；产品质量是否会导致使用中出现不正常结果；操作信息（包括警示性语言、注意事项以及使用方法）的准确性等。

2. 风险分析清单

一次性使用心电电极产品的风险管理报告应符合 YY/T 0316—2016《医疗器械 风险管理对医疗器械的应用》的有关要求，审查要点包括：

（1）产品定性定量分析是否准确（依据 YY/T 0316—2016《医疗器械 风险管理对医疗器械的应用》附录 C）。

（2）危害分析是否全面（依据 YY/T 0316—2016《医疗器械 风险管理对医疗器械的应用》附录 E）。

（3）风险可接收准则。

（4）产品风险评估。降低风险的措施及采取措施后风险的可接受程度，是否有新的风险产生。

根据 YY/T 0316—2016《医疗器械 风险管理对医疗器械的应用》附录 E 对 "一次性使用心电电极" 已知或可预见的风险进行判定，产品在进行风险分析时至少应包括以下的主要危害，企业还应根据自身产品特点确定其他危害。针对产品的各项风险，企业应采取应对措施，确保风险降到可接受的程度（表2）。

表2　危害类型及形成因素

危害类型	可能产生的危害	形成因素
生物学危害	生物污染	产品没有消毒/灭菌或消毒/灭菌没有达到标准
	生物相容性	生产引入的外来有害物质没有被有效去除；环氧乙烷残留量超标。 产品细胞毒性2级。 生物相容性不好的产品会引起电极附着的皮肤表面瘙痒、红肿或起泡；即使生物相容性在规定的范围内的产品，也会引起部分患者的皮肤症状
与医疗器械使用有关的危害	不适当的操作说明	与心电图采集设备连接器不匹配
		包装破损
		对非无菌产品使用前未进行消毒/灭菌说明
		心电电极使用时未与人体粘贴可靠
	由未经培训的人员使用	对心电电极使用方法不熟悉
信息危害	不适当的标记	心电电极外部标记不全面、标记不正确或不能够清楚易认，以及标记不能够永久贴牢
	不完整的说明书	说明书中对产品预期用途、禁忌症、副作用等描述不规范、不完整，导致心电电极的非预期或超范围使用 一次性使用心电电极粘贴的皮肤应无损伤、无瘢痕；在粘贴满24小时必须更换。若贴在损伤皮肤上，可能会导致感染；粘贴于瘢痕上不利于心电信号的传输。心电电极粘贴超过24小时时，可能会带来皮肤瘙痒、红肿等风险
	不适当的操作说明	心电电极安置位置不正确
人机工程	复杂的控制系统	不同心电电极可能有颜色区分其安置位置，标示不清，导致不适当的操作，不能满足预期要求
功能失效老化	电极寿命终止	心电电极使用寿命规定不明确，电极主要元件失效可能导致产品失控给患者造成危害
	储存、运输不当	运输、储存环境条件规定不明确，或未按规定条件运输储存，可能导致心电电极损坏或不能正常工作
	功能缺失	抗除颤，在病人进行除颤时，一次性心电电极的Ag-AgCl涂层熔断，电极毁坏；心电信号无法传输至设备
环境危害	废物处置	使用过的心电电极任意丢弃
	不适当的能量供应	带强电导体与心电电极连接，造成人体触电

3. 产品性能研究

应当提供产品性能研究资料以及产品技术要求的研究和编制说明，包括功能性、安全性指标以及与质量控制相关的其他指标的确定依据，所采用的标准或方法、采用原因及理论基础。

（1）电极扣：材质通常有金属和碳素纤维两种，电极扣和感应片全部经过镀银/氯化银处理。

膜式：涂布在基材上的Ag-AgCl材料的厚度必须达到企业规定的要求。

线缆式：电极的导线两端应连接牢固，且导电性能良好。

（2）导电膏：导电膏面积越大，氯离子越多，电信号传导越好，但是需考虑氯离子过多会影响生物学指标。

（3）持粘性：企业在进行产品的持粘性验证时需考虑在恶劣情形下（例如人体容易出汗，人体剧烈运动）的验证，同时还需考虑粘贴物残留的控制要求。

4. 生物相容性研究

应对成品（主要考虑与患者和使用者直接或间接接触的材料）的生物相容性进行评价。生物相容性评价研究资料应当包括：生物相容性评价的依据和方法，产品所用材料的描述及与人体接触的性质，实施或豁免生物学试验的理由和论证，对于现有数据或试验结果的评价。

一次性使用心电电极产品在使用中需直接接触患者皮肤，因此需对产品进行生物相容性评价。生物相容性评价根据GB/T 16886.1—2011《医疗器械生物学评价 第1部分：风险管理过程中的评价与试验》标准进行。

生物学评价过程中应当注重运用已有信息（包括材料、文献资料、体外和体内试验数据、临床经验），当生物学评价确定需要进行生物学试验时，应当由国家食品药品监督管理总局认可的，并具有相应生物学试验资质的医疗器械检验机构进行。

一次性使用心电电极生物相容性要求应至少符合以下

要求：细胞毒性不大于 2 级；应无迟发型超敏反应；皮肤刺激应不大于 1 级。

5. 灭菌/微生物控制工艺研究

（1）生产企业灭菌：应明确灭菌工艺（方法和参数）和无菌保证水平（SAL），并提供灭菌确认报告。

（2）终端用户灭菌：应当明确推荐的灭菌工艺（方法和参数）及所推荐的灭菌方法确定的依据。

（3）残留毒性：如采用环氧乙烷灭菌，应当明确残留物信息及采取的处理方法，并提供研究资料，企业需提供保证产品出厂时环氧乙烷残留量不得大于 $10\mu g/g$ 的处理方法。

（4）微生物控制：环境控制要求，生产过程控制要求

6. 有效期和包装研究

（1）有效期的确定：应当提供产品有效期的验证报告。

（2）包装及包装完整性：在宣称的有效期内以及运输储存条件下，保持包装完整性的依据。① 小包装（例如 3 或 6 只装，一次性用完），企业需考虑产品性能和包装性能在有效期内的验证；② 大包装，考虑到开袋过程，导电膏会发生干结或者从电极上脱落，企业需规定开袋后多少天内使用，并通过产品性能的验证来保证。

（八）产品技术要求应包括的主要性能指标

本条款给出一次性使用心电电极产品需要满足的主要技术指标，其他技术指标企业可参考相应的国家标准、行业标准，根据企业自身产品的技术特点制定相应的要求，但不得低于相关强制性国家标准、行业标准的有关要求。如有不适用条款（包括国家标准、行业标准要求），企业在研究资料的产品性能研究中必须说明理由。

企业制定产品技术要求，则标准中应明确规格/型号的划分、产品的结构组成等内容，且性能指标应能满足以下要求：

1. 型号/规格及其划分说明

2. 性能指标

2.1 外观：应整齐、清洁，无异物。

2.2 尺寸：电极尺寸（外径或高度、宽度），线缆长度（线缆式心电电极适用）：由生产企业根据实际产品具体编写。

2.3 电极导线两段连接处牢固度（线缆式心电电极适用）：由生产企业根据实际产品具体编写。

2.4 电气性能

2.4.1 交流阻抗

至少 12 对胶对胶连接的心电电极对，在 10Hz、不超过 $100\mu A$（峰－峰）的外加电流下，其阻抗平均值应不超过 $2k\Omega$。每一单独的胶对胶连接的心电电极对的阻抗应不超过 $3k\Omega$。

2.4.2 直流失调电压

一对胶对胶连接的心电电极对经 1min 的稳定期后，出现的失调电压应不大于 100mV。

2.4.3 复合失调不稳定性和内部噪声

一对胶对胶连接的心电电极对经 1min 的稳定期后，在 0.5Hz～100Hz 的频带（一阶频响）下产生的电压，在随后 5min 内应不大于 $150\mu V$（峰－峰）。

2.4.4 除颤过载恢复

充电至 200V 的 $10\mu F$ 电容器，通过心电电极对与阻值为 100Ω 的电阻串联的回路放电，在电容器开始放电后的第 5s，胶对胶连接的心电电极对的极化电动势的绝对值不超过 100mV；在此后的 30s 内，剩余极化电动势的变化率不大于 $\pm 1mV/s$。在按本要求进行上述实验后，心电电极对的 10Hz 交流阻抗应不大于 $3k\Omega$。

2.4.5 偏置电流耐受度

给胶对胶连接的心电电极对施加 200nA 直流电流，持续时间为制造商推荐的心电电极临床使用时间，在整个持续时间内观测的心电电极对两端的电压变化不大于 100mV。在任何情况下，持续时间不应小于 8h。

2.4.6 预连接导线的安全性

有预连接（永久性连接）导线的电极应被制造成用于连接仪器主干电缆的导线连接器不会触及地面及其他可能危险的电压。尤其是，该连接器应制造得可以防止插入网电源插座或可拆卸的电源线。

2.4.7 预连接导线阻抗（线缆式）：导线的直流阻抗由企业自定。

2.5 微生物性能

2.5.1 生产企业灭菌产品应满足：经确认过的灭菌过程后应无菌。

2.5.2 终端用户灭菌产品应满足：初始污染菌 ≤ 100cfu/件次或重量（g），不得检出致病菌。

2.5.3 微生物控制产品应满足：细菌菌落总数 ≤ 200cfu/g，真菌菌落总数 ≤ 100cfu/g，并不得检出大肠菌群和致病性化脓菌。

2.6 化学性能

环氧乙烷残留量（若采用环氧乙烷灭菌）：不得大于 $10\mu g/g$。

3. 检验方法：应根据技术性能指标设定，检验方法一般应采用已颁布的标准试验方法。

（九）同一注册单元中典型产品的确定原则和实例

同一注册单元内的检验产品应是可代表本注册单元内其他产品安全性和有效性的典型产品。

原材料不同的产品须分别检验；原材料相同但产品结构组成不同，应当检验结构最复杂、能够覆盖其他型号的产品。

（十）产品生产制造相关要求

应当明确产品生产工艺，注明关键工序和特殊过程，可采用流程图的形式，并说明其过程控制点。

1. 外扣和内扣铆合牢固度控制：对于生产过程中电极扣铆合的过程需定期进行成品检测，并调整铆合设备。

膜式的涂层工序控制：Ag－AgCl 涂层应在企业规定的范围内。采用千分卡尺测量涂层的厚度。

线缆式的工序控制：测量导线与导线两端连接处的导电性能。

2. 导电膏：目前存在企业自己配制和直接外购成品两种情况。

（1）对于自己配制的成品，需进行外观、导电性能（例如交流阻抗，直流失调电压，复合失调不稳定性和内部噪声）测试；

（2）对于直接外购的成品，同样需进行外观、导电性能的进货检验，保证原材料的质量，同时需对导电膏的储存条件（温度、湿度、光照等）进行规定和控制。

3. 微生物控制

（1）无菌产品：对于以无菌状态提供的一次性使用心电电极产品，企业需按照《关于发布医疗器械生产质量管理规范附录无菌医疗器械的公告》（国家食品药品监督管理总局公告 2015 年第 101 号）的要求对生产环境和包装封口进行确认和控制。

（2）微生物控制产品：对于以微生物控制状态提供的一次性使用心电电极产品，企业需按照 GB 15979—2002《一次性使用卫生用品卫生标准》对原材料卫生要求，生产环境与过程卫生要求和人员要求进行规定和控制。

（十一）产品的临床评价细化要求

根据《关于发布免于进行临床试验的第二类医疗器械目录的通告》（国家食品药品监督管理总局通告 2014 年第 12 号），"产品名称：一次性使用心电电极，分类编码：6821"包含在免于进行临床试验的第二类医疗器械目录中，注册申请人需按照《关于医疗器械（含体外诊断试剂）注册申报有关问题的公告》（国家食品药品监督管理总局公告 2014 年第 129 号）和《关于发布医疗器械临床评价技术指导原则的通告》（国家食品药品监督管理总局通告 2015 年第 14 号）的要求提交临床评价资料。

（十二）产品的不良事件历史记录

根据前人文献研究，一次性使用心电电极粘贴皮肤后，存在多例患者局部皮肤出现发红、发痒、皮疹、表皮破损等的不良事件，导致患者治疗过程的不舒适感。制造商应积极收集并全面分析上报一次性使用心电电极相关可疑不良事件，有益于最大限度地控制医疗器械潜在风险，促进产品技术更新，保证产品安全有效地使用。

（十三）产品说明书和标签要求

一次性使用心电电极产品的说明书和标签应符合《医疗器械说明书和标签管理规定》（国家食品药品监督管理总局令第 6 号）和 YY/T 0466.1—2009《医疗器械 用于医疗器械标签、标记和提供信息的符号 第 1 部分：通用要求》中的相关要求。说明书、标签的内容应当真实、完整、科学，并与产品特性相一致，文字内容必须使用中文，可以附加其他语种。说明书、标签、包装标识中的文字、符号、图形、表格、数据等应相互一致，并符合相关标准和规范要求。

1. 一次性使用心电电极与心电监测设备配合使用，在使用过程中应考虑以下注意事项：

1.1 一次性使用心电电极使用前请检查失效期，若为无菌一次性使用产品，则包装破损，严禁使用；

1.2 一次性使用心电电极不得粘贴在皮肤破损部位；

1.3 一次性使用心电电极电缆应避免与其他导线接触。

2. 使用说明书应包含下列主要内容：

2.1 产品名称、型号、规格；

2.2 注册人的名称、住所、联系方式及售后服务单位；

2.3 生产企业名称、住所、生产地址、联系方式及生产许可证编号，委托生产的还应当标准受托企业的名称、住所、生产地址、生产许可证编号；

2.4 医疗器械注册证编号；

2.5 产品技术要求的编号；

2.6 产品的性能、结构组成或者成分、适用范围；

2.7 禁忌症、注意事项、警示（例如：粘贴本产品时不能接受 X 射线成像、磁共振成像检查）以及提示的内容；

2.8 使用说明或者图示，例如：

（1）在粘贴电极之前，应先清洁电极粘贴部位皮肤，去除皮肤表面多余油脂，如粘贴部位毛发过长，应先剪去长毛发；

（2）为了得到最好的描记曲线，可先用皮肤打磨砂片，对局部皮肤进行打磨；

（3）从包装袋中取出电极，避免触及粘胶表面。

2.9 产品的储存、运输条件、方法；

2.10 生产日期、使用期限或者失效日期；

2.11 医疗器械标签所用的图形、符号、缩写等内容的解释；

2.12 说明书的编制或者修订日期；

2.13 一次性使用产品应当注明"一次性使用"字样或者符号，已灭菌产品应当注明灭菌方式以及灭菌包装损坏后的处理方法。

3. 标签至少应包括以下信息：

3.1 产品名称、型号、规格；

3.2 注册人的名称、住所、联系方式及售后服务单位；

3.3 医疗器械注册证编号；

3.4 生产企业名称、住所、生产地址、联系方式及生产许可证编号，委托生产的还应当标准受托企业的名称、住所、生产地址、生产许可证编号；

3.5 声明有效期，在此有效期后，不能保证电极与本技术要求相符合（例如："有效期至_____"）和批号，或声明生产日期，有效期和批号；

3.6 合适的预防措施和警告，包括电极的使用期限和关于电极包装应在使用时才打开或者打开后多少天内使用的警告；

3.7 合适的适用说明书，包括对皮肤的处理程序，如果电极式未预置胶的，还应包括电极的准备（例如胶的类型和用胶的数量）；

3.8 有关贮存要求的说明；

3.9 一次性使用产品应当注明"一次性使用"字样或者符号，已灭菌产品应当注明灭菌方式以及灭菌包装损坏后的处理方法。

三、审查关注点

（一）产品技术要求

一次性使用心电电极产品技术要求编写的规范性，引用标准的适用性、准确性。

（二）产品研究资料和生产制造相关要求

一次性使用心电电极产品的质量控制要求，主要包括原材料和生产工艺。制造商应对产品的原材料进行控制，明确材料的来源及质量要求，材料应具有相对稳定的生产工艺及供货来源以保证产品的质量。

生产工艺：扣式的传感器的铆合工艺（铆合力）；铆合完成后需要对电极进行导通测试（抽检）。膜式的涂层工艺：涂层的厚度，完成涂层后进行涂层的厚度检测（抽检）。线缆式的导线与电极两端连接后应作导通测试。

（三）产品说明书要求

说明书宣称的产品结构、尺寸和其他技术指标应与产品技术要求及注册检验报告一致。

（四）注册检验的典型产品

注册检验产品应能够代表本注册单元内其他产品安全性和有效性。

四、编写单位

上海市食品药品监督管理局认证审评中心。

37 动态血压测量仪注册技术审评指导原则

（动态血压测量仪注册技术审查指导原则）

本指导原则旨在为注册申请人对动态血压测量仪注册申报资料的准备及撰写提供参考，同时也为技术审评部门审评注册申报资料提供参考。

本指导原则是在现行法规、标准体系及当前认知水平下制定的，随着法规、标准体系的不断完善和科学技术的不断发展，本指导原则相关内容也将适时进行调整。

本指导原则是供申请人和审查人员使用的指导文件，不涉及注册审批等行政事项，亦不作为法规强制执行，如有能够满足法规要求的其他方法，也可以采用，但应提供详细的研究资料和验证资料，应在遵循相关法规的前提下使用本指导原则。

本指导原则是对产品的一般性要求，申请人应依据其具体特性确定其中内容是否适用，若不适用，需具体阐述理由及相应的科学依据，并依据其具体特性对注册申报资料的内容进行充实和细化。

一、适用范围

本指导原则适用于按照一定时间间隔，以示波法或柯氏音法通过袖带、传感器取得的压力信号来自动完成间接测量（无创）动脉血压的电子压力测定装置，根据《医疗器械分类目录》（国药监械〔2002〕302 号）代号为 6821-13。

本指导原则范围不适用于其他方法测量血压的动态血压测量设备。

二、技术审查要点

（一）产品名称要求

产品的名称应以体现产品组成、功能用途为基本原则。产品的命名应采用《医疗器械分类目录》（国药监械〔2002〕302 号）或国家标准、行业标准中的通用名称，例如：动态血压测量仪。

（二）产品的结构和组成

产品一般由主机、袖带和软件组成。产品可具有有线或无线数据传输功能。

动态血压测量仪类产品按产品应用部分可划分为：BF 型、CF 型。

按测量方式可分为：降压测量和升压测量。

按测量部位可分为：上臂式，手腕式等。

审查时应根据具体产品情况确定产品的结构组成。

（三）产品工作原理/作用机理

动态血压测量仪用于自动间断性定时测量日常生活状态下的血压。

产品可具有不同时段、不同测量间隔时间设置功能。

到达预设的测量时间，动态血压测量仪应自动启动一次血压测量，测量完成后具有测量结果存储功能。经过一段时间，动态血压测量仪应完成多次测量，存储了多组血压数据。

软件通过有线或无线方式导出主机中的血压数据，进行显示和分析。

（四）注册单元划分的原则和实例

动态血压测量仪产品注册单元的划分应考虑测量原理、技术结构、性能指标是否相同。

测量原理不同，如示波法和柯氏音法不能作为一个注册单元。

技术结构不同，如测量部位不同（腕式或臂式），测量方式不同（升压测量法、降压测量法），关键部件不同（传感器）不能作为一个注册单元。

性能指标差异过大，如测量范围不一致不能作为一个注册单元。

（五）产品适用的相关标准

目前与动态血压测量仪产品相关的常用标准（表1）举例如下：

表1 相关产品标准

GB 9706.1—2007	《医用电气设备 第 1 部分：安全通用要求》
GB/T 191—2008	《包装储运图示标志》
GB/T 14710—2009	《医用电器环境要求及试验方法》
GB/T 16886.1—2011	《医疗器械生物学评价 第 1 部分：评价与试验》
GB/T 16886.5—2003	《医疗器械生物学评价 第 5 部分：体外细胞毒性试验》
GB/T 16886.10—2005	《医疗器械生物学评价 第 10 部分：刺激与迟发性超敏反应试验》
GB/T 25000.51—2010	《软件工程 软件产品质量要求和评价（SQuaRE）商业现货（COTS）软件产品的质量要求和测试细则》
YY 0505—2012	《医用电气设备 第 1-2 部分：安全通用标准 并列标准：电磁兼容 要求和试验》
YY 0667—2008	《医用电气设备 第 2-30 部分：自动循环无创血压监护设备的安全和基本性能专用要求》
YY 0670—2008	《无创自动测量血压计》
YY/T 0316—2016	《医疗器械 风险管理对医疗器械的应用》
YY/T 0466.1—2009	《医疗器械 用于医疗器械标签、标记和提供信息的符号 第 1 部分：通用要求》
YY/T 0664—2008	《医疗器械软件 软件生存周期过程》
YY/T 0708—2009	《医用电器设备 第 1-4 部分：安全通用要求 并列标准：可编程医用电气系统》

注：以上标准适用最新版本。

上述标准包括了注册产品技术要求中经常涉及到的标准。有的企业还会根据产品的特点引用一些行业外的标准和一些较为特殊的标准。

若有新版的强制性国家标准和行业标准发布实施，产品的性能和安全指标要求应执行最新版本国家标准、行业标准的要求。

（六）产品的适用范围/预期用途、禁忌症

产品具体适用范围应与申报产品功能、临床应用范围相一致。

例如：适用于长时间测量和记录人体血压，供临床诊断参考；用于间断性自动定时测量日常生活状态下的血压。

禁忌症：该产品禁用于患有镰状细胞疾病、已发生或预期会发生皮肤损伤的病人。

（七）产品的主要风险及研究要求

1. 风险分析方法

（1）在对风险的判定及分析中，要考虑合理的可预见的情况，包括：正常使用条件下和非正常使用条件下。

（2）风险判定及分析应包括：对于患者的危害、对于操作者的危害和对于环境的危害。

（3）风险形成的初始原因应包括：人为因素，产品结构的危害，原材料危害，综合危害，环境条件。

2. 风险分析清单

动态血压测量仪产品的风险管理报告应符合 YY 0316—2016《医疗器械 风险管理对医疗器械的应用》的有关要求，审查要点包括：

（1）与产品有关的安全性特征判断可参考 YY 0316—2016 的附录 C；

（2）危害、可预见的事件序列和危害处境可参考 YY 0316—2016 附录 E、I；

（3）风险控制的方案与实施、综合剩余风险的可接受性评价及生产和生产后监视相关方法可参考 YY 0316—2016 附录 F、G、J。

根据 YY/T 0316—2016《医疗器械 风险管理对医疗器械的应用》附录 E 对该产品已知或可预见的风险进行判定，产品在进行风险分析时至少应包括表 2 列出的主要危害，企业还应根据自身产品特点确定其他危害。针对产品的各项风险，企业应采取应对措施，确保风险降到可接受的程度。

表2 产品主要危害

危害	示例
能量危害	电能：漏电流 电磁能：电磁辐射 热能：电路或电池短路 机械能：袖带压力过高或者持续时间过长 跌落
生物学危害	袖带材质
环境危害	物理：工作或存储环境超范围 化学：电池漏液 电磁场：电磁抗扰

续表

危害	示例
使用中危害	软件读取存储的数据和患者对应关系错乱 无法完成自动间断性定时测量 压力传感器未定期校准 产品超出使用寿命 电池电量不足 清洁消毒不当 一次性附件多次使用（若有） 未使用厂家规定的附件 袖带老化、意外破损（漏气） 袖带佩戴不合规范 误操作
说明书不完善	图示符号说明不规范 操作方法描述不清楚 清洁消毒方法描述不明确 警告或注意事项不明确 未规定对附件的要求

（八）产品技术要求应包括的主要技术指标

产品主要技术性能指标可以分解为性能要求和安全要求两部分。其中有些性能要求和安全要求又是相关联的。

产品技术要求中规定的要求部分是否齐全，可以通过对是否具有以下主要内容来进行审评：

（1）电气安全要求：应符合 GB 9706.1 和 GB 9706.15 的要求；

（2）环境试验要求：宜符合 GB/T 14710 的要求；

（3）电磁兼容性要求：应符合 YY 0505—2012 的要求；

（4）生物相容性要求：宜符合 GB/T 16886.1—2011 的要求；

（5）产品软件宜符合 GB/T 25000.51 的要求。

（6）产品应符合 YY 0667—2008 和 YY 0670—2008 的要求。

（九）同一注册单元内注册检验代表产品确定原则和实例

同一注册单元应按产品风险与技术指标的覆盖性来选择典型产品。典型产品应是同一注册单元内能够代表本单元内其他产品安全性和有效性的产品，应考虑功能最齐全、结构最复杂、风险最高的产品。同一注册单元中，若辅助功能不能互相覆盖，则典型产品应为多个型号。

（十）产品生产制造相关要求

动态血压测量仪中的各组件，企业可自产，也可以从有资质的企业外购。

1. 应当明确产品生产工艺过程，可采用流程图的形式，注明关键工序和特殊过程，并说明其过程控制点。

产品生产过程一般为：来料检验——物料入库——组件组装——整机组装——整机老化——整机调试——FQC测试——外观检查——整机包装——入仓发货。

2. 企业应提供生产场地的相关资料，证明生产场地与产品相适应。

（十一）产品的临床评价要求

注册申请人应按照《医疗器械临床评价技术指导原则》（国家食品药品监督管理总局通告 2015 年第 14 号）提供临床评价资料。企业可进行临床试验或与通过同品种医疗器械临床试验或临床使用获得的数据进行分析评价。对提交的临床评价资料的审查应注意以下要点：

1. 注册产品为在境内有已批准同类产品上市的，根据《医疗器械注册管理办法》（国家食品药品监督管理总局令第 4 号）规定，可提交同品种产品对比说明和临床试验资料：

（1）提供与上市同品种产品等同性对比的综述和数据。进行对比并提供数据的内容应当包括但不限于：预期用途、产品结构、工作原理、测量部位、测量方式、主要技术指标、关键部件（嵌入式软件、压力传感器、袖带）、产品风险内容。（可参照实质性等同附表）

（2）提供同品种产品临床试验的资料。同类产品临床试验资料包括：该同类产品其原始的临床试验方案和临床试验报告；或者已经公开的，取得广泛认可的临床试验结果并在技术文献资料或医学学术杂志中刊登和记载的，能够证明其安全使用的资料；或者国外同类产品的原始临床试验资料（如果是外文资料，需要译文和原文同时提交）。

2. 无法提交同品种产品对比说明和临床试验资料的，需进行临床试验：

（1）临床试验方案应合理、科学，能够验证产品的预期用途。方案中的临床病例数的确定理由应充分、科学；选择对象范围应明确，涵盖产品的预期用途；临床评价标准应清晰明确，且得到临床公认。

（2）临床试验报告应符合方案的要求。临床试验结果应明确，计量或计数结果可靠，并进行统计学分析；试验效果分析应明确统计结果的临床意义；临床试验结论应明确该产品的预期用途，符合临床试验目的。

（3）自定临床试验方案的，应考虑下列要素：企业自定临床试验方案时，产品声称具有除血压测量以外的其他预期用途的，临床试验方案中不可缺少产品有效性验证的内容。

A. 临床对照需采用人工听诊法或有创压法。

B. 临床试验方案的设计应由厂家、临床专家和统计学专家共同完成。统计分析人员应全程参与临床试验（包括：方案设计、数据管理、统计分析及统计分析报告）。

C. 确保受试人群具有代表性，充分考虑成人、小儿、新生儿的差别。

D. 如应用于特殊人群例如儿童、孕妇或者针对特殊情况，比如运动，需有符合统计学意义的特殊人群入组。

E. 临床试用方案应当证明受试产品基本结构、性能等要素的基本情况以及受试产品的安全性有效性。

3. 企业按照《医疗器械临床评价技术指导原则》（国家食品药品监督管理总局通告 2015 年第 14 号）及《医疗

器械注册管理办法》（国家食品药品监督管理总局令第 4 号）的要求进行临床试验，应注意以下要求：

临床试验机构应为国家食品药品监督管理部门认定公布的药品临床试验基地。

临床试验方案应合理、科学，能够验证产品的预期用途。方案中的临床病例数的确定理由应充分、科学；选择对象范围应明确，涵盖产品的预期用途；临床评价标准应清晰明确，且得到临床公认。

临床试验报告应符合方案的要求。临床试验结果应明确，计量或计数结果可靠，并进行统计学分析；试验效果分析应明确统计结果的临床意义；临床试验结论应明确该产品的预期用途，符合临床试验目的。

（十二）产品的不良事件历史记录

截至 2015 年医疗器械不良事件年度报告显示，全国动态血压测量仪不良事件报告数为 1，事件主要表现为器械故障—动态血压测量仪检测期间充气导管脱落导致测量仪不能测得患者血压数据，造成本时段数据丢失，没能有完整血压记录。

（十三）产品说明书和标签要求

产品说明书和标签应符合《医疗器械说明书和标签管理规定》（国家食品药品监督管理总局令第 6 号），YY/T 0466.1—2009《医疗器械 用于医疗器械标签、标记和提供信息的符号 第 1 部分：通用要求》，YY 0667—2008《医用电气设备 第 2 部分：自动循环无创血压监护设备的安全和基本性能专用要求》和 YY 0670—2008《无创自动测量血压计》。

此外，动态血压测量仪使用说明书应包含下列主要内容：

1. 当有普通心律失常出现时，该设备是否能达到声称的性能。

2. 设备常见故障描述及解决方法。

3. 清洁消毒方法。

4. 软件的操作指南。

5. 压力校准方法和推荐的时间间隔。

（十四）研究要求

研究项目

（1）产品性能研究

应列出产品适用的国家标准和行业标准。应对适用标准中的不适用项目做出说明。

（2）生物相容性评价研究

依据 GB/T 16886.1—2011《医疗器械生物学评价 第 1 部分：风险管理过程中的评价与试验》标准中的方法，对袖带进行生物相容性评价。袖带需要做的生物相容性评价试验为细胞毒性、迟发型超敏反应、皮肤刺激。

可根据《关于印发医疗器械生物学评价和审查指南的通知》（国食药监械〔2007〕345 号）进行生物学评价，也可委托有资质的实验室进行生物性能试验。

生物学性能试验要求主要分为以下内容：

A. 细胞毒性试验：按照 GB/T 16886.5 中规定的方法进行检验，应≤1 级。

B. 皮肤刺激试验：按照 GB/T 16886.10 中规定的方法进行检验，原发性刺激记分应不超过 1。

C. 迟发型超敏反应试验：按照 GB/T 16886.10 中规定的方法进行检验，应无迟发型超敏反应。

（3）灭菌和消毒工艺研究

企业应公布终端用户消毒的方法。

（4）有效期和包装研究

企业应确定产品的预期使用寿命，并提供相关证明性资料。

包装的设计应考虑产品的存储和运输条件，保证产品使用时的安全性和有效性。

（5）软件研究

参见《医疗器械软件注册技术审查指导原则》（国家食品药品监督管理总局通告 2015 年第 50 号）的相关要求。

（6）其他证明性资料

对动态血压测量仪外购的组件，应出具相关证明性的资料（如：合同等）；外购材料属于医疗器械的产品，还应提供医疗器械注册证明文件等资料。

三、审查关注点

（一）关注产品的结构组成的完整性，包括可能的选配件，以及所有关键部件。同一注册单元产品的关键部件应相同。软件必须作为产品结构组成的一部分。

（二）审查产品技术要求时应注意产品必须执行 GB 9706.1—2007、YY 0667—2008 和 YY 0670—2008 的要求。具体指标的适用性应按照产品具体的工作原理和结构组成进行判断。

（三）对于产品整体有效性要求，应审查所提交的资料中说明试验采用的方法，并提供试验的具体数据和分析报告。数据和分析报告应符合所选方法的要求。

（四）临床试验。审查应注意临床试验与产品整体有效性试验在预期用途的结论方面的一致性。如产品声称具有除血压测量以外的其他预期用途，也应在临床试验中进行有效性的验证。

（五）对说明书的审查应注意明确产品的预期用途，选配件、附加功能应列明并表述正确。对产品禁忌症和不适宜人群的描述应与临床报告中给出的一致。

（六）应关注与人体直接接触袖带的生物相容性。

（七）审查产品的主要风险时，应关注包括袖套压力过高和持续时间过长等两个关键点。

四、编写单位

陕西省食品药品监督管理局。

38 心电图机注册技术审评指导原则

[心电图机注册技术审查指导原则（2017 年修订版）]

本指导原则是对心电图机产品的一般要求，申请人应依据具体产品的特性对注册申报资料的内容进行充实和细化。申请人还应依据具体产品的特性确定其中的具体内容是否适用，若不适用，需具体阐述其理由及相应的科学依据。

本指导原则是对申请人和审查人员的指导性文件，但不包括注册审批所涉及的行政事项，亦不作为法规强制执行，如果有能够满足相关法规要求的其他方法，也可以采用，但是需要提供详细的研究资料和验证资料。应在遵循相关法规的前提下使用本指导原则。

本指导原则是在现行法规和标准体系以及当前认知水平下制定的，随着法规和标准的不断完善，以及科学技术的不断发展，本指导原则相关内容也将进行适时的调整。

一、适用范围

本指导原则适用于《医疗器械分类目录》（国药监械〔2002〕302 号）中分类代号为 6821 的心电图机产品，管理类别为 Ⅱ 类。

二、技术审查要点

（一）产品名称的要求

产品的命名应符合国家关于医疗器械命名规则的要求，采用《医疗器械分类目录》（国药监械〔2002〕302 号）或国家标准、行业标准中的通用名称，一般可以按"特征词＋核心词"的方式命名，例如：单道心电图机、单道自动心电图机、多道心电图机、多道自动心电图机等。

产品名称不应加以型号、系列作为通用名称。

（二）产品的结构和组成

产品一般为台式或便携式，由主机、患者电缆和电极组成，电极分为可重复使用和一次性使用两种形式。记录方式可采用热笔式或热线阵记录方式等。某些产品带有信号输入或输出端口，以及可对心电图进行辅助分析的专用软件。

心电图机产品按产品应用部分的防电击程度可划分为：B 型、BF 型、CF 型；

按功能可划分为：具有分析功能或不具有分析功能；

按记录形式可划分为：单道、多道；

按产品电源部分可分为：直流、交流或交直流两用；

按记录方式可划分为：热笔式打印、热阵式打印。

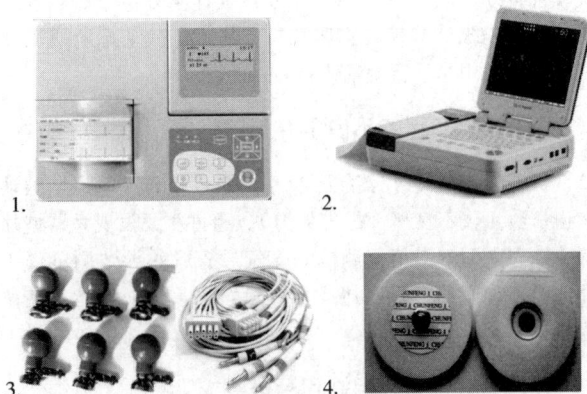

图 1　典型产品示例
1. 单道心电图机　2. 多道心电图机　3. 患者电缆、电极
4. 一次性使用心电电极

（三）产品工作原理/作用机理

心电图机产品通过患者电缆联接体表放置的电极，测定心脏动作电位，生成供诊断用的心电图。

（四）注册单元划分的原则和实例

注册单元的划分应根据产品的预期用途、性能指标、结构组成进行综合判定，应考虑产品性能规格或设计规格、软件、电路、部件、材料、运行原理或实体布局等。具有同一种应用部分、同一种功能但电源部分和记录方式不同的产品可考虑作为同一注册单元。例如，交流 BF 型不具有分析功能的单道心电图机和交直流两用 BF 型不具有分析功能的单道心电图机可作同一注册单元。

（五）产品适用的相关标准

目前与心电图机产品相关的常用标准（表 1）举例如下：

表 1　相关产品标准

GB 9706. 1—2007	《医用电气设备 第 1 部分：安全通用要求》
GB 10793—2000	《医用电气设备 第 2 部分：心电图机安全专用要求》
GB/T 14710—2009	《医用电器环境要求及试验方法》
GB/T 16886. 1—2011	《医疗器械生物学评价 第 1 部分：风险管理过程中的评价与试验》

续表

GB/T 16886.5—2003	《医疗器械生物学评价 第5部分：体外细胞毒性试验》
GB/T 16886.10—2005	《医疗器械生物学评价 第10部分：刺激与迟发型超敏反应试验》
YY 0782—2010	《医用电气设备 第2-51部分：记录和分析型单道和多道心电图机安全和基本性能专用要求》
YY 1139—2013	《心电诊断设备》
YY 0505—2012	《医用电气设备 第1-2部分：安全通用要求 并列标准：电磁兼容 要求和试验》
YY/T 0196—2005	《一次性使用心电电极》
YY/T 0316—2008	《医疗器械 风险管理对医疗器械的应用》
YY/T 0708—2009	《医用电气设备 第1-4部分：安全通用要求 并列标准：可编程医用电气系统》

上述标准包括了产品技术要求中经常涉及的部件标准和方法标准。某些企业还会根据自身产品的特点引用一些行业外标准和较为特殊的标准。

产品适用标准的引用应注意以下两点：1）引用标准的齐全性和适用性。编写产品技术要求时应引用相关适用的国家标准、行业标准，应注意标准编号、标准名称是否完整规范，年代号是否有效；2）合理的引用标准方式。对于适用的强制性标准，产品技术要求中应明确全面执行相关标准，无须引用具体条款。对于推荐性标准，建议在产品技术要求直接引用相关标准及条款号，无须复述标准原文内容。

如有新版强制性国家标准、行业标准发布实施，产品性能指标等要求应执行最新版本的国家标准、行业标准。

（六）产品的适用范围/预期用途、禁忌症

适用范围：适用于提取诊断用的心电图。

适用人群：如产品有特殊要求，请说明。

禁忌症：无。

（七）产品的主要风险及研究要求

1. 产品主要风险

心电图机的风险管理报告应符合 YY/T 0316—2016《医疗器械 风险管理对医疗器械的应用》的有关要求，判断与产品有关的危害，估计和评价相关风险，控制这些风险并监视控制的有效性。主要的审查要点包括：

（1）与产品有关的安全性特征判定可参考 YY/T 0316—2016 的附录 C；

（2）危害、可预见的事件序列和危害处境判断可参考 YY/T 0316—2016 的附录 E、I；

（3）风险控制的方案与实施、综合剩余风险的可接受性评价及生产和生产后监视相关方法可参考 YY/T 0316—2016 的附录 F、G、J。

心电图机的初始可预见性危害主要存在于产品的设计、生产和使用环节。如产品设计方面的初始可预见危害主要有：电能危害、生物不相容性（如电极材料等）；生产方面的初始可预见危害主要有：不合格材料、部件的非预期使用（采购或供方控制不充分），部件焊接、粘合和连接的不完整（制造过程控制不充分）等；使用的初始可预见危害有：未限制非预期使用，未限制使用环境及人员，未告知正确使用、维护、保养设备的方法等导致设备不能正常使用等。

以下依据 YY/T 0316—2016 的附录 E（表 E.2）从九个方面提示性列举了心电图机的可能存在的初始危害因素，提示审查人员可从以下方面考虑（表2）。

表2 产品主要初始危害因素

通用类别	初始事件和环境示例
不完整的要求	设计参数的不恰当规范： 可触及金属部分、外壳、应用部分、信号输入/输出部分等与带电部分隔离/保护不够，电介质强度不够，导致对电击危险防护不够，可能对使用者或患者造成电击危害；便携式提挂装置不牢固，设备支撑件强度不足，设备面、角、边粗糙，对飞溅物防护不够等可能对使用者或患者造成的机械损伤，对环境的电磁干扰超标，干扰其他设备正常工作等。 服务中的要求不恰当规范： 使用说明书未对设备保养方式、方法、频次进行说明，导致设备及电极不能正常使用等。 寿命的结束： 使用说明书未对设备/附件的使用寿命和贮藏寿命进行规定，导致设备/附件超期非正常使用导致质量等性能指标降低，安全性能出现隐患等
制造过程	制造过程更改的控制不充分： 控制程序修改未经验证，导致设备性能参数指标不符合标准要求等。 制造过程的控制不充分： 生产过程关键工序控制点未进行监测，导致部件或整机不合格等。 供方的控制不充分： 外购、外协件供方选择不当，外购、外协件未进行有效进货检验，导致不合格外购、外协件投入生产等
运输和贮藏	不恰当的包装： 产品防护不当导致设备运输过程中损坏等。 不适当的环境条件： 在超出设备规定的贮藏环境（温度、湿度、压力）贮藏设备，导致设备不能正常工作等
环境因素	物理学的（如热、压力、时间）： 过热环境可能导致设备不能正常工作等。 化学的（如腐蚀、降解、污染）： 强酸强碱导致设备或电极损害；非预期使用于有麻醉剂的环境中，可能因为电气连接、设备结构、静电预防不良等引起混合气体爆炸。 电磁场（如对电磁干扰的敏感度）： 抗电磁干扰能力差，特定环境设备工作不正常等。 不适当的能量供应： 设备的供电电压不稳定，导致设备工作异常或损坏等

续表

通用类别	初始事件和环境示例
清洁、消毒和灭菌	未对消毒过程确认或确认程序不规范: 　使用说明书中对电极的消毒方法未经确认,不能对电极进行有效消毒等。 消毒执行不恰当: 　使用者未按要求对电极进行防护或消毒,导致院内感染等
处置和废弃	没提供信息或提供信息不充分: 　未在使用说明书中对电极的处置和废弃方法进行说明或信息不充分;未对设备废弃的处置进行提示性说明等
配方	生物相容性: 　与人体接触的电极材料选择不当可致过敏等反应等
人为因素	设计缺陷引发可能的使用错误,如: 1. 易混淆的或缺少使用说明书: 　包括图示符号说明不规范、操作使用方法和技术说明不清楚, 　未规定一次性使用电极等消耗性材料采购要求, 　使用不适用的电极引起的危险, 　清洁、消毒灭菌方法不明确, 　重要的警告性说明或注意事项不明确。 2. 副作用警告不充分: 　由缺乏技术/未经培训的人员使用, 　未按使用说明书规定使用指定电极, 　清洁消毒不当引起的危害, 　一次性使用器械的多次使用, 　不按制造商推荐的要求采购一次性使用的电极, 　维护和校正不当,引起的不能正常发挥使用性能
失效模式	由于老化、磨损和重复使用而致功能退化: 　电极由于反复消毒、使用磨损等原因致老化、破损致电极失效等

2. 研究要求

（1）产品性能研究

应提供产品性能研究资料以及产品技术要求的研究说明,包括功能性、安全性指标以及与质量控制相关的其他指标的确定依据,所采用的标准或方法、采用的原因及理论基础。

（2）生物相容性评价研究

应对产品成品（主要考虑与患者和使用者直接或间接接触的材料）的生物相容性进行评价。生物相容性评价研究资料应包括:生物相容性评价的依据和方法,产品所用材料的描述及与人体接触的性质,实施或豁免生物学试验的理由和论证,对于现有数据或试验结果的评价。

心电图机中作为应用部分的附件（四肢电极和心脏电极）直接接触患者皮肤,因此需对产品进行生物相容性评价。若采购一次性使用心电电极,需提供电极的有效产品注册证;若企业自主生产,需提供电极符合 GB/T 16886《医疗器械生物学评价》系列标准要求的记录。当需要进行生物学试验时,应由国家食品药品监督管理总局认可的、并具有相应生物学试验资质的医疗器械检验机构进行。

（3）生物安全性研究

本产品不含动物源或生物活性物质,本条不适用。

（4）灭菌/消毒工艺研究

心电图机为非灭菌产品,故无需灭菌。心电图机以及导联线、电缆、电线、电极的外表面在使用过程中与人接触,因此应定期进行清洁和消毒。应列出清洁和消毒工艺,提供对使用的消毒剂和浓度进行评价试验的记录。

（5）产品有效期和包装研究

企业应提供产品有效期信息及确定依据。应对产品的包装及包装完整性提供研究资料。

（6）动物研究

不适用。

（7）软件研究

含有软件的心电图机,应提供一份单独的医疗器械软件描述文档,内容包括基本信息、实现过程和核心算法,详尽程度取决于软件的安全性级别和复杂程度。同时,应出具关于软件版本命名规则的声明,明确软件版本的全部字段及字段含义,确定软件的完整版本和发行所用的表示版本。

软件研究参见《医疗器械软件注册技术审查指导原则》（国家食品药品监督管理总局通告 2015 年第 50 号）的相关要求。

（八）产品技术要求应包括的主要性能指标

产品技术要求中的产品名称应使用中文,并与申请注册的中文产品名称相一致。产品技术要求中应明确产品型号和/或规格,以及其划分的说明。对同一注册单元中存在多种型号和/或规格的产品,应明确各型号及规格之间的所有区别（必要时可附相应图示进行说明）。对于型号/规格的表述文本较大的可以附录形式提供。

本条款列举的性能指标为典型心电图机的指标,企业制定性能指标应参考相应的国家标准/行业标准,并结合具体产品的设计特性、预期用途和质量控制水平且不应低于产品适用的强制性国家标准/行业标准。

电气安全要求:应符合 GB 9706.1—2007、GB 10793—2000 与 YY 0782—2010 的要求。

电磁兼容性要求:应符合 YY 0505—2012 中的要求。

环境试验要求:应符合 GB/T 14710—2009 的要求。

电极的导电性能,特别是与具有对除颤效应防护的心电图机配用的电极,必须明确要求。

如具有 ECG 自动分析功能,应在注册产品技术要求中明确。

配套使用的一次性心电电极应符合 YY/T 0196—2005 的要求。

（九）同一注册单元内注册检验代表产品的确定原则和实例

典型产品应是同一注册单元内能够代表本单元内其他产品安全性和有效性的产品,应考虑功能最齐全、结构最复杂、风险最高的产品。若不能覆盖,提交差异性检验报告。

例如，交流 BF 型不具有分析功能的单道心电图机和交直流两用 BF 型不具有分析功能的单道心电图机可作同一注册单元，典型产品应选交直流两用型的产品。

（十）产品生产制造相关要求

1. 应明确产品生产工艺过程（心电图机产品工艺流程一般为原材料外购外协、部件组装、整机组装、整机调试、老化试验、检验、入库），可采用流程图的形式，所提供工艺流程图需识别并注明主要控制点及关键工艺、特殊工艺，说明关键工艺和特殊工艺要求。

关键工艺及控制点：企业的实际情况各有不同，企业根据生产的具体情况，提交相关的控制点资料（如：防静电、焊接、老化）。

2. 产品生产如涉及多场地，在生产流程图中注明各场地的工序设置。若有多个研制场地，应概述每个研制场地的实际情况。

3. 提供产品主要元器件清单，清单中包括所用主要元器件（如：网电源开关、开关电源、电源线组件、熔断器、患者电缆、电极、主板、软件版本等）的信息（如：规格型号、制造商等）。

（十一）产品的临床评价细化要求

根据《关于发布免于进行临床试验的第二类医疗器械目录的通告》（国家食品药品监督管理总局通告 2014 年第 12 号）规定，"产品名称：心电图机，分类编码：6821"包含在免于进行临床试验的第二类医疗器械目录中。

1. 免于临床试验的产品

依据《医疗器械监督管理条例》（国务院令第 680 号）、《医疗器械注册管理办法》（国家食品药品监督管理总局令第 4 号）和《免于进行临床试验的第二类医疗器械目录》（国家食品药品监督管理总局通告 2014 年第 12 号），不具有辅助分析和诊断功能的心电图机免于进行临床试验，但需按照《医疗器械临床评价技术指导原则》（国家食品药品监督管理总局通告 2015 年第 14 号）规定提供临床评价资料。

2. 通过临床试验进行临床评价的要求

若申请注册产品在结构组成、工作原理、性能指标、制造材料和预期用途等方面与已比对产品有差别，则注册申请人应详细说明这种差别，说明这种差别是否会增加新的临床使用功能或改变原有临床使用功能，提交证明资料说明这些差异不影响等同性，同时说明差异是否会形成新的产品安全性和有效性风险，若有则注册申请人应视风险严重程度补充临床评价资料或临床试验资料。

若需进行临床试验的，应按照《医疗器械临床试验质量管理规范》（国家食品药品监督管理总局 国家卫生和计划生育委员会令第 25 号）的要求开展，注册申请人在注册申报时，应提交临床试验方案和临床试验报告。

（十二）产品的不良事件历史记录

查询国家总局网站：2014 年医疗器械不良事件年度报告显示，全国心电图机不良事件报告数为 1271，占总报告数 0.5%，其中严重伤害报告数为 113，占本类产品报告数数的 8.9%。

MAUDE 数据库中输入心电图机分类代码，查询该产品自 2005 年 1 月 1 日至 2015 年 1 月 1 日的近十年的不良事件报告。查询期间内，FDA 共收到 281 份不良事件报告，不良反应事件类型分 5 类：设备故障（241 例）、损伤（21 例）、死亡（3 例）、其他（8 例）和无信息提供（8 例）。

（十三）产品说明书和标签要求

产品说明书一般包括使用说明书和技术说明书，两者可合并。说明书和标签应符合《医疗器械说明书和标签管理规定》（国家食品药品监督管理总局令第 6 号）和 YY/T 0466.1—2009《医疗器械 用于医疗器械标签、标记和提供信息的符号 第 1 部分：通用要求》中的相关要求。说明书、标签的内容应真实、完整、科学，并与产品特性相一致，文字内容必须使用中文，可以附加其他语种。说明书、标签、包装标识中的文字、符号、图形、表格、数据等应相互一致，并符合相关标准和规范要求。标签应符合 YY 1139—2013 中 4.1.1、4.1.2.1.1、4.1.2.1.3、4.1.2.2 的要求，提供的维修手册需符合 YY 1139—2013 的 4.1 的要求，另外说明书和标签应同时符合 GB 9706.1—2007 中的相关要求。

三、审查关注点

（一）注册产品技术要求。该产品的安全、性能要求分别由国家标准、行业标准规定，因此建议企业按照本企业产品的特性编写产品技术要求，注册产品技术要求应符合相关的强制性国家标准、行业标准和有关法律、法规的规定，并按国家食品药品监督管理总局公布的《医疗器械产品技术要求编写指导原则》的要求编制。

（二）产品的电气安全性的要求。产品的电气安全性应符合安全通用要求和安全专用要求，其中包括电磁兼容要求。

（三）产品的主要电性能指标的要求。包括 YY 1139—2013 中的适用条款。

（四）与患者接触的导联电极的要求。要关注是否对产品中与人体接触的材料进行过生物相容性与微生物控制的评价。

（五）产品的环境试验要求。产品应执行 GB/T 14710—2009 的相关要求，特别要关注产品中可能受环境影响而会发生变化的技术指标是否已经考虑了环境试验要求。

（六）说明书中必须告知用户的信息是否完整。如配用电极的要求应明确对于重复性使用电极的清洗、消毒要求，以及可配用的一次性使用电极的要求；使用的患者电缆的规格、型号，确保对心脏除颤器放电和高频灼伤的防护需要；禁忌症、注意事项以及其他警示、提示的内容。

四、编写单位

上海市食品药品监督管理局认证审评中心。

39 病人监护产品（第二类）注册技术审评指导原则

［病人监护产品（第二类）注册技术审查指导原则（2017 年修订版）］

本指导原则旨在为注册申请人对病人监护产品注册申报资料的准备及撰写提供参考，同时也为技术审评部门审评注册申报资料提供参考。

本指导原则是在现行法规、标准体系及当前认知水平下制定的，随着法规、标准体系的不断完善和科学技术的不断发展，本指导原则相关内容也将适时进行调整。

本指导原则是供申请人和审查人员使用的指导文件，不涉及注册审批等行政事项，亦不作为法规强制执行，如有能够满足法规要求的其他方法，也可以采用，但应提供详细的研究资料和验证资料，应在遵循相关法规的前提下使用本指导原则。

本指导原则是对产品的一般性要求，申请人应依据其具体特性确定其中内容是否适用，若不适用，需具体阐述理由及相应的科学依据，并依据其具体特性对注册申报资料的内容进行充实和细化。

一、适用范围

本指导原则适用于《医疗器械分类目录》（国药监械〔2002〕302 号）中第Ⅱ类无创监护仪器类产品，类代号为 6821。本指导原则不适用于第Ⅲ类病人监护产品。

本指导原则可能不适用于所有监护仪。有关"血压监护设备、脉率描记设备、用于救护车遥测急救或医院以外动态监护仪器或系统、为后续分析储存心电数据的动态监护设备、其他类似监护的功能和功能是为触发其他仪器的采集的设备、母亲胎儿监护、遥测监护、中央监护系统"不包含在本指导原则。

二、技术审查要点

（一）产品名称要求

病人监护产品的命名应符合国家关于医疗器械命名规则的要求，例如：病人监护仪、病人监护系统等。

产品名称中不得存在型号规格描述，不得使用 XX 系列、XX 型。

（二）产品的结构和组成

产品一般为台式或移动式，主要由主机、功能和附件组成，附件可以包括各类电极、传感器（如：心电导联电缆、血压袖带、血氧探头、体温探头、呼吸末二氧化碳气体测量组件等外接配件）。

可按设计、型式、技术参数、附件附加功能等不同分为若干型号；具有心电、无创血压、血氧饱和度、体温、

呼吸、脉搏等监护单元（有些多参数患者监护设备还具有其他参数的检测功能；如：呼吸末二氧化碳）。一般采用模块式或预置式结构。产品图示举例如下（图1～图6）：

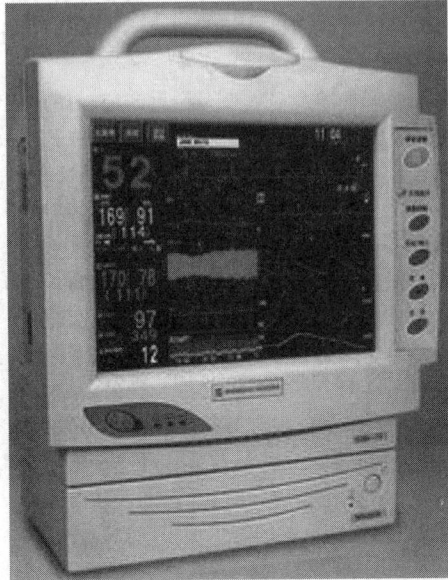

图1　多参数床边监护仪

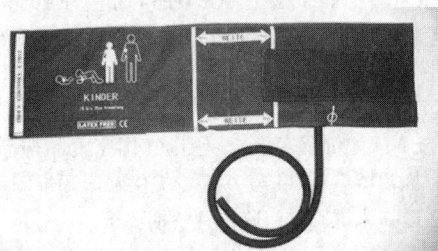

图2　无创血压袖带

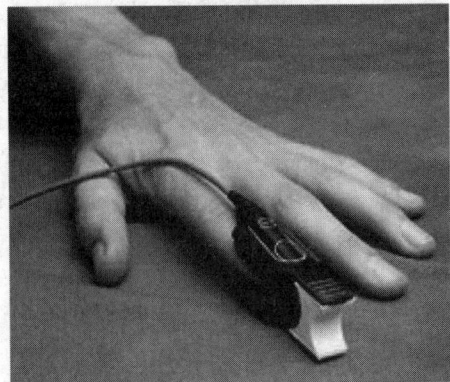

图3　血氧饱和度传感器

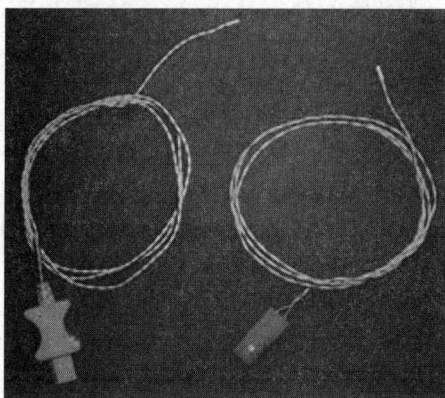

图4　体温探头

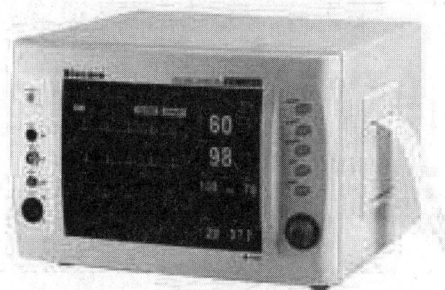

图5　多参数患者监护设备图

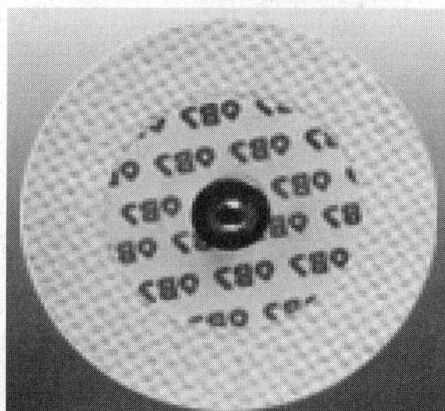

图6　一次性使用心电电极

（三）产品工作原理/作用机理

病人监护产品包含不同生理监护单元，可对一个患者同时进行多个生理参数的监护。一般心电测量采用目前临床上广泛使用的 Ag/AgCl 电极测量方法。无创血压测量采用振荡法，测出收缩压、平均压和舒张压、脉率值。呼吸测量采用胸阻抗法；呼气末二氧化碳浓度的测量则是利用 CO_2 能吸收 $4.3\mu m$ 波长的红外线原理，在呼出气体通路上，一侧用红外线照射，另一侧用传感器测出所接收红外线的衰减程度，依据红外光吸收率与二氧化碳浓度相关的原理测出 CO_2 浓度。体温测量采用热敏电阻法或者通过探测器测量被测对象耳腔之间的红外辐射来显示被测对象的体温。脉搏氧饱和度测量采用双波长脉动法。

（四）产品适用的相关标准

目前与病人监护产品相关的常用标准（表1）如下：

表1　相关产品标准

GB 9706.1—2007	《医用电气设备 第1部分：安全通用要求》
GB 9706.15—2008	《医用电气设备 第1-1部分：通用安全要求 并列标准：医用电气系统安全要求》
GB 9706.25—2005	《医用电气设备 第2-27部分：心电监护设备安全专用要求》
GB/T 14710—2009	《医用电器环境要求及试验方法》
GB/T 16886.1—2011	《医疗器械生物学评价 第1部分：风险管理过程的评价与试验》
GB/T 16886.5—2003	《医疗器械生物学评价 第5部分：体外细胞毒性试验》
GB/T 16886.10—2005	《医疗器械生物学评价 第10部分：刺激与迟发型超敏反应试验》
GB/T 16886.12—2005	《医疗器械生物学评价 第12部分：样品制备与参照样品》
GB/T 21417.1—2008	《医用红外体温计 第1部分：耳腔式》
YY 0505—2012	《医用电气设备 第1-2部分：安全通用要求并列标准：电磁兼容 要求和试验》
YY 0601—2009	《医用电气设备 呼吸气体监护仪的基本安全和主要性能专用要求》
YY 0667—2008	《医用电气设备 第2-30部分：自动循环无创血压监护设备安全和基本性能专用要求》
YY 0668—2008	《医用电气设备 第2-49部分：多参数患者监护设备安全专用要求》
YY 0670—2008	《无创自动测量血压计》
YY 0709—2009	《医用电气设备 第1-8部分：安全通用要求 并列标准：通用要求，医用电气设备和医用电气系统中报警系统的测试和指南》
YY 0784—2010	《医用电气设备 医用脉搏血氧仪设备基本安全和主要性能专用要求》
YY 0785—2010	《临床体温计 连续测量的电子体温计性能要求》
YY 0828—2011	《心电监护仪电缆和导联线》
YY 1079—2008	《心电监护仪》
YY/T 0196—2005	《一次性使用心电电极》
YY/T 0664—2008	《医疗器械软件 软件生存周期过程》
YY/T 0708—2009	《医用电气设备 第1-4部分：安全通用要求 并列标准：可编程医用电气系统》

上述标准包括了产品技术要求中经常涉及到的国家标准、行业标准。有的企业还会根据产品的特点引用一些行业外的标准和一些较为特殊的标准。

如有新版强制性国家标准、行业标准发布实施，产品性能指标等要求应执行最新版本的国家标准、行业标准。

（五）产品的预期用途

供医疗机构以监护为目的，从单一患者处采集信息、处理信息，对患者的心电信号、无创血压、体温和血氧饱和度等生理参数（具体按产品实际功能确认）进行测量并发出报警。

（六）产品的主要风险及研究要求

1. 产品的主要风险

多参数患者监护设备的风险管理报告应符合 YY/T 0316—2016《医疗器械 风险管理对医疗器械的应用》的有关要求，判断与产品有关的危害，估计和评价相关风险，控制这些风险并监视控制的有效性。

主要的审查要点包括：

（1）与产品有关的安全性特征判定可参考 YY/T 0316—2016 的附录 C；

（2）危害、可预见的事件序列和危害处境判断可参考 YY/T 0316—2016 附录 E、I；

（3）风险控制的方案与实施、综合剩余风险的可接受性评价及生产和生产后监视相关方法可参考 YY/T 0316—2016 附录 F、G、J。

多参数患者监护设备的初始可预见性危害主要存在于产品的设计、生产和使用环节。如产品设计方面的初始可预见危害主要有：电能危害、生物不相容性（如应用部分的与患者直接接触的材料等）、检测和报警参数的范围和精度设置，等等；生产方面的初始可预见危害主要有：不合格材料、部件的非预期使用（采购或供方控制不充分），部件焊接、粘合和连接的不完整（制造过程控制不充分），等等；使用的初始可预见危害有：未限制非预期使用，未限制使用环境及人员，未告知正确使用、维护、保养设备的方法等导致设备不能正常使用等。

以下依据 YY/T 0316—2016 的附录 E（表 E.2）从九个方面提示性列举了多参数患者监护设备的可能存在的初始危害因素，提示审查人员可从以下方面考虑（表2）。

表2　产品主要初始危害因素

通用类别	初始事件和环境示例
不完整的要求	设计参数的不恰当规范： 　　可触及金属部分、外壳、应用部分、信号输入/输出部分等与带电部分隔离/保护不够，电介质强度不够，导致对电击危险防护不够，可能对使用者或患者造成电击危害；便携式提拎装置不牢固，带脚轮设备锁定不良，移动式设备易翻倒，设备支撑件强度不足，设备面、角、边粗糙，对飞溅物防护不够等可能对使用者或患者造成的机械损伤，血压袖带、血氧检测探头夹压力不合理引起的危险等；显示器辐射可能对操作者产生危害；对环境的电磁干扰超标，干扰其他设备正常工作；等等。 运行、性能要求不恰当规范： 　　各种参数正常监护范围设计的依据、各种参数报警设定值设计的依据、确保可靠报警采取的措施，等等

（续表）

通用类别	初始事件和环境示例
不完整的要求	与人体接触的部件：一次性心电电极、血氧探头、血压袖带等材料的生物安全性问题。 服务中的要求不恰当规范： 　　使用说明书未对设备及监护电极维护、保养方式、方法、频次进行说明，导致设备及各附件不能正常使用；等等。 寿命的结束： 　　使用说明书未对设备/附件的使用寿命和贮藏寿命进行规定，导致设备/附件超期非正常使用导致图像质量等性能指标降低，安全性能出现隐患；等等
制造过程	制造过程更改的控制不充分： 　　控制程序修改未经验证，导致设备性能参数指标不符合标准要求；等等。 制造过程的控制不充分： 　　生产过程关键工序控制点未进行监测，导致部件或整机不合格；等等。 供方的控制不充分： 　　外购、外协件供方选择不当，外购、外协件未进行有效进货检验，导致不合格外购、外协件投入生产；等等
运输和贮藏	不恰当的包装： 　　产品防护不当导致设备运输过程中损坏；等等。 不适当的环境条件： 　　在超出设备规定的贮藏环境（温度、湿度、压力）贮藏设备，导致设备不能正常工作；等等
环境因素	物理学的（如热、压力、时间）： 　　过热环境可能导致设备不能正常工作；等等。 化学的（如腐蚀、降解、污染）： 　　强酸强碱导致设备或监护电极损害；非预期使用于有麻醉剂的环境中，可能因为电气连接、设备结构、静电预防不良等引起混合气体爆炸；等等。 电磁场（如对电磁干扰的敏感度）： 　　抗电磁干扰能力差，特定环境设备工作不正常；等等。 不适当的能量供应： 　　设备的供电电压不稳定，导致设备不能正常工作或损坏；等等
清洁、消毒和灭菌	未对消毒过程确认或确认程序不规范： 　　使用说明书中推荐的对与人体接触的附件的消毒方法未经确认，不能对监护电极进行有效消毒；等等。 消毒执行不恰当： 　　使用者未按要求对与人体接触的附件进行防护或消毒，导致院内感染；等等
处置和废弃	没提供信息或提供信息不充分： 　　未在使用说明书中对附件的处置和废弃方法进行说明，或信息不充分；未对设备废弃的处置进行提示性说明；等等
配方	生物相容性： 　　与人体接触的附件材料选择不当可致过敏等反应；等等。 与不正确配方有关的危害的警告不足；等等

续表

通用类别	初始事件和环境示例
人为因素	设计缺陷引发可能的使用错误,如: 易混淆的或缺少使用说明书: 包括图示符号说明不规范、操作使用方法不清楚、技术说明不清楚、未规定一次性使用电极等消耗性材料采购要求、使用不适用的电极或传感器引起的危险、清洁、消毒灭菌方法不明确、重要的警告性说明或注意事项不明确等。 不适当的操作说明 副作用警告不充分: 血压袖带、血氧检测探头夹压力不合理引起的危险,等等。 使用不当引起的风险: 由缺乏技术的/未经培训的人员使用,不能正确使用和维护保养设备;等等。 未按使用说明书规定使用指定监护电极;等等。 包括清洁消毒不当引起的危害、使用未经消毒灭菌或不按规定的消毒灭菌方法进行消毒灭菌的器械、一次性使用器械的多次使用、不按制造商推荐的要求采购一次性使用的器械或传感器、不能正常发挥使用性能等。 维护和校正不当,引起的不能正常发挥使用性能
失效模式	由于老化、磨损和重复使用而致功能退化: 监护电极由于反复消毒、使用磨损等原因致老化、破损致监护电极带电;等等

2. 产品的研究要求

（1）产品性能研究

应当提供产品性能研究资料以及产品技术要求的研究说明，包括功能性、安全性指标以及与质量控制相关的其他指标的确定依据，所采用的标准或方法、采用的原因及理论基础。

（2）软件研究

软件研究请参见《医疗器械软件注册技术审查指导原则》（国家食品药品监督管理总局通告 2015 年第 50 号）。应当提供一份单独的医疗器械软件描述文档，内容包括基本信息、实现过程和核心算法，详尽程度取决于软件的安全性级别和复杂程度。同时，应当出具关于软件版本命名规则的声明，明确软件版本的全部字段及字段含义，确定软件的完整版本和发行所用的表示版本。

（3）各种参数电极的生物相容性要求：生物相容性评价根据 GB/T 16886.1—2011《医疗器械生物学评价 第 1 部分：评价与试验》的标准进行。生物学评价过程中应当注重运用已有信息（包括材料、文献资料、体外和体内试验数据、临床经验），当需要进行生物学试验时，应当由国家食品药品监督管理总局认可的、并具有相应生物学试验资质的医疗器械检测机构进行。

多参数监护仪具有多个应用部分，多与人体表面皮肤接触，需考虑细胞毒性、皮肤刺激、致敏方面的生物相容性；若是放置在直肠内的体温探头则与粘膜接触，还应考虑材料的粘膜刺激。应至少考虑以下方面的要求：细胞毒性；迟发型超敏反应；皮肤或粘膜刺激。

（4）灭菌/微生物控制工艺研究

若设备带有的应用部分有一次性使用的应用部分，企业应明确对此应用部分的微生物控制要求。

（5）有效期和包装研究

有效期的确定应当提供产品有效期信息及确定依据。包装及包装完整性应当提供产品包装的信息及确定依据。

（6）需要提交的其他资料

对于无创血压监护模块，根据 YY 0670—2008《无创自动测量血压计》标准的规定，制造商应提供针对自动血压测量准确性的临床评估报告，YY 0670—2008 标准中的附录 G 推荐了临床方法。

对于血氧监护模块，根据 YY 0784—2010《医用电气设备 医用脉搏血氧仪设备基本安全和主要性能专用要求》标准的规定，血氧饱和度准确度的声称应以覆盖整个范围的临床研究测量为支持，功能测试仪或患者模拟器不应并用来确认脉搏血氧仪设备的血氧饱和度的准确度。YY 0784—2010 标准中的附录 EE 给出了脉搏血氧饱和度准确度在人体上的评估指导意见。

（七）产品技术要求应包括的主要性能指标

产品技术要求的审查是产品主要技术性能指标审查中最重要的环节之一。本条款给出需要考虑的产品基本技术性能指标，但并未给出定量要求，企业可参考相应的国家标准、行业标准，根据企业自身产品的技术特点制定相应的技术要求，但不得低于相关强制性国家标准、行业标准的有关要求。

请关注体温探头采用通过测量人体耳腔的热辐射的工作原理，应考虑执行 GB/T 21417.1—2008《医用红外体温计 第 1 部分：耳腔式》标准的要求；若是采用热敏电阻式的测量方式，请考虑执行 YY 0785—2010《临床温度计 连续测量的电子体温计性能要求》标准的要求。

（八）产品生产制造相关要求

1. 应当明确产品生产工艺过程（产品工艺流程一般为原材料外购外协、部件组装、整机组装、整机调试、老化试验、检验、入库），可采用流程图的形式，所提供工艺流程图是否识别并注明主要控制点及关键工艺。

关键工艺及控制点：企业的实际情况各有不同，企业根据生产的具体情况，提交相关的控制点的资料（如：防静电、焊接、老化）。

2. 产品生产若有多个研制场地，应当概述每个研制场地的实际情况。

3. 企业提交产品主要元器件清单，清单中包括所用主要元器件（如：网电源开关、开关电源、变压器、电源线组件、熔断器座、熔断丝、血氧探头、二氧化碳浓度监测探头、血压压力传感器、体温探头等）的信息（如：规格型号、制造商等）。技术审评时将该内容写入注册审评报告中。

（九）产品的临床评价细化要求

1. 同品种医疗器械的对比

依据《医疗器械监督管理条例》（国务院令第 680 号）、《医疗器械注册管理办法》（国家食品药品监督管理总局令第 4 号）和《免于进行临床试验的第二类医疗器械目录》（国家食品药品监督管理总局通告 2014 年第 12 号），多参数监护设备免于进行临床试验，但需按照《医疗器械临床评价技术指导原则》（国家食品药品监督管理总局通告 2015 年第 14 号）的规定提供临床评价资料。同品种医疗器械是指与申报产品在基本原理、结构组成、性能要求、安全性评价、符合标准、预期用途方面具有等同性的已在中国上市的产品。

注册申请人可通过在中国境内和境外合法获得的同品种医疗器械的临床数据进行临床评价。临床数据可来自公开发表的科学文献、临床经验数据。本条款对同品种医疗器械临床数据的收集提出建议，注册申请人可依据产品的具体情形选择合适的数据来源和收集方法。收集的临床数据应充分满足产品安全性及有效性评价的需要。

现有数据不充分时补充开展的临床试验以及为论证申报产品与同品种产品的等同性而开展的临床试验，均应当按照医疗器械临床试验质量管理规范的要求，在有资质的临床试验机构内进行。

2. 通过临床试验进行临床评价的要求

若需进行临床试验的，应当按照《医疗器械临床试验质量管理规范》（国家食品药品监督管理总局 国家卫生和计划生育委员会令第 25 号）的要求开展，注册申请人在注册申报时，应当提交临床试验方案和临床试验报告。

（十）产品的不良事件历史记录

监护仪是用于实时监测患者生命体征的有源医疗器械，其预期作用是对人体重要的生理、生化参数有选择地提取或连续监测，具有存储、显示、分析、控制、报警等功能，是对危、急、重病人进行救治的重要设备。查询原国家食品药品监督管理局网站，医疗器械不良事件信息通报（2012 年第 5 期）《关注病人监护仪测量错误的风险》显示，自 2005 年 1 月至 2011 年 12 月，国家药品不良反应监测中心共计收到涉及病人监护仪的可疑不良事件报告 2414 份，不良事件主要表现为信息失真，可能造成患者的病情延误或者错误诊疗。其中与测量错误相关的不良事件报告数量最多，占 32.7%（包括心电波形错误 11.2%、血压测量错误 9.8%、心率测量错误 7.8%、血氧饱和度测量错误 2.3%、呼吸参数测量错误 1.55%）。

（十一）产品说明书和标签要求

产品说明书一般包括使用说明书和技术说明书，两者可合并。说明书、标签和包装标识应符合《医疗器械说明书和标签管理规定》（国家食品药品监督管理总局令第 6 号）及相关标准的规定。

1. 说明书的内容

使用说明书应包含下列主要内容：

（1）产品名称、型号、规格。

（2）注册人名称、住所、联系方式及售后服务单位。

（3）生产企业的名称、住所、生产地址、联系方式及生产许可证编号，委托生产的还应标注受托企业的名称、住所、生产地址、生产许可证编号。

（4）医疗器械注册证编号。

（5）产品技术要求的编号。

（6）产品性能、主要结构组成、适用范围。

（7）禁忌症、注意事项、警示以及提示的内容。

（8）安装和使用说明或者图示，由消费者个人自行使用的还应当具有安全使用的特别说明。

（9）产品维护和保养方法，特殊存储、运输条件、方法。

（10）生产日期、使用期限。

（11）配件清单，包括配件、附属品、损耗品更换周期以及更换方法的说明。

（12）产品标签所用的图形、符号、缩写等内容的解释。

（13）说明书的编制或者修订日期。

（14）规定的应当在说明书中标明的其他内容：

a. YY 0668—2008《医用电气设备 第 2 部分：多参数患者监护设备安全专用要求》中 6.8.2 条；

b. YY 0670—2008《无创自动测量血压计》中 4.2.3 条；

c. GB 9706.25—2005《医用电气设备 第 2 - 27 部分：心电监护设备安全专用要求》中 6.8.2 条；

d. YY 0667—2008《医用电气设备 第 2 部分：自动循环无创血压监护设备安全和基本性能专用要求》中 6.8.2 条；

e. YY/T 0708—2009《医用电气设备 第 1 - 4 部分：安全通用要求 并列标准：可编程医用电气系统》中 6.8.201 条、6.8.202 条；

f. YY 0784—2010《医用电气设备 医用脉搏血氧仪设备基本安全和主要性能专用要求》中 6.8.2 条。

2. 技术说明书内容

一般包括概述、组成、原理、技术参数、规格型号、图示标记说明、系统配置、外形图、结构图、控制面板图，必要的电气原理图及表等。

（1）维修手册（YY 1079—2008《心电监护仪》中 4.1.3 条）；

（2）YY 0709—2009 中 6.8.3 条；

（3）YY 0784—2010《医用电气设备 医用脉搏血氧仪设备基本安全和主要性能专用要求》中 6.8.3 条；

（4）YY 0784—2010 中 50.101.2.1 条规定：用以建立血氧饱和度准确度声称的测试方法的总结应在技术说明书

3. 标签和包装标识

至少应包括以下信息：

（1）产品名称和型号。

（2）注册人的名称、住所、联系方式。

（3）医疗器械注册证编号。

（4）生产企业名称、住所、生产地址、联系方式及生产许可证编号；委托生产的还应当标注受托企业的名称、住所、生产地址、生产许可证编号。

（5）生产日期、使用期限。

（6）电源连接条件、输入功率。

（7）产品特征识别应当标注的图形、符号以及其他相关内容。

（8）必要的警示、注意事项。

（9）特殊储存、操作条件或说明。

标签因位置或大小受限而无法全部标明上述内容的，至少应标注产品名称、型号、生产日期、使用期限，并在标签中明确"其他内容详见说明书"。

（10）警告和告诫。

a. YY 0784—2010《医用电气设备 医用脉搏血氧仪设备基本安全和主要性能专用要求》中 6.1 条；

b. YY 0670—2008《无创自动测量血压计》中 4.2.1 条、4.2.2 条、4.2.4 条；

c. YY 0667—2008《医用电气设备 第 2 部分：自动循环无创血压监护设备安全和基本性能专用要求》中 6.1 条。

三、审查关注点

（一）产品技术要求的编制。

该产品的安全、性能要求有些参数有行业标准，有些参数没有行业标准的规定，因此建议企业按照本企业产品的特性编写产品技术要求。

产品技术要求中应明确产品的型号规格及其划分说明。产品技术要求应符合相关的强制性国家标准、行业标准和有关法律、法规的规定，并按《医疗器械产品技术要求编写指导原则》（国家食品药品监督管理总局通告 2014 年第 9 号）的要求编制。

（二）产品的电气安全性是否符合安全通用要求和安全专用要求。

（三）产品的主要性能指标，包括无创血压、心电、血氧饱和度、体温等各种监护参数的监护范围、精度等要求。

（四）与患者接触的导联电极的要求。

1. 如果电极是主机生产企业自己生产的或无有效医疗器械产品注册证的产品，产品技术要求中应依据相关行业标准明确电极的要求，并考虑企业是否对产品中与人体接触的材料进行过生物安全性的评价；

2. 如果采用专业电极生产商的与本机相适用的产品，应注意配用的电极是否已具有医疗器械注册证等。

（五）产品的环境试验是否执行了 GB/T 14710—2009《医用电器环境要求及试验方法》的相关要求。

（六）说明书中对产品使用安全的提示是否明确。

特别是有关配用电极的要求：

1. 对于重复性使用电极的清洗、消毒方法、要求；

2. 可配用的一次性使用电极的要求；

3. 是否明确了可确保对心脏除颤器放电和高频灼伤的防护需要使用的患者电缆的规格、型号；

4. 禁忌症、注意事项以及其他警示、提示的内容。

（七）若因监护仪中的某些模块引起注册分类调整，请及时关注（如：目前国家食品药品监督管理总局将麻醉气体监护模块列为Ⅲ类产品管理）。

（八）若产品带有体温探头，请关注该探头的工作原理。若体温探头采用通过测量人体耳腔的热辐射的工作原理，参考执行 GB/T 21417.1—2008《医用红外体温计 第 1 部分：耳腔式》的要求；若是采用热敏电阻式的测量方式，执行 YY 0785—2010《临床温度计 连续测量的电子体温计性能要求》的要求。

（九）设备如果既有心电图诊断功能又有心电监护功能，则要满足适用的相应标准 YY 1139—2013《心电诊断设备》、YY 0782—2010《医用电气设备 第 2－51 部分：记录和分析型单道和多道心电图机安全和基本性能专用要求》、GB 10793—2000《医用电气设备 第 2 部分：心电图机安全专用要求》、YY 0885—2013《医用电气设备 第 2 部分：动态心电图系统安全和基本性能专用要求》的要求。

四、名称更改说明

原指导原则中产品名称为"多参数患者监护设备"，修订后更改为"病人监护产品"。

五、编写单位

上海市食品药品监督管理局认证审评中心。

40 脉搏血氧仪注册技术审评指导原则

［脉搏血氧仪注册技术审查指导原则（2017 年修订版）］

本指导原则旨在为注册申请人对脉搏血氧仪注册申报资料的准备及撰写提供参考，同时也为技术审评部门审评注册申报资料提供参考。

本指导原则是在现行法规、标准体系及当前认知水平下制定的，随着法规、标准体系的不断完善和科学技术的不断发展，本指导原则相关内容也将适时进行调整。

本指导原则是供申请人和审查人员使用的指导文件，不涉及注册审批等行政事项，亦不作为法规强制执行，如有能够满足法规要求的其他方法，也可以采用，但应提供详细的研究资料和验证资料，应在遵循相关法规的前提下使用本指导原则。

本指导原则是对产品的一般性要求，申请人应依据其具体特性确定其中内容是否适用，若不适用，需具体阐述理由及相应的科学依据，并依据其具体特性对注册申报资料的内容进行充实和细化。

一、适用范围

本指导原则适用于第二类无创监护仪器类产品中的脉搏血氧仪，可测量和显示脉搏血氧饱和度、脉搏率。

本指导原则不适用于实验室研究使用的脉搏血氧仪设备、胎儿用脉搏血氧仪设备、放置于患者环境之外显示 SpO_2 数值的遥测或主（从）设备。

二、技术审查要点

（一）产品名称要求

脉搏血氧仪产品的命名应参考《医疗器械通用名称命名规则》（国家食品药品监督管理总局令第 19 号）或国家标准、行业标准上的通用名称，例如：脉搏血氧仪、脉搏血氧测量仪、脉搏血氧监护仪。

（二）产品的结构和组成

脉搏血氧仪的结构一般由脉搏血氧仪主机、血氧探头和探头延长电缆（如提供）组成。

产品图示举例如图 1：

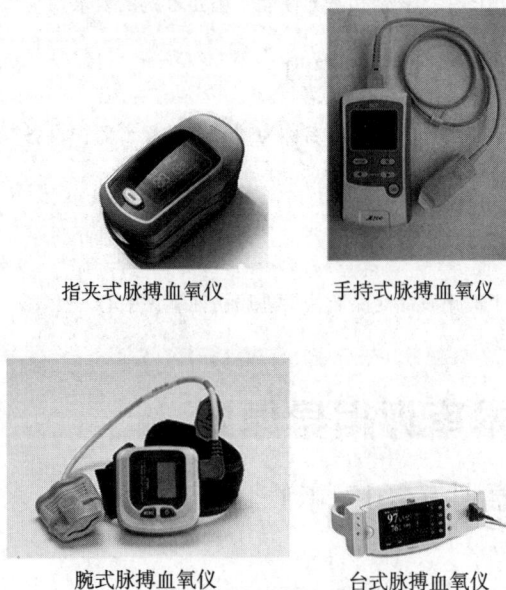

指夹式脉搏血氧仪　　　　手持式脉搏血氧仪

腕式脉搏血氧仪　　　　台式脉搏血氧仪

图 1　脉搏血氧仪举例

（三）产品工作原理/作用机理

脉搏血氧仪中对脉搏血氧饱和度的测量，采用的是光电技术，通常有两种方法：透射法和反射法。

1. 透射法

根据郎伯 - 比尔定律，当一束光照射到某种物质的溶液上时，物质对光有一定的吸收、衰减，透射光强 I 与入射光强 I_0 之间有以下关系：

$$I = I_0 e^{-\varepsilon cd}$$

式中，ε 为物质的吸光系数；c 为溶液的浓度；d 为光穿过的路径。I_0/I 比值的对数称为吸光度 D，因此上式可表示为：

$$D = \ln (I_0/I) = \varepsilon cd$$

若保持光的路径不变，吸光度便与物质的吸光系数和溶液的浓度成正比。

液中氧合血红蛋白（HbO_2）和还原血红蛋白（Hb）对不同波长的光的吸收系数不同，如图 2 所示，在波长为 $600 \sim 700nm$ 的红光区，Hb 的吸收系数比 HbO_2 的大；而在波长为 $800 \sim 1000nm$ 的近红外光区，HbO_2 的吸收系数比 Hb 的大；在 805nm 附近是吸收点。

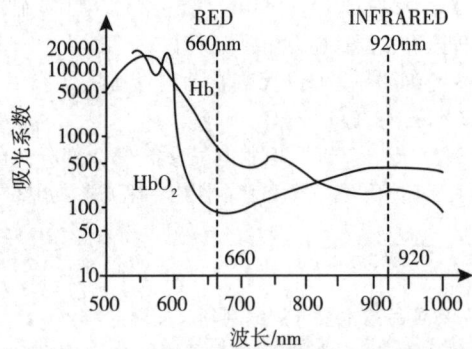

图 2　血红蛋白对不同波长光的吸收系数

基于氧合血红蛋白 HbO_2 和还原血红蛋白（Hb）的这种光谱特性，血氧饱和度探头中的发光元件发出两种波长的光信号，通常用 660nm 左右的红光和 905nm 左右的红外光照射被测组织，将含动脉血管的部位（如手指、脚趾、耳垂等）放在发光管和一个光电管之间，如图 3 所示。

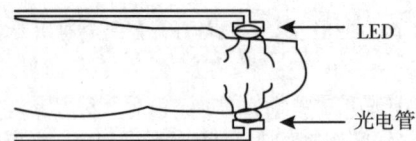

图 3　光电法测量示意图

光电管所接收的光吸收或者光透射信号包含两种成分：一种是脉动成分（即交流信号 AC），它是由脉动的动脉血的光吸收引起的交变成分；另一种是稳定成分（即直流信号 DC），它反映各非脉动组织（如表皮、肌肉、骨骼和静脉等）引起光吸收的大小。能反映血氧饱和度变化的仅仅是两波长的交流信号幅度之比，而两波长的直流信号可用于对交流信号定标。由于血液中的 HbO_2 和 Hb 浓度随着血液的脉动做周期性的改变，因此，它们对光的吸收也在脉动地变化，由此引起光电管输出的电信号强度也随血液脉动而周期性改变。由于光电管能将接收到的光信号转变为电信号，但不能区分光的波长，监护仪电路中用一个定时电路来控制两个发光管的发光次序。两种波长的光交替通过检测部位，由光电元件检测透射光强，并将两个信号的脉动成分分离出来，经过滤波、放大、A/D 转换成数字信号，根据下式计算对应的血氧饱和度值：

$$SpO_2 = Table\ [R] = Table\left[\frac{Ired_{AC}/Ired_{DC}}{Red_{AC}/Red_{DC}}\right]$$

式中：$R = \dfrac{Ired_{AC}/Ired_{DC}}{Red_{AC}/Red_{DC}}$

Ired 是红外光，Red 是红光。通过计算红外光和红光的交直流比，获得 R 系数，再查找 R 系数表（Table），可获得血氧饱和度。其中 R 系数表是通过血气实验定标获得的。

2. 反射法

采用透射原理的传感器，一般用于在指尖、耳垂、手掌、手腕、脚踝、脚掌、脚趾、鼻翼部位进行测量，不能实现体表大多数部位的血氧饱和度监测。虽然从这些部位的检测能反映全身的动脉血氧饱和度变化，却不能反映由于局部组织（如脑组织）发生循环障碍或局部组织（如肌肉组织）大量耗氧等情况下组织血氧状态的变化。采用反射式血氧饱和度传感器的设计，可避免透射式传感器透射深度有限的缺点，适用于全身各处局部组织氧含量的测量。

反射式传感器示意图如图 4 所示。

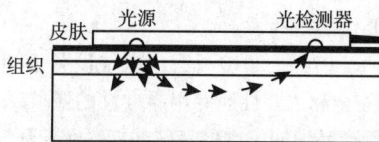

图 4 反射式传感器示意图

反射式血氧饱和度的检测原理与透射式血氧饱和度的检测原理的电路部分基本相同，不同的只是传感器。反射式传感器也是由两种波长的发光二极管和光敏元件组成，但光敏元件接收到的是组织的反射光。由于光线在组织中的运动呈现随机性，反射式传感器所接收到的光线很难确定其确切的检测区域，从概率意义上说，光线从光源发射经组织传播到光敏元件接收，走过的是一条香蕉状路线，所以，光源与光敏元件的距离是一个重要的参数，一般设置为 4~50mm。

（四）注册单元划分的原则和实例

脉搏血氧仪注册单元划分主要从产品的技术结构来考虑。产品的技术结构不同，应划分为不同的注册单元。技术结构主要考虑以下因素：

1. 结构不同，例如：指夹式，手持式，腕式，台式等。
2. 测量原理不同，例如：透射法、反射法等。

（五）产品适用的相关标准

目前与脉搏血氧仪产品相关的常用标准（表 3）如下：

表 3 相关产品标准

标准编号	标准名称
GB/T 191—2008	《包装储运图示标志》
GB 9706.1—2007	《医用电气设备 第1部分：安全通用要求》
GB 9706.15—2008	《医用电气设备 第1-1部分：安全通用要求 并列标准：医用电气系统安全要求》
GB/T 9969—2008	《工业产品使用说明书 总则》
GB/T 14710—2009	《医用电器环境要求及试验方法》
GB/T 16886.1—2011	《医疗器械生物学评价 第1部分：风险管理过程中的评价与试验》
GB/T 16886.5—2003	《医疗器械生物学评价 第5部分：体外细胞毒性试验》
GB/T 16886.10—2005	《医疗器械生物学评价 第10部分：刺激与迟发型超敏反应试验》
GB/T 16886.12—2005	《医疗器械生物学评价 第12部分：样品制备与参照样品》
YY/T 0316—2016	《医疗器械 风险管理对医疗器械的应用》
YY/T 0466.1—2009	《医疗器械 用于医疗器械标签、标记和提供信息的符号 第1部分：通用要求》
YY 0505—2012	《医用电气设备 第1-2部分：安全通用要求 并列标准：电磁兼容 要求和试验》
YY 0784—2010	《医用电气设备 医用脉搏血氧仪设备基本安全和主要性能专用要求》

上述标准包括了产品技术要求中经常涉及到的标准。有的企业还会根据产品的特点引用一些行业外的标准和一些较为特殊的标准。

如有新版强制性国家标准、行业标准发布实施，产品性能指标等要求应执行最新版本的国家标准、行业标准。

（六）产品的适用范围/预期用途、禁忌症

产品具体适用范围应与申报产品功能、临床应用范围相一致。

例如：在医疗保健机构和家庭中测量患者的脉搏血氧饱和度和脉搏率。

禁忌症：视产品实际情况说明。

（七）产品的主要风险

产品的主要风险

脉搏血氧仪的风险管理报告应符合 YY/T 0316—2016 医疗器械风险管理对医疗器械的应用的有关要求，审查要点包括：

（1）与产品有关的安全性特征判定可参考 YY/T 0316—2016 的附录 C。

（2）危害、可预见的事件序列和危害处境判断可参考 YY/T 0316—2016 附录 E、I。

（3）风险控制的方案与实施、综合剩余风险的可接受性评价及生产和生产后监视相关方法可参考 YY/T 0316—

2016 附录 F、G、J。

（4）风险可接收准则，降低风险的措施及采取措施后风险的可接收程度，是否有新的风险产生。

以下依据 YY/T 0316—2016 的附录 E（表 E.1）列举了脉搏血氧仪产品的危害因素，提示审查人员从以下方面考虑（见表 2）。

表 2　危害类型、形成因素及防范控制措施

危害类型		形成因素
能量危害	电磁能	可触及金属、外壳等与带电部分隔离/保护不够，电介质强度不够，可能对使用者造成电击危害
		产品外壳绝缘/隔离不够，可能引起过量漏电流伤害使用者或患者
		抗电磁干扰能力差、特定环境下工作不正常，或干扰其他设备正常工作
	热能	可触及的外壳温度过高，可能引起使用者或患者烫伤
	机械能	产品面、角、边粗糙，都可能对使用者或患者造成机械损伤坠落导致机械部件松动导致、元器件损坏，造成输出异常
生物学和化学危害	生物学和化学危害	产品清洁或消毒不完全，可能会使患者皮肤感染，细菌、病毒等进入患者体内使用清洗剂或消毒剂的残留物导致的化学危害 长时间不使用的电池未经取出，导致电池漏液引发的危害等
	生物相容性	应用部分直接与患者皮肤接触，接触材料应进行生物相容性评价
操作危害	使用错误	日常使用、维护未按规定进行，导致产品偏离正常使用状态
超期使用	一次性附件	贮存、运输不当导致的包装完好性缺失（包装破损）；贮存期限超过产品规格宣称的有效期 ——有效期的验证或分析（外包装材料及关键部件的寿命分析），实时老化验证，后期延续注册时提供实时老化验证报告
	重复性血氧仪寿命	清洗消毒不当导致外皮老化、破损、光电器件失效；使用过程中的弯折导致线缆开路；使用环境应力严酷（超规格使用）导致光电器件寿命缩短。 ——寿命测试（外包装材料及关键部件的寿命分析）。 ——可靠性分析预计
	不完整的说明书	说明书中对产品性能特征、预期用途、使用限制等描述不规范、不完整，导致产品的非预期或超范围使用
	不适当的操作说明	日常使用、维护规定不明确、不适当

（八）产品技术要求应包括的主要性能指标

产品技术要求的审查是产品主要技术性能指标审查中最重要的环节之一。

本条款给出需要考虑的产品基本技术性能指标，给出的定量要求参考了相应的国家标准、行业标准，其他性能指标因要求不统一或不是强制要求而未给出定量要求。如有附加功能，企业应采用相应的标准，具体可结合企业自身的技术能力，参考相应的国家标准、行业标准。企业如不采用以下条款（包括国家标准、行业标准要求），应当在产品性能研究资料中说明理由。如有不适用条款（包括国家标准、行业标准要求），企业必须在产品性能研究资料中说明理由。

1. 功能指标

1.1 血氧饱和度测量部分

（1）测量范围

应不小于 70% 至 100% 的范围。

（2）准确度

（3）报警设置范围（如适用）

（4）报警误差（如适用）

1.2 脉搏率测量部分

（1）测量范围

一般可定为 25 次/分至 250 次/分。

（2）准确度

一般可定为 ±3 次/分。

1.3 主要性能指标

应符合 YY 0784—2010《医用电气设备 医用脉搏血氧仪设备基本安全和主要性能专用要求》的要求。

1.4 对于产品说明书中的特殊功能，企业还应根据产品特性制定相关的技术要求。

2. 安全指标

2.1 产品的电气安全要求

（1）GB 9706.1—2007《医用电气设备 第 1 部分：安全通用要求》

（2）GB 9706.15—2008《医用电气设备 第 1-1 部分：安全通用要求 并列标准：医用电气系统安全要求》（如适用）

（3）YY 0784—2010《医用脉搏血氧仪设备基本安全和主要性能专用要求》

2.2 环境试验

应符合 GB/T 14710—2009《医用电器设备环境要求及试验方法》的要求。

2.3 电磁兼容性

应符合 YY 0505—2012《医用电气设备 第 1-2 部分：安全通用要求 并列标准：电磁兼容 要求和试验》的要求。

3. 质量控制指标

企业根据产品特性制定相关的质量控制指标。

（九）同一注册单元内注册检验代表产品确定原则和实例

同一注册单元应按产品风险与技术指标的覆盖性来选择典型产品。典型产品应是同一注册单元内能够代表本单元内其他产品安全性和有效性的产品，应考虑功能最齐全、结构最复杂、风险最高的产品。同一注册单元中，若辅助功能不能互相覆盖，则典型产品应为多个型号。电磁兼容检测单元的评价应结合注册申请人提供的典型型号的说明、电磁兼容检测差异性分析、必要的差异性检验数据以及注册申请人的结论做出判定。

（十）产品生产制造相关要求

无特殊要求生产工艺。

1. 应当明确产品生产工艺过程（本产品工艺流程一般为原材料外购外协、SMT 贴片、部件组装、整机组装、整机调试、老化试验、检验、入库），可采用流程图的形式，所提供工艺流程图是否识别并注明主要控制点及关键工艺、特殊工艺，说明关键工艺和特殊工艺要求。

2. 产品生产如涉及多场地，在生产流程图中注明各场地的工序设置。

（十一）产品的临床评价细化要求

根据《关于发布免于进行临床试验的第二类医疗器械目录的通告》（国家食品药品监督管理总局通告 2014 年第 12 号），"产品名称：医用脉搏血氧监测仪，分类编码：6821"包含在免于进行临床试验的第二类医疗器械目录中，注册申请人需按照《医疗器械临床评价技术指导原则》（国家食品药品监督管理总局通告 2015 年第 14 号）的要求提交临床评价资料，还需提供脉搏血氧饱和度准确度的临床评价报告。

（十二）产品的不良事件历史记录

暂未见相关报道。

（十三）产品说明书和标签要求

产品说明书一般包括使用说明书和技术说明书，两者可合并。说明书、标签和包装标识应符合《医疗器械说明书和标签管理规定》（国家食品药品监督管理总局令第 6 号）及相关标准的规定。

1. 说明书的内容

使用说明书应包含下列主要内容：

（1）产品名称、型号、规格。

（2）注册人或者备案人的名称、住所、联系方式及售后服务单位，进口医疗器械还应当载明代理人的名称、住所及联系方式。

（3）注册申请人的名称、住所、生产地址、联系方式及生产许可证编号或者生产备案凭证编号，委托生产的还应当标注受托企业的名称、住所、生产地址、生产许可证编号或者生产备案凭证编号。

（4）医疗器械注册证编号或者备案凭证编号。

（5）产品技术要求的编号。

（6）产品性能、主要结构组成或者成分、适用范围。

（7）禁忌症、注意事项、警示以及提示的内容。

（8）安装和使用说明或者图示，由消费者个人自行使用的医疗器械还应当具有安全使用的特别说明。

（9）产品维护和保养方法，特殊储存、运输条件、方法。

（10）生产日期，使用期限或者失效日期。

（11）配件清单，包括配件、附属品、损耗品更换周期以及更换方法的说明等。

（12）医疗器械标签所用的图形、符号、缩写等内容的解释。

（13）说明书的编制或者修订日期。

（14）其他应当标注的内容。

医疗器械说明书中有关注意事项、警示以及提示性内容主要包括：

（1）产品使用的对象。

（2）潜在的安全危害及使用限制。

（3）产品在正确使用过程中出现意外时，对操作者、使用者的保护措施以及应当采取的应急和纠正措施。

（4）必要的监测、评估、控制手段。

（5）一次性使用产品应当注明"一次性使用"字样或者符号，已灭菌产品应当注明灭菌方式以及灭菌包装损坏后的处理方法，使用前需要消毒或者灭菌的应当说明消毒或者灭菌的方法。

（6）产品需要同其他医疗器械一起安装或者联合使用时，应当注明联合使用器械的要求、使用方法、注意事项。

（7）在使用过程中，与其他产品可能产生的相互干扰及其可能出现的危害。

（8）产品使用中可能带来的不良事件或者产品成分中含有的可能引起副作用的成分或者辅料。

（9）医疗器械废弃处理时应当注意的事项，产品使用后需要处理的，应当注明相应的处理方法。

（10）根据产品特性，应当提示操作者、使用者注意的其他事项。

（11）可参阅随机文件的图标表示。

制造商的产品说明书中宜有以下警告：

（1）请勿将脉搏血氧仪显示的信息作为临床诊断的唯一依据。脉搏血氧仪仅作为诊断中的一种辅助手段。必须结合临床表现及症状与医生的诊断一起使用。

（2）使用脉搏血氧仪前，必须确保脉搏血氧仪处于正常的工作状态和操作环境下。

（3）为确保病人安全，请使用制造商生产或推荐的部件和附件，使用其他附件有可能对病人、操作者造成伤害或损坏脉搏血氧仪。

（4）监护病人时请勿完全依赖本仪器的报警系统，报警功能必须定期予以验证。最可靠的监护方法是医护人员密切地监视和正确地使用脉搏血氧仪。

（5）使用脉搏血氧仪时，请远离会产生强电场、强磁场的设备（比如 MR 设备）。在不适当的环境中使用该设备可能会对周围的无线电装置造成干扰或影响脉搏血氧仪的工作。

（6）几种设备同时使用于同一病人身上时，可能会带来额外的危险，建议咨询制造商正确的使用方法，确保漏电流在安全允许范围内，即对病人、操作者和周围环境不会造成危害。

（7）应由有资格的专业人员定期对本仪器进行校准和维护保养。

（8）请勿对脉搏血氧仪进行高温、高压、气体熏蒸或液体浸泡消毒，请按照制造商的要求对脉搏血氧仪及其附件进行清洁和消毒，在清洁或消毒脉搏血氧仪前必须断开外部电源。

技术说明书内容：

一般包括概述、组成、原理、技术参数、规格型号、图示标记说明、系统配置、外形图、结构图、控制面板图，必要的电气原理图及表等。

2. 标签和包装标识

至少应包括以下信息：

（1）产品名称、型号、规格。

（2）注册人或者备案人的名称、住所、联系方式，进口医疗器械还应当载明代理人的名称、住所及联系方式。

（3）医疗器械注册证编号或者备案凭证编号。

（4）注册申请人的名称、住所、生产地址、联系方式及生产许可证编号或者生产备案凭证编号，委托生产的还应当标注受托企业的名称、住所、生产地址、生产许可证编号或者生产备案凭证编号。

（5）生产日期，使用期限或者失效日期。

（6）电源连接条件、输入功率。

（7）根据产品特性应当标注的图形、符号以及其他相关内容。

（8）必要的警示、注意事项。

（9）特殊储存、操作条件或者说明。

（10）使用中对环境有破坏或者负面影响的医疗器械，其标签应当包含警示标志或者中文警示说明。

（11）带放射或者辐射的医疗器械，其标签应当包含警示标志或者中文警示说明。

医疗器械标签因位置或者大小受限而无法全部标明上述内容的，至少应当标注产品名称、型号、规格、生产日期和使用期限或者失效日期，并在标签中明确"其他内容详见说明书"。

（十四）产品的研究要求

1. 产品的性能研究

（1）应当提供产品性能研究资料以及产品技术要求的研究说明，包括功能性、安全性指标以及与质量控制相关的其他指标的确定依据，所采用的标准或方法、采用的原因及理论基础。

（2）应描述所采用的国家标准、行业标准中不适用条款及理由。

（3）如有附加的特殊功能（如灌注指数、运动状态下的准确度和弱灌注状态下的准确度）及试验方法，应提供制定的相关依据。

2. 生物相容性评价研究

应对产品成品（主要考虑与患者和使用者直接或间接接触的材料）的生物相容性进行评价。生物相容性评价研究资料应当包括：生物相容性评价的依据和方法，产品所用材料的描述及与人体接触的性质，实施或豁免生物学试验的理由和论证，对于现有数据或试验结果的评价。研究资料可参考《医疗器械生物学评价和审查指南》（国食药监械〔2007〕345 号）出具。

3. 生物安全性研究

本产品不含动物源或生物活性物质，本条不适用。

4. 灭菌/消毒工艺研究

脉搏血氧仪产品为非灭菌产品，故无需灭菌。主机、脉搏血氧饱和度传感器及导线的外表面在使用过程中与人接触，因此应定期进行清洁和消毒。应当列出清洁和消毒工艺，提供对使用的消毒剂和浓度进行评价试验的记录。

5. 产品有效期和包装研究

脉搏血氧仪产品为有源医疗器械，非有限次重复使用和无菌产品，无需考虑使用次数的验证，但应当提供产品有效期信息及确定依据。

应对产品的包装及包装完整性提供研究资料，在宣称的有效期内以及运输储存条件下，保持包装完整性的依据。

6. 动物研究

不适用。

7. 软件研究

应当单独提供一份医疗器械软件描述文档，内容包括基本信息、实现过程和核心算法，详尽程度取决于软件的安全性级别和复杂程度，编写可参照《医疗器械软件注册技术审查指导原则》（国家食品药品监督管理总局通告 2015 年第 50 号）。

三、审查关注点

（一）结构组成

关注产品（或产品系列）的结构组成的完整性，包括可能的选配件（如：电源适配器、不同型号规格的脉搏血氧饱和度传感器、通信附件等），以及所有关键部件。同一注册单元产品的关键部件应相同。

（二）产品技术要求

审查产品技术要求时应注意产品（包括可能的选配件）必须执行 GB 9706.1—2007 和 YY 0784—2010 的要求。具体指标的适用性应按照产品具体的工作原理和结构组成进行判断。产品附加功能应在产品技术要求中规定要求和具体的试验方法。

（三）人体评估报告

审查应注意血氧准确度人体评估报告与 YY 0784—2010 工作数据的准确性的要求和实验方法的一致性。

（四）说明书

对说明书的审查应注意明确产品的预期用途，选配件、附加功能应列明并表述正确。对产品禁忌症和不适宜人群的描述应与人体评估报告中给出的一致。

（五）生物学评价

应关注与患者和使用者直接或间接接触的材料的生物相容性问题。

四、编写单位

广东省食品药品监督管理局审评认证中心。

41 超声骨密度仪注册技术审评指导原则

（超声骨密度仪注册技术审查指导原则）

本指导原则旨在指导注册申请人对超声骨密度仪注册申报资料的准备及撰写，同时也为技术审评部门审评注册申报资料提供参考。

本指导原则是对超声骨密度仪的一般要求，申请人应依据产品的具体特性确定其中内容是否适用，若不适用，需具体阐述理由及相应的科学依据，并依据产品的具体特性对注册申报资料的内容进行充实和细化。

本指导原则是供申请人和审查人员使用的指导文件，不涉及注册审批等行政事项，亦不作为法规强制执行，如有能够满足法规要求的其他方法，也可以采用，但应提供详细的研究资料和验证资料。应在遵循相关法规的前提下使用本指导原则。

本指导原则是在现行法规、标准体系及当前认知水平下制定的，随着法规、标准体系的不断完善和科学技术的不断发展，本指导原则相关内容也将适时进行调整。

一、适用范围

本指导原则适用于超声生理参数测量分析设备中的第二类超声骨密度仪，通过测量跟骨、胫骨和/或桡骨的超声速度（SOS）和/或宽带超声衰减（BUA），反映骨骼密度状况。

二、技术审查要点

（一）产品名称要求

产品的名称应符合《医疗器械通用名称命名规则》（国家食品药品监督管理总局令第 19 号）和国家标准、行业标准中的通用名称要求，如超声骨密度仪。

（二）产品的结构和组成

目前超声骨密度仪通常包括跟骨超声骨密度仪、胫骨和/或桡骨超声骨密度仪两大类。

跟骨超声骨密度仪通常由主机和配件组成，主机通常包括超声探头、主控信号板、电源单元、内部传动机构、计算机（如适用）、显示器（如适用）、打印机（如适用）等；配件包括足部辅助垫块、校准模块、接口电缆、软件光盘（如适用）、脚踏开关（如适用）等。

图 1 中给出了跟骨超声骨密度仪典型的产品的图示举例。

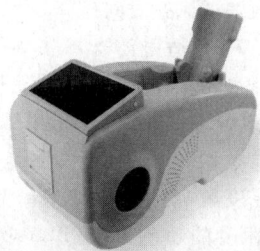

图 1　跟骨超声骨密度仪图示举例

胫骨和/或桡骨超声骨密度仪通常由主机、超声探头、计算机（如适用）等。配件包括电源适配器（如适用）、校准模块、接口电缆、软件光盘（如适用）、脚踏开关（如适用）等。

图 2 中给出了胫骨和/或桡骨超声骨密度仪典型产品的图示举例。

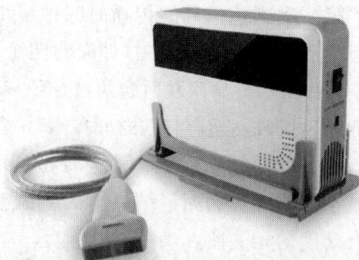

图 2　胫骨和/或桡骨超声骨密度仪图示举例

（三）产品工作原理/作用机理

1. 工作原理

人体跟骨主要由松质骨组成，且跟骨部位软组织较薄，有较大的平行面易于测量，因此宜作为骨密度的测量部位。跟骨超声骨密度仪通过测量穿透人体跟骨超声波的超声速度（SOS）、宽带超声衰减（BUA）（如适用）来计算出一组反映骨骼状况的参数。仪器通常包括一组发射、接收探头，其中发射探头发射超声波，穿过人体跟骨后，由接收探头接收，探头可直接与人体接触，也可以由水、油或树脂等介质包裹，如图3所示。

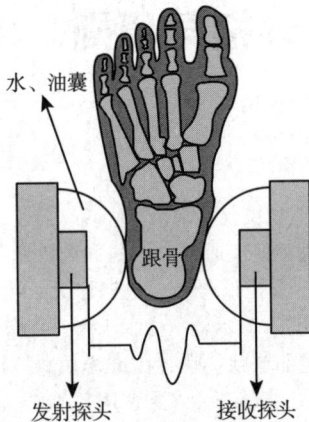

图3 跟骨超声骨密度仪原理图

仪器通过接收波的到达时间计算 SOS，通过接收波的频率特性计算 BUA（如适用）。SOS 主要用于反映骨的结构，骨结构与骨密度密切相关，随着骨密度的减小，超声传导速度也相应地减小。BUA（如适用）与骨特性有关，反映出超声波在穿透跟骨时的衰减特性，主要由骨吸收和散射所造成，骨密度高则骨吸收大，衰减增大，反之亦然。研究表明，人体跟骨的超声 SOS、BUA（如适用）特性，与 X 射线法测定的骨密度值具有高度的相关性。

胫骨和/或桡骨超声骨密度仪的工作原理是通过轴向反射技术测量超声波沿平行于胫骨或桡骨方向的 SOS，同时计算出一组参数来反应骨质状况。当超声波从一波疏介质入射到波密介质时，将在两种介质界面上产生反射波和折射波现象。随着入射角度增大，折射角度也逐渐增大，当入射角达到某一特定值时，其折射方向恰好与骨表面方向平行，并在骨表面前进一段距离后，又以相同的出射角从骨表面射出。第一次到达信号的传播时间即可以被测量并用于计算速度。仪器的探头通常由对称的四个晶片组成，如图4所示，其中 A、B 晶片发射超声波，C、D 晶片接收超声波，仪器通过接收到超声波的时间差来计算轴向速度。该速度可以直接反映骨质密度的大小，骨密度下降时，超声传导速度减小。该方法的测量结果与 X 射线法测定的骨密度值也具有高度的相关性。

2. 作用机理

因该产品为非治疗类医疗器械，故本指导原则不包含

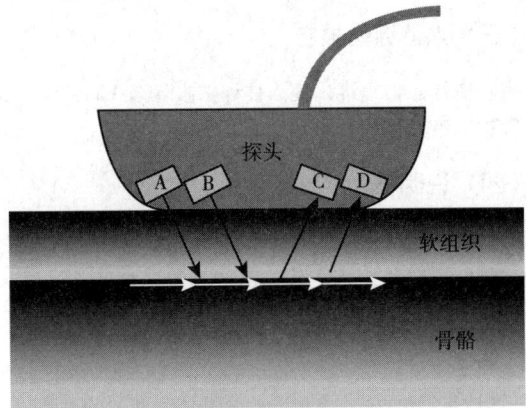

图4 胫骨和/或桡骨超声骨密度仪原理图

产品作用机理的内容。

（四）注册单元划分的原则和实例

超声骨密度仪的注册单元原则上以产品的工作原理、结构、性能指标和适用范围为划分依据。

1. 技术原理不同、主要性能指标不能覆盖的应划分为不同的注册单元。如跟骨超声骨密度仪与胫骨和/或桡骨超声骨密度仪应划分为不同的注册单元。

2. 原理相同，软件平台相同，硬件平台结构相似，外形结构相似，设备配备的超声换能器基本相同，主要性能指标相近，但在产品功能和外观布局上存在一定差异，其他所有型号产品在产品组成和功能上基本为某一型号的子集，这些型号的产品可作为一个注册单元。

（五）产品适用的相关标准

表1 相关产品标准

GB 9706.1—2007	《医用电气设备 第1部分：安全通用要求》
GB 9706.9—2008	《医用电气设备 第2-37部分：超声诊断和监护设备专用安全要求》
GB 9706.15—2008	《医用电气设备 第1-1部分：安全通用要求 并列标准：医用电气系统安全要求》
GB/T 14710—2009	《医用电器环境要求及试验方法》
GB/T 15261—2008	《超声仿组织材料声学特性的测量方法》
GB/T 16886.1—2011	《医疗器械生物学评价 第1部分：风险管理过程中的评价与试验》
GB/T 16886.5—2003	《医疗器械生物学评价 第5部分：体外细胞毒性试验》
GB/T 16886.10—2005	《医疗器械生物学评价 第10部分：刺激与迟发型超敏反应试验》
GB/T 191—2008	《包装储运图示标志》
YY 0505—2012	《医用电气设备 第1-2部分：安全通用要求 并列标准：电磁兼容 要求和试验》
YY 0774—2010	《超声骨密度仪》

续表

YY 1057—2016	《医用脚踏开关通用技术条件》
YY/T 0316—2016	《医疗器械 风险管理对医疗器械的应用》
YY/T 0466.1—2009	《医疗器械 用于医疗器械标签、标记和提供信息的符号 第1部分：通用要求》
YY/T 0939—2014	《超声骨密度仪宽带超声衰减（BUA）的试验方法》

上述标准（表1）包括了产品技术要求和其他相关材料中经常涉及到的标准，注册申请人应关注上述国家标准和行业标准的有效性。有的注册申请还会根据产品的特点引用一些行业外的标准和一些较为特殊的标准。

产品引用标准的审查可以分为两步来进行，首先对引用标准的齐全性、适宜性和准确性来进行审查。此时，应注意标准编号、标准名称是否完整规范，版本号是否有效。

其次是对引用标准的采纳情况进行审查，即所用标准中适用的条款是否在产品技术要求中进行了实质性的条款引用。这种引用通常采用两种方式：文字表述繁多、内容复杂的可以直接引用标准及条款号；文字比较简单的可以直接引述具体要求。

如有新版强制性国家标准、行业标准发布实施，产品性能指标等要求应执行最新版本的国家标准、行业标准。

（六）产品的适用范围/预期用途、禁忌症

申报产品的性能参数和功能应能满足产品适用范围的要求，适用范围不应超出临床资料所评价的范围。

1. 适用范围：采用超声波测量指定部位骨的超声速度（SOS）、宽带超声衰减（BUA）（如适用），反映骨骼密度状况。

2. 适用人群：根据临床数据库人群分布，适用于相应年龄段人群。

3. 预期使用环境：超声骨密度仪产品应在医疗机构使用；注册申请人应根据产品设计情况，给出使用环境条件，至少应包含温度、湿度、电源条件等内容。

4. 禁忌症：应明确产品中可能存在的禁忌症。

因具体产品的结构及性能不尽相同，故上述预期用途仅为已注册上市常见超声骨密度仪的通用描述，审查中结合产品实际情况做出更深层次的评估。如果不同型号、规格产品的临床应用不相同，则应分别进行说明。

（七）产品的研究要求

1. 产品性能研究

1.1 应包含该产品整机的性能。

性能指标的确定优先采用相应产品的现行国家标准及医药行业标准。适用于跟骨部位的超声骨密度仪应参照 YY 0774—2010《超声骨密度仪》标准的要求，适用于胫骨和/或桡骨部位的超声骨密度仪暂无专用标准，可参考引用。

对于引用的适用项应有引用的说明，对于适用的行业标准中不适用项，需要给出不适用的正当理由。

对声称有探头测距功能的超声骨密度仪，应详细描述测距机构的工作原理，并附图说明。

应说明 SOS 的计算方法及实现方法、BUA 的计算方法、提供样机探头的 BUA 曲线、带宽的选取依据、采样点数及依据。对界面显示和打印报告中涉及的各种参数应说明（建议列表）。应明确各参数的计算公式及依据、界面显示和打印报告的各种图表意义、各参数的范围、特定参数的设定以及这些参数确定理由或计算方法，如声工作频率、超声速度（SOS）、宽带超声衰减（BUA）、电源电压适应能力、连续工作时间等。对于提供校准模块的，应说明校准模块的材料特性，选择理由和依据；对于不提供校准模块的，应说明保证数据稳定性的理由和依据。

构成系统的部件设计应符合相应的我国现行国家标准及行业标准，提供支持性资料，如第三方部件验证报告，注册证书。

1.2 应对产品数据表和技术说明书中声称的主要功能（含采集功能）的实现原理进行描述。提供设备可进行的所有测量的测量准确度以及可保持该准确度的预期范围。包括产品的基本参数（功耗，超声换能器标称声工作频率，电气要求等），性能指标［声工作频率，超声速度（SOS）、宽带超声衰减（BUA）、电源电压适应能力、连续工作时间等］，对于超声探头浸泡在介质内的，还应对介质的声学性能进行研究。

1.3 应对所有使用实测数值（SOS、BUA）计算获得参数的临床意义进行研究，明确计算方法的出处，并分析这些参数用于骨骼密度状况评价时的临床参考价值。

1.4 电气安全应说明以下问题：产品的安全特性描述；电气绝缘图，电气绝缘要求和试验电压值；影响电气安全的关键件及其参数；设计开发过程中，在电气安全方面的考虑和验证。

1.5 EMC 检测应说明以下问题：设备测试时选择的工作模式或状态设定，在 EMC 设计和试验整改中，尤其是辐射抗扰度、电快速瞬变脉冲群和静电放电等项目中采取的措施及验证数据，注册单元内多型号的检品典型性的选择依据。

1.6 新技术的设计与实现采用了国际标准或技术规范的应提供以上文件作为附件。

1.7 应明确数据库的选取依据及相关信息，至少包括数据来源（人群、人种信息）、数据量等。

2. 消毒工艺研究

根据与人体接触的应用部分、使用方式及材料特性确定推荐的消毒工艺（方法和参数），并提供消毒方法确定的依据，提供消毒对产品耐受性影响的研究资料。

3. 生物相容性评价研究

对于跟骨超声骨密度仪，与患者直接接触的应用部件主要为与脚踝接触的膜；对于胫骨和/或桡骨超声骨密度仪，与患者直接接触的应用部件主要是超声探头。

应根据 GB/T 16886.1 标准进行生物相容性评价，应提供接触部件名称、患者接触类型、患者接触时间、患者接触材料名称。若进行生物学试验，至少包括以下方面的要求：细胞毒性、致敏性、皮肤刺激，并提供验证报告。豁免生物学试验，应论证合理理由。

4. 产品使用期限和包装研究

注册申请人应提供产品使用期限和验证报告。应基于风险分析，重点考虑元器件本身的老化、使用环境如温湿度等对产品风险的影响。另外，跟骨超声骨密度仪中与患者脚踝直接接触的膜属于耗材，应提供使用寿命研究报告。

应对产品的包装及包装完整性提供研究资料，评价试验的有效性是对产品进行运输试验与跌落试验后都能保持工作正常且产品包装完整。

产品包装标记应符合 GB/T 191、GB 9706.1、YY/T 0466.1 的要求，并提供符合证据和使用期限内完整性的依据。

5. 软件研究

除某些特殊情况外，超声骨密度仪设备通常都含有嵌入式的软件组件。对于设备的软件，应按照《医疗器械软件注册技术审查指导原则》（国家食品药品监督管理总局通告 2015 年第 50 号）的要求，提供一份产品软件的描述文档。

6. 声能安全

在满足 GB 9706.9 的基础上，还应规定声能输出的限值，以确保其安全性。应对声能输出限值设置的合理性进行分析，明确设定的依据，并提交设备实际声能输出能够满足限值要求的验证报告。限值的设定及测试的方法应参考业界通用的准则。

（八）产品的主要风险

主要参考 YY/T 0316—2016《医疗器械 风险管理对医疗器械的应用》。风险管理活动要贯穿产品设计、生产、上市后使用及产品的整个生命周期。要体现注册申请人风险管理活动计划的完整性，尤其上市管理的风险分析与评价过程。对于上市前风险管理中尚未认知的风险，应在上市后开展信息收集，一旦发现异常及时进行风险评价，采取控制措施，更新风险管理文件。

超声骨密度仪风险分析应参考 YY/T 0316—2016《医疗器械 风险管理对医疗器械的应用》行业标准相关要求，逐一进行回答，也可以用列表的方式列示。剩余风险分析时，一定要分析逐一采取风险控制措施后，会不会引入或造成更大的风险，若引入新的风险，只有新引入风险能转化为可接受风险，方能认为风险受控。超声骨密度仪必须进行风险与收益分析，收益大于风险时方可接受。

提供超声骨密度仪产品上市前风险管理报告，此报告旨在说明并承诺：

——风险管理计划已被正确地实施。

综合剩余风险是可接受的。

——已有恰当方法获得与注册申请人申报的超声骨密度仪产品相关和出厂后流通与临床应用的信息。

应随风险管理报告一并附上包括风险分析、风险评价、风险控制概述管理资料。至少应包括：

——产品安全特征清单；

——产品可预见危害及分析清单（说明危害、可预见事件序列、危害处境和可能发生的损害之间的关系）；

——风险评价、风险控制措施以及剩余风险评价汇报表。

对于风险分析和管理概述，应包括一份风险总结，以及如何将风险控制在可接受程度的内容。从生物学危害、机械危害、能量危害、有关使用的危害、信息危害和维护不周及老化引起的危害等方面，对产品进行全面分析并阐述相应的防范措施。

1. 风险分析方法

1.1 在对风险的判定及分析中，要考虑合理的可预见的情况，包括：正常使用条件下和非正常使用条件下。

1.2 风险判定及分析应包括：对于患者的危害、对于操作者的危害和对于环境的危害。

1.3 风险形成的初始原因应包括：人为因素，产品结构的危害，原材料危害，综合危害，环境条件。

1.4 风险判定及分析考虑的问题包括：生物相容性危害；机械危害；能量危害；操作信息，包括警示性语言、注意事项以及使用方法的准确性；使用过程可能存在的危害等。

2. 风险分析清单

超声骨密度仪产品的风险管理报告应符合 YY/T 0316—2016《医疗器械 风险管理对医疗器械的应用》的有关要求，审查要点包括：

2.1 产品定性定量分析是否准确（依据 YY/T 0316—2016《医疗器械 风险管理对医疗器械的应用》附录 C）。

2.2 危害分析是否全面（依据 YY/T 0316—2016《医疗器械 风险管理对医疗器械的应用》附录 E）。

2.3 风险可接收准则，降低风险的措施及采取措施后风险的可接收程度，是否有新的风险产生。

根据 YY/T 0316—2016《医疗器械 风险管理对医疗器械的应用》附录 E 对该产品已知或可预见的风险进行判定，超声骨密度仪产品在进行风险分析时至少应包括以下的主要危害，注册申请人还应根据自身产品特点确定其他危害。针对产品的各项风险，注册申请人应采取应对措施，确保风险降到可接受的程度。

3. 产品的主要危害

3.1 能量危害

电击危害：保护接地阻抗，接地不良，对地阻抗大；患者漏电流、外壳漏电流超标；系统电介质绝缘强度不够；应用部分与带电部分没有充分隔离；设备的电源插头剩余电压过高；机器外壳的防护罩封闭不良；设备没有足够的外壳机械强度和刚度。

上述情况的出现可造成对使用者或患者的电击危害。

电磁能：可能共同使用的设备（计算机、打印机、移动电话、电磁炉、微波炉等）对超声骨密度仪的电磁干扰，静电放电对超声骨密度仪产生的干扰，超声骨密度仪产生的电磁场对可能共同使用的设备的影响等引发的危害。

超声输出：探头发射参数设计不合理导致声能输出过高。

超温：超声发射电压过大导致探头表面温度升高（适用时），异常时发射失控导致探头表面温度升高（适用时）。

3.2 生物学和化学危害

生物学：公共场所未经清洗、消毒的与人体接触的部件引起的交叉感染；超声骨密度仪的原材料有毒有害对人体造成的危害。

化学：使用的清洁剂、消毒剂残留引发的危害。

3.3 操作危害

不正确的测量：产品的检测装置超过寿命或长时间未经校准，导致误差过大。

未按使用说明书中的要求进行测量，造成的测量失败、测量误差过大。

超出注册申请人规定的寿命期限使用，可能造成病人或使用者危险，测量失败或误差过大。

在注册申请人规定的使用环境条件外使用产品，可能造成测量误差过大，产品寿命降低。

在注册申请人规定的贮存环境条件外贮存产品，可能造成产品的损坏或无法正常工作，产品寿命降低。

坠落：工作状态中移动产品或操作不当导致产品坠落。（适用时）

3.4 信息危害

包括标记缺少或不正确，标记的位置不正确，不能被正确地识别，不能永久贴牢和清楚易认。

不符合法规及标准的说明书，比如说明书中未对限制充分告知，未对不正确的操作、与其他设备共同使用时易产生的危害进行警告，未正确标示储存条件、消毒方法、维护信息，未对因长期使用产生功能丧失而可能引发的危害进行警告，未对合理可预见的误用进行警告等引发的危害。

3.5 软件危害

不正确的软件控制状态造成发射失控，可能造成探头升温。

出现断电、非正常关机等情况，可能导致软件数据损坏或丢失。

过于复杂的界面设置或非预期输入导致操作易出现错误。

软件被随意改动或因安装其他软件，可能导致软件无法正常工作。

采用的数据库若未考虑人种差异或信息不全、数据量不足，可能导致测量结果不准确。

表 2　初始事件和环境示例

通用类别	初始事件和环境示例
不完整的要求	性能（如测量重复性、系统准确性等）不符合要求； 说明书未对设备及附件维护保养的方式、方法、频次进行说明
制造过程	控制程序（包括软件）修改未经验证，导致产品的测量误差不符合要求； 生产过程关键工序控制点未进行监测，导致各部件配合不符合要求等； 外购、外协件供方选择不当，外购、外协件未进行有效进货检验，导致不合格外购、外协件投入生产等
运输和贮藏	产品防护不当导致设备运输过程中损坏等； 在超出设备规定的贮藏环境（温度、湿度、压力）贮藏设备，导致设备不能正常工作等
环境因素	温度、湿度、海拔如超出给定范围后可能造成测量结果不准确； 过热、过冷的环境可能导致设备不能正常工作等； 强酸强碱导致损害等； 抗电磁干扰能力差，特定环境设备工作不正常等； 设备的供电电压不稳定，导致设备不能正常工作或损坏等
清洗和消毒	使用说明书中推荐的清洗、消毒方法未经确认； 使用者未按要求进行防护、清洗、消毒（如：使用错误的消毒剂）
处置和废弃	未在使用说明书中对超声骨密度仪或其他部件的处置（特别是使用后的处置）和废弃方法进行说明，或信息不充分； 未对设备废弃的处置进行提示性说明等
人为因素	设计缺陷引发的使用错误； 设计变更未有效执行； 易混淆的或缺少使用说明书： —图示符号说明不规范 —操作使用方法不清楚 —技术说明不清楚 —重要的警告性说明或注意事项不明确 —不适当的操作说明等 不正确的测量和计量
失效模式	由于老化、磨损而导致功能退化/疲劳失效

表 2、表 3 依据 YY/T 0316 的附录 E 提示性列举了产品可能存在危害的初始事件和环境，示例性地给出了危害、可预见的事件序列、危害处境和可发生的损害之间的关系，给审查人员予以提示、参考。

由于超声骨密度仪的原理、功能和结构的差异，本章给出的风险要素及其示例是常见的而不是全部的。上述部分只是风险管理过程的组成部分，不是风险管理的全部。注册申请人应按照 YY/T 0316—2016《医疗器械 风险管理对医疗器械的应用》中规定的过程和方法，在产品整个生命

表3 危害、可预见的事件序列、危害处境和可能发生的损害之间的关系

危害	可预见的事件序列	危害处境	损害
电磁能量	在强电磁辐射源附近使用超声骨密度仪测量	电磁干扰程序运行	测量错误、测量结果误差过大
	静电放电	干扰程序运行	导致测量结果误差过大
热能	非预期的或过量的超声探头组件表面温升	超声探头压电晶片振动的机械耗损、声阻抗匹配不佳引起的损耗和高压开关损耗	引起人体组织过热或导致烫伤
	超声输出声强设置过高和/或辐照时间过长	超声波携带的机械能部分被人体吸收并转为热能	
声能	使用者在使用过程中接受的非预期声辐射剂量	设备故障或失控，导致过大超声剂量作用于人体；产品声输出控制、显示功能失效或故障	可能造成人体组织细胞损伤
机械能	工作状态中移动产品或操作不当	产品从高空坠落	砸伤患者或操作者；设备损坏导致无法测量或测量误差过大，数据无法读取
生物学	使用有生物相容性不良的材质制作	人体接触	皮肤过敏、刺激
化学	长时间不使用的电池未经取出，造成电池漏液	电路腐蚀	设备故障，无法工作
环境	设备受到外界的电磁干扰	产品设计时电磁屏蔽及电路抗扰设计不充分；	不能正常工作
		未规定设备的使用环境	
	设备对外界的电磁辐射干扰	屏蔽、滤波及接地技术不完善；	引起其他设备不能正常工作
		未规定设备的使用环境要求；	
		设备内部信号线与电源线相互干扰	
器械使用	使用者的操作有误、未按说明书要求操作	得不到结果或者获得不准确的结果	根据测量结果采用不准确的治疗方法
	与消耗品、附件、其他医疗器械的不相容性	配套用的超声耦合剂不相容	使用者皮肤造成不适
	交叉感染	与使用者接触的部分清洁/消毒不充分或不正确	可导致感染性疾病
不完整的说明书	未对错误操作进行说明	错误操作、不正确的测量	测量值误差过大，测量失败，严重时延误治疗
	不正确的消毒方法	使用有腐蚀性的清洁剂、消毒剂	产品部件腐蚀、防护性能降低
	不正确的产品贮存条件	器件老化、部件寿命降低	产品寿命降低、导致测量值误差过大
	可能需要更换的零部件没有规格说明	使用不符合要求的器件	产品的损坏、造成安全隐患（电气安全）
	未说明所需的维护方法	不是适当的维护	产品寿命降低、测量值误差过大或测量失败，严重时延误治疗

周期内建立、形成文件和保持一个持续的过程，用以判定与医疗器械有关的危害、估计和评价相关的风险、控制这些风险并监视上述控制的有效性，以充分保证产品的安全和有效。

（九）产品技术要求应包括的主要性能指标

产品性能指标的审查是产品要求审查中最重要的环节之一。

本条款给出需要考虑的产品主要技术指标，其中部分指标给出限值要求，其他性能指标因要求不统一或不是强制要求而未给出限值要求。如有附加功能，注册申请人应采用相应的标准，具体应结合临床需求和产品设计参数，参考相应的国家标准、行业标准。注册申请人如不采用以下条款（包括国家标准、行业标准要求），应当说明理由。

跟骨超声骨密度仪应执行 YY 0774—2010《超声骨密度仪》的要求。YY 0774—2010 标准是针对跟骨超声骨密度仪编制的，胫骨和/或桡骨超声骨密度仪除宽带超声衰减（BUA）不适用外，其他要求原则上应参照 YY 0774—2010 的要求。

1. 性能指标

1.1 声工作频率

超声骨密度仪应给出标称声工作频率，实际的声工作频率与标称声工作频率的偏差应不大于±15%。

1.2 超声速度（SOS）

超声骨密度仪应能测量媒质中的声速，其误差应不大于±2%，测量重复性应不大于±1%。

1.3 宽带超声衰减（BUA）（如适用）

如超声骨密度仪具备测量宽带超声衰减（BUA）的功能，应标示计算宽带超声衰减（BUA）时所采用的频率范围，用起始频率和终止频率表示；其宽带超声衰减（BUA）的测量重复性应不大于±5%。

1.4 电源电压适应能力

采用交流电源供电的超声骨密度仪，在额定电压±10%的范围内，仪器应能正常工作。

采用直流电源供电的超声骨密度仪，在额定电压±15%的范围内，仪器应能正常工作。

1.5 连续工作时间

超声骨密度仪在常温下，采用交流电源供电时，连续工作 8 小时以上，仪器应能正常工作。

超声骨密度仪在常温下，采用直流电源供电时，连续工作 2 小时以上，仪器应能正常工作。

1.6 功能要求

应能设置日期、时间、患者年龄和性别。

测量结束后应能选择打印菜单打印测量结果。

超声骨密度仪宜有根据超声速度（SOS）、宽带超声衰减（BUA）（如适用）计算的综合评价人体骨密度的量，如 T 值和 Z 值，或其他量。

超声骨密度仪宜有功能确认程序。

1.7 脚踏开关（如适用）

应符合 YY 1057—2016《医用脚踏开关通用技术条件》

的要求。

1.8 外观与结构

超声骨密度仪外表应色泽均匀、表面整洁、无划痕、裂纹等缺陷。

面板上文字和标志应清晰、持久。

控制和调节结构应灵活、可靠，紧固部位无松动。

2. 超声骨密度仪安全要求

应符合 GB 9706.1—2007《医用电气设备 第 1 部分：安全通用要求》和 GB 9706.9—2008《医用电气设备 医用超声诊断和监护设备专用安全要求》的要求。

对于属于医用电气系统的超声骨密度仪还应符合 GB 9706.15—2008《医用电气设备 第 1-1 部分：安全通用要求 并列标准：医用电气系统安全要求》的要求。

3. 电磁兼容性

应符合 YY 0505—2012《医用电气设备 第 1-2 部分：安全通用要求 并列标准：电磁兼容 要求和试验》的要求。

4. 超声骨密度仪环境试验

应至少按照 GB/T 14710—2009《医用电器环境要求及试验方法》中气候环境 I 组、机械环境 I 组和注册申请人所规定的项目进行。

（十）同一注册单元内注册检验代表产品确定原则和实例

1. 典型产品应是同一注册单元内能够代表本单元内其他产品安全性和有效性的产品。

2. 应考虑功能最齐全、结构最复杂、风险最高的产品。

3. 典型产品与被代表产品的电源组件应完全相同。被代表产品的功能、换能器型号应为典型型号的子集，主要性能指标应与典型型号相近。

4. 注册单元内各种产品的主要安全指标、性能指标不能被某一产品全部涵盖时，则应选择涵盖安全指标、性能指标最多的产品作为典型产品，同时还应考虑其他产品中未被典型产品所涵盖的安全指标及性能指标。

5. 当没有充足证据能够证明同一注册单元内不同型号规格产品之间电磁兼容性能可以覆盖时，应选取每一型号规格产品进行电磁兼容项目检测。

注：检测的型号应能覆盖同一检测单元内其他型号。应参照上述要求提交检测型号选择的原因分析。

（十一）产品生产制造相关要求

1. 生产工艺过程及过程控制点

注册申请人应根据申报产品的实际情况，以流程图的形式对生产工艺过程进行详细描述，并根据流程图逐一描述其中的过程控制点。工艺流程图中的关键工序和特殊工艺应以特殊图形表示。

超声骨密度仪产品工艺举例说明：超声骨密度仪产品工艺一般包括板卡焊接调试、组装及程序烧录和整机调试、老化、校准工序。

注：本说明仅为资料性说明，注册申请人可根据产品情况调整产品生产工艺和过程控制点。

2. 研制、生产场地情况概述

注册申请人应当对与申报产品有关的研制场地和生产场地情况进行概述，主要包括以下内容：

研制场地：地址、位置、面积、研制环境条件、研制设备、检验设备等。

生产场地：地址、位置、面积、生产环境条件、生产设备、工艺装备、监视和测量装置等。

（十二）产品的临床评价细化要求

超声骨密度仪产品不符合《关于发布免于进行临床试验的第二类医疗器械目录的通告》（国家食品药品监督管理总局通告 2014 年第 12 号）的规定，《总局关于发布第二批免于进行临床试验医疗器械目录的通告》（国家食品药品监督管理总局通告 2016 年第 133 号）的规定，应按照《医疗器械注册管理办法》（国家食品药品监督管理总局令第 4 号）、《医疗器械临床评价技术指导原则》（国家食品药品监督管理总局通告 2015 年第 14 号）及相关法规中的规定，开展临床评价。

1. 通过同品种产品临床数据进行评价

对于通过同品种产品临床数据来进行评价的设备，申请人应依据其特点来选取拟进行比对的境内已上市同品种产品，比对项目应重点考虑设备的工作原理，适用范围（诊断部位）、使用方法、性能参数、软件功能和核心算法等。

申报产品的工作原理、适用范围和使用方法应与同品种产品一致。重点关注检查部位是否一致。

申报产品的性能参数应与同品种产品一致，性能参数所包含的内容可参考研究资料及产品技术要求中相应部分。对于性能参数完全一致的两个设备，其预期的临床效果基本可以认为是相当的。对于性能参数存在差异的情形，可能导致临床效果的较大改变，而这种差异的影响是很难从理论和数据上去判定的。因此，对于性能参数不同的产品通常认为存在显著性差异。

对于申报产品与同品种产品的结构组成对比，还应关注差异部分是否为通用部分，如：计算机主机、显示器、打印机、键盘、鼠标等。对于结构组成差异仅限于通用部分的产品，可以视为等同。

申报产品的软件核心功能（算法）、数据库等应与同品种产品一致。核心算法的差异可能会导致实际临床效果的差异性。数据库不同，也会影响测量结果。因此，对于软件核心算法、数据库不同的产品通常认为存在显著性差异。

申报产品如与同品种产品存在差异性的，应依据《医疗器械临床评价技术指导原则》（国家食品药品监督管理总局通告 2015 年第 14 号）中相关要求，提供差异性不会对安全有效性产生不利影响的支持性资料。对于上述几项需重点考虑因素，如存在显著性差异的情况，考虑到各项内容与临床使用的相关性，难以通过非临床验证的方式来证明二者的等同性，因此需提供申报产品自身的临床数据作为支持性资料。对于其他比对项目，如申报产品与同品种产品存在差异性的，应针对其差异性提供申报产品自身的

临床/非临床数据作为支持性资料。

所提交支持性资料如能够证明申报产品的差异不会对安全有效性产生不利影响，则可认为二者是同品种产品。申请人应收集同品种医疗器械临床试验或临床使用获得的数据并进行分析评价，以确认申报产品在正常使用条件下可达到预期性能，与预期受益相比较，产品的风险是否可接受。

2. 临床试验

如申报产品需开展临床试验的，应按照《医疗器械临床试验质量管理规范》（国家食品药品监督管理总局和中华人民共和国国家卫生和计划生育委员会令第 25 号）的要求开展。

（十三）产品的不良事件历史记录

参考国家药品不良反应监测中心数据库最新的检索结果，未见相关不良事件通告。

注册人应在产品上市后对不良事件进行跟踪、收集、处理，并应在延续注册时提供相应资料。

（十四）产品说明书和标签要求

产品说明书和标签的编写要求应符合《医疗器械说明书和标签管理规定》（国家食品药品监督管理总局令第 6 号）及相关标准等国家相关的要求，一般应包括以下要求。

1. 说明书

说明书应该清晰、简洁，应使用中文且易于理解的简单词语，结构严整，易于阅读，尽量使用符号或图示，明确指出当验证显示结果无效时应采取的措施。

每台设备都应附带说明书，说明书应符合《医疗器械说明书和标签管理规定》（国家食品药品监督管理总局令第 6 号）及相关标准要求，一般应包括以下内容：

1.1 产品名称：应为通用名称，并符合《医疗器械通用名称命名规则》（国家食品药品监督管理总局令第 19 号）等相关法规、规范性文件的要求。明确产品型号、规格及其代表的意义。

1.2 给出注册人的名称、住所、联系方式及售后服务单位。

1.3 给出生产企业的名称、住所、生产地址、联系方式及生产许可证编号，委托生产的还应当标注受托企业的名称、住所、生产地址、生产许可证编号。

1.4 给出医疗器械注册证书编号及产品技术要求编号。

1.5 产品性能：参照第二部分（九）"产品技术要求应包括的主要性能指标"审查。

1.6 主要结构组成：注册申请人应规定出产品的结构组成。

1.7 产品适用范围及禁忌症。

1.8 注意事项、警示及提示：应按照《医疗器械说明书和标签管理规定》（国家食品药品监督管理总局令第 6 号）中第十一条的要求进行审查；器械"不用于其他部位"的注意（适用时）；器械在发生故障时的警告说明，显示屏或其他系统的反应；检查部位有皮肤创伤、疮口、流血、感染者或湿疹、牛皮癣等皮肤病患者不要使用此设备；若仪

器校准时提示"校准失败",应维修。

1.9 使用方法:注册申请人应明确产品的使用方法,包括功能确认、检查部位的选择(适用时)、操作的手法(适用时)、骨密度的测量、报告打印、软件设置等。

使用器械时应遵循的测量程序,包括:

——校准程序(功能确认);

——测量前的准备(包括患者姿势的要求)、测量、测量后保养的详细步骤;

——仪器出现错误信息时建议采取的应对措施。

1.10 保养及维护:注册申请人应给出产品维护和保养及定期检查的方法;若有可由用户自行排除的故障,则应说明故障的种类和产生的原因及排除方法等。

1.11 运输条件:注册申请人应根据产品环境试验情况,明确运输方法及条件。

1.12 储存条件:注册申请人应根据产品环境试验情况,明确储存环境要求。

1.13 应明确生产日期、使用寿命及在预期使用及维护条件下的定期检查时间。

1.14 应明确产品配件清单,包括配件、附属品、损耗品更换周期及更换方法的说明(如适用)。

1.15 应参照相关国家标准及行业标准中的规定,给出产品标签所用的图形、符号、缩写等内容的解释。

1.16 清洁消毒方法:注册申请人应根据其产品情况列出产品的清洁消毒方法。

1.17 明确说明书的编制和修订日期及版本号。

1.18 按照 GB 9706.1—2007《医用电气设备 第1部分:安全通用要求》的要求提供相应信息;根据 GB 9706.9—2008 中声输出公布的要求,必要时应提供声输出公布的内容。

1.19 按照 YY 0505—2012《医用电气设备 第1-2部分:安全通用要求 并列标准:电磁兼容 要求和试验》的要求给出符合电磁兼容性方面要求的声明。

产品说明书的内容均应有明确的来源,与综述资料、研究资料等注册申报资料的内容保持一致。说明书中涉及技术内容且前述注册申报资料中未包含的,建议提交相应验证资料。

2. 标签

超声骨密度仪的标签应符合《医疗器械说明书和标签管理规定》(国家食品药品监督管理总局令第6号)和 YY/T 0466.1—2009《医疗器械 用于医疗器械标签、标记和提供信息的符号 第1部分:通用要求》及相关标准的要求。

超声骨密度仪标签因位置或者大小受限而无法全部标明上述内容的,至少应当标注产品名称、型号、规格、生产日期和使用寿命,并在标签中明确"其他内容详见说明书"。如使用的符号没有现有的标准,应该在超声骨密度仪的相关文件中对这些符号进行说明。

三、审查关注点

(一)审查产品名称时应注意产品名称中不应包含产品型号、规格,如:XXXX 型超声骨密度仪。

(二)审查产品原理时应明确该产品是跟骨超声骨密度仪还是胫骨和/或桡骨超声骨密度仪。

(三)综述资料中应描述产品工作框图中每一部分的实现方法或原理,控制原理或信号流向。详细描述各单元的工作原理,包括主控单元,探头激励,信号放大,信号采集,数据通讯,上位机控制,机构传动(如适用)等。

(四)在审查产品技术要求时应注意该产品的安全、性能、电磁兼容性等要求应分别符合国家标准、行业标准规定的要求。注册产品应符合相关的强制性国家标准、行业标准和有关法律、法规的规定,并按《医疗器械产品技术要求编写指导原则》(国家食品药品监督管理总局通告2014年第9号)的要求编制。

(五)在审查产品使用说明书的时候,应注意产品使用说明书内容是否符合相关法规及标准的要求。

四、编写单位

江苏省食品药品监督管理局认证审评中心。

42　耳腔式医用红外体温计注册技术审评指导原则

(耳腔式医用红外体温计注册技术审查指导原则)

本指导原则旨在指导和规范注册申请人对耳腔式医用红外体温计类产品的注册申报资料的准备及撰写,同时也为技术审评部门审评注册申报资料提供参考。

本指导原则是对耳腔式医用红外体温计类产品的一般要求,申请人应依据产品的具体特性确定其中内容是否适用,若不适用,需具体阐述理由及相应的科学依据,并依据产品的具体特性对注册申报资料的内容进行充实和细化。

本指导原则是供申请人和审查人员使用的指导文件,不涉及注册审批等行政事项,亦不作为法规强制执行,如有能够满足法规要求的其他方法,也可以采用,但应提供详细的研究资料和验证资料。应在遵循相关法规的前提下使用本指导原则。

本指导原则是在现行法规、标准体系及当前认知水平下制定的,随着法规、标准体系的不断完善和科学技术的不断发展,本指导原则相关内容也将适时进行调整。

一、适用范围

本指导原则的适用范围为通过红外温度传感器测量与被测人体耳腔之间的红外辐射交换和适当的修正值，输出显示被测人体某部位温度的耳腔式医用红外体温计。

二、技术审查要点

（一）产品名称的要求

耳腔式医用红外体温计产品的命名应符合《医疗器械通用名称命名规则》（国家食品药品监督管理总局令第19号）和国家标准、行业标准中的通用名称要求，如：耳腔式医用红外体温计、红外耳温计等。产品名称应为通用名，不应包括产品型号、系列。

（二）产品的结构和组成

耳腔式医用红外体温计的主要功能为通过热辐射显示被测对象的体温。

耳腔式医用红外体温计一般由外壳、电路板、温度测量部件、显示屏、电源、探测器保护罩（隔离膜）等组成。

产品结构图举例如图1：

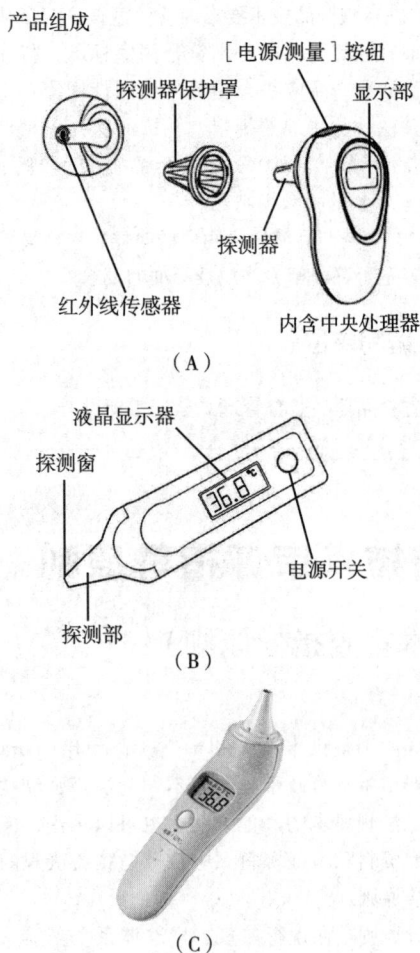

产品组成

[电源/测量]按钮

探测器保护罩

显示部

探测器

红外线传感器

内含中央处理器

（A）

液晶显示器

探测窗

电源开关

探测部

（B）

（C）

图1 产品结构图

（三）产品工作原理/作用机理

工作原理：自然界中一切温度高于绝对零度（-273℃）的物体都会辐射出红外线，而辐射出的红外线的能量和温度是正比的关系。利用这种关系，可以通过测量物体的红外线强度来计算出它的温度。

因该产品为非治疗类医疗器械，故本指导原则不包含产品作用机理的内容。

（四）注册单元划分的原则和实例

注册单元划分按照《医疗器械注册管理办法》（国家食品药品监督管理总局令第4号）第七十四条的要求，"原则上以产品的技术原理、结构组成、性能指标和适用范围为划分依据"实施。

（五）产品适用的相关标准

表1 相关产品标准

标准编号	标准名称
GB 9706.1—2007	《医用电气设备 第1部分：安全通用要求》
GB/T 14710—2009	《医用电器环境要求及试验方法》
GB 15980—1995	《一次性使用医疗用品卫生标准》
GB/T 16886.1—2011	《医疗器械生物学评价 第1部分：风险管理过程中的评价与试验》
GB/T 16886.5—2003	《医疗器械生物学评价 第5部分：体外细胞毒性试验》
GB/T 16886.7—2001	《医疗器械生物学评价 第7部分：环氧乙烷灭菌残留量》
GB/T 16886.10—2005	《医疗器械生物学评价 第10部分：刺激与迟发型超敏反应试验》
YY/T 0466.1—2009	《医疗器械 用于医疗器械标签、标记和提供信息的符号 第1部分：通用要求》
YY 0505—2012	《医用电气设备 第1-2部分：安全通用要求 并列标准：电磁兼容 要求和试验》
GB/T 21417.1—2008	《医用红外体温计 第1部分：耳腔式》
YY/T 0664—2008	《医疗器械软件 软件生存周期过程》
YY/T 0708—2009	《医用电气设备 第1-4部分：安全通用要求 并列标准：可编程医用电气系统》

上述标准（表1）包括了产品研究资料、技术要求中经常涉及到的标准。此外企业可以根据产品的特点引用行业外的其他标准。

对引用标准的齐全性和适宜性进行审查，包括产品技术要求时是否准确引用了与产品相关的国家标准、行业标准，应注意标准编号、标准名称是否完整规范，年代号是否有效。文字表述繁多内容复杂的可以直接引用标准及条文号，比较简单的也可以直接引述具体要求。

如有新版强制性国家标准、行业标准发布实施，产品性能指标等要求应执行最新版本的国家标准、行业标准。

（六）产品的适用范围/预期用途、禁忌症

该产品通过热辐射显示被测人体耳腔体温。

禁忌症：测量部位炎症、外伤、术后等局部病变。

（七）产品的研究要求

1. 产品性能研究

1.1 申报资料中应当包括产品性能研究资料以及产品技术要求的研究和编制说明，包括功能性、安全性指标以及与质量控制相关的其他指标的确定依据，所采用的标准或方法、采用的原因及理论基础。

1.2 应描述所采用的国家标准、行业标准中不适用条款的理由。

1.3 如有附加的产品功能及检测方法，给出其制定的相关的依据。

2. 生物相容性研究

生物相容性评价根据 GB/T 16886.1 标准进行，应描述耳腔式医用红外体温计所用材料及其与人体接触的性质，如：产品感温探头、探测器保护罩（如有）所采用的材料，与人体接触为直接接触。生物相容性评价研究资料应当包括：

（1）生物相容性评价的依据和方法。

（2）产品所用材料的描述及与人体接触的性质。

（3）实施或豁免生物学试验的理由和论证。

（4）对于现有数据或试验结果的评价。

可参考《关于印发医疗器械生物学评价和审查指南的通知》（国食药监械〔2007〕345 号），并依据 GB/T 16886.1—2011《医疗器械生物学评价 第 1 部分：风险管理过程中的评价与试验》标准对与患者直接接触的材料进行评价，至少应包括细胞毒性、迟发型超敏反应、皮肤刺激。

3. 灭菌/消毒工艺研究

与患者直接接触的温度测量部分或探测器保护罩（如有），则应满足以下要求。

3.1 生产企业灭菌：若制造商提供消毒/灭菌的探测器保护罩，应明确消毒/灭菌工艺（方法和参数）和无菌保证水平（SAL），并提供灭菌确认报告。

3.2 终端用户灭菌：若制造商规定重复使用前需经灭菌，应当明确推荐的灭菌工艺（方法和参数）及所推荐的灭菌方法确定的依据。

3.3 残留毒性：如采用环氧乙烷消毒或灭菌，应当明确残留物信息及采取的处理方法，并提供研究资料，企业需提供保证产品出厂时环氧乙烷残留量不得大于 $10\mu g/g$ 的处理方法。

3.4 终端用户消毒：若制造商规定重复使用前需经消毒，应当明确推荐的消毒工艺（方法和参数）以及所推荐消毒方法确定的依据，可参考 WS/T 367—2012《医疗机构消毒技术规范》。

4. 有效期和包装研究

4.1 有效期的确定：可分为"主机"和"探测器保护罩"（如有）两部分说明，且均应提供产品使用期限的验证报告。

4.2 主机使用期限的验证可依据具有固定使用期限的主要元器件（如传感器、按键等）的情况进行详细描述，来作为产品主机使用期限或者产品失效期的具体理由，并给出产品主机使用期限或者失效期。

4.3 若探测器保护罩可重复使用，应当提供使用次数验证资料。

4.4 包装及包装完整性：应当提供产品包装的信息及确定依据，及宣称的有效期内以及运输条件下，保持包装完整性的依据。

5. 软件研究

软件研究应参见《医疗器械软件注册技术审查指导原则》（国家食品药品监督管理总局通告 2015 年第 50 号）。申请人应提交一份单独的医疗器械软件描述文档，内容包括基本信息、实现过程和核心算法，详尽程度取决于软件的安全性级别和复杂程度。同时，应当出具关于软件版本命名规则的声明，明确软件版本的全部字段含义，确定软件的完整版本和发行所用的版本。

6. 其他资料

应提交 GB/T 21417.1—2008 中要求的临床准确度与临床重复性的研究资料。

制造商应提供针对临床准确度与临床重复性的临床评估报告。推荐的临床评估方案：在这个临床过程中应确保被评估产品的临床准确度与临床重复性的评价方法符合 GB/T 21417.1—2008 中附录 A 的要求，并确保整个体系在上述临床评价的统计结论应满足：

临床重复性不应超过 ±0.3℃ 范围。

临床准确度应符合使用说明书的宣称值。

临床对照产品参考体温可选择水银温度计（如直肠式、口腔式）或耳腔式医用红外体温计，不建议选择红外额温计，详细方法和要求，可参考 GB/T 21417.1—2008 附录 A。

（八）产品的主要风险

耳腔式医用红外体温计的风险管理报告应符合 YY/T 0316—2016《医疗器械 风险管理对医疗器械的应用》的有关要求，审查要点包括：

与产品有关的安全性特征判定可参考 YY/T 0316—2016 的附录 C。

危害、可预见的事件序列和危害处境判断可参考 YY/T 0316—2016 附录 E。

风险控制的方案与实施、综合剩余风险的可接受性评价及生产和生产后监视相关方法可参考 YY/T 0316—2016 附录 F、G、J。

风险可接收准则，降低风险的措施及采取措施后风险

的可接收程度，是否有新的风险产生。

以下依据 YY/T 0316—2016 的附录 E（表 E.1）从十四个方面提示性列举了耳腔式医用红外体温计可能存在的危害因素，提示审查人员可从以下方面考虑（表 2）。

（九）产品技术要求应包括的技术指标

本条款给出耳腔式医用红外体温计产品需要满足的主要技术指标，企业可参考相应的国家标准、行业标准，根据企业自身产品的技术特点制定相应的要求，但不得低于

相关强制性国家标准、行业标准的要求。如有不适用条款（包括国家标准、行业标准要求），企业在研究资料的产品性能研究中必须说明理由。

1. 耳腔式医用红外体温计产品应符合 GB/T 21417.1—2008 中规定的要求（除 4.4.4 最大允许临床重复性）。

2. 耳腔式医用红外体温计产品应符合 GB/T 14710—2009 中气候环境 II 组和机械环境 II 组的要求。

3. 耳腔式医用红外体温计产品应符合 GB 9706.1—2007 中规定的要求。

表 2 耳腔式医用红外体温计的危害类型及形成因素

危害类型	可预见的事件序列	危害处境	损害
电磁能量	可能共同使用的设备（移动电话、电磁炉、微波炉等）对耳腔式医用红外体温计的电磁干扰，耳腔式医用红外体温计产生的电磁场对可能共同使用的设备的影响等	依据过高读数服用退烧药物，导致药物剂量过量	体温降低，严重时可能危及生命
		依据过低读数延误服药/治疗	未及时采取降温措施，未控制体温上升，延误临床治疗
	网电源中有浪涌能量	设备故障、寿命缩短	设备无法及时使用
	静电放电	干扰程序运行	导致测量结果误差过大、或数据擦除
漏电流	可触及外壳、感温探头应用部分与带电部分隔离/保护不够	漏电流超出允许值	导致人体触电
机械能	产品意外坠落	机械部件松动，液晶板接触不良	无法测量或测量误差过大，数据无法读取，严重时延误治疗
不正确的测量	电池电压过低，不能正常测量或测量不准。按下 OFF 按钮不能关机或不能自动关机使电池使用寿命降低	依据过高读数服用药物，导致药物剂量过量	体温降低，严重时可能危及生命
		依据过低读数延误服药	未及时采取降温措施，未控制体温上升，体温过高严重时引起病情加重
生物学	使用生物相容性不良的材质制作外壳，探头或探测器保护罩	人体接触	皮肤过敏、刺激
化学	长时间不使用的电池未经取出，造成电池漏液	电路腐蚀、设备故障，无法工作	产品损坏、无法使用、延误治疗
操作错误	测量部位不正确	体温计无法测得人体真实体温	测量误差过大，影响对病情的判断，严重时延误治疗
	测量方法不当		
	在规定的温湿度范围外测量		
不完整的说明书	未对错误操作进行说明	见"操作错误"	测量失败；测量值误差过大，见"不正确的测量"
	不正确的消毒方法	使用有腐蚀性的清洁剂、消毒剂。产品部件腐蚀，设备故障，无法工作	产品部件腐蚀，防护性能降低，无法使用延误治疗
	不正确的产品贮存条件	器件老化，部件寿命降低	产品寿命降低，导致测量值误差过大，见"不正确的测量"
	未规定校验周期	传感器存在偏差，未对设备进行校准	见"不正确的测量"

4. 耳腔式医用红外体温计产品应符合 YY 0505—2012 中规定的要求。

5. 无菌或微生物限度：探测器保护罩若为无菌，应参考《中华人民共和国药典》中无菌项目的要求进行检测；探测器保护罩若为消毒级，细菌菌落总数应 ≤20cfu/g，并不得检出大肠菌群、致病性化脓菌及真菌；探测器保护罩若为普通级，细菌菌落总数应 ≤200cfu/g，并不得检出大肠菌群、致病性化脓菌，真菌菌落总数应 ≤100cfu/g。

6. 环氧乙烷残留量：若经环氧乙烷灭菌或消毒出厂时，环氧乙烷残留量不大于 10μg/g。

7. 辅助功能要求

仪器应具备制造商在随机文件或使用说明书中规定的各项功能，如无线传输功能、发热提示功能等。

8. 软件功能（若有）

若申报产品含有软件组件，软件组件应在医疗器械产品技术要求中进行规范，其中"产品型号/规格及其划分说明"应明确软件的名称、型号规格、发布版本、版本命名规则、运行环境（控制型软件组件适用，包括硬件配置、软件环境和网络条件），而"性能指标"应明确软件全部临床功能纲要。

（十）同一注册单元内注册检验代表产品确定原则和实例

同一注册单元应按产品风险与技术指标的覆盖性来选择典型产品。典型产品应是同一注册单元内能够代表本单元内其他产品安全性和有效性的产品，应考虑功能最齐全、风险最高的产品。

举例：

1. 同一注册单元中，若传感器、电源适配器不同的型号，则不能选择其中一个型号作为典型产品。

2. 含蓝牙功能与不含蓝牙功能的耳腔式医用红外体温计，应选取含蓝牙功能的型号作为典型产品。

（十一）产品生产制造相关要求

耳腔式医用红外体温计无特殊生产工艺要求。

（十二）产品的临床评价细化要求

根据《关于发布免于进行临床试验的第二类医疗器械目录的通告》（国家食品药品监督管理总局通告 2014 年第 12 号），"产品名称：耳腔式医用红外体温计，分类编码：6820"，耳腔式医用红外体温计通过对性能和安全指标的评价可以保证产品安全有效，可以免予进行临床试验，在产品注册过程中，注册申请人需按照《医疗器械临床评价技术指导原则》（国家食品药品监督管理总局通告 2015 年第 14 号）中相关要求提交临床评价资料。

（十三）产品的不良事件历史记录

国内未见严重不良事件报道。

（十四）产品说明书和标签要求

耳腔式医用红外体温计产品的说明书、标签应符合《医疗器械说明书和标签管理规定》（国家食品药品监督管理总局令第 6 号）和 YY/T 0466.1—2009、GB 9706.1—2007、YY 0505—2012 等标准中的相关要求。还应包括以下内容：

（1）说明书中应包括对使用警告总结的章节。

（2）介绍如何拆包、安装、进行使用前检查，获取帮助服务的渠道、标准操作程序、常规维护、再校准及清洗频次建议。

（3）提供程序、简图和零件列表，以及如何联系制造商的服务中心。

（4）提示按照厂家指定的时间间隔对产品进行校验。

（5）提示用户，测量者的操作以及身体状况会影响体温测量。

（6）声明如果在制造商指定的温度和湿度范围外储存或使用，产品可能无法达到声称的性能（制造商指定的温度和湿度范围应一并在声明中给出）。

（7）温度显示范围、温度单位、最大允许误差、正常工作和贮存条件。

（8）校准模式和估算模式的转换方法、并列出对应部位偏移和用于计算估算模式的相应统计方法。

（9）被测对象的人群，身体部位和体温计的临床准确度或临床偏差。

（10）探测器保护罩（若有）属一次性或多次性使用，多次性使用时的清毒方法和贮存条件。

（11）调整显示温度值的参考体位。

（12）适用于于每种显示模式的对象分类。

（13）告知使用者以下情况可能影响温度测量的准确性：1）使用非指定的探头保护套；2）缺失、有瑕疵或者脏的探头保护罩；3）机械振动；4）制造商明确说明的脏污和损坏的红外线光学组件；5）在制造商指定的环境温度和湿度范围之外存储

（14）告知使用者红外温度计与接触性温度计在测量准确性上有何不同（包括水银温度计和电子温度计）；这些不同还包括：操作技巧、受测对象的配合、耳道的解剖结构、耳垢阻塞等对准确性的影响；另外还应包括：在 37～39℃ 测量范围内，对应的国家标准行业标准对于红外温度计和电子温度计、水银温度计的测量精确度的不同要求。

三、审查关注点

（一）产品结构

审查应关注产品（或产品系列）的结构组成的完整性，包括可能的选配件（如：电源适配器、探测器保护罩、通信附件、配套软件等），以及所有关键部件。同一注册单元产品的关键部件应相同。

（二）标准执行

审查产品技术要求时应注意产品（包括可能的选配件）必须执行 GB 9706.1—2007、YY 0505—2012 和 GB/T 21417.1—2008 的要求。具体指标的适用性应按照产品具体的工作原理和结构组成进行判断。如：临床重复性和临床准确度条款应在注册核发时或关键部件（如传感器/探测器保护罩）变更时进行（应在研究资料中给出）；对探测器保护罩的要求，应根据产品是否带保护罩选择适用条款。

产品中的软件功能、辅助功能应在技术要求中规定要求和具体的试验方法。

应审查所提交的临床准确度与临床重复性研究资料中数据和分析报告是否符合所选方法的要求（如：数据的计算及人数、年龄的分布等），是否符合 GB/T 21417.1—2008

附录 A 的要求。

（三）探测器保护罩对产品性能的影响

不同的探测器保护罩可能会影响测量结果，应关注产品注册检验、临床研究和产品使用说明书所用探测器保护罩的一致性。

（四）产品的微生物安全

若耳腔式医用红外体温计可能存在交叉使用的情况，使用前至少应达到消毒级的要求。

四、编写单位

广东省食品药品监督管理局审评认证中心。

43 动态心电图系统注册技术审评指导原则

（动态心电图系统注册技术审查指导原则）

本指导原则旨在指导注册申请人对动态心电图系统注册申报资料的准备及撰写，指导和规范动态心电图系统的技术审评工作，帮助审评人员理解和掌握该类产品结构、性能、预期用途等内容，把握技术审评工作基本要求和尺度，对产品安全性、有效性作出系统评价。

本指导原则所确定的核心内容是在目前的科学认知水平和产品技术基础上形成的。因此，注册申请人和审评人员应注意其适宜性，密切关注适用标准及相关技术的最新进展，考虑产品的更新和变化。

本指导原则不作为法规强制执行，不包括行政审批要求。注册申请人和审评人员需密切关注相关法规的变化，确认申报产品是否符合法规要求。

一、适用范围

本指导原则适用于 YY 0885—2013 中定义的动态心电图系统。动态心电图系统用于连续记录和分析人体的心电图，供临床诊断，管理类别为二类。

本指导原则的范围不适用于心电图机和心电监护设备，以及不能对心电图进行连续记录和分析的系统（例如：间歇事件记录仪）。

二、技术审查要点

（一）产品名称要求

动态心电图系统的产品命名应符合《医疗器械通用名称命名规则》（国家食品药品监督管理总局令第 19 号）和国家标准、行业标准中的通用名称要求，按核心词 + 特征词的方式命名，如动态心电图机、动态心电图系统。

（二）产品的结构和组成

动态心电图系统通常由动态记录仪、心电导联线、心电电极、记录读取设备和动态心电分析软件组成。

动态记录仪是指患者随身佩戴或携带的，可以连续记录心脏活动电位的记录设备。动态记录仪一般为内部电源供电设备。

心电导联线连接于动态记录仪和心电电极之间，用于传递人体体表采集的心电信号。心电电极一般采用一次性心电电极，通常为单独注册的二类医疗器械。

动态心电分析软件对动态记录仪采集和记录的心电波群进行形态和节律分析，供临床诊断。

制造商应根据具体产品情况确定产品的结构组成。

（三）产品工作原理/作用机理

动态记录仪通过放置在患者体表的心电电极，获取患者心脏活动电位，记录各测量点间电位差得到心电图信号。动态心电分析软件将相关心电数据信息进行回放、分析、分类和统计。

（四）注册单元划分的原则和实例

产品注册单元的划分应考虑工作原理、性能结构是否相同，采用同一工作原理且性能结构相同则可以作为一个注册单元。

目前动态心电图系统的工作原理基本相同，因此重点关注产品的性能结构是否相同。

（五）产品适用的相关标准

动态心电图系统主要参考如下标准（表1）：

表1 相关产品标准

标准编号	标准名称
GB 9706.1—2007	《医用电气设备 第1部分：安全通用要求》
GB/T 191—2008	《包装储运图示标志》
GB/T 14710—2009	《医用电器环境要求及试验方法》
GB/T 16886.1—2011	《医疗器械生物学评价 第1部分：评价与试验》
GB/T 16886.5—2005	《医疗器械生物学评价 第5部分：体外细胞毒性试验》
GB/T 16886.10—2005	《医疗器械生物学评价 第10部分：刺激与迟发性超敏反应试验》
GB/T 16886.12—2005	《医疗器械生物学评价 第12部分：样品制备与参照样品》
GB/T 25000.51—2010	《软件工程 软件产品质量要求和评价（SQuaRE）商业现货（COTS）软件产品的质量要求和测试细则》
YY/T 0316—2016	《医疗器械 风险管理对医疗器械的应用》
YY 0505—2012	《医用电气设备 第1-2部分：安全通用标准 并列标准：电磁兼容 要求和试验》
YY 0885—2013	《动态心电图系统安全和基本性能专用要求》
YY/T 0466.1—2009	《医疗器械 用于医疗器械标签、标记和提供信息的符号 第1部分：通用要求》
YY/T 0664—2008	《医疗器械软件 软件生存周期过程》
YY/T 0708—2009	《医用电器设备 第1-4部分：安全通用要求 并列标准：可编程医用电气系统》
YY/T 1474—2016	《医疗器械可用性工程对医疗器械的应用》

如有新版强制性国家标准、行业标准发布实施，产品技术要求应执行最新版本的国家标准、行业标准。

（六）产品的适用范围/预期用途、禁忌症

动态心电图系统用于采集、测量、存储、回放和分析动态心电图，供临床诊断。

根据临床评价资料，动态心电图系统应明确适用的人群。

禁忌症：尚未明确。

（七）产品的研究要求

1. 产品性能研究

产品性能研究部分，应列出产品适用的国家标准和行业标准，并对适用标准中的不适用项目做出说明。产品性能研究应结合国家标准和行业标准，对产品技术要求涉及的实用功能性、临床有效性、应用安全性（电气安全与电磁兼容）及质量控制指标进行研究，给出相应的结构、方法和标准。研究资料应从产品设计角度，详细说明性能指标的确定依据，例如：心电采样率设定的依据，起搏心电采样率设定的依据等。

2. 生物相容性评价研究

依据 GB/T 16886 相关标准，进行生物相容性评价。

可根据《关于印发医疗器械生物学评价和审查指南的通知》（国食药监械〔2007〕345号）进行生物学评价。

3. 灭菌和消毒工艺研究

应提供消毒方法的研究资料。在说明书中明确消毒方法。

4. 有效期和包装研究

有效期的确定：如适用，应当提供产品有效期的验证报告。

对于有限次重复使用的医疗器械，应当提供使用次数验证资料。

包装及包装完整性：在宣称的有效期内以及运输储存条件下，保持包装完整性的依据。

5. 软件研究

参见《医疗器械软件注册技术审查指导原则》（国家食品药品监督管理总局通告2015年第50号）的相关要求。

动态心电图系统的软件通常有两部分：一部分为嵌入式软件，存在于动态心电记录仪中，具备心电数据的采集、处理等功能，应作为软件组件与动态心电记录仪一起注册；一部分为上位机软件，可对动态心电记录仪采集存储的心电数据进行处理和分析，属于独立软件，可以单独注册，也可以视为软件组件与动态心电记录仪一起注册。

注册申请人将嵌入式软件和独立软件都作为软件组件，与动态心电记录仪一起注册，软件研究资料应包含嵌入式软件研究资料和独立软件研究资料。

注册申请人在提交软件描述文档时应包含软件的基本信息、实现过程和基本算法等，并考虑以下要点：

安全性级别：嵌入式软件/独立软件按其损害严重程度分级，一般属于对健康可能有不严重的伤害的等级（B级）。

风险管理：若将嵌入式软件/独立软件视为软件组件，注册申请人可将其风险分析资料并入整机风险管理报告中。

需求规格：嵌入式软件/独立软件的需求规格可与动态心电记录仪的需求规格合并。

核心算法：公认成熟算法列明算法的名称、类型、用途和临床功能，全新算法在公认成熟算法基础上提供安全性与有效性的验证资料。

6. 其他证明性资料

对动态心电图系统外购的组件，应出具相关证明性的资料（如：合同、检验报告等）；外购材料属于医疗器械的产品，还应提供医疗器械注册证明文件等资料。

（八）产品的主要风险

1. 风险分析方法

（1）风险的判定及分析，应考虑合理的可预见的情况，包括：正常和非正常使用条件。

（2）风险的判定及分析，应包括：对于患者、操作者和环境的危害。

（3）风险形成的初始原因，应包括：人为因素，产品结构的危害，原材料危害，综合危害，环境条件。

2. 风险分析清单

动态心电图系统的风险管理报告应符合 YY/T 0316—2016《医疗器械 风险管理对医疗器械的应用》的有关要求，审查要点包括：

（1）与产品有关的安全性特征判断可参考 YY/T 0316—2016 的附录 C；

（2）危害、可预见的事件序列和危害处境可参考 YY/T 0316—2016 附录 E、I；

（3）风险控制的方案与实施、综合剩余风险的可接受性评价及生产和生产后监视相关方法可参考 YY/T 0316—2016 附录 F、G、J。

根据 YY/T 0316—2016 附录 E 对该产品已知或可预见的风险进行判定，产品在进行风险分析时至少应包括表2列出的主要危害，生产企业还应根据自身产品特点确定其他危害。针对产品的各项风险，企业应采取应对措施，确保风险降到可接受的程度。

表2　产品主要危害

危害	示例
能量危害	电能：漏电流 电磁能：电磁辐射 热能：电路或电池短路
生物学危害	生物相容性：皮肤过敏 微生物：消毒不合格引起感染
环境危害	物理：工作或存储环境超范围 化学：电池漏液 电磁场：电磁干扰
使用中危害	软件运行错误，如数据读取出错等 产品超出使用寿命 电池电量不足 清洁消毒不当 一次性附件多次使用（若有） 未使用制造商规定的附件 电极佩戴不合规范 患者误操作
说明书不完善	图示符号说明不规范 操作方法描述不清楚 清洁消毒方法描述不明确 警告或注意事项不明确 未规定对附件的要求

（九）产品技术要求应包括的主要性能指标

应按照《医疗器械产品技术要求编写指导原则》（国家食品药品监督管理总局通告 2014 年第 9 号）编制产品技术要求。

应提供嵌入式软件和独立软件的名称、发布版本、完整版本的命名规则。

电气安全要求：应符合 GB 9706.1—2007、GB/T 14710—2009、YY 0885—2013 的要求。

电磁兼容性要求：应符合 YY 0505—2012、YY 0885—2013 的要求。

其他性能指标要求：应符合 YY 0885—2013 的要求，应明确产品的全部临床应用的功能和性能（例如心律失常分析功能）。

软件要求：符合 GB/T 25000.51—2010 的要求。参考《医疗器械软件注册技术审查指导原则》（国家食品药品监督管理总局通告 2015 年第 50 号）中独立软件产品技术要求模板。

附录：应列出产品的主要安全特征，可参考如下示例，

附录 A

1 产品主要安全特征

1.1 按照防电击类型分类

1.2 按照防电击程度分类

1.3 按对进液的防护程度分类

1.4 按照在与空气混合的易燃麻醉气体或与氧或氧化亚氮混合的易燃麻醉气体情况下使用时的安全程度分类

1.5 按运行模式分类

1.6 设备的额定电压和频率

1.7 设备的输入功率

1.8 设备是否具有对除颤放电效应防护的应用部分

1.9 设备是否具有信号输出或输入部分

1.10 永久性安装设备或非永久性安装设备

1.11 电气绝缘图

（十）同一注册单元内注册检验代表产品确定原则和实例

同一注册单元的典型产品应根据产品风险与技术指标的覆盖性进行选择，能够代表本单元内其他产品安全性和有效性的产品，应考虑功能最齐全、结构最复杂、风险最高的产品。同一注册单元中，若辅助功能不能互相覆盖，则典型产品应为多个型号。

（十一）产品生产制造相关要求

1. 生产工艺过程

应当明确产品生产工艺过程，可以采用流程图的形式，或用简洁语言描述。注明关键工序和特殊过程，进行简单说明。关键工序和特殊过程因生产企业不同可能会存在差异。应说明生产工艺过程质量控制点，包括关键工序和特殊过程的控制规定和方法。

产品生产过程一般包括：生产计划——采购——来料检验——物料入库——调试——整机组装——成品测试——成品老化——出厂检验——入仓发货。

生产企业根据自身特点，具体过程可适度调整。

2. 生产场地

生产场地与生产规模相适应。生产场地的区域划分与生产工艺流程相符合。

（十二）产品的临床评价细化要求

动态心电记录仪属于《免于进行临床试验的第二类医疗器械目录》（国家食品药品监督管理总局通告 2014 年第 12 号，以下简称《目录》）第 82 条免于临床试验的产品，应根据《医疗器械临床评价技术指导原则》（国家食品药品监督管理总局通告 2015 年第 14 号）的要求，提供临床评价资料。

具有自动分析功能的动态心电图系统，应根据《医疗器械临床评价技术指导原则》的要求，提供临床评价资料。

（十三）产品的不良事件历史记录

延续注册时，注册申请人应按照《医疗器械注册申报资料要求和批准证明文件格式的公告》（国家食品药品监督管理总局公告 2014 年第 43 号）的要求，提交注册证有效期内产品分析报告，涵盖投诉、不良事件和召回等内容。

（十四）产品说明书和标签要求

产品说明书和标签应符合《医疗器械说明书和标签管理规定》（国家食品药品监督管理总局令第 6 号）、GB 9706.1—2007《医用电气设备 第 1 部分：安全通用要求》中 6.8.1 和 6.8.2、YY/T 0466.1—2009《医疗器械 用于医疗器械标签、标记和提供信息的符号 第 1 部分：通用要求》、YY 0885—2013《动态心电图系统安全和基本性能专用要求》中 6.8.2 和 YY 0505—2012《医用电气设备 第 1 -

2 部分：安全通用标准 并列标准：电磁兼容 要求和试验》中 6.8.1 和 6.8.2 的要求。还应该包括风险分析中通过使用说明书降低风险的内容。

根据产品的使用时间，注册申请人明确心电电极的要求并详细说明心电电极使用的注意事项。

三、审查关注点

（一）产品结构组成的完整性，包括：可能的选配件，以及所有关键部件；同一注册单元产品的关键部件应相同；动态心电分析软件是否作为产品结构组成的一部分。

（二）产品技术要求审查时，至少满足 GB 9706.1—2007、YY 0505—2012、YY 0885—2013 的要求。标准条款的适用性应按照产品实际的工作原理和性能结构进行判断。

（三）产品整体安全性和有效性要求，应审查生产企业提交的注册检验报告和临床评价资料。

（四）临床评价资料审查时，应关注产品是否具有自动诊断功能，具有自动诊断功能的产品，应提供相应的临床验证资料。

（五）说明书审查时，应注意明确产品预期用途，列明选配件和附加功能。产品禁忌症和适用人群的描述，应与临床评价资料的内容一致。

四、编写单位

陕西省新药审评中心。

44　持续葡萄糖监测系统注册技术审评指导原则

（持续葡萄糖监测系统注册技术审查指导原则）

本指导原则是对持续葡萄糖监测系统的一般要求，注册申请人应依据具体产品的特性对注册申报资料的内容进行充实和细化。注册申请人还应依据具体产品的特性确定其中的具体内容是否适用，若不适用，需具体阐述其理由及相应的科学依据。

本指导原则是对注册申请人和审查人员的指导性文件，但不包括注册审批所涉及的行政事项，亦不作为法规强制执行，如果有能够满足相关法规要求的其他方法，也可以采用，但是需要提供详细的研究资料和验证资料。应在遵循相关法规的前提下使用本指导原则。

本指导原则是在现行法规和标准体系以及当前认知水平下制定的，随着法规和标准的不断完善，以及科学技术的不断发展，本指导原则相关内容也将适时进行调整。

一、适用范围

本指导原则适用于以电化学为基本原理，通过微创传

感器手段，检测组织液中葡萄糖浓度的回顾式或实时持续葡萄糖监测系统。持续葡萄糖监测系统接收器中内置血糖检测模块的产品还应满足血糖仪注册技术审查指导原则的相关内容。接收器带有胰岛素泵功能的产品应考虑增加胰岛素泵的适用要求。

二、产品综述资料

（一）概述

持续葡萄糖监测（Continuous Glucose Monitoring, CGM）系统，通常称为动态葡萄糖监测系统，属于医疗器械分类目录（2018 版）中 07 医用诊察和监护器械，一级产品类别为 04 监护设备，二级产品类别为 03 动态血糖/葡萄糖监测设备。在医疗器械分类目录（2002 版）中属于 6821 医用电子仪器设备，03 有创医用传感器。

产品从数据提供方式上可分为实时/回顾两种类型，从校准情况上可分为校准/无校准两种类型。

1. 实时/回顾：根据产品在使用过程中，是否能在第一时间显示出葡萄糖数据，而非在佩戴结束后将数据上传后才能获得，分为实时持续葡萄糖监测系统和回顾式持续葡萄糖监测系统。

2. 校准/无校准：根据产品在使用过程中，是否需要使用者输入指尖测量血糖或其他血糖值进行校准，分为需校准持续葡萄糖监测系统和无校准持续葡萄糖监测系统。

（二）产品描述

1. 工作原理

描述产品工作原理，包括系统工作原理（数据传输方式）以及其核心部分传感器的电化学反应工作原理。提供框图及化学生物反应方程式详细说明。

如持续葡萄糖监测系统，应用电化学反应原理，通过固定在传感器上的生物酶，如葡萄糖氧化酶，经植入到皮下组织中，测量组织液中的葡萄糖浓度。葡萄糖氧化酶测量的电信号，通过持续葡萄糖监测系统的发射器或接收器，以及算法处理，将电信号转化为葡萄糖浓度，显示到显示器或者软件里，形成葡萄糖监测图谱。

框图举例如下：

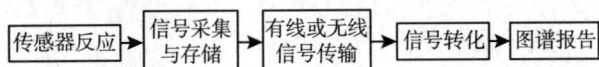

传感器反应 → 信号采集与存储 → 有线或无线信号传输 → 信号转化 → 图谱报告

在监测图谱的基础上，可以分析患者每天的最高葡萄糖值、最低葡萄糖值及葡萄糖值波动的规律。实时显示葡萄糖数值时，还可以对患者提供高低葡萄糖报警，及葡萄糖趋势变化方向和速率等信息。

2. 结构组成

应提供所有器械组件的详细描述。

实时持续性葡萄糖监测系统通常包括一次性使用葡萄糖传感器、发射器、接收器、软件、附件等。附件（如有）包括传感器辅助插入装置、充电器、探头检测器、胶带等。发射器可能与传感器集成于一体；接收器可能与显示器、胰岛素泵集成于一体（以下统称接收器），也可能是移动设备（如手机）。移动设备通常不是产品的组成部分。软件包括记录采集传输数据的软件，用于转换电流信号为血糖信号的软件等。

回顾式持续葡萄糖监测系统通常包括一次性使用葡萄糖传感器、数据记录器、信息提取器（如有）、软件、附件等。

应提供所有器械组件（含附件）的实物图、拆解图、系统框图以及便于理解的必要注释。图中标识出与人体接触材料。

3. 应提供与人体接触材料的描述

应描述与人体接触的部件名称、材料的化学名称、规格、组织接触类型及接触时间、材料来源（如葡萄糖氧化酶来源于黑曲霉）、高分子材料注明 CAS 号、金属材料注明牌号、材料符合的标准。

4. 应提供器械组件和附件的功能描述

说明器械组件功能，包括信号采集、存储、传输、转换、显示、配套软件功能及运行平台，如：一次性使用葡萄糖传感器是一次性使用组件，其核心作用是将组织液中的葡萄糖信号检测出来，并转化为电子信号。电流信号的强弱与葡萄糖浓度成正比。

发射器为葡萄糖传感器供电，将传感器检测出来的电信号采集后转换为数字信号并经过过滤减少噪声和贮存，并通过有线和/或无线的方式发送至接收器。包括无线模块、校准算法、探头完整性诊断等部分。

接收器通常带有信号处理软件组件，通过特殊的运算法则将收集到的电信号转化为葡萄糖数值，并以图表或图谱的形式显示给患者或专业医护人员。对于有些产品，信号接收和处理可能集成在发射器或移动设备所含应用软件（APP）上。

电子显示部分，应明确产品提供数据方式，如是回顾式还是实时提供数据，及得出数据的原理。

应当说明软件组成、运行环境及功能。

5. 应有器械组件和附件的设计说明

对于其核心部分的传感器：

（1）应重点描述裸电极、葡萄糖限制膜层、助粘剂层（如有）、保护层（如有）、葡萄糖氧化酶层等化学堆层的制造流程方式，明确各膜层溶液成分、规格、配比及制造商，并标注制造过程中使用的助剂，如化学交联剂（如戊二醛）、起始剂等，高分子聚合单体等对人体有害物质。

应提供化学堆层示意图，图上标明各堆层成分。

应提供传感器电极剖面放大图，描述各电极（如工作电极、参比电极、对电极）结构。

（2）应重点描述制造过程中所使用的生物源成分（如酶）、人类血液制剂（如人血清白蛋白）及动物源组织（如牛血清白蛋白）等的来源、制造商、监管类型（生物制品、药品）并提供与监管类型相适应的证书、明确符合的质量标准。

（3）反应原理（如氧化反应的公式和电流值的算法）及获取信号的方式等的描述。

6. 通信路径功能组件的描述

通信路径功能组件的描述应包括功能组件之间的信息传递，包括允许进行信息传递的硬件和软件的描述。描述内容应包括：

（1）通信路径。申请人应描述各功能组件与系统内部其他功能组件进行通信的各种方式。申请人应确定功能组件之间的通信流（即单向或双向）并确定所传递的信息。

（2）通信硬件。申请人应描述各功能组件之间的信息传递方式并描述传递此信息所需使用的硬件。

（3）如果系统包括或预期包括射频（RF）无线技术（例如：IEEE 802.11、蓝牙、Zigbee），则描述应包括特定射频无线技术和特性、用途和功能（例如：远程监测或控制、软件更新）、待传输数据（包括以无线方式传输的任何报警）、所需的服务品质（QoS）、无线安全协议及与其他射频无线技术或电磁干扰（EMI）共存的相关限制或约束。

（4）如果能够从远方对器械进行远程监测，则此功能等同于包含安全保证措施的描述。

（三）型号规格

应给出产品规格型号及产品配置表。

应提供各种型号规格、同种部件、配置间差异的描述（如有），可以采用说明性文字及图表形式描述差异点。差异点包括不限于结构组成、功能、性能指标等内容。

（四）包装说明

应当说明有关产品包装的信息（如托盘、护盖材料）以及与该产品一起销售的配件包装情况。

对于持续葡萄糖监测系统的传感器部分，应当说明与灭菌方法相适应的最初包装的信息。

（五）适用范围和禁忌症

1. 适用范围

明确说明产品的预期用途，应包含以下内容：

（1）应当明确检测的样本类型和临床意义。如：用于检测组织间液中葡萄糖浓度，监测连续变化趋势并跟踪其持续波动趋势，辅助监测高血糖和低血糖的发生，不能作为治疗药物调整的依据。如果作为治疗药物调整的依据，应提供额外的证据。

（2）应当明确目标用户及其操作该产品应当具备的技能、知识、培训。

（3）应当明确适用目标人群，如成人、儿童或新生儿，患者选择标准的信息，并在临床评价资料中提供依据。

（4）明确预期的使用环境，说明持续葡萄糖监测系统预期使用的地点。如用于家用环境的要求（如是否需要医生处方等），及需提供可用于家用环境的临床证明。

（5）应当明确说明产品提供数据方式，如是回顾式还是实时提供数据。

适用范围措辞的实例：

该器械用于糖尿病成年患者（等于或大于 18 岁）的组织间液葡萄糖水平的连续或定期监测，以便提高糖尿病管理水平。如葡萄糖水平低于或高于预设值，其会发出报警。数值并不直接用于治疗调整，而是用于提醒何时需要进行指尖血测试。

该系统可提供并存储实时葡萄糖值，从而允许用户可以跟踪葡萄糖浓度变化的趋势，并识别可能出现的低血糖和高血糖反应。葡萄糖数据可以进一步下载到计算机软件上，用于对历史葡萄糖值进行分析。该器械用途旨在连续或定期记录 2 型糖尿病成年患者（等于或大于 18 岁）的细胞间隙葡萄糖水平。该信息旨在补充而不是替代使用标准家用葡萄糖监测器械获得的信息，旨在探测走势和追踪图形，供专业医生审查。这些值并不直接用于进行疗法调整，而是用于指示可能需要进行指尖毛细血管血糖检测。该系统收集的信息，可以通过下载显示在计算机屏幕上，供专

业医生在整个记录期间（建议为 72 小时）结束之后查看这些数据。该系统提供实时血糖值，从而允许用户可以跟踪血糖浓度变化的模式，它还存贮数据，以便对其进行分析来跟踪模式。血糖数据可以进一步下载到计算机软件上，用于对历史血糖值进行分析。该器械用途旨在连续或定期记录 2 型糖尿病成年患者（等于或大于 18 岁）的细胞间隙葡萄糖水平。该信息旨在补充而不是替代使用标准家用葡萄糖监测器械获得的信息，旨在探测走势和追踪图形，供专业医生审查。这些值并不直接用于进行疗法调整，而是用于指示可能需要进行指尖毛细血管血糖检测。该系统收集的信息，可以通过下载显示在计算机屏幕上，供专业医生在整个记录期间（建议为 72 小时）结束之后查看这些数据。该系统提供实时血糖值，从而允许用户可以跟踪血糖浓度变化的模式，它还存贮数据，以便对其进行分析来跟踪模式。血糖数据可以进一步下载到计算机软件上，用于对历史血糖值进行分析。该器械用途旨在连续或定期记录 2 型糖尿病成年患者（等于或大于 18 岁）的细胞间隙葡萄糖水平。该信息旨在补充而不是替代使用标准家用葡萄糖监测器械获得的信息，旨在探测走势和追踪图形，供专业医生审查。这些值并不直接用于进行疗法调整，而是用于指示可能需要进行指尖毛细血管血糖检测。该系统收集的信息，可以通过下载显示在计算机屏幕上，供专业医生在整个记录间期（建议为 72 小时）结束之后查看这些数据。该系统提供实时血糖值，从而允许用户可以跟踪血糖浓度变化的模式，它还存贮数据，以便对其进行分析来跟踪模式。血糖数据可以进一步下载到计算机软件上，用于对历史血糖值进行分析。

2. 禁忌症

根据产品特性，说明产品不适用的情况，如由于产品的传感器需要用胶布固定在皮肤上，所以过敏性皮肤患者或易患皮肤溃疡的人慎用等，在进行核磁共振成像（MRI）之前，必须移除该产品。

（六）参考的同类产品或前代产品的情况

应当阐述参考的同类产品或前代产品的情况，应当阐述申请注册产品的研发背景和目的。对于同类产品，应当说明选择其作为研发参考的原因。

同时列表比较说明产品与参考产品在工作原理（如有

有源医疗器械注册技术审评指导原则汇编

创、化学反应）、结构组成、制造材料（包括动物源性材料、药物成分、生物活性物质、符合的标准等信息）、性能要求、作用方式（如植入、介入）、适用范围、传感器存储条件（温度、湿度）、运行温度和灭菌有效期等方面的异同。

传感器性能要求比对资料应至少包括葡萄糖监测范围、线性、响应时间、重复性、稳定性、药物干扰、温度响应、氧化反应、防水性能、传感器佩戴时间（小时）、校正次数、报警功能、检测频率（分钟）等。

在对比材料中应注意突出注册产品与对比产品的不同，及不同点的原理基础和性能等，在前面资料应有相应描述。

（七）其他需说明的内容

对于已获得批准的部件或配合使用的附件（如传感器、电子部分或助针器），应当提供批准文号和批准文件的复印件。预期与其他医疗器械或通用产品组合使用的，应当提供说明。应当说明系统各组合医疗器械间存在的物理、电气等连接方式（如与胰岛素泵组合使用，说明其使用方式及数据传输运用的安全性）。除了持续葡萄糖监测功能外，如还有其他血糖或血酮检测功能，需要说明其特征、结构和原理。

三、研究资料

（一）产品性能研究

应当提供与产品性能及产品技术要求相适应的研究资料，应明确制定依据，所采用的标准、采用的原因及理论基础，以及标准不适用项目的合理解释。试验方法明确检测样本数量确定依据、检测设备、方法学。

（二）生物相容性评价研究

持续葡萄糖监测系统的传感器基座、传感器探针、粘贴片、插入传感器用导引针（如有）部分，由于其与皮下组织或者皮肤相接触，应当通过生物相容性的研究资料，说明其生物相容性。

生物学评价应当按照 GB/T 16886.1—2011 标准进行，应提供基本信息：包括与人体接触部件、部件材料、接触部位、接触时间、材料的化学名称及规格、高分子材料 CAS 号、金属材料牌号、材料符合的标准。

传感器探针等组织接触的部分可通过如细胞毒性试验、致敏性（迟发型超敏反应试验）、刺激（皮内反应试验）、植入试验、急性全身毒性试验、亚急性毒性试验、遗传毒性试验、溶血试验等证明。粘贴片等皮肤接触的部分可通过如细胞毒性试验、迟发型超敏反应试验、皮肤刺激试验等试验证明。

应当按照 GB/T 16886.9、GB/T 16886.16、GB/T 16886.17、GB/T 16886.18 对可滤沥物、可溶出物、潜在降解产物进行分析。

供试液制备参照 GB/T 16886.12—2005 标准进行，明

确浸提介质、浸提液用量、浸提液温度、浸泡时间。

如提供境外实验室的生物相容性测试报告，同时应提供境外实验室符合 GLP 资质的证明文件。境外报告检测依据与我国现行标准不符的，应进行差异分析并提供额外的支持性证据。

（三）生物安全性研究

对于持续葡萄糖监测系统，尤其是传感器部分，若含有同种异体材料、动物源性材料或生物活性物质等具有生物安全风险类产品（常见的如牛血清白蛋白、人血清白蛋白），应当提供相关的研究资料及生物活性物质的生物安全性研究资料。采用人血清白蛋白的产品，应提供生物安全性检测报告。采用牛血清白蛋白的产品需按照动物源性医疗器械产品注册申报资料指导原则及 YY/T 0771.1 标准提供生物安全性研究资料，并应加强研究，适时采用人血清白蛋白以降低潜在风险。

（四）灭菌和消毒工艺研究

根据灭菌方法的选择，应明确产品的灭菌工艺（方法和参数）及其确定依据，并对残留毒性提供研究资料。

应明确关键部分的灭菌工艺，如传感器部分怎样保证包装完整而达到灭菌效果，且传感器酶活性等不受影响。

（五）有效期和包装研究

1. 有效期的确定

应提供不同批次传感器有效期的验证报告。可以通过加速老化实验和/或实时老化实验相结合的方式验证使用期限。

其他组件可按照通常方法测试使用期限。

2. 对于有限次重复使用的医疗器械

对于持续葡萄糖监测系统的除传感器外的其他部分，若为有限次重复使用，应当提供使用次数验证资料。

3. 包装及包装完整性

说明在宣称的有效期内以及运输储存条件下，保持包装完整性的依据。

由于持续葡萄糖监测系统的特殊性，建议以加速老化和实时老化相结合的方式验证。

（六）软件研究

对申报产品的软件，应当按照《医疗器械软件注册技术审查指导原则》提供一份单独的医疗器械软件描述文档。

对于具有网络连接功能以进行电子数据交换或远程监测的产品，申请人还应当按照《医疗器械网络安全注册技术审查指导原则》单独提交一份网络安全描述文档。

对于移动应用软件（App）、使用云计算服务的软件，申请人还应当按照《移动医疗器械注册技术审查指导原则》提交注册申报资料。

（七）其他研究资料

应提供持续葡萄糖传感器葡萄糖限制膜对葡萄糖浓度

的控制原理、过氧化氢反向渗透可能性、氢离子积聚导致组织液 pH 值变化可能性的研究资料。

应提供传感器在声称的佩戴天数中有无异体蛋白脱落带来免疫源问题的研究资料，可以提供已上市产品的免疫源性安全性评价资料。

在制造过程中，应提供批内差异及批间差异研究资料，应提供确保传感器性能在制造工艺中的一致性研究报告或经品质检验方法从而达到产品性能一致性的研究报告。应提供连续三批产品的线性、重复性、响应时间、稳定性、温度响应的检测报告。

应提供传感器校准或者是免校准系统（工厂校准）控制的研究资料。

应提供抗干扰性研究资料。

应提供氧气响应的研究资料。

如产品适用于家用，应参照 IEC 60601－1－11：2015 标准提供适宜家用的研究资料。

如适用，应提供无线设备符合无线电管理相关规定的支持性资料，应提供无线传输有效性的研究资料。

四、生产制造信息

（一）生产工艺过程及过程控制点

应根据申报产品的实际情况，以流程图的形式对传感器与记录仪等部分的生产工艺过程分别进行详细描述，并根据流程图逐一描述其中的过程控制点。尤其是传感器部分的工艺过程，如何保证酶的活性、灭菌等。

（二）生产场地

申请人应当对与申报产品有关的研制场地和生产场地情况进行概述。

如申报产品具有多个研制、生产场地，则对每一研制、生产场地的情况均应进行概述，如传感器部分与记录仪部分等，需分别描述。

五、临床评价资料

（一）临床评价基本原则

临床评价应满足《医疗器械监督管理条例》（中华人民共和国国务院令 第 680 号）、《医疗器械注册管理办法》（国家食品药品监督管理总局令第 4 号）、《医疗器械临床试验质量管理规范》（国家食品药品监督管理总局 中华人民共和国国家卫生和计划生育委员会令第 25 号）和《医疗器械临床评价技术指导原则》（国家食品药品监督管理总局通告 2015 年第 14 号）的要求。

临床评价应选择合适的对比器械作等同性分析，如需临床原始数据或产品技术资料，应得到相关企业的授权。

如部分适用范围在临床豁免目录内（如部分产品内置指血血糖检查模块），则需按其相应法规提供豁免临床的相关材料。

对于进口医疗器械，申请人在注册申报时，应同时提交在境外上市时提交给境外医疗器械主管部门的临床资料。

如果传感器关键部分设计发生变更，包括但不限于使用时间延长、主要结构变更、酶层变化、传感器植入部位变更等，必须进行临床试验，验证其安全性和有效性。

如果传感器没有发生改变，而仅仅是核心算法的改变或升级，或者传感器增加新的功能设计，不影响测量准确性，可以通过体外验证的方法，提供临床评价资料来验证其有效性。

（二）临床试验

临床试验应按照《医疗器械临床试验质量管理规范》及相关规定的要求进行。临床试验应当获得医疗器械临床试验机构伦理委员会的同意，并在当地食品药品监督管理部门备案。临床试验具体要求详见附1。

六、产品风险分析资料

本要求的主要参考和依据是医药行业标准 YY/T 0316—2017《医疗器械 风险管理对医疗器械的应用》（以下简称医疗器械风险管理标准）。在产品生命周期内对申报产品可能造成的危害进行判定，对第一危害的风险进行判定和评价，形成风险管理报告，控制这些风险并监视控制的有效性，充分保证产品的安全性和有效性。

风险管理报告具体要求见附2。

如传感器材料中含有人体白蛋白等材料，则报告中需要分析其安全性风险。

七、产品技术要求

申请人应当按照《医疗器械产品技术要求编写指导原则》（国家食品药品监督管理总局通告 2014 年第 9 号）的规定编制。本指南仅给出重点考虑的技术项目，接受标准及检测方法由申请人提供合理制定依据。

详细技术要求模板，请参考附3。

八、产品注册单元及检验要求

（一）注册单元划分

持续葡萄糖监测系统作为一个系统进行注册。一次性使用葡萄糖传感器及专用型独立软件不需单独注册，独立软件可单独注册，也可以与系统一起注册。

以传感器为系统的核心部件作为产品注册单元的划分依据。如传感器材料不同应划分为不同注册单元。

传感器反应原理或作用机理不同时，应划分为不同注册单元。

回顾式持续葡萄糖监测系统与实时持续葡萄糖监测系统，应划分为不同的注册单元。实时持续葡萄糖监测系统包含回顾式持续葡萄糖监测模式的系统可以作为同一注册单元。

系统的性能指标有较大差异的，应划分为不同的注册单元。

（二）检测要求

同一注册单元内所检验的产品应当能够代表本注册单元内其他产品的安全性和有效性。对同一注册单元内代表产品的选取应考虑产品预期用途、性能指标、安全指标、结构组成等，具体原则如下：

1. 性能指标、安全指标和结构组成一致，预期用途不同的产品，应选取预期用途最多的型号规格作为代表产品。

2. 同一注册单元产品如包含多个产品配置，一个检测单元应仅包含一个产品配置。

3. 同一注册单元产品如包含多个软件组件或多个版本的软件组件，则每个软件组件或每个版本软件组件构成的产品均应作为一个检测单元，除非检测系统具有典型性。检测报告应包含软件发布版本及软件完成版本的照片。

4. 对于不同型号规格产品之间电磁兼容性能可以覆盖的情形，需由医疗器械检验机构在检测报告中提供相关说明。

5. 对于典型检品的选择，申请人应当提供相关资料予以证明。

6. 持续葡萄糖监测系统进行电磁兼容检测时，运行模式应尽量与临床典型应用一致。根据不同产品的功能差异，常见的运行模式示例如下：

正常运行模式：接收器和发射器无线连接后，发射器与葡萄糖传感器连接，传感器通过测试模拟的人体葡萄糖浓度或使用模拟传感器（电阻），按照正常工作的通信模式，接收器接收发射器发射的葡萄糖浓度数据，在接收器上实时显示。

充电模式（内部电池供电除外）：通过适配器给设备充电。

待机模式：在正常运行模式以外，设备处于待机状态下。

数据下载模式：葡萄糖接收器通过数据线连接电脑，打开用户分析软件，读取和下载接收器中的数据。

（如再有其他功能，也需要考虑）

九、说明书和标签样稿

产品使用说明书应符合《医疗器械说明书和标签管理规定》（国家食品药品监督管理总局令第6号）和相关的国家标准、行业标准的要求。此外应特别注意：

（一）检测原理

说明书中应有对样本类型，佩戴部位和检测原理的说明，包括是检测组织液，还是血液中葡萄糖；采用电化学方法还是荧光方法，佩戴在上臂背侧还是腹部等的说明。

（二）校准方法和有效使用时长

说明书中应包含用什么血糖值校准，及校准频率（如需校准），传感器最长使用时长等信息。

（三）禁忌症（如有）

这部分内容应列出：在哪些情况下，绝对不能使用设备。

（四）警告/注意

基于可得到的信息，什么情况下风险会上升，效果会下降，或者在研究设计中，哪些没有被充分考虑（例如，包含/排除准则），这些因素在本节中都应列出来。

（五）使用指导

应当提供详细的指导，以反映在临床前及临床研究中获得的经验。

（六）适用范围和条件

明确使用范围和条件，如若为家用，是否需要医生处方，或者是患者被培训到什么程度等条件。

（七）电磁兼容信息

应包含 YY/T 0505—2012 标准中要求的 4 个表格，指南和制造商的声明——电磁发射/电磁抗扰度及相关警示和条款。

说明书应包含靠近射频通信设备使用会影响持续葡萄糖监测系统正常工作的说明；

若持续葡萄糖监测系统存在无线传输功能，应列出非电离符号，使用说明书中应包含避免对周围设备产生有害电磁影响的指南；说明书中应列出发射器的发射频率或频带、调制类型和频率特性、有效辐射功率；接收器的接收频率、优选频率或频带、带宽（如适用）；

持续葡萄糖监测系统的部件若需更换时，应使用制造商规定的型号，否则可能会导致发射的增加或抗扰度性能的降低；

持续葡萄糖监测系统如含有数据线，说明书应给出制造商规定的型号和长度；若数据线含有磁环等元件，应给出使用注意事项；

若持续葡萄糖监测系统含有免于静电放电试验的连接器，则应在使用说明书中列出静电放电警示符号和警示信息、预防静电放电的措施以及对可能使用这些信息的相关人员的培训建议。

应说明确产品的基本性能。

（八）关于家用的说明

如产品是家用产品，使用说明书应简洁且易于理解。应提供关于如何安全处置废物的适当警告和注意事项。应提供器械的清洁/消毒方法，一般来说家用器械应使用易于获取的用品和简单的技术来清洁、消毒。应包含用户检查器械的损坏迹象，以及如何识别不能使用器械或其配件的情况。

（九）软件的相关要求

应符合医疗器械网络安全注册技术审查指导原则、医疗器械软件注册技术审查指导原则、移动医疗器械注册技术审查指导原则中说明书的相关要求。

十、符合性声明

申请人需声明持续葡萄糖监测系统符合的相关法律法规的要求；声明其符合的现行国家标准、行业标准，并提供符合标准的清单。需提交真实性的自我保证声明。

标准清单示例如下：

GB 9706.1—2007	《医用电气设备 第 1 部分：安全通用要求》
YY 0505—2012	《医用电气设备 第 1－2 部分：安全通用要求 并列标准：电磁兼容 要求和试验》
YY 0709—2009	《医用电气设备 第 1－8 部分：安全通用要求 并列标准：通用要求 医用电气设备和医用电气系统中报警系统的测试和指南》
GB 4793.1—2007	《测量、控制和实验室用电气设备的安全要求 第 1 部分：通用要求》
GB/T 18268.1—2010	《GB/T 18268.1—2010 测量、控制和实验室用的电设备 电磁兼容性要求 第 1 部分：通用要求》
IEC 60601—1—11：2015	《Medical electrical equipment. Part 1—11：General requirements for basic safety and essential performance. Collateral standard：Requirements for medical electrical equipment and medical electrical systems used in the home healthcare environment》
ISO 15197：2013	《In vitro diagnostic test systems—Requirements for blood—glucose monitoring systems for self—testing in managing diabetes mellitus》
GB/T 19634—2005	《体外诊断检验系统 自测用血糖监测系统通用技术要求》
GB 15811—2016	《一次性使用无菌注射针》
GB/T 18457—2015	《制造医疗器械用不锈钢针管》
YY/T 0148—2006	《医用胶带 通用要求》
GB/T 14233.1—2008	《医用输液、输血、注射器具检验方法 第 1 部分：化学分析方法》
GB/T 14233.2—2005	《医用输液、输血、注射器具检验方法 第 2 部分：生物学试验方法》
GB/T 14710—2009	《医疗电器环境要求及试验方法》

十一、参考文献

1. 中华医学会糖尿病学分会. 中国动态血糖监测临床应用指南（2012 年版）. 中华糖尿病杂志，2012，4（10）：582－590.

2. 中华医学会糖尿病学分会. 中国血糖监测临床应用指南（2015 年版）. 中华糖尿病杂志，2015，7（10）：603－613.

3. 中华医学会糖尿病学分会. 中国持续葡萄糖监测临床应用指南（2017 年版）. 中华糖尿病杂志，2017，9（11）：667－675.

4. 贾伟平. 持续葡萄糖监测. 上海：上海科学技术出版社，2017：24－30.

5. Hoeks LB, Greven WL, de Valk HW. Real－time continuous glucose monitoring system for treat ment of diabetes：a systematic review. Diabet Med，2011，28（4）：386－394.

6. Vashist SK. Continuous glucose monitoring systems：A review. Diagnostics（Basel），2013，3（4）：385－412.

7. Clarke WL, Cox D, Gonder－Frederick LA, Carter W, Pohl SL. Evaluating clinical accuracy of systems for self－monitoring of blood glucose. Diabetes Care，1987，10（5）：622－628.

8. Parkes JL, Slatin SL, Pardo S, Ginsberg BH. A new consensus error grid to evaluate the clinical significance of inaccuracies in the measurement of blood glucose. Diabetes Care，2000，23（8）：1143－1148.

9. Zhou J, Lv X, Mu Y, Wang X, Li J, Zhang X, Wu J, Bao Y, Jia W. The accuracy and efficacy of real－time continuous glucose monitoring sensor in Chinese diabetes patients：a multicenter study. Diabetes Technol Ther，2012，14（8）：710－718.

10. Zhou J, Zhang S, Li L, Wang Y, Lu W, Sheng C, Li Y, Bao Y, Jia W. Performance of a New Real－Time Continuous Glucose Monitoring System：A Multicenter Pilot Study. J Diabetes Investig. 2017 May 31. doi：10.1111/jdi.12699.

11. Food and Drug Administration. Mobile medical applications—Guidance for industry and Food and Drug Administration staff. Food and Drug Administration，MD，USA，2015.

12. Food and Drug Administration. Guidance for Industry and Food and Drug Administration Staff；The Content of Investigational Device Exemption and Premarket Approval Applications for Artificial Pancreas Device Systems；Availability. Food and Drug Administration，MD，USA，2012.

13. Food and Drug Administration. Design Considerations for Devices Intended for Home Use—Guidance for Industry and Food and Drug Administration Staff. Food and Drug Administration，MD，USA，2012.

14. 国家食品药品监督管理总局. 血糖仪注册技术审查指导原则（2016 年修订版）

15. 国家食品药品监督管理总局. 动物源性医疗器械产品注册申报资料指导原则（2015 年修订版）

16. 国家食品药品监督管理总局. 医疗器械网络安全注册技术审查指导原则

17. 国家食品药品监督管理总局. 医疗器械软件注册技术审查指导原则

附：1. 临床试验要求
　　2. 风险管理报告的内容
　　3. 持续葡萄糖监测系统技术要求模板

附1　临床试验要求

一、临床试验的目的

评价该医疗器械在正常使用条件下是否符合预期安全性设想和预期有效性设想。

二、临床试验方案基本要求

（一）方案应体现注册产品使用环境，如适用于医疗机构（住院），还是家庭环境（包含门诊）。

（二）方案应明确对照产品，描述理由。

（三）方案应明确入选、排除原则，如入选标准，尽量选择血糖波动性大的患者，以采集更宽的血糖数据范围来更好的评价产品；排除标准中，不仅应当考虑对被试产品有影响的因素，如贫血、皮下水肿等情况，也要考虑对对照器械有影响的情况，如红细胞压积比等。

（四）方案体现产品适用范围，如适用人群属于成人、青少年及儿童等。

（五）方案应当体现注册产品佩戴部位，如佩戴位置是上臂、腹部或是产品相符合的其他部位。可以考虑让受试者佩戴两个传感器以验证产品的重复性。

（六）方案应明确危险性控制、潜在伤害或风险分析，及数据管理统计方法等。

（七）产品使用环境为家庭环境（包含门诊），应进行单独的临床试验设计。

应体现家用使用条件，在家用使用条件下，设定一些特定的任务来使用器械，如自行阅读使用说明，自行佩戴传感器，自行输入参比，自行读取葡萄糖值，患者自我血糖管理评估，仪器易用性、便利性、安全性的评估等。

三、临床评价指标

（一）临床评价指标应基于以下内容进行评价

1. 提供数据的方式（回顾式、实时）；
2. 校准次数（如需校准）；
3. 佩戴部位；
4. 参考值：以静脉血糖值为对照，使用 EKF 血糖检测仪或 Yellow Spring Instrument（YSI）的检测结果；
5. 佩戴时长。

（二）主要评价指标

1. 与参考值的 20/20% 的一致性，通过一致率表示；
2. 测量点落在 Clarke 误差栅格分析 A + B 区的比例；
3. 测量点落在 Consensus 误差栅格分析 A + B 区的比例；

4. 平均绝对相对误差值（MARD%）。

（三）次要评价指标

1. 高、低血糖报警率准确性（仅限于实时持续葡萄糖监测系统适用）；
2. 传感器的稳定性评价；
3. 传感器的重复性评价（即产品批内精密度）等；
4. 使用者关于产品易用性问卷调查（适用于自测用器械）；
5. 传感器寿命；
6. 安全性评价；
7. 其他。

四、临床评价标准

（一）主要指标评价

1. 与对照参考值的 20/20% 一致性评价，通过一致率表示

对持续葡萄糖监测系统所测实时葡萄糖值与 EKF 血糖检测仪或 YSI 分析仪所测静脉血糖值（EKF 值或 YSI 值）进行比较，分析一致率。

一致率 = A + B；

A =（持续血糖监测值 – EKF 值或 YSI 值偏差在 ±20% 内的配对数/全浓度总配对数）×100%［当血糖浓度大于 4.4 mmol/L（80 mg/dL）时，与参考值偏差在 ±20% 范围内的结果的百分数］；

B =（持续血糖监测值 – EKF 值或 YSI 值偏差在 ±20 mg/dL 内的配对数/全浓度总配对数）×100%［在血糖浓度小于或等于 4.4 mmol/L（80 mg/dL）时，与参考值偏差落在 ±1.1 mmol/L（20 mg/dL）范围内的结果的百分数］。

也可按照在上述界值时，分析不同浓度的情况，以及在 15/15%、30/30% 的情况。

2. 测量点落在 Clarke 误差栅格分析 A + B 区的比例

分析测量点在 A、B、C、D、E 等各区的分布状况。A 区为临床绝对准确；B 区为临床可接受准确；其余 C、D、E 区为不同程度的不准确。计算落在各个区的数据点数及其所占的百分比，以及 A 区和 B 区的和。

3. 测量点落在 Consensus 误差栅格分析 A + B 区的比例：

分析测量点在 A、B、C、D、E 等各区的分布状况。A 区为对临床行为无影响；B 区为对临床结果仅有一点或者没有影响；C 区很可能影响临床结果；其余 D、E 区为对临床结果影响较大或导致危险。

计算落在各个区的数据点数及其所占的百分比，以及 A 区和 B 区的和。

4. 平均绝对相对误差值（MARD%）：

$$\mathrm{ARD}_k = \frac{100\% \, |\, y_{\mathrm{CGM}}(t_k) - y_{\mathrm{ref}}(t_k)\,|}{y_{\mathrm{ref}}(t_k)}$$

$$\mathrm{MARD} = \frac{1}{N} \sum_{k=1}^{N} \mathrm{ARD}_k$$

（二）主要指标对应的评价标准及原则

指标	点估计	95%置信区间
参考值20/20%的一致率	>65%	>60%
Clarke误差栅格A+B区的比例	>95%	>90%
Consensus误差栅格A+B区的比例	>95%	>90%
平均绝对相对误差值（MARD%）	<18%	<20%*

*评价95%置信区间的上限，其余指标评价下限。

对于持续葡萄糖监测系统的评价，要求上述四项主要评价指标同时达到上表所列标准，方能认为产品性能符合临床应用需要，即按照共同主要终点设置。上述四项主要评价指标中有任何一项或多项未达到所列出的评价标准要求，则不认可产品性能。需注意的是，MARD%评价需先计算每位受试者水平的结果，而不能像其他指标直接计算所有测量点水平的汇总结果。

（三）次要评价指标

1. 报警正确率

（1）低血糖值报警成功率与失败率（即敏感性）

低血糖报警用来验证持续葡萄糖监测系统的"低血糖报警"功能。低血糖报警成功率（True Alert Rate）是用来验证报警的正确与否，是以当EKF值或YSI测量值低于报警阈值时的前15分钟内，后30分钟内，持续葡萄糖监测系统是否提示低血糖报警的比例来评价。

低血糖报警失败率（False Alert Rate）就是上述时间内，EKF值或YSI值高于等于报警线。

（2）低血糖检测成功率与失败率（即特异性）

低血糖检测成功率（Hypoglycemia Detection Rate）是在连续发生的低血糖事件的前后30分钟内，EKF或YSI同样检测到低血糖的发生比例。

低血糖检测失败率（Hypoglycemia Missed Detection Rate）是在低血糖事件的前后30分钟内，YSI未检测到低血糖发生的比例。

申请人应明确低血糖事件定义。

（3）高血糖报警成功率与失败率

高血糖报警用来验证持续葡萄糖监测系统的"高血糖报警"功能。高血糖报警成功率（True Alert Rate）是用来验证报警的正确与否，是以当EKF值或YSI测量值高于报警阈值时的前15分钟内，后30分钟内，持续葡萄糖监测系统是否提示高血糖报警的比例来评价。

高血糖报警失败率（False Alert Rate）就是上述时间内，EKF值或YSI值高于报警阈值。

（4）高血糖检测成功率与失败率

高血糖检测成功率（Hyperglycemia Detection Rate）是在高血糖事件的前后30分钟内，EKF或YSI同样检测到高血糖的发生比例。

高血糖检测失败率（Hyperglycemia Missed Detection Rate）是在高血糖事件的前后30分钟内，EKF或YSI未检

测到高血糖发生的比例。

申请人应明确高血糖事件定义。

2. 传感器的稳定性

将不同时间段的佩戴的准确性，进行比较，评价传感器的稳定性。

3. 传感器的重复性

为了评价本系统的重复性，本次临床试验中同一患者在可选的植入部位分别佩戴一套持续葡萄糖监测系统。用成对的平均绝对差值（Paired Absolute Relative Difference，PARD）计算，即用同一时间点两套系统的差值除以同一时间点两套系统的均值。

4. 使用者关于产品易用性问卷调查（适用于自测用器械）。

5. 传感器寿命。

6. 安全性评价

（1）不良事件：在临床试验过程中出现的不利的医学事件，无论是否与试验用医疗器械相关。

（2）分析器械相关性。

7. 其他。

五、临床试验例数及采集样本要求

临床试验采用多中心的自身对照试验。

根据临床要求，持续葡萄糖监测系统以静脉血血糖值为对照，试验例数的要求需要符合临床统计学中对成对的持续葡萄糖值与静脉血糖值关系的要求。

针对持续葡萄糖监测系统开展的上市前临床试验，至少应入选60例受试者，申请人所设定的方案中，样本量规模应同时满足统计学原则以及上述最低例数要求，申请人可提出自己的样本量确定依据，但当该数量小于60例受试者时，仍需按本指导原则要求的最低例数开展试验。因设置了四项共同主要评价指标，原则上需要针对每一指标分别计算样本量并取其中最大者作为试验的最终样本量要求。

现就具体计算过程进行举例：

首先以与参考值的20/20%标准确定的一致率为计算基础，假设持续葡萄糖监测与静脉血血糖值的一致率（20/20%标准）为65%，将目标值设定为60%，则当双侧显著性水平取0.05，并考虑20%的脱落率时，1200个测量点将能够提供超过80%的把握度（考虑来自同一受试者的多次测量存在一定的相关性）证明试验产品性能满足临床应用的需要，如果保守估计在试验过程中每名受试者能够提供至少20个测量点的结果，故入选60例受试者刚好能够满足上述样本量（测量点）的要求。

对Clarke或Consensus误差栅格分析时落在A+B区的点所占比例的预期结果与目标值一致（同为95%和90%），故上述样本量能够提供的足够的把握度证明产品满足要求。

对于MARD%值，假设实际观察结果为18%±5%（患者水平），在显著性水平取双侧0.05，同时考虑20%脱落的前提下，60例受试者能提供约80%的把握度证明受试者水平的MARD%值小于20%。

综上，为了同时满足四项主要指标对样本量的要求，最终确定总的受试者纳入规模为 60 例。

此外，研究者还需考虑具体持续葡萄糖系统佩戴时长上的差异，需要在方案中明确佩戴时间、静脉血采集时点，以及总测量点或每名受试者平均提供的测量点数量。且出于对低血糖报警性能的评价考虑，建议申请人在提交的数据中高浓度血糖大于等于 11.1mmol/L 的测量点至少 360 个，低浓度血糖 4.4mmol/L 以下测量点至少 60 个。

在上述计算中采用的样本量计算公式为：

$$n = \frac{\left[\mu_{1-\alpha} \sqrt{p_0 (1-p_0)} + \mu_{1-\beta} \sqrt{p_T (1-p_T)} \right]^2}{(p_T - p_0)^2}$$

用于前三项主要评价指标；

公式中的 p_T 对应试验组的预期疗效水平，p_0 则对应目标值水平，μ 代表标准正态分布对应的分位数，α 对应统计检验的一类错误水平，在此取 0.025，而 β 对应检验的二类错误水平，计算时取 0.2。

$$n = \frac{(\mu_{1-\alpha} + \mu_{1-\beta})^2 \sigma^2}{(x_T - x_0)^2}$$

用于 MARD% 值计算。

由于本试验所用持续葡萄糖监测系统的连续性特征，对采集的样本有如下要求：

（1）需要有不同时间段内的成对持续葡萄糖值与静脉血糖值。目的一是验证传感器使用时长，二是检验传感器的稳定性。由于目前持续葡萄糖的佩戴时长不同，有佩戴 3 天的，有佩戴 7 天或 14 天的，因此需要验证在不同时间内采样的正确性，如需要分别验证开始阶段（第 1 天或第 2 天）、中间阶段（中位数 ±1 天）及最后阶段（最后 24 小时）分别的准确性情况。验证阶段时间随机选择。特别提醒，如果要验证产品在开始阶段的准确性，需提供第一天佩戴情况的评价。同时为了验证产品在其使用时长内整体的准确性，也需要提供最后一天的准确性评价。

（2）需要有不同浓度的成对持续葡萄糖值与静脉血糖值，高浓度血糖大于等于 11.1mmol/L 的测量点至少 360 个，低浓度血糖 4.4mmol/L 以下测量点至少 60 个。目的是检测在不同血糖范围内传感器的准确性。从目前的技术来看，在不同的浓度时，传感器的灵敏度是不同的，尤其是在低血糖时，往往准确性要低于平均水平。需要有持续的静脉血糖采样：间隔 15 分钟采集一次静脉血糖值，至少持续 7 小时以上时间。

另外，在采样过程中，若高浓度和低浓度的血糖值样品数量不足，可在临床过程中通过选择特定类型糖尿病患者，或者通过试验过程中的设备提示、受试者感受等，采集高、低血糖的静脉血糖值。

（3）每例受试者相同植入部位两侧佩戴 2 个传感器：目的是检测传感器的重复性。通过同一受试者同时佩戴 2 个传感器，比较在同一时刻，两套持续葡萄糖监测值的符合性，是验证重复性的方法。

六、统计学考虑

（一）登记入组

由于该类研究属于单组目标值设计，出于保证研究质量及病人安全性的考虑，应将所有入组病人的相关信息记录在中央计算机注册系统内，以备今后对病人信息进行跟踪、核查。建议采用基于互联网（IWR）/电话（IVR）/传真等计算机注册系统分配病例注册登记号，所有病例的注册登记号不得二次使用。

（二）统计分析方法

数据分析时应考虑数据的完整性，所有签署知情同意并使用了受试产品的受试者必须纳入分析。数据的剔除或偏倚数据的处理必须有科学依据和详细说明。

临床试验的数据分析应基于不同的分析集，通常包括全分析集（Full Analysis Set，FAS）和符合方案集（Per Protocol Set，PPS），研究方案中应明确各分析集的定义。同时，对于全分析集中脱落的病例，其主要评价指标缺失值的填补方法应在方案中予以事先说明。

临床试验数据的分析应采用国内外公认的经典统计方法。临床试验方案中应该明确统计检验的类型、检验假设、判定疗效有临床意义的界值（目标值）等，界值的确定应有依据。

对于主要评价指标，统计结果需采用点估计及相应的 95% 置信区间进行评价。不能仅将 p 值作为主要评价指标的评价依据。

（三）统计结果评价

统计结果评价应至少包括如下四部分内容：

1. 临床试验完成情况描述：包括临床试验概况（筛选人数、入选人数、完成人数、失访/退出/剔除人数等）；

2. 基线描述：应对所有入选受试者（FAS 分析集）的基线人口统计学指标及其他相关病史指标等进行描述；

3. 疗效/效果评价：应对所有入选的受试者（FAS 分析集）和最终完成试验并符合方案的受试者（PPS 分析集）分别进行统计分析。疗效分析时，除点估计外，还应给出点估计的 95% 的置信区间；

4. 安全性评价时，应对所有入选并使用该仪器的受试者进行分析（SS 分析集），不能遗漏所有发生的任何不良事件（包括实验室指标：试验前正常、试验后异常并有临床意义的事件），对所有发生的不良事件应评价其是否与所研究产品有关。

所有试验记录均要完整、真实、清晰、客观。为了保证受试者的安全性及数据的完整性，建议采用中央登记系统入选受试者，以便将所有参加临床试验的受试者记录在案。

附 2 风险管理报告的内容

一、风险管理组织和人员职责

由申请人成立风险管理组。列出组长、组员姓名，职务及责任范围。管理组成员应具有与管理任务相适应的知识和经验。

风险管理组负责风险管理报告的编写，接受有关方面的查询并对报告的内容负责。

二、注册产品的描述

描述该产品的预期用途、工作原理、作用机理（如适用）、结构组成（含配合使用的附件）、主要功能及其组成部件（关键组件和软件）的功能，以及区别于其他同类产品的特征，操作环境等内容。

三、注册产品符合的安全标准

包括但不限于：

1. GB 9706.1—2007 医用电气设备 第 1 部分：安全通用要求

2. YY 0505—2012 医用电气设备 第 1－2 部分：安全通用要求 并列标准：电磁兼容 要求和试验

3. GB/T 16886.1—2011 医疗器械生物学评价 第 1 部分：风险管理过程中的评价与试验

4. GB 18280.1—2015 医疗保健产品灭菌 辐射 第 1 部分：医疗器械灭菌过程的开发、确认和常规控制要求

申请人应声明注册产品符合上述哪些安全标准，并注明标准的有效版本号。

四、注册产品的预期用途和与安全有关特征的判定

申请人应按"医疗器械风险管理标准"附录 C 的 34 条提示，对照注册产品的实际情况作针对性的简明描述。

如：对 C.2.1：应阐明注册产品的预期用途是用于持续监测人体什么体液的葡萄糖浓度变化

对 C.2.2：是否预期用于植入？应阐明注册产品是否需植入及植入的部位

对 C.2.43 及以下 31 项提示，应根据注册产品的实际情况逐条回答，本文不再赘述。注意：注册产品如存在 34 条提示以外的可能影响安全性的特征，也应做出说明。

五、危险（源）判定

申请人应编写有关医疗器械在正常和故障两种条件下已知和可预见危险（源）的清单，并研究可产生危险情况和伤害的可预见的事件序列，然后可用估计可能产生的伤害严重度及其发生概率来评定风险。申请人可以根据医疗器械风险管理标准附录 E 的指南列出汇总表，包括：引起危险（源）的原因（可预见的事件序列）、危险（源）、危

险情况和伤害。危险（源）示例如下：

（一）能量危险（源）和形成因素

对患者和使用者的电能危险（源）如：

—偏置电压下传感器微电流。

机械力危险（源）如：

—针状传感器的作用力。

（二）生物和化学危险（源）

传播生物病原体；

生物不相容性如：插入人体部分电极材料与人体不相容；

再次或交叉感染如：产品带菌感染医护人员；

变态反应性如：与人体接触物质中有致敏因子等。

（三）环境危险（源）

电磁干扰如：电路中高频谐波产生电磁干扰；

由于废物和或产品处置的污染如：作用后的传感器处置不当造成针状电极扎伤人体组织。

（四）运作中的危险（源）：

如：—未经培训或培训后仍未掌握；

—对无效数据误判为有效数据，而作转换依据。

（五）信息危险（源）：

如：—再次使用和或不适当的再次使用；

—没有按照要求校准传感器；

—传感器佩戴超出规定的时长等。

（对以上各项，根据注册产品实际情况判定列出。）

六、风险评价

对于每个已判定的危险情况，评价和决定是否需要降低风险。

七、风险控制措施的实施和验证

为对所有危险（源），使其风险达到可接受的水平，一般依次采取如下的一种或多种方法：

1. 通过设计取得固有安全；

2. 医疗器械本身或在生产过程中的防护措施；

3. 告知安全信息。

申请人应根据所列出的危险（源），为风险降低到可接受的水平所采取的方法逐一列出。所有具有不可接受风险水平的潜在危险（源）的引发原因都需要风险控制措施。如果在方案分析中，申请人确定所需的风险降低是不可行的，申请人应进行剩余风险的风险/受益分析。

八、对采取控制措施后的风险估计

评估风险控制措施实施前的严重程度（S）、发生可能性（P1）、伤害发生概率（P）和风险水平（R），与风险控制措施实施后的严重程度（S）、发生可能性（P1）、伤害概率（P2）、伤害发生概率（P）和风险水平（R）。根

据医疗器械的使用情况，按照风险的严重度水平和发生概率分级，可采用半定量矩阵风险分析确定风险可接受准则。（申请人可以根据实际情况自行制定并在风险管理报告中说明，也可参考 YY/T 0316 的附录 D 或下表的方法）

风险的严重度水平

等级名称	代号	系统风险定义
可忽略	1	皮肤微伤或无伤
较小的	2	暂时不便或不适
轻度	3	暂时伤害或损伤无需专业治疗
中度	4	导致要求专业治疗的伤害或损伤
致命	5	患者死亡或重伤

风险的概率等级

等级名称	代号	频次（每年）
非常少	1	$< 10^{-6}$
很少	2	$10^{-4} \sim 10^{-6}$
偶尔	3	$10^{-2} \sim 10^{-4}$
有时	4	$10^{-1} \sim 10^{-2}$
经常	5	$1 \sim 10^{-1}$

风险评价准则

概率		严重程度				
		1	2	3	4	5
		可忽略	较小的	轻度	中度	致命
极少	1	A	A	A	A	R
很少	2	A	A	R	R	U
有时	3	A	R	R	U	U
偶然	4	A	R	U	U	U
经常	5	R	U	U	U	U

A：可接受的风险；

R：合理可行进一步降低的风险

依据以上准则申请人可采用 **FMEA** 的方法对产品的设计过程、制造过程和临床使用过程中的风险进行分析和评价。

九、剩余风险评价

在采取风险控制措施后，对于任何剩余风险，都应使用风险管理计划中规定的准则进行评价。如果剩余风险判断为不可接受的，应采取进一步的风险控制措施。对于判断为可接受的剩余风险，申请人应决定哪些剩余风险应予以公开，并且需要将信息包括在随附文件中，以便公开那些剩余风险。

十、风险/受益分析

如果使用风险管理计划中建立的准则，判断剩余风险是不可接受的，而进一步的风险控制又不可行，申请人可以收集和评审资料和文献，以便决定预期使用的医疗受益是否超过剩余风险。如果此项证据不支持医疗受益超过剩余风险的结论，则剩余的风险是不可接受的。如果医疗受益超过剩余风险，则评价是否会由风险控制措施引入新的危险（源），危险情况或已存在的风险受到影响。

申请人应确保所有已判定的危险情况产生的一个或多个风险已经得到充分考虑。

十一、参考文件

申请人在风险分析、风险评价和风险控制过程中参考的有关产品设计和验证方面的内部文件记录。例如：风险管理计划；风险管理流程；产品设计要求（包括硬件和软件）；设计验证；失效模式和效应分析（FMEA）；产品说明书等。

附3　持续葡萄糖监测系统技术要求模板

医疗器械产品技术要求编号：

持续葡萄糖监测系统技术要求

1. 产品型号/规格及其划分说明

1.1 系统型号

1.2 配置表示例

部件名称	部件型号	参数	实物图/示意图/拆解图	型号1/配置1	型号2/配置2
		基本组成			
一次性使用葡萄糖传感器		有效工作时间、校准次数、X分钟显示一个数据、电极数量、一次性无菌产品、葡萄糖浓度探测范围		√	√

续表

部件名称	部件型号	参数	实物图/示意图/拆解图	型号1/配置1	型号2/配置2
发射器1		电池类型、容量		√	√
接收器1（如有）				√	
接收器2（如有）					√
软件1		运行环境		√	
软件2		同上			√
附件（如有）					
助针器				√	√
充电器				√	√
探头检测器				√	√
胶带				√	√

注：应明确不同规格部件差异（如有）；√表示配置中包含该部件

1.3 传感器电极结构及化学堆层

1.3.1 提供传感器电极剖面放大图，描述各电极（如：工作电极、参比电极、对电极）结构。

1.3.2 传感器电极化学堆层示意图及必要中文注释，结合制造工艺明确各膜层溶液成分、规格。

1.4 软件

1.4.1 软件名称

1.4.2 软件发布版本

1.4.3 软件完整版本命名规则

1.5 与人体接触材料（如下图）

编号	部件名称	材料名称（含化学名称）	规格型号	符合标准	接触部位	接触类型

注：与人体接触材料应结合图示注明

1.6 灭菌方式

1.7 灭菌有效期

2. 性能指标

2.1 外观

明确传感器、发射器、接收器部分各自的外观要求。

2.2 传感器性能

2.2.1 线性

明确传感器在有效使用时间内对体外葡萄糖测量的范围。

明确传感器测得电流相对于标准液浓度的线性相关系数和线性偏差。

2.2.2 重复性

明确单个传感器的重复性。明确至少3个浓度（至少包含小于4 mmol/L、4~11.1 mmol/L、大于11.1 mmol/L）对应的变异系数。

2.2.3 响应时间

明确体外葡萄糖浓度变化时，传感器输出结果达到稳定所需的时间范围。

2.2.4 稳定性

明确传感器寿命时长运行过程中，体外信号每24小时的变化范围。

2.2.5 温度响应

明确在不同的温度下，传感器结果线性偏差的范围。

2.2.6 传感器的抗干扰性

依据说明书，明确系统对常见药品（如抗坏血栓和醋氨酚等）的抗干扰的能力。

2.2.7 启动时间

明确传感器插入并连接到发射器后，系统开始工作并提示用户探头已启动所需的时间。

2.2.8 传感器机械要求

明确传感器机械要求，如电极连接牢固度、传感器与发射器间插入力（如适用）、导引针穿刺力（如适用）、导引针针座拉力、针座探头基座拔出力、贴片拉力、探头拉力、导引针回缩。

2.2.9 传感器与发射器的连接

明确连接力、连接电阻、持续性、锁定力、水密性。

2.2.10 传感器物理设计

明确传感器物理设计要求，如导引针尺寸、电极长度/宽度/厚度、植入人体深度、电极角度、旋转稳定性、连接兼容性、安放面积、导引针防护、导引针长度。

2.2.11 无菌

传感器应无菌。

2.2.12 细菌内毒素

传感器的细菌内毒素应不超过 20 EU/套。

2.2.13 热原

传感器应无热原。

2.2.14 传感器化学性能

与传感器相适应的化学性能检测（酸碱度，重金属）。

2.2.15 溶剂、交联剂残留量（如适用）

2.3 发射器/接收器性能

2.3.1 发射器防水性能（如适用）

应明确发射器防水性能等级。

2.3.2 发射器或接收器等记录原始数据的准确性（如适用）

应明确有效使用时间内的准确性范围。

2.3.3 发射器的线性相关系数

2.3.4 发射器/接收器的电池性能

应明确与传感器一起使用的发射器/接收器电池寿命，充电功能等。

2.3.5 射频要求

应明确传输距离。

2.3.6 发射器配对要求

2.3.7 系统兼容性

应明确多个系统近距离工作时，不会导致任何危险。

2.4 操控性

按键、连接结构应灵活可靠，操作方便。

2.5 软件功能

依据说明书明确软件功能，如接收器软件应包括患者时间输入（参比血糖输入、记录胰岛素用量、记录饮食、记录用药、记录锻炼）、传感器开关、血糖回顾、基本设置、医生设置、当前电流。用户分析软件应包含数据下载、患者病例存储、参考数据输入、血糖浓度计算、作图、诊断结果建议、结果报告输出。

2.6 数据接口、用户访问控制的要求（如适用）

2.6.1 数据接口

应明确传输协议/存储格式。

2.6.2 用户访问控制

应明确用户身份鉴别方法、用户类型及权限。

2.7 粘贴片的持粘性

2.8 提示功能

包括不限于：指示灯、输入参比血糖的提示、数据处理器电量不足提示、数据采集器电量不足提示、通信异常提示、信号异常提示、提示的确认和清除。

2.9 环境试验

应符合 GB/T 14710—2009 标准中的要求。

2.10 安全

应符合 9706.1—2007、YY 0709—2008（如申请人声称）标准中的要求。产品安全特征参照附录 A。

2.11 电磁兼容

应符合 YY 0505—2012 标准的要求。

3. 检验方法

工作条件：明确系统的工作条件，如额定工作电压，环境条件（如相对温、湿度等）等。

3.1 外观

实际观察、实际操作验证符合性。

3.2 传感器性能

3.2.1～3.2.10 依据其研究方法等提出的方法，对各性能进行验证，应符合 2.2.1～2.2.10 的规定。

3.2.11 无菌

试验按 GB/T 14233.2—2005 中要求的直接接种方法进行试验，以金黄色葡萄球菌作为阳性对照菌，应符合 2.2.11 的规定。

3.2.12 细菌内毒素

按 GB/T 14233.2—2005 中第 4 章规定的方法进行试验，应符合 2.2.12 的要求。

3.2.13 热原

按 GB/T 14233.2—2005 中第 5 章规定的方法进行试验，应符合 2.2.13 的要求。

3.2.14 化学性能

按 GB/T 14233.1—2008 中第五章对应条款规定的方法进行试验，应符合 2.2.14 的要求。

3.2.15 溶剂、交联剂残留量（如适用）

采用经适宜方法学验证过的方法进行测定，应符合 2.2.15 的规定。

3.3 发射器/接收器性能

依据其研究方法等提出的方法，对各性能进行验证，应符合 2.3 的规定。

3.4 操控性

实际操作验证符合性。

3.5 软件功能

实际操作验证符合性。

3.6 数据接口、用户访问控制的要求

采用经适宜方法学验证过的方法进行测定，应符合 2.6 的规定。

3.7 粘贴片的持粘性

应符合 YY/T 0148—2006 附录 B 中第 B.2 章的方法进行，应符合 2.6 的规定。

3.8 提示功能

采用经适宜方法学验证过的方法进行测定，应符合 2.7 的规定。

3.9 环境试验

试验方法应按照 GB/T 14710—2009 条款的要求和附录 B 中表 1 环境试验要求及检测项目表进行，应符合 2.8 的规定。

3.10 安全

试验方法应符合 GB 9706.1—2007、YY 0709—2008（如申请人声称）条款的要求，应符合 2.10 的规定。

3.11 电磁兼容

试验方法应符合 YY 0505—2012 条款的要求，应符合 2.11 的规定。

……

（分页）

附录 A. 产品安全特征

《持续葡萄糖监测系统技术审查指导原则》编制说明

一、编写的目的和依据

本指导原则旨在针对持续葡萄糖监测系统注册申报资料进行规范，为申请人申请持续葡萄糖监测系统上市许可提供建议。同时也用于规范持续葡萄糖监测系统的技术审评。

本指导原则是在现行法规和标准体系以及当前认知水平下，参考了国内和国际指南、标准制定的。

二、编写内容考虑

（一）临床试验部分

主要明确了参考对照应为静脉血。确定 YSI 分析仪或 EFK 分析仪可以作为对照采血用试验设备。确定试验须在传感器寿命期内随机选择 1 天参加连续 7 小时（每 15 分钟 1 次）的静脉血测试，确定每人在静脉血测试日至少应完成 20 次静脉血糖值。

汇总了国内外已在中国上市产品的临床试验结果，参考了国际上最新产品的临床试验设计，结果我国国情设定了主要评价指标及目标值。

（二）技术要求部分

由于目前尚无相关标准，各申请人检测方法各异，尚无通用的检测平台，本指南仅给出重点考虑的技术项目，接受标准及检测方法由各申请人提供合理制定依据。

三、起草单位

本指导原则编写单位为国家食品药品监督管理总局医疗器械技术审评中心，编写、定稿、审定过程中得到了上海交通大学附属第六人民医院的大力支持。

45 电子尿量计注册技术审评指导原则

（电子尿量计注册技术审查指导原则）

本指导原则旨在指导注册申请人对电子尿量计注册申报资料的准备及撰写，指导和规范电子尿量计的技术审评工作，帮助审评人员理解和掌握该类产品结构、性能、预期用途等内容，把握技术审评工作基本要求和尺度，对产品安全性、有效性作出系统评价。

本指导原则所确定的核心内容是在目前的科学认知水平和产品技术基础上形成的。因此，注册申请人和审评人员应注意其适宜性，密切关注适用标准及相关技术的最新进展，考虑产品的更新和变化。

本指导原则不作为法规强制执行，不包括行政审批要求。注册申请人和审评人员需密切关注相关法规的变化，确认申报产品是否符合法规要求。

一、适用范围

本指导原则适用于电子尿量计，该设备用于测量留置导尿患者的尿量。根据《医疗器械分类目录》（国家食品药品监督管理总局公告 2017 第 104 号），电子尿量计的管理类别为二类，分类编码为 07（医用诊察和监护器械）-09（其他测量、分析设备）-01（泌尿、消化动力学测量、分析设备）。

本指导原则范围不适用于尿流率、尿动力学等监测设备。

二、技术审查要点

（一）产品名称要求

电子尿量计的产品命名应符合《医疗器械通用名称命名规则》的要求，按特征词＋核心词的方式命名。电子尿量计的核心词汇为"尿量"。如：电子尿量计量仪、尿量仪、动态尿量监测仪等。

（二）产品的结构和组成

电子尿量计通常由主机（可含远程显示终端）、尿袋固定装置等组成。

主机用于测量尿量，可显示测量数据或将测量数据远程传输至显示终端。

尿袋固定装置用于固定集尿袋。

配合电子尿量计使用的集尿袋和导尿管，通常为单独注册的医疗器械。

（三）产品工作原理/作用机理

目前常见的工作原理如下：

1. 光学法：基于光电感应技术，测量引流管路中通过光束的液滴个数，计算尿量。

2. 称重法：采用重力传感器测量集尿袋中的尿液重量，根据患者的尿比重，计算尿量。

3. 光学法＋称重法：根据患者的不同使用场景，采用不同的测量方法。一般持续引流模式采用光学法，间歇性管路开放模式采用称重法。

在综述资料中，企业应明确产品的工作原理。

（四）注册单元划分的原则和实例

产品注册单元原则上以产品的技术原理、结构组成、性能指标和适用范围为划分依据。

（五）产品适用的相关标准

电子尿量计主要参考如下标准（表2）：

表2　相关引用标准

GB 9706.1—2007	《医用电气设备 第1部分：安全通用要求》
GB/T 191—2008	《包装储运图示标志》
GB/T 14710—2009	《医用电器环境要求及试验方法》
GB/T 16886.1—2011	《医疗器械生物学评价 第1部分：风险管理过程中的评价与试验》
YY/T 0316—2016	《医疗器械 风险管理对医疗器械的应用》
YY 0505—2012	《医用电气设备 第1-2部分：安全通用要求 并列标准：电磁兼容 要求和试验》
YY/T 0466.1—2016	《医疗器械 用于医疗器械标签、标记和提供信息的符号 第1部分：通用要求》

续表

YY/T 0287—2017	《医疗器械质量管理体系用于法规的要求》
YY 0709—2009	《医用电气设备 第1-8部分：安全通用要求 并列标准：通用要求 医用电气设备和医用电气系统中报警系统的测试和指南》

如有新版强制性国家标准、行业标准发布实施，产品技术要求应执行最新版本的国家标准、行业标准。

（六）产品的适用范围/预期用途、禁忌症

电子尿量计用于医疗机构实时监测留置导尿患者的尿量，包括分时尿量、日尿量等相关参数。

根据临床评价资料，明确电子尿量计的适用人群与适用环境。

如：是否适用于新生儿。

目前产品的使用环境一般为医疗机构，若适用于急救等特殊环境，应明确。

（七）产品的研究要求

1. 产品性能研究

产品性能研究部分，应列出产品适用的国家标准和行业标准，并对适用标准中的不适用项目作出说明。产品性能研究应结合国家标准和行业标准，对产品技术要求涉及的实用功能性、临床有效性、应用安全性及质量控制指标进行研究，给出相应的结构、方法和标准。

研究资料应从产品设计角度，详细说明性能指标的确定依据，例如：尿量测量精度设定的依据等，如果有特殊人群，如：新生儿，应有相应的研究资料。

电子尿量计需要配套集尿袋和导尿管使用，应提供安装匹配性和整体测量精度的研究资料。

2. 灭菌和消毒工艺研究

如果外表消毒应提供消毒方法的研究资料，在说明书中明确消毒方法。

3. 使用期限和包装研究

使用期限的确定：应当确认产品的使用期限，提交相关的研究资料。若使用可充电电池，应明确可充电电池的使用期限，提供使用期限的验证资料。

包装及包装完整性：在宣称的运输储存条件下，保持包装完整性的研究资料。

4. 软件研究

参见《医疗器械软件注册技术审查指导原则》（国家食品药品监督管理总局通告2015年第50号）的相关要求。

电子尿量计的软件通常为嵌入式软件，存在于电子尿量计中，具备尿量数据的采集、处理、异常提示等功能，应作为软件组件与本产品一起注册。

安全性级别：嵌入式软件按其损害严重程度分级，一般属于对健康可能有不严重的伤害的等级（B级）。

风险管理：嵌入式软件视为软件组件，注册申请人应将其风险分析资料并入整机风险管理报告中。

需求规格：嵌入式软件的需求规格可与电子尿量计的需求规格合并。

如具备远程数据传输功能，或采用存储媒介（如光盘、移动硬盘和 U 盘等）进行电子数据交换，应符合《医疗器械网络安全注册技术审查指导原则》（国家食品药品监督管理总局通告 2017 年第 13 号）。

5. 其他证明性资料

对于单独注册的集尿袋和导尿管，应提供批准文号和批准文件复印件，并说明系统各组件间的连接方式。

（八）产品的主要风险

1. 风险分析方法

（1）风险的判定及分析，应考虑合理的可预见的情况，包括：正常和非正常使用条件。

（2）风险的判定及分析，应包括：对于患者、操作者和环境的危害。

（3）风险形成的初始原因，应包括：人为因素，产品结构的危害，原材料危害，综合危害，环境条件。

2. 风险分析清单

电子尿量计的风险管理报告应符合 YY/T 0316《医疗器械 风险管理对医疗器械的应用》的有关要求，审查要点包括：

（1）与产品有关的安全性特征判断可参考 YY/T 0316 的附录 C。

（2）危害、可预见的事件序列和危害处境可参考 YY/T 0316 附录 E、I。

（3）风险控制的方案与实施、综合剩余风险的可接受性评价及生产和生产后监视相关方法可参考 YY/T 0316 附录 F、G、J。

根据 YY/T 0316 附录 E 对该产品已知或可预见的风险进行判定，产品在进行风险分析时至少应包括表 2 列出的主要危害，生产企业还应根据自身产品特点确定其他危害。针对产品的各项风险，企业应采取应对措施，确保风险降到可接受的程度。

表 2　产品主要危害

危害	示例
能量危害	电能：漏电流 电磁能：电磁辐射 热能：电路或电池短路
环境危害	物理：工作或存储环境超范围 化学：电池漏液 电磁场：电磁干扰 产品报废时未按照医疗废弃物处理
使用中危害	软件运行错误 产品超出使用寿命 电池电量不足 清洁消毒不当 未使用制造商规定的附件 患者误操作

续表

危害	示例
说明书不完善	图示符号说明不规范 操作方法描述不清楚 清洁消毒方法描述不明确 电池使用寿命与更换方法 警告或注意事项不明确 未规定对附件的要求

（九）产品技术要求应包括的主要性能指标

应按照《医疗器械产品技术要求编写指导原则》（国家食品药品监督管理总局通告 2014 年第 9 号）编制产品技术要求。

1. 应提供嵌入式软件的名称、型号、发布版本、完整版本的命名规则，以及全部临床功能。

2. 电气安全：应符合 GB 9706.1、GB/T 14710 的要求。

3. 电磁兼容性：应符合 YY 0505 的要求。

4. 应明确产品的全部临床应用的功能和性能，必要的功能和性能应包括：

（1）监测内容：可包括分时尿量、日尿量。

分时尿量精度误差：尿比重范围 1.003～1.035 条件下，不超过 ±5ml 或 ±5%，取大者；适用于新生儿的产品，精度要求应更高，在性能研究资料中应详细描述。

（2）尿量测量范围：明确尿量测量范围。

（3）分辨率：明确测量数据的分辨率。

（4）如有报警功能，应符合 YY 0709 的要求。

5. 其他性能指标要求

（1）提示：可包括电池电量低、少尿、多尿、尿袋容量超限、安装不到位提示等。

（2）数据储存：明确患者尿量数据的储存条数和间隔时间。

（3）电池要求：若使用电池时，应明确电池的类型和工作时间。

（4）如具备远程数据传输功能或采用存储媒介进行电子数据交换，应明确。

（5）生产企业应根据产品实际列明其他产品性能指标。

6. 附录：应根据国食药监械〔2018〕314 号文件要求，列出产品的主要安全特征，可参考如下示例。

附录 A：产品主要安全特征

（1）按照防电击类型分类

（2）按照防电击程度分类

（3）按对进液的防护程度分类

（4）按照在与空气混合的易燃麻醉气体或与氧或氧化亚氮混合的易燃麻醉气体情况下使用时的安全程度分类

（5）按运行模式分类

（6）设备的额定电压和频率

（7）设备的输入功率

（8）设备是否具有对除颤放电效应防护的应用部分

（9）设备是否具有信号输出或输入部分

（10）永久性安装设备或非永久性安装设备

（11）电气绝缘图

（十）同一注册单元内注册检验代表产品确定原则和实例

同一注册单元的典型产品应根据产品风险与技术指标的覆盖性进行选择，能够代表本单元内其他产品安全性和有效性的产品，应考虑功能最齐全、结构最复杂、风险最高的产品。同一注册单元中，若辅助功能不能互相覆盖，则典型产品应为多个型号。

（十一）产品生产制造相关要求

1. 生产工艺过程

应当明确产品生产工艺过程，可以采用流程图的形式，或用简洁语言描述。注明关键工序和特殊过程，进行简单说明。关键工序和特殊过程因生产企业不同可能会存在差异。应说明生产工艺过程质量控制点，包括关键工序和特殊过程的控制规定和方法。

工艺流程：至少包括元器件测试、组装、调试、老化、成品测试、出厂检验。

2. 生产场地

生产场地与生产规模相适应。生产场地的区域划分与生产工艺流程相符合。

（十二）产品的临床评价细化要求

应根据《医疗器械临床评价技术指导原则》（国家食品药品监督管理总局通告 2015 年第 14 号）的要求，提供临床评价资料。

根据《免于进行临床试验的第二类医疗器械目录》（国家食品药品监督管理总局通告 2014 年第 12 号），电子尿量计属于免于进行临床试验的产品。注册申请人应关注与免临床目录产品的差异性，若有差异，应提供相关的临床证明性资料。

（十三）产品的不良事件历史记录

延续注册时，注册申请人应按照《医疗器械注册申报资料要求和批准证明文件格式》（国家食品药品监督管理总局公告 2014 年第 43 号），提交注册证有效期内产品分析报告，涵盖投诉、不良事件和召回等内容。

（十四）产品说明书和标签要求

产品说明书和标签应符合《医疗器械说明书和标签管理规定》（国家食品药品监督管理总局令第 6 号）、GB 9706.1《医用电气设备 第 1 部分：安全通用要求》中 6.8.1 和 6.8.2、YY/T 0466.1《医疗器械 用于医疗器械标签、标记和提供信息的符号 第 1 部分：通用要求》和 YY 0505《医用电气设备 第 1－2 部分：安全通用标准 并列标准：电磁兼容 要求和试验》中 6.8.2 和 6.8.3 的要求。还应该包括风险分析中通过使用说明书降低风险的内容。

产品说明书应包括以下内容：

1. 产品适用的尿比重范围，并提示超出范围时会影响测量精度。
2. 产品的安装方法。
3. 产品配套使用的附件，应与产品性能研究资料中一致。
4. 产品的清洁和消毒方法。
5. 产品使用和贮存的环境条件。
6. 产品的适用人群。
7. 产品的计量校准周期。
8. 产品的使用期限。
9. 采用称重法时，产品的校零方法。

三、审查关注点

（一）产品性能研究资料审查时，重点关注配套使用附件，关于安装匹配性和整体测量精度的研究。

（二）产品技术要求审查时，重点关注产品的精度误差。

（三）临床评价资料审查时，重点关注与已上市产品的差异性。

（四）产品说明书审查时，重点关注产品的适用范围、适用人群、配套使用的附件。适用人群的描述，应与临床评价资料的内容一致。配套使用的附件，应与产品性能研究资料中一致，并提示附件不匹配的影响。

四、编写单位

陕西省新药审评中心。

---

46 脉搏波速度和踝臂指数检测产品注册技术审评指导原则

（脉搏波速度和踝臂指数检测产品注册技术审查指导原则）

本指导原则旨在指导注册申请人对脉搏波速度和踝臂指数检测产品注册申报资料的准备及撰写，同时也为技术审评部门审评注册申报资料提供参考。

本指导原则是对脉搏波速度和踝臂指数检测产品的一般要求，申请人应依据产品的具体特性确定其中内容是否适用，若不适用，需具体阐述理由及相应的科学依据，并依据产品的具体特性对注册申报资料的内容进行充实和细化。

本指导原则是供申请人和审查人员使用的指导文件，不涉及注册审批等行政事项，亦不作为法规强制执行，如有能够满足法规要求的其他方法，也可以采用，但应提供详细的研究资料和验证资料。应在遵循相关法规的前提下使用本指导原则。

本指导原则是在现行法规、标准体系及当前认知水平下制定的，随着法规、标准体系的不断完善和科学技术的不断发展，本指导原则相关内容也将适时进行调整。

一、适用范围

本指导原则适用于脉搏波速度和踝臂指数检测产品（以下简称产品），产品是以示波法通过袖带传感器取得的压力和脉搏信号来自动完成间接测量的装置。参考《医疗器械分类目录》（国家食品药品监督管理总局公告 2017 年第 104 号），属于 07 医用诊察和监护器械，管理类别为二类。具有脉搏波传导速度（PWV）和/或踝臂指数（ABI）测量功能的产品均在本指导原则的范围内。

ABI = 脚踝收缩压/上臂收缩压

PWV = 脉搏波传导的距离/时间差

二、技术审查要点

（一）产品名称的要求

产品的命名应符合《医疗器械通用名称命名规则》（国家食品药品监督管理总局令第 19 号）相关要求。申请人应按照产品的预期用途来确定产品名称的核心词，按照产品的使用部位和技术特点来确定产品名称的特征词，例如，动脉踝臂指数及脉搏波测量装置、血压脉搏波测量装置等。产品名称应为通用名，不应包括产品型号、系列。

（二）产品的结构和组成

产品一般由主机、袖带和附件组成。其中主机包括：压力传感器、控制阀、充气泵、电源模块、显示模块、信号采集模块、数据处理模块、操作模块等，某些产品的脚踝测量单元可以独立于主机外。袖带按照测量部位不同有区分，一般有上肢测量和下肢测量。附件包括电源适配器、架台、打印设备等。

一般产品还带有信号输入输出部分，主要用于测量数据的导出和管理。

产品结构框图举例如图 1。

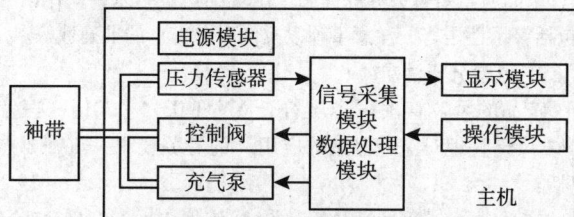

图 1　产品结构框图举例

（三）产品工作原理/作用机理

测量脚踝和上臂的血压比指数（简称"ABI"）以及脉（搏）波传播速度（简称"PWV"）的原理如下：

1. 脚踝和上臂的血压比指数测量

采用示波法测量血压，工作原理按测量方式为降压测量法。使用气泵对脚踝和上臂的袖带同时进行充气加压，利用充气袖带压迫动脉血管，使动脉血管处于完全闭阻状态。随后开启放气阀，使袖带内压力缓慢下降。随着袖带内压力的下降，动脉血管呈完全阻闭—渐开—全开的变化过程。降压过程中，动脉内压力振幅大小变化趋势如图 2 所示：

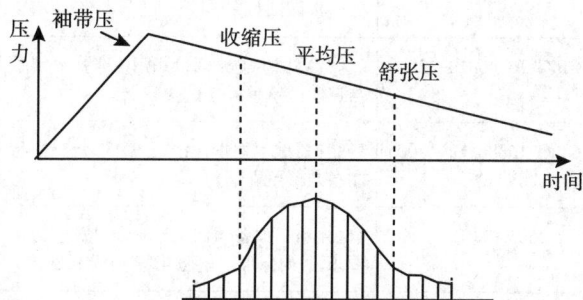

图 2　动脉内压力振幅大小变化趋势

压力传感器采集大小变化的袖带内压力，将其转化为数字信号送入 CPU，通过软件组件辨别动脉血流受阻过程中相应压力点，根据经验累积的软件算法分别得出脚踝和上臂的舒张压和收缩压。并按照以下公式可以计算出 ABI 值：

ABI = 脚踝收缩压/上臂收缩压

2. 脉搏波传播速度测量

检测某一个脉搏波到达脚踝和到达上臂或是到达颈动脉 – 股动脉之间的时间差，可以在 ABI 的血压测量过程中进行，也可以单独进行。最终通过下面的公式计算出 PWV：

baPWV = 脚踝至上臂的距离/时间差

cfPWV = 颈动脉至股动脉的距离/时间差

因该产品为非直接治疗类医疗器械，故本指导原则不包含产品作用机理的内容。

（四）注册单元划分的原则和实例

产品注册单元划分主要从产品的适用范围、技术结构和性能指标来考虑。

1. 技术结构：产品的技术结构不同，应划分为不同的注册单元。技术结构主要考虑以下因素：

测量部位不同的，例如：baPWV、cfPWV。

关键部件不同的，例如：影响血压测量控制、计算的软件组件差异较大、压力传感器不同。

2. 性能指标：主要性能指标有较大差异的，应考虑划分为不同的注册单元。

（五）产品适用的相关标准

表 1　产品适用的相关标准

标准编号	标准名称
GB 9706.1—2007	《医用电气设备 第1部分：安全通用要求》
GB 9706.15—2008（如适用）	《医用电气设备 第1-1部分：安全通用要求 并列标准：医用电气系统安全要求》
GB/T 14710—2009	《医用电气环境要求及试验方法》
GB/T 16886.1—2011	《医疗器械生物学评价 第1部分：风险管理过程中的评价与试验》
GB/T 16886.5—2003	《医疗器械生物学评价 第5部分：体外细胞毒性试验》
GB/T 16886.10—2005	《医疗器械生物学评价 第10部分：刺激与迟发型超敏反应试验》
GB/T 16886.12—2005	《医疗器械生物学评价 第12部分：样品制备与参照样品》
YY 0505—2012	《医用电气设备 第1-2部分：安全通用要求 并列标准：电磁兼容 要求和试验》
YY 0670—2008	《无创自动测量血压计》
YY/T 0316—2016	《医疗器械 风险管理对医疗器械的应用》
YY/T 0466.1—2016	《医疗器械 用于医疗器械标签、标记和提供信息的符号》
YY/T 0664—2008	《医疗器械软件 软件生存周期过程》
YY/T 0708—2008	《医用电气设备 第1-4部分：安全通用要求：可编程医用电气系统》

上述标准（表1）包括了产品研究资料、技术要求中经常涉及的标准。有的企业还会根据产品的特点引用一些行业外的标准和一些较为特殊的标准。

产品适用及引用标准的审查可以分两步来进行。首先对引用标准的齐全性和适宜性进行审查，也就是在编写产品技术要求时是否引用了与产品相关的国家标准、行业标准，以及引用是否准确。可以通过对产品技术要求是否引用了相关标准，以及所引用的标准是否适宜来进行审查。此时，应注意标准编号、标准名称是否完整规范，年代号是否有效。其次对引用标准的采纳情况进行审查。即，所引用的标准中的条款要求，是否在产品技术要求中进行了实质性的条款引用。这种引用通常采用两种方式，文字表述繁多内容复杂的可以直接引用标准及条文号，比较简单的也可以直接引述具体要求。

如有新版强制性国家标准、行业标准发布实施，产品性能指标等要求应执行最新版本的国家标准、行业标准。

（六）产品的适用范围/预期用途、禁忌症

适用于测量人体脚踝和上臂的血压比指数及脉搏波传播速度。适用人群根据临床评价资料确定。

禁忌症：可根据实际的临床应用和临床评价资料确定，一般有：

（1）有大动脉瘤、主动脉夹层、可疑有动脉瘤或大动脉解离者；

（2）末梢循环障碍、下肢有深静脉血栓者或可疑下肢深静脉血栓者；

（3）动脉炎；

（4）下肢动脉血栓及闭塞症；

（5）痛觉异常或不能准确表达疼痛感觉的患者；

（6）有明显低血压、低体温的患者，测量部位血流极少者；

（7）植入外周动脉支架；

（8）孕妇；

（9）佩带袖带、局部皮肤破损或出现感染症状的患者；

（10）上、下肢静脉滴注、输血、血液透析或进行分流的患者；

（11）患有影响患者行为能力的疾病，如昏迷、精神障碍等的患者；

（12）精神焦虑、易紧张的患者；

（13）结缔组织病；

（14）肢体痉挛或震颤的患者；

（15）高代谢疾病、恶性肿瘤；

（16）先天性主动脉缩窄；

（17）做过心脏搭桥术等心脑血管手术者；

（18）使用心脏起搏器、人工心脏者；

（19）严重心律不齐者。

使用环境：产品一般在医院、体检中心使用。

（七）产品的主要风险及研究要求

1. 风险分析方法

在对风险的判定及分析中，要考虑合理的可预见的情况，它们包括：正常使用条件下和非正常使用条件下。

风险判定及分析应包括：对于患者的危害、对于操作者的危害和对于环境的危害。

产品每项危害产生的伤害和侵害的定量或定性的风险评估。

风险形成的初始原因应包括：人为因素（包括不合理的操作）、产品结构的危害、原材料危害、综合危害和环境条件。

风险判定及分析考虑的问题包括：产品原材料生物学危害；产品质量是否会导致使用中出现不正常结果；操作信息（包括警示性语言、注意事项以及使用方法）的准确性等。

2. 风险分析清单

产品的风险管理报告应符合 YY/T 0316—2016《医疗器械 风险管理对医疗器械的应用》的有关要求，审查要点包括：

产品定性定量分析是否准确（依据 YY/T 0316—2016附录C）。

危害分析是否全面（依据 YY/T 0316—2016 附录 E）。

风险可接收准则。

产品风险评估。降低风险的措施及采取措施后风险的可接受程度，是否有新的风险产生。

根据 YY/T 0316—2016 附录 E 对"产品"已知或可预见的风险进行判定，产品在进行风险分析时至少应包括以下的主要危害，企业还应根据自身的产品特点确定其他危害。针对产品的各项风险，企业应采取应对措施，确保风险降到可接受的程度。

产品的危害类型及形成因素举例见表2。

3. 产品的研究要求

3.1 产品性能研究

申报资料中应当包括产品性能研究资料以及产品技术要求的研究和编制说明，包括功能性、安全性指标以及与质量控制相关的其他指标的确定依据，所采用的标准或方法、采用的原因及理论基础。

应描述所采用的国家标准、行业标准中不适用条款的理由。

表2 产品的危害类型及形成因素

危害	可预见的事件序列	危害处境	损害
电磁能量	在强电磁辐射源附近使用产品测量，干扰系统运行，测量错误、测量结果误差过大	依据过高读数服用治疗药物，导致药物剂量过量	误用药物、严重时可能危及生命
		依据过低读数不进行治疗	病情未即时控制，严重时恶化
	电源线中有雷击能量	设备故障、寿命缩短	设备无法及时使用
	静电放电	干扰程序运行	导致测量结果误差过大或数据擦除
漏电流	产品配用漏电流超标的电源适配器	使用者、患者接触时可触及的带电部分	灼伤、严重时死亡
热能	使用负载能力较差的电源适配器	适配器中的部件过热	烫伤、严重时起火
机械能	产品最高袖带压未作规定或限值过高、测量周期过长、放气阀门故障导致放气失败	过高、过长时间的压力作用于人体	淤血、感觉不适、外周血管阻滞
	产品意外坠落	机械部件松动，液晶板接触不良	无法测量或测量误差过大，数据无法读取，严重时延误治疗
不正确的测量	压力传感器长时间未经校准，压力传感器测量偏差、压力传感器超出使用寿命，传感器测量偏差	依据过高读数进行治疗或者服用药物，导致药物剂量过量	误用药物，严重时可能危及生命
		依据过低读数不进行治疗	动脉硬化未经控制，严重时引起病情恶化
生物学	使用生物相容性不良的材质制作袖带	人体接触	皮肤过敏、刺激
化学	长时间不使用的电池未经取出，造成电池漏液	电路腐蚀、设备故障，产品无法工作	延误治疗
操作错误	使用不适当尺寸的袖带，袖带未扣紧	未能对被测部位的血管完全压迫	测量失败；测量值误差过大，见"不正确的测量"
	测量部位与心脏高度不一致，被测者姿势不良	测量部位与心脏压力存在压差	
	测量时被测者活动，说话，情绪的变化	压力信号中混杂噪声	
	在产品规定的温度范围外测量	超出传感器温度线性范围	
不完整的说明书	未对错误操作进行说明	见"操作错误"	测量失败；测量值误差过大，见"不正确的测量"
	不正确的消毒方法	使用有腐蚀性的清洁剂、消毒剂。产品部件腐蚀，产品无法工作	延误治疗
	不正确的产品贮存条件	器件老化，部件寿命降低	产品寿命降低，导致测量值误差过大，见"不正确的测量"
	未规定检测方法	传感器存在偏差，未对设备进行校准	见"不正确的测量"

3.2 软件研究

软件研究应参见《医疗器械软件注册技术审查指导原则》（国家食品药品监督管理总局通告 2015 年第 50 号）和《医疗器械网络安全注册技术审查指导原则》（国家食品药品监督管理总局通告 2017 年第 13 号）。注册申请人应提交一份单独的医疗器械软件描述文档和一份网络安全文档，软件描述文档内容包括基本信息、实现过程和核心算法，详尽程度取决于软件的安全性级别和复杂程度。应在产品技术要求中明确软件发布版本和软件完整版本号的命名规则。

3.3 生物相容性研究

生物相容性评价根据 GB/T 16886.1 标准进行，注册申请人的申报资料应描述产品所用材料及其与人体接触的性质，如：产品袖带所采用的材料，与人体接触为直接接触。生物相容性评价研究应给出实施或豁免生物学试验的理由和论证，并对现有数据或试验结果进行评价。

3.4 消毒工艺研究

应明确所推荐的清洁、消毒工艺（方法和参数）及其确定依据，并提供验证报告。

3.5 使用次数和包装研究

3.5.1 使用次数的确定：应当提供产品寿命信息及验证资料。

3.5.2 包装及包装完整性：应当提供产品包装的信息，以及在宣称的有效期内以及运输条件下，保持包装完整性的依据。

（八）产品技术要求应包括的技术指标

应当按照《医疗器械产品技术要求编写指导原则》（国家食品药品监督管理总局通告 2014 年第 9 号）编制产品技术要求。

本条款给出产品需要满足的主要技术指标，注册申请人可按照相应的国家标准、行业标准，根据自身产品的技术特点制定相应的性能要求和检验方法，但不得低于相关强制性国家标准、行业标准的要求。如有不适用条款（包括国家标准、行业标准要求），在研究资料的产品性能研究中必须说明理由。

1. 产品应符合 YY 0670—2008 中规定的要求。
2. 产品应符合 GB/T 14710—2009 中气候环境和机械环境 II 组的要求。
3. 产品应符合 GB 9706.1—2007 中规定的要求。
4. 产品应符合 YY 0505—2012 中规定的要求。

（九）同一注册单元中典型产品的确定原则和实例

同一注册单元应按产品风险与技术指标的覆盖性来选择典型产品。典型产品应是同一注册单元内能够代表本单元内其他产品安全性和有效性的产品，应考虑功能最齐全、风险最高的产品。同一注册单元中，若辅助功能不能互相覆盖，则典型产品应为多个型号。

举例：

具有不同辅助功能（数据记录存储功能、语音提示功能、蓝牙传输功能等）的产品可作为同一注册单元。同一注册单元中的两个型号一个具有一种辅助功能，一种具有两种辅助功能，应选取具有两种辅助功能的型号作为典型型号。

（十）产品生产制造相关要求

1. 应当明确产品生产加工工艺，注明关键工艺和特殊工艺，可采用流程图的形式，并说明其过程控制点。

根据具体情况，生产加工工艺、关键工艺及控制可以有所不同。

2. 产品若有多个生产场地，应当概述每个生产场地的实际情况。

3. 提供产品主要元器件清单，清单中包括所用主要元器件（如：压力传感器、控制阀、四肢袖带、电源适配器）所用原材料或规格型号、制造商等信息。

（十一）产品的临床评价要求

产品可按照《医疗器械注册管理办法》（国家食品药品监督管理总局令第 4 号）、《医疗器械临床评价技术指导原则》（国家食品药品监督管理总局通告 2015 年第 14 号）的相关规定提交临床评价资料。

1. 提供与已上市产品进行同品种判定的综述和相关证明资料。进行对比的项目均应包括但不限于：适用范围、产品结构、工作原理、测量部位、测量方式、使用环境、主要技术指标、关键部件（软件组件、压力传感器、袖带）、产品风险（禁忌症、防范措施、警告）内容。可参照表3。

备注：产品结构组成中标有 * 号的内容在不影响 ABI 和 PWV 测量准确性基础上，可以有所差异。

同品种临床数据包括：其原始的临床试验方案和临床试验报告；或者已经公开的，取得广泛认可的临床试验结果并在技术文献资料或医学学术杂志中刊登和记载的，能够证明其安全使用的资料；或者国外同品种产品的原始临床试验资料（如果是外文资料，需要译文和原文同时提交）。

2. 进行临床试验的产品，申请人应当提交临床试验协议、伦理委员会批件、临床试验方案、统计分析报告和临床试验报告等资料。

2.1 临床试验机构应在已获得备案的临床试验机构内进行。临床试验应按照《医疗器械临床试验质量管理规范》（国家食品药品监督管理总局和国家卫生和计划生育委员会令第 25 号）的要求进行。临床试验样品的生产应当符合医疗器械质量管理体系的相关要求。

2.2 临床试验方案应合理、科学，能够确认产品的适用范围，证明受试产品基本结构、性能等要素的基本情况以及受试产品的安全性、有效性。方案中的临床病例数的确定理由应充分、科学；选择对象范围应明确，涵盖产品的预期用途；临床评价标准应清晰明确，有科学的来源和依据。

2.3 临床试验报告和统计分析报告应符合方案的要求。临床试验结果应明确，计量或计数结果可靠，并进行统计学分析；试验效果分析应明确统计结果的临床意义；临床试验结论符合临床试验目的。

表3 申报产品与同品种产品比对表

项目名称		申报产品描述	对比产品描述	备注（差异）	对比结论
预期用途					
基本原理	测量方式和部位				
	测量指标				
	原理				
结构组成	*产品组成				
	产品与人体接触部件的说明，且至少应包含袖带和气囊的材质、尺寸				
	软件组件：ABI的血压判定算法部分				
	*软件组件：除ABI血压判定算法外的软件功能				
生产工艺					
性能要求	主要技术指标				
	功能参数				
	安全性评价				
产品符合的国家/行业标准					
适用范围	适用人群				
	使用环境				
使用方法					
禁忌症					
防范措施和警告					
灭菌/消毒方式					
包装					
标签					
产品说明书					

2.4 临床试验方案可选用本原则推荐的方案，企业也可自定临床试验方案。

2.4.1 上臂收缩压、舒张压，推荐选用 YY 0670—2008 标准附录 G 中评估方案。

2.4.2 PWV 推荐选取阳性对照的一致性的评价方法，和对照产品相比。

（十二）产品的不良事件历史记录

暂无相关报道。

（十三）产品说明书和标签要求

产品的说明书、标签和包装标识应符合《医疗器械说明书和标签管理规定》（国家食品药品监督管理总局令第 6 号）和 YY/T 0466.1—2016 等标准中的相关要求。说明书、标签的内容应当真实、完整、科学，并与产品特性相一致。说明书、标签、包装标识中的文字、符号、图形、表格、数据等应相互一致，并符合相关标准和规范要求。

1. 标签要求

（1）应具有产品名称、型号规格。产品名称应符合本指导原则中产品名称的要求。

（2）应有注册人的名称、住所、联系方式。

（3）应有生产企业的名称、住所、生产地址、联系方式及生产许可证编号；委托生产的还应当标注受托企业的名称、住所、生产地址、生产许可证编号。

（4）应有医疗器械注册证编号及产品技术要求编号。

（5）应有生产日期，使用期限。

因位置或者大小受限，未能对标签进行完整标注时，应在标签中明确"其他内容详见说明书"。

2. 设备标识

（1）设备本身要显示足够的信息，便于可追溯和识别。

（2）警告标识，包括区分袖带的上下肢。

（3）如果提供了零点或量程控制，也要对其操作和确认进行适当的说明。

（4）适当的操作指示。

（5）与精度要求相关的性能参数。

（6）设备配套使用的袖带适用的肢体周长。

3. 外包装（至少应包括以下信息）

附件分开包装的，应在外包装上注明各个包装内的部件。应在外包装上按照 GB/T 191 标示储运的完整标志。

4. 说明书

每台设备都应附带说明书，说明书应符合 GB 9706.1 和 YY 0505 标准中的要求，至少应包括以下内容：

（1）说明书中应包括对使用警告总结的章节。

（2）介绍如何拆包、安装、进行使用前检查，获取帮助服务的渠道、标准操作程序、常规维护、再校准及清洗频次建议。

（3）提示只能由经培训的医护人员进行操作。

（4）明确不能使用的对象。

（5）声明如果在制造商指定的温度和湿度范围外储存或使用，系统可能无法达到声称的性能（制造商指定的温度和湿度范围应一并在声明中给出）。

（6）当气囊在持久过分充气时状态下可能存在的风险。

（7）确定装置显示故障的方法。

（8）推荐使用的清洁消毒程序。

（9）测量原理以及专业术语的描述。

（10）数据传输方式，以及设定的方法。

（11）产品质保信息。

5. 部件标识

（1）部件更换，如果某些部件可由使用者更换，而更换后可能会影响设备的性能以至于不再符合 YY 0670—2008 中4.5 的要求，该产品部件的标识应有如下陈述"注意：如果以非厂家提供的部件更换原有部件可能会引起测量错误"。

（2）电源系统标识（工作电压、工作电流及工作频率）。

（3）电池供电设备的标识。

（4）袖带标识：袖带上应标示或说明其适用的肢体周长的范围。

（5）其他附件标识：如果部件和主机通过可插拔接口连接，若有可能引起差错的接头，需要在接口处标示出对应的部件。

三、审查关注点

（一）产品结构

审查应关注产品（或产品系列）结构组成的完整性，包括可能的选配件（如：电源适配器、不同型号规格的袖带、通信附件、软件组件等），以及所有关键部件。同一注册单元产品的关键部件应相同。

（二）标准执行

审查产品技术要求时应注意产品（包括可能的选配件）必须执行 GB 9706.1—2007、YY 0505—2012 和 YY 0670—2008 的要求。具体指标的适用性应按照产品具体的工作原理和结构组成进行判断。如：对压力控制阀的要求，应首先明确产品的结构是压力自控气阀还是自动气阀；采用压力自控气阀的"气阀/袖带放气率"要求应与所使用的袖带配套试验；"气囊和袖带"的要求应包括所有可选的袖带，并根据袖带是否带气囊选择适用条款。

（三）系统整体有效性要求

应审查 ABI 和（或）PWV 的有效性研究资料。

注册申请人应提供针对 ABI 的血压测量准确性的临床评估报告。推荐的临床评估方案：和同类产品进行对比应具有等同性；如采用临床试验，上臂血压测量按照 YY 0670—2008 中第 G.1 章（听诊法）或第 G.2 章（有创法）的要求，脚踝或其他部位的血压测量可按照 YY 0670—2008 中第 G.2 章（有创法）的要求，或者其他具有科学性的方法。

注册申请人应提供针对 PWV 的准确性的临床评估报告。可以和同类产品进行比对，也可以按照注册申请人的验证方法进行，但是需要有制定的相关依据。

注册申请人所提交的研究资料中说明试验采用的方法（如果采用的是与听诊法作为参考标准，应说明调查者是否受过培训，如果采用有创法，应说明有创压选择的插管的动脉），并提供试验的具体数据和分析报告。数据和分析报告应符合所选方法的要求（如：数据的平均差、标准差、受试人群性别、年龄、臂围、收缩压、舒张压的分布及特殊人群的描述等）。

（四）说明书的审查

应注意明确产品的预期用途，选配件、附加功能应列明并表述正确。对产品禁忌症和不适宜人群的描述应与临床报告中给出的一致。

四、编写单位

辽宁省药械审评与监测中心。

47 睡眠呼吸监测产品注册技术审评指导原则

（睡眠呼吸监测产品注册技术审查指导原则）

本指导原则旨在指导注册申请人对睡眠呼吸监测产品注册申报资料的准备及撰写，同时也为技术审评部门审评注册申报资料提供参考。

本指导原则是对睡眠呼吸监测产品的一般要求，申请人应依据产品的具体特性确定其中内容是否适用，若不适用，需具体阐述理由及相应的科学依据，并依据产品的具体特性对注册申报资料的内容进行充实和细化。

本指导原则是供申请人和审查人员使用的指导文件，不涉及注册审批等行政事项，亦不作为法规强制执行，如有能够满足法规要求的其他方法，也可以采用，但应提供详细的研究资料和验证资料。应在遵循相关法规的前提下使用本指导原则。

本指导原则是在现行法规、标准体系及当前认知水平下制定的，随着法规、标准体系的不断完善和科学技术的不断发展，本指导原则相关内容也将适时进行调整。

一、适用范围

本指导原则适用于睡眠呼吸监测产品。参考《医疗器械分类目录》（国家食品药品监督管理总局公告 2017 年第 104 号），管理类别为二类，产品类编码为 07—09—03。

睡眠呼吸监测产品主要用于对患者睡眠过程中的脑电、肌电、眼动电、心电、脉搏血氧饱和度、脉率、口鼻气流、胸腹呼吸、腿动、鼾声和体位等生理参数的监测。

二、技术审查要点

（一）产品名称要求

产品的名称应符合《医疗器械通用名称命名规则》（国家食品药品监督管理总局令第 19 号令）、《医疗器械分类目录》、相关法规、规范性文件的要求。产品名称应以体现产品的工作原理、技术结构特征、功能属性为基本准则，如"多导睡眠监测仪""睡眠呼吸监测仪"等。

（二）产品的结构组成

应根据产品自身特点确定结构组成，一般为监测仪主机、各类传感器、电极导联线、软件及其他附属部分。

睡眠呼吸监测产品实现的基本功能及常用模块详见表1。

（三）产品工作原理/作用机理

1. 产品工作原理

通过各类传感器采集、测量、记录人体多种生理信号，对信号进行处理、存储与分析，并显示或打印结果。

表1 睡眠呼吸监测产品基本功能及常见模块

实现功能	常用模块
睡眠分期	脑电模块、眼电模块、肌电模块等
呼吸事件	口鼻气流等
事件类型	口鼻气流和胸腹运动等
脉搏血氧饱和度	血氧模块等
体位	体位模块等
心动周期	心电或脉搏波等
下肢运动	肌电或运动模块等
鼾声	振动模块或拾音器模块等

2. 产品作用机理

因该产品为非直接治疗类医疗器械，故本指导原则不包含产品作用机理的内容。

（四）注册单元划分的原则和实例

注册单元划分应依据《医疗器械注册单元划分指导原则》（国家食品药品监督管理总局通告 2017 年第 187 号）及产品结构和应用范围进行划分，划分的基本原则如下：

1. 对预期用途不同的产品应划分为不同的注册单元。

2. 对预期用途相同，但涉及安全结构、电源部分结构有较大区别的应划分为不同的注册单元。

（五）产品适用的相关标准

本类产品根据产品自身特点适用以下相关标准（表2）。

表2 相关产品标准

标准编号	标准名称
GB/T 191—2008	《包装储运图示标志》
GB 9706.1—2007	《医用电气设备 第1部分：安全通用要求》
GB 9706.15—2008	《医用电气设备 第1-1部分：安全通用要求 并列标准：医用电气系统安全要求》
GB 9706.26—2005	《医用电气设备 第2-26部分：脑电图机安全专用要求》
GB/T 14710—2009	《医用电器环境要求及试验方法》
GB/T 16886.1—2011	《医疗器械生物学评价 第1部分：风险管理过程中的评价与试验》
GB/T 16886.5—2003	《医疗器械生物学评价 第5部分：体外细胞毒性试验》

续表

标准编号	标准名称
GB/T 16886.10—2005	《医疗器械生物学评价 第10部分：刺激与迟发型超敏反应试验》
GB/T 16886.12—2016	《医疗器械生物学评价 第12部分 样品制备与参照样品》
GB/T 25000.51—2016	《系统与软件工程 系统与软件质量要求和评价（SQuaRE）第51部分：就绪可用软件（RUSP）的质量要求和测试细则》
YY/T 0316—2016	《医疗器械 风险管理对医疗器械的应用》
YY 0446.1—2016	《医疗器械 用于医疗器械标签、标记和提供信息的符号 第1部分：通用要求》
YY 0446.2—2015	《医疗器械 用于医疗器械标签、标记和提供信息的符号 第2部分：符号的制订、选择和确认》
YY 0505—2012	《医用电气设备 第1-2部分：安全通用要求 并列标准：电磁兼容 要求和试验》
YY 0784—2010	《医用电气设备 医用脉搏血氧仪设备基本安全和主要性能专用要求》
YY/T 1474—2016	《医疗器械 可用性工程对医疗器械的应用》

上述标准包括了产品技术要求中常用的标准。企业还会根据产品的特点引用某些医疗器械行业外的标准和较为特殊的标准。

上述标准如有新版发布实施，应执行最新版本。

（六）产品的适用范围/预期用途、禁忌症

产品具体适用范围应与申报产品功能、临床应用范围相一致，并结合表1中给出的睡眠呼吸监测产品基本功能及常见模块予以确定。如产品预期用途为用于睡眠呼吸暂停低通气综合征的初步诊断和筛查。

禁忌症：暂未发现。

（七）产品的主要风险及研究要求

该类产品的风险管理报告应符合 YY/T 0316—2016《医疗器械 风险管理对医疗器械的应用》的相关要求，审查要点包括：

1. 与产品有关的安全性特征判定可参考 YY/T 0316—2016《医疗器械 风险管理对医疗器械的应用》的附录 C。

2. 危害、可预见的事件序列和危害处境判断可参考 YY/T 0316—2016《医疗器械 风险管理对医疗器械的应用》附录 E、I。

3. 风险控制的方案与实施、综合剩余风险的可接受性评价及生产和生产后监视相关方法可参考 YY/T 0316—2016《医疗器械 风险管理对医疗器械的应用》附录 F、G、J。

4. 风险可接收准则，降低风险的措施及采取措施后风险的可接受程度，是否有新的风险产生。

该类产品在进行风险分析时至少应考虑表3中所列产品主要危害，企业还应结合产品自身特点确定其他危害。

表3 产品主要危害

危害的分类	危害的形成因素	可能的后果
电能（电击危害）	如保护接地阻抗、漏电流、电介质强度不符合要求，应用部分与带电部分隔离不够，设备电源插头剩余电压过高，设备没有足够的外壳机械强度和刚度等	有可能造成使用者或患者的电击伤害
热能危害	如具有安全功能的设备部件温度超出限定值，与人体可能接触的部件温度过高等	有可能造成使用者或患者因热而烫伤或烧伤
生物不相容性	如与人体可能接触的部件（如电极）材料不符合生物相容性要求	有可能出现细胞毒性、致敏、刺激等伤害
交叉感染	如可重复使用的与人体接触部件（如电极），在使用前后不按规范严格地清洗、消毒	有可能对患者产生交叉感染的伤害
不适当的标记和操作说明	如产品外部和内部标记不全面、标记不正确或不能够清楚易认，元器件标记不正确，标记不能够永久贴牢，缺少必要的警告说明、使用方法、技术参数等	有可能导致操作者的错误操作
由不熟练/未经培训的人员使用	该类产品使用比较复杂，操作人员未经过严格培训	有可能导致无法准确获取数据，对患者造成间接伤害
与其他设备共同使用时可能产生的危害	如产品与呼吸机共同使用且未开展过相关研究测试	有可能因设备之间的非预期干扰而导致产品无法正常工作

（八）产品技术要求应包括的主要性能指标

本部分举例给出了睡眠呼吸监测产品基本的常见信号通道、技术参数要求和软件功能要求，企业应结合产品自身功能特点予以考虑。本部分未包括产品附件的相关要求，企业应结合其特点补充相关要求。

1. 常见信号通道

（1）脑电图（EEG）：C3/C4、O1/O2、F1/F2、P3/P4

（2）眼动图（EOG）：左侧/右侧

（3）下颌肌电图（EMG，Chin）

（4）下肢体动（EMG Legs）：左侧/右侧

（5）呼吸气流信号（Air Flow）

（6）胸式呼吸信号（Chest Movement）

（7）腹式呼吸信号（Abdomen Movement）

（8）脉搏血氧饱和度（SpO$_2$）

（9）心电图（ECG）：单通道胸部导联

（10）体位（Body Position）

（11）鼾声（Snore）

（12）鼻腔压力（NP）

（13）食道压（EP）

（14）呼吸机治疗压力（cmH$_2$O 或 hPa）

（15）视频（Video）

（16）录音（Audio Record）

注：企业应对上述每项内容加注标识或示意出连接方法。

2. 技术参数要求

（1）脑电/眼动信号放大器

a）输入阻抗

b）幅频特性

c）共模抑制比

d）内部噪声

e）耐极化电压

f）标准信号精度

g）灵敏度

（2）肌电信号放大器

a）输入阻抗

b）幅频特性

c）共模抑制比

d）内部噪声

e）耐极化电压

f）标准信号精度

g）灵敏度

（3）呼吸气流

频率范围

注：目前常用热敏电阻传感器和压敏式传感器，也可采用其他满足条件的传感器。热敏电阻传感器应有 3 个热敏电阻测量呼吸信号；压敏式传感器通过测压管测量周围压力差的变化。

（4）胸腹呼吸运动

频率范围

注：目前常用压电传感器和体容积阻抗传感器，也可采用其他满足条件的传感器。

（5）心电信号放大器

a）输入阻抗

b）幅频特性

c）时间常数

d）共模抑制比

e）内部噪声

f）耐极化电压

g）标准信号精确度

h）灵敏度

（6）脉搏血氧饱和度

a）显示范围

b）测量范围与精度

（7）脉率

a）显示范围

b）测量精度

3. 软件功能要求

软件系统应具有对监测生理参数人工判读或自动分析加人工判读功能。如带有睡眠分析、呼吸紊乱分析等自动分析软件，应详细说明软件的功能和验证方法。

产品软件部分应按 GB/T 25000.51—2016《系统与软件工程 系统与软件质量要求和评价（SQuaRE）第 51 部分：就绪可用软件（RUSP）的质量要求和测试细则》《医疗器械软件注册技术审查指导原则》（国家食品药品监督管理总局通告 2015 年第 50 号）和《医疗器械网络安全注册技术审查指导原则》（国家食品药品监督管理总局通告 2017 年第 13 号）的要求编写。

本部分举例给出了睡眠呼吸监测产品基本的软件功能要求，企业应结合产品自身功能特点予以考虑。

（1）软件系统应具有以下特征

a）能够实时显示睡眠呼吸监测波形和/或数值，能够自动翻页和滚动，速度 30s/屏（以 30cm 屏幕宽度为例）或速度 10mm/s，可调。

b）具有导联切换或关闭控制键功能。

c）能够通过点击界面选择、定义和显示通道。

d）能够判读睡眠分期特征图形。

e）能够识别呼吸事件图形。

f）能够显示并识别体动变化波形。

g）每个信号通道的显示幅度均可调节（体位、血氧除外）。

h）可选择 50Hz 滤波方式，可调节高通和低通的截止频率。

i）可以实现手动和/或自动分析过程并生成统计结果。

j）可以手动和/或自动分析睡眠分期、呼吸事件、缺氧事件以及肢体运动事件，并最终生成统计结果和报告。

k）至少应有血氧传感器脱落或血氧（脉搏）值超出设定阈值提示功能。

（2）判断睡眠分期要求

a）开始/熄灯时间

b）结束/开灯时间

c）总记录时间

d）总睡眠时间

e）睡眠潜伏期

f）REM 睡眠潜伏期

g）睡眠分期（NREM：Ⅰ、Ⅱ、Ⅲ期；REM 期）

h）每期睡眠时间

i）每期睡眠时间占总睡眠时间的百分比

j）睡眠效率百分比

k）醒觉次数（Wake）

l）微觉醒次数（Arousal）

m）微觉醒指数

n）睡眠过程中觉醒时间

注：说明书中应附计算公式和解释。

（3）判断呼吸事件要求

a）阻塞型睡眠呼吸暂停次数

b）混合型睡眠呼吸暂停次数

c）中枢型睡眠呼吸暂停次数

d）低通气次数

e）呼吸暂停＋低通气次数

f）呼吸暂停指数（AI）

g）低通气指数（HI）

h）呼吸暂停＋低通气指数（AHI）

i）呼吸努力相关微觉醒次数（RERA）

j）呼吸努力相关微觉醒指数（RERAI）

k）脉搏血氧饱和度下降≥3％或4％的总次数

l）脉搏血氧饱和度下降≥3％或4％的指数

m）监测期间脉搏血氧饱和度平均值

n）监测期间脉搏血氧饱和度最低值

o）脉搏血氧饱和度低于90％的时间占总记录时间的百分比

p）发生陈－施氏（Cheyne－Stokes）呼吸事件（是/否）

注：说明书应附计算公式和解释。

（4）判断心电事件要求

a）睡眠期间平均心率

b）睡眠期间最高心率

c）睡眠期间最低心率

d）记录期间平均心率（包括睡眠时间和记录时间）

e）心律失常（是/否）：

①心动过缓，报告最低心率

②心脏停搏，报告最长停止时间

③窦性心动过速，报告最快心率

④心房纤颤等其他心律失常

注：应机器判定结合人工判读。产品用心电方式可以宣称具有判断心电事件的功能，但若采用脉率方式宣称具有判断心电事件的功能，企业应提供充分的临床佐证。

（5）判断肢体运动事件要求

a）睡眠期周期性肢体运动次数（PLMS）

b）睡眠期伴随觉醒的周期性肢体运动次数

c）睡眠期周期性肢体运动指数

d）睡眠期伴随觉醒的周期性肢体运动指数

注：说明书应附计算公式和解释。

4. 电气安全

应符合 GB 9706.1—2007《医用电气设备 第 1 部分：安全通用要求》标准的要求、GB 9706.15—2008《医用电气设备 第 1－1 部分：安全通用要求 并列标准：医用电气系统安全要求》和 YY 0784—2010《医用电气设备 医用脉搏血氧仪设备基本安全和主要性能专用要求》标准的要求。

5. 环境实验

应符合 GB/T 14710—2009《医用电器环境要求及试验

方法》标准的要求。

6. 电磁兼容性

应符合 YY 0505—2012《医用电气设备 第 1－2 部分：安全通用要求 并列标准：电磁兼容 要求和试验》标准的要求。

（九）同一注册单元内注册检验代表产品确定原则和实例

同一注册单元内所检测的产品应当是能够代表本注册单元内其他产品安全性和有效性的典型产品。

（十）产品生产制造相关要求

应明确产品生产工艺过程，可采用流程图的形式，并说明其过程控制点，且应结合产品实际生产过程细化产品生产工艺介绍，应能体现出外协加工部分（如有）、半成品加工过程，工艺流程图中应明示关键工序、特殊过程（如有）、过程控制点、各生产检验工序对环境的要求、使用的相关设备及对设备精度的要求等相关信息。

应详细介绍研制场地、生产场地情况，并应结合前面介绍的产品加工工艺，以及工序和工位的划分、预计产量、生产线划分等实际需求细化研发、生产、检验、库房场地面积、环境控制等相关情况说明。有多个研制、生产场地，应介绍每个研制、生产场地的实际情况。

（十一）产品的临床评价细化要求

睡眠呼吸监测产品临床评价应符合《医疗器械注册管理办法》（国家食品药品监督管理总局令第 4 号）、《医疗器械临床评价技术指导原则》（国家食品药品监督管理总局通告 2015 年第 14 号）和《脉搏血氧仪设备临床评价技术指导原则》（国家食品药品监督管理总局通告 2016 年第 21 号）的要求。

不包括自动分析诊断软件且符合《免于进行临床试验的第二类医疗器械目录》（国家食品药品监督管理总局通告 2014 年第 12 号）中"92 睡眠呼吸监测仪"和"95 多导睡眠诊断分析系统"的产品可免于进行临床试验，并按照《医疗器械临床评价技术指导原则》中"五、列入《免于进行临床试验的医疗器械目录》产品的临床评价要求"提交临床评价资料。

血氧测量部分参考 YY 0784—2010《医用电气设备 医用脉搏血氧仪设备基本安全和主要性能专用要求》，应提交《血氧准确度人体评估报告》。

（十二）产品的不良事件历史记录

暂未见相关报道。

（十三）产品说明书和标签要求

说明书、标签和包装标识除应当符合《医疗器械说明书和标签管理规定》（国家食品药品监督管理总局令第 6 号）和相关标准要求外，还应结合产品特点明确以下内容：

1. 应明确产品的使用环境，如是否可在具有易燃麻醉气体的环境中使用本产品，是否可在核磁共振（MRI）或 CT 检查过程中使用本产品。

2. 应说明产品对病人诊断只起辅助作用，请医生结合临床表现和症状作出诊断。

3. 一般不应对自动分析软件作出准确率的描述，并应提示睡眠分期和呼吸暂停自动分析软件分析的结果需要医师人工判读和校对。

4. 应告知与其他产品共同使用时可能产生的影响，如产品与呼吸机共同使用时是否会对产品的正常工作产生影响，病人戴面罩时呼吸气流传感器的连接方法以及对原始信号产生的影响。

5. 应明确产品是否能与除颤仪共同使用。

6. 应明确产品可同时监测的患者人数。

7. 应明确对产品操作人员的专业要求。

8. 应明确产品的配置是否可用于儿童及婴儿监测。

9. 应给出电极的安放方法，电极的颜色说明和连接方法。

10. 应给出重复使用的电极和传感器的消毒、清洁和保存方法。

（十四）研究要求

根据所申报的产品，提供适用的研究资料。

1. 产品性能研究

应当提供产品性能研究资料以及产品技术要求的研究和编制说明，包括功能性、安全性指标（如电气安全与电磁兼容、辐射安全）以及与质量控制相关的其他指标的确定依据，所采用的标准或方法、采用的原因及理论基础。

产品所具备的基本功能与其宣称的产品预期用途应相匹配。如果产品预期用于诊断睡眠呼吸暂停低通气综合征及其他睡眠障碍，产品通常具有睡眠分期、检测睡眠呼吸事件并进行类型分析、下肢体动分析功能。

如果产品预期用于睡眠呼吸暂停低通气综合征的初步诊断和筛查，产品通常具有睡眠呼吸事件检测并进行类型分析功能。

如果产品预期用于睡眠呼吸暂停低通气综合征的筛查，产品通常具有睡眠呼吸事件检测功能。

2. 生物相容性评价研究

应对成品中与患者和使用者直接或间接接触的材料的生物相容性进行评价。

生物相容性评价研究资料应当包括：生物相容性评价的依据和方法；产品所用材料的描述及与人体接触的性质；实施或豁免生物学试验的理由和论证；对于现有数据或试验结果的评价。

3. 灭菌和消毒工艺研究

（1）生产企业灭菌：如适用，应明确灭菌工艺（方法和参数）和无菌保证水平（SAL），并提供灭菌确认报告。

（2）终端用户灭菌：如适用，应明确推荐的灭菌工艺（方法和参数）及所推荐的灭菌方法确定的依据；对可耐受两次或多次灭菌的产品，应当提供产品相关推荐的灭菌方法耐受性的研究资料。

（3）残留毒性：如灭菌使用的方法容易出现残留，应明确残留物信息及采取的处理方法，并提供研究资料。

（4）终端用户消毒：如适用，应明确推荐的消毒工艺（方法和参数）以及所推荐消毒方法确定的依据。

4. 产品有效期和包装研究

有效期的确定：如适用，应当提供产品有效期的验证报告。

包装及包装完整性：在宣称的有效期内以及运输储存条件下，保持包装完整性的依据。

5. 软件研究

含有软件的产品，应当提供一份单独的医疗器械软件描述文档，内容包括基本信息、实现过程和核心算法，详尽程度取决于软件的安全性级别和复杂程度。同时，应出具关于软件版本命名规则的声明，并明确软件完整版本的全部字段及字段含义，确定软件的完整版本和发行所用的标识版本。

6. 其他资料

证明产品安全性、有效性的其他研究资料。

（十五）睡眠呼吸专业术语

1. 睡眠分期（Sleep Stages）：分为 NREM 期和 REM 期，其中 NREM 包括 I 期、II 期、III 期或/和 IV 期。

2. 呼吸努力（Respiratory Effort）：是指和平静呼吸相比，呼吸用力持续增加，一般可用食道压等方式测量。

3. 呼吸暂停（Apnea）：是指睡眠过程中呼吸气流短暂的完全停止超过 10 秒或以上，儿童判断标准与成人不同。

4. 阻塞型睡眠呼吸暂停（Obstructive Sleep Apnea）：是指睡眠过程中出现呼吸暂停，而呼吸努力持续增强，或表现为胸、腹运动同时存在。儿童阻塞型睡眠呼吸暂停表现为呼吸信号消失两个呼吸周期以上时长。

5. 中枢型睡眠呼吸暂停（Central Sleep Apnea）：是指睡眠过程中出现呼吸暂停，同时呼吸努力缺失，或表现为胸、腹运动同时消失。儿童中枢型睡眠呼吸暂停完全停止超过 15 秒或以上。

6. 混合型睡眠呼吸暂停（Mixed Sleep Apnea）：是指在睡眠过程中，同时伴有中枢型和阻塞型睡眠呼吸暂停特征。

7. 低通气（Hypopnea）：是指同清醒期呼吸气流基线相比，睡眠期间测量的呼吸气流幅度减少超过 50%，持续 10s 或以上，血氧饱和度下降大于 3% 或伴有微觉醒。

8. 陈 - 施氏呼吸（Cheyne - Stokes）：以呼吸的周期性变化和波动为特点，有中枢型睡眠呼吸暂停或低通气，并伴随呼吸幅度的逐渐增大和减小。陈 - 施氏呼吸在睡眠期间出现，严重者可在清醒时观察到。

9. 呼吸暂停低通气指数（Apnea - Hypopnea Index，AHI）：是指总的呼吸暂停和低通气的次数除以总睡眠时间。

10. 醒觉（Wake）：是指脑电图显示 α 波持续 15 秒以上。

11. 微觉醒（Arousal）：是指睡眠过程中脑电图显示 α 波持续 3～15 秒，或表现为皮层下交感神经兴奋。

12. 呼吸努力相关微觉醒（RERA）：是指呼吸努力增加导致睡眠中出现微觉醒，持续10s或以上，但不满足阻塞型睡眠呼吸暂停或低通气事件的条件，定义该事件为RERA。

13. 周期性肢体运动（PLMS）：是指在睡眠期出现反复发作的刻板性肢体活动。上述活动常见于下肢，以胫前肌的发作性收缩为主，表现为大脚趾节律性伸展，距小腿关节背屈，偶尔出现膝关节和髋关节的部分性屈曲。

14. 睡眠效率：（总睡眠时间/总记录时间）×100%。

15. 氧减指数：是指每小时睡眠时间（记录时间）血氧下降超过3%或4%的次数。

16. 睡眠障碍（Sleep Disorders）：是指睡眠的数量、质量和时间发生紊乱，包括内源性睡眠疾病、外源性睡眠疾病、昼夜节律睡眠疾病、异态睡眠及其他睡眠异常。

三、审查关注点

审查中需重点关注以下几个方面：

（一）产品适用范围是否符合本指导原则界定的睡眠呼吸监测产品范畴。

（二）产品命名是否遵从了本指导原则的命名原则。

（三）产品功能和预期用途是否在具备睡眠呼吸监测基本功能之上有更为强大的功能，如心电图采集、心电等电生理信号监护等等，扩充此功能后该产品是否还能界定为睡眠呼吸监测产品，并执行本指导原则。此部分功能应适用的国家标准、行业标准在本指导原则中并未考虑，该产品是否给予了必要的充分考虑，在产品技术要求中进行引用并经过了型式检测和临床评价。

（四）产品技术要求编写是否规范，引用标准是否齐全、准确，是否根据自身产品功能特点予以充分考虑。

（五）产品的主要风险是否结合本指导原则的举例已经充分识别并经过了验证。

（六）产品软件功能是否符合本指导原则的相关要求。

（七）产品的临床试验方案是否能验证产品的适用范围，临床试验结论是否明确。

（八）产品的预期用途，与医疗器械注册申请表、综述资料、临床评价资料、产品风险分析资料、产品说明书等方面阐述的是否一致。

（九）产品是否可在家庭中使用，产品使用说明书是否结合安全标准和本指导原则提出的要求，充分考虑了本产品在家庭中使用的风险。

四、编写单位

本指导原则由北京市食品药品监督管理局牵头，国家食品药品监督管理总局医疗器械技术审评中心、天津市医疗器械技术审评中心、浙江省医疗器械审评中心、河南省食品药品审评查验中心和湖南省药品审评认证与不良反应监测中心参与共同编制。

48　尿动力学分析仪注册技术审评指导原则

（尿动力学分析仪注册技术审查指导原则）

本指导原则旨在指导注册申请人对尿动力学分析仪注册申报资料的准备及撰写，同时也为技术审评部门审评注册申报资料提供参考。

本指导原则是对尿动力学分析仪的一般要求，申请人应依据产品的具体特性确定其中内容是否适用，若不适用，需具体阐述理由及相应的科学依据，并依据产品的具体特性对注册申报资料的内容进行充实和细化。

本指导原则是供申请人和审查人员使用的指导文件，不涉及注册审批等行政事项，亦不作为法规强制执行，如有能够满足法规要求的其他方法，也可以采用，但应提供详细的研究资料和验证资料。应在遵循相关法规的前提下使用本指导原则。

本指导原则是在现行法规、标准体系及当前认知水平下制定的，随着法规、标准体系的不断完善和科学技术的不断发展，本指导原则相关内容也将适时进行调整。

一、适用范围

本指导原则适用于临床常规尿动力学检查用尿动力学分析仪，该设备通过对下尿路功能障碍患者的尿动力学检查，包括尿流率测定、充盈期膀胱压力－容积测定、压力－流率同步测定、同步括约肌肌电测定、尿道压力测定，用于评估患者下尿路尿控机能，如膀胱感觉功能、膀胱顺应性、逼尿肌稳定性、尿道压力、尿失禁的类型及程度、逼尿肌尿道括约肌协同情况、膀胱出口梗阻的情况及程度、神经源性膀胱尿道功能障碍。

根据《医疗器械分类目录》（国家食品药品监督管理总局公告2017第104号），尿动力学分析仪的管理类别为Ⅱ类，分类编码为07－09－01。

尿流计、尿流量仪可参考本指导原则的适用部分。

如果尿动力学分析仪在常规尿动力学检查基础上扩展了其他检查项目，则本指导原则也适用于其常规尿动力学检查部分。

二、技术审查要点

（一）产品名称要求

产品名称应符合《医疗器械通用名称命名规则》

（国家食品药品监督管理总局令第19号）和国家标准、行业标准中的通用名称要求，应以体现产品组成、功能和用途为基本原则，如尿动力学分析仪或尿动力学分析系统。

产品的名称不应使用"自动""全自动""智能"等定语。

（二）产品的结构和组成

产品通常包含计算机、显示器、膀胱压测试单元、直肠压（腹压）测试单元、尿道压测试单元、尿流测试单元、肌电测试单元、灌注单元、牵引单元、打印机、软件。

（三）产品工作原理

产品是依据流体力学和电生理学的基本原理和方法，测量患者下尿路的压力、流率及生物电活动形成直观的可读信息，供临床医生分析下尿路储尿和排尿功能障碍性疾病的病理生理学变化。产品通过灌注单元控制灌注速率及牵引单元的牵引速度，膀胱压测试单元、直肠压（腹压）测试单元、尿道压测试单元、尿流测试单元、肌电测试单元分别对膀胱压、直肠压（腹压）、尿道压、尿流率、肌电的信号进行采集、放大、处理及模/数转换后，由计算机进行分析，并通过显示器显示测量结果，通过打印机输出检测报告。产品工作原理如图1所示。

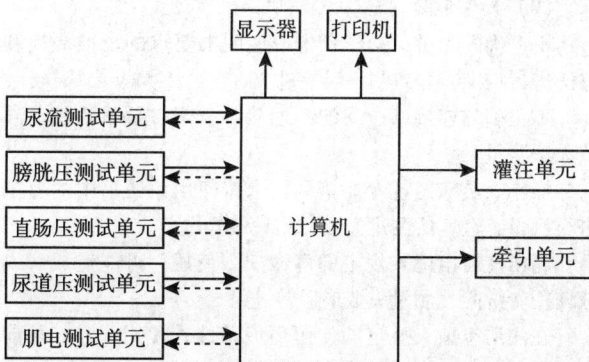

图1 尿动力学分析仪原理图

注册申请人还应在综述资料中详细描述产品说明书中声称的主要功能的实现原理。

（四）注册单元划分的原则和实例

原则上以产品的技术原理、结构组成、性能指标和适用范围为划分依据。

例如：尿流率测定、充盈期膀胱压力－容积测定、压力－流率同步测定、同步括约肌肌电测定、尿道压力测定等核心软件功能单元相同，仅其它辅助软件功能（如报告输出打印、病例管理）存在差异应作为同一注册单元进行申报。

（五）产品适用的相关标准

表1 相关产品标准

标准编号	标准名称
GB 9706.1—2007	《医用电气设备 第1部分：安全通用要求》
GB 9706.15—2008	《医用电气设备 第1－1部分：通用安全要求 并列标准：医用电气系统安全要求》
GB/T 191—2008	《包装储运图示标志》
GB/T 14710—2009	《医用电器环境要求及试验方法》
GB/T 20271—2006	《信息安全技术信息系统通用安全技术要求》
GB/T 25000.51—2016	《系统与软件工程 系统与软件质量要求和评价（SQuaRE）第51部分：就绪可用软件产品（RUSP）的质量要求和测试细则》
YY 0505—2012	《医用电气设备 第1－2部分：安全通用要求 并列标准：电磁兼容 要求和试验》
YY 0896—2013	《医用电气设备 第2部分：肌电及诱发反应设备安全专用要求》
YY/T 0316—2016	《医疗器械 风险管理对医疗器械的应用》
YY/T 0466.1—2016	《医疗器械 用于医疗器械标签、标记和提供信息的符号 第1部分：通用要求》
YY/T 0664—2008	《医疗器械软件 软件生存周期过程》
YY/T 0708—2009	《医用电气设备 第1-4部分：安全通用要求：可编程医用电气系统》
YY/T 1095—2015	《肌电生物反馈仪》
YY/T 1406.1—2016	《医疗器械软件 第1部分：YY/T 0316应用于医疗器械软件的指南》

上述表1中标准包括了产品技术要求和其他相关材料中经常涉及到的标准，注册申请人应关注上述国家标准和行业标准的有效性。

如有新版强制性国家标准、行业标准发布实施，注册申请人应予执行。

（六）产品的适用范围/适用范围、禁忌症

申报产品的性能指标应能满足产品适用范围的要求，适用范围不应超出临床评价资料的范围。

1. 适用范围：适用于下尿路功能障碍患者的尿动力学检查，包括尿流率测定、充盈期膀胱压力－容积测定、压力－流率同步测定、同步括约肌肌电测定、尿道压力测定。

2. 适应症：膀胱过度活动症、排尿不畅、尿路梗阻、尿失禁、逼尿肌尿道括约肌协同失调、膀胱出口梗阻、神经源性膀胱尿道功能障碍。

3. 适用人群：通过病史、查体及无创辅助检查后需要进行尿动力学检查的复杂下尿路症状患者。

4. 预期使用环境：产品应在医疗机构使用。

5. 禁忌症：应明确产品中可能存在的禁忌症，至少包括近期有急性尿路感染禁忌行导尿者；严重的尿道狭窄或其他原因测压导管无法置入膀胱的患者；严重的自主神经

反射亢进不能行膀胱灌注测压者。

因具体产品的结构及性能不尽相同，故上述适用范围仅为已注册上市尿动力学分析仪的通用描述，审查中应结合产品实际情况做出相应评价。如果不同型号、规格产品的临床应用不相同，则应分别进行说明。

（七）产品的主要风险

主要参考 YY/T 0316—2016《医疗器械 风险管理对医疗器械的应用》和 YY/T 1406.1—2016《医疗器械软件 第 1 部分：YY/T 0316 应用于医疗器械软件的指南》。风险管理活动要贯穿产品设计、生产、上市后使用及产品的整个生命周期。要体现注册申请人风险管理活动计划的完整性，尤其上市管理的风险分析与评价过程。对于上市前风险管理中尚未认知的风险，应在上市后开展信息收集，一旦发现异常及时进行风险评价，采取控制措施，更新风险管理文件。

产品风险分析应参考 YY/T 0316—2016 和 YY/T 1406.1—2016 相关要求，逐一进行回答，也可以用列表的方式列示。剩余风险分析时，一定要分析逐一采取风险控制措施后，会不会引入或造成更大的风险，若引入新的风险，只有新引入风险能转化为可接受风险，方能认为风险受控。产品必须进行风险与受益分析，受益大于风险时方可接受。

提供产品上市前风险分析资料，此报告旨在说明并承诺：

——风险管理计划已被适当地实施；

——综合剩余风险是可接受的；

——已有适当方法获得相关生产和生产后信息。

应随风险分析资料一并附上包括风险分析、风险评价、风险控制概述管理资料。至少应包括：

——产品安全特征清单；

——产品可预见危险（源）及分析清单（说明危险（源）、可预见事件序列、危险情况和可能发生的伤害之间的关系）；

——风险评价、风险控制措施以及剩余风险评价资料。

对于风险分析和管理概述，应包括一份风险总结，以及如何将风险控制在可接受程度的内容。从机械危险（源）、能量危险（源）、有关使用的危险（源）、信息危险（源）和维护不周及老化引起的危险（源）等方面，对产品进行全面分析并阐述相应的防范措施。

1. 风险分析方法

（1）在对风险的判定及分析中，要考虑合理的可预见的情况，包括正常使用条件下和非正常使用条件下。

（2）风险判定及分析应包括：对于患者的危险（源）、对于操作者的危险（源）和对于环境的危险（源）。

（3）风险形成的初始原因应包括：人为因素、产品结构的危险（源）、原材料危险（源）、综合危险（源）、环境条件。

（4）风险判定及分析考虑的问题包括：能量危险（源）；操作信息，包括警示性语言、注意事项以及使用方法的准确性；软件危险（源）等。

2. 风险分析清单

产品的风险分析资料应符合 YY/T 0316—2016 的有关要求，审查要点包括：

（1）产品定性定量分析是否准确（依据 YY/T 0316—2016 附录 C）。

（2）危险（源）分析是否全面（依据 YY/T 0316—2016 附录 E）。

（3）风险可接收准则，降低风险的措施及采取措施后风险的可接收程度，是否有新的风险产生。

3. 产品的主要危险（源）

根据 YY/T 0316—2016 附录 E 对该产品已知或可预见的风险进行判定，产品在进行风险分析时至少应包括以下的主要危险（源），注册申请人还应根据自身产品特点确定其他危险（源）。针对产品的各项风险，注册申请人应采取应对措施，确保风险降到可接受的程度。

（1）能量危险（源）

电击危险（源）：保护接地阻抗，接地不良，对地阻抗大；患者漏电流、外壳漏电流超标；系统电介质绝缘强度不够；应用部分与带电部分没有充分隔离；设备的电源插头剩余电压过高；机器外壳的防护罩封闭不良；设备没有足够的外壳机械强度和刚度。

上述情况的出现可造成对使用者或患者的电击危险（源）。

电磁干扰：可能共同使用的设备（计算机、打印机、移动电话等）对尿动力学分析仪的电磁干扰，尿动力学分析仪产生的电磁场对可能共同使用的设备的影响等引发的危险（源）。

（2）操作危险（源）

不正确的测量：操作者未按说明书要求的校准周期和方法进行校准，导致测量误差过大。

不正确的连接：产品的各连接部分未按要求连接，导致无法测量。

操作人员未经过专业培训，未按使用说明书中的要求进行测量，造成的测量失败、测量误差过大。

超出注册申请人规定的寿命期限使用，可能造成病人或使用者危险，测量失败或误差过大。

在注册申请人规定的使用环境条件外使用产品，可能造成测量误差过大，产品使用寿命降低。

不正确的适用人群：使用者对非适用人员进行尿动力检查，患者插管困难，患者尿路出血、发烧等。

（3）信息危险（源）

包括标记缺少或不正确，标记的位置不正确，不能被正确地识别，不能永久贴牢和清楚易认。

不符合法规及标准的说明书，比如说明书中未对限制充分告知，未对不正确的操作、与其他设备共同使用时易产生的危险（源）进行警告，未正确标示储存条件、维护信息，未对因长期使用产生功能丧失而可能引发的危险（源）进行警告，未对合理可预见的误用进行警告等引发的危险（源）。

（4）软件危险（源）

不正确的软件控制状态造成测试数据的误差较大。

出现断电、非正常关机等情况，可能导致软件数据损坏或丢失。

过于复杂的界面设置或非预期输入导致操作易出现错误。

软件被随意改动或因安装其他软件，可能导致软件无法正常工作。

表2　初始事件和环境示例

通用类别	初始事件和环境示例
不完整的要求	性能（如测量重复性、系统准确性等）不符合要求； 说明书未对设备及附件维护保养的方式、方法、频次进行说明
制造过程	控制程序（包括软件）修改未经验证，导致产品的测量误差不符合要求； 生产过程关键工序控制点未进行监测，导致各部件装配不符合要求等； 外购、外协件供方选择不当，外购、外协件未进行有效进货检验，导致不合格外购、外协件投入生产等
运输和储存	产品防护不当导致设备运输过程中损坏等； 在超出设备规定的储存环境（温度、湿度、压力）储藏设备，导致设备不能正常工作等
环境因素	温度、湿度、海拔如超出给定范围后可能造成测量结果不准确； 过热、过冷的环境可能导致设备不能正常工作等； 强酸强碱导致伤害等； 抗电磁干扰能力差，特定环境设备工作不正常等； 设备的供电电压不稳定，导致设备不能正常工作或损坏等
临床应用于非适用人群	使用说明书中的禁忌症不完全； 使用者对非适用人员进行尿动力检查
处置和废弃	未在使用说明书中对尿动力学分析仪或其他部件的处置（特别是使用后的处置）和废弃方法进行说明，或信息不充分；未对设备废弃的处置进行提示性说明等
人为因素	设计缺陷引发的使用错误； 设计变更未有效执行； 易混淆的或缺少使用说明书： —图示符号说明不规范 —操作使用方法不清楚 —技术说明不清楚 —重要的警告性说明或注意事项不明确 —不适当的操作说明等 不正确的测量和计量
失效模式	由于老化、磨损而导致功能退化/疲劳失效

表3　危险（源）、可预见的事件序列、危险情况和可能发生的伤害之间的关系

危险（源）	可预见的事件序列	危险情况	伤害
电磁干扰	在强电磁辐射源附近使用尿动力学分析仪进行检测	电磁干扰程序运行	测量错误、测量结果误差过大
	静电放电	干扰程序运行	导致测量结果误差过大
电击	如保护接地阻抗、漏电流、电介质强度不符合要求，应用部分与带电部分隔离不够，设备电源插头剩余电压过高，设备没有足够的外壳机械强度和刚度等	患者或操作者接触在使用过程中触电	有可能造成使用者或患者的电击伤害
操作	操作者未按说明书要求的校准周期和方法进行校准	测量误差过大	根据测量结果采用不准确的治疗方法
	产品的各连接部分未按要求连接	无法测量	延误治疗
	操作者未经过培训或使用者的操作有误、未按说明书要求操作	得到的结果不准确	根据测量结果采用不准确的治疗方法
	操作者在超出厂家规定的寿命期限使用	可能造成病人或使用者危险	测量失败或误差过大
	操作者未在规定的环境条件下使用产品	得到的结果不准确，产品寿命降低	根据测量结果采用不准确的治疗方法
	使用者对非适用人员进行尿动力检查	尿动力检查插管困难或发生感染	患者尿路出血、发烧等

危险（源）	可预见的事件序列	危险情况	伤害
信息	产品标记、标识缺失、不正确或不清晰	导致操作者操作失误或无法操作	测量失败，延误治疗
	产品说明书中未对不正确操作、与其他设备共同使用时易产生的危险（源）进行警告，未对因长期使用产生功能丧失而可能引发的危险（源）进行警告，未对合理可预见的误用进行警告等引发的危险（源）	可能造成病人或使用者危险	测量失败，延误治疗
	不正确的产品储存条件	器件老化、部件寿命降低	产品寿命降低、导致测量值误差过大
	禁忌症不完全	不适合进行尿动力学检查病人的误用	导致病人感染、发烧
	可能需要更换的零部件没有规格说明	使用不符合要求的器件	产品的损坏、造成安全隐患（电气安全）
	未说明所需的维护方法	不适当的维护	产品寿命降低、测量误差过大或测量失败，严重时延误治疗
软件	软件控制状态出错	给出不正确的测试数据或测试数据的误差较大	根据测量结果采用不正确的治疗方法
	断电、非正常关机后数据丢失	数据丢失后，无法判定患者的情况	延误治疗
	过于复杂的界面设置或非预期输入	导致操作易出现错误	测量失败或误差较大，延误治疗
	软件被随意改动或因安装其他软件，可能导致软件无法正常工作	无法完成测量	延误治疗

以上表2、表3依据YY/T 0316—2016的附录E提示性列举了产品可能存在危险（源）的初始事件和环境，示例性地给出了危险（源）、可预见的事件序列、危险情况和可发生的伤害之间的关系，给审查人员予以提示、参考。

由于尿动力学分析仪的原理、功能和结构的差异，本章给出的风险要素及其示例是常见的而不是全部。上述部分只是风险管理过程的组成部分，不是风险管理的全部。注册申请人应按照YY/T 0316—2016中规定的过程和方法，在产品整个生命周期内建立、形成文件和保持一个持续的过程，用以判定与医疗器械有关的危险（源）、估计和评价相关的风险、控制这些风险并监视上述控制的有效性，以充分保证产品的安全和有效。

（八）产品的研究要求

1. 产品性能研究

（1）应给出技术要求（包括规格参数和性能要求）中各性能指标的设定依据、所采用的标准或方法、采用的原因及理论基础。

性能指标的确定应以相应产品的现行国家标准、行业标准为基础。目前暂无适用于尿动力学分析仪的专用标准，可参考引用相关标准。对于引用的适用项应有引用说明。

构成产品的部件设计宜符合相应的我国现行国家标准及行业标准，提供支持性资料。如肌电测量单元宜符合YY 0896—2013、YY/T 1095—2015的要求，软件组件部分宜符合GB/T 25000.51—2016、YY/T 0664—2008、YY/T 1406.1—2016的要求。

（2）应说明界面显示和打印报告的各种图表意义。

（3）对于提供校准功能的，应说明校准功能的实现方法；对于不提供校准模块的，应说明保证测量稳定性的理由和依据。

（4）应提供产品所有测量项目的测量准确度。

（5）应对所有使用实测数值获得参数的临床意义进行研究，并分析这些参数用于评价时的临床参考价值。

2. 产品使用期限研究

应基于风险分析对产品使用期限进行研究，重点考虑核心元器件（如蠕动泵、牵引电机）本身的老化、使用储存环境（如温、湿度）等对产品寿命的影响。注册申请人应提交宣称产品使用期限的验证资料。

3. 产品包装研究

包装标识内容应符合《医疗器械说明书和标签管理规定》（国家食品药品监督管理总局令第6号）、GB/T 191—2008、YY/T 0466.1—2016的要求。

应明确产品包装方式及材料；提供在宣称的运输条件下，符合运输试验要求的验证资料；并提供在宣称的储存条件下，保持包装完整性的依据。

4. 软件研究

应按照《医疗器械软件注册技术审查指导原则》（国家食品药品监督管理总局通告2015年第50号）的要求，提供一份单独的医疗器械软件描述文档，内容包括基本信息、实现过程和核心算法，详尽程度取决于软件的安全性级别和复杂程度。同时，应当出具关于软件版本命名规则的声明，明确软件版本的全部字段及字段含义，确定软件的完整版本和发布版本。

如产品具有通过网络连接或存储媒介进行电子数据交换功能或远程控制功能，注册申请人应按照《医疗器械网络安全注册技术审查指导原则》（国家食品药品监督管理总局通告 2017 年第 13 号）的要求，提供一份单独的网络安全描述文档。

5. 其它研究

如果产品需要配合电极、测压导管等应用部分使用才能实现其适用范围的，注册申请人应在综述资料和说明书中明确与主机配合使用的应用部分的注册证号、名称、型号规格、制造商等信息，在研究资料中提供产品和应用部分配合使用的验证资料。

（九）产品技术要求应包括的主要性能指标

本条款给出需要考虑的产品主要技术指标，如有附加功能，注册申请人应采用相应的标准，具体应结合临床需求和产品设计参数，参考相应的国家标准、行业标准。注册申请人如不采用以下条款（包括国家标准、行业标准要求），应在研究资料的产品性能研究中说明相应理由。

1. 性能指标

1.1 电源电压适应能力

采用交流电源供电，在额定电压 ±10% 的范围内，仪器应能正常工作。

1.2 连续工作时间

应在产品技术要求中明确采用交流电源供电常温下产品连续正常工作时间。

1.3 尿流率

1.3.1 总尿量测定

应在产品技术要求中明确总尿量测定范围及误差。

1.3.2 排尿时间测定

应在产品技术要求中予以明确排尿时间测定范围。

1.3.3 尿流率测定

应在产品技术要求中明确尿流率测定范围及误差。

1.4 压力测定

1.4.1 压力测定

应在产品技术要求中明确压力测定范围及误差。

1.4.2 压力通道

至少包含膀胱压力通道、直肠压（腹压）力通道和尿道压力通道。

1.5 灌注单元

1.5.1 灌注率

应在产品技术要求中明确灌注率范围及误差。

1.5.2 灌注量

应在产品技术要求中明确灌注量及误差。

1.6 牵引单元

1.6.1 牵引速度

应在产品技术要求中明确牵引速度范围及误差。

1.6.2 牵引长度

应在产品技术要求中明确牵引长度及误差。

1.7 肌电测定

1.7.1 测量范围

应在产品技术要求中明确测量范围。

1.7.2 频率范围

应在产品技术要求中明确频率范围。

1.7.3 共模抑制比（CMRR）

应在产品技术要求中明确共模抑制比。

1.7.4 差模输入阻抗

应在产品技术要求中明确差模输入阻抗。

1.8 尿动力学分析仪功能

1.8.1 建立病人病历并进行病历管理。

1.8.2 至少能完成尿流率测定、充盈期膀胱压力 - 容积测定、压力 - 流率测定、同步括约肌肌电测定、尿道压力测定。

1.8.3 打印分析报告，输出检测结果报告。

1.8.4 膀胱压超限保护功能。

1.8.5 系统校准功能。

1.9 外观与结构要求

1.9.1 尿动力学分析仪外表应色泽均匀、表面整洁、无划痕、裂纹等缺陷。

1.9.2 面板上文字和标志应清晰、持久。

1.9.3 控制和调节结构应灵活、可靠，紧固部位无松动。

2. 电气安全

（1）应符合 GB 9706.1—2007《医用电气设备 第 1 部分：安全通用要求》、YY 0896—2013《医用电气设备 第 2 部分：肌电及诱发反应设备安全专用要求》要求，注册申请人结合产品特点来确定其适用条款。

（2）如适用，还应符合 GB 9706.15—2008《医用电气设备 第 1-1 部分：通用安全要求 并列标准：医用电气系统安全要求》的要求。

3. 电磁兼容性

应符合 YY 0505—2012《医用电气设备 第 1-2 部分：安全通用要求 并列标准：电磁兼容 要求和试验》的要求。

4. 环境试验

应按照 GB/T 14710—2009《医用电器环境要求及试验方法》的要求执行。

5. 数据接口、用户访问控制的要求

（1）数据接口：传输协议/存储格式。

（2）用户访问控制：用户身份鉴别方法、用户类型及权限。

如产品具有通过网络连接或存储媒介进行电子数据交换功能或远程控制功能，该条款适用。

（十）同一注册单元内注册检验代表产品确定原则

1. 代表产品应是同一注册单元内能够代表本单元内其他产品安全性和有效性的产品。

2. 注册检验时至少应选取功能最齐全、结构最复杂、风险最高的型号规格（或几个型号规格的组合）进行，同时考虑结构、功能、模式的删减对于电气安全性、电磁兼容性的影响，来确定是否需增加相应的其他型号规格一并作为代表产品。注册申请人应提交选取代表产品的原因分析。

3. 代表产品与注册单元内其它产品的供电方式应相同。单一网电源供电的产品与非单一网电源供电的产品在电气安全和电磁兼容指标方面存在差异，两者不能互为代表。

4. 如注册单元内各种产品的主要安全指标、性能指标不能被某一产品全部涵盖时，则应选择涵盖安全指标、性能指标最多的产品作为代表产品，同时还应考虑其他产品中未被代表产品所涵盖的安全指标及性能指标。

5. 由于影响产品电磁兼容性能的因素复杂，同一注册单元内不同型号之间电磁兼容性能覆盖较困难。电磁兼容性能覆盖时应重点考虑电源部分、大功率元器件、肌电信号处理前端、微处理器外围电路、PCB 板电路布局及屏蔽方式。注册申请人如无法证明同一注册单元内不同型号规格之间电磁兼容性能可以覆盖时，应提交各型号电磁兼容性能检验报告。如能证明，应提交相关佐证资料。

（十一）产品生产制造相关要求

1. 生产工艺过程及过程控制点

注册申请人应根据申报产品的实际情况，以流程图的形式对生产工艺过程进行详细描述，注明关键工序和特殊过程，并进行简单说明。关键工序和特殊过程因生产企业不同可能会存在差异。应说明生产工艺过程质量控制点，包括关键工序和特殊过程的控制规定和方法。

产品工艺举例说明：印制板焊接──程序烧录──板卡调试──整机组装──整机调试──整机老化──包装入库。其中整机调试是关键工序，印制板焊接、程序烧录是特殊过程。

注：本说明仅为资料性说明，注册申请人可根据产品实际情况调整产品生产工艺、关键工序和特殊过程。

2. 研制、生产场地情况概述

应结合场地平面图详细介绍研发、生产、检验、仓库场地情况。有多个研制、生产场地，应介绍每个研制、生产场地的实际情况。生产场地应与生产规模相适应。生产场地的区域划分应与生产工艺流程相符合。

（十二）产品的临床评价要求

根据《国家药品监督管理局关于公布新修订免于进行临床试验医疗器械目录的通告》（2018 年第 94 号）规定，产品尚未列入免于进行临床试验的第二类医疗器械目录。注册申请人可按照《医疗器械临床评价技术指导原则》（国家食品药品监督管理总局通告 2015 年第 14 号）的要求及相关法规中的规定，开展临床评价。

1. 通过同品种医疗器械临床试验或临床使用获得的数据进行分析评价。

（1）注册申请人应依据其特点来选取已获准境内注册（含进口注册）的同品种产品进行对比，对比项目应关注产品的工作原理、结构组成、适用范围、使用方法、性能参数、软件功能等。

如申报产品的工作原理、结构组成、适用范围、使用方法、性能参数、软件功能均与同品种产品基本一致，可认为基本等同。申报产品与同品种产品的结构组成对比，应关注差异部分是否为通用部分不同，如计算机主机、显示器、打印机、键盘、鼠标等通用部分存在差异，仍可认为基本等同。申报产品与同品种产品的功能对比，应关注尿流率测定、充盈期膀胱压力－容积测定、压力－流率测定、同步括约肌肌电测定、尿道压力测定等核心功能的一致性，若仅为其它辅助功能（如报告输出打印、病例管理）差异，仍可认为基本等同。

如申报产品与同品种产品存在差异性，但通过申报产品的非临床研究资料、和/或临床文献数据、和/或临床经验数据（含境外）、和/或针对差异性在中国境内开展的临床试验资料证明差异性对产品的安全有效性未产生不利影响的，仍可认为基本等同。比如申报产品与同品种产品在尿流测试单元中分别采用称重式传感器和转盘式传感器，两者结构和测量原理存在差异，通过尿流率检测单元的工程模拟实验资料、检验报告等非临床研究资料证明该差异对产品的安全有效性未产生不利影响，可认为基本等同。

（2）如申报产品与对比产品属于同品种产品，注册申请人应对同品种医疗器械临床试验和/或临床经验数据进行收集、分析、评价，并提交临床评价报告。

2. 临床试验

如无法通过同品种医疗器械临床试验或临床使用获得的数据进行分析评价，注册申请人应按照《医疗器械临床试验质量管理规范》（国家食品药品监督管理总局和中华人民共和国国家卫生和计划生育委员会令第 25 号）的要求开展产品临床试验。

（十三）产品的不良事件历史记录

参考国家药品不良反应监测中心数据库最新的检索结果，未见相关不良事件通告。

持有人应在产品上市后对不良事件进行跟踪、收集、分析、评价，主动开展产品安全性研究。

（十四）产品说明书和标签要求

产品说明书和标签的编写应符合《医疗器械说明书和标签管理规定》（国家食品药品监督管理总局令第 6 号）及相关标准等的要求，一般应包括以下要求。

1. 产品说明书

产品说明书内容应当真实、完整、科学，并与产品特性相一致，文字内容必须使用中文，可以附加其他语种。

每台设备都应附带产品说明书，产品说明书应符合《医疗器械说明书和标签管理规定》（国家食品药品监督管理总局令第 6 号）及相关标准和规范要求，一般应包括以下内容：

1.1 产品名称、型号/规格。

1.2 注册人的名称、住所、联系方式及售后服务单位。

1.3 生产企业的名称、住所、生产地址、联系方式及生产许可证书编号,委托生产的还应当标注受托企业的名称、住所、生产地址、生产许可证编号。

1.4 医疗器械注册证书编号及产品技术要求编号。

1.5 产品性能:参照第二部分(九)"产品技术要求应包括的主要性能指标"审查。

1.6 主要结构组成:注册申请人应明确出产品的结构组成。

1.7 产品适用范围及禁忌症。

1.8 注意事项、警示及提示:应按照《医疗器械说明书和标签管理规定》(国家食品药品监督管理总局令第 6 号)中第十一条的要求进行审查,包括但不限于:

1.8.1 操作人员资质的要求,如只能由经过培训的专业医务人员操作。

1.8.2 电磁兼容方面相关的警告及措施。

1.8.3 不应放置在影响产品正常运行和性能的位置的警告。

1.8.4 产品发生故障时处置的警告说明。

1.8.5 有急性尿路感染、急性尿道炎等患者不得使用该设备。

1.8.6 近期服用了可影响逼尿肌、尿道括约肌功能药物的患者应根据药物代谢情况停药洗脱后再行检查。

1.9 使用方法:注册申请人应明确产品具体使用方法,包括使用前准备(如患者姿势的要求)、软件设置、检查操作步骤、病例管理、报告打印以及出现错误信息时建议采取的应对措施等。如提供校准功能的,还应明确系统及部件的校准周期和方法。

1.10 保养及维护:注册申请人应给出产品维护和保养及定期检查的方法;若有可由用户自行排除的故障,则应说明故障的种类和产生的原因及排除方法等。

1.11 运输条件:注册申请人应根据产品环境试验情况,明确运输方法及条件。

1.12 储存条件:注册申请人应根据产品环境试验情况,明确储存环境要求。

1.13 应明确产品使用寿命及在预期使用及维护条件下的定期检查时间。

1.14 应告知经验证可以与主机配套使用专用耗材的注册证号、名称、型号规格、厂商等信息,通用耗材则需明确相关要求。

1.15 应明确产品配件清单,包括配件、附属品、损耗品更换周期及更换方法的说明(如适用)。

1.16 应参照相关国家标准及行业标准中的规定,给出产品标签所用图形、符号、缩写等内容的解释。

1.17 明确说明书的编制和修订日期及版本号。

1.18 按照 GB 9706.1—2007《医用电气设备 第 1 部分:安全通用要求》的要求提供相应信息。

1.19 按照 YY 0505—2012《医用电气设备 第 1-2 部分:安全通用要求 并列标准:电磁兼容 要求和试验》的要求给出符合电磁兼容性方面要求的声明。

1.20 如产品具有通过网络连接或存储媒介进行电子数据交换功能或远程控制功能,说明书还应提供关于网络安全的相关说明,明确运行环境(含硬件配置、软件环境和网络条件)、安全软件(如杀毒软件、防火墙等)、数据与设备(系统)接口、用户访问控制机制、软件环境(含系统软件、支持软件、应用软件)及安全软件更新的相关要求。

产品说明书的内容均应有明确的来源,与综述资料、研究资料等注册申报资料的内容保持一致。说明书中涉及技术内容且前述注册申报资料中未包含的,建议提交相应验证资料。

2. 标签

标签应符合《医疗器械说明书和标签管理规定》(国家食品药品监督管理总局令第 6 号)和 YY/T 0466.1—2016《医疗器械 用于医疗器械标签、标记和提供信息的符号 第 1 部分:通用要求》及相关标准的要求。

产品标签因位置或者大小受限而无法全部标明上述内容的,至少应当标注产品名称、型号、规格、生产日期和使用寿命,并在标签中明确"其他内容详见说明书"。如使用的符号没有现有的标准,应该在产品的相关文件中对这些符号进行说明。

三、审查关注点

(一)关于产品结构组成

产品结构组成中的各功能组件是否能够完成注册人宣称的尿动力学检查项目。

(二)关于产品性能指标

产品性能要求和安全要求是否执行了相关国家和行业标准。

(三)关于产品临床评价

产品适用范围是否明确,与临床评价结果是否符合。临床评价选取的对比产品与申报产品在工作原理、结构组成、性能指标、适用范围等是否实质性等同。性能指标存在差异的,应对是否会带来新的风险及影响预期应用作出评价。

(四)关于产品说明书

说明书中必须告知用户的使用方法、禁忌症、注意事项等信息是否完整。

四、编写单位

四川省食品药品审查评价及安全监测中心。

呼吸、麻醉和急救器械

49 治疗呼吸机注册技术审评指导原则

（治疗呼吸机注册技术审查指导原则）

本指导原则旨在指导注册申请人对治疗呼吸机注册申报资料的准备及撰写，同时也为技术审评部门审评注册申报资料提供参考。

本指导原则是对治疗呼吸的一般要求，申请人应依据产品的具体特性确定其中内容是否适用，若不适用，需具体阐述理由及相应的科学依据，并依据产品的具体特性对注册申报资料的内容进行充实和细化。

本指导原则是供申请人和审查人员使用的指导文件，不涉及注册审批等行政事项，亦不作为法规强制执行，如有能够满足法规要求的其他方法，也可以采用，但应提供详细的研究资料和验证资料。应在遵循相关法规的前提下使用本指导原则。

本指导原则是在现行法规、标准体系及当前认知水平下制定的，随着法规、标准体系的不断完善和科学技术的不断发展，本指导原则相关内容也将适时进行调整。

一、范围

本指导原则适用于治疗呼吸机，按照《医疗器械分类目录》，治疗呼吸机的管理类别为Ⅲ类，分类编码为6854。

本指导原则不适用于持续气道正压（CPAP）设备、睡眠呼吸暂停治疗设备、通气支持呼吸机、麻醉呼吸机、急救与转运呼吸机、高频喷射呼吸机和高频振荡呼吸机，也不适用于仅用于给自主呼吸患者增加通气量的设备。以上设备可参照本指导原则中的要求准备注册资料。

二、综述资料

（一）产品描述

描述产品的工作原理、结构组成（含配合呼吸机使用的附件）、主要功能及其组成部件（关键组件和软件）的功能，以及区别于其他同类产品的特征等内容。

1. 描述产品的物理尺寸、重量、外观、型号和与产品配合使用的附件等信息。

2. 提供产品工程图和关键组件工程图。如果是变更注册，提供变更关键组件工程图，工程图包含三维爆炸图、二维投影图，应标注出长宽高尺寸。

3. 提供产品的气路原理图、硬件结构图。

4. 结合气路原理图和硬件结构图对主要功能的工作原理和技术实现进行描述。

产品的主要功能包括但不限于：潮气量输送、吸气压力控制、氧浓度控制、呼气末正压（PEEP）和压力限定值

的控制、潮气量监测、气道压力监测、氧浓度监测、报警等。

5. 提供电池的类型、容量和电池短路和超温的保护原理，以及认证信息（满足标准 IEC 62133 Secondary cells and batteries containing alkaline or other non-acid electrolytes - Safety requirements for portable sealed secondary cells, and for batteries made from them, for use in portable applications 或 UL2054 Household and Commercial Batteries 或 UL1642 STANDARD FOR SAFETY Lithium Batteries 等）等信息。

6. 提供产品关键部件的信息，其应包括型号、规格等内容，用来唯一识别这些关键部件。关键部件包括电源模块、各种传感器等。这些信息同时以申请表附页的形式提交。

产品组成示例：

本产品由主机（包括气路、电子系统、机械结构、显示器、二氧化碳模块、内部电池）、台车、支撑臂、湿化器、空气压缩机组成。

工程爆炸图示例：

（二）型号规格

对于存在多种型号规格的产品，应当按照上述产品描述的要求，明确各型号规格的区别。应当采用对比表及带有说明性文字的图片、图表，对所有拟申报型号规格的结构组成（或配置）、功能、产品特征和运行模式、性能指标等方面加以描述。

例如，某呼吸机产品有 V01 和 V02 两个型号拟申报注册，其型号规格说明举例如下（表1）：

（三）适用范围和禁忌症

1. 适用范围

治疗呼吸机的使用目的是：生命的支持或者维持。治疗呼吸机是一种为增加或供给患者的通气而设计的自动装置。治疗呼吸机预期由专业操作者操作，应用于依赖机械通气的患者；治疗呼吸机预期在专业医疗机构内的重症治疗环境中使用或在专业医疗机构内进行患者转运。同时应明确目标患者人群的信息（如成人、儿童、婴幼儿或新生儿）。

适用范围示例：

本产品预期在专业医疗机构内部的重症监护环境，或在专业医疗机构内部进行转运时使用，对成人、儿童及婴幼儿患者进行通气辅助及呼吸支持。本产品应由经过良好培训的、获得授权的医务人员进行操作。本产品不能用于磁共振（MRI）环境。本产品不用于新生儿患者。

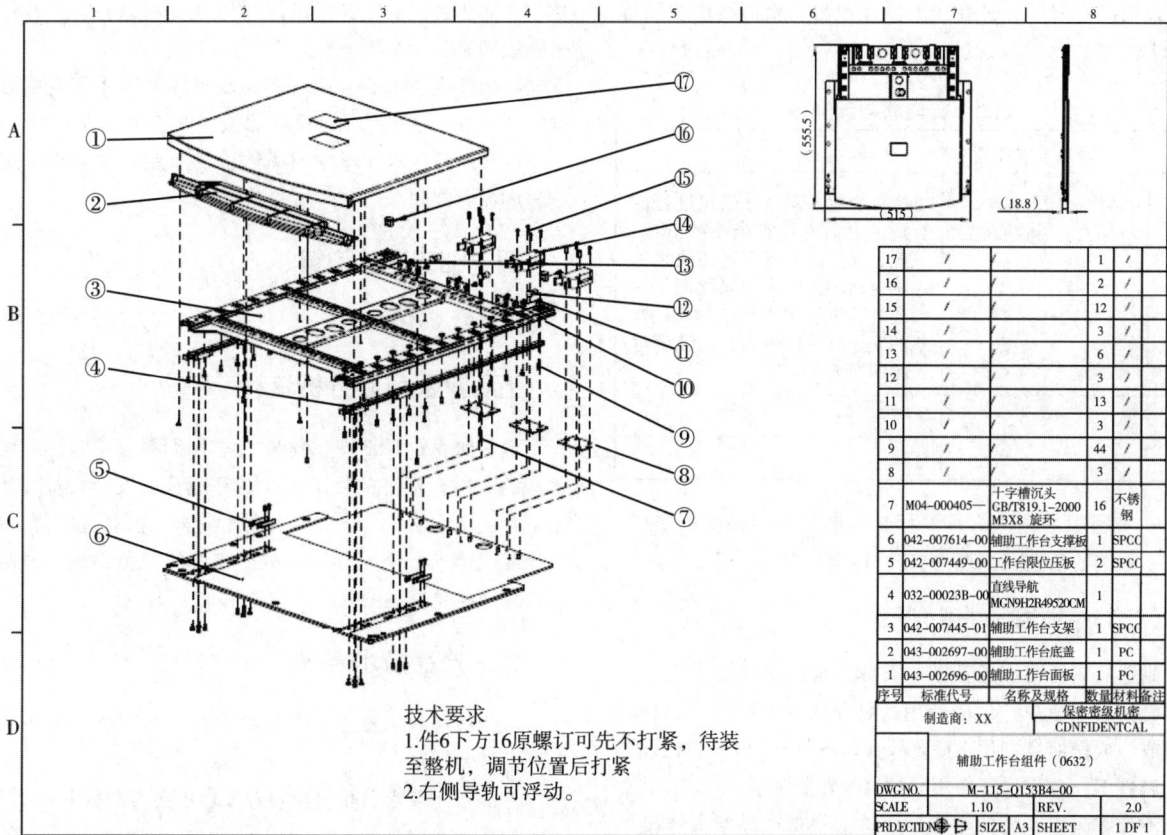

技术要求
1.件6下方16原螺订可先不打紧，待装至整机，调节位置后打紧
2.右侧导轨可浮动。

序号	标准代号	名称及规格	数量	材料	备注
17	/	/	1	/	
16	/	/	2	/	
15	/	/	12	/	
14	/	/	3	/	
13	/	/	6	/	
12	/	/	3	/	
11	/	/	13	/	
10	/	/	3	/	
9	/	/	44	/	
8	/	/	3	/	
7	M04-000405—	十字槽沉头 GB/T819.1-2000 M3X8 旋环	16	不锈钢	
6	042-007614-00	辅助工作台支撑板	1	SPCC	
5	042-007449-00	工作台限位压板	2	SPCC	
4	032-00023B-00	直线导航 MGN9H2R49520CM	1		
3	042-007445-01	辅助工作台支架	1	SPCC	
2	043-002697-00	辅助工作台底盖	1	PC	
1	043-002696-00	辅助工作台面板	1	PC	

制造商：XX　保密密级机密 CDNFIDENTCAL

辅助工作台组件（0632）

DWG NO. M-115-Q153B4-00　SCALE 1.10　REV. 2.0　PROJECTION　SIZE A3　SHEET 1 DF 1

表1　具体配置表　　　　　　　　　　续表

序号	功能项目		呼吸机 V01	V02
1	通气模式	容量控制/辅助通气	●	●
		压力控制/辅助通气	●	●
		同步间歇指令通气	●	●
		持续气道正压/压力支持通气	●	○
		压力调节容量控制通气	●	○
		……	……	……
2	监测	潮气量	●	●
		分钟通气量	●	●
		气道压力	●	●
		呼气末正压	●	●
		氧浓度	●	●
		呼吸频率	●	●
		阻力	●	○
		顺应性	○	○
		……	……	……
3	特殊功能	增氧	●	●
		雾化	●	●
		吸气保持	●	○
		吸痰	○	○
		内源性 PEEP 显示	○	×
		……	……	……
4	其他功能	台车	●	●
		二氧化碳模块	○	○
		……	……	……

注：本表中●表示标配，○表示选配，×表示不配置。

2. 禁忌症

如适用，应当明确说明该呼吸机不适宜应用的某些疾病、情况或特定的人群。

三、研究资料

（一）产品性能研究

制造商应说明产品的主要功能性能、安全要求（富氧防火、单一故障安全等）、使用期限内的可靠性等内容。

1. 说明产品的各项技术参数，包括控制参数、监测参数、报警参数等参数的调节或监测（包括显示）范围及其误差要求。

2. 说明产品的各项呼吸模式，给出相应的定义，提供相应的呼吸波形，包括窒息通气模式（备用通气）。说明产品各项参数的默认值。

3. 提供产品的验证总结报告，总结内容包括所有保证产品安全有效性的验证，包括但不限于功能性能、EMC、清洗消毒、可靠性、生物相容性、临床评价等。验证总结内容包括但不限于验证对象、验证项目、验证结论及验证的有效性声明等（表2）。

表2 验证总结示例

序号	报告编号	报告名称	总 结
1	xxxx	xxxx验证报告	本报告是对x型号呼吸机进行的验证，验证内容有产品的电源、气源、安全性，所有验证项目的结论为通过。本报告只验证了一台或x台具有代表性的样机，样机的安全有效性可以代表该型号产品的安全有效性
2			
…	…	…	…

4. 如适用的国家标准、行业标准中有不采纳的条款，应将不采纳的条款及其理由予以阐明。

（二）生物相容性评价研究

制造商应说明产品预期与气体接触的部位，提交与气体接触的材料清单；说明使用的材料的基本信息，如材料的组成、成份信息、化学摘要号（CAS号）、材料的物理和化学属性等，并应保证使用的材料的安全性。

治疗呼吸机产品的生物学评价应根据产品与人体接触部位、接触方式及接触时间，按GB/T 16886.1标准的规定要求进行评价。

（三）灭菌/消毒工艺研究

呼吸机及其附件和部件根据其使用方式的不同，应有适当的消毒水平，但在某些情况下需要对呼吸机及其附件和部件灭菌。例如呼吸机应用于某些传染性强的疾病（如结核病等）患者之后需要灭菌。

正常状态或单一故障状态下，可能和体液或呼出气体接触的可重复使用的呼吸机气路及附件应设计成可拆卸的，以用来清洗与消毒或清洗与灭菌。

呼吸机及其附件的外表面应设计成支持表面清洁和消毒的，以期将下一个患者交叉感染的风险降低到合理可接受的水平。

应提供清洗与消毒的工艺（方法和参数），并有推荐使用的试剂，应说明所推荐消毒方法确定的依据，应说明部件可清洗与消毒的次数。

推荐消毒方法确定的依据可参考GB 18278《医疗保健产品灭菌 确认和常规控制要求 工业湿热灭菌》、GB 18279《医疗器械 环氧乙烷灭菌 确认和常规控制》、GB 18280《医疗保健产品灭菌 确认和常规控制要求》、《医疗机构消毒技术规范》等。

（四）软件研究

呼吸机产品的软件属于软件组件，一般不宜单独注册。呼吸机软件一般用来控制呼吸机的运行，包括各项参数的控制、监测和报警，呼吸机作为生命支持设备，其软件安全性级别应归为C级。

制造商应当依照《医疗器械软件注册技术审查指导原则》的要求，提供单独的医疗器械软件描述文档。

应在产品技术要求中明确软件发布版本和软件完整版本号的命名规则。

四、临床评价资料

具体要求另作规定。

五、产品风险分析资料

应按照YY/T 0316—2008《医疗器械 风险管理对医疗器械的应用》标准的要求，针对呼吸机的安全特征，从能量危害、生物学和化学危害、操作危害、信息危害等方面，对产品风险进行全面分析并阐述相应的防范措施，风险管理报告及相关资料的要求可参考附录I。

六、产品技术要求

应当按照《医疗器械产品技术要求编写指导原则》编制产品技术要求。

产品技术要求及相关资料的要求可参考附录Ⅱ。

七、注册/检测单元划分原则

（一）不同品种的设备应划分为不同的注册单元。例如治疗呼吸机、家用呼吸支持设备、依赖呼吸机患者使用的家用呼吸机、急救和转运用呼吸机、气动急救复苏器、睡眠呼吸暂停治疗设备、高频喷射呼吸机、高频振荡呼吸机等应划分为不同的注册单元。

（二）不同工作原理的呼吸机（例如气动电控呼吸设备与电动电控呼吸设备）应划分为不同的注册单元。

（三）呼吸设备配合使用的无源耗材（例如呼吸管路、气管插管、面罩等）与呼吸设备应划分为不同的注册单元。

（四）技术原理相同、产品设计结构不同的呼吸设备（例如不同的气路设计的呼吸设备）原则上应划分为不同的注册单元。

八、产品使用说明书和标签

（一）制造商应当提供完整的说明书，其内容包含申报范围内所有型号规格的产品，以及所有的组成部分。

（二）说明书应当符合《医疗器械说明书和标签管理规定》、GB 9706.1《医用电气设备 第1部分：安全通用要求》、YY 0505《医用电气设备 第1-2部分：安全通用要求 并列标准：电磁兼容 要求和试验》、GB 9706.28《医用电气设备 第2部分：呼吸机安全专用要求 治疗呼吸机》、YY 0601《医用电气设备 呼吸气体监护仪的基本安全和主要性能专用要求》、YY 0709《医用电气设备 第1-8部分：安全通用要求 并列标准：通用要求，医用电气设备和医用电气系统中报警系统的测试和指南》、YY/T 0799《医用气体低压软管组件》（如适用）和 YY 0893《医用气体混合器 独立气体混合器》（如适用）等相关标准中的要求，至少应包含以下内容：

1. 产品型号、规格、功能及结构型式。

2. 产品的适用范围。

3. 产品的禁忌症。

4. 产品气路原理图。

5. 由制造商提供或推荐的呼吸系统附件。

6. 详细的警告、注意事项等内容，包括但不限于：

（1）呼吸机使用资质的要求，如只能由经过良好培训的、获得授权的医务人员操作。

（2）呼吸机能否在磁共振（MRI）环境使用的说明。

（3）电磁兼容方面相关的警告及措施，如呼吸机可能受到便携式和移动通讯设备影响的警告。

（4）不应使用抗静电或导电的软管或导管的意义的陈述。

（5）呼吸机不应被覆盖或不应放置在影响呼吸机运行和性能的位置的警告。

（6）应明确与呼吸机兼容的设备及附件（湿化器、热湿交换器、呼吸管路、细菌过滤器、雾化器等）；或给出兼容设备的技术规格，如呼吸管路的阻力、顺应性等。

（7）应给出呼吸机的运输、储存条件。

（8）应给出清洗与消毒、灭菌的说明。

（9）对产品有效期进行说明。

（10）对于一次性使用的附件或部件，应有不可重复使用的警告。

（11）说明书中应明确如何进行呼吸机的维护。

附录 I　呼吸机产品风险管理资料要求

一、总体要求

产品风险管理资料是对产品的风险管理过程及其评审的结果予以记录所形成的资料。风险管理资料主要包含风险管理计划和风险管理报告，还包含风险管理活动相关的其他文档资料及评审记录。

二、风险管理计划的内容

（一）风险管理活动范围

制造商应策划风险管理活动的范围，通过照片、示意图和文字等形式清晰的说明产品的组成、规格型号，描述产品功能。

识别呼吸机产品生命周期阶段，以及每个阶段要开展哪些风险管理活动。

（二）职责权限

制造商应明确参与风险管理活动的成员，包括风险分析人员、风险评价人员（必须包含有临床背景的人员）、风险控制措施制定人员及验证人员、风险管理过程评审人员（不直接负责所评审的设计和开发阶段的人员和所需的专家）以及风险管理报告的编制及审批人员，他们可能是同一组人，应列出其姓名、职务及责任范围。其成员应具有与风险管理任务相适应的知识和经验。

（三）风险管理活动评审的要求

制造商应详细规定何时和如何进行风险管理评审，风险管理活动评审的要求可以是制造商建立的质量管理体系的一部分。

（四）风险可接受准则

制造商应根据风险可接受方针，制定风险产品的风险可接受准则。风险可接受准则对于风险管理过程的最终有效性是至关重要的，制造商应根据产品预期用途、特征制定适当的风险可接受准则。

风险可接受准则可以是制造商建立的质量管理体系的一部分，在风险管理计划中可以采用引用的方式体现。

（五）验证活动

风险管理计划要规定如何进行两个验证活动：确认风险控制已在最终设计中实施；确认实施的措施确实降低了风险。风险管理计划应详述风险控制措施相关的验证活动的计划。

（六）生产和生产后信息的收集和评审活动

制造商应当建立通用的程序，以便从不同的来源收集信息，如使用者、服务人员、培训人员、事故报告和顾客反馈。尽管获得生产后信息的一个或多个方法可以是已建立的质量管理体系中的一部分，但呼吸机产品的生产和生产后信息的收集和评审活动相关的计划和要求应直接加入到风险管理计划中。

三、风险管理报告的内容

（一）预期用途和与安全性有关特征的判定

风险管理报告应包含呼吸机的预期用途以及合理可预见的误用。

制造商应按照 YY/T 0316—2008《医疗器械 风险管理对医疗器械的应用》附录 C 提示的问题，对照产品的实际情况作针对性的简明描述。产品如存在附录 C 提示以外的可能影响安全性的特征的情况，也应做出说明。可能影响安全性的特征应形成文档，在风险管理报告中包含。

（二）危害的判定

制造商应在已识别的影响安全性的特征的基础上，系统地判定产品在正常和故障两种条件下的可预见的危害。并对危害的成因及后果进行分析，即说明危害、可预见事件序列、危害处境和可能发生的损害之间的关系。形成一份产品可预见的危害及危害分析清单。

危害的判定至少应包含能量危害、生物和化学危害、操作危害、信息危害这四个方面的危害分析，并应按照下表中的危害二级分类来展开分析。

下表（表3）为治疗呼吸机常见危害举例，供参考，制造商应根据申报产品具体预期用途和与安全性有关特征编写风险管理报告。

表3　治疗呼吸机危害示例

危害分类	危害二级分类	危害示例
能量危害	电磁能	网电源
		漏电流（外壳漏电流、对地漏电流、患者漏电流）
	辐射能	非电离辐射
	热能	高温：高温的气体被送入患者气道
	机械能	倾倒：呼吸机及台车倾倒
		悬挂物：管路支撑臂、湿化器悬臂
		振动
		噪声：呼吸机和空压机运行时的噪音
生物学和化学危害	生物学危害	细菌：重复用管路等附件未经严格消毒感染细菌的危害
		再次或交叉感染：重复用管路等附件未经严格消毒交叉感染的危害
	化学危害	患者气道和组织暴露于外来材料中：加工残留物、污染物、添加剂或加工助剂、清洗与消毒试剂残留物、降解或析出物、医用气体等
	生物相容性危害	与患者接触材料（面罩等）的生物相容性方面的危害（毒性、致敏等）
操作危害	功能	报警异常
		漏气
		停机、死机
		潮气量输出异常
		阀门故障
		板卡异常
		氧电池异常
		空气压缩机故障
		传感器故障（包括流量传感器和压力传感器）
		氧浓度异常
		操作界面异常（黑屏、按键失灵等）
		气道压力异常
		湿化器故障

续表

危害分类	危害二级分类	危害示例
操作危害	功能	电源和电池故障
		监测值与设置值偏差
		气源输入故障
	使用错误	呼吸机模式或参数设置不当
		未及时校准传感器（流量传感器、氧传感器等）
		未及时更换易损易耗部件（氧电池、管路）
		未及时清理积水
		清洗消毒不及时
		灰尘积累过多，未及时清洗
信息危害	标记和说明	使用说明书不完整
		性能指标描述不充分
		预期用途规定不充分
		使用限制条件说明不充分
信息危害	操作说明	与呼吸机一起使用的附件规定不充分
		使用前检查规定不充分
		操作指示过于复杂
	警告	一次性附件可能被错误地再次使用的危害
		使用抗静电或导电的呼吸管路的危害
		将呼吸机覆盖或将呼吸机放置于空气流通较差的位置的危害
		雾化时使用呼气支路细菌过滤器导致堵塞的危害
		其他关于安全使用呼吸机的警告
	服务和维护规格	服务和维护周期定义不当

（三）风险估计

应识别可能造成危害处境的合理可预见的事件序列或组合，并列明造成的危害处境。

对应每个判定的危害处境，应利用可以得到的资料或数据估计其相关的一个或多个风险。对危害发生概率不能加以估计的危害处境，编写一个危害的可能后果的清单，以便于风险评价和风险控制。

对损害发生的概率和损害的严重度进行定性或定量的估计（表4）。

用于风险估计的资料或数据，可以通过以下途径获得：

1. 已发布的标准，例如 GB 9706.28、IEC 60601－2－12、ISO 80601－2－12 等呼吸机专用标准；

2. 科学技术资料，例如各种期刊、专著；

3. 已在使用中的呼吸机的临床资料，例如已公布的不良事件报告、召回信息等，典型的如美国食品药品管理局官方网站中的 MAUDE 数据库；

4. 临床数据；

5. 调研结果；

6. 专家意见；

7. 外部质量评定情况。

表 4　治疗呼吸机危害、可预见的事件序列、危害处境和损害之间的关系示例

危害	可预见的事件序列	危害处境	损害
电磁能（网电源）	（1）使用了导电的呼吸管路和气管插管（2）通气时使用高频电刀	发生火灾	严重烧伤死亡
电磁能（静电释放 ESD）	（1）带静电的操作者触摸呼吸机（2）静电导致呼吸机停止工作和报警失效（3）呼吸机停止向患者送气	不知道呼吸机没有向患者输送气体	缺氧脑损伤死亡
生物学的（微生物污染）	（1）提供的重复性使用呼吸管理的清洗消毒说明不适当（2）通气过程中使用了受污染的管路	通气过程中细菌进入患者气道	细菌感染死亡
功能（没有输出）	（1）电池电量未达到声称的工作时间（2）院内转运之前，没有检查电池电量	院内转运过程中，呼吸机突然停止通气	缺氧脑损伤死亡
功能（气道压力过高）	（1）呼吸机控制软件失控（2）临床检视不够及时	过高的气道压被施加到患者肺内	压力伤肺损伤
功能（氧浓度过低）	（1）气源接口不能防止误连接（2）错误地将空气接入呼吸机氧气气源入口	比设置值低的氧浓度输入患者	血氧饱和度下降延误治疗缺氧脑损伤死亡

（四）风险评价

对每个已判定的危害处境，制造商应依据风险管理计划中制定的风险可接受准则进行风险评价，决定是否需要降低风险。

风险评价的结果记入风险管理文件中。

（五）风险控制

制造商应对经风险评价后不可接受的、或考虑可进一步采取措施降低的风险制定适当的风险控制措施（一个或多个），把风险降低到可接受的水平。

制造商应按照以下顺序，依次使用一种或多种方法：

1. 用设计方法取得固有安全性，例如消除危害、降低损害发生的概率、降低损害的严重度；

2. 在医疗器械本身或在制造过程中提供防护措施，例如提供安全阀、提供视觉或听觉报警信号；

3. 提供安全性信息，例如提供警告标识、限制呼吸机的使用或限制使用环境、提供警告信息（告知某些不当使用、危害或其他有助于降低风险的信息）、提供防护设备（例如细菌过滤器）、提供操作者培训（以改进他们的表现或提高其检出错误的能力）、规定必需的维护时间间隔、规定最大产品服务寿命等。

在制定降低风险的控制措施方案时，应充分考虑产品国家标准、行业标准中有关降低风险的措施。

应确保降低风险的控制措施在研制初期得到有效的输入，对每项风险控制措施实施予以验证，并应对措施的有效性实施验证。

制造商应对采取降低风险的控制措施后的剩余风险以及是否会引发新的风险进行评价。

以上降低风险的控制措施、控制措施的验证、剩余风险评价等信息可以记入风险管理报告中。

（六）综合剩余风险的可接受性评价

制造商应对综合剩余风险是否可接受给出结论性意见，并对已有恰当的方法获得与本产品相关的生产后信息与临床应用的信息进行阐述并做出承诺。

风险管理报告应由制造商的最高管理者（法人代表）或其授权的代表签字批准。

附录Ⅱ　治疗呼吸机产品技术要求

一、相关标准

治疗呼吸机相关的现行有效的标准有：

GB 9706.1—2007《医用电气设备 第 1 部分：安全通用要求》

GB 9706.28—2006《医用电气设备 第 2 部分：呼吸机安全专用要求 治疗呼吸机》

YY 0505—2012《医用电气设备 第 1-2 部分：安全通用要求 并列标准：电磁兼容 要求和试验》

YY 0709—2009《医用电气设备 第 1-8 部分：安全通用要求 并列标准：通用要求，医用电气设备和医用电气系统中报警系统的测试和指南》

YY 0601—2009《医用电气设备 呼吸气体监护仪的基本安全和主要性能专用要求》

YY 0893—2013《医用气体混合器 独立气体混合器》

YY/T 0799—2010《医用气体低压软管组件》

GB/T 16886 生物学评价系列标准等

二、性能指标

（一）基本要求

产品的工作条件不宜列入性能指标中，如需规定试验条件，可以在试验方法中注明。

应在性能指标中明确产品的全部临床应用的功能，说明产品的各项呼吸模式。

如涉及，呼吸机性能指标应包括：

1. 控制参数

潮气量、吸气压力、呼末正压、压力支持水平、最大限制压力、氧浓度、呼吸频率、吸呼比、吸气时间、吸气触发灵敏度、呼气触发灵敏度、窒息通气参数（备用通气参数）等。

控制参数性能指标应至少包括调节范围、调节步长、控制误差。不同患者人群的调节范围、调节步长、控制误差如有不同，应分开表达并分开检验。全部可调节范围都应声称控制误差并得到检验。

控制参数必须有最小非零值，最小非零值至少应大于等于控制误差或调节步长（两者取大者）。

例如：

潮气量控制

调节范围：成人 100 mL ~ 2000 mL，小儿 20 mL ~ 300 mL；

调节步长：成人为 10 mL；小儿为 1 mL；

误差：±（10 mL + 设定值的10%）。

以%为单位的性能指标，应在表达控制误差时注明是相对误差还是绝对误差。

例如：

呼气触发灵敏度控制

调节范围：10% ~ 85%；

调节步长：5%；

误差：±10%（绝对误差）。

2. 监测参数

吸入潮气量、呼出潮气量、气道压力、呼末正压、呼吸频率、分钟通气量、氧浓度、呼末二氧化碳浓度、阻力、顺应性、浅快呼吸指数、最大吸气负压、口腔闭合压、呼吸功、呼气时间常数等；

监测参数的性能指标应具体描述在哪个范围内能达到这样的误差水平。

例如：

气道压力

在 0 cmH_2O ~ 120 cmH_2O 范围内，误差：±（2 cmH_2O + 4%实际读数）。

3. 其他性能指标

吸气阻力、呼气阻力、雾化器输出流量范围、呼吸系统顺应性、整机噪声水平、峰值流量；空压机的输出压力范围、峰值流量、持续流量等。

性能指标中的单位符号，如有国际标准要求的应采用国际标准单位符号。产品技术要求中同一参数的单位符号应保持前后一致。推荐采用的呼吸机常用的单位符号如下表（表5）所述。

表5　推荐采用的呼吸机常用单位符号

单位名称	符号
气源压力	kPa
气道压力	cmH_2O 或 hPa
潮气量	mL
分钟通气量	L/min
流量	L/min
呼吸频率	/min 或 1/min 或 min^{-1}
时间	s 或 ms
体积百分比	vol. %
分压	mmHg

4. 报警指标

国家标准/行业标准中明确的报警指标不要求在产品技术要求中明确。国家标准/行业标准中要求在说明书中明确，但没有给出具体指标的，需要在产品技术要求中明确。

在产品技术要求中明确的报警指标，需要提供相应的检测方法。制造商在说明书给出了报警指标，但国家标准/行业标准未明确的，也无法在产品技术要求中明确的，制造商应提供证据证明产品满足这些报警指标的要求。

（二）性能指标的制定

1. 下表（表6）列出了治疗呼吸机现行有效的标准中一些性能指标的要求，产品技术要求中的性能指标不能低于这些要求。

表6　呼吸机国家标准和行业标准中性能指标的要求

性能指标名称	性能指标要求	来源
最大极限压力	不得超过 125 cmH_2O（125 hPa）	GB 9706.28
气道压力测量精度	±（2% 满刻度 + 实际读数的4%）	GB 9706.28
呼出潮气量测量精度	100 mL 以上：实际读数的 ±15%	GB 9706.28
分钟通气量测量精度	3 L/min 以上：实际读数的 ±15%	GB 9706.28
氧浓度监测精度	±（2.5% 的体积百分比 + 气体浓度的2.5%）	YY 0601
二氧化碳浓度监测精度	±（0.43% 的体积百分比 + 气体浓度的8%）	YY 0601

2. 下表（表7）列出了国际上现行治疗呼吸机标准中一些性能指标的要求，鼓励制造商制定的性能指标符合这些要求。

表7　呼吸机国际标准中性能指标的要求

性能指标名称	性能指标要求	来源
最大极限压力	不得超过 125 hPa（125 cmH₂O）	ISO 80601 - 2 - 12
气道压力测量精度	±［2 hPa（2cmH₂O）+ 实际读数的4%］	ISO 80601 - 2 - 12
吸入潮气量监测精度	50 mL 以上：±（4.0 mL + 实际读数的15%）	ISO 80601 - 2 - 12
呼出潮气量测量精度	50 mL 以上：±（4.0 mL + 实际读数的15%）	ISO 80601 - 2 - 12
氧浓度监测精度	±（2.5%的体积百分比 + 气体浓度的2.5%）	ISO 80601 - 2 - 55
二氧化碳浓度监测精度	±（0.43%的体积百分比 + 气体浓度的8%）	ISO 80601 - 2 - 55
吸气压力控制精度	±（2cmH₂O + 设定值的5%）	/
呼吸频率控制精度	±1 bpm 或 ±（设置值的10%），取大者	ASTM F1100
氧浓度控制精度	±3%的体积百分比或±设置值的10%，取大者	ASTM F1100

对于气道压力监测精度、吸入和呼出潮气量监测精度，国际标准化组织（ISO）2011 年发布的呼吸机专用标准 ISO 80601 - 2 - 12：2011 Medical electrical equipment—Part 2 - 12：Particular requirements for basic safety and essential performance of critical care ventilators 的要求略高于国标 GB 9706.28—2006《医用电气设备 第2部分：呼吸机安全专用要求 治疗呼吸机》的要求。现代传感器技术和算法水平是完全可以做到 ISO 80601 - 2 - 12 要求的精度的，因此，本指导原则推荐制造商采用 ISO 80601 - 2 - 12 的这些最低性能要求。

美国材料与试验协会（ASTM）1997 年批准的呼吸机专用标准 ASTM F1100 对呼吸机的吸气压力控制精度、呼吸频率控制精度、氧浓度控制精度提出了最低要求。这三个性能指标对治疗呼吸机都是至关重要的，虽然国家标准 GB 9706.28 没有对这三个指标提出要求，本指导原则仍推荐制造商生产的呼吸机符合这些要求。

3. 国家标准/行业标准中要求在使用说明书中声称的性能指标，应在产品技术要求中明确。

例如，GB 9706.28 中6.8.2 aa）18）条要求："在使用推荐的呼吸系统和由于断电或部分失电而危及正常通气量时，在下列气流量下，患者连接口处测得的呼气和吸气的压力下降值：对于呼吸机提供的潮气量大于 300 mL 的，流量为 60 L/min；对于潮气量在 300 mL 和 30 mL 之间，流量为 30 L/min；对于潮气量小于 30 mL 的，流量为 5 L/min。"应在产品技术要求中明确呼吸系统的吸气和呼气阻力要求。

4. 安全标准及主要安全特征

不需要对安全标准（例如 GB 9706.1、YY 0505、GB 9706.28 等）的适用项目设置附录，具体条款的适用性在注册检测报告中体现。

需要在产品技术要求中明确标准年代号及产品主要安全特征，主要安全特征应制定附录。

例如：

电气安全要求：呼吸机电气安全应符合 GB 9706.1—2007、GB 9706.28—2006、YY 0601—2009，产品主要安全特征见附录 A。

电磁兼容性要求：应符合 YY 0505—2012、GB 9706.28—2006 和 YY 0601—2009 的有关要求。

附录 A

1 产品主要安全特征

1.1 按照防电击类型分类

1.2 按照防电击程度分类

1.3 按对进液的防护程度分类

1.4 按照在与空气混合的易燃麻醉气体或与氧或氧化亚氮混合的易燃麻醉气体情况下使用时的安全程度分类

1.5 按运行模式分类

1.6 设备的额定电压和频率

1.7 设备的输入功率

1.8 设备是否具有对除颤放电效应防护的应用部分

1.9 设备是否具有信号输出或输入部分

1.10 永久性安装设备或非永久性安装设备

1.11 电气绝缘图

除以上国家标准和行业标准提出的安全要求需要满足以外，补充下表（表8，表9）中列出的要求。

表8　呼吸机安全要求补充

序号	安全要求	来源
1	应至少声明一种用于配合封闭式吸引导管使用的推荐通气模式和设置。在使用封闭式吸引导管后，呼吸机应继续按预期运行：—对于每种通气模式，使用说明书中指出的所有预期输送潮气量范围内的最小输送潮气量；和用使用说明书中指出的顺应性最小的呼吸系统配置	ISO 80601 - 2 - 12
2	对于液体的有害进入，呼吸机外壳应提供至少 IP21 等级的防护。通过将呼吸机放在正常使用时最不利位置进行 GB 4208—2008 中的测试，并通过检查来核实符合性。在这些步骤之后，检验基本安全和基本性能是否满足要求	ISO 80601 - 2 - 12
3	正常状态或单一故障状态下，可能和体液或呼出气体接触的呼吸机气路及附件应设计成允许分拆来清洗与消毒或清洗与灭菌的	ISO 80601 - 2 - 12

续表

序号	安全要求	来源
5	呼吸机应配备一个带报警系统的监测装置，该报警系统包含一个报警条件用于指示呼气末压力在PEEP高报警限以上。PEEP高报警条件都至少应为中级。报警条件延迟应不超过3个呼吸周期	ISO 80601-2-12
6	GB 9706.28 56.3 aa）的要求更正为： aa）＊连接处的气体泄漏 1）应提供在正常使用时，把气流回流量限制在100mL/min以下的方法，该回流气流由气体输入口流至同种气体的供气系统。 2）在正常使用和单一故障状态下，不同气体的高压输入之间的交叉气流流量不应超过100 mL/h。在单一故障状态下，如果不同气体的高压输入口之间的交叉气流流量会超过100 mL/h，呼吸机应配置一个声报警装置，以保证该交叉气流流量不超过100 mL/min	ISO 80601-2-12
7	呼吸机应配备一个带报警系统的监测装置，该报警系统包含一个技术报警条件用于指示气道压力达到阻塞报警限。 例：报警条件用于警示： —吸气或呼气管路阻塞 —呼气阀闭塞 —呼气呼吸系统过滤器阻塞 阻塞技术报警条件应为高级。最大报警条件延迟应不超过2个呼吸周期或5s中的大者。 无论阻塞报警条件何时发生，呼吸机应在不超过一个呼吸周期内将气道压降到大气压或设定的PEEP水平以下。 阻塞报警条件的测定和测试方法应在随机文件中描述	ISO 80601-2-12
8	不预期用于医疗保健场所内部患者转运的呼吸机及其部件和附件，应具备适当的机械强度以应对由正常使用、推、碰撞、跌落和粗鲁处置导致的机械压力。固定使用的设备免除本子条款的要求。在下列测试以后，呼吸机应保持基本安全和基本性能。 通过执行下列测试检查符合性。 a）用下列条件，与IEC 60068-2-27：2008一致的冲击测试。 1）测试类型：1类 —峰值加速度：150m/s² （15g）； —持续时间：11ms； —脉冲形状：半正弦 —震动次数：每个轴每个方向3次（合计18次） 或 2）测试类型：2类 —峰值加速度：300m/s² （30g）； —持续时间：6ms； —脉冲形状：半正弦； —震动次数：每个轴每个方向各3次（合计18次）； b）用下列条件，依照IEC 60068-2-64：2008的宽带随机颤动测试： 3）加速度： —10Hz至100Hz：1.0 （m/s²）²/Hz； —100Hz至500Hz：-6dB每倍频程； 4）持续：10分钟每个正交轴（共3个）； c）确认基本安全和基本性能在以上测试后能保持	ISO 80601-2-12
9	预期移动使用（医疗保健场所内部的患者转运期间）的呼吸机及其部件包括适用的附件，应具备适当的机械强度以应对由正常使用、推、碰撞、跌落和粗鲁处置导致的机械压力。对于此测试，呼吸机及其部件、适用的附件应安装上随机文件中指定的附件。 注1：如果随机文件描述了不止一种附件系统，则需要多次测试。 在下列测试期间，采用表9中合适的测试条件和参数设置给测试肺通气，呼吸机应保持基本安全和基本性能。用容量控制通气模式或压力控制通气模式进行测试。测试期间，单次呼吸的输送潮气量误差应不偏离35%以上，同时一分钟时间间隔期间的平均输送潮气量误差应不偏离25%以上。 通过执行下列测试检查符合性。 a）用下列条件，与IEC 60068-2-27：2008一致的冲击测试。 1）测试类型：1类 —峰值加速度：50m/s² （5g）； —持续时间：6ms； —脉冲形状：半正弦 —震动次数：每个轴每个方向3次（合计18次） b）用下列条件，依照IEC 60068-2-64：2008的宽带随机振动测试： 2）加速度 —10Hz至100Hz：0.33 （m/s²）²/Hz；	ISO 80601-2-12

序号	安全要求	来源
9	—100Hz 至 500Hz：−6dB 每倍频程； 　　3）持续：30 分钟每个正交轴（共 3 个）。 　c）自由跌落，依据 IEC 60068−2−31：2008，采用步骤 1 和下列条件： 　　　4）跌落高度： 　　　　—对于质量 ≤ 1 kg，0.25 m 　　　　—对于 1 kg < 质量 ≤ 10 kg，0.1 m 　　　　—对于 10 kg < 质量 ≤ 50 kg，0.05 m 　　　　—对于质量 > 50 kg，0.01 m 　　　5）跌落次数：在各自指定的高度跌落 2 次。 　d）确认基本安全和基本性能在测试期间保持着。确认输送潮气量在测试期间在指定的限制值以内	ISO 80601−2−12
10	电磁兼容性测试接受准则： 治疗呼吸机电磁兼容性测试条件和接受准则确定如下： 在 YY 0505—2012，36 章中规定的测试条件下，当依据预期输送潮气量选择采用表 9 的条件和参数给肺通气时，呼吸机应保持基本安全和基本性能。采用一个容量通气模式或一个压力通气模式进行这些测试。如果事关基本安全和基本性能，下列"降级"则不能允许： 　　—元器件失效； 　　—可编程参数或设置改变； 　　—重设为缺省设置； 　　—运行模式改变 　　例：通气类型、通气模式、通气频率、I/E 比等改变。 　　—启动了一个非预期的运行模式； 　　单次呼吸的输送潮气量误差大于 35% 和一分钟间隔以上平均输送超期量偏差大于 25%	ISO 80601−2−12
11	除非呼吸机配置的是混合氧气和周围空气的气体混合系统，内置于呼吸机的气体混合系统（例如混合氧气气源和医用高压管道空气）应满足 YY 0893 的要求	YY 0893

表 9　振动和冲击试验和电磁兼容性试验测试条件

可调参数	测试条件		
	呼吸机预期输送潮气量范围		
	V_{del} > 300mL	300ml ≥ V_{del} ≥ 50mL	V_{del} < 50mL
输送潮气量，V_{del} [a]	500 mL	150 mL	30 mL
通气频率，f	10 min^{-1}	20 min^{-1}	30 min^{-1}
I/E 比率	1：2	1：2	1：2
PEEP	5 cmH$_2$O	5 cmH$_2$O	5 cmH$_2$O
阻力，R [b]	5cmH$_2$O（L/s）$^{-1}$ ±10%	20cmH$_2$O（L/s）$^{-1}$ ±10%	50cmH$_2$O（L/s）$^{-1}$ ±10%
等温顺应性，C [b]	50 mL · cmH$_2$O^{-1} ±5%	20 mL · cmH$_2$O^{-1} ±5%	1 mL · cmH$_2$O^{-1} ±5%

a　V_{del} 通过测试肺上的压力传感器测量，这里 $V_T = C \times P_{max}$

b　C 和 R 的精度适用于测量参数的全范围

（三）检验方法

若国家标准和行业标准中未规定测试条件，需规定相关的测试条件。

测试时，呼吸机应连接到正常使用所规定的气源上，可以用工业级氧气和空气替代等价医用气体。当使用替代气体时，应该确保测试气体不含油且干燥。

气体流量、潮气量和泄漏的所有要求以 STPD 形式表达，除了与 VBS 相关的气体流量、潮气量和泄漏以 BTPS 表达以外。STPD（standard temperature and pressure dry）是指 101.3kPa，工作温度为 20℃。BTPS（body temperature and pressure saturated）是指当地大气压力和 100% 相对湿度，工作温度为 37℃。

以下选择呼吸机典型的 3 个性能指标，提供了相应的检验方法，供制造商参考。

【示例 1】

性能指标

2.1.1 潮气量控制精度

调节范围：成人 100 mL ~ 2000 mL，小儿 20 mL ~ 300 mL；

调节步长：成人为 10 mL；小儿为 1 mL；

误差：±（10 mL + 设定值的 10%）。

2.2.1 吸入潮气量监测精度

误差：

在 0 mL～100 mL 范围内，±（10 mL＋3% 实际读数）；

在 100 mL～4000 mL 范围内，±（3 mL＋10% 实际读数）。

2.2.2 呼出潮气量监测精度

误差：

在 0 mL～100 mL 范围内，±（10 mL＋3% 实际读数）；

在 100 mL～4000 mL 范围内，±（3 mL＋10% 实际读数）。

检验方法

测试方法：

样品的潮气量参数与标准设备对比，结果应满足技术要求中 2.1.1、2.2.1 和 2.2.2 的规定。

测试图示：

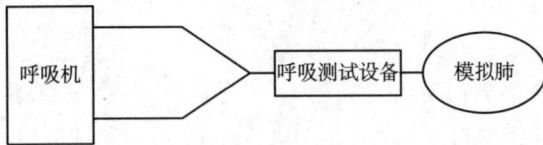

潮气量测试框图

表 10 潮气量测试的参数设置

可调参数	参数设置值			
潮气量	$V_T > 800$ mL	800 mL $\geq V_T$ >300 mL	300 mL $\geq V_T$ $\geq$30 mL	$V_T < 30$ mL
f(bpm)	5	10	20	30
I：E	1：2	1：2	1：2	1：2
R(cmH$_2$O/L/s)	5	5	20	50
C(mL/cmH$_2$O)	50	50	20	1

测试步骤：

将呼吸测试设备连接至呼吸机病人连接端口，呼吸机设置为容量控制/辅助通气模式；

呼吸测试设备设置为潮气量监测，将呼吸机潮气量设定为 20 mL（按照表 7 设置其他参数和模拟肺）；

待潮气量输出稳定后，将呼吸测试设备的实测值与呼吸机的设定值比较，结果应符合 4.1.1；将呼吸测试设备的实测值与呼吸机的监测值比较，结果应符合 4.2.1、4.2.2。

依次将呼吸机潮气量设定为 100 mL、300 mL、500mL、800 mL、2000mL（按照表 9 设置其他参数和模拟肺），重复步骤（2）和（3）。

将呼吸机设置为压力控制/辅助通气模式，模拟肺设置为 R＝5 cmH$_2$O/L/s、C＝100 mL/cmH$_2$O，吸气压力设置为 40 cmH$_2$O；

启动通气，微调吸气压力设置值，使得呼出潮气量监测值接近 4000 mL；

待潮气量输出稳定后，将呼吸测试设备的实测值与呼吸机的监测值比较，结果应符合 2.2.1。

检查潮气量调节范围和调节步长，应符合 2.1.1。

示例 1 给出了潮气量的一般检验方法，因为潮气量的控制和监测精度测量方法相关性很大，因此，将这 3 个性能指标放在同一个检验方法中。选取的测量点应考虑到呼吸机可设置到的潮气量最小值、最大值、中间若干常用值。应定义会影响到潮气量控制和监测的其他性能指标的设置值，例如呼吸频率、吸呼比（或吸气时间）。

对于监测精度，应检验到性能指标要求规定的最大监测范围，例如上述示例中的吸入和呼出潮气量监测精度应检验 4000 mL 潮气量能否满足精度要求。

【示例 2】

性能指标

2.1.3 吸气触发灵敏度控制精度

调节范围：0.5 L/min～15.0 L/min；

调节步长：0.1 L/min；

误差：±（1 L/min＋设定值的 10%）。

检验方法

测试方法：

样品的吸气触发灵敏度的设定值与标准设备测量并计算的值对比，结果应满足技术要求中 2.1.3 的规定。

测试图示：

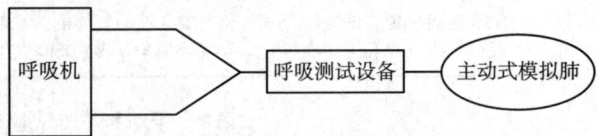

吸气触发灵敏度测试框图

测试步骤：

将呼吸测试设备连接至主动式模拟肺，调节主动式模拟肺用以模拟触发流量，用呼吸测试设备检查触发流量为 0.5 L/min±1.05 L/min；

将呼吸测试设备连接至呼吸机病人连接端口，呼吸机设置为持续气道正压/压力支持通气模式，吸气触发灵敏度设置为 0.5 L/min；

启动通气，检查呼吸机是否被正常触发；

依次将主动式模拟肺触发流量和吸气触发灵敏度设定为 5 L/min、15 L/min，检查呼吸机是否被正常触发；

将呼吸测试设备的实测值与呼吸机的设定值比较，结果应符合 2.1.3。

检查吸气触发灵敏度的调节范围和调节步长，应符合 2.1.3。

示例 2 给出了吸气触发灵敏度控制精度的检验方法，应考虑到最小值、最大值、中间若干常用值。

【示例 3】

性能指标

2.1.4 呼吸系统顺应性

成人一次性呼吸系统（含吸气安全阀、成人一次性呼吸管路、积水杯、呼气阀）顺应性：≤4 mL/cmH$_2$O；

成人重复性呼吸系统（含吸气安全阀、成人重复性呼吸管路、积水杯、呼气阀、Y形接头）顺应性：≤2 mL/cmH₂O；

小儿一次性呼吸系统（含吸气安全阀、小儿一次性呼吸管路、积水杯、呼气阀）顺应性：≤2 mL/cmH₂O；

小儿重复性呼吸系统（含吸气安全阀、小儿重复性呼吸管路、积水杯、呼气阀、Y形接头）顺应性：≤2 mL/cmH₂O；

婴儿重复性呼吸系统含（含吸气安全阀、婴儿重复性呼吸管路、积水杯、呼气阀、Y形接头）顺应性：≤1 mL/cmH₂O。

检验方法

测试方法：

测试图示：

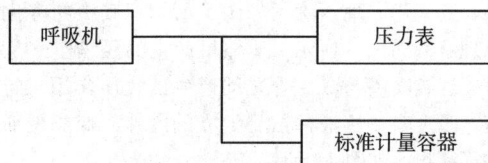

系统顺应性测试框图

测试步骤：

连接如图，将呼吸机每个排气口堵住；

用一个标准计量容器，将一定体积的气体注入呼吸机系统中；

观察并记录系统内的压力差；

用下列公式计算出系统顺应性，结果应符合2.1.4。

$$C = \frac{V}{\Delta P}$$

式中：

C——顺应性，单位为毫升每厘米水柱（mL/cmH₂O）；

V——用标准计量容器注入呼吸机系统中的体积，单位为毫升（mL）；

ΔP——系统中压力的增加值，单位为厘米水柱（cmH₂O）。

示例3给出了呼吸系统顺应性的检验方法，对于通过文字描述无法达到将步骤描述到具有可重现性和可操作性的程度，应借助图、表等形式来表达。通过计算的方法得到的测试结果，应清晰地表达出计算公式及直接测量参数的测量方法。

50 医用雾化器注册技术审评指导原则

[医用雾化器注册技术审查指导原则（2016年修订版）]

本指导原则旨在指导注册申请人对医用雾化器注册申报资料的准备及撰写，同时也为技术审评部门审评注册申报资料提供参考。

本指导原则是对医用雾化器的一般要求，申请人应依据产品的具体特性确定其中内容是否适用，若不适用，需具体阐述理由及相应的科学依据，并依据产品的具体特性对注册申报资料的内容进行充实和细化。

本指导原则是供申请人和审查人员使用的指导文件，不涉及注册审批等行政事项，亦不作为法规强制执行，如有能够满足法规要求的其他方法，也可以采用，但应提供详细的研究资料和验证资料。应在遵循相关法规的前提下使用本指导原则。

本指导原则是在现行法规、标准体系及当前认知水平下制定的，随着法规、标准体系的不断完善和科学技术的不断发展，本指导原则相关内容也将适时进行调整。

一、适用范围

本指导原则适用于第二类医用雾化器产品（或称雾化器）。该产品以超声振荡或气体压缩机驱动的方式将药物雾化供患者吸入。

本指导原则所称的医用雾化器属于《医疗器械分类目录》中6823-6超声雾化器，以及《关于冷热双控消融针等166个产品医疗器械分类界定的通知》（国食药监械

〔2011〕231号）文中二（六十三）规定的压缩式雾化器，管理类别代号为6821。

本指导原则不适用于网式雾化器和采用外接气源的方式将药物雾化的器具（如由医院中心供气系统或其他的经过压缩的氧气或医用气体作为气源的药物雾化器具），但可以参考本指导原则对这些产品进行技术审查。

二、技术审查要点

（一）产品名称要求

产品的名称应为通用名称，并符合《医疗器械命名规则》、《医疗器械分类目录》、标准等相关法规、规范性文件的要求。产品名称可主要依据雾化的原理及方式来命名，如："医用超声雾化器"或者"医用压缩式雾化器"。

（二）产品的结构和组成

产品的结构和组成应首先说明产品的主要部件，如有必要再对主要部件的组成进行说明。

医用超声雾化器一般主要由主机、雾化杯、送雾管、吸嘴或吸入面罩组成，其中的主机可由超声波发生器（超声换能器）、超声薄膜、送风装置、调节和控制系统组成。医用超声雾化器产品实例如图1所示。

医用压缩式雾化器一般主要由主机、送气管、雾化装置、

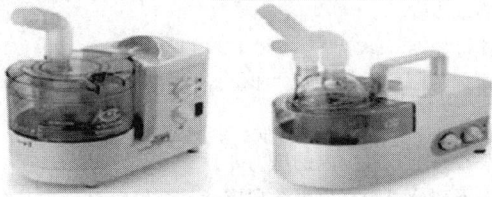

图 1 医用超声雾化器产品实例

吸嘴或吸入面罩组成，其中主机主要由压缩泵、过滤组件和控制系统组成。医用压缩式雾化器产品实例如图 2 所示。

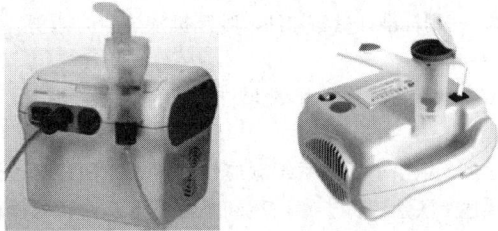

图 2 医用压缩式雾化器产品实例

（三）产品的工作原理/作用机理

1. 医用超声雾化器工作原理

超声雾化器由超声波发生器产生的高频电流经过安装在雾化缸里的超声换能器使其将高频电流转换为相同频率的声波，由换能器产生的超声波通过雾化缸中的耦合作用，通过雾化杯底部的超声薄膜，从而使超声波直接作用于雾化杯中的液体。当超声波从杯底经传导到达药液表面时，液-气分界面即药液表面与空气交界处，在受到垂直于分界面的超声波的作用后（即能量作用），使药液表面形成张力波，随着表面张力波能量的增强，当表面张力波能量达到一定值时，在药液表面的张力波波峰也同时增大，使其波峰处的液体雾粒飞出（雾粒直径的大小随超声波的频率增大而缩小）。由于超声波而产生的雾粒具有尺寸均一，动量极小，故容易随气流行走，药液产生雾粒的数量随超声波能量的增加而增多（即超声波的功率越大，则产生的雾粒的数量越多）。在医用超声雾化器将药液分裂成微粒后，再由送风装置产生的气流作用而生成药雾，药雾经送雾管输送给患者，如图 3、图 4 所示。

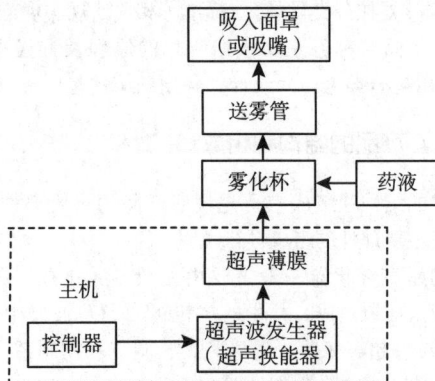

图 3 医用超声雾化器工作原理示意图

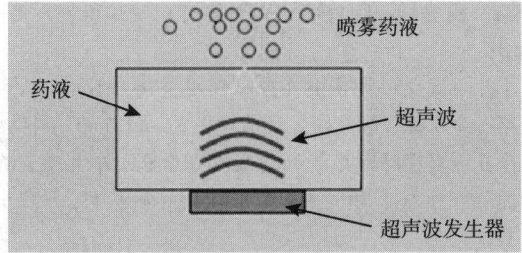

图 4 医用超声雾化器雾化装置图示例

2. 医用压缩式雾化器工作原理

医用压缩式雾化器应用的是文丘里效应的原理，一般是通过气体压缩机产生的压缩气体为驱动源来产生及传输气雾的，其工作原理示意图如图 5 所示，其中的雾化装置工作原理示例如图 6 所示：压缩机产生的压缩空气从喷嘴喷出时，通过喷嘴与吸水管之间产生的负压作用，向上吸起药液。吸上来的药液冲击到上方的隔片，变成极细的雾状向外部喷出，如图 7 所示。

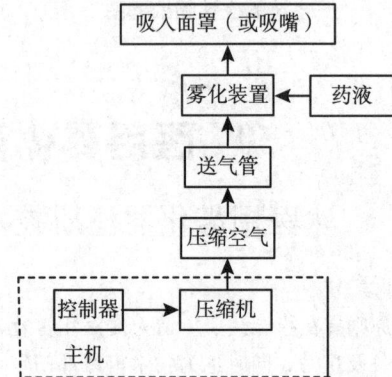

图 5 医用压缩式雾化器工作原理示意图

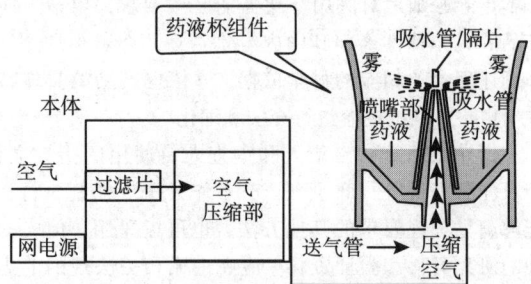

图 6 医用压缩式雾化器工作原理示例图

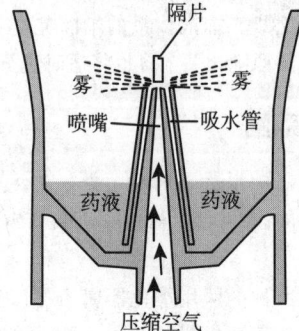

图 7 医用压缩式雾化器雾化装置图示例

3. 产品的作用机理

呼吸系统是一个开放的系统，药液在被雾化为微粒后，患者吸入这些药雾后，药雾能直接吸附于患者的口腔、咽喉、气管、支气管、肺泡等处，经其粘膜吸收而达到治疗的目的。

（四）注册单元划分的原则和实例

医用雾化器产品注册单元的划分应考虑雾化原理、技术结构是否相同，采用同一雾化原理且技术结构相同则可以作为一个注册单元。

雾化原理不同，如超声雾化器和压缩式雾化器不能作为一个注册单元。

雾化原理相同，但产品主要设计结构不同的产品，如压缩式雾化器的雾化装置设计结构不同原则上应划分为不同的注册单元。

（五）产品适用的相关标准

表1　相关标准

GB/T 191—2008	《包装储运图示标志》
GB 9706.1—2007	《医用电气设备 第1部分：安全通用要求》
GB/T 14233.1—2008	《医用输液、输血、注射器具检验方法 第1部分：化学分析方法》
GB/T 14710—2009	《医用电器环境要求及试验方法》
GB 15980—1995	《一次性使用医疗用品卫生标准》
GB/T 16886.1—2011	《医疗器械生物学评价 第1部分：风险管理过程中的评价与试验》
GB/T 16886.5—2003	《医疗器械生物学评价 第5部分：体外细胞毒性试验》
GB/T 16886.7—2001	《医疗器械生物学评价 第7部分：环氧乙烷残留量》
GB/T 16886.10—2005	《医疗器械生物学评价 第10部分：刺激与迟发型超敏反应试验》
GB/T 16886.12—2005	《医疗器械生物学评价 第12部分：样品制备与参照样品》
YY 0109—2013	《医用超声雾化器》
YY 0505—2012	《医用电气设备 第1-2部分：安全通用要求 并列标准：电磁兼容 要求和试验》
YY 0671.2—2011	《睡眠呼吸暂停治疗 第2部分：面罩和应用附件》
YY/T 0466.1—2009	《医疗器械 用于医疗器械标签、标记和提供信息的符号 第1部分：通用要求》
EN 13544—1：2007	《Respiratory therapy equipment – Part 1: Nebulizing systems and their components》

上述标准（表1）包括了产品技术要求中经常涉及到的标准。企业需要根据产品的特点引用以上标准中适用的标准，特殊需要时也可以引用其他标准。

产品适用及引用标准的审查可以分两步来进行。首先对引用标准的齐全性和适宜性进行审查，也就是在编写产品技术要求时与产品相关的国家、行业标准是否进行了引用，以及引用是否准确。可以通过对研究资料中的产品性能研究是否引用了相关标准，以及所引用的标准是否适宜来进行审查。

其次对引用标准的采纳情况进行审查。即，所引用的标准中的条款要求，是否在产品技术要求中进行了实质性的条款引用。这种引用通常采用两种方式，文字表述繁多内容复杂的可以直接引用标准及条文号，比较简单的也可以直接引述具体要求。

如有新版强制性国家标准、行业标准发布实施，产品性能指标等要求应执行最新版本的国家标准、行业标准。

（六）产品的适用范围/预期用途

医用雾化器的预期用途是将液态药物雾化，并将其输送到呼吸道供患者吸入治疗用。

（七）产品的主要风险

风险管理报告应符合YY/T 0316—2008《医疗器械 风险管理对医疗器械的应用》的有关要求，判断与产品有关的危害，分析和评价相关风险，控制这些风险并监视控制的有效性。主要审查要点包括：

1. 是否参考YY/T 0316—2008附录C和附录E进行产品有关的安全特征判定和风险分析，见附录I《医用雾化器风险分析》；

2. 是否参考YY/T 0316—2008附录D进行风险评价和风险控制；

3. 风险管理、剩余风险及生产和生产后监视相关方法是否参考YY/T 0316—2008附录F、G、J。

（八）产品技术要求应包括的主要性能指标

本部分给出医用雾化器需要考虑的主要性能指标，制造商可参考相应的行业标准，根据自身产品的技术特点制定相应的产品技术要求。如行业标准中有不适用条款，企业在产品性能研究的编制说明中必须说明理由。

1. 超声雾化器主要技术性能要求一般应包括以下内容：

（1）超声振荡频率：雾化器超声工作频率与标称频率的偏差：≤±10%。

（2）最大雾化率：雾化器的最大雾化率必须不小于其企业标准、使用说明书（或铭牌）上的规定。

（3）雾化器水槽内温度：雾化器水槽内水温≤60℃。

（4）整机噪声试验：雾化器正常工作时的整机噪声：≤50dB（A计权）。

（5）雾化率调节性：雾化器的雾化率宜能调节。

（6）低水位提示或停机装置：雾化器宜具备低水位提示或停机装置。

（7）风量调节装置：雾化器宜在适当部位安装风量调

节装置。

（8）定时误差：雾化器宜有定时控制装置，其控制时间与标称时间的偏差不大于10%。

（9）连续工作时间：雾化器在常温下，采用交流电源供电时，连续工作4小时以上，应能正常工作；如采用直流电源供电时，连续工作1小时以上，应能正常工作。如申请人在产品技术要求中规定了连续工作时间，则依据产品技术要求的规定。

（10）外观与结构：雾化器外观应整洁，色泽均匀，无伤痕、划痕、裂纹等缺陷。面板上的文字和标志应清晰可见；雾化器塑料件应无气泡、起泡、开裂、变形以及灌注物溢出现象；雾化器的控制和调节机构应安装牢固、可靠，紧固部位应无松动；雾化器的水槽、管道应无泄漏。

（11）环境试验：应根据产品特点，在产品技术要求中按GB/T 14710规定气候环境和机械环境试验的组别，并在随机文件中说明。试验时间、恢复时间及检测项目可参考GB/T 14710附录A的内容编写。

（12）雾粒等效体积粒径分布：与实际颗粒具有相同体积的同物质的球形颗粒的直径叫做等效体积粒径。制造商应公布雾化器产生的雾粒等效体积粒径分布曲线，应公布雾粒的中位粒径，其误差应不超过±25%。还应公布测量时雾化的溶液成分和温度、湿度。按照激光散射法或EN13544-1规定的瀑布撞击法检测，等效体积粒径分布应符合制造商的规定。

（13）安全性能要求：应符合GB 9706.1、YY 0505的全部要求。

（14）无菌或微生物限度：吸嘴、吸入面罩及其连接件若为无菌一次性使用产品，则应达到无菌要求，同时可参考《中华人民共和国药典》中无菌项目的要求进行检测；若产品首次使用前不需要进行清洗、消毒、灭菌处理，则应根据GB 15980标准对其进行微生物限度进行评价，同时可参考《中华人民共和国药典》中微生物限度检查法进行检测。

（15）环氧乙烷残留量：若经环氧乙烷灭菌，则环氧乙烷残留量指标应符合GB/T 16886.7的要求。

（16）清洗、消毒和灭菌：首次使用前需要进行清洗、消毒、灭菌处理及可重复使用的吸嘴、面罩及其联接件可参考YY 0671.2—2011《睡眠呼吸暂停治疗 第2部分：面罩和应用附件》中的规定，且其处理后的微生物指标应符合GB 15980标准的要求。

（17）化学性能：吸嘴、雾化杯、送雾管等与药液接触的部件、导管的材料应满足以下化学性能的要求：

a. 重金属含量：按照GB/T 14233.1的方法，重金属总含量应符合制造商的规定；

b. 酸碱度：按照GB/T 14233.1的方法，酸碱度应符合制造商的规定；

c. 还原物质：按照GB/T 14233.1的方法，还原物质应符合制造商的规定；

d. 不挥发物：按照GB/T 14233.1的方法，不挥发物应符合制造商的规定。

2. 医用压缩式雾化器主要技术要求一般应包括以下内容（鉴于目前压缩式雾化器没有相应的行业标准，故推荐审评人员参考下面的相关技术要求）：

（1）气体流量：气体流量的数值应符合制造商规定。

（2）压力范围：正常状态压力：正常工作条件下，主机所产生的压力应该在制造商规定的范围以内（如60kPa～130kPa）。异常状态压力：当主机发生异常情况，主机所产生的最大压力应该在制造商规定的范围以内（如150kPa～400kPa）且不发生管体破裂现象。

（3）喷雾速率：应符合制造商的规定。

（4）残液量：应符合制造商的规定。

（5）整机噪音试验：吸入器正常工作时的整机噪音应符合制造商规定的噪声要求。

（6）连续工作时间：制造商应规定雾化器的连续工作时间。除非制造商另有规定，一般雾化器在正常工作条件下，当采用交流电源供电时，连续工作4小时以上，雾化器应能正常工作；如采用直流电源供电时，连续工作1小时以上，雾化器应能正常工作。

（7）外观与结构：雾化器外观应整洁，色泽均匀，无伤痕、划痕、裂纹等缺陷。面板上的文字和标志应清晰可见；雾化器塑料件应无气泡、起泡、开裂、变形以及灌注物溢出现象；雾化器的控制和调节机构应安装牢固、可靠，紧固部位应无松动。

（8）环境试验：应根据产品特点，在技术要求中按GB/T 14710规定气候环境和机械环境试验的组别，并在随机文件中说明。试验时间、恢复时间及检测项目可参考GB/T 14710附录A的内容编写。

（9）等效体积粒径分布：与实际颗粒具有相同体积的同物质的球形颗粒的直径叫做等效体积粒径。制造商应公布雾化器产生的雾粒等效体积粒径分布曲线，应公布雾粒的中位粒径，其误差应符合制造商的规定。还应公布测量时雾化的溶液成分和温度、湿度。按照激光散射法或EN13544-1规定的瀑布撞击法检测，等效体积粒径分布应符合制造商的规定。

（10）安全性能要求

应符合GB 9706.1—2007、YY 0505—2012的全部要求。

（11）无菌或微生物限度：雾化装置、吸嘴、吸入面罩及其联接件若为无菌一次性使用产品，则应达到无菌要求，同时可参考《中华人民共和国药典》中无菌项目的要求进行检测；若产品首次使用前不需要进行清洗、消毒、灭菌处理，则应根据GB 15980标准对其进行微生物限度进行评价，同时可参考《中华人民共和国药典》中微生物限度检查法进行检测。

（12）环氧乙烷残留量：若经环氧乙烷灭菌，则环氧乙烷残留量指标应符合GB/T 16886.7的要求。

（13）清洗、消毒和灭菌：首次使用前需要进行清洗、消毒、灭菌处理及可重复使用的吸嘴、面罩及其联接件可参考YY 0671.2—2011《睡眠呼吸暂停治疗 第2部分：面罩和应用附件》，且其微生物指标应符合GB 15980标准的要求；若为一次性使用无菌产品，则应达到无菌要求。

（14）化学性能：吸嘴及与药液接触的部件、导管的材料应满足以下化学性能的要求：

a. 重金属含量：按照 GB/T 14233.1 的方法，重金属总含量应符合制造商的规定；

b. 酸碱度：按照 GB/T 14233.1 的方法，酸碱度应符合制造商的规定；

c. 还原物质：按照 GB/T 14233.1 的方法，还原物质应符合制造商的规定；

d. 不挥发物：按照 GB/T 14233.1 的方法，不挥发物应符合制造商的规定。

（九）同一注册单元内注册检验代表产品确定原则和实例

同一注册单元中的典型产品是指能够代表本注册单元内其他产品安全性和有效性的产品，其结构和功能最复杂、风险最高。雾化器的典型产品应选择能够覆盖注册单元内全部产品功能的产品，例如雾化量调节范围最大的产品。对主要部件有较大差异的雾化器应不能完全覆盖，对不能覆盖的部分，应做差异部分的注册检验。

（十）产品生产制造相关要求

1. 应当明确产品生产工艺过程

工艺过程可采用流程图的形式，并说明其每道工序的操作说明及接收和放行标准，同时对过程控制点进行详细说明。明确生产过程中各种加工助剂的使用情况。

2. 生产场地

应详细说明产品生产场地地址、生产工艺布局、生产环境要求及周边情况。有多个研制、生产场地，应当概述每个研制、生产场地的实际情况。

（十一）产品的临床评价细化要求

注册申请人应依据《医疗器械临床评价技术指导原则》提交相应临床评价资料。

依据《关于发布免于进行临床试验的第二类医疗器械目录的通告》（国家食品药品监督管理总局通告 2014 年第 12 号，以下简称《目录》），医用超声雾化器、医用压缩式雾化器属于《目录》中产品，可豁免临床试验，审评时应要求注册申请人提交临床评价资料，具体如下：

1. 提交申报产品相关信息与《目录》所述内容的比对资料，对比的内容应能说明属于《目录》中的产品。

2. 提交申报产品与《目录》中境内已上市同品种医疗器械的比对说明，比对说明应当包括《申报产品与目录内境内已上市同品种医疗器械比对表》（见附件）和相应支持性资料（表2）。

注：比对项目可根据实际情况予以增加。

提交的上述资料应能证明申报产品与《目录》所述的产品具有等同性。

若申请注册的产品在结构组成、性能要求、制造材料、适用范围等方面与对比产品有一定的差异，则申请人应详细说明这些差异，并提交证明资料说明这些差异不影响等同性，同时说明差异是否会形成新的产品安全性和有效性的风险，若这种差异可能形成新的影响产品安全性和有效性的风险，则申请企业应视风险严重程度补充临床评价资料或临床试验资料。

表2　申报产品与目录内境内已上市同品种医疗器械比对表

比对项目	同品种医疗器械	申报产品	差异性	支持性资料概述
基本原理（工作原理/作用机理）				
结构组成				
与人体接触部分的制造材料				
性能要求				
灭菌或消毒方式				
适用范围				
使用方法				
……				

（十二）产品的不良事件历史记录

申请人在风险分析时应关注同品种医疗器械产品的不良事件历史记录。

1. 美国食品药品管理局（FDA）医用雾化器不良事件报告分析

MAUDE 数据库中输入医用雾化器分类代码，查询该产品自 2005 年 1 月 1 日至 2015 年 1 月 1 日的近十年的不良事件报告。查询期间内，FDA 共收到 500 份不良事件报告，其中，生产厂家共计 50 家（2 例无厂家），72 个医用雾化器产品，不良反应事件类型分 4 类：设备故障（429 例）、损伤（24 例）、死亡（5 例）和其他（42 例）。

（1）设备故障

FDA 共收到 429 份故障报告，其中主要包括雾化器导管损坏、电源及适配器负荷过大烧坏和压缩器故障等，详见表 3。

表3　FDA 故障报告

故障部件	例数	表现	审评关注点
导管（送雾管、送气管）	41	主要是导管泄漏、无法连接和过热	建议对导管的性能指标进行完善，例如与雾化器连接力的要求等
电源及适配器	28	主要是电源或适配器过载后烧坏	主要为使用不当导致，建议在使用说明书中明确电源使用方法，是否可以车载使用等

续表

故障部件	例数	表现	审评关注点
压缩器	26	主要是压缩器压力过低或负荷后过热	与压缩器的性能指标有关，建议对压缩机的温度进行要求
包装	23	主要是包装破损	产品质量问题
电池（充电、一次性）	22	主要是电池过热损坏	可能与使用及产品电路设计有关
零件（螺母）	20	主要是连接处零件损坏	例：消费者因设备噪音大于2013年4月3号上报FDA，生产厂商经查原因是该雾化器内部轴承损坏。厂商将收回该设备，并进行部分功能的调试
加热器	15	主要是加热器过热	对加热器温度进行要求
控制指示器	14	主要是设备读数指示问题	产品质量问题
药物传输系统	14	主要是药物滞留及受阻	
面罩	10	主要是面罩雾化不足	与面罩设计有关
药杯	5	主要是药杯泄漏	产品质量问题
其他	211	主要是原因不明下雾化器故障情况	——

（2）损伤

FDA共收到24份损伤报告，其中主要表现为雾化后出现罕见过敏，雾化器高温液体泄漏等。过敏现象可能与药物及雾化器面罩管路的生物相容性有关，高温液体泄漏与产品的温度及管路的耐热温度有关，建议关注上述要求。

（3）死亡

FDA共收到5份死亡报告，其中主要发生于病况较差并依赖氧气输送的患者，仅有1例是因为设备在治疗期间发生故障致死，其余报告与设备本身无关系。建议此类产品用于急重症患者进行抢救时，增加报警装置，并对报警系统和报警信号进行要求。

（4）美国雾化器召回事件

FDA仅1例医用雾化器召回事件，召回原因是雾化定量装置生产模具出现缺陷，致药物雾化剂量不足。

（十三）产品说明书和标签要求

1. 产品说明书和标签的编写应符合《医疗器械说明书和标签管理规定》、YY/T 0466.1—2009《医疗器械 用于医疗器械标签、标记和提供信息的符号 第1部分：通用要求》、GB 9706.1—2007《医用电气设备 第1部分：安全通用要求》及YY 0505—2012《医用电气设备 第1-2部分：安全通用要求 并列标准：电磁兼容 要求和试验》等相关标准的规定。

2. 说明书的内容

（1）说明书内容一般应包括《医疗器械说明书和标签管理规定》中第十条中规定的内容，如：产品名称、规格型号、产品性能、主要结构组成或者成分、适用范围、注册人或者备案人的名称、住所、联系方式及售后服务单位、生产企业的名称、住所、生产地址、联系方式及生产许可证编号、医疗器械注册证编号、技术要求编号。

（2）说明书中对产品的描述应包括：

—建议用户使用的最大和最小气流量（对压缩式雾化器应同时给出对应气流量时的压力）。

—最大、最小雾化量和雾化速率、推荐的气流量，对压缩式雾化器应同时描述其对应试验时的压力范围。

—推荐使用的最大和最小溶液承载量。

—在最大药液承载量情况下，正常使用时药液杯中的温度如果超出环境温度，应明确其可达到的最大温度。

—本产品推荐使用的电源、控制装置及附属装置的要求。

—最大噪声。

—关于雾化器可以雾化药物种类的说明，对使用悬浮或高浓度药液禁止使用的说明等。

—明确该产品是否可以应用在呼吸麻醉系统和呼吸机系统。

—明确驱动气体的种类，如不用氧气驱动，则应警示该设备不能使用氧气；若可以使用氧气（氧气的浓度＞23%），则应明确氧气安全使用的注意事项。

—建议给出在正常操作情况下，最大和最小压力和流量情况下的雾化颗粒等效体积粒径分布图。

—对于采用PVC材料制造的药液容器或部件，应说明该产品的材料及其增塑剂成分，并提示临床医护人员考虑其风险，建议临床医护人员对高风险人群使用替代产品。

（3）GB 9706.1中有关说明书的相关要求

使用说明书：

—应包括控制器显示器和信号的功能说明，操作顺序、可拆卸部件及附件的装卸方法及使用过程中消耗材料的更换等的说明。雾化器产品说明书中应包括重新组装的程序，并应给出在正式使用前确认重新组装正确的推荐操作方法。

—必须向使用者和操作者说明由他们自己来进行的清洗、灭菌、预防性检查和保养的方法，以及保养的周期，此外，还必须提出哪些部件由其他人进行预防性检查和保养。

在正常使用时要与患者接触的设备部件，使用说明书要包括有关可以使用的清洗、消毒或灭菌方法的细节，或在必要时规定合适的消毒剂，并列出这些设备部件可以承受的温度、压力、湿度和时间的限度。应明确其能够承受的清洁灭菌周期。

针对更换部件及清洗说明，应重点考虑药液杯承装不同药液后的残留问题如何解决，采取何种更换或清洗应说明。

—说明书中应包括监测、提示以及保护措施：比如描述验证产品提示作用的方法；压力释放阀安装的细节。

—说明书中应包括电磁兼容性的相关描述：如周围环境中超出 YY 0505 标准要求的电磁干扰可能会影响雾化器的性能。

—说明书中应包括由于设备处置导致可能风险产生后的处理方式，应包括产品对环境保护的影响。

—说明书中必须说明设备上的图形、符号、警告性说明和缩写含义。

—只打算将信号输出和信号输入部分和符合产品标准要求的规定设备相连接时，必须在使用说明书中予以说明。

—配有一次性电池的设备，必须要有警告，若在一段时间内不可能使用设备时必须取出这些电池；配有可充电电池的设备，必须要有如何安全使用和保养的说明；有特定供电电源或电池充电器的设备，必须规定特定电源或电池充电器必须保证符合产品标准要求。

技术说明书：

—若适用，应包括相互依存的控制作用；

—企业声明的最不利条件下气体输出的压力和流量特性；

—若使用，应包括不同气源的流量范围；

—安装单向阀和压力释放阀的细节；

—可重复使用部件的寿命。

除此之外，技术说明书还应包括 GB 9706.1 中有关技术说明书的要求，比如所有设备或设备部件外部标记数据、为安全运行必不可少的所有特性参数（或指明可以找到这些参数的出处）、为安装设备和将设备投入使用时要采取的一些特别措施和特别条件、产品的电路图、元器件清单、图注、校正细则，或其他有助于用户方的合格技术人员修理由厂方指定可修理的设备部件所必需的资料、运输和贮存时的允许环境条件。

（4）说明书中注意事项应包括以下内容：

—应醒目地标识出本产品应在医生指导下购买和使用；

—应明确本产品使用的环境、使用人群以及限制使用的药物种类，应遵医嘱考虑药物雾化使用的适用性；

—明确本产品是否为多人使用或仅限同一个人使用，若多人使用应描述其风险及处理方法；

—明确本产品与人体接触的附件是否为一次性使用或仅限同一个人使用，若该附件一次性使用则应描述相关标识及用后的产品处理情况，若该附件仅限同一个人使用应描述其风险及处理方法；

—产品若有过滤器，应明确使用寿命，应禁止重复利用；

—存放或使用时防止婴幼儿、精神疾患者触及；

—勿在药液杯中存有药液时放置或携带；

—使用后必须将电源拔下；

—清洁保养时必须将电源拔下。

（十四）产品的研究要求

1. 产品性能研究

应当提供产品性能研究资料以及产品技术要求的研究

和编制说明，包括功能性、安全性指标（电气安全与电磁兼容）以及与质量控制相关的其他指标的确定依据，所采用的标准或方法、采用的原因及理论基础。

1.1 应提供产品等效体积粒径分布的研究资料，包括实验方法及采用的原因。

1.2 应说明安全性能（包括电气安全与电磁兼容）研究及确定的依据。

1.3 对于吸嘴、吸入面罩、药液杯及其链接件，应说明其化学性能、微生物限度等确定的依据。

1.4 对于压缩式雾化器，还至少应说明气体流量、压力范围、喷雾速率等确定的依据。

1.5 对于超声雾化器，还至少应说明最大雾化率、超声振荡频率确定的依据。

2. 生物相容性研究

应对与患者直接接触的吸嘴和吸入面罩材料的生物相容性进行评价。

生物相容性评价研究资料应当包括：

1）生物相容性评价的依据和方法。

2）产品所用材料的描述及与人体接触的性质。

3）实施或豁免生物学试验的理由和论证。

4）对于现有数据或试验结果的评价。

可参考《关于印发医疗器械生物学评价和审查指南的通知》（国食药监械〔2007〕345 号），并依据 GB/T 16886.1—2011《医疗器械生物学评价 第 1 部分：风险管理过程中的评价与试验》标准对与患者直接接触的吸嘴、吸入面罩进行细胞毒性、刺激性、致敏的评价。

3. 灭菌/微生物控制工艺研究

与患者直接接触的吸嘴和吸入面罩使用前需经消毒或灭菌处理，并满足以下要求。

3.1 生产企业灭菌：应明确灭菌工艺（方法和参数）和无菌保证水平（SAL），并提供灭菌确认报告。

3.2 终端用户灭菌：应当明确推荐的灭菌工艺（方法和参数）及所推荐的灭菌方法确定的依据。

3.3 残留毒性：如采用环氧乙烷灭菌，应当明确残留物信息及采取的处理方法，并提供研究资料，企业需提供保证产品出厂时环氧乙烷残留量不得大于 $10\mu g/g$ 的处理方法。

3.4 终端用户消毒：应当明确推荐的消毒工艺（方法和参数）以及所推荐消毒方法确定的依据。

4. 有效期和包装研究

4.1 有效期的确定：可分为"主机"和"吸嘴、吸入面罩"两部分说明，且均应提供产品使用期限的验证报告。

4.2 主机使用期限的验证可依据具有固定使用期限的主要元器件（如压缩式雾化器的压缩机、超声雾化器的超声换能器）的情况进行详细描述，来作为产品主机使用期限或者产品失效期的具体理由，并给出产品主机使用期限或者失效期。

4.3 若吸嘴和吸入面罩可重复使用，应当提供使用次数验证资料；若吸嘴和吸入面罩为一次性使用无菌产品，应当提供产品有效期的验证报告。

5. 软件研究

申请人应根据《医疗器械软件注册技术审查指导原则》的要求提交软件研究资料。

6. 药物相容性研究

应对与雾化前后药液/雾接触的部件与可雾化药物的相容性进行研究。

三、审查关注点

（一）产品电气安全性能和主要技术性能是否执行了国家和行业的强制性标准，性能指标的确定是否能满足产品的安全有效性，雾化颗粒等效体积粒径分布是否做出了要求。

雾化颗粒等效体积粒径分布是对医用雾化器产品有效性有直接重要影响的技术指标。该要求已经列入了行业标准 YY 0109—2013《医用超声雾化器》中，审查时应对其检验及验证情况重点关注。

（二）说明书中必须告知用户的信息是否完整，如应明确本产品使用的环境、使用人群和限制使用的药物种类；应明确产品一次性使用部件的使用注意事项等。

（三）产品的主要风险是否已经列举，并通过风险控制措施使产品的安全性在合理可接受的程度之内。

（四）产品中装药液的容器、接触药液的部件应要求企业明确使用的材料，并且说明该材料是否添加了塑化剂，若添加应说明其安全性。

附录 I 医用雾化器风险分析

标准条款	YY/T 0316—2008 附录 C 标准要求	特征判定	可能的危害
C.2.1	医疗器械的预期用途是什么和怎样使用医疗器械？		
	—医疗器械的作用是与下列哪一项有关：		
	—对疾病的诊断、预防、监护、治疗或缓解，	是	雾化药物的粒子直径大小及分布情况影响药物的治疗效果
	—或对损伤或残疾的补偿，或	——	
	—解剖的替代或改进，或妊娠控制？	——	
	—使用的适应症是什么（如患者群体）？	成人儿童	操作危害：儿童使用时请确保有监护人在场，否则错误使用可能引起症状恶化。信息危害：不完整的使用说明书等。
	—医疗器械是否用于生命维持或生命支持？	——	
	—在医疗器械失效的情况下是否需要特殊的干预？	——	
C.2.2	医疗器械是否预期植入		
	应当考虑的因素包括植入的位置、患者群体特征、年龄、体重、身体活动情况、植入物性能老化的影响、植入物预期的寿命和植入的可逆性。	——	
C.2.3	医疗器械是否预期和患者或其他人员接触？		
	应当考虑的因素包括预期接触的性质，即表面接触、侵入式接触或植入以及每种接触的时间长短和频次。	雾化吸入面罩等直接与患者皮肤表面接触，短期、多次接触	生物学危害：对皮肤有危害或刺激的材料使用，导致皮肤粗糙、皲裂。
C.2.4	在医疗器械中利用何种材料或组分，或与医疗器械共同使用或与其接触？应当考虑的因素包括：		
	—和有关物质的相容性；	——	
	—与组织或体液的相容性；	PVC	生物学危害：有毒的物质混入后，混入的异物连同药液被患者吸入。对皮肤有危害或刺激的材料使用，导致皮肤粗糙、皲裂。
	—与安全性有关的特征是否已知；	——	
	—医疗器械的制造是否利用了动物源材料？	——	

标准条款	YY/T 0316—2008 附录 C 标准要求	特征判定	可能的危害
C.2.5	是否有能量给予患者或从患者身上获取？ 应当考虑的因素包括：		
	—传递的能量类型；	气流压力	能量危害、操作危害： 送气管在治疗中拔下，由于气压的作用使用户受伤。
	—对其的控制、质量、数量、强度和持续时间；	参见各产品说明书	信息危害： 不完整的使用说明； 性能特征不适当的描述； 不适当的预期使用规范； 限制未充分公示。
	—能量水平是否高于类似器械当前应用的能量水平。	依据企业提供资料定	能量危害、操作危害： 可能引起症状恶化或使用出现人身伤害。
C.2.6	是否有物质提供给患者或从患者身上提取？ 应当考虑的因素包括：		
	—物质是供给还是提取；	供给药液	生物学危害、操作危害： 药液的种类、用量、用法请遵医嘱，否则可能引起症状恶化； 对皮肤上附着药液等，导致皮肤粗糙、皲裂。 信息危害： 不完整的使用说明等。
	—是单一物质还是几种物质；	依据企业信息提供	生物学危害、操作危害： 药液的种类、用量、用法请遵医嘱，否则可能引起症状恶化。 信息危害： 不完整的使用说明等。
	—最大和最小传递速率及其控制。	依据企业信息提供	
C.2.7	医疗器械是否处理生物材料用于随后的再次使用、输液/血或移植？		
	应当考虑的因素包括处理的方式和处理（一种或多种）物质的类型（如自动输液/血、透析、血液成分或细胞疗法处理）。	可能用于再次使用	信息危害： 限制未充分公示； 废弃主机、附件以及另售品的处理方法，务必遵照当地政府的规定执行。否则引起环境卫生方面的混乱。
C.2.8	医疗器械是否以无菌形式提供或预期由使用者灭菌，或用其他微生物学控制方法灭菌？ 应当考虑的因素包括：		
	—医疗器械是预期一次性使用包装，还是重复使用包装；	一次性面罩等可为一次性使用，其余产品可为重复使用	生物学危害 初次使用、长时间不使用以及使用前细菌附着，用户若没有详细参照说明书进行灭菌、消毒，有可能引起症状恶化。 信息危害： 不完整的信息消毒、灭菌说明。
	—储存寿命的标示；	依据企业信息提供	—
	—重复使用周期次数的限制；	依据企业信息提供	信息危害 不完整的使用说明。

标准条款	YY/T 0316—2008 附录 C 标准要求	特征判定	可能的危害
C.2.8	—产品灭菌方法;	依据企业信息提供	生物学和化学危害: 初次使用、长时间不使用以及使用前细菌附着,用户若没有详细参照说明书进行灭菌、消毒,有可能引起症状恶化。 信息危害: 不完整的信息消毒、灭菌说明。
	—非制造商预期的其他灭菌方法的影响。	依据企业信息提供	生物学危害: 有可能引起症状恶化,以及他人病菌的感染。 信息危害: 不完整的使用说明。
C.2.9	医疗器械是否预期由用户进行常规清洁和消毒?		
	应当考虑的因素包括使用的清洁剂或消毒剂的类型和清洁周期次数的限制。医疗器械的设计可影响日常清洁和消毒的有效性。另外,应当考虑清洁剂或消毒剂对器械安全性和性能的影响。	依据企业信息提供	生物学危害: 初次使用、长时间不使用以及使用前时细菌附着,用户若没有详细参照说明书进行灭菌、消毒,有可能引起症状恶化。 信息危害: 不完整的信息消毒、灭菌说明, 不正确的消毒灭菌方式,煮沸消毒引起的变形,影响喷雾性能。
C.2.10	医疗器械是否预期改善患者的环境?		
	应当考虑的因素包括:		
	—温度;	雾化药液温度可能高于周围环境温度	能量危害: 由于长时间使用容易引起主机温度过高,可能引起烫伤。 信息危害: 说明书中未进行说明提示,可能引起烫伤。
	—湿度;	——	
	—大气成分;	——	
	—压力;	——	
	—光线	——	
C.2.11	是否进行测量?		
	应当考虑的因素包括测量变量和测量结果的准确度和精密度。	——	
C.2.12	医疗器械是否进行分析处理?		
	应当考虑的因素包括医疗器械是否由输入或获得的数据显示结论、所采用的计算方法和置信限。 应当特别注意数据和计算方法的非预期应用。	——	
C.2.13	医疗器械是否预期和其他医疗器械、医药或其他医疗技术联合使用?		
	应当考虑的因素包括识别可能涉及的任何其他医疗器械、医药或其他医疗技术和与其相互作用有关的潜在问题,以及患者是否遵从治疗。	本产品与药品联合使用	信息危害: 说明书中没有详细说明,药液的种类、用量、用法请遵医嘱,可能引起症状恶化。

标准条款	YY/T 0316—2008 附录 C 标准要求	特征判定	可能的危害
C.2.14	是否有不希望的能量或物质输出？		
	应当考虑的与能量相关的因素包括噪声与振动、热量、辐射（包括电离、非电离辐射和紫外/可见光/红外辐射）、接触温度、漏电流和电场或磁场。	可能会有漏电流、接触温度、电磁	电磁能危害： 由于主机的动作的电磁波的影响，引起其他医疗机器的误动作。 热能危害： 由于长时间的使用，主机表面温度上升可能引起烫伤。 漏电流危害： 噪音危害： 由于长时间使用，而长时间至于噪音环境中的危害。
	应当考虑的与物质相关的因素包括制造、清洁或试验中使用的物质，如果该物质残留在产品中具有不希望的生理效应。	一次性使用产品若为环氧乙烷灭菌，应考虑残留量的风险	—
	应当考虑的与物质相关的其他因素包括化学物质、废物和体液的排放。	——	
C.2.15	医疗器械是否对环境影响敏感？		
	应当考虑的因素包括操作、运输和储存环境。它们包括光线、温度、湿度、振动、泄漏、对能源和致冷供应变化的敏感性和电磁干扰。	受电磁干扰	振动危害： 运输过程中，由于振动导致主机故障。 高、低温湿度危害： 运输过程中，由于高低湿温度的变化等引起主机故障。 （治疗）使用过程中，由于高低温湿度的变化等引起主机故障。 坠落危害： 由于高处坠落的原因，导致主机故障； 电磁能危害： 由于周围机器产生电磁波的干扰，主机产生误动作
C.2.16	医疗器械是否影响环境？		
	应当考虑的因素包括：		
	—对能源和致冷供应的影响；	——	
	—毒性物质的散发；	——	
	—电磁干扰的产生。	可能	电磁能危害： 由于主机的动作的电磁波的影响，引起其他医疗机器的误动作。
C.2.17	医疗器械是否有基本的消耗品或附件？		
	应当考虑的因素包括消耗或附件的规范以及对使用者选择它们的任何限制。	有	信息危害： 不完整的使用说明； 性能特征不适当的描述； 不适当的预期使用规范； 限制未充分公示。
C.2.18	是否需要维护和校准？		
	应当考虑的因素包括：		
	—维护或校准是否由操作者或使用者或专门人员来进行？	依据企业自定情况	—
	—是否需要专门的物质或设备来进行适当的维护或校准？	依据企业自定情况	—

标准条款	YY/T 0316—2008 附录 C 标准要求	特征判定	可能的危害
C.2.19	医疗器械是否有软件？ 应当考虑的因素包括软件是否预期要由使用者或操作者或专家进行安装、验证、修改或更换。	可有部分控制功能	—
C.2.20	医疗器械是否有储存寿命限制？ 应当考虑的因素包括标记或指示和到期时对医疗器械的处置。	有	—
C.2.21	是否有延时或长期使用效应？ 应当考虑的因素包括人机工程学和累积的效应。其示例可包括含盐流体泵有随着时间推移的腐蚀、机械疲劳、皮带和附件松动、振动效应、标签磨损或脱落、长期材料降解。	依据企业实际情况	信息危害： 不完整的使用说明； 性能特征不适当的描述； 不适当的预期使用规范； 限制未充分公示。
C.2.22	医疗器械承受何种机械力？ 应当考虑的因素包括医疗器械承受的力是否在使用者的控制之下，或者由和其他人员的相互作用来控制。	——	
C.2.23	什么决定医疗器械的寿命？ 应当考虑的因素包括老化和电池耗尽。	老化、消毒灭菌	操作危害： 由于长期使用导致部件老化，有可能不能正常动作，起症状恶化。 信息危害： 不完整的使用说明； 性能特征不适当的描述； 不适当的预期使用规范； 限制未充分公示。
C.2.24	医疗器械是否预期一次性使用？ 应当考虑的因素包括：器械使用后是否自毁？器械已使用过是否显而易见？	可能	信息危害： 不完整的使用说明； 性能特征不适当的描述； 不适当的预期使用规范； 限制未充分公示。
C.2.25	医疗器械是否需要安全地退出运行或处置？	需要	信息危害 不完整的使用说明； 性能特征不适当的描述； 不适当的预期使用规范； 限制未充分公示。
C.2.26	医疗器械的安装或使用是否要求专门的培训或专门的技能？ 应当考虑的因素包括医疗器械的新颖性，以及医疗器械安装人员的合适的技能和培训。	依据企业实际情况	操作危害： 儿童使用时请确保有监护人在场，否则错误使用可能引起症状恶化； 药液的种类、用量、用法请遵医嘱，否则可能引起症状恶化。 信息危害： 不完整的使用说明。

续表

标准条款	YY/T 0316—2008 附录 C 标准要求	特征判定	可能的危害
C.2.27	如何提供安全使用信息？		
	应当考虑的因素包括：		
	—信息是否由制造商直接提供给最终使用者或涉及的第三方参加者，如安装者、护理者、卫生保健专家或药剂师，他们是否需要进行培训；	依据企业实际情况	操作危害： 儿童使用时请确保有监护人在场，否则错误使用可能引起症状恶化； 药液的种类、用量、用法请遵医嘱，否则可能引起症状恶化。 信息危害： 不完整的使用说明。
	—试运行和向最终使用者的交付，以及是否很可能/可能由不具备必要技能的人员来安装；	依据企业实际情况	操作危害： 儿童使用时请确保有监护人在场，否则错误使用可能引起症状恶化； 信息危害： 不完整的使用说明。
	—基于医疗器械的预期寿命，是要求对操作者或服务人员进行再培训还是再鉴定。	依据企业实际情况	信息危害： 不完整的使用说明。
C.2.28	是否需要建立或引入新的制造过程？		
	应当考虑的因素包括新技术或新的生产规模。	依据企业实际情况	—
C.2.29	医疗器械的成功使用，是否关键取决于人为因素，例如用户界面？		
C.2.29.1	用户界面设计特性是否可能促成使用错误？		
	应当考虑的因素是可能促成使用错误的用户界面设计特性。界面设计特性的示例包括：控制和显示器、使用的符号、人机工程学特性、物理设计和布局、操作层次、驱动装置的软件菜单、警示的可视性、报警的可听性、彩色编码的标准化。适用性的附加指南见 IEC 60601-1-6，报警的附加指南见 YY/T 0316—2008/ISO 14971：2007、IEC 60601-1-8	可能	—
C.2.29.2	医疗器械是否在因分散注意力而导致使用错误的环境中使用？		
	应当考虑的因素包括：		
	—使用错误的后果；	雾化量和雾化时间不符合临床治疗要求	—
	—分散注意力的情况是否常见；	不常见	—
	—使用者是否可能受到不常见的分散注意力情况的干扰。	不常见	—
C.2.29.3	医疗器械是否有连接部分或附件？		
	应当考虑的因素包括错误连接的可能性、与其他的产品连接方式的相似性、连接力、对连接完整性的反馈以及过紧和过松的连接。	有	操作危害： 部件之间没有很好的组装，导致不能正常动作，症状恶化。 能量危害： 由于气流作用，导气管没有插紧而飞出致伤； （若有）过滤片而没有加入情况下，灰尘的吸入，导致病情恶化。 信息危害： 不适当的预期使用规范。

续表

标准条款	YY/T 0316—2008 附录 C 标准要求	特征判定	可能的危害
C. 2. 29. 4	医疗器械是否有控制接口？		
	应当考虑的因素包括间隔、编码、分组、图形显示、反馈模式、出错、疏忽、控制差别、可视性、动或变换的方向、以及控制是连续的还是断续的、和设置或动作的可逆性。	——	
C. 2. 29. 5	医疗器械是否显示信息？		
	应当考虑的因素包括在不同环境下的可视性、方向性、使用者的视力、视野和透视、和显示信息的清晰度、单位、彩色编码以及关键信息的可达性。	部分产品可能会有性能显示部分依据企业实际情况	—
C. 2. 29. 6	医疗器械是否由菜单控制？		
	应当考虑的因素包括层次的复杂性和数量、状态感知、路径设置、导向方法、每一动作的步骤数量、顺序的明确性和存储问题，以及有关其可达性的控制功能的重要性和偏离规定的操作程序的影响。	依据企业实际情况	信息危害： 不完整的使用说明； 性能特征不适当的描述； 不适当的预期使用规范； 限制未充分公示。
C. 2. 29. 7	医疗器械是否由具有特殊需要的人使用？		
	理解报警系统如何工作的可能性。IEC 60601 - 1 - 8	是，由专业医生指导使用	操作危害： 儿童使用时请确保有监护人在场，否则错误使用可能引起症状恶化，甚至附件等被吸入咽喉； 药液的种类、用量、用法请遵医嘱，否则可能引起症状恶化。 信息危害： 不完整的使用说明。
C. 2. 30	医疗器械是否使用报警系统？		
	应当考虑的因素是错误报警、不报警、报警系统断开，不可靠的远程报警系统的风险和医务人员理解报警系统如何工作的可能性。IEC 60601 - 1 - 8 ［26］给出了报警系统的指南。		—
C. 2. 31	医疗器械可能以什么方式被故意地误用？		
	应当考虑的因素是连接器的不正确使用、丧失安全特性或报警不能工作、忽视制造商推荐的维护。	可能存在	能量危害、操作危害： 主机在被褥里长时间使用，导致主机温度升高而使外壳变形，不能正常动作，甚至火灾以及烫伤等； 没有使用专用配件（如过滤片、电源适配器等）的情况下，而导致主机动作不正常，症状恶化等； 送气管被弯曲，而导致气流的阻塞，而导致主机动作不正常，症状恶化。 信息危害： 不完整的使用说明书等。
C. 2. 32	医疗器械是否持有患者护理的关键数据？		
	应当考虑的因素包括数据被修改或被破坏的后果。	——	
C. 2. 33	医疗器械是否预期为移动式或便携式？		
	应当考虑的因素是必要的把手、手柄、轮子、制动、机械稳定性和耐久性。	多为便携式	坠落危害： 由于高处坠落的原因，导致主机故障。 信息危害： 不完整的使用说明书等。

续表

标准条款	YY/T 0316—2008 附录 C 标准要求	特征判定	可能的危害
	医疗器械的使用是否依赖于基本性能？		
C.2.34	应当考虑的因素是生命支持器械的输出特征或报警的运行。有关医用电气设备和医用电气系统的基本性能的讨论见 IEC 60601-1	依赖于产品的基本性能，比如压力、气体流量、雾化率、雾化粒子直径等	信息危害：不完整的使用说明；性能特征不适当的描述；不适当的预期使用规范；限制未充分公示。

医用雾化器注册技术审查指导原则修订说明

一、指导原则修订的目的和背景

（一）修订背景

1. 随着新修订的《医疗器械监督管理条例》及其配套法规的发布和实施，以及此类产品相关引用行业标准的修订改版，同时依据国家总局要求，需要对本指导原则进行修订。

2. 本次修订的主要内容：

1）依据国行标的制修订修改了产品适用的相关标准及技术要求中有关的技术指标；

2）修改补充了对吸嘴、面罩及其连接件清洗消毒等要求；补充了对吸嘴、雾化杯、送雾管等与药液直接接触的部件、导管材料的化学性能要求；

3）补充了产品相关不良事件历史记录：收集和分析了 FDA 数据库检索到的雾化器不良事件报告；

按照新发布的《医疗器械注册申报资料要求》补充修改了相应内容；

4）按照《医疗器械注册技术审查指导原则制修订管理规范》调整了格式；

5）对产品预期用途、审查要点中朔化剂的要求等做了部分修改。

（二）指导原则编写的目的

1. 本指导原则编写的目的是用于指导和规范医用雾化器产品注册申报过程中审评人员对注册材料的技术审评。

2. 本指导原则旨在让初次接触该类产品的注册审评人员对产品机理、结构、主要性能、预期用途等各个方面有个基本了解，同时让技术审评人员在产品注册技术审评时把握基本的尺度，对产品安全性、有效性作出系统评价。

二、指导原则编写的依据

（一）《医疗器械监督管理条例》（国务院令第 650 号）

（二）《医疗器械注册管理办法》（国家食品药品监督管理总局令第 4 号）

（三）《医疗器械临床评价技术指导原则》（国家食品药品监督管理总局通告 2015 年第 14 号）

（四）《医疗器械说明书和标签管理规定》（国家食品药品监督管理总局令第 6 号）

（五）《关于发布医疗器械产品技术要求编写指导原则的通告》（国家食品药品监督管理总局通告 2014 年第 9 号）

（六）国家食品药品监督管理局发布的其他规范性文件

（七）相关标准

三、指导原则中重点内容说明

（一）雾化器产品的实现原理有多种，因超声式雾化器和压缩式雾化器产品是我国主要上市产品，故纳入本指导原则的范围。其他原理的雾化器如网式雾化器等在临床上应用非常少，不能代表雾化器的典型结构，故未列入，但可参考本指导原则进行技术审查。

（二）产品的主要技术指标主要依据行业标准 YY 0109—2013《医用超声雾化器》，也重点参考了 FDA 的医用雾化器审评指导原则以及欧盟采用的 EN13544-1 标准。

（三）产品的预期用途综合了已批准上市产品的核准范围及 FDA 的医用雾化器审评指导原则。

（四）产品的主要风险参照 YY/T 0316 标准建议的方法进行编制，以产品特征判定为分析思路，根据产品特性和预期用途进行详细判定，并根据判定结果进行了风险分析，汇总到一个表格中，供审评人员参考。

（五）产品的说明书

重点编写了产品使用注意事项及产品描述，该部分主要参考了 FDA 的医用雾化器审评指导原则，以降低产品使用风险。其中提到的雾化颗粒等效体积粒径分布图对临床不同药物应用该产品有必要的指导作用，应重点关注。

（六）不良事件监测数据

为了使审评人员了解医用雾化器不良事件，发现产品风险，提高产品审评质量，体现医疗器械不良事件监测工作在产品风险管理中的地位和作用，在本次指导原则修订过程中收集和分析了 FDA 数据库检索到的雾化器不良事件报告。

（七）指导原则编写的格式

本指导原则的编写格式参照了《医疗器械注册技术指导原则制修订管理规范》。

四、编写单位

本指导原则的编写单位：

辽宁省食品药品监督管理局

辽宁省药械审评与监测中心

辽宁省医疗器械检验检测院

51 正压通气治疗机注册技术审评指导原则

（正压通气治疗机注册技术审查指导原则）

本指导原则旨在指导注册申请人对正压通气治疗机注册申报资料的准备及撰写，同时也为技术审评部门审评注册申报资料提供参考。

本指导原则是对正压通气治疗机的一般要求，申请人应依据产品的具体特性确定其中内容是否适用，若不适用，需具体阐述理由及相应的科学依据，并依据产品的具体特性对注册申报资料的内容进行充实和细化。

本指导原则是供申请人和审查人员使用的指导文件，不涉及注册审批等行政事项，亦不作为法规强制执行，如有能够满足法规要求的其他方法，也可以采用，但应提供详细的研究资料和验证资料。应在遵循相关法规的前提下使用本指导原则。

本指导原则是在现行法规、标准体系及当前认知水平下制定的，随着法规、标准体系的不断完善和科学技术的不断发展，本指导原则相关内容也将适时进行调整。

一、适用范围

本指导原则适用于正压通气治疗机产品。《医疗器械分类目录》中管理类别为Ⅱ类，管理类代号为6854。

正压通气治疗机产品适用于家庭和医院，采用给病人佩带呼吸面罩等无创方式，通过给病人上呼吸道施加单一水平持续的正压或者双水平交替的正压，以缓解病人睡眠过程中的打鼾、低通气和睡眠呼吸暂停症状，从而达到治疗目的。

二、技术审查要点

（一）产品名称要求

产品名称建议以功能或物理属性命名，并与产品所具有的工作模式相关［工作模式介绍详见（八）产品技术要求应包括的主要性能指标］。如果产品仅具有单一水平压力输出的工作模式，或者在单一水平基础上具有自动调压功能，产品应命名为持续正压通气治疗机或者自动调节正压通气治疗机；如果产品仅具有双水平压力输出模式中的一种模式或者多种模式，产品应命名为双水平正压通气治疗机；如果产品兼具有单一水平压力输出模式（包括自动调压模式）和双水平压力输出模式（可能为双水平工作模式中的一种模式或多种模式），产品命名采取从高原则，也应命名为双水平正压通气治疗机。产品所具有的工作模式应当在医疗器械注册证的"结构及组成"一栏中明确给出。

（二）产品的结构和组成

产品的结构组成一般包括：主机、湿化器和附件。

1. 主机的构成部件

网电源部件和（或）内部电源、显示部件、控制、动力输出单元（风机）和记录部件及输入、输出接口等。

2. 湿化器构成部件

一般包括加热部件、控制部件及储水罐等。

3. 配附件一般包括：

面罩、头带、管路和空气滤芯等。

（三）产品工作原理/作用机理

正压通气治疗机是由风机、控制电路、传感器、气流输出导管和面罩组成。根据预先的设定，机器持续输出一定水平正压和流量的气流，通过管路与鼻面罩施加到病人的上呼吸道，通过正压气流保持病人的上气道开放和通畅，消除睡眠打鼾、低通气和睡眠呼吸暂停。

这类设备包括单水平持续正压通气治疗机和双水平正压通气治疗机（BPAP）。单水平持续正压通气治疗机又有两种：压力恒定式（CPAP）和压力可自动调节式（Auto CPAP，简称APAP）。

CPAP工作是在有足够自主呼吸条件下，按预先设定的压力值，在整个呼吸周期中对上气道施加预先设定的恒定正压气流。

APAP是自动调压型CPAP。APAP是根据患者有无睡眠鼾声、呼吸气流受限、低通气和睡眠呼吸暂停的反馈，在设定范围内自动调整输出气流的压力。

BPAP是在病人呼气和吸气时，给出不同的压力值，吸气压（IPAP）和呼气压（EPAP）可以是预先设定的，也可是在设定范围内自动调整的。

（四）注册单元划分的原则和实例

注册单元的划分应根据产品预期用途的不同和产品电气安全结构的不同进行划分，划分的基本原则如下：

1. 预期用途不同的产品应划分为不同的注册单元；

2. 预期用途相同但电气安全结构和电源部分结构有较大区别的产品，也应划分为不同的注册单元。

如分别为网电供电和内部电源供电的两种产品，应划分为两个注册单元。

（五）产品适用的相关标准

根据产品自身特点适用表1中相关标准：

表1 相关产品标准

标准编号	标准名称
GB/T 191—2008	《包装储运图示标志》
GB/T 3767—1996	《声学 声压法测定噪声源声功率级 反射面上方近似自由场的工程法》
GB/T 4999—2003	《呼吸麻醉设备术语》
GB 9706.1—2007	《医用电气设备 第1部分：安全通用要求》
GB 9706.15—2008	《医用电气设备 第1-1部分：安全通用要求 并列标准：医用电气系统安全要求》
GB/T 14710—2009	《医用电器设备环境要求及试验方法》
GB/T 16886.1—2011	《医疗器械生物学评价 第1部分：风险管理过程中的评价与试验》
GB/T 16886.5—2003	《医疗器械生物学评价 第5部分：体外细胞毒性试验》
GB/T 16886.10—2005	《医疗器械生物学评价 第10部分：刺激与迟发型超敏反应试验》
YY/T 0316—2008	《医疗器械 风险管理对医疗器械的应用》
YY 0461—2003	《麻醉机和呼吸机用呼吸管路》
YY 0466—2009	《医疗器械 用于医疗器械标签、标记和提供信息的符号 第1部分：通用要求》
YY 0505—2012	《医用电气设备 第1-2部分：安全通用要求 并列标准：电磁兼容 要求和试验》
YY 0671.1—2009	《睡眠呼吸暂停治疗 第1部分：睡眠呼吸暂停治疗设备》
YY 0671.2—2011	《睡眠呼吸暂停治疗 第2部分：面罩和应用附件》
YY 0786—2010	《医用呼吸道湿化器 呼吸湿化系统的专用要求》
YY 1040.1—2003	《麻醉和呼吸设备圆锥接头 第1部分：锥头与锥套》
YY 1040.2—2008	《麻醉和呼吸设备圆锥接头 第2部分：螺纹承重接头》

上述标准包括了产品技术要求中经常涉及到的部件标准和方法标准。有的企业还会根据产品的特点引用一些行业外的标准和一些较为特殊的标准。

产品技术要求编写时与产品相关的国家、行业标准是否进行了引用，以及引用是否准确。可以通过对"符合性声明"中声明符合的相关标准是否齐全、适宜来进行审查。此时，应注意标准编号、标准名称是否完整规范，年代号是否有效。其次对引用标准的采纳情况进行审查。即所引用的标准中的条款要求，是否在产品技术要求中进行了实质性的条款引用。

上述标准如有新版发布实施，应执行最新版本。

（六）产品的适用范围/预期用途、禁忌症

1. 预期用途至少包含：适用人群、适应症、使用环境三个方面。

（1）适用人群

如成人、儿童。本指导原则未考虑新生儿的相关要求。

（2）适应症

适用于鼾症、睡眠呼吸暂停低通气综合征患者的治疗；双水平正压通气治疗机还可用于睡眠呼吸暂停合并慢阻肺（COPD）和肥胖低通气综合征（OHS）等疾病的治疗。此类设备均不可用于生命支持。不能用于治疗中枢性睡眠呼吸暂停。此类设备需要专业医生指导下使用。

（3）使用环境

应明确使用场所，如医院、家庭等使用场所。

特殊环境应进一步说明，如旅行、高原或野外环境及车、船等交通工具上使用等。

2. 禁忌症包括绝对禁忌症和相对禁忌症。

（1）绝对禁忌症：气胸、纵隔气肿；脑脊液漏、颅脑外伤或颅内外伤或颅内积气；各种不同原因引起的休克且未得到纠正时；鼻出血活动期；未得到有效控制的上消化道出血；昏迷或伴意识障碍不能配合或接受面罩治疗；巨大声带息肉等。

（2）相对禁忌症：严重冠心病合并左心衰；中耳炎急性期内；呼吸道分泌物多且咳嗽无力；自主呼吸较弱（T模式除外）；气管插管（经鼻或口）及气管切开；各种原因引起的重度鼻塞；肺大泡；呼吸面罩过敏等。

（七）产品的主要风险及研究要求

本类产品在进行风险管理时应符合 YY/T 0316—2008《医疗器械 风险管理对医疗器械的应用》的要求，与产品有关的安全性特征判定可参考 YY/T 0316—2008 的附录 C，危害、可预见的事件序列和危害处境判断可参考 YY/T 0316—2008 附录 E、I，风险控制的方案与实施、综合剩余风险的可接受性评价及生产和生产后监视相关方法可参考 YY/T 0316—2008 附录 F、G、J。

本类产品的主要风险体现在电击的危害、漏电与预期外的热、压力的危害、生物相容性等方面。企业结合产品自身特点至少应进行以下方面的风险及危害分析：

1. 电能（电击危害）

如保护接地阻抗、漏电流、电介质强度不符合要求，应用部分与带电部分隔离不够，设备电源插头剩余电压过高，设备没有足够的外壳机械强度和刚度等，就有可能造成使用者或患者的电击伤害。

2. 热能

如具有安全功能的设备部件温度超出限定值，与人体可能接触的部件温度过高等，就有可能造成使用者或患者因热而烧伤。

3. 生物不相容性

如与人体可能接触的部件（如面罩）材料不符合生物相容性要求，就有可能出现细胞毒性、致敏、刺激等伤害。

4. 交叉感染

对于可重复使用的与人体接触部件（如面罩），如果在使用前后不按规定严格地清洗、消毒，就可能对患者产生交叉感染的伤害。

5. 不适当的标记和操作说明

如产品外部和内部标记不全面、标记不正确或不能够清楚易认，元器件标记不正确，标记不能够永久贴牢，缺少必要的警告说明、使用方法、技术参数等，就有可能导致操作者的错误操作。

6. 由不熟练/未经培训的人员使用

该类产品使用比较复杂，临床使用人员必须经过严格培训，否则将无法准确获取数据，对患者造成间接伤害。

7. 控制器故障的风险分析，包括压力输出异常，加温湿化器工作异常。

8. 输出气体温度过高对患者的危害分析。

9. 意外电源中断和气路漏气产生的风险分析。

10. 湿化器中液体泼洒、溢流或恒温湿化器意外烧干所产生的风险分析。

11. 使用者误操作产生的危害分析。

12. 气体输入口被意外堵死所产生的风险分析。

13. 由于产品燃烧、爆炸等问题对周边环境的危害分析，产品建议采用阻燃材料。

14. 与其他设备共同使用时可能产生的危害。

（八）产品技术要求应包括的主要性能指标

本部分给出至少需要考虑的产品主要技术指标及参数要求，部分性能指标给出了明确的定量要求，其他性能指标因考虑不同企业产品的差异，未规定限值，企业需结合自身产品特点自行量化。凡注有"推荐"的条款为非强制性要求，但建议企业予以考虑。

1. 工作模式

（1）CPAP 模式：持续正压力单水平输出模式，也称作单水平常规模式。无论吸气相还是呼气相，只按设定的压力工作，面罩内实际压力受患者呼吸的影响，不等于设定压力，呈现吸气相低于设定压力，呼气相高于设定压力。

（2）APAP 模式：根据患者有无呼吸暂停、低通气情况及上呼吸道阻力的大小等，自动调整输出气流的压力。如果病人在一段时间内发生呼吸暂停，治疗机压力自动增加；如果病人在一段时间内呼吸恢复正常，治疗机压力自动降低。

（3）BPAP - S 模式：双水平睡眠自主呼吸触发转换模式。可分别设定吸入压和呼出压，由患者自主呼吸触发进行吸呼压力转换。

（4）BPAP - T 模式：双水平时间控制呼吸模式。按照设定的时间条件转换呼吸压力，不受患者自主呼吸的影响。可人工设定呼吸频率和呼吸比，并按设定的频率和呼吸比，

进行双水平转换模式。

（5）BPAP - ST 模式：双水平自主呼吸及呼吸停止自动转换时间控制模式。当患者有自主呼吸时，按 BPAP - S 模式工作；当患者自主呼吸停止时，自动由 BPAP - S 模式转换成 BPAP - T 模式工作；当患者恢复自主呼吸时，再自动由 BPAP - T 模式向 BPAP - S 模式转换。

2. 技术参数要求

详见表 2。除表 2 中列出的工作模式外，如企业宣称产品还具有其他工作模式应同时考虑制定相应的性能和功能量化要求。此外，如可通过软件对机器进行远程控制及调节，也应考虑制定相关要求，且应同时满足表 2 的要求。

3. 产品附件的相关要求

（1）面罩应参照标准 YY 0671.2：2011 制定。

（2）管路应参照标准 YY 0461—2003 制定。

并应考虑不同管径及用于成人和儿童的差异等。

（3）湿化器应参照 YY 0786—2010 制定。

4. 电气安全要求：应符合 GB 9706.1—2007、YY 0671.1—2009 和 YY 0505—2012 标准的要求。

5. 环境试验要求：应符合 GB/T 14710—2009 标准的要求。

（九）同一注册单元内注册检验代表产品确定原则和实例

同一注册单元内所检测的产品应当是能够代表本注册单元内其他产品安全性和有效性的典型产品。

对于工作模式不能覆盖的两个产品，不能互相作为典型型号产品；对于工作模式可以覆盖，但技术参数不能覆盖的两个产品，不能互相作为典型型号产品；对于工作模式可以覆盖，技术参数也能覆盖，但产品主要结构包括电气安全类型不同的两个产品，不能互相作为典型型号。

（十）产品生产制造相关要求

1. 产品生产制造相关要求

应明确产品生产工艺过程，可采用流程图的形式，并说明其过程控制点，且应结合产品实际生产过程细化产品生产工艺介绍，应能体现出外协加工部分（如有）、半成品加工过程，工艺流程图中应明示关键工序、特殊过程（如有）、过程控制点、各生产检验工序对环境的要求、使用的相关设备及对设备精度的要求等相关信息。

应详细介绍研制场地、生产场地情况，并应结合前面介绍的产品加工工艺，以及工序和工位的划分、预计产量、生产线划分等实际需求细化研发、生产、检验、库房场地面积、环境控制等相关情况说明。有多个研制、生产场地，应介绍每个研制、生产场地的实际情况。

2. 特殊检测设备

本指导原则仅给出了"标准阻抗"的相关要求，其他检测设备企业应根据标准要求选择和配备。

如图 1 所示，长 40mm，内径 4mm，出气口角度 45 度；

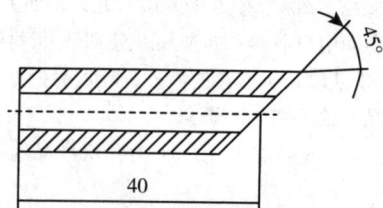

图1 标准阻抗

3. 试验方法

本指导原则仅给出了静态压力稳定性及最大气体流量的试验方法，其他要求对应的试验方法请参考相关国家标准、行业标准等自行制定。

（1）正常使用条件下的静态压力稳定性（长期准确性）测试方法

说明：对于带有不可拆卸的湿化器的产品，所有测试结果应在连接湿化器并考虑工作压力最小值到最大值整个范围内正常工作条件下给出；对于带有分体式湿化器的产品，所有测试结果应同时考虑不带湿化器和带有各种推荐的湿化器的情况下，及考虑工作压力最小值到最大值整个范围内正常工作条件下给出。

试验方法如下：

根据使用说明书和图2所示连接仪器，将压力设定为10hPa，并将标准阻抗放到患者连接口。使用压力计测量压力，在呼吸管路患者连接口处每30min测一次，持续8h。参考仪器设定值计算最大正偏差和最大负偏差，确认测量的平均静态压力值在静态压力准确限值范围内。

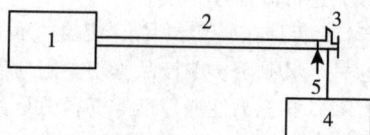

图2 正常使用条件下静态压力稳定性测试设置
1. 被测仪器；2. 呼吸管路；3. 标准阻抗；
4. 压力计；5. 患者连接端口

（2）最大气体流量测试方法

设置仪器连接呼吸管路，将压力计和流量计连接于患者连接口处，在患者连接口应用调节阀。设置工作压力最小值，打开调节阀直到实测压力值较设定值减小1hPa连接呼吸管路，读取测量压力和流量值。重复上述步骤10次，记录10次测量结果的平均值。依据表2的参数设置重复测试并将结果填入表2。

（十一）产品的临床评价细化要求

正压通气治疗机产品临床评价应符合《医疗器械注册管理办法》（国家食品药品监督管理总局令第4号）和《医疗器械临床评价技术指导原则》（国家食品药品监督管理总局通告2015年第14号）的要求，并应兼顾到每一种工作模式。

表2 测试参数设置

	测试压力			
	P_{min}	$P_{min} +$ $1/3(P_{max} - P_{min})$	$P_{min} +$ $2/3(P_{max} - P_{min})$	P_{max}
患者连接口测量压力（hPa）				
患者连接口平均流量（L/min）				

在通过同品种医疗器械临床试验或临床使用获得的数据进行分析评价时，凡工作模式不能覆盖的两个正压通气治疗机产品，不能互相替代临床试验；虽工作模式可以覆盖，但技术参数不能覆盖的两个正压通气治疗机产品，也不能互相替代临床试验。

在进行临床试验时，对于同一企业生产的两个正压通气治疗机产品，如果工作模式可以覆盖，技术参数可以覆盖，而且产品预期用途、功能实现原理、产品主要结构也相同时，可以考虑用工作模式较多的产品的临床试验代替工作模式较少的产品的临床试验。

对于已注册产品，如果增加新的工作模式，对于新增加的工作模式应补做临床试验。

（十二）产品的不良事件历史记录

暂未见相关报道。

（十三）产品说明书和标签要求

产品的说明书和标签应当符合《医疗器械说明书和标签管理规定》（国家食品药品监督管理总局令第6号）和相关标准要求，结合产品的特点至少还应关注以下方面的内容：

1. 应明确设备的使用环境并应告知不在规定的环境条件下使用可能导致的风险。例如，环境温度要求、电源要求等；是否适合于高原或野外环境；若不可在具有易燃气体、富氧环境中使用本设备，应警告仪器距离氧源至少1m；是否不可在核磁共振（MRI）或CT检查过程中使用本设备。

2. 应将由医生操作的部分（如通气机压力和工作模式设置），与患者可操作部分（如日常使用时需要使用的功能）的说明书分为两个手册，避免患者对呼吸机治疗剂量和工作模式的误调整。

3. 应考虑对其他设备正常运行可能产生的影响。如呼吸暂停治疗设备与睡眠呼吸监测仪共同使用是否产生影响。

4. 应明确该产品必须在医生指导下使用。

5. 应明确该产品不能用于生命支持。

6. 应提醒用户在仪器搬运、存放期间应倒空湿化器储水罐中的水，且建议在仪器外部或储水灌外部增加"搬运前倒空水"的警告标识。

7. 应明确对操作人员的要求。

8. 应明确儿童使用时的特殊要求。

9. 患者连接口的形状和尺寸说明。

10. 应明确告知产品所配用的呼吸管路规格（接口直径和管长度）。

11. 应告知设备必须与符合何种要求的湿化器、管路、面罩等附件配合使用，以确保治疗压力的传递和最小化 CO_2 重复通气。

12. 应告知设备与其他供氧系统或设备共同使用时可能产生的影响。

13. 应明确给出仪器及空气滤芯、储水罐、面罩和管路等附件的清洁或消毒方法（包括首次使用前和重复使用时）及必要的处理、清洗周期、更换周期及更换说明、最大可重复清洗的次数以及不能再使用的判定标准。

14. 应给出在最大可调压力的 1/3、2/3 和最大值时的最大流量；应给出在 YY 0671.1—2009 中 56.103 规定的测试条件下的压力/容量曲线和呼吸压力变化；应给出在正常状态和单一故障状态下，患者连接口的最高压力；如果没有呼吸压力测量装置，制造商应声明在推荐的维护保养时间间隔之间的压力稳定性。

15. 应给出仪器和附件（包括电池）报废处理的相关信息。

16. 仪器正确安装说明及仪器是否处于正确、安全的状态下的检查说明；仪器工作模式介绍及触发方式说明；仪器内部测量、显示部件的用途、类型、范围和传感器位置（尤指对气流方向敏感的部件）及仪器设置、接口和安全操作必要的说明。

（十四）研究要求

根据所申报的产品，提供适用的研究资料。

1. 产品性能研究

应当提供产品性能研究资料以及产品技术要求的研究和编制说明，包括功能性、安全性指标（如电气安全与电磁兼容、辐射安全）以及与质量控制相关的其他指标的确定依据，所采用的标准或方法、采用的原因及理论基础。

2. 生物相容性评价研究

应对成品中与患者和使用者直接或间接接触的材料的生物相容性进行评价。

生物相容性评价研究资料应当包括：生物相容性评价的依据和方法；产品所用材料的描述及与人体接触的性质；实施或豁免生物学试验的理由和论证；对于现有数据或试验结果的评价。

3. 灭菌和消毒工艺研究

（1）生产企业灭菌：如适用，应明确灭菌工艺（方法和参数）和无菌保证水平（SAL），并提供灭菌确认报告。

（2）终端用户灭菌：如适用，应明确推荐的灭菌工艺（方法和参数）及所推荐的灭菌方法确定的依据；对可耐受两次或多次灭菌的产品，应当提供产品相关推荐的灭菌方法耐受性的研究资料。

（3）残留毒性：如灭菌使用的方法容易出现残留，应明确残留物信息及采取的处理方法，并提供研究资料。

（4）终端用户消毒：如适用，应明确推荐的消毒工艺（方法和参数）以及所推荐消毒方法确定的依据。

4. 产品有效期和包装研究

有效期的确定：如适用，应当提供产品有效期的验证报告。

对于有限次重复使用的医疗器械，应当提供使用次数验证资料。

包装及包装完整性：在宣称的有效期内以及运输储存条件下，保持包装完整性的依据。

5. 软件研究

含有软件的产品，应当提供一份单独的医疗器械软件描述文档，内容包括基本信息、实现过程和核心算法，详尽程度取决于软件的安全性级别和复杂程度。同时，应出具关于软件版本命名规则的声明，并明确软件版本的全部字段及字段含义，确定软件的完整版本和发行所用的标识版本。具体参见《医疗器械软件注册申报资料指导原则》的相关要求。

6. 其他资料

证明产品安全性、有效性的其他研究资料。

三、审查关注点

审查中需重点关注以下几个方面：

（一）产品适用范围、工作模式及功能是否符合本指导原则界定的 II 类正压通气治疗机产品。

（二）产品命名是否遵从了本指导原则提出的以产品所具有的工作模式进行命名的原则。

（三）产品是否具有本指导原则未提出的不常见的或者较新的工作模式，其是否影响产品管理类别的界定，其主要性能及功能要求在产品注册标准等资料中是否已经明确并经过检测和临床验证。

（四）产品技术要求编写是否规范，引用标准是否齐全、准确。"要求"一章的内容是否根据自身产品工作模式及功能特点进行了完整的要求。

（五）产品的主要风险是否结合本指导原则的举例已经充分识别并经过了验证。

（六）产品正常使用条件下的静态压力稳定性（长期准确性）和最大气体流量的测试方法是否遵从了本指导原则给出的试验方法。

（七）产品的临床试验方案是否能验证产品的适用范围，临床试验结论是否明确。临床试验设计时应覆盖到产品所有的工作模式。

（八）产品的预期用途，从医疗器械注册申请表、综述资料、临床评价资料、产品风险分析资料、产品说明书等方面阐述的是否一致。

（九）产品说明书是否结合安全标准和本指导原则提出的要求，充分考虑了本产品在家庭中使用的风险（表3）。

表3 正压通气治疗机产品分类及详细技术指标要求

1. 设备分类中文名称		持续正压通气治疗机	自动调节正压通气治疗机	双水平正压通气治疗机
2. 设备分类英文名称及标识		Continue Positive Airway Pressure（CPAP）	Auto－adjust Positive Airway Pressure（APAP）	Bilevel Positive Airway Pressure（BPAP）
3. 通气模式		CPAP	CPAP 和 APAP	CPAP、BPAP－S、BPAP－T 和 BPAP－ST
4. 输出压力实时显示（监测值）		推荐有	推荐有	推荐有
5. 操作功能	电源开关	推荐有	推荐有	推荐有
	启动	必须有	必须有	必须有
	设定/锁定	必须有	必须有	必须有
	延时升压	必须有	必须有	必须有
6. 设备的防水等级		建议考虑 IPX I 级及以上	建议考虑 IPX I 级及以上	建议考虑 IPX I 级及以上
7. 运行噪音（距设备1米）		应给出运行噪声，推荐在工作压力为 10hPa 时≤30dB	应给出运行噪声，推荐在工作压力为 10hPa 时≤30dB	应给出运行噪声，推荐在工作压力为 10hPa 时≤30dB
8. 通气管路面罩接口管径（mm）		推荐适配 22mm 或 15mm 标准管路	推荐适配 22mm 或 15mm 标准管路	推荐适配 22mm 或 15mm 标准管路
9. 加温湿化器	安装	安装可考虑一体化设计，也可考虑分体设计	安装可考虑一体化设计，也可考虑分体设计	安装可考虑一体化设计，也可考虑分体设计
	容量	应给出容量值	应给出容量值	应给出容量值
	患者连接处气体温度	温度应可调并给出温度调节范围和误差；在企业规定的正常工作条件下患者连接处气体温度应≤43℃	温度应可调并给出温度调节范围和误差；在企业规定的正常工作条件下患者连接处气体温度应≤43℃	温度应可调并给出温度调节范围和误差；在企业规定的正常工作条件下患者连接处气体温度应≤43℃
10. 启动方式		应给出启动方式，可考虑手动启动、呼吸自动触发启动等方式	应给出启动方式，可考虑手动启动、呼吸自动触发启动等方式	应给出启动方式，可考虑手动启动、呼吸自动触发启动等方式
11. 停机方式		应给出关机方式，可考虑手动关机、面罩脱落自动停机等方式	应给出关机方式，可考虑手动关机、面罩脱落自动停机等方式	应给出关机方式，可考虑手动关机、面罩脱落自动停机等方式
12. 患者可设置参数		应明确患者可设置的参数，推荐加温设置、自动启停（如有）设置、漏气提示开关、自动关机设置（如有）、延时升压时间	应明确患者可设置的参数，推荐加温设置、自动启停（如有）设置、漏气提示开关、自动关机设置（如有）、延时升压时间	应明确患者可设置的参数，推荐加温设置、自动启停（如有）设置、漏气提示开关、自动关机设置（如有）、延时升压时间
13. 参数锁定功能		必须有且至少应包括：工作压力	必须有且至少应包括：工作压力和工作模式	必须有且除应包括：工作压力和工作模式之外，BPAP－S 模式还应包括压力上升/下降斜率、触发灵敏度（包括吸转呼和呼转吸）；BPAP－T 模式还应包括压力上升/下降斜率、吸呼时间或吸呼比、呼吸频率；BPAP－ST 模式还应包括压力上升/下降斜率、吸呼时间或吸呼比、呼吸频率、触发灵敏度（包括吸转呼和呼转吸）

14. 工作压力调节范围	正常工作条件下至少可以达到 4hPa～20hPa，分档可调，分档间隔应≤0.5hPa；单一故障状态下上限值应≤30hPa	对于 CPAP 模式：正常工作条件下至少可以达到 4hPa～20hPa，分档可调，分档间隔应≤0.5hPa；单一故障状态下上限值应≤30hPa 对于 APAP 模式：应明确给出测量原理和功能要求及测试方法。	吸气压（IPAP）：正常工作条件下至少可以达到 4hPa～20hPa，但最高压应≤30hPa，分档可调，分档间隔应≤0.5hPa；单一故障状态下上限值应≤40hPa 呼气压（EPAP）：正常工作条件下至少可以达到 4hPa～18hPa，但最高应≤25hPa，分档可调，分档间隔应≤0.5hPa；单一故障状态下上限值应≤40hPa；吸气压和呼气压差值应≥2hPa
15. 压力误差（实测值与设定值之间）	静态压力误差应≤±0.5hPa；动态压力误差推荐企业考虑制定	静态压力误差应≤±0.5hPa；动态压力误差推荐企业考虑制定	静态压力误差应≤±0.5hPa；动态压力误差推荐企业考虑制定
16. 静态压力稳定度	结合指导原则中（八）3（1）中规定的试验方法，企业自定	结合指导原则中（八）3（1）中规定的试验方法，企业自定	结合指导原则中（八）3（1）中规定的试验方法，企业自定
17. 压力显示精度（显示值与实测值之间）	精度为±（2%满刻度＋4%实际读数）	精度为±（2%满刻度＋4%实际读数）	精度为±（2%满刻度＋4%实际读数）
18. 延时升压时间	设定范围不窄于 0min～40min，分档可调，应给出分档间隔，误差应≤±5%	设定范围不窄于 0min～40min，分档可调，应给出分档间隔，误差应≤±5%	设定范围不窄于 0min～40min，分档可调，应给出分档间隔，误差应≤±5%
19. 最大气体流量	应依据本指导原则中规定的试验方法明确最大气体流量要求	应依据本指导原则中规定的试验方法明确最大气体流量要求	应依据本指导原则中规定的试验方法明确最大气体流量要求
20. 压力上升/下降坡度	无	无	对压力上升/下降坡度应分档可调（BPAP－S 模式、BPAP－T 模式和 BPAP－ST 模式适用）
21. 触发灵敏度	无	无	内置容量触发和（/或）流量触发响应机制，对吸气转呼气和呼气转吸气灵敏度应分档可调（BPAP－S 模式和 BPAP－ST 模式适用）
22. 触发模式转换时间	无	无	应明确给出 S 模式转换为 T 模式的设定时间及误差（BPAP－ST 模式适用）
23. 吸呼比	无	无	应给出调节范围，且至少应涵盖 1∶1.5～1∶2（BPAP－T 模式和 BPAP－ST 模式适用）
24. 呼吸频率	无	无	应给出调节范围，且至少应涵盖 5 次/min～30 次/min，误差±1 次/min（BPAP－T 模式和 BPAP－ST 模式适用）
25. 断电提示	推荐有，如有应给出断电提示的最短触发时间和最短持续时间	推荐有，如有应给出断电提示的最短触发时间和最短持续时间	推荐有，如有应给出断电提示的最短触发时间和最短持续时间
26. 漏气提示	建议有面罩脱落和管道脱落提示，如有应明确方式，给出量化要求（如压力下降限值），并应给出提示的最短触发时间和最短持续时间	建议有面罩脱落和管道脱落提示，如有应明确方式，给出量化要求（如压力下降限值），并应给出提示的最短触发时间和最短持续时间	建议有面罩脱落和管道脱落提示，如有应明确方式，给出量化要求（如压力下降限值），并应给出提示的最短触发时间和最短持续时间

27. 呼吸管路规格	应明确呼吸管路规格（接口直径和管长度）	应明确呼吸管路规格（接口直径和管长度）	应明确呼吸管路规格（接口直径和管长度）
28. 通气管道连接牢固度	在10N拉力下，连接不应脱落	在10N拉力下，连接不应脱落	在10N拉力下，连接不应脱落
29. 连续工作时间	≥8h，各项性能应正常	≥8h，各项性能应正常	≥8h，各项性能应正常

正压通气治疗机注册技术审查指导原则编制说明

一、指导原则编写目的

正压通气治疗机产品适用于家庭和医院，采用给病人佩带呼吸面罩等无创方式，通过给病人上呼吸道施加单一水平持续的正压或者双水平交替的正压，以缓解病人睡眠过程中的打鼾、低通气和睡眠呼吸暂停症状，从而达到治疗目的。该产品一般由小型的空气压缩机、控制电路、传感器、湿化器、气流输出导管和面罩组成。其产品原理明确、技术相对成熟。

本指导原则的编写目的是指导和规范该类产品的技术审评工作，帮助审评人员理解和掌握该类产品的命名、结构、性能、预期用途等内容，把握技术审评工作基本要求和尺度，对产品安全性、有效性做出系统评价，同时也为了指导生产企业的产品注册工作。

二、指导原则编写依据

（一）《医疗器械监督管理条例》（国务院令第650号）

（二）《医疗器械注册管理办法》（国家食品药品监督管理总局令第4号）

（三）《医疗器械说明书和标签管理规定》（国家食品药品监督管理总局令第6号）

（四）《关于印发〈境内第二类医疗器械注册审批操作规范〉的通知》（食药监械管〔2014〕209号）

（五）《关于发布医疗器械临床评价技术指导原则的通告》（国家食品药品监督管理总局通告2015年第14号）

（六）国家食品药品监督管理部门发布的其他规范性文件

三、指导原则中重点内容说明

（一）考虑到本类产品与用于生命支持的呼吸机类产品在适用人群、预期用途和产品技术参数要求等方面存在明显不同，而且本指导原则仅适用于预期用途为睡眠呼吸暂停低通气综合征患者治疗的正压通气治疗机产品，因此本指导原则从产品命名、产品分类、管理类别、预期用途、适用标准和产品技术参数要求等方面都进行了严格的界定，对于兼具有本指导原则限定的预期用途之外的其他预期用途的正压通气治疗机产品，企业应重新评估产品的管理类别及应适用的相关标准和指导原则要求，本指导原则未予以考虑。

（二）本指导原则对正压通气治疗机产品的常用工作模式进行了归纳，并在表2中分别给出了相应的技术参数要求。如企业声称产品具有本指导原则之外的其他工作模式，则企业应在标准中对其定义并补充相应的量化指标要求及试验方法，如单水平压力补充模式应考虑制定压力波动度，单水平呼气减压模式应考虑制定压力波动度、压力释放水平等。

（三）综合考虑了产品风险、企业成本、国内目前现有的检测能力、国内外现有产品及标准的现状等因素之后，本指导原则对部分技术参数要求仅提出了分档可调要求，并未制定量化要求。但随着国内检测能力的进一步完善及国内外相关标准的发展，本指导原则将在下一次修订时考虑相应的量化要求，这些指标涉及：压力释放水平、压力上升／下降坡度、触发灵敏度等。

（四）有关"正常使用条件下的动态压力稳定性测试（短期准确性）"的要求在《睡眠呼吸暂停治疗 第1部分：睡眠呼吸暂停治疗设备》（ISO 17510.1—2007）标准中有所阐述，考虑到目前的国内检测能力及企业难度，且行业标准YY 0671.1—2009（ISO 17510—1：2002，MOD）也未对此提出要求，故本指导原则中暂未考虑，但随着国内检测能力的进一步完善及国内外相关标准的发展，本指导原则将在下一次修订时考虑相关要求的制定，因此建议企业关注ISO 17510.1—2007标准并搜集相关的试验数据。

（五）凡是正文中规定为"推荐有"和"建议考虑"的条款，均为考虑国内目前行业发展现状且行业标准中尚未提出要求等原因，暂未作为强制要求，但鼓励企业予以考虑，且随着国内行业的发展，部分条款将在下一次指导原则修订时变为强制要求。

（六）正文"（七）产品的主要风险及研究要求"一章中"6. 由不熟练／未经培训的人员使用"中的临床使用人员指临床医生或技师。

四、指导原则编写单位和人员

本指导原则编写单位为北京市食品药品监督管理局，编写组成员包括技术审评人员、行政审批人员及相关专业的临床和工程专家。

52 体外除颤产品注册技术审评指导原则

（体外除颤产品注册技术审查指导原则）

本指导原则旨在指导注册申请人对体外除颤产品（简称"产品"）注册申报资料的准备及撰写，同时也为技术审评部门审评注册申报资料提供参考。

本指导原则是对产品的一般性要求，注册申请人应依据其具体特性确定其中内容是否适用，若不适用，需具体阐述理由及相应的科学依据，并依据其具体特性对注册申报资料的内容进行充实和细化。

本指导原则是供注册申请人和审查人员使用的指导文件，不涉及注册审批等行政事项，亦不作为法规强制执行，如有能够满足法规要求的其他方法，也可以采用，但应提供详细的研究资料和验证资料，应在遵循相关法规的前提下使用本指导原则。

本指导原则是在现行法规、标准体系及当前认知水平下制定的，随着法规、标准体系的不断完善和科学技术的不断发展，本指导原则相关内容也将适时进行调整。

一、范围

本指导原则适用于体外除颤产品，可进行体外除颤治疗（简称"除颤"）。

按照《医疗器械分类目录》，体外除颤产品的管理类别为Ⅲ类，分类编码为6821，是用于心脏的治疗、急救装置。

本指导原则所述的产品包含进行除颤的各种设备或系统。产品既可以是独立设备，也可集成在多参数模块的设备或系统中，也可以是穿戴式的；产品可以全部由执业医生控制和操作来进行手动除颤，或者只需急救者按确认除颤键来进行半自动除颤，或者无须任何人为干预来进行自动除颤。

本指导原则对于产品的预期使用环境不做限制，例如，手动体外除颤器和频繁使用的半自动体外除颤器可在医疗机构中和院前的急救环境中使用；非频繁使用的半自动体外除颤器和自动体外除颤器可在机场、生活社区、学校、办公场所等公共区域使用；穿戴式的自动体外除颤器在患者的日常生活中使用。

本指导原则不适用于植入式除颤产品。

二、医疗器械安全有效基本要求清单

依据《医疗器械注册申报资料要求和批准证明文件格式》（国家食品药品监督管理总局2014年第43号公告）附件8，注册申请人应提供《医疗器械安全有效基本要求清单》，着重明确下述项目的适用性，说明产品符合适用要求所采用的方法，提供证明其符合性的文件：

1. B5项环境特征；
2. B6项有诊断或测量功能的医疗器械产品；
3. B8项含软件的医疗器械和独立医疗器械软件；
4. B9项有源医疗器械和与其连接的器械；
5. B11项提供患者能量或物质而产生风险的防护；
6. B12项对非专业用户使用风险的防护。

对于包含在产品注册申报资料中的文件，应当说明其在申报资料中的具体位置；对于未包含在产品注册申报资料中的文件，应当注明该证据文件名称及其在质量管理体系文件中的编号备查。

三、综述资料

（一）概述

按照功能和预期用途，体外除颤分为手动体外除颤、半自动体外除颤、自动体外除颤。手动体外除颤分为胸外除颤和胸内除颤。

产品通用名称由核心词和特征词组成。注册申请人应按照产品的预期用途来确定产品名称的核心词，按照产品的使用部位和技术特点来确定产品名称的特征词，例如，手动体外除颤器、半自动体外除颤器、自动体外除颤器、体外除颤监护仪、体外除颤监护系统等。

（二）产品描述

注册申请人应提供体外除颤产品的下述描述信息：

1. 除颤的临床机理和需求、工作原理

注册申请人应描述人体在发生心律失常时的临床表现，应明确手动体外除颤、半自动体外除颤、自动体外除颤的分析和治疗机理、临床需求以及体外除颤产品的工作原理。

2. 结构组成

注册申请人应明确产品组成的信息，包含但不限于：主机、部件和附件的名称、型号和法定制造商名称。这些信息同时应以注册申请表附页形式提供，例如，表1。

表1

名称	型号	制造商
主机	α	κ医疗电子股份有限公司
除颤功能模块	β	λMedical Systems
成人除颤手柄	γ	μMedical Corporation
小儿除颤电极板	δ	νGmbH
可重复使用除颤电极	ε	ξ株式会社

续表

名称	型号	制造商
一次性使用电极片	ζ	ο……
……	…	……
电池	θ	……
交流电源适配器	ι	ρ……
PC 软件	软件组件的名称、发布版本	

基于上述产品组成信息，制造商应提供各部分的示意图或者彩色图片，描述与产品配合使用的附件、主要功能及其组成部件（关键组件和软件）的功能，以及区别于其他同类产品的特征等内容。

（三）型号规格

对于存在多种型号的体外除颤产品，应当明确各型号的区别。应当采用对比表及带有说明性文字的图片、图表，对于各种型号的结构、组成、配置和除颤治疗模式加以描述。

注册申请人应明确主机、部件和附件的规格，如物理规格、显示规格、有线/无线通信协议、电源/电池规格、打印规格等。

1. 物理规格：物理尺寸、重量，等等。

2. 显示规格：显示屏类型、尺寸。

3. 有线/无线通信协议

a）硬件接口：接口的名称、机械和电气协议，例如，RS–232 或 RS–485 串口，并口，USB 1.0、USB 2.0、USB 3.0，IEEE802.3 协议的标准以太网口、快速以太网口和 10G 以太网口，SD/CF 卡插口，等等。

b）无线接口：接口的名称及协议，例如，红外接口，802.11a/b/g/n 协议的 WIFI 网络，IEEE 802.15.1 协议的蓝牙（版本 1.0—4.2），等等。

c）打印规格：打印机类型，例如，热敏型等；打印分辨率：垂直分辨率、水平分辨率等；纸张宽度、打印宽度；打印波形数量等；打印速度，例如，12.5、25mm/s。

4. 附件的规格

a）附件的结构示意图/彩色图片、附件的各部分原材料。

b）附件的物理尺寸和面积、导线的物理尺寸等。

c）对于灭菌包装附件，应明确灭菌方式和灭菌有效期。

（四）包装说明

注册申请人应提供体外除颤产品包装的信息及彩色图片，以及与该产品一起销售的配件包装情况及彩色图片。

（五）适用范围和禁忌症

体外除颤产品是生命支持设备或系统，预期用于患者急救，例如：

1. 手动体外除颤可终止心室颤动或室性心动过速症状，预期治疗新生儿、小儿和成人患者，应由经急救培训且接受设备操作培训的医护人员使用，可用于医院、临床机构、救护车、急救现场或者患者转运过程中。

2. 半自动体外除颤可用于疑似心脏骤停患者，预期治疗新生儿、小儿和成人患者，应由经急救培训的人员或在急救中心调度人员指导下使用。

3. 自动体外除颤可持续测量和分析患者的心电，如果患者出现危及生命的心室颤动或室性心动过速症状，该产品可自动进行体外除颤治疗。

某些自动体外除颤器可由经急救培训的人员使用。某些自动体外除颤器预期用于有心脏骤停风险、不适宜植入或拒绝使用植入式除颤器的成人患者。

注册申请人应当明确说明产品不适宜应用的某些疾病、症状、情况或特定的人群（如新生儿、小儿、老年人、孕妇及哺乳期妇女、肝肾功能不全者），例如：

1. 半自动体外除颤器禁用于有脉搏、有呼吸、有意识的患者。

2. 某些半自动体外除颤器禁用于年龄小于 8 岁或体重低于 25 千克的患者，某些半自动体外除颤器禁用于新生儿患者，等等。

（六）同类产品或前代产品的信息

参考的同类产品或前代产品应当提供同类产品（国内外已上市）或前代产品（如有）的信息，阐述申请注册产品的研发背景和目的。对于同类产品，应当说明选择其作为研发参考的原因。同时列表比较说明申请注册产品与参考产品（同类产品或前代产品）的异同，例如，表2。

（七）其他需说明的内容

对于已获得批准的部件或配合使用的附件，应当提供批准文号和批准文件复印件；预期与其他医疗器械或通用产品组合使用的应当提供说明；应当说明系统各组合医疗器械间存在的物理、电气等连接方式。

表2

功能	前代产品/同类产品	申报产品	异同
适用范围			
治疗模式	手动除颤、半自动除颤、自动除颤		
功能	除颤、心脏节律分析		
除颤波形	双相方波、双相截断指数波、单相正弦衰减波、单相截断指数波等		
阻抗范围			
输出能量			
除颤途径	体外经胸等		

续表

功能	前代产品/同类产品	申报产品	异同
电极片位置、除颤位置	前-侧位、前-后位、前-左肩胛位、前-右肩胛位等		
除颤作用方式	除颤手柄、粘贴式电极片等		
心电节律识别			
心电节律识别准确度	GB 9706.8—2009 的 6.8.3 项3）款		
心电数据库			
电源、电池	额定规格等		
…			

四、研究资料

（一）产品性能研究

注册申请人应当提供产品技术要求的研究和编制说明。体外除颤产品的现行有效标准如下：

GB 9706.1—2007 医用电气设备 第1部分：安全通用要求；

GB 9706.8—2009 医用电气设备 第2-4部分：心脏除颤器安全专用要求；

GB 9706.15—2008 医用电气设备 第1-1部分：安全通用要求 并列标准：医用电气系统安全要求（如适用）；

YY 0505—2012 医用电气设备 第1-2部分：安全通用要求 并列标准：电磁兼容 要求和试验；

YY 0709—2009 医用电气设备 第1-8部分：安全通用要求 并列标准：通用要求，医用电气设备和医用电气系统中报警系统的测试和指南（如适用）；

YY/T 0196—2005 一次性使用心电电极（如适用）。

注册申请人应当提供产品性能研究资料，包括性能指标、质量控制相关指标的确定依据，所采用的标准或方法、采用的原因及理论基础。

1. 关键技术特点及其性能指标

注册申请人应明确产品的治疗模式，例如，手动模式、半自动模式、自动模式等。

注册申请人应明确各治疗模式下的功能和性能指标，例如，除颤波形、能量级别和精度、病人阻抗测量、心电波形和节律识别、充电/放电、电源等方面的功能和性能指标。

a）在所有的治疗模式下，注册申请人应明确除颤波形及其详细参数，例如，双相波（例如，双相方波 RLB、双相截断指数波 BTE，等等）、单相波（例如，单相正弦衰减波 MDS、单相截断指数波 MTE，等等）或其他波形，并且至少明确下述性能指标：

双相除颤波形的详细参数，例如：所有能量级别和各级别的输出能量精度、放电时间常数、第一相时间、第一相峰值电流、第一相平均电流、第一相电流平均斜率、两相间隔时间、第二相时间、第二相峰值电流、第二相平均电流、第二相电流平均斜率，等等。

单相除颤波形的详细参数，例如，所有能量级别和各级别的输出能量精度、放电时间常数、治疗时间、峰值电流、平均电流、波形斜率，等等。

按照电压或者电流－时间关系，注册申请人应绘制除颤波形释放的脉冲图，并针对波形特点提供波形详细参数，例如，图1和图2。

b）在所有的治疗模式下，注册申请人应提供阻抗测量的方法，应明确除颤波形对应的病人阻抗测量范围和精确度。

c）对于半自动和自动模式，注册申请人应描述心脏节律识别技术，陈述算法名称、算法原理和实现方式，明确心脏节律识别的性能指标，例如，分析时间、敏感度、特异性、真实预报价值和假阳性率等。

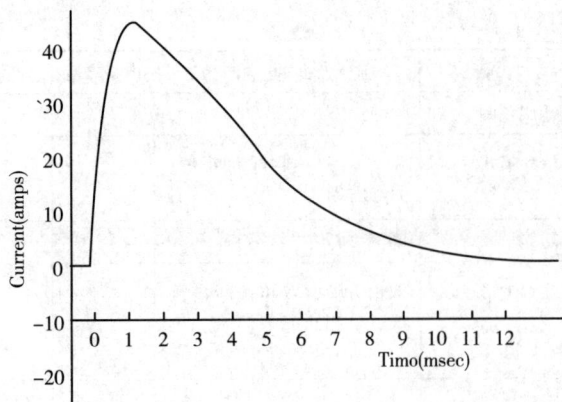

Monophasic Damped Sinusoidal waveform，MDS

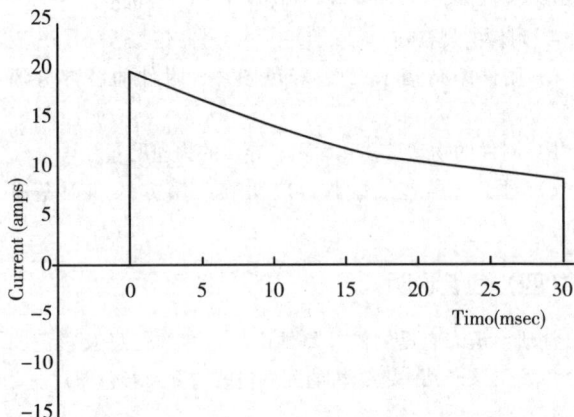

Monophasic Truncated Exponential wavetorm，MTE

图1

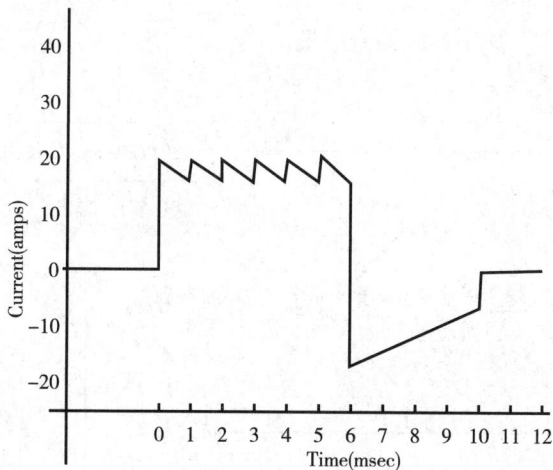

Rectilinear Biphasic waveform,RLB

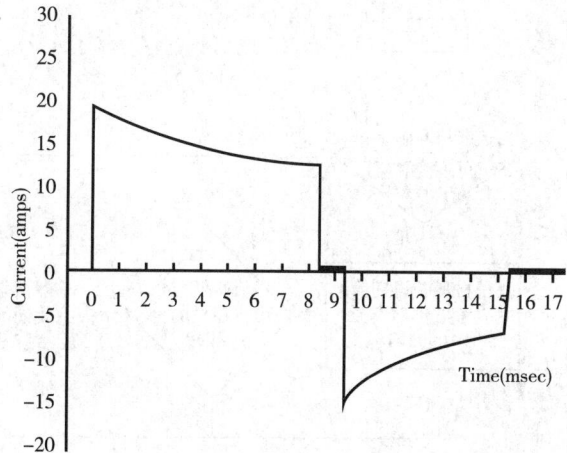

Biphasic Truncated Exponential waveform,BTE

图 2

d）在所有的治疗模式下，注册申请人应提供阻抗测量的方法，应明确除颤波形对应的病人阻抗测量范围和精确度。

e）对于半自动和自动模式，注册申请人应描述心脏节律识别技术，陈述算法名称、算法原理和实现方式，明确心脏节律识别的性能指标，例如，分析时间、敏感度、特异性、真实预报价值和假阳性率等。

2. 关键元器件及其质量控制要求

注册申请人应提供产品的工作原理图、产品总体设计方案和总体设计框图，应简述各单元模块的功能及相互关系，应明确手动体外除颤、半自动体外除颤、自动体外除颤相关的单元模块及其设计要求。

基于风险分析和管理、验证和确认等的工作，注册申请人应确定下述模块（包括但不限于）相关器件是否为关键元器件，并明确关键元器件的名称、型号、规格、制造商以及需要控制的规格参数和性能指标：

a）电源模块，例如，电源适配器、电池、电源模块等。

b）充电模块，例如，充电电容、充电高压管、充电变压器等。

c）放电模块，例如，放电桥中电子开关等。

d）控制模块，例如，硬件电路的 MCU、扩展资源、通信电路等。

e）测量模块，例如，病人阻抗传感器，信号采集和转化电路等。

f）治疗附件，例如，除颤手柄、一次性使用除颤电极片等。

（二）生物相容性评价研究

注册申请人应对预期与人体接触附件进行生物相容性评价，例如，除颤手柄、可重复使用除颤电极、一次性使用除颤电极片、胸内勺形电极以及其他配合使用的附件，应提供细胞毒性、致敏、刺激或皮内反应项目的生物相容

性评价资料，对于灭菌包装附件，还应提供热原和细菌内毒素项目的评价资料。

宜参考的现行有效标准有：

GB/T 16886.1—2011 医疗器械生物学评价 第 1 部分：风险管理过程中的评价与试验；

GB/T 16886.5—2003 医疗器械生物学评价 第 5 部分：体外细胞毒性试验；

GB/T 16886.10—2005 医疗器械生物学评价 第 10 部分：刺激与迟发型超敏反应试验；

GB/T 16886.12—2005 医疗器械生物学评价 第 12 部分：样品制备与参照样品；

GB/T 16886.18—2011 医疗器械生物学评价 第 18 部分：材料化学表征；

GB/T 14233.2—2005 医用输液、输血、注射器具检验方法 第 2 部分：生物学试验方法。

注册申请人宜参考 GB/T 16886.1—2011 评定程序的框架并且在风险分析和管理的基础上，根据产品与人体接触性质、接触时间和接触周期，考虑生物学评价项目，并按照图 3 进行生物学评价。

生物相容性评价研究资料应当包括：

1. 生物相容性评价的依据和方法；

2. 产品所用材料的描述及与人体接触的性质；

3. 实施或豁免生物学试验的理由和论证；

4. 对于现有数据或试验结果的评价。

对于已获得注册批准上市的附件，在 GB/T 16886.1—2011 的 4.7 项中任一情况下，应重新评价材料或最终产品的生物相容性。如果已获得注册批准上市的附件未发生 GB/T 16886.1—2011 中 4.7 项的情况，注册申请人应提供其法定制造商做出的未发生 GB/T 16886.1—2011 的 4.7 项所规定的重新评价情况的声明，并且注册申请人应提供该附件的医疗器械注册证复印件及其原生物学评价资料的复印件。

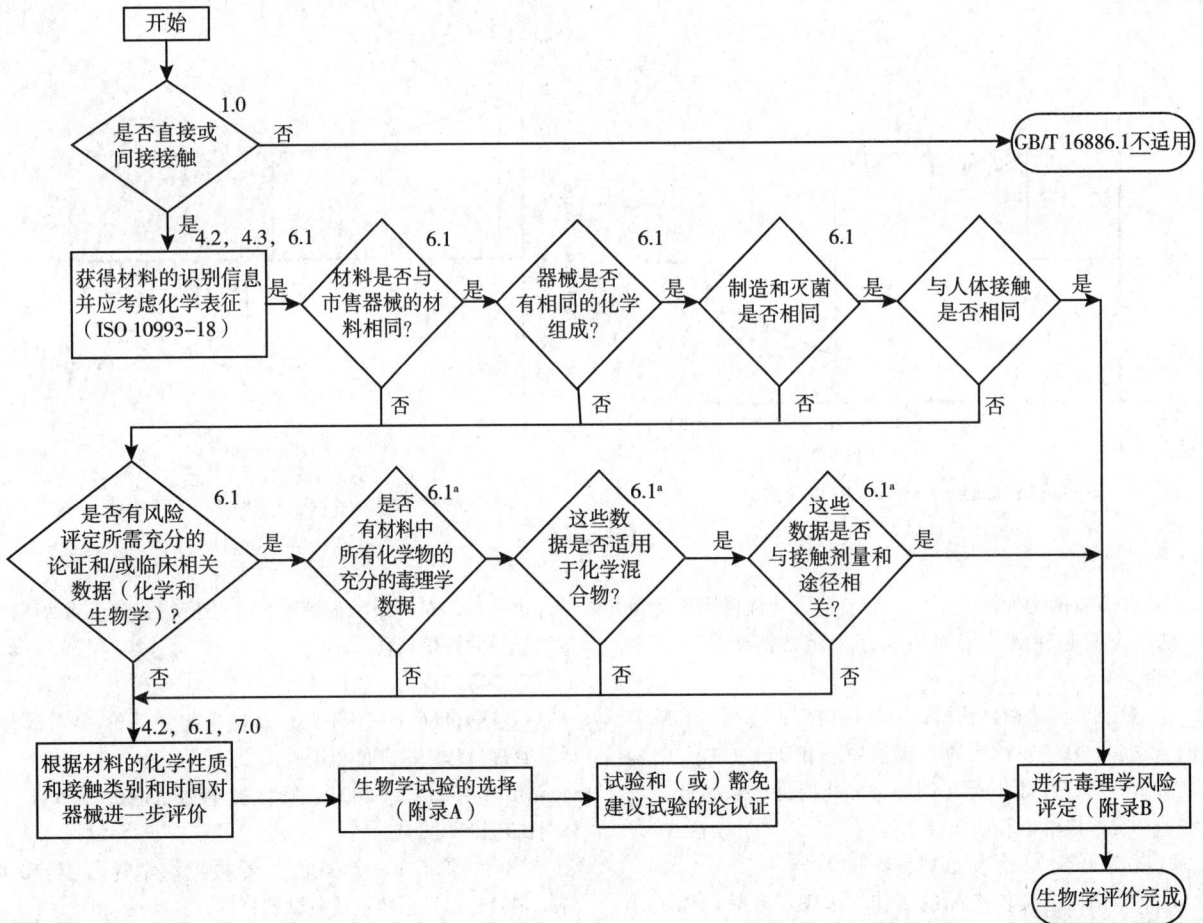

开始

是否直接或间接接触 1.0

否 → GB/T 16886.1不适用

是

4.2, 4.3, 6.1 获得材料的识别信息并应考虑化学表征（ISO 10993-18）

是 → 材料是否与市售器械的材料相同？ 6.1

是 → 器械是否有相同的化学组成？ 6.1

是 → 制造和灭菌是否相同 6.1

是 → 与人体接触是否相同 6.1

是

否 ↓

是否有风险评定所需充分的论证和/或临床相关数据（化学和生物学）？ 6.1

是 → 是否有材料中所有化学物的充分的毒理学数据 6.1a

是 → 这些数据是否适用于化学混合物？ 6.1a

是 → 这些数据是否与接触剂量和途径相关？ 6.1a

是

否 ↓

4.2, 6.1, 7.0 根据材料的化学性质和接触类别和时间对器械进一步评价

→ 生物学试验的选择（附录A）

→ 试验和（或）豁免建议试验的论认证

→ 进行毒理学风险评定（附录B）

→ 生物学评价完成

图3

（三）产品有效期和包装研究

1. 应明确电池和除颤电极片的有效期，并提供有效期的验证报告。

2. 应明确申报产品的预期使用寿命，提供预期使用寿命的分析验证报告。

3. 应提供可重复使用附件的使用次数验证资料，例如，可充电电池、除颤手柄、可重复使用除颤电极板、可重复使用除颤电极片等。

4. 应提供在宣称的有效期内以及运输储存条件下，保持包装完整性的依据。

5. 如产品为灭菌包装，应明确包装材料、灭菌工艺（方法和参数）、无菌保证水平和灭菌有效期，提供包装工艺确认报告、灭菌确认报告、灭菌效果验证报告和货架寿命验证报告。

（四）临床前动物实验

如必要，应提供体外除颤产品的动物实验研究资料，见本指导原则附录3。

（五）软件研究

体外除颤产品的软件一般属于软件组件，一般不宜单独注册。参考《医疗器械软件注册技术审查指导原则》的要求，应按照 C 级安全性级别来提供软件描述文档，应关注：

1. **核心算法**

注册申请人应提供阻抗测量及补偿技术的算法名称、类型、用途和临床功能，如为全新算法，还应提供安全性和有效性的验证资料。

对于半自动和自动模式，注册申请人应提供心脏节律识别技术的算法名称、类型、用途和临床功能，如为全新算法，还应提供安全性和有效性的验证资料。

2. **心脏节律识别功能的验证**

应按照 GB 9706.8—2009 的 6.8.3 条款3）项，提供心律识别检测器的性能验证资料，包括心电数据库报告和性能验证报告。

a）心电数据库报告

注册申请人应报告用于心律识别检测器性能验证的心电数据库，应描述记录方法、心律来源、心律选择基准，并且应提供评注方法和基准，例如，由具有多年心电图临床经验的专家组标注心电图数据。该数据库至少应满足表3的要求。

用于验证心脏节律识别的心电数据库应包括可除颤心

律和非可除颤心律：

可除颤心律应包括不同幅度的粗室颤心律、不同频率和 QRS 波宽度的室性心动过速心律。

非可除颤心律应包括不同形态的 QRS 波数据（含干扰信号），并包括正常窦性心律、具有心室期外收缩（PVC）特征的窦性心律、室上性心动过速、窦性心动过缓、房颤、房扑、心脏传导阻滞、室性自主心律、起搏器心律、停搏。

表 3

心　　律	最小样本量
粗室颤	200 例
室性心动过速	50 例
正常窦性心律	100 例
具有心室期外收缩（PVC）特征的窦性心律、室上性心动过速、窦性心动过缓、房颤/房扑、心脏传导阻滞、室性自主心律、起搏器心律	各 30 例
停搏	100 例

b）性能验证报告

注册申请人应利用上述心电数据库验证心律识别检测器的性能并提供性能验证报告，验证结果应包括敏感性、特异性、真实预报价值和假阳性率，并且应满足表 4 要求。

表 4

心　　律	目标性能	90% 单侧置信下限
粗室颤	敏感性 >90%	87%
室性心动过速	敏感性 >75%	67%
正常窦性心律	特异性 >99%	97%
具有心室期外收缩（PVC）特征的窦性心律、室上性心动过速、窦性心动过缓、房颤/房扑、心脏传导阻滞、室性自主心律、起搏器心律	特异性 >95%	88%
停搏	特异性 >95%	92%

五、临床评价资料

注册申请人应提供临床评价资料，可按照下述任一情形：

（一）通过同品种体外除颤产品临床数据进行的分析评价报告

按照本指导原则附录 4 和附录 5，应通过分析评价同品种产品的临床数据来确认产品的安全性和有效性。

（二）临床试验资料

对于手动除颤、半自动或自动体外除颤产品，应按照本指导原则附录 6 来确认体外除颤治疗的安全性和有效性。

对于半自动或自动体外除颤产品，应按照本指导原则附录 7 来确认心脏节律识别器的安全性和有效性。

六、产品风险分析资料

注册申请人应提供体外除颤器的风险管理资料，见本指导原则附录 1。

考虑到产品的临床使用场所（包括但不限于临床机构、户外/户内公共场所、交通工具中、患者家中等）和各种环境因素的相关风险〔包括但不限于海拔、绝对湿度和相对湿度、热能（温度）、电磁环境、辐射环境、机械能（重力坠落和悬挂、碰撞、振动、运输）等〕，应在风险分析和管理过程中估计、评价并控制环境因素可能引起的相关风险，同时应说明提出风险控制措施的客观证据及验证确认资料，确认该产品在不同环境条件下的安全性、临床功能和性能。

七、产品技术要求

注册申请人应按照本指导原则附录 2 提供产品技术要求。

八、产品使用说明书

应明确产品的预期使用寿命，并明确预期使用寿命内产品的自检频率和要求、维护方法和维护频率。

九、注册单元的划分

1. 技术原理相同但产品设计结构不同的产品原则上应划分为不同的注册单元。

2. 治疗模式不同的产品应划分为不同的注册单元。例如，手动体外除颤器、半自动体外除颤器、自动体外除颤器、体外同步复律仪、体外除颤监护仪/系统应划分为不同的注册单元。

3. 治疗波形不同的产品应划分为不同的注册单元，例如，双相波、单相波或其他波形等。

十、名词解释

体外电复律：在严重快速型心律失常时，利用外加的高能量脉冲电流通过心脏，使全部或大部分心肌细胞在瞬间同时除极，造成心脏短暂的电活动停止，然后由最高自律性的起搏点（通常为窦房结）重新主导心脏节律的治疗过程。

体外非同步电复律：在患者的 QRS 波和 T 波分辨不清或不存在时，不启用同步触发装置所进行的体外电复律。

体外除颤：在患者发生室颤（室扑或无脉室速）时进行的体外非同步电复律。

体外除颤器：通过电极将电脉冲施加在患者的皮肤或暴露的心脏，用来对心脏进行体外除颤的医用电气设备。

波形斜率：$\dfrac{\text{除颤波形中两点纵坐标的差值}}{\text{除颤波形中两点横坐标的差值}}$

第一相电流平均斜率：

$$\dfrac{\text{第一相峰值电流} - \text{第一相结束点的电流}}{\text{第一相结束点与第一相峰值点之间的脉宽}}$$

第二相电流平均斜率：

$$\dfrac{\text{第二相峰值电流} - \text{第二相结束点的电流}}{\text{第二相结束点与第二相峰值点之间的脉宽}}$$

前—侧位：也叫前尖位或标准位，一个电极板放在右前壁锁骨下，靠近但不与胸骨重叠〔注意，无论如何也不要将电极放在胸骨上，以免明显减弱除颤时放电时的能量；另一个电极板放在心尖（左乳头左侧，其中心位于腋中线上）。两块电极板之间的距离不应 <10cm〕。

前—后位：一个电极板放在左肩胛下区，另一个电极板放在胸骨左缘第四肋间水平。

前—左肩胛位：一个电极板放在右前壁锁骨下，另一个电极板放在背部左肩胛下。

前—右肩胛位：也叫尖后位，一个电极板放在心尖部，另一个电极板放在病人背后右肩胛角（注意，应避开脊柱）。

随机文件：随设备或附件所附带的文件，其内容包括对设备的使用者、操作者、安装者或装配者来说是全部重要的资料，特别是有关安全的资料。

生命支持设备或系统：至少包括一种预期有效地保持患者生命或复苏功能的设备或系统，且一旦该功能无法满足要求就很可能导致患者严重的伤害或死亡。

预期使用寿命：由制造商规定的电气设备或电气系统期望保持安全使用的时间（即保证基本安全和基本性能）。

注：参见 IEC 60601 - 1：2012 的 3.28 项。

心律识别检测器：分析心电图并识别一个心脏节律是否为可电击的仪器。在半自动体外除颤器、自动体外除颤器中，其算法设计为保证心律失常检测的敏感性和特异性，以便在临床中对其进行除颤。

可除颤心律：若不及时地除颤，可能造成患者死亡的致死性心律。

非可除颤心律：不可电击的良性心律（甚至正常心律），特别是尚有脉搏的病人，因为除颤不能给这些病人带来任何益处，反而可能造成病情恶化。

除颤成功：终止心室颤动，除颤后 5 秒钟心电图显示心搏停止或非室颤无电活动。

首次除颤成功率：

$$\dfrac{\text{第一次除颤即获得除颤成功的例次}}{\text{致颤总例次}} \times 100\%$$

总体除颤成功率：

$$\dfrac{\text{除颤成功的例次}}{\text{除颤总例次}} \times 100\%$$

十一、参考文献

（一）《医疗器械监督管理条例》（国务院令第 650 号）

（二）《医疗器械注册管理办法》（国家食品药品监督管理总局令第 4 号）

（三）《医疗器械临床试验质量管理规范》（国家食品药品监督管理总局 中华人民共和国国家卫生和计划生育委员会令第 25 号）

（四）《医疗器械通用名称命名规则》（国家食品药品监督管理总局令第 19 号）

（五）GB 9706.1—2007 医用电气设备 第 1 部分：安全通用要求

（六）GB 9706.8—2009 医用电气设备 第 2 - 4 部分：心脏除颤器安全专用要求

（七）GB 18279—2000 医疗器械 环氧乙烷灭菌 确认和常规控制

（八）GB 18280—2000 医疗保健产品灭菌 确认和常规控制要求 辐照灭菌

（九）GB/T 14710—2009 医用电器环境要求及试验方法

（十）YY 0505—2012 医用电气设备 第 1 - 2 部分：安全通用要求 并列标准：电磁兼容 要求和试验

（十一）YY 0670—2008 无创自动测量血压计

（十二）YY/T 0287—2003 医疗器械质量管理体系用于法规的要求

（十三）YY/T 0316—2008 医疗器械 风险管理对医疗器械的应用

（十四）《医疗器械注册申报资料要求和批准证明文件格式》（国家食品药品监督管理总局公告 2014 年第 43 号）

（十五）《食品药品监管总局关于执行医疗器械和体外诊断试剂注册管理办法有关问题的通知》（食药监械管〔2015〕247 号）

（十六）《医疗器械临床评价技术指导原则》（国家食品药品监督管理总局通告 2015 年第 14 号）

（十七）《药物临床试验的生物统计学指导原则》（国家食品药品监督管理总局通告 2016 年第 93 号）

（十八）《医疗器械产品技术要求编写指导原则》（国家食品药品监督管理总局通告 2014 年第 9 号）

（十九）《医疗器械软件注册技术审查指导原则》（国家食品药品监督管理总局通告 2015 年第 50 号）

（二十）《医疗器械生物学评价和审查指南》（国食药监械〔2007〕345 号）

（二十一）IEC 60601 - 1：2012Medical electrical equipment - Part 1：General requirements for basic safetyand essential performance

（二十二）EN 1789：2007 + A1：2010Medical vehicles and their equipment - Road ambulances

（二十三）EN 13718 - 1：2008 Medical vehicles and their equipment - Air ambulances - Part 1：Requirements for medical devices used in air ambulances

（二十四）RichardE. Kerber, MD, Chair; LanceB. Becker. MD; JosephD. BourlandEE, PhD; Richard O. Cummins,

MD. MPH；Alfred P. Hal lstrom，PhD；Mary B. Michos，RN；Graham Nichol，MD；Joseph P. Ornato，MD；William H. Thies，PhD；RogerD. White，M D；Bram D. Zuckerman，MD. Automatic External Defibrillators for PublicAccess Defibrillation：RecommendationsforSpecifying and Reporting Arrhythmia AnalysisAlgorithm Performance，Incorporating NewWaveforms，and Enhancing Safety. AHA ScientificStatement

（二十五）CCTS 工作组，贺佳（执笔）。临床试验中样本量确定的统计学考虑，中国卫生统计，2015 年 8 月第 32 卷第 4 期

（二十六）CCTS 工作组，贺佳（执笔）。临床试验统计分析计划及统计分析报告的考虑。中国卫生统计，2015 年 6 月第 32 卷第 3 期

（二十七）杨兴华，詹思延。临床研究证据分级及评价。中国循证心血管医学杂志，2009 年 9 月第 1 卷第 4 期

（二十八）杨学宁，吴一龙。临床证据水平分级和推荐级别。循证医学，2003 年 3（2）：111－113

（二十九）黄惠芳，朱莹，顾国浩。体外电除颤对心肌损伤标志物影响的实验研究。苏州大学学报（医学版）2009；29（5）

（三十）张晓东，何庆。双/单相波电击除颤治疗院前室颤的系统评价。西南军医 2009 年 7 月第 11 卷第 4 期

附录1　风险管理资料

一、总体要求

风险管理资料是对风险管理过程及其评审的结果予以记录所形成的资料。风险管理资料主要包含风险管理计划和风险管理报告，还包含风险管理活动相关的其他文档资料及评审记录。

二、风险管理计划的内容

（一）风险管理活动范围

制造商应策划风险管理活动的范围，通过照片、示意图和文字等形式清晰地说明体外除颤产品（简称"产品"）的结构及组成，描述产品功能。

风险管理过程的所有要素应规划在产品生命周期之中。制造商应辨识产品的生命周期阶段，以及每个阶段要开展的风险管理活动。

（二）职责和权限

制造商应明确参与风险管理活动的成员，其成员应具有与风险管理任务相适应的知识和经验，包括风险分析人员、风险评价人员（应包含有临床背景的人员）、风险控制措施制定人员及验证人员、风险管理过程评审人员（不直接负责所评审的设计和开发阶段的人员和所需的专家）以

及风险管理报告的编制及审批人员，应列出其姓名、职务及责任范围。

（三）风险管理活动评审的要求

制造商应详细规定何时和如何进行风险管理评审，风险管理活动评审的要求可能是质量管理体系的一部分。

（四）风险可接受准则

制造商应根据风险可接受方针，制定产品的风险可接受准则。风险可接受准则对于风险管理过程的最终有效性是至关重要的，制造商应根据产品预期用途、特征制定适当的风险可接受准则。

风险可接受准则可以是制造商建立的质量管理体系的一部分，在风险管理计划中可以采用引用的方式体现。

（五）验证活动

风险管理计划应规定如何进行下述验证工作：确保风险控制已在最终设计中实施；确保实施的措施确实降低了风险。风险管理计划应详述风险控制措施相关的验证活动的计划。

（六）生产和生产后信息的收集和评审活动

制造商应当建立通用的程序，以便从不同的来源收集信息，如使用者、服务人员、培训人员、事故报告和顾客反馈。尽管获得生产后信息的一个或多个方法可以是已建立的质量管理体系中的一部分，但产品的生产和生产后信息的收集和评审活动相关的计划和要求应直接加入到风险管理计划中。

三、风险管理报告的内容

（一）预期用途和与安全性有关特征的判定

风险管理报告应包含产品的预期用途以及合理可预见的误用。

制造商应按照 YY/T 0316—2008《医疗器械 风险管理对医疗器械的应用》附录 C 提示的问题，对照产品的实际情况作针对性的简明描述。产品如存在附录 C 提示以外的可能影响安全性的特征的情况，也应做出说明。可能影响安全性的特征应形成文档，在风险管理报告中包含。

（二）危害的判定

制造商应在已识别的影响安全性的特征的基础上，系统地判定产品在正常和故障两种条件下的可预见的危害，并对危害的成因及后果进行分析，即说明危害、可预见事件序列、危害处境和可能发生的损害之间的关系，形成一份产品可预见的危害及危害分析清单。

危害的判定至少应包含能量危害、生物和化学危害、操作危害、信息危害这四个方面的危害分析，并应按照本指导原则附录 1 的危害二级分类来展开分析。制造商应根据申报产品具体预期用途和与安全性有关特征编写风险管理报告。

（三）风险估计

应识别可能造成危害处境的合理可预见的事件序列或组合，并列明造成的危害处境。

对应每个判定的危害处境，应利用可以得到的资料或数据估计其相关的一个或多个风险。对危害发生概率不能加以估计的危害处境，编写一个危害的可能后果的清单，以便风险评价和风险控制。

对损害发生的概率和损害的严重度进行定性或定量的估计。用于风险估计的资料或数据，可以通过以下途径获得：

1. 已发布的标准；

2. 科学技术资料，例如各种期刊、专著；

3. 已在使用中的临床资料，例如已公布的不良事件报告、召回信息等，典型的如美国食品药品管理局官方网站中的 MAUDE 数据库；

4. 临床数据；

5. 调研结果；

6. 专家意见；

7. 外部质量评定情况。

（四）风险评价

对每个已判定的危害处境，制造商应依据风险管理计划中制定的风险可接受准则进行风险评价，决定是否需要降低风险。

风险评价的结果记入风险管理文件中。

（五）风险控制

制造商应对经风险评价后不可接受的或考虑可进一步采取措施降低的风险制定适当的风险控制措施（一个或多个），把风险降低到可接受的水平。

制造商应按照以下顺序，依次使用一种或多种方法：

1. 用设计方法取得固有安全性，例如消除危害、降低损害发生的概率、降低损害的严重度；

2. 在医疗器械本身或在制造过程中提供防护措施，例如提供安全阀、提供视觉或听觉报警信号；

3. 提供安全性信息，例如提供警告标识、限制产品使用或限制使用环境、提供警告信息（告知某些不当使用、危害或其他有助于降低风险的信息）、提供防护设备（例如细菌过滤器）、提供操作者培训（以改进他们的表现或提高其检出错误的能力）、规定必需的维护时间间隔、规定最大产品服务寿命等。

在制定降低风险的控制措施方案时，应充分考虑产品国家标准、行业标准中有关降低风险的措施。

应确保降低风险的控制措施在研制初期得到有效的输入，对每项风险控制措施实施予以验证，并应对措施的有效性实施验证。

制造商应对采取降低风险的控制措施后的剩余风险以及是否会引发新的风险进行评价。

以上降低风险的控制措施、控制措施的验证、剩余风险评价等信息可以记入风险管理报告中。

（六）综合剩余风险的可接受性评价

制造商应对综合剩余风险是否可接受给出结论性意见，并对已有恰当的方法获得与本产品相关的生产后信息与临床应用的信息进行阐述并做出承诺。

风险管理报告应由制造商的最高管理者（法人代表）或其授权的代表签字批准。

四、危害示例、危害、可预见的事件序列、危害处境和损害之间的关系

危害分类	危害二级分类	危害示例	可预见的事件序列	危害处境	损害
能量危害	电磁能	网电源、电池	电池电量低或退化	最大充电电流变小，充电超时	延误治疗
				PCBA 污染、器件老化引起的开机电路电气特性退化	延误治疗
				电池包缺乏过温保护设计	延误治疗
				由于负载电路或电池包内部电路发生短路，导致电芯过载发热	延误治疗
				电池电量低条件下开机，且未能及时连接外部电源	延误治疗
				电池充放电老化或寿命到期	延误治疗
				电池电量耗费过快	延误治疗

续表

危害分类	危害二级分类	危害示例	可预见的事件序列	危害处境	损害
能量危害	电磁能	漏电流（外壳漏电流、对地漏电流、患者漏电流）		在边界温湿条件下，高压电容漏电过大	错误的能量释放，紧急情况下导致死亡
		电场、磁场		放电控制电路中开关受外科手术设备的电磁干扰，导致错误放电	操作者可能被电击
		能量	在患者和电极片之前产生的高压电对操作者和患者带来危害		操作者和患者可能被电击
			对患者进行电复律后，引起患者室颤/室速		
			除颤能量过大		患者心肌损伤
	辐射能	非电离辐射			
	热能	高温		长期高温条件下存贮，导致电芯超出其使用温度环境条件	延误治疗
		低温		电池电量耗费过快	延误治疗
			热能伤害		患者和操作者皮肤灼伤
	机械能	重力（坠落、悬挂物）		当设备悬挂时，本身重力或意外挤压设备，使背插的电池包受外力挤压或穿刺；产生电气不良	延误治疗
		振动		振动等引起的按键颤动、意外按键引起的误触发开机，误触发放电等	延误治疗；操作者可能被电击
				电芯点焊条件超出电芯供应商的典型制造规格，在存在振动等机械应力的条件下，没有足够的焊接强度而松脱 振动导致的电气接触不良：电池包连接器插座与设备匹配的插头不充分的连接，电池插针变形	延误治疗
生物学和化学危害	生物学危害	细菌：重复使用附件未经严格消毒或灭菌感染细菌的危害			
		再次或交叉感染：重复使用附件未经严格消毒或灭菌而交叉感染的危害			
	化学危害	患者组织暴露于外来材料中：加工残留物、污染物、添加剂或加工助剂、清洗与消毒试剂残留物、降解或析出物等			
	生物相容性危害	与患者接触附件的生物相容性方面的危害（细胞毒性、致敏、刺激或皮内反应）			

危害分类	危害二级分类	危害示例	可预见的事件序列	危害处境	损害
操作危害	功能	不正确或不适当的输出或功能	进行无意的放电而造成的危害		操作者和旁观者可能被电击
			最大能量设置下，释放能量/电流的不足		除颤失败
			电极板材料有亲水性	在患者、治疗电极与使用者间形成电流通路	延误患者治疗，紧急情况下导致死亡
				治疗模块放电控制电路重复性与一致性设计不足	错误的能量释放，紧急情况下导致死亡
			外部电极板连接装置缺陷	放电阻抗发生瞬间变化，释放的能量远小于设定的能量	错误的能量释放，紧急情况下导致死亡
			附件贴合不紧密	导电性能下降，阻抗增大	错误的能量释放，紧急情况下导致死亡
		不正确的测量	病人阻抗测量不正确	错误的病人阻抗检测导致放电能量级偏高	错误的能量释放，紧急情况下导致死亡
			能量测量和显示不正确	对充电进行增减设置调节时，界面没有能量变化进程或动态的能量值显示，包括手动除颤和自动解除条件下	错误的能量释放，紧急情况下导致死亡
		不正确的数据转换		除颤同步信号输入系统延迟过长	除颤放电误放到心室恢复期导致室颤
				外部同步信号输入的 R 波延迟大于 60ms	延误治疗
				外部同步信号输入的波形参数与除颤监护仪不匹配	延误治疗
				外部同步输入信号与设备本身心电监护同步信号，以及电极板心电同步信号三种同步选择设置的状态不清楚。错误的选择了同步信号	延误治疗
		功能的丧失或变坏	关键元器件的性能丧失或降低	充电过程与充电结束的状态指示不清楚。电源保护导致无法充电。系统绝缘问题或器件问题导致小能量可以充电，大能量不能充电。储能电容在不同工作电压下的性能不满足要求，如高压时的漏电流增加。充电超时。高压电容，高压器件寿命提前终止	延误治疗
				充放电控制失效：高压电容电压检测错误	错误的能量释放，紧急情况下导致死亡
		关键功能缺失		能量解除前，没有对放电回路有效性进行检测	操作者或患者有被误电击的风险
				手动模式下，一直显示电击提示，能量不在设定的时间内解除	操作者或患者有被误电击的风险

续表

危害分类	危害二级分类	危害示例	可预见的事件序列	危害处境	损害
操作危害	功能	功能的丧失或变坏	自检功能丧失或降低	自检时对系统的当前状态信息进行了清除	延误治疗
				自检项目中没有可充电电池电量，且自检信息覆盖了机器状态信息	
				系统自检功能缺乏在不同工作模式下的不同检测内容调整，或工作状态下自检不执行	
				自检动作不能手动取消	
			软件设计缺陷或错误	放电时机不对	患者可能被延误治疗；操作者可能被电击
				能量检测电路或算法缺陷	错误的能量释放，紧急情况下导致死亡
				软件设计缺陷，界面显示的能量设置，和实际的能量设置不同	错误的能量释放，紧急情况下导致死亡
				复律后的模式为非同步除颤模式	延误治疗
				无运动检测功能，或运动检测与抑制能力不足	不能及时救治患者或错误救治患者，严重导致死亡
				病人类型选择不合适（比如算法并不支持8岁以下小儿，但却被用于8岁以下小二）	
				软件设置不正确	
				除颤监护仪不能检出并抑制双波峰起搏信号	
				心电信号被中频信号干扰，错误分析心电节律为心室停止	
				除颤算法对异常节律的分类缺陷，如：室颤和不可电击心动过速	
				算法的特异性与敏感性不能满足临床情况	
				放电动作前，较长时间未重新分析心电	
				充电或放电操作对 Paddle 信号产生干扰	
	使用错误	不遵守规则	未及时校准		
			未及时更换易损易耗部件		
			清洗消毒不及时		
			错误的使用环境	除颤仪在被误用于核磁环境	功能失效，延误治疗
				在富氧环境，或存在可燃性麻醉气体的环境中使用除颤监护仪	着火

危害分类	危害二级分类	危害示例	可预见的事件序列	危害处境	损害
操作危害	使用错误	缺乏知识		不正确的治疗操作。（比如不符合AHA指南）	延误患者治疗，紧急情况下导致死亡
		违反常规		设备17、手柄上放电按键被误触发	操作者可能被电击
				使用多功能电极板时，除颤仪控制面板放电键被使能并被误操作	操作者可能被电击
				电极板等在操作中可能受力的部件、接缝产生开裂	延误患者治疗，紧急情况下导致死亡
				导电膏未均匀涂敷在电极板按压面、放电板相互接触或接近心电监护电极，电极片或电极板金属面与病人皮肤间存在间隙性接触，高压放电时产生了电弧	病人皮肤烧伤。
		模式或参数设置不当		能量手动设置错误	错误的能量释放，紧急情况下导致死亡
信息危害	标记和说明	使用说明书不完整		功能操作步骤复杂，没有操作说明标识或提示。设备手动同步除颤操作错误	延误治疗
		性能指标描述不恰当			
		预期用途规定不适当			
		使用限制条件说明不充分			
	操作说明	与产品一起使用的附件规定不充分			
		使用前检查规定不充分			
		操作指示过于复杂			
	警告	副作用的警告			
		一次性附件可能被错误地再次使用的危害			
		其他关于安全使用产品的警告			
	服务和维护规格	服务和维护周期定义不当			

附录2 产品技术要求模板

医疗器械产品技术要求编号：

产品名称（见本指导原则正文第三、条第0款）

1. 产品型号/规格及其划分说明

1.1 产品型号

……

1.2 产品规格

按照随机文件和说明书，制造商应载明电源/电池

规格。

按照随机文件和说明书，制造商应载明患者应用附件的示意图/彩色图片、结构、规格、原材料、灭菌信息等。

1.2.1.1 电源/电池规格

交流电源的规格，例如，额定电压、额定电流、额定功率等。

内部电池的规格，例如，电池类型（镍氢电池、锂离子电池等），额定电流，最长供电时间等。

1.2.2 附件的规格

1.2.2.1 附件的结构示意图/彩色图片

......

1.2.2.2 附件的原材料

按照附件的结构示意图/彩色图片，制造商应载明各部分的原材料。

1.2.2.3 附件的规格

附件的物理尺寸和面积、导线的规格等。

1.2.2.4 灭菌附件

制造商应载明灭菌包装附件的灭菌方法和灭菌有效期。

1.3 产品型号的划分说明

......

1.4 产品分组/分类信息

制造商应按照 YY 0505—2012 和 GB 9706.8—2009 载明产品分组/分类信息，为 1 组 B 类。

1.5 软件组件

1.5.1 名称

制造商应按照软件描述文档载明软件组件的名称。

1.5.2 发布版本

制造商应按照软件描述文档载明软件组件的发布版本。

1.5.3 版本命名规则

制造商应按照软件描述文档载明软件完整版本的全部字段及字段含义。

2. 性能指标

2.1 ......

2.1.1 ......

......

2.2 安全和性能标准

全面执行 GB 9706.1—2007、GB 9706.8—2009、GB 9706.15—2008（如适用）、YY 0505—2012、YY 0709—2009（如适用）、YY/T 0196—2005 标准（如适用），产品主要安全特征见附录 A。

3. 检验方法

3.1 ......

3.1.1 ......

......

3.2 安全和性能标准

按照 2.2 项对应的方法，进行全面检验，应符合 2.2 的要求。

4. 术语（如适用）

4.1 ......

4.1.1 ......

......

（分页）

附录 A　产品主要安全特征

1. 按防电击类型分类：
2. 按防电击的程度分类：
3. 按对进液的防护程度分类：
4. 按在与空气混合的易燃麻醉气或与氧或氧化亚氮混

合的易燃麻醉气情况下使用时的安全程度分类：

5. 按运行模式分类：
6. 设备的额定电压和频率：
7. 设备的输入功率：
8. 设备是否具有对除颤放电效应防护的应用部分：
9. 设备是否具有信号输出或输入部分：
10. 永久性安装设备或非永久性安装设备：
11. 电气绝缘图：

制造商应在电气绝缘图中标明各绝缘路径。

12. 电气绝缘图表格：

制造商应在绝缘图表格中明确各绝缘路径的名称、绝缘类型、基准电压、试验电压、电气间隙和爬电距离。

附录 3　动物实验研究

体外除颤产品（简称"产品"）的动物实验方案应经动物伦理委员会审批并同意。注册申请人宜在符合 GLP 要求的动物实验机构中进行该研究。

一、研究目的

该研究目的是验证体外除颤产品的安全性和有效性。

二、总体设计

该研究应基于成人模型和小儿模型分别进行设计。各研究应设计为随机、平行、对照实验，至少应提出非劣效性假设。

动物实验的设计应保证尽量接近产品作用于人体的预期用途并验证所有的治疗模式：手动模式、半自动模式、自动模式。

三、对照组的选择

制造商应选取已经在中国上市的产品作为对照组。在动物实验方案中，制造商应明确对照组产品选择的科学合理性。

推荐制造商选取已经在中国上市的同品种产品（见附录 4 第三、条）作为对照组产品。

四、动物模型的选择和制备

实验动物应来源于具有国家实验动物主管部门核发的《实验动物生产许可证》单位，并具有相应的质量合格证。

如果动物模型的选择和制备对于产品应用于人体的安全性分析具有缺陷，注册申请人应详细说明并评价其对研究结果的影响。如无法说明动物模型选择和制备的合理性或无法评价上述缺陷造成的影响，注册申请人应修改动物实验方案，并按照修改后的方案进行动物实验研究。

（一）动物模型的选择

该研究应采用实验用猪作为实验动物。实验动物的性别不限，但性别分布要保证基线，或全为雄性或全为雌性，或者性别分布大致均衡。由于体重、皮肤胸壁阻抗等因素的不同造成对应的实验波形或者选择能量的差异，实验方案和实验报告中应说明选择实验用猪的品种、体重和胸壁阻抗。

对于体外除颤动物实验，成人研究用猪的体质量应在30～80kg之间，小儿研究用猪的体质量应在4～25kg之间。

（二）动物模型的制备

动物类型选择是否适当、动物实验前的状态等情况直接关系到动物模型制备能否成功。建议根据需要选择科学合理的致颤方法（包括但不限于：电刺激致颤、药物致颤，等等）来制备动物模型，获得室颤模型，以满足验证受试产品功能的需要。

五、实验动物管理

研究人员应按照动物实验中心的组织与管理细则管理实验动物。

1. 实验前准备：圈养、注意禁食、禁水，对实验动物进行称重及编号，并按方案要求准备适宜的实验环境。

2. 实验中安排：麻醉、监护，指标正常并稳定后开始实验，实验中全程监护并记录相关的数据。

3. 实验后动物处理：存活动物进行安乐死、作病理检查等。

六、动物实验过程

诱发室颤前动物随机分为实验组和对照组。诱发室颤成功后，按照制造商推荐的能量及治疗调整方法进行除颤。如果第一次除颤后动物未恢复自主循环，则进行CPR，再按照制造商推荐的能量及治疗调整方法调整治疗参数，再进行第二次除颤，依次类推进行第三次或更多除颤。如果在制造商推荐的能量及治疗调整方法内，动物没有恢复自主循环，则宣布实验动物死亡。

动物实验研究中，所用的能量应至少包括制造商推荐的最低能量、推荐的最高能量以及推荐的某一个中间能量。实验组动物所用的推荐能量不应高于对照组动物所用的推荐能量。

除颤后，动物没有恢复自主循环则宣布实验动物死亡；当实验动物恢复自主节律后，进行监护，期间给予补充生理盐水。待实验动物生命体征稳定后，再次进行诱发室颤及进行除颤。达到每个模型的致颤次数之后处死动物，留取心脏和皮肤组织标本。

实验组和对照组之间的最大致颤－除颤模型的例次应相同。

七、动物实验的记录和数据采集

研究人员应设计相应的实验记录表，以记录实验过程和采集数据：

1. 记录每次操作的医生姓名、记录人员，实验日期、开始时间、结束时间等。

2. 记录实验动物的编号、实验动物的体重、实验动物的实验情况及监测数据等。

3. 在实验过程中，记录诱发室颤的次数，每组室颤的一次除颤成功率及总体成功率；当动物模型处于基础状态及每次除颤后，抽取动脉血和静脉血，进行血液生化检查。

4. 在实验过程中，观察并记录除颤充电放电、死机、抗干扰、放电后监护功能恢复等情况。

5. 实验结束后，对实验操作部位进行观察和分析。动物心脏和皮肤组织应被完整切离并检查是否存在任何病变或损伤，进行皮肤组织标本和病理学检查、心脏组织标本和心肌病理学检查。

6. 为保证数据的完整性，研究人员应将所有入组动物的基本信息和研究数据记录在中央计算机系统内，以备今后对其进行跟踪、核查。所有动物必须纳入分析。数据的剔除或偏移数据的处理必须有科学依据和详细说明。

八、评价指标

（一）主要评价指标

1. 安全性指标

a）心脏组织切片

检测病理变化，病理检查项目以心肌出血、变性、炎症、坏死和心肌断裂为主。

b）动脉和静脉血液生化检查

pO_2、pCO_2、pH、心肌酶谱（AST、CK－MB）、肌钙蛋白（cTnI）、肌红蛋白（MYO、Mb）。

2. 有效性指标

首次除颤成功率、总体除颤成功率。

制造商应根据对照组产品的历史数据，确定首次除颤成功率、总体除颤成功率的具体数值。

（二）次要评价指标

1. 皮肤灼伤程度评估；

2. 皮肤组织病理；

3. 受试产品运行情况及稳定性，如充电、放电、死机、失控等。

九、动物模型数和样本量

该研究分为基于成人模型的研究和基于小儿模型的研究，实验动物数量应保证结果分析具有统计学意义。

（一）基于成人模型的研究

假设对照组产品的首次除颤成功率和总体除颤成功率均为95%，非劣效界值为5%，当显著性水平取（双侧）

0.05、检验效能80%，那么，该动物实验研究中，单组最少需要的致颤-除颤模型为300例次，两组最少需要的致颤-除颤模型为600例次，其中，最高、最低、中间能量各1/3。制造商应科学合理地确定每例实验动物的致颤次数，单组所用实验动物至少10头。

（二）基于小儿模型的研究

该研究的样本量应满足统计学要求。制造商应明确检验假设的方法、检验水准、检验效能、单侧或双侧检验，应基于对照组的首次除颤成功率、总体除颤成功率的历史数据，提供非劣效界值的选取理由。制造商应科学合理地确定每例实验动物的致颤次数，单组所用实验动物至少10头。

十、统计方法

动物实验的方案和报告应详细说明统计方法、公式及依据。统计结论至少应满足非劣效性假设成立。

十一、动物实验分析评价及结论

研究人员需对取得的动物实验数据进行最终的风险分析，按照安全性和有效性指标评价受试产品，得出动物实验结论。

附录4 通过同品种体外除颤产品临床数据进行的分析评价报告

一、范围

本报告应确认体外除颤产品（简称"产品"）的适用范围。

二、人员要求

一般来说，临床评价人员至少应具有以下知识：
1. 产品的技术和临床应用；
2. 研究方法，例如，文献质量评价，临床研究设计和生物统计，等等；
3. 临床中利用产品进行治疗的相关工作经验。

三、同品种体外除颤产品的判定

制造商应将待评价体外除颤产品与一个或多个同品种体外除颤产品（以下简称"二者"）进行对比，证明二者之间基本等同。

制造商应详述二者的相同性和差异性，对差异性是否对产品的安全有效性产生不利影响，应通过申报产品自身的数据进行验证和/或确认，如申报产品的非临床研究数据、临床文献数据、临床经验数据、动物实验数据、针对

差异性在中国境内开展的临床试验的数据。

（一）同品种体外除颤产品的对比项目

制造商应以相同的治疗模式、各治疗模式下相似的功能和性能指标为判定的基本出发点，按照表5进行同品种体外除颤产品的判定。

由于各治疗模式（手动模式、半自动模式和自动模式）的临床应用方法存在较大差异，不同的治疗模式不适宜作为同品种体外除颤治疗模式。

表5

对比项目
1. 基本原理 a）临床机理和需求 b）工作原理
2. 结构组成 a）产品组成 b）关键元器件 c）关键技术特点 d）功能、性能指标
3. 生产工艺
4. 与人体接触部分的制造材料
5. 安全性评价（如生物相容性、电气安全性等）
6. 核心算法 a）除颤功能：双相波的阻抗补偿算法 b）心律识别检测器的算法
7. 适用范围 a）适用人群 b）作用部位和方式：前—侧、前—后、前—左肩胛、前—右肩胛 c）适应症 d）使用环境 e）对使用者和操作者的要求
8. 使用方法
9. 禁忌症
10. 防范措施和警告
11. 灭菌/消毒方式
12. 包装
13. 标签
14. 产品说明书

（二）除颤波形及其性能参数的对比

对于表5的第2项d）条中功能、性能指标的对比，制造商应提供二者的除颤波形及其性能参数的差异性研究资料，见本指导原则附录5。

四、通过同品种体外除颤产品临床数据进行分析评价的基本过程

按照本指导原则附录1，制造商应确定产品的风险和危害（尤其是剩余风险），然后参考系统综述的方法，遵循下述评价过程：

1. 搜索临床数据，常见为临床文献数据和临床经验数据等；

2. 评定临床数据的全面性、准确性、局限性、质量，筛选临床数据；

3. 将高质量数据归纳成不同的数据集，分析每一个数据集，获得适用范围的证据。

4. 得出临床评价结论。

五、临床数据的来源

制造商应在临床评价过程中纳入待评价产品和同品种产品的临床数据。

产品的相关临床数据可由制造商持有，例如：制造商进行的动物实验研究、上市前临床研究，现场使用数据的分析报告，上市后调查、研究和跟踪反馈信息，投诉和抱怨的分析和总结，不良事件报告以及纠正措施等数据；也可从临床文献中获得相关临床数据；或是上述二者之和。

（一）文献检索的基本要求

制造商应指派具有信息检索知识的人员进行上述工作，以便最大程度获得相关信息。

制造商应综合地进行文献搜索和浏览，同时纳入有利的和不利的文献，并应控制文献的选择偏倚。

（二）通过文献检索获得临床数据

参考《医疗器械临床评价技术指导原则》附5、附6和附7，制造商应提出文件检索方案并形成文献检索报告。

制造商宜将同品种产品的关键词（例如，制造商、商品名称、产品名称、型号，等等）以及同品种产品的适用范围和禁忌症［见正文第三、条第（五）款］、关键技术特点及其性能指标（见正文第四、条第0款第1项）、危害和损害（附录1第四、条）相关信息作为检索词。

六、临床数据分级

制造商应在文献检索和筛选方案说明文献的筛选标准，并应说明临床证据分级的评价方法，例如：推荐、评估、发展和评价分级工作组（the grading of recommendations assessment、development and evaluation working group，GRADE）评价系统，牛津循证医学中心制定的证据水平评价标准，等等。

七、评定临床数据

评定临床数据的目的是了解临床数据的全面性、准确性、局限性以及质量。

临床评价人员应全面和彻底地评定临床数据。由于临床文献摘要无法提供全面内容并且缺乏足够的细节，临床评价人员不应仅根据临床文献摘要的内容来评定临床文献。

鉴于某些临床研究没有良好设计或者分析不充分，某些文献的数据不适合证明产品的临床性能，但仍含有适合证明产品临床安全性的数据。

临床评价人员应评估临床数据中研究方法的科学合理性（例如，防止潜在的数据偏倚）、报告的结果和结论的正确性，并且应针对文献中所陈述的观察结果，建议临床评价人员区分造成这一结果的原因是由于产品的作用还是由于其他的影响因素，例如：由于其他急救手段的原因（例如，通气、CPR，等等），或联合使用药物的结果，或是由于偏倚。

制造商可考虑产品所使用技术的水平和其研发背景。根据除颤器设计更改和变更的不同，如有恰当的理由，可采用经验数据进行分析。例如，对于在原有产品基础上进行递增修改或优化的产品，可能不需要进行临床试验，但是需要动物试验数据、临床文献或临床经验数据。

八、分析临床数据

分析临床数据的目的是决定已经评定过的数据集能否充分地证明除颤器的临床安全性和性能。

根据数据类型、数据质量、评价目的的不同，将高质量数据归纳成不同的数据集，例如，临床研究数据集、投诉和不良事件数据集、与临床风险相关的纠正措施数据集、中国人群数据集等，分析每一个数据集，获得适用范围的证据。

分析临床数据的方法可使用定量分析或定性分析。

制造商在分析临床数据时应考虑下述方面：

1. 对于每个被辨识出的危害，相关的风险分析和控制是否充分；

2. 投诉和抱怨的分析和总结；

3. 并发症和副作用的情况、纠正措施及其效果；

4. 不良事件的情况，例如，不良事件的严重度、原因分析、纠正预防措施及其效果，不良事件的最终状态。

制造商应确定关键数据集（证明除颤器临床安全性和性能的数据集）并获得其结果，以便在除颤器性能指标及其风险之间获得一致性结论。

如果不同的数据集报告了相同的结果，这些临床数据所表明结论的必然性显著增加；如果不同的数据集提供了不同的结果，评价造成这些差异的原因对于评价除颤器的临床安全性和性能是有帮助的。

纳入分析的临床数据应以临床评价报告附件的形式提供。

九、临床评价结论

制造商的临床评价报告应提出下述结论：待评价除颤器符合制造商的预期需求，其临床收益大于临床安全性风险，相关风险和副作用是可接受的。

如果制造商的临床证据尚不充足，无法得出上述评价结论，制造商应获得更多的临床数据（例如，进行动物实验或临床试验，扩大临床数据搜索的范围）。在这种情况下，临床评价是一个不断循环和迭代的过程。

临床评价报告应由制造商的相关负责人签署姓名和日期。

附录5　除颤波形及其性能参数的差异性研究

一、研究目的

本研究应确认待评价体外除颤产品与同品种体外除颤产品除颤波形及其性能参数（以下简称"二者"）的差异性。

二、除颤波形及其性能参数

研究人员应全面考虑二者的除颤波形及其性能参数（见正文第四、条第0款第1项），例如：

双相波：所有能量级别和各级别的实际输出能量、第一相峰值电流、第一相平均电流、第一相电流平均斜率、第一相时间、两相间隔时间、第二相峰值电流、第二相平均电流、第二相电流平均斜率、第二相时间、放电时间常数，等等。

单相波：所有能量级别和各级别的实际输出能量、治疗时间、峰值电流、平均电流、波形斜率，等等。

研究人员应对比并综合考虑二者的病人阻抗测量范围和所有能量级别，应提供二者实际输出能量对比表，例如表6。

三、总体设计

该研究设计为开放、平行、对照实验。以负载阻抗和能量级别为基本划分因素，该研究分为多组实验。

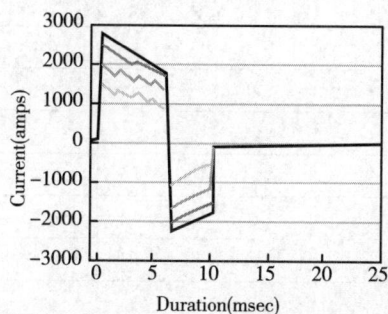

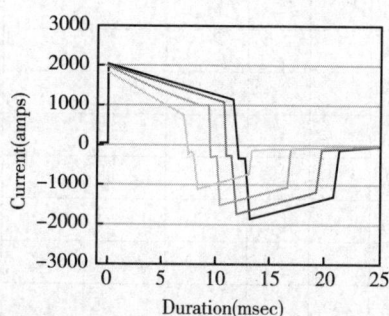

四、研究方法

（一）所需设备

待评价体外除颤产品及其可选负载附件、同品种体外除颤产品及其可选负载附件、除颤器分析仪、ECG 模拟器、示波器，等等。

（二）研究方法

在每组实验中，待评价体外除颤产品和同品种体外除颤产品分别在相同的负载阻抗下输出相同级别能量，研究人员采用除颤器分析仪等设备，测量每次输出除颤波形及其性能参数，重复上述过程至少 50 次。

五、数据处理

研究人员应对每组实验获得的数据进行处理，在同一坐标系下描绘二者除颤波形的形态，例如，图4。

六、研究结果

研究人员应统计分析每组实验获得的数据，提供二者除颤波形性能参数的统计分析结果，例如表7，并附每组实验的所有原始数据。

七、判断差异性对安全性和有效性影响的基本原则

如果除颤波形的形态的对比图或二者除颤波形性能参数的统计分析结果明显不一致，那么二者在除颤波形及其性能参数方面具有显著的差异性，会对安全性和有效性产生不利影响。

如果除颤波形的形态的对比图或二者除颤波形性能参数的统计分析结果存在一定程度的差异性，研究人员应提出合理的方法进一步评价差异性对临床安全性和有效性的影响，必要时应进行动物实验或针对差异性在中国境内开展临床试验。

如果除颤波形的形态的对比图或二者除颤波形性能参数的统计分析结果高度一致，二者的差异性一般不会对产品的安全性和有效性产生不利影响。

图4　某组实验中，二者除颤波形形态的对比图

表6 二者实际输出能量对比表

Ω \ J		1	2	...	9	10	...	50	...	100	120	150	170	200	300	360	...
25	待评价产品																
	同品种产品																
50	待评价产品																
	同品种产品																
75	待评价产品																
	同品种产品																
100	待评价产品																
	同品种产品																
125	待评价产品																
	同品种产品																
150	待评价产品																
	同品种产品																
175	待评价产品																
	同品种产品																
200	待评价产品																
	同品种产品																
...	待评价产品																
	同品种产品																

表7 某组实验中，二者除颤波形的性能参数对比结果

预置除颤能量：　　　　　　　　　　　　　　实验用负载阻抗：

性能参数 \ 结果		例数	均值	标准差	中位数	Q1；Q3	2.5%分位数；97.5%分位数	最小值；最大值	95%置信区间
负载阻抗	待评价产品								
	同品种产品								
实际输出能量	待评价产品								
	同品种产品								
第一相峰值电流	待评价产品								
	同品种产品								
第一相平均电流	待评价产品								
	同品种产品								
第一相电流平均斜率	待评价产品								
	同品种产品								
第一相时间	待评价产品								
	同品种产品								
第二相峰值电流	待评价产品								
	同品种产品								
第二相平均电流	待评价产品								
	同品种产品								

续表

性能参数 \ 结果		例数	均值	标准差	中位数	Q1；Q3	2.5%分位数；97.5%分位数	最小值；最大值	95%置信区间
第二相电流平均斜率	待评价产品								
	同品种产品								
第二相时间	待评价产品								
	同品种产品								
放电时间常数	待评价产品								
	同品种产品								
两相间隔时间	待评价产品								
	同品种产品								

附录6　体外除颤治疗的临床试验研究

临床试验研究应符合《医疗器械临床试验质量管理规范》（国家食品药品监督管理总局与中华人民共和国国家卫生和计划生育委员会令第25号）。

临床试验研究应获得伦理委员会批准，并且提供知情同意书，在有执业资格的医务人员监督下进行。

一、临床研究目的

该临床研究目的是确认体外除颤治疗的安全性和有效性。

二、总体设计

该临床研究设计为多中心、开放、对照试验，应提出非劣效性假设。

注册申请人应按照同一临床试验方案，在三个以上（含三个）临床试验机构实施的临床试验。

三、临床研究方法

该临床研究应当有充分的科学依据，始终以保证受试者安全和最大利益为基本原则。临床研究人员应权衡对受试者和公众健康预期的受益以及风险，预期的受益应当超过可能出现的损害，临床研究过程应避免不适当的风险。

临床研究人员可能在下述情况中获得具有适应症的受试者：

1. 正经受植入式除颤起搏器植入术或植入后随访电生理评价患者。作为植入式除颤起搏器正常试验协议的组成部分，在调整植入式除颤起搏器阈值时，可能出现该临床研究的适应症。

2. 某些患者可能是潜在的高风险心脏病患者，可能会出现室性心动过速的症状，需要接受心脏负荷试验检查。在检查的过程中，患者可能出现该临床研究的适应症。

3. 正在接受某些心外科手术的患者可能在术中出现心室颤动或室性心动过速症状。

4. 实施体外循环的患者，当需进行心脏复苏时，可能需要进行胸外或者胸内除颤。

5. 正在接受心脏介入手术的患者可能需要保护性的体外除颤。

6. 重症室（CCU、ICU等）中的患者可能发生心脏骤停情况。

无论在上述哪种情况下，临床研究人员和注册申请人都应保证受试者的最大利益。如果受试者出现心室颤动或室性心动过速症状，试验组产品仅可进行一次除颤治疗。如果试验组产品没有除颤成功，临床研究人员应迅速采用后备的已上市体外除颤产品进行治疗。

该临床研究应同时包括发生诱发室颤和自发室颤的受试者，并明确发生自发室颤的受试者的最小例数或者占受试者总样本量的最低比例以及确定的理由。

四、入组标准

1. 出现心室颤动或血流动力学稳定的室性心动过速症状的患者。

2. 本人或合法授权代表签署知情同意书。

3. 受试者应愿意且能够遵守研究步骤。

五、排除和退出标准

1. 可能因临床研究受到危害的受试者。

2. 临床研究人员认为受试者不适宜继续进行试验可随时退出，受试者在试验全过程中可随时退出。

六、评价指标

（一）主要评价指标

有效性指标

总体除颤成功率。

注册申请人应根据选择的适应症、患者入组情况、对照产品单次除颤成功率的历史数据，确定总体除颤成功率的具体数值。

（二）次要评价指标

1. 安全性指标
a）CK、肌钙蛋白（cTnI）。
b）体外除颤治疗相关的不良事件。
2. 皮肤灼伤程度评估。
3. 试验产品运行情况及稳定性，如充电、放电、死机、失控等。

七、受试者数量

受试者数量应保证临床试验的结果分析具有统计学意义。注册申请人应明确检验假设的方法、检验水准、检验效能、单侧或双侧检验，并且注册申请人应基于对照组产品总体除颤成功率的历史数据，提供非劣效界值的选取理由。

八、统计分析报告

统计分析报告应将所有中心的数据合并在一起进行统计分析，并在总的统计分析报告中对每一适应症进行统计分析描述。

（一）分析人群的确定

数据分析时应考虑数据的完整性，所有签署知情同意并使用了受试产品的受试者应纳入最终的统计分析。数据的剔除或在原始数据上所进行的任何处理必须有科学依据和详细说明。

临床试验的数据分析应基于不同的分析集，通常包括全分析集（Full Analysis Set，FAS）、符合方案集（Per Protocol Set，PPS）和安全集（Safety Set，SS），研究方案中应明确各分析集的定义。对于全分析集中的脱落病例，其主要研究终点的缺失值的填补方法应在方案中予以说明，建议采用不同的缺失数据截转方法进行灵敏度分析，以评价缺失数据对研究结果稳定性的影响，如末次数据结转法（Last Observation Carried Forward，LOCF）及最差值法（Worst Scenario Analyses）等。

主要研究终点指标的分析必须同时在全分析集和符合方案集上进行；当以上两种数据集的分析结论一致时，可以增强试验结果的可信性，当不一致时，应对其差异进行清楚的讨论和解释。如果符合方案集中被排除的受试者比例太大，则会影响试验的有效性分析。安全性指标的分析应基于安全集。

（二）分析方法的选择

临床试验数据的分析应采用国内外公认的统计分析方法。临床试验方案应当明确统计假设、统计检验的类型、检验假设。

对于主要研究终点，统计结果需采用点估计及相应的95%可信区间进行评价。

九、临床研究的实施和管理

该临床研究中出现的任何不良事件，无论是预期的还是非预期的，均应如实记录和报告，并由临床专家分析原因、判断其与器械的关系。对于严重不良事件，按照法规要求及时上报；同时临床研究人员应当及时做出临床判断，采取措施，保护受试者利益；必要时中止临床研究。不良事件应作为结果变量参加临床研究的统计分析。

为保证数据的完整性和受试者的安全，以备今后对其进行跟踪、核查，该临床研究人员应将所有入组受试者的基本信息和研究数据记录在中央计算机系统内，以备今后对其进行跟踪、核查。所有签署知情同意书并使用了试验组的受试者必须纳入分析。数据的剔除或偏移数据的处理应有科学依据和详细说明。

附录7　心脏节律识别器的临床试验研究

临床试验研究应符合《医疗器械临床试验质量管理规范》（国家食品药品监督管理总局与中华人民共和国国家卫生和计划生育委员会令第25号）。

临床试验研究应获得伦理委员会批准，并且提供知情同意书，在有执业资格的医务人员监督下进行。

临床试验研究应始终以保证安全和受试者利益为基本原则，研究过程应避免不适当的风险。

一、临床试验研究目的

该临床研究目的是确认心脏节律识别器的安全性和有效性。

二、总体设计

该临床研究设计为多中心、开放、单组试验，注册申请人应在方案设计阶段预先指明单组目标值。

注册申请人应按照同一临床试验方案，在三个以上（含三个）临床试验机构实施的临床试验。

三、入组标准

1. 具有心脏节律识别适应症的患者（见正文第四、条第0款第2项）。
2. 本人或合法授权代表签署知情同意书。
3. 受试者应愿意且能够遵守研究步骤。

四、排除和退出标准

1. 可能因临床研究受到危害的受试者。
2. 试验者认为受试者不适宜继续进行试验可随时退出，受试者在试验全过程中可随时退出。

五、评价指标

（一）主要评价指标

可电击心律和非可电击心律分析的敏感性、特异性。

（二）次要评价指标

试验组产品运行情况及稳定性，如提示情况、死机、失控等。

六、受试者数量

受试者数量应保证结果分析具有统计学意义。

根据临床要求，该临床研究的目标值不得低于 92%，假设试验组性能指标为 95%，则当显著性水平取（双侧）0.05、检验效能 80%，按统计学原则计算得到，试验中最少需要的受试者数为 200 例。

应根据心脏节律识别器的敏感性和特异性计算样本量，但应符合上述最低例数要求。

七、统计分析报告

统计分析报告应将所有中心的数据合并在一起进行统计分析，并在总的统计分析报告中对每一治疗模式及其适应症进行统计分析描述。

（一）分析人群的确定

数据分析时应考虑数据的完整性，所有签署知情同意并使用了受试产品的受试者必须纳入最终的统计分析。数据的剔除或在原始数据上所进行的任何处理必须有科学依据和详细说明。

临床试验的数据分析应基于不同的分析集，通常包括全分析集（Full Analysis Set，FAS）、符合方案集（Per Protocol Set，PPS）和安全集（Safety Set，SS），研究方案中应明确各分析集的定义。对于全分析集中的脱落病例，其主要研究终点的缺失值的填补方法应在方案中予以说明，建议采用不同的缺失数据截转方法进行灵敏度分析，以评价缺失数据对研究结果稳定性的影响，如末次数据结转法（Last Observation Carried Forward，LOCF）及最差值法（Worst Scenario Analyses）等。

主要研究终点指标的分析必须同时在全分析集和符合方案集上进行；当以上两种数据集的分析结论一致时，可以增强试验结果的可信性，当不一致时，应对其差异进行清楚的讨论和解释。如果符合方案集中被排除的受试者比例太大，则会影响试验的有效性分析。安全性指标的分析应基于安全集。

（二）分析方法的选择

临床试验数据的分析应采用国内外公认的统计分析方法。临床试验方案应当明确统计假设、统计检验的类型、检验假设。

对于主要研究终点，统计结果需采用点估计及相应的 95% 可信区间进行评价。通过将影响心脏节律识别器敏感性和特异性的 95% 可信区间与方案中预先指明的具有临床意义的目标值进行比较，从而判断受试产品是否满足方案提出的假设。

八、临床研究的实施和管理

该临床研究中出现的任何不良事件，无论是预期的还是非预期的，均应如实记录和报告，并由临床专家分析原因、判断其与器械的关系。对于严重不良事件，按照法规要求及时上报；同时临床研究人员应当及时做出临床判断，采取措施，保护受试者利益；必要时中止临床研究。不良事件应作为结果变量参加临床研究的统计分析。

为保证数据的完整性和受试者的安全，以备今后对其进行跟踪、核查，该临床研究人员应将所有入组受试者的基本信息和研究数据记录在中央计算机系统内，以备今后对其进行跟踪、核查。所有签署知情同意书并使用了试验组的受试者必须纳入分析。数据的剔除或偏移数据的处理应有科学依据和详细说明。

53　小型分子筛制氧机注册技术审评指导原则

［小型分子筛制氧机注册技术审查指导原则（2017 年修订版）］

本指导原则旨在指导注册申请人对小型分子筛制氧机的产品注册申报资料的准备及撰写，同时也为技术审评部门审评注册申报资料提供参考。

本指导原则是对小型分子筛制氧机的一般要求，申请人应依据产品的具体特性确定其中内容是否适用，若不适用，需具体阐述理由及相应的科学依据，并依据产品的具体特性对注册申报资料的内容进行充实和细化。

本指导原则是供申请人和审查人员使用的指导文件，不涉及注册审批等行政事项，亦不作为法规强制执行，如有能够满足法规要求的其他方法，也可以采用，但应提供详细的研究资料和验证资料。应在遵循相关法规的前提下使用本指导原则。

本指导原则是在现行法规、标准体系及当前认知水平下制定的，随着法规、标准体系的不断完善和科学技术的不断发展，本指导原则相关内容也将适时进行调整。

一、适用范围

本指导原则适用于制取富氧空气（93% 氧）或医用氧的小型分子筛制氧机（以下简称制氧机），作为二类医疗器械管理。

本指导原则不适用于车载式医用制氧机。

本指导原则不适用于易燃麻醉气体和/或清洗剂条件下使用的医用制氧机。

本指导原则不适用于通过带管道的医用气体装置向若干个患者供气的医用制氧机。

二、技术审查要点

（一）产品名称要求

产品的名称应为通用名称，并符合《医疗器械通用名称命名规则》（国家食品药品监督管理总局令第 19 号）和国家标准、行业标准上的通用名称要求，如小型分子筛制氧机、医用分子筛制氧机、家用分子筛制氧机、便携式制氧机等。建议参照《免于进行临床试验的第二类医疗器械目录》（国家食品药品监督管理总局通告 2014 年第 12 号），命名为小型分子筛制氧机。

（二）产品的结构和组成

制氧机一般由制氧主机、流量计、湿化器和氧浓度状态指示器等组成。

小型分子筛制氧机举例如图 1 所示。

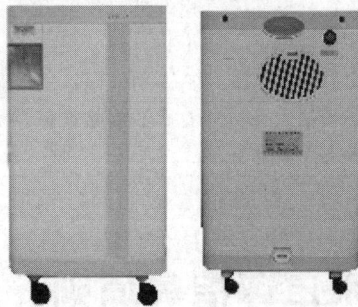

图1　小型分子筛制氧机

不同生产企业的产品，可能不完全符合图 2 所示的产品结构。

1. 空气压缩机

提供吸附时所必须的气体压力及用于分离氧气的原料（空气）。

2. 空气预处理系统

主要包括气体降温、除水、过滤等功能。

3. 控制阀

控制经过空气预处理系统处理的压缩空气进入分子筛

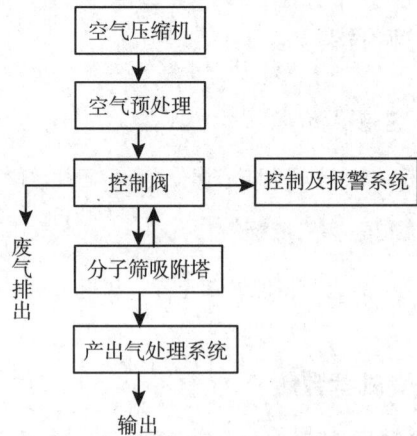

图2　小型分子筛制氧机结构组成

吸附塔，进行周期性的吸附和解吸。

4. 分子筛吸附塔

紧密填充分子筛的密闭容器。利用分子筛在加压状态下对气体的选择性吸附特性，分离出空气中的氧气。

5. 控制及报警系统

按照预先设定的工作程序，进行自动控制及故障报警。

注意：应提供氧浓度指示器，在制造商推荐的最大流量下，当氧浓度低于 82%（V/V）时，发出报警。

6. 产出气处理系统

主要指对制氧机产生的氧气进行收集、过滤、调压、湿化等处理的部分。

（三）产品工作原理/作用机理

制氧机是指利用分子筛变压吸附原理，通过吸附氮气和其他气体组分来提高氧气浓度的设备。

设备工作时，向一个装有分子筛的密闭吸附塔内注入压缩空气致使吸附塔内的压力随之升高，其中的分子筛随着环境压力的升高大量吸附压缩空气中的氮气，而压缩空气中的氧气则仍然以气体形式存在，并经一定的管道被收集起来。这个过程通常被称为"吸附"过程。当容器内的分子筛吸附氮气达到吸附饱和临界状态时，对吸附塔进行吹气减压，随着环境压力的减小，分子筛吸附氮气的能力下降，氮气自分子筛内部被释放回气相，作为废气排出。这个过程通常被称为"解吸"。为保证氧气持续稳定的产出，制氧机多采用两个（或多个）分子筛吸附塔，通过旋转分离阀控制，使一个吸附塔处于吸附过程的同时，另一个吸附塔处于解吸过程，二者交替工作完成连续制氧过程。

（四）注册单元划分的原则和实例

1. 医疗器械注册或者备案单元原则上以产品的技术原理、结构组成、性能指标和适用范围为划分依据。

2. 原则上以结构作为划分注册单元的依据，若结构、原理、性能指标等完全一致，仅氧产量不同，可视为同一注册单元。

举例：氧产量为 1L/min 的制氧机和氧产量为 5L/min

的制氧机为同一注册单元。

（五）产品适用的相关标准

目前与制氧机相关的国际标准、国家标准及行业标准列举如下（表1）：

表1 相关产品标准

GB 3096—2008	《声环境质量标准》
GB 5832.2—2008	《气体中微量水分的测定 第2部分：露点法》
GB 8982—2009	《医用及航空呼吸用氧》
GB/T 8984—2008	《气体中一氧化碳、二氧化碳和碳氢化合物的测定气相色谱法》
GB 9706.1—2007	《医用电气设备 第1部分：安全通用要求》
GB/T 14710—2009	《医用电器设备环境要求及试验方法》
GB/T 16886.1—2011	《医疗器械生物学评价 第1部分：风险管理过程中的评价与试验》
GB/T 16886.5—2003	《医疗器械生物学评价 第5部分：体外细胞毒性试验》
GB/T 16886.10—2005	《医疗器械生物学评价 第10部分：刺激与迟发型超敏反应试验》
YY/T 0298—1998	《医用分子筛制氧设备通用技术规范》
YY/T 0316—2016	《医疗器械 风险管理对医疗器械的应用》
YY 0505—2012	《医用电气设备 第1-2部分：安全通用要求 并列标准：电磁兼容 要求和试验》
YY 0709—2009	《医用电气设备 第1-8部分：安全通用要求 并列标准：通用要求 医用电气设备和医用电气系统中报警系统的测试和指南》
YY 0732—2009	《医用氧气浓缩器 安全要求》
WS1-XG-008—2012	《富氧空气（93%氧）》

上述标准包括了产品技术要求中经常涉及到的部件标准和方法标准。有的企业还会根据产品的特点引用一些行业外的标准。

产品适用及引用标准的审查可以分两步进行。首先对引用标准的齐全性和适宜性进行审查，也就是在编写产品技术要求时与产品相关的国家标准、行业标准是否进行了引用，以及引用是否准确。可以通过对企业提交的符合性声明判断是否引用了相关标准，以及所引用的标准是否适宜。此时，应注意标准编号、标准名称是否完整规范，年代号是否有效。其次对引用标准的采纳情况进行审查。即所引用的标准中的条款要求，是否在产品技术要求中进行了实质性的条款引用。这种引用通常采用两种方式，文字表述繁多、内容复杂的可以直接引用标准及条文号。比较简单的也可以直接引述具体要求。

如有新版强制性国家标准、行业标准发布实施，产品性能指标等要求应执行最新版本的国家标准、行业标准。

（六）产品的适用范围/预期用途、禁忌症

以空气为原料，利用分子筛变压吸附工艺生产富氧空气，氧浓度范围为90%～96%（V/V），供氧疗或缓解因缺氧导致的不适。

禁忌症：氧中毒、氧过敏患者禁用。

（七）产品的主要风险

制氧机的风险管理报告应符合YY/T 0316—2016《医疗器械 风险管理对医疗器械的应用》的有关要求，审查要点包括：

1. 产品定性定量分析是否准确。
2. 危害分析是否全面。
3. 风险可接受准则，降低风险的措施及采取措施后风险的可接受程度，是否有新的风险产生。

以下依据YY/T 0316—2016，从各方面列举了产品的危害因素，提示审查人员从表2中以下方面考虑。

表2 产品主要危害

可能产生的危害	形成因素
能量危害	
电能	保护接地阻抗、漏电流、电介质强度不符合要求； 应用部分与带电部分隔离不够； 设备的电源插头剩余电压过高； 机器外壳的防护罩封闭不良； 设备没有足够的外壳机械强度和刚度； 电磁兼容性不符合要求
热能	具有安全功能的设备部件温度超出限定值
机械危险	设备外壳粗糙、有毛刺
压力	设备压力超出规定值
噪声	设备消音系统或运动部件损坏
生物学危害	
生物学	配套用吸氧管、面罩生物学评价不合格
环境危害	
运行偏离预定的环境条件	密闭环境下有可能造成局部环境温度升高或局部氧气浓度降低
由不正确的能量和物质输出所产生的危害	
医用气体的供应	93%氧的浓度不符合标准要求； 93%氧的微粒物含量、二氧化碳含量等方面超标
与医疗器械使用有关的危害	
不适当的标记	外部和内部标记不全面、标记不正确或不能够清楚易认，以及标记不能够永久贴牢
不适当的操作说明	对配套用湿化器、吸氧管等附件的使用缺少必要的警告说明和详细的使用方法。 缺少详细的日常使用维护规范
由不熟练/未经培训的人员使用	由于使用人员操作不熟练、使用不当

续表

可能产生的危害	形成因素
对副作用的警告	对不科学使用 93% 氧的警告不充分
不正确的指示	氧气浓度显示或报警不准确
不适当、不合适或过于复杂的使用者接口（人/机交流）	
复杂的操作系统	操作过程过于复杂，操作时失误
功能性失效、维护和老化引起的危害	
维护规范缺少或不适当	说明书中有关维护、保养等内容不明确。如：清洗、预防性检查、保养以及保养周期等
对医疗器械寿命的终止缺少适当的决定	对设备的使用寿命或终止使用的条件没有明确规定

（八）产品技术要求应包括的主要性能指标

对产品的主要性能指标的审查，可以通过对检验报告内容的审查来评价是否达到了要求，检验报告的内容是否齐全又可以通过对产品技术要求的内容是否齐全来进行审查。因此产品技术要求的审查是产品主要技术性能指标审查中最重要的环节之一。

技术要求中规定的要求部分是否齐全，可以通过对是否具有以下主要内容来进行审评：

1. 工作条件

是否有温度、相对湿度、大气压力的要求以及电源电压、频率、功率等方面的要求（GB 9706.1—2007）。

2. 设备制备的富氧空气的理化指标

（1）氧浓度：≥90%（V/V）。

（2）水分含量：符合制造商的规定。

（3）二氧化碳含量：≤0.01%（V/V）。

（4）一氧化碳含量：符合 GB 8982—2009 中表 1 的规定。

（5）气态酸和碱含量：符合 GB 8982—2009 中表 1 的规定。

（6）臭氧及其他气态氧化物含量：符合 GB 8982—2009 中表 1 的规定。

（7）应无气味。

（8）固体物质粒径：≤10μm。

（9）固体物质含量：≤0.5mg/m³。

3. 气密性

所有气路连接件应牢靠，不得漏气。

4. 噪声

制氧机的噪声不大于 60dB。

5. 氧气浓度

制氧机开机 30min，其氧产量应达到设计要求，氧浓度应≥90%。

6. 吸氧面罩、吸氧管（如有）

（1）如为自制产品，考虑已有的产品技术审查指导原则，如《鼻氧管注册技术审查指导原则》（国家食品药品监督管理总局通告 2013 年第 8 号），应

a）有材料的要求。

b）有相应物理、化学的要求。

c）按照 GB/T 16886.1—2011 标准进行生物学评价。

（2）如为外购产品，应明确该产品应具有医疗器械产品注册证。

7. 安全性能

应符合 GB 9706.1—2007、YY 0732—2009 的要求。

8. 电磁兼容

应符合 YY 0505—2012 的要求。

注意：制氧机在实施 GB 9706.1—2007 标准全项检测时，应对电磁兼容性能按照电磁兼容标准要求实施检测，生产企业应确保实施 GB 9706.1—2007 标准和电磁兼容标准检测的产品一致，医疗器械检测机构对涉及电磁兼容性能的检测出具相应格式要求的检测报告。

9. 环境试验

应符合 GB/T 14710—2009 的要求。

10. 报警或提示功能

设备带有报警功能的，应符合 YY 0709—2009 的要求。带有提示功能的，实际操作验证，应符合制造商的规定。

应逐项审查上述要求和检验结果是否符合规定。

（九）同一注册单元内注册检验代表产品确定原则和实例

典型产品应是同一注册单元内能够代表本单元内其他产品安全性和有效性的产品，应考虑功能最齐全、结构最复杂、风险最高的产品。

对于安全结构相同或相近的，一般情况下，较为复杂的可以替代简单的。注册单元内各种产品的主要安全指标、性能指标不能被某一产品全部涵盖时，则应选择涵盖安全指标、性能指标最多的产品作为典型产品，同时还应考虑其他产品中未被典型产品所涵盖的安全指标及性能指标。

举例：

A 型产品有流量计、故障指示功能。

B 型产品有流量计、故障指示、定时、雾化功能；B 型产品可视为典型产品。

系列产品中氧产量不同时，应选取氧产量最大的为典型产品。

（十）产品生产制造相关要求

应当明确产品生产工艺过程，可采用流程图的形式，并说明其过程控制点。

生产工艺应已通过验证，能够生产出质量稳定、安全有效的产品，在注册质量管理体系核查中，对此项内容进行核查。关键工序、特殊过程应编制并执行工艺规程或作业指导书。

（十一）产品的临床评价细化要求

1. 属于《免于进行临床试验的第二类医疗器械目录》

（国家食品药品监督管理总局通告 2014 年第 12 号）（以下简称目录）豁免范围内的小型分子筛制氧机，注册申请时可根据《医疗器械临床评价技术指导原则》（国家食品药品监督管理总局通告 2015 年第 14 号）提交下列临床评价资料：

（1）提交申报产品相关信息与《目录》所述内容的对比资料；

（2）提交申报产品与《目录》中已获准境内注册医疗器械的对比说明，对比说明应当包括《申报产品与目录中已获准境内注册医疗器械对比表》和相应支持性资料。

提交的上述资料应能证明申报产品与《目录》所述的产品具有等同性。若无法证明申报产品与《目录》产品具有等同性，则应按照本指导原则其他要求开展相应工作。

2. 不被《目录》覆盖范围的产品，应按照《医疗器械注册管理办法》（国家食品药品监督管理总局令第 4 号）、《医疗器械临床评价技术指导原则》（国家食品药品监督管理总局通告 2015 年第 14 号）等相关规定开展临床试验或临床评价。开展临床试验的，申请人应当按照《医疗器械临床试验质量管理规范》（国家食品药品监督管理总局和中华人民共和国国家卫生和计划生育委员会令第 25 号）要求，提交临床试验协议、伦理委员会批件、临床试验方案和临床试验报告等资料。

（十二）产品的不良事件历史记录

目前，全国尚未收到涉及小型分子筛制氧机可疑不良事件的人体伤害事件。可疑不良事件包括机器有异响、噪音大、空压机工作耗电增加等，通常的处置方法有返厂维修、更换部件或者更换新机。

（十三）产品说明书和标签要求

产品说明书一般包括使用说明书和技术说明书，两者可合并。说明书和标签应符合《医疗器械说明书和标签管理规定》（国家食品药品监督管理总局令第 6 号）的要求，并参照 GB 9706.1—2007《医用电气设备 第 1 部分：安全通用要求》等标准的要求进行编写。至少还应关注以下内容：

1. 产品性能、主要技术参数。
2. 个人、家庭使用 93% 氧时应遵从专业医生指导的说明。
3. 应有使用时远离火源、易燃物品等警示性说明。
4. 应有关于氧浓度监控、报警或警示的说明。
5. 应对产品使用方法、主要组件的寿命（分子筛更换周期）等情况做出说明。
6. 不应含有误导使用者进行吸氧的语句。
7. 严重肺部疾病的患者选择何种吸氧量应咨询专业医师。
8. 应有禁忌症的说明。氧中毒、氧过敏患者禁用。
9. 该产品需在医师指导下使用。

（十四）产品研究要求

应至少以下方面开展研究。
1. 产品性能研究
应当提供产品性能研究资料以及产品技术要求的研究

和编制说明，包括功能性、安全性指标（如电气安全与电磁兼容）以及与质量控制相关的其他指标的确定依据，所采用的标准或方法、采用的原因和理论基础。

2. 生物相容性评价研究

制氧机主要为患者提供氧气，使用过程中与患者接触的是吸氧管，吸氧管作为制氧机的附件，与患者的鼻腔粘膜接触。应按照 GB/T 16886.1—2011《医疗器械生物学评价 第 1 部分：风险管理过程中的评价与试验》至少提供细胞毒性、皮肤致敏和鼻腔粘膜刺激的相关研究。

3. 灭菌/消毒工艺研究

制氧机为体外使用设备，为非无菌产品；使用者仅需要按照说明书的要求对设备定期进行清洁。与患者直接接触的吸氧管使用前需经消毒或灭菌处理，并满足以下要求。

3.1 生产企业灭菌：应明确灭菌工艺（方法和参数）和无菌保证水平（SAL），并提供灭菌确认报告。

3.2 终端用户灭菌：应当明确推荐的灭菌工艺（方法和参数）及所推荐的灭菌方法确定的依据。

3.3 终端用户消毒：应当明确推荐的消毒工艺（方法和参数）以及所推荐消毒方法确定的依据。

4. 产品有效期和包装研究

各生产企业采用的原材料不同，同时考虑到使用频次的不同及一些不可预期的因素，产品的实际有效期不同。到期后经制造商维护并确认后，如更换分子筛后可以按照确定的期限延期使用。

制氧机包装要防水、防潮，生产企业应经环境试验和模拟运输试验验证，产品的包装应符合运输和贮存的要求。

5. 软件研究

参见《医疗器械软件注册技术审查指导原则》（国家食品药品监督管理总局通告 2015 年第 50 号）的相关要求。

6. 其他资料

证明产品安全性、有效性的其他研究资料。

三、审查关注点

（一）本指导原则仅适用于个人使用的小型分子筛制氧机。

（二）产品应适用的相关标准中给出了现行有效的国家标准、行业标准（包括产品标准、基础标准）。

（三）产品的主要风险中，参照 YY/T 0316，逐项考虑产品自身使用时可能的危害，以及技术审查时的要点。对于存在的危害，企业应在设计、验证、检测和改进的过程中根据风险采取有效的控制措施。

（四）产品的主要性能指标中给出了产品需要考虑的各个方面，有些需参照相关的国家标准、行业标准，有些则需要依据企业的技术能力。

（五）将原指导原则中的产品名称由"医用分子筛制氧设备"更改为"小型分子筛制氧机"。

四、编写单位

山东省食品药品监督管理局审评认证中心。

54 治疗呼吸机临床评价注册技术审评指导原则

（治疗呼吸机临床评价技术审查指导原则）

本指导原则旨在指导注册申请人对治疗呼吸机临床评价资料的准备及撰写，同时也为技术审评部门审评治疗呼吸机临床评价资料提供参考。

本指导原则是对治疗呼吸机临床评价的一般性要求，申请人应依据产品的具体特性确定其中内容是否适用，若不适用，需具体阐述理由及相应的科学依据，并依据产品的具体特性对临床评价资料的内容进行充实和细化。

本指导原则是供申请人和审查人员使用的指导文件，不涉及注册审批等行政事项，亦不作为法规强制执行，如有能够满足法规要求的其他方法，也可以采用，但应提供详细的研究资料和验证资料。应在遵循相关法规的前提下使用本指导原则。

本指导原则是在现行法规、标准体系及当前认知水平下制定的，随着法规、标准体系的不断完善和科学技术的不断发展，本指导原则相关内容也将适时进行调整。

一、范围

本指导原则适用于治疗呼吸机，管理类别为三类。

治疗呼吸机的使用目的是：生命的支持或者维持。治疗呼吸机是一种为增加或供给患者的通气而设计的自动装置。治疗呼吸机预期由专业操作者操作，应用于依赖机械通气的患者；治疗呼吸机预期在专业医疗机构内的重症治疗环境中使用或在专业医疗机构内进行患者转运。治疗呼吸的适用人群可以是：成人、儿童、婴幼儿或新生儿。

本指导原则主要包括两个部分的内容：治疗呼吸机临床试验的基本要求，临床评价过程中同品种治疗呼吸机的判定。

其他呼吸治疗设备可参照本指导原则中的要求准备相应资料。

二、临床试验的基本要求

治疗呼吸机作为生命支持设备，应被视为高风险产品，在某些情况下，开展符合要求的临床试验来验证产品的安全性和有效性是必要的。符合以下情形之一的，应考虑进行临床试验：一是注册申请人的治疗呼吸机产品从未在中国境内上市。二是拟注册的产品属于申请人的全新产品，或产品包含全新的临床应用功能。例如，申请人原来只持有气动电控治疗呼吸机注册证，此次拟申请注册电动电控的治疗呼吸机；再如，产品增加了可自动调节临床治疗参数的功能，从而达到治疗目的的。

治疗呼吸机的通气模式多种多样。临床试验时，针对不同病情的患者需要选取相应的通气模式，申请人应记录所有使用到的通气模式，尽可能地选取适合患者病情的多种通气模式，同时观察软件的各种临床功能模块。

（一）临床试验目的和总体设计

临床试验的目的是验证治疗呼吸机在临床使用中的安全性和有效性。

临床试验是一种事先提出假设并对其进行统计显著性检验的研究方式，临床试验方案设计应以科学性为基础，客观、真实地评价受试器械的安全性和有效性。为了避免研究偏性、并能够与同类产品进行对比，不建议采用历史对照等试验设计方式，可以采用随机、非劣效、阳性平行对照或交叉设计的试验设计方式。

（二）临床试验

1. 纳入/排除标准

应明确受试者的纳入/排除标准，如应排除心跳骤停且未作复苏处理的受试者、休克或血流动力学不稳定而又未作处理的受试者、肺大疱的受试者、未经胸腔闭式引流的气胸受试者、张力性气胸的受试者、大咯血及由大咯血或者严重误吸导致的呼吸衰竭的受试者、妊娠及哺乳期妇女等。

呼吸机用于临床需要机械通气治疗的患者，研究者应根据实际情况制定具体的纳入标准。建议受试者群体包括临床常见的急性呼吸窘迫综合征（ARDS）患者、慢性阻塞性肺病（COPD）患者、术后恢复患者等。对于具备有创、无创通气功能的产品，研究者应入组有创通气患者和无创通气患者。

2. 临床试验过程

（1）临床试验资料要求

申请人的临床试验资料应包含下述内容：

对照产品的选择理由。

通气控制的准确性验证参数与监测参数的准确性验证参数。

有效性评价方法和安全性评价方法。

记录评价指标的方法。

试验的详细情况，包括试验条件等。

记录数据的时间和频率。

（2）随机分组

采用分层区段随机化方法。按中心分层，用统计软件编程，给定种子数和区段长度，按照试验组和对照组1∶1比例、各中心平均分配，产生受试者随机分组安排，即列出流水号所对应的检查机器分配表（随机编码表），且流水号与受试者编号对应，同时产生随机分配卡，卡片显示受试者编号和试验相关信息，但分组信息遮盖。当受试者确认后（签署知情同意书，并入组），研究者可以刮擦遮盖处，显露分组信息，并进行相关干预。

（3）试验步骤

试验前准备：

按照临床常规使用呼吸机前的准备工作操作，包括但不限于：检查呼吸机主要部件；连接呼吸机管路。

启动呼吸机系统，系统将进行自检。

应制定应急措施，以应对呼吸机故障或停电时急救等突发情况。

试验过程：

按照入选标准筛选符合标准的受试者，并由受试者签署知情同意书（或由其法定代理人签署）。

将受试者信息、试验时间等信息清楚、详细地记录在病例报告表中（CRF）。

根据受试者状态，使用监护设备对受试者进行生命体征的监测，包括常规心电图、血流动力学（IBP 或 NIBP）、呼吸功能（SpO_2 等）和体温；记录在 CRF 中。

设置病人类型，输入受试者体重值。

根据医嘱设置呼吸机参数，依次为：选择通气模式；调节相应的通气控制参数、氧浓度；设置各参数的报警限值，记录在 CRF 表中。

对血气结果、基本生理指标、呼吸力学指标进行定期监测。

试验过程中，研究者如果调节呼吸机参数，则应在受试者相应指征稳定后再进行测量和记录。

试验过程中一旦出现机械通气异常，研究者应采取措施保障患者安全，必要时使用备用呼吸机。研究者应保障患者权益。将发生的异常情况如实记录，并在临床报告中指出。

如果采用交叉设计试验，应考虑洗脱期的要求，建议洗脱期不低于 30 分钟。

3. 评价指标

（1）主要有效性评价指标

主要有效指标是能够为临床试验目的提供可靠证据的指标，是估计样本量及得到最终临床结论的依据，故应为呼吸机研究领域中已得到公认的准则或标准，也可采用研究领域中已通过实践验证过的指标（如动脉血氧分压 PaO_2、动脉血二氧化碳分压 $PaCO_2$、酸碱度 pH 等）。应选择易于量化、客观性强的指标作为主要评价指标。在试验方案中需要有明确的定义，并说明选择的理由。

（2）次要有效性评价指标

次要有效性指标是为试验目的提供支持的附加指标（如通气控制参数、监测参数等），在试验方案中也需明确说明与定义。

（3）安全性评价指标

安全性指标是临床试验中的强制性观察项目。可用整机安全不良事件发生率来评价整机安全性。不良事件包括但不限于以下内容：气压伤、通气不足、漏电、报警系统失灵、电源切换无效等。

研究者应对不良事件和对照设备以及合并用药（器械）之间可能存在的关联做出评估。（例如：将因果关系分为无关、可能无关、可能相关、肯定相关、待评价、无法判定 6 个等级，将其中除被评估为"无关"以外的不良事件定义为本试验"整机安全不良事件"。）

4. 数据的统计分析

数据分析时应考虑数据的完整性，所有签署知情同意并使用了受试产品的受试者必须纳入最终的统计分析。数据的剔除或在原始数据上所进行的任何处理必须有科学依据和详细说明。临床试验的数据分析应基于不同的分析集，通常包括全分析集（Full Analysis Set，FAS）、符合方案集（Per Protocol Set，PPS）和安全集（Safety Set，SS），研究方案中应明确各分析集的定义。

临床试验数据的分析应采用国内外公认的统计方法。对于主要评价指标，统计结果需采用点估计及相应的 95% 可信区间进行评价。不能仅将 p 值作为对主要研究终点进行评价的依据。

（三）对照产品选择

应选择在中国已经批准上市的同类产品，一般考虑采用主要功能和工作原理与受试产品相近的同类产品作为对照产品，对以下几个方面进行对比说明：工作原理、通气模式、通气控制及监测参数、适用的患者类型等。

（四）受试者样本量确定的依据

样本量的确定必须符合统计学原则并提供相应证据。注册申请人可根据各自申报的产品特点，提供样本量确定依据。在试验设计中，为了规避试验失败的风险，应尽量避免通过高估被试产品预期有效率水平从而减小试验规模的方法。

此外，还需考虑受试者在临床试验过程中的脱落/失访，按照预估的脱落/失访率进一步扩大初始样本量。

应在临床方案中明确样本量统计计算公式，及公式涉及参数的确定依据及具体计算过程。计算样本量时的参数选择建议：

1. Ⅰ类错误概率 α 值不超过双侧 0.05（即单侧 0.025）。

2. Ⅱ类错误概率 β 值不超过 0.2（即把握度至少达到 80%）。

3. 若采用有效率作为主要评价指标，当试验产品与对照产品的设计相似，预期具有相似的有效性时，非劣效界值建议不低于 −10%。

受试者应包含受试产品宣称的病人类型，不同年龄段的受试者比例分布应合理。

（五）临床试验的实施和管理

该临床试验中出现的任何不良事件，无论是预期的还是非预期的，均应如实记录和报告，并由临床专家分析原因、判断其与器械的关系。对于严重不良事件，按照法规要求及时上报；同时临床试验人员应当及时做出临床判断，采取措施，保护受试者利益；必要时中止临床试验。不良事件应作为结果变量参加临床试验的统计分析。

三、临床评价过程中同品种治疗呼吸机的判定

注册申请人通过同品种治疗呼吸机临床试验或临床使用获得的数据进行分析评价，证明医疗器械安全、有效的，需首先将申报产品与一个或多个同品种医疗器械进行对比，证明二者之间基本等同。

与每一个同品种医疗器械进行对比的项目均应包括但不限于《医疗器械临床评价技术指导原则》（国家食品药品监督管理总局通告 2015 年第 14 号）附 2 所列举的项目。

（一）工作原理

申请人应提供呼吸机的气动原理图，说明产品的具体气路设计。

一般认为，气动型呼吸机与电动型呼吸不是同品种产品。例如，由高压气体驱动的气动电控型呼吸机，与由内部涡轮（Turbine）或者内部风扇（Blower）驱动的电动电控型治疗呼吸机，不应判定为同品种产品。再如，气控型呼吸机和电控型呼吸机不应判定为同品种产品。

（二）结构组成

申请人应详细对比呼吸机的结构组成。结构组成不同之处应提供支持性资料证明不影响呼吸机的安全有效性。

（三）性能要求

申请人提供的定性和定量数据至少应包含产品的性能、功能参数、通气模式等。具体的定量分析数据对比项目包括但不限于以下内容：

1. 控制参数、监测参数、报警参数等参数的调节或监测（包括显示）范围及其误差要求。

2. 给出所有通气模式的定义，提供相应的呼吸波形，包括流速－时间波形、压力－时间、容量－时间波形等。

3. 对各种呼吸波形进行实际测试对比，应至少选择三个周期以上的稳定波形，选取波形上典型的点（至少包括波形拐点），对相应的数值进行对比，设定波形误差的可接受标准，并判定波形差异对安全有效性的影响。

（四）安全性评价

生物相容性方面，注册申请人应说明产品预期与气体接触的部位，对比与气体接触的材料。

（五）符合的国家/行业标准

申请人应详细对比产品满足的主要国家标准和行业标准。

（六）软件核心功能

呼吸机软件一般用来控制呼吸机的运行，其核心功能包含对各项参数的控制、监测和报警，还可以包含各种临床功能模块，例如测量浅快呼吸指数、最大吸气负压、口腔闭合压、呼吸功、呼气时间常数等。

应对产品的软件核心功能进行详细地对比，并提供相应的支持资料。

（七）适用范围

呼吸机的适用人群可能包括成人、儿童、婴幼儿和新生儿，申请人应着重对产品适用人群进行对比，提供相应的支持性资料。

还应对产品的使用环境进行对比，例如是否可用于院内转运。

四、参考文献

（一）《医疗器械监督管理条例》（国务院令第 680 号）。

（二）《医疗器械注册管理办法》（国家食品药品监督管理总局令第 4 号）。

（三）《医疗器械临床试验质量管理规范》（国家食品药品监督管理总局、国家卫生和计划生育委员会令第 25 号）。

（四）《医疗器械临床评价技术指导原则》（国家食品药品监督管理总局通告 2015 年第 14 号）。

（五）《治疗呼吸机注册技术审查指导原则》（国家食品药品监督管理总局通告 2016 年第 21 号）。

五、编写单位

国家食品药品监督管理总局医疗器械技术审评中心。

55　麻醉机注册技术审评指导原则

（麻醉机注册技术审查指导原则）

本指导原则旨在指导注册申请人对麻醉机注册申报资料的准备及撰写，同时也为技术审评部门审评注册申报资料提供参考。

本指导原则是对麻醉机的一般要求，申请人应依据产

品的具体特性确定其中内容是否适用，若不适用，需具体阐述理由及相应的科学依据，并依据产品的具体特性对注册申报资料的内容进行充实和细化。

本指导原则是供申请人和审查人员使用的指导文件，不涉及注册审批等行政事项，亦不作为法规强制执行，如有能够满足法规要求的其他方法，也可以采用，但应提供详细的研究资料和验证资料。应在遵循相关法规的前提下使用本指导原则。

本指导原则是在现行法规、标准体系及当前认知水平下制定的，随着法规、标准体系的不断完善和科学技术的不断发展，本指导原则相关内容也将适时进行调整。

一、范围

本指导原则适用于麻醉机，按照《医疗器械分类目录》，麻醉机的管理类别为Ⅲ类，分类编码为08。

本指导原则按照《关于公布医疗器械注册申报资料要求和批准证明文件格式的公告》（国家食品药品监督管理总局公告2014年第43号）附件4的格式要求进行编写，内容有增减。申请人应按照该公告的要求，结合本指导原则，提交相应的注册申请资料，对不适用的内容给出不适用的理由。

二、综述资料

（一）产品描述

描述产品的工作原理、结构组成（含配合麻醉机使用的附件）、主要功能及其组成部件（关键组件和软件）的功能，以及区别于其他同类产品的特征等内容。

1. 描述产品的物理尺寸、重量、外观、型号和与产品配合使用的附件等信息。

2. 提供产品工程图和关键组件工程图。如果是变更注册，提供变更关键组件工程图，工程图包含三维爆炸图、二维投影图，应标注出长宽高尺寸。

3. 提供产品的气路原理图、硬件结构图。

4. 结合气路原理图和硬件结构图对产品功能的工作原理和技术实现进行描述。

产品的功能可能包含：潮气量输送、吸气压力控制、氧浓度控制、呼气末正压（PEEP）和压力限定值的控制、新鲜气体流量控制、麻醉呼吸系统的泄漏、顺应性和阻抗、麻醉气体净化系统的吸取流量、麻醉蒸汽输送系统气体浓度控制、吸引设备产生的负压和流量、潮气量监测、气道压力监测、氧浓度监测、二氧化碳浓度监测、麻醉气体浓度监测、双频指数监测、报警等。

5. 提供电池的类型、容量和电池短路和超温的保护原理，以及认证信息［满足标准 IEC 62133 Secondary cells and batteries containing alkaline or other non – acid electrolytes – Safety requirements for portable sealed secondary cells, and for batteries made from them, for use in portable applications 或 UL2054 Household and Commercial Batteries 或 UL1642 STANDARD FOR SAFETY Lithium Batteries 或 UL1989 Stand-by Batteries 或 IEC 61056 General purpose lead – acid batteries（Valve – regulated types）等］等信息。

6. 提供产品关键部件的信息，其应包括型号、规格等内容，用来唯一识别这些关键部件。关键部件包括电源模块、各种传感器等。

产品组成示例：

本产品由主机、麻醉呼吸机［型号（如有）］、麻醉气体输送系统、麻醉蒸发器（型号，适用的麻醉剂：异氟醚、七氟醚、安氟醚和地氟醚）、麻醉呼吸系统（包括气道压力表、风箱、二氧化碳吸收器、吸气和呼气单向阀、吸气和呼气流量传感器、排气阀、手动/机控选择开关、储气囊连接端口、吸气和呼气连接端口）、麻醉气体净化系统、负压吸引装置、麻醉气体监测模块、双频指数模块、二氧化碳气体监测模块、氧浓度传感器和附件组成。

（二）型号规格

对于存在多种型号规格的产品，应当按照上述产品描述的要求，明确各型号规格的区别。应当采用对比表及带有说明性文字的图片、图表，对所有拟申报型号规格的结构组成（或配置）、功能、产品特征和运行模式、性能指标等方面加以描述。

例如，某麻醉机产品有A01和A02两个型号拟申报注册，其型号规格说明举例如下（表1）：

表1 具体配置表示例

序号	功能项目		麻醉机	
			A01	A02
1	通气模式	手动通气	●	●
		容量控制通气	●	●
		压力控制通气	★	●
		同步间歇指令通气	★	★
		压力支持通气	★	★
		……	……	……

续表

序号	功能项目		麻醉机	
			A01	A02
2	监测参数	潮气量	●	●
		分钟通气量	●	●
		气道压力	●	●
		呼气末正压	●	●
		呼吸频率	●	●
		吸呼比	★	★
		阻力	★	●
		顺应性	★	●
		氧浓度	★	★
		……	……	……
3	波形显示	压力－时间波形	●	●
		流速－时间波形	●	●
		容量－时间波形	★	★
		肺功能环	★	★
		麻醉气体浓度波形	★	★
		二氧化碳浓度波形	★	★
		笑气浓度波形	★	★
		氧气浓度波形	★	★
		脑电（EEG）波形	★	★
		……	……	……
4	其他功能	麻醉气体监测模块	★	★
		二氧化碳气体监测模块	★	★
		双频指数监测模块	×	★
		顺磁氧模块	×	★
		主动式 AGSS	★	★
		负压吸引装置	★	★
		备用供氧	●	●
		……	……	……

注：表中"●"表示标准配置；表中"★"表示可选配置；表中"×"表示不配置。

（三）适用范围和禁忌症

适用范围

麻醉机是一种向呼吸系统分配并输送各类医用气体和麻醉气体的设备。麻醉机预期由专业操作者操作，应用于需进行吸入麻醉和呼吸管理的患者；麻醉机预期在专业医疗机构的手术室和急救室中使用。同时应明确目标患者人群的信息（如成人、儿童、婴幼儿或新生儿）。

适用范围示例：

本产品预期在专业医疗机构的手术室或急救室中使用，对成人、儿童及婴幼儿患者进行吸入麻醉和呼吸管理。本产品应由经过良好培训的、获得授权的麻醉人员进行操作。本产品不能用于磁共振（MRI）环境。本产品不适用于新生儿患者。

（四）参考的同类产品或前代产品的信息

应提供参考的同类产品（国内外已上市）或前代产品（如有）的信息，并阐述拟申报注册的麻醉机的研发背景和目的。对于同类产品，应当说明选择其作为参考的原因（表2）。

应提供对比表格说明拟申报注册产品与参考产品（同类产品或前代产品）在工作原理、结构组成、制造材料、性能指标、作用方式（如植入、介入），以及适用范围等方面的异同。

表2 参考的同类产品国内外上市信息示例

型号	国内外上市信息		
	中国	欧盟	美国
A01	2007年4月12日国内首次注册，软件版本为V01，管理类别为Ⅲ类	2006年9月签署CE符合声明，在欧盟地区上市，软件版本为V01，管理类别为Ⅱb类	2008年1月获得FDA 510（k）letter，管理类别Class Ⅱ，ABC公司作为制造商

三、研究资料

（一）产品性能研究

制造商应说明产品的主要功能性能、安全要求（如富氧防火、单一故障安全、电磁兼容等）、使用期限内的可靠性等内容。

1. 说明产品的各项技术参数，包括控制参数、监测参数、报警参数等参数的调节或监测（包括显示）范围及其误差要求。

2. 说明产品的各项呼吸模式，给出相应的定义，提供相应的呼吸波形，包括窒息通气模式（备用通气）。说明产品各项参数默认值。

3. 提供产品的验证总结报告，总结内容包括所有保证产品安全有效性的验证，包括但不限于功能性能、EMC、清洗消毒、可靠性、生物相容性、临床评价等。验证总结内容包括但不限于验证对象、验证项目、验证结论及验证的有效性声明等（表3）。

表3 验证总结示例

序号	报告编号	报告名称	总结
1	xxxx	xxxx验证报告	本报告是对x型号麻醉机进行验证，验证内容有产品的电源、气源、安全性，所有验证项目的结论为通过。本报告只验证了一台或x台具有代表性的样机，样机的安全有效性可以代表该型号产品的安全有效性
2	...	...	...
...	...	...	...

4. 如适用的国家标准、行业标准中有不采纳的条款，应将不采纳的条款及其理由予以阐明。

（二）生物相容性评价研究

制造商应说明产品预期与气体接触的部位，提交与气体接触的材料清单；说明使用的材料的基本信息，如材料的组成、成分信息、化学摘要号（CAS号）、材料的物理和化学属性等，并应保证使用的材料的安全性。

麻醉机产品的生物学评价应根据产品与人体接触部位、接触方式及接触时间，按GB/T 16886.1标准的规定要求进行评价。

（三）灭菌/消毒工艺研究

麻醉机及其附件和部件根据其使用方式的不同，应有适当的消毒水平，但在某些情况下需要对麻醉机及其附件和部件灭菌。例如麻醉呼吸系统应用于某些传染性强的疾病（如结核病等）患者之后需要灭菌。

正常状态或单一故障状态下，可能和体液或呼出气体接触的可重复使用的麻醉机气路及附件应设计成可拆卸的，以用来清洗与消毒或清洗与灭菌。

麻醉机及其附件的外表面应设计成支持表面清洁和消毒的，以期将下一个患者交叉感染的风险降低到合理可接受的水平。

应提供清洗与消毒的工艺（方法和参数），并有推荐使用的试剂，应说明所推荐消毒方法确定的依据，应说明部件可清洗与消毒的次数。

推荐消毒方法确定的依据可参考GB 18278《医疗保健产品灭菌 确认和常规控制要求 工业湿热灭菌》、GB 18279《医疗器械 环氧乙烷灭菌 确认和常规控制》、GB 18280《医疗保健产品灭菌 确认和常规控制要求》、WS/T 367《医疗机构消毒技术规范》或YY/T 0802—2010《医疗器械的灭菌制造商提供的处理可重复灭菌医疗器械的信息》等。

（四）软件研究

麻醉机产品的软件属于软件组件，一般不宜单独注册。麻醉机软件一般用来控制麻醉机的运行，包括各项参数的控制、监测和报警，麻醉机作为生命支持设备，其软件安全性级别应归为C级。

制造商应当依照《医疗器械软件注册技术审查指导原则》的要求，提供单独的医疗器械软件描述文档。

应在产品技术要求中明确软件发布版本，明确软件完整版本的命名规则。

四、临床评价资料

（一）临床试验的建议

麻醉机作为生命支持设备，应被视为高风险产品，在某些情况下，开展符合要求的临床试验来验证产品的安全性和有效性是必要的。符合以下情形之一的，应考虑进行临床试验：一是注册申请人的麻醉机产品从未在中国境内上市，也没有充分临床证据的。二是拟注册的产品属于申请人的全新产品，或产品包含全新的临床应用功能。例如，申请人原来只持有气动电控麻醉机注册证，此次拟申请注册电动电控的麻醉机机；再如，产品增加了可自动调节临床治疗参数的功能，从而达到治疗目的的。

（二）同品种麻醉机的判定

注册申请人通过同品种麻醉机临床试验或临床使用获

得的数据进行分析评价，证明医疗器械安全、有效的，需首先将申报产品与一个或多个同品种医疗器械进行对比，证明二者之间基本等同。

与每一个同品种医疗器械进行对比的项目均应包括但不限于《医疗器械临床评价技术指导原则》（国家食品药品监督管理总局通告 2015 年第 14 号）附 2 所列举的项目。

1. 工作原理

申请人应提供麻醉机的气动原理图，说明产品的具体气路设计。

一般认为，气动型麻醉机与电动型麻醉机不是同品种产品。例如，由高压气体驱动的气动电控型麻醉机，与由内部涡轮（Turbine）或者内部风扇（Blower）驱动的电动电控型麻醉机，不建议判定为同品种产品。

2. 结构组成

申请人应详细对比麻醉机的结构组成。结构组成不同之处应提供支持性资料证明不影响呼吸机的安全有效性。

3. 性能要求

申请人提供的定性和定量数据至少应包含产品的性能、功能参数、通气模式等。具体的定量分析数据对比项目包括但不限于以下内容：

（1）控制参数、监测参数、报警参数等参数的调节或监测（包括显示）范围及其误差要求。

（2）给出所有通气模式的定义，提供相应的呼吸波形，包括流速－时间波形、压力－时间、容量－时间波形等。

（3）选取典型波形进行对比，说明典型波形的依据。对呼吸波形进行实际测试对比，应至少选择三个周期以上的稳定波形，选取波形上典型的点（至少包括波形拐点），对相应的数值进行对比，设定波形误差的可接受标准，并判定波形差异对安全有效性的影响。

4. 安全性评价

生物相容性方面，注册申请人应说明产品预期与气体接触的部位，对比与气体接触的材料。

5. 符合的国家/行业标准

申请人应详细对比产品满足的主要国家标准和行业标准。

6. 软件核心功能

麻醉机软件一般用来控制麻醉机的运行，其核心功能包含对各项参数的控制、监测和报警，还可以包含各种临床功能模块。

应对产品的软件核心功能进行详细地对比，并提供相应的支持资料。

（三）适用范围

麻醉机的适用人群可能包括成人、儿童、婴幼儿和新生儿，申请人应着重对产品适用人群进行对比，提供相应的支持性资料。

五、产品风险分析资料

应按照 YY/T 0316《医疗器械 风险管理对医疗器械的

应用》标准的要求，针对麻醉机的安全特征，从能量危害、生物学和化学危害、操作危害、信息危害等方面，对产品风险进行全面分析并阐述相应的防范措施，风险管理报告及相关资料的要求可参考附录Ⅰ。

六、产品技术要求

应当按照《医疗器械产品技术要求编写指导原则》编制产品技术要求。

产品技术要求及相关资料的要求可参考附录Ⅱ。

七、注册/检测单元划分原则

（一）不同应用场景、使用人群的设备应划分为不同的注册单元。例如专用于磁共振环境的麻醉机，专用于条件受限的户外环境的麻醉机，专用于小儿的麻醉机等，这些设备应划分为不同的注册单元。

（二）不同工作原理的麻醉机（例如气动电控麻醉设备与电动电控麻醉设备）应划分为不同的注册单元。

（三）与麻醉机配合/组合使用的无源类耗材原则上与麻醉机划分为不同的注册单元，专用于该型号麻醉机的耗材可以在同一注册单元。

（四）技术原理相同、产品设计结构不同的麻醉设备（例如不同的气路设计的麻醉设备）原则上应划分为不同的注册单元。

八、产品使用说明书和标签

（一）产品使用说明书和标签文字内容应当使用中文，也可以附加其他文种，但应当以中文表达为准。

（二）制造商应当提供完整的使用说明书，其内容包含申报范围内所有型号规格的产品，以及所有的组成部分。

（二）使用说明书应当符合《医疗器械说明书和标签管理规定》（国家食品药品监督管理总局令第 6 号）、GB 9706.1《医用电气设备 第 1 部分：安全通用要求》、GB 9706.15《医用电气设备 第 1－1 部分：安全通用要求 并列标准：医用电气系统安全要求》（如适用）、YY 0505《医用电气设备 第 1－2 部分：安全通用要求 并列标准：电磁兼容 要求和试验》、YY 0709《医用电气设备 第 1－8 部分：安全通用要求 并列标准：通用要求，医用电气设备和医用电气系统中报警系统的测试和指南》、GB 9706.29《医用电气设备 第 2 部分：麻醉系统的安全和基本性能专用要求》、YY 0635.1《吸入式麻醉系统 第 1 部分：麻醉呼吸系统》、YY 0635.2《吸入式麻醉系统 第 2 部分：麻醉气体净化系统传递和收集系统》（如适用）、YY 0635.3《吸入式麻醉系统 第 3 部分：麻醉气体输送装置》（如适用）、YY 0635.4《吸入式麻醉系统 第 4 部分：麻醉呼吸机》（如适用）、YY 0601《医用电气设备 呼吸气体监护仪的基本安全和主要性能专用要求》（如适用）、YY/T 0799《医用气体低压软管组件》（如适用）、YY 0636.3《医用吸引设备 第 3 部分：以负压或压力源为动力的吸引设备》（如适用）和

YY 0755《麻醉蒸发器麻醉剂专用灌充系统》（如适用）等相关标准中的要求，至少应包含以下内容：

1. 产品型号、规格、功能及结构型式。
2. 产品的适用范围。
3. 产品的禁忌症。
4. 产品气路原理图。
5. 由制造商提供或推荐的呼吸系统附件。
6. 详细的警告、注意事项等内容，包括但不限于：

（1）麻醉机使用资质的要求，如只能由经过良好培训的、获得授权的麻醉人员操作。

（2）麻醉机能否在磁共振（MR）环境使用的说明。

（3）电磁兼容方面相关的警告及措施，如麻醉机可能受到便携式和移动通讯设备影响的警告。

（4）不应使用抗静电或导电的软管或导管的意义的陈述。

（5）麻醉机不应被覆盖或不应放置在影响麻醉机运行和性能的位置的警告。

（6）应明确与麻醉机兼容的设备及附件（呼吸管路、细菌过滤器等）；或给出兼容设备的技术规格，如呼吸管路的阻力、顺应性等。

（7）应给出麻醉机的运输、储存条件。

（8）应给出清洗与消毒、灭菌的说明。

（9）对产品有效期进行说明。

（10）对于一次性使用的部件或附件，应有不可重复使用的警告。

（11）使用说明书中应明确如何进行麻醉机的维护。

附录Ⅰ 麻醉机产品风险管理资料要求

一、 总体要求

产品风险管理资料是对产品的风险管理过程及其评审的结果予以记录所形成的资料。风险管理资料主要包含风险管理计划和风险管理报告，还包含风险管理活动相关的其他文档资料及评审记录。

二、风险管理计划的内容

（一）风险管理活动范围

制造商应策划风险管理活动的范围，通过照片、示意图和文字等形式清晰的说明产品的组成、规格型号，描述产品功能。

识别麻醉机产品生命周期阶段，以及每个阶段要开展哪些风险管理活动。

（二）职责权限

制造商应明确参与风险管理活动的成员，包括风险分析人员、风险评价人员（必须包含有临床背景的人员）、风险控制措施制定人员及验证人员、风险管理过程评审人员（不直接负责所评审的设计和开发阶段的人员和所需的专家）以及风险管理报告的编制及审批人员，他们可能是同一组人，应列出其姓名、职务及责任范围。其成员应具有与风险管理任务相适应的知识和经验。

（三）风险管理活动评审的要求

制造商应详细规定何时和如何进行风险管理评审，风险管理活动评审的要求可以是制造商建立的质量管理体系的一部分。

（四）风险可接受准则

制造商应根据风险可接受方针，制定风险产品的风险可接受准则。风险可接受准则对于风险管理过程的最终有效性是至关重要的，制造商应根据产品预期用途、特征制定适当的风险可接受准则。

风险可接受准则可以是制造商建立的质量管理体系的一部分，在风险管理计划中可以采用引用的方式体现。

（五）验证活动

风险管理计划要规定如何进行两个验证活动：确认风险控制措施已在最终设计中实施；确认实施的措施确实降低了风险。风险管理计划应详述风险控制措施相关的验证活动的计划。

（六）生产和生产后信息的收集和评审活动

制造商应当建立通用的程序，以便从不同的来源收集信息，如使用者、服务人员、培训人员、事故报告和顾客反馈。尽管获得生产后信息的一个或多个方法可以是已建立的质量管理体系中的一部分，但麻醉机产品的生产和生产后信息的收集和评审活动相关的计划和要求应直接加入到风险管理计划中。

三、风险管理报告的内容

（一）预期用途和与安全性有关特征的判定

风险管理报告应包含麻醉机的预期用途以及合理可预见的误用。

制造商应按照 YY/T 0316《医疗器械 风险管理对医疗器械的应用》附录 C 提示的问题，对照产品的实际情况作针对性的简明描述。产品如存在附录 C 提示以外的可能影响安全性的特征的情况，也应做出说明。可能影响安全性的特征应形成文档，在风险管理报告中包含。

（二）危害的判定

制造商应在已识别的影响安全性的特征的基础上，系统地判定产品在正常和故障两种条件下的可预见的危害。并对危害的成因及后果进行分析，即说明危害、可预见事件序列、危害处境和可能发生的损害之间的关系。形成一份产品可预见的危害及危害分析清单。

危害的判定至少应包含能量危害、生物和化学危害、操作危害、信息危害这四个方面的危害分析，并应按照下表中的危害二级分类来展开分析。

下表（表4）为麻醉机常见危害举例，供参考，制造商应根据申报产品具体预期用途和与安全性有关特征编写风险管理报告。

表4　麻醉机危害示例

危害分类	危害二级分类	危害示例
能量危害	电磁能	网电源
		漏电流（外壳漏电流、对地漏电流、患者漏电流）
	辐射能	非电离辐射
	热能	高温：高温的气体被送入患者气道
	机械能	倾倒：麻醉机倾倒
		悬挂物：监护仪支臂、麻醉信息系统支臂、线缆管理装置支臂、吊塔支架、手动支臂、管路支撑臂等
		振动
		噪声：麻醉机运行时的噪音
生物学和化学危害	生物学危害	细菌：重复用管路等附件未经严格消毒感染细菌的危害
		再次或交叉感染：重复用管路等附件未经严格消毒交叉感染的危害
	化学危害	患者气道和组织暴露于外来材料中：加工残留物、污染物、添加剂或加工助剂、清洗与消毒试剂残留物、降解或析出物、医用气体、麻醉剂等
	生物相容性危害	与患者或操作者接触材料（呼吸管路、面罩等）的生物相容性方面的危害（毒性、刺激、致敏等）
操作危害	功能	报警异常
		漏气
		停机、死机
		潮气量输出异常
		气道压力异常
		阀门故障
		板卡异常
		氧电池异常
		二氧化碳气体监测模块工作异常
		麻醉气体监测模块工作异常
		双频指数模块工作异常
		传感器故障（包括流量传感器和压力传感器）
		氧浓度监测异常
		二氧化碳浓度监测异常
		麻醉气体浓度监测异常
		双频指数监测异常
		操作界面异常（黑屏、按键失灵等）
		电源和电池故障
		监测值与设置值偏差
		麻醉蒸发器浓度输出异常
		麻醉气体净化系统工作异常
		负压吸引装置工作异常
		气源供应故障

续表

危害分类	危害二级分类	危害示例
操作危害	使用错误	麻醉呼吸机模式或参数设置不当
		未及时校准传感器（流量传感器、氧传感器、压力传感器等）
		未及时更换易损易耗部件（氧电池、呼吸管路等）
		未及时清理积水
		清洗消毒不及时
		灰尘积累过多，未及时清洗
信息危害	标记和说明	使用说明书不完整
		性能指标描述不充分
		预期用途规定不充分
		使用限制条件说明不充分
	操作说明	与麻醉机一起使用的附件规定不充分
		使用前检查规定不充分
		操作指示过于复杂
	警告	副作用的警告
		一次性附件可能被错误地再次使用的危害
		使用抗静电或导电的呼吸管路的危害
		其他关于安全使用麻醉机的警告
	服务和维护规格	服务和维护周期定义不当

（三）风险估计

应识别可能造成危害处境的合理可预见的事件序列或组合，并列明造成的危害处境（表5）。

对每一个判定的危害处境，都应利用可以得到的资料或数据估计其相关的一个或多个风险。对危害发生概率不能加以估计的危害处境，编写一个危害的可能后果的清单，以用于风险评价和风险控制。

对损害发生的概率和损害的严重度进行定性或定量的估计。

用于风险估计的资料或数据，可以通过以下途径获得：

1. 已发布的标准，例如 GB 9706.29、YY 0635.1、YY 0635.2、YY 0635.3、YY 0635.4、ISO 80601-2-13 等麻醉机专用标准；

2. 科学技术资料，例如各种期刊、专著；

3. 已在使用中的麻醉机的临床资料，例如已公布的不良事件报告、召回信息等，典型的如美国食品药品管理局官方网站中的 MAUDE 数据库；

4. 临床数据；

5. 调研结果；

6. 专家意见；

7. 外部质量评定情况。

（四）风险评价

对每个已判定的危害处境，制造商应依据风险管理计划中制定的风险可接受准则进行风险评价，决定是否需要降低风险。

风险评价的结果应记入风险管理文档中。

（五）风险控制

制造商应对经风险评价后不可接受的、或考虑可进一步采取措施降低的风险制定适当的风险控制措施（一个或多个），把风险降低到可接受的水平。

制造商应按照以下顺序，依次使用一种或多种方法：

1. 用设计方法取得固有安全性，例如消除危害、降低损害发生的概率、降低损害的严重度；

2. 在医疗器械本身或在制造过程中提供防护措施，例如提供安全阀、提供视觉或听觉报警信号；

3. 提供安全性信息，例如提供警告标识、限制麻醉机的使用或限制使用环境、提供警告信息（告知某些不当使用、危害或其他有助于降低风险的信息）、提供防护设备（例如细菌过滤器）、提供操作者培训（以改进他们的表现或提高其检出错误的能力）、规定必需的维护时间间隔、规定最大产品服务寿命等。

在制定降低风险的控制措施方案时，应充分考虑产品国家标准、行业标准中有关降低风险的措施。

应确保降低风险的控制措施在研制初期得到有效的输入，对每项风险控制措施实施予以验证，并应对措施的有效性实施验证。

制造商应对采取降低风险的控制措施后的剩余风险以及是否会引发新的风险进行评价。

以上降低风险的控制措施、控制措施的验证、剩余风险评价结果等信息都应记入风险管理文档中。

525

表5 麻醉机危害、可预见的事件序列、危害处境和损害之间的关系示例

危害	可预见的事件序列	危害处境	损害
电磁能（网电源）	（1）使用了导电的呼吸管路和气管插管 （2）通气时使用高频电刀	发生火灾	严重烧伤 死亡
电磁能（静电释放ESD）	（1）带静电的操作者触摸麻醉机 （2）静电导致麻醉机停止工作和报警失效 （3）麻醉机停止向患者送气	不知道麻醉机没有向患者输送气体	缺氧 脑损伤 死亡
生物学的（微生物污染）	（1）提供的重复性使用呼吸管理的清洗消毒说明不适当 （2）通气过程中使用了受污染的呼吸管路	通气过程中细菌进入患者气道	细菌感染 死亡
功能（没有输出）	（1）电池电量未达到声称的工作时间 （2）麻醉手术前，没有检查电池电量	麻醉手术过程中，麻醉机突然停止通气	缺氧 脑损伤 死亡
功能（气道压力过高）	（1）麻醉呼吸机控制软件失控 （2）临床检视不够及时	过高的气道压力被施加到患者肺内	压力伤 肺损伤
功能（氧浓度过低）	（1）气源接口不能防止误连接 （2）错误地将笑气接入氧气气源入口	氧浓度低于19%的混合气体输入患者	缺氧 脑损伤 死亡

（六）综合剩余风险的可接受性评价

制造商应对综合剩余风险是否可接受给出结论性意见，并对已有恰当的方法获得与本产品相关的生产后信息与临床应用的信息进行阐述并做出承诺。

综合剩余风险的评价结果应记入风险管理文档中。

风险管理报告应由制造商的最高管理者（法人代表）或其授权的代表签字批准。

附录Ⅱ 麻醉机产品技术要求

一、相关标准

麻醉机相关的现行有效的标准有：

GB 9706.1—2007《医用电气设备 第1部分：安全通用要求》

GB 9706.15—2008《医用电气设备 第1-1部分：安全通用要求 并列标准：医用电气系统安全要求》

YY 0505—2012《医用电气设备 第1-2部分：安全通用要求 并列标准：电磁兼容 要求和试验》

YY 0709—2009《医用电气设备 第1-8部分：安全通用要求 并列标准：通用要求，医用电气设备和医用电气系统中报警系统的测试和指南》

GB 9706.29—2006《医用电气设备 第2部分：麻醉系统的安全和基本性能专用要求》

YY 0635.1—2013《吸入式麻醉系统 第1部分：麻醉呼吸系统》

YY 0635.2—2009《吸入式麻醉系统 第2部分：麻醉气体净化系统传递和收集系统》

YY 0635.3—2009《吸入式麻醉系统 第3部分：麻醉气体输送装置》

YY 0635.4—2009《吸入式麻醉系统 第4部分：麻醉呼吸机》

YY 0601—2009《医用电气设备 呼吸气体监护仪的基本安全和主要性能专用要求》

YY/T 0799—2010《医用气体低压软管组件》

YY 0636.3—2008《医用吸引设备 第3部分：以负压或压力源为动力的吸引设备》

YY 0755—2009《麻醉蒸发器麻醉剂专用灌充系统》

YY/T 0882—2013《麻醉和呼吸设备与氧气的兼容性》

GB/T 16886 生物学评价系列标准等

二、性能指标

（一）基本要求

对于结构组成中的麻醉蒸发器，应在产品型号/规格及其划分说明中说明其制造商名称、型号、尺寸、可用麻醉剂类型、加药方式、麻醉浓度可调节或可设置范围、麻醉浓度输出精度、压力补偿方式（如有）、流量补偿方式（如有）、温度补偿方式（如有）、接口类型、结构、内部材料等具体型号/规格信息（表6）。

表6 麻醉蒸发器具体型号/规格示例

信息	具体型号/规格	
制造商名称	XXXX	
型号	XX	
尺寸	宽：110mm ± 10mm	
	深：190mm ± 10mm	
	高：235mm ± 10mm	

续表

信息	具体型号/规格
可用麻醉剂类型	安氟醚、异氟醚、七氟醚、地氟醚
加药方式	安氟醚：KeyFiller、PourFill
	异氟醚：KeyFiller、PourFill
	七氟醚：KeyFiller、PourFill、Quik – Fil
	地氟醚：Saf – T – Fill
麻醉浓度可调节或可设置范围	安氟醚：0% ~ 5.0%（体积百分比）
	异氟醚：0% ~ 6.0%（体积百分比）
	七氟醚：0% ~ 8.0%（体积百分比）
	地氟醚：2% ~ 18.0%（体积百分比）
麻醉浓度输出精度	除"off"（"关"）位或"standby"（"待机"）位或"0"位外：从 - 20% 到 + 30% 之间，或者不能超过最大刻度值的 - 5% 到 + 7.5% 之间，两者取最大值
	"off"（"关"）位或"standby"（"待机"）位或"0"位：不能超过 0.05%（体积百分比）
压力补偿方式	采用螺旋管路进行压力补偿
流量补偿方式	采用螺旋管路进行流量补偿
温度补偿方式	采用双金属阀进行温度补偿
接口类型	Selectatec® 兼容（Selectatec® 是 Datex – Ohmeda 的注册商标）
结构	旁路可调节机械式结构
内部材料	铜、铝镁合金、不锈钢

产品的工作条件不应列入性能指标中，如需规定试验条件，可以在试验方法中注明。

应在性能指标中明确产品的全部临床应用的功能，说明产品的各项呼吸模式。

如涉及，麻醉机性能指标应包括：

1. 麻醉呼吸机控制参数

潮气量、吸气压力、呼气末正压、压力支持水平、最大限制压力、氧浓度、呼吸频率、吸呼比、吸气时间、吸气触发灵敏度、呼气触发灵敏度、窒息通气参数（备用通气参数）等。

控制参数性能指标应至少包括调节范围、调节步长、控制误差。不同患者人群的调节范围、调节步长、控制误差如有不同，应分开表达并分开检验。全部可调节范围都应声称控制误差并得到检验。

潮气量等控制参数必须有最小非零值，最小非零值至少应大于其控制误差。

2. 麻醉呼吸机监测参数

潮气量、气道压力、呼气末正压、呼吸频率、分钟通气量、阻力、顺应性、氧浓度、二氧化碳浓度、麻醉气体浓度等；

监测参数的性能指标应具体描述在哪个范围内能达到这样的误差水平。

3. 其他性能指标

快速供氧、新鲜气体流量控制、麻醉呼吸系统的泄漏、顺应性和阻抗、麻醉气体净化系统的吸取流量、麻醉蒸汽输送系统气体浓度控制、吸引设备产生的负压和流量、整机噪声水平、峰值流量等。

性能指标中的单位符号，如有国际标准要求的应采用国际标准单位符号。产品技术要求中同一参数的单位符号应保持前后一致。推荐采用的常用单位符号如下表（表7）所述。

表7 推荐采用的常用单位符号

单位名称	符号
气源压力	kPa 或 PSI
气道压力	kPa 或 cmH_2O 或 hPa 或 Pa
潮气量	mL
分钟通气量	L/min
流量	L/min 或 mL/min
呼吸频率	/min 或 1/min 或 min^{-1}/bpm
时间	ms、s、min
体积百分比	Vol. %
分压	mmHg

4. 报警指标

国家标准/行业标准中明确的报警指标不要求在产品技术要求中明确。国家标准/行业标准中要求在说明书中明确，但没有给出具体指标的，需要在产品技术要求中明确。

在产品技术要求中明确的报警指标，需要提供相应的检测方法。制造商在说明书中给出报警指标，但国家标准/行业标准未明确的，也无法在产品技术要求中明确的，制造商应提供证据证明产品满足这些报警指标的要求。

（二）性能指标的制定

1. 下表（表8）列出了麻醉机现行有效的标准中一些性能指标的要求，产品技术要求中的性能指标不能低于这些要求。

表8 国家标准/行业标准中性能指标的要求

性能指标名称	性能指标要求	来源
最大压力限制	不应超过 12.5 kPa（125 cmH_2O）	GB 9706.29 YY 0635.1
呼出潮气量测量精度	100 mL 以上：实际读数的 ±20%	GB 9706.29
分钟通气量测量精度	1 L/min 以上：实际读数的 ±20%	GB 9706.29

续表

性能指标名称	性能指标要求	来源
氧笑比例	共同气体出口处输送的氧气浓度不应低于19%	GB 9706.29
气源压力监测装置精度	±（满刻度读数的4% + 实际读数的8%）	GB 9706.29
气体流量计精度	流量在满刻度的10%到100%之间时，其刻度的精度应在指示值的±10%之内	GB 9706.29
气体混合器中氧浓度控制或监测精度	设定值或指示值的±5%（体积百分数）范围内	GB 9706.29
快速供氧流量	新鲜气体出口的100%氧气流量在25 L/min 和75 L/min 之间	GB 9706.29
麻醉呼吸系统泄漏	3.0kPa（30 cmH$_2$O）内压下，不应超过150 mL/min（15.2 kPa×L/min）	YY 0635.1
麻醉呼吸系统的呼气阻抗和吸气阻抗	峰值流量60 L/min 时应不超过0.6 kPa（6 cmH$_2$O）	YY 0635.1
气道压力监测精度	±（满刻度读数的4% + 实际读数的4%）	YY 0635.1
麻醉气体净化系统入口处压力上升（正常工作状态）	入口处流量为30 L/min 和75 L/min，入口处压力上升分别不得超过50 Pa（0.5 cmH$_2$O）和350 Pa（3.5 cmH$_2$O）	YY 0635.2
麻醉气体净化系统入口处感应流量（正常工作状态）	在规定的最大吸取流量下，入口处感应流量不超过50 mL/min	YY 0635.2
麻醉气体净化系统溢出（正常工作状态）	溢出至大气的麻醉气体不超过100 ml/min	YY 0635.2
麻醉气体净化系统入口处压力上升（单一故障状态）	入口处流量为75 L/min，入口处压力上升不超过1.5 kPa（15 cmH$_2$O）	YY 0635.2
麻醉气体净化系统入口处感应流量（单一故障状态）	在规定的最大吸取流量下，入口处感应流量不应超过500 mL/min	YY 0635.2
和低流量处理系统一起使用的麻醉气体净化系统的吸取流量阻力	在流量为25 L/min 时不超过2 kPa（20 cmH$_2$O） 在流量为50 L/min 时不低于1 kPa（10 cmH$_2$O）	YY 0635.2
和高流量处理系统一起使用的麻醉气体净化系统的吸取流量阻力	在流量为75 L/min 时不超过2 kPa（20 cmH$_2$O）	YY 0635.2
麻醉呼吸机工作状态下，麻醉蒸发器输出的麻醉气体浓度精度	除"off"（"关"）位或"standby"（"待机"）位或"0"位外：偏差范围为从−20%到+30%之间，或者不能超过最大刻度值的−5%到+7.5%之间，两者取最大值 "off"（"关"）位或"standby"（"待机"）位或"0"位：不能超过0.05%（体积百分比）	YY 0635.3
负压状态下，麻醉蒸发器输出的麻醉气体浓度精度	其输出的麻醉气体增量不能超过20%	YY 0635.3
快速供氧状态下，麻醉蒸发器输出的麻醉气体浓度精度	其输出的麻醉气体增量不能超过20%	YY 0635.3
可调的压力限制装置控制精度	确保气道压力不超过设定值的±1kPa（10cmH$_2$O）或±15%，取两者大值	YY 0635.4
麻醉气体浓度监测精度	±（0.2%的体积百分比 + 气体浓度的15%）	YY 0601
二氧化碳浓度监测精度	±（0.43%的体积百分比 + 气体浓度的8%）	YY 0601
笑气浓度监测精度	±（2.0%的体积百分比 + 气体浓度的8%）	YY 0601
氧浓度监测精度	±（2.5%的体积百分比 + 气体浓度的2.5%）	YY 0601
吸引设备产生的负压	吸引设备产生的自由流量应至少20 L/min	YY 0636.3
吸引设备产生的流量	吸引设备10 s 内产生的负压应至少40kPa	YY 0636.3

2. 下表（表9）列出了国际上现行麻醉机标准中一些性　能指标的要求，鼓励制造商制定的性能指标符合这些要求。

表9　国际标准中性能指标的要求

性能指标名称	性能指标要求	来源
气道压力监测精度	±（满刻度读数的2% + 实际读数的4%）	ISO 80601 - 2 - 13
气源压力监测装置精度	±（满刻度读数的4% + 实际读数的8%）	ISO 80601 - 2 - 13
气体流量计精度	流量在满刻度的10%到100%之间时，其刻度的精度应在指示值的±10%之内	ISO 80601 - 2 - 13
气体混合器中氧浓度控制或监测精度	设定值或指示值的±5%（体积百分数）范围内	ISO 80601 - 2 - 13
快速供氧流量	新鲜气体出口的100%氧气流量在25 L/min 和75 L/min 之间	ISO 80601 - 2 - 13
最大压力限制	小于125 hPa（125 cmH$_2$O）	ISO 80601 - 2 - 13
可调的压力限制装置最大限制压力	确保病人端口处压力不超过最大操作者设定值的10 hPa（10cmH$_2$O）或15%，取两者大值（在正常状态下）	ISO 80601 - 2 - 13
麻醉呼吸系统泄漏	30hPa（30 cmH$_2$O）内压下，不应超过150 mL/min（15.2 kPa×L/min）	ISO 80601 - 2 - 13
麻醉呼吸系统的呼气阻抗和吸气阻抗	对于成人患者，峰值流量30 L/min 时应不超过0.6 kPa（6 cmH$_2$O） 对于儿童患者，峰值流量15 L/min 时应不超过0.6 kPa（6 cmH$_2$O） 对于新生儿患者，峰值流量2.5 L/min 时应不超过0.6 kPa（6 cmH$_2$O）	ISO 80601 - 2 - 13
麻醉气体净化系统入口处压力（正常工作状态）	入口处流量为75 L/min，入口处压力不应超过350 Pa（3.5 cmH$_2$O）	ISO 80601 - 2 - 13
麻醉气体净化系统入口处感应流量（正常工作状态）	在规定的最大吸取流量下，入口处感应流量不超过50 mL/min	ISO 80601 - 2 - 13
和低流量处理系统一起使用的麻醉气体净化系统的吸取流量阻力	在流量为25 L/min 时不超过20 hPa（20 cmH$_2$O） 在流量为50 L/min 时不低于10 hPa（10 cmH$_2$O）	ISO 80601 - 2 - 13
和高流量处理系统一起使用的麻醉气体净化系统的吸取流量阻力	在流量为50 L/min 时不超过20 hPa（20 cmH$_2$O） 在流量为80 L/min 时不低于10 hPa（10 cmH$_2$O）	ISO 80601 - 2 - 13
麻醉气体净化系统溢出（正常工作状态）	溢出至大气的麻醉气体不超过100 ml/min	ISO 80601 - 2 - 13
麻醉气体净化系统泄漏（正常工作状态）	小于100 ml/min	ISO 80601 - 2 - 13
麻醉气体净化系统入口处压力（单一故障状态）	入口处流量为75 L/min，入口处压力不超过20 hPa（20 cmH$_2$O）	ISO 80601 - 2 - 13
麻醉气体净化系统入口处感应流量（单一故障状态）	在规定的最大吸取流量下，入口处感应流量不应超过500 mL/min	ISO 80601 - 2 - 13
麻醉气体净化系统入口处负压（单一故障状态）	在规定的最大吸取流量下，入口处负压不应低于 - 50 Pa（0.5 cmH$_2$O）	ISO 80601 - 2 - 13
麻醉呼吸机工作状态下，麻醉蒸发器输出的麻醉气体浓度精度	除"off"位或"standby"位或"0"位外：偏差范围为从 - 20%到 + 30%之间，或者不能超过最大刻度值的 - 5%到 + 7.5%之间，两者取最大值 "off"位或"standby"位或"0"位：不能超过0.1%（体积百分比）	ISO 80601 - 2 - 13
负压状态下，麻醉蒸发器输出的麻醉气体浓度精度	其输出的麻醉气体增量不能超过20%	ISO 80601 - 2 - 13
快速供氧状态下，麻醉蒸发器输出的麻醉气体浓度精度	其输出的麻醉气体增量不能超过20%	ISO 80601 - 2 - 13
吸引设备产生的负压	吸引设备产生的自由流量应至少20 L/min	ISO 10079 - 3
吸引设备产生的流量	吸引设备10 s 内产生的负压应至少40kPa	ISO 10079 - 3
吸气压力控制精度	±2.0cmH$_2$O 或设置值的±7%，取大者	/
最大工作压力控制精度	设置值的±10%	ASTM F1101 - 90

续表

性能指标名称	性能指标要求	来源
最大限制压力装置控制精度	在开启压力下的设定值的 0.98 kPa（±10cmH$_2$O）以内	ASTM F1101－90
呼吸频率监测精度	在 1 bpm 或实际读数的 10%（取小值）以内	ASTM F1101－90
氧浓度控制精度	±3% 的体积百分比或设置值的 ±10%	ASTM F1101－90

对于最大压力限制、气道压力监测精度、和高流量处理系统一起使用的麻醉气体净化系统的吸取流量阻力、麻醉气体净化系统泄漏（正常工作状态）、麻醉气体净化系统入口处负压（单一故障状态），国际标准化组织（ISO）2011 年发布 2015 年修订的麻醉机专用标准 ISO 80601－2－13：2011/Amd.1：2015 Medical electrical equipment – Part 2－13：Particular requirements for basic safety and essential performance of an anaesthetic workstation 中的要求略高于或多于国标 GB 9706.29—2006《医用电气设备 第 2 部分：麻醉系统的安全和基本性能专用要求》中的要求。现代的技术水平和算法水平是完全可以实现 ISO 80601－2－13 中的要求，因此，本指导原则推荐制造商采用 ISO 80601－2－13 的这些最低性能要求。

3. 国家标准/行业标准中要求在使用说明书中声称的性能指标，应在产品技术要求中明确。

例如，YY 0635.1 中 13.2 d）条要求："麻醉呼吸系统的内部顺应性。在 3 kPa（30 cmH$_2$O）压力下，体积以毫升为单位；测量时要带灌满制造商推荐的新鲜吸收剂的二氧化碳吸收剂容器，但去除储气囊。"应在产品技术要求中明确麻醉呼吸系统的内部顺应性要求。

4. 安全标准及主要安全特征

不需要对安全标准（例如 GB 9706.1、GB 9706.15、YY 0505、GB 9706.29、YY 0709、YY 0601 等）的适用项目设置附录，具体条款的适用性在注册检测报告中体现。

需要在产品技术要求中明确标准年代号及产品主要安全特征，主要安全特征应制定附录。

例如：

电气安全要求：麻醉机电气安全应符合 GB 9706.1—2007、GB 9706.15—2008、GB 9706.29—2006、YY 0709—2009 和 YY 0601—2009，产品主要安全特征见附录 A。

电磁兼容性要求：应符合 YY 0505—2012、GB 9706.1—2007、GB 9706.29—2006、YY 0601—2009、YY 0635.3—2009、YY 0635.4—2009 的有关要求。

附录 A

1 产品主要安全特征

1.1 按防电击类型分类

1.2 按防电击的程度分类

1.3 按对进液的防护程度分类

1.4 按制造商推荐的消毒、灭菌方法分类

1.5 按在与空气混合的易燃麻醉气或与氧或氧化亚氮混合的易燃麻醉气体情况下使用时的安全程度分类

1.6 按运行模式分类

1.7 设备的额定电压和频率

1.8 设备的输入功率

1.9 设备是否具有对除颤放电效应防护的应用部分

1.10 设备是否具有信号输出或输入部分

1.11 永久性安装设备或非永久性安装设备

1.12 电气绝缘图

（三）检验方法

若国家标准和行业标准中未规定测试条件，需规定相关的测试条件。

测试时，麻醉机应连接到正常使用所规定的气源上，可以用工业级氧气和空气替代等价医用气体。当使用替代气体时，应该确保测试气体不含油且干燥。

气体流量、潮气量和泄漏的所有要求以 STPD 形式表达，除了与麻醉呼吸系统相关的气体流量、潮气量和泄漏以 BTPS 表达以外。STPD（Standard Temperature and Pressure Dry）是指 101.3 kPa，工作温度为 20℃。BTPS（Body Temperature and Pressure Saturated）是指当地大气压力和 100% 相对湿度，工作温度为 37℃。

56 麻醉咽喉镜注册技术审评指导原则

（麻醉咽喉镜注册技术审查指导原则）

本指导原则旨在指导注册申请人准备及撰写麻醉咽喉镜注册申报资料，同时也为技术审评部门审评注册申报资料提供参考。

本指导原则是对麻醉咽喉镜的一般性要求，申请人应根据产品的特性，判断指导原则中的具体内容是否适用，不适用内容应详述理由。并依据产品的具体特性对注册申报资料的内容进行充实和细化。

本指导原则是供申请人和审查人员的指导性文件，不涉及注册审批等行政事项，亦不作为法规强制执行，如有能够满足法规要求的其他方法，也可以采用，但应提供详细的研究资料和验证资料。应在遵循相关法规的前提下使用本指导原则。

本指导原则是在现行法规和标准体系以及当前认知水平下制定的，随着法规和标准体系的不断完善和科学技术的不断发展，本指导原则相关内容也将适时进行调整。

一、适用范围

本指导原则适用于按第二类医疗器械管理的麻醉咽喉镜产品，包括重复使用的麻醉咽喉镜和一次性使用麻醉咽喉镜，对于仅包括窥视片、不包括手柄的产品，本指导原则也可参照执行。参考《医疗器械分类目录》（国家食品药品监督管理总局公告 2017 年第 104 号），产品的分类编码为 08—05—06（呼吸、麻醉和急救器械—呼吸、麻醉、急救设备辅助装置—气管插管用喉镜）。

本指导原则不适用于带有视频功能的喉镜产品和与之配套的喉镜片。

二、技术审查要点

（一）产品名称要求

产品中文名称应遵循《医疗器械通用名称命名规则》（国家食品药品监督管理总局令第 19 号）等相关法规、规范性文件的要求。产品名称应以体现产品的工作原理、技术结构特征、功能属性为基本准则，如"麻醉咽喉镜""一次性使用麻醉咽喉镜"。

（二）产品的结构和组成

麻醉咽喉镜由窥视片和手柄组成，按照结构的不同，分为连体式和分体式；按照光源不同，分为 LED 光源式、灯泡光源式；按照导光方式不同，分为直接照明式和纤维导光束照明式；窥视片可按照形式的不同，分为弯型、直型、弯钩型等；按照使用次数可以分为可重复使用和一次性使用产品。

说明麻醉咽喉镜的结构，提供产品结构示意图及实物图（如图 1、图 2）。

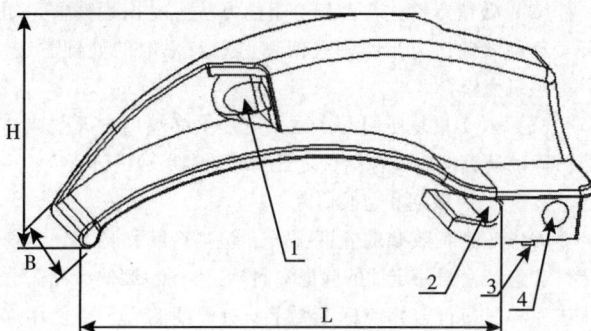

图 1　窥视片示意图

1-光源；2-铰链槽；3-电接触点；4-锁定表面；
B-窥视片的宽度；H-窥视片前部尖端至镜片最高处的距离；
L-窥视片的有效长度

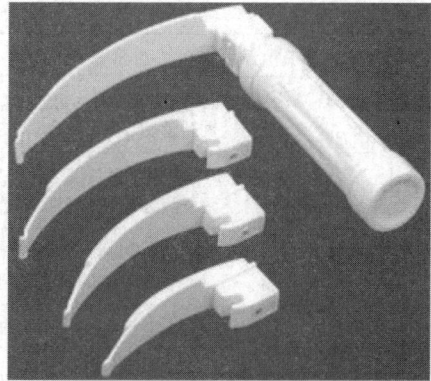

图 2　典型麻醉咽喉镜实物图

（三）产品工作原理/作用机理

麻醉咽喉镜由窥视片和手柄组成，当电源接通后，窥视片插入患者的口腔中并压住舌部，光束可集中照射于咽喉部位。供临床喉部检查、协助插管用。

描述产品的工作原理、主要功能及其组成部件（关键组件）的功能，以及区别于其他同类产品的特征等内容。

（四）注册单元划分的原则和实例

依据《医疗器械注册单元划分指导原则》（国家食品药品监督管理总局通告 2017 年第 187 号）的相关要求，由于一次性使用麻醉咽喉镜与可重复使用麻醉咽喉镜的原材料、生产工艺（含灭菌方式）存在明显差异，应划分为不同的注册单元；分体和连体的麻醉咽喉镜，如区别仅为窥视片与手柄是否分离，可以划分为同一注册单元。

（五）产品适用的相关标准

如表 1 列出麻醉咽喉镜主要涉及的现行有效的国家/行业标准；如有标准发布或更新，应当考虑新版标准的适用性。

表 1　产品适用标准

标准编号	标准名称
GB/T 191—2008	《包装储运图示标志》
GB/T 2828.1—2012	《计数抽样检验程序 第 1 部分：按接受质量限（AQL）检索的逐批检验抽样计划》
GB/T 2829—2002	《周期检验计数抽样程序及表（适用于对过程稳定性的检验）》
GB 9706.1—2007	《医用电气设备 第 1 部分：安全通用要求》
GB/T 14233.1—2008	《医用输液、输血、注射器具检验方法 第 1 部分：化学分析方法》
GB/T 14710—2009	《医用电器环境要求及试验方法》
GB/T 15593—1995	《输血(液)器具用软聚氯乙烯塑料》
GB/T 16886.1—2011	《医疗器械生物学评价 第 1 部分：风险管理过程中的评价与试验》
GB/T 16886.5—2003	《医疗器械生物学评价 第 5 部分：体外细胞毒性试验》

续表

标准编号	标准名称
GB/T 16886.10—2005	《医疗器械生物学评价 第10部分：刺激与迟发型超敏反应试验》
GB/T 19633.1—2015	《最终灭菌医疗器械包装 第1部分：材料、无菌屏障系统和包装系统的要求》
GB/T 19633.2—2015	《最终灭菌医疗器械包装 第2部分：成形、密封和装配过程的确认的要求》
YY/T 0287—2017	《医疗器械质量管理体系用于法规的要求》
YY/T 0313—2014	《医用高分子产品包装和制造商提供信息的要求》
YY/T 0316—2016	《医疗器械风险管理对医疗器械的应用》
YY/T 0466.1—2016	《医疗器械 用于医疗器械标签、标记和提供信息的符号 第1部分：通用要求》
YY 0498.1—2004	《喉镜连接件 第1部分：常规挂钩型手柄－窥视片接头》
YY 0498.2—2004	《喉镜连接件 第2部分：微型电灯螺纹和带常规窥视片的灯座》
YY 0499—2004	《麻醉喉镜通用技术条件》
YY 0505—2012	《医用电气设备 第1-2部分：安全通用要求 并列标准：电磁兼容 要求和试验》
YY/T 0681 系列标准	《无菌医疗器械包装试验方法》
YY/T 0698 系列标准	《最终灭菌医疗器械包装材料》
YY/T 1474—2016	《医疗器械可用性工程对医疗器械的应用》
ISO 14155-1：2003（E）	《用于人体的医疗器械的临床研究 第1部分：一般要求》
ISO 14155-2：2003（E）	《用于人体的医疗器械的临床研究 第2部分：临床研究计划》
/	《中华人民共和国药典（2015年版）》

产品适用及引用标准的审查可以分两步来进行。首先对引用标准的齐全性和适宜性进行审查，也就是在编写注册产品技术要求时，是否引用了与产品相关的国家标准、行业标准，以及引用是否准确。应注意所引用标准是否为有效版本。其次对引用标准的采纳情况进行审查。即，所引用的标准中的条款要求，是否在注册产品技术要求中进行了实质性的体现和条款引用。这种引用通常采用两种方式，文字表述繁多内容复杂的可以直接引用标准及条款号，比较简单的也可以直接引述具体内容。

（六）产品的适用范围/预期用途、禁忌症

1. 适用范围：供临床喉部检查、急救及麻醉手术时协助插管用。

2. 禁忌症：暂未发现。

（七）产品的研究要求

1. 产品性能研究

应详述产品技术要求中主要性能指标及检验方法的确定依据，提供采用的原因及理论基础，提供涉及的研究性资料、文献资料和标准文本。如适用的国家标准、行业标准中有不采纳的条款，应将不采纳的条款及其理由予以阐明。

应研究的产品基本性能至少包括使用性能、外观、表面粗糙度（如适用）、镀层（如适用）、尺寸、照度、安全性能、电磁兼容（如适用）、环境试验、无菌（如适用）、环氧乙烷残留量（如适用）等。

若产品带有配合使用的附件，应分别列出附件的材料、尺寸、性能要求。

建议注册申请人对产品使用时，特别是急救时，对喉镜片折断的风险进行评估，提供产品抗折断方面的研究资料。

建议注册申请人对分体式产品中窥视片与手柄的锁定和解锁的安全性进行研究，并提供相关研究资料。

应提供产品的主要原材料选择依据等信息。

对于采用新材料制造的产品以及具有其他特殊性能的产品，申请人应根据产品特点制定相应的性能要求，设计验证该项特殊性能的试验方法，阐明试验方法的来源或提供方法学确认资料。

2. 生物相容性的评价研究

窥视片和手柄在临床使用时需组合后使用，会与口腔及咽喉粘膜组织接触，因此，应评价包括窥视片和手柄在内的整体产品的生物学风险。申请人应按 GB/T 16886.1—2011 的要求进行评价并提交资料。其中应描述产品采用的材料、粘接剂（如适用），以及在使用过程中与口腔及咽喉粘膜组织接触的性质和时间，应确定的生物相容性评价项目及要求等内容，提交相应的生物学试验资料的支持。由于本产品属于短期表面器械接触粘膜器械，一般应评价的项目至少包括细胞毒性、致敏和粘膜刺激等。

3. 灭菌工艺研究

（1）以无菌形式供应的产品，应明确灭菌工艺（方法和参数）及其选择依据和无菌保证水平（SAL），并提供灭菌确认报告。麻醉咽喉镜的无菌保证水平（SAL）应达到 1×10^{-6}。

（2）残留毒性：若灭菌使用的方法容易出现残留，如环氧乙烷灭菌，应当明确残留物信息及采取的处理方法，并提供研究资料。

（3）对于重复使用的产品，应提供终端用户灭菌或消毒方面的研究资料，包括重复灭菌或消毒次数进行研究。

4. 产品有效期和包装研究

提供产品有效期的验证报告（包括产品物理、化学稳定性和包装密封稳定性的验证资料），不同包装的产品需分别提供，且应符合相应标准要求。有效期的确定可使用加速老化试验进行验证。

申报产品如为有限次重复使用，应当提供次数验证资料。

包装研究资料中应包括包装材料、包装方法、验证过程和结论。

（八）产品的主要风险

本文件列出了与麻醉咽喉镜产品相关的主要风险。申请人若采取一定的方法来缓解本文件中指出的特定风险，或者确定了除本文件中以外的其他风险，申请人应该提供足够的细节信息来支持所用的方法。

1. 产品的风险管理报告应符合 YY/T 0316—2016 的有关要求，判断与产品有关的危险（源），估计和评价相关风险，控制这些风险并监视控制的有效性。申请人提供注册产品的风险管理报告应扼要说明：

（1）在产品的研制阶段，已对其有关可能的危险（源）及产生的风险进行了估计和评价，并有针对性地实施了降低风险的技术和管理方面的措施。

（2）在产品性能测试中部分验证了这些措施的有效性，达到了通用和相应专用标准的要求。

（3）对所有剩余风险进行了评价。

（4）全部达到可接受的水平。

（5）申请人对产品的安全性的承诺。

2. 风险管理报告的内容至少包括：

（1）产品的风险管理组织。

（2）产品的组成及适用范围。

（3）风险报告编制的依据。

（4）产品与安全有关的特征的判定。

申请人应按照 YY/T 0316—2016 附录 C 的 34 条提示，对照产品的实际情况作出针对性的简明描述。

注意：产品如存在 34 条提示以外可能影响安全的特征，也应作出说明。

（5）对产品的可能危险（源）、可预见的事件序列和危险情况的判定。

申请人应根据自身产品特点，根据 YY/T 0316—2016 附录 E、I 的提示，对危险（源）、可预见的事件序列、危险情况及可导致的伤害作出判定。表 2 所列为麻醉咽喉镜的常见危险（源）、可预见的事件序列、危险情况及可导致的伤害。

（6）风险可接收准则：降低风险的措施及采取措施后风险的可接受程度，是否有新的风险产生。

（7）风险控制的方案与实施、综合剩余风险的可接受性评价及生产和生产后监视的相关方法，可参考 YY/T 0316—2016 附录 F、G、J。

（九）产品技术要求应包括的主要性能指标

1. 一次性使用的麻醉咽喉镜因其材质与重复使用的产品不同，性能指标与 YY 0499—2004、YY 0498.1—2004、YY 0498.2—2004 中具体要求可能存在不适用的情况，在制定技术要求时，应充分考虑产品自身特点，对于不适用的内容，应在性能研究资料中详细说明原因，提供有关证据。可考虑根据产品实际特点增加相关指标要求。

表 2　麻醉咽喉镜产品常见危险（源）、可预见的事件序列、危险情况及可导致的伤害

危险（源）	可预见的事件序列	危险情况	伤害
电能	绝缘效果不符合要求	过量的漏电流	导致对使用者/患者电击伤害
扭转力	产品强度不足；与手柄连接不牢或连接失效	窥视片折断、脱离	引起患者不适甚至伤害
生物相容性	与人体接触的材料，不具有良好的生物相容性	与被检查者接触的窥视片材料有致敏性、刺激性或细胞毒性	产生致敏、刺激和细胞毒性反应
	未对灭菌过程进行确认或确认程序不规范	产品带菌	引起患者感染
电磁能	1. 产品设计时电磁屏蔽及电路抗扰设计不充分。 2. 未规定设备的使用环境	设备受到外界的电磁干扰	不能正常工作
	1. 屏蔽、滤波及接地技术不完善。 2. 未规定设备的使用环境要求	设备对外界的电磁干扰	引起其他设备不能正常工作
使用错误	1. 未经培训的人员使用操作。 2. 窥视片规格型号选用错误，导致机械损伤	操作不正确	引起患者不适甚至伤害
	与被检查者接触的部分清洁/消毒不充分或不正确	1. 产品带菌。 2. 交叉感染	引起患者感染
不完整的说明书	操作说明不准确或不完整、缺少必要的警告说明	错误使用，导致无法保证使用安全性	引起患者不适甚至伤害
	1. 标记不清晰、错误。 2. 没有按照要求进行标记	1. 错误使用。 2. 储存错误。 3. 产品辨别错误。 4. 导致无法保证使用安全性	引起患者不适甚至伤害

2. 在进行 GB 9706.1—2007 检验时，应对电磁兼容性能按照 YY 0505—2012 的要求检验。对于仅包含光纤，无光源的窥视片产品，可不要求电磁兼容检验。安规检验报告和电磁兼容检验报告应具有关联性。

3. 本指导原则以一次性使用麻醉咽喉镜为例，提供了产品技术要求书写模板，见附件。

（十）同一注册单元内注册检验代表产品确定原则和实例

同一注册单元内所检验产品应当是本注册单元内能够代表申报的其他型号产品性能要求的产品，若不能完全覆盖，还应选择其他型号进行差异性检验。例如：不同光源的型号间不可相互覆盖，应分别检验。分体与连体，可选择分体型为典型型号，同时需提供型号间差异性检验。

（十一）产品生产制造相关要求

1. 应当明确麻醉咽喉镜生产工艺流程，注明关键工序和特殊过程，并说明其过程控制点。明确生产过程中各种加工助剂的使用情况及对杂质（如残留单体、小分子残留物等）的控制情况。

2. 有多个研制、生产场地，应当概述麻醉咽喉镜每个研制、生产场地的实际情况，相关的生产环境应符合《医疗器械生产质量管理规范》（国家食品药品监督管理总局公告 2014 年第 64 号）的相关要求和 YY/T 0287—2017 的相关要求。

（十二）产品的临床评价细化要求

按照《医疗器械临床评价技术指导原则》（国家食品药品监督管理总局通告 2015 年第 14 号）提交临床评价资料。

与《免于进行临床试验的第二类医疗器械目录》（国家食品药品监督管理总局通告 2014 年第 12 号，以下简称《目录》）中，序号为 454 "一次性使用麻醉咽喉镜" 相同的产品，可免于进行临床试验。申请人需提交申报产品相关信息与《目录》所述内容的对比资料和申报产品与已获准境内注册的《目录》中医疗器械的对比说明。

若无法证明申报产品与《目录》产品具有等同性，则应按照《医疗器械临床评价技术审查指导原则》其他要求开展相应工作，提供符合要求的临床评价资料。

（十三）产品的不良事件历史记录

暂未见相关报道。

（十四）产品说明书和标签要求

产品说明书、标签的编写要求应符合《医疗器械说明书和标签管理规定》（国家食品药品监督管理总局令第 6 号）、YY 0466.1—2016、YY/T 0313—2014、GB 9706.1—2007、YY 0505—2012 等相关标准的要求。同时应注意以下要求。

麻醉咽喉镜的产品说明书应明确：

1. 适用范围

应列出具体的适用范围，并说明麻醉咽喉镜的适用人群。

2. 产品的主要结构及性能指标

审查说明书中所列产品性能指标是否与产品技术要求内容一致。

3. 一次性使用产品

（1）应当注明是 "一次性使用" 或 "禁止重复使用" 字样或符号，灭菌方式也应注明。

（2）产品使用后需要处理的，应当标明相应的处理办法。

（3）使用前检查包装是否完好。

4. 有限次重复使用的产品应注明可供使用的次数和建议的灭菌方式。

5. 组装完成后，如发现窥视片与手柄连接出现松动，不得使用。

6. 产品禁忌症

暂未发现。

三、审查关注点

（一）重点关注产品技术要求编写的规范性，引用标准的适用性、准确性、有效性。

（二）重点关注注册申请人的产品研究资料是否全面、准确，是否体现其安全性、有效性。

（三）产品风险分析资料，应审查产品的主要风险是否已经列举，控制措施是否有效，风险是否降到可接受的程度之内。

（四）产品注册申请资料中的产品检验报告应覆盖产品技术要求中所有性能指标。

（五）应关注产品的名称、型号规格、适用范围等信息，在注册申报资料中是否一致。

（六）对于许可事项变更，注册人应针对产品名称、型号、规格、结构及组成、适用范围、产品技术要求等发生变化的部分进行评价，重点审查是否对变化后产品进行了安全性、有效性方面的评价。

四、编写单位

河南省食品药品审评查验中心。

附：一次性使用麻醉咽喉镜产品技术要求模板

附　一次性使用麻醉咽喉镜产品技术要求模板

医疗器械产品技术要求编号：

一次性使用麻醉咽喉镜

1. 产品型号/规格及其划分说明

1.1 产品型号规格

1.2 划分说明

2. 性能指标

2.1 外观

2.1.1 喉镜的焊接部位应牢固，表面不得有气泡和堆积物存在。

2.1.2 喉镜的表面应光滑、无锋棱、毛刺。

2.2 窥视片

2.2.1 窥视片尺寸

麻醉咽喉镜中窥视片的尺寸应与制造商声称的一致。

2.2.2 窥视片和手柄的连接

当窥视片和手柄的接头连接处于工作位置时应保证在二者锁定的同时接通电源，在工作的任何方向上能持续照明。

2.3 手柄接头（如适用）

2.3.1 手柄接头的尺寸

手柄的型式和尺寸应保证工作时的安全。手柄接头的尺寸按 YY 0498.1—2004 图 1 中规定制定。

2.3.2 手柄接头与窥视片接头连接面的间隙应不大于 0.3mm。

2.3.3 手柄的电接触点

手柄的电接触点应是绝缘的中心触点。当处于工作位置时，应保证手柄的中心触点紧压在窥视片的中心触点上，确保导电和灯亮。

2.4 使用性能（如适用）

应符合 YY 0499—2004 中 4.1 项的要求。

2.5 窥视片的固定位置

在正常使用状态下，窥视片均应牢固地连接在手柄上。

2.6 灯与灯座（如适用）

灯与灯座的要求应符合 YY 0498.2—2004 中 5.1、6.1 的规定。

2.7 连接（如适用）

当窥视片沿见 YY 0498.1—2004 中图 3 所示力轴 A 方向施加一个 10N～45N 的力时，窥视片应能与手柄连接。

2.8 工作位置（如适用）

2.8.1 锁定

当在窥视片上施加一个 0.35Nm～1.35Nm 的力矩时（见 YY 0498.1—2004 图 3），窥视片应锁定在工作位置。

2.8.2 解锁

当在窥视片上施加一个 0.25Nm～1.35Nm 的力矩时（见 YY 0498.1—2004 图 3），窥视片应从工作位置上解脱。

2.8.3 脱离

当窥视片沿见 YY 0498.1—2004 中图 5 所示力轴 B 方向施加一个 10N～45N 的力时，窥视片应从手柄中脱离。

2.9 照度

参考 YY 0499—2004 中相关要求制定。

2.10 表面粗糙度（如适用）

窥视片表面粗糙度参数 Ra 之数值应不大于：有光亮 0.4μm，无光亮 0.8μm。（若适用）

2.11 镀层（如适用）

参考 YY 0499—2004 中相关要求制定。

2.12 安全性能

应符合 GB 9706.1—2007 标准中的要求。产品安全特征详见附录 A。

2.13 电磁兼容性

应符合 YY 0505—2012 的要求。（如仅包括光纤，无光源，可不适用）

2.14 环境试验要求

应符合 GB/T 14710—2009 的要求。

2.15 无菌

一次性使用麻醉咽喉镜应无菌。

2.16 环氧乙烷残留量（如适用）

若采用环氧乙烷灭菌，环氧乙烷残留量应不大于 10μg/g。

3. 检验方法

3.1 外观

用目力观察，应符合 2.1.1、2.1.2 的规定。

3.2 窥视片

3.2.1 窥视片尺寸

用通用量具测量，应符合 2.2.1 要求。

3.2.2 窥视片和手柄的连接

将窥视片和手柄装配成工作状态观察，应符合 2.2.2 的规定。

3.3 手柄接头

3.3.1 手柄接头的尺寸

用通用量具或专用量具测量，应符合 2.3.1 要求。

3.3.2 用专用量具测量，应符合 2.3.2 要求。

3.3.3 手柄的电接触点

将手柄与窥镜片配合，用目力观察，应符合 2.3.3 的规定。

3.4 使用性能

应按照 YY 0499—2004 中 5.1 的方法进行检测，应符合 2.4 的规定。

3.5 窥视片的固定位置

当窥视片与手柄的接头连接时，操作者手持手柄在任何位置状态下，应符合 2.5 的规定。

3.6 灯与灯座（如适用）

用正常视力观察并用通用量具测量，应符合 2.6 的规定。

3.7 连接

实际操作验证，应符合 2.7 的规定。

3.8 工作位置（如适用）

3.8.1 锁定

应用力矩测量仪测量，应符合 2.8.1 的规定。

3.8.2 解锁

应用力矩测量仪测量，应符合 2.8.2 的规定。

3.8.3 脱离

实际操作验证，应符合 2.8.3 的规定。

3.9 照度

将照度计接收头的受光平面紧靠注喉镜窥视片的前端，使受光平面处于与手柄轴线平行，与窥视片正对且照度最大的位置上，接通喉镜电源并读取照度计上的数值，应符合 2.9 的规定。

3.10 表面粗糙度（如适用）

用样块比较法进行，应符合 2.10 规定。

3.11 镀层（如适用）

窥视片的镍层按 GB/T 6463—1998 规定的方法测定，铬层按 YY/T 91056—1999 中规定的方法进行，结果应符合 2.11 规定。

3.12 安全性能

按 GB 9706.1—2007 标准中规定的试验方法进行，应符合 2.12 的规定。

3.13 电磁兼容性

按 YY 0505—2012 标准中规定的试验方法进行，应符合 2.13 的规定。

3.14 环境试验要求

按 GB/T 14710—2009 标准中规定的试验方法进行，应符合 2.14 的规定.

3.15 无菌

按《中华人民共和国药典》2015 年版规定的方法进行，应符合 2.15 的规定。

3.16 环氧乙烷残留量

按 GB/T 14233.1—2008 中规定的方法进行试验，应符合 2.16 的规定。

4. 术语

无

附录 A：产品安全特征清单

丛书编委会

本书编委会

执 行 主 编 高国彪

执 行 副主编 孙 磊 卢 忠 许 伟 邓 刚 王以朋

执 行 编 委 （以姓氏笔画为序）

王永清 邓 洁 史新立 吕允凤 刘 斌

刘志涛 刘英慧 刘晓燕 安娟娟 杜晓丽

杨晓冬 杨鹏飞 李 思 李耀华 吴 琨

张世庆 林 欣 赵 鹏 贺伟罡 贾健雄

郭亚娟 郭兆君 商 惠 彭 亮 董劲春

程茂波 蓝翁驰

编写说明

中共中央、国务院于 2016 年印发的《"健康中国 2030"规划纲要》中，明确提出了健康中国的建设目标和任务。习近平总书记在党的十九大报告中也强调了实施健康中国的战略目标。国家药监局遵照习近平总书记重要讲话精神和党中央、国务院决策部署，紧紧围绕"四个最严"要求，坚持"守底线保安全，追高线促发展"，提出了提高医疗器械监管队伍能力和水平，提高医疗器械供应，保障人民群众用械安全的总要求。

医疗器械产品种类多，结构组成复杂，更新换代快，专业性和技术性强，科学监管难度较大，亟需建立上市前审评审批和上市后监督的技术要求体系，以满足监管、审评等部门工作人员的需求。医疗器械注册技术审评指导原则（以下简称"指导原则"）是为确保技术审评的可操作性，依据产品特点，结合当前技术水平和认知水平，对不同类别的产品需要满足的安全有效技术要求进行的汇总。指导原则对于申请人准备注册申报资料以及上市前申报资料的审评都有很强的指导作用。

指导原则是医疗器械上市前审评的重要技术支撑文件，对医疗器械监管系统树立和实践科学监管理念，全面提升医疗器械监管队伍的能力和素质起到了积极的促进作用，对于医疗器械行业的发展和科学技术的进步提供了正向的推动力。国家药品监督管理局医疗器械技术审评中心（以下简称"器审中心"）将指导原则的制修订工作列入重点工作任务，近年来，根据国家药监局党组要求，器审中心不断加大指导原则的制修订力度，进一步完善指导原则的系统建设。

在制修订的同时，加大了对国际组织、发达国家医疗器械监管机构（如 IMDRF、美国 FDA、欧盟等）发布指导原则、审评规范的转化力度。根据我国医疗器械行业的发展及技术审评工作需要，选取应用价值高且我国注册审评中急需规范产品的指导原则结合我国国情进行转化。

由器审中心组织编写的"国家药品监督管理局医疗器械技术审评规范丛书"，紧紧围绕提高注册审评质量，加强医疗器械注册的规范化管理的目标，按照有源、无源、诊断试剂三个维度精心整理已发布指导原则，为企业准备其医疗器械产品注册申报资料以及审评人员对医疗器械产品上市前申报材料的审评提供指导和规范。

由于各方面因素，本书还需在实践中得到检验，尚有需要改进和完善之处。器审中心将基于国情构建我国指导原则体系，统一布局我国指导原则框架，做好我国医疗器械技术支撑。

器审中心
2021 年 1 月

前　言

有源医疗器械是指任何依靠电能或者其他能源，而不是直接由人体或者重力产生的能量，发挥其功能的器械，如能量治疗器械、诊断监护器械、液体输送器械、电离辐射器械、临床检验仪器设备、独立软件等。有源医疗器械是医疗器械的重要组成部分，涉及电子、机械、光学、生物工程等多个学科，具有产品发展迅速、更新迭代较快的特点。

本书是"国家药品监督管理局医疗器械技术审评规范丛书"之一，收录了目前现行有源类医疗器械和相关的通用指导原则共147个。为方便读者阅读，本书将指导原则按照现行《医疗器械分类目录》进行了分类，如有源手术器械、神经和心血管手术器械、骨科手术器械、放射治疗器械、医用成像器械、医用诊察和监护器械等，各分类项指导原则按发布日期顺序排列。

由于起草时间和起草单位不一，指导原则的命名原则一致性未得到很好贯彻，为方便阅读，也为后续修订工作打好基础，本书对于指导原则名称统一规范为"注册技术审评指导原则"，并删除废止指导原则，仅保留最新现行版。为确保文件的可追溯性，在正文指导原则标题下方，备注该文件的发布名称，以备读者查询。

由于各方面因素，本书还需在实践中得到检验，尚有需要改进和完善之处，欢迎广大读者提出宝贵的意见和建议。

目　录

医用诊察和监护器械

呼吸、麻醉和急救器械

其他

物理治疗器械

57 强脉冲光治疗仪注册技术审评指导原则

（强脉冲光治疗仪注册技术审查指导原则）

本指导原则旨在指导注册申请人对强脉冲光治疗仪注册申报资料的准备及撰写，同时也为技术审评部门审评注册申报资料提供参考。

本指导原则是对强脉冲光治疗仪的一般要求，申请人应依据产品的具体特性确定其中内容是否适用，若不适用，需具体阐述理由及相应的科学依据，并依据产品的具体特性对注册申报资料的内容进行充实和细化。

本指导原则是供申请人和审查人员使用的指导文件，不涉及注册审批等行政事项，亦不作为法规强制执行，如有能够满足法规要求的其他方法，也可以采用，但应提供详细的研究资料和验证资料。应在遵循相关法规的前提下使用本指导原则。

本指导原则是在现行法规、标准体系及当前认知水平下制定的，随着法规、标准体系的不断完善和科学技术的不断发展，本指导原则相关内容也将适时进行调整。

一、范围

本指导原则适用于以氙灯作为光源，输出波长范围在 400nm~1200nm 的非相干性高强度的脉冲光设备。该类设备通过在导光晶体上镀膜或插入滤光片的方式获得所需的光谱输出，分类编码为 6826。

二、技术审查要点

（一）产品名称的要求

产品名称为"强脉冲光治疗仪"（Intense Pulsed noncoherent Light，简称 IPL）。

（二）产品的结构和组成

1. 产品的结构和组成

强脉冲光治疗仪由主机、治疗头（或治疗头及滤光片）和脚踏开关（若有）组成。其中主机通常含有电源装置、控制装置、冷却装置。治疗头含有反射聚光器件、氙灯光源、导光晶体、皮肤制冷装置。有些产品还含有能量校准系统。

申请人应提供产品结构组成的图片，例如，每个型号均应有外观图、治疗头的外观图及内部示意图（图1，图2）、滤光片的图片。对于多种型号规格的产品应列表说明各型号之间的异同。

2. 组成单元结构/功能描述

（1）电源装置

用于为主机和治疗头提供设备运行所必需的电能。

申请人应提供电源装置的总体电路框图及各单元模块的电路框图，简述各模块的主要功能及相互关系，详细说明光源充放电过程。

（2）控制装置

用于控制和调节光能量的输出强度、脉冲宽度和治疗时间等参数。

申请人应详细说明脉冲光的输出及调控的原理：包括光输出波形调控、脉冲宽度、脉冲个数调控及能量调节的方式。提供显示器的类型及尺寸。

（3）冷却装置

用于对氙灯光源进行冷却。

申请人应说明冷却的方式，详述制冷的原理、制冷效果对输出光的影响并提供冷却装置的结构图。若为水冷方式，还应说明对光源的绝缘方式及方法。

（4）反射聚光器件

反射光源发出的光，使其向导光晶体汇聚。

申请人应提供图示详述反射聚光器件的结构、形状及材质，说明聚光的原理及效率。

（5）光源

氙灯，发光光源，光能的来源。

申请人应说明氙灯的规格型号和来源，并提供氙灯出射光谱图。

（6）导光晶体

均匀化光源能量，使之均匀传导至治疗部位。

申请人应说明导光晶体的材质、尺寸及来源。若在导光晶体上镀膜，还应说明所镀膜层与终端输出光谱之间的关系。若采用插拔滤光片的方式滤光，还应说明滤光片与终端输出光谱之间的关系。

（7）皮肤制冷装置

对接触患者皮肤的部件进行冷却。

申请人应说明皮肤制冷的方式（例如，风冷或接触式

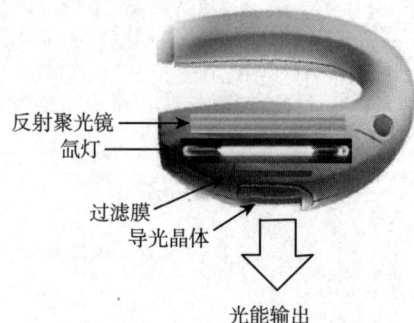

反射聚光镜
氙灯
过滤膜
导光晶体
光能输出

图1 可插拔滤光片治疗头示意图

制冷）、方法（采用半导体制冷器对导光晶体制冷或其他），温度控制范围。精确控温、调温功能（若有）实现的原理框图及主要电子元器件。

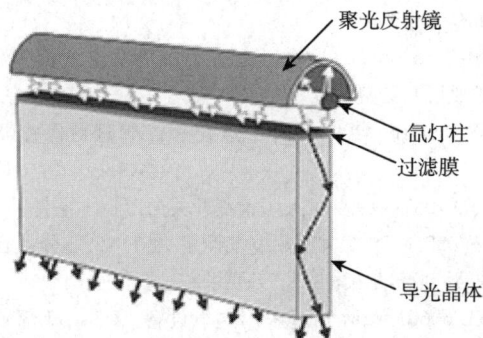

图2　固定输出波段治疗头内部示意图

（8）防护眼镜及眼罩

对操作者和患者进行有效的防护。

申请人应提供防护眼镜及眼罩的来源及相关技术参数。

（9）能量校准系统（若有）

对输出的光脉冲能量进行校准。

申请人应提供能量校准（若有）的原理框图及计量器件的来源及精度。

3. 产品的种类划分

（1）按治疗头的滤光方式可分为：短波截止方式和带通滤光方式。

短波截止：仅对短波方向的波长进行截止，长波通过。

带通滤光：对短波及长波方向的波长均进行截止，中间波段通过。

（2）按单次触发脉冲输出方式可分为：单个脉冲和多个脉冲设备。

如果设备含有多个治疗头，应明确治疗头的名称或者型号。如果是插拔滤光片的，则应明确滤光片的规格型号。

图3中每个治疗头输出光的波长范围是固定的。图4中的治疗头可插入不同滤光片。

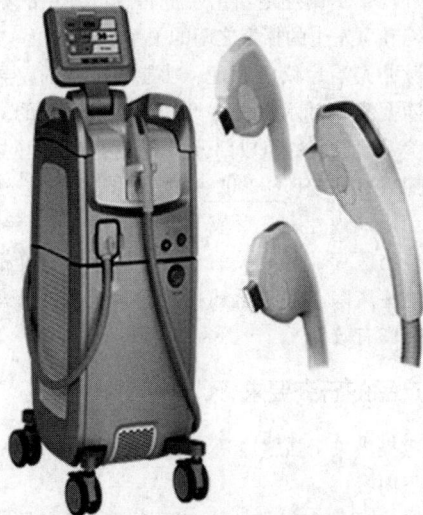

图3　多个治疗头强脉冲光治疗仪

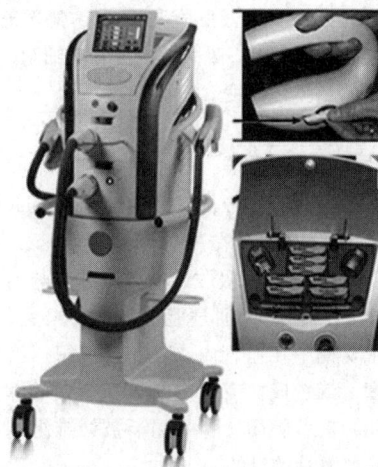

图4　可插拔滤光片强脉冲光治疗仪

（三）产品工作原理及作用机理

1. 产品工作原理

强脉冲光（IPL）是一种非激光的光源，它是由单个或多脉冲序列组成的非相干光，具有频谱范围宽、能量密度高的特点。可利用滤光片或镀膜滤去波长较短的光，例如，560治疗头滤除了短于560nm的波段，保留了波长范围在560nm～1200nm之间的光谱。强脉冲光设备的光源是氙灯，其基本工作原理是触发器对氙气施加高电压触发氙气电离，通过储能电容在相对较长时间的充电后，在极短的时间内放电，引起灯管内氙气雪崩式电离，氙气以高强度光辐射的形式将所充电能转化并释放，这个放电过程即是一个光脉冲。

2. 产品作用机理

与激光作用原理相似，IPL治疗的理论基础也是选择性光热作用原理。不同的是，IPL是宽光谱，可覆盖多种靶色基，如黑色素、氧合血红蛋白、水等多个吸收峰。

（1）色素性增生性病变

皮肤中黑色素作为靶组织对整个可见光区的光谱都有吸收，吸收率随光波波长的增加而逐渐减少。通常而言，在800nm以下，黑色素对光谱有较强吸收，而近红外光谱段对黑色素的吸收逐渐减少。所吸收的光能，根据脉宽的不同，组织效应特点会发生差异性变化。普通色素颗粒，其热弛豫时间通常在几十到几百纳秒，若作用光波的脉宽较窄，组织效应主要表现为光机械反应，即产生所谓的"微爆"，发生选择性光裂解效应；若脉宽较宽，但与热弛豫时间基本适配，则产生"选择性光热效应"；若脉宽明显长于色素颗粒的热弛豫时间，就会产生非选择性热效应，此时，色素连同周边组织同时会产生热凝固与坏死。能量掌控合适，三种效应都可产生色基的破坏、分解、清除，但对色基周边组织的损伤以及强脉冲光的使用条件是不同的。目前的IPL设备，多属于第三种情况。

在治疗色素性病变时，黑色素可选择吸收IPL光谱，产生选择性光吸收，但由于IPL的脉冲宽度通常较宽，根据色素颗粒的大小，以及脉宽与颗粒热弛豫时间的关系，多产生非选择性热凝固。凝固组织被吞噬细胞排出体外。

（2）血管增生性病变

血管壁的主要结构是上皮与蛋白，呈白色，对光吸收较少。但其内流动的血液，即血红蛋白具有颜色。血红蛋白在 480nm 有最大吸收峰，在 540nm 和 577nm 有两个次高峰，在 940nm 附近还存在一更低的吸收峰。特定波段的 IPL，可以被血红蛋白强吸收。当光波脉宽与治疗血管的热弛豫时间适配时，就会通过能量转化、聚集，产生温升，并使热能主要集中在血管内及其邻近组织。当温度升高达到一定程度，就造成血管内皮与管壁蛋白收缩、变性、凝固甚至坏死，血管腔闭锁，并逐渐被纤维组织替代，最终实现消除病变血管的目的。

（3）毛增多症和多毛症

毛发具有生长周期，可粗略分为潜伏期、生长期与衰退期，生长期毛发具有毛囊、毛干等完整结构。黄种人毛囊含有色素，多呈黑色。而潜伏期与衰退期毛发多不具有毛囊结构。祛除多余毛发，就是利用了这一毛发解剖结构的特点，采用具有一定穿透深度，能够在黑色素具有良好吸收能力的波长的强脉冲光，使经过光辐照的毛球、毛干大量吸收光能量，经能量转化产生热量，并通过毛发内蛋白传导到毛球末端，使整个毛发受热，蛋白与细胞产生凝固性坏死，最终因生长细胞的坏死，造成整个毛发的脱落。IPL 照射毛发临床多采用 577nm，590nm 滤光片的治疗头进行治疗。

（四）注册单元划分的原则和实例

注册单元划分原则上以技术结构、性能指标和预期用途为划分依据。

治疗头为可插拔滤光片的设备与治疗头为固定波长范围的设备应划分为不同注册单元。

不同波长范围的设备应划分为不同注册单元，例如，波长为 400~1200nm 的设备与波长为 500~950nm 的设备应为不同注册单元。

如果存在一个最复杂型号，其他型号在适用范围、产品功能和结构上是最复杂型号的简化版，原则上这些型号可作为同一注册单元，申请人需要就上述情况提交具体说明及证明文件。

例如，A 型号设备含有 560nm、695nm 的治疗头，B 型号设备含有 560nm、695nm 及 690nm 治疗头，若 A 型号的 560nm、695nm 治疗头与 B 型号的 560nm、695nm 治疗头的完全相同，则 A 和 B 型号可作为同一注册单元。

（五）产品适用的相关标准

目前与强脉冲光治疗仪产品相关的常用标准列举如下：

GB/T 191—2008《包装储运图示标志》

GB 9706.1—2007《医用电气设备 第1部分：安全通用要求》

GB/T 14710—2009《医用电器环境要求及试验方法》

GB/T 16886.1—2011《医疗器械生物学评价 第1部分：风险管理过程中的评价与试验》

GB/T 16886.5—2003《医疗器械生物学评价 第5部分：体外细胞毒性试验》

GB/T 16886.10—2005《医疗器械生物学评价 第10部分：刺激与迟发型超敏反应试验》

YY/T 0316—2008《医疗器械 风险管理对医疗器械的应用》

YY 91057—1999《医用脚踏开关通用技术条件》

YY 0505—2012《医用电气设备 第1-2部分：安全通用要求 并列标准：电磁兼容 要求和试验》

IEC 60601-2-57《医用电气设备 第2-57部分：治疗、诊断、监测和整容/美学使用的非激光光源设备的基本安全和基本性能专用要求》适用于波长范围在 200nm~3000nm 之间光源（包括连续和脉冲）设备的基本安全和基本性能，预期在人体产生非视觉光生物效应，用于治疗、整容的光源设备。本标准正在转化中，建议参考引用。

上述标准包括了产品技术要求中经常涉及到的通用标准和方法标准。申请人还可根据产品的特点引用一些行业外标准和/或一些专用标准。

（六）产品的预期用途

强脉冲光治疗仪的预期用途一般限定于以下方面：

1. 治疗浅表性皮肤增生色素性病变；
2. 治疗浅表性皮肤血管性病变；
3. 祛除多余毛发。

（七）产品的主要风险

产品的风险管理报告应符合 YY/T 0316—2008《医疗器械 风险管理对医疗器械的应用》的有关要求，判断与产品有关的危害，估计和评价相关风险，控制这些风险并监视控制的有效性。

附录Ⅰ提示性列举了强脉冲光治疗仪可能存在危害的初始事件和环境，示例性地给出了危害、可预见的事件序列、危害处境和可发生的损害之间的关系。

由于强脉冲光治疗仪的原理、功能和结构的差异，本章给出的风险要素及其示例是常见的而不是全部的。上述部分只是风险管理过程的组成部分，不是风险管理的全部。制造商应按照 YY/T 0316—2008 中规定的过程和方法，在产品整个生命周期内建立、形成文件并保持一个持续的过程，用以判定与医疗器械有关的危害、估计和评价相关的风险、控制这些风险并监视上述控制的有效性，以充分保证产品的安全和有效。

（八）产品的研究要求

申请人应提供关于强脉冲光治疗设备的技术说明文件，至少包括以下内容：

1. 申请人应根据申报产品的实际情况结合产品结构详述产品工作原理和作用机理。

2. 综述同类产品的现状及发展趋势，描述本次申报产品与已上市同类产品的创新点、相似点和不同点，建议以列表的方式表述，比较的项目应至少包括产品名称、型号规格、工作原理、作用机理、治疗头滤光方式、终端输出脉冲光波长范围、脉冲能量及能量密度、脉冲宽度、关键组件、预期用途等。包括本企业已经上市同类产品或其他企业已经上市的同类产品。

3. 提供产品性能研究资料以及产品技术要求的研究和编制说明，包括工作原理、结构组成、基本性能指标、基本功能及与质量控制相关的其他指标的确定依据等，明确所采用的标准或方法、采用的原因及理论基础。应结合产品的作用机理详述性能指标（如能量、脉宽、重复频率等）确定的依据，并提供强脉冲光输出各模式（脉冲、脉冲串等）的波形图。如适用的国家标准、行业标准中有不适用的条款，也应将不适用的条款及理由予以说明。对于特殊功能，企业应提交详细资料说明工作原理和作用机理并验证准确性。

4. 软件研究

参照《医疗器械软件注册技术审查指导原则》提交相关软件资料，软件安全性级别原则上定义为 B 级。

5. 生物相容性

临床使用中通常会在患者的皮肤上涂上一层耦合剂，但治疗头仍存在接触患者的可能性，因而需对接触患者的部件进行生物学评价。根据 GB/T 16886.1—2011《医疗器械生物学评价 第 1 部分：风险管理过程中的评价与试验》标准进行生物相容性评价，提供接触部件名称、患者接触类型、患者接触时间、患者接触材料名称。至少考虑以下方面的要求：细胞毒性、致敏性、皮肤刺激，并提供评价资料。

6. 灭菌和消毒方法

在操作中，设备有被污染、液体或沉积物留于瑕疵和缝隙的可能性，需要清洗和消毒。应提供推荐的清洗和消毒方法、推荐使用的试剂及其确定依据，并提供清洗和消毒有效性的验证资料。

7. 产品有效期和包装研究

申请人应提供产品使用期限和确定依据。

提供氙灯曝光次数的验证资料。

产品包装标记应符合 GB/T 191—2008《包装储运图示标志》的要求，并提供符合证据。提供在宣称的有效期内运输存储条件下，保持包装完整性的依据。

（九）产品技术要求应包括的主要性能指标

本指导原则列出了强脉冲光产品可能涉及的主要性能参数，企业可根据自身产品的技术特点制定性能指标的具体要求。

1. 技术要求

（1）输出光波长范围。

明确各治疗头或滤光片的短波及长波的截止波长。

（2）脉冲参数。

脉冲输出方式：一次触发（单次曝光）单脉冲或脉冲串；

单脉冲：脉冲宽度、脉冲功率或脉冲能量；

脉冲串：脉冲宽度、脉冲间隔或脉冲重复频率、脉冲能量、脉冲个数；若有子脉冲应注明并明确子脉冲的个数、子脉冲占空比的范围及子脉冲的脉冲宽度、脉冲能量。

在技术要求附录中给出各输出方式的波形示意图；

工作方式：单次曝光、重复曝光；

如有新的特性应根据实际情况描述。

（3）治疗端面的能量密度。

（4）输出光斑尺寸。

（5）最大能量及所对应的脉冲宽度。

（6）终端能量输出的均匀性。

（7）能量输出稳定性及复现性。

（8）皮肤制冷功能。

明确治疗头对皮肤温度控制的范围。

（9）工作数据的准确性。

参考 IEC 60601-2-57《医用电气设备 第 2-57 部分：治疗、诊断、监测和整容/美学使用的非激光光源设备的基本安全和基本性能专用要求》标准中的要求，在工作区域上测得的输出实际值与设定值的偏差必须不大于 ±20%。

（10）出光控制方式及防护，设计包含待机准备。

若含有脚踏开关，原则上脚踏开关应与主机一同申报并符合 YY 91057—1999《医用脚踏开关通用技术条件》的要求。若在治疗头上有控制按钮，则相关功能建议参考脚踏开关标准的要求。

（11）需配备防护镜和眼罩，应参考相关标准。

（12）冷却系统的要求，应明确对光源及系统进行冷却的要求。

2. 试验条件

试验条件列在试验方法的第一条。建议包含以下内容：

正常工作环境条件（包括环境温度、相对湿度、大气压力）。

网电源供电设备的电源电压（或电源电压适用范围）、频率、电压波动。

3. 安全要求

医用电气设备应符合 GB 9706.1—2007《医用电气设备 第 1 部分：安全通用要求》的要求。医用电气系统应符合 GB 9706.15—2008《医用电气设备 第 1-1 部分：安全通用要求 并列标准：医用电气系统安全要求》的要求。

4. 电磁兼容

（1）应符合 YY 0505—2012《医用电气设备 第 1-2 部分：安全通用要求 并列标准：电磁兼容 要求和试验》中规定的要求。

按 GB 4824—2013《工业、科学和医疗（ISM）射频设备 骚扰特性 限值和测量方法》进行分组和分类，该类产品为 1 组 A 类。

（2）基本性能

制造商若在随机文件中说明基本性能，建议包含但不限于以下内容：

① 终端输出能量（能量密度）误差不超过 ±20%；

② 无非预期的输出（这里主要从安全角度考虑，例如：不能有设置模式的改变或待机下有能量输出的现象发生）。

（3）电磁兼容性试验要求

提供测试模式选择依据，基本性能选择依据，检品典型性的选择依据。

治疗头按其结构酌情分析；设备只含有一个治疗头但配有不同的滤光片，若滤光片为非电磁敏感元器件，则可选择一个代表性的滤光片进行试验。

（十）同一注册单元中注册检验典型产品的确定原则和实例

典型产品的确定原则：

1. 典型产品应是同一注册单元内能够代表本单元内其他产品安全性和有效性的产品。

2. 考虑功能最齐全、结构最复杂、风险最高的产品。

3. 注册单元内各种产品的主要安全指标、性能指标或功能不能被某一产品全部涵盖时，则应选择涵盖安全指标、性能指标和功能最多的产品作为典型产品或选择多个型号作为典型产品。

例如，选择治疗头个数最多的设备作为典型产品。如果某设备含有多种脉冲模式，则应选取其作为典型性产品。若一个型号所含的治疗头个数无法涵盖注册单元内所有治疗头类型时，可选择多个型号作为典型产品，相同的治疗头无需重复检测。

（十一）产品生产制造相关要求

1. 生产工艺

应当明确生产加工工艺。可采用流程图的形式。注明关键工艺和特殊工艺，并说明其过程控制点。如：反射聚光器件的镀膜工艺。

2. 生产场地

应当明确生产场地，如有多个研制、生产场地、应当概述每个研制、生产场地的实际情况。

（十二）产品临床评价要求

注册申请人按照《医疗器械临床评价技术指导原则》提交临床评价资料。

1. 同品种对比分析中的注意事项

（1）波长范围：大部分已注册上市设备的波长范围中，长波长可到 1200nm，但目前，部分产品的长波长仅到 950nm 甚至更短，或者比 1200nm 更长，此时需提交临床资料和技术资料，从理论及临床方面说明产品的安全有效性。

（2）脉冲能量：过高的脉冲能量会造成不同程度的不良事件，对比分析中，如果申报设备的脉冲能量高于对比设备的脉冲能量，需详细说明产品控制能量使用的方法，保障设备安全使用的脉冲能量、能量密度的数值及变化情况。

（3）脉冲特征：是指一次触发设备能够输出的光脉冲特征，包括是单脉冲还是脉冲串，光波形状与特征，峰值功率，脉冲宽度、脉冲间隔的数值，以及参数是否可调的状况与调控方法等。需详细对比申报产品与同品种产品的脉冲特征，从作用机理及临床使用情况等方面说明产品的差异是否对安全有效性产生不利影响。

2. 临床试验的注意事项

如果同品种对比不能充分说明申报产品的安全性和有效性，申请人应按照规定提交临床试验资料。临床试验应在取得资质的临床试验机构内，按照医疗器械临床试验质量管理规范的要求开展。

临床试验在设计阶段应注意：

（1）如果临床试验无法说明最高能量状态下申报功能使用的安全性，需提供动物试验数据，说明申报设备的临床试验使用能量，与最高能量状态下作用动物组织具有组织效应特点的一致性，并说明量效关系。动物试验见附录Ⅱ。

（2）每个适应症均应有符合统计学意义的样本量来验证申报产品的安全有效性。

（3）临床试验机构中采用的对照机，建议与试验机具有一致性。如果试验机在光性能与光波特征上具有创新性，建议使用最接近的已上市设备开展临床对照试验，并需附带说明。

（十三）产品说明书和标签

产品说明书和标签应当符合《医疗器械说明书和标签管理规定》（国家食品药品监督管理总局令第 6 号）和 GB 9706.1、GB 9706.15（若适用）、YY 0505—2012 中关于说明书和标签的相关要求。

强脉冲光治疗仪说明书应包含的说明：

1. 制造商应提供正确操作的详细说明，包括为了避免可能的有害光辐射的照射采用明显的警告。

2. 制造商应提供由用户进行维护的详尽说明，包括为了避免可能的有害光辐射的照射采用明显的警告。

3. 强脉冲光设备的制造商应（或负责准备）向用户提供以下信息：

（1）所有治疗头的能量密度。

注：这项信息应以表格或图表的形式提供，任何一种形式都必须提供充分的信息以便能够对光辐射危害进行定量评估。

（2）给出不同适应症及治疗情况下的推荐治疗参数。

（3）眼睛和皮肤的危害距离。

（4）制造商应向用户提供以下各项的补充说明：每个脉冲的脉冲持续时间；一个脉冲串的持续时间；脉冲间隔；重复频率；一个脉冲串里的脉冲数。

（5）强脉冲光设备制造商应提供包含所有相关安全信息的使用说明或操作手册。制造商有责任提供以下安全信息，并决定需要提供哪些相关的信息：

① 安装、维护和安全使用的详细说明，包括为了避免

可能的有害辐射的照射而采用的明显警告。

② 对培训的建议。

③ 提供粘贴在强脉冲光设备上的所有要求标记及其危害警告的字迹清楚的复制件（颜色任意）；标记应至少包含风险三类标记、强光发射标记、辐射输出量标记。

④ 清楚指出所有发射窗口的位置。

⑤ 控制、调整及使用和维护程序一览表，包括警告："注意：不按此规定使用控制或调整装置或执行各步操作，将可能引起有害的辐射照射"。

⑥ 应有提示：说明应防止对强脉冲光设备的非授权使用，例如：不使用时要从钥匙开关上取走钥匙。

⑦ 对眼睛和皮肤防护的详细说明。

⑧ 对能量进行校准的周期或频次。

⑨ 应有警告，例如："如果存在易燃的材料、溶液或气体，或在富氧环境中使用强光源设备，有发生火灾的危险"。有些材料如深色衣服或棉毛物，在氧气充足的环境下，可能会被强脉冲光设备正常使用时所产生的高温点燃。"用于清洗和消毒的溶剂和可燃溶液应该在使用强脉冲光设备前使其挥发"。

⑩ 如果设备需要在低温环境下贮存和运输，是否需要排空冷却水的说明。

⑪ 产品有效期以及治疗头的曝光次数。

三、审查关注点

（一）进口产品应提供资料证明治疗头或滤光片已在境外上市。例如在 EC 符合性声明、CFG 等批件中体现治疗头或者滤光片的具体信息。

（二）综述资料中应含有产品结构组成图，每个型号均应有外观图。并提供所有治疗头或滤光片的图片和规格型号。详述申报产品的工作原理及作用机理。提供治疗头内部结构，并明确氙灯的相关信息，如制造商、规格型号等。

（三）产品的主要风险是否列出，并通过风险控制措施使产品的安全性在合理可接受的程度之内。

（四）研究资料详述性能指标（能量、脉宽、重复频率）确定的依据，并提供强脉冲光输出各模式（脉冲、脉冲串等）的波形图；详述产品调节能量的方式，是调节脉宽还是提高功率。提供氙灯的输出光谱图。

（五）建议说明书中提及的性能参数写入技术要求中。若有某些关键的功能，那么能定性定量评价这些功能的技术参数也建议写入技术要求中。技术要求中应明确软件的名称及公布版本号。

（六）说明书中应明确适应症，且适应症应与临床试验结果相符；必须告知用户的信息和注意事项应准确、完整，外部标识应符合相关的要求。

（七）临床评价报告中应体现产品最大能量下的安全有效性，对每种适应症的验证应充分。

（八）产品电气安全性能和主要技术性能指标是否执行了强制性国家标准和强制性行业标准，是否引用了适用的推荐性标准。性能指标的确定是否能满足产品的安全有效性。

附录 I 强脉冲光治疗仪产品风险要素及示例

表 1 产品主要初始危害因素

通用类别	初始事件和环境示例
不完整的要求	设计参数的不恰当规范：可触及金属部分、外壳、应用部分等与带电部分隔离/保护设计缺陷，电介质强度低，导致对电击危险防护不够，可能对使用者或患者造成电击危害；设备插头剩余电压过高；提拎装置不牢固，设备脚轮锁定不良，移动式设备稳定性差，机械调节系统支撑件强度不足，设备面、角、边粗糙，对使用者造成机械损伤；电磁兼容性不符合要求，导致设备基本性能降低或干扰其他设备的正常工作；受潮防护能力不足，冷却系统管道漏液、堵塞和设备进水，导致电击危害；等等。 性能参数不恰当规范：光脉冲能量、辐照均匀性、能量不稳定度、指示误差较大或不受控导致无治疗效果或引起烧伤、灼伤；等等。 光学系统的光路失效：光损增大；杂散辐射等等。 与人体直接接触部件材料的生物安全性问题。 说明书中相关信息不恰当不规范：使用说明书未对设备正确使用的内容和执行方式、设备的维护、保养方式、方法、频次进行说明，导致设备不能正常使用；等等。 元器件、附件或组件功能失效：光源输出异常（辐照强度增加或减小）、控制装置故障，导致设备无法按设定参数正常工作，安全性能出现隐患；等等。 寿命的结束：设备/附件的使用寿命和贮藏寿命导致设备/附件超期非正常使用、器件松动，致使稳定性等性能指标降低，安全性能出现隐患；等等。 适应症、禁忌症的缺失对医护人员的告诫不够导致患者受伤；等等
制造过程	制造过程更改的控制不充分：控制程序修改未经验证，导致设备性能参数指标不符合标准要求；等等。 制造过程的控制不充分：生产过程关键工序控制点未进行监测，导致部件或整机不合格；等等。 供方的控制不充分：外购、外协件供方选择不当，外购、外协件未进行有效进货检验，导致不合格外购、外协件投入生产；等等

续表

通用类别	初始事件和环境示例
运输和贮藏	不恰当的包装：产品防护不当导致设备运输过程中损坏；等等。 不适当的环境条件：在超出设备规定的贮藏环境（温度、湿度、大气压力）贮藏设备，导致设备不能正常工作；等等
环境因素	物理学的（如热、压力、时间）：过热/冷环境可能导致设备不能正常工作；等等。 电磁场（如对电磁干扰的敏感度）：抗电磁干扰能力差，特定环境设备工作不正常；等等。 不适当的能量供应：设备的供电电压不稳定，导致设备不能正常工作或损坏、输出参数不准确；等等
清洁、消毒和灭菌	未对清洗、消毒过程进行确认或确认程序不规范；等等
处置和废弃	未提供信息或提供信息不充分：未在使用说明书中对设备的废弃处置进行提示性说明；等等
材料	生物相容性：与人体接触的光辐射器等部件材料选择不当可致过敏等反应；等等
人为因素	设计缺陷引发可能的使用错误。 易混淆的或缺少使用说明书：如缺少详细的使用方法、缺少必要的技术参数、缺少必要的警告说明、缺少必要的电路图和元器件清单、缺少运输和贮存环境条件的限制；未提供关于治疗人体不同部位的照射时间和安全照射距离的说明；未提供对于其接受治疗部位热敏感性差的患者必须在医生指导下进行的警告；设备在故障状态（如变压器过载、断开保护接地线、设备的元器件出现故障）下运行可产生危险警示不足；使用前未检查设备工作状态；操作说明过于复杂，不易懂；未说明如何正确维护、保养设备/附件；等等。 清洗、消毒或灭菌程序不明确或不清晰。 设置参数或其他信息的显示不明确或不清晰，设置参数未标示单位或标示了错误的单位；等等。 光的有害辐射，人员防护问题不明确或不清晰。 光辐射引起的热效应的警告不明确或不清晰。 输出强度不准确；等等。 由缺乏技术的/未经培训的人员使用：使用者/操作者未经培训或培训不足，不能正确使用和维护、保养设备；等等
失效模式	由于控制模块失效无法使用；出光开关的软件的失效治疗仪会自动出光等

表2　部分危害、可预见的事件序列、危害处境和可发生的损害之间的关系

危害	可预见的事件序列	危害处境	损害
电磁能（电磁干扰）	使用环境内其他设备对强脉冲光治疗仪电磁干扰导致电气设备非控制启动或输出参数（如脉冲光强度、治疗时间）非预期增加	(1) 设备输出强度意外增加。 (2) 治疗时间意外增加	灼伤患者
电能	出厂产品质量控制不严	(1) 应用部分漏电流超过标准要求。 (2) 绝缘失效	使用者电击损伤、死亡
	电气间隙、爬电距离不够，运输碰撞使得机器金属部件带电	操作时碰触到带电金属部件	电击操作者、患者
	断电后网电源回路有过高的剩余电压	断电瞬间拔下网电源插头时，操作者接触到插头	电击操作者
	冷却水温度过高对氙灯的冷却效果降低，致使氙灯破裂和冷却水泄露	泄露的冷却水带电或可能使机箱、操作手具等带电，操作者接触到这些部件	电击操作者、患者
光能	不正确的输出光谱中有过多的紫外线辐射。 本产品的光辐射是向各个角度的非相干自由辐射，不同于激光对眼睛的潜在危害。但近距离的直视出光窗口仍存在危害	紫外线过多可导致皮肤损伤。 可能对眼睛造成不适甚至损伤	皮肤眼睛损伤
	治疗室内或操作者、患者身上有反光物品（玻璃，镜子，项链等金属物）	操作时强光照射在反光物上，造成光反射及散射至非预期目标	灼伤皮肤及眼睛
热能	散热条件变差	长时间使用造成局部温升过高，引起组件着火	火灾
	散热条件变差	长时间使用造成操作手具壳或出光口温度过高	烫伤皮肤
	底板开孔不当，设备内部着火的热源、火星掉到地板上	着火后引燃地上物品	火灾

续表

危害	可预见的事件序列	危害处境	损害
声能	提示音异常、风扇、水泵等噪音超标	操作人员注意力不集中操作失误。 造成患者或操作者不适	灼伤患者
机械能	机械装置松动	治疗头（手具）支撑失效跌落	患者机械损伤
	设备重心不稳	推动设备下坡或过槛时设备倾斜、翻倒	砸伤患者、操作者
	凸缘或机架的边缘和毛刺	操作者或患者行走中接触到这些部位；操作者移动设备时碰触到这些部位	损伤可触及的操作者、患者
	意外的踩踏；地板刹车锁定装置解锁	设备非预期性移动	操作者操作失误导致患者损伤、病情加重
功能的丧失或损坏	（1）光源输出不稳定； （2）光路控制失效； （3）控制电路失效； （4）冷却系统故障	（1）过热危险； （2）设备输出强度意外增加	灼伤患者； 损坏设备
不完整的使用说明书	（1）使用说明书未对部件/附件使用作出详细说明； （2）使用说明书未对部件/附件安装作出说明； （3）使用说明书未对消毒、灭菌程序作出详细说明； （4）错误的附件安装说明； （5）未提供关于治疗人体不同部位的照射时间说明； （6）未提供对于其接受治疗部位热敏感性差的患者必须在医生指导下进行的警告； （7）操作说明书过于复杂	（1）设备不能正常工作； （2）错误的安装、操作； （3）治疗头没有消毒换下一位患者继续使用	损坏设备、使用者电击危险、伤害患者。 可能造成交叉感染
不完整的标识	（1）无眼睛防护标志； （2）无类别标志； （3）符号、层次、颜色的准确性不够	（1）无佩戴防护眼镜意识； （2）无安全使用意识； （3）信息的显示不明确导致误操作； （4）贴示位置不对有可能引起误操作	对患者或操作者的眼睛等部位造成永久性伤害
服务和维护规范不恰当	对操作者的培训不充分，仪器校准由缺乏技术培训的人员进行	错误操作	损坏设备、使用者电击危险、伤害患者
环境	在环境温度低于冰点的治疗室内存放设备	水路冻裂，氙灯断裂，使用时设备漏水、带电	电击
	设备运输时，环境温度低于冰点	水路冻裂，安装和使用时设备漏水、带电	电击

附录Ⅱ　动物试验

强脉冲光基础研究与临床应用已多年，资料相对完整，申报资料一般不需要提供动物试验报告。但是，如果出现下列情况需要提供动物试验报告：

申报设备为既往未曾开发、新的强脉冲光光源（光谱范围），需要提供在临床试验前，为伦理委员会提供的动物试验报告，说明该光源在动物模型应用时的安全性、有效性及量效关系；

申报设备的能量较以往有提升，但又没有或无法使用最高能量开展临床试验，不能说明最高能量状态下申报功能使用的安全性。此时，需提供动物试验数据，以说明申报设备的临床试验使用能量，与最高能量状态下作用动物组织具有组织效应特点的一致性，并说明量效关系。

一、动物试验的基本要求

动物试验应在有资质的单位进行。

动物试验时，应选择与申报设备在临床应用的人体部位、组织结构特征接近的实验动物或已公认的实验动物模型，应至少完成5只以上的动物，每组试验数据至少重复5遍，以排除动物个体差异的影响。

根据试验目的，试验大致可分为两种情况。一种情况为，试验仅限于观察强脉冲光与皮肤组织作用的安全性和量效关系。此种试验，多属于急性试验，试验完成，需即刻在动物受照部位切取病理，送病理科完成后续相应工作，动物则根据相关规定处理。另一种情况为，试验部位受照后，根据试验计划，试验者即刻在部分试验部位切取病理后，然后缝合创面，实验动物需继续饲养一段时间。在饲养期间，需根据治疗与病变的特点，观察治疗部位的远期疗效，并在不同的时间节点，再次或多次切取病理标本，以便观察治疗后不同时间的伤口愈合、毛发脱除、血管闭合、组织反应、细胞凋亡等情况，直至一个完整组织反应周期完成。此类试验，观察周期变化较大，需根据病种特点决定。

二、动物试验的目的

新脉冲光光源（如：光谱范围）的试验目的是：证明该光源在动物模型应用时的安全性、有效性及量效关系。

光源在峰值功率和/或能量方面较以往申报有增加，又无法通过临床试验证明新增部分功率和/或能量的安全性，动物试验的目的是：证明光源新增功率和/或能量，尤其是使用最大功率和/或能量作用动物组织，具有与以往申报功率和/或能量在组织效应特点方面的一致性，使用安全性，并说明量效关系。

三、动物选择及试验过程

（一）试验基本条件

具备外科无菌手术条件。根据试验观察项目的要求选择试验动物。建议使用有试验批号的实验动物。观察色素性病变的治疗效果，建议小型动物使用豚鼠，大型动物使用猪；观察血管性病变的治疗效果，建议使用鸡冠血管模型或兔耳模型；观察毛发脱除治疗效果，建议使用白皮黑毛试验用小型猪。

（二）试验设计

1. 根据不同的试验目的，选择理想的实验动物。
2. 试验应满足验证剂量条件的安全性、有效性，说明量效关系这两项基本要求。根据试验分组的多少，实验动物可以提供试验部位面积的大小，试验结束切取病理标本

块大小等具体情况，在试验部位合理分区或分组。建议每只实验动物，至少应承载一个试验组的操作；每个试验组至少要在5只动物进行重复。

（三）试验操作

1. 试验实际操作应按照强脉冲光的说明书上有关各种治疗手具的使用方法正常使用。
2. 关于试验周期。

试验目的、观察项目不同，试验周期不同。试验周期应根据实际需求在能够说明安全、有效性以及量效关系的原则下自行制定。

3. 关于试验内容。

大多需要对各试验部位经不同剂量条件治疗后情况进行大体观察、拍摄照片；对病理标本制作的病理切片进行微观观察、拍照并测算数据，记录各种组织现象与反应。

四、动物试验分析评价及结论

动物试验需对取得的动物试验数据进行最终的风险分析及评价，并得出研究结论。

（一）宏观数据的评价与分析

在试验时应对试验部位的宏观情况进行描述，是否存在不良反应与风险；如果实验动物需要进行慢性试验观察，还应对治疗部位以及试验模型在饲养期间的病变形态等情况进行动态观察与描述，记录分析不良事件与风险。

（二）微观数据的评价与分析

对病理切片进行显微镜下观察与测量结果进行分析，得出组织效应与病理变化的相应数据，用以说明申报样机的安全性、有效性指标与特点，以及简单的量效关系特点。

（三）分析总结

根据宏观与微观观察数据及测量结果，分析说明新增高功率和/或高能量部分组织效用特点及量效关系特点与原申报剂量或常用剂量的组织效应特点及量效关系具有一致性，具有动物试验应用的安全性。

58 磁疗产品注册技术审评指导原则

[磁疗产品注册技术审查指导原则（2016年修订版）]

本指导原则旨在指导注册申请人对磁疗产品注册申报资料的准备及撰写，同时也为技术审评部门审评注册申报资料提供参考。

本指导原则是对磁疗产品的一般要求，申请人应依据

产品的具体特性确定其中内容是否适用，若不适用，需具体阐述理由及相应的科学依据，并依据产品的具体特性对注册申报资料的内容进行充实和细化。

本指导原则是供申请人和审查人员使用的指导文件，

不涉及注册审批等行政事项，亦不作为法规强制执行，如有能够满足法规要求的其他方法，也可以采用，但应提供详细的研究资料和验证资料。应在遵循相关法规的前提下使用本指导原则。

本指导原则是在现行法规、标准体系及当前认知水平下制定的，随着法规、标准体系的不断完善和科学技术的不断发展，本指导原则相关内容也将适时进行调整。

一、适用范围

本指导原则的适用范围为《医疗器械分类目录》中第二类磁疗产品，管理类代号为6826。磁疗产品是指利用磁场的物理性能治疗或缓解人体疾病的医疗器械。利用磁场并结合其他物理方式进行治疗的第二类医疗器械，其磁疗部分亦适用本指导原则。

二、技术审查要点

本指导原则的技术审查要点是对磁疗产品的要求，利用磁场并结合其他物理方式进行治疗的产品其磁疗部分也应满足下列要求。

（一）产品名称的要求

产品名称应以工程原理命名，如磁疗仪、磁疗贴等，不以治疗病种、治疗功效等方式命名。

（二）产品的结构和组成

应根据产品自身特点确定结构组成，应详细描述磁场发生部分及其他附属部分，包括磁体（或磁极）数量及物理尺寸和外观要求。

（三）产品工作原理和作用机理

工作原理：利用永磁或电磁感应所产生的磁场，实现治疗某些人体疾病的目的。

根据磁源的种类，磁疗产品可分为永磁型产品、电磁型产品和永磁与电磁结合型产品：

1. 永磁型产品通过永磁体产生磁场，分为产生恒定磁场和时变磁场（交变磁场和脉动磁场等）的产品，如磁疗贴、异名极旋磁治疗仪、同名极旋磁治疗仪等；

2. 电磁型产品通过电磁感应产生磁场，分为产生恒定磁场和时变磁场（交变磁场、脉动磁场和脉冲磁场等）的产品，如直流电磁疗仪、交变电磁疗仪、脉动磁疗仪、脉冲磁疗仪等；

3. 永磁与电磁结合型产品包括产生恒定磁场、时变磁场（交变磁场、脉动磁场和脉冲磁场等）的产品。

作用机理：目前认为磁场可以调节体内生物磁场、产生感应微电流、改变细胞膜通透性、改变某些酶的活性和扩张血管、加速血流，从而达到如止痛、消肿等辅助治疗作用。

（四）注册单元划分的原则和实例

磁疗产品的注册单元原则上以技术结构、性能指标和预期用途为划分依据。

1. 技术结构不同的磁疗产品，应作为不同的注册单元进行注册。如永磁型产品和电磁型产品应作为不同的注册单元。

2. 主要性能指标不能互相覆盖的两种或两种以上的磁疗产品，应作为不同的注册单元进行注册。

3. 预期用途不同的磁疗产品，应作为不同的注册单元进行注册。

（五）产品适用的相关标准

根据产品自身特点适用表1中相关标准：

表1　相关产品标准

标准编号	标准名称
GB/T 191—2008	《包装储运图示标志》
GB 9706.1—2007	《医用电气设备 第1部分：安全通用要求》
GB/T 14710—2009	《医用电器环境要求及试验方法》
GB/T 16886.1—2011	《医疗器械生物学评价 第1部分：风险管理过程中的评价与试验》
GB/T 16886.5—2003	《医疗器械生物学评价 第5部分：体外细胞毒性试验》
GB/T 16886.10—2005	《医疗器械生物学评价 第10部分：刺激与迟发型超敏反应试验》
YY/T 0316—2008	《医疗器械 风险管理对医疗器械的应用》
YY/T 0466.1—2009	《医疗器械 用于医疗器械标签、标记和提供信息的符号 第1部分：通用要求》
YY 0505—2012	《医用电气设备 第1-2部分：安全通用要求 并列标准：电磁兼容 要求和试验》

上述标准包括了产品技术要求中经常涉及到的部件标准和方法标准。有的企业还会根据产品的特点引用一些行业外的标准和一些较为特殊的标准。

产品适用及引用标准的审查可以分两步来进行。首先对引用标准的齐全性和适宜性进行审查，也就是在编写产品技术要求时与产品相关的国家、行业标准是否进行了引用，以及引用是否准确。可以通过对"符合性声明"中声明符合的相关标准是否齐全、适宜来进行审查。此时，应注意标准编号、标准名称是否完整规范，年代号是否有效。其次对引用标准的采纳情况进行审查。即所引用的标准中的条款要求，是否在产品技术要求中进行了实质性的条款引用。

上述标准如有新版发布实施，应执行最新版本。

（六）产品的适用范围/预期用途、禁忌症

预期用途应根据临床试验结果确定，一般包括临床适应症和治疗作用。例如，该产品对骨关节病慢性疼痛具有

缓解作用。

禁忌症一般应包括以下方面的内容：

1. 金属异物局部；
2. 心脏起搏器局部及其邻近；
3. 严重的心、肝、肺、肾衰竭的患者；
4. 出血及有出血倾向者；
5. 孕妇下腹部；
6. 对磁疗有明显不良反应者；
7. 体质极度虚弱者；

8. 临床试验中提出的其他禁忌症。

（七）产品的主要风险及研究要求

磁疗产品在进行风险分析时应符合 YY/T 0316—2008《医疗器械 风险管理对医疗器械的应用》的要求。

企业在进行风险分析时，至少应考虑下表中的主要危害，企业还应根据自身产品特点确定其他危害。针对产品的各项风险，企业应采取应对措施，确保风险降到可接受的程度（表2）。

表2　磁疗产品的主要危害示例

危害分类		危害形成的因素	可能的后果
能量危害	电磁能	漏电流超出限值； 不恰当的能量供应； 周围电磁场对磁疗产品的干扰； 没提供场强梯度的能量信息或提供的信息不充分； 不恰当的包装让无关人员接触到磁能	发生电击、灼伤、产生无效治疗、产生不必要的磁场作用
	辐射能	电磁辐射超出规定的限值	产生有害的辐射
	热能	磁能转换为热能产生的温度超过产品设计时限定的范围	对人体产生灼伤
	机械能	悬置的磁块设计不当发生坠落	对人体发生伤害
生物学危害	再次或交叉感染	一次性使用的产品如磁疗贴可能被再次使用	引起感染、交叉感染
	添加剂或加工助剂	在磁疗产品中添加其他化学制剂	制剂对人体产生潜在的危害
信息危害	标记	不完整的产品使用说明书； 对磁疗产品性能特征的不恰当的描述； 不恰当的对磁疗产品预期的使用规范； 对磁疗产品禁忌症的限制未充分公示	人体接受不恰当的磁场辐射； 产品对人体产生危害
	操作说明书	磁疗产品过于复杂的操作说明； 警告不明确； 副作用的警告不明显或叙述不清； 没有一次性使用医疗器械可能再次使用时会产生危害的警告	对人体产生副作用或引发其他伤害
不完整的要求产生的危害	对参数的不恰当规范	磁疗产品的设计参数不恰当； 磁疗产品的运行时间不恰当； 磁疗产品性能的要求不全面； 未提及磁疗产品的寿命或不规范	产生无效治疗或发生副作用
人为因素产生的危害	显示信息与实际状态不对应	由缺乏技术的/未经培训的人员使用	对操作者和患者均产生不必要的辐射危害
操作危害	功能	不正确或不恰当的磁场强度输出； 磁场强度不正确的测量； 磁疗功能的丧失或减弱	对人体产生辐射的危害
	使用错误	不遵守磁疗产品的使用规则； 缺乏电磁场知识； 违反常规	对人体产生辐射的危害
失效产生的危害	功能退化	由于老化、磨损和重复使用而导致功能退化	产生无效的治疗，延误患者病情
	磁能失效	非预期的电能/磁能完全性的丧失	产品发生故障对人体产生危害

（八）产品技术要求应包括的主要性能指标

技术指标应根据产品的特点确定，一般应包括以下内容：

1. 外观要求。

2. 磁体（或磁极）数量及物理尺寸。

3. 作用区域的磁场强度分布（包括场强分布图、标准测试点和试验方法）和安全范围（环境中磁场强度的限值0.5mT）。若产品明确表示磁场梯度的作用效果，则梯度方向的测试点应适当增加。

4. 如为时变磁场，应有磁场强度随时间变化的波形图（包括频率、占空比等参数），对于其中的可调参数应给出调节范围。

5. 如适用，电气安全指标应满足国家标准 GB 9706.1等要求。

6. 如适用，环境试验要求应满足国家标准 GB/T 14710要求。

7. 如适用，电磁兼容要求应满足行业标准 YY 0505要求。

8. 如为永磁型产品，应包括磁体材料和磁体（或磁极）表面磁场强度要求。

9. 如为永磁与电磁结合型产品，应考虑上述所有要求。

10. 其他有关产品自身特性的技术指标等。

（九）同一注册单元内注册检验代表产品确定原则和实例

磁疗产品同一注册单元内所检测的产品应当是能够代表本注册单元内其他产品安全性和有效性的典型产品。

（十）产品生产制造相关要求

应当明确磁疗产品的生产工艺过程，可采用流程图的形式，并说明其过程控制点。有多个研制、生产场地，应当概述每个研制、生产场地的实际情况。

（十一）产品的临床评价细化要求

1. 磁疗产品的临床试验应符合《医疗器械注册管理办法》（国家食品药品监督管理总局令第4号）和《医疗器械临床评价技术指导原则》（国家食品药品监督管理总局通告2015年第14号）的要求。

2. 为了能够反映当前磁疗产品的临床作用效果，判定磁疗产品的安全性和有效性，而且为审评人员和相关企业进行临床试验时提供有益的参考，特以疼痛为例制订了《评价磁疗产品治疗关节疼痛的临床试验技术指导原则》（附录Ⅰ）。该原则阐明了磁疗产品的临床试验前提和基本要求，主要用于磁疗产品具有缓解疼痛作用的临床试验，磁疗产品的其他临床治疗效果的临床试验也可参照执行。

3. 若申报产品通过同品种医疗器械临床试验或临床使用获得的数据进行分析评价的，应按照《医疗器械临床评价技术指导原则》中相关要求提交临床评价资料。

（十二）产品的不良事件历史记录

暂未见相关报道。

（十三）产品说明书和标签要求

产品说明书、标签应当符合《医疗器械说明书和标签管理规定》（国家食品药品监督管理总局令第6号）和《医疗器械 用于医疗器械标签、标记和提供信息的符号 第1部分：通用要求》（YY/T 0466.1—2009）的要求。

产品说明书需结合产品的特点，一般还应包括以下方面的内容：

1. 产品的治疗部位。

2. 磁场强度的变化范围。

3. 0.5mT 限值的空间安全范围。

4. 作用区域的磁场分布。

5. 应明确产品治疗周期的安全剂量，可综合考虑磁场强度和治疗时间两方面内容。

6. 应明确产品应在医生指导下使用，且应提出推荐的治疗参数。

7. 可能出现的副作用（如对磁场敏感者可能产生头晕、呕吐等晕磁现象）及解决办法（如停止治疗、减少治疗剂量或改变磁疗方法等）。

8. 防震、防高温、防氧化、防高压电场等去磁的说明。

9. 产品清洗或消毒方法。

10. 产生磁场的注意事项，如：

（1）磁场会使铁磁性物体磁化；

（2）磁场会使磁性信息载体（磁带、磁盘、信用卡等）磁化，从而丧失功能；

（3）铁磁性物体接近磁场会影响磁场的强度分布；

（4）使用、贮存、运输时磁场对周围环境的其他影响等。

11. 禁忌症一般应包括以下方面的内容：

（1）金属异物局部；

（2）心脏起搏器局部及其邻近；

（3）严重的心、肝、肺、肾衰竭的患者；

（4）出血及有出血倾向者；

（5）孕妇下腹部；

（6）对磁疗有明显不良反应者；

（7）体质极度虚弱者；

（8）临床试验中提出的其他禁忌症。

12. 产品应考虑慎用的人群，如：

（1）身体植入金属的患者；

（2）恶性肿瘤患者；

（3）孕妇和儿童；

（4）开放性伤口；

（5）血管性栓塞者；

（6）白细胞低下者。

（十四）研究要求

根据所申报的产品，提供适用的研究资料。

1. 产品性能研究

应当提供产品性能研究资料以及产品技术要求的研究和编制说明，包括功能性、安全性指标（如电气安全与电磁兼容、辐射安全）以及与质量控制相关的其他指标的确定依据，所采用的标准或方法、采用的原因及理论基础。

2. 生物相容性评价研究

应对成品中与患者和使用者直接或间接接触的材料的生物相容性进行评价。

生物相容性评价研究资料应当包括：生物相容性评价的依据和方法；产品所用材料的描述及与人体接触的性质；实施或豁免生物学试验的理由和论证；对于现有数据或试验结果的评价。

3. 灭菌和消毒工艺研究

终端用户消毒：如适用，应明确推荐的消毒工艺（方法和参数）以及所推荐消毒方法确定的依据

4. 产品有效期和包装研究

有效期的确定：如适用，应当提供产品有效期的验证报告。

对于有限次重复使用的医疗器械，应当提供使用次数验证资料。

包装及包装完整性：在宣称的有效期内以及运输储存条件下，保持包装完整性的依据。

5. 软件研究

含有软件的产品，应当提供一份单独的医疗器械软件描述文档，内容包括基本信息、实现过程和核心算法，详尽程度取决于软件的安全性级别和复杂程度。同时，应出具关于软件版本命名规则的声明，并明确软件版本的全部字段及字段含义，确定软件的完整版本和发行所用的标识版本。具体参见《医疗器械软件注册申报资料指导原则》的相关要求。

6. 其他资料

证明产品安全性、有效性的其他研究资料。

三、审查关注点

审查中需重点关注以下几个方面：

（一）磁疗产品技术要求编写的规范性，引用标准的适用性、准确性。"性能指标"一章的内容是否根据自身磁场特性进行了完整的要求。

（二）利用磁场并结合其他物理方式进行治疗的产品，其磁疗部分是否进行了完整的要求。

（三）磁疗产品的临床试验方案是否能验证产品的预期用途，临床试验结论是否明确。应根据磁场强度和作用人体时间两方面内容考虑磁场的安全剂量。如申报产品磁场强度超过200mT，还应关注其作用于人体的安全性。

（四）磁疗产品的预期用途，从医疗器械注册申请表、产品综述资料、风险管理报告、产品使用说明书、临床试验资料等方面阐述的是否一致。

（五）磁疗产品使用说明书中的治疗参数和治疗周期等内容与临床试验资料中阐述的是否一致。

附录Ⅰ　评价磁疗产品治疗关节疼痛的临床试验技术指导原则

一、应用范围

本指导原则是为申请人在设计临床试验方案，收集和分析试验数据提供必要的技术指导，以科学评价磁疗产品治疗关节疼痛的有效性和安全性。

本指导原则阐明了磁疗产品的临床试验前提和基本要求，主要用于磁疗产品具有缓解疼痛作用的临床试验，磁疗产品的其他临床治疗效果的临床试验也可参照执行。

二、磁疗产品的临床试验考虑

磁疗产品的临床试验应遵循医疗器械产品研究和开发的基本规律，通过科学的过程来验证产品临床治疗效果和剂量，最终确定产品的安全性和有效性，并为说明书的撰写提供依据。在进行临床试验之前，应明确磁疗产品的临床作用机理、磁场强度的大小对人体的作用效果及可能产生的危害的依据，并在临床试验的设计和实施中予以充分考虑。

对于未有同类产品上市的磁疗产品，适当的动物试验对于判断磁疗产品磁场强度的大小、分布对人体的作用效果有着重要的意义。因此，开展动物试验以确定磁场对人体的作用机理，确定产生临床效果的磁场强度的范围、分布等信息，并且为治疗时间的确定提供依据，同时也要了解对人体可能产生危害的因素。

三、临床试验的基本要求

（一）临床试验目的

医疗器械临床试验的目的是对申请注册的磁疗产品预期的"安全、有效"假设加以科学验证，而整个临床试验设计就是围绕着如何验证该假设而进行。如"评价XXX磁疗产品治疗关节疼痛的有效性和安全性"，据此研究目的选择合理的研究设计类型，这样才能对该产品在使用环境、应用于目标人群时的效果进行准确的评估。为临床试验确定了重点，也为确定产品上市后，产品说明书上所标示的适应症提供了临床试验证据。

在明确叙述研究目的时，应确定适当的研究终点。终点应该能够被直接观察，是客观测量的指标，偏倚误差最小，并且与临床状况的生物效应存在直接联系。

（二）研究人群

在试验开始之前，申办者首先应根据磁疗产品的特性和作用机理确定应用时的适应症人群，并根据临床试验的特点和可能的影响因素，制定入选/排除标准，以确定本次临床试验的研究人群。这些标准除能够代表研究人群的特

征外，还应该考虑可能对临床效果评价的影响因素控制。

在"评价 XXX 磁疗产品治疗关节疼痛的有效性和安全性"时，根据该产品的作用机理确定了受试者为骨关节病慢性疼痛患者作为治疗的目标人群，在试验设计时，常常要确定受试对象的选择标准，应从总体代表性、临床试验的伦理学要求和病人参加试验的安全性考虑制定，入选标准的确定不仅要考虑所研究的适应症，如参照国际疾病分类（ICD－10），对疾病类型或分型定义（如骨关节病）、分期（慢性）、症状（疼痛）以及部位（关节）；还需确定受试者的年龄范围，签署知情同意书情况等。排除标准主要考虑病人的依从性、试验过程中可能影响有效性和安全性评估的合并疾病等情况：

1. 由于其他疾病、部位产生的急性和慢性疼痛，如膝关节术后痛，类风湿性关节等；

2. 由于其他系统性疾病不能接受磁疗，如心、肺、肝、肾功能衰竭、出血性疾病或有出血性倾向、高热、恶性肿瘤、磁过敏者；

3. 身体局部或全身有金属物品，如心脏起搏器等；

4. 依从性差，不能合作者，如伴有精神障碍、痴呆等。

（三）临床有效性观察指标

在评价磁疗产品治疗关节疼痛的有效性时，需明确设立相应的临床有效性观察指标，根据与试验目的相关程度，可将这些观察指标分为主要疗效指标和次要疗效指标。

主要疗效指标常用关节疼痛程度评分，测评方法可采取目测类比评分（简称 VAS 评分）、McGill 多因素问卷调查等。

次要疗效指标可包括：

1. 因疼痛改善有可能导致膝关节活动能力的改善，一般采用关节活动范围（ROM）进行评价；

2. 总体功能状况的改善，可对日常生活活动能力和生活质量进行评定。

（四）对照组的选择及试验设计

在评价磁疗产品治疗关节疼痛的临床试验中，设立对照的意义首先在于，通过对照鉴别和区分磁疗产品治疗作用与非磁疗产品因素对有效性指标的影响大小。因为，在一次临床试验中影响疼痛程度评分的因素很多，如心理安慰效应的影响，个体对疼痛忍耐程度的差异，只有通过设立对照组，使非磁疗产品因素在实验组和对照组处于等价的状态，才能有效地控制这些因素的影响，对磁疗产品治疗关节疼痛的临床疗效做出客观的估计。另外，通过对照还可比较不同磁疗产品效应的差别。

在评价磁疗产品治疗关节疼痛的临床试验中，尽可能采用"安慰治疗"作为对照组，以减少个体心理安慰效应。所谓"安慰治疗"对照，即申请人提供外观与申请注册器械相同的磁疗产品，该产品的主要特征是无磁场产生。为保证试验实施，保障受试者的权益，在研究方案设计时，可采用随机双盲，修正安慰剂平行对照设计。所谓随机双盲，即受试者在签署知情书后，将按事先产生的随机分配方案进行分组，其治疗用产品的种类无论是研究者还是受试者均不知晓，但每个受试者的分组详情以独立的应急信件形式保存，必要时可拆阅获知。所谓修正安慰剂平行设计，即两组将在同一试验中心、同一时间、相同条件下进行试验。

对于磁疗产品，不推荐采用单组目标值作对照的设计。单组目标值设计要求，对于产品的有效性或安全性终点指标，必须有明确的、公认的标准存在，这一标准的出处通常是监管部门的指导原则、现行的国家或行业标准等。对于磁疗产品，目前无上述文件可供参考。

如果临床试验选用已上市的同类磁疗产品作为对照，必须有足够的证据证明其治疗的有效性，这样才能在证明与对照产品的有效性相似而间接推论其有效，但因这种临床试验无法实施双盲临床试验，其主要疗效指标的测量有可能存在偏倚，最终将影响有效性评价。为此，临床试验必须做到严格的随机分组并且在临床试验的观察指标的采集时，要有防止主观倾向性的措施，必要时请第三方监查。无论采用何种形式的对照，其研究方案必须得到伦理委员会的批准。

（五）样本量估计

研究中所需样本量与研究目的、观察指标的性质、个体间变异程度有关，还与假设检验的具体内容以及 I、II 类错误、组间客观差异的大小有关，不同类型研究设计对样本量也有影响。一般来说，如果所选指标的变异较大时（标准差大），估计的样本量也较大。另外，如果所比较两组间的效应差异越小，估计样本量越大。对于一个确证磁疗产品治疗关节疼痛有效性临床试验的方案中应该给出估计样本量大小的依据和方法。为此，研究者应事先获得有关样本量估算的一些参数，如主要观察指标组间差异可能大小和变异程度需通过文献资料或预试验获得。对样本量进行估计时还应该考虑到受试者退出试验以及其他可预见的偏离实验方案的情况。

（六）安全性评价

对于医疗器械的安全性评价，应该尽可能从每个临床试验中搜集相关的安全信息，最为常用的方法是通过受试者主动报告或研究者非诱导式询问试验过程中发生的所有不良事件获得，如记录病人是否在治疗中或治疗后出现不同于治疗前的症状或不适，如治疗部位局部皮肤有无改变（如颜色改变、肿胀、痒或疹等），有无全身不适（如头晕等）。在临床试验过程中所有的安全指标都应该引起足够的重视，在记录临床试验中发生的不良事件时，不仅要记录直接与磁疗产品应用有关的不良事件，还应该包括与磁疗产品间接相关或无关的事件。尤其应该报告那些导致了入院治疗，住院时间延长以及另外进行手术或内科治疗或死亡等严重不良事件。在记录不良事件的同时，研究者尽可能记录该不良事件与磁疗产品的相关性，如果是相关的不良事件还应追踪随访至结束。

（七）统计分析

在设计临床试验方案时，应考虑主要疗效指标的统计分析方法，在统计分析前应制订详细的统计分析计划并注意以下几点：

1. 统计分析人群

临床试验过程中，由于要求所有随机化入组的受试者均符合入组标准，参与试验全过程而无失访，严格遵守试验方案，提供完整的数据记录等要求是很难做到的。因此，在试验方案的统计分析部分应明确说明对各种类型的偏离方案、病例退出及缺失数据的处理方法，根据意向性分析（Intention - to - Treat，简称ITT）的基本原则，主要指标的分析应包括所有随机化的受试者，无论其是否完成试验。因此，常采用全分析集进行分析。所谓全分析集（Full Analysis Set，简称FAS）是指尽可能接近符合意向性分析原则的理想的受试者集。该数据集是从所有随机化的受试者中，用最少且合理的方法剔除受试者后得出的。如定义全分析集时，排除不满足主要入组标准或没有接受干预治疗的病例。在选择全分析集进行统计分析时，对主要指标缺失值的估计方法应在统计分析计划中事先明确。如在评价磁疗产品减轻疼痛的随机双盲临床试验中，有一病例在随机入组治疗2周后失访，试验评价的终点是治疗后4周，这例患者的疗效指标可采用第2周随访时所记录的观察值，这种估计方法称为最接近一次观察值结转（简称LOCF）。一般情况下，用ITT原则确定的全分析集进行有效性评价常常是保守的，但这种估计更能反映以后实践中的情况。当然，统计分析也应在剔除了那些严重违背方案、依从性差的受试者之后的符合方案人群中进行相同的分析以比较两个分析的结果，当两个分析结果结论一致时，可加强统计分析的结论。

2. 基线资料的统计分析

在随机对照临床试验中，对入组时两组基线资料的均衡性分析可以评判临床试验的随机化方案执行质量。基线资料不仅包括受试者人口学资料，还应包括有效性评价指标，如关节疼痛VAS评分。

3. 有效性指标的假设检验与总体参数估计

统计分析计划在对主要疗效指标的统计假设应预确定一个明确的检验假设，如进行安慰产品对照试验的优效性假设、与上市产品对照试验的非劣效假设等进行检验外，并正确选用相应的统计检验方法进行分析，同时对主要疗效指标的总体疗效范围进行估计（如95%可信区间估计），同时还应对磁疗产品的次要疗效指标和有关产品性能特征进行统计分析，以满足临床试验目的的要求。

4. 安全性指标的统计描述

对试验期间发生的所有不良事件均应进行分析，将可能与磁疗产品有关的不良事件作为不良反应报告，并以分组列表方式直观表示，所列表应按不良事件累计系统显示其发生频度、严重程度以及与所用磁疗产品的因果关系。

（八）研究中心以及研究者

在多中心的器械临床试验中，常将不同研究中心获取的数据集中起来分析，以便获取所要求的样本量，另外也可分析不同试验中心临床有效性是否一致。因此，对于这些研究中心以及研究者的选取，在设计临床试验计划过程中十分重要。被选取的研究中心应有招募足够数目合格受试者的条件，并配备能开展临床试验的研究人员，制定相应的标准操作规程，以便能够按照试验方案要求对患者进行治疗和观察。

（九）临床试验的监查

试验研究过程中，由申办者指派临床监查员，定期对研究单位进行现场监查，以保证研究方案的所有内容都得到严格遵守，以及填写资料的正确无误。在招募病人阶段，应该尽可能保证入选/排除标准的一致性。

磁疗产品注册技术审查指导原则
编制说明

一、指导原则起草目的和背景

（一）本指导原则编写的目的是用于指导和规范第二类磁疗产品注册申报过程中审查人员对注册材料的技术审评。

（二）本指导原则旨在让初次接触该类产品的注册审查人员对产品原理、结构、主要性能、预期用途等各个方面有个基本了解，同时让技术审查人员在产品注册技术审评时把握基本的尺度，对产品安全性、有效性作出系统评价。

二、指导原则编写的依据

（一）《医疗器械监督管理条例》（国务院条例第650号）

（二）《医疗器械注册管理办法》（国家食品药品监督管理总局令第4号）

（三）关于发布医疗器械临床评价技术指导原则的通告（国家食品药品监督管理总局通告2015年第14号）

（四）《医疗器械说明书和标签管理规定》（国家食品药品监督管理总局令第6号）

（五）食品药品监管总局关于印发境内第二类医疗器械注册审批操作规范的通知（食药监械管〔2014〕209号）

（六）国家食品药品监督管理部门发布的其他规范性文件

（七）主要参考文献

1. 中华医学会 编著，临床技术操作规范 物理医学与康复学分册，2004

2. 乔志恒，范维铭 主编，物理治疗学全书，北京：科学技术文献出版社，2001

3. 周万松 编著，实用磁疗学，北京：国防工业出版社，1987

三、指导原则中重点内容说明

（一）指导原则的适用范围中限定了磁疗产品范围，明确本原则适用于医疗器械产品，其他声称保健等非治疗产品不属于医疗器械管理当然也不适用本原则。并且强调只要产品包含磁场理疗作用就应该适用本原则的内容，如远红外磁疗产品，尽管可能远红外作用为主要疗效方式，但是仍应对磁场的作用效果进行评价。

（二）磁疗产品形式多样，且多结合其他理疗方式共同作用人体。划分磁疗产品类型也有多种方式，本原则根据磁源的类型这种产品本身特性来进行划分。如按照磁场大小和方向与时间的关系可分为恒定磁场、交变磁场、脉动磁场、脉冲磁场，也可按照磁疗方法分为静磁疗法（恒定磁场）和动磁疗法（交变磁场、脉动磁场、脉冲磁场）。

（三）由于磁场对人体产生作用的原理尚未完全明确，磁疗的作用机理当前未有明确统一的认识，所以根据临床专家意见以及文献资料参考提供了临床上基本认可的机制及部分治疗作用。

（四）特斯拉（T）为磁感应强度的单位，但考虑到在非磁性物质（如空气、生物体等）中磁场强度和磁感应强度是等量的，且国内广泛习惯使用磁场强度称谓，故本原则仍采用磁场强度。

（五）产品的主要技术指标及工作原理的制定归纳了北京市医疗器械评审专家委员会专家委员以及高等院校、科研机构相关磁疗（学）专家的意见。

（六）产品的预期用途参考了临床医学专家的意见及已批准上市产品的核准范围。

（七）产品的主要风险参照 YY/T 0316—2008 中附录 E 进行。

（八）产品的不良事件历史记录主要从国家药品不良反应监测中心数据库中查找。

四、指导原则编写人员

本指导原则的编写成员由北京市食品药品监督管理局医疗器械产品注册技术审评人员、行政审批人员、国家食品药品监督管理局北京医疗器械质量监督检验中心专家、临床医学专家、工程学专家、专业厂家代表共同组成，特别是北京市医疗器械评审专家委员会专家委员（主要来自临床机构、高等院校、科研机构的临床专家、统计学专家、工程技术专家等）全程参与了本原则的研讨和制订，以充分利用各方面的信息和资源，综合考虑指导原则中各个方面的内容，尽量保证指导原则正确、全面、实用。

五、关于本版指导原则的修订说明

本次修订主要涉及以下内容：

（一）根据国家食品药品监督管理总局对注册技术审查指导原则编写格式的最新要求调整了排版、章节顺序和章节名称，新增了产品生产制造相关要求。

（二）明确了电磁兼容适用标准，并在安全要求中明确提出了电磁兼容符合性要求。

（三）根据最新发布的《医疗器械注册管理办法》更新了指导原则中适用的相关法规，以及审查关注点中提及的申报资料名称。

59　振动叩击排痰机注册技术审评指导原则

（振动叩击排痰机注册技术审查指导原则）

本指导原则旨在指导注册申请人对振动叩击排痰机注册申报资料的准备及撰写，同时也为技术审评部门审评注册申报资料提供参考。

本指导原则是对振动叩击排痰机的一般要求，申请人应依据产品的具体特性确定其中内容是否适用，若不适用，需具体阐述理由及相应的科学依据，并依据产品的具体特性对注册申报资料的内容进行充实和细化。

本指导原则是供申请人和审查人员使用的指导文件，不涉及注册审批等行政事项，亦不作为法规强制执行，如有能够满足法规要求的其他方法，也可以采用，但应提供详细的研究资料和验证资料。应在遵循相关法规的前提下使用本指导原则。

本指导原则是在现行法规、标准体系及当前认知水平下制定的，随着法规、标准体系的不断完善和科学技术的不断发展，本指导原则相关内容也将适时进行调整。

一、适用范围

本指导原则适用于通过振动叩击改善患者肺部血液循环状况，协助排出呼吸道分泌物的振动叩击排痰机，按《医疗器械分类目录》管理类别为Ⅱ类，管理类代号为6826。

二、技术审查要点

（一）产品名称要求

1. 产品名称应采用《医疗器械分类目录》中的通用名称，可参考已发布的国家标准、行业标准以及相关法规、规范性文件的要求。

2. 产品名称应以体现产品的工作原理、技术结构特征、功能属性为基本准则。如"振动排痰机"、"振动叩击排痰机"等。

（二）产品的结构和组成

按适用范围可分为：儿童型、成人型、儿童成人混合型（图1）。

振动叩击排痰机一般由主机、传动轴和叩击头组成。

振动叩击排痰机一般包括直流电机系统组件、控制系统组件、传动系统组件和壳体组件等。

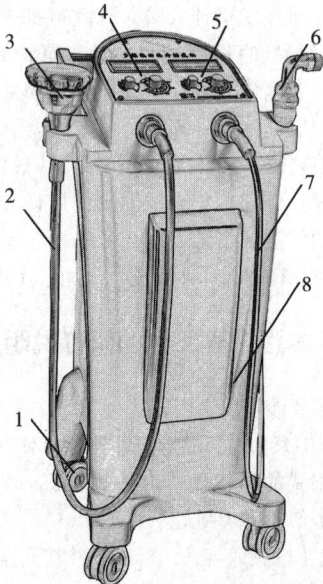

图1　儿童成人混合型（典型产品示例）

1. 脚轮部件　2. 成人型传动软轴　3. 成人型叩击头
4. 控制面板成人部分　5. 控制面板儿童部分
6. 儿童型叩击头　7. 儿童型传动软轴　8. 壳体组件

（三）产品工作原理/作用机理

1. 产品工作原理

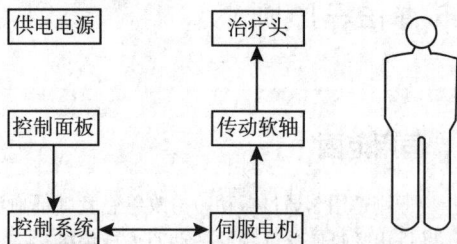

图2　振动叩击排痰机工作原理示意图

振动叩击排痰机产品工作原理（图2）：由供电电源为整个系统提供能源，通过控制面板设定治疗时间和振动频率并对控制系统发出指令，控制系统根据设定指令控制伺服电机转动，伺服电机通过传动软轴为叩击头提供动力。叩击头内部有偏心轮机构，通过实验，偏心距3.5mm较为适宜。转动时叩击头有7mm的径向振幅，振幅产生的叩击力有水平分力与垂直分力合成（如图3所示），叩击头外部装有柔软的海绵和无妨布罩，医务人员根据临床胸部物理治疗原理，设定操作振动叩击排痰机，叩击头在病人身体

表面产生特定方向周期变化的叩击力，其中垂直方向叩击力产生的叩击、震颤可促使呼吸道粘膜表面粘液和代谢物松弛和液化：水平方向叩击力产生的定向挤推、震颤帮助已液化的粘液按照选择方向（如细支气管——支气管——气管）排出体外。

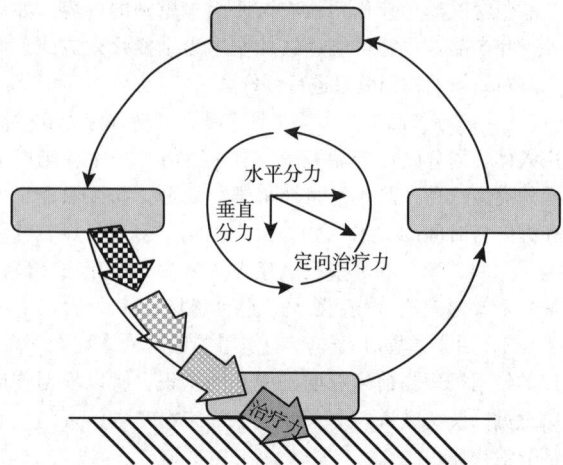

图3　振动叩击排痰机叩击头原理示意图

2. 产品作用机理

科学研究发现外科术后病人手术切口使肌肉软弱无力而导致患者咳嗽能力下降，恢复期限制运动的病人在肺内有大量分泌物积聚，协助手术后或体弱患者增强排痰液能力有利于改善淤滞的肺部血液循环。同样慢性支气管炎因支气管粘膜的炎症和分泌物增多，支气管痉挛或支气管狭窄及粘液、渗出物阻塞而引起喘息，急性发作期，会出现粘液脓性或脓性痰。气管切开术后咳嗽机制所限制而导致分泌物聚集与呼吸困难，慢性肺炎为各类微生物引起的感染性肺炎，炎症引起组织肿胀，并产生肺部炎症阴影、痰液、胸腔积液。清除气管内分泌物、保持呼吸道通畅防止窒息，帮助排出病人呼吸道中残留的分泌物，保持呼吸道通畅极为重要是临床治疗的主要研究方向。

振动叩击排痰机采用机械原理结合仿生学原理根据不同体质病人，叩击病人前胸及后背，在病人身体表面产生特定方向周期变化的叩击力，其中垂直方向叩击力产生的叩击、震颤可促使呼吸道粘膜表面粘液和代谢物松弛和液化：水平方向叩击力产生的定向挤推、震颤帮助已液化的粘液按照选择方向（如细支气管——支气管——气管）排出体外。其叩击头频率可达到600转/分钟~3600转/分钟连续可调，大大地提高了治疗效果，并且提高了效率。

（四）注册单元划分的原则和举例

振动叩击排痰机的注册单元原则上以产品的技术原理、结构组成、性能指标和适用范围为划分依据。

1. 技术原理和结构组成

1.1 原理相同，但产品结构组成不同的应划分为不同的注册单元。

1.2 技术原理不同的应划分为不同的注册单元。

2. 性能指标

主要性能指标不能覆盖、有较大差异的,应考虑划分不同注册单元。

（五）产品适用的相关标准

目前与振动叩击排痰机产品相关的常用标准举例如下（表1）:

表1 相关标准

GB 9706.1—2007	《医用电气设备 第1部分:安全通用要求》
GB/T 191—2008	《包装储运图示标志》
GB/T 9969.1—2008	《工业产品使用说明书 总则》
GB/T 14710—2009	《医用电器环境要求及试验方法》
YY/T 0316—2008	《医疗器械 风险管理对医疗器械的应用》
YY 0505—2012	《医用电气设备 第1-2部分:安全通用要求 并列标准:电磁兼容 要求和试验》
YY/T 0466.1—2009	《医疗器械 用于医疗器械标签、标记和提供信息的符号 第1部分:通用要求》

上述标准包括了产品技术要求中经常涉及到的标准。企业可以根据产品的特点引用行业外的相关标准。

产品适用及引用标准的审查可以分两步来进行。首先对引用标准的齐全性和适宜性进行审查,也就是在编写产品技术要求时与产品相关的国家、行业标准是否进行了引用,以及引用是否准确。

其次对引用标准的采纳情况进行审查。即,所引用的标准中的条款要求,是否在产品技术要求中进行了实质性的条款引用。这种引用通常采用两种方式,文字表述繁多内容复杂的可以直接引用标准及条文号。

如有新版强制性国家标准、行业标准发布实施,产品性能指标等要求应执行最新版本的国家标准、行业标准。

（六）产品的适用范围/预期用途、禁忌症

通过振动叩击,改善患者肺部血液循环状况、协助排出呼吸道分泌物。

（七）产品的主要风险

振动叩击排痰机的风险管理报告应符合YY/T 0316—2008《医疗器械 风险管理对医疗器械的应用》的有关要求,审查要点包括:

1. 与产品有关的安全性特征判定可参考 YY/T 0316—2008 的附录 C;

2. 危害、可预见的事件序列和危害处境判断可参考 YY/T 0316—2008 附录 E、I;

3. 风险控制的方案与实施、综合剩余风险的可接受性评价及生产和生产后监视相关方法可参考 YY/T 0316—2008 附录 F、G、J;

4. 风险可接收准则,降低风险的措施及采取措施后风险的可接收程度,是否有新的风险产生;

5. 由于叩击头存在与患者直接接触的风险,应当在使用过程中考虑有关生物安全性方面的问题,按照 GB/T 16886.1 中给出的指南和原则,一般在使用过程中叩击头外面要采用无纺布罩等可与患者直接接触布料,或者要求患者身穿病服,不允许叩击头与患者直接接触。

以下依据 YY/T 0316—2008 的附录 E（表E.1）列举了振动叩击排痰机产品的危害因素,提示审查人员从以下方面考虑（见表2）。

表2 危害类型、形成因素及防范控制措施

危害类型		形成因素
能量危害	电磁能	可触及金属、外壳等与带电部分隔离/保护不够,电介质强度不够,可能对使用者造成电击危害
		产品外壳绝缘/隔离不够,可能引起过量漏电流伤害使用者或患者
		抗电磁干扰能力差、特定环境下工作不正常,或干扰其他设备正常工作
	机械能	产品面、角、边粗糙,都可能对使用者或患者造成机械损伤
操作危害	使用错误	日常使用、维护、校准未按规定进行,导致产品偏离正常使用状态
信息危害	不适当的标记	标记缺少或不正确,标记的位置不正确,不能被正确识别,不能永久贴牢和清楚易认等
	不完整的说明书	说明书中对产品性能特征、预期用途、使用限制等描述不规范、不完整,导致产品的非预期或超范围使用
	不适当的操作说明	日常使用、维护、校准规定不明确、不适当

（八）产品技术要求应包括的主要性能指标

产品技术要求的审查是产品主要技术性能指标审查中最重要的环节之一。

振动叩击排痰机主要技术性能指标可以分解为技术性能要求和安全要求两部分。其中有些技术性能要求和安全要求又是相关联的。

产品技术要求中规定的要求部分是否齐全,可以通过对是否具有以下主要内容来进行审评:

1. 振动频率通常应满足以下要求:

a）成人型振动频率:10~60Hz/秒,可允许有一定的正负误差（应明确）。

b）儿童型振动频率:10~30Hz/秒,可允许有一定的正负误差（应明确）。

2. 振幅不得过大,以适用人群普遍能承受为原则,通常不大于7mm。

3. 叩击头要求:根据叩击头的大小、形状、材质等不同,可分为成人型和儿童型等,形状可采取圆形长方形等不同形状,材质可采用橡胶和海绵等安全、具有一定舒适度的材质。

4. 动力头外径尺寸:可根据不同的适用人群采用相适应大小的动力头。

成人型传动动力头直径一般不大于90mm；

儿童型传动动力头直径一般不大于47mm。

5. 传动系统机构

传动系统采用带双层橡胶绝缘保护层的钢制软连接轴组成。

6. 动力系统输出机构

操作过程中叩击头手柄相对传动软轴可以360°自由转动，叩击头一般采用无毒橡胶、工程塑料、聚氨酯塑料泡沫及一次性无纺布组成。

7. 整机安全检验

整机按产品的生产工艺流程装配完成后进行老化试验。

8. 24V安全电压和伺服系统电路设计，使设定振动频率与动力头实际输出振动频率保持一致，无功率衰减。

9. 工作模式

振动叩击排痰机目前有手动模式和多种自动模式。

10. 定时时间：研制生产单位可根据实际情况设定时间档位。

11. 电气安全

应按照GB 9706.1—2007中适用条款的要求执行。

12. 电磁兼容性

应按照YY 0505—2012的要求执行。

13. 环境试验

应按照GB/T 14710—2009的要求执行。

14. 外观

a）表面应整洁，文字、符号和标志清晰，无腐蚀、涂覆层剥落、明显划痕、破损及变形等损伤。

b）紧固件应连接牢靠，功能开关及输出量控机构均应安装准确、调节可靠。

（九）同一注册单元内注册检验代表产品确定原则和实例

同一注册单元内所检验的产品应当能够代表本注册单元内其他产品的安全性和有效性。应考虑功能最齐全、结构最复杂、风险最高的产品。

功能的覆盖按最不利的原则确定，不能覆盖的差异应作检测。

（十）产品生产制造相关要求

产品在生产过程中，电气安全性能指标部分应符合GB 9706.1—2007《医用电气设备 第1部分：安全通用要求》的要求；电磁兼容性指标部分应符合YY 0505—2012《医用电气设备 第1-2部分：安全通用要求 并列标准：电磁兼容 要求和试验》的要求；安全风险性能指标部分应符合YY/T 0316—2008《医疗器械 风险管理对医疗器械的应用》的要求，使产品在用户使用时风险降到最低。

1. 产品生产工艺流程：目前，普遍采用如下工艺流程。

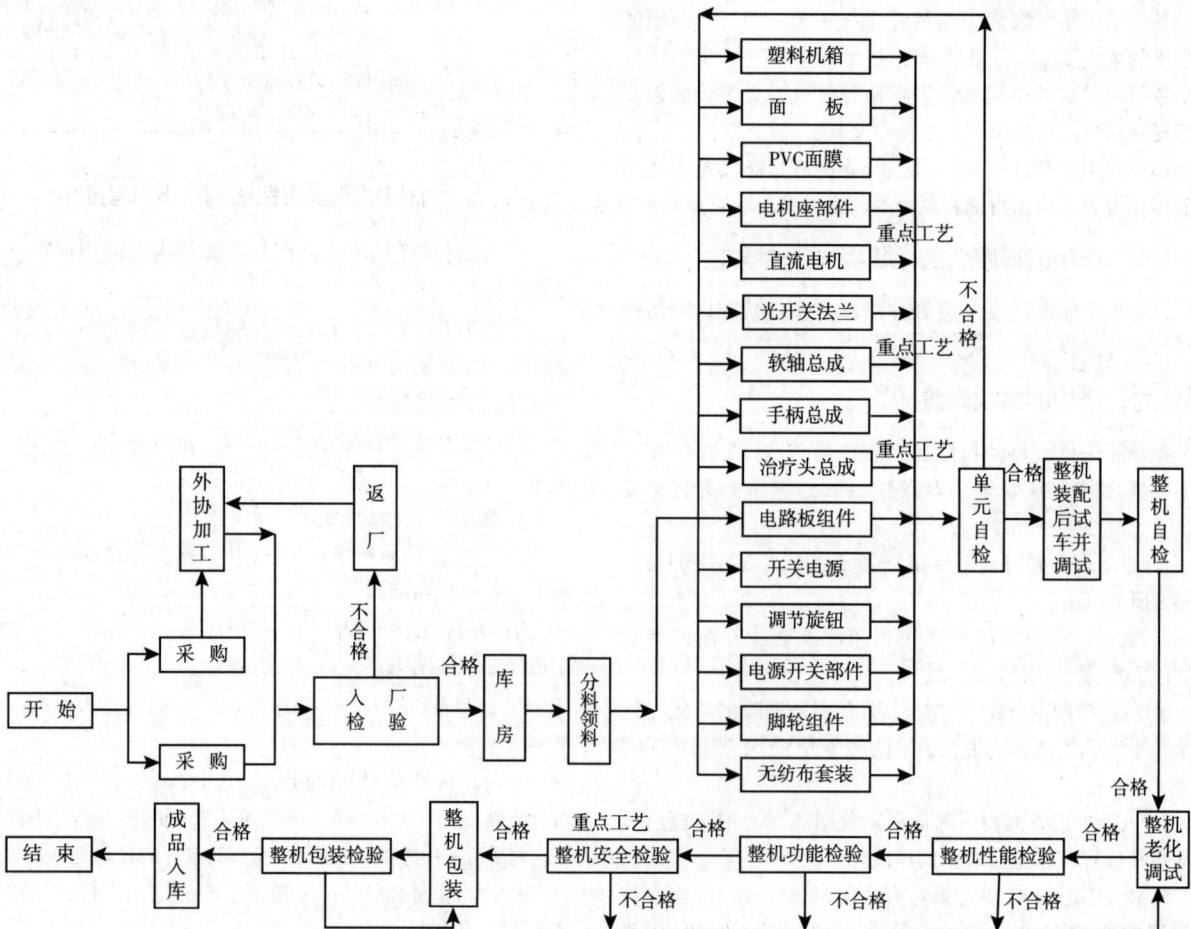

根据企业的实际情况，上述的生产工艺流程可做适当增加或减少、改变，以满足产品的安全有效为最终目的。

2. 产品生产重点工艺：

具体参见"生产工艺流程"中的"重点工艺"项。

3. 产品生产特殊工艺：本产品暂无特殊工艺。

（十一）产品的临床评价细化要求

企业应依据《医疗器械临床评价技术指导原则》（国家食品药品监督管理总局通告 2015 年第 14 号）的要求提交相应临床评价资料。

振动叩击排痰机属于《免于进行临床试验的第二类医疗器械目录》中的产品。企业在申报注册时，应针对本企业的产品从基本原理、结构组成、制造材料（尤其是与人体接触部分的制造材料）、生产工艺、性能要求、安全性评价、符合的国家/行业标准、预期用途等方面，阐述本品适用于国家总局《免于进行临床试验的第二类医疗器械目录》的理由，并通过上述内容的阐述，以证明本产品虽存在差异但不会对产品的安全有效性产生不利影响。

180	振动叩击排痰机	6826	振动叩击排痰机主要由主机、传动软轴和多种叩击头组成，叩击头转速、叩头频率、强度可调、叩击模式、工作时间可调，可有多路输出，可按设计、技术参数、适用对象等不同分为若干型号。通过振动叩击，改善患者肺部血液循环状况、协助排出呼吸道分泌物

（十二）产品的不良事件历史记录

企业在风险分析时应关注同品种医疗器械产品的不良事件历史记录。

建议密切关注，收集相关不良事件的报道。

（十三）产品说明书和标签要求

1. 通用要求

产品的标签和使用说明书应符合《医疗器械说明书和标签管理规定》（国家食品药品监督管理总局令第 6 号）的规定。

2. 标签

2.1 产品名称：

2.2 型号：

2.3 生产日期：

2.4 有效期：

2.5 生产编号：

2.6 产品技术要求/注册证编号：

2.7 生产许可编号：

2.8 输入功率：

2.9 频率：

2.10 电源电压：

2.11 注册人/生产企业：

2.12 住所：

2.13 生产地址：

2.14 电话：

其他内容详见说明书。

3. 使用说明书

3.1 产品名称、型号、规格；

3.2 注册人或者备案人的名称、住所、联系方式及售后服务单位，进口医疗器械还应当载明代理人的名称、住所及联系方式；

3.3 生产企业的名称、住所、生产地址、联系方式及生产许可证编号或者生产备案凭证编号，委托生产的还应当标注受托企业的名称、住所、生产地址、生产许可证编号或者生产备案凭证编号；

3.4 医疗器械注册证编号或者备案凭证编号；

3.5 产品技术要求的编号；

3.6 产品性能、主要结构组成或者成分、适用范围；

3.7 禁忌症、注意事项、警示以及提示的内容；

3.8 安装和使用说明或者图示，由消费者个人自行使用的医疗器械还应当具有安全使用的特别说明；

3.9 产品维护和保养方法，特殊储存、运输条件、方法；

3.10 生产日期，使用期限或者失效日期；

3.11 配件清单，包括配件、附属品、损耗品更换周期以及更换方法的说明等；

3.12 医疗器械标签所用的图形、符号、缩写等内容的解释；

3.13 说明书的编制或者修订日期；

3.14 其他应当标注的内容。

（十四）产品的研究要求

1. 产品性能研究

2. 生物相容性评价研究

3. 灭菌和消毒工艺研究

4. 有效期研究

5. 软件研究（详见《医疗器械软件注册技术审查指导原则》）

6. 其他

三、审查关注点

审查中需重点关注以下几个方面：

（一）产品技术要求

振动叩击排痰机产品技术要求编写的规范性，引用标准的适用性、准确性。"要求"一章的内容是否根据振动叩击排痰机产品特性进行了完整的要求。

（二）产品安全风险分析

产品的主要风险是否已经列举，并通过风险控制措施使产品的安全性在合理可接受的程度之内。

（三）预期用途

振动叩击排痰机产品的预期用途，从医疗器械注册申请表、技术要求、安全风险管理报告、产品使用说明书、临床评价资料等方面阐述的是否一致。

（四）使用说明书

使用说明书中必须告知用户的信息是否完整，整机与关键部件的有效期。

振动叩击排痰机注册技术审查指导原则编制说明

一、指导原则编写目的

本指导原则用于指导和规范第二类产品振动叩击排痰机产品在注册申报过程中审查人员对注册材料的技术审评。

本指导原则旨在让初次接触该类产品的注册审查人员对产品原理、结构、主要性能、预期用途等各个方面有基本了解，同时让技术审查人员在产品注册技术审评时把握基本的尺度，以确保产品的安全、有效。

二、指导原则编写依据

本指导原则编写的依据是：《医疗器械监督管理条例》、《医疗器械注册管理办法》（国家食品药品监督管理总局令第 4 号）、《医疗器械说明书和标签管理规定》（国家食品药品监督管理总局令第 6 号）、《关于发布医疗器械产品技术要求编写指导原则的通告》（国家食品药品监督管理总局通告 2014 年第 9 号）、《关于印发医疗器械检验机构开展医疗器械产品技术要求预评价工作规定的通知》（食药监械管〔2014〕192 号）、《关于印发境内第二类医疗器械注册审批操作规范的通知》（食药监械管〔2014〕209 号）、《关于发布医疗器械临床评价技术指导原则的通告》（国家食品药品监督管理总局通告 2015 年第 14 号）、国家食品药品监督管理部门发布的其他规范性文件等。

本指导原则执行了 GB 9706.1—2007《医用电气设备 第 1 部分：安全通用要求》、YY 0505—2012《医用电气设备 第 1－2 部分：安全通用要求 并列标准：电磁兼容 要求和试验》、GB/T 191—2008《包装储运图示标志》、GB 9969.1—2008《工业产品使用说明书 总则》、GB/T 14710—2009《医用电器环境要求及试验方法》、YY/T 0316—2008《医疗器械 风险管理对医疗器械的应用》、YY/T 0466.1—2009《医疗器械 用于医疗器械标签、标记和提供信息的符号 第 1 部分：通用要求》。

三、指导原则部分内容编写考虑

（一）在产品名称要求中参照《医疗器械分类目录》及相关文件要求，规范了产品命名原则。

（二）产品的结构和组成内容中，给出了振动叩击排痰机典型产品的结构示意图，并简要介绍了振动叩击排痰机的主体结构。

（三）在产品的工作原理中，简单介绍了振动叩击排痰机的工作原理。

（四）因产品为治疗类医疗器械，故本指导原则包含产品作用机理的内容。

（五）产品应适用的相关标准中给出了现行有效的国家标准、行业标准（包括产品标准、基础标准）。

（六）产品的适用范围/预期用途中给出了振动叩击排痰机的适用范围。

（七）产品的主要风险中，参照 YY/T 0316—2008 及其附录 C、E、F、G、I、J 中的相关规定，对振动叩击排痰机的安全性特征，危害、可预见的事件序列和危害处境判断，风险控制的方案与实施，综合剩余风险的可接受性评价及生产和生产后监视相关方法等方面做出了审查基本要求。

（八）产品生产制造相关要求中给出了电气安全性能指标、电磁兼容性指标、安全风险性能指标应符合的相关国家标准及行业标准；给出了生产工艺流程及生产工艺流程中的重点工艺。

（九）产品的主要性能指标中给出了产品需要考虑的各个方面，有些需参照相关的国家标准、行业标准，有些则需要依据企业的技术能力。技术审查指导原则中的相关技术指标都是最合适的。

（十）此类产品的不良事件历史记录主要从国家食品药品监督管理总局、吉林省食品药品监督管理局的不良事件数据库中查找，也征询了相关领域的临床专家，暂未发现不良事件记录，请密切关注不良事件相关报道。

（十一）产品的标签和使用说明书应符合《医疗器械说明书和标签管理规定》（国家食品药品监督管理总局令第 6 号）的规定。

（十二）针对振动叩击排痰机产品特点，在使用说明书中对产品的审查重点进行了说明，如：性能、注意事项、使用、保养、维护、贮存等项目。

四、指导原则编写单位和人员

本指导原则的编写成员由吉林省食品药品监督管理局、吉林省医疗器械检验所、吉林省医疗器械审评中心及相关医疗机构的工作人员及专家，相关专业厂家代表等共同组成。

60 可见光谱治疗仪注册技术审评指导原则

（可见光谱治疗仪注册技术审查指导原则）

本指导原则旨在指导和规范注册申请人对第二类可见光谱治疗仪产品注册申报资料的准备及撰写，同时也为技术审评部门审评注册申报资料提供参考。

本指导原则系对可见光谱治疗仪产品注册技术审查的通用要求，注册申请人应依据具体产品的特性对注册申报材料的内容进行充实细化，还应依据具体产品的特性确定其中的具体内容是否适用，若不适用，需详细阐述其理由及相应的科学依据。

本指导原则是对产品的技术审评人员和注册申请人的指导性文件，但不包括注册审批所涉及的行政事项，亦不作为法规强制执行，如果有能够满足相关法规要求的其他方法，也可以采用，但是需要提供详细的研究资料和验证资料。应在遵循相关法规的前提下使用本指导原则。

本指导原则是在当前认知水平下制订的，随着相关法规和标准的不断完善和科学技术的不断发展，本指导原则相关内容也将进行适时的调整和更新。

一、适用范围

本指导原则适用于《医疗器械分类目录》中第二类物理治疗及康复设备中涉及的光谱辐射治疗仪器。该产品管理类代号为6826。

本指导原则适用于《医疗器械分类目录》中第二类医用激光仪器设备中涉及的弱激光体外治疗仪器。该产品管理类代号为6824。

本指导原则不适用于《医疗器械分类目录》中用于临床体外照射，缓解高脂血症和高粘血症引起的临床症状的第二类半导体激光治疗机。此类产品的技术审评详见《Ⅱ类半导体激光治疗机产品注册技术审查指导原则》。

本指导原则适用于利用波长范围在400nm～760nm的非激光光源和/或不超过3R类的激光光源对人体体表和/或自然腔道进行辐照治疗的可见光谱治疗仪。

本指导原则不适用于利用高能聚焦光束对组织进行切割的可见光谱治疗仪。

本指导原则不适用于对人体血管和在创口内进行辐照治疗的可见光谱治疗仪。

本指导原则不适用于管理分类为第三类的强脉冲光治疗设备、配合光敏剂使用的光动力治疗设备和新生儿高胆红素血症光治疗设备。

二、技术审查要点

（一）产品名称要求

依据《医疗器械分类目录》中"6826物理治疗及康复设备"、"光谱辐射治疗仪器"中的命名并结合该产品治疗用波长范围，建议此类产品采用名称：可见光谱治疗仪，或采用以下命名结构：特征光谱颜色 + 治疗部位 + 治疗仪。

在实际应用中常采用的产品名称有：可见光治疗仪、光照治疗仪、光辐射治疗仪、光子治疗仪、红光治疗仪、蓝光治疗仪等。

（二）产品的结构和组成

1. 产品的结构和组成

产品由主机、光辐射器（如，辐射头、照射枪）、光束传输装置（若适用）、机械调节定位装置（若适用）和防护装置（若适用）组成。

其中主机由光源、电源装置、控制装置和冷却装置（若适用）组成。

2. 组成单元结构/功能描述

2.1 光源

用于将电能或其他能量转化成光能。

2.2 电源装置

用于为主机和附件提供设备运行所必需的电能。

2.3 控制装置

用于控制和调节光能量的输出强度和治疗时间等参数，可采用手持式控制器和/或脚踏开关。

2.4 冷却装置（若适用）

用于对需要控制温度的部件进行冷却。

2.5 光辐射器

含光能辐照出口，用于将光能照射于患处。

2.6 光束传输装置（若适用）

用于传输光源产生的光能，如：光纤。

2.7 机械调节定位装置（若适用）

固定光束传输装置和/或光辐射器的机械位置，用于对特定患处进行治疗。

2.8 防护装置（若适用）

用于对操作者和患者进行有效的防护，如，防护眼镜。

3. 产品的种类划分

按是否与人体接触划分为：接触式与非接触式。

按光源发光原理划分为：激光产品与非激光产品。

按光斑形状划分为：点光源、面光源、线光源、点阵光源。

按结构形式划分：可携带式设备、移动式设备。

在注册证、产品技术要求及说明书中应根据产品具体情况明确本注册单元内各型号/规格产品的结构和组成。

4. 实例（图1~图6）

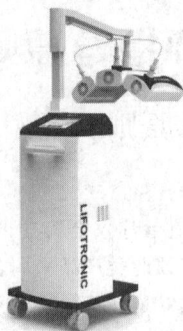

图1 点阵光源可见光谱治疗仪

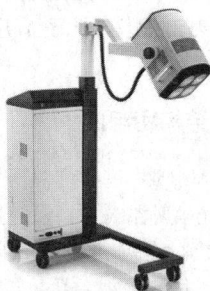

图2 面光源可见光谱治疗仪

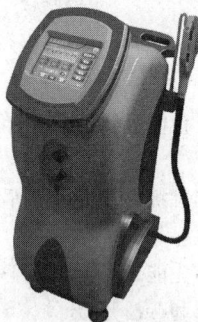

图3 脉冲光谱治疗仪

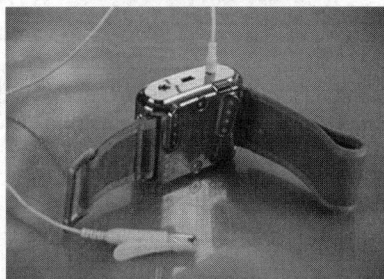

图4 半导体激光光谱治疗仪

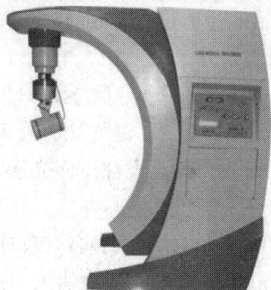

图5 光谱治疗系统（永久性安装）

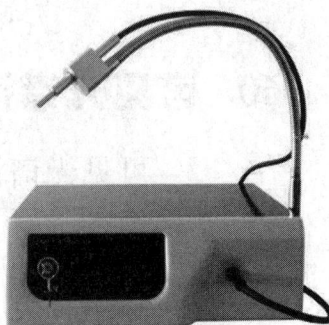

图6 点光源可见光谱治疗仪

（三）产品工作原理/作用机理

1. 工作原理

可见光谱治疗仪通过发光装置将电能转化为用于治疗目的的特定波长的受控光能。

2. 作用机理

可见光谱治疗仪主要利用其与人体组织发生光热作用、光化学作用和/或生物刺激作用，达到治疗或辅助治疗的目的。

2.1 热作用　生物组织在光照射下吸收光能转化为热能，温度升高，这即是热作用。温升将引起生物组织内的热化反应及生物分子变性，对代谢率、血液循环以及神经细胞带来影响，造成热损伤。对于不同的照射时间，生物组织损伤的阈值温度不同。照射时间越短，生物组织能耐受的温度越高。

随着温度的升高，在皮肤与软组织上将由热致温热（38℃~42℃）开始，相继出现红斑、水疱等反应。在临床上，热致温热与红斑被用于理疗。

2.2 光化作用　光化学反应是指生物分子被光激活产生受激原子、分子和自由基，并引起体内一系列化学反应。光照射直接引起机体发生光化反应的作用称为光化作用。

光化学反应可导致酶、氨基酸、蛋白质和核酸等变性失活，分子结构也会有不同程度的变化，从而产生相应的生物效应，如杀菌作用、红斑效应、色素沉着、维生素合成等。根据光化学反应的过程不同可分为光分解、光氧化、光聚合、光敏异构、光敏化间接作用等。

光化学反应的一个最基本规律是特定的光化学反应要特定波长的光子引发。引起光化学反应的光子，其波长范围在350nm~700nm的近紫外和可见光区。生物体各组织（包括正常和异常组织）对不同波长的光有一定的选择性吸收作用。

2.3 生物刺激作用　弱激光又称低功率激光、冷激光，一般指输出的激光功率为毫瓦级的激光。当低功率激光照射生物组织时，它不能破坏组织使组织凝固、汽化、炭化等，不会对生物组织直接造成不可逆的损伤，而是产生机械或热效应，这称为激光生物刺激作用。

生物组织在吸收了弱激光的能量后，其能量状态发生改变，伴随着微弱的热效应和光化学作用刺激组织，通过改善血液循环、促进炎症的消散和吸收，有利于组织再生、加速创面的愈合。

实践表明，辐射的激光能量太低时不会发生刺激作用，太高则会损伤目标组织，只有在大于刺激阈值和小于损伤阈值之间的激光剂量才是引起生物刺激作用所需的能量。多次照射会产生积累效应。

（四）注册单元划分的原则和实例

可见光谱治疗仪的注册单元按《医疗器械注册管理办法》第七十四条的要求"医疗器械注册或者备案单元原则上以产品的技术原理、结构组成、性能指标和适用范围为划分依据"进行划分，并建议从以下几个方面来考虑。

1. 技术原理

不同技术原理的产品应划分为不同的注册单元。例如，激光与非激光应划分为不同注册单元。

2. 结构组成

不同结构组成的产品应划分为不同的注册单元，划分时主要考虑以下因素：

（1）可见光谱治疗仪的结构不同，例如，机械、光学、电气等影响安全的结构存在较大差异；

（2）重要部件有较大差异，例如手持式和立式，应划分为不同注册单元。

3. 适用范围

产品适用范围不同，应划分为不同的注册单元。

注意：同一主机配备不同适用范围的光谱治疗头时，应根据产品实际使用情况并结合风险分析划分注册单元。必要时，可拆分光谱治疗头的组合划分为不同的注册单元。

例如，独立主机的可见光谱治疗仪型号 A 和型号 B，当产品适用范围不同时，型号 A 用于临床体外照射，辅助炎症性皮肤疾病的消炎、镇痛、加速伤口愈合；型号 B 用于自然腔道内照射，辅助缓解过敏性鼻炎引起的鼻塞、流鼻水、打喷嚏等症状，应划分为不同注册单元。

（五）产品适用的相关标准

下列标准（表1）可以应用于本文件。凡是注日期的标准，仅注日期的版本适用于本文件。凡是不注日期的标准，其最新版本（包括所有的修改单）适用于本文件。

表1 相关产品标准

标准号	标准名称
GB/T 191—2008	《包装储运图示标志》
GB 7247.1—2012	《激光产品的安全 第 1 部分：设备分类、要求》
GB/T 7247.13—2013	《激光产品的安全 第 13 部分：激光产品的分类测量》
GB 7247.14—2012	《激光产品的安全 第 14 部分：用户指南》
GB 9706.1—2007	《医用电气设备 第 1 部分：安全通用要求》
GB 9706.15—2008	《医用电气设备 第 1 - 1 部分：安全通用要求 并列标准：医用电气系统安全要求》
GB/T 13863—2011	《激光辐射功率和功率不稳定度测试方法》

续表

标准号	标准名称
GB/T 14710—2009	《医用电器环境要求及试验方法》
GB/T 16886.1—2011	《医疗器械生物学评价 第 1 部分：风险管理过程中的评价与试验》
GB/T 16886.5—2003	《医疗器械生物学评价 第 5 部分：体外细胞毒性试验》
GB/T 16886.10—2005	《医疗器械生物学评价 第 10 部分：刺激与迟发型超敏反应试验》
YY/T 0316—2008	《医疗器械 风险管理对医疗器械的应用》
YY 0505—2012	《医用电气设备 第 1 - 2 部分：安全通用要求 并列标准：电磁兼容 要求和试验》
GB 4824—2013	《工业、科学和医疗（ISM）射频设备 骚扰特性 限值和测量方法》
YY 0709—2009	《医用电气设备 第 1 - 8 部分：安全通用要求 并列标准：通用要求，医用电气设备和医用电气系统中报警系统的测试和指南》（若适用）
YY/T 0757—2009	《人体安全使用激光束的指南》
YY/T 0758—2009	《治疗用激光光纤通用要求》
YY 91057—1999	《医用脚踏开关通用技术条件》（若适用）
IEC 60601 - 2 - 57：2011	medical electrical equipment part 2 - 57: particular requirements for the basic safety and essential performance of non - laser light source equipment intended for therapeutic, diagnostic, monitoring and cosmetic/aesthetic use

上述标准包括了产品技术要求中经常涉及到的通用标准和方法标准。有的注册申请人还会根据产品的特点引用一些行业外的标准和一些较为特殊的标准。

产品引用标准的审查可以分两步来进行。首先对引用标准的齐全性、适宜性和准确性来进行审查。此时，应注意标准编号、标准名称是否完整规范，年代号是否有效。

其次是对引用标准的采纳情况进行审查。即所引用的标准中适用的条款要求是否在产品技术要求中进行了实质性的条款引用。这种引用通常采用两种方式，文字表述繁多内容复杂的可以直接引用标准及条文号，文字比较简单的可以直接引述具体要求。

若有新版的强制性国家标准和行业标准发布实施，产品的性能指标要求应执行最新版本国家标准、行业标准的要求。

（六）产品的适用范围/预期用途、禁忌症

可见光谱治疗仪产品的适用范围应体现临床适应症和作用范围，该产品的适用范围一般限定于以下方面：

1. 辅助炎症性皮肤疾病的消炎、镇痛、加速伤口愈合；

2. 缓解肌肉疲劳、肌肉萎缩；

3. 治疗色素性病变、浅表血管性病变、疱疹、痤疮、疤痕；

4. 促进运动神经功能康复；

5. 辅助缓解过敏性鼻炎引起的鼻塞、流鼻水、打喷嚏

等症状。

禁忌症：

急性感染性炎症早期、生殖器官良性及恶性肿瘤、急性传染病、严重心、肝、肾疾病、感染发烧、凝血机制不全、活动性肺结核、闭塞性脉管炎、重症心血管疾患者、光敏性疾病［如红斑狼疮、日光性皮炎、内服或外服用光敏药者（光敏治疗除外）、使用光敏性蔬菜、植物者］、着色性皮干症、中毒伴发烧、发疹的传染病者、急性肿瘤、有疤痕疙瘩病史者、局部或全身的炎症、免疫系统缺陷、血凝不正常、正在使用阿司匹林或抗氧化剂患者、心理不健康患者、孕妇、近期口服异维A酸者等。

（七）产品的主要风险

1. 产品的风险管理报告应符合《医疗器械 风险管理对医疗器械的应用》（YY/T 0316—2008）的有关要求，判断与产品有关的危害，估计和评价相关风险，控制这些风险并监视控制的有效性。注册申请人提供注册产品的风险管理报告应扼要说明：

（1）在产品的研制阶段，已对其有关可能的危害及产生的风险进行了估计和评价，并有针对性地实施了降低风险的技术和管理方面的措施。

（2）在产品性能测试中部分验证了这些措施的有效性，达到了通用和相应专用标准的要求。

（3）对所有剩余风险进行了评价。

（4）全部达到可接受的水平。

（5）对产品的安全性的承诺。

2. 风险管理报告的内容至少包括：

（1）产品的风险管理组织。

（2）产品的组成及适用范围。

（3）风险报告编制的依据。

（4）产品与安全性有关的特征的判定。

注册申请人应按照《医疗器械 风险管理对医疗器械的应用》（YY/T 0316—2008）附录C的34条提示，对照产品的实际情况作出针对性的简明描述。

注意：产品如存在34条提示以外的可能影响安全性的特征，也应作出说明。

（5）对产品的可能危害、可预见事件序列和危害处境的判定。

注册申请人应根据自身产品特点，根据YY/T 0316—2008附录E、I的提示，对危害、可预见事件序列、危害处境及可导致的损害作出判定。

（6）风险可接受准则：降低风险的措施及采取措施后风险的可接受程度，是否有新的风险产生。

（7）风险控制的方案与实施、综合剩余风险的可接受性评价及生产和生产后监视的相关方法，可参考YY/T 0316—2008的附录F、G、J。

表2 产品主要初始危害因素

通用类别	初始事件和环境示例
不完整的要求	设计参数的不恰当规范：可触及金属部分、外壳、应用部分等与带电部分隔离/保护设计缺陷，电气绝缘强度低，导致对电击危险防护不够，可能对使用者或患者造成电击危害；设备插头剩余电压过高；便携式提拎装置不牢固，设备脚轮锁定不良，移动式设备稳定性差，机械调节系统支撑件强度不足，设备面、角、边粗糙，对使用者造成机械损伤；电磁兼容性不符合要求，导致设备基本性能降低或干扰其他设备的正常工作；受潮防护能力不足，冷却系统管道漏液、堵塞和设备进水，导致电击危害。 性能参数不恰当规范：辐照强度、辐照均匀性、辐照不稳定度、辐照强度指示误差较大或不受控导致无治疗效果或引起烧伤、灼伤。 光学系统的光路失效：光损增大；杂散辐射。 与人体直接接触部件材料的生物安全性问题。 服务中的要求不恰当规范：使用说明书未对设备正确使用的内容和执行方式、设备的维护、保养方式、方法、频次进行说明，导致设备不能正常使用
不完整的要求	元器件、附件或组件功能失效：光源输出异常（辐照强度增加或减小）、控制装置故障，导致设备无法按设定参数正常工作，安全性能出现隐患。 寿命的结束：设备/附件的使用寿命和贮藏寿命导致设备/附件超期非正常使用、器件松动，致使稳定性等性能指标降低，安全性能出现隐患。 适应症、禁忌症的缺失对医护人员的告诫不够导致患者受伤
制造过程	制造过程更改的控制不充分：控制程序修改未经验证，导致设备性能参数指标和机械定位不符合标准要求。 制造过程的控制不充分：生产过程关键工序控制点未进行监测，导致部件或整机不合格。 供方的控制不充分：外购、外协件供方选择不当，外购、外协件未进行有效进货检验，导致不合格外购、外协件投入生产
运输和贮藏	不恰当的包装：产品防护不当导致设备运输过程中损坏。 不适当的环境条件：在超出设备规定的贮藏环境（温度、湿度、大气压力）贮藏设备，导致设备不能正常工作
环境因素	物理学的（如热、压力、时间）：过热/冷环境可能导致设备不能正常工作。 电磁场（如对电磁干扰的敏感度）：抗电磁干扰能力差，特定环境设备工作不正常；A类设备在B类设备的环境中使用会对公共电网产生影响，干扰公共电网中其他用电设备的正常运行。 不适当的能量供应：设备的供电电压不稳定，导致设备不能正常工作或损坏、输出参数不准确

通用类别	初始事件和环境示例
清洁、消毒和灭菌	未对清洗、消毒或灭菌过程进行确认或确认程序不规范
处置和废弃	没提供信息或提供信息不充分；未在使用说明书中未对设备的废弃处置进行提示性说明
材料	生物相容性：与人体接触的光辐射器等部件材料选择不当可致过敏等反应
人为因素	设计缺陷引发可能的使用错误。 易混淆的或缺少使用说明书：如缺少详细的使用方法、缺少必要的技术参数、缺少必要的警告说明、缺少必要的电路图和元器件清单、缺少运输和贮存环境条件的限制；未提供关于治疗人体不同部位的照射时间和安全照射距离的说明；未提供对于其接受治疗部位热敏感性差的患者必须在医生指导下进行的警告；设备在故障状态（如变压器过载、断开保护接地线、设备的元器件出现故障）下运行可产生危险警示不足； 使用前未检查设备工作状态；操作说明过于复杂，不易懂； 未说明如何正确维护、保养设备/附件。 清洗、消毒或灭菌程序不明确或不清晰。 设置参数或其他信息的显示不明确或不清晰，设置参数未标示单位或标示了错误的单位。 光的有害辐射，人员防护问题不明确或不清晰。 光辐射引起的热效应的警告不明确或不清晰。 输出强度不准确。 由缺乏技术的/未经培训的人员使用：使用者/操作者未经培训或培训不足，不能正确使用和维护、保养设备
失效模式	由于控制模块失效无法使用

表3　部分危害、可预见的事件序列、危害处境和可发生的损害之间的关系

危害	可预见的事件序列	危害处境	损害
电磁能（电磁干扰）	使用环境内其他设备对可见光谱治疗仪电磁干扰导致电气设备非控制启动或输出参数（如光辐射强度、治疗时间）非预期增加	设备输出强度意外增加。治疗时间意外增加	灼伤患者
电能	出厂产品质量控制不严	应用部分漏电流超过标准要求；绝缘失效	使用者电击损伤、死亡
光生物学危害	防护装置缺失；非正常程序操作	光的有害辐射光辐射引起的热效应的	伤害患者、操作者
机械力伤害	机械调节装置、定位装置松动	定位失效；光辐射器支撑失效跌落	患者机械损伤
运动部件（底座解锁脚踏开关位置不合理）	意外的踩踏；地板刹车锁定装置解锁	设备非预期性移动	操作者操作失误导致患者损伤、病情加重
功能的丧失或损坏	光源输出不稳定；光路控制失效；控制电路失效；冷却系统故障	过热危险设备输出强度意外增加	灼伤患者；损坏设备
不完整的使用说明书	使用说明书未对部件/附件使用作出详细说明；使用说明书未对部件/附件安装作出说明；使用说明书未对消毒、灭菌程序作出详细说明；错误的附件安装说明；未提供关于治疗人体不同部位的照射时间和安全照射距离的说明；未提供对于其接受治疗部位热敏感性差的患者必须在医生指导下进行的警告	设备不能正常工作；错误操作	损坏设备、使用者电击危险、伤害患者

续表

危害	可预见的事件序列	危害处境	损害
不完整的标识	无眼睛防护标志； 无激光类别标志； 无防止过热灼伤的标志； 无小心倾倒烫伤的标志	无佩戴防护眼镜意识； 无安全使用意识	对患者或操作者的眼睛等部位造成永久性伤害
生物相容性	预期与人体接触（体表和/或自然腔道）的部分未进行生物学评价	具有细胞毒性； 致敏； 刺激	患者出现器官衰竭、皮肤过敏反应

表2、表3依据YY/T 0316—2008的附录E提示性列举了可见光谱治疗仪可能存在危害的初始事件和环境，示例性地给出了危害、可预见的事件序列、危害处境和可发生的损害之间的关系，给审查人员予以提示、参考。

由于可见光谱治疗仪的原理、功能和结构的差异，本章给出的风险要素及其示例是常见的而不是全部的。上述部分只是风险管理过程的组成部分，不是风险管理的全部。注册申请人应按照YY/T 0316—2008中规定的过程和方法，在产品整个生命周期内建立、形成文件和保持一个持续的过程，用以判定与医疗器械有关的危害、估计和评价相关的风险、控制这些风险并监视上述控制的有效性，以充分保证产品的安全和有效。

（八）产品技术要求应包括的主要性能指标

产品性能指标的审查是产品技术要求审查中最重要的环节之一。

可见光谱治疗仪产品涉及的波长范围较宽，不同的产品其参数根据设计要求会有所区别。因此，本指导原则罗列了此类产品可能涉及的重要性能参数，注册申请人可根据自身产品的技术特点制定性能指标的具体要求。若产品具有其他部件或功能，应符合相应国家标准和行业标准要求。例如：脚踏开关应符合YY 91057—1999标准要求、光纤应符合YY/T 0758—2009标准要求、报警功能应符合YY 0709—2009标准要求。

可见光谱治疗仪主要性能指标可以分解为功能性指标、安全指标和质量控制相关指标。

1. 工作条件

1.1 正常工作环境条件（包括环境温度、相对湿度、大气压力）。

1.2 网电源供电设备的电源电压（或电源电压适用范围）、频率、电压波动。

1.3 室内使用条件要求。

2. 质量控制指标

注：推荐试验方法见"（十）产品的检测要求"中"1. 推荐试验方法"。

2.1 辐照强度

产品技术要求中应给出辐照强度、辐照强度与设定值的误差要求。

注：根据产品特征选取辐照强度参数，如光功率、光

功率密度、光能量和光能量密度。

2.2 波长

2.2.1 应公布治疗仪中各光源的有效波长范围；或

2.2.2 应公布治疗仪中各光源的峰值波长及其误差，误差应符合生产企业的规定。

2.3 辐照不稳定度 $\Delta p1$

辐照不稳定度 $\Delta p1$ 应符合生产企业的规定。

2.4 辐照强度指示误差

带辐照强度指示功能的治疗仪，指示误差应符合生产企业的规定。

2.5 工作噪声

治疗仪正常工作噪声应不大于65dB（A）。

2.6 定时误差（若适用）

治疗仪如配备可调定时器，当达到预定工作时间后，治疗仪应立即停止工作，定时器准确度误差应符合生产企业的规定。

2.7 闪烁

在正常工作状态下，光辐射器输出光应不会出现肉眼可察觉的非功能性的闪烁现象。

2.8 超温

2.8.1 在标称的照射时间范围内，辐照自然腔道（自然腔道内的初始温度为37℃）的光辐射器的表面温度不应超过43℃。

2.8.2 与患者皮肤表面接触的光辐射器的表面温度不应超过60℃。

2.8.3 应规定非接触式的光辐射输出窗口的最高温度限值，且非接触式的光辐射输出窗口的表面温度超过60℃时，应有警告标志并标注在设备的明显位置上，使在操作位置上视力正常者能看清。

2.9 外观和结构

2.9.1 治疗仪外观应整洁，色泽均匀，无伤痕、划痕、裂纹等缺陷，面板上的文字和标志应清晰可见。

2.9.2 治疗仪紧固件应安装牢固，无松动；调节机构定位可靠。

3. 功能性指标

温度监测与超温保护

治疗仪如具有对有效辐照面温度的监测功能，应公布温度监测范围，测温准确度应符合生产企业的规定。

治疗仪如具有超温保护功能，当有效辐照面的温度超

过标称的温度保护限值时，治疗仪应能立刻停止光辐射输出且不可自行恢复。

4. 安全指标

4.1 环境试验

按照 GB/T 14710—2009 的要求进行试验。

4.2 安全要求

4.2.1 医用电气设备应符合 GB 9706.1—2007 和 IEC 60601-2-57：2011 转换的国家标准/行业标准的要求。

4.2.2 医用电气系统应符合 GB 9706.15—2008 的要求。

4.2.3 配备激光光源的治疗仪应符合 GB 7247.1 的要求。

4.3 电磁兼容性

4.3.1 应符合 YY 0505—2012 中规定的要求。

应根据产品特征和使用环境按 GB 4824—2013 进行分组和分类

4.3.2 基本性能

适用时应在产品技术要求中规定电磁兼容性试验相关的基本性能及其试验方法。

应在随机文件中说明基本性能，建议至少规定辐照强度、输出均匀性和闪烁为可见光谱治疗仪的基本性能。

4.3.3 电磁兼容性试验要求

对于包含多种功能的可见光谱治疗仪，YY 0505—2012 适用于每种功能和通道。

4.3.4 工作模式

试验时可见光谱治疗仪应在能产生最大骚扰和/或最大功率的状态下运行。

4.3.5 符合性准则

在 YY 0505—2012 中 36.202 规定的试验条件下，设备或系统应能提供基本性能并保持安全，不允许 YY 0505—2012 中 36.202.1j）所列与基本性能和安全有关的性能降低。

5. 应用部分的判定

5.1 接触式：与患者接触的部件应作为应用部分。

5.2 非接触式：建议光辐射器作为应用部分。

（九）同一注册单元内注册检验代表产品确定原则和实例

1. 典型产品应是同一注册单元内能够代表本单元内其他产品安全性和有效性的产品。

2. 建议考虑功能最齐全、结构最复杂、风险最高的产品。

3. 注册单元内各种产品的主要结构及组成、性能指标不能被某一产品全部涵盖时，则应选择涵盖结构及组成、性能指标最多的产品作为典型产品，同时还应考虑其他产品中未被典型产品所涵盖的性能指标，并应对差异部分及由差异部分引起的其他相关安全性和有效性变化的部分进行注册补充检测。

如某注册申请人申请注册的可见光谱治疗仪的产品两种型号的主机部分相同，分别配备红光和蓝光两种辐射器，且其两种型号产品的主要性能指标一致，可作为同一注册单元；建议输入功率较大者作为典型产品，对未作为典型产品的另一型号产品的差异性性能和/或安全要求，如波长等应进行注册补充检验。

由于影响电磁兼容性试验结果的不确定因素较多，电磁兼容性试验中的典型产品应根据产品的实际设计情况进行确认。

（十）产品生产制造相关要求

1. 应当明确产品生产工艺过程

工艺过程可采用流程图的形式，并说明其每道工序的操作说明及接收和放行标准，同时对过程控制要点进行详细说明。

2. 生产场地

应详细说明产品生产场地地址、生产工艺布局、生产环境要求及周边情况。有多个研制、生产场地，应当概述每个研制、生产场地的实际情况。

（十一）产品的临床评价细化要求

1. 可见光谱治疗仪未列入《国家食品药品监督管理总局关于发布免于进行临床试验的第二类医疗器械目录的通告》（2014 年第 12 号）中，不可豁免临床试验，审评时应要求注册申请人依据《国家食品药品监督管理总局关于发布医疗器械临床评价技术指导原则的通告》（2015 年第 14 号）提交临床评价资料。

若是通过同品种医疗器械临床试验或临床使用获得的数据进行分析评价，需按《国家食品药品监督管理总局关于发布医疗器械临床评价技术指导原则的通告》（2015 年第 14 号）要求，提供相关能证明该医疗器械安全、有效的资料。

若需进行临床试验的，应当按照《医疗器械临床试验质量管理规范》的要求开展，注册申请人在注册申报时，应当提交临床试验方案和临床试验报告。

2. 可见光谱治疗仪的临床试验方案和报告审查关注点

2.1 临床病例数确定的原则

确定临床试验例数就是计算试验的样本量的大小。无限制地增长样本含量会使试验的规模过大，会导致人、物力和时间的浪费；很难控制试验条件；样本量不充分，没能达到所要求的检验效能，使已经存在的差别不能显示出来，出现了非真实性的阴性结果。

考虑失访和脱离病例等其他因素的影响，临床实际的病例数应在计算样本量的基础上至少增加10%。

具体审查时，要看临床试验方案中病例数确定的理由是否充分合理。确定的病例数是否满足要验证的适应症的要求。

2.2 试验设计方法

可见光谱治疗仪的临床试验设计多采用平行对照设计，即设立对照组，试验组和对照组同时进行临床研究。对照组可采用已上市的具有合法资质的同类产品进行治疗或者采用公认的传统治疗方法。试验中受试对象的选择应是随机的，盲法可根据具体情况设置。有时也可以采用自身对照。

2.3 临床评价标准

2.3.1 有效性评价标准

由于可见光谱治疗仪适用范围较多，每种适用范围对应的临床有效性评价标准应以临床医生意见为指导意见。

患者临床症状观察项目：

建议在评价可见光谱治疗仪对于患者临床症状的改善时，在条件许可情况下应以治疗前后病患处照片比对作为评价依据，将治疗效果分级量化，例如，分为有效和无效等。

2.3.2 安全性评价标准

患者使用安全评价指标为：治疗部位的局部反应，是否有红、肿、热、痛、出血等；全身反应，是否有血压升高、失眠等。

可见光谱治疗仪使用安全评价指标为：光学、电气和生物安全性能、器械自身以及与配套器械的操作性能、产品结构和功能设计是否满足临床需要、超温风险、应用部分的消毒、灭菌后产品上述性能是否变化等方面内容。

2.4 临床试验结果

分别对试验组和对照组的数据进行汇总，并按照方案规定的统计学方法及评价方法进行统计分析（包括自身和组间分析），给出分析结果。必要时提供试验数据统计分析报告和患者治疗前后照片附件。

2.5 临床试验效果分析

临床研究者应根据试验结果和统计结果进行分析，对统计分析结果作出临床意义的解释。

2.6 临床试验结论

临床研究者应根据临床试验数据结果、效果分析得出结论。临床结论应客观、科学、公正，在试验结果中有据可查。

2.7 禁忌症

根据临床试验结果和结论确定相应的适应症、适用范围。禁忌症和注意事项是临床研究者在试验中发现或预见的问题，提醒申报者不断改进。

以下为部分禁忌症举例说明，但不仅限于以下禁忌症，临床试验对禁忌症的判定应以临床医生意见为指导意见。

部分禁忌症如下：

急性感染性炎症早期、生殖器官良性及恶性肿瘤、急性传染病、严重心、肝、肾疾病、感染发烧、凝血机制不全、活动性肺结核、闭塞性脉管炎、重症心血管疾患者、光敏性疾病［如红斑狼疮、日光性皮炎、内服或外服用光敏药者（光敏治疗除外）、使用光敏性蔬菜、植物者］、着色性皮干症、中毒伴发烧、发疹的传染病者、急性肿瘤、有疤痕疙瘩病史者、局部或全身的炎症、免疫系统缺陷、血凝不正常、正在使用阿司匹林或抗氧化剂患者、心理不健康患者、孕妇、近期口服异维A酸者等。

（十二）产品的不良事件历史记录

据国家食品药品监督管理总局药品评价中心提供的信息，自2010年1月1日至2015年4月30日，可见光谱治疗仪不良事件报告231例，不良事件涉及产品类型见表4，不良事件原因分析见表5。

表4 不良事件涉及产品类型一览表

序号	产品名称	不良事件报告情况（例）
1	光子治疗仪	85
2	红光治疗仪	103
3	蓝光治疗仪	9
4	红蓝光治疗仪	3
5	光能生物治疗仪	1
6	LED光波治疗仪	6
7	LED光动力治疗仪	24

表5 不良事件及原因分析一览表

事件序列	故障原因	损害
电气安全	治疗头镜片老化	使用者电击损伤
光生物学危害	对禁忌症重视程度不足	患者人身伤害：皮肤表面温度迅速上升，出现干燥、（潮）红、瘙痒、肿痛、充血、流血、灼热、灼痛并伴有烧焦味；色素沉着；出现少量水泡；头晕；胸闷；脱发；局部胀痛；过敏反应；皮疹；呕吐；情绪烦躁、心慌
光学系统	实际输出能量与设定能量不一致；眼部未采取防护措施	患者人身伤害：烧伤；眼部发红、刺痛、干涩不适、视力暂时下降或失明
器件故障	支撑杆螺丝断裂；治疗头调节机构劳损，不能灵活调节、升降和固定；治疗头脱落、下滑；治疗头支架连接线接头破裂；开关按键故障；应急按钮断裂；定时器失灵；触摸屏失灵；黑屏；灯管损坏；LED灯不亮或者闪烁；亮度不能调节；灯罩脱落；无输出；开机失灵；设备出现断续工作现象；设备发出异响；电路板插头损坏；制冷风扇停止工作；轮子断裂	无法正常工作、存在电气安全隐患，造成患者人身伤害
软件	设备报错并退出主界面	无法正常工作

续表

事件序列	故障原因	损害
设计缺陷	噪声大；治疗头超温；照射时间过长无警报；灯头过重而下角四轮间距小；可升降治疗头将缠绕的电源线拉断	超温烫伤危害；倾倒危害；电气安全隐患
其他	运输过程中外形损坏	电气安全隐患

（十三）产品说明书和标签要求

1. 产品说明书

产品说明书一般包括使用说明书和技术说明书，两者可合并。产品说明书和标签应当符合《医疗器械说明书和标签管理规定》（国家食品药品监督管理总局令第 6 号）和 GB 9706.1、GB 9706.15（若适用）、GB 7247.1（若适用）、YY 0505—2012 的规定。

医疗器械说明书和标签的内容应当真实、完整、准确、科学，并与产品特性相一致。医疗器械标签的内容应当与说明书有关内容相符。医疗器械说明书和标签文字内容必须使用中文，可以附加其他文种。中文的使用应当符合国家通用的语言文字规范。医疗器械说明书和标签的文字、符号、图形、表格、数字、照片和图片等应当准确、清晰、规范。

1.1 说明书的内容

使用说明书内容一般应包括《医疗器械说明书和标签管理规定》中第十条规定的内容。

使用说明书还应包括 GB 9706.1—2007 中 6.8.1 和 6.8.2 的内容。

技术说明书内容一般包括概述、组成、原理、技术参数、规格型号、图示标记说明、系统配置、外形图、结构图、控制面板图，必要的电气原理图及表等。

技术说明书还应包括 GB 9706.1—2007 中 6.8.3 的内容。

1.2 使用说明书审查一般关注点

1.2.1 产品名称、型号、规格、主要结构、性能与组成应与产品技术要求内容一致；产品的适用范围应与注册申请表、产品技术要求及临床试验资料（若有）一致。

1.2.2 生产企业名称、注册地址、生产地址、联系方式及售后服务单位应真实并与"医疗器械生产许可证"、"企业法人营业执照"一致；"医疗器械生产许可证"编号、医疗器械注册证编号、产品技术要求编号位置应预留。

1.3 使用说明书审查重点关注点

1.3.1 工作条件限制

应提醒注意由于电气安装不合适而造成的危险；

适应症及禁忌症；

治疗过程中的危险及注意事项；

可见光谱治疗仪与其他设备间潜在的电磁干扰或其他干扰的相关信息，以及有关避免这些干扰的建议。

1.3.2 产品结构及其工作原理

审查产品的适用范围和主要功能结构是否明确；

所有配件、附件的名称和型号是否准确、完整。

1.3.3 产品的性能指标

审查产品性能指标是否被产品技术要求所涵盖；

主要性能及参数是否准确、完整。

1.3.4 安装及调试

审查产品安装及调试的负责方是否明确（即是否上门安装调试）；

需要用户自行安装部分（如可拆卸配件）的安装、调试方法及其注意事项是否明确；

长期停用后的使用前检查和检修程序是否准确、合理；

熔断器及其他可更换部件和附件的更换方法。

1.3.5 可靠工作所需必要内容的说明

审查使用前的检查和准备程序是否详细、准确；

运行过程中的操作程序、方法及注意事项；

对操作者的培训要求等。

1.3.6 保养及维护

审查是否明确了日常保养及维护的方法和周期；

应提供光源使用寿命的相关信息以及如何更换光源的方法。

1.3.7 安全注意事项

审查是否明确异常情况下的紧急处理措施；

特殊情况下（停电、意外移动等）的注意事项；

可能出现的误操作及误操作可能造成的伤害；

如使用其他配件或材料会降低最低安全性、有效性，对被认可的附件、可更换的部件和材料加以说明；

安全使用期限；与主机安全使用期限不一致的配件的使用期限。

1.3.8 对可见光谱治疗仪所用的图形、符号、缩写等内容的解释，如：所有的电击防护分类、警告性说明和警告性符号的解释，特别是操作及控制部件附近特殊符号的说明。

1.3.9 故障的分析与排除

审查可能出现的故障及对故障原因的分析，特别是使用中如果发生异常声响、操作失灵等故障情况。

明确需要生产单位排除的故障和使用者排除的故障。

需要使用者排除的故障的排除方法等。

1.4 说明书的特殊要求

1.4.1 使用说明书中应告诫非预期用于眼部治疗时对眼睛采取的防护措施。

1.4.2 使用说明书中应提供关于人体不同部位的照射时间、安全照射距离、有效辐照面以及照射时间和照射强度关联性的说明。

1.4.3 技术说明书中应包括光源的使用寿命、可由用户更换的光源的规格型号和更换方法。

2. 标签、标记和提供信息的符号

2.1 标识特殊要求

2.1.1 非预期用于眼部治疗时，应有对眼睛的防护标识。

2.1.2 按激光分类的光源应按 GB 7247.1 的要求进行标识。

2.1.3 如有操作不当会对患者造成过热灼伤的危险，治疗仪应具有防止过热灼伤的标志，并标注在光辐射器或其附近的明显位置上。

2.2 参照标准 GB/T 191 进行审查，说明书上应有相关标志的图示说明。

（十四）产品的研究要求

1. 产品性能研究

应当提供产品性能研究资料以及产品技术要求的研究和编制说明，包括功能性、安全性指标以及与质量控制相关的其他指标的确定依据，所采用的标准或方法、采用的原因及理论基础。

2. 生物相容性评价研究

应对产品中与患者直接或间接接触的材料（例如光辐射器）的生物相容性进行评价。生物相容性评价根据《医疗器械生物学评价 第1部分：评价与试验》（GB/T 16886.1—2011）的标准进行。生物学评价过程中应当注重运用已有信息（包括材料、文献资料、体外和体内试验数据、临床经验）。当需要进行生物学试验时，应当由国家食品药品监督管理总局认可的、并具有相应生物学试验资质的医疗器械检测机构进行。

生物相容性评价研究资料应当包括：

（1）生物相容性评价的依据和方法。进入人体自然腔道的应用部分应考虑皮内反应。

（2）产品所用材料的描述及与人体接触的性质。

（3）实施或豁免生物学试验的理由和论证。

（4）对于现有数据或试验结果的评价。

3. 灭菌/消毒工艺研究

终端用户灭菌/消毒：应当明确推荐的消毒工艺（方法和参数）以及所推荐消毒方法确定的依据。

4. 产品有效期和包装研究

（1）有效期的确定：应当提供产品有效期的验证报告。

（2）应当提供光源等有限次使用部件（若适用）的使用次数验证资料。

（3）包装及包装完整性：在宣称的有效期内以及运输储存条件下，保持包装完整性的依据。

5. 软件研究

参见《医疗器械软件注册申报资料指导原则》的相关要求。

三、审查关注点

（一）审查产品名称时应注意产品名称中不应包含产品型号、规格，如：XXXX 型可见光谱治疗仪。

（二）审查产品技术要求时应注意性能指标和检验方法是否执行了 GB 9706.1、GB 9706.15（若适用）、GB 7247.1（若适用）、YY 0505—2012、YY 0709—2009（若适用）的要求，是否引用了适用的强制性标准和推荐性标准。

（三）说明书中产品的适用范围是否明确，与临床试验结果是否相符；必须告知用户的信息和注意事项是否准确、完整，外部标识是否符合相关的要求。

（四）注册单元的划分应关注产品的结构组成和适用范围。

（五）此类产品的不良事件较多，应特别注意产品的主要风险是否列出，并通过风险控制措施使产品的剩余风险在合理可接受的程度之内。

附：推荐试验方法

附　推荐试验方法

暂无行业标准时，建议采用下面的试验方法。

一、辐照强度

方法一

点光源：设备至少在最小输出设定、最大输出设定下启动输出，在有效辐照面内测试辐照强度，计算与设定值的误差。

线光源：设备至少在最小输出设定、最大输出设定下启动输出，在有效辐照面内均匀选择至少 3 点测试辐照强度，取算术平均值后，计算与设定值的误差。

面光源、点阵光源：设备至少在最小输出设定、最大输出设定下启动输出，在有效辐照面内分别测量均匀分布点（至少 9 点）处的辐照强度，取算术平均值后，计算与设定值的误差。

注：有效辐照面应给出标称值。

方法二

采用积分球测试辐照强度。

二、波长

使用光谱测试仪进行检测。

三、辐照不稳定度 $\Delta p1$

1. 连续输出：任选一测试点后固定测试探头。开机预热后每隔一段时间 t 测量 1 个数据，连续测量 10 次，按公式（1）计算不稳定度 $\Delta p1$。

t：当连续工作时间不超过 30min 时，时间间隔为最长连续工作时间/10；或，当连续工作时间超过 30min 时，时间间隔为 3min。

2. 间歇输出：任选一测试点后固定测试探头。开机预热后测量单次输出时的辐照强度，测量 10 次，按公式（1）计算不稳定度 $\Delta p1$。

$$\Delta p1 = 2 \times \sqrt{\frac{\sum_{i=1}^{n}(Pi - \bar{P})^2}{(n-1)(\bar{P})^2}} \times 100\% \qquad (1)$$

式中：

$\Delta p1$——连续输出功率/功率密度不稳定度；

Pi——第 i 次测量的连续功率/功率密度值；

$\overline{P}$——10 个测量值的平均值；

n——测量次数。

注：辐照强度可调的治疗模块应调节为最大输出。

四、辐照强度指示误差

按"一、辐照强度"的测量方法测量辐照强度，计算辐照强度实测值与指示值之间的相对误差。

五、温度监测与超温保护

1. 按说明书规定的运行时间运行治疗仪至稳定状态，用精度为 0.1℃的温度测量设备在温度监测点处测量，实测值与治疗仪自测值的误差应符合要求。

2. 功能检查：用温度测量设备监测有效辐照面的温度，模拟超温故障状态，超温保护功能动作应符合要求。

六、工作噪声

设备正常工作，在距离设备外表面 1m、距地面高度 1m 的前、后、左、右四个位置测量噪声。

七、定时误差（若适用）

用秒表测量定时器设定时间，按公式（2）计算。

误差 =（测量值 – 设定值)/设定值×100%　（2）

八、闪烁

让辐射输出照射在白色漫反射板上，在额定电源电压和电源电压波动 ±10% 时，佩戴随机提供或推荐的防护眼镜后目测检查。

九、超温

辐照自然腔道的设备：让治疗仪处于最大输出状态，运行说明书规定的最长治疗时间，用治疗仪的光辐射器照射模拟自然腔道且内部附有吸收比大于 0.9 的黑色材料的圆筒（圆筒直径根据产品预期治疗的自然腔道进行设计），测量治疗时间内圆筒内表面最高温度。

接触辐照患者皮肤表面设备：让治疗仪处于最大输出状态，运行说明书规定的最长治疗时间，测量治疗时间内光辐射器表面最高温度。

非接触辐照设备：让治疗仪处于最大输出状态，运行说明书规定的最长治疗时间，测量治疗时间内光辐射器表面温度并目视检查标记。

十、安全要求

IEC 60601 – 2 – 57 中 32.103 输出均匀性推荐试验方法：设备在最大输出设定下启动输出，在有效辐照面内分别测量均匀分布点（至少 9 点）处的辐照强度，取算术平均值 $\overline{E}$，按照公式（3）计算均匀性 g。

$$g = \frac{\max(\mid E_{i=1-n} - \overline{E} \mid)}{\overline{E}} \times 100\% \qquad (3)$$

式中：

g ——辐照强度的均匀性；

$E_{i=1-n}$ ——第 i 个均匀分布点处辐照强度的测量值；

$\overline{E}$ ——辐照强度的平均值。

可见光谱治疗仪注册技术审查指导原则编写说明

一、指导原则编写的原则

（一）本指导原则编写的目的是用于指导和规范可见光谱治疗仪注册申报过程中审评人员对注册材料的技术审评。

（二）本指导原则旨在让初次接触该类产品的注册审评人员对产品原理、结构、主要性能、适用范围等各个方面有个基本了解，同时让技术审评人员在产品注册技术审评时把握基本要求和尺度，以确保产品的安全、有效。

（三）可见光谱在临床治疗的适用范围较广，由于编写时间和技术条件的限制，本技术指导原则规范的可见光谱治疗仪的适用范围限制如下：

1. 辅助炎症性皮肤疾病的消炎、镇痛、加速伤口愈合；

2. 缓解肌肉疲劳、肌肉萎缩；

3. 治疗色素性病变、浅表血管性病变、疱疹、痤疮、疤痕；

4. 促进运动神经功能康复；

5. 辅助缓解过敏性鼻炎引起的鼻塞、流鼻水、打喷嚏等症状。

禁忌症：

急性感染性炎症早期、生殖器官良性及恶性肿瘤、急性传染病、严重心、肝、肾疾病、感染发烧、凝血机制不全、活动性肺结核、闭塞性脉管炎、重症心血管疾病患者、光敏性疾病〔如红斑狼疮、日光性皮炎、内服或外服用光敏药者（光敏治疗除外）、使用光敏性蔬菜、植物者〕、着色性皮干症、中毒伴发烧、发疹的传染病者、急性肿瘤、有疤痕疙瘩病史者、局部或全身的炎症、免疫系统缺陷、血凝不正常、正在使用阿司匹林或抗氧化剂患者、心理不健康患者、孕妇、近期口服异维 A 酸者等。

二、指导原则编写的依据

1.《医疗器械监督管理条例》（国务院令第 650 号）

2.《医疗器械注册管理办法》（国家食品药品监督管理总局令第 4 号）

3.《关于发布医疗器械临床评价技术指导原则的通告》（国家食品药品监督管理总局通告 2015 年第 14 号）

4.《医疗器械说明书和标签管理规定》（国家食品药品监督管理总局令第 6 号）

5.《关于发布医疗器械产品技术要求编写指导原则的

通告》（国家食品药品监督管理总局通告2014年第9号）

6.《关于印发〈境内第一类医疗器械注册审批操作规范（试行）〉和〈境内第二类医疗器械注册审批操作规范（试行）〉的通知》（国食药监械〔2005〕73号）

7.《关于发布免于进行临床试验的第二类医疗器械目录的通告》（国家食品药品监督管理总局通告2014年第12号）

8. 国家食品药品监督管理部门发布的其他规范性文件

9. 相关标准

三、指导原则中部分具体内容的编写考虑

（一）指导原则中产品命名的说明

现行分类目录中无此类产品的统一命名且没有行业标准规范名称，参考《医疗器械分类目录》中第二类物理治疗及康复设备中的命名方式，并通过对市场上现有产品的调研，在兼顾行业规范要求和市场现状的前提下，本指导原则中该类产品的正式名称暂定为可见光谱治疗仪，或采用以下命名结构：特征光谱颜色＋治疗部位＋治疗仪。今后需依据医疗器械命名规则进行修订。

（二）产品作用机理

可见光治疗用光谱范围较宽，各光谱波段作用机理不同，因此仅对可见光与人体组织的各种生物作用的原理进行了描述。

（三）产品应适用的相关标准中给出了现行有效的国家标准和行业标准（包括产品标准和基础标准）。

（四）产品风险管理的要求以《医疗器械 风险管理对医疗器械的应用》（YY/T 0316—2008）为依据。

（五）此类产品目前暂无涉及整个治疗光谱波段的国家标准和行业标准，为规范此类产品的生产质量，在对基本性能进行风险分析的基础上，参考 IEC 60601 - 2 - 57：2011，并结合产品的具体特征编写了相关性能参数要求和参考试验方法。生产企业可根据自身产品组成结构特征进行选择性采用和/或修订采用。

今后如出版与可见光谱治疗仪相关的新标准，应按照新标准的要求执行。

（六）产品的临床要求依据《国家食品药品监督管理总局关于发布医疗器械临床评价技术指导原则的通告》（2015年第14号）进行编写。

（七）依据国家食品药品监督管理总局药品评价中心提供的产品不良事件历史记录信息编写了产品的不良事件历史记录信息。

（八）依据新颁布的《医疗器械说明书和标签管理规定》（国家食品药品监督管理总局令第6号）和新发布实施的相关适用标准编写了产品说明书、标签和包装标识的要求。

（九）依据《医疗器械注册技术指导原则编写格式要求》对格式、部分文字和技术内容进行了完善和编辑处理。

四、指导原则制修订单位

重庆市食品药品监督管理局。

61 半导体激光治疗机（第二类）注册技术审评指导原则

［半导体激光治疗机（第二类）注册技术审查指导原则（2017年修订版）］

本指导原则是对半导体激光治疗机（第二类）注册技术审评的通用要求，申请人应依据具体产品的特性对注册申报资料的内容进行充实细化。申请人还应依据具体产品的特性确定其中的具体内容是否适用，若不适用，需详细阐述理由，并提供相应的证明资料证明其安全和有效性（包括非临床试验及临床试验等相关资料）。

本指导原则是对产品的技术审查人员和申请人的指导性文件，但不包括注册审评审批所涉及的行政事项，亦不作为法规强制执行，如果有能够满足相关法规要求的其他方法，也可以采用，但是需要提供详细的研究资料和验证资料。应在遵循相关法规的前提下使用本指导原则。

本指导原则是在当前认知水平下制订的，随着科学技术的不断发展，随着相关法规和标准的不断完善，以及科学技术的不断发展，本指导原则相关内容也将进行适时的调整和更新。

一、适用范围

本指导原则适用于《医疗器械分类目录》中波长为650或635nm的第二类半导体激光治疗机，类代号为6824，管理类别为Ⅱ类。

二、技术审查要点

（一）产品名称的要求

产品名称应按激光的工作介质命名，如半导体激光治疗机。应符合《医疗器械通用名称命名规则》（国家食品药品监督管理总局令第19号）等相关法规的要求。

（二）产品的结构和组成

1. 产品结构和组成

第二类半导体激光治疗机一般可以分为主机、治疗部

件两大部分，其中主机包括激光电源系统、控制和防护系统等，治疗部件包括半导体激光器（半导体激光器也可以放在主机中）、光束传输装置、保护罩等（图1）。

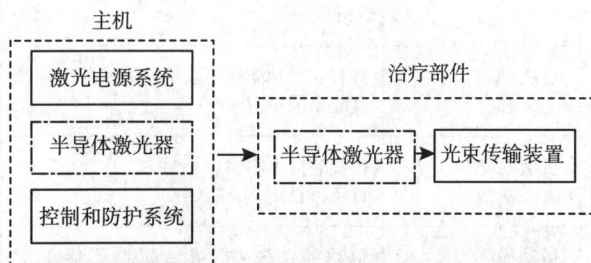

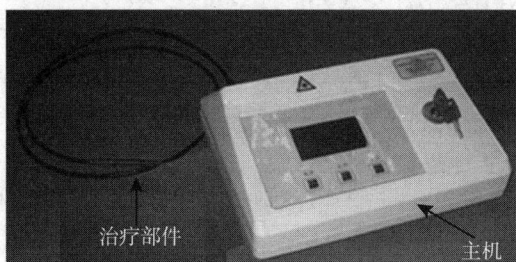

主机

治疗部件

| 激光电源系统 |
| 半导体激光器 |
| 控制和防护系统 |

半导体激光器 → 光束传输装置

图1　半导体激光治疗机结构简图

2. 产品分类

根据半导体激光器的特征进行分类，主要有以下几种情况：

（1）按工作方式可分为连续半导体激光治疗机和脉冲式半导体激光治疗机；

（2）按光输出的方式分为单光路输出和多光路输出等半导体激光治疗机。

（三）产品的工作原理/作用机理

1. 工作原理

第二类半导体激光治疗机的工作原理是半导体激光器经激励电源激励产生激光，通过光束传输装置有效地传输至治疗部位，起到治疗作用。

半导体激光治疗机的核心部件是半导体激光器。半导体激光器以不同掺杂类型的半导体材料作为激光工作物质，自然解理面构成谐振腔，通过一定的激励方式，例如在半导体激光器的 PN 结区加正向电压，在半导体物质的导带与价带之间，形成非平衡载流子的粒子数反转，当处于粒子数反转状态的大量电子与空穴复合时，将多余的能量以光的形式释放出来。由于解理面谐振腔的共振放大作用实现受激反馈，从而实现定向发射而输出激光。

2. 作用机理

激光具有发散角小、能量密度高、单色性好、相干性好的特点，因此当激光照射到生物组织后，除产生与普通光类似的生物效应，如热作用、光化作用以及对生物系统的刺激等作用外，还有机械效应、电磁效应、色素选择性、空间选择性（可以对很小的空间起作用而不危害其他组织）以及时间选择性（可以极短时间作用以免热扩散）。

（1）激光的生物效应

第二类半导体激光根据其波长、功率和功率密度，主要作用为热效应和生物刺激效应。

热效应：激光照射生物组织时，激光的光子作用于生物分子，分子运动加剧，与其他分子的碰撞频率增加，可以直接或间接地导致生物分子转动、振动和平动的增加，产生热效应。研究表明，第二类半导体激光的波长在红光光谱穿透较深，局部温度达到 38~42℃。

生物刺激效应：当低功率激光照射生物组织时，不对生物组织直接造成不可逆性的损伤，而是产生某种机械或热的物理因子所获得的生物刺激相类似的效应，称为激光生物刺激效应。

激光热作用、光化学作用、机械作用和生物刺激作用通常是同时发生，并不是孤立存在的，对许多疾病的治疗和诊断都是综合效应的结果，只不过在特定的条件下，以某一生物效应为主要表现而已。

（2）典型医学应用

对于第二类半导体激光治疗机，具有较为成熟机理和较多临床研究数据支持的医学应用主要是体外照射血管用于缓解高脂血症、高粘血症引起的临床症状。

（四）注册单元划分的原则和实例

注册单元划分原则上以技术结构、性能指标和预期用途为划分依据。例如，激光波长不同时，如型号 A 为 635nm，型号 B 为 650nm，应划分为不同注册单元；产品预期用途不同时，型号 A 用于临床体外照射，缓解高脂血症和高粘血症引起的临床症状，型号 B 用于镇痛，应划分为不同注册单元。

（五）产品应适用的相关标准

GB/T 191—2008 包装储运图示标志

GB 9706.1—2007 医用电气设备 第1部分：安全通用要求

GB 7247.1—2012 激光产品的安全 第1部分：设备分类、要求

GB 7247.13—2013 激光产品的安全 第13部分：激光产品的分类测量

YY 0505—2012 医用电气设备 第1-2部分：安全通用要求 并列标准：电磁兼容 要求和试验

GB/T 16886.1—2011 医疗器械生物学评价 第1部分：风险管理过程中的评价与试验

GB/T 14710—2009 医用电器环境要求及试验方法

YY/T 0708—2009 医用电气设备 第1-4部分：安全通用要求 并列标准：可编程医用电气系统

YY/T 0758—2009 治疗用激光光纤通用要求

YY/T 0756—2009 光学和光学仪器 激光和激光相关设备 激光光束功率（能量）密度分布的试验方法

GB 7247.14—2012 激光产品的安全 第14部分：用户指南

YY/T 0757—2009 人体安全使用激光束的指南

GB/T 13863—2011 激光辐射功率和功率不稳定度测试方法

GB/T 13739—2011 激光光束宽度、发散角的测试方法以及横模的鉴别方法

GB/T 26599.1—2011 激光和激光相关设备 激光光束宽度、发散角和光束传输比的试验方法 第1部分：无像散和简单像散光束

上述标准包括了注册产品技术要求中经常涉及到的标准。有的企业还会根据产品的特点引用一些行业外的标准和一些较为特殊的标准。

产品适用及引用标准的审查可以分为两步来进行。首先对引用标准的齐全性和适宜性进行审查，也就是在编写注册产品技术要求时与产品相关的国家、行业标准是否进行了引用，以及引用是否准确。可以通过对研究资料中的产品性能研究是否引用了相关标准，以及所引用的标准是否适宜来进行审查。

其次对引用标准的采纳情况进行审查。即，所引用的标准中的条款要求，是否在注册产品技术要求中进行了实质性的条款引用。这种引用通常采用两种方式，文字表述繁多内容复杂的可以直接引用标准及条文号；文字比较简单可以直接引用标准上的内容。

（六）产品的适用范围/预期用途

预期用途应根据临床试验结论确定，应体现临床适应症和治疗效果。例如，用于临床体外照射，缓解高脂血症和高粘血症引起的临床症状。至少包括以下禁忌症：癌症患者、戴心脏起搏器患者、对光过敏者、心动过缓者。

（七）产品的主要风险及研究要求

风险管理报告应符合 YY/T 0316—2008《医疗器械 风险管理对医疗器械的应用》的有关要求，审查要点包括：

1. 产品定性定量分析是否准确。

2. 危害分析是否全面。

3. 风险可接受准则，降低风险的措施及采取措施后风险的可接受程度，是否有新的风险产生。

4. 是否确定了风险管理的范围、规定和人员职责分工。

5. 是否确定了风险反馈的规定及信息收集情况。

以下依据 YY/T 0316 列举了第二类半导体激光治疗机的危害分析，具体分析见表1。

表1　第二类半导体激光治疗机危害分析

危害	形成因素
1. 电能（电击危害）	保护接地阻抗、漏电流、电介质强度不符合要求。 应用部分与带电部分隔离的不够。 设备的电源插头剩余电压过高。 机器外壳的防护罩封闭不良。 设备没有足够的外壳机械强度和刚度。 （应分析正常和故障两种状况下对使用者的电击危害）

危害	形成因素
2. 辐射能	激光防护装置故障，导致超出激光辐射限量
3. 热能	具有安全功能或保温功能的设备部件温度超出限定值
4. 机械危险	提拎装置不牢固。 设备不稳定，易翻倒
5. 运动部件	运动部件失效，导致机器不能正常工作
6. 噪声	工作时噪声过大，不符合标准要求
7. 再感染和/或交叉感染	接触患者部件应消毒或限制一人使用
8. 电磁场	对环境的电磁干扰超标
9. 对电磁干扰的敏感性	抗电磁干扰能力差
10. 不适当的能量供应	设备的供电电压是有一定限制的，如果供电不适当，将带来危害
11. 储存或运行偏离预定的环境条件	设备本身不能满足规定的环境条件要求或工作环境得不到满足，导致设备不能够正常运行
12. 电能	连接中断时设备可触及部分带电
13. 不适当的标记	外部和内部标记不全面、标记不正确或不能够清楚易认，以及标记不能够永久贴牢。如：警告性说明、输入功率、电源电压、电流、频率、分类、生理效应、接地端子符号、危险电压等标记出现问题。 元器件标记不正确
14. 不适当的操作说明	没有使用说明书和技术说明书，或其内容不全。如缺少必要的警告说明、缺少详细的使用方法、缺少必要的技术参数、缺少电路图和元器件清单、缺少运输和贮存环境条件的限制。 设备在单一故障状态（如断开保护接地线、设备的元器件出现故障）下运行可产生危险
15. 由不熟练/未经培训的人员使用	操作人员须经过培训，否则操作失误将导致数据失真
16. 与消耗品/附件/其他医疗器械的不相容性	与其他电气类产品一同使用时应予以说明
17. 锐边或锐尖角	如设计、加工不当，有锐边或锐尖角，对使用者可造成划伤的危害
18. 图像不清	操作屏幕图像不清造成按键错误

续表

危害	形成因素
19. 设置、测量或其他信息的含糊或不清晰的显示	设备提供的人、机交流的界面应清晰明确，不应过于复杂。否则容易出现错误造成危害
20. 接口混淆	有的机器在使用过程中可能需要外接设备，同这些设备连接的接口识别不清楚明确。 用于设备之间连接的连接器可互换等，这些都易造成危害
21. 维护规范缺少或不适当，包括维修后功能性检查规范的不适当	说明书中应包含维护、保养等内容。如：清洗、预防性检查、和保养以及保养周期。 说明书中应提供电路图、元器件清单、校正细则等可供技术人员修理的必须的资料。 技术人员在维修后应对设备进行功能性检查，达到相关要求后使设备再投入使用。否则将带来危害
22. 对医疗器械寿命的终止缺少适当的决定	说明书中应规定使用寿命
23. 由不正确的能量或物质输出所产生的危害	激光输出过量时，可能对人体造成伤害，防护不当可对人眼造成不可恢复的伤害
24. 伴随辐射	防护罩应能防护伴随辐射（如，红外，可见光或紫外）的危害
25. 耐腐蚀性	正常使用时与体液接触的设备或设备部件应具有耐腐蚀性

审查人员还应考虑具体产品的情况，进行相应的风险分析。

（八）产品技术要求应包括的主要性能指标

本部分给出第二类半导体激光治疗机需要考虑的主要性能指标，注册申请人可参考相应的行业标准，根据自身产品的技术特点制定相应的产品技术要求。如行业标准中有不适用条款，企业在产品性能研究的编制说明中必须说明理由。技术要求的审查是产品主要性能审查中最重要的环节之一。主要性能指标可以分为主要技术性能要求和安全性能要求两大部分。

1. 主要技术性能要求一般应包括以下内容：

（1）激光波长

应以国际单位的形式给出输出激光峰值波长或中心波长的标称值及容许误差。

（2）激光分布

单激光器输出，应给出工作距离上光斑大小的标称值及容许误差。

阵列式激光器输出，应准确描述预期照射目标位置上的输出光束分布（或轮廓），并给出评价方法以确定激光能量集中在预期目标位置。

（3）激光输出

应以功率（或功率密度）、能量（或能量密度）的形式给出终端最大激光输出的标称值及容许误差。

激光输出以功率密度或能量密度的形式给出时，相应地，应特别明确其测量及计算方法。

激光输出若可调，应给出调节范围及步长。

激光输出可调时，应具有输出量的指示装置，并给出指示准确度。

输出功率或能量不稳定度应优于 ±10%。

（4）应具有保证预期用途所需激光输出能持续输出的措施，例如配备输出监测装置，或在随机文件中给出对输出进行监测的周期和方法，相应的警告信息等。

（5）定时功能

具有定时功能的治疗机应给出定时的调节范围、调节步长及容许误差。

（6）光路系统要求

在患者配合下，激光束应能照射到治疗部位。

采用光纤系统时，光纤应符合 YY/T 0758—2009 标准的要求。

（7）生物相容性

适用时，应按照 GB/T 16886.1—2011 标准进行生物安全性评价。

（8）环境试验要求

应根据产品特点，在产品技术要求中按 GB/T 14710 规定气候环境和机械环境试验的组别，并在随机文件中说明。试验时间、恢复时间及检测项目可参考 GB/T 14710 附录 A 的内容编写。

（9）产品软件及控制功能（如有）。

2. 安全性能要求

（1）应符合 GB 9706.1 的全部要求。

（2）应符合 GB 7247.1—2012 中相应类别激光产品的安全要求。

（3）应符合 YY 0505—2012 中电磁兼容性的要求。

（九）同一注册单元内注册检验代表产品确定原则和实例

典型产品应是同一注册单元内能够代表本单元内其他型号安全性和有效性的产品；应考虑功能最齐全、结构最复杂、性能指标要求最严格、风险最高的产品。注册单元内各种产品的主要安全指标、性能指标或功能不能被某一产品全部涵盖时，则应选择涵盖安全指标、性能指标和功能最多的产品作为典型产品或选择多个型号作为典型产品。

例如，同一注册单元内，A 产品包含一个激光源，B 产品包含与 A 相同规格的多个激光源，且 A 与 B 临床适用范围相近，则可选取 B 作为典型产品。

（十）产品生产制造相关要求

1. 应当明确产品生产工艺过程

工艺过程可采用流程图的形式，并说明其每道工序的操作说明及接收和放行标准，同时对过程控制要点进行详细说明。

2. 生产场地

应详细说明产品生产场地地址、生产工艺布局、生产环境要求及周边情况。有多个研制、生产场地，应当概述每个研制、生产场地的实际情况。

（十一）产品的临床评价细化要求

依据国家食品药品监督管理总局《关于发布免于进行临床试验的第二类医疗器械目录的通告》（2014年第12号以下简称《目录》），第二类半导体激光治疗机不属于《目录》中产品，不可豁免临床试验，审评时应要求注册申请人依据《医疗器械临床评价技术指导原则》提交临床评价资料，具体如下：第二类半导体激光治疗机的临床可分两种情况：一种是通过临床试验进行临床评价。另一种是通过同品种医疗器械临床试验或临床使用获得的数据进行分析评价。

1. 临床试验要求

需要进行临床试验的，应当按照《医疗器械临床试验质量管理规范》的要求，在取得资质的临床试验机构内进行。提交的临床评价资料应当包括临床试验方案和临床试验报告。

1.1 临床试验方案应合理、科学并满足伦理要求，临床试验的项目内容应能反映产品的使用特性和预期目的，并与产品的安全性、实用性、可靠性、有效性密切相关。方案中疾病病种、病例数的确定理由应充分、科学；选择对象的标准（诊断、纳入、排除、中途退出等）、范围应明确；符合该产品预期用途的评价要求；明确研究的疗程、持续时间、对照组设置、临床效果的评价指标、评价标准、评价方法和统计分析方法。临床试验方案应通过伦理委员会的批准。

临床研究报告的主要内容应与试验方案要求一致。在主要内容中，应重点描述设计方案的要点，包括：方案修改情况（如有），受试对象及样本量，设盲方法，对照类型，随机分组方法，试验各阶段顺序、观察指标，有效性及安全性判定标准，数据管理及统计分析方法等。结果中表明随机化人数、完成与未完成试验人数及未完成原因；明确不同组间人口学指标和基线特征，以确定可比性；对所有疗效指标（主要和次要终点指标）进行统计分析，并比较处理组间差异。如有可能，应说明效应产生的时间过程。统计结果的解释除统计学意义外，应着重考虑其临床意义。安全性评价应包括临床不良事件和严重不良事件，对后者应详细描述和评价；对试验中的所有不良事件均应进行分析，并应比较组间差异。

临床试验结论应明确该产品的预期用途，阐明对个体患者或针对人群时所获的利益和可能的风险。

1.2 在审查第二类半导体激光治疗机的临床试验方案和报告时，应注意以下几点：

1.2.1 临床病例数确定的原则

确定临床试验例数就是计算试验的样本量的大小。无限制地增长样本含量会使试验的规模过大，会导致人、物力和时间的浪费；很难控制试验条件；样本量不充分，没能达到所要求的检验效能，使已经存在的差别不能显示出来，出现了非真实性的阴性结果。

考虑失访和脱离病例等其他因素的影响，临床实际的病例数应在计算样本量的基础上至少增加10%。

具体审查时，要看临床试验方案中病例数确定的理由是否充分合理。确定的病例数是否满足要验证的适应症的要求。

1.2.2 临床试验病例入选和排除的标准

临床试验方案应预先制定明确的入选标准或条件，入选标准应有明确的诊断标准，诊断标准应是临床公认的。符合入选条件且愿意参加临床试验并签署知情同意书方可确定为入选对象，入选对象要求具有一定的代表性。

1.2.3 临床一般资料

临床试验报告中应明确临床试验的起始时间，参加临床试验的入选对象的基本情况，包括入选对象的数量、病种、年龄、性别、病程分布、住院和门诊病人的比例等信息。所有的入选对象应符合入选标准。为了客观评价试验产品的治疗效果，应对参加试验组和对照组的入选对象的这些基本情况进行统计学分析，验证两组间的均衡性。

1.2.4 试验设计方法

第二类半导体激光治疗机的临床试验设计多采用平行对照设计，即设立对照组，试验组和对照组同时进行临床研究。对照组可采用已上市的具有合法资质的同类产品进行治疗或者采用公认的传统治疗方法。试验中受试对象的选择应是随机的，盲法可根据具体情况设置。有时也可以采用自身对照。

1.2.5 临床评价标准：有效性评价标准

以第二类半导体激光治疗机血管外照射治疗高粘高脂血症为例，评价指标为：患者治疗前后的血粘度和血脂等的变化及患者临床症状的改善率。

血粘度和血脂具体观察项目为：全血粘度高切（mPa·s），全血粘度低切（mPa·s），血浆粘度（mPa·s），红细胞压积（%），纤维蛋白原（g/L），TG（mmol/L），CHIL（mmol/L），LDL（mmol/L），HDL（mmol/L），血栓素B2（TXB2）（pg/ml），6-酮前列腺素F1α（6-K-PGF1α）（pg/ml），D-二聚体（g/L）。

患者临床症状观察项目：头晕，心悸，气短，胸痛，胸闷等。

建议在评价第二类半导体激光治疗机血管外照射治疗对于患者临床症状的改善时，可将治疗效果分级量化，例如，分为有效和无效等。

1.2.6 临床评价标准：安全性评价标准

患者使用安全评价指标为：治疗部位的局部反应，是否有红肿热痛等；全身反应，是否有血压升高、失眠等。

设备使用安全评价指标为：产品光洁度、电气和生物安全性能、器械自身以及与配套器械的操作性能、产品结构和功能设计是否满足临床需要、是否耐高温灭菌、多次消毒（灭菌）后产品上述性能是否变化等方面内容。

1.2.7　临床试验结果

分别对试验组和对照组的数据进行汇总，并按照方案规定的统计学方法及评价方法进行统计分析（包括自身和组间分析），给出分析结果。必要时提供试验数据统计分析报告。

1.2.8　临床试验效果分析

临床研究者应根据试验结果和统计结果进行分析，对统计分析结果作出临床意义的解释。

1.2.9　临床试验结论

临床研究者应根据临床试验数据结果、效果分析得出结论。临床结论应客观、科学、公正，在试验结果中有据可查。

1.2.10　适应症、适用范围、禁忌症和注意事项

根据临床试验结果和结论确定相应的适应症、适用范围。禁忌症和注意事项是临床研究者在试验中发现或预见的问题，提醒申报者不断改进。

2. 通过同品种医疗器械临床试验或临床使用获得的数据进行分析评价

注册申请人按照《医疗器械临床评价技术指导原则》中：六、通过同品种医疗器械临床试验或临床使用获得的数据进行分析评价要求和附件1、2的内容组织和提交临床评价资料。

（十二）产品的不良事件历史记录

检索辽宁省医疗器械不良事件监测数据库，半导体激光产品不良事件报告共2例，一例表现为头晕，使用前后多喝水后症状消失，另外一例为使用不当导致的不良事件，为患者在治疗过程中做家务，将电线拉断。提示产品有导致头晕的风险，在使用过程中注意防护。

（十三）产品说明书和标签要求

1. 产品说明书和标签的编写应符合《医疗器械说明书和标签管理规定》、GB 18217—2000《激光安全标志》、GB 9706.1—2007《医用电气设备 第1部分：安全通用要求》、GB 7247.1—2012《激光产品的安全 第1部分：设备分类、要求》和 YY 0505—2012《医用电气设备 第1-2部分：安全通用要求 并列标准：电磁兼容 要求和试验》及相关标准的规定。

2. 说明书的内容

（1）说明书一般应包括产品名称、规格型号、产品工作原理、主要性能指标、适用范围、企业名称、生产地址、注册地址、联系方式和售后服务方式、许可证号、注册证号、技术要求编号。

（2）说明书应包括产品安装和使用说明。内容应容易理解，语言文字简明扼要，图形符号说明准确清晰，安装和使用方法应正确可行、步骤全面。

（3）说明书应至少包括以下禁忌症：癌症患者、戴心脏起搏器患者、对光过敏者、心动过缓者。其他慎用症应提示患者咨询医生后使用，如急性病患者、血压异常者、心脑血管患者的急性发病期、皮肤知觉障碍者或皮肤异常者、高烧患者、孕妇以及儿童等。

（4）说明书应包括注意事项。其内容应至少包括产品的维护和保养（包括每日保养和每周保养）。

（5）说明书应包括产品常见故障及排除方法。

（6）说明书应包括标签所用的图形、符号、缩写等内容的解释，如激光安全标志。

（7）说明书应指出测量系统校准的程序和检定周期。

（8）GB 7247.1—2012、GB 9706.1—2007 中关于说明书的相关要求。

（十四）产品的研究要求

1. 产品性能研究

应当提供产品性能研究资料以及产品技术要求的研究和编制说明，包括功能性（如激光输出功率和能量参数）、安全性指标（如电气安全与电磁兼容）以及与质量控制相关的其他指标的确定依据，所采用的标准或方法、采用的原因及理论基础。

2. 有效期研究

有效期的确定：应提供产品使用期限的验证报告。使用期限的验证可依据具有固定使用期限的主要元器件（例如半导体激光器）的情况进行详细描述，作为产品使用期限的具体理由，并给出产品使用期限。

3. 生物相容性研究

应对与患者直接接触的治疗部件材料的生物相容性进行评价。

生物相容性评价研究资料应当包括：

（1）生物相容性评价的依据和方法。

（2）产品所用材料的描述及与人体接触的性质。

（3）实施或豁免生物学试验的理由和论证。

（4）对于现有数据或试验结果的评价。

可参考《关于印发医疗器械生物学评价和审查指南的通知》（国食药监械〔2007〕345号），并依据 GB/T 16886.1—2011《医疗器械生物学评价 第1部分：风险管理过程中的评价与试验》标准对与患者直接接触的吸嘴、吸入面罩进行细胞毒性、刺激性、致敏的评价。应明确其材料的具体成分并提供其材质的生物相容性研究的相关资料。

三、审查关注点

（一）注册检验时应依据 GB 7247.1 判定产品是否为第二类激光产品，审评时应重点审查检测报告，依据标准判断其安全等级。

（二）产品电气安全性能和主要技术性能指标是否执行了国家和行业的强制性标准，是否引用了适用的推荐性标准。性能指标的确定是否能满足产品的安全有效性。

（三）产品的主要风险是否已经列举，并通过风险控制措施使产品的安全性在合理可接受的程度之内。

（四）说明书中必须告知用户的使用方法、禁忌症、注意事项等信息是否完整。

（五）产品的预期用途是否明确，与临床试验结果是否符合。

半导体激光治疗机（第二类）注册技术指导原则修订说明

随着新修订的《医疗器械监督管理条例》及其配套法规的发布和实施，以及此类产品相关引用行业标准的修订改版，同时依据国家食品药品监督管理总局要求，需要对本指导原则进行修订。

本次修订的主要内容：依据国家标准和行业标准的制修订修改了产品名称；依据国家标准和行业标准的制修订修改了产品适用的相关标准；修改激光输出和激光分布的表述，增加保证激光持续输出措施等性能要求，删除噪声要求；按照新发布的《医疗器械注册申报资料要求》补充修改了相应内容；按照《医疗器械注册技术审查指导原则制修订管理规范》调整了格式。

一、指导原则编写的总体思路

本指导原则用于指导和规范第二类半导体激光治疗机在注册申报过程中审查人员对注册材料的技术审评。

本指导原则旨在让初次接触该类产品的注册审查人员对产品原理、结构、主要性能、预期用途等各个方面有个基本了解，同时让技术审查人员在产品注册技术审评时把握基本的尺度，以确保产品的安全、有效。

二、指导原则编写的依据

（一）《医疗器械监督管理条例》（国务院令第650号）

（二）《医疗器械注册管理办法》（国家食品药品监督管理总局令第4号）

（三）《医疗器械临床评价技术指导原则》（国家食品药品监督管理总局通告2015年第14号）

（四）《医疗器械说明书和标签管理规定》（国家食品药品监督管理总局令第6号）

（五）《关于发布医疗器械产品技术要求编写指导原则的通告》（国家食品药品监督管理总局通告第9号）

（六）国家食品药品监督管理部门发布的其他规范性文件

三、指导原则中部分具体内容的编写考虑

（一）产品应适用的相关标准列出了应执行的安全标准和可能适用的国家标准和行业标准，应根据法规要求和标准的适用性来引用。第二类半导体激光治疗产品没有相关的国家和行业标准，参照其他类型的激光产品制订了相应的性能指标和试验方法。

（二）作为治疗设备激光功率密度（对于脉冲激光，为激光能量密度）指标比较重要，故在本次修订中增加了功率密度（能量密度）的选项，采用时应明确相应的试验方法。此外，对于激光输出模式、发散角建议在参数中给出。

（三）二类半导体激光治疗产品其激光输出与临床效果密切相关，在本次修订中增加了注册申请人应能提供保证激光持续输出的措施。

四、参考文献

（一）李海涛，杨继庆．激光生物效应及医学应用研究［J］．第四军医大学学报，2007（28）14：1341－1342．

（二）史燕．低强度激光的治疗机理和临床应用［J］．当代医学，2007（5）11：136－137．

（三）杨玉东，张翼等．激光和生物组织的光热作用及临床应用［J］．激光生物学报，2002（11）1：65－69．

（四）杨玉东，梁勇．低功率激光的生物刺激作用机理及研究［J］．激光杂志，2003（24）6：84－85．

（五）白洁，梁晓光等．半导体激光治疗高血压病高粘高脂血症观察［J］．中华理疗杂志，2000（23）2：79－82．

（六）高明宇，白洁，齐国先．半导体激光血管外照射治疗高粘高脂血症的临床观察［J］．中国自然医学杂志，2002（4）1：23－25．

（七）杨玉东，路战红．低功率半导体激光血管外照射对血脂、血液流变学指标的影响［J］．激光杂志，2002（23）1：80－81．

（八）杜宝琼，杜宝民，翟桂琴．圆偏振半导体激光口咽部照射对高粘血症高脂血症的影响［J］．中华物理医学与康复杂志，2002（24）8：475－477．

（九）吕志勤，黄一宁等．低强度635 nm半导体激光鼻粘膜照射对人体血液流变学影响的临床研究［J］．中国激光医学杂志，2009（18）2：95－100．

（十）刘文，魏万林，田国祥．半导体激光对动脉血管外照射及血液流量变化学的研究［J］．中国医学装备，2008（5）3：1－3．

（十一）李成，李迎新．弱激光生物刺激效应在创伤治疗中的作用［J］．医疗卫生装备，2007（28）10：26－2．

（十二）王育庆，申艳．半导体激光对跟痛症患者疼痛症状的改善作用［J］．激光杂志，2009（30）2：95－96．

（十三）卞学平，张志宏．两种激光局部照射对镇痛效应的对比观察［J］．中华理疗杂志，1998（21）4．

（十四）FDA．Laser Facts．［EB/OL］．［2009－05－06］．http：//www.fda.gov.

五、指导原则制修订单位

辽宁省药械审评与监测中心。

62 电动牵引装置注册技术审评指导原则

[电动牵引装置注册技术审查指导原则（2017 年修订版）]

本指导原则旨在指导注册申请人对电动牵引装置注册申报资料的准备及撰写，同时也为技术审评部门审评注册申报资料提供参考。

本指导原则是对电动牵引装置的一般要求，注册申请人应依据产品的具体特性确定其中内容是否适用，若不适用，需具体阐述理由及相应的科学依据，并依据产品的具体特性对注册申报资料的内容进行充实和细化。

本指导原则是供注册申请人和审查人员使用的指导文件，不涉及注册审批等行政事项，亦不作为法规强制执行，如有能够满足相关法规要求的其他方法，也可以采用，但应提供详细的研究资料和验证资料。应在遵循相关法规的前提下使用本指导原则。

本指导原则是在现行法规、标准体系及当前认知水平下制定的，随着法规、标准体系的不断完善和科学技术的不断发展，本指导原则相关内容也将适时进行调整。

一、适用范围

本指导原则针对《医疗器械分类目录》中的电动牵引装置中所涉及的产品，编码代号 6826。

本指导原则不包含配合骨针牵引和具备快速牵引功能的电动牵引装置产品。

二、技术审查要点

（一）产品名称要求

产品名称应符合《医疗器械通用名称命名规则》的要求，可直接采用《医疗器械分类目录》中的命名"电动牵引装置"；也可根据产品控制单元、功能模块及附件情况确定产品名称，如：计算机控制电动牵引床、三维电动牵引装置等。

（二）产品的结构和组成

电动牵引装置按其牵引力传递方式可分为：牵引绳式和牵引板式两种类型。

牵引绳式产品一般由控制系统（控制器和控制软件）、动力传输系统（电机、减速器、离合器、链条传动轴、滚筒、牵引绳）、患者固定系统（肋部固定带、髋部固定带、头颈部固定带或称颌枕带、固定架等）和患者支撑系统（牵引床体、颈椎牵引座椅）等部分组成（图1）。

牵引板式产品一般由控制系统（控制器和控制软件）、运动系统（直线电机、传动机构、腿板）、患者固定系统

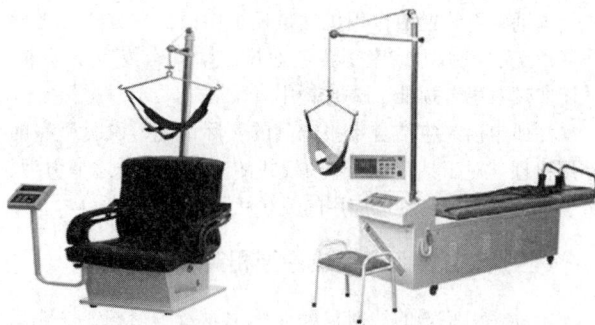

图 1 牵引绳式产品示意图

（肋部固定带、髋部固定带、头颈部固定带或称颌枕带、固定架等）和患者支撑系统（牵引床体）等部分组成（图2）。

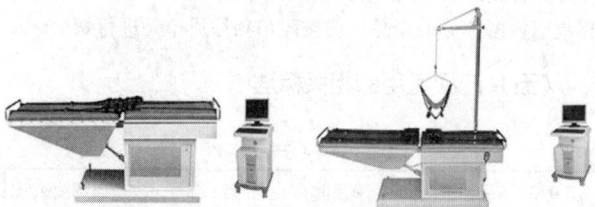

图 2 牵引板式产品示意图

注：上述结构组成、示意图仅供参考，具体产品结构组成应根据实际产品确定。

（三）产品工作原理/作用机理

1. 工作原理

牵引绳式电动牵引装置产品的工作原理一般是采用牵引力反馈控制方式，将操作者输入的参数，通过控制系统转化为给定信号，通过比对给定信号与传感器反馈信号来控制电机运行，经减速器减速后，力矩通过传动链条和主轴传给滚筒，使缠绕在滚筒上的牵引绳发出牵引力。在牵引过程中由传感器检测实际牵引力的变化，及时反馈给控制系统，实时加力减力，实现对患者腰、颈椎的纵向牵引（图3）。

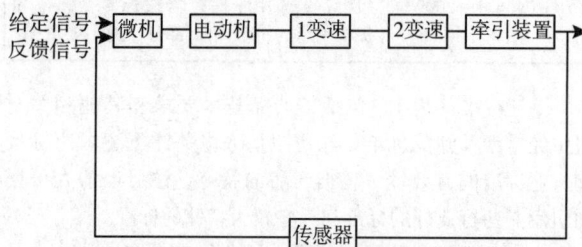

图 3 牵引绳式产品工作原理示意图

牵引板式电动牵引装置的工作原理一般是由操作者调整好运动角度后再开始牵引，牵引力反馈方式与牵引绳式产品相同。运动方式是通过直线电机、传动机构带动床板运动，实现对患者腰椎的三维方向牵引等。

注册申请人应详细说明产品的工作原理，可提供产品的工作原理图，并结合原理图阐述电动牵引装置的各种动作的实现方式。

2. 作用机理

电动牵引装置的作用机理是模拟中医推拿方式，将操作者设定的牵引力或牵引角度通过运动机构传递给患者，从而实现对患者颈椎、腰椎牵引。

注册申请人应结合申报产品的实际情况，说明产品的作用机理。对于具有特殊牵引模式的产品，应详述牵引力、牵引速度和角度与临床应用的关联性及其确定依据。

（四）注册单元划分的原则和实例

电动牵引装置的注册单元原则上以技术结构、性能指标和适用范围为划分依据。

本指导原则中所规定的电动牵引装置产品中的牵引绳式产品和牵引板式产品在工作原理、产品结构、适用范围等方面存在差异，应划分为不同的注册单元。兼具牵引绳和牵引板两部分的产品，应按照单独注册单元进行划分。

（五）产品适用的相关标准

表 1　相关产品标准

GB 9706.1—2007	《医用电气设备 第 1 部分：安全通用要求》
GB/T 191—2008	《包装储运图示标志》
GB/T 14710—2009	《医用电气环境要求及试验方法》
GB/T 16886.1—2011	《医疗器械生物学评价 第 1 部分：风险管理过程中的评价与试验》
GB/T 16886.5—2003	《医疗器械生物学评价 第 5 部分：体外细胞毒性试验》
GB/T 16886.10—2005	《医疗器械生物学评价 第 10 部分：刺激与迟发型超敏反应试验》
YY 0505—2012	《医用电气设备 第 1–2 部分：安全通用要求 并列标准：电磁兼容 要求和试验》
YY/T 0697—2016	《电动颈腰椎牵引治疗设备》
YY/T 1491—2016	《电动颈腰椎牵引用床、椅和附件》
YY/T 0466.1—2009	《医疗器械 用于医疗器械标签、标记和提供信息的符号 第 1 部分：通用要求》

上述标准（表 1）包括了产品技术要求和其他相关材料中经常涉及到的标准，注册申请人应关注上述国家标准和行业标准的有效性。根据产品的特点，注册申请人可增加引用一些行业外的标准和一些较为特殊的标准。

如有新版强制性国家标准、行业标准发布实施，产品性能指标等要求应执行最新版本的国家标准、行业标准。

（六）产品的适用范围/预期用途、禁忌症

1. 适用范围：电动牵引装置供医疗单位中具备相关医疗知识的操作者使用，用于对患者颈椎和/或腰椎进行牵引治疗。

2. 产品适应症：颈、腰椎间盘突出症，神经根型颈椎病，不合并神经损伤的单纯胸、腰椎压缩骨折，适合牵引的脊柱疾病。

3. 禁忌症：重度骨质疏松，体质过于虚弱者，脊髓损伤，感染性疾患，脊柱肿瘤及肿瘤样疾患，严重心脑血管及内脏疾患，高烧及出血倾向者，其他骨折，精神疾患及不能配合该项治疗者。

4. 产品的预期使用环境：应规定出产品的预期使用环境，预期使用环境至少应能满足 GB 9706.1—2007《医用电气设备 第 1 部分：安全通用要求》和 YY 0505—2012《医用电气设备 第 1–2 部分：安全通用要求 并列标准：电磁兼容 要求和试验》的相关要求。

（七）产品的主要风险及研究要求

主要参考 YY/T 0316—2008《医疗器械 风险管理对医疗器械的应用》。风险管理活动要贯穿产品设计、生产、上市后使用及产品处理的整个生命周期。要体现注册申请人风险管理活动计划的完整性，尤其上市管理的风险分析与评价过程。对于上市前风险管理中尚未认知的风险，应在上市后开展信息收集，一旦发现异常及时进行风险评价，采取控制措施，更新风险管理文件。

电动牵引装置风险分析应参考 YY/T 0316—2008《医疗器械 风险管理对医疗器械的应用》相关要求，逐一进行回答，也可以用列表的方式列示。剩余风险分析时，一定要逐一采取风险控制措施后，会不会引入或造成更大的风险，只有新引入风险能转化为可接受风险，方能认为风险受控。电动牵引装置必须进行风险与收益分析，收益大于风险时方可接受。

提供电动牵引装置产品上市前风险管理报告，此报告旨在说明并承诺：

—风险管理计划已被正确地实施。

—综合剩余风险是可接受的。

—已有恰当方法获得与注册申请人申报的电动牵引装置产品相关和出厂后流通与临床应用的信息。

—应随风险管理报告一附上包括风险分析、风险评价、风险控制概述管理资料。至少应包括：

—产品安全特征清单；

—产品可预见危害及分析清单（说明危害、可预见事件序列、危害处境和可能发生的损害之间的关系）；

—风险评价、风险控制措施以及剩余风险评价汇报表。

对于风险分析和管理概述，应包括一份风险总结，以及如何将风险控制在可接受程度的内容。从生物学危害、机械危害、能量危害、有关使用的危害、信息危害和维护不周及老化引起的危害等方面，对产品进行全面分析并阐

述相应的防范措施。

1. 风险分析方法

1.1 在对风险的判定及分析中，要考虑合理的可预见的情况，包括：正常使用条件下和非正常使用条件下。

1.2 风险判定及分析应包括：对于患者的危害、对于操作者的危害和对于环境的危害。

1.3 风险形成的初始原因应包括：人为因素，产品结构的危害，原材料危害，综合危害，环境条件。

1.4 风险判定及分析考虑的问题包括：生物相容性危害；机械危害；能量危害；操作信息，包括警示性语言、注意事项以及使用方法的准确性；使用过程可能存在的危害等。

2. 风险分析清单

电动牵引装置产品的风险管理报告应符合 YY/T 0316—2008《医疗器械 风险管理对医疗器械的应用》的有关要求，审查要点包括：

2.1 产品定性定量分析是否准确（依据 YY/T 0316—2008《医疗器械 风险管理对医疗器械的应用》附录 C）；

2.2 危害分析是否全面（依据 YY/T 0316—2008《医疗器械 风险管理对医疗器械的应用》附录 E）；

2.3 风险可接收准则，降低风险的措施及采取措施后风险的可接收程度，是否有新的风险产生。

根据 YY/T 0316—2008《医疗器械 风险管理对医疗器械的应用》附录 E 对该产品已知或可预见的风险进行判定，电动牵引装置产品在进行风险分析时至少应包括对以下的主要危害，注册申请人还应根据自身产品特点确定其他危害。针对产品的各项风险，注册申请人应采取应对措施，确保风险降到可接受的程度。

3. 产品主要的危害

3.1 能量危害

电能：电动牵引装置产品漏电流、电介质强度、接地阻抗等不符合医疗器械产品电气安全要求。

电磁能：电动牵引装置产品不满足医疗器械产品电磁兼容性要求，特别是在电磁干扰条件下，出现产品基本性能的改变，如：意外运动、非预期的牵引力改变等。

机械能：电动牵引装置的受力部件能力丧失，如：床板变形或断裂、牵引绳变形或断裂、传动机构变形或断裂、患者固定装置的脱开等问题，导致患者牵引状态发生意外改变。

声能：主要指噪声引起的危害。

3.2 生物学相容性危害

与患者和操作者接触部分的材料不能满足生物相容性要求，对患者造成过敏、刺激、细胞毒性等问题。

3.3 信息危害

控制系统标识缺失或不正确，导致操作者错误设定牵引力，牵引方向及角度，牵引速度等。

未明确产品预期使用环境、操作人员、适用范围及适应症等内容，造成产品的误用。

未明确产品使用寿命和产品维护检查期限，造成产品超出产品安全使用期限误用。

3.4 牵引力变化速率过快的危害

牵引力变化速率过快属于电动牵引装置产品的重大风险来源，牵引速度过快会降低患者自身抵抗牵引力冲击能力和对疼痛感的反应时间，同时也会降低操作者反应时间，故在风险分析时应对牵引力变化速率的设定和临床及理论依据予以重点评估。

3.5 危害、可预见事件序列及采取措施示例（表2）

表2 危害、可预见事件序列及采取措施示例

危害	可预见的事件序列	危害处境	损害	措施
电能危害	电气安全不符合国家标准要求	患者触电	造成患者死亡或重伤	按照国家电气安全标准设计产品。通过电气安全检测。生产过程中予以控制
电磁能危害	电磁兼容性不符合行业标准要求	牵引床意外启动	患者受到不期望的牵引，导致受伤	按照行业标准要求设计产品。通过电磁兼容性检测。生产过程中予以控制
机械能危害	固定带受力能力不足	固定带意外脱开	患者突然失去固定，导致牵引力丧失，伤害患者	1. 固定带设计时，考虑其受力情况。2. 通过力学性能测试证实固定带受力情况。3. 说明书中说明固定带使用条件及方法
	牵引力变化速率过快	牵引速度过快或瞬时牵引力过大	对患者造成过度牵引，导致患者严重损伤	设计时按照临床需求设定牵引力变化速率，并能够充分提供研究及验证资料。通过三方检测验证
声能危害	产品噪声过大	产品发出过大噪声	噪声伤害患者听力	产品设计时，控制噪声。电机等部件选择时考虑噪声问题。噪声通过检测

续表

危害	可预见的事件序列	危害处境	损害	措施
生物相容性危害	与患者接触部分不符合生物相容性要求	不符合要求的材料与患者接触	对患者造成刺激、致敏等伤害	设计时选择生物相容性符合要求的原材料； 采购时验证供应商检测报告； 对产品在与患者接触部分进行充分生物相容性分析
信息危害	控制系统标识缺失或不正确	操作者误操作	牵引模式设定不正确，导致患者损伤	设计时使用清楚易认且不易磨损的标识。 对所选用的标识进行验证。 生产和采购过程控制

注：1. 上表内容中除牵引力变化速率过快的问题外，其他内容仅为风险分析示例，并不指导注册申请人制定风险管理报告，注册申请人应根据自身实际风险分析情况，自行提供风险管理报告。2. 建议注册申请人至少考虑牵引力变化速率过快中所提到的风险控制措施，并按照其要求提供相关资料。

由于电动牵引装置的原理、功能和结构的差异，本章给出的风险要素及其示例是常见的而不是全部的。上述部分只是风险管理过程的组成部分，不是风险管理的全部。注册申请人应按照 YY/T 0316—2008《医疗器械 风险管理对医疗器械的应用》中规定的过程和方法，在产品整个生命周期内建立、形成文件和保持一个持续的过程，用以判定与医疗器械有关的危害、估计和评价相关的风险、控制这些风险并监视上述控制的有效性，以充分保证产品的安全和有效。

（八）产品技术要求应包括的主要性能指标

本条款给出需要考虑的产品主要技术指标，其中部分指标给出定量要求，其他性能指标因要求不统一或不是强制要求而未给出定量要求。如有附加功能，应结合产品特点采用相应的标准条款，或依据实际情况自行制定相应的性能指标及试验方法。如不采用以下条款，应当说明理由，并提供其他能够同等代表产品特性的指标及试验方法。

1. 牵引设备的基本要求

1.1 工作条件

应符合注册申请人的规定。如未规定，应符合 GB 9706.1—2007《医用电气设备 第 1 部分：安全通用要求》第 10 章的要求。

1.2 牵引模式

1.2.1 内置模式

牵引模式应符合注册申请人的规定。设备可以内置一个或多个牵引模式，每个牵引模式通常包括以下几个阶段（常见牵引模式的示意图及包括的阶段参见附录 A）：

渐进期；

牵引相；

间歇相（包括间歇渐退期和间歇渐进期），若适用；

渐退期。

牵引模式只能从待机状态开始选择，应不能够在治疗过程中进行切换。颈椎牵引应独立于腰椎牵引。

1.2.2 自定义模式

若提供可由使用者自定义的牵引模式，注册申请人应在使用说明书中说明每个自定义参数的设定范围，以及自定义参数可能带来的风险。应提供措施避免同时选择大牵引力和长牵引相时间的组合，或同时在使用说明书和设备上的显著位置给出警告。

1.2.3 输出指示

在整个治疗过程中，所选择的牵引模式以及至少包括牵引力、牵引相时间、间歇相时间（若适用）和总治疗时间在内的输出参数，应在设备上连续显示，或可由操作者随时选择查看而不影响治疗过程。

1.2.4 数据公布

应在使用说明书中给出每个可选的牵引模式的输出参数，包括但不仅限于输出波形的示意图、牵引力、牵引相时间、渐进期时间/速率、渐退期时间/速率、总治疗时间等；若为间歇牵引，还应包括间歇相时间、间歇相维持力等。

1.3 牵引力

1.3.1 牵引力设置

牵引力应能够在注册申请人标称的范围内连续调节，或以每一增量不大于 10N 的幅度断续调节。

1.3.2 输出准确性

实际输出的牵引力与预置值的偏差应不大于：

牵引力不大于 200N 时，±10% 或 ±10N，取大值；

牵引力大于 200N 时，±20% 或 ±50N，取小值。

1.3.3 输出稳定性

在正常状态下，整个治疗过程中的牵引力应保持稳定或均匀变化，不应发生突跳。

由于外力作用而使患者端突然拉紧或松弛时，设备应自动恢复预置值，恢复的速率应符合 1.3.6 "牵引力变化速率"的要求。

能够同时提供多人牵引的设备的任一输出端牵引力变化（例如启动、停止或意外拉紧/松弛）时，应不引起其他输出端的牵引力漂移或突跳。

1.3.4 输出限值

腰椎牵引的最大牵引力应不大于 1590N，颈椎牵引的最大牵引力应不大于 260N（卧姿）或 350N（坐姿）。

牵引力的单位也可使用千克力（kgf）或百分比体重。但在任何可能设置的参数组合条件下，均应符合上述要求。

1.3.5 监测准确性

有牵引力实时监测功能的设备，监测准确性应符合注册申请人的规定，并在使用说明书中说明。

1.3.6 牵引力变化速率

渐进期和渐退期的牵引力变化速率应在使用说明书中说明。

在渐进期，任意 1s 时间间隔内的平均牵引力变化速率应符合注册申请人的规定。间歇渐进期以及其他原因造成的牵引力渐进期（如为了适应患者身体移动而补充加力）也应符合。

在渐退期，任意 1s 时间间隔内的平均牵引力变化速率应符合注册申请人的规定。间歇渐退期以及其他原因造成的牵引力渐退期（如发生故障、断电、断电后再恢复、紧急保护措施启动等）也应符合。

1.3.7 危险输出的防止

当能够提供 1000N 以上的腰椎牵引力，或 200N 以上的颈椎牵引力时，应提供措施以防止由于误操作而使得牵引力增大到该限值以上。

可接受的措施包括：

—为该限值以上的牵引力设计单独的牵引模式，或

—在牵引力调节至限值以上时发出警告并要求操作者确认。

仅在说明书中给出警告不认为是合适的措施。

在渐退期，设备应不会对患者产生负牵引力（压力）。

考虑到患者的固定端可能在治疗过程中产生位移，在某些情况下可能要求设备的牵引端在回到初始位置之前停止。

1.4 计时

总治疗时间和每个阶段时间的范围和精度应符合注册申请人的规定，但单个牵引相或间歇相的最大偏差应不大于 30s，单个渐进期或渐退期的最大偏差应不大于 2s。

计时方式可采用正计时，也可采用倒计时，但对于不显示秒的计时器，应在显示时间的同时清楚指明计时方式。

1.5 紧急保护措施

设备应设有紧急保护措施。紧急保护措施应便于患者操作，在牵引治疗过程中，只需一个动作就可使牵引力：

—停止变化，并向操作者提供措施以将牵引力减小至安全值，或

—直接减小至安全值，注册申请人应对这种方式是否存在风险进行评估。

若紧急保护措施失效，则治疗过程应不能开始。

使用说明书中应至少给出下述内容：

—牵引力的安全值；

—紧急保护措施的操作说明；

—验证紧急保护措施有效性的方法；

—必须将紧急保护措施准备就位后才能开始治疗的警告，该警告应同时在设备表面的明显位置给出；

—治疗必须在医护人员连续监护下进行的警告。

在电源中断或故障状态下，应提供措施解除患者身上的机械束缚。

上述措施均应符合 3.3.6 的要求。对于非直线牵引的情况，应有措施在牵引力下降到 50% 之前将患者姿态复位。

1.6 角度牵引

具有角度牵引功能的设备，其角度范围应符合注册申请人的规定，偏差应不大于 ±2°。

1.7 工作噪声

设备在正常工作时的噪声应不大于 60dB（A）。

1.8 外观及结构

1.8.1 外观应色泽均匀，表面应清洁、平整，无明显伤斑、划痕、锈蚀和涂层剥落等缺陷；

1.8.2 文字标识应完整、清晰；

1.8.3 控制机构应灵活、可靠，紧固件应无松动。

2. 牵引用床、椅和附件要求

2.1 工作条件

应符合注册申请人的规定。如未规定，应符合 GB 9706.1—2007《医用电气设备 第 1 部分：安全通用要求》第 10 章的要求。

2.2 牵引用床

2.2.1 规格尺寸

牵引用床的规格尺寸应符合注册申请人的规定。床板各部分之间的间隙应小于 8mm 或大于 25mm，在运动过程中也应符合。使用说明书中应明示牵引用床的最大承载患者体重（应不小于 135kg）和主要规格尺寸，至少应包括床板总长、总宽、高度和背板长度。

2.2.2 运动角度

背板或腿板可具有上下折、左右平摆、左右旋转功能。

上下折、平摆或旋转的角度应能够在注册申请人规定的范围内以不大于 5° 的间隔任意设置，角度定位误差应不大于 ±2°。

上下折的零位误差应不大于 ±1°，上折位置应能保持稳定。

2.2.3 运动速度

应说明平摆和旋转的速度，实际运动速度应在速度范围内，或其误差应不大于标称值的 ±15%（单位：°/min）。

2.2.4 腿板

腿板应可以滑动，滑动行程应不小于 100mm，空载滑动阻力应不小于 50N。

腿板不在零位（与背板最接近的位置）时，应具有锁定腿板位置的措施，除非腿板的自然回弹力不大于 50N。腿板位置锁定应稳定，在 500N 水平作用力下应不发生解锁，且不产生大于 10mm 的位移。

可提供腿垫或支架以改变腿部角度，在牵引过程中腿垫或支架应能与腿板保持恒定的相对位置，腿垫的角度和

支架的高度应符合注册申请人的规定。

若背板或腿板用于主动传递牵引力给患者,则本条款不适用。

2.2.5 头板

具有卧姿颈椎牵引功能的牵引用床应提供可以滑动的头板或支架,滑动行程应不小于50mm。

若背板用于主动传递牵引力给患者,则本条款不适用。

2.2.6 稳定性

牵引用床应平稳,移动式牵引用床的所有脚轮均应有锁定装置,或能够通过可调支脚使脚轮离开地面。正常操作位置应有明显的警告:治疗前必须将所有脚轮锁定,治疗时禁止移动。非移动式牵引用床至少应有一个支脚可调。在锁定状态下,床板各方向倾斜度应不大于±1°,在200N水平力作用下应不发生可察觉到的位移。

2.2.7 承载

床板应能够承受注册申请人声称的最大患者体重而不发生整体沉降或局部沉降。

2.2.8 连接牢固度

牵引用床与固定带、固定架、滑轮或牵引绳直接连接的结构件应牢固可靠,在任意方向500N和牵引方向2000N作用下,应不发生松脱、塑性变形或断裂。

2.3 牵引用椅

2.3.1 角度

牵引用椅与牵引绳基部的前后相对位置应可调,调节范围应至少包括牵引绳基部位于椅面中心垂直上方至向前15°的位置。

牵引绳基部不应位于椅面后端垂直上方的后侧,若不能避免使用中出现这样的相对位置,应在调节机构附近和使用说明书上给出警告:不得在这种相对位置下实施牵引。

2.3.2 稳定性

牵引用椅应定位稳定,在均布50kg负载时,在200N水平力作用下应不发生移动,且施加任意方向200N作用力时应不会使椅的任何部分离开地面或倾翻。

2.3.3 承载

牵引用椅应能够承受注册申请人声称的最大患者体重而不发生裂纹、开焊、断裂、沉降或塑性变形。

在牵引绳上施加300N垂直向下拉力时,牵引绳基部空间位移应不大于50mm;在牵引绳上施加500N垂直向下拉力时,所有结构件应不发生塑性变形。

2.3.4 连接牢固度

牵引用椅与固定带、固定架、滑轮或牵引绳直接连接的结构件应牢固可靠,在任意方向200N和牵引方向500N作用下,应不发生松脱、塑性变形或断裂。

2.4 附件

2.4.1 固定带

2.4.1.1 承载

固定带应能够承受过载试验而不发生断裂(仅表面覆盖的织物保护层破裂除外)。

2.4.1.2 耐用性

额定牵引力加载100次,固定带不应出现塑性变形、裂纹、断线、结构件损坏。

标示为单患者多次使用的固定带,试验次数降至20次。

标示为一次性使用的固定带,试验次数降至5次。

2.4.1.3 可靠性

固定带扣好后,经过10次额定牵引力加载,固定带不应出现可以察觉的松脱。

2.4.1.4 锁扣牢固度

锁扣装置应能承受100N拉力作用而不发生分离。

2.4.1.5 连接件

连接用钩、环、挂钩均应封闭至缺口不大于配合结构件的截面半径,或采用其他可行的设计,在牵引方向±135°施加50N拉力不会使配合结构件从缺口中脱出。

2.4.2 固定架

固定架与人体腋下接触部位应用软包包裹。

软包在牵引方向1000N力作用下不应脱出达软包总长度的20%,软包压紧后直径应不小于60mm。

2.4.3 滑轮

2.4.3.1 稳定性

滑轮的尺寸和形状应适合牵引绳对其直径和沟槽的要求,在牵引绳上施加20N拉力时,牵引绳与滑轮接触的部分应只能稳定在滑轮槽底部。

2.4.3.2 保护装置

滑轮应有保护装置,防止牵引绳从滑轮中脱出。

2.4.4 检查与维护

使用说明书中应包含滑轮及其他受力零部件在使用前检查的方法,以及对易损件建议更换的间隔周期。

2.5 外观

2.5.1 牵引用床、椅

外观应色泽均匀,表面应清洁、平整,无明显伤斑、划痕、锈蚀和涂层剥落等缺陷;文字和符号标识应完整、清晰;控制机构应灵活、可靠,紧固件应无松动。

2.5.2 固定带

表面应清洁、平整,无明显裂纹,接缝应密实,材料应柔软耐折。

2.5.3 软包

床垫、座垫、靠背、腋下固定架等各种软包填充物应充盈饱满,缝边应牢固规整,外表面不应有皱褶、褪色、跳线和破损等缺陷。

2.5.4 突出物

长度大于8mm的硬质件突出物,其尾端均应倒圆或采用其他方式予以防护;螺钉的外露长度不应超过其螺距的2倍,突出部分不允许有锐利尖端和毛刺,或其端部应有光滑的螺母帽覆盖;硬质材料的边缘和尖角,应有圆滑过渡或其他永久保护件予以防护;硬质管材末端应有部件或管塞封堵,且不应有因封堵件老化、配合不当、振动及误操作等原因导致脱落。

3. 电磁、电气及环境要求

3.1 环境要求

设备和有电气部件的床、椅和附件应符合 GB/T 14710—2009《医用电气环境要求及试验方法》中气候Ⅱ组和机械Ⅱ组的规定，特殊情况按照 GB/T 14710—2009《医用电气环境要求及试验方法》中第 7 章的规定执行。

3.2 安全要求

设备和有电气部件的床、椅和附件应符合 GB 9706.1—2007《医用电气设备 第 1 部分：安全通用要求》的要求。

3.3 电磁兼容性

设备和有电气部件的床、椅和附件应符合 YY 0505—2012《医用电气设备 第 1－2 部分：安全通用要求 并列标准：电磁兼容 要求和试验》中的规定。

（九）同一注册单元内注册检测代表产品确定的原则

1. 典型产品应是同一注册单元内能够代表本单元内其他产品安全性和有效性的产品。

2. 应考虑功能最齐全、结构最复杂、风险最高的产品。

3. 注册单元内各种产品的主要安全指标、性能指标不能被某一产品全部涵盖时，则应选择多个型号产品作为典型产品进行检测。

4. 当没有充足证据能够证明同一注册单元内不同型号规格产品之间电磁兼容性能可以覆盖时，应选取每一型号规格产品进行电磁兼容项目检测。

（十）产品生产制造相关要求

1. 生产工艺过程及过程控制点

应根据申报产品的实际情况，以流程图的形式对生产工艺过程进行详细描述，并根据流程图逐一描述其中的过程控制点。工艺流程图中的关键工序和特殊工艺应以特殊图形表示。

电动牵引床产品工艺举例说明：牵引板式产品一般包括机架组装、牵引床体组装、牵引座椅组组装、电机安装、变压器安装、线路板安装及程序烧录、控制面板安装和整机调试工序。除上述工序外，牵引绳式产品还应包含变速器安装、牵引绳安装工序。其中，电机安装、牵引床体组装、线路板安装及程序烧录和整机调试、变速器安装（牵引绳式产品适用）、牵引绳安装（牵引绳式产品适用）属于关键控制工序。注：本说明仅为资料性说明，注册申请人可根据产品情况调整产品生产工艺和关键工序。

2. 研制、生产场地情况概述

注册申请人应当对与申报产品有关的研制场地和生产场地情况进行概述，主要包括以下内容：

研制场地：地址、位置、面积、研制环境条件、研制设备、验证设备、人员等。

生产场地：地址、位置、面积、生产环境条件、生产设备、工艺装备、监视和测量装置、人员等。

如申报产品具有多个研制、生产场地，则对每一研制、生产场地的情况均应进行概述。

（十一）产品的临床评价细化要求

按照《关于发布免于进行临床试验的第二类医疗器械目录的通告》（国家食品药品监督管理总局通告 2014 年第 12 号）的规定，电动牵引床（序号 178）和电动颈椎牵引装置（序号 179）为免于开展临床试验的产品。本指导原则中的电动牵引装置属于《免于进行临床试验的第二类医疗器械目录》中规定的免于开展临床试验的医疗器械产品。注册申请人在申报时，可以按照《医疗器械临床评价技术指导原则》的相关规定提交临床对比资料，对比资料应符合指导原则中第五条的规定。应能证明申报产品的牵引模式、牵引力范围和牵引力变化速率与所对比已上市同类产品具有等同性，如存在差异且不能证明此种差异所带来的风险可控，则不可视为申报产品属于免于进行临床试验目录的产品，应重新选择对比产品或按照《医疗器械临床评价技术指导原则》中其他方式开展临床评价。

（十二）该类产品的不良事件历史记录

在《电动牵引装置牵引致腰椎上韧带卡压伤 32 例》中报道了由于牵引床回退过快造成体质较差、腰背部缺乏锻炼和过度肥胖者腰椎上韧带卡压伤的情况。出现此种情况的患者中，症状较轻者可通过改变牵引方式（间歇牵引改为连续牵引）或改变卧位（仰卧改为俯卧）的方式在 15 分钟内症状消失；症状较重者可通过局部封闭并配合治疗的方式，在 3～7 天内症状消失。

暂未见该类产品有发生严重不良事件的相关报道。

（十三）产品说明书和标签要求

产品说明书和标签编写要求应符合《医疗器械说明书和标签管理规定》（国家食品药品监督管理总局令第 6 号）及相关标准的要求，一般应包括以下要求。

1. 说明书

说明书应该清晰、简洁，应使用中文且易于被非专业人员理解的简单词语，结构严整，易于阅读，尽量使用符号或图示。

每台设备都应附带说明书，说明书应符合《医疗器械说明书和标签管理规定》（国家食品药品监督管理总局令第 6 号）及相关标准要求，一般应包括以下内容：

1.1 产品名称：参照第（一）项审查；明确产品型号、规格及其代表的意义。

1.2 给出注册申请人的名称、住所、生产地址及联系方式。境内产品应给出生产许可证编号，进口产品还应明确代理人及售后服务单位的名称、住所、联系方式。

1.3 给出医疗器械注册证书编号及产品技术要求编号。

1.4 产品性能：参照第（九）项审查，应与产品技术要求内容一致

1.5 主要结构组成：应规定出产品的结构组成，可参照（二）中的内容。

1.6 产品适用范围及禁忌症：参照（六）审查。

1.7 注意事项、警示及提示：应按照《医疗器械说明书和标签管理规定》中第十一条的要求进行审查；同时至少应明确异常情况下的紧急处理措施；特殊情况下（停电、意外移动等）的注意事项；可能出现的误操作及误操作可能造成的伤害，特别应说明牵引模式选择的注意事项；若使用其他零部件或材料会降低最低安全性，相关的配件或材料是否被说明；安全使用期限；预期使用条件；产品失控时紧急处理方法等内容。

1.8 安装及调试：应明确注册申请人负责上门安装及调试。若熔断器可由用户自行给号，应明确更换方法及注意事项。应给出软件安装、升级等具体信息。

1.9 使用方法：应给出产品使用方法和环境条件，牵引模式的选择应详细说明。

1.10 保养及维护：应给出产品维护和保养及定期检查的方法；若有可由用户自行排除的故障，则应说明故障的种类和产生的原因及排除方法等。

1.11 运输条件：应根据产品环境试验情况，明确运输方法及条件。

1.12 储存条件：应根据产品环境试验情况，明确储存环境要求。

1.13 应明确生产日期、使用期限及在预期使用及维护条件下的定期检查时间。

1.14 应明确产品配件清单，若固定带、固定架等部件可由用户自行更换，应明确其更换方法及注意事项。

1.15 应参照 GB 9706.1—2007《医用电气设备 第1部分：安全通用要求》和 YY/T 0466.1—2009《医疗器械 用于医疗器械标签、标记和提供信息的符号 第1部分：通用要求》等相关标准中的规定，给出产品标签所用的图形、符号、缩写等内容的解释。

1.16 清洁方法：注册申请人应根据其产品情况列出产品的清洁方法。

1.17 明确说明书的编制和修订日期。

1.18 应按照 YY 0505—2012《医用电气设备 第1-2部分：安全通用要求 并列标准：电磁兼容 要求和试验》的要求给出符合电磁兼容性方面要求的声明。

产品说明书的内容均应有明确的来源，与综述资料、研究资料及产品技术要求等注册申报资料的内容保持一致。说明书中涉及技术内容且产品技术要求中未包含的，应提交相应验证资料。

2. 标签

电动牵引装置的标签应符合《医疗器械说明书和标签管理规定》（国家食品药品监督管理总局令第6号）和 YY/T 0466.1—2009《医疗器械 用于医疗器械标签、标记和提供信息的符号 第1部分：通用要求》及相关标准的要求。

电动牵引装置标签因位置或者大小受限而无法全部标明上述内容的，至少应当标注产品名称、型号、规格、生产日期，并在标签中明确"其他内容详见说明书"。如使用的符号没有现有的标准，应该在电动牵引装置的说明书中对这些符号进行说明。

（十四）产品的研究要求

1. 产品性能研究

1.1 在开展产品性能研究时，除对产品技术要求中所涉及的功能性、安全性及质量控制指标研究外，至少还应对牵引力变化速率，紧急状态下牵引力松弛和回退力进行研究，并提供其确定依据、理论基础及相关验证资料。

1.2 安全性指标的验证包括电气安全指标和电磁兼容指标两大类。电气安全指标应当包括 GB 9706.1—2007《医用电气设备 第1部分：安全通用要求》及其他适用的国家标准和行业标准中的所有指标，电磁兼容指标应当包括 YY 0505—2012《医用电气设备 第1-2部分：安全通用要求 并列标准：电磁兼容 要求和试验》及其他适用的国家标准和行业标准中的所有指标。

1.3 研究资料中应详细写明通过研究验证确定的电动牵引装置产品的结构组成及主要元器件信息。

2. 生物相容性评价与研究

电动牵引装置的操作按键、肋部固定带、髋部固定带、头颈部固定带或称颌枕带、固定架、床面（含床体）、牵引绳、颈椎牵引座椅、设备外壳等部件可能与患者和/或操作者的皮肤存在短时直接接触。

目前市场上的电动牵引床产品的床体、座椅框架、固定架、牵引绳多为普通钢材或不锈钢制成；设备外壳一般为 ABS 材料或普通钢材制成；操作按键一般选用高分子薄膜（PET、PC、PVC）或 ABS 材料制成；固定带、床面和椅面多为皮革或布料制成；需电镀的部件镀层多为镀锌或镀铬；需喷涂的部件涂层多为环氧树脂材料；上述材料已确立了安全的使用史，可不再提供生物相容性评价资料。

若制造上述部件所用材料未在前段内容中体现，但注册申请人能够证明其已经确立了安全使用史，则可不再开展生物学评价。论证材料的安全使用史时，应能够说明制造上述部件时所用的原材料、化学物（助剂、添加剂等）和加工过程；应能够提供上述部件在同等接触条件或更为恶劣接触条件下的应用情况，或能够提供上述部件已经开展的符合生物相容性要求的评价资料。若上述部件为外购部件，可认可合格供方出具证明资料，证明其已经确立了安全使用史。（注：含有未经使用的新材料、化学物或加工过程的部件不适用于本条款。）

若采用未确立的安全使用史的新材料制造上述部件，则应按照 GB/T 16886.1—2011《医疗器械生物学评价 第1部分：风险管理过程中的评价与试验》中给出的生物学评价方法，开展生物学评价。

3. 软件研究

参见《医疗器械软件注册申报资料指导原则》的相关要求。

电动牵引装置产品的软件属于软件组件。牵引绳式电动牵引装置产品中的软件一般属于嵌入式控制软件；床板运动式电动牵引装置产品中的软件既包含嵌入式控制软件，也包含安装在上位机中的控制软件。注册申请人在提交软件研究资料时应包含基本信息、实现过程两个部分，通常不涉及核心算法。

3.1 基本信息中至少应包含如下内容：

产品标识：应给出电动牵引装置产品软件的内部标识。

安全性级别：不具备快速牵引功能的电动牵引装置产品中软件按其损害严重程度分级，一般属于对健康可能有不严重的伤害的等级（B级）

结构功能：应依据软件设计规格（SDS）给出体系结构图，图示电动牵引装置软件组成模块之间、组成模块与外部接口之间的关系。依据体系结构图描述组成模块的功能、模块关系、模块与外部接口关系以及用户界面。

硬件关系：依据软件设计规格（SDS）给出物理拓扑图，图示电动牵引装置软件、通用计算机（如适用）、硬件相互之间的物理连接关系。依据物理拓扑图描述电动牵引装置的软件（或组成模块）与通用计算机（如适用）、硬件的物理连接关系。

运行环境：电动牵引装置的软件安装需在通用计算机中时，应给出软件所需的硬件配置和软件环境。硬件配置包括处理器、存储器、外设器件和IO设备，软件环境包括系统软件、支持软件、必备软件、选配软件和杀毒软件等。

3.2 实现过程至少应包含如下内容：

开发综述：应描述软件开发过程所用的语言、工具、方法，其中工具应描述支持软件（含开源软件）和应用软件（第三方软件）的名称、版本号和制造商。同时应说明开发人员数量、开发时间、工作量（人月数）、代码行总数和控制文档总数。

风险管理：电动牵引装置产品的控制软件属于软件组件的一种，可将其风险分析资料并入整机风险管理报告中。

需求规格：电动牵引装置中软件的需求规格可与电动牵引装置的需求规格合并，需求规格中至少应包含硬件、功能、性能、输入输出、接口界面、警示信息、文档和法规的要求等内容。

验证与确认：应提供系统测试、用户测试的测试计划和报告摘要，描述测试的条件、工具、方法、通过准则和结果、概要介绍开发各阶段的验证活动，描述相应的工具、方法、内容和结果，其中单元测试应描述覆盖率要求，集成测试应描述集成策略。

缺陷管理：应描述软件的缺陷管理的工具、流程和要求，列明开发阶段所发现的缺陷总数和剩余缺陷数，剩余缺陷的严重度、处理措施和处理时间。

修订历史：应描述软件版本号的命名规则。

4. 产品使用期限和包装研究

产品使用期限研究：应根据自身产品临床应用和产品设计情况，确定出产品的关键部件和可更换部件。应明确在预期使用条件下关键部件的使用期限，及可更换部件的定期保养维护时间和更换频次，且应提供确定使用寿命和更换频次的理论依据。若关键部件也可更换时，也应说明其定期保养维护时间和更换频次。牵引绳式电动牵引装置产品中的关键部件至少包括电机、减速器、离合器、传感器、显示器；牵引板式电动牵引装置产品中的关键部件至少应包括直线电机、传感器、显示器。

包装研究：应明确产品包装材料；提供在宣称的运输条件下，符合 GB/T 14710—2009《医用电气环境要求及试验方法》中运输试验要求的验证资料；并提供在宣称贮存条件下，保持包装完整性的依据。

三、审查关注点

（一）审查时应关注牵引力变化速率和具备角度牵引的产品中角度牵引时的速率变化情况，注册申请人应能够提供确定速率变化量的理论和临床依据。

（二）审查时应关注牵引模式确定的理论和临床依据；注册申请人至少应能够详细提供牵引模式中渐进期、牵引相、间歇相、渐退期的确定依据，建议结合各种牵引模式的适应症、牵引力大小、牵引时间长短和牵引速度快慢等内容进行分析。

（三）审查时应关注典型产品的确定依据，特别是电磁兼容性覆盖依据。

附录A 牵引模式

A.1 概述

该附录给出了一些常见的牵引模式的图示以及相应的参数描述，以利于本标准的使用者更好地理解标准的条款，并不作为牵引模式的建议或规范，其中使用到的名词也不构成规范性的要求。

A.2 牵引模式

连续牵引

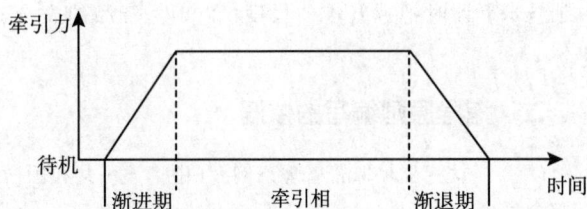

图 A.1 连续牵引

间歇牵引

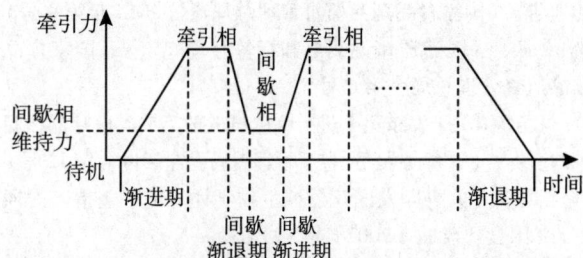

图 A.2 间歇牵引

阶梯型渐进/渐退

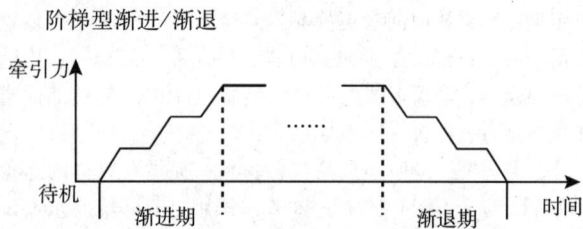

图 A.3　阶梯型渐进/渐退

周期型渐进/渐退

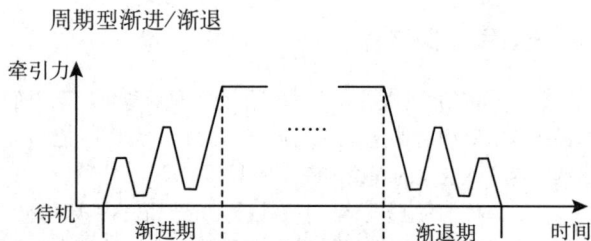

图 A.4　周期型渐进/渐退

电动牵引装置注册技术审查指导原则编写说明

一、指导原则编写的目的和背景

（一）当前我国电动牵引装置生产企业大约有 100 家左右，主要以牵引绳式产品和牵引板式产品为主。多数企业属于中小企业，技术实力参差不齐。目前我国尚无此类产品技术审查指导性文件。

（二）本指导原则用于指导和规范审查人员对电动牵引装置注册申报项目的技术审评，旨在让初次接触该类产品的注册审查人员对产品原理、结构、主要性能、预期用途等各个方面有个基本了解，同时让技术审查人员在产品注册技术审评时把握基本的尺度，以确保产品的安全、有效。

二、指导原则编写的依据

（一）《医疗器械监督管理条例》（中华人民共和国国务院令第 650 号）

（二）《医疗器械注册管理办法》（国家食品药品监督管理总局令第 4 号）

（三）《关于发布医疗器械产品技术要求编写指导原则的通告》（国家食品药品监督管理总局通告 2014 年第 9 号）

（四）《医疗器械说明书和标签管理规定》（国家食品药品监督管理总局令第 6 号）

（五）《关于发布免于进行临床试验的第二类医疗器械目录的通告》（国家食品药品监督管理总局通告 2014 年第 12 号）

（六）《关于印发医疗器械生物学评价和审查指南的通知》（国食药监械〔2007〕345 号）

（七）GB 9706.1—2007《医用电气设备 第 1 部分：安全通用要求》；

（八）YY 0697—2008《电动牵引床》

（九）YY 0505—2012《医用电气设备 第 1–2 部分：安全通用要求 并列标准：电磁兼容 要求和试验》

（十）附录 A 参考 YY/T 0697《电动颈腰椎牵引治疗设备》（上报稿）中的内容制定

（十一）GB/T 16886.1—2011《医疗器械生物学评价 第 1 部分：风险管理过程中的评价与试验》

（十二）GB/T 16886.5—2003《医疗器械生物学评价 第 5 部分：体外细胞毒性试验》

（十三）GB/T 16886.10—2005《医疗器械生物学评价 第 10 部分：刺激与迟发型超敏反应试验》

（十四）YY/T 0697《电动颈腰椎牵引治疗设备》（上报稿）

（十五）《电动颈腰椎牵引用床、椅和附件》（上报稿）

（十六）《关于发布医疗器械临床评价技术指导原则的通告》（国家食品药品监督管理总局通告 2015 年第 14 号）

三、重点内容说明

（一）在产品名称要求中参照《医疗器械分类目录》的相关要求，规范了产品命名原则。

（二）产品的结构和组成内容中，给出了电动牵引装置产品的结构示意图，并简要介绍了电动牵引装置的主体结构及配件。

（三）在产品的工作原理中，简单介绍了电动牵引装置的工作原理。

（四）产品应适用的相关标准中给出了现行有效的国家标准、行业标准（包括产品标准、基础标准）。

（五）产品的主要风险中，参照 YY/T 0316—2008《医疗器械 风险管理对医疗器械的应用》及其附录 C、E、F、G、I、J 中的相关规定，对电动牵引装置的安全性特征、危害、可预见的事件序列和危害处境判断，风险控制的方案与实施，综合剩余风险的可接受性评价及生产和生产后监视相关方法等方面做出了审查基本要求；同时，给出了电动牵引装置的主要危害和可预见的事件序列及采取措施的示例。

（六）产品的主要性能指标中给出了产品需要考虑的各个方面，有些需参照相关的国家标准、行业标准，有些则需要依据企业的技术能力。

（七）针对电动牵引装置产品特点，在使用说明书中对产品的审查重点进行了说明，如：性能、注意事项、使用、保养、维护、贮存等项目。

四、编制单位

天津市医疗器械技术审评中心。

63 红外线治疗设备注册技术审评指导原则

［红外线治疗设备注册技术审查指导原则（2017 年修订版）］

本指导原则旨在指导和规范红外线治疗设备的技术审评工作，帮助审查人员增进对该类产品机理、结构、主要性能、预期用途等方面的理解，方便审查人员在产品注册技术审评时把握基本的要求和尺度。

本指导原则所确定的核心内容是在目前的科技认识水平和现有产品技术基础上形成的，因此，审评人员应注意其适宜性，密切关注适用标准及相关技术的最新进展，考虑产品的更新和变化。

本指导原则不作为法规强制执行，不包括行政审批要求。但是，审评人员需密切关注相关法规的变化，以确认申报产品是否符合法规要求。

一、适用范围

本指导原则适用于第二类红外线治疗设备，是指利用红外线的物理性能，实现人体某些疾病无创治疗的产品，不包括使组织变性和/或至其凝固性坏死的红外线治疗设备。

利用红外线并结合其他物理方式进行治疗的医疗器械，其红外线治疗部分亦适用本指导原则。

在组合式设备中，附加部分应符合相应的专用标准，本指导原则未涉及相关要求。

二、技术审查要点

（一）产品名称的要求

产品名称建议以工程原理命名，不以治疗的病种命名。如：红外线治疗仪、红外治疗仪。

（二）产品的结构和组成

应根据产品自身特点确定结构组成，一般分为主机部分、治疗头部分及其他附属部分，如图1所示。

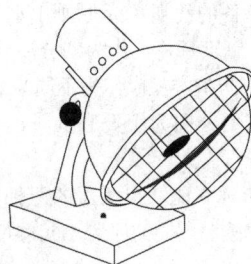

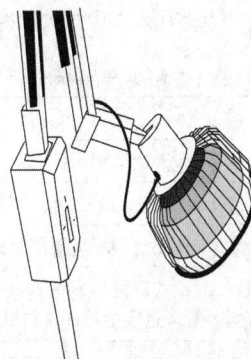

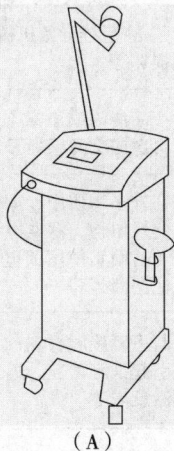

（A）

图1 红外线治疗设备示意图

（三）产品工作原理和作用机理

1. 工作原理

红外线是一种不可见光，在电磁波谱中它的波长为 760nm～15μm，用红外线治疗疾病的疗法为红外线疗法。目前医疗用红外线分为两段，即短波红外线（亦称近红外线，波长 760nm～1.5μm）和长波红外线（亦称远红外线，波长 1.5μm～15μm）。红外线治疗设备是应用红外线疗法的治疗仪器设备。

2. 作用机理

红外线的穿透能力较弱，短波红外线的有效穿透深度为 1mm～10mm，可达真皮及皮下组织，长波红外线的有效穿透深度为 0.05mm～1mm，仅达皮肤表皮的浅层。

红外线的波长长，光量子能量低，作用于组织后只能引起分子转动，不能引起电子激发，其主要的生物学作用为热效应而无光化学效应。红外线照射时皮肤及表皮下组织将吸收的红外线能量转变成热，热效应是红外线治疗产品的主要作用机理。热效应产生的治疗作用包括：

（1）引起血管扩张、血流加速、局部血液循环改善、组织的营养代谢加强；加快局部渗出物吸收，促进肿胀的消退。

（2）使骨骼肌的肌张力降低，胃肠平滑肌松弛，缓解肌痉挛。

（3）降低感觉神经兴奋性，提高痛阈。同时血液循环的改善、缺血缺氧的好转、渗出物的吸收、肿胀的消退、痉挛的缓解等综合因素可达到镇痛的治疗作用。

（4）使局部温度升高，利于水分蒸发，促进渗出性病变表层组织干燥、结痂。

（四）注册单元划分的原则和实例

红外线治疗设备的注册单元原则上以技术结构、性能指标为划分依据，预期用途不作为划分注册单元的依据。

1. 不同的电击防护类型应作为不同注册单元进行注册。

如电击防护类型分别为Ⅰ类和Ⅱ类的两种仪器，应按照两个注册单元进行。

2. 主要性能指标不能互相覆盖的两种或两种以上的红外线治疗产品，应按照不同的注册单元进行注册。

（五）产品适用的相关标准

根据产品自身特点适用表1中相关标准：

表1 相关产品标准

标准编号	标准名称
GB/T 191—2008	《包装储运图示标志》
GB 9706.1—2007	《医用电气设备 第1部分：安全通用要求》
GB/T 14710—2009	《医用电器环境要求及试验方法》
GB/T 16886.1—2011	《医疗器械生物学评价 第1部分：风险管理过程中的评价与试验》
GB/T 16886.5—2003	《医疗器械生物学评价 第5部分：体外细胞毒性试验》
GB/T 16886.10—2005	《医疗器械生物学评价 第10部分：刺激与迟发型超敏反应试验》
YY/T 0061—2007	《特定电磁波治疗器》
YY 0306—2008	《热辐射类治疗设备安全专用要求》
YY/T 0316—2016	《医疗器械 风险管理对医疗器械的应用》
YY 0505—2012	《医用电气设备 第1-2部分：安全通用要求 并列标准：电磁兼容 要求和试验》

上述标准包括了产品技术要求中经常涉及到的部件标准和方法标准。有的企业还会根据产品的特点引用一些行业外的标准和一些较为特殊的标准。

审查产品技术要求时应关注与产品相关的国家、行业标准是否进行了引用，以及引用是否准确。可以通过对"符合性声明"中声明符合的相关标准是否齐全、适宜来进行审查。此时，应注意标准编号、标准名称是否完整规范，年代号是否有效。其次对引用标准的采纳情况进行审查。即所引用的标准中的条款要求，是否在产品技术要求中进行了实质性的条款引用。

上述标准如有新版发布实施，应执行最新版本。

（六）产品的预期用途

红外线治疗设备的预期用途应体现红外线疗法的治疗作用和临床适应症。例如：

"该产品对关节炎、肌纤维组织炎具有镇痛作用"等。

（七）产品的主要风险及研究要求

红外线治疗设备的风险管理报告应符合 YY/T 0316—2016《医疗器械 风险管理对医疗器械的应用》的有关要求，审查要点包括：

1. 与产品有关的安全性特征判定可参考 YY/T 0316—2016 的附录 C；

2. 危害、可预见的事件序列和危害处境判断可参考 YY/T 0316—2016 附录 E、I；

3. 风险控制的方案与实施、综合剩余风险的可接受性评价及生产和生产后监视相关方法可参考 YY/T 0316—2016 附录 F、G、J；

4. 风险可接收准则，降低风险的措施及采取措施后风险的可接收程度，是否有新的风险产生。

下表（表2）依据 YY/T 0316—2016 的附录 E（表 E.1）列举了红外线治疗设备有关的可能危害示例的不完全清单，以帮助判定与红外线治疗产品有关的危害。企业还应根据自身产品特点确定其他可能危害。针对产品的各项风险，企业应采取控制措施，确保风险降到可接受的程度。

表2 危害示例

危害类型		示例
能量危害	电磁能	可触及金属、外壳、应用部分等与带电部分隔离/保护不够，电介质强度不够，可能对使用者或患者造成电击危害等
		产品外壳、应用部分绝缘/隔离不够，可能引起过量漏电流伤害使用者或患者等
		抗电磁干扰能力差、特定环境下工作不正常，或干扰其他设备正常工作等
	热能	可触及的外壳温度过高，可能引起使用者或患者烫伤；应用部分表面温度过高，可能使接触部位的皮肤烫伤等
	机械能	产品外壳机械强度和刚度不足，产品面、角、边粗糙等
		支架的力学
		坠落/悬挂导致机械部件松动导致元器件损坏等
生物学和化学危害	生物学	产品清洁或消毒不完全，可能会使患者再次或交叉感染等
	化学	在外来物质中，如使用清洗剂或消毒剂的残留物、污染物等。长时间不使用的电池未经取出，导致电池漏液等
	生物相容性	与患者接触材料的化学成分的毒性，如引起细胞毒性、迟发致敏反应、皮肤刺激反应等

续表

危害类型		示例
操作危害	功能	不正确或不适当的输出或功能。 错误的数据转换。 功能丧失或变坏
	使用错误	不遵守规则，缺乏知识，违反常规等，使得日常使用、维护未按规定进行，可能导致产品偏离正常使用状态
信息危害	标记	不完整的说明书。 产品性能特征的不适当描述。 不适当的预期使用规范。 限制的未充分公示
	操作说明书	使用前的检查规范不适当
		过于复杂的操作说明书
		医疗器械所使用的附件的规范不适当
	警告	对副作用的警告不充分。 一次性使用附件可能再次使用的危害的警告（如有）。 服务和维护规范

（八）产品技术要求应包括的主要性能指标

红外线治疗设备应至少包括以下技术指标的要求：

1. 外观。

2. 红外光谱范围。

3. 工作面表面温度。

4. 连续工作时间。

5. 生物相容性（如有）。

6. 安全应满足：

（1）GB 9706.1—2007《医用电气设备 第1部分：安全通用要求》。

（2）YY 0306—2008《热辐射类治疗设备安全专用要求》。

7. 环境试验应满足：

GB/T 14710—2009《医用电器环境要求及试验方法》。

注：如为特定电磁波治疗器设备，应符合 YY/T 0061—2007《特定电磁波治疗器》的要求。

（九）同一注册单元内注册检验代表产品确定原则和实例

红外线治疗设备同一注册单元内所检测的产品应当是能够代表本注册单元内其他产品安全性和有效性的典型产品。

（十）产品生产制造相关要求

应明确红外线治疗设备的生产工艺过程，可采用流程图的形式，并说明其过程控制点。有多个研制、生产场地，应当概述每个研制、生产场地的实际情况。

（十一）产品的临床评价细化要求

红外线治疗设备的临床可分两种情况：一种是红外线治疗设备的作用机理为前面介绍的四种理论，且预期适应

病症包含在表3内，申报企业可按照《医疗器械注册管理办法》（国家食品药品监督管理总局令第4号）的要求进行临床评价。另一种是红外线治疗设备的治疗作用采用其他的临床作用机理，或预期适应症不在表3内，则申报企业需做临床试验来验证产品的预期用途。

1. 临床评价

红外线治疗设备临床评价时，需提交同类产品的临床试验资料（包括对比红外线治疗设备的临床文献或临床试验报告）、对比说明及所对比的同类产品批准上市的证明。临床文献应是省级以上核心医学刊物公开发表的能够说明产品预期使用效果的学术文献、专著、文献综述等。

对比红外线治疗设备的临床试验报告需有医院签章，其内容应能验证该产品的预期用途。一般来说，临床试验报告应包括如下内容：试验背景、试验目的、研究假设、试验产品与对照产品的名称及规格、病人的入选及排除标准、主要疗效评价指标及评价方法、次要疗效评价指标及安全性评价指标、样本量确定依据（含样本量计算公式及其参数来源）、临床随机分组方法、随访期、试验质量控制措施、数据管理方法、统计分析方法及病人的风险与获益评估等。

同时，对比说明应体现申报产品与对比产品在基本原理、结构组成、主要性能指标、预期用途等方面的异同点。

2. 临床试验

若红外线治疗设备的治疗作用未包含于前面介绍的四种理论中，或预期适应症不在表3内，则申报企业需进行临床试验来验证产品的预期用途。

临床试验方案应合理、科学，能够验证产品的预期用途。方案中的临床病例数的确定理由应充分、科学；选择对象范围应明确，涵盖产品的预期用途；临床评价标准应清晰明确，且得到临床公认。

一般来说，临床试验方案应包括如下内容：试验背景、试验目的、研究假设、试验产品的名称及规格、对照产品的名称、规格及选择理由、病人的入选及排除标准、主要疗效评价指标及评价方法、次要疗效评价指标及安全性评价指标、样本量确定依据（含样本量计算公式及其参数来源）、临床随机分组方法、随访期、试验质量控制措施、数据管理方法、统计分析方法及病人的风险与获益评估等。

临床试验报告应符合方案的要求。临床试验结果应明确，计量或计数结果可靠，并进行统计学分析；试验效果分析应明确统计结果的临床意义；临床试验结论应明确该产品的预期用途，符合临床试验目的。

临床试验报告需有医院签章，其内容应能验证该产品的预期用途。一般来说，临床试验报告应包括如下内容：试验背景、试验目的、研究假设、试验产品的名称及规格、对照产品的名称、规格及选择理由、病人的入选及排除标准、主要疗效评价指标及评价方法、次要疗效评价指标及安全性评价指标、样本量确定依据（含样本量计算公式及其参数来源）、随访期、试验质量控制措施、数据管理方法、统计分析方法及病人的风险与获益评估等。

在审查临床试验方案和报告时，应注意以下几点：

（1）临床病例数确定的理由

确定临床试验例数就是计算试验的样本量的大小。实施者、申请人和制造商也希望花费较少而得到科学、客观的结果。此外，太少的样本会得出不正确的结论，太多样本浪费时间和资源，因此，有必要在临床试验方案中合理地确定样本量的大小。

样本量的估计要考虑以下因素的影响：

① 陈述无效假设 H0 和备择假设 H1。

② 基于无效假设中的结果变量（连续或离散：如血压下降值、死亡），选择适当的统计检验方法（如 t—test，χ^2）。

③ 与同类产品或与标准治疗（对照组）相比，估计合理的效应大小 δ（组间治疗差异）；对于非劣效试验，应提供临床及统计学认可的非劣效界值；对于单组目标值试验，应提供目标值的确定依据。

④ 设定显著性水平和统计效能（α，β），通常取双侧显著性水平 0.05（单侧显著性水平 0.025）、检验效能至少 80% 及单侧或双侧检验。

⑤ 列出正确的公式估计样本量。

考虑失访和脱离病例等其他因素的影响，临床实际的病例数应在计算样本量的基础上至少增加 20%。

红外线治疗设备的临床适应症比较广泛，应针对每一适应症进行符合统计学要求的临床试验。具体审查时，要看临床试验方案中病例数确定的理由是否充分，是否考虑以上几种因素的影响。确定的病例数是否涵盖要验证的适应症。

（2）确定入选标准和排除标准

临床试验方案应预先制定明确的入选标准和排除标准，入选标准应有明确的诊断标准，诊断标准应是临床公认的。

符合入选条件且愿意参加临床试验并签署知情同意书方可确定为入选对象，入选对象应具有符合该适应症人群的普遍的代表性。

（3）临床一般资料

临床试验报告中应明确临床试验的起始时间，参加临床试验的入选对象的基本情况，包括入选对象的数量、年龄、性别、病种、病情轻重、病程分布、住院和门诊病人的比例等信息。所有的入选对象应符合入选标准和排除标准。为了客观评价试验产品的治疗效果，应对参加试验组和对照组的入选对象的这些基本情况进行统计学分析，验证两组间人群的均衡可比性。

（4）试验方法

试验方法是对方案中总体设计内容的具体实施。红外线治疗设备的临床应采用随机平行对照设计，以避免由于组间的不均衡而导致的两组人群不可比。对照组可采用已上市的、具有合法资质的、疗效确实的同类产品，或者采用临床公认有效的传统治疗方法。试验是否采用盲法可根据具体情况设置。

（5）临床评价标准

红外线治疗设备的治疗作用多数都是缓解疾病的症状，建议在评价这些症状时，将症状量化，并建立临床评价标准。

（6）临床试验结果

应按照方案规定的统计学方法及疗效评价方法进行统计分析（包括组内和组间分析），给出分析结果。必要时提供试验数据统计分析报告。

（7）临床试验效果分析

临床研究者应在临床试验报告中，根据统计分析结果进行分析，并做出临床意义的解释。

（8）临床试验结论

临床研究者应根据临床试验数据结果、效果分析得出结论。临床结论应客观、科学、公正，在试验结果中有据可查。

（9）适应症、适用范围、禁忌症和注意事项

根据临床试验结果和结论确定相应的适应症、适用范围，这是审批部门进行审批的依据。禁忌症和注意事项是临床研究者在试验中发现或预见的问题，提醒申报者不断改进。

表3　红外线疗法治疗作用和适应症

序号	治疗作用	适应症	禁忌症
1	改善局部血液循环，促进肿胀消退	软组织扭挫伤恢复期、肌纤维组织炎、关节炎、软组织炎症（疖、痈、蜂窝织炎、丹毒、乳腺炎、淋巴结炎）吸收期、神经痛	出血倾向、高热、活动性结核、急性化脓性炎症、恶性肿瘤
2	降低肌张力，缓解肌痉挛		
3	镇痛		
4	表面干燥作用		

（十二）产品的不良事件历史记录

暂未发现。

（十三）产品说明书和标签要求

产品的说明书、标签应当符合《医疗器械说明书和标签管理规定》（国家食品药品监督管理总局令第 6 号）的规定，结合产品的特点至少还应关注以下方面的内容：

1. 应明确"建议在医生指导下使用"。

2. 应明确产品的治疗部位。

3. 应明确常用的照射距离。

4. 应明确常用的治疗时间范围。

5. 应明确产品不能照射的部位。

6. 应明确"阅读说明书后再使用"。

7. 应明确每次使用完毕后，治疗头与人接触部分进行清洗消毒的要求（如有）。

8. 应明确使用、贮存、运输过程中环境温度、湿度和大气压力。

9. 禁忌症至少应包括表 3 中"禁忌症"中的内容。

10. 注意事项至少应包括以下内容：

（1）一般不用红外线治疗感觉障碍的局部，如需要治疗必须严格控制照射剂量，认真观察，防止烫伤。

（2）红外线治疗皮肤植皮、瘢痕区需慎重。

（3）急性外伤后 24～48 小时内一般不用红外线治疗损

伤部位，以免肿痛、渗出加剧。

（4）动脉阻塞性病变，不宜用红外线治疗。

（5）红外线治疗时需注意保护眼睛。

（6）使用中如有任何不适，应立即停止治疗。

三、审查关注点

（一）性能指标

产品电气安全性能和主要技术性能是否执行了国家和行业的强制性标准；性能指标的确定是否能满足产品的安全有效性；红外光谱范围、工作面表面温度、连续工作时间等是否做出了要求。

（二）说明书

说明书中必须告知用户的信息是否完整，如应明确本产品使用的环境、使用人群和限制使用的情况；应明确产品一次性使用附件的使用注意事项等。

（三）风险控制

产品的主要风险是否已经列举，并通过风险控制措施使产品的安全性在合理可接受的程度之内。

四、编写单位

北京市医疗器械技术审评中心。

64 医用控温毯注册技术审评指导原则

［医用控温毯注册技术审查指导原则（2017 年修订版）］

本指导原则旨在指导和规范医用控温毯产品的技术审评工作，帮助审查人员增进对该类产品机理、结构、主要性能、预期用途等方面的理解，方便审查人员在产品注册把握技术审评时把握基本的要求和尺度。

本指导原则所确定的核心内容是在目前的科技认识水平和现有产品技术基础上形成的，因此，审评人员应注意其适宜性，密切关注适用标准及相关技术的最新进展，考虑产品的更新和变化。

本指导原则不作为法规强制执行，不包括行政审批要求。但是，审评人员需密切关注相关法规的变化，以确认申报产品是否符合法规要求。

一、适用范围

本指导原则适用于管理类别为二类的医用控温毯，该类产品通过控制设备内循环液体的温度，具有对人体进行体外物理升温和/或降温功能，达到辅助调节人体温度目的的设备。

本指导原则不包括热垫式治疗仪、只用于四肢和额头冷/热敷的产品，但在审查此类产品时也可参考本指导原则部分内容。

二、技术审查要点

（一）产品名称要求

1. 产品名称建议规范为"医用控温毯"。

2. 若产品仅具有降温功能，产品名称建议规范为"医用降温毯"，若产品仅具有升温功能，产品名称建议规范为"医用升温毯"。

（二）产品的结构和组成

按控温目的分为：单冷型、单热型、冷热型。

按组成分为：主机（如图 1 所示）、毯子和体温传感器等。

按系统分为：控温系统组件、控制系统组件、水循环系统组件和壳体组件等。

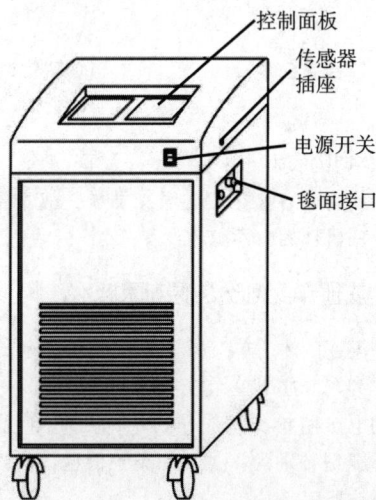

图 1　控温毯设备主机外观示意图

1. 控温系统组件：由压缩机、冷凝器、蒸发器、水箱、风机、四通阀或加热组件等组成。

2. 控制系统组件：由中央控制器、人体温度传感器、水温度传感器、水位传感器、超温保护装置等组成。

3. 水循环系统组件：由循环泵、管路、毯子等组成。

4. 壳体组件：由机架、外壳等组成。

（三）产品工作原理和作用机理

1. 产品工作原理

控温毯工作原理：在主机供水口与回水口上接上内有

循环管路的毯子，中央控制器通过人体温度控制反馈对压缩机、风扇、水泵等进行实时控制，即可实现毯子的循环水制冷、制热的温度控制，循环水与患者发生热量交换，达到控制体温目的，如图2所示。

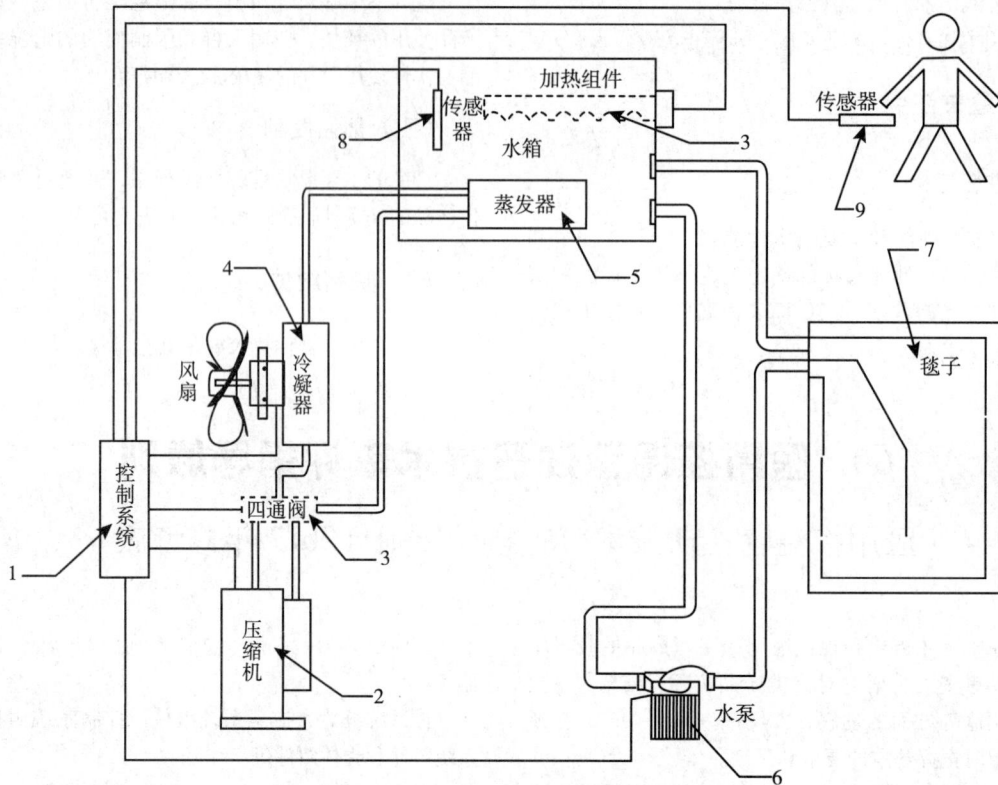

图2　控温毯原理示意图

1. 控制系统　2. 压缩机　3. 四通阀或加热组件（制热功能时可选择四通阀或加热组件）　4. 冷凝器　5. 蒸发器
6. 水泵　7. 毯子　8. 水温传感器　9. 体温传感器

2. 产品作用机理

因该产品为非直接治疗类医疗器械，故本指导原则不包含产品作用机理的内容。

（四）注册单元划分的原则和实例

医用控温毯的注册单元原则上以技术结构、性能指标、预期用途作为划分注册单元的依据。

不同的电击防护类型应作为不同注册单元进行注册。如电击防护类型分别为Ⅰ类、Ⅱ类控温毯，应按照两个注册单元进行注册。

单冷型、单热型及冷热型控温毯应按照不同的注册单元进行注册。

（五）产品适用的相关标准

根据产品自身特点适用表1中相关标准：

表1　相关产品标准

标准编号	标准名称
GB/T 191—2008	《包装储运图示标志》
GB/T 9969.1—2008	《工业产品使用说明书总则》
GB 9706.1—2007	《医用电气设备 第1部分：安全通用要求》

续表

标准编号	标准名称
GB/T 14710—2009	《医用电器环境要求及试验方法》
GB/T 16886.1—2011	《医疗器械生物学评价 第1部分：风险管理过程中的评价与试验（如适用）》
GB/T 16886.5—2003	《医疗器械生物学评价 第5部分：体外细胞毒性试验（如适用）》
GB/T 16886.10—2005	《医疗器械生物学评价 第10部分：刺激与迟发型超敏反应试验（如适用）》
YY/T 0316—2016	《医疗器械 风险管理对医疗器械的应用》
YY 0505—2012	《医用电气设备 第1-2部分：安全通用要求 并列标准：电磁兼容 要求和试验》
YY 0709—2009	《医用电气设备 第1-8部分：安全通用要求 并列标准：通用要求，医用电气设备和医用电气系统中报警系统的测试和指南（如适用）》
YY 0785—2010	《临床体温计 连续测量的电子体温计性能要求》

续表

标准编号	标准名称
YY 0834—2011	《医用电气设备 第2部分：医用电热毯、电热垫和电热床垫安全专用要求》
YY 0952—2015	《医用控温毯》

上述标准包括了产品技术要求中经常涉及到的部件标准和方法标准。有的企业还会根据产品的特点引用一些行业外的标准和一些较为特殊的标准。

产品适用及引用标准的审查可以分两步来进行。首先对引用标准的齐全性和适宜性进行审查，也就是在编写产品技术要求时与产品相关的国家、行业标准是否进行了引用，以及引用是否准确。可以通过对"符合性声明"中声明符合的相关标准是否齐全、适宜来进行审查。此时，应注意标准编号、标准名称是否完整规范，年代号是否有效。其次对引用标准的采纳情况进行审查。即所引用的标准中的条款要求，是否在产品技术要求中进行了实质性的条款引用。

上述标准如有新版发布实施，应执行最新版本。

（六）产品的适用范围/预期用途、禁忌症

1. 医用控温毯（冷热型）

适用范围一般为"适用于医疗机构高热患者物理降温和低温患者物理升温以及需要保持体温的患者"。

2. 医用降温毯（单冷型）

适用范围一般为"适用于医疗机构高热患者物理降温以及需要保持体温的患者"。

3. 医用升温毯（单热型）

适用范围一般为"适用于医疗机构低温患者物理升温以及需要保持体温的患者"。

禁忌症：暂未发现。

（七）产品的主要风险及研究要求

医用控温毯的风险管理报告应符合 YY/T 0316—2016《医疗器械 风险管理对医疗器械的应用》的有关要求，审查要点包括：

1. 产品有关的安全性特征判定可参考 YY/T 0316—2016 的附录 C。

2. 危害、可预见的事件序列和危害处境判断可参考 YY/T 0316—2016 附录 E、I。

3. 风险控制的方案与实施、综合剩余风险的可接受性评价及生产和生产后监视相关方法可参考 YY/T 0316—2016 附录 F、G、J。

4. 风险可接受准则，降低风险的措施及采取措施后风险的可接收程度，是否有新的风险产生。

下表（表2）依据 YY/T 0316—2016 的附录 E（表 E.1）列举了控温毯产品有关的可能危害示例的不完全清单，以帮助判定与控温毯产品有关的危害。企业还应根据自身产品特点确定其他可能危害。针对产品的各项风险，企业应采取控制措施，确保风险降到可接受的程度。

表2　危害类型、形成因素及防范控制措施

危害类型		形成因素
能量危害	电磁能	可触及金属、外壳等与带电部分隔离/保护不够，电介质强度不够，可能对使用者造成电击危害
		产品外壳绝缘/隔离不够，可能引起过量漏电流伤害使用者或患者
		抗电磁干扰能力差、特定环境下工作不正常，或干扰其他设备正常工作
	热能	未安装水路超温保护、传感器故障保护提示等装置，导致过高或过低温度输出，可能引起患者烫伤或冻伤
	机械能	产品面、角、边粗糙，都可能对使用者或患者造成机械损伤
生物学和化学危害	生物学和化学危害	产品清洁或消毒不完全，可能会使患者皮肤感染，细菌、病毒等进入患者体内
	生物相容性	应用部分若直接与患者皮肤接触，毯面材料应进行生物相容性评价
操作危害	使用错误	日常使用、维护、校准未按规定进行，导致产品偏离正常使用状态
信息危害	不适当的标记	标记缺少或不正确，标记的位置不正确，不能被正确地识别，不能永久贴牢和清楚易认等
	不完整的说明书	说明书中对产品性能特征、预期用途、使用限制等描述不规范、不完整，导致产品的非预期或超范围使用
	不适当的操作说明	日常使用、维护、校准规定不明确、不适当

（八）产品技术要求应包括的主要性能指标

产品技术要求审查是产品主要性能指标审查中最重要的环节之一。产品技术要求中的技术指标部分是否齐全，可以通过对是否具有以下主要内容来进行审评：

1. 正常工作条件

控温毯的工作条件由制造商规定。

2. 性能

2.1 循环液体温度

2.1.1 循环液体温度设定范围由制造商规定。步进：≤1℃。

2.1.2 循环液体温度允差：±1.5℃。

2.2 体温传感器

2.2.1 控温系统可以设定患者的目标体温。制冷设定范围：30.0℃~40.0℃；制热设定范围：30.0℃~37.0℃。步进：≤0.5℃。

2.2.2 体温传感器监测范围不小于28℃~43℃，允差：±0.2℃。

2.3 空载平均速率

制冷/制热空载平均速率应在制造商规定的范围内；该范围和对应的温度变化区间应由制造商规定。

2.4 负载最大平均速率

在规定的负载条件下，制冷/制热最大平均速率范围由制造商规定。

2.5 噪声

控温毯正常工作时，噪声≤60dB（A）。

2.6 承重要求

控温毯正常工作时，毯子承重应≥135kg。

2.7 毯子尺寸

由制造商规定，允许误差±5%。

2.8 密封性

控温毯循环管路密封应良好，无泄漏现象。

3. 功能

3.1 循环液体温度超过42℃时，应停止工作，并具有提示/报警功能。

3.2 循环液体不足时，应停止工作，并具有提示/报警功能。

3.3 体温传感器监测功能异常时，应具有提示/报警功能。

3.4 控温毯不应仅由于改变温度设定值而自动在制冷和制热模式之间切换。

4. 电气安全

4.1 应符合 GB 9706.1—2007 的要求。

4.2 具有制热功能的控温毯，应符合 YY 0834—2011 的要求。

4.3 具有报警功能的控温毯应符合 YY 0709—2009 的要求。

5. 电磁兼容性

应符合 YY 0505—2012 的要求。

6. 环境试验

应符合 GB/T 14710—2009 的要求。

7. 外观

7.1 主机外观整洁、漆膜色泽均匀，无伤划等缺陷。

7.2 毯子表面应均匀，无变色、脱色、渗漏和开裂现象。

（九）同一注册单元内注册检验代表产品确定原则和实例

医用控温毯同一注册单元内所检测的产品，应当是能够代表本注册单元内其他产品安全性和有效性的典型产品。建议以功能最多，能覆盖注册单元全部功能的一个或多个型号作为典型型号。

（十）产品生产制造相关要求

应当明确医用控温毯产品的生产工艺过程，可采用流程图的形式，并说明其过程控制点。有多个研制、生产场地，应当概述每个研制、生产场地的实际情况。

（十一）产品的临床评价细化要求

医用控温毯产品的临床评价应符合《医疗器械注册管理办法》（国家食品药品监督管理总局令第 4 号）和《医疗器械临床评价技术指导原则》（国家食品药品监督管理总局

通告 2015 年第 14 号）的要求。

参照《免于进行临床试验的第二类医疗器械目录》（国家食品药品监督管理总局通告 2014 年第 12 号）（以下简称《目录》），医用控温毯产品的临床评价资料要求如下：

1. 提交申报产品相关信息与《目录》所述内容的比对资料；

申报产品相关信息与《目录》所述内容（产品名称、结构组成、适用标准、预期用途等）的比对资料；

2. 提交申报产品与《目录》中境内已上市同品种医疗器械的比对说明，比对说明应当包括《申报产品与目录内境内已上市同品种医疗器械比对表》和相应支持性资料。对比内容应包括产品名称、基本原理、机构组成、性能要求、适用范围、使用方法等；支持性资料是指申报产品与《目录》产品的差异性对申报产品的安全有效性不产生影响的理由和依据，可以附件的形式提供。

提交的上述资料应能证明申报产品与《目录》所述的产品具有等同性。

（十二）产品的不良事件历史记录

根据北京市药品不良反应中心提供的信息，2008 年 1 月 15 日控温毯用于"肝炎后肝硬化门静脉高压症"患者在全麻下行"脾切除术加门奇静脉断流术"中为患者升温过程中曾发生如下不良事件：患者背部及右肘部皮肤红肿部分水泡，面积 3%，诊断为皮肤烫伤（Ⅱ度）。

分析原因：

手术过程中，控温毯受强电磁干扰后控温系统失控所致，控温毯缺乏抗电磁干扰能力，又没有提供切实可行的抗干扰措施，不良事件发生与控温毯在抗电磁干扰方面的设计缺陷直接相关。

整改方法：

1. 参照 YY 0505—2012 电磁兼容要求和试验标准，提高控温毯产品抗电磁干扰能力。

2. 生产企业修改说明书，限制控温毯使用范围，提供其使用环境电磁强度的具体要求；明确关键部件，如：温度传感器、温度显示器等监视和维护的方法，以便于使用者操作。

3. 医疗机构完善医用设备使用制度，按照说明书要求对控温毯进行定期维护和保养，并做好相应记录。在使用过程中应尽量避免与强电磁干扰设备同时使用，出现异常情况应注意观察患者状况。

（十三）产品说明书和标签要求

1. 通用要求

产品的标志、标签和使用说明书应符合《医疗器械说明书和标签管理规定》（国家食品药品监督管理总局令第 6 号）的规定。

2. 使用说明书

2.1 产品名称、型号、规格。

2.2 注册人的名称、住所、联系方式及售后服务单位，进口医疗器械还应当载明代理人的名称、住所及联系方式。

2.3 生产企业的名称、住所、生产地址、联系方式及生产许可证编号，委托生产的还应当标注受托企业的名称、住所、生产地址、生产许可证编号。

2.4 医疗器械注册证编号。

2.5 产品技术要求的编号。

2.6 产品性能、主要结构组成、适用范围。

2.7 禁忌症、注意事项以及其他需要警示或者提示的内容。

2.8 安装和使用说明或者图示。

2.9 产品维护和保养方法，特殊储存、运输条件、方法。

2.10 生产日期，使用期限或者失效日期。

2.11 配件清单，包括配件、附属品、损耗品更换周期以及更换方法的说明等。

2.12 医疗器械标签所用的图形、符号、缩写等内容的解释。

2.13 说明书的编制或者修订日期。

2.14 冷凝器定期维护或清洁的方法和频次。

2.15 控温毯温度达到稳态输出所需的时间。

2.16 防止循环液体结冰的说明（如有）。

2.17 检查、补充或更换循环液体的方法和频次。

注：应明确"补充、更换循环液体应在停机状态下完成"。

2.18 温度传感器的校准周期及自校方法。

2.19 应标明体温传感器不可单独作为体温监测装置使用。

2.20 应当在说明书中标明的其他内容（如有）。

3. 标签

3.1 产品名称、型号、规格。

3.2 注册人的名称、住所、联系方式，进口医疗器械还应当载明代理人的名称、住所及联系方式。

3.3 医疗器械注册证编号。

3.4 生产企业的名称、住所、生产地址、联系方式及生产许可证编号，委托生产的还应当标注受托企业的名称、住所、生产地址、生产许可证编号。

3.5 生产日期，使用期限或者失效日期。

3.6 电源连接条件、输入功率。

3.7 依据产品特性应当标注的图形、符号以及其他相关内容。

3.8 必要的警示、注意事项。

3.9 特殊储存、操作条件或者说明。

3.10 使用中对环境有破坏或者负面影响的医疗器械，其标签应当包含警示标志或者中文警示说明。

标签因位置或者大小受限而无法全部标明上述内容的，至少应当标注产品名称、型号、规格、生产日期和使用期限或者失效日期，并在标签中明确"其他内容详见说明书"。

（十四）研究要求

根据所申报的产品，提供适用的研究资料。

1. 产品性能研究

应当提供产品性能研究资料以及产品技术要求的研究和编制说明，包括功能性、安全性指标（如电气安全与电磁兼容、辐射安全）以及与质量控制相关的其他指标的确定依据，所采用的标准或方法、采用的原因及理论基础。

2. 生物相容性评价研究

应对成品中与患者和使用者直接或间接接触的材料的生物相容性进行评价。

生物相容性评价研究资料应当包括：生物相容性评价的依据和方法；产品所用材料的描述及与人体接触的性质；实施或豁免生物学试验的理由和论证；对于现有数据或试验结果的评价。

3. 灭菌和消毒工艺研究

终端用户消毒：如适用，应明确推荐的消毒工艺（方法和参数）以及所推荐消毒方法确定的依据

4. 产品有效期和包装研究

有效期的确定：如适用，应当提供产品有效期的验证报告。

对于有限次重复使用的医疗器械，应当提供使用次数验证资料。

包装及包装完整性：在宣称的有效期内以及运输储存条件下，保持包装完整性的依据。

5. 软件研究

含有软件的产品，应当提供一份单独的医疗器械软件描述文档，内容包括基本信息、实现过程和核心算法，详尽程度取决于软件的安全性级别和复杂程度。同时，应出具关于软件版本命名规则的声明，并明确软件版本的全部字段及字段含义，确定软件的完整版本和发行所用的标识版本。具体参见《医疗器械软件注册技术审查指导原则》（国家食品药品监督管理总局通告2015年第50号）的相关要求。

6. 其他资料

证明产品安全性、有效性的其他研究资料。

三、审查关注点

（一）产品技术要求

医用控温毯产品技术要求编写的规范性，"要求"一章的内容是否根据医用控温毯产品特性进行了完整的要求。

（二）产品安全风险分析

产品的主要风险是否已经列举，并通过风险控制措施使产品的安全性在合理可接受的程度之内。

（三）预期用途

医用控温毯产品的预期用途，从医疗器械注册申请表、综述资料、研究资料、产品风险分析资料、使用说明书、临床评价资料等方面阐述的是否一致。

（四）使用说明书

使用说明书中必须告知用户的信息是否完整，如应明确本产品使用的环境、使用人群和限制使用的情况；应明确产品一次性使用附件的使用注意事项等。

四、编写单位

北京市医疗器械技术审评中心。

65 中频电疗产品注册技术审评指导原则

[中频电疗产品注册技术审查指导原则（2017年修订版）]

本指导原则旨在给出中频电疗产品注册系统的、具有指导意义的指南性文件，一方面有利于审评人员对中频电疗产品上市前的安全性和有效性进行准确、高效的评价，另一方面有利于指导企业规范产品的研究开发和生产管理。

本指导原则系对中频电疗产品的一般要求，注册申请人应依据具体产品的特性对注册申报资料的内容进行充实和细化。注册申请人还应依据具体产品的特性确定其中的具体内容是否适用，若不适用，需详细阐述其理由及相应的科学依据。

本指导原则是对注册申请人和审评人员的指导性文件，但不包括注册审批所涉及的行政事项，亦不作为法规强制执行，如果有能够满足相关法规要求的其他方法，也可以采用，但是需要提供详细的研究资料和验证资料，还应遵循相关法规。

本指导原则是在现行法规和标准体系，以及当前认知水平下制定的，随着法规和标准的不断完善，以及科学技术的不断发展，本指导原则相关内容也将进行适时的调整。

一、适用范围

本指导原则适用于第二类电疗仪器中的中频电疗仪，是指用频率 1kHz～100kHz 的电流治疗疾病的仪器。

在组合式设备中，附加部分应符合相应的专用标准，本指导原则未涉及相关要求。

二、技术审查要点

（一）产品名称要求

中频电疗产品的产品名称应以产品的输出信号特征为依据，如"中频电疗仪"等，不宜采用预期病症，如"肝病治疗仪"等。

（二）产品的结构和组成

主机（信号产生及控制装置）、电极、导线及其他附属部件。

（三）产品工作原理/作用机理

产品工作原理：

1. 中频电疗法是应用频率为 1kHz～100kHz 的交流电（包括正弦波、脉冲波和调制波等）进行治疗、康复的方法。

2. 目前在物理治疗行业，主要将中频电疗法划分为等幅中频电疗法、低频调制中频电疗法和干扰电疗法。

3. 调制中频及干扰电流的目的是利用载波为中频电流其穿透力强的特点将调制波或干扰波送入人体，以实现深度治疗的作用。

产品作用机理：

1. 镇痛作用：（1）中频电流可兴奋周围神经的粗纤维，通过"闸门"调控，抑制传导疼痛感觉的细纤维，达到镇痛效果。（2）中频电流可以扩张血管，促进血液循环，加速局部致痛物质的排出。（3）中频电刺激还可使人体释放具有镇痛作用的吗啡样物质。

2. 改善局部血液循环，促进炎症消散：（1）轴突反射及三联反应：轴突反射是指当电流作用于人体表面时，电刺激经传入神经至脊髓后角，兴奋传出神经，使皮肤的小动脉扩张，导致电极下的皮肤表面呈现弥漫性发红。皮肤受刺激时还会释放出组织胺、P物质、乙酰胆碱等，它们能使动脉扩张。另外电刺激本身可直接引起动脉扩张。以上三个方面称为三联反应。（2）肌肉的收缩作用：低频调制波或干扰波可引起肌肉收缩，肌肉节律性收缩和舒张形成"泵"的作用，从而促进血液和淋巴液的回流。（3）肌肉活动的代谢产物：肌肉活动的代谢产物，如乳酸、ATP、ADP 等均有明显的血管扩张作用。

3. 软化瘢痕、松解粘连：中频电流能扩大细胞与组织的间隙，松解粘连的结缔组织纤维、肌纤维、神经纤维。

4. 兴奋神经肌肉组织：低频调制波或干扰波能改变细胞膜的离子通透性，导致细胞膜内外极性的改变，使膜电位去极化，形成动作电位，因此兴奋神经肌肉，产生肌肉收缩。

（四）注册单元划分的原则和实例

中频电疗产品的注册单元原则上以技术结构、性能指标为划分依据，预期用途不作为划分注册单元的依据。

1. 不同的电击防护类型应作为不同注册单元进行注册。

如电击防护类型分别为Ⅰ类和Ⅱ类的两种中频电疗仪，应划分为两个注册单元。

2. 主要性能指标不能覆盖的两种或两种以上的中频电疗仪，应按照两个或两个以上注册单元进行注册。

（五）产品适用的相关标准

根据产品自身特点适用表1中相关标准：

表2　相关产品标准

标准编号	标准名称
GB/T 191—2008	《包装储运图示标志》
GB 9706.1—2007	《医用电气设备 第1部分：安全通用要求》
GB 9706.15—2008	《医用电气设备 第1-1部分：安全通用要求 并列标准：医用电气系统安全要求》
GB/T 14710—2009	《医用电器环境要求及试验方法》
GB/T 16886.1—2011	《医疗器械生物学评价 第1部分：风险管理过程中的评价与试验》
GB/T 16886.5—2003	《医疗器械生物学评价 第5部分：体外细胞毒性试验》
GB/T 16886.10—2005	《医疗器械生物学评价 第10部分：刺激与迟发型超敏反应试验》
YY 0505—2012	《医用电气设备 第1-2部分：安全通用要求 并列标准：电磁兼容 要求和试验》
YY 0607—2007	《医用电气设备 第2部分：神经和肌肉刺激器安全专用要求》
YY/T 0696—2008	《神经和肌肉刺激器输出特性的测量》
YY 0868—2011	《神经和肌肉刺激器用电极》

上述标准包括了产品技术要求中经常涉及到的部件标准和方法标准。有的企业还会根据产品的特点引用一些行业外的标准和一些较为特殊的标准。

产品适用及引用标准的审查可以分两步来进行。首先对引用标准的齐全性和适宜性进行审查，也就是在编写产品技术要求时与产品相关的国家、行业标准是否进行了引用，以及引用是否准确。可以通过对"符合性声明"中声明符合的相关标准是否齐全、适宜来进行审查。此时，应注意标准编号、标准名称是否完整规范，年代号是否有效。其次对引用标准的采纳情况进行审查。即所引用的标准中的条款要求，是否在产品技术要求中进行了实质性的条款引用。

上述标准如有新版发布实施，应执行最新版本。

（六）产品的适用范围/预期用途、禁忌症

中频产品的预期用途应体现临床适应症和作用范围。例如：

该产品对肩周炎具有消炎和镇痛作用。

该产品具有锻炼肌肉作用，促进周围神经的修复。

该产品具有软化注射后硬结，松解术后粘连、肠粘连的作用。

中频产品的禁忌症至少应包括表3中"禁忌症"部分的内容。

（七）产品的主要风险及研究要求

中频电疗产品的风险管理报告应符合 YY/T 0316—2016《医疗器械 风险管理对医疗器械的应用》的有关要求，审查要点包括：

1. 与产品有关的安全性特征判定可参考 YY/T 0316—2016 的附录C；

2. 危害、可预见的事件序列和危害处境判断可参考 YY/T 0316—2016 附录 E、I；

3. 风险控制的方案与实施、综合剩余风险的可接受性评价及生产和生产后监视相关方法可参考 YY/T 0316—2016 附录 F、G、J；

4. 风险可接收准则，降低风险的措施及采取措施后风险的可接收程度，是否有新的风险产生。

表2 依据 YY/T 0316—2016 的附录 E（表 E.1）列举了中频电疗产品有关的可能危害示例的不完全清单，以帮助判定与中频电疗治疗产品有关的危害。企业还应根据自身产品特点确定其他可能危害。针对产品的各项风险，企业应采取控制措施，确保风险降到可接受的程度。

表2　中频电疗产品主要危害

序号	危害类型	可能的危害
1	能量危害	电能（电击）
2		热能（皮肤电极表面温升） 电灼、电流密度（电极面积、输出强度）
3	生物学危害	生物污染（感染）
4		生物不相容性（过敏）
5	环境危害	电磁兼容性（电磁发射及干扰）
6	使用中危害	不适当的标记（标志、标签）
		不适当的操作说明

（八）产品技术要求应包括的主要性能指标

下列术语定义适用于本指导原则：

差频频率范围：干扰电治疗设备两路不同频率输出之间频率之差的范围。

动态节律：形成干扰的中频电流幅度的调制周期。

差频变化周期：干扰电治疗设备两路不同频率输出之间频率之差范围的变化周期。

中频电疗产品应至少包括以下技术指标的要求：

1. 工作频率为 1kHz～100kHz 范围内的单一频率或频段，频率允差 ±10%。

2. 输出电流：在 500Ω 的负载电阻下，输出电流必须不超过以下的限值：频率≤1500Hz，为80mA（r.m.s）；频率>1500Hz 为100mA（r.m.s）。

3. 输出电流稳定度：不同负载下的输出电流变化率应不大于 10%。

4. 调制频率范围：低频调制中频电疗设备调制频率应在 0～150Hz 范围内。

5. 差频频率范围：干扰电治疗设备差频频率应在 0～200Hz 范围内。

6. 调幅度：低频调制中频电疗设备输出波形应有调幅

度指标，或连续在 0% ～100% 的调幅度范围内可调，调幅度允差 ±5%。

7. 动态节律：动态干扰电治疗设备的动态节律为 4s ～10s。

8. 差频变化周期：干扰电治疗设备的差频变化周期为 15s～30s。

9. 连续工作时间应不少于 4h。

10. 设备载波及调制波的频率和波形应加以描述。

11. 处方的类型及载波波形应加以描述。

12. 电极：如为自制产品，应按照 GB/T 16886 系列标准进行生物学试验，同时还应考虑均匀性、电阻率、尺寸、连接性能、持粘性（若适用）、剥离强度（若适用）、加热性能（若适用）、抽吸力（若适用）等相关要求。如为外购产品，应购买已取得医疗器械产品注册证的产品。

13. 安全应满足

（1）GB 9706.1—2007《医用电气设备 第 1 部分：安全通用要求》。

（2）YY 0607—2007《医用电气设备 第 2 部分：神经和肌肉刺激器安全专用要求》。

（3）YY 0505—2012《医用电气设备 第 1 - 2 部分：安全通用要求 并列标准：电磁兼容 要求和试验》。

14. 环境试验应满足：GB/T 14710—2009《医用电器环境要求及试验方法》。

（九）同一注册单元内注册检验代表产品确定原则和实例

中频电疗产品同一注册单元内所检测的产品应当是能够代表本注册单元内其他产品安全性和有效性的典型产品。

如某企业生产的同一注册单元内两个型号的中频电疗仪，一个型号为一路输出，另一个型号为两路输出，在进行产品检测时，可只对两路输出的型号产品进行检测。

（十）产品生产制造相关要求

应明确产品生产工艺过程，可采用流程图的形式，并说明其过程控制点，且应结合产品实际生产过程细化产品生产工艺介绍，应能体现出外协加工部分（如有）、半成品加工过程，工艺流程图中应明示关键工序、特殊过程（如有）、过程控制点、各生产检测工序对环境的要求、使用的相关设备及对设备精度的要求等相关信息。

应详细介绍研制场地、生产场地情况，并应结合前面介绍的产品加工工艺，以及工序和工位的划分、预计产量、生产线划分等实际需求细化研发、生产、检验、库房场地面积、环境控制等相关情况说明。

有多个研制、生产场地，应介绍每个研制、生产场地的实际情况。

（十一）产品的临床评价细化要求

中频电疗产品的临床评价应符合《医疗器械注册管理办法》（国家食品药品监督管理总局令第 4 号）和《医疗器械临床评价技术指导原则》（国家食品药品监督管理总局通告 2015 年第 14 号）的要求。

中频电疗产品的临床评价大致可分为两种情况：

第一种情况是中频电疗产品的作用机理为前面介绍的四种理论，预期适应症包含在表 3 内，且产品技术指标与本指导原则要求完全一致，申报企业可按照《医疗器械临床评价技术指导原则》（国家食品药品监督管理总局通告 2015 年第 14 号）中"五、列入《免于进行临床试验的医疗器械目录》产品的临床评价要求"提交临床评价资料。

第二种情况是中频电疗产品的治疗作用采用其他的临床作用机理，或预期适应症不在附表内，或产品技术指标不能与本指导原则要求完全一致，则申报企业应按照《医疗器械临床评价技术指导原则》（国家食品药品监督管理总局通告 2015 年第 14 号）中"六、通过同品种医疗器械临床试验或临床使用获得的数据进行分析评价要求"或"七、临床试验相关要求"提交临床评价资料。

中频电疗产品的临床试验应符合以下要求：

临床试验方案应合理、科学，能够验证产品的预期用途。方案中的临床病例数的确定理由应充分、科学；选择对象范围应明确，涵盖产品的预期用途；临床评价标准应清晰明确，且得到临床公认。

一般来说，临床试验方案应包括如下内容：试验背景、试验目的、研究假设、试验产品的名称及规格、对照产品的名称、规格及选择理由、病人的入选及排除标准、主要疗效评价指标及评价方法、次要疗效评价指标及安全性评价指标、样本量确定依据（含样本量计算公式及其参数来源）、随访期、试验质量控制措施、数据管理方法、统计分析方法及病人的风险与获益评估等。

临床试验报告应符合方案的要求。临床试验结果应明确，计量或计数结果可靠，并进行统计学分析；试验效果分析应明确统计结果的临床意义；临床试验结论应明确该产品的预期用途，符合临床试验目的。

临床试验报告需有医院签章，其内容应能验证该产品的预期用途。一般来说，临床试验报告应包括如下内容：试验背景、试验目的、研究假设、试验产品的名称及规格、对照产品的名称、规格及选择理由、病人的入选及排除标准、主要疗效评价指标及评价方法、次要疗效评价指标及安全性评价指标、样本量确定依据（含样本量计算公式及其参数来源）、随访期、试验质量控制措施、数据管理方法、统计分析方法及病人的风险与获益评估等。

在审查中频电疗产品的临床试验方案和报告时，应注意以下几点：

（1）临床病例数确定的理由

确定临床试验例数就是计算试验的样本量的大小。太少的样本会得出不正确的结论，太多样本浪费时间和资源，因此，有必要在临床试验方案中合理地确定样本量的大小。

样本量的估计要考虑以下因素的影响：

陈述无效假设 H_0 和备择假设 H_1。

基于无效假设中的结果变量选择适当的统计检验方法（如 t－test，χ^2）。

与同类产品或与标准治疗（对照组）相比，估计合理的效应大小δ（组间治疗差异）；对于非劣效试验，应提供临床及统计学认可的非劣效界值；对于单组目标值试验，应提供目标值的确定依据。

设定显著性水平和统计效能（α，β），通常取双侧显著性水平 0.05（单侧显著性水平 0.025）、检验效能至少 80% 及单侧或双侧检验。

列出正确的公式估计样本量。

考虑失访和脱离病例等其他因素的影响，临床实际的病例数应在计算样本量的基础上至少增加 20%。

中频器械的临床适应症比较广泛，应针对每一适应症进行符合统计学要求的临床试验。具体审查时，要看临床试验方案中病例数确定的理由是否充分，是否考虑以上几种因素的影响。确定的病例数是否涵盖要验证的适应症。

（2）确定入选标准和排除标准

临床试验方案应预先制定明确的入选标准和排除标准，入选标准应有明确的诊断标准，诊断标准应是临床公认的。

符合入选条件且愿意参加临床试验并签署知情同意书方可确定为入选对象，入选对象应具有符合该适应症人群的普遍的代表性。

（3）临床一般资料

临床试验报告中应明确临床试验的起始时间，参加临床试验的入选对象的基本情况，包括入选对象的数量、年龄、性别、病种、病情轻重、病程分布、住院和门诊病人的比例等信息。所有的入选对象应符合入选标准和排除标准。为了客观评价试验产品的治疗效果，应对参加试验组和对照组的入选对象的这些基本情况进行统计学分析，验证两组间人群的均衡可比性。

（4）试验方法

试验方法是对方案中总体设计内容的具体实施。中频电疗产品的临床应采用随机平行对照设计，以避免由于组间的不均衡而导致的两组人群不可比。对照组可采用已上市的、具有合法资质的、疗效确实的同类产品，或者采用临床公认有效的传统治疗方法。试验是否采用盲法可根据具体情况设置。

（5）临床评价标准

中频电疗产品的治疗作用多数都是缓解疾病的症状，建议在评价这些症状时，将症状量化，并建立临床评价标准。

例如，在评价疼痛时，可采用数字评分法、文字描述法和视觉模拟评分法等方法将疼痛分级量化。对治疗效果的评价可建立四级评价标准。即：

显效：治疗前后疼痛的改善率 >80%。

有效：疼痛的改善率 50% ~80%。

进步：疼痛的改善率 20% ~50%。

无效：疼痛的改善率 <20%。

以显效 + 有效的病例数统计有效率。

（6）临床试验结果

应按照方案规定的统计学方法及疗效评价方法进行统计分析（包括组内和组间分析），给出分析结果。必要时提供试验数据统计分析报告。

（7）临床试验效果分析

临床研究者应在临床试验报告中，根据统计分析结果进行分析，并做出临床意义的解释。

（8）临床试验结论

临床研究者应根据临床试验数据结果、效果分析得出结论。临床结论应客观、科学、公正，在试验结果中有据可查。

（9）适应症、适用范围、禁忌症和注意事项

根据临床试验结果和结论确定相应的适应症、适用范围，这是审批部门进行审批的依据。禁忌症和注意事项是临床研究者在试验中发现或预见的问题，提醒申报者不断改进。

表 3　临床适应症列表

序号	作用机理	适应症举例	禁忌症
1	镇痛作用	肩周炎、肱骨外上髁炎、颈椎病、腰椎间盘突出症、退行性骨性关节病、风湿性关节炎、类风湿关节炎、挨伤、挫伤、肌纤维织炎、肌肉劳损、狭窄性腱鞘炎、盆腔炎、附件炎、慢性咽喉炎、乳腺增生、坐骨神经痛、周围神经伤病、关节挛缩、慢性前列腺炎	出血倾向、急性化脓性炎症局部、恶性肿瘤局部、心脏起搏器局部、金属内置物局部、心区、孕妇下腹部
2	改善局部血液循环，促进炎症消散	肩周炎、肱骨外上髁炎、颈椎病、腰椎间盘突出症、退行性骨性关节病、风湿性关节炎、类风湿关节炎、挨伤、挫伤、肌纤维织炎、肌肉劳损、狭窄性腱鞘炎、盆腔炎、附件炎、慢性咽喉炎、乳腺增生、坐骨神经痛、周围神经伤病、关节挛缩、慢性前列腺炎、肌炎、骨折延迟愈合、雷诺病	
3	软化瘢痕松解粘连	瘢痕、瘢痕挛缩、术后粘连、肠粘连、炎症后硬化、注射后硬结、阴茎海绵体硬结、血肿机化、狭窄性腱鞘炎	
4	兴奋神经肌肉	神经或肌肉伤病后肌肉功能障碍、废用性肌萎缩、术后肠麻痹、尿潴留、便秘、声带麻痹、胃下垂	

（十二）产品的不良事件历史记录

根据国家及北京市药品不良反应监测中心提供的信息，电脑中频电疗仪用于治疗颈椎间盘突出症的过程中曾发生如下不良事件：电极紧贴皮肤通电 20 分钟后，局部出现皮肤潮红，随即停止使用，随后继续出现局部皮肤瘙痒、皮疹等不适，边界清晰。

初步分析原因：

1. 电极与皮肤接触不紧密，导致局部形成电势差，产生电离作用。整改方法为在说明书中说明"治疗时电极片应与治疗部位紧密接触"。

2. 电极片的生物相容性不符合要求，导致产生过敏反应。整改方法为将电极片置入纯棉布套后实施治疗。

3. 电极片的清洁消毒不够。整改方法为将电极片消毒清洗的要求在说明书中明确。

4. 电极片老化应及时更换，不宜时间过长，通常为一年。

（十三）产品说明书和标签要求

说明书和标签除应当符合《医疗器械说明书和标签管理规定》（国家食品药品监督管理总局令第 6 号）和 YY 0607—2007 中 6.8 要求外，还应结合产品特点明确以下内容：

1. 产品的性能指标应符合产品标准中相关的要求。

2. 如提及处方与适应症的对应关系，应提供相关证明资料或明确此对应关系仅提供参考。

3. 禁忌症至少应包括表 3 中"禁忌症"中的内容。

4. 注意事项至少应包括以下项目：

（1）电极必须与皮肤充分均匀接触，否则有灼伤危险。

（2）两电极不可同时置于心脏投影区前后、左右，任何电极放置方法电流都不可以流过心脏。

（3）使用中如有任何不适，应立即停止治疗。

（4）每次使用完毕后，电极与人接触部分应进行清洗消毒。

（5）应明确"建议在医生指导下使用"。

（6）应明确"阅读说明书后再使用"。

（十四）研究要求

1. 产品性能研究

应当提供产品性能研究资料以及产品技术要求的研究和编制说明，包括功能性、安全性指标（如电气安全与电磁兼容、辐射安全）以及与质量控制相关的其他指标的确定依据，所采用的标准或方法、采用的原因和理论基础。

2. 生物相容性评价研究

应对成品中与患者和使用者直接或间接接触的材料的生物相容性进行评价。

生物相容性评价研究资料应当包括：生物相容性评价的依据和方法；产品所用材料的描述及与人体接触的性质；实施或豁免生物学试验的理由和论证；对于现有数据或试验结果的评价。

3. 灭菌和消毒工艺研究

终端用户消毒：如适用，应明确推荐的消毒工艺（方法和参数）以及所推荐消毒方法确定的依据

4. 产品有效期和包装研究

有效期的确定：如适用，应当提供产品有效期的验证报告。

对于有限次重复使用的医疗器械，应当提供使用次数验证资料。

包装及包装完整性：在宣称的有效期内以及运输储存条件下，保持包装完整性的依据。

5. 软件研究

含有软件的产品，应当提供一份单独的医疗器械软件描述文档，内容包括基本信息、实现过程和核心算法，详尽程度取决于软件的安全性级别和复杂程度。同时，应出具关于软件版本命名规则的声明，并明确软件版本的全部字段及字段含义，确定软件的完整版本和发行所用的标识版本。具体参见《医疗器械软件注册技术审查指导原则》（国家食品药品监督管理总局通告 2015 年第 50 号）的相关要求。

6. 其他资料

证明产品安全性、有效性的其他研究资料。

三、审查关注点

（一）产品技术要求

中频电疗产品技术要求编写的规范性，引用标准的适用性、准确性。"性能指标"一章的内容是否根据中频电疗产品特性进行了完整的要求。利用中频并结合其他物理方式进行治疗的产品，其中频部分是否进行了完整的要求。

（二）临床试验

中频电疗产品的临床试验方案是否能验证产品的预期用途，临床试验结论是否明确。产品使用说明书中的治疗参数和治疗周期等内容与临床试验资料中阐述的是否一致。

（三）预期用途

中频电疗产品的预期用途，与医疗器械注册申请表、综述资料、临床评价资料、产品风险分析资料、产品说明书等方面阐述的是否一致。根据中频电疗法的作用机理，中频电疗产品临床适应症主要与所选取的中频电疗法的种类相关，对于一个具体的中频电疗产品而言，一个临床适应症可能对应多个处方，一个处方也可能用于多个临床适应症，两者往往不是简单的一对一关系。

四、指导原则编写人员

北京市医疗器械技术审评中心。

66 超声理疗设备注册技术审评指导原则

[超声理疗设备注册技术审查指导原则（2017年修订版）]

本指导原则旨在指导注册申请人对超声理疗设备（第二类）注册申报资料的准备和撰写，同时也为技术审评部门审评注册申报资料提供参考。

本指导原则系对超声理疗设备注册技术审查的通用要求，医疗器械注册申请人应依据具体产品的特性对注册申报材料的内容进行充实细化。医疗器械注册申请人还应依据具体产品的特性确定其中的具体内容是否适用，若不适用，需阐述其理由及相应的科学依据。

本指导原则是对产品的技术审查人员和医疗器械注册申请人的指导性文件，但不包括注册审批所涉及的行政事项，亦不作为法规强制执行，如果有能够满足相关法规要求的其他方法，也可以采用，但是需要提供详细的研究资料和验证资料。应在遵循相关法规的前提下使用本指导原则。

本指导原则是在现行法规和标准体系以及当前认知水平下制订的，随着相关法规和标准的不断完善，以及科学技术的不断发展，本指导原则相关内容也将进行适时的调整和更新。审查人员仍需密切关注相关适用标准与注册法规的变化，以确认申报产品是否符合现行法规要求。

一、适用范围

本指导原则所指的超声理疗设备是指频率范围为0.5MHz～5MHz、由平面圆形超声换能器产生连续波或准连续超声波能量的超声理疗设备，其有效声强不大于3W/cm²。

如果超声理疗设备为一个系统（或其他设备）中的一部分，则本指导原则也适用于该部分。

从医疗器械监管的角度来说，超声治疗设备包括：超声理疗设备、超声手术设备、超声洁牙设备、非理疗超声治疗设备以及高强度聚焦治疗设备等。本指导原则适用于第二类超声理疗设备。本指导原则不适用于使组织变性和/或至其凝固性坏死的超声治疗设备。

二、技术审查要点

（一）产品名称的要求

产品的命名应参考《医疗器械通用名称命名规则》（国家食品药品监督管理总局令第19号）和国家标准、行业标准上的通用名称要求。产品名称应以体现产品的工作原理、技术结构特征、功能属性为基本准则，如"超声理疗仪"。不宜采用预期病症和治疗效果等，如"皮肤治疗仪""妇科治疗仪""骨折治疗机"等。

（二）产品的结构和组成

一般由电源、主机（主要部分为高频电功率发生器及控制电路）和治疗头（主要部分为将高频电能转化成超声声能的超声换能器）组成。一般的结构示意框如图1，产品示例如图2。

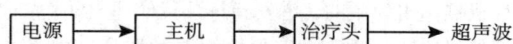

图1 示意框图

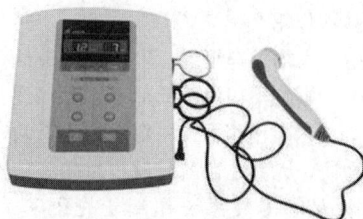

图2 产品示例

对设备及其部件进行全面评价所需的基本信息应包含但不限于以下内容：

1. 产品构成说明

1.1 整机总体构造的详细描述，应包括所有组成部分，应给出部件的说明（如图表、照片和图纸），关键部件/组件的说明和标识，其中包括充分的解释来方便理解这些图示。

1.2 对使用者可接触的所有控制装置的说明，包括：

（1）控制设置范围及在该范围中可能对人体有损害的部分。

（2）缺省值（如果有）。

1.3 产品工作原理框图（应包括所有应用部分、控制部分以及信号输入和输出部分）。

1.4 配接治疗头时的临床应用部位，必要时列表表示。

1.5 对所有组件的全面描述，至少包括：

（1）治疗头的型号。

（2）治疗头的工作方式、频率和波形。

（3）治疗头的超声输出功率、声强。

（4）所有附件、配件的列表。

（5）拟配合使用的设备或部件，包括接口。

1.6 如有应用软件，应有详细的操作说明。

2. 对产品型号规格的说明以及区别于其他同类产品的特征。

3. 应有产品生产工艺、生产过程和生产场地的描述。

4. 软件研究（如适用）

参见《医疗器械软件注册技术审查指导原则》（国家食品药品监督管理总局通告 2015 年第 50 号）的相关要求。

（三）产品工作原理/作用机理

超声理疗是指采用安全剂量的超声能量作用于人体，对机体产生刺激并改善其功能，以到达治疗疾病或缓解症状为目的的一种无损伤治疗方法。

超声理疗设备所使用的超声波生物物理特性主要有机械效应、热效应。具体产品可能涉及以下部分作用或假说。

1. 局部作用

超声能量作用于人体局部，即产生了直接的局部作用，通过以机械作用为主的，继发有热及其他理化作用产生局部组织的生理或病理变化，如组织温度增高、血流加速、代谢旺盛、组织状态改善、酸碱度变化、组织间生化反应加速、酶系统活力增强等。

2. 神经体液作用

超声作用于人体局部组织，包括周围神经、自主神经末梢，其产生的影响不仅限于局部，还可以波及远离部位或人的整体。在超声作用下，局部组织的代谢产物和理化作用产生的物质，尤其是乙酰胆碱、组胺等活性物质和激素，可以通过人体体液系统作用于靶器官，产生机体效应。

3. 神经反射作用假说

神经反射作用的机制是以超声作为一种刺激动因，作用于神经末梢感受器，产生神经冲动，引起各级神经反射活动。神经反射作用在超声理疗中尤为重要，体内脏器、机体血管与远离器官的治疗均依赖于神经反射作用完成。

4. 细胞分子学水平的作用假说

低强度的超声波能刺激细胞内蛋白质复合物的合成过程，加速组织修复。超声波还能改变铜、锌等微量元素在不同组织中的分布，而微量元素与细胞膜、核糖、蛋白质、酶、DNA、RNA 等都有关系。

5. 穴位经络假说

通过以一定剂量的超声波能量取代针刺而投射入超声能量，使之在足够深度范围内产生机械按摩和温热效应，从而获得一定程度的中医上的疗效。

（四）注册单元划分的原则和实例

超声理疗设备的注册单元原则上以技术结构、性能指标和预期用途为划分依据。主要性能指标差异较大的或不能覆盖两种或两种以上的超声理疗设备应考虑划分为不同的注册单元。

同一注册单元内所检验的产品应当能够代表本注册单元内其他产品的安全性和有效性。

如采用原理不同的超声治疗头，防电击的类型和程度改变，应考虑划分为不同的注册单元。

（五）产品适用的相关标准

目前与产品相关的常用标准举例如下（表1）：

表1　相关产品标准

标准编号	标准名称
GB 9706.1—2007	《医用电气设备 第1部分：安全通用要求》
GB 9706.7—2008	《医用电气设备 第2−5部分：医用超声理疗设备安全专用要求》
GB 9706.15—2008	《医用电气设备 第1−1部分：安全通用要求并列标准：医用电气系统安全要求》
GB/T 14710—2009	《医用电器环境要求及试验方法》
GB/T 16886.1—2011	《医疗器械生物学评价 第1部分：风险管理过程中的评价与试验》
YY/T 0316—2016	《医疗器械 风险管理对医疗器械的应用》
YY/T 0466.1—2009	《医疗器械 用于医疗器械标签、标记和提供信息的符号 第1部分：通用要求》
YY 0505—2012	《医用电气设备 第1−2部分：安全通用要求 并列标准：电磁兼容 要求和试验》
YY/T 0750—2009	《超声 理疗设备 0.5MHz～5MHz 频率范围内声场要求和测量方法》
YY 1090—2009	《超声理疗设备》

上述标准包括了产品技术要求中经常涉及的部件标准和方法标准。某些企业还会根据自身产品的特点引用一些行业外标准和较为特殊的标准。

产品适用标准的引用应注意以下两点：1）引用标准的齐全性和适用性。编写产品技术要求时应引用相关适用的国家标准、行业标准，应注意标准编号、标准名称是否完整规范，年代号是否有效；2）合理的引用标准方式。对于适用的强制性标准，产品技术要求中应明确全面执行相关标准，无须引用具体条款。对于推荐性标准，建议在产品技术要求直接引用相关标准及条款号，无须复述标准原文内容。

如有新版强制性国家标准、行业标准发布实施，产品性能指标等要求应执行最新版本的国家标准、行业标准。

（六）产品的适用范围/预期用途、禁忌症

超声理疗设备的预期用途应体现临床适应症和作用范围。例如：消肿止痛、缓解肌肉痉挛、促进血液循环、软化瘢痕、松解粘连、刺激组织再生和骨痂生长。

（七）产品的主要风险

1. 超声理疗设备的风险管理报告应符合 YY/T 0316—2016《医疗器械 风险管理对医疗器械的应用》中的相关要求，判断与产品有关的危害估计和评价相关的风险，控制

这些风险并监视风险控制的有效性。申请人提供注册产品的风险管理报告应扼要说明：

1.1 在拟注册产品的研制阶段，已对其有关可能的危害及产生的风险进行了估计和评价，并有针对性地实施了降低风险的技术和管理方面的措施；

1.2 在产品过程测试中部分验证了这些措施的有效性，达到了通用和相应专用标准的要求；

1.3 综合剩余风险是可接受的；

1.4 已有适当方法获得相关生产和生产后信息。

2. 风险管理报告的内容至少包括：

2.1 注册产品的风险管理组织。

2.2 注册产品的组成及预期用途。

2.3 风险报告编制的依据。

2.4 注册产品与安全性有关的特征的判定。

申请人应按照 YY/T 0316—2016《医疗器械 风险管理对医疗器械的应用》附录 C 的 34 条提示，对照注册产品的实际情况作出针对性的简明描述。

注意：注册产品如存在 34 条提示以外的可能影响安全性的特征，也应作出说明。

2.5 对注册产品的可能危害、可预见事件序列和危害处境的判定。

申报方应根据自身产品特点，根据 YY/T 0316—2016 附录 E 的提示，对危害、可预见事件序列、危害处境及可导致的损害作出判定。表 2 所列为超声理疗设备的常见危害。

2.6 明确风险可接受准则。

2.7 对所判定的危害确定初始风险控制方案，列出控制措施实施证据清单。

2.8 企业还应根据自身产品特点确定其他危害。

2.9 对采取控制措施后的剩余风险进行估计和评价。

2.10 在风险管理计划中，应当赋予具有适当权限的人员以评审的责任。

表 2　超声理疗设备的常见危害

编号	可预见的事件序列	危害处境	损害
1	能量的危害		
1.1	电能		
1.1.1	电源输入插头剩余电压	插头与网电源分离后，产品内滤波器剩余电压不能快速泄放	导致对人身电击伤害
1.1.2	过量的漏电流	绝缘/隔离效果不符合要求	
1.1.3	通过应用部分（治疗头）引起被治疗者触电	隔离措施不足；电介质强度达不到要求；声透镜材料磨损、老化龟裂甚至脱落	
1.1.4	误接触高压部分	安全地线没有或失效；高压绝缘介质日久老化，绝缘性能下降，导致高压击穿	
1.2	热能		
1.2.1	非预期的或过量的治疗头组件表面温升	治疗头压电晶片振动的机械耗损、声阻抗匹配不佳引起的损耗和高压开关损耗	引起人体组织过热或导致烫伤
1.2.2	超声输出声强设置过高和/或辐照时间过长	超声波携带的机械能部分被人体吸收并转为热能	
1.3	声能		
	被治疗者在理疗过程中接受的非预期声辐射剂量	设备故障或失控，导致大超声剂量作用于人体；产品声输出控制、显示功能失效或故障	可能造成人体组织细胞损伤
1.4	机械力		
1.4.1	操作者使治疗头与人体皮肤接触时用力过大	操作者缺乏相关常识	引起被治疗者不适
1.4.2	锐边或尖角	主机或和治疗头表面有锐边或尖角	使用者和被治疗者被划伤

续表

编号	可预见的事件序列	危害处境	损害
2	生物学危害		
	生物不相容性	与被治疗者接触的治疗头材料有致敏性； 与被治疗者接触的治疗头材料有刺激性； 与被治疗者接触的治疗头材料有细胞毒性	产生致敏、刺激和细胞毒性反应
3	环境危害		
3.1	设备受到外界的电磁干扰	产品设计时电磁屏蔽及电路抗扰设计不充分； 未规定设备的使用环境	不能正常工作
3.2	设备对外界的电磁辐射干扰	屏蔽、滤波及接地技术不完善； 未规定设备的使用环境要求； 设备内部信号线与电源线相互干扰	引起其他设备不能正常工作
4	器械使用的危害		
4.1	误操作	未经训练的人员使用操作； 使用程序过于复杂或使用说明书表达不当	使被治疗者不适
4.2	与消耗品、附件、其他医疗器械的不相容性	治疗头上用的超声耦合剂不相容	使被治疗者皮肤不适
4.3	交叉感染	与被治疗者接触的部分清洁/消毒不充分或不正确	可导致感染性疾病

（八）产品技术要求应包括的主要性能指标

制造商拟定的产品技术要求应覆盖 YY 1090—2009《超声理疗设备》规定的安全要求和性能要求。

（九）同一注册单元内注册检验代表产品的确定原则和实例

注册单元中的典型产品应是同一注册单元内能够代表本单元内其他产品安全性和有效性的产品，即功能最全、结构最复杂和风险最高的产品。在同一注册单元中，若仅辅助功能不同，则可以作为同一产品的多个型号加以区分。

如某企业生产的具有不同辅助功能（如显示信息等）的超声理疗设备，其主要性能指标一致，可作为同一注册单元，在同一注册单元的两个型号中，A 型号具有一种辅助功能，B 型号具有两种以上辅助功能，或 A 型号的性能和功能是 B 型号的子集，应选取 B 型号作为典型产品。

划分为同一注册单元的产品，其功率发生器和换能器必须一致。

与性能和安全项目关注点不同，电磁兼容方面的典型性产品应充分考虑注册单元内不同型号之间电磁兼容特点和差异。

（十）产品生产制造相关要求

应当明确产品生产工艺过程，可采用流程图的形式，并说明其过程控制点。

有多个研制、生产场地，应当概述每个研制、生产场地的实际情况。

（十一）产品的临床评价细化要求

临床评价应按照《医疗器械注册管理办法》（国家食品药品监督管理总局令 4 号）和《医疗器械临床评价技术指导原则》（国家食品药品监督管理总局通告 2015 年第 14 号）的要求进行，企业可进行临床试验或与已上市的同类产品进行等同性对比。对提交的临床评价资料的审查应注意同类产品的对比说明。

提供与已上市同类产品进行同品种比对的综述和数据，并将数据进行对比。数据应包括但不限于：产品结构组成、基本原理、主要技术指标、关键部件（主要指探头或治疗头）、预期用途等内容。

主要技术指标应有：

1. 输出功率的大小以及偏差（YY 1090 中 4.1.1）。

2. 输出控制装置（YY 1090 中 4.1.3）。

3. 有效声强（YY 1090 中 4.2）。

4. 声工作频率（YY 1090 中 4.3）。

5. 波束不均匀系数（YY 1090 中 4.4）。

6. 波束类型（YY 1090 中 4.5）。

7. 治疗头的工作方式、频率和波形（YY 1090 中 4.8.2）。

（十二）产品的不良事件历史记录

制造商应关注相关产品的不良事件记录并提供产品的不良事件监测记录。

如上市后发生了召回，应当说明召回原因、过程和处理结果。

（十三）产品说明书和标签要求

说明书、标签、包装标识应当符合《医疗器械说明书和标签管理规定》（国家食品药品监督管理总局令第 6 号）、YY/T 0466.1—2009《医疗器械 用于医疗器械标签、标记和提供信息的符号 第 1 部分：通用要求》、和 GB 9706.7—2008 中 6.8.2 以及 YY 1090—2009 中 4.8.2 的要求。

由于超声理疗设备是通过一定量的超声能量作用于人体达到医学目的，在以上的规定和标准中，应特别注意：

1. 涉及慎重使用的部分应尽可能详细，清楚，以提示使用者慎重使用；

2. 治疗剂量、治疗次数、持续时间以及重复使用规定等说明。

产品的标签，外部标记中特别是涉及安全使用的部分也应符合相关的标准，以提示使用者慎重使用。

（十四）产品的研究要求

根据所申报的产品，应按照《关于公布医疗器械注册申报资料要求和批准证明文件格式的公告》（国家食品药品监督管理总局公告 2014 年第 43 号）中研究资料的要求提供相应资料。

1. 产品性能研究

2. 生物相容性评价研究

直接接触或间接接触患者和使用者的材料组成，应当按 GB/T 16886.1—2011《医疗器械生物学评价 第 1 部分：风险管理过程中的评价与试验》规定的原则进行生物相容性评价，并给出清单，提供所有材料的名称和基本成分名称。

3. 生物安全性研究。

4. 灭菌/消毒工艺研究。

5. 产品有效期和包装研究。

6. 临床前动物试验。

7. 按照《医疗器械软件注册技术审查指导原则》（国家食品药品监督管理总局通告 2015 年第 50 号）的要求提交软件研究资料。

8. 证明产品安全性、有效性的其他研究资料。

三、审查关注点

（一）产品的性能要求和安全要求是否执行了国家和行业的强制性标准。

（二）产品的主要风险以及风险控制措施是否清晰明确地列举；风险分析是否全面，采取控制之后，最终剩余风险是否可接受，是否收益大于风险。

（三）产品的预期用途是否明确，与临床评价结果是否相符。

（四）在进行产品实质性等同对比时考察两者之间一致性，需要考虑但不限于技术指标、预期用途、关键零部件（探头或治疗头）等。

（五）说明书必须告知用户的信息是否完整以及外部标记是否符合相关的要求。

四、编写单位

湖北医疗器械质量监督检验中心。

67　紫外治疗设备注册技术审评指导原则

（紫外治疗设备注册技术审查指导原则）

本指导原则旨在指导和规范紫外治疗设备的技术审评工作，帮助审查人员增进对该类产品机理、结构、主要性能、预期用途等方面的理解，方便审查人员在产品注册技术审评时把握基本的要求和尺度。

本指导原则是对紫外治疗设备的一般要求，申请人应依据产品的具体特性确定其中内容是否适用，若不适用，需具体阐述理由及相应的科学依据，并依据产品的具体特性对注册申报资料的内容进行充实和细化。

本指导原则不作为法规强制执行，不包括行政审批要求。本指导原则所确定的核心内容是在目前的科技认识水平和现有产品技术基础上形成的，因此，审评人员应注意其适宜性，密切关注适用标准及相关技术的最新进展，考虑产品的更新和变化。

一、适用范围

本指导原则适用的紫外治疗设备，是指利用紫外线的物理性能，对人体进行照射治疗的设备（波长范围在 200nm～400nm 以内），按第二类医疗器械管理。

本指导原则不包括光固化机、紫外激光设备、紫外光敏治疗设备、紫外血液内照射设备、体腔内照射设备。

利用紫外线并结合其他物理方式进行治疗的医疗器械，其紫外线治疗部分亦适用本指导原则。

二、技术审查要点

（一）产品名称的要求

产品的命名应符合《医疗器械通用名称命名规则》（国家食品药品监督管理总局令第 19 号）和国家标准、行业标准中的通用名称要求，一般由一个核心词和不超过三个特征词组成。紫外治疗设备的核心词一般为治疗仪或光疗仪，特征词为紫外，如：紫外线治疗仪、紫外光疗仪、紫外治疗仪等。

产品名称中不应包括产品型号、系列。

（二）产品的结构和组成

紫外治疗设备一般包括主机部分、辐照器部分、嵌入式软件及其他附属部分，如护目镜或眼罩。主机部分包括机箱、电源模块、控制单元、显示模块。辐照器部分含有紫外光源，注册申请人应说明光源的型号规格和来源，并提供紫外光源的发射光谱图。申请人应提供护目镜的来源及相关技术参数。

紫外治疗设备按电源部分结构可分为：交流、直流和交直流两用。

紫外治疗设备按照照射人体的部位可分为：全身照射式设备和局部照射式设备。如图1和图2所示。

紫外治疗设备按照可携带形式可分为：台式、立式和便携式设备。

紫外治疗设备按照光源类型可分为：LED光源、荧光光源。

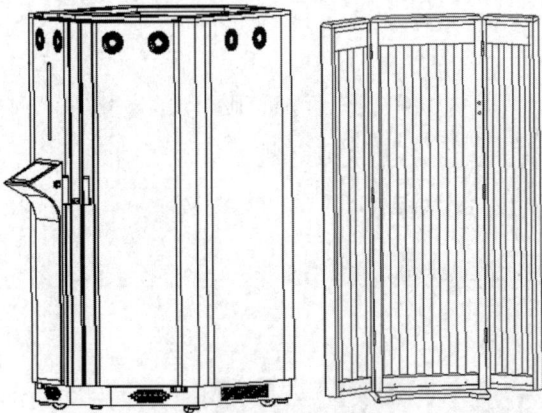

图1 紫外治疗设备示意图（全身照射式设备）

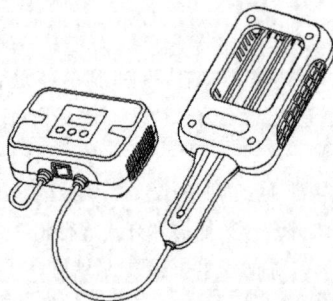

图2 紫外治疗设备示意图（局部照射式设备、便携式）

（三）产品工作原理/作用机理

工作原理：紫外治疗设备的辐照装置中装有一个或多个光源，工作时，辐照装置中的光源发出紫外光，用于对患者全身或局部进行照射，控制器根据患者需要照射的剂量来控制紫外线光照时间。一般来说，治疗设备带有散热系统和安全联锁装置。

目前医疗用紫外线分为三段，即长波紫外线UVA（波长320nm～400nm）、中波紫外线UVB（波长275nm～320nm）和短波紫外线UVC（波长275nm～200nm）。

紫外治疗设备常用于治疗银屑病、白癜风。申请人应说明产品的作用机理。若申请人声称可以治疗其他疾病，应提出治疗疾病的机理，注明依据。

（四）注册单元划分的原则和实例

紫外治疗设备的注册单元原则上以产品的技术原理、结构组成、性能指标和适用范围为划分依据。

1. 不同电气结构应作为不同注册单元进行注册。

如电击防护类型分别为Ⅰ类和Ⅱ类的两种设备，应按照两个注册单元进行注册。

若产品采用三相供电与单相供电，则不能放入同一注册单元。

2. 不同机械结构，应考虑划分为不同的注册单元。

如全身照射式设备、局部照射式设备；台式、立式和便携式设备按各自分类归入不同的注册单元。

3. 光源类型不同，应考虑划分为不同的注册单元。

如采用LED灯和荧光灯做光源的两种设备，应考虑划分为不同的注册单元。

（五）产品适用的相关标准

紫外治疗设备根据产品自身特点适用以下相关标准（表1）：

表1 相关产品标准

标准编号	标准名称
GB 9706.1—2007	《医用电气设备 第1部分：安全通用要求》
GB/T 14710—2009	《医用电器环境要求及试验方法》
GB/T 16886.1—2011	《医疗器械生物学评价 第1部分：风险管理过程中的评价与试验》
GB/T 16886.5—2003	《医疗器械生物学评价 第5部分：体外细胞毒性试验》
GB/T 16886.10—2005	《医疗器械生物学评价 第10部分：刺激与迟发型超敏反应试验》
YY 0901—2013	《紫外治疗设备》
YY 0505—2012	《医用电气设备 第1-2部分：安全通用要求 并列标准：电磁兼容 要求和试验》
YY/T 0316—2016	《医疗器械 风险管理对医疗器械的应用》
YY/T 0708—2009	《可编程医用电气系统》
YY/T 0709—2009	《医用电气设备 第1-8部分：安全通用要求 并列标准：通用要求，医用电气设备和医用电气系统中报警系统的测试和指南》
GB 4706.85—2008	《家用和类似用途电器的安全 紫外线和红外线辐射皮肤器具的特殊要求》

上述标准包括了技术要求中经常涉及到的部件标准和方法标准。有的申请人还会根据产品的特点引用一些行业

外的标准和一些较为特殊的标准。

产品适用及引用标准的审查可以分两步来进行。首先对引用标准的齐全性和适宜性进行审查，也就是在编写技术要求时与产品相关的国家标准、行业标准是否进行了引用，以及引用是否准确。可以通过对技术要求中是否引用了相关标准，以及所引用的标准是否适宜来进行审查。此时，应注意标准编号、标准名称是否完整规范，年代号是否有效。

其次对引用标准的采纳情况进行审查。即，所引用的标准中的条款要求，是否在技术要求中进行了实质性条款引用。这种引用通常采用两种方式，文字表述繁多、内容复杂的可以直接引用标准及条文号。

如有新版强制性国家标准、行业标准发布实施，产品性能指标等要求应执行最新版本的国家标准、行业标准。

（六）产品的适用范围/预期用途、禁忌症

1. 预期用途

紫外治疗设备的预期用途应体现紫外疗法的预期使用场所和临床适应症。例如：

若采用 UVA 和/或 UVB 波段的紫外治疗设备，预期用途可表述为："供医疗机构对银屑病、白癜风作辅助治疗用"或者"产品在医生定期随访下，供皮肤病患者自行对白癜风、银屑病作辅助治疗"。

2. 禁忌症包括绝对禁忌症和相对禁忌症。

（1）绝对禁忌：包括但不限于着色性干皮病；Bloom综合征；系统性红斑狼疮；发育不良痣综合征；皮肌炎；恶性黑素瘤史；日光性皮炎；恶性肿瘤；孕期妇女。

（2）相对禁忌：包括但不限于可以进行照射治疗，但医生须在治疗期间对患者进行密切关注。卟啉病；白内障；天疱疮；家族性黑素瘤病史者；放射治疗或砷剂治疗史者；显著肝功能异常者。

（七）产品的研究要求

1. 产品性能研究

应当提供产品性能研究资料以及产品技术要求的研究说明，包括功能性、安全性指标以及与质量控制相关的其他指标的确定依据，所采用的标准或方法、采用的原因及理论基础。如：需提供辐射剂量、辐射时间确定及灯管光谱的依据。产品若声称适用于家用，则需提供产品符合 IEC 60601—1—11《医用电气设备 第 1 - 11 部分：基本安全和基本性能通用要求 附属标准：在家庭卫生保健环境中使用的医用电气设备和医用电气系统的要求》的研究资料。

2. 生物相容性评价研究

临床使用中辐照器若存在接触患者的可能性，则需对接触患者的部件进行生物学评价。根据 GB/T 16886.1—2011《医疗器械生物学评价 第 1 部分：风险管理过程中的评价与试验》标准进行生物相容性评价，提供接触部件名

称、患者接触类型、患者接触时间、患者接触材料名称。至少考虑以下方面的要求：细胞毒性、致敏性、皮肤刺激，并提供评价资料。

当需要进行生物学试验时，应由国家食品药品监督管理总局认可的、并具有相应生物学试验资质的医疗器械检验机构进行。国外实验室出具的生物学试验报告，应附有国外实验室表明其符合 GLP 实验室要求的质量保证文件。

3. 生物安全性研究

本产品不含动物源或生物活性物质，本条不适用。

4. 灭菌/消毒工艺研究

在操作中，设备有被污染或沉积物留于瑕疵和缝隙的可能性，需要清洗和消毒。应提供推荐的清洗和消毒方法、推荐使用的消毒剂及其确定依据，并提供清洗和消毒有效性的验证资料。

5. 产品有效期和包装研究

申请人应当提供产品有效期信息及确定依据。

光源寿命的确定：应当提供紫外光源寿命信息及确定依据。

产品包装标记应符合 GB/T 191—2008《包装储运图示标志》的要求，并提供符合证据。提供在宣称有效期内运输存储条件下，保持包装完整性的依据。

6. 动物研究

不适用。

7. 软件研究

产品若含软件，软件研究应参见《医疗器械软件注册技术审查指导原则》（国家食品药品监督管理总局通告 2015 年第 50 号）。申请人应提交一份单独的医疗器械软件描述文档，内容包括基本信息、实现过程和核心算法，核心算法关注紫外辐照剂量算法。软件的安全性级别至少应为 B 级，详尽程度取决于软件的复杂程度和紫外波段（考虑 UVC 波段）。同时，应当出具关于软件版本命名规则的声明，明确软件版本的全部字段含义，确定软件的完整版本和发布版本。

产品若无软件，则本部分不适用。

（八）产品的主要风险

紫外治疗设备的风险管理报告应符合 YY/T 0316—2016《医疗器械 风险管理对医疗器械的应用》的有关要求，审查要点包括：

1. 与产品有关的安全性特征判定可参考 YY/T 0316—2016 的附录 C。

2. 危害、可预见的事件序列和危害处境判断可参考 YY/T 0316—2016 附录 E、I。

3. 风险控制的方案与实施、综合剩余风险的可接受性评价及生产和生产后监视相关方法可参考 YY/T 0316—2016 附录 F、G、J。

以下依据 YY/T 0316—2016 的附录 E（表 E.2）从十三个方面提示性列举了紫外治疗设备的可能存在的初始危害因素，提示审评人员可从以下方面考虑（表 2）。

表 2　产品主要初始危害因素

危害类型		示例
能量危害	电磁能（电磁干扰）	使用环境内其他设备对紫外治疗设备电磁干扰导致电气设备非控制启动或输出参数（如紫外强度、治疗时间）非预期增加
	光能	因时间或剂量控制出错，患者接受紫外线辐照时间过长，可能引起紫外线过量照射，造成皮肤红斑或烧伤
		治疗时服用光敏剂及其他药物可能造成的风险及产生的伤害
		紫外线对周围人员（含医务人员）可能造成的伤害
		受照患者的敏感部位（如：眼睛、生殖器）未采取防护措施，产生非预期辐射
	电能	可触及金属、外壳、应用部分等与带电部分隔离/保护不够，电介质强度不够，可能对使用者或患者造成电击危害等
		产品外壳、应用部分绝缘/隔离不够，可能引起过量漏电流伤害使用者或患者等
	热能	可触及的外壳温度过高，可能引起使用者或患者烫伤；应用部分表面温度过高，可能使接触部位的皮肤烫伤等长时间使用造成局部温升过高，引起组件着火
	机械能	产品外壳（外露的灯管）机械强度和刚度不足，产品面、角、边粗糙等，灯管破裂导致患者受伤
		脚轮等支撑件承重能力不够，导致倾倒、翻转等
		坠落/悬挂导致机械部件松动导致伤害等
生物学和化学危害	生物学	产品清洁或消毒不完全，可能会使患者再次或交叉感染等
	化学	在外来物质中，如使用清洗剂或消毒剂的残留物、污染物等。灯管等部件报废后随意丢弃，导致环境污染。UVC 波段的紫外线泄露产生臭氧，导致环境污染
	生物相容性	可能与患者接触材料的化学成分的毒性，如引起细胞毒性、迟发致敏反应、皮肤刺激反应等
操作危害	功能	由于控制模块失效无法使用。不正确或不适当的输出或功能，如输出强度不准确。出光开关、软件失效治疗仪会自动输出紫外线等
	使用错误	由缺乏技术的/未经训练的人员使用：使用者/操作者未经培训或培训不足，不能正确使用和维护、保养设备；等等
信息危害	标记	无眼睛防护标志。不完整的说明书。产品性能特征的不适当描述。不适当的预期使用规范。未充分公示限制的内容
	操作说明书	易混淆的使用说明书：如缺少详细的使用方法、缺少必要的技术参数、缺少必要的警告说明、未提供关于治疗人体不同部位的照射时间和安全照射距离的说明
		过于复杂的操作说明书
		紫外线有害辐射，人员防护问题不明确或不清晰
	警告	对副作用的警告不充分。未提供对于其接受治疗部位光敏感性差的患者必须在医生指导下进行的警告。服务和维护规范

（九）产品技术要求应包括的主要性能指标

注册产品技术要求中的产品名称应使用中文，并与申请注册的中文产品名称相一致。产品技术要求中应明确产品型号和/或规格，以及其划分的说明。对同一注册单元中存在多种型号和/或规格的产品，应明确各型号及规格之间的所有区别（必要时可附相应图示进行说明）。对于型号/规格的表述文本较大的可以附录形式提供。

本条款列举的性能指标为紫外治疗设备的典型指标，申请人制定性能指标应参考相应的国家标准/行业标准，并结合具体产品的设计特性、预期用途和质量控制水平且不应低于产品适用的强制性国家标准/行业标准，性能指标应根据使用情况至少包括以下技术指标的要求：

1. 外观及结构。

2. 有效紫外辐射。

3. 非预期紫外辐射。

4. 紫外辐射残留。

5. 紫外辐射光谱。

6. 定时。

7. 闪烁。

8. 护目镜/眼罩：若注册产品组成中包括护目镜/眼罩，则透过护目镜/眼罩后的光辐射应满足 YY 0901—2013《紫外治疗设备》中非预期辐射的规定。护目镜同时还应满足 GB 4706.25—2008《家用和类似用途电器的安全 紫外线和红外线辐射皮肤器具的特殊要求》中的 32.102 规定。

9. 安全应满足：

（1）GB 9706.1—2007《医用电气设备 第 1 部分：安全通用要求》。

（2）YY 0901—2013《紫外治疗设备》的安全要求。

（3）YY 0505—2012《医用电气设备 第 1 – 2 部分：安全通用要求 并列标准：电磁兼容要求和试验》。

（4）若申报产品为全身照射式设备，还需考虑安全相关的防护措施（如，对密闭空间产生的安全风险的防护等）。

10. 环境试验应满足：

GB/T 14710—2009《医用电器环境要求及试验方法》。

（十）同一注册单元中典型产品的确定原则和实例

同一注册单元应按产品风险与技术指标的覆盖性来选择典型产品。典型产品应是同一注册单元内能够代表本单元内其他产品安全性和有效性的产品，应考虑功能最齐全、结构最复杂、风险最高的产品。同一注册单元中，若辅助功能不能互相覆盖，则典型产品应为多个型号。

例如，选择辐射器个数最多的设备作为典型产品，在部件不变的情况下，性能可做差异性检验。

（十一）产品生产制造相关要求

1. 紫外治疗设备产品的工艺流程一般为原材料外购外协、部件组装、整机组装、整机调试、老化试验、检验、入库，申请人可采用流程图的形式描述工艺，且应结合产品实际生产过程细化产品生产工艺介绍，应能体现出外协加工部分（如有）、半成品加工过程，所提供工艺流程图需识别并注明主要控制点及关键工艺，本产品一般关键工艺为整机调试。

2. 应详细介绍生产场地情况，并应结合上述介绍的产品加工工艺以及工序和工位的划分、预计产量、生产线划分等实际需求细化生产、检验、仓库场地面积等相关情况说明。有多个研制、生产场地，应介绍每个研制、生产场地的实际情况。

3. 提供产品主要元器件清单，清单中包括所用主要元器件（如：光源、软件）的信息（如：型号规格、生产商等）。

（十二）产品的临床评价细化要求

紫外治疗设备不属于免于进行临床试验的第二类医疗器械目录（国家食品药品监督管理总局通告 2014 年第 12 号）和第二批免于进行临床试验医疗器械目录（国家食品药品监督管理总局通告 2016 年第 133 号）中的产品，其临床可分两种情况：一种是申请人可按照《医疗器械注册管理办法》（国家食品药品监督管理总局令第 4 号）、《医疗器械临床评价技术指导原则》（国家食品药品监督管理总局通告 2015 年第 14 号）的相关规定提交临床评价资料，通过与同品种医疗器械对比进行临床评价。另一种是通过同品种医疗器械的对比进行临床评价不足以证明产品安全有效的，需采用临床试验来验证产品的预期用途。

1. 同品种临床评价

紫外治疗设备进行同品种临床评价时，需提交同品种产品的临床资料（包括同品种产品的临床文献或临床试验报告）、对比说明及所对比的同品种产品批准上市的证明。

提供与已上市紫外治疗设备产品进行同品种判定的综述和相关证明资料。进行对比的项目应包括但不限于：适用范围、产品结构、工作原理、主要技术指标、关键部件（光源）、产品风险（禁忌症、防范措施、警告）等内容。

若提供同品种产品临床试验资料，则同品种临床试验资料包括：其原始的临床试验方案和临床试验报告；或者已经公开的，取得广泛认可的临床试验结果并在技术文献资料或医学学术杂志中刊登和记载的，能够证明其安全使用的资料；或者国外同品种产品的原始临床试验资料（如果是外文资料，需要译文和原文同时提交）。

2. 临床试验

紫外治疗设备的临床试验应符合《医疗器械临床试验质量管理规范》（国家食品药品监督管理总局 中华人民共和国国家卫生和计划生育委员会令第 25 号）的要求。进行临床试验的产品，申请人应当提交临床试验协议、伦理委员会批件、临床试验方案和临床试验报告等资料。

临床试验细化要求如下：

2.1 临床试验规范

临床试验应在已取得资质的临床试验机构内进行。临床试验应按照《医疗器械临床试验质量管理规范》的要求进行。临床试验样品的生产应当符合医疗器械生产质量管理体系的相关要求。

2.2 临床试验方案

临床试验方案的设计应由申请人、临床专家和统计学家共同完成。统计分析人员应全程参与临床试验（包括：方案设计、数据管理、统计分析及统计分析报告）。临床试验方案应合理、科学，能够验证产品的预期用途。方案中的样本量确定理由应充分、科学，每个适应症均应有符合统计学意义的样本量来验证产品的安全有效性；选择对象范围应明确，涵盖产品的预期用途；临床评价标准应清晰明确，且得到临床公认。在审查紫外治疗设备的临床试验方案时，应注意以下几点：

2.2.1 临床病例数确定的理由

确定临床试验例数就是计算试验的样本量的大小。太少的样本会得出不正确的结论，太多样本浪费时间和资源，因此，有必要在临床试验方案中合理地确定样本量的大小。

样本量的估计要考虑以下因素的影响：

① 与同类产品或与标准治疗（对照组）相比，估计合理的效应大小δ（组间治疗差异）；对于非劣效试验，应提供临床及统计学认可的非劣效界值。

② 列出正确的公式估计样本量。考虑失访和脱离病例等其他因素的影响，临床实际的病例数建议在计算样本量的基础上至少增加20%。

2.2.2 确定入选标准和排除标准

临床试验方案应预先制定明确的入选标准和排除标准，入选标准应有明确的诊断标准，诊断标准应是临床公认的。

符合入选条件且愿意参加临床试验并签署知情同意书的方可确定为入选对象，入选对象应具有符合该适应症人群的普遍的代表性。

2.3 临床试验方法

临床试验方法是对方案中总体设计内容的具体实施。紫外治疗设备的临床可采用随机平行对照设计，以避免由于组间的不均衡而导致两组人群不可比。对照组可采用已上市的、具有合法资质的、疗效确实的同类产品，或者采用临床公认有效的传统治疗方法。试验是否采用盲法可根据具体情况设置。

2.4 临床试验结论

临床试验结论应明确该产品的预期用途，符合方案的要求。临床试验报告中应明确临床试验的起始时间，参加临床试验的入选对象的基本情况，包括入选对象的数量、年龄、性别、病种、病情轻重、病程分布等信息。所有的入选对象应符合入选标准和排除标准。为了客观评价试验产品的治疗效果，应对参加试验组和对照组的入选对象的这些基本情况进行统计学分析，验证两组间人群的均衡可比性。

（十三）产品的不良事件历史记录

暂未发现。

（十四）产品说明书和标签要求

产品说明书一般包括使用说明书和技术说明书，两者可合并。说明书和标签应符合《医疗器械说明书和标签管理规定》（国家食品药品监督管理总局令第 6 号）、YY/T 0466.1—2009《医疗器械 用于医疗器械标签、标记和提供信息的符号 第 1 部分：通用要求》和 YY 0901—2013《紫外治疗设备》中的相关要求。说明书、标签的内容应当真实、完整、科学，并与产品特性相一致，文字内容必须使用中文，可以附加其他语种。说明书、标签、包装标识中的文字、符号、图形、表格、数据等应相互一致，并符合相关标准和规范要求。结合产品的特点至少还应关注以下方面的内容：

1. 应明确"建议在医生指导下使用"。
2. 应明确产品的治疗部位。
3. 应明确常用的照射距离。
4. 应明确常用的治疗时间范围。
5. 应明确产品不能照射的部位。
6. 应明确"阅读说明书后再使用"。
7. 应明确每次使用完毕后，与人接触部分进行清洗消毒的要求（如适用）。
8. 应明确使用、贮存、运输过程中环境温度、湿度和大气压力。
9. 应给出适用于患者及操作者的护目镜/眼罩的相关信息。
10. 禁忌症至少应包括（六）中"禁忌症"的内容。
11. 注意事项至少应包括以下内容：
（1）不要用眼睛直视紫外线光源，以防眼睛受到伤害。
（2）在紫外光源点亮前，应佩戴可遮盖眼睛的 UV 护目镜/眼罩。
（3）治疗方法和治疗剂量应遵医嘱。
（4）儿童患者必须在成人的监护下方可使用。
（5）对于家用治疗设备需明确指出：建议在医生指导下使用、对使用环境的规定及对家人的防护等。

三、审查关注点

（一）产品电气安全性能和主要技术性能是否执行了国家和行业的强制性标准；性能指标的确定是否能满足产品的安全有效性；光谱范围、紫外输出强度、定时器定时误差（若有定时器）等是否做出了要求。

（二）说明书中必须告知用户的信息是否完整，如应明确本产品使用的环境、使用人群和限制使用的情况等。

（三）综述资料中应详述申报产品的工作原理及作用机理，应含有产品结构组成图，每个型号均应有外观图。明确光源的型号规格、生产商。

（四）产品的主要风险是否已经列举，并通过风险控制措施使产品的安全性在合理可接受的程度之内。

（五）研究资料详述性能指标（紫外输出强度、紫外辐照剂量、有效受照区、紫外辐射光谱）确定的依据；详述产品调节辐射剂量的方式，同时提供光源的输出光谱图。

（六）建议说明书中提及的性能参数写入技术要求中。若有某些关键的功能，能定性定量评价这些功能的技术参数也建议写入技术要求中。如适用，技术要求中应明确软件的名称、版本命名规则及发布版本号。

（七）说明书中应明确适用范围，且适用范围应与临床试验结果相符；必须告知用户的信息和注意事项应准确、完整，外部标识应符合相关的要求。

（八）临床评价报告中应体现产品最大辐照剂量下的安全有效性，对每种适应症的验证应充分。

四、编写单位

上海市食品药品监督管理局认证审评中心。

68 肢体加压理疗设备注册技术审评指导原则

（肢体加压理疗设备注册技术审查指导原则）

本指导原则旨在指导注册申请人对肢体加压理疗设备（第二类）注册申报资料的准备和撰写，同时也为技术审评部门审评注册申报资料提供参考。

本指导原则系对肢体加压理疗设备注册技术审查的通用要求，医疗器械注册申请人应依据具体产品的特性对注册申报材料的内容进行充实细化，还应依据具体产品的特性确定其中的具体内容是否适用，若不适用，需阐述其理由及相应的科学依据。

本指导原则是对产品的技术审查人员和医疗器械注册申请人的指导性文件，但不包括注册审批所涉及的行政事项，亦不作为法规强制执行，如果有能够满足相关法规要求的其他方法，也可以采用，但是需要提供详细的研究资料和验证资料。应在遵循相关法规的前提下使用本指导原则。

本指导原则是在现行法规和标准体系以及当前认知水平下制订的，随着相关法规和标准的不断完善，以及科学技术的不断发展，本指导原则相关内容也将进行适时的调整和更新。审查人员仍需密切关注相关适用标准与注册法规的变化，以确认申报产品是否符合现行法规要求。

一、适用范围

根据《医疗器械分类目录》（国家食品药品监督管理总局公告 2017 年第 104 号）（以下简称《分类目录》），该产品管理类别为 Ⅱ 类，一级产品类别为 09 - 04 力疗设备/器具，二级产品类别为 02 加压治疗设备。

本指导原则适用的肢体加压理疗设备是指将气囊装置套在肢体外围，按照一定治疗程序对肢体施加正压，通过变化的气压对患者外周循环系统及相关病症进行物理治疗的电气设备。

有附带功能的加压设备（如加热、肢体电刺激等），其附带部分可另行要求。

如果肢体加压理疗设备为一个系统（或其他设备）中的一部分，则本指导原则也适用于该部分。

本指导原则不适用于施加负压的设备、止血设备、防褥疮气垫、冲击波治疗设备、拔罐器、气囊式体外反搏装置等。

二、技术审查要点

（一）产品名称的要求

产品的命名应参考《医疗器械通用名称命名规则》（国家食品药品监督管理总局令第 19 号），采用《分类目录》或国家标准、行业标准上的通用名称要求。产品名称应以体现产品的工作原理、技术结构特征、功能属性、预期用途为基本准则，如"空气压力波治疗仪"、"肢体加压理疗仪"、"间歇脉冲加压抗栓系统"等。

（二）产品的结构和组成

一般由主机、连接管路和气囊等组成。主机部分一般可包括机箱、气泵、电磁阀/旋转式阀片和同步电机、电源模块、控制主板模块、显示模块、软件（如适用）组成。气囊根据使用部位不同分为上肢、下肢等。每个气囊可包含一个或多个气腔。气囊一般由两层构成，例如内层为聚氯乙烯（PVC）或聚氨酯（TPU）面料、外层为纺织纤维面料，两层材料通过高频热合机热合而成。产品结构示意框图（图1~图6）如下：

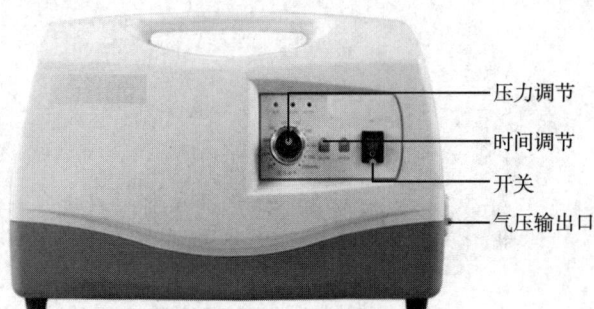

压力调节
时间调节
开关
气压输出口

图 1 产品示例框图

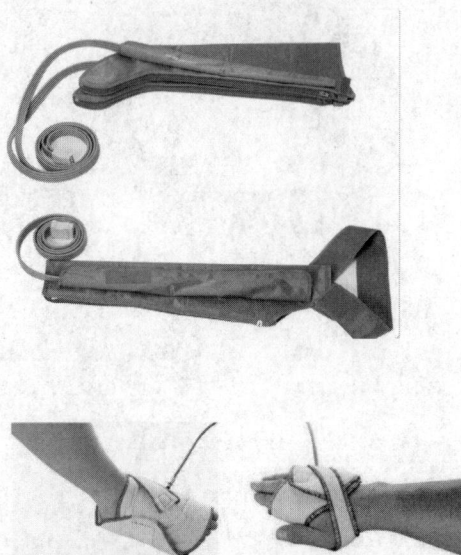

图 2 典型气囊示例图

611

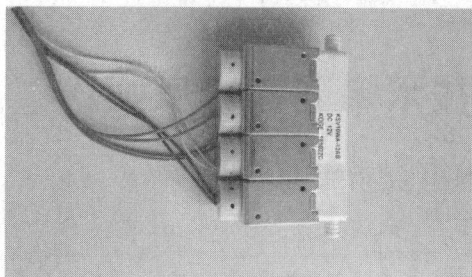

图3　电磁阀示例图

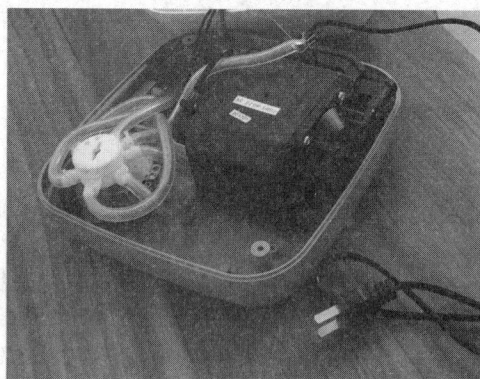

图4　旋转阀片示例图

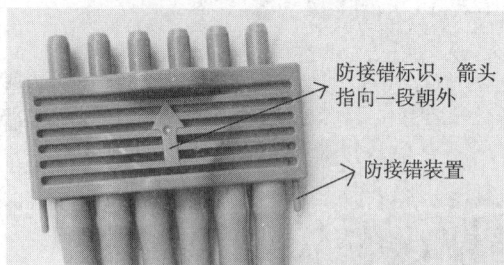

防接错标识，箭头
指向一段朝外

防接错装置

图5　连接管路接插头示例图

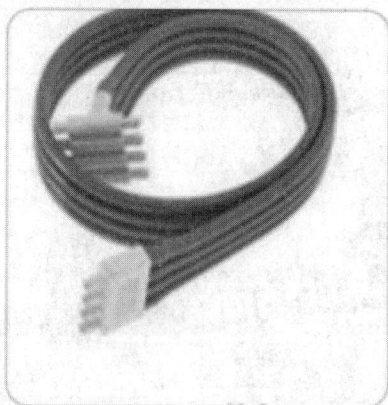

图6　连接管路示例图

（三）产品工作原理/作用机理

1. 工作原理

肢体加压理疗设备由主机、连接管路和气囊等组成，

气囊形状根据作用于人体不同部位而不同。主机内部，气泵与电磁阀或与由电机驱动的气压分配旋转阀片连接，电磁阀或旋转阀片通过导气管、连接插头与不同的气囊相连（图7）。

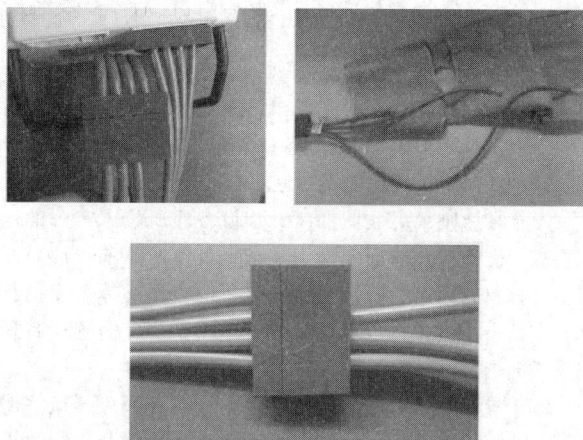

图7　导气管与气囊、接插头连接示例图

通电后，控制模块或电路设定好肢体气囊加压方式：可以选择一种或多种充气，放气工作模式，各模式可有固定的或者可以调节的压力大小，充气时间，放气时间，循环时间等；也可根据人体的实际情况单独设定循环对病变部位进行有规律的外部加压模式。由电磁阀进行配气的产品，根据设定气压与压力传感器监测信号，控制模块发出气压控制信号，电磁阀接受压力控制信号后，利用电磁线圈推动阀门芯体切换气路的通断，控制气流通道，截断或改变空气的流动方向，从而达到气流换向目的，进而实现对不同气囊充气或放气或进行不同组气囊之间的充放气切换控制。

如果气阀采用旋转阀片式进行充放气控制，则充气泵与旋转阀片相连，旋转阀片的多接口分别连接不同的气囊，按设定的工作时间和压力大小，通过同步电机带动旋转阀片旋转，从而改变空气流动方向，实现对不同气囊的充放气控制。

2. 作用机理

肢体加压理疗设备通过气泵对腔体充气气囊有次序有节律的进行充气、挤压、放气，运用间歇式气动压力，形成对从肢体远端向近端肢体组织的循环压力，反复对肢体进行加压后再卸压，促进静脉血液和淋巴液回流，减低肢端组织内压力，加快血流速度，减轻血液瘀滞状态，有助于防止深静脉血栓的形成（图8）。

（四）注册单元划分的原则和实例

注册单元划分应参照《医疗器械注册单元划分指导原则》（国家食品药品监督管理总局通告2017年第187号），原则上以技术结构、性能指标和预期用途为划分依据。

如气压循环分配采用电机驱动旋转阀片式、微机控制电磁阀式，可能在工作原理、结构组成等方面存在较大差异，应归入不同的注册单元。

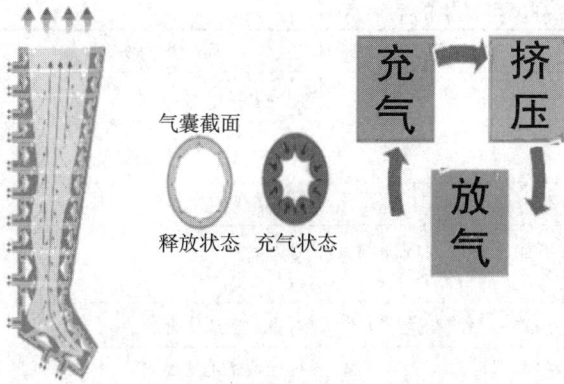

图8 治疗作用机理示例图

（五）产品适用的相关标准

目前与产品相关的常用标准举例如下（表1）：

表1 相关产品标准

标准编号	标准名称
GB 9706.1—2007	《医用电气设备 第1部分：安全通用要求》
GB 9706.15—2008	《医用电气设备 第1-1部分：安全通用要求 并列标准：医用电气系统安全要求》
GB/T 14710—2009	《医用电气环境要求及试验方法》
GB/T 16886.1—2011	《医疗器械生物学评价 第1部分：风险管理过程中的评价与试验》
GB/T 16886.5—2017	《医疗器械生物学评价 第5部分：体外细胞毒性试验》
GB/T 16886.10—2017	《医疗器械生物学评价 第10部分：刺激与迟发型超敏反应试验》
YY 0505—2012	《医用电气设备 第1-2部分：安全通用要求 并列标准：电磁兼容 要求和试验》
YY 0833—2011	《肢体加压理疗设备》
YY/T 0316—2016	《医疗器械 风险管理对医疗器械的应用》
YY/T 0466.1—2016	《医疗器械 用于医疗器械标签、标记和提供信息的符号 第1部分：通用要求》
GB/T 191—2008	《包装储运图示标志》

上述标准包括了产品技术要求中经常涉及的标准。某些企业还会根据自身产品的特点引用一些行业外标准和较为特殊的标准。

产品适用及引用标准的审查可以分两步来进行。首先对引用标准的齐全性和适宜性进行审查，也就是在编写产品技术要求时与产品相关的国家标准、行业标准是否进行了引用，以及所引标准是否准确。其次对引用标准的采纳情况进行审查。即所引用的标准中的条款要求，是否在产品技术要求中进行了实质性的条款引用。

如有新版强制性国家标准、行业标准发布实施，产品性能指标等要求应执行最新版本的国家标准、行业标准。

（六）产品的适用范围/预期用途、禁忌症

肢体加压理疗设备的预期用途：通过促进静脉血液和淋巴液回流，预防深静脉血栓形成、消除或减轻肢体水肿。

禁忌症：包括但不限于

1. 静脉血栓及可疑静脉血栓患者。
2. 治疗部位有急性炎症、化脓、皮肤破损、血肿患者。
3. 治疗部位严重皮肤病患者。
4. 心肺功能不全尤其心衰患者。
5. 有凝血功能障碍者。
6. 骨折未经固定或采用外固定治疗患者。

（七）产品的主要风险

1. 肢体加压理疗设备的风险管理报告应符合YY/T 0316—2016《医疗器械 风险管理对医疗器械的应用》中的相关要求，识别与医疗器械有关的危险（源），估计和评价相关的风险，控制这些风险并监视上述控制的有效性。申请人提供注册产品的风险管理报告应扼要说明：

1.1 是否正确识别可能影响医疗器械安全的定性和定量特征并形成文件，可参考YY/T 0316—2016的附录C。

1.2 危险（源）分析是否全面，制造商应编写在正常和故障两种条件下，与医疗器械有关的已知的和可预见的危险（源）文件，可参考YY/T 0316—2016的附录E。

1.3 对每个已识别的危险情况，是否使用规定的准则，决定是否需要降低风险，可参考YY/T 0316—2016的附录D。

1.4 是否识别适于将风险降低至可接受水平的一个或多个风险控制措施，以及在采取风险控制措施后，对于任何剩余风险，是否使用规定的准则进行评价。

1.5 在所有的风险控制措施已经实施并验证后，是否使用规定的准则，决定由医疗器械造成的综合剩余风险是否可接受。

1.6 对注册产品的可能危险、可预见事件序列和危险情况的判定。

申报方应根据自身产品特点，根据YY/T 0316—2016附录E的提示，对危险、可预见事件序列、危险情况及可发生的伤害做出判定。表2所列为设备的常见危险、可预见事件序列及可发生的伤害危险示例。

（八）产品的研究资料要求

根据所申报的产品，应按照《关于公布医疗器械注册申报资料要求和批准证明文件格式的公告》（国家食品药品监督管理总局公告2014年第43号）中研究资料的要求提供相应资料。

表2 设备常见危险、可预见事件序列及可发生的危险示例

危险（源）	可预见事件序列	危险情况	可发生的伤害
能量危险（源）	可触及金属、外壳、应用部分等与带电部分隔离/保护不够，电介质强度不够，可能对使用者或患者造成电击危害等	操作人员触电	使用者被电击
	噪声防护措施不当	噪声过大	影响患者休养
	电磁兼容性能不符合要求	产品不能正常使用或影响其他设备的正常运转	延误治疗
	可触及的外壳温度过高	可能引起使用者或患者烫伤	对患者造成伤害
生物学危险（源）	清洁、消毒执行不恰当	交叉感染	可导致感染性疾病
	可能与患者接触材料的化学成分引起毒性、致敏、局部刺激反应等	产生致敏、刺激和细胞毒性反应	影响患者治疗
操作危险（源）	设置气囊压力过大或过小	压迫患者肢体	压力过大或超压造成局部肢体受伤；压力不足，失去医疗作用
	由于设备老化和重复使用定时器、控制器、压力传感器等故障	造成患者持续的加压或保压，或造成治疗时间过短	对患者造成伤害或失去治疗作用
	气囊导气管插头连接错误	气囊与主机连接错误，造成治疗模式与设定不一致	延误治疗
	未经过专门培训的人员使用仪器	误操作	延误治疗
信息危险（源）	图示符号说明不规范 产品非预期使用	操作人员不能正确使用产品	延误治疗
	说明书中有关维护、保养等内容不明确。	可能造成产品的损坏或无法正常工作，产品寿命降低	延误治疗
	使用说明中缺少必要的警告或使用方法不明确	不能正确操作	延误使用或造成伤害
	防护措施提示不明确不清晰	紧急事件不能迅速处理	延误使用或造成伤害

1. 应详述产品技术要求中主要性能指标及检验方法的确定依据，提供采用的原因及理论基础。如适用的国家标准、行业标准中有不采纳的条款，应将不采纳的条款及其理由予以阐明。

2. 生物相容性评价研究

直接接触或间接接触患者和使用者的材料组成，应当按GB/T 16886.1—2011《医疗器械生物学评价 第1部分：风险管理过程中的评价与试验》规定的原则进行生物相容性评价，并给出清单，提供所有材料的名称和基本成分名称。

3. 生物安全性研究。本产品不含动物源或生物活性物质，本条不适用。

4. 灭菌/消毒工艺研究。设备有被污染或沉积物留于瑕疵和缝隙的可能性，需要清洗和消毒。应提供推荐的清洗和消毒方法、推荐使用的消毒剂及其确定依据，并提供清洗和消毒有效性的验证资料。对于主机与气囊可分开提供。

5. 产品有效期和包装研究。

（1）有效期的确定：应当针对主机和气囊分别提供产品有效期的验证报告，其中气囊应提供使用次数的验证报告。

（2）包装及包装完整性：在宣称的有效期内以及运输储存条件下，保持包装完整性的依据。

6. 临床前动物试验。不适用。

7. 软件研究：产品若含软件按照《医疗器械软件注册技术审查指导原则》（国家食品药品监督管理总局通告2015年第50号）的要求提交软件研究资料，肢体加压理疗设备的软件一般为嵌入式软件，可作为软件组件和产品一起注册，软件的安全性级别至少应为B级。如产品具有网络连接功能用以进行电子数据交换或远程控制，需要按照《医疗器械网络安全注册技术审查指导原则》单独提交一份网络安全描述文档。如产品属于移动医疗设备，还应当结合《移动医疗器械注册技术审查指导原则》的要求提交相应注册申报资料。

（九）产品技术要求应包括的主要性能指标

注册产品技术要求中的产品名称应使用中文，并与申请注册的中文产品名称相一致。产品技术要求中应明确产品型号和/或规格，以及其划分的说明。对同一注册单元中存在多种型号和/或规格的产品，应明确各型号及规格之间的所有区别（必要时可附相应图示进行说明）。对于型号/规格的表述文本较大的可以附录形式提供。

1. 产品型号/规格及其划分说明

产品如包括软件，应提供软件的名称、型号、发布版

本、完整版本的命名规则。

2. 性能指标

应符合 YY 0833—2011 肢体加压理疗设备规定的要求。

2.1 压强指示

应具有压强指示，以指示当前治疗程序下设备在气囊内产生的治疗压强。该指示应在正常操作位置清晰可见。指示值的偏差应不大于制造商规定的限值。

2.2 治疗压强调节范围

治疗压强若可调，制造商应规定调节范围。

2.3 极限压强

气囊内的极限正压应不超过 40 kPa，且超过 2 kPa 的持续时间应不大于 3min。

2.4 过压保护

设备应具有过压保护措施，以保证在单一故障状态下能够在气囊和连接管路中产生的最大压强，不大于设备标称最大输出压强的 1.2 倍，且不大于规定的极限压强。

2.5 定时装置

具有定时器的设备，定时误差应不大于设定值的 ±2%，最大应不大于 ±1min。

2.6 功能开关

设备应提供电源开关之外的功能开关，可随时中止治疗程序。

2.7 手动释压

设备应提供在各种状态下手动解除患者压强的措施。该措施应只需一个动作就能完成，且患者压强由最大压强降至 2 kPa 的时间应不大于 10s。

2.8 气密性

气囊和连接管路应有良好的气密性，在设备标称最大输出压强下保持 1min，压降应不大于 10%。

2.9 耐压性能

气囊和连接管路应能承受设备标称最大输出压强 1.5 倍的压强，保持 1min，应不破裂，也不永久（塑性）变形。

2.10 疲劳试验

对气囊施加设备标称最大输出压强 50000 次后，气囊应符合 1.8 的要求。

2.11 连接

连接管路应有防止接错的装置或标识。

2.12 工作噪声

设备正常工作时的噪声应不大于制造商规定的限值。

2.13 外观

设备的表面应整洁，无机械损伤、划痕等缺陷，标记应清晰可见，操作和调节机构应灵活、可靠，紧固件应无松动。

2.14 产品如包括软件应具备企业在随机文件或使用说明书中描述的各项功能。

2.15 电气安全要求

（1）应符合 GB 9706.1—2007《医用电气设备 第 1 部分：安全通用要求》。

（2）应符合 YY 0505—2012《医用电气设备 第 1－2 部分：安全通用要求 并列标准：电磁兼容 要求和试验》。

（3）环境试验应符合 GB/T 14710—2009《医用电气环境要求及试验方法》。

（4）如适用，产品应符合 GB 9706.15—2008《医用电气设备 第 1－1 部分：安全通用要求 并列标准：医用电气系统安全要求》。

（十）同一注册单元内注册检验代表产品的确定原则

同一注册单元应按产品风险与技术指标的覆盖性来选择代表产品。注册单元中的代表产品应是同一注册单元内能够代表本单元内其他产品安全性和有效性的产品，应考虑功能最全、结构最复杂和风险最高的产品。

注册单元内各种产品的主要安全指标、性能指标不能被某一产品全部涵盖时，则应选择多个型号产品作为代表产品进行检测。

当没有充足证据能够证明同一注册单元内不同型号规格产品之间电磁兼容性能可以覆盖时，应选取每一型号规格产品进行电磁兼容项目检测。

对于代表产品的选择，申请人应当提供相关资料予以证明。对于不同型号规格产品之间电磁兼容性能可以覆盖的情形，需由出具注册检验报告的医疗器械检验机构提供相关说明。

（十一）产品生产制造相关要求

应当明确产品生产工艺过程，注明关键工序和特殊过程，可采用流程图的形式，并说明其过程控制点。具体包括以下内容：

1. 工艺流程图；

2. 关键工序、特殊过程及其确定依据；

3. 质量控制方法；

4. 委托和自加工过程；

5. 主要零部件相关信息；

6. 主要生产和检验设备清单。

有多个研制、生产场地，应当概述每个研制、生产场地的实际情况。

（十二）产品的临床评价要求

临床评价应按照《医疗器械注册管理办法》（国家食品药品监督管理总局令 4 号）和《医疗器械临床评价技术指导原则》（国家食品药品监督管理总局通告 2015 年第 14 号）的要求进行。

（十三）产品的不良事件历史记录

注册申请人应关注相关产品的不良事件记录并提供产品的不良事件监测记录。

如上市后发生了召回，应当说明召回原因、过程和处理结果。

（十四）产品说明书和标签要求

说明书、标签、包装标识应当符合《医疗器械说明书和标签管理规定》（国家食品药品监督管理总局令第6号）及相关标准的要求，一般应包括以下内容：

1. 说明书

1.1 产品名称、型号、规格及其代表的意义。

1.2 注册申请人的名称、住所、生产地址及联系方式。境内产品应说明生产许可证编号，进口产品还应明确代理人及售后服务单位的名称、住所、联系方式。

1.3 医疗器械注册证书编号及产品技术要求编号。

1.4 产品性能：应与产品技术要求内容一致

1.5 主要结构组成：建议以实物照片/示意图加文字的形式对申报产品的整体结构进行描述，标明各主要部分的名称。如有软件，建议对软件的全部功能进行描述，并注明软件组件的名称、型号规格和发布版本。

1.6 产品适用范围及禁忌症：与综述资料中描述保持一致。

1.7 注意事项、警示及提示：应按照《医疗器械说明书和标签管理规定》中第十一条的要求进行审查；同时至少应明确异常情况下的紧急处理措施；可能出现的误操作及误操作可能造成的伤害，涉及慎重使用的部分应尽可能详细清楚（如使用部位、气囊数量、充放气循环程序、治疗压力、治疗次数、持续时间等）。

1.8 安装及调试：产品安装说明及技术图、线路图。若熔断器可由用户自行更换，应明确更换方法及注意事项。

1.9 使用方法：应给出产品使用方法和环境条件，治疗模式的选择应详细说明。

1.10 保养及维护：应给出产品维护和保养及定期检查的方法；若有可由用户自行排除的故障，则应说明故障的种类和产生的原因及排除方法等。

1.11 运输条件：应根据产品环境试验情况，明确运输方法及条件。

1.12 储存条件：应根据产品环境试验情况，明确储存环境要求。

1.13 应明确生产日期、使用期限及在预期使用及维护条件下的定期检查时间。

1.14 应明确产品配件清单，包括配件、附属品、损耗品，注明名称、更换周期以及更换方法等。

1.15 应参照 GB 9706.1—2007《医用电气设备 第1部分：安全通用要求》和 YY/T 0466.1—2016《医疗器械 用于医疗器械标签、标记和提供信息的符号 第1部分：通用要求》等相关标准中的规定，给出产品标签所用的图形、符号、缩写等内容的解释。

1.16 清洁方法：注册申请人应根据其产品情况列出产品的清洁方法。

1.17 明确说明书的编制和修订日期。

1.18 应按照 YY 0505—2012《医用电气设备 第1-2部分：安全通用要求 并列标准：电磁兼容 要求和试验》的要求给出符合电磁兼容性方面要求的声明。

2. 标签

产品的标签应符合《医疗器械说明书和标签管理规定》（国家食品药品监督管理总局令第6号）和 YY/T 0466.1—2016《医疗器械 用于医疗器械标签、标记和提供信息的符号 第1部分：通用要求》及相关标准的要求。

因位置或者大小受限而无法全部标明上述内容的，至少应当标注产品名称、型号、规格、生产日期，并在标签中明确"其他内容详见说明书"。

三、审查关注点

（一）产品的性能要求和安全要求是否执行了国家和行业的强制性标准。

（二）产品的主要风险以及风险控制措施是否清晰明确地列举；风险分析是否全面，采取控制之后，最终剩余风险是否可接受，是否收益大于风险。

（三）产品的预期用途、治疗模式是否明确，与临床评价结果是否相符。

（四）说明书中应明确适用范围；必须告知用户的信息和注意事项应准确、完整，外部标识应符合相关的要求。

（五）应关注注册检测报告能否覆盖所有不同型式、规格的所有性能指标。所检测型号的产品应当是本注册单元内能够代表申报的其他型号产品安全性和有效性的典型产品。

四、编制单位

河北省医疗器械与药品包装材料检验研究院（河北省医疗器械技术审评中心）。

69 肌电生物反馈治疗仪注册技术审评指导原则

（肌电生物反馈治疗仪注册技术审查指导原则）

本指导原则旨在指导注册申请人对肌电生物反馈治疗仪产品注册申报资料的准备及撰写，同时也为技术审评部门审评注册申报资料提供参考。

本指导原则是对肌电生物反馈治疗仪的一般要求，申请人应依据产品的具体特性确定相关内容是否适用，若不适用，需具体阐述理由及相应的科学依据，并依据产品的具体特性对注册申报资料的内容进行充实和细化。

本指导原则是供申请人和审查人员使用的指导文件，不涉及注册审批等行政事项，亦不作为法规强制执行，如有能够满足法规要求的其他方法，也可以采用，但应提供详细的研究资料和验证资料。应在遵循相关法规的前提下使用本指导原则。

本指导原则是在现行法规、标准体系及当前认知水平下制定的，随着法规、标准体系的不断完善和科学技术的不断发展，本指导原则相关内容也将适时进行调整。

一、适用范围

本指导原则适用于使用表面电极采集身体肌电信号作为生理信息，以视觉、听觉、电流等形式反馈给患者，使患者能够学会有意识的控制自身的心理生理活动来治疗功能障碍性疾病的肌电生物反馈治疗仪。根据《医疗器械分类目录》（总局 2017 年第 104 号公告）中的物理治疗器械，管理类别为 Ⅱ，产品分类编码为 09 – 08 – 03（物理治疗器械 – 其他物理治疗设备 – 生物反馈治疗设备）。

注：在组合式设备中，附加部分应符合相应的专用标准，本指导原则未涉及相关要求。

二、技术审查要点

（一）产品名称要求

产品的命名应符合《医疗器械通用名称命名规则》的要求，采用《医疗器械分类目录》或国家标准、行业标准中的通用名称，例如：生物反馈治疗仪、生物反馈式治疗仪、生物电反馈刺激仪、肌电生物反馈仪等。

（二）产品的结构和组成

1. 产品的结构和组成

肌电生物反馈治疗仪通常由主机［主要包括采集模块和刺激模块（如适用）］、电极线（如适用）、电极组成。

2. 组成单元结构/功能描述

（1）主机（主要包括采集模块和刺激模块（如适用））：采集模块主要包括信号放大电路，数据转换，滤波及数据处理，数据存储等内容，主要为了完成发送控制命令，接收、处理和显示表面肌电信号（sEMG）等功能；刺激模块包括电流发生、电刺激参数控制，波形下载，时间控制，电刺激显示及调节等内容，主要为了实现电刺激参数控制设置等功能；

（2）电极线：用于主机与电极之间的连接，将表面肌电信号由电极传输至主机，同时将主机的电刺激信号传输至电极（如适用），作用于人体。

（3）电极：用于采集皮肤表面（或腔体表面）肌电信号和输出电刺激信号（如适用）。

3. 产品的种类划分

按产品形态分为：移动式、可携带式；

按通道数分为：单通道、多通道；

按数据传输方式分为：有线传输、无线传输。

4. 实例（图 1，图 2）

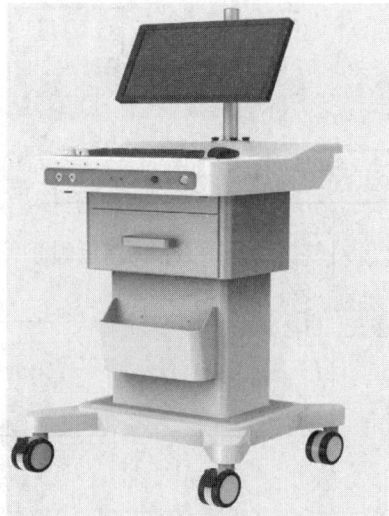

图 1 肌电生物反馈治疗仪（移动式）

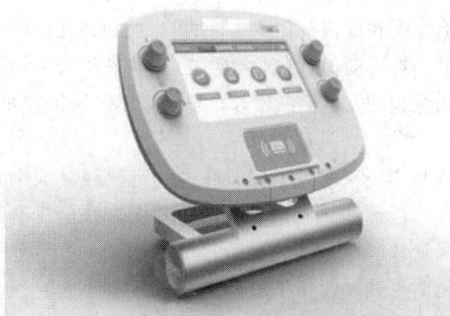

图 2 肌电生物反馈治疗仪（可携带式）

（三）产品工作原理/作用机理

1. 工作原理

仪器通过表面电极采集皮肤或腔体自发的表面肌电信号（sEMG），再对表面肌电信号（sEMG）进行去噪、放大、滤波、A/D 转换后进行分析，最后将模拟的声音或者视觉信号反馈至患者，提示患者正常及异常的肌肉活动状态，从而使患者能够学会有意识的控制和矫正自身不正常的心理、生理活动，这是主动的生物反馈训练。

仪器还可以设置不同的电刺激参数（刺激强度、刺激频率、脉冲宽度、脉冲频率、上升/下降时间等）对患者的目标肌肉进行被动的电刺激训练。

仪器的另外一种训练是触发电刺激，它是将表面肌电信号（sEMG）与电刺激技术结合起来，当表面肌电信号（sEMG）电平达到设定的阈值后，仪器将输出设定参数的电刺激脉冲，经电极对神经肌肉进行刺激，帮助神经肌肉完成动作。

通过生物反馈训练和电刺激（如适用）、触发电刺激（如适用），以达到治疗功能障碍性疾病的目的。电刺激和

触发电刺激属于低频电刺激，刺激频率≤1000Hz。

肌电生物反馈治疗仪工作原理，如图3所示：

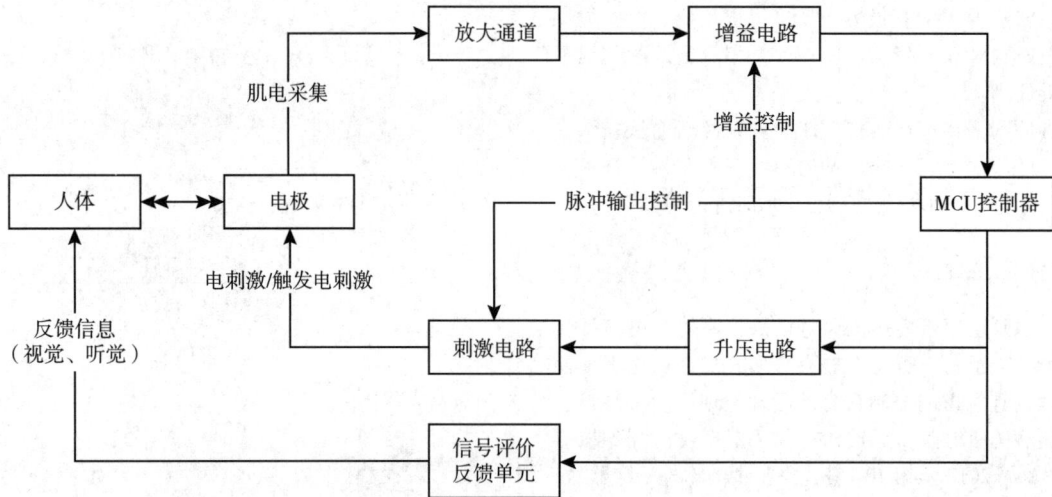

图3 工作原理图

2. 作用机理

肌电生物反馈治疗仪是指采用生物反馈训练和输出安全能量的电刺激作用于人体，对机体产生刺激改善其功能，以到达治疗疾病或缓解症状为目的的一种无损伤治疗方法。

肌电生物反馈治疗仪所使用的技术主要为生物反馈训练、电刺激和触发电刺激治疗方法。具体作用机理如下：

（1）生物反馈训练机理

生物反馈是利用电子仪器准确测定神经－肌肉和自主神经系统的正常和异常活动状况，并把这些信息有选择地放大成视觉和听觉信号，然后反馈给受试人。专业人员的目的是帮助受试人逐步了解原来并不为他（她）所感知的机体状况的变化过程，通过学习与控制仪器所提供的外部反馈信号，从而学会自我调节内部心理生理变化，达到治疗和预防特定疾病的目的。

（2）兴奋神经肌肉组织

兴奋神经肌肉组织是低频脉冲电流的重要特征。只有不断变化的电流才能兴奋神经肌肉组织，引起肌肉收缩，恒定直流电是不能引起神经肌肉兴奋的，因为电刺激可以破坏膜极化状态，因而有可能引起神经肌肉的兴奋。而哺乳动物运动神经的绝对不应期多在1ms左右，因此频率在1000Hz以下的低频脉冲电每个脉冲都可能引起一次运动反应。

（3）锻炼肌肉

低频脉冲电流可以改变刺激肌纤维膜的极化状态，发生除极化和反极化而引起肌肉兴奋收缩，从而锻炼肌肉。

（4）促进局部血液循环和消肿

低频脉冲电流对血管舒缩神经有直接刺激作用，引起血管扩张，电流对运动神经的刺激引起肌肉收缩，肌肉节律性的收缩和舒张形成"泵"的作用，促进血液和淋巴的回流。低频脉冲电流通过对交感神经的刺激调整支配血管运动神经元的兴奋而引起局部血液循环的作用加强，利于炎症水肿的消退。

（5）镇痛

低频电流镇痛的机制包括神经机制和体液机制。

神经机制：包括闸门控制作用、皮质干扰作用和掩盖效应作用。

闸门控制作用：低中频电流能引起明显的震颤感和肌肉颤动，易兴奋粗纤维，使SG细胞兴奋，关闭闸门，抑制T细胞的活动，从而减少或阻碍疼痛冲动向中枢的传递，而达到镇痛目的。

皮质干扰作用：进行低频电疗时，电刺激冲动和疼痛冲动同时传入皮质感觉区，在此发生干扰，从而减弱或掩盖了痛觉。

掩盖效应作用：直径粗的 Aβ 纤维主要传导触压觉，直径细的 Aδ 纤维和 C 纤维传导痛觉。两者的冲动都经过脊髓、网状结构、丘脑等部位到达皮质，在这些部位疼痛冲动可以被阻断或干扰。例如 Aβ 纤维兴奋的冲动可以闯入疼痛传导通路，阻断或干扰疼痛的传导，使疼痛减轻或消除。一定频率的低中频电流可以引起舒适的震颤感和肌肉颤动，使粗纤维兴奋，产生掩盖效应，达到止痛的目的。

体液机制：20 世纪 70 年代以来的研究证明，电刺激后神经系统可以释放一些具有镇痛效应的物质，使其在神经组织内、脑脊液中甚至血浆中的含量升高，从而引起镇痛。

（四）注册单元划分的原则和实例

肌电生物反馈治疗仪的注册单元原则上以产品的电击防护类型、性能指标和技术结构作为划分依据。

1. 不同电击防护类型的肌电生物反馈治疗仪应作为不同注册单元进行注册。如电击防护类型分别为Ⅰ类和Ⅱ类的肌电生物反馈治疗仪，应划分为不同的注册单元。

2. 产品结构组成有较大差异的肌电生物反馈治疗仪应划分为不同的注册单元，如图1和图2所示。

3. 主要性能指标不能覆盖、有较大差异的，应考虑划分不同的注册单元。

（五）产品适用的相关标准

下列标准（表1）可以应用于本文件。凡是注日期的标准，仅注日期的版本适用于本文件。凡是不注日期的标准，其最新版本（包括所有的修改单）适用于本文件。

表1 相关产品标准

GB 9706.1—2007	《医用电气设备 第1部分：安全通用要求》
GB 9706.15—2008	《医用电气设备 第1-1部分：通用安全要求 并列标准：医用电气系统安全要求》
GB/T 191—2008	《包装储运图示标志》
GB/T 9969—2008	《工业产品使用说明书 总则》
GB/T 14710—2009	《医用电器环境要求及试验方法》
GB/T 16886.1—2011	《医疗器械生物学评价 第1部分：风险管理过程中的评价与试验》
GB/T 16886.5—2017	《医疗器械生物学评价 第5部分：体外细胞毒性试验》
GB/T 16886.7—2015	《医疗器械生物学评价 第7部分：环氧乙烷灭菌残留量》
GB/T 16886.10—2017	《医疗器械生物学评价 第10部分：刺激与皮肤致敏试验》
YY 0505—2012	《医用电气设备 第1-2部分：安全通用要求 并列标准：电磁兼容 要求和试验》
YY 0607—2007	《医用电气设备 第2部分：神经和肌肉刺激器安全专用要求》
YY 0868—2011	《神经和肌肉刺激器用电极》
YY 0896—2013	《医用电气设备 第2部分：肌电及诱发反应设备安全专用要求》
YY/T 0466.1—2016	《医疗器械 用于医疗器械标签、标记和提供信息的符号 第1部分：通用要求》
YY/T 0681.1—2009	《无菌医疗器械包装试验方法 第1部分：加速老化试验指南》
YY/T 0696—2008	《神经和肌肉刺激器输出特性的测量》
YY/T 1095—2015	《肌电生物反馈仪》

注：以上标准适用最新版本。

上述标准包括了产品技术要求中经常涉及到的通用标准和方法标准。可根据产品的特点增加相关要求。

产品引用标准的审查可以分两步来进行。首先对引用标准的齐全性、适宜性和准确性来进行审查。此时，应注意标准编号、标准名称是否完整规范，年代号是否有效。

其次是对引用标准的采纳情况进行审查。即所引用的标准中适用的条款要求是否在产品技术要求中进行了实质

性的条款引用。这种引用通常采用两种方式：文字表述繁多、内容复杂的可以直接引用标准及条文号；文字比较简单的可以直接引述具体要求。

若有新版的强制性国家标准和行业标准发布实施，产品的性能指标要求应执行最新版本国家标准、行业标准的要求。

（六）产品的适用范围/预期用途/禁忌症

申报产品的性能参数和功能应能满足产品适用范围的要求，适用范围不应超出临床评价资料所评价的范围。

肌电生物反馈治疗仪产品适用范围：

对患者的身体表面肌电信号进行采集、分析和生物反馈训练，帮助恢复患者功能障碍。

禁忌症：严重认知障碍患者，如产品带有电刺激和触发电刺激功能，一般还应包括恶性肿瘤患者、癫痫患者、孕妇、植入式电子装置（例如心脏起搏器）及电极接触表面局部皮肤破损等。

（七）产品的主要风险

主要参考 YY/T 0316—2016《医疗器械 风险管理对医疗器械的应用》。风险管理活动要贯穿产品设计、生产、上市后使用及产品处理的整个生命周期。要体现注册申请人风险管理活动计划的完整性，尤其上市管理的风险分析与评价过程。对于上市前风险管理中尚未认知的风险，应在上市后开展信息收集，一旦发现异常及时进行风险评价，采取控制措施，更新风险管理文件。

肌电生物反馈治疗仪风险分析应参考 YY/T 0316—2016《医疗器械 风险管理对医疗器械的应用》行业标准相关要求，逐一进行回答，也可以用列表的方式列示。剩余风险分析时，一定要逐一确认采取风险控制措施后，会不会引入或造成更大的风险，只有新引入风险能转化为可接受风险，方能认为风险受控。肌电生物反馈治疗仪必须进行风险与收益分析，收益大于风险时方可接受。

提供肌电生物反馈治疗仪产品上市前风险管理报告，此报告旨在说明并承诺：

——风险管理计划已被正确地实施。

综合剩余风险是可接受的。

——已有恰当方法获得与注册申请人申报的肌电生物反馈治疗仪产品相关和出厂后流通与临床应用的信息。

应随风险管理报告一并附上包括风险分析、风险评价、风险控制概述管理资料。至少应包括：

——产品安全特征清单；

——产品可预见危险（源）及分析清单［说明危险（源）、可预见事件序列、危险（源）处境和可能发生的损害之间的关系］；

——风险评价、风险控制措施以及剩余风险评价汇报表。

对于风险分析和管理概述，应包括一份风险总结，以及如何将风险控制在可接受程度的内容。从生物学危险

（源）、机械危险（源）、能量危险（源）、有关使用的危险（源）、信息危险（源）和维护不周及老化引起的危险（源）等方面，对产品进行全面分析并阐述相应的防范措施。

1. 风险分析方法

（1）在对风险的判定及分析中，要考虑合理的可预见的情况，包括：正常使用条件下和非正常使用条件下。

（2）风险判定及分析应包括：对于患者的危险（源）、对于操作者的危险（源）和对于环境的危险（源）。

（3）风险形成的初始原因应包括：人为因素，产品结构的危险（源），原材料危险（源），综合危险（源），环境条件。

（4）风险判定及分析考虑的问题包括：生物相容性危险（源）；机械危险（源）；能量危险（源）；操作信息，包括警示性语言、注意事项以及使用方法的准确性；使用过程可能存在的危险（源）等。

2. 风险分析清单

肌电生物反馈治疗仪产品的风险管理报告应符合 YY/T 0316—2016《医疗器械 风险管理对医疗器械的应用》的有关要求，审查要点包括：

（1）产品定性定量分析是否准确（依据 YY/T 0316—2016《医疗器械 风险管理对医疗器械的应用》附录 C）；

（2）危险（源）分析是否全面（依据 YY/T 0316—2016《医疗器械 风险管理对医疗器械的应用》附录 E）；

（3）风险可接收准则，降低风险的措施及采取措施后风险的可接收程度，是否有新的风险产生。

根据 YY/T 0316—2016《医疗器械 风险管理对医疗器械的应用》附录 E 对该产品已知或可预见的风险进行判定，肌电生物反馈治疗仪产品在进行风险分析时至少应包括以下的主要危险（源），注册申请人还应根据自身产品特点确定其他危险（源）。针对产品的各项风险，注册申请人应采取应对措施，确保风险降到可接受的程度。

表 2 产品主要初始危险（源）因素

通用类别	初始事件和环境示例
不完整的要求	设计参数的不规范：可触及的金属部分、外壳、应用部分等与带电部分隔离保护的设计缺陷，导致电击危险防护能力较低，可能对使用者或患者造成电击危险（源）；设备插头剩余电压过高；提挈装置不牢固，设备脚轮锁定不良，移动式设备稳定性差，机械调节系统支撑件强度不足，设备面、角、边粗糙，对使用者造成机械损伤；电磁兼容性不符合要求，导致设备基本性能降低或干扰其他设备的正常工作；受潮防护能力不足，导致电击危险（源）等。 性能参数不恰当：电刺激强度、电刺激频率、脉冲宽度、误差较大或不受控导致无治疗效果或引起灼伤等。 与人体直接接触部件材料的生物相容性和安全性问题。 说明书中相关信息不恰当、不规范：使用说明书未对设备的使用、设备的维护保养方式方法、频次进行正确的说明，导致设备不能正常使用等。 元器件、附件或组件功能失效：电刺激输出异常、控制装置故障，导致设备无法按设定参数正常工作，进而引起安全性能出现隐患等。 寿命的结束：设备/附件超寿命使用、器件松动，致使稳定性等性能指标降低，安全性能出现隐患等。 适应症、禁忌症的缺失或对医护人员的告诫不够导致患者受伤等
制造过程	制造过程更改控制不充分：控制程序修改未经完整、充分的验证，导致设备性能参数指标不符合标准要求。 制造过程的控制不充分：生产过程关键工序控制点未进行监测，导致部件或整机不合格。如果是无菌产品，生产环境控制不严，导致产品初始污染菌超标； 供方的控制不充分：外购、外协件供方选择不当，外购、外协件未进行有效进货检验，导致不合格的外购、外协件投入生产。如果是无菌产品，未对无菌、环氧乙烷残留量确认，导致产生不合格产品
运输和贮藏	不恰当的包装：产品防护不当导致设备运输过程中损坏。 不适当的环境条件：在超出设备规定的贮藏环境（温度、湿度、大气压力）贮藏设备，导致设备不能正常工作
环境因素	物理学因素（如温度、湿度）：过热、过冷、潮湿的环境可能导致设备不能正常工作等。 电磁场因素（如对电磁干扰的敏感度）：抗电磁干扰能力差，导致在特定环境中设备不正常工作等。 不适当的能量供应：设备的供电电压不稳定，导致设备不能正常工作或损坏、输出参数不准确等
清洁、消毒	使用说明书中推荐的清洗消毒方法未经确认。 使用者未按要求进行防护、清洗和消毒（如：使用错误的消毒剂、灭菌过程未进行确认）
处置和废弃	未提供信息或提供信息不充分：未在使用说明书中对设备的废弃物处置进行提示性说明
材料	生物相容性：与人体接触的部件材料选择不当可致过敏等反应
人为因素	设计缺陷引发可能的使用错误。 易混淆的或缺少使用说明书：如缺少详细的使用方法、缺少必要的技术参数、缺少必要的警告说明、缺少必要的电路图和元器件清单、缺少运输和贮存环境条件的限制；设备在故障状态（如断开保护接地线、设备的元器件出现故障）下运行可产生危险警示不足；使用前未检查设备工作状态；操作说明过于复杂、不易懂；未说明如何正确维护、保养设备/附件；若需客户自行安装，未详细说明装配过程和注意事项；未说明故障排除指南。 清洗、消毒方法不明确。 由缺乏技术的、未经培训的人员使用：使用者及操作者未经培训或培训不足，不能正确使用和维护、保养设备
失效模式	电刺激故障：强度不受控。 软件故障：用户文档中提到的功能不可执行；无法显示肌电信号

表3　危险（源）分类、危险（源）形成的因素、可能的后果之间的关系

危险（源）分类		危险（源）形成的因素	可能的后果
能量危险（源）	电磁能	使用环境内其他设备（移动电话、高频手术设备、微波手术设备等）对肌电生物反馈治疗仪产生电磁干扰导致以下问题：电气设备输出参数（如电刺激强度）非预期增加或减小	患者接触部位损伤
	电能	应用部分漏电流超过标准要求；绝缘失效；接地不良，对地阻抗大；应用部分与带电部分没有充分隔离；设备的电源插头剩余电压过高；机器外壳的防护罩封闭不良	使用者或患者电击损伤、死亡
	机械能	设备脚轮锁定不良，移动式设备稳定性差，出现倾倒	患者机械损伤
生物学危险（源）	再次或交叉感染	与人体接触的部件未经清洗、消毒引起的交叉感染	患者或操作者接触部位损伤
	原材料	肌电生物反馈治疗仪的原材料有毒有害对人体造成的危害	对人体产生潜在的危害
	微生物污染	环氧乙烷灭菌不充分、洁净室环境管控不充分	对人体产生潜在的危害
化学危险（源）	环氧乙烷残留	环氧乙烷解析不充分	对人体产生潜在的危害
	清洁剂或消毒剂	使用的清洁剂、消毒剂残留引发的危害	对人体或环境产生潜在的危害
信息危险（源）	标记	包括标记缺少或不正确，标记的位置不正确，不能永久贴牢和清楚易认等，如免于静电试验的连接器缺少静电放电敏感性符号标记	造成敏感性器件的损坏
	操作说明书	说明书未对部件/附件安装和使用作出说明；说明书未对消毒、灭菌等维护信息作出详细说明；错误的附件安装说明；说明书对产品性能特征、适用范围、使用限制等描述不规范、不完整；说明书未对故障排查作详细说明；说明书未对合理可预见的误用进行警告	非预期或超范围使用；设备不能正常工作；操作结果出现偏差，严重时延误治疗；损坏设备；使用者受到电气伤害
操作危险（源）	使用错误	在注册申请人规定的使用环境条件外使用产品	损坏设备；产品寿命降低，严重时导致使用者受到电气伤害
失效产生的危险（源）	贮存条件有误	在注册申请人规定的贮存环境条件外贮存产品	可能造成产品的损坏或无法正常工作，产品寿命降低

表2、表3依据YY/T 0316—2016的附录E提示性列举了肌电生物反馈治疗仪可能存在危险（源）的初始事件和环境，示例性地给出了危险（源）分类、危险（源）形成的因素、可能的后果之间的关系，给审查人员予以提示、参考。

由于肌电生物反馈治疗仪的原理、功能和结构的差异，本章给出的风险要素及其示例是常见的而不是全部的。上述部分只是风险管理过程的组成部分，不是风险管理的全部。注册申请人应按照YY/T 0316—2016中规定的过程和方法，在产品整个生命周期内建立、形成文件并保持一个持续的过程，用以判定与医疗器械有关的危险（源）、估计和评价相关的风险、控制这些风险并监视上述控制的有效性，以充分保证产品的安全和有效。

（八）产品的研究要求

1. 产品性能研究

应当提供产品性能研究资料以及产品技术要求的研究

和编制说明，包括功能性、安全性指标（如电气安全、电磁兼容和电刺激安全）以及与质量控制相关的其他指标的确定依据，所采用的标准或方法、采用的原因及理论基础。应提供采集系统、刺激系统等方面的详细原理图、装置图或说明。对于产品的性能指标，如有不适用的条款或标准，应当在研究资料中说明。

2. 生物相容性评价研究

应根据GB/T 16886系列标准，对与患者和操作者接触的材料分别作生物相容性评价，生物学评价过程中应当注重运用已有信息（包括材料、文献资料、体外和体内试验数据、临床经验）。当需要进行生物学试验时，应当由国家药品监督管理局认可的、并具有相应生物学试验资质的医疗器械检测机构进行。肌电生物反馈治疗仪可能具有多个与人体接触的应用部分，应至少考虑以下方面的要求：细胞毒性；迟发型超敏反应；皮肤刺激；粘膜刺激（放置在阴道内的阴道电极适用）。生物学评价结果应符合YY/T

1095—2015 中的 5.10 和 YY 0868—2011 中 4.3 的规定。

3. 消毒、灭菌工艺

应规定主机和电极的清洁、消毒和灭菌工艺，并应按如下方法提供相应的资料：

（1）生产企业灭菌：应明确灭菌工艺（方法和参数）和无菌保证水平（SAL），并提供灭菌确认报告。

（2）终端用户灭菌：应当明确推荐的灭菌工艺（方法和参数）及所推荐的灭菌方法确定的依据。对可耐受两次或多次灭菌的产品，应当提供产品相关推荐的灭菌方法耐受性的研究资料。

（3）残留毒性：如灭菌使用的方法容易出现残留，应当明确残留物信息及采取的处理方法，并提供研究资料。

（4）终端用户消毒：应当明确推荐的消毒工艺（方法和参数）以及所推荐消毒方法确定的依据。

4. 产品使用期限和包装研究

注册申请人应提供产品使用期限和验证报告。应基于风险分析重点考虑元器件本身的老化、电极的使用期限、使用环境（如温湿度）对产品风险、收益的影响。如电极与主机为分体式，应对主机和电极各提供一份使用期限的验证资料。

应对产品的包装及包装完整性提供研究资料，评价试验的有效性是对产品进行运输试验与跌落试验后都能保持工作正常且产品包装完整。

产品包装标记应符合 GB/T 191—2008、YY/T 0466.1—2016 的要求，并提供符合证据和使用期限内完整性的依据。

5. 软件研究

除某些特殊情况外，肌电生物反馈治疗仪通常都带有软件组件，对于设备的软件，应按照《医疗器械软件注册申报资料指导原则》的要求提供一份产品软件的描述文档。如产品具有网络连接功能用以进行电子数据交换或远程控制，需要按照《医疗器械网络安全注册技术审查指导原则》单独提交一份网络安全描述文档。如产品属于移动医疗设备，还应当结合《移动医疗器械注册技术审查指导原则》的要求提交相应注册申报资料。

（九）产品技术要求的主要性能指标

产品性能指标的审查是产品技术要求审查中最重要的环节之一。

本条款给出需要考虑的产品主要技术指标，其中部分指标给出定量要求，其他性能指标因要求不统一或不是强制要求而未给出定量要求。如有附加功能，注册申请人应采用相应的标准，具体可结合注册申请人自身的技术能力，参考相应的国家标准、行业标准。注册申请人如不采用以下条款（包括国家标准、行业标准要求），应当说明理由。

1. 性能

1.1 正常工作条件

应规定产品的正常工作条件（温度、湿度、大气压力、电源条件等），应符合 GB 9706.1—2007 第 10 章的要求。

1.2 肌电生物反馈治疗仪应执行 YY/T 1095—2015《肌

电生物反馈仪》的规定，应符合表4的要求。

表4 性能要求

序号	项目	要求
肌电反馈性能		
1	反馈指示	反馈指示应符合 YY/T 1095—2015 中 5.7f) 使用说明书中的描述
2	反馈阈值的准确度	反馈阈值应由制造商规定，在中心频率点测量时误差应不大于标称值的 10%
3	工频噪声的抑制	在肌电仪的输入端叠加一组幅值为 $100\mu V$（峰－谷值）的工频正弦信号时，反馈指示不应改变
显示系统（只适用于带显示系统的肌反仪）		
1	示值准确度	误差不大于 ±10% 或 ±2μV，两者取较大值
2	分辨率（测量灵敏度）	≤2μV
3	系统噪声	≤1μV
4	通频带	除非制造商另有说明、肌反仪的通频带应不窄于 20Hz～500Hz（－3dB）（不包括陷波波段）
5	差模输入阻抗	大于 5MΩ
6	共模抑制比	大于 100dB
7	工频陷波器	肌反仪应有 50Hz 陷波滤波器，衰减后幅值应不大于 5μV（峰－谷值）

1.3 电刺激器性能（如适用）

制造商应规定以下参数的调节范围、调节步进及允差：输出刺激强度、输出刺激频率、输出脉冲宽度、治疗时间等。

1.4 肌电生物反馈治疗仪中的电极的性能应符合 YY 0868—2011《神经和肌肉刺激器用电极》的要求，如电极配置已有医疗器械注册证或已备案的产品，可以提供注册证或备案凭证复印件。

1.5 软件应具备企业在随机文件或使用说明书中描述的各项功能。

1.6 外观

1.6.1 产品表面应平整光滑，标识应清晰准确，不得有明显的划痕与碰伤，

1.6.2 紧固件应连接牢靠，旋钮、功能开关应安装准确、调节可靠。

1.6.3 电极外观平整光洁，修边整齐，导电部分颜色均匀。

1.7 说明书

说明书在满足 GB 9706.1—2007 和 GB 9706.15—2008（如适用）的同时，还应包含 YY/T 1095—2015 中 5.7、YY

0868—2011 中 4.4、YY 0896—2013 中 6.8.2 和 YY 0607—2007 中 6.8.2 的要求；

2. 环境试验要求

环境试验项目、试验要求和测试项目按 GB/T 14710—2009《医用电器环境要求及试验方法》中表 A.1 规定进行。

3. 安全要求

3.1 电刺激器安全要求

应符合 YY 0607—2007《医用电器设备 第 2 部分：神经和肌肉刺激器安全专用要求》的要求。

3.2 肌电及诱发反应设备安全要求

应符合 YY 0896—2013《医用电气设备 第 2 部分：肌电及诱发反应设备安全专用要求》的要求。

3.3 电气安全要求

应符合 GB 9706.1—2007《医用电气设备 第 1 部分：安全通用要求》标准要求。

如适用，系统的电气安全应符合 GB9706.15—2008《医用电气设备 第 1-1 部分：通用安全要求 并列标准：医用电气系统安全要求》的要求。

3.4 电磁兼容性要求

应符合 YY 0505—2012《医用电气设备 第 1-2 部分：安全通用要求 并列标准：电磁兼容 要求和试验》中规定的要求。

（十）同一注册单元内注册检验典型性产品确定原则和实例

1. 典型产品应是同一注册单元内能够代表本单元内其他产品安全性和有效性的产品。

2. 应考虑功能最齐全、结构最复杂、风险最高的产品。

3. 注册单元内各种型号产品的主要安全指标、性能指标不能被某一型号产品全部涵盖时，则应选择涵盖安全指标、性能指标最多的型号作为典型产品，同时还应考虑其他产品中未被典型型号所涵盖的安全指标及性能指标。

4. 当没有充足证据能够证明同一注册单元内不同型号规格产品之间电磁兼容性能可以覆盖时，应选取每一型号规格产品进行电磁兼容项目检测。

如同一注册单元中，两通道的肌电生物反馈治疗仪与四通道的肌电生物反馈治疗仪相比，四通道的肌电生物反馈治疗仪结构更复杂、风险更高，所以四通道的肌电生物反馈治疗仪应作为注册单元中的典型产品。

（十一）产品生产制造相关要求

1. 生产工艺过程及过程控制点

注册申请人应根据申报产品的实际情况，以流程图的形式对生产工艺过程进行详细描述，并根据流程图逐一描述其中的过程控制点。工艺流程图中的关键工序和特殊过程应以特殊图形表示。

肌电生物反馈治疗仪产品工艺举例说明：肌电生物反馈治疗仪产品生产工艺一般包括焊接、烧录、装配、调试和检验等工序。

注：本说明仅为资料性说明，注册申请人可根据产品情况调整产品生产工艺和过程控制点。

2. 研制、生产场地情况概述

注册申请人应当对与申报产品有关的研制场地和生产场地情况进行概述，主要包括以下内容：

研制场地：地址、位置、面积、研制环境条件、研制设备、验证设备等。

生产场地：地址、位置、面积、生产环境条件、生产设备、工艺装备、监视和测量装置等。

（十二）产品的临床评价要求

注册申请人应按照《医疗器械临床评价技术指导原则》（国家食品药品监督管理总局通告 2015 年第 14 号）提供临床评价资料。企业可进行临床试验或通过同品种医疗器械临床试验或临床使用获得的数据进行分析评价。对提交的临床评价资料的审查应注意以下要点：

1. 通过同品种医疗器械临床试验或临床使用获得的数据进行分析评价要求

（1）同品种医疗器械是指与申报产品在基本原理、结构组成、制造材料、生产工艺、性能要求、安全性评价、符合的国家/行业标准、预期用途等方面基本等同的已获准境内注册的产品。申报产品与同品种医疗器械的差异不对产品的安全有效性产生不利影响，可视为基本等同。

（2）注册申请人通过同品种医疗器械临床试验或临床使用获得的数据进行分析评价，证明医疗器械安全、有效的，需首先将申报产品与同品种医疗器械进行对比，证明二者之间基本等同。

与同品种医疗器械进行对比的项目均应包括：工作原理、作用机理、产品组成、核心部件、生产工艺、与人体接触部分的制造材料、性能参数、功能参数、安全性评价、软件的核心功能、产品符合的国家/行业标准、适用范围、使用方法、禁忌症、防范措施和警告、灭菌/消毒方式、包装、标签、说明书等，可参照《医疗器械临床评价技术指导原则》附件 2 提供，但不限于附件 2 列举的项目，对比内容包括定性和定量数据、验证和确认结果，应详述二者的相同性和差异性，对差异性是否对产品的安全有效性产生不利影响，应通过申报产品自身的数据进行验证和/或确认，如申报产品的非临床研究数据、临床文献数据、临床经验数据、针对差异性在中国境内开展的临床试验的数据。相应数据的收集和分析评价应符合《医疗器械临床评价技术指导原则》的要求，临床试验应符合临床试验质量管理规范相关要求。

（3）临床试验或临床使用获得的数据（以下简称临床数据）可来自中国境内和/或境外公开发表的科学文献和合法获得的相应数据，包括临床文献数据、临床经验数据。注册申请人可依据产品的具体情形选择合适的数据来源和收集方法，含临床文献数据的收集、临床经验数据的收集（如已完成的临床研究、不良事件、与临床风险相关的纠正措施等）。

（4）同品种医疗器械临床数据分析评价

同品种医疗器械临床数据分析评价包含数据的质量评价、数据集的建立、数据的统计分析、数据评价等。临床评价完成后需撰写临床评价报告，在注册申请时作为临床评价资料提交。

2. 无法通过同品种医疗器械临床试验或临床使用获得的数据进行分析评价的，需进行临床试验：

对于在中国境内进行临床试验的医疗器械，其临床试验应在取得资质的临床试验机构内，按照医疗器械临床试验质量管理规范的要求开展。注册申请人在注册申报时，应当提交临床试验方案和临床试验报告。

对于在境外进行临床试验的进口医疗器械，如其临床试验符合中国相关法规、注册技术指导原则中相应技术要求，如样本量、对照组选择、评价指标及评价原则、疗效评价指标等要求，注册申请人在注册申报时，可提交在境外上市时提交给境外医疗器械主管部门的临床试验资料。资料至少应包括伦理委员会意见、临床试验方案和临床试验报告，申请人还需提交论证产品临床性能和/或安全性是否存在人种差异的相关支持性资料。

（十三）产品的不良事件历史记录

根据国家及江苏省药品不良反应监测中心提供的信息，肌电生物反馈治疗仪在使用过程中曾发生如下表5所列的不良事件。

表5　可疑不良事件及原因分析一览表

伤害表现	可能原因分析
电刺激强度较大，引起病人的肌肉强烈收缩	1. 操作失误；2. 产品出现电气故障；3. 受到电磁干扰
治疗过程出现突然中断或漏电	1. 产品出现电气故障；2. 受到电磁干扰
肌电采集不稳定，影响数据的准确性	1. 电极片老化；2. 仪器接地不良；3. 受到电磁干扰
皮肤烫伤	1. 电流存在热效应；2. 电刺激强度过大
局部皮肤潮红、瘙痒、皮疹	1. 电极与皮肤接触不紧密；2. 电极生物相容性不符合要求；3. 电极片的清洁消毒不够

（十四）产品说明书和标签要求

产品说明书和标签的编写应符合《医疗器械说明书和标签管理规定》（国家食品药品监督管理总局令第6号）及相关标准的规定，一般应包括以下要求。

1. 说明书

说明书应该清晰、简洁，应使用中文且易于被非专业人员理解的简单词语，结构严整，易于阅读，尽量使用符号或图示。

每台设备都应附带说明书，说明书应符合《医疗器械说明书和标签管理规定》（国家食品药品监督管理总局令第6号）及相关标准规定，一般应包括以下内容：

（1）产品名称：参照（一）审查；明确产品型号、规格及其代表的意义。

（2）给出注册人的名称、住所、联系方式及售后服务单位。

（3）给出生产企业的名称、住所、生产地址、联系方式及生产许可证书编号，委托生产的还应当标注受托企业的名称、住所、生产地址、生产许可证编号。

（4）给出医疗器械注册证编号及产品技术要求编号。

（5）产品性能：参照（九）审查。

（6）主要结构组成：注册申请人应规定出产品的结构组成，可参照（二）中的内容。所有配件、附件，特别是电极配件和附件的名称和型号应准确、完整（如适用）。

（7）产品适用范围及禁忌症：参照（六）审查。

（8）注意事项、警示及提示内容：应按照《医疗器械说明书和标签管理规定》中第十一条的要求进行审查；应提醒注意由于电气安装不合适而造成的危险；应给出肌电生物反馈治疗仪与其他设备间潜在的电磁干扰或其他干扰的相关信息，以及有关避免这些干扰的建议，还应包含电极在使用过程中应注意的事项。

（9）安装和使用说明：注册申请人应明确产品的使用方法、明确产品安装及调试的负责方（即是否上门安装调试）；应明确需要用户自行安装部分（如可拆卸配件）的安装、调试方法及其注意事项；应明确长期停用后的使用前检查和检修程序。

（10）保养及维护方法：注册申请人应给出产品维护和保养及定期检查的方法；若有可由用户自行排除的故障，则应说明故障的种类和产生的原因及排除方法等。

（11）运输条件：注册申请人应根据产品环境试验情况，明确运输方法及条件。

（12）储存条件：注册申请人应根据产品环境试验情况，明确储存环境要求。

（13）应明确生产日期、使用期限及在预期使用及维护条件下的定期检查时间。

（14）应明确产品配件清单，包括配件、附属品、损耗品更换周期及更换方法的说明，如提供电极的规格信息以及更换方法等。

（15）应参照相关国家标准及行业标准中的规定，给出产品标签所用的图形、符号、缩写等内容的解释。

（16）清洁消毒或灭菌方法：注册申请人应根据其产品情况列出产品的清洁消毒或灭菌的方法。

（17）明确说明书的编制和修订日期。

（18）按照 GB 9706.1—2007《医用电气设备 第1部分：安全通用要求》和 GB 9706.15—2008《医用电气设备 第1-1部分：通用安全要求 并列标准：医用电气系统安全要求》（如适用）的要求提供相应信息。

（19）按照 YY 0505—2012《医用电气设备 第1-2部

分：安全通用要求 并列标准 电磁兼容 要求和试验》的要求给出符合电磁兼容性方面要求的声明。

（20）按照 YY/T 1095—2015 中的 5.7、YY 0868—2011 中的 4.4、YY 0607—2007 中的 6.8.2 和 YY 0896—2013 中的 6.8.2 的要求提供相关信息。

（21）应在说明书中明确软件发布版本。

产品说明书的内容均应有明确的来源，与综述资料、研究资料等注册申报资料的内容保持一致。说明书中涉及技术内容且前述注册申报资料中未包含的，建议提交相应验证资料。

2. 标签

肌电生物反馈治疗仪的标签应符合《医疗器械说明书和标签管理规定》（国家食品药品监督管理总局令第 6 号）和 YY/T 0466.1—2016《医疗器械 用于医疗器械标签、标记和提供信息的符号 第 1 部分：通用要求》及相关标准的要求。

肌电生物反馈治疗仪的标签因位置或者大小受限而无法全部标明上述内容的，至少应当标注产品名称、型号、规格、生产日期和使用期限，并在标签中明确"其他内容详见说明书"。如使用的符号没有现有的标准，应该在肌电生物反馈治疗仪的相关文件中对这些符号进行说明。

三、审查关注点

（一）审查产品名称应符合《医疗器械通用名称命名规则》。

（二）在审查产品技术要求时应注意该产品的安全、性能、电磁兼容性等要求应分别符合国家标准、行业标准规定的要求。注册产品应符合相关的强制性国家标准、行业标准和有关法律、法规的规定，并按国家食品药品监督管理总局公布的《医疗器械产品技术要求编写指导原则》的要求编制。

（三）在审查产品使用说明书的时候，应注意产品使用说明书内容是否符合相关法规及标准的要求。

（四）注册单元的划分应关注产品的电击防护类型、性能指标和技术结构等。

（五）审查产品的适用范围，不应超出临床评价资料所评价的范围。

四、编制单位

江苏省食品药品监督管理局认证审评中心。

70　上下肢主被动运动康复训练设备注册技术审评指导原则

（上下肢主被动运动康复训练设备注册技术审查指导原则）

本指导原则旨在指导申请人对上下肢主被动运动康复训练设备注册申报资料的准备及撰写，同时也为技术审评部门审评注册申报资料提供参考。

本指导原则是对上下肢主被动运动康复训练设备的一般要求，申请人应依据产品的具体特性确定其中内容是否适用，若不适用，需具体阐述理由及相应的科学依据，并依据产品的具体特性对注册申报资料的内容进行充实和细化。

本指导原则是供申请人和审查人员使用的指导文件，不涉及注册审批等行政事项，亦不作为法规强制执行，如有能够满足法规要求的其他方法，也可以采用，但应提供详细的研究资料和验证资料。应在遵循相关法规的前提下使用本指导原则。

本指导原则是在现行法规、标准体系及当前认知水平下制定的，随着法规、标准体系的不断完善和科学技术的不断发展，本指导原则相关内容也将适时进行调整。

一、适用范围

根据《医疗器械分类目录》（国家食品药品监督管理总局公告 2017 年第 104 号）（以下简称《分类目录》）本指导原则适用于《目录》中分类编码为 19（医用康复器械）－02（运动康复训练器械）－05（关节训练设备）中所述的针对患者肢体和/或关节进行运动康复训练的设备以及－02（康复训练床）中包含上述运动康复训练的部分，本指导原则不包括无源（或主体部分为无源）的设备，不包括四肢联动设备，亦不包括外骨骼康复训练设备。

二、技术审查要点

（一）产品名称要求

产品的命名应符合《医疗器械通用名称命名规则》（国家食品药品监督管理总局令第 19 号），采用《分类目录》或国家标准、行业标准上的通用名称。

可直接采用《分类目录》中的命名"上肢关节康复器"、"下肢康复运动训练器"；也可根据产品训练模式、训练部位等特征确定产品名称，如："持续被动运动康复器"、"腕关节康复器"、"肘踝关节康复器"等。

建议采用训练部位 + 训练模式的方式进行命名,如"上下肢主被动运动康复训练设备"。

(二)产品的结构和组成

1. 描述产品结构组成

1.1 应描述设备所有组件及附件。

1.2 应以框图的形式描述设备各组件以及附件之间的连接。

1.3 组合使用设备

如设备具有需要组合使用的其他设备(如有电气或者通信连接的设备),应提供接口设计说明,以及对应的组合使用设备的详细说明。如可与第三方生物电信号检测设备、康复评估系统、独立软件等组合使用。

2. 产品组成示例

如下肢康复运动训练器可由机架部分、患肢支撑部分(把手、固定带、脚踏板)、身体支撑部分(训练床和/或座椅)、动力部分(电机、传动轴)、控制部分(控制器、软件)、显示部分组成(图1~图3)。

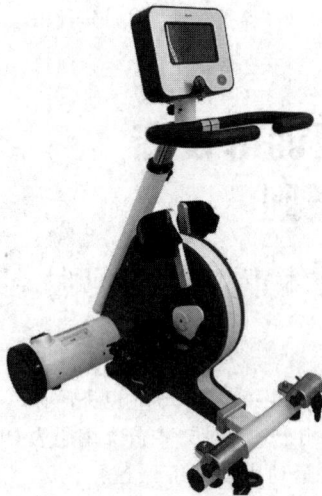

图1 下肢康复运动训练器

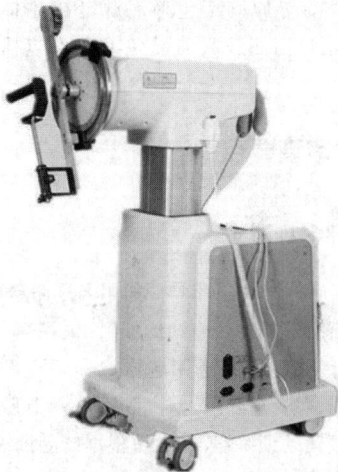

图2 上肢康复运动训练器

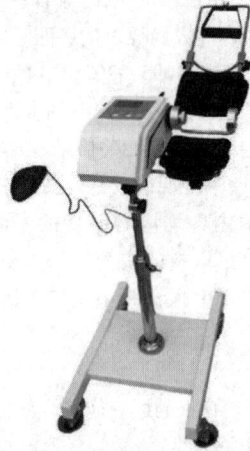

图3 肘关节康复器

注:上述结构组成及示意图仅供参考,具体产品结构组成应根据实际产品确定。

(三)产品工作原理/作用机理

1. 工作原理

上下肢主被动运动康复训练设备按训练模式可分为:被动训练、主动训练。按运动轨迹可分为:圆周运动和屈伸运动。圆周运动可包括被动训练模式和主动训练模式(适用于肌力在3级及以上患者);而屈伸运动一般为被动训练模式。

圆周运动训练工作原理:根据设定参数输出给定信号或依靠患者自身肌力,使患者肢体末端沿定轴作圆周运动,带动单侧或双侧上肢和/或下肢的整个肢体(包括肩、肘、腕、指、髋、膝、踝关节和相关肌群)进行综合运动训练,以增强患者关节活动度和肌力。

屈伸运动训练工作原理:根据设定参数输出给定信号,带动肢体末端(包括肩、肘、腕、指、髋、膝、踝关节)在一定活动范围内反复权动屈伸,以增强患者关节活动度和肌力。

申请人应详细说明产品的工作原理,可提供产品的工作原理图,并结合原理图阐述产品的各种动作的实现方式,应明确设备的训练部位(上肢、下肢、上/下肢组合、上/下肢互换)、训练姿态(坐位、卧位)、训练模式(主动、被动)、运动轨迹(圆周、屈伸)等。

2. 作用机理

基于康复医学理论,通过对患肢的反复运动训练,一方面增强患肢本体感觉,增强肢体反射,促发主动运动,防止肌肉萎缩,提高关节活动度;另一方面对神经系统的重组和代偿有极大的促进作用,辅助患肢失去的功能逐渐恢复。

(四)注册单元划分的原则和实例

注册单元划分应参照《医疗器械注册单元划分指导原

则》（国家食品药品监督管理总局通告 2017 年第 187 号），以产品的技术原理、结构组成、性能指标、适用范围等依据进行综合判定。

如下肢康复运动训练器与肘关节康复器在技术原理、结构组成、适用范围等方面存在较大差异，应划分为不同的注册单元。而肘关节康复器与膝关节康复器虽然训练部位不同，但技术原理、结构组成、性能指标、适用范围等方面基本一致，可划分为一个注册单元。

（五）产品适用的相关标准

目前与产品相关的国家标准、行业标准列举如下（表 1）：

表 1　相关产品标准

标准编号	标准名称
GB 9706.1—2007	《医用电气设备 第 1 部分：安全通用要求》
GB 9706.15—2008	《并列标准：医用电气系统安全要求》
GB 24436—2009	《康复训练器械 通用技术要求》
GB/T 14710—2009	《医用电气环境要求及试验方法》
GB/T 16886.1—2011	《医疗器械生物学评价 第 1 部分：风险管理过程中的评价与试验》
GB/T 16886.5—2003	《医疗器械生物学评价 第 5 部分：体外细胞毒性试验》
GB/T 16886.10—2005	《医疗器械生物学评价 第 10 部分：刺激与迟发型超敏反应试验》
GB/T 20403—2006	《普通固定式康复训练床》
GB/T 26340—2010	《可调式康复训练床》
YY 0505—2012	《医用电气设备 第 1-2 部分：安全通用要求 并列标准：电磁兼容 要求和试验》
YY 1057—2016	《医用脚踏开关通用技术条件》
YY/T 0316—2016	《医疗器械 风险管理对医疗器械的应用》
YY/T 0466.1—2016	《医疗器械 用于医疗器械标签、标记和提供信息的符号 第 1 部分：通用要求》
YY/T 0997—2015	《肘膝关节被动运动设备》

上述标准包括了产品经常涉及的标准。有的企业还会根据产品的特点引用一些行业外的标准和一些较为特殊的

标准。

产品适用及引用标准的审查可以分两步来进行。首先对引用标准的齐全性和适宜性进行审查，也就是在编写产品技术要求时是否对与产品相关的国家标准、行业标准进行了引用，以及引用是否准确。其次对引用标准的采纳情况进行审查，即所引用标准的条款要求，是否在产品技术要求中进行了实质性条款引用。

如有新版强制性国家标准、行业标准发布实施，产品性能指标等要求应执行最新版本的国家标准、行业标准。

（六）产品的适用范围/预期用途、禁忌症

1. 适用范围

本产品供医疗机构、康复机构中具备相关专业知识的操作者使用，用于对患者肢体或关节进行主/被动康复训练。

2. 适用人群

需要进行肢体或关节康复训练的人群，需明确是否适用于儿童等特殊人群。

3. 禁忌症

应说明产品禁忌症，如：精神异常、生命体征不稳、关节表面皮肤破损、骨折未愈合又未做内固定、骨关节肿瘤患者以及康复医师认为不适宜进行康复训练的情况。

（七）产品的主要风险

申请人应按照 YY/T 0316—2016《医疗器械 风险管理对医疗器械的应用》中的规定，识别与医疗器械有关的危险（源），估计和评价相关的风险，控制这些风险并监视控制的有效性。

风险管理报告应符合 YY/T 0316—2016 的有关要求，审查要点包括：

1. 是否正确识别医疗器械预期用途和与安全有关特征（依据 YY/T 0316—2016 附录 C）；

2. 是否系统识别正常和故障两种条件下的可预见危险（源）（依据 YY/T 0316—2016 附录 E，基于已识别的安全有关特征）；

3. 是否利用风险管理计划中规定的可接受性准则，对风险进行评价并进行风险控制，也包括综合剩余风险的可接受性评价（依据 YY/T 0316—2016 附录 D）。

以下给出了产品常见的风险要素及示例。由于不同产品的工作原理、结构组成、性能指标存在差异，所以这些风险要素并不是全部，申请人还应根据产品特点确定其他风险并进行有效控制（表 2）。

表 2　危险（源）、可预见事件序列、危险情况及伤害示例

危险（源）	可预见事件序列	危险情况	伤害
能量危险（源）	产品绝缘不可靠或无有效接地	患者触及的部位带电	电损伤，严重时死亡
	电磁干扰	产品运行异常	运动参数输出错误，导致患者损伤
	产品不能按照设定程序运行	产品运行过快	患者严重损伤

危险（源）	可预见事件序列	危险情况	伤害
能量危险（源）	数据接口连接错误	控制失灵	患者损伤
	产品储运过程中防护不当	产品损坏	延误治疗
	运动部件老化	运动部件坠落	碰伤患者
	固定装置不能有效固定产品或患者	产品或患者发生非正常移动或倾倒	患者或其他人员损伤
	噪声防护措施不当	噪声过大	患者受到惊吓，严重时伤害听力
生物学和化学危险（源）	组成产品的各原材料生物相容性较差，有毒性	使用者接触含有毒性的产品组件	患者皮肤受到刺激，严重者感染
	产品消毒不当，或未进行清洁消毒处理	使用了未做有效消毒的产品	患者感染
操作危险（源）	没有注意说明书上注意事项及图示而使产品不能预期使用	使用了有缺陷的产品	患者疼痛，严重时导致死亡
	产品基本性能不符合标准要求		
	软件设定复杂	进行了误操作	患者损伤
	未经培训的人员使用产品	进行了错误操作	患者损伤
信息危险（源）	操作标识不明确、不清晰或不准确	进行了错误操作	患者损伤
	防护措施提示不明确不清晰	不能提供有效防护	患者损伤
	说明书上注意事项、操作步骤描述繁琐或不清晰易懂或信息不全	进行了错误操作	患者损伤
	操作数据显示或传输不准确，或对于软件的操作说明、提示不清	进行了错误操作	患者损伤

（八）产品的研究要求

1. 产品性能研究

应提供性能指标及试验方法的制定依据。提供应符合的国家标准、行业标准，给出其中不适用项的说明。至少应对训练速度及变化（转速或角速度）、关节活动范围、最大输出扭矩、模式切换、紧急状态下保护措施等关键指标进行研究，并提供其理论依据、临床依据及相关验证资料。

2. 生物相容性研究

依据 GB/T 16886.1—2011《医疗器械生物学评价 第1部分：风险管理过程中的评价与试验》标准进行生物相容性评价。

若接触面与人体不直接接触，则可不提供其他生物相容性评价资料。

3. 消毒工艺研究

应当明确推荐的消毒工艺（方法和参数）以及所推荐消毒方法确定的依据，并提供效果验证资料。

4. 产品有效期和包装研究

4.1 使用期限

申请人应基于风险评估及可靠性测试提供整机使用期限评估资料。

应根据自身产品临床应用和产品设计情况，确定出产品的关键部件和可更换部件。应明确在预期使用条件下关键部件的使用期限，及可更换部件的定期保养维护时间和更换频次，且应提供确定使用寿命和更换频次的理论依据。

关键部件至少包括电机、控制器、机架等。

4.2 包装研究

应提供在宣称运输储存条件下符合相关标准要求的验证资料。

5. 软件与网络安全研究

依据《医疗器械软件注册技术审查指导原则》（国家食品药品监督管理总局通告 2015 年第 50 号）提交软件描述文档，并依据《医疗器械网络安全注册技术审查指导原则》（国家食品药品监督管理总局通告 2017 年第 13 号）提供网络安全描述文档。

该产品的软件通常有两种情况：一种为产品仅包含嵌入式软件，存在于设备中；另一种为产品既包含嵌入式软件，又包含控制型软件。申请人应根据产品的实际情况，提供完整的软件研究资料。

申请人在提交软件描述文档时应包含软件的基本信息、实现过程和核心算法等，其中核心算法包括不限于表 3 内容。

表3　核心算法示例

核心算法举例	说明
痉挛保护	说明痉挛保护的触发条件，处理过程
转速变化	说明转速变化的控制措施
输出扭矩变化	说明输出扭矩的控制措施
训练模式切换	说明训练模式切换的条件及保护措施

6. 其他资料

6.1 若产品适用于儿童，应提交以下研究资料。

（1）详细说明与儿童相关的设计或功能。

（2）风险评估资料中，应包含更多儿童应用过程中可能出现的危险以及对应的措施。

（3）提供儿童训练相关的指导，包括儿童训练的设备操作方法，训练功能的配置和使用方法。

6.2 对外购的组件，应出具相关证明性的资料（如：合同、检验报告等）；外购材料属于医疗器械的产品，还应提供医疗器械注册证明文件等资料。

（九）产品技术要求的主要性能指标

产品技术要求应按照《医疗器械产品技术要求编写指导原则》（国家食品药品监督管理总局通告 2014 年第 9 号）的规定编制，各部分具体要求如下。

1. 产品型号规格及其划分说明

1.1 产品型号/规格及其划分说明

1.2 根据《医疗器械软件注册技术审查指导原则》和《医疗器械网络安全注册技术审查指导原则》的要求应在产品技术要求中公布的信息，如软件的名称、型号规格、发布版本、完整版本命名规则、运行环境（控制型软件适用，包括硬件配置、软件环境和网络条件）等。

2. 性能指标

2.1 圆周运动训练设备

2.1.1 被动模式

（1）被动模式的转速设定值宜不大于 100r/min，若需要提供 100r/min 以上的转速，应在说明书中对适用人群做出限定，并对可能产生的附加风险进行评估，必要时应在设备上和说明书中给出明显的警示。宜提供以不大于 1r/min 的步距调节转速的措施。空载转速误差应不大于 ±30% 或 ±3r/min，二者取大值。

（2）宜在设备的明显位置显示转速监测值。若显示，转速监测误差应不大于 ±10% 或 ±2r/min，二者取大值。（制造商声称的最低非零转速和最高转速均应被测试。）

（3）设备可提供转动方向的定时自动切换和手动切换措施。

（4）转速变化率不宜大于 0.5r/s²。（启动训练、停止训练、手动和自动切换转动方向时均应进行验证。）

（5）设备可提供改变最大输出扭矩的措施。若提供，该操作不应设计在运行参数（包括转动方向、转速等）的控制界面中，应提供措施防止医生以外的人员改变最大输出扭矩，可选择的措施包括使用密码、自动弹出或连续显

示警告等，应在使用说明书中给出"最大输出扭矩应在医生指导下进行设定"的警告。

2.1.2 主动模式

（1）设备应提供可调的阻力。应提供阻力的相对显示，如等级、档位等。

（2）宜在设备的明显位置显示转速监测值。若显示，在 1r/min ~ 100r/min 范围内转速监测误差应不大于 ±10% 或 ±2r/min，二者取大值。

（3）宜提供限制最大转速的措施。

2.1.3 操作控制

（1）设备可根据患者运动状态自动切换主动模式和被动模式，自动切换前宜提供至少 2s 的切换提示。不应提供定时自动切换的功能。

（2）主动模式（若有）和被动模式的指示应在整个训练过程中连续显示。

（3）训练开始时宜默认为被动模式。

（4）转速和阻力可在训练启动前设定或在训练过程中调节。训练启动前设定转速时应提供一个措施，使得操作者必须做出附加的确认动作，才能将转速设定至 30r/min 或以上。在训练过程中调节转速时，设备输出转速应随调节动作实时改变，而不需要额外的确认动作。转速的调节应符合 2.1.1（4）的要求。

（5）上肢训练转速预置值应不大于 10r/min，下肢训练转速预置值应不大于 15r/min。当转速预置值仅存储在患者个人记录中，且个人记录不会在开机时被自动选择时，可不受此要求的限制。

（6）可提供自动控制转速的被动模式。若提供，自动控制范围应可调，应提供措施防止在训练过程中人为改变自动控制范围的上下限。自动控制范围预置值应符合 2.1.3（5）的要求，转速变化率应符合 2.1.1（4）的要求。

（7）运行参数的设置值不应仅通过一个动作就从最小变为最大。

2.1.4 对称性监测

（1）设备可提供肌力对称性信息。

（2）对称性信息可以图示的方式显示，也可含有相对比例数据。

（3）若提供肌力绝对值，应在使用说明书中给出："显示的肌力监测值不适用于医疗诊断"的警告。

2.2 屈伸运动训练设备

应符合 YY/T 0997—2016《肘膝关节被动运动设备》的要求。

2.3 显示设置

圆周运动训练设备应具有显示装置，屈伸运动训练设备宜具有显示装置。显示装置应能显示当前的训练模式、阻力信息，宜能显示训练速度、训练时间、对称性等；显示装置还宜具有参数设置、数据查看等功能。

2.4 紧急保护措施

2.4.1 设备应具备手动急停保护功能，患者在意识到突发状况将要发生或已经发生时，第一时间触发急停开关，

防止带来二次伤害。

（1）手动急停开关应设置在使用者易接触且难以误触发的位置；

（2）手动急停开关触发后，应能停止所有电动产生的机械运动；

（3）手动急停开关的重置应需手动操作，重置与开启的触发动作应有所不同。

2.4.2 设备宜具备自动保护功能，设备在检测到异常情况时，自动触发保护功能，防止因突发状况所引发的二次伤害。自动保护功能一般以痉挛保护功能体现。痉挛保护功能应符合下面的要求。若不提供，应在操作者位置提供明显的警告："无痉挛保护，训练需在不间断的监护下进行。"

（1）监测到痉挛发生时，设备应做出保护动作，可选的保护动作包括减速至停止、缓慢反转等。

（2）使用说明书应给出痉挛的判定阈值、痉挛保护激活的延迟时间和激活后的运行状态等信息。

（3）按照使用说明书操作，痉挛保护应在（声明延迟时间+2s）内被激活。

（4）痉挛保护激活时应伴有声音提示信号，该信号应持续到手动将其关闭。

（5）若反转后再次监测到痉挛发生，可重新激活痉挛保护，连续重新激活痉挛保护次数应不大于5次，否则设备应停止输出。

（6）痉挛保护应默认为开启状态。若提供手动关闭痉挛保护的措施，则关闭状态应在当前训练正常或非正常终止后立即解除。

2.5 康复训练床、椅和附件要求（若适用）

2.5.1 康复训练床

（1）可调式康复训练床、PT康复训练床、直立康复训练床、多体位康复训练床等应符合GB/T 26340—2010《可调式康复训练床》的要求；

（2）固定式康复训练床等应符合GB/T 20403—2006《普通固定式康复训练床》的要求。

2.5.2 康复用座椅

（1）应提供与制造商推荐的轮椅或座椅（若有）可靠锁定的措施，使得在训练过程中轮椅和座椅不发生位移或倾斜。

（2）不提供患者座椅的坐位下肢训练设备，应在使用说明书中给出合适的配合使用座椅的要求，和/或在没有合适的配合座椅的情况下如何使用安全稳定的座椅的说明。

2.5.3 扶手、踏板

（1）坐位下肢训练设备应提供适宜的患者扶手，以供抓握，扶手的相对高度和与患者躯干的距离宜可调节，并能够可靠锁定，锁定后应能承受任意方向100N外力而不发生明显位移。

（2）若有训练踏板，后半周（以左右侧面中点为界，靠近患者方向）应有挡板。

（3）训练手柄和踏板，若有，在轴向100N外力作用下应无撕裂或滑脱。

（4）训练手柄套管，若有，应提供内侧挡板。

（5）若有患者扶手和/或训练手柄，患者扶手和/或训练手柄的握持部分不应带有可改变训练模式和运行参数（如转动方向、转速、阻力、痉挛等级、训练时间、换向时间、输出扭矩等）的控制装置。

2.5.4 固定带、固定支架

（1）宜提供脚部、小腿、手部、前臂的固定措施。

（2）若有固定带，应提供措施使固定带的自由端被固定至悬垂自由端不大于10cm，或从设备上完全拆除。

（3）若提供可由操作者更换或重新连接的固定装置，说明书中应说明验证固定装置是否已被可靠连接的方法。

（4）电源中断及恢复通电后，固定肢体的支架应保持在停止时的状态。

2.5.5 脚踏开关

应符合YY 1057—2016《医用脚踏开关通用技术条件》。

2.5.6 手持控制器

（1）手持控制器应操作方便、可靠。

（2）若提供无线连接的遥控器，遥控器不应改变训练模式和运行参数（如转动方向、转速、阻力、痉挛等级、训练时间、换向时间、输出扭矩等）。

（3）可提供有线连接的手持式控制器，若提供，应有措施防止手持式控制器从其放置位置意外脱出。

2.6 稳定性

2.6.1 设备应提供措施以适应不规则地面，或在使用说明书中给出地面要求，并给出不应使用外部物体衬垫的方式放置设备的警告。

2.6.2 在正常运行过程中，设备应保持稳定，始终与支撑面可靠接触，无抬起，无震动。应考虑设备预期使用的运行参数的最不利的组合方式。

2.7 附加功能

若提供心率、脉搏等生理指标监测功能，应在使用说明书中给出："显示的生理指标监测值不适用于医疗诊断"的警告，否则应符合相应标准的要求。

2.8 软件、网络功能

应按照《医疗器械软件注册技术审查指导原则》列明软件全部临床功能纲要。

若适用，应按照《医疗器械网络安全注册技术审查指导原则》要求，明确数据接口、用户访问控制的要求。

2.9 外观结构

2.9.1 外观应色泽均匀，表面应清洁、平整，无明显伤斑、划痕、锈蚀和涂层剥落等缺陷。

2.9.2 文字和符号标识应完整、清晰。

2.9.3 控制和调节机构应灵活、可靠，紧固件应无松动。

3. 安全要求

应符合GB 24436—2009《康复训练器械 安全通用要求》的要求（5.10除外）。

应符合 GB 9706.1—2007《医用电气设备 第 1 部分：安全通用要求》并在附录中列明主要电气安全特征或按标准条款的顺序明确适用项。

对于属于医用电气系统的设备，还应符合 GB 9706.15—2008《医用电气设备 第 1 - 1 部分：安全通用要求 并列标准：医用电气系统安全要求》的要求。

4. 电磁兼容性

应符合 YY 0505—2012《医用电气设备 第 1 - 2 部分：安全通用要求 并列标准：电磁兼容 要求和试验》中的要求。

5. 环境试验

应符合 GB/T 14710—2009《医用电器环境要求及试验方法》要求。

（十）同一注册单元内注册检验典型性产品确定原则和实例

注册检验典型性产品应是同一注册单元内能够代表本单元内其他产品安全性和有效性的产品，应充分考虑产品工作原理、结构组成、适用范围及产品其他风险等方面。

注册单元内各型号的主要安全指标、性能指标不能被典型型号全部涵盖时，则应选择涵盖安全指标、性能指标最多的产品作为典型性产品，同时还应考虑其他型号中未被典型型号所涵盖的安全指标及性能指标。

该产品典型型号的选择应着重考虑以下因素：训练部位、训练模式、训练姿态、关键元器件（如电机）等。

如在同一注册单元内，若包含肘关节康复器与膝关节康复器，则不能相互覆盖，应分别选择典型型号进行检验。

（十一）产品生产制造相关要求

1. 生产工艺

应根据申报产品的实际情况，以流程图的形式对生产工艺过程进行详细描述，并根据流程图逐一描述其中的过程控制点。工艺流程图中的关键工序和特殊过程应以特殊图型表示。

产品工艺举例说明：一般包括机架组装、电机安装、电源安装、电路板安装、程序烧录、控制面板安装和整机调试工序。除上述工序外，部分产品还可包含床体组装、座椅组装等工序。

注：本说明仅为资料性说明，申请人可根据产品情况调整产品生产工艺和关键工序。

2. 生产场地

申请人应当对与申报产品有关的研制场地和生产场地情况进行概述。

（十二）产品的临床评价要求

1. 若申报产品与《免于进行临床试验的医疗器械目录（修订）》（国家药品监督管理局通告 2018 年第 94 号）（以下简称《目录》）中"关节持续被动活动仪（CPM 仪）"的描述一致，则注册申请时应提交以下临床评价资料：

（1）提交申报产品相关信息与《目录》所述内容的比

对资料，证明两者具有等同性，如表4。

（2）提交申报产品与国内已上市同品种医疗器械的比对说明，比对内容包括基本原理、所用材料、结构组成、性能指标、适用范围、使用方法等，并提供必要的支持性资料。

表 4　申报产品与《目录》对比表

对比项目	目录中医疗器械	申报产品	差异性	支持性资料概述
基本原理（工作原理/作用机理）				
结构组成				
产品制造材料或与人体接触部分的制造材料				
性能要求				
灭菌/消毒方式				
适用范围				
使用方法				
……				

注：对比项目可根据实际情况予以增加。

提交的上述资料应能证明申报产品与《目录》所述的产品具有等同性。若无法证明申报产品与《目录》产品具有等同性，则应按照本指导原则其他要求开展相应工作。

2. 其他不在《免于进行临床试验的医疗器械目录（修订）》中产品，应按照《医疗器械注册管理办法》（国家食品药品监督管理总局令第 4 号）、《医疗器械临床评价技术指导原则》（国家食品药品监督管理总局通告 2015 年第 14 号）及相关法规中的规定，开展临床评价。

（1）通过同品种产品临床数据进行评价

对于通过同品种产品临床数据来进行评价的设备，申请人应依据其特点来选取拟进行比对的境内已上市同品种产品，比对项目应重点考虑设备的工作原理（训练模式、运动轨迹）、适用范围（训练部位）、使用方法、性能参数、软件功能等。

申报产品的工作原理、适用范围和使用方法应与同品种产品一致。重点关注训练模式、运动轨迹、训练部位是否一致。

在训练模式、运动轨迹、训练部位一致的前提下，对于性能参数一致的两个设备，其预期的临床效果基本可以认为是相当的。对于性能参数存在差异的情形，可能导致临床效果的较大改变，而这种差异的影响是很难从理论和数据上去判定的。因此，对于性能参数不同的产品通常认为存在显著性差异。

对于申报产品与同品种产品的结构组成对比，还应关注差异部分是否为通用部分,如:计算机主机、显示器、打印机、键盘、鼠标等。对于结构组成差异仅限于通用部分的产品,可以视为等同。

申报产品如与同品种产品存在差异性的,应依据《医疗器械临床评价技术指导原则》(国家食品药品监督管理总局通告 2015 年第 14 号)中相关要求,提供差异性不会对安全有效性产生不利影响的支持性资料。对于上述几项需重点考虑因素,如存在显著性差异的情况,考虑到各项内容与临床使用的相关性,难以通过非临床验证的方式来证明二者的等同性,因此需提供申报产品自身的临床数据作为支持性资料。对于其他比对项目,如申报产品与同品种产品存在差异性的,应针对其差异性提供申报产品自身的临床/非临床数据作为支持性资料。

所提交支持性资料如能够证明申报产品的差异不会对安全有效性产生不利影响,则可认为二者是同品种产品。申请人应收集同品种医疗器械临床试验或临床使用获得的数据并进行分析评价,以确认申报产品在正常使用条件下可达到预期性能,与预期受益相比较,产品的风险是否可接受。

(2)开展临床试验

开展临床试验的,申请人应当提交临床试验协议、伦理委员会批件、临床试验方案和临床试验报告。

(十三)产品的不良事件历史记录

该产品在上市后使用中出现的可疑不良事件主要有:螺丝松动或脱落、踏板不平整、机械动作受限或不能复位、机器卡顿或骤停、痉挛误报等。

(十四)产品说明书和标签要求

说明书和标签样稿应符合《医疗器械说明书和标签管理规定》(国家食品药品监督管理总局令第 6 号)和相关的国家标准、行业标准的要求,并重点关注以下内容:

1. 产品技术要求的主要性能指标中明确需要在说明书中明示的内容是否已在说明书中给出完整的说明。

2. 安装及调试说明中应明确安装时对地面的要求。应明确配件的更换方法及注意事项。应给出软件安装、升级等具体信息。

3. 使用方法中应给出产品使用方法和环境条件;应详细说明训练模式的选择、训练参数设定的等具体使用方法;若提供可更换固定装置,应说明固定装置已可靠连接的方法。

4. 注意事项、警示及提示中至少应明确异常情况下、失控状态下的紧急处理措施;特殊情况下(停电、意外移动等)的注意事项;可能出现的误操作及可能造成的伤害。

5. 常见故障及排除方法。

三、审查关注点

(一)审查时应关注产品工作原理、训练速度及变化、关节活动范围、最大输出扭矩、模式切换、痉挛保护等主要指标的理论依据和临床依据。

(二)产品电气安全、电磁兼容和主要性能指标是否执行了国家和行业的强制性标准,是否引用了适用的推荐性标准。

(三)产品的主要风险是否已经列举,并通过风险控制措施使产品的风险在合理可接受的水平之内。

(四)临床评价资料是否按照法规要求提供。

(五)说明书是否符合《医疗器械说明书和标签管理规定》及相关国家标准、行业标准的规定,必须告知用户的信息是否完整。

四、编写单位

山东省食品药品审评认证中心。

附:1. 通过同品种临床试验或临床使用获得的数据进行的分析评价报告(示例)
    2. 文献检索和筛选报告(示例)

附1 通过同品种临床试验或临床使用获得的数据进行的分析评价报告(示例)

注:所有数据均为虚构,非真实存在数据

产品名称:
型号规格:
完成人员签名:
完成时间:

一、同品种医疗器械判定

(一)申报产品与同品种医疗器械对比项目,如表 5 所示:

表 5　申报产品与同品种医疗器械对比表

	对比项目
有源医疗器械	1. 基本原理 (1)工作原理 (2)作用机理
	2. 结构组成 (1)产品组成 (2)核心部件
	3. 生产工艺
	4. 与人体接触部分的制造材料
	5. 性能要求 (1)性能参数 (2)功能参数
	6. 安全性评价(如生物相容性、生物安全性、电气安全性、辐射安全性等)

对比项目	
有源医疗器械	7. 软件核心功能
	8. 产品符合的国家/行业标准
	9. 适用范围: (1) 适用人群 (2) 适用部位 (3) 与人体接触方式 (4) 适应症 (5) 适用的疾病阶段和程度 (6) 使用环境
	10. 使用方法
	11. 禁忌症
	12. 防范措施和警告
	13. 灭菌/消毒方式
	14. 包装
	15. 标签
	16. 产品说明书

申请人在进行对比时,应充分考虑产品的设计特点、关键技术、适用范围和风险程度等,选择对比项目并阐述理由,应重点考虑设备的结构组成、基本原理、性能要求、适用范围等,对于生产工艺、灭菌/消毒方式、包装等,由于生产工艺对该产品的安全有效性的影响可通过其他项目的对比进行评价,使用方法对于同类产品基本相似,可不进行对比。

若选取其他注册人的产品作为同品种医疗器械,数据如果来自公开数据、试验测量、行业共识等,可不要求提供数据使用授权书。

(二)同品种医疗器械

同品种产品型号,国内注册证书号。

二、评价路径

描述进行评价的路径。

通过临床文献资料对产品是否满足使用要求或者适用范围进行确认。

三、分析评价

申请人根据申报产品的具体情形选择适用的条款。

(一)申报产品与同品种医疗器械相同

申报产品与同品种产品在产品基本原理、结构组成、性能要求、适用范围方面完全相同;

申报产品与同品种产品在安全性评价方面均通过国家医疗器械产品注册所需的安全性检验,包括:

GB 9706.1—2007 医用电气设备 第 1 部分:安全通用要求;

YY 0505—2012 医用电气设备 第 1-2 部分:安全通用要求 并列标准:电磁兼容 要求和试验等。

申报产品与同种产品在产品符合的国家/行业标准、防范措施和警告、灭菌/消毒方式、包装方面相同。

申报产品与同种产品的差异不影响产品的安全性、功能性能、适用范围,因此两产品为同种产品。

(二)申报产品与同品种医疗器械差异

1. 产品名称:名称的文字性差异不会造成安全方面的影响。

2. 电机:申报产品和同品种产品采用电机的厂家型号不同。虽然厂家型号不同,但功能、性能、安全性相同,经过风险评价,电源型号虽有差异,但二者均满足医疗电气产品安规、电磁兼容标准,可认为功能等同,不会引起产品的安全和预期用途的风险。

3. 控制电路:申报产品和同品种产品均采用嵌入式控制器,二者实现的功能完全相同,二者均满足医疗电气产品安规、电磁兼容标准,二者功能等同。经过风险评价,控制电路的差异,不会引起产品的安全和预期用途的风险;

4. 标签:同种产品和申报产品是不同生产厂家的产品,因此申报产品的标签与同种产品不完全相同,申报产品的标签符合 GB/T 191—2008《包装储运图示标志》、《医疗器械说明书、标签和包装标识管理规定》等国家标准法规,功能等同,因此不会造成安全方面的影响。

四、同品种医疗器械临床试验或临床使用数据分析

检索数据库:Pubmed、CNKI 中国知识资源总库、维普中文科技期刊数据库。

检索时间范围:2007~2017 年。

数据包括同品种产品用于上肢肢体康复的临床应用数据。

分析方法:按照检索策略检索出文献 200 篇,阅读题目摘要,不能明确是否符合文献入选标准的进一步阅读全文,筛选出使用同品种产品的文献,并去除重复文献,最终筛选出文献 11 篇,去除病例重复文献 1 篇,有效文献 10 篇。

(一)康复数据集

1. 文献汇总

同品种产品作为上肢肢体康复设备的文献 10 篇。

2. 文献结果指标分析

6 篇文献报道了同品种产品可用于提高关节活动范围,经康复医师证实,总例数 1000 例,有效率可达 80%。

4 篇文献报道了同品种产品可用于提高关节活动肌力,经康复医师证实,总例数 1000 例,有效率可达 80%。

3. 结果指标评价

目标器械可提高关节活动范围及肌力,可用于上肢肢体康复。

（二）安全性数据集

1. 文献汇总

同品种产品作为上肢肢体康复设备的文献 10 篇。

2. 文献结果指标分析

目标器械用于上肢肢体康复的临床应用数据文献中，患者 2000 例。不良事件发生率 0%。

3. 结果指标评价

目标器械用于上肢肢体康复的临床应用数据文献中无不良事件发生。

（三）多个数据集的综合评价及结论

1. 研究概述

选择同品种医疗器械，通过检索涵盖生物医学领域文献全面、广泛的通用数据库 PubMed 数据库、CNKI 中国知识资源总库、维普中文科技期刊数据库，按照各数据库索引特点确定文献策略，通过主题词、关键词、自由词可以全面检索出同品种产品型号用于上肢肢体康复相关文献。根据文献结果筛选出康复数据集、安全性数据集进行分析，对产品是否满足使用要求或者适用范围进行确认。

2. CFDA 数据库检索

检索 CFDA《医疗器械不良事件信息通报》、CFDA《医疗器械警戒快讯》，输入，有效条目 0，无不良信息。

3. 文献检索和筛选方案及报告

（1）文献检索

检索数据库：Pubmed、CNKI 中国知识资源总库、维普中文科技期刊数据库。

检索途径：主题词关键词自由词

检索词：上肢康复、主被动、康复训练。

检索词的逻辑关系：AND 、OR、与、或、非。

检索的时间范围：2007 ~ 2017。

（2）文献的筛选标准

纳入标准：同品种产品型号用于上肢肢体康复。

排除标准：不能反映使用同品种产品型号，且不能明确具体的使用情况；反映器械性能文献病例数不足 10 例。

（3）文献检索和筛选报告示例，见附录。

（4）纳入临床评价文献列表。

（四）结论

目标器械可提高关节活动范围及肌力，无不良事件发生，可用于上肢肢体康复。

五、结论

在正常使用条件下，产品可达到预期性能；与预期受益相比较，产品的风险可接受；产品的临床性能和安全性均有适当的证据支持。

六、其他需要说明的问题

无。

附2 文献检索和筛选报告（示例）

一、产品名称

上肢肢体康复训练设备。

二、型号规格

三、检索的时间范围

四、检索数据库

1. Pubmed 数据库；

2. CNKI 中国知识资源总库；

3. 维普中文科技期刊数据库。

五、检索途径

主题词、关键词、自由词。

六、检索词

上肢康复、主被动、康复训练。

七、检索词的逻辑组配

八、检索结果的输出

采用文献的引用形式，包括作者、题名、期刊名称、发表年代、卷数（期数）、页码等，如下：

1. Pubmed 数据库：检出文献 40 篇列表。

2. CNKI 中国知识资源总库：检出文献 90 篇列表。

3. 维普中文科技期刊数据库：检出文献 70 篇列表。

九、检索偏离的描述、原因及对结果的影响

十、文献筛选流程

十一、文献的筛选标准

十二、排除的文献

1. Pubmed 数据库：输出 40 篇，排除 40 篇。

2. CNKI 中国知识资源总库：输出 90 篇，排除 85 篇。

3. 维普中文科技期刊数据库：输出 70 篇，排除 65 篇。

十三、排除理由

1. 与目标器械同品种产品型号存在产品型号不符。

2. 不能反映使用同品种产品型号，且不能明确具体的使用情况。

3. 反映器械性能文献病例数过少。

十四、文献筛选结果的输出

采用文献的引用形式输出题录，需要阅读的全文以

PDF 格式输出。

文献检索：主检人员姓名

文献筛选：参与人员姓名

71 半导体激光脱毛机注册技术审评指导原则

（半导体激光脱毛机注册技术审查指导原则）

本指导原则旨在指导注册申请人进行半导体激光脱毛机的设计开发及注册申报资料的准备及撰写，同时也为技术审评部门提供参考。

本指导原则是对半导体激光脱毛机的一般要求，申请人应依据产品的具体特性确定其中内容是否适用，若不适用，需具体阐述理由并提供相应的科学依据，依据产品的具体特性对注册申报资料的内容进行充实和细化。

本指导原则是供申请人和审评人员使用的指导文件，不涉及注册审批等行政事项，亦不作为法规强制执行，如有能够满足法规要求的其他方法，也可以采用，但应提供详细的研究资料和验证、确认资料。应在遵循相关法规的前提下使用本指导原则。

本指导原则基于医疗器械安全有效基本要求清单思路撰写，结合风险管理，从风险控制的角度出发提出设计开发和技术审评过程中的关注点，从而提示申请人在设计阶段考虑产品安全有效性的要求，真正将安全有效的理念融入到产品研制过程中，从而使所有风险及非预期影响最小化并可接受，保证在正常使用中受益大于风险。本指导原则应结合《医疗器械安全有效基本要求清单》共同使用。

本指导原则在现行法规、标准体系及当前认知水平下制定，随着法规、标准体系的不断完善和科学技术的不断发展，本指导原则相关内容也将适时进行调整。

一、范围

本指导原则适用于在医疗机构中使用，用于减少人体多余毛发的半导体激光脱毛机。根据 2017 年发布的《医疗器械分类目录》，产品分类编码为 09 - 03 - 01（物理治疗器械 - 光治疗设备 - 激光治疗设备）。

二、产品综述

（一）产品名称及分类

依据《医疗器械通用名称命名规则》，产品名称一般由一个核心词和不超过三个特征词组成，半导体激光脱毛机核心词为"脱毛机"，特征词为半导体激光，产品名称建议为半导体激光脱毛机，如有不同于以上的产品名称，例如

增加其他的特征词，应提供产品名称命名依据。

根据半导体激光脱毛机的特征，可分为以下情形：

1. 按单次触发脉冲输出方式分：单脉冲、重复脉冲等。

2. 按半导体激光器类型可分为：边发射激光器、垂直腔面发射激光器等。

3. 按半导体激光器封装形式可分为：单巴（bar）、叠阵、面阵等。

4. 按激光器位置可分：激光器在主机内和激光器在治疗头内等。

5. 按设备结构形式分：台式、落地式等。

6. 按治疗手具数量：单治疗手具设备和多治疗手具设备等。

（二）产品的结构和组成

半导体激光脱毛机产品结构组成可描述为主机 + 治疗手具 + 其他附件的形式。主机一般包括激光器冷却装置、激光电源、控制装置、防护装置等；控制装置包括控制器件和操作面板等；治疗手具包括皮肤冷却装置、激光传输装置、激光触发装置、目标指示装置等，申请人可根据产品实际情况描述；其他附件包括脚踏开关、激光防护眼镜等。半导体激光器可能在手具中，也可能在主机中，申请人应根据实际情况在综述资料中明确。若同一注册单元包含多种规格型号脱毛机，列表说明各型号之间的异同。若同一主机包含多个治疗手具，应明确各个治疗手具的名称及规格型号（如有），列表说明各手具之间的异同。

申请人应在综述资料中提供产品结构组成的彩色图片，包括每个型号主机的外观图、操作面板图、治疗手具的外观图及内部结构示意图。

（三）产品的工作原理/作用机理

1. 工作原理

根据产品自身结构特点阐述各关键组件的工作原理。如，激光发生的原理、光束传输及控制的原理、冷却的原理等，可结合光路图和/或结构图进行说明。

半导体激光脱毛机的核心部件是半导体激光器。半导体激光器以不同掺杂类型的半导体材料作为激光工作物质，自然解理面构成谐振腔，通过一定的激励方式，例如在半导体激光器的 PN 结区加正向电压，在半导体物质的导带与

价带之间，形成非平衡载流子的粒子数反转，当处于粒子数反转状态的大量电子与空穴复合时，将多余的能量以光的形式释放出来。由于解理面谐振腔的共振放大作用实现受激反馈，从而实现定向发射而输出激光。

产品工作原理可根据产品实际研发情况进行描述，例如：半导体激光器经激励电源激励产生激光，通过光束传输装置将激光传输至治疗部位，起到治疗作用。

2. 作用机理

申请人应详述激光与生物组织的相互作用及量效关系。

半导体激光用于脱毛，主要基于选择性光热作用原理，即特定波长的激光只能选择性被靶色基吸收。在毛囊和毛干中有丰富的黑色素，黑色素分布于毛母质细胞内，并且能向毛干的结构中（髓质、皮质和毛小皮）转移。在特定波长激光的作用下，以黑色素为靶色基，毛干中黑色素在吸收了光能后转化为热能使其温度急剧升高，在脉冲宽度与毛囊组织的热损伤时间相适配的条件下，热能通过毛干内蛋白传导至毛囊隆突部位和毛根部，导致毛囊干细胞或者毛乳头生发部位发生不可逆地损伤，从而有效破坏毛囊组织，使毛发再生减少、再生延迟及再生毛发变细变浅。

毛囊球部的毛乳头与立毛肌附着处的毛囊上皮细胞形成的隆突部位是去除毛发的两个重要靶部位。应用扩展的选择性光热作用原理，只要选择合适的波长、脉宽和能量密度，激光就能破坏毛囊而不引起邻近组织的损伤。人体毛发及毛囊结构的模式图见图1。

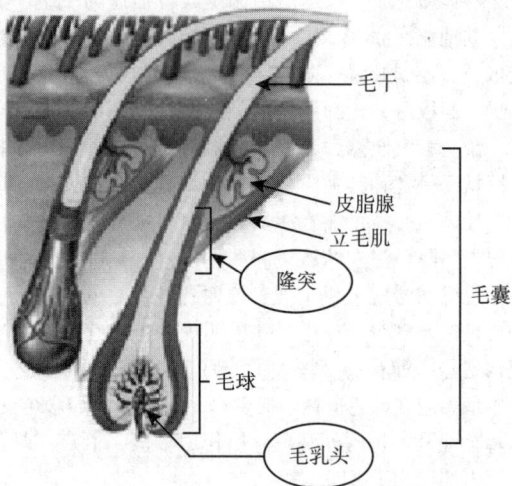

图1 毛发及毛囊结构模式图

毛发具有生长周期，分为生长期、退行期和休止期。在生长期，毛母质细胞快速分裂，毛囊和毛干中含有丰富的黑色素，因此对激光极其敏感；在退行期，毛母质退化，毛乳头萎缩；休止期，毛囊与毛乳头分离，毛发脱落。在退行期和休止期毛囊退化，因此对激光治疗不敏感，只有等这些毛发转入生长期后激光才能起作用，所以激光去除毛发需要多次治疗效果才能明显。

激光作用于毛囊后，出现两种反应：一是短期的毛发生长被阻断（主要通过诱导退化期而实现）；二是长期毛发脱减作用，通过终末毛囊（产生毳毛）的微型化或者通过毛囊的变性和纤维化来实现。

（四）注册单元划分的原则

半导体激光脱毛机原则上以产品的工作原理/作用机理、结构组成、性能指标为划分依据。

不同波长范围的半导体激光脱毛机应划分为不同注册单元，如不同波长的治疗手具连接同一主机，可与主机作为同一注册单元。

如工作原理/作用机理、结构组成有较大差异的，应考虑划分为不同注册单元。

三、产品主要技术特征及申报要求

在产品设计开发及技术审评的过程中，结合半导体激光脱毛机技术特征、适用范围等应重点考虑以下与产品安全有效相关的因素。

（一）能量

1. 能量输出

半导体激光脱毛机预期通过向患者提供激光能量以达到治疗目的，如能量过大，可能导致患者皮肤烫伤或瘢痕；如能量过小，则可能无法达到脱毛的目的。因此能量输出的范围、准确性、稳定性及均匀性对于治疗的安全有效性至关重要。在产品设计开发过程中确定设计输入时，应对能量与组织的量效关系、输出能量参数的设定进行充分的调研和研究，并进行验证和确认，使设计输出的激光能量满足适用范围的要求。同时在产品生产过程中对输出能量进行检验。与输出能量有关的参数至少应包括：脉冲宽度、终端能量密度、重复频率、光照均匀性等。

激光器在主机内的，激光一般通过光学传输系统到治疗手具内经整形后从激光窗口输出；激光器在治疗手具内的，激光则经光学系统整形后从窗口输出。如光学系统中有导光晶体，申请人应说明导光晶体的材质、尺寸和作用。

应在产品研究资料中明确输出参数的确定依据，可参考已上市同类产品、已发表的文献并结合临床调研、动物实验确定，可通过检验 GB 9706.1—2007 和 GB 9706.20—2000 中第八篇"工作数据的准确性和危害输出的防止"等标准条款要求的符合性，验证能量输出的准确性和稳定性，通过动物实验、临床评价等确认激光能量的安全有效性。

2. 能量控制/调节

半导体激光脱毛机可通过能量控制机制调节不同的输出，能量控制机制一般由主机上的控制器件和操作面板、手持式和脚踏式开关（若有）、软件等共同实现，用于控制和调节光能量的输出强度、脉冲宽度和治疗时间等参数。产品应能精确的设定并维持其输出能量，

在产品设计开发过程中应采取措施减少误选高强度输出、意外输出、输出不当的可能性，例如超出安全能量上

限的断电、能量相关参数（如电流）的实时监测、治疗参数的再次确认、输出剂量（如脉冲个数）的监测、在说明书中建议使用者从低能量开始观察治疗效果后再确定治疗参数等，并对采取措施的有效性进行验证。申请人同时应对控制软件进行验证确认，确保输出能量与设定能量一致。申请人应在注册申报资料中详细说明激光的输出及调控的原理，如光输出波形调控（输出波形图）、脉冲宽度、脉冲频率、脉冲串中的脉冲个数调控等能量调节方式，并按照《医疗器械软件注册技术审查指导原则》的要求提交软件相关的资料，包括验证、确认报告。

3. 其他特殊功能

一些半导体激光脱毛机可能会包含关于能量控制的特殊功能，如黑色素读取器，通过测量皮肤黑色素含量，为医生设定初始治疗能量提供参考。

对于这些特殊功能，申请人应在综述资料中提交特殊功能的工作原理、功能的详细介绍，在性能研究资料中说明其确定依据，在产品技术要求中制定相关要求，并提交其验证确认资料。

（二）热危害

由于半导体激光脱毛机属于通过输出能量进行治疗的产品，在长时间使用过程中产生热能，设备（含治疗手具）的表面可触及部分可能因超温导致使用者和患者烫伤，甚至引发火灾。同时激光器过热可能导致设备工作异常，因此申请人在产品设计时应加入冷却装置，考虑激光间歇运行模式、设计合理的散热系统等以控制超温导致的热危害。同时为了防止皮肤吸收激光能量后过热导致不适或者烫伤，申请人应给出控制热危害的措施，例如治疗手具中包括皮肤冷却装置、采用外部冷却装置或者采用真空负压技术等。

申请人应在综述资料中明确激光冷却装置的冷却对象，如是激光器冷却装置还是皮肤冷却装置。说明冷却的方法原理（如水冷、半导体制冷器等），提供冷却装置的结构图。激光器冷却装置若为水冷方式，还应说明激光器的绝缘方式及方法。对于皮肤冷却装置，如有精确控温、温度监测功能，应明确温度控制范围并提供设定依据，提供实现的原理框图，列明主要电子元器件。申请人应对激光器冷却装置和皮肤冷却装置的冷却效果进行验证/确认，同时产品应符合 GB 9706.1—2007 中 42 章超温的要求。

（三）非预期的辐射危害

1. 激光辐射

设备传输激光能量至人体皮肤，申请人在设计时应当考虑尽量减少患者、使用者和他人在激光辐射中的暴露，同时不影响其功能。

申请人应按照 GB 7247.1—2012 和 GB 9706.20—2000 第 32 章光辐射的要求进行设计，确定激光（包括治疗激光和指示激光（如适用））分类，明确激光辐射发射指示器指示方法。如采用瞄准光作为目标指示装置，瞄准光功率应符合 GB 9706.20—2000 第 32 章 f 条款要求。同时应对操作

者和患者提供防护措施，通常的防护装置包括在产品上安装激光器防护罩、操作者和患者配戴防护滤光器（如防护眼镜）等。申请人应提供防护装置的来源及相关技术参数，如包含防护眼镜，可参考 YY 0845—2011 的要求并提供检测报告，提供激光辐射防护符合要求的验证报告。

2. 电磁辐射

半导体激光脱毛机在设计时通常含有开关电源等电磁骚扰源，有害的电磁辐射不仅污染了人类的生存环境，威胁医护人员和患者健康，也会影响其他医用电气设备的正常工作。设计和生产时应当具有减少产生电磁辐射的方法，例如采用接地、滤波、屏蔽等技术，减少患者、使用者和他人暴露于非预期辐射的风险。应按照 YY 0505—2012 标准的要求对电磁辐射的符合性进行检验并提交检测报告，发射试验时应合理选择工作模式，以确保产品处于最大发射状态。

申请人应在产品说明书中提供相应的电磁发射信息。

（四）电击危害

半导体激光脱毛机为有源医疗器械，产品设计和生产应保证产品在按要求进行安装和维护后，在正常使用和单一故障状态下，患者、使用者和他人不因漏电流过大、绝缘失效、可触及的金属部件带电等而遭受意外电击。

申请人应按照 GB 9706.1—2007 和 GB 9706.20—2000 第三篇、第九篇和第十篇的相关要求进行设计和生产，并提交检测报告，同时应在产品技术要求中明确产品 11 项安全特征。

（五）机械危害

半导体激光脱毛机一般具有脚轮，属于移动式设备，其治疗手具也可在一定范围移动，冷却系统中含有水泵为振动源和噪声源等。申请人在设计和生产时，应当考虑保护患者和使用者免于承受因移动时遇到阻力、不稳定部件和运动部件等产生的机械风险，并采取措施将振动和噪音导致的风险降到最低。如治疗手具需要用户连接，则产品设计应尽可能降低操作和错误连接的风险。

申请人应分析产品机械危害可能导致的风险并采取相应的风险控制措施，并对风险控制措施的有效性进行验证，同时应提交证明产品符合 GB 9706.1—2007 第四篇的要求的检测报告。

（六）生物学特性

半导体激光脱毛机治疗手具头端与患者皮肤直接接触，如接触部分材料生物相容性不符合要求，则可能出现致敏或皮肤刺激等现象。虽然临床使用中通常会在患者的皮肤上涂上一层冷凝胶，但治疗手具头端仍存在接触患者的可能性，因而在设计开发过程中，需根据 GB/T 16886.1—2011 标准的要求，对与患者接触部分的材料的生物相容性进行评价研究，至少考虑以下方面的要求：细胞毒性、致敏、皮肤刺激。并按照《关于公布医疗器械注册申报资料

要求和批准证明文件格式》（国家食品药品监督管理总局2014 年第 43 号公告）附件 4 中五（二）的要求提交注册申报资料，说明产品组成中与人体接触部分的材料，各材料的性质，相关的风险（是否耐受、是否安全、是否可长期使用、是否有皮肤刺激），进行了哪些生物学试验及试验结论，豁免生物学试验的理由和论证可参考《关于印发医疗器械生物学评价和审查指南的通知》（国食药监械〔2007〕345 号）中的附件 2 出具。

生物学相容性评价研究应重点关注以下方面：

1. 生物相容性评价应对成品中的材料而不是原材料进行评价，应考虑其可能的相互作用，且部分材料生产加工过程可能引入或产生新的物质、或改变材料的性质，从而影响材料的生物相容性结果。如器械不能以整体用于试验时，应选取最终产品中各种材料有代表性的部分按比例组合成试验样品。

2. 医疗器械生物学评价中涉及生物学试验的，其生物学试验报告由申请人在申请注册时作为研究资料提交。生物学试验报告应体现产品名称和型号，与申报产品对应。如生物学评价研究资料中使用其他产品的生物学试验报告，应就生物学试验产品与申报产品的差异性（原材料及来源、生产工艺等）对生物相容性的影响进行评价，如评价资料不足以证明申报产品的生物相容性，应当考虑重新开展生物学评价。

3. 生物学试验样品应按照说明书规定进行再处理后进行试验。

4. 材料名称相同并不代表材料相同，除非来自同一供应商，不同的供应商材料的配方可能存在差异。

（七）感染危害

治疗头端与患者接触，存在感染风险。因治疗头属于表面接触器械，按照《医疗机构消毒技术规范》（2015 年版）要求，感染风险为中度，应采用达到中水平消毒以上效果的消毒方法。申请人应在设计开发过程中对消毒效果进行验证，在说明书中明确推荐的消毒工艺，并在申报资料中提供消毒工艺确定的依据。

（八）老化危害

半导体激光脱毛机在使用过程中，部件、元器件会逐渐损耗或老化，同时受环境因素影响，可能导致产品特性和性能的退化。但在其整个生命周期内，在正常使用和维护情况下，产品特性和性能的退化程度不应影响其安全性和有效性。

申请人应对产品使用期限进行研究并提交研究资料，研究资料应能证明激光脱毛机经过加速老化/疲劳试验后，在申请人声称的使用期限内产品性能和安全仍符合预期的要求。设备中如包含可更换的部件或附件，应明确更换周期并提供相应的研究资料，同时应在说明书和标签中明确产品的生产日期和使用期限，可更换部件的更换周期、产品保养及维护方法。使用期限的试验方法和试验报告可参考《有源医疗器械使用期限技术审查指导原则》。

（九）环境特性

1. 抗扰度

产品预期用于含有丰富电磁骚扰源的医疗环境中，比如磁场、外部电磁效应、静电放电等，设计和生产时应当确保产品具有足够的抗电磁骚扰能力，例如采用瞬变干扰吸收器件、隔离变压器等以保证产品按照预期运行，不会因受到外部环境的电磁干扰而出现能量输出不稳定等现象。应按照 YY 0505—2012 标准的要求对抗扰度的符合性进行检验并提交检测报告，抗扰度试验时识别的产品基本性能建议包含但不限于以下内容：

（1）终端输出能量（能量密度）误差不超过 ±20%；

（2）无非预期的输出（主要从安全角度考虑，例如：不能有设置模式的改变或待机下有能量输出的现象发生）。

申请人应在说明书中明确基本性能。

2. 运输/贮存环境

产品的设计、生产和包装应当能够保证在说明书规定的运输、贮存条件下，环境变化（例如压力、温度、湿度、加速度等）不会对产品特性及性能造成不利影响。

申请人应提交环境试验研究资料和包装研究资料，对包装和产品进行模拟试验，模拟在贮存和运输、分销过程中，遇到极端情况时，例如环境（温湿度、气压等）变化、跌落、振动、加速度等，产品不会发生性能、功能改变，包装系统具有保护产品的能力。经过模拟试验后，观察包装外观是否有不可接受的异常现象，对产品进行性能功能测试，证明运输和环境测试后产品能够保持其完整性和功能性。说明书中应给出运输贮存条件和工作环境要求，并给出特殊情况下（搬运等）的注意事项。

（十）人为因素

激光产品如操作不当，轻则可能导致人员伤害，重则可能引发火灾。产品在设计时应考虑尽量避免因设计缺陷可能引发的使用错误，考虑环境和可用性，减少由于人为因素对患者、使用者或他人造成危害的风险以及错误操作的风险，人机交互界面应友好，易操作，参数设置便于操作者理解，标签标识应清晰易懂。申请人应向用户提供必要的培训，并在说明书中明确操作者资质要求，详细说明产品的使用方法、操作规范，治疗可能存在的风险和副作用以及其他必要的警告和注意事项等。说明书中信息应充分且便于理解。

申请人可参考标准 IEC 60601-1-6，考虑人因工程，使设备的操作符合用户要求，说明设计和生产过程中采取的风险控制措施并提供相关研究资料。说明书和标签应符合《医疗器械说明书和标签管理规定》（国家食品药品监督管理总局令第 6 号）、GB 9706.1—2007、GB 9706.20—2000 以及 GB 7247.1—2012 的要求。

申请人在设计和生产过程中应遵循安全原则并兼顾现有技术能力，充分识别已知或可预期的危害并且评估预期使用和可预期的不当使用下的风险，并尽可能在设计和生产中采取相应的风险控制措施消除风险，采用充分防护尽可能地减少剩余风险，并对风险控制措施的有效性进行充分的验证、确认，确保产品符合安全有效基本要求。

四、产品适用范围及申报要求

（一）产品适用范围

半导体激光脱毛机的适用范围一般描述为用于减少人体多余毛发，包含以下因素：

1. 适用人群

举例：适用于毛发增多症或多毛症患者。同时应明确皮肤类型。皮肤类型通常采用 Fitzpatrick 分型，根据皮肤对日光照射后的灼伤或晒黑的反应特点不同，共分为 Ⅰ～Ⅵ 型，见表1。中国人群多为 Ⅲ～Ⅴ 型。半导体激光的靶色基是黑色素，应根据皮肤类型、毛发颜色等特征选择合适的治疗参数。

表1 Fitzpatrick 皮肤分型

分型	晒伤	晒黑	人种
Ⅰ 型	总是灼伤	从不晒黑	北欧人
Ⅱ 型	总是灼伤	有时晒黑	高加索人
Ⅲ 型	有时灼伤	有时晒黑	高加索人、黄色人种
Ⅳ 型	很少灼伤	经常晒黑	地中海人、黄色人种
Ⅴ 型	从不灼伤	经常晒黑	西班牙人、黄色人种
Ⅵ 型	从不灼伤	总是晒黑	黑人

2. 预期使用环境

举例：本产品在医疗机构中使用。

注册申请人应根据产品设计情况，给出使用环境条件，至少应包含温度、湿度、电源条件等内容。

3. 使用方法

包括是否与皮肤直接接触、定点照射还是移动式扫描照射。

申报产品的性能参数和功能应能满足产品适用范围的要求，适用范围应与临床评价资料所证明的适用范围一致。

（二）临床评价要求

申请人可通过临床评价的方式对产品的安全有效性进行确认，证明其在正常使用条件下，可达到预期性能，满足适用范围的要求。临床评价可通过同品种医疗器械临床试验或临床使用获得的数据进行分析评价或通过开展临床试验进行评价。

1. 通过同品种医疗器械临床试验或临床使用获得的数据进行分析评价要求

如选择同品种比对路径，则设计确认是通过同品种产品临床试验或临床使用获得的数据间接论证。申报产品与同品种产品在基本原理、结构组成、制造材料（与人体接触部分的材料）、性能要求、安全性评价、符合的国家/行业标准、预期用途等方面应基本等同，申报产品与同品种产品的差异不对产品的安全有效性产生不利影响，可视为基本等同。

（1）比对的项目中，应重点考虑如下项目：

①适用范围

对适用范围所包含的因素（如使用方法、适用人群、适应症等）应进行比对。

不同产品带有不同的手具，应对比各功能、模式的使用方法，例如接触使用和非接触使用，移动式扫描和定点式扫描。

②作用机理

作用机理指的是光与组织相互作用原理。

③结构组成

应包括激光器、控制装置、冷却装置、治疗手具等的比对。

如皮肤冷却装置不同，皮肤冷却装置是产品防止热危害的风险控制措施，所提供的支持性资料应能证明申报产品和同品种的皮肤冷却装置达到相同的冷却效果，则可认为此差异不影响产品的安全有效性。

④性能功能

应对比的关键性能功能包括但不限于工作激光波长、功率、能量密度、脉冲宽度、光斑大小、光照均匀性、脉冲重复频率、脉冲个数、冷却方式等。如申报产品相比同品种产品的激光能量增大，可能会带来潜在的安全风险，应提供支持性资料证明激光能量增大后产品依然安全。如激光能量减小，产品有效性可能下降，应提供支持性资料证明能量减小后产品依然有效。

⑤软件核心功能

应分别比对产品的所有软件核心算法，包括剂量计算、温度监测反馈等。

（2）在申报产品和同品种产品比对过程中出现包括但不仅限于以下项目的差异时，可能对产品的安全有效性产生影响，一般需要通过提交申报产品自身的数据进行验证和/或确认，如申报产品的非临床研究数据、临床文献数据、临床经验数据、针对差异性在中国境内开展的临床试验的数据。

①激光器类型不同，如边发射型（EEL）和垂直腔面发射型（VCSEL）半导体激光器。

②激光波长不同，如755nm与810nm、单波长与组合波长。

③操作方式（治疗手具）不同，如移动式扫描与定点式扫描。

④输出能量密度和脉宽不同。

⑤作用机理不同。

⑥皮肤冷却技术（如适用）不同，例如在治疗手具中内置冷却装置与外部冷却装置。

⑦适用人群不同，如 Ⅰ～Ⅴ型皮肤和Ⅴ～Ⅵ型皮肤的、深色毛发与浅色毛发。

⑧软件一般用于进行参数控制，根据设置好的参数输出相应的激光类型和能量，但如有其他软件核心功能差异较大，例如临床相关的算法不同（如剂量计算）、温度反馈，则可能对产品的安全有效性产生影响。

⑨接触方式不同，如采用真空负压技术接触或者直接接触。

（3）临床数据的收集

申请人可提供申报产品或同品种产品的临床数据作为临床评价的支持性资料，临床数据包括临床试验数据、临床文献数据、临床经验数据等，具体要求参考《医疗器械临床评价技术指导原则》。

3. 临床试验

（1）可能需要开展临床试验的情形

如申请人设计开发的产品为以下情形之一，应考虑通过开展临床试验进行设计确认。

①尚无同品种产品上市（如新的波长、新的作用机理等），申报产品为中国境内上市的首个设备，且申请人不能提交证明产品安全有效性的临床数据（包括境外临床试验数据和/或临床文献数据等）。

②设备采用了新的关键器件（如新的激光器），该器件具有新的技术特性，并对临床安全有效性有较大的影响，且申请人不能提交证明产品安全有效性的临床数据（包括境外临床试验数据和/或临床文献数据等）。

③采用了全新的操作方法，其安全有效性不能通过非临床研究证明，有必要经过临床试验来确认其设计的可用性。

④通过其他临床评价途径无法证明产品安全有效性。

（2）临床试验要求

临床试验设计可参考《医疗器械临床试验设计指导原则》，并按照《医疗器械临床试验质量管理规范》，在两个以上（含两个）临床试验机构实施，重点关注以下方面：

①临床试验可采用配对设计，即对同一受试者对称的两侧部位先后应用两台不同器械（试验器械与对照器械）进行脱毛。对照器械应优先考虑选择已上市的同类医疗器械，无同类医疗器械时，可选择具有相同适用范围，临床评价指标可比的其他器械，并说明理由。

②临床试验的主要评价指标应尽量选择客观性强、可量化、重复性高的指标，有效性评价指标如脱毛有效率、患者满意度。安全性评价指标如不良事件，常见的不良事件有：红斑、疼痛、水疱、结痂、色素沉着斑、色素减退斑、瘢痕。安全性和有效性的评价指标在试验方案中需有明确的定义和可靠的依据，并说明确定的依据。

③因器械本身的特点，当研究者和受试者都难以设盲时，对于疗效评价者应设盲，并由独立的第三方对疗效进行评价。

④临床试验应能说明设备终端最大激光输出能量状态下申报功能的安全性。

五、适用的标准和指导原则

（一）适用的标准

标准编号	标准内容
GB/T 191—2008	《包装储运图示标志》
GB 9706.1—2007	《医用电气设备 第1部分：安全通用要求》
GB 9706.20—2000	《医用电气设备 第2部分：诊断和治疗激光设备安全专用要求》
GB 7247.1—2012	《激光产品的安全 第1部分：设备分类、要求》
YY 1057—2016	《医用脚踏开关通用技术条件》
YY 0505—2012	《医用电气设备 第1-2部分：安全通用要求 并列标准：电磁兼容 要求和试验》
YY/T 0316—2016	《医疗器械 风险管理对医疗器械的应用》
GB/T 14710—09	《医用电器设备环境要求及试验方法》
YY/T 0466.1—2016	《医疗器械 用于医疗器械标签、标记和提供信息的符号 第1部分：通用要求》
YY/T 0664—2008	《医疗器械软件 软件生存周期过程》
YY/T 0708—2009	《医用电气设备 第1-4部分：安全通用要求 并列标准：可编程医用电气系统》
GB/T 16886.1—2011	《医疗器械生物学评价 第1部分：风险管理过程中的评价与试验》
GB/T 16886.5—2017	《医疗器械生物学评价 第5部分：体外细胞毒性试验》
GB/T 16886.10—2017	《医疗器械生物学评价 第10部分：刺激和迟发型超敏反应试验》

（二）可参考的指导原则

1. 医疗器械临床评价技术指导原则
2. 医疗器械软件注册技术审查指导原则
3. 医疗器械网络安全注册技术审查指导原则
4. 医疗器械产品技术要求编写指导原则
5. 医疗器械注册单元划分指导原则
6. 医疗器械临床试验设计指导原则
7. 接受医疗器械境外临床试验数据技术指导原则
8. 有源医疗器械使用期限注册技术审查指导原则

输血、透析和体外循环器械

72 离心式血液成分分离设备注册技术审评指导原则

（离心式血液成分分离设备技术审查指导原则）

本指导原则旨在指导注册申请人对离心式血液成分分离设备注册申报资料的准备及撰写，同时也为技术审评部门审评注册申报资料提供参考。

本指导原则是对离心式血液成分分离设备的一般要求，申请人应依据产品的具体特性确定其中内容是否适用，若不适用，需具体阐述理由及相应的科学依据，并依据产品的具体特性对注册申报资料的内容进行充实和细化。

本指导原则是供申请人和审查人员使用的指导文件，不涉及注册审批等行政事项，亦不作为法规强制执行，如有能够满足法规要求的其他方法，也可以采用，但应提供详细的研究资料和验证资料。应在遵循相关法规的前提下使用本指导原则。

本指导原则是在现行法规、标准体系及当前认知水平下制定的，随着法规、标准体系的不断完善和科学技术的不断发展，本指导原则相关内容也将适时进行调整。

一、范围

本指导原则适用于离心式血液成分分离设备，属于《医疗器械分类目录》体外循环及血液处理设备，类别代号为6845。

二、技术审查要点

（一）产品名称要求

1. 产品命名
该产品的名称应为离心式血液成分分离机、血浆采集机。
2. 产品种类划分
该产品由于结构、功能、特性不同，种类划分比较复杂，常用种类划分情况如下：
2.1 按结构划分
根据不同的结构可划分为便携式、移动式与固定式。
2.2 按使用功能划分
按使用功能划分可划分为血液成分分离、血液成分单采。
2.3 按使用方式划分
按使用方式划分可划分为离体式、非离体式。

（二）产品描述

产品描述应准确、完整，至少应包括申报产品名称、型号、产品组成、外观结构（相应图示）、各部件名称、尺寸、预期用途、预期使用机构（单采血浆站、血站或其他

医疗器械使用单位），产品规格与型号划分的依据以及是否符合国内行业标准、国家标准，说明配合使用的一次性无菌器具产品的名称及型号。应提供以下内容：

1. 提供设备整体说明
以框图方式列出各种不同子系统/组件，如：硬件子系统框图、软件子系统框图、零部件或组件结构布局图，并对关键部件进行详细说明。

2. 提供工作流程图
应描述液体路径（如血液），并指出每一种路径与各子系统不同零部件之间内在联系。

3. 产品特点及与已上市产品的比较
应综述同类产品国内外研究及临床使用现状及发展趋势。描述本次申报产品与已上市同类器械的创新点、相似点和不同点，建议以列表方式表述，比较的项目应包括产品名称、结构组成、工作原理、预期用途、灭菌或清洁消毒方式、性能指标、有效期、已上市国家或地区等，包括本企业已上市同类产品或其他企业已上市同类产品。

（三）产品结构与组成

注册申请人应根据申报产品的特点，明确产品结构与组成。该部分要求可在综述资料中列出。

该产品因其分离的血液成分不同和使用目的不同，以及不同生产者设计技术路线的差异，产品的结构和组成往往也不同，但就整体而论，主要由以下部分组成，包括：

1. 液体传输控制系统
包括蠕动泵、阀门、抗凝剂控制组件、生理盐水控制组件等。

2. 血液离心分离系统
包括离心机驱动装置和安全防护装置等。

3. 监测系统
包括血液成分探测、空气探测、漏液监测、压力监测、重量监测等。

4. 软件组件
参见《医疗器械软件注册技术审查指导原则》的相关要求。

5. 其他组件
其他组件（若有），包括振荡/摇摆组件、UPS（不间断电源）、扫码器、袖带等。未尽项目和内容，可以增加。

（四）产品工作原理/作用机理

1. 工作原理
依据离心原理，与一次性使用无菌器具产品配套，在

封闭的管路中，通过蠕动泵将供血（浆）者或血袋中的血液及成分，采集或收集到离心容器内，根据血液成分密度不同，通过离心进行血液成分分离，所需血液成分转移到收集容器内。

2. 作用机理

本指导原则未涉及血浆置换内容，故不包含产品作用机理的内容。

（五）注册单元划分原则

注册单元划分应根据产品的预期用途、性能指标、结构组成进行综合判定。

1. 设计和生产过程相同，预期用途相同，性能指标相近，技术结构基本相同的系列产品（在基本组成不变的情况下，不同选择的配置）可以划为同一注册单元。

2. 设计和生产过程相同，预期用途不同，但性能指标相近，技术结构基本相同，仅通过选择不同的软件流程实现不同血液成分的采集，未引入不可接受的风险，可以划为同一注册单元。

3. 采用杯式离心容器的设备和采用袋式离心容器的设备应按不同注册单元单独注册。

（六）产品适用相关标准

表1　产品适用相关标准

GB 9706.1—2007	《医用电气设备 第1部分：安全通用要求》（IEC 60601-1：1988，IDT）
GB/T 191—2008	《包装储运图示标志》
GB/T 5465.2—2008	《电气设备用图形符号》（idt IEC 60417：1994）
GB/T 14710—2009	《医用电器环境要求及试验方法》
YY 0076—1992	《金属制件的镀层分类 技术条件》
YY 0505—2012	《医用电气设备 第1-2部分：安全通用要求 并列标准；电磁兼容 要求和试验》（IEC 60601-1-2：2004，IDT）
YY/T 0657—2008	《医用离心机》
YY 0709—2009	《医用电气设备 第1-8部分：安全通用要求，并列标准：通用要求，医用电气设备和医用电气系统中报警系统的测试和指南》（YY 0709—2009，IEC 60601-1-8：2003，IDT）
YY/T 0316—2008	《医疗器械 风险管理对医疗器械的应用》
YY/T 0466.1—2009	《医疗器械 用于医疗器械标签、标记和提供信息的符号 第1部分：通用要求》
YY/T 0466.2—2015	《医疗器械 用于医疗器械标签、标记和提供信息的符号 第2部分：符号的制定、选择和确认》

上述标准（表1）包括了产品技术要求中经常涉及到的产品标准、部件标准和方法标准。申请人宜根据产品的特点引用一些行业外的标准。若有新版强制性国家标准、行业标准发布实施，产品性能指标等要求应执行最新版本的国家标准、行业标准。

（七）产品预期用途/适用范围

依据离心原理，与一次性使用无菌器具产品配套，在封闭的管路中，通过蠕动泵将供血（浆）者或血袋中的血液及成分，采集或收集到离心容器内，根据血液成分密度不同，通过离心进行血液成分分离，所需血液成分转移到收集容器内。

（八）产品主要风险

风险管理报告应符合YY/T 0316—2008《医疗器械 风险管理对医疗器械的应用》的有关要求，判断与产品有关的危害，估计和评价相关风险，控制这些风险并监视控制的有效性。主要的内容包括：

与产品有关的安全性特征判定，可参考YY/T 0316—2008的附录C。

危害、可预见的事件序列和危害处境判断，可参考YY/T 0316—2008附录E、I。

风险控制的方案与实施、综合剩余风险的可接受性评价及生产和生产后监视相关方法，可参考YY/T 0316—2008附录F、G、J。

表2依据YY/T 0316—2008的附录E从六方面举例列举了产品的危害因素。

表2　产品主要危害

可能产生的危害	形成因素
A. 能量危害	
热能	产品运行过程中导致部件（如泵和离心电机）温度异常变化
B. 生物学和化学危害	
再感染和/或交叉感染	重复使用一次性无菌器具。由于产品运行过程中导致的血液或血液成分外漏，造成的交叉感染
生物相容性	由于生物相容性能不符合要求，造成危害
C. 器械功能危害	
功能部件故障	电磁阀驱动电路故障。泵系统速度控制故障。离心机系统速度控制故障。空气探测器功能失效。管路压力检测功能失效。与安全相关的关键器件发生故障。移动式车载脚轮固定装置故障。光电传感器故障

续表

可能产生的危害	形成因素
设备设计缺陷	软件设计缺陷，未按照标准要求进行软件设计。 抗凝剂或盐水滴落在设备表面，或耗材中的血液发生泄漏。 搬运过程导致机械、电气故障。 网电源部分元器件发生松动或脱落
D. 安装、操作和维护危害	
不适当的操作	产品安装、调试错误。未按照产品使用说明书进行操作。 服务、维护和校准缺少或不适当，包括维护后功能性检查规范的不适当。 说明书中未包含维护、保养等内容。如：清洗、预防性检查、保养以及保养周期等
培训缺陷	未进行正规培训或培训不合格
E. 信息危害	
标识/标记	产品外部和内部标记不全面、标记不足、标记不正确或不能够清楚易认，以及标记不能够永久贴牢。如：警告性说明、输入功率、电源电压、电流、频率、分类、生理效应、接地端子符号、危险电压等标记出现问题
使用说明书/技术说明书	产品没有使用说明书和技术说明书，或其内容不全、有缺失。如缺少必要的警告说明、缺少详细的使用方法、缺少必要的技术参数、缺少运输和储存环境条件的限制。 性能特征的不适当的描述。 不适当的预期使用规范
警告	对危险的警告不充分。 警告不恰当
F. 其他方面的危害	
储存或运行偏离预定的环境条件	设备本身不能满足规定的环境条件要求或工作环境得不到满足，导致设备不能够正常运行

（九）产品研究资料

1. 产品性能研究

应提供血液离心分离系统工作原理、控制监测组件等重要结构、性能指标、软件功能、特殊功能及与质量控制相关的研究资料等，明确所采用的标准或方法、采用的原因及理论基础。如适用的国家标准、行业标准中有不适用的条款，也应将不适用的条款及理由予以说明。

与一次性无菌器具产品联合使用，按规定的产品的操作规程进行血液成分的分离，应满足以下要求：

制备的原料血浆质量符合《中华人民共和国药典》血液制品生产用人血浆的质量控制要求；血液及血液成分应符合 GB 18469—2012《全血及成分血质量要求》和 GB 18467—2011《献血者健康检查要求》的要求，如对红细

胞，应考虑外观、容量、血细胞比容、血红蛋白含量、溶血率和无菌等内容；对血小板，应考虑外观、容量、pH值、血小板含量、红细胞混入量和无菌等内容。提供产品有效性的评价指标的验证资料，如血液成分分离设备应提供各成分的分离效率和准确率。

2. 生物相容性的评价研究

依据 GB/T 16886.1—2011《医疗器械生物学评价 第1部分 风险管理过程中的评价与试验》标准中的方法，对与人体接触的部分，如袖带进行生物相容性评价。

3. 生产工艺

提交产品的生产工艺管理控制文件，详细说明产品的生产工艺和步骤，列出工艺图表。提交生产工艺过程中控制和验证文件，确认关键工艺点并阐明其对产品性能的影响。具体如下：

3.1 应当明确产品生产工艺过程，可采用流程图的形式，并说明其过程控制点。

3.2 应识别产品生产制造和检验中的关键过程和特殊过程，并在工艺流程图中明确。对于特殊过程，应进行特殊过程确认，必要时提供特殊过程确认报告。

3.3 有多个研制、生产场地，应当分别明确每个研制、生产场地的生产制造和检验等具体情况。

4. 产品包装

提供在宣称的有效期内以及运输储存条件下，保持包装完整性的依据。

5. 产品灭菌或清洁、消毒工艺

提交产品清洁、消毒或和灭菌的方法及其选择依据和验证报告。

6. 产品有效期

产品有效期属于产品可靠性的内容之一，产品在有效期内，才能保证安全有效。产品有效期与多种因素相关，受多项内容影响，如高完善性元器件等关键部件、正常运行和单一故障状态、环境影响、维修更换等。企业应提交产品预期使用期限的判定依据及验证报告，并保证在产品整个生命周期过程中通过风险分析动态评价产品的有效期。如有关键部件应明确其使用期限，如压力传感器、空气探测器等重要传感器。

7. 软件研究

参见《医疗器械软件注册技术审查指导原则》的相关要求。

（十）产品技术要求应包括的主要性能指标

应根据产品的技术特征和临床使用情况来确定产品安全有效、质量可控的技术要求与实验方法，技术指标应不低于相关的国家标准或行业标准，对企业在说明书中标示的技术参数和功能，应在产品技术要求中予以规定。

产品技术要求应至少包括以下内容：

1. 产品结构图示。

2. 列明每一规格型号，并阐明各规格型号之间的区别和划分依据。

3. 产品性能指标及试验方法。性能应包括下述条款：

3.1 离心机离心力和转速

离心力：离心力大小应符合申请人的规定。

额定转速：离心机的额定转速应符合申请人的规定。

转速相对偏差：在额定电压、额定转速对应载荷下，离心机的转速相对偏差±速相对偏。

转速稳定精度：离心机在额定电压、额定转速及对应载荷下，转速稳定精度±速稳。

温升：离心机在额定载荷、最高转速下运转20min。试液温升不超过10℃。

3.2 离心机防护措施

离心机防护措施应包含防护罩及锁紧措施。防护措施应能达到以下要求：防护罩应能防止操作人员与运转中的离心机接触；锁紧措施应能防止离心机运转时防护罩被非预期打开。

产品应至少具备双重监控措施以确定防护罩的使用状态，并且设备应在任一监控措施故障状态下也能达到以下要求：当防护罩未起作用时，产品应不能进入离心机运转程序。

若离心机运转过程中能打开防护罩时，离心机应马上启动自动停止转动措施，同时触发视觉和听觉报警，申请人应同时提供风险分析文件证明措施已经足够减少对供血者和操作者的伤害。

网电源中断时，离心机锁紧措施不能自动打开。

3.3 泵转速或流量

产品上使用各个泵的正转转速、流量及允许误差应符合申请人的规定。

若泵可以反转时，泵的反转转速、流量及允许误差应符合申请人的规定。

若是对供血（浆）者进行采集，则抗凝剂泵与采血泵的转速比例或流量比例应符合申请人的规定。

3.4 压力传感器（若有）

产品上显示范围和允许误差应符合申请人的规定。

产品上压力传感器的报警范围和允许误差应符合申请人的规定，超出报警预置值时，设备应能触发听觉和视觉报警信号。

3.5 空气探测器

产品应有以下措施之一防止空气进入人体：

若产品使用空气探测器实现防止空气进入人体功能，在探测到不大于申请人规定大小的气泡后应能立即停止血液回输并阻断血液回输管路，同时触发听觉和视觉报警信号。

若是对抗凝剂管路的探测，在探测到空气后，应能停止所有泵的转动，立即触发听觉和视觉报警信号。

若产品使用除气槽实现防止空气进入人体功能，应能检测出除气槽的血液高度低于探测器下端的状态，并立即停止血液回输，同时触发听觉和视觉报警信号。

3.6 液体泄漏探测器

应可以探测离心机中的液体泄漏，应停止离心机转动，并触发听觉和视觉报警信号。

3.7 防红细胞污染措施

除非进行红细胞采集，否则产品应具有防止红细胞污染的措施，当红细胞溢出时，产品应立刻作出处置，处置的方式应符合申请人的规定，并在随机文件中说明。

3.8 重量传感器（若有）

称重传感器的监测范围应符合申请人规定，监测误差±重传感。

3.9 工作噪声

该产品工作时的噪声应不大于62dB（A），且不得有异常杂声。

3.10 振动

产品在额定载荷、最高转速下应运行应平稳，平稳状态时振幅≤品在额定载荷。

3.11 报警讯号声响

除非用特殊的方法（如工具）可以调节，在1m内产生至少65dB（A）的声压级。

3.12 电气安全

产品应符合GB 9706.1—2007和YY 0709—2009（若适用）的要求。

3.13 电磁兼容

产品应符合YY 0505—2012要求。

3.14 环境试验

产品的环境试验要求按申请人或GB/T 14710—2009中规定的要求进行试验，气候环境试验为Ⅰ组，机械环境试验为Ⅱ组，运输试验和电源适应性按GB/T 14710—2009中的第4章和第5章要求进行。

3.15 袖带压力组件（若有）

应明确压力组件性能。

3.16 振荡或摇摆组件（若有）

应明确振荡或摇摆组件的承载重量和振荡摇摆速度。

3.17 软件版本说明

参照《医疗器械软件注册技术审查指导原则》中相关要求。

（十一）同一注册单元内注册检验代表产品确定原则和实例

检测样机的选取应考虑产品功能、性能、预期用途、安全指标、主要部件、结构及其组合方式，原则上上述内容不同的产品，应作为不同的检测单元。如：电源部分的变压器、开关电源、离心机、防止与离心机接触的联锁结构不同的应划为不同的检测单元；预期用途不同的应划为不同的检测单元。

（十二）产品的不良事件历史记录

申请人应关注同品种医疗器械的不良事件历史记录。

1. FDA关于离心式血液成分分离设备不良事件报告情况

通过MAUDE数据库检索，查询离心式血液成分分离设备近十年（2005.1.1—2015.8.31）不良事件报告情况，共查询到不良事件报告298份。其中，设备故障166份、损伤

35 份、死亡 7 份、召回 7 份、其他 83 份。

1.1 设备故障

FDA 共收到 166 份故障报告，其中主要包括离心式血液成分分离设备离心机故障、抗凝剂泵故障、空气探测器故障以及部件松动脱落等问题。

1.2 损伤

FDA 共收到 35 份损伤报告，其中主要包括拆卸离心机导致手腕扭伤、抗凝剂过量反应、可能的溶血导致失血、电击、头晕、呼吸窘迫、发烧出汗、单眼短时间失明、眼睛有灼烧感以及肺栓塞等情况。

1.3 FDA 关于离心式血液成分分离设备召回情况

FDA 共发出 7 份召回报告，其中主要包括电源模块故障、气泡进入人体以及血小板采集效率低等情况。

1.4 其他

FDA 共收到 83 份其他报告，其中主要包括穿刺不当导致血浆去除失败、采集过程耗材破裂、耗材漏液导致采集失败以及操作者过早连接抗凝剂袋导致充液故障等情况。

2. CFDA 关于离心式血液成分分离设备不良事件报告情况

未检索到涉及该产品的不良事件报告。

（十三）产品说明书和标签要求

产品说明书一般包括使用说明书和技术说明书，两者可合并。说明书和标签应符合《医疗器械说明书和标签管理规定》及相关标准的规定。

1. 说明书的内容

使用说明书内容应包括产品名称、型号规格、主要结构及性能、预期用途、安装和调试、工作条件（包括环境温度）、使用方法、注意事项、保养和维护、故障排除、标签和包装标识、生产日期、生产许可证号（若有）、注册证/技术要求编号、生产企业名称、地址和联系方式。

技术说明书内容应包括概述、组成、原理、技术参数、规格型号、图示标记说明、系统配置、外形图、结构图、控制面板图，必要的电气原理图及表等。

1.1 产品名称、型号规格、主要结构、性能及预期用途

产品名称、型号规格、主要结构、性能及预期用途应与注册申请表内容一致。

1.2 安装和调试

应包括工作场所的选择，电源的选择，机器的布局，通电试验及性能调试部分，必要时，应有安装示意图。

1.3 使用方法

应包括控制部分的详细描述、操作的顺序和步骤、各功能的描述、对在控制面板上所出现的图形符号应有清楚的解释和说明。

1.4 注意事项

应在说明书中包括产品的注意事项。

1.5 维护和保养

说明书应该包括必要的维护及保养的内容，包括以下内容：

规定工作场所的温度和湿度，应与相关要求相一致。

规定产品的清洁方式及相关注意事项。

指定消毒时使用的消毒剂。

清扫和消毒后，室内充分换气后，再接通装置电源。如室内残留易燃性气体，通电时，有可能产生火灾和爆炸。

规定日检、周检和年检的内容。

说明机器停用 2 周以上时，进行预热的步骤（如适用）。

1.6 故障排除

说明书应该包括故障排除的内容，包括以下内容：规定设备维修的人员资质；给出使用中如果发现异常声响、操作失灵、设备损坏、发现空气提示等情况下的处理方式；规定机器的维修保证的时限以及规定什么情况下进行何种维修服务。

2. 标签和包装标识

说明书上应有相关标志的图示说明。

73 血液透析用制水设备注册技术审评指导原则

［血液透析用制水设备注册技术审查指导原则（2016 年修订版）］

本指导原则旨在指导注册申请人对血液透析用制水设备注册申报资料的准备及撰写，同时也为技术审评部门审评注册申报资料提供参考。

本指导原则是对血液透析用制水设备的一般要求，申请人应依据产品的具体特性确定其中内容是否适用，若不适用，需具体阐述理由及相应的科学依据，并依据产品的具体特性对注册申报资料的内容进行充实和细化。

本指导原则是供申请人和审查人员使用的指导文件，不涉及注册审批等行政事项，亦不作为法规强制执行，如有能够满足法规要求的其他方法，也可以采用，但应提供详细的研究资料和验证资料。应在遵循相关法规的前提下使用本指导原则。

本指导原则是在现行法规、标准体系及当前认知水平下制定的，随着法规、标准体系的不断完善和科学技术的不断发展，本指导原则相关内容也将适时进行调整。

一、适用范围

本指导原则适用于以市政饮用水为原水，以反渗透为

主要原理的，供医疗机构制备多床血液透析和相关治疗用水的水处理设备或供医疗机构急诊单床血液透析所需的水处理设备，涉及的水包括：粉末制备浓缩液用水、透析液制备用水、透析器复用用水。根据原国家食品药品监督管理局《关于纳米银妇用抗菌器等产品分类界定的通知》（国食药监械〔2004〕53号）规定，血液透析用制水设备为第二类体外循环及血液处理设备，管理类代号6845。

二、技术审查要点

（一）产品名称要求

血液透析用制水设备产品的命名应采用《医疗器械分类目录》或相关行业标准中的通用名称，或以产品结构和适用范围为依据命名。产品名称一般命名为"血液透析用制水设备"或"血液透析和相关治疗用水处理设备"。

若为了区分多床设备和单床设备，也可以在产品名称前增加定语，如"多床血液透析用制水设备"、"单床血液透析用制水设备"。

（二）产品的结构和组成

无论是多床或单床血液透析用制水设备，其规定的设备范围是从市政饮用水源进入设备的连接点到设备处理水使用点之间的所有装置、管路及配件。不包括浓缩液供液系统、透析液再生系统、透析液浓缩物、血液透析滤过系统、血液滤过系统、透析器复用系统及腹膜透析系统等。

整套设备由预处理系统、反渗透系统、后处理系统（可选择）、消毒系统（可选择消毒方式，但至少应采用一种消毒方式）、控制系统、各配置部件间的连接管路以及管路组成。虚线框表示该部分可选择设置（单床设备不含该部分）。各部分组成结构分别为：

预处理系统：整套设备的必配部分，根据原水水质情况确定。以市政（含自取）饮用水为原水［原水水质应符合《生活饮用水卫生标准》（GB 5749—2006）标准的要求］时，多床制水设备预处理系统包括多介质过滤器（罐式过滤器）、软水器、活性炭过滤器（炭吸附罐）、保安过滤器（滤芯式过滤器），当软水器和活性炭过滤器同时具备时，其相互位置可以调换。单床制水设备预处理系统包括颗粒过滤器、活性炭过滤器、软水器，一般采用一次性滤芯式产品。我国现有水厂通常采用氯气杀菌并按国家标准要求管网末梢含有一定的余氯量，原水中还存在不定量的有机物，因此必须设置活性炭过滤器；对于直接以市政饮用水为原水的反渗透膜法制水设备，在RO膜进水端前必须设置保安过滤器；市政饮用水的浊度通常会受到水厂原水、市政管网改造或检修的影响，还应选用多介质过滤器；高硬度水原地区需选择软水器并设置树脂再生装置，对寒冷地区根据原水水温可选择设置加热装置和温控器。

反渗透系统：制水设备的核心部分为反渗透/除盐装置。根据制水工艺需要，可在一级反渗透后选择增设二级反渗透装置，也可选择设置去离子装置；根据反渗透膜清洗消毒的需要，可以选择设置消毒液注入装置。

后处理系统：可根据供水工艺要求选择设置。由纯水箱、输送泵、紫外线杀菌装置和内毒素过滤器组成。

消毒系统：可选择配置部分，可根据对设备的消毒工艺要求选择化学消毒、臭氧消毒方式，也可直接选择物理消毒方式（紫外线杀菌或热消毒），不同的消毒方式可以组合使用。直接供水模式至少包含化学消毒、热消毒、臭氧消毒中的一种消毒方式；间接供水模式应增加紫外线杀菌方式。

运行控制系统：整套设备的必配部分。根据设备控制要求配置电子元器件。

连接管路和输送管路：整套设备的必配部分。包括水管、管件和阀门。

系统结构如图1所示。

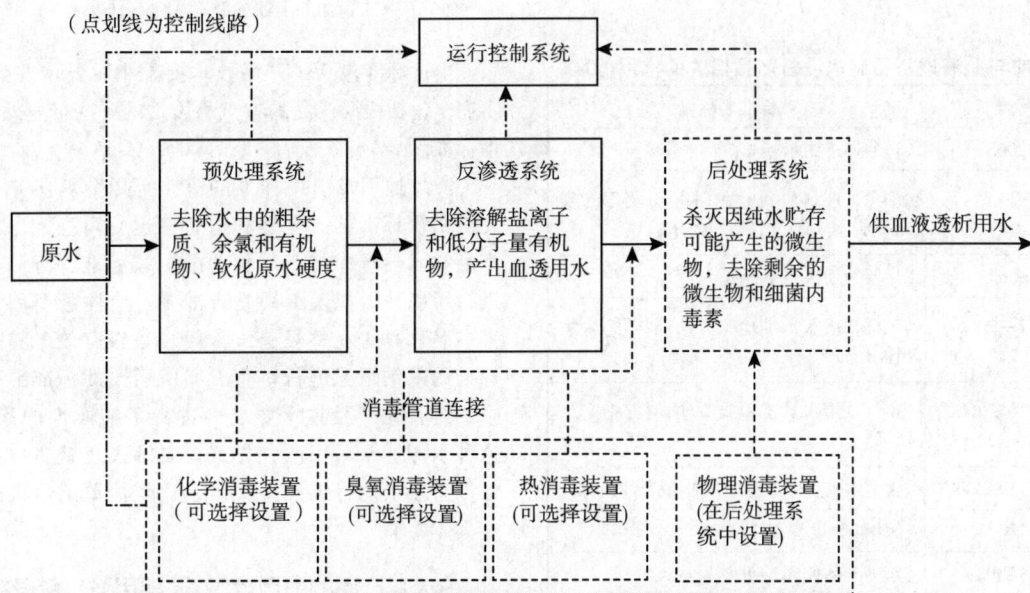

图1　设备组成结构及工作原理示意图

（三）产品工作原理/作用机理

以反渗透膜为基础，配备相应的动力源，在适宜的反渗透压力下经多层次过滤、去除离子和细菌，使其产品水质达到血透用水的标准。具体如下：

原水经适宜的预处理去除粗杂质、余氯和有机物、硬度，经反渗透系统去除溶解盐离子和低分子量有机物，生产出血液透析用水直接供使用；或在反渗透系统后选择设置后处理，通过物理或化学或物化法和内毒素过滤方式杀灭因纯水贮存可能产生的微生物和细菌内毒素，使终端水符合血液透析用水标准。通过定期清洗去除运行过程中产生的结垢和堵塞物；选择物理消毒、化学消毒、热消毒、臭氧消毒等一种或多种组合方式，去除设备运行中可能产生的微生物等。控制系统保障设备按设计要求运行。

因该产品为非直接治疗类医疗器械，故本指导原则不包含产品作用机理的内容。

（四）注册单元划分的原则和实例

如产品工作原理、基本结构、技术指标、预期用途符合以上描述的血液透析用制水设备产品，原则上可作为同一注册单元。

一级、二级血液透析用制水设备，可作为同一注册单元。

间接供水和直接供水只是供水的模式不同，设备的功能相同，可作为一个注册单元注册。

由于多床水处理设备和单床水处理设备在产品结构上有较大差异，并且预期用途也不一致，因此多床水处理设备和单床水处理设备应作为两个注册单元注册。

（五）产品适用的相关标准

目前与血液透析用制水设备产品相关的常用标准如表1所示：

表1　目前与血液透析用制水设备产品相关的常用标准

国家标准	标准名称
GB/T 191—2008	《包装储运图示标志》
GB 4793.1—2007	《测量、控制和实验室用电气设备的安全要求 第1部分：通用要求》
GB 5749—2006	《生活饮用水卫生标准》
GB/T 5750.2—2006	《生活饮用水标准检验方法 水样的采集与保存》
GB/T 5750.10—2006	《生活饮用水标准检验方法 消毒副产品指标》
GB/T 5750.11—2006	《生活饮用水标准检验方法 消毒剂指标》
GB 9706.1—2007	《医用电气设备 第1部分：安全通用要求》
GB/T 9969—2008	《工业产品使用说明书 总则》
GB/T 13074—2009	《血液净化术语》

续表

国家标准	标准名称
GB/T 14710—2009	《医用电器环境要求及试验方法》
GB/T 17219—1998	《生活饮用水输配水设备及防护材料的安全性评价标准》
GB/T 18268.1—2010	《测量、控制和实验室用的电设备电磁兼容性要求第1部分：通用要求》
GB/T 19104—2008	《过氧乙酸溶液》
GB/T 19249—2003	《反渗透水处理设备》
YY/T 0316—2008	《医疗器械 风险管理对医疗器械的应用》
YY/T 0466.1—2009	《医疗器械 用于医疗器械标签、标记和提供信息的符号 第1部分：通用要求》
YY 0505—2012	《医用电气设备 第1-2部分：安全通用标准 并列标准：电磁兼容 要求和试验》
YY 0572—2015	《血液透析和相关治疗用水》
YY/T 0708—2009	《医用电气设备 第1-4部分：安全通用要求 并列标准：可编程医用电气系统》
YY/T 0664—2008	《医疗器械软件 软件生存周期过程》
YY/T 0709—2009	《医用电气设备 第1-8部分 安全通用要求 并列标准：通用要求，医用电气设备和医用电气系统中报警系统的测试和指南》
YY 0793.1—2010	《血液透析和相关治疗用水处理设备技术要求 第1部分：用于多床透析》
YY 0793.2—2011	《血液透析和相关治疗用水处理设备技术要求 第2部分：用于单床透析》
YY/T 1269—2015	《血液透析和相关治疗用水处理设备常规控制要求》

注：正文中引用的上述标准以其标准号表述。

上述标准包括了产品技术要求中主要涉及到的标准；不完全包括根据产品的特点所引用的一些行业外标准或其他标准。

产品适用及引用标准的审查可以分两步来进行。首先对引用标准的齐全性和适宜性进行审查，也就是审查产品技术要求中与产品相关的国家标准、行业标准是否进行了引用，以及引用是否准确。应注意引用标准的编号、名称是否完整规范，年代号是否有效。其次对引用标准的采纳情况进行审查。即所引用的标准中的条款要求，是否在产品技术要求中进行了实质性的条款引用。这种引用通常采用两种方式，文字表述繁多内容复杂的可以直接引用标准及条文号，比较简单的也可以直接引述具体要求。

（六）产品的适用范围/预期用途、禁忌症

产品的适用范围应与申报产品的性能、功能相符，并

应与临床资料结论一致。

根据 YY 0793.1—2010 中的定义，多床血液透析用制水设备产品的适用范围一般可限定为：设备适用于供医疗机构制备多床血液透析和相关治疗用水，涉及的水包括：粉末制备浓缩液用水、透析液制备用水、透析器复用用水。

根据 YY 0793.2—2011 中的定义，单床血液透析用制水设备产品的适用范围一般可限定为：设备适用于供医疗机构急诊或家庭中制备单床血液透析和相关治疗用水，涉及的水包括：制备透析浓缩液用水、透析液制备用水、透析器复用用水。

血液透析用制水设备产品仅仅是用于临床辅助治疗的医疗器械产品，因此没有禁忌症的要求。

（七）产品的主要风险

1. 产品的主要风险分析及其评价：

血液透析用制水设备产品的风险管理报告应符合 YY/T 0316—2008 的有关要求，判断与产品有关的危害，估计和评价相关风险，控制这些风险并监视控制的有效性。

注册申请人应按照 YY/T 0316—2008 附录 C 的 34 条提示对血液透析用制水设备产品的安全特征进行判定，并按照 YY/T 0316—2008 附录 E 的提示，通过对产品的危害、可预见事件序列和危害处境进行全面分析和评价，并有针对性地实施降低风险的技术和管理方面的措施。

建议关注表 2 所列血液透析用制水设备产品的常见危害：

表 2 危害类型及形成因素

危害类型		形成因素
能量危害	电能	可触及金属部分、外壳等与带电部分绝缘/隔离不够，电介质强度不够，或没有保护接地或保护接地失效，或绝缘介质年久老化导致绝缘性能下降，可能对操作者造成电击危害
		产品外壳绝缘/隔离不够，可能引起过量漏电流伤害操作者
		突发性的停电会导致设备停止工作而终止向使用点提供纯水，或不正常的电源供给会使控制电路发生故障，最终导致用水点不能正常用水
	机械能	设备面、角、边粗糙，可对使用者或患者造成机械损伤
		因设备老化，外接管阀和容器最薄弱处可能会渗漏而影响设备正常供应纯水，使血透不能正常进行
生物学危害	产品生物不相容性	与处理水接触的部件材料不符合要求而引起产品水质量下降，导致对血透患者的危害
		错误使用与管路材质不兼容的消毒剂引发终端产品水质量下降，导致对血透患者的危害
		突发性原水水质改变或设备故障引起实际产品水质下降，可能会导致临床患者出现头晕、恶心、发热等血透综合征，对患者造成危害
	退化、降解	RO 膜、动力泵以及其他配件或耗材可能产生退化、降解，最终导致产品水的质量、数量均不能满足临床要求，从而对患者造成危害
环境危害	电磁干扰	对环境的电磁干扰超标，干扰其他设备正常工作
		抗电磁干扰能力差，特定环境工作不正常
	不适当的能量供应	供电电压不稳定，导致产品不能正常工作或损坏
		供电电压相序不正确，导致产品不能正常工作或损坏
	供水温度过低	RO 膜的处理水量与温度关系密切，即使最安全的设计，当原水温度低于 5℃ 时，因 RO 膜的通性也会使处理水量严重不足，导致血透患者不能进行正常透析
	供水温度过高	当原水温度过高，会引起 RO 膜元件及相关塑料材料部件损坏，导致产品不能正常工作或损坏
	气温过高	设备长期在气温 40℃ 以上的环境中工作，使电子元器件加速损坏，导致设备工作失常或停运
	环境潮湿	设备长期在相对湿度 80% 以上的环境中工作，使电子元器件因损坏而导致设备工作失常或停运
与医疗器械使用有关的危害	不适当的操作说明	未按说明书正确操作而使设备遭到损伤，导致设备不能正常提供透析用水
		不按说明书的要求进行正确的日常使用、维护和更换耗材，导致设备偏离正常使用状态
		未按规定条件使用设备，可能导致设备损坏或不能正常工作
	由不熟练的/未经培训的人员使用	由不熟练的/未经培训的人操作，造成设备运行错误，不能正常供应产品水质下降，最终使血透患者受到危害

危害类型		形成因素
信息危害	不适当的标记	设备外部和内部标记不全面、标记不正确或不能够清楚易认，以及标记不能够永久贴牢
	不适当的操作说明	对泵的启停和阀门的启闭操作规定不明晰易懂，导致错误操作
		设备使用环境条件规定不明确，或未按规定条件使用，导致设备损坏或不能正常工作
		未明确应更换的耗材及更换周期和更换方法，导致不能正常更换耗材，使产品水质水量水压不符合临床要求
		日常使用维护、校准规定不明确、不适当，导致设备偏离正常使用状态
	不适当的使用前检查规范	规定的使用前检查规范不适当，若在故障状态，设备接受错误指令时，很有可能会启动而损害设备的某些核心部件，最终导致不能生产合格的血透用水
	不正确的测量	不正确的测量会直接导致操作者对产品水质量的错判，最终输出不合格的产品水，使血透患者受到危害
人机工程	复杂的控制系统	设备提供的人、机交流的界面过于复杂，容易引起误操作而造成危害
		操作点布置不符合人体特征与常规习惯，容易导致使用者疲劳或误操作造成危害
功能失效老化	缺乏适当的终止寿命的规定	RO膜等易耗品需要定期更换，对这些易耗品不作明确的使用寿命规定，使用者因缺少易耗品寿命终止的依据而导致不能及时更换易耗品，极易引起产品水质下降
	不适当的维护	设备必须有适当的维护，如果不作适当的维护，造成老化和功能失效，导致产品水质下降，设备的寿命也会降低
	偏离校准	设备日常维护方法、校准周期和校准方法规定不明确，导致产品偏离正常工作状态
	储存不当	储存环境条件规定不明确，或未按规定条件储存，可能导致设备损坏或不能正常工作

（八）产品技术要求应包含的主要技术指标

血液透析用制水设备产品有直接对应的行业标准 YY 0793.1—2010、YY 0793.2—2011 和 YY 0572—2015，对设备本身和水质均明确了要求，不同企业的产品参数根据设计要求会有所区别，并可根据自身产品的技术特点制定性能指标要求。但不得低于相关强制性国家标准、行业标准的要求。如对行业标准中有部分条款不适用，企业应在标准编制说明中充分阐述不适用的原因，由技术审评人员结合产品实际综合评价。

制水设备的主要技术指标可分为有效性技术指标和安全性技术指标。根据制水设备的主要功能和预期用途，产品的有效性技术指标应包括：处理水质要求、处理水量、回收率、脱盐率等。安全性技术指标一般包括电气安全性能、电磁兼容性。

标准中规定的要求部分是否齐全，可以通过是否具有以下主要内容来进行审评：

1. 处理水质的要求

（1）微生物指标

水处理设备安装完成后，其处理水的菌落数和细菌内毒素应符合 YY 0572—2015 的要求。主循环回路内的取样点应设置在所有使用点之后，循环回路外的取样点（若有）可通过用水终端直接取样。

（2）化学污染物指标

水处理设备安装完成后，其处理水的化学污染物指标应符合 YY 0572—2015 的要求。

主循环回路内的取样点应设置在所有使用点之后，循环回路外的取样点（若有）可通过用水终端直接取样。

2. 水处理设备要求

（1）水处理设备总体

水处理设备各装置处于正常运行条件下，25℃时的终端实际处理水量不低于标称处理水量。

注：水温不在25℃时，可测试实际水温及实际处理水量，通过反渗透膜温度校正因子换算成25℃时的处理水量。

水处理设备应具备声光报警功能，报警声信号在3m范围内的声压级不低于65dB（A计权）。

水处理设备运行过程中管路及部件不得渗漏。

在保证处理水水质的前提下，水处理设备允许使用旁路阀，以保证装置故障时能持续供水，旁路阀及其他重要装置应有明确标识。

水处理设备应安装回流防护装置或采取措施防止对原水的污染。

（2）处理工艺要求

多床水处理设备按供水模式分为直接供水模式与间接供水模式。

直接供水模式时，水处理设备处理工艺部分应至少包含多介质过滤器（罐式过滤器）、软化器、活性炭过滤器（炭吸附罐）、保安过滤器（滤芯式过滤器）、反渗透装置、输送管路，包含化学消毒装置、热消毒装置、臭氧消毒装置中的至少一种。

间接供水模式时，应在直供模式的基础上增加纯水箱、紫外线消毒装置、内毒素过滤器。

单床水处理设备应采用直接供水模式，其处理工艺部分应包含颗粒过滤器、活性炭过滤器、软化器、反渗透装置、消毒装置等。其消毒装置应选用化学消毒装置，当制造商证明其制造的单床水处理设备能满足其他消毒方式时，技术审评人员应充分评价其证明资料。

（3）净化系统

净化系统主要包括罐式过滤器、滤芯式过滤器、软化器、炭吸附罐、温度调节装置（若有）、反渗透装置、去离子装置（若有）、有机物清除装置（若有）、化学—注入装置（若有）等。多床水处理设备其要求应执行 YY 0793.1—2010 中 5.3.4 的规定。但对于单床水处理设备应执行 YY 0793.2—2011 的规定（可参考 YY 0793.1—2010 中 5.3.4 的相关规定），对于单床的净化系统可分为预处理单元和除盐单元两大部分对水质和设备运行工况进行监测，不必按 YY 0793.1—2010 的规定进行每个组件监测。

其中对于回收率的规定，可参考 GB/T 19249 中的规定：

——日处理水量 ≤ 100m³ 的小型设备，原水回收率应 ≥30%；

——日处理水量：100～1000m³ 的中型设备，原水回收率应 ≥50%；

——日处理水量 ≥1000m³ 的大型设备，原水回收率应 ≥70%。

（4）存储与输送系统（适用于多床水处理设备）

存储与输送系统主要包括纯水箱（若有）、输送管路、紫外线消毒装置（若有）、内毒素过滤器（若有）等，其要求可参考 YY 0793.1—2010 中 5.3.5 的规定。

（5）消毒系统

消毒系统主要包括化学消毒装置（若有）、臭氧消毒装置（若有）、热消毒装置（若有）等，其要求可参考 YY 0793.1—2010 中 5.3.6 以及 YY 0793.2—2011 中 4.7 的规定。

其中，当用过氧乙酸（消毒液）作为消毒液时，测量其残留安全浓度的试验方法应参考 GB/T 19104—2008 中规定的方法进行。

（6）报警系统（如适用）

水处理设备如果有报警系统，则应符合 YY 0709—2009 的要求。

3. 材料要求

（1）水处理设备中与处理水接触的部件材料应符合 GB/T 17219 的要求。

（2）水处理设备中与处理水接触的部件材料应与加入的化学物质（含消毒剂、清洗剂等）不得发生化学或者物理反应。

4. 安装要求

（1）主机架安装牢固，总体布局合理，外观结构紧凑，各部件连接处光滑平整、严密。对于单床水处理设备应采用可靠的带刹车脚轮，防止设备意外移动。

（2）电气线路应与水路分开布置，采取有效措施防止液体进入电气线路。

（3）电器接插件应接触良好，操作盘、柜、机、泵等操作部件应有安全措施防止意外复位。

（4）操作控制面板的安装应以便于操作及降低误操作率为原则，各监测仪表朝向应便于用户观察?

（5）水处理设备装卸反渗透膜的一侧，应留有足够的空间（不小于膜元件长度 1.2 倍距离），以满足换膜、检修的要求。

（6）水处理设备应安装于室内，避免阳光直射，不能安置在多尘、高温、振动的地方，环境温度低于 4℃时，必须采取防冻措施。

（7）确保具备足够的空间以方便水处理设备的操作、部件的检修及水质的取样。

5. 环境试验要求

多床水处理设备应符合 GB/T 14710—2009 中的气候环境试验Ⅱ组、机械环境试验Ⅱ组的要求。

（1）根据 GB/T 14710—2009 中第 7 章 7.3 条规定，若整机试验不可行时，允许将设备分成几个部分进行试验，生产企业应规定对那些关键部件或部件进行试验。如可选择对控制柜进行贮存环境试验，若生产厂家认为有必要，也可增加水泵的贮存环境试验。

（2）根据 GB/T 14710—2009 中第 7 章 7.4 条规定。

单床水处理设备应符合 GB/T 14710—2009 中的规定要求：气候环境试验为Ⅰ组、机械环境试验为Ⅱ组、电源适应力试验依照 GB/T 14710—2009 中第 5 章的规定。

6. 电气安全要求

对于多床水处理设备的电气安全要求如下：

当通向患者的持续流通的液体管路为导电材料且在电气系统与患者之间无隔离措施时（制水设备的处理水直接进入透析机），水处理设备应符合 GB 9706.1—2007 的要求。当通向患者的持续流通的液体管路为非导电材料或在电气系统与患者之间采取了隔离措施时（制水设备的处理水未直接进入透析机），水处理设备可符合 GB 4793.1—2007 的要求。

对于单床水处理设备的电气安全应符合 GB 9706.1—2007 的要求。

7. 电磁兼容性

应根据水处理设备适用的电气安全标准区分对待。

当水处理设备适用 GB 9706.1—2007 的标准要求，其应符合 YY 0505—2012 标准的规定。

当水处理设备适用 GB 4793.1—2007 的标准要求，其应符合 GB 18268.1—2012 标准的规定。

（九）同一注册单元内注册检验代表产品确定原则和实例

同一注册单元内所检测的产品应当是能够代表本注册单元内其他产品安全性和有效性的典型产品。

原则上对于同一注册单元内多床水处理设备，一级、二级血液透析用制水设备，应分别选取典型型号进行注册检验，不能互相覆盖。无论是一级还是二级的多床水处理设备，间接供水模式、结构组成、功能等差异较大的型号应分别进行注册检验。

同一注册单元中，若性能安全指标不能互相覆盖，则典型产品应为多个型号。

（十）产品生产制造相关要求

1. 产品生产制造过程的工艺要求

血液透析用制水设备的产品组成不同，其生产工艺也不同。一般生产工艺流程如图2：

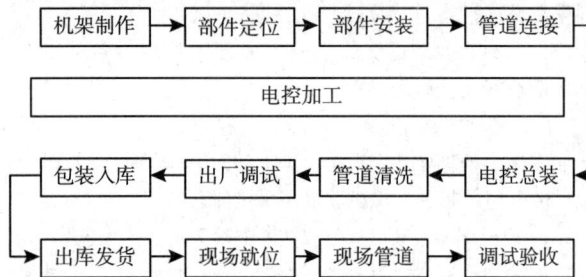

```
机架制作 → 部件定位 → 部件安装 → 管道连接
          ┌─────────────────────────────┐
          │          电控加工            │
          └─────────────────────────────┘
包装入库 ← 出厂调试 ← 管道清洗 ← 电控总装
出库发货 ← 现场就位 ← 现场管道 ← 调试验收
```

图2　生产工艺流程图

血液透析用制水设备生产流程中，关键工艺为管道清洗作业过程，管道连接作业时因剪切、存放等因素引起管道内壁产生油、尘、铁屑等污染物，导致产品的过滤元件的性能下降，甚至使用寿命缩短，影响处理水水质。特别是将不锈钢管道钝化作为清洗工序的一部分时，更应规定管道清洗的方法和清洗效果。

当管道连接作业过程中，管道材料采用的是不锈钢材质时，不锈钢管道的焊接应为特殊工艺过程。对于特殊过程的确认应从人、机、料、法、环等方面进行评价和确认，因人、机、料、法、环的不确定因素较多，审评时应关注特殊工艺过程的参数确认过程记录。

2. 产品生产制造过程的材料要求

血液透析用制水设备产品在生产时所使用的各个关键材料，必须与注册检验时报备的关键材料品牌与规格系列应保持一致。审评时应重点关注对水质有影响的涉水相关的材料以及影响电气安全的电气元器件。以下列举的材料仅为参考，审评时应根据申请者的实际产品组成进行评价：

（1）所有与处理水接触的部件材料：应符合 GB/T 17219 的要求，且与加入的化学物质（消毒剂、清洗剂）不得发生化学或物理反应。

（2）滤芯滤材类材料：应提供过滤精度、处理当量等完整性说明。

（3）变压器类：应提供绝缘等级、产品参数的说明资料以及安全资料。

（4）电气控制元件：应提供产品参数的说明资料以及安全资料。

（十一）产品的临床评价细化要求

根据《关于发布免于进行临床试验的第二类医疗器械目录的通告》（国家食品药品监督管理总局通告 2014 年第 12 号），"产品名称：血液透析反渗透纯水制水机，分类编码：6845"包含在免于进行临床试验的第二类医疗器械目录。同时根据《医疗器械临床评价技术指导原则》（国家食品药品

监督管理总局通告 2015 年第 14 号附件）的要求，对于列入《免于进行临床试验的医疗器械目录》（以下简称《目录》）产品的临床评价，注册申请人需将申报产品与《目录》所述内容进行对比以判定申报产品是否为列入《目录》产品。

列入《目录》产品是指与《目录》所述的产品名称、产品描述、预期用途具有等同性的产品。注册申请人对申报产品的相关信息与《目录》所述内容进行对比，论述其相同性和差异性。当二者的差异性对产品的安全有效性不产生影响时，认为二者具有等同性。

注册申请人需提交的临床评价资料为申报产品与《目录》产品的对比表及附件（格式见《医疗器械临床评价技术指导原则》附件1）。

可提交与已上市同类产品的对比说明，比对内容应包括但不限于：预期用途、结构组成、工作原理、技术指标、关键部件、其他功能等。证明二者具有等同性。

备注：核准产品适用范围，在不扩大 YY 0793.1—2010 或 YY 0793.2—2011 标准定义中所确定的适用范围的前提下，应基本与对比同类产品适用范围或临床评价结论一致。

（十二）产品的不良事件历史记录

企业在风险分析时应关注同品种医疗器械产品的不良事件历史记录。

根据国家食品药品监督管理局药品不良反应监测中心和浙江省医疗器械不良反应监测中心收集的医疗器械不良事件上报情况，近年来血液透析用制水设备发生（可疑）医疗器械不良事件的情况如下：

1. 涉及透析用制水设备9例，具体情况：1 例路途运输损坏触摸屏；1 例院方没有按说明书中规定的要求定期对产品进行消毒以致水质不符合要求；1 例产品设备变频器故障或操作不当导致所有血透机都报警低水压；1 例制水设备管路背压阀故障发生缺水报警；1 例水处理设备过滤、吸附、软化装置反冲泵和管路接口爆裂，导致整个水处理系统停止运作的严重事件，因医院水压不稳造成，降低水压，加固管路后运行正常；1 例玻璃钢桶与多路阀之间的连接变径材料老化及自来水水压波动引起的水锤效应导致螺纹损坏，引起的砂滤罐顶端喷水；1 例树脂自动头再生程序异常，不能自动往再生盐罐加水，须更换该树脂自动头；1 例排水阀堵塞；1 例流量表内长出绿色的藻类。

2. 涉及透析用制水设备可疑不良事件的案例

（1）血透室反渗透水水质中氯离子的含量不稳定。原因是更换旧的单级反渗透设备为"双级血透纯水设备"，改造后的水处理设备未考虑更换反渗透膜扩大出水量后但前期处理水装置（碳离子）未更换，过滤效能下降导致水中氯氨超标。

（2）透析用储液桶用过氧乙酸进行消毒时，由于清洗不充分过氧乙酸残留，造成20多人溶血症。

3. 国外产品的不良事件情况

查询美国食品药品管理局网站的相关情况，发现有 1 例涉及透析用水处理设备导致死亡的报告，主要是水被铂离子污染造成的；2 封安全警告信，一起涉及氯氨污染水

质，一起是透析器保存液叠氮钠可能造成水质污染。

（十三）产品说明书和标签要求

血液透析用制水设备产品的说明书、标签和包装标识应符合《医疗器械说明书和标签管理规定》（国家食品药品监督管理总局令第6号）、GB 9706.1—2007、YY 0466—2003和YY 0793.1—2010、YY 0793.2—2011中的相关要求。说明书、标签、包装标识的内容应当真实、完整、科学，并与产品特性相一致，文字内容必须使用中文，可以附加其他语种。说明书、标签、包装标识中的文字、符号、图形、表格、数据等应相互一致，并符合相关标准和规范要求。

血液透析用制水设备是血透机的配套设备，本身无特定的禁忌症，但设备能否正常运行对血透临床工作至关重要。为尽量避免因设备运行不正常而使血透患者受到损害，在设备使用时应特别注意：

1. 运行环境

（1）机房环境温度应保持在5℃～40℃之间。禁止长期在40℃以上环境中工作，以免因长期在高温环境中工作而导致电气元器件损坏。

（2）机房相对湿度应保持在30%～80%之间，以免因静电或潮湿而导致电气元器件损坏。

（3）电源电压的波动幅度不应超过±10%，以免因电压波动过大而导致电气元器件损坏。

（4）保持稳定的原水压力，避免因原水压力不足而使设备无法正常制水，导致不能正常供给血透用水。

（5）明确原水要求，注意原水水质监测，以免当原水水质突然改变时未及时处置而导致产品水质量突然下降。

（6）保持机房空气流通和清洁卫生，下水道排水应保持通畅。

（7）设备附近不应有电磁源，以免干扰控制系统正常工作而引起设备不能正常工作。

2. 安全运行

（1）按规定配备专业工程技术人员，指定专人负责设备运行操作，并按要求记录运行参数，发现问题及时处理。

（2）设备操作人员必须由经过培训并确认具备独立操作能力。未经培训的人员不得擅自操作设备。

（3）开机前必须首先确认各阀门处于相应的正确位置，避免因阀门位置不正确而导致无法正常供应产品水。

（4）开机前应确认仪表指示正常，以免因错误指示而输出不达标产品水。

（5）设备自动运行时，操作人员应定时巡查机房，查看设备运行情况，发现问题及时处理。

（6）保持报警器及线路完好，遇设备报警时及时通知医护人员作出紧急处置，专业技术人员及时排除故障。

（7）做好水质监控，定时检测水质，遇水质不达标应及时进行分析并作出处置。

3. 正确操作和维护

（1）按说明书正确操作。

（2）做好日常维护保养，定时冲洗和反冲洗，定时清洗和消毒。

（3）应以正确的方法做好消毒，消毒后必须确认水质安全，未经确认水质安全时不得用于血透。

（4）按耗材使用期限及时更换耗材，以免因耗材超期使用而导致产品水质量下降。

（5）对于直接供水设备，因可能缺少相关配件不能作为间接供水设备来使用。对于间接供水设备，应关注水质二次污染。

血液透析用制水设备的清洗、消毒、灭菌和定期维护需要根据各个医院的实际情况和厂家的建议执行。

4. 说明书的内容

产品说明书一般包括使用说明书和技术说明书。使用说明书应包含下列主要内容：

（1）产品名称、型号、规格；

（2）生产企业名称、注册地址、联系方式、生产许可证编号或者生产备案凭证编号及售后服务单位；

（3）生产许可证编号，委托生产的还应当标注受托企业的名称、住所、生产地址；

（4）医疗器械注册证编号；

（5）产品技术要求编号；

（6）产品主要性能参数、结构组成、适用范围；

（7）注意事项以及其他警示、提示的内容；

（8）对医疗器械标签所用的图形、符号、缩写等内容的解释，如：所有的电击防护分类、警告性说明和警告性符号的解释；

（9）产品安装和使用说明；

（11）产品维护和保养方法，产品运输、贮存条件、方法、限制条件；

（12）产品生产日期，使用期限或失效日期、保修期限；

（13）设备校准周期、校准方法和校准设备的精度要求；

（14）熔断器和其他部件的更换；

（15）明确废物、残渣、失效的设备附件等的处理方法；

（16）运输和贮存限制条件；

（17）电路图、元器件清单等；

（18）电磁兼容性专门提示，以及便携式和移动式射频通信设备可能影响设备的说明；

（19）说明书编制日期；

（20）标准中规定的应当在说明书中标明的其他内容。

根据血液透析用制水设备产品的特性和临床使用方式，使用说明书中还应包含下列内容：

临床使用该设备的针对性注意事项、临床对水质的定期监测要求、简易故障的分析和排除方法、定期清洗消毒的要求和方法、耗材更换周期和更换方法、使用和维护不当的风险。

备注：YY 0793.1—2010标准9.3贮存要求"包装后的水处理设备应贮存在环境温度 -10℃～ +40℃"，由于我国北方冬季温度较低，贮存的条件相对严酷，因此生产企业可以对反渗透膜、树脂等对贮存环境有特殊要求的部件，予以规定说明。如将反渗透膜取出单独包装并注入防冻液等。

技术说明书内容：

一般包括概述、组成、原理、技术参数、规格型号、图示标记说明、系统配置、外形图、结构图、控制面板图、按键的型式及显示方式，必要的电气原理图及表、设备操作说明等。

还应包括设备符合 YY 0505—2012、GB 18268.1—2010 电磁兼容性的相关情况的说明：列出符合电磁兼容标准要求的电缆、电缆最大长度（若适用）、换能器等信息；警示使用制造商上述规定外部件对设备造成的影响；警示该设备与其他设备接近或叠放时是否影响设备正常运行；规定该设备的使用电磁环境参数表（包括电磁发射和电磁抗扰度）；该设备与移动射频通信设备间的推荐距离参数表。

使用说明书和技术说明书可以合并成一本使用说明书。

5. 标签和包装标识

至少应包括以下信息：

（1）产品名称、型号、规格；

（2）注册人的名称、住所、联系方式，进口医疗器械还应当载明代理人的名称、住所及联系方式；

（3）医疗器械注册证编号

（4）生产企业名称、住所、生产地址、联系方式及生产许可证编号，委托生产的还应当标出受托企业的名称、住所、生产地址、生产许可证编号；

（5）生产日期、使用期限或者失效日期；

（6）电源连接条件、额定功率、额定处理水量；

（7）根据产品特性应当标注的图形、符号以及其他相关内容；

（8）必要的警示、注意事项；

（9）特殊储存、操作条件或者说明；

（10）使用中对环境有破坏或者负面影响的医疗器械，其标签应当包含警示标志或者中文警示说明。

医疗器械标签因位置或者大小受限而无法全部标明上述内容的，至少应当标注产品名称、型号、规格、生产日期和使用期限或者失效日期，并在标签中明确"其他内容详见说明书"。

（十四）产品的研究要求

1. 产品性能研究

应当提供产品性能研究资料以及产品技术要求的研究和编制说明，包括功能性、安全性指标（如电气安全与电磁兼容、辐射安全）以及与质量控制相关的其他指标的确定依据，所采用的标准或方法、采用的原因及理论基础。

2. 灭菌/消毒工艺研究

血液透析用制水设备产品消毒工艺，目前多床水处理设备一般采用化学消毒和热消毒两种形式，单床水处理设备一般采用化学消毒方式。消毒效果以处理水水质指标为判定依据，要求：

细菌数 ≤ 100 cfu/ml；采样部位为反渗水输水管路的末端。

内毒素 ≤ 0.25 EU/ml；采样部位为反渗水输水管路的末端。

采用化学消毒时，消毒剂应选用消字号的消毒剂，如过氧乙酸消毒剂，其消毒液配制浓度为 0.3% ~ 0.5%。设备消毒后，取水使用前必须对水箱和管路内残留液进行检

测，要求消毒残留液：过氧乙酸 <1 mg/L。

采用热消毒时，应关注消毒的热量，加热器应能提供被消毒区域内水温高于 80℃ 并维持 20min 以上所需的热量。

3. 产品有效期研究

血液透析用制水设备由众多不同性质的部件或材料组成，影响处理水水质的部件或材料一般均为耗材，使用寿命从三个月至两年。表 3 为主要耗材列表示例：

表 3　耗材示例表

材料名称	更换周期	技术要求
石英砂	一般每年更换 1 次	清洗后出水浊度恢复 <1 度
活性炭	建议每年更换 1 次	余氯 <0.5mg/L
软化树脂	每 1 ~ 2 年更换 1 次	硬度 ≤17ppm
保安滤芯	一般 2 个月更换 1 次	
反渗透膜元件	每 2 ~ 3 年更换 1 次	脱盐率 >96%
紫外线灯管	一般每年更换 1 次	
内毒素滤芯	一般每年更换 1 ~ 2 次	

对于血液透析用制水设备运行工况来说，决定其产品有效期主要应从高压泵、管材、容器等使用寿命或材料的老化周期进行判断。不同材质的管材、容器的老化周期也不一致。申请者应提供相关材料或部件的老化证明资料，一般在现阶段根据出力、运行效率和运行环境的条件下，高压泵应不小于 5 年的使用寿命、管材类应不小于 10 年的使用寿命、容器类应不小于 3 年的使用寿命。评审时应根据材料材质进行评价。

4. 产品包装研究

血液透析用制水设备的产品体积较大、质量较重，且需要长途运输，因此应关注其包装强度和包装标识耐久性的要求。

包装标识内容应符合《医疗器械说明书和标签管理规定》（国家食品药品监督管理总局令第 6 号）的要求

5. 软件要求

随着工控技术不断创新，软件也成为血液透析用制水设备产品的组成一部分，其软件一般为控制型软件。

血液透析用制水设备的软件要求应符合《医疗器械软件 软件生存周期过程》（YY/T 0664—2008）、《医用电气设备 第 1-4 部分：安全通用要求 并列标准：可编程医用电气系统》（YY/T 0708—2009）、《医疗器械软件注册技术审查指导原则》的相关要求。

三、审查关注点

（一）应关注注册单元中，各个型号产品的工作原理、基本结构组成、技术指标、适用范围，同一注册单元产品的以上项目应基本相同。

（二）应关注产品技术要求中，是否执行了 YY 0793.1—2010、YY 0793.2—2011 和 YY 0572—2015 标准中

的全部适用项目；对行业标准中的不适用项目是否在进行了明确，不适用理由是否充分。

（三）产品的结构组成是否与产品类型相对应，是否有必备组件未覆盖；是否明确了与处理水接触的所有部件原材料及要求。

产品结构组成可有多种描述，从水处理工艺流程上表述，设备主要包括预处理系统、反渗透/除盐系统和可选择增设的后处理系统。具体结构组成一般应包括：

1. 预处理系统。以市政饮用水为原水时，包括多介质过滤器，软化器，活性炭过滤器，保安过滤器；

2. 反渗透/除盐系统。包括一级反渗透器（一级 RO 泵和 RO 膜组件），二级除盐器（二级 RO 泵和 RO 膜组件或二级离子交换器）（注：二级除盐器为可选择设置，二级和一级没有本质区别，只是根据原水水质将一级反渗透产水再作了一次除盐）；

3. 后处理系统（采用直接供水模式时不设后处理系统）。包括纯水箱，紫外线杀菌器，内毒素过滤器，纯水输送泵；纯水输送管路；

4. 清洗消毒系统。包括化学消毒（含消毒剂消毒和臭氧消毒二种方式）和物理消毒（紫外线消毒和热消毒二种方式），可采用四种消毒方式中的一种或多种组合方式；控制系统（控制设备）；

5. 检测仪表。

（四）应关注注册检验报告是否覆盖所有性能要求的检验，覆盖的性能指标是否为最高要求；注册检验报告所附照片中的产品结构组成、标识标签等信息，是否与其他申报资料描述相同。

（五）应关注临床评价资料中，对比产品与申报产品在工作原理、性能指标、预期用途是否实质性等同。性能指标存在差异的，应对是否会带来新的风险及影响预期应用做出评价。

（六）应关注产品使用说明书适用范围是否与临床结论一致，不能宣称临床试验结论以外的其他的预期用途，也不能对临床试验结论进行扩大或改变；说明书中应明确设备耗材及组件的维护频次及使用期限；说明书中所描述的产品功能应与标准性能相对应；应明确产品配套使用产品的要求，包括取得医疗器械注册证、具体型号规格等。

（七）必要时，可以要求企业提供整体设备系统说明，如：

1. 系统各组件之间的联系（图3）、工作流程图（图4）、液体路径；

2. 系统各组件的相关特定要求，包括：

2.1 反渗透（RO，reverse osmosis）装置/系统

2.1.1 提供 RO 系统示意图（图5），包括所有阀门的位置以及所有压力、温度、传导性/总溶解固体（TDS）和流量传感器。为了获得准确度，传导性/TDS 仪表应可进行温度补偿。

2.1.2 识别所有水接触材料，从而将其与接触给水和产品水的材料分离。

一套血液透析用制水设备，从原水入口起至产品水输向使用点止，与给水接触的材料有原水箱、原水增压泵、机械滤器及其内容物、软水器及其内容物、碳滤器及其内容物、保安滤器及其过滤芯、反渗透高压泵的泵体、配套预处理的压力表、流量计、压力保护器、电导率仪传感器以

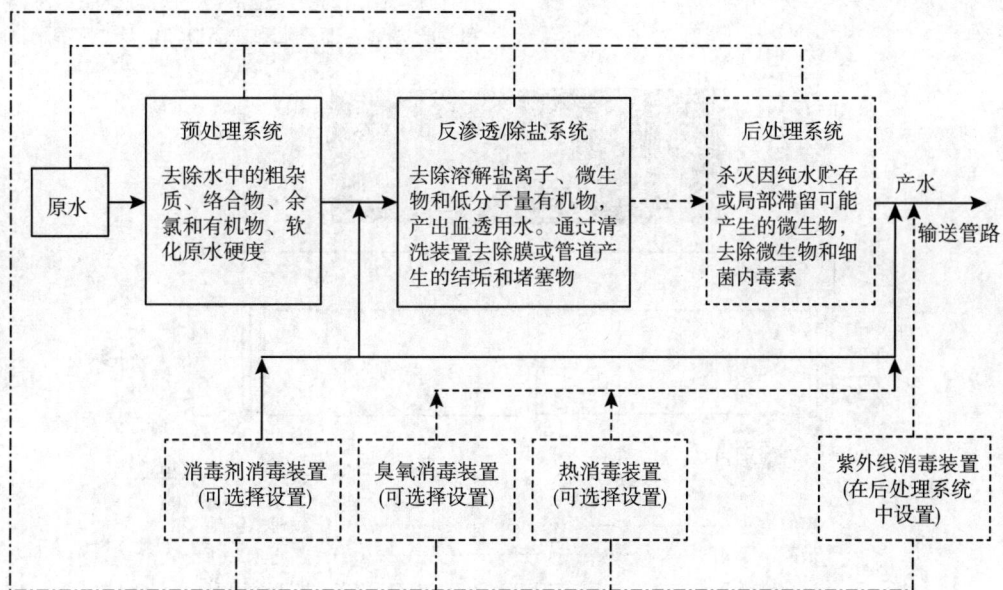

图3 设备基本构成框图

注：① 虚线框内为可选择装置，点划线为设备控制网络。
　　② 采用直接供水模式时不设后处理系统。
　　③ 设备至少采用一种消毒方式。

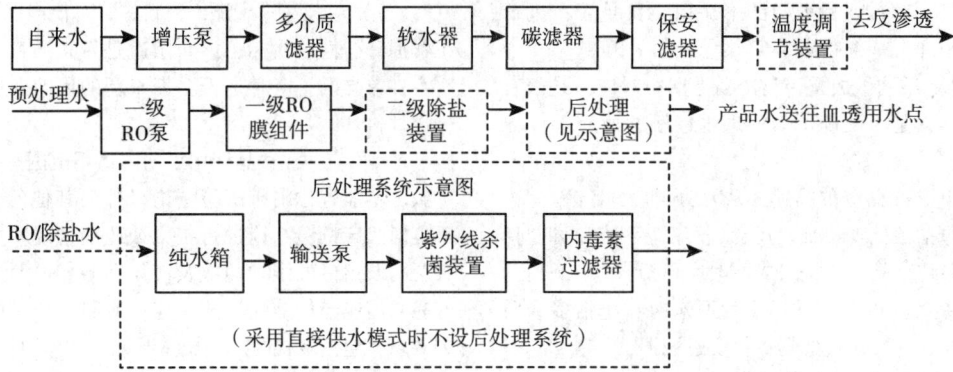

图4 水处理流程示意图（箭头方向表示被处理水的流向）

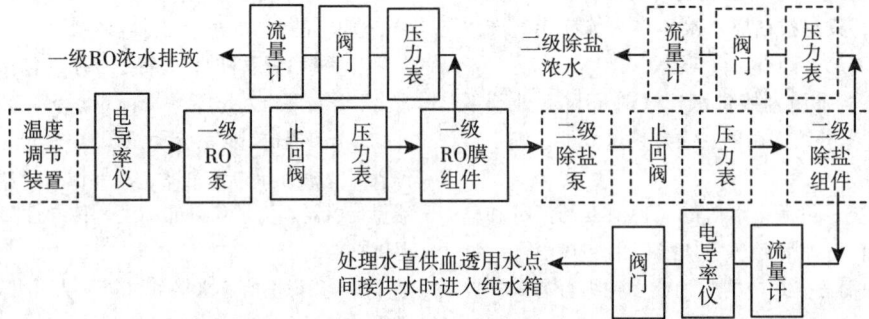

图5 RO系统示意图

及原水入水口后至RO膜进水口前的管阀件；与产品水接触的材料有RO膜、产品水箱、产品水输送泵泵体、用于后处理的直通在线臭氧杀菌器过流管、UV杀菌器过流管、细菌内毒素过滤器及其滤膜、配套后处理的压力表、流量计、电导率仪传感器以及RO膜产品水出口至产品水输向末端使用点止的管阀件。

2.1.3 提供所用滤膜的完整说明，包括物理设计和结构材料。建议提供折叠膜滤芯的示意图，并根据建议的温度范围，提供渗透流速范围的示意图（图6）。

2.2 去离子（DI）装置/系统

提供器械说明，包括该系统的一般示意图、所有尺寸和供给容量（即给水和产品流速以及特定溶解物减少的范围）

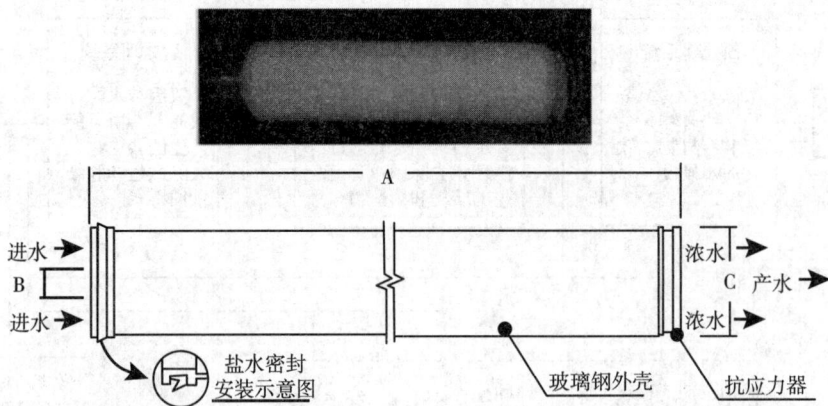

膜的类型··聚酰胺复合膜
最高运行温度···45℃(113℉)
最高运行压力···600psi(41bar)
最大压差··15psi(1.0bar)
连续运行pH范围[a]·································2–11
短时清洗pH范围（30分钟）[b]···············1–12
最大给水流量··85gpm(19m³/h)[c]

图6 8英寸陶氏反渗透折叠膜滤芯示意图及最大运行参数

以及树脂特性（包括质量）等。

经典的去离子装置是混床树脂型（DI）。DI是通常用于一级反渗透产水的进一步去离子。为同面积下容积最大化，装置通常做成圆罐形式，经深度处理后的混床树脂填装于罐内。常用混床树脂的湿真密度（20℃）约为1.09，湿视密度约为0.75，最高允许温度OH型40℃、CL型80℃，适用pH值范围1~14，交换容量约为500毫克当量/升树脂，若一级反渗透产水的电导率值在ρ≤10μS/cm时，通常每升电子级混床树脂可深度处理200升产品水，在水温25℃~35℃间，控制DI的允许流速在15~60m/h较为合适。

2.3 软水器

提供器械说明，包括容量（即给水和产品流速）、所处理的给水硬度范围以及所有水接触材料的标识等。

软水器的内置物主要是阳离子交换树脂，经典型号为001×7，常温下工作交换容量800~1000毫克当量/升树脂，运行流速控制在15~25米/时较适宜，通常用NaCl做再生剂；软水器的树脂量定值时，给水硬度与单位容积树脂处理有效水量成反比。

2.4 碳过滤罐

提供器械说明，包括树脂床容积、最大流速、空罐接触时间（EBCT）以及所有水接触材料的标识等。

碳过滤罐主要起去除原水中的余氯及其他对RO膜起致命损害作用的强氧化剂，以保障RO膜正常运行。活性炭吸附余氯主要是以化学置换反应为主，该反应在常温状态下即可瞬间完成。因此，衡量碳过滤罐的效果本质上只和活性炭的内在质量（即碘值）、有效孔隙率、有效比表面积直接有关，流速和空罐接触时间是间接反应效果的指标，如低流速和空罐接触时间只能反映罐中原水与活性炭表面接触的概率和接触的时间会增加，但对已失效的活性炭而言，它所提供的表面积再大，原水与其接触再多的时间都是不会起任何过滤效果的。

2.5 沉积物过滤器和筒式过滤器

提供器械说明，包括供应所有装置的尺寸、过滤容量、流速和预期压降，识别所有水接触材料等。

机械过滤器主要是物理性质的过滤。作为物理法过滤，有效滤料的粒径和滤器所设计的滤过流速至关重要，在包括原水质量、水温水压等外界条件定值时，过滤效果与有效滤料的粒径和滤器所设计的滤过流速成反比，即有效滤料的粒径和滤过流速越小，则过滤效果越好。

2.6 超滤器

提供该器械的物理说明，包括流速、预期压降和结构材料。提供折叠膜滤芯的示意图。说明可能与该组件一起安装的任何监测器或报警装置等。

超滤器由超滤膜和外壳组合而成，核心是超滤膜。超滤（UF）介于纳滤（NF）和微滤（MF）之间，其规格型号通常采用截留分子量划分，可过滤20~1000埃（大于0.1微米）；按结构形式分超滤器有中空纤维式、管式和平板式等，血液透析用制水设备中多用中空纤维式超滤器（所谓的人工肾就是由超滤膜做成的一种超滤器）。超滤膜的负载流速和压力与其截留分子量和结构形式有密切关系，透通压通常在1~4 bar。折叠膜滤芯通常是微孔滤膜，微孔滤膜的规格通常是以孔径的大小区分，通常是在0.1~1微米之间。

2.7 紫外（UV）消毒装置

提供器械说明，该说明包括结构材料、推荐的给水流速、UV强度和UV消毒的有效性。应包括器械示意图。说明使用的所有监测器、报警装置或控制系统，以检测指示灯辐射能量输出的损耗等。

紫外线（UV）消毒装置是物理法消毒的装置，用于产品水箱中的血液透析用水向血液透机输送过程中对临床用水的杀菌。UV灯的辐射强度和消毒的有效性见YY 0793.1—2010相关规定。需要说明的是在YY 0793.1—2010相关规定条件定值时，消毒效果与UV消毒装置内产品水受辐射的过流厚度成反比，与受辐射的过流时间成正比。

2.8 储水罐

提供器械说明，该说明包括储水罐尺寸以及任何级别控制器和空气过滤器的说明等。

储水罐是储存反渗透制水设备所制产品水的罐。设置该罐的最大作用是可以极大地降低反渗透水机的工作负荷，同时也可保障遇反渗透制水主机突发性故障时，在一定时间内使临床透析继续进行。为最大限度避免储水罐可能产生的二次污染，首先应重视内置水与外界空气除菌隔离，通常在顶部布置空气过滤器，滤膜精度0.22~0.45μm；再是将内部进水口设置于储水罐顶部，出水口与储水罐锅底型顶部近90°并布置万向喷淋洗球和水流转向导管，以便在进水的同时完成对储水罐顶盖壁面滞留雾水的冲刷，避免滋生细菌。为便于储水罐的人工清洗消毒，顶部应设置不小于Φ350的清洗人孔；排污阀应设置于锅底型或锥底型底部正中最低点处。纯水箱及其配套管阀件通常采用不锈钢材质或其他卫生级材料，当采用不锈钢材质时，材质要求不低于304；当采用其他卫生级材料时，材料要求符合相关卫生标准。

2.9 辅助组件

辅助组件包括管路、阀门、配件、量规、传感器、仪表、监测器、检测器和液泵。应提供每个组件的以下信息：

2.9.1 规定结构材料。如果在产品水管线上安装辅助组件（在RO或DI后），应提供浸滤试验的结果，以便采用适当的化学分析识别并描述接触产品水的任何材料中的析出物的特征。

2.9.2 确保所有传感器、仪表、监测器、量规和检测器的准确性。

2.9.3 如果传感器采用软件，应提供相关信息。

2.9.4 说明所有相关报警或监测系统。

血液透析用制水设备注册技术审查指导原则修订说明

一、指导原则修订的背景和目的

（一）修订背景

随着新的《医疗器械监督管理条例》及配套法规的发布和实施，以及与此类产品相关的国家标准、行业标准的修订改版和相关新标准的发布，同时按照国家总局要求，需要对本指导原则进行修订。

（二）修订目的

1. 本指导原则修订的目的是为了能够满足新法规、新标准的要求，并用于指导和规范血液透析用制水设备产品注册申报过程中审查人员对注册材料的技术审评。

2. 本指导原则旨在让初次接触该类产品的注册审查人员对产品机理、结构、主要性能、预期用途等各个方面有个基本了解，同时让技术审查人员在产品注册技术审评时把握基本的要求尺度，以确保产品的安全、有效。

3. 本指导原则中的多床血液透析用制水设备根据《血液透析和相关治疗用水处理设备技术要求 第 1 部分：用于多床透析》（YY 0793.1—2010）标准中定义的多床血液透析用制水设备，即供医疗机构中多床血液透析所需的水处理设备。

本指导原则中的单床血液透析用制水设备根据《血液透析和相关治疗用水处理设备技术要求 第 1 部分：用于单床透析》（YY 0793.2—2011）标准中定义的单床血液透析用制水设备，即供医疗机构包急诊血液透析所需的水处理设备。

4. 本指导原则中的术语、定义采用 YY 0793.1—2010、YY 0793.2—2011、YY 0572—2015 标准的术语和定义。

二、指导原则修订的依据

（一）《医疗器械监督管理条例》（国务院令第 650 号）；

（二）《医疗器械注册管理办法》（国家食品药品监督管理总局令第 4 号）；

（三）《医疗器械说明书和标签管理规定》（国家食品药品监督管理总局令第 6 号）；

（四）关于发布医疗器械产品技术要求编写指导原则的通告（国家食品药品监督管理总局通告 2014 年第 9 号）；

（五）关于发布免于进行临床试验的第二类医疗器械目录的通告（国家食品药品监督管理总局通告 2014 年第 12 号）；

（六）《医疗器械临床评价技术指导原则》（国家食品药品监督管理总局通告 2015 年第 14 号附件）；

（七）关于公布医疗器械注册申报资料要求和批准证明文件格式的公告（国家食品药品监督管理总局公告 2014 年第 43 号）；

（八）《医疗器械软件注册技术审查指导原则》（国家食品药品监督管理总局通告 2015 年第 50 号）；

（九）国家食品药品监督管理部门发布的其他规范性文件；

（十）现行的国家标准和行业标准。

三、指导原则主要修订内容

（一）血液透析用制水设备包括多床、单床血液透析水处理设备，此次修订增加了单床血液透析水处理设备的相关内容。

（二）根据血液透析用制水设备产品标准的变化，在产品的适用标准中增加了《血液透析和相关治疗用水处理设备技术要求 第 1 部分：用于单床透析》（YY 0793.2—201）、《医用电气设备 第 1-2 部分：安全通用要求 并列标准：电磁兼容 要求和试验》（YY 0505—2012）、《测量、控制和实验室用的电设备电磁兼容性要求 第 1 部分：通用要求》（GB/T 18268.1—2011）、《血液净化术语》（GB/T 13074—2009）、《反渗透水处理设备》（GB/T 19249—2003）、《血液透析和相关治疗用水》（YY 0572—2015）、《医用电气设备 第 1-4 部分：安全通用要求 并列标准：可编程医用电气系统》（YY/T 0708—2009）、《医用电气设备 第 1-8 部分安全通用要求 并列标准：通用要求，医用电气设备和医用电气系统中报警系统的测试和指南》（YY/T 0709—2009）、《血液透析和相关治疗用水处理设备常规控制要求》（YY/T 1269—2015）。

（三）产品的主要风险及研究中新增能量供应、供水温度过高的危害及形成因素。

（四）产品的主要技术指标中，多床、单床血液透析用制水设备性能要求的差异部分进行了单独编制，同时按照 YY 0505—2012、GB/T 18268.1—2010 的要求增加了电磁兼容性能的要求，删除了出厂检验、安装检验和型式检验；删除了电气安全部分的附录 A 编写示例。

（五）产品研究资料中"灭菌/消毒工艺研究"的指标"细菌数、内毒素"所参照的标准 YY 0572—2015 将于 2017 年 1 月 1 日正式实施，应与新标准一致。

（六）根据多床血液透析用制水设备产品的结构特点，一级血液透析用制水设备的水质风险高于二级血液透析用制水设备，而二级血液透析用制水设备在电气安全上的风险高于一级血液透析用制水设备，建议分别选取典型型号进行注册检验，且无论是一级还是二级的多床水处理设备，应选择间接供水模式、结构最复杂、功能最多的型号作为典型型号进行注册检验，对于单床水处理设备，建议选择至少能满足单台血液透析机最低用水需求的型号作为典型型号进行注册检验。

（七）说明书根据 YY 0505—2012、GB 18268.1—2010 的要求增加了电磁兼容提示信息要求。

（八）产品的不良事件历史记录主要通过浙江省医疗器械不良事件监测机构查询和了解。

四、审校意见采纳情况

（一）采纳情况

本指导原则的审校单位提出"第（七）项分成两项：（七）产品的主要风险，（十四）产品的研究要求"、"将各流程图、树状图、程序图等图片组合成整体图片"、"指导原则适用范围描述中加入以反渗透为主要原理的…"、"市政自来水、市政饮用水统一用词"、"审校关注点中的英文缩写统一"、"对于供水模式差别大、结构差别大、功能差别大的型号应作为不同的典型型号进行注册检验"、"说明书加入对直接供水及间接供水的注意事项"、"结构与组成中的预处理系统中增加差异性的描述"、"同一注册单元内注册检验代表产品确定原则和实例中，应对电磁兼容检测单元评价问题予以明确"的建议，均予以采用。

（二）未采纳情况

1. 本指导原则的审校单位提出"适用范围是否有家庭中单床水处理设备"的问题。尽管目前未批准过家庭中单床水处理设备，但根据 YY 0793.2—2011 中的定义，单床血液透析用制水设备产品的适用范围一般可限定为："设备适用于供医疗机构急诊或家庭中制备单床血液透析和相关治疗用水"，故该适用范围未作修改。

2. 本指导原则的审校单位提出"适用范围前的那段话应使用最新版本"、"审校关注点"中的"设备基本构成框图的消毒装置运行线条与第一部分产品结构组成图进一步区分描述或统一"的建议，最后修订报送稿中已使用最新版本，实施了统一描述。

五、指导原则修订人员

本指导原则修订人员由浙江省医疗器械技术审评人员、行政审批人员、检验和临床专家、产品专业厂家代表等共同组成，起草过程中广泛征求了国家食品药品监督管理总局医疗器械技术审评中心、相关省食品药品监督管理局、有关医疗器械生产企业和临床使用单位的意见，以充分利用各方面的信息和资源，综合考虑指导原则中各个方面的内容，尽量保证指导原则的可操作性和指导性。

74　腹膜透析机注册技术审评指导原则

（腹膜透析机注册技术审查指导原则）

本指导原则旨在指导注册申请人对腹膜透析机注册申报资料的准备及撰写，同时也为技术审评部门审评注册申报资料提供参考。

本指导原则是对腹膜透析机的一般要求，申请人应依据产品的具体特性确定其中内容是否适用，若不适用，需具体阐述理由及相应的科学依据，并依据产品的具体特性对注册申报资料的内容进行充实和细化。

本指导原则是供申请人和审查人员使用的指导文件，不涉及注册审批等行政事项，亦不作为法规强制执行，如有能够满足法规要求的其他方法，也可以采用，但应提供详细的研究资料和验证资料。应在遵循相关法规的前提下使用本指导原则。

本指导原则是在现行法规、标准体系及当前认知水平下制定的，随着法规、标准体系的不断完善和科学技术的不断发展，本指导原则相关内容也将适时进行调整。

一、适用范围

本指导原则所称的腹膜透析机产品，是指"将透析液灌入患者的腹腔，利用腹膜完成透析，随后再把液体引出腹腔的过程所使用的医用电气设备"。

本指导原则的适用范围：《医疗器械分类目录》中体外循环及血液处理设备仪器—腹膜透析设备及器具—腹膜透析机，该产品管理类代号为6845。

二、技术审查要点

（一）产品名称要求

腹膜透析机产品名称应采用《医疗器械分类目录》中的通用名称。

产品名称举例：腹膜透析机、便携式腹膜透析机。

（二）产品的结构和组成

腹膜透析机一般由主机、控制单元、加热器等组成。

结构主要有以下两类：动力式腹膜透析机、重力式腹膜透析机。

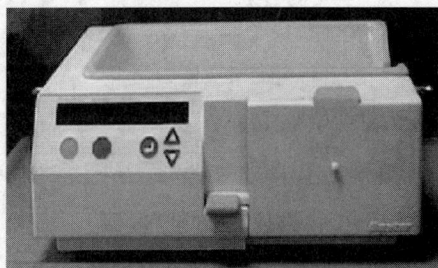

动力式腹膜透析机

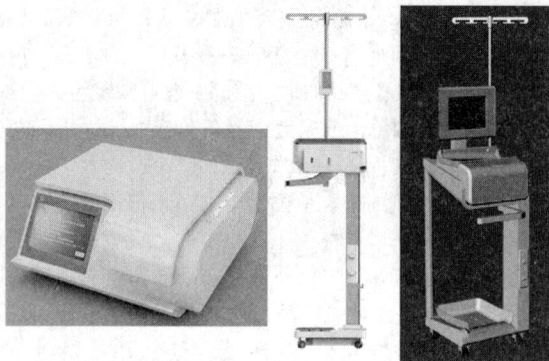

重力式腹膜透析机

（三）产品工作原理

腹膜透析机完成透析治疗过程主要分为二种方式：动力方式和重力方式。

1. 动力方式

利用动力方法，将腹膜透析液输送到腹膜透析机，经过腹膜透析机加热输送到患者腹腔，经留腹透析交换后引流到废液装置内的方式。（透析液袋可平放，高度无要求）

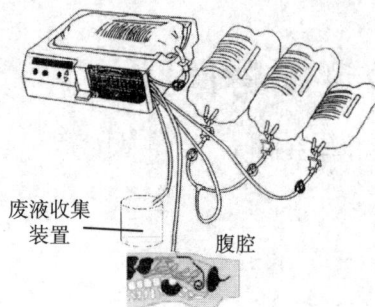

2. 重力方式

利用重力方法，液体由高向低流动的特性，实现腹膜透析液从高点流向腹膜透析机，经过腹膜透析机加热灌入患者腹腔，经留腹透析后引流到废液收集装置内的方式。（透析液袋高于腹膜透析机的加热装置）

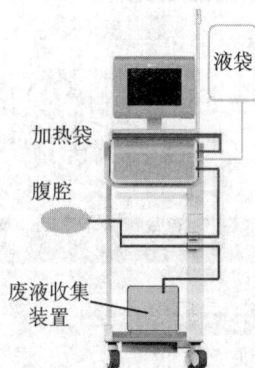

（四）注册单元划分的原则和实例

腹膜透析机产品的注册单元原则上以技术结构、性能指标为划分依据。

1. 技术结构

1.1 原理相同，但产品结构组成不同的腹膜透析机应划分为不同的注册单元。

——使用机械泵实现透析液流动和使用气压作用力实现透析液流动的腹膜透析机应划分为不同的注册单元。

——使用半导体加热和红外线加热的腹膜透析机应划分为不同的注册单元。

1.2 产品技术原理不同的腹膜透析机应划分为不同的注册单元。

2. 性能指标

主要性能指标不能覆盖的有较大差异的，应考虑划分不同注册单元。

（五）产品适用的相关标准

腹膜透析机产品根据产品自身特点适用以下相关标准：

1. GB 9706.1—2007《医用电气设备 第 1 部分：安全通用要求》；

2. GB 9706.39—2008《医用电气设备 第 2 - 39 部分：腹膜透析设备的安全专用要求》；

3. YY 0505—2012《医用电气设备 第 1 - 2 部分：安全通用要求 并列标准：电磁兼容 要求和试验》；

4. YY 0709—2009《医用电气设备 第 1 - 8 部分：安全通用要求 并列标准：医用电气设备和医用电气系统中报警系统的测试和指南》；

5. GB/T 14710—2009《医用电器环境要求及试验方法》；

6. GB/T 191—2008《包装储运图示标志》；

7. YY/T 0466.1—2009《 医疗器械 用于医疗器械标签、标记和提供信息的符号 第 1 部分：通用要求》。

上述标准包括了产品技术要求中经常涉及到的标准，如有新的国家标准、行业标准发布实施，同样适用。此外，企业可以根据产品的特点引用行业外的相关标准。

产品适用及引用标准的审查可以分两步来进行。首先对引用标准的齐全性和适宜性进行审查，也就是在编写产品技术要求时与产品相关的国家、行业标准是否进行了引用，以及引用是否准确。可以通过对符合性声明中"产品符合现行国家标准、行业标准清单"是否引用了相关标准，以及所引用的标准是否适宜来进行审查。此时，应注意标准编号、标准名称是否完整规范，是否为现行有效的版本。

其次对引用标准的采纳情况进行审查。即所引用标准中的条款要求，是否在产品技术要求中进行了实质性的条款引用。这种引用通常采用两种方式，文字表述繁多内容复杂的可以直接引用标准及条文号，比较简单的也可以直接引述具体要求。

如有新版强制性国家标准、行业标准发布实施，产品性能指标（电气安全、电磁兼容，能证明仪器安全有效的性能指标）等要求应执行最新版本的国家标准、行业标准。

（六）产品的预期用途

用于对慢性肾功能衰竭患者进行腹膜透析治疗。产品可用于家庭（若家用，应增加风险分析内容及相关性能要求，并在说明书中进行警告提示）和医疗机构。

（七）产品的主要风险

腹膜透析机产品的风险管理报告应符合 YY/T 0316—2008《医疗器械 风险管理对医疗器械的应用》的有关要求，判断与产品有关的危害，估计和评价相关风险，控制这些风险并监测控制的安全性、有效性。审查要点包括：

1. 与产品有关的安全性特征判定，可参考 YY/T 0316—2008 的附录 C；

2. 危害、可预见的事件序列和危害处境判断，可参考 YY/T 0316—2008 附录 E、I；

3. 风险控制的方案与实施、综合剩余风险的可接受性评价及生产和生产后监视相关方法，可参考 YY/T 0316—2008 附录 F、G、J；

4. 风险可接收准则，降低风险的措施及采取措施后风险的可接收程度，是否有新的风险产生。

下表（表1）依据 YY/T 0316—2008 的附录 E（表 E.1）列举了腹膜透析机产品有关的可能危害示例的不完全清单，以帮助判定与腹膜透析机产品有关的危害。企业还应根据自身产品特点确定其他可能危害。针对产品的各项风险，企业应采取控制措施，确保风险降到可接受的程度。

表1 腹膜透析产品主要危害

可能的危害		可能的原因	造成的后果
能量危害	电磁能	设备受电磁干扰；设备产生电磁能	患者不能进行透析治疗影响操作者健康或其他设备的使用
	网电源	网电源不稳定	设备不能正常工作，影响透析治疗
	漏电流	电击	操作者受电击伤害
	热能	设备加热功能失常	透析液温度超温或过低，伤害患者。影响患者透析治疗
	重力	（若有输液架）液袋坠落伤害	砸伤操作者
	贮存的能量（若有备用电源）	蓄电池超期使用	设备某些功能失效，患者不能进行透析治疗影响治疗
生物学和化学危害		无	无
操作危害	不正确或不适当的输出或功能	控制软件或程序不完善；操作错误	影响透析治疗效果；患者受到过热或低温伤害；患者治疗液体量不足或过多伤害
	不正确的测量	软件缺陷；元器件损坏	温度和液体量等数据的测量不准确。患者受到过热或低温伤害；患者治疗液体量不足或过多影响透析治疗

续表

可能的危害		可能的原因	造成的后果
操作危害	错误的数据转换	电子器件损坏或受到干扰；软件缺陷	影响透析治疗；患者受到来自温度和液体量的伤害
	功能的丧失或变坏	加热，测量等功能的丧失或变坏	影响透析治疗；患者受到过热或低温伤害；患者治疗液体量不足或过多影响透析治疗
	使用错误	不正确的参数设置，错误的安装	影响透析治疗
	不遵守规则	不遵守医嘱设置参数	影响透析治疗效果
信息危害	不完整的使用说明书	使用说明书存在缺陷	不能正常使用设备，影响透析治疗
	操作说明书	使用说明书存在缺陷，过于复杂或缺少步骤描述	不能正常操作使用设备影响透析治疗
	医疗器械所使用的附件的规范不适当	型号不统一	设备不能被正确的使用，影响透析治疗
	不适当的标记	标记缺失，不明显，不规范	误操作，影响透析治疗

（八）产品技术要求包括的主要技术指标

产品技术要求的审查是产品主要技术性能指标审查中最重要的环节之一。

本条款给出需要考虑的产品基本技术性能指标，给出的定量要求参考了相应的国家标准、行业标准，其他性能指标因要求不统一或不是强制要求而未给出定量要求。如有附加功能，企业应采用相应的标准，具体可结合企业自身的技术能力，参考相应的国家标准、行业标准。审评人员应关注新国家标准、行业标准的发布实施情况，根据腹膜透析机的工作方式确定相应技术性能指标。

腹膜透析机主要技术性能指标可以分解为技术性能要求和安全要求两部分。其中有些技术性能要求和安全要求又是相关联的。

标准中规定的要求部分是否齐全，可以通过对是否具有以下主要内容进行审评。

1. 控温范围

控温范围应包含 35℃～41℃，且不大于 41℃；控温精度应不大于 ±3℃。

2. 单次液体灌入量的控制范围

应明确最大单次液体灌入量数值，最小单次液体灌入量数值；设定值增减梯度；单次液体灌入量的误差值，最大误差值不应大于 30ml/次（或 ±10%）。

3. 透析循环次数设定功能：最大循环次数应不小于5次。

4. 留腹时间设定功能：最大留腹时间应不小于5h。

5. 注入量设定功能：最大注入量值不小于3500ml/次。

6. 引流量测量功能：最大测量值应不小于20L。

7. 腹膜透析机连续工作能力：应不低于48h。

8. 安全应满足：

8.1 GB 9706.1—2007《医用电气设备 第1部分：安全通用要求》

8.2 GB 9706.39—2008《医用电气设备 第2-39部分：腹膜透析设备的安全专用要求》。

8.3 YY 0505—2012《医用电气设备 第1-2部分：安全通用要求 并列标准：电磁兼容要求和试验》。

8.4 YY 0709—2009《医用电气设备 第1-8部分：安全通用要求 并列标准：医用电气设备和医用电气系统中报警系统的测试和指南》。

9. 环境试验应满足：GB/T 14710—2009《医用电器环境要求及试验方法》。

10. 腹膜透析机的应用部分：把透析液从设备引出，输送到患者腹腔，并且随后通向引流袋或排液管的透析液管路和液体，以及所有与之有固定传导性连接的部件，都应看作是应用部分。

（九）同一注册单元中典型产品的确定原则和实例

同一注册单元应按产品风险与技术指标的覆盖性来选择典型产品。同一注册单元内所检测的产品应当是能够代表本注册单元内其他产品安全性和有效性的典型产品，应考虑功能最齐全、结构最复杂、风险最高的产品。

功能的覆盖按最不利的原则确定，不能覆盖的差异应作检测。

（十）产品生产制造相关要求

产品在生产过程中应符合 GB 9706.1—2007《医用电气设备 第1部分：安全通用要求》、GB 9706.39—2008《医用电气设备 第2-39部分：腹膜透析设备的安全专用要求》、GB/T 14710—2009《医用电器环境要求及试验方法》。

1. 产品生产加工工艺

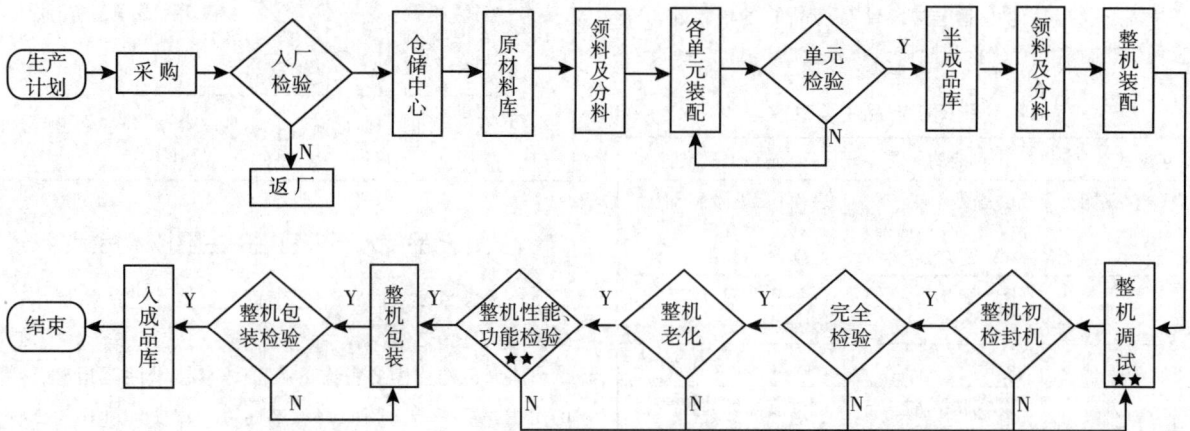

根据企业的规模不同，上述的工艺流程可能有增加或减少。

2. 产品生产关键工艺

具体参见"产品生产加工工艺"中的加"★★"项。

3. 产品生产特殊工艺：因产品工艺比较简单，一般情况下没有特殊工艺。

（十一）产品的临床评价细化要求

企业应依据《医疗器械临床评价技术指导原则》（国家食品药品监督管理总局通告2015年第14号）的要求提交相应临床评价资料。

腹膜透析机产品不属于《免于进行临床试验的第二类医疗器械目录》中的产品。如需临床试验，应符合《医疗器械临床试验规定》（国家食品药品监督管理局令第5号）的要求。

1. 临床评价标准应包含：有效性的评价和安全性评价。

2. 每病种临床试验例数：应使其试验结果具有统计学意义。

3. 选择对象范围

临床试验方案应预先制定明确的入选标准和排除标准，入选标准应有明确的诊断标准，诊断标准应是临床公认的。

符合入选条件且愿意参加临床试验并签署知情同意书方可确定为入选对象，入选对象应具有符合该适应症人群的普遍的代表性。

4. 临床一般资料

临床试验报告中应明确临床试验的起始时间，参加临床试验的入选对象的基本情况，包括入选对象的数量、年龄、性别、病种、病情轻重、病程分布、住院和门诊病人的比例等信息。所有的入选对象应符合入选标准和排除标准。为了客观评价试验产品的治疗效果，应对参加试验组和对照组的入选对象的这些基本情况进行统计学分析，验

5. 临床试验结果

应按照方案规定的统计学方法及疗效评价方法进行统计分析（包括组内组间分析），给出分析结果。必要时提供试验数据统计分析报告。

6. 临床试验效果分析

临床研究者应在临床试验报告中，根据统计分析结果进行分析，并作出临床意义的解释。

7. 临床试验结论

临床研究者应根据临床试验数据结果、效果分析得出结论。临床结论应客观、科学、公正，在试验结果中有据可查。

8. 适应症、适用范围、禁忌症和注意事项

根据临床试验结果和结论确定相应的适应症、适用范围。禁忌症和注意事项是临床研究者在试验中发现或预见的问题，提醒申报者不断改进。

对比腹膜透析产品的临床试验报告需有医院签章，其内容应能验证该产品的预期用途。一般来说，临床试验报告应包括如下内容：试验背景、试验目的、研究假设、试验产品与对照产品的名称及规格、病人的入选及排除标准、主要疗效评价指标及评价方法、次要疗效评价指标及安全性评价指标、样本量确定依据（含样本量计算公式及其参数来源）、临床随机分组方法、随访期、试验质量控制措施、数据管理方法、统计分析方法及病人的风险与获益评估等。

（十二）产品的不良事件历史记录

企业在风险分析时应关注同品种医疗器械产品的不良事件历史记录。

根据国家食品药品监督管理总局不良事件监测中心提供的信息，腹膜透析机在进行腹膜透析治疗过程中曾发生如下不良事件：

该产品在中国以外的市场发生了使用时腹腔内液体增加等原因。

原因分析：

1. 机器操作或设置不正确。整改方法为增强操作者的技能。

2. 没有防止灌入量增加的措施。整改方法为灌入量应设置过量注入报警。

3. 产品软件存在缺陷。整改方法为生产企业负责软件的升级。

（十三）产品说明书和标签要求

说明书应当符合《医疗器械说明书和标签管理规定》（国家食品药品监督管理总局令第 6 号）和 GB 9706.39—2008《医用电气设备 第 2 - 39 部分：腹膜透析设备的安全专用要求》的要求，审查要点为：

1. 产品说明书内容，至少应包括以下内容：

1.1 产品名称、型号、规格；

1.2 注册人的名称、住所、联系方式及售后服务单位，

进口医疗器械还应当载明代理人的名称、住所及联系方式；

1.3 生产企业的名称、住所、生产地址、联系方式及生产许可证编号或者生产备案凭证编号，委托生产的还应当标注受托企业的名称、住所、生产地址、生产许可证编号或者生产备案凭证编号；

1.4 医疗器械注册证编号；

1.5 产品技术要求的编号；

1.6 产品性能、主要结构组成或者成分、适用范围；

1.7 禁忌症、注意事项、警示以及提示的内容；

1.8 安装和使用说明或者图示，由消费者个人自行使用的医疗器械还应当具有安全使用的特别说明；

1.9 说明书的编制或者修订日期；

说明书中应当给出以下建议：

1.10 产品维护和保养方法，特殊储存、运输条件、方法；

1.11 配件清单（若有），包括配件、附属品、损耗品更换周期以及更换方法的说明等；

1.12 医疗器械标签所用的图形、符号、缩写等内容的解释；

1.13 生产日期，使用期限或者失效日期；

1.14 其他应当标注的内容。

1.14.1 透析环境：如

——环境清洁和光线充足；

——应关闭门窗，避开通风口，停止使用风扇和空调；

——透析前 30 分钟应进行房间消毒；

——应消毒洗手，戴口罩；

1.14.2 透析液袋注意事项：如

——透析液袋连接时，防止碰触接口，避免污染；

——对接要迅速拧紧；

——（若有）透析液袋出口塞要完全分离、抚平，不要折起，避免出液不畅。

1.14.3 管路安装注意事项

——确认管路包装无破损；

——管路安装应遵照腹膜透析机使用说明书的要求。

1.14.4 透析治疗注意事项

增加 GB 9706.39 中使用说明书的要求

注：医疗器械说明书中有关注意事项、警示以及提示性内容主要包括：

——产品使用的对象；

——潜在的安全危害及使用限制；

——产品在正确使用过程中出现意外时，对操作者、使用者的保护措施以及应当采取的应急和纠正措施；

——必要的监测、评估、控制手段；

——产品同配套使用的管路联合使用时，应当注明联合使用管路（器械）的要求、使用方法、注意事项；针对腹膜透析机的；

——在使用过程中，与其他产品可能产生的相互干扰及其可能出现的危害；

——产品使用中可能带来的不良事件；

——医疗器械废弃处理时应当注意的事项，产品使用后需要处理的，应当注明相应的处理方法；

——根据产品特性，应当提示操作者、使用者注意的其他事项。

2. 标签要求：标签应固定牢固，位置明显，字迹清晰耐腐，并注明以下信息：

2.1 产品名称、型号、规格；

2.2 注册人或者备案人的名称、住所、联系方式，进口医疗器械还应当载明代理人的名称、住所及联系方式；

2.3 医疗器械注册证编号或者备案凭证编号；

2.4 生产企业的名称、住所、生产地址、联系方式及生产许可证编号或者生产备案凭证编号，委托生产的还应当标注受托企业的名称、住所、生产地址、生产许可证编号或者生产备案凭证编号；

2.5 生产日期，使用期限或者失效日期；

2.6 电源连接条件、输入功率；

2.7 根据产品特性应当标注的图形、符号以及其他相关内容；

2.8 必要的警示、注意事项；

2.9 特殊储存、操作条件或者说明；

2.10 使用中对环境有破坏或者负面影响的医疗器械，其标签应当包含警示标志或者中文警示说明；

医疗器械标签因位置或者大小受限而无法全部标明上述内容的，至少应当标注产品名称、型号、规格、生产日期和使用期限或者失效日期，并在标签中明确"其他内容详见说明书"。

（十四）产品的研究要求

1. 产品性能研究

2. 生物相容性评价研究

3. 灭菌和消毒工艺研究

4. 有效期研究

5. 软件研究（详见《医疗器械软件注册技术审查指导原则》）

6. 其他

三、审查关注点

审查中需重点关注以下几个方面：

（一）注册产品技术要求的编制。

产品技术要求中应明确产品的型号、结构组成等内容。产品技术要求应符合相关的国家标准、行业标准和有关法律、法规的规定，并按国家食品药品监督管理总局发布的《医疗器械产品技术要求编写指导原则》的要求编制。

（二）产品的安全性是否符合安全（标准）要求。

（三）产品的主要性能指标确定的依据。

（四）产品的环境试验是否执行了 GB/T 14710—2009 的相关要求。

（五）说明书中对产品使用安全的提示是否明确。

（六）产品说明书中要写明产品工作原理、关键部件的

使用寿命、可测试的具体项目、单位转换关系等。

（七）产品的报警功能是否执行了 YY 0709—2009 的相关要求；

（八）产品的临床试验方案是否能验证产品的预期用途，临床试验结论是否明确。

（九）产品的预期用途，从医疗器械注册申请表、技术报告、安全风险管理报告、产品使用说明书、临床报告等方面阐述的是否一致。

（十）产品使用说明书中的治疗参数和治疗周期等内容与临床试验资料中阐述的是否一致。

（十一）应关注注册单元中，各个型号产品的工作原理、基本结构组成、技术指标、适用范围，同一注册单元产品的以上项目应基本相同。

（十二）产品的结构组成是否与产品类型相对应，是否有必备组件未覆盖。

（十三）应关注注册检验报告是否覆盖所有性能要求的检验，覆盖的性能指标是否为最高要求；注册检验报告所附照片中的产品结构组成、标识标签等信息，是否与其他申报资料描述相同。

腹膜透析机注册技术审查指导原则编制说明

一、指导原则编写目的

本指导原则编写的目的是用于指导和规范腹膜透析机产品注册申报过程中审查人员对注册材料的技术审评。旨在让初次接触该类产品的注册审查人员对产品机理、结构、主要性能、预期用途等各个方面进行基本了解，同时让技术审查人员在产品注册技术审评时把握基本的要求尺度，以确保产品的安全、有效。

二、指导原则编写依据

（一）《医疗器械监督管理条例》（国务院令第 650 号）

（二）《医疗器械注册管理办法》（国家食品药品监督管理总局令第 4 号）

（三）《医疗器械临床试验规定》（国家食品药品监督管理局令第 5 号）

（四）《医疗器械说明书和标签管理规定》（国家食品药品监督管理总局令第 6 号）

（五）《关于印发境内第二类医疗器械注册审批操作规范的通知》（食药监械管〔2014〕209 号）

（六）国家食品药品监督管理部门发布的其他规范性文件

三、指导原则部分内容编写说明

（一）此类产品的不良事件历史记录主要从国家食品药品监督管理总局、吉林省食品药品监督管理局的不良事件

数据库中查找，也征询了相关领域的临床专家，暂未发现不良事件记录，请密切关注不良事件相关报道。

（二）产品的主要风险参照 YY/T 0316—2008 进行编制，主要对产品进行了特征判定，并根据特征判定的结果进行了风险分析。

四、指导原则编写单位和人员

本指导原则的编写成员由吉林省食品药品监督管理局、吉林省医疗器械检验所、吉林省医疗器械审评中心及相关医疗机构的工作人员及专家，相关专业厂家代表等共同组成。

75 离心式血液成分分离设备临床评价注册技术审评指导原则

（离心式血液成分分离设备临床评价注册技术审查指导原则）

本指导原则是对离心式血液成分分离设备临床评价的一般要求，注册申请人应依据具体产品的特性对注册申报资料的内容进行充实和细化。注册申请人还应依据具体产品的特性确定其中的具体内容是否适用，若不适用，需具体阐述其理由及相应的科学依据。

本指导原则是对注册申请人和审查人员的指导性文件，但不包括注册审批所涉及的行政事项，亦不作为法规强制执行，如果有能够满足相关法规要求的其它方法，也可以采用，但是需要提供详细的研究资料和验证资料。应在遵循相关法规的前提下使用本指导原则。本指导原则也可作为其他血液处理设备的审查参考文件。

本指导原则是在现行法规和标准体系以及当前认知水平下制定的，随着法规和标准的不断完善，以及科学技术的不断发展，本指导原则相关内容也将进行适时的调整。

一、适用范围

本指导原则适用于离心式血液成分分离设备，属于《医疗器械分类目录》的输血、透析和体外循环器械，类别代号为 10-01-01，按照不同功能可包括血浆采集设备、血小板采集设备及其他离心式血液成分分离设备。

本指导原则是 2015 年发布的《离心式血液成分分离设备技术审查指导原则》（2015 年第 112 号）的补充，主要内容包括如下两部分：同品种产品临床评价要求及临床试验要求。

二、同品种产品临床评价

注册申请人可根据拟申报产品和同品种产品的临床文献资料、临床经验数据和临床试验等对比资料信息，评价拟申报产品是否满足适用范围和使用要求，形成综合评价报告。

（一）同品种产品的选择和判定

注册申请人应针对拟申报产品的适用范围和使用要求，将拟申报产品与一个或多个已获准中国境内上市的同品种产品进行对比，证明二者之间是否基本等同。

与每一个同品种产品进行对比的项目均应包括但不限于《医疗器械临床评价技术指导原则》（国家食品药品监督管理总局通告 2015 年第 14 号）中的相应内容，具体可参考本原则附录 B 所列举的项目，对比内容应包括定性和定量数据、验证和确认结果，详述二者的相同性和差异性。关于产品差异性是否对产品安全有效性产生不利影响，应通过拟申报产品自身数据进行验证和确认。

同品种产品应与拟申报产品的预期用途和工作原理相同，具有相似的产品结构。若拟申报产品与对比产品存在如下差异，则拟申报产品与对比产品不属于同品种产品：

1. 产品工作原理、结构设计等有较大差异，例如：离心机构的离心方式（杯式、袋式）不同；

2. 关键技术性能有较大差异，例如：是否具有去除白细胞处理的功能；

3. 适用范围不同，例如：预期采集的血液成分种类不同，如单采血小板和单采血浆；

4. 使用方式不同，例如：离体式和非离体式。

拟申报产品与对比产品属于如下情况时，可考虑属于同品种产品：

1. 产品结构设计基本相同，且未对安全有效性产生不利影响，例如：移动式、固定式等；

2. 产品与人体表面接触部分材料存在差异，但未对安全有效性产生不利影响，例如：外壳材料；

3. 最终收集产品计量方式不同，例如：重量或体积；

4. 产品部分组件工作原理和结构不同，但功能相同，例如：空气探测、血液成分探测、漏液监测、压力监测、流速监测等部件有差异，但组件功能和测量精度相同。

拟申报产品与对比产品存在较大差异，若属于如下情况时，需进行详细对比分析，判定对比产品是否为同品种产品：产品组件工作原理、结构设计、技术参数差异较大（离心机转速、最大体外循环量、分离效率等）。

（二）拟申报产品与同品种产品对比差异类型及其需提供的资料

1. 若拟申报产品与对比产品属于同品种产品，则两者的差异可通过拟申报产品的非临床研究资料、临床文献数据、临床经验数据来验证。

为证明申报产品与同品种产品的差异对产品的安全有效性未产生不利影响，注册申请人应全面、完整地列出拟申报产品与同品种产品的所有差异点，逐项针对差异点提交申报产品的非临床研究、临床文献数据、临床经验数据等。

注册申请人应说明所有差异点的相互关系，若多个差异点之间存在相关性，则应分别提供单个差异点、多个差异点共存情况下对产品影响的研究证据，例如：离心转速、离心力、体外循环量、分离效率的相互影响。注册申请人应根据具体差异点提供相应的支持性资料。

关于非临床研究资料，申请人可提交注册检测报告、自测报告、申请人内部验证报告等资料，以及上述资料的分析和总结。

关于临床文献，申请人应按产品差异点，合理选择临床文献数据库，准确设置检索词，进行全面的科学文献检索，完成文献检索和筛选方案、文献检索和筛选报告。

关于临床经验数据，注册申请人应依据产品对比差异，提供临床经验数据的收集情况，包括已完成的临床研究、不良事件、与临床风险相关的纠正措施等。

若上述非临床研究、临床文献数据、临床经验数据均无法充分证明申报产品与同品种产品的对比差异未对产品安全有效性产生不利影响，则申请人可提供针对差异的临床试验资料。

上述非临床研究、临床文献数据、临床经验数据、针对差异的临床试验资料等，可参考《医疗器械临床评价技术指导原则》中相关内容。若涉及采集的血液成分产品质量，应分析和总结与《中华人民共和国药典》血液制品生产用人血浆的质量控制要求，或 GB 18469—2012《全血及成分血质量要求》要求的符合性。若以上药典或标准未提及的，可参考其他国家的标准或指南进行分析。

2. 拟申报产品与对比产品不属于同品种产品时，产品间对比差异较大且差异产生了不利影响，不能通过对比产品的临床试验或临床使用获得的数据进行分析评价，申请人应按照规定提交申报产品的临床试验资料。

三、临床试验要求

按照《医疗器械临床试验质量管理规范》提交临床试验方案（包括：试验目的，试验方法，受试者的选择，有效性/安全性评价指标及评价方法、危险性控制，潜在的伤害或风险分析，试验起止时间、数据管理及统计分析方法等）、临床试验报告（包括：分中心小结）。该类产品一般应由至少 2 家单位参与临床试验，并指定 1 家为牵头单位；申办者应根据设备功能确定临床试验机构，涉及到治疗功能的设备，试验机构需包含治疗实施机构。由各参加单位和生产厂家共同设计临床试验方案；组长单位根据统计分析结果，出具临床试验总报告；各试验参加单位应出具本单位的临床试验报告。依据产品所宣称的功能确定合理的主要评价指标，全面验证安全性和有效性。同时，针对产品的各项功能应分别逐一呈现其效果。

临床试验时至少应注意如下几方面：

（一）试验设计

一般采用平行、随机性对照研究设计，将拟申报的产品与已获准上市的同类产品进行对比。同时说明所采用的比较方法（如等效性检验、优效性检验、非劣效性检验等）选择的依据。若申请人采用其他试验设计，应对设计的科学性进行充分论证。

临床试验中可能涉及体内试验，是否需要体内试验取决于设备或离心程序及离心成分的新颖程度。需要体内试验的，则需要全面评估成分的质量和功能，如采用同位素标记方法进行体内评估试验。

（二）样本量的确定

试验例数应在预试验或参考文献的基础上根据试验设计方案对试验所需样本大小做出科学估计（包括参与试验可能的脱落例数），应具有达到统计学意义的例数，以满足后续数据处理的要求。

临床试验的样本量基于主要评价指标的相应假设进行估算。根据主要评价指标选择的方法并结合该类产品特点，将产品有效性（合格率）作为主要评价指标。样本量的计算涉及诸多参数的确定，如预期合格率及相关界值等，在临床医学研究中需要根据研究目的、研究要求和研究资料来具体决定。

数据分析时应考虑数据的完整性，对受试者脱落、数据的剔除或在原始数据上所进行的任何处理必须有科学依据和详细说明。

试用人群应根据产品适用范围确定。对入选受试者进行分组时，应尽可能基于重要的非试验因素进行分层随机化。

入选人群的指征（如供浆者的选择标准）应符合国家相关规定。

（三）统计分析方法

临床试验的数据分析应基于不同的分析集，通常包括全分析集（Full Analysis Set，FAS）、符合方案集（Per Protocol Set，PPS）和安全集（Safety Set，SS）。研究方案中应明确各分析集的定义。

对于全分析集，研究对象的纳入应遵从意向性分析原则（intention to treat，ITT），对于脱落受试例，其主要研究终点的缺失值的填补方法应足够保守，并在方案中予以说明，如最差值法（Worst Scenario Analyses）等。必要时通过敏感性分析，以充分评价缺失数据对结果稳定性的影响。主要研究终点指标的分析必须同时在全分析集和符合方案集上进行；当以上两种数据集的分析结论一致时，可以增强试验结果的可信性；当不一致时，应对其差异进行清楚的讨论和解释。如果符合方案集中被排除的受试者比例太大，则会影响试验的有效性分析。安全性指标的分析应基于安全集。

应在方案中明确写出将要采用的统计分析方法。并统计分析所有参与者的功能数据，出具统计分析报告。

临床试验数据的分析应根据实验的设计方案采用国内外公认的经典统计分析方法。临床试验方案应当明确统计检验的类型、检验假设以及检验界值。并且，检验界值的确定应具有充分的临床依据。对于主要研究终点，统计结果需采用点估计及相应的 95% 可信区间进行评价。通过将影响质量优良率的 95% 可信区间与方案中预先指明的具有临床意义的检验界值进行比较，从而判断受试产品是否满足方案提出的假设。

（四）试验样品信息

应具体说明临床试验样品的详细信息：产品名称、规格型号、批号、使用方法、配套使用无菌器具产品的相关信息等。对照品的详细信息：产品名称、生产厂家、工作原理、预期用途、使用方法、规格型号、批号、医疗器械注册证号等。

（五）试验方法

进行血液成分（血浆、血小板、单个核细胞等成分）的单采（或去除），要建立标准的作业程序（应当符合相关法规的规定），并纳入产品使用说明书中，以保持临床试验时操作与实际临床使用操作的一致性。

应有详细的操作方法、技术参数的设定和依据、观察指标的选择和依据、取样时间与方式的程序和依据、使用相关的抗凝剂的说明、副反应及处理预案、结束时的处理程序。

在正式开始临床试验前，应有对所有参与人员的培训计划和实施记录。根据培训确定操作规程。

试验全过程应有实时记录，记录内容应准确详尽。

对不适用的相关规定应进行说明。

（六）评价标准

临床评价整机功能性、安全性和有效性指标，如下表（表1）：

表1 临床评价整机功能性、安全性和有效性指标

评价指标	设备	离心式血液成分分离设备
整机功能指标	便捷性	人机界面友好，自检项目清晰易懂、参数选择和修改便捷、数据存储/传输和管理简单快捷、耗材安装简捷方便
	稳定性	不应出现如下情况：无法启动机器、非正常自动关机；正常工作时程序出现异常中断；正常工作环境条件下出现异常状况，如无报警或自动停止工作；处理异常情况后系统无法自行/人工恢复；异常情况之前的操作运行数据缺失；流速控制异常；抗凝剂量及比例异常；体外循环流速及总量控制异常
	适配性	应保证与完成相应功能配套耗材（无源）的适配性，以及和其他配套使用有源器械的适配性
安全性指标	生命体征指标	对受试者使用设备前、中、后（24 小时内）生命体征（体温、脉搏、血压）和其他异常体征（溶血、凝血、动静脉栓塞）的影响；有无对操作者的机械和电气等损伤
	血液检测指标	献血者的安全性应予以充分保证，对于单采血液成分应检测相应的指标。如：对单采血小板设备应检测采集前后受试献血者的血小板计数和变化，并符合相关规定要求（GB 18467—2011《献血者健康检查要求》8.3 c））；受试者体外血容量（WS/T 584—2018《献血相关血管迷走神经反应预防和处置指南》5.3.1）等。受试者使用设备前、后（24 小时内）对评价重要脏器功能的血液指标（血常规、肝功能、肾功能、凝血功能等）的变化
有效性指标	使用性能指标	能完成设备规定的血液成分分离程序，在规定的时间内实现产品的成功采集。如血小板清除或采集率及相应速度、白细胞清除或采集率及相应速度等
	分离产品质量指标	1. 采集的血液成分产品质量应符合《中华人民共和国药典》血液制品生产用人血浆的质量控制要求；或 GB18469—2012《全血及成分血质量要求》的要求。 2. 针对特定的单采血液成分，可能受到设备处理影响的相应指标参考附录 A。 3. 去除的血液成分，则不需符合上述质量控制要求，但应满足临床适应症的指征要求

有效性评价中，应综合考虑产品所涉及的各项性能指标和质量指标，确定可充分反映有效性的指标。对于拟注册申报产品包括了多种功能的情况，建议针对各项功能分别制定满足临床要求的有效性判定标准。当针对各项功能的检验结果均达到具有临床意义的标准时则判定为合格，否则判定为不合格。并以合格率作为主要指标，验证有效性。合格率定义为：判定为合格的研究对象数占总研究对象数的百分率。

临床试验统计报告还应对每一功能属性，进行分别统计。与此同时，临床试验报告中还需体现整机功能指标及安全性指标的符合情况。

（七）其他

报告不良事件发生例数及所占比例，并进行组间比较。同时，详细描述各组病例出现的全部不良事件的具体临床表现、程度及其与所使用的研究产品的关系。

申请人应提交相关的数据报告表，至少包括供血者（或处理的血液来源）的相关信息列表、重要试验数据的报告表、被剔除的数据列表及原因。

建议采用基于互联网/电话/传真的中央注册系统对所有入组的受试者进行登记，所有注册号不得二次使用。该措施主要为了将所有入组病人的基本信息记录在中央计算机系统内，确保研究质量及受试者的安全性，以备今后对其进行跟踪、核查。

（八）临床试验报告

牵头单位根据统计分析结果，出具临床试验总报告；各试验参加单位应出具本单位的临床试验小结。

四、临床评价报告

提供根据临床文献资料、临床经验数据和临床试验等对比资料信息对产品是否满足使用要求或者适用范围进行确认后的综合评价报告。

五、参考文献

［1］《医疗器械分类目录》（国家食品药品监督管理总局公告 2017 年第 104 号）

［2］《离心式血液成分分离设备技术审查指导原则》（国家食品药品监督管理总局通告 2015 年第 112 号）

［3］《医疗器械临床评价技术指导原则》（国家食品药品监督管理总局通告 2015 年第 14 号）

［4］《中华人民共和国药典》（2015 年版）

［5］GB 18469—2012《全血及成分血质量要求》

［6］《医疗器械临床试验质量管理规范》（国家食品药品监督管理总局令第 25 号）

［7］GB 18467—2011《献血者健康检查要求》

［8］WS/T 584—2018《献血相关血管迷走神经反应预防和处置指南》

［9］《Guidelines for the Blood Transfusion Services in the United Kingdom》（2013 版）

附录 A　单采血液成分质量指标

下述指标参考了《Guidelines for the Blood Transfusion Services in the United Kingdom》2013 版第 8 章，申请人应在满足 GB 18469—2012《全血及成分血质量要求》相关要求的基础上，根据产品具体情况引用下述内容或增加必要的项目。

一、单采血小板

1	血小板形态（如：血小板平均容积、形态学指标、涡流（swirling）指数）
2	代谢功能代谢功能（如：低渗休克反应）、体外功能（如：对效应剂 $80\mu mol/L$ ADP 和 $8\mu g/ml$ 凝血酶刺激的聚集反应）
3	血小板活化（如：细胞膜和游离的 P 选择素 CD62p）；
4	血小板裂解情况（如：乳酸脱氢酶）等

注1：对于单采血小板的观察例数应至少大于 50 例，并在保存期 1、3、5、7 天进行检测。

二、单采血浆

1	血小板含量
2	C3a
3	C5a
4	溶血率
5	FHb 含量

附录 B　申报产品与已获准境内注册产品对比表

文字表述，可按照下表分类填写，若产品描述名称与表格内容不尽相同，申请人可按实际情况进行填写；表格未尽项目和内容，可以增加，内容较多可在表格后增加附件予以说明。

序号	比对项目	子项目	存在差异	差异性简述	比对产品	拟申报产品	支持性资料	备注
1. 基本原理								
1.1	工作原理							例如： 离心原理、产品功能程序是否相同等，应提供产品工作原理图和液体路径图等支持资料

序号	比对项目	子项目		存在差异	差异性简述	比对产品	拟申报产品	支持性资料	备注
1.2	作用机理	例如：血小板、血浆和红细胞采集	步骤1：抽血						按具体实际情况表述
			步骤2：分离						按具体实际情况表述
			步骤3：采集						按具体实际情况表述
			步骤4：回输						按具体实际情况表述
			步骤N：…						按具体实际情况表述
		例如：单核细胞采集	步骤1：分离						按具体实际情况表述
			步骤N：…						按具体实际情况表述
2. 结构组成									
2.1	产品组成	框架材料							
		设计尺寸、重量							
		用户界面							
		显示器							
		主机面板							
		离心组件	离心机仓门						例如：离心分离系统应视为核心组件，包括离心机驱动装置和安全防护装置等
			离心腔室						
			离心机						例如：转速范围；离心机组成/类型；耗材的材料、结构和功能等
		输入电源							
		监测系统							例如：血液成分探测、空气探测、漏液监测、压力监测、重量监测等，应视为核心组件
		液体传输控制系统							例如：蠕动泵、阀门、抗凝剂控制组件、生理盐水控制组件等，应视为核心组件
		软件组件							
		网络通信							例如：有线/无线通信接口
		其他组件							例如：振荡/摇摆组件、UPS（不间断电源）等
2.2	核心部件	称重天平							精度一样称重范围与称重挂钩数量不同
		传感器							例如：液面探测器、气泡探测器、传感器类型（超声/光学）等

序号	比对项目	子项目	存在差异	差异性简述	比对产品	拟申报产品	支持性资料	备注
2.2	核心部件	泵						例如： 泵的型号、尺寸、数量相等
		离心电动机						例如： 电动机类型
		管路夹						例如： 位置、类型、数量等
3	生产工艺							例如： 生产工艺是否一致，应提供生产工艺流程图，对比关键工艺
4	与人体接触部分的制造材料							例如： 材料名称等信息
4.1	主机							例如： 申报产品是否与人体直接接触
4.2	袖带							例如： 压力袖带等配件是否与献血者手臂皮肤短时接触
5	性能要求							性能差异应在允许范围内，不影响安全性和有效性，可参考《产品技术要求》中性能要求章节
5.1	性能参数	最大采血（进血）率（mL/min）						例如： 采血速度范围是否可接受、是否存在差异等
		目标返回流速（mL/min）						例如： 回流率范围是否可接受、是否存在差异等
		最大循环体积（mL）						
		枸盐酸输注速度［mg/（kg·min）］						
		离心机速率						例如： 是否使用固定转速、转速是否相同、离心系统（离心机盖、转筒、转筒支架）是否相同
		离心力						例如： 离心力是否相同

续表

序号	比对项目	子项目		存在差异	差异性简述	比对产品	拟申报产品	支持性资料	备注
5.2	功能参数	采集功能							例如： 每储存袋的血小板产出范围、WBC计数\采集后血小板内白细胞残留等
		收集时间							例如： 参考临床试验结果
6	安全性评价								例如： 生物相容性、生物安全性、电气安全性、辐射安全性等
6.1	生物相容性	主机						研究资料	例如： 器械是否不直接接触人体，生物相容性和生物安全性要求是否适用
		袖带						袖带的生物学检测报告	例如： 血液分离期间，压力袖带是否属于短期接触献血者的手臂皮肤，其生物相容性是否可接受
6.2	电气安全							检测报告	
6.3	辐射安全								例如： 是否具有带辐射源的产品组件
7	软件核心功能								
7.1	安全等级							软件描述文档	
7.2	硬件拓扑学							软件描述文档	例如： 产品核心组件
7.3	软件架构							软件描述文档	例如： 软件架构、编程语言
7.4	软件需求和软件功能							软件描述文档	例如： 分离采集、监测、接口等
7.5	核心算法							软件描述文档	例如： 分离控制、转速控制、流速控制、重量控制、压力传感中算法等
7.6	运行时环境							软件描述文档	
8	产品符合的国家/行业标准								例如： 逐项分析相关标准是否适用，应考虑《离心式血液成分分离设备技术审查指导原则（2015年第112号）》（六）产品适用相关标准提及标准，以及YY1413—2016《离心式血液成分分离设备》的要求

序号	比对项目	子项目		存在差异	差异性简述	比对产品	拟申报产品	支持性资料	备注
8.1	GB 9706.1—2007							检测报告	
8.2	YY 0505—2012							检测报告	
8.3	YY 1413—2016							检测报告	
8.4	YY/T 0657—2008							检测报告	
8.5	YY 0709—2009							检测报告	
9	适用范围								例如： 产品适用人群、适应症和使用环境等。预期用于血站或血液中心，分离采集健康献血人员的某种血液成分（血小板，血浆等），用于临床输注；或者用于在医院，分离采集或去除患者的某种细胞成分（外周血干细胞等），以达到治疗目的
9.1	适用人群							应参照国家发布的献血者健康检查要求的标准执行	例如： 献血者的选择应按国家和血液中心的适当条例和标准操作规程进行。
9.2	适用部位							设备不涉及使用部位	例如： 申报产品不与人体直接接触
9.3	与人体接触方式							申报产品应不与献血者直接接触	例如： 申报产品是否与人体直接接触；血液接触是否只存在于配套耗材管路内
9.4	适应症	采集去白细胞血小板						说明书适用范围章节	
		采集血浆							
		采集红细胞							
		采集单核细胞							
9.5	适用的疾病阶段和程度								例如： 该条是否适用
9.6	使用环境	温度							例如： 工作环境温度是否一致
		湿度							例如： 凝结的影响分析；发生凝结时，机器是否可以正常使用

序号	比对项目	子项目		存在差异	差异性简述	比对产品	拟申报产品	支持性资料	备注
10	使用方法								
								产品说明书	例如： 管路安装、屏幕流程指示、警示信息等
11	禁忌症								
		/	/	无	/		相同	/	例如： 若不能确保抗凝适当，则不应使用该设备
12	防范措施和警告								
								产品说明书	例如： 说明书中的注意和警告部分
13	灭菌/消毒方式								
								产品说明书	例如： 消毒剂、清洁方式、是否由用户进行灭菌等
14	包装								
									包装情况，防止器械非预期移动、防潮、易于装载和卸载等措施
15	标签								
								标签及其对比表	
16	产品说明书								
								说明书及其对比表	

医疗器械消毒灭菌器械

76 大型蒸汽灭菌器注册技术审评指导原则

（大型蒸汽灭菌器注册技术审查指导原则）

本指导原则旨在指导注册申请人对大型蒸汽灭菌器注册申报资料的准备及撰写，同时也为技术审评部门审评注册申报资料提供参考。

本指导原则是对大型蒸汽灭菌器的一般要求，申请人应依据产品的具体特性确定其中内容是否适用，若不适用，需具体阐述理由及相应的科学依据，并依据产品的具体特性对注册申报资料的内容进行充实和细化。

本指导原则是供申请人和审查人员使用的指导文件，不涉及注册审批等行政事项，亦不作为法规强制执行，如有能够满足法规要求的其他方法，也可以采用，但应提供详细的研究资料和验证资料。应在遵循相关法规的前提下使用本指导原则。

本指导原则是在现行法规、标准体系及当前认知水平下制定的，随着法规、标准体系的不断完善和科学技术的不断发展，本指导原则相关内容也将适时进行调整。

一、适用范围

本指导原则适用于《医疗器械分类目录》中第二类大型蒸汽灭菌器产品（不包括立式蒸汽灭菌器），管理类代号为6857。

二、技术审查要点

（一）产品名称要求

产品的命名应采用《医疗器械分类目录》或国家标准、行业标准上的通用名称，或以产品结构、控制方式为依据命名，例如大型蒸汽灭菌器（自动控制型）、大型蒸汽灭菌器（手动控制型）等。

（二）产品的结构和组成

1. 大型蒸汽灭菌器产品一般由容器（灭菌室）、控制系统、管路系统、加热系统、安全装置、外罩等部分组成（不同生产企业的产品，在结构上存在一定差异，不完全与本部分描述一致）。

（1）容器（灭菌室）是灭菌器的核心承压部件，是运行灭菌过程的载体。

（2）控制系统（包括相应控制软件）用于自动控制相关元器件的动作以实现既定的灭菌工艺要求。

（3）管路系统用于实现灭菌介质的输送、内室真空等灭菌工艺的要求。

（4）加热系统用于产生蒸汽供灭菌用（也可外接蒸汽）。

（5）安全装置用于保护灭菌器自身安全和操作者安全。

（6）外罩主要起装饰和保护设备的作用。

2. 大型蒸汽灭菌器（手动控制型）采用蒸汽为灭菌因子杀灭负载微生物，压力、温度、时间等灭菌的主要技术参数由手工设定并控制，通常不具有预真空或脉动抽真空功能。

3. 大型蒸汽灭菌器（自动控制型）采用蒸汽为灭菌因子杀灭负载微生物，压力、温度、时间等灭菌的主要技术参数由程序设定并控制，可具有预真空或脉动抽真空功能。

（三）产品工作原理/作用机理

压力蒸汽灭菌器是通过重力置换、机械抽真空等方式，根据湿热灭菌的原理，以饱和的湿热蒸汽为灭菌因子，在高温、高压、高湿的环境下，根据一定压力和时间的组合作用下，实现对可被蒸汽穿透的物品的灭菌。

湿热灭菌的基本原理见编制说明。

（四）注册单元划分的原则和实例

1. 医疗器械产品的注册单元以产品的技术原理、结构组成、性能指标和适用范围为划分依据。

2. 按照国家、行业标准，参考国际标准及惯例，大型蒸汽灭菌器产品可以划分为两个注册单元，分别为：

（1）大型自动蒸汽灭菌设备注册单元

执行标准《大型蒸汽灭菌器技术要求 自动控制型》（GB 8599—2008）

（2）大型手动蒸汽灭菌设备注册单元

执行标准《大型蒸汽灭菌器手动控制型》（YY 0731—2009）

例：蒸汽灭菌器容积70升，自动控制。则由以上信息可知该产品为"大型自动蒸汽灭菌设备注册单元"。

注：产品技术要求中须明确标注属于哪个注册单元。

例："脉动真空压力蒸汽灭菌器"产品，其应在产品技术要求中明确其属于上述哪个注册单元。

（五）产品适用的相关标准

目前与产品相关的国际标准、国家标准及行业标准列举如下（表1）：

表1 相关产品标准

GB 150—2011	《压力容器》
GB/T 1226—2010	《一般压力表》
GB 4793.1—2007	《测量、控制和实验室用电气设备的安全要求 第1部分：通用要求》

续表

GB 4793.4—2001	《测量、控制及实验室用电气设备的安全 实验室用处理医用材料的蒸压器的特殊要求》
GB 8599—2008	《大型蒸汽灭菌器技术要求自动控制型》
GB/T 9969—2008	《工业产品使用说明书 总则》
GB/T 12244—2006	《减压阀 一般要求》
GB/T 14710—2009	《医用电器环境要求及试验方法》
GB/T 16839.2—1997	《热电偶 第2部分：允差》
GB/T 18268.1—2010	《测量、控制和实验室用的电设备 电磁兼容性要求 第1部分：通用要求》
GB 18281.1—2000	《医疗保健产品灭菌 生物指示物 第1部分：通则》
GB 18281.3—2000	《医疗保健产品灭菌 生物指示物 第3部分：湿热灭菌用生物指示物》
GB/T 19971—2005	《医疗保健产品灭菌 术语》
GB/T 19633—2005	《最终灭菌医疗器械的包装》
YY 0154—2013	《压力蒸汽灭菌设备用弹簧全启式安全阀》
YY/T 0157—2013	《压力蒸汽灭菌设备用弹簧式放汽阀》
YY/T 0158—2013	《压力蒸汽灭菌设备用密封垫圈》
YY/T 0159—2005	《压力蒸汽灭菌设备用疏水阀》
YY 0466.1—2009	《医疗器械 用于医疗器械标签、标记和提供信息的符号 第1部分：通用要求》
YY 0731—2009	《大型蒸汽灭菌器手动控制型》
YY 1007—2010	《立式蒸汽灭菌器》
TSG R0004—2009	《固定式压力容器安全技术监察规程》
	《消毒技术规范》

上述标准包括了产品经常涉及到的标准。有的企业还会根据产品的特点引用一些行业外的标准和一些较为特殊的标准。

产品适用及引用标准的审查可以分两步来进行。首先对引用标准的齐全性和适宜性进行审查，也就是在编写产品技术要求时与产品相关的国家、行业标准是否进行了引用，以及引用是否准确。其次对引用标准的采纳情况进行审查。即所引用的标准中的条款要求，是否在产品技术要求中进行了实质性的条款引用。这种引用通常采用两种方式，文字表述繁多、内容复杂的可以直接引用标准及条文号，比较简单的也可以直接引述具体要求。

如有新版强制性国家标准、行业标准发布实施，产品性能指标等要求应执行最新版本的国家标准、行业标准。

（六）产品的适用范围/预期用途、禁忌症

供医疗器械、卫生材料等湿热灭菌用。

产品无绝对禁忌症，但不能对不适合湿热灭菌的物品进行灭菌。

（七）产品的主要风险

1. 风险分析方法

（1）在对风险的判定及分析中，要考虑合理的可预见的情况，它们包括：正常使用条件下；非正常使用条件下。

（2）风险判定及分析应包括：对于患者的危害；对于操作者的危害；对于环境的危害。

（3）风险形成的初始原因应包括：人为因素（包括不合理的操作）；产品结构的危害；原材料危害；综合危害；环境条件。

（4）风险判定及分析考虑的问题包括：产品原材料生物学危害；产品质量是否会导致使用中出现不正常结果；操作信息，包括警示性语言、注意事项以及使用方法的准确性；留置使用可能存在的危害等。

2. 风险分析清单

产品的风险分析资料应符合《医疗器械 风险管理对医疗器械的应用》（YY/T 0316—2008）的有关要求，审查要点包括：

（1）风险分析：包括医疗器械适用范围和与安全性有关特征的判定、危害的判定、估计每个危害处境的风险。

（2）风险评价：对于每个已判定的危害处境，评价和决定是否需要降低风险。

（3）风险控制措施的实施和验证结果，必要时应当引用检测和评价性报告，如医用电气安全等。

（4）风险可接受准则，降低风险的措施及采取措施后风险的可接收程度，是否有新的风险产生，任何一个或多个剩余风险的可接受性评定。

根据《医疗器械 风险管理对医疗器械的应用》（YY/T 0316—2008）对已知或可预见的风险进行判定，产品在进行风险分析时至少应包括以下主要危害，企业还应根据自身产品特点确定其他危害。针对产品的各项风险，企业应采取应对措施，确保风险降到可接受的程度（表2）。

表2　产品主要危害

可能产生的危害	形成因素
能量危害	
电能	保护接地阻抗、可触及部件允许限值、电介质强度不符合要求；机器外壳的防护罩封闭不良；电磁兼容性能不符合要求
热能	测温系统或装置损坏，控制失灵，设备温度超出限定值；容器壳体泄漏、管路泄漏，设备正常运行时发生蒸汽泄漏；焊接出现焊缝，发生蒸汽泄漏；密封失效，或密封不严；门锁机构失效；操作不当
机械危害	设备外壳粗糙、有毛刺；设备没有足够的外壳机械强度和刚度；门挤压伤害

续表

可能产生的危害	形成因素
压力	设备压力未在规定值范围； 安全阀失效； 压力监测装置失效
噪声	设备消音系统或运动部件损坏
生物学危害	
生物学	灭菌效果不合格
环境危害	
运行偏离预定的环境条件	有可能造成局部环境温度升高
与医疗器械使用有关的危害	
不适当的标记	外部和内部标记不全面、标记不正确或不能够清楚易认，以及标记不能够永久贴牢
不适当的操作说明	缺少必要的警告说明和详细的使用方法； 缺少详细的日常使用维护规范
由不熟练/未经培训的人员使用	使用人员操作不熟练、使用不当
不正确的指示	压力或温度显示或报警不准确
不适当、不合适或过于复杂的使用者接口（人/机交流）	
复杂的操作系统	操作过程过于复杂，使用操作时失误
功能性失效、维护和老化引起的危害	
维护规范缺少或不适当	说明书中有关维护、保养等内容不明确。如：清洗、预防性检查、保养以及保养周期等
对医疗器械寿命的终止缺少适当的决定	对设备的使用寿命或终止使用的条件没有明确规定

（八）产品技术要求应包括的主要性能指标

对产品的主要性能指标的审查，可以通过对检验报告内容的审查来评价是否达到了要求，检验报告的内容是否齐全又可以通过对产品技术要求的内容是否齐全来进行审查。因此产品技术要求的审查是产品主要技术性能指标审查中最重要的环节之一。

可以通过对是否具有以下主要内容来进行审评。

1. 规格型号

可按预期用途、负载、结构型式、灭菌内室大小等分为不同型号和规格。如自带蒸汽发生器、外接蒸汽式；按门的多少分为单开门灭菌器、双开门灭菌器；按开门方式分为自动门灭菌器、手动门灭菌器；按缸体形状分为矩形灭菌器、圆形灭菌器。

2. 工作条件

明确温度、相对湿度、大气压力、电源电压、频率、功率、蒸汽、水等方面的要求（根据 GB 4793.1—2007、GB 8599—2008 或 YY 0731—2009 等标准）。

3. 一般性能

根据注册单元的不同，分别执行标准 GB 8599—2008 或 YY 0731—2009。

对于被 GB 8599—2008 或 YY 0731—2009 标准覆盖的立式蒸汽灭菌器产品，在执行标准过程中除需要对应的执行上述两项标准外，同时还需要执行《立式蒸汽灭菌器》（YY 1007—2010）标准。

4. 安全性能

应符合 GB 4793.1—2007、GB 4793.4—2001 的要求。

5. 电磁兼容

应符合 GB/T 18268.1—2010 的要求。

应在注册申报资料中明确产品属于基本型、工业型、受控电磁环境型中的哪种形式。本类产品一般属于工业型。

6. 环境试验

应符合 GB/T 14710—2009 的要求。

应逐项审查上述要求和检验结果是否符合规定。

（九）同一注册单元内注册检验代表产品确定原则和实例

注册检验代表产品应是同一注册单元内能够代表本单元内其他产品安全性和有效性的产品，应考虑功能最齐全、灭菌模式最全、结构最复杂、不同灭菌模式对应的技术参数要求最高、风险最高的产品，且应是容积最大的型号。

注册单元内各种产品的主要安全指标、性能指标不能被某一产品全部涵盖时，则应选择涵盖安全指标、性能指标最多的产品作为典型产品，同时还应考虑其他产品中未被典型产品所涵盖的安全指标及性能指标。

此外，产品在实施 GB 4793 系列标准检测时，应对电磁兼容性能按照电磁兼容标准要求实施检测。医疗器械检测机构对涉及电磁兼容性能的检测出具检测报告，对于检测过程中发现的重大问题，如基本性能判据、型号覆盖等问题，应在检测报告备注中详细载明有关问题并注明自身意见，以供技术审查部门参考。

（十）产品生产制造相关要求

应当明确产品生产工艺过程，可采用流程图的形式，并说明其过程控制点。

生产工艺应已通过验证，能够生产出质量稳定、安全有效的产品，在注册质量管理体系核查中，对此项内容进行核查。关键工序、特殊过程应编制并执行工艺规程或作业指导书。

本类产品的关键过程一般包括焊接、水压试验、检验。但当上述过程中的一个或多个通过外包的方式来实现时，生产企业应对外包过程实施有效控制。

（十一）产品的临床评价细化要求

1. 大型蒸汽灭菌器产品已列入《免于进行临床试验的

《第二类医疗器械目录》，注册申请时提交临床评价资料的要求：

（1）提交申报产品相关信息与《免于进行临床试验的第二类医疗器械目录》所述内容的比对资料，证明两者具有等同性。

（2）提交申报产品与国内已上市同品种医疗器械的比对说明，比对内容包括基本原理、所用材料、结构组成、性能指标、适用范围、使用方法等，并提供必要的支持性资料。

2. 超出《免于进行临床试验的第二类医疗器械目录》覆盖范围的大型蒸汽灭菌器产品，应按照《医疗器械注册管理办法》、《医疗器械临床评价技术指导原则》等法规的相关规定开展临床试验或临床评价。开展临床试验的，申请人应当提交临床试验协议、伦理委员会批件、临床试验方案和临床试验报告。

（十二）该类产品的不良事件历史记录

压力泄漏、水垢阻塞管路等。

（十三）产品说明书和标签

产品说明书一般包括使用说明书和技术说明书，两者可合并。说明书、标签应符合《医疗器械说明书和标签管理规定》的要求，并参照 GB 8599—2008、YY 0731—2009、《固定式压力容器安全技术监察规程》等相关标准/规程的要求进行编写。还应关注以下内容：

1. 产品性能、主要技术参数。
2. 关于灭菌原理、杀灭微生物类别的说明。
3. 关于提醒使用者对灭菌效果进行验证的警示说明。
4. 应对产品使用方法、主要组件的寿命等情况做出说明。
5. 对于容器的技术指标表述。
6. 对于电磁兼容所声称的有关内容（预期场所、类别等）。
7. 提示不要超出产品适用范围使用。
8. 提示对灭菌效果进行监测。
9. 对于安全性方面的提醒。
10. 常见故障及排除方法。

（十四）产品研究要求

应至少以下方面开展研究。

1. 产品性能研究

应当提供产品性能研究资料以及产品技术要求的研究和编制说明，包括功能性、安全性指标（如电气安全与电磁兼容）以及与质量控制相关的其他指标的确定依据，所采用的标准或方法、采用的原因及理论基础。

研究资料中，应当对是否具有压力容器设计制造资格进行说明，应当提供关于灭菌效果的验证资料。

2. 产品有效期和包装研究

因各生产企业采用的原材料不同，同时考虑到使用频次的不同及一些不可预期的因素，产品的实际有效期会不同。建议参照行业协会的产品推荐使用寿命确定产品有效期，或对产品有效期进行研究验证。

产品经环境试验和模拟运输试验验证，包装应符合运输和贮存的要求。

3. 软件研究

参见《医疗器械软件注册技术审查指导原则》的相关要求。

4. 其他资料

证明产品安全性、有效性的其他研究资料。

三、审查关注点

（一）产品电气安全、电磁兼容和主要技术性能指标是否执行了国家和行业的强制性标准，是否引用了适用的推荐性标准；产品技术要求是否参考了医疗器械检验机构出具的预评价意见。

（二）产品的主要风险是否已经列举，并通过风险控制措施使产品的风险在合理可接受的水平之内。

（三）临床评价资料是否按照法规要求提供。

（四）说明书是否符合《医疗器械说明书和标签管理规定》及相关国家标准、行业标准的规定。必须告知用户的信息是否完整。说明书中应提供突发事项的应急预案。

（五）研究资料中，应当对是否具有压力容器设计制造资格进行说明，应当提供关于灭菌效果的验证资料。

大型压力蒸汽灭菌器注册技术审查指导原则编制说明

一、指导原则编写目的

（一）本指导原则编写的目的是用于指导和规范第二类大型压力蒸汽灭菌器产品注册申报过程中审查人员对注册材料的技术审评。

（二）本指导原则旨在让初次接触该类产品的注册审查人员对产品机理、结构、主要性能、预期用途等各个方面有个基本了解，同时让技术审查人员在产品注册技术审评时把握基本的尺度，对产品安全性、有效性作出系统评价。

二、指导原则编写依据

（一）《医疗器械监督管理条例》（国务院令第 650 号）

（二）《医疗器械注册管理办法》（国家食品药品监督管理总局令第 4 号）

（三）《医疗器械临床试验规定》（国家食品药品监督管理局令第 5 号）

（四）《医疗器械说明书和标签管理规定》（国家食品药品监督管理总局令第 6 号）

（五）《关于发布医疗器械临床评价技术指导原则的通告》（国家食品药品监督管理总局通告 2015 年第 14 号）

（六）《关于 YY 0505—2012 医疗器械行业标准实施有关工作要求的通知》（食药监办械〔2012〕151 号）

（七）《关于发布免于进行临床试验的第二类医疗器械目录的通告》（国家食品药品监督管理总局通告 2014 年第 12 号）

（八）国家食品药品监督管理部门发布的其他规范性文件

三、指导原则中编写考虑

（一）本指导原则仅适用于符合 GB 8599—2008 或 YY 0731—2009 定义的第二类大型压力蒸汽灭菌器产品。

（二）产品应适用的相关标准中给出了现行有效的国家标准、行业标准（包括产品标准、基础标准），以及相应的国际标准。

（三）产品的主要风险参照 YY/T 0316—2008，考虑产品自身使用时可能的危害以及技术审查时的要点。对于存在的危害，企业应在设计、验证、检测和改进的过程中根据风险采取有效的控制措施。

（四）产品的主要性能指标中给出了产品需要考虑的各个方面，有些需参照相关的国家标准、行业标准，有些则需要依据产品的具体情况。

（五）产品的不良事件历史记录主要由山东省药品不良反应监测中心的提供，也征询了相关领域的临床专家。

（六）对于被 GB 8599—2008 或 YY 0731—2009 标准覆盖的立式蒸汽灭菌器产品，在执行标准过程中需要对应的执行上述两项标准，同时还需要执行《立式蒸汽灭菌器》（YY 1007—2010）标准。

（七）压力蒸汽灭菌器的灭菌原理是湿热灭菌，湿热灭菌是使微生物的蛋白质及核酸变形导致其死亡。这种变形首先是分子中的氢键分裂，当氢键断裂时，蛋白质及核酸内部结构被破坏，进而丧失了原有功能。为有效地使蛋白质变形，在采用高压蒸汽灭菌时，就需要水蒸气有足够的温度和持续时间，这对灭菌效果十分重要。其灭菌过程是建立在时间、温度、压力之间的比例协调基础上的，即作为热源载体的饱和蒸汽与灭菌器材之间的热传递并持续相对应的时间而完成灭菌的过程。高温饱和水蒸气可迅速使蛋白质变形，在规定操作条件下，蛋白质发生变形的过程即微生物死亡的过程。

四、指导原则编写单位和人员

本指导原则的编写成员由山东省食品药品监督管理局审评认证中心医疗器械产品注册技术审评人员、山东省食品药品监督管理局行政审批人员、山东省医疗器械产品质量监督检验中心专家、相关生产企业专家共同组成。

77 小型蒸汽灭菌器注册技术审评指导原则

（小型蒸汽灭菌器注册技术审查指导原则）

本指导原则旨在指导注册申请人对小型蒸汽灭菌器注册申报资料的准备及撰写，同时也为技术审评部门审评注册申报资料提供参考。

本指导原则是对小型蒸汽灭菌器的一般要求，申请人应依据产品的具体特性确定其中内容是否适用，若不适用，需具体阐述理由及相应的科学依据，并依据产品的具体特性对注册申报资料的内容进行充实和细化。

本指导原则是供申请人和审查人员使用的指导文件，不涉及注册审批等行政事项，亦不作为法规强制执行，如有能够满足法规要求的其他方法，也可以采用，但应提供详细的研究资料和验证资料。应在遵循相关法规的前提下使用本指导原则。

本指导原则是在现行法规、标准体系及当前认知水平下制定的，随着法规、标准体系的不断完善和科学技术的不断发展，本指导原则相关内容也将适时进行调整。

一、适用范围

本指导原则适用于符合 YY/T 0646—2015《小型蒸汽灭菌器 自动控制型》定义的第二类自动控制型小型蒸汽灭菌器。

本指导原则所指小型蒸汽灭菌器是：采用电加热产生蒸汽或外接蒸汽，其灭菌室容积不超过 60L，不能装载 1 个灭菌单元（300 mm×300 mm×600 mm）的自动控制型小型蒸汽灭菌器（不包括手提式压力蒸汽灭菌器、卡式蒸汽灭菌器、立式蒸汽灭菌器）。

其他不在本指导原则适用范围内的小型蒸汽灭菌器产品可以参照执行。

二、技术审查要点

（一）产品名称要求

产品的名称应符合《医疗器械通用名称命名规则》（国家食品药品监督管理总局令第 19 号）和国家标准、行业标准中的通用名称要求，如小型压力蒸汽灭菌器、台式灭菌器、台式蒸汽灭菌器、小型蒸汽灭菌器（自动控制型）、高压蒸汽灭菌器、脉动真空灭菌器等。

（二）产品的结构和组成

小型蒸汽灭菌器采用蒸汽为灭菌因子杀灭负载微生物，

压力、温度、时间等灭菌的主要技术参数由程序设定并控制，可具备预真空或脉动真空功能；灭菌器一般由灭菌室、加热系统、控制系统、管道系统等组成，内容积小于60升。不同生产企业的产品，在结构上存在一定差异，不完全与本部分描述一致。

（1）灭菌室是灭菌器的核心承压部件，是运行灭菌过程的载体。

（2）加热系统用于产生蒸汽供灭菌用（也可外接蒸汽）。

（3）控制系统（包括相应控制软件）用于压力、温度、时间等灭菌过程的控制，达到灭菌所需的量值和精度，并对预设周期参数进行监控。

（4）管路系统用于实现灭菌介质的输送、内室真空、气体排放等。

（三）产品工作原理/作用机理

小型蒸汽灭菌器是通过重力置换或机械抽真空等方式，根据湿热灭菌的原理，以饱和的湿热蒸汽为灭菌因子，在高温、高压、高湿的环境下，在一定压力、温度和时间的组合作用下，实现对可被蒸汽穿透的物品的灭菌。

（四）注册单元划分的原则和实例

1. 医疗器械产品的注册单元以产品的技术原理、结构组成、性能指标和适用范围为划分依据。注册申报时应明确注册单元的划分依据。

2. 小型蒸汽灭菌器产品可以划分在一个注册单元中，可按预期用途、结构组成、灭菌室大小（可以是范围值）、门的数量等不同分为不同型号和规格。

（五）产品适用的相关标准

目前与产品相关的国际标准、国家标准及行业标准列举如下（表1）：

表1　相关产品标准

标准编号	标准名称
GB 150.1～150.4—2011	《压力容器》
GB/T 1226—2010	《一般压力表》
GB 4793.1—2007	《测量、控制和实验室用电气设备的安全要求 第1部分：通用要求》
GB 4793.4—2001	《测量、控制及实验室用电气设备的安全 实验室用处理医用材料的蒸压器的特殊要求》
GB/T 9969—2008	《工业产品使用说明书 总则》
GB/T 12244—2006	《减压阀 一般要求》
GB/T 14710—2009	《医用电器环境要求及试验方法》
GB/T 16839.2—1997	《热电偶 第2部分：允差》
GB/T 18268.1—2010	《测量、控制和实验室用电气设备 电磁兼容性要求 第1部分：通用要求》

续表

标准编号	标准名称
GB 18281.1—2015	《医疗保健产品灭菌 生物指示物 第1部分：通则》
GB 18281.3—2015	《医疗保健产品灭菌 生物指示物 第3部分：湿热灭菌用生物指示物》
GB/T 19971—2015	《医疗保健产品灭菌 术语》
GB/T 30121—2013	《工业铂热电阻及铂感温元件》
GB/T 30690—2014	《小型压力蒸汽灭菌器灭菌效果监测方法和评价要求》
YY 0154—2013	《压力蒸汽灭菌设备用弹簧全启式安全阀》
YY/T 0157—2013	《压力蒸汽灭菌设备用弹簧式放汽阀》
YY/T 0158—2013	《压力蒸汽灭菌设备用密封垫圈》
YY/T 0159—2005	《压力蒸汽灭菌设备用疏水阀》
YY 0466.1—2016	《医疗器械 用于医疗器械标签、标记和提供信息的符号 第1部分：通用要求》
YY/T 0646—2015	《小型蒸汽灭菌器 自动控制型》
YY 1277—2016	《蒸汽灭菌器生物安全性能要求》
TSG 21—2016	《固定式压力容器安全技术监察规程》
IEC 61010-2-040：2005	《测量、控制和实验室用电气设备的安全要求 第2-040部分：用于处理医用材料的灭菌器和清洗消毒器的特殊要求》
WS/T 367—2012	《医疗机构消毒技术规范》

上述标准包括了产品经常涉及到的标准。有的企业还会根据产品的特点引用一些行业外的标准和一些较为特殊的标准。

产品适用及引用标准的审查可以分两步来进行。首先对引用标准的齐全性和适宜性进行审查，也就是在编写产品技术要求时与产品相关的国家、行业标准是否进行了引用，以及引用是否准确。其次对引用标准的采纳情况进行审查。即所引用的标准中的条款要求，是否在产品技术要求中进行了实质性的条款引用。这种引用通常采用两种方式，文字表述繁多、内容复杂的可以直接引用标准及条文号，比较简单的也可以直接引述具体要求。

如有新版强制性国家标准、行业标准发布实施，产品性能指标等要求应执行最新版本的国家标准、行业标准。

（六）产品的适用范围/预期用途、禁忌症

供医疗器械进行湿热灭菌用。

产品无绝对禁忌症，但不能对不适合湿热灭菌的物品进行灭菌。

（七）产品的研究要求

1. 产品性能研究

应当提供产品性能研究资料以及产品技术要求的研究

和编制说明，包括功能性、安全性指标（如电气安全与电磁兼容）以及与质量控制相关的其他指标的确定依据，所采用的标准或方法、采用的原因及理论基础。

研究资料中，应当对是否具有压力容器设计制造资格进行说明（若适用）。应根据 YY/T 0646—2015、GB/T 30690—2014 要求，进行产品研究验证。

明确灭菌周期分类，并对说明书中声称的灭菌循环程序及负载进行灭菌效果验证，特别是管腔类器械（如适用）的灭菌验证。

2. 产品有效期和包装研究

因各生产企业采用的原材料不同，同时考虑到使用频次的不同及一些不可预期的因素，产品的实际有效期会不同。建议参照压力容器产品推荐使用寿命确定产品有效期，或对产品有效期进行研究验证。

产品经环境试验和模拟运试试验验证，包装应符合运输和贮存的要求。

3. 软件研究

应符合《医疗器械软件注册技术审查指导原则》（国家食品药品监督管理总局通告 2015 年第 50 号）的相关要求。

4. 其他资料

证明产品安全性、有效性的其他研究资料。

（八）产品的主要风险

1. 风险分析方法

（1）在对风险的判定及分析中，要考虑合理的可预见的情况，它们包括：正常使用条件下；非正常使用条件下。

（2）风险判定及分析应包括：对于患者的危害；对于操作者的危害；对于环境的危害。

（3）风险形成的初始原因应包括：人为因素（包括不合理的操作）；产品结构的危害；原材料危害；综合危害；环境条件。

（4）风险判定及分析考虑的问题包括：产品原材料生物学危害；产品质量是否会导致使用中出现不正常结果；操作信息，包括警示性提示信息、注意事项以及使用方法的准确性等。

2. 风险分析清单

产品的风险分析资料应符合 YY/T 0316—2016《医疗器械 风险管理对医疗器械的应用》的有关要求，审查要点包括：

（1）风险分析：包括医疗器械适用范围和与安全性有关特征的判定、危害的判定、估计每个危害处境的风险。

（2）风险评价：对于每个已判定的危害处境，评价和决定是否需要降低风险。

（3）风险控制措施的实施和验证结果，必要时应当引用检测和评价性报告，如医用电气安全等。

（4）风险可接受准则，降低风险的措施及采取措施后风险的可接收程度，是否有新的风险产生，任何一个或多个剩余风险的可接受性评定。

根据 YY/T 0316—2016《医疗器械 风险管理对医疗器械的应用》对已知或可预见的风险进行判定，产品在进行风险分析时至少应包括以下主要危害，企业还应根据该类产品的不良事件历史纪录及自身产品特点确定其他危害。针对产品的各项风险，企业应采取应对措施，确保风险降到可接受的程度。

表 2　产品主要危害

可能产生的危害	形成因素
能量危害	
电能	保护接地阻抗、可触及部件允许限值、电介质强度不符合要求； 机器外壳的防护罩封闭不良； 电磁兼容性能不符合要求
热能	测温系统或装置损坏，控制失灵，设备温度超出限定值； 容器壳体泄漏、管路泄漏，设备正常运行时发生蒸汽泄漏； 门密封失效，或密封不严； 门锁机构失效； 操作不当
机械危险	设备外壳粗糙、有毛刺； 设备没有足够的外壳机械强度和刚度，腔体破裂； 门挤压伤害
压力	设备压力未在规定值范围； 安全阀失效； 压力监测装置失效
噪声	设备消音系统或运动部件损坏
生物学危害	
生物学	灭菌效果不合格
环境危害	
运行偏离预定的环境条件	有可能造成局部环境温度、湿度升高
与医疗器械使用有关的危害	
不适当的标记	外部和内部标记不全面、标记不正确或不能够清楚易认，标记位置不恰当，以及标记不能够永久贴牢
不适当的操作说明	说明书缺少必要的警告说明和详细的使用方法； 缺少详细的日常使用维护规范
由不熟练/未经培训的人员使用	使用人员操作不熟练、使用不当
不正确的指示	压力或温度显示或报警异常
不适当、不合适或过于复杂的使用者接口（人/机交流）	
复杂的操作系统	操作过程过于复杂，使用操作时失误； 软件失效

续表

可能产生的危害	形成因素
功能性失效、维护和老化引起的危害	
维护规范缺少或不适当	说明书中有关维护、保养等内容不明确。如：清洗、预防性检查、保养以及保养周期等
对医疗器械寿命的终止缺少适当的决定	对设备的使用寿命或终止使用的条件没有明确规定，未明确关键部件的使用寿命，如电磁阀、过滤器及密封圈等

（九）产品技术要求应包括的主要性能指标

对产品的主要性能指标的审查，可以通过对检验报告内容的审查来评价是否达到了要求，检验报告的内容是否齐全又可以通过对产品技术要求的内容是否齐全来进行审查。因此产品技术要求的审查是产品主要技术性能指标审查中最重要的环节之一。

可以通过对是否具有以下主要内容来进行审评。

1. 规格型号

小型蒸汽灭菌器可按预期用途、结构组成、灭菌室大小（可以是范围值）、门的数量等不同分为不同型号和规格。

2. 工作条件

明确温度、相对湿度、大气压力、电源电压、频率、功率、蒸汽、水质等方面的要求（根据 GB 4793.1—2007、YY/T 0646—2015 标准）。

3. 一般性能

执行 YY/T 0646—2015 标准的适用条款。以及说明书中声称的功能和性能，含所有的灭菌程序。

4. 安全性能

应符合 GB 4793.1—2007、GB 4793.4—2001、YY 1277—2016 的要求。

5. 电磁兼容

应符合 GB/T 18268.1—2010 的要求。

6. 软件要求

应符合《医疗器械软件注册技术审查指导原则》（国家食品药品监督管理总局通告 2015 年第 50 号）的要求。

7. 环境试验

应符合 GB/T 14710—2009 的要求。

应逐项审查上述要求和检验结果是否符合规定。

（十）同一注册单元内注册检验代表产品确定原则和实例

注册检验代表产品应是同一注册单元内能够代表本单元内其他产品安全性和有效性的产品，应充分考虑产品工作原理、结构组成、技术指标、控制方式、主要部件及产品其他风险等方面。并就不同规格型号差异性对产品安全

性的影响做出说明。

注册单元内各型号的主要安全指标、性能指标不能被某一型号全部涵盖时，则应选择涵盖安全指标、性能指标最多且灭菌效果最具有挑战性的型号作为典型产品，同时还应考虑其他型号产品中未被典型型号产品所涵盖的安全指标及性能指标。不同灭菌排气原理的小型蒸汽灭菌器不能互相覆盖。

此外，产品在实施 GB 4793 系列标准检测时，应按照 GB/T 18268.1—2010 的要求实施电磁兼容检测。医疗器械检测机构对涉及电磁兼容性能的检测出具检测报告，对于检测过程中发现的重大问题，如基本性能判断、型号覆盖等问题，应在检测报告备注中详细载明有关问题并注明自身意见，以供技术审查部门参考。电磁兼容检测引起产品电气安全发生变化的应重新对电气安全进行检测。

（十一）产品生产制造相关要求

应当明确产品生产工艺过程，可采用流程图的形式，并说明其过程控制点。

生产工艺应已通过验证，能够生产出质量稳定、安全有效的产品，在注册质量管理体系核查中，对此项内容进行核查。关键工序、特殊过程应编制并执行工艺规程或作业指导书。

本类产品的关键过程一般包括焊接、水压试验、组装、调试、产品检验（非特种设备的容器无焊接和水压试验）。但当上述过程中的一个或多个通过外包的方式来实现时，生产企业应对外包过程实施有效控制。

（十二）产品的临床评价细化要求

小型蒸汽灭菌器产品已列入《免于进行临床试验的第二类医疗器械目录》（国家食品药品监督管理总局通告 2014 年第 12 号），注册申请时提交临床评价资料的要求：

1. 提交申报产品相关信息与《免于进行临床试验的第二类医疗器械目录》所述内容的比对资料，证明两者具有等同性。

2. 提交申报产品与国内已上市同品种医疗器械的比对说明，比对内容包括基本原理、所用材料、结构组成、性能指标、适用范围、使用方法等，并提供必要的支持性资料。应重点关注申报产品与已上市产品的异同，对于差异性应提交必要的验证资料。

（十三）产品的不良事件历史记录

压力泄漏、密封不严、灭菌效果不达标等。

（十四）产品说明书和标签要求

产品说明书一般包括使用说明书和技术说明书，两者可合并。说明书、标签应符合《医疗器械说明书和标签管

理规定》（国家食品药品监督管理总局令第 6 号）的要求，并参照 GB 4793.1—2007、YY/T 0646—2015 等相关标准/规程的要求进行编写。还应关注以下内容：

1. 产品适用范围、性能指标、软件版本。

2. 关于灭菌原理、杀灭微生物类别的说明。明确灭菌周期分类，并列出经过验证的负载物品。明确灭菌包装的要求。

3. 关于提醒使用者对灭菌效果进行验证的警示说明。

4. 应对产品使用方法、产品寿命、维护保养等情况做出说明。明确水箱用水要求、水箱养护及清洁要求。

5. 对于压力容器的技术指标表述。

6. 对于电磁兼容所声称的有关内容（预期场所、类别等）。

7. 提示对灭菌效果进行监测。说明不适用灭菌的物品种类及提示。

8. 对于安全性方面的提醒。

9. 常见故障及排除方法。

三、审查关注点

（一）产品电气安全、电磁兼容和主要技术性能指标是否执行了国家和行业的强制性标准，是否引用了适用的推荐性标准；产品技术要求是否参考了医疗器械检验机构出具的预评价意见。

（二）产品的主要风险是否已经列举，并通过风险控制措施使产品的风险在合理可接受的水平之内。

（三）临床评价资料是否按照法规要求提供。

（四）说明书是否符合《医疗器械说明书和标签管理规定》及相关国家、行业标准的规定。必须告知用户的信息是否完整。说明书中应提供突发事项的应急预案。

（五）研究资料中，应当对是否具有压力容器设计制造资格进行说明，应当提供关于灭菌效果的验证资料。

四、编写单位

广东省食品药品监督管理局审评认证中心。

78 内镜清洗消毒机注册技术审评指导原则

（内镜清洗消毒机注册技术审查指导原则）

本指导原则旨在指导注册申请人对内镜清洗消毒机注册申报资料的准备及撰写，同时也为技术审评部门审评注册申报资料提供参考。

本指导原则是对内镜清洗消毒机的一般要求，申请人应依据产品的具体特性确定其中内容是否适用，若不适用，需具体阐述理由及相应的科学依据，并依据产品的具体特性对注册申报资料的内容进行充实和细化。

本指导原则是供申请人和审查人员使用的指导文件，不涉及注册审批等行政事项，亦不作为法规强制执行，如有能够满足法规要求的其他方法，也可以采用，但应提供详细的研究资料和验证资料。应在遵循相关法规的前提下使用本指导原则。

本指导原则是在现行法规、标准体系及当前认知水平下制定的，随着法规、标准体系的不断完善和科学技术的不断发展，本指导原则相关内容也将适时进行调整。

一、适用范围

本指导原则适用于《医疗器械分类目录》（国家食品药品监督管理总局公告 2017 年第 104 号）中用于医用软式内镜消毒的全自动内镜清洗消毒机，管理类代号为 11—05—01。

本指导原则适用于《免于进行临床试验的第二类医疗器械目录》（国家食品药品监督管理总局通告 2014 年第 12 号）中序号为 362 的"医用内窥镜清洗消毒设备"中的"全自动内镜清洗消毒机"，以及《第二批免于进行临床试验医疗器械目录》（国家食品药品监督管理总局通告 2016 年第 133 号）中序号为 203 的"清洗消毒灭菌类产品"中的用于医用软式内镜消毒的"全自动内镜清洗消毒机"。

本指导原则范围不包括用于医用软式内镜消毒的半自动或手动消毒机、用于医用硬式内镜消毒的清洗消毒机，但在审查这些设备时也可参考本指导原则部分内容。

二、技术审查要点

（一）产品名称要求

产品的命名应符合《医疗器械通用名称命名规则》（国家食品药品监督管理总局令第 19 号），参考《医疗器械分类目录》或国家标准、行业标准中的通用名称，如内镜清洗消毒机。

（二）产品结构组成

1. 结构组成

内镜清洗消毒机基本结构一般包括设备支撑机架及外壳、液体输送系统（包括电动阀门、液体泵、管道、喷淋过滤器等）、气体输送系统（包括气泵、空气过滤器）、软式内镜装载空间（包括槽体或洗消腔体，内镜管腔连接管道、槽盖或腔体门）、自动控制系统（包括嵌入式控制软件、控制电路板、传感器、温度控制装置）、电源等组成。各主要组成部分的作用如下：

（1）液体输送系统：产品工作的关键部分，用以完成内镜的初洗、清洗剂清洗、漂洗、消毒、终末漂洗等清洗消毒工作，其中电动阀门有进水阀、排水阀等，液体泵主要包括消毒液输送泵、清洗剂输送泵、加压循环泵等，另外由外部提供的水源应经细菌及病毒过滤器滤过后方可输送进入软式内镜装载空间。

（2）气体输送系统：分为两个部分，一个部分用以提供气体压力源作为内镜泄漏测试使用，另一部分用以内镜管道内壁的吹干，用来吹干的气体源应经细菌及病毒过滤器滤过后方可进入内部输送系统。

（3）软式内镜装载空间：内部应设置有内镜接头、测漏接头、进排液口及液位开关，另有槽盖或密封门进行密封。

（4）自动控制系统：用以执行预设的程序并监测运行过程中的参数。

以上所述的内镜清洗消毒机结构组成是该设备完成清洗消毒工作的基本要求，如内镜清洗消毒机增加了的其他部件，例如打印机、消毒液储存箱、自动开关槽盖装置、酒精输送泵、脚轮、追溯系统、喷淋系统等，应在产品技术要求中制定相应的性能指标。

2. 产品类别

（1）按软式内镜装载空间的设计结构，内镜清洗消毒机可分为：

a. 喷淋型内镜清洗消毒机：采用喷淋方式对内镜进行清洗消毒，带有喷淋臂。

b. 浸泡型内镜清洗消毒机：采用浸泡方式对内镜进行清洗消毒，无喷淋臂。

c. 喷淋浸泡型内镜清洗消毒机：同时采用浸泡和喷淋两种方式对内镜进行清洗消毒，带有喷淋臂。

（2）按照软式内镜装载数量，内镜清洗消毒机可分为：

a. 单条型内镜清洗消毒机：一次只能清洗消毒一条内镜。

b. 多条型内镜清洗消毒机：一次可清洗消毒两条或两条以上内镜。

通常内镜清洗消毒机都是按软式内镜装载空间或数量的设计结构来划分，图示举例如下（图1~图4）。

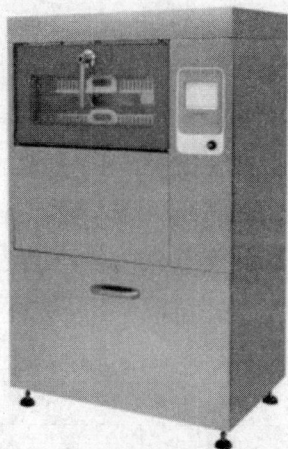

图2 喷淋浸泡型内镜清洗消毒机

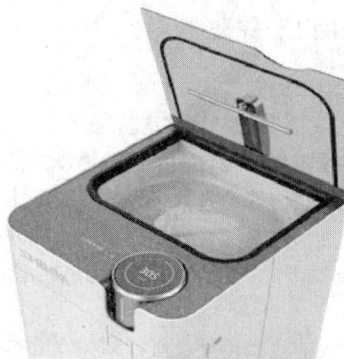

图3 浸泡单条型内镜清洗消毒机

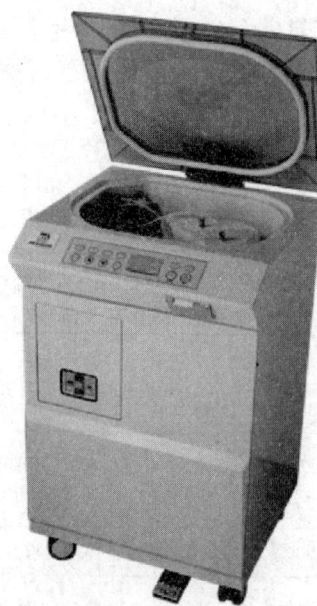

图4 浸泡双条型内镜清洗消毒机

以上分类仅做参考，不同企业产品的技术实现路径由于有差异，因此不能作为产品分类的标准。

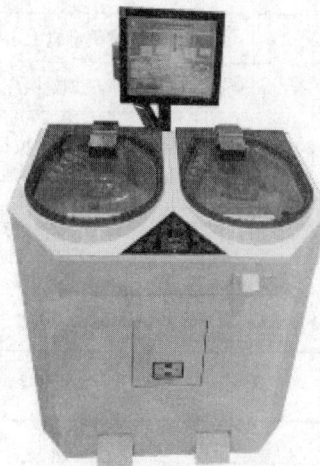

图1 喷淋型内镜清洗消毒机

（三）产品工作原理/作用机理

内镜清洗消毒机实质是一种使用清洗剂及消毒剂以自动控制程序完成内镜的初洗、清洗剂清洗、漂洗、消毒、终末漂洗等工作来替代传统人工清洗消毒内镜的设备，它将内镜浸泡于清洗液或消毒液中，另有加压循环装置将清洗液或消毒液加压循环冲洗内镜管道内壁和外壁，最后通过气体吹干装置干燥内镜管道内壁完成内镜的清洗消毒工作。

因该产品为非直接治疗类医疗器械，故本指导原则不包含产品作用机理的内容。

（四）注册单元划分的原则和实例

内镜清洗消毒机产品的注册单元原则上以设计结构为划分依据，如喷淋型内镜清洗消毒机和浸泡型内镜清洗消毒机，应作为不同的注册单元。

（五）产品适用的相关标准

目前与内镜清洗消毒机产品相关的常用标准及法规举例如下（表1）。

表1 相关产品标准及法规

标准编号	标准内容
GB/T 191—2008	《包装储运图示标志》
GB 4793.1—2007	《测量、控制和实验室用电气设备的安全要求 第1部分：通用要求》
GB/T 14710—2009	《医用电器设备环境要求及试验方法》
GB/T 18268.1—2010	《测量、控制和实验室用的电设备 电磁兼容性要求 第1部分：通用要求》
GB/T 27949—2011	《医疗器械消毒剂卫生要求》
GB 30689—2014	《内镜自动清洗消毒机卫生要求》
YY/T 0316—2016	《医疗器械 风险管理对医疗器械的应用》
YY/T 0466.1—2016	《医疗器械 用于医疗器械标签、标记和提供信息的符号 第1部分：通用要求》
YY/T 0664—2008	《医疗器械软件 软件生存周期过程》
YY/T 0734.1—2009	《清洗消毒器 第1部分：通用要求、术语定义和试验》

续表

标准编号	标准内容
WS 507—2016	软式内镜清洗消毒技术规范
IEC 61010-2-040—2015	测量、控制和实验室用电气设备的安全要求 第2-040部分：处理医疗材料用灭菌器和清洗消毒器的特殊要求
GB/T 35267—2017	内镜清洗消毒器
卫法监发〔2002〕282号	消毒技术规范（2002年版）
卫法监发〔2003〕330号	内镜清洗消毒机消毒效果检验技术规范（试行）

上述标准包括了内镜清洗消毒机产品经常涉及的标准。此外，有的注册申请人还会根据产品的特点引用一些行业外的标准及一些较为特殊的标准。

如有新版强制性国家标准、行业标准发布实施，产品性能指标等要求应执行最新版本的国家标准、行业标准。

（六）产品的适用范围/预期用途

内镜清洗消毒机的适用范围/预期用途：使用清洗剂和消毒剂，对医用软式内镜可清洗的部件进行清洗消毒，例如对肠镜、十二指肠镜、胃镜、喉镜等软式内镜的清洗消毒。

（七）产品的主要风险

1. 内镜清洗消毒机的风险管理报告应符合YY/T 0316—2016《医疗器械 风险管理对医疗器械的应用》的有关要求，审查要点包括：

（1）与产品有关的安全性特征判定可参考YY/T 0316—2016的附录C。

（2）危害、可预见的事件序列和危害处境判断可参考YY/T 0316—2016附录E、I。

（3）风险控制的方案与实施、综合剩余风险的可接受性评价及生产和生产后监视相关方法可参考YY/T 0316—2016附录F、G、J。

（4）风险可接收准则，降低风险的措施及采取措施后风险的可接收程度，是否有新的风险产生。

2. 以下依据YY/T 0316—2016的附录E（表E.1）列举了内镜清洗消毒机产品可能涉及的危险因素，提示审查人员从以下方面考虑（表2）：

表2 危害因素清单

危害类型		形成因素
能量危害	电磁能	可触及金属、外壳等与带电部分隔离/保护不够，电介质强度不够，可能对使用者造成电击危害
		产品外壳绝缘/隔离不够，可能引起过量漏电流伤害使用者
		抗电磁干扰能力差、特定环境下工作不正常，或干扰其他设备正常工作

危害类型		形成因素
能量危害	声能	产品运行过程中出现噪声，可能对使用者造成危害
	机械能	产品的表面粗糙、凹凸不平，边角锋利，可能对使用者造成机械伤害
		脚轮、槽盖等固定件出现松动，导致产品移动过程中出现部件掉落或产品倾覆可能对搬运人员造成机械伤害
生物学和化学危害	生物学和化学危害	使用的消毒剂不合格导致内镜清洗消毒效果不合格，造成患者间交叉感染
		使用消毒剂的残留物导致的化学危害
操作危害	不正确的输出	安装人员不按安装要求进行安装，导致产品无法使用，或使用效果达不到预期要求
		非专业人员操作产品，导致产品出现偏差
	使用错误	日常使用、维护未按规定进行，导致产品偏离正常使用状态
信息危害	不适当的标记	标记缺少或不正确，标记的位置不正确，不能被正确地识别，不能永久贴牢和清楚易认等
	不完整的说明书	说明书中对产品性能特征、预期用途、使用限制等描述不规范、不完整，导致产品的非预期或超范围使用
	不适当的操作说明	未规定使用人员的资格
		日常使用、维护、校准规定不明确、不适当
	警告	未对一次性使用附件可能再次使用的危害作出适当的警告

（八）产品技术要求应包括的主要性能指标

内镜清洗消毒机产品主要性能指标包括功能指标、安全指标和质量控制指标，本条款基于现有的国家标准及行业标准给出了推荐要求。

注册申请人可参考相应的国家标准、行业标准，根据自身产品的技术特点制定相应的产品技术要求，但不得低于相关强制性国家标准、行业标准的有关要求。

如有不适用条款（包括国家标准、行业标准要求），企业在研究资料的产品性能研究中必须说明理由。

1. 性能指标

应参照本指导原则第（五）部分列出的相关标准制定产品技术要求，如 GB 30689—2014、GB/T 35267—2017、卫生部《消毒技术规范》（2002 年版）、卫生部《内镜清洗消毒机消毒效果检验技术规范（试行）》（卫法监发〔2003〕330 号）、YY/T 0734.1—2009 等，并应详细描述申报产品的清洗、消毒、干燥等程序及各自对应的技术参数并进行相应的效果评价。申报产品如有报警、信息追溯等特殊功能的也应一并注明。

2. 安全指标

（1）电气安全要求：应符合 GB 4793.1—2007、IEC 61010-2-040—2015 的要求，如果多个标准对某项要求不一致，应按最严格的标准要求施行。

（2）电磁兼容要求：应符合 GB/T 18268.1—2010 的要求。产品的基本抗扰度试验要求应按表 1 要求进行，而预期用于具有受控电磁环境的实验室或试验和测量区域的产品按表 3 的要求进行。

3. 质量控制指标

（1）外观和结构要求

应符合企业自主制定的要求或引用的相关标准的要求。

（2）环境试验要求

应符合 GB/T 14710—2009 的要求。

（九）同一注册单元内注册检验代表产品确定原则和实例

典型产品应是同一注册单元内能够代表本单元内其他产品安全性和有效性的产品。一般情况下，应考虑技术指标及性能不改变、功能最齐全、结构最复杂、风险最高的产品。

举例：如内镜清洗消毒机的基本结构组成、关键元器件、技术参数相同，如仅采用的消毒剂不同，建议选取采用消毒剂种类最全的型号作为典型产品。

同一单元中不同型号的产品应明确各型号在技术参数、消毒剂等方面的区别。

电磁兼容检测单元的评价应结合注册申请人提供的典型型号说明、电磁兼容检测差异性分析、必要的差异性检验数据以及注册申请人的分析作出判定。

（十）产品生产制造相关要求

应当明确产品生产工艺过程，可采用流程图的形式，并说明其过程控制点。有多个研制、生产场地，应当概述每个研制、生产场地的实际情况。

（十一）产品的临床评价细化要求

在《免于进行临床试验的第二类医疗器械目录》（国家食品药品监督管理总局通告 2014 年第 12 号）中，序号 362 是医用内窥镜清洗消毒设备中的全自动内镜清洗消毒机，在《免于进行临床试验的第二类医疗器械目录》（国家食品药品监督管理总局通告 2016 年第 133 号）中，附件 1 序号 203 是清洗消毒产品中的全自动内镜清洗消毒机，符合目录要求的可免于进行临床试验，应按《医疗器械临床评价技术指导原则》（国家食品药品监督管理总局通告 2015 年第 14 号）提交如下资料：

1. 提交申报产品相关信息与《目录》所述内容的对比资料。

2. 提交申报产品与《目录》中已获准境内注册医疗器械的对比说明，对比说明应当包括《申报产品与目录中已获准境内注册医疗器械对比表》和相应支持性资料。

提交的上述资料应能证明申报产品与《目录》所述的产品具有等同性。若无法证明申报产品与《目录》产品具有等同性，则应按照《医疗器械临床评价技术指导原则》其他要求开展相应工作。

（十二）产品的不良事件历史记录

详细描述产品上市后发生的不良事件情况，并对发生的不良事件进行分析评价。

（十三）产品说明书和标签要求

产品说明书一般包括使用说明书和技术说明书，两者可合并。说明书、标签和包装标识应符合《医疗器械说明书和标签管理规定》（国家食品药品监督管理总局令第 6 号令）及相关标准的规定。

1. 说明书的内容

使用说明书至少应包含下列主要内容：

（1）产品名称、型号、规格。

（2）注册人的名称、住所、联系方式及售后服务单位。

（3）生产企业的名称、住所、生产地址、联系方式及许可证编号，委托生产的还应当标注受托企业的名称、住所、生产地址、生产许可证编号或者生产备案凭证编号。

（4）注册证编号、产品技术要求编号。

（5）产品的性能、主要结构、适用范围。

（6）禁忌症、注意事项以及其他警示、提示的内容。

注意事项：

产品仅供经过培训的医护人员使用。

消毒前，内镜应按 WS 507—2016《软式内镜清洗消毒技术规范》的要求进行清洗。

产品在运转中，非应急情况，请勿按下"电源"按键或切断电源，以免程序重复运转。

未经允许，请勿对产品进行改造、拆卸或修理，这样有触电危险和损坏产品的可能。

供电一定要配有接地线并带开关的三线插座。

产品运转过程中，不要打开槽盖，也不要随意关闭电源。

配合使用的消毒剂应符合 GB/T 27949—2011《医疗器械消毒剂卫生要求》的相关规定。

配合使用的清洗剂、消毒剂应符合相关标准。为保证消毒效果，应使用产品指定的消毒剂。如适用不同种类或不同品牌的清洁剂和消毒剂，应对所适用的清洁剂、消毒剂种类、品牌进行清洁效果、消毒效果、与消毒机的相容

性进行研究，并根据研究资料在说明书中注明适用的清洁剂和消毒剂的种类和品牌。

定期对内镜清洗消毒机进行自身消毒。

首次使用或维修后使用应先对内镜清洗消毒机进行自身消毒。

（7）对医疗器械标签所用的图形、符号、缩写等内容的解释，如：所有的电击防护分类、警告性说明和警告性符号的解释。

（8）使用说明

检查病人后的内镜，要按 WS 507—2016《软式内镜清洗消毒技术规范》的要求，把内镜及配件彻底清洗干净后才能放入全自动内镜清洗消毒机内，内镜放入时按镜子的自然弯曲状态放置，连接好内镜送气、送水管及活检孔，盖上内镜防水帽，启动清洗消毒程序，程序正常运行结束后，内镜清洗消毒完成。

（9）产品维护和保养方法，特殊储存条件、方法。

（10）生产日期，使用期限或者失效日期。

（11）标准中规定的应当在说明书中标明的其他内容。

（12）配件清单，包括配件、附属品、损耗品更换周期以及更换方法的说明等。

（13）运输和贮存限制条件。

（14）说明书的编制或者修订日期。

（15）软件发布版本。

技术说明书内容：

一般包括概述、组成、原理、技术参数、规格型号、图示标记说明、外形图、结构图、控制面板图、电路图、元器件清单，必要的电气原理图及表等。

2. 标签和包装标识

至少应包括以下信息：

（1）产品名称和型号规格。

（2）生产日期和使用期限或者失效日期。

并在标签中明确"其他内容详见说明书"。

（十四）产品的研究要求

1. 产品性能研究

应当提供产品性能研究资料以及产品技术要求的研究说明，包括功能性、安全性指标以及与质量控制相关的其他指标的确定依据，所采用的标准或方法、采用的原因及理论基础。

2. 生物相容性评价研究

产品使用时不与患者产生直接的或间接的接触，故不适用生物相容性评价的相关要求。

3. 生物安全性研究

产品不含动物源或生物活性物质，产品配合使用的清洗剂和消毒剂在密闭环境下使用且按国家相关标准应属于无毒级，对使用者或环境不存在危害。

4. 灭菌/消毒工艺研究

内镜清洗消毒机一般由企业推荐自身清洗消毒程序，由用户进行产品自身清洗消毒。应当明确推荐的自身清洗

消毒工艺（方法和参数）以及所推荐消毒方法确定的依据。

5. 产品有效期和包装研究

内镜清洗消毒机是精密的电子产品，有效期应重点考虑元器件本身的老化、使用环境如温湿度等的影响。应对产品的包装及包装完整性提供研究资料，评价试验的有效性是对产品进行运输试验与跌落试验后都能保持工作正常、产品包装的完整性。

6. 动物研究

不适用。

7. 软件研究

参见《医疗器械软件注册技术审查指导原则》（国家食品药品监督管理总局通告 2015 年第 50 号）的相关要求，根据产品清洗消毒不彻底可能对患者造成的风险，软件安全性级别建议为 B 级。

三、审查关注点

（一）产品技术要求

产品主要性能指标是否执行了国家和行业的强制性标准，是否引用了适用的推荐性标准，是否明确了产品的特殊功能及相应技术参数。

（二）使用说明书

使用说明书中必须告知用户的信息是否完整。

（三）综述资料

是否明确了产品的工作原理、结构组成、主要功能。

（四）产品安全风险分析

产品的主要风险是否已经列举，并通过风险控制措施使产品的安全性在合理可接受的程度之内。

（五）产品的特殊功能

产品具有的特殊功能，是否采用了合理的方法进行验证（如第三方检测）。

四、编写单位

本指导原则由广东省食品药品监督管理局审评认证中心牵头，国家食品药品监督管理总局医疗器械技术审评中心、重庆医疗器械质量检验中心、四川省食品药品审查评价及安全监测中心、陕西省医疗器械检测中心参与共同编制。

有源植入器械

79 植入式心脏电极导线产品注册技术审评指导原则

（植入式心脏电极导线产品注册技术审查指导原则）

本指导原则是对于植入式心脏电极导线的一般性要求，制造商应依据其具体产品的特性对注册资料内容进行充实和细化，并依据具体产品的特性判断指导原则中的具体内容是否适用。

用于在特殊临床情况下使用的植入式心脏电极导线，可以不完全适用本指导原则的要求；但是制造商需要在技术文件中说明产品的特征及不适用的理由，并提供相应的证明资料证明其安全和有效性（包括非临床试验及临床试验等相关资料）。

本指导原则是对制造商和审查人员的指导性文件，但不包括审评审批所涉及的行政事项，亦不作为法规强制执行，应在遵循相关法规的前提下使用本指导原则。

如果有能够满足相关法规要求的其他方法，也可以采用，但是需要提供详细的研究资料和验证资料。应在遵循相关法规的前提下使用本指导原则。

本指导原则是在现行法规和标准体系以及当前认知水平下制定，随着法规和标准的不断完善，以及科学技术的不断发展，相关内容也将适时进行调整。

在本指导原则中将植入式心脏电极导线简称为电极导线；将植入式左心室电极导线简称为左室电极导线。

一、范围

本指导原则适用于同匹配的植入式脉冲发生器连接、并在心腔内提供起搏和感知的电极导线的注册申报。指导原则中提及的电极导线不包括适配器部分。被动固定电极导线用于右心耳、右心室心尖部及冠状窦的起搏和感知；主动固定电极导线用于右心房/室任何部位起搏和感知；左室电极导线适用于通过心脏静脉途径的左心室外膜起搏和感知。本指导原则不包括除颤电极导线和心外电极导线。

二、基本要求

（一）技术资料

制造商应提供电极导线的技术说明文件，至少包括以下对产品技术特征的说明。

对同一注册单元申报的多个产品应提交不同型号技术特征的对比表，说明产品的特点。

1. 预期用途：适用于心脏的起搏和感知；被动固定电极导线用于右心耳、右心室心尖部及冠状窦的起搏和感知；主动固定电极导线用于右心房/室任何部位起搏和感知；左室电极导线适用于通过心脏静脉途径的左心室外膜起搏和

感知。

2. 对电极导线的结构、特性的描述

2.1 电极导线结构图：包括详细结构（剖面图、正视图、侧视图）、尺寸、各部分名称；

2.2 电极导线性状：如直型、J 型、S 型、螺旋型等，电极数目，电极接口类型（IS－1，IS－4 等），电极头直径、环状电极直径、电极间距、电极环表面积、电极长度、植入方式、固定方式等。主动电极导线：应描述主动固定的方法，提供工作原理图及操作注意事项。

2.3 其他附件：如静脉拉钩、固定套筒、塑形钢丝（stylet）、操作扳手、塑形钢丝夹、塑形钢丝导入器、电极头保护套等。并应给出这些附件的尺寸及示意图。塑形钢丝应标明识别方式（软硬度）、直径、材料。

2.4 含药组件：若电极导线含有药物，且该药物或该药物的衍生物输送到患者体内（即使该药物为电极导线的整体部分），则该药物应是安全的和对该电极导线的功能是有利的；并且该电极导线在设计和制造上均应与药物兼容。应提交药物及基质材料等，药物剂量及释放特征，"原料药物"和"含药组件"的相关研究资料和/或文献资料；及电极导线与药物兼容的设计验证资料。

原料药物技术资料中，应明确药物来源和执行标准，并包括所使用的药物定性分析和定量检查的相关资料。

含药组件技术资料中，应明确药物剂量选择依据，基质材料的来源与标准，基质材料与药物的配比依据，药物与基质的混合制备工艺，释放度（洗脱曲线）、含药量、残留物等药物产品质量控制的研究资料（包括方法和数据），含药组件稳定性考察的试验资料和/或文献资料。

3. 对电极导线的所有材料进行描述，包括植入材料和非植入材料、附件；如电极头、电极环、电极导线绝缘层（涂层）、固定套筒、塑形钢丝、静脉拉钩等。提供材料的种类、成分和质量控制等信息。

3.1 制造商应提交对植入材料信息的详细说明，应明确植入体各组成部分的所有组成材料的基本信息：通用化学名称、化学结构式/分子式、分子量及分布（如适用）、商品名/材料代号（牌号）等。应提交该材料符合长期植入要求的支持性资料。

3.2 应明确各种材料的来源、成分及质量标准。对所选用的每种原材料都应当能够实施验证，并提供验证资料。若原材料外购，应保证原材料质量可控。若材料为自行合成，应阐述材料生产过程中的质量控制标准并论证其可靠性，同时提交相关的验证报告。

3.3 涂层（如有）：应按基质材料管理，明确材料、与

绝缘硅胶的结合方式、相互影响及临床意义。

3.4 电极导线连接器的密封性：若采用符合国际标准，如 IS－4，IS－1 标准的连接器，制造商应提供相关验证资料以证明符合标准中规定的全部性能要求。若采用非国际标准要求的连接器，制造商应说明连接器密封的原理，提供模拟实际使用条件下对连接器密封性和防腐蚀性的验证资料。

3.5 其他要求：对患者热伤害的防护、对电极导线引起的非预期作用的防护、对机械力的防护应提交相关的文件资料证明产品符合安全要求。

4. 产品质量说明文件

4.1 说明电极导线的货架有效期。

4.2 提供产品包装及灭菌工艺的技术信息。

（二）风险管理

风险管理要求应贯穿于电极导线的整个生命周期，包括产品上市前的研制阶段和上市后的阶段。应对产品可能的危害和风险进行估计和评价；有针对性地实施降低风险的技术和管理方面的措施，并对所有剩余风险进行客观评价，达到可接受的水平并应在产品附机文件中告知。上市后制造商对风险管理程序及内容进行的任何更改都应形成文件。制造商应参照 YY/T 0316—2008 建立电极导线风险管理文档。

电极导线相关的具体风险管理内容见附录Ⅰ。

（三）注册产品标准

我国现行有效的电极导线的标准是 YY/T 0492—2004《植入式心脏起搏电极导管》、YY/T 0491—2004《心脏起搏器 第三部分：植入式心脏起搏用的小截面连接器》，鉴于 ISO 14708.1—2000 和 ISO 14708.2—2005 正在转化中，本指导原则编制时考虑了以上两个标准。注册产品标准应当包括以下内容：

1. 电极物理特性和结构的描述：包括长度、电极头表面积、经静脉电极导线的插入直径（不包括连接器尾端）和适用的导引鞘尺寸、电极（双极或多极心内膜电极导线）之间的距离（如适用），插入组织的最大深度、电极导线的标志、连接器的几何形状（长度和直径），所有指示和标记；结构图应包括剖面图、正视图、侧视图及导线体结合方式。

2. 电极直接接触人体的植入材料的说明，包括涂层（若有）。

3. 药物释放装置的结构图、尺寸、材料、定性、定量及释放特性要求。

4. 性能要求

4.1 电极导线的表面物理特性。不应有导致超出植入手术本身以外的反应过度或发炎的表面特征，比如不光滑面（锐角或锐边）等，或不应有电极导线正常发挥作用所必须避免的粗糙表面。

4.2 连接要求。

4.3 直流电阻（Ω）。

4.4 绝缘性能（kΩ）。

4.5 塑形钢丝的插拔性能要求。

4.6 顺应性要求。

4.7 热冲击试验要求。

4.8 寿命模拟实验。

4.9 电极导线的起搏阻抗（Ω）。

4.10 电极导线的感知阻抗（Ω）。

4.11 电极导线连接器。电极导线采用的 IS－1 连接器应符合 YY/T 0491—2004《心脏起搏器 第三部分：植入式心脏起搏用的小截面连接器》的要求。如采用非 IS－1 的特殊连接器，制造商应提交对该连接器的设计参数、尺寸的详细描述，并且应引用相应标准，若无相应标准应制定对该特殊连接器的技术指标要求和试验方法。

4.12 电极导线可探测性。

4.13 塑形钢丝的尺寸和直径。

5. 附件

应明确所包含的附件，并给出这些附件的尺寸及示意图。

6. 化学性能要求和生物相容性

6.1 化学性能

6.1.1 环氧乙烷残留量；

6.1.2 溶出物的化学要求：色泽、PH 值变化量、蒸发残渣、还原物质、重金属、紫外吸收度；

6.1.3 无菌。

6.2 生物相容性

生物相容性评价应依照 GB/T 16886 系列标准进行。电极导线材料直接与人体组织接触。对于所有直接接触组织和/或体液的电极导线的材料应进行生物学评价。制造商应参考《关于医疗器械生物学评价和审查指南》（国食药监械〔2007〕345 号）出具生物学评价报告。生物相容性评价应当对经灭菌后最终产品或代表性样品进行。具体内容见附录Ⅱ。

（四）注册单元划分原则

注册单元的划分应考虑产品功能、性能、预期用途、安全指标、主要部件、结构及其组合方式等，划分原则如下：

1. 适用的连接器结构不一样，如 IS－1、IS－4、LV－1，应划分为不同的注册单元；

2. 电极个数不同，如单极、双极、多极应划分为不同的注册单元；

3. 电极导线材料不同，应划分为不同的注册单元；

4. 不同的头端设计（形状如翼状、螺旋状、锚定方式）应划分为不同的注册单元；

5. 不同的导线体内部结构应划分为不同的注册单元；

6. 左室电极导线作为单独的注册单元；

7. 不同的药物和药物释放方式应划分为不同的注册单元。

（五）检测单元划分原则

同一注册单元中应选择能涵盖其他型号的功能特点和

规格参数的型号作为检测的典型型号。

（六）随机文件和包装

产品使用说明书应符合《医疗器械说明书、标签和包装标识管理规定》、YY/T 0492—2004《植入式心脏起搏电极导管》及 ISO 14708.1—2000、ISO 14708.2—2005 的要求。

（七）动物试验基本要求

对于新研制的电极导线，在进入人体临床试验之前进行动物试验是必要的。

注：新研制电极导线的含义：材料、内径、涂层、形状、内部结构、导线头端固定的方式等发生变化或采用新的技术、新企业研制的导线。动物试验见附录Ⅲ。

（八）临床资料

对电极导线进行的临床试验应满足《医疗器械注册管理办法》、《医疗器械临床试验规定》和《医疗器械临床试验质量管理规范》的要求。进行上市前临床试验的产品，实验室研究和动物实验验证研究应基本完成，并且结果可基本证明产品安全、有效。具体内容见附录Ⅳ。

（九）货架有效期

制造商可参考《无源植入性医疗器械货架寿命申报资料指导原则》（食药监办械函〔2011〕116 号）中对植入医疗器械货架有效期的相关要求提供技术文件。

制造商在制定货架有效期的同时应考虑申报导线植入后能保证合理的临床使用时间。

制造商至少应证明在最大货架有效期时植入后，当处于随机文件中制造商公布的标称使用寿命的工作条件下，能达到其公布的标称使用寿命。

（十）上市后质量分析报告

应从以下方面着重考虑：

1. 国内植入的电极导线数量和所报告的植出和死亡的病例数量；

2. 所报告死亡病例与是否电极导线相关的情况分析；

3. 对于植出病例：应有与机械故障相关、与临床并发症相关的数据，及通过医生、患者或其他相关人员提交的关于安全有效性的数据；

4. 对于数量的要求：应包括当前分析的总的数量、正确的数量、失败的数量（应描述故障原因），以及导线整体和部分导线的故障；

5. 可能的不良事件的发生情况：如异常的电极导线的性能（包括但不限于起搏阻抗/起搏阈值升高、不夺获、不起搏）、电极导线绝缘损坏、膈神经刺激、心脏穿孔、电极导线移位、感染、导线周围血栓等。

三、参考文献

1. 《植入型心脏起搏器的适应症及起搏方式选择的建议》——中华心律失常学杂志

2. ISO 14708 - 1 Implants for surgery—Active implantable medical devices—Part1：General requirements for safety, marking and for information to be provided by the manufacturer

3. ISO 14708 - 2 Implants for surgery—Active implantable medical devices—Part 2：Cardiac pacemakers

4. 《Guidance for the Submission of Research and Marketing Applications for Permanent Pacemaker Leads and for Pacemaker Lead Adaptor 510（k）Submissions》

5. 《无源植入性医疗器械货架寿命申报资料指导原则》（食药监办械函〔2011〕116 号）

附录Ⅰ　风险管理

电极导线的主要风险是导线断裂与绝缘破损，在长期应用中由于不可预期的故障发生，可能有潜在的致命的风险，必须在选材和制造过程中加以考虑。在申报注册资料中应有充分数据材料显示其抗疲劳、耐老化性能、耐磨损性。除上述重点风险外还应考虑以下方面的风险：

心脏穿孔：如导线太硬、主动电极裸露部分太长、头端电极直径过小、过尖锐会引起心肌穿孔。

电极导线脱位：L 型心房被动电极塑形不佳、导线过软、翼状材料刚度不足、主动电极导线裸露部分太短或转出不足脱落。

电极头脱落：在植入过程中头端电极的焊接断裂 - 顶端松动甚至脱落，导致电极头与导电体丧失电连接，其后果等同于断裂。

插入困难和造成血管损伤：电极导线外表粗糙，粗细不匀有凸缘或毛刺。

起搏阈值升高：头端电极与心内膜贴靠不良或激素电极装药量不足。

感知不良：电极表面涂层质量差、结构异常（粗细、凸边缘锐利、电极导线外表粗糙）。

血管损伤：头端电极、多个环电极边缘锐利。

主动固定螺旋升角太大：固定不良造成脱位或穿孔。

左室电极导线应考虑因塑形欠佳对固定的影响。

电极不能感知：如电极环太小、表面涂层碎裂脱落。

药物电极装药量过多过少对病人影响。

医生的植入技术和病人独特的心脏结构等。

制造商应将以上（不局限于上述所列风险情况）风险情况纳入风险管理，使剩余风险和总体风险控制在可接受准则的范围内。

附录Ⅱ　生物相容性

1. 细胞毒性试验

根据 GB/T 16886.5 的试验方法要求，采用细胞培养技术测定材料或材料提取物对细胞引起的细胞溶解（细胞死亡）、细胞生长抑制和其他毒性作用。要求细胞毒性不大于Ⅰ级。

2. 致敏试验

根据 GB/T 16886.10 的试验方法要求，采用豚鼠最大化试验评估材料的迟发性致敏反应。要求无致敏反应。

3. 植入试验

根据 GB/T 16886.6 的试验方法要求，用外科手术法，将最终产品或样品和阴性对照进行为期 3 个月的肌肉植入试验，肉眼观察和显微镜检查评价对活体组织的局部病理作用。局部反应程度应不超过阴性对照。还应该对材料的生物稳定性进行考察。

4. 遗传毒性试验

根据 GB/T 16886.3 的试验方法要求，采用哺乳动物和非哺乳动物的细胞培养或其他技术测定由电极材料和/或其浸提液引起的基因突变、染色体结构和数量的改变以及DNA 或基因的其他毒性。结果应无遗传毒性。

5. 热原试验

根据相关标准和《中华人民共和国药典》规定的兔法进行试验，应符合无热原要求。

6. 皮内刺激试验

根据 GB/T 16886.10 的试验方法要求，测定材料浸提液注射皮内后的反应性。要求无皮内刺激反应。

7. 急性全身毒性试验

根据 GB/T 16886.11 的试验方法要求，将一定剂量的电极导线浸提液直接注入小鼠体内，在规定的时间内观察小鼠体重、运动、呼吸、死亡等情况。要求应无急性全身毒性反应。

8. 亚慢性毒性试验

根据 GB/T 16886.11 的试验方法要求，将一定剂量的电极导线浸提液连续直接注入动物体（小鼠或大鼠）内，在规定的时间内观察动物的亚慢性毒性反应。要求应无亚慢性全身毒性反应。

9. 血液相容性试验

9.1 溶血试验

根据 GB/T 16886.4 的试验方法要求，测定材料在体外引起的红细胞溶解程度和游离血红蛋白。溶血率应≤5.0%。

9.2 血栓形成试验

根据 GB/T 16886.4 的试验方法要求，并采用阴性对照或已经上市的同类产品作为对照，测定电极导线的体内血栓形成情况，电极导线的血栓形成程度应和对照相比无统计差异或优于对照。

附录Ⅲ 动物试验

动物试验目的主要是评价电极导线的有效性和安全性。

对于产品中涉及的连接方式或用途发生改变的模式或特征，由动物试验可以验证设备的功能、工艺、技术参数

时，可考虑进行动物试验（根据产品改变的具体情况）。

动物试验的设计应尽量接近该器械在人体中的预期用途。应植入至少每组 6 例以上的动物/电极导线，同时观察急性期和慢性期指标，急性期 1 个月，慢性期 3~6 个月。应选择具有代表性的产品型号，如主动固定式和被动固定式、单极和双极分别进行验证。以便于得出有效的结论。

建议与电极导线配合使用的起搏器是已经过注册批准的，如是未批准的起搏器，则试验时应考虑该起搏器对试验结果的影响。

对电极导线动物试验要求和分析评价及结论描述应包括种类、型号、尺寸、材料、基本结构等内容。

一、动物试验的内容

1. 研究目标

1.1 电极导线阻抗测量

验证电极导线阻抗测量特性在活体环境中能按照设计工作（例如极性确认、极性配置等）。

1.2 对制造商标称的电极导线功能指标进行评估。

1.3 感染控制

植入过程应按照临床使用要求在无菌环境下实施。对可疑的植入部位的感染应通过对潜在病原体的培养和鉴定进行评价。

1.4 电极导线植入位置验证

对植入起搏器电极的位置确认可采用影像学或心腔内及体表心电图等证明。

2. 动物选择及试验过程

2.1 试验基本条件

具备外科无菌手术条件，建议采用试验用犬、猪、猴、羊等通用动物。

2.2 模型制备

建议根据需要建立合适动物试验模型来满足对试验产品主要功能验证的需要。建议每个型号的电极导线试验动物应不得少于 6 只。以体表心电图和腔内心电图显示房室分离并持续保持即视作达到模型制备成功。模型稳定性的评价：动物实验期间，体表心电图仍稳定地表现为Ⅲ°房室传导阻滞（Ⅲ°AVB）。

2.3 电极导线植入方法及时间

按照人体临床使用的电极导线植入方法进行植入，植入后观察时间 3 到 6 个月，根据试验内容及目的确定。

2.4 对于已上市电极导线发生特性改变时如头端面积、极间距等，制造商可根据其改变的具体情况酌情选择试验动物，但是其得到的试验结果应能支持其新特性的临床安全有效性。

3. 试验需记录的电生理指标

电极导线的电性能指标。动物的生理指标监测及试验后电极导线外观（如变性、破损、组织粘连、血液渗入等）和植入部位的情况（如组织增生、包裹、炎症等）的观察和分析。

二、动物试验分析评价及结论

制造商需对取得的动物试验数据进行最终的风险分析及评价，并得出研究结论。在试验时应对试验动物使用生理参数监护仪，监测动物的生理指标。试验结束后，对取出电极导线的外观和植入部位进行观察和分析。动物心脏应被完整切离并检查是否存在任何病变和/或损伤。提供描述手术前后动物活动情况的摘要。

因电极导线的一些功能特性依赖于起搏器，故电极导线的状态与起搏器的效能、安全性有关，建议进行以下方面评价，记录、分析检测数据以验证电极导线的功能和安全特性。

1. 感知

1.1 通过足够的观察时间，评价感知的稳定性。

1.2 用程控仪或起搏分析仪对感知的 P、R 波进行测量。

1.3 如电极导线具有特殊功能，需进行评价。

2. 起搏管理

通过起搏器起搏管理功能，评价电极导线的稳定性和可靠性。

3. 电极导线阻抗测量

通过足够的观察时间，验证电极导线阻抗趋势的稳定性。验证电极导线测量特性在活体环境中能否按照设计工作。

4. 植入性检测

在活体环境下用程控仪验证植入物性能特征。

5. 感染控制

对可疑植入部位的感染通过对潜在病原体的培养和鉴定加以评价。

6. 电极导线植入部位验证

对电极导线植入部位采用 X 射线成像术证明确认。

附录Ⅳ　临床试验

电极导线产品的临床试验分为探索性试验和确证性试验。

1. 探索性试验

电极导线属于高风险产品，因此应首先进行探索性试验研究。探索性试验有时需要更为灵活可变的方法进行设计并对数据进行分析，以便根据逐渐积累的结果为后期的确证性试验设计提供相应的信息。探索性试验应有清晰和明确的研究目标。虽然探索性试验对有效性的验证有参考价值，但不能作为证明有效性的正式依据，医疗器械产品的安全性和有效性需通过确证性试验才能得到证实。

设计探索性试验方案时建议注意以下几点：

（1）探索性试验不一定是一个试验。

（2）可以在单个临床试验单位进行，可不设立对照组。

（3）受试人群的选择应是适应症目标人群中临床症状简单、耐受能力强、临床操作安全的人群。

（4）首次应用于人体试验研究的探索性试验的每个型号的样本量一般不应少于 10 例，旨在初步观察产品的安全

性和耐受性。

（5）探索性试验应以安全性评价为主要目的，建议特别关注围手术期的不良事件（如：主要的心脏事件）和三个月内的电极导线各项参数。

（6）探索性试验中如出现不良事件及严重副作用后应当如实、及时报告；同时，临床试验人员应当及时做出临床判断，采取措施，保护受试者利益；必要时，伦理委员会有权立即中止临床试验。

探索性试验结束后，制造商应对数据进行统计分析，根据分析结果决定是否进行进一步临床试验（确证性试验或重新开展探索性试验）。

2. 确证性试验

经过探索性试验研究后，安全性和耐受性得到初步证实的产品可继续进行确证性试验。对于同一制造商已有同类产品批准上市，其主要功能原理已经过医学证实，安全性和有效性基本可以预见的产品或以扩大适应症（如果是全新的适应症，应进行探索性试验）、减少禁忌症为目的的产品可直接进行确证性试验研究。

确证性试验是一种事先提出假设并对其进行统计显著性检验的研究方式，确证性临床试验方案设计应以科学性为基础，客观、真实的评价被试器械的安全性和有效性。建议采用前瞻性、多中心随机对照临床试验进确证性研究。方法如下：

随机对照临床试验——

作为临床试验设计的金标准，随机对照临床试验可以有效避免由于基线人口学特征、疾病史和伴随用药治疗等混杂因素，可能对试验结果造成的影响，也可减少由于术者操作水平不同所导致的疗效和安全性的差异。因此，建议采用前瞻性、多中心、随机对照临床试验进行以上市注册为目的的确证性研究。

对照组应选择中国已经批准上市的同种或同类产品，其主要功能原理必须与受试产品匹配。如没有相同适应症或禁忌症、相同规格型号的产品作为对照组，对照组可以采用最接近受试产品的治疗产品或治疗相同适应症的其他治疗手段。

在确证性研究阶段，为了避免研究偏性、并能够与同类产品进行对比，不建议采用历史对照或自身前后对照等的试验设计方式。

3. 评价指标及评价原则

对于任一电极导线，需要对起搏阈值、起搏稳定性、感知阈值、起搏阻抗及阻抗稳定性五个方面进行评价，观察时间至少为 6 个月。

3.1 主要疗效评价指标

主要疗效评价指标为"6 个月时有效起搏率"，定义为：6 个月时有效起搏人数/所有被试人数 * 100%。

"有效起搏"定义为：某一病人电极导线下述五方面评价指标（起搏阈值、起搏稳定性、感知阈值、起搏阻抗及阻抗稳定性）在表 1（指标及其评价时间点）均满足评价原则中的要求，该病人计为"有效起搏"。

3.2 评价原则

五方面指标（起搏阈值、起搏稳定性、感知阈值、起搏阻抗及阻抗稳定性）评价原则为：

① 起搏阈值（术后即刻）：右心房起搏电压阈值在脉宽为 0.5 毫秒时，小于等于 1.5 伏，右心室在脉宽为 0.5ms 时，小于等于 1.0 伏；左心室起搏电压阈值在脉宽为 0.5 毫秒时，小于等于 3.5 伏。

② 起搏稳定性（术后一周、3、6 个月各随访点）：右心房起搏电压阈值在脉宽为 0.5 毫秒时，小于等于 2.0 伏（向上波动不超过 20%），右心室在脉宽为 0.5ms 时，小于等于 1.5 伏（向上波动不超过 20%）；左心室起搏电压阈值在脉宽为 0.5 毫秒时，小于等于 6.0 伏。

③ 感知阈值（术后即刻）：右心房大于等于 1.5 毫伏；右心室大于等于 4 毫伏；左心室大于等于 4 毫伏；

④ 电极导线起搏阻抗值（术后即刻）：正常值 300 ~ 1500 欧姆，高阻抗电极正常值 450 ~ 2000 欧姆，典型完全断裂时阻抗大于 2500 ~ 3000 欧姆，电极保护层破裂时阻抗小于 200 欧姆。

⑤ 电极导线起搏阻抗稳定性（术后一周、3、6 个月各随访点）：正常值 300 ~ 1500 欧姆，高阻抗电极正常值 450 ~ 2000 欧姆，典型完全断裂时阻抗大于 2500 ~ 3000 欧姆，电极保护层破裂时阻抗小于 200 欧姆。

只有当程控仪测量的每一受试者上述五方面指标每一时点全部达到评价原则要求时，才认为被试产品的起搏有效性能够满足临床要求，达到"有效起搏"。表 1 列出了每一指标的评价时间点，以上每个测试均应用统一的测试方法。

表 1　电极导线评价指标及时间点

指标	术后即刻	1 周	3 个月	6 个月
起搏阈值	√			
起搏稳定性		√	√	√
感知阈值	√			
起搏阻抗	√			
阻抗稳定性		√	√	√

对于表 1 中分别含有 3 个评价时间点的指标"起搏稳定性"和"阻抗稳定性"，要求每一项指标中，至少有 2 个及以上的时间点满足评价原则中的要求，方可计为该指标达标，否则，该指标计为失败。

3.3 次要评价指标

除主要疗效评价指标以外，通常还应对次要疗效和安全性指标进行评价，一般电极导线试验中建议考虑评价以下次要指标：电极导线的手术成功指标、术后安全性指标、术后有效性指标。

手术成功指标用于评价手术完成后达到满意的即刻治疗结果。

术后安全性指标用于评价现有医学水平下常规的安全性。电极导线临床试验的安全性指标主要是植入后的不良事件及并发症。安全性指标是临床试验中的强制性观察项

目。当主要不良事件发生率和并发症明显高于现有指标，应立即报告伦理委员会，停止试验，由伦理委员会决定是否中止试验。

4. 统计学考虑

数据分析时应考虑数据的完整性，所有签署知情同意并使用了受试产品的受试者必须纳入最终的统计分析。数据的剔除或在原始数据上所进行的任何处理必须有科学依据和详细说明。临床试验的数据分析应基于不同的分析集，通常包括全分析集（Full Analysis Set，FAS）、符合方案集（Per Protocol Set，PPS）和安全集（Safety Set，SS），研究方案中应明确各分析集的定义。对于全分析集中的脱落病例，其主要研究终点的缺失值的填补方法应在方案中予以说明，建议采用不同的缺失数据结转方法进行灵敏度分析，以评价缺失数据对研究结果稳定性的影响。

临床试验数据的分析应采用国内外公认的经典统计方法。临床试验方案应该明确统计检验的类型、检验假设、判定疗效有临床意义的界值等，界值的确定应有依据。

对于主要研究终点，统计结果需采用点估计及相应的 95% 可信区间进行评价。不能仅将 p 值作为对主要研究终点进行评价的依据。

由于是多中心随机对照临床试验，分析时还必须考虑中心效应，以及可能存在的中心和治疗组别间的交互效应对研究结果造成的影响。

5. 临床试验实施与管理

临床试验实施过程中出现的任何不良事件应如实记录并判断同器械的关系，分析原因。对于严重不良事件应按照法规要求及时上报；同时临床试验人员应当及时作出临床判断，采取措施，保护受试者利益；必要时中止临床试验。无论是预期的还是非预期的不良事件，都应如实记录和报告。不良事件应作为结果变量参加临床试验的统计分析。

为了保证受试者的安全性和数据的完整性、真实性，建议采用基于互联网等方式的中央随机系统分配随机号，所有随机号不得二次使用。

6. 样本量确定依据

为了使得临床试验结果具有可重复性，试验样本量的确定必须符合统计学原则。研究方案中需要明确样本量的确定依据，并提供样本量计算时所采用的公式。

对于电极导线试验设计，如下样本量计算方法可供参考：

随机对照临床试验——

根据临床经验并结合既往研究报道，假设：对照组有效起搏率为 95%（考虑到导线并发症的发生率），非劣效界值为 9.5%，则：当统计检验的显著性水平取 5%、检验把握度（Power）为 80%、研究过程中最大 10% 的脱落率时，按照统计学原则计算，每组需 100 例样本，两组共需 200 例。

样本量计算公式为：

$$n = \frac{\left[\mu_{1-\alpha}\sqrt{2\bar{p}(1-\bar{p})} + \mu_{1-\beta}\sqrt{p_T(1-p_T) + p_C(1-p_C)}\right]^2}{\left[\Delta - (p_T - p_C)\right]^2}$$

公式中的 p_T 为试验组的预期疗效水平，p_C 为对照组的预期疗效水平，$\bar{p} = (p_T + p_C)/2$，Δ 为非劣效界值，μ 代

表标准正态分布对应的分位数，α 对应统计检验的一类错误水平，在此取双侧 0.05，而 β 对应检验的二类错误水平，计算时取 0.2。

制造商可根据各自申报的产品特点，提供样本量确定依据。在试验设计中，为了规避试验失败的风险，应尽量避免通过高估被试产品预期有效率水平从而减小试验规模的方法。考虑到导线并发症的发生率，以及临床操作的复杂性可能导致的疗效指标缺失等情况所造成的研究把握度的降低，建议保守的估计被试产品的预期疗效水平。根据临床专家的共识，通常对照组的预期疗效（有效起搏率）水平不应超过 95%。

植入式心脏电极导线产品注册技术审查指导原则编制说明

一、编写目的

本指导原则旨在针对目前的植入式心脏电极导线注册

申报进行规范，为申请人/制造商申请该类产品上市许可提供建议的详细信息。

二、有关内容说明

（一）产品的技术资料部分，旨在以统一的、总结或概括的形式，给审评人员提供足够详细的信息以履行他们的职责。

（二）本指导原则中包含了临床试验方法的实例，编写单位认为通过这些方法可以为上市申请提供科学有效的支持性证据，但不应看作是硬性要求。制造商可建立自己的假设，计算样本量，并应当说明其合理性。

三、编写人员

本指导原则编写成员由医疗器械注册技术审评人员、临床专家、统计学专家、工程专家、材料专家、医疗器械质量监督检验所专家共同组成。

80 植入式心脏起搏器注册技术审评指导原则

［植入式心脏起搏器注册技术审查指导原则（2016 年修订版）］

本指导原则旨在指导注册申请人对植入式心脏起搏器注册申报资料的准备及撰写，同时也为技术审评部门审评注册申报资料提供参考。

本指导原则是对植入式心脏起搏器的一般要求，申请人应依据产品的具体特性确定其中内容是否适用，若不适用，需具体阐述理由及相应的科学依据，并依据产品的具体特性对注册申报资料的内容进行充实和细化。

用于在特殊临床情况下使用的植入式心脏起搏器，可以不完全适用本指南的要求，但是需在技术文件中说明产品的特征及不适用的理由，并提供相应的证明资料（包括非临床试验及临床试验等相关资料）证明其安全和有效性。

本指导原则是供申请人和审查人员使用的指导文件，不涉及注册审批等行政事项，亦不作为法规强制执行，如有能够满足法规要求的其他方法，也可以采用，但应提供详细的研究资料和验证资料。应在遵循相关法规的前提下使用本指导原则。

本指导原则是在现行法规、标准体系及当前认知水平下制定的，随着法规、标准体系的不断完善和科学技术的不断发展，本指导原则相关内容也将适时进行调整。

本指导原则是国家食品药品监督管理局 2010 年发布的《植入式心脏起搏器产品注册技术审查指导原则》的修订版。本次修订主要涉及以下内容：（一）按照《关于公布医疗器械注册申报资料要求和批准证明文件格式的公告》（国

家食品药品监督管理总局公告 2014 年第 43 号）的要求重新设置章节。（二）删除了与《医疗器械临床评价技术指导原则》不一致的临床资料的相关内容，并删除了与临床评价内容密切相关的动物试验内容。（三）删除了软件相关要求，直接采用《医疗器械软件注册技术审查指导原则》。（四）增加了注册单元划分、检测单元划分等内容。

一、范围

本指导原则适用于针对心动过缓、改善心功能等治疗的植入式心脏电子装置，其中包括植入式再同步化治疗起搏器。电子装置的除颤功能不适用于本指南。本指导原则中提及的植入式心脏起搏器（以下将植入式心脏起搏器简称为起搏器）是指其脉冲发生器部分，不包括电极导线及附件（密封塞、转矩扳手、引导器、塑形钢丝等）的要求。按照《医疗器械分类目录》，起搏器的管理类别为三类，分类编码6821。

二、综述资料

（一）产品描述

制造商应提供关于起搏器的技术说明文件，至少包括以下产品技术特征的说明：

1. 描述产品作用机理。

2. 对起搏器的结构、电路及工作特性的描述，包括：

（1）起搏器组成结构及工作原理。提供起搏器总体框图（应体现各单元模块）、流程图，简述各模块的主要功能及相互关系；应包括正视图、侧视图、剖面图。

（2）起搏特性：可采用的起搏模式（国际通用标识码）、基本起搏参数（参见技术要求部分内容）。

（3）起搏定时及起搏逻辑时序图（block diagram and sequential timing diagram）。

（4）能够说明脉冲输出及调控功能实现的电路原理图，包括输出波形、输出极性、脉冲宽度、输出幅度调控等。

（5）能够说明感知及调控功能实现的电路原理图，包括输入网络、放大、频带、感知阈值调控电路等。

（6）保护电路原理图：除颤保护电路，干扰脉冲保护电路，馈通滤波电路、奔放保护。

（7）程控通讯电路原理图。

（8）出厂设置。

（9）物理特性：尺寸、重量等。

（10）描述连接器类型及其满足的相关标准要求。

（11）信息安全要求：起搏器通过射频通信技术与远程监护设备进行数据交换，远程监护设备通过无线网络将患者心脏相关数据传送到数据服务中心。制造商应提交关于射频通信安全和数据中心、数据传输、网络安全方面的风险管理文档：

① 应说明与射频通信相关的风险及相应的风险控制措施，包括对起搏器和家庭监护设备进行未授权的数据访问的风险。

② 说明与数据中心、数据传输、网络安全风险相关的危害分析、控制措施，列明所有可能的网络安全风险，提供网络安全控制措施的清单及其理由，说明保证数据中心软件完整性（如不被恶意程序破坏）的控制措施，说明为适合预期使用环境而采用的网络安全控制措施（例如用户身份认证机制、杀毒软件、防火墙等），并明确软件运行环境、系统软件与支持软件升级管理等要求。

3. 对起搏器植入材料进行描述，如外壳、接头、粘合剂等。提供材料的类型、来源、成分、商标（如有）、符合的标准（如适用）等。

4. 说明电池的特征，包括：

（1）电池类型。

（2）电池标称电压、电池总容量、可用容量、设计容量。

（3）电池参数：起始电压与内阻、放电终了电压与内阻、更换指示时对应的电压及剩余电能。

（4）不同放电条件下电池放电特征曲线。

（5）适应的温度范围。

5. 提供对关键组件的规格和来源的描述，包括电路芯片、绝缘引出端子、数控及通讯芯片、存储器、传感器等关键电子元器件。

6. 制造商应综述同类产品的现状及发展趋势，描述本次申报产品与已上市同类产品的创新点、相似点和不同点，建议以列表的方式表述，比较的项目应至少包括产品名称、型号规格、工作原理、作用机理、起搏器的结构、电路及工作特性、植入材料、电池、关键组件、生产工艺等。包括本企业已经上市同类产品或其他企业已经上市的同类产品。

7. 对于多种型号规格的产品应按照上述要求，列表说明各型号之间的异同。

（二）包装说明

描述有关产品包装的信息，以及与该产品一起销售的配件包装情况，并应说明与灭菌方法相适应的最初包装的信息。提交产品包装及灭菌方法的选择依据。在宣称的有效期内及运输条件下，保持包装完整性的依据。

（三）适用范围和禁忌症

建议参考中华医学会心电生理和起搏分会 2010 年修订版《植入性心脏起搏器治疗 – 目前认识和建议》及 2013 年修订版《心脏再同步治疗慢性心力衰竭的建议》。

三、研究资料

（一）产品性能研究

应当提供产品性能研究资料以及产品技术要求的研究和编制说明，包括工作原理、结构组成、电池、连接器类型、基本电性能指标、基本功能、特殊功能及与质量控制相关的其他指标的确定依据等，明确所采用的标准或方法、采用的原因及理论基础。如适用的国家标准、行业标准中有不适用的条款，也应将不适用的条款及理由予以说明。对于特殊功能，应提交详细资料说明作用机理及起搏器工作原理并验证准确性。

（二）生物相容性评价研究

植入式心脏起搏器的外壳、接头等材料直接与人体组织接触。对于所有与人体直接或间接接触的材料应进行生物学评价。制造商应提交对植入材料信息的详细说明，如外壳、接头、粘合剂等材料的类型、来源、成分、商标（如有）、符合的标准（如适用）等信息。制造商应提交生物学评价资料证明植入材料的安全性。

当起搏器按照制造商指定的用途使用时，制造商应对产品中任何可能与体液接触的材料释放的颗粒物质数量进行控制。

对起搏器的生物学评价和释放颗粒物质要求见附录Ⅰ。

（三）灭菌工艺研究

1. 灭菌：制造商应明确灭菌工艺，灭菌方法及其选择的依据和灭菌效果的相关资料。

2. 残留毒性：起搏器灭菌使用的方法不应有残留，如灭菌使用的方法出现残留，应当明确残留物信息及采取的处理方法，并提供研究资料；残留毒性不应对人体造成影响。如为环氧乙烷灭菌，其残留量应不超过 10 微克/克。

（四）产品有效期

参考《无源植入性医疗器械货架寿命指导原则》中对植入医疗器械货架有效期的相关要求提供技术文件。

制造商在制定货架有效期的同时应保证起搏器植入后能保证合理的临床使用时间。根据 GB 16174.1 的 4.4 的要求，制造商至少应提交验证资料证明在最大货架有效期时植入后，当起搏器处于随机文件中制造商公布的标称使用寿命的工作条件下，能达到其公布的标称使用寿命。

（五）软件研究

参照《医疗器械软件注册技术审查指导原则》提交相关软件资料，起搏器属于高风险产品，软件安全性级别应定义为 C。

四、生产制造信息

（一）生产工艺

应当明确生产加工工艺。可采用流程图的形式。注明关键工艺和特殊工艺，并说明其过程控制点。明确生产过程中各种加工助剂的使用情况及对杂质的控制情况。

（二）生产场地

应当明确生产场地，如有多个研制、生产场地，应当概述每个研制、生产场地的实际情况。

五、临床前动物实验与临床评价

临床前动物实验的要求与临床评价的具体要求另作规定。

六、产品风险分析资料

植入式心脏起搏器，作为风险等级高的有源植入式医疗器械，风险管理对保证器械的安全有效是至关重要的。制造商应在起搏器的研制阶段，对产品的有关可能的危害及产生的风险进行估计和评价，并有针对性地实施了降低风险的技术和管理方面的措施，对所有剩余风险进行评价，达到可接受的水平。

1. 对于各种可能的危险，应建立有关危险控制和伤害可能性评估、设计分析和试验研究的文件。制造商应参照 YY/T 0316—2008 建立植入式心脏起搏器风险管理文档，风险管理文档应包括：风险管理计划，包括风险管理可接受度准则；风险管理报告。

2. 风险管理活动要求应贯穿于植入式心脏起搏器的整个生命周期，因此，并非只有在产品上市前需要考虑风险管理，对于上市后的产品，仍然需要进行生产和生产后的风险管理，制造商至少要建立以下程序文件来保证风险管理的持续性：不合格品控制程序；设计或者工程变更控制程序；市场监督和反馈处理程序，以便从不同来源收集信息如使用者、服务人员、培训人员、事故报告和顾客反馈；纠正和预防措施程序；起搏器上市后制造商对起搏器风险管理程序及内容进行的任何更改都需要形成文件。

3. 与起搏器相关的具体风险管理内容见附录Ⅱ。

七、注册单元和检测单元的划分原则

（一）单腔、双腔起搏器可作为同一注册单元，植入式再同步化治疗起搏器应单独作为一个注册单元。

（二）全新设计及植入方式的起搏器应划分为不同的注册单元。

（三）不同的连接器可作为同一注册单元，但应分别检测，分别进行临床评价。

（四）MRI 兼容与非 MRI 兼容使用的起搏器应划分为不同的注册单元。

（五）电池类型不同划分为不同注册单元。

（六）当起搏器满足以下基本条件时可作为一个注册单元：相同的设计结构、相同的混合电路、相同植入材料、相同的关键元器件（电池、电路芯片、绝缘引出端子、数控及通讯芯片、存储器、传感器等）、一致的工作特性。

八、产品技术要求

（一）相关标准

我国现行有效的起搏器的相关标准是 GB 16174.1—1996《心脏起搏器 第 1 部分：植入式心脏起搏器》、YY/T 0491—2004《心脏起搏器 第三部分：植入式心脏起搏用的小截面连接器》、GB/T 19633—2005《最终灭菌的医疗器械的包装》。鉴于 ISO 14708.1—2000 和 ISO 14708.2—2005 正在转化中，本指导原则的编制考虑了以上两个标准。

（二）相关内容

产品技术要求应当包括以下内容：起搏器物理特性和结构的描述；起搏器的基本电性能指标和基本功能，特殊功能；应以附录的形式给出与关键原材料名称（至少包括与人体接触的材料）、来源及牌号、符合的标准（如适用）、产品及关键部件结构图（含剖视图、正视图、侧视图）、生产工艺流程图及关键工序、关键元器件；起搏器的起搏模式、出厂设置；货架有效期；软件名称、型号、版本；产品应无菌及灭菌相关的要求和试验方法；细菌内毒素应不超过 20EU/件的要求和试验方法；环氧乙烷残留量及其他应写入技术要求的内容等。

（三）性能指标和特性

1. 基本电性能指标，主要包括：起搏模式；脉冲幅度（V）；脉宽（ms）；基本频率（ppm）、磁频率、干扰脉冲频率（噪声转换）、上限跟踪频率；感知灵敏度（mV）；感知不应期（ms）、起搏不应期（ms）；逸搏间期（ms）；输入阻抗（Ω）；房室间期 AVI（ms）；室后房不应期 PVARP；室间期（ms）；空白期（ms）等。

制造商应当对上述参数进行测试并提交测试方法确定的依据。测试时需至少对每一种电性能指标的最小值、中间值和最高值进行测试（如适用）。对于双腔或三腔的起搏器，心房和心室的性能都应进行测试。

测试需要在37℃±2℃温度环境下进行，连接一个500±1%欧姆的负载，并设置为制造商推荐的标准设置。

2. 基本功能，包括：电池余量指示、除颤保护、防奔放、磁铁反应、紧急起搏模式、程控与遥测、PMT（起搏器介导性心动过速）预防和抑制功能、安全起搏功能等。

制造商应当对起搏基本功能指标进行测试，并提交测试方法的确定依据。制造商需对负荷、温度和电池电量最坏组合条件下的电性能指标进行测试分析。

3. 特殊功能，例如：频率自适应功能、频率适应性房室间期、心房、心室自动阈值管理、起搏自动阈值测试、自动模式转换、频率滞后、频率平滑功能、频率骤降反应、自动感知、睡眠频率静息频率、自身房室传导优先、自适应同步化优化、核磁（MRI）兼容、多点起搏、心衰预警、房性心律失常干预、睡眠呼吸暂停监测、远程监护功能等。

对制造商标称的起搏器特殊功能和特性参数进行验证试验是制造商的责任。制造商需对标称的特殊功能按照其规范的试验要求和方法进行，并在申报时提供相关资料和结果。需要临床证据证明功能准确性的应同时提交临床评价资料。

（四）标记

1. 脉冲发生器的标记必须符合 GB 16174.1—1996 中 4.6.1 的要求，永久性的、清晰的标注制造商的名称、地点、型号、序列号、最主要起搏模式（见 GB 16174.—1996 的附录 A）以及下列内容：

如果有一个以上输入/输出连接器端口，则每个连接器应根据下列内容识别：心室端口标记"V"、心房端口标记"A"、如适用，标记"S"确认感知端口。

2. 脉冲发生器的无损伤识别：必须符合 GB 16174.1—1996 的 4.6.2 的要求。

3. 植入式脉冲发生器应具有一个代码（应符合 ISO 14708.2—2005 的要求）。

（五）连接器

1. 起搏器采用的IS-1连接器应符合YY/T 0491—2004标准的要求。及 ISO 14708.1—2000 中 23.6 的要求；起搏器采用的 IS-4 连接器应符合 ISO 27186—2010 标准的要求。

2. 如采用非 IS-1、IS-4 的特殊连接器，并应提交对该连接器的设计参数、尺寸的详细描述，并且应制定对该特殊连接器的技术指标要求和试验方法，需要同时提交对

试验方法的验证资料。对于密封性，应描述连接器密封的原理，并提供模拟实际使用条件下对连接器密封性和防腐蚀性的验证资料。

（六）对环境影响的防护

应确保起搏器在正常操作、运输、存储和临床使用的环境条件下能够达到制造商标称的技术指标。

1. 对环境应力的防护要求

应按照 GB 16174.1—1996 中 5.1.2、5.2.2、5.3.2 规定的方法对起搏器进行振动试验（机械力防护）、冲击试验、温度循环试验。完成测试程序并重新激活植入式脉冲发生器后，植入式脉冲发生器的参数（见 GB 16174.1—1996 中 4.4.5h）1）～6）的要求）应与制造商标称的数值一致。对机械力的防护、冲击试验建议满足 ISO 14708.2—2005 的要求。

2. 避免因大气压变化造成的损坏：应满足 ISO 14708.2—2005 的要求。

（七）对非离子电磁辐射的防护

应满足 ISO 14708.2—2005 的要求，其中强静磁场抗扰度，建议测试条件为 50mT。

（八）其他

避免对患者造成热伤害、外部物理特性造成对患者或使用者伤害的防护、对释放或发出的电离辐射的防护、对非预期作用的防护、由外部除颤器造成损坏的防护、对大功率电场直接作用于患者引起变化的防护、对混合医疗引起变化的防护、电流对患者造成伤害等应满足 ISO 14708.2—2005 的要求。

（九）随机文件

应满足 GB 16174.1—1996、ISO 14708.1—2000、ISO 14708.2—2005 的要求。

（十）包装

应满足 GB 16174.1—1996、ISO 14708.1—2000、ISO 14708.2—200、GB/T 19633—2005 的要求。

九、硬件可靠性

心脏起搏器脉冲发生器部分的硬件主要由电路模块、电池、金属密封外壳和内含电极连接器的高分子材料顶盖等部件组成。制造商提供的硬件可靠性评价材料应从设计分析、过程控制和试验验证等方面说明各主要部件及产品的可靠性。对于封装工艺的可靠性评价，制造商可以根据本产品实际采用的零部件、材料和封装工艺，从设计分析、过程控制和可靠性试验结果等方面说明该封装工艺的可靠性；如果起搏器厂家所使用某些部件（如电池）是外购的，可以引用部件供应商的有关可靠性评价材料作为该部件可靠性评价的依据；有关电路模块的可靠性分析和预测，建

议参考国际的相关标准进行。为了提高预测的可信度，电路模块中选用的主要零部件都应有供应商提供的可靠性数据。对于少数无法从供应商获取可靠性数据的零部件，可由起搏器制造商通过加速寿命试验取得数据或引用来自文献的试验结果和/或数据；提交证据说明起搏器不会发生停振的风险。

建议制造商对起搏器脉冲发生器整机（包括组件，如果其组件也适用）进行可靠性试验，试验及分析应该能证明起搏器制造商标称的预期使用寿命和起搏器的故障率。对试验结果和/或文献进行的数据分析为该设备提供预测的故障率。

脉冲发生器电路和整机的可靠性试验除应满足指导原则中有关环境应力防护功能条款的要求外，还应考虑进行加速寿命试验或寿命试验。有关电路模块的加速寿命试验和结果分析方法，建议参考国际的相关标准进行。

制造商所递交的加速寿命试验或寿命试验报告应包括试验材料和方法、数据统计分析方法、结果和讨论等较完整的内容。

十、电池

根据 GB 16174.1 的要求，制造商应在随机文件中给出电池耗尽指标，并按 GB 16174.1 附录 C 标明电池耗尽指标的特性变化。并且植入式脉冲发生器必须提供至少一个电源指示，用于警告建议更换时间。

GB 16174.1 中并没有给出对起搏器寿命验证的试验要求和方法。制造商应当提供相关的设计分析验证文件，设计分析验证文件应包括计算方法、计算数据和相关测试实验的数据结果。起搏器的延长服务期（PSP）应该根据制造商指定的条件确定，但必须至少为 3 个月。

计算最大内部耗用电流条件时的预计使用寿命，脉冲发生器的设置应尽量接近表 1 中的数值。设置植入式脉冲发生器的脉幅设置应尽量为第一次计算时选择的脉幅的两倍，并重复进行以上计算。

表1　确定预计使用寿命时的设置

功　　能	设置
起搏模式	最全面
脉幅（所有通道）	2.5V
脉宽	0.5ms
基础频率	70 次/分
起搏比例	100%
起搏负载	500Ω ±1%
传感器状态	开启
适用于起搏模式的数据储存或其他诊断功能	开启

通过计算建议更换时间之前（植入式脉冲发生器在制造商指定的条件下工作）可利用的电源容量与延长服务期（植入式脉冲发生器在制造商指定的条件下工作）内可利用的电源容量之和来计算电源的有效电容量。制造商应提交电池的放电曲线特性资料和对电池性能的验证资料。电池性能包括：开路电压、建议更换时间（RRT）、服务终止（EOS）电压、有效容量、电池内阻数据等。

十一、名词解释

基本术语：GB 16174.1 中的术语适用于本指导原则。

风险管理：用于风险分析、评价、控制和监视工作的管理方针、程序及其实践的系统运用。

货架有效期：制造商能保证起搏器用于适当的预期用途的存储期限或时期。

延长服务期（PSP）：超过建议的更换时间后，植入式脉冲发生器继续保持制造商指定的原有功能，延长基本的慢些心律失常起搏，这一时期称为延长服务期。

服务终止（EOS）：指延长服务期结束的时间，此后无法确保设计的规格性能。

建议更换时间（RRT）：植入式脉冲发生器的电源指示到达制造商设定的状态时，建议更换。（该指示标明已进入延长服务期）

电池可用容量：在"服务终止"之前植入式脉冲发生器能从电源电化学能量中使用的那一部分容量。

附录 I　生物效应

一、植入材料的生物学评价

制造商可参考《关于印发医疗器械生物学评价和审查指南的通知》（国食药监械〔2007〕345 号）出具《生物学评价报告》。

（一）关于《生物学评价报告》

报告中应包括化学分析数据和毒性数据，应提供来源于供应商的材料成分、规格和对起搏器的所有接触材料的定性和定量信息。此外，还应提供试验的所有的方法、结果和控制材料，以便于对研究的结论进行独立的评估。试验浸提的方法应详细描述，如果从提取物中获得了毒性反应，则接下来应该进行对提取物的化学分析以确定毒性化合物的成分。

如果制造商在《生物学评价报告》说明一种材料已经在目前市售的起搏器上使用了很长一段时间，可要求不进行生物相容性试验。制造商有责任提供足够的理由和证据证明不需要进行进一步生物相容性试验。制造商可以以出版物或其他合法资料的形式提交可用的信息和数据，这些出版物和资料必须能够证明在与本附录的生物学试验同样或等价的试验中该材料是无害的。制造商需要对所有可能会影响生物相容性试验结果的拟上市产品的所有配方、制造或处理（包括灭菌）方法的改变进行确认。

（二）《生物学评价报告》中的生物学评价试验可参考以下内容进行

1. 试验原则

应当考虑灭菌对于起搏器材料和潜在的可滤出物的影响，以及因灭菌可能产生的毒性副产品。生物相容性试验应当对经灭菌后最终产品或代表性样品上进行。灭菌后的最终产品和来自灭菌最终产品的可滤出材料的化学分析应在毒性试验之前进行。采用几种材料的应分别进行生物学试验。

2. 试验要求及项目

生物相容性试验应依照 GB/T 16886 系列标准进行。起搏器属和组织接触体内永久植入器械。对起搏器应进行但不限于以下试验：

（1）细胞毒性试验

采用细胞培养技术测定材料和材料提取物对细胞引起的细胞溶解（细胞死亡）、细胞生长抑制和其他毒性作用。实验宜采用敏感的 MTT 法，要求毒性评价不大于 2 级。

（2）致敏试验

采用诸如豚鼠最大化试验评估材料的致敏可能性。要求无致敏反应。

（3）植入试验

用外科手术法，将最终产品或样品植入预定植入部位或组织内，在肉眼大体观察和显微镜检查下，评价对活体组织的局部病理作用。植入试验应采用阴性对照品。植入时间至少 12 周。

（4）遗传毒性试验

采用哺乳动物和非哺乳动物的细胞培养或其他技术测定由起搏器材料和/或其浸提液引起的基因突变、染色体结构和数量的改变以及 DNA 或基因的其他毒性。

遗传毒性宜采用 AMES 试验和小鼠淋巴瘤基因突变试验。如果以上两个试验出现阳性结果时可以进一步采用动物体内试验如小鼠骨髓细胞微核试验。

（5）皮内刺激试验

测定材料浸提液的局部刺激作用。刺激计分应不超过 1.0。

（6）全身急性毒性试验

测定材料浸提液对动物的全身急性毒性反应。应选用静脉注射法。不应观察到全身急性毒性反应。

（7）亚慢性毒性试验

测定材料浸提液对动物的全身亚慢性毒性反应。应选用静脉注射法、腹腔注射法或皮下注射法。不应观察到全身亚慢性毒性反应。

（8）热原试验

根据相关标准的要求进行。起搏器应符合无热原要求。

二、颗粒物质的释放

制造商应提供证明资料和结果或通过进行型式检测证明起搏器与体液接触的材料不释放超过以下规定的颗粒物质。通过下述试验验证产品是否符合要求。

（一）试验方法

在无菌条件下将起搏器从一次性包装中取出。将起搏器浸入盐溶液中，（盐溶液浓度约 9g/L，并适于注射），装在一个中性玻璃容器中。盐溶液的体积（毫升）是可植入部分表面积（cm^2）数值的 5 ± 0.5 倍。容器用玻璃塞封闭，在 37℃ ±2℃ 环境下保持 8 到 18 小时，整个过程中不停搅动溶液。必须使用同批盐溶液制备同样容积的参考样品，以同样的方法保持并搅动。使用合适测量颗粒大小的仪器（例如应用光阻原理的仪器）比较测试标本和参考样本槽中的液体。

（二）试验结果确认

如果与参考样品相比，测试标本中大于 $5.0\mu m$ 的颗粒不超过 100 个/ml，大于 $25\mu m$ 的颗粒不超过 5 个/ml，则可以确认符合要求。

附录 Ⅱ　风险管理

起搏器的设计应能够保证，当单个元件、部分或软件发生故障时，不会引起不能接受的危险。应对由单个故障条件引起的，并与设备各功能有关的危害需加以识别。对于每种危险，其产生伤害的可能性都应进行评估，要考虑各种危险控制，以及对各故障条件引起的伤害可能性进行评估。

一、心脏起搏器在设计开发中的风险管理

（一）在心脏起搏器设计开发的可行性评审阶段，应对心脏起搏器所有的可能的风险进行识别，并初步拟定风险控制措施。该阶段的风险分析结果需作为产品设计输入的一部分。

该阶段风险识别的方法是：

1. 根据心脏起搏器的预期用途和安全性特征，识别出可能的风险；

2. 分析在正常和故障两种条件下，与心脏起搏器有关的已知或可预见的危害文件，估计每个危害处境的风险

3. 分析心脏起搏器的可能生物学危害，并评估它的风险。

（二）在心脏起搏器的系统架构评审，或者是设计开发图纸评审阶段，应进行风险管理活动。该阶段风险管理的方法可以采用 DFMEA（Design Failure Mode and Effect Analysis）、PHA、FTA、HAZOP 或者 HACCP 的方法，针对设计零件或系统模块可能产生的风险进行分析。

二、心脏起搏器在生产中的风险管理

在心脏起搏器的生产工艺评审阶段，应进行风险管理活动。该阶段风险管理的方法可以采用 PFMEA（Process Failure

Mode and Effect Analysis)、PHA、FTA、HAZOP 或者 HACCP 的方法，从产品的生产工艺流程，对于每一加工步骤，列出可能的故障模式并分析它们对患者或操作者的危害。

三、与起搏器特性相关的风险

制造商应从起搏器的诊断功能、起搏特性、输入、输出、安全特性、偶然因素、印刷电路板等方面对起搏器的可能出现的风险进行判别。分析可能导致产品风险的硬件/组件、软件可能的故障模式，并制定解决的措施。以下是对心脏起搏器可能风险的举例但并不受以下内容的限制：输送的脉幅或脉宽自编程值下降超过可接受范围；过度感知/欠感知；不适当的起搏频率；过度电流输送到心脏可导致错误起搏治疗、处方或临床干预的误导性信息；由于特殊算法失效或者两个或多个算法相互作用导致的输出意外减少；在选取时间内（如 3 秒）没有开始输送被标记为应急用途的治疗；意外禁用起搏治疗（模式转换、安全起搏、频率失控保护等）或者互锁（上限频率大于下限频率等）；意外输送旨在终止心动过速的治疗；没有输送所需要的旨在终止心动过速的治疗。

四、与起搏器相关的潜在危险

以下列出了起搏器常见的潜在危险，但并不受以下危险的限制：

（一）产品产生的能量危险

如：电能，过高的漏电流会对患者产生危险；热能，

引起人体组织过热或导致烧伤；电磁场，起搏器向外辐射的电磁场影响其他医疗器械；错误输出，不能正确起搏或导致患者伤害或死亡；电极导线不能输送超过需要的电流造成患者伤害等。

（二）由使用产品引起的生物危险

如：非无菌起搏器导致患者感染或死亡；植入材料生物不相容性；对心脏或主要血管的损伤；由于废物或装置处置引起的污染等。

（三）工作/储存环境引起的危险

如：由于静电放电引起起搏器故障导致患者损伤；电磁干扰会导致起搏器误动作在规定的温度和湿度范围外储存/工作的可能；因碰撞、自由跌落或振动引起的意外机械损伤；材料不能保持生物稳定性，植入材料在产品寿命期内出现降解；传输的数据发生破坏，导致错误的感知、起搏和程控，必须保证传输信息和命令的准确等。

（四）与使用装置相关的危险

如：错误操作；标签不足或不正确；技术规范不完善；警告信息不全或不恰当；培训（材料可用性、要求等）；与成功完成预定的医疗手术所必要的其他装置、产品等不兼容等。

（五）由于装置维护和老化引起的危险

如：无法指示装置寿命终止；包装不合适性使装置受到污染、劣化、损坏等的保护等。

81　人工耳蜗植入系统临床试验指导原则

一、目的

为进一步规范指导人工耳蜗植入系统产品的临床试验，按照《医疗器械临床试验质量管理规范》，撰写本指导原则。

本指导原则是在现行法规和标准体系以及当前认知水平下制定的，随着法规和标准的不断完善，以及科学技术的不断发展，本指导原则相关内容也将进行适时调整。

二、适用范围

本指导原则适用于需要在境内开展临床试验的人工耳蜗植入系统。

三、基本原则

（一）人工耳蜗植入系统的临床试验应符合《医疗器械

临床试验质量管理规范》及国家颁布的其他相关法律、法规。

（二）试验用人工耳蜗产品应已经过科学的实验室研究和动物研究，研究结果支持开展临床试验。

1. 实验室研究报告：植入体对磁共振的耐受性，电极在人耳蜗标本中的状况。

2. 动物研究报告（如适用）：人工耳蜗植入动物耳蜗后声电刺激对侧镫骨肌反射或电诱发电位。

3. 临床试验前应该在国家认可的检测机构获得产品检测报告。试验用产品必须与检测产品是同一批次或定型的产品，并保证足够的数量。

4. 临床试验目的：验证与检验同批次的人工耳蜗植入系统在正常使用条件下的预期安全性和预期医疗效果。

临床试验前，应该清楚地注明本次试验使用的产品名称、临床试验的意义以及本次试验产品的评价目标，特别是安全性和有效性的评价指标要十分明确。

安全性评价主要包括炎性反应（植入部位发生红、肿、痛、破溃），装置工作异常。不良事件用不良事件发生例次、例数及发生率进行描述。同时，详细描述病例出现的全部不良事件的具体表现、程度及其与产品的关系。

有效性评价包括人工耳蜗产品的工作状态、听力、言语能力的改善程度。

四、临床试验方案

鉴于临床认为人工耳蜗植入系统在正常使用条件下的预期有效性较明确，人工耳蜗植入系统临床试验可以采用单组目标值设计，目标值的选取应有客观依据。

（一）受试者选择

从人工耳蜗植入后的疗效评估的角度，将受试者分为两类。

1. 6 岁以上（含 6 岁）有言语功能的语后聋（包括耳聋儿童在使用助听器后获得言语能力者）

对这部分人群，应该全面评估人工耳蜗的有效性（听能和言语识别能力的提高）和安全性。语后聋患者的选择标准：

（1）双耳重度或极重度感音神经性聋；

（2）助听器无效或效果很差，在双耳助听聆听条件下（70dBSPL）开放短句识别率≤50%；

（3）日常交流的方式以听觉言语为主；

（4）无手术禁忌症。

2. 6 岁以下（不含 6 岁）无言语能力的语前聋

由于达到言语交流的时间需要二年以上，故在临床验证时应重点评估听能的提高和安全性。对这部分儿童进行临床试验的先决条件是已经完成 6 岁以上（含 6 岁）以上语后聋人工耳蜗试验并达到本指导原则的安全性和有效性指标。6 岁以下（不含 6 岁）语前聋儿童的选择标准：

（1）双耳重度或极重度感音神经性聋；

（2）无手术禁忌症；

（3）在（最好聆听条件下）双耳闭合式单音节或双音节识别率≤50%。

为保证入选病人的安全性和数据的完整性，所有入选病人均应记入到中央注册登记系统，并应跟踪其安全性信息。

（二）临床试验的时间限定及其确定理由

不同的产品临床试验持续时间及其确定的理由是不一样的，应该具有医学文献资料支持，要有医学共识。对于人工耳蜗，临床试验持续时间及其确定的理由是由植入物主要的有效性及安全性研究终点达到稳定的时间为依据。

当然，更大规模和更长随访周期的临床试验结果能够更好地反映产品的真实特性。对于人工耳蜗产品而言，临床试验的随访时间点一般应在开机当天、开机后 1 个月 ±7 天、开机后 3 个月 ±14 天、开机后 6 个月 ±30 天、开机后 12 个月 ±30 天（主要评价指标时间点）。同时，申办者应

特别关注患者植入后的不良事件发生情况。申办者应在临床试验方案中说明申请注册产品的临床试验持续时间的确定依据。

（三）临床评价标准

1. 6 岁以上（含 6 岁）语后聋

6 到 18 岁以下语后聋患者不得少于 20 例。

（1）有效性评价（开机 12 个月）

① 主要评价指标

a. 裸耳声场听阈（0.5，1.0，2.0，4.0kHz）：平均听阈小于 50dBHL 为有效；

b. 安静环境下开放式单音节词、双音节、短句，较术前言语识别率改善 20% 为有效。

a、b 二项同时满足为总体有效，总有效率至少 70%。

② 次要评价指标

a. 较术前助听条件下言语识别率改善 20%；

b. 医生对人工耳蜗使用性能的评价。例如：植入体厚度、电极柔韧度、便于植入程度、电极易损程度等。

（2）安全性评价（植入后 12 个月内）

① 观察内容

a. 术前、术后一周各测一次血常规、肝肾功能，有异常需要跟踪补测至正常；

b. 炎性反应（红、肿、痛、破溃）；

c. 装置工作异常；

d. 耳鸣、眩晕、面肌抽搐、脑膜炎。

② 与植入产品相关的严重不良事件

例如：

a. 装置不能正常工作；

b. 植入体排异造成的皮肤破溃；

c. 脑膜炎。

③ 其他严重不良事件

死亡等其他全身损害。

所有不良事件均应记录在案。

（3）随访期

① 随访点

开机、开机 1 个月（±7 天）、开机 3 个月（±14 天）、开机 6 个月（±30 天）、开机 1 年（±30 天）。

② 随访内容

a. 伤口愈合情况及不良事件（每次随访时）；

b. 声场下人工耳蜗助听听阈（0.5，1.0，2.0，4.0kHz）（开机后第 6 个月、12 个月时）；

c. 安静环境下开放式单音节、双音节、语句（开机后第 6 个月、12 个月时）；

d. 血常规、肝肾功能检查（术后 7 天）。

③ 随访方式

临床试验单位定期对受试者进行随访、评估测试。

④ 调机

随访与调机同时进行。

2. 6 岁以下（不含 6 岁）语前聋

各年龄组入选病例应大致均衡，原则上每一年龄组不少于 8 例。

（1）有效性评价（开机 12 个月内）

① 主要评价指标

a. 裸耳声场听阈（0.5, 1.0, 2.0, 4.0KHz）：平均听阈≤50dBHL 为有效；

b. 主观问卷：3 岁以下（不含 3 岁）用 ITMAIS；3—6 岁（含 3 岁）用 MAIS。24 分以上为有效；

c. 安静环境下闭合式单音节、双音节：较术前言语识别率改善 20% 认为有效。

3～6 岁（含 3 岁）：a、b、c 同时满足为有效；

3 岁以下（不含 3 岁）：a、b 同时满足为有效；

总有效率至少 70%。

② 次要评价指标

a. 人工耳蜗助听条件下言语识别率改善 20%；

b. 医生对人工耳蜗使用性能的评价。例如：植入体厚度、电极柔韧度、便于植入程度等。

（2）安全性评价指标：植入后 12 个月内

① 观察内容

a. 全身功能安全性指标：术前、术后一周各测一次血常规、肝肾功能。有异常需要跟踪补测至正常；

b. 炎性反应（植入部位红、肿、痛、破溃）；

c. 装置工作异常；

d. 并发症：耳鸣 眩晕 面肌抽搐 脑膜炎。

② 与植入产品相关的严重不良事件

例如：

a. 装置不能正常工作；

b. 植入体排异造成的皮肤破溃；

c. 脑膜炎。

③ 其他严重不良事件

死亡等其他全身损害。

所有不良事件均应记录在案。

（3）随访期

① 随访点

开机、开机 1 月（±7 天）、开机 3 月（±14 天）、开机 6 个月（±30 天）、开机 1 年（±30 天）。

② 随访内容

a. 伤口愈合情况及不良事件（每次随访时达开机满 12 个月）；

b. 声场听阈（0.5, 1.0, 2.0, 4.0KHz），（开机后第 12 个月）；

c. 主观问卷 ITMAIS（开机后第 12 个月时）；

d. 安静环境下闭合式单音节、双音节（开机后第 12 个月时）；

e. 血常规、肝肾功能检查（术后一周）。

③ 随访方式

临床试验单位定期对受试者进行随访、评估测试。

④ 调机

随访与调机同时进行。

（四）临床性能的评价方法和统计分析方法

1. 评估材料

（1）6 岁以上（含 6 岁）

全程任选一项下列国内常用评估材料：

① 心爱飞扬计算机辅助汉语普通话言语测听系统；

② 普通话言语测听材料 MSTMs；

③ 捷星言语评估系统。

（2）6 岁以下（不含 6 岁）

采用中国聋儿康复研究中心（听力障碍儿童听觉能力评估标准及方法）修订版。

2. 基线测量

（1）6 岁以上（含 6 岁）有言语功能的语后聋

① 声场听阈（0.5, 1.0, 2.0, 4.0KHz）；

② 安静环境下开放式单音节词、双音节、短句。

（2）6 岁以下（不含 6 岁）无言语能力的语前聋

① 声场听阈（0.5, 1.0, 2.0, 4.0KHz）；

② 主观问卷：3 岁以下（不含 3 岁）用 ITMAIS；

3～6 岁（含 3 岁）用 MAIS。

③ 安静环境下闭合式单音节、双音节。

（五）样本量确定依据和临床试验统计分析方法

1. 样本量确定依据

根据临床经验，开机 12 个月后，产品的总体有效率需至少达到 70%（目标值为 70%）方可被临床接受。假设被试验产品的总体有效率可以达到 85%，则在双侧显著性水平 0.05、把握度 80% 的情况下，至少需要 64 例患者，考虑 10% 的脱落率，共需要 70 例患者。

2. 登记入组

由于该类研究属于单组目标值设计，出于保证研究质量及病人安全性的考虑，应将所有入组病人的相关信息记录在中央计算机注册系统内，以备今后对病人信息进行跟踪、核查。建议采用基于互联网（IWR）/电话（IVR）/传真等计算机注册系统分配病例注册登记号，所有病例的注册登记号不得二次使用。

3. 统计分析方法

数据分析时应考虑数据的完整性，所有签署知情同意并使用了受试产品的受试者必须纳入分析。数据的剔除或偏倚数据的处理必须有科学依据和详细说明。

临床试验的数据分析应基于不同的分析集，通常包括全分析集（Full Analysis Set, FAS）和符合方案集（Per Protocol Set, PPS），研究方案中应明确各分析集的定义。同时，对于全分析集中脱落的病例，其主要评价指标缺失值的填补方法应在方案中予以事先说明。

临床试验数据的分析应采用国内外公认的经典统计方法。临床试验方案中应该明确统计检验的类型、检验假设、判定疗效有临床意义的界值（目标值）等，界值的确定应有依据。

对于主要评价指标，统计结果需采用点估计及相应的

95% 置信区间进行评价。不能仅将 p 值作为主要评价指标的评价依据。

（六）临床试验报告和统计学分析内容

1. 临床试验报告

对多中心临床试验由牵头单位出具临床试验报告。分中心研究者应完成临床试验小结。各临床试验单位不需要单独出具分中心统计报告。临床试验报告内容主要包括：一般信息、摘要、简介、临床试验目的、临床试验方法、入选/排除标准、临床试验内容、临床一般资料、试验用医疗器械和对照用医疗器械（如有）或者对照诊疗方法（如有）、试验的统计学设计类型及检验假设、样本量设定及其估算依据、所采用的统计分析方法以及评价方法、临床评价标准、临床评价的有效性评价指标和安全性指标、临床试验的组织结构、伦理情况说明、临床试验结果、临床试验中发现的不良事件以及其处理转归情况、伴随治疗情况、临床试验结果分析、讨论，尤其是适应症、适用范围、禁忌症和注意事项、临床试验结论、存在问题以及改进建议、试验人员名单。

此外，需注意以下问题：（1）临床试验报告应与临床试验方案保持一致。（2）明确所有病例是否全部完成随访，所有接受了器械治疗的病例是否均纳入最终的统计分析，失访病例需明确失访原因。（3）报告所有不良事件发生的时间、原因、后果及与试验用器械的关系，对于所采取的处理措施需予以明确。

2. 统计学分析内容

（1）统计分析人群

临床试验过程中应对所有入选的患者进行数据管理和质量控制，遇有不清楚的问题时，应通过临床试验的监查员与原始记录核对。统计分析时应考虑数据的完整性，所有签署知情同意并使用了受试产品的受试者必须纳入分析。数据的剔除或偏倚数据的处理必须有科学依据和详细说明。

主要评价指标的分析应同时在全分析集和符合方案集上进行，以评价结果的稳定性。对于脱落病例，一般应进行灵敏度分析，以评价缺失数据对研究结果的影响。

（2）统计分析内容

统计结果评价应至少包括如下四部分内容：

① 临床试验完成情况描述：包括临床试验概况（筛选人数、入组人数、完成试验人数、失访/退出/剔除人数等）；

② 基线描述：应对所有入选受试者（ITT 分析集）的基线人口统计学指标、听力损失原因、生命体征及其他相关病史指标等进行描述；

③ 疗效/效果评价：应对全分析集和符合方案集分别进行统计分析；

④ 安全性评价时，应对所有入组的受试者进行分析，不能遗漏所有发生的任何不良事件。同时，详细描述每一病例出现的全部不良事件的具体表现、程度、预后及其与研究产品的关系等。

五、临床试验资料申报要求

在中国境内开展多中心临床试验的注册人，申报的临床试验资料至少应当包括临床试验方案、临床试验报告、各分中心的临床试验小结。其中临床试验报告应当由研究者签名、注明日期，经临床试验机构医疗器械临床试验管理部门审核出具意见、注明日期并加盖临床试验机构印章。各分中心临床试验小结应当由该中心的研究者签名并注明日期，经该中心的医疗器械临床试验管理部门审核、注明日期并加盖临床试验机构印章。

六、参考文献

（一）人工耳蜗植入工作指南（2013）中华耳鼻喉头颈外科杂志 2014 年 2 月 2014，Vol. 49，No. 2

（二）Guidance for Industry and FDA Staff Implantable Middle Ear Hearing Device. August1，2003

（三）原卫生部《人工耳蜗临床技术操作规范》（卫医发〔2006〕473 号）

（四）《医疗器械临床试验质量管理规范》（国家食品药品监督管理总局 中华人民共和国国家卫生和计划生育委员会令第 25 号）

82 人工耳蜗植入系统注册技术审评指导原则

（人工耳蜗植入系统注册技术审查指导原则）

本指导原则是对人工耳蜗植入系统的一般要求，注册申请人应依据具体产品的特性对注册申报资料的内容进行充实和细化。注册申请人还应依据具体产品的特性确定其中的具体内容是否适用，若不适用，需具体阐述其理由及相应的科学依据。

本指导原则是对注册申请人和审查人员的指导性文件，但不包括注册审批所涉及的行政事项，亦不作为法规强制执行，如果有能够满足相关法规要求的其它方法，也可以采用，但是需要提供详细的研究资料和验证资料。应在遵循相关法规的前提下使用本指导原则。

本指导原则是在现行法规和标准体系以及当前认知水平下制定的，随着法规和标准的不断完善，以及科学技术的不断发展，本指导原则相关内容也将进行适时的调整。

一、适用范围

本指导原则适用于重建重度和/或极重度感音神经性耳聋患者听觉的人工耳蜗植入系统，包括人工耳蜗植入体和人工耳蜗声音处理器，人工耳蜗调机装置及调试软件。

按照《医疗器械分类目录》，人工耳蜗植入体的管理类别为三类，分类编码为6846，人工耳蜗声音处理器的管理类别为二类，分类编码为6821，人工耳蜗调机装置及调试软件的管理类别为二类，分类编码为6870。

二、综述资料

（一）产品描述

1. 作用机理：描述产品作用于人体的基本原理和预期作用。

2. 工作原理：描述产品的基本工作过程。

3. 系统组成及结构

（1）给出系统产品组成及申报注册产品组成，并应说明各部件功能。

人工耳蜗植入系统通常包括植入式组件、非植入式组件、人工耳蜗调机装置及调试软件、手术工具。其中植入式组件包括：接收刺激器、电极、连接器（如适用）。非植入式组件包括：声音处理器与体佩配件、非体佩配件与可置换体佩配件、体佩与非体佩电缆。人工耳蜗调机装置及调试软件包括：临床编程、临床测定软件、测试材料。

（2）给出系统（含临床调试装置，调试软件）布置图、系统实物图，应包含完成预期用途的各组件及必要解释，用方框图表示本次注册产品的全部组成。

（3）兼容性：在产品信息表中（见附录1）以表格形式给出组件和功能的兼容性能。组件和功能包括但不限于可植入组件、声音处理器、声音处理策略、前端信号处理功能，附件，以及临床编程硬件和软件。

4. 系统功能概述及框图

应提供系统在不同模式下的电路框图及各个单元模块的电路框图或流程图，并详述各个模块的功能。

应提供系统在患者常规使用和临床编程和测量模式下的系统各组件及其连接的模块功能框图。

应指明所有由用户所提供的部件（如安装有临床编程软件的 Windows 平台计算机）。

所有可能建立的连接或无线链路都应被明确标明。

应明确标明前向和反向链路（如适用），包括患者正常使用时处理器与植入体之间的前向链路，和临床编程过程中测量阻抗或电诱发复合动作电位时的反向链路。

所有市电主电源供电的连接都应标明。

在所提供的框图和描述中，应当至少包含以下要素：

（1）通过麦克风进行的声学信号转换；

（2）辅助信号源；

（3）声音处理器进行的模数（A/D）转换和信号预处理；

实现信号处理策略所需的硬件组件；

（4）数模（D/A）转换；

（5）射频（RF）载波信号的调制和经由传输线圈进行的传送；

（6）植入体线圈对传输信号的接收；

（7）植入体电路进行的解调和数字化；

（8）电刺激波形；

（9）刺激信号通过直流（DC）隔离电容器或其它方法，以确保零净电荷传输；

（10）电流信号传输至电极阵列中的各个电极。

5. 明确植入组件与非植入组件与人体接触原材料和添加剂（如颜料）：包括材料的化学名称、厂家。高分子材料应提供美国化学文摘服务社为化学物质制订的登记号（CAS 号码）和化学品安全技术说明书（MSDS）；金属材料应提供牌号，符合的标准（如适用）和材质单；对于添加剂，请提供重量百分比。

6. 植入组件结构及功能的详细描述（如申报）：可植入组件为可通过手术埋植在体内的部分。

（1）接收—刺激器：描述接收线圈、封装电路内的接收模块和刺激器设计原理，基本功能模块框图；体现功能特性的结构图（含关键部位正视图，剖面图，侧视图，拆解图）；描述外形和构造特点，图示应包括尺寸，接触人体材料的位置分布。在产品信息表中给出物理特性。

（2）电极系统：描述电极设计原理，结构图（含关键部位正视图，剖面图，侧视图，拆解图）。图示应包括尺寸，接触人体材料的位置分布。在产品信息表中给出电极物理特性，电极触点的尺寸、电极阵列的长度、电极体的排布方法等。在产品信息表中，给出电极的主要规格特性。包含但不限于以下内容：

—电极形状及其他特性（例如是否近耳蜗轴电极）。

—电极耦合配置（例如，单极、双极或其他耦合方式；接地电极的设计；独立电极触点的数量）。

—植入组件在实现预期用途的正常运行期间，其电极阻抗的典型范围，并描述正常运行和/或临床支持状态下测量电极阻抗的方法。

—识别或计算电极阵列和/或电极导线内短路/开路的方法。

—可植入组件正常运行期间刺激电极的电荷量和电荷密度的范围。

（3）植入体各部件关键元器件的规格、来源和功能描述，如 DC 隔离电容、数字集成电路芯片、模拟集成电路芯片、绝缘器件等。

7. 手术工具（如适用）

应列出手术中用于插入，移除，固定可植入组件的工具组件，应提供图示，并详细描述其用途和操作方法。

8. 人工耳蜗声音处理器及其附件的硬件描述（如申报）

包括但不限于以下组件。应提供图示，描述外形，构造和性能特点，与外部设备的连接情况，功能，原理，在产品信息表中给出性能参数。

（1）人工耳蜗声音处理器

应包含单独电刺激人工耳蜗系统和声－电联合刺激人工耳蜗系统的声音处理器。作为基本的运行模式，声音处理器由电池供电，接收并处理声音信号，然后将已处理的信号和电能传输至植入体。头件线圈作为声音处理器的固有部分，应包含在声音处理器的描述中。应包含电－声联合刺激系统中声学放大部分的组件描述。

（2）人工耳蜗声音处理器的附件

与实现声音处理器基本功能和扩展功能相关的附件，包括但不限于头件导线，电池和电池充电器，电池仓、耳钩、辅助输入组件（例如包括直连输入，遥感线圈，FM系统等），遥控器，麦克风监听设备或其它测试组件，防水组件等。

（3）声音处理器各部件关键元器件的规格和来源。

9. 声音处理策略及硬件描述

应提供患者正常使用时系统软件单元的详细描述，并应提供以下相关功能框图：

（1）高层次概况图（模块框图），以展示主要的软件单元，输入/输出，并描述主要的硬件元件，如数字信号处理器（DSP）以及微控制器等；

（2）系统软件架构的层次结构图；

（3）详细的端对端信号通路概况框图，以显示从麦克风转换（及辅助输入）至线圈驱动信号的产生并输送至传输线圈的主要处理模块。

注册申请人也应创建有关声音处理策略和人工耳蜗系统配置中硬件组件的软件实现方法的叙述性说明和概括框图。该框图应说明支持该器件医疗应用所需的所有相关处理组件。

系统或声音处理的框图应包括多个可充分描述该软件系统的子框图。注册申请人应把固件组件区分为硬件或软件，从而尽可能清晰描述整个系统。

对于每一种所提出的声音处理策略，都应提供叙述性说明和框图，从而详细说明将音频信号如何分解为单个频带以及基于频带分析的信号处理方法。叙述性说明应清楚陈述声音处理策略的设计原理，并借助框图描述信号处理过程。应包括关于双模式和/或双侧刺激的特殊考虑以及使用双模和/或双侧刺激的操作模式。

来自不同处理阶段代表性信号的图表应在框图中描述，或者单独呈现并引用框图。对于音频信号的典型样本，应提供这些图表，如话音，这些图表将展现声音处理策略及整个系统的预期设计原理。

应说明和定义框图中描述的信号处理策略。注册申请人应提供包括下述信息的设计考虑以及实现方法：

（1）前端信号处理和音频信号数模转换规格，其中包括：

—麦克风特性（麦克风的数量和机械配置、麦克风的动态范围和本底噪声水平、频率响应特性、方向性特性与处理方案）

—前置放大器增益与频率响应特性

—关于麦克风试验的规定（若可提供）

—备选输入信号的规范（辅助信号输入类型、直接连接标准实施方案（依照 IEC 60118－6）、FM 信号源、拾音线圈功能部件（依照 IEC 60118－1）

（2）其它信号输入方法，包括数字信号流。

（3）A/D 转换器规格，包括下述内容：

—转换器的分辨率（如 8 位）

—采样率，单位：每秒样本数

—关于预防信号混淆的规定

（4）在带通滤波（可能发生在音频信号 A/D 转换之前或之后）之前发生的预增强或预处理操作的清单及定义，包括下述内容：

—空间音频选择性处理，例如声束成形

—标有窗口类型（例如，汉宁修匀，加重平均），窗口持续时间以及其它窗口特性的信号加窗处理

—自动增益控制

—输入动态范围（IDR）的定义（若适用）

（5）关于音量和灵敏度控制的功能规格和实施细节（若适用），包括遥控器功能部件。

（6）其它预处理过程，包括语音加重增强，声音分类和/或噪音抑制策略等。

（7）对每个声音处理策略的频谱分析和相关的处理操作，例如下述内容：

—将音频信号经频谱分析分解为单个频带的处理和规格，如一组带通滤波器，快速傅里叶变换（FFT），小波变换

—单个频带的数量（例如，带通滤波器的数量和/或用于基于 FFT 的频谱分析的连续 FFT bin 的分组数量）

—单个频带频率调谐的尖锐度（例如，带通滤波器的质量因子［Q 因子］和/或分组在一个频带中的连续 FFT bin 的数量）

—包络计算和提取的定义和/或来自单个频带的精细结构信息

—用于将频带包络和/或精细结构信息转换为传输至各个电极的电流的映射函数的定义

（8）数据位编码方式，例如"0"和"1"的 PWM 编码，用图表方式给出。

（9）数据帧的编码方式，例如刺激幅度、脉冲宽度、刺激电极的规定方法。如有多种数据帧格式，应分别说明各格式的用途，特点，编码方式。用图形表示各数据帧的组成方式。

（10）数据帧的同步方式。

（11）如果植入体的时钟信号是由体外信号提供，说明时钟信号的频率，提取方法，触发沿。

（12）数字信号的射频调制方法，用图形表示射频调制后的各数字信号模式，射频信号中心频率和范围，射频信

号幅度范围，射频信号传输距离范围。

10. 刺激方法和安全刺激的预防措施

（1）应描述人工耳蜗器件系统配置安全运行的电刺激策略，电极以及电极耦合方式，同时提供图表说明临床应用所需的所有相关操作模式。

（2）应描述该系统所采用的刺激波形，包括脉冲速率的特征，所刺激的电极数量等。

（3）应提供刺激波形发生电路的功能描述，包括其电气特性（例如，运行模式，刺激输出范围，容限电压，最低和最高刺激参数）。

（4）应详细说明植入体刺激电极的电荷恢复方法，包括电容耦合，放电电阻器，电压取样和/或内部刺激接地间隔等。

11. 列出含有无线功能的系统组件，并对系统的无线运行方式进行描述。应对所有具备无线接口的器件进行描述。人工耳蜗声音处理器和植入接收–刺激器之间的近场电感链路是系统功能的组成部分，因此应进行充分描述。在系统组件框图中应通过名称对所有无线链路进行标识，对每个链路的描述应包括下述内容：

（1）器件功能

（2）无线电发射设备型号核准检验报告或无线电发射设备型号核准证书

（3）无线电频率

（4）调制方式

（5）数据速率

（6）带宽

（7）输出功率

（8）比吸收率 SAR（若适用）

（9）操作范围

（10）安全保护

（11）关于数据完整性的规定

（12）无线共存

注册申请人应描述下述信息：

—提供输入信号的无线接口（设计目标；双向或单向；频率和调制方式；实际使用中的室内范围，以极坐标图描述；以及适用的标准）。

—连接植入体的 RF 链路（皮瓣厚度，可兼容的植入体以及声音处理器）。

12. 临床编程支持组件

应采用足够的技术细节对临床调机软件进行概述，临床调机软件至少应包括下述信息（若适用）：

（1）运行临床调机软件的计算机的硬件和软件要求（如计算机平台）。对于可能用于临床调机的任何其它计算机以及任何互联网和/或关于计算机的无线连接要求也应提供这些信息。

（2）用于每个声音处理策略和/或植入器件的临床单位的定义，按照物理参数分类，分别为电流（μA），电荷（μC），时间（μS），包括用于将临床单位转换为物理单位以及将物理单位转换为临床单位的公式。

（3）按照许可电流和电荷量（物理单位）确定参数空间的上限和下限，假定恒流输出电压以及所有其它参数（皮瓣厚度）都不是限制因素。

（4）以技术细节描述阻抗和诱发复合动作电位测量的规格，包括：

—可实现的刺激波形（例如，双相脉冲）

—电流水平（单位：μA），脉冲宽度（单位：μS）以及电荷量/脉冲（单位：μC）

—测量时间的标识，例如，紧随连接至配套计算机和打开软件之后

—阻抗值测量时采取的刺激电流脉冲数量，以及所采用刺激脉冲的正相还是负相

—测量（如阻抗和神经反应测量）的准确度和精度

（5）调机软件中内置自动识别和标记开路或短路电极功能所采用的定义。

（6）在软件和/或处理策略中用来确定是否使用某个电极的标准（例如，阻抗和容限电压标准）。

（7）关于数据显示方式的定义，包括用于范围内或超出范围阻抗的彩色标识带的定义；提示到达电压容限值的方式。

（8）所有可实现的刺激模式。

（9）默认设置（如常见的接地模式）以及所有可用的临床可调节设置的识别。

13. 遥控器的功能和特性，注册申请人应说明以下信息：

（1）可同时遥控植入系统的数量

（2）控制方式（例如，键盘、按钮、触摸屏）及其功能（即声音处理器上能被改变的参数）

（3）指示器类型（例如，发光二极管，显示屏）与所提供的信息。

（4）遥控器是否有按键锁，若适用，提供按键锁的描述

（5）遥控设备的电气性能描述

—通信技术（例如，红外线、超声波、电磁波等）

—数据协议（说明协议标准，除非使用专有协议）

—通信频率

—为遥控器与所控制的声音处理器之间进行键编码而采取的措施

—遥控器与声音处理器之间的遥控范围（以厘米为单位）

14. 人工耳蜗系统的辅助功能描述及设计说明，包括基本功能结构描述和框图。

（1）阻抗测量

（2）神经反应遥测功能

（3）电–声联合刺激（EAS）模式中的声学组件

（4）核磁（MRI）兼容功能，应说明：

—安全的磁共振磁场强度

—各磁场强度下是否需要取出内磁铁

—各磁场强度下的预防措施（如植入体部位包扎绷带）

—各磁场强度下的植入体受力、温升、非预期电流输出、损坏

（5）说明书宣称的产品特点和具备创新性的其他功能的设计说明

（二）规格型号

对于申报的多种规格型号的产品，应当：

1. 列出产品型号，描述各型号主要功能模块及其组成部件，提供图示说明。

2. 描述并列出不同型号之间的差别。

（三）包装说明

明确产品包装上的信息，产品一起销售的配件包装情况。应该描述灭菌方法，提供灭菌包装的验证报告。提供在宣称的有效期内及运输条件下，保持包装完整性的依据。

（四）适用范围和禁忌症

适用范围：应当明确产品的适用范围及其配套使用的器械，同时明确适用的人群和使用环境。

禁忌症：应当明确产品不适用的一些疾病或特殊人群。

适用范围举例：

人工耳蜗植入体：用于重建重度和/或极重度感音神经性耳聋患者听觉。用于成人或 1 岁以上儿童。

人工耳蜗声音处理器：对声音进行数字处理后经由人工耳蜗植入体将电刺激传递至听觉神经以恢复听觉，或通过声电联合刺激听觉通路，可用声学放大补偿残余听力。

（五）参考的同类产品或前代产品的情况（如有）

1. 应提供本企业已经上市同类产品清单，明确产品型号、注册证号、批准日期、产品组成、适用范围。

2. 按照临床评价指导原则附件 3 及本指南产品规格表，提供同品种产品信息的参数对比表，并识别出申报产品的新技术、新功能、新特征。

三、研究资料

（一）可植入组件性能研究

1. 可植入组件可靠性研究

注册申请人应提供硬件可靠性评价材料，应能从设计分析、过程控制和试验验证等方面说明各主要部件及产品的可靠性。应保证至少 10 年的预期使用寿命。

（1）接收线圈的可靠性评价

应包括线圈的弯曲应力，抗折能力。接收线圈的连接可靠性。

（2）电极的可靠性评价

对电极的可靠性分析可从垂落试验、弯曲试验、拉伸试验来判断。

（3）密封壳体的可靠性评价

对密封壳体的可靠性应从抗撞击度和密封性能考虑。

对于封装工艺的可靠性评价，注册申请人可以根据拟申报产品实际采用的零部件、密封结构、材料（含密封绝缘材料、连接材料）和封装工艺，从设计分析、过程控制和可靠性试验结果等方面说明该封装工艺的可靠性。

注册申请人应当提供可植入器件内部在预期使用寿命中可接受的潮气含量的设计分析和验证报告。可以参考美国标准 AAMI/CDV－2 CI86《人工耳蜗植入系统安全、性能和可靠性》第 20.7 节进行。

（4）刺激器的可靠性评价

对刺激器的可靠性评价主要考虑电路的可靠性。为了提高预测的可信度，电路模块中使用的主要零部件都应有供应商提供的可靠性数据，对于少数无法从供应商获取可靠性数据的零部件，可由人工耳蜗注册申请人通过加速寿命试验取得数据或引用来自文献的试验结果和/或数据。

老化测试可以参考 AAMI/CDV－2 CI86 第 6.8 节和 MIL－STD－883G Method 1005.9 标准提供。

稳态寿命试验的目的是为了证明设备在一个较长的时间段内的特定条件下的质量和可靠性。额定工作条件下进行的寿命试验应进行足够长的试验周期，以保证结果不具有早期故障的特点且未出现故障率随时间有显著变化的情况。有效的结果在较短的时间内或在较低的应力需要加速试验，条件或足够大的样本量，以提供一个合理的检测样品中的故障的概率。

寿命试验在 125℃ 下带电工作至少 1000 小时，除非另有规定。

如果人工耳蜗厂家所使用某些部件是外购的，可以引用部件供应商的有关可靠性评价材料作为该部件可靠性评价的依据。

（5）人工耳蜗整机可靠性的评价

注册申请人对人工耳蜗整机（包括组件，如果其组件也适用）进行可靠性试验，试验及分析应该能证明人工耳蜗注册申请人声称的预期使用寿命和人工耳蜗的故障率。对试验结果和/或文献进行的数据分析为该设备提供预测的故障率。提供使用高温水浴法来验证人工耳蜗整机的硬件可靠性的报告或等同的报告。应参考美国 AAMI/CDV－2 CI86 标准提供潮气量测试报告。

2. 根据 ISO/TS 10974 的标准要求，应建立在核磁共振下的模型并提供包含以下项目的检测报告：磁感应扭矩、磁感应位移力、梯度感应的振动、射频感应加热、梯度感应加热、非故意的器件输出、植入体磁铁弱化、植入体功能性丧失、伪影。应同时提交检测机构资质证明文件。

3. 移除和重新植入兼容性的设计保证。

4. 主动发射无线信号的植入体应提供无线电发射设备型号核准检验报告或无线电发射设备核准证书，证明射频技术指标符合《微功率（短距离）无线电设备的技术要求》。

5. 系统测试规范与报告。

（二）非植入组件的性能研究

1. 声音处理器的机械性能

注册申请人应提供针对下列机械性能要求的设计考虑，以及实现方法：

（1）声音处理器的防水防尘（IP 等级）设计

（2）麦克风的防水防尘（IP 等级）设计

（3）声音处理器各连接件的连接次数寿命设计

（4）发射线圈插头插座的拔插寿命设计

（5）线圈导线的折弯寿命设计

（6）线圈导线的长度规格和设计考虑

2. 声音处理器的电气性能

注册申请人应提供针对下列电气性能要求的设计考虑，以及实现方法：

（1）无线电设备应提供无线电发射设备型号核准检验报告或无线电发射设备核准证书，证明射频技术指标符合《微功率（短距离）无线电设备的技术要求》。

（2）电池仓种类是否能充电，充放电次数，和各种电池的平均使用时间验证报告。

注册申请人应提供能够证明电池安全的第三方认证证书，或提供满足以下标准的检验报告。

GB 31241—2014《便携式电子产品锂离子电池盒电池组安全要求》标准

GB 8897.4—2008 原电池 第 4 部分：锂电池的安全要求

IEC 62281，运输过程中主要电池和次要锂电池及蓄电池组的安全

IEC 62133，含碱性或其它非酸性电解液的蓄电池和蓄电池组—便携式密封蓄电池和蓄电池组的安全要求

联合国（2009），关于危险品运输的建议，手册及试验标准，第 5 次修订版。

（3）人体模式下静电防护功能：包括接触放电和非接触放电条件下的静电防护指标。

（4）声音处理器各部件关键元器件的规格和来源。

（5）其他声音预处理方法，包括语音增强、声音分类，和/或噪声抑制策略。

（6）系统测试规范与报告。

（7）人工耳蜗系统功耗的设计方法、实现方案和测试验证结果，包括植入体、声音处理器及能量传输效率。是否有射频发射功率调节功能，如有说明调节方法和调节范围。

（三）生物相容性评价研究

生物相容性评价应依照 GB/T 16886 系列标准进行。生物相容性评价应当对经灭菌后最终产品或代表性样品进行。

1. 植入体生物学试验至少应包括：

（1）细胞毒性试验

（2）皮内刺激试验

（3）致敏试验

（4）全身急性毒性试验

（5）全身亚慢性毒性试验

（6）遗传毒性试验

（7）植入试验。

2. 非植入组件生物学试验应包括：

（1）细胞毒性试验

（2）皮内刺激试验

（3）致敏试验

所有试验都必须在符合良好的实验室规范的实验室进行。

（四）灭菌工艺的研究

无菌部件应提供灭菌的方法，以及应达到的灭菌水平，同时提供灭菌验证报告。

（五）有效期和包装研究

无菌部件应考虑灭菌有效期。包装可分为运输包装和无菌包装，参考 GB 16174.1—2015、ISO 14708 - 7：2013 的内容。无菌包装应符合 GB/T 19633《最终灭菌的医疗器械的包装》的要求，同时进行灭菌包装并对包装有效性进行确认。提供包装老化的测试报告。

在宣称的有效期内以及运输储存条件下，保持包装完整性的依据。

（六）动物研究

全新的生产企业，全新的植入体必须进行动物研究来评价其产品对神经刺激的有效性及产品的安全性。

全新的植入体是指现有安全性和疗效数据未涵盖的植入体，如全新原理，全新疗法，变更疗法，全新材料等现有安全性和疗效数据不支持的植入体。

已有人工耳蜗产品上市的生产企业，如有充分的证据说明产品更新部分的安全性、有效性，可免于动物实验，并提供支持性资料。

进行动物研究的机构，应为具有动物研究资质的单位，应能够提供相关部门颁发的动物试验资格证明文件。

（七）软件研究

如有软件，按照《医疗器械软件注册技术审查指导原则》（2015 年第 50 号）提交资料，如为采用集成电路设计的植入体芯片，参照《医疗器械软件注册技术审查指导原则》提交资料。

四、生产制造信息

（一）应明确产品的生产工艺过程，可采用流程图的形式，并标明关键工艺、特殊工艺、外包工艺，并说明其过程控制点。

（二）有多个研制、生产场地，应当概述每个研制、生产场地的实际情况。

五、临床评价资料

临床评价的具体要求另作规定。临床试验的具体要求可参考《人工耳蜗临床试验指导原则》（2017 年第 3 号）。

六、产品风险分析资料

注册申请人应在产品的研发阶段，对产品的有关可能的危害及产生的风险进行估计和评价，并有针对性地实施了降低风险的技术和管理方面的措施，对所有剩余风险进行评价，达到可接受的水平。

（一）对于各种可能的危险，应建立有关危险控制和伤害可能性评估、设计分析和试验研究的文件。注册申请人应参照 YY/T 0316—2008 建立人工耳蜗风险管理文档，风险管理文档应包括：

1. 风险管理可接受度准则

2. 风险管理计划

3. 风险管理报告

（二）风险管理活动要求应贯穿于人工耳蜗的整个生命周期。因此，并非只有在产品上市前需要考虑风险管理，对于上市后的产品，仍然需要进行生产和生产后的风险管理，注册申请人至少要建立以下程序文件来保证风险管理的持续性：

1. 不合格品控制程序

2. 设计或者工程变更控制程序

3. 市场监督和反馈处理程序，以便从不同来源收集信息如使用者、服务人员、培训人员、事故报告和顾客反馈

4. 纠正和预防措施程序

产品上市后注册申请人对产品风险管理程序及内容进行的任何更改都需要形成文件。

（三）植入式人工耳蜗系统可能风险包括并不限于：意外输出：过度刺激，无刺激或间断刺激等；直流漏电流超出限值；超出电荷密度和每相电荷限值；其他医疗措施可能对人工耳蜗系统及使用者产生的损害（如消磁，升温，变热，电路故障，移位或器械损坏等）；与遥测相关的故障（如遥测结果错误）；与人工耳蜗手术相关的风险；与声音处理器部件有关的不良生物学反应（如皮肤刺激、过敏等），过小部件的幼儿吞咽；电池处置不当导致的中毒、污染及电池缺陷等。

（四）植入式人工耳蜗系统潜在危险包括并不限于：

1. 能量危险：包括过高的漏电流会对患者产生危险；引起人体组织过热或导致烧伤；机械力；电离辐射；非电离辐射；电磁场；磁场（如 MRI）。

2. 生物学危险：包括生物负荷、生物污染、生物不兼容、异常输出（物质/能量）、毒性反应、（交叉）感染、降解。

3. 环境危险：包括电磁干扰、与其他器械不兼容、机械损伤事故、由于废弃物和/或丢弃的器械导致的污染。

4. 与使用装置相关的危险：包括错误操作、错误的数据传输、标签不足或不正确、手术技术说明书内容不全或过于繁复、警告信息不全或不恰当、培训（材料可用性、要求等）、与成功完成预定的医疗手术所必要的其它装置、产品等不兼容。

5. 由于装置维护和老化引起的危险：包括应用植入体的指征不符合、维护说明书缺失或内容不全、器械及包装完整性丧失（包括污染和/或损坏）、不适当的再次使用、与手术相关的风险、器械提前失效、丧失气密性等。

七、产品技术要求

产品技术要求应按照《医疗器械产品技术要求编写指导原则》（2014 年第 9 号）的规定编制。人工耳蜗植入体及人工耳蜗声音处理器的产品技术要求示例见附录 2 及附录 3。人工耳蜗调机设备及调机软件中软件部分可参考软件指导原则技术要求示例提供。

八、说明书和标签

说明书、标签应符合《医疗器械说明书和标签管理规定》（国家食品药品监督管理总局令第 6 号）和 GB 16174.1—2015、ISO 14708.7—2013 的要求。应特别注意：

（一）应当提供申报范围内所有型号的说明书，应覆盖所申请的所有组成部分。

（二）应当提供产品所有说明书。如技术说明书、使用说明书、安装维修说明书，安全手册，医生手册，患者手册单独成册，应全部提供并应提供说明书的构成说明。

（三）说明书摘要：按照《医疗器械说明书和标签管理规定》第 10 条、第 11 条给出说明书必有项目的摘要，并承诺说明书摘要中内容与说明书中内容一致，说明书已符合了相关法律法规的要求及技术要求中对说明书及标签的要求。

（四）说明书及标签均应当明确 MRI 的适用情况，如：

1. MR 安全——在所有 MR 环境中都不产生已知危害的物体。

2. MR 特定条件安全——在特定 MR 环境和特定工作条件下不产生已知危害的物体。磁场中的特定 MR 环境包括磁场强度、磁场空间梯度、磁场时间变化率（dB/dt）、射频（RF）场以及特定吸收率（SAR），除此之外，还可能包括物体的特殊构型。

3. MR 危险——在所有 MR 环境中均构成危险的物体。

九、注册单元的划分原则

注册单元的划分应根据产品的适用范围、性能指标、结构组成进行综合判定。考虑产品性能规格或设计规格、软件、电路、部件、材料、运行原理或实体布局等。

（一）人工耳蜗植入系统区分人工耳蜗植入体、人工耳蜗声音处理器、人工耳蜗调机设备及软件、手术工具四个注册单元进行注册。如果手术工具与人工耳蜗植入体在同一无菌包装内，应作为人工耳蜗植入体附件一同进行

注册。

（二）工作原理不同，如单通道与多通道的人工耳蜗植入体应划分为不同的注册单元。

（三）核心材料不同，如刺激器为钛壳的与陶瓷的，材料可在核磁下使用的与非核磁下使用的，应划分为不同的注册单元。

（四）功能参数、主要元器件、制造工艺发生重大变更，如刺激器不同的人工耳蜗植入体，密封工艺不同的人工耳蜗植入体等，应划分为不同的注册单元。

（五）电极结构区分较大的，（如直电极、弯电极），应划分为不同的注册单元。

（六）刺激器通道数目不同导致的电极阵列、电极排布不同，应划分为不同的注册单元。

（七）适用范围不同，如具有电声联合刺激功能的人工耳蜗声音处理器与不具有电声联合刺激功能的人工耳蜗声音处理器，应划分为不同的注册单元。

十、延续注册要求

（一）产品无变化声明

产品无变化声明应明确产品没有发生注册证和产品技术要求载明事项的变化，如：

1. 器械适用范围的增加或变更。

2. 使用不同工艺对产品进行生产、加工、灭菌或包装。

3. 可能影响器械安全性和有效性的关键部件或关键材料的供应商发生变更。

4. 可能影响器械安全性和有效性的性能规格或设计规格、软件、电路、部件、材料、运行原理或实体布局的变更。

5. 器械有效期的延长，所依据的数据来源于尚未被监管部门批准的稳定性/无菌性测试方案。

（二）年度器械故障报告

注册证有效期内产品分析报告应包含年度器械故障报告。

器械故障定义为，器械被取出且不合格，导致临床利益损失；器械保持在原位且不合格，导致临床利益损失。

申请人应向主管部门报告全部机器故障（不包括开箱坏损和非植入部件的失效），应区分产品型号，提供年度累计存活率，并在计算累计存活率时包括这些故障。

申请人的器械故障报告应说明数据来源和样品大小。不存在特例，必须指明采集数据的时间。

累计存活率报告应包括关于特定器械的完整历史数据，说明任何技术改造（可以从 0 开始将其整合到历史数据中）。

报告后续的器械改造数据时，应提供原产品的完整数据集。

如果外壳和/或电极和/或电子装置发生变化并贴上了自己的标志，则将其归为一种新器械。

累计存活率应该分别针对成人和儿童，并取 95%（如果不足 1000，则为 80% 或 90%）的置信区间。

器械存活时间从术中伤口缝合开始算。

应对器械故障原因进行分类统计，并提供原因分析报告及处理结果，必要时提供整改措施。

（三）产品分析报告中产品临床应用情况中应提供中国植入者基本信息及产品编号。

十一、符合性声明

（一）如适用，人工耳蜗植入体应符合的标准包括并不限于

标准编号	标准名称
GB 16174. 1—2015	《手术植入物 有源植入式医疗器械 第 1 部分：安全、标记和制造商所提供信息的通用要求》
ISO 14708 - 7：2013	Implants for surgery—Active implantable medical devices—Part7：Particular requirements for cochlear implant systems
GB/T 14233. 1—2008	《医用输液、输血、注射器具检验方法 第 1 部分：化学分析方法》
GB/T 14233. 2—2005	《医用输液、输血、注射器具检验方法 第 2 部分：生物试验方法》
YY 0334—2002	《硅橡胶外科植入物通用要求》
YY 0484—2004	《外科植入物 双组分加成型硫化硅橡胶》

（二）人工耳蜗声音处理器应符合的标准（如适用）包括并不限于

标准编号	标准名称
GB 16174. 1—2015	《手术植入物 有源植入式医疗器械 第 1 部分：安全、标记和制造商所提供信息的通用要求》
ISO 14708 - 7：2013	Implants for surgery—Active implantable medical devices—Part7：Particular requirements for cochlear implant systems
GB/T 14199—2010	《电声学 助听器通用规范》
GB 9706. 1—2007	《医用电气设备 第 1 部分：安全通用要求》
GB 9706. 15—2008	《医用电气设备 第 1 - 1 部分：安全通用要求 并列标准：医用电气系统安全要求》
YY 0505—2012	《医用电气设备 第 1 - 2 部分：安全通用要求 并列标准：电磁兼容》
GB/T 5102. 13—2010	《电声学 助听器 第 13 部分：电磁兼容（EMC）》

十二、术语定义

ISO 14708 – 7：2013 标准中下列术语和定义适用于本指导原则。

（一）人工耳蜗植入系统

有源植入式医疗器械，由植入和非植入部分组成，预期通过电刺激耳蜗来治疗听力障碍。

（二）植入体

人工耳蜗植入系统的植入部分。

（三）声音处理器

植入系统的体外部分。包括但不限于声音处理器（言语处理器），麦克风，线圈或电源。

（四）刺激器

植入系统的植入部分，包括用于产生电刺激的电子电路。

（五）电极触点

设计来与身体组织或体液形成连接的导电部分。

（六）电极阵列

包含多于一个电极接触的导线远端部分。

（七）参考电极

设计为电刺激电流回路的导电部分。

（八）电极导线

从刺激器引出的电极部分，不包括电极阵列部分。

（九）磁体

产生体外磁通量的部件。

（十）无线共存

一个无线系统在给定共享环境下执行任务的能力，在给定共享环境中，其他系统有执行各自任务的能力并可能采用相同或不相同的规则集。

（十一）数据完整性

确保传输文件不会在未经察知的情况下被删除、修改、复制或伪造。

十三、参考文献

（一）《医疗器械注册管理办法》（国家食品药品监督管理总局令第 4 号）

（二）《医疗器械说明书和标签管理规定》（国家食品药品监督管理总局令第 6 号）

（三）国家食品药品监督管理总局关于发布医疗器械产品技术要求编写指导原则的通告（国家食品药品监督管理总局通告 2014 年第 9 号）

（四）国家食品药品监督管理总局关于公布医疗器械注册申报资料要求和批准证明文件格式的公告（国家食品药品监督管理总局公告 2014 年第 43 号）

（五）医疗器械临床评价技术指导原则（国家食品药品监督管理总局通告 2015 年第 14 号）

（六）《无源植入性医疗器械货架寿命申报资料指导原则》（食药监办械函〔2011〕116 号）

（七）无源植入性医疗器械产品注册申报资料指导原则（食药监办械函〔2009〕519 号）

（八）植入式心脏起搏器注册技术审查指导原则（2016 年修订版）（国家食品药品监督管理总局通告 2016 年第 21 号）

（九）医疗器械软件注册技术审查指导原则（国家食品药品监督管理总局通告 2015 年第 50 号）

（十）卫生部《人工耳蜗临床技术操作规范》（卫医发〔2006〕473 号）

（十一）人工耳蜗植入工作指南（2013）中华耳鼻喉头颈外科杂志 2014 年 2 月 2014，Vol.49，No.2

（十二）Guidance for Industry and FDA Staff Implantable Middle Ear Hearing Device. August1，2003

（十三）YY/T 0987.1—2016《外科植入物 磁共振兼容性 第 1 部分：安全标记》

（十四）YY/T 0987.2—2016《外科植入物 磁共振兼容性 第 2 部分：磁致位移力试验方法》

（十五）YY/T 0987.3—2016《外科植入物 磁共振兼容性 第 3 部分：图像伪影评价方法》

（十六）YY/T 0987.5—2016《外科植入物 磁共振兼容性 第 5 部分：磁致扭矩试验方法》

（十七）ISO/TS 10974《Assessment of the satety of magnetic resonance imaging for patients with an active implantable medical device》

（十八）GB 16174.1—2015《手术植入物 有源植入式医疗器械 第 1 部分：安全、标记和制造商所提供信息的通用要求》

（十九）Guidance for Industry and FDA Staff Establishing Safety and Compatibility of Passive Implants in the Magnetic Resonance（MR）Environment，December 11，2014

（二十）ISO 14708 – 7：2013《Implants for surgery – Active implantable medical devices – Part7：Particular requirements for cochlear implant systems》

（二十一）AMI/CI186《Cochlear Implant Systems Safety，Performance and Reliability》

（二十二）ISO 5841 – 2：2014 Implants for surgery – Cardiac pacemakers – Part 2：Reporting of clinical performance of populations of pulse generators or leads

（二十三）FDA Draft Guidance for General Considerations for Animal 2 Studies for Medical Devices（October 14，2015）

（二十四）FDA Guidance for Radio Frequency Wireless Technology in Medical Devices（August 14，2013）

十四、起草单位

起草单位：国家食品药品监督管理总局医疗器械技术审评中心

附录：1. 产品信息表
2. 人工耳蜗植入体产品技术要求模板
3. 人工耳蜗声音处理器技术要求模板

附录1 产品信息表

注：产品信息表中带＊号的项目应在技术要求中明确。

产品组件或特征	描述或参数
植入刺激器	
接收－刺激器外形设计	描述
重量（包含电极）	G
接收－刺激器尺寸	长度：mm 宽度：mm 厚度：mm
线圈设计	描述（如线圈数量，类型）
线圈尺寸（如适用）	直径：mm（或长度 x 宽度）： 厚度：mm
线圈磁铁类型	描述
线圈磁铁尺寸	直径：mm 厚度：mm
MRI 兼容性＊	描述
独立输出电流源数目＊	个
刺激波形类型＊	双相脉冲波形或模拟波形
输出电流幅度范围＊	μA
脉冲宽度范围（单相）＊	μs
脉冲宽度调整方案	描述（如自动或手动模式）
单通道刺激脉冲频率范围＊	个脉冲/秒
最大的总刺激脉冲频率＊	个脉冲/秒
射频传输带宽	Mbps
前向射频传输频率＊	MHz
反向射频传输频率＊	MHz
遥测距离范围＊	mm（最小和最大头皮厚度范围）
阻抗测试功能＊	描述
电诱发神经复合动作电位测试（如适用）＊神经反应遥测（名称统一）	描述

续表

产品组件或特征	描述或参数
其它遥测功能＊	
植入体抗冲击能力	焦耳
电极系统	
电极触点形状＊	描述（如球形，平板型，环形等）
触点数目＊	个
可独立输出的触点数目＊	个
蜗外接地电极＊	列出并描述（如位置，形状）
刺激电极的总长度＊（电极接触点展开长度）	mm
电极阵列总长度（插入耳蜗部分）＊	mm
刺激电极的间距＊	mm
电极阵列远端电极最大宽度（或直径）＊	mm
电极阵列近端电极的最大宽度（或直径）＊	mm
电极阵列自然形状＊	描述（如直线型，卷曲型，弧线形等）
设计预期插入后的耳蜗内位置	描述（如靠近鼓阶外侧壁，靠近耳蜗轴，鼓阶中间位置等）
位置标记	列出并描述
电极导丝装置（如适用）＊	描述
电极套管装置（如适用）＊	描述
耳蜗开孔尺寸要求	描述
电极插入径路的特别要求	描述
手术工具要求	描述
植入组件的兼容性	
兼容的声音处理器＊	列出名称和型号
兼容的声音处理策略＊	列出名称和型号
兼容的临床编程装置＊	列出名称和型号
兼容的临床编程软件＊	列出名称和版本号 软件更新过快，兼容问题
声音处理器	
重量（带标准耳钩，不包含电池）	g
尺寸	高度：mm 厚度：mm 宽度：mm
机身色彩选项＊	
CPU 芯片运行速度	
内存容量	

续表

产品组件或特征	描述或参数
程序存储档数量 *	
机身麦克风数量 *	
机身麦克类型 *	方向性或全方向性
辅助音频输入接口	
无线接收功能 *	描述处理器上有无、类型
感应线圈（Telecoil）*	
程序开关控件	
状态指示器类型	
提示功能 *	
麦克风监测功能/输出接口	
音量控件	
灵敏度控件	
提示类型	
声音处理器的附件	
头件设计	描述（如是否包含麦克风，导线是否可拆卸等）
耳钩选项	
头件物理特性	重量 直径 厚度
头件可容纳磁铁数量	个
头件颜色选项 *	列举
头件导线长度	列举
头件上内置麦克风（如适用）	
头件防水防尘指标 *	
声音处理器环境参数	
湿度范围	％ - ％
防水防尘能力（IP）	IP 指数
工作温度范围	℃ - ℃
贮存温度范围	℃ - ℃
声音处理器的电池	
电池类型 *	
电池充电器	
电池供电时间	所有选项的平均值和变动范围，注明使用条件
电池容量 *	
电池仓	描述
声音处理器辅助配件	
辅助音频输入组件 1 *	（如无线接收模块，耳钩麦克风等）

续表

产品组件或特征	描述或参数
辅助音频输入组件 2 *	（如无线接收模块，耳钩麦克风等）
辅助音频输入组件 3 *	（如无线接收模块，耳钩麦克风等）
遥控器 *	
防水防尘组件 *	
声音处理器的兼容性	
兼容的植入组件 *	
兼容的头件 *	
兼容的声音处理策略 *	
兼容的临床编程软件 *	
兼容的遥控器 *	
声音处理策略（应包括全部声音处理策略名称）	
频率范围	
音频输入采样频率	
输入动态范围（瞬时）	
频谱分析方法	
频带数目	
包络提取方法	
自动增益控制类型	
噪声抑制方案	（如风噪抑制，噪声分析）
声束成形技术	（如 UltraZoom，Beamformer）
临床编程软件和硬件	
版本号 *	
临床单位	定义（临床单位换算至物理单位的公式）
可编程临床单位范围	
安装计算机的操作系统	
临床编程接口	名称，型号，描述
EAS 编程功能 *	
电诱发神经复合动作电位测试 *	
与人体接触各部件的材料示例 *	
植入体封装外壳的材料	
植入体包裹材料	
电极触点材料	列出
电极载体（包裹）材料	
处理器外壳材料	
耳钩材料	
头件外壳材料	
头件导线材料	

续表

产品组件或特征	描述或参数	
电池模块		
EAS 系统中的耳塞材料		
遥控器		
重量	G	
尺寸	高度：mm 长度：mm 宽度：mm	
功能模式 *		
显示类型		
控件		
前向链路距离 *		
反向链路距离 *		
电池类型 *		
电池电量指示（遥控器）		
电池电量指示（连接的处理器）		
湿度范围	% － %	
防水防尘能力（IP）*	IP 指数	
工作温度范围	℃ － ℃	
贮存温度范围	℃ － ℃	
兼容的声音处理器 *	列出	

附录 2　人工耳蜗植入体产品技术要求模板

医疗器械产品技术要求编号：

人工耳蜗植入体产品技术要求

1. 产品型号/规格

1.1 产品型号

1.2 产品型号/规格划分表

应提供不同型号产品之间的差异，可以表格形式列出。

1.3 产品图示及材料

1.3.1 产品各组成部件结构图，应能体现功能特性，含关键部位的正视图、侧视图、剖面图、拆解图及必要解释，并结合图示描述内部结构的材料及接触人体组织的材料列表，明确部件名称、型号、材料名称、化学名称及牌号。

1.3.2 植入体封装尺寸图及电极阵列尺寸图。

1.4 软件名称和版本命名规则

1.4.1 软件名称

1.4.2 软件发布版本

1.4.3 软件版本命名规则

明确软件完整版本的全部字段及字段含义。

1.5 灭菌方法

1.6 灭菌有效期

2. 性能指标

2.1 植入器件的物理特性

2.1.1 植入体重量和尺寸

参考产品信息表提供植入体封装和线圈重量和尺寸，并标明误差范围：

2.1.2 电极阵列尺寸

参考产品信息表提供电极阵列尺寸，并标明测量误差。

2.2 生物学要求

2.2.1 无菌

植入体应符合无菌要求。

2.2.2 细菌内毒素：应小于 20EU/件。

2.2.3 热原试验：应无热原反应。

2.2.4 人工耳蜗植入体的硅橡胶材料化学性能

2.2.4.1 干燥失重

质量不少于 1.0g 的植入物样品 200℃ 加热 4 小时后，植入物样品失重应不超过 2.0%。

2.2.4.2 微量元素

植入物微量金属元素含量应不超过以下限量：

铅（Pb）、镉（Cd）、砷（As）的最大限量为 5mg/kg，铬（Cr）、铁（Fe）的最大限量为 10mg/kg。

2.2.4.3 蒸发残渣

植入物样品蒸馏水浸提液的样品质量分数应不大于 0.01；正己烷浸提液样品质量分数应不大于 3.0。

2.2.4.4 酸碱度

植入物样品液与空白液 pH 值之差不应大于 1.5。

2.2.4.5 还原物质

样品液与空白液消耗高锰酸钾溶液（浓度为 0.002mol/L）体积之差应不超过 3.0mL。

2.2.4.6 紫外吸光度

在 220nm ~ 340nm 波长范围吸收值不超过 0.4。

2.2.4.7 重金属

重金属含量不超过 1mg/L。

2.2.5 金属件材料化学成分

金属件化学成分应符合相应标准中相应牌号的规定。

2.2.6 环氧乙烷残留量

环氧乙烷残留量应不大于 10μg/g。

2.3 输出信号的测量

2.3.1 刺激脉冲幅度

应提供刺激脉冲幅度的范围和误差标准。

2.3.2 刺激脉冲宽度

应提供刺激脉冲宽度的范围和误差标准。

2.3.3 单个通道刺激脉冲频率

应提供单个通道刺激脉冲频率的范围和误差标准。

2.3.4 最大总刺激脉冲频率

应提供最大总刺激脉冲频率的范围和误差标准。

2.4 阻抗测量精度

应提供阻抗测量精度，应以百分比表示。

2.5 射频传输频率（植入体线圈共振频率）

应提供射频传输频率。

2.6 射频传输的最大距离

应提供射频传输的最大距离。

2.7 神经反应遥测功能

2.7.1 遥测用刺激脉冲宽度

2.7.2 遥测用刺激脉冲最大幅度

2.7.3 遥测射频频率

2.8 手术工具性能（如适用）

应根据配置的手术工具和固定器件的具体情况制定相应要求，如插入管与插入工具应接合牢固、耐腐蚀、外观、承受的拉力，材料和灭菌方法等等。

2.8.1 外观

所有手术工具的外观应清洁，无颗粒和异物，表面不应有毛边、毛刺、缺损、裂纹等缺陷。

2.8.2 直接接触人体的材料

不锈钢材料应符合 GB/T 20878—2007 标准中相关牌号的要求。

2.8.3 耐腐蚀性

与人体接触部件应有良好的耐腐蚀性，应符合 YY/T 0149—2006 中 5.4b 级的规定。

2.8.4 无菌

如适用，手术工具应符合无菌要求。

2.9 附件的技术要求

2.10 说明书声称的其他功能

2.11 产品应符合 GB 16174.1—2015 标准的要求。

2.12 产品应符合 ISO 14708-7：2013 标准的要求。

3 测试方法

3.1 植入器件的物理特性

3.1.1 植入体重量和尺寸

依据注册申请人提供的方法进行检验。

3.1.2 电极阵列尺寸

依据注册申请人提供的方法进行检验。

3.2 生物学要求

3.2.1 无菌

依据 GB/T 14233.2—2005 的方法进行检验。

3.2.2 细菌内毒素

依据 GB/T 14233.2—2005 的方法进行检验。

3.2.3 热原试验

依据 GB/T 14233.2—2005 的方法进行检验。

3.2.4 化学试验

依据材料特性选择 YY 0334—2002 或 YY 0484—2004 或 GB/T 14233.1—2008 的方法进行检验。

3.2.5 金属件化学成分

依据金属件材料选择适用标准进行检验。

3.2.6 环氧乙烷残留量

依据 GB/T 14233.1—2008 的方法进行检验。

3.3 输出信号的测量

3.3.1 刺激脉冲幅度

依据 ISO 14708-7：2013 的方法进行检验。

3.3.2 刺激脉冲宽度

依据 ISO 14708-7：2013 的方法进行检验。

3.3.3 单个通道刺激脉冲频率

依据注册申请人提供的方法进行检验，结果应符合相应的要求。

3.3.4 最大总刺激脉冲频率

依据注册申请人提供的方法进行检验，结果应符合相应的要求。

3.4 阻抗测量精度

依据 ISO 14708-7：2013 的方法进行检验。

3.5 射频传输频率（植入体线圈共振频率）

检查有资质的第三方出具的检测报告。

3.6 射频传输的最大距离

依据注册申请人提供的方法进行检验。

3.7 神经反应遥测功能

依据注册申请人提供的方法进行检验。

3.7.1 遥测用刺激脉冲宽度

依据注册申请人提供的方法进行检验。

3.7.2 遥测用刺激脉冲最大幅度

依据注册申请人提供的方法进行检验。

3.7.3 遥测射频频率

依据注册申请人提供的方法进行检验。

3.8 手术工具性能

3.8.1 外观

依据注册申请人提供的方法进行检验。

3.8.2 直接接触人体的材料

依据 GB/T 20878—2007 的方法进行检验。

3.8.3 耐腐蚀性

依据 YY/T 0149—2006 中 5.4b 级的规定进行检验。

3.9 附件的技术要求

依据注册申请人提供的方法进行检验。

3.10 说明书声称的其他功能

依据注册申请人提供的方法进行检验。

3.11 按照 GB 16174.1—2015 的方法进行检验。

3.12 按照 ISO 14708-7：2013 的方法进行检验。

附录3 人工耳蜗声音处理器技术要求模板

医疗器械产品技术要求编号：

人工耳蜗声音处理器技术要求

1. 产品型号

1.1 产品型号/规格

1.2 产品型号/规格划分表

参考产品信息表列出声音处理器，主要附件和辅助器件主要物理特性和功能的区别。

1.3 软件名称和版本命名规则

1.3.1 软件名称

1.3.2 软件发布版本

1.3.3 软件版本命名规则

明确软件完整版本的全部字段及字段含义。

1.4 声音处理策略

1.5 产品图示

产品各组成部件结构图，应能体现功能特性，含关键部位的正视图、侧视图、剖面图及必要解释，并结合图描述与人体接触的材料，明确材料名称。

2. 性能指标

2.1 与植入体匹配的系统信号输出

2.1.1 刺激脉冲幅度

应提供最大刺激脉冲幅度和误差。

2.1.2 刺激脉冲宽度

应提供刺激脉冲宽度的范围和误差。

2.1.3 单个通道刺激脉冲频率

应提供单个通道刺激脉冲频率的范围和误差。

2.1.4 最大总刺激脉冲频率

应提供最大总刺激脉冲频率和误差。

2.1.5 射频传输频率

应提供射频传输频率及场强。

2.1.6 射频传输距离

应提供射频传输的范围。

2.2 电—声联合刺激（EAS）中的声刺激要求

如适用，具备电—声联合刺激功能的声音处理器的声输出部分应符合 GB/T 14199—2010（电声学—助听器通用规范）的要求。具体技术参数包括（但不限于）以下指标：

a）OSPL90

b）满档增益（FOG）

c）参考测试增益（RTG）

d）频率范围

e）谐波失真

f）等效输入噪音水平（EIN）

g）感应线圈响应

2.3 电流消耗

2.4 外观

外壳应平整光洁，色泽均匀，不应有明显的凹痕、划伤，裂缝，毛刺，锋棱，变形现象。

2.5 连接安装性能

人工耳蜗声音处理器的各部件插接、安装应牢固可靠。

2.6 操控性能

人工耳蜗声音处理器上各控制开关旋钮应灵活可靠，操作方便，工作正常。

2.7 提示功能

声音处理器应具备以光或声音的形式对系统各部件和功能的运行情况提供提示，其中可包括但不仅限于：

a）麦克风收音状态指示

b）线圈掉落并失去射频连接的提示

c）电池电量显示和提示

d）系统故障状态

e）程序档的状态

可采用表格形式列出各种提示功能。

2.8 线圈头件对头皮压力的要求

明确植入者皮肤上施加的压力。

2.9 遥控器要求

如适用，应给出无线传输的范围和主要功能。

2.10 其它附件的要求

2.11 说明书声称的其他功能

2.12 环境试验

应符合 GB/T 14710—2009 中气候环境Ⅱ组和机械环境Ⅱ组的规定。符合的项目至少包括刺激脉冲幅度、刺激脉冲宽度

2.13 电气安全要求

产品应符合 GB 9706.1—2007、GB 9706.15—2008（检测报告中注明辅助检测设备）的要求，电气安全特征见附录 A。

2.14 电磁兼容

2.14.1 电磁兼容性能应符合 YY 0505 中 1 组 B 类的要求。

2.14.2 如适用，应符合 GB/T 25102.13—2010 标准要求。

2.15 产品应符合 GB 16174.1—2015 标准的要求。

2.16 产品应符合 ISO 14708.7—2013 标准的要求。

3 测试方法

3.1 与植入体匹配的系统信号输出

3.1.1 刺激脉冲幅度

依据 ISO 14708 - 7：2013 的方法进行检验。

3.1.2 刺激脉冲宽度

依据 ISO 14708 - 7：2013 的方法进行检验。

3.1.3 单个通道刺激脉冲频率

依据注册申请人提供的方法进行检验。

3.1.4 最大总刺激脉冲频率

依据注册申请人提供的方法进行检验。

3.1.5 射频传输频率

检查有资质的第三方出具的检测报告。

3.1.6 射频传输距离

依据注册申请人提供的方法进行检验。

3.2 电 - 声联合刺激（EAS）中的声刺激要求

依据 GB/T 14199—2010 的方法进行检验。

3.3 电流消耗

依据注册申请人提供的方法进行检验。

3.4 外观

依据注册申请人提供的方法进行检验。

3.5 连接安装性能

实际操作验证。

3.6 操控性能

实际操作验证。

3.7 提示功能

实际操作验证。

3.8 线圈头件对头皮压力的要求

依据注册申请人提供的方法进行检验。测试时应模拟最小头皮厚度。

3.9 遥控器要求

依据注册申请人提供的方法进行检验。

3.10 其它附件的要求

依据注册申请人提供的方法进行检验。

3.11 说明书声称的其他功能

依据注册申请人提供的方法进行检验。

3.12 环境试验

依据 GB/T 14710—2009 的方法进行检验。

3.13 电气安全要求

依据 GB 9706.1—2007、GB 9706.15—2008 标准进行检验。

3.14 电磁兼容

3.14.1 依据 YY 0505 中 1 组 B 类的要求进行检验。

3.14.2 依据 GB/T 25102.13—2010 标准进行检验。

3.15 依据 GB 16174.1—2015 标准进行检验。

3.16 依据 ISO 14708.7—2013 标准进行检验。

附录 A 产品安全特征

1. 按防电击类型分类

2. 按防电击的程度分类

3. 按对进液的防护程度分类：包括处理器与麦克风、防水保护壳

4. 按在与空气混合的易燃麻醉气或与氧或氧化亚氮混合的易燃麻醉气情况下使用时的安全程度分类

5. 按运行模式分类：连续运行设备

6. 设备的额定电压和频率：包括充电电池与内部电源供电设备

7. 设备的输入功率

8. 设备是否具有对除颤放电效应防护的应用部分

9. 设备是否具有信号输出或输入部分：应有具体描述

10. 永久性安装设备或非永久性安装设备

11. 电气绝缘图

83 植入式左心室辅助系统注册技术审评指导原则

（植入式左心室辅助系统注册技术审查指导原则）

本指导原则是对植入式左心室辅助系统的一般要求，申请人应依据具体产品的特性对注册申报资料的内容进行充实和细化。申请人还应依据具体产品的特性确定其中的具体内容是否适用，若不适用，需具体阐述其理由及相应的科学依据。

本指导原则是对申请人和审查人员的指导性文件，但不包括注册审批所涉及的行政事项，亦不作为法规强制执行，如果有能够满足相关法规要求的其它方法，也可以采用，但是需要提供详细的研究资料和验证资料。应在遵循相关法规的前提下使用本指导原则。本指导原则也可作为其他心室辅助系统的审查参考。

本指导原则是在现行法规和标准体系以及当前认知水平下制定的，随着法规和标准的不断完善，以及科学技术的不断发展，本指导原则相关内容也将进行适时的调整。

一、范围

本指导原则适用于植入式左心室辅助系统。适用范围分为如下两种情形：

用于非长期治疗系统的适用范围为：用于为进展期难治性左心衰患者血液循环提供机械支持，含心脏移植前或恢复心脏功能的过渡治疗。供具备心脏移植条件与术后综合护理能力的医疗机构使用，医务人员、院外护理人员以及患者须通过相应培训。抗凝治疗不耐受患者禁用。

可用于长期治疗系统的适用范围为：用于为进展期难治性左心衰患者血液循环提供机械支持，即心脏移植前或恢复心脏功能的过渡治疗以及长期治疗。供具备心脏移植条件与术后综合护理能力的医疗机构使用，医务人员、院外护理人员以及患者须通过相应培训。抗凝治疗不耐受患者禁用。

二、综述资料

（一）概述

产品管理类别为三类，属于《医疗器械分类目录》有源植入器械中的植入式循环辅助设备，类别代号为 12 - 04 - 02。按照装置的原理和结构可分为搏动泵、轴流泵（如机械轴承轴流泵）、离心泵（如磁液悬浮离心泵、流体动力轴承离心泵、全磁悬浮离心泵）等类型。概述中应阐述产品名称确定依据。

（二）产品描述

1. 作用机理：描述产品作用于人体的基本原理和预期作用，如产品用于心衰患者为其提供血流动力学支持，支持期间可分担左心室的部分或全部的负荷，从而改善患者

血液的全身灌注并减轻患者生理的不适。

2. 工作原理：描述产品的基本工作过程，包括血泵原理（如血液泵叶轮的支撑情况和驱动情况，通过叶轮如何将进入泵内的血液排出等）、与心血管系统的连接情况、供电系统供电原理及控制单元控制原理。

3. 系统组成及结构

（1）给出系统的设计依据、系统配置、系统组成结构以及操作限制的详细说明。关键设计选项的基本原理，包括但不限于对血液成分破坏最小化的方法、热量管理方法、驱动装置的选择、电源管理方案、可靠性研究、解剖构造适当性、与患者交互作用。

植入式左心室辅助系统通常包括植入式组件、体外组件及配套手术用工具等，应给出各个部件的尺寸、形状、重量和体积以及可以使用的系统组件的不同配置。其中：

植入式组件通常包括：血泵（结合图示详述包括叶轮、电机、电路板等泵内部件工作情况及工作原理）、心室与血泵入口连接部件［包括入血管（如适用）］、血泵出口连接部件（包括出血管）、血泵经皮电缆线等。

体外组件通常包括：体外控制和监视装置、可充电电池/紧急备用电池、适配器、充电器、淋浴包、其他特定功能组件（如纯水密封组件）（如适用）等。

配套手术用工具通常包括：用于左心室开孔、辅助固定或夹持、皮肤穿刺的配套手术工具（如隧道刀、穿孔器、手术扳手、解剖器等）。

（2）给出系统总体框图、主要部件图示、各个部件工程图示（如二维投影图、剖视图或三维爆炸图等）及对应说明，并注明部件灭菌状态及是否为植入部件。

（3）列出各个部件的物理特性：尺寸、质量等。

（4）系统在不同使用环境下（如手术过程、医院、家庭、车载）的系统配置，应列出不同配置的组成，包括选配部件。

（5）与系统配套使用的医疗器械，但不作为拟申报注册的产品组成部分（如人造血管），应注明配套医疗器械的注册证信息（包括产品名称、型号规格、注册人名称等）和关键技术参数等信息。

（6）植入部件、与人体血液和组织接触的部件和涂层，应注明部件材料化学名称、材料厂家、接触部位和接触时间。高分子材料应提供 CAS 号码；金属材料应提供牌号及符合的标准（如适用）；如使用添加剂（如色母料），应提供添加剂重量及占原材料重量百分比。如有其他直接影响产品安全性、有效性的组成材料相关内容，也应详细明确具体要求。

4. 系统功能描述

给出系统的功能描述，包括各部件的全部性能范围，一些不希望在临床上使用或会导致装置失效的操作条件也应做描述。

（1）植入式组件功能描述：血泵功能描述中应明确血泵植入位置（腹腔或胸腔）及解剖构造适应性分析；提供运动部件（如：电机）的驱动、控制方式及设计原理；提

供电机最低、最高限制转速等操作限制的说明；提供血泵设计工作范围（如设计转速、流量、功耗、扬程范围等）和误差范围；提供血泵（入口、出口）与血液循环系统连接的方式或原理；提供驱动电缆设计；提供血泵热能管理设计；提供血泵的密封设计，如：血泵内部组件与血液/体液的密封设计，防止血液渗漏的密封设计等；其他部件的功能描述。

（2）体外控制和监视装置功能描述：体外控制和监视装置功能概述；与血泵、供电部件连接设计，防止错误连接的措施；用户界面；报警信息及报警触发条件等。

（3）配套手术用工具功能描述：各手术工具部件的功能概述；在植入手术期间的基本操作方式及注意事项。

（4）系统供电部件描述：提供系统在不同环境下（手术过程、医院环境、家庭环境等）的供电配置和特殊要求；提供不同供电配置条件下更换电池（电源）的操作及注意事项，如：从双电池模式切换为单个电池和适配器供电等；提供充电器使用要求。

（5）系统其他组件的功能描述。

5. 区别于其他同类产品的特征内容

应列举国内外同类产品情况，从产品基本原理、组成结构、性能要求、主要功能、使用方法、临床应用情况等多方面进行对比并进行说明。

6. 储存运输、使用环境要求

（1）列出系统或各部件的储存运输、使用环境要求，包括但不限于温度范围、相对湿度范围、气压范围等。

（2）说明系统可安全使用的范围（如医院、家庭、公路等）。

（三）规格型号

对于申报的多种规格型号的产品，应当：

1. 列出产品型号，描述各型号主要功能模块及其组成部件，提供图示说明。

2. 描述并列出不同型号之间的差别。

（四）包装说明

描述有关产品（包括无菌部件和非无菌部件）包装的信息，以及与该产品一起销售的配件包装情况，对产品包装信息的内容应符合 GB 16174.1 – 2015 及 ISO 14708 – 5：2010 的要求。

应描述产品灭菌方法，并提供与灭菌方法相适应的初包装材料的信息。

应提供在宣称的使用期限内及运输条件下，保持包装完整性的依据。

（五）适用范围和禁忌症

1. 适用范围：应当明确产品的适用范围或适应症；明确对产品使用的机构和人员的要求及应当具备的技能/知识/培训；说明系统中各组件是一次性使用还是重复使用；说明预期与其组合使用的器械。

2. 预期使用环境：该系统一般情况下预期使用的地点包括医疗机构、救护车、家庭等，应将产品使用于安全的环境中，详细说明使用环境条件及保管环境条件。应避免在温度、湿度极端变化的地方和阳光直射处进行使用及保管。

3. 适用人群：目标患者人群的信息（如成人等），患者选择标准的信息，以及使用过程中需要监测的参数、考虑的因素，如电源管理和报警管理等。

4. 禁忌症：应当明确说明该系统的绝对禁忌症和相对禁忌症（若有）及其他禁止事项，说明禁止同时使用的医疗器械和相应应用情况（如不能进行 MRI 诊断或高压氧治疗等）。

（六）参考同类产品的信息

应列举国内外已上市同类产品情况，阐述申请注册产品的研发背景和目的。对于同类产品，应当说明选择其作为研发参考的原因。从产品基本原理、组成结构、性能要求、主要功能、使用方法等多方面进行对比并进行说明。

（七）其他需说明的问题

对于已获得批准的部件或配合使用的附件，应当提供批准文号和批准文件复印件；预期与其他医疗器械或通用产品组合使用的应当提供说明；应当说明系统各组合医疗器械间存在的物理、电气等连接方式。

三、研究资料

（一）产品性能研究

应当提供植入式左心室辅助系统性能研究资料以及产品技术要求的研究和编制说明，包括功能性、安全性指标（如电气安全与电磁兼容、辐射安全）以及与质量控制相关的其他指标的确定依据，所采用的标准或方法、采用的原因及理论基础。

1. 系统性能测试

系统性能测试是在模拟的使用环境下对最终系统设计的一个全面的评价，应符合 ISO 14708 - 5：2010 的要求并给出与该标准的对照表，明确适用性及不适用理由。

系统性能测试使用的装置应合理地反映预期的患者人群特征，包括心率、心排量、平均心房压（心室前负荷）、平均主动脉压（心室后负荷）、血管顺应性等。应当列出体外测试系统的试验设置值，包括压力、顺应性、被测试设备在测试系统中的位置及连接方式、测量部件的位置、试验设置的基本原理。另外，应包括系统所有时变参数的特性描述，这些参数与处于搏动环境的自然心脏同时（或作为一个替代物）起作用，通过这种方式，可以模拟出系统与患者间的性能影响。

性能评价可采用血液或模拟血液溶液。为了反映泵的性能，模拟血液溶液应模拟出血液的关键特性，如粘度、温度、密度等。测量的参数包括但不限于以下内容：血液

泵输入和输出压力波形；血液泵输出流量波形；血泵产生的平均流出压力；向血泵输送的平均流入压力；平均泵流出量；可实现的最大操作限制。

为了全面评价产品性能和产品与患者之间的相互作用，应该进行以下两项测试：

（1）系统常规性能评价

测试装置设置为患者的常规生理条件，将产品接入该装置以常规参数和条件运行，系统整体需能够达到正常的血流动力学指标，如系统总流量、平均主动脉压、平均心房压等。

（2）极端条件下的系统响应和效应

测试应当模拟系统性能变化对患者的影响以及患者状态变化对系统性能的影响，确定出器械及患者极端操作的影响。极端操作包括最小血液流量、最大血液流量、高血压、低血压、流量及压力发生变化时的反应、可能的流入量/流出量限制。系统性能变化的极端条件包括输入功率、泵流量、压力、电池寿命等不利情况。

2. 组件性能评价

（1）血泵的设计性能评价 通过泵设计性能评价泵的设计是否满足性能规范要求。

①流体动力学分析

申请人应提供血泵流体动力学分析的研究资料。流体动力学分析是对血泵内的流体动力学特性进行评估，并研究其结果与设计指标、体外测试、体内测试结果的关系。流体动力学分析的研究方法可以采用计算流体动力学（CFD）或流场可视化工具（PIV）等。

②气蚀

在任何工作条件下，血泵都不应出现气蚀现象。应提供临界气蚀条件及相关的研究资料（如适用）。

③血泵性能测试

通过水力学测试研究血泵主要性能参数（流量、扬程、转速、功率等）之间的关系，从而验证血泵设计满足其设计指标的要求。测试液体应使用血液或模拟血液溶液以模拟血液的关键特性，如粘度、温度和密度（如适用）。

④血泵抗重力加速度和扭摆性能评价

对于采用磁悬浮或其它非接触式轴承的血泵，其工作时动子和定子无机械接触，设计时应考虑在一定的重力加速度下或一定的角速度扭摆的情况下，系统依然保持设计要求。

应同时考虑血泵自振和谐振的情况。

应提供抗重力加速度和扭摆测试水平的定义依据，以及验证测试报告（如适用）。

（2）体外控制、驱动和监视装置

由患者携带的血泵控制、驱动装置以及体外监视装置应验证其满足设计指标，且应考虑其预期使用环境（如医院、家庭和救护车）。申请人应提供至少以下内容的验证资料：电气输入（电压范围、电流范围、纹波、电源要求）；电气和/或机械输出（电压、电流、功率、扭矩、压力等）；应符合 GB 9706.1—2007 中对生命支持系统规定的电气安

全要求；控制和、驱动单元和监视装置中使用的软件应符合《医疗器械软件注册技术审查指导原则》的要求；报警应符合 YY 0709—2009 的要求，并包括多种类型的报警（例如听觉、视觉等）；应考虑温度、振动、冲击等环境测试，可按照 GB/T 14710—2009 及申请人规定的测试方法进行测试；温升应符合 GB 9706.1—2007 的规定。

（3）可植入控制和驱动部件（若有）

应符合 GB 16174.1—2015，提供相应的研究资料。

（4）电源

左心室辅助系统的电源（包括电池充电器）应符合 GB 9706.1—2007 中规定的医疗设备的安全要求。需对电源输入和电源输出（电压范围、纹波、电流及电源）以及过载能力和过载保护进行验证。应说明预期使用环境（如医院、家庭和救护车）的测试要求。

应提供带有线路电源供给系统以补充或替代电池电源系统。若包含线路电源供给系统，需考虑以下情况：若电源失效，紧急电源的启动流程；标明电线连接及电源输出的电源状态指示器；若出现电线断开和/或电源失效，应有声响警报；电源冗余器械在医院内和医院外使用时，有线电源供给系统应符合 GB 9706.1—2007 中的电源安全性要求。

（5）电池

由电池供电的左心室辅助系统应考虑进行以下测试：

①电池从满电量到耗尽状态的电压变化；

②电流（负载）对电池性能（电压、电量、外壳温度）的影响；

③时间、温度、负载和循环次数对电池容量的影响（老化）；

④电池预防性维护和更换计划（基于循环次数或使用时间）；

⑤如果电池发生故障的应急备份程序；

⑥充电规格参数：充电电流、充电结束条件、充电时间等；

⑦测量电池耗尽的方法；

⑧充电时潜在产生的气体危害的控制方法；

⑨电池状态指示灯，用来给出电池电量耗尽预警。申请人应定义从给出电池电量耗尽预警到电池停止给设备供电的时间间隔；

⑩电池耗尽时的听觉、视觉报警；

⑪电池电源并联冗余设计的适用性；

⑫放电超温的测量和识别方法；

⑬防止电池爆炸。

根据产品设计和临床医用条件，应提供能够证明电池安全的第三方认证证书，提供满足以下标准的验证资料：

GB 31241—2014，《便携式电子产品锂离子电池盒电池组安全要求》

IEC 62133：2013，《含碱性或其它非酸性电解液的蓄电池和蓄电池组—便携式密封蓄电池和蓄电池组的安全要求》

UN38.3，联合国关于危险品运输的建议、手册及试验

标准，第 6 次修订版。

（6）连接器和驱动线缆

①电气连接

所有与电源、电池、控制器和血泵连接的电气连接的设计应进行以下的测试（如适用）：拉力测试、扭力测试、挠曲测试、坠落测试、渗透测试及振动测试，并测量连接的电气/机械完整性、抗腐蚀能力、正确的连接器对接、连接器的连接/断开循环及各试验前和试验后的传导性/电阻，确保符合设计规范。应满足 GB 16174.1—2015 中的要求。

②带有流体驱动的管路（若有）

对于带有流体驱动管路的系统，所有与驱动源和血泵连接的驱动管路都应考虑按照设计的指标进行拉力、扭曲、跌落、振动、弯折（弯曲半径）和磨损测试，并且测试后根据申请人的接受项目和指标检查驱动线缆的破损情况、泄漏及压力下降情况。

③人造血管、入口插管、心室连接器

人造血管若采用已有注册证的产品，应明确配用的人造血管的注册信息；若该部件由申报企业生产，应按照该部件的相应法规要求提供相应资料，其中应包括提供符合 YY 0500—2004 要求的检测报告。

入口插管以及与血泵连接用的心室连接器应能够承受工作时产生的负压而不会塌陷或使空气进入血液流道。测试时要考虑血泵所产生的最大负压。

通过一定的测试评估与血泵和血液流道之间的所有连接是否符合指标要求，例如拉力、扭曲、振动、弯折（弯曲半径）和密封完整性等测试。

（7）人工心脏瓣膜

如果心室辅助装置中包含有人工心脏瓣膜，则人工心脏瓣膜的可靠性应放在最终的装置中进行评价，若瓣膜的设计无法在最终的装置上进行评价，则应详述理由，并按照该部件的相应法规要求提供相应资料，其中应包括提供符合 GB 12279—2008 要求的检测报告。

（8）经皮能量传输系统

经皮能量传输系统（TETS）将能量经过皮肤传送到体内的植入系统，而不需要使用穿透皮肤的电线或管路。该系统的验证应包括理论分析和测试。如果使用 TETS，应提供指标定义的依据以及相应验证及检测报告。

指标应至少包括以下可测试参数：输入功率范围；输出功率范围；最大功率范围；效率；局部温升；工作电压范围；轴向/径向线圈偏心的影响；附近大的金属物体的影响；特定吸收率；双向信息的传输；信息传输失败的风险；频率范围；组织创伤（例如磨损、压力、皮肤损伤）。

（9）手术工具

应提供手术工具的性能研究资料，包括功能、物理特性、耐腐蚀性等。

3. 可靠性

该产品的可靠性目标取决于机械循环支持装置的预期用途，一般来说，系统可靠性为系统在给定条件下在一定时期内执行功能的可能性。可靠性目标可以定义为：系统 Z

年内，在置信度为 Y 的条件下，可靠度达到 X。

可靠性试验样本量可以基于左心室辅助设备的预期工作时间以及可靠性和置信区间决定。

试验可以将血液泵置于适当的生理学搏动负载中，来验证植入式左心室辅助系统（血泵、控制器）符合可靠性要求。运行相应的周期后，血液泵设备需要提供基本性能并保持安全，不允许出现影响设备基本性能的性能降低。

试验期间可以将故障分为以下几类，不能发生灾难性故障和致命性故障。

（1）灾难性故障。导致完全失去系统功能的故障定义为"灾难性故障"。如果此故障发生在临床上的话，有可能给患者造成严重的难以恢复的损伤，甚至造成死亡。

（2）致命性故障。导致系统无法安全稳定地实现其预期功能的故障定义为"致命性故障"。如果此故障发生在临床上且没有干预，有可能给患者造成损伤，甚至造成死亡。

（3）临界性故障。导致系统安全备份被破坏或导致系统进入非安全状态的故障定义为"临界性故障"。如果此故障发生在临床上，可能暂时不会造成患者的损伤，但如果不及时处理，也可能最终伤及患者。

（4）一般性故障。包括轻微性故障和可忽略故障。引发计划外维护，或造成系统表面损伤的故障定义为此类故障。此类故障在临床上不足以导致患者损伤。

测试系统还应模拟血泵转速、天然心脏搏动频率等参数按照每天三次调整来模拟人在一天中的各种活动状态。

（二）材料研究

应结合产品使用的环境要求以及材料本身特性进行材料选择，并提供相关研究资料。以下内容对材料选择和使用至关重要：抗挠性及硬度等弹性特性；屈服条件、应力－应变关系及滞后现象等塑性特性；弹性特性、蠕变、松弛、应变率效应等时变特性；裂纹扩展、疲劳、韧性－脆性转变等断裂特性；热膨胀、热导率及比热容等热特性；表面特性：为提高材料强度、硬度、疲劳寿命、润滑和/或散热性，应说明血液接触表面特性以及特殊器械表面处理；与环境产生的化学作用：由于水合作用、氧化作用、腐蚀、扩散作用、淋溶作用及与药物制剂接触的影响等。

（三）电气安全（含电磁兼容性）

应对含有电子元件的系统按照 GB 16174.1—2015、GB 9706.1—2007、GB 9706.15—2008、YY 0505—2012 进行电气安全（含电磁兼容性）测试。应将该产品作为生命支持设备进行测试，同时应考虑其预期使用环境的测试水平（如医院、家庭和救护车）。

（四）环境试验

按照 GB 16174.1—2015 和 GB/T 14710—2009 的相关要求进行环境试验，并提供试验报告。如采用其他的环境测试标准，则应说明其测试水平与预期的使用环境相适应（如医院、家庭、航空及救护车）。

（五）软件研究

1. 软件资料要求

按照《医疗器械软件注册技术审查指导原则》提交软件资料。植入式左心室辅助系统属于高风险产品，参与对血泵驱动、控制等可能导致患者死亡或严重伤害的软件，安全性级别应定义为 C。软件应包括血泵控制软件、监控器软件等。

2. 信息安全要求

（1）根据《医疗器械网络安全注册技术审查指导原则》的要求提供网络安全注册申报资料。

（2）如果系统各组件间通讯使用了无线通讯技术：应描述如何保证无线通讯的质量，以确保系统的安全性和有效性；应描述所采用的无线安全措施（比如 WPA2 无线加密等）；描述存在的无线共存问题及风险降低措施。

（六）生物相容性评价

生物相容性评价应依照 GB/T 16886 系列标准进行，应当提供生物学评价方案和生物学评价报告。

应考虑生产加工工艺、灭菌工艺对于产品材料和潜在的可滤出物的影响，以及可能产生的毒性副产品。生物相容性试验应当使用经灭菌后的最终产品或代表性样品，并描述可能影响生物学评价的生产加工工艺、使用的生产助剂、清洗工艺等。

应提供生物学评价的路径，生物学实验选择的依据。对植入材料应考虑以下试验：细胞毒性试验；致敏试验；刺激试验；全身毒性（急性）试验；亚慢性毒性试验；遗传毒性试验；植入试验；血液相容性试验；血液学试验；凝血试验；补体激活试验；热原试验。

（七）体外溶血研究

应提供溶血指标的定义依据以及体外溶血的研究资料。推荐按照 ASTM F1841 中的方法进行体外溶血测试评估。

（八）灭菌工艺的研究

1. 生产企业和终端用户灭菌：应明确产品灭菌的方法，灭菌方法选择的依据，提供微生物控制的方法及灭菌验证报告。

2. 残留毒性：描述灭菌方法可能导致的残留物，对残留物控制的方法和限度，残留毒性不应对人体造成影响，并提供研究资料。

3. 终端用户消毒（如适用）：应当明确推荐的消毒工艺（方法和参数）以及所推荐消毒方法确定的依据。

（九）可用性

可用性评估应包含系统整体测试及其附属系统测试，软件及硬件的用户界面应是清晰易懂的且与目标使用人群相匹配（如物理、心理或感官上），这样才能减少错误和/或混淆的可能性。此外，设计适当的警报是非常必要的，警报用以提示使用者系统或子系统出现故障。评估中应考虑医院、运输、手术过程、家庭环境及紧急情况等条件，对象包括但不限于患者、看护人员、医护人员、手术外科医生、产品技术人员等。相关要求可参考标准 YY/T 1474—2016（IEC 62366-1：2015）及 IEC 60601-1-6：2013 中内容。

（十）使用期限研究

参考《有源医疗器械使用期限注册技术审查指导原则》对有源医疗器械使用期限进行分析和研究，并提供相应的研究资料。应考虑产品使用前和使用后的期限，且应在正常和不利条件下对产品进行分析。

（十一）包装研究

无菌部件应考虑灭菌有效期。包装可分为运输包装和无菌包装，参考 GB 16174.1—2015、ISO 14708-5：2010 的内容。无菌包装应符合 GB/T 19633《最终灭菌的医疗器械的包装》的要求，同时进行灭菌包装并对包装有效性进行确认。提供包装老化的测试报告。

在宣称的使用期限内以及运输储存条件下，保持包装完整性的依据。

四、生产制造信息

应当明确产品生产工艺过程，可采用流程图的形式，并说明系统过程控制点。且应注明关键工艺和特殊过程，并说明其过程控制点。明确生产过程中各种加工助剂的使用情况及对杂质（如残留单体、小分子残留物等）的控制情况。

五、动物实验评价资料

动物实验的目的是通过活体动物实验获得产品安全性和性能数据，对设计定型的产品进行临床前确认。

对于新研制的植入式心室辅助系统，在进入人体临床试验前，须进行动物实验。

对于已经上市应用于临床或已经完成动物实验确认的产品发生设计变更时，经过对变更部分与系统关系的评价后，可能会对系统重新进行动物实验；或者只针对更新部分进行动物实验；若有充分的证据证明可通过台架试验验证变更部分的安全性和有效性的，无需进行动物实验。

动物实验内容的要求参见附录1：植入式左心室辅助系统的动物实验研究。

六、产品风险分析资料

风险管理活动应贯穿于植入式左心室辅助系统的整个生命周期。申请人应参照 YY/T 0316—2016 建立植入式左心室辅助系统风险管理文档，风险管理文档应包括：风险管理计划（含风险管理可接受准则）、风险管理报告等。

在产品设计开发阶段，识别产品可能的危险（源）

（Hazard），对产生的风险进行评估，针对性地实施降低风险的措施，并对所有剩余风险进行评价，达到可接受的水平。当剩余风险不符合风险管理计划设定的接受标准时，应收集并评审相关数据和文献，如果这些证据支持临床受益超过全部剩余风险的结论，则全部剩余风险可以判定为可接受，并在随附文件中包含相关的剩余风险的信息。

申请人应收集和评审产品在生产和生产后阶段的信息。申请人应建立程序文件来保证风险管理的持续性，包括但不限于不合格品控制程序、设计或者工程变更控制程序、市场监督和反馈处理程序、纠正和预防措施程序等。产品上市后对风险管理程序进行的更改需形成文件。

与植入式左心室辅助系统相关的具体风险管理内容见附录2：植入式左心室辅助系统的风险管理。

七、产品技术要求

（一）相关标准

我国目前还没有专门针对植入式左心室辅助系统的专标，与该产品相关的标准如下：

标准编号	标准名称
GB 9706.1—2007	《医用电气设备 第1部分：安全通用要求》
GB 9706.15—2008	《医用电气设备 第1-1部分：安全通用要求 并列标准：医用电气系统安全要求》
GB 16174.1—2015	《手术植入物 有源植入式医疗器械 第1部分：安全、标记和制造商所提供信息的通用要求》
YY 0709—2009	《医用电气设备 第1-8部分：安全通用要求 并列标准：通用要求，医用电气设备和医用电气系统中报警系统的测试和指南》
YY 0505—2012	《医用电气设备 第1-2部分：安全通用要求 并列标准：电磁兼容 要求和试验》
GB/T 14710—2009	《医用电器环境要求及试验方法》
YY 0500—2004	《心血管植入物 人工血管》
YY/T 0294.1—2016	《外科器械 金属材料 第1部分：不锈钢》
GB/T 2423.8—1995	《电工电子产品环境试验 第2部分：试验方法 试验 Ed：自由跌落》
GB/T 2423.56—2006	《电工电子产品环境试验 第2部分：试验方法 试验 Fh：宽带随机振动（数字控制）和导则》
GB/T 2423.5—1995	《电工电子产品环境试验 第2部分：试验方法 试验 Ea 和导则：冲击》
GB/T 14233.1—2008	《医用输液、输血、注射器具检验方法 第1部分：化学分析方法》

续表

标准编号	标准名称
GB/T 14233.2—2008	《医用输液、输血、注射器具检验方法 第1部分：生物试验方法》
GB/T 13810—2017	《外科植入物用钛及钛合金加工材》
GB/T 4087—2009	《数据的统计处理和解释 二项分布可靠度单侧置信下限》
YY 0334—2002	《硅橡胶外科植入物通用要求》
ISO 14708-5：2010	Implants for surgery—Active implantable medical devices—Part 5：Circulatory support devices

（二）相关内容

产品技术要求应当包括以下内容：植入式左心室辅助系统的型号及组成，其中应包含产品及关键部件的结构图（含剖视图、正视图、侧视图）及概述，植入部分以及与人体接触所使用的材料的名称、牌号以及符合的标准（如适用），软件名称、发布版本号和完整版本命名规则，产品的灭菌方法以及使用期限。植入式左心室辅助系统的性能指标，其中应包含产品的尺寸与重量，系统性能，血泵性能，体外控制器报警功能，监控器软件功能，手术工具，电缆性能，连接牢固度，物理特性，微生物要求（包含细菌内毒素），化学要求，材料要求，无菌及残留物要求，电气安全要求（含电磁兼容），报警系统要求，系统可靠性要求等。申请人应根据产品特点制定相应的性能指标和试验方法。

（三）性能指标和特性

1. 尺寸与重量，主要产品与关键部件的尺寸及重量需标明。

2. 系统性能，为了全面评价产品性能和产品与患者之间的相互作用，一般应包含如下测试：

（1）系统常规性能评价：由模拟试验台复现产品的预期适用人群的常规生理条件，将产品在该工作环境下以常规参数和条件运行，验证产品的设计性能指标。

（2）极端条件下的系统响应和效应：测试当患者或产品的工作状态、条件、参数偏离上述常规情形时，系统的响应和对患者可能产生的影响。

（3）显示范围以及显示精度：测试监控器或体外控制器的显示值的范围及精度。

3. 血泵性能，例如：血泵的水力学性能评价，密封性评价，磁悬浮性能评价（如适用），血泵溶血性能评价等。

申请人应当对系统性能以及血泵性能进行测试并提交测试方法确定的依据。

4. 体外控制器和备用控制器性能，包括血泵泵速调节功能和报警功能，并提供测试方法进行测试确认。

5. 监控器软件功能，说明监控器的软件功能并提供测

试方法进行测试确认。

6. 电池充电器指示功能，说明不同状态下电池充电器的电源指示灯的指示状态，提供测试方法进行测试确认。

7. 手术工具，包含手术工具的尺寸，重量，硬度，表面粗糙度，耐腐蚀性，锋利度（如适用），连接性能（如适用）等。

8. 人造血管，应符合 YY 0500—2004 的相关要求。（若有）

9. 电缆性能，包含电缆的拉力、顺应性、抗扭性能，接头插拔性能等，申请人应当对上述电缆性能进行测试并提交测试方法及接受标准的确定依据。

10. 连接线或连接器性能，主要包括血泵与控制器、控制器电源线与电池、人造血管与血泵、心室连接装置与血泵的连接强度、保持力、弯曲耐久性等。

11. 缝合线和加强套管（在注册单元中）性能，主要包括缝合线外观、线径、抗张强度、褪色性能、长度以及加强套管支撑力等。

12. 化学性能

（1）高分子材料的化学特性，含酸碱度、还原物质、重金属总含量、蒸发残渣、紫外吸光度等要求，检测方法参照 GB 14233.1—2008 的要求。如果植入物包含硅橡胶，则需满足 YY 0334—2002 的要求。

（2）金属材料，植入部分钛合金成分应符合 GB/T 13810—2007 中的要求，手术工具不锈钢（如适用），应符合 YY/T 0294.1—2016 中的相关牌号的要求。

（3）无菌，标明无菌部件，按照中国药典 2015 版的检测方法检测。

（4）环氧乙烷残留量（如适用），包含各无菌部件环氧乙烷残留量的要求。

13. 电气安全，系统应符合 GB 9706.1—2007、GB 9706.15—2008 的要求。

14. 电磁兼容，系统应符合 YY 0505—2012 的要求。

15. 报警系统，系统应满足 YY 0709—2009 的要求。

16. 对环境影响的防护，应按照 GB 16174.1—2015 中规定的方法对产品进行相关试验，同时结合 GB/T 14710—2009 要求对产品进行温度存储试验，温度循环试验，振动试验，碰撞试验等。

17. 网络安全（如适用），应符合《医疗器械网络安全注册技术审查指导原则》的相应要求。

18. 可靠性测试，申请人应对整机进行可靠性测试，测试方法以及接受标准按照本指南上文条款，并参考 ISO 14708-5：2010 中 6.112 章节。

19. 其他

避免对患者造成热伤害、外部物理特性造成对患者或使用者伤害的防护、对释放或发出的电离辐射的防护、对非预期作用的防护、由外部除颤器造成损坏的防护、对大功率电场直接作用于患者引起变化的防护、对混合医疗引起变化的防护、电流对患者造成伤害等应满足 GB 16174.1—2015 的要求。

八、参考文献

1. ISO/DIS 14708 - 5 Implants for surgery—Active implantable medical devices—Part 5：Circulatory support devices，2019 DRAFT

2. ISO 14708 - 5 Implants for surgery—Active implantable medical devices—Part 5：Circulatory support devices，2010 版

3.《医疗器械动物实验研究技术审查指导原则 第一部分：决策原则》（国家药品监督管理局通告 2019 年第 18 号）

4. GB 31241 - 2014，《便携式电子产品锂离子电池盒电池组安全要求》

5. IEC 62133：2013，含碱性或其它非酸性电解液的蓄电池和蓄电池组—便携式密封蓄电池和蓄电池组的安全要求

6. UN38.3，联合国关于危险品运输的建议、手册及试验标准，第 6 次修订版

7. ASTM F1841，连续流动血泵溶血评定的标准操作规程

8. 中国药典（2015 年版）

九、起草单位

国家药品监督管理局医疗器械技术审评中心

附录：1. 植入式左心室辅助系统的动物实验研究
　　　　2. 植入式左心室辅助系统的风险管理

附录1　植入式左心室辅助系统的动物实验研究

1. 研究目的

1.1 概述

该部分内容中植入式左心室辅助系统动物实验的目的是通过活体动物实验获得产品安全性和性能数据，对设计定型的产品进行临床前确认。

1.2 安全性

安全性能应通过合适的动物模型来评价，研究指标包括但不限于：出血、血栓形成、溶血、栓塞、神经系统事件、钙化、血管翳形成、末端器官功能障碍、梗死、感染、装置有无功能失效、装置腐蚀、密封完整性、磨损、局部组织反应、临床病理学、血流动力学稳定性等。这些研究指标来自动物实验过程中的临床观察和解剖发现。产品植入部分经过的体表及体内路径、预期植入体内位置周围的组织和器官也要进行安全性评价。

1.3 性能评价

性能是指植入式左心室辅助系统是否可在规定的时间内提供可接受的血液循环系统支持的能力。

2. 实验产品

动物实验产品应为设计定型的产品。如果动物实验所用产品非设计定型产品，需要分析两者之间的差异，并给

出合理的理由说明这些差异不会影响动物实验研究结果，且不会对临床使用引入新的风险。

3. 动物选择及实验过程

3.1 动物选择

需记录动物种类（如牛、羊）、数量、品系、性别、重量、动物供应者名称和地址。动物标识、个体耳标、笼贴或对应物均应记录，以保证每个个体动物的历史记录是精确的。动物模型的选择应考虑以下情况并给出合理解释：

①植入式左心室辅助系统不适合选用非哺乳类动物进行动物实验研究；

②所选动物的心脏大小、主要血管尺寸应与人类相似；

③应评价所选动物模型的凝血反应的合理性，排除有出血倾向和凝血机制过度活跃的动物；

④应对比所选动物与预期患者人群的红细胞机械应力的敏感度，以评估实验装置的溶血性能。

3.2 实验基本条件

具备外科无菌手术室基本条件，配备麻醉机、呼吸机、心脏超声等基本手术设备。

3.3 样本量及植入周期

应当根据产品预期用途采用合适的样本量及植入周期，以确认装置在动物体内的安全性和性能，并为临床适应症的确定提供依据。

3.4 对照组

植入式左心室辅助系统的动物实验可不设定对照组，但实验动物术后的生命体征和血液化验结果需与术前基准值进行对比，用于评价动物生理状况的改变。

3.5 术前动物护理

需记录所用动物的来源、种类、年龄、性别、体重、编号等。

动物实验机构应制订标准操作程序，按照标准操作程序对动物进行术前护理。

3.6 植入过程

为保证动物实验的研究质量，应制定植入方案，以避免不同术者手术操作差异、动物麻醉死亡、手术死亡、术后感染及其它意外情况对产品评价产生影响，并对术者和参与研究人员进行培训。植入方案包括但不限于以下内容：

①麻醉；

②左心室辅助系统植入步骤；

③术中及术后用药；

④监护和动物管理。

3.7 术后护理

术后护理由动物实验机构按照标准操作程序进行，并制订与装置相关的动物护理和健康管理方案。

3.8 术后抗凝

考虑到植入式左心室辅助系统的适应症以及药理学和抗血栓药物对动物的凝血系统的影响，抗血栓（抗凝和抗血小板）药物的使用需要给出合理解释。如果需要使用抗凝和抗血小板药物，必须提供抗血栓药物的使用方案。给药时间、剂量及凝血指标测量结果需要进行完整记录。

3.9 提前终止说明

如果植入手术被判定为失败，或者出于人道主义考虑动物达到了安乐死的条件，对动物处以安乐死后，应补充新的动物加入实验。人道主义安乐死指标应在实验开始之前定义。动物因与实验产品功能无关的原因，或不可抗环境因素而导致不能正常存活的情况，可不纳入研究范围内。

提前终止实验的动物或意外死亡的动物需要做全面的系统性大体观察，包括植入部件的原位检查，主要器官、损伤组织及植入部件周围的局部组织样本的病理评估。植入部件移除后应进行总体评估、组织学检查，并对移除产品或部件进行工程分析。所有发现都应做记录，包括观察项、根本原因分析和动物提前终止实验的结论。

应记录所有与产品研发和实验相关的动物，包括早期被人道主义安乐死和意外死亡的动物。

4. 实验内容

4.1 实验成功定义

动物实验方案应对实验成功进行定义。

比如：动物存活且：

①器械的植入部件无失效。失效定义为在没有外科手术干预的情况下无法修复的故障。但不产生严重的手术并发症的修复或组件替换不包括在内。

②在整个研究期间内，能够持续提供预设的流量，在关键时间节点采用流量计与血泵显示数据进行对比评价，该流量的设定要符合产品适应症。

③无临床不可接受的主要器官功能障碍或溶血，例如：

a) 肾功能障碍：肌酸酐超过正常动物术前基准值上限 3 倍；

b) 肝功能障碍：术后 14 天之后，肝功指标 AST、ALT、总胆红素任意 2 个指标超过正常动物术前基准值 3 倍；

c) 溶血：血浆游离血红蛋白 >40mg/dL，且在连续 2 天内血浆游离血红蛋白测定结果未下降至 40mg/dL 及以下。与装置关联性的判断标准：因输血、药物等与装置不相关因素造成的溶血，属与装置无关的不良事件；术后 72 小时后，不是因输血、药物等与装置不相关因素而造成的严重溶血，属于与装置相关的不良事件。

④未发生由装置引起的具有临床表现的血栓栓塞。若根据临床症状和尸检表明，血栓栓塞是与器械无关的病原学导致的，则不视为失败。例如，血管意外创伤，或血泵血栓的产生是由不可控因素导致血泵停止（例如地震、失火、经皮电缆被动物咀嚼等）。为避免重新启动血泵产生血栓，建议方案中定义重新启动血泵前的最大停泵时长。

⑤未发生与器械相关的严重感染。全身感染和局部感染需满足以下条件才定义为"严重"：对全身感染，在抗菌治疗下（不包含日常预防性治疗），血培养呈阳性且无法改善的定义为严重。经皮电缆处的局部感染不视为"严重"，除非其导致全身感染。根据临床症状和尸检确定的、与器械无关的（例如水污染导致的环境问题，静脉注射意外导致的微生物污染等）病原性感染不应视为器械失败。无论任何感染都应记录。

⑥与血泵功能无关，或实验室不可控的原因而导致动

物无法成功存活，不应视为失败。

4.2 不良事件定义

植入式心室辅助装置可能出现的不良事件包括死亡、器械/系统故障、出血、感染、溶血、神经系统功能障碍、血栓栓塞、心血管功能障碍或器官衰竭等。动物实验方案应给出不良事件的定义，在动物实验期间出现的所有不良事件都需记录并判定其与器械的关联性。

不良事件的定义可以参考 INTERMACS Adverse Event Definitions：Adult and Pediatric patients。

4.3 装置相关参数记录

动物实验期间要根据装置的性能指标记录相关参数，保证参数真实、准确。

4.4 生理参数记录

动物实验期间要记录动物相关的生理参数。

包括但不限于：呼吸频率、心率、体温、每日动物的整体状况、液体出入量。

4.5 血液化验

应在整个动物实验术前、术中和术后规定的时间点进行血液采集化验，包括但不限于血常规、血生化、血浆游离血红蛋白、凝血。

5. 实验结束后取材

5.1 尸体解剖及器械取出

需要提供尸体解剖及器械取出的方案，包括但不限于：安乐死的方式、原位拍摄、主要器官的固定方式、取出器械的冲洗及固定方法。

5.2 大体观察

对试验动物进行完整、详细的大体观察，并记录所有观察结果。

详细检查器械是否有明显的机械性能变化、腐蚀、磨损、密封完整性破坏、感染性赘生物、血栓钙化、组织反应及其他可见异常情况，所有观察结果需进行记录。

5.3 病理检查

需要对主要器官（包括脑、肝、肾、心、肺、脾、主动脉吻合口和插管上下游血管等）及所有肉眼可见的病灶进行显微镜检查，并记录结果。

5.4 对移除器械进行分析

器械分析应当考虑但不限于以下方面：

a) 制订完整的器械拆卸要求，以便对移除器械进行电气分析、血液相容性分析（如对血液接触表面进行肉眼/显微镜检查、拍照及扫描电镜评价），同时对部件的机械性能进行评价。

b) 在拆卸过程中，应对密封及连接情况进行评价。应检查密封性是否完整，血液通道的连接处是否存在血栓，同时还应检查电气连接、腐蚀及电缆线屏蔽层（如适用）的完整性。

c) 应检查导线、电气连接及机械连接、器械组件及系统的其他部件，是否有损坏、磨损、衰退、腐蚀或其他异常现象。

6. 动物实验数据分析

应对方案里所有采集的数据进行数据分析，以证明器械

在活体中的安全性和器械性能，基于分析结果以及研究方案中定义的成功标准，对器械的临床应用可行性进行评估。

附录2　植入式左心室辅助系统的风险管理

风险管理活动应贯穿于植入式左心室辅助系统的整个生命周期。应对由单个故障条件引起的、与设备功能和安全相关的危险（源）（Hazard）加以识别，对其产生伤害（Harm）的可能性进行评估和控制，且不会引起不能接受的风险（Risk）。

需对整个系统及各系统组件进行综合风险分析，包括人为因素。风险分析包括自上而下分析（如危险性分析、故障树分析法）、自下而上分析（如故障模式、影响及危害性分析）、潜在使用或使用者错误分析（人为因素分析）。进行风险分析时应对故障模式的严重性及发生概率进行分类。所有故障应分为以下五类：致灾难性故障、致命性故障、临界性故障、轻微性故障、可忽略故障。还需详细描述缓解故障模式危险程度的方法。

一、植入式左心室辅助系统在设计开发中的风险管理

在植入式左心室辅助系统的产品可行性评审阶段，应对产品可能的风险进行识别，并初步拟定风险控制措施。该阶段的风险分析结果需作为产品设计输入的一部分。

该阶段风险识别的方法是：根据产品的预期用途和安全性特征，识别出可能的风险，如：

分析在正常和单一故障条件下，与产品有关的已知或可预见的危险（源）（Hazard），评估每个危害情况（Hazard Situation）的风险；分析产品的可能生物学危险（源）（Hazard），评估每个危险情况（Hazard Situation）的风险。

在植入式左心室辅助系统的产品设计开发评审阶段，应进行风险管理活动。该阶段风险管理的方法可以采用FMEA（包括 Design FMEA、Software FMEA 及 Human Factor FMEA）、PHA、FTA、HAZOP 或者 HACCP 等方法，针对设计组件或系统模块可能产生的风险进行分析。

二、植入式左心室辅助系统在生产中的风险管理

在植入式左心室辅助系统的生产工艺确认（Process Validation）阶段，应进行风险管理活动。该阶段风险管理的方法可以采用 Process FMEA 等方法，根据产品的生产工艺流程，对每一生产工序或步骤，列出可能的失效模式，分析其对用户的伤害（Harm），并拟定降低风险的控制方法。

三、与植入式左心室辅助系统特性相关的危险（源）（Hazard）

与植入式左心室辅助系统特性相关的危害，包括但不限于：系统流量过高；系统流量过低；系统泄漏（如血泵密封泄漏、出口管/人造血管泄漏）；气蚀；血液通道内空气栓塞；血泵高剪切应力；流道内流体滞留；显示错误或不准确的信息；经皮电缆皮肤出口处的微生物侵入；错误的报警信息；报警功能失效；入口管插入心室的角度不合理；移除的心肌组织进入血液循环系统等。下表举例给出了典型的危害、相关的故障模式和可能的评估方法。

有源植入式医疗器械的危害、相关的故障模式和评估方法

潜在伤害	可能的危险（源）	可能的评估方法
血栓	由材料或机械因素导致血流停滞或不良的血液材料相互作用 导致血流停滞或血液-物质相互作用的物质或机械因素	材料表征，流体动力学分析，体外系统性能测试，血液-材料相互作用表征，临床前体内评价，临床评价
溶血	导致高剪切应力和湍流的材料或机械因素	流体动力学分析、体外全血实验研究、临床前体内评价、临床评价、生物相容性试验、动态溶血试验覆盖运行范围
出血	设备外壳接缝和/或人造血管与设备之间的接口密封性不够	设备和输送系统的密封测试，压力脉动性，临床前体内评估，临床评估
感染	设备无菌不良，驱动线缆出口污染严重	灭菌/包装研究，临床前体内评估，临床评估
全身毒性	局部或全身毒性、组织不适当的反应或对凝血、物质降解、有毒化合物浸出的影响	生物相容性测试、动物实验
血液动力学支持不足	连接器使用错误，连接器/插座接口磨损或腐蚀，吸引器，驱动线缆破损，电源故障，控制器故障，设备重新定位，人造血管断开，解剖位置错误	对具有代表性的预期用户的可用性评估，磨损/耐久性测试，腐蚀测试，驱动线缆耐久性和完整性测试，环境测试，在对预期用户手术植入过程中的可用性评估，控制器电源管理测试（例如电池充放电测试，运行时测试，电池软件验证）
附加的常见的失效模式		
控制器误报	传感器故障，不适当的内存分配，软件错误	IEC 62304 的验证测试
误解报警	报警/信息系统过于复杂，报警数目过多	对预期用户触发报警状态下的可用性评估

输注、护理和防护器械

84 注射泵注册技术审评指导原则

［注射泵注册技术审查指导原则（2017 年修订版）］

本指导原则旨在指导和规范注射泵产品的技术审评工作，帮助审评人员理解和掌握该类产品的原理/机理、结构、主要风险、性能、预期用途等内容，把握技术审评工作基本要求和尺度，对产品安全性、有效性做出系统评价。

本指导原则所确定的核心内容是在目前的科技认知水平和现有产品技术基础上形成的，因此，审评人员应注意其适宜性，密切关注适用标准及相关技术的最新进展，考虑产品的更新和变化。

本指导原则不作为法规强制执行，不包括行政审批要求。但是，审评人员需密切关注相关法规的变化，以确认申报产品是否符合法规要求。

一、适用范围

本指导原则适用于《医用电气设备 第 2 - 24 部分：输液泵和输液控制器安全专用要求》（GB 9706.27—2005）标准定义的注射泵产品，注射泵产品是通过一个或多个单一动作的注射器或类似容器来控制注入患者体内液体流量的设备（例如通过推动推杆清空筒内溶液），输液速度由操作者设定，并由设备指示单位时间内的流量。

依据《医疗器械分类目录》（国药监械〔2002〕302 号），注射泵产品为第 Ⅱ 类医疗器械产品，类代号为 6854 手术室、急救室、诊疗室设备及器具。

本指导原则不适用于 GB 9706.27—2005 标准定义的"注射泵"以外的产品，包括该标准 1.1 范围中不适用的相关产品、各类输液泵和输液控制器产品，也不适用于靶控注射泵产品。

二、技术审查要点

（一）产品名称要求

注射泵产品的命名应采用《医疗器械分类目录》或国家标准、行业标准中的通用名称，或以产品结构和适用范围为依据命名。应符合《医疗器械通用名称命名规则》（国家食品药品监督管理总局令第 19 号）等相关法规的要求。

根据《医用电气设备 第 2 - 24 部分：输液泵和输液控制器安全专用要求》（GB 9706.27—2005）标准中的定义，注射泵是通过一个或多个单一动作的注射器或类似容器来控制注入患者体内液体流量的设备。其产品名称应命名为"注射泵"。

实际应用中常采用的名称有：微量注射泵或注射泵。

（二）产品的结构和组成

注射泵产品一般由泵外壳、电机驱动系统、输入系统、存储系统、控制系统、显示系统、传感监测系统和报警系统组成。注射泵产品典型的功能模块如图 1 所示。产品结构组成中不包含注射器和输注管路，注册申请人应在使用说明书中给出配套输液管路和注射器具的具体要求，以便使用者配套。

泵外壳：其他各个系统的安装载体和外部防护。

电机驱动系统：驱动注射器推杆精密运行。

输入系统：对注射泵的数据输入和参数设置。

存储系统：对输入的参数进行存储。

控制系统：对注射泵的数据计算、运行进行控制。

显示系统：显示系统的运行状态。

传感监测系统：包含压力检测系统、速度反馈系统、残留检测系统、针筒安装系统等，对注射器的安装、电机驱动系统的运行状态、注射状态等进行监控。

报警系统：如系统出错或有故障将进行声、光报警提示。

注射泵分类：

1. 根据外形结构不同划分为单通道注射泵、多通道注射泵。多通道注射泵一般包括双道注射泵、三道注射泵、四道注射泵、六道注射泵。多通道注射泵由多个单通道泵组合而成，比如双道泵是由两个单道泵经过设计整合而成。单通道注射泵产品示例如图 3，双通道注射泵产品示例如图 4。

2. 根据辅助功能可划分为不同泵，如普通恒速泵、体重模式泵等。普通恒速泵仅是用于微量恒速输液、体重模式泵是带体重模式计算功能的普通恒速泵。

注射泵产品的内部结构示例如图 2：

（三）产品工作原理/作用机理

临床上，注射泵产品通常用于需在一个较长时间内，保持恒定的给药速度和精确的给药量的静脉等输液环境，多用于注入多巴胺、多巴酚丁胺、肾上腺素、去甲肾上腺素、利多卡因、硝酸甘油、硝普钠等液体量少、高浓度但又需精确控制的心血管活性类、麻醉类、激素类药物。也可根据临床需要，注射其他液体。

从工作原理来讲，注射泵的注射动作是由单片机系统发出控制脉冲经驱动电路使电机旋转，电机经减速机构驱动丝杆、螺母，将电机的旋转运动转化为螺母的直线运动，螺母与配套注射器的推杆相连，即可推动配套注射器的活塞进行注射输液。通过设定电机的旋转速度，就可调整其对

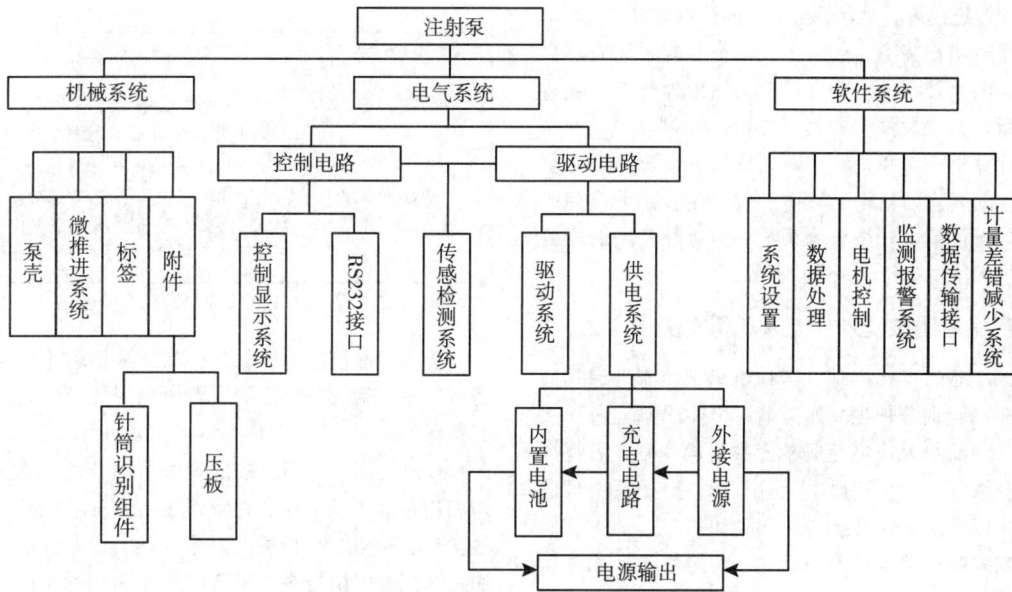

图 1　注射泵产品的功能模块示意图

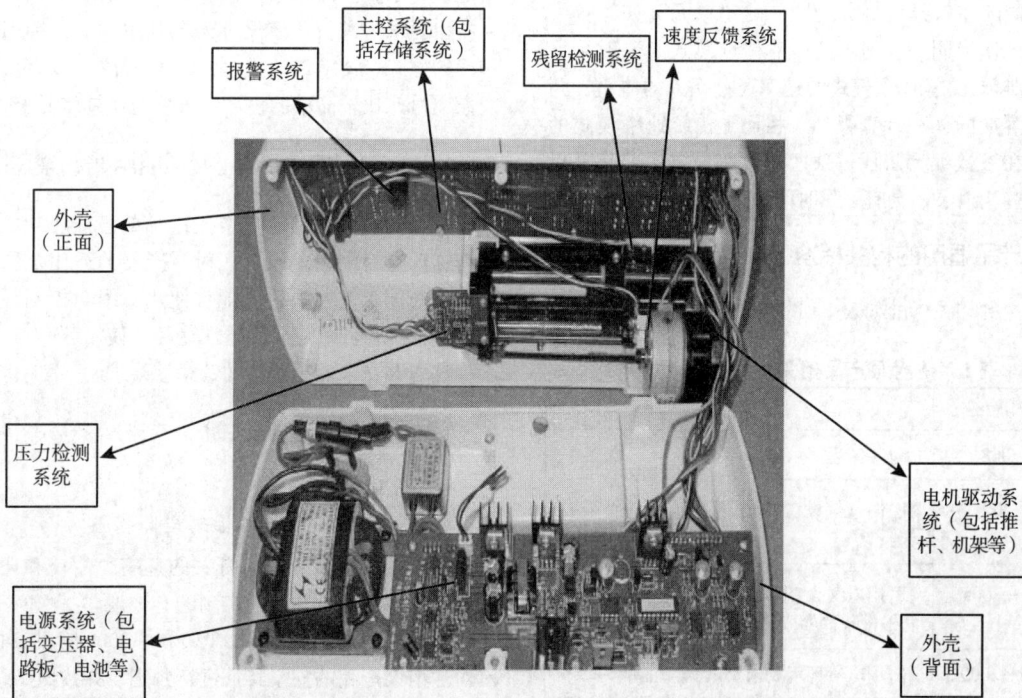

图 2　内部结构示例图

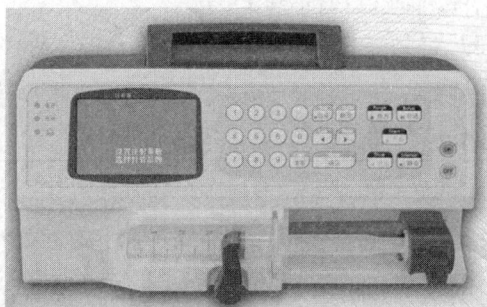

图 3　单通道注射泵示例图

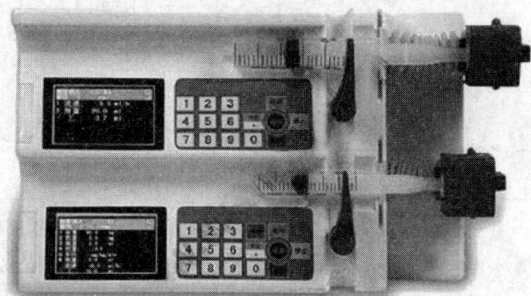

图 4　双通道注射泵示例图

配套注射器的推进速度，从而调整所给的药物剂量和速度。

当配套注射器安装到注射泵上，传感监测系统通过自动测量注射器的筒径尺寸，判定装载的注射器规格。通过输入系统（键盘）设置所需的运行参数，注射泵的控制系统将会自动计算出一个驱动频率驱动微推进系统推动配套注射器，并将配套注射器中的液体通过输注管路推注到患者体内。在运行过程中传感监测系统将会对配套注射器的安装、微推进系统的运行状态进行监控。

（四）产品注册单元划分的原则和实例

原则上以产品的工作原理、结构组成、性能指标和适用范围为注册单元划分依据。如申请一个注册单元包含多个型号或合并注册单元或在注册单元中增加型号，需符合注册单元划分依据。一个注册单元只包含一个产品型号的不受此限制。以下是部分划分实例，供参考。

通道数相同的注射泵可划分为同一注册单元（如单通道注射泵可作为同一个注册单元，双通道注射泵可作为同一注册单元等），也可作为同一注册的不同型号；

模式相同的注射泵可划分为同一注册单元（如体重模式的注射泵可作为同一注册单元，非体重模式的注射泵可作为同一注册单元）。体重模式的速率通过病人的体重、药物的剂量和溶剂的体积计算得到，相比于传统速率模式的差异只体现在参数编辑阶段，预期用途并不发生变化，以此类推，有些注射泵还会有诸如时间模式等。

（五）产品适用的相关标准

产品适用的相关标准如表1所示：

表1 注射泵产品相关适用标准

国家标准	标准名称
GB/T 191—2008	《包装储运图示标志》
GB 9706.1—2007	《医用电气设备 第1部分：安全通用要求》
GB 9706.27—2005	《医用电气设备 第2-24部分：输液泵和输液控制器安全专用要求》
GB/T 14710—2009	《医用电器环境要求及试验方法》
YY/T 0316—2008	《医疗器械 风险管理对医疗器械的应用》
YY/T 0466.1—2009	《医疗器械 用于医疗器械标签、标记和提供信息的符号 第1部分：通用要求》

续表

国家标准	标准名称
YY 0505—2012	《医用电气设备 第1-2部分：安全通用要求并列标准：电磁兼容 要求和试验》
YY 0709—2009	《医用电气设备 第1-8部分：安全通用要求 并列标准：通用要求，医用电气设备和医用电气系统中报警系统的测试和指南》

注：正文中引用的上述标准以其标准号表述。

上述标准包括了注射泵产品技术要求中经常涉及到的标准。不包括根据产品的特点所引用的一些行业外标准或其他标准。

产品适用及引用标准的审查可以分两步来进行。首先对引用标准的齐全性和适宜性进行审查，也就是审查产品技术要求中与产品相关的国家标准、行业标准是否进行了引用，以及引用是否准确。应注意引用标准的编号、名称是否完整规范，年代号是否有效。其次对引用标准的采纳情况进行审查。即所引用的标准中的条款要求，是否在产品技术要求中进行了实质性的条款引用。这种引用通常采用两种方式，文字表述繁多内容复杂的可以直接引用标准及条文号，比较简单的也可以直接引述具体要求。

（六）产品的适用范围/预期用途、禁忌症

产品的适用范围应与申报产品的性能、功能相符，并应与临床资料结论一致。注射泵产品的适用范围一般可限定为：与配套使用注射器配合使用，用于控制注入患者体内液体流量。同时应明确输注途径、使用环境。

注射泵尚未发现明确的禁忌症要求。

（七）产品的主要风险

1. 产品的主要风险

注射泵产品的风险管理报告应符合 YY/T 0316—2008 的有关要求，判断与产品有关的危害，估计和评价相关风险，控制这些风险并监视控制的有效性。

注册申请人应按照 YY/T 0316—2008 附录C的34条提示对注射泵产品的安全特征进行判定，并按照 YY/T 0316—2008 附录E的提示，通过对产品的危害、可预见事件序列和危害处境进行全面分析和评价，并有针对性地实施降低风险的技术和管理方面的措施。

建议关注下表所列注射泵产品的常见危害（表2）：

表2 危害类型及形成因素

危害类型		形成因素
能量危害	电能	可触及金属部分、外壳、应用部分等与带电部分隔离/保护不够，电介质强度不够，可能对使用者或患者造成电击危害
		产品外壳、应用部分绝缘/隔离不够，可能引起过量漏电流伤害使用者或患者

续表

危害类型		形成因素
能量危害	电能	产品没有保护接地或保护接地失效，或高压绝缘介质年久老化，绝缘性能下降，导致使用者或患者误接触高压部分
	热能	可触及的外壳温度过高，可能引起使用者或患者烫伤
	机械能	患者管路未端阻塞可能导致输注管路产生破裂或泄漏
		便携式设备的提拎装置不牢固，固定设备的支撑装置强度不足，设备面、角、边粗糙，都可能对使用者或患者造成机械损伤
生物学危害	产品生物不相容性	设备若有直接与患者接触的组件，接触材料应进行生物相容性评价
	配套使用产品生物不相容性	配套使用的注射器或输注管路不符合生物相容性要求，导致对患者的生物学危害
		配套使用的注射器或输注管路有交叉使用或重复使用现象，导致对患者的生物学危害
环境危害	废物处置	使用过的注射器、输注管路、报废电池等任意丢弃
	电磁干扰	对环境的电磁干扰超标，干扰其他设备正常工作
		抗电磁干扰能力差，特定环境工作不正常
	不适当的能量供应	供电电压不稳定，导致产品不能正常工作或损坏
与医疗器械使用有关的危害	不适当的操作说明	和设备一起使用的附件（注射器、输注管路等）规范不适当，选用的附件规格、尺寸不符，导致流速不准
		对日常使用维护、校准规定的不明确、不适当，导致设备偏离正常使用状态
		设备使用环境条件规定不明确，或未按规定条件使用，可能导致设备损坏或不能正常工作
	由未经培训的人员使用	注射器、管路选择不匹配，导致给药量不准
		注射流速和流量计算错误，导致给药量不准
		注射器、管路没有夹住，导致过量给药
		药液输完后不及时加药，导致中途停止给药
		针头堵死或输液管压扁未及时发现，导致中途停止给药
		电池电量耗尽未及时更换，导致中途停止给药
	与消耗品/附件/其他医疗器械的不相容性	同设备配套使用的消耗品，如注射器、输注管路等，交叉使用或重复使用，导致对患者产生生物学危害
	注射液体引起的危害	注射液体种类错误，导致患者发生注射危害
		注射液体剂量不准，导致患者发生注射危害
		注射液体本身具有不良反应，导致患者发生注射危害
		注射液体与患者禁忌症冲突，导致患者发生注射危害
信息危害	不适当的标记	设备外部和内部标记不全面、标记不正确或不能够清楚易认，以及标记不能够永久贴牢
	不完整的说明书	说明书中对产品预期用途、禁忌症、副作用等描述不规范、不完整，导致设备的非预期或超范围使用
	不适当的操作说明	和设备一起使用的附件（输注管路）规范不适当，选用的注射器尺寸不符，导致流速不准
		日常使用维护、校准规定不明确、不适当
		过于复杂的操作说明
人机工程	复杂的控制系统	设备提供的人、机交流的界面过于复杂，容易引起误操作而造成危害
		操作点布置不符合人体特征与常规习惯，容易导致使用者疲劳或误操作造成危害
功能失效老化	设备寿命终止	设备使用寿命规定不明确，设备主要元件失效可能导致产品失控给患者造成危害
	偏离校准	设备日常维护方法、校准周期和校准方法规定不明确，导致产品偏离正常工作状态
	储存、运输不当	运输、储存环境条件规定不明确，或未按规定条件运输储存，可能导致设备损坏或不能正常工作

（八）产品技术要求应包括的主要性能指标

产品技术要求中的产品名称应使用中文，并与申请注册（备案）的中文产品名称相一致。产品技术要求中应明确产品型号/规格及其划分说明。对同一注册单元中存在多种型号和/或规格的产品，应明确各型号及各规格之间的所有区别（必要时可附相应图示进行说明）。对于型号/规格的表述文本较大的可以附录形式提供。明确软件的版本号。

注射泵产品的主要性能指标可分为有效性技术指标和安全性技术指标。

根据注射泵的主要功能和预期用途，产品的安全性、有效性能指标应包括：输注速率及精度、保持静脉通道开放流速（KVO）功能、报警功能和电气安全性能等。不同企业的产品参数根据设计要求会有所区别，并可根据自身产品的技术特点制定性能指标要求。但不得低于相关强制性国家标准、行业标准的要求。

技术要求中规定的要求部分是否齐全，可以通过对是否具有以下主要内容来进行审评：

1. 流速

（1）流速设定范围

注射泵的每个通道，应根据配套使用的注射器容量，规定不同的流速设定范围，并应明确流速设定的最小增减量；

多通道注射泵每个通道的参数应能单独设定；若为体重模式泵或程控泵，应根据其功能进行体重模式计算或设定不同时间段的不同运行速率。

（2）流速精度

应根据配套使用的注射器规格/型号，明确流速的精度要求，即最小的允许误差。如需要，可根据流速设定范围规定不同流速下的精度要求。并应明确该精度已包含配套用注射器产品的精度要求，即应体现注射泵产品和注射器配合使用后的系统精度。

2. 输液总量设置范围

产品应能设定最小和最大的输注量，并应能在注射过程中随时反映当前的注射量。

3. 保持静脉通道开放流速（KVO）功能：

在规定的状态下（如完成预定的输液量等），输液速率恢复至预定的低速状态保持患者的静脉管路开放。同时应能触发声/光报警。

4. 报警功能

设备应具有以下报警功能，并且多通道注射泵的每个通道的报警功能应能独立显示。注册申请人应明确报警方式、报警延续时间或关闭方式，可听报警应明确报警分贝，灯光或字幕报警应明确灯光颜色或显示字样等具体报警状态。

以下报警状态必须存在可听报警：

（1）输液完毕报警：当输液完成或超过设定的注射量时，应能触发报警，并自动转换成 KVO 状态；

（2）阻塞报警：当输液系统受阻，超过阻塞压力时，应能触发报警，注册申请人应给出阻塞压力设定范围及误差；

（3）移动报警：在注射过程中，注射器、输注管路有移动或移走现象，应能触发报警；

（4）若产品采用电池供电，应有电池欠压报警：当电池电压不足时，应能触发报警；

（5）若产品采用交流供电，应有网电源中断报警：在使用过程中电源线脱落时，能自动转为内部电池工作，并能触发报警；

（6）注射器/输注管路脱落报警：在注射过程中，转动注射器压板或由于注射器受到干扰使注射器脱落时，应能触发报警。

制造商也可根据设备特点，增加其他报警功能，以降低设备使用风险。

5. 外观要求：表面应光洁、平整、色泽均匀，无飞边、凹陷、伤痕和裂纹等缺陷。

6. 报警的性能：应符合 YY 0709—2009 标准的规定。

7. 电气安全要求：应符合 GB 9706.1—2007 及 GB 9706.27—2005 标准的规定。

8. 电磁兼容性能：应符合 YY 0505—2012 标准的规定。

9. 环境试验要求应符合 GB/T 14710—2009 中气候环境试验 II 组、机械环境试验 II 组的要求。运输试验应符合 GB/T 14710—2009 中第 4 章的要求。若为特殊使用环境，应补充提交特殊使用环境的评价资料。

10. 在技术要求中明确配套使用的管路，并提交验证资料。

11. GB 9706.27 中 6.8.2、6.8.3 中涉及技术参数的应补充检测具体的参数，如单一故障状态的错误输出等。

（九）同一注册单元内注册检验代表产品的确定原则和实例

同一注册单元应按产品风险与技术指标的覆盖性来选择典型产品。典型产品应是同一注册单元内能够代表本单元内其他产品安全性和有效性的产品，应考虑功能最齐全、结构最复杂、量程最大、测量精度最高、风险最高的产品。同一注册单元中，若性能要求不能互相覆盖，则典型产品应为多个型号。

若一个注册单元内以通道数量不同划分型号，则建议以通道数量最多的型号作为注册单元的典型型号。

若以功能不同划分型号，则建议以功能最多，能覆盖本注册单元全部功能的一个或多个型号作为典型型号。如一个注册单元中有一个型号带有体重模式功能，其余的型号不带有体重模式功能，则带体重模式的注射泵可作为典型型号。

（十）产品生产制造相关要求

应当明确产品生产工艺过程，可采用流程图的形式，并说明其过程控制点。如可包括下列工艺程序：

1. 芯片烧录

2. 电路板焊接

3. 各部件装配

4. 面板整理

5. 总装调试

6. 老化

7. 出厂检验

其中，"老化"为产品生产工艺的质控点。

（十一）产品的临床评价细化要求

根据《关于发布免于进行临床试验的第二类医疗器械目录的通告》（国家食品药品监督管理总局通告2014年第12号），"产品名称：注射泵，分类编码：6854"包含在免于进行临床试验的第二类医疗器械目录。同时根据《医疗器械临床评价技术指导原则》（国家食品药品监督管理总局通告2015年第14号附件）的要求，对于列入《免于进行临床试验的医疗器械目录》（以下简称《目录》）产品的临床评价，注册申请人需将申报产品与《目录》所述内容进行对比以判定申报产品是否为列入《目录》产品。

列入《目录》产品是指与《目录》所述的产品名称、产品描述、预期用途具有等同性的产品。注册申请人对申报产品的相关信息与《目录》所述内容进行对比，论述其相同性和差异性。当二者的差异性对产品的安全有效性不产生影响时，认为二者具有等同性。

注册申请时需提交的临床评价资料为申报产品与《目录》产品的对比表及附件（格式见《医疗器械临床评价技术指导原则》附件1）。

可提交与已上市同类产品的对比说明，比对内容应包括但不限于：预期用途、结构组成、工作原理、技术指标、关键部件、其他功能等。证明二者具有等同性。如申报产品与《目录》产品有不同时，如输注途径、输血等应进一步提交临床评价资料，对是否会带来新的风险及影响预期应用作出评价。

如不具等同性，参照《医疗器械临床评价技术指导原则》其他要求开展相应工作。

（十二）产品的不良事件历史记录

根据国家食品药品监督管理局药品不良反应监测中心和浙江省医疗器械不良反应监测中心收集的医疗器械不良事件上报情况，国内未见严重不良事件报道。2014年度，发生不良事件15起，均为正常设备故障或操作者使用问题。具体情况如下：电源/电池故障7起；阻塞报警3起；速率不准2起；注射完毕后没有声光报警1起；插座短路1起；未知1起。

（十三）产品说明书和标签要求

注射泵产品的说明书和标签应符合《医疗器械说明书和标签管理规定》（国家食品药品监督管理总局令第6号）、GB 9706.1—2007、GB 9706.27—2005和YY 0466.1—2009标准中的相关要求。说明书和标签的内容应当真实、完整、科学，并与产品特性相一致，文字内容必须使用中文，可

以附加其他语种。说明书和标签中的文字、符号、图形、表格、数据等应相互一致，并符合相关标准和规范要求。

注射泵仅仅是用于临床辅助治疗的医疗器械产品，因此没有禁忌症的要求。临床使用时具体的用药剂量和参数设定需按照临床诊断结果和药品使用说明书的要求。

注射泵的定期维护和校准需要根据各个医院的实际情况和厂家的建议执行。

注射泵产品说明书一般包括使用说明书和技术说明书。

1. 使用说明书应包含下列主要内容：

1.1 产品名称、型号、规格；

1.2 注册人或者备案人的名称、住所、联系方式及售后服务单位，进口医疗器械还应当载明代理人的名称、住所及联系方式；

1.3 生产企业的名称、住所、生产地址、联系方式及生产许可证编号或者生产备案凭证编号，委托生产的还应当标注受托企业的名称、住所、生产地址、生产许可证编号或者生产备案凭证编号；

1.4 医疗器械注册证编号或者备案凭证编号；

1.5 产品技术要求的编号；

1.6 产品性能、主要结构组成或者成分、适用范围；

1.7 禁忌症、注意事项、警示以及提示的内容；

1.8 安装和使用说明或者图示，由消费者个人自行使用的医疗器械还应当具有安全使用的特别说明；

1.9 产品维护和保养方法，特殊储存、运输条件、方法；

1.10 生产日期及注射泵预期使用寿命；

1.11 配件清单，包括配件、附属品、损耗品更换周期以及更换方法的说明等；

1.12 医疗器械标签所用的图形、符号、缩写等内容的解释；

1.13 说明书的编制或者修订日期；

1.14 设备校准周期、校准方法和校准设备的精度要求；

1.15 熔断器和其他部件的更换；

1.16 明确废物、残渣、失效的设备附件等的处理方法；

1.17 运输和贮存限制条件；

1.18 电路图、元器件清单等；

1.19 其他应当标注的内容。

根据注射泵产品的特性和临床使用方式，使用说明书中还应包含下列内容：

1.20 应明确使用的注射器、输注管路需具有医疗器械产品注册证，明确其具体规格等要求，以及正确安装注射器、输注管路的方法。若输注管路可能被不正确地装载，必须有一箭头或其他适当的符号来指示正确的液流方向。

1.21 使用不适合的注射器、输注管路所造成的后果警告。

1.22 制造商推荐的与设备一起使用的专用附件清单。

1.23 有关安装设备时所允许的安装方位，安装方法和注意事项，例如杆的稳定性。

1.24 有关装载、灌注、更换和重装输注管路的说明，

以及有关输注管路更换间隔的说明以确保其规定的性能。

1.25 使用中需明确由专业医务人员定期监视的要求，并且防止不同通道药液输注错误的注意事项。

1.26 关于输注管路上夹子的使用，自流状况的避免和更换药液容器步骤的说明。

1.27 若性能与重力有关，患者心脏上方允许的药液容器高度的范围。

1.28 防止空气输入患者体内的方法。

1.29 设备产生的最大输液压力和阻塞报警阈值（压力）的说明。

1.30 设备运行在最小速度和中速以及最小和最大可选阻塞报警阈值（压力）时，阻塞报警触发所需的最长时间。

1.31 设备运行在中速并且达到最小和最大阻塞报警阈值（压力）时，产生的丸剂量的说明。

1.32 提供阻塞缓解前（如果有）控制丸剂的方法说明。

1.33 若设备不能作为便携式设备使用，向操作者明确有关的说明。

1.34 当设备使用内部电源供电并以中速运行时，通常的运行时间。

1.35 推荐的设备清洗和维护具体方法。

1.36 保持静脉通道开放流速（KVO）功能的说明，以及何时开始。

1.37 有关报警及其运行环境的说明。

1.38 在某种情况下，可能无法维持规定精确度的警告。

注：制造商必须规定当设备不能维持其规定精确度时有关的参数。

1.39 其他输液系统或附件连接至患者管路时有关的安全方面危险的指导。

1.40 与可能影响设备安全运行的外部射频干扰或电磁辐射有关的安全危险方面的警告说明。

1.41 可选择的速度范围以及选择的增量。

1.42 操作者检查正确的报警功能和设备的操作安全性试验的指导。

1.43 关机后，电子记忆功能保存的时间（如有）。

1.44 单一故障状态下可能传输的最大容量。

1.45 若设备连接了遥控装置，有关其安全运行的指导。

1.46 使用的电池型号及其有效性的有关信息。

1.47 提供报警系统的概述，包括每一个可能的报警状态的列表及描述，和适用时给预期操作者关于报警状态是如何确定的总结。

1.48 指示确定报警状态的任何固有延迟。

1.49 说明操作者的位置和包括怎样及何时去验证报警系统是否起作用。

1.50 如适用，使用说明书应警告不要设置超过极限值的报警限值，这样会导致报警系统失效。

1.51 电磁兼容性专门提示，便携式和移动式射频通信设备可能影响设备的说明，以及推荐的间隔距离。

2. 技术说明书内容

一般包括概述、组成、原理、技术参数、规格型号、图示标记说明、系统配置、外形图、结构图、控制面板图、按键的型式及显示方式，必要的电气原理图及表等。

还应包括设备符合 YY 0505—2012 标准中电磁兼容性的相关情况的说明：注射泵电磁发射（射频发射、谐波发射、电压波动/闪烁辐射）的组类、符合性以及电磁环境使用指南；注射泵电磁抗扰度（静电放电、电快速瞬变脉冲群、浪涌、电压暂降和中断、工频磁场、射频传导、射频辐射）的试验电平、符合电平以及电磁环境使用指南；电磁兼容性其他相关的说明和警告。

3. 注射泵包装上的标签和泵上或附件上的标签应当符合《医疗器械说明书和标签管理规定》（国家食品监督管理总局令第 6 号）、和 YY 0709—2009 中的相关要求。应当包括以下内容：

3.1 产品名称、型号、规格；

3.2 注册人或者备案人的名称、住所、联系方式，进口医疗器械还应当载明代理人的名称、住所及联系方式；

3.3 医疗器械注册证编号或者备案凭证编号；

3.4 生产企业的名称、住所、生产地址、联系方式及生产许可证编号或者生产备案凭证编号，委托生产的还应当标注受托企业的名称、住所、生产地址、生产许可证编号或者生产备案凭证编号；

3.5 生产日期及注射泵预期使用寿命；

3.6 电源连接条件、输入功率；

3.7 根据产品特性应当标注的图形、符号以及其他相关内容；

3.8 必要的警示、注意事项；

3.9 特殊储存、操作条件或者说明；

3.10 使用中对环境有破坏或者负面影响的医疗器械，其标签应当包含警示标志或者中文警示说明；

3.11 带放射或者辐射的医疗器械，其标签应当包含警示标志或者中文警示说明。

如标签因位置或者大小受限而无法全部标明上述内容的，至少应当标注产品名称、型号、规格、生产日期和注射泵预期使用寿命，并在标签中明确"其他内容详见说明书"。

4. 说明书和标签不得有以下内容：

4.1 含有"疗效最佳""保证治愈""包治""根治""即刻见效""完全无毒副作用"等表示功效的断言或者保证的；

4.2 含有"最高技术""最科学""最先进""最佳"等绝对化语言和表示的；

4.3 说明治愈率或者有效率的；

4.4 与其他企业产品的功效和安全性相比较的；

4.5 含有"保险公司保险""无效退款"等承诺性语言的；

4.6 利用任何单位或者个人的名义、形象作证明或者推荐的；

4.7 含有误导性说明，使人感到已经患某种疾病，或者使人误解不使用该医疗器械会患某种疾病或者加重病情的表述，以及其他虚假、夸大、误导性的内容；

4.8 法律、法规规定禁止的其他内容。

（十四）产品的研究要求

1. 产品性能研究

应当提供产品性能研究资料以及产品技术要求的研究和编制说明，包括功能性、安全性指标（如电气安全与电磁兼容、辐射安全）以及与质量控制相关的其他指标的确定依据，所采用的标准或方法、采用的原因及理论基础。

2. 产品有效期和包装研究

（1）注射泵应根据各个医院的实际情况和厂家的建议实施定期维护和校准。

（2）包装要求应符合 GB/T 191—2008、YY/T 0466.1—2009 要求。

3. 软件研究

软件要求应符合《医疗器械软件 软件生存周期过程》（YY/T 0664—2008）、《医疗器械软件注册技术审查指导原则》等法规文件的相关要求。

4. 其他资料

（1）应当提供技术要求中明确的配套使用的输注管路的研究资料；

（2）如为非常规输注途径，如皮下输注应提交研究资料。

三、审查关注点

（一）应关注注册单元中，产品各个型号的关键结构组成、工作原理、适用范围，同一注册单元产品的以上项目应基本相同。

（二）应关注产品技术要求中，产品结构组成是否包含有注射器、输注管路等部件；安全性指标应执行 GB 9706.1—2007、GB 9706.27—2005；对流速设定范围、流速精度等指标的检测方法，是否覆盖了所有产品说明书中明确的可配套使用的注射器规格。

（三）应关注注册检验报告是否覆盖所有性能要求的检验，覆盖的性能指标是否为最高要求，注册检验报告所附照片中的产品结构组成、标识标签等信息，是否与其他申报资料描述相同。

（四）应关注临床评价资料中，对比产品与申报产品在工作原理、性能指标、预期用途是否实质性等同。性能指标存在差异的，应对是否会带来新的风险及影响预期应用做出评价。

（五）对于未列入《免于进行临床试验的第二类医疗器械目录》所述功能，关注产品使用说明书适用范围是否与临床评价结论一致，不能宣称临床评价结论以外的其他的预期用途，也不能对临床评价结论进行扩大或改变；应明确产品配套使用的注射器、输注管路的要求，包括取得医疗器械注册证、具体型号规格等；应强调注射液体、注射量和速率，应由专业医务人员设定，产品禁忌症和不能用注射的液体，应在说明书中给出。

注射泵注册技术审查指导原则
修订说明

一、指导原则修订的背景和目的

（一）修订背景

随着新的《医疗器械监督管理条例》及配套法规的发布和实施，以及与此类产品相关的国家标准、行业标准的修订改版和相关新标准的发布，同时按照国家食品药品监督管理总局要求，需要对本指导原则进行修订。

（二）修订目的

1. 本指导原则修订的目的是为了能够满足新法规、新标准的要求，并用于指导和规范注射泵产品注册申报过程中审查人员对注册材料的技术审评。

2. 本指导原则旨在让初次接触该类产品的注册审查人员对产品机理、结构、主要性能、预期用途等各个方面有个基本了解，同时让技术审查人员在产品注册技术审评时把握基本的要求尺度，以确保产品的安全、有效。

3. 本指导原则中的注射泵产品只包括根据《医用电气设备 第 2–24 部分：输液泵和输液控制器安全专用要求》（GB 9706.27—2005）标准中定义的注射泵，即通过一个或多个单一动作的注射器或类似容器来控制注入患者体内液体流量的设备。

4. 本指导原则中的术语、定义采用《医用电气设备 第 2–24 部分：输液泵和输液控制器安全专用要求》（GB 9706.27—2005）标准的术语和定义。

二、指导原则修订的依据

（一）《医疗器械监督管理条例》（国务院令第 650 号）

（二）《医疗器械注册管理办法》（国家食品药品监督管理总局令第 4 号）

（三）《医疗器械说明书和标签管理规定》（国家食品药品监督管理总局令第 6 号）

（四）《关于发布医疗器械产品技术要求编写指导原则的通告》（国家食品药品监督管理总局通告 2014 年第 9 号）

（五）《关于发布免于进行临床试验的第二类医疗器械目录的通告》（国家食品药品监督管理总局通告 2014 年第 12 号）

（六）《医疗器械临床评价技术指导原则》（国家食品药品监督管理总局通告 2015 年第 14 号附件）

（七）《关于公布医疗器械注册申报资料要求和批准证明文件格式的公告》（国家食品药品监督管理总局公告 2014 年第 43 号）

（八）《医疗器械软件注册技术审查指导原则》（国家食品药品监督管理总局通告 2015 年第 50 号）

（九）国家食品药品监督管理部门发布的其他规范性文件

（十）现行的国家标准和行业标准

三、指导原则主要修订内容

（一）根据注射泵产品标准的变化，在产品的适用标准中增加了《医用电气设备 第 1－2 部分：安全通用要求 并列标准：电磁兼容 要求和试验》（YY 0505—2012）、《医用电气设备 第 1－8 部分：安全通用要求 并列标准：通用要求，医用电气设备和医用电气系统中报警系统的测试和指南》（YY 0709—2009）。

（二）产品的预期用途采用了《医用电气设备第 2－24 部分：输液泵和输液控制器安全专用要求》（GB 9706. 27—2005）"2. 108 注射泵"定义的表述方式，并结合已批准上市产品的核准范围、公开出版的临床医学文献的描述和临床专家的意见。

（三）产品的主要性能指标中，《按照医用电气设备 第

1－2 部分：安全通用要求 并列标准：电磁兼容 要求和试验》（YY 0505—2012）的要求增加了电磁兼容性能的要求，删除了出厂检验和型式检验；删除了电气安全部分的附录 A 编写示例。

（四）产品的临床要求考虑了《国家食品药品监督管理总局关于发布免于进行临床试验的第二类医疗器械目录的通告》（国家食品药品监督管理总局通告 2014 年第 12 号）和《医疗器械临床评价技术指导原则》（国家食品药品监督管理总局通告 2015 年第 14 号附件）的要求。

（五）产品的不良事件历史记录主要通过我省不良事件监测机构查询和了解。

（六）《说明书根据医用电气设备 第 1－2 部分：安全通用要求 并列标准：电磁兼容 要求和试验》（YY 0505—2012）的要求增加了电磁兼容提示信息要求。

四、指导原则制修订单位

浙江省医疗器械审评中心。

85　输液泵注册技术审评指导原则

（输液泵注册技术审查指导原则）

本指导原则旨在指导注册申请人对输液泵注册申报资料的准备及撰写，同时也为技术审评部门审评注册申报资料提供参考。

本指导原则是对输液泵的一般要求，申请人应依据产品的具体特性确定其中内容是否适用，若不适用，需具体阐述理由及相应的科学依据，并依据产品的具体特性对注册申报资料的内容进行充实和细化。

本指导原则是供申请人和审查人员使用的指导文件，不涉及注册审批等行政事项，亦不作为法规强制执行，如有能够满足法规要求的其他方法，也可以采用，但应提供详细的研究资料和验证资料。应在遵循相关法规的前提下使用本指导原则。

本指导原则是在现行法规、标准体系及当前认知水平下制定的，随着法规、标准体系的不断完善和科学技术的不断发展，本指导原则相关内容也将适时进行调整。

一、适用范围

本指导原则适用于输液辅助装置中的输液泵，按第二类医疗器械管理。

二、技术审查要点

（一）产品名称要求

产品的命名应符合《医疗器械通用名称命名规则》（国

家食品药品监督管理总局令第 19 号）和国家标准、行业标准中的通用名称要求，如：输液泵。

（二）产品的结构和组成

该产品主要由控制系统、电机驱动单元、蠕动挤压机构、检测装置、报警装置、输入及显示装置、壳体及其支撑结构、软件组件组成。

产品结构组成中不包含输注管路，但生产企业应在产品研究资料及说明书等相关注册申报资料中详细说明配套输液管路的具体要求。

控制系统：是对输液泵进行智能控制和管理的核心单元，其对检测信号进行处理，并根据处理结果下达指令，以保证输液泵的安全有效运行。

电机驱动单元：接受控制系统的转速和位置等指令，驱动电机按照指定的转速及转向工作。

蠕动挤压结构：将电机的转动转化成泵片的直线往复运动，多个泵片依序的往复运动以推动输液管路中的液体定向流动。

检测装置：其作用是将检测到的信号进行处理后传输至控制系统。其中，滴数传感器（如有）负责对液体流速和流量的检测；压力传感器负责堵塞及漏液的检测；气泡传感器负责对气泡的检测等。

报警装置：其响应控制系统发出的报警指令，发出声光报警。

输入及显示装置：输入装置负责设定参数。显示装置

负责参数、工作状态及和输液器标识匹配信息的显示等，多采用 LED 数码管显示和 LCD 液晶显示。

壳体及其支撑结构：是输液泵各系统的安装载体和外部防护，同时对于电击和电磁干扰提供必要的隔离保护措施。

软件组件：配合输液泵各系统部件一起实现输液泵各项功能。

（三）产品工作原理/作用机理

申请人应具体描述产品的工作原理。

举例说明：

本输液泵产品是根据 GB 9706.27—2005《医用电气设备 第2-24 部分：输液泵和输液控制器安全专用要求》标准中定义的容量式输液泵，预期通过泵产生的正压来控制流入患者体内的液体流量的装置。

操作者通过输液泵人机界面依医嘱设置病患所需的药物和液体的流速和容量，根据输液泵指示的输液器品牌规格选定可以配合使用的输液器，输液泵的控制系统根据预置的输液器特性参数和流量数据自动转换成驱动电机的运行参数。驱动电机经减速机构带动蠕动机构的凸轮轴旋转，凸轮轴旋转带动一组泵片做直线往复运动，泵片组与挤压板配合依次序往复挤压和释放输液器外壁，驱使输液管内液体持续定向流动，从而达到定速定量输液的目的。

在输液泵运行过程中，管路压力检测传感器、空气传感器、滴数传感器（如有）、温度传感器（如有）和电机转速传感器等持续监测输液泵的运转状态，当异常情况出现时，输液泵及时报警停机。如图1所示。

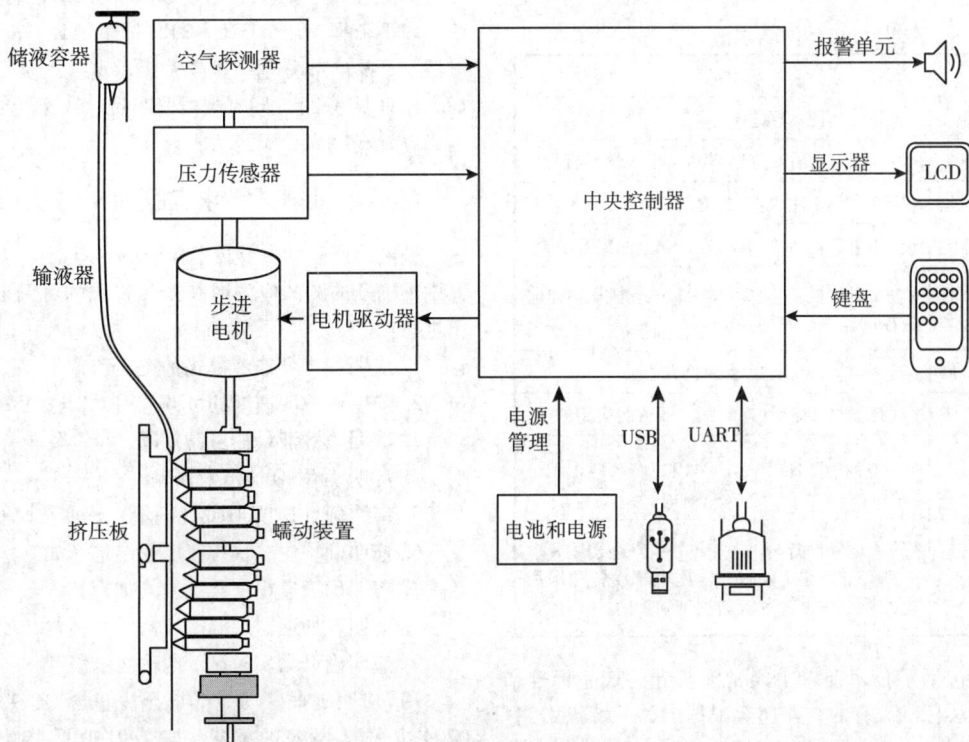

图1　输液泵原理图

此外，申请人应提供产品的输液原理及相关基础资料，包括以下几点：

1. 输液原理。

2. 丸剂机制。

根据 GB 9706.27 要求，描述以下内容：

2.1 设备运行在中速并且达到最小和最大阻塞报警阈值（压力）时，产生的丸剂量的说明。

2.2 提供阻塞缓解前控制丸剂的方法说明（如有）。

2.3 丸剂控制运行时获得的速度以及每一被抑制的报警的说明。

3. 药物库（如有）。

4. 管路及连接。

5. 用户界面（包括编程单元，显示单元，声音通知单元）。

6. 网电源。

7. 电池及电池充电和监控电路。

8. 通讯界面，包括网络部件和与其他设备的接口。

9. 推荐管路及其注册信息（如规格、型号等）。

10. 用于急救或特殊环境的泵，应详细说明其环境及环境设计的考虑，并提供相应验证资料。

11. 具备无线功能的设备，应说明所用无线技术的详细用途，同时提供相应无线技术规格［包括无线工作频率范围，无线接口的名称及协议，例如：红外接口，802.11a/b/g/n 协议的 WIFI 网络，IEEE 802.15.1 协议的蓝牙（版本 1.0 - 4.2）等］。

12. 产品使用期限及其相关验证资料。

13. 加温功能及原理（如有）。

（四）注册单元划分的原则和实例

该产品的注册单元原则上以技术结构、性能指标及预期用途作为划分注册单元的依据。

不同的电击防护类型应作为不同注册单元进行注册。如电击防护类型分别为Ⅰ类、Ⅱ类输液泵，应按照两个注册单元进行注册。

预期用途相同，性能指标相近，技术结构基本相同的派生系列产品可以划为同一注册单元。例如带药物库输液泵和非带药物库输液泵可以划为同一注册单元。

（五）产品适用的相关标准

输液泵根据产品自身特点适用以下相关标准（表1）：

表1　相关产品标准

标准编号	标准名称
GB/T 191—2008	《包装储运图示标志》
GB 5465.2—2008	《电气设备用图形符号 第2部分：图形符号》
GB 9969.1—2008	《工业产品使用说明书 总则》
GB 9706.1—2007	《医用电气设备 第1部分：安全通用要求》
GB 9706.27—2005	《医用电气设备 第2-24部分：输液泵和输液控制器安全专用要求》
GB/T 14710—2009	《医用电器环境要求及试验方法》
YY/T 0316—2016	《医疗器械 风险管理对医疗器械的应用》
YY 0505—2012	《医用电气设备 第1-2部分：安全通用要求 并列标准：电磁兼容 要求和试验》
YY 0709—2009	《医用电气设备 第1-8部分：安全通用要求 并列标准：通用要求，医用电气设备和医用电气系统中报警系统的测试和指南》

上述标准包括了技术要求中经常涉及到的产品标准、部件标准和方法标准。有的企业还会根据产品的特点引用行业外的相关标准。如有新版强制性国家标准、行业标准发布实施，产品性能指标等要求应执行最新版本的国家标准、行业标准。

（六）产品的适用范围、禁忌症

输液泵产品是生命支持设备或系统。

申请人应描述输液泵产品的适用范围，输液模式、使用环境（如医疗机构、家庭、急救、特殊环境）、输注途径（如静脉）。

禁忌症：如不能用于输血，应在禁忌症中明确，若还有其他禁忌症应一一列出，并特别提示。

产品的适用范围应与申报产品的性能、功能相符，并与临床评价资料结论一致。

（七）产品的主要风险及研究要求

该产品的风险管理报告应符合 YY/T 0316—2016《医疗器械 风险管理对医疗器械的应用》的有关要求，审查要点包括：

1. 与产品有关的安全性特征判定可参考 YY/T 0316—2016 的附录 C。

2. 危害、可预见的事件序列和危害处境判断可参考 YY/T 0316—2016 附录 E、I。

3. 风险控制的方案与实施、综合剩余风险的可接受性评价及生产和生产后监视相关方法可参考 YY/T 0316—2016 附录 F、G、J。

4. 风险可接收准则，降低风险的措施及采取措施后风险的可接收程度，是否有新的风险产生。

5. 市场上已上市同类产品的不良事件分析总结。审查时可参考不良事件历史记录，重点关注由于潜在设计缺陷导致的抱怨和不良事件，以及相应的风险控制措施。

以下依据 YY/T 0316—2016 的附录 E（表 E.1）列举了输液泵产品的部分危害因素，提示审查人员至少从以下方面考虑（见表2），同时应根据产品的特殊功能审查其危害因素（如药物库、无线功能）。

（八）产品技术要求应包括的主要性能指标

输液泵产品的主要技术性能指标应至少包括下列内容，其中准确度的测试应同时在产品宣称的可调范围的极限值下进行：

1. 应明确产品输液模式种类。

2. 应明确输液速度的可调范围、步进及误差。

3. 应明确输液量的可调范围、步进及误差。

4. 应明确 KVO 速度及误差。

5. 应明确（BOLUS 或丸剂量）速度及误差。

6. 应明确快注、快排速度及误差（如有）。

7. 应明确滴速精度及误差（如有）。

8. 应明确加温器加温温度范围及误差（如有）。

9. 应明确产品实时显示的输液量信息。

10. 应明确报警功能（应至少包含 GB 9706.27 及 YY 0709 中关于报警的要求，如有其他报警功能，也应明确）。

11. 设备产生的最大输液压力和阻塞报警阈值（压力）的说明。

12. 设备运行在最小速度和中速以及最小和最大可选阻塞报警阈值（压力）时，阻塞报警触发所需的最长时间。

13. 设备运行在中速并且达到最小和最大阻塞报警阈值（压力）时，产生的丸剂量的说明。

14. 当设备使用内部电源供电并以中速运行时，通常的运行时间。

15. 说明书中应体现单一故障状态下可能传输的最大容量。

16. 无线功能及无线接口工作频率（如有）。

17. 推荐使用输注管路的清单，明确生产厂家、规格型号。

表2 危害类型及形成因素

危害类型		形成因素
能量危害	电能	可触及金属部分、外壳、应用部分等与带电部分隔离/保护不够，电介质强度不够，可能对使用者或患者造成电击危害
		产品外壳、应用部分绝缘/隔离不够，可能引起过量漏电流伤害使用者或患者
		产品保护接地失效，或绝缘介质年久老化，绝缘性能下降，导致使用者或患者误接触带电部分
		电源/电池故障，产品不能正常工作，延误患者治疗
	热能	带药液加温功能的产品温度控制失效，温度过高可能引起患者烫伤
		电机故障引起产品外壳温度升高可能引起使用者或患者烫伤
		内部电池短路引起发热或起火引起患者或操作者烧伤
	机械能	患者管路阻塞可能导致输注管路产生破裂或泄漏，延误患者治疗
		固定设备的支撑装置强度不足，设备面、角、边粗糙，都可能对使用者或患者造成机械损伤
		蠕动泵的蠕动力过大，可能导致管路破裂，导致欠剂量，延误患者治疗
	电磁能	对环境的电磁干扰超标，干扰其他设备正常工作
		抗电磁干扰能力差，产品不能正常工作
	声能	产品工作噪声过大，可能造成噪声污染
生物学和化学危害	化学危害	产品清洁或消毒不完全，可能会使操作者、患者皮肤感染，细菌、病毒等进入患者体内
	生物相容性	配套使用的输注管路不符合生物相容性要求，导致对患者的生物学危害
		配套使用的输注管路有交叉使用或重复使用现象，导致对患者的生物学危害
操作危害	操作错误	选择的管路品牌和类型与输液泵定标参数不匹配，导致给药量不准，误报警等
		延误更换输注管路，导致流速偏离设定速度
		止液夹未正确使用，导致过量输液
		快速输注模式启动后未按要求关闭操作键，导致过量给药
		对日常使用维护、校准规定的不明确、不适当，导致设备偏离正常使用状态
		输液量或输液种类选择错误，导致患者发生输液危害
		按规定条件使用，可能导致设备损坏或不能正常工作
	功能的丧失或变坏	设备使用寿命规定不明确，设备主要原件失效可能导致产品失控给患者造成危害
	错误的数据转换	输液流速和流量计算错误，导致给药量不准
信息危害	不适当的标记	标记缺少或不正确，标记的位置不正确，不能被正确地识别，不能永久贴牢和清楚易认等
	不完整的说明书	说明书中对产品性能特征、预期用途、使用限制等描述不规范、不完整，导致产品的非预期或超范围使用
	不适当的操作说明	和设备一起使用的附件规范不适当，选用的附件规格、尺寸不符，导致流速不准
		设备日常维护方法、校准周期和校准方法规定不明确，导致产品偏离正常工作状态
		过于复杂的操作说明
		运输、储存环境条件规定不明确，可能导致设备损坏或不能正常工作

注：注册检测时，可选择一种输注管路进行全项检测。其他输注管路可由检测所或生产企业进行验证，验证至少包含流速试验。

18. 外观要求。

19. 电气安全

应符合 GB 9706.1—2007《医用电气设备 第 1 部分：安全通用要求》、GB 9706.27—2005《医用电气设备 第 2-

24 部分：输液泵和输液控制器安全专用要求》、YY 0709—2009《医用电气设备 第 1-8 部分：安全通用要求 并列标准：通用要求，医用电气设备和医用电气系统中报警系统的测试和指南》标准的要求。

20. 环境实验

应符合 GB/T 14710—2009《医用电器环境要求及试验方法》标准的要求。

21. 电磁兼容性

应符合 YY 0505—2012《医用电气设备 第 1 - 2 部分：安全通用要求 并列标准：电磁兼容 要求和试验》及 GB 9706.27—2005《医用电气设备 第 2 - 24 部分：输液泵和输液控制器安全专用要求》标准中生命支持设备或系统的要求。

（九）同一注册单元内注册检验代表产品确定原则和实例

同一注册单元内所检测的产品，应当是能够代表本注册单元内其他产品安全性和有效性的典型产品。具体原则如下：

1. 主要部件不同的设备应选取不同的检测样机。

2. 产品性能指标不同的设备应选取不同的检测样机。

3. 若产品部件及性能指标相同，建议以功能最多，能覆盖注册单元全部功能的一个或多个型号作为典型型号。

4. 电磁兼容检测考虑：电磁兼容检验应当涵盖申报单元中的全部型号。若能提供理论和/或试验数据证明结构、功能的差异对于电磁兼容性能的影响，可确定是否需增加相应的其他型号一并作为典型型号。

（十）产品生产制造相关要求

应明确产品生产工艺过程，可采用流程图的形式，并说明其过程控制点，且应结合产品实际生产过程细化产品生产工艺介绍，应能体现出外协加工部分（如有）、半成品加工过程，工艺流程图中应明示关键工序、特殊过程（如有）、过程控制点、各生产检验工序对环境的要求、使用的相关设备及对设备精度的要求等相关信息。

有多个研制、生产场地，应介绍每个研制、生产场地的实际情况。

（十一）产品的临床评价要求

注册申请人应根据《医疗器械临床评价技术指导原则》（国家食品药品监督管理总局通告 2015 年第 14 号）的相关要求提交临床评价资料。

对于列入免于进行临床试验医疗器械目录（国家食品药品监督管理总局通告 2014 年第 12 号，2016 年第 133 号，2017 年第 170 号）的产品，申请人按照《医疗器械临床评价技术指导原则》的豁免临床要求，提供相应临床评价资料。

针对申报产品与对比产品所不相同的功能特点，申请人应针对该功能特点进行临床评价，提交临床评价资料，例如具有加温功能。

（十二）产品质量分析

通过向国家药品不良反应监测中心申请检索全国输液泵相关不良事件数据库，得到了全国输液泵相关不良事件数据。2002 ~ 2011 年，全国共收到输液泵相关不良事件 236 例。

全国不良事件主要集中在 2009 ~ 2011 年，占 84.32%，尤其 2011 年收到的不良事件报告就占 41.95%。产生这种情况的原因可能是两个方面：第一，输液泵的使用量从 2009 年开始有较大的增长；第二，2008 年底医疗器械不良事件监测和再评价管理办法颁布，对于全国医疗器械不良事件数量的增长有较大促进作用。

全国 89.8% 的输液泵不良事件是由医疗机构上报的，因为输液泵是一种在医院使用的比较专业的医疗器械。

全国 236 份输液泵不良事件报告的事件主要表现较多，通过分析整理，可以归纳成 20 个主要表现，排名前三位的表现分别是：输液速度与设定值不符（47.88%）；输液泵无故频繁报警影响使用（10.59%）；输液量与设定值不符（8.47%）。此外，输液泵故障和硬件损坏（7.2%）、输液泵流速流量控制失效（5.93%）、输液完成时间与设定不符（5.93%）也占较大比例。详见表3：

表 3　事件主要表现

事件主要表现	数量	百分比，%
输液速度与设定值不符（过快或过慢）	113	47.88
输液泵无故频繁报警影响使用	25	10.59
输液量与设定值不符	20	8.47
因输液泵故障或硬件损坏导致输液泵无法使用	17	7.2
输液泵流速、流量控制失效，不能控制	14	5.93
输液完成时间与设定不符	10	4.24
输液泵气泡报警异常，无气泡但仍报警	8	3.39
输液泵流速不均匀，时快时慢	4	1.69
输液精度不准确	4	1.69
输液管路或输液器漏液	3	1.27
输液泵报警系统故障，无法正常报警	3	1.27
输液器报警失灵，输完无报警，继续工作	3	1.27
输液泵泵门无法关闭，造成输液泵无法使用	2	0.85
输液泵电池无法使用，导致延误治疗	2	0.85
输液泵漏电，有电击感	2	0.85
输液器报警失灵，有气泡但无报警，报警失效	2	0.85
输液泵各探测器功能故障，无法进行检测	1	0.42
输液泵加热板过热，使输液管路融化	1	0.42
输液管路卡头过于锋利，刺穿输液管路	1	0.42
输液量与设定值不符（造成药液残留）	1	0.42
合计	236	100

对数据进行进一步分析，输液速度与设定值不符、输液量与设定值不符、输液完成时间与设定不符三个不良事件表现实际属于一类，都是由于输液速度不准确造成的，所以从全国不良事件数据分析结果来看，输液泵输液速度

不准确是目前输液泵存在的一个最主要问题。

输液泵相关不良事件后果 93.64% 没有造成严重的影响，威胁生命和导致机体功能结构永久性损伤所占比例较小。虽然造成严重伤害的输液泵不良事件较少，但是因为目前使用输液泵的患者大都是急症、重症患者，自主意识较差，如果不能及时发现，很可能就造成比较严重的伤害，隐藏的风险还是较大的。

根据目前掌握的不良事件历史记录，输液泵产品不良事件数量较多且呈增长趋势，因此对输液泵产品的质量持续监控显得尤为必要。

申请人应提供注册证有效期内产品分析报告，针对所申报产品不良事件进行分析总结，至少应包含以下内容：

1. 所接收的投诉和抱怨的情况，例如抱怨数量、原因分析、纠正预防措施及其效果、抱怨最终处理方式。

2. 不良事件的情况，例如，不良事件的严重度、原因分析、纠正预防措施及其效果，不良事件的最终状态。

（十三）产品说明书和标签要求

说明书、标签和包装标识应当符合《医疗器械说明书和标签管理规定》（国家食品药品监督管理总局令第 6 号）、GB 9706.1，GB 9706.27，YY 0505，YY 0709 的要求。结合输液泵产品特点重点关注以下内容：

1. 推荐使用输注管路的清单。输注管路应明确生产厂家、规格型号等要求，以及正确安装输注管路的方法。

2. 使用不适合的输注管路所造成的后果警告。

3. 制造商推荐的与设备一起使用的专用附件清单。

4. 有关安装设备时所允许的安装方位，安装方法和注意事项。

5. 有关装载、灌注、更换和重装输注管路的说明，以及有关输注管路更换间隔的说明以确保其规定的性能。

6. 关于输注管路上夹子的使用，自流状况的避免和更换药液容器步骤的说明。

7. 若性能与重力有关，患者心脏上方允许的药液容器高度的范围。

8. 防止空气输入患者体内的方法。

9. 设备产生的最大输液压力和阻塞报警阈值（压力）的说明。

10. 设备运行在最小速度和中速以及最小和最大可选阻塞报警阈值（压力）时，阻塞报警触发所需的最长时间。

11. 设备运行在中速并且达到最小和最大阻塞报警阈值（压力）时，产生的丸剂量的说明。

12. 提供阻塞缓解前（如有）控制丸剂的方法说明。

13. 若设备不能作为便携式设备使用，向操作者明确有关的说明。

14. 滴数传感器（如有）所需的预防措施，例如，有关替换，清洗，液位及环境亮度的要求。

15. 推荐的设备清洗和维护具体方法。

16. 当设备使用内部电源供电并以中速运行时，通常的运行时间。

17. 保持开放速度的说明，以及何时开始。

18. 有关报警及其运行环境的说明。

19. 在某种情况下，可能无法维持规定精确度的警告。

注：制造商必须规定当设备不能维持其规定精确度时有关的参数。

例如，溶液的最大/最小黏度，安全系统反应时间，风险分析范围等等。

20. 其他输液系统或附件连接至患者管路时有关的安全方面危险的指导。

21. 灌注/清洗或丸剂控制运行时获得的速度以及每一个被抑制的报警的说明。

22. 与可能影响设备安全运行的外部射频干扰或电磁辐射有关的安全危险方面的警告说明。

23. 可选择的速度范围以及选择的增量。

24. 操作者检查正确的报警功能和设备的操作安全性试验的指导。

25. 根据 GB 9706.27—2005 表 102 及 50.101、50.102 条款所给的速度和试验方法得出的数据并向操作者解释该数据的说明。

26. 关机后，电子记忆功能保存的时间（如有：应提交研究资料）。

27. 单一故障状态下可能传输的最大容量。

28. 若设备连接了遥控装置，有关其安全运行的指导。

29. 使用的电池型号及其有效性的有关信息。

30. IP 等级的说明。

31. 明确本产品需经过培训合格的专业医务人员操作使用。

32. 用户界面及其说明。

33. 产品日常校准方法。

34. 推荐的消毒方法。

35. 产品使用期限。

（十四）研究要求

1. 产品性能研究

应当提供产品性能研究资料以及产品技术要求的研究和编制说明，包括功能性、安全性指标（如电气安全与电磁兼容）以及与质量控制相关的其他指标的确定依据，所采用的标准或方法、采用的原因及理论基础。

2. 生物相容性评价研究

如适用，应对成品中与患者和使用者直接或间接接触的材料的生物相容性进行评价。

生物相容性评价研究资料应当包括：

2.1 生物相容性评价的依据和方法。

2.2 产品所用材料的描述及与人体接触的性质。

2.3 实施或豁免生物学试验的理由和论证。

2.4 对于现有数据或试验结果的评价。

3. 灭菌和消毒规范

终端用户消毒：如适用，应明确推荐的消毒规范（方法和参数）以及所推荐消毒方法确定的依据。

4. 产品有效期和包装研究

有效期的确定：应提供产品的使用期限，并提交相应的验证报告。使用期限可表述为可使用次数或可使用年限等。

包装及包装完整性：在宣称的有效期内以及运输储存条件下，保持包装完整性的依据。

5. 软件研究

应当提供一份单独的医疗器械软件描述文档，内容包括基本信息、实现过程和核心算法，详尽程度取决于软件的安全性级别和复杂程度。同时，应出具关于软件版本命名规则的声明，并明确软件版本的全部字段及字段含义，确定软件的完整版本和发行所用的标识版本。软件发行所用标识版本应在产品技术要求中明示。

该部分要求可在综述资料中列出，并按照《医疗器械软件注册技术审查指导原则》（国家食品药品监督管理总局通告 2015 年第 50 号）要求提供。医疗器械软件的风险水平采用软件安全性级别（YY/T 0664—2008《医疗器械软件 软件生存周期过程》）进行分级，根据输液泵产品的特点，其软件安全性级别应定义为 C 级（可能死亡或严重伤害）。

6. 其他资料

证明产品安全性、有效性的其他研究资料。

三、审查关注点

（一）企业根据产品特点制定的性能及功能要求应合理适宜，对应的试验方法应具有可操作性和可重复性；应全面执行现行有效的强制性安全标准，不适用条款的理由应充分阐述。

（二）产品名称建议规范为"输液泵"或"医用输液泵"，而不应称作"精密输液泵"或"电脑输液泵"等内涵不明确的产品名称。

（三）应根据自身特点，在综述资料中明确工作原理、安全基本特征及各组成部分的功能等内容，并与所提交的其他注册申报资料内容保持一致。

（四）在产品性能研究中应明确推荐使用的所有输注管路的生产厂家、品牌、规格等信息，并阐述所选择的理由及其确定的依据。

（五）临床评价应严格按照《医疗器械临床评价指导原则》（国家食品药品监督管理总局通告 2015 年第 14 号）的要求进行。

（六）产品的主要风险应充分考虑，并通过风险控制措施及其措施的验证确保产品的剩余风险在合理可接受的范围之内。

（七）随机文件应符合相关法规及国行标的要求，审查说明书时，应重点关注安全专标对产品使用注意事项的要求。

四、编写单位

湖南省药品审评认证与不良反应监测中心。

86 电动洗胃机注册技术审评指导原则

［电动洗胃机注册技术审查指导原则（2017 年修订版）］

本指导原则系对电动洗胃机的一般要求，注册申请人应依据具体产品的特性对注册申报资料的内容进行充实和细化。注册申请人还应依据具体产品的特性确定其中的具体内容是否适用，若不适用，需详细阐述其理由及相应的科学依据。

本指导原则是对注册申请人的指导性文件，但不包括注册审批所涉及的行政事项，亦不作为法规强制执行，如果有能够满足相关法规要求的其他方法，也可以采用，但是需要提供详细的研究资料和验证资料，还应遵循相关法规。

本指导原则是在现行法规和标准体系，以及当前认知水平下制定的，随着法规和标准的不断完善，以及科学技术的不断发展，本指导原则相关内容也将进行适时的调整。

一、适用范围

本指导原则适用于第二类电动洗胃机。电动洗胃机按压力泵分类分为水泵式和气泵式；按控制方式分类分为手控和自控；该产品应随机附带洗胃管一根。

本指导原则范围不包含蠕动泵式电动洗胃机、儿童洗胃机。

二、技术审查要点

（一）产品名称要求

产品的命名应符合《医疗器械通用名称命名规则》（国家食品药品监督管理总局令第 19 号）和国家标准、行业标准中的通用名称要求，如电动洗胃机、洗胃机等。产品的名称应以体现产品组成、功能和用途为基本原则，产品的名称不应使用"自动""全自动""智能"等定语。

（二）产品的结构和组成

电动洗胃机一般由主机、液管组成。随机附带的洗胃管若为企业自己生产，则应对其进行描述，包括结构尺寸、材料、生产工艺等；若为外购有注册证的产品，则建议不

86 电动洗胃机注册技术审评指导原则

作为申请注册产品的组成部分，制造商应在说明书中明确配套使用的洗胃管的相关信息，包括其注册证信息等。某些产品还有集液瓶。

（三）产品工作原理/作用机理

1. 产品工作原理

气泵式自动洗胃机工作原理如图1所示：由正负压泵、两个气控液容积控制单元、液路切换装置、气控集成阀组及传感器控制系统等组成。在正负压泵的动力作用下，通过电磁阀组根据洗胃程序控制两个气控液容积控制单元，同时从胃内和清液桶内吸液，经液路切换装置，换向控制系统由负压状态转换为正压，分别向胃内和污液桶内排液。传感器检测胃内压力，以保证洗胃全过程的安全。具体的工作流程如下：

气泵的负压在F1的控制下驱动液路切换装置使出胃液管与污水罐管路连通，同时负压经F3连接压力检测单元以及污水罐的气控接口，清水罐的气控接口通过F4与负压相连，在负压动力作用下，清水罐、污水罐分别从清水液桶和胃内进行吸液，当压力达到设定值时，系统关闭负压并将气泵的正压在F2的控制下驱动液路切换装置使排液液管与污水罐管路连通，同时正压经F3连接压力检测单元以及污水罐的气控接口，清水罐的气控接口通过F4与正压相连，在正压动力作用下，清水罐、污水罐分别向胃内和污水集液桶内进行排液，当压力达到设定值时，系统关闭正压并重新开启负压，如此循环完成洗胃。

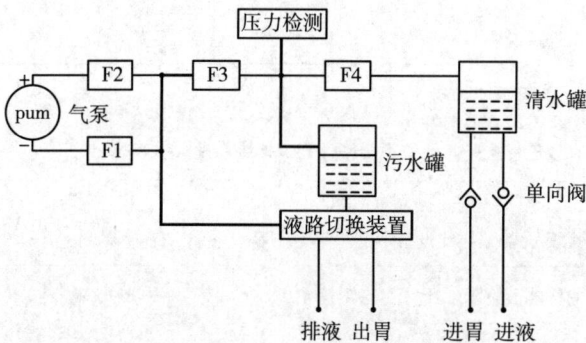

图1 气泵式自动洗胃机的工作原理图

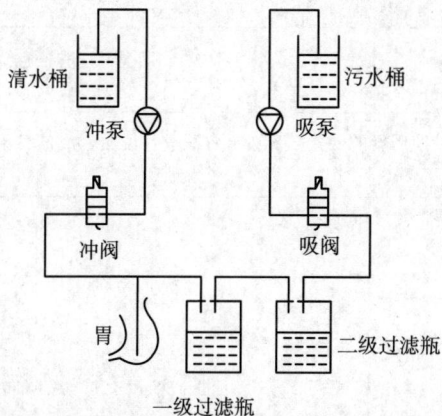

图2 水泵式洗胃机工作原理图

水泵式洗胃机工作原理如图2所示：系统由水泵、水阀、两个过滤瓶等组成。在水泵的作用下通过对冲阀和吸阀的控制来完成进胃和出胃的过程。其具体工作流程如下：

出胃过程：关闭冲阀，打开吸阀使吸泵与洗胃管的管路连通，在吸泵的作用下，胃内的食物及液体经一级过滤瓶（粗网）——二级过滤瓶（细网）——吸阀——吸泵（进口、出口）——污水桶。

进胃过程：关闭吸阀，打开冲阀使冲泵与洗胃管的管路连通，在冲泵的作用下，药液由清水桶经冲泵（进口、出口）——冲阀——胃内。

通过手动控制、定时控制或其他的控制方式来完成洗胃过程。

2. 作用机理

因该产品为非治疗类医疗器械，故本指导原则不包含产品作用机理的内容。

（四）注册单元划分的原则和实例

电动洗胃机的注册单元原则上以技术结构、性能指标、预期用途作为划分注册单元的依据。如：气泵式、水泵式电动洗胃机，应划分为不同的注册单元。

（五）产品适用的相关标准

目前与电动洗胃机产品相关的常用标准举例如下：

表1 相关产品标准

标准编号	标准名称
GB 9706.1—2007	《医用电气设备 第1部分：安全通用要求》
GB/T 14710—2009	《医用电器环境要求及试验方法》
YY 0505—2012	《医用电气设备 第1-2部分：安全通用要求 并列标准：电磁兼容 要求和试验》
YY 0709—2009	《医用电气设备 第1-8部分：安全通用要求 并列标准：通用要求，医用电气设备和医用电气系统中报警系统的测试和指南》（如适用）
YY 1105—2008	《电动洗胃机》

上述标准包括了产品技术要求和其他相关材料中经常涉及到的标准。有的企业还会根据产品的特点引用一些行业外的标准和一些较为特殊的标准。

（六）产品的适用范围/预期用途、禁忌症

产品适用范围：该产品供医疗单位作抢救服毒、食物中毒时用。

适用人群：临床适宜插管洗胃的成人。

预期使用环境：临床机构抢救室。

禁忌症：参考 YY 1105—2008《电动洗胃机》中 4.2.1a。

747

（七）产品的主要风险

电动洗胃机的风险管理报告应符合 YY/T 0316—2016《医疗器械 风险管理对医疗器械的应用》的有关要求，判断与产品有关的危害，估计和评价相关风险，控制这些风险并监视控制的有效性。

主要的审查要点包括：

1. 与产品有关的安全性特征判定可参考 YY/T 0316—2016《医疗器械 风险管理对医疗器械的应用》的附录 C。

2. 危害、可预见的事件序列和危害处境判断可参考 YY/T 0316—2016《医疗器械 风险管理对医疗器械的应用》的附录 E、I。

3. 风险控制的方案与实施、综合剩余风险的可接受性评价及生产和生产后监视相关方法可参考 YY/T 0316—2016《医疗器械 风险管理对医疗器械的应用》的附录 F、G、J。

4. 产品的主要危害

4.1 能量危害

电磁能：漏电流，可能共同使用的设备（移动电话、电磁炉、微波炉等）对电动洗胃机的电磁干扰，静电放电对电动洗胃机产生的干扰，电动洗胃机产生的电磁场对可能共同使用的设备的影响等引发的危害。洗胃机压力失控的风险。对患者和医务人员的危害。

坠落：坠落导致机械部件松动，显示异常。

4.2 生物学和化学危害

生物学：非一次性使用管路系统（含清水管、污水管、控制阀等）的交叉感染；洗胃管原材料有毒有害对人体造成的危害。

化学：使用的清洁剂、消毒剂残留引发的危害；长时间不使用的电池未经取出，导致电池漏液引发的危害。

4.3 操作危害

不正确的测量：产品的检测装置超过寿命或长时间未经校准，导致误差过大。

在制造商规定的使用环境条件外使用产品，可能造成传感器测量误差过大，对患者造成危害。

4.4 信息危害

包括标记缺少或不正确，标记的位置不正确，不能被正确地识别，不能永久贴牢和清楚易认。

不符合法规及相关标准要求的说明书，包括说明书中未对限制充分告知，未对不正确的操作、与其他设备共同使用时易产生的危害进行警告，未正确标示储存条件、消毒方法、维护信息，未对因长期使用产生功能丧失而可能引发的危害进行警告，未对合理可预见的误用进行警告等引发的危害。

表 2　初始事件和环境示例

通用类别	初始事件和环境示例
不完整的要求	性能要求不符合。 说明书未对设备及附件维护保养的方式、方法、频次进行说明
制造过程	控制程序（包括软件）修改未经验证，导致产品的性能不符合要求。 生产过程关键工序控制点未进行监测，导致各部件配合不符合要求等。 外购、外协件供方选择不当，外购、外协件未进行有效进货检验，导致不合格外购、外协件投入生产等
运输和贮藏	产品防护不当导致设备运输过程中损坏等。 在超出设备规定的贮藏环境（温度、湿度、压力）贮藏设备，导致设备不能正常工作等
环境因素	温度、湿度、海拔如超出给定范围，对仪器的功能的影响。 过热、过冷的环境可能导致设备不能正常工作等。 强酸强碱导致损害等。 抗电磁干扰能力差，特定环境设备工作不正常等。 设备的供电电压不稳定，导致设备不能正常工作或损坏等
清洁、消毒和灭菌	使用说明书中推荐的清洗、消毒方法未经确认。 使用者未按要求进行防护、清洗、消毒（如：使用错误的消毒剂）
处置和废弃	未在使用说明书中对电动洗胃机或其他部件的处置（特别是使用后的处置）和废弃方法进行说明，或信息不充分； 未对设备废弃的处置进行提示性说明等
人为因素	设计缺陷引发的使用错误。 易混淆的或缺少使用说明书： —图示符号说明不规范； —操作使用方法不清楚； —技术说明不清楚； —重要的警告性说明或注意事项不明确； —不适当的操作说明等
失效模式	由于老化、磨损和重复使用而导致功能退化/疲劳失效（特别是医院等公共场所中使用时）

表3 危害、可预见的事件序列、危害处境和可发生的损害之间的关系

危害	可预见的事件序列	危害处境	损害
电磁能量	在强电磁辐射源边使用电动洗胃机	电磁干扰程序运行,电磁干扰电气工作	仪器不能正常工作,延误抢救时间
	静电放电	干扰程序运行,干扰电气工作	影响仪器正常工作
机械能	产品意外坠落	机械部件松动,液晶板接触不良	仪器不能正常工作,严重时延误治疗
化学	长时间不使用的电池未经取出,造成电池漏液	电路腐蚀	设备故障,无法工作
操作错误	使用者的操作有误	仪器不能正常工作	延误抢救时间
不完整的说明书	未对错误操作进行说明	仪器不能正常工作	严重时延误治疗
	不正确的消毒方法	使用有腐蚀性的清洁剂、消毒剂	产品部件腐蚀、防护性能降低
	不正确的产品贮存条件	器件老化、部件寿命降低	产品寿命降低
	未规定维护保养周期	未对设备进行维护保养	仪器不能正常工作,严重时延误治疗

表2、表3 依据YY/T 0316—2016《医疗器械 风险管理对医疗器械的应用》的附录E 提示性列举了电动洗胃机可能存在危害的初始事件和环境,示例性地给出了危害、可预见的事件序列、危害处境和可发生的损害之间的关系,给审查人员予以提示、参考。

由于电动洗胃机的原理、功能和结构的差异,本章给出的风险要素及其示例是常见的而不是全部的。上述部分只是风险管理过程的组成部分,不是风险管理的全部。生产企业应按照YY/T 0316—2016《医疗器械 风险管理对医疗器械的应用》中规定的过程和方法,在产品整个生命周期内建立、形成文件和保持一个持续的过程,用以判定与医疗器械有关的危害、估计和评价相关的风险、控制这些风险并监视上述控制的有效性,以充分保证产品的安全和有效。

(八)产品技术要求应包括的主要技术指标

1. 产品的工作条件不宜列入性能指标中,如需规定试验条件,可以在试验方法中注明。

2. 应在性能指标中明确产品的全部临床应用的功能,说明产品的各项工作模式。

3. 国家标准/行业标准中明确的性能指标不要求在产品技术要求中重复列出。制造商制定的性能指标高于国家标准/行业标准的,应在技术要求中明确。

根据行业标准YY 1105—2008《电动洗胃机》,产品性能指标应至少包括:泵壳温升,噪声,限定压力,流量,压力变化,冲、吸转换装置,封闭性等。

4. 国家标准/行业标准中要求制造商在说明书中公布产品某些性能指标的,制造商应在产品技术要求中明确这些具体的性能指标。

5. 产品应符合GB/T 14710—2009《医用电器环境要求及试验方法》中的气候环境Ⅱ组和机械环境Ⅱ组的要求。

(九)同一注册单元内注册检验代表产品确定原则和实例

1. 注册检验代表产品应是同一注册单元内能够代表本单元内其他产品安全性和有效性的产品。

2. 应考虑功能最齐全、结构最复杂、风险最高的产品。

3. 注册单元内各种产品的主要安全指标、性能指标不能被某一产品全部涵盖时,则应选择涵盖安全指标、性能指标最多的产品作为典型产品,同时还应考虑其他产品中未被典型产品所涵盖的安全指标及性能指标。

如具有强吸功能的电动洗胃机可以涵盖一般功能的电动洗胃机。

(十)产品生产制造相关要求

洗胃机产品在制造过程中,原材料(管路、电机、泵、电磁阀等)的选择和采购对产品的性能有直接影响,生产企业对合格供方的资质应重点审查,在进货检验过程中认真审查原材料是否符合采购要求。对管路连接、泵的装配的过程检验应重点对影响产品性能的项目进行检验(如:渗漏、配合性等)。

制造商应根据申报产品的实际情况,以流程图的形式对生产工艺过程进行详细描述,并根据流程图逐一描述其中的过程控制点。工艺流程图中的关键工序和特殊工艺应以特殊图形表示。对关键工序和特殊工艺应在作用指导书中详细描述生产操作的步骤、方法、注意事项。作业指导书的描述应明确不得使生产制造人员产生歧义。关键工序和特殊工艺的检验应由经过相关培训的有一定经验的检验人员负责。

（十一）产品的临床评价细化要求

申请人应根据《免于进行临床试验医疗器械目录》（国家食品药品监督管理总局通告 2014 年第 12 号，2016 年第 133 号，2017 年第 170 号）及《医疗器械临床评价技术指导原则》（国家食品药品监督管理总局通告 2015 年第 14 号）的相关要求提交电动洗胃机的临床评价资料。

（十二）产品的不良事件历史记录

暂未见相关报道。申请人在风险分析时应关注同品种产品的不良事件历史记录。

（十三）产品说明书和标签要求

说明书和标签的编写应符合《医疗器械说明书和标签管理规定》（国家食品药品监督管理总局令第 6 号）及相关标准的要求。

说明书应当包括以下内容：

1. 产品尺寸、重量、储存条件（温度、湿度）、正常工作条件（温度、湿度、大气压力、电源要求）、限定压力、流量、压力变化。

2. 以实物照片/示意图加文字的形式对申报产品的整体结构进行描述。重点对用户界面的整体情况和各功能窗口涉及的操作功能进行介绍。各管路的接口的功能应明确标识。

3. 以实物照片/示意图加文字的形式详细介绍安装和使用方法，重点介绍进液、出液、胃管的安装方法。结合图示按照临床洗胃的操作步骤详细介绍产品的使用方法。

4. 洗胃机的维护和保养一般包括使用后维护和日常维护。应在说明书上明确维护保养措施，使用后维护包括：非一次性使用管路的清洗、消毒，管路的拆卸、仪器的清洁等。该产品为抢救设备，保障设备正常使用至关重要。说明书中应明确日常维护的周期及维护方法（如：检查管路是否通畅，开关机等）。

5. 以列表方式对申报产品正常使用过程中可能出现的可由使用者自行排除的故障进行详细描述，应当至少写明故障的表现、可能原因、建议的处理方式。

6. 说明与设备配套使用的洗胃管的规格型号信息，以及洗胃机内部管路的更换周期及方法。

产品说明书的内容均应有明确的来源，与综述资料、研究资料等注册申报资料的内容保持一致。

（十四）产品的研究要求

1. 产品性能研究

制造商应说明产品的主要功能性能、安全要求（限定压力、封闭性、单一故障安全等）、使用期限内的可靠性等内容。

1.1 说明产品的各项技术参数，包括控制参数、监测参数、报警参数等参数的调节或监测（包括显示）范围及其误差要求。

1.2 说明产品的各项工作模式，给出相应的定义，说明产品各项工作模式下各参数的默认值。

1.3 提供产品的验证总结报告，总结内容包括所有保证产品安全有效性的验证，包括但不限于功能性能、EMC、清洗消毒、可靠性、生物相容性、临床评价等。

1.4 如适用的国家标准、行业标准中有不采纳的条款，应将不采纳的条款及其理由予以阐明。

2. 生物相容性评价研究

制造商应说明产品预期与气体、液体接触的部位，提交与气体、液体接触的材料清单；说明使用的材料的基本信息，如材料的组成、成分信息、化学成分摘要编号（CAS 号）、材料的物理和化学属性等，并应保证使用的材料的安全性。

电动洗胃机产品的生物学评价应根据产品与人体接触部位、接触方式及接触时间，按 GB/T 16886.1 标准的要求进行评价。

3. 消毒方法研究

电动洗胃机及其附件和部件应有适当的消毒水平。

电动洗胃机及其附件的外表面应设计成支持表面清洁和消毒的，以期将下一个患者交叉感染的风险降低到合理可接受的水平。

应提供清洗与消毒的工艺（方法和参数），并有推荐使用的试剂，应说明所推荐消毒方法确定的依据，应说明部件可清洗与消毒的次数。

4. 产品使用期限和包装研究

应当提供产品使用期限的验证报告，报告中应对申报产品中包含的易耗、易损、需定期更换（如气泵皮碗等）或者具有固定使用寿命的主要元器件的情况进行详细描述，详述确定产品使用期限或者失效期的具体理由。

5. 软件研究

电动洗胃机的软件属于软件组件。电动洗胃机软件一般用来控制产品的运行，包括各项参数的控制、监测和报警，其软件安全性级别至少应归为 B 级。

制造商应依照《医疗器械软件注册技术审查指导原则》（国家食品药品监督管理总局通告 2015 年第 50 号）的要求，提供单独的医疗器械软件描述文档。

应在产品技术要求中明确软件发布版本和软件完整版本的命名规则。

三、编写单位

天津市医疗器械技术审评中心。

87 肠内营养泵注册技术审评指导原则

（肠内营养泵注册技术审查指导原则）

本指导原则旨在指导注册申请人对肠内营养泵注册申报资料的准备及撰写，同时也为技术审评部门审评注册申报资料提供参考。

本指导原则是对肠内营养泵的常规性要求，指导原则中的条款若不适用，需具体阐述理由及相应的科学依据，并依据产品的具体特性对注册申报资料的内容进行充实和细化。

本指导原则是供注册申请人和审查人员使用的指导文件，不涉及注册审批等行政事项，亦不作为法规强制执行，如有能够满足安全有效的其他方法，也可以采用，但应提供详细的研究资料和验证资料。应在遵循相关法规的前提下使用本指导原则。

本指导原则是在现行法规、标准及当前认知水平下制定的，随着法规、标准的不断完善和科学认知水平的提高，本指导原则相关内容也将适时进行调整。

一、适用范围

本指导原则适用于《医疗器械分类目录》（2017 年第 104 号公告）注输、护理和防护器械中的肠内营养泵，按第二类医疗器械管理，类别代号为 14 - 03 - 01。

二、技术审查要点

（一）产品名称要求

按照《医疗器械通用名称命名规则》（国家食品药品监督管理总局令第 19 号）和国家标准、行业标准中的通用名称要求，如：肠内营养泵。

（二）产品的结构和组成

肠内营养泵总体结构的详细描述，应包括所有组成部分，并给出有标记的图示（如图表、照片和图纸），图示应清楚地标识关键部件/组件，并对这些部件进行详细的说明以方便理解这些图示，例如：

肠内营养泵通常由以下但不限于以下部分组成：电源系统、控制系统、电机驱动单元、输注执行单元、检测单元、报警单元、人机交互单元、外壳。

电源系统：为肠内营养泵提供工作电源。

控制系统：是肠内营养泵进行智能控制和管理的核心单元，其对检测信号进行处理，并根据处理结果下达指令，以保证肠内营养泵的安全有效运行。

电机驱动单元：接受控制系统的转速和位置等指令，

驱动电机按照指定的转速及转向工作。

输注执行单元：产生一正压作用于输入管路，推动并控制营养液流入患者体内。

检测单元：其作用是将检测到的信号进行处理后传输至控制系统。

报警单元：其响应控制系统发出的报警指令，发出声光报警。

人机交互单元：包括输入装置和显示装置。

壳体结构：是肠内营养泵各系统的安装载体和外部防护，同时对于电击和电磁干扰提供必要的隔离保护措施。

产品结构组成中不包含输注管路，但生产企业应在产品研究资料及说明书等相关注册申报资料中详细说明配套输注管路的具体要求。

（三）产品工作原理/作用机理

注册申请人应具体描述产品的工作原理。

1. 工作原理的描述：肠内营养泵是通过泵产生的正压推动并控制营养液流入患者体内，实现的方式包括但不限于以下三种，应确定产品采用哪种方式；

（1）线性蠕动挤压结构将电机的转动转化成泵片的直线往复运动，多个泵片依序的往复运动以推动输注管路中的液体定向流动；

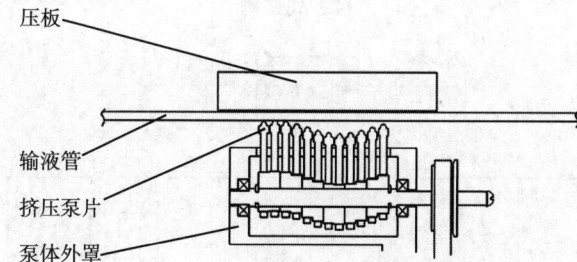

线性蠕动挤压结构

（2）盘式蠕动挤压结构由电机通过减速机构带动转盘运动，推动输注管路中的液体流动；

（3）推注式结构经减速机构驱动丝杆、螺母，将电机的旋转运动转化为螺母的直线运动，螺母与配套注射器的推杆相连，即可推动配套注射器的活塞进行注射输注。

2. 产品工作原理框图

肠内营养泵的常用工作原理框图如下：

（四）注册单元划分的原则和实例

肠内营养泵的注册单元原则上以技术结构、性能指标

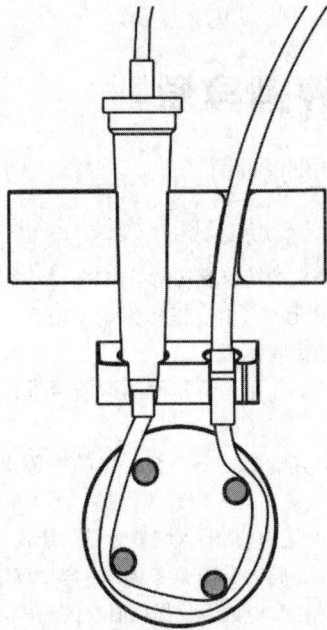

盘式蠕动挤压结构

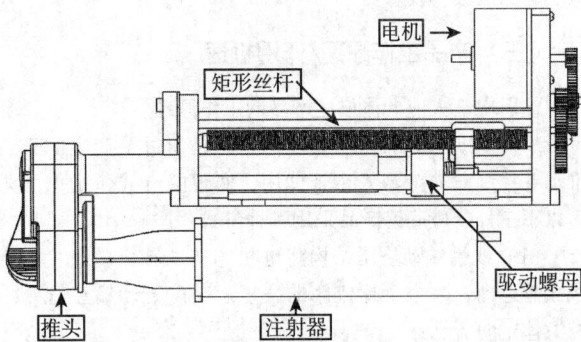

推注式结构

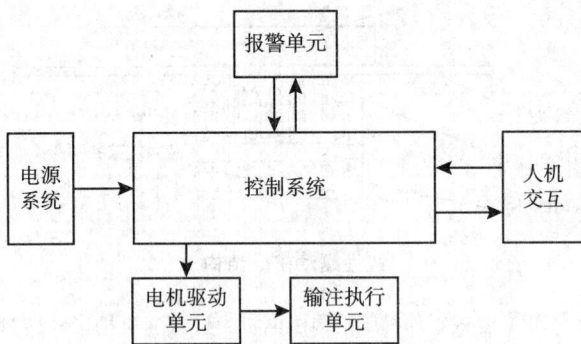

工作原理框图

表1 相关产品标准	
标准编号	标准名称
GB/T 191—2008	《包装储运图示标志》
GB/T 5465.2—2008	《电气设备用图形符号 第2部分：图形符号》
GB/T 9969—2008	《工业产品使用说明书 总则》
GB 9706.1—2007	《医用电气设备 第1部分：安全通用要求》
GB/T 14710—2009	《医用电器环境要求及试验方法》
YY/T 0316—2016	《医疗器械 风险管理对医疗器械的应用》
YY 0505—2012	《医用电气设备 第1-2部分：安全通用要求 并列标准：电磁兼容 要求和试验》
YY 0709—2009	《医用电气设备第1-8部分：安全通用要求 并列标准：通用要求，医用电气设备和医用电气系统中报警系统的测试和指南》

上述标准包括了技术要求中经常涉及到的国家标准、行业标准。有的企业还会根据产品的特点引用行业外的相关标准。如有新版强制性国家标准、行业标准发布实施，产品性能指标等要求应执行最新版本的国家标准、行业标准。

（六）产品的适用范围/预期用途/禁忌症

注册申请人应描述肠内营养泵产品的适用范围，包括适用人群（如成人、婴幼儿或某一类疾患病人等）、适用环境（如医疗机构、急救、特殊环境）、输注途径（胃肠道）。

禁忌症：不能用于静脉通道输注应在禁忌症中明确，若还有其它禁忌症、例如：肠梗阻、胃肠穿孔、上消化道出血、严重吸收不良综合征、腹腔内感染等应一并列出。

产品的适用范围应与申报产品的性能、功能相符，并与临床评价资料结论一致

（七）产品的主要风险

肠内营养泵的风险管理报告应符合 YY/T 0316—2016《医疗器械 风险管理对医疗器械的应用》的有关要求，审查要点包括：

1. 与产品有关的安全性特征判定可参考 YY/T 0316—2016 的附录 C。

2. 危害、可预见的事件序列和危害处境判断可参考 YY/T 0316—2016 附录 E、I。

3. 风险控制的方案与实施、综合剩余风险的可接受性评价及生产和生产后监视相关方法可参考 YY/T 0316—2016 附录 F、G、J。

4. 风险可接收准则，降低风险的措施及采取措施后风险的可接收程度，是否有新的风险产生。

5. 市场上已上市同类产品的不良事件分析总结。审查时可参考不良事件历史记录，重点关注由于潜在设计缺陷导致的抱怨和不良事件，以及相应的风险控制措施。

及预期用途作为划分注册单元的依据。

不同工作原理的产品应作为不同的注册单元进行注册。

预期用途相同，性能指标相近，技术结构基本相同的派生系列产品可以划为同一注册单元。

（五）产品适用的相关标准

肠内营养泵根据产品自身特点适用以下相关标准（表1）：

以下依据 YY/T 0316 – 2016 的附录 E（表 E.1）列举了肠内营养泵产品的部分危害因素，提示审查人员至少从以下方面考虑（见表2），同时应根据产品的特殊功能审查其危害因素（如无线功能）。

表2 危害类型及形成因素

危害类型		形成因素
能量危害	电能	可触及金属部分、外壳、应用部分等与带电部分隔离/绝缘不够，电介质强度不够，可能对使用者或患者造成电击危害
		产品保护接地失效，或绝缘介质年久老化，绝缘性能下降，导致使用者或患者误接触带电部分
		电源/电池故障，产品不能正常工作，延误患者治疗
	热能	带营养液加温功能的产品温度控制失效，温度过高可能引起患者烫伤
		电机故障引起产品外壳温度升高可能引起起火或导致使用者或患者烫伤
		内部电池短路引起发热或起火引起患者或操作者烧伤
	机械能	患者管路阻塞等可能导致输注管路产生破裂或泄漏，延误患者治疗
		设备面、角、边粗糙，都可能对使用者或患者造成机械损伤
		蠕动泵的蠕动力过大，可能引起管路破裂，导致欠剂量，延误患者治疗
	电磁能	对环境的电磁干扰超标，干扰其他设备正常工作
		抗电磁干扰能力差，产品不能正常工作
		带静电的人员或物品接触肠内营养泵
		静电导致肠内营养泵功能失效或肠内营养泵报警失效
	声能	产品工作噪声过大，可能造成噪声污染
生物学和化学危害	生物学危害（生物污染）	产品清洁或消毒不完全，可能会使操作者、患者皮肤感染，细菌、病毒等进入患者体内
		配套使用的输注管路有交叉使用或重复使用现象，导致对患者的交叉感染
操作危害	操作错误	选择的管路品牌和类型与肠内营养泵定标参数不匹配，导致输注量不准，误报警等
		延误更换输注管路，导致流速偏离设定速度
		止液夹未正确使用，导致过量输注
		快速输注模式启动后未按要求关闭操作键，导致过量输注
		对日常使用维护、校准规定的不明确、不适当，导致设备偏离正常使用状态
		输注量或输注种类选择错误，导致患者发生输注危害
		按规定条件使用，可能导致设备损坏或不能正常工作
	功能的丧失或变坏	设备使用寿命规定不明确，设备主要原件失效可能导致产品失控给患者造成危害
	错误的数据转换	输注流速和流量计算错误，导致输注量不准
信息危害	不适当的标记	标记缺少或不正确，标记的位置不正确，不能被正确地识别，不能永久贴牢和清楚易认等
	不完整的说明书	说明书中对产品性能特征、预期用途、使用限制等描述不规范、不完整，导致产品的非预期或超范围使用
	不适当的操作说明	和设备一起使用的附件规范不适当，选用的附件规格、尺寸不符，导致流速不准
		设备日常维护方法、校准周期和校准方法规定不明确，导致产品偏离正常工作状态
		过于复杂的操作说明
		运输、储存环境条件规定不明确，可能导致设备损坏或不能正常工作

（八）产品的研究要求

1. 产品性能研究

应当提供产品技术要求的研究和编制说明，包括产品功能、性能、安全性指标（如电气安全与电磁兼容）以及与质量控制相关的其他指标的确定依据，所采用的标准或方法、采用的原因及理论基础。

2. 生物相容性评价研究

如适用，应对成品中与患者直接或间接接触的材料的生物相容性进行评价。

生物相容性评价研究资料应当包括：

（1）生物相容性评价的依据和方法。

（2）产品所用材料的描述及与人体接触的性质。

（3）实施或豁免生物学试验的理由和论证。

（4）对于现有数据或试验结果的评价。

3. 灭菌/消毒工艺研究

如注册的产品或其附件包含灭菌产品，应提供灭菌工艺研究，并提供报告；

如产品使用过程中需要终端用户消毒，应明确推荐消毒的方法和参数以及所推荐清洁消毒方法确定的依据。

4. 产品有效期和包装研究

有效期的确定：应明确产品的使用期限，并提交相应的验证报告。使用期限可表述为可使用次数或可使用年限等。

包装及包装完整性：在宣称的有效期内以及运输储存条件下，保持包装完整性的依据。

5. 软件研究

（1）应按照《医疗器械软件注册技术审查指导原则》的要求提交软件相关资料。

（2）具有数据传输功能的网络安全研究

应根据《医疗器械网络安全注册技术审查指导原则》第四节的要求单独提交一份网络安全描述文档。

6. 其它资料

应对与申请注册产品配套使用的输注管路（包括生产厂家、型号规格、技术参数），与注册产品配套使用过程中的相容性进行研究，并提交相关研究结果的资料。

（九）产品技术要求的主要性能指标

肠内营养泵产品的主要技术性能指标应至少包括下列内容，其中准确度的测试应同时在产品宣称的可调范围的极限值下进行：

1. 应明确产品输注模式种类，如连续模式、间歇模式等，应与说明书描述一致。

2. 应明确输注速度的可调范围、步长及误差。

3. 应明确输注量的可调范围、步长。

4. 应明确快速输注和冲洗速度范围和步长。

5. 应明确加温器加温温度范围及误差（如有）。

6. 应明确产品实时显示的输注相关信息。

7. 应明确报警功能，产品至少应具备以下报警功能：

（1）输注完毕；

（2）电池电量低；

（3）无操作；

（4）输注异常（阻塞等）。

如有其他报警功能，也应明确。

8. 当设备使用内部电源供电并以一定速度运行时的连续运行时间。

9. 网络安全（如适用）

如通过网络（包括无线网络、有线网络）进行电子数据交换或远程控制，应明确数据接口、用户访问控制的要求：

（1）数据接口：传输协议/存储格式；

（2）用户访问控制：用户身份鉴别方法、用户类型及权限。

10. 说明书宣称的其他功能（如有）。

11. 外观要求。

12. 电气安全

应符合 GB 9706.1—2007《医用电气设备 第1部分：安全通用要求》、YY 0709—2009《医用电气设备 第1-8部分：安全通用要求 并列标准：通用要求，医用电气设备和医用电气系统中报警系统的测试和指南》标准的要求。

13. 环境实验

应符合 GB/T 14710—2009《医用电器环境要求及试验方法》标准的要求。

14. 电磁兼容性

应符合 YY 0505—2012《医用电气设备 第1-2部分：安全通用要求 并列标准：电磁兼容 要求和试验》的要求。

（十）同一注册单元内注册检验典型性产品确定原则和实例

同一注册单元内所检测的产品，应当是能够代表本注册单元内其他产品安全性和有效性的典型产品。具体原则如下：

1. 主要部件不同的设备应选取不同的检测样机。

2. 产品性能指标不同的设备应选取不同的检测样机。

3. 若产品部件及性能指标相同，以功能最多，能覆盖注册单元全部功能的一个或多个型号作为典型型号。

（十一）产品生产制造相关要求

应明确产品生产工艺过程，可采用流程图的形式，并说明其过程控制点，且应结合产品实际生产过程细化产品生产工艺介绍，应能体现出外协加工部分（如有）、半成品加工过程，工艺流程图中应明示关键工序、特殊过程（如有）、过程控制点、各生产检验工序对环境的要求、使用的相关设备及对设备精度的要求等相关信息。

有多个研制、生产场地，应介绍每个研制、生产场地的实际情况。

（十二）产品的临床评价要求

肠内营养泵已列入免于进行临床试验医疗器械目录（国家药品监督管理局通告 2018 年第 94 号，以下简称《目录》），可按《医疗器械临床评价技术指导原则》（国家食品药品监督管理总局通告 2015 年第 14 号）的豁免临床的要求提交临床评价资料。提交的上述资料应能证明申报产品与《目录》所述的产品具有等同性。若无法证明申报产品与《目录》产品具有等同性，则应按照该指导原则其他要求开展相应工作。

（十三）产品的不良事件历史记录

暂无相关报道。

（十四）产品说明书和标签要求

说明书、标签和包装标识应当符合《医疗器械说明书和标签管理规定》（国家食品药品监督管理总局令第6号）、

GB 9706.1—2007，YY 0505—2012，YY 0709—2009 的要求。结合肠内营养泵产品特点重点关注以下内容：

1. 明确肠内营养泵需经过培训合格的专业医务人员操作使用。

2. 适用输注管路的清单。

3. 使用非推荐的输注管路所造成的后果警告。

4. 制造商推荐的与设备一起使用的专用附件清单。

5. 设备安装的注意事项。

6. 推荐的设备清洗消毒和维护具体方法。

7. 有关报警及其运行环境的说明。

8. 阻塞报警阈值的说明（如有）。

9. 在某种情况下，可能无法维持规定精确度的警告。

注：制造商必须规定当设备不能维持其规定精确度时有关的参数。

例如，营养液的粘稠度，输注管路连续工作时间等。

10. 其他输液系统或附件连接至患者管路时有关的安全方面危险的指导。

11. 与可能影响设备安全运行的电磁辐射有关的安全危险方面的警告说明。

12. 操作者检查正确的报警功能和设备的操作安全性试验的指导。

13. 若设备连接了遥控装置，有关其安全运行的指导。

14. 使用的电池型号及其有效性的有关信息。

15. 当设备使用内部电源供电并以一定速度运行时的连续运行时间。

16. 外壳防护等级的说明。

17. 用户界面及其说明。

18. 可选择的速度范围以及选择的增量。

19. 关机后，电子记忆功能保存的时间（如有：应提交研究资料）。

20. 产品日常校准方法（如有）。

21. 产品使用期限。

22. 对加温装置加温温度范围的说明（如有）。

23. 提醒密切关注患者状态，如出现呕吐、腹胀、腹泻、腹痛、呛咳、呼吸形态改变等情况应及时处理。

24. 提示及时更换管路。

三、审查关注点

（一）企业根据产品特点制定的性能及功能要求应合理适宜，对应的试验方法应具有可操作性和可重复性；应全面执行现行有效的强制性安全标准，不适用条款的理由应充分阐述。

（二）产品名称建议规范为"肠内营养泵"。

（三）应根据自身特点，在综述资料中明确工作原理、安全基本特征及各组成部分的功能等内容，并与所提交的其他注册申报资料内容保持一致。

（四）在产品性能研究中应明确推荐使用的所有输注管路的生产厂家、品牌、规格等信息，并阐述所选择的理由及其确定的依据。

（五）产品的主要风险应充分考虑，并通过风险控制措施及其措施的验证确保产品的剩余风险在合理可接受的范围之内。

（六）随机文件应符合相关法规及国行标的要求，审查说明书时，应重点关注安全专标对产品使用注意事项的要求。

四、编写单位

广东省药品监督管理局审评认证中心。

患者承载器械

88 电动病床注册技术审评指导原则

[电动病床注册技术审查指导原则（2017 年修订版）]

本指导原则旨在规范和明确电动病床产品技术审评过程的审查要求，并为注册申请人提交电动病床产品申报资料提供具体指导。

本指导原则中不包括行政审批要求，不作为法规强制执行，应在遵循相关法规的前提下使用本指导原则。

本指导原则系对电动病床产品的一般要求，注册申请人应依据具体产品的特性对注册申报资料的内容进行充实和细化。注册申请人还应依据具体产品的特性确定其中的具体内容是否适用，若不适用，需详细阐述其理由及相应的科学依据。

本指导原则基于现行法规和标准体系以及当前认知水平进行制定，同时参考了相关国际标准、国外法规要求和技术指导文件。随着法规、标准的不断完善和科学技术的不断发展，本指导原则相关内容也将适时进行调整。

一、适用范围

本指导原则适用于电动病床。根据《医疗器械分类目录》编码代号为 6856，属于二类医疗器械。

二、技术审查要点

（一）产品名称要求

产品名称通常为电动病床，也可直接采用行业标准 YY 0571—2013《医用电气设备 第 2 部分：医院电动床安全专用要求》上的名称——医院电动床。应符合《医疗器械通用名称命名规则》（国家食品药品监督管理总局令第 19 号）等相关法规的要求。

（二）产品的结构和组成

电动病床由床面部分、床架部分、驱动部分、控制部分及配件组成。

床面部分、床架部分、驱动部分、控制部分及配件需要根据不同生产厂家产品的具体情况予以确定。一般情况下，床面部分主要由多块不同功能的支撑板组成，如背板、座板、大腿板、小腿板等；床架部分主要由床框、头板组件、脚板组件、左右护栏、脚轮组成；驱动部分主要由电动推杆、蓄电池组成，其中电动推杆主要由驱动电机、减速齿轮、螺杆、螺母、导套、推杆、滑座、弹簧、外壳、涡轮、涡杆、微动控制开关等组成；控制部分主要由控制器、控制手柄（有线/无线）、控制面板、CPR（背部速降机构）控制按钮组成；配件主要包括：输液架、鞋架、拉

升杆、尿袋挂钩等。

图 1 中给出了电动病床部分动作的体位示意图，图 2 中给出了某厂家某型号产品及部分配件的举例，供审查人员参考。

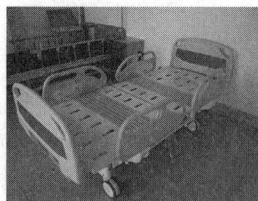
1-1 平床

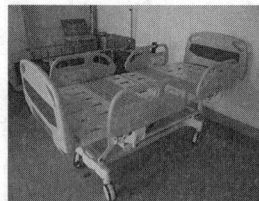
1-2 整床升起

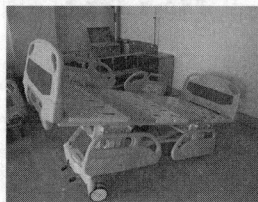
1-3 平床前倾

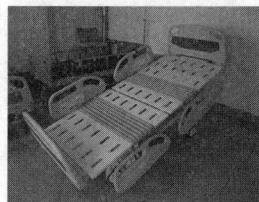
1-4 平床后倾

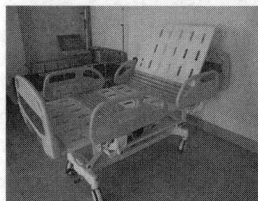
1-5 背部升起

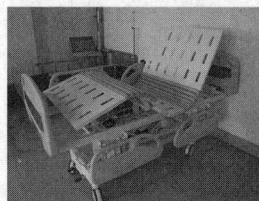
1-6 腿部、背部升起

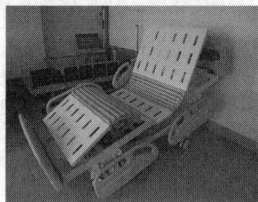
1-7 整体前倾

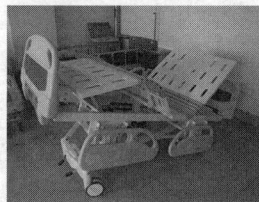
1-8 整体后倾

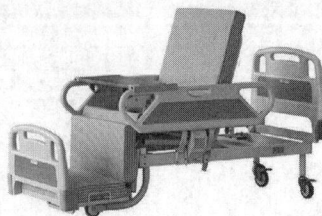
1-9 座位

图 1 电动病床部分动作的体位示意图

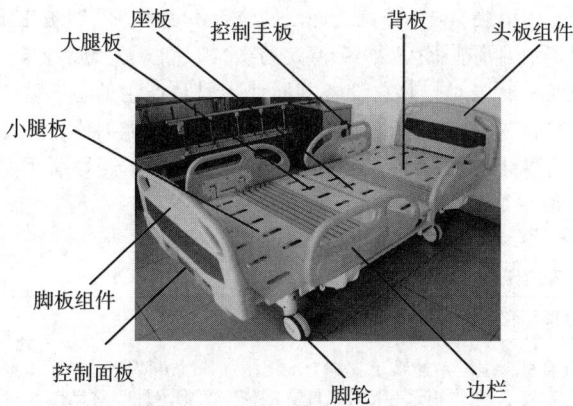

图2 电动病床主体示意图

（座板、控制手板、背板、头板组件、大腿板、小腿板、脚板组件、控制面板、脚轮、边栏）

（三）产品工作原理/作用机理

1. 产品工作原理：注册申请人应详细说明产品的工作原理，可提供产品的工作原理图，并结合原理图阐述电动病床的各种动作是如何实现的。

2. 因该产品为非治疗类医疗器械，故本指导原则不包含产品作用机理的内容。

（四）注册单元划分的原则和实例

原则上常规结构的电动病床可以划分为同一注册单元。如原理、结构、预期用途发生重大变化的应划分为不同的注册单元。

（五）产品适用的相关标准

目前与电动病床相关的常用标准举例如下（表1）：

表1 相关产品标准

标准号	标准名称
GB/T 191—2008	《包装储运图示标志》
GB 9706.1—2007	《医用电气设备 第1部分：安全通用要求》
GB/T 14710—2009	《医用电器环境要求及试验方法》
GB/T 16886.1—2011	《医疗器械生物学评价 第1部分：风险管理过程中的评价与试验》
GB/T 16886.5—2003	《医疗器械生物学评价 第5部分：体外细胞毒性试验》
GB/T 16886.10—2005	《医疗器械生物学评价 第10部分：刺激与迟发型超敏反应试验》
YY/T 0316—2008	《医疗器械 风险管理对医疗器械的应用》
YY/T 0466.1—2009	《医疗器械 用于医疗器械标签、标记和提供信息的符号第1部分：通用要求》
YY 0505—2012	《医用电气设备 第1-2部分：安全通用要求 并列标准：电磁兼容 要求和试验》
YY/T 0708—2009	《医用电气设备 第1-4部分：安全通用要求：可编程医用电气系统》
YY 0571—2013	《医用电气设备 第2部分：医院电动床安全专用要求》

注：以上标准适用最新版本。

上述标准包括了注册产品技术要求和其他相关材料中经常涉及到的标准。有的注册申请人还会根据产品的特点引用一些行业外的标准和一些较为特殊的标准。

（六）产品的适用范围/预期用途、禁忌症

适用范围：在医疗监护下的成年患者的诊断、治疗或监护时使用，用以支撑患者身体，形成临床所需体位。

预期使用环境：医疗机构病区（病房、观察室等）。

适用人群要求：成年患者。

禁忌症：暂未见相关报道。

（七）产品的主要风险

主要参考 YY/T 0316—2008《医疗器械 风险管理对医疗器械的应用》。风险管理活动要贯穿产品设计、生产、上市后使用及产品处理的整个生命周期。要体现注册申请人风险管理活动计划的完整性，尤其上市管理的风险分析与评价过程。对于上市前风险管理中尚未认知的风险，应在上市后开展信息收集，一旦发现异常及时进行风险评价，采取控制措施，更新风险管理文件。

电动病床的风险管理报告应符合 YY/T 0316—2008《医疗器械 风险管理对医疗器械的应用》的有关要求，判断与产品有关的危害，估计和评价相关风险，控制这些风险并监视控制的有效性。

主要的审查要点包括：

1. 与产品有关的安全性特征判定可参考 YY/T 0316—2008《医疗器械 风险管理对医疗器械的应用》的附录 C；

2. 危害、可预见的事件序列和危害处境判断可参考 YY/T 0316—2008《医疗器械 风险管理对医疗器械的应用》的附录 E、I；

3. 风险控制的方案与实施、综合剩余风险的可接受性评价及生产和生产后监视相关方法可参考 YY/T 0316—2008《医疗器械 风险管理对医疗器械的应用》的附录 F、G、J。

4. 产品的主要危害

4.1 能量危害

电磁能：包括网电源的波动对设备产生的影响，漏电流，可能共同使用的设备对电动病床产生的电磁干扰，电动病床产生的电磁场对可能共同使用的设备的影响等引发的危害。

热能：包括与患者表面接触部分温度过高引起的灼伤，不与患者表面接触部分温度过高造成的电气危险而引发的危害。

机械能：包括由于电动病床支撑强度不够，配件的松动或断裂，悬挂物的坠落，运动部件运行角度不够等引发的危害。

声能：主要指噪声引起的危害。

4.2 生物学和化学危害

与患者和使用者接触部分和可能接触部分的材料及清洁剂、消毒剂的残留等引发的危害。

4.3 操作危害

包括控制器功能异常，机械部件磨损，电器元件损坏，不按照使用说明书的要求进行安装和操作，对控制器连接软电线的过力拖拽，控制器使用后的随意置放等引发的危害，无线控制器对其它电动病床的影响。

4.4 信息危害

标记缺少或不正确，标记的位置不正确，不能被正确地识别，不能永久贴牢和清楚易认，不符合法规及标准的说明书，未对与其它设备共同使用时易产生的危害进行警告，未对因长期使用产生功能丧失而可能引发的危害进行警告，未对合理可预见的误用进行警告等引发的危害。

表2　初始事件和环境示例

通用类别	初始事件和环境示例
不完整的要求	机械部件配合不紧密；电动推杆行程不够；床框制造材料强度不能满足支撑力的要求；床面升降行程不符合要求；床面整体转角，床面和各部分倾角、折角不符合要求；配件安装架的位置及配件安装稳定性等对操作者和患者的危害；可触及金属部分、外壳、应用部分等与带电部分隔离/保护不够，电介质强度不够，导致对电击危险防护不够，可能对使用者或患者造成电击危害；进液防护能力不足，造成危害；附件和悬挂物不牢固，带脚轮设备锁定不良；设备面、角、边粗糙等可能对使用者或患者造成的机械损伤；对环境的电磁干扰超标，干扰其它设备正常工作等；无线控制器对其它病床的干扰或误动。 床面的移动和各板折起角度等是否能通过控制器达到预定的要求等。 与人体接触部件材料的生物安全性问题。 使用说明书未对设备及附件维护和保养的方式、方法、频次、消毒方法进行说明，导致设备不能正常使用等。 使用说明书未对设备/配件的使用寿命和贮藏寿命进行规定，导致设备/配件超期非正常使用导致稳定性等指标降低，安全性能出现隐患等
制造过程	控制程序修改未经验证，导致设备性能参数指标不符合标准要求等。 生产过程关键工序控制点未进行监测，导致各部件配合不符合要求等。 外购、外协件供方选择不当，外购、外协件未进行有效进货检验，导致不合格外购、外协件投入生产等，如：电动推杆行程不够，启动力矩不够，头、脚板组件、脚轮强度不合格等
运输和贮藏	产品防护不当导致设备运输过程中损坏等。 在超出设备规定的贮藏环境（温度、湿度、压力）贮藏设备，导致设备不能正常工作等
环境因素	过热、过冷的环境可能导致设备不能正常工作等。 强酸强碱导致损害等。 抗电磁干扰能力差，特定环境设备工作不正常等。 设备的供电电压不稳定，导致设备不能正常工作或损坏等
清洁、消毒和灭菌	使用说明书中推荐的对床或其它部件的消毒方法未经确认，不能进行有效消毒等。 使用者未按要求对床或其它部件进行防护或消毒，导致感染等
处置和废弃	未在使用说明书中对床或其它部件的处置（特别是使用后的处置）和废弃方法进行说明，或信息不充分；未对设备废弃的处置进行提示性说明等
人为因素	易混淆的或缺少使用说明书： 　—图示符号说明不规范； 　—操作使用方法不清楚； 　—技术说明不清楚； 　—重要的警告性说明或注意事项不明确； 　—不适当的操作说明等。 由缺乏技术/未经培训的人员使用，不能正确使用和维护保养设备等，包括： 　—控制器的意外操作； 　—维护不当引起的不能正常发挥使用性能
失效模式	由于老化、磨损和重复使用而导致功能退化，如：注塑部件老化、连接部件磨损等。 疲劳失效

表3　危害、可预见的事件序列、危害处境和可发生的损害之间的关系

危害	可预见的事件序列	危害处境	损害
电磁能（电磁干扰）	病房内其它设备对病床产生电磁干扰导致电气设备的启动、运转	病床不能按控制器的操作指令运转	患者病情加重、死亡

续表

危害	可预见的事件序列	危害处境	损害
运动零件（底座解锁脚踏开关位置不合理）	（1）意外的踩踏； （2）地板刹车锁定装置解锁	病床移动	患者器官损伤、病情加重
功能的丧失或损坏（运动连杆开焊、损坏、电动推杆损坏）	（1）运动部件长期使用的磨损； （2）制造时不合格	病床的各部件突然移动	患者器官受损、病情加重、死亡
操作（控制器误操作）	（1）未放置在指定位置； （2）误接触功能键	电动病床活动部分意外运动	患者摔伤、器官受损、病情加重、死亡
不完整的使用说明书（附件安装）	（1）使用说明书未对部件/配件做出说明； （2）使用说明书未对部件安装做出说明； （3）使用说明书未对部件承载能力做出说明； （4）错误的部件安装	部件松动、不能实现正确的体位、支撑部分断裂	器官受损、病情加重、死亡

表2、表3依据 YY/T 0316—2008《医疗器械 风险管理对医疗器械的应用》的附录 E 提示性列举了电动病床可能存在危害的初始事件和环境，示例性地给出了危害、可预见的事件序列、危害处境和可发生的损害之间的关系，给审查人员予以提示、参考。

由于电动病床的原理、功能和结构的差异，本章给出的风险要素及其示例是常见的而不是全部的。上述部分只是风险管理过程的组成部分，不是风险管理的全部。注册申请人应按照 YY/T 0316—2008《医疗器械 风险管理对医疗器械的应用》中规定的过程和方法，在产品整个生命周期内建立、形成文件和保持一个持续的过程，用以判定与医疗器械有关的危害、估计和评价相关的风险、控制这些风险并监视上述控制的有效性，以充分保证产品的安全和有效。

（八）产品的技术要求应包括的主要技术指标

电动病床主要技术指标应包括基本尺寸、性能指标和安全指标三部分。本条款列举的基本技术指标为典型电动病床和配件指标，注册申请人应参考相应的国家标准、行业标准，并结合临床需求、自身产品的技术特点对各项指标的具体参数做出规定。

1. 基本尺寸

床体：床体长度、床体宽度（最外缘）、整体高度（最低位置，含床垫/不含床垫）。

床面：床面长度、床面宽度。

配件：配件的关键几何尺寸（长、宽、高、直径、角度）。

2. 性能指标

床体：

2.1 运行参数一般包含床体升降行程、床体纵向倾斜、床体横向倾斜、背板折转角度、腿板折转角度、脚板折转角度、床面纵向平移等。

2.2 最大安全载荷。

2.3 动作平稳性。

2.4 床体的移动和锁定。

2.5 X 射线透过性（若适用）。

2.6 外观。

2.7 液压和/或气压系统的渗漏（若适用）

配件：根据不同配件的具体情况做出相应要求，如：输液架的调整范围等。

3. 环境条件

按 GB/T 14710—2009 的规定进行试验后，电动病床的所有性能应符合要求。

4. 安全指标

电动病床的安全要求应满足 GB 9706.1—2007《医用电气设备 第1部分：安全通用要求》、YY 0505—2012《医用电气设备 第1-2部分：安全通用要求 并列标准：电磁兼容 要求和试验》和 YY 0571—2013《医用电气设备 第2部分：医院电动床安全专用要求》的要求。

（九）同一注册单元中典型产品的确定原则和实例

1. 典型产品应是同一注册单元内能够代表本单元内其它产品安全性和有效性的产品。

2. 应考虑功能最齐全、结构最复杂、风险最高的产品。

3. 注册单元内各种产品的主要安全指标、性能指标不能被某一产品全部涵盖时，则应选择涵盖安全指标、性能指标最多的产品作为典型产品，同时还应考虑其它产品中未被典型产品所涵盖的安全指标及性能指标。

4. 例如：同一注册单元的两个型号产品结构完全相同，性能指标中仅有 X 射线透过要求不同时，应选择采用能透过 X 射线材料制成的台面的型号作为典型产品。

5. 当没有充足证据能够证明同一注册单元内不同型号规格产品之间电磁兼容性能可以覆盖时，应选取每一型号规格产品进行电磁兼容项目检测。

（十）产品生产制造相关要求

电动病床在制造过程中，原材料的选择和采购对产品的性能有直接影响，注册申请人对合格供方的资质应重点审查，在进货检验过程中对原材料的材质单认真审查是否符合采购要求。对床架焊接和组装的过程检验应重点对应影响病床性能的项目进行检验（如：焊接质量、牢靠性等）。

注册申请人应根据申报产品的实际情况，以流程图的形式对生产工艺过程进行详细描述，并根据流程图逐一描述其中的过程控制点。对关键工序和特殊工艺应在作业指导书中详细描述生产操作的步骤、方法、注意事项。作业指导书描述应明确不得使生产制造人员产生歧义。关键工序检验应由经过相关培训的有一定经验的检验人员负责。以下是电动病床产品工艺流程举例说明，注册申请人应根据生产情况制定适合本企业的生产工艺流程图（图3）。

（十一）产品的临床评价要求

申请人应根据《免于进行临床试验的第二类医疗器械目录》及《医疗器械临床评价技术指导原则》的相关要求提交电动病床的临床评价资料。

（十二）该类产品的不良事件历史记录

暂未见相关报道。申请人在风险分析时应关注同品种产品的不良事件历史记录。

（十三）产品说明书和标签要求

1. 电动病床说明书的编写应符合《医疗器械说明书和标签管理规定》（国家食品药品监督管理总局令第6号）及相关标准的要求。当不同型号、规格产品分别销售时，应分别编写使用说明书。

电动病床的说明书中至少还应包含以下内容：

1.1 电动病床的工作条件，特别要提供该设备与其它设备间潜在的电磁干扰或其它干扰的相关信息及有关避免这些干扰的建议。

1.2 安全注意事项：应明确异常情况下的紧急处理措施；特殊情况下（停电、意外移动等）的注意事项；明确电源应可靠接地；可能出现的误操作及误操作可能造成的伤害；如使用其它配件或材料会降低最低安全性，相关的配件或材料是否被说明；对不能保持在完全可用状态的附加电源的警告；安全使用期限；不可与患者或使用者直接接触部分的提示等内容。

1.3 产品结构：审查产品的结构及配件是否明确，产品及各配件功能是否明确；产品的性能指标：审查产品性能指标是否被产品技术要求所涵盖，主要性能及参数是否明确，外形尺寸及安装尺寸是否明确等。

1.4 安装及调试：审查产品安装及调试的负责方是否明确（即是否上门安装调试）；需要用户自行安装部分（如可拆卸配件）的安装、调试方法及其注意事项是否明确；长期停用后的检修等。

1.5 使用方法：主要审查使用前的检查和准备；运行过程中的操作程序、方法及注意事项；停机方法及注意事项等。

1.6 故障的分析与排除：审查可能出现的故障及对故障原因的分析；明确需要生产单位排除的故障和使用者排除的故障；需要使用者排除的故障的排除方法等。

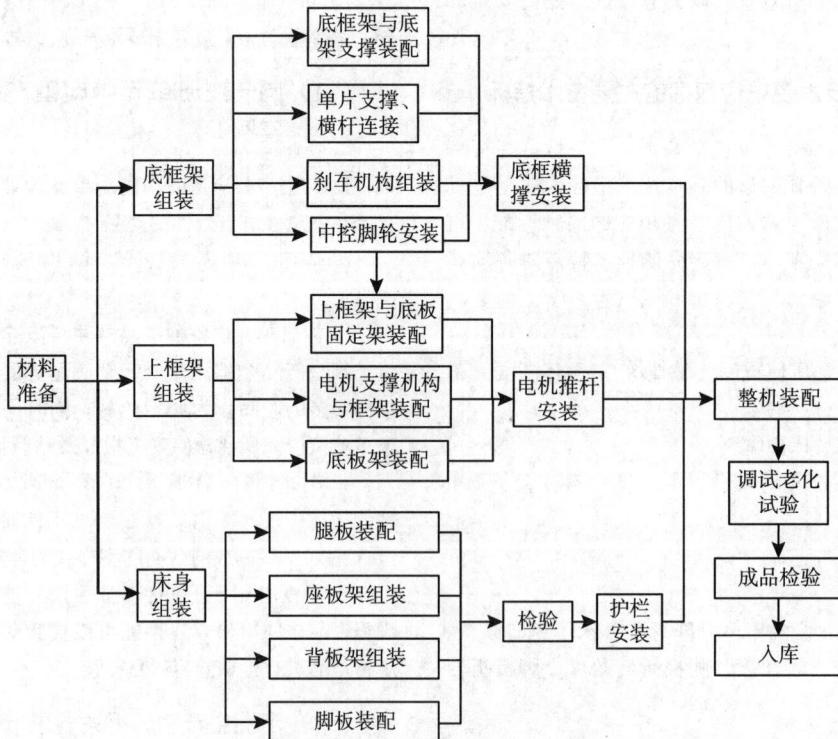

图3　电动病床生产工艺流程图举例

1.7 保养及维护：审查是否明确了日常保养及维护方法和周期；运行时的保养及维护方法；附加电源的检查、保养、更换周期及方法；检修周期；明确清洁方式（如：表面擦拭、喷淋清洁等）长期停用的保养及维护方法等。

1.8 特殊符号的说明：审查操作及控制部件附近和各配件安装孔附近等处所使用的特殊符号，包装标识使用的符号及 GB 9706.1—2007《医用电气设备 第 1 部分：安全通用要求》和 YY 0571—2013《医用电气设备 第 2 部分：医院电动床安全专用要求》中 6.1 规定的符号等是否予以说明。

1.9 熔断器及其它部件的更换方法（如适用）。

1.10 电路图、元器件清单：审查是否明确了可按要求提供需要使用者自行维修部分的电路图、元器件清单、图注、校正细则等所必须的资料。

1.11 使用前的清洁方法：制造商应根据其产品情况列出。

1.12 产品结构图、照片、附件及专用工具明细表等。

1.13 按照 YY 0505—2012 的要求给出符合电磁兼容性方面要求的声明。

1.14 软件发布版本。

2. 标签

产品的标签应符合《医疗器械说明书和标签管理规定》（国家食品药品监督管理总局令第 6 号）和 YY/T 0466.1—2009《医疗器械 用于医疗器械标签、标记和提供信息的符号》等标准的要求。

（十四）产品的研究要求

1. 性能研究资料

1.1 性能指标的验证应根据综述资料中有关申报产品结构组成的情况，可参考 YY 0571—2013《医用电气设备 第 2 部分：医院电动床安全专用要求》的要求，提供功能性、安全性指标（如电气安全与电磁兼容、辐射安全）以及与质量控制相关的其他指标的确定依据，所采用的标准或方法、采用的原因及理论基础，至少应包括以下指标：床体升降行程、床体纵向倾斜、床体横向倾斜、背板折转角度、腿板折转角度、脚板折转角度、床面纵向平移、最大安全载荷、动作平稳性、床体的移动和锁定、X 射线透过性（若适用）、外观、噪声等。如有配件，应根据不同配件的具体情况做出相应要求，如：输液架的调整范围等。

1.2 安全性指标的验证包括电气安全指标和电磁兼容指标两大类。电气安全指标应当包括 GB 9706.1—2007《医用电气设备 第 1 部分：安全通用要求》和 YY 0571—2013《医用电气设备 第 2 部分：医院电动床安全专用要求》及其他适用的国家标准和行业标准中的所有指标，电磁兼容指标应当包括 YY 0505—2012《医用电气设备 第 1-2 部分：安全通用要求 并列标准：电磁兼容 要求和试验》及其他适用的国家标准和行业标准中的所有指标。

研究资料中应详细写明通过研究验证确定的结构组成、主要部件信息、生产床架、床头、床尾用原材料名称、牌号、规格等。

2. 生物相容性的评价研究

生物学相容性评价应根据产品与人体接触部位、接触方式及接触时间，按 GB/T 16886.1—2011《医疗器械生物学评价 第 1 部分：风险管理过程中的评价与试验》的要求进行。

3. 消毒方法研究：注册申请人应结合制造产品所用材料明确推荐的消毒工艺（方法和参数）以及所推荐消毒方法确定的依据。

4. 产品使用期限和包装研究

使用期限研究：应当提供产品使用期限的验证报告，报告中应对申报产品中包含的易耗、易损、需定期更换（如脚轮、制动器、蓄电池等）或者具有固定使用期限的主要元器件的情况进行详细描述，详述确定产品使用期限或者失效期的具体理由，给出产品使用期限或者产品失效期。

包装研究：应明确产品包装材料；提供在宣称的运输条件下，符合运输试验要求的验证资料；并提供在宣称贮存条件下，保持包装完整性的依据。

5. 软件研究（如适用）

参见《医疗器械软件注册申报资料指导原则》的相关要求。

5.1 该产品为含有嵌入式软件的产品，提供一份单独的电动病床软件描述文档。根据产品预期用途可能对患者造成的风险，确定申报产品软件的安全性级别，并按照确定的安全性级别提交随机软件描述文档。

5.2 提供一份关于软件版本命名规则的声明，明确写明软件版本的全部字段及字段含义，确定软件的完整版本和发行所用的标识版本。其中，软件的完整版本信息应与随机软件描述文档中的相应内容保持一致，发行所用的标识版本信息应与产品说明书、随机软件描述文档的内容保持一致。

电动病床产品注册技术指导原则 编制说明

一、指导原则编写的目的和背景

（一）本指导原则的编写目的是指导和规范电动病床产品的技术审评工作。旨在帮助审评人员理解和掌握该类产品原理/机理、结构、性能、预期用途等内容，把握技术审评工作基本要求和尺度，对产品安全性、有效性做出系统评价。

（二）随着《医疗器械监督管理条例》（中华人民共和国国务院令第 650 号）的颁布实施，《医疗器械注册管理办法》（国家食品药品监督管理总局令第 4 号）及相关配套文件的下发，原来制定的电动病床产品注册技术指导原则已不再符合当前法规的要求，本次依照新法规进行修订，以适应当前法规要求。

二、指导原则编写的依据

（一）《医疗器械监督管理条例》（中华人民共和国国

务院令第 650 号）

（二）《医疗器械注册管理办法》（国家食品药品监督管理总局令第 4 号）

（三）《医疗器械说明书和标签管理规定》（国家食品药品监督管理总局令第 6 号）

（四）《关于公布医疗器械注册申报资料要求和批准证明文件格式的公告》（国家食品药品监督管理总局公告 2014 年第 43 号）

（五）《关于发布免于进行临床试验的第二类医疗器械目录的通告》（国家食品药品监督管理总局通告 2014 年第 12 号）

（六）《关于发布医疗器械产品技术要求编写指导原则的通告》（国家食品药品监督管理总局通告 2014 年第 9 号）

（七）《医疗器械临床评价技术指导原则》（国家食品药品监督管理总局通告 2015 年第 14 号）

（八）《医疗器械软件注册技术审查指导原则》（国家食品药品监督管理总局通告 2015 年第 50 号）

（九）《关于印发医疗器械生物学评价和审查指南的通知》（国食药监械〔2007〕345 号）

（十）GB 9706.1—2007《医用电气设备 第 1 部分：安全通用要求》

（十一）YY 0571—2013《医用电气设备 第 2 部分：医院电动床安全专用要求》。

（十二）YY 0505—2012《医用电气设备 第 1 - 2 部分：安全通用要求 并列标准：电磁兼容 要求和试验》。

三、重点内容说明

（一）在产品名称要求中参照《医疗器械分类目录》、

YY 0571—2013《医用电气设备 第 2 部分：医院电动床安全专用要求》及相关要求，规范了产品命名原则。

（二）产品的结构和组成内容中，给出了电动病床典型产品的结构示意图，并简要介绍了电动病床的主体结构及配件。

（三）在产品的工作原理中，简单介绍了电动病床的工作原理。

（四）因产品为非治疗类医疗器械，故本指导原则不包含产品作用机理的内容。

（五）产品应适用的相关标准中给出了现行有效的国家标准、行业标准（包括产品标准、基础标准）。

（六）产品的主要风险中，参照 YY/T 0316—2008《医疗器械 风险管理对医疗器械的应用》及其附录 C、E、F、G、I、J 中的相关规定，对电动病床的安全性特征，危害、可预见的事件序列和危害处境判断，风险控制的方案与实施，综合剩余风险的可接受性评价及生产和生产后监视相关方法等方面做出了审查基本要求；同时，对电动病床的危害、可预见的事件序列和危害处境判断进行了系统分析。

（七）产品的主要性能指标中给出了产品需要考虑的各个方面，有些需参照相关的国家标准、行业标准，有些则需要依据企业的技术能力。

（八）针对电动病床产品特点，在使用说明书中对产品的审查重点进行了说明，如：性能、注意事项、使用、保养、维护、贮存等项目。

四、编制单位

天津市医疗器械技术审评中心。

89 电动手术台注册技术审评指导原则

［电动手术台注册技术审查指导原则（2017 年修订版）］

本指导原则旨在规范和明确电动手术台产品技术审评过程的审查要求，并为注册申请人提交电动病床产品申报资料提供具体指导。

本指导原则中不包括行政审批要求，不作为法规强制执行，应在遵循相关法规的前提下使用本指导原则。

本指导原则系对电动手术台产品的一般要求，注册申请人应依据具体产品的特性对注册申报资料的内容进行充实和细化。注册申请人还应依据具体产品的特性确定其中的具体内容是否适用，若不适用，需详细阐述其理由及相应的科学依据。

本指导原则基于现行法规和标准体系以及当前认知水平进行制定，同时参考了相关国际标准、国外法规要求和技术指导文件。随着法规、标准的不断完善和科学技术的

不断发展，本指导原则相关内容也将适时进行调整。

一、适用范围

本指导原则适用于《医疗器械分类目录》和《电动手术台》（YY/T 1106—2008）中涉及的电动手术台产品，编码代号为 6854。

本指导原则不适用于野外手术台。

二、技术审查要点

（一）产品名称要求

产品名称应符合《医疗器械通用名称命名规则》的要

求，可直接采用《医疗器械分类目录》或行业标准 YY/T 1106—2008《电动手术台》上的通用名称—电动手术台。产品的名称中可以体现出具体的传动方式，如：电动液压手术台等；仅有单一临床用途的产品，可在产品名称前冠以适用范围的限定词，如：眼科电动手术台、脑外科电动液压手术台等。

（二）产品的结构和组成

电动手术台由床体（包括支撑部分、传动部分和控制部分）和附件组成。

支撑部分、传动部分和控制部分及附件需要根据不同生产厂家产品的具体情况予以确定。一般情况下，支撑部分主要包括台面、升降柱、底座三部分，其中台面可由多块不同功能的支撑板组成，如：头板、背板、腰板、腿板、臀板、足板、延长板等，底座部分一般包括脚轮和刹车锁定装置。传动部分按各部件的运动形式一般可分为电动驱动部分和手动驱动部分两种，其中电动驱动部分一般分为液压驱动和机械驱动，手动驱动部分一般分为手动机械结构和气动结构。液压驱动结构一般包括油缸、油泵、电磁阀、溢流阀、输油管路、液压筒等；机械驱动结构一般包括电机、蜗轮、蜗杆、齿轮等；气动结构一般包括自锁式气弹簧等。控制部分主要包括控制手柄（有线/无线）、控制面板、脚踏开关等。

在产品结构组成中，应能体现出各型号产品的具体结构组成。产品结构组成示例：该产品由床体（包括支撑部分、传动部分和控制部分）和附件组成。某型产品由台面（头板、背板、腿板、臀板、足板）、升降柱、底座、液压传动系统、线控手柄、脚踏控制器及附件（手臂板、麻醉屏架、胸架、腰架、大腿架、绑带）组成；某型产品由台面（头板、背板、腿板）、升降柱、底座、液压传动系统、线控手柄及附件（手臂板、麻醉屏架、大腿架、绑带）组成（表1）。

表1 部分附件的部分临床应用示例表

附件＼科室	骨科	神经外科	胸外科	妇产科	普通外科	眼科	泌尿外科
手臂板	√	√	√	√	√	√	√
胸架	√		√		√		
术中牵引架	√						
U 型头架	√	√					
腰架	√			√	√		√
大腿架	√			√	√		
截石位腿架	√			√	√		√
眼科扶手架						√	

注：上表仅给出了部分附件的部分临床应用示例，电动手术台的具体附件及其临床应用情况需根据具体临床需求和产品特性确定。

图1中给出了电动手术台部分动作的体位示意图，图2中给出了某厂家某型号产品及部分附件的举例，供审查人员参考。

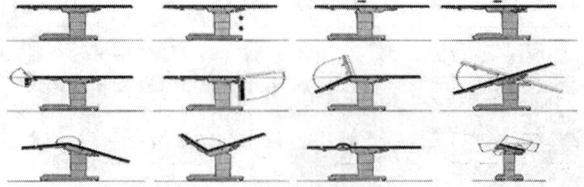

图1 电动手术台主体体位示意图

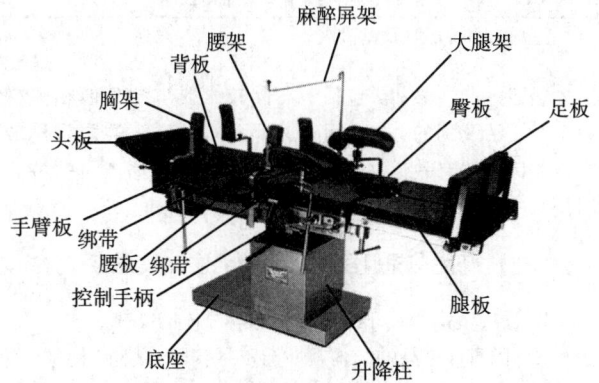

图2 电动手术台主体及附件示意图

（三）产品工作原理/作用机理

1. 工作原理

注册申请人应详细说明产品的工作原理，可提供产品的工作原理图，并结合原理图阐述电动手术台的各种动作是如何实现的。

2. 作用机理

因该产品为非治疗类医疗器械，故本指导原则不包含产品作用机理的内容。

（四）注册单元划分的原则和实例

电动手术台的注册单元的划分原则上以产品的传动方式为划分依据。传动方式不同的产品应划分在不同的注册单元中，如：电动液压手术台和电动机械手术台、电动液压手术台和电动液压机械手术台等均不能划分在同一注册单元内。手动方式提供动力的部分不影响注册单元的划分，如：电动液压手术台带有手动摇起式腰桥和手控气动式腿板的电动液压手术台可划分在一个注册单元内。

（五）产品适用的相关标准

表2 相关产品标准

标准号	标准名称
GB/T 191—2008	《包装储运图示标志》
GB 9706.1—2007	《医用电气设备 第1部分：安全通用要求》

续表

标准号	标准名称
GB/T 14710—2009	《医用电气设备环境要求及试验方法》
YY/T 0316—2008	《医疗器械 风险管理对医疗器械的应用》
YY 0505—2012	《医用电气设备 第1-2部分：安全通用要求 并列标准：电磁兼容 要求和试验》
YY 0570—2013	《医用电气设备 第2部分：手术台安全专用要求》
YY/T 1106—2008	《电动手术台》
YY 91057—1999	《医用脚踏开关通用技术条件》

注：以上标准适用最新版本。

上述标准（表2）包括了产品技术要求和其他相关材料中经常涉及到的标准，注册申请人应关注上述国家标准和行业标准的有效性。有的注册申请还会根据产品的特点引用一些行业外的标准和一些较为特殊的标准。

（六）产品的适用范围/预期用途、禁忌症

1. 适用范围：用于手术中对患者身体的支撑。

1.1 因具体产品的结构及性能不尽相同，故上述适用范围仅为所有电动手术台的通用描述，审查中应结合不同型号、规格的产品结构及性能对其用途做出更深层次的评估。产品的适用范围应能反映出该产品具体应用的临床科室，如果不同型号、规格产品的临床应用不相同，则综述资料及说明书等文件中应分别列出各型号、规格产品的适用范围。

示例：电动手术台适用于手术中对患者身体的支撑；其中某型产品适用于眼科、神经外科使用；某型产品适用于眼科、神经外科、胸腹外科使用；某型产品适用于眼科、神经外科、胸腹外科、泌尿外科……

1.2 明确写明目标用户，写明相关人员操作申报产品应当具备的基本能力要求，如：经专业培训并合格的医护人员。

2. 适用人群：医院就诊患者。

3. 预期使用环境要求：企业应明确适宜本产品的使用环境，如：手术室。预期使用环境至少应能满足 GB 9706.1—2007 和 YY 0505—2012 的相关要求。

4. 禁忌症：暂无

（七）产品的主要风险

主要参考 YY/T 0316—2008《医疗器械 风险管理对医疗器械的应用》。风险管理活动要贯穿产品设计、生产、上市后使用及产品处理的整个生命周期。要体现注册申请人风险管理活动计划的完整性，尤其上市管理的风险分析与评价过程。对于上市前风险管理中尚未认知的风险，应在上市后开展信息收集，一旦发现异常及时进行风险评价，采取控制措施，更新风险管理文件。

电动手术台产品风险分析应参考 YY/T 0316—2008《医疗器械 风险管理对医疗器械的应用》行业标准相关要

求，逐一进行回答，也可以用列表的方式列示。剩余风险分析时，一定要逐一采取风险控制措施后，会不会引入或造成更大的风险，只有新引入风险能转化为可接受风险，方能认为风险受控。必须进行风险与收益分析，收益大于风险时方可接受。

提供电动手术台产品上市前风险管理报告，此报告旨在说明并承诺：

——风险管理计划已被正确地实施，综合剩余风险是可接受的。

——已有恰当方法获得与注册申请人申报的电动手术台产品相关和出厂后流通与临床应用的信息。

——应随风险管理报告一并附上包括风险分析、风险评价、风险控制概述管理资料。至少应包括：

——产品安全特征清单；

——产品可预见危害及分析清单（说明危害、可预见事件序列、危害处境和可能发生的损害之间的关系）；

——风险评价、风险控制措施以及剩余风险评价汇报表。

对于风险分析和管理概述，应包括一份风险总结，以及如何将风险控制在可接受程度的内容。从生物学危害、机械危害、能量危害、有关使用的危害、信息危害和维护不周及老化引起的危害等方面，对产品进行全面分析并阐述相应的防范措施。

1. 风险分析方法

1.1 在对风险的判定及分析中，要考虑合理的可预见的情况，包括：正常使用条件下和非正常使用条件下。

1.2 风险判定及分析应包括：对于患者的危害、对于操作者的危害和对于环境的危害。

1.3 风险形成的初始原因应包括：人为因素，产品结构的危害，原材料危害，综合危害，环境条件。

1.4 风险判定及分析考虑的问题包括：生物相容性危害；机械危害；能量危害；操作信息，包括警示性语言、注意事项以及使用方法的准确性；使用过程可能存在的危害等。

2. 风险分析清单

电动手术台产品的风险管理报告应符合 YY/T 0316—2008 的有关要求，审查要点包括：

2.1 产品定性定量分析是否准确（依据 YY/T 0316—2008 附录 C）；

2.2 危害分析是否全面（依据 YY/T 0316—2008 附录 E）；

2.3 风险可接收准则，降低风险的措施及采取措施后风险的可接收程度，是否有新的风险产生。

根据 YY/T 0316—2008 附录 E 对该产品已知或可预见的风险进行判定，电动手术台产品在进行风险分析时至少应包括以下主要危害，注册申请人还应根据自身产品特点确定其他危害。针对产品的各项风险，注册申请人应采取应对措施，确保风险降到可接受的程度（表3，表4）。

3. 产品主要的危害

3.1 能量危害

电磁能：包括网电源的波动对设备产生的影响，漏电

流，可能共同使用的设备对手术台产生的电磁干扰，手术台产生的电磁场对可能共同使用的设备的影响等引发的危害。

机械能：包括由于手术台支撑强度不够，附件的松动或断裂，悬挂物的坠落，运动部件运行角度和精度不够等引发的危害。

声能：主要指噪声引起的危害。

3.2 操作危害

包括控制器功能异常，油路阻塞，机械部件磨损，电磁阀失灵，不按照使用说明书的要求进行安装和操作，对控制器连接软电线的过力拖拽，控制器使用后的随意置放等引发的危害。

3.3 信息危害

标记缺少或不正确，标记的位置不正确，不能被正确地识别，不能永久贴牢和清楚易认，不符合法规及标准的说明书，未对与其他设备共同使用时易产生的危害进行警告，未对因长期使用产生功能丧失而可能引发的危害进行警告，未对合理可预见的误用进行警告等引发的危害。

表3 初始事件和环境示例

通用类别	初始事件和环境示例
不完整的要求	液压系统、自锁式气弹簧密封性不符合要求；机械部件配合不紧密；自锁式气弹簧不能满足横向支撑力和锁定的要求；台面升降行程不符合要求；台面整体转角，台面和各部分倾角、折角不符合要求；台面稳定性和位置精度不符合要求；附件安装架的位置及附件安装稳定性等对手术操作者和患者的危害；可触及金属部分、外壳、应用部分等与带电部分隔离/保护不够，电介质强度不够，导致对电击危险防护不够，可能对使用者或患者造成电击危害；进液防护能力不足，造成危害；附件和悬挂物不牢固，带脚轮设备锁定不良；移动式设备易翻倒，设备支撑部件强度不足；设备面、角、边粗糙等可能对使用者或患者造成的机械损伤；对环境的电磁干扰超标，干扰其他设备正常工作等。 台面的移动和翻起等是否能通过控制器达到预定的要求等。 使用说明书未对设备及附件维护和保养的方式、方法、频次进行说明，导致设备不能正常使用等。 使用说明书未对设备/附件的使用寿命和贮藏寿命进行规定，导致设备/附件超期非正常使用导致稳定性等指标降低，安全性能出现隐患等
制造过程	控制程序修改未经验证，导致设备性能参数指标不符合标准要求等。 生产过程关键工序控制点未进行监测，导致各部件配合不符合要求等。 外购、外协件供方选择不当，外购、外协件未进行有效进货检验，导致不合格外购、外协件投入生产等，如：电磁阀不合格、液压推杆密封不合格等
运输和贮藏	产品防护不当导致设备运输过程中损坏等。 在超出设备规定的贮藏环境（温度、湿度、压力）贮藏设备，导致设备不能正常工作等
环境因素	过热、过冷的环境可能导致设备不能正常工作等。 非预期使用于有麻醉剂的环境中，可能因为电气连接、设备结构、静电预防不良等引起混合气体爆炸。 强酸强碱导致损害等。 抗电磁干扰能力差，特定环境设备工作不正常等。 设备的供电电压不稳定，导致设备不能正常工作或损坏等
清洁、消毒和灭菌	使用说明书中推荐的对台面的消毒方法未经确认，不能对台面进行有效消毒等。 使用者未按要求对台面进行防护或消毒，导致感染等
处置和废弃	未在使用说明书中对手术台及附件的处置（特别是使用后的处置）和废弃方法进行说明，或信息不充分；未对设备废弃的处置进行提示性说明等
人为因素	易混淆的或缺少使用说明书： 　—图示符号说明不规范； 　—操作使用方法不清楚； 　—技术说明不清楚； 　—重要的警告性说明或注意事项不明确； 　—不适当的操作说明等。 由缺乏技术/未经培训的人员使用，不能正确使用和维护保养设备等，包括： 　—控制器的意外操作； 　—维护不当引起的不能正常发挥使用性能
失效模式	由于老化、磨损和重复使用而导致功能退化，如：油路逐渐堵塞、自锁式气弹簧的磨损等。 疲劳失效

表4 危害、可预见的事件序列、危害处境和可发生的损害之间的关系

危害	可预见的事件序列	危害处境	损害
电磁能（电磁干扰）	手术室内其他设备对手术台产生电磁干扰的电气设备的启动、运转	手术台不能按控制器的操作指令运转	（手术延误）患者病情加重、死亡
运动零件（底座解锁脚踏开关位置不合理）	意外的踩踏。地板刹车锁定装置解锁	手术台移动	（手术延误或失败）患者器官损伤、病情加重、死亡
功能的丧失或损坏（液压系统传动部件损坏）	(1) 液压传动部件长期使用的磨损。(2) 使用过程中漏油	台面下降或台面各活动部分位移	（因手术精度下降造成手术失败）患者器官受损、病情加重、死亡
操作（控制器误操作）	(1) 手术台位置操作后未进行控制器键盘锁定。(2) 未放置在指定位置。(3) 手术过程中误接触功能键	手术台活动部分意外运动	患者摔伤、器官受损、病情加重、死亡
不完整的使用说明书（附件安装）	(1) 使用说明书未对部件/附件作出说明。(2) 使用说明书未对部件安装作出说明。(3) 使用说明书未对部件承载能力作出说明。(4) 错误的部件安装	部件松动、不能实现正确的体位、支撑部分断裂	器官受损、病情加重、死亡

由于电动手术台的原理、功能和结构的差异，本章给出的风险要素及其示例是常见的而不是全部的。上述部分只是风险管理过程的组成部分，不是风险管理的全部。注册申请人应按照 YY/T 0316—2008《医疗器械 风险管理对医疗器械的应用》中规定的过程和方法，在产品整个生命周期内建立、形成文件和保持一个持续的过程，用以判定与医疗器械有关的危害、估计和评价相关的风险、控制这些风险并监视上述控制的有效性，以充分保证产品的安全和有效。

（八）产品技术要求应包括的主要技术指标

电动手术台主要技术指标应包括基本尺寸、性能指标、环境条件和安全要求五部分。本条款列举的基本技术指标为典型电动手术台和附件指标，企业应参考 YY/T 1106—2008 等国家标准、行业标准，并结合临床需求、自身产品的技术特点对各项指标的具体参数做出规定。

1. 基本尺寸

床体：台面长度、台面宽度（含钢轨/不含钢轨）、整体高度（最低位置，含床垫/不含床垫）。

附件：附件的关键几何尺寸（长、宽、高、直径、角度）。

2. 性能指标

床体：

2.1 运行参数一般包含台面升降行程、台面纵向倾斜、台面横向倾斜、头板折转角度、背板折转角度、腰板升高高度范围、腿板折转角度、台面纵向平移、台面旋转等。

2.2 渗漏（若适用）。

2.3 动作平稳性。

2.4 台面摆动量。

2.5 装卸方便性。

2.6 X 射线透过性（若适用）。

2.7 控制器按键功能。

2.8 外观。

附件：根据不同附件的具体情况做出相应要求，如：术中牵引架的行程范围、调整范围等。

注：若头板、背板、腿板、足板等存在更换延长板的情况，应重点关注更换延长板后产品的性能指标变化。

3. 环境条件

按 GB/T 14710—2009 的规定进行试验后，电动手术台的所有性能应符合要求。

4. 安全要求

4.1 电气安全要求

电动手术台产品安全通用要求应符合 GB 9706.1—2007 的规定。

电动手术台产品安全专用要求应符合 YY 0570—2013 的规定。

4.2 电磁兼容性要求

电动手术台产品电磁兼容性要求应符合 YY 0505—2012 的相关要求。

（九）同一注册单元中典型产品的确定原则和实例

1. 典型产品应是同一注册单元内能够代表本单元内其他产品安全性和有效性的产品。

2. 应考虑功能最齐全、结构最复杂、风险最高的产品。

3. 对同一注册单元内典型产品的选取应考虑产品预期

用途、性能指标、安全指标、结构组成等。注册单元内各种产品的主要安全指标、性能指标不能被某一产品全部涵盖时，则应选择涵盖安全指标、性能指标最多的产品作为典型产品，同时还应考虑其他产品中未被典型产品所涵盖的安全指标及性能指标。

4. 例如：同一注册单元的两个型号产品结构完全相同，性能指标中仅有 X 射线透过要求不同时，应选择采用能透过 X 射线材料制成的台面的型号作为典型产品；性能指标、安全指标和结构组成一致，预期用途不同的产品，应选取预期用途最多的型号规格的典型产品。

注：当没有充足证据能够证明同一注册单元内不同型号规格产品之间电磁兼容性能可以覆盖时，应选取每一型号规格产品进行电磁兼容项目检测。

（十）产品生产制造相关要求

1. 生产工艺过程及过程控制点

注册申请人应根据申报产品的实际情况，以流程图的形式对生产工艺过程进行描述，工艺过程中的关键工序和特殊工艺应在工艺流程图中标示清楚，并对其过程控制点进行描述。

电动手术台产品工艺举例说明：电动手术台产品一般包括底座组装、升降柱安装、运动平台组装、床身组装、线路板安装及程序烧录、控制面板安装和整机调试工序。其中，运动平台组装、线路板安装及程序烧录和整机调试属于关键控制工序。注：本说明仅为资料性说明，注册申请人可根据产品情况调整产品生产工艺和关键工序。

2. 研制、生产场地情况概述

申请人应当对与申报产品有关的研制场地和生产场地情况进行概述，主要包括以下内容：

研制场地：地址、位置、面积、研制环境条件（如适用）、研制设备、检验设备、人员等。

生产场地：地址、位置、面积、生产环境条件（如适用）、生产设备、工艺装备、监视和测量装置、人员等。

如申报产品具有多个研制、生产场地，则对每一研制、生产场地的情况均应进行概述。

（十一）产品的临床评价要求

申请人应根据《免于进行临床试验的第二类医疗器械目录》及《医疗器械临床评价技术指导原则》的相关要求提交电动手术台的临床评价资料。

（十二）产品的不良事件历史记录

申请人在风险分析时应关注同品种产品的不良事件历史记录。

（十三）产品说明书和标签要求

产品说明书和标签应符合《医疗器械说明书和标签管理规定》（国家食品药品监督管理总局令第 6 号）及相关标准的要求。

1. 说明书

电动手术台的说明书中一般还应包含以下内容：

1.1 GB 9706.1—2007、YY 0570—2013 中 6.8 的要求。

1.2 注意事项、警示及提示：应按照《医疗器械说明书和标签管理规定》中第十一条的要求进行完善；同时应明确异常情况下的紧急处理措施；特殊情况下（停电、意外移动等）的注意事项；可能出现的误操作及误操作可能造成的伤害；如使用其他附件或材料会降低最低安全性，相关的附件或材料是否被说明；对不能保持在完全可用状态的附加电源的警告；自锁式气弹簧的使用环境及不可自行拆卸的提示（配有气弹簧的产品适用）；是否提供该设备与其他设备（如高频电刀）间潜在的电磁干扰或其他干扰的相关信息及有关避免这些干扰的建议等内容。

1.3 安装及调试：应明确产品安装及调试的负责方（即是否上门安装调试）；需要用户自行安装部分（如可拆卸附件）的安装、调试方法及其注意事项；长期停用后的检修等。

1.4 使用方法：应明确使用前的检查和准备；运行过程中的操作程序、方法及注意事项；停机方法及注意事项；提示应由经过培训的使用者操作电动手术台等。

1.5 保养及维护：应明确日常保养及维护方法和周期；运行时的保养及维护方法；附加电源的检查、保养、更换周期及方法；检修周期；长期停用的保养及维护方法等。

1.6 故障的分析与排除：应明确可能出现的故障及对故障原因的分析；明确需要生产单位排除的故障和使用者排除的故障；需要使用者排除的故障的排除方法等。

1.7 永久性安装手术台保障静电泄漏路径的说明。

1.8 熔断器及其他部件的更换方法（如适用）。

1.9 运输条件：应根据产品环境试验情况，明确运输方法及条件。明确装卸及运输的注意事项、运输工具及方法等。

1.10 储存条件：应根据产品环境试验情况，明确储存环境要求。

1.11 应明确生产日期、使用寿命及在预期使用及维护条件下的定期检查时间。

1.12 应明确产品附件清单。除附件清单外，还应提供需要使用者自行维修部分的电路图、元器件清单、图注、校正细则等所必须的资料以及产品结构图、照片及专用工具明细表等。

1.13 应参照 GB 9706.1—2007、YY/T 0466.1—2009 等相关标准中的规定，给出产品标签所用的图形、符号、缩写等内容的解释。同时还应对操作及控制部件附近和各附件安装孔附近等处所使用的特殊符号及 GB 9706.1—2007 和 YY 0570—2013 中 6.1 中规定的符号予以说明。

1.14 消毒方法：应根据其产品情况列出产品的消毒方法。

1.15 明确说明书的编制和修订日期。

1.16 按照 YY 0505—2012 的要求给出符合电磁兼容性方面要求的声明。

1.17 软件发布版本。

产品说明书的内容均应有明确的依据，与综述资料、研究资料等注册申报资料的内容保持一致。

2. 标签

电动手术台的标签还应包含 YY/T 1106—2008 中 7.1 所要求的内容。

（十四）产品的研究要求

1. 产品性能研究

1.1 功能性指标的验证应根据综述资料中有关申报产品结构组成的情况，可参考 YY/T 1106—2008 的要求，至少应包括以下指标：基本参数、渗漏（若适用）、动作平稳性、台面摆动量、装卸方便性、X 射线透过性（若适用）、控制器按键功能。如有附件，应根据不同附件的具体情况做出相应要求，如：延长板的连接性能、承重性能等。

1.2 安全性指标的验证包括电气安全指标和电磁兼容指标两大类。电气安全指标应当包括 GB 9706.1—2007 和 YY 0570—2013 及其他适用的国家标准和行业标准中的所有指标，电磁兼容指标应当包括 YY 0505—2012 及其他适用的国家标准和行业标准中的所有指标。

1.3 研究资料中应详细写明通过研究验证确定的电动手术台产品的结构组成、基本尺寸、附件信息及相关要求等。

2. 软件研究

参见《医疗器械软件注册申报资料指导原则》的相关要求。

3. 消毒方法研究

注册申请人应对说明书中推荐使用的消毒方法进行研究，给出消毒方法研究报告。

3.1 若注册申请人所推荐的消毒方法为临床通用消毒方法，则应提供此种消毒方法的来源及确定依据，并验证推荐的消毒方法对产品的影响；

3.2 若注册申请人所推荐的消毒方法为自行规定的方法，则应对此种方法的消毒效果进行研究，并验证推荐消毒方法对产品的影响。

4. 产品使用期限和包装研究

产品使用期限研究：注册申请人应根据自身产品临床应用和产品设计情况，确定出产品的关键部件和可更换部件。注册申请人应明确在预期使用条件下关键部件的使用期限，及可更换部件的定期保养维护时间和更换频次，且应提供确定使用期限和更换频次的理论依据。若关键部件也可更换时，也应说明其定期保养维护时间和更换频次。电动手术台产品中的关键部件至少包括电机、液压泵（如适用）。

包装研究：注册申请人应明确产品包装材料、包装清单；提供在宣称的运输条件下，符合 GB/T 14710—2009 中运输试验要求的验证资料；并提供在宣称贮存条件下，保持包装完整性的依据。

电动手术台注册技术审查指导原则
编写说明

一、指导原则修订的目的和背景

（一）本指导原则的编写目的是指导和规范电动手术台产品的技术审评工作，旨在帮助审评人员理解和掌握该类产品原理/机理、结构、性能、预期用途等内容，把握技术审评工作基本要求和尺度，对产品安全性、有效性作出系统评价。

（二）随着《医疗器械监督管理条例》的颁布实施，《医疗器械注册管理办法》及相关配套文件的下发，原来制定的电动手术台产品注册技术指导原则已不在符合当前法规的要求，本次依照新法规对进行修订，以适应当前法规要求。

二、指导原则编写的依据

（一）《医疗器械监督管理条例》（中华人民共和国国务院令第 650 号）

（二）《医疗器械注册管理办法》（国家食品药品监督管理总局令第 4 号）

（三）《关于发布医疗器械产品技术要求编写指导原则的通告》（国家食品药品监督管理总局通告 2014 年第 9 号）

（四）《医疗器械说明书和标签管理规定》（国家食品药品监督管理总局令第 6 号）

（五）《关于发布免于进行临床试验的第二类医疗器械目录的通告》（国家食品药品监督管理总局通告 2014 年第 12 号）

（六）国家食品药品监督管理部门发布的其他规范性文件

（七）GB 9706.1—2007《医用电气设备 第 1 部分：安全通用要求》

（八）YY/T 1106—2008《电动手术台》

（九）YY 0570—2013《医用电气设备 第 2 部分：手术台安全专用要求》

（十）YY 0505—2012《医用电气设备 第 1 - 2 部分：安全通用要求 并列标准：电磁兼容 要求和试验》

三、重点内容说明

（一）在产品名称要求中参照《医疗器械分类目录》、YY/T1106—2008《电动手术台》及相关要求，规范了产品命名原则。

（二）产品的结构和组成内容中，给出了电动手术台典型产品的结构示意图，并简要介绍了电动手术台的主体结构及附件。

（三）在产品的工作原理中，简单介绍了电动手术台的工作原理。

（四）因产品为非治疗类医疗器械，故本指导原则不包含产品作用机理的内容。

（五）产品应适用的相关标准中给出了现行有效的国家标准、行业标准（包括产品标准、基础标准）。

（六）产品的主要风险中，参照 YY/T 0316—2008 及其附录 C、E、F、G、I、J 中的相关规定，对电动手术台的安全性特征，危害、可预见的事件序列和危害处境判断，风险控制的方案与实施，综合剩余风险的可接受性评价及生产和生产后监视相关方法等方面做出了审查基本要求；同时，对电动手术台的危害、可预见的事件序列和危害处境判断进行了系统分析。

（七）产品的主要性能指标中给出了产品需要考虑的各个方面，有些需参照相关的国家标准、行业标准，有些则需要依据企业的技术能力。

（八）针对电动手术台产品特点，在使用说明书中对产品的审查重点进行了说明，如：性能、注意事项、使用、保养、维护、贮存等项目。

四、指导原则编制单位

天津市医疗器械技术审评中心。

90 防褥疮气床垫注册技术审评指导原则

［防褥疮气床垫注册技术审查指导原则（2017 年修订版）］

本指导原则是防褥疮气床垫注册技术审查的通用要求，注册申请人应依据具体产品的特性对注册申报材料的内容进行充实细化，还应依据具体产品的特性确定其中的具体内容是否适用，若不适用，需详细阐述其理由及相应的科学依据。

本指导原则是对注册申请人和审评人员的指导性文件，但不包括注册审批所涉及的行政事项，亦不作为法规强制执行，如果有能够满足相关法规要求的其他方法，也可以采用，但是需要提供详细的研究资料和验证资料，还应遵循相关法规。

本指导原则是在现行法规和标准体系，以及当前认知水平下制定的，随着法规和标准的不断完善，以及科学技术的不断发展，本指导原则相关内容也将进行适时的调整。

一、适用范围

本指导原则适用于与病房护理设备及器具配套使用的第二类防褥疮气床垫。

应当对"有附带功能的气床垫（如按摩功能、低压报警、尿湿报警等），其附带部分可另行要求"的适用性进行明确和说明。

二、技术审查要点

（一）产品名称要求

产品的命名应参考《医疗器械通用名称命名规则》（国家食品药品监督管理总局令第 19 号）和国家标准、行业标准上的通用名称要求，可按作用原理和适用范围命名为"防褥疮气床垫""电动防褥疮气床垫""防褥疮电动气床垫"等，产品名称中不应包含产品型号、规格，如：XXXX 型防褥疮气床垫。

（二）产品的结构和组成

气床垫由充气床垫、气道（连接管）和充气泵等组成。如图 1、图 2、图 3。

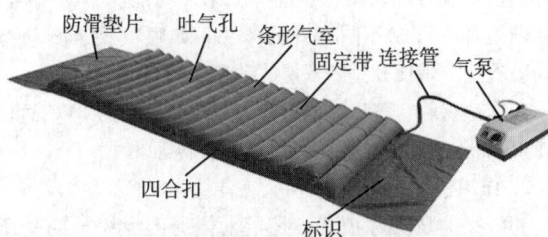

图 1 防褥疮充气床垫（条形）

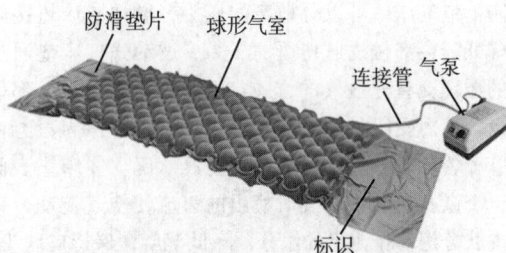

图 2 防褥疮充气床垫（球形）

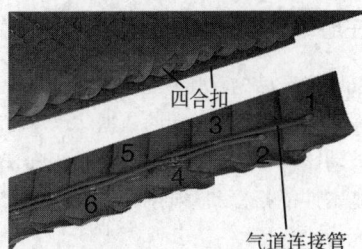

图 3 连接管示意图

（三）产品工作原理/作用机理

1. 工作原理

气床垫的充气床垫由若干个条形或球形气室组成，通过气泵充气后，气室维持一定气压，所形成的软性床垫，可增加患者身体与床垫接触面积，降低身体局部压力，为普通型防褥疮气床垫。

将气室按1、3、5…为单排，2、4、6…为双排方式排列成单双排气室，定时轮换充气和放气，不断改变身体的受压点，使患者着床各部分维持正常的血液循环；在气室上加工有规则的微孔（一般约0.2mm直径），充气时可从微孔喷射出气流，保持皮肤干燥，以进一步提高预防和缓解褥疮的效果。除以上所述的原理和结构之外，也可能有其他原理和结构设计的防褥疮气床垫，以达到同样的功能。

气泵有单泵充气或双泵充气。单泵充气为气泵输出气，经阀门定时向一个气道充气，另一个气道通大气，进行放气，两气道定时交换。双泵充气是两个气泵，由控制器控制其交替工作。充气压力为定值或可调，充放气时间为定值或可调。

气床垫的规格型号主要按其结构和功能的不同划分。按结构有单气道、多气道；气室形状有球形气室、条形气室等。按功能有波动型、喷气型或附加功能。不同结构和功能的组合可形成不同型式的产品，如喷气型、波动型、波动喷气型、带便孔型、双层波动喷气侧身型等。

气床垫材料：气床垫的材料为可热合成型的PVC面料、尼龙PVC复合面料、尼龙TPU复合面料等。

2. 作用机理

褥疮又称压力性溃疡，是指人体局部组织长期受压，造成局部组织神经营养紊乱及血液循环障碍，组织营养缺乏，从而导致局部组织损伤和软组织溃烂坏死。

防褥疮气床垫可以分散身体压力，增加与床垫接触面积，降低隆突部位皮肤所受的压力，波动式气床垫通过有规律的循环交替充放气的方式，不断改变病人受压部位的受压点，缩短受压时间，减轻垂直压力、摩擦力、剪切力作用，改善和缓解局部组织持续积压状况。气床垫表面开有若干个微孔，利用充气时喷出的气流使空气流动，带走人体皮肤分泌和排泄出的水分，降低湿度，保持皮肤干燥，提高皮肤的抗摩擦和抗剪切能力，促进组织血液供给和营养状态的改善，预防和缓解褥疮。

（四）注册单元划分的原则和实例

防褥疮气床垫产品的注册单元原则上以产品结构、功能和预期用途作为划分注册单元的依据。

例如：波动喷气型、带便孔波动喷气型、球形波动喷气型等，其基本性能指标和预期用途基本相同，可以作为一个注册单元。

带有附带功能的气床垫（如按摩功能、低压报警、尿湿报警等），其附带部分可另行要求。

（五）产品适用的相关标准

表1 气床垫产品相关适用标准

标准编号	标准名称
GB/T 191—2008	《包装储运图示标志》
GB 9706.1—2007	《医用电气设备 第1部分：安全通用要求》
GB 9706.15—2008	《医用电气设备 第1-1部分：安全通用要求 并列标准：医用电气系统安全要求》
GB/T 14710—2009	《医用电器环境要求及试验方法》
GB/T 16886.1—2011	《医疗器械生物学评价 第1部分：风险管理过程中的评价与试验》
GB/T 16886.5—2003	《医疗器械生物学评价 第5部分：体外细胞毒性试验》
GB/T 16886.10—2005	《医疗器械生物学评价 第10部分：刺激与迟发型超敏反应试验》
YY 0505—2012	《医用电气设备 第1-2部分：安全通用要求 并列标准：电磁兼容 要求和试验》
YY/T 0466.1—2009	《医疗器械 用于医疗器械标签、标记和提供信息的符号 第1部分：通用要求》
YY/T 0316—2008	《医疗器械 风险管理对医疗器械的应用》

上述标准（表1）包括了注册产品技术要求中经常涉及到的通用标准和方法标准。有的企业还会根据产品的特点引用一些行业外的标准和一些较为特殊的标准。

若有新版的强制性国家标准、行业标准发布实施，产品的性能和安全指标要求应执行最新版本国家标准、行业标准的要求。

产品适用及引用标准的审查可以分两步来进行。首先对引用标准的齐全性和适宜性进行审查，也就是审查产品技术要求中与产品相关的国家标准、行业标准是否进行了引用，以及引用是否准确。应注意引用标准的编号、名称是否完整规范，年代号是否有效；其次对引用标准的采纳情况进行审查，即所引用的标准中的条款要求，是否在产品技术要求中进行了实质性的条款引用。这种引用通常采用两种方式，文字表述繁多内容复杂的可以直接引用标准及条文号，比较简单的也可以直接引述具体要求。

（六）产品适用范围/预期用途、禁忌症

1. 适用于长期卧床患者的褥疮预防和缓解。

2. 禁忌症

脊柱骨折患者应慎用波动型防褥疮气床垫。

（七）产品的主要风险及研究要求

1. 风险分析方法

（1）在对防褥疮气床垫产品的风险分析中应采用YY/T 0316—2016《医疗器械 风险管理对医疗器械的应用》给出的方法和原理。

（2）在对风险的判定及分析中，应考虑合理的可预见的风险，包括：正常使用条件下和故障状态下。

（3）风险判定及分析应包括：对患者的危害、对操作者的危害、对环境的危害。

（4）风险分析应从立项开始，分阶段进行，并从总体要求、技术、材料、工艺、医学、售后服务等各个专业角度进行分析。

（5）对产品每一项危害产生的伤害，应进行定量或定性的风险评估。

（6）风险形成的原因应包括：使用危害（包括不合理的操作）、信息危害、原材料危害、环境危害、能量危害。

2. 安全风险分析报告的要求

防褥疮气床垫产品的风险管理报告应符合 YY/T 0316—2016《医疗器械 风险管理对医疗器械的应用》的有关要求，审查要点包括：

（1）风险分析报告是否阐述了风险管理活动（包括风险管理评审的输入、风险管理评审、风险管理评审的输出等）。

（2）是否正确判定产品与安全性有关特征的问题（依据 YY/T 0316—2016 中附录 C）。

（3）是否正确分析产品的危害（依据 YY/T 0316—2016 中附录 E）。

（4）是否制定了产品风险接收准则。

（5）是否阐述了产品的风险分析、风险评价和风险控制措施；是否有新的风险产生，新风险的控制及评价。

（6）剩余风险是否是可接收的。

（7）是否已有适当方法获得相关生产和生产后信息。

（8）风险管理评审结论。

3. 主要危害的列举

防褥疮气床垫产品在进行风险分析时，企业应当根据自身产品特点确定其产品危害，但至少应包括表 2 列举的主要危害。

（八）产品技术要求应包括的主要性能指标

防褥疮气床垫应明确以下主要技术指标：

气床垫表面气室形状及工作方式描述。如条型、球型气室数及工作方式、循环充气方式、波动形式、双层波动翻身形式、波动调姿型等，以及上述工作方式的组合形式。

1. 防褥疮气床垫尺寸

尺寸中需注明该尺寸是"未充气"或"充气后"，以及是否包括延长部分，同时，应给出尺寸误差要求。

表 2 防褥疮气床垫产品主要危害

危害的类型		危害形成的原因	可能的后果
能量危害	电能	充气泵漏电	使用者被电击
	热能	充气泵过热	使用者被灼伤或失火
生物学危害	生物污染	清洁、消毒执行不恰当	引起患者交叉感染
环境危害	电磁兼容性	电磁发射及干扰	影响邻近电子仪器的正常工作受邻近电子仪器的干扰导致无法正常工作
	噪声	噪声	影响患者休养
	废弃产品造成对环境的污染	使用后的产品没有按照规定进行销毁	造成环境污染
使用中危害	工作气压的调节不合适	操作人员没按使用说明书要求操作	降低或失去预防和缓解褥疮的作用，或有可能加重患者病情
	不合适的防褥疮气床垫	选用不合适的防褥疮气床垫	降低或失去预防和缓解褥疮的作用
	漏气	气床垫开裂、锐器划伤、气管连接不良造成漏气，充气不到预定值	失去预防和缓解褥疮作用
	充气不足	充气泵或气管连接不良	失去预防和缓解褥疮作用
	充气过大	充气泵压力过大，气床垫热合或面料有薄弱之处；气床垫压力调节过大	气床垫爆裂；气床垫过硬，降低或失去预防和缓解褥疮的作用
	不交替充排气	充气泵不良	降低或失去预防和缓解褥疮作用
信息危害	不适当的操作说明	禁忌症未明确	对患者造成二次伤害
	不适当的标记	如无 CPR 标记或标记不明显	急用时不能迅速正确操作，延误治疗
	信息缺失	使用说明中缺少必要的警告或使用方法不明确	不能正确操作，延误使用或造成伤害

2. 工作载荷

应不小于 135kg。

3. 充气压力

充气泵出口充气压力可调，最大压力应不小于 12kPa；气床垫在最大工作载荷下，其最大压力应不小于 4kPa。

4. 充放气交换时间

应规定每次充气时间、放气时间、交换时间，时间误差不得大于 10%。如交换时间可调，应规定调节范围。

5. 气密性

将气床垫充气到最大气压，气床垫上均匀平置最大工作载荷的重物，放置 24h 后，气床垫最大压力的压力降不大于 5%。

6. 工作噪声

用声级计距充气泵 1m 处测试工作噪声 ≤45dB。

7. 快速放气功能（适用于心脏复苏术"CPR"抢救使用）

应规定气床垫具有实现快速放气使气床垫达到平铺功能。并应在明显位置标示和说明。

8. 气床垫的侧身角度、调姿角度

对有侧身、调姿功能的防褥疮气床垫，应在标准中规定侧身角度、调姿角度调节范围及相应误差。

9. 气床垫热合性能

气床垫热合应严密，热合处整齐、平整；多气室气床垫应排列均匀、整齐；气嘴应安装牢固、端正；气床垫导气管与床垫连接牢固；气床垫面料应无刺激气味。

10. 附加功能

注册产品有附加功能（如按摩功能、低压报警、尿湿报警等）的，应当明确其相应的技术要求。

11. 安全性能

应符合 GB 9706.1—2007 的相关要求。

12. 环境试验

应符合 GB/T 14710—2009《医用电器环境要求及试验方法》的相关要求。

13. 电磁兼容性

应符合 YY 0505—2012《医用电气设备 第 1-2 部分：安全通用要求 并列标准：电磁兼容 要求和试验》的要求。

本部分所给出的技术要求是结合产品的实际结构和使用特点提出的，以上指标若有不适用企业产品的，应在其产品技术要求编制说明中说明不适用的理由（若无编制说明要求可去掉划行字）。

（九）同一注册单元内注册检验代表产品确定原则和实例

防褥疮气床垫产品同一注册单元内所检测的产品应当是能够代表本注册单元内其他产品安全性和有效性的典型产品。

如某企业生产的两个型号，一个型号为波动喷气型、另一个型号为带便孔波动喷气型，在进行产品检测时，可只对带便孔波动喷气型产品进行检测。

（十）产品生产相关要求

应当明确产品生产加工工艺，注明关键工艺和特殊工艺，可采用流程图的形式，并说明其过程控制点。

（十一）产品的临床评价细化要求

依据《免于进行临床试验的第二类医疗器械目录》（国家食品药品监督管理总局通告 2014 年第 12 号）的规定，该产品为免于开展临床试验的医疗器械产品。注册申请人在申报产品注册时，可以按照相关规定提交临床对比资料。

（十二）产品的不良事件历史记录

尚未发现该类产品不良事件相关报道。

（十三）产品说明书和标签要求

产品使用说明书应当符合《医疗器械说明书和标签管理规定》（国家食品药品监督管理总局令第 6 号）的要求以及 GB 9706.1、GB 9706.15（如适用）和 YY 0505 的相关要求。

1. 产品的性能指标应符合产品技术要求中相关的要求。

2. 产品随附的使用说明书中，应详细叙述产品的安装方法，操作使用、日常保养、维护的方法，床垫清洗、消毒的程序和实用的清洁剂和消毒剂以及产品使用注意事项。

3. 产品垫面之上明显位置应有正确放置使用的标示，如"此面向上"等字样，标示应清晰、牢固、易懂。CPR（心肺复苏术）快速放气处应有明显、醒目标示及使用说明或示意图。

4. 禁忌症应包括的内容。

5. 注意事项至少应包括以下项目：

（1）快速放气功能仅在 CPR（心肺复苏术）情况下使用。

（2）应明确"阅读说明书后再使用"。

（3）在正确使用的同时，应对患者进行规范的基础护理。

（4）气道（连接管）、电源线应避免重压、用力弯折牵拉，以防损坏。

（5）避免用尖锐物划伤气床垫，远离明火。

（6）充气泵应在通风、清洁卫生的环境中使用。

（7）使用中如有不适，应立即停止使用。

（8）应在产品的使用年限期内使用。

（9）气床垫表面应覆盖单层床单使用。

（10）气床垫出现故障时，须由专业人员进行维修。

（11）建议在医生指导下使用。

（十四）产品的研究要求

1. 产品性能研究

应当提供产品性能研究资料以及产品技术要求的研究和编制说明，包括功能性、安全性指标（如电气安全与电磁兼容、辐射安全）以及与质量控制相关的其他指标的确定依据，所采用的标准或方法、采用的原因及理论基础。

2. 生物相容性评价研究

应对成品中与患者和使用者直接或间接接触的材料的生物相容性进行评价。

生物相容性评价研究资料应当包括：

（1）生物相容性评价的依据和方法。

（2）产品所用材料的描述及与人体接触的性质。

（3）实施或豁免生物学试验的理由和论证。

（4）对于现有数据或试验结果的评价。

3. 生物安全性研究

对于含有同种异体材料、动物源性材料或生物活性物质等具有生物安全风险类产品，应当提供相关材料及生物活性物质的生物安全性研究资料，包括说明组织、细胞和材料的获取、加工、保存、测试和处理过程；阐述来源（包括捐献者筛选细节），并描述生产过程中对病毒、其他病原体及免疫源性物质去除或灭活方法的验证试验；工艺验证的简要总结。

4. 灭菌/消毒工艺研究

（1）产品生产灭菌：应明确灭菌工艺（方法和参数）和无菌保证水平（SAL），并提供灭菌确认报告。

（2）终端用户灭菌：应当明确推荐的灭菌工艺（方法和参数）及所推荐的灭菌方法确定的依据；对可耐受两次或多次灭菌的产品，应当提供产品相关推荐的灭菌方法耐受性的研究资料。

（3）残留毒性：如灭菌使用的方法容易出现残留，应当明确残留物信息及采取的处理方法，并提供研究资料。

（4）终端用户消毒：应当明确推荐的消毒工艺（方法和参数）以及所推荐消毒方法确定的依据。

5. 产品有效期和包装研究

（1）有效期的确定：如适用，应当提供产品有效期的验证报告。

（2）对于有限次重复使用的医疗器械，应当提供使用次数验证资料。

（3）包装及包装完整性：在宣称的有效期内以及运输储存条件下，保持包装完整性的依据。

6. 临床前动物试验

如适用，应当包括动物试验研究的目的、结果及记录。

7. 软件研究

含有软件的产品，应当提供一份单独的医疗器械软件描述文档，内容包括基本信息、实现过程和核心算法，详尽程度取决于软件的安全性级别和复杂程度。同时，应当出具关于软件版本命名规则的声明，明确软件版本的全部字段及字段含义，确定软件的完整版本和发行所用的标识版本。

三、审查关注点

（一）产品技术要求编写的规范性，引用标准的适用性、准确性，主要性能是否符合有关标准的要求，并关注检测单位对产品技术要求的预评价。

（二）产品的电器安全性应符合安全通用要求和安全专用要求，其中包括电磁兼容要求。

（三）安全风险分析报告要审查产品的主要风险是否已经列举，控制措施是否有效，风险是否降到可接受的程度。

（四）产品预期用途应和医疗器械注册申请材料中叙述一致。

（五）应审查产品使用说明书是否符合《医疗器械说明书和标签管理规定》（国家食品药品监督管理总局令第6号）的要求。

四、编写单位

河北省食品药品监督管理局。

眼科器械

91 眼科超声乳化和眼前节玻璃体切除设备及 附件注册技术审评指导原则

（眼科超声乳化和眼前节玻璃体切除设备及附件注册技术审查指导原则）

本指导原则旨在给出系统的、具有指导意义的指南性文件，用于指导注册申请人规范产品的研究开发和注册申报，同时也用于指导监管部门对眼科超声乳化和眼前节玻璃体切除设备及附件申请注册材料的技术审评。

本指导原则系对眼科超声乳化和眼前节玻璃体切除设备及附件的一般要求，注册申请人应依据具体产品的特性对注册申报资料的内容进行充实和细化。注册申请人还应依据具体产品的特性确定其中的具体内容是否适用，若不适用，需详细阐述其理由及相应的科学依据。

本指导原则是对注册申请人和审查人员的指导性文件，但不包括注册审批所涉及的行政事项，亦不作为法规强制执行，如果有能够满足相关法规要求的其它方法，也可以采用，但是需要提供详细的研究资料和验证资料。应在遵循相关法规的前提下使用本指导原则。本指导原则是对注册申报资料具体内容要求有关的其他文件的补充。包含电凝模式产品的注册申报还应参照《高频手术设备注册技术审查指导原则》的相关要求。

本指导原则是在现行法规和标准体系以及当前认知水平下制订的，随着法规和标准的不断完善，以及科学技术的不断发展，本指导原则相关内容也将进行适时的调整。

一、适用范围

本指导原则适用于眼科超声乳化和眼前节玻璃体切除设备及附件，不包括眼后节玻璃体切除设备及附件的要求。

本指导原则不包含延续注册和注册变更申报资料的要求，延续注册和注册变更申报资料可参考本指导原则中适用的内容。

二、产品介绍

眼科超声乳化和眼前节玻璃体切除设备及附件主要由主机和附件组成，附件主要分为超声乳化附件、灌注/抽吸附件、玻璃体切割附件和电凝附件。用于小型切口的白内障晶状体摘除。允许眼科医生在手术时通过超乳针头将混浊的晶状体核击碎，借助抽吸灌注系统将其吸出，并用灌注液替换被抽出的液体和晶状体材料以保持前房充盈。

按功能划分，眼科超声乳化和眼前节玻璃体切除设备及附件主要有 4 大功能模式，分别为超声乳化模式、灌注/抽吸模式、眼前节玻璃体切割模式、电凝模式。超声乳化模式下允许眼科医生通过 3～5mm 大小甚至更小的角膜或巩膜切口，应用超声频率的高频机械震荡将晶状体核粉碎。灌注/抽吸模式允许外科医生在超乳手术中用中性盐溶液替换被抽出的液体和晶状体材料，以保持稳定的（膨胀的）前房空间，并将乳化后的晶状体核连同皮质一起吸出。眼前节玻璃体切割模式允许眼科医生在后囊膜破裂玻璃体溢出至前节时进行前节玻璃体清除。电凝模式用于出血点的凝结。

利用产品的系统控制，眼科医生可以调节施加到手柄针头上的功率大小、抽吸速度、负压以及灌注液的流量。该系统包括了一个脚踏开关，它能让眼科医生控制灌注液流量，抽吸速度，超乳头功率，玻璃体切割速度以及电凝功率。

三、产品名称

产品的名称应为通用名称，并符合《医疗器械通用名称命名规则》（国家食品药品监督管理总局令第 19 号）等相关法规、规范性文件的要求。

四、医疗器械安全有效基本要求清单

应明确产品对《医疗器械安全有效基本要求清单》中各项要求的适用性。对于不适用的要求，应当逐项说明不适用的理由。对于适用要求，应逐项说明为符合要求所采用的方法，以及证明其符合性的文件。由于不同的产品及注册申报情况存在差异，本指导原则不给出各项目适用性的判断，注册申请人应当结合申报产品的具体情况进行判断。

关于证明各项要求符合性的文件，如果包含在产品注册申报资料中，应当说明其在申报资料中的具体位置，本指导原则中对注册资料的要求，即为一般情况下需要提交的相关文件的要求。对于未包含在产品注册申报资料中的文件，应当注明该证据文件名称及其在质量管理体系文件中的编号备查。

五、注册单元划分

一个注册单元可以包含多个型号的系统，但应有一个型号的系统可认为是主要型号，该型号主机应可与所有附件配合使用，其他型号系统与该型号系统的差异仅为简单的减少配置和/或减少功能。

同一个注册单元所有附件均应为系统的组成部分，即与设备有相应的连接和组合装配。与所需进行的手术相关，但与设备本身无关的附件，如角膜刀等，应与设备划分为不同的注册单元。

六、产品适用范围描述

产品适用范围应能明确产品可实现的各临床用途，描述应准确、清晰，如玻璃体切除、晶状体乳化及吸出等。

七、产品组成描述

产品由主机及附件组成，主机应明确包含的工作模块。

应以表格的形式给出各附件的详细信息，包含但不限于以下内容：型号、中文名称、组成、产品功能及使用描述、结构、尺寸、各部分材质、预期与患者接触部位及材质、图片或照片、是否为一次性使用、是否为无菌包装、灭菌方式、有效期、可重复使用次数。

八、综述资料

（一）产品描述及型号规格

应当包括对主机及其附件进行全面评价所需的基本信息，包含但不限于以下内容：

1. 申报产品的基本特征描述，包括功能、使用方式和临床用途等。描述产品具有的全部功能模式，说明每种功能模式的用途、原理和实现方式。明确实现各功能模式所需的部件组合、相应的能量输出参数及软件核心算法。包含但不限于下列内容：

（1）超声乳化模式应明确原理（轴向振动、扭动等）、超声能量输出模式（如连续模式、脉冲模式和爆破模式等）、尖端振动速度及振动的速率（或振动频率及振幅）、尖端扭动参数（扭动的频率、最大扭动冲程等）、脉冲参数（重复频率、占空比）、超声功率等。

（2）灌注/抽吸模式应明确灌注模式（主动灌注、重力灌注）、采用泵的类型（蠕动泵、文丘里泵）、灌注压力、抽吸真空度和抽吸速率等。

（3）眼前节玻璃体切割模式应明确原理（电动、气动）、设计（玻璃体切割同轴灌注、分体灌注）、玻璃体切割尖端速率等。

（4）电凝模式应按照《高频手术设备注册技术审查指导原则》的要求给出相关的信息。

2. 主机总体构造的详细描述，包括所有组成部分（若各组成部分有独立的型号，应明确），并有标记的图示（如图表、照片和图纸），图示应清楚地标识关键部件/组件，其中包括充分的解释来方便理解这些图示。

3. 应以表格的形式给出各附件的详细信息，包含但不限于以下内容：型号、中文名称、组成、产品功能及使用描述、结构、尺寸、各部分材质、预期与患者接触部位及材质、图片或照片、是否为一次性使用、是否为无菌包装、灭菌方式、有效期、可重复使用次数。应能明确同一类附件之间的差异。

4. 对使用者可接触的所有控制装置的说明，包括：控制设置范围，缺省值（如有）。

5. 产品工作框图（应包括所有应用部分，以及信号输入和输出部分）。

6. 应给出软件结构、功能的描述。

（二）包装说明

应分别给出所有产品组成的包装说明。

（三）适用范围

眼科超声乳化和眼前节玻璃体切除设备及附件通常预期应用于医疗机构的手术室环境和/或可移动的手术中心，注册申请人应按照产品实际情况描述其临床使用环境。

眼科超声乳化和眼前节玻璃体切除设备及附件通常适用于白内障晶状体碎核、灌注和抽吸及眼前节玻璃体切割和电凝的眼科手术。注册申请人应按照产品实际情况进行描述。

（四）其他

对于已获得批准的部件或配合使用的附件，可提供批准文号和批准文件复印件。

九、研究资料

（一）产品性能研究

应给出技术要求（包括规格参数和性能要求）中各性能指标及本指导原则第八（一）1部分所述各性能指标的设定依据、所采用的标准或方法、采用的原因及理论基础。与功能模式相关的性能指标，应按照功能模式分别进行研究。

电凝模式的临床评价还应参照《高频手术设备注册技术审查指导原则》的相关要求。

（二）生物相容性评价

成品中与患者和使用者直接或间接接触的部分应按照GB/T 16886.1 的要求进行生物相容性评价，应不释放出任何对人体有不良作用的物质。

（三）灭菌/消毒工艺研究

根据附件的使用方式确定消毒或灭菌级别。

生产企业灭菌的部件，应明确灭菌工艺（方法和参数）和无菌保证水平（SAL），并提供灭菌确认报告。对于采用辐照灭菌的器械，应当提供辐照剂量，对于环氧乙烷（EO）灭菌器械，应当提供 EO、2－氯乙醇和乙二醇的最大残留水平。

如果直接或间接患者接触材料可重复使用，则应当提供重复使用说明和可以证明该组件可安全消毒和/或灭菌的证据，给出所提出的消毒/灭菌的方法确定的依据。对可耐受两次或多次灭菌的产品，应当提供产品相关推荐的灭菌方法耐受性的研究资料。

（四）热原和细菌内毒素

眼科超声乳化和眼前节玻璃体切除设备及附件考虑到其临床使用的风险，认为不需要强制要求无热原、无细菌内毒素。若注册申请人自行声称无热原、无细菌内毒素，则应提供相应的研究资料。相关的测试报告应由具有资质的机构出具。

（五）产品有效期和包装研究

应分别对主机及各附件的有效期及重复使用次数进行研究。

应分别明确主机及各附件的有效期及重复使用次数研究的思路，对于研究中进行的测试，应描述每个测试的摘要，包括试验设计、试验结果及试验结论，同时提交测试报告作为附件。

（六）软件研究

应按照《医疗器械软件注册申报资料指导原则》的要求提交软件相关资料。

十、临床评价

应按照《医疗器械临床评价技术指导原则》（国家食品药品监督管理总局通告 2015 年第 14 号）的要求提交临床评价资料。

灌注/抽吸模式应单独进行评价。

超声乳化模式应与灌注/抽吸模式一起进行评价。

眼前节玻璃体切割模式应与灌注/抽吸模式一起进行评价。

电凝模式可单独进行评价。

电凝模式的临床评价还应参照《高频手术设备注册技术审查指导原则》的相关要求。

如果采用同品种对比路径进行临床评价，在按照《医疗器械临床评价技术指导原则》附 2 进行同品种比对时，应重点考虑下列因素：

（一）基本原理

应对比各功能模式（超声乳化模式、灌注/抽吸模式、眼前节玻璃体切割模式、电凝模式）实现的工作原理和作用机理。工作原理和作用机理差异大的产品，不能认为是同品种产品。如：超声乳化模式原理为轴向振动和原理为扭动的产品，不能认为是同品种产品；灌注模式采用主动灌注和采用重力灌注的产品，不能认为是同品种产品；抽吸模式使用蠕动泵和使用文丘里泵的产品，不能认为是同品种产品；眼前节玻璃体切割模式采用电动原理和采用气动原理的产品，不能认为是同品种产品。

（二）结构组成

应分别对比主机和各附件的结构设计。附件应明确结构、详细的尺寸和各部分材质，给出结构图。附件结构差异大的产品，不能认为是同品种产品。如：直针头、弯针头和喇叭口的超乳针头，不能认为是同品种产品。

（三）性能要求

性能的实现需要主机和各附件配合，不同的配件组合，性能可能会存在差异，应明确实现各功能模式的配件组合，将申报产品各配件组合的性能与同品种产品的申报组合性能进行对比。包含但不限于下列内容：

1. 超声乳化模式应对比超声能量输出模式（如连续模式、脉冲模式和爆破模式等）、尖端振动速度及振动的速率（或振动频率及振幅）、尖端扭动参数（扭动的频率、最大扭动冲程等）、脉冲参数（重复频率、占空比）、超声功率。

2. 灌注/抽吸模式应对比灌注压力、抽吸真空度和抽吸速率。

3. 眼前节玻璃体切割模式应对比玻璃体切割尖端速率。

以上所列性能指标存在差异的，要证明差异不对安全有效性带来不利影响，原则上需要申报产品的临床数据。

4. 电凝模式对比内容及相关要求参见《高频手术设备注册技术审查指导原则》。

（四）软件核心功能

应分别对比各功能模式的软件核心算法。

采用不同的软件核心算法，要证明差异不对安全有效性带来不利影响，原则上需要申报产品的临床数据。

（五）生产工艺

各应用部分的部件、附件应对比生产工艺。

应分析工艺差异对产品的影响，可通过相应的性能参数测试来证明工艺差异没有对安全有效性带来不利影响。若不足够，则需要进一步提供其他临床、非临床的数据。

（六）使用方法

应对比产品各功能模式的使用方法。

（七）适用范围

应对比适用人群、适用部位、与人体接触方式、适应症、适用的疾病阶段和程度、使用环境。其中使用环境应对比对大气压力的要求。

十一、产品风险分析资料

本部分给出各功能可能存在的风险点及控制方式举例，并未包含所有风险点，且这些风险点未必适用于所有产品，控制方式也不做强制限定，仅为举例，用以企业进行风险管理时作为参考。

（一）超声乳化（含灌注抽吸）

主要风险	可能原因	控制方式
角膜内皮、虹膜、囊膜、巩膜/切口处的机械损伤和/或热损伤	1. 参数设置：如低灌注压限值、低流量、低输液瓶高度、高功率。 2. 操作原因：如延长功率使用、阻塞条件下功率的使用、使用能量之前未能充分抽吸粘弹剂、过紧的切口以及上述行为的组合。超乳头与灌注套管不匹配。 3. 产品质量：如超乳针头表面有毛刺	合理设计产品。提高产品质量。在用户手册中进行说明，并增加相关的培训。如： 1. 要求术前对超乳手柄、针头和管道进行常规测试。 2. 要求术前对附件进行目测检查。 3. 要求术前充分评估患者状态，由眼科专业人员依据使用说明及患者情况，选择的个体化的手术参数和恰当的手术操作
低眼压相关的前房塌陷/浅前房	1. 产品原因：灌注管径太细或管壁太薄；灌注管和手柄连接处不密合；超乳针头套管破裂；管路顺应性过高。 2. 操作原因：切口过大，出血。 3. 参数设置：灌注压低限值，抽吸速率过高，低输液瓶高度	
高眼压相关的浅前房、视网膜出血	1. 参数设置：例如高输液瓶高度，高流量。 2. 操作原因：操作不当	

（二）前节玻切（含灌注抽吸）

主要风险	可能原因	控制方式
角膜内皮、虹膜、睫状体、囊膜、巩膜/切口、脉络膜/视网膜处的机械损伤	1. 参数设置：高功率。 2. 操作原因：操作不当。 3. 产品质量：如玻切头表面有毛刺	合理设计产品。提高产品质量。在用户手册中进行说明，并增加相关的培训。如： 1. 术前对玻切头和管路进行常规测试。 2. 术前对配件及附件进行目测检查。 3. 术前充分评估患者状态，由眼科专业人员依据使用说明及患者情况，选择的个体化的手术参数和恰当的手术操作
低眼压相关的前房塌陷/浅前房	1. 产品原因：灌注管径太细或管壁太薄；灌注管和手柄连接处不密合；管路顺应性过高。 2. 操作原因：操作不当导致睫状体/脉络膜损伤。 3. 参数设置：灌注压低限值，抽吸速率过高，低输液瓶高度	

（三）电凝

主要风险	可能原因	控制方式
意外烧伤	1. 参数设置：高功率。 2. 操作原因：操作不当	在用户手册中增加相关警示信息，并增加相关的培训。如： 1. 为了降低意外烧伤的风险，在操作高频手术设备时应务必保持谨慎。 2. 电凝步骤的操作仅限于眼外使用。 3. 在电凝步骤中对于预期用途应务必选择最低的能量级别。 4. 手术电极电缆的放置应当避免与患者或其它导线接触。 5. 在可能的情况下，应当使用非易燃性制剂进行清洁和消毒

十二、产品技术要求

（一）规格信息

应明确产品规格相关信息，包含但不限于：

1. 超声乳化模式：工作原理（轴向振动、扭动等）、超声能量输出模式（如连续模式、脉冲模式和爆破模式等）、脉冲参数（重复频率、占空比）、超声功率等。

2. 灌注/抽吸模式：灌注模式（主动灌注、重力灌注）、采用泵的类型（蠕动泵、文丘里泵）。

3. 眼前节玻璃体切割模式：原理（电动、气动）、设计（玻璃体切割同轴灌注、分体灌注）等。

4. 电凝模式：输出模式（单极、双极）等。

（二）性能要求及试验方法

1. 适用标准

（1）YY 0766《眼科晶状体超声摘除和玻璃体切除设备》。

（2）GB 9706.1《医用电气设备 第一部分：安全通用要求》、GB 9706.4《医用电气设备 第 2-2 部分：高频手术设备安全专用要求》（若包含电凝模块）和 GB 9706.15《医用电气设备 第一部分：安全通用要求 1. 并列标准：医用电气系统安全要求》（若适用）。

（3）YY 0505《医用电气设备 第 1-2 部分：安全通用要求 并列标准：电磁兼容 要求和试验》。

（4）YY 1057《医用脚踏开关通用技术条件》（若包含脚踏开关）。

（5）YY/T 0644《超声外科手术系统基本输出特性的测量和公布》，此标准应满足第 7 章参数公布的要求。

（6）GB/T 1962.1《注射器、注射针及其他医疗器械 6%（鲁尔）圆锥接头 第 1 部分：通用要求》及 GB/T 1962.2《注射器、注射针及其他医疗器械 6%（鲁尔）圆锥接头 第 2 部分：锁定接头的要求》（若包含鲁尔圆锥接头）。

2. 生物学、化学、物理要求

（1）无菌

无菌包装的附件应无菌，无菌检查法参考 GB/T 14233.2《医用输液、输血、注射器具检验方法 第 2 部分：生物学试验方法》的试验方法。

（2）化学要求

① PVC 材料的附件，建议参考 GB/T 14233.1《医用输液、输血、注射器具检验方法 第 1 部分：化学分析方法》制定适宜的检验项目和试验方法，如还原物质、金属离子、酸碱度滴定、蒸发残渣、浸提液紫外吸光度等。并根据实际情况参照相关标准确定具体指标要求。

② 硅树脂材料的附件，建议参考 GB/T 14233.1《医用输液、输血、注射器具检验方法 第 1 部分：化学分析方法》制定适宜的检验项目和试验方法，并根据实际情况参照相关标准确定具体指标要求。具体指标注册申请人可根据材料特点及有关技术材料确定，并论述指标设置的合理性。

③ 环氧乙烷残留量，应参考 GB/T 16886.7 对眼内器械及人工晶体的环氧乙烷残留量要求制定。

注：①、② 项要求适用于有接触患者可能性的液体的通路上的所有部件。

（3）物理要求

① 液体通路应要求无泄漏，应在注册申请人声称的最大压力条件下测试。

② 可重复使用的不锈钢部件应对耐腐蚀性进行要求，根据预期的灭菌方式选择 YY/T 0149《不锈钢医用器械耐腐蚀性试验方法》中的方法进行试验。

③ 各针头、玻切头（等）应对其尺寸进行要求。

④ 应对各部件连接可靠性进行要求。

⑤ 三通阀的液体通道能被打开和关闭而不对相邻组件的功能有任何不良影响，参考 YY 0585.2《压力输液设备用一次性使用液路及附件 第 2 部分：附件》的试验方法。

3. 其他性能指标

（1）电凝模式还应参见《高频手术设备注册技术审查指导原则》的相关内容。

（2）扭动乳化功能，还应对其扭动的频率、最大扭动冲程进行要求。

（三）其他要求

性能/安全指标应同时给出对应的产品配置情况，明确为实现相关指标所需的附件，应明确附件名称及型号。

若某些指标在实际使用时需要多个附件组合实现，应明确所有可用的组合方式，若组合中含有不在注册申报产品组成中的附件，应标明。

十三、检测单元划分

对于同一个注册单元内产品，可以划分为不同的检测单元。

检测单元的划分应建立在技术要求中所规定的安全、性能指标基础上，即对各安全要求、性能指标要求，分别挑选典型的检测的附件/附件组合。

（一）涉及化学性能检测时

附件（主要包括液体管道、管道接头、针头、玻切头、灌注袖套等）按照下列原则划分检测单元：

1. 特定用途的附件若材质完全相同，选取一套最典型的附件检测；

2. 特定用途的附件若材质不同，根据材质分别选取一套最典型的附件检测；

3. 样品数量应能满足检测的最低数量要求。

（二）设计物理性能测试时

进行液体通路的泄漏测试时，应选择连接最复杂的液体通路进行检测。

进行耐腐蚀测试时，不同牌号的材料应分别选取一个结构最复杂的型号检测。

进行连接可靠性测试时，应针对不同的临床应用连接，各选取一套进行检测。

（三）涉及电气安全、电性能指标和功能核查检测时

1. 主机按照下列原则划分检测单元：

在注册单元划分的基础上，设备电源组件完全相同，软件平台相同，硬件平台相似，外形结构相似，仅在外观布局上存在一定差异的系列产品，可划分为同一检测单元。

2. 附件按照下列原则划分检测单元：

（1）附件检测应包括拟申报范围内所有特定用途的附件，每类特定用途的附件各一套；

（2）超乳手柄、玻切手柄、电凝手柄等，及配套使用的超乳针头、玻切头、电凝头等各选取一套功能最复杂的型号。

应提交典型型号说明，应明确列出各检测型号可代表的型号，明确各型号差异，并从性能和电气安全角度分析可代表的原因。

（四）电磁兼容检测时

电磁兼容检测应送检所有型号的主机和所有型号的涉及电磁兼容性的附件。电磁兼容试验按照预期最不利/最大发射的试验条件设置样机的运行模式。

十四、检测报告注意事项

所提交境内/外检测报告，电气安全和电磁兼容部分，应明确所检测的产品组成（附件应明确型号）；性能指标应明确检测时所用的附件/附件组合情况（明确型号）。

十五、说明书和标签样稿

说明书和标签样稿应符合《医疗器械说明书和标签管理规定》和相关的国家标准、行业标准的要求。

应包含所有申报的产品组成。应明确主机及附件的有效期及可重复使用次数（若适用）。

电凝模式还应参见《高频手术设备注册技术审查指导原则》的相关内容。

十六、参考文献

（一）《医疗器械注册管理办法》（国家食品药品监督

管理总局令第4号）

（二）《医疗器械说明书和标签管理规定》（国家食品药品监督管理总局令第6号）

（三）关于公布医疗器械注册申报资料要求和批准证明文件格式的公告（国家食品药品监督管理总局公告2014年第43号）

（四）医疗器械临床评价技术指导原则（国家食品药品监督管理总局通告2015第14号）

（五）医疗器械软件注册技术审查指导原则（国家食品药品监督管理总局通告2015年第50号）

（六）高频手术设备注册技术审查指导原则（国家食品药品监督管理总局通告2016年第21号）

（七）Third Party Review Guidance for Phacofragmentation System Device Premarket Notification（510（k）），January 31，1997

（八）Third Party Review Guidance for Vitreous Aspiration & Cutting Device Premarket Notification（510（k））．January 31，1997

十七、起草单位

国家食品药品监督管理局医疗器械技术审评中心。

92　视野计注册技术审评指导原则

[视野计注册技术审查指导原则（2017年修订版）]

本指导原则系对视野计注册技术审查的通用要求，注册申请人应依据具体产品的特性对注册申报材料的内容进行充实细化，还应依据具体产品的特性确定其中的具体内容是否适用，若不适用，需详细阐述其理由及相应的科学依据。

本指导原则是对产品的技术审评人员和注册申请人的指导性文件，但不包括注册审批所涉及的行政事项，亦不作为法规强制执行，如果有能够满足相关法规要求的其他方法，也可以采用，但是需要提供详细的研究资料和验证资料。应在遵循相关法规的前提下使用本指导原则。

本指导原则是在当前认知水平下制订的，随着相关法规和标准的不断完善和科学技术的不断发展，本指导原则相关内容也将进行适时的调整和更新。

一、适用范围

本指导原则适用于眼科光学仪器中的第二类视野计，由网电源供电，通过患者主观察觉一个确定的背景下试验刺激点的存在来评价视野的光灵敏度差。

本指导原则不适用于主要由人工根据检查策略控制试验刺激点的设备。

二、技术审查要点

（一）产品名称要求

产品的命名应参考《医疗器械通用名称命名规则》（国家食品药品监督管理总局令第19号）和国家标准、行业标准上的通用名称要求，如视野计。或采用以下命名结构：背景屏构造/视野范围/刺激发生系统+视野计，例如弧形视野计、投射视野计、球形中心视野计。

由视野计主机和非医用电气设备组成的产品建议采用系统的命名方式。

在实际应用中常采用的产品名称有：视野分析仪、投射平面视野计、全自动电脑视野仪、球面中心视野分析仪、球面全视野分析仪、电脑视野检查仪等。

（二）产品的结构和组成

1. 产品的结构和组成

（1）一体化视野计

视野计主机（含控制电路、背景屏、刺激点显示装置、颌托、额托、瞳孔监测装置和患者响应装置、显示屏）、工作台（若适用）。一体化视野计示例如图1。

（2）分体式视野计

视野计主机（含背景屏、刺激点显示装置、颌托、额托、瞳孔监测装置和患者响应装置）、计算机主机、显示器、工作台（若适用）。分体式视野计示例如图2。

注：由于供视野计使用的工作台在《医疗器械分类目录》（国药监械〔2002〕302号）眼科光学仪器中"医用光学仪器配件及附件"中管理类代号为6822-8，属于第一类产品，可作为单独产品注册。

2. 组成单元结构/功能描述

（1）背景屏

用于永久定位刺激点或投射产生刺激点的屏幕。依据检查方法的不同要求，背景屏的颜色可能为均匀的白色或黑色，形状可能为半球内面或平面。

（2）刺激点显示装置

用于根据视野检查方案要求顺序点亮或投射刺激点的装置。

根据刺激点发生系统的不同，刺激点显示装置可分为隐蔽发光二极管式、发光二极管式、导光纤维式和投射式四类。

（3）颌托

用于视野检查时固定、支持患者下颚。

（4）额托

用于视野检查时固定患者前额。

（5）瞳孔监测装置

用于视野检查时医师监测患者瞳孔的眼位和固视状态。

（6）患者响应装置

用于患者应答，确认患者对刺激的视觉感知。

（7）工作台

用于控制视野计高度，为患者提供合适的检测位置。

（8）控制电路/计算机主机

用于检查方案的存储和监控实施、患者信息的存储和管理、瞳孔监测状态的实时显示、检查结果的分析和打印。

3. 产品的种类划分

（1）按刺激发生系统类型划分：隐蔽发光二极管式视野计、发光二极管式视野计、导光纤维式视野计、投射式视野计。

（2）按背景屏的设计划分：平面视野计、弧形视野计、半球形视野计。

（3）按结构划分：一体化视野计、分体式视野计。

（4）按视野范围分：中心视野计、外围中部视野计、全视野计。

在注册证、产品技术要求及说明书中应根据产品具体情况明确本注册单元内各型号/规格产品的结构和组成。

4. 实例

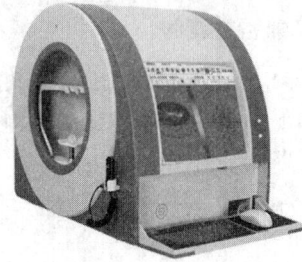

图1　一体化视野计

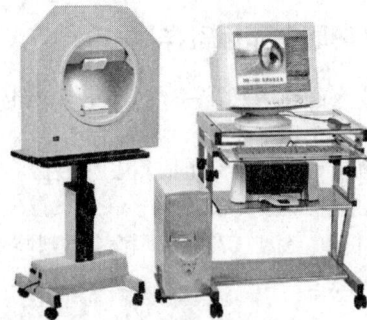

图2　分体式视野计系统

（三）产品工作原理/作用机理

1. 工作原理

视野检查用于测量视网膜视细胞的缺损信息，对视路疾病进行判断和诊断，如青光眼、眼底病等。视野随诊还能用以判断某些疾病的发展状况，用于指导治疗。

视野检查分为动态视野检查法和静态视野检查法两大类。动态视野检查宜用于确定周边视野的范围，静态视野检查宜用于视野的定量分析及缺损深度的判断。

视野计依据视野检查法策略，通过软件控制背景屏上永久位置的试验刺激点的闪烁，或控制投影系统在背景屏上产生试验刺激点的方式来检查患者对光刺激的感知表现并评价视野内的光灵敏度差。

2. 作用机理

因该产品为非治疗类医疗器械，故本指导原则不包含产品作用机理的内容。

（四）注册单元划分的原则和实例

视野计设备的注册单元按照《医疗器械注册管理办法》（国家食品药品监督管理总局令第4号）第七十四条的要求"医疗器械注册或者备案单元原则上以产品的技术原理、结构组成、性能指标和适用范围为划分依据"进行划分，并建议从以下几个方面来考虑。

1. 技术原理

不同技术原理的产品应划分为不同的注册单元。

2. 结构组成

不同结构组成的产品应划分为不同的注册单元，划分时主要考虑以下因素：

（1）视野计设备的结构不同，例如机械、电气等影响安全的结构存在差异。

（2）重要部件有较大差异，例如刺激发生系统、背景屏的设计。

如，投射式视野计和固定刺激点式视野计建议划分为不同的注册单元；平面视野计、弧形视野计和半球形视野计建议划分为不同的注册单元。

3. 适用范围

产品适用范围不同，应划分为不同的注册单元。

（五）产品适用的相关标准

目前与产品相关的常用标准举例如下（表1）：

表1 相关产品标准

标准编号	标准名称
GB/T 191—2008	《包装储运图示标志》
GB 9706.1—2007	《医用电气设备 第1部分：安全通用要求》
GB 9706.15—2008	《医用电气设备 第1-1部分：安全通用要求 并列标准：医用电气系统安全要求》
GB/T 14710—2009	《医用电器环境要求及试验方法》
GB/T 16886.1—2011	《医疗器械生物学评价 第1部分：风险管理过程中的评价与试验》
GB/T 16886.5—2003	《医疗器械生物学评价 第5部分：体外细胞毒性试验》
GB/T 16886.10—2005	《医疗器械生物学评价 第10部分：刺激与迟发型超敏反应试验》
YY 0505—2012	《医用电气设备 第1-2部分：安全通用要求 并列标准：电磁兼容 要求和试验》
GB 4824—2013	《工业、科学和医疗（ISM）射频设备骚扰特性限值和测量方法》
YY 0676—2008	《眼科仪器 视野计》

上述标准包括了产品技术要求中经常涉及到的通用标准和方法标准。有的注册申请人还会根据产品的特点引用一些行业外的标准和一些较为特殊的标准。

产品引用标准的审查可以分两步来进行。首先对引用标准的齐全性、适宜性和准确性来进行审查。此时，应注意标准编号、标准名称是否完整规范，年代号是否有效。

其次是对引用标准的采纳情况进行审查。即所引用的标准中适用的条款要求是否在产品技术要求中进行了实质性的条款引用。这种引用通常采用两种方式，文字表述繁多、内容复杂的可以直接引用标准及其条文号，文字比较简单的可以直接引述具体要求。

若有新版的强制性国家标准和行业标准发布实施，产品的性能指标要求应执行最新版本国家标准、行业标准的要求。

（六）产品的适用范围/预期用途、禁忌症

产品的适用范围应与申报产品的性能、功能相符，并应与临床资料结论一致。

根据 YY 0676—2008《眼科仪器视野计》中的定义，视野计产品的适用范围一般可限定于：视野计设计用于通过主观察觉一个确定的背景下试验刺激点的存在来评价视野的光灵敏度差。

禁忌症：不能配合检查和不能理解检查策略的患者。

（七）产品的主要风险

1. 产品的风险管理报告应符合 YY/T 0316—2016《医疗器械 风险管理对医疗器械的应用》的有关要求，判断与产品有关的危害，估计和评价相关风险，控制这些风险并监视控制的有效性。注册申请人提供注册产品的风险管理报告应扼要说明：

（1）在产品的研制阶段，已对其有关可能的危害及产生的风险进行了估计和评价，并有针对性地实施了降低风险的技术和管理方面的措施。

（2）在产品性能测试中部分验证了这些措施的有效性，达到了通用和相应专用标准的要求。

（3）对所有剩余风险进行了评价。

（4）全部达到可接受的水平。

（5）对产品的安全性的承诺。

2. 风险管理报告的内容至少包括：

（1）产品的风险管理组织。

（2）产品的组成及适用范围。

（3）风险报告编制的依据。

（4）产品与安全性有关的特征的判定。

注册申请人应按照 YY/T 0316—2016《医疗器械 风险管理对医疗器械的应用》附录C的34条提示，对照产品的实际情况作出针对性的简明描述。

注意：产品如存在34条提示以外的可能影响安全性的特征，也应作出说明。

（5）对产品的可能危害、可预见事件序列和危害处境的判定。

注册申请人应根据自身产品特点，根据 YY/T 0316—2016附录E、I的提示，对危害、可预见事件序列、危害处境及可导致的损害作出判定。

（6）风险可接受准则：降低风险的措施及采取措施后风险的可接受程度，是否有新的风险产生。

（7）风险控制的方案与实施、综合剩余风险的可接受性评价及生产和生产后监视的相关方法，可参考 YY/T 0316—2016 的附录F、G、J。

表2、表3依据 YY/T 0316—2016 的附录E提示性列举了视野计可能存在危害的初始事件和环境，示例性地给出了危害、可预见的事件序列、危害处境和可发生的损害之间的关系，给审查人员予以提示、参考。

由于视野计的原理、功能和结构的差异，本章给出的

表 2　产品主要初始危害因素

通用类别	初始事件和环境示例
不完整的要求	设计参数的不恰当规范：可触及金属部分、外壳、应用部分等与带电部分隔离/保护设计缺陷，电气绝缘强度低，导致对电击危险防护不够，可能对使用者或患者造成电击危害；设备插头剩余电压过高；带脚轮非独立升降台锁定不良，移动式设备稳定性差，升降台支撑件强度不足，设备面、角、边粗糙，可能对使用者或患者造成机械损伤；受潮防护能力不足，造成电气危害；运动部件功能失效，造成机械危害；电磁兼容性不符合要求，导致设备自身不能正常工作或干扰其他设备的正常工作。 性能要求、运行参数不恰当规范：背景亮度、光标尺寸、光标亮度、检测策略不符合临床标准或实际实施时与设定值不一致导致检查结果错误；光源衰减；背景屏脏污影响投射效果。 与人体直接接触部件（如颌托、额托等）材料的生物安全性问题。 服务中的要求不恰当规范：使用说明书未对检查策略的内容和执行方式、设备的维护、保养方式、方法、频次进行说明，导致设备不能正常使用。 寿命的结束：设备/附件的使用寿命和贮藏寿命导致设备/附件超期非正常使用，致使稳定性等性能指标降低，安全性能出现隐患
制造过程	制造过程更改的控制不充分：控制程序修改未经验证，导致设备性能参数指标不符合标准要求。 制造过程的控制不充分：生产过程关键工序控制点未进行监测，导致部件或整机不合格。 供方的控制不充分：外购、外协件供方选择不当，外购、外协件未进行有效进货检验，导致不合格外购、外协件投入生产
运输和贮藏	不恰当的包装：产品防护不当导致设备运输过程中损坏。 不适当的环境条件：在超出设备规定的贮藏环境（温度、湿度、大气压力）贮藏设备，导致设备不能正常工作
环境因素	物理学的（如热、压力、时间）：过热/冷环境可能导致设备不能正常工作；未对使用环境（如暗室）的条件进行严格控制导致检测结果不准确。 电磁场（如对电磁干扰的敏感度）：抗电磁干扰能力差，特定环境设备工作不正常；A 类设备在 B 类设备的环境中使用会对公共电网产生影响，干扰公共电网中其他用电设备的正常运行。 不适当的能量供应：设备的供电电压不稳定，导致设备不能正常工作或损坏
清洁、消毒和灭菌	未对消毒过程进行确认或确认程序不规范。 消毒执行不恰当：使用者未按要求对颌托和额托进行防护或消毒，导致交叉感染
处置和废弃	没提供信息或提供信息不充分：未对设备的废弃物处置进行提示性说明
材料	生物相容性：与人体接触的颌托和额托材料选择不当可致过敏等反应
人为因素	设计缺陷引发可能的使用错误。 易混淆的或缺少使用说明书：如缺少详细的使用方法、缺少必要的技术参数、缺少必要的警告说明、缺少电路图和元器件清单、缺少运输和贮存环境条件的限制；设备在故障状态（如变压器过载、断开保护接地线、设备的元器件出现故障）下运行可产生危险警示不足；使用前未检查设备工作状态；操作说明过于复杂，不易懂；未说明如何正确维护、保养设备/附件。 检查策略不明确或不清晰。 设置、测量或其他信息的显示不明确或不清晰：设置或测量参数未标示单位。 错误显示结果：等视线、阈值曲线描画不准确。 控制与操作不对应，显示信息与实际状态不对应。 与已有的产品比较，样式或布局有争议：显示参数与市场上多数产品通用的显示参数布局差异较大，可能引起使用者参数设置错误；检查策略和公认临床检查策略不一致，可能引起检查结果不理想。 由缺乏技术的/未经培训的人员使用：使用者/操作者未经培训或培训不足，不能正确使用和维护、保养设备
失效模式	由于程序失效无法使用；设备显示刺激点位置与实际刺激点位置不一致

表 3　部分危害、可预见的事件序列、危害处境和损害之间的关系

危害	可预见的事件序列	危害处境	损害
电磁能（电磁干扰）	检查室内其他设备对视野计电磁干扰导致电气设备电控部件非控制移动、升降	设备电控部件意外运动	患者机械损伤
电能	出厂产品质量控制不严	应用部分漏电流超过标准要求；绝缘失效	操作者/患者电击损伤、死亡
机械力伤害	电控运动部件控制功能失效	应用部分不受控运动	患者机械损伤
运动部件	底座解锁脚踏开关位置不合理或固定效果差；升降机刹车锁定装置解锁	非预期性移动	患者机械损伤

续表

危害	可预见的事件序列	危害处境	损害
功能的丧失或损坏	非独立式升降机、颌托定位装置运动部件长期使用的磨损； 制造工艺不合格； 刺激点缺失	升降功能失效； 患者诊断位置不合理；患者无法确认刺激点	患者机械损伤； 诊断结果不准确
操作（控制器误操作）	未放置在指定位置； 误触碰升降控制器功能键； 患者响应装置误动作	设备活动部分意外运动； 记录错误结果	患者机械损伤； 诊断结果不准确
不完整的使用说明书	使用说明书未对部件/配件使用作出详细说明； 使用说明书未对部件安装作出说明或错误的部件安装说明； 使用说明书未对部件承载能力作出说明； 使用说明书未对检查策略作出详细说明	错误操作、不正确的测量； 部件安装不正确、松动、不能正确实现预期的功能、运动部件断裂	测量结果出现偏差，严重时延误治疗； 产品寿命降低，严重时导致患者身体受损
生物相容性	直接接触患者或操作者皮肤的应用部位材料，如颌托、额托、目镜罩未进行生物学评价	具有细胞毒性； 致敏	患者出现器官衰竭、皮肤过敏反应

风险要素及其示例是常见的而不是全部的。上述部分只是风险管理过程的组成部分，不是风险管理的全部。注册申请人应按照 YY/T 0316—2016 中规定的过程和方法，在产品整个生命周期内建立、形成文件和保持一个持续的过程，用以判定与医疗器械有关的危害、估计和评价相关的风险、控制这些风险并监视上述控制的有效性，以充分保证产品的安全和有效。

（八）产品技术要求应包括的主要性能指标

产品性能指标的审查是产品技术要求审查中最重要的环节之一。

视野计产品有直接对应的行业标准 YY 0676—2008《眼科仪器 视野计》，明确了设备的性能要求。在不低于相关强制性国家标准、行业标准要求的前提下，不同的产品其参数根据设计要求有所区别，可根据自身产品的技术特点制定性能指标。

视野计产品的主要性能指标可以分解为功能性指标、安全指标和质量控制相关指标。

1. 工作条件

1.1 正常工作环境条件（包括环境温度、相对湿度、大气压力）。

1.2 网电源供电设备的电源电压、频率、电源电压适用范围。

1.3 室内使用条件限制：检查室照度要求。

2. 质量控制指标

2.1 通用要求

视野计应满足相应的光辐射安全标准规定的要求。

2.2 基本性能要求

2.2.1 背景亮度和试验刺激点亮度单位用 cd/m² 表示，在设计的患者眼睛入瞳位置处测量的背景亮度和对比度应符合 YY 0676—2008 中表 1 的要求。

2.2.2 试验刺激点的尺寸和位置应符合 YY 0676—2008 中表 1 的要求。

2.2.3 仪器内应具有充足的头部定位位置。若头部定位装置可上下、左右移动，则应规定可移动范围。

2.2.4 应提供监测仪器上固视方向和眼睛位置的方法，这些方法可以是通过操作者观察或通过自动的方法。

2.2.5 应规定在固视方向测量光灵敏度差。

2.2.6 中心视野视野计、外围中部视野视野计和全视野视野计应有 YY 0676—2008 中表 2 和表 3 中分别规定的最小试验刺激点离心角度和最少刺激位置数目。

2.2.7 仪器应能确定每一个受测试的位置和受测试位置的结果。

2.2.8 动态视野计

2.2.8.1 如果试验刺激点的移动是由仪器自动控制的，则其移动应是平滑的，其出现应是连续的，并应规定其移动的速度和特征。

2.2.8.2 如果试验刺激点的移动是手动控制的，则仪器的原理应允许试验刺激点在任意方向平滑移动。

2.2.9 静态视野计

2.2.9.1 应规定试验刺激点出现的时间特征。

2.2.9.2 应规定每一个可用的刺激点图案的总数目，和每一个试验刺激点在极坐标系或笛卡儿坐标系中的位置。

2.2.10 刺激持续时间应符合 YY 0676—2008 中表 1 的要求。

2.2.11 背景范围应符合 YY 0676—2008 中表 1 的要求。

2.2.12 制造商应规定背景和试验刺激点的光谱分布。

2.2.13 应规定患者眼睛入瞳位置与固视目标的可视距离。

2.2.14 应规定由于患者眼睛屈光不正导致与固视目标的可视距离变化的纠正措施。

3. 安全控制指标

3.1 环境试验

环境试验应按 YY 0676—2008《眼科仪器 视野计》中4.7 的规定明确气候环境试验Ⅱ组和机械环境试验Ⅱ组，并建议在产品技术要求中按 GB/T 14710—2009 中表 A.1 的形式列出设备环境试验时的具体要求，其中额定工作低温试验温度和高温贮存试验温度应至少不低于 YY 0676—2008《眼科仪器 视野计》中4.7 的要求。

3.2 安全要求

3.2.1 设备的安全要求应符合 GB 9706.1—2007 标准要求。

3.2.2 清洗、消毒或灭菌措施应符合 YY 0676—2008 标准中的4.6 的替换要求。

3.2.3 视野计系统应符合 GB 9706.15—2008 的标准要求。

3.3 电磁兼容性要求

3.3.1 医用电气设备应符合 YY 0505—2012 中规定的要求。

应根据产品特征和使用环境按 GB 4824—2013 进行分组和分类。

3.3.2 基本性能

适用时应在产品技术要求中规定电磁兼容性试验相关的基本性能及其试验方法。

应在随机文件中说明基本性能，建议至少规定刺激点的最大亮度为此类设备的基本性能。

建议刺激点最大亮度的试验方法：四个象限各测一个点。

3.3.3 工作模式

试验时设备应在能产生最大骚扰和/或最大功率的状态下运行。

3.3.4 符合性准则

在 YY 0505—2012 中36.202 规定的试验条件下，设备应能提供基本性能并保持安全，不允许 YY 0505—2012 中36.202.1j 所列与基本性能和安全有关的性能降低。

3.4 报警的要求（若适用）

应符合 YY 0709—2009 的要求。

4. 功能性指标

4.1 软件的要求

4.1.1 应符合 YY/T 0708—2009 的要求（若适用）。

4.1.2 软件报告要求

试验记录应有下列数据：每一个受测试的位置和受测试位置的结果、患者编号、测试日期、被测眼、使用的矫正镜、使用的刺激参数/背景参数、患者年龄或出生日期、孔阑直径。

本指导原则强调了视野计的传统检查方法的光学参数要求，但对于目前正在研制和完善的新型视野计及其检查方法，特别是在传统视野计的基础上引入新功能并实施新的检查方法，如高通分辨视野检查、图形分辨视野检查、蓝黄色视野检查、周边位移阈值、闪烁和时间调节视野检

查、全视野心理物理学测验中光学参数的要求未作出具体规定。但应要求在产品技术要求中加以考虑，并应在使用说明书中明确相关检查策略的规定。

作为提示，将上述几种新检查方法可能涉及的重要光学参数列举在表4 中。

表4　新型视野检查方法光学参数一览表

检查方法	光学参数
高通分辨视野检查	环形光标和暗边的平均亮度和背景照明亮度、环形光标的大小尺寸
图形分辨视野检查	光亮度、波长、色饱和度、对比度、直线和曲线信息、相干性
蓝黄色视野检查	蓝色光标亮度、黄色背景照明亮度，其他参数要求同 YY 0676—2008《眼科仪器 视野计》
周边位移阈值检查	线条或光点的尺寸信息、偏心度、照度、线段长度、位移持续时间
闪烁和时间调节视野检查	停闪频率、光标亮度、背景照明亮度
全视野心理物理学测验	暗光照明亮度、中等照明亮度
中央黄斑区视野检查	同 YY 0676—2008《眼科仪器 视野计》

（九）同一注册单元内注册检验代表产品确定原则和实例

1. 典型产品应是同一注册单元内能够代表本单元内其他产品安全性和有效性的产品。

2. 建议考虑功能最齐全、结构最复杂、风险最高的产品。

3. 注册单元内各种产品的主要结构及组成、性能指标不能被某一产品全部涵盖时，则应选择涵盖结构及组成、性能指标最多的产品作为典型产品，同时还应考虑其他产品中未被典型产品所涵盖的性能指标，并应对差异部分及由差异部分引起的其他相关安全性和有效性变化的部分进行检测。

如某注册申请人申请注册的视野计的产品类型既包括一体化医用电气设备，又包括医用电气系统，且其两种型号产品的主要性能指标一致，可作为同一注册单元，但设计为医用电气系统的产品应作为典型产品。

由于影响电磁兼容性试验结果的不确定因素较多，电磁兼容性试验中的典型产品应根据产品的实际设计情况进行确认。

（十）产品生产制造相关要求

1. 应当明确产品生产工艺过程

工艺过程可采用流程图的形式，并说明其每道工序的操作说明及接收和放行标准，同时对过程控制要点进行详

细说明。

2. 生产场地

应详细说明产品生产场地地址、生产工艺布局、生产环境要求及周边情况。有多个研制、生产场地，应当概述每个研制、生产场地的实际情况。

（十一）产品的临床评价细化要求

依据《医疗器械监督管理条例》（国务院令第 650 号）、《医疗器械注册管理办法》（国家食品药品监督管理总局令第 4 号）和《关于发布免于进行临床试验的第二类医疗器械目录的通告》（国家食品药品监督管理总局通告 2014 年第 12 号，以下简称《目录》），视野计免于进行临床试验，但需按照《医疗器械临床评价技术指导原则》（国家食品药品监督管理总局通告 2015 年第 14 号）规定提供临床评价资料，具体如下：

1. 提交申报产品相关信息与《目录》所述内容的比对资料，对比的内容应能说明属于《目录》中的产品。

2. 提交申报产品与《目录》中境内已上市同品种医疗器械的比对说明，比对说明应当包括《申报产品与目录内境内已上市同品种医疗器械比对表》和相应支持性资料。

提交的上述资料应能证明申报产品与《目录》所述的产品具有等同性。

若申请注册的产品在结构组成、性能要求、制造材料、适用范围等方面与对比产品有一定的差异，则注册申请人应详细说明这些差异，并提交证明资料说明这些差异不影响等同性，同时说明差异是否会形成新的产品安全性和有效性的风险，若这种差异可能形成新的影响产品安全性和有效性的风险，则注册申请人应视风险严重程度补充临床评价资料或临床试验资料。

（十二）产品的不良事件历史记录

据国家食品药品监督管理总局药品评价中心提供的信息，从 2010 年 1 月 1 日至 2015 年 5 月 5 日，视野计相关产品可疑不良事件报告共 30 例，其中，1 例表现为患者劳累、焦虑，其余 29 例均为器械故障，未对患者造成实际伤害。该 29 例报告的故障表现详见表 5。

表 5　不良事件统计一览表

事件序列	故障表现	例数
主机系统故障	不能自检或自检不过	2
	死机	2
	系统无法启动	1
	不能开机，CUT 计算机显卡损坏	1
	不识别，机器报警	1
软件故障	无法与工作站连接	3
	操作系统版本或升级问题	1
	开机后不出检查结果	1

续表

事件序列	故障表现	例数
软件故障	检测数据文件丢失	1
	数据传输不成功	2
光源故障	电脑提示光源不足	1
	视野分析仪灯泡已坏，无法正常运行（无警告）	1
瞳孔监测装置故障	视野计眼位监控摄像头损坏	1
	电脑无法控制人眼定位系统	1
其他硬件故障	电脑视野检查仪视野刺激器断电	1
	控制卡故障	1
	视野计屏幕不稳定、黑屏、图像模糊、视频时有时无	5
	手柄按钮不能正常使用	1
	电机不能正常工作	1
	云台无法升降	1

（十三）产品说明书和标签要求

1. 产品说明书

产品说明书一般包括使用说明书和技术说明书，两者可合并。产品说明书和标签应当符合《医疗器械说明书和标签管理规定》（国家食品药品监督管理总局令第 6 号）、GB 9706.1、GB 9706.15、YY 0676—2008 和 YY 0505 的规定。

医疗器械说明书和标签的内容应当真实、完整、准确、科学，并与产品特性相一致。医疗器械标签的内容应当与说明书有关内容相符合。医疗器械说明书和标签文字内容必须使用中文，可以附加其他文种。中文的使用应当符合国家通用的语言文字规范。医疗器械说明书和标签的文字、符号、图形、表格、数字、照片、图片等应当准确、清晰、规范。

1.1 说明书的内容

使用说明书内容一般应包括《医疗器械说明书和标签管理规定》（国家食品药品监督管理总局令第 6 号）中第十条规定的内容。

使用说明书还应包括 GB 9706.1—2007 中 6.8.2 的内容。

技术说明书内容一般包括概述、组成、原理、技术参数、规格型号、图示标记说明、系统配置、外形图、结构图、控制面板图，必要的电气原理图及表等。

技术说明书还应包括 GB 9706.1—2007 中 6.8.3 的内容。

1.2 使用说明书审查一般关注点

1.2.1 产品名称、型号、规格、主要结构、性能与组成应与产品技术要求内容一致；产品的适用范围应与注册申请表、产品技术要求及临床试验资料（若有）一致。

1.2.2 生产企业名称、注册地址、生产地址、联系方式及售后服务单位应真实并与"医疗器械生产许可证""企业法人营业执照"一致;"医疗器械生产许可证"编号、医疗器械注册证编号、产品技术要求编号位置应预留。

1.3 使用说明书审查重点关注点

1.3.1 工作条件限制

应提醒注意由于电气安装不合适而造成的危险。

该设备与其他设备间潜在的电磁干扰或其他干扰的相关信息,以及有关避免这些干扰的建议。

1.3.2 产品结构及其工作原理

审查产品的适用范围和主要功能结构是否明确。

所有配件、附件的名称和型号是否准确、完整。

1.3.3 产品的性能指标

审查产品性能指标是否被产品技术要求所涵盖。

主要性能及参数是否准确、完整。

1.3.4 安装及调试

审查产品安装及调试的负责方是否明确(即是否上门安装调试)。

需要用户自行安装部分(如可拆卸配件)的安装、调试方法及其注意事项是否明确。

长期停用后的使用前检查和检修程序是否准确、合理。

熔断器及其他可更换部件和附件的更换方法。

1.3.5 可靠工作所需必要内容的说明

审查使用前的检查和准备程序是否详细、准确。

运行过程中的操作程序、方法及注意事项。

对操作者的培训要求等。

1.3.6 保养及维护

审查是否明确了日常保养及维护的方法和周期。

设备的保养和维护方法,包括预防性检查和保养的方法与周期。适用时,使用说明书应特别给出仪器接触患者的部位配用的、作隔离使用的如一次性保护膜类材料选用和使用的详细方法。

1.3.7 安全注意事项

审查是否明确异常情况下的紧急处理措施。

特殊情况下(停电、意外移动等)的注意事项。

可能出现的误操作及误操作可能造成的伤害。

如使用其他配件或材料会降低最低安全性,对被认可的附件、可更换的部件和材料加以说明。

安全使用期限;与主机安全使用期限不一致的配件的使用期限。

不可与患者或使用者直接接触部分的提示等内容。

系统标准要求的内容。

1.3.8 对设备所用的图形、符号、缩写等内容的解释,如:所有的电击防护分类、警告性说明和警告性符号的解释,特别是操作及控制部件附近特殊符号的说明。

1.3.9 故障的分析与排除

审查可能出现的故障及对故障原因的分析,特别是使用中如果发生异常声响、操作失灵等故障情况。

明确需要生产单位排除的故障和使用者排除的故障。

需要使用者排除的故障的排除方法等。

1.4 视野计说明书的特殊要求

1.4.1 检查策略的规定。

1.4.2 应规定背景和试验刺激点的光谱分布。

1.4.3 应规定试验刺激点的尺寸和形状,包括在中心视野内的变化。

1.4.4 应规定患者眼睛入瞳位置与固视目标的可视距离。

1.4.5 应规定由于患者眼睛屈光不正导致与固视目标的可视距离变化的纠正措施。

1.4.6 应提供监测仪器上固视方向和眼睛位置的方法的使用说明。

1.4.7 动态视野计:对于试验刺激点的移动式由仪器自动控制的,应描述刺激点移动的速度和特征。

1.4.8 静态视野计:应描述试验刺激点出现的时间特征、每一个可用的刺激点图案的总数目,和每一个试验刺激点在极坐标或笛卡儿坐标系中的位置。

1.4.9 使用说明书应给出仪器接触患者的部位配用的、作隔离使用的如一次性保护膜类材料的要求。

2. 标签、标记和提供信息的符号

2.1 应符合 GB 9706.1—2007 和 YY 0676—2008《眼科仪器 视野计》的要求。

2.2 参照标准 GB/T 191 进行审查,说明书上应有相关标志的图示说明。

2.3 视野计的原始包装符合 ISO 15004:1997 中 5.3 规定的声明(如适用)。

3. 标记的特殊要求

视野计至少应有下列永久标明的信息:

3.1 生产企业或供应商的名称和地址。

3.2 视野计的名称和型号。

3.3 GB 9706.1 要求的其他标记。

3.4 软件驱动的视野计,应显示软件版本的日期和识别号。

(十四) 产品的研究要求

1. 产品性能研究

应当提供产品性能研究资料以及产品技术要求的研究和编制说明,包括功能性、安全性指标以及与质量控制相关的其他指标的确定依据,所采用的标准或方法、采用的原因及理论基础。

2. 生物相容性评价研究

应对产品中与患者和使用者直接或间接接触的材料(如颌托、额托、目镜罩)的生物相容性进行评价。生物相容性评价根据 GB/T 16886.1—2011《医疗器械生物学评价 第 1 部分:评价与试验》的标准进行。生物学评价过程中应当注重运用已有信息(包括材料、文献资料、体外和体内试验数据、临床经验)。

必须以下列途径之一证明具有生物相容性:

(1) 按 GB/T 16886.1—2011 的生物学评价原则,满足

下述要求：

——无细胞毒性；

——无迟发型超敏反应。

（2）选用先前已在临床应用证明为适用的材料。

3. 灭菌/消毒工艺研究

（1）终端用户的灭菌/消毒：应当明确推荐的灭菌/消毒工艺（方法和参数）以及所推荐灭菌/消毒方法确定的依据。

（2）若接触患者的部位配用一次性保护膜类材料做隔离使用，应明确对这种保护隔离材料的微生物控制要求。

4. 产品有效期和包装研究

（1）有效期的确定：如适用，应当提供产品有效期的验证报告。

（2）包装及包装完整性：在宣称的有效期内以及运输储存条件下，保持包装完整性的依据。

5. 软件研究

参见《医疗器械软件注册技术审查指导原则》（国家食品药品监督管理总局通告 2015 年第 50 号）的相关要求。

三、审查关注点

（一）审查产品名称时应注意产品名称中不应包含产品型号、规格，如：XXXX 型视野计。

（二）审查产品技术要求时应注意性能指标和检验方法是否执行了 GB 9706.1—2007、GB 9706.15—2008、YY 0676—2008 和 YY 0505—2012 的要求，是否引用了适用的强制性标准和推荐性标准。

（三）说明书中产品的适用范围是否明确，与临床试验结果是否相符；必须告知用户的信息和注意事项是否准确、完整，外部标识是否符合相关的要求。

（四）产品的主要风险是否列出，并通过风险控制措施使产品的安全性在合理可接受的程度之内。

四、编写单位

重庆医疗器械质量检验中心。

93 裂隙灯显微镜注册技术审评指导原则

（裂隙灯显微镜注册技术审查指导原则）

本指导原则旨在指导注册申请人对裂隙灯显微镜产品注册申报资料的准备及撰写，同时也为技术审评部门审评注册申报资料提供参考。

本指导原则是对裂隙灯显微镜的一般要求，申请人应依据产品的具体特性确定相关内容是否适用，若不适用，需具体阐述理由及相应的科学依据，并依据产品的具体特性对注册申报资料的内容进行充实和细化。

本指导原则是供申请人和审查人员使用的指导文件，不涉及注册审批等行政事项，亦不作为法规强制执行，如有能够满足法规要求的其他方法，也可以采用，但应提供详细的研究资料和验证资料。应在遵循相关法规的前提下使用本指导原则。

本指导原则是在现行法规、标准体系及当前认知水平下制定的，随着法规、标准体系的不断完善和科学技术的不断发展，本指导原则相关内容也将适时进行调整。

一、适用范围

本指导原则适用于眼科光学仪器中的裂隙灯显微镜，按第二类医疗器械管理。

二、技术审查要点

（一）产品名称要求

产品的命名应符合《医疗器械通用名称命名规则》（国家食品药品监督管理总局令第 19 号）和国家标准、行业标准中的通用名称要求，如裂隙灯显微镜、手持式裂隙灯显微镜等。

（二）产品的结构和组成

1. 产品的结构和组成

台式裂隙灯显微镜通常由双目显微镜、裂隙照明光源、裂隙调节机构、颏托、固视灯、运动基座（移动控制机构）、电源装置等部分组成。

落地式裂隙灯显微镜通常由双目显微镜、裂隙照明光源、裂隙调节机构、颏托、固视灯、运动基座（移动控制机构）、裂隙灯工作台（含电源装置）等部分组成。

手持式裂隙灯显微镜通常由双目显微镜、裂隙照明光源、裂隙调节机构、定焦杆、电源装置等部分组成。

2. 组成单元结构/功能描述

2.1 双目显微镜

双眼从不同角度观察物体，从而引起立体感觉的双目显微镜。

2.2 裂隙照明光源

一般为钨丝灯泡、卤素灯泡或 LED 灯。

2.3 裂隙调节机构

采用聚光镜和投射镜将照明光源产生的光束调节为眼科检查需要的窄缝光源，可对光束的宽度、长度和角度进行调节。

2.4 额托或定焦杆

额托用于固定被检查者的头部。额托架上的额托可上下调节高度以适应不同的被检查者。

定焦杆长短可调以保证不同被检查者的眼球处于裂隙灯物镜的焦距上。

2.5 固视灯

用于固定被检查者的注视位置，避免被检查者的眼睛不自觉的转动。

2.6 运动基座（移动控制机构）

用于控制裂隙灯显微镜的前后、左右、上下位置。

2.7 电源装置

用于提供设备运行所必需的电能。

2.8 裂隙灯工作台

用于支撑裂隙灯显微镜，并实现对裂隙灯显微镜台面上下高度的调节。

3. 产品的种类划分

按设备结构形式划分：台式设备、落地式设备、手持式设备。

按光路结构型式划分：交角式、平行夹角式。

按变倍结构划分：转鼓式变倍、拨杆式变倍。

按变倍方式划分：连续变倍、分档变倍。

按供电方式划分：网电源供电、内部电源供电。

在注册证、产品技术要求及说明书中应根据产品具体情况明确本注册单元内各型号/规格产品的结构和组成。

4. 实例

如图1至图3所示。

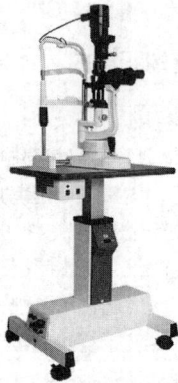

图1 落地式裂隙灯显微镜

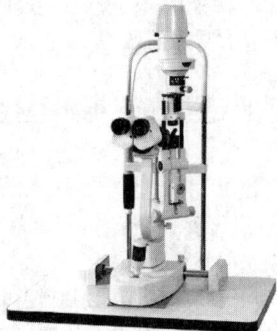

图2 台式裂隙灯显微镜

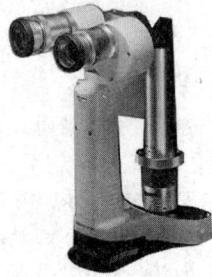

图3 手持式裂隙灯显微镜

（三）产品工作原理/作用机理

1. 工作原理

裂隙灯显微镜将具有高亮度的裂隙形强光（裂隙光带），成一定角度照射眼的被检部位，从而获得活体透明组织的光学切片。通过双目显微镜从侧面观察光学切片的反射光，从而对反射表面进行观察。

2. 作用机理

因该产品为非治疗类医疗器械，故本指导原则不包含产品作用机理的内容。

（四）注册单元划分的原则和实例

注册单元划分主要从产品的主体结构来考虑，产品的主体结构不同，应划分为不同的注册单元。

台式和落地式可作为同一注册单元申报并检测。

手持式不应与台式和落地式作为同一注册单元申报并检测。

照明光源类型不同（LED灯、卤素灯等）的不应作为一个注册单元。

（五）产品适用的相关标准

根据产品自身特点适用以下相关标准（表1）：

表1 相关标准

标准编号	标准名称
GB/T 191—2008	《包装储运图示标志》
GB 9706.1—2007	《医用电气设备 第1部分：安全通用要求》
GB/T 14710—2009	《医用电器环境要求及试验方法》
GB/T 16886.1—2011	《医疗器械生物学评价 第1部分：风险管理过程中的评价与试验》
GB/T 16886.5—2003	《医疗器械生物学评价 第5部分：体外细胞毒性试验》
GB/T 16886.10—2005	《医疗器械生物学评价 第10部分：刺激与迟发型超敏反应试验》
YY 0065—2007	《眼科仪器 裂隙灯显微镜》
YY 0505—2012	《医用电气设备 第1-2部分：安全通用要求 并列标准：电磁兼容 要求和试验》
ISO 15004—2：2007	《眼科手术器械 基本要求和试验方法 第2部分：光危害防护》

上述标准包括了产品技术要求中经常涉及到的通用标准和方法标准。可根据产品的特点增加相关要求。

产品引用标准的审查可以分两步来进行。首先对引用标准的齐全性、适宜性和准确性来进行审查。此时，应注意标准编号、标准名称是否完整规范，年代号是否有效。若有新版的强制性国家标准和行业标准发布实施，产品的性能指标要求应执行最新版本国家标准、行业标准的要求。

其次是对引用标准的采纳情况进行审查。即所引用的标准中适用的条款要求是否在产品技术要求中进行了实质性的条款引用。这种引用通常采用两种方式：文字表述繁多、内容复杂的可以直接引用标准及条文号；文字比较简单的可以直接引述具体要求。

（六）产品的适用范围/预期用途、禁忌症

申报产品的性能参数和功能应能满足产品适用范围的要求，适用范围应与临床评价资料结论一致。

裂隙灯显微镜产品的适用范围为供检查眼前节及眼内部病变用。

禁忌症：严重的眼球创伤。

（七）产品的研究要求

1. 产品性能研究

应当提供产品性能研究资料以及产品技术要求的研究和编制说明，包括功能性、安全性指标以及与质量控制相关的其他指标的确定依据，所采用的标准或方法、采用的原因及理论基础。

2. 生物相容性评价研究

应对产品中与患者和使用者接触的材料（例如额托、颏托）的生物相容性进行评价。生物相容性评价可根据GB/T 16886.1—2011《医疗器械生物学评价 第1部分：风险管理过程中的评价与试验》的要求进行。生物学评价过程中应当注重运用已有信息（包括材料、文献资料、体外和体内试验数据、临床经验）。当需要进行生物学试验时，应由国家食品药品监督管理总局认可的、并具有相应生物学试验资质的医疗器械检验机构进行。国外实验室出具的生物学试验报告，应附有国外实验室表明其符合GLP实验室要求的质量保证文件。

生物相容性评价研究资料应当包括：

（1）生物相容性评价的依据和方法。

（2）产品所用材料的描述及与人体接触的性质。

（3）实施或豁免生物学试验的理由和论证。

（4）对于现有数据或试验结果的评价。

3. 消毒工艺研究

终端用户消毒：应当明确推荐的消毒工艺（方法和参数）以及所推荐消毒方法确定的依据。

4. 产品有效期和包装研究

（1）有效期的确定：应当提供产品有效期的验证报告。

（2）应当提供光源等易损耗部件（若适用）的使用期限验证资料。

5. 软件研究（若适用）

参见《医疗器械软件注册技术审查指导原则》（国家食品药品监督管理总局通告2015年第50号）的相关要求。

6. 光辐射安全研究

参见ISO 15004—2：2007的相关要求。

（八）产品的主要风险

1. 产品的风险管理报告应符合YY/T 0316—2016《医疗器械 风险管理对医疗器械的应用》的有关要求，判断与产品有关的危害，估计和评价相关风险，控制这些风险并监视控制的有效性。注册申请人提供注册产品的风险管理报告应扼要说明：

（1）在产品的研制阶段，已对其有关可能的危害及产生的风险进行了估计和评价，并有针对性地实施了降低风险的技术和管理方面的措施。

（2）在产品性能测试中部分验证了这些措施的有效性，达到了通用和相应专用标准的要求。

（3）对所有剩余风险进行了评价。

（4）全部达到可接受的水平。

（5）对产品的安全性的承诺。

2. 风险管理报告的内容至少包括：

（1）产品的风险管理组织。

（2）产品的组成及适用范围。

（3）风险报告编制的依据。

（4）产品与安全性有关的特征的判定。

注册申请人应按照YY/T 0316—2016《医疗器械 风险管理对医疗器械的应用》附录C的34条提示，对照产品的实际情况作出针对性的简明描述。

注意：产品如存在34条提示以外的可能影响安全性的特征，也应作出说明。

（5）对产品的可能危害、可预见事件序列和危害处境的判定。

注册申请人应根据自身产品特点，根据YY/T 0316—2016附录E、I的提示，对危害、可预见事件序列、危害处境及可导致的损害作出判定。

（6）风险可接受准则：降低风险的措施及采取措施后风险的可接受程度，是否有新的风险产生。

（7）风险控制的方案与实施、综合剩余风险的可接受性评价及生产和生产后监视的相关方法，可参考YY/T 0316—2016的附录F、G、J。

表2、表3依据YY/T 0316—2016的附录E提示性列举了裂隙灯显微镜可能存在危害的初始事件和环境，示例性地给出了危害、可预见的事件序列、危害处境和可发生的损害之间的关系，给审查人员予以提示、参考。

由于裂隙灯显微镜的原理、功能和结构的差异，本章给出的风险要素及其示例是常见的而不是全部的。上述部分只是风险管理过程的组成部分，不是风险管理的全部。注册申请人应按照YY/T 0316—2016中规定的过程和方法，在产品整个生命周期内建立、形成文件并保持一个持续的过

表2　产品主要初始危害因素

通用类别	初始事件和环境示例
不完整的要求	参数设计的不恰当不规范：可触及金属部分、外壳、应用部分等与带电部分隔离/保护设计缺陷，导致电击危险防护能力较低，可能对使用者或被检查者造成电击危害；设备插头剩余电压过高；被检查者支承装置载荷设计不合理，固定不牢固，机械调节支撑件强度不足，立式设备脚轮锁定不良，设备稳定性差，设备面、角、边粗糙，对使用者造成机械损伤；电磁兼容性不符合要求，导致设备基本性能降低或干扰其他设备的正常工作；受潮防护能力不足，导致电击危害。 光源部件产生大量的热能，防护罩未采用隔热措施导致可接触的外表面温度过高，且未张贴警示性符号，导致高温危害。 服务中的要求不恰当不规范：使用说明书未对设备正确使用的内容和执行方式、设备的维护、保养方式、方法、频次进行说明，导致设备不能正常使用。 元器件、附件或组件功能失效：光源输出异常（照度增加或减小）、图像采集异常，导致设备无法获取准确的图像，安全性能出现隐患。 寿命的结束：设备/附件的使用寿命和贮藏寿命导致设备/附件超期非正常使用、器件松动，致使关键元器件，如光源，稳定性等性能指标降低，安全性能出现隐患。 适应症的缺失对医护人员的告诫不够导致被检查者受伤
运输和贮藏	不恰当的包装：产品防护不当导致设备运输过程中损坏。 不适当的环境条件：在超出设备规定的贮藏环境（温度、湿度、大气压力）贮藏设备，导致设备不能正常工作
环境因素	物理学的（如热、压力、时间）：过热/冷环境可能导致设备不能正常工作。 电磁场（如对电磁干扰的敏感度）：抗电磁干扰能力差，特定环境设备工作不正常；A类设备在B类设备的环境中使用会对公共电网产生影响，干扰公共电网中其他用电设备的正常运行。 不适当的能量供应：设备的供电电压不稳定，导致设备不能正常工作或损坏、光源光照强度不稳定
清洁、消毒	未对清洗和消毒过程进行确认或确认程序不规范
处置和废弃	未提供信息或提供信息不充分：未在使用说明书中对设备的废弃物处置进行提示性说明
材料	生物相容性：与人体接触的颌架等部件材料选择不当可致过敏等反应
人为因素	设计缺陷引发可能的使用错误。 易混淆的或缺少使用说明书：如缺少详细的使用方法、缺少必要的技术参数、缺少必要的警告说明、缺少必要的电路图和元器件清单、缺少运输和贮存环境条件的限制；设备在故障状态（如断开保护接地线、设备的元器件出现故障）下运行可产生危险警示不足；使用前未检查设备工作状态；操作说明过于复杂，不易懂；未说明如何正确维护、保养设备/附件。 清洗和消毒程序不明确或不清晰。 软件参数的设置或其他信息的显示不明确或不清晰，硬件调节旋钮未标示单位或标示了错误的单位。 光源过热的警告不明确或不清晰。 由缺乏技术的/未经培训的人员使用：使用者/操作者未经培训或培训不足，不能正确使用和维护、保养设备
失效模式	光路故障：光强度不受控、放大率不正确、光学元器件受潮。 软件故障：在软件运行界面上弹出的提示信息、问题信息、运行结果信息不易理解，容易产生歧义；用户文档中提到的功能不可执行；系统死机，病例数据丢失；无法显示图像或图像不清晰；不能保存病例，不能打印、查询病例；进行正常键盘、鼠标操作时提示错误信息；使用软件控制硬件功能故障，导致输出失控；等等

表3　部分危害、可预见的事件序列、危害处境和损害之间的关系

危害	可预见的事件序列	危害处境	损害
电磁能（电磁干扰）	使用环境内其他设备对裂隙灯显微镜电磁干扰导致电气设备输出参数（如照度）非预期增加	设备照度意外增加	伤害被检查者眼睛
电能	未按标准设计绝缘防护层	应用部分漏电流超过标准要求；绝缘失效	使用者电击损伤、死亡
光能	光斑太大。 光源含有紫外线成分。 光源含有近红外线成分	可能对眼睛造成不适甚至损伤	眼睛损伤
热能	光源处散热条件变差	长时间使用造成局部温升过高，引起组件着火；误接触高温外部	火灾。 烫伤

续表

危害	可预见的事件序列	危害处境	损害
机械力伤害	支撑用机械装置松动	被检查者支撑部件失效松动断裂	被检查者机械损伤
	机械调节装置、定位装置松动	定位失效	被检查者机械损伤
运动部件（底座解锁脚踏开关位置不合理）	意外的踩踏； 地板刹车锁定装置解锁	设备非预期性移动	操作者操作失误导致被检查者损伤
功能的丧失或损坏	照明光源输出不稳定； 光路控制失效	过热危险； 设备照度意外增加	伤害被检查者眼睛
不完整的标识	可接触高温部件无警示标识	误接触	烫伤
不完整的使用说明书	使用说明书未对部件/附件安装作出说明； 使用说明书未对部件/附件使用作出详细说明； 使用说明书未对清洗和消毒程序作出详细说明； 错误的附件安装说明； 说明书对产品性能特征、适用范围、使用限制等描述不规范、不完整	产品的非预期或超范围使用； 设备不能正常工作； 错误操作	检查结果出现偏差，严重时延误治疗； 损坏设备、产品寿命降低，严重时导致使用者受到电气伤害
生物相容性	预期与人体体表接触的部分未进行生物学评价	具有细胞毒性； 致敏； 刺激	被检查者出现皮肤过敏反应
生物学危害	生物污染	清洗、消毒不恰当	引起被检查者交叉感染

程，用以判定与医疗器械有关的危害、估计和评价相关的风险、控制这些风险并监视上述控制的有效性，以充分保证产品的安全和有效。

（九）产品技术要求应包括的主要性能指标

产品性能指标的审查是产品技术要求审查中最重要的环节之一。

裂隙灯显微镜应执行 YY 0065—2007《眼科仪器 裂隙灯显微镜》的要求。在不低于相关强制性国家标准、行业标准要求的前提下，不同的产品其参数根据设计要求有所区别，可根据自身产品的技术特点制定适用的性能指标的具体要求。

裂隙灯显微镜主要性能指标可以分解为功能性指标、安全指标和质量控制相关指标。

1. 工作条件

网电源供电设备的电源电压（或电源电压适用范围）、频率、电压波动。

2. 质量控制指标

2.1 基本性能要求

2.1.1 裂隙灯显微镜应符合表4规定的光学性能。

2.1.2 连续变倍裂隙灯显微镜，最大和最小放大率的视场中心分辨力不少于1800·N 线对/mm（N 为数值孔径）；分档变倍裂隙灯显微镜，最大放大率的视场中心分辨力不少于1800·N 线对/mm（N 为数值孔径）。

2.1.3 裂隙灯投射出的光斑应可调，裂隙光斑边缘整齐光滑，清晰分明，最小光斑尺寸应不大于0.5 mm。

2.1.4 裂隙亮度应均匀，裂隙关闭时应不漏光。

2.1.5 视场直径不小于公称值的95%，放大倍率为10倍时的视场直径不小于15 mm。

2.1.6 裂隙光斑的最大照度应不低于标称值，该标称值在随附资料中给出。

2.2 机械要求

裂隙灯显微镜的各活动关节操作应平稳、灵活，定位正确，锁紧后牢固可靠。

2.3 高眼点目镜

高眼点目镜外端面与显微镜出瞳之间的距离应不小于17mm。

注：本条仅适用于高眼点目镜。

3. 安全控制指标

3.1 环境试验要求

环境试验应在产品技术要求中按 GB/T 14710—2009 的规定明确所属气候环境试验组别和机械环境试验组别，并建议在产品技术要求中按 GB/T 14710—2009 中表 A.1 的形式列出设备环境试验时的具体要求和检验项目，至少应包括视场中心分辨力。

3.2 安全要求

裂隙灯显微镜应符合 GB 9706.1—2007 标准要求。

3.3 电磁兼容性要求

3.3.1 医用电气设备应符合 YY 0505—2012 中规定的要求。

3.3.2 应根据产品特征和使用环境按 GB 4824—2013 进行分组和分类。

表4　光学性能要求

序号	项目			要求
1	显微镜总放大率允差			±5%
2	左、右观察系统放大允差			≤2.5%
3	左、右光学系统光轴位置差[1]	垂直方向	瞳距：60 mm～66 mm	≤10′
			瞳距：55 mm～小于60 mm 大于66 mm～72 mm	≤15′
		水平方向	会聚[2]	≤45′
			发散	≤10′
4	变倍时物面的移动量			≤0.4 mm
5	照明系统的焦面相对于机械旋转轴的误差	轴线方向[3]		$\Delta a = \pm 0.5$ mm
		横向[3]		$(\Delta a)\ a = \pm 0.35$ mm
6	左右两个观察系统，分别为所有倍率相对于任意位置的照明系统（裂隙像）的共焦误差（ΔR，ΔL）			ΔR，$\Delta L \leq X \times d$ [4] $X = 2$ [5]
7	目镜	（1）零视度误差		±0.25 D 在屈光标度零位
		（2）瞳距最小调整范围		55 mm～72 mm
		（3）视度调整范围（最小）	常用	−5.00 D～5.00 D
			高眼点	−4.00 D～2.00 D
		（4）左、右观察系统之间光轴轴向位置的偏差		≤1.5 mm
8	裂隙像	（1）最小宽度		≤0.2 mm
		（2）最小长度		≥8.0 mm
		（3）最大宽度		等于裂隙长度
		（4）两边平行度		≤0.5°

注：1）用此目镜设计的裂隙灯显微镜。
2）因设计需要，采用交角式的裂隙灯显微镜无此要求。
3）表1序号5的说明（见图1）
$(\Delta a)\ a = \Delta a \cdot \sin a$　旋转角度可达 $\Delta a = 45°$
OS 为观察系统；
IS 为照明系统；
RC 是 OS 与 IS 的旋转中心；
Δa 为轴向焦距误差。

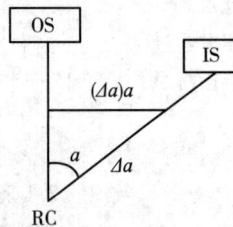

图1　照明系统的焦面相对于机械旋转轴的误差示意图

4）焦深：用毫米表示

$$d = \frac{\lambda}{2N^2}10^{-6} + \frac{1}{7\Gamma N}$$

式中：

N——数值孔径；

Γ——显微镜的总放大位数；

λ——根据 GB/T 10050—1988 所提供的参考波长，$\lambda = 587\text{nm}$。

5）X 是权重因子。

注：在产品技术要求中应明确每个放大倍数下的数值孔径。

（十）同一注册单元内注册检验代表产品确定原则和实例

1. 典型产品应是同一注册单元内能够代表本单元内其他产品安全性和有效性的产品。

2. 建议考虑功能最齐全、结构最复杂、风险最高的产品。

3. 注册单元内各种产品的主要结构及组成、性能指标不能被某一产品全部涵盖时，则应选择涵盖结构及组成、性能指标最多的产品作为典型产品。

其他型号产品中未被典型产品所涵盖的性能指标以及由于结构和组成不相同而会受到影响的安全指标应进行差异性补充检测。

例如，某注册申请人申请注册的裂隙灯显微镜产品两种型号分别配备了不同放大倍数的显微镜，且其两种型号产品的主要性能指标一致，可作为同一注册单元。建议将可选放大倍数较多者作为典型产品，对未作为典型产品的另一型号产品的差异性性能和/或安全要求，应进行注册补充检验。

电磁兼容性试验中的典型产品应根据产品的实际设计情况由承检机构进行确认。

（十一）产品生产制造相关要求

1. 应当明确产品生产工艺过程

工艺过程可采用流程图的形式，同时对过程控制要点进行详细说明，重点关注光学元器件及光路的生产工艺控制流程。

2. 生产场地

应详细说明产品生产场地地址、生产工艺布局、生产环境要求及周边情况。有多个研制、生产场地，应当概述每个研制、生产场地的实际情况。

（十二）产品的临床评价细化要求

依据《医疗器械监督管理条例》（国务院令第 680 号）、《医疗器械注册管理办法》（国家食品药品监督管理总局令第 4 号）和《关于发布免于进行临床试验的第二类医疗器械目录的通告》（国家食品药品监督管理总局通告 2014 年第 12 号，以下简称《目录》），裂隙灯显微镜免于进行临床试验，但需按照《医疗器械临床评价技术指导原则》（国家食品药品监督管理总局通告 2015 年第 14 号）的规定提供临床评价资料，具体如下：

1. 提交申报产品相关信息与《目录》所述内容的比对资料，对比的内容应能说明属于《目录》中的产品。

2. 提交申报产品与《目录》中境内已上市同品种医疗器械的比对说明，比对说明应当包括《申报产品与目录内境内已上市同品种医疗器械比对表》和相应支持性资料。

提交的上述资料应能证明申报产品与《目录》所述的产品具有等同性。

若申请注册的产品在结构组成、性能要求、制造材料、适用范围等方面与对比产品有一定的差异，则注册申请人应详细说明这些差异，并提交证明资料说明这些差异不影响等同性，同时说明差异是否会形成新的产品安全性和有效性的风险，若这种差异可能形成新的影响产品安全性和有效性的风险，则注册申请人应视风险严重程度补充临床评价资料或临床试验资料。

（十三）产品的不良事件历史记录

据国家食品药品监督管理总局药品评价中心提供的信息，自 2010 年 1 月 1 日至 2016 年 3 月 30 日，裂隙灯显微镜不良事件报告 365 例，其中确认相关联不良事件 199 例，疑似关联不良事件 166 例，不良事件原因分析见表 5。

（十四）产品说明书和标签要求

1. 产品说明书

产品说明书一般包括使用说明书和技术说明书，两者可合并。产品说明书和标签应当符合《医疗器械说明书和标签管理规定》（国家食品药品监督管理总局令第 6 号）和 GB 9706.1—2007、GB 9706.15—2008（若适用）、YY 0505—2012、YY/T 0708—2009（若适用）和《医疗器械软件注册技术审查指导原则》（国家食品药品监督管理总局通告 2015 年第 50 号）（若适用）的规定。

医疗器械说明书和标签的内容应当真实、完整、准确、科学，并与产品特性相一致。医疗器械标签的内容应当与说明书有关内容相符合。医疗器械说明书和标签文字内容必须使用中文，可以附加其他文种。中文的使用应当符合国家通用的语言文字规范。医疗器械说明书和标签的文字、符号、图形、表格、数字、照片和图片等应当准确、清晰、规范。

1.1 说明书的内容

使用说明书内容一般应包括《医疗器械说明书和标签管理规定》中第十条规定的内容。

使用说明书还应包括 GB 9706.1—2007 中 6.8.1 和 6.8.2 的内容。

技术说明书内容一般包括概述、组成、原理、技术参数、规格型号、图示标记说明、系统配置、外形图、结构图、控制面板图，必要的电气原理图及规范描述等。

技术说明书还应包括 GB 9706.1—2007 中 6.8.3 的内容。

1.2 使用说明书审查一般关注点

1.2.1 产品名称、型号、规格、主要结构组成、性能应与产品技术要求内容一致；产品的适用范围应与注册申请表和临床评价资料一致。

1.2.2 注册人/代理人名称、住所、生产地址、联系方式及售后服务单位应真实并与企业资格证明文件一致；"医疗器械生产许可证"编号、医疗器械注册证编号、产品技术要求编号位置应预留。

1.3 使用说明书审查重点关注点

1.3.1 工作条件限制

应提醒注意由于电气安装不合适而造成的危险。

适应症。

表5 不良事件及原因分析一览表

事件序列	故障原因	损害
电气安全	漏电；裂隙灯台面装置与电源盒接头烧熔	使用者电击伤害； 电流过大，接头烧熔，损坏设备
光生物学危害	诊察时未充分考虑禁忌症	黄斑灼伤；双眼角膜上皮水肿； 眼红； 出现头晕、视物模糊、心跳加速等不适感觉
光学系统故障	光路故障：无法调光；裂缝线无法调窄，灵敏度下降；裂隙不在视场范围内；滤光片选择不顺畅或无法对滤光片进行选择；被检查者进行激光治疗过程中激光滤光片突然不动作；无法调整焦距或无法聚焦；光带偏离中央并无法调整位置；光圈内出现黑影；目镜松动，目镜观看灯光不能融合	延误诊疗； 可能给被检查者或医生造成身体伤害
	光源故障：灯泡爆裂；照明光路不稳定或在使用过程中突然熄灭；灯泡点亮后不能关闭；亮度偏暗；镜口模糊，镜片裂开，卡环脱落；前节图像出现偏移、边缘模糊、显示模糊；光源发红；光强过强	延误诊疗； 光源刺激致被检查者畏光流泪或加重畏光
	照相系统故障：不能自动拍摄；照相机无法使用；照明系统无法整体旋转；放大倍数出现问题；图像翻转	延误诊疗； 可能给被检查者或医生造成身体伤害
器件故障	电源故障：无法开机，显示器无显示或显示故障；电源控制面板失控； 升降机械故障：滑动轴轻微偏移；升降台无法升降；升降台底部车轮断裂；滑槽破裂、左右移动不畅；轨道滑脱； 支撑部件机械故障：下颌托滑落；头托断裂；额部胶打断裂； 手柄机械故障：裂缝手柄掉落；拍照时，手柄控制无法连续操作；手柄开关失灵；手柄无法摇动；固定手柄的螺丝断裂；手柄出现裂缝，损坏脱落； 传输故障：无正常传输信号；无法把图像传送到工作站；不能与电脑同步连接。 其他机械故障：底盖脱落；裂隙灯顶部封盖掉落；显微镜臂下落；打印机无法打印	延误诊疗； 可能给被检查者或医生造成身体伤害
软件	无法录制录像	延误诊疗
设计缺陷	光源部分温度太高；光斑大小；更换灯泡时无法调焦；裂缝线下移；升降有噪音；自动识别眼别系统，将被检查者有眼识别为左眼；裂隙灯和显微镜不同步；防尘玻璃片在运输途中破碎；升降台下降速度过快	烫伤； 影响正常使用； 引起被检查者心理紧张； 手术时无法准确定位被检查者散光轴向； 不能起到防尘的作用； 对医生和/或被检查者造成身体伤害
其他	老年被检查者起身时不小心撞到设备	对被检查者造成身体伤害

检查过程中的危险及注意事项。

裂隙灯显微镜与其他设备间潜在的电磁干扰或其他干扰的相关信息，以及有关避免这些干扰的建议。

1.3.2 产品结构及其工作原理

审查产品的适用范围和主要功能结构是否明确。

所有配件、附件，特别是光学配件和附件的名称和型号是否准确、完整。

1.3.3 产品的性能指标

审查产品性能指标是否被产品技术要求所涵盖。

主要性能及参数是否准确、完整。

1.3.4 可靠工作所需必要内容的说明

审查使用前的检查和准备程序是否详细、准确。

运行过程中的操作程序、方法及注意事项。

对操作者的培训要求等。

1.3.5 保养及维护

审查是否明确了日常保养及维护的方法和周期。

应提供光源的型号、使用寿命的相关信息以及如何更换光源的方法。

1.3.6 安全注意事项

审查是否明确异常情况下的紧急处理措施。

特殊情况下（停电、意外移动等）的注意事项。

可能出现的误操作及可能造成的伤害。

如使用其他配件或材料会降低最低安全性、有效性，对被认可的附件、可更换的部件和材料加以说明。

安全使用期限；与主机安全使用期限不一致的配件的使用期限。

与患者直接接触的应用部分的清洁、消毒方法和频次。

1.3.7 对裂隙灯显微镜所用的图形、符号、缩写等内容的解释，如：所有的电击防护分类、警告性说明和警告性符号的解释，特别是操作及控制部件附近特殊符号和可触及高温部件警告标记的说明。

1.3.8 故障的分析与排除

审查可能出现的故障及对故障原因的分析，特别是使用中如果发生异常声响、操作失灵等故障情况。

明确需要注册人排除的故障和使用者排除的故障。

需要使用者排除的故障的排除方法等。

1.4 说明书的特殊要求

技术说明书中应包括光源的使用寿命、可由用户更换的光源的规格型号和更换方法。

2. 标签、标记和提供信息的符号

参照标准 GB/T 191 进行审查，说明书上应有相关标志的图示说明。

三、审查关注点

（一）产品名称应符合《医疗器械通用名称命名规则》的要求。

（二）审查产品技术要求时应注意性能指标和检验方法是否执行了 GB 9706.1—2007、YY 0505—2012 的要求，是否引用了适用的强制性标准和推荐性标准。

（三）说明书中产品的适用范围是否明确，与临床评价资料是否相符；必须告知用户的信息和注意事项是否准确、完整，外部标识是否符合相关的要求。

（四）注册单元的划分应关注产品的结构组成和适用范围。

四、编写单位

重庆医疗器械质量检验中心。

94 验光仪注册技术审评指导原则

（验光仪注册技术审查指导原则）

本指导原则旨在指导注册申请人对验光仪注册申报资料的准备及撰写，同时也为技术审评部门审评注册申报资料提供参考。

本指导原则是对验光仪产品的一般要求，申请人应依据产品的具体特性确定其中内容是否适用，若不适用，需具体阐述理由及相应的科学依据，并依据产品的具体特性对注册申报资料的内容进行充实和细化。

本指导原则是供申请人和审查人员使用的指导文件，不涉及注册审批等行政事项，亦不作为法规强制执行，如有能够满足法规要求的其他方法，也可以采用，但应提供详细的研究资料和验证资料。应在遵循相关法规的前提下使用本指导原则。

本指导原则是在现行法规、标准体系及当前认知水平下制定的，随着法规、标准体系的不断完善和科学技术的不断发展，本指导原则相关内容也将适时进行调整。

一、适用范围

本指导原则适用于采用客观式测量原理、具有连续或数字式读数、用于测定人眼屈光状态的验光仪，属于眼科器械中的验光设备，管理类别为二类。

验光仪按结构不同分为台式验光仪、手持式验光仪。在审查带曲率、眼底照相、眼压计、角膜地形图等功能的验光仪设备时可参考本指导原则的部分内容。

二、技术审查要点

（一）产品名称要求

产品命名应符合《医疗器械通用名称命名规则》（国家食品药品监督管理总局令第 19 号）和国家标准、行业标准中的通用名称要求，如：验光仪、电脑验光仪、自动验光仪、手持式验光仪、验光机、手持式电脑验光仪、自动电脑验光仪。

（二）产品的结构和组成

验光仪由光学成像系统、控制系统、显示器组成。见图1。

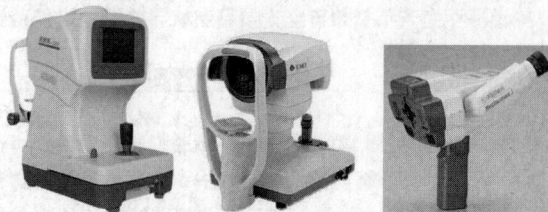

图1 产品图示举例

（三）产品工作原理/作用机理

验光仪是运用红外光眼底反射相位法，通过发射一束特定波长的红外光，穿过被检者的眼角膜、晶状体等，最后投射到眼球视网膜，再反射回仪器的相应光学系统中，通过图像传感器摄取图像，经图像处理、信号处理后计算出球镜屈光度、柱镜屈光度、柱镜轴向，用于测定人眼屈光状态的仪器。

因该产品为非治疗类医疗器械，故本指导原则不包含产品作用机理的内容。

（四）注册单元划分的原则和实例

产品的工作原理相同，其结构组成、性能指标和适用范围符合以上描述的验光仪产品，原则上可作为同一注册单元。产品技术结构、性能指标存在差异的可作为不同型号，如产品根据外观分为不同型号；带曲率功能和不带曲率功能的验光仪可作为不同型号；自动功能维度不同的验光仪可作为不同型号。

台式验光仪和手持式验光仪因结构差异较大，应各自作为不同的注册单元。

（五）产品适用的相关标准

表1 相关产品标准

标准编号	标准名称
GB/T 191—2008	《包装储运图示标志》
GB 9706.1—2007	《医用电气设备 第1部分：安全通用要求》
GB/T 14710—2009	《医用电气设备环境要求及试验方法》
GB/T 16886.1—2011	《医疗器械生物学评价 第1部分：风险管理过程中的评价与试验》
GB/T 16886.5—2003	《医疗器械生物学评价 第5部分：体外细胞毒性试验》
GB/T 16886.10—2005	《医疗器械生物学评价 第10部分：刺激与迟发型超敏反应试验》
YY 0505—2012	《医用电气设备 第1-2部分：安全通用要求 并列标准：电磁兼容 要求和试验》
YY 0673—2008	《眼科仪器 验光仪》
YY/T 0316—2016	《医疗器械 风险管理对医疗器械的应用》
YY/T 0466.1—2009	《医疗器械 用于医疗器械标签、标记和提供信息的符号 第1部分：通用要求》
JJG 892—2011	《验光机计量检定规范》
ISO 15004-1—2006	《眼科仪器 基本要求和试验方法 第1部分：适用于各类眼科仪器的一般要求》
ISO 15004-2—2007	《眼科仪器 基本要求和试验方法 第2部分：光危害的防护》

注：正文中引用的上述标准以其标准号表述。

上述标准（表1）包括了产品技术要求中经常涉及到的标准。不包括根据产品的特点所引用的一些行业外标准或其他标准。产品适用及引用标准的审查可以分两步来进行。首先对引用标准的齐全性和适宜性进行审查，也就是审查产品技术要求中与产品相关的国家标准、行业标准是否进行了引用，以及引用是否准确。应注意引用标准的编号、名称是否完整规范，年代号是否有效。其次对引用标准的采纳情况进行审查。即所引用的标准中的条款要求，是否在产品技术要求中进行了实质性的条款引用。这种引用通常采用两种方式，文字表述繁多内容复杂的可以直接引用标准及条文号，比较简单的也可以直接引述具体要求。

（六）产品的适用范围/预期用途、禁忌症

产品具体适用范围应与申报产品功能、临床应用范围相一致。验光仪的预期用途一般可限定为：产品适用于客观测量人眼屈光状态，包括球镜度、柱镜度、柱镜轴位。

验光仪产品尚未发现明确的禁忌症。

（七）产品的研究要求

1. 产品性能研究

应当提供产品性能研究资料以及产品技术要求的研究和编制说明，包括功能性、安全性指标以及与质量控制相关的其他指标的确定依据，所采用的标准或方法、采用的原因及理论基础。如：测量范围、光学要求等主要性能要求按 YY 0673—2008 中相关要求确定。

2. 生物相容性评价研究

组成中颚托、颏托、额托、目镜罩等如预期与使用者或患者接触，本章节适用。

应描述颚托、颏托、额托、目镜罩的材料，以及在使用过程中与皮肤组织接触的性质和时间，参照《关于印发医疗器械生物学评价和审评指南的通知》（国食药监械〔2007〕345号）和 GB/T 16886.1—2011《医疗器械生物学评价 第1部分：风险管理过程中的评价与试验》的要求对其进行生物相容性评价。

3. 灭菌/消毒工艺研究

验光仪属于终端用户消毒产品，根据 YY 0673—2008 标准的要求确定其消毒方法，如：测试每个病人之前，要对病人的接触面用医用酒精进行清洁、消毒。

4. 产品有效期和包装研究

4.1 对于验光仪运行工况来说，决定其产品有效期主要应从机械运动部件、显示器、主要成像部件的使用寿命或材料的老化周期进行判断。不同供应商提供的主要部件也不一致。申请者应提供相关材料或整机运行实验的证明资料来验证有效期。评审时应根据上述材料进行评价。

4.2 包装标识内容应符合《医疗器械说明书和标签管理规定》（国家食品药品监督管理总局令第6号）、YY 0673—2008、GB/T 191—2008、YY 0466.1—2009 的要求。

5. 软件研究

验光仪一般采用可编程的芯片，内部一般都带有软件，软件是集成在医疗器械芯片内部的，是医疗器械的组成部分属于软件组件，需提供一份单独的医疗器械软件描述文档，包括基本信息、实现过程和核心算法三部分内容，详尽程度

取决于医疗器械软件的安全性级别和复杂程度。同时，应当出具关于软件版本命名规则的声明，明确软件版本的全部字段及字段含义，确定软件的完整版本和发行所用的标识版本。评价方法参照《医疗器械软件注册技术审查指导原则》（国家食品药品监督管理总局通告 2015 年第 50 号）。

注：软件安全级别按照 YY/T 0664—2008《医疗器械软件 软件生存周期过程》进行判定。

6. 光辐射危害研究

光辐射危害应参照 ISO 15004—2 进行评价，申请人应提供 ISO 15004—2 的符合性报告。

（八）产品的主要风险

验光仪的风险管理报告应符合 YY/T 0316—2016 标准中的相关要求，判断与产品有关的危害估计和评价相关风险，控制这些风险并监视风险控制的有效性（表2，表3）。

1. 危害估计和评价

（1）与产品有关的安全性特征判断可参考 YY/T 0316—2016 的附录 C；

（2）危害、可预见的事件序列和危害处境可参考 YY/T 0316—2016 附录 E、I；

（3）风险控制的方案与实施、综合剩余风险的可接受性评价及生产和生产后监视相关方法可参考 YY/T 0316—2016 附录 F、G、J。

2. 产品的危害示例

2.1 能量危害

电磁能：可能共同使用的设备（移动电话、配合使用的其他器械等）对验光仪的电磁干扰，静电放电对验光仪产生干扰，验光仪产生的电磁场对可能共同使用的设备的影响等。

光辐射：光源可能对眼睛造成不适甚至损伤。

漏电流：可触及金属部分、外壳、应用部分与带电部分隔离/保护不够，漏电流超出允许值，导致人体感觉不舒服。

坠落：坠落导致机械部件松动、导致测量错误、误差过大或显示异常等。机体从高处落下、被践踏使显示屏没有显示导致不能测量。

2.2 生物学和化学危害

生物学：与他人共用，消毒不彻底导致感染；使用造成人体过敏；与人体接触材料不符合生物学要求，造成人体伤害。

化学：使用的清洁剂的残留引发的危害，反复多次使用清洁剂引起的开裂等。

2.3 操作危害

使用错误：

测量时对中不准造成不能正确测量；被测者体动造成测量不准确；使用时的环境温湿度不符合要求；产品进液导致产品损坏。

2.4 信息危害

标记缺少或不正确，标记的位置不正确，不能被正确地识别，不能永久贴牢和清楚易认等。

包括说明书中未对限制充分告知，未对不正确的操作、与其他设备共同使用时易产生的危害进行警告，未正确标示储运条件，清洁方法、更换颚托纸等。

表2　初始事件和环境

通用类别	初始事件和环境示例
不完整的要求	性能要求不符合 ——测量准确性等不符合要求 说明书未对验光仪的测量操作方法进行准确的描述与说明
制造过程	控制程序（包括软件）修改未经验证，导致产品的测量误差不符合要求 生产过程中关键工序控制点未进行检测，导致部件、整机不合格 供方的控制不充分：外购件、外协件供方选择不当，外购件、外协件未进行有效进货检验等
运输和贮藏	不适当的包装 不恰当的环境条件等
环境因素	过冷、过热的环境 不适当的能量供应 电磁场等
清洁、消毒和灭菌	对验光仪的清洁方法未经确认 使用者未按要求进行清洁、更换颚托纸等
处置和废弃	产品使用后处置问题等
人为因素	设计缺陷引发的使用错误等 ——易混淆的或缺少使用说明书 ——不正确的测量和计量
失效模式	由于老化、磨损和重复使用而导致功能退化/疲劳失效（特别是医院等公共场所中使用时）等

表3　危害、可预见的事件序列、危害处境和可发生的损害之间的关系示例

危害	可预见的事件序列	危害处境	损害
电磁能量	在强电磁辐射源边使用验光仪测量	电磁干扰程序运行/抗干扰电磁配置不当或无配置	测量错误、测量结果误差过大
	静电放电	干扰程序运行/接地不良或无接地	导致测量结果误差过大或数据擦除
漏电流	产品漏电流超标	外壳、可触及金属与带电部分隔离/保护不够	漏电流超出允许值，导致人体感觉不舒服

危害	可预见的事件序列	危害处境	损害
热能	电池漏液 电子元器件发热	使用环境过热/电流过大	产品损坏
机械能	验光仪摔落、践踏后使验光仪破损	造成验光仪外壳出现锋棱	被验光仪划伤
	测量光路受损	验光仪没有进入测量状态	导致不能正确测量
	坠落导致机械部件松动	验光仪破损	导致测量错误、误差过大或显示异常等
	机体从高处落下、被践踏	液晶屏破碎	使显示屏没有显示导致不能测量
不正确的测量	被测人配合不当 测量方法不当	验光仪无法测得人眼真实数据	测量误差过大
生物学	使用有生物相容性不良的材质制作下颚托和额托贴 不按要求进行颚托纸的更换	人体接触	皮肤过敏、刺激、细胞毒性
化学	长时间不使用的电池未经取出，造成电池漏液	电路腐蚀	设备故障，无法工作，严重时起火
操作错误	环境温度过低或过高	验光仪不工作	测量值误差过大，测量失败
	测量过程中体动	验光仪测量时被测人配合不当	
	测量时被测者活动，说话	验光仪测量时被测人配合不当	
	测量次数不足	没消除偶然误差	
不完整的说明书	未对错误操作进行说明	见"操作错误"	测量值误差过大，测量失败
	不正确的消毒方法	使用有腐蚀性的清洁剂	产品部件腐蚀，防护性能降低
	不正确的产品贮存条件	器件老化，部件寿命降低	产品寿命降低，导致测量值误差过大

（九）产品技术要求应包括的主要性能指标

验光仪产品有直接对应的国家标准 YY 0673—2008《眼科仪器 验光仪》，对产品本身明确了要求。不同企业可根据自身产品的技术特点制定性能指标要求，但不得低于相关强制性国家标准、行业标准的要求。例如，带角膜曲率功能的验光仪也应满足 YY 0579—2005《角膜曲率计》。如对标准中有部分条款不适用，企业应提交编制说明充分阐述不适用的原因。

根据产品的主要功能和预期用途，产品的技术指标主要包括测量范围、测量值增量、通用技术要求、示值误差、电气安全性能、环境要求、清洗、消毒或灭菌措施和电磁兼容性能等。验光仪产品型号/规格及其划分说明应明确软件版本信息，包括：软件名称、型号规格、发布版本、命名规则、运行环境。并且，性能指标应明确软件全部临床功能纲要。

1. 通用要求

验光仪应满足相应的光辐射安全标准规定的要求。

2. 光学要求

验光仪应符合表4或表5的要求。

要求中给出的屈光力应采用 ISO 7944:1988 要求的参考波长 λ = 546.07 nm 或 λ = 587.56 nm。如果这两个波长都不能满足要求，应指定参考波长。

柱镜度的表示应尽可能按惯例采用"＋"或"－"。

表4 连续显示验光仪要求

项目内容		测量范围	最大宽度间隔	精度—两倍标准差
球镜和柱镜顶焦度		0.00 D ~ ±10.00 D	0.25 D	±0.25 D
		>|±10.00 D|	0.50 D	±0.50 D
柱镜度的柱镜轴向[a]	0.25 D~0.50D	0°~180°	5°	±10°
	0.50 D~3.00D			±5°
	>3.00D			±3°

[a] 柱镜轴向的表示应符合 ISO 8429:1986 的规定。

表5 数字显示验光仪要求

项目内容		测量范围	最大宽度间隔	精度—两倍标准差
球镜和柱镜顶焦度		0.00 D ~ ±10.00 D	0.25 D	±0.25 D
		> ｜ ±10.00 D ｜	0.50 D	±0.50 D
柱镜度的 柱镜轴向[a]	0.25 D ~ 0.50D	0° ~ 180°	1°	±10°
	0.50 D ~ 3.00D			±5°
	> 3.00D			±3°

[a] 柱镜轴向的表示应符合 ISO 8429：1986 的规定。

3. 测量范围

3.1 验光仪的顶焦度最小测量范围为 – 15.00 D ~ + 15.00 D。

3.2 带柱镜度显示的验光仪的柱精度最小测量范围为 0 D ~ 6 D。

3.3 验光仪的轴向测量范围：0° ~ 180°。

4. 目镜（如适用）

操作者目镜屈光度最小调整范围 – 4.00 D ~ +4.00 D。

5. 清洗、消毒或灭菌措施

5.1 接触患者或操作者的部位及其附近部位，应易于清洗。消毒和灭菌的部位应不存在消毒和灭菌的死角。

5.2 由仪器说明书中给出的清洗、消毒或灭菌的方法，不得导致仪器损坏或材料变质，以及影响安全防护性能。

5.3 仪器接触患者的部位应能配用如一次性保护膜类材料作隔离使用。使用说明书应给出这种保护隔离材料的要求。

6. 环境条件

按 GB/T 14710—2009 中气候环境Ⅱ组和机械环境Ⅱ组规定进行试验，其中额定工作低温试验温度改为10℃，高温贮存试验温度改为70℃。经试验后，仪器所有性能和本标准的要求均须满足。

7. 电气安全要求

验光仪安全要求应符合 GB 9706.1—2007 中的要求。

8. 电磁兼容要求

电磁兼容性应符合 YY 0505—2012 的要求。

（十）同一注册单元内注册检验代表产品确定原则和实例

同一注册单元应按产品风险与技术指标的覆盖性来选择典型产品。典型产品应是同一注册单元内能够代表本单元内其他产品安全性和有效性的产品，应考虑功能最齐全、结构最复杂、量程最大、测量精度最高、风险最高的产品。同一注册单元中，若性能指标不能互相覆盖，则典型产品应为多个型号。

举例：验光仪中，自动调节维度数不同的产品，应选择维度数最高的作为典型型号；产品存在带曲率功能的型号和不带曲率功能的型号，应选择带曲率功能的作为典型型号。

同一注册单元中，将电磁兼容检测报告中载明基本性能、型号覆盖内容，作为确定的依据。

（十一）产品生产制造相关要求

1. 应当明确产品生产工艺过程

工艺过程可采用流程图的形式，并说明其每道工序的操作说明以及接收和放行标准，同时对过程控制要点进行详细说明，重点关注光学元器件及光路的生产工艺控制流程。

2. 生产场地

应详细说明产品生产场地地址、生产工艺布局、生产环境要求及周边情况。有多个研制、生产场地，应当概述每个研制、生产场地的实际情况。

（十二）产品临床评价细化要求

该产品已列入《免于进行临床试验的第二批医疗器械目录》（简称《目录》，国家食品药品监督管理总局通告2016 年第 133 号）第 89 项，产品名称"验光仪"，但申请人需按照《医疗器械临床评价技术指导原则》（国家食品药品监督管理总局通告 2015 年第 14 号）及相关的文件要求提交临床评价资料。

列入《目录》的产品，注册申请人需提交申报产品相关信息与《目录》所述内容的对比资料和申报产品与已获准境内注册的《目录》中医疗器械的对比说明，提交的资料应能证明申报产品与《目录》所述的产品具有等同性。若无法证明申报产品与《目录》产品具有等同性，则应按照《医疗器械临床评价技术指导原则》其他要求开展相应工作。

（十三）产品的不良事件历史记录

参照国家食品药品监督管理总局不良反应监测中心最新结果。

（十四）产品说明书和标签要求

产品说明书和标签的编写要求应符合《医疗器械说明书和标签管理规定》（国家食品药品监督管理总局令第6号）、GB 9706.1—2007、YY 0673—2008、YY 0466.1—2009 中的相关要求，说明书、标签的内容应当真实、完整、科学，并与产品特性相一致，文字内容必须使用中文，可以附加其他语种。说明书、标签中的文字、符号、图形、表格、数据等应相互一致，并符合相关标准和规范要求。

1. 说明书

说明书应符合《医疗器械说明书和标签管理规定》（国家食品药品监督管理总局令第 6 号）中第十一、十二条要求，并应包括以下内容。

1.1 测量范围、计量单位、最大允许误差、正常工作和贮存条件。

1.2 被测对象的身体部位。

1.3 说明书中应包括对使用警告总结的章节。

1.4 介绍如何进行使用前检查，获取帮助服务的渠道、标准操作程序、常规维护及清洗方法建议。

1.5 提示用户，被测对象的姿势以及身体状况会影响测量。

1.6 声明如果在制造商指定的温度和湿度范围外储存或使用，系统可能无法达到声称的性能（制造商指定的温度和湿度范围应一并在声明中给出）。

1.7 推荐使用的清洁、消毒程序。

1.8 使用说明书应向使用者或操作者提供有关存在于该设备与其他装置之间的潜在的电磁干扰或其他干扰的资料，以及有关避免这些干扰的建议，如：明确不要在强电磁条件下使用。

1.9 使用说明书应提示将验光仪测定的屈光度数不能作为配镜的唯一依据，验光仪不能替代检影师验光及镜片矫正技术，只能给人工验光提供一定参考。

2. 标签要求

产品标签内容应符合《医疗器械说明书和标签管理规定》（国家食品药品监督管理总局令第 6 号）中第十三条的要求。

三、审查关注点

（一）产品名称应符合《医疗器械通用名称命名规则》的要求。

（二）审查产品技术要求时应注意产品（包括可能的选配件）必须执行 YY 0673—2008、GB 9706.1—2007 和 YY 0505—2012 的要求。具体指标的适用性应按照产品具体的工作原理和结构组成进行判断。

（三）对说明书的审查应注意明确产品的预期用途，选配件、附加功能应列明并表述正确。对产品禁忌症和不适宜人群的描述应与临床报告中给出的一致。

（四）注册单元的划分应关注产品的结构组成和适用范围。

（五）应关注临床评价资料中，对比产品与申报产品在工作原理、性能指标、预期用途是否实质性等同。性能指标存在差异的，应对是否会带来新的风险及影响预期应用做出评价。

四、编写单位

浙江省食品药品监督管理局医疗器械审评中心。

95　眼科飞秒激光治疗机注册技术审评指导原则

（眼科飞秒激光治疗机注册技术审查指导原则）

本指导原则旨在指导注册申请人对眼科飞秒激光治疗机注册申报资料的准备及撰写，同时也为技术审评部门审评注册申报资料提供参考。

本指导原则是对眼科飞秒激光治疗机的一般要求，申请人应依据产品的具体特性确定其中内容是否适用，若不适用，需具体阐述理由及相应的科学依据，并依据产品的具体特性对注册申报资料的内容进行充实和细化。

本指导原则是供申请人和审查人员使用的指导文件，不涉及注册审批等行政事项，亦不作为法规强制执行，如有能够满足法规要求的其他方法，也可以采用，但应提供详细的研究资料和验证资料。应在遵循相关法规的前提下使用本指导原则。

本指导原则是在现行法规、标准体系及当前认知水平下制定的，随着法规、标准体系的不断完善和科学技术的不断发展，本指导原则相关内容也将适时进行调整。

一、适用范围

本指导原则适用于角膜及晶状体等相关手术飞秒激光治疗机。

眼科的其他应用可参照本指导原则中的要求准备注册资料。

二、注册单元划分

根据《医疗器械注册管理办法》（国家食品药品监督管理总局令第 4 号）第七十四条："医疗器械注册或者备案单元原则上以产品的技术原理、结构组成、性能指标和适用范围为划分依据。"眼科飞秒激光治疗机的注册单元划分应当遵守以下基本原则：

与主机无任何物理或电气连接的附件应与主机划分为不同的注册单元。例如，与眼科飞秒激光治疗机主机无任何连接的开睑器、注射器应与主机划分为不同的注册单元。

适用范围不同的眼科飞秒激光治疗机应划分为不同的注册单元。例如，用于屈光手术的治疗机与用于白内障手术的治疗机划分为不同的注册单元。

手术方式不同应划分为不同的注册单元。例如，用于 LASIK 手术中制作角膜瓣的飞秒激光治疗机与能独自完成屈光手术的全飞秒激光治疗机划分为不同的注册单元。

三、综述资料

（一）产品描述

1. 根据产品自身结构特点阐述各关键组件的工作原理。例如，飞秒激光发生的原理、光束传输及控制的原理。明确飞秒激光的激光物质、激光放大方式。描述患者接口组件的固定方式及原因。OCT 或者生物测量组件的工作原理。可结合光路图和/或结构图进行说明。

产品工作原理可根据产品实际研发情况进行描述，例如：飞秒激光是指脉冲宽度为 10^{-15} 秒量级的激光脉冲，由于激光脉冲持续的时间非常短，与生物组织相互作用时几乎没有热效应破坏组织结构，可以实现非常精准细微的切割。眼科手术的飞秒激光一般需要高重复频率如几百千赫（kHz），平均功率为瓦量级，脉冲宽度为百飞秒量级的激光参数，要获得这种参数的飞秒激光首先需要一个飞秒种子光源。飞秒种子光源是由飞秒振荡器通过锁模实现的，根据不同增益晶体采用不同的锁模方式，比较常见的有 Kerr 透镜锁模，SESAM 可饱和介质锁模，非线性偏振态变化锁模等。飞秒种子源的能量都非常低，必须将飞秒种子源进行放大后才能使用，飞秒激光的放大方式是以啁啾脉冲放大技术（Chirped – Pulse Amplification，简称 CPA）为基础，其工作原理是：首先由振荡器产生稳定的锁模脉冲序列，随后通过脉冲展宽器，在尽可能维持光谱成分不变的情况下，使种子脉冲展宽到数百皮秒使其峰值功率大幅度降低，这样当展宽后的脉冲进入放大器放大时，可以有效地降低种子脉冲的增益饱和效应并避免因过高峰值功率而引起的非线性效应和对材料的损伤，从而保证了能量的稳定增长及高效率放大，最后采用具有与展宽器色散相反的再压缩系统，使脉冲复原到与种子相近的时间宽度，进而得到高峰值功率的飞秒激光脉冲。根据啁啾脉冲放大技术原理，飞秒激光器主要结构包括飞秒脉冲振荡器、脉冲展宽器、能量放大器、脉冲压缩器，以及电子同步选单器等部分。

飞秒激光原理如图 1。

2. 作用机理详述飞秒激光与生物组织（角膜、晶状体前囊膜、晶状体核）相互作用的机理及量效关系。

3. 结构组成应详述主机、患者接口组件、OCT 或其他生物测量装置（若有）、显示屏、脚踏开关的结构，并提供相应组成部分的图片。详述主机内部的结构，明确飞秒激光器（含冷却系统）、光束传输部件、光束扫描控制部件、辅助光源（如，照明、固视、成像等）的结构。

描述产品的物理尺寸、重量、型号等信息。

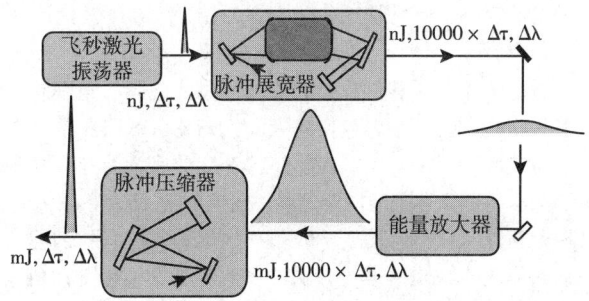

图 1　飞秒激光原理

对于多种型号规格的产品应列表和/或提供图示说明各型号之间的异同。

提供整机的电路框图，包括激光电源的总体电路框图及各单元模块的电路框图，简述各模块的主要功能及相互关系。

4. 描述产品功能及其组成部件（关键组件和软件）的功能。例如，制作角膜瓣、制作角膜切口、晶状体前囊撕开、晶状体核劈碎（对应的关键组件）等。描述 OCT 等测量装置所能测量的数据类型。描述软件可实现的主要功能，例如，激光扫描方式、制作图形。

5. 区别于其他同类产品的特征。描述关键组件及功能与其他同类产品的区别。例如，激光发射的控制方式、角膜瓣结构、激光扫描方式、劈裂晶状体核的方式、照明系统、生物测量装置等。

产品组成示例：

本产品由主机、患者接口组件、OCT、显示屏、脚踏开关、患者床组成。主机包含飞秒激光器、光束传输部件、光束扫描控制部件、辅助光源。

（二）包装说明

提供整机的外包装及内部各组件的包装情况。提供一次性使用无菌手术包与灭菌方法相适应的最初包装的信息。

（三）适用范围和禁忌症

1. 适用范围

应当明确产品在医疗机构使用；明确目标用户及其操作该产品应当具备的技能/知识/培训。

应明确用于屈光手术还是用于白内障手术。明确各种功能所对应的适应症。例如，在白内障手术中制作角膜切口的功能，是用于植入晶体还是用于辅助前囊膜撕开。

适用范围示例：

在医疗机构中由经培训的专业医师使用，用于 LASIK 手术制作角膜瓣，制作植入物用的囊袋，板层角膜移植。在移除晶状体的白内障手术中，用于前囊膜撕开和晶状体核劈碎。

2. 适用人群：目标患者人群的信息，患者选择标准的信息，以及使用过程中需要监测的参数、考虑的因素。例如，目标患者人群为年龄 ≥18 岁的成人。

3. 禁忌症

应当按适应症明确说明眼科飞秒激光治疗机不适宜应

用的某些疾病、情况或特定的人群。

示例：

进行 LASIK 手术制作角膜瓣的禁忌症包括：角膜疾病或病理阻碍激光传输，或使激光发生畸变；低眼压或高眼压；青光眼；存在角膜植入物；患者接受后续治疗后预期的残余必要的角膜基质厚度过薄；圆锥角膜。

进行晶状体前囊膜撕开和晶状体核劈碎的禁忌症包括：角膜疾病或病理阻碍激光传输，或使激光发生畸变；角膜结构异常；屈光介质严重混浊；低眼压或高眼压；存在角膜植入物；瞳孔异常。

（四）参考产品

如有申报产品的同类产品和/或前代产品，应说明相关的背景情况，提供同类产品和/或前代产品的上市情况。应当详细说明申报产品与前代产品的异同点，对比主要功能、关键激光参数及完成相应功能的特征参数之间的异同。

四、研究资料

（一）产品性能研究

1. 着重从机理方面说明激光波长、能量、脉宽、重复频率等性能指标设定的原因及依据，并提供激光输出的波形图。

2. 详述扫描方式、光斑大小、光斑间距设定的原因及依据。

3. 详述选用 OCT 或其他生物测量装置的原因，并提供其关键性能参数设定的依据。

4. 详述照明、固视及瞄准光系统的波段、照射方式、功率或能量大小设定的原因及依据。提供光辐射安全的研究资料，可提供 ISO 15004—2《眼科仪器 基本要求和试验方法 第 2 部分：光危害防护》的检测报告（可以是自检报告、委托检验报告或注册检验报告，也可以是境外检测报告），或者其他可证明光辐射对于人眼安全的研究资料。

5. 患者接口组件的固定方式（负压吸引、压平）、材料（折射率）选用的原因及依据。

6. 如适用的国家标准、行业标准中有不采纳的条款，应说明不适用的理由。

（二）生物相容性评价研究

应说明产品预期与角膜接触的组件，提交与角膜接触的材料清单。

生物学评价应根据产品与人体接触部位、接触方式及接触时间，按 GB/T 16886.1 标准的规定要求进行评价。并注意：

1. 生物相容性评价应对与人体接触的成品而不是原材料进行评价。

2. 研究资料中的生物学试验报告可提供境内检验报告或境外检验报告，检验报告中应包括样品制备方法、试验方法及试验结果。境内检验报告可以是委托检验，检测机构可以不同于全性能的检测机构，但须在有医疗器械检验资质的机构检验；境外报告需提供国外实验室表明其符合

GLP 实验室要求的质量保证文件。

（三）灭菌/消毒工艺研究

患者接口组件通常为一次性使用无菌产品。申请人应明确灭菌工艺（方法和参数）和无菌保证水平（SAL），并提供灭菌确认报告。如灭菌使用的方法容易出现残留，应当明确残留物信息及采取的处理方法，并提供研究资料。可参考 GB 18279《医疗器械 环氧乙烷灭菌 确认和常规控制》、GB 18280《医疗保健产品灭菌 确认和常规控制要求》等。

（四）软件研究

眼科飞秒激光治疗机软件一般用来控制眼科飞秒激光治疗机的运行，包括各项参数的控制、监测和提示，其软件安全性级别应归为 C 级。

申请人应当依照法规和《医疗器械软件注册技术审查指导原则》（国家食品药品监督管理总局通告 2015 年第 50 号）的要求，提供医疗器械软件描述文档。

（五）其他研究资料

证明产品安全性、有效性的其他研究资料。

1. 说明飞秒激光制瓣过程中负压吸引的压力范围，脱负压的安全处理方法。

2. 说明产品是否具有安全保护设置或程序。

3. 说明激光与物质的作用过程中可能出现的现象，激光切割的组织的光滑程度。

4. 说明激光是否容易穿透上皮或深层组织，对周边组织可能的影响，激光作用后是否有炎症反应的出现。

5. 说明不同边缘切割方式下，制作出的角膜瓣存在的潜在风险，并提供支持性资料。

6. 白内障手术（除后囊距离外，劈核、撕囊）的风险点。

五、临床评价资料

申请人应当依据所申报产品的结构组成、性能参数和预期用途等，按照《医疗器械临床评价技术指导原则》（国家食品药品监督管理总局通告 2015 年第 14 号）的要求，提供相应的临床评价资料。进口产品还应提供境外政府医疗器械主管部门批准该产品上市时的临床评价资料。

六、产品风险分析资料

应按照 YY/T 0316—2016《医疗器械 风险管理对医疗器械的应用》的要求，针对眼科飞秒激光治疗机的安全特征，从能量危害、生物学和化学危害、操作危害、信息危害等方面，对产品风险进行全面分析并阐述相应的防范措施，风险管理报告及相关资料的要求可参考附 1。

七、产品技术要求

应当按照《医疗器械产品技术要求编写指导原则》（国家食品药品监督管理总局通告 2014 年第 9 号）编制产品技术要求。应在产品技术要求中明确软件发布版本和软件完

整版本号的命名规则。

产品技术要求应给出需要考虑的主要技术指标，若申报产品有其他功能，申请人应采用相应的标准或结合自身技术能力自行确定该功能的定性定量要求。

产品技术要求及相关资料的要求可参考附2。

八、注册检验及检验产品的典型性

（一）典型产品的确定原则

1. 典型产品应是同一注册单元内能够代表本单元内其他产品安全性和有效性的产品。

2. 建议考虑功能最齐全、结构最复杂、风险最高的产品。

3. 注册单元内各种产品的主要安全指标、性能指标或功能不能被某一产品全部涵盖时，则应选择涵盖安全指标、性能指标和功能最多的产品作为典型产品。

（二）电磁兼容检验要求

1. 应符合 YY 0505《医用电气设备 第1-2部分：安全通用要求 并列标准：电磁兼容 要求和试验》中规定的要求。

2. 基本性能

至少包含治疗激光输出功率的准确性，和主要功能无非预期的输出或模式的改变（例如，显示、测量及控制部件是否正常工作）。

3. 电磁兼容性试验要求

提供测试模式选择依据，基本性能选择依据，检品典型性的选择依据。对于缺少必要的理论和/或试验数据作为依据的情况，电磁兼容检验应当涵盖申报单元中的全部型号。

4. 应体现 GB 9706.1《医用电气设备 第1部分：安全通用要求》与 YY 0505《医用电气设备 第1-2部分：安全通用要求 并列标准：电磁兼容 要求和试验》检验报告之间的关联性。

九、说明书和标签

（一）说明书

1. 说明书应包含所有规格型号的信息。治疗机与一次性患者接口组件可分别提供说明书也可提供总的说明书。

2. 说明书应当符合《医疗器械说明书和标签管理规定》（国家食品药品监督管理总局令第6号）、GB 9706.1《医用电气设备 第1部分：安全通用要求》、YY 0505《医用电气设备 第1-2部分：安全通用要求 并列标准：电磁兼容 要求和试验》、GB 9706.20《医用电气设备 第2部分：诊断和治疗激光设备安全专用要求》、GB 7247.1《激光产品的安全 第1部分：设备分类、要求和用户指南》等相关标准中的要求，至少应包含以下内容：

（1）产品型号规格及功能。

（2）产品的适用范围及适应症。明确患者的年龄，屈光手术可治疗的球镜和柱镜度数范围（如适用）。

（3）产品的禁忌症。

（4）产品安装和使用说明或者图示。

（5）符合 ISO 15004—2 的相关内容。

（6）设备的基本参数说明，包括电气和性能。相关内容应与产品技术要求、检验报告等其他注册资料一致。

（7）生产日期，使用期限或者失效日期；运输、储存条件。

（8）警告、注意事项等内容，包括但不限于：

a. 眼科飞秒激光治疗机使用资质的要求，如只能由经过培训的专业的医务人员操作。

b. 电磁兼容方面相关的警告及措施。

c. 眼科飞秒激光治疗机不应放置在影响眼科飞秒激光治疗机运行和性能的位置的警告。

d. 应给出清洗与消毒、灭菌的说明。

e. 对于一次性使用的附件或部件，应有不可重复使用的警告。

f. 对检修人员、销售商及相关人员，应提供说明如何检修产品的调整装置及其工作过程。

（二）标签

应当符合《医疗器械说明书和标签管理规定》（国家食品药品监督管理总局令第6号）。医疗器械标签因位置或者大小受限而无法全部标明上述内容的，至少应当标注产品名称、型号、规格、生产日期和使用期限或者失效日期，并在标签中明确"其他内容详见说明书"。

十、编写单位

国家食品药品监督管理总局医疗器械技术审评中心。

附1 眼科飞秒激光治疗机产品风险分析资料要求

产品风险分析资料是对产品的风险管理过程及其评审的结果予以记录所形成的资料。

眼科飞秒激光治疗机的设计应能够保证，当单个元件、部分或软件发生故障时，不会引起不能接受的危害。应对由单个故障条件引起的，并与设备各功能有关的危害加以识别。对于每种危害，其产生伤害的可能性都应进行评估，要考虑各种危害控制，以及对各故障条件引起的伤害可能性进行评估。

一、眼科飞秒激光治疗机在设计开发中的风险管理

（一）在眼科飞秒激光治疗机设计开发的可行性评审阶段，应对眼科飞秒激光治疗机所有的可能的风险进行识别，并初步拟定风险控制措施。该阶段的风险分析结果需作为产品设计输入的一部分。

该阶段风险识别的方法是：

1. 根据眼科飞秒激光治疗机的预期用途和安全性特征，识别出可能的风险。

2. 分析在正常和故障两种条件下，与眼科飞秒激光治疗机有关的已知或可预见的危害处境，估计每个危害处境的风险。

3. 分析眼科飞秒激光治疗机的可能生物学危害，并评估它的风险。

（二）在眼科飞秒激光治疗机的系统架构评审，或者是设计开发图纸评审阶段，应进行风险管理活动。该阶段风险管理的方法可以采用 FMEA（Failure Mode and Effect Analysis）、FMECA（failure mode effect and criticality analysis）、FTA（fault tree analysis）、HAZOP（Hazard and Operability Analysis）或者 HACCP（Hazard Analysis Critical Control Point）的方法，针对设计零件或系统模块可能产生的风险进行分析。

二、眼科飞秒激光治疗机在生产中的风险管理

在眼科飞秒激光治疗机的生产工艺评审阶段，应进行风险管理活动。该阶段风险管理的方法可以采用 PFMEA（Process Failure Mode and Effect Analysis）、PHA、FTA、HAZOP 或者 HACCP 的方法，从产品的生产工艺流程，对于每一加工步骤，列出可能的故障模式并分析它们对患者或操作者的危害。

三、与眼科飞秒激光治疗机相关的风险

注册申请人应分析可能导致产品风险的硬件/组件、软件可能的故障模式，对眼科飞秒激光治疗机的可能出现的风险进行判别，并制定解决的措施。以下是对眼科飞秒激光治疗机可能风险的举例但并不受以下内容的限制：激光输出的脉宽、重复频率波动、激光波长、带宽等超出允差范围；激光能量超过预期的激光分类限值；冷却系统失灵导致系统过热或损坏谐振腔；由于谐振腔失效导致激光输出异常、产生非预期伴随辐射或无输出；由于锁模失效导致激光输出的脉宽、重复频率异常；脚踏开关、控制器、紧急停止装置失效导致系统失控；激光传输系统故障导致激光输出能量低于允差，或改变模式和发散角；真空吸附等配合手术用器械不能有效固定患者。

四、与眼科飞秒激光治疗机相关的潜在危害

以下列出了眼科飞秒激光治疗机常见的潜在危害，但并不受以下危害的限制：

（一）产品产生的能量危害

如：电能，过高的漏电流会对患者产生危害；热能，引起人体组织过热或导致烧伤；电磁场，向外辐射的电磁场影响其他医疗器械；激光，对眼睛、皮肤或其他组织造成光生物危害如热伤害、光化学伤害等，或发生错误的激光输出或切削。

（二）由使用产品引起的生物危害

如：应用部分消毒灭菌不当导致患者感染或死亡；接触患者的材料不满足生物相容性；手术过程对组织造成的非预期损伤；由于废物或装置处置引起的污染等。

（三）工作/储存环境引起的危害

如：由于静电放电引起眼科飞秒激光治疗机故障导致患者损伤；电磁干扰和环境应力会导致眼科飞秒激光治疗机的控制器、脚踏开关、紧急停止装置出现非预期的启动或停止；冷却系统在低温下发生结冰和膨胀导致损坏；光学器件发生冷凝现象导致激光输出异常；因碰撞、坠落或振动引起的意外机械损伤。

（四）与使用装置相关的危害

如：错误操作；标签不足或不正确；技术规范不完善；警告信息不全或不恰当；与成功完成预定的医疗手术所必要的其他装置、产品等不兼容等。

（五）由于装置维护和老化引起的危害

如：激光传输系统、光学元件、谐振腔受到污染、劣化、损坏等，导致激光能量输出异常、发生伴随辐射等危害。

下表（表1）为眼科飞秒激光治疗机治疗机常见危害举例，供参考，申请人应根据申报产品具体预期用途和与安全性有关特征编写风险管理报告。

表1　眼科飞秒激光治疗机危害示例

危害分类	危害二级分类	危害示例
能量危害	电磁能	使用环境内其他设备对眼科飞秒激光治疗机电磁干扰导致电气设备非控制启动或输出参数（如激光能量）非预期增加
		使用环境内其他设备对眼科飞秒激光治疗机电磁干扰导致激光束聚焦位置的错误
	辐射能	不正确的输出（如非预期的激光输出）导致皮肤或眼睛损伤
	热能	散热条件变差引起组件着火危险，或冷却系统失效导致设备无法正常工作
	机械能	设备重心不稳导致设备的倾倒
		设备的机械振动导致激光束聚焦位置错误
		设备固定装置松动，造成患者接口组件脱落，对患者的伤害
		凸缘或机架的边缘和毛刺，对患者和操作者造成伤害
生物学和化学危害	生物学危害	设备材料用错，或无菌包装失效，造成眼睛伤害
……	……	……

五、风险估计

应识别可能造成危害处境的合理可预见的事件序列或组合,并列明造成的危害处境。

对应每个判定的危害处境,应利用可以得到的资料或数据估计其相关的一个或多个风险。对危害发生概率不能加以估计的危害处境,编写一个危害的可能后果的清单,以便于风险评价和风险控制。

对损害发生的概率和损害的严重度进行定性或定量的估计。

下表(表2)为治疗眼科飞秒激光治疗机常见危害、可预见的事件序列、危害处境和损害之间的关系举例,供参考。

表2 眼科飞秒激光治疗机危害、可预见的事件序列、危害处境和损害之间的关系示例

危害	可预见的事件序列	危害处境	损害
电磁能(网电源)	使用环境内其他设备对眼科飞秒激光治疗机电磁干扰导致电气设备非控制启动或输出参数(如激光能量)非预期增加,或使用环境内其他设备对眼科飞秒激光治疗机电磁干扰导致激光束聚焦位置的错误	(1)设备输出强度意外增加。(2)激光束聚焦位置错误	影响治疗效果或伤害患者
电磁能(静电释放 ESD)	静电释放造成控制部件(如触摸屏)失效,激光输出非预期终止	(1)设备死机。(2)激光输出非预期终止	影响治疗效果或伤害患者
生物学的(微生物污染)	无菌包装失效,造成眼睛伤害	设备非无菌	眼部感染
功能(没有输出)	(1)光路控制失效。(2)控制电路失效。(3)冷却系统故障。(4)脚踏开关故障。(5)紧急停止装置故障	设备无输出	无法治疗或治疗不完整
……	……	……	……

六、风险评价

对每个已判定的危害处境,注册申请人应依据风险管理计划中制定的风险可接受准则进行风险评价,决定是否需要降低风险。

风险评价的结果记入风险管理文件中。

七、风险控制

注册申请人应对经风险评价后不可接受的或考虑进一步采取措施降低的风险制定适当的风险控制措施(一个或多个),把风险降低到可接受的水平。

在制定降低风险的控制措施方案时,应充分考虑产品国家标准、行业标准中有关降低风险的措施。

应确保降低风险的控制措施在研制初期得到有效的输入,对每项风险控制措施实施予以验证,并应对措施的有效性实施验证。

注册申请人应对采取降低风险的控制措施后的剩余风险以及是否会引发新的风险进行评价。

以上降低风险的控制措施、控制措施的验证、剩余风险评价等信息可以记入风险管理报告中。

八、综合剩余风险的可接受性评价

注册申请人应对综合剩余风险是否可接受给出结论性意见,并对运用恰当的方法获得与本产品相关的生产信息与临床应用的信息进行阐述并做出承诺。

风险管理报告应由最高管理者(法人代表)或其授权的代表签字批准。

附2 眼科飞秒激光治疗机产品技术要求

本部分内容给出需要考虑的产品主要技术指标,如有其他附加功能,注册申请人应根据产品性能结构特点,参考相应的国家标准、行业标准,增加相关要求。

一、产品型号/规格及其划分说明

存在多种型号的,应明确不同型号之间的异同。若含有软件,应明确软件发布版本和软件完整版本号的命名规则。

二、性能指标

性能指标中须对所有组成部件(例如,手术显微镜、OCT 等)的主要功能做出要求,同时还应对飞秒激光的性能参数和手术质量分别做出要求。

(一)激光性能要求

1. 激光中心波长,允差 ±10nm,可略宽。
2. 治疗激光模式:基膜。
3. 治疗激光脉冲能量及范围。
4. 治疗激光最大输出平均功率。
5. 脉冲宽度。
6. 脉冲重复频率。
7. 治疗激光聚焦光斑直径。
8. 出窗数值孔径或终端发散角。
9. 治疗激光的光斑点间距。
10. 治疗激光的光斑行间距。

11. 治疗激光输出功率不稳定度。

12. 治疗激光输出功率复现性。

14. 治疗激光对准角膜上的预期点的偏差。

（二）手术质量要求

手术质量的要求可根据申报的具体适应症做出相应要求。要求如下：

1. 制瓣

角膜瓣厚度，允差 ±15μm；角膜瓣直径；角膜瓣的留蒂宽度（或角度）；角膜瓣的边缘切割角度；瓣蒂位置（若有）；瓣的形状（若有）；瓣的创面质量：角膜瓣或分离上皮瓣的创面应平整光滑无残留，均匀一致，不允许有碎瓣。

2. 前囊切开（撕开）

切割直径、切割深度。

3. 晶状体核劈碎

激光劈核（劈核形状）；激光碎核（螺旋）（若适用，根据实际情况进行要求）：碎核内半径、碎核间隙 z 轴、碎核（柱状切削）半径、碎核（径向切削）半径；与后囊膜的距离（测量设备的要求）。

4. 角膜切口

角膜切口宽度、入口角设置、出口角设置、隧道长度。

5. 角膜移植

切割厚度，允差 ±20μm（离体切割厚度的允差由注册申请人确定）；切割直径或切割宽度；边缘切割角度；切割形状。

（三）附件要求

1. 治疗包（或套件）要求

最大负压、压平力（参考行标）；真空气路要求；尺寸；无菌：患者接口装置套件应无菌；环氧乙烷残留量：经环氧乙烷灭菌后，其残留量应小于 10μg/g。

2. 接触镜的要求

曲率、中心厚度、光透过率。

3. 生物测量学性能（若适用），白内障手术

角膜曲率半径测量允差、角膜中心厚度测量允差、前房深度测量允差、晶状体顶点位置测量允差、晶状体曲率半径测量允差、晶状体中心厚度测量允差。

4. 脚踏开关的要求：具体见相关标准。

（四）软件功能要求

根据产品的实际情况编写，例如：

飞秒激光扫描方式、扫描顺序；3D 眼球模拟重建功能；系统开机自动检测各项功能。

（五）患者支撑系统（床）要求

参考准分子激光标准，明确调节范围、旋转角度（若有）和最大速度。

（六）不间断电源或其他保障措施（可不在产品组成中，但需有要求，在说明书中明确）

应明确电力不足时不间断电源（UPS）可坚持的时间。

（七）辅助光源（按功能提要求）

辅助光源包括照明、固视和成像等（含 OCT 光源）所采用的所有光源。眼科光源设备可参考 ISO 15004—2 标准。注视灯（固视灯）应明确光谱范围和功率。红外成像灯应明确辐照度并增加成像功能的要求。

（八）辅助设备要求（若适用）

1. 手术显微镜：符合 GB 11239.1—2005 相关要求。

2. 裂隙照明性能：裂隙宽度、裂隙高度、裂隙光斑的最大照度、裂隙平行度、裂隙应左右移动，裂隙光斑边缘整齐光滑，清晰分明，亮度应均匀。

3. 光学相干断层扫描仪（OCT）：光源的中心波长及带宽、最大输出功率、扫描宽度、横向（B－Scan）分辨率和纵向（A－Scan）分辨率、扫描深度、测量允差和测量重复性、目标指示装置（若适用）的放大率和视场中心的分辨力。注明频域还是时域。

（九）安全

应 符 合 GB 9706.1—2007、GB 9706.20—2000、GB 7247.1—2012、YY 0505—2012、GB 9706.15（若适用）的要求。

（十）环境适应性

应符合 GB/T 14710 的要求；注册申请人应给出具体试验条件和检验项目。但各试验项目的"最后检测"应至少包含"激光最大输出平均功率"。

三、检验方法

在检验方法中应明确做试验时的工作条件。性能指标中的每条要求均应有相应的检测方法，并尽量保持检验方法中的编号与性能指标的编号对应。

需要特别说明的是，"角膜瓣的厚度及厚度允差"的试验方法，建议大、中、小每种切割厚度至少选择 6 只新鲜猪眼球，制作出角膜瓣，并对每片角膜瓣的五点厚度用含有角膜测厚功能的装置进行测量，从而计算出五点的角膜厚度的平均值，即为该角膜瓣的厚度。

四、附录

提供产品安全特征。

在附录中增加申报设备的整体外观图及附件图，并提供飞秒激光输出波形图。

96 眼科超声诊断设备注册技术审评指导原则

（眼科超声诊断设备注册技术审查指导原则）

本指导原则旨在指导注册申请人对眼科 A 型超声测量仪、眼科 B 型超声诊断仪注册申报资料的准备及撰写，同时也为技术审评部门审评注册申报资料提供参考。

本指导原则是对眼科 A 型超声测量仪、眼科 B 型超声诊断仪的一般要求，申请人应依据产品的具体特性确定其中内容是否适用，若不适用，需具体阐述理由及相应的科学依据，并依据产品的具体特性对注册申报资料的内容进行充实和细化。

本指导原则是供申请人和审查人员使用的指导文件，不涉及注册审批等行政事项，亦不作为法规强制执行，如有能够满足法规要求的其他方法，也可以采用，但应提供详细的研究资料和验证资料。应在遵循相关法规的前提下使用本指导原则。

本指导原则是在现行法规、标准体系及当前认知水平下制定的，随着法规、标准体系的不断完善和科学技术的不断发展，本指导原则相关内容也将适时进行调整。

一、适用范围

本指导原则适用于眼科 A 型超声测量仪和眼科 B 型超声诊断仪（以下简称眼科 A 超、眼科 B 超，同时具备两种功能的称为眼科 A/B 超）。通用型超声诊断设备适用范围若包括眼部，或眼科诊断/治疗设备中集成了眼科 A/B 超的功能，也应满足本指导原则的相应要求。

本指导原则所称眼科 A 超指 YY/T 0107—2015《眼科A 型超声测量仪》中所规定的产品，其中专用于角膜厚度测量的眼科 A 超在业内通常被称为"P 超"（Pachymeter，以下简称 P 超），本文提到眼科 A 超时若无特殊说明均包括P 超。本指导原则所称眼科 B 超指 YY 0773—2010《眼科 B型超声诊断仪通用技术条件》中所规定的产品。本指导原则不适用于高频眼科超声诊断仪或超声生物显微镜（Ultrasound Biomicroscope，以下简称 UBM）。

二、产品介绍

（一）眼科 B 超

眼科 B 超成像的基本原理与通用 B 型超声诊断设备相同。依据其预期对眼内和眼眶组织结构检查的需要，通常采用 10MHz—25MHz 的高频探头，并且其几何尺寸及声窗结构要适合人眼的结构。通常采用单阵元高频机械扫描探头，也可采用适用于小器官扫查的高频线阵探头，不排除未来出现其他结构的眼科 B 超探头（如多阵列）。探头直接接触眼睑皮肤或角膜对眼球和眼睛内部及周边结构进行成像。

最常见的单阵元机械扫描探头目前尚无法实现彩色多普勒模式，而小器官高频线阵探头用于眼部扫描时能够实现彩色多普勒成像。彩色多普勒由于声输出能量较高通常不适用于眼部检查，仅在非常必要的特殊情况下可谨慎使用，如眼部恶性肿瘤诊断，严重眼外伤制定眼球手术方案。眼科 B 超设备经常提供伪彩色模式，以提高病灶识别的敏感性。单阵元机械扫描探头通过将机械扫描模式改为"直线＋旋转"或平面扫描可实现三维成像。

通常情况，10～13MHz 的眼科 B 超探头用于眼内和眼眶组织的成像，13～25MHz 的眼科 B 超探头通常用于提升视网膜组织结构的扫查分辩能力。有些 UBM 产品在配置常用的 50MHz 探头时，也配置相同结构的 20MHz 左右的超声探头来检查晶状体等眼前节结构。

（二）眼科 A 超

眼科 A 超在眼科超声诊断中应用时采用超声测距原理，通常采用 10MHz～20MHz 的单阵元 A 超探头，通过测量眼球不同组织的界面反射波的时间间隔，计算其距离。通常可分为：

1. 眼轴长度测量：通常采用 10MHz 左右的 A 超探头，识别超声波在前房、晶状体、玻璃体、视网膜间组织界面的强反射，测量出超声波在不同组织的传输时间，再依据不同组织的声速计算出各段距离并求出眼轴长度，包括前房深度、晶体厚度等。对于特殊状况眼球，当对不同介质采用不同声速和模型计算时，得出的测量结果会有细微的差别。

眼科 A 超探头通常采用直接接触法或水浴法进行测量，采用直接接触法时探头的接触部位为角膜（粘膜接触），采用水浴法时需要配合使用眼杯。

眼科 A 超通常具备手动和自动两种测量方式，眼轴生物参数的测量数据通常用于人工晶体（Intraocular Lens，IOL）植入术的术前评估；眼轴长度测量值通过多种不同IOL 计算公式换算后可获得白内障摘除术后所需植入人工晶体的屈光度。

2. 角膜厚度测量：通常采用 15MHz～20MHz 的角膜测厚探头，通过测量超声波在角膜前、后两个界面反射波的时间间隔，再依据角膜的声速计算出角膜厚度。

P 超角膜厚度的测量数据主要有两种临床应用：一是用于角膜屈光手术的参数设置及角膜疾病诊断，二是结合眼压测量结果通过矫正公式计算实际眼压。

三、基本原则

在满足法规、标准的前提下，注册人应按照《医疗器械注册申报资料要求和批准证明文件格式》（国家食品药品监督管理总局公告 2014 年第 43 号，简称 43 号公告）的要求准备注册申报资料，并满足本指导原则的要求。本指导原则主要参考 43 号公告中首次注册申报资料要求的结构组织内容，增加了注册单元划分、检测典型性产品选择两章，相关章节若无因产品特点而进行修改或补充，则不再赘述，注册人仍应按照 43 号公告的要求提供相应资料，确保不缺项。

申报资料还应满足《医疗器械产品技术要求编写指导原则》（国家食品药品监督管理总局通告 2014 年第 9 号）、《医疗器械临床评价技术指导原则》（国家食品药品监督管理总局通告 2015 年第 14 号）、《医疗器械软件注册技术审查指导原则》（国家食品药品监督管理总局通告 2015 年第 50 号）、《医疗器械网络安全注册技术审查指导原则》（国家食品药品监督管理总局通告 2017 年第 13 号）等通用指导原则的要求，文中如无额外要求，仅在涉及相关要求时指向这些指导原则。

四、综述资料

（一）产品名称和分类

产品名应参考现行有效的国家标准、行业标准和《医疗器械通用名称命名规则》（国家食品药品监督管理总局令第 19 号），其中：

1. 注册单元中若仅有眼科 A 超或仅有眼科 B 超，建议参照行业标准命名为眼科 A 型超声测量仪或眼科 B 型超声诊断仪。

2. 同时具有眼科 A 超和眼科 B 超功能的产品，建议命名为眼科 A/B 型超声诊断仪。

3. 仅用于角膜厚或眼轴长等生物测量的眼科 A 超，产品名称中应体现所具有的生物测量功能，如超声角膜测厚仪、超声眼轴长测量仪。

按照《医用 X 射线设备等 4 类医疗器械分类目录子目录》（食药监办械〔2012〕108 号）的附件 1《6823 医用超声仪器及有关设备》，眼科 A/B 超属于三类医疗器械，分类编码 6823。按照新发布的《医疗器械分类目录》（国家食品药品监督管理总局公告 2017 年第 104 号），眼科 A/B 超属于子目录 16 眼科器械，一级产品类别为 04 眼科测量诊断设备和器具，二级产品类别为 03 眼科超声诊断设备，按第三类医疗器械管理。其他产品中包括眼科 A 超、眼科 B 超的，以相关命名和分类文件为准。

（二）产品描述

描述产品的工作原理、结构组成（含配合使用的附件）、主要功能及其组成部件（关键组件和软件）的功能，以及区别于其他同类产品的特征等内容；必要时提供图示说明。应当包括对设备及其部件进行全面评价所需的基本信息，包含但不限于以下内容：

1. 整机总体结构的详细描述，包括产品的外观结构图、原理框图，图示应清楚标识关键部件/组件、信号输入输出接口，如电源模块、显示器、探头等，及所有可配置和配合使用的外部设备和附件。

2. 对使用者可接触的所有控制装置的说明，包括：控制设置范围，缺省值（如有）。

3. 软件结构、功能的描述，包括基础的眼科 B 超、A 超，可配置的 A 超人工晶体计算公式等，对可配置的辅助成像或测量的模式或功能应详细介绍其功能原理和临床应用，如组合模式、伪彩、三维成像、彩色多普勒等。

4. 所有可配置探头的技术信息，每一探头应介绍：

（1）类型，如单阵元机械扫描、电子线阵等。

（2）标称工作频率。

（3）使用方式，如接触方式和部位，直接接触法、水浴法等，手动、自动，是否强制使用护套（若是，给出护套的要求或型号），A 超测量结果如何进行多次测量平均等处理，A 超测量所采用的固视手段（如适用）。

（4）主要材料，包括预期与患者接触部位的材料，声透镜、阵元等关键部件的材料。

（5）适用范围，支持的成像模式、功能及其组合模式，如 B 模式、A 模式、B + A 模式、伪彩、三维成像、彩色多普勒等。

（6）单阵元机械扫描探头应给出探头及换能器的形状和尺寸，阵元机械驱动装置的图示、类型（如步进电机、磁驱动电机）、运动路径（若有多种不通过扫描方式均应体现）、扫描线数。

（7）电子阵列探头应给出探头尺寸、单个阵元尺寸、阵元总数、排列方式、单个脉冲一次激活的最大阵元数（如适用）等。

5. 可以引起声辐射区域发生改变的操作控制，如声输出强度、脉冲重复频率、焦距、帧率、脉冲持续时间等。

（三）型号规格

对于包含多个主机、探头的产品，应按照 43 号公告的要求详细描述其区别。

在申请表"型号规格"栏目填写主机型号，"结构及组成"栏目以"产品由……组成"的形式描述产品组成，并给出探头和附件的型号。

（四）适用范围

申请表中适用范围建议参照以下描述：

1. 眼科 B 超：用于眼部超声成像。

2. 眼科 A 超：用于眼轴长度和角膜厚度（若包括 P 超）的生物测量。

3. 单独申报的眼科 A 超，若仅具有眼轴长度或仅具有角膜厚度测量功能的，应体现仅具有其中一种测量功能。

（五）参考的同类产品的情况

应满足 43 号公告的要求，并说明在软硬件上采用了哪些新的设计和技术，评价其技术和临床价值。说明采用的技术方案是成熟技术在注册人所申报产品上首次使用，还是全新的首创技术，以及对临床应用带来哪些好处。

五、注册单元划分

注册单元划分应根据产品的技术原理、结构组成、性能指标、适用范围划分。

1. 供电方式不同，应划分为不同注册单元，如仅能通过网电源供电的，可以通过内部电源供电的，可以通过电脑等特殊电源供电的，应划分为不同注册单元。

2. 眼科 A 超、眼科 B 超应划分为不同注册单元，且应与 UBM 划分为不同注册单元，除非同一产品通过配置不同探头能够具备眼科 A 超、眼科 B 超、UBM 的功能。

3. 与眼科 A/B 超密切配合使用的无源医疗器械，如眼杯，可与主机探头作为同一注册单元，其他无源医疗器械应划分为不同注册单元。

4. 若主体成像功能在携带式设备内实现，通过推车实现扩展功能（例如，增加连接探头数量、增加外接显示器、连接打印机、增加供电电源等），可与此携带式设备作为同一个注册单元。

满足上述四项要求的一组产品，软件平台相同，硬件平台结构相似，结构外形相似，主要性能指标相近，但在产品功能和外观布局上存在一定差异，如果其他所有型号产品在可配置探头、结构组成和软件功能上基本是其中某一型号的子集，那么这组产品可作为一个注册单元。

六、检验典型性产品的选择原则

《医疗器械注册管理办法》（国家食品药品监督管理总局令第 4 号）第十九条规定"同一注册单元内所检验的产品应当能够代表本注册单元内其他产品的安全性和有效性。"注册人可按照下述原则选择注册单元内的检测产品，并应提交检测典型性产品选择的原因分析。

1. 包含多台设备的注册单元，若电源组件不同，结构外形差别较大，应划分为不同检测单元，分别选取典型性型号进行检测。

2. 电源组件相同，结构外形相似的一组设备，应选择可配置探头最多，结构组成最复杂，软件功能最全面的一台设备作为检测典型性型号。配置探头、结构组成、软件功能应尽可能覆盖检测单元的其他型号，若仍有不同之处，可对差异部分进行检测。

检测中应当注意以下问题：

1. 性能要求试验和安全要求试验应包括注册单元内的所有探头。

2. 电磁兼容试验应按照预期最不利的探头选择、硬件配置、运行模式进行试验。对于缺少必要的理论和/或试验数据作为依据的情况，电磁兼容检验应当涵盖申报单元中的全部型号。

3. 眼科 A/B 超探头频率跨度较大，而频率对电磁兼容性的影响较大，因此同一类型频率差别较大的探头应考虑分别进行电磁兼容性的各项试验。

4. 电磁兼容试验发射试验中的"传导发射""辐射发射"，抗扰度试验中的"静电放电""射频电磁场辐射""电快速瞬变脉冲群""射频场感应的传导骚扰"，A 超和 B 超两类探头应至少各选择预期最不利的一个探头进行试验。发射试验中的"谐波失真""电压波动和闪烁"及抗扰度试验中的"浪涌""在电源供电输入线上的电压暂降、短时中断和电压变化""工频磁场"应至少选择预期最不利的一个探头进行试验。

七、产品技术要求

产品技术要求应按照《医疗器械产品技术要求编写指导原则》（国家食品药品监督管理总局通告 2014 年第 9 号）的规定编制，各部分具体要求如下。

（一）产品型号规格及其划分说明

对同一注册单元中存在多种型号和/或规格的产品，应明确各型号及各规格之间的所有区别（必要时可附图示进行说明）。产品型号/规格应包含但不限于以下信息：

1. 完整的产品描述，包括产品的外观结构图、原理框图，应明确发射和接收物理通道数、声束形成器类型等信息。

2. 主机电源组件或电源适配器的规格型号。

3. 主机显示器的配置方式（与主机一体化或外置）、类型和尺寸。

4. 所有可配置的外部设备，如打印机、图像存储装置等。

5. 《医疗器械软件注册技术审查指导原则》（国家食品药品监督管理总局通告 2015 年第 50 号）和《医疗器械网络安全注册技术审查指导原则》（国家食品药品监督管理总局通告 2017 年第 13 号）要求在产品技术要求中公布的信息，如软件的名称、型号规格、发布版本、完整版本命名规则、运行环境（控制型软件组件适用，包括硬件配置、软件环境和网络条件）等。

6. 所有可配置探头的技术信息，每一探头应明确：

（1）类型，如单阵元机械扫描、电子线阵等。

（2）标称工作频率。

（3）使用方式，如接触方式和部位，直接接触法、水浴法等，手动、自动、是否强制使用护套（若是，给出护套的要求或型号），A 超测量结果如何进行多次测量平均等处理，A 超测量所采用的固视手段（如适用）。

（4）主要材料，包括预期与患者接触部位的材料，声透镜、阵元等关键部件的材料。

（5）适用范围，支持的成像模式、功能及其组合模式，如 B 模式、A 模式、B＋A 模式、伪彩、三维成像、彩色多普勒等。

（6）单阵元机械扫描探头应给出探头及换能器的形状和尺寸，阵元机械驱动装置的图示、类型（如步进电机、磁驱动电机）、运动路径（若有多种不通过扫描方式均应体现）、扫描线数。

（7）电子阵列探头应给出探头尺寸、单个阵元尺寸、阵元总数、排列方式等。

7. 可以引起声辐射区域发生改变的操作控制，如声输出强度、脉冲重复频率、焦距、帧率、脉冲持续时间等。

8. 电磁兼容的分组分类信息。

9. 编制电气安全附录，给出电气安全相关的主要安全特征，绘制电气绝缘图，列表注明各绝缘路径的绝缘类型、基准电压和试验电压。

（二）性能指标

所引用的国家标准、行业标准若有修订，应执行现行有效的最新版，或按照标准实施通知的要求执行。

1. 性能要求

眼科 A 型超声测量仪应满足 YY/T 0107—2015《眼科 A 型超声测量仪》。

眼科 B 型超声诊断仪应满足 YY 0773—2010《眼科 B 型超声诊断仪通用技术条件》。

若有脚踏开关，应满足 YY 1057—2016《医用脚踏开关通用技术条件》。

应按照《医疗器械软件注册技术审查指导原则》（国家食品药品监督管理总局通告 2015 年第 50 号）给出软件全部临床功能纲要并进行检测，包括图像优化、后处理、结果分析以及注册人所声称的其他新技术、新功能，如三维成像、伪彩模式、各种彩色多普勒功能（小器官线阵探头）等。

检测方法应明确符合的标准号及条款号，标准号后应注明年代号。

2. 安全要求

电气安全应满足 GB 9706.1—2007《医用电气设备 第 1 部分：安全通用要求》和 GB 9706.9—2008《医用电气设备 医用超声诊断和监护设备专用安全要求》

与其他产品组成医用电气系统的，应满足 GB 9706.15—2008《医用电气设备 第 1－1 部分：安全通用要求 并列标准：医用电气系统安全要求》。

电磁兼容要求应满足：YY 0505—2012《医用电气设备 第 1－2 部分：安全通用要求 并列标准：电磁兼容 要求和试验》

环境试验要求应满足 GB/T 14710—2009《医用电器环境要求及试验方法》。申请人应依据设备预期的运输贮存和工作条件，自行确定环境试验的气候环境和机械环境分组。测试项目应当依据设备的功能和特点来考虑，其中初始及最终检测项目应为全性能。

八、研究资料

（一）产品性能研究资料

应满足 43 号文的相应要求，并体现出以下信息：

1. 所引用的国标行标，特别是其中不适用项的说明。

2. 产品技术要求中给出的高于所引用国行标性能指标的技术说明。如 YY 0773—2010 中规定 13MHz～25MHz 眼科 B 超的探测深度≥20mm，若产品技术要求中规定所申报产品探测深度≥25mm（产品技术要求规定探测深度≥20mm 而检测结果超过 20mm 的，不属于这种情况），应简述产品达到这一更高性能进行了哪些技术优化。

3. 独特功能自定的性能或功能要求及其试验方法的制定依据，如伪彩、三维成像等。

（二）生物相容性评价研究

应按照相关要求对申报范围内所有预期与人体接触的部位进行生物学评价。

（三）灭菌消毒工艺研究

根据探头、附件的使用方式（直接接触式、浸润式）确定消毒或灭菌的级别和工艺，特别是对于采用角膜接触方式进行测量的探头，在接触传染性眼病患者角膜后如何确保去除感染源。应明确所推荐的消毒或灭菌工艺（方法和参数）及其确定依据，并提供验证报告。

对可重复消毒灭菌的产品，应明确是否会对其性能造成影响，若有影响，应给出可耐受次数，并提供耐受性研究资料。

（四）产品有效期和包装研究

系统、探头、配合使用单独提供的附件，应分别给出有效期，并提供有效期和包装研究资料。

（五）软件研究

应按照《医疗器械软件注册技术审查指导原则》（国家食品药品监督管理总局通告 2015 年第 50 号）的要求提交软件相关资料。

若适用，应按照《医疗器械网络安全注册技术审查指导原则》（国家食品药品监督管理总局通告 2017 年第 13 号）的要求提交网络安全相关资料。

（六）声能安全研究

声能安全，在满足 GB 9706.9 的基础上，还应规定声能输出的限值，以确保其安全性。应对声能输出限值设置的合理性进行分析，明确设定的依据，并提交设备实际声能输出能够满足限值要求的验证报告。限值的设定及测量的方法应参考业界通用的准则。

配用小器官高频线阵探头的眼科 B 超如果具有彩色多

普勒模式，彩色多普勒由于声输出能量较高通常不适用于眼部检查，仅在非常必要的特殊情况下可谨慎使用，如眼部恶性肿瘤诊断，严重眼外伤制定眼球手术方案。注册申请人必须采取切实有效的措施提醒并防止医生在非必要情况下对眼部使用彩色多普勒模式，如在说明书和机器显示界面上反复提醒医生了解风险，要求医生使用前输入信息承诺在了解和评估风险后仍认为有必要进行检查，保存使用记录备查等方式。

九、临床评价资料

（一）关于免于进行临床试验目录

在《免于进行临床试验的第三类医疗器械目录》（国家食品药品监督管理总局通告 2014 年第 13 号，以下简称《目录》）中，第 17 项为"眼科专用超声脉冲回波设备"，产品描述为"包括眼科 A 超、B 超和 A/B 超由主机和探头组成，其探头标称频率一般在 10MHz 以上，利用超声脉冲回波原理，完成眼科诊断信息采集、显示、测量。专用于眼科的超声诊断设备，可实现眼球及眼眶的超声成像、角膜厚度测量、眼轴长度测量等功能。"。此条适用于 YY/T 0107—2015 和 YY 0773—2010 所规定的眼科 A 超和眼科 B 超，不适用于 UBM。因为 UBM 虽然也利用超声脉冲回波原理成像，但采用的超声频率非常高，以至于产品在设计研发、临床应用等方面与眼科 A/B 超、通用型超声均存在显著差异。YY 0849—2011《眼科高频超声诊断仪》给出了工作频率在 30MHz ~ 50MHz 的 UBM 的要求，而市场上已出现工作频率超过此范围的产品，甚至有超过 100MHz 的产品在研究。

（二）临床评价要求

对于符合上述免临床试验目录描述的眼科 A/B 超，可以按照《医疗器械临床评价技术指导原则》（国家食品药品监督管理总局通告 2015 年第 14 号）第五章的要求进行评价，注册申请人需提交：

1. 申报产品相关信息与《目录》所述内容的对比资料。

2. 申报产品与《目录》中已获准境内注册医疗器械的对比说明，对比说明应当包括《申报产品与目录中已获准境内注册医疗器械对比表》（国家食品药品监督管理总局通告 2015 年第 14 号附 1）和相应支持性资料。

提交的上述资料应能证明申报产品与《目录》所述的产品具有等同性。若无法证明申报产品与《目录》产品具有等同性，则应按照《医疗器械临床评价技术指导原则》其他要求开展相应工作。注册单元中的眼科 A 超（不含 P 超）、眼科 B 超、眼科 P 超应分别进行评价，同一种类型的探头频率相差较大的应分别进行评价，可分别选择不同对照产品中的相应模块进行比对。与《目录》产品比对等同性的判定原则及评估要求如下：

1. 基本原理。若采用或结合超声回波之外的物理原理进行测量或成像，如光声学、声波透射、弹性超声等，则认为不具有等同性，应选择其他方式进行临床评价。

2. 结构组成。供电方式相同，硬件架构、可配置外部设备相似，探头结构相近，可以认为具有等同性。探头采用创新结构设计，难以找到同类产品的，如多阵列探头、三维探头等，应提供申报产品的研究资料、临床文献资料、内/外部临床确认等以证明差异不影响安全有效性。

3. 制造材料或与人体接触部分的制造材料。与人体接触材料虽然不同，但均满足生物相容性要求，可认为具有等同性。

4. 性能及功能要求。申报产品和比对产品同一功能探头的频率相近，均能满足 YY/T 0107—2015 和 YY 0773—2010 规定的性能指标，辅助功能基本相同，声输出限值满足业界通用准则，可基本认为二者具有等同性。若申报产品和比对产品在以下方面存在差异，应提供申报产品的研究资料、临床文献资料、内/外部临床确认等以证明差异不影响安全有效性：

（1）眼科 B 超探头标称频率虽然在 YY 0773 同一区段内，但相差较大，且其他性能指标、辅助功能存在差异。

（2）眼科 B 超伪彩、三维成像、彩色多普勒模式等辅助功能存在差异。

（3）眼科 A 超可正常工作的特殊眼类型（如硅油眼、无晶体眼、致密白内障、人工晶体等）存在差异。

（4）眼科 A 超支持的晶状体计算公式存在差异。

（5）P 超结合眼压计算实际眼压的矫正公式存在差异。

5. 灭菌/消毒方式。强制使用护套和进行消毒灭菌的探头，二者耦合方式的不同若不会导致性能指标低于相应国行标，可认为具有等同性。

6. 适用范围。用于眼轴长测量的眼科 A 超，用于眼球及眼眶成像的眼科 B 超，用于角膜厚度测量的 P 超，申报和比对产品的适用范围应一一对应。

7. 使用方法。眼科 B 超直接接触眼睑皮肤或角膜使用，眼科 A 超主要有接触式和浸润式两种测量方法，通常具有手动和自动测量模式，有些产品会提供一定的固视手段以尽可能获得实际视轴（角膜顶点到黄斑中心凹）的测量结果。申报产品和对照产品使用方式在上述方面若存在差异，应提供申报产品的研究资料、临床文献资料、内/外部临床确认等以证明差异对产品的安全有效性不产生不利影响。

十、产品风险分析资料

申请人应提供注册产品的风险管理报告。风险管理报告应符合 YY/T 0316—2016《医疗器械 风险管理对医疗器械的应用》的有关要求。扼要说明对产品的有关可能的危害及产生的风险进行了估计和评价，并有针对性地实施了降低风险的技术和管理方面的措施。对所有剩余风险进行了评价，全部达到可接受的水平。本部分仅给出需要特别注意的风险，供企业进行风险管理时作为参考，远未包含所有风险，且这些风险也并非适用于所有产品。

危险源		
可预见的事件序列	危险情况	伤害
能量危险		
冻结时未停止声输出； 声输出参数超过限值，如 MI > 0.23； 意外的选成过量的声输出	受检患者受到声能辐射 患者眼部受到过量超声能量辐射，其机械效应和热效应可能损伤眼内组织结构	可能对受检患者眼内组织结构产生伤害
探头温升超过允许值	设备不能正常运行，患者触及部分温度过高	影响使用，患者感觉不适
探头坠落	探头绝缘受损造成安全危险；使设备不能正常运行	患者电击伤害，严重时可导致死亡；设备损坏
生物学和化学危险		
探头被细菌污染	污染的探头接触患者	患者或其他人被细菌感染
探头端面或其他接触患者材料的选择未经生物相容性评价	不符合生物相容性要求的材料接触患者	患者眼部出现中毒、刺激、过敏反应
操作危险		
合理可预见的误用； 疏忽和出错、违背操作程序	眼轴长度测量结果超差； 人工晶状体参数输入错误	影响人工晶体植入效果
探头的清洗和消毒方法不当	污染的探头接触患者； 探头损坏或性能降低	患者可能被感染；影响探头使用寿命
软件项缺陷，致使人工晶体计算数据转换错误	植入人工晶体的屈光度错误	影响人工晶体植入术后视力恢复效果
信息危险		
未充分公示 EMC 环境	设备被干扰；干扰其他设备正常工作	设备工作不正常；影响诊断效果
使用前检查规范不恰当，A 超使用前检查校准规范不恰当	设备处于不正常的工作状态；眼轴长度测量误差超过允许值	影响诊断效果和术后视力恢复效果

十一、说明书和标签样稿

说明书和标签样稿应符合《医疗器械说明书和标签管理规定》（国家食品药品监督管理总局令第6号）和相关的国家标准、行业标准的要求。并注意以下内容：

1. 依据 ALARA 原则（As Low As Reasonably Achievable，合理可行尽量低原则）谨慎进行超声检查的注意事项。

2. 声输出公布，除非满足豁免条件，所有探头所有模式应当按照 GB 9706.9《医用电气设备 医用超声诊断和监护设备专用安全要求》的要求进行声输出公布。

3. 配用小器官高频线阵探头的眼科 B 超应给出风险提示说明，切实有效提醒并防止医生在非必要情况下对眼部使用彩色多普勒模式。应介绍业界对眼部超声的能量限值，说明 B 超彩色多普勒模式声输出能量高于限值的情况及危害，要求医生认真评估风险谨慎使用。使用说明部分应体现出机器上落实避免滥用的操作要求。

4. 介绍设备在使用前的准备方法和使用后的维护方法，特别是角膜接触应用部件的清洗、消毒和灭菌（如适用）的相关内容。对于可重复使用的角膜接触部件，应给出避免患者间交叉感染的使用要求和注意事项，如强制更换护套，提供能够确保去除感染源的清洗、消毒、灭菌方法。

5. 确定与设备兼容的附件、工具和部件。提供附件的技术规格。当推荐使用探头护套时，应当提示天然乳胶安全问题。

6. 对于包含在说明书但未拟在中国上市的部件，注册申请人应当出具这些部件不在申报范围内的声明，并在说明书显著位置予以说明。

7. 与申报产品一起使用的其他医疗器械或不属于医疗器械的产品的描述，在说明书中应要求所连接设备应符合相应的安全标准，并要求与该器械连接使用组成的系统所应符合相应的安全标准，及其他必要的信息。

8. 应给出系统的使用期限。

十二、编写单位

国家食品药品监督管理总局医疗器械技术审评中心。

97 眼压计注册技术审评指导原则

（眼压计注册技术审查指导原则）

本指导原则旨在指导注册申请人对眼压计产品注册申报资料的准备及撰写，同时也为技术审评部门审评注册申报资料提供参考。

本指导原则是对眼压计产品的一般要求，申请人应依据产品的具体特性确定其中内容是否适用，若不适用，需具体阐述理由及相应的科学依据，并依据产品的具体特性对注册申报资料的内容进行充实和细化。

本指导原则是供申请人和审查人员使用的指导文件，不涉及注册审批等行政事项，亦不作为法规强制执行，如有能够满足法规要求的其他方法，也可以采用，但应提供详细的研究资料和验证资料。应在遵循相关法规的前提下使用本指导原则。

本指导原则是在现行法规、标准体系及当前认知水平下制定的，随着法规、标准体系的不断完善和科学技术的不断发展，本指导原则相关内容也将适时进行调整。

一、适用范围

本指导原则适用于非接触式眼压计和回弹式眼压计，根据《医疗器械分类目录》（国家食品药品监督管理总局公告 2017 年第 104 号），眼压计产品按二类医疗器械管理，分类编码为 16—04—17（眼科器械—眼科测量诊断设备和器具—眼压计）。

本指导原则范围不包含机械式眼压计。

二、技术审查要点

（一）产品名称要求

眼压计产品的命名应符合国家关于医疗器械命名规则的要求，名称中的核心词一般为眼压计，特征词中可体现接触形式或测试方式等内容。如：非接触式眼压计、回弹式眼压计等。产品名称应为通用名，不应包括产品型号、系列。

（二）产品的结构和组成

非接触式眼压计一般为台式，由主机和电源线构成，其中主机包括显示模块、喷气模块、光路系统、计算处理单元、控制单元、三维运动系统。其中光路系统一般包括对准模块和检测模块。

产品结构框图如图 1 所示。

回弹式眼压计一般为手持式，由驱动线圈（可包含探针）、控制单元、计算处理单元、显示模块组成。产品结构框图如图 2 所示。

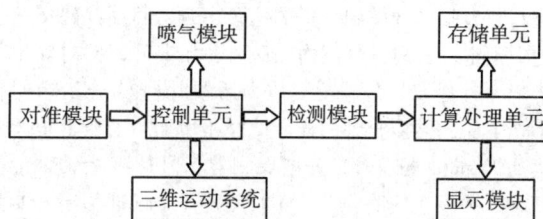

图1 非接触式眼压计产品结构框图

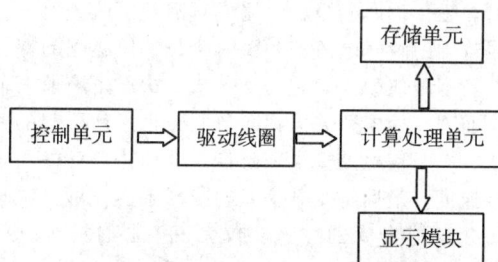

图2 回弹式眼压计产品结构框图

图 3 中给出了两种眼压计产品的图示举例，供审查人员参考。

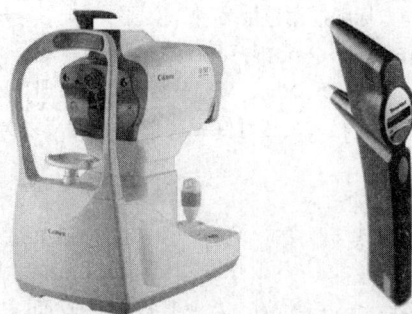

1. 非接触式眼压计 2. 回弹式眼压计

图3 眼压计产品图示举例

（三）产品工作原理/作用机理

非接触式眼压计的原理是利用一种可控的空气脉冲，其压力具有线性增加的特性，即喷射空气的力量随时间的延长呈线性增加。通过喷气模块将气体喷射到角膜中央表面，使角膜产生形变，形成一个直径 3.6mm 的圆形平面。依照 Limber – Fick 定律，此时角膜上的空气压力与人眼内压相等。系统可以通过气路中的压力传感器得出此时的空气压力，即人眼内压数值。

非接触式眼压计将一束光投射到角膜上。该光束经过角膜的反射后被检测模块中的光电探测器接收。光电探测器将接收的光信号转化为电信号，被系统监测。随着角膜形变的增加，光电探测器上接收的光能量也随之增加，直至压平角膜的面积达到3.6mm直径时，其接收到的光能量也达到了最大值。此时压力传感器测得的空气压力等于人眼内压数值。图4给出了眼压测试过程中光电探测器信号、压力传感器信号和气路驱动信号的时序关系。时刻t1系统判断人眼已调整到合适的位置，开始驱动气路。活塞移动到预定位置时，气缸内的压力开始上升，同时喷出气体，记为时刻t2。角膜受到压力后在时刻t3开始产生形变，光电探测器接收到的光能量开始增加。当压平角膜面积达到3.6mm直径时，光电探测器信号达到最大，记为时刻t4，并停止气路驱动，t4时测得压力值即为实际测量眼压值。

回弹式眼压计采用电磁感应技术。测量探针插入眼压计后被磁化，产生极性。完成对准开始测量时，仪器内螺线管中的瞬时电流产生瞬时磁场，使磁化的探针以一定的速度匀速朝向角膜运动。探针撞击角膜前表面后减速、回弹，控电开关监视回弹的磁化探针引起的螺线管电压，电子信号处理器和微传感器计算探针撞击角膜后的减速度，最后将整合信息转换成眼压读数。眼压较高时，探针撞击后的减速度较大，撞击的持续时间较短。反之，眼压较低时，探针撞击后的减速度较小，撞击的持续时间较长。

（四）注册单元划分的原则和实例

眼压计产品的注册单元原则上以工作原理、产品结构组成、性能指标和适用范围为划分依据。

1. 工作原理

产品的工作原理不同，应划分为不同的注册单元。

例如：非接触式眼压计和回弹式眼压计应划分为不同的注册单元。

2. 产品结构组成

台式和手持式眼压计应划分为不同的注册单元。

3. 性能指标

性能指标有较大差异的，应考虑划分为不同的注册单元。

（五）产品适用的相关标准

表1　相关产品标准

标准编号	标准名称
GB/T 191—2008	包装储运图示标志
GB 9706.1—2007	医用电气设备 第1部分：安全通用要求
GB 7247.1—2012	激光产品的安全 第1部分：设备分类、要求
GB/T 20145—2006	灯和灯系统的光生物安全性
GB/T 14710—2009	医用电器环境要求及试验方法
GB/T 16886.1—2011	医疗器械生物学评价 第1部分：风险管理过程中的评价与试验
GB/T 16886.5—2003	医疗器械生物学评价 第5部分：体外细胞毒性试验
GB/T 16886.10—2005	医疗器械生物学评价 第10部分：刺激与迟发型超敏反应试验
YY 0505—2012	医用电气设备 第1-2部分：安全通用要求并列标准：电磁兼容 要求和试验
YY/T 0316—2016	医疗器械 风险管理对医疗器械的应用
YY/T 0466.1—2016	医疗器械 用于医疗器械标签、标记和提供信息的符号 第1部分：通用要求

注：以上标准适用最新版本。

上述标准（表1）包括了产品技术要求和其他相关材料中经常涉及的标准，注册申请人应关注上述国家标准和行业标准的有效性。

（六）产品的适用范围/预期用途、禁忌症

1. 适用范围：本产品用于定量检测人眼内压数值，可以由临床单位医护人员、熟练掌握该项操作的验光师、健康保健师等操作，用于测量或监测人眼内压。

2. 适用人群：眼压计可用于成人、儿童等能够配合眼内压检测的人群。

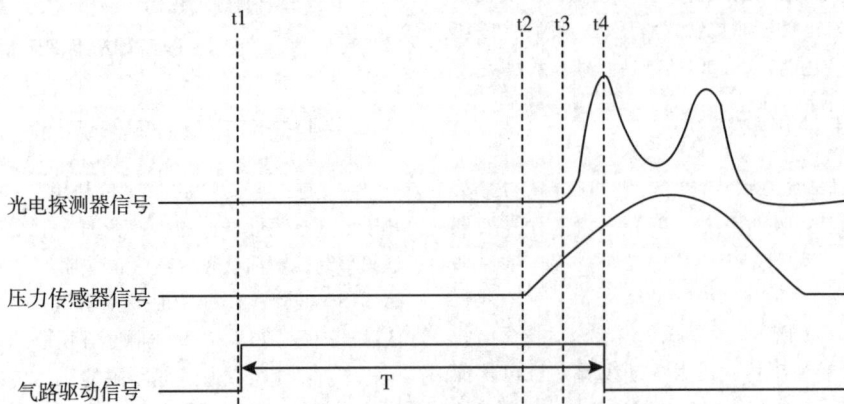

图4　非接触式眼压计检测信号时序图

3. 预期使用环境：本产品可在临床机构、体检中心、视光中心中使用。

注册申请人应根据产品设计情况，给出使用环境条件，至少应包含温度、湿度、电源条件等内容。

4. 禁忌症

有角膜病变（如：水肿、瘢痕等）慎用；有严重角膜病变（如：明显角膜变薄、炎症等）禁用；角膜感染性病变非接触式眼压计慎用，回弹式眼压计禁用。

因具体产品的结构及性能不尽相同，故上述适用范围仅为已注册上市常见眼压计产品的通用描述，审查中应结合产品实际情况做出更深层次的评估。如果不同型号、规格产品的临床应用不相同，则应分别进行说明。

（七）产品的研究资料要求

1. 产品性能研究

1.1 在开展产品性能研究时，应对产品技术要求中所涉及的功能性、安全性及质量控制指标研究。研究资料应从产品设计角度出发详细说明指标确定的依据，例如：注册申请人设定非接触式眼压计的测量准确度为 ±5mmHg，则应给出准确度确定的依据。

1.2 安全性指标的验证包括电气安全指标和电磁兼容指标两大类。电气安全指标应当包括 GB 9706.1—2007《医用电气设备 第 1 部分：安全通用要求》及其他适用的国家标准和行业标准中的所有指标，电磁兼容指标应当包括 YY 0505—2012《医用电气设备 第 1-2 部分：安全通用要求 并列标准：电磁兼容 要求和试验》及其他适用的国家标准和行业标准中的所有指标。

1.3 研究资料中应详细写明通过研究验证确定的眼压计产品的结构组成及主要元器件信息。

2. 软件研究

参见《医疗器械软件注册技术审查指导原则》（国家食品药品监督管理总局通告 2015 第 50 号）的相关要求。

眼压计产品的软件属于产品中的一个组成部分，属于嵌入软件，具备显示、数据处理等功能，本指导原则中所述软件不包含安装在计算机、移动电子设备中的上位机软件（如：APP 软件等）。注册申请人在提交软件研究资料时应包含基本信息、实现过程和基本算法三个部分。

2.1 基本信息

至少应包含如下内容：

产品标识：应给出眼压计产品软件的内部标识。

安全性级别：眼压计产品软件按其伤害严重程度分级，一般属于对健康可能有不严重的伤害的等级（B 级）

结构功能：注册申请人应依据软件设计规格（SDS）给出体系结构图，图示眼压计产品软件组成模块之间、组成模块与外部接口之间的关系。依据体系结构图描述组成模块的功能、模块关系、模块与外部接口关系以及用户界面。注：本指导原则中对于外部接口的考虑仅指用于输出眼压计产品中数据的接口。

硬件关系：依据软件设计规格（SDS）给出物理拓扑图，图示眼压计产品软件、通用计算机（含移动设备）、硬件相互之间的物理连接关系。依据物理拓扑图描述眼压计产品的软件（或组成模块）与通用计算机（含移动设备）、硬件的物理连接关系。

注：本指导原则中仅考虑了将眼压计产品中的数据输出到通用计算机（含移动设备）的传输问题，未考虑数据传输到通用计算机（含移动设备）后的显示、储存、分析等问题。

2.2 实现过程

至少应包含如下内容：

开发综述：注册申请人应描述软件开发过程所用的语言、工具、方法，其中工具应描述支持软件（含开源软件）和应用软件（第三方软件）的名称、版本号和制造商。同时应说明开发人员数量、开发时间、工作量（人月数）、代码行总数和控制文档总数。

风险管理：眼压计产品的嵌入式软件属于软件组件的一种，注册申请人可将其风险分析资料并入整机风险管理报告中。

需求规格：眼压计产品中软件的需求规格可与眼压计产品的需求规格合并，需求规格中至少应包含硬件、功能、性能、输入输出、接口界面、警示信息、文档和法规的要求等内容。

验证与确认：注册申请人应提供系统测试、用户测试的测试计划和报告摘要，描述测试的条件、工具、方法、通过准则和结果、概要介绍开发各阶段的验证活动，描述相应的工具、方法、内容和结果，其中单元测试应描述覆盖率要求，集成测试应描述集成策略。

缺陷管理：注册申请人应描述软件的缺陷管理的工具、流程和要求，列明开发阶段所发现的缺陷总数和剩余缺陷数，剩余缺陷的严重度、处理措施和处理时间。

修订历史：注册申请人应描述软件版本号的命名规则。

2.3 核心算法

眼压计产品的核心算法一般涉及光、电信号处理。根据眼压计产品软件的安全性级别和类型，应描述核心算法的原理和用途，给出运算流程，并提供安全性与有效性的验证资料（验证资料可与眼压计成品验证合并），出于保密原则的考虑注册申请人可仅对原理进行说明，无需给出具体设计参数。

3. 产品使用期限和包装研究

产品使用期限研究：注册申请人应根据自身产品临床应用和产品设计情况，确定出产品的关键部件和可更换部件。注册申请人应明确在预期使用条件下关键部件的使用期限，及可更换部件的定期保养维护时间和更换频次，且应提供确定使用寿命和更换频次的理论依据。若关键部件也可更换时，也应说明其定期保养维护时间和更换频次。非接触式眼压计产品的关键部件至少包括活塞、气缸、主芯片和光路元件（如适用）；回弹式眼压计的关键部件至少应包括线圈、主芯片和内部存储器（如适用）。

包装研究：注册申请人应明确产品包装材料；提供在

宣称的运输条件下，符合 GB/T 14710—2009《医用电器环境要求及试验方法》中运输试验要求的验证资料；并提供在宣称贮存条件下，保持包装完整性的依据。

4. 生物相容性评价研究

生物相容性评价根据 GB/T 16886.1 标准进行，应对成品中与患者和使用者直接或间接接触的材料的生物相容性进行评价。企业的申报资料应描述眼压计产品所用材料及其与人体接触的性质，如：额托、外壳、探针等所采用的材料，与人体接触为直接接触。生物相容性评价研究应给出实施或豁免生物学试验的理由和论证，并对现有数据或试验结果进行评价。

5. 眼压准确度人体评估研究

5.1 建议提交眼压准确度人体评估报告，通过具有显著代表性的受试人眼睛样本比较拟申报的设备与校准过的 Goldmann 式眼压计。推荐对 30 只眼睛，按照表 2 的要求进行配对测试，并对测试结果进行分析。

表 2　眼压准确度人体评估配对测试要求

眼内压范围 （mmHg）	配对差异的公差 （mmHg）	最小测试眼睛数量 （只）
7 到 16	±5.0	10
大于 16，小于 23	±5.0	10
大于等于 23	±5.0	10

5.2 推荐的结果分析方法

分析下面所述的结果。

a. 测得眼压值的散点图

提交一个散点图，其中 Y 轴显示眼压计测得的眼内压值，X 轴显示 Goldmann 式眼压计测得的眼内压值。再提交一个散点图数据的线性回归，显示分界线及其方程和关联系数。

b. Bland – Altman 图

提交一份 Bland – Altman 图，显示 Goldmann 式眼压产品和拟申报的眼压计产品读数（Y 轴）与 Goldmann 式眼压计产品和拟申报的眼压计产品读数（X 轴）的平均值的成对差。

提供成对差的平均值和标准偏差，并显示均值及其周围的两个标准差作为图上的水平线。如果使用 Goldmann 式眼压计产品或拟申报的眼压计产品对同一眼睛进行多次测量，建议在分析中使用眼压计产品正常临床输出的平均值。

c. 与 Goldmann 式眼压计产品的可比性

将成对差的数量和百分比制成表格，为了显示与 Goldmann 式眼压计产品的可比性，超出每个压力范围公差的成对差不得超过 5%。如果调查研究中有 5% 以上的成对差超过公差，建议申请人解释这些结果，并提供科学合理证据证明拟申报的设备的等效性。

（八）产品的主要风险

1. 能量危险（源）

电磁能：漏电流，可能共同使用的设备（计算机、移动电话、其他医疗设备等）对眼压计产品的电磁干扰，静电放电对眼压计产品产生的干扰，眼压计产品产生的电磁场对可能共同使用的设备的影响等引发的危害。

坠落：坠落导致机械部件松动，导致测量错误、误差过大或显示异常。

2. 生物学和化学危险（源）

生物学：公共场所未经清洗、消毒的与人体接触的部件引起的交叉感染；眼压计产品的原材料有毒有害对人体造成的危害。

化学：使用的清洁剂、消毒剂残留引发的危害；长时间不使用的电池未经取出，导致电池漏液引发的危害。

3. 操作危险（源）

不正确的测量：眼压计产品超过寿命或长时间未经校准，导致误差过大。

未按使用说明书中的要求进行测量，造成的测量失败、测量误差过大。

在注册申请人规定的使用环境条件外使用产品或与不适当的其他器械产品及配件组合使用，可能造成测量误差过大，产品寿命降低。

4. 信息危险（源）

包括标记缺少或不正确，标记的位置不正确，不能被正确地识别，不能永久贴牢和清楚易认。

不符合法规及标准的说明书，包括说明书中未对限制充分告知，未对不正确的操作、与其他设备共同使用时易产生的危害进行警告，未正确标示储存条件、消毒方法、维护信息，未对因长期使用产生功能丧失而可能引发的危害进行警告，未对合理可预见的误用进行警告等引发的危害。

危险（源）、可预见的事件序列、危害处境和可能发生的伤害之间的关系示例详见表 3。

由于眼压计产品的原理、功能和结构的差异，本章给出的风险要素及其示例是常见的而不是全部的。上述部分只是风险管理过程的组成部分，不是风险管理的全部。注册申请人应按照 YY/T 0316—2016《医疗器械 风险管理对医疗器械的应用》中规定的过程和方法，在产品整个生命周期内建立、形成文件和保持一个持续的过程，用以判定与医疗器械有关的危险（源）、估计和评价相关的风险、控制这些风险并监视上述控制的有效性，以充分保证产品的安全和有效。

（九）产品技术要求应包括的主要性能指标

本条款给出需要考虑的产品主要技术指标，其中部分指标给出定量要求，其他性能指标因要求不统一或不是强制要求而未给出定量要求。如有附加功能，注册申请人应采用相应的标准，具体可结合注册申请人自身的技术能力，参考相应的国家标准、行业标准。注册申请人如不采用以下条款（包括国家标准、行业标准要求），应当说明理由。

1. 外观

眼压计产品外观应整洁、无毛刺，文字和标示清晰。

表3 危险（源）、可预见的事件序列、危害处境和可能发生的伤害之间的关系

危险（源）	可预见的事件序列	危险情况	伤害
电磁能量	在强电磁辐射源边使用眼压计测量	电磁干扰程序运行	测量错误、测量结果误差过大
	静电放电	干扰程序运行	导致测量结果误差过大或数据擦除
机械能	产品意外坠落	机械零件松动，显示器接触不良	无法测量或测量误差过大，数据无法读取，严重时延误治疗
化学	长时间不使用的电池未经取出，造成电池漏液	电路腐蚀	设备故障，无法工作
操作错误	未在规定的预期使用环境中应用器械，如：海拔、气压、光照强度	获得不准确的结果	根据测量结果采用不准确的治疗方法
	工作距离过近或过远	得不到结果或者获得不准确的结果	根据测量结果采用不准确的治疗方法
不完整的说明书	未对错误操作进行说明	错误操作、不正确的测量	测量值误差过大，测量失败，严重时延误治疗
	不正确的清洁或消毒方法	使用有腐蚀性的清洁剂、消毒剂	产品部件腐蚀、防护性能降低
	不正确的产品贮存条件	器件老化、部件寿命降低	产品寿命降低、导致测量值误差过大
	未规定校验周期	未对设备进行校准	测量值误差过大，测量失败，严重时延误治疗

2. 性能指标

2.1 测量范围

眼压计产品的测量范围应不低于表4的要求。

表4 眼压计产品的测量范围

产品名称	测量范围
非接触眼压计	7～50 mmHg
回弹式眼压计	7～50 mmHg

2.2 测量准确度

眼压计产品的测量准确度应不低于表5的要求。

表5 眼压计产品的测量准确度要求

产品名称	允许偏差
非接触眼压计	±5 mmHg
回弹式眼压计	±5 mmHg

2.3 眼压计产品的最高喷气压强应不大于11kPa（82.5 mmHg）。

2.4 光辐射安全

眼压计产品应满足相应的光辐射安全标准规定的要求：激光类光源应给出确定的波长并符合GB 7247.1—2012《激光产品的安全 第1部分：设备分类、要求》中规定的要求；宽带光源应给出确定的光谱范围并参照GB/T 20145—2006《灯和灯系统的光生物安全性》中规定的要求。

2.5 机械运动范围

应给出三维运动系统上下、左右、前后和颌托架的运动范围。

2.6 软件要求

眼压计的软件要求应符合《医疗器械软件注册技术审查指导原则》（国家食品药品监督管理总局通告2015年第50号）的要求，明确软件全部临床功能纲要。

3. 眼压计安全要求

眼压计的安全要求应执行GB 9706.1—2007《医用电气设备 第1部分：安全通用要求》中规定的要求。

4. 电磁兼容性

设备应满足YY 0505—2012《医用电气设备 第1-2部分：安全通用要求 并列标准：电磁兼容 要求和试验》中规定的要求。

5. 眼压计产品环境试验

应符合GB/T 14710—2009《医用电器环境要求及试验方法》中适用条款的要求。

（十）同一注册单元内注册检验代表产品确定原则和实例

1. 典型产品应是同一注册单元内能够代表本单元内其他产品安全性和有效性的产品。

2. 应考虑功能最齐全、结构最复杂、风险最高的产品。

3. 注册单元内各种产品的主要安全指标、性能指标不能被某一产品全部涵盖时，则应选择涵盖安全指标、性能指标最多的产品作为典型产品，同时还应考虑其他产品中未被典型产品所涵盖的安全指标及性能指标。并应对差异部分及由差异部分引起的其他相关安全性和有效性变化的部分进行检验。

4. 当没有充足证据能够证明同一注册单元内不同型号规格产品之间电磁兼容性能可以覆盖时，应选取每一型号规格产品进行电磁兼容项目检测。

（十一）产品生产制造相关要求

1. 生产工艺过程及过程控制点

注册申请人应根据申报产品的实际情况，以流程图的形式对生产工艺过程进行详细描述，并根据流程图逐一描述其中的过程控制点。工艺流程图中的关键工序和特殊工艺应以特殊图形表示。

眼压计产品工艺举例说明：眼压计产品工艺一般包括线路板焊接、组装及程序烧录、整机装配和整机调试工序。其中，线路板焊接、程序烧录为特殊工序。整机调试属于关键工序。注：本说明仅为资料性说明，注册申请人可根据产品情况调整产品生产工艺和关键工序。

2. 研制、生产场地情况概述

注册申请人应当对与申报产品有关的研制场地和生产场地情况进行概述，主要包括以下内容：

研制场地：地址、位置、面积、研制环境条件、研制设备、验证设备、人员等。

生产场地：地址、位置、面积、生产环境条件、生产设备、工艺装备、监视和测量装置、人员等。

如申报产品具有多个研制、生产场地，则对每一研制、生产场地的情况均应进行概述。

（十二）产品的临床评价细化要求

按照《关于发布免于进行临床试验的第二类医疗器械目录的通告》（国家食品药品监督管理总局通告2014年第12号，以下简称《目录》）的规定，回弹式眼压计（序号150）和非接触式眼压计（序号151）为免于开展临床试验的产品。本指导原则中用于人眼内压测量用的回弹式眼压计或非接触式眼压计产品属于《目录》中规定的免于开展临床试验的医疗器械产品。注册申请人在申报时，可以按照相关规定提交临床对比资料。具体要求如下：

1. 提交申报产品相关信息与《目录》所述内容的对比资料。

2. 提交申报产品与《目录》中已获准境内注册医疗器械的对比说明，进行对比并提供数据的内容应当包括但不限于：基本原理、结构组成、产品制造材料或与人体接触部分的制造材料、性能要求、适用范围、使用方法等，并提供相应支持性资料。如申报产品与已获准境内注册医疗器械存在差异，则应提交差异性不影响产品安全性、有效性的支持资料。

若申报产品与《目录》中的描述无法证明等同，则应按照《医疗器械临床评价指导原则》（国家食品药品监督管理总局通告2015年第14号）的规定，提交"通过同品种医疗器械临床试验或临床使用获得的数据进行分析评价"资料或提交"临床试验"资料。

（十三）产品的不良事件历史记录

暂未发现相关不良事件报道。

（十四）产品说明书和标签要求

产品说明书和标签的编写应符合《医疗器械说明书和标签管理规定》（国家食品药品监督管理总局令第6号）及相关标准的要求，一般应包括以下要求。

1. 说明书

说明书应该清晰、简洁，应使用中文且易于被非专业人员理解的简单词语，结构严整，易于阅读，尽量使用符号或图示，明确指出当验证显示结果无效时应采取的措施。

每台设备都应附带说明书，说明书应符合《医疗器械说明书和标签管理规定》（国家食品药品监督管理总局令第6号）及相关标准要求，一般应包括以下内容：

1.1 产品名称：参照（一）审查；明确产品型号、规格及其代表的意义。

1.2 注册人的名称、住所、联系方式及售后服务单位。

1.3 生产企业的名称、住所、生产地址、联系方式及生产许可证编号，委托生产的还应当标注受托企业的名称、住所、生产地址、生产许可证编号。

1.4 医疗器械注册证书编号及产品技术要求编号。

1.5 产品性能：参照（九）审查。

1.6 主要结构组成：注册申请人应规定出产品的结构组成，可参照（二）中的内容。

1.7 产品适用范围及禁忌症：参照（六）审查。

1.8 注意事项、警示及提示：应按照《医疗器械说明书和标签管理规定》中第十一条的要求进行审查；同时至少应明确指出当验证显示结果无效时应采取的措施；非接触式眼压计仅用于坐位；双眼视力无光感者、固视不良者测试会有偏差；对诸如静电放电、磁场和其他电力学环境以及温度、湿度和其他环境因素的预防措施（如适用）；对系统及其组件进行安全处理的信息（如适用）；超出参考范围时应建议患者及时就诊的提示等。

1.9 使用方法：注册申请人应明确使用仪器之前应采取的预防感染的措施；系统使用所需的环境条件（例如温度、湿度范围等）；用户应遵循的详细的校准程序（如适用）；使用器械时应遵循的测量程序和用户根据测量结果采取措施的建议等。

1.9.1 使用器械时应遵循的测量程序，包括：

——校准程序（如适用）；

——测量前仪器准备步骤的顺序、测量、测量后保养的详细步骤；

——仪器报告的测量单位，如 mm Hg；

——报告结果为眼内压数值结果；

——仪器出现错误信息时建议采取的应对措施。

1.9.2 用户根据测量结果采取措施的建议，包括：

——警告用户，未经咨询医生或相关专家的意见，不能仅根据检测结果而违背他们的指导；

——用户认为测量结果有问题时的对策；

——测量结果落在分析范围外时系统警示用户的方法

（如错误信息，错误提示等）。

1.10 保养及维护：注册申请人应给出产品维护和保养及定期检查的方法；若有可由用户自行排除的故障，则应说明故障的种类和产生的原因及排除方法等。

1.11 运输条件：注册申请人应根据产品环境试验情况，明确运输方法及条件。

1.12 储存条件：注册申请人应根据产品环境试验情况，明确储存环境要求。

1.13 应明确生产日期、使用期限及在预期使用及维护条件下的定期检查时间。

1.14 应明确产品配件清单（如适用）。

1.15 应参照相关国家标准及行业标准中的规定，给出产品标签所用的图形、符号、缩写等内容的解释。

1.16 清洁或消毒方法：注册申请人应根据其产品情况列出产品的清洁或消毒方法。

1.17 明确说明书的编制或修订日期。

1.18 按照 YY 0505—2012《医用电气设备 第 1-2 部分：安全通用要求 并列标准：电磁兼容 要求和试验》的要求给出符合电磁兼容性方面要求的声明。

产品说明书的内容均应有明确的来源，与综述资料、研究资料等注册申报资料的内容保持一致。说明书中涉及技术内容且前述注册申报资料中未包含的，建议提交相应验证资料。

2. 标签

眼压计产品的标签应符合《医疗器械说明书和标签管理规定》（国家食品药品监督管理总局令第 6 号）和 YY/T 0466.1—2009《医疗器械 用于医疗器械标签、标记和提供信息的符号 第 1 部分：通用要求》及相关标准的要求。

眼压计产品标签因位置或者大小受限而无法全部标明上述内容的，至少应当标注产品名称、型号、规格、生产日期、使用期限，并在标签中明确"其他内容详见说明书"。如使用的符号没有现有的标准，应该在眼压计的相关文件中对这些符号进行说明。

三、审查关注点

（一）审查产品名称时应注意产品名称中不应包含产品型号、规格，如：XXXX 型眼压计。

（二）审查产品原理时应明确该产品是回弹式还是非接触式。

（三）在审查产品技术要求时应注意该产品的安全、性能、电磁兼容性等要求应分别符合国家标准、行业标准规定的要求。注册产品应符合相关的强制性国家标准、行业标准和有关法律、法规的规定，并按国家食品药品监督管理总局公布的《医疗器械产品技术要求编写指导原则》（国家食品药品监督管理总局通告 2014 年第 9 号）的要求编制。

（四）临床评价资料是否符合《医疗器械临床评价技术指导原则》中免于进行临床试验的医疗器械目录产品的临床评价要求，并关注本指导原则推荐的眼压准确度人体评估研究要求。

（五）在审查产品使用说明书的时候，应注意产品使用说明书的内容是否符合相关法规及标准的要求。

四、编写单位

天津市医疗器械技术审评中心。

98　眼科光学相干断层扫描仪注册技术审评指导原则

（眼科光学相干断层扫描仪注册技术审查指导原则）

本指导原则旨在指导注册申请人对眼科光学相干断层扫描仪（Optical Coherence Tomography，简称 OCT）注册申报资料的准备及撰写，同时也为技术审评部门审查注册申报资料提供参考。

本指导原则是对眼科 OCT 的一般要求，申请人应依据产品的具体特性确定其中内容是否适用。若不适用，需具体阐述理由及相应的科学依据，并依据产品的具体特性对注册申报资料的内容进行充实和细化。

因目前主流的眼科 OCT 均是采用频域相干的原理，因此本指导原则主要考虑采用频域相干原理的 OCT，对于采用时域相干原理或其他工作原理的 OCT，可参考采用本指导原则。

本指导原则是供注册申请人和技术审评人员使用的指导性文件，但不包括审评审批所涉及的行政事项，亦不作为法规强制执行，应在遵循相关法规的前提下使用本指导原则。如果有能够满足相关法规要求的其他方法，也可以采用，但是需要提供详细的研究资料和验证资料。

本指导原则是在现行法规和标准体系以及当前认知水平下制定，随着法规和标准的不断完善，以及科学技术的不断发展，相关内容也将适时进行调整。

一、工作原理（仅以频域 OCT 为例）

眼科光学相干断层扫描仪是通过近红外光的光干涉测定和计算来自眼组织的后向散射光，进而生成眼组织断层像。当光线自无穷远处入射到人眼后，一部分光线被眼内组织吸收，余下的被组织反射或散射，这部分反射或散射回来的光线被光学相干断层扫描仪接收，通过光学相干的原理滤除非特定组织产生的杂散光，从而保证光线对特定受检组织的高度选择性及清晰地成像。眼科光学相干断层扫描仪通过眼内各种组织对光的反射、吸收及散射能力的不同对组织进行成像，达到清晰地分辨组织结构的目的。

二、注册单元划分

注册单元划分应符合相关指导原则的要求，原则上以产品的技术原理、结构组成、性能指标和适用范围为划分依据。一般情况下，若不同型号之间仅仅是功能的多寡，可以作为一个注册单元，例如眼前节和眼底视网膜一体化的 OCT 可以和眼前节 OCT 或眼底视网膜 OCT 作为一个注册单元；不同预期用途的 OCT 不能作为一个注册单元，如用于眼前节的 OCT 与用于眼底视网膜的 OCT 应分别注册；不同工作原理的 OCT 不能作为一个注册单元，例如频域 OCT、时域 OCT、扫频源 OCT 应分别注册。

三、医疗器械安全有效基本要求清单

医疗器械安全有效基本要求清单中各条款的适用性参考附1，申请人可根据产品特性进行判断，证明符合性采用的方法和为符合性提供客观证据的文件由申请人根据实际情况进行填写。为符合性提供的证据如包含在产品注册申报资料中，应当在清单中说明其在申报资料中的具体位置。例如：八、注册检验报告（医用电气安全：机械风险的防护部分）；说明书第4.2章。对于未包含在产品注册申报资料中的文件，应当注明该证据文件名称及其在质量管理体系文件中的编号备查。

四、审查要点

（一）产品名称

产品名称由一个核心词和不超过三个特征词组成，眼科光学相干断层扫描仪核心词为"扫描仪"，三个特征词分别为"眼科""光学相干""断层"，缺一不可，也可命名为"眼科光相干断层扫描仪"。如有不同于以上的产品名称，应提供产品名称命名依据。

（二）结构组成

产品结构组成可包括光学主机、电源部分、颏托部分、眼前节适配器（选配件）、非嵌入式软件等。对于非嵌入式软件，组成中应明确软件名称和版本号；对于嵌入式软件，不需要在结构组成中列举，但应在产品技术要求中明确软件发布版本以及完整版本命名规则。如在临床检查过程中产品必须配合计算机使用，无论计算机是否为产品组成的一部分，均应限定配合使用的计算机的品牌和规格型号，且应与电磁兼容检测中使用的计算机一致。

（三）预期用途和禁忌症

眼科 OCT 用于对眼前节和/或眼后节组织的断层成像，由经过培训的人员操作使用。眼前节 OCT 可用于角膜和房角的断层成像，可通过在眼后节 OCT 上加装眼前节适配器实现，也有专用于眼前节的 OCT 设备。眼后节 OCT 主要用于视网膜断层成像，如有其他的分析（例如青光眼进展分析）、成像（例如眼底成像、血管成像）或测量（例如视网膜厚度测量、黄斑厚度测量）功能，也可在预期用途中描述，但应有相应的技术资料和临床评价资料支持。

产品的禁忌症为48小时内接受过光动力治疗的患者。对于光辐射危害的高危人群、无晶状体眼、婴儿或因患有眼底病对光线不敏感的患者进行 OCT 检查时，应格外谨慎。

（四）综述资料

1. 应描述产品主要功能、各组成部件的功能以及区别于同类产品的特征。区别于同类产品的特征是技术审评关注的重点，例如相比同类产品增加了分析功能、测量功能、血管成像、炫彩等；或与同类产品相比光源波长不同、扫描分辨率提高、扫描速度提升等特征。此外，还应在研发背景中描述产品有哪些改进，如何实现的，改进的意义是什么，解决了哪些技术问题或临床问题。

2. 参考的同类产品或前代产品应当提供同类产品（国内外已上市）或前代产品的信息，阐述申请注册产品的研发背景和目的。对于同类产品，应当说明选择其作为研发参考的原因。同时列表说明申请注册产品与参考产品（同类产品或前代产品）在工作原理、结构组成、性能指标以及适用范围等方面的异同。

（五）研究资料

1. 产品性能研究

应当提供产品性能研究资料以及产品技术要求的研究和编制说明，包括功能性、安全性指标以及与质量控制相关的其他指标的确定依据，所采用的标准或方法、采用的原因及理论基础。研究资料中功能、性能指标的确定依据应明确、具体，不能笼统地描述为"依据产品特点""依据临床需求确定"，应具体说明产品特点和临床需求。对于参考同类产品确定的，应提供同类产品的相关资料。对于有些依照国家标准、行业标准设定的指标，应关注标准中是否给出了具体的要求（例如数值），对于未给出具体要求的，申请人应说明申报产品功能、性能指标确定的依据，即设计输入确定的理由。

2. 生物相容性评价研究

应对 OCT 中与患者和使用者接触部分的材料进行生物相容性评价，如果使用者佩戴手套操作，可不对使用者接触的部分进行生物相容性评价，但应在说明书中明确"使用者需佩戴手套操作"。若颏托、额托部分须配合颏托纸、额托纸使用，不与患者直接接触，也可不进行生物相容性评价，但应在说明书中明确。若颏托部分直接与患者接触，则应按照法规的要求提供生物相容性评价研究资料，并关注以下方面：

（1）生物相容性评价应对成品中的材料而不是原材料进行评价，部分材料生产加工过程可能会改变材料的生物相容性结果，例如添加了加工助剂或者加工过程（例如高温）改变了原材料的性质。

（2）研究资料中的生物学试验报告可提供境内试验报告或境外试验报告，境内试验报告可以是委托检验，试验报告中应包括样品制备方法、试验方法及试验结果。境内开展生物学试验，应委托具有医疗器械检验资质认定、在其承检范围之内的生物学实验室按照相关标准进行试验；国外实验室出具的生物学试验报告，应附有国外实验室表明其符合 GLP 实验室要求的质量保证文件。

（3）生物学试验报告应体现产品名称和型号，与申报产品相对应。如提供其他产品的报告，应对检测产品与申报产品的差异性进行评价，应证明原材料及来源、生产工艺等影响生物相容性重新评价的情形均不存在。

3. 灭菌/消毒工艺研究

眼科 OCT 为门诊检查诊断设备，一般不用于手术室，与人体表面健康皮肤接触，不需进行灭菌，按医院常规设备擦拭消毒即可，灭菌/消毒工艺研究资料可不提供。但若产品组成中包含需要进行消毒灭菌的附件，则应按照法规要求提供相应的研究资料。

4. 产品使用期限研究

OCT 的使用期限一般主要取决于使用过程中部件、元器件的损耗、老化等，申请人应按照声称的使用期限对设备进行老化/疲劳试验，也可对影响设备使用期限的关键部件进行老化/疲劳试验，例如设备中不可更换（或更换成本高）的部件，并提供相应的研究资料。研究资料应能证明 OCT 按照所声称的使用期限，经过老化/疲劳试验后，产品性能和安全仍符合预期的要求。使用期限也可基于已有数据进行合理的推断、分析、计算得出，但应提供详细的说明及支持性资料。

5. 软件研究

申请人应按照法规和《医疗器械软件注册技术审查指导原则》（国家食品药品监督管理总局通告 2015 年第 50 号）的要求提供相应的软件研究资料。技术审评中重点关注软件研究资料是否符合《医疗器械软件注册技术审查指导原则》的要求，需求规格是否与软件功能一致，软件验证与确认报告结论是否为通过，是否还有剩余缺陷以及剩余风险是否可接受。如果产品组成中既有嵌入式软件又有独立软件的，是否针对所有的软件均提供了相应的资料。

6. 光辐射安全研究资料

含有光源的产品均应提供光辐射安全的研究资料，对于眼科 OCT，申请人可提供 ISO 15004—2《眼科仪器—基本要求和试验方法—第 2 部分：光危害防护》的检测报告

（可以是自检报告、委托检验报告或注册检验报告，也可以是境外检测报告），或者其他可证明光辐射对于人眼安全的研究资料。

7. 环境试验

运输、贮存及使用环境会影响光学产品的性能，因此申请人应提供环境试验的研究资料，也可进行注册检验，环境试验后检测条款至少应包括角膜处功率、分辨率等核心指标。

（六）临床评价资料

眼科 OCT 为光机电一体化产品，软硬件技术较复杂，目前暂未列入免于进行临床试验的第二类医疗器械目录。申请人可按照《医疗器械临床评价技术指导原则》（国家食品药品监督管理总局通告 2015 年第 14 号）的要求，通过同品种医疗器械临床试验或临床使用获得的数据进行分析评价，对比项目至少应包括附 2 中的项目。审评中应关注临床评价是否包含所有申报型号，申报产品与同品种产品的对比资料能否证明二者之间基本等同，同品种的支持性资料是否充分，性能参数对比是否全面，核心部件是否等同。对于眼科光学产品，装配及安装过程对产品性能影响重大，审评中还应关注生产工艺是否等同。

申报产品与同品种产品的对比资料（含支持性资料）如能够证明二者之间基本等同，应审核同品种的临床数据资料是否充分，临床数据资料中所用产品是否为对比的同品种产品而非其他产品（申请产品为 A，对比产品为 B，所提交的临床数据资料为产品 C 的情形），临床数据资料中的适用范围是否与注册申请的适用范围一致（申请产品 A 与对比产品 B 基本等同，但是只能提供 B 产品部分适用范围的临床数据资料的情形，则 A 也仅能批准注册与 B 相同的部分适用范围）。

申报产品与同品种产品的对比资料（含支持性资料）不能证明二者之间基本等同的，申请人应评价差异性是否对产品的安全有效性产生不利影响，可通过申报产品自身的数据进行验证和/或确认，如申报产品的非临床研究数据、临床文献数据、临床经验数据、针对差异性在中国境内开展的临床试验数据。审评中重点关注针对差异部分的评价资料是否充分。

申请人如不能按照上述要求提供临床评价资料，应当按照《医疗器械临床试验质量管理规范》（国家食品药品监督管理总局 国家卫生和计划生育委员会令第 25 号）的要求，在两家（含）以上临床试验机构开展临床试验。对于开展临床试验的，进行临床试验的规格型号若为典型型号，应对同一注册单元内的其他型号进行临床评价。临床试验可采用配对设计，即对同一受试者先后应用两台不同器械（试验器械与对照器械）进行成像。对照器械应优先选用同类产品，对于无法选用同类产品进行对照试验的，申请人应论述理由。临床试验可以设计为非劣效比较，对于随机化无特别要求，但建议对评价者设盲。审评中关注临床试验方案中受试对象、对照选择、界值选择、检验假设、盲

法、评价指标（可重复性、图像质量一致性等）等是否合理；统计学考虑是否充分，包括样本量是否符合统计学要求，对于试验结果等是否进行了充分的统计学分析；多中心临床试验方案是否一致（包括对照组是否一致）；临床试验结论是否明确，针对申报产品的预期用途，其安全性/有效性评价指标是否达到了预设终点，且产品的风险相对于预期收益可接受，能够满足临床使用的需求。临床试验过程中有不良事件的，申办方应对不良事件进行记录并分析是否与试验器械有关。

（七）风险分析

眼科 OCT 相关的危害包括能量危害、生物学危害、环境危害、与操作使用有关的危害、软件的危害、人机工程学危害、功能失效、维护和老化导致的危害等方面。审评过程中应结合安全有效清单审核风险分析是否完整，所采取的风险控制措施是否能有效降低风险，剩余风险是否可接受。风险分析报告格式可参考附 3，附 3 中所列内容仅为参考举例，申请人应根据产品自身特点进行调整完善。

（八）产品技术要求

产品技术要求中主要包括断层成像的性能要求、测量的性能要求（如有）、光源的性能要求、软件的功能要求、电气安全要求、电磁兼容要求、环境试验要求，还应包括产品 11 项安全特征、软件发布版本及命名规则等。含有多个规格型号的，应明确型号之间的差异。

1. 断层成像的性能包括扫描深度、在组织中扫描的横向分辨率和纵向分辨率（应为光学分辨率而不是数字分辨率，通过测量而不是计算得出，无允差）、扫描速度（频率）、屈光度调节范围、视场角（如适用）、观察像面上显示图像与标记进行 OCT 扫描的像面的位置一致性。如产品集成了眼底照相机的功能，应参考 YY 0634—2008《眼科仪器 眼底照相机》的相关要求。

2. 测量的性能要求包括测量准确度和测量重复性。

3. 光源的性能要求包括设备所有光源（扫描光源、照明光源、测量光源等）的波长及工作距离处功率。

4. 软件的功能主要包括软件的分析计算功能、数据管理功能、扫描模式等，对于需要临床验证的功能（例如可以进行房角观察、血管成像）不宜在产品技术要求中制定。

5. 电气安全要求主要包括 GB 9706.1，如果产品组成中含有计算机，或者产品属于 GB 9706.15 中系统的范畴，还应考虑 GB 9706.15 的适用性。

6. 电磁兼容应符合 YY 0505 的要求。

7. 光源中如含有激光，则应考虑 GB 7247.1 的适用性。

8. 环境试验应按照 GB/T 14710 执行，产品技术要求中应规定环境试验的条件及需要进行检测的项目。

9. 申请人所声称的其他功能、性能。

本指导原则仅给出参考的功能、性能要求，具体参数由申请人制定并验证。产品技术要求的编写示例见附 4，其中给出的关于功能、性能指标的试验方法均为推荐性的，并不做强制要求，申请人可自行制定试验方法，自行制定的试验方法应同时给出试验方法的出处或合理性、可行性的分析。

（九）注册检验报告

1. 技术审评重点关注检验报告中规格型号、结构组成是否与申请表一致，检验报告中各条款是否与产品技术要求一致（包括指标、允差）。

2. 对于进口产品，申请人如未在境内对产品进行 GB 9706.1—2007 全项检测的，应同时提供境外检测机构出具的 IEC 60601-1 全项检测报告，报告中 IEC 60601-1 的版本应与境内 GB 9706.1—2007 对应的国际版本一致。提交境外检测机构出具的电气安全全项检测报告的，申请人需同时提交该检测机构的资质证明，证明应能体现该机构具备按照 IEC 60601-1 标准实施全项检测的能力。技术审评关注境外检测报告上规格型号、产品组成、生产地址等内容是否与申请内容一致。

3. 对于同一个注册单元具有多个规格型号的，应选取结构最复杂、功能最多、指标最高的作为典型型号进行性能和电气安全检测。电磁兼容检验为独立报告的，应与性能和电气安全检验报告进行关联。

4. 电磁兼容报告中产品基本信息（电压、频率等）、配合使用的设备、分组分类应与说明书等相关内容一致。

5. 电磁兼容报告中产品类型一般为台式设备，但若产品组成中包含有工作台，则应按落地式设备进行检测，若工作台为可选配件，则应分别按台式设备和落地设备进行检测。

6. 如果说明书中产品按 GB 4824 分类为 B 类，电磁兼容中谐波失真、电压波动和闪烁应适用并进行检测。

（十）说明书和标签

说明书和标签应符合《医疗器械说明书和标签管理规定》（国家食品药品监督管理总局令第 6 号）、GB 9706.1 以及 YY 0505 中有关说明书和标签的要求，应包括使用期限、说明书修订或编制日期、基本性能等细节，基本性能的描述不应含有"试验或测试中"字样。技术参数、分组分类等应与产品技术要求、检测报告一致。

五、编写单位

国家食品药品监督管理总局医疗器械技术审评中心。

附：1. 医疗器械安全有效基本要求清单

2. 申报产品与同品种医疗器械的对比项目

3. 风险分析报告

4. 医疗器械产品技术要求

附1 医疗器械安全有效基本要求清单

条款号	要求	适用	证明符合性采用的方法	为符合性提供客观证据的文件
A	通用原则			
A1	医疗器械的设计和生产应确保其在预期条件和用途下，由具有相应技术知识、经验、教育背景、培训经历、医疗和硬件条件的预期使用者（若适用），按照预期使用方式使用，不会损害医疗环境、患者安全、使用者及他人的安全和健康；使用时潜在风险与患者受益相比较可以接受，并具有高水平的健康和安全保护方法	适用		
A2	医疗器械的设计和生产应遵循安全原则并兼顾现有技术能力，应当采用以下原则，确保每一危害的剩余风险是可接受的： （1）识别已知或可预期的危害并且评估预期使用和可预期的不当使用下的风险。 （2）设计和生产中尽可能地消除风险。 （3）采用充分防护如报警等措施尽可能地减少剩余风险。 （4）告知剩余风险	适用		
A3	医疗器械在规定使用条件下应当达到其预期性能，满足适用范围要求	适用		
A4	在生命周期内，正常使用和维护情况下，医疗器械的特性和性能的退化程度不会影响其安全性	适用		
A5	医疗器械的设计、生产和包装应当能够保证其说明书规定的运输、贮存条件（如温度和湿度变化），不对产品特性及性能造成不利影响	适用		
A6	所有风险以及非预期影响应最小化并可接受，保证在正常使用中受益大于风险	适用		
B	医疗器械安全性能基本原则			
B1	化学、物理和生物学性质			
B1.1	材料应当能够保证医疗器械符合 A 节提出的要求，特别注意： （1）材料的选择应特别考虑毒性、易燃性（若适用）。 （2）依据适用范围，考虑材料与生物组织、细胞、体液的相容性。 （3）材料的选择应考虑硬度，耐磨性和疲劳强度等属性（若适用）	适用		
B1.2	医疗器械的设计、生产和包装应尽可能减少污染物和残留物对从事运输、贮存、使用的人员和患者造成的风险，特别要注意与人体暴露组织接触的时间和频次	不适用	—	—
B1.3	医疗器械的设计和生产，应当能够保证产品在正常使用中接触到其他的材料、物质和气体时，仍然能够安全使用。如果医疗器械用于给药，则该产品的设计和生产需要符合药品管理的有关规定，且正常使用不改变其产品性能	不适用	—	—
B1.4	医疗器械的设计和生产应当尽可能减少滤出物或泄漏物造成的风险，特别注意其致癌、致畸和生殖毒性	不适用	—	—
B1.5	医疗器械的设计和生产应当考虑在预期使用条件下，产品及其使用环境的特性，尽可能减少物质意外从该产品进出所造成的风险	适用		
B2	感染和微生物污染			
B2.1	医疗器械的设计和生产应当减少患者、使用者及他人感染的风险。设计应当： （1）易于操作。 （2）尽可能减少来自产品的微生物泄漏和/或使用中微生物暴露。 （3）防止人对医疗器械和样品的微生物污染	不适用	—	—

条款号	要求	适用	证明符合性采用的方法	为符合性提供客观证据的文件
B2.2	标有微生物要求的医疗器械，应当确保在使用前符合微生物要求	不适用	—	—
B2.3	无菌医疗器械应当确保在使用前符合无菌要求	不适用	—	—
B2.4	无菌或标有微生物要求的医疗器械应当采用已验证的方法对其进行加工、制造或灭菌	不适用	—	—
B2.5	无菌医疗器械应当在相应控制状态下（如相应净化级别的环境）生产	不适用	—	—
B2.6	非无菌医疗器械的包装应当保持产品的完整性和洁净度。使用前需要灭菌的产品，其包装应当尽可能减少产品受到微生物污染的风险，且应当适合相应的灭菌方法	适用		
B2.7	若医疗器械可以以无菌与非无菌两种状态上市，则产品的包装或标签应当加以区别	不适用	—	—
B3	药械组合产品			
B3.1	应对该药品和药械组合产品安全、质量和性能予以验证	不适用	—	—
B4	生物源性医疗器械			
B4.1	含有动物源性的组织、细胞和其他物质的医疗器械，该动物源性组织、细胞和物质应当符合相关法规规定，且符合其适用范围要求。动物的来源资料应当妥善保存备查。动物的组织、细胞和其他物质的加工、保存、检测和处理等过程应当提供患者、使用者和他人（如适用）最佳的安全保护。特别是病毒和其他传染源，应当采用经验证的清除或灭活方法处理	不适用	—	—
B4.2	含有人体组织、细胞和其他物质的医疗器械，应当选择适当的来源、捐赠者，以减少感染的风险。人体组织、细胞和其他物质的加工、保存、检测和处理等过程应当提供患者、使用者和他人（如适用）最佳的安全保护。特别是病毒和其他传染源，应当采用经验证的清除或灭活方法处理	不适用	—	—
B4.3	含有微生物的细胞和其他物质的医疗器械，细胞及其他物质的加工、保存、检测和处理等过程应当提供患者、使用者和他人（如适用）最佳的安全保护。特别是病毒和其他传染源，应当采用经验证的清除或灭活方法处理	不适用	—	—
B5	环境特性			
B5.1	如医疗器械预期与其他医疗器械或设备联合使用，应当保证联合使用后的系统整体的安全性，并且不削弱各器械或设备的性能。任何联合使用上的限制应在标签和（或）说明书中载明。液体、气体传输或机械耦合等连接系统，如，应从设计和结构上尽可能减少错误连接造成对使用者的安全风险	适用		
B5.2 B5.2.1	医疗器械的设计和生产应尽可能地消除和减少下列风险： 因物理或者人机功效原因，对患者、使用者或他人造成伤害的风险	适用		
B5.2.2	由人机功效、人为因素和使用环境所引起的错误操作的风险	适用		
B5.2.3	与合理可预见的外部因素或环境条件有关的风险，比如磁场、外部电磁效应、静电放电、诊断和治疗带来的辐射、压力、湿度、温度以及压力和加速度的变化	适用		
B5.2.4	正常使用时可能与材料、液体和气体接触而产生的风险	不适用	—	—
B5.2.5	软件及其运行环境的兼容性造成的风险	适用		
B5.2.6	物质意外进入的风险	适用		
B5.2.7	临床使用中与其他医疗器械共同使用的产品，其相互干扰的风险	适用		

续表

条款号	要求	适用	证明符合性采用的方法	为符合性提供客观证据的文件
B5.2.8	不能维护或校准（如植入产品）的医疗器械因材料老化、测量或控制精度减少引起的风险	不适用	—	—
B5.3	医疗器械的设计和生产应尽可能地减少在正常使用及单一故障状态下燃烧和爆炸的风险。尤其是在预期使用时，暴露于可燃物、致燃物或与可燃物、致燃物联合使用的医疗器械	适用		
B5.4	须进行调整、校准和维护的医疗器械的设计和生产应保证其相应过程安全进行	适用		
B5.5	医疗器械的设计和生产应有利于废物的安全处置	适用		
B6	有诊断或测量功能的医疗器械产品			
B6.1	有诊断或测量功能的医疗器械，其设计和生产应充分考虑其准确度、精密度和稳定性。准确度应规定其限值	适用		
B6.2	任何测量、监视或显示的数值范围的设计，均应当符合人机工效原则	适用		
B6.3	所表达的计量值应是中国通用的标准化单位，并能被使用者理解	适用		
B7	辐射防护			
B7.1	一般要求：医疗器械的设计、生产和包装应当考虑尽量减少患者、使用者和他人在辐射中的暴露，同时不影响其功能	适用		
B7.2	预期的辐射：应用放射辐射进行治疗和诊断的医疗器械，放射剂量应可控。其设计和生产应当保证相关的可调参数的重复性及误差在允许范围内。若医疗器械预期辐射可能有危害，应当具有相应的声光报警功能	不适用	—	—
B7.3	非预期的辐射：医疗器械的设计和生产应当尽可能减少患者、使用者和他人暴露于非预期、杂散或散射辐射的风险	适用		
B7.4	电离辐射：预期放射电离辐射的医疗器械，其设计和生产应当保证辐射放射的剂量、几何分布和能量分布（或质量）可控。 放射电离辐射的医疗器械（预期用于放射学诊断），其设计和生产应当确保产品在实现其临床需要的影像品质的同时，使患者和使用者受到的辐射吸收剂量降至最低。应能够对射线束的剂量、线束类型、能量和能量分布（适用时）进行可靠的监视和控制	不适用	—	—
B8	含软件的医疗器械和独立医疗器械软件			
B8.1	含软件的医疗器械或独立医疗器械软件，其设计应当保证重复性、可靠性和性能。当发生单一故障时，应当采取适当的措施，尽可能地消除和减少风险	适用		
B8.2	对于含软件的医疗器械或独立医疗器械软件，其软件必须根据最新的技术水平进行确认（需要考虑研发周期、风险管理要求、验证和确认要求）	适用		
B9	有源医疗器械和与其连接的器械			
B9.1	对于有源医疗器械，当发生单一故障时，应当采取适当的措施，尽可能地消除和减少因此而产生的风险	适用		
B9.2	患者安全需要通过内部电源供电的医疗器械保证的，医疗器械应当具有检测供电状态的功能	不适用	—	—
B9.3	患者安全需要通过外部电源供电的医疗器械保证的，医疗器械应当包括显示电源故障的报警系统	不适用	—	—
B9.4	预期用于监视患者一个或多个临床参数的医疗器械，应当配备适当的报警系统，在患者生命健康严重恶化或生命危急时，进行警告	不适用	—	—

续表

条款号	要求	适用	证明符合性采用的方法	为符合性提供客观证据的文件
B9.5	医疗器械的设计和生产，应当具有减少产生电磁干扰的方法	适用		
B9.6	医疗器械的设计和生产，应当确保产品具备足够的抗电磁骚扰能力，以保证产品能按照预期运行	适用		
B9.7	医疗器械的设计和生产，应当保证产品在按要求进行安装和维护后，在正常使用和单一故障时，患者、使用者和他人免于遭受意外电击	适用		
B10	机械风险的防护			
B10.1	医疗器械的设计和生产，应当保护患者和使用者免于承受因移动时遇到阻力、不稳定部件和运动部件等产生的机械风险	适用		
B10.2	除非振动是医疗器械的特定性能要求，否则医疗器械的设计和生产应将产品振动导致的风险降到最低。若可行，应当采用限制振动（特别是针对振动源）的方法	适用		
B10.3	除非噪声是医疗器械的特定性能要求，否则医疗器械设计和生产应将产品噪声导致的风险降到最低。若可行，应当采用限制噪声（特别是针对噪声源）的方法	适用		
B10.4	需要用户操作的连接电、气体或提供液压和气压的端子和连接器，其设计和构造应当尽可能降低操作风险	适用		
B10.5	如果医疗器械的某些部分在使用前或使用中需要进行连接或重新连接，则其设计和生产应将连接错误的风险降到最低	适用		
B10.6	可触及的医疗器械部件（不包括预期提供热量或达到给定温度的部件和区域）及其周围，在正常使用时，不应达到造成危险的温度	适用		
B11	提供患者能量或物质而产生风险的防护			
B11.1	用于给患者提供能量或物质的医疗器械，其设计和结构应能精确地设定和维持输出量，以保证患者和使用者的安全	不适用	—	—
B11.2	若输出量不足可能导致危险，医疗器械应当具有防止和/或指示"输出量不足"的功能。应有适当的预防方式，以防止意外输出达危险等级的能量或物质	不适用	—	—
B11.3	医疗器械应清楚地标识控制器和指示器的功能。若器械的操作用显示系统指示使用说明、运行状态或调整参数，此类信息应当易于理解	不适用	—	—
B12	对非专业用户使用风险的防护			
B12.1	医疗器械的设计和生产应当考虑非专业用户所掌握的知识、技术和使用的环境，应当提供足够的说明，便于理解和使用	不适用	—	—
B12.2	医疗器械的设计和生产应当尽可能减少非专业用户操作错误和理解错误所致的风险	不适用	—	—
B12.3	医疗器械应当尽可能设置可供非专业用户在使用过程中检查产品是否正常运行的程序	不适用	—	—
B13	标签和说明书			
B13.1	考虑到使用者所受的培训和所具备的知识，标签和说明书应能让使用者获得充分的信息，以辨别生产企业，安全使用产品实现其预期功能。信息应当易于理解	适用		
B14	临床评价			

续表

条款号	要求	适用	证明符合性采用的方法	为符合性提供客观证据的文件
B14.1	应当依照现行法规的规定提供医疗器械临床评价资料	适用	—	—
B14.2	临床试验应当符合《赫尔辛基宣言》。临床试验审批应当依照现行法规的规定	适用	—	—
说明	1. 第3列若适用，应注明"是"。不适用应注明"否"，并说明不适用的理由。 2. 第4列应当填写证明该医疗器械符合安全有效基本要求的方法，通常可采取下列方法证明符合基本要求： （1）符合已发布的医疗器械部门规章、规范性文件。 （2）符合医疗器械相关国家标准、行业标准、国际标准。 （3）符合普遍接受的测试方法。 （4）符合企业自定的方法。 （5）与已批准上市的同类产品的比较。 （6）临床评价。 3. 为符合性提供的证据应标明在注册申报资料中的位置和编号。对于包含在产品注册申报资料中的文件，应当说明其在申报资料中的具体位置。例如：八、注册检验报告（医用电气安全：机械风险的防护部分）；说明书第4.2章。对于未包含在产品注册申报资料中的文件，应当注明该证据文件名称及其在质量管理体系文件中的编号备查			

附2　申报产品与同品种医疗器械的对比项目

	对比项目
眼科光学相干断层扫描仪	1. 工作原理
	2. 结构组成及核心部件光源
	3. 生产工艺
	4. 光源波长及角膜处功率
	5. 核心算法及软件功能
	6. 横向分辨率/纵向分辨率
	7. 适用范围/预期用途
	8. 扫描范围
	9. 屈光度调节范围
	10. 扫描速率
	11. 使用方法：操作方法，坐/躺
	12. 禁忌症
	13. 其他特殊功能：荧光模式、血管成像等

附3

	部门	姓名	签字/日期
撰写人			
审核人			
批准人			

变更文件：

版本	变更内容及原因	撰写人/日期
01	首次发行	

1. 设备描述
2. 参考标准及引用文件
列出相关的参考标准和引用文件。
参考标准：
1. GB 9706.1—2007/IEC 60601-1（IEC 60601-1：1998+A1：1991+A2：1995）
2. YY 0505—2012/IEC 60601-1-2：2004
3. YY/T 0316—2016
4. IEC 60601-1-6（2006）
5. IEC 62366：2007
……

参考/引用文件：
此处列出一些风险控制措施实施和验证结果可能涉及的引用文件，供参考。后附的风险分析表格中可引用此处文件，而省略详细信息（如文件编号）。或此表格省略，在后附的风险评估表中详细体现措施文件信息。

风险分析报告

文件号	所有人	版本

项目名称：
产品名称：
产品生命周期：

编号	文件编号	描述	版本号
1		使用说明书	
2		维修/服务说明书	
3		系统设计规范	
4		系统设计需求规格说明	
5		系统设计评审	
6		电气工程设计评审	
7		GB 9706.1/IEC 60601-1 电气安全测试报告	
8		机械验证测试报告	
9		坠落试验/运输测试报告	
10		环境试验测试报告	
11		系统验证测试报告	
12		系统验收报告	
13		系统可靠性测试报告	
14		光辐射危害分析报告	
15		生物学评价报告	
16		YY 0505/IEC 60601-1-2 测试报告	
17		临床报告	
18		软件设计规范	
19		软件设计需求规格说明	
20		算法测试报告	
21		软件验证测试报告	
22		软件设计/测试审查	

3. 缩略语

4. 产品安全特征判定

包含产品预期用途。鉴别并存档那些可能影响医疗设备安全性的质量和数量特征，以及它们合适的限制极值。对于一系列问题，可参考 YY/T 0316—2016 的附录中标准，这些问题将作为鉴别影响医疗设备安全性的特征的有用指导。

5. 风险可接受准则

以下风险矩阵图及风险分级原则仅为举例。关于此部分内容的规范可参考 YY/T 0316—2016 附录 D。

5.1 风险矩阵图

风险分类表				
损害的发生率（P）	损害的严重性（S）			
	可忽略（A）	轻度（B）	严重（C）	重大（D）
一直（6）				
非常可能（5）				
很可能（4）				

续表

风险分类表				
损害的发生率（P）	损害的严重性（S）			
	可忽略（A）	轻度（B）	严重（C）	重大（D）
可能（3）				
不太可能（2）				
极不可能（1）				

5.2 风险分级原则

损害严重度（S）		
重大	D	如果损害可能导致死亡或严重的（不可逆转的）伤害，需要长期住院，或产生非常大的环境或财产损坏
严重	C	如果损害可能导致伤害（可逆转的），需要采取医疗措施，或产生大的环境或财产损坏
轻度	B	如果损害可能导致较小的伤害，需要医疗帮助，比如门诊，或产生中度的财产损坏或暂时的环境影响（没有持久的后果）
可忽略	A	如果损害可能导致较小的伤害，但不需要医疗帮助，或产生轻度的财产损坏，或环境没有破坏

发生概率（P）		
经常	P6	在产品的寿命内，事件经常发生
有时	P5	在产品的寿命内，通常能预料到事件发生
偶尔	P4	在产品的寿命内，事件偶尔发生
很少	P3	在产品的寿命内，事件很少发生
非常少	P2	在产品的寿命内，按照指导/规定应用产品时，不会预料到事件发生。事件发生的可能性极小
不可想象的	P1	在产品的寿命内，事件不会发生。采取了保护措施

5.3 风险承受

以下风险承受标准为举例，供参考。

——如果风险等级为绿色区域，则该风险被视为可接受的并且不需要进一步的风险降低。

——如果风险等级为黄色区域，则该风险服从风险控制。如果进一步的风险控制是不现实的，或该风险被认为不能降至绿色区域，则形成的剩余风险需要进行风险/收益分析，得到额外批准。

——如果风险等级为红色区域，则该风险不能被承受。该风险须被减轻，或该产品须被修改。

6. 风险分析表

参见风险分析表（表1），包含危害的判定、危害处境、危害的风险评价、风险控制措施的实施和验证结果、剩余风险的评估。

注：

—表 1 所列内容仅为举例，供参考。申请人可根据实际情况修改或增减相关内容。关于此部分内容可参考 YY/T 0316—2016 附录 E。

—关于危害的简单归类（8 个大类）仅为了阅读方便，申请人可不进行分类或根据实际判断自行分类。

表 1　风险分析表

编号	危害	产生危害的原因	对患者/操作者/系统的影响	风险评价			风险控制措施	风险控制措施的实施和验证结果	最终风险评估			产生的新危害
				S	P	RC			S	P	RC	
1	能量危害											
R1	能量电流	漏电流产生的电击	对患者或操作者造成的电击可能导致严重损伤甚至死亡									
R2	能量电流	接触线路电压造成的电击	对患者或操作者造成的电击可能导致严重损伤甚至死亡									
R3	能量电流	静电辐射（ESD）可能性	对患者眼睛的潜在 ESD 可能会导致患者不适或痛苦。									
R4	能量电流	接触设备或系统部件造成电击	患者遭受电击可能导致严重伤害甚至死亡									
R5	能量电流	无意识地移动部件导致的电击。偶然将导体分开造成的电击。中断部件中任何一个带电源导体引起的电击	患者或操作员遭受电击可能导致严重伤害甚至死亡									
R6	能量电流	人体暴露在声能中	可能导致患者不适									
R7	系统配置	与各种设备联合使用：打印机、桌子、储存装置和网络交换机	可能降低系统安全性，使其低于 GB 9706.1/IEC 6060－1 安全要求									
R8	系统配置	接入非医疗设备的外围设备	可能降低系统安全性，使其低于 GB 9706.1/IEC 6060－1 安全要求									
R9	机械稳定性	工作台/电源台缺乏稳定性	可能伤害患者/操作者									
R10	能量非电离辐射	设备正常操作造成曝光过度	可能给患者/操作者或维修人员造成眼睛损伤									
R11	能量非电离辐射	系统扫描振幅控制失败会导致眼睛过度曝光	可能会损害患者、操作员或维修人员的眼睛									
R12	能量非电离辐射	OCT X－Y 振镜在检查期间不扫描	光源可能给患者的眼睛造成因过度曝光而带来的损害									

编号	危害	产生危害的原因	对患者/操作者/系统的影响	风险评价			风险控制措施	风险控制措施的实施和验证结果	最终风险评估			产生的新危害
				S	P	RC			S	P	RC	
R13	能量 非电离 辐射	光源故障导致人眼过度曝光	可能会损害患者、操作员或维修人员的眼睛									
R14	能量 非电离 辐射	校准误差或数据损坏导致光源直接眼暴露	可能会损害患者、操作员或维修人员的眼睛									
R15	能量 非电离 辐射	硬件安全电路失效，可能损害患者、操作者或维修人员的眼睛	可能损害患者、操作者或维修人员的眼睛									
R16	机械的 移动部件	将眼睛向目镜移动，或将目镜移向眼睛，均可能导致接触或损伤患者的眼睛	可能给患者或操作者带来物理性伤害，包括眼睛损伤									
R17	机械的 移动部件	如果患者额托/颏托为可整体移动的夹式部件	可能给患者或操作者带来物理性伤害，包括夹伤手指，夹住头发以及夹住头部的危险									
R18	机械的 计划外 的运动	由于缺乏固定特性，设备从工作台上滑落	可能给患者或操作者带来物理性伤害。也可能给系统造成重大伤害									
R19	机械的 计划外 的运动	当坐下、站立或保持平衡时，如果患者抓住了额托，整个设备可能会倾斜，为患者造成危害，同时给该设备带来重大损害	可能给患者或操作者带来物理性伤害。也可能给系统造成重大伤害									
R20	机械的 计划外 的运动	当工作台/电源台降低时，患者或操作者可能出现夹伤或困住的危险	可能给患者或操作者带来物理性伤害									
R21	设备的 使用 着火	单个元件可能过热，点燃并开始着火	患者可能被烧伤									
2	生物危害											
R22	生物学的 不能维持 卫生安全	由于重复使用额托和下颌托造成的交叉感染/污染而引起的刺激性或过敏反应	患者的刺激性或过敏反应									
R23	生物学的 材料生物 相容性	由于患者下巴和前额接触患者支撑系统外壳而造成患者的刺激性或过敏反应	患者的刺激性或过敏反应									

续表

编号	危害	产生危害的原因	对患者/操作者/系统的影响	风险评价			风险控制措施	风险控制措施的实施和验证结果	最终风险评估			产生的新危害
				S	P	RC			S	P	RC	
3	环境危害											
R24	环境的电磁场,对电磁干扰的敏感性,电磁干扰的辐射	EMI 排放影响附近的其他电子设备。EMI 敏感性影响设备控制电子元件并造成错误的测量结果	可能扰乱附近的其他电子设备。可能扰乱附近设备控制电子设备。错误的测量结果可能导致错误诊断和错误治疗									
R25	环境的电力供应不足	低压/降压	可能导致控制电子元件失败,错误的测量结果可能导致错误诊断和错误治疗									
R26	环境的在规定外的环境条件下进行储存和运输	用户没有意识到操作条件。(温度、湿度和压力)会损坏控制电子元件和光学子系统	错误的测量结果可能导致错误诊断和错误治疗									
R27	环境的在规定外的环境条件下进行储存和运输	不正确的储存和运输条件(温度、湿度和压力)会损坏控制电子元件和光学子系统	错误的测量结果可能导致错误诊断和错误治疗									
R28	环境的意外机械损伤	运输、储存和操作中的设备损坏	可能导致系统故障(损坏内部光学玻璃组件和控制电子元件)并导致错误测量。错误测量可能会导致错误诊断和错误治疗									
R29	通风不足	设备的安装没有正确的通风设备,或者该通风设备已经阻塞,且该设备过热	元件失败或火灾隐患									
R30	有害的水或其他液体的进入	损坏设备或外部设备	可能导致设备或外部装置损坏									
4	传递给病人或从病人获取的物质											
R31	医疗的对光动力疗法(PDT)药物的交互作用	扫描之前注射过PDT治疗药物的患者	意料外的曝光和未控制的新生血管治疗									

编号	危害	产生危害的原因	对患者/操作者/系统的影响	风险评价			风险控制措施	风险控制措施的实施和验证结果	最终风险评估			产生的新危害
				S	P	RC			S	P	RC	
5	与设备操作相关的危害											
R32	设备使用错误进行的测试	不正确的操作说明和不熟练/未受过训练的操作人员的可能导致不正确的测量	可能导致错误测量,进而导致错误诊断和错误治疗									
R33	设备的使用识别的不正确眼睛	左/右眼睛传感器错误	识别错误眼睛可能导致潜在的错误诊断和错误治疗									
R34	设备的使用手动纠正断层结果	当编辑断层结果时,临床医生出现错误。注:手动编辑断层结果为高级功能	可能导致错误的测量结果,进而导致可能的错误诊断和错误治疗									
R35	设备的使用不正确的扫描	扫描模式文件的错误	可能导致错误的测量结果,进而导致可能的错误诊断和错误治疗									
R36	设备的使用不正确的测量	维修人员校准误差,导致错误的轴向测量。可能导致错误的测量结果,进而可能导致误诊和错误治疗	可能导致错误的测量结果,进而导致可能的错误诊断和错误治疗									
R37	眼前节测量	对角膜外的组织进行测量,造成厚度测量错误。注:眼前节测量为高级功能	可能导致错误诊断和错误治疗									
R38	设备的使用过热/着火	由于电压不匹配造成的隔离变压器过热;或使用错误保险丝造成的起火	过热可能造成患者/操作者受伤可能导致设备或外部装置损坏									
R39	医疗的闪烁频率	扫描光束在某固定频率下,闪烁的红灯可能引起癫痫	对光诱导癫痫敏感的患者便会受伤									
R40	人类工程学操作者不适和受伤	调整工作台/电源台来适应患者的高度	工作台/电源台的高度可能不适合操作者,因此可能会导致操作者不适									
R41	粗糙表面、尖角和边缘	粗劣的外部设计	可能给患者或操作者带来物理性伤害									

续表

编号	危害	产生危害的原因	对患者/操作者/系统的影响	风险评价			风险控制措施	风险控制措施的实施和验证结果	最终风险评估			产生的新危害
				S	P	RC			S	P	RC	
6	软件危害											
R42	设备使用软件错误数据传输	软件数据传输失败，文件破坏错误	可能导致图像失真以及错误的测量结果，并可能导致患者数据库崩溃，进而导致可能的错误诊断和错误治疗									
R43	设备的使用图像处理算法失败	图像处理算法可能会失败或导致不正确的结果	可能导致扭曲的结果，造成不正确的测量。可能造成错误诊断和错误治疗									
R44	设备的使用患者数据的软件错误连接	不正确地保存测试结果，不正确地检索错误结果，错误的导出、导入或归档	一名患者的测试数据可以能够结束或者信息与另一个患者的联系，可能导致错误诊断和错误治疗									
R45	设备的使用软件不能正确地显示结果	软件不能在屏幕或打印纸质报告中正确显示结果	可能造成数据错误，进而给患者带来错误诊断和错误治疗的后果									
R46	设备的使用不正确的分析结果	分析算法未正确执行	可能导致错误的测量结果，并可能导致患者数据库崩溃，进而导致可能的错误诊断和错误治疗									
R47	软件数据传输失败	软件数据传输错误，如：在处理数据时，患者信息从数据库中抹除	可能导致患者数据库损坏									
7	不适当、不合适或过于复杂的使用者接口											
R48	用户界面（接口）与用于其他功能的其他出口的不正确连接	连接器和终端构建的不足	设备或子系统可能会严重地损坏。患者和操作者可能会暴露在烟雾中，引起刺激反应									
R49	用户界面与用户界面有关的问题	混淆控制系统、不明确的设备状态、不清晰的测量描述、对结果的失实陈述、能见性不足、对行为的控制不足	可能导致错误测量，进而导致错误诊断和错误治疗									

续表

编号	危害	产生危害的原因	对患者/操作者/系统的影响	风险评价			风险控制措施	风险控制措施的实施和验证结果	最终风险评估			产生的新危害
				S	P	RC			S	P	RC	
R50	设备使用本地化用户界面/文件	操作者不能完全理解用户界面/说明	可能导致错误测量，进而导致错误诊断和错误治疗									
R51	信息 – 标记 使用的不完整说明：丢失的使用说明	工厂发货不包含使用说明书，用户丢失的使用说明书等	不正确地使用该设备 – 可能导致设备使用故障，用户错误造成的数据丢失，或不能操作的设备									
R52	信息 – 标记	未充分地说明限值	用户在设备限值之外操作设备或理解/解释测量结果会导致错误诊断和错误治疗									
R53	信息 – 警告	潜在的安全保护措施，正确的设备设置以及可能的副作用没有提供给用户	该设备的错误设置或使用：可能导致设备故障，可能受伤									
R54	信息 – 服务和维修说明	没有或有不正确的服务和维修说明	维修人员未正确地提供设备维护，导致设备退化或故障。可能导致错误测量，进而导致错误诊断和错误治疗									
8	由功能失效、维护和老化导致的危害											
R55	设备使用硬件错误数据传输	硬件数据传输错误、设备内的电缆或连接器断裂或松动	可能导致图像失真以及错误的测量结果，并可能导致患者数据库崩溃，进而导致可能的错误诊断和错误治疗									
R56	设备的使用不正确的维修	忽视制造商建议的例行服务和维护会造成系统校准的潜在损失	可能导致错误的测量结果，并可能导致患者数据库崩溃，进而导致可能的错误诊断和错误治疗									
R57	设备的使用冒烟	单个元件/部件可能失效或冒烟	患者可能暴露在烟雾中，并造成刺激反应									
R58	系统功能故障，维护和老化设备过热	高速照相机、帧接收器以及/或电流计发电机可能会随着时间推移而过热	设备可能停止工作。可能给设备带来额外噪音									

附 4

医疗器械产品技术要求编号：

眼科光学相干断层扫描仪

1. 产品型号/规格及其划分说明

1.1 产品型号/规格

存在多种型号和/或规格的，应明确各型号及各规格之间的所有区别（必要时可附相应图示进行说明）。

对于型号/规格的表述文本较大的可以型号规格附页的形式提供，此处注明见型号规格附页。

1.2 规格型号划分说明

1.3 软件发布版本及完整版本命名规则

2. 性能指标

2.1 断层成像性能要求

2.1.1 扫描范围（组织中）

2.1.2 扫描分辨率（组织中，眼后节或眼前节）

纵向分辨率：μm

横向分辨率：μm

2.1.3 扫描时间：A - scan 时间 ms，或，扫描速率：scan/sec。

2.1.4 屈光调节范围：- D 至 + D

2.1.5 观察画像与 OCT 的位置一致性

观察像面上显示图像与标记进行 OCT 扫描的像面的位置一致性应在 ± 100μm 以内。

2.2 扫描视场角（如适用）（允差 ±5%）

2.3 角膜测量（如适用）

2.3.1 角膜厚度测量准确度（允差 ±3%）

2.3.2 角膜厚度测量重复性

2.4 视网膜厚度测量（如适用）

2.4.1 测量准确度（允差 ±3%）

2.4.2 测量重复性

2.5 黄斑厚度测量（如适用）

2.5.1 黄斑平均厚度测量准确度（允差 ±3%）

2.5.2 黄斑平均厚度重复性

2.6 其他前节测量功能

2.7 光源特性

2.7.1 OCT 扫描用光源特性：波长和允差；角膜处功率：≤μW。

2.7.2 眼底成像用光源特性：波长和允差；角膜处功率（或能量）≤μW。

2.8 机架调节：上下调节范围：

前后调节范围：

左右调节范围：

颏托移动范围：

2.9 软件功能和基本要求（申请人根据产品具体情况细化，以下为举例）

2.9.1 扫描模式：线扫、矩阵、环扫、同心环等。

2.9.2 数据导出：所有诊断图像和测量数据应可以导出。

2.9.3 软件分析、计算、管理功能。

2.10 标准化数据库

建议设备含有典型参数的标准化数据库，便于临床进行比对。

2.11 安全要求

2.11.1 电气安全：应符合 GB 9706.1—2007、YY 0505—2012、GB 9706.15—2008（如适用）的要求，产品安全特征见附录 A。

2.11.2 激光安全：应符合 GB 7247.1—2012 的要求（如适用）。

2.11 环境试验

应按照 GB/T 14710—2009 进行，详见附录 B。

3. 检验方法

总则：检验结果与工作距离有关的，申请人应在检验方法中明确工作距离；检验方法中采用了模拟眼的，申请人应明确模拟眼的光学参数。

3.1 扫描成像性能要求

3.1.1 扫描范围：实际操作仪器对模拟眼进行扫描，在扫描图像中用仪器的测量工具测量扫描范围，应符合 2.1.1 的要求。

3.1.2 扫描分辨率

纵向分辨率试验：申请人自行规定试验方法，如行业标准中已有规定，建议优先采用行业标准中规定的方法，结果应符合 2.1.2 的要求；

横向分辨率试验：对分辨率板成像，读出屏幕上可辨的最小条纹宽度，结果应符合 2.1.2 的要求。

3.1.3 扫描时间：用示波器对扫描电路测量得频率 k，即为图像获取率；扫描时间 =1/k；结果应符合 2.1.3 的要求。

3.1.4 屈光调节范围：在模拟眼的前面分别加上相应的校准焦度计的标准试验镜片，调节对焦后能看清分辨线，则满足 2.1.4 的要求。

3.1.5 使用模拟眼进行测量，结果应符合 2.1.5 的要求

3.2 视场角：参考 YY 0634—2008 中 5.1.3 方法进行，应符合 2.2 的要求

3.3 角膜测量

3.3.1 角膜厚度测量准确度

对已知厚度的标准玻璃平板分别测量 5 次，求平均值，测量结果根据玻璃的折射率和角膜的折射率进行换算，结果应符合 2.3.1 的要求。

3.3.2 角膜厚度测量重复性

按 3.3.1 方法计算五次测量的标准差，并计算相对标准差，结果应符合 2.3.2 的要求。

3.4 视网膜测量

3.4.1 视网膜厚度测量准确度

对已知厚度的标准玻璃平板分别测量 5 次，求平均值，测量结果根据玻璃的折射率和视网膜的折射率进行换算，结果应符合 2.4.1 的要求。

3.4.2 视网膜厚度测量重复性

按 3.4.1 方法计算五次测量的标准差，并计算相对标

准差，结果应符合 2.4.2 的要求。

3.5 黄斑厚度测量

3.5.1 黄斑平均厚度测量准确度对已知厚度的标准玻璃平板分别测量 5 次，求平均值，测量结果根据玻璃的折射率和视网膜的折射率进行换算，结果应符合 2.5.1 的要求。

3.5.2 黄斑平均厚度重复性

按 3.5.1 方法计算五次测量的标准差，并计算相对标准差，结果应符合 2.5.2 的要求。

3.6 其他前节测量功能

3.7 光源特性

使用光谱分析仪和辐射功率计测量应符合 2.7 的要求

3.8 机架调节范围：用标准量具测量并实际观察结果，应符合 2.8 的要求。

3.9 软件功能和基本要求：通过操作软件来进行试验，应满足 2.9 的要求。

3.10 标准化数据库：可参照 ISO 16971 检测方法。

3.11 安全检验

3.11.1 电气安全：按照 GB 9706.1—2007、YY 0505—2012、GB 9706.15—2008 规定的方法进行。应符合 2.11.1 的要求。

3.11.2 激光：按照 GB 7247.1—2012 规定的方法进行，应符合 2.11.2 的要求。

3.12 环境试验

按照 GB/T 14710—2009，详见附录 B。

4. 术语（如适用）

附录 A：产品安全特征
附录 B：环境试验

99　眼科高频超声诊断仪注册技术审评指导原则

（眼科高频超声诊断仪注册技术审查指导原则）

本指导原则旨在指导注册申请人对眼科高频超声诊断仪注册申报资料的准备及撰写，同时也为技术审评部门审评注册申报资料提供参考。

本指导原则是对眼科高频超声诊断仪的一般要求，申请人应依据产品的具体特性确定其中内容是否适用，若不适用，需具体阐述理由及相应的科学依据，并依据产品的具体特性对注册申报资料的内容进行充实和细化。

本指导原则是供申请人和审查人员使用的指导文件，不涉及注册审批等行政事项，亦不作为法规强制执行，如有能够满足法规要求的其他方法，也可以采用，但应提供详细的研究资料和验证资料。应在遵循相关法规的前提下使用本指导原则。

本指导原则是在现行法规、标准体系及当前认知水平下制定的，随着法规、标准体系的不断完善和科学技术的不断发展，本指导原则相关内容也将适时进行调整。

一、范围

本指导原则适用于眼科高频超声诊断仪，也称为超声生物显微镜（Ultrasound Biomicroscope，以下简称 UBM）。UBM 经常与眼科 A/B 超结合，其 UBM 部分应符合本指导原则的要求。YY 0849—2011《眼科高频超声诊断仪》适用于标称频率 30MHz～50MHz 的产品，对于未来可能出现的更高频率的产品，也应参考本指导原则。其他采用高频超声技术的产品可参考本指导原则的相关要求，如皮肤超声。

二、产品介绍

（一）工作原理

UBM 的基本成像原理与通用 B 型超声诊断设备相同，依据其预期对眼前节组织结构及病变检查的需要，通常采用 30MHz～80MHz 的单阵元高频超声换能器。探头阵元的扫描方式通常为机械驱动的扇形扫描或线性扫描，也有少量采用符合眼球弧度的弧形扫描。为避免入射角过大造成回声损失，采用的扇形扫描的 UBM 常采用较小的扫描角（一般小于 30°）。随着技术的发展，不排除未来出现阵列式探头的可能性。

为减小高频超声波的衰减，眼科高频超声探头的换能器通常采用水浴方式进行扫描，间接接触角膜。可以配合眼杯并在其中注入护理液等声耦合媒质，也可在换能器前端附加水囊或专用眼科粘弹剂媒介。

（二）临床应用

UBM 主要用于眼前节组织的成像，探查对象包括角膜、前后房角、虹膜、巩膜、睫状体、悬韧带、晶状体等。其中 30MHz～50MHz 的 UBM 探头偏重于眼前节组织较深部位的组织成像，如后房、睫状体、晶状体，以及前节组织全貌等。50MHz～80MHz 的 UBM 探头偏重于眼前节组织及结构的高分辨成像，如角膜、房角、虹膜等。

（三）辅助功能

UBM 经常配置 20MHz 左右的 B 超超声探头来检查晶状体等眼前节较深部位，其与眼后节 B 超中的 20MHz 探头在扫描方式及预期用途上有所区别。UBM 通常带有伪彩显示，以提高识别分辨能力。

部分 UBM 探头体积和重量较大，需配备机械臂扶持探头，以减轻医生体力负担。

部分产品利用 B 超图像中的 A 超扫描线进行距离监测，

如前房过浅提示，探头与角膜距离过近提示。

由于 UBM 的一个重要应用领域是青光眼评估，包括前房角评估，因此部分产品会在常规长度、面积手动测量的基础上，增加角度测量，甚至对标准采集的图像进行一系列参数的自动测量。

三、基本原则

在满足法规、标准的前提下，注册人应按照《关于公布医疗器械注册申报资料要求和批准证明文件格式的公告》（国家食品药品监督管理总局 2014 年第 43 号，以下简称 43 号公告）的要求准备注册申报资料，并满足本指导原则的要求。本指导原则主要参考 43 号公告中首次注册申报资料要求的结构组织内容，增加了注册单元划分、检测典型性产品选择两章，相关章节若无因产品特点而进行修改或补充，则不再赘述，注册人仍应按照 43 号公告的要求提供相应资料，确保不缺项。

申报资料还应满足《医疗器械产品技术要求编写指导原则》《医疗器械临床评价技术指导原则》《医疗器械临床试验设计技术指导原则》《接受医疗器械境外临床试验数据技术指导原则》《医疗器械软件注册技术审查指导原则》《医疗器械网络安全注册技术审查指导原则》《移动医疗器械注册技术审查指导原则》等通用指导原则的要求，文中如无额外要求，仅在涉及相关要求时指向这些指导原则。

四、医疗器械安全有效基本要求清单

说明产品符合《医疗器械安全有效基本要求清单》各项适用要求所采用的方法，以及证明其符合性的文件。对于《医疗器械安全有效基本要求清单》中不适用的各项要求，应当说明其理由。由于不同的产品及注册申报情况存在差异，本指导原则不给出各项目适用性的判断，申请人应当结合申报产品的具体情况进行判断。

对于包含在产品注册申报资料中的文件，应当说明其在申报资料中的具体位置；对于未包含在产品注册申报资料中的文件，应当注明该证据文件名称及其在质量管理体系文件中的编号备查。

五、综述资料

（一）产品名称和分类

UMB 产品可命名为眼科高频超声诊断仪、超声生物显微镜。UBM 一般会结合眼科 A 超进行眼前节生物测量，即"UBM＋A"，此时产品名保持不变，无需体现 A 超。若包括频率较低用于眼部整体扫描的眼科 B 超，即"UBM＋B"，则应命名为眼科超声诊断仪。

眼科高频超声诊断仪和眼科超声诊断仪按照 2017 年发布的《医疗器械分类目录》，属于三类医疗器械，归属于 16 眼科器械—04 眼科测量诊断设备和器具—03 眼科超声诊断设备。

（二）产品描述

描述产品工作原理、结构组成（含配合使用的附件）、主要功能及其组成部件（关键组件和软件）的功能，以及区别于其他同类产品的特征等内容，必要时提供图示说明。应当包括对设备及其部件进行全面评价所需的基本信息，包含但不限于以下内容：

1. 整机总体结构的详细描述，包括产品整体和探头细节的结构图、原理框图，图示应清楚标识关键部件/组件、信号输入输出接口，如电源模块、显示器、探头等，及所有可配置和配合使用的外部设备和附件。

2. 对使用者可接触的所有控制装置的说明，包括：控制设置范围，缺省值（如有）。

3. 软件结构、功能的描述，包括基础的 UBM 模式，对可配置的辅助成像或测量的模式或功能应详细介绍其功能原理和临床应用，如组合模式、伪彩、前房角角度测量、青光眼自动评估、测距提示功能（如前房过浅、探头与角膜距离过近）等。

4. 所有可配置探头的技术信息，每一探头应介绍：

（1）类型，如单阵元机械扫描、电子线阵等；

（2）标称工作频率，标称焦距，扫查范围（宽/角度×深，若有多种情况均应体现），调节步距（若有）；

（3）使用方式，如接触方式和部位，配合使用部件如眼杯、水囊、护套，机械臂（若有）手动、自动操作，使用注意事项；

（4）主要材料，包括预期与患者接触（包括间接接触）部位的材料，声透镜、阵元等关键部件的材料；

（5）适用范围，支持的成像模式、功能及组合模式。

（6）单阵元机械扫描探头应给出探头及换能器的形状和尺寸，阵元机械驱动装置的图示、类型（如步进电机、磁驱动电机）、运动路径（若有多种不同扫描方式均应体现）、扫描线数；

（7）电子阵列探头应给出探头尺寸、单个阵元尺寸、阵元总数、排列方式、单个脉冲一次激活的最大阵元数（如适用）等。

5. 可以引起声辐射区域发生改变的操作控制，如声输出强度、脉冲重复频率、焦距、帧率、脉冲持续时间等。

（三）型号规格

对于包含多个主机、探头的产品，应按照 43 号公告的要求详细描述其区别。

在申请表"型号规格"栏目填写主机型号，"结构及组成"栏目以"产品由……组成"的形式描述产品组成，并给出探头和附件的型号。

（四）适用范围

典型的 UBM，适用范围建议描述为：产品在医疗机构内使用，用于对患者眼前节部位进行眼科超声诊断。若与眼科 B 超或 A 超结合，应参考《眼科超声诊断设备注册技术审查指导原则》体现其适用范围。

（五）参考的同类产品的情况

应满足 43 号公告的要求，并说明在软硬件上采用了哪些新的设计和技术，评价其技术和临床价值。说明采用的技术方案是成熟技术在注册人产品上首次使用，还是全新的首创技术，以及对临床应用带来哪些好处。

六、注册单元划分

注册单元划分应根据产品的技术原理、结构组成、性能指标、适用范围划分。

1. 供电方式不同，应划分为不同注册单元，如仅能通过网电源供电的，可以通过内部电源供电的，可以通过电脑等特殊电源供电的，应划分为不同注册单元。

2. 应与眼科 A 超、眼科 B 超划分为不同注册单元，除非同一产品通过配置不同探头能够具备眼科 A 超、眼科 B 超、UBM 的功能。

3. 与 UBM 密切配合使用的无源医疗器械，如眼杯，可与主机探头作为同一注册单元，其他无源医疗器械应划分为不同注册单元。

4. 若主体成像功能在携带式设备内实现，通过推车实现扩展功能（例如，增加连接探头数量、增加外接显示器、连接打印机、增加供电电源等），可与此携带式设备作为同一个注册单元。

满足上述四项要求的一组产品，软件平台相同，硬件平台结构相似，结构外形相似，主要性能指标相近，但在产品功能和外观布局上存在一定差异，如果其他所有型号产品在可配置探头、结构组成和软件功能上基本是其中某一型号的子集，那么这组产品可作为一个注册单元。

七、检验典型性产品的选择原则

《医疗器械注册管理办法》第十九条规定"同一注册单元内所检验的产品应当能够代表本注册单元内其他产品的安全性和有效性。"注册人可按照下述原则选择注册单元内的检测产品，并应提交检测典型性产品选择的原因分析。

1. 包含多台设备的注册单元，若电源组件不同，结构外形差别较大，应划分为不同检测单元，分别选取典型性型号进行检测。

2. 电源组件相同，结构外形相似的一组设备，应选择可配置探头最多、结构组成最复杂、软件功能最全面的一台设备作为检测典型性型号。配置探头、结构组成、软件功能应尽可能覆盖检测单元的其他型号，若仍有不同之处，可对差异部分进行检测。

检测中应当注意以下问题：

1. 性能要求试验和安全要求试验应包括注册单元内的所有探头。

2. 电磁兼容试验应按照预期最不利的探头选择、硬件配置、运行模式进行试验。对于缺少必要的理论和/或试验

数据作为依据的情况，电磁兼容检验应当涵盖申报单元中的全部型号。

3. 频率对电磁兼容性的影响较大，主机若配备多把 UBM 探头，一般频率差异较大，如 35MHz 和 50MHz，应按如下原则开展电磁兼容性的各项试验：a 发射试验中的"传导发射""辐射发射"，抗扰度试验中的"静电放电""射频电磁场辐射""电快速瞬变脉冲群""射频场感应的传导骚扰"，不同频率的 UBM 探头均应进行试验；b 发射试验中的"谐波失真""电压波动和闪烁"及抗扰度试验中的"浪涌""在电源供电输入线上的电压暂降、短时中断和电压变化""工频磁场"应至少选择预期最不利的一个 UBM 探头进行试验。

八、产品技术要求

产品技术要求应按照《医疗器械产品技术要求编写指导原则》的规定编制，各部分具体要求如下。

（一）产品型号规格及其划分说明

对同一注册单元中存在多种型号和/或规格的产品，应明确各型号及各规格之间的所有区别（必要时可附图示进行说明）。产品型号/规格应包含但不限于以下信息：

1. 完整的产品描述，包括产品整体和探头细节的结构图、原理框图，应明确发射和接收物理通道数、声束形成器类型（如适用）等信息；

2. 主机电源组件或电源适配器的规格型号；

3. 主机显示器的配置方式（与主机一体化或外置）、类型和尺寸；

4. 所有可配置的外部设备，如打印机、图像存储装置等；

5. 《医疗器械软件注册技术审查指导原则》《医疗器械网络安全注册技术审查指导原则》要求在产品技术要求中公布的信息，如软件的名称、型号规格、发布版本、版本命名规则、运行环境（控制型软件组件适用，包括硬件配置、软件环境和网络条件）；

6. 所有可配置探头的技术信息，每一探头应明确：

（1）类型，如单阵元机械扫描、电子线阵等；

（2）标称工作频率，标称焦距，扫查范围（宽/角度×深，若有多种情况均应体现），调节步距（若有）；

（3）使用方式，如接触方式和部位，直接接触法、水浴法等，手动、自动，是否强制使用护套（若是，给出护套的要求或型号）；

（4）主要材料，包括预期与患者接触部位的材料，声透镜、阵元等关键部件的材料；

（5）适用范围，支持的成像模式、功能及其组合模式。

（6）单阵元机械扫描探头应给出探头及换能器的形状和尺寸，阵元机械驱动装置的图示、类型（如步进电机、磁驱动电机）、运动路径（若有多种不同扫描方式/模式，均应体现）、扫描线数；

（7）电子阵列探头应给出探头尺寸、单个阵元尺寸、

阵元总数、排列方式等；

7. 可以引起声辐射区域发生改变的操作控制，如声输出强度、脉冲重复频率、焦距、帧率、脉冲持续时间等；

8. 电磁兼容的分组分类信息；

9. 编制电气安全附录，给出电气安全相关的主要安全特征，绘制电气绝缘图，列表注明各绝缘路径的绝缘类型、基准电压和试验电压。

（二）性能指标

所引用的国家标准、行业标准若有修订，应执行现行有效的最新版，或按照标准实施通知的要求执行。

1. 性能要求

应满足 YY 0849—2011《眼科高频超声诊断仪》，对于标称频率高于 50MHz 的探头，其性能指标不应低于该标准 4.2 表 1 中 40MHz—50MHz 一档的要求；

在 UBM 模式下若能测量角膜厚度、前房深度、晶体厚度等参数，应考虑 YY/T 0107—2015《眼科 A 型超声测量仪》的相关性能指标，指标精度可自行定义，若精度低于 A 超，说明书里应该提示不能作为生物测量结果；

若有脚踏开关，应满足 YY 1057—2016《医用脚踏开关通用技术条件》；

应按照《医疗器械软件注册技术审查指导原则》给出软件全部临床功能纲要并进行检测，包括图像优化、后处理、结果分析，以及产品具备的其他新技术、新功能，如伪彩、前房角度测量、青光眼自动评估、测距提示功能（如前房过浅、探头与角膜距离过近）等。

产品若具有网络连接功能或，可采用光盘、移动硬盘、U 盘等存储媒介进行电子数据交换的，应按照《医疗器械网络安全注册技术审查指导原则》五（一）2 给出数据接口和用户访问控制的要求。

检测方法应明确符合的标准号及条款号，标准号后应注明年代号。

2. 安全要求

GB 9706.1—2007《医用电气设备 第 1 部分：安全通用要求》

GB 9706.9—2008《医用电气设备 第 2–37 部分：超声诊断和监护设备安全专用要求》

与其他产品组成医用电气系统的，应满足 GB 9706.15—2008《医用电气设备 第 1–1 部分：安全通用要求 并列标准：医用电气系统安全要求》

电磁兼容要求应满足：YY 0505—2012《医用电气设备 第 1–2 部分：安全通用要求 并列标准：电磁兼容 要求和试验》

环境试验要求应满足 GB/T 14710—2009《医用电器设备环境要求及试验方法》。申请人应依据设备预期的运输贮存和工作条件，自行确定环境试验的气候环境和机械环境分组。测试项目应当依据设备的功能和特点来考虑，其中初始及最终检测项目应为全性能。

九、研究资料

（一）产品性能研究资料

应满足 43 号公告的相应要求，并体现出以下信息：

1. 所引用的国行标，特别是其中不适用项的说明；

2. 产品技术要求中给出的高于所引用国行标性能指标的技术说明。并简述产品达到更高性能进行了哪些技术优化。

3. 独特功能的自定性能或功能要求及其试验方法的制定依据，如伪彩、前房角角度测量、青光眼自动评估、测距提示功能（如前房过浅、探头与角膜距离过近）等。涉及测量的应验证测量的准确性，涉及自动/半自动功能的应验证所提供信息的准确性、稳定性等，以及触发条件、应用范围是否能满足临床需要。

配备机械臂支撑探头的，应提供示意图，给出控制方式（如电动、手动）、运动范围、运动精度，并对运动的范围、平顺性、稳定性、固定安全性等进行验证。运动范围应能满足临床使用需求，移动应平顺。确保机械臂最大伸展状态不影响整机平衡。探头扫描时产生的微振动不应破坏机械臂的稳定性，系统能够保证图像正常采集。机械臂及探头若不由医生手动移动到位，应具有主动探测功能，避免超出运动范围碰伤患者，锁紧时应确保不会发生意外滑落损伤患者。

结合综述资料中探头及阵元运动驱动装置的图示，提供探头密封性的验证资料，提供驱动装置运动的步长、行程/角度、准确性、稳定性的验证资料。

小型化产品，若属于《移动医疗器械注册技术审查指导原则》所述的移动医疗器械，应当根据移动医疗器械产品的类型、预期用途、使用环境和核心功能考虑显示屏、环境光、电池容量等问题，给出相关的技术要求及确定依据，并提供验证资料（必要时含临床资料）。

（二）生物相容性评价研究

应按照相关要求对申报范围内所有预期与人体接触的部位进行生物学评价。通过水浴环境间接接触眼部的探头也应纳入生物相容性评价。

（三）灭菌消毒工艺研究

UBM 通常通过眼杯水浴的方式使用，应确定探头、眼杯和水囊（若适用）消毒或灭菌的级别，明确所推荐的消毒或灭菌工艺（方法和参数）及其确定依据，并提供验证报告。如果可能接触传染性眼病患者角膜的，应验证消毒或灭菌方法可有效去除感染源。

对可重复消毒灭菌的产品，应明确是否会对其性能造成影响，若有影响，应给出可耐受次数，并提供耐受性研究资料。

（四）产品有效期和包装研究

系统、探头、配合使用单独提供的附件，应分别给出有效期，并提供有效期和包装研究资料。

（五）软件研究

应按照《医疗器械软件注册申报资料指导原则》的要求提交软件相关资料。

若适用，应按照《医疗器械网络安全注册技术审查指导原则》的要求提交网络安全相关资料。

（六）声能安全研究

声能安全，在满足 GB 9706.9 的基础上，还应规定声能输出的限值，以确保其安全性。应对声能输出限值设置的合理性进行分析，明确设定的依据，并提交设备实际声能输出能够满足限值要求的验证报告。限值的设定及测量的方法应参考业界通用的准则。

十、临床评价资料

在 2018 年发布的《眼科超声诊断设备注册技术审查指导原则》中已明确：原国家食品药品监督管理总局于 2014 年 8 月发布的第一批免于进行临床试验的第三类医疗器械目录的第 17 项"眼科专用超声脉冲回波设备"不包括 UBM。应按照《医疗器械临床评价技术指导原则》的要求提供临床评价资料，临床评价应采用"探头独立原则"，即不同探头应分别进行临床评价，标称频率不同的不可作为同品种。超过 YY 0849—2011《眼科高频超声诊断仪》所规定 30MHz ~ 50MHz 工作频率的 UBM，应格外重视。

其中首次注册和对产品安全有效性具有显著影响的许可事项变更，在临床评价基础上原则上应提供自身的临床数据。对产品安全有效性具有显著影响的变更主要指产品工作原理、适用范围、核心部件（如电机驱动单元探头和阵列探头，阵元电驱动和磁驱动电机）、使用方式、具有显著临床意义的辅助功能的变更，或新增的主机或探头与原有型号在上述方面发生变更。通过评价风险差异、与同品种差异、变更影响程度差异，可提供申报产品的临床试验，或公司内/外部开展的临床确认。试验应采用统计学设计，具有一定样本量，考察产品对于适用范围所涵盖的各具体部位的 UBM 成像效果和辅助功能的临床使用效果，可参考《影像型超声诊断设备（第三类）技术审查指导原则（2015 修订版）》附录 II 临床要求。

通过同品种比对的方式进行临床评价时，有些差异无需提供临床资料，通过研究资料足以证明产品安全有效，如：与人体接触部件材质不同，但均通过了生物学评价；性能指标和电气安全、EMC 等安全性指标不同，但均能符合相关标准；清洗消毒方式不同，但在有效期内均能保证产品性能和安全不下降；不具有显著临床效益的辅助功能不同，均提供了完整软件研究资料。

十一、产品风险分析资料

申请人应提供注册产品的风险管理报告。风险管理报告应符合 YY/T 0316—2008《医疗器械 风险管理对医疗器械的应用》的有关要求。扼要说明对产品的有关可能的危害及产生的风险进行了估计和评价，并有针对性地实施了降低风险的技术和管理方面的措施。对所有剩余风险进行了评价，全部达到可接受的水平。本部分仅给出需要特别注意的风险，供企业进行风险管理时作为参考，远未包含所有风险，且这些风险也并非适用于所有产品。

危险源		
可预见的事件序列	危险情况	伤害
能量危险		
冻结时未停止声输出； 声输出参数超过限值； 意外的造成过量的声输出	受检患者受到声能辐射。 患者眼部受到过量超声能量辐射，其机械效应和热效应可能损伤眼内组织结构	可能对受检患者眼内组织结构产生伤害
探头温升超过允许值	设备不能正常运行，患者触及部分温度过高	影响使用，患者感觉不适
探头坠落	探头绝缘受损造成安全危险；使设备不能正常运行	患者电击伤害，严重时可导致死亡；设备损坏
生物学和化学危险		
探头、眼杯或水囊被细菌污染。 水浴媒质被细菌污染	污染的探头、眼杯、水囊或水浴媒介接触患者	患者或其他人被细菌感染
探头端面或其他接触患者材料的选择未经生物相容性评价	不符合生物相容性要求的材料接触患者	患者眼部出现中毒、刺激、过敏反应
操作危险		
合理可预见的误用； 疏忽和出错、违背操作程序	举例、面积、角度测量结果超差；不能获得预期的诊断图像	影响诊断结果，可能延误治疗

续表

危险源		
可预见的事件序列	危险情况	伤害
探头、眼杯或水囊的清洗和消毒方法不当	污染的探头、眼杯或水囊接触患者；探头损坏或性能降低	患者可能被感染；影响探头使用寿命
软件项缺陷，致使测量结果失准	距离、面积测量结果超差	影响诊断效果，可能延误治疗
信息危险		
未充分公示 EMC 环境	设备被干扰；干扰其他设备正常工作	设备工作不正常；影响诊断效果
使用前检查规范不恰当	设备处于不正常的工作状态	影响诊断效果

十二、说明书和标签样稿

说明书和标签样稿应符合《医疗器械说明书和标签管理规定》和相关的国家标准、行业标准的要求。并注意以下内容：

1. 依据 ALARA 原则（As Low As Reasonably Achievable，合理可行尽量低原则）谨慎进行超声检查的注意事项。

2. 声输出公布，除非满足豁免条件，所有探头所有模式应当按照 GB 9706.9《医用电气设备第 2 - 37 部分：超声诊断和监护设备安全专用要求》的要求进行声输出公布。

3. 使用注意事项，如：有开放性伤口者应暂缓检查，若必须检查可用角膜接触镜，探头和眼杯应严格消毒；选择合适尺寸的眼杯注意探头与角膜间保持合适的举例，避免探头直接与角膜接触造成损伤；在检查过程中尽量保持探头和被检查部位相互垂直，以获得最佳图像效果；辅助功能的使用条件和限制。

4. 介绍设备在使用前的准备方法和使用后的维护方法，特别是眼杯水浴使用中可能与角膜接触部件的清洗、消毒和灭菌（如适用）的相关内容。对于可重复使用的角膜接触部件，应给出避免患者间交叉感染的使用要求和注意事项，如更换患者强制更换护套，提供能够确保去除感染源的清洗、消毒、灭菌方法。

5. 确定与设备兼容的附件、工具和部件。提供附件的技术规格。当推荐使用探头护套时，应当提示天然乳胶安全问题。

6. 对于包含在说明书但未拟在中国上市的部件，制造商应当出具这些部件不在申报范围内的声明，并在说明书显著位置予以说明。

7. 与申报产品一起使用的其他医疗器械或不属于医疗器械的产品的描述，在说明书中应要求所连接设备应符合相应的安全标准，并要求与该器械连接使用组成的系统所应符合相应的安全标准，及其他必要的信息。

8. 应给出系统的有效期。

十三、参考文献

［1］《医疗器械注册管理办法》（国家食品药品监督管理总局令第 4 号）

［2］《医疗器械说明书和标签管理规定》（国家食品药品监督管理总局令第 6 号）

［3］关于公布医疗器械注册申报资料要求和批准证明文件格式的公告（国家食品药品监督管理总局公告 2014 年第 43 号）

［4］医疗器械临床评价技术指导原则

［5］医疗器械软件注册技术审查指导原则

［6］医疗器械网络安全注册技术审查指导原则

［7］影像型超声诊断设备（第三类）技术审查指导原则（2015 年修订版）

［8］眼科超声诊断设备注册技术审查指导原则

十四、起草单位

国家药品监督管理局医疗器械技术审评中心。

100　直接检眼镜注册技术审评指导原则

（直接检眼镜注册技术审查指导原则）

本指导原则旨在指导和规范直接检眼镜的技术审评工作，帮助审查人员增进对该类产品机理、结构、主要性能、预期用途等方面的理解，方便审查人员在产品注册技术审评时把握基本的要求和尺度。

本指导原则是对直接检眼镜的一般要求，申请人应依据产品的具体特性确定其中内容是否适用，若不适用，需具体阐述理由及相应的科学依据，并依据产品的具体特性对注册申报资料的内容进行充实和细化。

本指导原则不作为法规强制执行，不包括行政审批要求。本指导原则所确定的核心内容是在目前的科技认识水平和现有产品技术基础上形成的，因此，审评人员应注意其适宜性，密切关注适用标准及相关技术的最新进展，考虑产品的更新和变化。

一、适用范围

本指导原则适用的直接检眼镜，是指不通过中间像直接检测患者眼睛的检眼镜，按第二类医疗器械管理，在分类目录中编号为 16 - 04 - 08。

本指导原则不包括广角检眼镜。

二、技术审查要点

（一）产品名称的要求

产品的命名应符合《医疗器械通用名称命名规则》（国家食品药品监督管理总局令第 19 号）和国家标准、行业标准中的通用名称要求，一般由一个核心词和不超过三个特征词组成。直接检眼镜的核心词一般为检眼镜，特征词为直接，如：直接检眼镜等。

产品名称中不应包括产品型号、系列。

（二）产品的结构和组成

直接检眼镜通常由照明系统和观察系统组成。照明系统包括光源（灯珠）、聚光系统和反光镜和/或棱镜。观察系统包括透镜组和光阑。

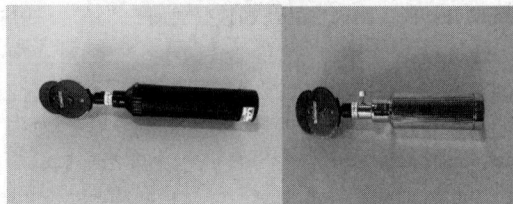

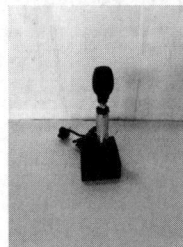

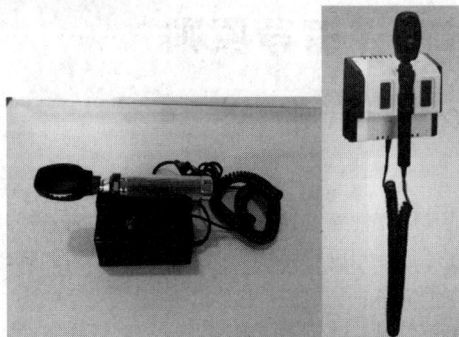

直接检眼镜示意图

直接检眼镜按供电方式可分为：内部电源供电、网电源供电。

直接检眼镜按照可携带形式可分为：便携式、壁挂式。

直接检眼镜按照光源类型可分为：卤素灯光源、LED光源。

（三）产品工作原理/作用机理

工作原理：直接检眼镜由一个安装在内部的光源，通过反光镜照射瞳孔照亮眼内部，产生正向或不翻转的图像，使检查者清晰观察视网膜细节和其他结构/介质。

作用机理：非治疗设备不适用。

（四）注册单元划分的原则和实例

直接检眼镜的注册单元原则上以产品的技术原理、结构组成、性能指标和适用范围为划分依据。光源类型不同，原则上应考虑划分为不同的注册单元。如仅通过更换灯珠改变光源类型，产品的其他结构组成无任何变化，可以考虑划分为同一注册单元。

供电方式不同，原则上应考虑划分为不同的注册单元。

A 类和 B 类宜考虑划分为不同的注册单元。

注：A 类和 B 类定义请参见 YY 1080—2009《眼科仪器直接检眼镜》中的定义。

（五）产品适用的相关标准

直接检眼镜根据产品自身特点适用以下相关标准（表1）：

表1　相关产品标准

标准编号	标准名称
GB 9706.1—2007	《医用电气设备 第 1 部分：安全通用要求》
GB/T 14710—2009	《医用电器环境要求及试验方法》
YY 1080—2009	《眼科仪器 直接检眼镜》
YY 0505—2012	《医用电气设备 第 1 - 2 部分：安全通用要求 并列标准：电磁兼容 要求和试验》
YY/T 0316—2016	《医疗器械 风险管理对医疗器械的应用》
ISO 15004 - 2：2007	Ophthalmic instruments—Fundamental requirements and test methods—Part 2：Light hazard protection 《眼科手术器械基本要求和试验方法 第 2 部分：光危害防护》

上述标准包括了技术要求中经常涉及到的部件标准和方法标准。有的申请人还会根据产品的特点引用一些行业外的标准和一些较为特殊的标准。

产品适用及引用标准的审查可以分两步来进行。首先对引用标准的齐全性和适宜性进行审查，也就是在编写技术要求时与产品相关的国家标准、行业标准是否进行了引用，以及引用是否准确。可以通过对技术要求中是否引用了相关标准，以及所引用的标准是否适宜来进行审查。此时，应注意标准编号、标准名称是否完整规范，年代号是否有效。

其次对引用标准的采纳情况进行审查。即，所引用的标准中的条款要求，是否在技术要求中进行了实质性条款引用。这种引用通常采用两种方式，文字表述繁多、内容复杂的可以直接引用标准及条文号。

如有新版强制性国家标准、行业标准发布实施，产品性能指标等要求应执行最新版本的国家标准、行业标准。

（六）产品的适用范围/预期用途、禁忌症

1. 预期用途：用于检查眼底和屈光介质。
2. 禁忌症：婴幼儿不适宜。

（七）产品的研究要求

1. 产品性能研究

应当提供产品性能研究资料以及产品技术要求的研究说明，包括功能性、安全性指标以及与质量控制相关的其他指标的确定依据，所采用的标准或方法、采用的原因及理论基础。

2. 生物相容性评价研究

临床使用中，直接检眼镜不与患者接触，生物相容性评价不适用。

3. 生物安全性研究

本产品不含动物源或生物活性物质，本条不适用。

4. 灭菌/消毒工艺研究

在操作中，光学镜片和手持部件有被污染的可能性，需要清洗和消毒。应提供推荐的清洗和消毒方法、推荐使用的消毒剂及其确定依据，并提供清洗和消毒有效性的验证资料。

5. 产品有效期和包装研究

申请人应当提供产品有效期信息及确定依据。

光源寿命的确定：应当提供光源寿命信息及确定依据。

产品包装标记应符合 GB/T 191—2008《包装储运图示标志》的要求，并提供符合证据。提供在宣称有效期内运输存储条件下，保持包装完整性的依据。

6. 动物研究

不适用。

（八）产品的主要风险

直接检眼镜的风险管理报告应符合 YY/T 0316—2016《医疗器械 风险管理对医疗器械的应用》的有关要求，审查要点包括：

1. 与产品有关的安全性特征判定可参考 YY/T 0316—2016 的附录 C。

2. 危害、可预见的事件序列和危害处境判断可参考 YY/T 0316—2016 附录 E、I。

3. 风险控制的方案与实施、综合剩余风险的可接受性评价及生产和生产后监视相关方法可参考 YY/T 0316—2016 附录 F、G、J。

以下依据 YY/T 0316—2016 的附录 E（表 E.2）从十三

个方面提示性列举了直接检眼镜的可能存在的初始危害因素，提示审评人员可从以下方面考虑（表2）。

表2　产品主要初始危害因素

危险源		示例
能量危害	电磁能（电磁干扰）	使用环境内其他设备对直接检眼镜电磁干扰导致电气设备非控制启动或输出参数（如光照强度、光照时间）非预期增加
	光能	因时间或剂量控制出错，患者接受光照时间过长，可能引起过量照射，造成眼底烧伤
	电能	未按标准设计绝缘防护层，应用部分漏电流超过标准要求，可能引起使用者电击损伤。长时间电池充电可能导致烫伤，燃烧
	热能	光源处散热条件变差，长时间使用造成局部温升过高，使用时间过长会导致手柄烫手
	机械能	机械调节装置松动，造成被检查者机械损伤
生物学和化学危害	生物学	清洗、消毒不恰当造成生物污染，引起被检查者交叉感染
	化学	在外来物质中，如使用清洗剂或消毒剂的残留物、污染物等。灯泡等部件报废后随意丢弃，导致环境污染
	生物相容性	产品不与患者接触
操作危害	功能	不正确或不适当的输出或功能，如输出功率不准确
	使用错误	由缺乏技术的/未经培训的人员使用：使用者/操作者未经培训或培训不足，不能正确使用和维护、保养设备等
信息危害	标记	不完整的说明书。产品性能特征的不适当描述。不适当的预期使用规范
	操作说明书	易混淆的使用说明书：如缺少详细的使用方法、缺少必要的技术参数、缺少必要的警告说明、未提供关于照射时间和安全照射距离的说明
		过于复杂的操作说明书
	警告	未提供设备照射时间、照射距离的警告

（九）产品技术要求应包括的主要性能指标

注册产品技术要求中的产品名称应使用中文，并与申请注册的中文产品名称相一致。产品技术要求中应明确产

品型号和/或规格，以及其划分的说明。对同一注册单元中存在多种型号和/或规格的产品，应明确各型号及规格之间的所有区别（必要时可附相应图示进行说明）。对于型号/规格的表述文本较大的可以附录形式提供。

本条款列举的性能指标为直接检眼镜的典型指标，申请人制定性能指标应参考相应的国家标准/行业标准，并结合具体产品的设计特性、预期用途和质量控制水平且不应低于产品适用的强制性国家标准/行业标准 YY 1080 - 2009《眼科仪器直接检眼镜》，性能指标应根据使用情况至少包括以下技术指标的要求：

1. 外观及结构。

2. 应满足相应的光辐射安全标准规定要求。

注：建议参照 ISO 15004 - 2：2007。

3. 光学要求

表3　光学要求

项目	要求	
	A 类	B 类
补偿透镜焦度至少应包含，单位：D	0，+1，+2，+3，+4，+6，+8，+10，+15，+20，-1，-2，-3，-4，-6，-8，-10，-15，-20	范围内分10档 +10 ~ 0 ~ -10
观察视场角 ω	≥3°	≥2.5°
最大孔径照明角 θ	≥9°	≥7°
观察系统直径	≥3 mm	≥2.5 mm

表4　光学允差要求

项目	组合焦度	允差
组合焦度允差	0.00D≤组合焦度≤|3.00|D	±0.37 D
	|3.00|D＜组合焦度≤|10.00|D	±0.50 D
	|10.00|D＜组合焦度≤|15.00|D	±0.75 D
	|15.00|D＜组合焦度≤|20.00|D	±1.00 D
	|20.00|D＜组合焦度≤|25.00|D	±1.25 D
	|25.00|D＜组合焦度≤|30.00|D	±1.50 D
补偿透镜中心偏	0.00D≤组合焦度≤|10.00|D	1.0mm
	组合焦度＞|10.00|D	0.5mm

注：组合焦度绝对值大于30D时，允差由制造商规定。

A 类：完全符合本要求的直接检眼镜；

B 类：除了5.2和5.4条，符合表3要求和其他要求的直接检眼镜。

4. 观察系统的结构和功能

4.1 从操作者方向看，补偿透镜焦度指示数字的颜色应满足：

（1）正焦度数字为黑色或绿色；

（2）负焦度数字为红色。

4.2 观察透镜的焦度控制盘对每个焦度都应有定位点。

4.3 直接检眼镜应设计为左、右手都能方便操作。

5. 照明系统的结构和功能。

5.1 在距投照孔250 mm 处投影时照明光斑应均匀，光斑边缘应清晰，无色散现象。

5.2 A 类直接检眼镜照明系统的照度至少能从最大值调节到最大值的10%。

5.3 光性能要求

5.3.1 显色指数：输出照明光的显色指数应不小于85%。

5.3.2 最大照度：符合企业声称值。

5.4 A 类直接检眼镜的照明系统应至少有2个光阑，全光阑和小光阑。还应包含一片无赤滤光片。

注：还可选其他滤色片，光阑，网格片，裂隙片或半圆片。

6. 安全应满足

（1）GB 9706.1—2007《医用电气设备 第1部分：安全通用要求》。

（2）YY 0505—2012《医用电气设备 第1-2部分：安全通用要求 并列标准：电磁兼容 要求和试验》。

7. 环境试验应满足

按 GB/T 14710—2009《医用电器环境要求及试验方法》中气候环境Ⅱ组和机械环境Ⅱ组规定进行试验，其中额定工作低温试验温度改为 10℃，高温贮存试验温度改为 70℃。

（十）同一注册单元中典型产品的确定原则和实例

同一注册单元应按产品风险与技术指标的覆盖性来选择典型产品。典型产品应是同一注册单元内能够代表本单元内其他产品安全性和有效性的产品，应考虑功能最齐全、结构最复杂、风险最高的产品。同一注册单元中，若辅助功能不能互相覆盖，则典型产品应为多个型号。

例如，选择含补偿透镜焦度最多的产品做典型性检测。A 类、B 类不能互相覆盖。

（十一）产品生产制造相关要求

1. 直接检眼镜产品的工艺流程一般为原材料外购外协、部件组装、整机组装、调试、老化试验、检验、入库，申请人可采用流程图的形式描述工艺，且应结合产品实际生产过程细化产品生产工艺介绍，应能体现出外协加工部分（如有）、半成品加工过程，所提供工艺流程图需识别并注明主要控制点及关键工艺，本产品一般关键工艺为屈光度的验证。

2. 应详细介绍生产场地情况，并应结合上述介绍的产品加工工艺以及工序和工位的划分、生产线划分等实际需求细化生产、检验、仓库场地面积等相关情况说明。有多个研制、生产场地，应介绍每个研制、生产场地的实际情况。

（十二）产品的临床评价细化要求

直接检眼镜属于免于进行临床试验的第二类医疗器械目录（国家药品监督管理局通告 2018 年第 94 号）的产品，应提交如下资料：

1. 提交申报产品相关信息与《目录》所述内容的对比资料；

2. 提交申报产品与《目录》中已获准境内注册医疗器械的对比说明，对比说明应当包括《申报产品与目录中已获准境内注册医疗器械对比表》（见《医疗器械临床评价技术指导原则》附 1）和相应支持性资料。

如产品包含《目录》以外的新功能，则应按照《医疗器械临床评价技术指导原则》的要求提供相应的临床评价资料。

（十三）产品的不良事件历史记录

美国 FDA 有电池充电导致的烫伤，燃烧。国内未见不良事件报道。

（十四）产品说明书和标签要求：

产品说明书一般包括使用说明书和技术说明书，两者可合并。说明书和标签应符合《医疗器械说明书和标签管理规定》（国家食品药品监督管理总局令第 6 号）、YY/T 0466.1—2009《医疗器械 用于医疗器械标签、标记和提供信息的符号 第 1 部分：通用要求》和 YY 1080—2009《眼科仪器 直接检眼镜》中的相关要求。说明书、标签的内容应当真实、完整、科学，并与产品特性相一致，文字内容必须使用中文，可以附加其他语种。说明书、标签、包装标识中的文字、符号、图形、表格、数据等应相互一致，并符合相关标准和规范要求。医疗器械说明书一般应当包括以下内容：

1. 产品名称、型号、规格；

2. 注册人或者备案人的名称、住所、联系方式及售后服务单位，进口医疗器械还应当载明代理人的名称、住所及联系方式；

3. 生产企业的名称、住所、生产地址、联系方式及生产许可证编号或者生产备案凭证编号，委托生产的还应当标注受托企业的名称、住所、生产地址、生产许可证编号或者生产备案凭证编号；

4. 医疗器械注册证编号或者备案凭证编号；

5. 产品技术要求的编号；

6. 产品性能、主要结构组成或者成分、适用范围；

7. 禁忌症、注意事项、警示以及提示的内容；

8. 安装和使用说明或者图示；

9. 产品维护和保养方法，特殊储存、运输条件、方法；

10. 生产日期，使用期限或者失效日期；

11. 配件清单，包括配件、附属品、损耗品更换周期以及更换方法的说明等；

12. 医疗器械标签所用的图形、符号、缩写等内容的解释；

13. 说明书的编制或者修订日期；

14. 其他应当标注的内容。

结合产品的特点至少还应关注以下方面的内容：

（1）应明确产品的照射部位。

（2）应明确常用的检眼镜出光口到患者眼底距离。

（3）应明确常用的检查时间范围。

（4）应明确"阅读说明书后再使用"。

（5）应明确每次使用完毕后，镜片清洗消毒的要求（如适用）。

（6）应明确使用、贮存、运输过程中环境温度、湿度和大气压力。

（7）注意事项至少应包括以下内容：壳或灯珠发热时，应当关闭设备。设备不适宜于在易燃、有麻醉气体的环境下使用。检查时应与眼底保持距离，光必须通过瞳孔照射眼底。为避免光辐射危害，使用前应当将光强调至最小，单次检查时间不宜大于 60 秒，24 小时内累积检查时间不宜超过 3 分钟。

三、审查关注点

（一）产品电气安全性能和主要技术性能是否执行了国家和行业的强制性标准；性能指标的确定是否能满足产品的安全有效性。

（二）说明书中必须告知用户的信息是否完整，如应明确本产品使用的环境、使用人群和限制使用的情况等。

（三）综述资料中应详述申报产品的工作原理及作用机理，应含有产品结构组成图，每个型号均应有外观图。明确光源的型号规格、生产商。

（四）产品的主要风险是否已经列举，并通过风险控制措施使产品的安全性在合理可接受的程度之内。

（五）研究资料详述性能指标确定的依据。

（六）建议说明书中提及的性能参数写入技术要求中。若有某些关键的功能，能定性定量评价这些功能的技术参数也建议写入技术要求中。

（七）说明书中应明确适用范围，必须告知用户的信息和注意事项应准确、完整，外部标识应符合相关的要求。

四、编制单位

上海市食品药品监督管理局认证审评中心。

101 用于角膜制瓣的眼科飞秒激光治疗机临床试验指导原则

随着科学技术的不断发展，飞秒激光类设备越来越多的应用于眼科手术中的角膜制瓣。为了进一步规范用于角膜制瓣的飞秒激光类设备上市前的临床试验，并指导该类产品申请人在申请产品注册时临床试验资料的准备，根据《医疗器械临床试验质量管理规范》，制订本临床试验指导原则。

本指导原则是供申请人和审查人员使用的指导文件，不涉及注册审批等行政事项，亦不作为法规强制执行，如有能够满足法规要求的其他方法，也可以采用，但应提供详细的研究资料和验证资料。应在遵循相关法规的前提下使用本指导原则。

本指导原则是在现行法规和标准体系以及当前认知水平下制定的。随着飞秒激光技术以及眼科学诊疗技术的发展、更新和相关法规政策、标准制定等情况的变化，本指导原则相关内容也将进行适时调整。

一、适用范围

本指导原则适用于需要在中国境内开展临床试验的用于屈光手术中制作角膜瓣的眼科飞秒激光治疗机。

二、基本原则

在我国进行的用于角膜制瓣的飞秒激光治疗机的临床试验应当满足法规要求。在医疗器械临床试验全过程中，包括方案设计、实施、监查、核查、检查、数据采集、记录、分析总结和报告等，均应遵循《医疗器械临床试验质量管理规范》（国家食品药品监督管理总局 中华人民共和国国家卫生和计划生育委员会令第25号），并保证临床试验过程规范，结果真实、科学、可靠和可追溯。

临床试验前应该在有资质的检测机构获得产品检测报告。试验用产品必须与检测产品是同一批次或定型的产品，并保证足够的数量。

临床试验前，应该清楚地注明本次试验使用的产品名称、临床试验的意义以及本次试验产品的评价目标，特别是安全性和有效性的评价指标要十分明确。

申请人在开展规范的临床试验前应提供必要的可行性验证资料，包括实验室研究及动物实验等，以证实其基本安全。

三、临床试验方案

（一）临床试验的目的

用于角膜制瓣的飞秒激光治疗机的临床试验目的在于评价该类试验器械在实际手术条件下正常使用时是否可以达到预期的安全性和有效性。预期效果为平滑的角膜瓣，角膜瓣厚度均匀一致，平均角膜瓣厚度与预期值相比偏离不超过 $\pm 15\mu m$（以中央角膜厚度为准）；未出现与制瓣相关的不良事件和并发症，例如，纽扣瓣、角膜瓣游离、角膜瓣破裂等严重不良事件，角膜水肿、角膜瘢痕、角膜内皮损伤的严重术后并发症；未出现因角膜瓣质量不佳引起术后严重不规则散光以及因制作角膜瓣引起的最佳矫正视力丢失 >2 行等现象。

（二）临床试验设备及相关治疗技术要求

激光脉冲宽度、脉冲重复频率、单脉冲能量、光斑间隔、激光扫描方式、边切角度、制瓣治疗时间均应在临床试验中得到使用和体现。

（三）临床试验设计

试验设计为前瞻性、多中心临床试验。可以通过单组目标值对照或随机平行对照开展试验。

试验过程中，受试者在角膜制瓣完成后必须接受进一步治疗（如准分子激光治疗），以确保临床获益。该临床试验主要针对角膜制瓣过程本身的有效性以及安全性进行评价。

（四）受试者筛选

1. 推荐以下受试者入选标准：

（1）年龄≥18 岁；

（2）患者须符合后续治疗（如准分子激光）的入选标准；

（3）患者角膜地形图正常，排除圆锥角膜等潜在角膜病变；

（4）在充分知情的基础上，自愿参与试验并签署知情同意书者。

2. 推荐以下受试者排除标准：

（1）患者具有后续治疗（如准分子激光治疗）的禁忌症；

（2）妊娠或哺乳期的女性；

（3）参与其他临床研究未达终点者。

（五）临床试验随访时间

飞秒激光类设备制瓣的临床试验随访时间应不少于1个月。基于试验用器械的风险分析，试验的随访时间也可以延长。

此外，临床试验方案中应当科学设置访视时间点，至少应包含基线，术后1天、1周以及1个月。必要时增加访视时间点。

（六）临床评价标准

1. 有效性评价

（1）主要有效性评价指标：制瓣成功率。a、b、c三项同时满足为成功，成功率至少95%。

a. 同一眼的平均角膜瓣厚度与预期值相比偏离不超过±15μm（以中央角膜厚度为准）。

角膜瓣厚度测量方法包括但不限于：

术后使用眼科光学相干断层扫描仪（OCT）对角膜进行厚度扫描来识别角膜瓣切割层并测量角膜瓣厚度。

或者，通过超声角膜厚度测量法，术前测量患者角膜厚度；在角膜瓣掀开后、进行下一步治疗前测量剩余角膜基质厚度。

b. 角膜瓣厚度均匀性。中央角膜瓣厚度与边缘角膜瓣厚度差异的最大偏差量不超过±15μm，并提供测量图片。

c. 角膜瓣能顺利掀开。

（2）次要有效性评价指标

a. 角膜瓣直径与其预期值的对比；

b. 角膜蒂的宽度及位置；

c. 角膜瓣中心的位置（相对于瞳孔中心或角膜顶点）；

d. 角膜瓣边缘质量、角膜瓣的光滑程度。可提供相关资料。

2. 安全性评价

未出现纽扣瓣、角膜瓣撕裂、角膜瓣游离等与制瓣有关的严重不良事件以及术中并发症；

未出现因角膜瓣质量不佳引起术后严重不规则散光及因制作角膜瓣引起的最佳矫正视力丢失 >2 等现象；

制瓣过程未引起角膜内皮及角膜后部组织的损伤，以及眼前、后部非预期性损伤。

（七）临床试验的样本量计算

1. 基本要求

临床试验样本量的确定应当符合临床试验的目的和统计学要求，计算过程使用的参数应以试验器械和/或同类产品现有的医学文献数据为基础。样本量的确定与选择的假设检验类型及Ⅰ、Ⅱ类错误和具有临床意义的界值（疗效差）有关，同时还应考虑脱落/失访的病例数。

在临床方案中应给出样本量计算的过程、重要参数、界值及计算公式或使用的统计软件等。

2. 样本量计算举例

鉴于临床认为眼科飞秒激光系统在正常使用条件下的预期有效性较明确，临床试验可以采用单组目标值设计，目标值的选取应有客观依据。

例如，如果选择单组目标值试验，以制瓣成功率为主要终点，根据临床实际，以制瓣成功率达到95%为目标值。采用单侧检验，检验水准为0.025，power取80%。设研究

设备预期达到的制瓣成功率为99%。采用PASS2008软件进行样本估算，最后估计所需样本量142例，考虑10%脱落，试验最少需要158例。

（八）不良事件的监测及应当采取的措施

临床试验过程中所有的不良事件、严重不良事件、器械缺陷，均应及时记录，并根据《医疗器械临床试验质量管理规范》的要求及时上报。

研究者负责做出与临床试验相关的医疗决定，在发生不良事件时，临床试验机构和研究者应当保证为受试者提供足够、及时、安全、有效的治疗和处理。

飞秒激光类设备制瓣过程中常见的不良事件包括但不限于：角膜瓣偏心；制瓣异常（纽扣瓣、角膜瓣撕裂、角膜瓣游离，不规则角膜瓣等）；角膜瓣移位；真空失效（吸附失败）；角膜上皮缺失；交界面上皮细胞游离角膜褶皱；角膜严重水肿；碎片、浅表点状角膜炎；视网膜脱落/视网膜血管意外等。

不良事件与飞秒激光制瓣设备的关系，可分为以下五类：肯定有关、很可能有关、可能有关、可能无关、无关。

四、临床试验资料申报要求

在中国境内开展多中心临床试验的注册人，申报的临床试验资料至少应当包括临床试验方案、临床试验报告、各分中心的临床试验小结。由牵头单位出具临床试验报告，分中心研究者应完成临床试验小结。各临床试验单位不需要单独出具分中心统计报告。

其中，临床试验报告应参照《关于发布〈医疗器械临床试验伦理审查申请与审批表范本〉等六个文件的通告》（国家食品药品监督管理总局通告2016年第58号）中附件5《医疗器械临床试验报告范本》的要求编写，并由（协调）研究者签名、注明日期，经（牵头单位）临床试验机构医疗器械临床试验管理部门审核出具意见、注明日期并加盖临床试验机构印章。

各分中心临床试验小结应当由该中心的研究者签名并注明日期，经该中心的医疗器械临床试验管理部门审核、注明日期并加盖临床试验机构印章。

临床试验报告由牵头单位出具，分中心研究者应完成临床试验小结。各临床试验单位不需要单独出具分中心统计报告。

对于进口医疗器械，如已在境外完成临床试验，且满足相关法律法规、《医疗器械临床试验质量管理规范》及本指导原则的相关要求，如试验设计、样本量、安全性和有效性评价指标及评价原则等，注册申请人在注册申报时，可提交在境外临床试验资料。资料至少应包括所有参加中心的伦理委员会意见、临床试验方案和临床试验报告。

五、参考文献

1. 《医疗器械临床试验质量管理规范》（国家食品药品

监督管理总局 中华人民共和国国家卫生和计划生育委员会令第 25 号）

2.《医疗器械临床评价技术指导原则》（国家食品药品监督管理总局通告 2015 年第 14 号）

3. 中华医学会眼科学分会角膜病学组. 激光角膜屈光手术临床诊疗专家共识（2015 年）. 中华眼科杂志，2015，51（4）

4. 中华医学会眼科学分会眼视光学组. 我国飞秒激光小切口角膜基质透镜取出手术规范专家共识（2016 年）. 中华眼科杂志，2016，52（1）

六、编写单位

本指导原则由国家药品监督管理局医疗器械技术审评中心编写并负责解释。

口腔科器械

102 牙科综合治疗机注册技术审评指导原则

[牙科综合治疗机注册技术审查指导原则（2016年修订版）]

本指导原则旨在指导注册申请人对牙科综合治疗机注册申报资料的准备及撰写，同时也为技术审评部门审评注册申报资料提供参考。

本指导原则是对牙科综合治疗机的一般要求，申请人应依据产品的具体特性确定其中内容是否适用，若不适用，需具体阐述理由及相应的科学依据，并依据产品的具体特性对注册申报资料的内容进行充实和细化。

本指导原则是供申请人和审查人员使用的指导文件，不涉及注册审批等行政事项，亦不作为法规强制执行，如有能够满足法规要求的其他方法，也可以采用，但应提供详细的研究资料和验证资料。应在遵循相关法规的前提下使用本指导原则。

本指导原则是在现行法规、标准体系及当前认知水平下制定的，随着法规、标准体系的不断完善和科学技术的不断发展，本指导原则相关内容也将适时进行调整。

一、适用范围

本指导原则的适用范围为《医疗器械分类目录》中二类口腔综合治疗设备（以下简称：牙科综合治疗机），管理类别代码为6855。

二、技术审查要点

（一）产品名称要求

牙科综合治疗机产品的命名应采用《医疗器械分类目录》或国家标准、行业标准上的通用名称或以产品结构和应用范围为依据命名，例如：连体式牙科综合治疗机，分体式牙科综合治疗机，便携式牙科综合治疗机等。

（二）产品的结构和组成

1. 牙科综合治疗机一般有两种结构形式：

一种为牙科治疗机与牙科椅相互分离组成一个产品的结构形式，称为分体式牙科综合治疗机（如图1），其中若牙科治疗机可收纳于箱子中的产品结构形式，称为便携式牙科综合治疗机；另一种为牙科治疗机与牙科椅连成一体的结构形式，称为连体式牙科综合治疗机（如图2）。

2. 牙科综合治疗机的组成

牙科综合治疗机由牙科椅、牙科治疗机和附件组成（见图3）。牙科治疗机一般包括侧箱、口腔冷光灯、器械盘、漱口给水装置、三用喷枪、吸唾器、痰盂、观片灯、脚踏开关等；附件可由牙科手机、光固化机、洁牙机、医师座椅等组成。各部件的结构如下：

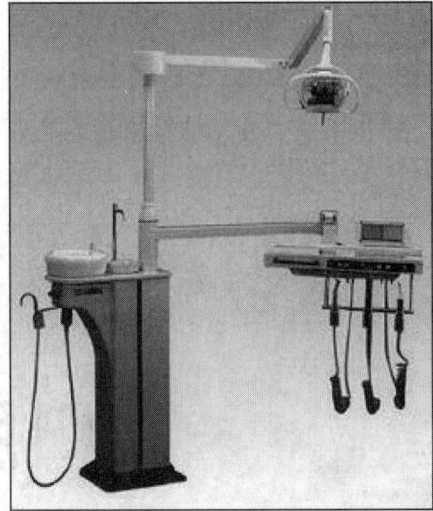

图1 分体式牙科综合治疗机

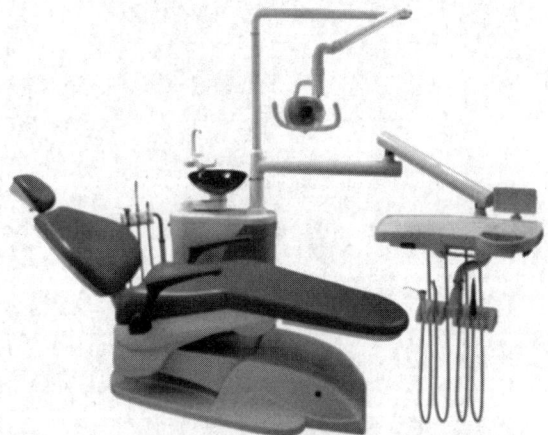

图2 连体式牙科综合治疗机

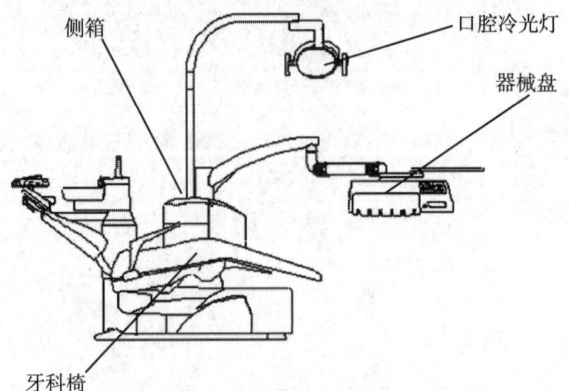

图3 牙科综合治疗机整体结构

（1）地箱：地箱是牙科综合治疗机的水、气、电、下水与外部提供的水、气、电、下水条件的交接处。

压缩空气通过过滤器滤除其中的杂质和水分后，经过压力调节阀将气压调定在一个稳定的值，然后进入侧箱和器械盘的气路。

自来水通过过滤器和压力调节阀，将水压调定在额定工作压力值，然后进入侧箱和器械盘的水路。

电压220V、50Hz的交流电源进入地箱，经电源变压器及接线排分配后，分别送到口腔冷光灯、治疗椅、器械盘等用电部位。

痰盂的下水管、吸唾器、强吸器的排水口，均回流至地箱内的下水管。

（2）侧箱：连体式牙科治疗机的侧箱固定安装在牙科椅的左侧面，随牙科椅的升降而升降。侧箱内装有水杯注水器、漱口水器、强吸负压发生器、吸唾器负压发生器，外部有三用枪、强吸器头、吸唾器头、痰盂、水杯注水器、喷嘴等。同时它又是其他部分，如口腔冷光灯、器械盘的基础机座。

水杯注水器：为病人提供漱口水。水量由重量或时间自动控制。水量调节很方便，一般为50～300g/杯。

漱口水加热器：位于水杯注水器的前端，采用电加热方式将漱口水加热到适当温度，免除冷水对病人口腔的刺激。

三用枪：三用枪安装在侧箱外部，其水、气压由侧箱直接提供。

强吸器、吸唾器：由负压发生器产生一定负压，达到吸引目的。

痰盂：位于侧箱上部，下水口有污物滤网和污物收集器。冲盂水流能沿整个盆底旋转。

（3）器械盘：器械盘主要用于吊挂或放置高、低速手机、三用枪等。盘面上可放置治疗所需的常用药物和小器械。器械盘的边缘装有观片灯，器械盘的下部装有手机的水气路和手机工作气压表。

（4）口腔冷光灯：口腔冷光灯反光镜的镀层可透射发热的红外线，而仅反射色温与日光接近的可见光，从而保证医生可观察到病人口内组织的真实颜色。

（5）牙科椅：牙科椅是牙科综合治疗机的重要组成部分。牙科椅的设计应符合人机工程学原理。外型平滑便于清洁和消毒。牙科椅的动力来自于电动机。根据将电动机转动后的力传递到椅座、椅背的方式，牙科椅的传动方式可分为液压式和机械式。

（6）内部结构：牙科综合治疗机内部主要由气路、水路和电路三个系统组成。

气路系统：牙科综合治疗机主要以压缩空气为动力，通过各种控制阀体，供高速手机、低速手机、三用喷枪和洁牙机等用气。牙科综合治疗机使用的压缩空气要求无水、无油。

水路系统：牙科综合治疗机的水源以净化的自来水为宜，有的手机要求使用蒸馏水。

电路系统：牙科综合治疗机的工作电压包括交流220V、50Hz，控制电路电压一般在36V以下。

3. 牙科综合治疗机控制系统

牙科综合治疗机控制系统的组成大致可以分为主控制板、器械盘控制板、椅位控制板和脚控开关控制板4部分。

（三）产品工作原理/作用机理

牙科综合治疗机是一款多功能口腔治疗设备，由成套相互关联的牙科设备和器械部件所组成。

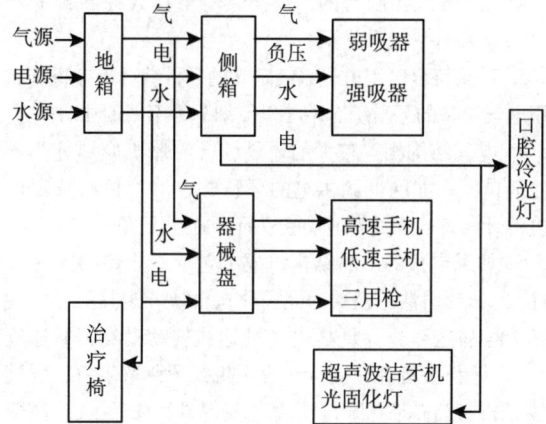

图4　牙科综合治疗机工作原理示意图

打开空气压缩机电源开关，产生压力为0.45～0.60MPa的压缩空气，以供机头使用。打开地箱控制开关，水源、气源及电源均接通。打开口腔冷光灯电源开关灯即亮。分别按动牙科椅升、降、仰、俯等控制开关，可使牙科椅有升、降、仰、俯动作。给超声洁牙机与光固化机等需要使用电源的口腔设备提供电源。拉动器械台上的三用喷枪机臂，分别按动水、气按钮，可获得喷水和喷气；若同时按动水、气按钮，可获得雾状水，以满足治疗的不同需要。拉动器械台上的高速手机和低速手机机臂，踩下脚控开关，压缩空气和水分别经过气路系统和水路系统的各控制阀到达机头，驱动涡轮旋转，从而带动车针旋转，达到钻削牙的目的。车针旋转的同时有洁净的水从机头喷出，以降低钻削牙时产生的温度。放松脚控开关，机头停止旋转。医师可根据患者病情，选择高速或低速手机。有些牙科综合治疗机已采用计算机程序控制上述各项功能。其工作原理见图4。

因该产品为非直接治疗类医疗器械，故本指导原则不包含产品作用机理的内容。

（四）注册单元划分的原则和实例

具有同一种应用部分、同一种功能、预期用途相同、关键部件相同且外观不同的产品可考虑作为同一注册单元。

例：连体式牙科综合治疗机的成人型与儿童型的牙科综合治疗机性能指标、预期用途、应用部分、关键部件都均相同，可作为同一单元注册。

预期用途相同，性能指标相近，但内部结构或关键部件有较大差异的牙科综合治疗机不能作为同一注册单元。因产品设计结构发生较大改变，使产品功能、应用部分、关键部件都有不同程度的改变。

例：

1. 牙科综合治疗机连体产品与分体产品作为不同一单元进行注册。

2. 带有移动式医师/助手控制台的牙科综合治疗机与带固定式医师/助手控制台的牙科综合治疗机应划分为不同的注册单元。

具有上挂式控制台的产品与具有下挂式控制台的产品可以划分为同一注册单元。

3. 产品符合医用电气系统定义的牙科综合治疗机与仅为医用电气设备的牙科综合治疗机应划分为不同的注册单元。

4. 电气结构相差较大的牙科综合治疗机应划分为不同的注册单元。如网电源供电的牙科综合治疗机与特定电源供电的牙科综合治疗机应划分为不同的注册单元。

5. 如果申报的产品结构组成中包括专用型的模块（或部件），如超声洁牙模块、光固化机模块、观片灯、三用喷枪、牙科马达部分（低压电动马达或气动马达，非通配型接口）、牙科手机部分（牙科直手机或牙科弯手机，非通配型接口），建议将主机与模块（或部件）放在同一注册单元；在这种情况下，若该模块或部件如有相应的技术指导原则，该模块部件还应符合相应指导原则的要求。如牙科手机应符合《牙科手机注册技术指导原则》的要求等。

若为通用型的模块（或部件），则该模块（或部件）应以独立的注册单元进行申报。

（五）产品适用的相关标准

具体相关的常用标准列举如下（图1）：

表1　相关产品标准

GB/T 191—2008	《包装储运图示标志》
GB 9706.1—2007	《医用电气设备 第1部分：安全通用要求》
GB 9706.15—2008	《医用电气设备 第1-1部分：安全通用要求 并列标准：医用电气系统安全要求》
GB/T 9969—2008	《工业产品使用说明书 总则》
GB/T 9937.3—2008	《口腔词汇 第3部分：口腔器械》
GB/T 9937.4—2005	《牙科术语 第4部分：牙科设备》
GB/T 14710—2009	《医用电器环境要求及试验方法》
YY 0055.1—2009	《牙科 光固化机 第1部分：石英钨卤素灯》
YY 0055.2—2009	《牙科 光固化机 第2部分：发光二极管（LED）灯》
YY/T 0058—2015	《牙科学 病人椅》
YY 0460—2009	《超声洁牙设备》
YY/T 0466.1—2009	《医疗器械 用于医疗器械标签、标记和提供信息的符号 第1部分：通用要求》
YY 0505—2012	《医用电气设备 第1-2部分：安全通用要求 并列标准：电磁兼容 要求和试验》
YY/T 0514—2009	《牙科手机 软管连接件》

YY/T 0610—2007	《医学影像照片观察装置通用技术条件》
YY/T 0628—2008	《牙科设备 图形符号》
YY/T 0629—2008	《牙科设备 高容量和中容量吸引系统》
YY/T 0630—2008	《牙科学 牙科治疗机 第2部分：供水供气》
YY/T 0725—2009	《牙科设备 给排管路的连接》
YY/T 0751—2009	《超声洁牙设备 输出特性的测量和公布》
YY/T 0836—2011	《牙科手机 牙科低压电动马达》
YY/T 0837—2011	《牙科手机 牙科气动马达》
YY 1012—2004	《牙科手机 联轴节尺寸》
YY/T 1043—2004	《牙科治疗机》
YY 1045.2—2010	《牙科手机 第2部分 直手机和弯手机》
YY/T 1120—2009	《牙科学 口腔灯》
YY 91057—1999	《医用脚踏开关通用技术条件》

上述标准包括了注册产品中经常涉及到的标准。有的注册申请人还会根据产品的特点引用一些行业外的标准和欧盟及一些较为特殊的标准。

对产品适用及引用标准的审查可以分两步来进行。

首先对引用标准的齐全性和适宜性进行审查，也就是在编写注册产品技术要求时与产品相关的国家、行业标准是否进行了引用，以及引用是否准确。可以通过对研究资料中的产品性能研究是否引用了相关标准，以及所引用的标准是否适宜来进行审查。

其次对引用标准的采纳情况进行审查。即所引用的标准中的条款要求，是否在注册产品技术要求中进行了实质性的条款引用。这种引用通常采用两种方式，文字表述繁多内容复杂的可以直接引用标准及条文号，比较简单的也可以直接引述具体要求。

如有新版强制性国家标准、行业标准发布实施，产品性能指标等要求应执行最新版本的国家标准、行业标准。

（六）产品的适用范围/预期用途、禁忌症

适用范围：供医疗部门口腔科作诊断和治疗用。

禁忌症：应包括所有搭配使用附件的禁忌症。

（七）产品的主要风险

牙科综合治疗机的风险管理报告应符合 YY/T 0316—2008《医疗器械 风险管理对医疗器械的应用》的有关要求，审查要点包括：

1. 与产品有关的安全性特征判定可参考 YY/T 0316—2008 的附录 C；

2. 危害、可预见的事件序列和危害处境判断可参考 YY/T 0316—2008 附录 E、I；

3. 风险控制的方案与实施、综合剩余风险的可接受性评价及生产和生产后监视相关方法可参考 YY/T 0316—2008

附录 F、G、J；

4. 风险可接收准则，降低风险的措施及采取措施后风险的可接收程度，是否有新的风险产生。

以下依据 YY/T 0316—2008 的附录 E（表 E.1）从十六个方面提示性列举了牙科综合治疗机可能存在的危害因素，提示审查人员可从以下方面考虑（表 2，表 3）。

表 2　危害清单

能量危害示例	生物学和化学危害示例	操作危害示例	信息危害示例
线电压（网电源）： 漏电流： ● 外壳漏电流； ● 对地漏电流； ● 患者漏电流； ● 电场； ● 磁场； 热能： ● 高温； ● 机械能： 重力： ● 坠落； ● 悬挂质量； 振动： ● 贮存的能量； ● 运动零件； ● 患者的移动和定位； 声能： ● 超声能量； ● 次声能量； ● 声音	生物学的： 细菌； 病毒； 再次或交叉感染； 化学的： 气路、组织、环境或财产暴露在外来物质中； 生物相容性	功能： 不正确或不适当的输出或功能； 不正确的测量； 错误的数据转换； 功能的丧失或变坏； 使用错误： 缺乏注意力； 记忆力不良； 不遵守规则； 缺乏知识； 违反常规	标记： 不完整的使用说明书； 性能特征的不适当的描述； 不适当的预期使用规范； 限制未充分公示； 操作说明书： 医疗器械所使用的附件的规范不适当； 使用前检查规范不适当； 过于复杂的操作说明； 警告： 副作用的警告； 一次性使用医疗器械可能再次使用的危害的警告； 服务和维护规范

表 3　危害、可预见的事件序列、危害处境和可发生的损害之间的关系

危害	可预见的事件序列	危害处境	损害
能量危害			
线电压（网电源）漏电流	设计不合理、采购的原材料不合格导致漏电	电能施加到人体	触电损伤
电场磁场	设计不合理导致电磁场过大影响其它设备的运转	其它设备运转故障	设备故障
热能：高温	热水器恒温性能不稳定可能导致高温热水	漱口水温度太高而烫伤病人	烫伤
机械能：重力坠落悬挂质量振动运动零件患者的移动和定位	设计不合理，采购原料不合格，生产控制失控	错误的机械能或机械力施加到病人	机械损伤

续表

危害	可预见的事件序列	危害处境	损害
贮存的能量	空气压缩机压力容器故障	爆炸	爆炸伤人
声能： 超声能量 次声能量 声音	设计不合理，采购原料不合格，生产控制失控	噪音，超声	噪音，超声损伤
生物学和化学危害			
细菌病毒其它微生物	生产环境和产品清洁未控制好导致管路受污染	使用过程中细菌、病毒或其他微生物进入患者的体内	细菌、病毒等感染死亡
消毒、清洁	应用部件消毒不完全传染病	交叉传染	传染高致病性疾病
操作危害－功能			
功能的丧失或变坏	元器件故障导致功能丧失	使用时导致无法正常使用；使用过程中细菌进入患者的体内	治疗失败
操作危害：使用错误不遵守规则缺乏知识违反常规	错误的使用了产品；损坏了产品	使用时导致无法正常使用	治疗失败
信息危害－标记			
不完整的使用说明性能特征的不适当的描述	1. 标签设计错误； 2. 标签使用错误	给用户在使用、操作上误导，使用时导致无法正常使用	治疗失败
不适当的预期使用规范限制未充分公示	1. 标签设计错误； 2. 标签使用错误	给用户在使用、操作上误导，使用时导致无法正常使用	治疗失败
信息危害－操作说明书			
使用前检查规范不适当	操作说明中注意事项未写明或标示不明显；使用已损坏的产品；使用了受污染的产品	使用时导致无法正常使用；使用过程中细菌进入患者的体内	治疗失败细菌感染
信息危害－警告			
副作用的警告	禁忌症的警告未写明或标示不明显；违反禁忌症使用了产品	患者因治疗发生意外	治疗失败
一次性使用医疗器械可能再次使用的危害的警告	未写清或标示不明显；重复使用	使用过程中细菌进入患者的体内	交叉感染

（八）产品技术要求应包括的主要性能指标

本条款给出需要考虑的产品基本技术性能指标，给出了推荐要求，注册申请人可参考相应的国家标准、行业标准，根据自身产品的技术特点制定相应的标准，但不得低于相关强制性国家标准、行业标准的有关要求。

如有不适用条款（包括国家标准、行业标准要求），企业在研究资料的产品性能研究中必须说明理由。

1. 正常工作条件

企业提交的正常工作条件应包含以下内容，推荐性数据如下，企业可根据自身产品的技术特点规定相应工作条件。

（1）环境温度 5℃~40℃；

（2）相对湿度 ≤80%；

（3）大气压力 86 KPa~106 KPa；

（4）电源 包括 a.c.220V±22V 50Hz±1Hz；

（5）水压 200 KPa~400 KPa；

（6）气源气压最大值不小于 500 KPa，不大于 700 KPa，流量不小于 50 L/min；

（7）固定治疗机的地面应平整，安装后的治疗机机身偏斜度应不大于 0.5°。

2. 产品技术要求应包括的主要性能指标

2.1 功能指标

（1）牙科病人椅

应符合 YY/T 0058—2015《牙科病人椅》的规定。

（2）牙科手机

1）提供手机时，手机应符合《牙科手机注册技术指导原则》的要求。

2）以牙科综合治疗台的名义进行产品注册时，组成中不应含有符合 YY1045.1 的高速气涡轮手机。

（3）口腔灯

应符合 YY/T 1120—2009《牙科学 口腔灯》的规定。

（4）器械盘

1）在各个工作位置上都应能稳定，盘面倾斜度应不大于 3°；

2）上下移动范围应不少于 440mm，转动角度应不少于 160°，且升降应自如，可在移动范围内任意位置上停留。

（5）三用喷枪

1）密封性应良好，启闭应灵活，喷出物应均匀，喷射方向应能调节；

2）分别按动水路或气路按钮时，水、气应分清。二个按钮同时按下时，喷出物应成雾状。

（6）漱口给水装置

1）出水应柔直，无飘溅现象；

2）如装有热水器，热水器恒温性能应稳定，漱口水温度应为 40℃±5℃。

（7）吸唾器

1）弱吸唾器

气压为 200 KPa 时，真空度应不小于 10 KPa；

气压为 200 KPa 时，抽水速率应不小于 400mL/min。

2）强吸唾器

气压为 400 KPa 时，真空度应不小于 25 KPa；

气压为 400 KPa 时，抽水速率应不小于 1000 mL/min。

吸唾器的性能指标数值仅供参考，注册人应根据自身产品的技术特点制定相应的数值。

（8）痰盂

1）水压为 200KPa 时，冲痰盂的水流应达痰盂底整周。

2）水压为 400KPa 时，应不会有水溅出盂盆。

3）痰盂下水应畅通，下水速率不小于 4L/min。

4）应能承受清洁和消毒，而无损坏痕迹。

5）痰盂应有污物过滤装置。

6）痰盂的清洗水出水口和痰盂的溢出水位之间的空气间隙的距离应不少于 20mm。

（9）观片灯

应符合 YY/T 0610—2007《医学影像照片观察装置通用技术条件》的规定。

（10）脚踏开关

应符合 YY 91057—1999《医用脚踏开关通用技术条件》的规定。

（11）光固化机

应符合 YY 0055.1—2009《牙科 光固化机 第 1 部分：石英钨卤素灯》或 YY 0055.2—2009《牙科 光固化机 第 2 部分：发光二极管（LED）灯》的规定。

（12）超声洁牙机

应符合 YY 0460—2009《超声洁牙设备》的规定。

（13）供水供气系统

1）水、气路管道应有明显的颜色区分。

2）水、气路系统应畅通，各阀应操作方便，启闭灵活。

3）水路系统的密封性应足够可靠，在承受正常的工作压力时，应不会爆裂或泄漏。

4）供水供气应符合 YY/T 0630—2008《牙科学 牙科治疗机 第 2 部分：供水供气》的规定。

（14）其他配件

如有其他配件，应符合相应的国家标准、行业标准的要求，或制定相应的技术要求，如 YY/T 1043—2004《牙科治疗机》中 5.2.2 固体收集器、5.2.3 汞合金分离装置。

2.2 安全指标

（1）安全防护装置

在单一故障条件下（例如某一限位开关失灵）应能提供机械限制一类的附加防护装置。

（2）爆裂压力

治疗机中使用的压力系统应足够可靠，在承受正常的工作压力时，应不会爆裂或泄漏，应符合 YY/T 1043—2004《牙科治疗机》的规定。

（3）压力释放

治疗机在火灾事故可能产生压力的所有部件，应配备压力释放装置，应符合 YY/T 1043—2004《牙科治疗机》

的规定。

（4）电气安全性能

应符合 GB 9706.1—2007《医用电气设备 第 1 部分：安全通用要求》、GB 9706.15—2008《医用电气设备 第 1－1 部分：通用安全要求 并列标准：医用电气系统安全要求》（若适用）、YY/T 0058—2015《牙科病人椅》和 YY/T 1043—2004《牙科治疗机》的规定。

（5）电磁兼容性能

应符合 YY 0505—2012《医用电气设备 第 1－2 部分：安全通用要求 并列标准：电磁兼容 要求和试验》的要求。

2.3 质量控制指标

（1）噪声

治疗机的转动部分运转应平稳，无杂音。整机噪声应不大于 70dB（A）。

（2）外观与结构

1）治疗机的外表面应光滑、平整，不允许有凹凸、碰伤和粗糙不平的缺陷。

2）牙科椅上可能会对患者或医生造成损害的粗糙面、尖角和锐边，应避免或予以覆盖。

3）喷涂件表面应光洁，无露底、脱落、起泡、发粘及影响外观的修补痕迹。

4）治疗机装配应牢靠，紧固件应牢固，活动部件应灵活可靠。

5）各种文字符号应清晰、准确、牢固。

6）治疗机各操作件指示应正确，动作应可靠。

7）电动牙科椅中的背垫、枕头、座垫应柔软舒适，具有弹性，安放应端正、对称。

（3）环境试验要求

治疗机的环境试验应符合 GB/T 14710 的要求。

（九）同一注册单元中典型产品的确定原则和实例

典型产品应是同一注册单元内能够代表本单元内其他产品安全性和有效性的产品，应考虑技术指标及性能不改变、功能可以达到最齐全、结构最复杂、风险最高的产品。

对于安全结构相同或相近的，一般情况下，较为复杂的可以替代简单的，容量较大的可以替代容量较小的。

举例：牙科综合治疗机使用的关键部件、基本原理、预期用途、主要技术性能指标相同，如仅外观不同，或配置附件的数量和种类不同，建议选取配置附件数量和种类最复杂的型号为典型产品。

同一单元中不同型号规格的产品应在标准中明确各型号规格间的关键部件、基本原理、预期用途、主要技术性能指标、配置附件、结构外观等方面的区别。

电磁兼容检测单元的评价应结合注册申请人提供的典型型号的说明、电磁兼容检测差异性分析、必要的差异性检验数据以及注册申请人的结论作出判定。

（十）产品生产制造相关要求

牙科综合治疗机无特殊生产工艺要求。

（十一）产品的临床评价细化要求

1. 根据《关于发布免于进行临床试验的第二类医疗器械目录的通告》（2014 年第 12 号）"产品名称：电动牙科综合治疗设备，分类编码：6855"，电动牙科综合治疗机通过对性能和安全指标的评价可以保证产品安全有效，可以免予进行临床试验，在产品注册过程中，注册申请人需按照《医疗器械临床评价技术指导原则》中第五章的要求提交临床评价资料。

2. 不符合上述规定的，注册申请人需按照《医疗器械临床评价技术指导原则》中第七章的要求提供相应的临床试验资料，临床试验资料的提供应符合国家有关规定。

（十二）该类产品的不良事件历史记录

曾有牙科椅背断裂，导致病人受伤的报道。

配套使用电动牙科手机可能灼伤患者：美国 FDA 器械及辐射健康中心发布公众健康通告，指出使用缺乏维护的电动牙科手机已引起多起对患者的严重伤害，包括 3 级烧伤。而这些 3 级烧伤的患者需要进行外科整容手术。这些伤害发生在拔除牙齿、切除骨骼、拔除牙髓等牙科手术过程中。由于这类牙科手术中，患者被麻醉而无法感觉到组织烧伤，而手机本身设计为热绝缘使得操作者也无法感觉到附件过热的情况。所以通常直到已造成实质的组织损伤时，患者或医生才能发觉。通常对于高速或低速气动手机，如果手机的性能下降，则牙科医师就会知道需要进行维护的项目，如齿轮或轴承老化或磨损等。但是缺乏维护的电动牙科手机并不会出现类似于性能下降的现象。相反，如果电动手机磨损或阻塞，电动机会增加输出到手机头或附件的功率，以保证其性能。而增加的功率可以在手机附件迅速产生热量。由于热量上升过快，则非常容易通过金属手机导热。最后，灼伤患者可能是牙科医师所能发现的手机问题的第一个现象。

（十三）产品说明书和标签要求

产品说明书一般包括使用说明书和技术说明书，两者可合并。说明书、标签和包装标识应符合《医疗器械说明书和标签管理规定》及相关标准的规定。

1. 说明书的内容

使用说明书的编写应符合 GB/T 9969《工业产品使用说明书 总则》和《医疗器械说明书和标签管理规定》：

产品名称、型号、规格；

（1）注册人或者备案人的名称、住所、联系方式及售后服务单位，进口医疗器械还应当载明代理人的名称、住所及联系方式；

（2）生产企业的名称、住所、生产地址、联系方式及生产许可证编号或者生产备案凭证编号，委托生产的还应当标注受托企业的名称、住所、生产地址、生产许可证编号或者生产备案凭证编号；

（3）医疗器械注册证编号；

（4）产品技术要求的编号；

（5）性能指标、主要结构组成、适用范围；

（6）注意事项、警示以及提示的内容；

（7）安装和使用说明或者图示；

（8）维护和保养方法，特殊储存、运输条件、方法；

（9）生产日期，使用期限；

（10）配件清单，包括配件、附属品、损耗品更换周期以及更换方法的说明等；

（11）医疗器械标签所用的图形、符号、缩写等内容的解释；

（12）说明书的标志或者修订日期；

（13）其他应标注的内容。

2. 禁忌症、注意事项、警示及提示性说明

（1）应仔细阅读、理解说明书中全部内容方可操作；

（2）操作时应遵循仪器上的全部警示和说明；

（3）电源插座线应按标准配置，接地线必须牢固；

（4）切忌无供水时打开热水器开关；

（5）器械盘不得堆放过重物品；

（6）治疗机出厂时气压已设定，非专业人员不得随意调整；

（7）牙科椅动作极限已锁定，非专业人员不得随意调整；

（8）下班时应关闭水、气电源总开关；

（9）脚踏开关必须拨至有水状态下手机才能出水；

（10）使用本设备的单位或个体门诊在牙科治疗机废物排放系统中必须配备或连接一个汞合金分离装置；

（11）保养和维修时须排空水气后再切断水电气源，使用前接通水电气源；

（12）用喷枪手柄和喷嘴在消毒前先放进消毒袋里，然后再进行 134℃（2bar）高压蒸气消毒，消毒时间不短于 3 分钟；

（13）高速涡轮牙钻手机（高速手机）、低速气动马达（低速手机）清洁消毒之前请阅读生产厂商说明书；

（14）机壳用湿的布及中性清洁剂清洗，以保证皮面光滑和弹性且不受腐蚀；PU 部件及 ABS 部件用软布蘸肥皂水清洗；金属烘漆部件用软布蘸肥皂水清洗或用汽车喷蜡擦拭；

（15）拿光纤手机时要特别小心，避免损坏发光的端部，并确认头不会接触到已治疗过的混合物，保持一定距离或在治疗的前 5 秒钟使用一块透明型片；

（16）混合物在工具上留下的任何痕迹都必须马上除去，拆下光纤手机并用一块浸了酒精的布清洁；

（17）不要把光纤手机的光线对准病人眼睛！射出的光线可能对某些病人造成伤害，比如说那些白内障患者。一般地说光纤不会造成持久的伤害，但可能诱发暂时性的失明；

（18）牙科椅额定负载为 135kg，如超载将不能正常工作；如果和外置设备共同使用进行种植工作，每次都要断

开牙科椅的供电。以避免由于故障和不小心触碰了控制按钮而导致人身伤害；

（19）只有在高速手机和低速手机完全停下来之后才能取下车针，否则会导致夹头损坏，车针掉出而导致人身伤害；

（20）只能使用高质量的车针和尺寸合适的螺栓；

（21）每天在开始工作之前，都要检查夹头的损坏情况以确定车针是否牢固地卡在手机里；

（22）更换高速手机车针后，应向外拔车针以确认它是否安装到位；

（23）车针的直径应介于 1.59～1.60mm（ISO 1797 第三类标准），最大长度是 25mm（ISO 6360－1 标准）；

（24）只有在安装了车针或修复工具的情况下，高速手机才能被使用；

（25）当工具正在使用时不要按车针的脱开按钮，按钮和气动马达叶轮间的摩擦力会使头部过热，可能导致烧坏；

（26）病人嘴里的组织（舌头、面颊、嘴唇等）必须通过合适的方法（用镜子等）进行保护，以免碰到按钮；

（27）不要用手直接接触口腔灯灯泡，待灯泡冷却后，再戴上保护手套后更换，以免烫伤；

（28）严禁用手或金属器械接触 PC 板及生产厂商电子元件；

（29）用户应对易老化的配件（如牙科手机等）定期进行维护、更换。

3. 应当在说明书中标明的其他内容

（1）牙科治疗机的总体尺寸；

（2）底盘的总尺寸和维护安装的接口位置；

（3）连接表面和紧固方法（螺栓）以及供电电源和其他维护的细节；

（4）牙科综合治疗机的组装和安装方法；

（5）电气特性（电压、频率、熔断器值）；

（6）牙科治疗机的工作程序、操作和日常维护，包括显示每个控制器的位置和说明，以及关于预期使用安全因素的其他特点；

（7）该牙科综合治疗机与其他移动式设备连用的注意事项；

（8）牙科综合治疗机清洁和消毒的指南；

（9）牙科综合治疗机和它的附件在最不利位置时，在固定安装位置产生的质量（负载极限）和最大位移；

（10）不带座椅的治疗机质量（负载极限）；

（11）在最不利位置时，其工作表面的最大安全负载的承受能力；

（12）该牙科治疗机在设计时允许用的标准附件，以及承担这些附件的能力；

（13）该牙科治疗机中使用管路的颜色；

（14）连接到牙科治疗机进口和出口的所有液体的特征；

（15）常用备件的一览表；

（16）接线图；

（17）在口腔治疗范围内，用于治疗机安装的备用件最低要求和建议；

（18）该牙科治疗机使用的压力系统的工作压力；

（19）最小空间要求和对符合牙科操作的牙科病人椅安装方法的建议；

（20）牙科病人椅现场组装和装配的说明；

（21）安装设备的扭矩；

（22）牙科病人椅的操作说明和日常维护，包括显示每个控制器的位置和说明以及预期使用安全因素的其他内容。

4. 技术说明书内容

一般包括概述、组成、原理、技术参数、规格型号、图示标记说明、系统配置、外形图、结构图、控制面板图，必要的电气原理图及表等。

5. 标签

（1）治疗机上应有下列标识

1）注册人的名称、地址和联系方式；

2）生产企业的名称、地址、联系方式及生产许可证编号，委托生产的还应当标注受托企业的名称、住所、生产地址及生产许可证编号；

3）产品名称、型号、规格；

4）输入电源；

5）消耗功率；

6）编号或生产日期、使用期限；

7）注册产品技术要求编号、产品注册证编号；

8）必要的警示、注意事项。

医疗器械标签因位置或者大小受限而无法全部标明上述内容的，至少应当标注产品名称、型号、规格、生产日期和使用期限或者失效日期，并在标签中明确"其他内容详见说明书"。

（2）包装箱上应有下列标志

1）注册人和生产企业的名称、地址及联系方式；

2）产品名称、型号规格、数量；

3）编号或生产日期、使用期限；

4）毛重和净重；

5）体积（长×宽×高）；

6）注册产品技术要求编号、产品注册号、生产许可证号；

7）"易碎、小心轻放"、"保持干燥"、"避光日晒"等字样或标记。其图示标志应符合 GB/T 191—2008 和 YY/T 0466.1—2009 中有关规定。

包装箱上的字样或标记应保证不因历时较久而模糊不清。

（十四）产品的研究要求

（1）产品的性能研究

1）应当提供产品性能研究资料以及产品技术要求的研究说明，包括功能性、安全性指标以及与质量控制相关的

其他指标的确定依据，所采用的标准或方法、采用的原因及理论基础。

2）应描述所采用的国家标准、行业标准中不适用条款及理由。

3）如有附加的特殊附件及试验方法，应提供性能指标制定的相关依据。

（2）生物相容性评价研究

应对产品的所有部件（主要考虑与患者和使用者直接或间接接触的材料）的生物相容性进行评价。生物相容性评价研究资料应当包括：生物相容性评价的依据和方法，产品所用材料的描述及与人体接触的性质，实施或豁免生物学试验的理由和论证，对于现有数据或试验结果的评价。研究资料可参考《医疗器械生物学评价和审查指南》（国食药监械〔2007〕345 号）出具。

（3）生物安全性研究

本产品不含动物源或生物活性物质，本条不适用。

（4）灭菌/消毒工艺研究

牙科综合治疗机产品为非灭菌产品，配套使用的附件在使用前应由医疗机构清洗消毒，说明书提供的清洗消毒方法应提供相应的研究资料，需符合 WS 310.1—2009《医院消毒供应中心 第 1 部分：管理规范》、WS 310.2—2009《医院消毒供应中心 第 2 部分：清洗消毒及灭菌技术操作规范》、WS 310.3—2009《医院消毒供应中心 第 3 部分：清洗消毒及灭菌效果监测标准》及 WS/T 367—2012《医疗机构消毒技术规范》的要求。

（5）产品有效期和包装研究

牙科综合治疗机为有源医疗器械，且配套使用的附件很多，可根据结构组成中每个部件确认有效期，区分易损件和主机的有效期，提供产品有效期信息及确定依据。

应对产品的包装及包装完整性提供研究资料，在宣称的有效期内以及运输储存条件下，保持包装完整性的依据。

（6）动物研究

不适用。

（7）软件研究

若申报产品使用软件（包括计算机或单片机的程序）控制各部件的功能，应当单独提供一份医疗器械软件描述文档，内容包括基本信息、实现过程和核心算法，详尽程度取决于软件的安全性级别和复杂程度，编写可参见《医疗器械软件注册申报资料指导原则》的相关要求。

（8）其他资料

证明产品安全性、有效性的其他研究资料（若有）。

三、审查关注点

（一）注册产品技术要求的编制要求

该产品的安全、性能要求分别由国家标准、行业标准规定的要求进行检查，因此注册申请人根据产品的特性编

写注册产品技术要求。

注册产品应符合相关的强制性国家标准、行业标准和有关法律、法规的规定，并按国家食品药品监督管理总局公布的《医疗器械产品技术要求编写指导原则》的要求编制。

（二）说明书中必须告知用户的信息是否完整。

（三）产品的主要风险是否已经列举，并通过风险控制措施使产品的安全性在合理可接受的程度之内。

（四）产品的预期用途是否明确。

（五）第三方出具的检测报告应对关键部件的型号进行限定。关键部件主要包括变压器、升降电机、热水器等。

（六）检测报告中电磁兼容检验应与电气安全检验关联。

牙科综合治疗机注册技术审查
指导原则编制说明

一、指导原则编写的目的

本指导原则用于指导和规范第二类产品牙科综合治疗机（以下简称治疗机）在注册申报过程中审查人员对注册材料的技术审评。

本指导原则旨在让初次接触该类产品的注册审查人员对产品原理、结构、主要性能、预期用途等各个方面有基本了解，同时让技术审查人员在产品注册技术审评时把握基本的尺度，以确保产品的安全、有效。

本指导原则编写的依据是：《医疗器械监督管理条例》（国务院令第650号）、《医疗器械注册管理办法》（国家食品药品监督管理总局令第4号）、《医疗器械临床试验规定》（国家食品药品监督管理局令第5号）、《医疗器械说明书和标签管理规定》（国家食品药品监督管理总局令第6号）、《医疗器械标准管理办法》（国家药品监督管理局令第31号）、国家食品药品监督管理部门发布的其他规范性文件等。

本指导原则执行了GB/T 191—2008《包装储运图示标志》、GB 9706.1—2007《医用电气设备 第1部分：安全通用要求》、GB 9969—2008《工业产品使用说明书 总则》、GB/T 14710—2009《医用电器环境要求及试验方法》、YY 0055.2—2009《牙科 光固化机 第2部分：发光二极管（LED）灯》、YY/T 0058—2004《牙科病人椅》、YY 0460—2009《超声洁牙设备》、YY/T 0466.1—2009《医疗器械 用于医疗器械标签、标记和提供信息的符号 第1部分：通用要求》、YY/T 610—2007《医学影像照片观察装置通用技术条件》、YY/T 0630—2008《牙科学 牙科治疗机 第2部分：供水供气》、YY/T 1043—2004《牙科治疗机》、YY/T 1120—2009《牙科机 口腔灯》、YY

1045.1—2009《牙科手机 第1部分：高速气涡轮手机》、YY 91057—1999《医用脚踏开关通用技术条件》、《医疗器械说明书和标签管理规定》（国家食品药品监督管理总局令第6号）。

二、指导原则中部分具体内容的编写考虑

此类产品的不良事件历史记录主要从国家食品药品监督管理总局的不良事件监测数据库中查找，也征询了相关领域的临床专家，尚未发现严重不良事件。

由于科学技术和临床需求的不断发展和变化，牙科综合治疗机也在不断地变化，本指导原则按照目前的技术水平和现有的产品，尽可能详细阐述各种参数的最基本的要求。其中的主要技术性能指标依据于国家标准和行业标准。使用本指导原则的各方应从产品的具体情况和医疗器械风险管理的角度来分析确认产品的技术要求，以确保产品的安全、有效。

对牙科综合治疗机的定义，引用了GB 9937.4—2005中的描述。对产品型号的分类，原起草单位考虑将儿童型牙科综合治疗机作为一个单独分类，后考虑到儿童型牙科综合治疗机仅是外观不同，不涉及结构变化，并考虑使用者的习惯，分为连体式牙科综合治疗机和分体式牙科综合治疗机两大类。

产品的主要风险主要列出了所有可能存在的风险，注册申请人应根据产品的特性及生产工艺、使用方法，考虑降低风险的方法及评价风险可接受性。

产品的主要技术指标主要参考了相应的国家标准、行业标准的要求，对器械盘、吸唾器、痰盂等尚未有国家标准、行业标准，征询了相关领域的临床、标准专家，制定了相应的参考技术要求，在相应的国家标准、行业标准发布实施之前，注册申请人可根据自身产品的技术特点制定相应的技术指标，不作为强制要求。牙科手机及接头考虑到注册申请人配手机或不配手机销售的情况，如配置手机，手机应符合相应国家标准、行业标准的要求。

本指导原则鼓励注册申请人应用新技术，对因随着技术的发展，可能会出现其他的配件，如固体收集器、汞合金分离装置等，应符合相应的国家标准、行业标准的要求，或制定相应的技术要求。

三、指导原则编写人员

本指导原则的起草单位为广东省食品药品监督管理局审评认证中心，编写成员由广东省医疗器械注册技术审评人员、行政审批人员、广东省医疗器械质量监督检验所专家、口腔科专家、生产企业共同组成，以充分利用各方面的信息和资源，综合考虑指导原则中各个方面的内容，尽量确保指导原则的正确、全面、实用。

103 光固化机注册技术审评指导原则

（光固化机注册技术审查指导原则）

本指导原则旨在指导注册申请人提交光固化机的注册申报资料，同时规范光固化机的技术审评要求。

本指导原则是对光固化机的一般性要求，注册申请人应根据光固化机的特性提交注册申报资料，判断指导原则中的具体内容是否适用，不适用内容详述理由。注册申请人也可采用其他满足法规要求的替代方法，但应提供详尽的研究资料和验证资料。

本指导原则是在现行法规和标准体系以及当前认知水平下、并参考了国外法规与指南、国际标准与技术报告制定的。随着法规和标准的不断完善，以及认知水平和技术能力的不断提高，相关内容也将适时进行修订。

本指导原则是对注册申请人和审查人员的指导性文件，不包括审评审批所涉及的行政事项，亦不作为法规强制执行，应在遵循相关法规的前提下使用本指导原则。

一、适用范围

本指导原则适用于以石英钨卤素灯和发光二极管（LED）灯为光源，且工作波长范围在 385nm～515nm 的光固化机。

光固化机的管理类别为 II 类，分类编码为 6855，属于口腔科修复用设备。

二、技术审查要点

（一）产品名称的要求

石英钨卤素灯为光源的光固化机应使用"卤素灯光固化机"作为产品名称。

发光二极管（LED）灯为光源的光固化机应使用"LED 光固化机"作为产品名称。

（二）产品适用范围的要求

产品在牙科临床用于对以聚合物为基底的修复材料进行照射使之固化。

（三）产品综述资料

按照使用的光源和供电电源的不同，本指导原则定义了光固化机的详细分类，如表1所示。

注册申请人应提交器械的完整描述，包括所有型号、规格及配置。

1. 描述光固化机的结构，提供原理（组成）框图及实物图。内容应足够详尽，便于评估器械的性质和操作。

类别2、类型1（工作方式1）的光固化机的产品组成可描述如下：

产品由主机、电源适配器、电池、导光元件、遮光装置、充电座组成。

类别1、类型2 的光固化机的产品组成可描述如下：

产品由主机、充电座、电池、导光元件、遮光装置、滤光片组成。

2. 提供产品的技术规格（技术指标）。当器械与相关标准有差异时应着重说明。

3. 应描述产品的工作原理。

例如卤素灯光固化机的工作原理可描述为：采用卤素灯为光源，利用物体受热发光原理发出全频谱光，经过滤光片，过滤掉不需要的红外光和紫外光，最后经导光元件将蓝光导出，使牙科修复材料在辐射能量作用下迅速固化。

例如 LED 光固化机的工作原理可描述为：采用发光二极管为光源，发出对牙科修复材料有效的一定波长的光源，经导光元件集光并导出，使牙科修复材料在辐射能量作用下迅速固化。

（四）研究资料

1. 生物相容性研究资料

组成中导光元件、一次性保护套如预期与人体接触，本章节适用。

表1 光固化机分类

类别 \ 类型	类型1			类型2
类别1：石英钨卤素灯为光源的光固化机	工作方式1：独立设备，由供电网供电的光固化机（其中包括既可以使用网电源，也可以使用内部电池供电的类型）	工作方式2：附件，牙科治疗机仅供电，临床上由光固化机器本身调节治疗模式和光能量的输出	工作方式3：附件，属于牙科治疗机的内置模块。由牙科治疗机供电，并通过牙科治疗机的控制面板调节光固化机的治疗模式和光能量的输出	独立设备，由内部电池（如可充电电池）供电的光固化机
类别2：发光二极管（LED）灯为光源的光固化机				

应描述导光元件、一次性保护套的材料，以及在使用过程中与口腔内生理组织接触的性质和时间，参照 GB/T 16886.1《医疗器械生物学评价 第1部分：风险管理过程中的评价与试验》或者 YY/T 0268《牙科学 口腔医疗器械生物学评价 第1单元：评价与试验》的要求对导光元件、一次性保护套进行生物相容性评价。

2. 灭菌/消毒研究资料

可重复使用的导光元件，使用前应保证已消毒或灭菌，并明确具体的消毒或灭菌方法，消毒或灭菌周期的重要参数（如时间、温度和压力）以及该消毒或灭菌方法确定的依据，并提供推荐的灭菌方法耐受性的研究资料。

（五）注册单元划分的原则

1. 参照表1，不同类别的光固化机应划分为不同的注册单元。

2. 同一类别下的不同类型的光固化机，应划分为不同的注册单元；类型1下的不同工作方式的光固化机，应划分为不同的注册单元；但对于组成中含有充电座的类型1工作方式1的光固化机与类型2的光固化机可放在同一注册单元。

（六）产品适用的标准

如下表格（表2）列出光固化机主要涉及的现行有效的国家/行业标准；如有标准发布或更新，应考虑新版标准的适用性。国家/行业标准中不适用条款应在产品性能研究资料中说明合理原因。

表2　产品适用的标准

GB 9706.1—2007	《医用电气设备 第1部分：安全通用要求》
YY 0505—2012	《医用电气设备 第1-2部分：安全通用要求 并列标准：电磁兼容 要求和试验》
GB/T 14710—2009	《医用电器环境要求及试验方法》
YY/T 0316—2008	《医疗器械 风险管理对医疗器械的应用》
GB/T 16886.1—2011	《医疗器械生物学评价 第1部分：风险管理过程中的评价与试验》
YY/T 0268—2008	《牙科学 口腔医疗器械生物学评价 第1单元：评价与试验》
YY 0055.1—2009	《牙科 光固化机 第1部分：石英钨卤素灯》
YY 0055.2—2009	《牙科 光固化机 第2部分：发光二极管（LED）灯》
GB 9706.15—2008	《医用电气设备 第1-1部分：通用安全要求 并列标准：医用电气系统安全要求》
YY 0709—2009	《医用电气设备 第1-8部分：安全通用要求 并列标准：通用要求，医用电气设备和医用电气系统中报警系统的测试和指南》
GB 4943.1—2011	《信息技术设备 安全 第1部分：通用要求》

（七）产品技术要求及检测应注意的问题

1. 光固化机的辐射值应满足表3的要求。

表3　辐射值要求

类别、类型		本指导原则表1定义
工作模式	波长范围（单位：nm）	制造商公布的辐射值（单位：mW/cm^2 或 W/m^2）
工作模式1	190～385	≤200mW/cm^2（类别1适用）
		≤100mW/cm^2（类别2适用）
	400～515	
	>515	≤100mW/cm^2
	385～400（制造商若声称）	
工作模式2		

注：测试多个模式，可根据实际情况增加表格内容。

2. 如果声称光固化机预期与牙科治疗机等其他设备连接或结合使用，则该光固化机应在连接或结合状态下符合 GB 9706.1《医用电气设备 第1部分：安全通用要求》、YY 0505《医用电气设备 第1-2部分：安全通用要求 并列标准：电磁兼容 要求和试验》的要求，以及 GB 9706.15《医用电气设备 第1-1部分：通用安全要求 并列标准：医用电气系统安全要求》（如适用）的要求。

3. 如果光固化机在临床使用过程中配有导光元件和一次性保护套，则检测时，光固化机应配上产品组成中的所有导光元件和一次性保护套（如申报在产品组成中）或在随机文件中说明的配合使用的导光元件和一次性保护套进行试验，来评估是否符合 YY 0055.1《牙科 光固化机 第1部分：石英钨卤素灯》或 YY 0055.2《牙科 光固化机 第2部分：发光二极管（LED）灯》中辐射条款7.2的要求。不带导光元件和一次性保护套的光固化机应在正常使用条件下进行试验。检测报告中体现导光元件和一次性保护套的类型或型号。原则上，导光元件和一次性保护套的选取不影响电气安全和电磁兼容的测试。

4. 在每一个固化模式（如连续照射模式或脉冲模式等）下，试验方法中的检测时间（由制造商规定）应结合光固化机的实际临床使用情况进行检测，目的是检测辐射均能够符合 YY 0055.1《牙科 光固化机 第1部分：石英钨卤素灯》或 YY 0055.2《牙科 光固化机 第2部分：发光二极管（LED）灯》的条款7.2或制造商的要求。

同时，应在制造商规定的每一个固化模式下进行试验。

5. 产品在临床使用中存在过热的风险，应有必要的防护措施；若具有过热报警功能，应考虑 YY 0709《医用电气设备 第1-8部分：安全通用要求 并列标准：通用要求，医用电气设备和医用电气系统中报警系统的测试和指南》的适用性。

6. 本条款适用于组成中含有充电座的光固化机：

若充电座在患者环境下使用，充电座应符合 GB 9706.1《医用电气设备 第 1 部分：安全通用要求》的要求，包括充电座在内的光固化机应符合 YY 0505《医用电气设备 第 1 - 2 部分：安全通用要求 并列标准：电磁兼容 要求和试验》的标准要求；

若充电座在非患者环境下使用，充电座应符合相关电气安全标准的要求，且包括充电座在内的光固化机应符合 GB 9706.15《医用电气设备 第 1 - 1 部分：通用安全要求 并列标准：医用电气系统安全要求》、YY 0505《医用电气设备 第 1 - 2 部分：安全通用要求 并列标准：电磁兼容 要求和试验》的标准要求。

7. 关于辐射值的检测应注意的问题

（1）提交的检测报告应体现辐射值的具体数值，而不仅仅给出诸如"符合要求"的文字性结果；且该数值应与制造商的随机文件声称的数值或范围一致。

（2）若产品既为电网供电设备，又为内部电源设备，应按照电网供电、电池供电两种方式分别进行辐射试验。

8. 本指导原则以实例的形式提供了产品技术要求模板。该实例为类别 2 类型 2 的光固化机，组成中含有乳白色和琥珀色两种导光元件，工作模式包括连续照射模式（仅 10s 的档位）、脉冲模式和渐进模式等三种模式。其中产品技术要求模板中计算辐射值使用的计算公式的 Z_i 为导光元件顶端的有效导光面积，实际应涵盖 Z_1（乳白色）、Z_2（琥珀色）两种情形。

（八）产品说明书

光固化机的说明书应符合《医疗器械说明书和标签管理规定》（国家食品药品监督管理总局令第 6 号）和相关标准中的要求，并应明确以下信息：

1. 警示信息（含光学辐射和热危害警告）和防护建议；

2. 光固化机的灭菌和（或）消毒、维护、保养说明；灭菌和（或）消毒周期的重要参数；

3. 导光元件出光面与固化面之间的距离建议；

4. 与患者或牙科材料接触的应用部分的清洗和消毒方法；

5. 过热的警示，如连续使用等原因；

6. 每个工作模式下 400nm ~ 515nm 波长范围的最低辐射值；

7. 类别 2 的光固化机还应有以下信息：典型波长峰和/或典型光谱分布；

8. 制造商若声称，每个工作模式下 385nm ~ 400nm 波长范围的辐射值。

（九）临床评价资料

光固化机列入《免于进行临床试验的第二类医疗器械目录》（2014 年第 12 号通告，2014 年 8 月 21 日发布），该目录对应的序号为 335。申请光固化机的注册，可免于进行临床试验。注册申请人参照《医疗器械临床评价技术指导

原则》的要求，提交相应的临床评价资料。

列入《目录》的产品，注册申请人应提交申报产品相关信息与《目录》所述内容的对比资料和申报产品与已获准境内注册的《目录》中医疗器械的对比说明，如相应对比说明能够证明产品是《目录》中的产品，则企业无需进行临床试验。若无法证明申报产品与《目录》产品具有等同性，则应按照《医疗器械临床评价技术审查指导原则》其他要求开展相应工作。

（十）其他资料

1. 风险管理报告应符合 YY/T 0316《医疗器械 风险管理对医疗器械的应用》的有关要求，具体编写可参考附录 2 "风险管理资料" 章节的要求。

2. 软件资料应符合《医疗器械软件注册技术审查指导原则》的要求。

三、参考文献

（一）医疗器械临床评价技术审查指导原则（国家食品药品监督管理总局通告 2015 年第 14 号）

（二）医疗器械软件注册技术审查指导原则（国家食品药品监督管理总局通告 2015 年第 50 号）

（三）FDA document - Dental Curing Lights - Premarket Notification［510（k）］.

（四）ISO 10650—2015：Dentistry - Powered polymerization activators。

四、起草单位

起草单位：国家食品药品监督管理总局医疗器械技术审评中心。

附录 1　产品技术要求模板

医疗器械产品技术要求编号：

LED 光固化机

1. 产品型号/规格及其划分说明

1.1 产品型号/规格说明

1.2 提供产品型号配置表（详见下表，如含多个型号，应增加表格内容）。

产品型号配置表

类别、类型	参照本指导原则表 1 定义
光源	灯的规格、额定功率 主波长范围（单位：nm） 峰值波长范围（单位：nm）
导光元件	横截面（如为圆形/椭圆等）及其光学有效导光面积
光固化工作模式	描述各种固化模式（如连续照射、脉冲等）及在这些模式下的工作时间设定

续表

类别、类型	参照本指导原则表1定义
供电信息	类型1的情况适用： 输入电压、相数、频率 如适用，电池规格、型号； 如适用，充电座的型号、电源电压、相数、频率； 如适用，牙科治疗机的输入电压、相数、频率，牙科治疗机的型号、制造商； 如适用，内置模块的输入电压、制造商
	类型2的情况适用： 充电座型号、电源电压、相数、频率 电池规格、型号
与患者接触部分的描述	部件名称，材质，接触时间，接触部位
主要部件的维护方式（清洁/消毒/灭菌）	主机： 导光元件： 滤光片： 遮光装置： 与患者接触部分的部件：

1.3 嵌入式软件发布版本（如适用）

1.4 软件版本命名规则（如适用）

明确软件完整版本的全部字段及字段含义

2. 性能指标

2.1 通用要求

应符合 YY 0055.2—2009 的条款 5.1 的要求。

2.2 辐射

类别、类型	类别2、类型2	
工作模式	波长范围（单位：nm）	辐射值（单位：mW/cm^2）
连续照射模式（连续照射10s）	190～385	……
	385～400（注册申请人若声称）	……
	400～515	……
	＞515	……

续表

类别、类型	类别2、类型2	
脉冲模式（10次持续时间为1s的最大功率脉冲照射，每次照射间隔250ms）	波长范围（单位：nm）	辐射值（单位：mW/cm^2）
	190～385	……
	385～400（注册申请人若声称）	……
	400～515	……
	＞515	……
渐进模式（前10s功率逐渐递增，后10s最大功率连续照射）	波长范围（单位：nm）	辐射值（单位：mW/cm^2）
	190～385	……
	385～400（注册申请人若声称）	……
	400～515	……
	＞515	……

2.3 安全要求

应全面执行 GB 9706.1—2007 和 YY 0505—2012。产品安全特征见附录。

2.4 环境试验要求

应执行 GB/T 14710—2009。

2.5 制造商声称的功能，如光固化机充电座具有验证光固化机的辐射输出是否达到有效辐射值的功能。

2.6 组成若包括一次性保护套，应符合相应要求。

2.7 如适用，软件功能要求。

3. 检验方法

3.1 通用要求

根据 YY 0055.2—2009 中 7.1 通用要求的方法进行试验，应符合 2.1 的要求。

3.2 辐射

在充满电的情况下

3.2.1 连续照射模式

根据下表规定的顺序进行测试。

顺序	滤光片	时间（s）	操作	读数
1	石英滤光片	0	检查电压，打开 LED 光固化机	
		10	记录读数；检查电压	A1
		20	关灯，如有冷却风扇，则继续开着风扇	
		20～60	更换滤光片	
		60	开始第2步	
2	385nm 滤光片	0	检查电压，打开 LED 光固化机	
		10	记录读数；检查电压	B1
		20	关灯，如有冷却风扇，则继续开着风扇	
		20～60	更换滤光片	
		60	开始第3步	

续表

顺序	滤光片	时间（s）	操作	读数
3	400nm 滤光片	0	检查电压，打开 LED 光固化机	
		10	记录读数；检查电压	C1
		20	关灯，如有冷却风扇，则继续开着风扇	
		20 ~ 60	更换滤光片	
		60	开始第 4 步	
4	515nm 滤光片	0	检查电压，打开 LED 光固化机	
		10	记录读数；检查电压	D1
		20	关灯，如有冷却风扇，则继续开着风扇	
		20 ~ 60	更换滤光片	
		60	继续重复步骤 1 ~ 4，直到得到 5 组 A1，B1，C1，D1 数据	

3.2.1.1 数据处理

用所得的 5 组数据，计算相应的 5 次辐射平均值 $\overline{M}_{A1}$、$\overline{M}_{B1}$、$\overline{M}_{C1}$、$\overline{M}_{D1}$。

3.2.1.2 辐射值计算

a）利用辐射平均值，计算 190nm ~ 385nm 波长范围内，每单位面积的辐射值：$(\overline{M}_{A1} - \overline{M}_{B1})/Z_i$；

b）利用辐射平均值，计算 385nm ~ 400nm 波长范围内，每单位面积的辐射值：$(\overline{M}_{B1} - \overline{M}_{C1})/Z_i$；

c）利用辐射平均值，计算 400nm ~ 515nm 波长范围内，每单位面积的辐射值：$(\overline{M}_{C1} - \overline{M}_{D1})/Z_i$；

d）利用辐射平均值，计算 515nm 以上波长范围的，每单位面积的辐射值：$\overline{M}_{D1}/Z_i$。

3.2.1.3 将 3.2.1.2 辐射值 a）、b）、c）、d）的计算结果依次填入 2.2 的报告中。

3.2.2 脉冲模式

3.2.3 渐进模式

3.3 安全要求

根据 GB 9706.1—2007、YY 0505—2012 规定的方法进行试验，应符合 2.3 的要求。

3.4 环境试验

根据 GB/T 14710—2009 规定的方法进行试验，应符合 2.4 的要求。

3.5 按照使用说明书的规定，对制造商声称的主要功能进行逐项检查，核实其能否正常工作。

3.6 一次性保护套的要求。

3.7 如适用，软件功能要求。

…

附录：产品安全特征（11 项）、电气绝缘图、电气绝缘表格

附录2 风险管理资料

光固化机的风险管理报告应符合 YY/T 0316—2008《医疗器械 风险管理对医疗器械的应用》的有关要求，审查要点包括：

1. 产品定性定量分析是否准确（依据 YY/T 0316—2008 附录 A）；

2. 危害分析是否全面（依据 YY/T 0316—2008 附录 D）；

3. 风险可接收准则，降低风险的措施及采取措施后风险的可接收程度，是否有新的风险产生。

以下依据 YY/T 0316—2008 的附录 D 从六个方面列举了光固化机产品的危害因素（表4）。

表4 产品主要危害

可能产生的危害	形成的因素
能量危害	电能：如保护接地阻抗、漏电流、电介质强度（如外壳漏电流超地允许值导致使用者有不适的感觉）。 应用部分与带电部分隔离； 设备的电源插头剩余电压； 机器外壳的防护罩封闭不良； 设备没有足够的外壳机械强度和刚度； 设计不合理导致的电气安全问题； 设计不合理导致能量传递到患者，如光固化机的紫外截止波长小于 380nm，即紫外光，不符合条件导致损害人体健康等。 设计不合理导致树脂材料上温升过高，损害牙齿。 光固化机主体部分靠近高亮 LED 的部位，连续使用当表面温度升高达到 45℃ 左右时，温度保护启动，红灯亮，此时固化机受保护不能启动。直到温度回落到 45℃ 以下才能正常工作
机械危害	在运输及搬运过程中所造成的危害会造成器材的外部损伤，严重会造成功能损坏。 表面粗糙、尖角和锐边可能会导致损伤
生物学危害	组成中若含有预期与人体接触的部件，应考虑生物学危害

可能产生的危害	形成的因素
环境危害	电磁兼容性（电磁发射及干扰）
说明书不恰当说明	包括图示符号说明不规范； 操作使用方法不清楚； 技术说明不清楚； 清洁、消毒灭菌方法不明确； 重要的警告性说明或注意事项不明确等； 不适当的操作说明
使用中危害	不适当的标记（标志、标签）； 使用不当引起的风险； 包括清洁消毒不当引起的危害，如将光固化机浸在消毒液中。 未经训练的人员使用； 不能正常发挥使用性能等； 维护和校正不当，引起的不能正常发挥使用性能（对于卤素灯，要想获得足够的固化深度和单体转化率，光固化机要能发出足够强的一定光谱的光。经导光元件传出的光在导光元件中心是最强的，向周边强度递减。光固化机输出受很多因素影响，如电压变化、滤光片受污染或老化、灯泡、反光镜老化、导光元件折断或移位，导光元件表面被树脂污染、反复高温高压消毒等均会使光强下降）； 直视光源造成的危害

104 牙科种植机注册技术审评指导原则

（牙科种植机注册技术审查指导原则）

本指导原则旨在指导申请人提交牙科种植机的注册申报资料，同时规范牙科种植机的技术审评要求。

本指导原则是对牙科种植机的一般性要求，申请人应根据牙科种植机的特性提交注册申报资料，判断指导原则中的具体内容是否适用，不适用内容详述理由。申请人也可采用其他满足法规要求的替代方法，但应提供详尽的研究资料和验证资料。

本指导原则是在现行法规和标准体系以及当前认知水平下、并参考了国外法规与指南、国际标准与技术报告制定的。随着法规和标准的不断完善，以及认知水平和技术能力的不断提高，相关内容也将适时进行修订。

本指导原则是对申请人和审查人员的指导性文件，不包括审评审批所涉及的行政事项，亦不作为法规强制执行，应在遵循相关法规的前提下使用本指导原则。

一、适用范围

牙科种植机的管理类别为Ⅱ类，分类编码为6855（口腔科设备及器具），属于口腔科手术设备。

本指导原则适用于电力驱动式的牙科种植机。牙科种植机是一种提供种植手术用器械所需的驱动力，用于实施牙科种植手术的医用电气设备。

二、技术审查要点

（一）产品名称的要求

应使用"牙科种植机"作为产品名称。

（二）产品适用范围的要求

产品适用于牙科种植治疗。

（三）产品综述资料

牙科种植机根据不同的结构，分为内置式、网电源供电和内部电源供电三种。

申请人应提交器械的完整描述，包括所有型号、规格及配置。

1. 说明牙科种植机的结构，提供原理（组成）框图及实物图。内容应足够详尽，便于评估器械的性质和操作。

（1）例如内置式牙科种植机可描述如下：

该结构的产品作为模块安装在牙科治疗机内，由牙科治疗机供电，并通过牙科治疗机的控制台面板和脚踏开关预设或调节与种植手术操作步骤相对应的功能。

该结构的产品由功能控制电路、马达线缆、马达、手机、脚踏开关等组成。框图如下：

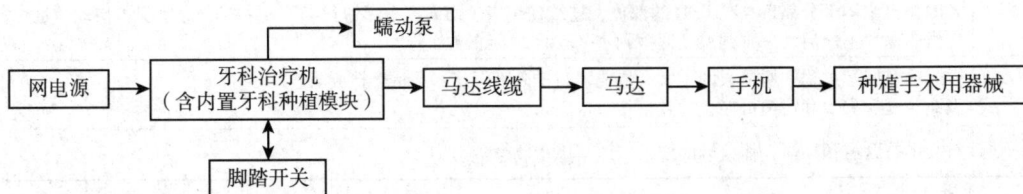

（2）例如网电源供电的牙科种植机可描述如下：

该结构的产品作为独立设备由网电源供电，通过主机和脚踏开关预设或调节与种植手术操作步骤相对应的功能，将电能和信号通过马达线缆传递给马达，马达驱动手机，手机驱动种植手术用器械实施手术。

该结构的产品由主机、蠕动泵、马达线缆、马达、手机、脚踏开关等组成。框图如下：

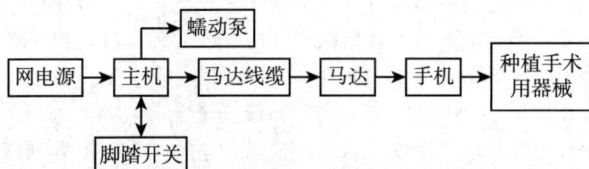

（3）例如内部电源供电的牙科种植机可描述如下：

该结构的产品作为独立设备由电池供电，通过主机的控制单元直接控制电机输出机械力驱动种植手术用器械实施手术。

该结构的产品由主机、电池、充电座、手机等组成。框图如下：

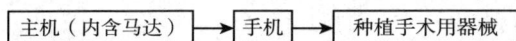

2. 提供产品的技术规格（技术指标）；当器械与相关标准有差异时，应着重说明。

3. 申请人应明确各组成单元。

（1）主机

由网电源（AC220V）直接供电，或由电池供电，为手机提供机械动力能和/或电能。通过操作控制台面板和脚踏开关，预设或调节与种植手术操作步骤相对应的功能。一般情况下，转速、手机的齿轮速比选择、扭矩控制、正反转功能、冷却水流量的调节及状态均在控制台面板上操作及显示。

（2）马达线缆

用于在控制台与马达之间实现电能传输。

（3）马达

马达通过马达线缆与控制台完成电气相连并由后者供电，用于提供旋转种植手术用器械的驱动力。

（4）手机

由操作者握持，其驱动所夹持的种植手术用器械来实现手术目的的部件。在临床上需根据转速及扭矩需求配备不同齿轮速比的手机。

（5）脚踏开关

接入主机或牙科治疗机后，用于控制种植手术操作步骤相对应的功能选择和启停切换。

（6）蠕动泵

由牙科治疗机或主机控制，用于在种植手术过程中提供工作区域的水冷却、冲洗的动力，包括冷却液的流量调整。

4. 申请人应说明整机配置。

整机配置应覆盖所有组合情况。同一型号的整机应考虑根据主机、马达、脚踏开关、手机等主要部件的不同组合方式划分为不同的配置。

例如某一型号 AAA 的牙科种植机含主机（型号 X）、马达（型号 Y1、型号 Y2）、手机（型号 Z）、脚踏开关（无线型号 W1、有线型号 W2），则 AAA 型号的配置应至多包括 X + Y1 + Z + W1、X + Y1 + Z + W2、X + Y2 + Z + W1、X + Y2 + Z + W2 等 4 种配置，并以实际申报组合情况确定最终配置。

（四）研究资料

1. 生物相容性研究资料

牙科种植机产品组成中若包括手机部分，本章节适用。

手机看作机头与机身的组合构造。考虑临床使用中机头部分在口内操作，会与口腔内生理组织接触，因此应评价手机机头部分的生物学风险。申请人应描述机头部分的材料，以及在使用过程中与口腔粘膜组织接触的性质和时间，参照 GB/T 16886.1—2011《医疗器械生物学评价 第 1 部分：风险管理过程中的评价与试验》或者 YY/T 0268—2008《牙科学 口腔医疗器械生物学评价 第 1 单元：评价与试验》的要求对手机机头部分进行生物相容性评价。

2. 灭菌工艺研究资料

（1）手机

手机应可耐受灭菌处理，并参照 YY 1045.2《牙科手机 第 2 部分 直手机和弯手机》的要求能够承受一定次数的灭菌循环，而无损坏现象。灭菌方式宜采用压力蒸汽灭菌。如采用其他灭菌方式，应提供该灭菌方法及其确定的依据。提供推荐的灭菌方法耐受性的研究资料。

（2）马达及马达线缆

若适用，马达及马达线缆可耐受灭菌处理，应参照 YY 0836—2011《牙科手机 牙科低压电动马达》的要求能够承受一定次数的灭菌循环，而无损坏现象。灭菌方式宜采用压力蒸汽灭菌。如采用其他灭菌方式，应提供该灭菌方法及其确定的依据。提供推荐的灭菌方法耐受性的研究资料。

（五）注册单元划分

1. 内置式牙科种植机、网电源供电的牙科种植机、内部电源供电的牙科种植机应划分为不同的注册单元。

2. 供水管路、种植手术用器械均不应划入牙科种植机的注册单元。

3. 若牙科种植用手机的接口为符合 YY 1012—2004《牙科手机联轴节尺寸》的通配接口，建议将手机作为独立的注册单元进行申报，手机应符合本指导原则附录 3 的要求；若马达、手机为专配，可将马达、手机划入牙科种植机的注册单元。

（六）检测单元划分

检测样机的选取应考虑产品功能、性能、预期用途、安全指标、主要部件、结构及其组合方式等，应以不同配置（见综述资料"整机配置说明"）而非不同型号的结果作为划分检测单元的依据。以"整机配置说明"涉及内容为例，应考虑：

1. 由于主机、马达、手机、脚踏开关等主要部件在整机中起的作用较大，其不同的配置影响到了整机的安全和性能要求，因此应考虑 4 种配置下的安全和性能检测报告。

2. 电磁兼容安全要求须覆盖全部 4 种配置。

3. 医用电气设备在实施 GB 9706.1—2007《医用电气设备 第 1 部分：安全通用要求》标准全项检测时，应对电磁兼容性能按照电磁兼容标准要求实施检测。安规检测报告和 EMC 检测报告应具有关联性。

（七）产品适用的标准

如下表格（表 1）列出牙科种植机主要涉及的现行有效的国家/行业标准；如有标准发布或更新，应考虑新版标准的适用性。国家/行业标准中不适用条款应在产品性能研究资料中说明合理原因。

表 1　产品适用的标准

GB 9706.1—2007	《医用电气设备 第 1 部分：安全通用要求》
YY 0505—2012	《医用电气设备 第 1-2 部分：安全通用要求 并列标准：电磁兼容 要求和试验》
YY 1045.2—2010	《牙科手机 第 2 部分 直手机和弯手机》
YY 0836—2011	《牙科手机 牙科低压电动马达》
YY 91057—1999 YY 1057—2016	《医用脚踏开关通用技术条件》
YY 1012—2004	《牙科手机联轴节尺寸》
YY/T 0628—2008	《牙科设备 图形符号》
GB 4943.1—2011	《信息技术设备 安全 第 1 部分：通用要求》
GB 9706.15—2008	《医用电气设备 第 1-1 部分：通用安全要求 并列标准：医用电气系统安全要求》
GB/T 14710—2009	《医用电器环境要求及试验方法》
YY/T 1400—2016	《牙科学 牙科设备表面材料耐受化学消毒剂的测定》
GB/T 16886.1—2011	《医疗器械生物学评价 第 1 部分：风险管理过程中的评价与试验》
YY/T 0268—2008	《牙科学 口腔医疗器械生物学评价 第 1 单元：评价与试验》
YY/T 1485—2016	《牙科学 牙科种植机》

（八）产品技术要求及检测应注意的问题

1. 内置式牙科种植机，应和配合使用的牙科治疗机在连接或结合状态下符合 GB 9706.1—2007《医用电气设备 第 1 部分：安全通用要求》、YY 0505—2012《医用电气设

备 第 1-2 部分：安全通用要求 并列标准：电磁兼容要求》的要求。

2. 内部电源供电的牙科种植机，其组成中若含有充电座，则：

若充电座在患者环境下使用，充电座应符合 GB 9706.1—2007《医用电气设备 第 1 部分：安全通用要求》的要求；

若充电座在非患者环境下使用，充电座应符合相应电气安全的标准要求，且包括充电座在内的牙科种植机应符合 GB 9706.15—2008《医用电气设备 第 1-1 部分：通用安全要求 并列标准：医用电气系统安全要求》、YY 0505—2012《医用电气设备 第 1-2 部分：安全通用要求 并列标准：电磁兼容 要求和试验》的标准要求。

3. 本指导原则以网电源供电的牙科种植机为实例，提供了产品技术要求书写模板，见本指导原则的附录 1。

（九）产品说明书

牙科种植机的产品说明书应符合《医疗器械说明书和标签管理规定》（国家食品药品监督管理总局令第 6 号）和相关标准中的要求，并包括：

1. 工作环境（至少包括湿度和温度）；

2. 种植机马达的转速和转矩，或和手机配合使用后的转速和转矩；

3. 种植机马达、马达线缆是否可灭菌的说明；

4. 若适用，悬挂装置的最大允许负载；

5. 牙科种植机的清洁及消毒说明；

6. 推荐的冷却液的种类和使用方法；

7. 若适用，推荐光源；

8. 若可和其他制造商生产的附件配合使用，在牙科种植机的说明书中应规定这些附件的特性；

9. 若适用，明确灭菌周期的重要参数，例如时间、温度和压力；

10. 热伤害的警示；

11. 润滑剂伤害的警示；

12. 说明牙科种植机用水所要求的质量，包括水的硬度范围。

（十）临床评价资料

牙科种植机列入《免于进行临床试验的第二类医疗器械目录》（国家食品药品监督管理总局通告 2016 年第 133 号，以下简称《目录》），对应的序号为 190。申请牙科种植机的注册，可免于进行临床试验。注册申请人参照《医疗器械临床评价技术指导原则》的要求，提交相应的临床评价资料。

列入《目录》的产品，注册申请人需提交申报产品相关信息与《目录》所述内容的对比资料和申报产品与已获准境内注册的《目录》中医疗器械的对比说明，如相应对比说明能够证明产品是《目录》中的产品，则企业无需进行临床试验。若无法证明申报产品与《目录》产品具有等

同性，则应按照《医疗器械临床评价技术审查指导原则》其他要求开展相应工作。

（十一）其他资料

1. 风险管理报告应符合 YY/T 0316—2016《医疗器械 风险管理对医疗器械的应用》的有关要求，具体编写可参考附录 2 风险管理资料的要求。

2. 软件资料应符合《医疗器械软件注册技术审查指导原则》的要求。

三、参考文献

（一）《医疗器械临床评价技术指导原则》（国家食品药品监督管理总局通告 2015 年第 14 号）

（二）《医疗器械软件注册技术审查指导原则》（国家食品药品监督管理总局通告 2015 年第 50 号）

（三）《医疗机构口腔诊疗器械消毒技术操作规范》（国家卫生和计划生育委员会，卫医发〔2005〕73 号）

（四）GB/T 9937.3—2008 口腔词汇 第 3 部分：口腔器械

（五）YY/T 0752—2016 电动骨组织手术设备

（六）FDA Document – Guidance for Industry and FDA Staff：Dental Handpieces – Premarket Notification ［510（k）］Submissions.

（七）FDA Document – Dental Handpiece Sterilization.

（八）ISO 14457—2012：Dentistry – Handpieces and Motors.

四、编制内容说明

本指导原则包括适用范围、技术审查要点、附录等三部分内容，主要规定了以下内容：

第一，明确了本指导原则的适用范围和牙科种植机的三种结构形式；

第二，明确了申报产品综述资料、研究资料的要求；

第三，明确了产品适用的标准、划分注册单元、划分检测单元的要求、产品技术要求和检测报告应注意的问题、并附产品技术要求模板；

第四，明确了产品说明书与标签相关要求；

第五，明确了独立申报牙科种植用手机的注册要求。

五、起草单位

国家食品药品监督管理总局医疗器械技术审评中心。

附录：1. 产品技术要求模板
   2. 风险管理资料
   3. 牙科种植用手机技术审查要点

附录 1　产品技术要求模板

1. 产品型号/规格及其划分说明

1.1 产品型号规格及划分说明

1.2 提供产品型号配置表（详见下表，如含多种配置，应增加表格内容）

产品型号配置信息表

结构	参照本指导原则（三）产品结构：结构 1/结构 2/结构 3	
供电信息	牙科治疗机的型号、制造商；内置模块的输入电压	结构 1 的情况适用
	输入电压、相数、频率	结构 2 的情况适用
	充电座型号 充电座的电源电压、相数、频率 电池规格、型号	结构 3 的情况适用
重要条目	主要参数说明	备注
牙科治疗机（型号：）	齿轮速比选项： 转速范围： 转矩范围： 水流量选项：	结构 1 的情况适用
主机（型号：）	齿轮速比选项： 转速范围： 转矩范围： 水流量选项：	结构 2/结构 3 的情况适用
脚踏开关（型号：）	有线/无线 有线线缆的长度 输入电压	
马达（型号：）	电动马达类型（YY 0836 条款 4.1 规定）： 喷雾水源： 喷雾气源： 马达冷却气： 手机连接器： 光源： 空载转速： 转矩： 后处理方式（消毒/清洁/灭菌）	
马达线缆	电缆长度 后处理方式（消毒/清洁/灭菌）	结构 1/结构 2 的情况适用
手机（型号：）	结构形式（直手机/弯手机）、夹头形式（YY 1045.2 条款 5.2 规定）： 是否提供水冷却和/或气冷却： 照明方式： 灭菌方式： 齿轮速比： 手机材质：	

1.3 软件发布版本

1.4 版本命名规则

明确软件完整版本的全部字段及字段含义。

2. 性能指标

2.1 应符合 YY/T 1485—2016 的要求。

2.2 手机符合 YY 1045.2—2010 的要求。

2.3 脚踏开关的功能要求

脚踏开关应具备制造商在随机文件或使用说明书中规定的各项功能。

2.4 安全要求

应符合 GB 9706.1—2007、YY 0505—2012 的要求。产品安全特征详见附录。

2.5 环境试验要求

应符合 GB/T 14710—2009 的要求。

2.6 软件功能要求。

3. 试验方法

3.1 按照 YY/T 1485—2016 的要求进行试验，结果应符合 2.1 的要求。

3.2 按照 YY 1045.2—2010 的要求进行试验，结果应符合 2.2 的要求。

3.3 按照使用说明书的规定，对主要功能进行逐项检查，核实其能否正常工作。

3.4 安全要求

按照 GB 9706.1—2007、YY 0505—2012 的要求进行试验，结果应符合 2.4 的要求。

3.5 产品的环境试验应按照 GB/T 14710—2009 的规定的方法及程序执行。

3.6 软件功能。

附录

产品安全特征（11 项）、电气绝缘图、电气绝缘表格

附录 2　风险管理资料

本文件识别出了与牙科种植机产品相关的主要风险，并给出了缓解（降低或减轻）这些风险的建议方法。申请人若使用替代方法来缓解本文件中指出的特定风险，或者确定了除了本文件中以外的其他风险，申请人应该提供足够的细节信息来支持所用的方法。

1. 产品的风险管理报告应符合 YY/T 0316《医疗器械 风险管理对医疗器械的应用》的有关要求，判断与产品有关的危害，估计和评价相关风险，控制这些风险并监视控制的有效性。申请人提供注册产品的风险管理报告应扼要说明：

（1）在产品的研制阶段，已对其有关可能的危害及产生的风险进行了估计和评价，并有针对性地实施了降低风险的技术和管理方面的措施；

（2）在产品性能测试中部分验证了这些措施的有效性，达到了通用和相应专用标准的要求；

（3）对所有剩余风险进行了评价；

（4）全部达到可接受的水平；

（5）注册申请人对产品的安全性的承诺。

2. 风险管理报告的内容至少包括：

（1）产品的风险管理组织；

（2）产品的组成及预期用途；

（3）风险报告编制的依据；

（4）产品与安全性有关的特征的判定。

申请人应按照 YY/T 0316《医疗器械 风险管理对医疗器械的应用》附录 C 的 34 条提示，对照产品的实际情况作出针对性的简明描述。

注意：产品如存在 34 条提示以外的可能影响安全性的特征，也应作出说明。

（5）对产品的可能危害、可预见事件序列和危害处境的判定。

申报方应根据自身产品特点，根据 YY/T 0316《医疗器械 风险管理对医疗器械的应用》附录 E、I 的提示，对危害、可预见事件序列、危害处境及可导致的损害作出判定。

（6）风险可接收准则：降低风险的措施及采取措施后风险的可接收程度，是否有新的风险产生。

（7）风险控制的方案与实施、综合剩余风险的可接受性评价及生产和生产后监视的相关方法，可参考 YY/T 0316《医疗器械 风险管理对医疗器械的应用》的附录 F、G、J。

表 1　产品主要初始危害因素

通用类别	初始事件和环境示例
不完整的要求	设计参数的不恰当规范：可触及金属部分、外壳、应用部分等与带电部分隔离/保护设计缺陷，电气绝缘强度低，导致对电击危险防护不够，可能对使用者或患者造成电击危害；设备插头剩余电压过高；种植手术用器械工作时间过长，与人体接触的种植手术用器械温度过高，手机散热不良或失效，冷却装置冷却功能失效，可能引起操作者和/或患者烫伤；种植手术用器械、手机和主机间连接不牢固；便携式提挈装置不牢固，设备脚轮锁定不良，移动式设备稳定性差，设备支撑件强度不足，设备面、角、边粗糙，对飞溅物防护不够，均可能对使用者或患者造成机械损伤；进液防护能力不足，造成电气危害；运动零件防脱、防裂功能失效，机械伤害自停防护功能缺失或防护功能失效，造成机械危害；脚踏开关产生误动作；骨组织手术设备停电后又恢复时可能造成能量输出危险；控制器件固定不紧固造成调节失误；工作时噪声过大干扰医护人员的正常工作；电磁兼容性不符合要求，导致设备基本性能降低或干扰其他设备的正常工作；等等。 运行参数不恰当规范：转速、频率、力矩等运行不稳定或与设定值不一致；等等。 性能要求不恰当规范：性能参数与实际使用情况不匹配，导致机械损伤；等等。 与人体直接接触部件、手机机头部分材料的生物安全性问题。 服务中的要求不恰当规范：使用说明书未对设备、种植手术用器械、电池（若适用）的维护、保养方式、方法、频次进行说明，导致设备、种植手术用器械、电池（若适用）不能正常使用；等等。 寿命的结束：设备/附件的使用寿命和贮藏寿命导致设备/附件超期非正常使用而致使稳定性等性能指标降低，安全性能出现隐患；等等

续表

通用类别	初始事件和环境示例
制造过程	制造过程更改的控制不充分：控制程序修改未经验证，导致设备性能参数指标不符合标准要求；等等。 制造过程的控制不充分：生产过程关键工序控制点未进行监测，导致部件或整机不合格；等等 供方的控制不充分：外购、外协件供方选择不当，外购、外协件未进行有效进货检验，导致不合格外购、外协件投入生产；等等
运输和贮藏	不恰当的包装：产品防护不当导致设备运输过程中损坏；等等。 不适当的环境条件：在超出设备规定的贮藏环境（温度、湿度、大气压力）贮藏设备，导致设备不能正常工作；等等
环境因素	物理学的（如热、压力、时间）：过热/冷环境可能导致设备不能正常工作；等等。 化学的（如腐蚀、降解、污染）：强酸强碱清洗、消毒和灭菌溶液导致设备/种植手术用器械损害；非预期使用于有麻醉剂的环境中，可能因为电气连接、设备结构、静电预防不良等引起混合气体爆炸；等等。 电磁场（如对电磁干扰的敏感度）：抗电磁干扰能力差，特定环境设备工作不正常；A 类设备在 B 类设备的环境中使用会对公共电网产生影响，干扰公共电网中其他用电设备的正常运行；等等。 不适当的能量供应：设备的供电电压不稳定，导致设备不能正常工作或损坏；等等
清洁、消毒和灭菌	未对清洗、消毒、灭菌过程进行确认或确认程序不规范：使用说明书中推荐的对直接或可能接触患者部件，如种植手术用器械、手机或相关部件的清洗、消毒、灭菌方法未经确认，不能对相关部件进行有效清洗、消毒、灭菌；等等。 消毒、灭菌执行不恰当：使用者未按要求对种植手术用器械或相关部件进行防护或消毒和/或灭菌，导致院内感染；等等
处置和废弃	没提供信息或提供信息不充分：未在使用说明书中对种植手术用器械的处置和废弃方法进行说明，或信息不充分；未对设备的废弃处置进行提示性说明；等等
材料	生物相容性：与人体接触的牙钻或手机部分选择不当可致过敏等反应；等等
人为因素	设计缺陷引发可能的使用错误。 易混淆的或缺少使用说明书：如缺少详细的使用方法、缺少必要的技术参数、缺少必要的警告说明、缺少电路图和元器件清单、缺少运输和贮存环境条件的限制；设备在故障状态（如自停保护功能、变压器过载、断开保护接地线、设备的元器件出现故障）下运行可产生危险警示不足；使用不适当的种植手术用器械；使用前未检查设备工作状态；操作说明过于复杂，不易懂；未说明如何正确维护、保养设备/附件；等等。 器械的状态不明确或不清晰：无种植手术用器械的类型显示，输出参数无法分辨；等等。 设置、测量或其他信息的显示不明确或不清晰：设置或测量参数未标示单位；等等。 错误显示结果：测量结果显示错误；等等。 控制与操作不对应，显示信息与实际状态不对应：设备显示工作速度、频率与探头实际工作速度、频率不一致；等等。 与已有的器械比较，样式或布局有争议：显示参数与多数同类设备通用的显示参数布局不相同，可能引起参数设置错误；等等。 由缺乏技术的/未经培训的人员使用：使用者/操作者未经培训或培训不足，不能正确使用和维护、保养设备；等等。 与消耗品/附件/其他医疗器械的不相容性：未按使用说明书规定使用指定类型和型号的种植手术用器械，致设备损坏或人员伤亡；等等
失效模式	由于老化、磨损和重复使用而致功能退化：种植手术用器械由于反复消毒和灭菌、使用磨损等原因刃口老化、破损致患者伤害；等等

表 2　部分危害、可预见的事件序列、危害处境和可发生的损害之间的关系

危害	可预见的事件序列	危害处境	损害
电磁能（电磁干扰）	(1) 手术室内其他设备对骨组织手术设备电磁干扰导致电控部件非控制启动、运转； (2) 牙科种植机干扰其他手术设备的正常工作	(1) 设备活动部件意外运动；设置参数自行改变； (2) 其他同时使用的监护或生命维持系统无法正常工作	(1) 患者机械损伤、死亡； (2) 间接导致患者死亡
电能	出厂产品质量控制不严	(1) 应用部分漏电流超过标准要求； (2) 绝缘失效	患者电击损伤、死亡；

续表

危害	可预见的事件序列	危害处境	损害
机械力伤害	（1）运动部件防脱、防裂功能失效； （2）机械伤害自停防护功能缺失或防护功能失效。 （3）运动部件（底座解锁脚踏开关位置不合理）	应用部分不受控运动	患者机械损伤或死亡
	（1）意外的踩踏； （2）地板刹车锁定装置解锁	牙科种植机非预期性移动	操作者操作失误导致患者损伤、病情加重
功能的丧失或损坏（手机、种植手术用器械）	（1）运动部件长期使用的磨损； （2）制造时不合格	（1）防脱、防裂功能失效，种植手术用器械飞脱或断裂； （2）刃口老化、破损	患者受损、病情加重、死亡
操作（控制器误操作）	（1）未放置在指定位置； （2）误接触脚踏控制器功能键	设备活动部分意外运动	患者受损、病情加重、死亡
不完整的使用说明书（附件安装）	（1）使用说明书未对部件/配件使用作出详细说明； （2）使用说明书未对部件安装作出说明； （3）使用说明书未对部件承载能力作出说明； （4）错误的部件安装说明	部件安装不正确，松动、不能正确实现预期的功能、运动部件断裂	器官受损、病情加重、死亡

表1、表2依据YY/T 0316《医疗器械 风险管理对医疗器械的应用》的附录E提示性列举了牙科种植机可能存在危害的初始事件和环境，示例性地给出了危害、可预见的事件序列、危害处境和可发生的损害之间的关系，给审查人员予以提示、参考。

由于牙科种植机的原理、功能和结构的差异，本章给出的风险要素及其示例是常见的而不是全部的。上述部分只是风险管理过程的组成部分，不是风险管理的全部。注册申请人应按照YY/T 0316《医疗器械 风险管理对医疗器械的应用》中规定的过程和方法，在产品整个生命周期内建立、形成文件和保持一个持续的过程，用以判定与医疗器械有关的危害、估计和评价相关的风险、控制这些风险并监视上述控制的有效性，以充分保证产品的安全和有效。

附录3　牙科种植用手机技术审查要点

一、适用范围

本部分内容仅适用于牙科种植治疗时使用的牙科手机（以下简称为手机）。

手机的管理类别为Ⅱ类，分类编码为6855（口腔科设备及器具）。

二、技术审查要点

（一）产品名称的要求

若手机中包含牙科弯手机和牙科直手机，应使用"牙科手机"作为注册产品名称；若手机仅为单独的牙科弯手机或牙科直手机，应使用"牙科弯手机"或"牙科直手机"作为注册产品名称。

（二）产品的适用范围

产品适用于牙科种植治疗。

（三）术语解释

1. 牙科手机：用于向牙科工具或器具传递（带转换或不带转换）工作所需能量的手持工具。

2. 弯手机：主轴与被夹工具或器具呈角度的牙科手机，其输入轴与输出轴之间具有角度。牙科手机的一种结构方式。

3. 直手机：用来向器具传递和/或转换旋转运动的手机，其轴与手机主轴相重合。牙科手机的一种结构方式。

4. 照明方式分为带照明装置式、导光式、无照明式三种方式。

（1）带照明装置式：牙科手机结构中含照明光源。

（2）导光式：牙科手机结构不含照明光源，但结构中含有导光装置。照明光源通过可弯曲的导光纤维束（玻璃或石英）传导外部照明光源提供的光照。该导光装置可射出光束，直接导向所需区域。

（3）无照明式：牙科手机结构既不含照明光源，又不带导光装置。

（四）研究资料

1. 生物相容性评价资料

申请者应参照本文中牙科种植机的手机部分的生物相

容性评价资料要求，提供手机机头部分的生物相容性评价资料。

2. 灭菌工艺研究资料

手机须耐受灭菌。申请者应参照本文中牙科种植机的手机部分的灭菌/消毒工艺研究资料要求，提供手机的灭菌工艺研究资料。

（五）注册单元划分的原则

带照明装置式的手机与无照明式的手机应划分为不同的注册单元；导光式与无照明式的手机可放在同一注册单元。

（六）检测单元划分的原则

1. 增速手机和减速手机应划分为不同的检测单元。增速手机应选取齿轮传送比最小的产品作为检测的典型产品，减速手机中应选取齿轮传送比最大的产品作为检测的典型产品。

2. 夹头形式不同的手机应划分为不同的检测单元。

3. 本身不带独立照明装置需由导光装置传导外部照明光源提供的光照的手机和无照明功能的手机可选取前者作为检测的典型产品。

（七）产品适用的相关标准

如下表格列出手机主要涉及的现行有效的国家/行业标准；如有标准发布或更新，应考虑新版标准的适用性。

手机相关产品标准

GB 9706.1—2007	《医用电气设备 第1部分：安全通用要求》
YY 0505—2012	《医用电气设备 第1-2部分：安全通用要求 并列标准：电磁兼容 要求和试验》
GB/T 14710—2009	《医用电器环境要求及试验方法》
YY 1045.2—2010	《牙科手机 第2部分：直手机和弯手机》

（八）产品技术要求

1. 应列表明确产品型号、结构形式（直手机/弯手机）、夹头形式（YY 1045.2—2010 条款5.2规定）、是否提供水冷却和/或气冷却、照明方式（带照明装置式/导光式/无照明式）、灭菌方式、齿轮速比、手机材质。

2. 性能指标

（1）产品应符合 YY 1045.2—2010 的条款5、8、9 的要求。

（2）产品应符合 GB 9706.1—2007、YY 0505—2012 的要求。（照明方式为带照明装置式的手机适用）

（3）环境试验要求

产品的环境试验应按照 GB/T 14710—2009 的规定的方法及程序执行。（照明方式为带照明装置式的手机适用）

3. 试验方法

（1）按照 YY 1045.2—2010 的条款7的试验方法进行检测，结果应符合2.（1）的要求。

（2）按照 GB 9706.1—2007、YY 0505—2012 的试验方法进行试验，结果应符合2.（2）的要求。

（3）环境试验

产品的环境试验应按照 GB/T 14710—2009 的规定的方法及程序执行。

（九）产品说明书

除符合《医疗器械说明书和标签管理规定》（国家食品药品监督管理总局令第6号）和相关标准中的要求之外，手机的说明书还应至少明确以下信息：

1. 明确手机（含易损件如轴承、水路等）的灭菌、维护、保养说明；明确灭菌周期的重要参数，例如时间、温度；明确干燥说明；

2. 明确夹持的手术器械类型、规格、尺寸；

3. 若带水冷却，明确水冷却方式（外给水/内给水），水源的压力及基本要求；

4. 在驱动马达的最大转速下，手机的空载转速；

5. 明确手机夹头形式、联轴节类型。

（十）临床评价资料

牙科种植机列入《免于进行临床试验的第二类医疗器械目录》（国家食品药品监督管理总局通告2016年第133号，以下简称《目录》），对应的序号为190。牙科种植机用手机为牙科种植机组成的一部分，且二者适用范围一致。申请牙科种植机用手机的注册，可免于进行临床试验。注册申请人参照《医疗器械临床评价技术指导原则》的要求，提交相应的临床评价资料。

列入《目录》的产品，注册申请人需提交申报产品相关信息与《目录》所述内容的对比资料和申报产品与已获准境内注册的《目录》中医疗器械的对比说明，如相应对比说明能够证明产品是《目录》中的产品，则申请人无需进行临床试验。若无法证明申报产品与《目录》产品具有等同性，则应按照《医疗器械临床评价技术审查指导原则》其他要求开展相应工作。

105 牙科手机注册技术审评指导原则

[牙科手机注册技术审查指导原则（2017 年修订版）]

本指导原则旨在指导制造商提交牙科手机的注册申报资料，同时规范牙科手机的技术审评要求。

本指导原则是对牙科手机的一般性要求，制造商应根据牙科手机的特性提交注册申报资料，判断指导原则中的具体内容是否适用，不适用内容详述理由。制造商也可采用其他满足法规要求的替代方法，但应提供详尽的研究资料和验证资料。

本指导原则是在现行法规和标准体系以及当前认知水平下、并参考了国外法规与指南、国际标准与技术报告制定的。随着法规和标准的不断完善，以及认知水平和技术能力的不断提高，相关内容也将适时进行修订。

本指导原则是对制造商和审查人员的指导性文件，不包括审评审批所涉及的行政事项，亦不作为法规强制执行，应在遵循相关法规的前提下使用本指导原则。

一、适用范围

本指导原则的适用范围为口腔治疗设备中的牙科手机，管理类别为 II 类。

本指导原则适用于高速气涡轮手机、牙科直手机/牙科弯手机，不包含洁牙手机、一次性使用手机。与电动马达/气动马达合体的一体式设备中的牙科手机部分参照本文准备申报资料。

二、技术审查要点

（一）产品名称要求

牙科手机产品的命名应采用《医疗器械通用名称命名规则》（国家食品药品监督管理总局令第 19 号）或国家标准、行业标准上、医疗器械通用名称为依据。

1. 若牙科手机的申报组成中包含牙科弯手机和牙科直手机，应使用"牙科手机"作为注册产品名称；若牙科手机仅为单独的牙科弯手机或牙科直手机，应使用"牙科弯手机"或"牙科直手机"作为注册产品名称。

2. 申报高速气涡轮手机应规范使用"高速气涡轮手机"作为产品名称。

（二）产品的结构和组成

1. 牙科手机的结构组成

例如高速气涡轮手机：由高速气涡轮手机和接头（若有）组成；

各部件的结构如图 1 所示：

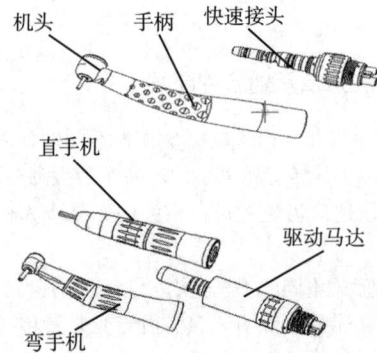

图1 牙科手机整体结构

2. 术语解释

（1）牙科手机：用于向牙科工具或器具传递（带转换或不带转换）工作所需能量的手持工具。

（2）弯手机：主轴与被夹工具或器具呈角度的牙科手机，其输入轴与输出轴之间具有角度。牙科手机的一种结构方式。

（3）直手机：用来向器具传递和/或转换旋转运动的手机，其轴与手机主轴相重合。牙科手机的一种结构方式。

（4）照明方式分为带照明装置式、导光式、无照明式三种方式。

① 带照明装置式：牙科手机结构中含照明光源。

② 导光式：牙科手机结构不含照明光源，但结构中含有导光装置。照明光源通过可弯曲的导光纤维束（玻璃或石英）传导外部照明光源提供的光照。该导光装置可射出光束，直接导向所需区域。

③ 无照明式：牙科手机结构既不含照明光源，又不带导光装置。

3. 结构/组成描述

（1）机头：机头是牙科高速气涡轮手机的核心功能区，是夹持车针、水、工作气、回气，光源各功能汇集处。

经过过滤和调压（额定值）的压缩空气分两路进入，一路作为驱动气体，一路作为冷却气体。

经过过滤和调压（额定值）的自来水（纯净水）作为冷却水进入机头。

如是光纤手机还有导光棒进入机头。

（2）手柄：手柄中空管状，密封。细端与机头连接，粗端与接头（或快速接头）连接。

中间有水管、气管、导光棒（如有）通过。

手柄本身是手机回气管的一部分。

（3）接头（或快速接头）：接头（或快速接头）是手机连接外部气、水、电源的对接口，有两孔、三孔、四孔、五孔、六孔、八孔之分。

（4）直手机：机头是核心功能区，是夹持车针、水、气、光源各功能汇集处，中间有动力传动机构、水管、气管、导光棒（如有）通过，尾部有动力连接器与驱动马达连接，接受来于驱动马达的旋转动力。直手机的设计应符合人机工程学原理。外形平滑便于清洁和消毒。

（5）弯手机：机头是核心功能区，是夹持车针、水、气、光源各功能汇集处，中间有动力传动机构、水管、气管、导光棒（如有）通过，尾部有动力连接器与驱动马达连接，接受来于驱动马达的旋转动力。手机的设计应符合人机工程学原理。外形平滑便于清洁和消毒。

4. 牙科手机控制系统

牙科手机一般没有控制系统，只有简单的水、气、光源调节装置。

（三）产品工作原理/作用机理

牙科手机是一种口腔治疗器械，由整体或成套相互关联的器械部件所组成。

电流、压缩空气分别经过电路系统、气路系统的各控制阀到达机头，驱动电机、涡轮（或叶片）旋转（轴芯转动），从而带动车针旋转，达到钻、削牙的目的，另一路水和气经过各控制阀到达机头汇合达到冷却目的。其工作原理见图2。

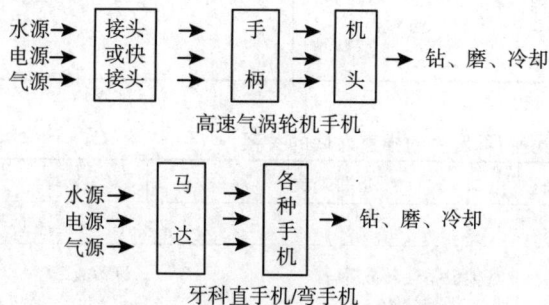

图 2　牙科手机工作原理示意图

因该产品为非直接治疗类医疗器械，故本指导原则不包含产品作用机理的内容。

（四）注册单元划分的原则和实例

1. 高速气涡轮手机、牙科弯手机/牙科直手机应划分为不同的注册单元。

2. 牙科弯手机/牙科直手机中夹持根管锉用于扩大牙齿根管的手机、用于口腔种植治疗的手机、用于牙齿钻孔打磨用的手机应划分为不同的注册单元。

3. 带照明装置式的手机与无照明式的手机应划分为不同的注册单元；导光式与无照明式的手机可放在同一注册单元。

（五）产品适用的相关标准

具体相关的常用标准列举如下（表4）：

表 4　相关标准

标准编号	标准名称
GB 9706.1—2007	《医用电气设备 第1部分：安全通用要求》
GB/T 191—2008	《包装贮运图示标志》
GB/T 9937.3—2008	《口腔词汇 第3部分：口腔器械》
GB/T 14710—2009	《医用电器设备环境要求及试验方法》
YY 1012—2004	《牙科手机联轴节尺寸》
YY 1045.1—2009	《牙科手机 第1部分：高速气涡轮手机》
YY 1045.2—2010	《牙科手机 第2部分：直手机和弯手机》
YY 0505—2012	《医用电气设备 第1-2部分：安全通用要求 并列标准：电磁兼容 要求和试验》
YY/T 0514—2009	《牙科手机软管连接件》
GB/T 16886.1—2011	《医疗器械生物学评价 第1部分：风险管理过程中的评价与试验》
YY/T 0268—2008	《牙科学 口腔医疗器械生物学评价 第1单元：评价与试验》
ISO 1797—1：2011	《牙科 旋转器械杆 第1部分：金属杆》
ISO 1797—2：1992	《牙科 旋转器械杆 第2部分：塑料杆》
ISO 13402：1995	《外科和牙科手持器械耐蒸汽消毒、耐腐蚀和耐热性能的测试》

上述标准包括了注册产品标准中经常涉及到的标准。有的企业还会根据产品的特点引用一些行业外的标准和欧盟及一些较为特殊的标准。

对产品适用及引用标准的审查可以分三步来进行。

首先对引用标准的齐全性和适宜性进行审查，也就是在编写产品技术要求时是否引用了与产品相关的国家标准、行业标准，以及引用是否准确。应注意标准编号、标准名称是否完整规范，年代号是否有效。

其次对引用标准的采纳情况进行审查。即所引用的标准中的条款要求，是否在产品技术要求中进行了实质性的条款引用。这种引用通常采用两种方式，文字表述繁多内容复杂的可以直接引用标准及条文号，比较简单的也可以直接引述具体要求。

如有新版强制性国家标准、行业标准发布实施，产品性能指标等要求应执行最新版本的国家标准、行业标准。

（六）产品的适用范围/预期用途、禁忌症

适用范围举例：高速气涡轮手机适用于口腔科钻牙、磨牙用。

禁忌症：

1. 血友病患者慎用。

2. 带有心脏起搏器的患者或医生慎用电动马达驱动手机。

3. 心脏病患者、孕妇及幼儿慎用。

（七）产品的主要风险及研究要求

牙科手机的风险管理报告应符合 YY/T 0316—2016《医疗器械 风险管理对医疗器械的应用》的有关要求，审查要点包括：

1. 与产品有关的安全性特征判定可参考 YY/T 0316—2016 的附录 C。

2. 危害、可预见的事件序列和危害处境判断可参考 YY/T 0316—2016 附录 E、I。

3. 风险控制的方案与实施、综合剩余风险的可接受性评价及生产和生产后监视相关方法可参考 YY/T 0316—2016 附录 F、G、J。

4. 风险可接收准则，降低风险的措施及采取措施后风险的可接收程度，是否有新的风险产生。

表 2 和表 3 依据 YY/T 0316—2016 的附录 E（表 E.1）从十六个方面提示性列举了牙科手机可能存在的危害因素，提示审查人员可从以下方面考虑。

表 2 危害清单

能量危害示例	生物学和化学危害示例	操作危害示例	信息危害示例
线电压（网电源） 漏电流 —外壳漏电流 —对地漏电流 —患者漏电流 电场 磁场 热能 —高温 机械能 重力 —坠落 —悬挂质量 振动 贮存的能量 运动零件 患者的移动和定位 声能 —超声能量 —次声能量 —声音	生物学的 —细菌 —病毒 —再次或交叉感染 化学的 —气路、组织、环境暴露在外来物质中 生物相容性	功能 —不正确或不适当的输出或功能 —功能的丧失或变坏 使用错误 —不遵守规则 —缺乏知识 —违反常规	标记： 不完整的使用说明书； 性能特征的不适当的描述； 不适当的预期使用规范； 限制未充分公示。 操作说明书： 医疗器械所使用的附件的规范不适当； 使用前检查规范不适当； 过于复杂的操作说明。 警告： 禁忌症的警告； 服务和维护规范

表 3 危害、可预见的事件序列、危害处境和可发生的损害之间的关系

危害	可预见的事件序列	危害处境	损害
能量危害			
电场 磁场	设计不合理导致电磁场过大影响其他设备的运转。 在强电磁辐射源边使用影响设备的运转	其他设备运转障碍。 设备运转故障	设备故障
热能 高温	转动部分性能不稳定可能导致摩擦高温	设备温度太高而烫伤病人或操作者	烫伤
机械能 重力 －坠落 －悬挂质量 振动 运动零件 患者的移动和定位	设计不合理，采购原料不合格，生产控制失控。如：手机夹持力不足或夹轴失效操作时发生车针脱落，车针折断现象	错误的机械能或机械力施加到病人	机械损伤
声能 －超声能量 －次声能量 －声音	设计不合理，采购原料不合格，生产控制失控	噪音，超声	噪音，超声损伤

续表

危害	可预见的事件序列	危害处境	损害
生物学和化学危害			
细菌 病毒 其他微生物	生产环境和产品清洁未控制好导致管路受污染	使用过程中细菌、病毒或其他微生物进入患者的体内	细菌、病毒等感染 死亡
消毒、清洁	应用部件消毒不完全传染疾病	交叉传染	传染高致病性疾病
操作危害—功能			
功能的丧失或变坏	零部件故障导致功能丧失	使用时导致无法正常使用	治疗失败
操作危害-使用错误 不遵守规则 缺乏知识 违反常规	错误的使用了产品； 损坏了产品	使用时导致无法正常使用	治疗失败
信息危害—标记			
不完整的使用说明 性能特征的不适当的描述	1. 标签设计错误； 2. 标签使用错误	给用户在使用、操作上误导，使用时导致无法正常使用	治疗失败
不适当的预期使用规范 限制未充分公示	1. 标签设计错误； 2. 标签使用错误	给用户在使用、操作上误导，使用时导致无法正常使用	治疗失败
信息危害—操作说明书			
使用前检查规范不适当	操作说明中注意事项未写明或标注不明显； 使用已损坏的产品； 使用了受污染的产品	使用时导致无法正常使用； 使用过程中细菌进入患者的体内	治疗失败 细菌感染
信息危害—警告			
副作用的警告	禁忌症的警告未写明或标注不明显； 违反禁忌症使用了产品	患者因治疗发生意外	治疗失败

（八）产品技术要求应包括的主要性能指标

产品性能指标的审查是产品技术要求审查中最重要的环节之一。

本条款给出需要考虑的产品基本技术性能指标，给出了推荐要求，企业可参考相应的国家标准、行业标准，根据企业自身产品的技术特点制定相应的技术要求，但不得低于相关强制性国家标准、行业标准的有关要求。

1. 功能性、质量控制指标

（1）高速气涡轮手机

应符合 YY 1045.1—2009《牙科手机 第 1 部分：高速气涡轮手机》的规定。

接头（或快速接头）应符合 YY/T 0514—2009《牙科手机软管连接件》，接头输入气压应符合企业的标称值。

（2）直手机、弯手机

应符合 YY 1045.2—2010《牙科手机 第 2 部分：直手机和弯手机》的规定。

（3）其他配件

如有其他配件（如照明灯），应符合相应的国家标准、行业标准的要求，或制定相应的技术要求。

（4）环境试验要求

带独立照明装置的牙科手机的环境试验应符合 GB/T 14710—2009《医用电器设备环境要求及试验方法》中气候环境试验Ⅱ组、机械环境试验Ⅱ组的要求。

2. 安全指标

（1）电气安全

照明方式为带照明装置式的牙科手机应符合 GB 9706.1—2007《医用电气设备 第 1 部分：安全通用要求》的要求。

（2）电磁兼容

照明方式为带照明装置式的牙科手机应符合 YY 0505—2012《医用电气设备 第 1 - 2 部分：安全通用要求 并列标准：电磁兼容 要求和试验》的要求。

（九）同一注册单元内注册检验代表产品确定原则和实例

典型产品应是同一注册单元内能够代表本单元内其他产品安全性和有效性的产品，应考虑技术指标及性能不改变、功能可以达到最齐全、结构最复杂、风险最高的产品。

对于安全结构相同或相近的，一般情况下，较为复杂的可以替代简单的。

牙科手机使用的关键件、基本原理、预期用途、主要技术性能指标相同，如仅外观不同，或配置附件的数量和种类不同，建议选取配置附件数量和种类最复杂的型号为典型产品。

同一单元中不同型号规格的产品应在标准中明确各型号规格间的关键件、基本原理、预期用途、主要技术性能指标、配置附件、结构外观等方面的区别。

1. 高速气涡轮手机应选取空载转速最大的产品作为检测的典型产品。

2. 牙科手机中的增速手机和减速手机应划分为不同的检测单元。增速手机应选取齿轮传送比最小的产品作为检测的典型产品，减速手机中应选取齿轮传送比最大的产品作为检测的典型产品。

3. 夹头形式不同的手机应划分为不同的检测单元。

4. 本身不带独立照明装置需由导光装置传导外部照明光源提供的光照的手机和无照明功能的手机可选取前者作为检测的典型产品。

（十）产品生产制造相关要求

应当明确产品生产加工工艺，注明关键工艺和特殊工艺，可采用流程图的形式，并说明其过程控制点。如可包括下列工艺程序：

1. 高速气涡轮手机：机芯组件装配和检验、机头组件装配和检验、手柄装配和检验、接头或快速接头（如有）装配和检验、整机装配和检验。其中机芯组件装配为关键工艺；机头组件装配为特殊工艺。

2. 直手机、弯手机：弯手机机芯装配和检验、动力传动轴装配和检验、弯手机手柄装配和检验；及检验、直手机手柄装配和检验。其中弯手机机芯装配、动力传动轴装配、直手机夹持和动力传动装置装配为关键工艺；弯手机手柄装配、直手机手柄装配为特殊工艺。

（十一）产品的临床评价细化要求

根据《免于进行临床试验的第二类医疗器械目录》（国家食品药品监督管理总局通告 2014 年第 12 号）（以下简称《目录》），"电动牙科综合治疗设备"包含在《目录》中，牙科手机属于电动牙科综合治疗设备的一个组件。注册申请人需提交申报产品相关信息与《目录》所述内容的对比资料和申报产品与已获准境内注册的《目录》中医疗器械的对比说明。具体需提交的临床评价资料要求如下：

1. 提交申报产品相关信息与《目录》所述内容的对比资料；

2. 提交申报产品与《目录》中已获准境内注册医疗器械的对比说明，对比说明应当包括《申报产品与目录中已获准境内注册医疗器械对比表》和相应支持性资料。

提交的上述资料应能证明申报产品与《目录》所述的产品具有等同性。若无法证明申报产品与《目录》产品具

有等同性，则应按照《医疗器械临床评价技术指导原则》（国家食品药品监督管理总局通告 2015 年第 14 号）其他要求开展相应工作。

（十二）产品说明书和标签要求

产品说明书一般包括使用说明书和技术说明书，两者可合并。说明书、标签应符合《医疗器械说明书和标签管理规定》（国家食品药品监督管理总局令第 6 号）及相关标准的规定。

1. 说明书的内容

除符合《医疗器械说明书和标签管理规定》（国家食品药品监督管理总局令第 6 号）和相关标准中的要求之外，手机的说明书还应至少明确以下信息：

（1）明确牙科手机（含易损件如轴承、光导管，水路，气路等）的灭菌、维护、保养说明；明确灭菌周期的重要参数，例如时间、温度；明确干燥说明。

（2）明确夹持的手术器械类型（如车针）、规格、尺寸。

（3）若为气源驱动的手机，明确压缩空气的供气压力及基本要求。

（4）若带水冷却，明确水冷却方式（外给水、内给水），水源的压力及基本要求。

（5）在驱动马达的最大转速下，手机的空载转速。

（6）明确手机夹头形式、软管连接件类型（如适用，参照 YY/T 0514 进行明确）、联轴节类型。

（7）若带水冷却，明确水冷却方式（外给水/内给水），水源的压力及基本要求。

2. 禁忌症、注意事项、警示及提示性说明

（1）应仔细阅读、理解说明书中全部内容方可操作。

（2）操作时应遵循仪器上的全部警示和说明。

（3）本产品是特为口腔治疗而制造，不能作为其他用途。

（4）本产品为高速旋转手机，使用时请注意安全。

（5）本产品仅限于专业口腔科医生使用。

（6）每次使用时，请预先在患者的口腔外进行运转检查。若发觉有松动、振动、杂音或发热等异常现象，请立即停止使用，并与原经销商联系。

（7）已损坏的手机机芯有可能会产生很高的噪音，长时间使用会影响听力，请及早更换。

（8）为免手机严重损坏，请避免手机受到撞击或不小心掉落。

（9）使用的车针应符合 YY 0302.1—2010 的标准。使用车针时，必须了解车针的规定转速和规格是否符合本手机使用。使用弯曲、有裂纹、变形、已损坏及不符合规格的车针，可能会导致运转过程中突然折断、飞出等事故，造成伤害，以及损坏手机。

（10）气源、水源的压力和流量必须达到本机的要求。进气压力过高，会导致手机涡轮转速过高，而损坏轴承。

（11）可用通针疏通喷孔。

（12）产品储存和运输应在干燥、稳定（无摔碰）、远

离酸碱等有害化学物质及气体的洁净的常温、常压、湿度小于90%的环境中。

（13）产品使用寿命末期光纤导光棒为玻璃制品，按玻璃制品环保要求处理，其余金属可进行分类回收处理，LED灯是电子产品应按《废弃电器电子产品回收处理管理条例》处理。

（14）本产品的维修需由专业人员负责。

（15）为确保手机的使用寿命，应使用干燥、洁净的压缩空气并定期维护空气压缩机及气、水过滤系统以保证压缩空气及水的质量，使用未过滤的水将导致管道接头的堵塞。

（16）车针夹持部分不可过短，否则轴承负荷不均，加快轴承磨损。

（17）请保持车针夹头的清洁，避免内部因存有污物而导致车针夹持力减弱或机芯振动。

（18）手机未装上车针时，不得通气旋转，否则将损坏轴承。

（19）请在旋转完全停止后，再进行车针或手机的装卸，切勿在旋转中按压机头盖。

（20）手机如是扭针式芯轴，不工作或长时间存放时，请预先清洗和上油，并装上车针或标准棒，如是按压式芯轴，请拆卸车针和标准棒，避免芯轴疲劳磨损。

（21）当手机表面沾有药品时，经高温消毒灭菌后，有可能致使手机表面镀层脱落或发黑，因此必须特别注意。

（22）端盖与手机头上的螺纹极为精细，打开时应先将扳手放在端盖适当的位置，对准后才扭动，以免伤螺纹。

（23）在装入新机芯前，注意清洁手机机头内部。

（24）血友病患者慎用。

（25）带有心脏起搏器的患者或医生慎用电动马达驱动手机。

（26）心脏病患者、孕妇及幼儿慎用。

3. 应当在说明书中明确重复使用的处理过程，包括清洁、消毒、包装及灭菌的方法和重复使用的次数或者其他限制。

4. 标签

手机标签应当包括以下内容：

（1）产品名称、型号、规格。

（2）注册人的名称、住所、联系方式。

（3）医疗器械注册证编号。

（4）生产企业的名称、住所、生产地址、联系方式及生产许可证编号，委托生产的还应当标注受托企业的名称、住所、生产地址、生产许可证编号。

（5）生产日期，使用期限或者失效日期。

（6）电源连接条件、输入功率（如适用）。

（7）根据产品特性应当标注的图形、符号以及其他相关内容。

（8）必要的警示、注意事项。

（9）特殊储存、操作条件或者说明。

医疗器械标签因位置或者大小受限而无法全部标明上述内容的，至少应当标注产品名称、型号、规格、生产日期和使用期限或者失效日期，并在标签中明确"其他内容详见说明书"。

（十三）产品的研究要求

1. 产品性能研究

应当提供产品性能研究资料以及产品技术要求的研究说明，包括功能性、安全性指标以及与质量控制相关的其他指标的确定依据，所采用的标准或方法、采用的原因及理论基础。

2. 生物相容性评价研究

手机看作机头与机身的组合构造。考虑临床使用中机头部分在口内操作，会与口腔内生理组织接触，因此应评价手机机头部分的生物学风险。申请人应描述机头部分的材料，以及在使用过程中与口腔粘膜组织接触的性质和时间，按照《关于印发医疗器械生物学评价和审评指南的通知》（国食药监械〔2007〕345号）、GB/T 16886.1（或者YY/T 0268）的要求对手机机头部分进行生物相容性评价。

3. 生物安全性研究

本产品不含动物源或生物活性物质，本条不适用。

4. 灭菌工艺研究

手机应可耐受灭菌处理，并参照YY 1045.2的要求能够承受一定次数的灭菌循环，而无损坏现象。灭菌方式宜采用压力蒸汽灭菌。如采用其他灭菌方式，应提供该灭菌方法及其确定的依据。提供推荐的灭菌方法耐受性的研究资料。

5. 产品有效期和包装研究

牙科手机产品为有限次重复使用产品，需考虑使用次数的验证。应对产品的包装及包装完整性提供研究资料，评价试验的有效性是对产品进行运输试验与跌落试验后都能保持工作正常、产品包装的完整性。无菌供应的牙科手机可参考YY/T 0681.1—2009《无菌医疗器械包装试验方法 第1部分：加速老化试验指南》进行包装研究。

6. 动物研究

不适用。

7. 软件研究

不适用。

三、审查关注点

（一）产品技术要求

产品技术要求应参考相关的国家标准/行业标准并结合具体产品的设计特性、预期用途和质量控制水平且不应低于产品适用的强制性国家标准/行业标准，并按《医疗器械产品技术要求编写指导原则》（国家食品药品监督管理总局通告2014年第9号）进行编写。

（二）说明书

产品的预期用途是否明确。说明书中必须告知用户的信息是否完整。说明书中应当明确推荐的灭菌或消毒工艺（方法和参数），重复使用的次数。

（三）风险分析

产品的主要风险是否已经列举，并通过风险控制措施使产品的安全性在合理可接受的程度之内。

四、编写单位

广东省食品药品监督管理局审评认证中心。

106　超声洁牙设备注册技术审评指导原则

［超声洁牙设备注册技术审查指导原则（2017 年修订版）］

本指导原则旨在指导注册申请人对超声洁牙设备注册申报资料的准备及撰写，同时也为技术审评部门审评注册申报资料提供参考。

本指导原则是对超声洁牙设备产品的一般要求，申请人应依据产品的具体特性确定其中内容是否适用，若不适用，需具体阐述理由及相应的科学依据，并依据产品的具体特性对注册申报资料的内容进行充实和细化。

本指导原则是供申请人和审查人员使用的指导文件，不涉及注册审批等行政事项，亦不作为法规强制执行，如有能够满足法规要求的其他方法，也可以采用，但应提供详细的研究资料和验证资料。应在遵循相关法规的前提下使用本指导原则。

本指导原则是在现行法规、标准体系及当前认知水平下制定的，随着法规、标准体系的不断完善和科学技术的不断发展，本指导原则相关内容也将适时进行调整。

一、适用范围

本指导原则适用于第二类超声洁牙设备，频率在 18kHz ~ 60kHz 范围内，由超声换能器产生连续或准连续超声波能量，用于口腔洁牙，常用名称为超声洁牙机。

如果超声洁牙设备为医用电气系统中的一部分，则本指导原则也适用于该部分。

二、技术审查要点

（一）产品名称要求

产品的命名应参考《医疗器械通用名称命名规则》（国家食品药品监督管理总局令第 19 号）和国家标准、行业标准上的通用名称要求，或以产品结构和适用范围为依据命名，如超声洁牙机、内置式超声洁牙机等。不得使用"智能洁牙机""超声洁牙美容机""超声洁牙止痛机"等不规范的名称，型号规格等也不宜列入产品名称。

（二）产品的结构和组成

主要由功能控制电路、液路、手柄及与手柄相配接的各种作用头、电源/电源适配器（如有）、脚踏开关（如有）等组成。内置式超声洁牙机没有完整外壳，通常安装在牙科综合治疗台内，不直接与网电连接，靠牙科综合治疗台供电。

用于本设备的作用头由于应用部位及实现功能不同，作用头可包含多种形式，通常洁牙用的作用头称为工作尖。

典型的结构示意框图如图 1 所示：

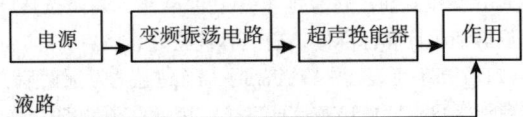

图 1　结构示意框图

产品图示举例如图 2 和图 3：

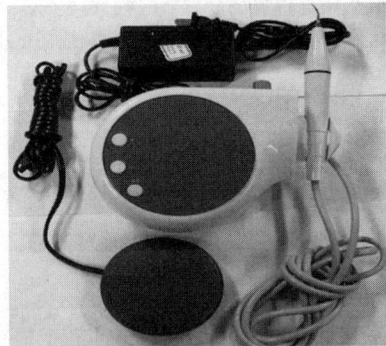

图 2　超声洁牙机

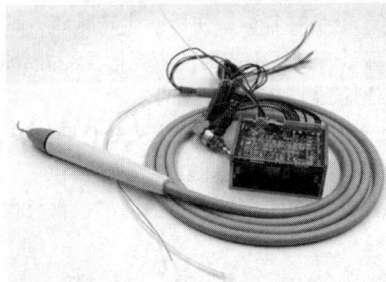

图 3　内置式超声洁牙机

凡附带有其他辅助功能的超声洁牙设备（如：根管治疗、窝洞制备），如果其主要功能仍为超声洁牙，则本指导原则适用于洁牙部分的要求。其他辅助功能部分，如果工作原理与超声洁牙部分一致，仅通过不同的作用头（包括根管锉、车针等）实现其辅助功能，可参考本指导原则要求。

注1：不同于《医疗器械分类目录》（国药监械〔2002〕302号）中第二类6855－5洁牙、补牙设备中的根管治疗仪，本原则所指根管治疗辅助功能仅具有牙齿根管的清洁、荡洗作用，可与根管锉配合使用。

注2：窝洞制备辅助功能是指清除牙科龋齿损坏部分、制备窝洞形状的操作，可与车针配合使用。

（三）产品工作原理/作用机理

1. 工作原理

由高频振荡电路产生高频振荡信号并作用于超声换能器上，利用逆压电效应（或磁致伸缩效应）产生超声振动，作用头受到激励产生共振，利用超声波产生的各种效应将牙齿表面的菌斑、结石或牙周表面的细菌等清除。

2. 作用机理

2.1 作用头尖端与菌斑和结石的直接接触下，产生刮除或者剪切的作用。

2.2 该区域内产生的超声喷流和空化。

2.3 被剥下的结石微粒的研磨作用。

由以上三个方面共同对牙齿表面的菌斑及结石或牙周表面的细菌产生清除作用；同时尖端喷出的冲洗水流冷却手柄和作用头并冲刷工作表面，产生冷却、润滑、冲洗的效果。通过清除牙齿表面的菌斑结石等，达到改善口腔环境，防治龋齿和牙周疾病的目的。

（四）注册单元划分的原则和实例

超声洁牙设备产品的注册单元原则上以技术结构和性能指标作为划分依据，不同的注册单元应分别编制相应的产品技术要求。

1. 不同的结构类型应作为不同注册单元进行注册。

如普通型超声洁牙设备和内置式超声洁牙设备应按照两个注册单元进行。

2. 按照YY 0460—2009《超声洁牙设备》要求，性能指标尖端主振动偏移、尖端振动频率、半偏移力差异较大的超声洁牙设备产品，应考虑划分为不同的注册单元。

3. 辅助功能不同的产品应划分为不同的注册单元。

（五）产品适用的相关标准

下列标准可以应用于本文件。本文件发布时，所示版本均为有效。所有标准都会被修订，使用本文件的各方应探讨使用下列标准最新版本（包括所有的修改单）的可能性。

超声洁牙设备根据产品自身特点适用以下相关标准（表1）：

表1 产品适用的相关标准

标准编号	标准名称
GB/T 191—2008	《包装储运图示标志》
GB 9706.1—2007	《医用电气设备 第1部分：安全通用要求》
GB 9706.15—2008	《医用电气设备 第1-1部分：安全通用要求 并列标准：医用电气系统安全要求》
GB/T 14710—2009	《医用电器环境要求及试验方法》
GB/T 16886.1—2011	《医疗器械生物学评价 第1部分：风险管理过程中的评价与试验》
GB/T 16886.5—2003	《医疗器械生物学评价 第5部分：体外细胞毒性试验》
GB/T 16886.10—2005	《医疗器械生物学评价 第10部分：刺激与迟发型超敏反应试验》
YY 0460—2009	《超声洁牙设备》
YY/T 0751—2009	《超声洁牙设备输出特性的测量和公布》
YY/T 0466.1—2009	《医疗器械 用于医疗器械标签、标记和提供信息的符号 第1部分：通用要求》
YY/T 0127.3—1998	《口腔材料生物学评价 第2单元：口腔材料生物试验方法根管内应用试验》
YY/T 0127.9—2009	《口腔医疗器械生物学评价 第2单元：试验方法细胞毒性试验：琼脂扩散法及滤膜扩散法》
YY/T 0127.13—2009	《口腔医疗器械生物学评价 第2单元：试验方法口腔粘膜刺激试验》
YY 0505—2012	《医用电气设备 第1-2部分：安全通用要求 并列标准：电磁兼容 要求和试验》
YY 91057—1999	《医用脚踏开关通用技术要求》
YY/T 0294.1—2005	《外科器械 金属材料 第1部分：不锈钢》

上述标准包括了注册产品技术要求中经常涉及到的标准。有的企业还会根据产品的特点引用一些行业外的标准和一些较为特殊的标准。

通过企业的符合性声明和产品技术要求的逐项审查等方法，对产品执行标准的齐全性和适宜性进行审查，也就是在编写企业产品注册技术要求时与具体产品安全和性能等相关的国家、行业标准是否进行了引用，以及引用是否全面、准确、可靠。

（六）产品的适用范围/预期用途、禁忌症

超声洁牙设备的预期用途应体现临床适应症和作用范

围。例如清除口腔牙齿表面的牙结石、牙斑等牙渍；清除牙周组织的牙结石和菌斑。

应在说明书中详细列出超声洁牙设备的禁忌症。

（七）产品的主要风险

超声洁牙设备的风险管理报告应符合 YY/T 0316—2016《医疗器械 风险管理对医疗器械的应用》的有关要求，审查要点包括：

1. 与安全性有关特征的判定可参考 YY/T 0316—2016附录 C。

2. 危害分析是否全面可参考 YY/T 0316—2016 附录 E。

3. 风险控制的方案与实施、综合剩余风险的可接受性评价及生产和生产后监视相关方法可参考 YY/T 0316—2016

附录 F、G、J。

超声洁牙设备的可预见性危害主要存在于产品的设计、生产和使用环节。如产品设计方面的可预见危害主要有：电能危害、热能危害、生物不相容性（作用头对人体的影响等）等；生产方面的初始可预见危害主要有：不合格材料、部件的非预期使用（采购或供方控制不充分），部件焊接、粘合和连接的不完整（制造过程控制不充分）等；使用的可预见危害主要有：未限制非预期使用，未限制使用环境及人员，未告知正确使用、维护、消毒、灭菌、保养设备的方法等导致设备不能正常使用等。

以下依据 YY/T 0316—2016 的附录 E（表 E.2）从九个方面提示列举了超声洁牙设备可能存在的危害因素，提示审查人员可从以下九个方面考虑（表 2）。

表 2　产品主要初始危害因素

项目	风险模式	风险影响	措施（举例）
电能	内部元器件连接线的脱落	发生电击危险	出厂检验应包括正常工作温度下的漏电流、电介质强度等电气安全项目
	绝缘不足或老化		
	通过应用部分（作用头）引起患者触电		
	电源输入插头剩余电压		
热能	洁牙机作用头没有水雾喷出或工作水流过小	作用头温度过高，损伤患者口腔组织，对牙髓的过热会导致不可逆的损害	说明书中应指出，每次治疗前必须确认有无水雾产生，如果没有必须停止工作，并建议每次开机时先把水量调节至制造商称的档位
人为错误	器械灭菌（消毒）	手柄未消毒、作用头未灭菌、灭菌不充分可能导致患者交叉感染	说明书应规定每次洁治均需使用消毒后的手柄（或采取其他有效的隔离措施）及灭菌后的作用头，同时应详细规定消毒灭菌方法
	冲洗液回吸	可能导致患者交叉感染	说明书应规定每次洁治前应先排空手柄后部管路的存水
	患者口腔气雾的喷溅	可能导致操作者受到感染	说明书应规定操作者操作时应配备足够防护（如护目镜、面罩等）
	作用头的磨损	洁牙效率降低	说明书应给出作用头磨损不宜使用状态的情况说明，并要求操作者不得使用已磨损到不宜使用的作用头
	作用头断裂	患者误吞入断裂部分	
	操作不当（功率及出水量选择、作用头选择、作用头安装、作用头工作角度、接触力等）	导致洁治过度损伤牙体组织	说明书应标示"产品使用必须符合医疗部门相关操作规范及相关法规的要求，仅限于经培训的医生或技师使用"或类似的警示性语言
	钛种植体、烤瓷修复体等的洁治	不当洁治容易造成粘接剂松动、烤瓷修复体隐裂甚至崩瓷	说明书应规定对此类患者口腔的清洁或治疗应慎重考虑
生物不相容性	作用头选用不当材料制成	造成患者口腔组织过敏反应	指明与患者接触部分的材料规格或材料符合哪些安全标准
电磁干扰	洁牙机产生的电磁干扰影响带有心脏起搏器的患者或医生	造成患者死亡	说明书所列禁忌症中指明严禁带有心脏起搏器及其他植入式电子设备的患者及操作者使用

续表

项目	风险模式	风险影响	措施（举例）
机械损害	使用高能量水平和长作用时间	损害组织	制造商应规定适宜的能量水平和作用时间
	声输出和尖端压力高	损伤牙齿表面	使用者应具有符合操作要求的技能
生产过程	在关键控制点、外协加工、设计更改的整个过程未有效控制	产品工作异常、不合格，无法正常使用	生产企业严格按医疗器械生产质量管理规范（YY 0287—2003 或 ISO 13485—2003）的要求进行生产和经营。设备使用的主要元器件应经过安全认证或验证，如 CCC 或 CE 认证等
运输和存储	不合适的包装方式和错误的存储条件	仪器无法正常使用	在说明书和包装箱上指明正确的运输和存储方式和条件
处置和废弃	没提供处置废弃物的信息或提供信息不充分	污染环境或使患者不适	须报废的耗材要及时按说明书要求进行报废和处置

（八）产品技术要求应包括的主要性能指标

产品技术要求的审查是产品主要技术性能指标审查中最重要的环节之一。首先应对产品技术要求的内容是否齐全进行审查，然后通过对检验报告内容的审查来评价产品主要技术性能指标是否达到了要求。

超声洁牙设备的主要技术性能指标可以分解为技术性能要求和安全要求两部分。至少包括以下要求：

1. 安全要求

电气安全应符合 GB 9706.1—2007《医用电气设备 第1部分：安全通用要求》和 GB 9706.15—2008《医用电气设备 第1-1部分：安全通用要求 并列标准：医用电气系统安全要求》（若适用）的要求。

电磁兼容应符合 YY 0505—2012《医用电气设备 第1-2部分：安全通用要求 并列标准：电磁兼容 要求和试验》的要求。

2. 产品性能方面要求

2.1 整机性能指标

产品技术要求应给出下列参数的具体指标：尖端主振动偏移、尖端振动频率、半偏移力的数值、尖端的主振动偏移的调节、冲洗水压或流量的调节等。产品技术要求中性能指标的制定应参考相关国家标准/行业标准的要求并结合具体产品的设计特性、预期用途等方面的要求，这些指标均不应低于 YY 0460—2009 的相关要求。

2.2 电源电压适应能力

2.2.1 采用交流电源供电的仪器，在交流 220V±22V 的范围内，仪器应能正常工作；采用其他额定工作电压时（如安装在牙科综合治疗台上的内置式超声洁牙机或宽电压供电的产品），在其额定工作电压 90%～110% 的范围内，仪器应能正常工作。

2.2.2 采用电池供电的仪器，在电压下降至额定值的 90% 时，仪器应能正常工作。

2.3 连续工作时间

采用交流供电的仪器，应可在常温下连续工作 4h 以上；采用电池供电的仪器，连续工作时间应达到制造商在随机文件中公布的数值。

2.4 正常工作条件（包括环境温度、相对湿度、大气压力、电源等）。

2.5 外观和结构要求

由制造商在产品技术要求中明确，如：

2.5.1 外表应色泽均匀、表面整洁、无划痕、裂缝等缺陷。

2.5.2 面板上文字和标志应清楚易认、持久。

2.5.3 控制和调节机构应灵活、可靠，紧固部位无松动。

2.5.4 管道密封无泄漏（如适用）。

2.6 功能要求

仪器应具备制造商在随机文件或使用说明书中规定的各项功能。

2.7 环境试验要求

应符合 GB/T 14710—2009、YY 0460—2009 的相关要求。

3. 作用头要求

如果国家医疗器械分类目录或界定文件规定作用头需单独注册，则作用头在与超声洁牙设备一起注册时应在产品技术要求中增加作用头的性能指标。

（九）同一注册单元内注册检验代表产品确定原则和实例

同一注册单元应按产品风险与技术指标的覆盖性确定典型产品。典型产品应是同一注册单元内能够代表本单元内其他产品安全性和有效性的产品，即功能最全、结构最复杂和风险最高的产品。如两个型号的超声洁牙设备，其主要性能指标一致，一个型号为带有根管治疗辅助功能，另一个型号为不带有根管治疗辅助功能，应选取带有根管治疗辅助功能的型号作为典型产品。

同一注册单元中典型产品与被覆盖型号产品间有差异

时，应做差异化检验。实施检测时可以针对差异部分和由其引起产品其他相关安全性、有效性变化的部分进行检测。当没有充足证据能够证明同一注册单元内不同型号规格产品之间电磁兼容性能可以覆盖时，应选取每一型号规格产品进行电磁兼容项目检测。

（十）产品生产制造相关要求

应当明确产品生产工艺过程，可采用流程图的形式，并说明其过程控制点。有多个研制、生产场地，应当概述每个研制、生产场地的实际情况。

（十一）产品的临床评价细化要求

依据《医疗器械注册管理办法》（国家食品药品监督管理总局令第 4 号）及《关于发布免于进行临床试验的第二类医疗器械目录的通告》（国家食品药品监督管理总局通告 2014 年第 12 号）的规定，超声洁牙设备免于进行临床试验。

临床评价应按照《关于发布医疗器械临床评价技术指导原则的通告》（国家食品药品监督管理总局通告 2015 年第 14 号）的要求进行。注册申请人需将申报产品与豁免目录所述内容进行对比以判定申报产品是否为列入豁免目录的产品。列入豁免目录产品是指与豁免目录所述的产品名称、产品描述、预期用途具有等同性的产品。注册申请人应对申报产品的相关信息与豁免目录所述内容进行对比，论述其相同性和差异性。当二者的差异性对产品的安全有效性不产生影响时，认为二者具有等同性。

注册申请时，按《关于发布医疗器械临床评价技术指导原则的通告》（国家食品药品监督管理总局通告 2015 年第 14 号）的要求提供临床评价资料。包括：

1. 提交申报产品相关信息与目录所述内容的对比资料，审查重点是申报产品的工作原理和适用范围是否符合豁免目录中的产品描述要求；

2. 提交申报产品与目录中已获准境内注册医疗器械的对比说明，对比说明应当包括《申报产品与目录中已获准境内注册医疗器械对比表》（国家食品药品监督管理总局通告 2015 年第 14 号附件 1）和相应支持性资料。审查重点是基本原理（工作原理/作用机理）、结构组成、产品制造材料或与人体接触部分的制造材料（作用头的材料）、性能要求、灭菌/消毒方式（作用头/手柄）、适用范围、使用方法等是否具有等同性。

超声洁牙设备的采用不同于本指导原则所述的其他作用机理的，或者增加了除超声洁牙以外的、新的预期适应病症（如增加根管治疗辅助功能、窝洞制备功能等），则注册申请人应按《关于发布医疗器械临床评价技术指导原则的通告》（国家食品药品监督管理总局通告 2015 年第 14 号）的要求提供临床评价资料。

（十二）产品的不良事件历史记录

制造商应关注相关产品的不良事件记录并提供产品的不良事件监测记录。

如上市后发生了召回，应当说明召回原因、过程和处理结果。

（十三）产品说明书和标签要求

医疗器械注册申报资料应提供说明书和标签样稿，说明书、标签应当符合《医疗器械说明书和标签管理规定》（国家食品药品监督管理总局令第 6 号）、YY/T 0466.1—2009《医疗器械 用于医疗器械标签、标记和提供信息的符号 第 1 部分：通用要求》和 GB 9706.1—2007 中 6.8 的要求。

由于超声洁牙设备是一种超声能量设备，同时作用头在使用过程中有造成患者出血的可能，为避免意外伤害和交叉感染，在以上的规定和标准中，应特别注意：

1. 涉及慎重使用的人群和部位应尽可能详细、清楚，以提示使用者慎重使用。

2. 作用头的灭菌方法和使用期限应明确。作用头及整机使用期限的确定方法应在产品研究资料中明确。

3. 防止手柄接触到患者可能引起交叉感染所采取的措施。

（十四）产品的研究要求

1. 产品性能研究

应当提供产品性能研究资料以及产品技术要求的研究和编制说明，包括功能性、安全性指标（如电气安全与电磁兼容、辐射安全）以及与质量控制相关的其他指标的确定依据，所采用的标准或方法、采用的原因及理论基础。作用头应有性能指标（如硬度、耐腐蚀和耐疲劳等项目）的相关研究资料。

2. 生物相容性评价研究

应对产品中与患者和使用者直接或间接接触的部件（例如管路、作用头等）的生物相容性进行评价。按照 YY/T 0294.1—2005《外科器械金属材料 第 1 部分：不锈钢》、GB/T 16886 系列标准和/或 YY/T 0127 系列标准进行生物相容性评价，并提供相关研究资料。生物相容性评价研究资料应当包括：

（1）生物相容性评价的依据和方法。

（2）产品所用材料的描述及与人体接触的性质。

（3）实施或豁免生物学试验的理由和论证。

（4）对于现有数据或试验结果的评价。

3. 灭菌/消毒工艺研究

（1）终端用户灭菌：应当明确推荐作用头的灭菌工艺（方法和参数）及所推荐的灭菌方法确定的依据；并应当提供产品相关推荐的灭菌方法耐受性的研究资料。

（2）残留毒性：如灭菌使用的方法容易出现残留，应当明确残留物信息及采取的处理方法，并提供研究资料。

（3）终端用户消毒：应当明确推荐手柄的消毒工艺（方法和参数）以及所推荐消毒方法确定的依据。

4. 产品有效期和包装研究

（1）有效期的确定：如适用，应当提供产品有效期的验证报告。

（2）对于有限次重复使用的部件，如作用头，应当提供使用次数验证资料。

（3）包装及包装完整性：在宣称的有效期内以及运输储存条件下，保持包装完整性的依据。

5. 软件研究

若产品带有作为医疗器械组成部分的软件，参见《医疗器械软件注册技术审查指导原则》（国家食品药品监督管理总局通告 2015 年第 50 号）的相关要求。

6. 其他资料

证明产品安全性、有效性的其他研究资料。

三、审查关注点

（一）注册产品技术要求

注册产品技术要求中应明确产品的名称、型号和/或规格以及其划分的说明。对同一注册单元中存在多种型号和/或规格的产品，应明确各型号及各规格之间的所有区别。

产品的性能要求和安全要求是否执行了规定国家和行业的强制性标准，如安全标准包括 GB 9706.1—2007、GB 9706.15—2008 和 YY 0505—2012 等，性能指标标准包括 YY 0460—2009、YY/T 0751—2009 和 GB/T 14710—2009 等。

（二）与患者接触的作用头的要求

是否已按要求进行了生物相容性评价。作用头的性能指标是否有相关的研究资料或者依照国家相关规定（或相关标准）增加到了产品技术要求中。

（三）产品的主要风险以及风险控制措施是否清晰明确地列举。

（四）产品的预期用途是否明确，与临床试验豁免目录的内容是否相符。

（五）说明书必须告知用户的信息是否完整以及外部标记是否符合相关的要求。

四、编写单位

广西壮族自治区食品药品监督管理局。

107　口腔曲面体层 X 射线机注册技术审评指导原则

（口腔曲面体层 X 射线机注册技术审查指导原则）

本指导原则旨在指导注册申请人提交口腔曲面体层 X 射线机的注册申报资料，同时规范该类产品的技术审评要求。

本指导原则是对口腔曲面体层 X 射线机的一般性要求，注册申请人应根据申报产品的特性提交注册申报资料，判断指导原则中的具体内容是否适用，不适用内容应详述理由。注册申请人也可采用其他满足法规要求的替代方法，但应提供详尽的研究资料和验证资料。

本指导原则是在现行法规和标准体系以及当前认知水平下、并参考了国外法规与指南、国际标准与技术报告制定的。随着法规和标准的不断完善，以及认知水平和技术能力的不断提高，相关内容也将适时进行修订。

本指导原则是对注册申请人和审查人员的指导性文件，不包括审评、审批所涉及的行政事项，亦不作为法规强制执行，应在遵循相关法规的前提下使用本指导原则。

一、适用范围

本指导原则适用于口腔曲面体层 X 射线机，其管理类别为三类，参考新《医疗器械分类目录》（国家食品药品监督管理总局公告 2017 年第 104 号），分类编码为 06 - 01 - 04。

二、产品解释

口腔曲面体层 X 射线机是指通过曲面体层摄影的扫描方式生成曲面体层影像、显示口腔正常组织和病变组织结

构的 X 射线摄影设备，也包括组合头影测量摄影（获得头颅正侧位和/或手腕部的二维影像）的设备。

三、技术审查要点

（一）产品名称的要求

应规范使用"口腔曲面体层 X 射线机"作为产品名称。

（二）产品的预期用途

预期用途应表述规范，并包含预期使用环境、诊断目的、适用人群、适用部位等。

例如，带有头影测量摄影功能的口腔曲面体层 X 射线机，可描述为"产品通过曲面体层摄影、头影测量摄影，供医疗机构作口腔 X 射线影像诊断用"。

（三）综述资料

3.1 工作原理的描述

应当论述患者进行 X 射线摄影的检查步骤，详细描述不同扫描方式下的工作原理。如设备带有头影测量摄影功能，应明确该功能采用一次曝光方式成像或线扫描方式成像。

3.2 整机描述

整机描述应包括整机图示说明、整机综述以及整机配

置说明，以方便直观了解申报产品情况。

3.2.1 整机图示应提供整机布置图、整机结构示意图。整机布置图应包含申报的所有组成。整机结构示意图应指明申报部件具体位置，如图1所示。不同配置（如选配不同型号的X射线球管、不同型号的影像接收器等）的产品，应按照不同配置分别提供整机图示。

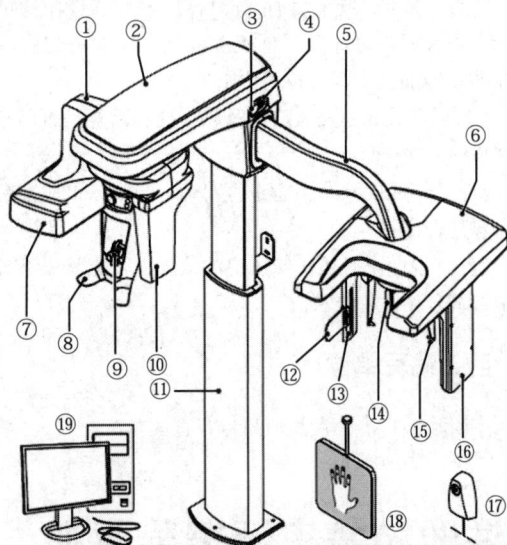

图1　口腔曲面体层X射线机整机结构示意图

1. 设备旋转臂　2. 设备头　3. 急停旋钮　4. 开/关按钮
5. 头影测量用固定臂　6. 头影测量用固定器　7. X射线管头
8. 头部支架和腮托　9. 腮托和咬块　10. 曲面体层摄影用影像接收器
11. 设备立柱　12. 法兰克福定位指示灯　13. 限束器
14. 鼻架　15. 头夹和耳锥　16. 头影测量摄影用影像接收器
17. 曝光手闸　18. 腕骨面板（可选）　19. 工作站

3.2.2 整机综述应至少描述：

3.2.2.1 描述工作状态、贮存状态、运输状态下的温度、湿度、气压范围。

3.2.2.2 描述检查项目，如口腔曲面体层X射线机能够检查整个口腔、颞下颌关节；头影测量摄影能够检查头颅侧位、正位以及手腕部。

3.2.2.3 描述成像过程，包括数据采集过程和数据处理过程。

3.2.3 整机配置说明

同一型号的整机应根据X射线管、影像接收器等主要部件的不同组合方式划分为不同的配置。整机配置说明应覆盖申报的所有组合情况。

例如某一型号BBB的口腔曲面体层X射线机含X射线管（标配，其中含X1、X2两种配置）、数字化平板型曲面体层摄影探测器（标配，其中含型号Y1、Y2两种配置），则BBB型号的配置至多包括X1＋Y1、X2＋Y1、X1＋Y2、X2＋Y2等4种配置，并以实际申报组合情况确定最终配置。

如头影测量探测器、曲面体层摄影探测器可通过拆挂方式共用，应注明。

（四）研究资料

1. 产品性能研究

（1）应提供曝光条件研究资料

产品的曝光条件直接影响成像质量和剂量。在研究资料中，申请人应：

① 明确产品曝光条件的总体范围，并提供产品曝光条件与成像性能、剂量的对应关系。

② 提供针对成人的推荐曝光条件，以及对应的成像性能和剂量；如果产品声称适用于儿童，应给出针对儿童的推荐曝光条件。推荐曝光条件应考虑剂量控制。

在注册检测中，应包括至少一种成人的推荐曝光条件；如果产品声称适用于儿童，还应包括儿童的推荐曝光条件。

（2）临床测量功能研究资料

申请人应提供产品可进行的临床测量的项目名称，描述测量方法、临床意义及准确性（如几何尺寸精度）的验证报告。测量项目例如：二维影像范围内的距离测量、角度测量。

（3）申请人声称的产品特点的研究资料

应描述说明书中声称的新技术，至少包括新技术名称、实现原理；新技术提供的性能和功能；新技术是否改变了临床预期用途；新技术的安全性（可以通过新技术的设计说明书＋风险分析报告＋临床不良事件＋潜在故障的预防措施等加以分析）。应提供新增功能或临床应用的设计规格要求和系统验证或确认报告。

如降低剂量、自动对焦功能、主动降噪功能、单次摄影多层全景等，至少应提供如下资料：

① 降低剂量功能，应描述使用该功能与普通模式相比，降低剂量使用的方法，并提供证明剂量降低的验证资料。

② 自动对焦功能，注册申请人应描述自动对焦实现的原理，并提供证明采用自动对焦后提高图像质量的验证资料。

③ 主动降噪功能，注册申请人应描述主动降噪实现的原理，并提供证明采用主动降噪后提高图像质量的验证资料。

④ 单次摄影多层全景功能，注册申请人应描述单次摄影多层全景实现的原理，并提供验证资料。

（4）剂量的说明

申请人通常选取剂量与面积之积（DAP）、空气比释动能（KERMA）等指标评价设备的剂量。

① 设备包含多种摄影模式时，应针对每种摄影模式分别进行评价。

② 申请人应描述焦点、X射线照射野尺寸、患者摆位以及影像接收区域的几何关系。

③ 申请人应明确包括DAP、KERMA等其他剂量指标的测量方法并提供选用该测量方法合理依据。申请人应记录测试过程中使用的曝光条件，包括管电压、管电流、加载时间、限束器（如长矩形、长圆形）、扫描选项（如标准全景、分段全景/部分全景、颞下颌关节）等，并记录发生

的剂量值。若曝光条件可调，应给出典型曝光条件的测试值，以及总的剂量范围。

（5）提供性能指标的确定依据。

曲面体层摄影的性能指标和应达到的要求，建议参照 YY/T 0010《口腔 X 射线机专用技术条件》相应条款。

头影测量摄影的性能指标建议参照曲面体层摄影，性能指标应达到的要求可由注册申请人自行规定，试验方法可参考 YY/T 0106《医用诊断 X 射线机通用技术条件》中相应的试验方法修改制定。

标准中如有不适用的条款及试验方法，应明确不适用的合理理由。如果采用了标准外的替代指标和试验方法，应提供该方案的合理性依据。

2. 生物相容性评价研究

与患者皮肤或口腔粘膜直接接触的部分，如头托、颌托、面颊夹、耳夹、咬合叉等；与使用者皮肤直接接触的部分，如控制面板等，均应提供接触部分名称、材料、接触性质（接触类型、接触时间），并应根据 GB/T 16886.1《医疗器械生物学评价》系列标准或 YY/T 0268《牙科学 口腔医疗器械生物学评价》系列标准进行生物相容性评价。

3. 灭菌/消毒工艺研究

申请人应提供关于接触到患者的设备表面的清洁、消毒说明，以及所有可能需要清洁、消毒的设备表面的清洁、消毒说明，以避免交叉感染。

与患者皮肤或口腔粘膜直接接触的应用部件，如头托、颌托、面颊夹、耳夹、咬合叉，需要清洁或消毒。应提供推荐的清洁和消毒方法，推荐使用的试剂，推荐的依据（如《口腔诊疗器械消毒灭菌技术规范》等）以及清洁和消毒效果的验证报告。

4. 产品有效期和包装研究

申请人应提供整机的有效期、有效期的确定依据及验证报告，申请人可通过分析影响整机有效期的因素确定整机的有效期。

产品包装应符合 YY/T 1099《医用 X 射线设备包装、运输和贮存》的要求，并提供符合性的自检报告。

（五）产品适用的相关标准

表 1 列出本产品主要涉及的现行有效的国家/行业标准；如有标准发布或更新，应考虑新版标准的适用性。国家/行业标准中不适用条款应在产品性能研究资料中说明合理原因。

表 1　产品适用的相关标准

GB 9706.1—2007	《医用电气设备 第 1 部分：安全通用要求》
GB 9706.3—2000	《医用电气设备 第 2 部分：诊断 X 射线发生装置的高压发生器安全专用要求》
GB 9706.11—1997	《医用电气设备 第 2 部分：医用诊断 X 射线源组件和 X 射线管组件安全专用要求》

续表

GB 9706.12—1997	《医用电气设备 第 1 部分：安全通用要求 3 并列标准 诊断 X 射线设备辐射防护通用要求》
GB 9706.14—1997	《医用电气设备 第 2 部分：X 射线设备附属设备安全专用要求》
GB 9706.15—2008	《医用电气设备 第 1 部分：安全通用要求 1. 并列标准：医用电气系统安全要求》
YY 0505—2012	《医用电气设备 第 1 - 2 部分：安全通用要求 并列标准：电磁兼容 要求和试验》
GB 7247.1—2012	《激光产品的安全 第 1 部分：设备分类、要求》
YY/T 0010—2008	《口腔 X 射线机专用技术条件》
YY/T 0106—2008	《医用诊断 X 射线机通用技术条件》
YY/T 0291—2016	《医用 X 射线设备环境要求及试验方法》
YY/T 1099—2007	《医用 X 射线设备包装、运输和贮存》
GB 4943.1—2011	《信息技术设备 安全 第 1 部分：通用要求》

（六）产品注册单元划分

注册单元划分应根据产品的技术原理、结构组成、性能指标、适用范围划分。

1. 不同技术原理、结构差异较大的口腔 X 射线诊断设备，不能划分为同一单元。

例如口腔曲面体层 X 射线机、口腔颌面锥形束计算机体层摄影设备不能划分为同一注册单元。

2. 采用不同型号的 X 射线管头的产品不能划分为同一注册单元。

例如原产品的 X 射线管头型号为 A，申请人预期变更型号为 B 的 X 射线管头，此时申请人不应在原产品基础上以许可变更的形式新增 B 配置，须以注册的形式申报 B 配置的产品。

3. 适用范围相同，性能指标相近，但技术结构有较大差异的产品不能划分为同一注册单元。

例如采用不同类型影像接收器（屏片系统/IP 板、数字化平板型探测器）的设备，不能划分为同一注册单元。

（七）产品检测单元划分

检测样机的选取应考虑产品功能、性能、预期用途、安全指标、主要部件、结构及其组合方式等，应以申报产品的配置而非型号作为划分检测单元的依据。（见上文"整机配置说明"）

1. 安全（含电磁兼容安全要求）和性能检测报告须覆盖申报的所有配置。

2. 医用电气设备在实施 GB 9706.1 标准全项检测时，应对电磁兼容性按照电磁兼容标准要求实施检测。安规检测报告和 EMC 检测报告应具有关联性。

（八）产品技术要求及检测应注意的问题

1. 临床上口腔曲面体层 X 射线机通常与工作站（包括主机、显示器）等其他设备连接或结合使用，因此：

（1）不管申报的产品组成中是否包括工作站计算机等其他硬件，须提供系统符合 YY 0505、GB 9706.15 的检测报告；同时检测报告备注送检工作站型号，并截图软件版本。

（2）申请人应描述工作站最低配置和显示器性能指标，并在随附文件中注明"系统符合 YY 0505、GB 9706.15 的要求"，工作站计算机至少"符合 GB 4943.1 的要求，或具备 CCC 证书"；若申报工作站计算机，申请人应明确工作站计算机型号并满足相关要求。

2. 头影测量摄影如采集手腕部的二维影像，应考虑手腕部模式。

3. 产品成像性能指标如分辨率等具体数值应与申请人提供的境外上市批件（进口产品适用）、随机文件中的内容一致。

4. 曲面体层摄影、头影测量摄影应按照选取的曝光条件检测成像性能。注册检验选取的曝光条件、体模应与"（四）研究资料 1"的结果一致。

5. 产品技术要求书写模板详见本指导原则的附 1。对于产品技术要求的附录 A 产品配置表，应列出主要部件的型号、规格参数。如果含有多种配置，则应根据多种配置列出附录 A.1 配置 1、A.2 配置 2 等。

（九）产品说明书与标签

说明书应符合《医疗器械说明书和标签管理规定》（国家食品药品监督管理总局令第 6 号）和相关的国家标准、行业标准的要求。应特别注意：

1. 详细描述设备操作步骤以及用于患者的方法。

2. 适用范围与禁忌症

（1）适用范围

① 应明确产品所提供的"诊断"目的，如口腔 X 射线影像诊断。

② 明确适用人群（成人和/或儿童）。

③ 预期使用环境：应明确使用地点和使用环境，使用环境应包括温度、湿度、大气压范围以及适合国内辐射安全法规的机房屏蔽条件。

（2）禁忌症：应当明确说明该器械不适宜应用的某些疾病、情况或特定的人群。

3. 应明确与设备兼容的附件及其技术规格。

4. 应提供包含技术特征的产品参数表。技术特征应与产品技术要求有一致性。如果引起差异是由于测试标准不同，应注明测试标准。

5. 技术说明书中应包含产品技术要求中规定的重要性能指标。

6. 注意事项、警告以及提示，包括但不限于：

（1）若产品预期用于儿童人群，应根据临床需求，适当调整曝光参数，降低辐射剂量。应提醒用户对于儿童使用该器械相关的特定风险，增加"儿童未进行临床试验""曝光参数及曝光剂量与成人不同""儿童检查慎用"等提示，给出针对儿童的推荐曝光条件、对应的剂量测试值，并提供降低儿童辐射剂量所需采取的措施。

如果该产品预期不用于儿童人群，标签应当包含不能用于儿童人群的警告说明，以及在产品本身贴上明显的物理标签。

（2）应提供针对电离辐射防护的说明，包括电离辐射对人体的影响，减少患者和操作者吸收剂量的措施和系统所采取的减少辐射剂量/剂量率的措施。对于一些 X 射线敏感组织和器官，应明确对敏感组织和器官的防护措施和建议。

（十）临床试验资料

本部分仅包含临床试验的要求，具体见本指导原则附 2。申报产品符合如下情况之一，应进行临床试验：

1. 申报产品属于申请人的全新产品线，如"申请人过去生产的产品为不带有曲面体层摄影扫描方式的口腔颌面锥形束计算机体层摄影设备 CBCT，本次申报的产品为口腔曲面体层 X 射线机"。

2. 申请人按照《医疗器械临床评价技术指导原则》（国家食品药品监督管理总局通告 2015 年第 14 号）的要求对拟申报产品进行临床评价，但申报产品不能通过同品种医疗器械临床试验或临床使用获得的数据，以证明其安全有效性（参照《医疗器械临床评价技术指导原则》中附表 4）。

（十一）其他资料

风险管理报告应符合 YY/T 0316《医疗器械 风险管理对医疗器械的应用》的有关要求，具体编写可参照《医用 X 射线诊断设备（第三类）注册技术审查指导原则（2016 年修订版）》（国家食品药品监督管理总局通告 2016 年第 21 号）中附录Ⅴ章节"风险管理文档"的要求。

软件资料应符合《医疗器械软件注册技术审查指导原则》（国家食品药品监督管理总局通告 2015 年第 50 号）的要求。

如适用，申报资料应符合《医疗器械网络安全注册技术审查指导原则》（国家食品药品监督管理总局通告 2017 年第 13 号）的要求。

四、参考文献

［1］口腔颌面锥形束计算机体层摄影设备注册技术审查指导原则（国家食品药品监督管理总局通告 2017 年第 6 号）

［2］医疗器械临床评价技术审查指导原则（国家食品药品监督管理总局通告 2015 年第 14 号）

［3］医疗器械软件注册技术审查指导原则（国家食品药品监督管理总局通告 2015 年第 50 号）

［4］医疗器械网络安全注册技术审查指导原则（国家食品药品监督管理总局通告 2017 年第 13 号）

［5］《医疗器械临床试验质量管理规范》（国家食品药品监督管理总局 中华人民共和国国家卫生和计划生育委员会令第 25 号）

［6］口腔颌面部 X 射线检查操作规范（编著：中华口腔医学会，人民军医出版社）

［7］口腔颌面医学影像诊断学（主编：马绪臣，人民卫生出版社）

［8］GB 10149—1988《医用 X 射线设备术语和符号》

［9］FDA document – Information for Industry：X-ray Imaging Devices-Laboratory Image Quality and Dose Assessment, Tests and Standards.

［10］IEC standard—IEC 60601 – 2 – 63：2012 Medical electrical equipment—part 2 – 63：Particular requirements for the basic safety and essential performance of dental extra-oral X-ray equipment.

五、编写单位

国家食品药品监督管理总局医疗器械技术审评中心。

附：1. 医疗器械产品技术要求模板
　　2. 临床试验要求

附1　医疗器械产品技术要求模板

医疗器械产品技术要求编号：
口腔曲面体层 X 射线机
1. 产品型号/规格及其划分说明
1.1 产品型号规格划分说明
1.2 应给出产品每种配置的详细技术规格（见附录 A）。
1.3 软件发布版本
1.3.1 嵌入式软件
1.3.2 工作站软件
1.4 软件完整版本命名规则
明确软件完整版本的全部字段及字段含义
2. 性能指标
2.1 电功率
2.1.1 最大输出电功率
2.1.2 标称电功率
2.1.2.1 曲面体层摄影的标称电功率
2.1.2.2 头影测量摄影的标称电功率
2.2 加载因素及控制
2.2.1 X 射线管电压
2.2.1.1 曲面体层摄影的 X 射线管电压调节范围、方式、值偏差
2.2.1.2 头影测量摄影的 X 射线管电压调节范围、方式、值偏差
2.2.2 X 射线管电流
2.2.2.1 曲面体层摄影的 X 射线管电流调节范围、方式、值偏差
2.2.2.2 头影测量摄影的 X 射线管电流调节范围、方式、值偏差

2.2.3 加载时间
2.2.3.1 曲面体层摄影的加载时间调节范围、方式、值偏差
2.2.3.2 头影测量摄影的加载时间调节范围、方式、值偏差
2.2.4 电流时间积
2.2.4.1 曲面体层摄影的电流时间积调节范围、方式、值偏差
2.2.4.2 头影测量摄影的电流时间积调节范围、方式、值偏差
2.2.5 防过载
2.3 成像性能
2.3.1 曲面体层摄影

典型曝光条件 ［参照本指导原则"研究资料（一）内容"］	空间分辨率	低对比度分辨率
成人		
儿童		

2.3.2 头影测量摄影

典型曝光条件 ［参照本指导原则"研究资料（一）内容"］	空间分辨率	低对比度分辨率
成人		
儿童		

2.4 如适用，图像均匀性
2.5 机械装置性能
2.6 工作站软件功能
2.6.1 患者管理功能（如新增患者）
2.6.2 图像管理工具 1（如放大、反转、标记、加亮、合并、保存）
2.6.3 图像管理工具 2（如图像尺寸测量）
2.6.4 临床功能
2.7 产品技术特点（与注册申请人声称及产品特点相关）
2.7.1 降低剂量
2.7.2 自动对焦功能
2.7.3 主动降噪功能
2.7.4 单次摄影多层全景功能
2.8 外观要求
2.9 环境试验要求
2.10 安全要求
2.10.1 产品应符合 GB 9706.1—2007、GB 9706.3—2000、GB 9706.11—1997、GB 9706.12—1997、GB 9706.14—1997、GB 9706.15—2008、YY 0505—2012 的要求。产品安全特征见附录 B。
2.10.2 激光安全应符合 GB 7247.1—2012 的要求。
2.11 医用影像显示系统的要求

2.12 脚踏开关的要求

2.13 剂量

设备应通过随机文件或显示界面提供任意加载条件下影像接收器表面的 KERMA；设备应指示 DAP 值；设备随机文件应说明 KERMA 和 DAP 的不确定性，不确定性不应超过 50%（公布值与实测值）。

2.13.1 DAP

2.13.2 KERMA

……

3. 检验方法

3.1 电功率

3.1.1 最大输出电功率

3.1.2 标称电功率

3.1.2.1 依据曲面体层摄影的相关试验方法进行检验，结果应符合

3.1.2.2 依据头影测量摄影的相关试验方法进行检验，结果应符合

3.2 加载因素及控制

3.2.1 X 射线管电压

3.2.1.1 依据曲面体层摄影的相关试验方法进行检验，结果应符合

3.2.1.2 依据头影测量摄影的相关试验方法进行检验，结果应符合

3.2.2 X 射线管电流

3.2.2.1 依据曲面体层摄影的相关试验方法进行检验，结果应符合

3.2.2.2 依据头影测量摄影的相关试验方法进行检验，结果应符合

3.2.3 加载时间

3.2.3.1 依据曲面体层摄影的相关试验方法进行检验，结果应符合

3.2.3.2 依据头影测量摄影的相关试验方法进行检验，结果应符合

3.2.4 电流时间积

3.2.4.1 依据曲面体层摄影的相关试验方法进行检验，

结果应符合

3.2.4.2 依据头影测量摄影的相关试验方法进行检验，结果应符合

3.2.5 防过载依据相关试验方法进行检验，结果应符合

3.3 成像性能

3.3.1 依据曲面体层摄影相关试验方法进行检验，结果应符合

3.3.2 依据头影测量摄影的相关试验方法进行检验，结果应符合

3.4 图像均匀性进行检验

3.5 机械装置性能依据相关试验方法进行检验

3.6 软件功能

对工作站软件操作界面进行逐项检查，核实其能否正常工作，结果应符合。

3.7 产品新特点

3.8 外观

3.9 依据 YY/T 0291 进行环境试验，结果应符合

3.10 安全

3.10.1 依据 GB 9706.1—2007、GB 9706.3—2000、GB 9706.11—1997、GB 9706.12—1997、GB 9706.14—1997、GB 9706.15—2008、YY 0505—2012 的试验方法进行检验，结果应符合

3.10.2 依据 GB 7247.1—2012 的方法进行检验，结果应符合

3.11 依据医用影像显示系统（YY/T 0910.1）的要求进行检验，结果应符合

3.12 依据脚踏开关的要求进行检验，结果应符合

3.13 剂量相关

……

（注：根据产品实际情况判断以上条款适用性）

附录：A. 产品技术特性和规范
　　　　B. 产品安全特征（11 项）、电气绝缘图、电气绝缘表格
　　　　C. 测试用体模描述

附录 A　产品技术特性和规范

描述名称	组件描述	规格参数	备注
X 射 线 管 头（型号）	高压发生器	电源条件（额定电网电压、相数、频率） 高压发生器型号或唯一标识 最大电功率、标称输出电功率、高压模式，管电压范围、管电流范围、加载时间范围、电流时间积范围	非组合式 X 射线发生器另行说明
	X 射线管	型号、阳极类型（固定/旋转）、阳极热容量、最大连续热耗散、标称管电压、焦点标称值、靶材、靶角	
	-	固有滤过	
	限束器	限束器的型号、数量、形状（圆柱形/方形）、尺寸、类型（可变/固定）、最大 X 射线辐射野、最小 X 射线辐射野、附加滤过	

续表

描述名称	组件描述	规格参数	备注
曲面体层摄影用影像接收器	平板探测器	型号： 结构（如荧光体＋非晶硅光电二极管＋TFT 阵列，荧光体＋CMOS 传感器列）、荧光材料（如碘化铯）、探测器外形尺寸、有效视野尺寸、像素大小、采集矩阵（M×N）、帧频、传输形式（有线/无线）	
	线阵探测器	型号： 结构（如荧光体＋CCD 传感器阵列）、荧光材料（如碘化铯）、探测器外形尺寸、有效视野尺寸、像素大小、采集矩阵（M×N）、线速率、传输形式（有线/无线）	
	屏/片系统		
	IP 板		
头影测量摄影用影像接收器	平板探测器	型号： 结构（如荧光体＋非晶硅光电二极管＋TFT 阵列，荧光体＋CMOS 传感器列）、荧光材料（如碘化铯）、探测器外形尺寸、有效视野尺寸、像素大小、采集矩阵（M×N）、帧频、传输形式（有线/无线）	
	线阵探测器	型号： 结构（如荧光体＋CCD 传感器阵列）、荧光材料（如碘化铯）、探测器外形尺寸、有效视野尺寸、像素大小、采集矩阵（M×N）、线速率、传输形式（有线/无线）	
	屏/片系统		
	IP 板		
控制装置	曝光手闸	类型（有线/无线）	
	主机操作界面	类型（触摸屏式/按键式）	
辅助定位装置	颌托、头托、扶手、额部固定架、耳夹等	与人体接触部分的材料、接触部位、接触性质	
	激光定位灯	激光灯个数、波长范围、激光发射级别	
机架	机架	a）立柱升降范围及准确性； b）旋转架旋转角度范围及准确性； c）旋转轴平移范围及准确性 d）头颅摄影探测器平移范围及准确性 e）源到探测器的距离（SID） f）源到患者皮肤（焦皮距）的距离（SSD）	
工作站	工作站硬件	对工作站的最低要求：CCC 要求、CPU、内存、硬盘容量、显卡、操作系统、光驱、网卡； 对显示器的最低要求：CCC 要求、屏幕尺寸、类型（CRT/液晶，彩色/黑白）、分辨率（像素矩阵）、最大亮度、对比度	

附2 临床试验要求

一、基本要求

应遵照《医疗器械临床试验质量管理规范》要求开展临床试验工作。

临床试验过程应遵照《口腔颌面部 X 射线检查操作规范》的摄影前准备和操作程序的要求。

临床机构应根据入组试验人群的年龄、组织厚度等选择适宜的曝光参数，遵循正当化原则（即：考虑医务人员和受试者所受的辐射危害后，认为辐射的受益大于风险）

以及辐射防护的最优化原则（亦称 ALARP 原则，即最低合理可行原则）而获得必要的诊断信息（使用合理可达到的最低辐射剂量），参考注册申请人推荐的典型曝光条件。

二、临床试验评价指标

（一）主要评价指标

临床图像质量优良率［见"三、临床评价标准"中（一）的 1 和 2 部分］。

（二）次要评价指标

1. 安全性：机械、电气等方面的安全性评价

2. 设备功能稳定性、机器使用便捷性

三、临床评价标准

（一）临床图像质量评价

对于每一幅临床图像，应挑选若干关键解剖结构，评价其清晰度，进而判断该幅图像是否符合临床诊断要求，判断结论为符合或不符合。

关键解剖结构清晰度的直接评价结果为：

① 清晰可见：解剖学结构的细节清晰可辨。

② 可见：解剖学结构的细节可见，但不能清晰辨认。

③ 不可见：解剖学结构可大致显示，但细节未显示。

若设备支持曲面体层摄影、头影测量功能，每项功能应分别进行符合统计学要求的评价。

1. 曲面体层摄影

1.1 上颌部位

曲面体层摄影－上颌部位 （含牙列）	清晰可见	可见	不可见
上颌窦形态，骨壁完整性			
牙槽突			
牙齿形态			

评价标准：上述各项解剖结构达到可见及以上，则认为符合临床诊断要求。

1.2 下颌部位

曲面体层摄影－下颌部位 （含牙列）	清晰可见	可见	不可见
下颌皮质骨完整性，连续性，形状			
下颌松质骨细节，骨小梁结构			
下颌管骨壁及走向			
牙齿形态			

评价标准：上述各项解剖结构达到可见及以上，则认为符合临床诊断要求。

1.3 颞下颌关节部位

曲面体层摄影－颞下颌 关节部位	清晰可见	可见	不可见
颞骨关节窝形状			
髁突大小，形状			

评价标准：上述各项解剖结构达到可见及以上，则认为符合临床诊断要求。

2. 头影测量摄影

2.1 头颅侧位

头影测量摄影－头颅侧位	清晰可见	可见	不可见
鼻根点			
耳点			
颏下点			
鼻尖点			

评价标准：上述各项解剖结构达到可见及以上，则认为符合临床诊断要求。

2.2 手腕部

头影测量摄影－手腕部	清晰可见	可见	不可见
关节间隙			

评价标准：上述各项解剖结构达到可见及以上，则认为符合临床诊断要求。

（二）安全性评价

安全性评价的结论为安全/不安全。

安全性评价至少应包括以下几方面，可结合设备特点和临床方案自行添加。

安全项目	安全	不安全
机械安全型		
电气安全性		
其他		

评价标准（举例）：

① 机械安全性：如果整个临床试验过程中，没有运动部件意外动作、倾倒、零件脱落、机械断裂、撞击或挤压患者/操作者的事件，则认为安全；否则认为不安全。

② 电气安全性：如果整个临床试验过程中，没有发生漏电，则认为安全；否则认为不安全。

③ 其他：如果整个临床试验过程中，没有其他不可接受的不良事件，则认为安全；否则认为不安全。

（三）整机功能、稳定性、便捷性评价

整机功能、稳定性、便捷性评价结论为满意/一般/不满意。至少应评价以下内容，申请人可结合设备特点自行补充。

项目	满意	一般	不满意
功能			
患者摆位			
控制按键、手闸			

续表

项目	满意	一般	不满意
摄影过程			
图像后处理			
图像存储和管理			
设备稳定性			
便捷性			
摆位难易程度			
图像处理便捷性			

评价标准（举例）：

3.1 功能评价

① 在摆位过程中，机架和患者承载机构起停顺畅、定位准确则认为摆位功能满意，若出现按键迟滞、运动有卡顿但能够完成预期操作，则认为一般；若出现按键无反应或运动不符合预期，则认为不满意。

② 控制按键、手闸使用过程中反应灵敏、功能正常，则认为满意；反应不够灵敏但不影响功能实现，则认为一般；若不能使用，则认为不满意。

③ 图像处理软件能流畅地执行各项功能，无软件异常崩溃和卡滞，则认为满意；若后处理功能可以执行，但有明显卡滞现象，则认为一般；若后处理功能执行中出现软件异常，则认为不满意。

④ 若摄影过程流畅并取得预期需要的图像，则认为满意；若能够执行扫描流程取得原始数据，但需要手动重建图像，则认为一般；若不能执行扫描流程，则认为不满意。

⑤ 若扫描图像都能够完整保存，可方便地检索，则认为满意；若每次扫描的图像数据记录都能完整保存并检索，但检索过程繁琐，则认为一般；若扫描图像或患者数据出现无故丢失或无法检索，则认为不满意。

3.2 稳定性评价

整机在整个试验过程中可持续正常工作，则认为满意；若试验中虽出现错误但可以迅速恢复，无不可恢复的错误发生，可 24 小时正常开机，则认为一般；若出现故障导致设备不能正常使用，则认为不满意。

3.3 便捷性评价

① 摆位难易程度：按照说明书规定的方法，操作员可方便地完成拍摄摆位，则认为满意；若摆位过程较为繁琐但最终可以完成，则认为一般；若按说明书规定的方法无法完成摆位，则认为不满意。

② 操作界面友好性：操作界面清晰、各按钮及图表位置合理、能顺畅操作各项功能，则认为满意；若操作界面和位置基本合理，则认为一般；若操作界面不清晰、位置不合理，则认为不满意。

③ 图形处理便捷性：若图像软件操作流畅，则认为满意；若操作不够顺畅但基本功能可实现，则认为一般；若

操作过于繁复，则认为不满意。

四、临床评价主体

（一）安全性评价

设备操作者。

（二）临床影像质量评价

应由有经验的口腔科医生或专业从事口腔放射的医生阅片，要求中级职称或以上。采用双人独立评价的方式，有条件时建议采用由不参与临床试验的独立第三方机构进行临床影像质量评价。若同一患者的两份评价结果不一致时，可请年资高的第三人参与评价，且少数服从多数；或者以较低评价为准。

（三）整机功能、稳定性、便捷性评价

设备操作者。

五、临床试验例数

临床试验设计：考虑产品特性，X 射线产品的临床试验，应设计为目标值法的单组试验。

为了确保临床试验主要评价指标（临床图像质量优良率）达到显著的统计学意义，基于主要评价指标计算的临床试验例数应符合统计学要求。

一般来说，根据临床经验，临床图像质量优良率不得低于 90%（目标值 p0），假设临床图像质量优良率（p1）为 96%、在单侧统计学显著性水平（α）为 0.025、检验效能（1 − β）为 80% 时，试验最少需要 160 例受试者，考虑试验操作过程中可能的脱落率约 10%，共需纳入 180 名受试者。

验证曲面体层摄影功能共需要 180 例受试者。针对曲面体层摄影的 3 个部位（上颌部位、下颌部位、颞下颌关节部位），建议样本量尽可能在上述部位中均衡分配。若某产品仅声称某一个部位的功能，则验证该部位功能的样本量应满足统计学要求的最低受试者数量（即：180 例）。

若某设备除曲面体层摄影外，还声称支持头影测量摄影，则每项功能的病例数均应符合上述统计学要求。

验证头影测量摄影功能共需要 180 例受试者。针对头影测量摄影的 2 个部位（头颅侧位、手腕部），建议样本量尽可能在上述部位中均衡分配。若某产品仅声称某一个部位的功能，则验证该部位功能的样本量应满足统计学要求的最低受试者数量（即：180 例）。

在临床试验中，申办方应根据各自产品性能给出样本量计算依据，样本量需同时满足本指导原则中规定的最低样本量要求。

在符合伦理学的原则下，同一个受试者可以用于多个功能、多个部位的验证。

六、设备应达到的基本要求

（一）临床影像质量评价（主要评价指标）

应按照单组目标值法进行假设检验，并进行统计学推断，确认临床图像质量优良率不低于目标值，且具有统计学意义。

（二）安全性评价（次要指标）

报告不安全事件例数及比例。

（三）整机功能、稳定性、便捷性评价（次要指标）

对于所有评价，报告所有不满意的例数及比例。

七、临床试验中的质量控制

为了保护病人的权益和数据的完整性，建议采用中央注册系统分配受试者登记号，所有受试者登记号不得二次使用。所有登记注册的受试者，理论上均需纳入最终的统计分析。

108　口腔数字印模仪注册技术审评指导原则

（口腔数字印模仪注册技术审查指导原则）

本指导原则旨在指导注册申请人对口腔数字印模仪注册申报资料的准备及撰写，同时也为技术审评部门审评注册申报资料提供参考。

本指导原则是对口腔数字印模仪的一般要求，申请人应依据产品的具体特性确定其中内容是否适用，若不适用，需具体阐述理由及相应的科学依据，并依据产品的具体特性对注册申报资料的内容进行充实和细化。

本指导原则是供申请人和审查人员使用的指导文件，不涉及注册审批等行政事项，亦不作为法规强制执行，如有能够满足法规要求的其他方法，也可以采用，但应提供详细的研究资料和验证资料。应在遵循相关法规的前提下使用本指导原则。

本指导原则是在现行法规、标准体系及当前认知水平下制定的，随着法规、标准体系的不断完善和科学技术的不断发展，本指导原则相关内容也将适时进行调整。

一、范围

本指导原则适用于口腔数字印模仪，其管理类别为二类，参考新《医疗器械分类目录》（国家食品药品监督管理总局公告 2017 年第 104 号），分类编码为 17 - 01 - 05。

本指导原则适用于口腔数字印模仪的口内三维扫描功能，不包括龋齿探测功能以及组成中的计算机辅助设计/制造设备（CAD/CAM）的具体要求。

二、产品解释

口腔数字印模仪，又称口内三维扫描仪，是一种应用探入式光学扫描头，直接扫描患者口腔内，获取口腔内牙齿、牙龈、粘膜等软硬组织表面的三维形貌及彩色纹理信息的设备。

三、技术审查要点

（一）产品名称

应规范使用"口腔数字印模仪"作为产品名称。

（二）适用范围

适用范围应表述规范。例如，对于以修复为目的产品，可描述为"产品通过口内扫描的方式获取牙齿、牙龈、粘膜等软硬组织表面的数字化印模，供口腔修复用。"

（三）综述资料

1. 工作原理的描述

口腔数字印模仪多是基于光学三维测量原理设计，通过光学成像系统将采集的图像经过计算机处理重建获得当前视角下的三维数据信息，并通过匹配和拼接技术获得完整的三维数字印模。

申请人应提供光学三维测量技术的光学结构原理图，并描述光源、成像及重建原理，具体要求如下：

（1）光源，如蓝色 LED 单光源、三色 LED 单光源、蓝色激光单光源、白光 LED 和蓝光激光器组成的多光源、白光 LED 和多光谱激光器组成的多光源等。

（2）数据采集模式，如拍照、视频流等。

（3）技术原理，如共焦测量原理（如平行共焦扫描技术）、三角测量原理［包括被动三角测量原理（如双目或多目立体视觉）、主动三角测量原理（如结构光投影测量法）］以及主动波前采样技术等。

（4）应明确捕捉图像是否需要遮光粉。

（5）明确光源、光束扫描控制部件，可结合光路图和/或结构图进行说明。

2. 整机描述

整机描述应包括结构说明，附整机图示、整机综述以及整机配置说明，以便直观了解申报产品情况。

（1）根据结构不同，产品划分为桌面式结构和推车式结构。

a. 桌面式结构：产品由扫描仪、工作站软件等组成。示图可参照下图 1：

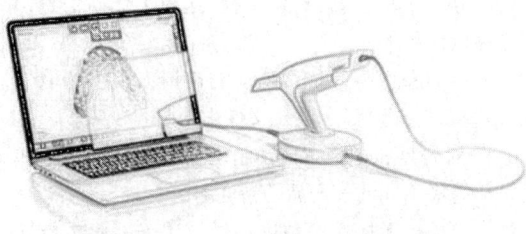

图 1　桌面式结构

b. 推车式结构：产品由扫描仪、推车工作站（含软件）等组成。示图可参照下图 2：

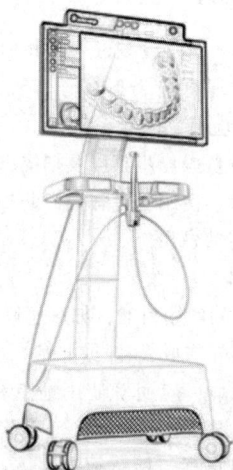

图 2　推车式结构

（2）整机综述应至少描述：

应描述产品的临床实际应用过程，如设备消毒—设备打开—设备预热—扫描—模型编辑处理等。

应提供产品的技术规格，包括精度（包括正确度和精密度）、消毒方式、前端扫描头尺寸等。

应描述工作条件、贮存条件、运输条件的温度、湿度、气压范围。

应描述扫描仪的供电方式及扫描仪将所采集数据传输到主机的数据传输方式：a）供电方式如网电源供电（包括通过电脑数据线连接供电的方式）、内部电池供电，其中内部电池供电还应明确充电座及电池规格；b）数据传输方式如有线传输、无线传输，其中无线传输还应明确无线技术。

应描述各组成单元，其中扫描仪应明确扫描仪前端的扫描头是可插拔式或固定安装式、可支持的扫描头规格尺寸、扫描头的消毒方式、扫描仪的支撑结构；工作站应明

确硬件和软件要求。

应描述软件主要功能模块。

（3）整机配置说明

同一型号的整机应根据扫描仪、工作站、控制采集软件、设计软件、配套加工设备等主要部件的不同组合方式划分为不同的配置。

例如某一型号 A 的牙科数字印模设备可以有两种配置：桌面式无线连接配置和推车式有线连接配置；

（四）研究资料

1. 生物相容性评价研究

与患者口腔接触的扫描头、保护套应提供接触部分名称、材料、接触性质（接触类型、接触时间），并应根据 GB/T 16886.1《医疗器械生物学评价》系列标准或 YY/T 0268《牙科学 口腔医疗器械生物学评价》系列标准进行生物相容性评价。

2. 灭菌/消毒工艺研究

口腔数字印模仪通常作为非无菌器械提供给使用者。应在首次使用之前以及每次使用之后进行灭菌/消毒，以避免交叉感染。

申请人应提供灭菌/消毒的说明，应包括灭菌/消毒方法、时间、温度和压力在内的循环参数，或推荐使用的试剂，以及推荐的依据（如《口腔诊疗器械消毒灭菌技术规范》等）以及灭菌/消毒效果的验证报告。

3. 产品有效期和包装研究

申请人应提供整机的有效期、有效期的确定依据及验证报告，产品有效期研究资料应符合《有源医疗器械使用期限注册技术审查指导原则》（国家药品监督管理局通告2019年第23号）的要求。

4. 软件资料应符合《医疗器械软件注册技术审查指导原则》（国家食品药品监督管理总局通告2015年第50号）的要求。

5. 网络安全资料应符合《医疗器械网络安全注册技术审查指导原则》（国家食品药品监督管理总局通告2017年第13号）的要求。

6. 申请人应提供口内三维数据管理的相关研究资料。申请人应遵照《中华人民共和国网络安全法》的要求，运营通过口腔数字印模仪获取的口内三维数据。具体要求至少包括"在中华人民共和国境内运营中收集和产生的个人信息和重要数据应当在境内存储。因业务需要，确需向境外提供的，应当按照国家网信部门会同国务院有关部门制定的办法进行安全评估；法律、行政法规另有规定的，依照其规定。"

（五）产品适用的相关标准

表1列出本产品主要涉及的现行有效的国家/行业标准；如有标准发布或更新，应考虑新版标准的适用性。应在产品性能研究资料中说明国家/行业标准中不适用条款的合理原因。

表 1　产品适用的相关标准

GB 9706.1—2007	《医用电气设备 第 1 部分：安全通用要求》
GB 9706.15—2008	《医用电气设备 第 1 部分 安全通用要求 1. 并列标准：医用电气系统安全要求》
GB 7247.1—2012	《激光产品的安全 第 1 部分：设备分类、要求》
GB/T 14710—2009	《医用电器环境要求及试验方法》
YY 0505—2012	《医用电气设备 第 1-2 部分：安全通用要求 并列标准：电磁兼容 要求和试验》

（六）注册单元划分

1. 采用较大差异的技术原理的产品应划分为不同的注册单元，如采用主动波前采样技术、采用结构光投影法技术的产品应划分为不同的注册单元；

2. 若口腔数字印模仪需配合遮光粉使用，口腔数字印模仪与遮光粉应划分为不同的注册单元。

（七）产品检测单元划分

检测样机的选取应考虑产品功能、性能、预期用途、安全指标、主要部件、结构及其组合方式等，应以申报产品的配置而非型号作为划分检测单元的依据。（见上文"整机配置说明"）

1. 安全（含电磁兼容安全要求）和性能检测报告须覆盖申报产品的所有配置。

2. 在实施 GB 9706.1 标准全项检测时，应按照电磁兼容标准要求对电磁兼容性实施检测。安规检测报告和电磁兼容检测报告应具有关联性。

3. 检测报告应覆盖供电方式和数据传输方式不同的产品。

4. 桌面式结构的产品与推车式结构的产品应划分为不同的检测单元。

5. 使用光源类型差异较大的产品，如包含激光光源的产品和仅采用 LED 光源的产品应划分为不同的检测单元；检测报告应覆盖不同光源的产品。

（八）产品技术要求及检测应注意的问题

1. 应列明产品的技术规格，包括光源、前端扫描头尺寸、扫描头灭菌耐受次数（可插拔适用）等。具体技术参数见本指导原则附录内容。

2. 如申报一次保护套且其为无菌提供，申请人应明确一次性保护套的无菌要求。

3. 若在临床过程中产品需要配合一次保护套使用并完成临床操作，申请人应在扫描仪配合一次保护套的情况下进行扫描精度的验证。

4. 临床上扫描仪与工作站连接或结合使用，应注意：

（1）申请人若申报工作站计算机，申请人应明确工作站计算机型号；否则应描述工作站最低配置，以及工作站计算机至少满足"符合 GB 4943.1 的要求，或具备 CCC 证书"。

（2）申请人应提供符合 GB 9706.1、YY 0505 的产品检验报告。对符合电气系统定义的产品，若申报工作站计算机，还应提供符合 GB 9706.15 的产品检验报告；否则在随附文件注明与计算机连接时应确认符合 GB 9706.15 的要求。

（3）申请人应在检测报告备注送检工作站信息，并截图工作站软件版本。

5. 产品性能指标具体数值应与申请人提供的境外上市批件（进口产品适用）、随机文件中的内容一致。

6. 针对修复和正畸应分别制定精度的性能要求和试验方法。应考虑不同波长产品的精度测试。

注：目前尚无标准的精度测试方法，因此本指导原则明确该方法可由厂家自定义的方法。若有相应的标准方法发布或实施，建议可参照标准的试验方法进行。

7. 产品技术要求书写模板详见本指导原则的附录。

（九）产品说明书与标签

说明书应符合《医疗器械说明书和标签管理规定》（国家食品药品监督管理总局令第 6 号）和相关的国家标准、行业标准的要求。应特别注意：

1. 详细描述设备操作步骤以及扫描患者的手法；

2. 明确对患者、使用者光学辐射防护的要求；

3. 适用范围与禁忌症

（1）适用范围

①应明确产品的使用目的，如用于修复或正畸等；

②明确适用人群（成人和/或儿童）；

③预期使用环境：应明确使用地点和使用环境，使用环境的描述应包括温度、湿度、大气压范围；

④适应症，如修复包括全冠、嵌体、三单位常规固定桥以及单牙的种植固定修复等。

（2）禁忌症：应当明确说明该器械不适宜应用的某些疾病、情况或特定的人群。

4. 应提供包含技术特征的产品参数表。技术特征应与产品技术要求有一致性。如果引起差异是由于测试标准不同，应注明测试标准。

5. 技术说明书中应包含产品技术要求中规定的重要性能指标。

6. 注意事项、警告以及提示。

7. 产品的灭菌和（或）消毒、维护、保养说明；灭菌和（或）消毒周期和参数等。

（十）临床评价资料

申请人应按照《医疗器械注册管理办法》（国家食品药品监督管理总局令第 4 号）、《医疗器械临床评价技术指导原则》（国家食品药品监督管理总局通告 2015 年第 14 号）的相关要求提交临床评价资料。

四、起草单位

国家药品监督管理局医疗器械技术审评中心。

附录：医疗器械产品技术要求模板

附录　医疗器械产品技术要求模板

医疗器械产品技术要求编号：

口腔数字印模仪

1. 产品型号/规格及其划分说明

1.1 产品型号规格划分说明

1.2 产品规格参数信息

包括：（桌面式/推车式）结构、（按键式/触摸屏式）工作站、前端扫描头大小（注：表示方式：L×W×H，单位：mm）、前端扫描头（如规格1，规格2等）、前端扫描头维护方式（一次性、清洁、消毒、灭菌、保护套隔离）、扫描窗大小（注：表述方式：L×W，单位：mm）、（固定安装式/可插拔式）前端扫描头、扫描仪使用光源类型（如LED，LED和激光）及光源参数（波长、出口的光功率）、扫描仪和工作站（有线/无线）连接、无线（如适用，无线协议、内部电池规格）、（真彩/黑白）成像、（有/无）喷粉、工作站运行环境。

多型号或多配置应列表。

1.3 软件信息

1.3.1 软件名称、发布版本

1.3.2 软件完整版本命名规则

明确软件完整版本的全部字段及字段含义

2. 性能指标

2.1 外观要求

2.2 噪音要求

2.3 精度要求

2.3.1 带规格1扫描头的精度

2.3.1.1 修复精度要求

2.3.1.2 正畸精度要求

2.3.2 若有，带规格2扫描头的精度

2.3.2.1 修复精度要求

2.3.2.2 正畸精度要求

2.3.3 若有，规格1（满足部分测量）+规格2（补充测量）需配合一起工作的扫描头的精度

2.3.3.1 修复精度要求

2.3.3.2 正畸精度要求

2.4 软件功能要求

2.5 网络安全要求

2.5.1 数据接口

至少能输出.stl格式的数据。

2.5.2 用户访问控制

2.6 电气安全要求

产品应符合GB 9706.1—2007、GB 9706.15—2008（如适用）的要求。产品安全特征见产品技术要求附录。

2.7 激光安全要求

如适用，应符合GB 7247.1—2012的要求。

2.8 电磁兼容要求

电磁兼容性应符合YY 0505－2012的要求。

2.9 环境试验

应符合GB/T 14710—2009的要求；环境试验条件（机械条件和气候条件）见产品技术要求附录。

2.10 若有，一次性保护套要求

2.11 若有，无线传输距离要求

……

3. 检验方法

3.1 外观

检查外观的试验方法，结果应符合。

3.2 噪音

检查噪声的试验方法，结果应符合。

3.3 精度

具体试验方法由厂家自定义，或符合相关标准要求。

3.4 软件功能

对工作站软件操作界面进行逐项检查，核实其能否正常工作，结果应符合。

3.5 网络安全

3.6 电气安全

依据GB 9706.1—2007、GB 9706.15—2008的试验方法进行检验，结果应符合。

3.7 激光安全

依据GB 7247.1—2012的试验方法进行检验，结果应符合。

3.8 电磁兼容

依据YY 0505—2012的试验方法进行检验，结果应符合。

3.9 环境试验

依据GB/T 14710—2009试验方法进行检验，结果应符合。

3.10 一次性保护套

一次性保护套的试验方法，结果应符合。

3.11 无线传输距离

验证无线传输距离的试验方法，结果应符合。

……

109 牙根尖定位仪注册技术审评指导原则

（牙根尖定位仪注册技术审查指导原则）

本指导原则编写目的是指导和规范牙根尖定位仪产品注册申报过程中审查人员对注册材料的技术审评；同时也可指导申请人的产品注册申报。

本指导原则是对牙根尖定位仪的通用要求，注册申请人应根据具体产品的特性编写注册申报资料，指导原则中的条款若不适用，需提供阐述理由及相应的科学依据，并依据产品的具体特性对注册申报资料的内容进行充实和细化。

本指导原则为推荐性参考材料，不作强制执行，如有能够证明产品安全有效的其他方法，也可以采用，但应提供详细的研究资料和验证资料。应在遵循相关法规的前提下使用本指导原则。本指导原则是在现行法规、标准及当前认知水平下制定的，当法规、标准进行调整和认知水平发生变化时，本指导原则相关内容也将同步进行调整

一、适用范围

本指导原则适用于《医疗器械分类目录》中一级产品类别中的口腔治疗设备，二级产品类别中的 09 根管治疗设

备，管理类别为第二类有源器械，分类编码 17 - 03 - 09。

本指导原则适用于牙根尖定位仪（临床上俗称牙科根管长度测定仪），用于牙科临床根管治疗时辅助确定工作长度。

二、技术审查要点

（一）产品名称的要求

产品的命名应符合《医疗器械通用名称命名规则》（国家食品药品监督管理总局令第 19 号）和国家标准、行业标准中的通用名称要求。根据实际用途，产品名称建议规范为：牙根尖定位仪。

（二）产品的结构和组成

通常由主机、唇挂钩、测量导线和电源组成。企业也可结合产品自身特点，增加其他配件，如根管锉夹、探针等。产品示意图如下图（图1，图2）。

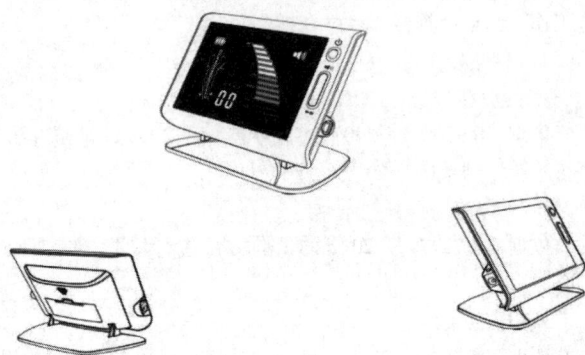

图1 牙根尖定位仪

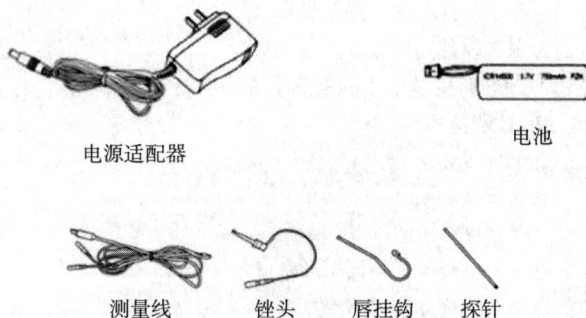

电源适配器　　　　　　　　　电池

测量线　　锉头　　唇挂钩　　探针

图2 牙根尖定位仪主要配件

（三）产品工作原理

工作原理：通过电子仪器测量根管内阻抗变化规律来确定活体牙根尖孔位置或根管长度。申请人应根据产品特性具体描述测量方法。

（四）注册单元划分的原则和实例

注册单元划分按照《医疗器械注册管理办法》（国家食品药品监督管理总局令第 4 号）第七十四条的要求，"原则上以产品的技术原理、结构组成、性能指标和适用范围为划分依据"实施。

（五）产品适用的相关标准

如下表格（表1）列出牙根尖定位仪主要涉及的现行有效的国家/行业标准；如有标准发布或更新，应考虑新版标准的适用性。国家/行业标准中不适用条款应在产品性能研究资料中说明合理原因。

表1 产品适用的标准

标准编号	标准名称
GB 9706.1—2007	《医用电气设备 第1部分：安全通用要求》
GB/T 191—2008	《包装储运图示标志》

续表

标准编号	标准名称
GB/T 14710—2009	《医用电器环境要求及试验方法》
GB/T 16886.1—2011	《医疗器械生物学评价 第1部分：风险管理过程中的评价与试验》
GB/T 16886.5—2017	《医疗器械生物学评价 第5部分：体外细胞毒性试验》
GB/T 16886.10—2017	《医疗器械生物学评价 第10部分：刺激与皮肤致敏试验》
GB/T 16886.12—2017	《医疗器械生物学评价 第12部分：样品制备与参照材料》
YY 0505—2012	《医用电气设备 第1-2部分：安全通用要求 并列标准：电磁兼容 要求和试验》
YY/T 0466.1—2016	《医疗器械 用于医疗器械标签、标记和提供信息的符号 第1部分：通用要求》
YY/T 0316—2016	《医疗器械 风险管理对医疗器械的应用》
YY/T 0268—2008	《牙科学 口腔医疗器械生物学评价 第1单元：评价与试验》
YY/T 0149—2006	《不锈钢医用器械耐腐蚀性能试验方法》
YY/T 0294.1—2016	《外科器械金属材料 第1部分：不锈钢》
报批标准	《牙科学牙根尖定位仪》

上述标准包括了牙根尖定位仪涉及到的标准，注册申请人可以根据产品的特点引用其他相关标准。

对产品适用及引用标准的审查可以分两步来进行。

首先对引用标准的齐全性和适宜性进行审查，包括在编写注册产品技术要求时与产品相关的国家、行业标准是否进行了引用，以及引用是否准确。可以通过对研究资料中的产品性能研究是否引用了相关标准，以及所引用的标准是否适宜来进行审查。

其次对引用标准的采纳情况进行审查。即所引用的标准中的条款要求，是否在注册产品技术要求中进行了实质性的引用。

如有新版强制性国家标准、行业标准发布实施，产品性能指标等要求应执行最新版本的国家标准、行业标准。

（六）产品的适用范围/预期用途、禁忌症

适用范围：用于牙科临床根管治疗时辅助确定工作长度。

禁忌症：可能需要针对佩戴心脏起搏器或者其它有源植入式医疗器械的患者或者用户采取特殊措施。

（七）产品的主要风险

牙根尖定位仪的风险管理报告应符合 YY/T 0316—2016《医疗器械 风险管理对医疗器械的应用》的有关要求，审查要点包括：

1. 与产品有关的安全性特征判定可参考 YY/T 0316—2016 的附录 C。

2. 危害、可预见的事件序列和危害处境判断可参考 YY/T 0316—2016 附录 E。

3. 风险控制的方案与实施、综合剩余风险的可接受性评价及生产和生产后监视相关方法可参考 YY/T 0316—2016 附录 F、G、J。

4. 风险可接收准则，降低风险的措施及采取措施后风险的可接收程度，是否有新的风险产生。

以下依据 YY/T 0316—2016 的附录 E（表 E.1）从十四个方面提示性列举了牙根尖定位仪可能存在的危害因素，提示审查人员可从以下方面考虑（表2）。

表2 危害、可预见的事件序列、危害处境和可发生的损害之间的关系

危害	可预见的事件序列	危害处境	损害
能量危害			
电能 －漏电流 －低电量 －电路设计	（1）隔离设计不合理、原材料采用不合格导致漏电。 （2）低电量下定位不准。 （3）电路短路	（1）电能施加到人体。 （2）测量结果错误	（1）触电。 （2）错误结果导致治疗失效。 （3）产品烧毁
电场 磁场	（1）设计不合理导致电辐射过大影响其他设备的运转。 （2）电磁干扰影响牙根尖定位仪正常运转。	（1）其他设备运转故障。 （2）牙根尖定位仪运转故障。 （3）控制电路受外来干扰	（1）导致其他设备失效。 （2）性能失效
热能： －高温 －低温	（1）元器件高温引起电源适配器自燃。 （2）环境低温引起液晶显示失效。	（1）元器件烧毁或燃烧。 （2）牙根尖定位仪运转故障	设备故障、自燃
机械能 －坠落 －翻侧振动 －贮存的能量 －运动零件 －患者的移动和定位	（1）便携式设备跌落。 （2）部分患者对口腔异物有排斥，口腔肌肉等的移动频繁导致测量困难或患者受伤。	坠落造成设备绝缘强度降低	电击及机械损伤

续表

危害	可预见的事件序列	危害处境	损害
声能： －超声能量 －次声能量 －声音	/	/	/
生物学和化学危害			
生物相容性 细菌 病毒 其他微生物	(1) 接触人体部件不具有良好的生物相容性。 (2) 使用过程中被细菌、病毒或其他微生物的感染	(1) 材料刺激使口腔粘膜受到刺激。 (2) 细菌、病毒或其他微生物进入使用者体内	细菌、病毒等感染
消毒、清洁	应用部件消毒不完全传染疾病	交叉传染	传染高致病性疾病
外来物质残留	对人体产生刺激的清洁剂、消毒剂的残留	刺激	使用者受到损伤
操作危害－功能			
功能的丧失或变坏	由于装配不合理导致定位仪的功能丧失或变坏。	使用时导致无法正常使用或测量不准确	测量数据不准确导致治疗失败
操作危害： 使用错误 不遵守规则 缺乏知识 违反常规	使用者不按说明书操作，产品用于禁止使用的人群	(1) 使用时导致无法正常使用。 (2) 非预期使用造成伤害。 (3) 导致测量不准确	(1) 无法正常使用 (2) 测量数据不准确导致治疗失败
信息危害			
标记	标记缺少或不正确、标记的位置不正确、不能被正确地识别、不能永久贴牢和清楚易认	给用户在使用、操作上误导，使用时导致无法正常使用	错误使用导致伤害。
信息危害			
不完整的使用说明书	(1) 不符合法规及标准的说明书。 (2) 使用方法不详细，安装调试方法不详细，使用环境不明确等。 (3) 禁忌症不明确	使用时导致无法正常使用或错误使用	错误使用导致伤害
信息危害			
警告	未对合理可预见的误用进行警告、未对因长期使用产生功能丧失而可能引发危害进行警告等	(1) 错误使用。 (2) 测量不准确	错误使用导致伤害
服务和维护规范	(1) 保养方法说明不明确。 (2) 售后服务单位不明确	(1) 设备受损。 (2) 测量不准确	无法正常使用

（八）产品的研究要求

1. 产品性能研究

1.1 应提供产品性能研究资料以及产品技术要求的研究说明，包括功能性、安全性指标以及与质量控制相关的其他指标的确定依据，所采用的标准或方法、采用的原因及理论基础。

1.2 应描述所采用的国家标准、行业标准中不适用条款及理由。

1.3 如有新增功能、附件及试验方法，应提供性能指标制定的相关依据。

2. 生物相容性评价

应对产品中与患者直接接触的材料的生物相容性进行评价。生物相容性评价根据《医疗器械生物学评价 第1部分：评价与试验》（GB/T 16886.1—2011）进行。生物学评价过程中应当注重运用已有信息（包括材料、文献资料、体外和体内试验数据、临床经验）。当需要进行生物学评价试验时，应当由国家药品监督管理局认可的、并具有相应生物学评价试验资质的医疗器械检测机构进行。

生物相容性评价研究资料应当包括：

（1）生物相容性评价的依据和方法。应用部分应至少考虑细胞毒性、迟发型超敏反应、口腔粘膜刺激/皮内反应。

（2）产品所用材料的描述及与人体接触的性质。

（3）实施或豁免生物学试验的理由和论证。

（4）对于现有数据或试验结果的评价。

3. 生物安全性研究

不适用。

4. 灭菌/消毒工艺研究

（1）终端用户灭菌：应当明确推荐的灭菌/消毒工艺（方法和参数）及所推荐的灭菌/消毒方法确定的依据；对可耐受两次或多次灭菌的产品，应当提供产品相关推荐的灭菌方法耐受性的研究资料。

（2）残留毒性：如灭菌使用的方法容易出现残留，应当明确残留物信息及采取的处理方法，并提供研究资料。

5. 产品有效期和包装研究

整体研究可参照相关指导原则的要求进行评价。

（1）有效期的确定：应提供产品有效期的验证报告。

（2）应提供根管锉夹等有限次使用部件的使用次数验证资料。

（3）包装及包装完整性：在宣称的有效期内以及运输储存条件下，保持包装完整性的依据。

6. 动物试验

不适用。

7. 软件研究

若申报产品使用软件（包括计算机或单片机的程序）控制牙根尖定位仪的功能，应当单独提供一份医疗器械软件描述文档，内容包括基本信息、实现过程和核心算法，详尽程度取决于软件的安全性级别和复杂程度，编写可参见《医疗器械软件注册技术审查指导原则》（国家食品药品监督管理总局通告 2015 年第 50 号）的相关要求。

8. 网络安全研究（若适用）

具有网络连接功能以进行电子数据交换或远程控制的医疗器械产品的注册申报，注册申请人应单独提交一份网络安全描述文档。若采用云计算服务，申请人应当根据本指导原则的要求提交云计算服务的注册申报资料。网络安全描述文档应按《医疗器械网络安全注册技术审查指导原则》第四节的要求提供。

9. 临床精度研究

若进行临床研究的，可参照下述方法进行评价。

9.1 受试对象

根据本产品目标适用人群，在临床研究方案中描述受试对象口腔状况并规定合理的受试者纳入及排除标准。

受试对象口腔状况至少应描述：口腔卫生状况，牙齿清洁度及色泽，牙龈及口腔粘膜情况，根尖周组织和牙周组织情况和咬合情况等。

受试者纳入标准应同时满足下述要求：

（1）需进行根管治疗的患者；

（2）根管未充填；

（3）牙根无折断或穿孔；

（4）未佩戴有源植入器械（比如心脏起搏器）。

9.2 方法设计

目前将 X 光（即 X 光照相术）视为判定解剖实际位置的"金标准"，即将采用 X 光方案获得的结果（工作长度）视为对照组。以成像中根尖（即根尖孔、主要根尖孔）作为对照组的主要参照点。其中，成像根尖是指 X 光照片中的根管末端，并不始终处于牙根的解剖根尖位置。如果采用其它解剖位置作为参照点，则应当解释说明，并且提供可替代 X 光照片中定义这一位置的证明性资料。

用金标准方法定义的解剖位置作为判定工作长度的参照点，并将该参照点与牙冠参照点之间的距离视为"实际工作长度"。临床研究通过使用牙根尖定位仪的测定结果与金标准方法的判断结果进行比对分析。

9.3 评价标准

与 X 线片法检测结果比对，75% 的长度偏差在 ±0.5mm 以内。

9.4 样本量应不少于 60 例。

（九）产品技术要求应包括的主要性能指标

本条款给出需要考虑的产品基本技术性能指标，给出了推荐要求，注册申请人可参考相应的国家标准、行业标准，根据自身产品的技术特点制定相应的指标，但不得低于相关强制性国家标准、行业标准的有关要求。

根据中华人民共和国标准化法有关规定，鼓励企业采用推荐性标准。申请人如果有其他科学依据证明医疗器械安全有效的，也可采用其他的方法。申请人可以在医疗器械产品技术要求中直接采用推荐性标准，也可以通过其他方法证明产品符合安全有效的要求。如果申请人在产品技术要求中引用了推荐性标准的性能指标和检验方法，即申请人把推荐性标准作为本注册人承诺的技术要求，则其上市的医疗器械应符合产品技术要求及引用的推荐性标准的要求。

如有不适用条款（包括国家标准、行业标准要求），申请人在研究资料的产品性能研究中应说明理由。

产品技术要求中的性能指标是指可进行客观判定的指标，所引用标准中注明申请人规定的指标需给出具体的内容：

1. 建议符合《牙科学－牙根尖定位仪》标准适用部分的要求。若包含其他配件（如根管锉夹/探针等），应根据其特性制定相应的性能指标。

2. 电气安全应符合 GB 9706.1—2007《医用电气设

备 第1部分：安全通用要求》的要求。

3. 电磁兼容应符合 YY 0505—2012《医用电气设备 第1－2 部分：安全通用要求 并列标准：电磁兼容 要求和试验》的要求。

4. 环境试验应符合 GB/T 14710—2009《医用电器环境要求及试验方法》的要求。

5. 软件功能

若申报产品含有软件组件，软件组件应在医疗器械产品技术要求中进行规范，其中"产品型号/规格及其划分说明"应明确软件的名称、型号规格、发布版本、版本命名规则、运行环境（控制型软件组件适用，包括硬件配置、软件环境和网络条件），而"性能指标"应明确软件全部临床功能纲要。

6. 网络安全（若适用）

注册申请人应在产品技术要求性能指标中明确数据接口、用户访问控制的要求：

（1）数据接口：传输协议/存储格式。

（2）用户访问控制：用户身份鉴别方法、用户类型及权限。

（十）同一注册单元内注册检验代表产品确定原则和实例

同一注册单元内所检验的产品应当能够代表本注册单元内其他产品安全性和有效性。应考虑关键元器件、技术指标及性能不改变，功能可以达到最齐全、结构最复杂、风险最高的产品。

同一注册单元内不同型号规格的产品建议在产品技术要求中明确各型号规格间的关键部件、基本原理、预期用途、主要技术性能指标、配置附件、结构外观等方面的区别。

电磁兼容的检测应涵盖所有申报型号。

（十一）产品生产制造相关要求

1. 明确产品生产工艺过程

工艺过程可采用流程图的形式，并说明其每道工序的操作说明及接收和放行标准，同时对过程控制要点进行详细说明。

2. 详细说明产品生产场地地址、生产工艺布局、生产环境要求及周边情况。有多个研制、生产场地，应当概述每个研制、生产场地的实际情况。

（十二）产品的临床评价细化要求

牙根尖定位仪暂未列入《免于进行临床试验的第二类医疗器械目录》的范畴，注册申请人应按《医疗器械注册管理办法》、《医疗器械临床评价技术指导原则》选择合理的临床评价方式，提交临床评价资料，包括但不限于本指南提供的临床研究资料类型。

需进行临床试验的，应当按照《医疗器械临床试验质量管理规范》的要求开展，注册申请人在注册申报时，应当提交临床试验方案和临床试验报告。

（十三）该类产品的不良事件历史记录

暂无该类产品的不良事件报道。

（十四）产品说明书和标签要求

产品说明书、标签和包装标识应符合《医疗器械说明书和标签管理规定》（国家食品药品监督管理总局令第6号）及相关标准的规定。并应明确以下信息：

1. 说明书至少应包括以下内容：

1.1 工作环境（至少包括湿度和温度）；

1.2 牙根尖定位仪的定位精度；

1.3 若适用，唇挂钩的灭菌方法，及根管锉夹和测量导线是否可灭菌的说明；

1.4 若适用，唇挂钩、根管锉夹一次性使用说明；

1.5 唇挂钩、探针最高使用次数的说明；

1.6 牙根尖定位仪及配件的清洁和消毒说明；

1.7 禁忌症、注意事项、警示及提示性说明（可按申报产品的实际情况进行编写，应考虑孕妇和儿童等其他特殊人群的使用情况）。

2. 标签

最小销售单元的标签样稿应符合《医疗器械说明书和标签管理规定》（国家食品药品监督管理总局令第6号）第十三条的要求。

三、审查关注点

（一）牙根尖定位仪的预期用途是否准确。

（二）牙根尖定位仪应符合相关的强制性国家标准、行业标准和有关法律、法规的规定，并按《医疗器械产品技术要求编写指导原则》（国家食品药品监督管理总局通告2014 年第 9 号）的要求编制。

（三）说明书中应告知用户的信息是否完整。

（四）临床精度研究是否可证明产品的有效性。

（五）软件研究资料核心算法是否明确。

（六）检测典型型号是否能够代表本注册单元内其他产品的安全性和有效性。

（七）生物相容性研究是否满足要求。

四、编写单位

广东省药品监督管理局审评认证中心。

附：牙根尖定位仪产品技术要求（样式）

附　牙根尖定位仪产品技术要求（样式）

医疗器械产品技术要求编号：

1. 产品型号/规格及其划分说明

1.1 产品型号/规格说明

1.2 软件相关信息：应明确软件的名称、型号规格、发布版本、版本命名规则、运行环境（控制型软件组件适用，包括硬件配置、软件环境和网络条件）。

2. 性能指标

2.1 外观与结构

a）定位仪外表面应平整、光滑、整洁，不应有明显的凹凸、裂痕、锋棱，过渡处的轮廓应清晰，不应有明显的划伤。

b）定位仪的控制件及插口应安装正确、牢固，其作用应符合标示的功能。

c）定位仪开关及控制按钮/旋钮操作应灵活、可靠，紧固件应无松动。

d）定位仪的文字和标记应清晰、准确、牢固。

2.2 定位精度

利用 3.2 所示的装置定位牙根尖孔时，定位位置和实际位置的差值应在 ±0.5mm 的范围内。

2.3 牙根尖孔的识别

当设备探测至牙根尖孔时，应能给出视觉和听觉提示。

2.4 唇挂钩的耐灭菌性

可重复使用的唇挂钩，按制造商推荐的灭菌步骤，除非制造商另有说明，唇挂钩应至少能承受 250 次循环处理，而无性能减弱。

2.5 唇挂钩的耐腐蚀性

唇挂钩应耐腐蚀，即材料在 2.4 规定进行灭菌后，不应出现可见的腐蚀现象。

2.6 安全要求

应符合 GB 9706.1—2007 和 YY 0505—2012 的要求。

2.7 环境试验

应符合 GB/T 14710—2009 的要求。

2.8 网络安全：注册申请人应在产品技术要求性能指标中明确数据接口、用户访问控制的要求（若适用）：

（1）数据接口：传输协议/存储格式；

（2）用户访问控制：用户身份鉴别方法、用户类型及权限。

2.9 若包含其他配件（如根管锉夹/探针等），应根据其特性制定相应的性能指标。

3. 检验方法

3.1 外观与结构

目测，结果符合 2.1 的要求。

3.2 定位精度（推荐方法）

3.2.1 测量装置

3.2.1.1 离体牙等效模型，应有一个根管通道，见附录 A。

3.2.1.2 K 型标准根管锉，符合 YY 0803.1，不锈钢材质，公称规格为 015。

3.2.1.3 0.9% 生理盐水。

3.2.1.4 固定架，如图 1 所示固定离体牙等效模型的支架。

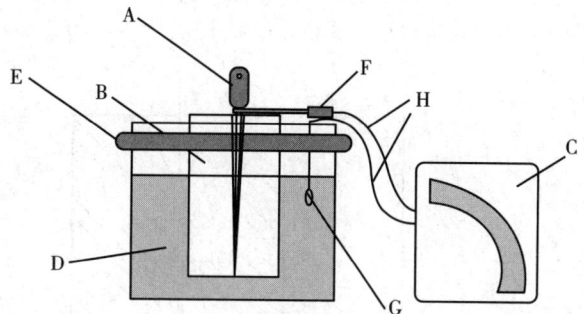

图1　定位精度的试验系统

说明：

A——K 型标准根管锉；

B——离体牙等效模型；

C——定位仪；

D——0.9% 生理盐水；

E——固定架；

F——根管锉夹；

G——唇挂钩；

H——测量导线

3.2.2 试验步骤

a）如图 1 所示，布置测试系统。

b）把 K 型根管锉缓缓置入离体牙等效模型，直至定位仪提示到达牙根尖孔，观察 K 型根管锉尖端是否在实际牙根尖孔 ±0.5mm 范围内。

3.3 牙根尖孔的识别

使用 3.2 的试验系统，定位仪探测到牙根尖孔时，检查定位仪的提示功能。

3.4 唇挂钩的耐灭菌性

测试应按制造商的说明书或其他技术文件进行。结果应符合 2.2、2.3 的要求。

3.5 唇挂钩的耐腐蚀性

目测，结果符合 2.5 的要求。

3.6 安全要求

根据 GB 9706.1—2007、YY 0505—2012 规定的方法进行试验，应符合 2.6 的要求。

3.7 环境试验

根据 GB/T 14710—2009 规定的方法进行试验，应符合 2.7 的要求。

3.8 网络安全

按照申报产品的使用特性进行操作。

3.9 根据产品的实际情况，规定其他配件性能指标相应的检测方法。

附录 A（规范性附录）
离体牙等效模型

离体牙等效模型可以使用聚乙烯树脂或其它非导电材料制作。

如图 A.1 所示，离体牙等效模型的高度宜为 16mm～20mm。根管通道出口（模拟牙根尖孔）直径应为 0.15mm ±0.02mm。底部出口宜为圆柱形，圆直径为 3.5mm ±0.2mm，高度为 1mm～2mm。根管通道的形状可以按公称规格为 015 的标准根管器械（见 YY 0803.1—2010 中 5.1）设计。以根管通道出口（模拟牙根尖孔）为基准 0mm，标记 +0.5mm 和 −0.5mm 的刻度。

离体牙等效模型的外部总体形状由制造商规定，可以为长方体、圆柱体。高度宜为 16mm～20mm。图 A.1 中底是一个举例，为正方形，边长为 10mm～12mm。单位为毫米

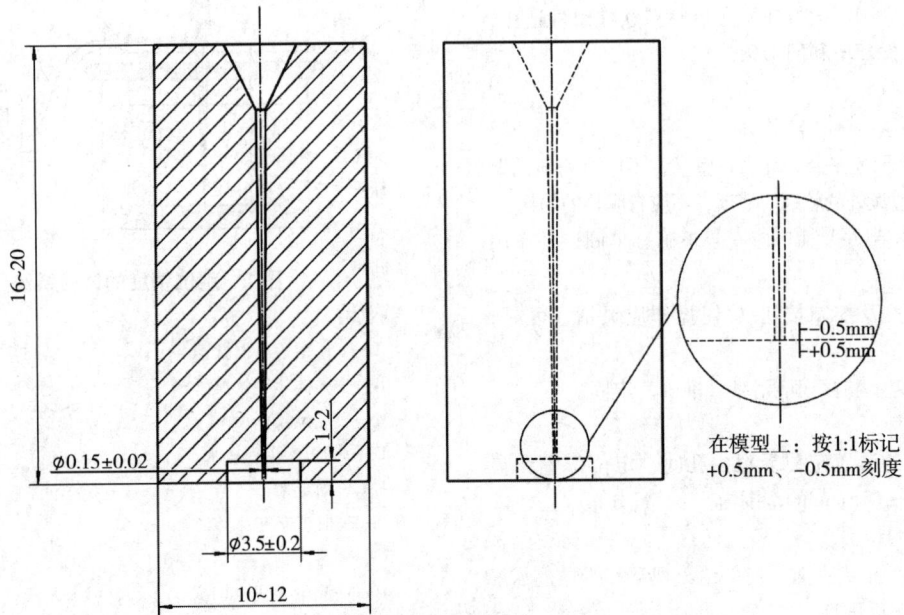

图 A.1　离体牙等效模型

妇产科、辅助生殖和避孕器械

110 超声多普勒胎儿心率仪注册技术审评指导原则

（超声多普勒胎儿心率仪注册技术审查指导原则）

本指导原则旨在指导注册申请人对超声多普勒胎儿心率仪产品注册申报资料的准备和撰写，同时也为技术审评部门审评注册申报资料提供参考。

本指导原则是对超声多普勒胎儿心率仪的一般技术要求，注册人应依据具体产品的特性对注册申报材料的内容进行充实和细化。

本指导原则是对超声多普勒胎儿心率仪的技术审查人员和注册申请人的指导性文件，但不包括注册审批所涉及的行政事项，亦不作为法规强制执行。

本指导原则是在现行法规和标准体系以及当前认知水平下制订的，随着法规和标准的不断完善，以及科学技术的不断发展，本指导原则相关内容也将进行适时的调整和更新。

一、适用范围

本指导原则适用于根据超声多普勒原理从孕妇腹部获取胎儿心脏运动信息的超声多普勒胎儿心率检测仪器，其定义采用 YY 0448—2009《超声多普勒胎儿心率仪》所规定的范围。根据《医疗器械分类目录》，分类编码：6823。

本指导原则不适用于系附在孕妇腹部，采用多元扁平超声多普勒换能器的连续胎儿心率监护装置。

本指导原则所涉及的超声多普勒胎儿心率仪适用于短时间检测。如果超声多普勒胎儿心率仪作为一个系统中的一部分，本指导原则也适用于该部分。

由于新技术的不断更新，实际技术可能与本指导原则所介绍的内容存在一定差异，存在该种情况的，建议参考本指导原则中适用的部分。

二、技术审查要点

（一）产品名称的要求

产品名称应以发布的国家标准、行业标准以及《医疗器械分类目录》中的产品名称为依据。应符合《医疗器械通用名称命名规则》（国家食品药品监督管理总局令第 19 号）等相关法规的要求。产品名称应以体现产品的工作原理、技术结构特征、功能属性为基本准则，如"超声多普勒胎儿心率仪"、"超声多普勒胎心音仪"等。

（二）产品的结构和组成

产品一般至少由探头（一般采用单元探头）、超声波发

射/接收电路、信号输出部分组成。原理示意框图如图 1（a）所示。

对于相对复杂的产品可能还会有信号处理单元、显示单元、数据传输单元等，这些需要软件与硬件相结合来实现。原理示意框图如图 1（b）所示。

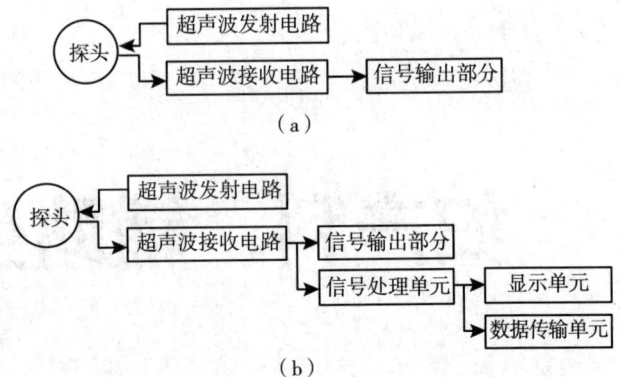

（a）

（b）

图 1 产品基本原理示意框图

对超声多普勒胎儿心率仪及其部件进行全面评价所需的基本信息应包含但不限于以下内容：

产品设计和说明

1.1 产品工作原理的概述

1.2 产品构成说明

1.2.1 整机总体构造的详细描述，应包括所有组成部分，给出有标记的图示（如图表、照片和图纸等），清楚标识关键部件/组件，并予以充分的解释，以方便理解这些图示。

1.2.2 对使用者可接触的所有控制装置的说明

1.2.2.1 控制设置范围

1.2.2.2 缺省值（如果有）

1.2.3 产品原理框图（应包括所有应用部分，以及信号输入和输出部分）

1.2.4 对所有组件的全面描述

1.2.4.1 传感器的规格、参数、工作方式、超声换能器的输出功率和声强等；

1.2.4.2 所有附件、配件的列表；

1.2.4.3 拟配合使用的设备或部件，并应对接口进行描述。

1.3 接触患者（孕妇）的材料

应有直接接触或间接接触患者（孕妇）的材料的组成清单，应提供所有材料的商品名称和基本成分名称（如聚乙烯、聚碳酸酯等）。应给出生物相容性评价情况。

（三）产品工作原理/作用机理

超声多普勒胎儿心率仪采用超声多普勒原理从孕妇腹部获取胎儿心脏运动信息，然后通过声音监听、数字显示等方式呈现出胎儿心率数据。

超声多普勒胎儿心率仪作为非治疗设备，其设备向人体传送能量和从人体获取所需信息用于诊断，而不以治疗为目的。因此超声声输出的强度应在满足诊断需要的前提下应尽可能低。

超声多普勒胎儿心率仪发出的超声波生物物理特性主要有机械效应、热效应和空化效应，但声输出强度一般很低。

胎儿正常心率范围在110BPM～160BPM，过高或过低，都预示着胎儿可能出现异常情况。超声多普勒胎儿心率仪是一种能够方便得到胎儿心率数据的仪器。

（四）注册单元划分的原则和实例

超声多普勒胎儿心率仪的注册单元划分应以《医疗器械注册管理办法》为依据，一般以基本工作原理、主要技术结构、性能指标、预期用途为划分条件。

1. 不同的工作原理、技术结构产品应作为不同的注册单元进行注册。

2. 主要性能指标差异较大的或不能覆盖两种或两种以上的超声多普勒胎儿心率仪应考虑划分为不同的注册单元。

（五）产品适用的相关标准

下列标准文件对于本指导原则的应用是必不可少的。凡是注日期的引用文件，仅注日期的版本适用于本文件。凡是不注日期的引用文件，其最新版本（包括所有的修改单）适用于本文件。引用文件见表1：

表1 相关产品标准

标准号	标准名称
GB/T 191—2008	《包装储运图示标志》
GB 9706.1—2007	《医用电气设备 第1部分：安全通用要求》
GB 9706.9—2008	《医用电气设备 第2-37部分：医用超声诊断和监护设备安全专用要求》
GB 9706.15—2008	《医用电气设备 第1-1部分：安全通用要求 并列标准：医用电气系统安全要求》
GB/T 14710—2009	《医用电器环境要求及试验方法》
GB/T 16886.1—2011	《医疗器械生物学评价 第1部分：评价与试验》
GB/T 16846—2008	《医用超声诊断设备声输出公布要求》
YY 0448—2009	《超声多普勒胎儿心率仪》
YY 0505—2012	《医用电气设备 第1-2部分：安全通用要求 并列标准：电磁兼容 要求和试验》

续表

标准号	标准名称
YY/T 0749—2009	《超声 手持探头式多普勒胎儿心率检测仪 性能要求及测量和报告方法》
YY 1142—2003	《超声诊断和监护仪器频率特性的测试方法》

（六）产品的适用范围/预期用途、禁忌症

超声多普勒胎儿心率仪用于检测胎儿的心率，适用于孕妇在医疗单位或家中使用。

禁忌症：目前尚没有发现。

（七）产品的主要风险

超声多普勒胎儿心率仪的风险管理报告应符合YY/T 0316—2008《医疗器械 风险管理对医疗器械的应用》中的相关要求，判断与产品有关的危害估计和评价相关的风险，控制这些风险并监视风险控制的有效性。

主要的审查要点包括：

1. 注册申请人提供注册产品的风险管理报告应至少包括以下摘要说明：

（1）在产品的研制阶段，已对其有关可能的危害及产生的风险进行估计和评价及有针对性地实施降低风险的技术和管理方面的措施；

（2）在产品性能测试中部分验证这些措施的有效性，达到通用和相应专用标准要求；

（3）对所有剩余风险进行的评价；

（4）全部达到可接受的水平；

2. 风险管理报告的内容应至少包括：

（1）产品的风险管理计划；

（2）产品的风险管理组织；

（3）产品的组成及预期用途；

（4）产品应符合的安全标准；

（5）明确风险可接受准则；

（6）产品与安全性有关的特征的判定。

注册申请人应按照YY/T 0316—2008《医疗器械 风险管理对医疗器械的应用》附录C的34条提示，对照产品的实际情况作出针对性的简明描述。

注：产品如存在34条提示以外的可能影响安全性的特征，也应作出说明。

（7）对产品的可能危害、可预见事件序列和危害处境的判定

注册申请人应根据自身产品特点，根据YY/T 0316—2008附录E的提示，对危害、可预见事件序列、危害处境及可导致的损害做出判定。表2所列为超声多普勒胎儿心率仪的常见危害：

（8）对所判定的危害确定初始风险控制方案，列出控制措施实施证据清单，对采取控制措施后的剩余风险进行估计和评价。

表 2　超声多普勒胎儿心率仪的可能危害

编号	可能的危害	可预见的事件序列	危害处境	损害
1	能量危害			
1.1	电能			
1.1.1	电能	电源输入插头剩余电压	插头与网电源分离后，产品内滤波器剩余电压不能快速泄放	导致对孕妇电击伤害
1.1.2		过量的漏电流	绝缘/隔离效果不符合要求	
1.1.3		通过应用部分（探头）引起孕妇触电	1. 隔离措施不足； 2. 电介质强度达不到要求	
1.1.4		接触带电部分	1. 保护接地不良； 2. 绝缘介质失效	
1.2	电磁能量	设备受到外界的电磁干扰	1. 产品设计时电磁屏蔽及电路抗扰设计不充分； 2. 未规定设备的使用环境	不能正常工作
1.3	电磁能量	对外界电磁骚扰	1. 产品设计时电磁屏蔽及电路设计不充分； 2. 未规定设备的使用环境	干扰其他设备正常工作
1.4	超声能量	孕妇在检测过程中接受的声辐射剂量超过安全限度	产品故障或失控，导致过大超声剂量作用于人体	可能造成人体组织细胞损伤
1.5	超声能量	非预期的或过量超声输出的产生	产品声输出控制失效或故障	可能造成人体组织细胞损伤
1.6	热能	超声输出声强过高或辐照时间过长	超声波携带的机械能部分被人体吸收并转为热能	引起人体组织过热或导致烫伤
1.7	机械力	锐边或尖角	主机和/或治疗头表面有锐边或尖角	使用者和孕妇被划伤
2	生物学和化学危害			
2.1	生物不相容	使用有毒或生物不相容材料的探头	1. 与孕妇接触的传感器材料有致敏性； 2. 与孕妇接触的传感器材料有刺激性； 3. 与孕妇接触的传感器材料有细胞毒性	产生致敏、刺激和细胞毒性反应
3	操作危害			
3.1	不正确的测量	操作者使传感器与人体皮肤接触时用力过大	操作者缺乏相关常识	孕妇腹部压力过大，引起孕妇不适
3.2	不正确的测量	胎心位置查找不够准确	监测数据不准确	导致正确状态误报或危险状态不报
3.3	测量不准确	设备功能异常	监测数据不准确	导致正确状态误报或危险状态不报
3.4	不遵守规则	交叉感染	与孕妇接触的部分清洁/消毒不充分或不正确	可导致感染性疾病
3.5	生物不相容	选用了生物不相容的耦合剂	1. 与孕妇接触的耦合剂有致敏性； 2. 与孕妇接触的耦合剂有刺激性； 3. 与孕妇接触的耦合剂有细胞毒性	产生致敏、刺激和细胞毒性反应
4	信息危害			
4.1	使用说明书不规范	误操作	使用说明书表达不明确	引起孕妇不适，测量数据不准确
4.2	未说明警告	与消耗品、附件、其他医疗器械的不相容性	传感器上用的超声耦合剂不相容	使孕妇皮肤造成不适

（9）企业还应根据自身产品特点确定其他危害。

（10）风险评审小组组长应对评审结论签字确认。

（八）产品技术要求应包括的主要性能指标

1. 安全要求，至少包括：

1.1 电气安全：应当符合 GB 9706.1、GB 9706.9、GB 9706.15（如适用）和 YY 0505 的要求。

1.2 生物相容性：直接接触或间接接触患者（孕妇）或操作者的材料组成，应当进行生物相容性检验或评价（参见《医疗器械生物学评价和审查指南》），并给出清单，提供所有材料的商品名称和基本成分名称（如铝合金、硅橡胶、聚乙烯、聚碳酸酯等）。

2. 产品性能要求，至少包括：

2.1 超声输出

2.1.1 工作频率

超声工作频率与标称频率的偏差应不大于 ±15%。

2.1.2 综合灵敏度

在距探头表面 200 mm 距离处，综合灵敏度应不小于 90 dB。

2.1.3 输出功率

注册申请人应该在随机文件中公布输出超声功率的数值。

2.1.4 空间峰值时间峰值声压

注册申请人应该在随机文件中公布空间峰值时间峰值声压的数值。

2.1.5 超声换能器敏感元件的有效面积

注册申请人应该在随机文件中公布超声换能器敏感元件的有效面积的数值。

2.2 胎心率测量范围及误差

胎心率测量范围：65BPM ~ 210BPM；精度：±2 BPM 或 ±2%（两者取大值）。

2.3 电源电压适应能力

2.3.1 采用交流电源供电的仪器，在交流 220 V ± 22 V 的范围内，仪器应能正常工作。

2.3.2 采用电池供电的仪器，在电压下降至额定值的 85% 时，仪器应能正常工作。

2.4 连续工作时间

2.4.1 采用交流电源供电的仪器，在正常交流电压情况下，连续工作时间应达到 8 h。

2.4.2 采用电池供电的仪器，连续工作时间应达到注册申请人在随机文件中公布的数值。

2.5 电磁兼容性

应符合 YY 0505—2012《医用电气设备 第 1 - 2 部分：安全通用要求 并列标准：电磁兼容 要求和试验》的要求。

2.6 功能要求

超声多普勒胎儿心率仪应具备注册申请人在随机文件中规定的各项功能。

3. 环境试验要求

注册申请人应在产品技术要求中按 GB/T 14710 规定气候环境试验和机械环境试验的组别，试验要求及检测项目应按 YY 0448—2009 表 1 执行。

（九）同一注册单元内注册检验代表产品确定原则和实例

同一注册单元应按产品风险与技术指标的覆盖性，确定典型产品。一般来说，典型产品应是同一注册单元内能够代表本单元内其他产品安全性和有效性的产品，即功能最全、结构最复杂和风险最高的产品。在同一注册单元中，若仅辅助功能不同，则可以作为同一产品的多个型号加以区分。

如某注册申请人生产的具有不同辅助功能的超声多普勒胎儿心率仪，其主要性能指标一致［见本指导原则（八）2.1—2.5］，可作为同一注册单元，在同一注册单元的两个型号中，A 型号具有一种辅助功能，B 型号具有两种以上辅助功能并包括前者，或 A 型号的性能和功能是 B 型号的子集，应选取 B 型号作为典型产品。

与性能和安全项目关注点不同，电磁兼容方面的典型性产品应充分考虑注册单元内不同型号之间电磁兼容特点和差异。

（十）产品生产制造相关要求

应当明确产品生产工艺过程，可采用流程图的形式，并说明其过程控制点。

（十一）产品的临床评价细化要求

根据《关于发布免于进行临床试验的第二类医疗器械目录的通告》（总局 2014 年第 12 号），"产品名称：超声多普勒胎儿心率仪，分类编码：6823"包含在免于进行临床试验的第二类医疗器械目录中，注册申请人需按照《医疗器械临床评价技术指导原则》的要求，提交临床评价资料。

（十二）产品的不良事件历史记录

目前经查询国家药品不良反应监测中心的国家医疗器械不良事件监测数据库，未发现相关记录。注册申请人应当检索和记录不良事件。

（十三）产品说明书和标签要求

产品使用说明书和标签应当符合《医疗器械说明书和标签管理规定》（国家食品药品监督管理总局令第 6 号）的要求以及 GB 9706.1、GB 9706.9、GB 9706.15（如适用）和 YY 0505 的相关要求。

由于超声多普勒胎儿心率仪是通过一定量的超声能量作用于人体达到医学检测的目的，在以上的规定和标准中，涉及慎重使用的部分应尽可能详细、清楚，以提示使用者慎重使用。

产品使用说明书对安全使用部分至少应有：

1. 安全预防措施；

2. 图标符号的说明，特别是危险符号，注意事项符号的说明；

3. 电磁兼容性的说明，提示用户，电磁信号有可能对超声多普勒胎儿心率仪产生干扰；同时超声多普勒胎儿心率仪也可能对其他电子设备造成干扰；

4. 声输出资料的公布说明；

5. 产品的安装、连接。

产品的标签，外部标记中特别是涉及安全使用的部分也应符合相关的标准（如 GB 9706 系列标准等）。

（十四）产品的研究要求

1. 产品性能研究

应当提供产品性能研究资料以及产品技术要求的研究和编制说明，包括功能性、安全性指标（如电气安全与电磁兼容、辐射安全）以及与质量控制相关的其他指标的确定依据，所采用的标准或方法、采用的原因及理论基础。

2. 生物相容性评价研究

应对成品中与患者和使用者直接或间接接触的材料的生物相容性进行评价。

生物相容性评价研究资料应当包括：

（1）生物相容性评价的依据和方法。

（2）产品所用材料的描述及与人体接触的性质。

（3）实施或豁免生物学试验的理由和论证。

（4）对于现有数据或试验结果的评价。

3. 生物安全性研究

对于含有同种异体材料、动物源性材料或生物活性物质等具有生物安全风险类产品，应当提供相关材料及生物活性物质的生物安全性研究资料。包括说明组织、细胞和材料的获取、加工、保存、测试和处理过程；阐述来源（包括捐献者筛选细节），并描述生产过程中对病毒、其他病原体及免疫源性物质去除或灭活方法的验证试验；工艺验证的简要总结。

4. 灭菌/消毒工艺研究

（1）注册申请人灭菌：应明确灭菌工艺（方法和参数）和无菌保证水平（SAL），并提供灭菌确认报告。

（2）终端用户灭菌：应当明确推荐的灭菌工艺（方法和参数）及所推荐的灭菌方法确定的依据；对可耐受两次或多次灭菌的产品，应当提供产品相关推荐的灭菌方法耐受性的研究资料。

（3）残留毒性：如灭菌使用的方法容易出现残留，应当明确残留物信息及采取的处理方法，并提供研究资料。

（4）终端用户消毒：应当明确推荐的消毒工艺（方法和参数）以及所推荐消毒方法确定的依据。

5. 产品有效期和包装研究

（1）有效期的确定：如适用，应当提供产品有效期的验证报告。

（2）对于有限次重复使用的医疗器械，应当提供使用次数验证资料。

（3）包装及包装完整性：在宣称的有效期内以及运输储存条件下，保持包装完整性的依据。

6. 临床前动物试验

如适用，应当包括动物试验研究的目的、结果及记录。

7. 软件研究

含有软件的产品，应当按照《医疗器械软件注册审查技术指导原则》的要求提供一份单独的医疗器械软件描述文档，内容包括基本信息、实现过程和核心算法，详尽程度取决于软件的安全性级别和复杂程度。同时，应当出具关于软件版本命名规则的声明，明确软件版本的全部字段及字段含义，确定软件的完整版本和发行所用的标识版本。

三、审查关注点

（一）产品的性能要求和安全要求是否执行了规定国家和行业标准。

（二）产品的主要风险以及风险控制措施是否清晰明确地列举。

（三）产品的预期用途是否明确。

（四）说明书必须告知用户的信息是否完整以及外部标记是否符合相关的要求。

（五）注册单元的划分是否合理。

超声多普勒胎儿心率仪注册技术审查指导原则编写说明

一、指导原则编写的目的

本指导原则旨在指导注册申请人对超声多普勒胎儿心率仪产品注册申报资料的准备和撰写，同时也为技术审评部门审评注册申报资料提供参考。

超声多普勒胎儿心率仪是借助超声能量作用对胎儿心率进行测量，其临床应用较为广泛。本指导原则旨在让技术审评人员对产品的原理、结构、主要性能、预期用途等方面有一个基本的了解，同时让技术审评人员在产品注册技术审评时把握基本的尺度，以确保产品的安全、有效。

二、指导原则编写的依据

（一）《医疗器械监督管理条例》（国务院令第 650 号）

（二）《医疗器械注册管理办法》（国家食品药品监督管理总局令第 4 号）

（三）《医疗器械说明书和标签管理规定》（国家食品药品监督管理总局令第 6 号）

（四）《关于发布免于进行临床试验的第二类医疗器械目录的通告》（国家食品药品监督管理通告 2014 年第 12 号）

（五）《医疗器械产品技术要求编写指导原则》（国家食品药品监督管理总局令第 9 号）

（六）《食品药品监管总局关于印发境内第二类医疗器械注册审批操作规范的通知》（食药监械管〔2014〕209 号）

（七）妇产科学（人民卫生出版社第 8 版）

（八）相关标准

GB/T 191—2008《包装储运图示标志》

GB 9706.1—2007《医用电气设备 第 1 部分：安全通用要求》

GB 9706.9－2008《医用电气设备 第 2－37 部分：医用超声诊断和监护设备安全专用要求》

GB 9706.15—2008《医用电气设备 第 1－1 部分：安全通用要求 并列标准：医用电气系统安全要求》

GB/T 14710—2009《医用电器环境要求及试验方法》

GB/T 16886.1—2011《医疗器械生物学评价 第 1 部分：评价与试验》

GB/T 16846—2008《医用超声诊断设备声输出公布要求》

YY 0448—2009《超声多普勒胎儿心率仪》

YY 0505—2012《医用电气设备 第 1－2 部分：安全通用要求 并列标准：电磁兼容 要求和试验》

YY/T 0749—2009《超声 手持探头式多普勒胎儿心率检测仪 性能要求及测量和报告方法》

YY 1142—2003《超声诊断和监护仪器频率特性的测试方法》

三、指导原则中部分具体内容编写的考虑

（一）性能指标以超声多普勒胎儿心率仪的行业标准 YY 0448—2009《超声多普勒胎儿心率仪》为依据。

（二）安全要求以 GB 9706.1—2007、GB 9706.9—2008、GB 9706.15—2008（如适用）和 YY 0505—2012 为依据。

（三）风险管理的要求主要以 YY/T 0316—2008《医疗器械 风险管理对医疗器械的应用》为依据。

（四）"产品说明书、标签、包装标识"部分以《医疗器械说明书和标签管理规定》[国家食品药品监督管理总局令（第 6 号）]。

（五）引用的法规和标准如有修订，应按照新要求执行。

四、编制单位

河北省食品药品监督管理局。

111 医用臭氧妇科治疗仪注册技术审评指导原则

[医用臭氧妇科治疗仪注册技术审查指导原则（2017 年修订版）]

本指导原则旨在指导和规范医用臭氧妇科治疗仪的技术审评工作，帮助审评人员理解和掌握该类产品原理/机理、结构、性能、适用范围等内容，把握技术审评工作基本要求和尺度，对产品安全性、有效性做出系统评价。

本指导原则所确定的核心内容是在目前的科技认识水平和现有产品技术基础上形成的，因此，审评人员应注意其适宜性，密切关注适用标准及相关技术的最新进展，考虑产品的更新和变化。

本指导原则不作为法规强制执行，不包括行政审批要求。但是，审评人员需密切关注相关法规的变化，以确认申报产品是否符合法规要求。

一、适用范围

本指导原则适用于制备臭氧治疗妇科疾病的仪器，依据《医疗器械分类目录》（2002 年版），其类别代号为二类 6826 物理治疗及康复设备。

二、技术审查要点

（一）产品名称要求

医用臭氧妇科治疗仪产品的命名应采用《医疗器械分类目录》中的通用名称。经查，在国家食品药品监督管理部门国产医疗器械产品数据库中，该类产品常采用的名称有：臭氧妇科治疗仪、医用臭氧治疗仪、医用臭氧治疗机、妇科三氧治疗仪、妇科臭氧治疗仪、超声波臭氧雾化妇科治疗仪、医用臭氧冲洗治疗仪等。本指导原则建议规范该类产品名称为医用臭氧妇科治疗仪。

（二）产品的结构和组成

目前，医用臭氧妇科治疗仪有臭氧水、臭氧雾和臭氧气三种输出形式，结构型式以便携式、台车式为主。仪器主要由采用高频放电激发空（氧）气生成臭氧的臭氧发生器（臭氧管）、微型气泵、微型水泵、冲洗水箱、雾化罐和治疗头组成。气泵和水泵可控制压力。冲洗水箱分为内置和外置，并具有加热功能，温度控制范围常为 25～38℃。雾化罐一般为外置，采用超声雾化方式，超声工作频率为（1.7±10%）MHz，雾化率大于 10mL/h。

治疗头常用制作材料为医用聚乙烯、医用聚丙烯、医用硅胶等高分子材料，按使用方法分为一次性和重复性使用两种，一次性使用治疗头又分为无菌和非无菌两种。

产品图示举例（图 1，图 2）：

和电晕放电法等。相对于电晕放电法制备臭氧，化学法、电解法及紫外线法都会产生一定量的杂质和有害物质。目前医用臭氧妇科治疗仪只采用电晕放电法制取臭氧，其过程为：干燥的空（氧）气流过高频电场管式电极，利用高速高能电子轰击氧气分子，使其分解成氧原子。高速高能电子具有足够的能量（6~7eV），紧接着通过三体（O、O_2 和 M）碰撞反应形成臭氧。与此同时，原子氧和电子也同样与臭氧反应分解为氧气。其反应方程如下：

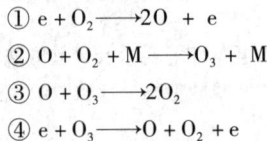

① $e + O_2 \longrightarrow 2O + e$

② $O + O_2 + M \longrightarrow O_3 + M$

③ $O + O_3 \longrightarrow 2O_2$

④ $e + O_3 \longrightarrow O + O_2 + e$

（注：e：高速高能电子；M：气体中其他任何气体分子）

然后，按照 Alder 和 Hill 研究，臭氧在中性水溶液中存在下列链式反应：

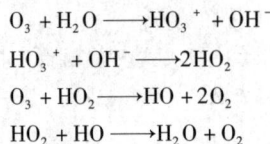

$O_3 + H_2O \longrightarrow HO_3^+ + OH^-$

$HO_3^+ + OH^- \longrightarrow 2HO_2$

$O_3 + HO_2 \longrightarrow HO + 2O_2$

$HO_2 + HO \longrightarrow H_2O + O_2$

臭氧雾是将臭氧和雾化罐产生的水雾进行混合，利用雾作为载体，使臭氧到达病灶部位。

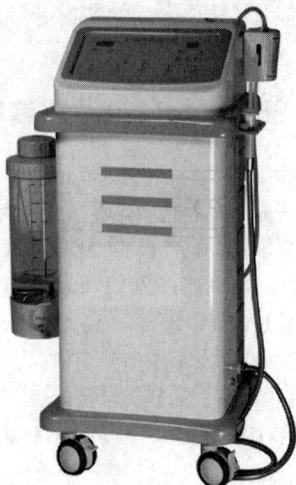

图1 医用臭氧妇科治疗仪

图2 治疗头

（三）产品工作原理/作用机理

臭氧制备方法有化学法、电解法、紫外线法、辐照法

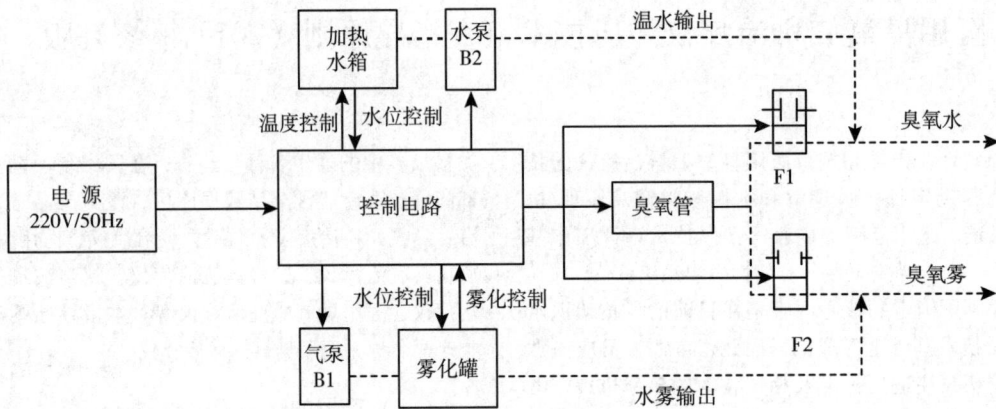

说明：细实线表示电气控制，虚线表示水、气通路

图3 工作原理示例图

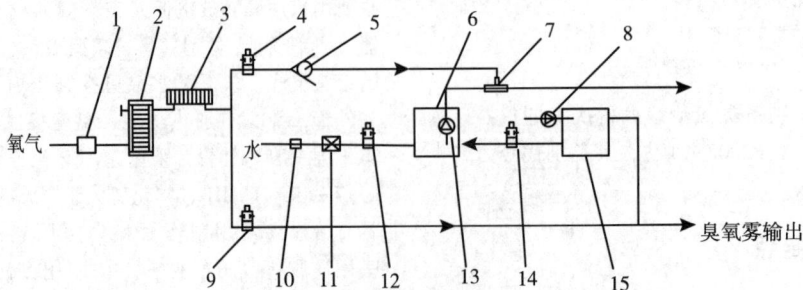

图4 管路示例图

1. 进水接头　2. 氧气调节阀　3. 臭氧管　4. 电磁阀F1　5. 单向阀　6. 加热水箱　7. 射流阀　8. 气泵B1
9. 电磁阀F2　10. 进水接头　11. 节流阀　12. 电磁阀F3　13. 水泵B2　14. 电磁阀F4　15. 雾化罐

科学研究发现，臭氧是氧的同素异形体，在常温下分子极不稳定，可分解产生单原子氧（O），在水中与水分子结合产生羟基（·OH）。单原子氧（O）和羟基（·OH）具有极强的氧化能力，可氧化分解细菌、病毒内部的葡萄糖氧化酶，直接与细菌、霉菌、病毒等微生物发生作用，细菌、霉菌、病毒等微生物在一定浓度的臭氧水中无法生存。

念珠菌性外阴阴道病、滴虫性阴道炎、细菌性阴道病等多种妇科病是妇科临床治疗的主要研究方向。医用臭氧妇科治疗仪应用仪器制备的臭氧水（气、雾）冲洗（进入）阴道，使气态臭氧或臭氧水中的羟基（·OH）渗透至病变深层处，杀灭与清除阴道内致病菌和病原微生物；同时臭氧还原后形成的高浓度氧环境，改变阴道内的厌氧环境，使阴道内加德纳嗜血性厌氧菌和其他厌氧菌不适应在有氧环境中生长，有助于溃疡、创面的快速愈合，有利于阴道内正常菌群重建，达到治疗目的。

（四）注册单元划分的原则和实例

医用臭氧妇科治疗仪的注册单元原则上以产品的技术原理、结构组成、性能指标和适用范围为划分依据。

同一企业生产采用相同的电源部分、臭氧发生器等结构的产品，产生的臭氧浓度一样，且适用范围相同，存在臭氧气、臭氧水冲洗、臭氧雾三种或两种功能合一的型号可与简化上述结构只存在其中两种或者一种功能的型号产品归入同一注册单元。

实例：存在臭氧气、臭氧水冲洗、臭氧雾三种功能合一的型号 D 仪器，可以与只存在臭氧气功能型号 A 仪器，只存在臭氧水功能型号 B 仪器，只存在臭氧雾功能型号 C 仪器，以及涵盖上述两种功能的仪器合并申报。

（五）产品适用的相关标准

目前与医用臭氧妇科治疗仪产品相关的常用标准列举如下（表1）：

表1 产品相关标准

GB 9706.1—2007	《医用电气设备 第1部分：安全通用要求》
GB/T 191—2008	《包装储运图示标志》
GB/T 9969—2008	《工业产品使用说明书 总则》
GB/T 14233.1—2008	《医用输液、输血、注射器具检验方法 第1部分：化学分析方法》
GB/T 14233.2—2005	《医用输液、输血、注射器具检验方法 第2部分：生物学试验方法》
GB/T 14710—2009	《医用电器环境要求及试验方法》
GB/T 16886.1—2011	《医疗器械生物学评价 第1部分：风险管理过程中的评价与试验》
GB/T 16886.5—2003	《医疗器械生物学评价 第5部分：体外细胞毒性试验》

续表

GB/T 16886.10—2005	《医疗器械生物学评价 第10部分：刺激与迟发型超敏反应试验》
YY 0505—2012	《医用电气设备 第1-2部分：安全通用要求 并列标准：电磁兼容 要求和试验》

上述标准包括了产品技术要求中经常涉及到的标准。有的企业还会根据产品的特点引用一些行业外的标准和一些较为特殊的标准。

产品适用及引用标准的审查可以分两步来进行。首先对引用标准的齐全性和适宜性进行审查，也就是在编写注册产品技术要求时与产品相关的国家标准、行业标准是否进行了引用，以及引用是否准确。可以通过对注册产品技术要求中"产品引用标准及说明"是否引用了相关标准，以及所引用的标准是否适宜来进行审查。此时，应注意标准编号、标准名称是否完整规范，年代号是否有效。

其次对引用标准的采纳情况进行审查。即所引用的标准中的条款要求，是否在注册产品标准中进行了实质性的条款引用。这种引用通常采用两种方式，文字表述繁多内容复杂的可以直接引用标准及条文号，比较简单的也可以直接引述具体要求。

如有新版强制性国家标准、行业标准发布实施，产品性能指标等要求应执行最新版本的国家标准、行业标准。

（六）产品的适用范围/预期用途、禁忌症

产品具体适用范围应与申报产品性能指标、结构与组成等一致，必要时应有相应的临床试验资料支持。

常见的适用范围如下：

适用于念珠菌性外阴阴道病、细菌性阴道病、滴虫性阴道炎治疗。

增加禁忌症的内容，如没有，应明确说明产品没有禁忌症或禁忌症不明。

（七）产品的主要风险及研究要求

医用臭氧妇科治疗仪的风险管理报告应符合 YY/T 0316—2016《医疗器械 风险管理对医疗器械的应用》的有关要求，判断与产品有关的危害，估计和评价相关风险，控制这些风险并监视控制的有效性。主要的审查要点包括：

1. 与产品有关的安全性特征判定。可参考 YY/T 0316—2016 的附录 C，附录 C 的清单不详尽，确定产品安全性特征应具有创造性，应当仔细考虑"会在哪儿出错"。

2. 危害、可预见的事件序列和危害处境判断。可参考 YY/T 0316—2016 附录 E、I。

3. 风险控制的方案与实施、综合剩余风险的可接受性评价及生产和生产后监视相关方法。可参考 YY/T 0316—2016 附录 F、G、J。

医用臭氧妇科治疗仪的初始可预见性危害主要存在于产品设计、生产和使用环节。如产品设计方面的初始可预见危害主要有：臭氧发生器不正常输出、电能危害（加热

管的绝缘处理)、热能危害(冲洗水温度控制)、生物不相容性(如治疗头材料等)等等。生产方面的初始可预见危害主要有:不合格材料或部件的非预期使用(采购或供方控制不充分),部件焊接、粘合和连接的不完整(制造过程控制不充分)等等。使用的初始可预见危害有:未限制非预期的使用,未限制使用环境及人员,未告知正确使用、维护、保养仪器的方法等导致仪器不能正常使用等。

以下依据 YY/T 0316—2016 的附录 E(表 E.2)从十个方面提示性列举了医用臭氧妇科治疗仪可能存在的初始危害因素,提示审查人员从以下方面考虑(表 2):

表 2 产品主要初始危害因素

通用类别	初始事件和环境示例
不完整的要求	设计参数的不恰当:可触及金属部分、外壳、应用部分、信号输入/输出部分等与带电部分隔离/保护不够,电介质强度不够,导致对电击危险防护不够,可能对使用者或患者造成电击危害;人体接触的臭氧水温度过高,可能引起烫伤;漏电设计不够,水泵漏水导致短路及触电危险;便携式提拎装置不牢固,带脚轮仪器锁定不良,移动式仪器易翻倒,仪器支撑件强度不足,仪器面、角、边粗糙,对飞溅物防护不够,都可能对使用者或患者造成机械损伤;臭氧气泄漏可能对使用者或患者造成中毒危害;抗电磁干扰能力差;对环境的电磁干扰超标,干扰其他仪器正常工作等等。 运行参数不恰当:如输出水压、气压过大,温度设置过高等。 性能要求不恰当:性能参数如臭氧气浓度、臭氧水浓度太小,可导致治疗无效等;臭氧气浓度过大导致患者中毒。 使用中的要求不恰当:使用说明书未对臭氧水冲洗、臭氧雾雾化、水箱加水量和雾化罐加水量明确,未对治疗头和冲洗及雾化手柄使用方法、仪器保养方式、方法、频次进行说明,导致仪器不能正常使用等等。 寿命:使用说明书未对仪器/附件的使用寿命和贮藏寿命进行规定,导致仪器/附件超期使用导致治疗性能指标降低,安全性能出现隐患等等
操作软件设计	操作功能设计缺陷:功能按键标示不明确,按键设计位置不合理,加热温度显示、冲洗时间显示、雾化治疗时间显示没有独立的窗口显示,温度控制无效等等。 操作功能失效:显示窗口无法正确显示、各按键不能正确执行功能、温度控制不准确,导致实际温度远高于设定温度,存在烫伤危险等等
制造过程	制造过程的控制不充分:生产过程关键工序控制点未进行监测,导致部件或整机不合格等等; 制造过程的更改控制不充分:控制程序修改未经验证,导致仪器性能参数指标不符合标准要求等等。 供方控制的不充分:外购、外协件供方选择不当,外购或者外协件未进行有效的进货检验,导致不合格外购或者外协件投入生产等等
运输和贮藏	不恰当的包装:产品防护不当导致仪器运输过程中损坏等等。 不适当的环境条件:在超出仪器规定的贮藏环境(温度、湿度、压力)贮藏仪器,导致仪器不能正常工作等等
环境因素	物理学的(如温度、湿度、压力、时间):过热、潮湿环境可能导致仪器不能正常工作等等。 化学的(如腐蚀、降解、污染):强酸强碱导致仪器/治疗头损害;非预期使用于有麻醉剂的环境中,可能因为电气连接、仪器结构、静电预防不良等引起混合气体爆炸等等。 电磁场(如对电磁干扰的敏感度):特定环境仪器工作不正常等等。 不适当的能量供应:仪器的供电电压不稳定,导致仪器不能正常工作或损坏等等
清洁、消毒	未对需消毒使用的治疗头的消毒过程确认或确认程序不规范:使用说明书中推荐的对治疗头的消毒方法未经确认,不能对治疗头进行有效消毒等等。 消毒执行不恰当:使用者未按要求对治疗头进行防护或消毒,导致交叉感染等等
处置和废弃	没提供信息或提供信息不充分:未在使用说明书中对仪器寿命终了后的处置方法进行说明,或信息不充分等等
生物危害	生物相容性:与人体接触的治疗头材料选择不当可致过敏、中毒等反应
人为因素	设计缺陷引发可能的使用错误,如:易混淆的或缺少使用说明书:如缺少详细的使用方法、缺少必要的技术参数、缺少必要的警告说明、缺少电路图和元器件清单、缺少运输和贮存环境条件的限制;仪器在故障状态(如变压器过载、断开保护接地线、仪器的元器件出现故障)下运行可产生危险警示不足;使用不适当的治疗头;使用前未检查仪器工作状态;操作说明过于复杂不易懂;未说明如何正确维护、保养仪器/附件等等。 器械的状态不明确或不清晰:臭氧是否输出无法分辨等等。 控制与操作不对应,显示信息与实际状态不对应:系统显示工作模式与仪器实际工作模式不一致等等。 与已有的器械比较,样式或布局有争议:显示方式与多数仪器通用的显示方式布局不相同,可能引起治疗错误等等。 由缺乏技术的/未经培训的人员使用:使用者/操作者未经培训或培训不足,不能正确使用和维护保养仪器等等。 副作用警告不充分:使用需消毒使用的治疗头时,未对治疗头的消毒提出明显的警示;一次性治疗头不能重复使用;冲洗水温度过高不能进行冲洗等等
失效模式	由于老化、磨损和重复使用而致功能退化:臭氧发生器超期使用发生器,其输出功率下降,水箱密封不严导致漏水触电,水箱加热管老化,雾化罐雾化率下降等等

2. 研究要求

（1）产品性能研究

应当提供产品性能研究资料以及产品技术要求的研究和编制说明，包括功能性、安全性指标（如电气安全与电磁兼容、辐射安全）以及与质量控制相关的其他指标的确定依据，所采用的标准或方法、采用的原因及理论基础。

（2）生物相容性的评价研究

应对成品中与患者和使用者直接或间接接触的材料的生物相容性进行评价。

生物相容性评价研究资料应当包括：

① 生物相容性评价的依据和方法。

② 产品所用材料的描述及与人体特别是阴道粘膜接触的性质。

③ 实施或豁免生物学试验的理由和论证。

④ 对于现有数据或试验结果的评价。

（3）灭菌/消毒工艺研究

应当明确推荐的消毒工艺以及所推荐消毒方法确定的依据。

（4）产品有效期和包装研究

有效期的确认应当提供产品有效期的验证报告。

对于包装及包装完整性：应提供在宣称的有效期内以及运输储存条件下保持包装完整性的依据。

（5）软件研究

对于医用臭氧妇科治疗仪控制软件，应当提供一份单独的医疗器械软件描述文档，内容包括基本信息、实现过程和核心算法，详尽程度取决于软件的安全性级别和复杂程度。同时，应当出具关于软件版本命名规则的声明，明确软件版本的全部字段及字段含义，确定软件的完整版本和发行所用的标识版本。

（八）产品技术要求应包括的主要性能指标

产品性能指标的审查是产品技术要求审查中最重要的环节之一。

医用臭氧妇科治疗仪主要性能指标可以分解为功能性指标、安全性指标和质量控制相关指标。其中有些技术性能要求和安全要求又是相关联的。

技术要求中规定的性能指标部分是否齐全，可以通过对是否具有以下主要内容进行审评：

1. 正常工作条件（包括环境温度、相对湿度、大气压力、电源等）。

2. 性能要求

（1）利用臭氧水进行治疗的仪器应有以下要求：

① 出水压力（MPa）；

② 出水流量（mL/min）；

③ 臭氧水浓度（mg/L）；

④ 具有水温控制的仪器应有温度控制范围及精度要求；

⑤ 超温保护。

（2）利用臭氧气进行治疗的仪器应有以下要求：

① 臭氧气流量（L/min）；

② 臭氧气浓度（mg/L）；

③ 臭氧气体泄漏（mg/m³）。

（3）噪声要求。

（4）具有雾化功能的仪器应至少有雾化率要求。

（5）治疗头的长度、圆头直径等尺寸。

3. 一次性使用无菌治疗头，应至少规定无菌要求，采用环氧乙烷灭菌的，还应规定环氧乙烷残留量的要求。

4. 使用功能要求：例如，流量和（或）浓度调节功能、定时功能、臭氧水加热和恒温功能、臭氧水冲洗功能、臭氧雾化功能、臭氧气治疗功能、报警功能等。

5. 外观和结构要求

① 仪器表面应光洁、色泽均匀、无伤斑、划痕、裂纹等缺陷，面板上文字和标志应清晰；

② 控制和调节机构应灵活、可靠，紧固部位应无松动；

③ 塑料件及治疗头应光滑，无明显斑痕、毛刺、划痕、凹陷、起泡、开裂、变形现象，金属件不应有锈蚀及机械损伤。

6. 安全要求

安全要求应符合 GB 9706.1—2007 标准规定。

7. 环境试验要求

仪器的环境试验应按 GB/T 14710—2009 的规定，明确所属气候环境分组和机械环境分组，并在产品技术要求、使用说明书中说明。

仪器还应按 GB/T 14710—2009 中表 A1 的规定确定环境试验要求和检验项目。

8. 电磁兼容性要求：应符合 YY 0505—2012 等相关标准要求。

（九）同一注册单元内注册检验代表产品确定原则和实例

同一注册单元应按产品风险与性能指标的覆盖性来选择典型产品。典型产品应是同一注册单元内能够代表本单元内其他产品安全性和有效性的产品，应优先考虑结构最复杂、功能最全、风险最高、性能指标最全的型号。同一注册单元中，如果结构与组成不同，若主要性能指标不能互相覆盖，则典型产品应为多个型号。

实例：

型号	臭氧气	臭氧水	臭氧雾
A	有	无	无
B	无	有	无
C	无	无	有
D	有	有	有

如上图产品结构与组成，应选择 D 型功能最全、风险最高、性能指标最全的进行型式检测。

（十）产品生产制造相关要求

1. 应当明确产品生产工艺过程，可采用流程图的形式，并说明其过程控制点。

2. 一般生产工艺流程：原材料收货——来料检验——原材料入库——原材料出库——焊接部件装配总装——成品最终检验及包装检验——成品入库——成品出库——发货。

3. 应特别地识别产品制造和检验过程中的关键过程和特殊过程，并在工艺流程图中明确，对于特殊过程，应进行特殊过程确认，必要时，应提供特殊过程确认报告，如关键件的焊接过程。

4. 有多个研制、生产场地，应当概述每个研制、生产场地的实际情况。如有必要，应提供生产地址地理位置图、厂区平面布局及生产区域分布等说明。

（十一）产品的临床评价细化要求

1. 医用臭氧妇科治疗仪未列入《免于进行临床试验的第二类医疗器械目录》（国家食品药品监督管理总局通告2014年第12号）中，不可豁免临床试验，审评时应要求注册申请人依据《医疗器械临床评价技术指导原则》提交临床评价资料。

若是通过同品种医疗器械临床试验或临床使用获得的数据进行分析评价，需按《医疗器械临床评价技术指导原则》要求，提供相关能证明该医疗器械安全、有效的资料。

若需进行临床试验的，应当按照《医疗器械临床试验质量管理规范》（国家食品药品监督管理总局国家卫生和计划生育委员会令第25号）的要求开展，注册申请人在注册申报时，应当提交临床试验方案和临床试验报告。

2. 医用臭氧妇科治疗仪的临床试验方案和报告审查关注点

医用臭氧妇科治疗仪的临床试验应符合《医疗器械临床试验质量管理规范》的要求。

临床试验方案应合理、科学，能够验证产品的适用范围。方案中的临床病例数的确定理由应充分、科学；选择对象范围应明确，涵盖产品的适用范围；临床评价标准应清晰明确，且得到临床公认。

一般来说，临床试验方案应包括如下内容：试验背景、试验目的、研究假设、试验产品的名称及规格、对照产品的名称、规格及选择理由、病人的入选及排除标准、主要疗效评价指标及评价方法、次要疗效评价指标及安全性评价指标、样本量确定依据（含样本量计算公式及其参数来源）、临床随机分组方法、随访期、试验质量控制措施、数据管理方法、统计分析方法及病人的风险与获益评估等。

临床试验报告应符合方案的要求。临床试验结果应明确，计量或计数结果可靠，并进行统计学分析；试验效果分析应明确统计结果的临床意义；临床试验结论应明确该产品的适用范围，符合临床试验目的。

临床试验报告需有医院签章，其内容应能验证该产品的适用范围。一般来说，临床试验报告应包括如下内容：试验背景、试验目的、研究假设、试验产品的名称及规格、对照产品的名称、规格及选择理由、病人的入选及排除标

准、主要疗效评价指标及评价方法、次要疗效评价指标及安全性评价指标、样本量确定依据（含样本量计算公式及其参数来源）、随访期、试验质量控制措施、数据管理方法、统计分析方法及病人的风险与获益评估等。

在审查临床试验方案和报告时，应注意以下几点：

（1）临床病例数确定的理由

确定临床试验例数就是计算试验的样本量的大小。申请人希望花费较少而得到科学、客观的结果。此外，太少的样本会得出不正确的结论，太多样本浪费时间和资源，因此，有必要在临床试验方案中合理地确定样本量的大小。

样本量的估计要考虑以下因素的影响：

① 陈述无效假设 H0 和备择假设 H1。

② 基于无效假设中的结果变量（连续或离散：如血压下降值、死亡），选择适当的统计检验方法（如 $t-test$，χ^2）。

③ 与同类产品或与标准治疗（对照组）相比，估计合理的效应大小 δ（组间治疗差异）；对于非劣效试验，应提供临床及统计学认可的非劣效界值；对于单组目标值试验，应提供目标值的确定依据。

④ 设定显著性水平和统计效能（α，β），通常取双侧显著性水平 0.05（单侧显著性水平 0.025）、检验效能至少80% 及单侧或双侧检验；

⑤ 列出正确的用公式估计样本量。

考虑失访和脱离病例等其他因素的影响，临床实际的病例数应在计算样本量的基础上至少增加 20%。

医用臭氧妇科治疗仪应针对每一适应症进行符合统计学要求的临床试验。具体审查时，要看临床试验方案中病例数确定的理由是否充分，是否考虑以上几种因素的影响。确定的病例数是否涵盖要验证的适应症。

（2）确定入选标准和排除标准

临床试验方案应预先制定明确的入选标准和排除标准，入选标准应有明确的诊断标准，诊断标准应是临床公认的。

符合入选条件且愿意参加临床试验并签署知情同意书方可确定为入选对象，入选对象应具有符合该适应症人群的普遍的代表性。

（3）临床一般资料

临床试验报告中应明确临床试验的起始时间，参加临床试验的入选对象的基本情况，包括入选对象的数量、年龄、病种、病情轻重、病程分布、住院和门诊病人的比例等信息。所有的入选对象应符合入选标准和排除标准。为了客观评价试验产品的治疗效果，应对参加试验组和对照组的入选对象的这些基本情况进行统计学分析，验证两组间人群的均衡可比性。

（4）试验方法

试验方法是对方案中总体设计内容的具体实施。医用臭氧妇科治疗仪的临床试验应采用随机平行对照设计，以避免由于组间的不均衡而导致的两组人群不可比。对照组可采用已上市的、具有合法资质的、疗效确实的同类产品，或者采用临床公认有效的传统治疗方法。试验是否采用盲法可根据具体情况设置。

（5）临床评价标准

医用臭氧妇科治疗仪的治疗作用多数都是缓解疾病的症状，建议在评价这些症状时，将症状量化，并建立临床评价标准。

（6）临床试验结果

应按照方案规定的统计学方法及疗效评价方法进行统计分析（包括组内和组间分析），给出分析结果。必要时提供试验数据统计分析报告。

（7）临床试验效果分析

临床研究者应在临床试验报告中，根据统计分析结果进行分析，并做出临床意义的解释。

（8）临床试验结论

临床研究者应根据临床试验数据结果、效果分析得出结论。临床结论应客观、科学、公正，在试验结果中有据可查。

（9）适应症、适用范围和注意事项

根据临床试验结果和结论确定相应的适应症、适用范围，这是审批部门进行审批的依据。适应症和注意事项是临床研究者在试验中发现或预见的问题，提醒申请人不断改进。

（十二）产品的不良事件历史记录

暂未见相关报道。

（十三）产品说明书和标签要求

产品说明书一般包括使用说明书和技术说明书，两者可合并。说明书、和标签要求应符合《医疗器械说明书和标签管理规定》（国家食品药品监督管理总局令第6号）及相关标准（特别是 GB 9706.1 和 YY 0505）的规定。

医疗器械说明书和标签的内容应当真实、完整、准确、科学，并与产品特性相一致。医疗器械标签的内容应当与说明书有关内容相符合。医疗器械说明书和标签文字内容必须使用中文，可以附加其他文种。中文的使用应当符合国家通用的语言文字规范。医疗器械说明书和标签的文字、符号、图形、表格、数字、照片、图片等应当准确、清晰、规范。

1. 说明书的内容

使用说明书内容一般应包括产品名称、型号、规格、主要结构及性能、适用范围、适应症、安装和调试、工作条件、使用方法、警示、注意事项、保养和维护、储存、故障排除、出厂日期、生产许可证号、注册证号、产品技术要求的编号、生产企业名称、地址和联系方式、售后服务单位等。

技术说明书内容一般包括概述、组成、原理、技术参数、规格型号、图示标记说明、系统配置、外形图、结构图、控制面板图，必要的电气原理图及表等。

2. 使用说明书审查一般关注点

（1）产品名称、型号、规格、主要性能、结构与组成应与注册产品技术要求内容一致；产品的适用范围应与注册申请表、注册产品技术要求及临床试验资料（若有）一致。

（2）注册人或者备案人的名称、住所、联系方式和生产企业名称、注册地址、生产地址、联系方式及售后服务单位应真实并与《医疗器械生产企业许可证》《企业法人营业执照》一致；《医疗器械生产企业许可证》编号、医疗器械注册证书编号、技术要求编号位置应预留。

（3）使用说明书中有关注意事项、警示以及提示性内容主要应包括：提醒注意由于电气安装不合适而造成的危险；可靠工作所必须的程序；若有附加电源，且其不能自动地保持在完全可用的状态，应提出警告，规定应对该附加电池进行定期检查和更换。应说明电池规格和正常工作的小时数；电池长期不用应取出说明；可充电电池的安全使用和保养说明；如治疗头为非无菌产品，应指明治疗头为非无菌产品，使用前应进行消毒，并明确相应经验证的消毒方法；如治疗头为无菌产品，应提示灭菌方式和一次性使用，用后销毁，包装如有破损，严禁使用；应明确注明各种适应症，如对臭氧过敏等过敏体质禁用；孕妇、经期、产后、流产后身体未恢复正常者等禁用；应明确注明治疗头进入人体长度，禁止将本机产物导入宫腔内；仪器工作环境必须保持良好通风，避免空间狭小、通风不畅，造成臭氧浓度过高；对仪器所用的图形、符号、缩写等内容的解释，如：所有的电击防护分类、警告性说明和警告性符号的解释；该仪器与其他装置之间的潜在的电磁干扰或其他干扰资料，以及有关避免这些干扰的建议；如果使用别的部件或材料会降低最低安全度，应在使用说明书中对被认可的附件、可更换的部件和材料加以说明；指明有关废弃物、残渣等以及仪器和附件在其使用寿命末期时的处理的任何风险；提供把这些风险降低至最小的建议；熔断器和其他部件的更换的警示；应提示雾化罐加水量不高于 1/2 水位；按照 GB 9706.1—2007 划分为一类仪器的产品必须保证可靠接地；应警示冲洗时间谨遵医嘱。

（4）医疗器械标签一般应当包括以下内容：产品名称、型号、规格；注册人或者备案人名称、住所、联系方式；生产企业名称、注册地址、生产地址、联系方式；医疗器械注册证书编号；产品生产日期或者批（编）号；电源连接条件、输入功率；限期使用的产品，应当标明有效期限或者失效日期；依据产品特性应当标注的图形、符号以及其他相关内容；必要的警示、注意事项；特殊储存、操作条件或者说明；带放射或辐射、使用中对环境有破坏或负面影响的医疗器械，标签中应包含警示标志或者中文警示说明。

若标签位置或大小限制等原因，至少应当标注产品名称、型号、规格、生产日期和使用期限或者失效日期，并在标签中明确"其他内容详见说明书"。

三、审查关注点

（一）关于产品名称：医用臭氧妇科治疗仪。

（二）关于产品管理类别：按第二类医疗器械管理。

（三）关于治疗头：应明确治疗头材料，是否为无菌产品，是否为一次性产品，非无菌产品应注明使用前的灭菌方法。

（四）关于臭氧：应注明臭氧浓度。

（五）关于使用功能要求：应注意治疗时间和次数，说明书中应建议治疗时间和治疗次数。

（六）关于电气安全：应关注安全接地，漏电防护等等。

（七）关于注册检验：产品部件如分为基本配置和选配配置，均应要求申报单位送检独立注册单元中包括基本配置（如标配冲洗水箱）和选配配置（如选配雾化罐）在内的、完整的典型产品。电气安全类型不同的仪器，应分别单独送检。

（八）关于适用范围：应与结构组成、性能指标相一致。

（九）关于临床试验资料：如提供的是临床实质性等同对比报告的，应关注临床文献应是省级以上核心医学刊物公开发表的能够说明产品预期使用效果的学术文献、专著、文献综述等。

四、编写单位

江苏省食品药品监督管理局认证审评中心。

112　超声多普勒胎儿监护仪注册技术审评指导原则

［超声多普勒胎儿监护仪注册技术审查指导原则（2017 年修订版）］

本指导原则旨在指导注册申请人对超声多普勒胎儿监护仪产品注册申报资料的准备和撰写，同时也为技术审评部门审评注册申报资料提供参考。

本指导原则系对超声多普勒胎儿监护仪注册技术审查的通用要求，申请人应依据具体产品的特性对注册申报材料的内容进行充实细化。申请人还应依据具体产品的特性确定其中的具体内容是否适用，若不适用，需详细阐述其理由及相应的科学依据。

本指导原则是对产品的技术审查人员和申请人的指导性文件，但不包括注册审批中所涉及的行政事项，亦不作为法规强制执行，如果有能够满足相关法规要求的其他方法，也可以采用，但是需要提供详细的研究资料和验证资料。应在遵循相关法规的前提下使用本指导原则。

本指导原则是在当前认知水平下制订的，随着相关法规和标准的不断完善，以及科学技术的不断发展，本指导原则相关内容也将进行适时的调整和更新。审查人员仍需密切关注相关适用标准与注册法规的变化，以确认申报产品是否符合法规要求。

一、适用范围

本指导原则适用于第二类超声多普勒胎儿监护仪，其定义采用 YY 0449—2009《超声多普勒胎儿监护仪》3.1，即"由主机、超声探头、宫缩压力传感器及与之相连接的仪器组成，采用超声多普勒原理，具有监测和贮存胎心率、宫缩数据的功能，并可设置报警。"

如果超声多普勒胎儿监护仪作为一个系统中的一部分，则本指导原则也适用于该部分。

本指导原则不适用于超声多普勒胎儿心率仪，该类仪器采用的行业标准为 YY 0448—2009《超声多普勒胎儿心率仪》。

二、技术审查要点

（一）产品名称要求

产品的命名应参考《医疗器械通用名称命名规则》（国家食品药品监督管理总局令第 19 号）和国家标准、行业标准上的通用名称要求。产品名称应以体现产品的工作原理、技术结构特征、功能属性为基本准则，如超声多普勒胎儿监护仪、超声胎儿监护仪，母亲/胎儿综合监护仪等，不宜采用病症命名。

（二）产品的结构和组成

一般由主机、超声探头、宫缩压力传感器及与之相连接的附件组成。一般的结构示意框图如下（图 1，图 2）：

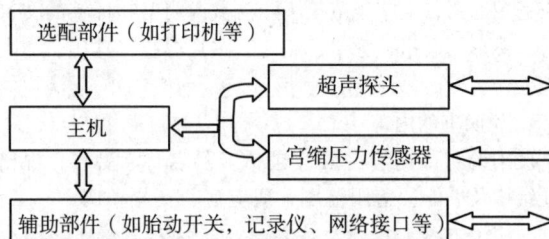

图 1　产品结构示意框图

有些设备配有内置打印机的同时，还配有外部打印机或外部打印机接口；显示器也有类似情况。

对超声多普勒胎儿监护仪及其部件进行全面评价所需的基本信息应参考《关于公布医疗器械注册申报资料要求和批准证明文件格式的公告》（国家食品药品监督管理总局公告 2014 年第 43 号），包含但不限于以下内容：

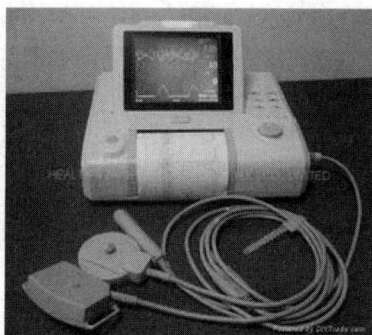

图 2 产品示例

1. 产品构成说明

1.1 整机总体构造的描述，应包括所有组成部分，应给出部件的说明（如图表、照片和图纸等），关键部件/组件的说明和标识，其中包括充分的解释来方便理解这些图示。

1.2 对使用者可接触的所有控制装置的说明，包括但不限于：

（1）控制设置范围及在该范围中可能对人体有损害的部分；

（2）缺省值（如果有）。

1.3 产品工作原理框图（应包括所有应用部分，控制部分以及信号输入和输出部分）。

1.4 对所有组件的全面描述，至少包括：

1.4.1 传感器的规格、参数、工作方式。

1.4.2 所有附件、配件的列表。

1.4.3 拟配合使用的设备或部件，并应对接口进行描述。

2. 对产品型号规格的说明以及区别于其他同类产品的特征。

3. 软件研究（如适用）

参见《医疗器械软件注册技术审查指导原则》（国家食品药品监督管理总局通告 2015 年第 50 号）的相关要求。

（三）产品工作原理

超声多普勒胎儿监护仪采用超声多普勒原理对孕妇及胎儿进行连续监护，并在出现异常时及时提供报警信息。传感器一般系附在孕妇腹部，通常采用多元扁平超声多普勒换能器。

宫缩的强度通常由压力传感器反馈，进而给出所需的信号。

超声多普勒胎儿监护仪可实时监护胎儿心率等变化情况，为临床提供准确的诊断及处理资料，它既可单独使用，也可通过网络接口与产科中央监护系统连接，形成网络监护系统，也可以同时提供多种移动应用解决方案。

检测胎儿心率信号经处理后将胎儿心率变化趋势用轨迹描记出来，并能同时描记母体的宫缩曲线。

医生根据这二条曲线的变化趋势可以初步判断胎儿的健康状态，以便及时采取措施。

超声多普勒胎儿监护仪所使用的超声波生物物理特性主要有机械效应、热效应和空化效应。具体产品可能涉及以上全部或部分效应。但其强度一般很低。

超声多普勒胎儿监护仪作为非治疗设备，其设备向人体传送能量和从人体取得能量以获取所需信息。该产品用于诊断、监护，不以治疗为目的，所以超声输出的强度应尽可能地低。

（四）注册单元划分的原则和实例

超声多普勒胎儿监护仪的注册单元划分应以《医疗器械注册管理办法》（国家食品药品监督管理总局令第 4 号）为依据，一般以主要技术结构、设备配置、性能指标为划分条件。

1. 不同的技术结构产品设备配置应作为不同的注册单元进行注册。

2. 主要性能指标差异较大的或不能覆盖两种或两种以上的超声多普勒胎儿监护仪应考虑划分为不同的注册单元。

如采用原理不同的超声探头，防电击的类型和程度改变，应考虑划分为不同的注册单元。

（五）产品适用的相关标准

目前与产品相关的常用标准举例如下（表1）：

表1 相关产品标准

标准编号	标准名称
GB 9706.1—2007	《医用电气设备 第1部分：安全通用要求》
GB 9706.9—2008	《医用电气设备 第2-37部分：医用超声诊断和监护设备安全专用要求》
GB 9706.15—2008	《医用电气设备 第1-1部分：安全通用要求 并列标准：医用电气系统安全要求》
GB/T 14710—2009	《医用电器环境要求及试验方法》
GB/T 16846—2008	《医用超声诊断设备声输出公布要求》
GB/T 16886.1—2011	《医疗器械生物学评价 第1部分：评价与试验》
YY 0449—2009	《超声多普勒胎儿监护仪》
YY 0505—2012	《医用电气设备 第1-2部分：安全通用要求 并列标准：电磁兼容 要求和试验》
YY/T 1142—2013	《超声诊断和监护仪器频率特性的测试方法》

上述标准包括了产品技术要求中经常涉及的部件标准和方法标准。某些企业还会根据自身产品的特点引用一些行业外标准和较为特殊的标准。

产品适用标准的引用应注意以下两点：1）引用标准的齐全性和适用性。编写产品技术要求时应引用相关适用的国家标准、行业标准，应注意标准编号、标准名称是否完整规范，年代号是否有效；2）合理的引用标准方式。对于适用的强制性标准，产品技术要求中应明确全面执行相关标准，无须引用具体条款。对于推荐性标准，建议在产品技术要求直接引用相关标准及条款号，无须复述标准原文内容。

如有新版强制性国家标准、行业标准发布实施，产品性能指标等要求应执行最新版本的国家标准、行业标准。

（六）产品的适用范围/预期用途、禁忌症

主要用于监测胎儿的心率和胎动以及宫缩压力，对孕妇及胎儿进行连续监护，并在出现异常时及时提供报警信息。

产品应有适用范围、禁忌症、预期使用环境和适用人群等说明。

（七）产品的主要风险

1. 超声多普勒胎儿监护仪的风险管理报告应符合 YY/T 0316—2016《医疗器械 风险管理对医疗器械的应用》中的相关要求，判断与产品有关的危害估计和评价相关的风险，控制这些风险并监视风险控制的有效性。申请人提供注册产品的风险管理报告应扼要说明：

1.1 在拟注册产品的研制阶段，已对其有关可能的危害及产生的风险进行了估计和评价，并有针对性地实施了降低风险的技术和管理方面的措施。

1.2 在产品过程测试中部分验证了这些措施的有效性，达到了通用和相应专用标准的要求。

1.3 综合剩余风险是可接受的。

1.4 已有适当方法获得相关生产和生产后信息。

2. 风险管理报告的内容至少包括：

2.1 产品的风险管理组织。

2.2 产品的组成及预期用途。

2.3 风险报告编制的依据。

2.4 产品与安全性有关的特征的判定。

申报方应按照 YY/T 0316—2016《医疗器械 风险管理对医疗器械的应用》附录 C 的 34 条提示，对照产品的实际情况作出针对性的简明描述。

注意：产品如存在 34 条提示以外的可能影响安全性的特征，也应作出说明。

2.5 对产品的可能危害、可预见事件序列和危害处境的判定。

申报方应根据自身产品特点，根据 YY/T 0316—2016 附录 E 的提示，对危害、可预见事件序列、危害处境及可导致的损害作出判定。表 2 所列为超声多普勒胎儿监护仪的常见危害：

表 2　超声多普勒胎儿监护仪的常见危害

编号	可预见的事件序列	危害处境	损害
1	能量的危害		
1.1	电能		
1.1.1	电源输入插头剩余电压	插头与网电源分离后，产品内滤波器剩余电压不能快速泄放	导致对孕妇（和/或操作者）电击伤害
1.1.2	过量的漏电流	绝缘/隔离效果不符合要求	
1.1.3	通过应用部分（探头、宫缩传感器）引起孕妇触电	1. 隔离措施不足； 2. 电介质强度达不到要求； 3. 声透镜材料磨损、老化龟裂甚至脱落	
1.1.4	误接触高压部分	1. 安全地线没有或失效； 2. 高压绝缘介质年久老化，绝缘性能下降，导致高压击穿	
1.2	热能		
1.2.1	非预期的或过量的传感器表面温升	传感器压电晶片振动的机械耗损、声阻抗匹配不佳引起的损耗和高压开关损耗	引起人体组织过热或导致烫伤
1.2.2	超声输出声强过高和/或辐照时间过长	超声波携带的机械能部分被人体吸收并转为热能	
1.3	声能		
	孕妇在监测过程中接受的非预期声辐射剂量	产品故障或失控，导致过大超声剂量作用于人体；产品声输出控制、显示功能失效或故障	可能造成人体组织细胞损伤
1.4	机械力		
1.4.1	操作者使传感器与人体皮肤接触时用力过大	操作者缺乏相关常识	孕妇腹部压力过大，引起孕妇不适

续表

编号	可预见的事件序列	危害处境	损害
1.4.2	锐边或尖角	主机或/和治疗头表面有锐边或尖角	使用者和孕妇被划伤
2	生物学危害		
	生物不相容性	1. 与孕妇接触的传感器材料有致敏性； 2. 与孕妇接触的传感器材料有刺激性； 3. 与孕妇接触的传感器材料有细胞毒性	产生致敏、刺激和细胞毒性反应
3	环境危害		
3.1	设备受到外界的电磁干扰	1. 产品设计时电磁屏蔽及电路抗扰设计不充分； 2. 未规定设备的使用环境	不能正常工作
3.2	设备对外界的电磁辐射干扰	1. 屏蔽、滤波及接地技术不完善； 2. 未规定设备的使用环境要求； 3. 产品内部信号线与电源线相互干扰	引起其他设备不能正常工作
4	器械使用的危害		
4.1	误操作	1. 未经培训的人员使用操作； 2. 使用程序过于复杂或使用说明书表达不当	使孕妇不适
4.2	与消耗品、附件、其他医疗器械的不相容性	传感器上用的超声耦合剂不相容	使孕妇皮肤造成不适
4.3	交叉感染	与孕妇接触的部分清洁/消毒不充分或不正确	可导致感染性疾病
4.4	工作数据的准确性	监测数据不准确	导致正确状态误报或危险状态不报

2.6 明确风险可接受准则。

2.7 对所判定的危害确定初始风险控制方案，列出控制措施实施证据清单。

2.8 企业还应根据自身产品特点确定其他危害。

2.9 对采取控制措施后的剩余风险进行估计和评价。

2.10 在风险管理计划中，应当赋予具有适当权限的人员以评审的责任。

（八）产品技术要求应包括的主要性能指标

超声多普勒胎儿监护仪的型式试验的项目应包括产品技术要求的全部项目。制造商拟定的产品技术要求也应覆盖 YY 0449—2009《超声多普勒胎儿监护仪》规定的安全要求和性能要求。

（九）同一注册单元中典型产品的确定原则和实例

同一注册单元应按产品风险与技术指标的覆盖性确定典型产品。一般来说，典型产品应是同一注册单元内能够代表本单元内其他产品安全性和有效性的产品，即功能最全、结构最复杂和风险最高的产品。在同一注册单元中，若仅辅助功能不同，则可以作为同一产品的多个型号加以区分。

如某企业生产的具有不同辅助功能的超声多普勒胎儿监护仪，其主要性能指标一致，可作为同一注册单元，在同一注册单元的两个型号中，A 型号具有一种辅助功能，B 型号具有两种以上辅助功能并包括前者，或 A 型号的性能和功能是 B 型号的子集，应选取 B 型号作为典型产品。

与性能和安全项目关注点不同，电磁兼容方面的典型性产品应充分考虑注册单元内不同型号之间电磁兼容特点和差异。

（十）产品生产制造相关要求

应当明确产品生产工艺过程，可采用流程图的形式，并说明其过程控制点。

有多个研制、生产场地，应当概述每个研制、生产场地的实际情况。

（十一）产品临床评价细化要求

依据《医疗器械注册管理办法》（国家食品药品监督管理总局令4号）及《免于进行临床试验的第二类医疗器械目录》（国家食品药品监督管理总局通告 2014 年第 12 号），满足免临床目录描述的超声多普勒胎儿监护仪免于进行临床试验，按照《医疗器械临床评价技术指导原则》（国家食品药品监督管理总局通告 2015 年第 14 号）免临床试验路径的资料要求提供相应的临床评价资料。若有不包括在免临床目录描述范围内的功能，应按照《医疗器械临床评价技术指导原则》（国家食品药品监督管理总局通告 2015 年第 14 号）的其他评价路径进行临床评价，提供相应的临床评价资料。

（十二）产品的不良事件历史记录

制造商应关注相关产品的不良事件记录并提供产品的

不良事件监测记录。

如上市后发生了召回，应当说明召回原因、过程和处理结果。

（十三）产品说明书、标签要求

说明书、标签、包装标识应当符合《医疗器械说明书和标签管理规定》（国家食品药品监督管理总局令第 6 号）、YY/T 0466.1—2009《医疗器械 用于医疗器械标签、标记和提供信息的符号 第 1 部分：通用要求》的要求。

由于超声多普勒胎儿监护仪是通过一定量的超声能量作用于人体达到医学监测的目的，在以上的规定和标准中，涉及慎重使用的部分应尽可能详细，清楚，以提示使用者慎重使用。

产品使用说明书对安全使用部分至少应有：

1. 安全预防措施；

2. 图标符号的说明，特别是危险符号，注意事项符号的说明；

3. 电磁兼容性的说明；

4. 声输出资料的公布说明；

5. 产品的安装，连接。

产品的标签，外部标记中特别是涉及安全使用的部分也应符合相关的标准（如 GB 9706 系列标准等）。

（十四）产品的研究要求

根据所申报的产品，应按照《关于公布医疗器械注册申报资料要求和批准证明文件格式的公告》（国家食品药品监督管理总局公告 2014 年第 43 号）中研究资料的要求提供相应资料。

1. 产品性能研究。

2. 生物相容性评价研究

直接接触或间接接触患者（孕妇）和使用者的材料组成，应当按 GB/T 16886.1—2011《医疗器械生物学评价 第 1 部分：风险管理过程中的评价与试验》规定的原则进行生物相容性评价，并给出清单，提供所有材料的名称和基本成分名称。

3. 生物安全性研究。

4. 灭菌/消毒工艺研究。

5. 产品有效期和包装研究。

6. 临床前动物试验。

7. 按照《医疗器械软件注册技术审查指导原则》（国家食品药品监督管理总局通告 2015 年第 50 号）的要求提交软件研究资料。

8. 证明产品安全性、有效性的其他研究资料。

三、审查关注点

（一）产品的性能要求和安全要求是否执行了强制性的国家标准和行业标准。

（二）产品的主要风险以及风险控制措施是否清晰明确地列举；风险分析是否全面，采取控制之后，最终剩余风险是否可接受，是否收益大于风险。

（三）产品的预期用途是否明确。

（四）说明书必须告知用户的信息是否完整以及外部标记是否符合相关的要求。

（五）注册单元的划分。

四、编写单位

湖北医疗器械质量监督检验中心。

113　医用吸引设备注册技术审评指导原则

［医用吸引设备注册技术审查指导原则（2017 年修订版）］

本指导原则旨在指导申请人对医用吸引设备注册申报资料的准备及撰写，同时也为技术审评部门审评注册申报资料提供参考。

本指导原则是对医用吸引设备的一般要求，申请人应依据产品的具体特性确定其中内容是否适用，若不适用，需具体阐述理由及相应的科学依据，并依据产品的具体特性对注册申报资料的内容进行充实和细化。

本指导原则是供申请人和审查人员使用的指导文件，不涉及注册审批等行政事项，亦不作为法规强制执行，如有能够满足法规要求的其他方法，也可以采用，但应提供详细的研究资料和验证资料。应在遵循相关法规的前提下使用本指导原则。

本指导原则是在现行法规、标准体系及当前认知水平下制定的，随着法规、标准体系的不断完善和科学技术的不断发展，本指导原则相关内容也将适时进行调整。

一、适用范围

本指导原则适用于第二类医用负压吸引装置中符合 YY 0636 系列标准规定的电动吸引设备、人工驱动吸引设备、以负压源为动力的吸引设备等。本指导原则不包括终端件（吸引管和吸引头）。

二、技术审查要点

（一）产品名称要求

产品名称应符合《医疗器械通用名称命名规则》（国家

食品药品监督管理总局令第 19 号）和国家标准、行业标准上的通用名称要求，或以产品结构、应用范围或压力、流量特征为依据命名。

示例 1：按产品结构命名

手提式电动吸引器、便携式电动吸引器、台式电动吸引器、膜式电动吸引器等、壁式负压吸引器、手动吸引器、脚踏吸引器。

示例 2：按产品适用范围命名

电动手术吸引器、急救吸引器、电动吸痰器、妇科吸引器、电动流产吸引器、羊水吸引器、小儿吸痰器。

示例 3：按产品的压力、流量特征命名

高负压吸引器、低负压吸引器、低压高流量吸引器。

注：高负压（负压值大于或等于 60kPa）、中负压（负压值大于 20kPa 小于 60kPa）、低负压（负压值小于或等于 20kPa）；高流量（吸引产生的自由气流流量大于或等于 20L/min）、低流量（吸引产生的自由气流流量小于 20L/min）。

（二）产品的结构和组成

医用吸引设备的主要结构包括负压源（或负压接口）、负压指示器、空气过滤器、收集容器组件（收集容器和带吸引接头的密封盖）、防溢流装置（浮子阀或缓冲杯等）、负压调节装置、中间管道、吸引管道。

医用吸引设备根据结构、功能的不同也可能配置单向阀、脚踏开关、自停装置、定时装置、压力释放阀、压力传感器、控制电路、软件、报警提示装置等。

常见医用吸引设备如图 1 所示。

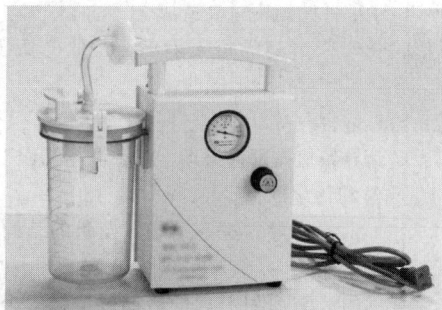

A. 电动吸引器

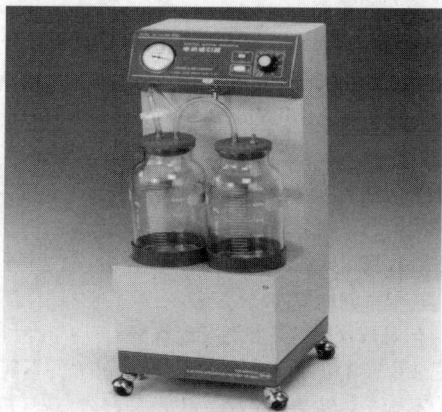

B. 电动吸引器

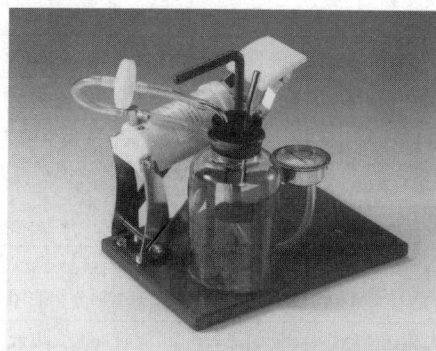

C. 脚踏吸引器

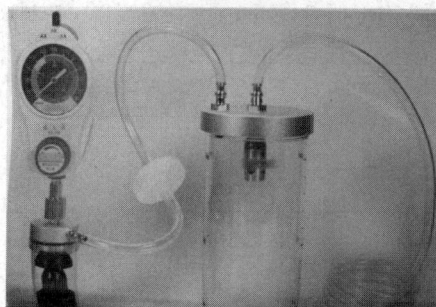

D. 壁式负压吸引器

图 1 医用吸引设备

（三）产品工作原理/作用机理

负压吸引设备由负压源产生负压，通过负压调节器的调节在收集容器和吸引管道内产生所需要的负压，吸引部位与管道内的压力差带动液体/固体流动进入收集容器。收集容器或管路中安装有防溢流装置，防止被吸引的液体/固体溢出进入负压源中。在吸引容器和负压泵之间安装有空气过滤器用于阻挡杂质进入负压源中。负压吸引的流量与负压值、设备和管路的流阻及被吸引物体的粘度有关。

通过负压抽出人体中的气体、液体和/或固体。例如：吸取人体呼吸道中的分泌物；吸引胃中的气体、液体；以负压吸引的方法，吸出宫腔内早期妊娠产物；负压吸引胸腔中的气体、液体；吸引伤口的渗出液。

申请人应详细说明产品的工作原理和作用机理，可提供产品的工作原理图，并结合原理图阐述产品吸引功能及临床应用的实现方式。

（四）注册单元划分的原则和实例

注册单元的划分主需要关注以下因素：

负压源的类型。

负压泵的技术结构（如：滑片泵、膜片泵等）。

临床预期用途。

使用环境（如：医疗机构、野外/运输、家用）。

例：均使用膜式电动泵，预期用于供医疗机构吸脓、血、痰的电动吸引器可作为同一注册单元。

（五）产品适用的相关标准

目前与医用吸引设备产品相关的标准如下（表 1）：

表1 相关产品标准

GB/T 191—2008	《包装储运图示标志》
GB 9706.1—2007	《医用电气设备 第1部分：安全通用标准》
GB/T 9969—2008	《工业产品使用说明书 总则》
GB/T 14710—2009	《医用电器环境要求及试验方法》
YY/T 0316—2016	《医疗器械 风险管理对医疗器械的应用》
YY/T 0466.1—2009	《医疗器械 用于医疗器械标签、标记和提供信息的符号 第1部分：通用要求》
YY 0505—2012	《医用电气设备 第1-2部分：安全通用要求并列标准：电磁兼容 要求和试验》
YY 0636.1—2008	《医用吸引设备 第1部分：电动吸引设备安全要求》
YY 0636.2—2008	《医用吸引设备 第2部分：人工驱动吸引设备》
YY 0636.3—2008	《医用吸引设备 第3部分：以负压或压力源为动力的吸引设备》
YY 0709—2009	《医用电气设备 第1-8部分：安全通用要求并列标准：通用要求，医用电气设备和医用电气系统中报警系统的测试和指南》
YY 1057—2016	《医用脚踏开关通用技术条件》

上述标准包括了产品技术要求中经常涉及到的标准，根据产品的特点，申请人可增加引用一些行业外的标准和一些较为特殊的标准。

产品适用及引用标准的审查可以分两步来进行。首先对引用标准的齐全性和适宜性进行审查，也就是在编写产品技术要求时是否引用了与产品相关的国家标准、行业标准，以及引用是否准确。可以通过对产品技术要求是否引用了相关标准，以及所引用的标准是否适宜来进行审查。此时，应注意标准编号、标准名称是否完整规范，年代号是否有效。其次对引用标准的采纳情况进行审查。即，所引用的标准中的条款要求，是否在产品技术要求中进行了实质性的条款引用。这种引用通常采用两种方式，文字表述繁多内容复杂的可以直接引用标准及条文号，比较简单的也可以直接引述具体要求。

如有新版强制性国家标准、行业标准发布实施，产品性能指标等要求应执行最新版本的国家标准、行业标准。

（六）产品的适用范围/预期用途、禁忌症

产品供医疗机构作负压吸引用。

针对具体产品其预期用途的描述应根据产品的特征、性能参数和临床使用情况作描述，如：

供医疗机构作吸脓、血、痰及其他情况下的负压吸引用。

供医疗机构对早期妊娠的孕妇施行人工流产手术用。

供医疗机构作呼吸道、食道、手术等临床医疗中产生的废液的负压吸引，不适用于流产和胸腔负压吸引。

供医疗机构用于对患者进行术后连续引流用。

具有特殊使用环境的设备，如产品适用于家庭，野外/运输中，应在预期用途中明确描述。

禁忌症：暂不明确。

（七）产品的主要风险及研究要求

医用吸引设备的风险管理报告应符合YY/T 0316—2016《医疗器械风险管理对医疗器械的应用》中的相关要求，判断与产品有关的危害估计和评价相关风险，控制这些风险并监视风险控制的有效性。

1. 危害估计和评价

（1）与产品有关的安全性特征判断可参考YY/T 0316—2016《医疗器械 风险管理对医疗器械的应用》的附录C。

（2）危害、可预见的事件序列和危害处境可参考YY/T 0316—2016《医疗器械 风险管理对医疗器械的应用》附录E、I。

（3）风险控制的方案与实施、综合剩余风险的可接受性评价及生产和生产后监视相关方法可参考YY/T 0316—2016《医疗器械 风险管理对医疗器械的应用》附录F、G、J。

2. 产品的危害示例

（1）能量危害

电磁能：包括网电源的波动对设备产生的影响（使用网电源供电时），可能共同使用的设备对医用吸引设备的电磁干扰，静电放电对医用吸引设备产生干扰，医用吸引设备产生的电磁场对可能共同使用的设备的影响等。

漏电流：可触及金属部分、外壳、应用部分与带电部分隔离/保护不够（特别是使用网电源供电时），导致使用者、患者造成电击伤害。

热能：电动部件的温度过高造成电气危险。

机械能：长时间过高的负压输出；过低的负压输出；正压输出。

声能：噪声危害。

坠落：坠落导致机械部件松动、导致测量错误、失效。

（2）生物学和化学危害

生物学：提供的消毒方法不正确，设备的结构不利于彻底消毒。

化学：使用的清洁剂和消毒剂造成过滤器的失效，收集容器、吸引管路的性能劣化。

（3）操作危害

使用错误：未经培训的人员使用负压吸引设备，错误地设定负压值，导致负压过高或过低。长时间的负压吸引，及不正确的放置吸引部位引起组织，粘膜损伤。

设备拆卸后未能正确组装，如空气过滤器、吸引管道的错误连接及未在使用前进行功能测试。

溢流防护装置的受阻或失效。

在申请人规定的使用环境条件外使用产品。

未实施规定的保养。

（4）信息危害

标记缺少或不正确，标记的位置不正确，不能被正确地识别，不能永久贴牢和清楚易认等。

不完整的说明书。

表2　初始事件和环境

通用类别	初始事件和环境示例
不完整的要求	性能要求不符合 不完整的标记、警告 说明书未对设备及附件维护保养的方式、方法、频次进行说明 未对校准间期进行说明
制造过程	控制程序（包括软件）修改未经验证，导致产品的性能误差不符合要求 生产过程中关键工序控制点未进行检测，导致部件、整机不合格 供方的控制不充分：外购件、外协件供方选择不当，外购件、外协件未进行有效进货检验等
运输和贮存	不适当的包装 不恰当的储运环境条件等
环境因素	过冷、过热的环境，低气压环境 供电不稳定 电磁场等
清洁、消毒和灭菌	对过滤器、吸引管道、收集容器的清洗、消毒方法未经确认使用者未按要求进行清洗、消毒等
处置和废弃	未在说明书中对吸引设备或其他部件的处置方法进行说明 未对一次性使用部件的废弃方法进行说明
人为因素	设计缺陷引发的使用错误等 未经培训的人员
失效模式	由于老化、磨损和重复使用而导致功能退化/疲劳失效等 防溢流装置、空气过滤器失效，导致液体/固体吸入负压泵引起设备功能下降或失效

表3　危害、可预见的事件序列、危害处境和可发生的损害之间的关系

危害	可预见的事件序列	危害处境	损害
电磁能量	在强电磁辐射源边使用电动吸引设备	电磁干扰程序运行	程序错误
	电压波动	设备正在工作中	负压流量变化
漏电流	电动吸引器漏电流超标	使用者、患者接触	灼伤、引起房颤、室颤，严重可至死亡
热能	电动泵、蓄电池过热	设备长时间工作	降低绝缘及寿命，严重时泵烧毁，可能引起火灾
机械能	（1）长时间及过高的负压 （2）过低的负压 （3）滑片泵反转	（1）气道吸引、胃部吸引、妇科吸引、手术吸引、伤口引流、胸腔引流 （2）气道吸引、胃部吸引、妇科吸引、手术吸引、伤口引流、胸腔引流 （3）未设置单向阀装置	（1）对吸引部位造成组织、粘膜损伤，在呼吸道吸引中还可引起心脏静脉回流的增加，引起并发症 （2）吸引效率低，增加吸引时间，延长吸引时间，引起组织、粘膜刺激及受伤。在胸腔引流中可能造成肺张开不足，引起低氧血症 （3）输出正压，引起组织损伤
	提拎手柄断裂、产品意外坠落	机械部件松动、损坏	管路泄漏、负压表损坏，负压调节装置损坏，引起输出错误
不正确的测量	负压表未经校准	负压输出偏差	输出过高或过低的负压
生物学	提供的消毒方法不正确，设备结构不利于彻底消毒	交叉感染 防溢流装置、空气过滤器失效，液体/固体溢出，进入中间管路和负压源	患者伤口感染负压泵性能下降、（包括负压气源的）管路细菌污染
化学	（1）使用错误的消毒灭菌方法 （2）润滑油泄漏	对可重复使用的部件进行消毒、灭菌	（1）空气过滤器失效、收集容器、吸引管道性能劣化 （2）内部连接用的橡胶管老化、变质造成漏气

续表

危害	可预见的事件序列	危害处境	损害
操作错误	使用错误：未经培训的人员使用负压吸引设备	错误地设定负压值；错误地操作吸引设备	长时间的负压吸引，及不正确的放置吸引部位引起组织，粘膜损伤 负压过高或过低，引起组织，粘膜损伤
	设备拆卸后未能正确组装，如空气过滤器、吸引管道的错误连接，及未在使用前进行功能测试		液体/固体溢出，进入中间管路和负压源
	在申请人规定的使用环境条件外使用产品	设备性能下降、失效	患者得不到有效治疗
	使用不正确的附件	负压功能失效	患者得不到治疗
	未实施规定的保养（如对有油润滑泵加注润滑油）		产品性能劣化，严重时烧毁
不完整的说明书	未对错误操作进行说明	见"操作错误"	患者得不到治疗 组织，粘膜损伤
	不正确的消毒方法	使用有腐蚀性的清洁剂、消毒剂	产品部件腐蚀，防护性能降低
	不正确的产品贮存条件	器件老化，部件寿命降低	产品性能降低，寿命缩短
	未规定校验周期	负压表偏差	见"不正确的测量"

3. 产品性能研究

应当提供产品性能研究资料以及产品技术要求的研究和编制说明，包括功能性、安全性指标（如电气安全与电磁兼容、辐射安全）以及与质量控制相关的其他指标的确定依据，所采用的标准或方法、采用的原因及理论基础。

4. 生物相容性研究

无特殊要求。

5. 灭菌/微生物控制工艺研究

无特殊要求。

6. 有效期和包装研究

（1）有效期的确定：应当提供产品有效期的验证报告（预期用于野外运输中医用的吸引器需考虑环境要求）。

（2）包装及包装完整性：在宣称的有效期内以及运输储存条件下，保持包装完整性的依据。

7. 软件研究

软件研究参见《医疗器械软件注册技术审查指导原则》（国家食品药品监督管理总局通告 2015 年第 50 号）相关要求。应当提供一份单独的医疗器械软件描述文档，内容包括基本信息、实现过程和核心算法，详尽程度取决于软件的安全性级别和复杂程度。同时，应当出具关于软件版本命名规则的声明，明确软件版本的全部字段及字段含义，确定软件的完整版本和发行所用的表示版本。

（八）产品技术要求应包括的主要性能指标

本部分给出需要考虑的产品主要技术指标。具有附加功能（如气密性、压力控制、定时性能等）的产品，企业应参考相应的国家标准、行业标准，具体可结合企业自身的技术能力，制定相应的要求和试验方法。

1. 主要性能要求

（1）极限负压值。

（2）负压调节范围。

（3）自由气流流量（适用于电动吸引设备和以负压源为动力的吸引设备）、自由气流流量峰值（适用于人工驱动吸引设备）。

（4）工作噪声。

（5）申报单位宣称的产品其他功能。

2. 安全要求

医用吸引设备的安全要求应符合 GB 9706.1—2007《医用电气设备 第 1 部分：安全通用标准》和 YY 0636.1—2008《医用吸引设备 第 1 部分：电动吸引设备安全要求》、YY 0636.2—2008《医用吸引设备 第 2 部分：人工驱动吸引设备》、YY 0636.3—2008《医用吸引设备 第 3 部分：以负压或压力源为动力的吸引设备》中的相关规定。电磁兼容要求应符合 YY 0505—2012《医用电气设备 第 1-2 部分：安全通用要求 并列标准：电磁兼容 要求和试验》中的相关规定。具有报警功能的电动吸引器应符合 YY 0709—2009《医用电气设备 第 1-8 部分：安全通用要求 并列标准：通用要求，医用电气设备和医用电气系统中报警系统的测试和指南》中的相关规定。

3. 环境要求

电动医用吸引器的环境试验应符合 GB/T 14710—2009《医用电器环境要求及试验方法》要求。预期用于野外运输中医用的吸引器应符合 YY 0636 系列标准中的环境要求（YY 0636.1—2008《医用吸引设备 第 1 部分：电动吸引设备安全要求》中 15.2 条、YY 0636.2—2008《医用吸引设

备 第 2 部分：人工驱动吸引设备》中 9 条、YY 0636.3—2008《医用吸引设备 第 3 部分：以负压或压力源为动力的吸引设备》中 11 条）。

（九）同一注册单元中典型产品的确定原则和实例

典型产品应是同一注册单元内能够代表本单元内其他产品安全性和有效性的产品，应考虑功能最齐全、结构最复杂、风险最高的产品。

注册单元内各种产品的主要安全指标、性能指标不能被某一产品全部涵盖时，则应选择多个型号产品作为典型产品进行检测。

例：具有交直流供电方式的电动吸引器能够代表仅使用交流电供电或仅使用电池供电的电动吸引器。

例：同时具有连续吸引和间歇吸引的设备可以代表仅具有连续吸引的设备。

当没有充足证据能够证明同一注册单元内不同型号规格产品之间电磁兼容性能可以覆盖时，应选取每一型号规格产品进行电磁兼容项目检测。

（十）产品的生产制造相关要求

1. 应当明确产品生产工艺过程（生产加工工艺：外购/外协件——部件组装——总装配——老化调试——检测——包装——入库），可采用流程图的形式，并说明其过程控制点。

关键工艺及控制：企业的实际情况各有不同，企业应根据生产的具体情况，提交相关的控制点的资料（如：负压泵装配，需测试泵的负压和流量）。

2. 产品生产若有多个研制场地，应当概述每个研制场地的实际情况。

3. 提供产品主要元器件清单，清单中包括所用主要元器件（如：变压器，负压泵，电线组件，熔丝座，熔丝管，电源插座）等信息（如：规格型号、制造商等）。

（十一）产品的临床评价细化要求

1. 脚踏吸引器、医用负压吸引器已列入《关于发布免于进行临床试验的第二类医疗器械目录的通告》（国家食品药品监督管理总局通告 2014 年第 12 号），申请人应按照《医疗器械临床评价技术指导原则》（国家食品药品监督管理总局通告 2015 年第 14 号）第五条的要求提交临床评价资料。申请人应能证明申报产品的功能原理、吸引参数等与所对比已上市同类产品具有等同性，如存在差异且不能证明此种差异所带来的风险可控，则不可视为申报产品属于免于进行临床试验目录的产品，申请人应重新选择对比产品或按照《医疗器械临床评价技术指导原则》中其他方式开展临床评价。

2. 对于未被列入《关于发布免于进行临床试验的第二类医疗器械目录的通告》的产品，申请人应按照《医疗器械临床评价技术指导原则》中第六条的要求提交临床评价资料，确定一个或多个已上市的同品种医疗器械并将申报产品与其进行对比，如能够证明二者具有等同性，则可通过对同品种医疗器械的临床数据进行收集分析的方式完成评价。如不能找到已上市的同品种医疗器械，或无法证明二者具有等同性，则应通过临床试验的方式完成评价。

（十二）产品的不良事件历史记录

暂未见相关报道。

（十三）产品说明书和标签要求

产品说明书和标签的编写要求应符合《医疗器械说明书和标签管理规定》（国家食品药品监督管理总局令第 6 号）和 YY/T 0466.1—2009《医疗器械 用于医疗器械标签、标记和提供信息的符号 第 1 部分：通用要求》中的相关要求。说明书、标签的内容应当真实、完整、科学，并与产品特性相一致，文字内容必须使用中文，可以附加其他语种。说明书、标签、包装标识中的文字、符号、图形、表格、数据等应相互一致，并符合相关标准和规范要求。至少包括但不限于以下要求。

1. 说明书的内容
使用说明书应包含下列主要内容：
（1）产品名称、型号、规格。
（2）申请人名称、住所、生产地址、联系方式。
（3）境内产品应写明生产许可证编号，境外产品应写明代理人及售后服务单位的名称、住所、联系方式。
（4）注册证编号、产品技术要求编号。
（5）产品的性能、主要结构、适用范围。
（6）禁忌症、注意事项以及其他警示、提示的内容：
应注意过高负压可能对人体造成的伤害。
同时，说明书中还应对 YY 0636 系列标准规定的内容予以说明。
（7）对医疗器械标签所用的图形、符号、缩写等内容的解释，如：所有的电击防护分类、警告性说明和警告性符号的解释（如适用）。
（8）安装和使用说明。
（9）产品维护和保养方法，特殊储存条件、方法。
（10）产品的使用期限。
（11）相关标准中规定的应当在说明书中标明的其他内容。
（12）熔断器和其他部件的更换（如适用）。
（13）电路图、元器件清单等（如适用）。
（14）运输和贮存限制条件。
技术说明书内容：
一般包括概述、组成、原理、技术参数、规格型号、图示标记说明、系统配置、外形图、结构图、控制面板图、必要的电气原理图及表（如适用）等。
2. 标签的内容
至少应包括以下信息：

（1）对于电动吸引设备

申请人的名称和/或商标。

设备的批号或系列号、生产日期、使用期限。只要合理可行，设备及其可拆卸部件应能够根据批次进行识别。

应标明吸引的文字标记（如"高负压/高流量""高负压/低流量"，并注明由申请人确定的可达到的负压值。

负压值不能由用户调节的低负压设备，应当标明可以达到的负压值，或者标明"低负压"字样。

间歇吸引设备应当标注"间歇吸引"字样，可同时提供连续吸引和间歇吸引的设备应清晰标明控制方法。

如果只有一个排气孔道，应用文字标明排气口。

用于胸腔引流的设备应予以标明。

除非有设计上的特征可防止错误连接，接至收集容器的入口连接应予以识别。

如果吸引设备将用于野外和/或运输中，且不符合 YY 0636.1—2008 中 53.1 的要求，应在其外箱上标明"不适宜 XX℃ 以下或 XX℃ 以上使用"，并标明适当的温度限定值。如无外箱，则应在设备上标明。

吸引设备如装有可由用户自行清洗或更换的过滤器，应在设备或过滤器上用文字清洗地标明。

收集容器的容量。

如负压值可无级调节，则增大负压值得调节方向应作明显和永久性标记。

（2）对于人工驱动的吸引设备

申请人的名称和/或商标。

设备的型号和其他识别标志。

设备的批号或系列号、生产日期、使用期限。

对于非野外和/或运输中使用的设备，应标有"高负压""中负压""咽部吸引"等文字或者标示可以产生的最大负压值和流量。

如果提供单一的排气孔道，在排气孔上要有"排气"字样。

与收集容器相连接的进气口应予以标明，除非设计特点已预防连接错误。

（3）负压源为动力的吸引设备

申请人的名称和/或商标。设备的型号和其他识别标志。

设备的批号或系列号、生产日期、使用期限。

如果提供单一的排气孔道，在排气孔上要有"排气"字样。

用于伤口引流或胸腔引流的吸引设备，应相应地标有"伤口引流"或"胸腔引流"字样。

与收集容器相连接的进气口应予以标明，除非设计特点已预防连接错误。

涉及携带箱时下列标记应永久性标记在携带箱上，如没有携带箱应标记在吸引设备上：性能类型，或病人使用的负压和流量范围；如果吸引设备持续运行不能超过 20min，应标有"注意：限时运行"字样；如适用，标明

"CF 兼容型"字样。

三、审查关注点

（一）产品技术要求的编制要求

该产品的安全、性能要求可分别由几项国家标准、行业标准规定，因此建议申请人按照申报产品的特性编写产品技术要求，应明确产品的型号、组成结构。产品技术要求应符合相关的强制性国家标准、行业标准和有关法律、法规的规定，并按《医疗器械产品技术要求编写指导原则》（国家食品药品监督管理总局通告 2014 年第 9 号）的要求编制。

（二）产品的安全性的要求

产品的安全性应符合安全通用要求和安全专用要求。

（三）产品的主要性能指标的要求

对于这些指标应要求企业具备自测能力。

（四）与患者接触的部件要求

本指导原则不包括终端件。如产品组成中包括终端件，则标准中应给出其参数。终端件应引用相关的国家标准、行业标准或根据产品具体特性给出要求和试验方法。

产品说明书中应提及终端件的消毒方法或一次性使用的说明。

（五）产品的环境试验要求

产品应执行 GB/T 14710—2009《医用电器环境要求及试验方法》的相关要求。特别要关注具有特殊使用环境的设备（如用于野外/运输中的产品），应引用 YY 0636 系列标准中的工作和贮存试验要求（YY 0636.1—2008《医用吸引设备 第 1 部分：电动吸引设备安全要求》中 15.2 条、YY 0636.2—2008《医用吸引设备 第 2 部分：人工驱动吸引设备》中 9 条、YY 0636.2—2008《医用吸引设备 第 3 部分：以负压或压力源为动力的吸引设备》中 11 条）。如电动吸引设备不能满足 YY 0636.1—2008《医用吸引设备 第 1 部分：电动吸引设备安全要求》中 15.2 中高温和低温运转的要求，应注意在文件、产品外箱或设备上给出能够符合性能要求的运行温度范围。

（六）说明书中必须告知用户的信息是否完整。

（七）产品包含软件时应明确软件的功能与版本号。

（八）应特别关注产品的压力、流量与临床预期用途之间的关系。

四、编写单位

上海市食品药品监督管理局认证审评中心。

114 子宫内膜去除(热传导、射频消融)设备临床评价注册技术审评指导原则

[子宫内膜去除(热传导、射频消融)设备临床评价技术审查指导原则]

本指导原则旨在指导注册申请人对子宫内膜去除设备临床评价资料的准备及撰写,同时也为技术审评部门审评该类设备临床评价资料提供参考。

本指导原则是对子宫内膜去除设备临床评价的一般性要求,申请人应依据产品的具体特性确定其中内容是否适用,若不适用,需具体阐述理由及相应的科学依据,并依据产品的具体特性对临床评价资料的内容进行充实和细化。

本指导原则是供申请人和审查人员使用的指导文件,不涉及注册审批等行政事项,亦不作为法规强制执行,如有能够满足法规要求的其他方法,也可以采用,但应提供详细的研究资料和验证资料。应在遵循相关法规的前提下使用本指导原则。

本指导原则是在现行法规、标准体系及当前认知水平下制定的,随着法规、标准体系的不断完善和科学技术的不断发展,本指导原则相关内容也将适时进行调整。

一、范围

本指导原则适用于利用热传导或射频消融去除子宫内膜的设备。该类设备用于妇女绝经前、无生育要求、由良性疾病引起的月经过多(过量子宫出血)的子宫内膜去除。

子宫内膜去除设备为治疗设备,管理类别为三类。产品组成包括主机、应用部分(如治疗球囊、治疗电极套件)、电源线等组件。该设备应在具有相应医疗环境条件的医疗机构,如诊所、医院的病房手术室及门诊手术室使用。必须由在子宫腔内手术(如 Intrauterine Device,IUD 放置手术或子宫扩刮术)等方面具有足够经验且接受过子宫内膜去除设备操作培训的妇产科执业医生操作。

二、基本要求

(一)适用临床评价路径

根据《医疗器械临床评价技术指导原则》(国家食品药品监督管理总局通告 2015 年第 14 号),临床评价共有三种路径,豁免临床、临床试验和同品种比对。本指导原则仅针对临床试验和同品种比对两种路径展开。

(二)制造商应提供子宫内膜去除设备的信息

1. 工作原理、作用机理。
2. 设计特点和功能。

3. 特殊的规格参数和性能指标。
4. 治疗方式。
5. 结构形式。
6. 所有的患者应用部分。
7. 患者应用部分的能量释放形式。
8. 应用部分的包装和使用次数。
9. 应用部分的灭菌和消毒方式。

(三)适用范围及临床使用相关信息

注册申请人应在产品适用范围中明确子宫内膜去除设备的功能和预期用途、适用人群、预期使用环境和对操作者的要求,并提供下述信息:

1. 设备使用环境。
2. 患者应用部分的预期使用部位。
3. 设备的使用方法。
4. 同类设备的不良事件。
5. 设备的使用注意事项,潜在的安全危害及使用限制,不当使用时可能造成的损伤或者危害。
6. 临床应用的禁忌、警示。
7. 设备在正确使用过程中出现意外时对操作者、使用者的保护措施以及应当采取的应急和纠正措施。

(四)关于应用部分

如果应用部分具有相同的组成材料、结构形式、适用人群、作用方式、使用部位、规格参数和性能指标,则应用部分可视为相似的。注册申请人可选择具有代表性的应用部分来验证设备的安全有效性。

注册申请人应提交上述所有应用部分的组成材料、结构形式、规格参数和性能指标等信息,并应阐述具有代表性的应用部分的选择原因。

三、临床试验

临床试验应按总局发布的《医疗器械临床试验质量管理规范》(国家食品药品监督管理总局、国家卫生和计划生育委员会令第 25 号)执行。该临床试验应获得伦理委员会批准,并且提供知情同意书,在有执业资格的医务人员监督下进行。该临床试验应始终以保证安全和受试者利益为基本原则,试验过程应避免不适当的风险。

(一)临床试验目的和总体设计

该临床试验目的是验证子宫内膜去除设备用于治疗绝

经前、无生育要求的妇女由良性疾病引起的月经过多（过量子宫出血）的安全性和有效性。

该研究为前瞻性、随机对照的临床研究，评价研究器械可与用于子宫内膜去除的已上市的器械如宫腔镜下电切除或滚球电凝术、热传导或射频消融等进行对照。

（二）研究人群

1. 入选标准

（1）绝经前成年女性。

（2）无生育要求。

（3）确诊由良性疾病引起的月经过多（过量出血）。

（4）月经量明显增多，月经失血量评分（Pictorial Blood Loss Assessment Chart，PBLAC）≥150分同时伴有药物治疗失败或者有药物治疗禁忌或者拒绝药物治疗。

（5）患者子宫腔完整，子宫体腔尺寸符合研究器械的技术要求。

（6）患者在心理上和语言上能够理解研究的目的，显示对研究方案足够的依从性，患者通过提供知情同意表示认可患者知情同意文件中所述的这些风险和益处，愿意签署知情同意书，并愿意按时随访。

2. 排除标准

（1）存在菌血症、脓毒症或其他活动性全身感染。

（2）急性或慢性盆腔炎性疾病急性发作的患者。

（3）两年内有明确的破坏子宫壁完整性的子宫手术患者，例如透壁肌瘤剔除术或古典式剖腹产术后患者。

（4）长期药物治疗导致子宫壁变薄的患者，例如：长期类固醇治疗患者。

（5）要求保留生育能力的患者。

（6）已怀孕。

（7）临床诊断确定的子宫异常或畸形，医生判断上述问题可能影响操作过程。

（8）患有粘膜下平滑肌瘤、息肉或其他导致子宫腔变形的宫内病变，或其他不满足研究器械所要求的宫腔条件。

（9）带有宫内避孕器（IUD）。

（10）根据组织学确定怀疑或已确诊患有子宫恶性肿瘤。

（11）经术前诊刮诊断子宫内膜不典型增生。

（12）急性性传播疾病。

3. 临床试验过程

（1）临床试验资料方案应包括以下内容：

① 准确性验证参数。

② 对照组的选择理由。

③ 有效性评价方法和安全性评价方法。

④ 记录数据的时间和频率。

⑤ 基线数据收集。

⑥ 子宫内膜准备方案。

⑦ 伴随用药和麻醉方式。

⑧ 具体手术操作。

⑨ 试验的详细情况，包括试验条件，术中监护等。

（2）随机分组

建议采用阳性平行对照设计，试验组和对照组分别使用试验产品和对照产品。

4. 试验步骤

（1）受试者签署知情同意书（或由其法定代理人签署），筛选符合入选标准的受试者。

（2）随机分组。

（3）受试者入组后收集基线数据，将受试者信息、试验时间等信息清楚、详细地记录在病例报告表中（Case Report Form，CRF）。

（4）安排受试者手术。

（5）术后跟踪随访。

5. 评价指标及研究终点

（1）研究终点：12个月治疗成功率

① 主要评价指标：采用由Higham开发的经过验证的月经日记评分系统。使用月经失血量评分（PBLAC）对月经失血情况进行评估。患者治疗成功的定义是一次治疗后12个月经血减少：即月经量评分≤75分。成功率为治疗成功的受试者例数占总观察例数的比例。

② 次要研究指标：可以考虑手术时间、患者满意度［包括患者自我报告的生活质量（Quality of Life，QOL）和月经影响评分］、闭经率、血红蛋白等。

（2）安全性评价

① 不良事件发生率：记录试验期间内的不良事件发生情况，特别关注与器械相关的、与操作相关的、与治疗效果相关的不良事件。

② B超、血色素、术后并发症等。

6. 研究受试者的数量

（1）样本量的确定必须符合统计学原则并具有充分的临床证据。

（2）应在临床方案中明确样本量统计计算公式或说明所用软件，及估算涉及参数的确定依据。

（3）建议此研究设成功率75%，按1:1分组，取检验水准0.025（单侧），把握度0.8，非劣效性15%，脱落率20%，应获得316例样本数据，各中心样本例数尽量保持均衡。

（三）临床研究的实施和管理

1. 数据的统计分析

数据分析时应考虑数据的完整性，所有签署知情同意并使用了受试产品的受试者必须纳入最终的统计分析。数据的剔除或在原始数据上所进行的任何处理必须有科学依据和详细说明。临床试验的数据分析应基于不同的分析集，通常包括全分析集（Full Analysis Set，FAS）、符合方案集（Per Protocol Set，PPS）和安全集（Safety Set，SS），研究方案中应明确各分析集的定义。

临床试验数据的分析应采用国内外公认的统计方法。对于主要评价指标，统计结果需采用点估计及相应的95%可信区间进行评价。不能仅将 p 值作为对主要研究终点进行评价的依据。

2. 不良事件的处理

该临床试验中出现的任何不良事件，无论是预期的还是非预期的，均应如实记录和报告，并由临床专家分析原因、判断其与器械的关系。对于严重不良事件，按照法规要求及时上报；同时临床试验人员应当及时做出临床判断，采取措施，保护受试者利益；必要时中止临床试验。不良事件应作为结果变量参加临床试验的统计分析。

四、同品种对比

（一）同品种子宫治疗设备的判定

申请人通过同品种子宫内膜治疗设备临床试验或临床使用获得的数据进行分析评价，证明医疗器械安全、有效的，需首先将申报产品与一个或多个同品种医疗器械进行对比，证明二者之间基本等同。不同工作原理的产品不能被认为是同品种产品，如射频型和加热传导型子宫内膜去除设备不属于同品种产品。

与每一个同品种医疗器械进行对比的项目均应包括但不限于《医疗器械临床评价技术指导原则》（国家食品药品监督管理总局通告2015年第14号）附2列举的项目。

1. 射频型子宫内膜去除设备

（1）工作原理

该类设备的射频能量主要使子宫内膜和内膜下基层产生脱水和热凝，达到去除子宫内膜和子宫内膜基底层的效果。申请人应提供设备的工作原理，以及工作方式。

（2）结构组成

申请人应详细对比设备的结构组成。结构组成不同之处应提供支持性资料证明不影响设备的安全有效性。应用部分的结构组成应明确电极形式是否相同，是否为一次性使用，明确治疗电极的导管直径，明确适用的子宫体腔尺寸是否相同，明确电极材质和具体尺寸，同时提供电极阵列示意图。

（3）性能要求

申请人提供的定性和定量数据至少应包含产品的性能、功能参数、消融时间等。具体的定量分析数据对比项目包括但不限于以下内容：

① 工作频率范围、额定输出功率、输出脉冲模式、负载阻抗、工作温度和消融时间，如果有差异，判定差异对安全有效性的影响。

② 明确射频消融功率是否与子宫腔长度和宽度大小关联。

③ 是否具有阻抗控制和时间过长射频能量输出终止，是否有报警，是否有射频发射前的自检。

④ 是否具有抽吸子宫体腔内产生的蒸汽和湿气。

（4）明确应用部分的生产工艺。

（5）安全性评价

生物相容性方面，申请人应说明产品预期与人体接触的部位，对比与人体接触的材料。

（6）符合的国家/行业标准

申请人应详细对比产品满足的主要国家标准和行业标准。

（7）软件核心功能

软件一般用来控制主机的运行，其核心功能包含对射频能量的控制、计算治疗时间、监测温度和报警。

应对产品的软件核心功能进行详细地对比，要考虑对比软件算法，并提供相应的支持资料。

（8）适用范围

申请人应着重对产品适用人群对比，提供相应的支持性资料；还应对产品的使用环境进行对比，例如对手术环境的要求。

2. 加热传导型子宫内膜去除设备

（1）工作原理

通过加热流体介质，使流体升温至一定温度，升温后的流体介质通过具有传热作用的与患者接触球囊壁将热能传递至子宫内膜，达到去除子宫内膜和子宫内膜基底层的效果。描述设备的工作原理。明确流体介质。

（2）结构组成

申请人应详细对比设备的结构组成。结构组成不同之处应提供支持性资料证明不影响设备的安全有效性。明确导管长度和外径，以及对子宫腔尺寸的要求。

（3）性能要求

① 明确加热球囊是否内部具有能够加热流体介质的组件；球囊材质和耐压性。

② 明确加热的目标温度、加热至目标温度所需要的时间、流体介质的升温速率、消融时间等。

③ 向加热球囊内填充流体介质的方式。

④ 填充过程中，流体介质的压力上限、填充的流体介质的容积范围流体介质的工作压力范围和工作压力波动范围。

⑤ 填充后球囊能否紧贴子宫内壁，以及治疗中应移出加热球囊的情况。

（4）明确应用部分的生产工艺。

（5）安全性评价

生物相容性方面，申请人应说明产品预期与人体接触的部位，对比与人体接触的材料，如球囊、导管的材质等。

（6）符合的国家/行业标准

申请人应详细对比产品满足的主要国家标准和行业标准。

（7）软件核心功能

软件一般用来控制主机的运行，其核心功能包含对加热的控制、计算治疗时间、监测温度和报警。

应对产品的软件核心功能进行详细地对比，要考虑对比软件算法，并提供相应的支持资料。

（8）适用范围

申请人应着重对产品适用人群对比，提供相应的支持性资料；还应对产品的使用环境进行对比，例如对手术环境的要求。

（二）同品种医疗器械对比过程

1. 制造商应参考系统综述的方法，遵循下述评价过程：

（1）搜索临床数据。

（2）评定临床数据的质量、全面性和局限性，筛选临床数据。

（3）分析数据集，获得适用范围及临床使用相关信息的证据。

2. 临床评价中使用的数据的来源

注册申请人应在临床评价过程中纳入待评价子宫内膜去除设备和同品种设备的临床数据。

子宫内膜去除设备的相关临床数据可由注册申请人持有，例如：注册申请人进行的上市前临床研究、现场使用数据的分析报告和上市后研究和跟踪反馈信息、投诉和抱怨的分析和总结、不良事件报告以及纠正措施；也可从临床文献中获得相关临床数据；或是上述二者之和。

（三）评定临床数据

评定临床数据的目的是了解临床数据的质量、全面性和局限性。

临床评价人员应全面和彻底地评定临床文献。由于文献摘要无法提供全面内容并且缺乏足够的细节，临床评价人员不应仅根据临床文献摘要的内容来评定临床文献。

鉴于某些临床研究没有良好设计或者分析不充分，某些文献的数据不适合证明子宫内膜去除设备的临床性能，但仍含有适合证明设备临床安全性的数据。

临床评价人员应评估文献中研究方法的科学合理性（例如：防止潜在的数据偏倚）、报告的结果和结论的正确性，并且应针对文献中所陈述的观察结果，应区分造成这一结果的原因是由于子宫内膜去除设备的作用还是由于其他的影响因素，由于与其他药物或者器械联合作用的结果，或者是由于偏倚。

（四）分析临床数据

分析临床数据的目的是决定已经评定过的数据集能否充分地证明设备的临床安全性和性能。

分析临床数据的方法可使用定量分析或定性分析。注册申请人应考虑设备所使用技术的水平和其研发背景。根据子宫内膜去除设备设计更改和变更的不同，如有恰当的理由，可采用经验数据进行分析。例如，对于在原有产品基础上进行递增修改或优化子宫内膜去除设备，可能不需要进行临床试验，但是需要临床文献和临床经验数据。

注册申请人在分析临床数据时应考虑以下方面：

1. 对于每个被辨识出的危害，相关的风险分析和控制是否充分。

2. 投诉和抱怨的分析和总结。

3. 并发症和副作用的情况、纠正措施及其效果。

4. 不良事件的情况，例如，不良事件的严重度、原因分析、纠正预防措施及其效果，不良事件的最终状态。

注册申请人应确定关键数据集（证明设备临床安全性和性能的数据集）并获得其结果，以便在设备性能指标及其风险之间获得一致性结论。

如果不同的数据集报告了相同的结果，这些临床数据所表明结论的必然性显著增加；如果不同的数据集提供了不同的结果，评价造成这些差异的原因对于评价的临床安全性和性能是有帮助的。

（五）临床评价结论

注册申请人的临床评价报告应提出下述结论：待评价子宫内膜去除设备符合制造商的预期需求，相关风险是可接受的。

如果注册申请人的临床证据尚不充足，无法得出上述评价结论，注册申请人应获得更多的临床数据（例如，进行临床试验，扩大临床文献搜索的范围）。在这种情况下，临床评价是一个不断循环和迭代的过程。

临床评价报告应由临床评价人员签署姓名和日期。

五、参考文献

（一）《医疗器械监督管理条例》（国务院令第680号）

（二）《医疗器械注册管理办法》（国家食品药品监督管理总局令第4号）

（三）《医疗器械临床试验质量管理规范》（国家食品药品监督管理总局、国家卫生和计划生育委员会令第25号）

（四）《医疗器械临床评价技术指导原则》（国家食品药品监督管理总局通告2015年第14号）

（五）Higham JM, O'Brien PMS, Sham RW, Assessment of menstrual blood loss using a pictorial chart, British Journal of Obstetrics and Gynecology, August 1990, Vol. 97, pp: 734 - 739.

六、编写单位

国家食品药品监督管理总局医疗器械技术审评中心。

115 电子阴道显微镜注册技术审评指导原则

（电子阴道显微镜注册技术审查指导原则）

本指导原则旨在指导注册申请人对第二类电子阴道显微镜注册申报资料的准备及撰写，同时也为技术审评部门审评注册申报资料提供参考。

本指导原则是对电子阴道显微镜的一般要求，申请人应依据产品的具体特性确定其中内容是否适用，若不适用，需具体阐述理由及相应的科学依据，并依据产品的具体特性对注册申报资料的内容进行充实和细化。

本指导原则是供申请人和审查人员使用的指导文件，不涉及注册审批等行政事项，亦不作为法规强制执行，如有能够满足法规要求的其他方法，也可以采用，但应提供详细的研究资料和验证资料。应在遵循相关法规的前提下使用本指导原则。

本指导原则是在现行法规、标准体系及当前认知水平下制定的，随着法规、标准体系的不断完善和科学技术的不断发展，本指导原则相关内容也将适时进行调整。

一、适用范围

本指导原则的适用范围为第二类电子阴道显微镜，根据新《医疗器械分类目录》（国家食品药品监督管理总局公告2017年第104号），分类编码为18—03—02（妇产科、辅助生殖和避孕器械—妇产科诊断器械—阴道镜）。

本指导原则不适用于含有自动诊断分析功能的阴道镜产品，不适用于含有其他诊断或治疗技术的阴道镜产品。

二、技术审查要点

（一）产品名称的要求

产品的名称应符合《医疗器械通用名称命名规则》（国家食品药品监督管理总局第19号令）、《医疗器械分类目录》（国家食品药品监督管理总局公告2017年第104号）、《免于进行临床试验的第二类医疗器械目录》（国家食品药品监督管理总局通告2014年第12号）等相关法规、标准、规范性文件的要求。产品名称应以体现产品的工作原理、技术结构特征、功能属性为基本准则，如"电子阴道显微镜""电子阴道镜""数码电子阴道镜""电子阴道镜数字成像系统"等。

（二）产品的结构和组成

电子阴道显微镜可由观察系统、照明系统组成，可外接图像采集显示系统。

结构型式可为便携式、分体式、集成式，产品图示举例如图1到图3所示。

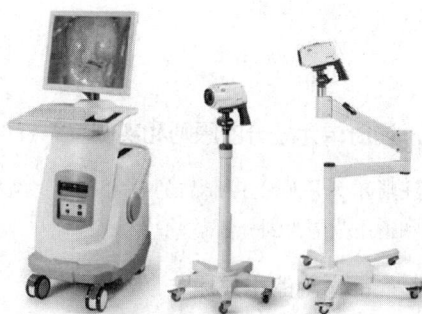

图1 分体式电子阴道显微镜

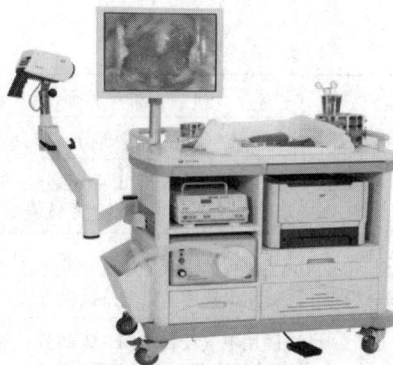

图2 集成式电子阴道显微镜

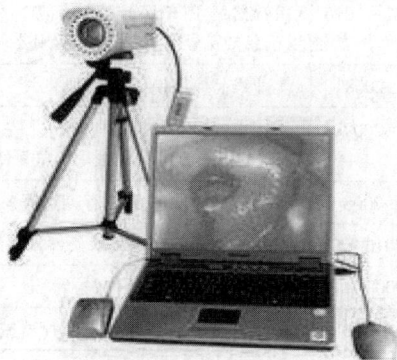

图3 便携式电子阴道显微镜

（三）产品工作原理

电子阴道显微镜（Colposcope）是一种放大镜式的光学窥镜，它的工作原理是在光源照明下，通过调节焦距放大图像，非接触性观察宫颈、阴道或外阴等部位上皮和血管部位的细微变化，评价有无病变和病变程度，指导可疑部位定点活检，并对观察的结果进行记录。

结构原理图如图4所示。

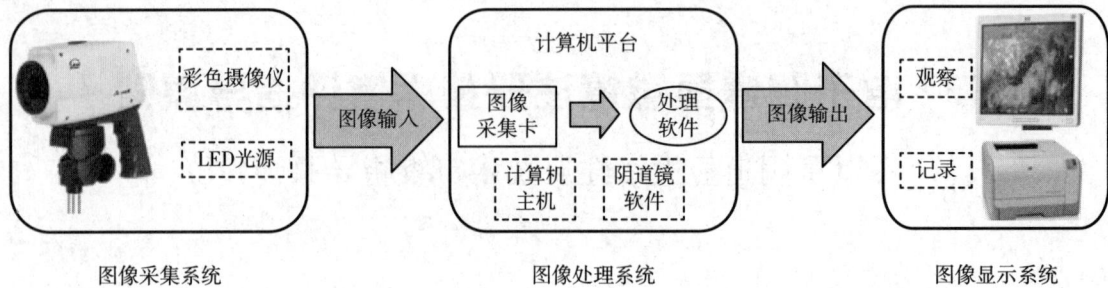

图 4　结构原理图

（四）注册单元划分的原则和实例

产品注册单元原则上以产品的技术原理、结构组成、性能指标和适用范围为划分依据。

（五）产品适用的相关标准

目前暂未发布有关于阴道镜产品的国家/行业标准，可参考的相关常用标准列举如下（表1）：

表 1　相关产品标准

标准号	标准名称
GB 9706.1—2007	《医用电气设备 第 1 部分：安全通用》
GB 9706.15—2008	《医用电气设备 第 1-1 部分：安全通用要求 并列标准：医用电气系统安全要求》
GB/T 191—2008	《包装储运图示标志》
GB/T 14710—2009	《医用电器环境要求及试验方法》
YY 0505—2012	《医用电气设备 第 1-2 部分：安全通用要求 并列标准：电磁兼容 要求和试验》
YY/T 0316—2016	《医疗器械 风险管理对医疗器械的应用》
YY/T 0466.1—2016	《医疗器械 用于医疗器械标签、标记和提供信息的符号 第 1 部分：通用要求》
GB/T 9969—2008	《工业产品使用说明书 总则》
YY/T 0708—2009	《医用电气设备 第 1-4 部分：安全通用要求 并列标准：可编程医用电气系统》
YY/T 0664—2008	《医疗器械软件 软件生存期过程》
YY 1057—2016	《医用脚踏开关通用技术条件》
GB 4208—2008	《外壳防护等级（IP 代码）》
YY/T 1474—2016	《医疗器械 可用性工程对医疗器械的应用》

企业还可根据产品的技术特点不同，引用其他相应标准。

产品适用及引用标准的审查可以分两步来进行。首先对引用标准的齐全性和适宜性进行审查，也就是在编写产品技术要求时与产品相关的国家、行业标准是否进行了引用，以及引用是否准确。可以通过对符合性声明中提供的符合标准的清单是否引用了相关标准，以及所引用的标准是否适宜来进行审查。此时，应注意标准编号、标准名称是否完整规范，年代号是否有效。

其次对引用标准的采纳情况进行审查。即所引用的标准中的条款要求，是否在产品技术要求中进行了实质性的条款引用。这种引用通常采用两种方式，文字表述繁多内容复杂的可以直接引用标准及条款号，比较简单的也可以直接引述具体要求。

如有新版强制性国家标准、行业标准发布实施，产品性能指标等要求应执行最新版本的国家标准、行业标准。

（六）产品的适用范围

应明确产品的适用范围，产品具体适用范围应与申报产品性能、配置等一致，应有相应的临床评价资料支持。

常见的预期用途如下：

供外阴、阴道、宫颈疾病的非接触性观察和影像记录用。

本产品预期在医疗机构内使用，适用于专业的医护人员使用。

禁忌症：阴道镜检查没有绝对的禁忌症。如产品具有禁忌症，应予以说明。

应在产品说明书中明确说明该器械不适宜应用的某些疾病、情况或特定的人群。

（七）产品的主要风险及研究要求

1. 产品的主要风险

1.1 危害估计和评价

电子阴道显微镜设备的风险管理报告应符合 YY/T 0316—2016《医疗器械 风险管理对医疗器械的应用》的有关要求，判断与产品有关的危害，估计和评价相关风险，控制这些风险并监视控制的有效性。主要的审查要点包括：

（1）与产品有关的安全性特征判定，可参考 YY/T 0316—2016 的附录 C。

（2）危害、可预见的事件序列和危害处境判断，可参考 YY/T 0316—2016 附录 E、I。

（3）风险控制的方案与实施、综合剩余风险的可接受性评价及生产和生产后监视相关方法，可参考 YY/T 0316—2016 附录 F、G、J。

（4）风险可接收准则，降低风险的措施及采取措施后风险的可接收程度，是否有新的风险产生。

1.2 产品的危害示例

（1）能量危害

电磁能：可能共同使用的设备（如高频电刀）对电子阴道显微镜的电磁干扰，静电放电对电子阴道显微镜产生干扰，电子阴道显微镜产生的电磁场对可能共同使用的设备的影响等。

光辐射：电子阴道显微镜的冷光源发出的光辐射能量过高或输出光的红外能量太高可能造成患者体腔粘膜灼伤；操作者在使用时将光照射人眼可能造成操作者或患者人员视网膜受伤。

漏电流：可触及金属部分、外壳、应用部分与带电部分隔离/保护不够，漏电流超出允许值，导致人体受伤。

机械能：电子阴道显微镜坠落导致机械部件松动、导致无照明输出等。

（2）生物学和化学危害

本产品不与患者直接接触。

（3）操作危害

功能：光源损坏引发的危害。

使用错误：偏离注册申请人规定的环境条件、使用要求外使用或存储产品，可能造成元器件失效，引发危害。

（4）信息危害

包括标记缺少或不正确，标记的位置不正确，不能被正确地识别，不能永久贴牢和清楚易认。

不符合法规及标准的说明书，包括说明书中未对限制充分告知，未对由不熟练或未经培训的人员使用、不正确的操作、与其他设备共同使用时易产生的危害进行警告，未正确标示储存条件、消毒方法、维修和维护信息，未对因长期使用产生功能丧失而可能引发的危害进行警告，未对合理可预见的误用进行警告等引发的危害。

以下依据 YY/T 0316—2016 的附录 E（表 E.2）从八个方面提示性列举了电子阴道显微镜设备的可能存在的初始危害因素，提示审查人员从以下方面考虑（表2）。

表2　产品主要初始危害因素

通用类别	初始事件和环境示例
不完整的要求	设计参数的不恰当不规范：可触及金属部分、外壳、应用部分、信号输入/输出部分等与带电部分隔离/保护不够，电介质强度不够，导致对电击危险防护不够，可能对使用者或患者造成电击危害；便携式提拎装置不牢固，带脚轮设备锁定不良，移动式设备易翻倒，设备支撑件强度不足，设备面、角、边粗糙，对飞溅物防护不够，都可能对使用者或患者造成机械损伤；显示器辐射可能对操作者产生危害；对环境的电磁干扰超标，干扰其他设备正常工作；等等。 运行参数不恰当规范：照射时间过久，光源照度衰减，白平衡参数不恰当，等等。 性能要求不恰当规范：性能参数如视场范围、图像几何失真度、色彩饱和度、放大倍数、工作距离、光源照度的要求等不符合临床要求，可导致误诊，等等。 服务中的要求不恰当规范：使用说明书未对设备及配件维护、保养方式、方法、频次进行说明，导致设备及配件不能正常使用，等等。 寿命的结束：使用说明书未对设备/附件的使用寿命和贮藏寿命进行规定，导致设备/附件超期非正常使用导致图像质量等性能指标降低，安全性能出现隐患，等等
制造过程	制造过程更改的控制不充分：控制程序修改未经验证，导致设备性能参数指标不符合标准要求；等等。 制造过程的控制不充分：生产过程关键工序控制点未进行监测，导致部件或整机不合格；等等 供方的控制不充分：外购、外协件供方选择不当，外购、外协件未进行有效进货检验，导致不合格外购、外协件投入生产；等等
运输和贮藏	不恰当的包装：产品防护不当导致设备运输过程中损坏；等等。 不适当的环境条件：在超出设备规定的贮藏环境（温度、湿度、压力）贮藏设备，导致设备不能正常工作；等等
环境因素	物理学的（如热、压力、时间）：过热环境可导致设备不能正常工作；等等。 化学的（如腐蚀、降解、污染）：强酸强碱导致设备/配件损害；非预期使用于有麻醉剂的环境中，可能因为电气连接、设备结构、静电预防不良等引起混合气体爆炸；等等。 电磁场（如对电磁干扰的敏感度）：抗电磁干扰能力差，特定环境设备工作不正常；等等。 不适当的能量供应：设备的供电电压不稳定，导致设备不能正常工作或损坏；等等
清洁、消毒和灭菌	未对消毒过程的确认或确认程序不规范：使用说明书中推荐的对设备的消毒方法未经确认，不能对产品进行有效消毒；等等。 消毒执行不恰当：使用者未按要求对产品进行防护或消毒，导致院内感染；等等
处置和废弃	没提供信息或提供信息不充分：未在使用说明书中对产品的处置和废弃方法进行说明，或信息不充分；未对设备废弃的处置进行提示性说明；等等
人为因素	设计缺陷引发可能的使用错误，如： 易混淆的或缺少使用说明书；如缺少详细的使用方法、缺少必要的技术参数、缺少必要的警告说明、缺少电路图和元器件清单、缺少运输和贮存环境条件的限制；设备在故障状态（如变压器过载、断开保护接地线、设备的元器件出现故障）下运行可产生危险警示不足；使用前未检查设备工作状态；操作说明过于复杂，不易懂；未说明如何正确维护、保养设备/附件；等等

通用类别	初始事件和环境示例
人为因素	设置、测量或其他信息的显示不明确或不清晰：测量标尺未标示单位和比例；等等。 错误显示结果：公式错误导致测量结果显示错误；等等。 与已有的器械比较，样式或布局有争议：显示参数与多数设备通用的显示参数布局不相同，可能引起参数记录错误；等等。 由缺乏技术的/未经培训的人员使用：使用者/操作者未经培训或培训不足，不能正确使用和维护保养设备；等等
失效模式	由于老化、磨损和重复使用而致功能退化：长时间使用后光源衰减，重复清洁消毒导致按键失效；等等。

2. 研究要求

（1）产品性能研究

应当提供产品性能研究资料以及产品技术要求的研究和编制说明，包括功能性、安全性指标（如电气安全与电磁兼容、辐射安全）以及与质量控制相关的其他指标的确定依据，所采用的标准或方法、采用的原因及理论基础。

（2）消毒工艺研究

应当明确推荐的消毒工艺（方法和参数）以及所推荐消毒方法确定的依据。

（3）产品使用寿命和包装研究

使用寿命（或使用期限）的确认应当提供产品使用寿命的验证报告。光源的使用寿命应提供单独的寿命验证报告。

对于包装及包装完整性：应提供在宣称的使用期限内以及运输储存条件下保持包装完整性的依据。若注册申请人通过试验验证运输储存条件下的包装完整性，应提供试验方案、试验过程图片、试验报告等详细资料。

（4）软件研究

软件研究参见《医疗器械软件注册技术审查指导原则》（国家食品药品监督管理总局通告 2015 年第 50 号）和《医疗器械网络安全注册技术审查指导原则》（国家食品药品监督管理总局通告 2017 年第 13 号）的相关要求。

对于电子阴道显微镜应用软件，应当提供一份单独的医疗器械软件描述文档，内容包括基本信息、实现过程和核心算法，详尽程度取决于软件的安全性级别和复杂程度。同时，应当出具关于软件完整版本命名规则的声明，明确软件版本的全部字段及字段含义，确定软件的完整版本和发行所用的标识版本。应明确软件正常运行所需的计算机硬件配置和系统软件条件。

应根据电子阴道显微镜产品网络安全的具体情况提供一份单独的网络安全描述文档或常规安全补丁描述文档。网络安全描述文档适用于产品注册、重大网络安全更新，常规安全补丁描述文档适用于轻微网络安全更新。文档的具体要求详见《医疗器械网络安全注册技术审查指导原则》（国家食品药品监督管理总局通告 2017 年第 13 号）的网络安全文档部分。

（八）产品技术要求应包括的主要技术指标

产品技术要求的审查是产品主要技术性能指标审查中最重要的环节之一。

电子阴道显微镜主要技术性能指标可以分解为技术性能要求和安全要求两部分。其中有些技术性能要求和安全要求又是相关联的。

产品技术要求中规定的要求部分是否齐全，可以通过对是否具有以下主要内容进行审评：

1. 安全要求

安全要求应符合 GB 9706.1—2007 标准规定。若为医用电气系统，则还应符合 GB 9706.15—2008 的要求。

2. 整机性能指标

对设备整机应给出不少于下列参数性能：

放大倍数

工作距离

视场范围

景深

光源照度

光源色温

水平分辨率

色彩还原度

图像几何失真度

辐射热

照度均匀性

光斑直径

（备注：如工作距离与放大倍数有关系，景深、视场范围与放大倍数、工作距离有关系，因此建议给出工作距离时需要指定放大倍数，给出景深、视场范围需要指定放大倍数和工作距离。）

3. 电源电压适应范围：在额定电压 ±10% 范围内，电子阴道显微镜应能正常工作。

4. 正常工作条件：包括环境温度、相对湿度、大气压力等。

5. 外观和结构要求：由注册申请人在产品技术要求中明确，如：

（1）外表应色泽均匀、表面整洁，无划痕、裂缝等缺陷。

（2）面板上文字和标志应清楚易认、持久。

（3）控制和调节机构应灵活、可靠，紧固部位应无松动。

6. 使用功能要求（包括软件功能），例如：

放大缩小

计时显示

绿色滤镜

光斑减影

聚焦模式：如自动、手动等

脚踏采图

白平衡

病人管理：如新建病人、搜索等

病历管理：如查找病历、查看和编辑报告等

观察检查：如图像和视频采集、冻结、查看等

图片编辑：如添加标识标注、测量等

报告功能：如报告编辑、报告打印等

术语管理：如增加、删除、修改、导入导出功能等

账号管理：如账号创建、权限设置等

联网功能：如传输云盘、数据库、信息管理系统等。

其他功能：如远程会诊、远程复核功能

7. 电磁兼容性要求：应符合 YY 0505—2012 标准要求。

（九）同一注册单元内注册检验代表产品确定原则和实例

同一注册单元应按产品风险与技术指标的覆盖性来选择典型产品。典型产品应是同一注册单元内能够代表本单元内其他产品安全性和有效性的产品，应优先考虑结构最复杂、功能最全、风险最高、技术指标最全的型号。同一注册单元中，若主要技术指标、电源组件不能互相覆盖，则典型产品应为多个型号。

（十）产品生产制造相关要求

1. 应当明确产品生产工艺过程，可采用流程图的形式，并说明其过程控制点。

2. 特别地，应识别产品生产制造和检验中的关键过程和特殊过程，并在工艺流程图中明确。对于特殊过程，应进行特殊过程确认，必要时提供特殊过程确认报告。

3. 有多个研制、生产场地，应当分别明确每个研制、生产场地的生产制造和检验等具体情况。

（十一）产品临床评价细化要求

根据在《免于进行临床试验的第二类医疗器械目录》（国家食品药品监督管理总局通告 2014 年第 12 号），符合第 118 号产品描述的电子阴道显微镜可免于进行临床试验，应提交如下资料：

1. 提交申报产品相关信息与《目录》所述内容的对比资料；

2. 提交申报产品与《目录》中已获准境内注册医疗器械的对比说明，对比说明应当包括《申报产品与目录中已获准境内注册医疗器械对比表》和相应支持性资料。

提交的上述资料应能证明申报产品与《目录》所述的产品具有等同性。若无法证明申报产品与《目录》产品具有等同性，则应按照《医疗器械临床评价技术指导原则》

其他要求开展相应工作。

（十二）产品的不良事件历史记录

目前经查询国家药品不良反应监测中心的国家医疗器械不良事件监测数据库，未发现相关记录。注册申请人应当检索和记录不良事件。

（十三）产品说明书和标签要求

产品说明书和标签应当符合《医疗器械说明书和标签管理规定》（国家食品药品监督管理总局令第 6 号）及相关标准特别是 GB 9706.1、GB 9706.15、YY 0505 的相关要求。

医疗器械说明书和标签的内容应当真实、完整、准确、科学，并与产品特性相一致。医疗器械标签的内容应当与说明书有关内容相符合。医疗器械说明书和标签文字内容应当使用中文，可以附加其他文种。中文的使用应当符合国家通用的语言文字规范。医疗器械说明书、标签的文字、符号、图形、表格、数字、照片、图片等应当准确、清晰、规范。

1. 说明书的内容

医疗器械说明书应当包括不少于以下内容：

（1）产品名称、型号、规格。

（2）注册人的名称、住所、联系方式及售后服务单位，进口医疗器械还应当载明代理人的名称、住所及联系方式。

（3）生产企业的名称、住所、生产地址、联系方式及生产许可证编号，委托生产的还应当标注受托企业的名称、住所、生产地址、生产许可证编号。

（4）医疗器械注册证编号。

（5）产品技术要求的编号。

（6）产品性能、主要结构组成或者成分、适用范围。

（7）禁忌症、注意事项以及其他警示、提示的内容。

（8）安装和使用说明或者图示，由消费者个人自行使用的医疗器械还应当具有安全使用的特别说明。

（9）产品维护和保养方法，特殊储存、运输条件、方法。

（10）生产日期，使用期限或者失效日期。

（11）配件清单，包括配件、附属品、损耗品更换周期以及更换方法的说明等。。

（12）医疗器械标签所用的图形、符号、缩写等内容的解释。

（13）说明书的编制或者修订日期。

（14）其他应当标注的内容。

2. 使用说明书审查关注点

（1）产品名称、型号规格、主要性能、结构组成和预期用途的内容应与综述资料、注册申请表及临床评价资料等的内容一致。

（2）生产企业名称、住所、生产地址、联系方式及售

后服务单位应真实有效，并与《企业法人营业执照》一致；《医疗器械生产企业许可证》编号、医疗器械注册证书编号、产品技术要求编号位置应预留。

3. 使用说明书中有关注意事项、警示以及提示性内容主要应包括：

（1）提醒注意由于电气安装不合适而造成的危险。

（2）设备是否能与心脏除颤器及高频手术设备一起使用的声明；若可与心脏除颤器及高频手术设备一起使用，安全使用的方法与条件。

（3）多台设备互连时引起漏电流累积而可能造成的危险；必要时列出可与设备相连并安全使用的设备的要求。

（4）可靠工作所必须的程序。

（5）镜头正确使用、消毒和防护的详细方法；预防性检查和保养的方法与周期。必要时规定合适的消毒剂，并列出这些设备部件可承受的温度、压力、湿度和时间的限值。

（6）对设备所用的图形、符号、缩写等内容的解释，如：所有的电击防护分类、警告性说明和警告性符号的解释。

（7）该设备与其他装置之间的潜在的电磁干扰或其他干扰资料，以及有关避免这些干扰的建议。

（8）如果使用别的部件或材料会降低最低安全度，应在使用说明书中对被认可的附件、可更换的部件和材料加以说明。

（9）指明有关废弃物、残渣等以及设备和附件在其使用寿命末期时的处理的任何风险；提供把这些风险降低至最小的建议。

（10）熔断器和其他部件的更换的警示。

（11）电子阴道显微镜的光源照度比正常的照明要高出很多，应在使用说明书中指明使用光源的注意事项，降低风险。

（12）应警示"勿用镜头光源照射眼睛"。

4. 医疗器械标签

一般应当包括以下内容：

（1）产品名称、型号、规格。

（2）注册人的名称、住所、联系方式，进口医疗器械还应当载明代理人的名称、住所及联系方式。

（3）医疗器械注册证编号。

（4）生产企业的名称、住所、生产地址、联系方式及生产许可证编号，委托生产的还应当标注受托企业的名称、住所、生产地址、生产许可证编号。

（5）生产日期，使用期限或者失效日期。

（6）电源连接条件、输入功率。

（7）根据产品特性应当标注的图形、符号以及其他相关内容。

（8）必要的警示、注意事项。

（9）特殊储存、操作条件或者说明。

（10）使用中对环境有破坏或者负面影响的医疗器械，其标签应当包含警示标志或者中文警示说明。

（11）带放射或者辐射的医疗器械，其标签应当包含警示标志或者中文警示说明。

医疗器械标签因位置或者大小受限而无法全部标明上述内容的，至少应当标注产品名称、型号、规格、生产日期和使用期限或者失效日期，并在标签中明确"其他内容详见说明书"。

三、名词解释

电子阴道显微镜：是指通过电子数字成像系统采集输出，在彩色显示器上观察目标物体图像的阴道镜系统。

便携式：相对传统阴道镜而言，便携式阴道镜主要是指产品体积小、重量轻，便于携带。如采用笔记本、平板电脑等作为计算机平台。

分体式：镜头支架与台车及计算机平台在物理上是分开的，两者通过连接电缆互联。

集成式：镜头支架与台车及计算机平台一体集成。

工作距离：在正常使用情况下，镜头前端距观察目标间的直线距离，一般为200～300mm。见图5。

景深：在观察和采集图像时，调节光学镜头，使距离镜头一定距离的景物清晰成像的过程，叫作对焦（聚焦），那个景物所在的点，称为对焦点，因为"清晰"并不是一种绝对的概念，所以，对焦点前面（靠近镜头）与后面一定距离内的景物的成像都可以是清晰的，这个前后范围的总和，就叫作景深，意思是只要在这个范围之内的景物，都能清楚地拍摄到。景深的大小，首先与镜头焦距有关，焦距长的镜头，景深小，焦距短的镜头景深大。其次，景深与光圈有关，光圈越小（数值越大，例如f16的光圈比f11的光圈小），景深就越大；光圈越大（数值越小，例如f2.8的光圈大于f5.6）景深就越小。见图5。

视场范围：镜头有一个确定的视野，镜头对这个视野和高度和宽度的张角称为视场角；在工作距离范围内，阴道镜所能观察到的目标大小以直径（Φ）表示的范围，一般不能小于Φ60mm。见图6。

光源照度：照度是被照物表面在单位面积上受到的光通量，单位：勒克斯（Lux，lx），参照值为1000lx～8000lx。

光源色温：以绝对温度K来表示，即将一标准黑体加热，温度升高到一定程度时颜色开始由深红—浅红—橙黄—白—蓝，逐渐改变，某光源与黑体的颜色相同时，我们将黑体当时的绝对温度称为该光源之色温。因相关色温度事实上是以黑体辐射接近光源光色时，对该光源光色表现的评价值，并非一种精确的颜色对比，故具相同色温值的二光源，可能在光色外观上仍有些许差异。仅凭色温还无法了解光源对物体的显色能力，或在该光源下物体颜色的再现如何，见图7。相关技术指标可参考YY/T 1120—2009《牙科学 口腔灯》等相关行业标准或者地方标准。

辐射热：这里是特指当光源照射到目标物上一定时间

内的，目标物表面的温度变化。

绿色滤镜：通过软件或硬件的方法，增强不同组织部

位图像的反差，过滤观察图像中红色成分，以突出血管形态，提高图像分辨质量和观察利用水平。

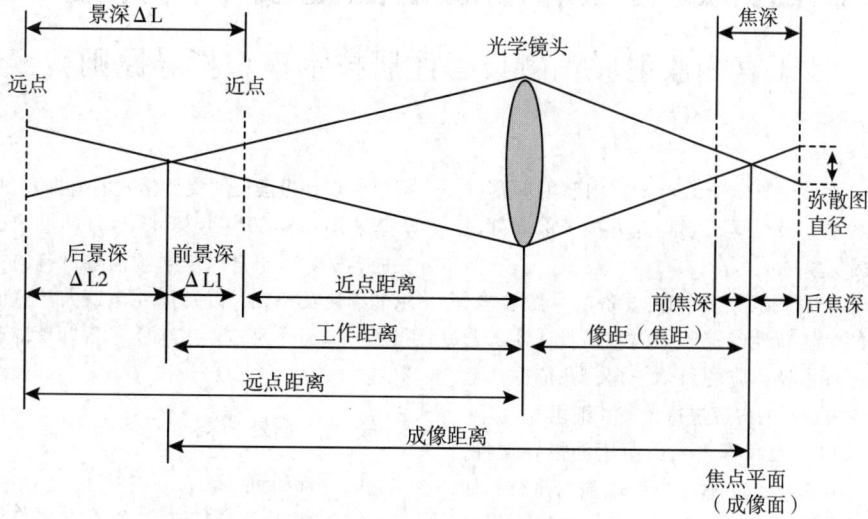

图5　光学镜头与成像示意图

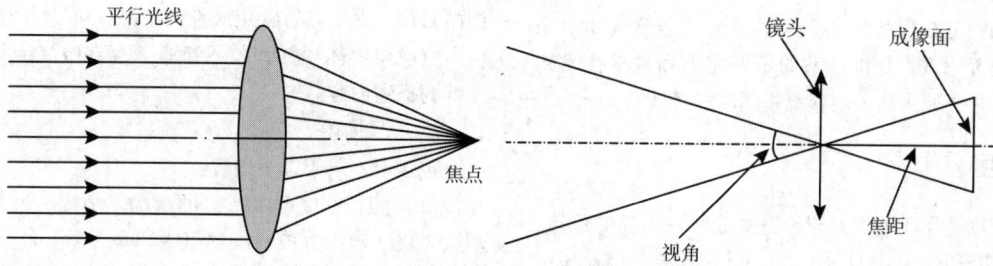

图6　视场范围示意图

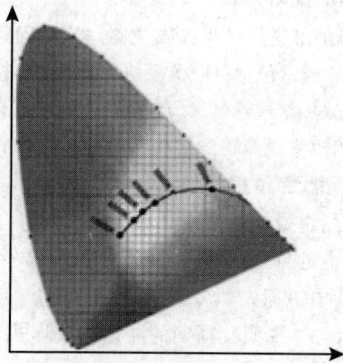

图7　色温图

光斑直径：光源在指定工作距离内，满足一定光照强度的照明范围，通常为圆形，以直径来表示，一般不小于Φ60mm。

光源均匀性：指在规定的照明范围（光斑直径）内，

光源照度的差异性，一般用最大照度/平均照度来计算。

色彩还原度：色彩还原度指彩色摄影画面的色彩和原景物的色彩相一致的程度。影响色彩还原的因素有显示器的性能，摄影镜头的质量，光源的色温，打印的质量等。

白平衡：物体颜色会因投射光线颜色产生改变，在不同光线的场合下拍摄出的图像照片会有不同的色温，例如以钨丝电灯照明的环境拍出的图像照片可能偏黄。一般来说，彩色电子成像器件无法跟人眼一样自动修正光线的改变，而是按当前画面中图像特质，调整整个图像红绿蓝三色的强度，以修正外部光线所造成的误差，进行白平衡修正调整，简称白平衡。一般白平衡调整分为自动白平衡、特定色温白平衡和手动白平衡。

四、编写单位

广东省食品药品监督管理局审评认证中心。

116 子宫内膜射频消融设备注册技术审评指导原则

（子宫内膜射频消融设备注册技术审查指导原则）

本指导原则旨在指导注册申请人对子宫内膜射频消融设备注册申报资料的准备及撰写，同时也为技术审评部门审评注册申报资料提供参考。

本指导原则是对子宫内膜射频消融设备的一般要求，申请人应依据产品的具体特性确定其中内容是否适用，若不适用，需具体阐述理由及相应的科学依据，并依据产品的具体特性对注册申报资料的内容进行充实和细化。

本指导原则是供申请人和审查人员使用的指导文件，不涉及注册审批等行政事项，亦不作为法规强制执行，如有能够满足法规要求的其他方法，也可以采用，但应提供详细的研究资料和验证资料。应在遵循相关法规的前提下使用本指导原则。

本指导原则是在现行法规、标准体系及当前认知水平下制定的，随着法规、标准体系的不断完善和科学技术的不断发展，本指导原则相关内容也将适时进行调整。

一、范围

本指导原则适用于利用射频消融去除子宫内膜的设备，按照新的《医疗器械分类目录》，属于 01 有源手术器械中 03 高频/射频手术设备及附件。

本指导原则不适用于利用热传导、等离子等原理进行子宫内膜去除的设备。

本指导原则不包含延续注册和变更注册申报资料的要求，延续注册和变更注册申报资料可参考本指导原则中适用的内容。

二、医疗器械安全有效基本要求清单

依据《医疗器械注册申报资料要求和批准证明文件格式》（国家食品药品监督管理总局公告 2014 年第 43 号）附件 8，注册申请人应明确产品对《医疗器械安全有效基本要求清单》中各项要求的适用性。对于不适用的要求，应当逐项说明不适用的理由。对于适用要求，应说明为符合要求所采用的方法以及证明其符合性的文件。

对于包含在产品注册申报资料中的文件，应当说明其在申报资料中的具体位置；对于未包含在产品注册申报资料中的文件，应当注明该证据文件名称及其在质量管理体系文件中的编号备查。

三、注册申报资料要求

注册申报资料应当依据《关于公布医疗器械注册申报资料要求和批准证明文件格式的公告》（国家食品药品监督管理总局公告 2014 年第 43 号）的要求提供，以下所列相关内容是针对子宫内膜射频消融设备的特点对申报资料要求的细化及补充，以及需要申请人注意的问题。申请人应当参考本部分内容，并结合产品自身特点来准备注册申报资料。

（一）综述资料

1. 产品名称

子宫内膜射频消融设备的产品名称应为通用名称，依据《医疗器械通用名称命名规则》（国家食品药品监督管理局令第 19 号），建议使用"子宫内膜射频消融设备"作为产品名称。对于具有特定属性的产品，可适当增加特征词，但不应使用未体现任何技术特点、存在歧义或误导性、商业性的描述内容。

2. 产品描述

包含但不限于以下内容：

（1）应当明确申报产品的结构及组成，通常包括射频消融主机、治疗电极、脚踏开关、电源线。应当给出设备的整体及前、后面板的图示及详细说明，明确体现面板上各按键、显示、插口及标识符号的位置和名称，同时提供上述各项内容的说明列表。

（2）射频消融主机（射频发生器）应明确其主要组成模块及结构分布，通常包括：电源模块、射频输出模块、功率控制模块等（如采用集成器件，应说明该器件所集合的关键部件组成部分）。给出主要模块的结构、原理和工作方式，说明其所使用的关键元器件和工艺流程，给出设备整体的硬件结构图和元件图。产品组成中的所有部分均应列明各自的型号及规格，射频消融主机的关键部件应注明型号规格或主要参数。

（3）治疗电极通常为一次性无菌使用，应进行基本描述及给出图示，并说明其预期的能量释放形式、作用方式、组成材料、结构形式、规格参数、性能指标、灭菌方式、有效期等。

（4）软件结构、功能的描述，包括软件核心算法的描述等。

3. 规格型号

对于注册单元内包括多种型号设备时，应描述不同型号工作频率、额定输出功率、输出模式和功能等性能指标的差异，提供相应的对比表和说明。

4. 适用范围

子宫内膜射频消融设备预期在具有相应医疗环境的医疗机构中使用，如医院的病房手术室及门诊手术室。该类设备用于妇女绝经前、无生育要求、由良性疾病引起的月经过多（过量子宫出血）的子宫内膜去除。

如还有其他要求，请按照具体情况描述。

5. 参考同类产品

如申请人参考同类产品和/或前代产品（如有）研发，申请人应说明相关的背景情况，提供同类产品和/或前代产品的上市情况，提供同类产品（国内外已上市）或前代产品的信息，并阐述申请注册产品的研发背景和目的，说明选择其作为研发参考的原因。可采用列表比较方式说明申请注册产品与所参考同类产品的异同。

（二）研究资料

1. 性能研究

（1）应提供射频主机的技术参数的设定依据，如工作频率、额定输出功率，并提供主机的输出曲线图和输出波形图。

输出曲线图至少应包含能够反映整个预期负载范围内输出功率（全功率及半功率）以及整个功率设定范围内输出功率随设定值变化的图形，同时提供图中各主要标记点所对应的数据（至少包含 GB 9706.4—2009 所要求的标记点）。上述图形均应当在利用高频功率计或其他仪器通过实际测试所获得试验数据的基础上绘制，而非仅依据理论计算。

（2）明确射频消融输出功率、作用时间及子宫参数设置的关联，提供相关依据，适用的子宫参数的确定依据。明确阻抗检测值、温度测量范围及准确度（如有）及其确定依据。

（3）应提供治疗电极的性能要求、尺寸及图示等。

（4）脚踏开关的性能要求。

2. 体外模型及离体子宫研究

验证利用子宫尺寸与设置参数（输出功率和输出时间）之间存在特定关系从而根据尺寸对输出参数进行设置的可行性，可采用以下验证方式，模拟试验初步探讨子宫尺寸和输出参数的关系，离体组织实验通过在相近组织上进行热损伤实验验证上述关系可行性，离体子宫进一步验证消融深度以及不同位点的消融效果，具体内容如下：

（1）模拟试验可用于研究子宫内膜射频消融设备热场的特性，以及不同子宫尺寸、不同输出参数（如功率等）时消融区域的变化。模拟试验通过对消融过程中温度场的变化，从数值分析角度探寻其规律。同时应明确数值的接收标准和筛选结果，以及和下一步实验的关系。附录为模拟试验可参照的举例。

（2）通过在离体组织上进行热损伤实验，进一步验证上述关系的可行性。实验时应选取组织特征与子宫内膜组织在热物性、电性能参数、含水量等参数上相近的软组织（如肌肉等）进行实验。实验可模拟不同大小和厚度的子宫模型，使用不同的输出参数，对应产生相应的消融结果，应记录每种情况下对软组织所造成的热损伤程度，包括特定记录点的损伤深度，分析并最终建立损伤程度与输出能量及作用时间的量效关系。应提供相应的实验数据列表，同时提供相应的照片记录。

（3）离体子宫进一步确认消融效果，除了消融深度，离体子宫也能提供不同位点（应包含宫角）的消融效果，通过试验组织的切片及病理分析记录来得到组织学观察结论。从而证明离体组织上得到的结论在人体子宫上的适宜性。使用离体子宫进行确认时，同时应充分考虑离体子宫状态对消融效果的影响。

3. 生物相容性评价研究

成品的生物学评价应根据与人体接触部位、接触方式及接触时间，按 GB/T 16886.1 标准的规定要求进行评价。

4. 灭菌/消毒工艺研究

以无菌方式提供的部件，企业应明确相应的灭菌工艺（包括灭菌方式和相关参数）和无菌保证水平（SAL），提交灭菌确认报告。对于采用辐照灭菌的器械，应当提供辐照剂量。对于环氧乙烷（EO）灭菌器械，应当提供 EO、2－氯乙醇和乙二醇的最大残留水平及其研究资料。

5. 产品有效期和包装研究

应分别对主机和治疗电极的使用期限进行研究。

应分别明确主机、治疗电极的有效期研究的方向，对于研究中进行的测试，应描述每个测试的摘要，包括试验设计、试验结果及试验结论，同时提交测试报告作为附件。

应提交包装研究资料，应明确包装形式、包装材质、验证确认方案、试验结果及结论。

6. 软件及网络安全研究

除某些特殊情况外，子宫内膜射频消融设备通常都含有嵌入式的软件组件。对于设备的软件，应按照《医疗器械软件注册技术审查指导原则》（国家食品药品监督管理总局通告 2015 年第 50 号）的要求，提供一份产品软件的描述文档。

子宫内膜射频消融设备作为对人体直接进行热损伤的治疗类设备，其软件通常用于控制设备的射频能量输出，若失效可能会对患者造成严重的伤害，因此其安全性级别通常应判定为 C 级。

子宫内膜射频消融设备的软件作为嵌入式的软件组件，不具备独立实现软件功能的条件，其功能和风险都是包含在设备整体中，因此对于需求规格、风险管理及验证确认等部分，可单独提供针对软件组件的相关技术资料，也可提供整机的相关技术资料。

若适用，应按照《医疗器械网络安全注册技术审查指导原则》（国家食品药品监督管理总局通告 2017 年第 13 号）的要求提交网络安全相关资料。

（三）产品风险分析资料

应按照 YY/T 0316—2016《医疗器械 风险管理对医疗器械的应用》标准的要求，针对子宫内膜射频消融设备的安全特征，从能量危害、生物学和化学危害、操作危害、信息危害等方面，对产品风险进行全面分析并阐述相应的防范措施。

（四）产品技术要求

申请人应依据《关于发布医疗器械产品技术要求编写指导原则的通告》（国家食品药品监督管理总局通告2014年第9号）的要求编写产品技术要求。

1. 术语定义

医疗器械产品技术要求中应采用规范、通用的术语，应当符合工程技术、临床医学等方面的专业标准及规范。对于标准中已经列明的术语原则上不应修改或另行制定，对于标准中未列明的术语应当在产品技术要求列明并释义。

2. 产品型号/规格

应参照综述资料中规格型号部分的要求列明。包含但不限于：

（1）申报产品主机的规格型号以及其命名规则和划分说明（如适用）。

（2）电极的材料、结构图示及规格尺寸等；

（3）软件发布版本号及完整版本号命名规则。

3. 性能指标及检验方法

产品性能指标及检验方法是产品注册检验的依据，应能够全面反映产品的客观情况。对于子宫内膜射频消融设备，产品性能指标通常包括输出参数、设备功能、脚踏开关、附件性能、电气安全和电磁兼容性、环境试验、无菌等。

（1）明确输出参数

①工作频率。工作频率也称为基础频率，是子宫内膜射频消融设备的基本输出频率。对于固定工作频率的设备而言，其额定频率应为确定的标称数值，允差范围不应大于±10%。

②额定输出功率及额定负载。额定输出功率与额定负载的定义见GB 9706.4—2009标准第2.12.110和2.12.111。在额定负载下，每个输出模式的额定输出功率不应超过其标称值的±20%。若申请人所宣称的额定负载为一段范围，则该范围内对于额定输出功率的要求均适用，试验时应注意覆盖全部额定负载范围。

（2）设备功能

子宫内膜射频消融设备还可能具有某些特定的安全或辅助功能。安全专用标准中所规定的相关功能要求无需在本部分重复列明。可能具有的功能如：阻抗监测功能、温度测量功能、定时功能、抽吸功能（用于子宫体腔内产生的蒸气和湿气）等。申请人可依据设备自身特点制定相应的要求及试验方法。

①阻抗监测功能。应明确阻抗范围和准确度，并规定阻抗控制值，在超过阻抗范围时，具有自动切断射频输出及提示的功能。

②温度检测功能。如适用，应规定温度测量的范围及准确度。

③定时功能。应规定设备的最大输出时间及误差。

④抽吸功能。用于抽吸子宫腔内产生的蒸气和湿气。应规定抽吸负压范围、流量等及相应误差。

（3）脚踏开关

脚踏开关作为子宫内膜射频消融设备发生器的主要配件，其性能应符合行业标准的要求，即YY 1057—2016《医用脚踏开关通用技术条件》中各项性能。

（4）附件性能

子宫内膜射频消融设备常见的附件是治疗电极。对于治疗电极而言，其主要性能指标如：①电极打开的长度、宽度及其精确度，②电极的导管直径及其精确度，③电极分布的位置和间距，④电极导通性等，企业可根据自己产品特性设定相应性能。

（5）电气安全和电磁兼容

应分别列明申报产品组成中各部分所应符合的安全标准，按照标准所规定的试验方法进行检验。

子宫内膜射频消融设备及附件都应当满足GB 9706.1—2007及GB 9706.4—2009标准的要求

子宫内膜射频消融设备的电磁兼容性能应满足YY 0505—2012《医用电气设备 第1-2部分：安全通用要求 并列标准：电磁兼容 要求和试验》及GB 9706.4—2009标准第36章的要求。

（6）无菌

需按照GB/T 14233.2—2005《医用输液、输血、注射器具检验方法 第2部分：生物学试验方法》和/《中华人民共和国药典》所规定的项目进行无菌检测。

（7）环氧乙烷残留量（如适用）

环氧乙烷残留量方面，需按照GB/T 14233.1—2008《医用输液、输血、注射器具检验方法 第1部分：化学分析方法》所规定的项目进行环氧乙烷残留量检测。

（8）应列明产品的基本安全特征。其中：防进液程度应针对发生器及脚踏开关分别说明；运行模式若为"间歇加载连续运行"则应标明持续率；绝缘图及绝缘列表中应用部分的基准电压应依据设备的最大输出电压来计算。

（五）注册单元划分原则

注册单元划分应按照《医疗器械注册单元划分指导原则》（国家食品药品监督管理总局通告2017年第187号）进行。

（六）检验产品的典型性

依据《医疗器械注册管理办法》（国家食品药品监督管理总局令第4号）第十九条："同一注册单元内所检验的产品应当能够代表本注册单元内其他产品的安全性和有效性。"子宫内膜射频消融设备检验产品典型性型号的选取，应依据注册单元内所有型号的差异和注册检验项目来决定。

子宫内膜射频消融设备所涉及的检验主要包括输出特性、电气安全、电磁兼容等方面，因此进行检验时至少应选取本注册单元中结构最复杂、功能最全面、额定输出功率最大的型号（或几个型号的组合）进行，同时考虑结构、功能、模式的删减对电磁兼容性能的影响，来确定是否需增加相应的其他型号一并作为典型型号。对于缺少必要的理论和/或试验数据作为依据的情况，电磁兼容检验应当涵盖申报单元中的全部型号。

（七）临床评价资料

参见《子宫内膜去除（热传导、射频消融）设备临床评价技术审查指导原则》。

（八）产品说明书及标签样稿

子宫内膜射频消融设备的产品说明书及标签样稿应符合《医疗器械说明书和标签管理规定》以及相关国家标准、行业标准的规定。除上述内容外，产品说明书至少还应包括以下内容：

1. 注意事项

根据产品特性，应当提示操作者、使用者注意事项，包括但不限于以下内容：

（1）明确该设备必须由在子宫腔内手术方面具有足够经验且接受过充分的手术子宫内膜去除术操作培训的医生操作；

（2）明确特殊情况如在子宫严重前倾、后屈或侧面移位的情况下，很可能发生插入错误，应确保电极正确放置在子宫腔内；

（3）明确治疗前的注意事项，如检查与子宫内膜射频消融设备主机和电极连接的集液瓶，确保吸液管未发生扭结或折弯；

（4）只有确保电极已置于子宫内正确的位置并充分展开后，才可以激活射频输出；

（5）在使用中出现明显的低输出或者子宫内膜射频消融设备的功能性错误，应考虑电极的连接故障，应检查一次性双极消融电极的连接；

（6）说明特殊患者如接受子宫内膜去除术后再接受激素替代治疗的患者，注意药物治疗方案的调整；

2. 警告

（1）说明一段时间内多次治疗可能发生肠道热损伤等并发症；

（2）说明进行子宫宫深探测、扩张或插入电极附件时，注意避免子宫穿孔；

（3）若电极难以插入宫颈管，应判断并确定是否需要进一步扩张；

（4）如果怀疑已发生子宫穿孔，出现大出血、应激休克等情况时候，应立即终止手术，并对症处理；

（5）对于由于怀疑子宫壁穿孔而终止手术的患者，应考虑立即进行穿孔检查；

（6）子宫内膜去除术不是绝育手术，应告知患者采用适当的节育方法；

（7）子宫内膜去除术并不能消除子宫内膜增生或子宫内膜腺癌的可能性，而且还可能妨碍到医生检测或诊断到此类病变；

（8）子宫内膜去除术仅用于不想生育的妇女，而且术后怀孕机率会显著降低，在去除术后怀孕对母亲和胎儿都非常危险；

（9）对于曾经进行过子宫内膜去除术和经过输卵管结扎手术的患者，术后输卵管绝育综合征者的风险会升高；

（10）有子宫严重前倾、后屈或侧面移位的患者在进行任何子宫内手术期间子宫壁穿孔风险更高；

（11）对于体内植入心脏起搏器或其他活性植入装置的患者，因为干扰心脏起搏器的操作所以可能存在危害，并且可能损坏心脏起搏器，当计划对体内植入心脏起搏器的患者进行子宫内膜去除手术时，应咨询植入器械的制造商，以取得更多信息。

四、起草单位

国家药品监督管理局医疗器械技术审评中心。

附录：模拟试验举例

附录　模拟试验举例

该模拟试验主要根据电极和子宫内膜的组织特性建立有限元模型，以生物热方程为基础，利用有限元方法分析靶组织的温度和损伤随子宫大小和射频功率不同而变化。

使用子宫内膜组织的热、电等物性参数，建立立体的子宫体腔模型，然后建立电极的模型，置于模拟的子宫体腔中。模型完成后，模拟子宫内膜射频消融设备和电极的工作方式，依据射频能量的输出方式和模拟组织的生物物理参数，通过有限元分析，得到整个消融区域的电流密度分布和温度场分布。

确立某个温度（提供依据）作为边界线后，建立等温线和等温曲面作为判断消融范围的依据，根据温度场，测得消融深度和消融面积。根据有限元模拟的结果，分析不同子宫尺寸、不同输出参数（如功率等）时消融区域的变化（至少应包含温度最高和最低点）。最终建立不同的子宫腔尺寸和射频参数，导致的不同消融结果（消融深度和消融面积）的关系。

注：本附录仅作为参考，申请人应根据产品实际情况制定。

医用康复器械

117 助听器注册技术审评指导原则

[助听器注册技术审查指导原则（2016 年修订版）]

本指导原则旨在指导注册申请人对助听器注册申报资料的准备及撰写，同时也为技术审评部门审评注册申报资料提供参考。

本指导原则是对助听器的一般要求，申请人应依据产品的具体特性确定其中内容是否适用，若不适用，需具体阐述理由及相应的科学依据，并依据产品的具体特性对注册申报资料的内容进行充实和细化。

本指导原则是供申请人和审查人员使用的指导文件，不涉及注册审批等行政事项，亦不作为法规强制执行，如有能够满足法规要求的其他方法，也可以采用，但应提供详细的研究资料和验证资料。应在遵循相关法规的前提下使用本指导原则。

本指导原则是在现行法规、标准体系及当前认知水平下制定的，随着法规、标准体系的不断完善和科学技术的不断发展，本指导原则相关内容也将适时进行调整。

一、适用范围

本指导原则适用于《医疗器械分类目录》中第二类助听器，管理类代号为 6846。

第三类植入式助听器或其他应用有创法的助听器不适用本指导原则。

二、技术审查要点

（一）产品名称要求

助听器的命名应采用《医疗器械分类目录》或国家标准、行业标准中的通用名称；也可按"佩戴方式 + 信号处理方式"的方法命名，例如：耳背式数字助听器；采用骨传导原理的助听器，名称中应体现骨导式。

（二）产品的结构和组成

助听器基本结构包括输入换能器（如传声器、受话器等）、信号调理单元（如放大器、数字处理器等）、输出换能器（如耳机、骨振器等）、电源（一般为纽扣电池或干电池）。零配件可由耳模（耳塞）、导线、导声管等组成。

1. 按传导方式，助听器可分为气导式助听器、骨导式助听器，目前大部分助听器都是气导式助听器。

气导式助听器：通过气导方式放大后的声音通过耳道气体传导到内耳。

骨导式助听器：将放大后的声音通过乳突或头骨机械振动的方式传导到内耳。

2. 按信号处理方式，助听器可分为模拟助听器、数字助听器，数字助听器可有多个通道、多个频段。

模拟助听器：将信号通过传声器转换成连续变化的电信号（模拟信号），经滤波、放大后传送到耳机输出。

数字助听器：其信号处理部分采用数字方式，即将接受的声音信号（模拟信号）转换成数字信号，再进行一系列处理、放大后，再转换成模拟声信号输出。

3. 按佩戴方式，可分为盒式（体佩式）助听器、耳背式助听器、耳内式助听器，以上几种助听器临床使用较为广泛。此外，还有眼镜式助听器等。

盒式（体佩式）助听器：佩戴在患者身上（不是戴在头部）。

耳背式助听器：通过耳钩连接，佩戴在耳廓背部。

耳内式助听器：包括耳甲腔式助听器、耳道式助听器。耳甲腔式助听器根据耳甲腔形状定制，佩戴于耳甲腔中；耳道式助听器根据耳道形状定制，佩戴于耳道中。

眼镜式助听器：安装在眼镜架腿上，类似耳背式佩戴方式的助听器。

图示举例如下（图 1 ~ 图 5）：

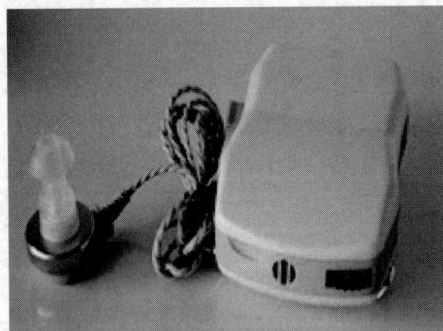

图 1 盒式助听器

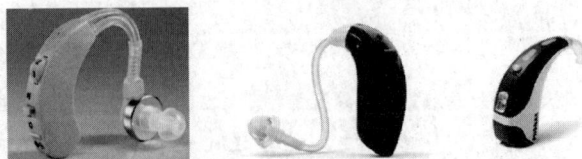

图 2 耳背式助听器

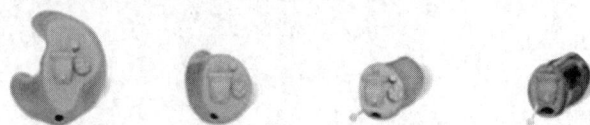

图 3 耳内式助听器

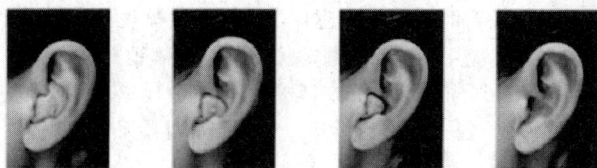

图4 不同的耳内式助听器佩戴效果图

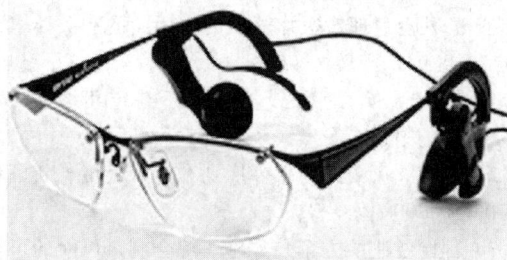

图5 眼镜式助听器

（三）产品工作原理/作用机理

助听器实质是一放大器，它将声音以某种方式放大，使听力损失者能以一定方式有效地利用其残余听力。目前的数字助听器技术对声音信号进行放大之余，还能实现频率压缩、噪声抑制等功能。

助听器的基本结构包括输入换能器、信号调理单元、输出换能器、电源。输入换能器一般由传声器（麦克风或话筒）、磁感线圈等部分组成，作用是将输入的声能转为电能传至信号调理单元。信号调理单元可简可繁。简单的使用模拟放大电路，仅将电信号按固定比例放大；复杂的则需将输入信号进行 A/D 转换后，利用数字信号处理器进行一系列处理、放大。信号调理单元将电信号进行处理放大后传至输出换能器。在输出换能器方面，气导式助听器和骨导式助听器有明显的区别。气导式助听器的输出换能器一般为耳机。耳机将放大的电信号转换成声信号后传入耳道。常见的有盒式、耳背式、耳内（耳甲腔或耳道）式。骨导式助听器的输出换能器则是骨振器。骨振器将放大的电信号转换成机械能后，通过振动颅骨把动能信号传到耳蜗。骨振器一般放在乳突部位，常见的有眼镜式和头夹式。

因该产品为非直接治疗类医疗器械，故本指导原则不包含产品作用机理的内容。

（四）注册单元划分的原则和实例

助听器产品的注册单元原则上以传导原理、技术结构（信号处理方式）、性能指标为划分依据。

1. 传导原理不同，如骨导式助听器和气导式助听器，应作为不同的注册单元。

2. 技术结构（信号处理方式）不同，如数字式助听器和模拟式助听器，应作为不同的注册单元。

3. 性能指标差异较大的两种或两种以上的助听器，应作为不同的注册单元。

4. 设计结构（佩戴方式）有较大差异的，如耳背式助听器和盒式助听器，应作为不同的注册单元。

（五）产品适用的相关标准

目前与助听器产品相关的常用标准举例如下（图1）：

表1 相关产品标准

GB/T 191—2008	《包装储运图示标志》
GB/T 6661—1986	《插入式耳机的乳头状接头》
GB 9706.1—2007	《医用电气设备 第1部分：安全通用要求》
GB/T 9969—2008	《工业产品使用说明书 总则》
SJ/T 10759—1996	《助听器插头的尺寸》
SJ/T 10862—1996	《助听器交货时质量检验的性能测量》
GB/T 14199—2010	《电声学 助听器通用规范》
GB/T 16886.1—2011	《医疗器械生物学评价 第1部分：风险管理过程中的评价与试验》
GB/T 16886.5—2003	《医疗器械生物学评价 第5部分：体外细胞毒性试验》
GB/T 16886.10—2005	《医疗器械生物学评价 第10部分：刺激与迟发性超敏反应试验》
GB/T 25102.100—2010	《电声学 助听器 第0部分：电声特性的测量》
GB/T 25102.1—2010	《电声学 助听器 第1部分：具有感应拾音线圈输入的助听器》
GB/T 25102.2—2010	《电声学 助听器 第2部分：具有自动增益控制电路的助听器》
GB/T 25102.4—2010	《电声学 助听器 第4部分：助听器用感应回路系统磁场强度》
GB/T 25102.13—2010	《电声学 助听器 第13部分：电磁兼容（EMC）》
YY/T 0316—2008	《医疗器械 风险管理对医疗器械的应用》
YY/T 0466.1—2009	《医疗器械 用于医疗器械标签、标记和提供信息的符号 第1部分：通用要求》
SJ/Z 9143.2—1987	《助听器 第9部分：带有骨振器输出的助听器特性测量方法》

上述标准包括了助听器产品经常涉及到的标准。此外，有的注册申请人还会根据产品的特点引用一些行业外的标准及一些较为特殊的标准。

对产品适用及引用标准的审查可以分两步来进行：

首先对引用标准的齐全性和适宜性进行审查，也就是在编写产品技术要求时与产品相关的国家、行业标准是否进行了引用，以及引用是否准确。可以通过对研究资料中的产品性能研究是否引用了相关标准，以及所引用的标准是否适宜来进行审查。

其次对引用标准的采纳情况进行审查。即所引用的标准中的条款要求，是否在产品技术要求中进行了实质性的条款引用。这种引用通常采用两种方式，文字表述繁多内容复杂的可以直接引用标准号及条文号，比较简单的也可以直接引述具体要求。

如有新版强制性国家标准、行业标准发布实施，产品性能指标等要求应执行最新版本的国家标准、行业标准。

（六）产品的适用范围/预期用途、禁忌症

声音传到内耳有气导和骨导两种机制，正常情况下气导起主要作用。从传导途径上看，气导机制是振动的声波被耳廓收集，经外耳道、中耳最后传入内耳；骨导机制是声波沿颅骨传至内耳。

听力损失按照病变部位分为传导性听力损失、感音神经性听力损失、混合性听力损失。传导性听力损失主要是外耳和中耳病变所致（如鼓膜穿孔），一般骨导听力正常，气导听力下降。感音神经性听力损失是耳蜗毛细胞、听神经或听中枢等部位发生障碍所致，大多表现为气导和骨导听力一致性下降。混合性听力损失既有传导性的病因，又有感音神经性的病因存在，一般气导和骨导听力均下降，但气导听力下降更明显。

因助听器的主要作用是将声音以某种方式放大，使听力损失者能以一定方式有效地利用其残余听力。所以无论是气导式助听器还是骨导式助听器，当放大后的信号能被患者的残余听力（包括气导听力、骨导听力）所利用，助听器就能起到听力补偿的作用。

目前气导助听器的应用广泛，禁忌症见说明书章节。骨导助听器应用较少，一般适用于外耳道闭锁、狭窄等患者，或者中耳有先天畸形、慢性化脓性中耳炎反复化脓、传导性听力损失程度比较大、一般气导助听器无效的患者。

（七）产品的主要风险

1. 助听器的风险管理报告应符合 YY/T 0316—2008《医疗器械 风险管理对医疗器械的应用》的有关要求，审查要点包括：

（1）与产品有关的安全性特征判定可参考 YY/T 0316—2008 的附录 C；

（2）危害、可预见的事件序列和危害处境判断可参考 YY/T 0316—2008 附录 E、I；

（3）风险控制的方案与实施、综合剩余风险的可接受性评价及生产和生产后监视相关方法可参考 YY/T 0316—2008 附录 F、G、J；

（4）风险可接收准则，降低风险的措施及采取措施后风险的可接收程度，是否有新的风险产生。

2. 以下依据 YY/T 0316—2008 的附录 E（表 E.1）列举了助听器产品可能涉及的危害因素，提示审查人员从以下方面考虑（表 2）：

表 2　危害清单

危害类型		形成因素
能量危害	电磁能	可触及金属、外壳、应用部分等与带电部分隔离/保护不够，电介质强度不够，可能对使用者或患者造成电击危害
		产品外壳、应用部分绝缘/隔离不够，可能引起过量漏电流伤害使用者或患者
		抗电磁干扰能力差、特定环境下工作不正常，或干扰其他设备正常工作
	热能	可触及的外壳温度过高，可能引起使用者或患者烫伤
	机械能	产品外壳机械强度和刚度不足，佩戴固定件不牢固，产品面、角、边粗糙，都可能对使用者或患者造成机械损伤
		坠落导致机械部件松动或导致元器件损坏，造成输出异常
生物学和化学危害	生物学和化学危害	产品清洁或消毒不完全、一次性使用的配件重复使用等现象，可能会使患者耳道感染，细菌、病毒等进入患者体内
		使用清洗剂或消毒剂的残留物导致的化学危害；长时间不使用的电池未经取出，导致电池漏液引发的危害等
	生物相容性	产品直接与患者接触的组件，接触材料应进行生物相容性评价
操作危害	不正确的输出	验配前未经专业检查及测试，导致选配不当
		使用时声能输出过大导致患者的听力损害
	使用错误	日常使用、维护、校准未按规定进行，导致产品偏离正常使用状态
信息危害	不适当的标记	标记缺少或不正确，标记的位置不正确，不能被正确识别，不能永久贴牢和清楚易认等
	不完整的说明书	说明书中对产品性能特征、预期用途、使用限制等描述不规范、不完整，导致产品的非预期或超范围使用
	不适当的操作说明	未规定验配前应进行专业听力测试
		日常使用、维护、校准规定不明确、不适当
	警告	未对一次性使用附件可能再次使用的危害作出适当的警告

（八）产品技术要求应包括的主要性能指标

助听器产品主要性能指标包括功能指标、安全指标和质量控制指标，本条款基于现有的国家标准及行业标准给出了推荐要求。

注册申请人可参考相应的国家标准、行业标准，根据自身产品的技术特点制定相应的产品技术要求，但不得低于相关强制性国家标准、行业标准的有关要求。

如有不适用条款（包括国家标准、行业标准要求），企业在研究资料的产品性能研究中必须说明理由。

1. 功能指标

（1）电声性能技术参数要求

应按 GB/T 14199—2010 的要求予以标称并检测。其中：

最大 $OSPL_{90}$：应予以标称，实测值允许偏差优于 +3dB；

高频平均 $OSPL_{90}$：应予以标称，实测值允许偏差优于 ±4dB；

满档声增益：应予以标称，实测值允许偏差优于 ±5dB；

等效输入噪声级：应予以标称，实测值最大不超过 32dB，且不大于标称值 +3dB；

总谐波失真：应予以标称，实测值最大不超过 10%，且不大于标称值 +3%；

频率响应范围：应予以标称；

额定电源电流消耗：应予以标称，实测值不大于标称值 120%；

感应拾音线圈灵敏度（如适用）：应予以标称，实测值允许偏差优于 ±6dB。

（2）如产品具有其他功能或特点，如自动增益控制等，也应在产品技术要求中明确。

（3）数字助听器应明确软件组一件的临床功能，如自动降噪功能、动态声反馈抑制等（若有）。

2. 安全指标

（1）电气安全要求：应符合 GB 9706.1—2007 的要求。

（2）电磁兼容要求：应符合 GB/T 25102.13—2010 的要求。

产品的主要安全特征建议在产品技术要求的附录中列出。

3. 质量控制指标

（1）外观和结构要求

应符合 GB/T 14199—2010 中 4.1 的规定。

（2）环境试验要求

低温负荷、贮存试验，高温负荷、贮存试验，恒定湿热负荷、贮存试验，振动（正弦）试验，自由跌落试验：应符合 GB/T 14199—2010 的要求。

电源适应能力试验：应规定电池电压变化对满档声增益、$OSPL_{90}$ 的影响，以及电池内阻的变化对满档声增益、总谐波失真的影响，方法按 GB/T 25102.100—2010 中 6.8～6.10、6.13 进行。

（九）同一注册单元内注册检验代表产品确定原则和实例

典型产品应是同一注册单元内能够代表本单元内其他产品安全性和有效性的产品。一般情况下，应考虑技术指标及性能不改变、功能最齐全、结构最复杂、风险最高的产品。

举例：如耳背式数字助听器的结构、关键元器件、技术参数相同，如仅外观不同或功能的种类有多/少的区分，建议选取功能最全的型号作为典型产品。

同一单元中不同型号的产品应明确各型号在内/外部结构、技术参数、功能、外观等方面的区别。

电磁兼容检测单元的评价应结合注册申请人提供的典型型号说明、电磁兼容检测差异性分析、必要的差异性检验数据以及注册申请人的分析作出判定。

（十）产品生产制造相关要求

耳模常为定制式。

（十一）产品的临床评价细化要求

在《免于进行临床试验的第二类医疗器械目录》（国家食品药品监督管理总局通告 2014 年第 12 号，以下简称《目录》）内的盒式助听器、耳背式助听器、耳内式助听器，应提交：

1. 提交申报产品相关信息与《目录》所述内容的对比资料；

2. 提交申报产品与《目录》中已获准境内注册医疗器械的对比说明，对比说明应当包括《申报产品与目录中已获准境内注册医疗器械对比表》（见表3）和相应支持性资料。

提交的上述资料应能证明申报产品与《目录》所述的产品具有等同性。若无法证明申报产品与《目录》产品具有等同性，则应按照《医疗器械临床评价技术指导原则》其他要求开展相应工作。

表3　申报产品与目录中已获准境内注册医疗器械对比表

比对项目	同品种医疗器械	申报产品	差异性	支持性资料概述
基本原理（工作原理/作用机理）				
结构组成				
与人体接触部分的制造材料				
性能要求				
灭菌方式				
适用范围				
使用方法				
……				

注：比对项目可根据实际情况予以增加。

（十二）产品的不良事件历史记录

暂未见相关报道。

（十三）产品说明书和标签要求

产品说明书一般包括使用说明书和技术说明书，两者可合并。说明书、标签和包装标识应符合《医疗器械说明书、标签和包装标识管理办法》及相关标准的规定。

1. 说明书的内容

使用说明书至少应包含下列主要内容：

（1）产品名称、型号、规格。

（2）注册人的名称、住所、联系方式及售后服务单位。

（3）生产企业的名称、住所、生产地址、联系方式及许可证编号，委托生产的还应当标注受托企业的名称、住所、生产地址、生产许可证编号或者生产备案凭证编号。

（4）注册证编号、产品技术要求编号。

（5）产品的性能、主要结构、适用范围。

（6）禁忌症、注意事项以及其他警示、提示的内容：

禁忌症：急性外耳道炎、鼓膜炎、慢性化脓性中耳炎（处于流脓感染期）、急性化脓性中耳炎不适合佩戴气导助听器，对本品材料过敏患者。

注意事项：

验配助听器前应经过专业的检查及听力测试，并在医生或助听器的专业验配师指导下使用。

防潮、防震、防高温。

切勿使助听器浸入任何液体中，在游泳和洗头洗澡前应取下助听器；游完泳或洗完后，要等耳道干燥后再戴上助听器。

晚上取下助听器后，应放在装有干燥剂的盒子里，避光，避高温、高湿环境，避摔碰。

应保持助听器外表面的清洁，经常清理耳塞中的耳垢。

应正确运用功能及音量控制开关，尽量轻开轻关，避免用力过大、过猛。

助听器应定期送到验配中心保养、检查，以确保助听器处于良好状态。

同时，说明书中还应对下列情况予以说明：

定期校验助听器的说明（如适用）；

助听器非正常工作的指示装置（如有）或提示性说明；

可靠工作所必须的程序；

直流电池注明直流电压、电池规格；

一次性电池长期不用应取出的说明；

可充电电池的安全使用和保养说明；

耳塞是否一次性使用，可重复使用的耳塞/耳模应说明清洗、消毒方法；

产品的清洁方法；

产品使用的对象。

（7）对医疗器械标签所用的图形、符号、缩写等内容的解释，如：所有的电击防护分类、警告性说明和警告性符号的解释。

（8）安装和使用说明或者图示，由消费者个人自行使用的医疗器械还应当具有安全使用的特别说明。

（9）产品维护和保养方法，特殊储存条件、方法。

（10）生产日期，使用期限或者失效日期。

（11）产品标准中规定的应当在说明书中标明的其他内容。

（12）配件清单，包括配件、附属品、损耗品更换周期以及更换方法的说明等。

（13）运输和贮存限制条件。

（14）说明书的编制或者修订日期。

技术说明书内容：

一般包括概述、组成、原理（包括传导方式、信号处理方式）、技术参数、规格型号、图示标记说明、外形图、结构图、控制面板图、电路图、元器件清单，必要的电气原理图及表等。

2. 标签和包装标识

至少应包括以下信息：

（1）产品名称和型号规格；

（2）生产日期和使用期限或者失效日期；

并在标签中明确"其他内容详见说明书"。

（十四）产品的研究要求

1. 产品性能研究

应当提供产品性能研究资料以及产品技术要求的研究说明，包括功能性、安全性指标以及与质量控制相关的其他指标的确定依据，所采用的标准或方法、采用的原因及理论基础。

2. 生物相容性评价研究

应对产品成品中与患者和使用者直接和间接接触的材料（应重点考虑耳模、耳塞）的生物相容性进行评价。生物相容性评价研究资料应当包括：生物相容性评价的依据和方法，产品所用材料的描述及与人体接触的性质，实施或豁免生物学试验的理由和论证，对于现有数据或试验结果的评价。

3. 生物安全性研究

产品一般不含动物源或生物活性物质。

4. 灭菌/消毒工艺研究

助听器一般为单用户重复使用产品，由用户进行清洁消毒。应当明确推荐的消毒工艺（方法和参数）以及所推荐消毒方法确定的依据。

5. 产品有效期和包装研究

助听器是精密的电子产品，有效期应重点考虑元器件本身的老化、使用环境（包括外部环境及患者耳道环境）如温湿度等的影响。应对产品的包装及包装完整性提供研究资料，评价试验的有效性是对产品进行运输试验与跌落试验后都能保持工作正常、产品包装的完整性。

6. 动物研究

如适用，应当包括动物试验研究的目的、结果及记录。

7. 软件研究

参加《医疗器械软件注册技术审查指导原则》的相关要求。

三、审查关注点

（一）产品技术要求

产品主要性能指标是否执行了国家和行业的强制性标准，是否引用了适用的推荐性标准，是否明确了产品的特殊功能及相应技术参数。

（二）使用说明书

使用说明书中必须告知用户的信息是否完整。

（三）综述资料

是否明确了产品的传导方式、信号处理方式、佩戴方式、结构组成。

（四）产品安全风险分析

产品的主要风险是否已经列举，并通过风险控制措施使产品的安全性在合理可接受的程度之内。

（五）与人体接触的材料的要求

是否对产品中与人体接触的材料是否进行过生物相容性的评价。

（六）产品的特殊功能

产品具有的特殊功能，是否采用了合理的方法进行验证（如第三方检测）或确认（如临床试验）。

（附录 A 举例）

A.1 助听器主要安全特征

A.1.1 按防电击类型分类：内部电源设备。

A.1.2 按防电击类型分类：具有 B 型或 BF 型的应用部分。

A.1.3 按对进液的防护程度分类：不适用。

A.1.4 按在与空气混合的易燃麻醉气或与氧或氧化亚氮混合的易燃麻醉气情况下使用时的安全程度分类：不适用。

A.1.5 按运行模式分类：连续运行。

A.1.6 额定电压和频率：d.c. * * V。

A.1.7 输入功率：不适用。

A.1.8 设备是否具有对除颤放电效应防护的应用部分：不适用

A.1.9 设备是否具有信号输出或输入部分：是，编程器接口（数字助听器适用）。

A.1.10 永久性安装设备或非永久性安装设备：为非永久性安装设备。

A.1.11 电气绝缘图。

助听器注册技术审查指导原则
编制说明

本指导原则是国家食品药品监督管理总局 2012 年发布的《助听器产品注册技术审查指导原则》的修订版。

一、指导原则修订的总体思路

考虑到骨导式助听器在国内已有审批，本指导原则增加了骨导式助听器部分，同时依据新版注册法规对有关内容进行了修订。本指导原则主要用于指导和规范医疗器械注册审评人员对注册产品的技术审评。旨在让初次接触该类产品的注册审评人员对产品原理、结构、主要性能、预期用途等各个方面有个基本了解，同时让技术审评人员在产品注册技术审评时统一基本的尺度，以确保上市产品的安全、有效。

本指导原则编写的依据是：《医疗器械监督管理条例》、《医疗器械注册管理办法》（国家食品药品监督管理总局令第 4 号）、《医疗器械临床试验规定》（国家食品药品监督管理局令第 5 号）、《医疗器械说明书和标签管理规定》（国家食品药品监督管理总局令第 6 号）、国家食品药品监督管理部门发布的其他规范性文件等。

本指导原则编写时参考了 GB/T 191—2008《包装储运图示标志》、GB 9706.1—2007《医用电气设备 第 1 部分：安全通用标准》、GB/T 16886.1—2001《医疗器械生物学评价 第 1 部分：评价与试验》、GB/T 16886.5—2005《医疗器械生物学评价 第 5 部分：体外细胞毒性试验》、GB/T 16886.10—2005《医疗器械生物学评价 第 10 部分：刺激与迟发性超敏反应试验》、GB/T 25102.100—2010《电声学 助听器 第 0 部分：电声特性的测量》、GB/T 25102.1—2010《电声学 助听器 第 1 部分：具有感应拾音线圈输入的助听器》、GB/T 25102.2—2010《电声学 助听器 第 2 部分：具有自动增益控制电路的助听器》、GB/T 25102.13—2010《电声学 助听器 第 13 部分：电磁兼容（EMC）》（IEC 60118－13：2004，IDT）、GB 6661—86《插入式耳机的乳头状接头》、GBT14199—2010《电声学 助听器通用规范》、SJ/T 10862—96《助听器交货时质量检验的性能测量》、SJ/T 10759—1996《助听器插头的尺寸》、SJ/T 10797—1996《助听器及其有关设备的符号与标记》。

二、指导原则中部分内容的编写、修订考虑及说明

由于科学技术和临床需求的不断发展和变化，助听器的参数组成也在不断地变化，本指导原则按照目前的技术水平和现有的产品，尽可能详细阐述各种参数的最基本的要求。其中的主要技术性能指标依据于国家标准和行业标准。使用本指导原则的各方应从产品的具体情况和医疗器械风险管理的角度来分析确认产品的技术要求，以确保产

品的安全、有效。

关于助听器的分类，主要参照了 GB/T 14199—2010。同时由于《关于发布免于进行临床试验的第二类医疗器械目录的通告》（2014 年第 12 号）中，将耳甲腔式助听器、耳道助听器都归为耳内式助听器，为便于各方理解、在相关法律法规下更好地使用本指导原则，此次修订将耳甲腔式助听器、耳道式助听器作为耳内式助听器的子类进行阐述。

关于电磁兼容要求：结合目前对助听器电磁兼容特点及风险的认知，并征询有关标准专家的意见，本指导原则在制订电磁兼容指标时，要求执行助听器的 EMC 专用标准 GB/T 25102.13—2010，而不是 YY 0505—2012。

关于电源适应能力试验：尽管助听器电耗不大，但实践表明助听器的性能易受电源变化的影响。故此次修订增加了电源适应能力的相关要求，助听器 GB/T 25102 系列标准中的 GB/T 25102.100—2010 也提出了具体的试验方法。

为了便于审评人员及生产企业理解产品主要安全特征，本指导原则编写了附录（即附录 A 举例）以供参考，相应内容及格式不作为强制要求。

本指导原则鼓励生产企业应用新技术，随着技术的发展，可能会出现其他类型或功能的产品，应符合相应的国家标准、行业标准的要求，或制定相应的技术要求。

助听器的不良事件历史记录主要从国家食品药品监督管理总局的不良事件数据库中查找，也征询了相关领域的临床专家，尚未发现不良事件。

三、指导原则编写人员

本指导原则起草单位为广东省食品药品监督管理局审评认证中心。编写成员由广东省医疗器械注册技术审评人员、行政审批人员、医疗器械检测专家、听力学专家、生产企业共同组成。起草过程广泛征求了其他省（市）局的意见，以充分利用各方面的信息和资源，综合考虑指导原则中各个方面的内容，尽量确保指导原则的正确、全面、实用。

118 电动轮椅车注册技术审评指导原则

（电动轮椅车注册技术审查指导原则）

本指导原则旨在指导注册申请人对电动轮椅车注册申报资料的准备及撰写，同时也为技术审评部门审评注册申报资料提供参考。

本指导原则是对电动轮椅车的一般要求，申请人应依据产品的具体特性确定其中内容是否适用，若不适用，需具体阐述理由及相应的科学依据，并依据产品的具体特性对注册申报资料的内容进行充实和细化。

本指导原则是供申请人和审查人员使用的指导文件，不涉及注册审批等行政事项，亦不作为法规强制执行，若有能够满足法规要求的其他方法，也可以采用，但应提供详细的研究资料和验证资料。应在遵循相关法规的前提下使用本指导原则。

本指导原则是根据现行法规、标准体系及当前认知水平下制定，随着法规、标准体系的不断完善和科学技术的不断发展，本指导原则相关内容也将适时进行调整。

一、适用范围

本指导原则的适用范围为第二类医用电动轮椅车，是可由乘坐者或护理者操作的、由电机驱动、能电动控制速度、可使用手动或动力转向的供残障者使用的带有座椅支撑的轮式个人移动装置。

本指导原则适用于仅乘载 1 人且使用者质量不超过 100kg 残疾或无完全行走能力者使用的、由电能驱动的各种电动轮椅车。

本指导原则不适用于承重超过 100kg 的电动轮椅车，但可参考 ISO 7176 系列标准及本指导原则进行技术审查。本指导原则不适用于由电力助动的手动轮椅车和电动代步车。

二、技术审查要点

（一）产品名称要求

产品的命名应符合《医疗器械通用名称命名规则》（国家食品药品监督管理总局令第 19 号）和国家标准、行业标准中的通用名称要求，例如：电动轮椅车、电动轮椅、室外型电动轮椅车。电动轮椅车设计图和样品图如图 1 和图 2 所示。

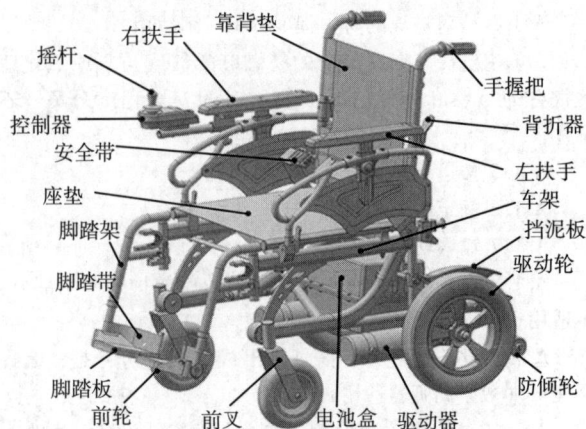

图 1 电动轮椅车设计图

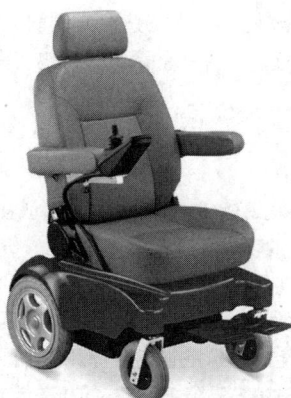

图2 电动轮椅车样品图

（二）产品的结构和组成

电动轮椅车一般由座椅、扶手、弯腿脚踏板、轮组、控制系统、电机、蓄电池、适配器等组成。

（三）产品工作原理/作用机理

工作原理：电动轮椅车是一种以蓄电池为能源、电子装置控制驱动的动力轮椅车。使用者可通过控制装置自行驱动轮椅车行进。

因为该产品为非治疗类医疗器械，故本指导原则不包含产品作用机理的内容。

（四）注册单元划分的原则和实例

注册单元划分按照《医疗器械注册管理办法》（国家食品药品监督管理总局令第4号）第七十四条的要求，"原则上以产品的技术原理、结构组成、性能指标和适用范围为划分依据"实施。

（五）产品适用的相关标准

具体相关的常用标准列举如下（表1）：

表1 相关产品标准

标准号	标准名称
GB/T 191—2008	《包装储运图示标志》
GB 9706.1—2007	《医用电气设备 第1部分：安全通用要求》
GB/T 9969—2008	《工业产品使用说明书 总则》
GB/T 29634—2013	《电动轮椅车用永磁直流齿轮减速电动机构通用技术条件》
GB/T 12996—2012	《电动轮椅车》
GB/T 14710—2009	《医用电器环境要求及试验方法》
GB/T 18029.1—2008	《轮椅车 第1部分：静态稳定性的测定》
GB/T 18029.2—2009	《轮椅车 第2部分：电动轮椅车动态稳定性的测定》
GB/T 18029.3—2008	《轮椅车 第3部分：制动器的测定》

续表

标准号	标准名称
GB/T 18029.4—2009	《轮椅车 第4部分：电动轮椅车和电动代步车理论能耗的测定》
GB/T 18029.5—2008	《轮椅车 第5部分：外形尺寸、质量和转向空间的测定》
GB/T 18029.6—2009	《轮椅车 第6部分：电动轮椅车最大速度、加速度和减速度的测定》
GB/T 18029.7—2009	《轮椅车 第7部分：座位和车轮尺寸的测量》
GB/T 18029.8—2008	《轮椅车 第8部分：静态强度、冲击强度及疲劳强度的要求和测试方法》
GB/T 18029.9—2008	《轮椅车 第9部分：电动轮椅车气候试验方法》
GB/T 18029.10—2009	《轮椅车 第10部分：电动轮椅车越障能力的测定》
GB/T 18029.11—2008	《轮椅车 第11部分：测试用假人》
GB/T 18029.13—2008	《轮椅车 第13部分：测试表面摩擦系数的测定》
GB/T 18029.14—2012	《轮椅车 第14部分：电动轮椅车和电动代步车动力和控制系统要求和测试方法》
GB/T 18029.15—2008	《轮椅车 第15部分：信息发布、文件出具和标识的要求》
GB/T 18029—2000	《轮椅车座（靠）垫阻燃性的要求和测试方法》
GB/T 18029.19—2014	《轮椅车 第19部分：可作机动车座位的轮式移动装置》
GB/T 18029.21—2012	《轮椅车 第21部分：电动轮椅车、电动代步车和电池充电器的电磁兼容性要求和测试方法》
GB/T 18029.22—2009	《轮椅车 第22部分：调节程序》
GB/T 18029.23—2008	《轮椅车 第23部分：护理者操作的爬楼梯装置的要求和测试方法》
GB/T 18029.24—2012	《轮椅车 第24部分：乘坐者操纵的爬楼梯装置的要求和测试方法》
GB/T 18029.26—2014	《轮椅车 第26部分：术语》
YY/T 0466.1—2009	《医疗器械 用于医疗器械标签、标记和提供信息的符号 第1部分：通用要求》
YY 0505—2012	《医用电气设备 第1-2部分：安全通用要求 并列标准：电磁兼容要求和试验》
YY/T 0708—2009	《医用电气设备 第1-4部分：安全通用要求 并列标准：可编程医用电气系统》
ISO 7176-11—2012	《Wheelchairs. Part 11：Test dummies》

上述标准包括了注册产品中经常涉及到的标准。注册

申请人可以根据产品的特点引用一些行业外的标准、欧盟的标准以及一些较为特殊的标准。

对产品适用及引用标准的审查可以分两步来进行。

首先对引用标准的齐全性和适宜性进行审查，也就是在编写注册产品技术要求时与产品相关的国家、行业标准是否进行了引用，以及引用是否准确。可以通过对研究资料中的产品性能研究是否引用了相关标准，以及所引用的标准是否适宜来进行审查。

其次对引用标准的采纳情况进行审查。即所引用的标准中的条款要求，是否在注册产品技术要求中进行了实质性的条款引用。这种引用通常采用两种方式，文字表述繁多内容复杂的可以直接引用标准及条文号，比较简单的也可以直接引述具体要求。

如有新版强制性国家标准、行业标准发布实施，产品性能指标等要求应执行最新版本的国家标准、行业标准。

（六）产品的适用范围/预期用途、禁忌症

适用范围：适用于仅乘载 1 人且使用者质量不超过 100kg 残疾或无完全行走能力者使用的、由电能驱动的各种电动轮椅车。

（七）产品的研究要求

1. 产品性能研究

1.1 应当提供产品性能研究资料以及产品技术要求的研究说明，包括功能性、安全性指标以及与质量控制相关的其他指标的确定依据，所采用的标准或方法、采用的原因及理论基础。

1.2 应描述所采用的国家标准、行业标准中不适用条款及理由。

1.3 如有新增功能、附件及试验方法，应提供性能指标制定的相关依据。

2. 生物相容性评价研究

应对产品的所有部件（主要考虑与患者和使用者直接或间接接触的材料）的生物相容性进行评价。生物相容性评价研究资料应当包括：生物相容性评价的依据和方法，产品所用材料的描述及与人体接触的性质，实施或豁免生物学试验的理由和论证，对于现有数据或试验结果的评价。研究资料可参考《医疗器械生物学评价和审查指南》（国食药监械〔2007〕345 号）出具。

3. 生物安全性研究

本产品不含动物源或生物活性物质，本条不适用。

4. 灭菌/消毒工艺研究

电动轮椅车为非无菌产品，由申请人制定终端用户消毒工艺（方法和参数），并提供所推荐消毒方法确定的依据。

5. 产品有效期和包装研究

电动轮椅车为有源医疗器械，可根据结构组成中每个部件确认有效期，区分易损件和主体的有效期，提供产品有效期信息及确定依据。有临床使用单位反馈电动轮椅车产品的脚踏容易损坏。

应对产品的包装及包装完整性提供研究资料，在宣称的有效期内以及运输储存条件下，保持包装完整性的依据。

6. 动物研究

不适用。

7. 软件研究

若申报产品使用软件（包括计算机或单片机的程序）控制电动轮椅车的功能，应当单独提供一份医疗器械软件描述文档，内容包括基本信息、实现过程和核心算法，详尽程度取决于软件的安全性级别和复杂程度，编写可参见《医疗器械软件注册技术审查指导原则》（国家食品药品监督管理总局通告 2015 年第 50 号）的相关要求。

8. 其他资料

证明产品安全性、有效性的其他研究资料（若有）。

（八）产品的主要风险

电动轮椅车的风险管理报告应符合 YY/T 0316—2016《医疗器械 风险管理对医疗器械的应用》的有关要求，审查要点包括：

1. 与产品有关的安全性特征判定可参考 YY/T 0316—2016 的附录 C。

2. 危害、可预见的事件序列和危害处境判断可参考 YY/T 0316—2016 附录 E。

3. 风险控制的方案与实施、综合剩余风险的可接受性评价及生产和生产后监视相关方法可参考 YY/T 0316—2016 附录 F、G、J。

4. 风险可接收准则，降低风险的措施及采取措施后风险的可接收程度，是否有新的风险产生。

以下依据 YY/T 0316—2016 的附录 E（表 E.1）从十四个方面提示性列举了电动轮椅车可能存在的危害因素，提示审查人员可从以下方面考虑（表 2）。

（九）产品技术要求应包括的主要性能指标

本条款给出需要考虑的产品基本技术性能指标，给出了推荐要求，注册申请人可参考相应的国家标准、行业标准，根据自身产品的技术特点制定相应的指标，但不得低于相关强制性国家标准、行业标准的有关要求。

根据中华人民共和国标准化法有关规定，鼓励企业采用推荐性标准。申请人如果有其他科学依据证明医疗器械安全有效的，也可采用其他的方法。申请人可以在医疗器械产品技术要求中直接采用推荐性标准，也可以通过其他方法证明产品符合安全有效的要求。如果申请人在产品技术要求中引用了推荐性标准的性能指标和检验方法，即申请人把推荐性标准作为本注册人承诺的技术要求，则其上市的医疗器械应符合产品技术要求及引用的推荐性标准的要求。

如有不适用条款（包括国家标准、行业标准要求），申请人在研究资料的产品性能研究中应说明理由。

产品技术要求中的性能指标是指可进行客观判定的指标，所引用标准中注明申请人规定的指标需给出具体的内容：

表2 危害、可预见的事件序列、危害处境和可发生的损害之间的关系

危害	可预见的事件序列	危害处境	损害
能量危害			
电能 －漏电流 －低电量 －电路设计	(1) 设计不合理、采购的原材料不合格导致漏电。 (2) 低电量下无法驱动电动轮椅车,越障能力降低、使用环境恶劣时无法行走 (3) 电路短路	(1) 电能施加到人体。 (2) 无法使用	触电损伤 产品失效
电场 磁场	(1) 设计不合理导致电磁场过大影响其他设备的运转。 (2) 设计不合理导致受外部电磁场影响电动轮椅车的运转	(1) 其他设备运转故障。 (2) 电动轮椅车运转故障。 (3) 控制电路受外来干扰	设备故障
热能: －高温 －低温	高温引起电池损坏或自燃。放电过程中的发热 低温引起电池失效	(1) 电动轮椅车运转故障 热能施加到使用者。 (2) 电动轮椅车运转故障	设备故障 自燃伤人 设备故障
机械能 －坠落 －翻侧 振动 －贮存的能量 －运动零件 －患者的移动和定位	(1) 设计不合理,采购原料不合格,生产控制失控。 (2) 焊接部位有缺陷,导致使用者受伤。 (3) 运动零件的配合不当,使用者被夹。 (4) 轮椅的支撑力不符合要求。 (5) 电动轮椅车重心不符合要求,引起翻侧等	错误的机械能或机械力施加到病人	机械损伤
声能: －超声能量 －次声能量 －声音	设计不合理,采购原料不合格,生产控制失控	噪音,超声	噪音,超声损伤
生物学和化学危害			
细菌 病毒 其他微生物	使用过程中被细菌、病毒或其他微生物的感染	使用过程中细菌、病毒或其他微生物进入使用者体内	细菌、病毒等感染死亡
消毒、清洁	应用部件消毒不完全传染疾病	交叉传染	传染高致病性疾病
外来物质残留	对人体产生刺激的清洁剂、消毒剂的残留	刺激	使用者受到损伤
操作危害－功能			
功能的丧失或变坏	由于装配不合理导致车轮偏斜搁脚板松动使轮椅的功能丧失或变坏	使用时导致无法正常使用	无法正常使用 使用者受到损伤
操作危害: 使用错误 不遵守规则 缺乏知识 违反常规	使用者不按说明书操作,如上车时先踩踏搁脚板导致翻车等	使用时导致无法正常使用	无法正常使用 使用者受到损伤
信息危害			
标记	标记缺少或不正确、标记的位置不正确、不能被正确地识别、不能永久贴牢和清楚易认	给用户在使用、操作上误导,使用时导致无法正常使用	无法正常使用
不完整的使用说明书	(1) 不符合法规及标准的说明书。 (2) 使用方法不详细,安装调试方法不详细,使用环境不明确等	使用时导致无法正常使用	无法正常使用 使用者受到损伤
警告	未对合理可预见的误用进行警告、未对因长期使用产生功能丧失而可能引发危害进行警告等	使用者发生意外	使用者受到损伤
服务和维护规范	(1) 保养方法说明不明确。 (2) 售后服务单位不明确	设备受损	无法正常使用

1. 应符合 GB/T 12996—2012《电动轮椅车》中适用部分的要求。

2. 电气安全

应符合 GB 9706.1—2007《医用电气设备 第1部分：安全通用要求》的要求。

3. 电磁兼容

应符合 YY 0505—2012《医用电气设备 第1-2部分：安全通用要求 并列标准：电磁兼容 要求和试验》及 GB/T 18029.21—2012《轮椅车 第21部分：电动轮椅车、电动代步车和电池充电器的电磁兼容性要求和测试方法》的要求。

4. 环境试验

应符合 GB/T 14710—2009《医用电器环境要求及试验方法》及 GB/T 18029.9—2008《轮椅车 第9部分：电动轮椅车气候试验方法》的要求。

5. 辅助功能（若有）

若申请人声称含有特殊的辅助功能，应根据自身技术特点，制定相应的性能指标。如程控装置、安全带等。

6. 软件功能（若有）

若申报产品含有软件组件，软件组件应在医疗器械产品技术要求中进行规范，其中"产品型号/规格及其划分说明"应明确软件的名称、型号规格、发布版本、版本命名规则、运行环境（控制型软件组件适用，包括硬件配置、软件环境和网络条件），而"性能指标"应明确软件全部临床功能纲要。

（十）同一注册单元内注册检验代表产品确定原则和实例

同一注册单元内所检验的产品应当能够代表本注册单元内其他产品安全性和有效性。应考虑关键元器件、技术指标及性能不改变，功能可以达到最齐全、结构最复杂、风险最高的产品。

技术结构不同，不作为典型产品，如室内型、室外型和道路型。

电机驱动轮位置不同的轮椅，建议不作为典型产品，如前驱式、后驱式。

同一注册单元内不同型号规格的产品建议在产品技术要求中明确各型号规格间的关键部件、基本原理、预期用途、主要技术性能指标、配置附件、结构外观等方面的区别。

电磁兼容的检测应涵盖所有申报型号。

（十一）产品生产制造相关要求

电动轮椅车无特殊生产工艺要求。

（十二）产品的临床评价细化要求

根据《关于发布免于进行临床试验的第二类医疗器械

目录的通告》（国家食品药品监督管理总局通告 2014 年第 12 号），"产品名称：电动轮椅车，分类编码：6856"，电动轮椅车通过对性能和安全指标的评价可以保证产品安全有效，可以免予进行临床试验，在产品注册过程中，注册申请人需按照《医疗器械临床评价技术指导原则》（国家食品药品监督管理总局通告 2015 年第 14 号）中相关要求提交临床评价资料。

（十三）该类产品的不良事件历史记录

在广东省药品不良反应监测中心记录有电动轮椅车的可疑不良事件：在使用过程中，因患者双小腿肥大，标准件中之小腿固定器不能较好固定住双小腿，使双小腿无法正常接触到限位位置，较长时间悬挂接触，造成患者双小腿前缘皮肤擦伤溃烂。

（十四）产品说明书和标签要求

产品说明书、标签和包装标识应符合《医疗器械说明书和标签管理规定》（国家食品药品监督管理总局令第 6 号）、GB/T 18029.15—2008《轮椅车 第15部分：信息发布、文件出具和标识的要求》及相关标准的规定。

1. 说明书的内容

1.1 使用说明书的编写应符合 GB/T 9969《工业产品使用说明书 总则》和《医疗器械说明书和标签管理规定》（国家食品药品监督管理总局令第 6 号）。

1.2 禁忌症、注意事项、警示及提示性说明（可按申报产品的实际情况进行编写）。

1.2.1 正常使用过程中的注意事项。

1.2.2 配件使用和维护的注意事项。

1.2.3 电路维护的注意事项。

1.2.4 可充电电池使用和维护的警示。

1.2.5 清洁消毒的提示说明等。

1.3 应当在说明书中标明的其他内容

建议按照 GB/T 18029.15—2008《轮椅车 第15部分：信息发布、文件出具和标识的要求》中第 7 章的要求进行编写。

2. 标签

2.1 最小销售单元的标签样稿应符合《医疗器械说明书和标签管理规定》（国家食品药品监督管理总局令第 6 号）。

2.2 建议以永久的方式在每一辆电动轮椅车上标注符合 GB/T 18029.15—2008《轮椅车 第15部分：信息发布、文件出具和标识的要求》第 8 章要求的内容。

三、审查关注点

（一）产品的预期用途是否明确。

（二）注册产品应符合相关的强制性国家标准、行业标准和有关法律、法规的规定，并按《医疗器械产品技术要求编写指导原则》（国家食品药品监督管理总局通告 2014 年第 9 号）的要求编制。

（三）说明书中应告知用户的信息是否完整。

（四）产品的主要风险是否已经列举，并通过风险控制措施使产品的安全性在合理可接受的程度之内。

（五）第三方出具的检验报告应对关键部件的型号进行限定。关键部件主要包括电机、控制器、蓄电池等。

（六）检验报告中电磁兼容检验是否包括专用标准的要求。

四、编写单位

广东省食品药品监督管理局审评认证中心。

医用软件

119　医学图像存储传输软件(PACS)注册技术审评指导原则

［医学图像存储传输软件(PACS)注册技术审查指导原则］

本指导原则旨在指导注册申请人对医学图像存储传输软件（PACS）注册申报资料的准备及撰写，同时也为技术审评部门审评注册申报资料提供参考。

本指导原则是对医学图像存储传输软件（PACS）的一般要求，申请人应依据产品的具体特性确定其中内容是否适用，若不适用，需具体阐述理由及相应的科学依据，并依据产品的具体特性对注册申报资料的内容进行充实和细化。

本指导原则是供申请人和审查人员使用的指导文件，不涉及注册审批等行政事项，亦不作为法规强制执行，如有能够满足法规要求的其他方法，也可以采用，但应提供详细的研究资料和验证资料。应在遵循相关法规的前提下使用本指导原则。

本指导原则是在现行法规、标准体系及当前认知水平下制定的，随着法规、标准体系的不断完善和科学技术的不断发展，本指导原则相关内容也将适时进行调整。

一、适用范围

本指导原则适用于第二类医学图像存储传输软件（以下简称PACS），即在医学图像获取之后提供存储、传输、显示、处理等功能中一个或多个功能的软件，其中处理功能包括简单处理功能（如窗宽窗位、平移、缩放、注释等不改变原始图像的功能）和复杂处理功能（如滤波增强、三维重建、配准融合等改变原始图像的功能）。PACS管理类别代码为6870。

本指导原则不适用于采用人工智能技术进行图像分析处理（如计算机辅助检查、分类和诊断等CAD类功能）的软件。第二类医学图像处理软件亦可参考本指导原则。

二、技术审查要点

（一）产品名称的要求

产品的名称应为通用名称，并符合《医疗器械命名规则》、《医疗器械分类目录》、标准等相关法规、规范性文件的要求。申请人应根据产品功能进行命名，如：医学图像存储传输软件、医学图像处理软件、医学图像查看软件等。

（二）产品的结构和组成

注册申请人应在综述资料中明确产品结构和产品组成。

产品结构应明确PACS的产品架构和产品规模，其中产品架构应描述PACS的技术架构，如单机（客户端）、CS架构、BS架构、混合式架构（兼具CS、BS架构）；产品规模应明确PACS的预期使用规模，如单机PACS、科室级PACS、院级PACS和区域级PACS。

产品组成应明确PACS的物理组成和逻辑组成，其中物

理组成应描述交付方式，如光盘、U盘等；逻辑组成应描述临床功能模块，包括服务器（如适用）和客户端，如适用注明选装和模块版本。

（三）产品工作原理

注册申请人应在综述资料中明确产品工作原理，包括逻辑结构和物理结构。

1. 逻辑结构

逻辑结构应描述产品的体系结构，可以按照功能模块或组成模块进行描述，也可采用其他方式进行描述，提供示意图并依据示意图进行描述。

如，结构示意图及相应描述示例如下（图1）：

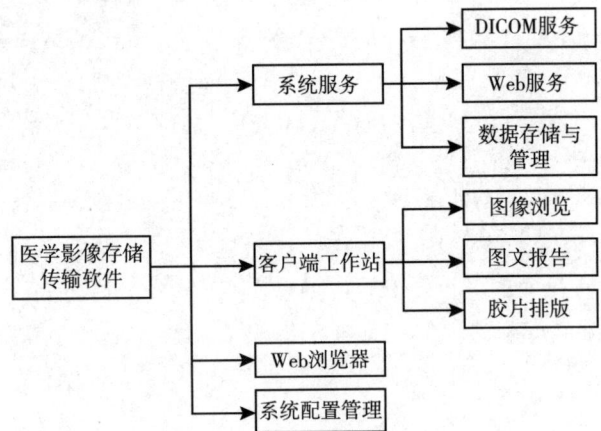

图1　结构示意图

系统由"系统服务模块、客户端工作站模块、Web浏览模块，系统配置管理模块"组成：

（1）系统服务

a）支持DICOM Storage服务，能够接收图像设备所发送的DICOM格式图像数据。

b）能够处理其他设备的Query/Retrieve请求，将患者信息、检查图像发送到指定的设备。

c）将患者检查信息通过DICOM Worklist服务发送到图像设备。

d）支持DICOM MPPS服务，显示图像设备的检查状态。

e）将获取的DICOM格式图像文件进行无损压缩保存。

f）支持DICOM WADO服务的接口，实现图像调阅功能。

g）支持Web服务实现数据库访问代理，进行数据的快速检索查询。

h）提供分布式数据存储功能，图像数据可以存储在不同的位置。

i）可与HIS等系统进行"患者信息、报告"等信息的

接收和发送。

（2）客户端工作站

a）患者信息查询与检索。

b）查询远程设备。

c）二维图像浏览功能。包括：图像窗宽窗位调节、旋转、缩放、伪彩图像处理操作，可以显示图像 DICOM 信息、点线标注、显示测量信息和在定位图上查看定位线信息功能。

d）CT、MRI、PET 设备图像的三维重建功能。

e）图文报告编辑功能。

f）胶片打印排版功能。

g）登记患者。

（3）Web 浏览器

可在 Internet Explorer 中浏览患者的检查图像。

（4）系统管理

用户管理、部门管理、权限管理、角色管理、设备管理、检查部位管理、检查项目管理、系统信息管理、存储介质管理。

2. 物理结构

物理结构应描述产品的物理拓扑和技术规格，物理拓扑可以结合产品架构或产品规模进行描述，也可采用其他方式进行描述，提供示意图并依据示意图进行描述。

技术规格应描述产品运行所需的技术要求和硬件要求，如通信标准或协议（如 dicom、HL7）、存储模式［如三级存储模式（在线、近线和离线）或两级存储模式（在线和备份）］、存储格式、图像压缩算法（如 JPEG、JPEGLossless、JPEG2000、JPEG－LS）、网络类型（如局域网、广域网）、传输内容（如图像、视频）、存储介质（如光盘、移动存储器）、显示器（如分辨率、亮度）、辅助设备（如条码扫描设备、IC 卡读写设备）等。

如，物理拓扑示意图及相应描述示例如下（图2）：

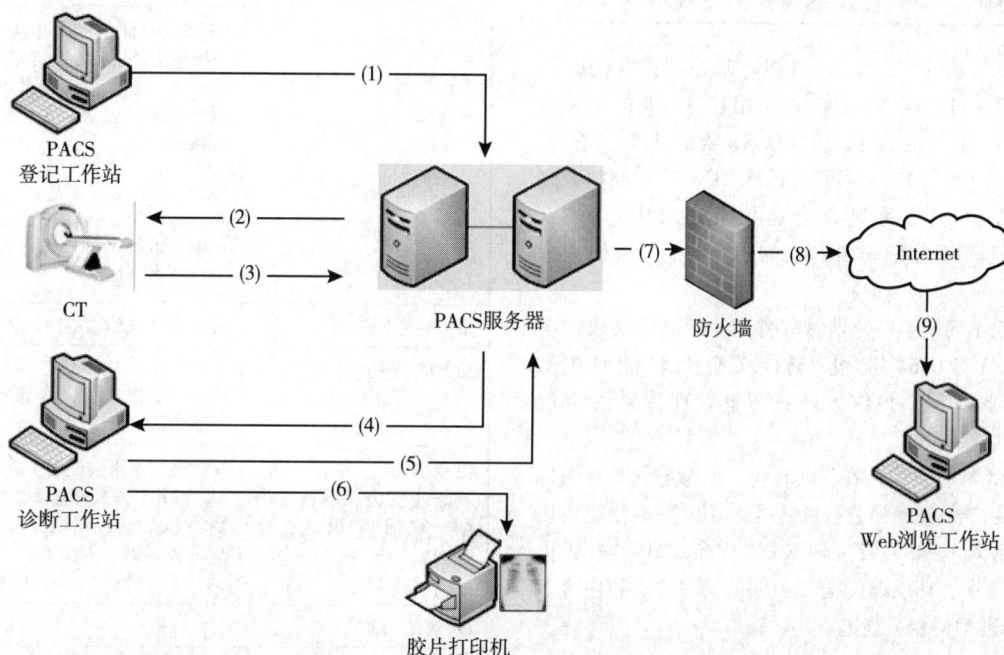

图2 物理拓扑示意图

标号	说　明
1	医生使用 PACS 登记工作站录入患者信息，包括：姓名、图像号、性别、设备、部位等。并将这些信息提交到 PACS 服务器中进行存储
2	CT 等设备的采集工作站，通过 DICOM Modality Worklist 协议，从 PACS 服务器获取已经登记的、等待检查的患者信息。例如：患者姓名、图像号、设备、部位等
3	CT 等设备对患者进行图像采集时，通过 DICOM MPPS 协议向 PACS 服务器发送当前的检查状态。 CT 等设备生成图像后，通过 DICOM Storage 协议将带有患者信息的 DICOM 格式图像发送给 PACS 服务器。 PACS 服务器接收到图像后，将图像存到服务器的磁盘阵列中，将检查信息补充到数据库中，并通过 DICOM Storage Commitment 协议告知 CT 等设备图像的存储状态
4	医生使用 PACS 诊断工作站进行图像浏览，通过 DICOM Query/Retrieve 协议从 PACS 服务器上将患者信息、图像数据下载到本机磁盘，进行诊断并编写报告
5	医生在 PACS 诊断工作站编写完报告后，将报告内容提交给 PACS 服务器进行存储
6	医生在 PACS 诊断工作站对胶片进行排版后，通过 DICOM Print 协议，将胶片发给胶片打印机进行打印
7～9	医生使用本系统的 PACS Web 浏览工作站对患者信息、图像数据进行查看时，PACS 服务器通过 DICOM WADO 协议，将这些数据通过互联网传输到用户的浏览器中

（四）注册单元划分的原则

PACS 的注册单元参照《医疗器械软件注册技术审查指导原则》关于独立软件注册单元的划分原则进行划分。如，从产品的预期使用规模考虑，通常单机 PACS 与区域级 PACS 不可作为同一注册单元。

（五）产品适用的相关标准

表 1　相关标准

GB/T 25000.51—2010	《软件工程 软件产品质量要求与评价（SQuaRE）商业现货（COTS）软件产品的质量要求和测试细则》
YY/T 0664—2008	《医疗器械软件 软件生存周期过程》
ISO 12052—2006	《医学数字图像和通讯标准》（DICOM）

上述标准（表 1）包括了 PACS 注册主要涉及到的标准。注册申请人可根据产品的特点引用其他行业的相关标准，比如软件工程类的标准，或信息通信类的标准。

目前国内尚无 PACS 专用产品标准，GB/T 25000.51 原则上应适用。本指导原则在产品技术要求中对 GB/T 25000.51 第五章"COTS 软件产品的要求"的符合性进行了要求。

YY/T 0664 规定了医疗器械软件的生存周期要求，申请人应基于 YY/T 0664 建立起与软件安全性级别相匹配的软件生存周期过程，并作为自身质量管理体系的组成部分。

尽管 DICOM 标准尚未在我国转化，但考虑到其在图像类软件应用的广泛程度和公认度，本指导原则推荐使用该标准。若申请人声称产品符合 DICOM 标准，则应提供 DICOM 符合性声明，DICOM 符合性声明的编写方法和内容参照 DICOM 标准中的相关规定。

（六）产品的适用范围/预期用途

PACS 的适用范围应根据产品功能进行规范，如：用于医学图像的存储、传输、显示及处理（复杂处理功能可细化）。

（七）产品的主要风险

PACS 的风险管理报告应符合 YY/T 0316—2008《医疗器械 风险管理对医疗器械的应用》的有关要求，审查要点包括：

1. 产品定性定量分析是否准确（依据 YY/T 0316—2008 附录 C）。

2. 危害分析是否全面（依据 YY/T 0316—2008 附录 E）。

3. 风险可接收准则，降低风险的措施及采取措施后风险的可接收程度，是否有新的风险产生。

以下依据 YY/T 0316—2008 的附录 E 从三方面列举了 PACS 产品的危害因素（表 2）。

表 2　产品主要危害

可能产生的危害	形成因素
A. 能量危害	
电能—网电源	意外断电，将影响处理中数据的可靠性、稳定性。设备停电后又恢复时可造成图像数据失真、丢失等危害
电磁能	计算机和网络设备电磁兼容环境差影响软件正常使用
B. 操作危害	
功能	PACS 在存储和传输过程中，可能出现患者信息的隐私泄露、数据丢失、无法访问、感染软件病毒等危害
不正确或不适当的输出或功能	PACS 在存储和传输过程中，患者信息和医学图像资料可能出现不匹配、不准确，造成延误诊断、诊断错误等
	PACS 在存储和传输过程中，可能出现图像无法存储、无法传输、模糊、伪影等图像质量问题及不能恢复到原始数据，造成延误诊断或造成诊断错误
	PACS 软件人机交流界面应清晰明确、易操作，功能设置应明确、易识别，不能过于复杂，否则容易出现错误造成危害
错误的数据转换	图像存储或传输中出现数据错误
功能的丧失或变坏	软件在单一故障状态（如图像存储故障、图像传输失真等）下运行可产生危险
使用错误造成的危害、缺乏注意力、不遵守规则、缺乏常识、违反常规	未按操作手册或说明书进行安装、调试、使用，对软件正常使用造成隐患。由不熟练/未经训练的人员使用易造成危害，操作人员必须经过严格培训，否则可能产生各种危害
C. 信息危害	
标记	软件包装标记不全面、标记不足、标记不正确或不能够清楚易认。如：软件版本、软件名称等标记出现问题，易产生安装、调试错误
使用说明书、操作说明书	产品没有使用说明书和技术说明书，或其内容不全、有缺失。如缺少必要的警告说明、缺少详细的使用方法、缺少必要的技术参数、缺少安装调试说明、缺少运输和贮存环境条件的限制。性能特征的不适当的描述。不适当的预期使用规范。过于复杂的操作说明
与消耗品/附件/其他医疗器械的不相容性	同 PACS 一起使用的硬件装置、网络情况与 PACS 不相适应，将对 PACS 使用产生危害，如存储空间不足，无法存储新采集图像；如网络故障，无法进行图像传输，可能对患者造成延误诊断

续表

可能产生的危害	形成因素
警告	警告不恰当、不充分
服务和维护规范	服务和维护规范缺少或不适当,包括维护后功能性检查规范的不适当。说明书中应提供维护、校正细则等可供技术人员维护的必须的资料。技术人员在维修后应对软件进行功能性检查,达到相关要求后再投入使用,否则将带来危害

(八)产品技术要求应包括的主要性能指标

PACS 的产品技术要求参照《医疗器械软件注册技术审查指导原则》附录Ⅰ,其中通用要求和质量要求适用。申请人可以在此基础上根据产品自身技术特点制定相应的性能指标,同时应在研究资料中详述相关标准不适用条款的理由。

产品技术要求通用要求的下列条款需要进一步说明:

1. 数据接口

明确通用数据接口(如 Dicom、HL7)和/或产品接口(可联合使用的独立软件和医疗器械硬件)。Dicom 标准若适用应明确产品支持的 DICOM 服务(如 DICOM Query/Retrieve、DICOM Work List、DICOM Storage、DICOM Storage Commitment、DICOM Print、DICOM MPPS)。

2. 可靠性

明确出错后数据备份与恢复能力。明确图像传输后图像数据的一致性和完整性。

3. 效率

明确在指定测试条件下打开图像的时间(包含图像传输与显示的时间),测试条件应明确网络环境是单机、局域网或广域网。

(九)同一注册单元内注册检验代表产品确定原则和实例

PACS 的检测单元(即同一注册单元内注册检验代表产品)原则上与注册单元相一致,但如有多个运行环境(架构)或多个发布版本,则每个互不兼容的运行环境(架构)或每个互不涵盖的发布版本均应作为一个检测单元。

对于 PACS 来说,由于服务器和客户端可能支持在多种环境中运行,因此应按照产品所声明的多种运行环境确定检测单元。

对于服务器端,产品所支持的互不兼容的操作系统(如 Windows, Mac OS, Linux 等)应分别作为一个检测单元。

对于客户端,按照运行方式可分为原生应用(C/S)和 Web 浏览器(B/S)。对于原生应用,所支持的互不兼容的软件环境(如 Windows, Mac OS, Linux 等)应分别作为一个检测单元,对于 Web 浏览器,所支持的互不兼容的浏览器(如 IE、Chrome、Firefox 等)应分别作为一个检测单元。

(十)产品生产制造相关要求

产品生产制造相关要求包括:生产成果、软件生存周期过程、生产场地。

生产成果:包括交付方式和生产成果具体内容。交付方式应描述软件载体(如光盘、U 盘等);生产成果应描述交付用户的所有内容,如用户手册、产品说明书、出厂检验合格证、授权书(授权码)、软件载体等。

软件生存周期过程:应描述软件生存周期过程,并识别出质量保证措施。

生产场地:应详细说明产品生产场地地址、生产工艺布局、生产环境要求及周边情况。如有多个研制、生产场地,应当概述每个研制、生产场地的实际情况。

(十一)产品的临床评价细化要求

注册申请人应根据《免于进行临床试验的第二类医疗器械目录》、《医疗器械临床评价技术指导原则》及《医疗器械软件注册技术审查指导原则》的相关要求提交 PACS 的临床评价资料。

(十二)产品的不良事件历史记录

申请人在风险分析时应关注同品种医疗器械产品的不良事件历史记录。

1. 美国食品药品管理局关于 PACS 不良事件报告情况

通过 MAUDE 数据库检索,查询 PACS 近一年(2014.1.1—2015.1.1)不良事件报告情况,共查询到不良事件报告 1348 份(包含 1294 份跟踪报告)。其中,设备故障 1333 份、损伤 4 份、死亡 5 份、其他 6 份。

1.1 设备故障

美国食品药品管理局共收到 1333 份故障报告,故障原因主要包括心血管图像诊断工作站软件输出管理工具及预设清除功能故障、PACS 无法正常启动和 PACS 软件故障等。

1.2 损伤

美国食品药品管理局共收到 4 份损伤报告,主要是病况严重或进行手术中,PACS 系统无法输出需要的图像数据,导致延误诊治,患者影响程度较大等。

1.3 死亡

美国食品药品管理局共收到 5 份死亡报告,主要是重症患者诊治期间,由于 PACS 系统图像数据发生故障,延迟或误导病人救治,导致死亡。

2. 辽宁省 PACS 不良事件报告情况

截至 2014 年辽宁省共收集 PACS 不良事件报告 1 份。不良事件情况为工作站故障,无法接收到检查结果。

(十三)产品说明书和标签要求

说明书和标签应符合《医疗器械说明书和标签管理规

定》、标准等相关的法规、规范性文件的要求。说明书应体现软件全部功能（包含安全功能），并明确软件发布版本。

（十四）产品研究及其他要求

软件描述文档、软件版本、软件更新、现成软件的要求参照《医疗器械软件注册技术审查指导原则》关于独立软件的相关要求。

对于具有复杂处理功能的 PACS，软件安全性级别为 B 级；对于仅具有简单处理功能的 PACS，软件安全性级别为 A 级；申请人应根据软件安全性级别提交相应的软件描述文档。

三、审查关注点

（一）风险管理资料是否已经完整列举产品的主要风险，并通过风险控制措施使产品的风险降至合理可接受的程度之内。

（二）产品的性能指标是否满足产品的安全有效性要求。

（三）说明书中必须告知用户的信息是否完整。

（四）产品的预期用途是否明确，是否遵照相应的法规与标准。

（五）关注软件版本命名规则及发布版本。

（六）关注软件生存周期过程的完整性和规范性。

医学图像存储传输软件（PACS）注册技术审查指导原则编制说明

一、指导原则编写目的

（一）本指导原则编写的目的是用于指导和规范医学图像存储传输软件（PACS）产品注册申报过程中审评人员对注册材料的技术审评。

（二）本指导原则旨在让初次接触该类产品的注册审评人员对产品机理、结构、主要性能、预期用途等各个方面有个基本了解，同时让技术审评人员在产品注册技术审评时把握基本的尺度，对产品安全性、有效性作出系统评价。

二、指导原则编写依据

（一）《医疗器械监督管理条例》（国务院令第 650 号）

（二）《医疗器械注册管理办法》（国家食品药品监督管理总局令第 4 号）

（三）《医疗器械说明书和标签管理规定》（国家食品药品监督管理总局令第 6 号）

（四）《关于公布医疗器械注册申报资料要求和批准证明文件格式的公告》（国家食品药品监督管理总局公告 2014 年第 43 号）

（五）《关于发布医疗器械产品技术要求编写指导原则的通告》（国家食品药品监督管理总局通告 2014 年第 9 号）

（六）《关于发布医疗器械临床评价技术指导原则的通告》（国家食品药品监督管理总局通告 2015 年第 14 号）

（七）《关于发布医疗器械软件注册技术审查指导原则的通告》（国家食品药品监督管理总局通告 2015 年第 50 号）

（八）国家食品药品监督管理部门发布的其他规范性文件

（九）相关标准

三、指导原则编写相关考虑

本指导原则基于《医疗器械软件注册技术审查指导原则》，针对 PACS 产品特点进行编制起草。本指导原则以现行的国家食品药品监督管理总局相关法规、国家标准、行业标准为基础，参考了相关的国际标准、国外法规要求以及技术指导文件。

本指导原则是对医学图像存储传输软件（PACS）产品的一般性要求，申请人应依据医学图像存储传输软件（PACS）产品的特性对注册申报资料的内容进行充实和细化。注册申请人还应依据医学图像存储传输软件（PACS）产品的特性确定其中的具体内容是否适用，若不适用，需具体阐述其理由及相应的科学依据。

考虑到国外没有区分 PACS 和图像处理软件，同时在功能上图像处理软件等同于 PACS 的处理功能，故本指导原则同样适用于第二类图像处理软件。

本指导原则的编写原则和编制程序按《医疗器械注册技术审查指导原则制修订管理规范》进行。

四、指导原则编写单位和人员

参与编写单位：

辽宁省食品药品监督管理局

辽宁省药械审评与监测中心

辽宁省医疗器械检验检测院

120 中央监护软件注册技术审评指导原则

（中央监护软件注册技术审查指导原则）

本指导原则旨在指导注册申请人对中央监护软件注册申报资料的准备及撰写，同时也为技术审评部门审评注册申报资料提供参考。

本指导原则是对中央监护软件的一般性要求，申请人应根据申报产品的特性提交注册申报资料，判断指导原则中的具体内容是否适用，不适用内容应详述理由。申请人也可采用其他满足法规要求的替代方法，但应提供详尽的研究资料和验证资料。

本指导原则是在现行法规和标准体系以及当前认知水平下、并参考了国外法规与指南、国际标准与技术报告制定的。随着法规和标准的不断完善，以及认知水平和技术能力的不断提高，相关内容也将适时进行修订。

本指导原则是对申请人和审查人员的指导性文件，不包括审评、审批所涉及的行政事项，亦不作为法规强制执行，应在遵循相关法规的前提下使用本指导原则。

本指导原则基于《医疗器械软件注册技术审查指导原则》（国家食品药品监督管理总局通告 2015 年第 50 号），针对中央监护软件产品特点进行制定。

一、适用范围

本指导原则适用于第二类中央监护软件，即从监护设备获取数据、集中实时显示、报警的独立软件。

本指导原则不适用于采用计算机辅助诊断类功能的软件（如具有 ST 段测量、心律失常分析等功能的软件）。

二、技术审查要点

（一）产品名称的要求

产品命名应符合《医疗器械通用名称命名规则》（国家食品药品监督管理总局令第 19 号）和国家标准、行业标准中的通用名称要求，如：中央监护软件。

（二）产品的结构和组成

注册申请人应在综述资料中明确产品组成。

产品组成应明确中央监护软件的物理组成和逻辑组成，其中物理组成如光盘、U 盘或预装于计算机等；逻辑组成应描述临床功能模块，包括服务器（如适用）和客户端，如适用应注明选装和模块版本。

（三）产品工作原理

注册申请人应在综述资料中明确产品工作原理，包括逻辑结构和物理结构。结构示意图中根据需要可预留接口，如：关键操作员功能模块、维修功能模块、实用程序模块等。

1. 逻辑结构

逻辑结构应描述产品的体系结构，可以按照功能模块或组成模块进行描述，也可采用其他方式进行描述，提供示意图并依据示意图进行描述。

如，结构示意图及相应描述示例可如下（图1）：

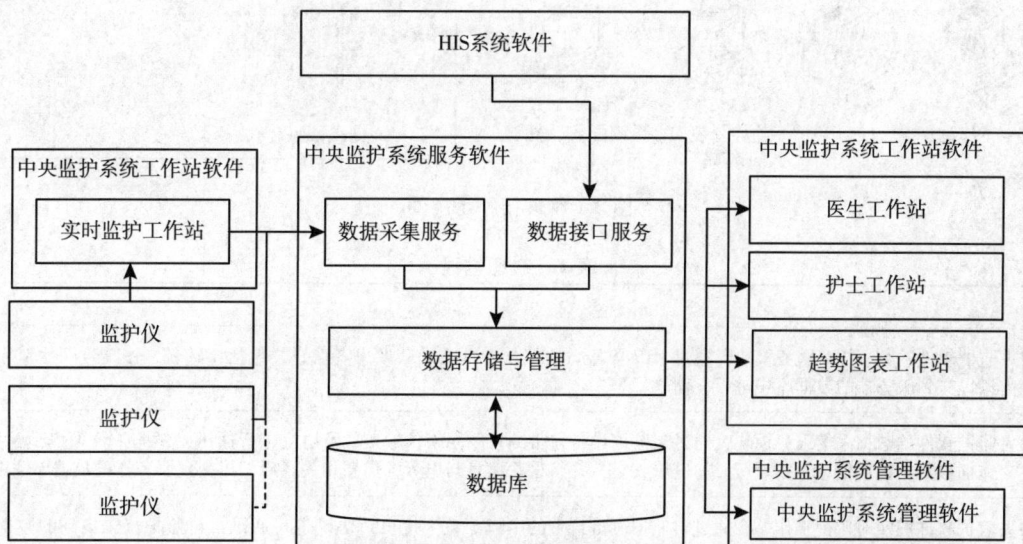

图1 结构示意图

中央监护软件一般由"中央监护服务软件、中央监护工作站软件、中央监护管理软件"组成：

（1）中央监护服务软件

a. 数据采集服务，能够通过监护仪厂家提供的通讯接口及通讯的协议，接收监护设备所发送的生命体征数据以及波形曲线图像、报警信息等内容。

b. 数据接口服务，通过 HL7 等传输协议与 HIS 等系统进行"患者信息、监护记录"等数据的接收和发送。应详述数据接口服务，并提供相关验证资料。

c. 数据存储与管理，提供分布式数据存储功能，将获取的生命体征数据以及波形曲线、报警信息等内容进行存储与分发。可根据需要将数据存储在不同的物理位置，防止由于单点故障引起的数据无法访问或丢失。

（2）中央监护工作站软件

实时监护工作站，通过监护仪厂家提供的数字通讯接口及通讯的协议，实时采集监护设备输出的多项生命体征数据［如：心电（ECG）、呼吸（RESP）、体温（TEMP）、脉搏血氧饱和度（SpO$_2$）、脉搏率（PR）、无创血压（NIBP）、产科胎心率及宫缩压力、脑电图、有创血压等］，提供对监护信息的显示、回顾、存储和输出，并可对异常监护信号提供报警信息，并记录全部报警内容。

医生工作站，提供病历管理、病历模板录入、病程记录管理、会诊管理等功能。

护士工作站，提供入院病人评估、三测表记录功能、护理记录管理、护理记录等功能。

趋势图表工作站，为医生和护士等临床工作人员提供随时观察监护仪的不同参数变化，并进行趋势分析的功能。

（3）中央监护管理软件

提供用户管理、部门管理、权限管理、角色管理、设备管理、系统信息管理、存储介质管理等的功能。

2. 物理结构

物理结构应描述产品的物理拓扑和技术规格，物理拓扑可以结合产品架构或产品规模进行描述，也可采用其他方式进行描述，提供示意图并依据示意图进行描述。

技术规格应描述产品运行所需的技术要求和硬件要求，如通信标准或协议（如 HL7）、存储模式［如三级存储模式（在线、近线和离线）或两级存储模式（在线和备份）］、存储格式、网络类型（如局域网、广域网、无线网、遥测网）、传输内容（如文字、图像、视频）、存储介质（如磁盘、光盘、移动存储器）、显示器（如分辨率、亮度）、辅助设备（如条码扫描设备、IC 卡读写设备）等。

如，物理拓扑示意图及相应描述示例如下（图2）：

中央监护软件的各个对应物理过程如表1所示。

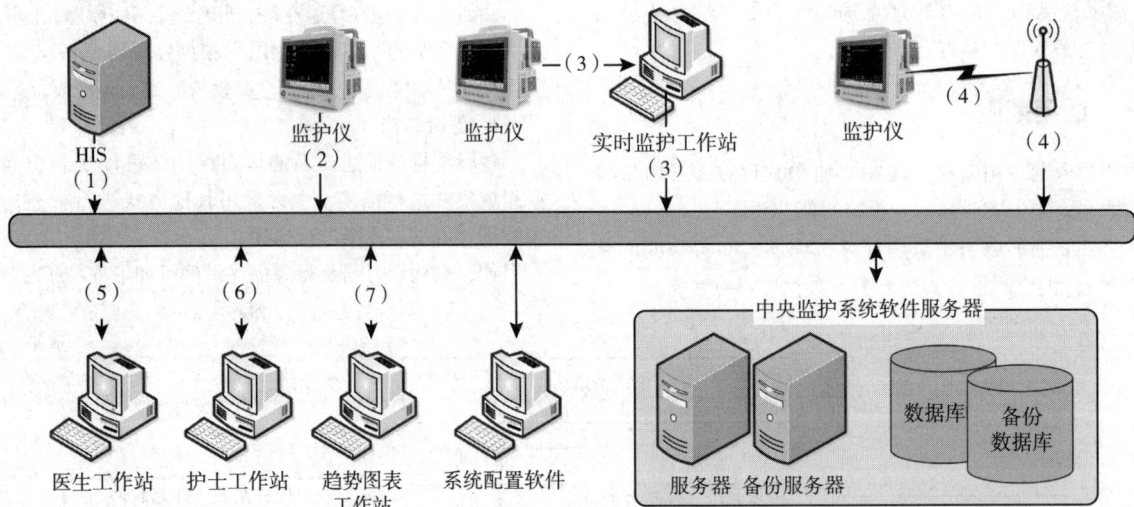

图 2　物理拓扑示意图

表 1　物理过程

标号	说　明
1	中央监护软件的数据接口服务模块，通过 HL7 等接口协议从 HIS 系统获取患者信息，包括：姓名、住院号、性别等，并将这些信息提交到服务器的数据库中进行存储
2	中央监护软件的数据采集服务模块，通过与监护设备自带的有线网络传输接口及协议进行通讯，对监护仪采集到的数据波形、生命体征参数、报警信息等数据实时的进行收集，并将这些信息与患者的信息相关联后，提交到服务器的数据库中进行存储
3	中央监护软件的实时监护工作站，通过与监护设备自带的串口等数字接口及协议进行通讯，对监护仪采集到的数据波形、生命体征参数、报警信息等数据实时的进行收集，并将这些信息与患者的信息相关联后，提交到服务器的数据采集服务，最终在数据库中进行存储

续表

标号	说　明
4	中央监护软件的数据采集服务模块，通过与监护设备自带的无线网络传输接口及协议进行通讯，对监护仪采集到的数据波形、生命体征参数、报警信息等数据实时的进行收集，并将这些信息与患者的信息相关联后，提交到服务器的数据库中进行存储
5	中央监护软件的数据存储与管理模块，从数据库中调取患者的生命体征数据、报警信息等监护信息，分发到医生工作站。医生使用中央监护软件医生工作站的操作界面，进行波形及生命体征参数的浏览回顾，还可以进行患者住院病历的浏览、病程信息记录等操作。并将操作信息发送到中央监护软件的数据存储与管理模块进行存储
6	中央监护软件的数据存储与管理模块，从数据库中调取患者的生命体征数据、报警信息等监护信息，分发到护士工作站。护士使用中央监护软件护士工作站的操作界面，进行波形及生命体征参数的浏览回顾，还进行入院病人评估管理、三测表记录、护理记录录入等操作。并将操作信息发送到中央监护软件的数据存储与管理模块进行存储
7	中央监护软件的数据存储与管理模块，从数据库中调取患者的生命体征数据、报警信息等监护信息，分发到中央监护软件趋势图表工作站。实现临床工作人员进行患者的波形及生命体征参数的浏览回顾

（四）注册单元划分的原则

注册单元划分应根据产品的技术原理、结构组成、性能指标、适用范围划分。中央监护软件的注册单元划分参照《医疗器械软件注册技术审查指导原则》（国家食品药品监督管理总局通告 2015 年第 50 号）关于独立软件注册单元的划分原则进行划分。

（五）产品适用的相关标准

表 2　相关标准

标准编号	标准名称
GB/T 25000.51—2010	《软件工程 软件产品质量要求与评价（SQuaRE）商业现货（COTS）软件产品的质量要求和测试细则》
YY 0668—2008	《医用电气设备 第 2 - 49 部分：多参数患者监护设备安全专用要求》（51 条款：危险输出的防止）
YY 0709—2009	《医用电气设备 第 1 - 8 部分：安全通用要求并列标准：通用要求，医用电气设备和医用电气系统中报警系统的测试和指南》
YY 1079—2008	《心电监护仪》（4.2.8 条款：对具有心电图波形显示能力的监护仪的特殊要求）
YY/T 0316—2016	《医疗器械 风险管理对医疗器械的应用》
YY/T 1437—2016	《医疗器械 YY/T 0316 应用指南》
ISO/HL7 21731—2014	《医疗信息交换标准 HL7》

上述标准（表 2）包括了中央监护软件产品注册所涉及到的主要标准。注册申请人可根据产品的特点引用其他行业的相关标准，比如软件工程类的标准，或信息通信类的标准和相关心电类标准。

目前国内尚无中央监护软件产品专用标准，GB/T 25000.51 原则上适用，本指导原则在产品技术要求中对 GB/T 25000.51 第五章 "COTS 软件产品的要求" 的符合性进行了要求。

如果中央监护软件能够判断、形成报警信息并执行报警（而不是仅从床旁监护仪获得报警信号），建议符合 YY 0668—2008 的 51 条款（危险输出的防止）。

如果中央监护软件能够显示心电波形，建议执行符合 YY 1079—2008 的 4.2.8 条款（对具有心电图波形显示能力的监护仪的特殊要求）。

ISO/HL7 21731 标准规定了医疗数据信息传输协议和标准，得到了广泛的应用，本指导推荐使用该标准，若申请人声明产品符合 HL7 标准，则应提供 HL7 符合性声明，HL7 符合性声明的编写方法和内容参照 HL7 标准中的相关规定。

（六）产品的适用范围/预期用途

中央监护软件的适用范围应根据功能进行规范，如：该产品用于对多个病人监护仪监护信息的收集、集中实时显示和报警。

（七）产品的研究要求

中央监护软件的软件安全性级别为 C 级；申请人应参照《医疗器械软件注册技术审查指导原则》（国家食品药品监督管理总局通告 2015 年第 50 号）关于独立软件的相关要求提交相应的软件描述文档。

（八）产品的主要风险

中央监护软件的风险管理报告应符合 YY/T 0316—2016《医疗器械 风险管理对医疗器械的应用》及 YY/T 1437—2016《医疗器械 YY/T 0316 应用指南》的有关要求。其中 YY/T 1437—2016 标准适用于理解和应用 YY/T 0316 医疗器械风险管理对医疗器械的应用标准，其建立、实施和保持满足 YY/T 0316 标准要求的医疗器械风险管理的指南，本指导推荐使用该标准。具体审查要点包括：

1. 产品定性定量分析是否准确（依据 YY/T 0316—2008 附录 C）。

2. 危害分析是否全面（依据 YY/T 0316—2016 附录 E）。

3. 风险可接收准则，降低风险的措施及采取措施后风险的可接收程度，是否有新的风险产生。

以下依据 YY/T 1437—2016 及 YY/T 0316—2016 的附录 E 从三方面列举了中央监护软件产品的危害因素（表3）。

表3　产品主要危害

可能产生的危害	形成因素
A. 能量危害	
电能—网电源	意外断电，将影响处理中数据的可靠性、稳定性。 设备停电后又恢复时可造成图像数据失真、丢失等危害
电磁能	计算机和网络设备电磁兼容环境差影响软件正常使用
B. 操作危害	
功能	中央监护软件在存储和传输过程中，可能出现患者信息的隐私泄露、数据丢失、无法访问、感染软件病毒等危害
不正确或不适当的输出或功能	中央监护软件在存储和传输过程中，患者信息和医学信息资料可能出现不匹配、不准确，造成延误诊断、诊断错误等
	中央监护软件在存储和传输过程中，可能出现信息无法存储、无法传输、模糊等质量问题及不能恢复到原始数据，造成延误诊断或造成诊断错误
	中央监护软件人机交流界面应清晰明确、易操作，功能设置应明确、易识别，不能过于复杂，否则容易出现错误造成危害
错误的数据转换	数据存储或传输中出现数据错误
功能的丧失或变坏	软件在单一故障状态（如信息存储故障、信息传输延迟等）硬件单一故障状态（如：CPU 故障死机，内存故障，声卡故障，磁盘故障，显示故障，网络故障等）下运行可产生危险
使用错误造成的危害、缺乏注意力、不遵守规则、缺乏常识、违反常规	未按操作手册或说明书进行安装、调试、使用，对软件正常使用造成隐患。由不熟练/未经培训的人员使用易造成危害，操作人员必须经过严格培训，否则可能产生各种危害
C. 信息危害	
标记	软件包装标记不全面、标记不足、标记不正确或不能够清楚易认。如：软件版本、软件名称等标记出现问题，易产生安装、调试错误
使用说明书、操作说明书	没有使用说明书和技术说明书，或其内容不全、有缺失。如缺少必要的警告说明、缺少详细的使用方法、缺少必要的技术参数、缺少安装调试说明、缺少运输和贮存环境条件的限制

续表

可能产生的危害	形成因素
使用说明书、操作说明书	性能特征的不适当的描述。 不适当的预期使用规范。 过于复杂的操作说明
与消耗品/附件/其他医疗器械的不相容性	同中央监护软件一起使用的硬件装置、网络情况与中央监护软件不相适应，将对中央监护软件使用产生危害，如存储空间不足，无法存储新的监护信息；如网络故障，无法进行信息传输，可能对患者造成延误医疗处置
警告	警告不恰当、不充分
服务和维护规范	服务和维护规范缺少或不适当，包括维护后功能性检查规范的不适当。 说明书中应提供维护、校正细则等可供技术人员维护的必需资料。 技术人员在维修后应对软件进行功能性检查，达到相关要求后再投入使用，否则将带来危害

（九）产品技术要求应包括的主要性能指标

中央监护软件的产品技术要求参照《医疗器械软件注册技术审查指导原则》（国家食品药品监督管理总局通告2015 年第 50 号）附录Ⅰ。申请人可以在此基础上根据产品自身技术特点制定相应的性能指标，同时应在研究资料中详述相关标准不适用条款的理由。

附录Ⅰ产品技术要求中性能指标的下列条款需要说明：

2. 性能指标

2.1 通用要求

2.1.1 处理对象

明确软件的处理对象类型、数据（如心电（ECG）、呼吸（RESP）、体温（TEMP）、脉搏血氧饱和度（SpO_2）、脉搏率（PR）、无创血压（NIBP）、产科胎心率及宫缩压力、脑电图、有创血压等。

2.1.2 最大并发数

明确软件的最大并发设备数。

2.1.3 数据接口

明确软件的通用数据接口（如 Dicom、HL7）、产品接口（可联合使用的独立软件、医疗器械硬件）。

2.1.4 特定软硬件

明确软件完成预期用途所必备的独立软件、医疗器械硬件。

2.1.5 临床功能

依据说明书明确软件全部临床功能纲要（注明可选）。

2.1.6 使用限制

依据说明书明确软件的使用限制。

2.1.7 用户访问控制

明确软件的用户访问控制管理机制。

2.1.8 版权保护

明确软件的版权保护技术。

2.1.9 用户界面

明确软件的用户界面类型。

2.1.10 消息

明确软件的消息类型。

2.1.11 可靠性

明确软件出错后数据保存与恢复能力。明确数据传输后数据的一致性和完整性。

2.1.12 维护性

明确软件向用户提供的维护信息类型。

2.1.13 效率

明确软件在典型配置条件下完成典型临床功能所需的时间，如：明确在指定测试条件下传输数据的时间，测试条件应明确网络环境以及硬件配置。

2.1.14 运行环境

明确软件运行所需的硬件配置、软件环境和网络条件，包括服务器（如适用）和客户端的要求。

2.2 质量要求

符合 GB/T 25000.51 中相关要求。

2.3 专用要求（如适用）

如果中央监护软件能够判断、形成报警信息并执行报警（而不是仅从床旁监护仪获得报警信号），应符合 YY 0668—2008 的 51 条款（危险输出的防止）。

如果中央监护软件能够显示心电波形，应符合 YY 1079—2008 的 4.2.8 条款（对具有心电图波形显示能力的监护仪的特殊要求）。

2.4 安全要求

符合 YY 0709 的要求。

（十）同一注册单元内注册检验代表产品确定原则和实例

中央监护软件的检测单元（即同一注册单元内注册检验代表产品）原则上与注册单元相一致，但如有多个运行环境（架构）或多个发布版本，则每个互不兼容的运行环境（架构）或每个互不涵盖的发布版本均应作为一个检测单元。检测产品的选取应考虑产品功能、性能、预期用途、结构等。

对于中央监护软件来说，由于服务器和客户端可能支持在多种环境中运行，因此应按照产品所声明的多种运行环境确定检测单元。

对于服务器端，产品所支持的互不兼容的操作系统（如 Windows，Mac OS，Linux 等）应分别作为一个检测单元。

对于客户端，按照运行方式可分为原生应用（如 C/S 架构）。对于原生应用，所支持的互不兼容的软件环境（如 Windows，Mac OS，Linux 等）应分别作为一个检测单元。

（十一）产品生产制造相关要求

产品生产制造相关要求包括：生产成果、软件生存周期过程、生产场地。

生产成果：包括交付方式和生产成果具体内容。交付方式应描述软件载体（如光盘、U 盘等）；生产成果应描述交付用户的所有内容，如用户手册、产品说明书、出厂检验合格证、授权书（授权码）、软件载体等。

软件生存周期过程：应描述软件生存周期过程，并识别出质量保证措施。

生产场地：应详细说明产品生产场地地址、生产工艺布局、生产环境要求及周边情况。如有多个研制、生产场地，应当概述每个研制、生产场地的实际情况。

（十二）产品的临床评价细化要求

注册申请人应根据《免于进行临床试验的第二类医疗器械目录》（国家食品药品监督管理总局通告 2014 年第 12 号）、《医疗器械临床评价技术指导原则》（国家食品药品监督管理总局通告 2015 年第 14 号）及《医疗器械软件注册技术审查指导原则》（国家食品药品监督管理总局通告 2015 年第 50 号）的相关要求提交中央监护软件的临床评价资料。

中央监护软件属于《免于进行临床试验的第二类医疗器械目录》中 486 号的医学影像、数据传输处理软件：如产品用于实现医学数据的获取、传输、显示和报警，不包括自动诊断部分功能，预期用途在《免于进行临床试验的第二类医疗器械目录》规定的范围内，则免于进行临床试验。

若产品不属于《免于进行临床试验的第二类医疗器械目录》规定的范围，或者含有新的核心算法或功能（如，引入新的算法进行判定后报警），则需要依据《医疗器械临床评价技术指导原则》提供临床试验资料或通过同品种对比的临床评价资料。

进行临床试验应按照《医疗器械临床试验质量管理规范》（国家食品药品监督管理总局 国家卫生和计划生育委员会令第 25 号）开展临床实验。应提交临床试验方案，临床试验协议，临床试验报告以及伦理委员会批件等资料。申请人应当按照试验用产品的风险，预期用途等组织制定科学、合理的临床试验方案。临床试验的设计应紧密围绕产品的特点进行，从预期临床效果，应用等充分验证产品的安全性及有效性。若通过同品种医疗器械临床数据进行临床评价，应按照《医疗器械临床评价技术指导原则》的要求提交临床评价资料。

（十三）产品的不良事件历史记录

申请人在风险分析时应关注同品种医疗器械产品的不良事件历史记录。

1. 美国食品药品管理局（FDA）关于中央监护（系统）软件不良事件报告情况

通过 MAUDE 数据库检索，查询中央监护（系统）软件（Central Station Software）近一年（2015.8.1—2016.7.31）不良事件报告情况，共查询到不良事件报告 1080 份。其中，设备故障 938 份、损伤 53 份、死亡 83 份，其他6份。

（1）设备故障

美国FDA共收到938份故障报告，故障原因主要包括软件不兼容、显示不准确、无法读取监护患者相关数据、监护软件自动重启、监护屏幕显示故障（黑屏、白屏或屏幕较暗）等。

（2）损伤

美国FDA共收到53份损伤报告，主要是报警功能失效、报警信息错误、无法读取患者监护信息等。

（3）死亡

美国FDA共收到83份死亡报告，主要是报警功能故障、报警功能失效等。

2. 国内关于中央监护（系统）软件召回情况

国内有1例中央监护（系统）软件召回事件，召回原因是：产品存在响应延迟，可能导致医务人员不能马上掌握患者的状态变化，日本光电工业株式会社主动召回相关产品，召回级别为Ⅱ级。

3. 辽宁省中央监护（系统）软件不良事件报告情况

截至2015年7月31日，辽宁省共收集中央监护（系统）软件不良事件报告5份。不良事件情况为：无法正确显示心电波形、心电波形异常；心电图回放时，无法播放某患者回放记录；监测的过程中图像冻结；监护仪不显示数值（不排除监护设备硬件故障原因）。

（十四）产品说明书和标签要求

说明书和标签应符合《医疗器械说明书和标签管理规定》（国家食品药品监督管理总局令第6号）等相关的法规、规范性文件及标准的要求。

说明书应体现软件全部功能（包含安全功能）和运行环境（如软硬件配置环境），并明确软件发布版本。

三、审查关注点

（一）风险管理资料是否已经完整列举产品的主要风险，并通过风险控制措施使产品的风险降至合理可接受的程度之内。

（二）产品的性能指标是否满足产品的安全有效性要求。

（三）说明书和随机文件中必须告知用户的信息是否完整，如明确对运行环境中信息设备的要求，包括显示器的尺寸和分辨率。

（四）产品的预期用途是否明确，是否遵照相应的法规与标准。若不限定与该软件配套使用的床旁监护设备的生产商与型号，应提供充足的原因与证据（如，产品更为详细的工作原理、风险分析报告或验证资料）。若明确与该软件配套使用的床旁监护设备的生产商与型号，应提供验证资料，且应在随机文件和说明书中应明确，并提供验证资料。

（五）关注软件版本命名规则及发布版本。

（六）关注软件生存周期过程的完整性和规范性。

（七）医疗器械软件产品的质量源于产品设计，其开发过程决定了产品质量，因此注册质量管理体系核查与申请资料的审查同等重要。

（八）关注与软件匹配使用的显示器要求。

四、编写单位

辽宁省药械审评与监测中心。

临床检验器械

121 自测用血糖监测系统注册技术审评指导原则

（自测用血糖监测系统注册申报资料指导原则）

一、前言

本指导原则对自测用血糖监测系统注册申报资料的准备和撰写进行了原则性要求，旨在使申请人明确在注册申报过程中应予关注的重点内容，以期解决本类产品在注册申报过程中遇到的一些共性问题。

本指导原则是对自测用血糖监测系统的一般要求，申请人/制造商应依据产品具体特性对注册申报资料的内容进行充实和细化，并依据产品具体特性确定本指导原则的具体内容是否适用，若不适用，需详细阐述其理由并提交相应的科学依据。

本指导原则是对申请人/制造商和审查人员的指导性文件，但不包括注册审批所涉及的行政事项，亦不作为法规强制执行，申请人/制造商和审查人员应在遵循相关法规的前提下使用本指导原则。如果有能够满足相关法规要求的其它方法，也可以采用，但是需要提供详细的研究资料和验证资料。

本指导原则是在现行法规和标准体系以及当前认知水平下制定的，随着法规和标准的不断完善，以及科学技术的不断发展，本指导原则相关内容也将进行适时的调整。

二、适用范围

本指导原则适用于首次注册申报的自测用血糖监测系统，包括血糖仪、血糖试纸、质控品等。

本指导原则的格式是按照《体外诊断试剂注册管理办法（试行）》（以下简称"办法"）的要求编写的，评价指标是以血糖试纸为主进行编写的，但因实际使用中血糖试纸和血糖仪是不可分割的一个整体，因此本指导原则也包含了血糖仪的部分内容。在注册申报时，血糖仪应根据《医疗器械注册管理办法》（局令第 16 号）的要求进行申报，相关技术资料可参照本指导原则进行编写。

三、注册申报资料要求

（一）综述资料

综述资料应包括产品预期用途、产品描述、有关生物安全性的说明、研究结果的总结评价以及同类产品上市情况介绍等内容。

应具体描述以下内容：

1. 反应体系中的工具酶相关的问题

（1）葡萄糖氧化酶法

因葡萄糖氧化酶方法的反应过程需要氧气参与，所以

海拔高度试验（氧分压）应按相应的要求进行。

（2）葡萄糖脱氢酶法

葡萄糖脱氢酶法一般有三种方法：NAD – GDH、FAD – GDH、PQQ – GDH。因为葡萄糖脱氢酶方法反应过程不需要氧气参与，因此海拔高度试验无需进行，但该方法有一定的局限性，如 NAD – GDH、FAD – GDH 方法在测量过程中会与木糖、PQQ – GDH 方法会与麦芽糖、木糖及半乳糖等非葡萄糖发生交叉反应，可能会使测定的血糖浓度过高，对于胰岛素依赖的患者可能会导致注射胰岛素过量发生危险。因此凡是采用此种方法设计的血糖监测系统，必须在说明书中明确注明"该方法在何种情况下可能导致血糖检测值过高，有可能因胰岛素注射过量发生危险"。

（3）其它工具酶或检测方法应关注的可能干扰因素。

2. 产品的预期用途

应明确写明产品用于定量检测新鲜毛细血管全血中的葡萄糖浓度（如可用于静脉血、动脉血、新生儿血检测也可进行详细描述），检测部位可以是手指、手掌及上臂等。

该产品可以由专业人员、熟练掌握该项操作的患有糖尿病的非专业人员或其家属在家中或医疗单位进行血糖监测。

必须明确写明产品只用于监测糖尿病人血糖控制的效果，而不能用于糖尿病的诊断和筛查，也不能作为治疗药物调整的依据。可否用于静脉血、动脉血、新生儿的血糖检测，如可以应给出具体的验证数据、结果及临床意义。

3. 产品组成

（1）注明试纸中的各项主要成分的名称、浓度，并标注国际单位。

（2）检测还需有血糖仪、质控品、采血笔、采血针参与，则应写明血糖仪的具体型号，质控品的主要组成内容、主要基质等，共有几个水平的质控液，配合使用的采血笔、采血针的型号。

4. 检测的主要原理

应详细描述产品检测的基本原理、反应过程、信号处理、如何检测及与葡萄糖浓度的关系等。

5. 溯源性

血糖监测系统不用进行定标操作，但是每一盒血糖试纸内会提供一个批特异性的代码卡，依靠此卡进行定标，校准程序应该在工厂内进行，并将校准信息录入代码卡，如血糖监测系统无批特异性的代码卡，请详细描述产品如何定值，并保持不同批次血糖试纸检测值的延续性。

申请人/制造商应对产品的溯源情况进行详细描述，建议产品应溯源至国际标准品（应注明国际标准物质代码）或有证标准物质，并对溯源的具体步骤，量值传递的方式，

每步的不确定度等进行详细描述。

6. 质控品的定值

质控品的定值过程应在工厂内进行，详细描述质控品的定值方法及定值过程。并给出不同浓度质控品的靶值范围，详细描述质控品的基质及其它相关信息。

（二）产品说明书

血糖试纸说明书的内容及格式应符合《体外诊断试剂说明书编写指导原则》的要求。

血糖试纸说明书编写及内容的具体要求见附录1。

血糖仪说明书编写请参照 GB/T 19634—2005 中的 6.2 的要求，应符合《医疗器械说明书、标签、包装标识管理规定》（局令第 10 号）的规定。

（三）拟订产品标准及编制说明

1. 拟定产品标准应符合《办法》和《关于发布体外诊断试剂注册申报资料形式与基本要求的公告》（国食药监械〔2007〕609 号）的相关要求。

2. 标准格式应符合 GB/T 1.1—2000 的要求。

3. 标准内容应符合 GB/T 19634—2005 及其修标单的要求。

（四）注册检测报告

根据《办法》要求，首次申请注册的第二类产品应该在国家食品药品监督管理局认可的、具有相应承检范围的医疗器械检测机构进行注册检测。

（五）分析性能评估资料

自测用血糖监测系统的性能评估应将血糖仪、血糖试纸、质控品等作为一个整体进行评价，评估整个系统的性能是否符合要求。

性能评估应至少包括精密度、准确度、方法学比较、线性范围/可报告范围、检测限、分析特异性、试纸条批间差、其它影响检测的因素及用户性能评估等。

具体评价方法：

1. 精密度评价

（1）请参照 GB/T 19634—2005 及其修标单以及 ISO 15197 的相关要求进行，结果应符合标准要求。

（2）请按照下述方法进行精密度（总不精密度）研究。

① 选择 6 个浓度的足量的适当样本，可以是经处理的静脉血（也可采用企业内部质控品进行），6 个血糖浓度应尽可能均匀分布在产品的线性范围内（血糖浓度参见 GB/T 19634—2005）。

② 选择两个不同批号的血糖试纸分别进行试验。

③ 同一批号试纸，每天做 2 次测试（上午一次，下午一次），每次测试时对同一份样本做双份测试。共进行 20 天。每一次测试时应同时检测质控品，以保证检测结果的准确。检测质控品时其检测顺序应与待检样本进行先后顺序的更换。

④ 数据获得后，先评价是否存在离群点，从已收集的 40 对均值的数据计算出总均值和标准差，出现下列任何一种情况都可认为是离群值：

（a）任何一对均值和总均值的差超过 4 倍平均绝对差值

（b）任何一对中二个结果的绝对差值超过 4 倍平均绝对差值

如有离群点，应将此点剔除后再按原方案补充相关数据。如离群点 >2.5%，说明测试的精密度存在问题，应寻找产品可能产生此种情况的具体原因，排除问题，再重新进行整个试验。

⑤ 每个浓度的血糖检测试验应分别进行统计，每一批号的血糖试纸统计数据包括：检测批内精密度、检测批间精密度（日内精密度）、日间精密度，然后根据上述三个数值计算试验的总不精密度，计算方法可参照相关标准。

具体评价方法请参照《体外诊断试剂分析性能评估指导原则》。

（3）有关评估的下述内容应在报告中体现：

① 检测样本的葡萄糖浓度，并说明葡萄糖浓度是用何种方法确定的。

② 检测的样本类型（样本基质、来源、抗凝剂、样本制备、质控品等）。

③ 检测的样本个数。

④ 使用的血糖仪及血糖试纸的型号、血糖仪机号、试纸批号、数量等。

⑤ 评价的时间及时间间隔。

⑥ 实验人员的数量及资质。

⑦ 使用的统计学方法。

⑧ 评价结果及对评价结果解释。

⑨ 对评价过程中的离群点及其它问题进行解释。

2. 准确性评价

请参照 GB/T 19634—2005 及 ISO 15197 的相关要求进行，评估报告中的内容请参照精密度的要求。

3. 方法学比较

应将申报产品与已上市产品及制造商常设测量程序（临床实验室测量程序，该程序应是获得境内批准的已上市产品）分别进行比较研究，应使用精密度、准确性已被很好验证的上市产品进行比较，建议所选择的已上市产品是检测原理、性能指标与申报产品相近的产品，如相近的产品不易获得也可采用不同检测原理的产品进行比较。建议选择 50 名糖尿病患者和健康人（血糖浓度尽量覆盖产品的线性范围，参见 GB/T 19634—2005），由专业人员及非专业人员分别进行指尖采血检测，检测结果应转化为血浆血糖值。

（1）首先由非专业人员（用户）使用申报产品检测自己的血糖水平。

（2）即刻再由专业人员使用申报产品及比对产品（已上市产品）分别检测非专业人员（用户）的血糖水平（建议在同一部位另外采集血样）。

（3）5 分钟内对非专业人员（用户）采集另外一份血

样（静脉血或手指血），10 分钟内分离血浆，应保证采血量满足制造商常设测量程序检测的用血量。

（4）30 分钟内对非专业人员（用户）的这份血样进行检测，以确定参考血糖值。

（5）结果分析

① 以制造商常设测量程序的结果为 X 轴，以非专业人员（用户）使用申报血糖仪检测结果为 Y 轴作图，并进行回归及相关分析。给出回归散点图、带有置信区间的回归方程、相关系数、两组数据的均值比较结果。

② 以制造商常设测量程序的结果为 X 轴，以专业人员使用申报血糖仪检测结果为 Y 轴作图，并进行回归及相关分析。给出回归散点图、带有置信区间的回归方程、相关系数、两组数据的均值比较结果。

③ 参照 GB/T 19634—2005 及 ISO 15197 中对准确性的相关要求评价上述两组检测结果，并给出准确性结果。

④ 以专业人员使用对照血糖仪检测结果为 X 轴，以专业人员使用申报血糖仪检测结果为 Y 轴作图，并进行回归及相关分析，给出回归散点图、带有置信区间的回归方程、相关系数、两组数据的均值比较结果。此项统计结果仅作为参考结果。

（6）报告中应明确的内容

① 检测的葡萄糖浓度范围，建议参照 ISO 15197 的要求。

② 对照产品和申报产品的相关信息：型号、批号、溯源性、数量等。

③ 制造商常设测量程序（实验室参考测量程序）的相关信息：仪器及试剂的批号、型号溯源性等。

④ 收集的样本类型：采血部位、基质、抗凝剂等。

⑤ 为获得极端浓度样本所进行的处理情况。

⑥ 非专业人员（用户）的纳入及排除标准。

⑦ 非专业人员（用户）人口统计学描述（年龄、性别、教育、种族等情况）。

⑧ 血糖仪检测的环境情况描述（温度、湿度等）。

⑨ 使用的统计方法及异常值的鉴别情况。

⑩ 评价结果及对评价结果解释。

4. 线性范围/可报告范围

申请人应将最终的评价方法及评价结果在文件中描述清楚。如：采用两台血糖仪和两个批号血糖试纸分别进行评价。

评价所采用的样本是如何制备的，样本基质是否发生了改变，建议采用高值与低值样本混合的方法制备样本，每个样本（至少 6 个浓度，且应覆盖医学决定水平）的标准血糖浓度值（参考值）是多少，标准血糖浓度值（参考值）是通过何种标准测量程序进行确定的，建议采用参考方法确定标准血糖浓度值。

然后每份样本用血糖监测系统测定两次，计算平均值。以标准血糖浓度值（参考值）为 X 轴，以血糖监测系统测定的均值为 Y 轴作图，并进行线性回归分析：给出回归方程，线性相关系数及相应散点图。最后给出具体的线性范围或可报告范围（检测的高限及低限）。

线性范围的具体评价方法请参照《体外诊断试剂分析

性能评估指导原则》。

5. 线性范围/可报告范围的上限和下限

产品的最低及最高检测限为线性范围/可报告范围的上限及下限，应对产品的检测上限及下限进行研究，给出当检测结果高于或低于何值时血糖仪只显示"高"或"低"。此项研究可以与线性范围/可报告范围的研究同时进行，研究后一并给出评价结果。

6. 分析特异性

（1）干扰物质

申请人应描述各种主要影响检测过程的内源性及外源性物质对检测的影响程度，及其允许的浓度范围。建议检测物质应包括：对乙酰氨基酚、抗坏血酸、多巴胺、布洛芬、左旋多巴、水杨酸、肌酐、尿酸等。制备上述物质的储存溶液对样本进行处理，得到不同浓度的样本，然后与对照样本进行比较得出相对偏差，与可接受的标准进行比较。如超出标准，则说明此浓度的干扰物质对检测可能会产生较大影响。申请人应在产品说明书中明确注明何种物质或何种物质在何种浓度会对检测产生不利影响。推荐的评价方法见附录 2。

（2）可采用回收实验对不同浓度的溶血、黄疸、脂血对血糖检测的影响进行评价，干扰物浓度的分布应覆盖人体生理及病理状态下可能出现的物质浓度。待评价样本的血糖浓度至少应为高、中、低（包括医学决定水平）三个水平。

（3）红细胞压积

红细胞压积的变化可能对整个血糖监测系统产生影响，因此要对不同压积的全血样本进行相应的研究，建议至少制备 3 个血糖浓度水平，每个水平 7~9 个不同压积的静脉血样本进行评价（制备程序应规范）。评价后应给出血糖监测系统的允许压积范围，红细胞压积过大或者过小对于全血血糖的监测均会产生一定的影响，因此应评估血糖监测系统受红细胞压积变化的影响程度。

制备同一血糖浓度的不同红细胞压积水平的全血样本，然后用血糖仪和实验室参考方法分别检测样本，按下表计算偏差，一般相对于 40% 红细胞压积的偏差应 <10%。

表格 1　XXX 血糖浓度下压积对血糖检测的影响

红细胞压积百分比	血糖监测系统检测血糖值（检测全血，给出血浆结果）	制造商常设测量程序检测血糖值[血浆（血清）结果]	相对于制造商常设测量程序的偏差%	相对于40%红细胞压积的偏差
20%				
30%				
40%				0%
50%				
60%				
70%				
80%				

制造商常设测量程序：经过一个或多个制造商的工作校准液或更高类型的校准品校准过并验证了其预期用途的测量程序。（GB/T 19634—2005）

相对于制造商常设测量程序的偏差%：

（血糖监测系统检测血糖值－制造商常设测量程序检测血糖值）/制造商常设测量程序检测血糖值%

相对于40%红细胞压积的偏差：

相对于制造商常设测量程序的偏差% － 40% 压积下的相对于制造商常设测量程序的偏差%

建议至少进行高、中、低（包括医学决定水平）三个血糖浓度水平静脉血样本红细胞压积影响程度的评价。

7. 其它影响检测的因素

（1）湿度对监测系统的影响

应选择适当的评价方法研究湿度对血糖检测的影响，并给出监测系统工作的允许湿度范围。推荐的评价方法见附录3。

（2）温度对监测系统的影响

应选择适当的评价方法研究温度对血糖检测的影响，并给出监测系统工作的允许温度范围。评价方法可参照"湿度"的评价方法。

（3）样本体积对监测系统的影响

应选择适当的评价方法研究样本体积对血糖检测的影响，并给出监测系统工作的允许样本体积范围。评价方法可参照"湿度"的评价方法。

（4）产品如采用葡萄糖氧化酶的方法还应进行海拔高度（或氧分压）对监测系统影响的评价。

应选择适当的评价方法研究海拔高度对血糖检测的影响，并给出监测系统工作的允许海拔高度。

如未进行相关的评价，在说明书中必须注明该产品只能在海拔高度附近使用。

评价方法可参照"湿度"的评价方法。

（5）对不同检测部位的基质效应进行评价

如申报产品可用于人体其它部位血糖检测，则需进行此项研究，研究应以指尖采血检测结果为基准，申请人需提供不同检测部位与指尖采血检测结果的一致性资料。

如果申报的血糖监测系统可用于指尖、手掌、前臂等不同身体部位进行采血的检测，则需对不同采血部位的结果进行相关性比较。选择身体状态稳定的糖尿病患者同时进行指尖、手掌、前臂采血检测。

以指尖采血检测结果为 X 轴，以手掌采血检测结果为 Y 轴作图，并进行回归及相关分析。给出回归散点图、回归方程、相关系数。

以指尖采血检测结果为 X 轴，以前臂采血检测结果为 Y 轴作图，并进行回归及相关分析。给出回归散点图、回归方程、相关系数。

分别比较另外两种采血部位与指尖采血检测结果之间是否存在显著差异。存在的差异是否可被接受。

8. 用户性能评价

推荐的评价方法见附件4。

9. 如性能评估或临床试验中进行方法学比对时采用与已上市产品进行比对实验，申请人应将作为比对的产品与申报产品的异同点明确标注，主要内容应至少包括以下方面：

例：

血糖仪

项　　目	对比产品 （型号、生产厂家）	申报产品 （型号、生产厂家）
检测方法	电流分析法	
所用酶	葡萄糖氧化酶	
介质	铁氰化钾	
电极		
样本类型		
湿度范围		
电池		
电池寿命		
测量范围		
红细胞压积范围		
测试时间		
样本量		
温度范围		
采血部位		
结果储存量		
仪器尺寸		
重量		

质控液

项　　目	对比产品	申报产品
用途		
所含分析物		
容器		
溶液颜色		
温度范围		
装量		
基质及组成成分		
目标使用人群		

以上的性能评价内容的有些评价过程可以同时或分批进行，此评价过程可以是在产品研发的早期、中期或研发结束后进行，通过性能评价的结果对产品的不足之处进行相应的修改或改进，进一步完善产品各方面的性能以达到临床使用的要求，使产品更加安全有效。

此评价内容只是建议的评价内容，申请人/制造商亦可按自身产品特点进行具有针对性的评价研究，但进行的评价研究应有一定的科学性，并能充分验证产品的各方面性能。

（六）参考值（参考范围）确定

参考值（范围）确定所采用的样本来源、确定方法、详细的试验资料、统计方法等，通过对非糖尿病患者的研究，给出以下情况下的参考值：

早餐前（空腹）的正常血糖值

餐后 1 小时的正常血糖值

餐后 2 小时的正常血糖值

此参考值范围可参考文献资料，但应当进行验证。

（七）稳定性研究

稳定性研究主要包括实时稳定性、加速稳定性、运输稳定性、开瓶稳定性等，稳定性研究资料应包括研究方法的确定依据、具体方法及过程。对于实时稳定性研究，应提供至少 3 批样品在实际储存条件下保存至成品有效期后的研究资料。

（八）临床试验资料

下面仅对临床实验中的基本问题进行阐述，具体临床试验应按照《体外诊断试剂临床研究技术指导原则》的要求进行。

1. 对照产品的选择

（1）建议采用临床实验室参考测量程序或使用临床实验室与参考测量程序进行过很好的比对且验证了精密度和准确性的临床实验室测量程序进行比对，该对照产品应是已批准上市的产品。

（2）建议应尽量选择溯源性相同、灵敏度、检测范围、检测原理、参考范围等相近的产品进行对照研究。

（3）对照产品也可选择已批准上市的血糖监测系统（血糖仪），但应详细比对申报产品与对照产品的各方面性能，尽量选择设计相近的产品进行比对实验。

（4）两家临床试验机构的对照产品应一致。

2. 病例选择

（1）病例的选择建议参照 GB/T 19634—2005 及 ISO 15197 中关于准确性的相关要求进行，病例数至少 200 例，血糖浓度的分布应尽可能满足 ISO 15197 中对准确性进行评价的要求，如极高或极低浓度的新鲜毛细血管全血样品数量不足，可使用其它方法对血糖浓度进行调整，但应详细描述血糖的调整方法及定值过程，血糖浓度的调整过程不应影响样本的基质，不能带来新的干扰物质。实验方案中应根据生产商的要求，明确病例的入选和排除标准（如红细胞压积等）。

（2）病例人群的选择应尽可能覆盖各个年龄（并明确年龄段）、各种类型的糖尿病患者，病例的选择应具有代表性。

（3）病例选择过程中还应注意选择一部分可能存在干扰因素的病例，以进一步评价产品的性能。

3. 检测的样本类型

（1）无论选择临床实验室测量程序作为对照，还是选择已上市的血糖监测系统（血糖仪）作为对照，作为对照的血糖监测系统（血糖仪）和申报的血糖监测系统（血糖仪）均应采用新鲜毛细血管全血样本作为检测样本。

（2）如对照产品选择临床实验室测量程序，可根据测量程序的检测样本类型选择新鲜毛细血管全血或静脉全血样本作为检测样本（也可以为血浆）。但申报血糖监测系统（血糖仪）的检测样本必须为新鲜毛细血管全血样本，如申报血糖仪还可用于静脉血、动脉血、新生儿血检测，应当根据具体情况分别进行不同样本类型的检测。

4. 预实验

建议在实验开始前先进行小样本量的研究，在评价结果符合既定的要求后再进行大样本量的临床实验。

5. 实验结果的评价

（1）实验前对参与评价的血糖监测系统均应进行质控品的检测，并记录检测结果，如对照产品为临床实验室测量程序，应将质控图、校准图一并提交，如有质控结果未在靶值范围内的情况出现，应先解决问题，待问题解决后再进行实验。

（2）实验结果建议按照 GB/T 19634—2005 及 ISO 15197 中关于准确性的相关要求进行系统准确度评价，并将评价结果进行详细的表述。

（3）以临床实验室测量程序的检测结果作为标准值，将申报产品的检测值与临床实验室测量程序的检测值进行比较研究。

（4）如对照产品为其它血糖监测系统，则以血糖监测系统的检测结果作为标准值，将申报产品的检测值与血糖监测系统的检测值进行比较研究。

（5）对实验中出现的严重不符的结果应进行进一步的验证及说明，并找出不符的原因。

四、名词解释

非专业人员：没有经过相应领域或学科正规培训的个人（GB/T 19634—2005）。

专业人员：经过相应领域或学科正规培训的个人。

制造商常设测量程序：经过一个或多个制造商的工作校准液或更高类型的校准品校准过并验证了其预期用途的测量程序（GB/T 19634—2005）。

专业医护定点机构：医院或诊所等。

对照血糖仪：已在中国境内上市的血糖仪，作为实验对照产品使用。

申报血糖仪：申请人提出注册申请的血糖仪。

新鲜毛细血管全血样本：现场采集的指尖毛细血管全血。

五、参考文献

1. Assessing the Safety and Effectiveness of Home – Use In Vitro Diagnostic Devices（IVDs）：Draft Points to Consider Regarding Labeling and Premarket Submissions

2. Point – of – Care Blood Glucose Testing in Acute and Chronic Care Facilities；Approved Guideline – Second Edition。

3. Labeling of Home – Use In Vitro Testing Products；Approved Guideline.

4. ISO 15197：2003.

5. Total Product Life Circle for Portable Invasive Blood Glucose Monitoring Systems.

6. Point to Consider for portable Blood Glucose Monitoring Device Intended for Bedside Use in The Neonate Nursery.

7. Point to Consider for Collection of Data in Support of In – Vitro Device Submissions for 510（k）Clearance.

8. Evaluation of the Linearity of Quantitative Measurement Procedures：A Statistical Approach；Approved Guideline

9. Method Comparison and Bias Estimation Using Patient Samples；Approved Guideline – Second Edition

10. Evaluation of Precision Performance of Clinical Chemistry Device；Approved Guideline。

11. Interference Testing in Clinical Chemistry；Approved Guideline。

12. GB/T 19634—2005《体外诊断检验系统 自测用血糖监测系统通用技术条件 》

13. GB/T 19634—2005《体外诊断检验系统 自测用血糖监测系统通用技术条件》国家标准第 1 号修改单

六、起草单位

国家食品药品监督管理局医疗器械技术审评中心。

附件 I 血糖试纸使用说明书的基本要求

明确标注：用户在进行血糖检测之前，应详细阅读说明书中的所有信息。如果您不理解说明，请致电————。

血糖试纸使用说明书

【产品名称】
通用名称：血糖试纸
商品名称：×××（商品名称不能与产品通用名称及英文名称有重复之处）
英文名称：Blood Glucose Test Strips

【包装规格】
××片试纸/盒（批号）

【预期用途】
1. 应明确写明产品主要用于定量检测新鲜毛细血管全血中的葡萄糖浓度，检测部位可以是手指或手掌及上臂等。
2. 写明产品所适用的其它样本类型。如：静脉血（注明抗凝剂）、动脉血、新生儿血等。
3. 明确写明该产品可以由专业人士或患有糖尿病的用户在家中或在医疗单位进行血糖监测。

4. 说明此产品只用于糖尿病患者血糖水平的监测，不能用于糖尿病的诊断和筛查。

【检验原理】
详细描述产品进行血糖检测的原理，主要反应酶及辅酶、底物等内容，如 NAD – GDH、FAD – GDH、PQQ – GDH、GOD 等。并详细描述检测过程，应使用反应方程式的形式对检测原理进行详细描述。

【主要组成成分】
1. 注明试纸中的各项具体成分的名称、浓度各是多少。
2. 检测还需有血糖仪、质控品、采血笔、采血针参与，则应写明血糖仪的具体型号，质控品的主要组成内容、主要基质及其浓度水平。
3. 配合使用的采血笔、采血针的型号。

【储存条件及有效期】
1. 写明未开封产品的储存条件，如温度、湿度范围等。应明确写明不得冷冻、应避光保存，不得储存于温度及湿度过高的场所等。
2. 写明开封后产品的储存条件，开封后产品如何使用，如何正确保存。如开封后应将瓶盖拧严，取出的试纸条应立即使用等。
3. 写明未开封产品的有效期，应明确写明产品效期的具体时间，如 2 年。
4. 写明开封后产品储存有效期的具体时间。
5. 明确写明不得使用已过有效期的试纸。
6. 注明如试纸存放不当，将对检验结果产生影响。

【适用仪器】
说明与血糖试纸配套使用的血糖仪的具体型号

【样本要求】
1. 应详细写明样本的收集过程，每一步的详细操作过程。
2. 如为毛细血管全血，应注明擦去第一滴血，使用第二滴全血样本进行检测。
3. 如为静脉血、动脉血，请注明采血须由医护人员进行，并明确所使用的抗凝剂及保护剂等。同时应注明为避免糖酵解，采血后20分钟内必须进行检测。
4. 如可用于新生儿全血检测，请详细说明样本采集和处理的具体要求，注意事项等。
5. 如采集样本不能马上进行检测，应明确样本处理及储存的具体要求（如离心后冷藏保存等），以及检测时样本的处理方法。
6. 明确检测所需的样本量，并应给出如第一次点样过多或过少时应如何处理。
7. 须明确样本中可能存在的影响检测结果的干扰物质，以及干扰物质对检测结果的影响程度。如对乙酰氨基酚、抗坏血酸、多巴胺、布洛芬、左旋多巴、四环素、肌酐、尿酸等及对透析病人样本可能产生的影响。
8. 明确红细胞压积对样本检测的影响，必须写明检测允许的红细胞压积范围。
9. 如血糖水平的检测可以采用除手指以外的其它部位

（如手掌、前臂等）进行，则应明确说明选择性采样位点和手指检测是否具有等效性，并且明确说明在何种条件下具有等效性。如不能提供充分的证明，应提供明确的说明（如在葡萄糖水平快速改变时，饭后、服用降糖药、注射胰岛素、锻炼时或锻炼后等，选择性检测位点的检测结果可能与手指检测结果存在差异）。

【检验方法】

1. 首先应对不同使用者的检测频率、检测时间段进行详细说明，或明确此项内容应遵照医嘱进行。

2. 应强调使用者在检测之前所应做的各项准备工作，如应该或不应该摄入的食物以及空腹检测前需等待的时间等一些完成检测应作的所有准备。

3. 明确写明所有检测所需的必备物品

如血糖仪、试纸、试纸所带的批特异性代码卡、质控液、采血笔（需注明采血笔仅供个人专用，不得多人共用）、采血针（一次性使用）等。

4. 明确写明血糖试纸只能与配套血糖仪一起使用。

5. 必须满足的试验条件

明确写明试验条件，如温度、湿度、海拔（葡萄糖氧化酶法）等的具体要求。

6. 批特异性代码卡如何安装及更换。

7. 质量控制程序：明确如何对质控液进行检测、检测的频率、在何种特殊情况下应进行质控检测（如用户怀疑血糖监测系统没有正常工作）、检测结果的解释等内容。应清楚解释质控结果的含义，使非专业人员可以清楚地了解质控结果的意义，以便使用者可以正确进行血糖检测。必须明确说明如检测结果不在质控液标注的靶值范围内，使用者应如何处理。

建议提供至少两个水平的质控液。

8. 详细描述血糖检测的具体步骤

注：此项描述必须详细具体，应使非医疗工作者（用户）均可按照此说明顺利进行自我血糖检测。（此部分内容应用粗体字进行标注）

（1）应清楚地标注如果检测时的样本量过少或者过多时正确的处理方法以及此时的检测结果是否准确等信息。

（2）明确标注检测过程中每个步骤所需的时间，如系统准备就绪后多长时间内需将样本滴入检测试纸内等。

9. 实验结果的读取

明确实验结果如何读取，数据读取的成功和失败如何确定，实验数据的单位及不同单位值的意义。

10. 实验过程中可能出现的问题进行详细说明，并给出相应的解决办法。

【参考值】

通过对非糖尿病患者的研究，给出以下情况下的参考值：

早餐前（空腹）的正常血糖值

餐后1小时的正常血糖值

餐后2小时的正常血糖值

并简要说明参考值的确定方法或来源。

【检验结果的解释】

1. 写明多长时间能获得检测结果。

2. 首先说明如何判断检测结果的正常或异常。

3. 明确检测结果是基于血浆还是全血的结果，并将全血及血浆结果的差异进行说明，以提醒使用者正确理解检测结果。

4. 对检测结果的单位进行说明，mg/dl、mmol/L。

5. 应对产品的"高"及"低"指示标志进行相应的说明，给出"高"及"低"所代表的具体数值。

6. 说明可能对试验结果产生影响的因素：

（1）如温度、湿度、海拔如超出给定范围后可能产生的影响情况。

（2）样本量过多或过少对结果可能的影响。

（3）各种干扰物质可能对结果产生的影响。（对乙酰氨基酚、抗坏血酸、多巴胺、布洛芬、左旋多巴、四环素、胆固醇、肌酐、尿酸等）

（4）红细胞压积变化对血糖检测结果的影响，及允许范围。

（5）高血脂对血糖检测结果的影响及允许范围。

7. 在一些情况下应进行重新检测或确认实验。

（1）如末梢循环不佳，出血量不足，可能影响检测结果，且有可能检测结果不能反映身体内的真实生理状况，此时应去医疗单位由专业人员进行检测。

（2）如血糖测试结果与用户的自我感觉不符时，应给出相应的解决办法。如不能找出原因应提醒使用者与专业人士联系解决问题，或到医院进行常规的血糖检测，最好不要轻易进行处理，如注射胰岛素等。

【检测方法的局限性】

明确说明检测方法存在的内在影响因素。如：

1. PQQ－GDH方法可能受麦芽糖和木糖及半乳糖等其它糖类的影响使血糖检测结果偏高，并给出上述物质浓度大于多少有可能影响结果。对透析病人的检测结果也可能偏高。提醒使用者如其有可能受上述物质的影响，则应慎重对待检测结果。

2. GOD检测方法的检测需要氧气的参与，应明确海拔高度对血糖检测的影响，并给出检测允许的海拔高度。

3. 应明确标注，该检测方法只能用于糖尿病患者血糖水平的监测，不能用于糖尿病的诊断和筛查，亦不能用于其它与糖代谢紊乱有关的葡萄糖检测。

4. 患者处于特殊情况时（如脱水、缺氧、血糖过高的高渗状态、低血压、休克、酸中毒等）检测结果可能会出现偏差。

【产品性能指标】

请将分析性能评估资料中的评价结果写于此项内，如精密度、线性范围及可报告范围、检测限、分析特异性、准确性、方法学比较、溯源性等。

【注意事项】

1. 请明确写明检测结束后采血笔、采血针、试纸应如何处理。

2. 明确写明该产品只用于体外诊断。

3. 明确写明采血笔只能供专人使用，不能多人共用。

4. 如该产品含有人源或动物源性物质（质控液等），应给出具有潜在感染性的警告。

5. 注明如质控液有溢出情况应如何处理。

6. 再次重申结果读取及结果解释的相关注意事项。

7. 写明如不按照标准的操作程序进行检测，则可能产生错误结果。

8. 再次重申产品保存的注意事项。

9. 再次重申检测血糖时对周围环境的要求及注意事项。

10. 建议使用者应将其使用的血糖监测系统与良好维护的临床实验室测量程序（实验室常规血糖检测仪）进行定期的比较，以确定血糖监测系统是否处于正常工作状态。

11. 提醒用户不得使用过期、被损坏或污染的试纸条。

【参考文献】

注明引用的参考文献。

【生产企业】

按照《体外诊断试剂说明书编写指导原则》要求进行编写

【医疗器械生产企业许可证编号】

按照《体外诊断试剂说明书编写指导原则》要求进行编写

【医疗器械注册证书编号】

按照《体外诊断试剂说明书编写指导原则》要求进行编写

提交注册申报资料时此项内容应空缺

【产品标准编号】

按照《体外诊断试剂说明书编写指导原则》要求进行编写

提交注册申报资料时此项内容应空缺

【说明书批准日期及修改时间】

按照《体外诊断试剂说明书编写指导原则》要求进行编写

提交注册申报资料时此项内容应空缺

说明书的编写应尽量使用清晰简洁的文字和结构简单的句子，以使非专业使用者可容易阅读并理解各项内容的含义。对说明书中的重要内容使用粗体字进行标注以提醒使用者，有必要时可用图例的形式形象解释相关内容，以便于理解。

附件Ⅱ　干扰物的评价

研究可用以下建议的方法进行

一、可在两个血糖浓度水平下进行试验

1. 在正常值范围内——如85mg/dL。

2. 在线性范围的高限附近——如310 mg/dL。

二、实验过程

1. 选择五个干扰物浓度，浓度范围应尽可能均匀覆盖人体可能出现的情况如生理浓度、病理浓度、治疗浓度等。

2. 将两种血糖浓度的全血样本各分为两组，一组为对照管，另一组为试验管。

3. 将不同浓度的干扰物质分别加入两个血糖浓度的全血样本的实验管中，如加入物为溶液状态，应尽量不影响样本的基质（加入量不得大于原体积10%），并在对照管中加入相同体积的溶剂，并记录溶剂的种类，溶剂应不对检测产生新的干扰。

实验记录见表1。

表1

干扰物浓度	实验管血糖均值	对照管血糖均值	实验管血糖的CV%	相对偏差%（实验管血糖均值－对照管血糖均值）/对照管血糖均值	空白偏差%
空白或生理浓度					0.0%
浓度1					
浓度2					
浓度3					
浓度4					
浓度5					

4. 用同一批血糖试纸对上述样本进行检测，每个样本至少检测5次。分别计算每份样本的均值及变异系数后，将计算结果填入表内。将每个干扰物浓度的相对偏差%减去干扰物浓度最低或没有干扰物的相对偏差%，即为每个干扰物浓度的空白偏差。

在试验前应预先设定空白偏差的可接受范围，如10%。如干扰物浓度的空白偏差超过此范围，即说明此浓度的干扰物质已经影响了血糖的测量。

注：以上方法只是进行干扰试验的建议方法，各厂家可根据自身产品的设计要求等自行设计试验方案，如回收实验等。

附件Ⅲ　湿度对检测影响的评价

一、选择一个批次的血糖试纸进行湿度对血糖监测系统影响的评价，如不能证明血糖试纸批间无显著差异，应使用多批试纸进行验证。

二、评价过程应至少选择覆盖血糖监测系统线性范围的6个血糖浓度水平样本，应包括线性范围内的医学决定水平浓度的样本。

三、选择至少5个湿度范围，建议的湿度为10, 25,

50，75，95RH%。

四、在每个湿度下对每个血糖浓度水平样本分别进行检测，建议每个湿度下对每个血糖浓度水平样本检测 10次，计算平均值、变异系数、相对偏差。

五、在每个湿度下进行检测之前，应先采用实验室参考方法对不同浓度的检测样本进行定值，并明确标注定值结果。

六、定值结束后，立即进行血糖监测系统的血糖值检测，检测结束记录检测结果。

七、结果计算

1. 分别计算每个湿度条件下每个血糖浓度水平样本的10 次检测结果的均值、变异系数及与参考方法定值之间的相对偏差。

2. 计算每个湿度条件下的每个血糖浓度水平样本的相对偏差与50RH%湿度条件下相应血糖浓度值的相对偏差的差值。

3. 将上述差值与事先规定的允许标准进行比较，看所得计算结果是否可被接受，如接受标准为 5% 或 7% 等，与50RH%的偏差小于此值，视为可接受。

4. 最后给出检测允许的湿度范围。

例：应给出每个湿度条件下的计算结果，此处举例为10RH%、50RH%下的计算结果。

	10RH%			
定值浓度 mg/dL	血糖仪检测的平均值	CV%	相对偏差	与 50%RH 下的相对偏差
30				
41				
80				
200				
300				
400				

	50RH%			
定值浓度 mg/dL	血糖仪检测的平均值	CV%	相对偏差	与 50%RH 下的相对偏差
31				0
42				0
79				0
208				0
301				0
405				0

附件Ⅳ　用户评价

该评价非常重要，主要是通过预期用户在使用过程中来评价血糖监测系统的性能和产品说明书的编写是否能满足用户的需求，评价用户在没有专业人士指导和其它的培训材料的情况下使用该产品的具体情况，生产者应根据评价结果对血糖监测系统和产品说明书进行适当的改进和完善，以保证产品的安全性和有效性。

用户性能评价的目的是为了确认在只有常规使用说明的情况下，用户能够正确操作血糖监测系统。

制造商在将一个新的血糖监测系统上市之前应当实施用户性能评价，以评价指定用户使用该仪器是否能够操作并获得正确结果（仅使用在计划销售时常规提供的说明），应尽可能地设法模拟指定使用条件（如家庭使用）。如果仪器指定适用于非专业用户，应排除具有实验室检测经验或参加过培训的患者。除了常规与血糖监测系统一起提供的材料外，不允许给评价的参与者提供额外的培训、说明或帮助材料。

一、评价准备

（一）明确所选择的非专业用户的具体情况

1. 选择的用户数量：建议至少 50 人。

2. 选择用户的年龄范围：应尽可能覆盖糖尿病的易患年龄范围。

3. 选择用户的教育水平：应包括各种教育程度的人群。

4. 选择用户的工作经验：是否与医疗卫生相关等。

5. 选择用户的性别：男女应尽可能相当。

6. 选择用户的种族：如适用请明确人群的种族分布。

7. 选择用户的糖尿病史：应对所选病例的糖尿病历史进行归纳，如所患糖尿病类型、患病时间、每天须检测血糖次数、治疗措施等内容。

8. 选择用户的入选及剔除标准，必须明确那些用户不能参与此项研究，如红细胞压积超出系统规定的范围等。

（二）进行评价的地点及环境要求

1. 在专业医护定点机构。

2. 在用户家中。

（三）评价中专业人士的选择

具体描述专业人士的具体情况。

（四）评价过程中向用户提供的指导说明

应向用户提供使用仪器计划在销售时常规提供的说明。

（五）拟进行评价的检测部位

写明评价时拟采用的取血部位，如手指、静脉等。

二、评价过程

（一）每位待评价的非专业用户应先认真阅读制造商提供的指导说明（即血糖监测系统的说明书），专业人士不能对用户进行任何的指导或帮助。

（二）待用户熟悉整个操作过程后，由用户对血糖监测系统进行准备，如插入密码卡，安装电池、熟悉仪器操作等。

（三）仪器准备就绪后，进行质控品的检测。如质控结果未在靶值范围内应先由用户自己进行处理，如无法处理，请专业人士帮助检查，合格后进行下一程序。

（四）用户对检测部位进行消毒后开始进行检测，先由用户自己进行针刺采血并使用血糖监测系统进行检测，并记录检测结果。

（五）用户检测完毕后专业人士应马上用该血糖监测系统对使用者的血样（同一部位血样）进行检测，并记录检测结果。

（六）5分钟后由专业人士对用户采集另外一份血样（静脉血、手指血）。

（七）30分钟内对用户的这份血样进行检测，以确定参考血糖值。

参考血糖值的检测应采用制造商认可且经过精密度和准确性验证的实验室测量程序进行。评价报告中应对该测量程序进行详细说明，包括测量程序的溯源性、该溯源性与血糖监测系统的溯源是否一致、线性范围、参考值、检测限等具体内容，并将该测量程序的质控结果、定标结果或定标图一并提交。

三、对检测结果进行评价

（一）以实验室测量程序的结果为 X 轴，以用户用血糖仪检测结果为 Y 轴作图，进行回归及相关分析，并给出回归散点图、带有置信区间的回归方程、相关系数。

（二）以实验室测量程序的结果为 X 轴，以专业人士用血糖仪检测结果为 Y 轴作图，进行回归及相关分析，并给出回归散点图、带有置信区间的回归方程、相关系数。

（三）对于用户及专业人士检测结果的准确度评价请参照 GB/T 19634—2005 及 ISO 15197 的相关要求进行。分别评价用户及专业人士检测结果的准确程度是否符合要求。

申请人通过评价用户检测结果是否符合 GB/T 19634—2005 及 ISO 15197 的相关要求及符合程度来评价用户正确使用该血糖监测系统的情况，可根据反馈结果调整自己的产品和说明书。

四、请用户回答一个问卷来评价他们对此监测系统掌握的程度，对产品说明书是否易于理解及仪器操作是否方便进行评价

（一）问卷调查的内容可包括：

1. 电池安装及更换

2. 密码卡的插入及更换

3. 试纸是否容易插入检测仪器

4. 仪器按钮是否容易使用

5. 屏幕的大小及可见度是否合适

6. 屏幕中显示的数值及警告信号等是否容易阅读

7 时间日期是否容易设置

8. 记忆查询是否易于操作

9. 检测用血液的体积（用血量）是否合适

10. 获得结果的速度（检测时间）是否满意

11. 显示的菜单是否易于操作和理解

12. 安装和取下采血针是否容易

13. 采血笔是否容易使用

14. 对显示的各种警告是否理解

15. 血糖检测系统是否容易使用

16. 血糖仪的大小是否合适

17. 试纸条是否容易从瓶子中取出，是否容易拿捏。

18. 在检测带上点样是否容易

19. 检测仪上的按钮是否容易辨别（是否应用不同颜色）

20. 对产品说明书进行评价：

（1）说明书大小是否合适

（2）说明书中的文字大小是否合适

（3）说明书中使用的语句是否易于理解

（4）对于说明书中所叙述的各项内容是否易于理解

（5）说明书中的图例大小是否合适。

（6）按照说明书的叙述无需专业人士帮助是否可以单独完成检测

21. 应让使用者对整个系统作一个整体评价：

对血糖监测系统的评价：

不好

一般

较好

好

极好

（二）也可通过专业人员与用户进行直接交流的方式了解用户对检测系统各个方面的建议或意见。通过直接对话听取用户对产品的建议以收集更多的信息用于对产品及产品说明书的改进，以便使产品能更好被使用者了解和使用。

五、用户家中使用情况的评价

（一）用户选择　同：一、评价准备：

（二）在家中至少使用10天。

（三）在家中至少检测血样30次（每天1－3次）。

（四）每日至少进行一次质控品检测（应至少包括高低两个质控品）。

（五）在使用被评价的血糖监测系统检测的同时，用户应该使用家中原有的血糖监测系统（用户已有的血糖仪）同时进行检测。

（六）分别记录两个血糖监测系统的血糖检测值。

（七）记录质控品的检测结果，并记录是否在质控范围之内，如未在质控值范围内如何进行的处理。

（八）如在家中的使用过程中出现过错误提示，应仔细记录提示的种类、出现的频率。

（九）认真比对两个血糖监测系统检测的结果，看是否存在明显差异，并对差异情况进行记录。

（十）当用户将所有检测结果交回评价部门时，评价者应同时对用户进行问卷调查或进行口头交流，来评价他们对此监测系统掌握的程度及对使用情况的评价，认真收集用户的各种意见及建议。

六、对血糖仪及使用说明书的评价亦应选择适当的医护工作者（专业人员）进行，并听取他们对血糖监测系统的建议和意见，以改进血糖监测系统及使用说明书。

《自测用血糖监测系统申报资料指导原则》编制说明

一、本指导原则编写的主要依据是 ISO 15197：2003. In vitro diagnostic test systems Requirements for blood - glucose monitoring systems for self - testing in managing diabetes mellitus。该国际标准是公认的标准，一些主要的评价指标和评价方法都来源于此标准。此外还引用了 FDA 关于家用自测系统标签、标识要求及《体外诊断试剂说明书编写指导原则》中的规定，以进一步规范自测用血糖监测系统（血糖试纸）说明书的编写，在说明书中明确产品检测的局限性、

注意事项等内容，使说明书能清晰地表达产品的特性以有效地指导使用者。

一些性能评价的方法是参照国际公认的标准和相关的指南文件为依据制订的。

试验条件的评价如温度、湿度、海拔等是综合双方交流的结果及公认的评价方法进行编写的。

我中心于 2009 年 8 月 10 日组织专家对该指导原则进行了研讨，研讨会上专家提出一些修改意见，针对专家提出的各种建议我中心对该指导原则进行了相应的修改和调整。

二、2009 年 9 - 11 月进行了网上征求意见，征求意见期间，各方面提出了许多建议和意见。对所提意见我们均做了认真的研究，有些内容进行了采纳，有些问题由于概念上存在差异暂未与采纳。

三、2010 年 3 月 25 日我中心召开了最后一次定稿会，会上对一些存在分歧的地方进行了确认，形成了本稿。

四、临床实验中的对照试剂选择，一个是选择临床实验室测量程序作为对照，另一个是选择已上市的血糖监测系统（血糖仪）作为对照。在国外一般均是选择 YSI 的标准测量程序作为验证血糖仪测量准确性的标准测量程序，但此方法在国内不易获得，因此建议在境内做临床时选择临床实验室测量程序作为对照。但根据《体外诊断试剂注册管理办法（试行）》的规定，选择已上市的血糖监测系统（血糖仪）作为对照也是法规允许的，因此也将其列为对照产品的一种。

122 全自动化学发光免疫分析仪注册技术审评指导原则

（全自动化学发光免疫分析仪技术审查指导原则）

本指导原则旨在指导注册申请人对全自动化学发光免疫分析仪注册申报资料的准备及撰写，同时也为技术审评部门审评注册申报资料提供参考。

本指导原则是对全自动化学发光免疫分析仪的一般要求，申请人应依据产品的具体特性确定其中内容是否适用，若不适用，需具体阐述理由及相应的科学依据，并依据产品的具体特性对注册申报资料的内容进行充实和细化。

本指导原则是供申请人和审查人员使用的指导文件，不涉及注册审批等行政事项，亦不作为法规强制执行，如有能够满足法规要求的其他方法，也可以采用，但应提供详细的研究资料和验证资料。应在遵循相关法规的前提下使用本指导原则。

本指导原则是在现行法规、标准体系及当前认知水平下制定的，随着法规、标准体系的不断完善和科学技术的不断发展，本指导原则相关内容也将适时进行调整。

一、范围

化学发光免疫分析根据化学发光物质的类型和发光特

点，可分为电化学发光免疫分析和化学发光免疫分析，其中化学发光免疫分析根据发光剂的不同，可分为直接化学发光免疫分析、酶促化学发光免疫分析和鲁米诺氧途径免疫分析。目前，各类型化学发光免疫分析的常见发光剂包括：电化学发光剂为三联吡啶钌［RU（bpy）3］2＋，直接化学发光剂为吖啶酯（AE），酶促化学发光剂为辣根过氧化物酶（HRP）催化鲁米诺（3－氨基苯二甲酰肼，luminol）及其衍生物或者碱性磷酸酶催化 3－（2′－螺旋金刚烷）－4－甲氧基－4－（3″－磷酰氧基）苯－1，2－二氧杂环丁烷（AMPPD），鲁米诺氧途径发光剂为酞菁、二甲基噻吩衍生物及 Eu 螯合物等。

化学发光免疫技术根据反应过程中标记物是否需要分离可分为均相反应和非均相反应。目前，临床使用的全自动化学发光免疫分析仪通常采用的是非均相反应模式，通过采用固相分离、过滤分离、珠式分离、顺磁性颗粒分离等方式实现游离标记物和免疫复合物标记物的分离，其中顺磁性颗粒分离较其他分离方式更为常用。

本指导原则适用于采用上述化学发光免疫技术和反应

原理对人体血清、血浆或者其他体液样本中的被分析物进行定性或定量检测的全自动化学发光免疫分析仪。对基于其他化学发光免疫技术和反应原理的产品，可参照本指导原则相关适用条款准备注册申报资料。对临床适用范围广泛，全自动化学发光免疫分析只是其适用范围某一部分的临床分析仪器，亦可参照本指导原则准备全自动化学发光免疫分析部分的注册申报资料。

本指导原则适用于申请产品注册和相关许可事项变更的产品。

二、注册申报资料要求

（一）综述资料

1. 概述

（1）申报产品管理类别：Ⅲ类。

（2）分类编码：6840－3。

（3）产品名称：依据《医疗器械分类目录》，建议统一将产品名称命名为全自动化学发光免疫分析仪，如有特殊情形，可根据医疗器械命名原则，参考修订后的《医疗器械分类目录》中的产品名称举例确定命名，并详细描述确定依据。

2. 产品描述

（1）结构组成

分析仪一般由主机和计算机两部分组成。其中主机为仪器的运行反应测定部分，主要由材料配备模块、液路模块、温度控制模块、机械传动模块、光路检测模块、电路控制模块等组成。材料配备模块包括反应杯、样品盘、试剂盘、清洗液、废液等在仪器上的贮存和处理装置；液路模块包括过滤器、密封圈、真空泵、管道、样本探针及试剂探针等；温度控制模块包括孵育器等；机械传动模块包括传感器、运输轨道、机械臂等；光路检测模块包括光电倍增管（Photomultiplier，PMT）；电路控制模块包括电源和线路控制板。计算机为仪器的核心部分和控制中心，主要包括计算机和随机软件，主要用于仪器的程控操作、检测结果的数据处理和指示判定。

申请人应当根据拟申报产品的具体特征详细描述各组成模块、各模块的具体组成部分以及各主要元器件的名称和生产企业，并详细描述申报产品的主要功能及各组成模块的功能，可以采用照片结合文字描述的形式给予明确说明。

（2）工作原理

从结构组成来看，全自动化学发光免疫分析仪与其他全自动检验分析仪器在组成模块上是类似的，在样本和试剂处理、机械传动、电路控制等方面的功能也基本类似，区别于其他产品的最大特点在于免疫反应部分和光检测装置部分。

①免疫反应部分

免疫反应部分根据免疫反应的模式不同可分为夹心法、竞争法、捕获法等。

a. 夹心法

测定抗原物质时通常采用包被特异性抗体的反应载体和发光剂/标记酶标记的特异性抗体，与待测的特异性抗原反应形成"反应载体－抗体－抗原－抗体－发光剂/标记酶"类型的复合物，通过磁场或其他方式吸附反应载体并清洗去除未结合的样本和试剂，仅保留反应形成的复合物，施加化学发光反应条件使复合物发光，使用光检测装置测量发光强度，测得的特异性抗原浓度与发光强度成正比。有时，特异性抗体是通过桥接的方式连接到反应载体上的，在反应过程中增加了一步特异性抗体与反应载体结合的步骤，其余步骤不变。

测定抗体物质的原理与测定抗原物质相似，只是将反应物质变为发光剂/标记酶标记的特异性抗原和包被特异性抗原的反应载体，最终形成"反应载体－抗原－抗体－抗原－发光剂/标记酶"类型的复合物，其余步骤不变。

b. 竞争法

竞争法一般包括发光剂标记抗原和发光剂标记抗体两种方式。

发光剂标记抗原方式采用发光剂/标记酶标记的特异性抗原和包被抗体的反应载体与样本反应，样本中的特异性抗原与发光剂/标记酶标记的特异性抗原竞争反应载体上包被抗体的结合位点，分别形成"反应载体－抗体－抗原"和"反应载体－抗体－抗原－发光剂/标记酶"两种形式的复合物，通过磁场或其他方式吸附反应载体并清洗去除未结合的样本和试剂，仅保留反应形成的复合物，施加化学发光反应条件使复合物发光，使用光检测装置测量发光强度，测得的特异性抗原浓度与发光强度成反比，即样本中的特异性抗原浓度较低，则抗体上大部分的结合位点与发光剂标记的抗原结合，经化学发光反应后，发光值读数较高。如果样本中所含的特异性抗原浓度较高，则抗体的大多数结合位点都与样本中的抗原相结合，少部分位点与发光剂标记的抗原结合，经化学发光反应后，发光值读数较低。有时，特异性抗体是通过桥接的方式连接到反应载体上的，在反应过程中增加了一步特异性抗体与反应载体结合的步骤，其余步骤没有变化。

发光剂标记抗体方式采用发光剂/标记酶标记的抗体和包被抗原的反应载体与样本反应，样本中的特异性抗原与包被抗原的反应载体竞争发光剂/标记酶标记抗体的结合位点，分别形成"反应载体－抗原－抗体－发光剂/标记酶"和"抗原－抗体－发光剂/标记酶"两种形式的复合物，通过磁场或其他方式吸附反应载体并清洗去除未结合的样本、试剂以及"抗原－抗体－发光剂/标记酶"，仅保留"反应载体－抗原－抗体－发光剂/标记酶"这种形式的复合物，施加化学发光反应条件使复合物发光，使用光检测装置测量发光强度，测得的特异性抗原浓度与发光强度成反比，即样本中的特异性抗原浓度较低，则抗体上大部分的结合位点与包被抗原的反应载体结合，经化学发光反应后，发光值读数较高。如果样本中所含的特异性抗原浓度较高，则抗体的大多数结合位点都与样本中的抗原结合，少部分位点与包被抗原的反应载体结合，经清洗步骤后，剩余的"反应载体－抗原－抗体－发光剂/标记酶"复合物经化学发光反应后，发光值读数较低。

c. 捕获法

捕获法较为常见的是测定某些抗原的特异性免疫球蛋白M（IgM）抗体。此方法通常采用包被有抗人特异性 IgM 抗体的反应载体、发光剂/标记酶标记的抗原与样本反应，形成"反应载体－抗 IgM 抗体－IgM 抗体－抗原－发光剂/标记酶"的免疫复合物，通过磁场或其他方式吸附反应载体并清洗去除未结合的样本和试剂，保留反应形成的复合物，施加化学发光反应条件使复合物发光，使用光检测装置测量发光强度，测得的特异性抗体浓度与发光强度成正比。

以上仅是对目前常见的化学发光免疫分析仪的常见非均相免疫反应模式进行描述，如有其他免疫反应模式，建议在此以图例加文字的形式分步骤对免疫反应模式进行详细描述。

基于均相免疫反应模式和鲁米诺氧途径免疫分析原理的全自动化学发光免疫分析仪，由于必须依赖两种微粒互相接近的化学能量传递的均相反应，进而形成夹心免疫复合物拉近两个微粒的距离以产生能量的有效传递并发出光信号，因此夹心法为此类产品的主要免疫反应模式。

②光检测装置部分

如前文所述，无论基于何种化学发光免疫原理和免疫反应模式，其最终结果均需要通过光检测装置检测反应的光强度，通过随机软件和计算机将发光强度转化为被分析物的浓度。目前，常见的光检测装置为光电倍增管，随着光电子技术的不断发展，今后可能会有其他光检测装置应用于全自动化学发光免疫分析仪上。

申请人应当根据申报产品的特点按照反应步骤写明工作原理，重点对免疫反应部分及光检测装置部分进行详细描述，免疫反应部分应采用文字加图示的方式对申报产品能够进行的反应类型分别描述，光检测装置部分应结合申报产品采用发光剂的具体情况进行描述，并写明申报产品区别于其他同类产品的特征（可以表格形式逐条进行描述）。

3. 注册单元和型号规格

（1）注册单元划分

原则上同一注册单元全自动化学发光免疫分析仪的技术原理、结构组成、性能指标和适用范围应基本一致，单一功能模块数量不同导致样本处理量存在差异的产品可以作为同一注册单元，符合下列任一情况的产品，应划分为不同的注册单元：

①不同化学发光反应类型的产品，如基于吖啶酯类直接化学发光反应原理的产品与基于 AMPPD 和碱性磷酸酶的间接化学发光反应原理的产品，应划分为不同的注册单元。

②采用不同的分离游离标记物和免疫复合物标记物方法的产品，应划分为不同的注册单元。

③采用不同的光检测装置的产品，应划分为不同的注册单元。

④化学发光反应类型相同，游离标记物和免疫复合物标记物分离方法相同，预期用途基本相同，但因产品主要设计结构的不同对安全性有效性有显著影响的产品，无论产品在样本处理速度、样本处理量、分析性能指标等方面

是否存在差异，均应划分为不同的注册单元。

（2）型号规格

对于同一注册单元申报产品存在多种型号规格的，应当明确各型号规格之间的区别，应当采用表格加说明性文字的图片、图表，对各型号规格的结构组成、功能、性能指标等内容进行描述。

4. 适用范围

（1）适用范围

①明确写明申报产品的预期用途，建议采用以下形式描述："该产品采用××法，与配套的检测试剂共同使用，在临床上用于对来源于人体的×××样本中的被分析物进行定性或定量检测，包括××××项目"。其中，××法应当依据申报产品采用的发光剂类型写明具体方法，如基于吖啶酯的直接化学发光法、基于 AMPPD 和碱性磷酸酶的间接化学发光法；×××包括血清、血浆、尿液、脑脊液等临床分析常见的样本类型，应当根据研究资料的具体结果明确写明申报产品适用的样本类型；××××项目应当根据研究资料的具体结果写明申报产品可以检测的被分析物的大类名称，如激素、肿瘤相关抗原、感染性疾病、变应原相关项目等。（大类名称可根据《医疗机构临床检验项目目录（2013 年版）》所载内容进行描述）

②明确写明目标用户为经专业培训的医疗卫生机构的检验人员，并写明相关人员操作申报产品应当具备的基本能力要求。

③明确写明与申报产品配套使用的检测试剂的情况，如为封闭系统，只写明生产企业名称即可，或者注明"与本公司生产的配套试剂共同使用"。

（2）预期使用环境

①明确写明申报产品预期使用的地点，如医疗卫生机构检验科。

②明确写明可能会影响申报产品安全性和有效性的环境条件，也即申报产品的正常工作条件，包括空间要求、温度、湿度、海拔高度、电源要求等，对每一条件均应给出具体的指标要求，如温度范围在 5～30℃。

（二）研究资料

1. 产品性能研究

1.1 产品性能研究资料

（1）功能性指标研究资料

①申报产品各组成模块性能的研究资料：应根据综述资料中有关申报产品结构组成和各主要组成模块的情况进行，提供详细的研究资料，至少应包括对材料配备模块、液路模块、温度控制模块、机械传动模块、光路检测模块、电路控制模块的功能性指标或者模块中主要元器件功能性指标的研究资料。

②申报产品临床项目分析性能的研究资料：建议申请人根据配套检测试剂分析性能评估的基础研究结果，综合考虑申报产品的反应模式及可检测的被分析物情况，按照对申报产品评价最不利原则，对每一涉及采用临床项目进

行研究的分析性能项目选取 3 ~ 5 个临床项目，采用临床样本进行研究，并提供详细的研究资料。所选项目应涵盖申报产品的反应模式及可检测的被分析物大类，且应在研究资料中详述选择的依据。

对于某些分析性能项目，如难以直接获得相应浓度水平的临床样本，此种情形下，申请人可采用临床样本进行人工添加的方法制备特殊浓度水平样本，但应当在研究资料中对此情况进行详细说明。

（2）安全性指标的验证包括电气安全指标和电磁兼容指标两大类。电气安全指标应当包括 GB 4793.1、GB 4793.9、YY 0648 及其他适用的国家标准和行业标准中的所有指标，电磁兼容指标应当包括 GB/T 18268.1 和 GB/T 18268.26 及其他适用的国家标准和行业标准中的所有指标，具备能力的申请人可对上述项目自行研究，并提交详细的验证资料，不具备能力的申请人可通过注册检验对上述项目进行验证，以注册检验报告作为该部分的验证资料。

（3）研究资料中应详细写明通过研究验证确定的分析仪结构组成及主要元器件信息。

（4）对于由已批准产品进行改进形成的新型号产品，注册人应当考虑新型号产品是否与已批准产品属于同一注册单元，如属于，注册人应当分析改进部分对产品安全性、有效性的影响，针对改进部分进行相应的组成模块性能研究和临床项目分析性能的研究，并提供详细的研究资料；如不属于，应当按照《医疗器械注册管理办法》第五章的要求进行产品注册。

1.2 产品技术要求的研究和编制说明

根据《医疗器械产品技术要求编写指导原则》的要求，产品技术要求应包含产品名称、产品型号/规格及其划分说明、性能指标、检验方法和产品技术要求编号。产品名称和产品型号/规格及其划分说明的内容应与综述资料中的相应内容保持一致。性能指标包括功能性指标、安全性指标以及质量控制指标，其内容应与产品性能研究资料的内容一致。检验方法应优先考虑采用公认的或已颁布的标准检验方法，对于尚无公认的或已颁布的标准检验方法，需根据产品性能研究资料的内容一致，并保证该方法具有可重现性和可操作性。

1.3 性能研究及产品技术要求研究适用的国家标准和行业标准清单见表1。

表1　相关国家和行业标准

标准编号	标准名称
GB 4793.1	《测量、控制和实验室用电气设备的安全要求 第1部分：通用要求》
YY 0648	《测量、控制和实验室用电气设备的安全要求 第2-101部分：体外诊断（IVD）医用设备的专用要求》
GB 4793.9	《测量、控制和实验室用电气设备的安全要求 第2-081部分：实验室用于分析和其他目的的自动和半自动设备的特殊要求》

续表

标准编号	标准名称
GB/T 18268.1	《测量、控制和实验室用的电设备 电磁兼容性要求 第1部分：通用要求》
GB/T 18268.26	《测量、控制和实验室用的电设备 电磁兼容性要求 第26部分：特殊要求 体外诊断（IVD）医疗设备》
YY/T 1155	《全自动发光免疫分析仪》

注：1. 上述标准未标注年代号，申请人应参照最新版本。
2. 如有其他新的适用国家标准和行业标准，应参照。

2. 产品有效期研究

应当提供产品有效期的验证报告，报告中应对申报产品中包含的易耗、易损、需定期更换或者具有固定使用寿命的主要元器件的情况进行详细描述，详述确定产品使用期限或者失效期的具体理由，给出产品使用期限或者产品失效期。

3. 软件研究

3.1 提供一份单独的全自动化学发光免疫分析仪随机软件描述文档，其内容应当符合 YY/T 0664 的要求，根据产品预期的临床检测项目可能对患者造成的风险，确定申报产品随机软件的安全性级别，并按照确定的安全性级别提交随机软件描述文档，核心算法部分应对申报产品适用的所有免疫反应模式对应的将发光值转化为被分析物浓度值的公式或计算工具描述清楚。

3.2 提供一份关于软件版本命名规则的声明，明确写明软件版本的全部字段及字段含义，确定软件的完整版本和发行所用的标识版本。其中，软件的完整版本信息应与随机软件描述文档中的相应内容保持一致，发行所用的标识版本信息应与产品说明书、随机软件描述文档的内容保持一致。

有关软件研究资料的详细内容，建议按照《医疗器械软件注册申报资料指导原则》的要求进行编写。

（三）生产制造信息

1. 生产工艺过程及过程控制点

建议根据申报产品的实际情况，以流程图的形式对生产工艺过程进行详细描述，并根据流程图逐一描述其中的过程控制点。

附录一给出了一个生产工艺流程图的例子，供参考，申请人应当根据申报产品生产工艺的具体情况进行描述。

2. 生产场地

申请人应当对与申报产品有关的研制场地和生产场地情况进行概述。

如申报产品具有多个研制、生产场地，则对每一研制、生产场地的情况均应进行概述。

（四）临床评价资料

全自动免疫分析仪已列入《免于进行临床试验的第三

类医疗器械目录》（以下简称"目录"），全自动化学发光免疫分析仪属于全自动免疫分析仪的范畴，一般情况下可免于进行临床试验。建议申请人按照以下要求提交临床评价资料。

1. 申报产品相关信息与《目录》所述内容的对比资料。《目录》中的产品描述主要包括结构组成、反应原理、样本类型、被分析物等内容，申请人应着重从上述四方面进行对比，建议按照附录二的形式提交。

2. 申报产品与《目录》中已获准境内注册医疗器械的对比说明，对比说明应当包括《申报产品与目录中已获准境内注册医疗器械对比表》和相应支持性资料。

应当从工作原理、结构组成、主要性能要求、适用范围、使用方法等方面进行对比，建议按照附录三的形式提交。

（五）产品风险分析资料

申请人应参考 YY/T 0316《医疗器械 风险管理对医疗器械的应用》规定的过程和方法，在产品生命周期内对申报产品可能造成的危害进行判定（可参考 YY/T 0316 的附录 H），对每一危害出境的风险进行判定和评价，形成风险管理报告，控制这些风险并监视控制的有效性，充分保证产品的安全性和有效性。

1. 产品的主要危害

全自动化学发光免疫分析仪的主要危害大致可包括四个方面，即：能量危害、生物学和化学危害、操作危害、信息危害。

（1）能量危害

电磁能：漏电流，可能共同使用的设备（移动电话、离心机、生化分析仪等）对申报产品的电磁干扰，静电放电对申报产品产生的干扰，申报产品正常工作中产生的电磁场对可能共同使用的其他设备的影响等引发的危害。

坠落：坠落导致机械部件松动，导致测量错误、误差过大或显示异常。

（2）生物学和化学危害

生物学：公共场所未经清洗、消毒的与人体接触的部件引起的交叉感染、申报产品的原材料有毒有害对人体造成的危害、检测完成后剩余样本、试剂和废弃物处理不当引起的交叉感染。

化学：使用的清洁剂、消毒剂残留引发的危害。

（3）操作危害

不正确的测量：产品的检测装置超过寿命或长时间未经校准，导致误差过大。

未按使用说明书中的要求进行测量，造成的测量失败、测量误差过大。

使用不同厂家的或与分析仪不相匹配的试剂，造成的测量失败、测量误差过大。

在制造商规定的使用环境条件外使用产品，可能造成测量误差过大，产品寿命降低。

未按产品说明书的规定对申报产品进行保养、未按产品说明书的规定更换具有使用寿命的元器件，造成的产品

工作不正常。

（4）信息危害

包括标记缺少或不正确，标记的位置不正确，不能被正确识别，不能永久贴牢和清楚易认。

不符合法规及标准规定的产品说明书，包括产品说明书中未对限制充分告知，未对不正确的操作、与其他设备共同使用时易产生的危害进行警告，未正确标示储存条件、消毒方法、维护信息，未对因长期使用产生功能丧失而可能引发的危害进行警告，未对合理可预见的误用进行警告等引发的危害。

2. 可参考的附录

（1）与产品有关的安全性特征判定可参考 YY/T 0316 的附录 C。

（2）危害、可预见的事件序列和危害处境判断可参考 YY/T 0316 的附录 E、I。

（3）风险控制的方案与实施、综合剩余风险的可接受性评价及生产和生产后监视相关方法可参考 YY/T 0316 的附录 F、G、J。

（六）产品技术要求

申请人应当按照《医疗器械产品技术要求编写指导原则》的规定编制，内容应包括产品名称、产品型号/规格及其划分说明、性能指标、检验方法和产品技术要求编号。其中，产品名称、产品型号/规格及其划分说明的内容应与综述资料的相应内容保持一致，性能指标、检验方法的内容可参考 YY/T 1155 设置，但每一性能指标项目的具体要求应与性能研究资料保持一致，具有确定的研究资料依据。

其中，应在"性能指标"和"检验方法"中明确写明软件组件全部临床功能的要求和检验方法。

（七）产品注册检验报告

同一注册单元内所检验的产品应当能够代表本注册单元内其他产品的安全性和有效性。对同一注册单元内代表产品的选取应考虑产品预期用途、性能指标、安全指标、结构组成等，具体原则如下：

1. 性能指标、安全指标和结构组成一致，预期用途不同的产品，应选取预期用途最多的型号规格作为代表产品。

2. 预期用途一致，主要设计结构存在差异，但差异未对安全性有效性造成显著影响的产品，应选取性能指标标称值最高的型号规格作为有效性验证的代表产品。同时，在电气安全性能无法互相覆盖时，应对注册单元内每一型号规格产品均进行电气安全指标的注册检测。

3. 同一注册单元产品如包含多个软件组件或多个版本的软件组件，则每个软件组件或每个版本软件组件构成的产品均应作为一个检测单元，除非检测单元可以完整覆盖注册单元全部情况。

4. 当没有充足证据能够证明同一注册单元内不同型号规格产品之间电磁兼容性能可以覆盖时，应选取每一型号规格产品进行电磁兼容项目检测。

对于代表产品的选择，申请人应当提供相关资料予以证明。对于不同型号规格产品之间电磁兼容性能可以覆盖的情形，需由出具注册检验报告的医疗器械检验机构提供相关说明（可在预评价意见中体现）。

（八）产品说明书和最小销售单元的标签样稿

1. 产品说明书

产品说明书应当符合《医疗器械说明书和标签管理规定》的要求，至少包括以下内容：

（1）产品名称、型号、规格；

（2）注册人的名称、住所、联系方式及售后服务单位，进口产品还应当载明代理人的名称、住所及联系方式；

（3）生产企业的名称、住所、生产地址、联系方式及生产许可证编号，委托生产的还应当标注受托企业的名称、住所、生产地址、生产许可证编号；

（4）医疗器械注册证编号；

（5）产品技术要求的编号；

（6）产品性能、主要结构组成、适用范围

①主要结构组成

建议以实物照片/示意图加文字的形式对申报产品的整体结构进行描述，标明各主要模块的名称（应包含软件组件，并注明软件组件的名称、型号规格和发布版本）。

建议以实物照片/透视图/俯视图/剖面图加文字的形式对各主要模块逐一进行描述，标明每一主要模块的主要组成结构和主要元器件的名称，对于重要元器件或功能零部件，建议单独进行描述。

建议对软件的主要功能进行描述，重点对用户界面的整体情况和各功能窗口涉及的操作功能进行简单介绍。

②适用范围

建议采用以下形式进行描述："该产品采用××法，与配套的检测试剂共同使用，在临床上用于对来源于人体的×××样本中的被分析物进行定性或定量检测，包括××××项目"。

③反应原理

建议对申报产品采用的化学发光反应类型进行详细描述，对发光剂的发光原理进行描述，可配合公式、示意图等进行解释，同时以文字加图示的方式对该类发光剂的发光特点进行描述，主要是发光强度与时间之间、发光强度与被分析物含量之间的关系。

建议对申报产品采用的固相载体及其分离方式进行详细描述。

建议以图示加文字的形式对申报产品适用的每种免疫反应模式进行分步骤详细介绍，每步骤的图示中均应体现出该步骤状态下反应单元内抗原、抗体、固相载体、发光剂等物质的对应状态。

④性能指标

建议至少写明以下内容：产品尺寸、重量、储存条件（温度、湿度）、正常工作条件（温度、湿度、海拔高度、电源要求）、分析通量、试剂位数量、样品位数量。

（7）禁忌症、注意事项、警示以及提示的内容；

（8）安装和使用说明或者图示

建议以申报产品安装调试完毕可开始正常工作作为初始状态介绍具体的操作方法，详细描述校准、质控、检测设计（样本排布、试剂选择、检测程序等）、结果传输和打印等每一步骤的详细操作方式，主要是在用户界面上如何操作应有详细的文字及图示描述。

（9）产品维护和保养方法，特殊储存、运输条件、方法

①维护和保养

建议以文字加图示的方式对使用者能够进行的维护保养措施，包括每日维护（如，非工作时间液路系统的维护方法、废液桶更换方法）、每周维护（如，水容器和水瓶的清洁方法）、每月维护（如，清洗试剂探针的方法）、重点零部件维护（如，样本架的维护保养方法）的具体内容进行详细描述。

②故障排除

建议以列表方式对申报产品正常使用过程中可能出现的可由使用者自行排除的故障进行详细描述，应当至少写明故障的表现、可能原因、建议的处理方式。

（10）生产日期，使用期限或者失效日期

注明产品的生产日期，使用期限或者失效日期。使用期限或者失效日期应当根据产品有效期研究资料的内容写明具体日期，并注明确定依据。

考虑到仪器维护、保养、维修的情况，建议申请人可在产品说明书中注明有效期的同时，写明仪器经过正常的维护、保养、维修，仍然可以正常使用。

（11）配件清单，包括配件（适用的反应杯/管/池的规格、适用的样本管的规格、样本架情况、急诊样本情况、条码类型）、附属品及损耗品，应写明每一配件的名称、更换周期以及更换方法的说明等；

（12）产品标签所用的图形、符号、缩写等内容的解释；

（13）说明书的编制或者修订日期。

上述各项项目均应当包含在产品说明书中，但其中的详细内容可能因申请人和申报产品的不同而有所区别，或者某些项目的详细内容可能记载于其他文件（如维修保养手册）中，此种情况下，申请人应当在提交产品说明书时另附文件予以说明。

产品说明书的内容均应有明确的来源，与综述资料、研究资料等注册申报资料的内容保持一致。进口产品的原文说明书如缺少上述项目中的某些内容，应当在产品中文说明书中予以增加，涉及技术内容且前述注册申报资料中未包含的，建议提交相应验证资料。

2. 最小销售单元的标签样稿

目前，全自动化学发光免疫分析仪的体积还比较大，每台分析仪的标签样稿应当符合《医疗器械说明书和标签管理规定》的要求，其内容应当至少包括第十三条规定的所有适用内容。如随着工艺改进导致分析仪体积变小，而标签样稿中无法标明所有内容时，可按第十三条最后一段的要求提交最小销售单元的标签样稿。

附录一 全自动化学发光免疫分析仪生产工艺流程图举例

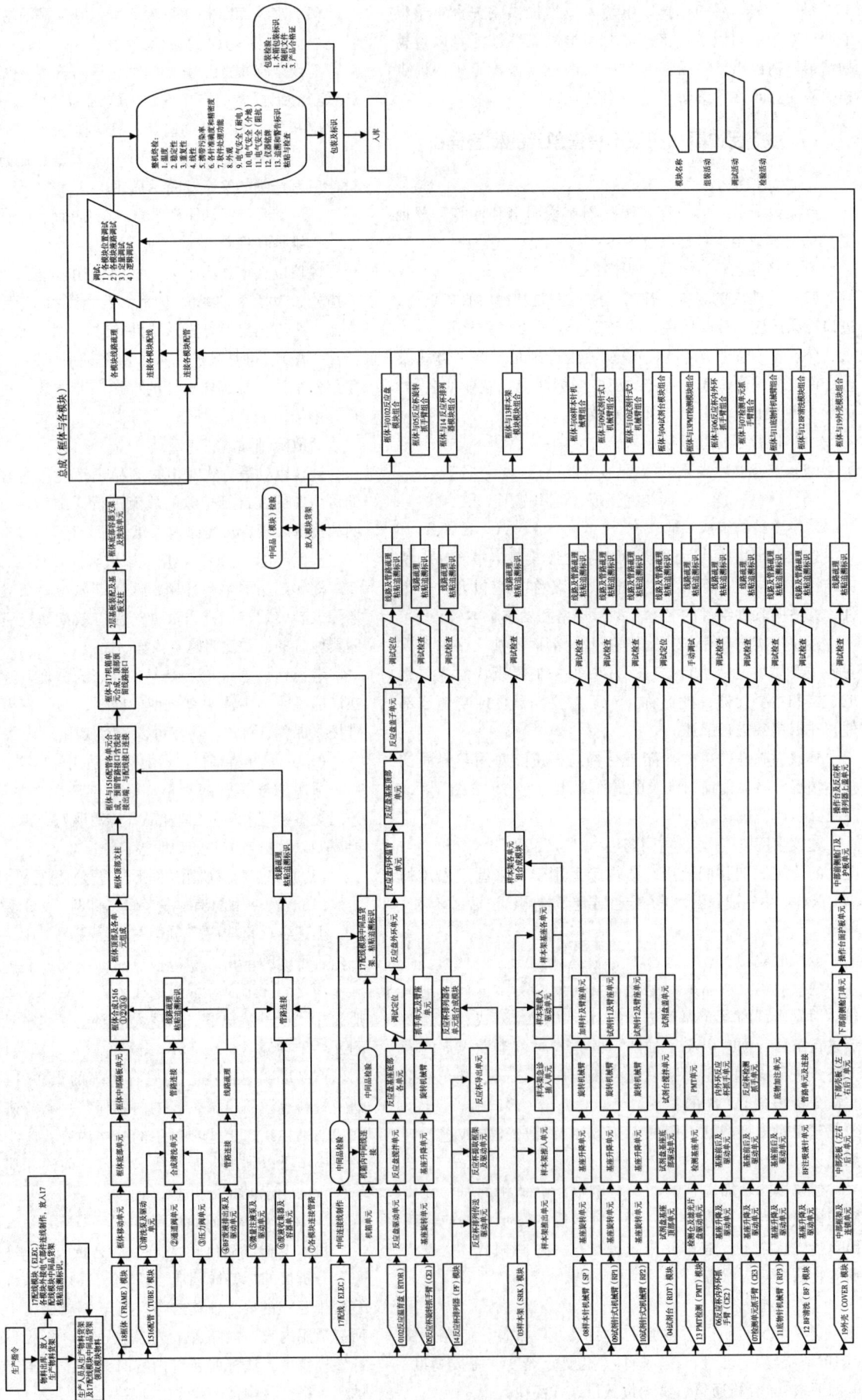

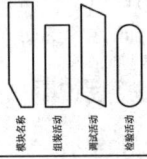

附录二

表2 申报产品相关信息与《目录》所述内容对比表

	申报产品	《目录》描述
结构组成	根据申报产品具体情况，写明组成模块	取样中心、处理中心、废液和供应中心、系统控制中心等
反应原理	化学发光反应类型。 免疫反应模式。 光信号与分析物浓度的关系	抗原抗体相互结合的免疫学反应为基础，使用酶标记或化学发光剂标记抗原抗体，通过一系列级联放大反应，将光信号或电信号与分析物浓度等相联系
样本类型	血清、血浆、全血、尿液、脑脊液等（按申报产品具体情况写明）	人类体液
被分析物	肿瘤标志物、激素、致病性病原体抗原/抗体等（按申报产品具体情况写明）	各种分析物，如肿瘤标志物，病原体抗原抗体

附录三

表3 申报产品与目录中已获准境内注册医疗器械对比表

	对比项目	目录中已获准境内注册同类产品	申报产品	差异性	支持性资料概述
工作原理	1. 化学发光反应类型。 2. 免疫反应模式。 3. 光信号与分析物浓度的关系				
结构组成	根据申报产品具体情况，写明组成模块				
性能要求	参照行业标准 YY/T 1155 的要求，逐项进行比较				
软件核心功能					
产品符合的国家/行业标准					
适用范围	样本类型、被分析物类型				
使用方法	工作环境、操作人员要求等				
防范措施和警告					
标签					
产品说明书					

123 尿液分析仪注册技术审评指导原则

[尿液分析仪注册技术审查指导原则（2016年修订版）]

本指导原则旨在指导注册申请人对尿液分析仪注册申报资料的准备及撰写，同时也为技术审评部门审评注册申报资料提供参考。

本指导原则是对尿液分析仪的一般要求，申请人应依据产品的具体特性确定其中内容是否适用，若不适用，需具体阐述理由及相应的科学依据，并依据产品的具体特性对注册申报资料的内容进行充实和细化。

本指导原则是供申请人和审查人员使用的指导文件，

不涉及注册审批等行政事项，亦不作为法规强制执行，如有能够满足法规要求的其他方法，也可以采用，但应提供详细的研究资料和验证资料。应在遵循相关法规的前提下使用本指导原则。

本指导原则是在现行法规、标准体系及当前认知水平下制定的，随着法规、标准体系的不断完善和科学技术的不断发展，本指导原则相关内容也将适时进行调整。

一、适用范围

本指导原则适用于基于干化学原理对尿液分析试纸条进行分析的尿液分析仪，按《医疗器械分类目录》管理类别为Ⅱ类，管理类代号为6840，不包括湿式尿液分析仪。

二、技术审查要点

（一）产品名称要求

尿液分析仪的命名方式：
可在产品名称前加工作方式，如"全自动尿液分析仪"。

（二）产品的结构和组成

尿液分析仪一般由机械系统、光学系统、电路系统三部分组成。

机械系统：将待检的试纸条传送至光学系统和检测器的正下方，达到精确测试的目的。

光学系统：光源照射到已产生生化反应的试剂块上，其反射光被检测器接收。由于各试剂块显色的深浅不同，表现为试剂块上的反射光强度不同，故反射光的强度与各试剂块的颜色深浅成比例关系。

电路系统：将光信号转换成电信号放大，经模/数转换后送 CPU 处理，计算出最终检测结果，然后将结果输出到屏幕显示并送打印机打印。

1. 半自动尿液分析仪

1.1 结构组成一般包括：试纸条传送装置、光学系统、中央处理器、分析处理软件、显示器和打印机。

1.2 机械结构主要有以下几类：试纸条传送带式、试纸条架式、皮带传送式和转盘式等，列举如下：

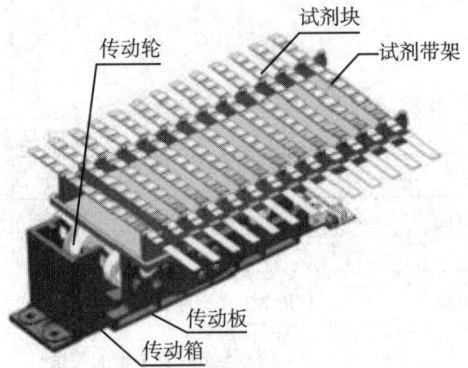

试纸条传送带

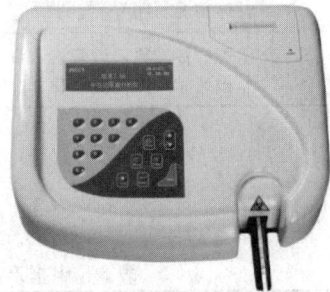

试纸条架式半自动尿液分析仪

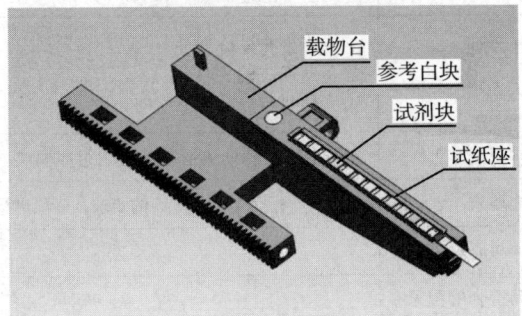

试纸条架式

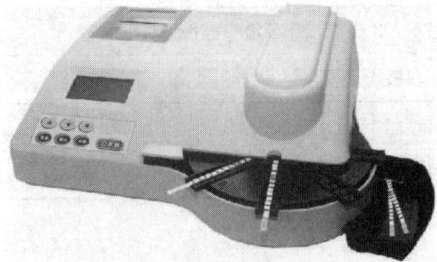

转盘式半自动尿液分析仪

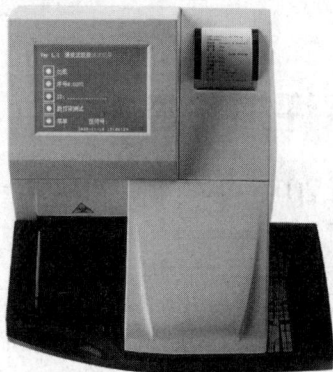

试纸条传送带式半自动尿液分析仪

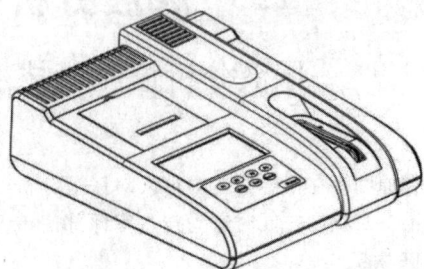

皮带传送式半自动尿液分析仪

2. 全自动尿液分析仪

2.1 结构组成一般包括：自动进样装置、自动选条装置、试纸条传送装置、液路装置、光学系统、中央处理器、废料收集装置、分析处理软件、显示器和打印机。

2.2 机械结构主要有两类：

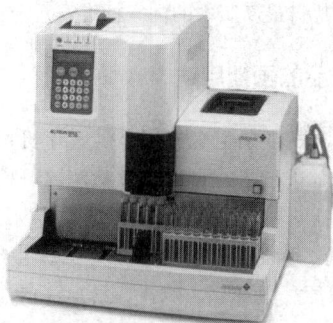

试纸条单条式全自动尿液分析仪

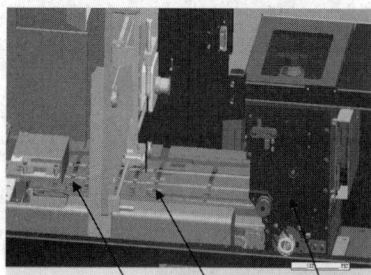

运条器　单条试纸条　选条器

试纸条单条

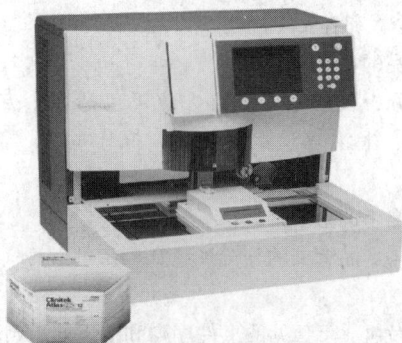

试纸条卷带式全自动尿液分析仪

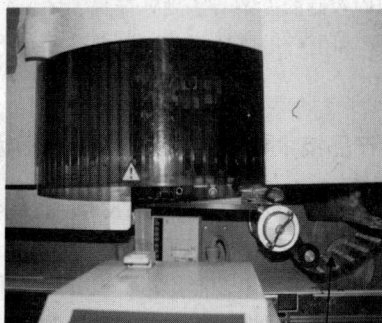

试纸条卷带

试纸条卷带式

（三）产品工作原理

尿液分析仪根据光电比色原理，通过试纸条上试剂区与尿液中生化成分反应产生的颜色变化，测定尿液中生化成分的含量。

当浸有尿样本的试纸条被放入试纸条架上后，仪器的传送装置将试纸条传送至检测器的正下方，试纸条上已产生化学反应的各试剂块被光源照射后，其反射光被检测器接收。试纸条中各试剂块与尿液中相应成分进行独立反应，显示不同的颜色，颜色的深浅与尿液中某种成分成比例关系。各试剂块反应后的颜色越深，吸收光量值越大，反射光量值越小，则反射率越小，反之，颜色越浅，吸收光量值越小，反射光量值越大，则反射率越大，也就是说颜色的深浅与尿液样本中的各种成分的浓度成正比。

试纸条中还有一个空白块，作为对尿液颜色及仪器变化产生的误差进行补偿。将测定的每种试剂区反射光的光量值与空白块的反射光量值进行比较，通过计算求出反射率，仪器根据反射率确定尿液中生化成分的含量。

反射率计算公式如下：

$$R(\%) = \frac{T_m \times C_s}{T_s \times C_m} \times 100\%$$

式中：

R——反射率；

T_m——试剂块对测定波长的反射强度；

C_s——空白块对参考波长的反射强度；

T_s——试剂块对参考波长的反射强度；

C_m——空白块对测定波长的反射强度。

1. 半自动尿液分析仪的原理框图如下图所示：

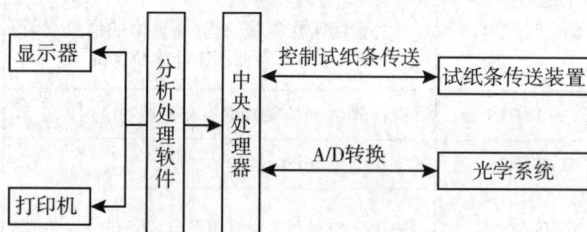

2. 全自动尿液分析仪的原理框图如下图所示：

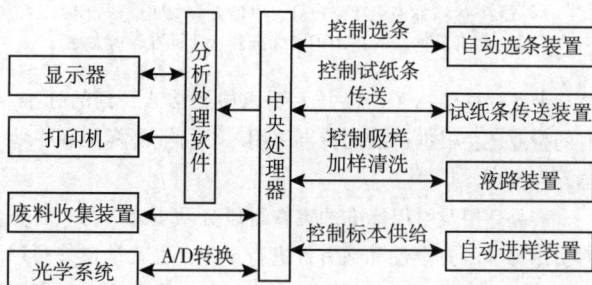

（四）注册单元划分的原则和实例

尿液分析仪产品的注册单元原则上以技术结构（结构

组成如：相同的试纸条传送模式、相同的光学系统可以归为同一注册单元）、性能指标（所有性能指标均相同的可以归为同一注册单元）和预期用途为划分依据，同时考虑至少以下两点：

1. 对于光学系统相同的可归入同一注册单元。

2. 对相同的绝缘方式可归入同一注册单元。

（五）产品适用的相关标准

目前与尿液分析仪产品相关的常用标准如下（表1）：

表1 相关产品标准

GB/T 191	《包装储运图示标志》
GB 4793.1	《测量、控制和实验室用电气设备的安全要求 第1部分：通用要求》
GB 4793.9	《测量、控制和实验室用电气设备的安全要求 第9部分：实验室用分析和其他目的的自动和半自动设备的特殊要求》
GB4943.1	《信息技术设备的安全 第1部分：通用要求》
GB/T 12519	《分析仪器通用技术条件》
GB/T 14710	《医用电器环境要求及试验方法》
GB/T 18268.1	《测量、控制和实验室用电气设备 电磁兼容性要求 第1部分：通用要求》
GB/T 18268.26	《测量、控制和实验室用电气设备 电磁兼容性要求 第26部分：特殊要求 体外诊断（IVD）医疗设备》
GB/T 29791.3	《体外诊断医疗器械 制造商提供的信息（标示） 第3部分：专业用体外诊断仪器》
YY/T 0316	《医疗器械 风险管理对医疗器械的应用》
YY/T 0475	《干化学尿液分析仪》
YY 0648	《测量、控制和实验室用电气设备的安全要求 第2-101部分：体外诊断（IVD）医用设备的专用要求》

注：1. 上述标准未标注年代号，申请人应参照最新版本。
2. 如有其他新的适用国家标准和行业标准，应参照。

上述标准包括了产品技术要求中经常涉及到的标准。有的企业还会根据产品的特点引用一些行业外标准和一些国际标准。

产品适用及引用标准的审查可以分两步来进行。首先对引用标准的齐全性和适宜性进行审查，也就是在编写产品技术要求时与产品相关的国家、行业标准是否进行了引用，以及引用是否准确。

其次对引用标准的采纳情况进行审查。即所引用标准中的条款要求，是否在产品技术要求中进行了实质性的条款引用。这种引用通常采用两种方式，文字表述繁多内容复杂的可以直接引用标准及条文号，比较简单的也可以直接引述具体要求。

如有适用的强制性国家标准、行业标准实施，产品性能指标要求应执行最新版本的国家标准、行业标准。

（六）产品的预期用途

与尿液分析试纸条配套使用，供医疗机构对人体尿液样本中生化成分进行半定量或定性检测，可检测项目主要包括尿8项、尿9项、尿10项、尿11项、尿12项、尿13项和尿14项等，为临床检验和诊断提供参考。目前可检测的项目有尿胆原、胆红素、酮体、潜血、蛋白质、亚硝酸盐、白细胞、葡萄糖、比重、酸碱度、维生素C、微白蛋白、肌酐、尿钙等，部分产品还包含尿液颜色检查和尿液浊度检查功能。

注：具体的检测项目应体现在产品的注册证和说明书中。

（七）产品的主要风险

申请人应参考YY/T 0316《医疗器械 风险管理对医疗器械的应用》规定的过程和方法，在产品生命周期内对申报产品可能造成的危害进行判定（可参考YY/T 0316的附录H），对每一危害出境的风险进行判定和评价，形成风险管理报告，控制这些风险并监视控制的有效性，充分保证产品的安全性和有效性。

1. 产品的主要危害

尿液分析仪的主要危害大致可包括四个方面，即：能量危害、生物学和化学危害、操作危害、信息危害（表2）。

2. 可参考的附录

（1）与产品有关的安全性特征判定可参考YY/T 0316的附录C。

（2）危害、可预见的事件序列和危害处境判断可参考YY/T 0316的附录E、I。

（3）风险控制的方案与实施、综合剩余风险的可接受性评价及生产和生产后监视相关方法可参考YY/T 0316的附录F、G、J。

（八）产品技术要求包括的主要技术指标

产品技术要求的审查是产品主要技术性能指标审查中最重要的环节之一。

尿液分析仪主要技术性能指标可以分解为技术性能要求和安全要求两部分。其中有些技术性能要求和安全要求又是相关联的。

表2　尿液分析仪风险分析时主要危害列举

可能的危害		可能的原因	造成的后果
能量危害	电能	电击	操作者电击伤
	机械力	仪器的设计存在棱角	操作者划伤
	运动部件	部件运动过程中触碰	操作者碰撞伤
	电磁场	仪器产生的电磁强度超标或保护元件破损	对操作者健康或周边设备的正常使用造成影响
	对电磁干扰的敏感性	抗电磁干扰能力差，特定环境设备工作不正常	仪器不正常工作
生物学和化学危害	生物污染	标本遗洒、样品针刺伤	造成使用者感染
	样本的携带污染	前一个强阳性样本对下一个阴性样本结果的影响	导致下一个阴性样本假阳性
	微生物污染	废弃物未按规定时间和方法处理	导致废弃物对周围环境及操作者造成微生物污染
	由于废物和/或医疗器械处置造成的污染	废弃物处理不当，没提供处理信息或提供信息不充分	污染环境
操作危害	不适当的标记	标记不明显	按键被操作者误读、误按
	未在规定的外部环境条件的操作可能性	因温度、阳光直射等影响	仪器可能报错导致无法正常测试
	不适当的操作说明	操作说明书过于复杂	操作者无法按照说明书进行操作
	由不熟练/未经训练的人员使用	未对使用者进行培训或者使用者未阅读说明书	仪器无法被正确使用
	过于复杂的操作手册	使用说明书过于复杂	使用者不知如何正确使用仪器
	操作手册没有或分离	无使用说明书，使用者不知仪器的功能、性能指标及正确的使用方法	造成不正确的使用仪器
	使用与检测系统不配套的试纸条	仪器和试纸条的不配套	检测结果不准确
	合理可预见的错误使用	功能不同的输出端使用相同的接口端子	操作者在操作时发生混淆
	维护不适当	未按要求进行维护	仪器无法被正确维护
	不正确的测量和其他方面计量	测试操作未按说明书规定进行	导致测试失败
	对医疗器械寿命中止缺少适当的决定	说明书中缺少提示信息或标识	仪器寿命中止后使用仍在进行，导致测试结果不准确
	动作控制或实际状态信息显示的图像不清	软件存在缺陷	操作者不易操作或对测试结果的判断产生异议
信息危害	维修规范缺少或不适当，包括维修后检查规范不适当	未按照规范进行服务和维修	仪器未达到修复使用要求
	不适当的包装	医疗器械的包装与仪器的外形尺寸、重量不匹配	导致医疗器械的损坏
	不充足的使用前规格检查	使用前没有检查仪器的状态及配套的试纸条是否超过了效期或保管不当	导致测试结果不准确
	不恰当的包装；产品防护不当导致设备运输过程中损坏等	未保存原包装	仪器运输中受损
	错误或判断错误	功能不同的输出端使用相同的接口端子	操作者在操作时发生混淆

续表

可能的危害		可能的原因	造成的后果
信息危害	违反或缩减说明书、程序等	说明书中图示符号不规范、操作使用方法不清楚、技术说明不清楚、清洁方法不明确及清洁消毒不当等	操作者看不懂说明书，产生异议
	决定器械寿命的因素缺乏	不具备储存条件会造成设备关键元器件稳定性失效	达不到预期使用寿命
	结果的错误再显示	公式错误导致测量结果显示错误	测试结果不正确
	设置、测量或其他信息的含糊或不清晰的显示	人机交互界面设计不清晰	操作者不易操作
	含糊的或不清晰的医疗器械状态	仪器无明确的自检和报警信息	测试结果不正确
	复杂或混淆的控制系统	操作使用难度大，容易出现错误操作	导致仪器不能正常工作

标准中规定的要求部分是否齐全，可以通过对是否具有以下主要内容进行审评。

1. 外观

（1）仪器外观整齐、清洁，表面涂、镀层无明显剥落、擦伤及污垢；

（2）铭牌及标志应清楚。

2. 重复性

分析仪反射率测试结果的变异系数（CV，%）≤1.0。

3. 与适配尿液分析试纸条的准确度

检测结果与相应参考溶液标示值相差同向不超过一个量级，不得出现反向相差。阳性参考溶液不得出现阴性结果，阴性参考溶液不得出现阳性结果。

4. 稳定性

分析仪开机 8 小时内，反射率测试结果的变异系数（CV，%）≤1.0。

5. 携带污染（如适用）

检测除比重和 pH 外各测试项目最高浓度结果的阳性样本，随后检测阴性样本，阴性样本不得出现阳性。

6. 功能

分析仪至少应具有下列功能：

（1）应能开机自检，识别并报告错误；

（2）结果单位至少应有国际单位制；

（3）应具备输出端口；

（4）应能存储测试数据；

（5）仪器应具有校正功能。

7. 电磁兼容性

应符合 GB/T 18268.1 和 GB/T 18268.26 的要求。

8. 电气安全

应符合 GB4793.1、GB4793.9 及 YY 0648 中适用条款的要求。

9. 环境试验

应按照 GB/T 14710 的要求进行。

（九）产品的检测要求

产品检测包括出厂检验和型式检验两部分。

1. 出厂检验应至少包括性能要求和电气安全要求两部分。

性能要求至少应包括：重复性、分析仪与随机尿试纸条适配的准确度、稳定性。

电气安全要求至少应包括：可触及零部件的允许限值、插头连接设备的保护连接阻抗（如适用）、介电强度试验。

2. 型式检验包括外观要求、基本功能、性能要求、电磁兼容性要求、电气安全要求、环境实验要求。

（十）同一注册单元内注册检验代表产品确定原则和实例

同一注册单元内所检验的产品应当能够代表本注册单元内其他产品的安全性和有效性。

功能的覆盖按最不利的原则确定，不能覆盖的差异性应作检测；

产品的结构组成、性能指标的覆盖：

涉及安全性、有效性关键件的一致性（关键件的规格类型等），不一致的应作检测。如：电源变压器（开关电源）、电机、过温保护装置、PC 板、用作瞬态过压限制装置的电路、显示器、熔断器或熔断器座、设备外壳材料、高完善性元器件、电源开关以及光学系统有关部件等。

（十一）产品生产制造相关要求

产品在生产过程中，电气安全性能指标部分应符合 GB 4793.1—2007《测量、控制和试验室用电气设备的安全要求 第 1 部分：通用要求》和 YY 0648—2008《测量、控制和实验室用电气设备的安全要求 第 2-101 部分：体外诊断（IVD）医用设备的专用要求》的要求；电磁兼容性指标部分应符合 GB/T 18268.1—2010《测量、控制和实验室用电气设备 电磁兼容性要求 第 1 部分：通用要求》和 GB/T

18268.26—2010《测量、控制和实验室用电气设备 电磁兼容性要求 第 26 部分：特殊要求 体外诊断（IVD）医疗设备》的要求；性能指标部分应符合 YY/T 0475—2011《干化学尿液分析仪》要求，应按 YY/T 0475—2011《干化学尿液分析仪》的要求或企业制定高于行标的内控标准进行

性能指标的验证，使产品在用户使用时风险降到最低。

1. 产品生产加工工艺

建议根据申报产品的实际情况，以流程图的形式对生产工艺过程进行详细描述，并根据流程图逐一描述其中的过程控制点。

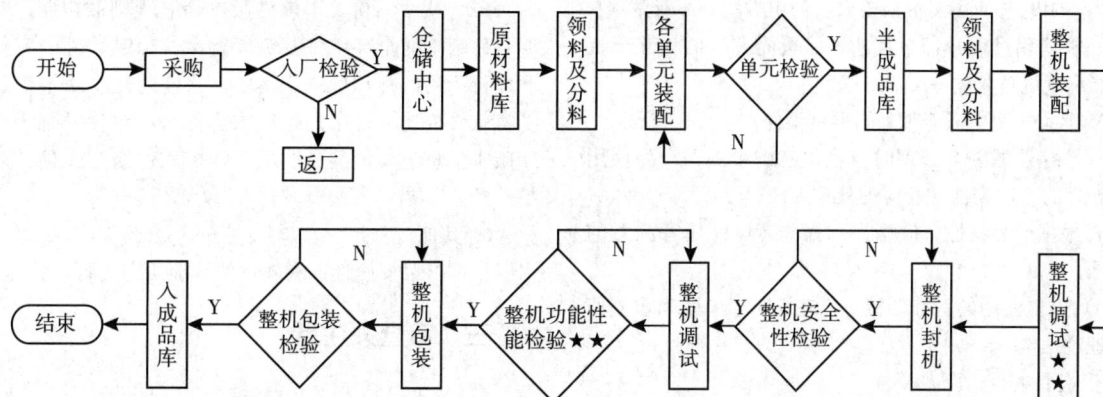

申请人应当根据企业的规模不同、申报产品生产工艺的具体情况进行描述上述的工艺流程，可以有增加或减少；另外，不同的生产企业，工艺名称可根据实际情况确定。

2. 产品生产关键工艺

具体参见"产品生产加工工艺"中的加"★★"项。

3. 产品生产特殊工艺：因产品工艺比较简单，一般情况下没有特殊工艺。

（十二）产品的临床评价细化要求

按照相应规定干化学尿液分析仪在《关于发布免于进行临床试验的第二类医疗器械目录的通告》（国家食品药品监督管理总局通告 2014 年第 12 号）的《免于进行临床试验的第二类医疗器械目录》（以下简称《目录》）中。建议申请人按照以下要求提交临床评价资料。

1. 申报产品相关信息与《目录》所述内容的对比资料。《目录》中的产品描述主要包括结构组成、反应原理、样本类型、被分析物等内容，申请人应着重从上述四方面进行对比。

2. 申报产品与境内已上市同类产品的对比说明资料。应当从工作原理、结构组成、主要性能要求、适用范围、使用方法等方面进行对比。

3. 申报产品通过临床使用获得的数据。可提交配套检测试纸条在申报产品上进行临床评价的资料，作为申报产品的临床评价资料。

进口产品除提供上述临床评价资料外，还应当提供境外政府医疗器械主管部门批准该产品上市时的临床评价资料。

4. 临床评价报告

临床评价报告是根据前述对比资料和临床评价资料形成的。

（十三）产品的不良事件历史记录

建议密切关注、收集相关不良事件的报道。

（十四）产品说明书和标签要求

医疗器械说明书和标签应符合《医疗器械说明书和标签管理规定》（国家食品药品监督管理总局令第 6 号）的要求，同时还应符合 GB 4793.1、GB 4793.9 和 YY 0648 适用条款的要求，至少应包括以下内容：

1. 医疗器械说明书内容

分析仪应附有说明书，说明书至少应包括以下内容：

（1）产品名称、型号、规格；

（2）注册人名称、住所、联系方式及售后服务单位，进口医疗器械还应当载明代理人的名称、住所及联系方式；

（3）生产企业的名称、住所、生产地址、联系方式及生产许可证编号，委托生产的还应当标注受托企业的名称、住所、生产地址、生产许可证编号。

（4）医疗器械注册证编号；

（5）产品技术要求编号；

（6）产品性能、主要结构组成、适用范围；

（7）禁忌症、注意事项、警示以及提示内容；

（8）安装和使用说明或者图示，由消费者个人自行使用的医疗器械还应当具有安全使用的特别说明；

（9）产品维护和保养方法，特殊储存、运输条件、方法；

（10）生产日期，使用期限或者失效日期；

（11）配件清单，包括配件、附属品、损耗品更换周期以及更换方法的说明等；

（12）医疗器械标签所用的图形、符号、缩写等内容的解释；

（13）说明书的编制或者修订日期；

（14）其他应当标注的内容。

注：医疗器械说明书中有关注意事项、警示以及提示性内容主要包括：

（1）产品使用的对象；

（2）潜在的安全危害及使用限制；

（3）产品在正确使用过程中出现意外时，对操作者、使用者的保护措施以及应当采取的应急和纠正措施；

（4）必要的监测、评估、控制手段；

（5）产品需要同其他医疗器械一起安装或者联合使用时，应当注明联合使用器械的要求、使用方法、注意事项；

（6）在使用过程中，与其他产品可能产生的相互干扰及其可能出现的危害；

（7）产品使用中可能带来的不良事件；

（8）医疗器械废弃处理时应当注意的事项，产品使用后需要处理的，应当注明相应的处理方法；

（9）根据产品特性，应当提示操作者、使用者注意的其他事项；

（10）重复使用的医疗器械应当在说明书中明确重复使用的处理过程。

2. 标签要求

分析仪应在明显位置固定耐腐标牌，并注明以下信息：

（1）产品名称、型号、规格；

（2）注册人的名称、住所、联系方式，进口医疗器械还应当载明代理人的名称、住所及联系方式；

（3）医疗器械注册证编号；

（4）生产企业的名称、住所、生产地址、联系方式及生产许可证编号，委托生产的还应当标注受托企业的名称、住所、生产地址、生产许可证编号；

（5）生产日期；

（6）电源连接条件、输入功率；

（7）根据产品特性应当标注的图形、符号以及其他相关内容；

（8）必要的警示、注意事项；

（9）特殊储存、操作条件或者说明；

（10）使用中对环境有破坏或者负面影响的医疗器械，其标签应当包含警示标志或者中文警示说明；

（11）带放射或者辐射的医疗器械，其标签应当包含警示标志或者中文警示说明。

医疗器械标签因位置或者大小受限而无法全部标明上述内容的，至少应当标注产品名称、型号、规格、生产日期和使用期限，并在标签中明确"其他内容详见说明书"。

（十五）产品的研究要求

1. 产品性能研究

2. 生物相容性评价研究

3. 灭菌和消毒工艺研究

4. 产品有效期研究

应当提供产品有效期的验证报告，报告中应对申报产品中包含的易耗、易损、需定期更换或者具有固定使用寿命的主要元器件的情况进行详细描述，详述确定产品使用期限或者失效期的具体理由，给出产品使用期限。

5. 软件研究

（1）提供一份单独的尿液分析仪随机软件描述文档，

其内容应当符合 YY/T 0664 的要求，根据产品预期的临床检测项目可能对患者造成的风险，确定申报产品随机软件的安全性级别，并按照确定的安全性级别提交随机软件描述文档，核心算法部分应对申报产品适用的计算方法描述清楚。

（2）提供一份关于软件版本命名规则的声明，明确写明软件版本的全部字段及字段含义，确定软件的完整版本和发行所用的标识版本。其中，软件的完整版本信息应与随机软件描述文档中的相应内容保持一致，发行所用的标识版本信息应与产品说明书、随机软件描述文档的内容保持一致。

6. 其他

证明产品安全性、有效性的其他研究资料。

三、审查关注点

（一）产品技术要求的编制

产品技术要求中应明确产品的型号、结构组成等内容。应符合相关的国家标准、行业标准和有关法律、法规的规定，并按国家食品药品监督管理总局发布的《医疗器械产品技术要求编写指导原则》的要求编制。

（二）产品的安全性是否符合安全要求。

（三）产品的主要性能指标确定的依据。

（四）产品的环境试验是否执行了 GB/T 14710 的相关要求。

（五）说明书中对产品使用安全的提示是否明确。

（六）配套试纸条的说明、参考溶液配制资料及质控品的相关说明。

（七）关于报警

标准中的技术指标未包含报警功能，审查中应考虑仪器的报警功能，如：对需定期更换管路部件的仪器，除使用说明书中应指出定期更换的周期、方法外，仪器还应在大于规定使用时间时，仪器具有提示或报警功能。另外，当试纸未沾到样本或运动部件出现故障时，仪器应有提示或报警功能；仪器还应该具有自检功能，否则在临床使用中会产生风险。报警的设置情况可在综述资料及研究资料中进行阐述。

尿液分析仪注册技术审查指导原则编制说明

一、编写目的

本指导原则旨在指导和规范尿液分析仪产品的技术审评工作，帮助技术审评部门理解和掌握该类产品原理/机理、结构、性能、预期用途等内容，把握技术审评工作基本要求和尺度，对产品安全性、有效性作出系统评价。

由于尿液分析仪产品仍在不断发展，审查员仍需密切关注相关法规、标准及尿液分析仪产品技术的最新进展，关注审评产品实际结构组成、功能、预期用途等方面的个性特征，以保证产品审评符合现行法规安全、有效的要求。

二、编写依据

本指导原则主要依据《医疗器械监督管理条例》（国务院令第 650 号）、《医疗器械注册管理办法》（国家食品药品监督管理总局令第 4 号）、《医疗器械说明书和标签管理规定》（国家食品药品监督管理总局令 6 号）、《医疗器械产品技术要求编写指导原则》（国家食品药品监督管理局令 9 号）、产品注册相关规范性文件及 YY/T 0475—2011《干化学尿液分析仪》的相关要求和有关公开出版文献资料并结合尿液分析仪产品的特点，制定本指导原则。

三、编写格式

本指导原则的编写，主要遵从国家食品药品监督管理局关于《医疗器械产品注册技术审查指导原则编写格式要求》的具体要求编写的。

四、部分内容的编写说明

（一）产品技术指标执行 YY/T 0475《干化学尿液分析仪》行业标准的要求。

（二）此类产品的不良事件历史记录主要从国家食品药品监督管理总局、吉林省食品药品监督管理局的不良事件数据库中查找，也征询了相关领域的临床专家，暂未发现不良事件记录，请密切关注不良事件相关报道。

（三）产品的主要风险参照 YY/T 0316 进行编制，主要对产品进行了特征判定，并根据特征判定的结果进行了风险分析。

五、指导原则编写成员

本指导原则的编写成员由吉林省食品药品监督管理局、吉林省医疗器械检验所、吉林省医疗器械审评中心及相关医疗机构的工作人员及专家，相关专业厂家代表等共同组成，充分利用了各方面的信息和资源，综合考虑指导原则中各个方面的内容，尽量保证指导原则正确、全面、实用。

124　凝血分析仪注册技术审评指导原则

［凝血分析仪注册技术审查指导原则（2016 年修订版）］

本指导原则旨在指导注册申请人对凝血分析仪注册申报资料的准备及撰写，同时也为技术审评部门审评注册申报资料提供参考。

本指导原则是对凝血分析仪的一般要求，申请人应依据产品的具体特性确定其中内容是否适用，若不适用，需具体阐述理由及相应的科学依据，并依据产品的具体特性对注册申报资料的内容进行充实和细化。

本指导原则是供申请人和审查人员使用的指导文件，不涉及注册审批等行政事项，亦不作为法规强制执行，如有能够满足法规要求的其他方法，也可以采用，但应提供详细的研究资料和验证资料。应在遵循相关法规的前提下使用本指导原则。

本指导原则是在现行法规、标准体系及当前认知水平下制定的，随着法规、标准体系的不断完善和科学技术的不断发展，本指导原则相关内容也将适时进行调整。

一、适用范围

本规范适用于对血液进行凝血和抗凝、纤溶和抗纤溶功能分析的全自动或半自动凝血分析仪（以下简称凝血分析仪）。

凝血分析仪依据测试方法分为凝固法、发色底物法和免疫比浊法。凝血分析仪按照不同的自动化程度分为半自动凝血分析仪和全自动凝血分析仪，半自动凝血分析仪根据可同时检测样品的数量分为单通道和多通道。

该产品的管理类别为Ⅱ类，产品类代号为 6840。

二、技术审查要点

（一）产品名称的要求

凝血分析仪的产品名称表达方式应为：

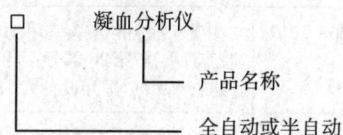

```
□     凝血分析仪
│     └── 产品名称
└──────── 全自动或半自动
```

（二）产品的结构和组成

半自动血凝分析仪一般由检测单元、控制单元、数据处理、显示与打印单元等组成。

全自动血凝分析仪一般由自动进样单元、检测单元、控制单元、数据处理、显示与打印单元等组成。

（三）产品工作原理

1. 凝固法：模拟生理血液凝固条件，加入某种试剂，启动血液凝集反应，使样本中的纤维蛋白原转化为交联纤维蛋白，使样本发生凝固。通过连续监测此过程中反应体系所发生的光学（例如吸光度）、物理学（例如黏度）或电学（例如电流）特性变化确定反应终点，并作为纤维蛋白原的转化时间，利用这种原理测定血液样本凝固特性或纤溶特性的方法。

2. 发色底物法：以人工合成具有某种裂解位点的化合物（如苯丙氨酸－缬氨酸－精氨酰胺，Phe－Val－Arg）与产色物质结合（如对硝基苯胺—PNA）连接形成酶的特异性底物，由于待测样本中存在或反应过程中产生了有活性的酶，底物被水解并释放产色物质，使反应体系发生颜色变化，通过比色的方法检测其颜色变化程度，并与酶活性或待测物含量成一定的比例关系。

3. 免疫比浊法：利用抗原与抗体之间特异性结合的特点，使待测物与标记有其特异性抗体的微粒结合，使得反应体系的浊度发生变化，通过检测其光强度的变化定量待测物的方法。

注：企业应明确仪器所使用的方法学。

（四）注册单元划分的原则和实例

凝血分析仪的注册单元原则上以技术结构、性能指标、预期用途为划分注册单元的依据。

（五）产品适用的相关标准

凝血分析仪根据产品自身特点适用表1中相关标准：

表1　相关产品标准

GB/T 191—2008	《包装储运图示标志》
GB 4793.1—2007	《测量、控制和试验室用电气设备的安全要求 第1部分：通用要求》
GB 4793.9—2013	《测量、控制和实验室用电气设备的安全要求 第9部分：实验室用分析和其他目的的自动和半自动设备的特殊要求》
GB/T 14710—2009	《医用电器设备环境要求及试验方法》
GB/T 18268.1—2010	《测量、控制和实验室用的电设备 电磁兼容性要求 第1部分：通用要求》
GB/T 18268.26—2010	《测量、控制和实验室用的电设备 电磁兼容性要求 第26部分：特殊要求 体外诊断（IVD）医疗设备》
YY/T 0316—2008	《医疗器械 风险管理对医疗器械的应用》
YY/T 0466.1—2009	《医疗器械 用于医疗器械标签、标记和提供信息的符号 第1部分：通用要求》
YY 0648—2008	《测量、控制和实验室用电气设备的安全要求 第2-101部分：体外诊断（IVD）医用设备的专用要求》
YY/T 0658—2008	《半自动凝血分析仪》
YY/T 0659—2008	《全自动凝血分析仪》

注：以上标准适用最新版本。

（六）产品的适用范围/预期用途、禁忌症

凝血分析仪的预期用途为对凝血与抗凝血、纤溶与抗纤溶功能中的一项或多项指标进行检测。

注：企业应在产品注册证的适用范围中明确仪器所使用的方法学。

产品禁忌症：应明确产品中可能存在的禁忌症

（七）产品的主要风险

凝血分析仪在进行风险分析时应依据 YY/T 0316—2008《医疗器械 风险管理对医疗器械的应用》，至少应包括表2内容，企业还应根据产品的自身特点确定其他危害。

表2　凝血分析仪风险分析时应考虑的主要危害

可能的危害		可能的原因	造成的后果
能量危害	电能	电击	使用者电击伤
	机械能	部件运动过程中触碰	使用者碰撞伤
环境危害	电磁辐射	仪器产生的电磁强度超标或保护元件破损	对操作者健康或周边设备的正常使用造成影响
	噪声污染	由于各种原因导致的噪声超出国家标准	对操作者听力造成损伤
	由于废物和/或医疗器械处置造成的污染	废弃物处理不当	污染环境，产生生物学危害
生物学危害	生物污染	标本遗洒、样品针刺伤	造成使用者感染
与医疗器械使用有关的危害	不适当的标记	标记不明显	按键被使用者误读、误按
	不适当的操作说明	操作说明书过于复杂	使用者无法按照说明书进行操作
	由不熟练/未经训练的人员使用	未对使用者进行培训或者使用者未阅读说明书	仪器无法被正确使用
	使用与检测系统不配套的试剂	仪器和试剂的不配套	检测结果不准确
不适当、不合适或过于复杂的使用者接口	视觉、听觉或触觉的不充分	显示、声音提示不清	按键被使用者误读、误按

续表

可能的危害	可能的原因	造成的后果
功能性失效、维修和老化引起的危害	维修规范缺少或不适当，包括维修后检查规范不适当	仪器未达到修复使用要求
	未按照规范进行服务和维修	
	维护的不适当	仪器无法被正确维护
	未按要求进行维护	
	不适当的包装	仪器送修运输中受损
	未保存原包装	

（八）产品技术要求应包括的主要性能指标

1. 半自动凝血分析仪

1.1 预温时间

预温时间应不超过 30min。

1.2 温度控制

1.2.1 温育、测试部分恒温装置部温度控制在 37.0℃ ± 1.0℃ 范围内。

1.2.2 试剂预热槽温度控制在 37.0℃ ±1.0℃ 范围内。

1.3 检测项目和报告单位

检测项目至少应该包括血浆凝血酶原时间（PT）、活化部分凝血活酶时间（APTT）、纤维蛋白原（FIB）、凝血酶时间（TT）测定。PT、APTT、TT 的报告单位为秒（s），其中 PT 的测定结果还应报告国际标准化比值（INR）；FIB 的报告单位为 g/L 或 mg/dl；凝血因子活性的报告单位为 U/L 或百分比（%）。

1.4 通道差

不同通道测试所得结果极差≤10%。

1.5 测量重复性

测量重复性应符合表 3 的要求。

表3 不同凝血试验测定项目的测量重复性要求

项目名称	CV	
	正常样本	异常样本
PT（s）	≤5.0%	≤10.0%
APTT（s）	≤5.0%	≤10.0%
FIB（g/L）	≤10.0%	≤20.0%
TT（s）	≤15.0%	≤20.0%

注：异常样本指不小于仪器正常参考范围中位值两倍值。

1.6 测量准确度

FIB 的测量的相对偏倚不超过 ±10.0%。

1.7 线性

测定 FIB 的线性范围必须达到仪器标称的要求，r≥0.975。

1.8 连续工作时间

连续工作时间不应小于 24 小时。

1.9 外观

1.9.1 外观应该清洁、无划痕、无毛刺等缺陷。

1.9.2 面板上图形、符号和文字应该准确、清晰、均匀。

1.9.3 紧固件连接应该牢固可靠，不得有松动现象。

1.9.4 运动部件应该平稳，不应该有卡住、突跳和显著空回现象，键组回跳应该灵活。

1.10 环境试验

应符合 GB/T 14710—2009《医用电器设备环境要求及试验方法》的要求。

1.11 安全要求

应符合 GB 4793.1—2007《测量、控制和试验室用电气设备的安全要求 第 1 部分：通用要求》、GB 4793.9—2013《测量、控制和实验室用电气设备的安全要求 第 9 部分：实验室用分析和其他目的的自动和半自动设备的特殊要求》以及 YY 0648—2008《测量、控制和实验室用电气设备的安全要求 第 2‑101 部分：体外诊断（IVD）医用设备的专用要求》的要求。

1.12 电磁兼容

应符合 GB/T 18268.1—2010《测量、控制和实验室用的电设备 电磁兼容性要求 第 1 部分：通用要求》和 GB/T 18268.26—2010《测量、控制和实验室用的电设备 电磁兼容性要求 第 26 部分：特殊要求 体外诊断（IVD）医疗设备》的要求。

2. 全自动凝血分析仪

2.1 预温时间

预温时间应不超过 30min。

2.2 温度控制

2.2.1 温育部和温育位恒温装置部的反应体系温度控制在 37.0℃ ±1.0℃ 范围内。

2.2.2 试剂冷却位温度控制应不超过 16℃。

2.3 检测项目和报告单位

检测项目至少应该包括血浆凝血酶原时间（PT）、活化部分凝血活酶时间（APTT）、纤维蛋白原（FIB）、凝血酶时间（TT）测定。PT、APTT、TT 的报告单位为秒（s），其中 PT 的测定结果还应报告国际标准化比值（INR）；FIB 的报告单位为 g/L 或 mg/dl；凝血因子活性的报告单位为 U/L 或百分比（%）。

2.4 携带污染率

2.4.1 样品浓度的携带污染率：FIB（g/L）携带污染率应≤10%。

2.4.2 FIB 或 TT 对 PT 或 APTT 的携带污染率符合厂家标称水平。

2.5 测试速度

测试速度或恒定测试速度应不小于仪器说明书标称的测试速度。

2.6 测量重复性

测量重复性应符合表 4 的要求。

表4 不同凝血试验测定项目的测量重复性要求

项目名称	CV	
	正常样本	异常样本
PT（s）	≤3.0%	≤8.0%
APTT（s）	≤4.0%	≤8.0%
FIB（g/L）	≤8.0%	≤15.0%
TT（s）	≤10.0%	≤15.0%

注：异常样本指不小于仪器正常参考范围中位值两倍值。

2.7 测量准确度

FIB 测量的相对偏倚不超过 ±10.0%。

2.8 线性

测定 FIB 的线性范围必须达到仪器标称的要求，r≥0.975。

2.9 连续工作时间

连续工作时间不应小于 24 小时。

2.10 外观

2.10.1 外观应该清洁、无划痕、无毛刺等缺陷。

2.10.2 面板上图形、符号和文字应该准确、清晰、均匀。

2.10.3 紧固件连接应该牢固可靠，不得有松动现象。

2.10.4 运动部件应该平稳，不应该有卡住、突跳和显著空回现象，键组回跳应该灵活。

2.11 环境试验

应符合 GB/T 14710—2009《医用电器设备环境要求及试验方法》的要求。

2.12 安全要求

应符合 GB 4793.1—2007《测量、控制和试验室用电气设备的安全要求 第 1 部分：通用要求》、GB4793.9—2013《测量、控制和实验室用电气设备的安全要求 第 9 部分：实验室用分析和其他目的自动和半自动设备的特殊要求》以及 YY 0648—2008《测量、控制和实验室用电气设备的安全要求 第 2-101 部分：体外诊断（IVD）医用设备的专用要求》的要求。

2.13 电磁兼容

应符合 GB/T 18268.1—2010《测量、控制和实验室用的电设备 电磁兼容性要求 第 1 部分：通用要求》和 GB/T 18268.26—2010《测量、控制和实验室用的电设备 电磁兼容性要求 第 26 部分：特殊要求 体外诊断（IVD）医疗设备》的要求。

注：如产品采用除凝固法以外的其他方法（如：发色底物法和免疫比浊法），应制定相应的检测项目和技术指标，技术指标至少包括：准确度、线性、精密度。

（九）同一注册单元内注册检验代表产品的确定原则和实例

凝血分析仪同一注册单元内所检测的产品应当是能够代表本注册单元内其他产品安全性和有效性的典型产品。

应当选择技术指标及性能不改变、功能可以达到最齐全、结构最复杂、风险最高的产品。

如：对于安全结构相同或相近的，一般情况下，检测通量较大的可以替代检测通量较小的。

同一单元中不同型号规格的产品应在产品技术要求中明确各型号规格间的关键件、基本原理、预期用途、主要技术性能指标、配置附件、结构外观等方面的区别。

（十）产品的生产制造相关要求

1. 生产工艺过程及过程控制点

注册申请人应根据申报产品的实际情况，以流程图的形式对生产工艺过程进行详细描述，并根据流程图逐一描述其中的过程控制点。工艺流程图中的关键工序和特殊工艺应以特殊图形表示。

2. 研制、生产场地情况概述

注册申请人应当对与申报产品有关的研制场地和生产场地情况进行概述，主要包括以下内容：

研制场地：地址、位置、面积、研制环境条件、研制设备、验证设备、人员等。

生产场地：地址、位置、面积、生产环境条件、生产设备、工艺装备、监视和测量装置、人员等。

如申报产品具有多个研制、生产场地，则对每一研制、生产场地的情况均应进行概述。

（十一）产品的临床评价细化要求

1. 根据《关于发布免于进行临床试验的第二类医疗器械目录的通告》（国家食品药品监督管理总局通告 2014 年第 12 号）（以下简称《目录》），"产品名称：半自动血凝分析仪，全自动血凝分析仪，分类编码：6840"包含在《目录》中，注册申请人需按照《医疗器械临床评价技术指导原则》（国家食品药品监督管理总局通告 2015 年第 14 号）的要求提交临床评价资料。

2. 与《目录》中产品结构组成、工作原理、适用范围不一致的产品，企业可以根据《医疗器械临床评价技术指导原则》的要求提交与同类产品的对比的临床评价资料或进行临床试验，临床试验资料的提供应符合《医疗器械临床试验规定》的要求。

临床试验具体评价指标应包括：

2.1 准确度评价试验

准确度评估资料是拟上市产品的重要依据，也是产品注册所需要申报资料之一。本指导原则对采用方法学比对进行准确度评估的实验方法和数据处理方法进行了原则性要求。

2.1.1 方法学比对的基本原则

2.1.1.1 熟悉待评价系统。

2.1.1.2 编写仪器标准操作规程，其中包括校准程序和室内质控程序。

2.1.1.3 比对仪器的选择：采用已经上市并经临床使用证明符合临床要求的仪器。

2.1.1.4 参与评价的人员应符合专业要求。

2.1.2 方法学比对的评估及数据处理方法

2.1.2.1 实验样品的基本要求

应符合实验室接受标本的要求，测定值应基本涵盖参考范围，其中至少有50%的标本测定结果在参考范围之外。

2.1.2.2 实验过程

Ⅰ．每天选择8个临床病人样本，在按1到8的顺序编号，用两种方法同时进行实验，按照1、2、3、4、5、6、7、8、8、7、6、5、4、3、2、1的样本顺序进行测定。

Ⅱ．以上实验至少重复5天，即至少分析40个不同的临床病人样本。每天实验必须进行校准和室内质控。只有在室内质控合格的情况下，当天的实验室数据才有效。

2.1.2.3 数据处理及结果报告

Ⅰ．记录测定结果（Xij和Yij）。

Ⅱ．计算每个样本测定的均值（Xi和Yi），样本重复测定间差值的绝对值（DXi和DYi）及两种方法测定结果间的差值（Yi－Xi）。

Ⅲ．以 Yi（比较方法的均值）对 Xi（待评方法的均值）作散点图。

Ⅳ．以两种方法测定结果间的差值（Yi－Xi）对 Xi（待评方法的均值）作偏倚图。

Ⅴ．以两种方法的测定差值（Yij－Xij）对 Xi（待评方法的均值）作偏倚图。

Ⅵ．检查批内离群点：计算样品重复测定间差值（DXi和DYi）的平均数，实验结果差值超出平均数4倍时，则判断为离群点。

Ⅶ．检查批间离群点：计算两种方法测定结果间均值差值（Xi和Yi）的平均数，超出该平均数4倍时，则判断该样本为离群点。

Ⅷ．相关系数计算：利用所有样本双份测定值进行相关系数计算，如果 r≥0.975（或 r^2≥0.95），则认为 X 范围适合。X 的误差可以由数据范围给以适合补偿，并且简单的线性回归可以用来评价斜率和截距。如果 r^2＜0.95，那么必须通过分析一些样品以扩大数据范围，然后再检查全部数据系列。如果没有超出范围，采用分步偏差程序代替线性回归，评价平均偏差。

Ⅸ．回归计算：利用所有样本双份的有效数据，计算两个方法间的线性回归方程：Y＝a＋bX。

Ⅹ．偏差估计：在医学决定水平，利用回归方程计算预期偏差，预期偏差 Bx＝a＋（b－1）X，相对偏差＝Bx/X。

Ⅺ．临床可接受准则

预期偏差和95%可信区间在1/2测量重复性（CV）规定的范围内。

2.2 精密度评价试验

精密度评价试验应选择具有医学决定水平的正常和异常浓度的质控品，在送检仪器校准的当天每隔1小时测定1次，共测定10次，计算出均值、标准差和CV值为批内精密度；批间精密度每天取出这两种质控物各1份，放置室温混合均匀后，连续测定20天，所有测定均为双管平行测定，计算出均值、标准差和CV值为批间精密度。评价结果应符合相应的国家标准、行业标准。

注：医学决定水平由临床试验机构根据相关文献资料确定。

（十二）产品的不良事件历史记录

参考国家药品不良反应监测中心数据库最新的检索结果。

（十三）产品说明书和标签要求

产品说明书、标签应当符合《医疗器械说明书和标签管理规定》（国家食品药品监督管理总局令第6号）和YY/T 0466.1—2009《医疗器械 用于医疗器械标签、标记和提供信息的符号》中的相关要求。

说明书应包括以下内容：

1. 产品名称、型号、规格；

2. 注册人的名称、住所、联系方式及售后服务单位；

3. 生产企业的名称、住所、生产地址、联系方式及生产许可证编号，委托生产的还应当标注受托企业的名称、住所、生产地址、生产许可证编号；

4. 医疗器械注册证编号；

5. 产品技术要求的编号；

6. 产品性能、主要结构组成、适用范围；

7. 禁忌症、注意事项、警示以及提示的内容；

8. 安装和使用说明或者图示；

9. 产品维护和保养方法，特殊储存、运输条件、方法；

10. 生产日期，使用期限或者失效日期；

11. 配件清单，包括配件、附属品、损耗品更换周期以及更换方法的说明等；

12. 产品标签所用的图形、符号、缩写等内容的解释；

13. 说明书的编制或者修订日期；

14. 产品正常操作的说明；

15. 仪器所采用的方法学说明；

16. 正常工作条件的说明；

17. 明确校准方法；

18. 常见故障的处理方法；

19. 关键部件的推荐使用寿命，如光源灯、磁路装置等；

20. 如产品有编程功能，应明确其使用方法；

21. 使用产品时应遵循的测量程序。

标签一般应当包括以下内容：

1. 产品名称、型号、规格；

2. 注册人或者备案人的名称、住所、联系方式，进口医疗器械还应当载明代理人的名称、住所及联系方式；

3. 医疗器械注册证编号；

4. 生产企业的名称、住所、生产地址、联系方式及生产许可证编号，委托生产的还应当标注受托企业的名称、住所、生产地址、生产许可证编号；

5. 生产日期，使用期限或者失效日期；

6. 电源连接条件、输入功率；

7. 根据产品特性应当标注的图形、符号以及其他相关内容；

8. 必要的警示、注意事项；

9. 特殊储存、操作条件或者说明。

医疗器械标签因位置或者大小受限而无法全部标明上述内容的，至少应当标注产品名称、型号、规格、生产日期和使用期限或者失效日期，并在标签中明确"其他内容详见说明书"。

（十四）产品的研究资料要求

根据所申报的产品，提供适用的研究资料。

1. 产品性能研究

应当提供产品性能研究资料以及产品技术要求的研究和编制说明，包括功能性、安全性指标（如电气安全与电磁兼容）以及与质量控制相关的其他指标的确定依据，所采用的标准或方法、采用的原因及理论基础。

2. 产品有效期和包装研究

2.1 有效期的确定：应当提供产品有效期的验证报告。

2.2 包装及包装完整性：在宣称的有效期内以及运输储存条件下，保持包装完整性的依据。

3. 软件研究

参见《医疗器械软件注册技术审查指导原则》的相关要求。

三、审查关注点

审查中需重点关注以下几个方面：

（一）注册产品技术要求的编制要求

该产品的安全、性能要求分别根据国家标准、行业标准规定的要求进行检查，因此企业应根据产品的特性编写注册产品技术要求。注册产品应符合相关的强制性国家标准、行业标准和有关法律、法规的规定，并按国家食品药品监督管理总局公布的《医疗器械产品技术要求编写指导原则》的要求编制。

（二）未完全符合《目录》要求的凝血分析仪产品，应根据《医疗器械临床评价技术指导原则》进行临床评价工作。若开展临床试验，宣称测试项目超出行业标准包含项目的凝血分析仪产品，应根据增加项目所采用的方法学进行临床试验，每种方法学至少选择一项具有代表性的项目。

（三）凝血分析仪产品的临床试验方案是否能验证产品的预期用途，临床试验结论是否明确。

（四）凝血分析仪产品的适用范围是否明确。

（五）凝血分析仪产品使用说明书中的方法学和测试项目等内容与临床试验资料中阐述的是否一致。

（六）产品的主要风险是否已经列举，并通过风险控制措施使产品的安全性在合理可接受的程度之内。

（七）检测报告中电磁兼容检验应与电气安全检验关联。

附录 I

一、本规范涉及的计算方法

（一）线性回归

将每份样品的 X 方法的第一个结果和 Y 方法的第一个对应，X 方法的第二个结果和 Y 方法的第二个对应。对这些数据进行回归统计，计算公式为：

回归直线的斜率：

$$b = \frac{\sum_i^N \sum_j^2 (x_{ij} - \bar{x})(y_{ij} - \bar{y})}{\sum_i^N \sum_j^2 (x_{ij} - \bar{x})^2}$$

截距：$a = \bar{y} - b\bar{x}$

相关系数：

$$r = \frac{\sum\sum (x_{ij} - \bar{x})(y_{ij} - \bar{y})}{\sqrt{\sum\sum (x_{ij} - \bar{x})^2} \cdot \sqrt{\sum\sum (y_{ij} - \bar{y})^2}}$$

（二）系统误差与临床可接受准则的比较

在给定的医学决定水平 X_c（第三版《全国临床实验室操作规程》P62）上的预期偏倚 $\hat{B}_c$（系统误差）的计算公式为：

$$SE(\hat{B}_c) = a + (b - 1)X_c$$

（三）预期偏倚及其可信区间

因数据通过了适合范围和均匀离散度检查。

预期值：

$$\hat{Y}_{ij} = a + bX_{ij}$$

在医学决定水平 X_c 浓度点的预期值 $\hat{Y} = a + bX_c$。

预期值的标准误：$(S_{y \cdot x})$

$$s_{y \cdot x} = \sqrt{\frac{\sum\sum (y_{ij} - \hat{Y}_{ij})^2}{2N - 2}}$$

在医学决定水平 X_c 浓度点的95%可信区间（在 X_c 的真正偏倚）为：

$$B_{c,low}, B_{c,high} = B_c \pm 2s_{y \cdot x}\sqrt{\frac{1}{2N} + \frac{(X_c - X)^2}{\sum\sum (x_{ij} - \bar{x})^2}}$$

二、计算公式中符号说明

（一）X 比对方法

（二）Y 待评方法

（三）i 样品号（由1、2、3到 N，N＝样品总数）

（四）j 重复测定的观测值

（五）X_{ij} 或 Y_{ij} 指第 i 次测定中，第 j 个重复观测值

凝血分析仪注册技术审查指导原则编制说明

一、起草目的和背景

自 2014 年 10 月 1 日新版《医疗器械注册管理办法》以及相关文件实施后，之前的技术审查指导原则中的部分内容与现行法规不符，为了满足审核人员和企业申报注册人员的需要，特进行本次修订。

二、编写依据

本指导原则主要依据《医疗器械监督管理条例》（国务院条例第 650 号）、《医疗器械注册管理办法》（国家食品药品监督管理总局令第 4 号）、《医疗器械说明书和标签管理规定》（国家食品药品监督管理总局令第 6 号）、产品注册相关规范性文件及 YY/T 0658—2008《半自动凝血分析仪》和 YY/T 0659—2008《全自动凝血分析仪》的相关要求，结合凝血分析仪产品的特点，制定本规范。

三、重点内容说明

正文实质性修改主要涉及以下几点：

（一）按照国家局发布的《医疗器械注册技术指导原则编写格式要求》对原指导原则的整体格式加以规范，并按照要求增加"产品生产制造相关要求"和"产品的不良事件历史记录"两项内容。

（二）产品的结构与组成按照《目录》中产品的结构进行了规范，修改后的内容与《目录》保持一致。

（三）产品适用的相关标准中增加了安全要求标准 GB 4793.9—2013，电磁兼容标准 GB/T 18268.1—2010 和 GB/T 18268.26—2010。

（四）按照法规要求增加产品研究资料的要求。

（五）产品性能指标中增加了安全要求 GB 4793.9—2013，电磁兼容要求 GB/T 18268.1—2010 和 GB/T 18268.26—2010。

（六）同一注册单元内注册检验代表产品的确定原则和实例中详述了确定原则，并增加了实例。

（七）产品的临床评价的细化要求中由于半/全自动凝血分析仪属于豁免目录中的产品，因此属于《目录》范围内的产品无需提供临床试验资料。但是若产品的性能结构或预期用途与《目录》中不一致，应提供与同类产品比对的临床评价资料；需要进行临床试验的应按照要求进行临床试验。

（八）按照新法规的要求重新规定了产品说明书和标签要求。

（九）审查关注点中将注册产品标准中需要注意的问题更改为产品技术要求中需要注意的问题。增加了产品风险和安全检验报告和电磁兼容检验报告的关联性两个关注点。

四、指导原则编写单位

本指导原则的编写成员由北京市医疗器械注册技术审评人员、行政审批人员、临床专家共同组成，以充分利用各方面的信息和资源，综合考虑指导原则中各个方面的内容，尽量保证指导原则正确、全面、实用。编写单位北京市医疗器械技术审评中心。

125 半自动化学发光免疫分析仪注册技术审评指导原则

[半自动化学发光免疫分析仪注册技术审查指导原则（2016 年修订版）]

本指导原则旨在指导注册申请人对半自动化学发光免疫分析仪注册申报资料的准备及撰写，同时也为技术审评部门审评注册申报资料提供参考。

本指导原则是对半自动化学发光免疫分析仪的一般要求，申请人应依据产品的具体特性确定其中内容是否适用，若不适用，需具体阐述理由及相应的科学依据，并依据产品的具体特性对注册申报资料的内容进行充实和细化。

本指导原则是供申请人和审查人员使用的指导文件，不涉及注册审批等行政事项，亦不作为法规强制执行，如有能够满足法规要求的其他方法，也可以采用，但应提供详细的研究资料和验证资料。应在遵循相关法规的前提下使用本指导原则。

本指导原则是在现行法规、标准体系及当前认知水平下制定的，随着法规、标准体系的不断完善和科学技术的不断发展，本指导原则相关内容也将适时进行调整。

一、适用范围

本指导原则适用于对人类血清、血浆或其他体液中的各种被分析物进行定量或定性检测的半自动化学发光免疫分析仪（以下简称分析仪）。该产品的管理类别为Ⅱ类，产品管理类代号为 6840。

本指导原则不适用于全自动化学发光免疫分析仪和具成像检测功能的化学发光分析仪。

二、技术审查要点

（一）产品名称要求

依据 2014 年版《免于进行临床试验的第二类医疗器械目录》，建议统一将产品名称命名为半自动化学发光免疫分析仪，如有特殊情形，可根据医疗器械命名原则，参考修订后的《医疗器械分类目录》中的产品名称举例确定命名，并详细描述确定依据。

（二）产品的结构和组成

分析仪主要由检测单元、控制单元、数据处理、显示及打印单元组成。

（三）产品工作原理

化学发光免疫分析主要包含两个部分，即免疫反应系统和化学发光分析系统。免疫反应系统与放射免疫测定中的抗原抗体反应系统相同；化学发光系统则是利用某些化合物如鲁米诺（luminol）、异鲁米诺（isoluminol）、金刚烷（AMPPD）及吖啶酯（AE）等经氧化剂氧化或催化剂催化后成为激发态产物，当其回到基态时就会将剩余能量转变为光子，随后利用发光信号能量仪器测量光量子的产额。将发光物质直接标记在抗原（化学发光免疫分析）或抗体上（免疫化学发光分析），或酶作用于发光底物，产生的光量子的强度与待测物的浓度可成比例。

化学发光免疫分析仪器中核心探测器件为光电倍增管（PMT）或其他高灵敏度传感器，由单光子检测并传输至放大器，并加高压电流放大，放大器将模拟信号转化为数字信号，数字信号将发光信号传输给电脑并加以计算，得出临床结果。

化学发光免疫分析根据化学发光物质的类型和发光特点，可分为电化学发光免疫分析和化学发光免疫分析，其中化学发光免疫分析根据发光剂的不同，可分为直接化学发光免疫分析、酶促化学发光免疫分析和鲁米诺氧途径免疫分析。目前，各类型化学发光免疫分析的常见发光剂包括：电化学发光剂为三联吡啶钌［RU（bpy）$_3$］$^{2+}$，直接化学发光剂为吖啶酯（AE），酶促化学发光剂为辣根过氧化物酶（HRP）催化鲁米诺（3－氨基苯二甲酰肼，luminol）及其衍生物或者碱性磷酸酶催化 3－（2′－螺旋金刚烷）－4－甲氧基－4－（3″－磷酰氧基）苯－1，2－二氧杂环丁烷（AMPPD），鲁米诺氧途径发光剂为酞箐、二甲基噻吩衍生物及 Eu 螯合物。

化学发光免疫技术根据反应过程中标记物是否需要分离可分为均相反应和非均相反应。均相反应主要应用于鲁米诺氧途径免疫分析中，而非均相反应则应用于其他类型化学发光免疫分析中，通过采用固相分离、过滤分离、珠式分离、顺磁性颗粒分离等方式实现游离标记物和免疫复合物标记物的分离，其中顺磁性颗粒分离较其他分离方式更为常用。按照免疫反应容器的不同分为单管式化学发光

分析和微孔板式化学发光分析。目前，基于鲁米诺氧途径免疫分析原理的产品还比较少。

注：企业应明确仪器所使用的方法学，注明发光底物。

（四）注册单元划分的原则和实例

原则上同一注册单元的半自动化学发光免疫分析仪的技术原理、结构组成、性能指标和适用范围应基本一致。不同反应容器的产品不应划分为同一注册单元，如：单管式化学发光免疫分析仪与微孔板式化学发光免疫分析仪；不同化学发光反应类型的产品不应划分同一注册单元，如基于吖啶酯类直接化学发光反应原理的产品与基于 AMPPD 和碱性磷酸酶的间接化学发光反应原理的产品；采用不同的光检测装置的产品，不应划分为同一注册单元，如光电倍增管（PMT）或其他高灵敏度传感器。

（五）产品适用的相关标准

分析仪根据产品自身特点适用以下相关标准（表 1）：

表 1　相关产品标准

GB/T 191—2008	《包装储运图示标志》
GB 4793.1—2007	《测量、控制和实验室用电气设备的安全要求 第 1 部分：通用要求》
GB 4793.9—2013	《测量、控制和实验室用电气设备的安全要求 第 9 部分：实验室用分析和其他目的自动和半自动设备的特殊要求》
GB/T 9969—2008	《工业产品使用说明书 总则》
YY/T 1174—2010	《半自动化学发光免疫分析仪》
GB/T 14710—2009	《医用电器环境要求及试验方法》
GB/T 2828.1—2012	《计数抽样检验程序 第 1 部分：按接收质量限（AQL）检索的逐批检验抽样计划》
GB/T 2829—2002	《周期检验计数抽样程序及表》（适用于对过程稳定性的检验）
YY/T 0316—2008	《医疗器械 风险管理对医疗器械的应用》
YY/T 0466.1—2009	《医疗器械 用于医疗器械标签、标记和提供信息的符号 第 1 部分：通用要求》
GB/T 18268.1—2010	《测量、控制和实验室用的电设备 电磁兼容性要求 第 1 部分：通用要求》
GB/T 18268.26—2010	《测量、控制和实验室用的电设备 电磁兼容性要求 第 26 部分：特殊要求 体外诊断（IVD）医疗设备》
YY 0648—2008	《测量、控制和实验室用电气设备的安全要求 第 2－101 部分：体外诊断（IVD）医用设备的专用要求》

注：以上标准适用最新版本。

上述标准包括了产品技术要求中经常涉及到的标准。有的企业还会根据产品的特点引用一些行业外的标准和一些较为特殊的标准。

产品适用及引用标准的审查可以分两步来进行。首先

对引用标准的齐全性和适宜性进行审查，也就是在编写产品技术要求时与产品相关的国家标准、行业标准是否进行了引用，以及引用是否准确。可以通过对产品技术要求中是否引用了相关标准，以及所引用的标准是否适宜来进行审查。此时，应注意标准编号、标准名称是否完整规范，年代号是否有效。其次对引用标准的采纳情况进行审查。即所引用的标准中的条款要求，是否在产品技术要求中进行了实质性的条款引用。这种引用通常采用两种方式，文字表述繁多内容复杂的可以直接引用标准及条文号，比较简单的也可以直接引述具体要求。

（六）产品的适用范围/预期用途、禁忌症

化学发光免疫分析仪的预期用途为通过对人体样本中直接化学发光免疫反应产生的光子进行计数分析处理，从而对样本中的相关物质作定量或定性测定。

禁忌症：无。

（七）产品的主要风险

1. 风险管理报告应符合 YY/T 0316—2008《医疗器械 风险管理对医疗器械的应用》的有关要求，判断与产品有关的危害，估计和评价相关风险，控制这些风险并监视控制的有效性。主要的审查要点包括：

（1）与产品有关的安全性特征判定可参考 YY/T 0316—2008 的附录 C。

（2）危害、可预见的事件序列和危害处境判断可参考 YY/T 0316—2008 的附录 E、H、I。

（3）风险控制的方案与实施、综合剩余风险的可接受性评价及生产和生产后监视相关方法可参考 YY/T 0316—2008 的附录 F、G、J。

2. 产品的主要危害

（1）能量危害

电磁能：可能共同使用的设备（移动电话、离心机、生化分析仪等）对化学发光免疫分析仪的电磁干扰，静电放电对分析仪产生的干扰，分析仪产生的电磁场对可能共同使用的设备的影响等引发的危害。

坠落：坠落导致机械部件松动，导致测量错误、误差过大或显示异常。

（2）生物学和化学危害

生物学：公共场所未经清洗、消毒的与人体接触的部件引起的交叉感染；分析仪的原材料有毒有害对人体造成的危害。

化学：使用的清洁剂、消毒剂残留引发的危害。

（3）操作危害

不正确的测量：产品的检测装置超过寿命或长时间未经校准，导致误差过大。

未按使用说明书中的要求进行测量，造成的测量失败、测量误差过大。

使用不同厂家的或与分析仪不相匹配的试剂，造成的测量失败、测量误差过大。

在制造商规定的使用环境条件外使用产品，可能造成测量误差过大，产品寿命降低。

（4）信息危害

包括标记缺少或不正确，标记的位置不正确，不能被正确识别，不能永久贴牢和清楚易认。

不符合法规及标准的说明书，包括说明书中未对限制充分告知，未对不正确的操作、与其他设备共同使用时易产生的危害进行警告，未正确标示储存条件、消毒方法、维护信息，未对因长期使用产生功能丧失而可能引发的危害进行警告，未对合理可预见的误用进行警告等引发的危害。

表2 初始事件和环境示例

通用类别	初始事件和环境示例
不完整的要求	性能要求不符合 ——测量重复性、系统准确性等不符合要求 说明书未对设备及附件维护保养的方式、方法、频次进行说明 未对校准间期进行说明
制造过程	控制程序（包括软件）修改未经验证，导致产品的测量误差不符合要求 生产过程关键工序控制点未进行监测，导致各部件配合不符合要求等 外购、外协件供方选择不当，外购、外协件未进行有效进货检验，导致不合格外购、外协件投入生产等
运输和贮藏	产品防护不当导致设备运输过程中损坏等 在超出设备规定的贮藏环境（温度、湿度、压力）贮藏设备，导致设备不能正常工作等
环境因素	温度、湿度、海拔如超出给定范围后可能造成测量结果不准确。 过热、过冷的环境可能导致设备不能正常工作等 强酸强碱导致损害等 抗电磁干扰能力差，特定环境设备工作不正常等 设备的供电电压不稳定，导致设备不能正常工作或损坏等
清洁、消毒和灭菌	使用说明书中推荐的清洗、消毒方法未经确认 使用者未按要求进行防护、清洗、消毒（如：使用错误的消毒剂）
处置和废弃	未在使用说明书中对分析仪或其他部件的处置（特别是使用后的处置）和废弃方法进行说明，或信息不充分；未对设备废弃的处置进行提示性说明等
人为因素	设计缺陷引发的使用错误 易混淆的或缺少使用说明书： —图示符号说明不规范 —操作使用方法不清楚 —技术说明不清楚 —重要的警告性说明或注意事项不明确 —不适当的操作说明等 不正确的测量和计量
失效模式	由于老化、磨损和重复使用而导致功能退化/疲劳失效（特别是医院等公共场所中使用时）

表3　危害、可预见的事件序列、危害处境和可发生的损害之间的关系

危害	可预见的事件序列	危害处境	损害
电磁能量	在强电磁辐射源边使用分析仪测量	电磁干扰程序运行	测量错误、测量结果误差过大
	静电放电	干扰程序运行	导致测量结果误差过大或数据擦除
机械能	产品意外坠落	机械部件松动，液晶板接触不良	无法测量或测量误差过大，数据无法读取，严重时延误治疗
化学	管路破损导致试剂泄漏	电路腐蚀	设备故障，无法工作
操作错误	分析仪机械故障	获得不准确的结果	根据测量结果采用不准确的治疗方法
	使用者的操作有误（使用者使用失效的配套试剂、样本处理错误、测试环境温度过低或过高、血样不足、室内质控失控时使用）	得不到结果或者获得不准确的结果	根据测量结果采用不准确的治疗方法
不完整的说明书	未对错误操作进行说明	错误操作、不正确的测量	测量值误差过大，测量失败，严重时延误治疗
	不正确的消毒方法	使用有腐蚀性的清洁剂、消毒剂	产品部件腐蚀、防护性能降低
	不正确的产品贮存条件	器件老化、部件寿命降低	产品寿命降低、导致测量值误差过大
	未规定校验周期	未对设备进行校准	测量值误差过大，测量失败，严重时延误治疗

表2、表3 依据 YY/T 0316—2008 的附录 E 提示性列举了化学发光免疫分析仪可能存在危害的初始事件和环境，示例性地给出了危害、可预见的事件序列、危害处境和可发生的损害之间的关系，给审查人员予以提示、参考。

由于分析仪的原理、功能和结构的差异，本章给出的风险要素及其示例是常见的而不是全部的。上述部分只是风险管理过程的组成部分，不是风险管理的全部。生产企业应按照 YY/T 0316—2008 中规定的过程和方法，在产品整个生命周期内建立、形成文件和保持一个持续的过程，用以判定与医疗器械有关的危害、估计和评价相关的风险、控制这些风险并监视上述控制的有效性，以充分保证产品的安全和有效。

（八）产品技术要求应包括的主要性能指标

主要技术指标应包括性能指标、安全指标、电磁兼容三部分。本条款列举的基本技术指标为典型分析仪的指标，企业应参考相应的国家标准、行业标准，并结合临床需求、自身产品的技术特点对各项指标的具体参数做出规定。

1. 测光值重复性

测光值的变异系数 $CV \leqslant 2\%$。

2. 测光值稳定性

用相对极差表示，应 $CV \leqslant 3\%$。

3. 线性范围

在不小于 3 个发光数量级的范围内，线性相关系数（r）$\geqslant 0.99$。

4. 孔间干扰（不适用于单管式分析仪）

孔间干扰应 $\leqslant 10^{-3}$。

5. 最低响应值

最低响应值应符合下列要求之一：

（1）10^{-10} mol 三磷酸腺苷（ATP）的发光值应 $\geqslant$ 本底噪声的 2 倍；

（2）最低响应值测试用参考光源发光值应 $\geqslant$ 本底噪声的 2 倍。

6. 外观

外观应满足以下要求：

（1）外观应整洁，无裂痕或划痕，文字和标识清晰；

（2）分析仪运动部件应平稳，不应卡住突跳；

（3）紧固件连接应牢固可靠，不得有松动。

7. 环境试验

应符合 GB/T 14710—2009《医用电器设备环境要求及试验方法》的要求。

8. 安全

应符合 GB 4793.1—2007、GB 4793.9—2013 和 YY 0648—2008 的要求。

9. 电磁兼容性

设备应满足 GB/T 18268.1—2010 和 GB/T 18268.26—2010 的要求。

以上第 1～7 项为质量控制指标，第 8、9 项为安全指标。

（九）同一注册单元中注册检验代表产品的确定原则和实例

1. 注册检验代表产品应是同一注册单元内能够代表本单元内其他产品安全性和有效性的产品。

2. 应考虑功能最齐全、结构最复杂、风险最高的产品。

3. 注册单元内各种产品的主要安全指标、性能指标不能被某一产品全部涵盖时，则应选择涵盖安全指标、性能指标最多的产品作为典型产品，同时还应考虑其他产品中未被典型产品所涵盖的安全指标及性能指标，不能覆盖的差异性应作检测。

（十）产品生产制造相关要求

无特殊要求生产工艺。

（十一）产品的临床评价细化要求

根据《关于发布免于进行临床试验的第二类医疗器械目录的通告》（国家食品药品监督管理总局通告 2014 年第 12 号），半自动化学发光免疫分析仪已列入《免于进行临床试验的第二类医疗器械目录》，一般情况下可免于进行临床试验，应根据《医疗器械临床评价技术指导原则》的要求提交临床评价资料。具体需提交的临床评价资料要求如下：

1. 提交申报产品相关信息与《目录》所述内容的对比资料；

2. 提交申报产品与《目录》中已获准境内注册医疗器械的对比说明，对比说明应当包括《申报产品与目录中已获准境内注册医疗器械对比表》和相应支持性资料。

提交的上述资料应能证明申报产品与《目录》所述的产品具有等同性。若无法证明申报产品与《目录》产品具有等同性，则应按照指导原则其他要求开展相应工作。

（十二）产品的不良事件历史记录

参考国家药品不良反应监测中心数据库最新的检索结果。

（十三）产品说明书和标签要求

产品说明书、标签应当符合《医疗器械说明书和标签管理规定》（国家食品药品监督管理总局令第 6 号）和《医疗器械 用于医疗器械标签、标记和提供信息的符号 第 1 部分：通用要求》YY/T 0466.1—2009 中的相关要求，应包括以下内容：

1. 产品名称、型号、规格；
2. 注册人的名称、住所、联系方式及售后服务单位；
3. 生产企业的名称、住所、生产地址、联系方式及生产许可证编号，委托生产的还应当标注受托企业的名称、住所、生产地址、生产许可证编号；
4. 医疗器械注册证编号；
5. 产品技术要求的编号；
6. 产品性能、主要结构组成、适用范围；
7. 禁忌症、注意事项、警示以及提示的内容；
8. 安装和使用说明或者图示；
9. 产品维护和保养方法，特殊储存、运输条件、方法；
10. 生产日期，使用期限或者失效日期；
11. 配件清单，包括配件、附属品、损耗品更换周期以及更换方法的说明等；
12. 产品标签所用的图形、符号、缩写等内容的解释；
13. 说明书的编制或者修订日期；
14. 其他应当标注的内容。

标签的内容应当至少包括《医疗器械说明书和标签管理规定》第十三条的所有适用内容。医疗器械标签因位置或者大小受限而无法全部标明上述内容的，至少应当标注产品名称、型号、规格、生产日期和使用期限或者失效日期，并在标签中明确"其他内容详见说明书"。

（十四）产品的研究要求

1. 产品的性能研究

应当提供产品性能研究资料以及产品技术要求的研究和编制说明，包括功能性、安全性指标（如电气安全与电磁兼容、辐射安全）以及与质量控制相关的其他指标的确定依据，所采用的标准或方法、采用的原因及理论基础。

2. 生物相容性评价研究
不适用。

3. 生物安全性研究
不适用。

4. 灭菌/消毒工艺研究
不适用。

5. 产品有效期和包装研究

应当提供产品有效期的验证报告；包装及包装完整性：在宣称的有效期内以及运输储存条件下，保持包装完整性的依据。

6. 临床前动物试验
不适用。

7. 软件研究

含有软件的产品，应当提供一份单独的医疗器械软件描述文档，内容包括基本信息、实现过程和核心算法，详尽程度取决于软件的安全性级别和复杂程度。同时，应当出具关于软件版本命名规则的声明，明确软件版本的全部字段及字段含义，确定软件的完整版本和发行所用的标识版本。

8. 其他
证明产品安全性、有效性的其他研究资料。

三、审查关注点

审查中需重点关注以下几个方面：

（一）产品技术要求编写的规范性，引用标准的适用性、准确性。"性能指标"一章的内容是否根据自身特性进行了完整的编写。

（二）产品的预期用途，从医疗器械注册申请表、注册登记表、技术报告、安全风险管理报告、产品使用说明书等方面阐述的是否一致。

（三）审查产品临床评价资料时，应关注申报产品与对比产品在工作原理、性能指标、预期用途上是否实质性等同。性能指标存在差异的，应对是否会带来新风险及影响预期应用做出评价。

（四）产品说明书中的内容均应有明确的来源，与综述资料、研究资料等注册申报资料的内容保持一致。产品的预期用途，在医疗器械注册申请表、注册登记表、技术报告、安全风险管理报告、临床评价资料等方面阐述的应一致。

半自动化学发光免疫分析仪注册技术审查指导原则编写说明

本指导原则是原国家食品药品监督管理局 2013 年发布的《化学发光免疫分析仪（第二类）产品注册技术审查指导原则》的修订版。

一、编写目的

本指导原则旨在指导和规范半自动化学发光免疫分析仪产品的技术审评工作，帮助审评人员理解和掌握该类产品原理/机理、结构、性能、预期用途等内容，把握技术审评工作基本要求和尺度，对产品安全性、有效性作出系统评价。

由于半自动化学发光免疫分析仪产品仍在不断发展，审查员仍需从风险分析的角度认真确认申报产品的预期用途与风险管理是否相当；由于我国医疗器械法规框架仍在构建中，审查员仍需密切关注相关法规、标准及化学发光免疫分析仪产品技术的最新进展，关注审评产品实际结构组成、功能、预期用途等方面的个性特征，以保证产品审评符合现行法规安全、有效的要求。

二、编写依据

本指导原则主要依据《医疗器械监督管理条例》（国务院令第 650 号）、《医疗器械注册管理办法》（国家食品药品监督管理总局令第 4 号）、《医疗器械临床试验规定》（原国家食品药品监督管理局令第 5 号）、《医疗器械说明书和标签管理规定》（国家食品药品监督管理总局令第 6 号）、产品注册相关规范性文件及 YY/T 1174—2010《半自动化学发光免疫分析仪》的相关要求，结合化学发光免疫分析仪产品的特点，制定本指导原则。

三、部分内容的编写说明

（一）本指导原则不适用于全自动化学发光分析仪和具成像检测功能的化学发光分析仪。依据《医疗器械分类目录》，全自动化学发光分析仪已明确为第三类产品管理类别，因此本指导原则不涉及全自动化学发光分析仪的内容，产品技术指标执行 YY/T 1174—2010《半自动化学发光免疫分析仪》。

化学发光数字成像仪是以硝酸纤维素膜等固相载体，通过制冷的电感耦合元件（CCD）相机将采集到的光信号转变成数字信号传递给微机，经微机计算形成斑点图像，用印迹图像分析软件对斑点进行分析，计算斑点的灰度值，从而得到被测物的浓度值，工作原理差异较大，因此该类化学发光分析仪也不在本指导原则适用范围内。

（二）符合《医疗器械注册管理办法》[国家食品药品监督管理总局令（第 4 号）]，执行国家标准、行业标准的化学发光免疫分析仪产品，国内市场上有同类型产品，不要求提供临床试验资料。应根据《医疗器械临床评价技术指导原则（征求意见稿）》的要求提交临床评价资料。

四、指导原则编写人员

本指导原则的编写成员由广东省食品药品监督管理局医疗器械产品注册技术审评人员和行政审批人员、临床医学专家、工程学专家、专业厂家代表共同组成。

126 生化分析仪注册技术审评指导原则

［生化分析仪注册技术审查指导原则（2016 年修订版）］

本指导原则旨在指导注册申请人对生化分析仪注册申报资料的准备及撰写，同时也为技术审评部门审评注册申报资料提供参考。

本指导原则是对生化分析仪的一般要求，申请人应依据产品的具体特性确定其中内容是否适用，若不适用，需具体阐述理由及相应的科学依据，并依据产品的具体特性对注册申报资料的内容进行充实和细化。

本指导原则是供申请人和审查人员使用的指导文件，不涉及注册审批等行政事项，亦不作为法规强制执行，如有能够满足法规要求的其他方法，也可以采用，但应提供详细的研究资料和验证资料。应在遵循相关法规的前提下使用本指导原则。

本指导原则是在现行法规、标准体系及当前认知水平下制定的，随着法规、标准体系的不断完善和科学技术的不断发展，本指导原则相关内容也将适时进行调整。

一、适用范围

本指导原则适用于《医疗器械分类目录》中使用液体试剂以紫外 – 可见光分光光度法对各种样品进行定量分析的生化分析仪，管理类代号为 6840。

本指导原则不包括具有诊断、统计功能软件、电解质模块的生化分析仪。

二、技术审查要点

（一）产品名称的要求

生化分析仪产品的命名应符合国家关于医疗器械命名规则的要求，采用《医疗器械分类目录》或国家标准、行业标准上的通用名称，一般分为半自动生化分析仪和全自动生化分析仪。命名原则如下：

自动化程度＋生化分析仪

（二）产品的结构和组成

半自动生化分析仪按吸收池型式可分为固定式或流动式；单色装置分为滤光片式、光栅式、固定发光器件或其他等效方式。组成一般包括光源、单色装置、吸收池、检测器、温控装置、显示装置和控制单元等。

全自动生化分析仪的结构一般按吸收池的型式分为分立式或流动式；按单色装置分为滤光片式（干涉滤光片或吸收滤光片）、光栅式、固体发光器件或其他等效方式；按光路型式分为前分光或后分光；按比色容器类型分为循环使用式或一次性使用式。仪器组成一般由光电比色部分、进样系统、控制单元、数据处理系统、清洗系统等组成。产品图示举例（图1～图7）：

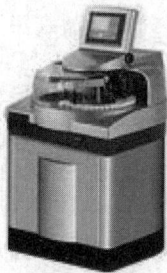

图1　全自动生化分析仪

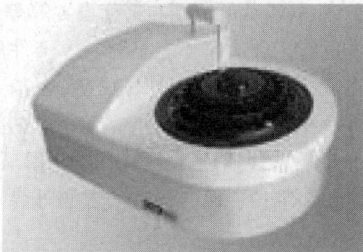

图2　全自动生化分析仪

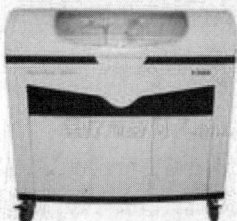

图3　全自动生化分析仪

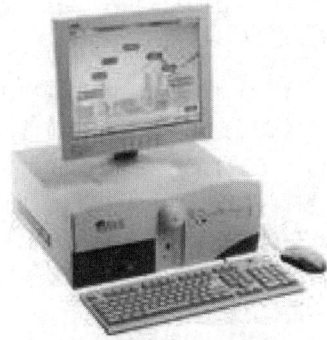

图4　半自动生化分析仪

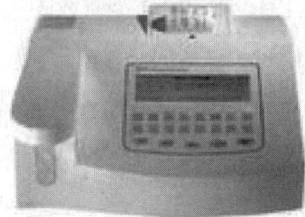

图5　半自动生化分析仪

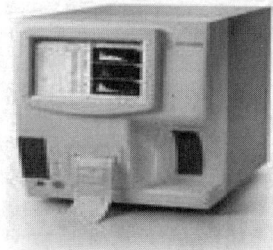

图6　半自动生化分析仪

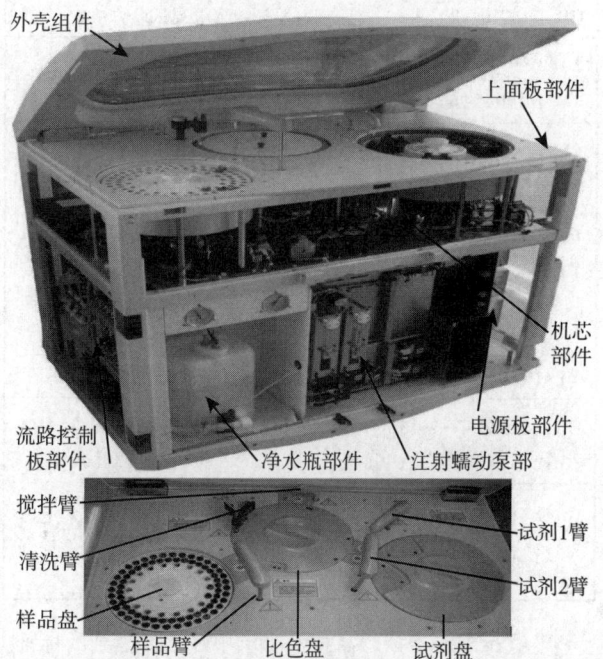

图7　全自动生化分析仪结构图

（三）产品工作原理/作用机理

生化分析仪的设计理论依据：根据物质在紫外、可见光区产生的特征吸收光谱和朗伯比尔定律的原理，用未知浓度的样品与已知浓度标准物质比较或根据摩尔吸光系数方法进行定量分析。工作原理主要为以一束单色光/白光射入被检测液体，透过被测液体的光信号被检测后转换成电信号，对该信号进行适当转换及运算处理，参照标准曲线，从而可得到被测液体的浓度。

因该产品为非治疗类医疗器械，故本指导原则不包含产品作用机理的内容。

（四）注册单元划分的原则和实例

同一注册单元考虑的范围：对同一种吸收池类型、同一种单色装置、同一种光路形式、同一种比色容器类型，可考虑归入同一注册单元。

（五）产品适用的相关标准

目前与生化分析仪产品相关的常用标准如下（表1）：

表1　相关产品标准

GB/T 191—2008	《包装储运图示标志》
GB 4793.1—2007	《测量、控制和实验室用电气设备的安全要求 第1部分：通用要求》
GB 4793.9—2007	《测量、控制和实验室用电气设备的安全要求 第9部分：实验室用分析和其他目的自动和半自动设备的特殊要求》
GB 4943—2011	《信息技术设备 安全 第1部分：通用要求》
GB/T 14710—2009	《医用电器环境要求及试验方法》
YY/T 0014—2005	《半自动生化分析仪》
YY/T 0316—2008	《医疗器械 风险管理对医疗器械的应用》
GB/T 29791.3—2013	《体外诊断医疗器械 制造商提供的信息（标示）第3部分：专业用体外诊断仪器》
YY 0648—2008	《测量、控制和实验室用电气设备的安全要求 第2-101部分：体外诊断（IVD）医用设备的专用要求》
YY/T 0654—2008	《全自动生化分析仪》
GB/T 18268.1—2010	《测量、控制和实验室用的电设备 电磁兼容性要求 第1部分：通用要求》
GB/T 18268.26—2010	《测量、控制和实验室用的电设备 电磁兼容性要求 第26部分：特殊要求 体外诊断（IVD）医疗设备》

上述标准包括了产品技术要求中经常涉及到的标准。有的企业还会根据产品的特点引用一些行业外的标准和一些较为特殊的标准。

产品适用及引用标准的审查可以分两步来进行。首先对引用标准的齐全性和适宜性进行审查，也就是在编写技术要求时与产品相关的国家、行业标准是否进行了引用，以及引用是否准确。可以通过对技术要求中是否引用了相关标准，以及所引用的标准是否适宜来进行审查。此时，应注意标准编号、标准名称是否完整规范，年代号是否有效。

其次对引用标准的采纳情况进行审查。即所引用标准中的条款要求，是否在技术要求中进行了实质性的条款引用。这种引用通常采用两种方式，文字表述繁多内容复杂的可以直接引用标准及条文号，比较简单的也可以直接引述具体要求。

如有新版强制性国家标准、行业标准发布实施，产品性能指标等要求应执行最新版本的国家标准、行业标准。

（六）产品的适用范围/预期用途、禁忌症

供定量分析血清、血浆、尿液、脑脊液等样本的临床化学成分。

该产品无禁忌症。

（七）产品的主要风险及研究要求

1. 生化分析仪的风险管理报告应符合 YY/T 0316—2008《医疗器械 风险管理对医疗器械的应用》的有关要求，审查要点包括：

（1）与安全性有关特征的判定可参考 YY/T 0316—2008 附录 C。

（2）危害分析是否全面可参考 YY/T 0316—2008 附录 E。

（3）风险控制的方案与实施、综合剩余风险的可接受性评价及生产和生产后监视相关方法可参考 YY/T 0316—2008 附录 F、G、J、H。

生化分析仪的初始可预见性危害主要存在于产品的设计、生产和使用环节。如产品设计方面的初始可预见危害主要有：电能危害、生物不相容性（容器材料对样本的影响等）、检测和报警参数的范围和精度设置等；生产方面的初始可预见危害主要有：不合格材料、部件的非预期使用（采购或供方控制不充分），部件焊接、粘合和连接的不完整（制造过程控制不充分）等等；使用的初始可预见危害主要有：未限制非预期使用，未限制使用环境及人员，未告知正确使用、维护、保养设备的方法等导致设备不能正常使用等。

以下依据 YY/T 0316—2008 的附录 E（表 E.2）从九个方面提示性列举了生化分析仪可能存在的初始危害因素，提示审查人员可从以下方面考虑（表2）。

2. 生化分析仪的研究要求

根据所申报的产品，提供适用的研究资料。

（1）产品性能研究

应当提供产品性能研究资料以及产品技术要求的研究和编制说明，包括功能性、安全性指标（如电气安全与电磁兼容、辐射安全）以及与质量控制相关的其他指标的确定依据，所采用的标准或方法、采用的原因及理论基础。

表2 产品主要初始危害因素

通用类别	初始事件和环境示例
不完整的要求	设计参数的不恰当规范: 可触及金属部分、外壳、信号输入/输出部分等与带电部分隔离/保护不够,电介质强度不够,导致对电击危险防护不够,可能对使用者造成电击危害;带脚轮设备锁定不良,移动式设备易翻倒,设备支撑件强度不足,设备面、角、边粗糙,对飞溅物防护不够等可能对使用者造成的机械损伤等;显示器辐射可能对操作者产生危害;电磁兼容性不符合要求,导致设备自身不能正常工作或干扰其他设备的正常工作。 运行、性能要求不恰当规范: 各种参数正常范围设计的依据、各种参数报警设定值设计的依据、确保可靠报警采取的措施等。 使用过程中可能涉及的对人体有危险性的样本、试剂、清洗液等的生物安全性问题。 服务中的要求不恰当规范: 使用说明书未对设备维护、保养方式、方法、频次进行说明,导致设备不能正常使用等。 寿命的结束: 使用说明书未对设备/附件的使用寿命和贮藏寿命进行规定,导致设备/附件超期非正常使用导致吸光度异常等,安全性能出现隐患等
制造过程	制造过程更改的控制不充分: 控制程序修改未经验证,导致设备性能参数指标不符合标准要求等。 制造过程的控制不充分: 生产过程关键工序控制点未进行监测,导致部件或整机不合格等。 供方的控制不充分: 外购、外协件供方选择不当,外购、外协件未进行有效进货检验,导致不合格外购、外协件投入生产等
运输和贮藏	不恰当的包装: 产品防护不当导致设备运输过程中损坏等。 不适当的环境条件: 在超出设备规定的贮藏环境(温度、湿度、压力)贮藏设备,导致设备不能正常工作等
环境因素	物理学的(如热、压力、时间): 过热环境可能导致设备不能正常工作等。 化学的(如腐蚀、降解、污染): 可能造成仪器管道的污染、阻塞、不同检测项目的相互干扰等。 电磁场(如对电磁干扰的敏感度): 抗电磁干扰能力差,特定环境设备工作不正常等。 不适当的能量供应: 设备的供电电压不稳定,导致设备不能正常工作或损坏等
清洁、消毒和灭菌	未对清洗过程确认或确认程序不规范: 使用说明书中推荐的清洗方法未经确认,不能对容器、管道进行有效的清洗等
处置和废弃	没提供信息或提供信息不充分: 未在使用说明书中对一次性使用配件的处置和废弃方法进行说明,或信息不充分;未对检测中使用残留或产生的废液的处理方法进行说明等

通用类别	初始事件和环境示例
配方	生物相容性: 与人体可能接触的一次性耗材、患者样本、试剂等选择不当可致过敏等反应;等等。 与不正确配方有关的危害的警告不足等
人为因素	设计缺陷引发可能的使用错误,如: 易混淆的或缺少使用说明书: 包括图示符号说明不规范、操作使用方法不清楚、技术说明不清楚、未规定一次性使用消耗性材料采购要求、清洁方法不明确及清洁消毒不当、不适当的操作说明等。 器械的状态不明确或不清晰:预热不充分等。 设置、测量或其他信息的显示不明确或不清晰:如相互干扰的两项测试未分开设置等。 错误显示结果:公式错误导致测量结果显示错误等。 控制与操作不对应,显示信息与实际状态不对应:试剂或样本的使用错误等。 由缺乏技术的/未经培训的人员使用:使用者/操作者未经培训或培训不足,不能正确使用和维护保养设备等。 副作用警告不充分:试剂或样本的潜在危险性等。 不正确的测量和其他计量方面的问题:测量、计量不正确,致评估、诊断失误等。 一次性使用器械的多次使用或不按制造商推荐的要求采购一次性使用的器械。 维护和校正不当,引起的不能正常发挥使用性能
失效模式	由于老化、磨损和重复使用而致功能退化: 多次使用的比色杯因长期使用、清洗、使用磨损等原因致老化、破损致吸光度偏离等

(2)产品有效期和包装研究

有效期的确定:应当提供产品有效期信息及确定依据。

包装及包装完整性:应当提供产品包装的信息及确定依据。

(3)软件研究

软件研究参见《医疗器械软件注册技术审查指导原则》的相关要求。

含有软件的产品,应当提供一份单独的医疗器械软件描述文档,内容包括基本信息、实现过程和核心算法,详尽程度取决于软件的安全性级别和复杂程度,编写可参照《医疗器械软件注册申报资料指导原则》(国家食品药品监督管理总局通告2015年第50号)中"三,软件描述文档"的要求。同时,应当出具关于软件版本命名规则的声明,明确软件版本的全部字段及字段含义,确定软件的完整版本和发行所用的标识版本。

(4)其他资料

证明产品安全性、有效性的其他研究资料。

(八)产品技术要求应包括的主要技术指标

产品技术要求的审查是产品主要技术性能指标审查中

最重要的环节之一。

本条款给出需要考虑的产品基本技术性能指标，给出的定量要求参考了相应的国家标准、行业标准，企业可以根据自身产品的技术特点制定相应的技术要求，但不得低于相关强制性国家标准、行业标准的有关要求。

● 半自动生化分析仪

1. 波长准确度与重复性

（1）准确度偏倚：不超过 ±3nm；

（2）重复性：不超过 1.5nm（适用于旋转光栅式分析仪）；

（3）半宽度：不超过 12nm。

2. 杂光

杂光应不大于 0.5%（或吸光度不小于 2.3）。

3. 吸光度线性

（1）吸光度在（0.2，0.5]范围内，偏倚不超过 ±5%；

（2）吸光度在（0.5，1.0]范围内，偏倚不超过 ±4%；

（3）吸光度在（1.0，1.8]范围内，偏倚不超过 ±2%。

4. 分析仪的重复性

分析仪重复测量的变异系数 CV≤1.0%。

5. 分析仪的稳定性

340nm 处，20min 内，蒸馏水吸光度的变化应不大于 0.005。

6. 温度准确性与波动

吸收池温度准确度偏倚应不超过 ±0.5℃；温度波动应不超过 0.4℃。

7. 交叉污染率

反应液总量为 1mL 时，其样本间的交叉污染率应不大于 1%。固定式吸收池（比色杯）不适用。

8. 临床项目的批内精密度

分析仪对项目浓度范围满足表 3 的新鲜病人血清或质控血清进行重复测量的变异系数（CV）应满足表 3 的要求。

表3　临床项目批内精密度要求

项目名称	分析方法	浓度范围	变异系数（CV）
ALT（丙氨酸氨基转移酶）	动态法	（60～70）U/L	≤5%
UREA（尿素）	二点法	（9.00～10.00）mmol/L	≤3.5%
TP（总蛋白）	终点法	（60.0～65.0）g/L	≤2.5%

9. 分析仪基本功能

（1）应至少具有动态法、两点法、终点法等分析方法；

（2）应至少有一点定标、多点定标等定标方法；

（3）波长范围至少包含 340nm～620nm（固定波长或连续波长）；

（4）数据贮存和输出功能。

10. 外观

（1）面板上的文字符号标识清晰；

（2）紧固件连接应牢固可靠，不得有松动；

（3）运动部件应平稳，不应有卡住、突跳及显著空回，链组回跳应灵活。

11. 安全性能

应符合 GB 4793.1—2007、GB 4793.9—2007 和 YY 0648—2008 的要求。

注：作为设备的一部分或设计成仅与设备一起使用的计算机、处理器等，应符合 GB 4793.1—2007。在 GB 4943—2011 范围内并符合其要求的计算装置和类似设备被认为适合与 GB 4793.1—2007 标准范围内的设备一起使用。但是，GB 4943—2011 对防潮和防液体的某些要求没有 GB 4793.1—2007 标准严格。如果潮湿和液体引起的危险可能会影响符合 GB 4943—2011 的设备，而且该符合 GB 4943—2011 的设备如果又与符合 GB 4793.1—2007 本标准的设备一起使用，则使用说明要规定出所需要的任何附加的预防措施。

12. 环境试验

应符合 GB/T 14710—2009 的要求。

13. 电磁兼容要求

应符合 GB/T 18268.1—2010、GB/T 18268.26—2010 的要求。

● 全自动生化分析仪

1. 杂散光

吸光度不小于 2.3。

2. 吸光度线性范围

相对偏倚在不超过 ±5% 范围内的最大吸光度应不小于 2.0。

3. 吸光度准确性

吸光度值为 0.5 时，允许误差 ±0.025；

吸光度值为 1.0 时，允许误差 ±0.07。

4. 吸光度的稳定性

吸光度的变化应不大于 0.01。

5. 吸光度的重复性

用变异系数表示 CV≤1.5%。

6. 温度准确性与波动

温度值在设定值的 ±0.3℃；波动度不大于 ±0.2℃。

7. 样品携带污染率

样品携带污染率应不大于 0.5%。

8. 加样准确度与重复性

对仪器标称的样品最小、最大加样量，以及在 5μL 附近的一个加样量，进行检测，加样准确度误差不超过 ±5%，变异系数不超过 2%。

对仪器标称的试剂最小、最大加样量，进行检测，加样准确度误差不超过 ±5%，变异系数不超过 2%。

9. 临床项目的批内精密度

变异系数（CV）应满足表 4 的要求。

表4 临床项目批内精密度要求

项目名称	浓度范围	变异系数（CV）
ALT（丙氨酸氨基转移酶）	（30～50）U/L	≤5%
UREA（尿素）	（9.0～11.0）mmol/L	≤2.5%
TP（总蛋白）	（50.0～70.0）g/L	≤2.5%

10. 外观要求

（1）面板上图形符号和文字应准确、清晰、均匀、不得有划痕；

（2）紧固件连接应牢固可靠，不得有松动；

（3）运动部件应平稳，不应有卡住、突跳及显著空回，链组回跳应灵活。

11. 安全性能

应符合 GB 4793.1—2007、GB 4793.9—2007 和 YY 0648—2008 的要求。

注：作为设备的一部分或设计成仅与设备一起使用的计算机、处理器等，应符合 GB 4793.1—2007。在 GB 4943—2011 范围内并符合其要求的计算装置和类似设备被认为适合与 GB 4793.1—2007 标准范围内的设备一起使用。但是，GB 4943—2011 对防潮和防液体的某些要求没有 GB 4793.1—2007 标准严格。如果潮湿和液体引起的危险可能会影响符合 GB 4943—2011 的设备，而且该符合 GB 4943—2011 的设备如果又与符合 GB 4793.1—2007 本标准的设备一起使用，则使用说明要规定出所需要的任何附加的预防措施。

12. 环境试验

应符合 GB/T 14710—2009 的要求。

13. 电磁兼容要求

应符合 GB/T 18268.1—2010、GB/T 18268.26—2010 的要求。

（九）同一注册单元内注册检验代表产品确定原则和实例

能够代表注册单元内其他产品安全性和有效性的典型产品。

1. 功能的覆盖按最不利的原则确定，不能覆盖的差异性应作检测；

2. 产品的结构、性能指标的覆盖；

3. 涉及安全性、有效性的关键件的一致性（关键件的规格类型等），不一致的应作检测。如：电源变压器、电机、过温保护装置、PC 板、用作瞬态过压限制装置的电路、CRT 显示器、熔断器或熔断器座、设备外壳材料、高完善性元器件及电源开关等。

（十）产品的生产制造相关要求

1. 应当明确产品生产工艺过程（产品工艺流程一般为原材料外购外协、部件组装、整机组装、整机调试、老化试验、检验、入库），可采用流程图的形式，所提供工艺流程图是否识别并注明主要控制点及关键工艺。

关键工艺及控制点：企业的实际情况各有不同，企业根据生产的具体情况，提交相关的控制点的资料（如：光学系统调试）。

2. 产品生产如涉及多场地，在生产流程图中注明各场地的工序设置。

3. 提供产品主要元器件清单，清单中包括所用主要元器件（如：网电源开关、开关电源、变压器、电源线组件等）的信息（如：规格型号、制造商等）。

依据《医疗器械监督管理条例》第十四条的规定，若主要元器件（如：开关电源、变压器等）发生实质性变化，可能影响产品安全、有效的；这些元器件的信息应列入注册证"其他内容"栏中。

（十一）产品的临床评价细化要求

根据《关于发布免于进行临床试验的第二类医疗器械目录的通告》（国家食品药品监督管理总局通告 2014 年第 12 号）规定，"产品名称：全/半自动生化分析仪，分类编码：6840"包含在免于进行临床试验的第二类医疗器械目录中，注册申请人需按照《关于医疗器械（含体外诊断试剂）注册申报有关问题的公告》（国家食品药品监督管理总局 2014 年第 129 号）和《关于发布医疗器械临床评价技术指导原则的通告》（国家食品药品监督管理总局通告 2015 年第 14 号）的要求提交临床评价资料。

若申请注册产品在结构组成、工作原理、性能指标和预期用途等方面与已上市产品有差别，则注册申请人应详细说明这种差别，并说明这种差别是否会增加新的临床使用功能或改变原有临床使用功能，提交证明资料说明这些差异不影响等同性，同时说明差异是否会形成新的产品安全性和有效性风险，若有则注册申请人应视风险严重程度补充临床评价资料或临床试验资料。

（十二）产品的不良事件历史记录

暂未见相关报道。

（十三）产品说明书和标签要求

生化分析仪产品的说明书和标签应符合《医疗器械说明书和标签管理规定》（国家食品药品监督管理总局令第 6 号）和《体外诊断医疗器械 制造商提供的信息（标示）第 3 部分：专业用体外诊断仪器》中的相关要求。说明书和标签的内容应当真实、完整、科学，并与产品特性相一致，文字内容必须使用中文，可以附加其他语种。说明书、标签中的文字、符号、图形、表格、数据等应相互一致，并符合相关标准和规范要求。

三、审查关注点

（一）产品技术要求

该产品的安全、性能要求分别由国家标准、行业标准规定，因此建议企业按照本企业产品的特性编写产品技术要求，技术要求中应明确产品型号、组成结构等内容。

产品技术要求应符合相关的强制性国家标准、行业标准和有关法律、法规的规定，并按国家食品药品监督管理总局公布的《医疗器械产品技术要求编写指导原则》的要求编制。

（二）产品的电气安全性的要求

产品的安全性是否符合安全通用要求和安全专用要求，其中包括电磁兼容要求，包括 GB 4793.1—2007、GB 4793.9—2007、YY 0648—2008、GB/T 18268.1—2010、GB/T 18268.26—2010。

（三）产品的主要性能指标确定的依据。

（四）产品的环境试验是否执行了 GB/T 14710—2009 的相关要求。

（五）说明书中对产品使用安全的提示是否明确。

（六）采用的计算法的说明。

（七）关于报警

行业标准中的技术指标未包含报警功能，审查中应考虑报警功能的必要性，如：对需定期更换光源部件的仪器，除使用说明书中应指出定期更换的周期、要求外，仪器还应在低于规定线性吸光度范围时，具有提示或报警功能。其他情况的吸光度异常也应考虑设置报警功能。另外，当样本、试剂不足时，仪器应有提示或报警措施，否则在临床使用中会产生风险。如果根据风险分析报警是必须的，建议写入技术要求中。

（八）在临床实际使用时，会因流动比色池中出现气泡而使结果不准确，故在设计时应考虑如何使临床操作者能目测检查气泡，审查中应关注技术报告及说明书中的相关信息。

（九）使用说明书中不但要告知用户一个大概的预热时间，更应通过设计保证未达到预期温度时，仪器无法进入测量操作，以避免在临床使用中，因温度波动或未达到要求而出现问题。审查中可关注技术报告中的相关说明。

（十）有关仪器、试剂配套使用的说明。

生化分析仪注册技术审查指导原则编制说明

一、指导原则编写的目的

本指导原则是国家食品药品监督管理局 2009 年发布的《生化分析仪产品注册技术审查指导原则》的修订版。

本指导原则主要用于指导和规范医疗器械注册审查人员对注册产品的技术审评。

本指导原则旨在帮助审评人员理解和掌握产品原理、结构、主要性能、预期用途等内容，同时让审查人员在产品注册技术审评时统一基本的尺度，以确保上市产品的安全、有效。

二、指导原则编写的依据

本指导原则编写的依据是：《医疗器械监督管理条例》、《医疗器械注册管理办法》（国家食品药品监督管理总局令第 4 号）、《医疗器械说明书和标签管理规定》（国家食品药品监督管理总局令第 6 号）、《医疗器械产品技术要求编写指导原则》，国家食品药品监督管理部门发布的其他规范性文件等。

本指导原则执行了 GB/T 191—2008《包装储运图示标志》、GB 4793.1—2007《测量、控制和实验室用电气设备的安全要求 第 1 部分：通用要求》、GB 4793.9—2007《测量、控制和实验室用电气设备的安全要求 第 9 部分：实验室用分析和其他目的的自动和半自动设备的特殊要求》、GB 4943—2011《信息技术设备安全 第 1 部分：通用要求》、GB/T 14710—2009《医用电器环境要求及试验方法》、YY/T 0014—2005《半自动生化分析仪》、YY/T 0316—2008《医疗器械 风险管理对医疗器械的应用》、GB/T 29791.3—2013《体外诊断医疗器械 制造商提供的信息（标示）第 3 部分：专业用体外诊断仪器》、YY 0648—2008/IEC 61010‑2‑101：2002《测量、控制和实验室用电气设备的安全要求 第 2‑101 部分：体外诊断（IVD）医用设备的专用要求》、YY/T 0654—2008《全自动生化分析仪》。

三、指导原则编写格式

本指导原则正文的层次和目录遵从国家食品药品监督管理总局在注册工作会议中给出的具体要求。

本指导原则的语言表述采取提示方式，以利于审评人员直入审查内容。

四、指导原则中部分具体内容的编写考虑

由于科学技术和临床需求的不断发展和变化，生化分析仪的参数组成也在不断地变化，本指导原则按照目前的技术水平和现有的产品，尽可能详细阐述各种参数的最基本的要求。其中的主要技术性能指标依据于国家标准和行业标准。有些参数的技术指标目前没有国家标准或行业标准规定，本指导原则中列出的参数要求参照目前国内产品的平均水平，仅作参考。使用本指导原则的各方应从产品的具体情况和医疗器械风险管理的角度来分析确认产品的技术要求，以确保产品的安全、有效。

五、关于本版指导原则的修订说明

本次修订主要涉及以下内容：

（一）更新与增加了适用标准；

（二）增加了产品生产制造相关要求；

（三）用产品技术要求代替了注册产品标准；

（四）按照新法规细化了产品临床评价与产品研究资料要求。

六、指导原则编写人员

本指导原则由上海市食品药品监督管理认证审评中心承担起草编写。本指导原则的编写得到了上海市食品药品监督管理局医疗器械注册处、有关方面的专家及相关生产企业的大力支持和帮助。在编写过程中，充分利用各方面的信息和资源，综合考虑产品的现状和发展趋势，结合法规规定，尽量使指导原则科学、全面、实用。

127　血糖仪注册技术审评指导原则

［血糖仪注册技术审查指导原则（2016 年修订版）］

本指导原则旨在指导注册申请人对血糖仪注册申报资料的准备及撰写，同时也为技术审评部门审评注册申报资料提供参考。

本指导原则是对血糖仪的一般要求，申请人应依据产品的具体特性确定其中内容是否适用，若不适用，需具体阐述理由及相应的科学依据，并依据产品的具体特性对注册申报资料的内容进行充实和细化。

本指导原则是供申请人和审查人员使用的指导文件，不涉及注册审批等行政事项，亦不作为法规强制执行，如有能够满足法规要求的其他方法，也可以采用，但应提供详细的研究资料和验证资料。应在遵循相关法规的前提下使用本指导原则。

本指导原则是在现行法规、标准体系及当前认知水平下制定的，随着法规、标准体系的不断完善和科学技术的不断发展，本指导原则相关内容也将适时进行调整。

一、适用范围

本指导原则适用于有创型血糖仪，根据《医疗器械分类目录》管理类代号为 6840。

本指导原则范围不包含微创型血糖仪、无创型血糖仪、连续式血糖仪和将血糖检测模块嵌入移动设备或需将数据传输到移动设备中进行显示和分析的血糖仪产品；通过内置蓝牙、WIFI、红外等模块实现与移动端传输的血糖仪依然适用于本原则。

二、技术审查要点

（一）产品名称要求

产品名称为血糖测试仪或血糖仪。

（二）产品的结构和组成

血糖仪按其工作原理分为电化学式和光化学式两类产品，一般由检测模块、信号放大模块、AD 采集模块、数据处理模块、显示模块、嵌入式软件、信号输出部分（如适用）、电源电路以及按键控制电路等组成。

产品结构框图如图 1 所示：

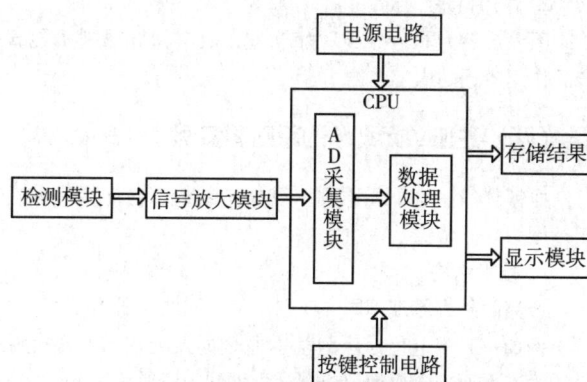

图 1　产品结构框图

图 2 中给出了基于两种检测原理的产品的图示举例，供审查人员参考。

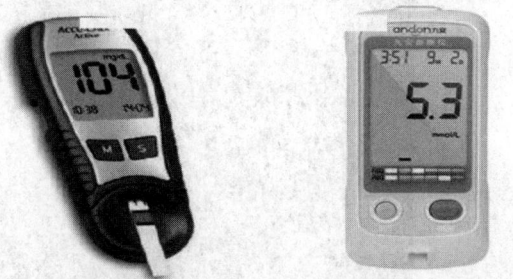

（1）电化学法血糖仪　　　（2）光化学法血糖仪

图 2　产品图示举例

（三）产品工作原理/作用机理

1. 工作原理

血糖仪主要分为电化学法和光化学法两大类。

电化学法采用检测酶反应过程中产生的电流信号的原理来反应血糖值，酶与葡萄糖反应产生的电子通过电流记数设施，读取电子的数量，再转化成葡萄糖浓度读数。根据电化学法血糖测试条中所采用的酶不同又分为葡萄糖氧化酶（GOD）法和葡萄糖脱氢酶（GDH）法两种类型。葡萄糖脱氢酶（GDH）在反应中还需联用不同辅酶，分别为吡咯喹啉醌葡萄糖脱氢酶（PQQ - GDH）、黄素腺嘌呤二核苷酸葡萄糖脱氢酶（FAD–GDH）及烟酰胺腺嘌呤二核苷酸葡萄糖脱氢酶（NAD–GDH）三种。

葡萄糖氧化酶（GOD）法血糖测试反应原理示例如图3所示，葡萄糖脱氢酶（GDH）法血糖测试反应原理示例如图4所示。

光化学法是检测反应过程中试条的颜色变化来反应血糖值，血糖测试条中所采用的酶一般为葡萄糖氧化酶（GOD），通过酶与葡萄糖的反应产生的中间物（带颜色物质），反应后试纸颜色发生改变，运用检测器检测试纸反射面的吸光度，根据朗伯–比尔定律即可求出血糖浓度，测试示意图（见图5）。

2. 作用机理

因该产品为非治疗类医疗器械，故本指导原则不包含产品作用机理的内容。

（四）注册单元划分的原则和实例

血糖仪的注册单元原则上以技术结构、性能指标和适用范围为划分依据。

1. 技术结构

产品的基本原理不同，应划分为不同的注册单元。

例如：利用电化学法为基本原理的血糖仪与利用光化学法为基本原理的血糖仪应划分为不同的注册单元。

2. 性能指标

性能指标有较大差异的，应考虑划分为不同的单元。

（五）产品适用的相关标准

表1 相关产品标准

GB/T 191—2008	《包装储运图示标志》
GB 4793.1—2007	《测量、控制和实验室用电气设备的安全要求 第1部分：通用要求》
GB 4793.9—2013	《测量、控制和实验室用电气设备的安全要求 第9部分：实验室用分析和其他目的自动和半自动设备的特殊要求》
GB/T 14710—2009	《医用电器环境要求及试验方法》
GB/T 19634—2005	《体外诊断检验系统自测用血糖监测系统通用技术条件》
GB/T 18268.1—2010	《测量、控制和实验室用的电气设备 电磁兼容性要求 第1部分：通用要求》
GB/T 18268.26—2010	《测量、控制和实验室用的电设备 电磁兼容性要求 第26部分：特殊要求 体外诊断（IVD）医疗设备》
YY/T 0316—2008	《医疗器械 风险管理对医疗器械的应用》
YY/T 0466.1—2009	《医疗器械 用于医疗器械标签、标记和提供信息的符号 第1部分：通用要求》
YY 0648—2008	《测量、控制和实验室用电气设备的安全要求 第2-101部分：体外诊断（IVD）医用设备的专用要求》
ISO 15197：2013	《体外诊断检测系统–用于糖尿病管理的自测用血糖监测系统通用技术要求》

注：以上标准适用最新版本。

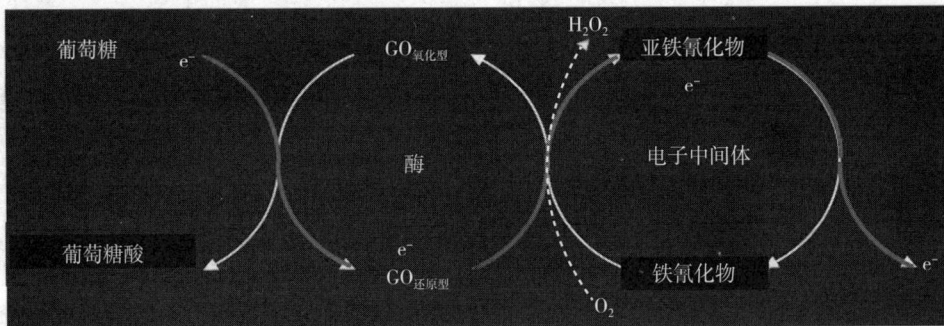

图3 葡萄糖氧化酶（GOD）血糖测试反应原理图

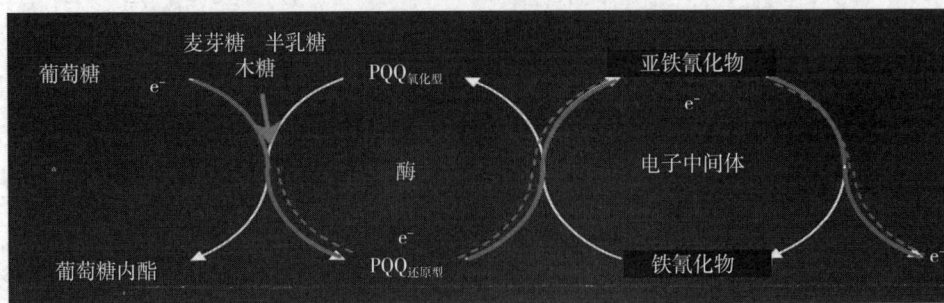

图4 葡萄糖脱氢酶（GDH）血糖测试反应原理图

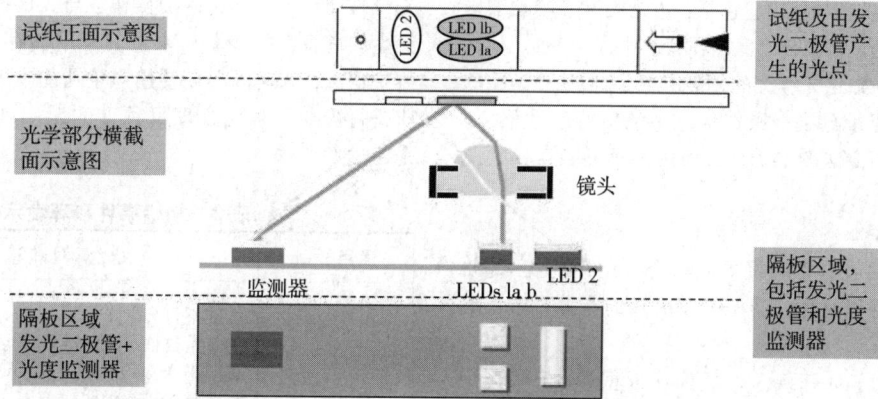

图5　光化学法血糖仪的测试原理图

上述标准（表1）包括了产品技术要求和其他相关材料中经常涉及到的标准，注册申请人应关注上述国家标准和行业标准的有效性。有的注册申请还会根据产品的特点引用一些行业外的标准和一些较为特殊的标准。

（六）产品的适用范围/预期用途、禁忌症

1. 适用范围：该产品与配套的血糖试纸配合使用，用于定量检测人体毛细血管全血和/或静脉全血和/或动脉全血（也可以为血浆/血清）中葡萄糖浓度；可以由临床单位医护人员、熟练掌握该项操作的患有糖尿病的非专业人员或其家属操作；只用于监测糖尿病人血糖控制的效果，而不能用于糖尿病的诊断和筛查，也不能作为治疗药物调整的依据。

2. 适用人群：血糖仪可用于普通人及新生儿血糖检测（注：新生儿血液与普通人血液存在较大差异，血糖测试参考值和红细胞压积范围不同，如可用于新生儿检测，则应提供相关验证资料）。因葡萄糖脱氢酶产品还需联用不同辅酶，易受其他糖类物质干扰（详见附录A），不同酶有不同的适应人群，应该根据不同患者的情况选用不同酶技术的血糖仪。

3. 预期使用环境：血糖仪产品可在临床机构和家庭中使用；注册申请人应根据产品设计情况，给出使用环境条件，至少应包含温度、湿度、电源条件等内容。采用葡萄糖氧化酶法的血糖测试产品反应过程需要氧气参与，易受氧气干扰（详见附录A），因此还应明确海拔高度（注：应给出海拔高度验证资料）。

4. 禁忌症：应明确产品中可能存在的禁忌症。暂未见相关报道。

因具体产品的结构及性能不尽相同，故上述预期用途仅为已注册上市常见血糖仪的通用描述，审查中应结合产品实际情况做出更深层次的评估。如果不同型号、规格产品的临床应用不相同，则应分别进行说明。

（七）产品的主要风险

主要参考 YY/T 0316—2008《医疗器械 风险管理对医疗器械的应用》。风险管理活动要贯穿产品设计、生产、上市后使用及产品处理的整个生命周期。要体现注册申请人风险管理活动计划的完整性，尤其上市管理的风险分析与评价过程。对于上市前风险管理中尚未认知的风险，应在上市后开展信息收集，一旦发现异常及时进行风险评价，采取控制措施，更新风险管理文件。

血糖仪风险分析应参考 YY/T 0316—2008《医疗器械 风险管理对医疗器械的应用》行业标准相关要求，逐一进行回答，也可以用列表的方式列示。剩余风险分析时，一定要逐一采取风险控制措施后，会不会引入或造成更大的风险，只有新引入风险能转化为可接受风险，方能认为风险受控。血糖仪必须进行风险与收益分析，收益大于风险时方可接受。

提供血糖仪产品上市前风险管理报告，此报告旨在说明并承诺：

——风险管理计划已被正确地实施。

综合剩余风险是可接受的。

——已有恰当方法获得与注册申请人申报的血糖仪产品相关和出厂后流通与临床应用的信息。

——应随风险管理报告一并附上包括风险分析、风险评价、风险控制概述管理资料。至少应包括：

——产品安全特征清单；

——产品可预见危害及分析清单（说明危害、可预见事件序列、危害处境和可能发生的损害之间的关系）；

——风险评价、风险控制措施以及剩余风险评价汇报表。

对于风险分析和管理概述，应包括一份风险总结，以及如何将风险控制在可接受程度的内容。从生物学危害、机械危害、能量危害、有关使用的危害、信息危害和维护不周及老化引起的危害等方面，对产品进行全面分析并阐述相应的防范措施。

1. 风险分析方法

1.1 在对风险的判定及分析中，要考虑合理的可预见的情况，包括：正常使用条件下和非正常使用条件下。

1.2 风险判定及分析应包括：对于患者的危害、对于操作者的危害和对于环境的危害。

1.3 风险形成的初始原因应包括：人为因素，产品结构的危害，原材料危害，综合危害，环境条件。

1.4 风险判定及分析考虑的问题包括：生物相容性危害；机械危害；能量危害；操作信息，包括警示性语言、注意事项以及使用方法的准确性；使用过程可能存在的危害等。

2. 风险分析清单

血糖仪产品的风险管理报告应符合 YY/T 0316—2008《医疗器械 风险管理对医疗器械的应用》的有关要求，审查要点包括：

2.1 产品定性定量分析是否准确（依据 YY/T 0316—2008《医疗器械 风险管理对医疗器械的应用》附录 C）；

2.2 危害分析是否全面（依据 YY/T 0316—2008《医疗器械 风险管理对医疗器械的应用》附录 E）；

2.3 风险可接收准则，降低风险的措施及采取措施后风险的可接收程度，是否有新的风险产生。

根据 YY/T 0316—2008《医疗器械 风险管理对医疗器械的应用》附录 E 对该产品已知或可预见的风险进行判定，血糖仪产品在进行风险分析时至少应包括以下的主要危害，注册申请人还应根据自身产品特点确定其他危害。针对产品的各项风险，注册申请人应采取应对措施，确保风险降到可接受的程度。

3. 产品的主要危害

3.1 能量危害

电磁能：漏电流，可能共同使用的设备（移动电话、电磁炉、微波炉等）对血糖仪的电磁干扰，静电放电对血糖仪产生的干扰，血糖仪产生的电磁场对可能共同使用的设备的影响等引发的危害。

坠落：坠落导致机械部件松动，导致测量错误、误差过大或显示异常。

3.2 生物学和化学危害

生物学：公共场所未经清洗、消毒的与人体接触的部件引起的交叉感染；血糖仪的原材料有毒有害对人体造成的危害。

化学：使用的清洁剂、消毒剂残留引发的危害；长时间不使用的电池未经取出，导致电池漏液引发的危害。

3.3 操作危害

不正确的测量：产品的检测装置超过寿命或长时间未经校准，导致误差过大；

未按使用说明书中的要求进行测量，造成的测量失败、测量误差过大；

使用不同厂家的或与血糖仪不相匹配的血糖试纸条，造成的测量失败、测量误差过大；

在注册申请人规定的使用环境条件外使用产品，可能造成测量误差过大，产品寿命降低；

3.4 信息危害

包括标记缺少或不正确，标记的位置不正确，不能被正确地识别，不能永久贴牢和清楚易认；

不符合法规及标准的说明书，包括说明书中未对限制

充分告知，未对不正确的操作、与其他设备共同使用时易产生的危害进行警告，未正确标示储存条件、消毒方法、维护信息，未对因长期使用产生功能丧失而可能引发的危害进行警告，未对合理可预见的误用进行警告等引发的危害。

表2　初始事件和环境示例

通用类别	初始事件和环境示例
不完整的要求	性能不符合要求； 测量重复性、系统准确性等不符合要求； 说明书未对设备及附件维护保养的方式、方法、频次进行说明； 未对校准间期进行说明
制造过程	控制程序（包括软件）修改未经验证，导致产品的测量误差不符合要求； 生产过程关键工序控制点未进行监测，导致各部件配合不符合要求等； 外购、外协件供方选择不当，外购、外协件未进行有效进货检验，导致不合格外购、外协件投入生产等
运输和贮藏	产品防护不当导致设备运输过程中损坏等； 在超出设备规定的贮藏环境（温度、湿度、压力）贮藏设备，导致设备不能正常工作等
环境因素	温度、湿度、海拔如超出给定范围后可能造成测量结果不准确； 过热、过冷的环境可能导致设备不能正常工作等； 强酸强碱导致损害等； 抗电磁干扰能力差，特定环境设备工作不正常等； 设备的供电电压不稳定，导致设备不能正常工作或损坏等
清洁、消毒和灭菌	使用说明书中推荐的清洗、消毒方法未经确认； 使用者未按要求进行防护、清洗、消毒（如：使用错误的消毒剂）
处置和废弃	未在使用说明书中对血糖仪或其他部件的处置（特别是使用后的处置）和废弃方法进行说明，或信息不充分；未对设备废弃的处置进行提示性说明等
人为因素	设计缺陷引发的使用错误； 易混淆的或缺少使用说明书： —图示符号说明不规范 —操作使用方法不清楚 —技术说明不清楚 —重要的警告性说明或注意事项不明确 —不适当的操作说明等 不正确的测量和计量
失效模式	由于老化、磨损和重复使用而导致功能退化/疲劳失效（特别是医院等公共场所中使用时）

表3 危害、可预见的事件序列、危害处境和可发生的损害之间的关系

危害	可预见的事件序列	危害处境	损害
电磁能量	在强电磁辐射源边使用血糖仪测量	电磁干扰程序运行	测量错误、测量结果误差过大
	静电放电	干扰程序运行	导致测量结果误差过大或数据擦除
机械能	产品意外坠落	机械部件松动,液晶板接触不良	无法测量或测量误差过大,数据无法读取,严重时延误治疗
化学	长时间不使用的电池未经取出,造成电池漏液	电路腐蚀	设备故障,无法工作
操作错误	血糖仪的测试条插入口有异物	获得不准确的结果	根据测量结果采用不准确的治疗方法
	使用者的操作有误(使用者插入已使用过的血糖试纸条、在滴血标记出现以前进行测试、测试环境温度过低或过高、血样不足、电池电量不足)	得不到结果或者获得不准确的结果	根据测量结果采用不准确的治疗方法
不完整的说明书	未对错误操作进行说明	错误操作、不正确的测量	测量值误差过大,测量失败,严重时延误治疗
	不正确的消毒方法	使用有腐蚀性的清洁剂、消毒剂	产品部件腐蚀、防护性能降低
	不正确的产品贮存条件	器件老化、部件寿命降低	产品寿命降低、导致测量值误差过大
	未规定校验周期	未对设备进行校准	测量值误差过大,测量失败,严重时延误治疗

由于血糖仪的原理、功能和结构的差异,本章给出的风险要素及其示例是常见的而不是全部的。上述部分只是风险管理过程的组成部分,不是风险管理的全部。注册申请人应按照 YY/T 0316—2008《医疗器械 风险管理对医疗器械的应用》中规定的过程和方法,在产品整个生命周期内建立、形成文件和保持一个持续的过程,用以判定与医疗器械有关的危害、估计和评价相关的风险、控制这些风险并监视上述控制的有效性,以充分保证产品的安全和有效。

(八)产品技术要求应包括的主要性能指标

本条款给出需要考虑的产品主要技术指标,其中部分指标给出定量要求,其他性能指标因要求不统一或不是强制要求而未给出定量要求。如有附加功能,注册申请人应采用相应的标准,具体可结合注册申请人自身的技术能力,参考相应的国家标准、行业标准。注册申请人如不采用以下条款(包括国家标准、行业标准要求),应当说明理由。

1. 性能指标

1.1 外观

血糖仪外观应整洁,文字和标示清晰。

1.2 血糖仪和配套血糖试条系统测量重复性

血糖仪和配套血糖试条系统重复测量结果的精密度应符合表4的要求。

表4 血糖仪和血糖试条测量重复性

测试范围	精密度
< 5.5mmol/L(< 100mg/dL)	SD < 0.42 mmol/L(< 7.7mg/dL)
≥ 5.5mmol/L(≥ 100mg/dL)	CV < 7.5%

1.3 血糖仪和配套血糖试条系统的准确度

血糖仪和配套血糖试条的系统准确度应符合下列要求之一:

1.3.1 血糖仪和配套血糖试条测量结果偏差的95%应符合表5的要求;

1.3.2 血糖仪和配套血糖试条对葡萄糖的回收率为80%~120%。

表5 准确度要求

测试范围	允许偏差
≤ 4.2mmol/L(≤ 75mg/dL)	不超过 ± 0.83mmol/L(± 15mg/dL)
> 4.2mmol/L(> 75mg/dL)	不超过 ± 20%

1.3.3 ISO 15197:2013《体外诊断检测系统 - 用于糖尿病管理的自测用血糖监测系统通用技术要求》中对血糖仪准确度要求进行了调整,鼓励注册申请人参照执行,但不做强制性要求(详见表6)。若注册申请人能够提供符合 ISO 15197:2013《体外诊断检测系统 - 用于糖尿病管理的自测用血糖监测系统通用技术要求》中准确度要求的第三方检测报告(CNAS 认证)则可在说明书中明确准确度符合 ISO 15197:2013《体外诊断检测系统 - 用于糖尿病管理

的自测用血糖监测系统通用技术要求》中的规定。

表 6 ISO 15197：2013《体外诊断检测系统－用于糖尿病管理的自测用血糖监测系统通用技术要求》中的准确度要求

测试范围	允许偏差
≤5.55mmol/L（≤100mg/dL）	不超过 ±0.83mmol/L（±15mg/dL）
>5.55mmol/L（>100mg/dL）	不超过 ±15%

1.3.4 数据传输可靠性要求（如适用）。

1.3.5 血糖仪测量时间。

1.3.6 血糖仪的校正和显示功能。

2. 血糖仪安全要求

血糖仪的安全要求建议参照 ISO 15197：2013《体外诊断检测系统－用于糖尿病管理的自测用血糖监测系统通用技术要求》中的规定，执行 GB 4793.1—2007《测量、控制和实验室用电气设备的安全要求 第 1 部分：通用要求》、GB 4793.9—2013《测量、控制和实验室用电气设备的安全要求 第 9 部分：实验室用分析及其他目的自动和半自动设备的特殊要求》和 YY 0648—2008《测量、控制和实验室用电气设备的安全要求 第 2-101 部分：体外诊断（IVD）医用设备的专用要求》中的相关要求。

3. 电磁兼容性

设备应满足 GB/T 18268.1—2010《测量、控制和实验室用的电气设备 电磁兼容性要求 第 1 部分：通用要求》和 GB/T 18268.26—2010《测量、控制和实验室用的电设备 电磁兼容性要求 第 26 部分：特殊要求 体外诊断（IVD）医疗设备》中规定的要求。

4. 血糖仪环境试验

应符合 GB/T 14710—2009《医用电器环境要求及试验方法》中适用条款的要求。

注：在进行重复性和准确性试验时，应根据血糖仪实际使用情况，选择血样（毛细血管全血、静脉全血、动脉全血等）。采用静脉和毛细血管血样时，应按照 GB/T 19634—2005《体外诊断检验系统 自测用血糖监测系统通用技术条件》中的要求制备血样；采用动脉血样时，注册申请人应参考 GB/T 19634—2005《体外诊断检验系统 自测用血糖监测系统通用技术条件》中的试验方法，制定测试血样制备方法（制备方法的确定依据应在研究资料中予以说明）。

（九）同一注册单元内注册检验代表产品确定原则和实例

1. 典型产品应是同一注册单元内能够代表本单元内其他产品安全性和有效性的产品。

2. 应考虑功能最齐全、结构最复杂、风险最高的产品。

3. 注册单元内各种产品的主要安全指标、性能指标不能被某一产品全部涵盖时，则应选择涵盖安全指标、性能指标最多的产品作为典型产品，同时还应考虑其他产品中未被典型产品所涵盖的安全指标及性能指标。

4. 当没有充足证据能够证明同一注册单元内不同型号规格产品之间电磁兼容性能可以覆盖时，应选取每一型号规格产品进行电磁兼容项目检测。

（十）产品生产制造相关要求

1. 生产工艺过程及过程控制点

注册申请人应根据申报产品的实际情况，以流程图的形式对生产工艺过程进行详细描述，并根据流程图逐一描述其中的过程控制点。工艺流程图中的关键工序和特殊工艺应以特殊图型表示。

血糖仪产品工艺举例说明：血糖仪产品工艺一般包括线路板焊接、组装及程序烧录、显示屏和控制按键安装和整机调试工序。除上述工序外，光学法血糖仪还包含光学探头安装工序。其中，线路板焊接、程序烧录、光学探头安装（光学法产品适用，应明确光学组件生产及安装时的环境要求）和整机调试属于关键控制工序。注：本说明仅为资料性说明，注册申请人可根据产品情况调整产品生产工艺和关键工序。

2. 研制、生产场地情况概述

注册申请人应当对与申报产品有关的研制场地和生产场地情况进行概述，主要包括以下内容：

研制场地：地址、位置、面积、研制环境条件、研制设备、验证设备、人员等。

生产场地：地址、位置、面积、生产环境条件、生产设备、工艺装备、监视和测量装置、人员等。

如申报产品具有多个研制、生产场地，则对每一研制、生产场地的情况均应进行概述。

（十一）产品的临床评价细化要求

按照《关于发布免于进行临床试验的第二类医疗器械目录的通告》（国家食品药品监督管理总局通告 2014 年第 12 号）的规定，自测用血糖分析仪（序号 246）为免于开展临床试验的产品。本指导原则中用于检测人体毛细血管全血和/或静脉全血中葡萄糖浓度的血糖仪产品属于《免于进行临床试验的第二类医疗器械目录》中规定的免于开展临床试验的医疗器械产品。注册申请人在申报时，可以按照相关规定提交临床对比资料。

本指导原则中用于检测动脉全血及毛细血管/静脉/动脉血清或血浆的血糖仪产品不符合《关于发布免于进行临床试验的第二类医疗器械目录的通告》（国家食品药品监督管理总局通告 2014 年第 12 号）的规定，应按照《医疗器械注册管理办法》（国家食品药品监督管理总局令第 4 号）、《医疗器械临床评价技术指导原则》及相关法规中的规定，开展临床评价，临床评价可与配套使用试条合并开展。

对于通过临床试验方式进行临床评价时，可按照下述评价方法进行，下述评价方法仅对临床评价中的基本问题进行了阐述，具体临床试验按照《医疗器械临床评价技术指导原则》及参照《体外诊断试剂临床研究技术指导原则》要求进行。

1. 基本要求

临床试验机构应为国家食品药品监督管理总局认定公布的临床试验基地。

临床试验方案应合理、科学，能够验证产品的预期用途。方案中的临床病例数的确定理由应充分、科学；选择对象范围应明确，涵盖产品的预期用途；临床评价标准应清晰明确，且得到临床公认。

临床试验报告应符合方案的要求。临床试验结果应明确，计量或计数结果可靠，并进行统计学分析；试验效果分析应明确统计结果的临床意义；临床试验结论应明确该产品的预期用途，符合临床试验目的。下面对该产品临床试验中的审查关注点进行阐述：

2. 对照产品的选择

2.1 建议采用临床实验室参考测量程序或使用临床实验室与参考测量程序进行过很好的比对且验证了精密度和准确性的临床实验室测量程序进行比对，该对照产品应是已批准上市的产品。

2.2 对照产品也可选择已批准上市的血糖监测系统（血糖仪），但应详细比对申报产品与对照产品的各方面性能，建议应尽量选择溯源性相同，灵敏度、检测范围、检测原理、参考范围等相近的产品进行对照研究。

2.3 两家临床试验机构的对照产品应一致。

3. 配套试纸条的选择

申报产品的配套试纸条必须是已经取得医疗器械注册证的产品，或者是和此次申报的血糖仪一起进行注册申报的产品。

对照产品的配套试纸条必须是已经取得医疗器械注册证的产品，并且是经过审批的允许和对照产品配套使用的试纸条。

4. 病例选择

4.1 病例的选择建议参照 GB/T 19634—2005《体外诊断检验系统 自测用血糖监测系统通用技术条件》及 ISO 15197：2013《体外诊断检测系统 – 用于糖尿病管理的自测用血糖监测系统通用技术要求》中关于准确性的相关要求进行，病例数至少 200 例，血糖浓度的分布应尽可能满足 ISO 15197：2013《体外诊断检测系统 – 用于糖尿病管理的自测用血糖监测系统通用技术要求》中对准确性进行评价的要求，如极高或极低浓度的新鲜毛细血管全血/静脉全血/动脉全血（也可以为血浆/血清）样品数量不足，可使用其他方法对血糖浓度进行调整，但应详细描述血糖的调整方法及定值过程，血糖浓度的调整过程不应影响样本的基质，不能带来新的干扰物质。实验方案中应根据生产商的要求，明确病例的入选和排除标准（如红细胞压积等）。

4.2 病例人群的选择应尽可能覆盖各个年龄（并明确年龄段）、各种类型的糖尿病患者，病例的选择应具有代表性。

4.3 病例选择过程中还应注意选择一部分可能存在干扰因素的病例，以进一步评价产品的性能。

5. 检测的样本类型

5.1 如选择已上市的血糖监测系统（血糖仪）作为对照，作为对照的血糖监测系统（血糖仪）和申报的血糖监测系统（血糖仪）均应采用新鲜毛细血管全血/静脉全血/动脉全血（也可以为血浆/血清）作为检测样本。

5.2 如对照产品选择临床实验室测量程序，可根据测量程序的检测样本类型选择新鲜毛细血管全血/静脉全血/动脉全血作为检测样本（也可以为血浆/血清）；申报血糖监测系统（血糖仪）的检测样本类型应当根据具体情况选择不同样本类型的检测。

6. 预实验

建议在实验开始前先进行小样本量的研究，在评价结果符合既定的要求后再进行大样本量的临床实验。

7. 实验结果的评价

7.1 实验前对参与评价的血糖监测系统均应进行质控品的检测，并记录检测结果，如对照产品为临床实验室测量程序，应将质控图、校准图一并提交，如有质控结果未在靶值范围内的情况出现，应先解决问题，待问题解决后再进行实验。

7.2 实验结果建议按照 GB/T 19634—2005《体外诊断检验系统 自测用血糖监测系统通用技术条件》及 ISO 15197：2013《体外诊断检测系统 – 用于糖尿病管理的自测用血糖监测系统通用技术要求》中关于准确性的相关要求进行系统准确度评价，并将评价结果进行详细的表述。

7.3 以临床实验室测量程序的检测结果作为标准值，将申报产品的检测值与临床实验室测量程序的检测值进行比较研究。

7.4 如对照产品为其他血糖监测系统，则以血糖监测系统的检测结果作为标准值，将申报产品的检测值与血糖监测系统的检测值进行比较研究。

7.5 对实验中出现的严重不符的结果应进行进一步的验证及说明，并找出不符的原因。

（十二）产品的不良事件历史记录

参考国家药品不良反应监测中心数据库最新的检索结果。

美国 FDA 在 2009 年 8 月 13 日对了采用吡咯喹啉醌葡萄糖脱氢酶（PQQ – GDH）法检测血糖时存在风险发出警示。警示中报告了 1997 年~2009 年间医疗机构中发生的 13 例与 PQQ – GDH 血糖测试相关的致死病例，主要原因是患者按照错误的诊断结果使用胰岛素。13 例死亡患者中，10 例正在使用艾考糊精腹膜透析液［Extraneal（icodextrin）peritoneal dialysis solution］治疗肾衰竭，3 例正在使用含有麦芽糖的药物。警示中给出了使用吡咯喹啉醌葡萄糖脱氢酶（PQQ – GDH）法检测血糖时的建议（详见附录 C）。

（十三）产品说明书和标签要求

产品说明书和标签的编写要求应符合《医疗器械说明

书和标签管理规定》（国家食品药品监督管理总局令第 6 号）及相关标准的要求等国家相关的要求，一般应包括以下要求。

1. 说明书

说明书应该清晰、简洁，应使用中文且易于被非专业人员理解的简单词语，结构严整，易于阅读，尽量使用符号或图示，明确指出当验证显示结果无效时应采取的措施。

每台设备都应附带说明书，说明书应符合《医疗器械说明书和标签管理规定》（国家食品药品监督管理总局令第 6 号）及相关标准要求，一般应包括以下内容：

1.1 产品名称：参照（一）审查；明确产品型号、规格及其代表的意义。

1.2 给出注册人的名称、住所、联系方式及售后服务单位。

1.3 给出生产企业的名称、住所、生产地址、联系方式及生产许可证书编号，委托生产的还应当标注受托企业的名称、住所、生产地址、生产许可证编号。

1.4 给出医疗器械注册证书编号及产品技术要求编号。

1.5 产品性能：参照（九）审查。

1.6 主要结构组成：注册申请人应规定出产品的结构组成，可参照（二）中的内容。

1.7 产品适用范围及禁忌症：参照（六）审查。

1.8 注意事项、警示及提示：应按照《医疗器械说明书和标签管理规定》中第十一条的要求进行审查；同时至少应明确指出当验证显示结果无效时应采取的措施；对诸如静电放电、磁场和其他电力学环境以及温度、湿度和其他环境因素的预防措施（如适用）；对系统及其组件进行安全处理的信息（如适用）；注明葡萄糖脱氢酶（GDH）方法在何种情况下可能导致血糖检测值过高，有可能因胰岛素注射过量发生危险（如适用）；注明葡萄糖氧化酶（GOD）方法应注明氧分压对测试结果的影响，并说明适用的海拔高度；可用于静脉血、动脉血和新生儿检测的产品，应说明临床诊断方法、参考范围及意义；超出参考范围时应建议患者及时就诊的提示等。

1.9 使用方法：注册申请人应明确配套的试剂系统；用于校准的样品类型，如全血或血浆；使用的样品类型、任何特殊的采集及预处理条件；使用仪器之前应采取的预防感染的措施；系统使用所需的环境条件（例如温度、湿度范围和海拔高度），海拔高度仅葡萄糖氧化酶（GOD）方法产品适用；详细的质控程序，包括确认使用正确的质控物质以保证血糖监测系统运行正常，以及在质控程序失败后应如何处理的建议；用户应遵循的详细的校准程序（如适用）；使用器械时应遵循的测量程序和用户根据测量结果采取措施的建议等。

1.9.1 使用器械时应遵循的测量程序，包括：

——校准程序（如，使用一个编号、编码试条、编码片等）测量、核对数据的顺序及规定的时间间隔；

——测量前仪器准备步骤的顺序、测量（包括样品量和建议使用样品的外观）、测量后保养的详细步骤；

——仪器报告的测量单位，如 mmol/L 或 mg/dL；

——报告结果为全血/血浆/血清结果；

——仪器出现错误信息时建议采取的应对措施。

1.9.2 用户根据测量结果采取措施的建议，包括：

——参考治疗医生和/或糖尿病专家的指导；

——警告用户，未经咨询医生或糖尿病专家的意见，不能仅根据检测结果而违背他们的指导；

——用户认为测量结果有问题时的对策；

——测量结果落在分析范围外时系统警示用户的方法（如错误信息，错误提示等）；

——应定期进行实验室检查，并将血糖仪测试结果与实验室结果进行比对。

1.10 方法学原理和标准物质（溯源性）：注册申请人应说明检测方法的原理，注册申请人用于确立和评价性能特征的测量程序和/或校准物质（如果适用，应该指明可以溯源至一个参考测量程序和/或较高水平的参考物质）。

1.11 保养及维护：注册申请人应给出产品维护和保养及定期检查的方法；若有可由用户自行排除的故障，则应说明故障的种类和产生的原因及排除方法等。

1.12 运输条件：注册申请人应根据产品环境试验情况，明确运输方法及条件。

1.13 储存条件：注册申请人应根据产品环境试验情况，明确储存环境要求。

1.14 应明确生产日期、使用期限及在预期使用及维护条件下的定期检查时间。

1.15 应明确产品配件清单（如适用）。

1.16 应参照相关国家标准及行业标准中的规定，给出产品标签所用的图形、符号、缩写等内容的解释。

1.17 清洁方法：注册申请人应根据其产品情况列出产品的清洁方法。

1.18 明确说明书的编制和修订日期及版本号。

1.19 按照 GB/T 18268.1—2010《测量、控制和实验室用的电气设备 电磁兼容性要求 第 1 部分：通用要求》的要求给出符合电磁兼容性方面要求的声明。

产品说明书的内容均应有明确的来源，与综述资料、研究资料等注册申报资料的内容保持一致。说明书中涉及技术内容且前述注册申报资料中未包含的，建议提交相应验证资料。

2. 标签

血糖仪的标签应符合《医疗器械说明书和标签管理规定》（国家食品药品监督管理总局令第 6 号）和 YY/T 0466.1—2009《医疗器械 用于医疗器械标签、标记和提供信息的符号 第 1 部分：通用要求》及相关标准的要求。

血糖仪标签因位置或者大小受限而无法全部标明上述内容的，至少应当标注产品名称、型号、规格、生产日期，并在标签中明确"其他内容详见说明书"。如使用的符号没有现有的标准，应该在血糖仪的相关文件中对这些符号进行说明。

（十四）产品的研究要求

1. 产品性能研究

1.1 在开展产品性能研究时，应对产品技术要求中所涉及的功能性、安全性及质量控制指标研究。研究资料应从产品设计角度出发详细说明指标确定的依据，如：注册申请人设定血糖仪测试时间5s，则应给出酶反应时间和准确度之间的研究及验证资料。

1.2 可用于检测静脉、动脉和新生儿血样的产品至少应参照 GB/T 19634—2005《体外诊断检验系统 自测用血糖监测系统通用技术条件》中的要求，按照不同血样验证产品的准确度和重复性。可对动脉和新生儿血样进行测试的产品还应提供参考值及红细胞压积规定范围的确定依据和验证资料。葡萄糖氧化酶法血糖测试产品至少还应对产品适用的海拔高度进行研究，并提供理论依据及相关验证资料，附录 B 中给出了海拔高度和空气中氧含量的关系；葡萄糖脱氢酶法血糖测试产品至少还应对其他糖类干扰（详见附录 A）进行要求，并提供产品特异性验证资料。

对于红细胞压积和干扰物质的影响，ISO 15197：2013《体外诊断检测系统 – 用于糖尿病管理的自测用血糖监测系统通用技术要求》中从红细胞压积和干扰物限制方面做出了相应规定，见表 7"ISO 15197：2013《体外诊断检测系统 – 用于糖尿病管理的自测用血糖监测系统通用技术要求》中红细胞压积及干扰物质限值"。建议注册申请人在设计研发时参照 ISO 15197：2013《体外诊断检测系统 – 用于糖尿病管理的自测用血糖监测系统通用技术要求》的相关要求，开展研究及验证工作。鉴于不同人群红细胞压积值不一致的问题（通常男性红细胞压积正常范围高于女性正常范围，新生儿红细胞压积范围高于普通人正常范围），本指导原则中规定：用于新生儿血糖测试的产品，注册申请人应对红细胞压积开展研究；同时鼓励注册申请人对成人用产品开展研究，但不做强制要求；用于血浆/血清检测的产品应提供对血清/血浆（包含红细胞压积 0% 的样本）检测准确性和重复性的研究资料。

表 7 ISO 15197：2013《体外诊断检测系统 – 用于糖尿病管理的自测用血糖监测系统通用技术要求》中红细胞压积及干扰物质限值

指标	葡萄糖浓度	应符合要求
红细胞压积	< 5.55mmol/L	每个红细胞压积水平与中等红细胞压积水平平均测得值差值不超过 0.55mmol/L
	≥ 5.55mmol/L	每个红细胞压积水平与中等红细胞压积水平平均测得值差值不超过 10%
干扰物质	< 5.55mmol/L	测试样品与对照样品的平均差值不超过 0.55mmol/L
	≥ 5.55mmol/L	测试样品与对照样品的平均差值不超过 10%

1.3 共识误差网络（Consensus Error Grid）

共识误差网络（CEG）以网格图的形式直观地反映出血糖监测系统中误差造成检验结果偏差。ISO 15197：2013《体外诊断检测系统 – 用于糖尿病管理的自测用血糖监测系统通用技术要求》标准中对 CEG 做出了详细描述，并对数据结果提出了相应的限定（详见图 6 和表 8）。ISO 15197：2013《体外诊断检测系统 – 用于糖尿病管理的自测用血糖监测系统通用技术要求》中基于调查参与者共识，将 CEG 分为 A – E 等 5 个区域，其中 A 和 B 区的葡萄糖结果无效应或对临床结局略有效应，C – E 区的结果会导致风险增加。标准要求 1 型糖尿病 99% 的结果应位于 A 和 B 区，从而降低准确度误差 95% 以外的值，对测试结果的影响。建议注册申请人参照 ISO15197：2013《体外诊断检测系统 – 用于糖尿病管理的自测用血糖监测系统通用技术要求》中的相关规定，进行研究。

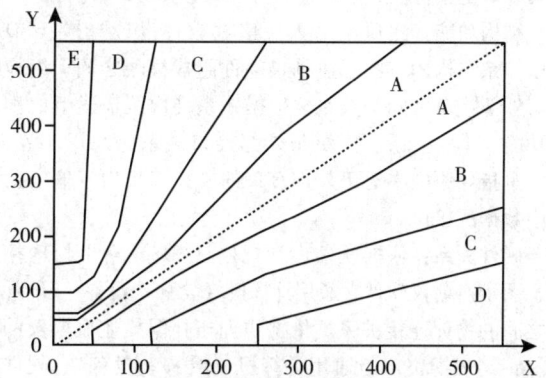

X：血糖监测参考方法或者可溯源至参考方法的方法

Y：待评价血糖监测系统方法

图 6 共识误差网络网格图

表 8 误差网格区定义

风险水平（CEG 区）	糖尿病患者的风险
A	对临床操作无效应
B	临床操作改变 – 对临床结局略有效应或无效应
C	临床操作改变 – 可能影响临床结局
D	临床操作改变 – 可能有明显的临床风险
E	临床操作改变 – 可能有危险效果

1.4 安全性指标的验证包括电气安全指标和电磁兼容指标两大类。电气安全指标应当包括 GB 4793.1—2007《测量、控制和实验室用电气设备的安全要求 第 1 部分：通用要求》及其他适用的国家标准和行业标准中的所有指标，电磁兼容指标应当包括 GB/T 18268.1—2010《测量、控制和实验室用的电气设备 电磁兼容性要求 第 1 部分：通用要求》及其他适用的国家标准和行业标准中的所有指标。

具备能力的注册申请人可对上述项目自行研究，并提交详细的验证资料，不具备能力的注册申请人可通过注册检验对上述项目进行验证，以注册检验报告作为该部分的验证资料。

1.5 研究资料中应详细写明通过研究验证确定的血糖仪产品的结构组成及主要元器件信息。

2. 软件研究

参见《医疗器械软件注册申报资料指导原则》的相关要求。

血糖仪产品的软件属于产品中的一个组成部分，属于嵌入软件，具备显示、数据处理等功能，本指导原则中所述软件不包含安装在计算机、移动电子设备中的上位机软件（如：APP 软件等）。注册申请人在提交软件研究资料时应包含基本信息、实现过程和基本算法三个部分。

2.1 基本信息中至少应包含如下内容：

产品标识：应给出血糖仪软件的内部标识。

安全性级别：血糖仪软件按其损害严重程度分级，一般属于对健康可能有不严重的伤害的等级（B 级）

结构功能：注册申请人应依据软件设计规格（SDS）给出体系结构图，图示血糖仪软件组成模块之间、组成模块与外部接口之间的关系。依据体系结构图描述组成模块的功能、模块关系、模块与外部接口关系以及用户界面。注：本指导原则中对于外部接口的考虑仅指用于输出血糖仪中数据的接口。

硬件关系：依据软件设计规格（SDS）给出物理拓扑图，图示血糖仪软件、通用计算机（含移动设备）、硬件相互之间的物理连接关系。依据物理拓扑图描述血糖仪的软件（或组成模块）与通用计算机（含移动设备）、硬件的物理连接关系。注：本指导原则中仅考虑了将血糖仪中的数据输出到通用计算机（含移动设备）的传输问题，未考虑数据传输到通用计算机（含移动设备）后的显示、储存、分析等问题。

2.2 实现过程至少应包含如下内容：

开发综述：注册申请人应描述软件开发过程所用的语言、工具、方法，其中工具应描述支持软件（含开源软件）和应用软件（第三方软件）的名称、版本号和制造商。同时应说明开发人员数量、开发时间、工作量（人月数）、代码行总数和控制文档总数。

风险管理：血糖仪产品的嵌入式软件属于软件组件的一种，注册申请人可将其风险分析资料并入整机风险管理报告中。

需求规格：血糖仪中软件的需求规格可与血糖仪的需求规格合并，需求规格中至少应包含硬件、功能、性能、输入输出、接口界面、警示信息、文档和法规的要求等内容。

验证与确认：注册申请人应提供系统测试、用户测试的测试计划和报告摘要，描述测试的条件、工具、方法、通过准则和结果、概要介绍开发各阶段的验证活动，描述相应的工具、方法、内容和结果，其中单元测试应描述覆盖率要求，集成测试应描述集成策略。

缺陷管理：注册申请人应描述软件的缺陷管理的工具、流程和要求，列明开发阶段所发现的缺陷总数和剩余缺陷数，剩余缺陷的严重度、处理措施和处理时间。

修订历史：注册申请人应描述软件版本号的命名规则。

2.3 核心算法

血糖仪产品的核心算法一般采用人工智能算法。根据血糖仪软件的安全性级别和类型，应描述核心算法的原理和用途，给出换算公式，电化学法应说明微电流与葡萄糖氧化酶或葡萄糖脱氢酶及各种原材料选择之间的关系，光化学法应说明光电信号与葡萄糖氧化酶及各种原材料选择之间的关系，并提供安全性与有效性的验证资料（验证资料可与血糖仪成品验证合并），出于保密原则的考虑注册申请人可仅对原理进行说明，无需给出具体设计参数及配比。

3. 产品使用期限和包装研究

产品使用期限研究：注册申请人应根据自身产品临床应用和产品设计情况，确定出产品的关键部件和可更换部件。注册申请人应明确在预期使用条件下关键部件的使用期限，及可更换部件的定期保养维护时间和更换频次，且应提供确定使用寿命和更换频次的理论依据。若关键部件也可更换时，也应说明其定期保养维护时间和更换频次。电化学法血糖仪产品的关键部件至少包括主芯片和内部存储器（如适用）；光化学法血糖仪的关键部件至少应包括光学读头、主芯片和内部存储器（如适用）。

包装研究：注册申请人应明确产品包装材料；提供在宣称的运输条件下，符合 GB/T 14710—2009《医用电器环境要求及试验方法》中运输试验要求的验证资料；并提供在宣称贮存条件下，保持包装完整性的依据。

三、审查关注点

（一）审查产品名称时应注意产品名称中不应包含产品型号、规格，如：XXXX 型血糖仪。

（二）审查产品原理时应明确该产品是电化学法还是光化学法；明确该产品所选用的酶是哪一种；应考虑血糖仪所能检测的血样（静脉血样、动脉血样、毛细血管血样等）；同时还应弄清适用人群（成人、新生儿等）。

（三）在审查产品技术要求时应注意该产品的安全、性能、电磁兼容性等要求应分别符合国家标准、行业标准规定的要求。注册产品应符合相关的强制性国家标准、行业标准和有关法律、法规的规定，并按国家食品药品监督管理总局公布的《医疗器械产品技术要求编写指导原则》的要求编制。

（四）不符合《免于进行临床试验的第二类医疗器械目录》要求的血糖仪产品，应进行临床试验。在审查产品临床试验报告的时候，应注意临床试验中对照产品的选择、配套试纸条的选择、病例的选择、检测样本类型的选择以及临床试验结果的评价是否符合要求。

（五）在审查产品使用说明书的时候，应注意产品使用说明书的内容是否符合相关法规及标准的要求。

附录 A（提示性附录）

各种原理血糖仪易受干扰的物质

干扰物质 血糖仪酶分类	氧气	糖类物质		
		麦芽糖	木糖	半乳糖
GOD	+	-	-	-
NAD - GDH	-	-	+	-
FAD - GDH	-	-	+	-
PQQ - GDH	-	+	+	+
Mut. Q - GDH	-	-	+	+

注："+"表示有干扰，"-"表示无干扰。

GOD：葡萄糖氧化酶；

NAD - GDH：烟酰胺腺嘌呤二核苷酸葡萄糖脱氢酶；

FAD - GDH：黄素腺嘌呤二核苷酸葡萄糖脱氢酶；

PQQ - GDH：吡咯喹啉醌葡萄糖脱氢酶；

Mut. PQQ - GDH：经改良的无麦芽糖干扰的吡咯喹啉醌葡萄糖脱氢酶。

附录 B（提示性附录）
海拔高度与氧含量的关系

大气的质量愈近海平面愈密集，大气压包括氧分压愈大；海拔越高，大气压及氧分压相应降低，即海拔每升高 100 米，大气压下降 5.9 毫米汞柱，氧分压下降约 1.2 毫米汞柱。

根据以上原理计算：海拔高度为 0 时，氧分压为 159.22 毫米汞柱，一个毫米汞柱的氧分压相当于 0.13% 含氧量，海拔升高 100 米，大气压下降 5.9 毫米汞柱，氧分压下降约 1.2 毫米汞柱，氧含量下降 0.16%，与海拔为 0 米时的氧含量相比，下降 0.76%。

如海拔高度 0 米，空气含氧量下降 0%，空气含氧量 20.95% 为 0，海拔含氧量的 100%；

海拔高度 100 米，空气含氧量下降 0.16%，空气含氧量 20.79%，为 0 海拔含氧量的 99.2%；

海拔高度 1000 米，空气含氧量下降 1.6%，空气含氧量 19.35%，为 0 海拔含氧量的 92.4%；

海拔高度 5000 米，空气含氧量下降 8%，空气含氧量 12.95%。

附录 C（提示性附录）

FDA 对采用吡咯喹啉醌葡萄糖脱氢酶（PQQ - GDH）方法检测血糖时的建议

FDA 关于使用 PQQ - GDH 法检测血糖时的建议如下：

1. 避免在医疗机构中使用 PQQ - GDH 类血糖测试产品。

2. 若医疗机构中仍有在用的 PQQ - GDH 类血糖测试产品，建议不要用于如下患者或基于实验室检验的基础上使用：

——患者正在服用存在含有干扰物质的药物时；

——不能确定患者近期用药信息时。

*** 含有干扰物质的药物有：

——艾考糊精腹膜透析液；

——某些免疫球蛋白类药物：Octagam 5%，Gamimune N 5%，WinRho SDF Liquid，Vaccinia Immune Globulin Intravenous（Human），and HepaGamB；

——阿巴西普注射剂（Orencia）；

——Adept® 防粘连辅助药物；

——BEXXAR 放射免疫疗法制剂；

——任何含有或代谢生成麦芽糖、半乳糖和木糖的产品。

3. 医疗机构应确认就诊期间患者是否使用了含有干扰物质的药品。

4. 告知使用者和患者在使用 PQQ - GDH 类血糖测试产品收到其他糖类（非葡萄糖）干扰，产生错误诊断的风险。

5. 在医疗机构的计算机系统中设置 PQQ - GDH 类血糖测试产品错误诊断的风险警告。

6. 若使用 PQQ - GDH 类血糖测试产品测试未受干扰物质影响

的患者时，应定期比对血糖测试产品与实验室血糖测试系统的一致性。

血糖仪注册技术审查指导原则
编写说明

一、指导原则编写的目的和背景

（一）本指导原则的编写目的是指导和规范血糖仪产品的技术审评工作，旨在帮助审评人员理解和掌握该类产品原理/机理、结构、性能、预期用途等内容，把握技术审评工作基本要求和尺度，对产品安全性、有效性作出系统评价。

（二）随着《医疗器械监督管理条例》的颁布实施，《医疗器械注册管理办法》及相关配套文件的下发，原来制定的血糖仪产品注册技术指导原则已不再符合当前法规的要求，本次依照新法规对进行修订，以适应当前法规要求。

二、指导原则编写的依据

（一）《医疗器械监督管理条例》（中华人民共和国国务院令第 650 号）

（二）《医疗器械注册管理办法》（国家食品药品监督管理总局令第 4 号）

（三）《关于发布医疗器械产品技术要求编写指导原则

的通告》（国家食品药品监督管理总局通告 2014 年第 9 号）

（四）《医疗器械说明书和标签管理规定》（国家食品药品监督管理总局令第 6 号）

（五）《关于发布免于进行临床试验的第二类医疗器械目录的通告》（国家食品药品监督管理总局通告 2014 年第 12 号）

（六）《关于印发医疗器械生物学评价和审查指南的通知》（国食药监械〔2007〕345 号）

（七）GB 4793.1—2007《测量、控制和实验室用电气设备的安全要求 第 1 部分：通用要求》

（八）GB 4793.9—2013《测量、控制和实验室用电气设备的安全要求 第 9 部分：实验室用分析和其他目的自动和半自动设备的特殊要求》

（九）GB/T 19634—2005《体外诊断检验系统 自测用血糖监测系统通用技术条件》

（十）GB/T 18268.1—2010《测量、控制和实验室用的电气设备 电磁兼容性要求 第 1 部分：通用要求》

（十一）GB/T 18268.26—2010《测量、控制和实验室用的电设备 电磁兼容性要求 第 26 部分：特殊要求 体外诊断（IVD）医疗设备》

（十二）YY 0648—2008《测量、控制和实验室用电气设备的安全要求 第 2-101 部分：体外诊断（IVD）医用设备的专用要求》

（十三）ISO 15197：2013《体外诊断检测系统 – 用于糖尿病管理的自测用血糖监测系统通用技术要求》

（十四）《关于发布医疗器械临床评价技术指导原则的通告》（国家食品药品监督管理总局通告 2015 年第 14 号）

（十五）国家食品药品监督管理部门发布的其他规范性文件

三、重点内容说明

（一）按患者皮肤的损坏程度，血糖仪可分为有创型、微创型和无创型，其中有创型血糖仪是指需要采集受试者的血液进行检测的血糖仪，微创型血糖仪是指通过采集受试者表皮细胞间质液检测人体血糖的血糖仪（采集量低于 0.3μl），无创型血糖仪是对人体不造成任何创伤检测人体血糖的血糖仪。本指导原则仅适用于有创型血糖仪。

（二）产品的结构和组成内容中，给出了血糖仪典型产品的结构示意图。

（三）在产品的工作原理中，简单介绍了血糖仪的工作原理。

（四）因产品为非治疗类医疗器械，故本指导原则不包含产品作用机理的内容。

（五）产品应适用的相关标准中给出了现行有效的国家标准、行业标准（包括产品标准、基础标准）。

（六）产品的主要风险中，参照 YY/T 0316—2008《医疗器械 风险管理对医疗器械的应用》及其附录 C、E、F、G、I、J 中的相关规定，对血糖仪的安全性特征，危害、可预见的事件序列和危害处境判断，风险控制的方案与实施，综合剩余风险的可接受性评价及生产和生产后监视相关方法等方面做出了审查基本要求；同时，对血糖仪的危害、可预见的事件序列和危害处境判断进行了系统分析。

（七）产品的主要性能指标中给出了产品需要考虑的各个方面，有些需参照相关的国家标准、行业标准，有些则需要依据注册申请人的技术能力。

（八）附录 A 参考卫生部办公厅关于印发《医疗机构便携式血糖检测仪管理和临床操作规范（试行）》通知中的内容制定；附录 B 参考文献资料《大气中氧含量与海拔高度的关系》中的内容制定；附录 C 参考 FDA 关于 PQQ - GHD 血糖监测技术存在致命风险警示中内容制定。

四、指导原则单位及人员

本指导原则编写单位为天津市医疗器械技术审评中心。编写成员由天津市医疗器械审评中心技术审评人员、天津市市场与质量监督管理委员会行政审批人员、国家食品药品监督管理局天津医疗器械质量监督检验中心专家、血糖仪注册申请人代表、临床专家共同组成，充分收集各方面的信息和资源，综合考虑指导原则中各个方面的内容，尽量保证指导原则正确、全面、实用。

128 自动尿液有形成分分析仪注册技术审评指导原则

［自动尿液有形成分分析仪注册技术审查指导原则（2016 年修订版）］

本指导原则旨在指导注册申请人对自动尿液有形成分分析仪注册申报资料的准备及撰写，同时也为技术审评部门审评注册申报资料提供参考。

本指导原则是对自动尿液有形成分分析仪的一般要求，申请人应依据产品的具体特性确定其中内容是否适用，若不适用，需具体阐述理由及相应的科学依据，并依据产品的具体特性对注册申报资料的内容进行充实和细化。

本指导原则是供申请人和审查人员使用的指导文件，不涉及注册审批等行政事项，亦不作为法规强制执行，如有能够满足法规要求的其他方法，也可以采用，但应提供详细的研究资料和验证资料。应在遵循相关法规的前提下使用本指导原则。

本指导原则是在现行法规、标准体系及当前认知水平下制定的，随着法规、标准体系的不断完善和科学技术的不断发展，本指导原则相关内容也将适时进行调整。

一、适用范围

本指导原则适用于《医疗器械分类目录》中第二类临床检验分析仪器中涉及的自动尿液有形成分分析仪。该产品管理类代号为6840。

本指导原则所涉及的自动尿液有形成分分析仪，其定义采用《尿液有形成分分析仪（数字成像自动识别）》（YY/T 0996—2015）中3.1的定义："利用数字影像技术对尿液样本中有形成分进行自动识别并分析的设备。"

本指导原则适用于模拟显微镜形态学检验的操作制作流程，对尿液中有形成分的进样方式、样品处理、照片拍摄和电脑识别进行自动化处理的自动尿液有形成分分析仪。

本指导原则不适用于无自动计数和分析功能的尿液有形成分分析仪和采用氩激光和电阻抗方式检测尿液中有形成分的流式全自动尿液有形成分分析仪。

二、技术审查要点

（一）产品名称要求

《医疗器械分类目录》中无相关产品名称的具体描述，依据行业标准，此类产品的正式名称为"自动尿液有形成分分析仪"，由自动尿液有形成分分析仪主机和信息技术设备组成的产品建议采用系统的命名方式，例如：，自动尿液有形成分分析系统。

在实际应用中常采用的产品名称有：自动尿液有形成分分析仪、自动尿液有形成分分析系统。

（二）产品的结构和组成

1. 产品的结构和组成

1.1 自动尿液有形成分分析仪

液路模块、光学模块、机械模块、电路控制模块、分析处理软件、显示模块和打印模块。

1.2 自动尿液有形成分分析系统

自动尿液有形成分分析仪主机（含液路模块、光学模块、机械模块和电路控制模块）、分析处理软件、计算机主机、显示器和打印机、干化学分析仪（若适用）。

2. 组成单元结构/功能描述

2.1 液路模块

样本、清洗液、废液等流动的通路。

2.2 光学模块

2.2.1 流动式显微成像模块：高速摄像机/数码照相机，用于对流动过程中的单层细胞进行高速拍摄照片。

2.2.2 静止式显微成像模块：在传统光学显微镜或相位差显微镜的目镜位置连接摄像机/数码照相机，用于对固定在载物台上的、并按程序要求自动定位扫描位置的计数池/

计数板中的有形成分进行定位拍摄。

2.3 机械模块

用于对样本进行编码、混匀、定量吸样、计数池/计数板进样、倍比稀释、冲洗和排样的自动处理，根据产品不同可包含以上部分或全部步骤。

2.4 电路控制模块

用于自动控制样品的处理过程和载物台的自动定位。

2.5 分析处理软件

用于对图像结果的分析（显微镜图像分析和自动粒子识别分析）、处理、显示、存储、管理和打印。

2.6 显示模块

显示显微成像系统拍摄的照片，用于图像结果的人工观察、识别、判断和统计。

2.7 打印模块

用于尿液有形成分的图片、分析结果和综合图文分析报告单的打印。

3. 产品的种类划分

3.1 按检测技术和影像的拍摄方式划分：流动型影像分析、静止型影像分析。

3.2 按标本的染色情况划分：染色式、非染色式和可选式。

3.3 按标本的离心情况划分：使用离心标本、使用非离心标本。

3.4 按计数板方式划分：使用不同规格的一次性有形成分计数板、使用单通道专用固定式流动计数板、使用多通道专用固定式流动计数板。

在注册证、产品技术要求及说明书中应根据产品具体情况明确本注册单元内各型号/规格产品的结构和组成。

4. 实例（图1～图4）

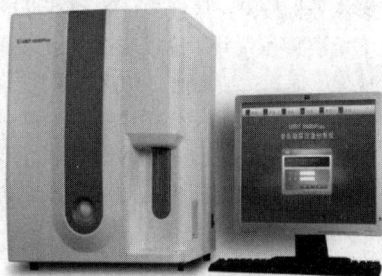

图1　自动尿液有形成分分析系统

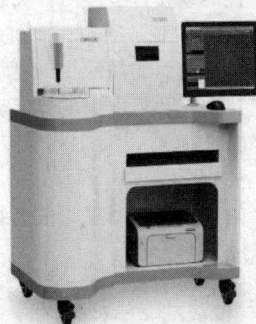

图2　自动尿液有形成分分析仪

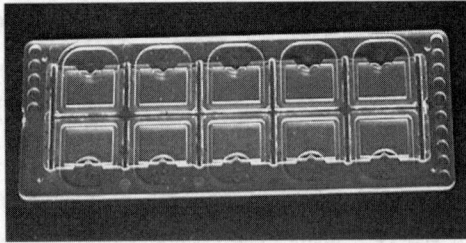

图 3　自动尿液有形成分计数池

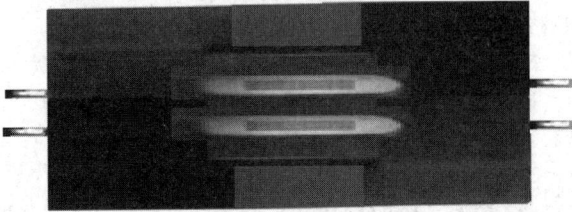

图 4　多通道流动式计数池

（三）产品工作原理/作用机理

1. 工作原理

自动尿液有形成分分析仪用于对尿液中的有形成分（如：红细胞、白细胞、白细胞团、细菌、寄生虫、酵母菌、鳞状上皮细胞、非鳞状上皮细胞、结晶、透明管型、未分类管型、黏液丝和精子）进行自动鉴别或人工辅助鉴别，其鉴别结果用于对肾脏和尿路疾患的诊断和鉴别诊断、疾病严重程度和预后的判断。

自动尿液有形成分分析仪采用模拟显微镜操作流程，将样品的进样方式、照片拍摄和粒子识别过程自动化。自动尿液有形成分分析仪采用的检测技术和影像的拍摄方式主要分为：流动型影像分析技术和静止型影像分析技术。

流动型影像分析技术：尿液中的各种有形成分在薄层鞘液的包裹下单层、独立并尽量以与高速摄像镜头成适宜角度的最大成像平面通过流动池。高速摄像机/数字照相机对被高速频闪光源照亮后的每个拍摄视野中流动的有形成分进行瞬间拍摄。计算机把数字化的图片进行形态学特点增强，并与数据库中的标准模板比对后进行自动鉴别或人工辅助鉴别。

静止型影像分析技术：将尿液标本注入专用计数板（固定流动式板或一次性计数板），计数板固定在按程序要求自动定位扫描位置的载物台上。与传统光学显微镜或相差显微镜目镜连接的摄像机/数字照相机在计数板不同的部位对经一定时间静止沉淀后的尿液中的有形成分拍摄一定数量的数字影像图片，与数据库中的标准模板比对后进行自动鉴别或人工辅助鉴别。

2. 作用机理

因该产品为非治疗类医疗器械，故本指导原则不包含产品作用机理的内容。

（四）注册单元划分的原则和实例

自动尿液有形成分分析仪设备的注册单元按照《医疗器械注册管理办法》第七十四条的要求"医疗器械注册或者备案单元原则上以产品的技术原理、结构组成、性能指标和适用范围为划分依据"进行划分，并建议从以下几个方面来考虑。

1. 技术原理

不同技术原理的产品应划分为不同的注册单元。如，采用流动型影像分析技术和静止型影像分析技术的产品应划分为两个注册单元。

2. 结构组成

不同结构组成的产品应划分为不同的注册单元，划分时主要考虑以下因素：

（1）自动尿液有形成分分析仪设备的结构不同，例如机械、光学、电气等影响安全的结构存在差异；

（2）重要部件有较大差异，例如机械结构的差异、显微镜类型的差异和控制方式的差异。

3. 适用范围

产品适用范围不同，应划分为不同的注册单元。

（五）产品适用的相关标准

下列标准（表1）可以应用于本文件。凡是注日期的标准，仅注日期的版本适用于本文件。凡是不注日期的标准，其最新版本（包括所有的修改单）适用于本文件。

表 1　相关产品标准

GB/T 191—2008	《包装储运图示标志》
GB 4793.1—2007	《测量、控制和实验室用电气设备的安全要求 第1部分：通用要求》
GB 4793.9—2013	《测量、控制和实验室用电气设备的安全要求 第9部分：实验室用分析和其他目的自动和半自动设备的特殊要求》
GB/T 14710—2009	《医用电器环境要求及试验方法》
GB/T 18268.1—2010	《测量、控制和实验室用的电设备 电磁兼容性要求 第1部分：通用要求》
GB/T 18268.26—2010	《测量、控制和实验室用的电设备 电磁兼容性要求　第26部分：特殊要求 体外诊断（IVD）医疗设备》
YY 0648—2008	《测量、控制和实验室用电气设备的安全要求 第2-101部分：体外诊断（IVD）医用设备的专用要求》
YY/T 0996—2015	《尿液有形成分分析仪（数字成像自动识别）》

上述标准包括了产品技术要求中经常涉及到的通用标准和方法标准。有的注册申请人还会根据产品的特点引用一些行业外的标准和一些较为特殊的标准。

产品引用标准的审查可以分两步来进行。首先对引用标准的齐全性、适宜性和准确性来进行审查。此时，应注意标准编号、标准名称是否完整规范，年代号是否有效。

其次是对引用标准的采纳情况进行审查。即所引用的标准中适用的条款要求是否在产品技术要求中进行了实质性的条款引用。这种引用通常采用两种方式：文字表述繁多、内容复杂的可以直接引用标准及其条文号；文字比较简单的可以直接引述具体要求。

若有新版的强制性国家标准和行业标准发布实施，产品的性能指标要求应执行最新版本国家标准、行业标准的要求。

（六）产品的适用范围/预期用途、禁忌症

申报产品的性能参数和功能应能满足产品适用范围的要求，适用范围应与临床资料结论一致。

自动尿液有形成分分析仪产品的适用范围一般可限定于：设备设计用于自动化模拟显微镜操作技术流程，对尿液中的有形成分进行自动影像分析鉴别，包括以下指标：红细胞、白细胞、白细胞团、细菌、寄生虫、酵母菌、鳞状上皮细胞、非鳞状上皮细胞、结晶、透明管型、未分类管型、黏液丝和精子。

禁忌症：目前尚无研究资料或研究结果表明此产品的禁忌症。

（七）产品的主要风险

1. 产品的风险管理报告应符合《医疗器械 风险管理对医疗器械的应用》（YY/T 0316—2008）的有关要求，判断与产品有关的危害，估计和评价相关风险，控制这些风险并监视控制的有效性。注册申请人提供注册产品的风险管理报告应扼要说明：

（1）在产品的研制阶段，已对其有关可能的危害及产生的风险进行了估计和评价，并有针对性地实施了降低风险的技术和管理方面的措施。

（2）在产品性能测试中部分验证了这些措施的有效性，达到了通用和相应专用标准的要求。

（3）对所有剩余风险进行了评价。

（4）全部达到可接受的水平。

（5）对产品的安全性的承诺。

2. 风险管理报告的内容至少包括：

（1）产品的风险管理组织。

（2）产品的组成及适用范围。

（3）风险报告编制的依据。

（4）产品与安全性有关的特征的判定。

申请人应按照《医疗器械 风险管理对医疗器械的应用》（YY/T 0316—2008）附录 C 的 34 条提示，对照产品的实际情况作出针对性的简明描述。

注意：产品如存在 34 条提示以外的可能影响安全性的特征，也应作出说明。

（5）对产品的可能危害、可预见事件序列和危害处境的判定。

注册申请人应根据自身产品特点，根据 YY/T 0316—2008 附录 E、I 的提示，对危害、可预见事件序列、危害处境及可导致的损害作出判定。

（6）风险可接受准则：降低风险的措施及采取措施后风险的可接受程度，是否有新的风险产生。

（7）风险控制的方案与实施、综合剩余风险的可接受性评价及生产和生产后监视的相关方法，可参考 YY/T 0316—2008 的附录 F、G、J。

表2 产品主要初始危害因素

通用类别	初始事件和环境示例
不完整的要求	设计参数的不恰当规范：可触及金属部分、外壳等与带电部分隔离/保护设计缺陷，导致电击危险防护较低，可能对使用者造成电击危害；设备插头的插销从内部电容器接收电荷过高；工作台支撑件强度不足，设备面、角、边粗糙，可能对使用者造成机械损伤；受潮防护能力不足，造成电击危害；运动部件功能失效，造成机械危害；电磁兼容性不符合要求，导致设备自身不能正常工作或干扰其他设备的正常工作；管道漏液、堵塞和设备浸水，导致电击危害。 性能参数不恰当规范：检出限、重复性、符合率和稳定性差导致检查结果错误。 光学模块的光路失效：光源对位不准确、光源强度异常、光源表面易污浊、光源损毁和外界光源干扰，导致检测结果异常。 机械模块失效：无法进样、吸样量不准确、传送错误、定位不准确，导致检测结果异常。与废液处理相关的生物安全性问题。 服务中的要求不恰当规范：使用说明书未对设备正确使用的内容和执行方式、设备的维护、保养方式、方法、频次进行说明，导致设备不能正常使用。 元器件、附件或组件功能失效：显示故障、打印故障和配件错误，导致设备无法正常工作，安全性能出现隐患。 寿命的结束：设备/附件的使用寿命和贮藏寿命评估不准确导致设备/附件超期非正常使用、器件老化松动，致使稳定性等性能指标降低，安全性能出现隐患
制造过程	制造过程更改的控制不充分：控制程序修改未经完整、充分验证，导致设备性能参数指标和机械定位不符合标准要求。 制造过程的控制不充分：生产过程关键工序控制点未进行监测，导致部件或整机不合格。 供方的控制不充分：外购、外协件供方选择不当，外购、外协件未进行有效进货检验，导致不合格外购、外协件投入生产
运输和贮藏	不恰当的包装：产品防护不当导致设备运输过程中损坏。 不适当的环境条件：在超出设备规定的贮藏环境（温度、湿度、大气压力）贮藏设备，导致设备不能正常工作
环境因素	物理学的（如热、压力、时间）：过热/冷环境可能导致设备不能正常工作；未对使用环境的条件进行严格验证，以致使用条件的不适应而导致检查结果不准确。 电磁场（如对电磁干扰的敏感度）：抗电磁干扰能力差，特定环境中设备工作不正常；A类设备在B类设备的环境中使用会对公共电网产生影响，干扰公共电网中其他用电设备的正常运行。 不适当的能量供应：设备的供电电压不稳定，导致设备不能正常工作或损坏、检查结果不准确

续表

通用类别	初始事件和环境示例
清洁、消毒和灭菌	未对冲洗、清洁过程进行确认或确认程序不规范。 冲洗程序执行不恰当：使用者未按要求对管路和计数池按要求的冲洗液、清洁液和程序进行冲洗，导致交叉污染；清洗液过期
处置和废弃	没提供信息或提供信息不充分：未对设备的废弃物（如一次性计数池、废弃的管路）和废液的处置进行提示性说明
材料	管路和计数池的材料不易于冲洗、清洁或对清洁剂的防腐蚀性能不佳、携带污染率不符合要求
人为因素	设计缺陷引发可能的使用错误。 易混淆的或缺少使用说明书：如缺少详细的使用方法、缺少必要的技术参数、缺少必要的警告说明、缺少必要的电路图和元器件清单、缺少运输和贮存环境条件的限制；设备在故障状态（如变压器过载、断开保护接地线、设备的元器件出现故障）下运行可产生危险警示不足；使用前未检查设备工作状态；操作说明过于复杂，不易懂；未说明如何正确维护、保养设备/附件。 冲洗、清洁程序不明确或不清晰。 设置、测量或其他信息的显示不明确或不清晰，设置或测量参数未标示单位。 样本的生化危害性，人员防护问题。 算法错误导致计数结果不准确。 控制与操作不对应，显示信息与实际状态不对应。 与已有的产品比较，样式或布局有争议：显示参数与多数同类设备通用的显示参数布局不相同，可能引起参数设置错误；比对用标准模板数据库错误，可能引起自动鉴别结果不正确。 由缺乏技术的/未经培训的人员使用：使用者/操作者未经培训或培训不足，不能正确使用和维护、保养设备
失效模式	由于软件程序失效无法使用

表3　部分危害、可预见的事件序列、危害处境和可发生的损害之间的关系

危害	可预见的事件序列	危害处境	损害
电磁能（电磁干扰）	使用环境内其他设备对分析仪电磁干扰导致电气设备非控制运动	设备活动部件意外运动	设备机械损坏
电能	出厂产品质量控制不严	外壳漏电流超过标准要求；绝缘失效	使用者电击损伤、死亡
机械力伤害	运动部件控制功能失效	机械部分不受控运动	设备机械损坏

续表

危害	可预见的事件序列	危害处境	损害
功能的丧失或损坏	机械部件长期使用的磨损； 进样量不准确； 光路失效； 机械控制电路失效； 液路故障	样品处理功能失效； 载物台定位功能失效或定位不准确； 光路对位不准确、光源强度异常、光源表面污浊、光源损毁、外界光源干扰； 无法进样、吸样量不准确； 管道堵塞和漏液致使仪器内部进液	设备无法正常使用； 检查结果不准确、检查结果异常； 使用者电击损伤、死亡
操作（控制器误动作）	样品处理程序混乱； 误触载物台定位功能键	样品无效处理； 拍摄错误位置的照片	检查结果不准确
不完整的使用说明书	使用说明书未对部件/附件使用作出详细说明； 使用说明书未对部件/附件安装作出详细说明； 使用说明书未对冲洗、清洁程序作出详细说明； 错误的附件安装说明； 使用说明书未对样品处理程序作出详细说明； 说明书对产品性能特征、适用范围、使用限制等描述不规范、不完整	产品的非预期或超范围使用； 错误操作、不正确的鉴别结果； 附件（如一次性计数池、管路）安装不正确，松动、不能正确实现预期的功能、管路部件断裂导致漏液	导致治疗方案错误； 检查结果出现偏差，严重时延误治疗； 产品寿命降低，严重时导致使用者受到电气伤害
不清楚的标识	生物危害标识信息不完整、粘贴位置不恰当，不能永久贴牢和清楚易认	使用者无生物危害提示； 废液无效处理	使用者人身伤害； 环境污染

　　表2、表3依据YY/T 0316—2008的附录E提示性列举了自动尿液有形成分分析仪可能存在危害的初始事件和环境，示例性地给出了危害、可预见的事件序列、危害处境和可发生的损害之间的关系，给审查人员予以提示、参考。

　　由于自动尿液有形成分分析仪的原理、功能和结构的差异，本章给出的风险要素及其示例是常见的而不是全部的。上述部分只是风险管理过程的组成部分，不是风险管理的全部。注册申请人应按照YY/T 0316—2008中规定的过程和方法，在产品整个生命周期内建立、形成文件和保持一个持续的过程，用以判定与医疗器械有关的危害、估计和评价相关的风险、控制这些风险并监视上述控制的有效性，以充分保证产品的安全和有效。

（八）产品技术要求应包括的主要性能指标

产品性能指标的审查是产品技术要求审查中最重要的环节之一。

自动尿液有形成分分析仪产品已制定相应的行业标准，但不同的产品其参数由于设计要求不同会有所区别。因此，本指导原则依据行业标准和产品结构特点列举了此类产品可能涉及的重要性能参数，注册申请人在符合行业标准的基础上可根据自身产品的技术特点制定适用的性能指标的具体要求。

自动尿液有形成分分析仪产品的主要性能指标可以分解为功能性指标、安全指标和质量控制相关指标。

1. 工作条件

1.1 正常工作环境条件（包括环境温度、相对湿度、大气压力）。

1.2 网电源供电设备的电源电压（或电源电压适用范围）、频率、电压波动。

1.3 海拔高度（应注意与大气压力的相关性）。

1.4 额定污染等级。

1.5 室内外使用条件限制。

2. 质量控制指标

2.1 外观

分析仪外观应符合下列要求：

（1）分析仪外观整齐、清洁，表面涂、镀层无明显剥落、擦伤及污秽；

（2）铭牌及标志应清楚；

（3）分析仪运动部件应平稳，不应卡住、突跳及显著空回。

2.2 性能要求

2.2.1 检出限

分析仪应能检出浓度水平为 5 个/μL 的红细胞、白细胞样本。

2.2.2 重复性

分析仪计数结果的变异系数（CV,%）应符合 YY/T 0996—2015 中表 1 的要求。

2.2.3 单项结果与镜检结果的符合率

分析仪至少能自动识别红细胞、白细胞和管型，其单项结果与镜检结果的符合率应符合 YY/T 0996—2015 中表 2 的要求。

2.2.4 假阴性率

分析仪检测结果的假阴性率应不大于 3%。

2.2.5 稳定性

分析仪开机 8 小时内，细胞计数结果的变异系数（CV）应不大于 15%。

2.2.6 携带污染率

分析仪对细胞的携带污染率应不大于 0.05%。

2.2.7 检测速度（若适用）

2.2.7.1 单个样品检测时间

单个样品检测时间采用秒表计时法，检测时间应符合产品技术要求的要求。

注：对采用自动计数的产品应包含样品的处理、照片拍摄、鉴别计数和报告（若适用）的全过程。

2.2.7.2 每小时连续检测样品个数

按 2.2.7.1 的方法测量产品每小时连续测量样品个数，应符合产品技术要求的要求，其中单个样品的过程应符合 2.2.7.1 注的要求。

2.2.8 分辨率（若适用）

图像系统的分辨率应符合产品技术要求的要求。

2.2.9 管路要求（若适用）

液路系统正常工作应不泄漏。

3. 分析仪基本功能指标（若适用）

分析仪基本功能要求应与产品自身的技术特点一致，并应在使用说明书中明确说明相关功能。

由于各产品的技术特点无相关性，以下要求仅供审评人员和产品技术要求编制人员参考。

注：以下功能应根据产品自身特点进行确认。

（1）分析仪具有的样品处理功能（如：自动编码/识别、混匀、定量吸样、计数池/计数板进样、倍比稀释、抽取上清液、沉淀、冲洗、排样的自动处理功能，根据产品不同可包含以上部分或全部功能）应能正常工作；

（2）自动控制显微镜载物台应能自动进行高/低倍影像的转换、自动回位、自动对焦、自动扫描、自动调节显微镜亮度和自动定位。

（3）软件具有定义自动审核标准的功能。

（4）软件具有患者资料输入、编辑、查询和存档的功能。

（5）软件具有图像处理、有形成分初步自动识别及分类、计数和基本统计功能。

（6）软件具有结果编辑、存档、查询、导入或输出、重新审核或重新分类、保存、自动生成格式化报告的功能。

（7）软件具有对报告编辑、存储、查询、回顾性浏览、分析和打印的功能。

（8）软件具有可接收联机的干化学分析仪的检查结果并形成包括干化学测定结果、比重/颜色/浊度测定结果和有形成分分析结果在内的完整的尿液分析常规报告。

（9）结果单位应为国际单位，软件具有对人工辅助鉴别输入的数据自动换算成"个/μL"为单位的定量计数结果的功能。

（10）软件具有连接 LIS 或 HIS 系统的功能。

（11）主机断电后应能存储、记忆测试数据。

4. 安全指标

4.1 环境试验

环境试验应按 GB/T 14710—2009 的规定明确所属气候环境试验组别和机械环境试验组别，并建议在产品技术要求中按 GB/T 14710—2009 中表 A.1 的形式列出设备环境试验时的具体要求。

4.2 安全要求

4.2.1 自动尿液有形成分分析仪的安全要求应符合 GB 4793.1—2007、GB 4793.9—2013、YY 0648—2008 标准要求。

4.2.2 自动尿液有形成分分析仪系统中的计算机、处理器应符合 GB 4793.1—2007 标准要求或同等要求。（注：见 GB 4793.1—2007 中 1.1.3）

4.3 电磁兼容性

4.3.1 主机应符合 GB/T 18268.1—2010 和 GB/T 8268.26—2010 中规定的要求。

应根据产品特征和使用环境按 GB 4824—2013 进行分组和分类。

4.3.2 用于评定抗扰度试验结果的性能和功能要求

建议按预期设定参数运行的检测功能、各按键操作功能和显示功能的降低或丧失作为性能判据的判定依据。

4.3.3 与设备配套使用的信息技术设备（简称 ITE）

4.3.3.1 与设备配套使用的 ITE 属于设备组成部分时，ITE 应与设备同时进行电磁兼容性试验并应符合 GB/T 18268.1—2010 和 GB/T 18268.26—2010 的要求；

4.3.3.2 与设备配套使用的 ITE 不属于设备组成部分且 ITE 能提供符合相应的信息技术设备的电磁兼容性标准的证明材料时，ITE 不需进行额外的试验；同时，进行电磁兼容性试验时，设备应在 ITE 控制下按 5.4 要求的工作模式工作。否则 ITE 应与设备同时进行电磁兼容性试验并应符合 GB/T 18268.1—2010 和 GB/T 18268.26—2010 的要求。

4.3.4 工作模式

电磁兼容性试验中采用的工作模式应至少包括准备—测试—清洗的全过程循环。

4.3.5 性能判据

应在产品技术要求中规定抗扰度试验中要求的工作模式的性能判据。性能判据应至少符合 GB/T 18268.1 表 1～表 3 中的性能判据要求。

（九）同一注册单元内注册检验代表产品确定原则和实例

同一注册单元中典型产品的确定原则：

1. 典型产品应是同一注册单元内能够代表本单元内其他产品安全性和有效性的产品。

2. 建议考虑功能最齐全、结构最复杂、风险最高的产品。

3. 注册单元内各种产品的主要结构及组成、性能指标不能被某一产品全部涵盖时，则应选择涵盖结构及组成、性能指标最多的产品作为典型产品，同时还应考虑其他产品中未被典型产品所涵盖的性能指标，并应对差异部分及由差异部分引起的其他相关安全性和有效性变化的部分进行注册补充检测。

如某注册申请人申报的自动尿液有形成分分析仪的产品类型既包括一体化设备，又包括与信息技术设备组成的系统，且其两种型号产品的主要性能指标一致，可作为同一注册单元，但设计为医用电气系统的产品应作为典型产品。

由于影响电磁兼容性试验结果的不确定因素较多，电磁兼容性试验中的典型产品应根据产品的实际设计情况进行确认。

（十）产品生产制造相关要求

1. 应当明确产品生产工艺过程

工艺过程可采用流程图的形式，并说明其每道工序的操作说明及接收和放行标准，同时对过程控制要点进行详细说明，应重点关注光学部件和尿液有形成分计数池的生产工艺控制流程。

2. 生产场地

应详细说明产品生产场地地址、生产工艺布局、生产环境要求及周边情况。有多个研制、生产场地，应当概述每个研制、生产场地的实际情况。

（十一）产品的临床评价细化要求

1. 自动尿液有形成分分析仪未列入《关于发布免于进行临床试验的第二类医疗器械目录的通告》（国家食品药品监督管理总局通告 2014 年第 12 号）中，不可豁免临床试验，审评时应要求注册申请人依据《关于发布医疗器械临床评价技术指导原则的通告》（国家食品药品监督管理总局通告 2015 年第 14 号）提交临床评价资料。

若是通过同品种医疗器械临床试验或临床使用获得的数据进行分析评价，需按《关于发布医疗器械临床评价技术指导原则的通告》（2015 年第 14 号）要求，提供相关能证明该医疗器械安全、有效的资料。

需进行临床试验的，应当按照《医疗器械临床试验规定》的要求开展，注册申请人在注册申报时，应当提交临床试验方案和临床试验报告。

2. 自动尿液有形成分分析仪注册临床试验关注点

2.1 临床试验报告的主要内容与试验方案要求一致。在主要内容中，应重点描述设计方案的要求，包括：方案修改情况（若有），受试对象及样本量，对照产品工作原理，与人工显微镜镜检结果进行对照、随机分组方法，观察指标、有效性及安全性判定标准，数据管理及统计分析方法等。

2.2 受试样本的选择：各检测指标的低浓度溶液到高浓度溶液的样本量应均匀。

2.3 临床试验方案中应关注产品检测结果与人工镜检结果的准确性比对。

2.4 评价方法

2.4.1 有效性考察：由检验科医生判断是否达到临床方案预期的效果。

2.4.2 安全性考察：是否会由于电气安全防护功能失效造成伤害，或产生其他不良事件。

2.4.3 产品适用性考察：产品是否操作方便，检测过程中产品（如液路系统、机械系统、光学系统、软件功能等）是否出现故障及可能产生的其他问题。

2.5 临床试验方案中病例数目建议按《尿液有形成分分析仪（数字成像自动识别)》(YY/T 0996—2015)中 5.5 要求制定。

2.6 临床效果的评价指标建议至少包含：假阴性率、单项结果与镜检结果的符合率，建议评价指标中包含的临床验证项目至少包含：红细胞、白细胞、管型、上皮细胞。

（十二）产品的不良事件历史记录

据国家食品药品监督管理总局国家药品不良反应监测中心提供的信息，从 2010 年 1 月 1 日至 2015 年 5 月 4 日，自动尿液有形成分分析仪器可疑不良事件报告 161 例（不含试纸、试条、试液、稀释液、家用早孕检查器械等相关报告），其中可能给患者或使用者带来伤害的不良事件占总不良事件事例的 42%。具体事件和原因分析见下表（表4）。

表4 不良反应事件及原因分析一览表

事件序列	故障原因	危害处境	损害	例数（例）
电气安全	漏电、雷电击中损毁	漏电流超过标准要求、绝缘失效	使用者电击损伤	2
光学系统	光源对位不准确、光源强度异常、光源表面污浊、光源损毁、外界光源干扰、光耦合错误、计数池污染、不明故障	光路失效	检测结果异常或无法检测	59
液路系统	管道漏液、管道堵塞、仪器浸水	漏液和进液	存在电气安全隐患	6
电路控制系统	无法进样、吸样量不准确、试条或试纸无法推进、传送错误	电路控制系统失效	检测结果异常、无法正常工作、存在电气安全隐患	23
器件故障	无法开机、产品老化、器件松动、显示故障、打印故障、配件错误、排污泵损坏和原因不明的器械故障	相关功能失效	无法正常工作、存在电气安全隐患	56
软件	软件错误	功能失效	无法正常工作	14
机械强度	外罩玻璃裂开	防护失效	存在安全隐患	1

（十三）产品说明书和标签要求

1. 产品说明书

产品说明书和标签应当符合《医疗器械说明书和标签管理规定》（国家食品药品监督管理总局令第 6 号）、GB 4793.1—2007、GB 4793.9—2013、YY 0648—2008、YY/T 0996—2015 和 GB/T 18268.26—2010 的规定。

医疗器械说明书和标签的内容应当真实、完整、准确、科学，并与产品特性一致。医疗器械标签的内容应当与说明书有关内容相符合。医疗器械说明书和标签文字内容必须使用中文，可以附加其他文种。中文的使用应当符合国家通用的语言文字规范。医疗器械说明书和标签的文字、符号、图形、表格、数字、照片、图片等应当准确、清晰、规范。

1.1 说明书的内容

产品说明书内容一般应包括《医疗器械说明书和标签管理规定》中第十条规定的内容。

技术规范内容一般包括概述、组成、原理、技术参数、规格型号、图示标记说明、系统配置、外形图、结构图、控制面板图，必要的电气原理图及表等。

1.2 产品说明书审查一般关注点

1.2.1 产品名称、型号、规格、主要结构、性能与组成应与产品技术要求内容一致；产品的适用范围应与注册申请表、产品技术要求及临床试验资料（若有）一致。

1.2.2 生产企业名称、注册地址、生产地址、联系方式及售后服务单位应真实并与"医疗器械生产许可证"、"企业法人营业执照"一致；"医疗器械生产许可证"编号、医疗器械注册证编号、产品技术要求编号位置应预留。

1.3 产品说明书审查重点关注点

1.3.1 工作条件限制

应提醒注意由于电气安装不合适而造成的危险；

保护接地说明；

通风要求；

地面承载要求；

主要重部件各自的重量；

定位和安放说明，包括通风以及安全和有效的操作人员维护所要求的空间；

该设备与其他设备间潜在的电磁干扰或其他干扰的相关信息，以及有关避免这些干扰的建议。

1.3.2 产品结构及其工作原理

审查产品的适用范围和主要功能结构是否明确；

所有配件、附件的名称和型号是否准确、完整。

1.3.3 产品的性能指标

审查产品性能指标是否被产品技术要求所涵盖；

主要性能及参数是否准确、完整。

1.3.4 安装及调试

审查产品安装及调试的负责方是否明确（即是否上门安装调试）；

需要用户自行安装部分（如可拆卸配件）的安装、调试方法及其注意事项是否明确；

长期停用后的使用前检查和检修程序是否准确、合理；

熔断器及其他可更换部件和附件的更换方法。

1.3.5 可靠工作所需必要内容的说明

审查使用前的检查和准备程序是否详细、准确；

运行过程中的操作程序、方法及注意事项；

对操作者的培训要求等。

1.3.6 保养及维护

审查是否明确了日常保养及维护的方法和周期；

设备的保养和维护方法，特别是光学系统的预防性检查和保养的方法与周期。适用时，使用说明书应特别给出计数池，特别是一次性计数池选用和使用的详细方法。

1.3.7 安全注意事项

审查是否明确异常情况下的紧急处理措施；

特殊情况下（停电、意外移动等）的注意事项；

可能出现的误操作及误操作可能造成的伤害；

如使用其他配件或材料会降低最低安全性、有效性，对被认可的附件、可更换的部件和材料加以说明；

安全使用期限；与主机安全使用期限不一致的配件的使用期限；

处理潜在的传染性物质（人体样本或试剂）的程序和方法。

1.3.8 对设备所用的图形、符号、缩写等内容的解释，如：所有的电击防护分类、警告性说明和警告性符号的解释，特别是操作及控制部件附近特殊符号的说明。

1.3.9 故障的分析与排除

审查可能出现的故障及对故障原因的分析，特别是使用中如果发生异常声响、操作失灵等故障情况；

明确需要生产单位排除的故障和使用者排除的故障；

需要使用者排除的故障的排除方法等。

1.3.10 说明书的特殊要求

1.3.10.1 使用说明书中应详细说明留取样品的程序，应至少包括收集尿液的容器、尿量、收集方法、时间和标本种类、留取标本前的准备工作的特殊要求。

1.3.10.2 说明书中应详细说明产品对样品处理的要求。例如，标本量、沉渣量、是否需要离心、离心过程需要的离心速度、离心力、时间、试管种类、玻片规格等。

1.3.10.3 说明书中应详细描述产品的显微镜操作模拟流程。

2. 标签、标记和提供信息的符号

2.1 参照标准 GB/T 191 进行审查，说明书上应有相关标志的图示说明。

2.2 产品的标签和外部标记中涉及安全使用的部分应符合 GB 4793.1—2007、GB 4793.9—2013 和 YY 0648—2008 的要求。

（十四）产品的研究要求

1. 产品性能研究

应当提供产品性能研究资料以及产品技术要求的研究和编制说明，包括功能性、安全性指标以及与质量控制相关的其他指标的确定依据，所采用的标准或方法、采用的原因及理论基础。

2. 产品有效期和包装研究

（1）有效期的确定：应当提供产品有效期的验证报告。

（2）应当提供计数池等有限次使用部件的使用次数验证资料。

（3）包装及包装完整性：在宣称的有效期内以及运输储存条件下，保持包装完整性的依据。

3. 软件研究

参见《医疗器械软件注册申报资料指导原则》的相关要求。

三、审查关注点

（一）审查产品名称时应注意产品名称中不应包含产品型号、规格，如：XXXX 型自动尿液有形成分分析仪。

（二）审查产品技术要求时应注意性能指标和检验方法是否执行了 GB 4793.1—2007、GB 4793.9—2013、YY 0648—2008、YY/T 0996—2015、GB/T 18268.1—2010 和 GB/T 18268.26 的要求，是否引用了适用的强制性标准和推荐性标准。

（三）说明书中产品的适用范围是否明确，与临床试验结果是否相符；必须告知用户的信息和注意事项是否准确、完整，外部标识是否符合相关的要求。

（四）注册单元的划分。

（五）产品的主要风险是否列出，并通过风险控制措施使产品的安全性在合理可接受的程度之内。

自动尿液有形成分分析仪注册技术审查指导原则修订说明

由于《医疗器械监督管理条例》的修订并重新发布，相应的配套行政法规或规章也进行了修订，本产品适用的行业标准已经实施，本指导原则据此也做了相应的修订。

一、指导原则编写的目的和原则

（一）本指导原则编写的目的是用于指导和规范自动尿液有形成分分析仪注册申报过程中审查人员对注册材料的技术审评。

（二）本指导原则旨在让初次接触该类产品的注册审查人员对产品原理、结构、主要性能、适用范围等各个方面有个基本了解，同时让技术审查人员在产品注册技术审评时把握基本的要求和尺度，以确保产品的安全、有效。

（三）自动尿液有形成分分析仪在临床使用中用于对尿液中的有形成分（如：红细胞、白细胞、白细胞团、细菌、寄生虫、酵母菌、鳞状上皮细胞、非鳞状上皮细胞、结晶、透明管型、未分类管型、黏液丝和精子）进行自动鉴别或人工辅助鉴别。

二、指导原则编写和修订的依据

（一）《医疗器械监督管理条例》（国务院令第 650 号）

（二）《医疗器械注册管理办法》（国家食品药品监督

管理总局令第 4 号)

（三）《关于发布医疗器械临床评价技术指导原则的通告》（国家食品药品监督管理总局通告 2015 年第 14 号）

（四）《医疗器械说明书和标签管理规定》（国家食品药品监督管理总局令第 6 号）

（五）《关于发布医疗器械产品技术要求编写指导原则的通告》（国家食品药品监督管理总局通告 2014 年第 9 号）

（六）《关于发布免于进行临床试验的第二类医疗器械目录的通告》（国家食品药品监督管理总局通告 2014 年第 12 号）

（七）国家食品药品监督管理部门发布的其他规范性文件

（八）相关标准

三、指导原则中部分具体内容的修订说明

（一）指导原则中产品命名的修订说明

分类目录中无此类产品的统一命名，但在《关于发布免于进行临床试验的第二类医疗器械目录的通告》（国家食品药品监督管理总局通告 2014 年第 12 号）中该产品名称为"尿液有形成分分析仪"，且豁免临床试验仅适用于非自动检测/非自动判读的尿液有形成分分析仪。为了与豁免临床试验的非自动检测/非自动判读的尿液有形成分分析仪加以区别，因此将原"尿沉渣分析仪"更改为"自动尿液有形成分分析仪"。

同时，由于自动尿液有形成分分析仪和非自动检测/非自动判读尿液有形成分分析仪在行业标准和临床试验豁免规范性文件中均存在较大差异，因此，本指导原则修订为对自动尿液有形成分分析仪的规范要求，非自动检测/非自动判读尿液有形成分分析仪可参照适用条款要求进行审查。

（二）部分重新修订、新发布的适用标准和规范性文件更新和增加说明

为保持技术指导原则与现行标准的适应性和一致性，产品的主要性能指标主要参考了尿液有形成分分析仪和临床尿液类分析设备的行业标准，并依据新发布的行业标准《尿液有形成分分析仪（数字成像自动识别）》（YY/T 0996—2015）对相关技术参数给出了具体的检验判定值。

产品的主要性能指标中较全面地给出了此类产品质量控制需要考虑的技术要求的各个方面，有些需要参照相关

的国家标准、行业标准，有些则需要依据生产企业的产品组成结构和技术功能进行确认。

产品的电气安全要求依据已发布并实施的 GB 4793.9—2013、GB/T 18268.1 和 GB/T 18268.26 进行修行，并增加了电磁兼容性的细节要求。

以上标准如有修订，或出版与此类产品相关的新标准，应按照新标准的要求执行。

（三）产品的临床要求依据《医疗器械临床评价技术指导原则》进行修订。

（四）依据国家食品药品监督管理总局国家药品不良反应监测中心提供的产品不良事件历史记录信息更新了产品的不良事件历史记录。

（五）依据新颁布的《医疗器械说明书和标签管理规定》（国家食品药品监督管理总局令第 6 号）和新发布实施的相关适用标准更新了产品说明书、标签和包装标识的要求。

（六）依据《医疗器械注册技术指导原则编写格式要求》对格式、部分文字和技术内容进行了完善和编辑处理。

（七）依据国家新发布的法律法规文件修订了文中的表述，例如，将"注册登记表"修改为"注册证"，将"预期用途"修改为"适用范围"等。

四、指导原则修订程序说明

本指导原则在修订过程中完成了以下工作：

（一）组织召开本地生产企业意见征求会议。

（二）函告异地生产企业征求对原稿意见。

（三）拟定修订草稿。

（四）对异地生产企业和相关省局进行现场调研。

（五）函告各省局、审评中心和医疗器械检验中心征求意见。

（六）对已征求意见进行汇总和分析采纳。

（七）完成修订稿。

五、指导原则修订人员

本指导原则由重庆市食品药品监督管理局和重庆医疗器械质量检验中心共同修订。在修订过程中，征求了有关检测机构、临床医疗机构及国内部分生产企业的意见，以充分利用各方面的信息和资源，尽量确保指导原则的准确、全面、实用。

129　酶标仪注册技术审评指导原则

（酶标仪注册技术审查指导原则）

本指导原则旨在指导和规范酶标仪产品的技术审评工作，帮助审评人员理解和掌握该类产品原理、机理、结构、性能、预期用途等内容，把握技术审评工作基本要求和尺度，对产品安全性、有效性做出系统评价。

本指导原则所确定的核心内容是在目前的科技认识水

平和现有产品技术基础上形成的，因此，审评人员应注意其适宜性，密切关注适用标准及相关技术的最新进展，考虑产品的更新和变化。

本指导原则不作为法规强制执行，不包括行政审批要求；但审评人员需密切关注相关法规的变化，以确认申报

产品是否符合法规要求。

一、适用范围

本指导原则适用于仅对 ELISA 实验结果进行比色，测量每一测试微孔吸光度值的普通酶标仪，根据《医疗器械分类目录》（国药监械〔2002〕302 号）类代号为 6840－3，品名举例为"酶免疫"、"半自动酶标仪"，管理类别为 II 类。

本指导原则也适用于全自动酶联免疫分析仪的读数模块。

二、技术审查要点

（一）产品名称的要求

酶标仪的命名应与《医疗器械分类目录》（国药监械〔2002〕302 号）或国家标准、行业标准中的通用名称一致。一般命名为"半自动酶标仪"、"半自动酶标分析仪"、"全自动酶标分析仪"、"酶标分析仪"或"酶标仪"、"酶联免疫分析仪"。

（二）产品的结构和组成

酶标仪主要由电源、光源系统、单色器系统、样品室、检测器、微机和操作软件等组成。光源发出的光经平行处理后，透过滤光片/光栅射入样品室，经过待测液后，透射光信号被检测器检测，放大及模拟/数字转换后由微机进行计算、处理，并由显示器、打印机显示并打印出最终测定结果。

根据通道数量划分，酶标仪有单通道和多通道两种类型。

根据测定模式划分，酶标仪目前主要有单波长、单波长/双波长、波长连续可调式三种。

酶标仪结构图如图 1 所示。

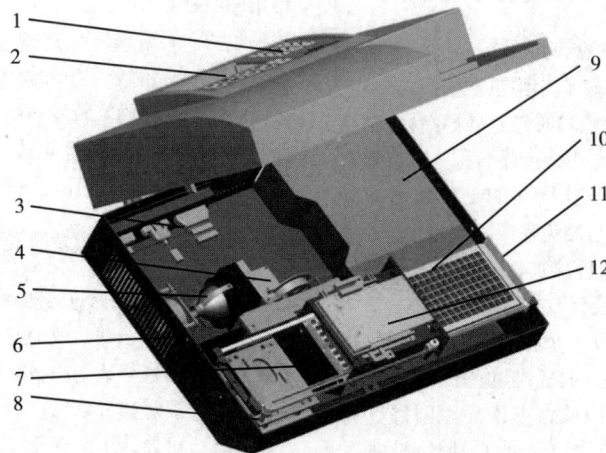

图 1　酶标仪主要部件（举例说明）

1. 键盘：按键操作　2. 液晶屏：界面显示　3. 对外接口：串口，USB 的连接　4. 滤光片部件：聚光及进行滤光片切换　5. 光源：卤素灯/LED　6. 风扇：对光源进行散热　7. 光导纤维部件：将从滤光片出来的水平光线分成八个通道并转换为垂直光线。　8. 传动机构组件：拖动样本盘行进　9. 开关电源：仪器供电　10. 酶标板：酶免测量的样本载体　11. 样本盘：放置酶标板　12. 前置部件：光信号检测处理

（三）产品工作原理/作用机理

酶标仪是利用酶联免疫吸附试验（ELISA）法和朗伯－比尔（Lambert－Beer）定律，对待测物质进行定量或定性分析的仪器。光源灯发出的光经过单色器系统变成一束单色光，进入样品室中的待测标本，该单色光一部分被标本吸收，另一部分则透过标本照射到光电检测器上，光电检测器将不同待测样本的强弱不同的光信号转换成相应的电信号，电信号经前置放大、对数放大、模数转换等处理后送入微处理器进行数据处理和计算，最后由显示器或打印机显示结果。微处理机还通过控制电路机械驱动 x 方向和 y 方向的运动来移动微孔板，从而实现自动进样检测过程。

因该产品为非治疗类医疗器械，故本指导原则不包含产品作用机理的内容。

工作原理见图 2。

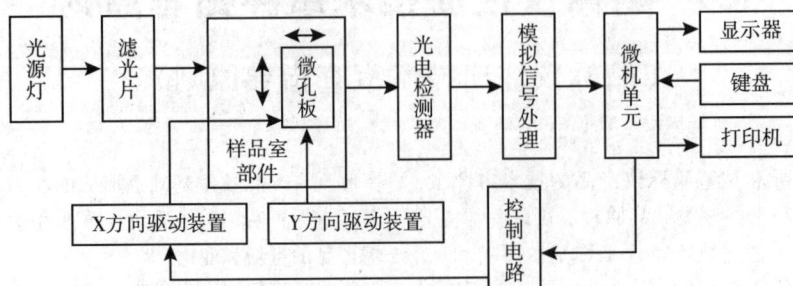

图 2　酶标仪工作原理图

（四）注册单元划分的原则和实例

酶标仪注册单元原则上以产品的技术原理、结构组成、性能指标和适用范围为划分依据。不同光源、不同单色器应划分为不同注册单元。

（五）产品适用的相关标准

表 1　相关产品标准

GB/T 191—2008	《包装储运图示标志》
GB 4793.1—2007	《测量、控制和实验室用电气设备的安全要求 第 1 部分：通用要求》
GB 4793.9—2013	《测量、控制和实验室用电气设备的安全要求 第 9 部分：实验室用分析和其他目的的自动和半自动设备的特殊要求》
GB/T 14710—2009	《医用电器环境要求及试验方法》
GB/T 18268.1—2010	《测量、控制和实验室用的电气设备 电磁兼容性要求 第 1 部分：通用要求》
GB/T 18268.26—2010	《测量、控制和实验室用的电气设备 电磁兼容性要求 第 26 部分：特殊要求 体外诊断（IVD）医疗设备》
GB/T 29791.3—2013	《体外诊断医疗器械 制造商提供的信息（标示）第 3 部分：专业用体外诊断仪器》
YY/T 0316—2016	《医疗器械 风险管理对医疗器械的应用》
YY 0648—2008	《测量、控制和实验室用电气设备的安全要求 第 2-101 部分：体外诊断（IVD）医用设备专用要求》
JJG 861—2007	《酶标分析仪》
YY/T 1529—2017	《酶联免疫分析仪》

注：以上标准适用最新版本。

上述标准（表 1）包括了产品技术要求中经常涉及到的标准。有的企业还会根据产品的特点引用一些行业外的标准和一些较为特殊的标准。

产品适用及引用标准的审查可以分两步来进行。首先对引用标准的齐全性和适宜性进行审查，也就是在编写产品技术要求时与产品相关的国家标准、行业标准是否进行了引用，以及引用是否准确。可以通过对产品技术要求是否引用了相关标准，以及所引用的标准是否适宜来进行审查。此时，应注意标准编号、标准名称是否完整规范，年代号是否有效。其次对引用标准的采纳情况进行审查。即所引用的标准中的条款要求，是否在产品技术要求中进行了实质性的条款引用。这种引用通常采用两种方式，文字表述繁多内容复杂的可以直接引用标准及条文号，比较简

单的也可以直接引述具体要求。

如有新版强制性国家标准、行业标准发布实施，产品性能指标等要求应执行最新版本的国家标准、行业标准。

（六）产品的适用范围/预期用途、禁忌症

该产品供临床采用光电比色法进行人体样本的酶免疫测定用。

该产品无禁忌症。

（七）产品的主要风险及研究资料

1. 酶标仪的风险管理报告应符合 YY/T 0316—2016《医疗器械 风险管理对医疗器械的应用》的有关要求，判断与产品有关的危害，估计和评价相关风险，控制这些风险并监视控制的有效性。

主要的审查要点包括：

1.1 与产品有关的安全性特征判定可参考 YY/T 0316 的附录 C；

1.2 危害、可预见的事件序列和危害处境判断可参考 YY/T 0316 的附录 E、I；

1.3 风险控制的方案与实施、综合剩余风险的可接受性评价及生产和生产后监视相关方法可参考 YY/T 0316 的附录 F、G、J。

1.4 产品的主要危害

1.4.1 能量危害

电磁能：可能共同使用的设备（移动电话等）对酶标仪的电磁干扰，静电放电对酶标仪产生的干扰，酶标仪产生的电磁场对可能共同使用的设备的影响等引发的危害。

坠落：坠落导致机械部件松动，导致测量错误、误差过大或显示异常。

1.4.2 生物学和化学危害

生物学：公共场所未经清洗、消毒的与人体接触的部件引起的交叉感染；酶标仪的原材料有毒有害对人体造成的危害。

化学：使用的清洁剂、消毒剂残留引发的危害；长时间不使用的电池未经取出，导致电池漏液引发的危害。

1.4.3 操作危害

不正确的测量：产品的检测装置超过寿命或长时间未经校准，导致误差过大；

未按使用说明书中的要求进行测量，造成的测量失败、测量误差过大；

在制造商规定的使用环境条件外使用产品，可能造成测量误差过大，产品寿命降低。

1.4.4 信息危害

包括标记缺少或不正确，标记的位置不正确，不能被正确地识别，不能永久贴牢和清楚易认；

不符合法规及标准的说明书，包括说明书中未对限制

充分告知，未对不正确的操作、与其他设备共同使用时易产生的危害进行警告，未正确标示储存条件、消毒方法、维护信息，未对因长期使用产生功能丧失而可能引发的危害进行警告，未对合理可预见的误用进行警告等引发的危害。

表2 初始事件和环境示例

通用类别	初始事件和环境示例
不完整的要求	性能要求不符合 ——测量重复性、系统准确性等不符合要求 说明书未对设备及附件维护保养的方式、方法、频次进行说明 未对校准间期进行说明
制造过程	控制程序（包括软件）修改未经验证，导致产品的测量误差不符合要求 生产过程关键工序控制点未进行监测，导致各部件配合不符合要求等 外购、外协件供方选择不当，外购、外协件未进行有效进货检验，导致不合格外购、外协件投入生产等
运输和贮藏	产品防护不当导致设备运输过程中损坏等 在超出设备规定的贮藏环境（温度、湿度、压力）贮藏设备，导致设备不能正常工作等
环境因素	温度、湿度、海拔如超出给定范围后可能造成测量结果不准确。 过热、过冷的环境可能导致设备不能正常工作等 强酸强碱导致损害等 抗电磁干扰能力差，特定环境设备工作不正常等 设备的供电电压不稳定，导致设备不能正常工作或损坏等
清洁、消毒和灭菌	使用说明书中推荐的清洗、消毒方法未经确认 使用者未按要求进行防护、清洗、消毒（如：使用错误的消毒剂）
处置和废弃	未在使用说明书中对酶标仪或其他部件的处置（特别是使用后的处置）和废弃方法进行说明，或信息不充分；未对设备废弃的处置进行提示性说明等。
人为因素	设计缺陷引发的使用错误 易混淆的或缺少使用说明书： ——图示符号说明不规范 ——操作使用方法不清楚 ——技术说明不清楚 ——重要的警告性说明或注意事项不明确 ——不适当的操作说明等 不正确的测量和计量
失效模式	由于老化、磨损和重复使用而导致功能退化/疲劳失效（特别是医院等公共场所中使用时）

表3 危害、可预见的事件序列、危害处境和可发生的损害之间的关系

危害	可预见的事件序列	危害处境	损害
电磁能量	在强电磁辐射源边使用酶标仪测量	电磁干扰程序运行	测量错误、测量结果误差过大
	静电放电	干扰程序运行	导致测量结果误差过大或数据擦除
机械能	产品意外坠落	机械部件松动，液晶板接触不良	无法测量或测量误差过大，数据无法读取，严重时延误治疗
化学	长时间不使用的电池未经取出，造成电池漏液	电路腐蚀	设备故障，无法工作
操作错误	使用者的操作有误	获得不准确的结果	根据测量结果采用不准确的治疗方法
不完整的说明书	未对错误操作进行说明	错误操作、不正确的测量	测量值误差过大，测量失败，严重时延误治疗
	不正确的消毒方法	使用有腐蚀性的清洁剂、消毒剂	产品部件腐蚀、防护性能降低
	不正确的产品贮存条件	器件老化、部件寿命降低	产品寿命降低，导致测量值误差过大
	未规定校验周期	未对设备进行校准	测量值误差过大，测量失败，严重时延误治疗

表2、表3依据YY/T 0316的附录E提示性列举了酶标仪可能存在危害的初始事件和环境，示例性地给出了危害、可预见的事件序列、危害处境和可发生的损害之间的关系，给审查人员予以提示、参考。

由于酶标仪的原理、功能和结构的差异，本章给出的风险要素及其示例是常见的而不是全部的。上述部分只是风险管理过程的组成部分，不是风险管理的全部。生产企业应按照YY/T 0316中规定的过程和方法，在产品整个生命周期内建立、形成文件和保持一个持续的过程，用以判定与医疗器械有关的危害、估计和评价相关的风险、控制这些风险并监视上述控制的有效性，以充分保证产品的安全和有效。

2. 研究资料

2.1 产品性能研究

应当提供产品性能研究资料以及产品技术要求的研究

和编制说明，包括功能性、安全性指标以及与质量控制相关的其他指标的确定依据，所采用的标准或方法、采用的原因及理论基础。

2.1.1 光源系统：通常有卤素灯或 LED 两种。

2.1.2 单色器系统：滤光片应有溯源性；光栅系统应标明可连续波长的范围。

2.1.3 光导纤维部件：将从单色器系统出来的水平光线分成多个通道并转换为垂直光线。需考虑不同通道之间的差异性，调节并检测光线的垂直性。

2.1.4 光电检测器：用于光信号检测处理，是重要的元器件之一。

2.2 产品有效期研究

应当提供产品有效期的验证报告，报告中应对申报产品中包含的易耗、易损、需定期更换或者具有固定使用寿命的主要元器件的情况进行详细描述，详述确定产品使用期限或者失效期的具体方法，给出产品使用期限或者产品失效期。

2.3 软件研究

软件研究参见《医疗器械软件注册技术审查指导原则》（国家食品药品监督管理总局通告 2015 年第 50 号）的相关要求。

含有软件的产品，应当提供一份单独的医疗器械软件描述文档，内容包括基本信息、实现过程和核心算法，详尽程度取决于软件的安全性级别和复杂程度。同时，应当出具关于软件版本命名规则的声明，明确软件版本的全部字段及字段含义，确定软件的完整版本和发行所用的标识版本。

（八）产品技术要求应包括的主要性能指标

本条款给出典型酶标仪需要满足的主要技术指标，其他技术指标企业可参考相应的国家标准、行业标准，根据企业自身产品的技术特点制定相应的要求，但不得低于相关强制性国家标准、行业标准的有关要求。如有不适用条款（包括国家标准、行业标准要求），企业在研究资料的产品性能研究中必须说明理由。

企业制定注册产品的技术要求中的产品名称应使用中文，并与申请注册的中文产品名称相一致。产品技术要求中应明确产品型号和/或规格，以及其划分的说明。对同一注册单元中存在多种型号和/或规格的产品，应明确各型号及规格之间的所有区别（必要时可附相应图示进行说明），且性能指标应能满足以下要求：

1. 型号/规格及其划分说明

2. 性能指标

2.1 外观

2.1.1 文字和标志应清晰可见，标志粘贴牢固，不得松脱或卷边；

2.1.2 表面应平整、光洁、色泽均匀、无磕碰、划伤及凹凸不平等缺陷；

2.1.3 紧固件连接应牢固可靠，不得有松动；

2.1.4 运动部件应平稳，不应卡住、突跳及显著空回，键组回跳应灵活。

2.2 性能要求

2.2.1 波长准确度

仪器用滤光片波长准确度应不超过 ±2nm。

2.2.2 吸光度准确度

在相应波长下仪器的准确度应符合表 4 的要求。

表 4 吸光度准确度要求

吸光度范围（A）	准确度（A）
（0.000～1.000）	±0.02
（1.000～2.000）	±0.03

2.2.3 线性

在吸光度值为（0～3.000）A 范围内，线性相关系数不低于 0.990。

2.2.4 吸光度重复性

仪器重复性测量的变异系数 CV 应不大于 1.0%。

2.2.5 吸光度稳定性

仪器吸光度的稳定性应不超过 ±0.005A。

2.2.6 灵敏度

使用浓度值为 5mg/L 的酶标仪用灵敏度溶液标准物质，仪器测量吸光度值应不小于 0.01A。（酶标仪用灵敏度溶液标准物质制备方法见 JJG 861—2007《酶标分析仪》附录 A）

2.2.7 通道差异

以空气为参比，测量 8 个通道的吸光度差异，要求结果应不大于 0.02A。

2.3 安全要求

应符合 GB 4793.1、GB 4793.9、YY 0648 中适用条款的要求。

2.4 环境试验要求

分析仪环境试验要求应符合 GB/T 14710 中适用条款的要求。

2.5 软件功能

2.5.1 具有数据检测功能；

2.5.2 可灵活设置测试项目、测试方法和测试日期；

2.5.3 可连续保存依次测试的项目及结果；

2.5.4 可显示并打印测试项目、测试数据和测试时间。

2.6 电磁兼容性

应符合 GB/T 18268.1、GB/T 18268.26 中适用条款的要求。

（九）同一注册单元中典型产品的确定原则

1. 典型产品应是同一注册单元内能够代表本单元内其他产品安全性和有效性的产品。

2. 应考虑功能最齐全、结构最复杂、风险最高的产品。

3. 注册单元内各种产品的主要安全指标、性能指标不能被某一产品全部涵盖时，则应选择涵盖安全指标、性能指标最多的产品作为典型产品，同时还应考虑其他产品中未被典型产品所涵盖的安全指标及性能指标。

（十）产品生产制造相关要求

应当明确产品生产加工工艺，注明关键工艺和特殊工艺，可采用流程图的形式，并说明其过程控制点。一般包括下列工艺程序：

1. 各组件装配

如 Y 轴马达组件、X 轴马达组件、光路组件、光纤组件、载板架组件、孵育板组件、滤光轮转动组件等分别进行装配。

2. 总装配：将各组件进行总装配。

3. 功能测试。

4. 老化试验。

5. 性能测试。

6. 出厂检验。

（十一）产品的临床细化要求

根据《关于发布免于进行临床试验的第二类医疗器械目录的通告》（国家食品药品监督管理总局通告 2014 年第 12 号），"产品名称：半自动酶标分析仪/全自动酶标分析仪，分类编码：6840"包含在免于进行临床试验的第二类医疗器械目录中，注册申请人需按照《关于医疗器械（含体外诊断试剂）注册申报有关问题的公告》（国家食品药品监督管理总局公告 2014 年第 129 号）和《医疗器械临床评价技术指导原则》（国家食品药品监督管理总局通告 2015 年第 14 号）的要求提交临床评价资料。

（十二）产品的不良事件历史纪录

暂未见相关报道。

（十三）产品说明书和标签要求

酶标仪产品的说明书和标签应符合《医疗器械说明书和标签管理规定》（国家食品药品监督管理总局令第 6 号）和 GB/T 29791.3—2013《体外诊断医疗器械 制造商提供的信息（标示） 第 3 部分：专业用体外诊断仪器》中的相关要求。说明书和标签的内容应当真实、完整、科学，并与产品特性相一致，文字内容必须使用中文，可以附加其他语种。说明书、标签中的文字、符号、图形、表格、数据等应相互一致，并符合相关标准和规范要求。

1. 产品说明书一般应包含下列主要内容：

（1）产品名称、型号、规格；

（2）注册人的名称、住所、联系方式及售后服务单位，进口医疗器械还应当载明代理人的名称、住所及联系方式；

（3）生产企业名称、住所、生产地址、联系方式及生产许可证编号，委托生产的还应当标准受托企业的名称、住所、生产地址、生产许可证编号；

（4）医疗器械注册证编号；

（5）产品技术要求的编号；

（6）产品性能、主要结构组成、适用范围；

（7）注意事项、需要警示以及提示的内容；

（8）安装和使用说明或者图示；

（9）产品维护和保养方法，特殊储存、运输条件、方法；

（10）生产日期、使用期限或者失效日期；

（11）配件清单，包括配件、附属品、损耗品更换周期以及更换方法的说明等；

（12）医疗器械标签所用的图形、符号、缩写等内容的解释；

（13）说明书的编制或者修订日期；

（14）其他应当标注的内容。

2. 标签

至少应包括以下信息：

（1）产品名称、型号、规格；

（2）注册人的名称、住所、联系方式，进口医疗器械还应当载明代理人的名称、住所及联系方式；

（3）医疗器械注册证编号；

（4）生产企业名称、住所、生产地址、联系方式及生产许可证编号，委托生产的还应当标准受托企业的名称、住所、生产地址、生产许可证编号；

（5）生产日期、使用期限或者失效日期；

（6）电源连接条件、输入功率；

（7）根据产品特性应当标注的图形、符号以及其他相关内容；

（8）必要的警示、注意事项；

（9）特殊储存、操作条件或者说明；

（10）使用中对环境有破坏或者负面影响的医疗器械，其标签应当包含警示标志或者中文警示说明。

医疗器械标签因位置或者大小受限而无法全部标明上述内容的，至少应当标注产品名称、型号、规格、生产日期和使用期限或者失效日期，并在标签中明确"其他内容详见说明书"。

三、审查关注点

（一）审查产品名称时应注意产品名称中不应包含产品型号规格，如：XXXX 型酶标仪。

（二）审查产品原理、结构时应首先明确该产品单色器是采用滤光片或者光栅，是单波长还是双波长或者连续波长可调，是单通道还是多通道。

（三）光栅式酶标仪应关注全波长范围及波长连续可调的递增情况，如递增量等。

（四）使用说明书中应给出配套使用试剂盒变化的警示。

（五）本指导原则适用范围为半自动酶标仪或全自动酶标仪的读数模块，若产品包含其他系统或装置，应有相应的技术要求控制其安全性有效性，如带孵育器的要考虑其温控性能以及冷凝水对检测的影响等。这些系统或装置必要时可应考虑临床试验或验证。

（六）审查产品临床评价资料的时候，应注意对比产品与申报产品在工作原理、性能指标、预期用途上是否实质性等同。性能指标存在差异的，应对是否会带来新风险及影响预期应用做出评价。

（七）在审查注册产品技术要求时应注意安全性指标，

应执行 GB 4793.1、GB 4793.9 和 YY 0648 中适用条款的要求。

（八）产品环境试验要求应符合 GB/T 14710 中适用条款的要求。

（九）产品的电磁兼容性应符合 GB/T 18268.1、GB/T 18268.26 中适用条款的要求。

四、编写单位

上海市食品药品监督管理局认证审评中心。

130　全自动血型分析仪注册技术审评指导原则

（全自动血型分析仪注册技术审查指导原则）

本指导原则旨在指导注册申请人对全自动血型分析仪注册申报资料的准备及撰写，同时也为技术审评部门审评注册申报资料提供参考。

本指导原则是对全自动血型分析仪的一般要求，申请人应依据产品的具体特性确定其中内容是否适用，若不适用，需具体阐述理由及相应的科学依据，并依据产品的具体特性对注册申报资料的内容进行充实和细化。

本指导原则是供申请人和审查人员使用的指导文件，不涉及注册审批等行政事项，亦不作为法规强制执行，如有能够满足法规要求的其他方法，也可以采用，但应提供详细的研究资料和验证资料。应在遵循相关法规的前提下使用本指导原则。

本指导原则是在现行法规、标准体系及当前认知水平下制定的，随着法规、标准体系的不断完善和科学技术的不断发展，本指导原则相关内容也将适时进行调整。

一、范围

基于血型分析主要反应为凝集法的特点，从反应介质角度，可将血型分析方法主要分为载片法、试管法、微孔板法和柱凝集法四种。全自动血型分析仪是以血型分析的主要方法为基础，对不同反应介质技术进行自动化设计，目前常见的全自动血型分析仪的工作原理主要包括试管法、微孔板法和柱凝集法三大类。

本指导原则适用于采用试管法、微孔板法或柱凝集法对人体血液样本进行血型鉴定、抗体筛选、交叉配血等试验的全自动血型分析仪。对基于其他技术的全自动血型分析仪产品，可参照本指导原则相关适用条款准备注册申报资料。对于血型分析只是其适用范围某一部分的临床分析仪器，如全自动血库系统，应当参照本指导原则准备血型分析部分的相关注册申报资料。

本指导原则适用于申请产品注册和相关许可事项变更的产品。

二、注册申报资料要求

（一）综述资料

1. 概述

（1）申报产品管理类别为Ⅲ类。

（2）产品名称：建议统一将产品名称命名为全自动血型分析仪，如有特殊情形，可根据医疗器械命名原则，参考新的《医疗器械分类目录》中的产品名称举例确定命名，并详细描述确定依据。

2. 产品描述

（1）结构组成

全自动血型分析仪一般由分析模块、控制和显示模块组成。分析模块主要由样本装载和输送装置、加样装置、试剂装置、恒温反应装置、离心机、液体容器、检测器、清洗装置等组成，控制和显示模块主要由计算机和软件组成，通过软件控制仪器的所有部件，确定运行相应试验所需的试剂和仪器需要执行的操作，读取检测结果并进行分析。

申请人应当根据拟申报产品的具体特征详细描述各组成装置、各装置的具体组成部分以及各主要元器件的名称和生产企业，并详细描述申报产品的主要功能及各组成装置的功能，可以采用照片结合文字描述的形式给予明确说明。

（2）工作原理

申请人应当根据申报产品的设计要求按照反应步骤写明工作原理，重点对加样装置、离心机、恒温反应装置、检测器进行描述，应采用文字加图示的方式对上述装置的工作原理和结构组成进行详细描述，对申报产品能够进行的试验项目进行描述，并写明申报产品区别于其他同类产品的特征（可以表格形式逐条进行描述）。

3. 注册单元和型号规格

（1）注册单元划分

原则上同一注册单元全自动血型分析仪的技术原理、结构组成、性能指标和适用范围应基本一致，单一功能部件数量不同导致样本处理量存在差异的产品可以作为同一注册单元。但具有下列任一情况的产品，应划分为不同的注册单元：

①不同工作原理的产品，如基于试管法、微孔板法、柱凝集法的产品，应划分为不同的注册单元。

②工作原理相同，适用范围基本相同，但因产品主要设计结构的不同对安全性有效性有显著影响的产品，无论产品在样本处理速度、样本处理量、分析性能指标等方面是否存在差异，应划分为不同的注册单元。

（2）型号规格

对于同一注册单元申报产品存在多种型号规格的，应当提供各型号规格的划分说明，写明各型号规格之间的区别，应当采用表格加说明性文字的图片、图表，对各型号规格的结构组成、主要功能、性能指标等内容进行描述。

4. 适用范围

（1）适用范围

①明确写明申报产品的预期用途，建议采用以下形式描述："该产品采用××法，与配套的检测试剂共同使用（如适用），在临床上用于对来源于人体的血液样本进行×××试验"。其中，××法应写明申报产品的设计工作原理，如试管法、微孔板法、柱凝集法等；×××试验应当根据研究资料和临床评价资料的具体结果写明申报产品可以完成的试验类型，包括ABO/RhD血型鉴定、抗体筛选、交叉配血等。

②明确写明目标用户为经专业培训的医疗卫生机构的检验人员，并写明相关人员操作申报产品应当具备的基本能力要求。

③明确写明与申报产品配套使用的检测试剂的情况，如为开放系统，应写明适用的耗材（如微孔板、凝胶/玻璃珠等）以及试剂要求。如为封闭系统，只写明生产企业名称即可，或者注明"与本公司生产的配套试剂共同使用"。

（2）预期使用环境

①明确写明申报产品预期使用的地点，如医疗卫生机构检验科。

②明确写明可能会影响申报产品安全性和有效性的环境条件，也即申报产品的正常工作条件，包括空间要求、温度、湿度、海拔高度、电源要求等，对每一条件均应给出具体的指标要求，如温度范围在5℃~30℃。

（二）研究资料

1. 产品性能研究

（1）产品性能研究资料

①功能性指标研究资料

申报产品各组成装置性能的研究资料：应根据综述资料中有关申报产品结构组成和各主要组成装置的情况进行，提供详细的研究资料，至少应包括对加样装置（原理、加样量、加样准确性、加样精密度）、离心机（转速、相对偏差）、恒温反应装置（原理、温度范围、温度精度）、检测器（原理、光源、图像获取装置）、机械传动装置（运动类型、精度）、适用的反应载体（微孔板、凝胶卡的尺寸和类型）的功能性指标或者装置中主要元器件功能性指标的研究资料。

申报产品临床项目分析性能的研究资料：建议申请人根据申报产品的工作原理，综合考虑申报产品预期设计可以完成的试验类型情况，对每一试验类型采用临床样本进行研究，并提供详细的研究资料。

②安全性指标的验证包括电气安全指标和电磁兼容指标两大类。电气安全指标应当包括GB 4793.1、GB 4793.9、

YY 0648及其他适用的国家标准和行业标准中的所有指标，电磁兼容指标应当包括GB/T 18268.1和GB/T 18268.26及其他适用的国家标准和行业标准中的所有指标，具备能力的申请人可对上述项目自行研究，并提交详细的验证资料，不具备能力的申请人可通过注册检验对上述项目进行验证，以注册检验报告作为该部分的验证资料。

③环境条件对产品性能指标无显著影响的研究资料，主要包括气候环境条件、机械环境条件、运输条件等，可参考GB/T 14710及其他适用的国家标准和行业标准中的相关指标，具备能力的申请人可对上述项目自行研究，并提交详细的验证资料，不具备能力的申请人可通过注册检验对上述项目进行验证，以注册检验报告作为该部分的验证资料。

④研究资料中应详细写明通过研究验证确定的分析仪结构组成及主要元器件信息。

⑤对于由已批准产品进行改进形成的新型号产品，注册人应当考虑新型号产品是否与已批准产品属于同一注册单元，如属于，注册人应当分析改进部分对产品安全性、有效性的影响，针对改进部分进行相应的组成模块性能研究和临床项目分析性能的研究，并提供详细的研究资料；如不属于，应当按照《医疗器械注册管理办法》第五章的要求进行产品注册。

（2）产品技术要求的研究和编制说明

根据《医疗器械产品技术要求编写指导原则》的要求，产品技术要求应包含产品名称、产品型号/规格及其划分说明、性能指标、检验方法和产品技术要求编号。产品名称和产品型号/规格及其划分说明的内容应与综述资料中的相应内容保持一致。性能指标包括功能性指标、安全性指标以及质量控制指标，其内容应与产品性能研究资料的内容一致。检验方法应优先考虑采用公认的或已颁布的标准检验方法，对于尚无公认的或已颁布的标准检验方法，需根据产品性能研究资料的内容一致，并保证该方法具有可重现性和可操作性。

（3）性能研究及产品技术要求研究适用的国家标准和行业标准清单见表1。

表1 相关国家和行业标准

标准编号	标准名称
GB 4793.1	《测量、控制和实验室用电气设备的安全要求 第1部分：通用要求》
YY 0648	《测量、控制和实验室用电气设备的安全要求 第2-101部分：体外诊断（IVD）医用设备的专用要求》
GB 4793.9	《测量、控制和实验室用电气设备的安全要求 第2-081部分：实验室用于分析和其他目的的自动和半自动设备的特殊要求》
GB/T 18268.1	《测量、控制和实验室用的电设备 电磁兼容性要求 第1部分：通用要求》

续表

标准编号	标准名称
GB/T 18268.26	《测量、控制和实验室用的电设备 电磁兼容性要求 第 26 部分：特殊要求 体外诊断（IVD）医疗设备》
YY/T 1245	《自动血型分析仪》

注：1. 上述标准未标注年代号，申请人应参照最新版本。
　　2. 如有其他新的适用国家标准和行业标准，应参照。

2. 产品有效期研究

应当提供产品有效期的验证报告，报告中应对申报产品中包含的易耗、易损、需定期更换或者具有固定使用寿命的主要元器件的情况进行详细描述，详述确定产品使用期限或者失效期的具体理由，给出产品使用期限或者产品失效期。

3. 软件研究

（1）提供一份单独的全自动血型分析仪随机软件描述文档，其内容应当符合 YY/T 0664 的要求。申请人应当根据产品预期的临床检测项目可能对患者造成的风险，确定申报产品随机软件的安全性级别。

考虑到全自动血型分析仪的检测结果在临床上是直接应用于患者血型鉴定或输血治疗的，软件功能直接决定了对反应载体中样本反应结果判读的正确与否，如因软件问题造成结果错误，会导致临床使用错误结果对患者进行后续治疗，进而对患者造成致命危险，因此建议全自动血型分析仪随机软件的安全性级别确定为 C 级。

申请人应当按照安全性级别为 C 级的要求提交随机软件描述文档，尤其是在核心算法部分，应对由反应载体得到的不同凝集强度数据结果进行阴、阳性判读标准依据和数学模型作详细描述。

（2）提供一份关于软件版本命名规则的声明，明确写明软件版本的全部字段及字段含义，确定软件的完整版本和发行所用的标识版本。其中，软件的完整版本信息应与随机软件描述文档中的相应内容保持一致，发行所用的标识版本信息应与产品说明书、随机软件描述文档的内容保持一致。

有关软件研究资料的详细内容，建议按照《医疗器械软件注册申报资料指导原则》的要求进行编写。

（3）申报产品如具有《医疗器械网络安全注册技术审查指导原则》适用范围内所规定的功能，则申请人应当按照该指导原则要求提交网络安全文档。

（三）生产制造信息

1. 生产工艺过程及过程控制点

建议根据申报产品的实际情况，以流程图的形式对生产工艺过程进行详细描述，并根据流程图逐一描述其中的过程控制点。

2. 生产场地

申请人应当对与申报产品有关的研制场地和生产场地情况进行概述。

如申报产品具有多个研制、生产场地，则对每一研制、生产场地的情况均应进行概述。

（四）临床评价资料

申请人应当按照《医疗器械临床评价指导原则》的要求提交临床评价资料，由于目前全自动血型分析仪尚未列入免于进行临床试验的医疗器械产品目录，因此申请人应当选择通过同品种医疗器械临床试验或临床使用获得的数据进行分析评价，或者临床试验这两种评价路径中适用的任一方式，提交相应的临床评价资料。

通过同品种医疗器械临床试验或临床使用获得的数据进行分析评价方式取得临床评价资料的具体要求详见附 1，通过临床试验方式取得临床评价资料的具体要求详见附 2。

对于具有下列情形之一的产品，通过同品种医疗器械临床试验或临床使用获得的数据进行分析评价无法充分证明产品安全性、有效性的，应当进行临床试验，包括：

1. 产品采用新的工作原理和结构设计，属于创新型设备，国内市场上没有与之类似的已批准上市产品。

2. 增加产品的临床适用范围，在原有功能的基础上整合了新的血型相关试验功能，且该功能从未在境内获得批准。

3. 申请人缺乏全自动血型分析仪相关临床数据和试验经验的。

（五）产品风险分析资料

申请人应参考 YY/T 0316《医疗器械 风险管理对医疗器械的应用》规定的过程和方法，在产品生命周期内对申报产品可能造成的危害进行判定（可参考 YY/T 0316 的附录 H），对每一危害出境的风险进行判定和评价，形成风险管理报告，控制这些风险并监视控制的有效性，充分保证产品的安全性和有效性。

1. 产品的主要危害

全自动血型分析仪的主要危害大致可包括四个方面，即：能量危害、生物学和化学危害、操作危害、信息危害。

（1）能量危害

电磁能：漏电流，可能共同使用的设备（移动电话、离心机、生化分析仪等）对申报产品的电磁干扰，静电放电对申报产品产生的干扰，申报产品正常工作中产生的电磁场对可能共同使用的其他设备的影响等引发的危害。

坠落：坠落导致机械部件松动，导致测量错误、误差过大或显示异常。

（2）生物学和化学危害

生物学：公共场所未经清洗、消毒的与人体接触的部件引起的交叉感染、申报产品的原材料有毒有害对人体造成的危害、检测完成后剩余样本、试剂和废弃物处理不当引起的交叉感染。

化学：使用的清洁剂、消毒剂残留引发的危害。

（3）操作危害

不正确的测量：产品的检测装置超过寿命或长时间未

经校准，导致误差过大。

未按使用说明书中的要求进行测量，造成的测量失败、测量误差过大。

使用不同厂家的或与分析仪不相匹配的试剂，造成的测量失败、测量误差过大。

在制造商规定的使用环境条件外使用产品，可能造成测量误差过大，产品寿命降低。

未按产品说明书的规定对申报产品进行保养、未按产品说明书的规定更换具有使用寿命的元器件，造成的产品工作不正常。

（4）信息危害

包括标记缺少或不正确，标记的位置不正确，不能被正确地识别，不能永久贴牢和清楚易认。

不符合法规及标准规定的产品说明书，包括产品说明书中未对限制充分告知，未对不正确的操作、与其他设备共同使用时易产生的危害进行警告，未正确标示储存条件、消毒方法、维护信息，未对因长期使用产生功能丧失而可能引发的危害进行警告，未对合理可预见的误用进行警告等引发的危害。

2. 可参考的附录

（1）与产品有关的安全性特征判定可参考 YY/T 0316 的附录 C。

（2）危害、可预见的事件序列和危害处境判断可参考 YY/T 0316 的附录 E、I。

（3）风险控制的方案与实施、综合剩余风险的可接受性评价及生产和生产后监视相关方法可参考 YY/T 0316 的附录 F、G、J。

（六）产品技术要求

申请人应当按照《医疗器械产品技术要求编写指导原则》的规定编制，内容应包括产品名称、产品型号/规格及其划分说明、性能指标、检验方法和产品技术要求编号。

1. 产品名称、产品型号/规格及其划分说明的内容应与综述资料的相应内容保持一致。

2. 性能指标、检验方法的内容可参考 YY/T 1245 设置，如申报产品除血型鉴定功能外还具有其他试验功能，如抗体筛选、交叉配血等，还应对每一试验功能提出相应的性能指标和检验方法，软件组件应规定申报产品的全部临床功能要求和检验方法。

3. 电气安全性能应符合 GB 4793.1、GB 4793.9、YY 0648 的要求。

4. 电磁兼容性能应符合 GB/T 18268.1、GB/T 18268.26 的要求。

5. 采用注册检验方式证明环境条件对产品性能无影响的，环境试验应符合 GB/T 14710 的要求。

产品技术要求中性能指标项目的具体要求应与性能研究资料保持一致，并具有确定的研究资料依据。

（七）产品注册检验报告

同一注册单元内所检验的产品应当能够代表本注册单元内其他产品的安全性和有效性。对同一注册单元内代表产品的选取应考虑产品适用范围、性能指标、安全指标、结构组成等，具体原则如下：

1. 性能指标、安全指标和结构组成一致，适用范围不同的产品，应选取适用范围最多的型号规格作为代表产品。

2. 适用范围一致，主要设计结构存在差异，但差异未对安全性有效性造成显著影响的产品，应选取性能指标标称值最高的型号规格作为有效性验证的代表产品。同时，在电气安全性能无法互相覆盖时，应对注册单元内每一型号规格产品均进行电气安全指标的注册检测。

3. 同一注册单元产品如包含多个软件组件或多个版本的软件组件，则每个软件组件或每个版本软件组件构成的产品均应作为一个检测单元，除非检测单元可以完整覆盖注册单元全部情况。

4. 当没有充足证据能够证明同一注册单元内不同型号规格产品之间电磁兼容性能可以覆盖时，应选取每一型号规格产品进行电磁兼容项目检测。

对于代表产品的选择，申请人应当提供相关资料予以证明。对于不同型号规格产品之间电磁兼容性能可以覆盖的情形，需由出具注册检验报告的医疗器械检验机构提供相关说明（可在预评价意见中体现）。

（八）产品说明书和最小销售单元的标签样稿

1. 产品说明书

产品说明书应当符合《医疗器械说明书和标签管理规定》的要求，至少包括以下内容：

（1）产品名称、型号、规格；

（2）注册人的名称、住所、联系方式及售后服务单位，进口产品还应当载明代理人的名称、住所及联系方式；

（3）生产企业的名称、住所、生产地址、联系方式及生产许可证编号，委托生产的还应当标注受托企业的名称、住所、生产地址、生产许可证编号；

（4）医疗器械注册证编号；

（5）产品技术要求的编号；

（6）产品性能、主要结构组成、适用范围

①主要结构组成

建议以实物照片/示意图加文字的形式对申报产品的整体结构进行描述，标明各主要模块的名称（应包含软件组件，并注明软件组件的名称、型号规格和发布版本）。

建议以实物照片/透视图/俯视图/剖面图加文字的形式对各主要模块逐一进行描述，标明每一主要模块的主要组成结构和主要元器件的名称，对于重要元器件或功能零部件，建议单独进行描述。

建议对软件的全部功能进行描述，重点对用户界面的整体情况、各功能窗口涉及的操作功能、通讯接口及协议进行介绍。

建议按照以下格式描述产品结构及组成："该产品主要由样本装载和输送装置、加样装置、试剂装置、恒温反应装置、离心机、液体容器、检测器、清洗装置……和软件

（发布版本号：×××）组成"。

②适用范围

建议采用以下形式进行描述："该产品采用××法，与配套的检测试剂共同使用（如适用），在临床上用于对来源于人体血液样本进行×××试验"。

③工作原理

建议对申报产品采用的工作原理进行详细描述。

建议以图示加文字的形式对申报产品适用的每种试验类型进行分步骤详细介绍，每步骤的图示中均应体现出该步骤状态下反应载体内红细胞的对应状态。

④性能指标

建议至少写明以下内容：产品尺寸、重量、储存条件（温度、湿度）、正常工作条件（温度、湿度、海拔高度、电源要求、瞬态过压类别、污染等级）、电磁兼容信息（分组、分类）、分析通量、试剂位数量、样品位数量、适用的反应载体类型（试管、微孔板、柱凝集卡的尺寸和类型）、各装置的主要性能指标（加样装置的加样量、加样准确性、加样精密度、携带污染率、离心机转速及相对偏差、恒温反应装置的温度范围及温度精度、检测光源、图像获取设备、结果判定装置、机械传动装置精度等）、控制和显示模块的信息、产品主要功能等。

（7）注意事项、警示以及提示的内容；

（8）安装和使用说明或者图示：

建议以申报产品安装调试完毕可开始正常工作作为初始状态介绍具体的操作方法，详细描述校准、质控、检测设计（样本排布、试剂选择、检测程序等）、结果传输和打印等每一步骤的详细操作方式，主要是在用户界面上如何操作应有详细的文字及图示描述。

（9）产品维护和保养方法，特殊储存、运输条件、方法：

①维护和保养

建议以文字加图示的方式对使用者能够进行的维护保养措施，包括每日维护（如非工作时间液路系统的维护方法、废液桶更换方法）、每周维护（如水容器和水瓶的清洁方法）、每月维护（如清洗试剂探针的方法）、重点零部件维护（如样本架的维护保养方法）的具体内容进行详细描述。

②故障排除

建议以列表方式对申报产品正常使用过程中可能出现的可由使用者自行排除的故障进行详细描述，应当至少写明故障的表现、可能原因、建议的处理方式。

建议在列明可由使用者自行排除的故障基础上，加注以下内容：当仪器出现故障，但显示的错误代码不在上表内，应立即停止操作，并联系客服工程师。

（10）生产日期，使用期限或者失效日期：

注明产品的生产日期，使用期限或者失效日期。使用期限或者失效日期应当根据产品有效期研究资料的内容写明具体日期，并注明确定依据。

考虑到仪器维护、保养、维修的情况，建议申请人可

在产品说明书中注明有效期的同时，加注以下内容："在使用过程中，用户应当按照产品说明书的要求对产品进行维护、保养和维修。在维护、保养和维修后，经确认仍能保持基本安全性和有效性的产品，可以正常使用"。

（11）配件清单，包括配件（适用的反应载体的规格、适用的样本管的规格、样本架情况、急诊样本情况、条码类型）、附属品及损耗品，应写明每一配件的名称、更换周期以及更换方法的说明等；

（12）产品标签所用的图形、符号、缩写等内容的解释；

（13）说明书的编制或者修订日期；

上述各项目均应当包含在产品说明书中，但其中的详细内容可能因申请人和申报产品的不同而有所区别，或者某些项目的详细内容可能记载于其他文件（如维修保养手册）中，此种情况下，申请人应当在提交产品说明书时另附文件予以说明。

产品说明书的内容均应有明确的来源，与综述资料、研究资料等注册申报资料的内容保持一致。进口产品的原文说明书如缺少上述项目中的某些内容，应当在产品中文说明书中予以增加，涉及技术内容且前述注册申报资料中未包含的，建议提交相应验证资料。

2. 最小销售单元的标签样稿

全自动血型分析仪的标签样稿应当符合《医疗器械说明书和标签管理规定》的要求，其内容应当至少包括第十三条规定的所有适用内容。如随着工艺改进导致分析仪体积变小，而标签样稿中无法标明所有内容时，可按第十三条最后一段的要求提交最小销售单元的标签样稿。

四、参考文献

（一）《医疗器械注册管理办法》（国家食品药品监督管理总局令第4号）

（二）《医疗器械说明书和标签管理规定》（国家食品药品监督管理总局令第6号）

（三）《医疗器械临床试验质量管理规范》（国家食品药品监督管理总局令第25号）

（四）《医疗器械临床评价技术审查指导原则》（国家食品药品监督管理总局通告2015第14号）

（五）樊绮诗、钱士匀，《临床检验仪器与技术》，人民卫生出版社，2015年3月

（六）胡丽华，《临床输血学检验技术》，人民卫生出版社，2015年3月

（七）胡丽华，《临床输血学检验》，第3版，人民卫生出版社，2012年1月

（八）成琪、刘秀玉、陈林、刘丽霞，单组临床试验目标值法的精确样本含量估计及统计推断，中国临床药理学与治疗学，2011年5月第16卷第5期

（九）唐欣然、黄耀华、王杨、李卫，单组目标值试验样本量计算方法的比较研究，中华疾病控制杂志，2013年11月第17卷第11期

五、编写单位

国家食品药品监督管理总局医疗器械技术审评中心。

附：全自动血型分析仪临床评价要求

附 全自动血型分析仪临床评价要求

一、基本原则

应符合《医疗器械临床评价指导原则》第六项对"通过同品种医疗器械临床试验或临床使用获得的数据进行分析评价要求"的基本规定。

二、同品种全自动血型分析仪判定

（一）同品种全自动血型分析仪

同品种全自动血型分析仪应与拟申报产品工作原理、结果判读方法相同。

（二）同品种全自动血型分析仪的判定

申请人需将拟申报产品与一个或多个同品种产品进行对比，证明二者之间是否基本等同。

与每一个同品种产品进行对比的项目均应包括但不限于附表1列举的项目，对比内容包括定性和定量数据、验证和确认结果，特别要注意备注中的内容，应详述二者的相同性

和差异性，对差异性是否对产品的安全有效性产生不利影响，应通过拟申报产品自身的数据进行验证和/或确认。

三、拟申报产品与对比产品的评价关系

根据《医疗器械临床评价指导原则》中规定的评价路径可知，拟申报产品与对比产品关系有两种，或为同品种产品，或为非同品种产品，如为同品种产品，还需对两者之间的差异是否对产品安全性、有效性产生不利影响进行进一步评价。不同情形评价关系所需提交的支持性资料不尽相同，具体内容见表1，表1给出的具体情况举例可能不能涵盖所有情况，申请人应根据拟申报产品的具体情况进行列举和判定，并给出判定的具体理由。

四、证明拟申报产品与同品种全自动血型分析仪的差异对产品的安全性、有效性未产生不利影响的支持性资料（非临床研究、临床文献数据、临床经验数据等）

（一）概述

支持性资料中应明确说明拟申报产品与同品种全自动血型分析仪的差异；详细说明针对拟申报产品与同品种全自动血型分析仪的差异进行的研究方式及研究结果，提供的研究证据应证明拟申报产品与同品种全自动血型分析仪的差异对产品临床使用的安全性和有效性带来的收益/影响。拟申报产品与同品种全自动血型分析仪常见主要差异示例见附表2，其中列出了不同单一差异对应的需提交资料类型。

表1 拟申报产品与对比产品关系及需提交资料类型表

拟申报产品与对比产品关系	拟申报产品与对比产品差异类型	具体情况举例	需提交资料类型
属于同品种	存在差异，但差异未产生不利影响	1. 拟申报产品适用范围少于对比产品。 2. 拟申报产品反应载体类型与对比产品一致，但反应位具体情况不一致。如：微孔板法，微孔板孔型不同。 3. 拟申报产品恒温反应装置的性能与对比产品不一致。 4. 拟申报产品离心装置的性能与对比产品不一致。 5. 拟申报产品加样装置的性能与对比产品不一致。 6. 拟申报产品机械传动装置的性能与对比产品不一致。 7. 拟申报产品图像获取装置的原理与对比产品不一致	非临床研究、和/或临床文献数据、和/或临床经验数据
	存在差异，但差异产生不利影响	1. 拟申报产品适用范围多于对比产品。 2. 拟申报产品软件组件的主要功能、核心算法（基本原理相同，数学模型不同）与对比产品不一致	针对差异的临床试验资料
不属于同品种		1. 拟申报产品的工作原理与对比产品不相同。如：基于试管法、微孔板法、柱凝集法的产品。 2. 拟申报产品的检测原理和判读方法与对比产品不相同。如：基于图像采集和透射光原理的产品	针对产品的临床试验资料

1. 申请人应当完整地列出拟申报产品与同品种全自动血型分析仪的所有差异点，并说明这些差异点的相互关系。若不同差异点之间存在相关性或相互影响，则应提供单个差异点影响的研究证据和关联性差异点共存时影响的研究证据。

2. 申请人应当根据拟申报产品与同品种全自动血型分析仪的具体差异点提供相应的支持性资料，资料的类型和数量应根据拟申报产品和对比产品的差异点对产品安全性、有效性的影响进行确定。

（二）针对差异性的非临床研究资料

根据拟申报产品与同品种产品的差异性分析，申请人应当针对各差异点分别列出所进行的非临床研究的内容和结果，包括但不仅限于注册检验报告、自测报告、内部研究资料或验证报告等。

（三）其他支持性资料

支持性资料为临床文献数据时，申请人应根据拟申报产品与同品种产品的差异点，合理选择临床文献数据库，准确设置检索词，进行全面的科学文献检索，完成文献检索和筛选方案、文献检索和筛选报告。

支持性资料为临床经验数据时，在综合考虑、科学分析拟申报产品与同品种产品差异的基础上，可提供临床经验数据收集内容，包括对已完成的临床试验、不良事件、与临床风险相关的纠正措施等数据的收集。

全自动血型分析仪同品种产品通常存在附表 2 中所列的差异，基于拟申报产品和同品种全自动血型分析仪的对比结果，申请人应当对拟申报产品与对比产品的差异性及该差异对产品安全性和有效性的影响进行全面评估，如果非临床研究、临床文献数据、临床经验数据等无法充分地证明该差异对产品安全性和有效性的影响，则应提供相应的临床试验资料。

上述支持性资料、同品种医疗器械临床使用获得的数据的收集、同品种医疗器械临床数据分析评价方法、临床评价报告撰写等方面的具体内容可参照《医疗器械临床评价技术指导原则》的相关规定。

附表：1. 拟申报产品与同品种全自动血型分析仪对比表
2. 拟申报产品与同品种全自动血型分析仪常见主要差异示例

附表 1　拟申报产品与同品种全自动血型分析仪对比表

序号	对比项目	同品种产品	拟申报产品	差异性	支持性资料概述	备注
1	工作原理					可能为试管法、微孔板法、柱凝集法等其中一种，拟申报产品和同品种产品的工作原理必须一致
2	结构组成					
2.1	产品组成					依据拟申报的产品组成对比
2.2	核心部件					至少对加样装置、离心装置、恒温反应装置、机械传动装置、检测器进行对比
3	性能要求					
3.1	性能参数					依据附表 2 所定义的部件差异列举相关功能参数的对比表，相应差异应在不影响安全性和有效性的允许范围内
3.2	功能参数					
4	安全性评价					
4.1	通用电气安全					
4.2	专用安全					
4.3	电磁兼容					
5	软件核心功能					需至少包括：自身状态监测、异常状态报警、异常结果报警、运行过程监测、样本及试剂正确识别、数据/图像备份、结果判读算法
6	产品符合的国家/行业标准					

序号	对比项目	同品种产品	拟申报产品	差异性	支持性资料概述	备注
7	适用范围					
7.1	适用样本类型					
7.2	可完成试验项目					
7.3	使用环境					
8	防范措施和警告					
9	标签					
10	产品说明书					

附表2　拟申报产品与同品种全自动血型分析仪常见主要差异示例

（下表仅体现单一差异对应的需提交资料类型）

装置名称	指标	常见主要差异选项	需提交资料类型
加样装置	取样原理	微量注射器式、抽吸泵式、虹吸式等	非临床研究、和/或临床文献数据、和/或临床经验数据等
	加样量	X 样量	非临床研究、和/或临床文献数据、和/或临床经验数据等
	加样准确度	X 样准确度数据	非临床研究、和/或临床文献数据、和/或临床经验数据等
	加样精密度	X 样精密度数据	非临床研究、和/或临床文献数据、和/或临床经验数据等
	异常检测功能	凝块、空吸、气泡检测等	非临床研究、和/或临床文献数据、和/或临床经验数据等
	清洗功能	携带污染率	非临床研究、和/或临床文献数据、和/或临床经验数据等
离心装置	转速	Xg	非临床研究、和/或临床文献数据、和/或临床经验数据等
	转速偏差	Xg ± g 偏	非临床研究、和/或临床文献数据、和/或临床经验数据等
	有效离心时间	Xs	非临床研究、和/或临床文献数据、和/或临床经验数据等
恒温反应装置（孵育舱）	温控原理	金属板式、水浴式等	非临床研究、和/或临床文献数据、和/或临床经验数据等
	温度控制范围	X℃ ~ Y℃	非临床研究、和/或临床文献数据、和/或临床经验数据等
	温度控制精度	X℃ ±度控，超温报警	非临床研究、和/或临床文献数据、和/或临床经验数据等
	装置容量	X 试管/试剂卡/微孔板	非临床研究、和/或临床文献数据、和/或临床经验数据等
机械传动装置	传动装置类型	单臂、双臂	非临床研究、和/或临床文献数据、和/或临床经验数据等
	传动装置运动方向	双向、三向	非临床研究、和/或临床文献数据、和/或临床经验数据等
	运动准确性	Xmm	非临床研究、和/或临床文献数据、和/或临床经验数据等
反应载体	微孔板孔型	U 型底、V 型底	非临床研究、和/或临床文献数据、和/或临床经验数据等
	试管、微柱卡	尺寸差异	非临床研究、和/或临床文献数据、和/或临床经验数据等

装置名称	指标	常见主要差异选项	需提交资料类型
图像获取装置	光源	LED、卤素灯、钨灯等	非临床研究、和/或临床文献数据、和/或临床经验数据等
	检测器	CCD照相机与CMOS、透射光检测器与光电倍增管（PMT）等	非临床研究、和/或临床文献数据、和/或临床经验数据等
软件	适用范围	拟申报产品少于同品种产品	非临床研究、和/或临床文献数据、和/或临床经验数据等
		拟申报产品多于同品种产品	针对差异的临床试验资料
	功能	是否可对异常结果报警等	针对差异的临床试验资料
	核心算法	基本原理相同，数学模型不同	针对差异的临床试验资料

附2 全自动血型分析仪临床试验要求

一、基本原则

全自动血型分析仪临床试验的全过程应符合《医疗器械临床试验质量管理规范》的要求，临床试验伦理审查申请与审批表、知情同意书、病例报告表、临床试验方案、临床试验报告等文件的格式应符合《关于发布〈医疗器械临床试验伦理审查申请与审批表范本〉等六个文件的通告》（国家食品药品监督管理总局通告2016年第58号）的要求。

本部分内容仅对临床试验过程中需要特别给予关注和考虑的要点给出原则要求，其余内容均应按照上述文件要求执行。

二、临床试验目的

评价拟申报全自动血型分析仪在正常使用条件下是否符合预期安全性和有效性。

三、临床试验方案

（一）基本要求

申请人应当选择符合《医疗器械临床试验质量管理规范》要求的临床试验机构开展临床试验，针对拟申报产品制定适用的临床试验方案。临床试验方案的设计应由申请人、血型检验专家和统计学专家共同完成，各方应在规定的职责范围内开展相关工作。

（二）对照方法选择

根据拟申报产品的适用范围，申请人可选择采用对照产品和对照方法两种方式。

当拟申报产品的适用范围不多于中国境内已批准上市同类全自动血型分析仪的适用范围时，可以选择已在中国境内上市的同类全自动血型分析仪作为对照产品，建议选择目前在临床血型检测方面使用状况良好的机型，应提供对照产品的信息，如生产企业、型号、适用范围等。

当拟申报产品的适用范围多于中国境内已批准上市同类全自动血型分析仪的适用范围时，可以选择已在中国境内上市的同类全自动血型分析仪作为对照产品，对相同的适用范围进行评价。并选择相应试验的手工方法作为对比方法，对适用范围差异部分的试验功能进行评价。

除对照产品/方法外，临床试验中还应选择适宜的方法对拟申报产品和对照产品/方法检测结果不一致样本进行复核，以明确结果不一致的原因。

（三）受试者样本入选要求

1. 符合拟验证试验的要求。
2. 年龄分布应均衡合理。
3. 性别分布应均衡合理。
4. 充分考虑人种、地域差异对试验结果的影响。

（四）临床试验评价指标

1. 主要评价指标

拟申报产品和对照产品/对照方法对同一受试者样本检测结果的符合率。

2. 次要评价指标
（1）仪器功能、稳定性
（2）仪器使用便捷性
（3）仪器使用安全性

（五）临床试验评价标准

1. 对于拟申报产品适用范围内的每一试验项目，均应计算其与对照产品/对照方法检测结果的符合率。
2. 仪器功能、稳定性、便捷性、安全性
（1）仪器功能、稳定性、便捷性

评判等级		满意	一般	不满意
功能	仪器运行状态监测			
	异常状态报警			
	异常定型结果提示			
	运行过程追踪记录			
	数据、图像备份功能			
	样本、试剂正确识别			
稳定性	连续工作能力			
便捷性	试验参数设置			
	操作界面友好性			

评价标准：

——功能评价

①仪器运行过程中能实时监测运行状态并自动对用户进行提示的，则认为满意；能实时监测运行状态，但对用户提示需人工操作的，则认为一般；若仅能在后台监测，无任何提示，则认为不满意。

②异常状态报警功能，如既在操作界面显示又在设备上有颜色及声音提示的，具有中止仪器运转功能的，则认为满意；如不具有中止仪器运转功能的，则认为一般；对异常状态不能即时提示的，则认为不满意。

③异常定型结果提示功能，如能即时如实记录异常定型结果样本号，又能以高亮等方式自动提示操作者，操作者可以手工确认的，则认为满意；如能即时提示操作者有异常定型结果，操作者手工无法确认的，则认为一般；如仅在后台记录异常定型结果，不能即时提示操作者的，则认为不满意。

④运行过程追踪记录功能，如运行过程能实时追踪并显示记录，则认为满意；如追踪记录需由操作者手动查看，则认为一般；如追踪记录仅能由客服工程师查看，则认为不满意。

⑤数据、图像备份功能，如数据、图像都能够完整长期保存，可方便地检索，则认为满意；如数据、图像记录都能够完整长期保存并检索，但检索过程繁琐，则认为一般；如数据、图像出现无故丢失或无法检索，则认为不满意。

⑥样本、反应载体、试剂正确识别功能，如对样本、反应载体、试剂能够正确识别，判定用量，并能够在界面上对其信息正确显示和报警的，则认为满意；如仅能正确识别，判定用量，但不显示相关信息和报警的，则认为一般；如出现不能够正确识别的，则认为不满意。

——稳定性评价

仪器在临床试验过程中可持续正常工作，则认为满意；仪器在试验中出现错误但可以迅速恢复，无不可恢复的错误发生，可24小时正常开机，则认为一般；如出现导致仪器不能正常使用的故障，则认为不满意。

——便捷性评价

①试验参数设置：操作者按照说明书内容可顺利完成试验参数设置的，则认为满意；若操作者按照说明书内容

不能完成试验参数设置但软件能够提示并引导操作者完成相关工作的，则认为一般；若操作者按照说明书内容不能完成试验参数设置的，则认为不满意；

②操作界面友好性：操作界面功能清晰、各按钮及图表位置合理、能顺畅操作各项功能，使用中文的，则认为满意；若操作界面功能和位置基本合理，但未使用中文的，则认为一般；若操作界面功能不清晰、位置不合理，则认为不满意。

（2）仪器使用安全性

安全项目	安全	不安全
机械安全型		
电气安全性		
噪声安全性		
生物安全性		
其他		

评价标准：

①机械安全性：如果整个临床试验过程中，没有运动部件意外动作、倾倒、零件脱落、机械断裂、撞击或挤压操作者的事件，则认为安全；否则认为不安全。

②电气安全性：如果整个临床试验过程中，没有发生漏电，则认为安全；否则认为不安全。

③噪声安全性：如果整个临床试验过程中，由仪器机械部件、离心装置带来的噪声未使操作者感到不可接受，则认为安全；否则认为不安全。

④生物安全性：废物提取便捷，且废物收集装置附近有明显生物安全标识的，则认为安全；否则认为不安全。

⑤其他：如果整个临床试验过程中，没有其他不可接受的不良事件，则认为安全；否则认为不安全。

以上所列临床试验评价指标仅为一般情况下的举例，申请人应根据拟申报产品的实际情况对指标进行增减。

3. 试验人员要求

上述临床试验评价指标中，拟申报产品适用范围内相应试验项目与对照产品/对照方法符合率的评价过程应由医疗机构输血科中具有中级以上（含中级）职称的技师操作，并设置主操作者、复核人。

对于拟申报产品功能、稳定性、便捷性、安全性的评价过程应由医疗机构输血科中具有中级以上（含中级）职称的技师进行。

（六）临床试验样本量

本临床试验的主要评价指标为拟申报产品和对照产品/对照方法对同一受试者样本同一试验结果的符合率。即对每一例受试者样本同时应用拟申报产品与对照产品（含配套试剂）进行测量后所得结果进行符合率的评价。据此，全自动血型分析仪的临床试验，可采用目标值法的单组试验进行。

为了确保临床试验主要评价指标（拟申报产品和对照

产品/对照方法对同一例受试者样本进行同一试验项目结果的符合率）达到显著的统计学意义，基于主要评价指标计算的临床试验例数必须符合统计学要求。

根据临床使用需求，拟申报产品和对照产品/对照方法对同一受试者样本同一试验项目结果的符合率不得低于97%（目标值 P_0），则：假设拟申报产品和对照产品/对照方法对同一受试者样本同一试验结果的符合率（P_T）为99%、双侧统计学显著性水平（α）为0.05、检验效能（$1-\beta$）为80%时，试验至少需要432例受试者样本，考虑试验操作过程中可能的剔除率约10%，共需纳入475例受试者样本。估算的具体公式如下所示：

$$n = \frac{\left[\mu_{1-\alpha}\sqrt{p_0(1-p_0)} + \mu_{1-\beta}\sqrt{p_T(1-p_T)}\right]}{(p_T - p_0)^2}$$

其中，α 为检验水准，常取值为双侧5%或单侧2.5%；$1-\beta$ 为把握度，一般取值为80%；$\mu_{1-\alpha}$ 和 $\mu_{1-\beta}$ 为标准正态分布的分位数；P_T 为预期终点事件发生率，P_0 为预先指定的目标值。（注：按照以上方式计算得到的样本量为拟申报产品和对照产品/对照方法对同一受试者样本同一试验项目结果的符合率达到99%时的所需样本量，具体临床试验时，申请人应根据拟申报产品的特性计算所需样本量。但考虑到血型检测试验对准确性有较高要求，P_0 值不宜设置过低。）

基于上述估计，对于不同的试验项目，样本量及分布的具体要求如下：

1. 血型鉴定：ABO、RhD 血型鉴定，总样本量至少475例，ABO血型鉴定应同时进行正定型和反定型。其中AB型至少60例，RhD阴性至少10例，正反定型不一致样本至少10例，每一受试者样本只能使用一次。

2. 交叉配血：总样本量至少475组，应包含至少20组交叉配血不符的样本，每一受试供血者样本最多只能使用两次。

3. 抗体筛选：总样本量至少475例，其中应包含至少60例抗体阳性样本，每一受试者样本只能使用一次。

在样本量可以满足试验要求，且不违反伦理学原则的前提下，同一受试者样本可同时进行上述三个类型的试验。对于除上述试验之外的其他试验项目，可参照上述原则估算样本量。

样本量的估算亦可采取其他方法，申请人应当在临床试验方案中明确写明所采用的方法，并说明具体原因。

（七）临床试验结果的统计分析

临床试验数据的统计分析应采用国内外公认的经典统计分析方法。临床试验方案中应当明确统计检验的类型、检验假设、判定试验结果有临床意义的目标值，目标值的确定应有依据。

1. 结果计算

按照四格表法，计算拟申报产品和对照产品/对照方法对每一试验项目结果的符合率。

2. 结果检验

对于临床试验的主要评价指标"结果符合率"，需要根据拟申报产品和对照产品/对照方法对同一试验结果的符合率，按照 $\alpha = 0.05$ 的双侧检验水准进行假设检验，应用精确概率法计算 P 值，判断 P 值是否小于0.05来判断拟申报产品与对照产品/对照方法对同一受试者样本同一试验项目符合率是否高于预先设定的目标值97%。同时，采用基于二项分布与 F 分布关系的精确法计算得到双侧95%可信区间，如拟申报产品与对照产品/对照方法对同一受试者样本同一试验项目符合率的95%可信区间下限大于97%，则可认为拟申报产品相应试验项目的检测能力与对照产品/对照方法相当。

131　生物显微镜注册技术审评指导原则

（生物显微镜注册技术审查指导原则）

本指导原则旨在指导注册申请人对生物显微镜注册申报资料的准备及撰写，同时也为技术审评部门审评注册申报资料提供参考。

本指导原则是对生物显微镜的一般要求，申请人应依据产品的具体特性确定其中内容是否适用，若不适用，需具体阐述理由及相应的科学依据，并依据产品的具体特性对注册申报资料的内容进行充实和细化。

本指导原则是供申请人和审查人员使用的指导文件，不涉及注册审批等行政事项，亦不作为法规强制执行，如有能够满足法规要求的其他方法，也可以采用，但应提供详细的研究资料和验证资料。应在遵循相关法规的前提下使用本指导原则。

本指导原则是在现行法规、标准体系及当前认知水平下制定的，随着法规、标准体系的不断完善和科学技术的不断发展，本指导原则相关内容也将适时进行调整。

一、适用范围

本指导原则适用于在可见光下进行观察的机械筒长为160mm 或无限远的作为二类医疗器械管理的生物显微镜，同时适用于采用摄影、摄像技术进行图像观察和处理的各类生物显微镜。

生物显微镜的使用目的是：对细胞、组织及病理切片等样本进行显微放大。

带有显微摄影摄像装置的生物显微镜的使用目的是：利用显微放大原理对细胞、组织及病理切片等样本进行摄影摄像，供临床实验室进行图像观察和处理。

适用范围示例：

本产品预期在专业医疗机构内部的检验实验室，或在专业医疗机构内部的研究型实验室中使用，对细胞、组织及病理切片等样本进行显微放大；必要时采集放大后的图像进行观察和处理，供用作进一步的分析。本产品应由经过良好培训的、获得授权的医务人员进行操作。

产品利用显微放大原理对细胞、组织及病理切片等样本进行摄影摄像，供临床实验室进行图像观察和处理。

本指导原则不适用于手术显微镜，也不适用于微循环显微镜、裂隙灯显微镜。

二、技术审查要点

（一）产品名称的要求

产品的命名应符合《医疗器械通用名称命名规则》（国家食品药品监督管理总局令第 19 号）和国家标准、行业标准中的通用名称要求，一般由一个核心词和不超过三个特征词组成。生物显微镜的核心词一般为显微镜，特征词为生物。

产品名称中不应包括产品型号、系列。

（二）产品的结构和组成

生物显微镜按常规分为三类：普及显微镜、实验室显微镜、研究用显微镜。申请人应描述产品的工作原理、结构组成（含配合生物显微镜使用的附件）、主要功能及其组成部件（关键组件和软件）的功能，以及区别于其他同类产品的特征等内容。

对于存在多种型号规格的产品，应当按照上述产品描述的要求，明确各型号规格的区别。应当采用对比表及带有说明性文字的图片、图表，对所有拟申报型号规格的结构组成（或配置）、功能、产品特征、性能指标等方面加以描述。

例如，某生物显微镜产品有 V01 和 V02 两个型号拟申报注册，其型号规格说明举例如表 1：

表 1　型号规格说明和配置表举例

序号	部件名称	生物显微镜	
		V01	V02
1	显微摄影摄像装置	●	●
2	物镜、目镜、载物台、电源适配器	●	●
3	物镜转换器、照明系统（卤素灯与 LED 灯）	●	●
4	显微图像采集软件	●	●
5	荧光装置	×	○
6	相衬装置	×	○
7	暗场聚光镜	×	○
8	明场聚光镜	●	●

注：本表中●表示标配，○表示选配，×表示不配置。

产品组成示例：

本产品由显微摄影摄像装置、物镜、物镜转换器、照明系统、载物台、目镜、电源适配器、软件和/或附件

（如：相衬装置、荧光装置、暗场照明装置等）组成。

（三）产品工作原理/作用机理

生物显微镜（带有显微摄影摄像装置）的工作原理是：利用显微放大原理对细胞、组织及病理切片等样本进行摄影摄像，供临床实验室进行图像观察和处理。

（四）注册单元划分的原则和实例

生物显微镜注册单元原则上以产品的技术原理、结构组成、性能指标和适用范围为划分依据。

1. 不同型式的生物显微镜应划分为不同的注册单元。例如普及生物显微镜、实验室生物显微镜、研究用生物显微镜应划分为不同的注册单元。

2. 倒置的生物显微镜与一般的生物显微镜原则上应划分为不同的注册单元。

3. 典型性样品的选择

同一注册单元应按产品风险与技术指标的覆盖性来选择典型产品。生物显微镜产品除主机机身外，可以配套不同的组件。典型产品应是同一注册单元内能够代表本单元内其他产品安全性和有效性的产品，应考虑功能最齐全、结构最复杂、风险最高的产品。同一注册单元中，若辅助功能不能互相覆盖，则典型产品应为多个型号。

产品的主要功能包括但不限于：显微放大、摄影摄像功能（如：自动聚焦采集图像控制、图像显示等）、显微镜控制（如：视野运动控制、聚焦控制、物镜转换控制等）、荧光观察等。

当没有充足证据能够证明同一注册单元内不同型号规格产品之间电磁兼容性能可以覆盖时，应选取每一型号规格产品进行电磁兼容项目检测。

对于代表产品的选择，申请人应当提供相关资料予以证明。对于不同型号规格产品之间电磁兼容性能可以覆盖的情形，需由出具注册检验报告的医疗器械检验机构提供相关说明（可在预评价意见中体现）。

举例：

例如，选择具有荧光装置、显微摄影摄像装置的设备作为典型产品，其他的性能做差异性检验。

（五）产品适用的相关标准

生物显微镜根据产品自身特点适用以下相关标准（表2）：

表 2　相关产品标准

标准编号	标准名称
GB 4793.1—2007	《测量、控制和实验室用电气设备的安全要求　第 1 部分：通用要求》
GB 4793.9—2013	《测量、控制和实验室用电气设备的安全要求　第 9 部分：实验室用分析和其他目的的自动和半自动设备的特殊要求》（注：对于具有自动加载玻片的切片扫描的自动或半自动的生物显微镜需要考虑此标准）

续表

标准编号	标准名称
GB/T 18268.1—2010	《测量、控制和实验室用的电设备电磁兼容性要求 第1部分：通用要求》
GB/T 18268.26—2010	《测量、控制和试验室用的电设备电磁兼容性要求 第26部分：特殊要求 体外诊断（IVD）医疗设备》
GB/T 2985—2008	《生物显微镜》
YY 0648—2008	《测量、控制和实验室用电气设备的安全要求 第2-101部分：体外诊断（IVD）医用设备的专用要求》
GB/T 14710—2009	《医用电器环境要求及试验方法》
JB/T 5479—1999	《荧光生物显微镜》
GB/T 16886.1—2011	《医疗器械生物学评价 第1部分：风险管理过程中的评价与试验》
GB/T 16886.5—2003	《医疗器械生物学评价 第5部分：体外细胞毒性试验》
GB/T 16886.10—2005	《医疗器械生物学评价 第10部分：刺激与迟发型超敏反应试验》

上述标准包括了技术要求中经常涉及到的部件标准和方法标准。有的企业还会根据产品的特点引用一些行业外的标准和一些较为特殊的标准。

产品适用及引用标准的审查可以分两步来进行。首先对引用标准的齐全性和适宜性进行审查，也就是在编写技术要求时与产品相关的国家标准、行业标准是否进行了引用，以及引用是否准确。可以通过对技术要求中是否引用了相关标准，以及所引用的标准是否适宜来进行审查。此时，应注意标准编号、标准名称是否完整规范，年代号是否有效。

其次对引用标准的采纳情况进行审查。即，所引用的标准中的条款要求，是否在技术要求中进行了实质性条款引用。这种引用通常采用两种方式，文字表述繁多、内容复杂的可以直接引用标准及条文号。

如有新版强制性国家标准、行业标准发布实施，产品性能指标等要求应执行最新版本的国家标准、行业标准。

（六）产品的适用范围/预期用途、禁忌症

1. 预期用途

生物显微镜的使用目的是：对细胞、组织及病理切片等样本进行显微放大。

生物显微镜（带有显微摄影摄像装置）的使用目的是：利用显微放大原理对细胞、组织及病理切片等样本进行摄影摄像，供临床实验室进行图像观察和处理。

适用范围示例：

本产品预期在专业医疗机构内部的检验实验室环境，或在专业医疗机构内部的研究型实验室中使用，对细胞、组织及病理切片等样本进行显微放大；必要时采集放大后的图像进行观察和处理，供用作进一步的分析。本产品应由经过良好培训的、获得授权的医务人员进行操作。

2. 禁忌症

无。

（七）产品的主要风险

应按照 YY/T 0316—2016《医疗器械 风险管理对医疗器械的应用》标准的要求，针对生物显微镜的安全特征，从能量危害、生物学和化学危害、操作危害、信息危害等方面，对产品风险进行全面分析并阐述相应的防范措施，提供产品的风险管理资料和报告。

1. 总体要求

产品风险管理资料是对产品的风险管理过程及其评审的结果予以记录所形成的资料。风险管理资料主要包含风险管理计划和风险管理报告，还包含风险管理活动相关的其他文档资料及评审记录。

2. 风险管理计划的内容

2.1 风险管理活动范围

制造商应策划风险管理活动的范围，通过照片、示意图和文字等形式清晰的说明产品的组成、规格型号，描述产品功能。

识别产品生命周期阶段，以及每个阶段要开展哪些风险管理活动。

2.2 职责权限

制造商应明确参与风险管理活动的成员，包括风险分析人员、风险评价人员（必须包含有临床背景的人员）、风险控制措施制定人员及验证人员、风险管理过程评审人员（不直接负责所评审的设计和开发阶段的人员和所需的专家）以及风险管理报告的编制及审批人员，他们可能是同一组人，应列出其姓名、职务及责任范围。其成员应具有与风险管理任务相适应的知识和经验。

2.3 风险管理活动评审的要求

制造商应详细规定何时和如何进行风险管理评审，风险管理活动评审的要求可以是制造商建立的质量管理体系的一部分。

2.4 风险可接受准则

制造商应根据风险可接受方针，制定风险产品的风险可接受准则。风险可接受准则对于风险管理过程的最终有效性是至关重要的，制造商应根据产品预期用途、特征制定适当的风险可接受准则。

风险可接受准则可以是制造商建立的质量管理体系的一部分，在风险管理计划中可以采用引用的方式体现。

2.5 验证活动

风险管理计划要规定如何进行两个验证活动：确认风险控制已在最终设计中实施；确认实施的措施确实降低了风险。风险管理计划应详述风险控制措施相关的验证活动的计划。

2.6 生产和生产后信息的收集和评审活动

制造商应当建立通用的程序，以便从不同的来源收集信息，如使用者、服务人员、培训人员、事故报告和顾客反馈。尽管获得生产后信息的一个或多个方法可以是已建立的质量管理体系中的一部分，但产品的生产和生产后信息的收集和评审活动相关的计划和要求应直接加入到风险管理计划中。

3. 风险管理报告的内容

3.1 预期用途和与安全性有关特征的判定

风险管理报告应包含的预期用途以及合理可预见的误用。

制造商应按照 YY/T 0316—2016《医疗器械 风险管理对医疗器械的应用》附录 C 提示的问题，对照产品的实际情况作针对性的简明描述。产品如存在附录 C 提示以外的可能影响安全性的特征的情况，也应做出说明。可能影响安全性的特征应形成文档，在风险管理报告中包含。

3.2 危害的判定

制造商应在已识别的影响安全性的特征的基础上，系统地判定产品在正常和故障两种条件下的可预见的危害，并对危害的成因及后果进行分析，即说明危害、可预见事件序列、危害处境和可能发生的损害之间的关系。形成一份产品可预见的危害及危害分析清单。

危害的判定至少应包含能量危害、生物和化学危害、操作危害、信息危害这四个方面的危害分析，并应按照表 3 中的危害二级分类来展开分析。

下表为常见危害举例，供参考，制造商应根据申报产品具体预期用途和与安全性有关特征编写风险管理报告。

表 3　生物显微镜危害示例

危害分类	危害二级分类	危害示例
能量危害	电磁能	网电源
		漏电流（外壳漏电流、对地漏电流）
	辐射能	非电离辐射
	热能	高温：操作者被局部烫伤
	机械能	倾倒：生物显微镜倾倒
		振动
		噪声：电机运行时的噪音
生物学和化学危害	生物学危害	细菌：载物台、物镜等附件未经严格消毒感染细菌的危害
		交叉污染：载物台、物镜等附件未经严格消毒交叉污染的危害
	化学危害	样本暴露于外来材料中：加工残留物、污染物、添加剂或加工助剂、清洗与消毒试剂残留物等
	生物相容性危害	与操作者接触材料（如操作手柄等）的生物相容性方面的危害（毒性、致敏等）

续表

危害分类	危害二级分类	危害示例
生物学和化学危害	功能	停机、死机
		板卡异常
		电机故障
		操作界面异常（黑屏、按键失灵等）
		电源故障
操作危害	使用错误	显微摄影摄像参数设置不当
		清洗消毒不及时
	非正常使用	未及时更换易损易耗部件（熔断器、灯泡）
		灰尘积累过多，未及时清洗
信息危害	标记和说明	使用说明书不完整
		性能指标描述不充分
		预期用途规定不充分
		使用限制条件说明不充分
	操作说明	与生物显微镜一起使用的附件规定不充分
		使用前检查规定不充分
		操作指示过于复杂
	警告	附件可能被错误使用的危害
		将生物显微镜放置于较差的位置的危害
		其他关于安全使用生物显微镜的警告
	服务和维护规格	服务和维护周期定义不当

3.3 风险估计

应识别可能造成危害处境的合理可预见的事件序列或组合，并列明造成的危害处境，如表 4。

对应每个判定的危害处境，应利用可以得到的资料或数据估计其相关的一个或多个风险。对危害发生概率不能加以估计的危害处境，编写一个危害的可能后果的清单，以便于风险评价和风险控制。

表 4　危害、可预见的事件序列、危害处境和损害之间的关系示例

危害	可预见的事件序列	危害处境	损害
生物学（微生物污染）	（1）生物显微镜清洗消毒说明不适当。（2）物镜、载物台使用中被样本污染	样本收到污染	对操作者造成感染。污染其他样本

续表

危害	可预见的事件序列	危害处境	损害
功能（没有输出）	（1）显微摄影摄像装置不能工作。（2）对焦装置失灵	没有采集到图像。无法得到清晰的图像	无法进行临床检验
功能（无法定位需要的视野）	控制电机的软件失控	无法捕捉到样本的异常情况	无法进行临床检验

3.4 风险评价

对每个已判定的危害处境，制造商应依据风险管理计划中制定的风险可接受准则进行风险评价，决定是否需要降低风险。

风险评价的结果记入风险管理文件中。

3.5 风险控制

制造商应对经风险评价后不可接受的或考虑可进一步采取措施降低的风险制定适当的风险控制措施（一个或多个），把风险降低到可接受的水平。

制造商应按照以下顺序，依次使用一种或多种方法：

① 用设计方法取得固有安全性，例如消除危害、降低损害发生的概率、降低损害的严重度；

② 在医疗器械本身或在制造过程中提供防护措施，例如设置电机控制的边界、提供视觉或听觉提示信号；

③ 提供安全性信息，例如提供警告标识、限制生物显微镜的使用或限制使用环境、提供警告信息（告知某些不当使用、危害或其他有助于降低风险的信息）、提供防护设备（例如滤光片等）、提供操作者培训（以改进他们的表现或提高其检出错误的能力）、规定必需的维护时间间隔、规定最大产品服务寿命等。

在制定降低风险的控制措施方案时，应充分考虑产品国家标准、行业标准中有关降低风险的措施。

应确保降低风险的控制措施在研制初期得到有效的输入，对每项风险控制措施实施予以验证，并应对措施的有效性实施验证。

制造商应对采取降低风险的控制措施后的剩余风险以及是否会引发新的风险进行评价。

以上降低风险的控制措施、控制措施的验证、剩余风险评价等信息可以记入风险管理报告中。

3.6 综合剩余风险的可接受性评价

制造商应对综合剩余风险是否可接受给出结论性意见，并对已有恰当的方法获得与本产品相关的生产后信息与临床应用的信息进行阐述并做出承诺。

风险管理报告应由制造商的最高管理者（法人代表）或其授权的代表签字批准。

（八）产品的研究要求

1. 产品性能研究

申报产品各组成性能的研究资料：应根据综述资料中

有关申报产品结构组成的情况，提供详细的研究资料，至少应包括对显微摄影摄像装置、显微放大装置、照明系统、物镜转换器、载物台移动装置、自动扫描装置、荧光装置等的功能性指标或者主要元器件功能性指标的研究资料。包括但不限于物镜放大率及类别、目镜放大率及观察形式、物镜转换器规格、载物台移动、控制参数等参数的调节范围及其误差要求。

制造商还应说明产品的安全要求、使用期限内的可靠性等内容。说明产品的型式，依据 GB/T 2985—2008《生物显微镜》给出相应的定义，提供相应的附件，包括相衬装置、荧光装置、显微摄影摄像装置、暗场照明装置等。

2. 灭菌/消毒研究

生物显微镜及其附件和部件根据其使用方式的不同，应有适当的消毒水平。

应提供清洗与消毒的方法和参数，并有可推荐使用的消毒剂，应说明所推荐消毒方法确定的依据。

推荐消毒方法确定的依据可参考 WS/T 367—2012《医疗机构消毒技术规范》等。

3. 软件研究

生物显微镜产品的软件属于软件组件，一般不宜单独注册。

生物显微镜的软件一般用来控制生物显微镜的运行，包括生物显微镜的控制、视频图像的采集和显示的控制、信息管理等。生物显微镜的软件安全性级别可归为 A 级。如若生物显微镜带有的专门对显微放大图像采集之后的摄影摄像的图像进行专业的处理以供临床辅助诊断用的软件，且该软件可以独立在 PC 机上运行的，此类软件也可以作为二类的医疗器械进行单独注册。

制造商应当依照《医疗器械软件注册技术审查指导原则》（国家食品药品监督管理总局通告 2015 年第 50 号）的要求，提供单独的医疗器械软件描述文档。应在产品技术要求中明确软件发布版本和软件完整版本号的命名规则。

（九）产品技术要求应包括的主要性能指标

产品技术要求应当按照《医疗器械产品技术要求编写指导原则》（国家食品药品监督管理总局通告 2014 年第 9 号）编制。产品技术要求中的产品名称应使用中文，并与申请注册的中文产品名称相一致。产品技术要求中应明确产品型号和/或规格，以及其划分的说明。对同一注册单元中存在多种型号和/或规格的产品，应明确各型号及规格之间的所有区别（必要时可附相应图示进行说明）。对于型号/规格的表述文本较大的可以附录形式提供。

本指导原则列举的性能指标为典型生物显微镜的指标，企业制定性能指标应参考相应的国家标准/行业标准，并结合具体产品的设计特性、预期用途和质量控制水平且不应低于产品适用的强制性国家标准/行业标准。

1. 基本要求

产品的工作条件不宜列入性能指标中，如需规定试验条件，可以在试验方法中注明。

应在性能指标中明确产品的全部临床应用的功能，说明产品的型式。

如涉及，生物显微镜的性能指标应包括：

显微物镜成像清晰范围、转换器齐焦差允差、物镜转换器定位重复性误差、载物台偏移量、景深范围内像面中心位移、微调焦机构空回、物镜放大率、目镜放大率、像中心位移、双目系统性能（如：左右视场中心偏差、左右放大率差、左右明暗差、左右视场像面方位差等）、摄影摄像视场清晰范围、荧光装置的激发滤光片和截止滤光片的极限波长等。

2. 性能指标的制定

（1）产品技术要求中的性能指标不能低于生物显微镜现行有效的标准中性能指标的要求。

（2）不需要对安全标准（例如 GB 4793.1—2007、GB 4793.9—2013、YY 0648—2008、GB/T 18268.1—2010、GB/T 18268.26—2010、GB/T 14710—2009）的适用项目设置附录，具体条款的适用性在注册检测报告中体现。需要在产品技术要求中明确标准年代号及产品主要安全特征，主要安全特征应制定附录。

例如：

电气安全：应符合 GB 4793.1—2007、GB 4793.9—2013、YY 0648—2008 的有关要求。

电磁兼容：应符合 GB/T 18268.1—2010、GB/T 18268.26—2010 的有关要求。

（十）同一注册单元中典型产品的确定原则和实例

同一注册单元应按产品风险与技术指标的覆盖性来选择典型产品。生物显微镜产品除主机机身外，可以配套不同的组件。典型产品应是同一注册单元内能够代表本单元内其他产品安全性和有效性的产品，应考虑功能最齐全、结构最复杂、风险最高的产品。同一注册单元中，若辅助功能不能互相覆盖，则典型产品应为多个型号。

例如，选择具有荧光装置、显微摄影摄像装置的设备作为典型产品，其他的性能做差异性检验。

（十一）产品生产制造相关要求

1. 生物显微镜产品的工艺流程一般为原材料外购外协、部件组装、整机组装、整机调试、老化试验、检验、入库，申请人可采用流程图形式描述工艺，且应结合产品实际生产过程细化产品生产工艺介绍，应能体现出外协加工部分（如有）、半成品加工过程，所提供工艺流程图需识别并注明主要控制点及关键工艺，本产品一般关键工艺为整机调试。

结合光路原理图和硬件结构图对主要功能的工作原理和技术实现进行描述。

2. 有多个研制、生产场地，应介绍每个研制、生产场地的实际情况。

3. 提供产品关键部件的信息，其应包括型号、规格等内容，用来唯一识别这些关键部件。关键部件包括电源模块（如：电源适配器、开关电源等）、目镜、物镜、荧光装置（如：截止片、激发片）等。

（十二）产品的临床评价细化要求

根据《关于发布免于进行临床试验的第二类医疗器械目录的通告》（国家食品药品监督管理总局通告 2014 年第 12 号），生物显微镜已被列入目录中。若产品所附带的软件中带有对显微放大图像采集之后的摄影摄像的图像进行专业的处理和识别功能甚至是具有临床辅助诊断功能的，就需要提交与之相对应的临床评价资料。临床评价的资料应按照《医疗器械临床评价技术指导原则》（国家食品药品监督管理总局通告 2015 年第 14 号）的要求。

（十三）产品说明书和标签要求

1. 制造商应当提供完整的说明书，其内容包含申报范围内所有型号规格的产品，以及所有的组成部分。

2. 说明书应当符合《医疗器械说明书和标签管理规定》（国家食品药品监督管理总局令第 6 号）、GB 4793.1—2007《测量、控制和实验室用电气设备的安全要求 第 1 部分：通用要求》。对于具有自动加载玻片的切片扫描的自动或半自动的生物显微镜，说明书应符合 GB 4793.9—2013《测量、控制和实验室用电气设备的安全要求 第 9 部分：实验室用分析和其他目的自动和半自动设备的特殊要求》、YY 0648—2008《测量、控制和实验室用电气设备的安全要求 第 2 - 101 部分：体外诊断（IVD）医用设备的专用要求》的规定、GB/T 18268.1—2010《测量、控制和实验室用的电设备电磁兼容性要求 第 1 部分：通用要求》、GB/T 18268.26—2010《测量、控制和试验室用的电设备电磁兼容性要求 第 26 部分：特殊要求 体外诊断（IVD）医疗设备》、GB/T 2985—2008《生物显微镜》等相关标准中的要求，至少应包含以下内容：

（1）产品型号、规格、功能及结构型式。

（2）产品的适用范围。

（3）产品光路原理图。

（4）由制造商提供或推荐的附件。

（5）详细的警告、注意事项等内容，包括但不限于：

a. 使用资质的要求，如只能由经过良好培训的、获得授权的医务人员操作。

b. 电磁兼容方面相关的警告及措施，如生物显微镜可能受到便携式和移动通讯设备影响的警告。

c. 生物显微镜不应被放置在影响生物显微镜运行和性能的位置的警告。

d. 应明确与生物显微镜兼容的装置及附件（如：相衬装置、荧光装置、偏光装置、显微摄影摄像装置、暗场照明装置等等）；或给出兼容装置及附件的技术规格，如显微摄影摄像装置的图像清晰范围、图像采集频率、荧光装置的激发滤光片和截止滤光片的极限波长等。

e. 应给出生物显微镜的运输、储存条件。

f. 应给出清洗与消毒的说明。

g. 对产品有效期进行说明。

h. 说明书中应明确如何进行生物显微镜的维护。

三、审查关注点

（一）产品电气安全性能和主要技术性能是否执行了国家和行业的强制性标准；性能指标的确定是否能满足产品的安全有效性。

（二）说明书中必须告知用户的信息是否完整，如应明确本产品使用的环境、使用人群和限制使用的情况等。

（三）综述资料中应详述申报产品的工作原理，应含有产品结构组成图，每个型号均应有外观图。

（四）产品的主要风险是否已经列举，并通过风险控制措施使产品的安全性在合理可接受的程度之内。

（五）研究资料详述性能指标确定的依据。

（六）建议说明书中提及的性能参数写入技术要求中。技术要求中应明确软件的名称及发布版本号。

（七）说明书中的预期用途应与临床评价结果相符；必须告知用户的信息和注意事项应准确、完整，外部标识应符合相关的要求。

四、编写单位

上海市食品药品监督管理局认证审评中心。

132 医用低温保存箱注册技术审评指导原则

（医用低温保存箱注册技术审查指导原则）

本指导原则旨在指导注册申请人对第二类医用低温保存箱产品注册申报资料的准备及撰写，同时也为技术审评部门审评注册申报资料提供参考。

本指导原则是对医用低温保存箱的一般要求，申请人应依据产品的具体特性确定其中内容是否适用，若不适用，需具体阐述理由及相应的科学依据，并依据产品的具体特性对注册申报资料的内容进行充实和细化。

本指导原则是供申请人和审查人员使用的指导文件，不涉及注册审批等行政事项，亦不作为法规强制执行，如有能够满足法规要求的其他方法，也可以采用，但应提供详细的研究资料和验证资料。应在遵循相关法规的前提下使用本指导原则。

本指导原则是在现行法规、标准体系及当前认知水平下制定的，随着法规、标准体系的不断完善和科学技术的不断发展，本指导原则相关内容也将适时进行调整。

一、适用范围

本指导原则所指的医用低温保存箱是一个具有适当容积和装置的绝热箱，箱内温度可控制在 −25℃ ～ −164℃温度区间内，用消耗电能的手段来制冷，具有一个或多个间室。

本指导原则仅适用于采用蒸汽压缩式制冷的医用低温保存箱。

处于其他温度范围的医用低温储存设备可参考本指导原则。

根据新《医疗器械分类目录》（国家食品药品监督管理总局公告 2017 年第 104 号），分类编码为 22（临床检验器械）−15（检验及其他辅助设备）−04（低温储存设备）。

二、技术审查要点

（一）产品名称要求

产品的命名应采用《医疗器械分类目录》或国家标准、行业标准上的通用名称，或以产品结构、控制方式为依据命名，应符合《医疗器械通用名称命名规则》（国家食品药品监督管理总局令第 19 号）的要求。

建议使用的名称有：低温保存箱、医用低温保存箱、医用冷冻箱等。

（二）产品的结构和组成

医用低温保存箱按门或盖的打开形式可分为顶开式（卧式）和直立式（立式）。

医用低温保存箱一般由围护结构、制冷系统、控制系统、数据记录系统（可选配）及相关附件组成。不同生产企业的产品，在结构上存在一定差异，可不完全与本部分描述一致。

1. 围护结构用于医用低温保存箱的存储空间结构的组成及保温。

2. 制冷系统用于实现热量的转移，使存储空间内维持所需求的温度环境。

3. 控制系统（可包括相应软件及独立电源部分等）用于温度等参数的监控及供电。

4. 数据记录系统（可选配）用于箱内温度或存储样品信息等的记录，包括打印机、温度记录仪、电子存储设备等。

5. 附件一般包括容器和搁架，也包括需用人工取出的盛物盘等。

（三）产品工作原理/作用机理

1. 产品以消耗电能的手段实现热量的转移，从而主动制造出所需的低温环境。

蒸汽压缩式制冷是指液态制冷剂在蒸发器中汽化变成气态制冷剂进入压缩机，被压缩成高温高压的气体，然后排放到冷凝器中，在冷凝器的作用下，气态制冷剂被冷却成高压的液体，然后进入节流装置（常见的有毛细管和膨胀阀），被节流的液态制冷剂的压力和温度再次降低，液态制冷剂进入蒸发器后，会再次汽化吸热，周而复始达到制冷效果（图1）。

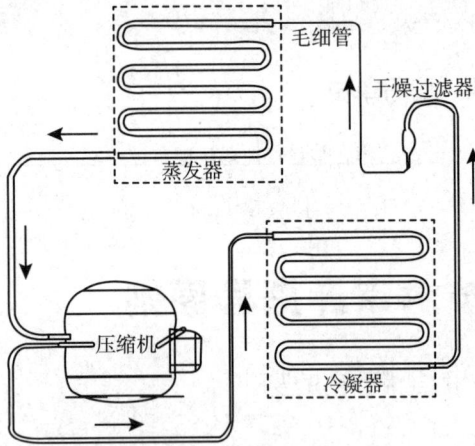

图 1　工作原理示意图

2. 因该产品为非治疗类医疗器械，故本指导原则不包含产品作用机理的内容。

（四）注册单元划分的原则和实例

注册单元划分一般以产品的技术原理、结构组成、性能指标和适用范围为划分依据。

原则上该指导原则涵盖的产品可划分为同一个注册单元。

（五）产品适用的相关标准

目前与产品相关的国家标准、行业标准列举如下（表1）：

表 1　相关产品标准

GB/T 191—2008	《包装储运图示标志》
GB 4706.13—2014	《家用和类似用途电器的安全 制冷器具 冰淇淋机和制冰机的特殊要求》
GB 4793.1—2007	《测量、控制和实验室用电气设备的安全要求 第1部分：通用要求》
GB/T 14710—2009	《医用电器环境要求及试验方法》
GB/T 18268.1—2010	《测量、控制和实验室用的电设备 电磁兼容性要求 第1部分：通用要求》
GB/T 20154—2014	《低温保存箱》
YY/T 0316—2016	《医疗器械 风险管理对医疗器械的应用》
YY 0466.1—2016	《医疗器械 用于医疗器械标签、标记和提供信息的符号 第1部分：通用要求》

上述标准包括了产品经常涉及的标准。有的企业还会根据产品的特点引用一些行业外的标准和一些较为特殊的标准。

产品适用及引用标准的审查可以分两步来进行。首先对引用标准的齐全性和适宜性进行审查，也就是在编写产品技术要求时与产品相关的国家标准、行业标准是否进行了引用，以及引用是否准确。其次对引用标准的采纳情况进行审查。即所引用的标准中的条款要求，是否在产品技术要求中进行了实质性的条款引用。这种引用通常采用两种方式，文字表述繁多、内容复杂的可以直接引用标准及条文号，比较简单的也可以直接引述具体要求。

如有新版强制性国家标准、行业标准发布实施，产品性能指标等要求应执行最新版本的国家标准、行业标准。

（六）产品的适用范围/预期用途、禁忌症

用于提供低温冷冻环境，供医疗机构储存血浆等样本。产品无绝对禁忌症。

（七）产品研究要求

1. 产品性能研究

应当提供产品性能研究资料以及产品技术要求的研究和编制说明，包括功能性、安全性指标（如电气安全与电磁兼容）以及与质量控制相关的其他指标的确定依据，所采用的标准或方法、采用的原因及理论基础。

研究资料中，需对医用低温保存箱产品所采用的制冷原理进行详细描述，写明制冷原理类型，如单级制冷系统、双级或多级复叠制冷系统，应列明工作原理框图，并提供详细的解释说明。需要对制冷系统所使用的制冷剂组分进行描述，应列明制冷剂制冷循环图、压焓图，并提供详细的解释说明。应对预期冷冻的样本提供相应的描述及验证资料。

2. 消毒工艺研究

应当明确推荐的消毒工艺（方法和参数）以及所推荐消毒方法的确定依据及必要的验证资料。

3. 产品有效期和包装研究

因各生产企业采用的原材料不同，同时考虑到使用频次的不同及一些不可预期的因素，产品的实际有效期会不同。应对产品有效期进行研究验证。

产品经环境试验和模拟运输试验验证，包装应符合运输和贮存的要求。

4. 软件研究

参见《医疗器械软件注册技术审查指导原则》（国家食品药品监督管理总局通告2015年第50号）的相关要求。

对于具有网络连接功能以进行电子数据交换或远程监测的产品，还应当按照《医疗器械网络安全注册技术审查指导原则》（国家食品药品监督管理总局通告2017年第13号）单独提交一份网络安全描述文档。

5. 其他资料

证明产品安全性、有效性的其他研究资料。

（八）产品的主要风险

1. 医用低温保存箱的风险分析资料应符合 YY/T 0316—2016《医疗器械 风险管理对医疗器械的应用》的有关要求，审查要点包括：

（1）识别医疗器械与安全有关特性的问题，可参考 YY/T 0316—2016 的附录 C。

（2）危险（源）、可预见的事件序列和危险情况，可参考 YY/T 0316—2016 的附录 E、I。

（3）风险可接受准则，降低风险的措施及采取措施后风险的可接收程度，是否有新的风险产生。

（4）风险控制的方案与实施、综合剩余风险的可接受评价，可参考 YY/T 0316—2016 的附录 F、G、J。

2. 根据 YY/T 0316—2016 的附录 E，列举了医用低温保存箱产品可能涉及的危险（源）（见表2），企业还应根据自身产品特点确定其他危险（源）。针对产品的各项风险，企业应采取应对措施，确保风险降到可接受的程度。

（九）产品技术要求应包括的主要性能指标

对产品的主要性能指标的审查，可以通过对检验报告内容的审查来评价是否达到了要求，检验报告的内容是否齐全又可以通过对产品技术要求的内容是否齐全来进行审查。因此产品技术要求的审查是产品主要技术性能指标审查中最重要的环节之一。

可以通过是否具有以下主要内容来进行审评。

1. 规格型号

医用低温保存箱可按预期用途、结构组成、总有效容积、特性点温度等分为不同规格型号，可参照 GB/T 20154—2014 的规定，如：DW—86L370 表示 – 86℃、立式、总有效容积为 370L 的低温保存箱。

2. 软件信息

需对软件名称、型号规格、发布版本、完整版本命名规则作出规定。

3. 一般性能

应符合 GB/T 20154—2014 的技术要求。

应对附件制定相应要求，如容器、搁架、需用人工取出的盛物盘、温度传感器等。

软件功能应符合说明书及软件描述文档中的功能描述。

若产品具有用以进行电子数据交换或远程监测的网络连接功能，应制定相应要求。

超出本指导原则温度范围的医用低温保存箱可参考上述条款制定性能要求。

4. 安全性能

应符合 GB 4793.1—2007 的要求，并以附录形式列明医用实验室用电气设备基本安全特征（无需编写详细的电气安全附录）。如需编写详细的电气安全附录，建议注明适用项目及不适用项目理由。

5. 电磁兼容

应符合 GB/T 18268.1—2010 的要求。

6. 环境试验

应符合 GB/T 14710—2009 的要求。

应逐项审查上述要求和检验结果是否符合规定。

表 2　产品主要危险（源）、可预见的事件序列和可能发生的伤害之间的关系

危险（源）	可预见的事件序列	伤害
电能	保护接地阻抗、可触及部分的接触电压、电介质强度不符合要求；机器外壳的防护罩封闭不良；不适当的供电电压；电磁兼容性能不符合要求	严重时导致操作人员触电死亡；影响其他设备的正常运转，导致人体伤害
热能	操作人员不戴手套到箱内存放或取出样品	可能造成操作人员冻伤
机械	设备外壳粗糙、有毛刺；设备没有足够的外壳机械强度和刚度；机械稳定性不够	导致操作人员碰伤、挤伤、划伤等伤害
噪声	系统管路互碰或运动部件损坏；压缩机噪声	噪声污染
化学物质	使用不适当的保温材料；蓄电池达到寿命随意丢弃	污染环境
功能	制冷剂泄露、密封不良；软件失效；实际储存温度与显示板温度不符、故障提示异常	产品达不到预期使用温度，保存的产品失效
人为因素	操作人员使用不当；软件被误操作、长时间打开门或盖以及忘记关门或盖	保存产品的质量受到影响
随机信息	外部和内部标记不全面、标记不正确或不能够清楚易认，标记位置不恰当，以及标记不能够永久贴牢；说明书缺少必要的警告说明和详细的使用方法；缺少详细的日常使用维护规范；说明书中有关维护、保养等内容不明确。如：预防性检查、保养以及保养周期等；对设备的使用寿命或终止使用的条件没有明确规定	保存产品的质量受到影响

（十）同一注册单元内注册检验代表产品确定原则和实例

注册检验代表产品应是同一注册单元内能够代表本单元内其他产品安全性和有效性的产品，应充分考虑产品功能、结构组成、控制方式及产品其他风险等方面。

注册单元内各型号的主要安全指标、性能指标不能被代表型号全部涵盖时，则应选择涵盖安全指标、性能指标最多的产品作为代表产品，同时还应考虑其他型号中未被代表型号所涵盖的安全指标及性能指标。

该产品代表型号的选择应着重考虑以下因素：结构组成（如立式和卧式）、特性点温度、有效容积、制冷原理类型、关键元器件（如压缩机）等。

此外，产品在实施 GB 4793.1—2007 检验时，应按照 GB/T 18268.1—2010 的要求实施电磁兼容检验。医疗器械检验机构对涉及电磁兼容性能的检验出具检验报告，对于检验过程中发现的重大问题，如基本性能判据、型号覆盖等问题，应在检验报告备注中详细载明有关问题并注明自身意见，以供技术审查部门参考。电磁兼容检验引起产品电气安全发生变化的应重新对电气安全进行检验。

（十一）产品生产制造相关要求

应当明确产品生产工艺过程，可采用流程图的形式，并说明其过程控制点。

本类产品的关键过程一般包括发泡、焊接、抽空、灌注、检漏、产品测试检验等。但当上述过程中的一个或多个通过外包的方式来实现时，生产企业应对外包过程实施有效控制。

有多个研制、生产场地，应当分别明确每个研制、生产场地的生产制造和检验等具体情况。

（十二）产品的临床评价细化要求

1. 若注册申报产品符合《免于进行临床试验的第二类医疗器械目录》（国家食品药品监督管理总局通告 2014 年第 12 号，以下简称《目录》）中"医用低温冰箱"的描述，则注册申请时应提交以下临床评价资料：

（1）提交申报产品相关信息与《目录》所述内容的比对资料，证明两者具有等同性。

（2）提交申报产品与国内已上市同品种医疗器械的比对说明，比对内容包括基本原理、所用材料、结构组成、性能指标、适用范围、使用方法等，并提供必要的支持性资料。

2. 超出《目录》中所述的温度范围的产品，可通过同品种医疗器械临床试验或临床使用获得的数据进行分析评价，并按照《医疗器械临床评价技术指导原则》（国家食品药品监督管理总局通告 2015 年第 14 号）中相关要求提交临床评价资料。或按照《医疗器械临床评价技术指导原则》和《医疗器械临床试验质量管理规范》（国家食品药品监督管理总局和国家卫生和计划生育委员会令第 25 号）的要求提交临床试验资料。

（十三）产品的不良事件历史记录

该产品在上市后使用中出现的可疑不良事件主要有：箱门密封性不好、密封条老化；压缩机、控温器故障；制冷剂泄漏等。

（十四）产品说明书和标签要求

产品说明书一般包括使用说明书和技术说明书，两者可合并。说明书、标签应符合《医疗器械说明书和标签管理规定》（国家食品药品监督管理总局令第 6 号）的要求，并参照 GB/T 20154—2014 和相应国家标准、行业标准的要求进行编写。还应关注以下内容：

1. 产品适用范围、主要性能指标、软件发布版本。
2. 关于制冷原理的说明、铭牌和图示。
3. 关于产品安装的说明。
4. 对于产品使用方法、产品寿命、维护保养等情况的说明。
5. 对于电磁兼容所声称的有关内容（预期场所、类别等）。
6. 对于安全性方面的注意事项，包括涉及低温的潜在风险及安全措施。
7. 提示不要超出产品适用范围使用。
8. 警示性说明，如：不用于爆炸性环境，不可用于储存可燃性物品。
9. 关于提醒使用者对冷冻效果进行验证的警示说明。
10. 提示使用者对冷冻效果进行监测。
11. 常见故障及排除方法。
12. 清洁/消毒方式。
13. 制冷剂的种类和用量，若使用碳氢制冷剂，其单系统用量必须符合安全用量标准，具体参见 GB 4706.13—2014 中 22.106 的要求。

三、审查关注点

（一）产品电气安全、电磁兼容和主要性能指标是否执行了国家和行业的强制性标准，是否引用了适用的推荐性标准。

（二）产品的主要风险是否已经列举，并通过风险控制措施使产品的风险在合理可接受的水平之内。

（三）临床评价资料是否按照法规要求提供。

（四）说明书是否符合《医疗器械说明书和标签管理规定》及相关国家标准、行业标准的规定。必须告知用户的信息是否完整。说明书中建议提供突发事项的应急预案，如长时间断电等情况。因注册申请人在对适用范围内所包含物品进行冷冻效果验证时不可能涵盖临床层面所有可能因素，故在说明书中应提示使用者在使用前对冷冻效果进行相应验证，并对其冷冻效果进行实时监测。

（五）说明书、标签必须标明制冷剂的种类和用量，若使用碳氢制冷剂，其单系统用量必须符合安全用量标准，具体参见 GB 4706.13—2014 中 22.106 的要求。

四、编写单位

山东省食品药品监督管理局审评认证中心。

133 医用洁净工作台注册技术审评指导原则

（医用洁净工作台注册技术审查指导原则）

本指导原则旨在指导注册申请人对医用洁净工作台注册申报资料的准备及撰写，同时也为技术审评部门审评注册申报资料提供参考。

本指导原则是对医用洁净工作台的一般要求，申请人应依据产品的具体特性确定其中内容是否适用，若不适用，需具体阐述理由及相应的科学依据，并依据产品的具体特性对注册申报资料的内容进行充实和细化。

本指导原则是供申请人和审查人员使用的指导文件，不涉及注册审批等行政事项，亦不作为法规强制执行，如有能够满足法规要求的其他方法，也可以采用，但应提供详细的研究资料和验证资料。应在遵循相关法规的前提下使用本指导原则。

本指导原则是在现行法规、标准体系及当前认知水平下制定的，随着法规、标准体系的不断完善和科学技术的不断发展，本指导原则相关内容也将适时进行调整。

一、适用范围

本指导原则适用于供医疗机构使用的洁净工作台。根据 2017 年 9 月 4 日发布的《医疗器械分类目录》（国家食品药品监督管理总局公告 2017 年第 104 号），管理类别为二类，分类编号为 22—16—02（临床检验器械—医用生物防护设备—洁净工作台）。

本指导原则仅适用于供医疗机构使用，可提供洁净等级为 ISO 5 级（FED 209E 100 级）或更高等级的局部操作环境的箱式空气净化设备。

二、技术审查要点

（一）产品名称要求

产品的名称应为通用名称，并符合《医疗器械通用名称命名规则》（国家食品药品监督管理总局令第 19 号）、《医疗器械分类目录》、国家/行业标准等相关法规和规范性文件的要求，建议采用产品名称如医用洁净工作台、洁净工作台，其中具有排风过滤装置，并经高效空气过滤器过滤后排出，以及在操作口设有气幕隔离保护装置的，也可称为生物洁净工作台。

（二）产品的结构和组成

医用洁净工作台是一种箱式局部空气净化设备，通常包括箱体、工作区台面、风机、预过滤器、高效空气过滤器、照明、风速显示等运行参数监测和报警系统以及电气控制系统组成。也可包括玻璃窗操作口（如适用）、紫外灯

（如适用）、集液槽（如适用）、排风过滤装置和操作口气幕隔离保护装置（如适用）等。

目前医用洁净工作台通常分为水平流洁净工作台、垂直流洁净工作台和设有排风过滤装置及操作口气幕隔离保护装置的生物洁净工作台三大类，如图 1 到图 3 所示。

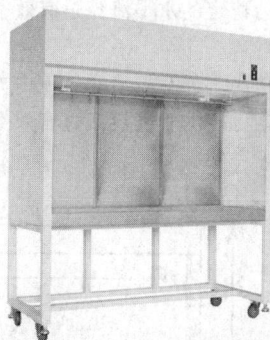

图1 水平流医用洁净工作台图示举例

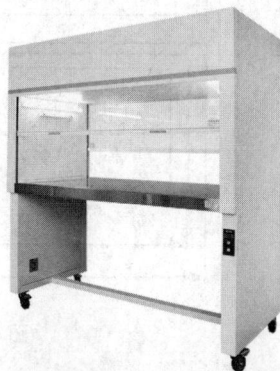

图2 垂直流医用洁净工作台图示举例

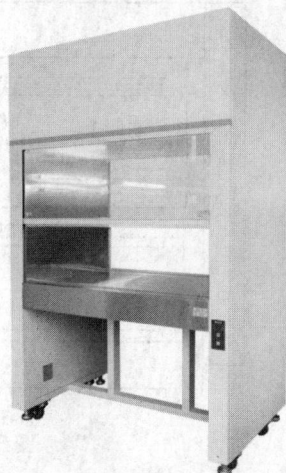

图3 生物洁净工作台图示举例

（三）产品工作原理/作用机理

1. 工作原理

室内空气经预过滤器过滤，由风机将其压入静压箱，再经高效空气过滤器过滤后从出风面吹出形成单向流的洁净气流。洁净气流以均匀的断面风速流经工作区域，从而形成高洁净度的工作环境。在工作状态下，能始终保持工作区内的风速、空气洁净度、噪声、振动和照明等性能满足规定的要求。生物洁净工作台在此基础上将排出空气经高效空气过滤器过滤后排放以防止污染实验室，并在操作口设有气幕隔离保护以防止工作区内气流外逸影响操作者。

水平流医用洁净工作台：洁净气流由方向单一、流线平行并且速度均匀稳定的水平流流过有效空间的医用洁净工作台（图4）。

垂直流医用洁净工作台：洁净气流由方向单一、流线平行并且速度均匀稳定的垂直流流过有效空间的医用洁净工作台（图5）。

生物洁净工作台：洁净气流由方向单一、流线平行并且速度均匀稳定的垂直流流过有效空间，排风经高效过滤器过滤后排放且操作口具有气幕隔离保护装置的洁净工作台（图6）。

2. 作用机理

因该产品为非治疗类医疗器械，故本指导原则不包含产品作用机理的内容。

（四）注册单元划分的原则

医用洁净工作台的注册单元原则上以产品的工作原理、结构、功能、性能指标为划分依据。

1. 工作原理、结构和功能

原理与结构都不同的应划分为不同的注册单元。如带有排风过滤装置和操作口气幕隔离保护装置的生物洁净工作台应与其他医用洁净工作台划分为不同的注册单元。

2. 性能指标

主要性能指标不能覆盖、有较大差异的，应考虑划分不同注册单元。

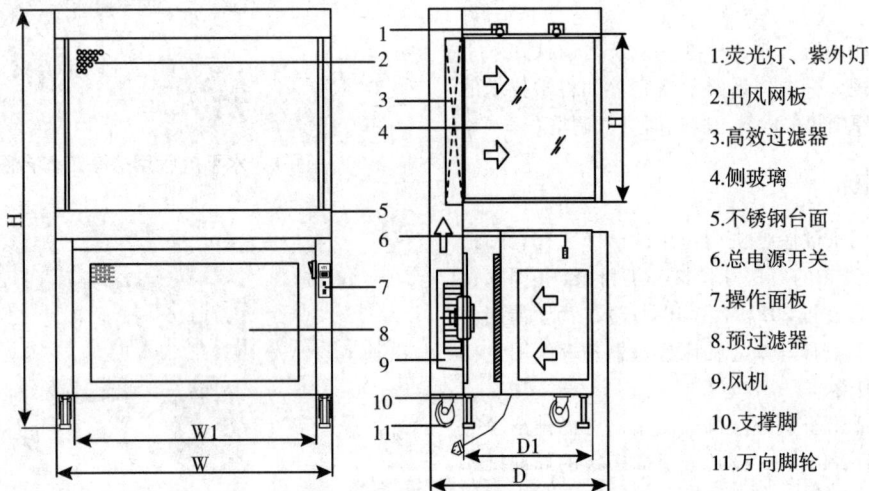

1. 荧光灯、紫外灯
2. 出风网板
3. 高效过滤器
4. 侧玻璃
5. 不锈钢台面
6. 总电源开关
7. 操作面板
8. 预过滤器
9. 风机
10. 支撑脚
11. 万向脚轮

图4　水平流医用洁净工作台结构原理图

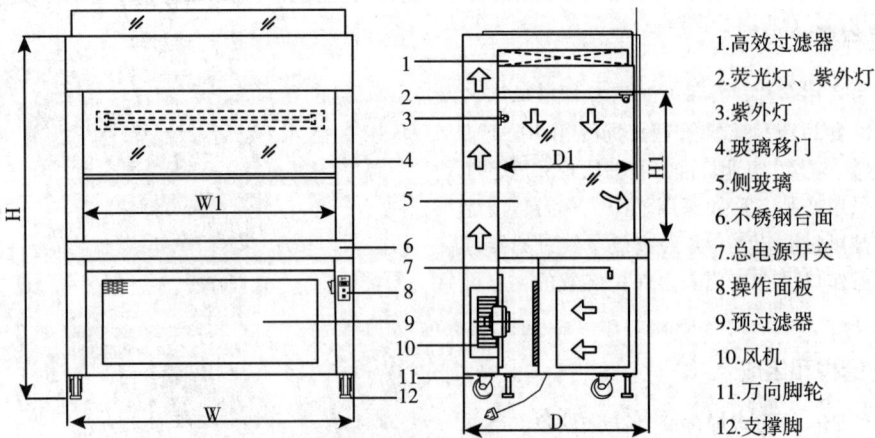

1. 高效过滤器
2. 荧光灯、紫外灯
3. 紫外灯
4. 玻璃移门
5. 侧玻璃
6. 不锈钢台面
7. 总电源开关
8. 操作面板
9. 预过滤器
10. 风机
11. 万向脚轮
12. 支撑脚

图5　垂直流医用洁净工作台结构原理图

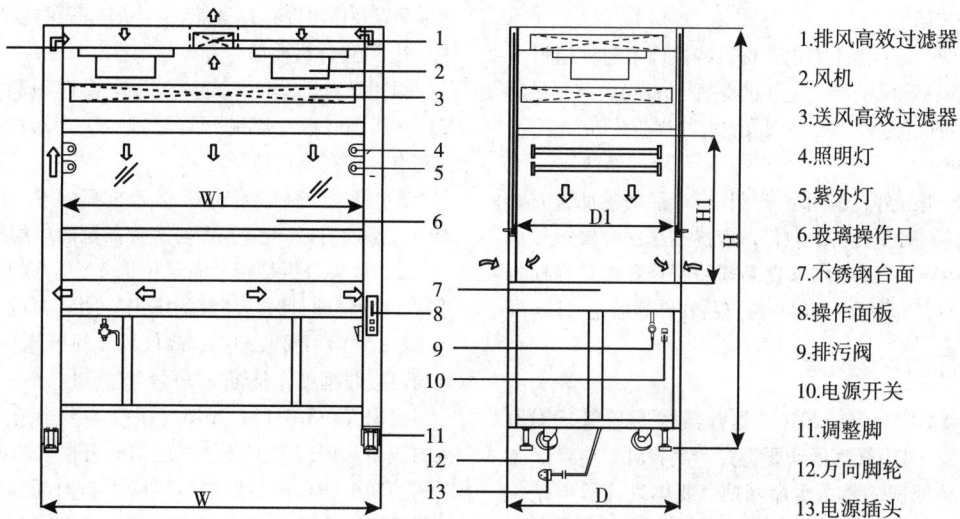

图6 生物洁净工作台结构原理图

1.排风高效过滤器
2.风机
3.送风高效过滤器
4.照明灯
5.紫外灯
6.玻璃操作口
7.不锈钢台面
8.操作面板
9.排污阀
10.电源开关
11.调整脚
12.万向脚轮
13.电源插头

（五）产品适用的相关标准

表1 相关产品标准

标准编号	标准名称
GB 4793.1—2007	《测量、控制和实验室用电气设备的安全要求 第1部分：通用要求》
GB/T 191—2008	《包装储运图示标》
GB/T 9969—2008	《工业产品使用说明书 总则》
GB/T 14710—2009	《医用电器环境要求及试验方法》
GB/T 18268.1—2010	《测量、控制和实验室用的电气设备 电磁兼容性要求 第1部分：通用要求》
YY/T 0316—2016	《医疗器械 风险管理对医疗器械的应用》
YY/T 1539—2017	《医用洁净工作台》
YY/T 0466.1—2016	《医疗器械 用于医疗器械标签、标记和提供信息和符号 第1部分：通用要求》

注：以上标准适用最新版本。

上述标准（表1）包括了产品技术要求和其他相关材料中经常涉及的标准，注册申请人应关注上述国家标准和行业标准的有效性。有的注册申请还会根据产品的特点引用一些其他的国家标准和行业标准。

产品引用标准的审查可以分为两步来进行，首先对引用标准的齐全性、适宜性和准确性来进行审查。此时，应注意标准编号、标准名称是否完整规范，版本号是否有效。

其次是对引用标准的采纳情况进行审查，即所用标准中适用的条款是否在产品技术要求中进行了实质性的条款引用。这种引用通常采用两种方式：文字表述繁多、内容复杂的可以直接引用标准及条款号；文字比较简单的可以直接引述具体要求。

（六）产品的适用范围/预期用途、禁忌症

申报产品的性能参数和功能应能满足产品适用范围的要求。

1. 适用范围：供医疗机构用于局部工作环境净化用。

2. 预期使用环境：注册申请人应根据产品设计情况，给出使用环境条件，至少应包含温度、湿度、电源条件等内容。

3. 禁忌症：不适用。

（七）产品的研究要求

1. 产品性能研究

1.1 应包含该产品整机的性能

应当提供产品性能研究资料以及产品技术要求的研究和编制说明，包括功能性、安全性指标（如电气安全与电磁兼容、辐射安全）以及与质量控制相关的其他指标的确定依据，所采用的标准或方法、采用的原因及理论基础。

性能指标的确定优先采用相应产品的现行国家标准及行业标准。医用洁净工作台应参照 YY/T 1539—2017《医用洁净工作台》标准的要求。对于引用的行业标准中的不适用项，需要给出不适用的理由。

1.2 应提供对产品技术要求和技术说明书中声称的主要功能、性能指标、使用条件等方面的考虑和验证，包括高效空气过滤器寿命终止时提示的原理（如适用）、风速显示传感器的位置及确定位置采用的算法等。

1.3 电气安全应说明以下问题：产品的安全特性描述；设计开发过程中，在电气安全方面的考虑和验证。

1.4 EMC 检测应说明注册单元内多型号的检品典型性的选择依据。

2. 产品使用期限和包装研究

产品使用期限的确认应提供产品使用期限的验证报告。应重点考虑元器件本身的老化、使用环境如温湿度等的影响。另外，医用洁净工作台核心部件高效空气过滤器属于耗材，应明确何种情况下需要更换，并提供验证资料。风机属于易损件，应提供使用期限验证资料。紫外灯应提供使用期限验证资料。

对于包装及包装完整性：应提供在宣称的使用寿命内以及运输储存条件下保持包装完整性的依据。若注册申请人通过试验验证运输储存条件下的包装完整性，应提供试验方案、试验过程图片、试验报告等详细资料。

3. 消毒工艺研究

根据产品的特点、使用方式及材料特性确定何种情形下需要消毒并推荐适当的消毒工艺（消毒剂与方法），并提供消毒方法确定的依据，提交消毒对产品耐受性影响的研究资料。

4. 软件研究

除某些特殊情况外，医用洁净工作台产品通常都含有嵌入式的软件组件。对于设备的软件，应按照《医疗器械软件注册技术审查指导原则》（国家食品药品监督管理总局通告2015年第50号）的要求，提供一份产品软件的描述文档。

（八）产品的主要风险

主要参考 YY/T 0316—2016《医疗器械 风险管理对医疗器械的应用》。风险管理活动要贯穿产品设计、生产、上市后使用及产品处理的整个生命周期。要体现注册申请人风险管理活动计划的完整性，尤其上市管理的风险分析与评价过程。对于上市前风险管理中尚未认知的风险，应在上市后开展信息收集，一旦发现异常及时进行风险评价，采取控制措施，更新风险管理文件。

医用洁净工作台风险分析应参考 YY/T 0316—2016《医疗器械 风险管理对医疗器械的应用》行业标准相关要求，逐一进行回答，也可以用列表的方式列示。剩余风险分析时，一定要考虑逐一采取风险控制措施后，会不会引入或造成更大的风险，只有新引入风险能转化为可接受风险，方能认为风险受控。

提供医用洁净工作台产品上市前风险管理报告，此报告旨在说明并承诺：

——风险管理计划已被正确地实施。

综合剩余风险是可接受的。

——生产和生产后信息的管理。

应随风险管理报告一并附上包括风险分析、风险评价、风险控制概述管理资料。至少应包括：

——风险管理计划；

——产品安全特征清单；

——产品可预见危害及分析清单（说明危害、可预见事件序列、危害处境和可能发生的损害之间的关系）；

——风险评价、风险控制措施以及剩余风险评价汇报表。

对于风险分析和管理概述，应包括一份风险总结，以及如何将风险控制在可接受程度的内容。从生物学危害、机械危害、能量危害、有关使用的危害、信息危害和维护不周及老化引起的危害等方面，对产品进行全面分析并阐述相应的防范措施。

1. 风险分析方法

1.1 在对风险的判定及分析中，要考虑合理的可预见的情况，包括正常使用条件下和非正常使用条件下。

1.2 风险判定及分析应包括：对于操作者的危害和对于环境的危害。

1.3 风险形成的初始原因应包括：人为因素，产品结构的危害，原材料危害，综合危害，环境条件。

1.4 风险判定及分析考虑的问题包括：生物学危害；机械危害；能量危害；操作危害、信息危害，包括警示性语言、注意事项以及使用方法的准确性；使用过程可能存在的危害等。

2. 风险分析清单

医用洁净工作台产品的风险管理报告应符合 YY/T 0316—2016《医疗器械 风险管理对医疗器械的应用》的有关要求，审查要点包括：

2.1 产品定性定量分析是否准确（依据 YY/T 0316—2016《医疗器械 风险管理对医疗器械的应用》附录 C）。

2.2 危害分析是否全面（依据 YY/T 0316—2016《医疗器械 风险管理对医疗器械的应用》附录 E）。

2.3 风险可接收准则，降低风险的措施及采取措施后风险的可接收程度，是否有新的风险产生。

根据 YY/T 0316—2016《医疗器械 风险管理对医疗器械的应用》附录 E 对该产品已知或可预见的风险进行判定，医用洁净工作台产品在进行风险分析时至少应包括以下的主要危害，注册申请人还应根据自身产品特点确定其他危害。针对产品的各项风险，注册申请人应采取应对措施，确保风险降到可接受的程度。

3. 产品的主要危害

表2　初始事件和环境示例

通用类别	初始事件和环境示例
不完整的要求	性能不符合要求； 说明书未对设备及附件维护保养的方式、方法、频次进行说明
制造过程	控制程序及生产工艺、作业指导书修改未经验证，导致产品质量不稳定； 生产过程关键工序控制点未进行监测，导致产品不符合要求等； 外购、外协件供方选择不当，外购、外协件未进行有效进货检验，导致不合格外购、外协件投入生产等
运输和贮藏	产品防护不当导致设备运输过程中损坏等； 在超出设备规定的贮藏环境（温度、湿度、压力）贮藏设备，导致设备不能正常工作等
环境因素	温度、湿度、海拔、场所清洁程度如超出给定范围后可能造成运行不正常； 风扇、空调出风口过近的干扰，导致设备运行不稳定； 强酸强碱等腐蚀性物品、气体等导致损害等； 抗电磁干扰能力差，特定环境设备工作不正常等； 设备的供电电压不稳定，导致设备不能正常工作或损坏等
擦拭和清洁	使用者未按要求进行维护、擦拭和清洁
人为因素	设计缺陷引发的使用错误； 设计变更未有效执行； 易混淆的或缺少使用说明书： ——图示符号说明不规范； ——操作使用方法不清楚； ——技术说明不清楚； ——重要的警告性说明或注意事项不明确； ——不适当的操作说明等； 不正确的测量和计量
失效模式	由于无器件、核心部件老化而导致功能退化失效

表3 危害分类、危害形成的因素、可能的后果之间的关系

危害分类		危害形成的因素	可能的后果
电磁能量	医用洁净工作台受到电磁干扰	未规定医用洁净工作台的使用环境要求；可能共同使用的设备（移动电话、离心机、高频设备、微波设备等）对医用洁净工作台的电磁干扰；静电放电对医用洁净工作台产生的干扰；产品设计时屏蔽、滤波及接地技术不完善；设备内部信号线与电源线相互干扰	受到影响无法正常运行
	医用洁净工作台对外界的电磁辐射干扰	医用洁净工作台产生的电磁场对可能共同使用的设备的影响；产品设计时电磁屏蔽设计不充分	影响其他电气设备运行
	漏电	受潮防护能力不足	操作者触电
	电击	可触及金属部分、外壳、应用部分等与带电部分隔离/保护不够，电介质强度不够；设备插头剩余电压过高	操作者被电击
机械能	玻璃破碎	受到强烈的外力撞击或操作不当	玻璃碎屑伤害操作者；设备受损无法正常运行造成实验失败、样品失效
生物学	工作区内污染	作业前、作业完成后未经清洁和消毒或清洁和消毒不彻底；有生物危害的物品及其他有毒有害物品在操作时产生的危害未进行警告	危害操作者
化学	污染样品	未按要求在使用前后清洗、消毒；使用的清洁剂、消毒剂残留	实验失败
环境	风扇、空调出风口过近的干扰	未规定风口与设备放置间的距离	引起设备运行不稳定
	环境清洁程度的干扰	未规定使用环境洁净度	影响设备使用寿命
操作使用	产品不能正常运行或产品寿命降低	操作人员未按规定接受操作与维护的培训；使用者未按说明书要求操作；未按使用说明书中的要求进行定期维护；超出注册申请人规定的寿命期限使用；在注册申请人规定的使用环境条件外使用产品，可能造成运行不正常；在注册申请人规定的贮存环境条件外贮存产品	实验失败
不完整的说明书	错误操作	未对错误操作进行说明	运行不正常
	不正确的消毒方法	使用有腐蚀性的清洁剂、消毒剂	产品部件腐蚀、防护性能降低
	器件老化、部件寿命降低	不正确的产品贮存条件	运行不正常
	使用不符合要求的零部件	可能需要更换的零部件没有规格说明	产品无法运行
	不适当的维护	未说明所需的维护方法	产品寿命降低、运行不稳定

由于医用洁净工作台的原理、功能和结构的差异，本章给出的风险要素及其示例是常见的而不是全部的。上述部分只是风险管理过程的组成部分，不是风险管理的全部。注册申请人应按照 YY/T 0316—2016《医疗器械 风险管理对医疗器械的应用》中规定的过程和方法，在产品整个生命周期内建立、形成文件和保持一个持续的过程，用以判定与医疗器械有关的危害、估计和评价相关的风险、控制这些风险并监视上述控制的有效性，以充分保证产品的安全和有效。

（九）产品技术要求应包括的主要性能指标

产品性能指标的审查是产品技术要求审查中最重要的环节之一。

本条款给出需要考虑的产品主要技术指标，其中部分指标给出定量要求，其他性能指标因要求不统一或不是强制要求而未给出定量要求。如有附加功能，注册申请人应

采用相应的标准，具体可结合注册申请人自身的技术能力，参考相应的国家标准、行业标准。注册申请人如不采用以下条款（包括国家标准、行业标准要求），应当说明理由。

医用洁净工作台建议执行 YY/T 1539—2017《医用洁净工作台》的要求。

1. 外观、材料与结构

1.1 外观

1.1.1 箱体表面无明显划伤、锈斑、压痕，表面光洁，外形平整规矩，密封处应严密可靠。

1.1.2 说明功能的文字及图形符号标志应正确、清晰、端正、牢固。

1.1.3 焊接应牢固，焊接表面应光滑。

1.2 材料

1.2.1 所有箱体和装饰材料应能耐正常的磨损，能经受气体、液体、清洁剂、消毒剂及去污操作等的腐蚀。材料结构稳定，有足够的强度，具有防火耐潮能力。

1.2.2 洁净台所用的工作区台面和集液槽（如果有）应使用不低于 300 系列不锈钢的材料制作。

1.2.3 洁净台所用的玻璃应使用光学透视清晰、清洁和消毒时不对其产生负面影响的安全玻璃制成，其厚度应不小于 4.8mm。

1.2.4 高效过滤器以及外框应能满足正常使用条件下的温度、湿度、耐腐蚀性和机械强度的要求，滤材不能为纸质材料。滤材中可能释放的物质应不对人员、环境和设备产生不利影响。外框使用有一定刚度、强度的金属材料制作。

1.3 结构

1.3.1 箱体

1.3.1.1 洁净台的箱体应有足够的强度和刚度，拼接处须作密封处理。箱体的玻璃与金属连接处也须作密封处理。

1.3.1.2 洁净台裸露工作区内壁板表面应光滑，内表面的拼接处须作密封处理。

1.3.1.3 工作区内部如安装气阀、水阀，气阀及水阀与管道间须作密封处理。

1.3.1.4 工作区内部如安装电源插座，应有防溅罩，材料应能阻燃及耐腐蚀。

1.3.1.5 洁净台的底部距地面应保留一定的空间利于清洁。

1.3.1.6 风机/电机维护和高效过滤器的拆装、更换应方便操作。进入工作区的线路口要被密封，所有的插座需提供电路过载保护。在用简单工具可以打开的盖板内的压力通风系统外区域，需贴上一张全部电路组件的接线图，还需提供关于起始电流、运行功率和电路要求的安装说明。

1.3.2 玻璃窗操作口（如适用）

洁净台生产厂商要求玻璃窗操作口最低及最高开启高度。玻璃窗开启与关闭应轻便，在行程范围内的任何位置不产生卡死现象，不应有明显的左右或前后晃动现象，滑动应顺畅。滑动玻璃窗的构造应保证悬挂系统出故障时不能脱落而给操作者带来危险。

1.3.3 工作区台面

洁净台工作区台面应有足够的强度和刚度，暴露在工作区内的台面上不应有坚固螺钉，可拆卸的台面或格栅应能满足徒手操作的需要。在工作区台面下具有进风功能的洁净台，其台面结构可采用上、下双层结构，工作区台面可有格栅、孔板。

1.3.4 支撑脚及脚轮

应有足够的刚度，无裸露的螺纹。应能调节洁净台的水平度和保持洁净台稳定。

1.3.5 集液槽（如适用）

洁净台的集液槽用于收集工作区泼溅液体，应封闭；底部应设排污阀。

1.3.6 高效过滤器

1.3.6.1 高效过滤器安装位置应能确保对过滤器及其框架的连接处进行完整性检测。

1.3.6.2 当工作区安装一个以上高效过滤器时，每个过滤器之间应设计导流或减少涡流的装置。

1.3.7 电机

洁净台使用的电机应：

有热保护装置，并能在 1.15 倍额定电压值的条件下稳定工作；

可以调速且控制稳定。调速器允许的调速范围应是达到适当的气流平衡所需的调速范围。

1.3.8 采样口

洁净台应预留高效过滤器上游气溶胶浓度测试的采样口。

1.3.9 玻璃窗操作口报警系统

带有玻璃窗的洁净台，其玻璃窗开启高度超过或低于生产厂商规定的高度时，声音报警器应报警；当开启高度回到生产厂商规定的高度时，声音报警应自动解除。

1.3.10 风速显示

洁净台须显示实时气流流速，气流流速显示分辨率至少为 0.01m/s。

1.3.11 可清洁性

暴露的内表面以及其他易遭到溅出液或溢出液污染的内表面，应容易清洁。

2. 性能

2.1 高效过滤器完整性

2.1.1 洁净台工作区高效过滤器及其框架的连接处在任何点的漏过率应不超过 0.01%。

2.1.2 排风高效过滤器及其框架的连接处在任何点的漏过率应不超过 0.01%。

2.2 噪声

洁净台在生产厂商设置的有效流速范围内，噪声应不超过 65dB（A）。

2.3 照度

2.3.1 洁净台在生产厂商设置的有效流速范围内，平均照度应不小于 300lx。

2.3.2 洁净台照明灯及其配件的安装位置应不干扰气流

的流动。

2.4 振动

洁净台生产厂商设置的有效流速范围内，频率 10Hz 和 10kHz 之间的净振动振幅应不超过 5μm（rms）。

2.5 产品保护（沉降菌）

正常运行洁净台 30min，培养皿上的平均菌落数应不超过 0.5CFU。

2.6 气流流速

2.6.1 洁净台工作区平均气流流速应在 0.20m/s ~ 0.5m/s 范围内。

2.6.2 最低平均气流流速应在生产厂商设置的最低气流流速的 ±0.02m/s 之间；最高平均气流流速应在生产厂商设置的最高气流流速的 ±0.02m/s 之间。对后续生产的洁净台，最低平均气流流速应在生产厂商设置的最低气流流速的 ±0.03m/s 之间；最高平均气流流速应在生产厂商设置的最高气流流速的 ±0.03m/s 之间。

2.6.3 各测点实测值与平均流速相差均应不超过 ±20% 或 ±0.08m/s（取较大值）。

2.7 气流模式

2.7.1 垂直流医用洁净工作台

垂直流医用洁净工作台工作区内的气流应向下，应不产生旋涡和回流，且无死点。

2.7.2 水平流医用洁净工作台

水平流医用洁净工作台工作区内的气流应向外，应不产生旋涡和回流，且无死点。

2.7.3 生物洁净工作台

生物洁净工作台工作区内的气流应向下，应不产生旋涡和回流，且无死点；当气流接近于台面或接触台面时气流被吸风格栅吸入，不应逸出洁净台外。

（注：可用超声波气雾发生器或烟雾发生器观察气流形态进行检测，具体试验方法可参照条款 2.7.1、2.7.2 相应的试验方法进行。）

2.8 洁净度

洁净台工作区 ≥0.5μm 尘埃粒子数应 ≤3520 个/m³，≥5μm 尘埃粒子数应 ≤29 个/m³。（即 ISO 5 或 FED 209E 100 级）

2.9 稳定性

2.9.1 箱体抗翻倒

洁净台侧向倾斜 100 时，洁净台不会倾倒。

2.9.2 工作台面抗变形

在洁净台工作台面中心加载 23kg 后卸载，工作台面不得产生永久变形。

2.10 温升

洁净台照明和风机工作且持续运行 4 小时后，工作区中心的温度应不高于洁净台外环境温度 8℃。

2.11 紫外灯（如适用）

2.11.1 紫外灯应固定在洁净台箱体内。

2.11.2 洁净台安装连锁装置保证玻璃窗完全关闭后紫外灯方可运行，玻璃窗打开时紫外灯关闭。

2.11.3 洁净台正面固定标签清晰显示：危险 当紫外灯运行时注意保护眼睛。

2.11.4 当洁净台工作区装有紫外灯时，应有措施保证照明灯与紫外灯不能同时启用。

2.11.5 紫外灯及其配件的安装位置应不干扰气流的流动。

2.11.6 洁净台安装紫外灯，波长 254nm 紫外线辐射在工作区内表面，辐射强度不低于 400mW/m²。

2.11.7 洁净台应设置紫外灯延时开启系统，水平流洁净台需加紫外灯防护罩。

2.12 应体现说明书中明确的功能，如高效空气过滤器寿命终止时有提示功能等。

3. 安全要求

应符合 GB 4793.1—2007《测量、控制和实验室用电气设备的安全要求 第 1 部分：通用要求》的要求。

4. 电磁兼容性

应符合 GB/T 18268.1—2010《测量、控制和实验室用的电气设备 电磁兼容性要求 第 1 部分：通用要求》的要求。

5. 环境试验

应至少按照 GB/T 14710—2009《医用电器环境要求及试验方法》中气候环境 I 组、机械环境 I 组进行，以及注册申请人所规定的项目进行。

（十）同一注册单元内注册检验代表产品确定原则

1. 典型产品应是同一注册单元内能够代表本单元内其他产品安全性和有效性的产品。如工作区体积不同则应选择体积较大的产品。

2. 同一注册单元内，若包含水平流医用洁净工作台和垂直流医用洁净工作台，不能相互覆盖，应分别选择典型型号进行注册检验。

3. 应考虑功能最齐全、配置最复杂、风险最高，能涵盖同一注册单元中所有申报产品的型号。如电机功率大小不同则应选择功率较大的产品；风机数量不同则应选择风机数较多的产品；有否紫外灯则应选择有紫外灯的产品。

4. 注册单元内各种产品的主要安全指标、性能指标不能被某一产品全部涵盖时，则应分别选择能涵盖其安全指标、性能指标的产品作为典型产品，直到申报产品中所有安全指标及性能指标被典型产品所涵盖。

5. 当没有充足证据能够证明同一注册单元内不同型号规格产品之间电磁兼容性能可以覆盖时，应选取每一型号规格产品进行电磁兼容项目检测。

（十一）产品生产制造相关要求

1. 生产工艺过程及关键工序控制点

注册申请人应根据申报产品的实际情况，以流程图的形式对生产工艺过程进行详细描述，并根据工艺流程图标示清晰的关键工序控制点。

2. 研制、生产所用设备、仪器及场地情况概述注册申请人应当对与申报产品有关的研制和生产中所用设备、仪器及场地情况进行概述，主要包括以下内容：

研制：地址、研制环境条件、研制设备、仪器、验证设备等。

生产：地址、面积、生产环境条件、生产设备、工艺装备、监视和测量装置等。

（十二）产品临床评价要求

依据《医疗器械监督管理条例》（国务院令第680号）、《医疗器械注册管理办法》（国家食品药品监督管理总局令第4号）和《免于进行临床试验的第二类医疗器械目录》（国家食品药品监督管理总局通告2014年第12号，以下简称《目录》），医用洁净工作台免于进行临床试验，但需按照《医疗器械临床评价技术指导原则》（国家食品药品监督管理总局通告2015年第14号）的要求提供临床评价资料，具体如下：

1. 提交申报产品相关信息与《目录》所述内容的比对资料，对比的内容应能说明属于《目录》中的产品。

2. 提交申报产品与《目录》中境内已上市同品种医疗器械的比对说明，比对说明应当包括《申报产品与目录内境内已上市同品种医疗器械比对表》和相应支持性资料。

提交的上述资料应能证明申报产品与《目录》所述的产品具有等同性。

若申请注册的产品在结构组成、性能要求、制造材料、适用范围等方面与对比产品有一定的差异，则注册申请人应详细说明这些差异，并提交证明资料说明这些差异不影响等同性，同时说明差异是否会形成新的产品安全性和有效性的风险，若这种差异可能形成新的影响产品安全性和有效性的风险，则注册申请人应视风险严重程度补充临床评价资料或临床试验资料。

（十三）产品的不良事件历史记录

参考国家药品不良反应监测中心数据库最新的检索结果，未见严重不良事件通告。

在江苏省不良反应监测中心数据库中检索到1例不良事件，表现为线路短路，设备损坏。

（十四）产品说明书和标签要求

产品说明书和标签的编写要求应符合《医疗器械说明书和标签管理规定》（国家食品药品监督管理总局令第6号）及相关标准的要求。

1. 说明书

说明书应该清晰、简洁，应使用中文且易于被非专业人员理解的简单词语，结构严整，易于阅读，尽量使用符号或图示，明确指出当验证显示结果无效时应采取的措施。

1.1 产品名称：参照（一）审查；明确产品型号、规格及其代表的意义。

1.2 给出注册人的名称、住所、联系方式及售后服务单位。

1.3 给出生产企业的名称、住所、生产地址、联系方式及生产许可证书编号，委托生产的还应当标注受托企业的名称、住所、生产地址、生产许可证编号。

1.4 给出医疗器械注册证书编号及产品技术要求编号。

1.5 产品性能：参照（八）审查。

1.6 主要结构组成：注册申请人应规定出产品的结构组成，可参照（二）中的内容。

1.7 产品适用范围及禁忌症：参照（六）审查。

1.8 注意事项、警示及提示：应按照《医疗器械说明书和标签管理规定》中第十一条的要求进行审查；器械在发生故障时的警告说明。

1.9 使用方法：注册申请人应明确产品的使用方法，包括开箱检查、安装调整、操作使用等。

1.10 保养及维护：注册申请人应给出产品维护和保养及定期检查的方法；若有可由用户自行排除的故障，则应说明故障的种类和产生的原因及排除方法等。

1.11 运输条件：注册申请人应根据产品环境试验情况，明确运输方法及条件。

1.12 储存条件：注册申请人应根据产品环境试验情况，明确储存环境要求。

1.13 应明确生产日期、使用寿命及在预期使用及维护条件下的定期检查时间。

1.14 应明确产品配件清单，包括配件、附属品、损耗品更换周期及更换方法的说明，如高效空气过滤器应明确何种情况下应更换（如适用）。

1.15 应参照相关国家标准及行业标准中的规定，给出产品标签所用的图形、符号、缩写等内容的解释。

1.16 明确说明书的编制和修订日期及版本号。

1.17 按照 GB/T 18268.1—2010《测量、控制和实验室用的电气设备 电磁兼容 第1部分：通用要求》的要求给出符合电磁兼容性方面要求的声明。

产品说明书的内容均应有明确的来源，与综述资料、研究资料等注册申报资料的内容保持一致。说明书中涉及技术内容且前述注册申报资料中未包含的，建议提交相应验证资料。

2. 标签

医用洁净工作台的标签应符合《医疗器械说明书和标签管理规定》（国家食品药品监督管理总局令第6号）及相关标准的要求。

医用洁净工作台标签因位置或者大小受限而无法全部标明上述内容的，至少应当标注产品名称、型号、规格、生产日期和使用寿命，并在标签中明确"其他内容详见说明书"。如使用的符号没有现有的标准，应该在医用洁净工作台的相关文件中对这些符号进行说明。

三、审查关注点

（一）审查产品名称时应注意产品名称中不应包含产品

型号、规格，如：XXXX 型医用洁净工作台。

（二）审查产品原理和结构、功能时应明确该产品是水平流医用洁净工作台、垂直流医用洁净工作台还是含有排风过滤装置和操作口气幕隔离保护装置的生物洁净工作台，以及是否含有玻璃窗操作口等。

（三）综述资料中应描述产品工作原理、结构组成、主要功能及组成部件的功能，参考的同类产品或前代产品，并进行比较说明。

（四）在审查产品技术要求时应注意该产品的安全、性能、电磁兼容性等要求应分别符合国家标准、行业标准规

定的要求。注册产品应符合相关的强制性和推荐性国家标准、行业标准和有关法律、法规的规定，并按国家食品药品监督管理总局公布的《医疗器械产品技术要求编写指导原则》的要求编制。

（五）在审查产品使用说明书的时候，应注意产品使用说明书内容是否符合相关法规及标准的要求。

四、编写单位

江苏省食品药品监督管理局认证审评中心。

134　血浆速冻机注册技术审评指导原则

（血浆速冻机注册技术审查指导原则）

本指导原则旨在指导注册申请人对第二类血浆速冻机产品注册申报资料的准备及撰写，同时也为技术审评部门审评注册申报资料提供参考。

本指导原则是对血浆速冻机产品的一般要求，申请人应依据产品的具体特性确定其中内容是否适用，若不适用，需具体阐述理由及相应的科学依据，并依据产品的具体特性对注册申报资料的内容进行充实和细化。

本指导原则是供申请人和审查人员使用的指导文件，不涉及注册审批等行政事项，亦不作为法规强制执行，如有能够满足法规要求的其他方法，也可以采用，但应提供详细的研究资料和验证资料。应在遵循相关法规的前提下使用本指导原则。

本指导原则是在现行法规、标准体系及当前认知水平下制定的，随着法规、标准体系的不断完善和科学技术的不断发展，本指导原则相关内容也将适时进行调整。

一、适用范围

本指导原则所指的血浆速冻机是一个用来快速冻结血浆的装置。

本指导原则适用于采用蒸汽压缩式制冷的血浆速冻机。

根据《医疗器械分类目录》（国家食品药品监督管理总局公告 2017 年第 104 号），分类编码为 22（临床检验器械）–15（检验及其他辅助设备）–04（低温储存设备）。

二、技术审查要点

（一）产品名称要求

产品的命名应采用《医疗器械分类目录》或国家标准、行业标准上的通用名称，或以产品工作原理、接触方式为依据命名，应符合《医疗器械通用名称命名规则》（国家食品药品监督管理总局令第 19 号）的要求。

建议使用的名称有：血浆速冻机、医用血浆速冻机、平板式血浆速冻机等。

（二）产品的结构和组成

血浆速冻机按蒸发器与血浆袋的接触方式可分为夹合式（平板式）和非夹合式。

血浆速冻机一般由围护结构、制冷系统、控制系统、数据记录系统、机械运动系统及相关附件组成。不同生产企业的产品，在结构上存在一定差异，可不完全与本部分描述一致。

1. 围护结构用于血浆速冻机的速冻或存储空间结构的组成及保温。

2. 制冷系统用于实现热量的转移，使存储空间内维持所需求的温度环境。

3. 控制系统（可包括相应软件及独立电源部分等）用于温度等参数的监控及供电。

4. 数据记录系统用于箱内温度或存储样品信息等的记录，包括打印机、温度记录仪、电子存储设备等。

5. 机械运动系统用于带动冷板按照程序设定进行运动。

6. 附件一般可包括存放血浆袋的容器、搁板、模拟负载（模拟血浆袋）、条码扫描器等。

（三）产品工作原理/作用机理

1. 产品以消耗电能的手段实现热量的转移，从而主动制造出所需的低温环境。血浆速冻的热传递方式可分为冷板和血浆袋直接接触的热传导、采用冷空气循环流通的热对流或者同时采用上述两种方式。

蒸汽压缩式制冷是指液态制冷剂在蒸发器中汽化变成气态制冷剂进入压缩机，被压缩成高温高压的气体，然后排放到冷凝器中，在冷凝器的作用下，气态制冷剂被冷却成高压的液体，然后进入节流装置（常见的有毛细管和膨胀阀），被节流的液态制冷剂的压力和温度再次降低，液态制冷剂进

1000

入蒸发器后，会再次汽化吸热，周而复始达到制冷效果

夹合式（平板式）血浆速冻机的蒸发器采用的是冷板，便于和血浆袋接触以传递热量，节流装置一般采用膨胀阀。热传导工作原理见图1。

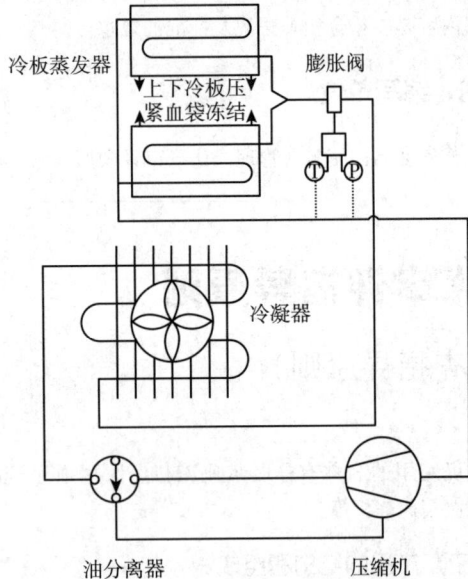

图1 热传导工作原理示意图

非夹合式血浆速冻机采用冷空气循环流通热对流的方式，包括自然对流式和强制对流式；或者同时采用热传导和热对流两种方式，热传导工作原理见图1，热对流工作原理见图2。

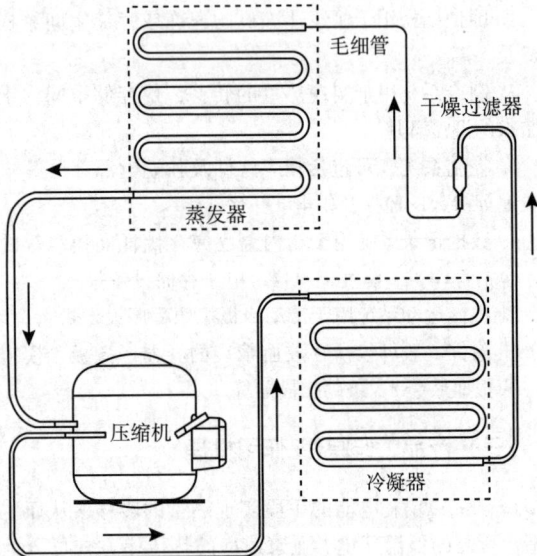

图2 热对流工作原理示意图

2. 因该产品为非治疗类医疗器械，故本指导原则不包含产品作用机理的内容。

（四）注册单元划分的原则和实例

注册单元划分一般以产品的技术原理、结构组成、性能指标和适用范围为划分依据。

原则上该指导原则涵盖的产品可划分为同一个注册单元。

（五）产品适用的相关标准

目前与产品相关的国家标准、行业标准列举如下（表1）：

表1 相关产品标准

标准编号	标准名称
GB/T 191—2008	《包装储运图示标志》
GB 4706.13—2014	《家用和类似用途电器的安全 制冷器具冰淇淋机和制冰机的特殊要求》
GB 4793.1—2007	《测量、控制和实验室用电气设备的安全要求 第1部分：通用要求》
GB/T 14710—2009	《医用电器环境要求及试验方法》
GB/T 18268.1—010	《测量、控制和实验室用的电设备 电磁兼容性要求 第1部分：通用要求》
GB/T 20154—2014	《低温保存箱》
YY/T 0316—2016	《医疗器械 风险管理对医疗器械的应用》
YY 0466.1—2016	《医疗器械 用于医疗器械标签、标记和提供信息的符号 第1部分：通用要求》
国卫医发〔2015〕95号附件	《血站技术操作规程（2015版）》
YY 0709—2009	《医用电气设备 第1-8部分：安全通用要求 并列标准：通用要求，医用电气设备和医用电气系统中报警系统的测试和指南》

上述标准包括了产品经常涉及的标准。有的企业还会根据产品的特点引用一些行业外的标准和一些较为特殊的标准。

产品适用及引用标准的审查可以分两步来进行。首先对引用标准的齐全性和适宜性进行审查，也就是在编写产品技术要求时与产品相关的国家标准、行业标准是否进行了引用，以及引用是否准确。其次对引用标准的采纳情况进行审查。即所引用的标准中的条款要求，是否在产品技术要求中进行了实质性的条款引用。这种引用通常采用两种方式，文字表述繁多、内容复杂的可以直接引用标准及条文号，比较简单的也可以直接引述具体要求。

如有新版强制性国家标准、行业标准发布实施，产品性能指标等要求应执行最新版本的国家标准、行业标准。

（六）产品的适用范围/预期用途、禁忌症

主要用于血站或医疗机构对血浆制品的快速冻结。
产品无绝对禁忌症。

（七）产品的主要风险

1. 制造商应在整个生命周期内，建立、形成文件和保持一个持续的过程，用以识别与医疗器械有关的危险（源），估计和评价相关的风险，控制这些风险并监视上述控制的有效性，此过程应包括下列要素：

——风险分析；

——风险评价；

——风险控制；

——生产和生产后的信息。

2. 血浆速冻机的风险管理资料应符合 YY/T 0316—2016《医疗器械 风险管理对医疗器械的应用》的有关要求，审查要点包括：

（1）是否正确识别可能影响医疗器械安全的定性和定量特征并形成文件，可参考 YY/T 0316—2016 的附录 C。

（2）危险（源）分析是否全面，制造商应编写在正常和故障两种条件下，与医疗器械有关的已知的和可预见的危险（源）文件，可参考 YY/T 0316—2016 的附录 E。

（3）对每个已识别的危险情况，是否使用规定的准则，决定是否需要降低风险，可参考 YY/T 0316—2016 的附录 D。

（4）是否识别适于将风险降低至可接受水平的一个或多个风险控制措施，以及在采取风险控制措施后，对于任何剩余风险，是否使用规定的准则进行评价。

（5）在所有的风险控制措施已经实施并验证后，是否使用规定的准则，决定由医疗器械造成的综合剩余风险是否可接受。

3. 根据 YY/T 0316—2016 的附录 E，列举了血浆速冻机产品可能涉及的危险（源）（见表2），企业还应根据自身产品特点确定其他危险（源）。针对产品的各项风险，企业应采取控制措施，确保风险降低到可接受的程度。

表2　危险（源）、可预见的事件序列、危险情况和可发生的伤害之间的关系示例

危险（源）	可预见的事件序列	危险情况	伤害
能量危险（源）	保护接地阻抗、可触及部分的接触电压、电介质强度不符合要求	操作人员触电	严重烧伤或死亡
	电磁兼容性能不符合要求	产品不能正常使用或影响其他设备的正常运转	影响血浆制备，延误治疗
	设备外壳粗糙、有毛刺或设备没有足够的外壳机械强度和刚度	操作人员碰伤、挤伤、划伤	轻微的肢体损伤
	系统管路互碰或运动部件、压缩机故障	产生噪声污染导致操作人员耳膜受损	轻微的器官损伤
化学危险（源）	使用的清洁剂、消毒剂残留	物品或人员接触到清洁剂或消毒剂	物品污染或人员感染
操作危险（源）	操作人员不戴手套存放或取出样品	操作人员冻伤	轻微的或严重的肢体损伤
	软件误操作	实际温度与显示温度不符	影响血浆制备，延误治疗
	长时间打开门或盖以及忘记关门或盖	产品达不到预期规定温度，冻结效果不佳	影响血浆制备，延误治疗
信息危险（源）	外部和内部标记不全面、标记不正确或不能够清楚易认，标记位置不恰当，以及标记不能够永久贴牢	操作人员不能正确使用产品	产品失效延误治疗或人员受伤
	说明书缺少必要的警告说明和详细的使用方法或缺少详细的日常使用维护规范；说明书中有关维护、保养等内容不明确。如：预防性检查、保养以及保养周期等以及对设备的使用寿命或终止使用的条件没有明确规定	操作人员不能正确使用产品	产品失效延误治疗或操作人员受伤

（八）产品的研究要求

1. 产品性能研究

应当提供产品性能研究资料以及产品技术要求的研究和编制说明，包括功能性、安全性指标（如电气安全与电磁兼容）以及与质量控制相关的其他指标的确定依据，所采用的标准或方法、采用的原因及理论基础。

研究资料中，需明确申报血浆速冻机的接触方式，并对血浆速冻机产品所采用的制冷原理进行详细描述，写明制冷原理类型，如单级制冷系统、双级或多级复叠制冷系统，应列明工作原理框图，并提供详细的解释说明及选取该类型的原因。

需要对制冷系统所使用的制冷剂组分进行描述，应列明制冷剂制冷循环图、压焓图，并提供详细的解释说明及选取该制冷剂的原因。

应对预期冷冻的样本提供相应的描述及验证资料。

应对产品的主要参数（如冷冻能力）进行研究，充分考虑整体制冷效果。进行制冷效果研究时需要考虑测试点的布点方式，说明布点的依据，来证明选取布点具有代表性，产品技术要求中列明布点图。

应研究确定模拟负载（模拟血浆袋），推荐制备方法如下：按照特性血浆袋标示容量（一般为 200mL）充注 0.9% 浓度的 NaCl 水溶液，充注重量偏差不超过 ± 3%，并在不低于 25℃ 环温下充分平衡，平衡时间不少于 12 小时。

应考虑供电或者零部件故障等因素对产品的影响和对速冻样本保护及处理的研究，并给出详细的解释说明或者解决方案。

应说明组成围护结构的材质。与血浆袋接触的冷板应耐用而且适于清洗或消毒。

2. 消毒工艺研究

应当明确推荐的消毒工艺（方法和参数）以及所推荐消毒方法的确定依据。

3. 产品有效期和包装研究

产品的有效期应考虑产品的材料、使用频次等因素。应对产品有效期进行研究验证。

产品经环境试验和模拟运输试验验证，包装应符合运输和贮存的要求。

4. 软件研究

参见《医疗器械软件注册技术审查指导原则》（国家食品药品监督管理总局通告 2015 年第 50 号）的相关要求。

对于具有网络连接功能以进行电子数据交换或远程监测的产品，还应当按照《医疗器械网络安全注册技术审查指导原则》（国家食品药品监督管理总局通告 2017 年第 13 号）单独提交一份网络安全描述文档。

5. 其他资料

证明产品安全性、有效性的其他研究资料。

（九）产品技术要求的主要性能指标

对产品的主要性能指标的审查，可以通过对检验报告内容的审查来评价是否达到了要求，检验报告的内容是否齐全又可以通过对产品技术要求的内容是否齐全来进行审查。因此产品技术要求的审查是产品主要技术性能指标审查中最重要的环节之一。

可以通过是否具有以下主要内容来进行审评。

1. 规格型号

血浆速冻机可按结构组成、最大速冻容量等分为不同规格型号。

2. 软件信息

需对软件名称、型号规格、发布版本、完整版本命名规则作出规定。

3. 一般性能

应至少包含如下要求：

（1）最大速冻容量

按照生产商说明的血浆袋（标明容量）摆放方式（应有图示），每批次最大冻结数量应不少于产品标示的数量。

（2）冷冻能力

血浆速冻机按最大速冻容量摆放模拟负载后，模拟负载核心温度降至 −30℃ 的时间应 ≤60 分钟。

（3）温度均匀性

若血浆速冻机为夹合式（平板式）血浆速冻机，当速冻机空载运行到稳定状态后，上下冷板温度差应不大于 8℃；若为非夹合式血浆速冻机，温度均匀性可参照 GB/T 20154—2014《低温保存箱》的温度均匀性指标。

（4）温度显示

血浆速冻机应有显示温度的装置，温度显示精度至少达到 1℃。

（5）化霜性能

化霜结束后，血浆速冻机蒸发器表面不应有影响正常工作的霜或冰。

（6）冷板压紧功能（如适用）

血浆速冻机冷板运动过程应平缓稳定，无异常噪声，压紧状态时应不能压破血浆袋。

冷板应具有防夹手保护。

（7）温度失控提示

当温度超出控制范围时，应以听觉、视觉等方式发出提示，如适用，也可以设置远程报警。

（8）外观及结构要求

外观不应有明显的缺陷，装饰性表面应平整光亮，所有易于接触到的边缘、凸起物、拐角、开孔等应当光滑圆润，避免

在正常使用设备时造成伤害；

对于具有移动装置的血浆速冻机应带有锁定装置，保持产品在运行过程中保持稳定。

（9）附件要求

应对附件制定相应要求，如容器、搁板、温度传感器等。

（10）软件功能要求

软件功能应符合说明书及软件描述文档中的功能描述。符合《医疗器械软件注册技术审查指导原则》的相关要求。

（11）网络连接功能（如适用）

符合《医疗器械网络安全注册技术审查指导原则》的

相关要求。

（12）报警功能（如适用）

应符合 YY 0709—2009 的要求。3.13 其他功能

生产商可根据产品特点进一步细化相关要求，例如产品追溯功能等。

4. 安全性能

应符合 GB 4793.1—2007 的要求，并以附录形式列明医用实验室用电气设备基本安全特征（无需编写详细的电气安全附录）。如需编写详细的电气安全附录，建议注明适用项目及不适用项目理由。

5. 电磁兼容

应符合 GB/T 18268.1—2010 的要求。

6. 环境试验

应符合 GB/T 14710—2009 的要求。

应逐项审查上述要求和检验结果是否符合规定。

（十）同一注册单元内注册检验典型性产品确定原则和实例

注册检验典型性产品应是同一注册单元内能够代表本单元内其他产品安全性和有效性的产品，应充分考虑产品工作原理、结构组成、接触方式及产品其他风险等方面。

注册单元内各型号的主要安全指标、性能指标不能被典型型号全部涵盖时，则应选择涵盖安全指标、性能指标最多的产品作为典型性产品，同时还应考虑其他型号中未被典型型号所涵盖的安全指标及性能指标。

该产品典型型号的选择应着重考虑以下因素：接触方式、最大速冻容量、制冷原理、关键元器件（如压缩机）等。

例如：多层夹合式（例如 2 层）血浆速冻机可以覆盖单层夹合式血浆速冻机。夹合式血浆速冻机和非夹合式血浆速冻机不能相互覆盖。整体式结构的血浆速冻机和分体式结构的血浆速冻机不能互相覆盖。

（十一）产品生产制造相关要求

应当明确产品生产工艺过程，可采用流程图的形式，并说明其过程控制点。

本类产品的关键过程一般包括发泡（非夹合式速冻机适用）、焊接、抽空、灌注、检漏、产品测试检验等。但当上述过程中的一个或多个通过外包的方式来实现时，生产企业应对外包过程实施有效控制。

有多个研制、生产场地，应当分别明确每个研制、生产场地的生产制造和检验等具体情况。

（十二）产品的临床评价要求

血浆速冻机符合《免于进行临床试验的医疗器械目录》中"低温储存设备"的描述，则注册申请时应提交以下临床评价资料：

1. 提交申报产品相关信息与《目录》所述内容的比对资料，证明两者具有等同性。

2. 提交申报产品与国内已上市同品种医疗器械的比对说明，比对内容不限于基本原理、所用材料、结构组成、性能指标、适用范围、使用方法等，并提供必要的支持性资料。

（十三）产品的不良事件历史记录

暂未有不良事件相关报道。

（十四）产品说明书和标签要求

产品说明书一般包括使用说明书和技术说明书，两者可合并。说明书、标签应符合《医疗器械说明书和标签管理规定》（国家食品药品监督管理总局令第 6 号）的要求，并参照 GB 4793.1—2007 和相应国家标准、行业标准的要求进行编写。还应关注以下内容：

1. 产品适用范围、主要性能指标、软件发布版本。

2. 关于制冷原理的说明和图示。

3. 关于产品安装的说明，特别是分体式结构的产品。

4. 对于产品使用方法、产品寿命、维护保养等情况的说明。

5. 对于电磁兼容所声称的有关内容（预期场所、类别等）。

6. 对于安全性方面的注意事项，包括涉及低温的潜在风险及安全措施。

7. 提示不要超出产品适用范围使用。

8. 警示性说明，如：不用于爆炸性环境，不可用于储存可燃性物品。

9. 关于提示使用者对速冻效果进行验证的警示说明。

10. 提示使用者对速冻效果进行监测，并在使用过程中进行监控。

11. 常见故障及排除方法。提供突发事项的应急预案，如长时间断电、血浆袋破损等情况。

12. 说明清洁/消毒方式。

13. 说明制冷剂的种类，必要时说明用量。

三、审查关注点

（一）血浆速冻机按蒸发器与血浆袋的接触方式可分为夹合式（平板式）和非夹合式。其中非夹合式血浆速冻机可同时参考《医用低温保存箱产品注册技术审查指导原则》的相关要求。

（二）产品电气安全、电磁兼容和主要性能指标是否执行了国家和行业的强制性标准，是否引用了适用的推荐性标准。

（三）产品的主要风险是否已经列举，并通过风险控制措施使产品的风险在合理可接受的水平之内。

（四）说明书是否符合《医疗器械说明书和标签管理规定》及相关国家标准、行业标准的规定。必须告知用户的

信息是否完整。说明书中建议提供突发事项的应急预案，如长时间断电、血浆袋破损等情况。因注册申请人在对适用范围内所包含物品进行速冻效果验证时不可能涵盖临床层面所有可能因素，故在说明书中应提示使用者在使用前对速冻效果进行相应验证，并对其速冻效果进行实时监测。

（五）说明书、标签必须标明制冷剂的种类，必要时说明用量。

四、编写单位

山东省食品药品审评认证中心。

其 他

135 医疗器械产品技术要求编写注册技术审评指导原则

（医疗器械产品技术要求编写指导原则）

根据《医疗器械监督管理条例》等相关规定，制定本指导原则。

一、基本要求

（一）医疗器械产品技术要求的编制应符合国家相关法律法规。

（二）医疗器械产品技术要求中应采用规范、通用的术语。如涉及特殊的术语，需提供明确定义，并写到"4. 术语"部分。

（三）医疗器械产品技术要求中的检验方法各项内容的编号原则上应和性能指标各项内容的编号相对应。

（四）医疗器械产品技术要求中的文字、数字、公式、单位、符号、图表等应符合标准化要求。

（五）如医疗器械产品技术要求中的内容引用国家标准、行业标准或中国药典，应保证其有效性，并注明相应标准的编号和年号以及中国药典的版本号。

二、内容要求

医疗器械产品技术要求的内容应符合以下要求：

（一）产品名称。产品技术要求中的产品名称应使用中文，并与申请注册（备案）的中文产品名称相一致。

（二）产品型号/规格及其划分说明。产品技术要求中应明确产品型号和/或规格，以及其划分的说明。

对同一注册单元中存在多种型号和/或规格的产品，应明确各型号及各规格之间的所有区别（必要时可附相应图示进行说明）。

对于型号/规格的表述文本较大的可以附录形式提供。

（三）性能指标。

1. 产品技术要求中的性能指标是指可进行客观判定的成品的功能性、安全性指标以及质量控制相关的其他指标。产品设计开发中的评价性内容（例如生物相容性评价）原则上不在产品技术要求中制定。

2. 产品技术要求中性能指标的制定应参考相关国家标准/行业标准并结合具体产品的设计特性、预期用途和质量控制水平且不应低于产品适用的强制性国家标准/行业标准。

3. 产品技术要求中的性能指标应明确具体要求，不应以"见随附资料"、"按供货合同"等形式提供。

（四）检验方法。检验方法的制定应与相应的性能指标相适应。应优先考虑采用公认的或已颁布的标准检验方法。检验方法的制定需保证具有可重现性和可操作性，需要时

明确样品的制备方法，必要时可附相应图示进行说明，文本较大的可以附录形式提供。

对于体外诊断试剂类产品，检验方法中还应明确说明采用的参考品/标准品、样本制备方法、使用的试剂批次和数量、试验次数、计算方法。

（五）对于第三类体外诊断试剂类产品，产品技术要求中应以附录形式明确主要原材料、生产工艺及半成品要求。

（六）医疗器械产品技术要求编号为相应的注册证号（备案号）。拟注册（备案）的产品技术要求编号可留空。

三、格式要求

医疗器械产品技术要求格式见附件。

附件：医疗器械产品技术要求格式

附件 医疗器械产品技术要求格式

医疗器械产品技术要求编号（宋体小四号，加粗）：

产品名称（宋体小二号，加粗）

1. 产品型号/规格及其划分说明（宋体小四号，加粗）（如适用）

1.1……（宋体小四号）

1.1.1……

……

2. 性能指标（宋体小四号，加粗）

2.1……（宋体小四号）

2.1.1……

……

3. 检验方法（宋体小四号，加粗）

3.1……（宋体小四号）

3.1.1……

……

4. 术语（宋体小四号，加粗）（如适用）

4.1……（宋体小四号）

4.2……

……

（分页）

附录A……（宋体小四号，加粗）（如适用）

1.……（宋体小四号）

1.1……

136 医疗器械临床评价注册技术审评指导原则

（医疗器械临床评价技术指导原则）

一、编制目的

医疗器械临床评价是指注册申请人通过临床文献资料、临床经验数据、临床试验等信息对产品是否满足使用要求或者适用范围进行确认的过程。本指导原则旨在为注册申请人进行临床评价及食品药品监督管理部门对临床评价资料的审评提供技术指导。

二、法规依据

（一）《医疗器械监督管理条例》（国务院令第 650 号）；

（二）《医疗器械注册管理办法》（国家食品药品监督管理总局令第 4 号）；

（三）医疗器械临床试验质量管理相关规定。

三、适用范围

本指导原则适用于第二类、第三类医疗器械注册申报时的临床评价工作，不适用于按医疗器械管理的体外诊断试剂的临床评价工作。如有针对特定产品的临床评价技术指导原则发布，则相应产品临床评价工作应遵循有关要求。

四、基本原则

临床评价应全面、客观，应通过临床试验等多种手段收集相应数据，临床评价过程中收集的临床性能和安全性数据、有利的和不利的数据均应纳入分析。临床评价的深度和广度、需要的数据类型和数据量应与产品的设计特征、关键技术、适用范围和风险程度相适应，也应与非临床研究的水平和程度相适应。

临床评价应对产品的适用范围（如适用人群、适用部位、与人体接触方式、适应症、疾病的程度和阶段、使用要求、使用环境等）、使用方法、禁忌症、防范措施、警告等临床使用信息进行确认。

注册申请人通过临床评价应得出以下结论：在正常使用条件下，产品可达到预期性能；与预期受益相比较，产品的风险可接受；产品的临床性能和安全性均有适当的证据支持。

五、列入《免于进行临床试验的医疗器械目录》产品的临床评价要求

对于列入《免于进行临床试验的医疗器械目录》（以下简称《目录》）产品，注册申请人需提交申报产品相关信息与《目录》所述内容的对比资料和申报产品与已获准境内注册的《目录》中医疗器械的对比说明。具体需提交的临床评价资料要求如下：

（一）提交申报产品相关信息与《目录》所述内容的对比资料；

（二）提交申报产品与《目录》中已获准境内注册医疗器械的对比说明，对比说明应当包括《申报产品与目录中已获准境内注册医疗器械对比表》（见附 1）和相应支持性资料。

提交的上述资料应能证明申报产品与《目录》所述的产品具有等同性。若无法证明申报产品与《目录》产品具有等同性，则应按照本指导原则其他要求开展相应工作。

六、通过同品种医疗器械临床试验或临床使用获得的数据进行分析评价要求

（一）同品种医疗器械

1. 同品种医疗器械定义

同品种医疗器械是指与申报产品在基本原理、结构组成、制造材料（有源类产品为与人体接触部分的制造材料）、生产工艺、性能要求、安全性评价、符合的国家/行业标准、预期用途等方面基本等同的已获准境内注册的产品。

申报产品与同品种医疗器械的差异不对产品的安全有效性产生不利影响，可视为基本等同。

2. 同品种医疗器械的判定

注册申请人通过同品种医疗器械临床试验或临床使用获得的数据进行分析评价，证明医疗器械安全、有效的，需首先将申报产品与一个或多个同品种医疗器械进行对比，证明二者之间基本等同。

与每一个同品种医疗器械进行对比的项目均应包括但不限于附 2 列举的项目，对比内容包括定性和定量数据、验证和确认结果，应详述二者的相同性和差异性，对差异性是否对产品的安全有效性产生不利影响，应通过申报产品自身的数据进行验证和/或确认，如申报产品的非临床研究数据、临床文献数据、临床经验数据、针对差异性在中国境内开展的临床试验的数据。相应数据的收集和分析评价应符合本部分第（三）、（四）项及相应附件要求。临床试验应符合临床试验质量管理规范相关要求。

注册申请人应以列表形式提供对比信息（格式见附

3）。若存在不适用的项目，应说明不适用的理由。

（二）评价路径

具体评价路径见附4。

（三）同品种医疗器械临床试验或临床使用获得的数据的收集

临床试验或临床使用获得的数据（以下简称临床数据）可来自中国境内和/或境外公开发表的科学文献和合法获得的相应数据，包括临床文献数据、临床经验数据。注册申请人可依据产品的具体情形选择合适的数据来源和收集方法。

1. 临床文献数据的收集

临床文献数据的收集应保证查准、查全文献。文献检索和筛选要素见附5。在文献检索开展前，需制定文献检索和筛选方案（内容及格式见附6）。在文献检索和筛选完成后，需编制文献检索和筛选报告（内容及格式见附7）。临床文献的检索和筛选应具有可重复性。文献检索和筛选人员应当具有相应的专业知识和实践经验。

2. 临床经验数据的收集

临床经验数据收集应包括对已完成的临床研究、不良事件、与临床风险相关的纠正措施等数据的收集。

（1）已完成的临床研究数据收集

按照临床研究的设计类型，可分为前瞻性研究、回顾性研究、随机对照研究、非随机对照研究、单组研究、病例报告等。

注册申请人需收集并提供伦理委员会意见（如适用）、临床研究方案和临床研究报告。

（2）不良事件数据收集

注册申请人应收集包括注册申请人建立的投诉和不良事件资料库，以及各国监管机构发布的不良事件资料库中相应不良事件数据，如国家食品药品监督管理总局发布的《医疗器械不良事件信息通报》、《医疗器械警戒快讯》，美国食品药品管理局申请人与用户机构设备使用数据库（MAUDE），英国医疗器械警报（MDA）等。

注册申请人需提供同品种医疗器械投诉及不良事件数量、投诉及不良事件的原因归类、各类别原因的投诉及不良事件数量、投诉及不良事件是否与产品有关等信息。对于严重不良事件，应以列表的形式提供事件描述、原因分析、处理方式等具体信息。

对于申报产品还需提供产品在各国上市时间、累积销售量、严重不良事件处理结果等具体信息。

（3）与临床风险相关的纠正措施数据收集

注册申请人应收集并提供同品种医疗器械与临床风险相关的纠正措施（如召回、公告、警告等）的具体信息、采取的风险控制措施等信息。

（四）同品种医疗器械临床数据分析评价

1. 数据的质量评价

注册申请人应将纳入分析的数据按照公认的临床证据水平评价标准（如牛津循证医学中心制定的临床证据水平评价标准等）进行分级。对于不适于进行产品有效性评价的部分临床数据，如适用，可用于产品安全性评价。

2. 数据集的建立

根据数据类型、数据质量的不同，可将收集的临床数据归纳成多个数据集。注册申请人亦可根据不同的评价目的分别建立数据集，如某些产品的临床性能和/或安全性存在人种差异，为评价中国人群使用该产品的安全性和/或有效性，可建立中国人群的数据集。

3. 数据的统计分析

需选择合适的数据分析方法对不同的数据集进行统计分析。多个研究结果组成的数据集的分析方法包括定性分析和定量分析。

4. 数据评价

综合不同数据集的分析结果，评价申报产品是否在正常使用条件下，产品可达到预期性能；与预期受益相比较，产品的风险是否可接受。

（五）临床评价报告

临床评价完成后需撰写临床评价报告（格式见附8），在注册申请时作为临床评价资料提交。

七、临床试验相关要求

对于在中国境内进行临床试验的医疗器械，其临床试验应在取得资质的临床试验机构内，按照医疗器械临床试验质量管理规范的要求开展。注册申请人在注册申报时，应当提交临床试验方案和临床试验报告。

对于在境外进行临床试验的进口医疗器械，如其临床试验符合中国相关法规、注册技术指导原则中相应技术要求，如样本量、对照组选择、评价指标及评价原则、疗效评价指标等要求，注册申请人在注册申报时，可提交在境外上市时提交给境外医疗器械主管部门的临床试验资料。资料至少应包括伦理委员会意见、临床试验方案和临床试验报告，申请人还需提交论证产品临床性能和/或安全性是否存在人种差异的相关支持性资料。

对于列入《需进行临床试验审批的第三类医疗器械目录》中的医疗器械应当在中国境内进行临床试验。

附：1. 申报产品与目录中已获准境内注册医疗器械对比表

2. 申报产品与同品种医疗器械的对比项目

3. 申报产品与同品种医疗器械对比表的格式

4. 通过同品种医疗器械临床试验或临床使用获得的数据进行分析评价路径

5. 文献检索和筛选要求

6. 文献检索和筛选方案

7. 文献检索和筛选报告

8. 通过同品种医疗器械临床试验或临床使用获得的数据进行的分析评价报告

附1　申报产品与目录中已获准境内注册医疗器械对比表

对比项目	目录中医疗器械	申报产品	差异性	支持性资料概述
基本原理（工作原理/作用机理）				
结构组成				
产品制造材料或与人体接触部分的制造材料				
性能要求				
灭菌/消毒方式				
适用范围				
使用方法				
……				

注：对比项目可根据实际情况予以增加。

附2　申报产品与同品种医疗器械的对比项目

（无源医疗器械）

	对比项目
无源医疗器械	1. 基本原理
	2. 结构组成
	3. 生产工艺
	4. 制造材料（如材料牌号、动物源性材料、同种异体材料、成分、药物成分、生物活性物质、符合的标准等信息）
	5. 性能要求
	6. 安全性评价（如生物相容性、生物安全性等）
	7. 产品符合的国家/行业标准
	8. 适用范围： （1）适用人群 （2）适用部位 （3）与人体接触方式 （4）适应症 （5）适用的疾病阶段和程度 （6）使用环境
	9. 使用方法
	10. 禁忌症
	11. 防范措施和警告
	12. 交付状态
	13. 灭菌/消毒方式
	14. 包装
	15. 标签
	16. 产品说明书

申报产品与同品种医疗器械的对比项目

（有源医疗器械）

对比项目
1. 基本原理 （1）工作原理 （2）作用机理
2. 结构组成 （1）产品组成 （2）核心部件
3. 生产工艺
4. 与人体接触部分的制造材料（如材料牌号、动物源性材料、同种异体材料、成分、药物成分、生物活性物质、符合的标准等信息）
5. 性能要求 （1）性能参数 （2）功能参数
6. 安全性评价（如生物相容性、生物安全性、电气安全性、辐射安全性等）
7. 软件核心功能
8. 产品符合的国家/行业标准
9. 适用范围： （1）适用人群 （2）适用部位 （3）与人体接触方式 （4）适应症 （5）适用的疾病阶段和程度 （6）使用环境
10. 使用方法
11. 禁忌症
12. 防范措施和警告
13. 灭菌/消毒方式
14. 包装
15. 标签
16. 产品说明书

（左侧竖排：有源医疗器械）

附3 申报产品与同品种医疗器械对比表的格式

对比项目	同品种医疗器械	申报产品	差异性	支持性资料概述
基本原理				
结构组成				
……				
……				
……				

注：对比项目至少应包括附件2所列全部项目。

附4　通过同品种医疗器械临床试验或临床使用获得的数据进行分析评价路径

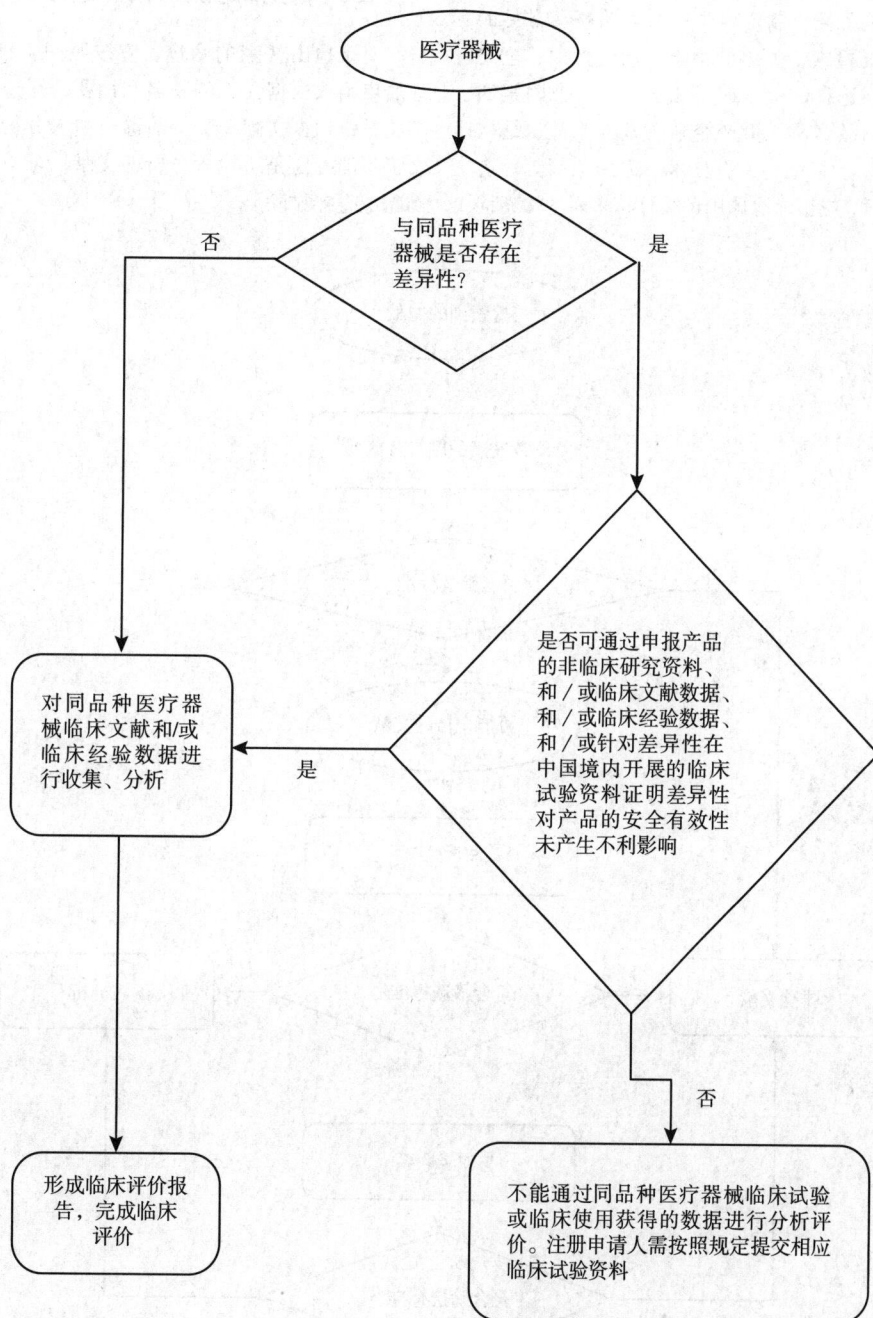

附5　文献检索和筛选要求

一、检索数据库

注册申请人需根据申报产品/同品种医疗器械的具体情况（如设计特征、适用范围等）选择检索数据库，并在方案中论述选择的理由。数据库的选择应具有全面性，可考虑的数据库类型举例如下。

1. 科学数据库：如中国期刊全文数据库、美国《医学索引》（Medline）、荷兰《医学文摘》（EM）等。

2. 临床试验数据库：如科克伦对照试验注册中心（CENTRAL）、临床试验注册资料库（Clinical Trials. gov）等。

3. 系统评价数据库：如科克伦（Cochrane）图书馆等。

4. 专业数据库：如诊断测试索引数据库（MEDION）、骨关节登记数据库等。

二、检索途径、检索词、检索词的逻辑关系

为全面、准确地检索出申报产品/同品种医疗器械的临床文献，应综合考虑检索途径的选择、检索词的选择和各检索词间逻辑关系的配置，制定科学的检索策略。常见的检索途径包括主题词检索、关键词检索、摘要检索、全文检索等。检索词应与选择的检索途径相适应，考虑因素如产品的通用名称、商品名称、生产企业、基本原理、结构组成、制造材料、设计特征、关键技术、适用范围等。进行检索词逻辑组配时，应正确地选用逻辑算符来表达检索词

之间的逻辑关系，如逻辑或（OR）扩大检索范围，逻辑与（AND）缩小检索范围。应在检索方案中论述检索途径、检索词、检索词逻辑关系的确定理由。

三、文献筛选流程和筛选标准

对于检出文献的筛选，应按照图1设定的步骤进行。注册申请人根据文献的题名和摘要，筛选出可能符合要求的文献；根据文献全文，筛选出纳入分析的文献；根据全文仍不能确定是否纳入分析的文献，可与作者联系以做出判断或直接排除。

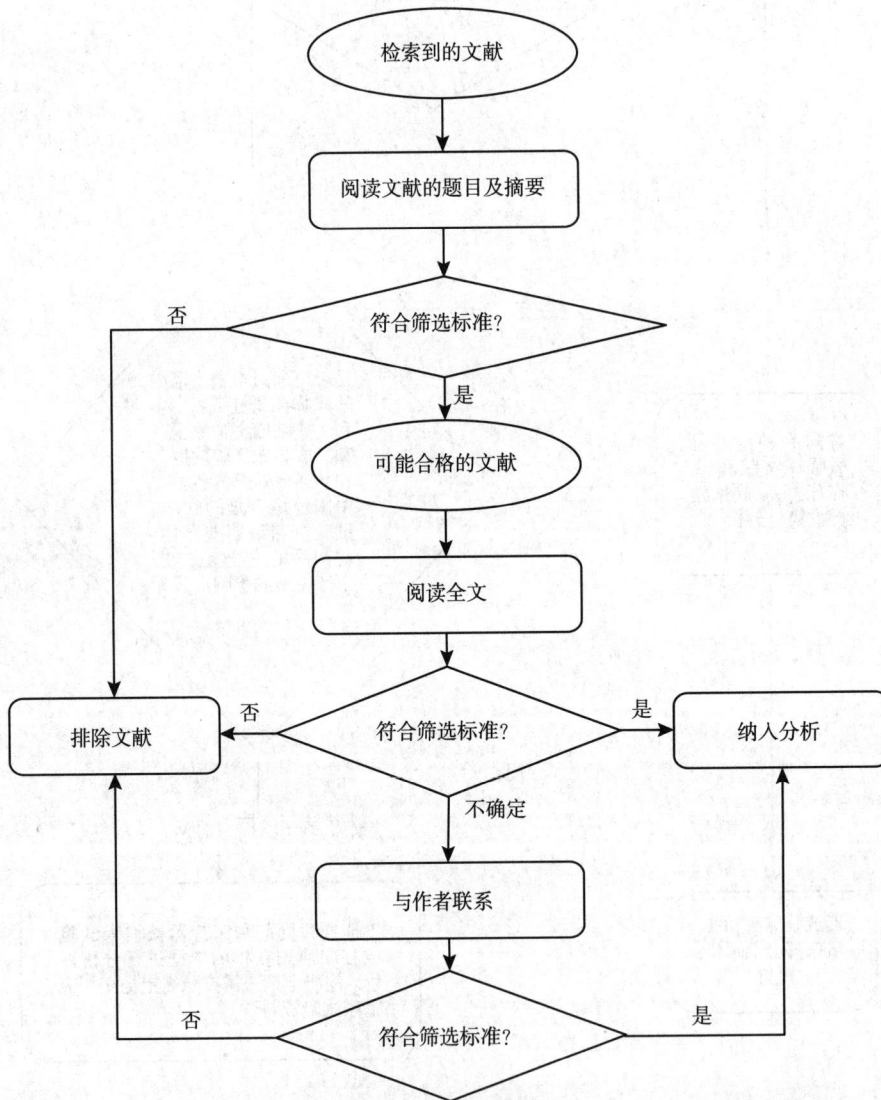

图1 文献筛选流程

文献的筛选标准，即文献的纳入和排除标准，应明确、具有可操作性。

四、文献检索和筛选结果的输出

文献检索和筛选结果的输出采用文献的引用形式且需

保持格式的一致性，文献的引用形式包括作者、题名、期刊名称、发表年代、卷数（期数）、页码等。经筛选纳入临床评价的文献应提供全文。

附6 文献检索和筛选方案

产品名称：
型号规格：
检索的时间范围：
检索数据库：
检索数据库的选择理由：
检索途径：
检索词：
检索词的逻辑组配：
检索途径、检索词、检索词的逻辑组配的确定理由：
检索结果的输出形式：
文献筛选流程：
文献的筛选标准：
文献的筛选标准的制定理由：
文献筛选结果的输出形式：
文献检索和筛选人员姓名：

附7 文献检索和筛选报告

产品名称：
型号规格：
检索的时间范围：
检索数据库：
检索途径：
检索词：
检索词的逻辑组配：
检索结果的输出：
检索偏离的描述、原因及对结果的影响：
文献筛选流程：
文献的筛选标准：
排除的文献：
排除理由：
文献筛选结果的输出：
筛选偏离的描述、原因及对结果的影响：
注：检索和筛选出的文献需以一致的格式列表，建议包含"作者题名期刊名称发表年代卷数（期数）页码"等信息。
文献检索和筛选人员签名：
时间：

附8 通过同品种医疗器械临床试验或临床使用获得的数据进行的分析评价报告

产品名称：
型号规格：
完成人员签名：

完成时间：

一、同品种医疗器械判定

申报产品与同品种医疗器械对比项目及对比表的格式见附2、3。

二、评价路径

描述进行评价的路径。

三、分析评价

注册申请人根据申报产品的具体情形选择适用的条款。

（一）申报产品与同品种医疗器械相同

论述二者的相同性。

（二）证明申报产品与同品种医疗器械的差异不对产品的安全有效性产生不利影响的支持性资料（自身非临床研究、临床文献数据、临床经验数据等）

1. 非临床研究资料
（1）研究概述；
（2）非临床研究报告，以附件形式提供。
2. 申报产品临床文献和数据收集分析资料
根据产品的具体情形选择适合的数据来源和收集方法。根据数据类型、数据质量、评价目的的不同，将收集的数据归纳成不同的数据集，进行分析和评价。按照本指导原则正文的相关要求提供各类数据的完整信息，以附件的形式提供。各数据集举例如下：
（1）临床研究数据集
数据概述：如数据来源、数据类型、数据质量等信息；
分析方法：明确具体的分析方法及选择理由；
数据分析：包括数据的汇总、分析过程、分析结果；
对分析结果的解释和评价：
附件：如涉及的文献全文、伦理委员会意见（如适用）、临床研究方案、临床研究报告等。
（2）投诉和不良事件数据集
数据概述：
分析方法：明确具体的分析方法及选择理由；
数据分析：包括数据的汇总、分析过程、分析结果；
对分析结果的解释和评价：
附件：各国上市时间、投诉及不良事件数量、投诉及不良事件的原因归类、各类别原因的投诉及不良事件数量、投诉及不良事件是否与产品有关等信息。对于严重不良事件，应以列表的形式提供事件描述、原因分析、处理方式和处理结果等具体信息。
（3）与临床风险相关的纠正措施数据集
数据概述：
数据分析和评价：
附件：与临床风险相关的纠正措施（如召回、公告、警告等）的具体信息、采取的风险控制措施等。

（4）中国人群数据集

数据概述：如数据来源等信息；

分析方法：明确具体的分析方法及选择理由；

数据分析：包括数据的汇总、分析过程、分析结果；

对分析结果的解释和评价；

附件：各类数据的完整信息。

注：数据集数量不限，由注册申请人根据实际情况编制。

（5）多个数据集的综合评价及结论

研究概述；

文献检索和筛选方案及报告；

经验数据收集和分析报告。

3. 针对差异性在中国境内开展的临床试验资料

（1）试验概述；

（2）临床试验方案和临床试验报告。

4. 其他支持性资料

（1）资料概述；

（2）资料全文。

5. 结论

四、同品种医疗器械临床试验或临床使用数据分析

根据同品种医疗器械的具体情形选择适合的临床文献数据、临床经验数据来源和收集方法。根据数据类型、数据质量、评价目的的不同，将收集的数据归纳成不同的数据集，进行分析和评价。按照本指导原则正文的相关要求提供各类数据的完整信息，以附件的形式提供。各数据集举例如下：

（一）临床研究数据集

数据概述：如数据来源、数据类型、数据质量等信息；

分析方法：明确具体的分析方法及选择理由；

数据分析：包括数据的汇总、分析过程、分析结果；

对分析结果的解释和评价；

附件：如涉及的文献全文、伦理委员会意见（如适用）、临床研究方案、临床研究报告等。

（二）投诉和不良事件数据集

数据概述：

分析方法：明确具体的分析方法及选择理由；

数据分析：包括数据的汇总、分析过程、分析结果；

对分析结果的解释和评价；

附件：投诉及不良事件数量、投诉及不良事件的原因归类、各类别原因的投诉及不良事件数量、投诉及不良事件是否与产品有关等信息。对于严重不良事件，应以列表的形式提供事件描述、原因分析、处理方式等具体信息。

（三）与临床风险相关的纠正措施数据集

数据概述：

数据分析和评价；

附件：与临床风险相关的纠正措施（如召回、公告、警告等）的具体信息、采取的风险控制措施等。

（四）中国人群数据集

数据概述：如数据来源等信息；

分析方法：明确具体的分析方法及选择理由；

数据分析：包括数据的汇总、分析过程、分析结果；

对分析结果的解释和评价；

附件：各类数据的完整信息。

注：数据集数量不限，由注册申请人根据实际情况编制。

（五）多个数据集的综合评价及结论

研究概述；

文献检索和筛选方案及报告；

经验数据收集和分析报告。

（六）结论

五、结论

六、其他需要说明的问题（如适用）

137　医疗器械软件注册技术审评指导原则

（医疗器械软件注册技术审查指导原则）

本指导原则旨在指导制造商提交医疗器械软件注册申报资料，同时规范医疗器械软件的技术审评要求。

本指导原则是对医疗器械软件的一般性要求，制造商应根据医疗器械软件的特性提交注册申报资料，判断指导原则中的具体内容是否适用，不适用内容详述理由。制造

商也可采用其他满足法规要求的替代方法，但应提供详尽的研究资料和验证资料。

本指导原则是在现行法规和标准体系以及当前认知水平下、并参考了国外法规与指南、国际标准与技术报告制定的。随着法规和标准的不断完善，以及认知水平和技术

能力的不断提高，相关内容也将适时进行修订。

本指导原则是对制造商和审查人员的指导性文件，不包括审评审批所涉及的行政事项，亦不作为法规强制执行，应在遵循相关法规的前提下使用本指导原则。

本指导原则针对软件的特殊性，在现行法规要求下进一步明确了对医疗器械软件的要求，特别是对软件更新、软件版本的要求。本指导原则是医疗器械软件的通用指导原则，其他涉及软件医疗器械产品的指导原则可在本指导原则基础上进行有针对性的调整、修改和完善。

一、范围

本指导原则适用于医疗器械软件的注册申报，包括第二类、第三类医疗器械产品，适用的软件开发方式包括自主开发、部分采用现成软件和全部采用现成软件。

医疗器械软件包括独立软件和软件组件。独立软件：作为医疗器械或其附件的软件；软件组件：作为医疗器械或其部件、附件组成的软件。

独立软件应同时具备以下三个特征：具有一个或多个医疗用途，无需医疗器械硬件即可完成预期用途，运行于通用计算平台。独立软件包括通用型软件和专用型软件，其中通用型软件基于通用数据接口与多个医疗器械产品联合使用，如 PACS、中央监护软件等；而专用型软件基于通用、专用的数据接口与特定医疗器械产品联合使用，如 Holter 数据分析软件、眼科显微镜图像处理软件等。

软件组件应同时具备以下两个特征：具有一个或多个医疗用途，控制（驱动）医疗器械硬件或运行于专用（医用）计算平台。软件组件包括嵌入式软件和控制型软件，其中嵌入式软件（即固件）运行于专用（医用）计算平台，控制（驱动）医疗器械硬件，如心电图机所含软件、脑电图机所含软件等；而控制型软件运行于通用计算平台，控制（驱动）医疗器械硬件，如 CT 图像采集工作站软件、MRI 图像采集工作站软件等。

软件组件也可兼具处理功能。专用型独立软件可单独注册，也可随医疗器械产品注册，此时视为软件组件。

二、基本原则

软件没有物理实体，在开发和使用过程中人为因素影响无处不在，软件测试由于时间和成本的限制不能穷尽所有情况，所以软件缺陷无法避免。同时，软件更新频繁且迅速，轻微更新也可能导致严重后果，而且还存在退化问题（即每修复若干个缺陷就会产生一个新缺陷），所以软件缺陷无法根除。因此，软件缺陷可视为软件的固有属性之一，软件的质量问题不容忽视。

鉴于软件的特殊性，医疗器械软件只有综合考虑风险管理、质量管理和软件工程的要求才能保证安全性与有效性。

医疗器械软件的风险水平采用软件安全性级别（YY/T 0664《医疗器械软件 软件生存周期过程》）进行分级，软

件安全性级别基于软件损害严重度分为：

A 级：不可能对健康有伤害和损坏；

B 级：可能有不严重的伤害；

C 级：可能死亡或严重伤害。

软件安全性级别应结合软件的预期用途、使用环境和核心功能（软件在预期使用环境完成预期用途所必需的功能）进行判定。其中预期用途主要考虑软件的临床用途（如诊断、治疗、监护、筛查等）和重要程度（如重要作用、辅助作用、补充作用等），使用环境主要考虑软件的使用场所（如医院、家庭等）、疾病类型（如严重性、紧迫性、传染性等）、患者人群（如成人、儿童、老年、女性等）和用户类型（如专业用户、普通用户、患者等），核心功能主要考虑软件的功能类型（如控制驱动、处理分析等）、实现方法（如 CT 图像重建采用滤波反投影算法还是迭代算法，异常识别采用常规图像处理算法还是人工智能算法等）和复杂程度（如算法规模、参数数量、运算速度等）。

软件安全性级别也可根据风险管理所确定的风险等级进行判定，软件安全性级别与风险等级的分级可以不同，但二者存在对应关系，因此可根据风险等级来判定软件安全性级别。

制造商应在采取风险缓解措施之前判定软件安全性级别，并结合质量管理体系要求，建立与软件安全性级别相匹配的软件生存周期过程，包括软件开发过程、软件维护过程、配置管理过程、风险管理过程和问题解决过程。同时，制造商可采用良好软件工程实践完善质量管理体系要求，保证软件质量。另外，制造商应保证软件自身的信息安全，确保健康数据的保密性、完整性和可得性。

制造商应基于软件安全性级别提交相应注册申报资料。注册申报资料均源自软件生存周期过程所形成的文件资料，详尽程度取决于软件的安全性级别和复杂程度。

独立软件和软件组件尽管在结构和功能上有所不同，风险情况也不尽相同，但软件生存周期过程基本一致，故二者注册申报资料要求的基本原则相同，具体要求有所差异。

三、软件描述文档

软件描述文档基于 YY/T 0664《医疗器械软件 软件生存周期过程》予以制定，用于自主开发医疗器械软件的产品注册。软件描述文档包括基本信息、实现过程和核心算法（详见表1）。

（一）基本信息

1. 软件标识

明确软件的名称、型号规格、发布版本、制造商和生产地址。软件组件标识为制造商质量控制所用标识。

2. 安全性级别

明确软件安全性级别（A级、B级、C级），详述确定理由。

3. 结构功能

依据软件设计规范（SDS）提供体系结构图和用户界

面关系图（如适用）。

体系结构图用于图示组成模块之间、组成模块与外部接口之间的关系，依据体系结构图描述组成模块（注明选装、模块版本）的功能、模块关系和外部接口。

用户界面关系图用于描述用户界面之间的关系，依据用户界面关系图（如不适用则为体系结构图）描述临床功能模块（注明选装、模块版本）的功能和模块关系。

4. 硬件拓扑

依据软件设计规范（SDS）提供物理拓扑图，图示并描述软件（或组成模块）、通用计算机、医疗器械硬件之间的物理连接关系。

5. 运行环境

明确软件运行所需的硬件配置、软件环境和网络条件。其中硬件配置包括处理器、存储器和外设器件，软件环境包括系统软件、支持软件和安全软件，网络条件包括网络架构（BS、CS）、网络类型（广域网、局域网、个域网）和带宽。

6. 适用范围

独立软件描述软件的适用范围，软件组件描述医疗器械产品的适用范围。进口医疗器械软件描述原产国情况。

7. 禁忌症

独立软件描述软件的禁忌症或使用限制，软件组件描述医疗器械产品的禁忌症或使用限制。进口医疗器械软件描述原产国情况。

8. 注册历史

独立软件描述中国注册情况（列明历次注册的发布版本和注册证号）和原产国注册情况（如适用，列明历次注册的日期、发布版本和管理类别），在其它主要国家和地区的注册情况也可提供。软件组件描述医疗器械产品的注册情况。

（二）实现过程

1. 开发概述

明确软件开发所用的语言、工具和方法，其中工具描述支持软件（含开源软件）和应用软件（第三方软件）的名称、完整版本和供应商。同时明确开发人员数量、开发时间、工作量（人月数）和代码行总数。

2. 风险管理

依据风险管理相关标准提供软件风险分析报告和软件风险管理报告，风险管理资料另附原始文件。软件组件提供医疗器械产品的风险管理资料。

3. 需求规范

A 级提供软件需求规范（SRS）关于软件功能的要求，B 级和 C 级提供软件需求规范全文。软件需求规范另附原始文件。软件组件如无单独的软件需求规范，可提供医疗器械产品的需求规范。

4. 生存周期

A 级提供软件开发生存周期计划摘要，描述开发各阶段的划分情况和工作任务。B 级在 A 级基础上提供配置管理计划摘要和维护计划摘要，描述所用的工具和流程。C

级在 B 级基础上提供设计历史文档集索引表（DHF）。

生存周期也可提交制造商软件生存周期过程文件或 YY/T 0664《医疗器械软件 软件生存周期过程》等过程标准的核查表，用于替代相应描述。

5. 验证与确认

验证是指通过提供客观证据认定软件某开发阶段的输出满足输入要求，包括代码检查、设计评审、测试等质量保证活动。确认是指通过提供客观证据认定软件满足用户需求和预期用途，通常是指在真实或模拟使用环境进行的用户测试。可追溯性分析是指追踪需求规范、设计规范、源代码、测试、风险管理之间的关系，分析已识别关系的正确性、一致性、完整性和准确性。

A 级提供系统测试、用户测试的计划和报告摘要，描述测试的条件、工具、方法、通过准则和结果。B 级提供系统测试、用户测试的计划和报告，概述开发各阶段的验证活动，描述所用的工具、方法和任务。C 级在 B 级基础上提供可追溯性分析报告（追溯需求规范、设计规范、测试、风险管理的关系表）。

系统测试和用户测试的计划和报告另附原始文件。测试报告关于测试记录的内容可以提供一个测试记录样例和完整的测试记录清单。验证活动也可提交制造商软件质量保证计划文件，用于替代相应描述。

6. 缺陷管理

A 级描述缺陷管理的工具和流程，明确软件本次注册已知的缺陷总数和剩余缺陷数。B 级和 C 级在 A 级基础上列明已知剩余缺陷情况，证明全部已知剩余缺陷的风险均是可接受的。已知剩余缺陷情况可另附原始文件。

7. 更新历史

A、B、C 级均应描述软件版本命名规则，明确软件版本的全部字段及字段含义，确认软件完整版本和软件发布版本。

A 级列明软件本次注册与前次注册之间历次软件更新的完整版本、日期和类型。B 级在 A 级基础上详述历次软件更新的具体更新内容。C 级列明软件历次注册时历次软件更新的完整版本、日期、类型和具体更新内容。

进口医疗器械软件描述原产国的更新情况，首次产品注册描述软件开发阶段的更新情况。更新历史可另付原始文件。

8. 临床评价

临床评价资料另附原始文件。

（三）核心算法

依据软件设计规范（SDS）和说明书列明核心算法的名称、类型、用途和临床功能。

核心算法是指实现软件核心功能（软件在预期使用环境完成预期用途所必需的功能）所必需的算法，包括但不限于成像算法、后处理算法和人工智能算法。其中成像算法是指用于获取医学图像或数据的算法，后处理算法是指改变原始医学图像或数据产生新临床信息的算法，人工智能算法是指采用人工智能技术进行医学图像或数据分析的算法。

算法类型包括公认成熟算法和全新算法。其中公认成熟算法是指源自公开文献资料、原理简单明确、上市多年且无不良事件的算法，而全新算法是指源自临床研究、科学研究的新算法。

核心算法详尽程度取决于安全性级别和算法类型。当安全性级别为 A 级时，公认成熟算法和全新算法均列明算法的名称、类型、用途和临床功能。当安全性级别为 B 级和 C 级时，公认成熟算法列明算法的名称、类型、用途和临床功能，全新算法在公认成熟算法基础上提供安全性与有效性的验证资料（表1）。

四、软件更新

（一）基本考量

医疗器械软件更新是指制造商在整个软件生存周期过程中对软件所做的任一修改。软件更新类型从不同角度出发有不同划分方法。从更新的结果和影响角度出发，软件更新可分为：

1. 重大更新：影响到医疗器械安全性或有效性的软件更新；

2. 轻微更新：不影响医疗器械安全性与有效性的软件更新。

从更新的目的和范围角度出发，软件更新可分为增强类更新和纠正类更新，其中增强类更新又可分为适应型更新和完善型更新，纠正类更新又可分为纠正型更新和预防型更新（改自 GB/T 20157《信息技术 软件维护》）：

1. 适应型更新：医疗器械软件上市后，为适应新的运行环境而进行的软件更新；

2. 完善型更新：医疗器械软件上市后，为改变功能、性能等软件属性而进行的软件更新；

3. 纠正型更新：医疗器械软件上市后，为修正软件已知缺陷而进行的软件更新；

4. 预防型更新：医疗器械软件上市后，为修正软件潜在未知缺陷以避免出现运行故障而进行的软件更新。

同时，有两种特殊情况需要考虑：

1. 构建（Build）：是指软件编译生成一个工作版本，符合软件更新的定义，通过质量管理体系进行控制，申报资料要求与纠正类更新相同。下文如无特别说明，纠正类更新均包含构建；

表1 软件描述文档框架

描述文档		A 级	B 级	C 级
基本信息	软件标识	明确软件名称、型号规格、发布版本、制造商和生产地址		
	安全性级别	明确软件安全性级别，详述确定理由		
	结构功能	依据体系结构图描述软件组成模块，依据用户界面关系图描述软件临床功能模块		
	硬件拓扑	依据物理拓扑图描述软件、通用计算机和医疗器械硬件的物理连接关系		
	运行环境	明确软件运行所需的硬件配置、软件环境和网络条件		
	适用范围	明确软件的适用范围，进口软件描述原产国情况		
	禁忌症	明确软件的禁忌症或使用限制，进口软件描述原产国情况		
	注册历史	明确软件在中国和原产国的注册情况		
实现过程	开发概述	明确开发语言、工具、方法，以及人员、时间、工作量、代码行数		
	风险管理	提供风险管理资料		
	需求规范	提供需求规范的功能要求	提供需求规范全文	
	生存周期	提供开发生存周期计划摘要	提供开发生存周期计划、配置管理计划和维护计划的摘要	提供开发生存周期计划、配置管理计划和维护计划的摘要，以及设计历史文档集索引表
	验证与确认	提供系统测试、用户测试的计划与报告摘要	概述开发各阶段的验证活动，提供系统测试、用户测试的计划与报告	概述开发各阶段的验证活动，提供系统测试、用户测试的计划与报告，以及可追溯性分析报告
	缺陷管理	描述缺陷管理流程，明确已知的缺陷总数和剩余缺陷数	描述缺陷管理流程，明确已知的缺陷总数和剩余缺陷数，列明已知剩余缺陷情况	
	更新历史	明确版本命名规则，列明本次与前次注册之间历次软件更新的完整版本、日期和类型	明确版本命名规则，列明本次与前次注册之间历次软件更新的完整版本、日期、类型和具体更新内容	明确版本命名规则，列明历次注册时历次软件更新的完整版本、日期、类型和具体更新内容
	临床评价	提供临床评价资料		
核心算法		列明算法的名称、类型、用途和临床功能	公认成熟算法列明算法的名称、类型、用途和临床功能，全新算法在公认成熟算法基础上提供安全性与有效性的验证资料	

2. 涉及召回：包括软件更新导致医疗器械召回、召回处理措施所引发的软件更新，这两种情况均属于重大更新，应按照医疗器械召回的相关法规处理，不属于本指导原则讨论范围。

本指导原则关注软件的安全性与有效性，将软件更新分为：

1. 重大软件更新：影响到医疗器械安全性或有效性的增强类更新，即重大增强类软件更新；

2. 轻微软件更新：不影响医疗器械安全性与有效性的增强类更新和纠正类更新，即轻微增强类软件更新和纠正类软件更新。

（二）重大软件更新

根据定义，凡是影响到医疗器械安全性或有效性的软件更新均为重大软件更新。具体而言，软件更新如影响到医疗器械的预期用途、使用环境或核心功能均为重大软件更新。

本指导原则所述重大软件更新包括以下情形之一：

1. 适应型软件更新：软件运行平台跨越互不兼容的计算平台（包括硬件和软件），如操作系统软件由 Windows 变为 iOS、32 位计算平台变为 64 位计算平台、常规计算平台变为移动计算平台等，而系统软件和支持软件的补丁一般不视为重大软件更新，除非影响到医疗器械的安全性或有效性。

2. 完善型软件更新：影响到用户临床决策（包括决策能力、决策结果、决策流程和用户临床行动），或者影响到人员安全（包括患者、用户和其他相关人员），包括但不限于：

（1）临床功能改变，如新增临床应用、新增运行模式、采用新核心算法等；

（2）软件输出结果改变，如医学图像或数据质量改变、用户界面增加临床信息等；

（3）用户使用习惯改变，如用户原有临床工作流程改变、用户界面布局改变等；

（4）影响到患者安全，如采用新的软件安全标准、用户界面增加报警信息等。

而核心算法运算速度的单纯性提高、临床工作流程的可配置化（即用户可以保留原有临床工作流程）、用户界面的文字性修改，除非影响到医疗器械的安全性或有效性，一般不视为重大更新。

3. 其他软件更新：软件的安全性级别、体系结构、用户界面关系或物理拓扑发生改变。

重大软件更新的范围会随着认知水平与技术能力的提高、不良事件与召回事件的分析进行动态调整。

（三）软件更新要求

医疗器械软件发生重大软件更新应进行许可事项变更，而发生轻微软件更新通过质量管理体系进行控制，无需进行注册变更，待到下次注册（注册变更和延续注册）时提交相应申报资料。

已注册的医疗器械软件在后续注册（注册变更和延续注册）时应根据软件更新情况提交相应申报资料：

1. 重大软件更新

软件发生重大软件更新应提交软件更新描述文档，包括基本信息、实现过程和核心算法（详见表2）。

表2　软件更新描述文档框架

软件描述文档		申报要求
基本信息	软件标识	明确软件本次注册情况，如改变详述更新内容
	安全性级别	明确软件本次注册情况，如改变详述更新理由并按更新后的安全性级别提交资料
	结构功能	明确软件本次注册情况，如改变详述更新内容
	硬件拓扑	明确软件本次注册情况，如改变详述更新内容
	运行环境	明确软件本次注册情况，如改变详述更新内容
	适用范围	明确软件本次注册情况，如改变详述更新内容
	禁忌症	明确软件本次注册情况，如改变详述更新内容
	注册历史	明确软件本次注册情况
实现过程	开发概述	明确软件本次注册情况，如改变详述更新内容
	风险管理	提供更新部分的风险管理资料，包含对整体的影响分析
	需求规范	提供更新部分的需求规范
	生存周期	提供软件维护流程和配置管理流程
	验证与确认	提供更新部分的验证与确认资料，包含对整体影响的确认
	缺陷管理	提供缺陷管理流程，明确本次注册已知剩余缺陷情况
	更新历史	明确版本命名规则，详述软件具体更新内容
	临床评价	提供更新部分的临床评价资料
核心算法		提供更新部分的核心算法

2. 轻微软件更新

软件发生轻微软件更新时，轻微增强类软件更新同样应提交软件更新描述文档，而纠正类软件更新应提交软件更新情况说明、回归测试计划与报告、新增已知剩余缺陷情况说明。

软件同时发生多种类型的软件更新，应按照风险从高原则提交申报资料，即同时发生重大软件更新和轻微软件更新则按照重大软件更新处理，同时发生增强类软件更新和纠正类软件更新则按照增强类软件更新处理。

医疗器械软件的重新开发（即制造商弃用原有软件）不属于软件更新，应按照医疗器械产品注册的要求提交申报资料。

五、软件版本

（一）基本考量

软件没有物理实体，只能通过状态管理保证质量，而软件版本用于标识软件状态，控制软件更新，进而保证软件质量，因此软件版本与软件是相互对应的表里关系，即软件版本是软件标识不可或缺的组成部分，也是实现医疗器械软件可追溯性的重要工具。

制造商无论采用何种名称和形式（如修订号、构建号、发布日期等），只要用于标识软件状态均视为软件版本。制造商制定软件版本命名规则除了考虑医疗器械产品自身特点、质量管理体系要求之外，还要考虑监管的要求，即软件版本命名规则能够区分软件更新类型，可以确认软件完整版本和软件发布版本：

1. 软件完整版本：体现重大增强类软件更新、轻微增强类软件更新、纠正类软件更新和构建（如适用）；

2. 软件发布版本：软件发行所用的标识版本，仅体现重大增强类软件更新（即重大软件更新）。

软件发布版本发生改变应进行许可事项变更，软件完整版本发生改变但软件发布版本未变无需进行注册变更。例如，软件版本命名规则为 X.Y.Z.B，其中 X 表示重大增强类软件更新，Y 表示轻微增强类软件更新，Z 表示纠正类软件更新，B 表示构建，则软件完整版本为 X.Y.Z.B，软件发布版本为 X，此时 X 发生变化应进行许可事项变更，而 Y、Z 和 B 发生变化无需进行注册变更。

软件版本命名规则同样遵循风险从高原则，即不能区分重大软件更新和轻微软件更新则按照重大软件更新处理，不能区分增强类软件更新和纠正类软件更新则按照增强类软件更新处理。

（二）软件版本要求

制造商应出具软件版本命名规则真实性声明，明确软件版本的全部字段及字段含义，确认软件完整版本和软件发布版本。

制造商应在说明书中明确软件发布版本。

对于独立软件（含专用型独立软件视为软件组件的情况）和控制型软件组件，制造商应在登录界面、主界面、"关于"或"帮助"等界面体现软件完整版本和软件发布版本。

六、现成软件

（一）基本考量

随着信息技术的快速发展，医疗器械产品使用现成软件的情况越来越普遍，但现成软件不能完全满足医疗器械产品的预期用途，而且制造商未对现成软件进行完整生存周期控制，因此使用现成软件风险相对较高。由于要对医疗器械产品最终的安全性与有效性负责，制造商应采用基于风险的方法保证现成软件的质量和安全。

现成软件分为：

1. 成品软件：已开发且通常可得到的，但制造商未进行完整生存周期控制的软件，包含商业软件和免费软件；

2. 遗留软件：制造商以前开发但现在不能得到足够开发记录的软件；

3. 外包软件：制造商委托第三方开发的定制软件。

目前，本指导原则所述的现成软件仅限于应用软件，今后将在适当时机下扩至系统软件和支持软件。但制造商应保证系统软件和支持软件的质量和安全。

（二）现成软件要求

医疗器械软件的开发方式不同，采用的现成软件类型不同，软件质量保证措施也不同，注册申报资料亦有所差异。

1. 部分采用现成软件

对于部分采用现成软件的方式，三种现成软件的要求相同，制造商均应在软件描述文档相应条款中描述（详见表3）。

表3　部分现成软件框架

安全性级别	A 级	B 级	C 级
软件描述文档条款	软件标识、结构功能、风险管理、验证与确认、更新历史	软件标识、结构功能、需求规范、风险管理、生存周期、验证与确认、缺陷管理、更新历史、核心算法	

（1）软件标识

A、B、C 级明确现成软件的名称、型号规格、发布版本、供应商和生产地址。

（2）结构功能

A、B、C 级注明组成模块、临床功能模块所用现成软件的名称、发布版本和类型。

（3）风险管理

A、B、C 级提供现成软件的风险管理资料。

（4）需求规范

B 级和 C 级提供现成软件的需求规范资料。

（5）生存周期

B 级和 C 级在开发生存周期计划、配置管理计划和维护计划中明确现成软件的要求。

（6）验证与确认

A、B、C 级提供现成软件的验证与确认资料。

（7）缺陷管理

B 级和 C 级明确现成软件的缺陷管理流程和已知剩余缺陷情况。

（8）更新历史

A、B、C 级明确现成软件的版本命名规则。

（9）核心算法

B 级和 C 级列明现成软件核心算法的名称（或编号）、用途和临床功能，全新临床功能提供安全性与有效性的验证资料。

2. 全部采用现成软件

对于全部采用现成软件的方式，三种现成软件的要求有所不同：

（1）成品软件：制造商应提供外购合同复印件或声明、软件描述文档（不适用条款说明理由），成品软件如已在中国上市提供注册证复印件；

（2）遗留软件：制造商应提供遗留软件证明性文件（如 YY/T 0664 或 IEC 62304 实施之前的注册证或上市批书复印件）、软件描述文档（不适用条款说明理由）、上市后临床评价资料；

（3）外包软件：制造商应提供外包合同复印件或声明、软件描述文档（不适用条款说明理由）。

（三）现成软件更新要求

现成软件的更新类型、更新注册要求和风险从高原则与自主开发软件相同，注册申报资料要求与自主开发软件有所差异。

现成软件发生重大软件更新时，应参照自主开发软件重大软件更新要求提交现成软件更新描述文档，不适用条款说明理由。现成软件发生轻微软件更新时，轻微增强类软件更新同样应提交现成软件更新描述文档，而纠正类软件更新与自主开发软件纠正类软件更新要求相同。

对于部分采用现成软件的情况，自主开发的软件发生更新按照自主开发软件更新要求提交相应申报资料，现成软件发生更新按照现成软件更新要求提交相应申报资料。

（四）现成软件版本要求

现成软件版本同样要考虑监管要求和遵循风险从高原则。现成软件供应商的软件版本命名规则如符合监管要求，制造商可直接采用现成软件供应商的版本命名规则。

制造商应在软件版本命名规则真实性声明中明确现成软件的版本命名规则、完整版本和发布版本。

七、注册单元与检测单元

（一）注册单元划分原则

1. 独立软件

独立软件的注册单元以管理类别、预期用途、处理对象和临床功能模块作为划分原则。

（1）不同管理类别的独立软件应作为不同注册单元，在无法分割的情况下可作为一个注册单元并按照较高管理类别注册申报。

（2）不同预期用途的独立软件应作为不同注册单元，

按照预期用途大体上可分为治疗计划类、诊断类、监护类和信息管理类。

（3）不同处理对象的独立软件应作为不同注册单元，按照处理对象大体上可分为图像类和数据类。

（4）对于功能庞大复杂的独立软件，应依据临床功能模块的类型和数量划分注册单元，每个注册单元所含模块的数量应适中。按照模块功能可分为平台功能软件和特定功能软件，其中平台功能软件作为软件平台提供基本功能和共用功能，支持多种模式的图像或数据，而特定功能软件运行于平台功能软件并提供特定功能，支持单一模式的图像或数据，或实现某一特定预期用途。

例如，某 PACS 包含数十个独立的临床功能模块，并含有 CAD 类模块，可以拆分为一个平台功能软件和多个特定功能软件，其中 CAD 类模块应作为单独的注册单元。

2. 软件组件

软件组件不符合医疗器械的定义，不宜单独注册申报，应随医疗器械产品注册申报，注册单元与医疗器械产品相同。

专用型独立软件视为软件组件时，要求与软件组件相同。

（二）检测单元划分原则

检测单元是指同一注册单元内用于检测的代表产品。

1. 独立软件

独立软件的检测单元原则上与注册单元一致，但如有多个运行环境或多个发布版本，则每个互不兼容的运行环境或每个互不涵盖的发布版本均应作为一个检测单元。

2. 软件组件

软件组件的检测单元原则上与医疗器械产品一致，但医疗器械产品如包含多个软件组件或多个发布版本的软件组件，则每个软件组件或每个发布版本的软件组件均应作为一个检测单元，除非检测单元完整覆盖注册单元全部情况。

专用型独立软件视为软件组件时，检测单元原则上与软件组件相同，但如有多个运行环境，则每个互不兼容的运行环境均应作为一个检测单元。

八、注册申报资料要求

本指导原则未提及的注册申报资料应符合《关于公布医疗器械注册申报资料要求和批准证明文件格式的公告》的要求。

（一）产品注册

1. 产品名称与结构组成

（1）独立软件

产品名称应为通用名称，并符合相关法规、规范性文件的要求，可以结合人体部位（如胸部、心脏等）、临床科室（如骨科、神经外科等）、处理对象（如 CT 图像、MRI 图像、心电数据等）和功能用途（如计划、处理、CAD 等）进行命名。

结构组成应包括物理组成和逻辑组成，其中物理组成描述软件的存储介质或交付方式，如光盘、U 盘、预装于计算机交付或网络下载交付等；逻辑组成描述软件的临床功能模块，包括服务器（如适用）和客户端，注明选装和模块版本。

（2）软件组件

软件组件无相应要求。

专用型独立软件视为软件组件时，软件名称与独立软件要求相同，结构组成应明确软件的名称、型号规格和发布版本。

2. 软件研究资料

制造商应单独提供一份软件描述文档，具体要求详见第三节。

鉴于进口医疗器械软件不一定在中国同步注册，即该软件在境外已多次注册变更但在中国为首次产品注册，此时软件描述文档应涵盖申报范围内的全部研究资料。

3. 软件版本

制造商应单独出具一份软件版本命名规则真实性声明，具体要求详见第五节。

对于独立软件（含专用型独立软件视为软件组件的情况）和控制型软件组件，注册检测报告应包含软件完整版本和软件发布版本的界面照片。对于进口医疗器械软件，制造商应提供此发布版本软件在原产国获准上市的证明性文件。

4. 产品技术要求

（1）独立软件

独立软件产品技术要求应在"产品型号/规格及其划分说明"中明确软件的名称、型号规格、发布版本和版本命名规则，而"性能指标"分为通用要求、质量要求、专用要求和安全要求，其中通用要求应根据软件自身特性进行规范，质量要求应符合 GB/T 25000.51《软件工程 软件产品质量要求与评价（SQuaRE）商业现货（COTS）软件产品的质量要求与测试细则》的要求，专用要求应符合相关性能标准（如放射治疗）的要求，安全要求应符合相关安全标准（如报警、放射治疗）的要求。

独立软件产品技术要求模板详见附录 I。

（2）软件组件

软件组件应在医疗器械产品技术要求中进行规范，其中"产品型号/规格及其划分说明"应明确软件的名称、型号规格、发布版本、版本命名规则、运行环境（控制型软件组件适用，包括硬件配置、软件环境和网络条件），而"性能指标"应明确软件全部临床功能纲要。

专用型独立软件视为软件组件时，要求与软件组件相同（运行环境适用）。

5. 临床评价资料

（1）独立软件

独立软件应依据《医疗器械临床评价技术指导原则》提交临床评价资料，不适用条款说明理由。对于采用人工智能算法实现的功能（如计算机辅助检测、分类和诊断等 CAD 类功能），应提交基于临床试验的临床评价资料。

制造商可以选取已上市医疗器械产品所含的同类软件功能进行实质等同对比。

（2）软件组件

软件组件应与医疗器械产品整体开展临床评价工作，提交医疗器械产品的临床评价资料。软件组件的处理功能可随医疗器械产品进行临床评价，也可单独进行临床评价，此时要求与独立软件相同。

专用型独立软件视为软件组件时，要求与软件组件的处理功能相同。

6. 现成软件（如适用）

现成软件的申报要求和版本要求详见第六节。

7. 说明书

说明书应符合相关的法规、规范性文件、国家标准、行业标准的要求，体现软件全部功能（包含安全功能），明确软件发布版本。

（二）许可事项变更

1. 变更情况声明

明确软件和现成软件（如适用）的版本命名规则、完整版本、发布版本和发布版本变更情况。

2. 软件研究资料

医疗器械许可事项变更应根据软件更新情况提交软件变化部分对产品安全性与有效性影响的研究资料：

（1）涉及重大软件更新：单独提交一份软件更新描述文档，具体要求详见第四节；

（2）涉及轻微增强类软件更新：单独提交一份软件更新描述文档，具体要求详见第四节；

（3）仅发生纠正类软件更新：提交纠正类软件更新申报资料，具体要求详见第四节；

（4）未发生软件更新：出具真实性声明。

3. 产品技术要求

（1）独立软件

独立软件产品技术要求应体现软件更新情况，包括"产品型号/规格及其划分说明"、"性能指标"和"附录"。

（2）软件组件（如适用）

医疗器械产品技术要求应体现软件更新情况，包括"产品型号/规格及其划分说明"中的软件信息、"性能指标"中的软件要求。

专用型独立软件视为软件组件时，要求与软件组件相同。

4. 现成软件（如适用）

医疗器械许可事项变更应根据现成软件更新情况提交软件变化部分对产品安全性与有效性影响的研究资料：

（1）涉及重大软件更新：单独提交一份现成软件更新描述文档，具体要求详见第六节；

（2）涉及轻微增强类软件更新：单独提交一份现成软件更新描述文档，具体要求详见第六节；

（3）仅发生纠正类软件更新：提交纠正类软件更新申报资料，具体要求详见第四节；

（4）未发生软件更新：出具真实性声明。

5. 说明书（如适用）

说明书应体现软件全部功能（包含安全功能），明确软件发布版本，提供变化情况说明。

（三）延续注册

1. 产品未变化声明

明确软件和现成软件（如适用）的版本命名规则、完整版本和发布版本。

2. 产品分析报告（如适用）

根据已注册医疗器械软件在后续注册时应提交软件更新资料的要求，医疗器械延续注册产品分析报告第（六）项应提交相应软件更新资料：

（1）涉及轻微增强类软件更新：单独提交一份软件更新描述文档、现成软件更新描述文档，具体要求详见第四节、第六节；

（2）仅发生纠正类软件更新：提交纠正类软件更新申报资料，具体要求详见第四节。

3. 特殊情形

本次注册如涉及重大软件更新，前次注册所批准的事项可以延续注册。

九、参考文献

［1］《医疗器械注册管理办法》（国家食品药品监督管理总局令第 4 号）

［2］《医疗器械说明书和标签管理规定》（国家食品药品监督管理总局令第 6 号）

［3］《医疗器械召回管理办法（试行）》（卫生部令第 82 号）

［4］国家食品药品监督管理总局关于发布医疗器械产品技术要求编写指导原则的通告（国家食品药品监督管理总局通告 2014 年第 9 号）

［5］国家食品药品监督管理总局关于公布医疗器械注册申报资料要求和批准证明文件格式的公告（国家食品药品监督管理总局公告 2014 年第 43 号）

［6］国家食品药品监督管理总局关于实施《医疗器械注册管理办法》和《体外诊断试剂注册管理办法》有关事项的通知（食药监械管〔2014〕144 号）

［7］国家食品药品监督管理总局关于发布医疗器械临床评价技术指导原则的通告（国家食品药品监督管理总局通告 2015 年第 14 号）

［8］GB/T 13702—1992《计算机软件分类代码》

［9］GB/T 18492—2001《信息技术 系统及软件完整性级别》

［10］GB/T 11457—2006《信息技术 软件工程术语》

［11］GB/T 20157—2006《信息技术 软件维护》

［12］GB/T 19003—2008《软件工程 GB/T 19001—2000 应用于计算机软件的指南》

［13］GB/T 25000.51—2010《软件工程 软件产品质量要求与评价（SQuaRE）商业现货（COTS）软件产品的质量要求与测试细则》

［14］YY 0637—2013《医用电气设备 放射治疗计划系统的安全要求》

［15］YY 0709—2009《医用电气设备 第 1 - 8 部分：安全通用要求 并列标准：医用电气设备和医用电气系统中报警系统的测试和指南》

［16］YY 0721—2009《医用电气设备 放射治疗记录与验证系统的安全》

［17］YY 0775—2010《远距离放射治疗计划系统 高能 X（γ）射束剂量计算准确性要求和试验方法》

［18］YY 0831.1—2011《γ射束立体定向放射治疗系统 第 1 部分：头部多源γ射束立体定向放射治疗系统》

［19］YY 0832.1—2011《X 射线放射治疗立体定向及计划系统 第 1 部分：头部 X 射线放射治疗立体定向及计划系统》

［20］YY/T 0287—2003《医疗器械 质量管理体系法规要求》

［21］YY/T 0316—2008《医疗器械 风险管理对医疗器械的应用》

［22］YY/T 0664—2008《医疗器械软件 软件生存周期过程》

［23］YY/T 0708—2009《医用电气设备 第 1 - 4 部分：安全通用要求 并列标准：可编程医用电气系统》

［24］YY/T 0887—2013《放射性粒籽植入治疗计划系统剂量计算要求和试验方法》

［25］YY/T 0889—2013《调强放射治疗计划系统性能和试验方法》

［26］FDA, Do It by Design – An Introduction to Human Factors in Medical Devices, December, 1996

［27］FDA, Deciding When to Submit a 510（k）for a Change to an Existing Device, January 10, 1997

［28］FDA, Reviewer Guidance for a Premarket Notification Submission for Blood Establishment Computer Software, January 13, 1997

［29］FDA, Design Control Guidance for Medical Device Manufacturers, March 11, 1997

［30］FDA, Guidance for the Content of Premarket Submissions for Software Contained in Medical Devices, May 29, 1998

［31］FDA, Guidance for Industry, FDA Reviewers and Compliance on Off – The – Shelf Software Use in Medical Devices, September 9, 1999

［32］FDA, Guidance for the Submission of Premarket Notifications for Medical Image Management Devices, July

27, 2000

[33] FDA, General Principles of Software Validation: Final Guidance for Industry and FDA Staff, January 11, 2002

[34] FDA, Cybersecurity for Networked Medical Devices Containing Off – the – Shelf Software, January 14, 2005

[35] FDA, Guidance for the Content of Premarket Submissions for Software Contained in Medical Devices, May 11, 2005

[36] FDA, Guidance for Industry and FDA Staff – Modifications to Devices Subject to Premarket Approval (PMA) – The PMA Supplement Decision, December 11, 2008

[37] FDA, Guidance for Industry and Food and Drug Administration Staff – Computer – Assisted Detection Devices Applied to Radiology Images and Radiology Device Data – Premarket Notification [510 (k)] Submissions, July 3, 2012

[38] FDA, Guidance for Industry and FDA Staff – Clinical Performance Assessment: Considerations for Computer – Assisted Detection Devices Applied to Radiology Images and Radiology Device Data – Premarket Approval (PMA) and Premarket Notification [510 (k)] Submissions, July 3, 2012

[39] FDA, Content of Premarket Submissions for Management ofCybersecurity in Medical Devices – Guidance for Industry and Food and Drug Administration Staff, October 2, 2014

[40] FDA, Mobile Medical Applications – Guidance for Industry and Food and Drug Administration Staff, February 9, 2015

[41] FDA, Medical Device Data Systems, Medical Image Storage Devices and Medical Image Communications Devices – Guidance for Industry and Food and Drug Administration Staff, February 9, 2015

[42] FDA, General Wellness: Policy for Low Risk Devices – Draft Guidance for Industry and Food and Drug Administration Staff, January 20, 2015

[43] MEDDEV 2.7/1 Rev. 3, Clinical evaluation: Guide for manufacturers and notified bodies, December 2009

[44] MEDDEV 2.7/4, Guidelines on Clinical investigations: a guide for manufacturers and notified bodies, December 2010

[45] MEDDEV 2.1/6, Qualification and Classification of standalone software, January 2012

[46] NB – MED/2.2/Rev4, Software and Medical Devices, March 29, 2010

[47] Team – NB, Frequently Asked Questions related to the Implementation of EN 62304: 2006 with respect to MDD 93/42/EEC, April 5, 2013

[48] IEC 62366 Ed1.1: 2014, Medical devices – Application of usability engineering to medical devices

[49] IEC/TR 80002 – 1: 2009, Medical device software – Part 1: Guidance on the application of ISO 14971 to medical device software

[50] IEC80001 – 1: 2010, Application of risk management for IT – networks incorporating medical devices – Part 1: Roles, responsibilities and activities

[51] IEC/TR 80001 – 2 – 1: 2012, Application of risk management for IT – networks incorporating medical devices – Part 2 – 1: Step – by – step risk management of medical IT – networks – Practical applications and examples

[52] IEC/TR 80001 – 2 – 2: 2012, Application of risk management for IT – networks incorporating medical devices – Part 2 – 2: Guidance for the disclosure and communication of medical device security needs, risks and controls

[53] IEC/TR 80001 – 2 – 3: 2012, Application of risk management for IT – networks incorporating medical devices – Part 2 – 3: Guidance for wireless networks

[54] IEC/TR 80001 – 2 – 4: 2012, Application of risk management for IT – networks incorporating medical devices – Part 2 – 4: Application guidance – General implementation guidance for healthcare delivery organizations

[55] IEC 62304 am1, Medical device software – Software life cycle processes

[56] IEC 82304 – 1, Health Software – Part 1: General requirements for product safety

[57] IEC/TR 80002 – 2, Medical device software – Part 2: Validation of software for regulated processes

[58] IMDRF/UDI WG/N7FINAL: 2013, UDI Guidance: Unique Device Identification of Medical Devices, December18, 2013

[59] IMDRF/SaMD WG/N10FINAL: 2013, Software as a Medical Device: Key Definitions, December18, 2013

[60] IMDRF/SaMD WG/N12FINAL: 2014, Software as a Medical Device: Possible Framework for Risk Categorization and Corresponding Considerations, September18, 2014

附录 I 独立软件产品技术要求模板

医疗器械产品技术要求

医疗器械产品技术要求编号：

产品名称

1. 产品型号/规格及其划分说明

1.1 软件型号规格

1.2 软件发布版本

1.3 版本命名规则

明确软件完整版本的全部字段及字段含义

2. 性能指标

2.1 通用要求

2.1.1 处理对象

明确软件的处理对象类型，如图像（如 CT、MRI、X – ray、PET、US 等）、数据（如心电、血压、血氧、血糖等）

2.1.2 最大并发数

明确软件的最大并发用户数、患者数

2.1.3 数据接口

明确软件的通用数据接口（如 Dicom、HL7）、产品接口（可联合使用的独立软件、医疗器械硬件）

2.1.4 特定软硬件

明确软件完成预期用途所必备的独立软件、医疗器械硬件

2.1.5 临床功能

依据说明书明确软件全部临床功能纲要（注明可选）

2.1.6 使用限制

依据说明书明确软件的使用限制

2.1.7 用户访问控制

明确软件的用户访问控制管理机制

2.1.8 版权保护

明确软件的版权保护技术

2.1.9 用户界面

明确软件的用户界面类型

2.1.10 消息

明确软件的消息类型

2.1.11 可靠性

明确软件出错后数据保存与恢复能力

2.1.12 维护性

明确软件向用户提供的维护信息类型

2.1.13 效率

明确软件在典型配置条件下完成典型临床功能所需的时间

2.1.14 运行环境

明确软件运行所需的硬件配置、软件环境和网络条件，包括服务器（如适用）和客户端的要求

2.2 质量要求

符合 GB/T 25000.51 第 5 章要求

2.3 专用要求（如适用）

注：依据相应标准条款逐条描述

2.3.1 YY 0775（如适用）

……

2.4 安全要求（如适用）

注：列明相应安全标准名称即可

2.4.1 YY 0709（如适用）

2.4.2 YY 0637（如适用）

2.4.3 YY 0721（如适用）

……

3. 检验方法

3.1 通用要求符合性检验

通过检查说明书、实际操作验证 2.1 的符合性。

3.2 质量要求符合性检验

依据 GB/T 25000.51 第 7 章方法验证 2.2 的符合性。

3.3 专用要求检验方法（如适用）

3.3.1 依据 YY 0775 的方法进行检验（如适用）。

……

3.4 安全要求检验方法（如适用）

3.4.1 依据 YY 0709 的方法进行检验（如适用）。

3.4.2 依据 YY 0637 的方法进行检验（如适用）。

3.4.3 依据 YY 0721 的方法进行检验（如适用）。

……

4. 术语（如适用）

4.1 ……

4.2 ……

……

（分页）

附录

1. 体系结构图及必要注释

2. 用户界面关系图及必要注释

3. 物理拓扑图及必要注释

医疗器械软件注册技术审查指导原则编制说明

一、编写目的和依据

本指导原则旨在指导制造商提交医疗器械软件注册申报资料，同时也规范医疗器械软件的技术审评要求。

本指导原则是在现行法规和标准体系以及当前认知水平下、并参考了国外法规与指南、国际标准与技术报告制定的，特别是借鉴了 IMDRF 相关工作组（SaMD、UDI）的文件。随着法规和标准的不断完善，以及认知水平和技术能力的不断提高，相关内容也将适时进行修订。另外，为了保证可读性，本指导原则的部分内容有意留有冗余信息。

二、有关内容说明

软件没有物理实体，具有特殊性。为了达到监管目的同时促进行业发展，本指导原则在现行法规框架下针对软件的特殊性进一步明确了软件的监管要求，特别是对软件更新、软件版本的要求。

本指导原则是医疗器械软件的通用指导原则，其他涉及软件医疗器械产品的指导原则可在本指导原则基础上进行有针对性的调整、修改和完善。

软件只有结合风险管理、质量管理和软件工程的要求才能保证质量，因此良好的软件生存周期过程对于保证软件质量至关重要。制造商应基于 YY/T 0664—2008《医疗器械软件 软件生存周期过程》建立起与软件安全性级别相匹配的软件生存周期过程，并作为自身质量管理体系的组成部分。

软件描述文档于 2010 年 12 月 1 日（YY/T 0708—2009《医用电气设备 第 1-4 部分：安全通用要求 并列标准：可编程医用电气系统》实施时间）开始要求，基于近五年的实施情况和反馈意见进行了修改和调整。部分条款名称进行了文字性修改，以保证用语更规范更准确，具体为："产品标识"改为"软件标识"，"硬件关系"改为"硬件拓扑"，"上市历史"改为"注册历史"，"开发综述"改为"开发概述"、"需求规格"改为"需求规范"、"修订历史"改为"更新历史"。同时，部分条款内容也进行了修改和调整，具体为："结构功能"强化了用户界面关系图和临床功能模块的要求；"适用范围"和"禁忌症"明确进口软件描述原产国的情况，删除了适用人群的要求；"注册历史"强化了原产国的要求，不再强调美国、欧盟和日本的情况；"开发概述"删除了生存周期模型和控制文档总数的要求；"需求规范"简化了 A 级软件的要求；"生存周期"将"各阶段输入输出文档"改为"设计历史文档集索引表（DHF）"，细化了附件要求；"验证与确认"删除了单元测试覆盖率和集成测试集成策略的要求，简化了测试报告的申报资料要求，C 级软件增加了可追溯性分析报告的要求，验证活动细化了附件要求；"更新历史"强化了更新具体内容的要求；"核心算法"范围与 IMDRF 保持一致，同时为了避免涉及商业秘密并参考 IMDRF 要求将"原理"改为"临床功能"，A 级软件统一了公认成熟算法和全新算法的要求。

软件可追溯性分析是保证软件质量的重要技术手段，美国和欧盟均要求全面开展软件可追溯性分析工作。考虑到境内制造商存在一定实施难度，故本指导原则仅对 C 级软件进行了要求，A 级和 B 级软件未做要求。但从技术发展趋势而言，今后将在适当时机要求制造商全面开展软件可追溯性分析工作。

重大软件更新和轻微软件更新不存在清晰明确的划分界线，需要具体情况具体分析。本指导原则综合考虑监管目标和行业发展的关系，基于现有的认知水平、技术能力和监管资源明确了重大软件更新的范围，今后会随着认知水平与技术能力的提高、不良事件与召回事件的分析动态调整重大软件更新的范围。

软件没有物理实体，只能通过状态管理保证质量。软件版本用于标识软件状态和控制软件更新，与软件是相互对应的表里关系，即软件版本是软件标识不可或缺的组成部分，因此可以基于软件版本实现软件监管目的，特别是对

软件更新的监管，但前提是软件版本命名规则是真实有效的。

本指导原则所述现成软件仅包含应用软件，暂不包含系统软件和支持软件。这是基于当前技术审评侧重的考虑，并不意味制造商可以放弃对系统软件和支持软件的质量管理，现成软件的范围今后将在适当时机下扩至系统软件和支持软件。同时，也是基于现成软件仅包含应用软件的考虑，现成软件的软件描述文档增加了核心算法的要求，但内容进行了简化；对于全部采用遗留软件的开发方式，增加了上市后临床评价资料的要求。

独立软件目前尚无医疗器械产品标准，产品技术要求暂以通用软件产品标准 GB/T 25000.51—2010《软件工程 软件产品质量要求与评价（SQuaRE） 商业现货（COTS）软件产品的质量要求与测试细则》作为参考，但由于该标准不是医疗器械产品标准，相应要求不能完全满足监管要求，因此产品技术要求模板进行了适当调整。今后，独立软件产品技术要求模版将随着国家标准和行业标准的实施情况进行调整。

医疗器械软件功能众多，难以统一临床评价要求。本指导原则依据《医疗器械临床评价技术指导原则》明确了软件临床评价的一般原则，制造商应根据相关法规、规范性文件的要求并结合软件自身特性开展相应的临床评价工作。

说明书是评价软件质量的重要依据，因此说明书应真实、准确和完整的体现软件当前状态。由于软件更新情况复杂，某些情况下仅依靠说明书的变化内容无法评估软件当前状态，特别是对重大软件更新。因此，软件更新仍需提交软件当前状态下的全部说明书，并提交变化情况说明，除非软件更新内容未在说明书中体现。

随着网络技术的快速发展，越来越多的医疗器械具有联网功能，信息安全问题随之产生，近来美国和欧盟均加强了医疗器械信息安全的监管要求。考虑到信息安全并不限于软件，我国医疗器械信息安全监管工作尚处于起步阶段，本指导原则对软件的信息安全提出了原则性要求，今后将在适当时机下单独制定医疗器械信息安全技术审查指导原则。

三、起草单位

国家食品药品监督管理总局医疗器械技术审评中心。

138 医疗器械网络安全注册技术审评指导原则

（医疗器械网络安全注册技术审查指导原则）

本指导原则旨在指导注册申请人提交医疗器械网络安全注册申报资料，同时规范医疗器械网络安全的技术审评要求。

本指导原则是对医疗器械网络安全的一般性要求，注册申请人应根据医疗器械产品特性提交网络安全注册申报资料，判断指导原则中的具体内容是否适用，不适用内容

详述理由。注册申请人也可采用其他满足法规要求的替代方法，但应提供详尽的研究资料和验证资料。

本指导原则是在现行法规和标准体系以及当前认知水平下，并参考了国外法规与指南、国际标准与技术报告制定的。随着法规和标准的不断完善，以及认知水平和技术能力的不断提高，相关内容也将适时进行修订。

本指导原则是对注册申请人和审评人员的指导性文件，不包括审评审批所涉及的行政事项，亦不作为法规强制执行，应在遵循相关法规的前提下使用本指导原则。

本指导原则作为《医疗器械软件注册技术审查指导原则》的补充，应结合《医疗器械软件注册技术审查指导原则》的相关要求使用。本指导原则是医疗器械网络安全的通用指导原则，其他涉及网络安全的医疗器械产品指导原则可在本指导原则基础上进行有针对性的调整、修改和完善。

一、适用范围

本指导原则适用于具有网络连接功能以进行电子数据交换或远程控制的第二类、第三类医疗器械产品的注册申报，其中网络包括无线、有线网络，电子数据交换包括单向、双向数据传输，远程控制包括实时、非实时控制。

同时，本指导原则也适用于采用存储媒介以进行电子数据交换的第二类、第三类医疗器械产品的注册申报，其中存储媒介包括但不限于光盘、移动硬盘和 U 盘。

二、基本原则

随着网络技术的发展，越来越多的医疗器械具备网络连接功能以进行电子数据交换或远程控制，在提高医疗服务质量与效率的同时也面临着网络攻击的威胁。医疗器械网络安全出现问题不仅可能会侵犯患者隐私，而且可能会产生医疗器械非预期运行的风险，导致患者或使用者受到伤害或死亡。因此，医疗器械网络安全是医疗器械安全性和有效性的重要组成部分之一。

医疗器械网络安全是指保持医疗器械相关数据的保密性（confidentiality）、完整性（integrity）和可得性[1]（availability）（改自 GB/T 29246—2012《信息技术安全技术信息安全管理体系概述和词汇》）：

1. 保密性：指数据不能被未授权的个人、实体利用或知悉的特性，即医疗器械相关数据仅可由授权用户在授权时间以授权方式进行访问；

2. 完整性：指保护数据准确和完整的特性，即医疗器械相关数据是准确和完整的，且未被篡改；

3. 可得性：指根据授权个人、实体的要求可访问和使用的特性，即医疗器械相关数据能以预期方式适时进行访问和使用。

此外，医疗器械网络安全特性还包括真实性（authenticity）、可核查性（accountability）、抗抵赖（non-repudiation）和可靠性（reliability）等特性，相应定义详见 GB/T 29246—2012。

注册申请人应当结合医疗器械产品的预期用途、使用环境和核心功能以及预期相连设备或系统（如其它医疗器械、信息技术设备）的情况来确定医疗器械产品的网络安全特性，并采用基于风险管理的方法来保证医疗器械产品的网络安全：识别资产（asset，对个人或组织有价值的任何东西）、威胁（threat，可能导致对个人或组织产生损害的非预期事件发生的潜在原因）和脆弱性（vulnerability，可能会被威胁所利用的资产或风险控制措施的弱点），评估威胁和脆弱性对于医疗器械产品和患者的影响以及被利用的可能性，确定风险水平并采取适宜的风险控制措施，基于风险接受准则评估剩余风险。

注册申请人应当在医疗器械产品全生命周期过程中持续关注网络安全问题，包括医疗器械产品的设计开发、生产、分销、部署和维护。同时，注册申请人应当结合自身质量管理体系的要求和医疗器械产品特点来保证医疗器械产品的网络安全，包括上市前和上市后的相关要求，如风险管理、设计开发、网络安全维护及用户告知等要求。此外，注册申请人可采用信息安全领域的良好工程[2]实践来完善医疗器械产品的网络安全管理，保证医疗器械产品的安全性和有效性。

注册申请人应当持续跟踪与网络安全相关的国家法律法规（如《中华人民共和国网络安全法》）以及有关部门（如公安部、国家网信办、卫生计生委、工业和信息化部）的规章，医疗器械的网络安全应当符合相应法律法规和部门规章的要求。

医疗器械产品在使用过程中常与非注册申请人预期的设备或系统相连接，这就使得注册申请人自身难以控制和保证医疗器械产品的网络安全。因此，医疗器械的网络安全需要注册申请人、用户和信息技术服务商的共同努力和通力合作才能得以保障。但是这并不意味着注册申请人可以免除医疗器械网络安全的相关责任，注册申请人应当保证医疗器械产品自身的网络安全，并明确与其预期相连设备或系统的接口要求，从而保证医疗器械产品的安全性和有效性。

医疗器械网络安全防护层级可分为产品级和系统级，保证措施包括管理措施、物理措施和技术措施，本指导原则以医疗器械数据安全为核心主要关注产品级的技术保证措施。

鉴于医疗器械网络安全具有影响因素多、涉及面广、扩散性强和突发性高等特点，单独考虑医疗器械产品的软件安全性级别不足以保证其网络安全，因此对于与医疗器械网络安全有关的注册申报资料统一进行要求。

---

[1] 在信息安全领域 availability 译为可用性，而在医疗器械领域 usability 译为可用性，为避免引起歧义本指导原则将 availability 译为可得性。

[2] 在信息安全领域，IEC 27000 系列标准规范了信息安全管理体系（ISMS）认证要求，本指导原则不要求制造商进行 ISMS 认证，但建议制造商参考相关标准要求。

三、网络安全考量

（一）数据考量

医疗器械相关数据从内容上可分为以下两种类型：

1. 健康数据：标明生理、心理健康状况的私人数据（"Private Data"，又称个人数据"Personal Data"、敏感数据"Sensitive Data"，指可用于人员身份识别的相关信息），涉及患者隐私信息；

2. 设备数据：描述设备运行状况的数据，用于监视、控制设备运行或用于设备的维护保养，本身不涉及患者隐私信息。

医疗器械相关数据的交换方式可分为以下两种情况：

1. 网络：通过网络（包括无线网络、有线网络）进行电子数据交换或远程控制，需要考虑网络相关要求（如接口、带宽等），数据传输协议需考虑是否为标准协议（即业内公认标准所规范的协议），远程控制需考虑是否为实时控制；

2. 存储媒介：通过存储媒介（如光盘、移动硬盘、U盘等）进行电子数据交换，数据储存格式需考虑是否为标准格式（即业内公认标准所规范的格式）。

注册申请人应当基于医疗器械相关数据的类型、功能、用途、交换方式及要求，并结合医疗器械产品特性考虑其网络安全问题。

对于健康数据，注册申请人应当遵循患者隐私保护的相关规定。对于无线设备，注册申请人应当遵循无线电管理的相关规定。

（二）技术考量

用户访问控制机制应当与医疗器械产品特性相适应，包括但不限于用户身份鉴别方法（如用户名、口令等）、用户类型及权限（如系统管理员、普通用户、设备维护人员等）、口令强度设置、软件更新授权等。

医疗器械相关数据在网络传输或数据交换过程中应当保证保密性和完整性，同时平衡可得性的要求，特别是具有远程控制功能的医疗器械。注册申请人可采用加密、数字签名、标准协议、校验等技术来保证医疗器械的网络安全。

鉴于预期用途、使用环境的限制，医疗器械对于网络安全威胁的探测、响应和恢复能力应当与医疗器械的产品特性相适应。注册申请人可采用防火墙、入侵检测和恶意代码防护等技术来保证医疗器械的网络安全。

医疗器械网络安全能力建设可参照相关的国际、国家标准和技术报告，如 IEC/TR 80001 - 2 - 2[3]规范了十九项网络安全能力：自动注销（ALOF）、审核控制（AUDT）、授权（AUTH）、安全特性配置（CNFS）、网络安全产品升级（CSUP）、健康数据身份信息去除（DIDT）、数据备份与灾难恢复（DTBK）、紧急访问（EMRG）、健康数据完整性与真实性（IGAU）、恶意软件探测与防护（MLDP）、网络节点鉴别（NAUT）、人员鉴别（PAUT）、物理锁（PLOK）、第三方组件维护计划（RDMP）、系统与应用软件硬化（SAHD）、安全指导（SGUD）、健康数据存储保密性（STCF）、传输保密性（TXCF）和传输完整性（TXIG），注册申请人可根据医疗器械的产品特性考虑其网络安全能力要求的适用性。

（三）现成软件考量

医疗器械使用现成软件的情况日益普遍，特别是系统软件和支持软件。因此，注册申请人同样需要关注现成软件的网络安全问题，应当根据质量管理体系要求建立网络安全维护流程，并将医疗器械网络安全信息及时通知用户。

对于应用软件，注册申请人需要重点关注其网络安全问题对医疗器械临床应用的影响。而对于系统软件和支持软件，注册申请人需要重点关注其安全补丁更新对医疗器械的影响，安全补丁更新属于设计变更，需要进行验证与确认，但通常情况下可视为轻微软件更新，除非影响到医疗器械的安全性和有效性。

四、网络安全文档

（一）基本考量

网络安全更新（包括自主开发软件和现成软件）根据其对医疗器械的影响程度可分为以下两类：

1. 重大网络安全更新：影响到医疗器械的安全性或有效性的网络安全更新；

2. 轻微网络安全更新：不影响医疗器械的安全性与有效性的网络安全更新，如常规安全补丁。

医疗器械产品发生重大网络安全更新应进行许可事项变更，而发生轻微网络安全更新通过质量管理体系进行控制，无需进行注册变更，待到下次注册（注册变更和延续注册）时提交相应注册申报资料。医疗器械同时发生重大和轻微网络安全更新，遵循风险从高原则应进行许可事项变更。

涉及召回的网络安全更新应按照医疗器械召回的相关法规处理，不属于本指导原则讨论范围。

软件版本命名规则应考虑网络安全更新的情况。

注册申请人在提交注册申报资料时，应根据医疗器械网络安全的具体情况提交网络安全描述文档或常规安全补丁描述文档。网络安全描述文档适用于产品注册、重大网络安全更新，常规安全补丁描述文档适用于轻微网络安全更新。

---

[3] 详见 IEC/TR 80001 - 2 - 2：2012Application of risk management for IT - networks incorporating medical devices - Part 2 - 2：Guidance for the disclosure and communication of medical device security needs，risks and controls

（二）网络安全描述文档

1. 基本信息

描述医疗器械产品的相关信息：

（1）类型：健康数据、设备数据；

（2）功能：电子数据交换（单向、双向）、远程控制（实时、非实时）；

（3）用途：如临床应用、设备维护等；

（4）交换方式：网络（无线网络、有线网络）及要求（如传输协议（标准、自定义）、接口、带宽等），存储媒介（如光盘、移动硬盘、U盘等）及要求［如存储格式（标准、自定义）、容量等］；对于专用无线设备（非通用信息技术设备），还应提交符合无线电管理规定的证明材料；

（5）安全软件：描述安全软件（如杀毒软件、防火墙等）的名称、型号规格、完整版本、供应商、运行环境要求；

（6）现成软件：描述现成软件（包括应用软件、系统软件、支持软件）的名称、型号规格、完整版本和供应商。

2. 风险管理

提供医疗器械网络安全风险管理的分析报告和总结报告，确保全部剩余风险均是可接受的。

3. 验证与确认

提供网络安全测试计划和报告，证明医疗器械产品的网络安全需求（如保密性、完整性、可得性等特性）均已得到满足。同时还应提供网络安全可追溯性分析报告，即追溯网络安全需求规范、设计规范、测试、风险管理的关系表。

对于安全软件，应提供兼容性测试报告。

对于标准传输协议或存储格式，应提供标准符合性证明材料，而对于自定义传输协议或存储格式，应提供完整性测试总结报告。

对于实时远程控制功能，应提供完整性和可得性测试报告。

4. 维护计划

描述软件（含现成软件）网络安全更新的维护流程，包括更新确认和用户告知。

（三）常规安全补丁描述文档

提交软件（含现成软件）常规安全补丁的情况说明（补丁描述、影响分析、用户告知计划）、测试计划与报告、新增已知剩余缺陷情况说明（证明新增风险均是可接受的）。

五、注册申报资料要求

（一）产品注册

1. 软件研究资料

注册申请人应单独提交一份网络安全描述文档，具体要求详见第四节。

2. 产品技术要求

注册申请人应在产品技术要求性能指标中明确数据接口、用户访问控制的要求：

（1）数据接口：传输协议/存储格式；

（2）用户访问控制：用户身份鉴别方法、用户类型及权限。

3. 说明书

说明书应提供关于网络安全的相关说明，明确运行环境（含硬件配置、软件环境和网络条件）、安全软件（如杀毒软件、防火墙等）、数据与设备（系统）接口、用户访问控制机制、软件环境（含系统软件、支持软件、应用软件）与安全软件更新的相关要求。

（二）许可事项变更

1. 软件研究资料

医疗器械许可事项变更应根据网络安全更新情况提交变化部分对产品安全性与有效性影响的研究资料：

（1）涉及重大网络安全更新：单独提交一份网络安全描述文档，具体要求详见第四节；

（2）仅发生轻微网络安全更新：单独提交一份常规安全补丁描述文档，具体要求详见第四节；

（3）未发生网络安全更新：出具真实性声明。

2. 产品技术要求

如适用，产品技术要求应体现关于网络安全的变更情况。

3. 说明书

如适用，说明书应体现关于网络安全的变更内容。

（三）延续注册

如适用，医疗器械延续注册产品分析报告第（六）项应单独提交一份常规安全补丁描述文档，具体要求详见第四节。

六、参考文献

（一）《中华人民共和国网络安全法》（中华人民共和国主席令第五十三号）

（二）国务院办公厅关于促进和规范健康医疗大数据应用发展的指导意见（国办发〔2016〕47号）

（三）《医疗器械注册管理办法》（国家食品药品监督管理总局令第4号）

（四）《医疗器械说明书和标签管理规定》（国家食品药品监督管理总局令第6号）

（五）国家食品药品监督管理总局关于公布医疗器械注册申报资料要求和批准证明文件格式的公告（国家食品药品监管总局公告2014年第43号）

（六）国家食品药品监督管理总局关于发布医疗器械软件注册技术审查指导原则的通告（国家食品药品监管总局通告2015年第50号）

（七）《医疗器械召回管理办法（试行）》（原卫生部令第 82 号）

（八）《人口健康信息管理办法（试行）》（国卫规划发〔2014〕24 号）

（九）国家卫生计生委关于推进医疗机构远程医疗服务的意见（国卫医发〔2014〕51 号）

（十）GB/T 20271—2006《信息安全技术信息系统通用安全技术要求》

（十一）GB/T 20984—2007《信息安全技术信息安全风险评估规范》

（十二）GB/T 22080—2016《信息技术安全技术信息安全管理体系要求》

（十三）GB/T 22081—2016《信息技术安全技术信息安全管理实用规则》

（十四）GB/T 29246—2012《信息技术安全技术信息安全管理体系概述和词汇》

（十五）GB/Z 24364—2009《信息安全技术信息安全风险管理指南》

（十六）YY/T 0287—2003《医疗器械质量管理体系用于法规的要求》

（十七）YY/T 0316—2016《医疗器械 风险管理对医疗器械的应用》

（十八）YY/T 0664—2008《医疗器械 软件软件生存周期过程》

（十九）YY/T 1474—2016《医疗器械 可用性工程对医疗器械的应用》

（二十）FDA, Cybersecurity for Networked Medical Devices Containing Off – the – Shelf Software, 2005 – 1 – 14

（二十一）FDA, Content of Premarket Submissions for Management of Cybersecurity in Medical Devices – Guidance for Industry and Food and Drug Administration Staff, 2014 – 10 – 2

（二十二）FDA, Radio Frequency Wireless Technology in Medical Devices – Guidance for Industry and Food and Drug Administration Staff, 2013 – 8 – 14

（二十三）FDA, Postmarket Management ofCybersecurity in Medical Devices – Draft Guidance for Industry and Food and Drug Administration Staff, 2016 – 1 – 22

（二十四）FDA, Design Considerations and Pre – market SubmissionRecommendations for InteroperableMedical Devices – Draft Guidance for Industry and Food and Drug Administration Staff, 2016 – 1 – 26

（二十五）IEC 60601 – 1Edition3. 1：2012, Medical electrical equipment – Part 1：General requirements for basic safety and essential performance

（二十六）IEC 82304 – 1, Health Software – Part 1：General requirements for product safety

（二十七）IEC80001 – 1：2010, Application of risk management for IT – networks incorporating medical devices – Part 1：Roles, responsibilities and activities

（二十八）IEC/TR 80001 – 2 – 1：2012, Application of risk management for IT – networks incorporating medical devices – Part 2 – 1：Step – by – step risk management of medical IT – networks – Practical applications and examples

（二十九）IEC/TR 80001 – 2 – 2：2012, Application of risk management for IT – networks incorporating medical devices – Part 2 – 2：Guidance for the disclosure and communication of medical device security needs, risks and controls

（三十）IEC/TR 80001 – 2 – 3：2012, Application of risk management for IT – networks incorporating medical devices – Part 2 – 3：Guidance for wireless networks

（三十一）IEC/TR 80001 – 2 – 4：2012, Application of risk management for IT – networks incorporating medical devices – Part 2 – 4：Application guidance – General implementation guidance for healthcare delivery organizations

（三十二）IEC/TR 80001 – 2 – 5：2014, Application of risk management for IT – networks incorporating medical devices – Part 2 – 5：Application guidance – Guidance on distributed alarm systems

（三十三）ISO/TR 80001 – 2 – 6：2014, Application of risk management for IT – networks incorporating medical devices – Part 2 – 6：Application guidance – Guidance for responsibility agreements

（三十四）ISO/TR 80001 – 2 – 7：2015, Application of risk management for IT – networks incorporating medical devices – Application guidance – Part 2 – 7：Guidance for Healthcare Delivery Organizations（HDOs）on how to self – assess their conformance with IEC 80001 – 1

（三十五）IEC/TR 80001 – 2 – 8：2016, Application of risk management for IT – networks incorporating medical devices – Part 2 – 8：Application guidance – Guidance on standards for establishing the security capabilities identified in IEC/TR 80001 – 2 – 2

（三十六）IEC/TR 80001 – 2 – 9, Application of risk management for IT – networks incorporating medical devices – Part 2 – 9：Application guidance – Guidance for use of security assurance cases to demonstrate confidence in IEC/TR 80001 – 2 – 2 security capabilities

（三十七）ISO/DIS 27799Health informatics – Information security management in health using ISO/IEC 27002

（三十八）HIMSS/NEMA HN 1—2013, Manufacturer Disclosure Statement for Medical Device Security

（三十九）NEMA/MITA CSP 1—2016, Cybersecurity for Medical Imaging

（四十）IMDRF/SaMD WG/N12FINAL：2014, Software as a Medical Device（SaMD）：Possible Framework for Risk Categorization and Corresponding Considerations, 2014 – 9 – 18

139 医疗器械注册单元划分注册技术审评指导原则

（医疗器械注册单元划分指导原则）

本指导原则根据《医疗器械注册管理办法》（国家食品药品监督管理总局令第4号）和《体外诊断试剂注册管理办法》（国家食品药品监督管理总局令第5号）有关要求制定。注册单元划分着重考虑产品的技术原理、结构组成、性能指标、适用范围及体外诊断试剂的包装规格等因素。本指导原则包括有源医疗器械、无源医疗器械及体外诊断试剂注册单元划分的指导原则，并列举了有关注册单元划分的实例，部分要求需结合相关的注册技术审查指导原则或标准进行综合判断。

本指导原则是基于现行医疗器械注册申报工作实际情况制定的，随着法规体系的不断完善、科学技术的不断发展以及认知水平的提升，本指导原则相关内容也将适时进行调整。

一、有源医疗器械注册单元划分指导原则

（一）技术原理不同的有源医疗器械原则上划分为不同的注册单元。

（二）技术原理相同，但产品主要结构、组成的不同对安全有效性有影响的相同种类有源医疗器械原则上划分为不同注册单元。

（三）当产品性能指标差异导致适用范围或作用机理不同时，原则上划分为不同的注册单元。

（四）技术原理和设计结构相同，但产品适用范围有实质不同的相同种类有源医疗器械，原则上划分为不同的注册单元。

（五）与有源医疗器械配合/组合使用的无源类耗材原则上与该有源医疗器械划分为不同的注册单元。

（六）适用范围相同，需要配合使用但各自独立的有源医疗器械原则上划分为不同的注册单元。体外诊断设备以系统申报的情况例外。

（七）有源医疗器械附件与连接使用的主机原则上作为同一个注册单元申报。对于单独注册的作为医疗器械管理的附件，不同预期用途的附件原则上划分为不同的注册单元，有源和无源附件原则上划分为不同的注册单元。如果有源和无源附件在同一个无菌包装内，原则上划分为同一注册单元。

（八）适用范围、产品性能和结构组成基本相同的不同型号医疗器械，原则上划分为同一注册单元。但如果各型号间在适用范围、性能、结构方面差异较大，则划分为不同的注册单元。

（九）产品名称相同，技术原理不同的同类体外诊断仪器，原则上划分为不同的注册单元。

（十）模块化体外诊断仪器，单一功能模块产品与全部功能模块产品，原则上划分为不同的注册单元。

（十一）在同一包装中包含多项检测功能，用于特定仪器，具有特定适用范围的器械，以与产品相关的适用仪器名称或者其他替代名称进行命名，产品以组合形式存在，原则上划分为同一注册单元。

二、无源医疗器械注册单元划分指导原则

（一）技术原理不同的无源医疗器械，原则上划分为不同注册单元。

（二）产品结构组成方面

1. 含药（活性物质）与不含药（活性物质）的医疗器械原则上划分为不同的注册单元。

2. 因表面处理方式或表面结构不同而影响产品安全有效的，原则上划分为不同的注册单元。

3. 产品主要材料、适用范围相同，但是性状不同而影响产品安全有效性时，原则上划分为不同的注册单元。

4. 与无源医疗器械配合使用的有源组件原则上与无源医疗器械划分为不同注册单元。

（三）产品性能指标方面

1. 产品结构组成或加工处理方式不同而导致产品性能指标不同时，原则上划分为不同注册单元。

2. 因一次性使用或重复使用导致产品性能指标不同时，原则上划分为不同注册单元。

3. 因灭菌方式不同导致产品性能指标不同时，原则上划分为不同注册单元。

4. 产品的关键组件结构差异导致适用范围和/或性能要求不同时原则上划分为不同注册单元。

5. 产品的主要材料、结构组成、适用范围相同但与其固定使用的产品不同，且能够导致产品性能指标不同时，原则上划分为不同注册单元。

6. 对于生物源类产品，原材料来源的生物种类不同时，原则上划分为不同的注册单元。

（四）产品适用范围方面

1. 产品结构组成或加工处理方式不同而导致产品适用范围不同时，原则上划分为不同的注册单元。

2. 产品的关键组件结构差异导致适用范围不同时，原则上划分为不同的注册单元。

3. 产品的结构组成、主要材料相同但是适用范围不同时，原则上划分为不同的注册单元。

4. 产品的关键性能指标不同导致适用范围不同时，原则上划分为不同的注册单元。

5. 产品使用方式、作用部位不同而导致适用范围不同时，原则上划分为不同的注册单元。

（五）其他

对于配合使用、以完成同一手术/护理目的的工具组合可以作为同一注册单元进行申报。当存在不同管理类别的工具合并申报的情形时，以最高风险产品的管理类别为准。

三、体外诊断试剂注册单元划分指导原则

（一）体外诊断试剂的注册单元原则上为单一试剂或者单一试剂盒，一个注册单元可以包括不同的包装规格。单一试剂盒是指用于完成某项或某一类检测所使用的所有试剂或部分试剂组合成的试剂盒存在形式，单一试剂是指组成试剂盒的所有以单独形式存在的试剂组分。根据需要，单一试剂盒或单一试剂均可以作为独立的注册单元申报，试剂盒的类别以其预期用途涉及的最高类别确定，单一试剂的类别根据其自身预期用途确定。

（二）特定被测物的试剂（盒），如包含不同的包装规格，不同规格间仅试剂组分装量或检测数有差异，原则上划分为同一注册单元。

（三）特定被测物的试剂（盒），如包含不同的包装规格，不同规格间除试剂装量或检测数的差异外，适用于不同的仪器机型或产品形式不同，原则上划分为同一注册单元。

（四）用于特定临床预期用途、包含多项被测物且检验原理相同的试剂盒，以与产品相关的适应症名称或者其他替代名称进行命名，产品以组合形式存在，原则上可划分为同一注册单元。多项联检试剂盒中被检物质限于对特定适应症有协同诊断意义的相关被检物质。

（五）对于多项联检试剂盒不同的排列组合，原则上划分为同一注册单元。不同组合的情形仅限于各单项的检测反应体系之间相对独立，不相混合的情况。但是单项检测试剂盒因产品名称无法与多项检测试剂盒统一，不建议与多项联检试剂划分为同一注册单元。

（六）校准品、质控品可以与配合使用的体外诊断试剂合并申请注册，也可以单独申请注册。同一注册单元中可以包含校准品、质控品的不同水平。同一注册单元中可同时包括含校准品、质控品的试剂盒和不含校准品、质控品的试剂盒。

（七）同一注册单元应有统一的产品名称和标签。体外诊断试剂与体外诊断仪器不能作为同一注册单元进行申报。

附：医疗器械注册单元划分实例

附 医疗器械注册单元划分实例

一、有源医疗器械

1. 磁共振设备、CT机、X射线类设备、监护仪、心电图机、内窥镜、激光治疗机宜划分为不同的注册单元。

2. 半导体激光设备、二氧化碳激光设备、Nd：YAG激光设备宜划分为不同的注册单元。

3. 空气加压氧舱与氧气加压氧舱宜划分为不同的注册单元。

4. Q开关Nd：YAG激光治疗仪与长脉冲Nd：YAG激光治疗仪，虽工作物质和波长都相同，但因输出能量及输出方式的差异导致性能参数、预期用途不同时，宜划分为不同的注册单元。

5. 用于不同适用范围的心脏射频消融导管宜划分为不同的注册单元。

6. 不同适用范围的内窥镜，如关节镜与鼻窦镜、宫腔镜与腹腔镜等，宜划分为不同的注册单元。

7. 血液透析设备与配合使用的耗材（透析管路、透析器、灌流器等）宜划分为不同的注册单元。

8. 注射泵、输液泵与配合使用的注射器和输液器宜划分为不同的注册单元。

9. 眼科诊断类产品（如外接独立光源的间接检眼镜）与配合使用的治疗类设备（如眼科激光光凝机）宜划分为不同的注册单元。

10. 高频电极可作为单独注册单元，也可与高频主机作为同一个注册单元。

11. 超声气压弹道碎石设备，最复杂型号同时具备超声碎石和气压弹道碎石功能，简化型号仅具有超声碎石或气压弹道碎石功能，这三个型号可以作为同一个注册单元。

12. 体外冲击波治疗设备通过切换探头实现碎石和理疗功能的切换，对于通过结构组成简化获得的仅用于碎石和仅用于理疗的设备，由于碎石和理疗属于不同的临床用途，宜划分为不同的注册单元。

13. 血细胞分析仪、生化分析仪、化学发光免疫分析仪、酶联免疫分析仪宜划分为不同的注册单元。

14. 全自动化学发光免疫分析仪，采用直接化学发光原理和间接化学发光原理的产品，宜划分为不同的注册单元。

15. 全自动医用PCR分析系统，具有单色荧光通道和多色荧光通道的产品，其性能指标存在较大差异，宜划分为不同的注册单元。

16. 模块化全自动生化免疫分析仪，如减少生化或者免疫模块种类，则相应产品仅具有单一功能模块，宜以"全自动生化分析仪"或者"全自动免疫分析仪"命名。因产品名称不同，故仅具有单一功能模块产品与全部功能模块产品，宜划分为不同的注册单元。对于模块化全自动生化免疫分析仪，不增加模块种类，仅增加同型号的生化或者免疫模块数量，目的是提高检测通量，而产品的产品名称、技术原理和适用范围均保持不变，性能指标相近。此种情况下，宜作为同一注册单元。

17. 电解质/血气分析仪用电极包，与配套的电解质/血气分析仪和试剂盒共同使用，用于相应电解质或者血气项目的检测，对于多项检测功能不同排列组合形成的产品，宜划分为同一注册单元。但是单项检测功能产品因产品名称无法与多项检测功能产品统一，不建议与多项检测功能

产品划分为同一注册单元。

二、无源医疗器械

1. 凝胶颗粒尺寸不同的面部注射填充材料，宜划分为不同的注册单元。

2. 结构不同的人工晶状体宜划分为不同的注册单元，如一件式产品、三件式产品等。

3. 用途不同的接触镜护理产品宜划分为不同的注册单元，如多功能护理液、除蛋白酶片等。

4. 对于眼内填充物和眼用粘弹剂，化学成分或配比不同的产品宜划分为不同的注册单元，设计采用材料分子量或分子量分布不同的产品宜划分为不同的注册单元。

5. 生物发酵法和动物组织提取法生产的透明质酸钠制成的产品宜划分为不同的注册单元。

6. 钴铬合金支架、不锈钢支架、镍钛合金支架、聚乙烯支架宜划分为不同的注册单元。

7. 材料成分与特性粘数不同的高分子支架宜划分为不同的注册单元。

8. 支架/球囊中所含与产品主要性能相关的涂层成分、涂层配比、药物/涂层配比或高分子材料成分与特性粘数等不同的产品宜划分为不同注册单元。

9. 支架中所含药物成分、药物配比等不同的产品宜划分为不同注册单元。

10. 不可降解支架和可生物降解/吸收支架宜划分为不同注册单元。

11. 覆膜支架中覆膜材料不同的产品宜划分为不同注册单元。

12. 含可溶胀、可降解材料弹簧圈宜划分为不同注册单元。

13. 光学设计不同的人工晶状体、角膜接触镜产品宜划分为不同的注册单元，如单焦、多焦、环曲面或其组合等。

14. 无分支支架和带分支的血管内支架宜划分为不同注册单元。

15. 顺应性、半顺应性或非顺应性球囊扩张导管宜划分为不同注册单元。

16. 宫内节育器按照不同的产品结构（参考的不同的国家标准）、不同的铜的结构形式（如铜丝、铜管、铜粒等）、不同的金属成分、不同的铜表面积、带有或不带有硅橡胶部件等宜划分为不同注册单元。

17. 临时滤器、永久滤器宜划分为不同注册单元。永久滤器中的可转换滤器、可回收滤器、不可回收/转换滤器宜划分为不同注册单元。

18. 脑脊液分流器与其配合使用的电磁调压系统宜划分为不同注册单元申报。

19. 植入位置不同的人工晶状体宜划分为不同的注册单元：如后房，前房等。

20. 腹主动脉、胸主动脉支架宜划分为不同注册单元。

21. 冠状动脉球囊扩张导管、外周动脉球囊扩张导管、主动脉球囊扩张导管、主动脉瓣球囊扩张导管和二尖瓣球囊扩张导管宜划分为不同注册单元。

22. 体外辅助生殖用液体类医疗器械，不同配比（浓度）产品宜划分为不同的注册单元。

三、体外诊断试剂

1. 尿微量白蛋白检测试剂盒（免疫比浊法），包括30人份/盒、50人份/盒，两个包装规格分别适用于不同仪器机型，宜划分为同一注册单元。

2. 条形和卡型吗啡检测试剂（胶体金法）宜划分为同一注册单元。

3. 乙肝病毒五项联合检测卡（胶体金法），用于体外定性检测人血清、血浆中的乙肝病毒表面抗原、表面抗体、e抗原、e抗体、核心抗体，对特定适应症有协同诊断意义，宜划分为同一注册单元。

4. 毒品检测试纸条，五项联检试纸条和其中三项联检试纸条可作为同一注册单元。无论是五项联检还是三项联检，其单项检测之间相对独立互不干扰，不同联检试纸之间性能不存在差异，如作为同一注册单元，申请时提交所有五项检测的技术资料能够涵盖所有产品。应将产品名称统一为与产品相关的适应症名称，如命名为"多项毒品联合检测试剂盒（胶体金法）"。芯片杂交法的多项检测试剂、每个被检物（待测基因）单管反应的PCR方法的多项检测试剂，同样可以将不同组合作为同一注册单元。

5. 试剂盒与校准品、质控品宜作为同一注册单元的情况：C反应蛋白检测试剂盒（透射比浊法），不含校准、质控，可以作为单独的注册单元；C反应蛋白检测试剂盒（透射比浊法），盒中除检测试剂外也包括相应的校准品和/或质控品，可以作为单独的注册单元；上述两种合并，可以作为同一注册单元；单独的校准品或质控品（可以包含不同水平）可以作为单独的注册单元。

140 移动医疗器械注册技术审评指导原则

（移动医疗器械注册技术审查指导原则）

本指导原则旨在指导注册申请人对移动医疗器械注册申报资料的准备，同时也为技术审评部门提供参考。

本指导原则是对移动医疗器械的一般要求，申请人应依据产品的具体特性确定其中的内容是否适用，若不适用，需阐述理由并依据产品的具体特性对注册申报资料的内容进行充实和细化。

本指导原则是供申请人和审查人员使用的指导文件，不涉及注册审批等行政事项，亦不作为法规强制执行，如有能够满足法规要求的其他方法，也可以采用，但应提供详细的研究资料和验证资料。应在遵循相关法规的前提下使用本指导原则。

本指导原则是在现行法规、标准体系及当前认知水平下制定的，随着法规、标准体系的不断完善和科学技术的不断发展，本指导原则相关内容也将适时进行调整。

本指导原则应结合《医疗器械软件注册技术审查指导原则》（以下简称软件指导原则）、《医疗器械网络安全注册技术审查指导原则》（以下简称网络安全指导原则）和相关医疗器械产品指导原则的要求进行使用。本指导原则是移动医疗器械的通用指导原则，其他涉及移动医疗器械的指导原则可在本指导原则基础上进行有针对性的调整、修改和完善。

一、范围

本指导原则适用于移动医疗器械的注册申报，包括第二类、第三类医疗器械产品。

二、移动医疗器械

（一）移动医疗器械定义

本指导原则所定义的"移动医疗器械"是指采用无创"移动计算终端"实现一项或多项医疗用途的设备和/或软件[1]。其中"移动计算终端"是指供个人使用的移动计算技术产品终端，包括通用（商业现成）终端和专用（自制医用）终端，使用形式可以分为手持式（如平板计算机、便携式计算机、智能手机等）、穿戴式[2]（如智能眼镜、智能手表等）和混合式（手持式与穿戴式相结合）。

移动医疗器械含有医疗器械软件或本身即为独立软件，不含医疗器械软件的可移动、可穿戴医疗器械不属于移动医疗器械。

植入和侵入医疗器械具有特殊性不纳入移动医疗器械范畴，但若使用"移动计算终端"应当考虑本指导原则的适用要求。

（二）移动医疗器械类型

1. 移动医疗设备

移动医疗设备是指采用通用或专用移动计算终端实现一项或多项医疗用途的设备。此类产品利用移动计算终端自带或外接的传感器、显示屏等部件实现预期用途，通常可用于实现或部分实现等效传统医疗器械的功能和用途。

2. 移动独立软件

移动独立软件是指采用通用移动计算终端（含外观改装）实现一项或多项医疗用途的独立软件。此类产品与传统独立软件相比预期用途相同，主要差异在于软件运行环境不同。

3. 移动医疗附件

移动医疗附件是指采用通用或专用移动计算终端控制医疗器械运行（即控制型）或与医疗器械进行电子数据交换（即数据型）的设备或软件。控制型移动医疗附件作为医疗器械产品的组成部分不能单独实现预期用途，应随医疗器械产品整体注册。数据型移动医疗附件可以随医疗器械产品整体注册，也可以单独注册（此时视为移动医疗设备或移动独立软件）。

（三）移动医疗器械判定原则

移动医疗器械与移动健康电子产品不存在清晰的划分界线，凡符合医疗器械定义的移动计算设备或软件属于移动医疗器械。申请人应当依据移动计算设备或软件的预期用途判定其是否符合医疗器械定义，必要时应当申请医疗器械分类界定。

一般情况下，预期用于健康管理的、目标人群为健康人群的、记录统计健康信息的移动计算设备或软件不具有医疗目的，不属于移动医疗器械；而预期用于疾病管理的、目标人群为医护人员和患者的、控制驱动医疗器械的、处理分析监测医疗数据/图像的移动计算设备或软件具有医疗目的，属于移动医疗器械[3]。

例如，预期用于辅助医生进行疾病诊断、治疗等移动计算设备或软件属于移动医疗器械，预期用于患者康复训练、肥胖症治疗、自闭症治疗等移动计算设备或软件属于移动医疗器械，而预期用于健康人群锻炼健身、体重控制、生活方式记录等移动计算设备或软件不属于移动医疗器械。

三、基本原则

移动医疗器械作为移动计算技术与医疗器械的结合，其监管要求除考虑传统医疗器械的要求之外还需综合考虑移动计算技术的特点和风险。本指导原则重点关注医疗器械采用移动计算技术所引入的风险及其控制措施。

申请人应当根据移动医疗器械的类型、预期用途、使用环境和核心功能以及所用移动计算终端的类型和特点进行风险管理，保证移动医疗器械的安全性和有效性。

移动医疗设备的风险管理应当综合考虑其等效的传统医疗器械的风险（如电气安全、生物相容性等）以及所用移动计算终端的风险，移动独立软件的风险管理应当综合考虑传统独立软件的风险以及所用移动计算终端的风险，控制型移动医疗附件的风险管理应当结合医疗器械产品进行整体考虑，数据型移动医疗附件的风险管理应当参照移

---

[1] 改自 IMDRF SaMD 工作组关于独立软件的定义。

[2] 在计算机领域，移动计算技术和穿戴计算技术的关系尚无定论，从监管角度考虑本指导原则所述移动计算技术包括穿戴计算技术。

[3] 改自 IMDRF SaMD 工作组关于独立软件风险框架的考量。

动医疗设备或移动独立软件的情况。患者使用（特别是在家庭环境使用）的移动医疗器械还应考虑使用环节的风险。

移动计算终端的风险主要表现为显示屏尺寸小、分辨率低、亮度低，受环境光影响大，电池容量小，数据传输失真等，未必能够满足全部临床要求。通用终端与专用终端相比设计用途并非用于医疗目的，性能指标未必能够满足全部临床要求，同时通用终端的软件运行环境通常不受控，可能会导致产品非预期工作，使用风险相对较高。因此，申请人应当选取合适的移动计算终端，并保证所用移动计算终端能够满足全部临床要求。

移动医疗器械通常具有网络连接功能以进行电子数据交换或远程控制，同时与云计算、大数据相结合使用的情况日益普遍。因此，申请人应当持续跟踪与网络安全、云计算、大数据相关的国家法律法规和部门规章的规定，以及国家标准、行业标准的要求，保证移动医疗器械产品自身的网络安全，保护患者隐私。

移动医疗器械产品种类繁多，使用形式多样，临床要求和性能指标差异较大，难以统一注册申报资料要求。申请人应当根据移动医疗器械的类型、所用移动计算终端的特点以及临床要求提交相应注册申报资料，证明产品的安全性和有效性。

四、技术考量

移动医疗器械通常可用于实现或部分实现传统医疗器械的功能和用途，因此其性能指标可参照等效传统医疗器械的相关要求，并应与其预期用途、使用环境和核心功能相匹配，满足临床要求。常见的共性技术问题包括但不限于：

（一）网络安全能力

移动医疗器械通常具有网络连接功能以进行电子数据交换或远程控制，存在网络安全风险。移动医疗器械的种类不同，对网络安全能力的要求也不同。因此，申请人应当根据网络安全指导原则明确产品关于网络安全能力的要求，并提供验证资料。

例如，预期用于诊断的移动图像处理软件应当具有保证健康数据不可得性的功能，如软件在医护人员退出登录后能够自动清除下载至本地的健康数据，或者采用加密技术保证下载至本地的健康数据具有不可得性，验证资料应当包括相应性能验证资料。

（二）显示屏限制

移动医疗器械的种类不同，临床要求也不同，对显示屏的要求亦不同，有些产品的显示屏仅用于向患者提供参考信息，而有些产品的显示屏则用于向医护人员提供诊断、监护信息。因此，申请人应当根据移动医疗器械产品的类型、预期用途、使用环境和核心功能确定产品所用显示屏的技术要求（如屏幕尺寸、分辨率和亮度等）及确定依据，并提供验证资料（必要时含临床评价资料）。

移动医疗设备、控制型移动医疗附件关于显示屏的技术要求可以参考等效的传统医疗器械的相应要求，如标准、指导原则等。移动独立软件、数据型移动医疗附件关于显示屏的技术要求可以参考传统独立软件的要求。

例如，预期用于诊断的移动图像处理软件应当明确移动计算终端所用显示屏的最小尺寸、最低分辨率和最低亮度以及确定依据，由于目前业内尚未形成共识，验证资料应当包括性能验证资料、临床评价资料。

（三）环境光影响

移动医疗器械的使用环境易发生变化，环境光的变化可能会导致医护人员误诊误判，产生相应风险。移动医疗器械的种类不同，对环境光抗干扰能力的要求也不同。因此，申请人应当根据移动医疗器械产品的类型、预期用途、使用环境和核心功能明确产品对环境光抗干扰能力的方法（如具有环境光检测功能、显示屏亮度矫正功能等），并提供验证资料（必要时含临床评价资料）。

例如，预期用于诊断的移动图像处理软件应当具有环境光检测功能、显示屏亮度矫正功能，验证资料应当包括性能验证资料以及产品在不同典型使用环境下的临床评价资料。

（四）电池容量限制

移动医疗器械体积小、重量轻，电池容量有限，电池续航时间可能无法满足临床要求，产生相应风险。移动医疗器械的种类不同，对电池续航能力的要求也不同。因此，申请人应当根据移动医疗器械产品的类型、预期用途、使用环境和核心功能明确产品对电池续航能力的要求（如容量、续航时间、剩余电量提示等），并提供验证资料以证明电池续航能力可以满足临床要求。

例如，穿戴式动态心电记录仪应当明确电池的容量、续航时间，验证资料应当包括相应性能验证资料。

（五）云计算服务

移动医疗器械与云计算相结合使用的情况日益普遍，云计算具有降低信息化成本、减少重复建设、提高资源利用率、增加业务灵活性、提升服务专业性等优势，但也存在着用户对数据控制能力减弱、数据所有权面临挑战、数据保护困难、数据残留难以处理、用户与云服务商责任不清、产生司法管辖权问题、面临网络安全威胁等风险，因此申请人应当权衡采用云计算服务的收益和风险，遵守相关国家法律法规和部门规章的规定，在云计算服务生存周期中保证产品的安全性和有效性。

云计算服务模式主要分为三种：软件即服务（SaaS）、平台即服务（PaaS）和基础设施即服务（IaaS），部署模式主要分为四种：私有云、公有云、社区云和混合云（定义详见 GB/T 31167—2014《信息安全技术 云计算服务安全指南》）。

申请人应当综合考虑移动医疗器械使用云计算服务的风险和技术要求，明确所用云计算服务的服务模式、部署模式、核心功能（如数据存储、分析处理、数据挖掘等）、数据接口（如网络协议、数据格式等）和网络安全能力（明确保密性、完整性、可得性要求，如数据加密、数据匿名、数据传输校验等）。

对于移动医疗器械而言，云计算服务可视为现成软件，云服务商可视为供应商而非医疗器械制造商，因此申请人可以参考现成软件和供应商的相关要求确定云计算服务的要求。

对于采用云计算服务的情况，申请人应当提供相应注册申报资料，内容包括：基本信息（云计算的名称和配置，云服务商的名称、住所和资质）、技术要求（服务模式、部署模式、核心功能、数据接口、网络安全能力）、风险管理、验证与确认、维护计划（明确云计算服务更新的维护流程）、与云服务商签订的质量协议（明确云计算服务的技术要求、质量要求和双方所承担的质量责任，如数据保护方法、数据残留处理等）。

对于申请人自建云计算平台的情况，申请人应当遵循云服务商的相关规定，自建云计算平台的注册申报资料应当在自主开发独立软件注册申报资料的基础上参照云计算服务的适用要求。

（六）其他

患者使用（特别是在家庭环境使用）的移动医疗器械若有用户界面，应具备产品注册信息用户确认功能，如登录界面明示产品注册信息待用户确认后方可使用，或者登录后弹出产品注册信息对话框待用户确认后方可使用。

采用通用终端的移动医疗器械（特别是移动独立软件）应具备运行环境开机自检功能，验证运行环境符合要求后方可使用。

采用专用终端的移动医疗器械若为无线设备应符合无线电管理的相关规定。

采用穿戴式计算技术（如柔性计算技术）的移动医疗器械除考虑上述技术因素外，还应明确可用性（人机工效学或人因工程）和可靠性的要求，并提供验证资料。

五、注册申报资料要求

（一）移动医疗设备

移动医疗设备通常可用于替代或部分替代等效的传统医疗器械，因此申请人应当结合本指导原则、等效传统医疗器械指导原则（如有）、软件指导原则、网络安全指导原则的要求提交相应注册申报资料。

风险管理应当综合考虑等效传统医疗器械的风险以及移动计算终端的风险。

产品技术要求应当包含等效传统医疗器械适用的性能指标以及移动计算终端的性能指标（如软件功能、软件运行环境等）。

临床评价可以选取等效传统医疗器械进行实质等同对比，并满足《医疗器械临床评价技术指导原则》的要求。

说明书应当明确移动计算终端的性能指标和使用方法，

特别是对由患者使用、在家庭环境使用的产品。

若采用云计算服务，申请人应当根据本指导原则的要求提交云计算服务的注册申报资料。

（二）移动独立软件

移动独立软件与传统独立软件相比主要差异在于移动独立软件运行于通用移动计算终端（含外观改装）。因此申请人应当结合本指导原则、传统独立软件指导原则（如有）、软件指导原则、网络安全指导原则的要求提交相应注册申报资料。

若采用云计算服务，申请人应当根据本指导原则的要求提交云计算服务的注册申报资料。

（三）移动医疗附件

控制型移动医疗附件应随医疗器械产品整体注册，申请人应当在医疗器械产品注册申报资料中根据本指导原则的适用要求，补充控制型移动医疗附件的技术要求并提供相应验证资料。

数据型移动医疗附件若随医疗器械产品整体注册则参照控制型移动医疗附件的注册申报资料要求，若单独注册则参照移动医疗设备或移动独立软件的注册申报资料要求。

六、参考文献

［1］《中华人民共和国网络安全法》（中华人民共和国主席令第53号）

［2］国务院办公厅关于促进和规范健康医疗大数据应用发展的指导意见（国办发〔2016〕47号）

［3］《个人信息和重要数据出境安全评估办法（征求意见稿）》（国家互联网信息办公室，2017.4）

［4］《医疗器械注册管理办法》（国家食品药品监督管理总局令第4号）

［5］《医疗器械说明书和标签管理规定》（国家食品药品监督管理总局令第6号）

［6］《医疗器械分类规则》（国家食品药品监督管理总局令第15号）

［7］《医疗器械注册申报资料要求和批准证明文件格式》（国家食品药品监督管理总局公告2014年第43号）

［8］《医疗器械生产企业供应商审核指南》（国家食品药品监督管理总局通告2015年第1号）

［9］《医疗器械临床评价技术指导原则》（国家食品药品监督管理总局通告2015年第14号）

［10］《医疗器械软件注册技术审查指导原则》（国家食品药品监督管理总局通告2015年第50号）

［11］《医疗器械网络安全注册技术审查指导原则》（国家食品药品监督管理总局通告2017年第13号）

［12］《医学图像存储传输软件（PACS）注册技术审查指导原则》（国家食品药品监督管理总局通告2016年第27号）

［13］《人口健康信息管理办法（试行）》（国卫规划发

〔2014〕24 号）

［14］国家卫生计生委关于推进医疗机构远程医疗服务的意见（国卫医发〔2014〕51 号）

［15］《大数据安全标准化白皮书（2017）》（全国信息安全标准化技术委员会，2017.4）

［16］GB/T 32400—2015《信息技术 云计算 概览与词汇》

［17］GB/T 31167—2014《信息安全技术 云计算服务安全指南》

［18］GB/T 31168—2014《信息安全技术 云计算服务安全能力要求》

［19］国家标准《信息安全技术 数据出境安全评估指南》征求意见稿

［20］国家标准《信息安全技术 个人信息去标识化指南》征求意见稿

［21］国家标准《信息安全技术 网络存储安全技术要求》征求意见稿

［22］国家标准《信息安全技术 云计算服务运行监管框架》征求意见稿

［23］国家标准《信息安全技术 云计算安全参考架构》征求意见稿

［24］国家标准《信息安全技术 云计算服务安全能力评估方法》征求意见稿

［25］国家标准《信息安全技术 大数据安全管理指南》征求意见稿

［26］国家标准《信息安全技术 大数据服务安全能力要求》征求意见稿

［27］国家标准《信息安全技术 个人信息安全规范》征求意见稿

［28］国家标准《信息安全技术 移动智能终端个人信息保护技术要求》征求意见稿

［29］国家标准《信息安全技术 移动应用网络安全评价规范》征求意见稿

［30］国家标准《信息安全技术 移动终端安全保护技术要求》征求意见稿

［31］国家标准《信息安全技术 移动终端安全管理平台技术要求》征求意见稿

［32］国家标准《信息安全技术 移动智能终端应用软件安全技术要求和测试评价方法》征求意见稿

［33］国家标准《信息安全技术 移动智能终端操作系统安全测试评价方法》征求意见稿

［34］国家标准《信息安全技术 移动智能终端数据存储安全技术要求和测试评价方法》征求意见稿

［35］国家标准《信息安全技术 移动智能终端安全架构》征求意见稿

［36］YY/T 0287—2017《医疗器械 质量管理体系 用于法规的要求》

［37］YY/T 0316—2016《医疗器械 风险管理对医疗器械的应用》

［38］YY/T 0664—2008《医疗器械软件 软件生存周期过程》

［39］YY/T 1474—2016《医疗器械 可用性工程对医疗器械的应用》

［40］YY/T 0910.1—2013《医用电气设备 医学影像显示系统 第 1 部分：评价方法》

［41］IEC 60601 - 1 - 6：2013 Medical electrical equipment - Part 1 - 6：General requirements for basic safety and essential performance - Collateral standard：Usability

［42］IEC 62366 - 1：2015 Medical devices - Part 1：Application of usability engineering to medical devices

［43］IEC TR 62366 - 2：2016 Medical devices - Part 2：Guidance on the application of usability engineering to medical devices

［44］ANSI HE74：2009 Human factors design process for medical devices

［45］ANSI HE75：2013 Human factors engineering - Design of medical devices

［46］FDA, Mobile Medical Applications - Guidance for Industry and Food and Drug Administration Staff, 2015.2.9

［47］FDA, General Wellness：Policy for Low Risk Devices - Guidance for Industry and Food and Drug Administration Staff, 2016.7.29

［48］FDA, Applying Human Factors and Usability Engineering to Medical Devices - Guidance for Industry and Food and Drug Administration Staff, 2016.2.3

［49］FDA, List of Highest Priority Devices for Human Factors Review - Draft Guidance for Industry and Food and Drug Administration Staff, 2016.2.3

［50］MEDDEV 2.1/6, Qualification and Classification of Standalone Software, 2016.7

［51］MHRA, Guidance：Medical Device Stand - alone Software including Apps, 2017.4.21

［52］IMDRF/SaMD WG/N10 FINAL：2013, Software as a Medical Device（SaMD）：Key Definitions, 2013.12.18

［53］IMDRF/SaMD WG/N12 FINAL：2014, Software as a Medical Device（SaMD）：Possible Framework for Risk Categorization and Corresponding Considerations, 2014.9.18

［54］IMDRF/SaMD WG/N23 FINAL：2015, Software as a Medical Device（SaMD）：Application of Quality Management System, 2015.10.2

［55］IMDRF/SaMD WG/N41 FINAL：2017, Software as a Medical Device（SaMD）：Clinical Evaluation, 2017.9.21

141 医疗器械临床试验设计注册技术审评指导原则

（医疗器械临床试验设计指导原则）

医疗器械临床试验是指在具备相应条件的临床试验机构中，对拟申请注册的医疗器械在正常使用条件下的安全有效性进行确认的过程。临床试验是以受试人群（样本）为观察对象，观察试验器械在正常使用条件下作用于人体的效应或对人体疾病、健康状态的评价能力，以推断试验器械在预期使用人群（总体）中的效应。由于医疗器械的固有特征，其试验设计有其自身特点。

本指导原则适用于产品组成、设计和性能已定型的医疗器械，包括治疗类产品、诊断类产品，不包括体外诊断试剂。

本指导原则是供申请人和审查人员使用的技术指导文件，不涉及注册审批等行政事项，亦不作为法规强制执行，如有能够满足法规要求的其他方法，也可以采用，但应提供详细的研究资料和验证资料。应在遵循相关法规的前提下使用本指导原则。

一、医疗器械临床试验目的

临床试验需设定明确、具体的试验目的。申请人可综合分析试验器械特征、非临床研究情况、已在中国境内上市（下文简称已上市）同类产品的临床数据等因素，设定临床试验目的。临床试验目的决定了临床试验各设计要素，包括主要评价指标、试验设计类型、对照试验的比较类型等，进而影响临床试验样本量。不同情形下的临床试验目的的举例如下：

（一）当通过临床试验确认试验器械在其预期用途下的安全有效性时，若更关注试验器械的疗效是否可满足临床使用的需要，其临床试验目的可设定为确认试验器械的有效性是否优于/等效于/非劣于已上市同类产品，同时确认试验器械的安全性。此时，临床试验的主要评价指标为有效性指标。

（二）当通过临床试验确认试验器械在其预期用途下的安全有效性时，若更关注试验器械的安全性是否可满足临床使用的需要，其临床试验目的可设定为确认试验器械的安全性是否优于/等效于/非劣于已上市同类产品，同时确认试验器械的有效性。此时，临床试验的主要评价指标为安全性指标，以乳房植入体为例，临床试验通常选择并发症发生率（如包膜挛缩率、植入体破裂率）作为主要评价指标。

（三）对于已上市产品增加适应症的情形，临床试验目的可设定为确认试验器械对新增适应症的安全有效性。例如，止血类产品在已批准适用范围（如普通外科、妇产科）的基础上，增加眼科、神经外科、泌尿外科使用的适应症。

（四）当已上市器械适用人群发生变化时，临床试验目的可设定为确认试验器械对新增适用人群的安全有效性。例如膜式氧合器产品，在原批准适用范围的基础上新增体重≤10kg的适用人群；又如治疗类呼吸机在已批准的适用于成人的基础上新增适用于儿童的适用范围。

（五）当已上市器械发生重大设计变更时，可根据变更涉及的范围设定试验目的。例如冠状动脉药物洗脱支架平台花纹设计发生改变时，临床试验目的可设定为确认变化部分对于产品安全有效性的影响。

（六）当已上市器械的使用环境或使用方法发生重大改变时，试验目的可设定为确认产品在特定使用环境和使用方法下的安全有效性。例如：已上市的植入式心脏起搏器通常不能兼容核磁共振检查，如申请兼容核磁共振检查，其临床试验目的可设置为对兼容核磁共振检查相关的安全有效性进行确认。

二、临床试验设计的基本类型和特点

（一）平行对照设计

随机、双盲、平行对照的临床试验设计可使临床试验影响因素在试验组和对照组间的分布趋于均衡，保证研究者、评价者和受试者均不知晓分组信息，避免了选择偏倚和评价偏倚，被认为可提供高等级的科学证据，通常被优先考虑。对于某些医疗器械，此种设计的可行性受到器械固有特征的挑战。

1. 随机化

随机化是平行对照、配对设计、交叉设计等临床试验需要遵循的基本原则，指临床试验中每位受试者均有同等机会（如试验组与对照组病例数为1:1）或其他约定的概率（如试验组与对照组病例数为n:1）被分配到试验组或对照组，不受研究者和/或受试者主观意愿的影响。随机化是为了保障试验组和对照组受试者在各种已知和未知的可能影响试验结果的基线变量上具有可比性。

非随机设计可能造成各种影响因素在组间分布不均衡，降低试验结果的可信度。一方面，协变量分析可能难以完全校正已知因素对结果的影响；另一方面，未知因素对试验结果产生的影响亦难以评价，因此，通常不推荐非随机设计。如果申请人有充分的理由认为必须采用非随机设计，需要详述必须采用该设计的理由和控制选择偏倚的具体措施。

2. 盲法

如果分组信息被知晓，研究者可能在器械使用过程中选择性关注试验组，评价者在进行疗效与安全性评价时可能产生倾向性，受试者可能受到主观因素的影响。盲法是控制临床试验中因"知晓分组信息"而产生偏倚的重要措施之一，目的是达到临床试验中的各方人员对分组信息的不可知。根据设盲程度的不同，盲法可分为完整设盲、不完整设盲和不设盲。在完整设盲的临床试验中，受试者、研究者和评价者对分组信息均处于盲态。

在很多情形下，基于器械及相应治疗方式的固有特征，完整设盲是不可行的。当试验器械与对照器械存在明显不同时，难以对研究者设盲，例如膝关节假体，试验产品和对照产品的外观可能存在明显不同，且植入物上有肉眼可见的制造商激光标记；又如血管内金属支架，试验产品和对照产品的具体结构、花纹不同。此时，建议尽量对受试者设盲，即受试者不知晓其被分入试验组或对照组，并采用第三方盲法评价（如中心阅片室、中心实验室、评价委员会等）和盲态数据审核。当试验器械形态与对照器械存在明显不同且主要评价指标来自影像学数据时，难以对研究者、评价者设盲，例如生物可吸收支架，当对照产品为金属支架时，由于生物可吸收支架平台发生降解，评估晚期管腔丢失指标（该指标以影像学方式评价）时难以对评价者设盲。此时，建议尽量对受试者设盲，并采用盲态数据审核。上述由于器械的固有特征而不对研究者设盲、不对研究者和评价者设盲的情形，均为不完整设盲的临床试验设计。

当试验组治疗方式（含器械）与对照组存在明显差异时，难以对受试者、研究者、评价者设盲，只能采取不设盲的试验设计，如介入治疗和手术治疗进行比较时、器械治疗和药物治疗进行比较时。为最大程度地减少偏倚，可考虑采用以下方法：（1）在完成受试者筛选和入组前，受试者和研究者均不知晓分组信息（即分配隐藏）；（2）在伦理许可的前提下，受试者在完成治疗前，不知晓分组信息；（3）采用盲态数据审核。

申请人需要对采用不完整设盲或者不设盲试验设计的理由进行论述，详述控制偏倚的具体措施（如采用可客观判定的指标以避免评价偏倚，采用标准操作规范以减小实施偏倚等）。

3. 对照

对照包括阳性对照和安慰对照（如假处理对照、假手术对照等）。阳性对照需采用在拟定的临床试验条件下疗效肯定的已上市器械或公认的标准治疗方法。

对于治疗类产品，选择阳性对照时，优先采用疗效和安全性已得到临床公认的已上市同类产品。如因合理理由不能采用已上市同类产品，可选用尽可能相似的产品作为阳性对照，其次可考虑标准治疗方法。例如，人工颈椎间盘假体开展临床试验时，如因合理理由不能采用已上市同类产品，可选择临床广泛使用的、对相应适应症的疗效已得到证实并被公认的产品。又如，治疗良性前列腺增生的设备在没有同类产品上市的情形下，可采用良性前列腺增生症的标准治疗方法（经尿道前列腺电汽化术）作为对照。

标准治疗方法包括多种情形，例如，对于部分临床上尚无有效治疗方法的疾病，其标准治疗方法可为对症支持治疗。在试验器械尚无相同或相似的已上市产品或相应的标准治疗方法时，若试验器械的疗效存在安慰效应，试验设计需考虑安慰对照，此时，尚需综合考虑伦理学因素。若已上市产品的疗效尚未得到临床公认，试验设计可根据具体情形，考虑标准治疗方法对照或安慰对照，申请人需充分论证对照的选取理由。例如用于缓解疼痛的物理治疗类设备。

对于诊断器械，对照需采用诊断金标准方法或已上市同类产品。

（二）配对设计

对于治疗类产品，常见的配对设计为同一受试对象的两个对应部位同时接受试验器械和对照治疗，试验器械和对照治疗的分配需考虑随机设计。配对设计主要适用于器械的局部效应评价，具有一定的局限性。例如，对于面部注射用交联透明质酸钠凝胶的临床试验，配对设计在保证受试者基线一致性上比平行对照设计具有优势，但试验中一旦发生系统性不良反应则难以确认其与试验器械或对照器械的相关性，且需要排除面部左右侧局部反应的互相影响。因此，申请人考虑进行配对设计时，需根据产品特征，综合考虑该设计类型的优势和局限性，恰当进行选择，并论述其合理性。

对于诊断器械，若试验目的是评价试验器械的诊断准确性，常见的配对设计为同一受试者/受试样品同时采用试验器械和诊断金标准方法或已上市同类器械来进行诊断。

（三）交叉设计

在交叉设计的临床试验中，每位受试者按照随机分配的排列顺序，先后不同阶段分别接受两种或两种以上的治疗/诊断。此类设计要求前一阶段的治疗/诊断对后一阶段的另一种治疗/诊断不产生残留效应，后一阶段开始前，受试者一般需回复到基线状态，可考虑在两个干预阶段之间安排合理的洗脱期。

（四）单组设计

单组试验的实质是将主要评价指标的试验结果与已有临床数据进行比较，以评价试验器械的有效性/安全性。与平行对照试验相比，单组试验的固有偏倚是非同期对照偏倚，由于时间上的不同步，可能引起选择偏倚、混杂偏倚、测量偏倚和评价偏倚等，应审慎选择。在开展单组试验时，需要对可能存在的偏倚进行全面分析和有效控制。

1. 与目标值比较

与目标值比较的单组设计需事先指定主要评价指标有临床意义的目标值，通过考察单组临床试验主要评价指标的结果是否在指定的目标值范围内，从而评价试验器械有效性/安全性。当试验器械技术比较成熟且对其适用疾病有较为深刻的了解时，或者当设置对照在客观上不可行时（例如试验器械与现有治疗方法的风险受益过于悬殊，设置对照在伦理上不可行；又如现有治疗方法因客观条件限制不具有可行性等），方可考虑采用单组目标值设计。考虑单组目标值设计时，还需关注试验器械的适用人群、主要评价指标（如观察方法、随访时间、判定标准等）是否可被充分定义且相对稳定。为尽量弥补单组目标值设计的固有缺陷，需尽可能采用相对客观、可重复性强的评价指标作为主要评价指标，如死亡、失败等；不建议选择容易受主观因素影响、可重复性差的指标作为主要评价指标，如疼痛评分等。

目标值是专业领域内公认的某类医疗器械的有效性/安全性评价指标所应达到的最低标准，包括客观性能标准（Objective performance criteria，OPC）和性能目标（Performance goal，PG）两种。目标值通常为二分类（如有效/无效）指标，也可为定量指标，包括靶值和单侧置信区间界限（通常为97.5%单侧置信区间界限）。目标值的构建通常需要全面收集具有一定质量水平及相当数量病例的临床研究数据，并进行科学分析（如Meta分析）。对临床试验结果进行统计分析时，需计算主要评价指标的点估计值和单侧置信区间界限值，并将其与目标值进行比较。

由于没有设置对照组，单组目标值设计的临床试验无法确证试验器械的优效、等效或非劣效，仅能确证试验器械的有效性/安全性达到专业领域内公认的最低标准。

（1）与OPC比较

OPC是在既往临床研究数据的基础上分析得出，用于试验器械主要评价指标的比较和评价，经确认的OPC目前尚不多见。OPC通常来源于权威医学组织、相关标准化组织、医疗器械审评机构发布的文件。例如一次性使用膜式氧合器，其临床试验可采用单组目标值设计，当主要评价指标采用《一次性使用膜式氧合器注册技术审查指导原则》中提及的复合指标"达标率"时，试验产品达标率的目标值应至少为90%，预期达标率为95%。又如，根据《髋关节假体系统注册技术审查指导原则》，对于常规设计的髋关节假体，当临床试验采用单组目标值设计，主要评价指标采用术后12个月Harris评分"优良率"时，试验产品"优良率"的目标值应至少为85%，预期优良率为95%。随着器械技术和临床技能的提高，OPC可能发生改变，需要对临床数据重新进行分析以确认。

（2）与PG比较

当有合理理由不能开展对照试验而必须考虑开展单组目标值设计时，若没有公开发表的OPC，可考虑构建PG。例如脱细胞角膜植片，适用于药物治疗无效需要进行板层角膜移植的感染性角膜炎患者。由于开展临床试验时市场上无同类产品，且与异体角膜移植对比存在角膜来源困难的问题，故采用PG单组设计进行临床试验，PG来源于异体角膜移植既往临床研究数据，由相关权威的专业医学组织认可。与OPC相比，采用PG的单组设计的临床证据水平更低。PG的实现/未实现不能立即得出试验成功/失败的结论，如果发现异常试验数据时，需要对试验结果进行进一步探讨和论证。

2. 与历史研究对照

与历史研究对照的临床试验证据强度弱，可能存在选择偏倚、混杂偏倚等问题，应审慎选择。当采用某一历史研究作为对照时，需获取试验组和对照组每例受试者的基线数据，论证两组受试者的可比性，可采用倾向性评分来评估两组之间的可比性，以控制选择偏倚。由于试验组和对照组不是同期开展，需要关注两组间干预方式和评价方式的一致性，以控制测量偏倚和评价偏倚。

三、受试对象

根据试验器械预期使用的目标人群，确定研究的总体。综合考虑对总体人群的代表性、临床试验的伦理学要求、受试者安全性等因素，制定受试者的选择标准，即入选和排除标准。入选标准主要考虑受试对象对总体人群的代表性，如适应症、疾病的分型、疾病的程度和阶段、使用具体部位、受试者年龄范围等因素。排除标准旨在尽可能规范受试者的同质性，将可能影响试验结果的混杂因素（如影响疗效评价的伴随治疗、伴随疾病等）予以排除，以达到评估试验器械效应的目的。

四、评价指标

评价指标反映器械作用于受试对象而产生的各种效应，根据试验目的和器械的预期效应设定。在临床试验方案中应明确规定各评价指标的观察目的、定义、观察时间点、指标类型、测定方法、计算公式（如适用）、判定标准（适用于定性指标和等级指标）等，并明确规定主要评价指标和次要评价指标。指标类型通常包括定量指标（连续变量，如血糖值）、定性指标（如有效和无效）、等级指标（如优、良、中、差）等。对于诊断器械，临床试验评价指标通常包括定性检测的诊断准确性（灵敏度、特异性、预期值、似然比、ROC曲线下面积等）或检测一致性（阳性/阴性一致性、总一致性、KAPA值等），以及定量检测回归分析的斜率、截距和相关系数等。

（一）主要评价指标和次要评价指标

主要评价指标是与试验目的有本质联系的、能确切反映器械疗效或安全性的指标。主要评价指标应尽量选择客观性强、可量化、重复性高的指标，应是专业领域普遍认可的指标，通常来源于已发布的相关标准或技术指南、公开发表的权威论著或专家共识等。临床试验的样本量基于主要评价指标的相应假设进行估算。临床试验的结论亦基于主要评价指标的统计分析结果做出。次要评价指标是与试验目的相关的辅助性指标。在方案中需说明其在解释结果时的作用及相对重要性。

一般情况下，主要评价指标仅为一个，用于评价产品的疗效或安全性。当一个主要评价指标不足以反映试验器械的疗效或安全性时，可采用两个或多个主要评价指标。以一次性使用脑积水分流器的临床试验为例，当参照《一次性使用脑积水分流器注册技术审查指导原则》进行方案设计时，同时采用两个主要评价指标，包括术后 30 天内颅内压的达标率、首次植入分流器后 1 年时分流器存留率。对于第二个主要评价指标（1 年存留率），试验组与对照组间需进行组间比较，同时要求试验组 1 年存留率不小于90％。因此，该临床试验的样本量估算需同时考虑三重假设检验：（1）试验组术后 30 天颅内压达标率非劣效于对照组；（2）试验组 1 年的存留率非劣效于对照组；（3）试验器械 1 年的存留率达到目标值要求。上述三重假设检验都有统计学意义时，才可下推断结论。由于此时没有意图或机会选择最有利的某次假设检验结果，因此可设定每次检验的 I 类错误水平等于预先设定的 α，无需进行多重性校正。对于同时采用多个主要评价指标的临床试验设计，当有可能选择最有利的某次假设检验结果进行结论推断时，样本量估算需要考虑假设检验的多重性问题，以及对总 I 类错误率的控制策略。

（二）复合指标

按预先确定的计算方法，将多个评价指标组合构成一个指标称为复合指标。当单一观察指标不足以作为主要评价指标时，可采用复合指标作为主要评价指标。以冠状动脉药物洗脱支架的临床试验为例，主要评价指标之一为靶病变失败率。靶病变失败定义为心脏死亡、靶血管心肌梗死以及靶病变血运重建三种临床事件至少出现一种，即为复合指标。以血液透析浓缩物的临床试验为例，采用透析达标率作为主要评价指标，"达标"的定义为透析前后 K^+、Na^+、Ca^{2+}、Cl^-、CO_2CP（二氧化碳结合力）或 HCO_3^-、pH 值均达到预先设定的临床指标数值。复合指标可将客观测量指标和主观评价指标进行结合，形成综合评价指标。临床上采用的量表（如生活质量量表、功能评分量表等）也为复合指标的一种形式。需在试验方案中详细说明复合指标中各组成指标的定义、测定方法、计算公式、判定标准、权重等。当采用量表作为复合指标时，尽可能采取专业领域普遍认可的量表。极少数需要采用自制量表的情形，申请人需提供自制量表效度、信度和反应度的研究资料，研究结果需证明自制量表的效度、信度和反应度可被接受。需考虑对复合指标中有临床意义的单个指标进行单独分析。

（三）替代指标

在直接评价临床获益不可行时，可采用替代指标进行间接观察。是否可采用替代指标作为临床试验的主要评价指标取决于：①替代指标与临床结果的生物学相关性；②替代指标对临床结果判断价值的流行病学证据；③从临床试验中获得的有关试验器械对替代指标的影响程度与试验器械对临床试验结果的影响程度相一致的证据。

（四）主观指标的第三方评价

部分评价指标由于没有客观评价方法而只能进行主观评价，临床试验若必需选择主观评价指标作为主要评价指

标，建议成立独立的评价小组，由不参与临床试验的第三者/第三方进行指标评价，需在试验方案中明确第三者/第三方评价的评价规范。

五、比较类型和检验假设

（一）比较类型

临床试验的比较类型包括优效性检验、等效性检验、非劣效性检验。采用安慰对照的临床试验，需进行优效性检验。采用疗效/安全性公认的已上市器械或标准治疗方法进行对照的临床试验，可根据试验目的选择优效性检验、等效性检验或非劣效性检验。

优效性检验的目的是确证试验器械的疗效/安全性优于对照器械/标准治疗方法/安慰对照，且其差异大于预先设定的优效界值，即差异有临床实际意义。由于试验器械特征、对照和主要评价指标等因素的不同，部分优效性检验没有考虑优效性界值，申请人需论述不考虑优效性界值的理由。等效性检验的目的是确证试验器械的疗效/安全性与对照器械的差异不超过预先设定的等效区间，即差异在临床可接受的范围内。非劣效性检验的目的是确证试验器械的疗效/安全性如果低于对照器械，其差异小于预先设定的非劣效界值，即差异在临床可接受范围内。在优效性检验中，如果试验设计合理且执行良好，试验结果可直接确证试验器械的疗效/安全性。在等效性试验和非劣效性试验中，试验器械的疗效/安全性建立在对照器械预期疗效/安全性的基础上。

（二）界值

无论优效性试验、等效性试验或非劣效性试验，要从临床意义上确认试验器械的疗效/安全性，均需要在试验设计阶段制定界值并在方案中阐明。优效界值是指试验器械与对照器械之间的差异具有临床实际意义的最小值。等效或非劣效界值是指试验器械与对照器械之间的差异不具有临床实际意义的最大值。优效界值、非劣效界值均为预先制定的一个数值，等效界值需要预先制定优侧、劣侧两个数值。

界值的制定主要考虑临床实际意义，需要被临床认可或接受。理论上，非劣效界值的确定可采用两步法，一是通过 Meta 分析估计对照器械减去安慰效应后的绝对效应或对照器械的相对效应 M1，二是结合临床具体情况，在考虑保留对照器械效应的适当比例 $1-f$ 后，确定非劣效界值 M2（M2 = f × M1）。f 越小，试验器械的效应越接近对照器械，一般情况下，f 的取值在 0～0.5 之间。制定等效界值时，可用类似的方法确定下限和上限。

（三）检验假设

试验方案需明确检验假设和假设检验方法，检验假设依据试验目的确定，假设检验方法依据试验设计类型和主要评价指标类型确定。附录 1 提供了部分试验设计和比较

类型下的检验假设举例，供参考。

六、样本量估算

临床试验收集受试人群中的疗效/安全性数据，用统计分析将基于主要评价指标的试验结论推断到与受试人群具有相同特征的目标人群。为实现样本（受试人群）代替总体（目标人群）的目的，临床试验需要一定的受试者数量（样本量）。样本量大小与主要评价指标的变异度呈正相关，与主要评价指标的组间差异呈负相关。

样本量一般以临床试验的主要评价指标进行估算。需在临床试验方案中说明样本量估算的相关要素及其确定依据、样本量的具体计算方法。附录 2 提供了样本量估算公式的样例，供参考。确定样本量的相关要素一般包括临床试验的设计类型和比较类型、主要评价指标的类型和定义、主要评价指标有临床实际意义的界值、主要评价指标的相关参数（如预期有效率、均值、标准差等）、Ⅰ类和Ⅱ类错误率以及预期的受试者脱落和方案违背的比例等。主要评价指标的相关参数根据已有临床数据和小样本可行性试验（如有）的结果来估算，需要在临床试验方案中明确这些估计值的确定依据。一般情况下，Ⅰ类错误概率 α 设定为双侧 0.05 或单侧 0.025，Ⅱ类错误概率 β 设定为不大于 0.2，预期受试者脱落和方案违背的比例不大于 0.2，申请人可根据产品特征和试验设计的具体情形采用不同的取值，需充分论证其合理性。

七、临床试验设计需考虑的其他因素

由于器械的固有特征可能影响其临床试验设计，在进行器械临床试验设计时，需对以下因素予以考虑：

（一）器械的工作原理

器械的工作原理和作用机理可能与产品性能/安全性评价方法、临床试验设计是否恰当相关。

（二）使用者技术水平和培训

部分器械可能需要对使用者进行技能培训后才能被安全有效地使用，例如手术复杂的植入器械。在临床试验设计时，需考虑使用器械所必需的技能，研究者技能应能反映产品上市后在预期用途下的器械使用者的技能范围。

（三）学习曲线

部分器械使用方法新颖，存在一定的学习曲线。当临床试验过程中学习曲线明显时，试验方案中需考虑在学习曲线时间内收集的信息（例如明确定义哪些受试者是学习曲线时间段的一部分）以及在统计分析中报告这些结果。如果学习曲线陡峭，可能会影响产品说明书的相关内容和用户培训需求。

（四）人为因素

在器械设计开发过程中，对器械使用相关的人为因素

的研究可能会指导器械的设计或使用说明书的制定，以使其更安全，更有效，或让受试者或医学专业人士更容易使用。

八、统计分析

（一）分析数据集的定义

意向性分析（Intention To Treat，简称 ITT）原则是指主要分析应包括所有随机化的受试者，基于所有随机化受试者的分析集通常被称为 ITT 分析集。理论上需要对所有随机化受试者进行完整随访，但实际中很难实现。

临床试验常用的分析数据集包括全分析集（Full Analysis Set，FAS）、符合方案集（Per Protocol Set，PPS）和安全性数据集（Safety Set，SS）。需根据临床试验目的，遵循尽可能减少试验偏倚和防止Ⅰ类错误增加的原则，在临床试验方案中对上述数据集进行明确定义，规定不同数据集在有效性评价和安全性评价中的地位。全分析集为尽可能接近于包括所有随机化的受试者的分析集，通常应包括所有入组且使用过一次器械/接受过一次治疗的受试者，只有在非常有限的情形下才可剔除受试者，包括违反了重要的入组标准、入组后无任何观察数据的情形。符合方案集是全分析集的子集，包括已接受方案中规定的治疗、可获得主要评价指标的观察数据、对试验方案没有重大违背的受试者。若从全分析集和符合方案集中剔除受试者，一是需符合方案中的定义，二是需充分阐明剔除理由，需在盲态审核时阐明剔除理由。安全性数据集通常应包括所有入组且使用过一次器械/接受过一次治疗并进行过安全性评价的受试者。

需同时在全分析集、符合方案集中对试验结果进行统计分析。当二者结论一致时，可以增强试验结果的可信度。当二者结论不一致时，应对差异进行充分的讨论和解释。如果符合方案集中排除的受试者比例过大，或者因排除受试者导致试验结论的根本性变化（由全分析集中的试验失败变为符合方案集中的试验成功），将影响临床试验的可信度。

全分析集和符合方案集在优效性试验和等效性或非劣效性试验中所起作用不同。一般来说，在优效性试验中，应采用全分析集作为主要分析集，因为它包含了依从性差的受试者而可能低估了疗效，基于全分析集的分析结果是保守的。符合方案集显示试验器械按规定方案使用的效果，与上市后的疗效比较，可能高估疗效。在等效性或非劣效性试验中，用全分析集所分析的结果并不一定保守。

（二）缺失值和离群值

缺失值（临床试验观察指标的数据缺失）是临床试验结果偏倚的潜在来源，在临床试验方案的制定和执行过程中应采取充分的措施尽量减少数据缺失。对于缺失值的处理方法，特别是主要评价指标的缺失值，需根据具体情形，在方案中遵循保守原则规定恰当的处理方法，如末次观察

值结转（Last Observation Carried Forward, LOCF）、基线观察值结转（Baseline Observation Carried Forward, BOCF）等。必要时，可考虑采用不同的缺失值处理方法进行敏感性分析。

不建议在统计分析中直接排除有缺失数据的受试者，因为该处理方式可能破坏入组的随机性、破坏受试人群的代表性、降低研究的把握度、增加 I 类错误率。

对于离群值的处理，需要同时从医学和统计学两方面考虑，尤其是医学专业知识的判断。离群值的处理应在盲态审核时进行，如果试验方案中未预先规定处理方法，在实际资料分析时，需要进行敏感性分析，即比较包括和不包括离群值的两种试验结果，评估其对试验结果的影响。

（三）统计分析方法

1. 统计描述

人口学指标、基线数据一般需选择合适的统计指标（如均数、标准差、中位数等）进行描述以比较组间的均衡性。

主要评价指标在进行统计推断时，需同时进行统计描述。值得注意的是，组间差异无统计学意义不能得出两组等效或非劣效的结论。

次要评价指标通常采用统计描述和差异检验进行统计分析。

2. 假设检验和区间估计

在确定的检验水平（通常为双侧 0.05）下，按照方案计算假设检验的检验统计量及其相应的 P 值，做出统计推断，完成假设检验。对于非劣效性试验，若 $P \leq \alpha$，则无效假设被拒绝，可推断试验组非劣效于对照组。对于优效性试验，若 $P \leq \alpha$，则无效假设被拒绝，可推断试验组临床优效于对照组。对于等效性试验，若 $P_1 \leq \alpha$ 和 $P_2 \leq \alpha$ 同时成立，则两个无效假设同时被拒绝，推断试验组与对照组等效。

亦可通过构建主要评价指标组间差异置信区间的方法达到假设检验的目的，将置信区间的上限和/或下限与事先制定的界值进行比较，以做出临床试验结论。按照方案中确定的方法计算主要评价指标组间差异的 $(1-\alpha)$ 置信区间，α 通常选取双侧 0.05。对于高优指标的非劣效性试验，若置信区间下限大于 $-\Delta$（非劣效界值），可做出临床非劣效结论。对于优效性试验，若置信区间下限大于 Δ（优效界值），可做出临床优效结论。对于等效性试验，若置信区间的下限和上限在 $(-\Delta, \Delta)$（等效界值的劣侧和优侧）范围内，可做出临床等效结论。

对试验结果进行统计推断时，建议同时采用假设检验和区间估计方法。

3. 基线分析

除试验器械及相应治疗方式外，主要评价指标常常受到受试者基线变量的影响，如疾病的分型和程度、主要评价指标的基线数据等。因此，在试验方案中应识别可能对主要评价指标有重要影响的基线变量，在统计分析中将其

作为协变量，采用恰当的方法（如协方差分析方法等），对试验结果进行校正，以修正试验组和对照组间由于协变量不均衡而对试验结果产生的影响。协变量的确定依据以及相应的校正方法的选择理由应在临床试验方案中予以说明。对于没有在临床试验方案中规定的协变量，通常不进行校正，或仅将校正后的结果作为参考。

4. 中心效应

在多个中心开展临床试验，可在较短时间内入选所需的病例数，且样本更具有代表性，结果更具有推广性，但对试验结果的影响因素更为复杂。

在多个中心开展临床试验，需要组织制定标准操作规程，组织对参与临床试验的所有研究者进行临床试验方案和试验用医疗器械使用和维护的培训，以确保在临床试验方案执行、试验器械使用方面的一致性。当主要评价指标易受主观影响时，建议采取相关措施（如对研究者开展培训后进行一致性评估，采用独立评价中心，选择背对背评价方式等）以保障评价标准的一致性。尽管采取了相关质量控制措施，在多中心临床试验中，仍可能出现因不同中心在受试者基线特征、临床实践（如手术技术、评价经验）等方面存在差异，导致不同中心间的效应不尽相同。当中心与处理组间可能存在交互作用时，需在临床试验方案中预先规定中心效应的分析策略。当中心数量较多且各中心病例数较少时，一般无需考虑中心效应。

在多个中心开展临床试验，各中心试验组和对照组病例数的比例需与总样本的比例基本相同。当中心数量较少时，建议按中心进行分层设计，使各中心试验组与对照组病例数的比例基本相同。

九、临床试验的偏倚和随机误差

临床试验设计需考虑偏倚和随机误差。偏倚是偏离真值的系统误差的简称，在试验设计、试验实施和数据分析过程中均可引入偏倚，偏倚可导致错误的试验结论。临床试验设计时应尽量避免或减少偏倚。

统计量的随机误差受临床试验样本量的影响。一方面，较大的样本量可提供更多的数据，使器械性能/安全性评价的随机误差更小。另一方面，更大的样本量可能引入更大的偏倚，导致无临床意义的差异变得具有统计学意义。试验设计应该旨在使试验结果同时具有临床和统计学意义。

附录1　检验假设举例

本附录中列举的检验假设和检验统计量，为特定试验类型、特定评价指标类型下的举例，有其适用范围和前提条件。

一、高优指标的两样本 t 检验

表1以高优指标的两样本 t 检验为例，列举了优效性试验、等效性试验、非劣效性试验的检验假设和检验统计量

的计算公式。H_0 和 H_1 分别表示原假设和备择检验；T 和 C 分别表示试验组和对照组主要评价指标的参数（如总体均数、总体率等）；S_d 为两组参数差值（$T-C$）的标准误；Δ 表示界值，优效性界值用 Δ 表示，非劣效界值用 $-\Delta$ 表示，等效界值的优侧和劣侧分别用 Δ 和 $-\Delta$ 表示；t、t_1、t_2 为检验统计量。

表1 不同试验类型的检验假设和检验统计量（以高优指标的两样本 t 检验为例）

试验类型	原假设	备择假设	检验统计量
非劣效性试验	$H_0: T-C \leqslant -\Delta$	$H_1: T-C > -\Delta$	$t = [T-C-(-\Delta)]/S_d^-$
优效性试验	$H_0: T-C \leqslant -\Delta$	$H_1: T-C > -\Delta$	$t = (T-C-\Delta)/S_d^-$
等效性试验	$H_{01}: T-C \leqslant -\Delta$	$H_{11}: T-C > -\Delta$	$t_1 = [T-C-(-\Delta)]/S_d^-$
	$H_{02}: T-C \geqslant -\Delta$	$H_{12}: T-C < -\Delta$	$t_2 = (T-C-\Delta)/S_d^-$

二、单组目标值试验的检验假设

π_0 为主要评价指标的目标值，π_1 为主要评价指标的总体率/均数。对于高优指标，检验假设为 $H_0: \pi_1 \leqslant \pi_0$，$H_1: \pi_1 > \pi_0$。对于低优指标，检验假设为 $H_0: \pi_1 \geqslant \pi_0$，$H_1: \pi_1 < \pi_0$。

附录2 样本量估算公式举例

本附录中列举的样本量估算公式，为样本量估算公式举例，有其适用范围和前提条件。在实际的样本量估算中，需根据具体试验设计选择适用公式，包括本附录中未列举的公式。

一、平行对照设计样本量估算

以下公式中，n_T、n_C 分别为试验组和对照组的样本量；$Z_{1-\alpha/2}$、$Z_{1-\beta}$ 为标准正态分布的分数位，当 $\alpha = 0.05$ 时，$Z_{1-\alpha/2} = 1.96$，当 $\beta = 0.2$ 时，$Z_{1-\beta} = 0.842$；$(Z_{1-\alpha/2} + Z_{1-\beta})^2 = 7.85$。

（一）优效性试验

当试验组和对照组按照 1:1 随机化分组，主要评价指标为事件发生率，其方差齐且不接近于 0% 或 100% 时，其样本量估算公式为：

$$n_T = n_C = \frac{(Z_{1-\alpha/2} + Z_{1-\beta})^2 [P_C(1-P_C) + P_T(1-P_T)]}{(|D| - \Delta)^2}$$

P_T、P_C 分别为试验组和对照组预期事件发生率；$|D|$ 为两组预期率差的绝对值，$|D| = |P_T - P_C|$；Δ 为优效性界值，取正值。

当试验组和对照组按照 1:1 随机化分组，主要评价指标为定量指标且方差齐时，其样本量估算公式为：

$$n_T = n_C = \frac{2(Z_{1-\alpha/2} + Z_{1-\beta})^2 \sigma^2}{(|D| - \Delta)^2}$$

σ 为对照组预期标准差；$|D|$ 为预期的两组均数之差的绝对值，$|D| = |u_T - u_C|$；Δ 为优效性界值，取正值。

使用该公式计算样本量为 Z 值计算的结果，小样本时宜使用 t 值迭代，或总例数增加 2~3 例。

（二）等效性试验

当试验组和对照组按照 1:1 随机化分组，主要评价指标为事件发生率，其方差齐且不接近于 0% 或 100% 时，其样本量估算公式为：

$$n_T = n_C = \frac{(Z_{1-\alpha/2} + Z_{1-\beta})^2 [P_C(1-P_C) + P_T(1-P_T)]}{(\Delta - |D|)^2}$$

P_T、P_C 分别为试验组和对照组预期事件发生率；$|D|$ 为两组预期率差的绝对值，$|D| = |P_T - P_C|$；Δ 为等效界值（适用于劣侧界值与优侧界值相等的情形），取正值。

当试验组和对照组按照 1:1 随机化分组，主要评价指标为定量指标且方差齐时，其样本量估算公式为：

$$n_T = n_C = \frac{2(Z_{1-\alpha/2} + Z_{1-\beta})^2 \sigma^2}{(\Delta - |D|)^2}$$

σ 为对照组预期标准差；$|D|$ 为预期的两组均数之差的绝对值，$|D| = |u_T - u_C|$；Δ 为等效界值（适用于劣侧界值与优侧界值相等的情形），取正值。

使用该公式计算样本量为 Z 值计算的结果，小样本时宜使用 t 值迭代，或总例数增加 2~3 例。

（三）非劣效试验

当试验组和对照组按照 1:1 随机化分组，主要评价指标为预期事件发生率，其方差齐且不接近于 0% 或 100% 时，其样本量估算公式为：

$$n_T = n_C = \frac{(Z_{1-\alpha/2} + Z_{1-\beta})^2 [P_C(1-P_C) + P_T(1-P_T)]}{(|D| - \Delta)^2}$$

P_T、P_C 分别为试验组和对照组预期事件发生率；$|D|$ 为两组预期率差的绝对值，$|D| = |P_T - P_C|$，Δ 为非劣效界值，取负值。

当试验组和对照组按照 1:1 随机化分组，主要评价指标为定量指标且方差齐时，其样本量估算公式为：

$$n_T = n_C = \frac{2(Z_{1-\alpha/2} + Z_{1-\beta})^2 \sigma^2}{(|D| - \Delta)^2}$$

σ 为对照组预期标准差；$|D|$ 为预期的两组均数之差的绝对值，$|D| = |u_T - u_C|$；Δ 为非劣效界值，取负值。

使用该公式计算样本量为 Z 值计算的结果，小样本时宜使用 t 值迭代，或总例数增加 2~3 例。

二、单组目标值试验的样本量估算

以下公式中，n 为试验组样本量；$Z_{1-\alpha/2}$、$Z_{1-\beta}$ 为标准正态分布的分数位，当 $\alpha = 0.05$ 时，$Z_{1-\alpha/2} = 1.96$，当 $\beta = 0.2$ 时，$Z_{1-\beta} = 0.842$。

当主要评价指标为事件发生率，统计发生率的研究周期相同，且发生率不接近于 0% 或 100% 时，其样本量估算公式为：

$$n = \frac{[Z_{1-\alpha/2} \sqrt{P_0(1-P_0)} + Z_{1-\beta} \sqrt{P_T(1-P_T)}]^2}{(P_T - P_0)^2}$$

P_T 为试验组预期事件发生率，P_0 为目标值。

三、诊断试验的样本量估算

以抽样调查设计的诊断试验为例，其评价指标为灵敏度和特异度，用灵敏度计算阳性组的样本量，用特异度计算阴性组的样本量。

阳性组/阴性组样本量的估算公式为：

$$n = \frac{Z_{1-\alpha/2}^2 P(1-P)}{\Delta^2}$$

公式中 n 为阳性组/阴性组样本量，$Z_{1-\alpha/2}$ 为标准正态分布的分位数，P 为灵敏度或特异度的预期值，Δ 为 P 的允许误差大小，一般取 P 的 95% 置信区间宽度的一半，常用的取值为 0.05 ~ 0.10。

142 接受医疗器械境外临床试验数据注册技术审评指导原则

（接受医疗器械境外临床试验数据技术指导原则）

为了更好满足公众对医疗器械的临床需要，促进医疗器械技术创新，根据中共中央办公厅、国务院办公厅《关于深化审评审批制度改革鼓励药品医疗器械创新的意见》（厅字〔2017〕42 号）及我国医疗器械注册管理相关要求制定本指导原则。本指导原则旨在为申请人通过医疗器械境外临床试验数据申报注册以及监管部门对该类临床试验数据的审评提供技术指导，避免或减少重复性临床试验，加快医疗器械在我国上市进程。

一、范围

本指导原则适用于指导医疗器械（含体外诊断试剂）在我国申报注册时，接受申请人采用境外临床试验数据作为临床评价资料的工作。

本指导原则中涉及的境外临床试验数据是指，全部或同期在境外具备临床试验开展所在国家（地区）要求条件的临床试验机构中，对拟在我国申报注册的医疗器械在正常使用条件下的安全有效性进行确认的过程中所产生的研究数据。

二、接受境外临床试验数据的基本原则

（一）伦理原则

境外临床试验应当遵循《世界医学大会赫尔辛基宣言》确定的伦理准则。申请人同时需说明采用的临床试验开展所在国家（地区）的伦理、法律、法规所制定的规范和标准，或国际规范和标准。

（二）依法原则

境外临床试验应当在有临床试验质量管理的国家（地区）开展，并且符合我国医疗器械（含体外诊断试剂）临床试验监管要求，若临床试验所符合的临床试验质量管理文件与《医疗器械临床试验质量管理规范》（GCP）有差异，应详细说明差异内容，并充分证明差异内容不影响研究结果的真实性、科学性、可靠性及可追溯性，且能够保障受试者权益。申请人及临床试验机构应接受国家食品药品监督管理总局的监督检查。

（三）科学原则

境外临床试验数据应真实、科学、可靠、可追溯，申请人应提供完整的试验数据，不得筛选。

申请人应确保在境外开展的临床试验目的适当，试验设计科学合理，试验结论清晰，受试者的权益得到保障，其他人员可能遭受的风险得以保护。

三、境外临床试验数据的提交情况及接受要求

申请人提交的境外临床试验资料应至少包括：临床试验方案、伦理意见、临床试验报告。临床试验报告应包含对完整临床试验数据的分析及结论。

依据申请人注册申请中选择的临床评价路径，境外临床试验数据可作为临床试验资料，亦可作为验证资料证明与同品种器械的差异不对产品的安全有效性产生不利影响。其中后者的临床试验数据的产生过程包括：针对与同品种器械对比后的差异在境外开展临床试验所产生的数据；申请人已有的境外临床试验数据能够涵盖针对同品种器械对比后需进行的差异试验内容。

境外试验数据符合我国注册相关要求，数据科学、完整、充分，予以接受。境外试验数据符合本指导原则第二条提出的基本要求，但根据我国注册相关技术要求还需补

充部分资料时，可在我国境内或境外开展补充临床试验，其补充试验数据与原境外试验数据综合评价后符合我国注册相关技术要求后，予以接受。

申请人若采用我国境内及境外同期开展的多中心临床试验数据作为注册申报资料，还应阐明境内承担的病例数的分配依据，以便于进一步评价是否符合我国注册相关要求。

列入《需进行临床试验审批的第三类医疗器械目录》的医疗器械，亦可根据本指导原则提交境外临床试验数据。

四、接受境外临床试验资料时的考虑因素及技术要求

（一）技术审评要求的差异

境外进行的临床试验可能符合试验开展所在国家（地区）的技术审评要求，但不一定完全符合我国相关审评要求。例如进行临床试验设计时，有些国家仅要求临床试验能够得出器械性能达到某一观察终点的结论；但在我国申报注册时，可能要求该器械性能达到多个观察终点才可确认其有效性，且医疗器械的安全性有适当的证据支持。若国家食品药品监督管理总局发布特定医疗器械的技术审评指导原则中含有对其临床试验的相关要求，该器械境外临床试验应考虑有关要求，存在不一致时，应提供充分、合理的理由和依据。

（二）受试人群差异

由于医疗器械作用于人体的机理、接触人体的方式和时间、预期产生的临床效应等各不相同，因此部分器械用于不同人群的安全性影响和干预程度不同。申请人应确认所研究的人群数据可外推至我国使用人群。

受试人群的差异对临床试验数据可能产生影响的因素包括：

1. 内在因素：指基于人类遗传学特征或人口学特征的影响因素，包括人种、种族、年龄、性别等方面。

2. 外在因素：指基于社会环境、自然环境、文化的影响因素，包括饮食习惯、宗教信仰、所暴露环境、吸烟、饮酒、疾病发生率、罕见或地域性共病、肥胖、治疗理念、社会经济情况、教育程度、医疗依从性等方面。

上述的部分因素同时可基于内在和外在因素而产生，例如种族差异。

（三）临床试验条件差异

境外临床试验需考虑与我国试验条件的差异对试验数据及我国预期使用人群的相关性产生的影响。试验条件差异

包括：医疗环境、医疗设施、研究者能力（学习曲线）、诊疗理念或准则的差异等。有些因素可能对试验结果产生显著的影响，例如由于诊疗理念或标准不同，临床操作方法可能不符合我国相关临床操作指南。此外，医疗设施和研究者水平的差异也会对试验数据产生影响，对操作性要求较高的器械，研究者对器械的使用能力可能直接对试验结论产生明显影响。

上述的三个方面的差异所产生的影响因素在某一医疗器械临床试验数据产生过程中可能单一存在，也可能多项共存，虽然已知这些因素客观存在并会对临床试验产生一定的影响，但对各因素影响程度的判定还应结合拟申报器械的特性、临床试验目的等进行。根据医疗器械发展现状、临床使用经验以及对相关疾病和诊疗方法的认知，能够对大部分医疗器械的临床试验数据所产生的影响判定出不具有实际临床意义时，可不要求逐一证明。能够确定某些因素对临床试验数据产生有临床意义的影响时，或难以判定某些因素对临床试验数据是否产生有临床意义的影响时，申请人应阐明降低或消除各项差异影响所采用的方法，如可根据需要考虑进行对受试人群进行亚组设计，或对已有的临床试验数据进行亚组分析。

对于能够明确界定的对试验数据产生有临床意义影响的因素，申请人可针对差异因素在我国境内进行补充试验，结合原有的境外临床试验数据共同用于确认该器械在我国正常使用条件下的安全有效性。

建议申请人在提交境外临床试验数据前，与医疗器械审评部门进行充分沟通，以利于对拟申报医疗器械临床评价资料的科学、完整、充分达成共识。

可界定的不同因素对临床数据产生有临床意义影响的产品实例如下：

例1：脉搏血氧仪设备，通过光信号与组织的相互作用，利用脉动血流导致组织光学特性的依赖于时间的变化，用于无创测量脉搏血氧饱和度（SpO_2）和脉搏率（PR，即Pluse Rate）。因为工作原理涉及光信号与组织的相互作用，应考虑皮肤黑色素沉淀问题，境外人群与我国人群肤色存在差异，应进行相应的临床研究。

例2：用于遗传病基因检测的体外诊断试剂，如果不同人种遗传基因存在差异，境外产品基于境外人群选择的检测基因可能与我国人群遗传基因存在差异，应考虑我国人群中相关疾病遗传基因的突变位点、突变频率等影响因素，进行相应的临床研究。

例3：用于病原体检测的体外诊断试剂，在境内外的流行基因型别不同，如乙型肝炎病毒在世界各地的基因型分布存在差异，我国常见型为B、C、D型，全球目前已发现的基因型有A～I共9个基因型。乙型肝炎病毒基因分型检测试剂应通过临床评价证明其基因型的覆盖性和检出能力。

143 用于罕见病防治医疗器械注册技术审评指导原则

（用于罕见病防治医疗器械注册审查指导原则）

为支持和鼓励罕见病防治相关医疗器械的研发，满足临床所需，根据中共中央办公厅、国务院办公厅《关于深化审评审批制度改革鼓励药品医疗器械创新的意见》（厅字〔2017〕42 号）、医疗器械注册管理相关要求，制定本指导原则。本指导原则旨在规范注册申请人及审查人员对用于罕见病防治医疗器械产品的注册申报和审评审批，以患者受益为中心，科学解决用于罕见病防治医疗器械的临床评价难点，合理减免临床，以附带条件批准方式促进该类产品尽快用于临床，使罕见病患者受益。

一、适用范围

本指导原则仅适用于罕见病防治相关用途的医疗器械（含体外诊断试剂）注册及相关许可事项变更申请。本指导原则中所指罕见病为国家卫生健康委员会、科学技术部、工业和信息化部、国家药品监督管理局、国家中医药管理局联合公布的罕见病目录中所包含的疾病。

二、沟通交流

（一）申请人在注册申报前，可向相关产品技术审评部门提出沟通交流申请，以对本指导原则的适用性以及应采取的临床评价路径进行确认。针对适用于本指导原则的注册申报项目，如需要，申请人可针对重大技术问题、重大安全性问题、临床试验方案等向技术审评部门进一步提出沟通交流申请。

（二）在沟通交流申请时，应提交前期研究资料以及需沟通交流的问题，可包含：

1. 罕见病的背景研究资料（如发病原因、临床症状、流行病学特征、研究进展等）；

2. 拟申报产品的技术原理；

3. 前期安全有效性研究总结；

4. 现有诊疗方法或同类产品介绍及申报产品优势；

5. 产品风险分析资料；

6. 需沟通交流的问题及拟采取的解决方案。

（三）技术审评部门必要时参照审评机构与注册申请人会议沟通制度等相关程序召开专家咨询会，对申请人提出的技术问题进行讨论。

（四）申请人与技术审评部门的沟通交流应有相应记录，沟通交流内容应经双方书面确认。申请人在递交注册申报资料时，应将该产品前期沟通交流记录及相关问题的解决情况进行说明，并作为注册资料申报。

三、临床前研究

（一）针对申报产品所防治的罕见病提供详细的研究背景资料，包括疾病的发病原因、临床症状、流行病学特征及该罕见病相关诊断及有效的治疗方法，明确现有方法临床应用的优缺点。该研究资料可以是申请人的科学研究结果或相关文献资料的总结。

（二）充分阐述申报产品的作用机理，明确申报产品使用时潜在的风险，并进行充分的临床前评估，产品临床前研究应能够确认产品风险在可接受范围内。

（三）提供申报产品详细的研究资料，在产品性能研究过程中建议采用模拟试验，以验证产品在模拟条件下使用的性能，同时论证模拟参数的合理性。如有必要应开展相应的细胞试验及动物试验。产品研究资料应能够证明产品的可能有效性。

（四）提供申报产品与现有的诊断及治疗方法（如有）和已上市同类产品（如有）充分的比较研究资料，并明确申报产品优势与患者受益情况。

四、免于临床试验基本原则

（一）针对用于罕见病治疗的医疗器械，其临床前经过充分的研究或有其他证据能够确定患者使用该器械受益显著大于风险的，企业在与技术审评部门进行沟通的前提下，根据技术审评部门的意见，可免于进行临床试验。

（二）针对已有同类产品上市的医疗器械（不含体外诊断试剂），可采用同品种比对的方式对其临床应用的安全有效进行评价；针对免于进行临床试验的体外诊断试剂产品，可采用同品种比对方式对其临床样本检测性能进行确认。上述评价过程所选择的同品种产品的安全有效性已得到充分验证。

（三）针对境外已上市的用于罕见病防治的医疗器械，其境外临床试验数据如满足《接受医疗器械境外临床试验数据技术指导原则》，可在注册时作为临床试验资料申报，如技术审评过程中审评部门认为产品上市前无需再补充境内临床试验的，可免于临床试验。

五、临床试验基本原则

（一）临床试验范围

用于罕见病防治的医疗器械，如其临床前研究不能证明该产品临床应用患者受益显著大于风险，应进行临床试验。

临床试验应重点关注受试者受益情况，同时，对产品临床应用安全性进行评估，所需罕见病病例数量可酌情减少。

用于罕见病诊断的医疗器械其适用人群除罕见病患者还包括疑似罕见病患者、正常人等人群，应考虑此部分人群的风险受益，并进行充分的临床验证。

（二）临床试验机构

申请人应根据疾病流行病学特征、发病原因、发病年龄及相关诊疗手段等选择多家医疗器械临床试验机构进行临床试验。所选临床试验机构应在该疾病诊断或治疗方面具有明显优势。

（三）临床试验要求

临床试验应依据产品特性设置临床应用安全有效性评价要求，此外还应关注试验用医疗器械的患者可接受度、对患者可能造成的危害及不同医疗机构之间使用差异等。

1. 用于治疗罕见病的医疗器械

针对目前尚无有效治疗手段的罕见病，申报产品在临床试验中应明确治疗效果的判定标准及制定依据；针对目前已有有效治疗手段的罕见病，申报产品在临床试验过程中可采用与已有治疗手段的对比研究，已有治疗手段的有效性和患者风险受益比可汇总自临床历史研究数据。

2. 用于诊断罕见病的医疗器械

（1）用于罕见病诊断或辅助诊断的产品，临床试验主要评价指标为临床灵敏度、临床特异性等，临床试验中选择对比方法可为该疾病公认的诊断标准或已上市的同类产品，必要时应对诊断结果进行跟踪随访。

（2）用于罕见病筛查的产品，应依据产品设定合理的临床评价指标。临床试验中用于确认筛查结果的方法应为临床公认诊断标准。如有必要，筛查结果应有跟踪随访或其他方法确认。

（四）临床试验病例

1. 用于治疗罕见病的医疗器械

申报产品临床试验方案应综合考虑疾病流行病学特征、临床试验机构条件及主要评价要求确定临床试验病例数。病例数可不满足统计学要求，但研究者应明确病例数确定的合理依据。

2. 用于诊断罕见病的医疗器械

（1）针对适用范围为罕见病诊断或辅助诊断的产品，临床试验应根据产品临床特异性确定临床试验中需入组的阴性病例数量，阴性病例应重点考虑对该疾病诊断可能存在干扰的病例；同时，临床试验应依据疾病流行病学特征、临床试验机构条件等因素确定阳性病例数量。阳性病例中可包含部分已确诊的病例，进行回顾性研究。阳性病例数可不满足统计学要求，但研究者应明确阳性病例数量确定的合理依据。

（2）针对适用范围为罕见病筛查的产品，临床试验入组人群应为该产品目标适用人群，如正常人群或高风险人群，临床试验方案应依据疾病发病率确定受试者数量，应保证临床试验过程中至少有真阳性病例筛出。此外，临床试验可包含部分已确诊的病例，进行回顾性研究，以补充评价产品临床检测性能。

六、批准上市条件

（一）用于罕见病防治的医疗器械技术审评中可根据产品风险受益、产品预期临床应用情况、上市前研究等因素，考虑以下情况，附带条件批准上市：

1. 限定可合法使用该产品的医疗机构范围；

2. 明确该产品临床应用过程中的风险受益评估需重点关注的内容，以及患者需知情同意的内容；

3. 产品上市后需进行的研究，例如：对产品临床试验中入组的病例的后续研究及产品上市后临床使用情况等；

4. 设定上市后产品评价时限。

（二）注册人应按照注册证载明内容开展工作，并将评价结果报告相关注册管理部门，注册管理部门应综合产品上市前、上市后研究情况减少或取消产品注册时所附带条件。

七、其他要求

（一）按照《接受医疗器械境外临床试验数据技术指导原则》递交境外临床试验数据的进口产品，如其境外临床试验资料不能充分满足评价产品临床应用的安全有效性要求，应综合考虑产品评价情况及临床应用风险等因素，提供产品境内临床试验或上市后临床使用数据。

（二）临床评价方式为同品种比对的医疗器械产品（不含体外诊断试剂）和免于进行临床试验的体外诊断试剂产品，可根据产品具体情况，在产品上市后，免于提供临床应用情况或上市后评价资料。

（三）除上述要求外，关于医疗器械及体外诊断试剂临床试验的其他要求应满足现行法规及相关指导原则的要求。

（四）产品延续注册时，对于未完成上市后产品评价的，在注册人提供合理解释的前提下，可准予延续，同时修改注册证中附带批准条件，申请人应继续产品评价工作；对于无故未完成上市后评价的或注册人提交的临床使用数据及评价结果显示产品未满足安全有效性要求的，注册管理部门应视情况在延续注册申请时不予批准。

144 医疗器械产品受益－风险评估注册技术审评指导原则

（医疗器械产品受益－风险评估注册技术审查指导原则）

本指导原则旨在为审评机构在医疗器械上市前申报和审评过程中需要进行受益－风险评估时应考虑的主要因素。通过受益－风险评估表，列出统一的申请/审评考虑因素，有利于提高上市前评审过程的可预测性、一致性和透明度。

本指导原则是供审评机构使用的指导文件，不涉及注册审批等行政事项，亦不作为法规强制执行。应在遵循相关法规的前提下使用本指导原则。

本指导原则是在现行法规及当前认知水平下制定的，随着法规的不断完善和科学技术的不断发展，本指导原则相关内容也将适时进行调整。

一、范围

本指导原则阐释了审评机构在医疗器械技术审评过程中需要进行受益－风险评估时应考虑的主要因素。在受益风险权衡不易时，起工具作用，必要时启用。本指导原则中讨论的概念适用于从设计到销售的医疗器械全生命周期过程。因此，在设计、临床前测试、临床评价、设计变更等阶段，注册申请人可以考虑本指导原则中规定的受益－风险因素。

二、受益－风险评估中考虑的因素

（一）器械受益的评估

可能的受益：通过单独或总体考虑以下因素进行评估：在器械的预期用途范围内，包括目标人群范围内，考虑可能受益的以下各因素。这些评估因素的内容是提示性的，通过这些因素或方法从数据中得出推论，而非提供器械相关数据要求。

1. 受益的类型

包括但不限于器械对临床应用、患者健康及目标人群中患者满意度的影响（如改善患者自理能力、提高生活质量、功能恢复、提高生存率、预防功能丧失以及改善症状等）。这些指示临床受益的终点通常可以直接测量，但在某些情况下可能需要使用经过验证的替代终点证明。对于诊断器械，可能需要按照器械的公众健康受益评估，因为此类器械能够识别特定的疾病并由此预防疾病的传播，预测将来疾病的发生，提供疾病的早期诊断，或者识别该给定疗法更可能受益的患者。

2. 受益的大小

根据特定评价终点或评估是否达到了预定的健康阈值等评估受益，通常使用临床评分量表。通过评分量表测定

的改变、终点改善或恶化、参与者健康情况改变等，我们可以评估患者受益的大小。同时考虑不同人群受益大小的变化。

3. 受益的概率

根据提供的数据，有可能预测哪些患者将会受益。数据可能表明，在目标人群中只有小部分患者受益，或者在整个目标人群患者中某种受益经常发生。另外也有可能的是，不同的患者亚组获得的受益不同，或同种受益的程度不同。如果可以识别亚组，则指定器械适用于该亚组患者。此外，在权衡受益和风险时应同时考虑受益和风险的大小和概率。与大部分参与者获得小的受益相比，小部分参与者获得大的受益可能导致不同的判定结果。举例来说，对于某种大的受益，即使仅有少数人获益，也可判定其受益大于风险；对于小的受益，除非受益人群众多，否则不可判定受益大于风险。

4. 效果的持续时间

有些治疗方法是治愈性的，有些需要长期重复治疗。一般来讲，治疗效果的持续时间可能会直接影响其受益的确定。必须长期重复的治疗可能引入更大的风险，或者受益可能会随着治疗的重复而逐渐减弱。

（二）器械风险的评估

应综合考虑以下因素评估可能的风险/伤害的程度：

1. 与器械使用有关的不良事件的严重度、类型、数量和发生率

（1）器械相关的严重伤害－因使用器械引起，有下列情况之一者视为严重伤害：危及生命；导致机体功能的永久性伤害或者机体结构的永久性损伤；必须采取医疗措施才能避免上述永久性伤害或者损伤。

（2）器械相关的非严重伤害－因使用器械引起，且不符合严重伤害的其他伤害。

（3）使用中的并发症－不属于不良事件，且不是因器械使用而直接引起的伤害。举例来说，由于器械植入而引起的麻醉相关的并发症。对于体外诊断器械产品，采集人体样本所带来的风险也应予以考虑。

2. 不良事件的概率

预期使用人群中，预计将会遭遇伤害事件的人数比例。在概率计算过程中应考虑该事件是发生一次还是多次。

3. 不良事件的持续时间

有些器械可能会导致暂时的、轻微的伤害；有些器械可能会导致重复但可逆的伤害；而有些器械可能会导致永久性的、不可逆的伤害。审评机构将考虑伤害的严重性及

其持续时间。

4. 假阳性或假阴性诊断结果引起的风险

假阳性和假阴性相关风险可以是多种的。举例来说，如果某种诊断器械给出了假阳性结果，患者可能接受不必要的治疗（并导致伴随该治疗出现的所有风险），或可能被误诊某种严重疾病。如果诊断器械给出了假阴性结果，患者可能无法接受有效治疗（并由此错过治疗带来的受益），或未被得出正确的疾病诊断。

还应考虑使用某种器械可能引起的不同类型伤害事件的数量，以及它们累积产生的影响的严重性。当多个伤害事件同时发生时，将产生更大的累积影响。举例来说，一个伤害事件在单独发生时被视为轻微影响，但当它与其他伤害事件一同发生时，则可能对患者产生重大的累积影响。

（三）在评估器械可能的受益和风险时考虑的其他因素

1. 不确定性

器械受益和风险的确定程度是评估受益－风险时应考虑的一个因素。诸如临床试验设计不合理、实施质量不佳，或者数据分析不充分等因素，可能导致研究结果的确定性降低。此外，对于在试验设计中无法对研究者和参与者设盲的器械类型，有时很难区分真实效果和安慰剂效应；研究结果的可重复性、分析方法的确认、其他类似研究的结果，以及研究是否为同类首次或独立研究等因素都会影响确定性水平；试验结果对预期治疗和使用人群的可推广性非常重要。举例来说，如果该器械使用者需要经过深层次培训或达到专业化水平，则试验结果可能并不适合推广到更广泛的医生群体；如果该器械预期用于诊断亚组人群的某种疾病，则可能无法推广到一般人群。总之，考虑临床试验人群对预期的适用人群的代表性非常重要。

2. 以患者为中心的评估和患者报告结局

以患者为中心、经过验证的衡量标准，例如与健康有关的生活质量指标和其他患者报告结局（如患者疼痛或身体机能的评级或评分），可帮助患者和医务人员讨论和决定治疗方案，并且可以作为产品受益方面的证据。这类型衡量标准可以使医生站在患者角度，更好地量化器械产生的影响，并帮助患者在了解更多信息的情况下做出决定。

3. 疾病的表征

疾病的治疗或诊断情况、临床表现、对患者的影响方式、诊断后是否需要治疗、如何治疗、病史及治疗进展（如病情是日渐好转还是恶化，预计其概率分别是多少）等均为审评机构进行疾病表征以及确定受益与风险时考虑的重要因素。

4. 患者的观点

如果风险是可识别、可确定的，患者的风险接受水平会存在差异，而这种差异将影响患者个体决定，即与可能获得的受益相比，风险是否可接受。在做出批准受益风险决策时，审评机构发现相当一部分患者对受益与风险的观点表现为愿意承受非常高等级的风险以获得可能的受益，

尤其是该受益可以改善生活质量的情况下。在风险和受益难以评估的时候，患者的观点有助于审评员做出最终决策。不仅是单方面评估，患者偏好的评估还应考虑患者是否愿意使用器械，是否愿意接受风险以换取可能的受益，以及评估患者如何权衡不同治疗方案的风险与受益。

患者偏好研究可以提供患者如何评价受益与风险的观点。在众多治疗的结果或其他特征中，患者对特定方案或选项的选择意愿和接受程度会有所不同，将患者对不同治疗方案的选择意愿和接受程度进行定性定量的评估，即为患者偏好信息。审评机构还可以考虑看护人（例如父母）和医务人员对特定器械的受益风险评估的相关性的偏好。

与患者风险承受能力和其它以患者为中心的评估标准的设定将视情况而定。考虑因素包括疾病的性质、状况、现有可采用的治疗手段，以及其受益风险。

在评估这些数据时，有些患者为实现较低的受益愿意承担非常高的风险，而其它患者则更加排斥风险。因此，在确定器械是否有效时，审评机构将考虑构成患者观点中有意义的受益的因素，因为某些患者可能比其他患者更重视受益。应注意，如果某种器械对所有适用的患者来说，可能的风险均超过可能的受益，则审评机构将判定使用该器械本身是不合理的。

患者偏好信息可以显示大多数患有特定疾病或处于特定病情的患者会考虑接受的受益风险情况。很多因素都可能影响患者对受益风险的看法，包括：

（1）疾病或病情的严重度

患有非常严重疾病的患者（如危及生命的疾病）可以承受更大的风险。对于诊断器械，患者个体可能更排斥与严重疾病假阴性诊断相关的风险。

（2）疾病的长期性

某些慢性疾病的患者，已经适应了所患疾病及其对日常生活的影响，因此他们可承受的风险较低，且要求获得更大的治疗受益；而某些患有严重慢性疾病的患者可以承受更高的风险以获得较小的受益。

（3）替代治疗/诊断

如果没有其他治疗/诊断方案可供选择，即使受益较小，患者也可能愿意承受更大的风险。

5. 可供选择的替代治疗或诊断

在做出关于受益风险的判定时，审评机构将考虑是否已经批准了用于该适用范围和患者人群的其他治疗方案或诊断方案（包括非器械治疗方法）。

在考虑其他疗法时，审评机构将考虑其治疗效果如何；已知存在的风险；在现行医疗实践中的应用；受益风险情况；以及可用的替代方案如何满足患者和施治者的需求。受益风险对于具有明确受益的高风险器械，如果其治疗对象尚无可用的替代治疗方案，审评机构将考虑患者因无器械获批而无法接受治疗所面临的风险。举例来说，即使一种新器械带来显著受益的可能性较低，但如果没有其他可用的替代治疗方案，且可能的受益超过可能的风险，审评机构仍有可能批准该产品。

6. 风险降低和适应症限制

在适当的情况下，使用风险降低措施能够降低伤害事件发生的概率并改善受益风险状况。最常用的风险降低方式是在说明书、标签中包含恰当的信息（例如警告信息和预防措施等），或者限定产品的适用范围。有些伤害可以通过其他形式的风险控制措施降低，包括培训和患者告知信息。对于体外诊断器械，可以采用补充诊断试验以降低风险。

7. 上市后数据

器械在真实世界环境中的使用情况可以更好地体现器械的受益风险。在做受益风险的判定时，审评机构可以考虑将收集上市后数据作为证明风险控制措施有效性的方法，也可作为某种器械或特定患者人群的受益风险的附加信息。

这类研究或器械用于真实世界后获得的数据可能改变特定器械的受益风险情况，尤其当其识别出了新风险、确认特定的风险已被降低、识别出最有可能发生不良事件的患者或者更具体地区分出不同患者亚组对器械的响应。

8. 解决临床需求的新技术

在评估受益和风险时，审评机构将考虑器械是否采用了突破性技术，并解决了尚未被满足的医疗需求。满足以下条件时视为器械解决了尚未被满足的医疗需求：与现有技术相比临床上有显著优势，与现有疗法相比临床有显著受益，与现有疗法相比带来更低风险，或者提供了没有可用替代方案的治疗或诊断方法。

解决临床需求的新器械，往往其受益可能相对较小，即使申请人只能证明相对较小的可能受益，仍可认为该新器械具有合理的安全性和有效性。此外，创新技术的开发将来可以为患者提供额外的受益。随着器械的持续改进，其受益风险状况可能会发生变化（例如受益可能增加或风险可能降低），预期的安全性和有效性也可能发生变化，与初始器械相比，改进后的器械可能更具优势。在这些情况下，为了鼓励创新，与大多数已经确定的技术相比，在对创新器械的受益风险评估中可以接受更大的不确定性，尤其是在可替代方案有限的情况下。

三、术语和定义

1. 严重度（severity）

危险（源）可能后果的度量。

2. 患者偏好信息（Patient preference information，简称PPI）

在众多治疗的结果或其他特征中，患者对特定方案或选项的选择意愿和接受程度会有所不同，将患者对不同治疗方案的选择意愿和接受程度进行定性定量的评估。

3. 患者报告结局（patient-reported outcome，简称PRO）

通常为患者自身健康状况相关的数据或信息，直接源自患者或受试者本人，而无需经过临床医生或任何其他人员的校正或解读。PRO数据可通过患者自我评估获得，也可通过他人询问来进行评估和记录，但评估者应仅记录患者的直接反应。

四、编写单位

辽宁省药械审评与监测中心

附录：A 受益–风险评估表
　　　　B 假设性示例
　　　　C 基于受益–风险评估的实例

附录A 受益–风险评估表

以下内容，请结合产品的特性判断，对适用项进行填写。"考虑的问题"是提示性的，不需要逐条解答。

因素	考虑的主要问题	评价记录
器械受益的评估		
1. 受益的类型	a）评价了哪些主要终点（替代终点）？ b）评价了哪些次要终点（替代终点）？ c）患者如何看待受益价值？ 注：从临床试验资料中得出，如显著改善患者自理能力、生活质量、辅助功能恢复，降低死亡率、功能丧失、改善症状等。	
2. 受益的大小	a）对于所评价的每个主要终点，次要终点或替代终点： 　i. 每种治疗效果的程度如何？ b）用什么方法衡量受益？ 　i. 按照该衡量方法，受益大小如何？	
3. 受益的概率	a）这项研究是否能够预测哪些患者将会受益？ b）预期使用患者获得受益的概率是多少？ c）不同亚组人群之间的受益有何差别？ 　（如果研究对于亚组人群是充分有效的，需说明特定亚组、差别的特性和造成这些差别的原因） d）不同人群的公众健康受益是否有差异？ e）即使是总人口的小部分受益，这些患者如何看待受益价值？	

续表

因素	考虑的主要问题	评价记录
4. 效果的持续时间	a）如果相关，治疗效果的持续时间（包括主要和次要终点）是否能够确定？如是，请明确。 b）受益的持续时间对于患者是否有价值？	
器械风险的评估		
5. 不良事件（事件和后果）的严重程度、类型、数量和发生率：		
1）器械相关的严重伤害	该产品有什么器械相关的严重伤害的不良事件？	
2）器械相关的非严重伤害	该产品有什么器械相关的非严重伤害不良事件？	
3）使用中的并发症	患者会面临的其他使用中的并发症？	
6. 不良事件的概率	a）在预期使用人群中发生不良事件的概率是多少？ b）在研究人群中每个不良事件的发生概率是多少？ c）在上述预期中，评估的不确定度是多少？ d）在不同亚组人群中发生不良事件的概率是否有差异（如是，请明确）？ e）考虑到器械带来的可能的受益的同时，患者是否愿意接受可能的不良事件的风险？	
7. 不良事件的持续时间	a）不良事件会持续多长时间？ b）不良事件是否是可逆的？ c）针对不良事件，应采取什么样的应对措施？	
8. 假阳性或假阴性诊断结果引起的风险	a）假阳性结果的后果是什么？ b）假阴性结果的后果是什么？ c）这是相关疾病诊断的唯一方法，还是诊断方法的一部分？	
评估器械可能受益和风险时考虑的其他因素		
9. 不确定性：		
1）临床研究设计的质量	临床研究数据的可靠性如何？	
2）临床研究实施质量	a）临床试验是如何设计，实施和分析的？ b）是否有缺失数据？	
3）临床研究结果分析的可靠性	a）研究结果是否可重复？ b）临床研究是否是同类首次？ c）是否有取得了类似结果的其他临床研究？	
4）临床研究结果的可推广性	临床研究结果是否可以应用于一般人群，还是仅适用于个别的、特定的群体？	
10. 以患者为中心的评估	器械受益和风险是否包括对生活质量造成的影响（与健康相关）？	
11. 疾病的表征	a）患病会给患者带来哪些影响？ b）该病是可治疗的吗？ c）病情将如何发展？	
12. 患者的观点：		
1）患者偏好信息对风险和受益的考虑	a）申报器械对患者最重要的受益是什么？ b）申报器械对患者影响最大的风险是什么？ c）是否有明确的定性或定量的患者偏好信息（PPI）表明患者对于该治疗结果或替代疗法的偏好。 d）患者偏好信息（PPI）是否表明患者愿意接受申报器械可能造成的风险来换取可能带来的受益？ e）现有患者偏好信息（PPI）表明的患者对最大可接受风险和最小可接受受益的观点，是否改变原有的产品风险评价？ f）现有的患者偏好信息（PPI）是否表明：大多数或全部患者在考虑了疾病的严重性、长期性或缺乏替代疗法的因素后，接受风险－受益之间的权衡？	

因素	考虑的主要问题	评价记录
2）患者偏好信息相关性和可理解性	a）每项风险是否可识别和可确定？ b）患者是否理解每种类型的风险和风险发生的可能性？ c）患者是否理解每种受益的类型和受益发生的可能性？	
3）患者偏好信息的可推广性和差异性	a）患者偏好信息（PPI）是否表明，患者偏好会因疾病的严重性、长期性或其他患者特征而不同？如是，请明确。 b）患者偏好信息（PPI）是否覆盖全部预期患者？如果没有，请具体说明现有患者偏好信息的研究人群。	
13. 可供选择的替代治疗或诊断	a）是否有其他治疗方法？ b）替代疗法的有效性如何？ 　i. 不同亚组人群间替代疗法的有效性差异如何？ c）对替代疗法的承受性如何？ 　i. 不同亚组人群对替代疗法的承受性差异如何？ d）任何已有的替代疗法会带来哪些风险？	
14. 风险降低和适应症限制	a）是否有降低风险的手段（包括将适应症限制在受益大于风险的亚组中）？例如使用产品说明书或标签，组织培训，提供附加疗法等手段。 b）建议使用哪些降低风险的手段？	
15. 上市后数据	a）市场上是否还有其他类似适应症的器械？这些同类器械的有效性和不良事件发生率是否与申报器械的预期发生率相似？ b）已有的上市后数据是否会改变已上市同类产品的风险受益评估？ c）根据上述风险受益评价，是否有理由在上市后考虑进一步评价以下方面？ 　i. 医疗器械的长期性能表现 　ii. 培训项目的有效性或使用者使用器械的偏好 　iii. 亚组人群（例如儿童、女性） 　iv. 罕见的不良事件 d）是否有理由预计申报器械的"真实世界"性能表现和上市前的表现有显著差异？ e）是否有用以支持此批准的数据可以推迟到上市后收集？	
16. 解决临床需求的新技术	这个器械解决的医疗需求多大程度能通过现有治疗方法满足？	
受益总结	风险总结	其他因素总结

附录 B　假设性示例

示例 1

　　申报产品为一种用于治疗严重慢性疾病的植入式器械。目前尚无其他治疗方案可治愈此类疾病。在临床确定性试验中，进行了单臂研究。研究的主要终点是受益的程度，例如，该研究器械与现行的标准治疗方法相比较，能够减轻受试者症状的效果。

　　临床研究结果如下：

　　受益：基于临床研究结果分析，患者植入该器械可能所获得实质受益的概率为 75%。研究已达成其主要临床终点。一般而言，患有该严重慢性疾病的患者，如果身体能够保持良好行动机能，预期寿命往往较长。

　　然而，受试者的随访期仅为一年，因此无法确定受益的可持续时间。

　　风险：临床研究结果显示，植入器械后，不良事件的发生率低于 3%。然而，所有需采用外科手术植入的器械均有其风险。就本案例而言，从文献中可知，该器械的外科植入手术并不是常规手术，死亡率为 1%。此外，永久性植入物通常终生留在患者体内，并难以移除，从而可能带来额外的风险。即使是在器械未启动的停用情况下，其仍为植入状态，并且仍然存在断裂、机械故障或不良生理反应的风险（概率低于 3%）。

　　其他因素：

　　不确定性：受试者症状改善的机理难以识别，外科植入手术是否对改善起到了促进作用也难以判断。受试者的随访期仅为一年，难以确定长期受益。患者植入器械后可能获得受益的概率仅为 75%。

　　患者的观点：申请人提供的数据显示，即使受益率仅有 75%，大多数患者在考虑到症状的严重程度，且无有效可替代治疗方案的情况下，愿意承担植入器械的风险。

风险降低：植入和移除（如需要）器械的外科手术是有风险的，但如果要求由专业临床医师进行手术，风险可以被降低。

批准/不批准的综合考量：患者受益率相当高（预期使用人群的受益率约为 75％）。在这个案例中，由于不能确定必然受益的患者，所以无法选择将该器械的适用人群限制在必然受益的患者。此外，植入器械具有重大风险，且研究结果仍具有一定的不确定性。然而，对于可能获益的目标人群来说，为了能够缓解症状、改善生活质量，有些患者已经表达了愿意接受相关风险的意愿。而且，尽管风险确实存在，但如果仅允许专业临床医师操作，可以在一定程度上降低风险。最后，该器械所治疗的严重慢性疾病的替代治疗方案极其有限。因此，该器械很可能会获得批准。

假设示例 1 的工作表

因素	考虑的主要问题	评价记录
器械受益的评估		
1. 受益的类型	a）评价了哪些主要终点或替代终点？ b）评价了哪些次要终点或替代终点？ c）患者如何看待受益价值？ 注：从临床试验资料中得出，如显著改善患者自理能力、生活质量、辅助功能恢复、降低死亡率、功能丧失、改善症状等。	减轻症状。 改善行动机能。 延长患者预期寿命。
2. 受益的大小	a）对于所评价的每个主要终点，次要终点或替代终点： 　i 每种治疗效果的程度如何？ b）用什么方法衡量受益？ 　i 按照该衡量方法，受益大小如何？	有效减轻患者的症状。
3. 受益的概率	a）这项研究是否能够预测哪些患者将会受益？ b）预期使用患者获得受益的概率是多少？ c）不同亚组人群之间的受益有何差别？（如果研究对于亚组人群是充分有效的，需说明特定亚组、差别的特性和造成这些差别的原因） d）不同人群的公众健康受益是否有差异？ e）即使是总人口的小部分受益，这些患者如何看待受益价值？	一旦器械上市销售，患者有 75％ 的概率（预测概率）可以受益。 受益的患者对器械非常认可。患者重视获得受益的机会。
4. 受益的持续时间	a）如果相关，治疗效果的持续时间（包括主要和次要终点）是否能够确定？如是，请明确。 b）受益的持续时间对于患者是否有价值？	仅随访一年。 行动机能改善的患者的预期寿命可能更长。 患者认可受益，即使受益仅维持一年。
器械风险的评估		
5. 不良事件（事件和后果）的严重程度、类型、数量和发生率：		
1）器械相关的严重不良事件	该产品有什么器械相关的严重不良事件？	与永久植入性器械有关的已知风险。器械断裂、机械故障或不良生理反应。如需要，移除器械将比较困难。
2）器械相关的一般不良事件	该产品有什么器械相关的一般不良事件？	不适用
3）使用中的并发症	患者会面临的其他使用中的并发症？	器械的外科植入手术并不是常规手术，且具有较高风险。
6. 不良事件的概率	a）在预期使用人群中发生不良事件的概率是多少？ b）在研究人群中每个不良事件的发生率是多少？ c）在上述预期中，评估的不确定度是多少？ d）在不同亚组人群中发生不良事件的概率是否有差异（如是，请明确）？ e）考虑到器械带来的可能的受益的同时，患者是否愿意接受可能的不良事件的风险？	低。 外科手术的死亡率为 1％。 植入器械后不良事件的发生率低于 3％。 器械断裂、机械故障或不良生理反应相关的不良事件的发生率低于 3％。

续表

因素	考虑的主要问题	评价记录
7. 伤害事件的持续时间	a）不良事件会持续多长时间？ b）不良事件是否是可逆的？ c）针对不良事件，应采取什么样的应对措施？	与器械有关的不良事件将在器械植入期间持续存在，但在器械移除后这些事件是可逆的。
8. 假阳性或假阴性诊断结果引起的风险	a）假阳性结果的后果是什么？ b）假阴性结果的后果是什么？ c）这是相关疾病诊断的唯一方法，还是诊断方法的一部分？	不适用
评估器械可能受益和风险时考虑的其他因素		
9. 不确定性：		
1）临床研究设计的质量	临床研究数据的可靠性如何？	临床研究设计和执行情况良好，但随访期仅持续了一年。
2）临床研究实施质量	a）临床试验是如何设计，实施和分析的？ b）是否有缺失数据？	可能存在问题：数据缺失。
3）临床研究结果分析的可靠性	a）研究结果是否可重复？ b）临床研究是否是同类首次？ c）是否有取得了类似结果的其他临床研究？	存在数据缺失，但执行了敏感度分析，并且结果相对可靠。
4）临床研究结果的可推广性	临床研究结果是否可以应用于一般人群，还是仅适用于个别的、特定的群体？	器械应由专业临床医师操作。
10. 以患者为中心的评估	器械受益和风险是否包括对生活质量造成的影响（与健康相关）？	患者高度重视该治疗方法，因为没有其他有效的替代治疗方案，并且该治疗方法有可能改善患者的总体生活质量。
11. 疾病的表征	a）患病会给患者带来哪些影响？ b）该病是可治疗的吗？ c）病情将如何发展？	疾病非常严重并且会影响患者的生活质量和行动能力。疾病是慢性且不可治愈的。
12. 患者的观点：		
1）患者偏好信息对风险和受益的考虑	a）申报器械对患者最重要的受益是什么？ b）申报器械对患者影响最大的风险是什么？ c）是否有明确的定性或定量的患者偏好信息（PPI）表明患者对于该治疗结果或替代疗法的偏好。 d）患者偏好信息（PPI）是否表明患者愿意接受申报器械可能造成的风险来换取可能带来的受益？ e）现有患者偏好信息（PPI）表明的患者对最大可接受风险和最小可接受受益的观点，是否改变原有的产品风险评价？ f）现有的患者偏好信息（PPI）是否表明：大多数或全部患者在考虑了疾病的严重性、长期性或缺乏替代疗法的因素后，接受风险－受益之间的权衡？	为了获得受益，患者愿意承担植入器械的风险，因为其症状很严重，且没有其他有效的替代治疗方案。
2）患者偏好信息相关性和可理解性	a）每项风险是否可识别和可确定？ b）患者是否理解每种类型的风险和风险发生的可能性？ c）患者是否理解每种受益的类型和受益发生的可能性？	
3）患者偏好信息的可推广性和差异性	a）患者偏好信息（PPI）是否表明，患者偏好会因疾病的严重性、长期性或其他患者特征而不同？如是，请明确。 b）患者偏好信息（PPI）是否覆盖全部预期患者？如果没有，请具体说明现有患者偏好信息的研究人群。	
13. 可供选择的替代治疗或诊断	a）是否有其他治疗方法？ b）替代疗法的有效性如何？ 　i 不同亚组人群间替代疗法的有效性差异如何？ c）对替代疗法的承受性如何？ 　i 不同亚组人群对替代疗法的承受性差异如何？ d）任何已有的替代疗法会带来哪些风险？	有替代治疗方案，但对接受该器械治疗的患者无效。

续表

因素	考虑的主要问题	评价记录
14 风险降低和适应症限制	a）是否有降低风险的手段（包括将适应症限制在受益大于风险的亚组中）？例如使用产品说明书或标签，组织培训，提供附加疗法等手段。 b）建议使用哪些降低风险的手段？	仅限专业临床医师使用该器械。
15. 上市后数据	a）市场上是否还有其他类似适应症的器械？这些同类器械的有效性和不良事件发生率是否与申报器械的预期发生率相似？ b）已有的上市后数据是否会改变以上上市同类产品的风险受益评估？ c）根据上述风险受益评价，是否有理由在上市后考虑进一步评价以下方面？ 　ⅰ．医疗器械的长期性能表现 　ⅱ．培训项目的有效性或使用者使用器械的偏好 　ⅲ．亚组人群（例如儿童、女性） 　ⅳ．罕见的不良事件 d）是否有理由预计申报器械的"真实世界"性能表现和上市前的表现有显著差异？ e）是否有用以支持此批准的数据可以推迟到上市后收集？	市场上有针对不同适应症的类似器械，得以借此推测其长期不良事件发生率，例如器械断裂。 可以在上市后评价器械的长期表现，例如受益的持续时间和长期（1年以后）不良事件发生率。 如果器械是由专业临床医师遵照守说明书、标签的要求进行操作，那么"真实世界"的性能表现应与上市前类似。 获得上市后信息之后，可以对培训的效果进行评估（和改进）。
16. 解决临床需求的新技术	这个器械解决的医疗需求多大程度能通过现有治疗方法满足？	不适用
受益总结	风险总结	其他因素总结
75%的概率改善患者的移动性和生活质量。	需要外科手术的永久植入式器械。患者有25%的概率不能获得受益。严重的不良事件包括死亡、器械断裂、机械故障或不良生物反应。	患者愿意接受风险，因为能够获得实质性受益的概率较高。通过限制仅由专业临床医师使用器械，可以降低风险。

结论
可能受益是否大于可能风险？

是。适用人群没有有效的替代治疗方案，且病情严重。患者显著改善生活质量的概率为75%。患者愿意承担风险，即使无法确定是否能够获得受益，因为一旦受益，则必然是重大受益。这些患者已经尝试过替代治疗方案，但均无效，因此，他们不会因为受益不明确而放弃有效治疗的方案。最后，与该器械有关的风险，尽管严重，但并不高于类似治疗方案。

示例 2

申报产品为一种新型记忆替代性器械，预期用于治疗痴呆和记忆障碍性疾病。该产品为永久植入式器械，且患者必须接受大脑切除术以使该器械能够正常工作。患者的所有记忆将被下载到计算机芯片上，进而通过该芯片实现该器械的功能。患者一旦植入该器械，其保留的所有剩余记忆均将丢失。

受益：该器械的临床试验表明，痴呆早期的受试者植入该器械后有显著改善，而痴呆晚期的受试者则改善较小。如在大部分记忆仍完好时植入该器械，受试者可体验到最大化的受益，其整体生活质量也有所提高。由于该临床试验涵盖了两个亚组人群，即疾病早期和晚期的受试者，基于该试验结果推测，如器械获准上市，处于疾病早期的患者人群可能获得显著的改善，而处于疾病晚期的患者人群则可能仅获得极小的改善。

风险：植入该器械，患者需接受高风险的外科手术。手术过程通常只有接受过特定培训的神经外科医生方可执行。即使如此，基于既往临床研究和文献数据，此类外科手术本身的严重不良事件的风险概率约为8%。此外，针对该器械的临床试验结果显示，患者可能发生的不良事件包括：部分肢体麻痹、失明、运动能力丧失、眩晕以及失眠

症（预期发生率为1%）；非严重不良事件包括一过性人格改变、情绪波动以及言语不清（预期发生率为5%）。

其他因素：

不确定性：针对该器械开展的临床试验中，纳入的符合入组标准且自愿参加的受试者数量较少，但该试验的设计和执行情况良好，数据结果可靠。试验结果具有可推广性。该试验结果提示，记忆丢失早期的受试者可能获得最好的效果。

患者的观点：由于该产品预期治疗的疾病（痴呆和记忆障碍性疾病），对患者的生活质量具有严重影响，且考虑到阿兹海默症病程进展的特点，部分患者及其监护人员为了获得症状改善、减轻疾病发展至晚期可能造成的家庭的负担，通常能够承受更高的风险，甚至可以接受发生严重不良事件的风险。而其他患者，例如老年患者，可能对类似风险的接受程度偏低。

对于疾病进展至晚期、症状更严重的患者，使用该器械的潜在获益较低。且由于此类患者处于疾病晚期，认知功能障碍更为严重，其风险承受能力往往难以评估。

可供选择的替代治疗或诊断：目前尚无可用的替代治疗方案。

风险降低：与该器械有关的风险较大。通过限定手术

操作者必须为接受过特定培训的外科医生，可以在一定程度上降低与器械植入和移除（如需要）过程相关的风险，但与人格改变相关的风险无法降低或预测。还可以通过以下方法来降低风险：限定该器械预期适用于处于疾病早期、更可能获益的患者，并且在说明书、标签中引用临床试验的数据来说明症状越严重的患者，植入该器械后的获益可能越低。

解决临床需求的新技术：目前尚无其他可用的类似技术。未来对于该器械的进一步改进可能使得其适用于治疗其他更多类型的影响认知功能的疾病。此外，目前尚无其他治疗方法能够为目标人群带来与该器械相似的受益。

批准/不批准的综合考量：该器械可为某个特定且预知的患者亚组带来实质性受益，而为另一个特定且预知的患者亚组带来的受益则极小。虽然针对该器械的临床试验规模较小，但数据质量良好，且结果的置信区间窄。该试验结果的不确定性与通常将试验结果从研究样本推广到真实世界人群而导致的不确定性一致。与器械使用相关的风险较高，但通过对植入/移除（如需要）器械的医生进行培训

可降低部分此类风险。此外，尽早植入器械可能为患者带来最大受益；但同时由于植入的时间更早，患者也需承担更长期的风险；因此，那些期待获得最大受益的患者也必须承担最大的风险。申请人提供的数据表明，很多罹患记忆障碍的患者愿意尝试存在较大风险的新疗法，来保持他们的记忆和维持生活质量。此外，另一项值得考虑的重要因素是，目前针对该类疾病尚无可用的替代疗法。尽管器械相关的风险非常高，但由于其为患者带来的可能的受益以及无治疗情况下该类疾病逐渐恶化的进展特性，某些患者仍然可以接受这些风险。而相关的风险是已知且可量化的。因此，尽管该器械存在重大风险，综合上述诸多方面的考虑因素，审评机构可能仅批准该器械适用人群为痴呆早期的患者。对于某个特定患者，是否植入该器械取决于患者偏好（可能包括法定监护人的偏好）和医学判断。基于对该类疾病进展的可能性和时间范围以及患者不接受医疗干预可能发生的损伤的充分考虑，审评机构有可能批准该器械，但需要申请人在其说明书、标签中明确提示该类外科手术可能存在8%的严重不良事件率，并且规定只有受过充分培训的医生才能实施该器械的植入手术。

假设示例 2 的工作表

因素	考虑的主要问题	评价记录
器械受益的评估		
1. 受益的类型	a) 评价了哪些主要终点或替代终点？ b) 评价了哪些次要终点或替代终点？ c) 患者如何看待受益价值？ 注：从临床试验资料中得出，如显著改善患者自理能力、生活质量、辅助功能恢复，降低死亡率、功能丧失、改善症状等。	维持记忆。 改善生活质量。 患者非常重视这些受益。
2. 受益的大小	a) 对于所评价的每个主要终点，次要终点或替代终点： 　i 每种治疗效果的程度如何？ b) 用什么方法衡量受益？ 　i 按照该衡量方法，受益大小如何？	处于疾病早期的患者受益显著；处于疾病晚期的患者受益较小。
3. 受益的概率	a) 这项研究是否能够预测哪些患者将会受益？ b) 预期使用患者获得受益的概率是多少？ c) 不同亚组人群之间的受益有何差别？（如果研究对于亚组人群是充分有效的，需说明特定亚组、差别的特性和造成这些差别的原因） d) 不同人群的公众健康受益是否有差异？ e) 即使是总人口的小部分受益，这些患者如何看待受益价值？	该试验针对两个亚组人群进行了研究，即疾病早期和晚期的受试者。可以推断出疾病早期阶段的患者受益较大，而处于疾病晚期阶段的患者受益较小。
4. 受益的持续时间	a) 如果相关，治疗效果的持续时间（包括主要和次要终点）是否能够确定？如是，请明确。 b) 受益的持续时间对于患者是否有价值？	器械植入后受益持续存在。
器械风险的评估		
5. 不良事件（事件和后果）的严重程度、类型、数量和发生率：		
1）器械相关的严重不良事件	该产品有什么器械相关的严重不良事件？	部分肢体麻痹、失明、运动功能丧失、眩晕和失眠症。
2）器械相关的一般不良事件	该产品有什么器械相关的一般不良事件？	人格改变、情绪波动和言语不清

续表

因素	考虑的主要问题	评价记录
3）使用中的并发症	患者会面临的其他使用中的并发症？	即使术者是经过充分培训的神经外科医生，手术本身严重不良事件的发生风险为8%
6. 伤害事件概率	a）在预期使用人群中发生不良事件的概率是多少？ b）在研究人群中每个不良事件的发生概率是多少？ c）在上述预期中，评估的不确定度是多少？ d）在不同亚组人群中发生不良事件的概率是否有差异（如是，请明确）？ e）考虑到器械带来的可能的受益的同时，患者是否愿意接受可能的不良事件的风险？	高：手术造成的死亡风险严重不良事件为8%；其中失明等严重不良事件的概率为1%；；非严重不良事件的概率为5%。综合考虑，器械存在高风险。 对于疾病早期阶段的患者，由于接受器械植入后持续的时间更长，其可能面临更高的风险。然而，这些患者也会获得更高的受益。
7. 伤害事件的持续时间	a）不良事件会持续多长时间？ b）不良事件是否是可逆的？ c）针对不良事件，应采取什么样的应对措施？	死亡和严重不良事件是永久的；非严重不良事件可能是可逆的。
8. 假阳性或假阴性诊断结果引起的风险	a）假阳性结果的后果是什么？ b）假阴性结果的后果是什么？ c）这是相关疾病诊断的唯一方法，还是诊断方法的一部分？	不适用
评估器械可能受益和风险时考虑的其他因素		
9. 不确定性：		
1）临床研究设计的质量	临床研究数据的可靠性如何？	良好。尽管研究规模小，但临床终点的置信区间很窄。
2）临床研究实施质量	a）临床试验是如何设计，实施和分析的？ b）是否有缺失数据？	非常好。几乎所有受试者均接受了随访。
3）临床研究结果分析的可靠性	a）研究结果是否可重复？ b）临床研究是否是同类首次？ c）是否有取得了类似结果的其他临床研究？	非常可靠。可以从结果中识别出器械效果最好的亚组。在试验设计过程中预先规定了亚组分析。
4）临床研究结果的可推广性	临床研究结果是否可以应用于一般人群，还是仅适用于个别的、特定的群体？	可推广，因为知道处于疾病早期阶段的患者反应更好。
10. 以患者为中心的评估	器械受益和风险是否包括对生活质量造成的影响（与健康相关）？	患者高度重视该治疗方法，因为他们没有其他治疗方案，且该治疗方法可大幅改善他们的生活质量。
11. 疾病的表征	a）患病会给患者带来哪些影响？ b）该病是可治疗的吗？ c）病情将如何发展？	疾病非常严重并且会影响患者的生活质量和记忆力。疾病是慢性且不可治愈的。
12. 患者的观点：		
1）患者偏好信息对风险和受益的考虑	a）申报器械对患者最重要的受益是什么？ b）申报器械对患者影响最大的风险是什么？ c）是否有明确的定性或定量的患者偏好信息（PPI）表明患者对于该治疗结果或替代疗法的偏好。 d）患者偏好信息（PPI）是否表明患者愿意接受申报器械可能造成的风险来换取可能带来的受益？ e）现有患者偏好信息（PPI）表明的患者对最大可接受风险和最小可接受受益的观点，是否改变原有的产品风险评价？ f）现有的患者偏好信息（PPI）是否表明：大多数或全部患者在考虑了疾病的严重性、长期性或缺乏替代疗法的因素后，接受风险－受益之间的权衡？	患者愿意承担植入器械的风险，因为没有其他治疗方案，并且他们的症状极其严重。 此类疾病的患者通常愿意冒死亡的风险以改善他们的预后。

因素	考虑的主要问题	评价记录
2）患者偏好信息相关性和可理解性	a）每项风险是否可识别和可确定？ b）患者是否理解每种类型的风险和风险发生的可能性？ c）患者是否理解每种受益的类型和受益发生的可能性？	
3）患者偏好信息的可推广性和差异性	a）患者偏好信息（PPI）是否表明，患者偏好会因疾病的严重性、长期性或其他患者特征而不同？如是，请明确。 b）患者偏好信息（PPI）是否覆盖全部预期患者？如果没有，请具体说明现有患者偏好信息的研究人群。	
13. 可供选择的替代治疗或诊断	a）是否有其他治疗方法？ b）替代疗法的有效性如何？ 　ⅰ不同亚组人群间替代疗法的有效性差异如何？ c）对替代疗法的承受性如何？ 　ⅰ不同亚组人群对替代疗法的承受性差异如何？ d）任何已有的替代疗法会带来哪些风险？	没有可用的替代治疗方案。
14. 风险降低和适应症限制	a）是否有降低风险的手段（包括将适应症限制在受益大于风险的亚组中）？例如使用产品说明书或标签，组织培训，提供附加疗法等手段。 b）建议使用哪些降低风险的手段？	为外科医生提供培训。 在说明书、标签中声明该器械对处于疾病早期阶段的患者效果更好。
15. 上市后数据	a）市场上是否还有其他类似适应症的器械？这些同类器械的有效性和不良事件发生率是否与申报器械的预期发生率相似？ b）已有的上市后数据是否会改变已上市同类产品的风险受益评估？ c）根据上述风险受益评价，是否有理由在上市后考虑进一步评价以下方面？ 　ⅰ.医疗器械的长期性能表现 　ⅱ.培训项目的有效性或使用者使用器械的偏好 　ⅲ.亚组人群（例如儿童、女性） 　ⅳ.罕见的不良事件 d）是否有理由预计申报器械的"真实世界"性能表现和上市前的表现有显著差异？ e）是否有用以支持此批准的数据可以推迟到上市后收集？	该器械是"同类首创"，市场上没有类似的器械。故没有关于其他器械的先验信息可用于推断本器械的性能。因此，应在上市后评估其长期性能，包括长期有效性、长期不良事件、器械持续时间等。 可能会推荐开展上市后研究。
16. 解决临床需求的新技术	这个器械解决的医疗需求多大程度能通过现有治疗方法满足？	申报器械采用了突破性技术。预期未来对于该器械的改进可能降低当前预期的器械相关风险。
受益总结	风险总结	其他因素总结
处于疾病早期阶段的患者获得受益的机会很大。受益包括保护记忆和提高生活质量。患者及其重视该受益。	长期植入的器械需要外科手术。手术造成的死亡风险为8%；严重不良事件的概率为1%；非严重不良事件的概率为5%。对于较年轻的患者来说风险较高，因为他们需要在很长的时间内将该器械置于体内。	患者愿意接受该器械的相关风险，因为如果器械起效患者将获得实质性受益，且目前尚无其他替代疗法。可以通过培训外科医生和在说明书、标签中加以限制说明的方式降低风险。
结论 可能受益是否大于可能风险？		
是的。对部分患者来说受益大于风险，审评机构倾向于为愿意接受其风险以换取其受益的患者提供接受该治疗的机会。目前没有其他替代治疗方案，该器械预期用于治疗某种严重疾病，且患者可能能够显著改善其生活质量并维持记忆。因为受益巨大且能够改善生活，患者愿意承担相关风险，甚至包括较高的死亡风险。尽管与该器械相关的风险很高，但可以通过培训外科医生和在说明书、标签中加以限制说明的方式来降低风险。另外，该疗法为创新疗法，市场上没有其他类似的替代疗法。纵使其风险高，但考虑到可能的显著受益且风险可被降低，仍认为其受益高于风险。最后，预期随着日后产品技术和手术技术的不断改进，该器械的不良事件率能够有所下降。		

示例3

　　申报产品为一种新的体外诊断器械（IVD），用于一项血清学检测试验，可以将乳房X线钼靶检查结果为BI-

RADS 4级的患者分为两组，即低乳腺癌风险组和其它组。对低乳腺癌风险组，医生将建议等待数月后再进行随访检查，从而避免了因乳腺活组织检查（活检）所引起的可能并发症；而对其它组的 BI－RADS 4 级患者，则依照现行的诊疗规范建议其接受乳腺活检。对于该体外诊断器械拟申请的预期用途为：

该体外诊断试验可测量 10 种肽分析物，并产生单一的定性结果。该检测预期用于经乳房 X 线照相术认定乳腺病灶为 BI－RADS 4 级的 40 岁或以上的女性，以便帮助医生决定是否建议进行乳腺活检。

阴性检查结果（低风险）：不建议立即进行乳腺活检，等待数月再进行随访检查。

阳性检查结果（高风险）：建议立即进行乳腺活检。

对预期适用人群进行的临床研究的结果（包括所有受试者的活检结果）为：

		乳腺活检		
		恶性	良性	
血清学检测试验	阳性	97	75	172
	阴性	3	225	228
		100	300	400

灵敏度 =97%（97/100），95% 双侧置信区间：91.5% 至 99.0%

特异度 = 75%（225/300），95% 双侧置信区间：69.8% 至 79.6%

患病率 =25%（100/400）

阴性预测值（NPV）=98.7%（225/228）

阳性预测值（PPV）=56.4%（97/172）

受益：使用该器械的主要受益为使 57%（228/400）的检测结果显示低乳腺癌患病风险的受试者避免了因立即进行乳腺活检所引起的可能并发症。

风险：在血清学检测结果呈阴性的受试者中基于即刻活检诊断的癌症患病率为 1.3%（3/228 = 1 − NPV）。使用该器械的主要风险在于对部分本可以通过活检确诊乳腺癌的 BI－RADS 4 级患者未能及时进行乳腺活检，从而延误了这些患者的诊断和治疗。对于该风险，申办方声称，在未

接受活检的 BI－RADS 4 受试者中，临床上可接受的癌症患病率为 ≤2%，其原因为：a）通常不建议 BI－RADS 3 级患者立即进行活检（相反，建议患者等待数月再进行进一步评价）；b）BI－RADS 3 级患者中，乳腺癌的预期患病率为 2%。从临床研究中可测量的受益 − 风险比为 75（225/3），未接受活检的 BI－RADS 4 级受试者中观察到的风险低于 BI－RADS 3 级患者的预期风险。

其他因素：

不确定性：根据观察到的研究结果所计算的相关统计学置信区间通常存在不确定性。

与遗漏原本通过活检可确诊的癌症所带来的临床影响相比，避免活检并发症所带来的临床影响并不会左右获益 − 风险比。也就是说，受益类型并不一定与风险类型相对应。

不能保证乳房 X 线照相术结果为 BI－RADS 4 级的患者中漏诊的乳腺癌的临床影响等同于结果为 BI－RADS 3 级的患者中的乳腺癌的临床影响。因此，对于潜在风险/危害的程度存在不确定性。

检测结果呈阴性且未接受活检的 BI－RADS 4 级患者将不会接受已有的良性疾病的组织病理学评估。

患者的观点：患者通常对延误乳腺癌诊断和治疗的接受能力较低。这一点需要在患者权衡避免与活检相关的并发症的价值时予以考虑。

可供选择的替代治疗或诊断：尚未有其它体外诊断器械获批用于该项新测试的预期用途。

降低风险：检测结果呈阴性的所有女性患者将接受随访以进行进一步评估和检查。

批准/不批准的综合考量：申请人合理地定义了受益和风险的类别和可能性。提出了与该检测的性能参数相一致的针对可接受风险的临床实践指南。未能提供权衡不同类型获受益与风险的直接比较，需要额外的信息以建立可接受的受益风险比。考虑到受益的不确定性以及潜在的显著风险（对极少数患者），该器械可能暂时不会予以批准，但在作出最终决定前很可能会提交专家委员会讨论。

假设示例 3 的工作表

因素	考虑的主要问题	评价记录
	器械受益的评估	
1. 受益的类型	a）评价了哪些主要终点或替代终点？ b）评价了哪些次要终点或替代终点？ c）患者如何看待受益价值？ 注：从临床试验资料中得出，如显著改善患者自理能力、生活质量、辅助功能恢复，降低死亡率、功能丧失、改善症状等。	避免乳腺活组织检查引起的发病。
2. 受益的大小	a）对于所评价的每个主要终点，次要终点或替代终点： 　i 每种治疗效果的程度如何？ b）用什么方法衡量受益？ 　i 按照该衡量方法，受益大小如何？	避免与乳腺活组织检查有关的不便、疼痛和并发症。

续表

因素	考虑的主要问题	评价记录
3. 受益的概率	a）这项研究是否能够预测哪些患者将会受益？ b）预期使用患者获得受益的概率是多少？ c）不同亚组人群之间的受益有何差别？（如果研究对于亚组人群是充分有效的，需说明特定亚组、差别的特性和造成这些差别的原因） d）不同人群的公众健康受益是否有差异？ e）即使是总人口的小部分受益，这些患者如何看待受益价值？	在预期使用人群中约 57%（228/400）。
4. 受益的持续时间	a）如果相关，治疗效果的持续时间（包括主要和次要终点）是否能够确定？如是，请明确。 b）受益的持续时间对于患者是否有价值？	可变的。可能是长期的（终身不需要活组织检查），或者可能仅持续到随访检查提示进行活组织检查。
器械风险的评估		
5. 不良事件（事件和后果）的严重程度、类型、数量和发生率：		
1）器械相关的严重不良事件	该产品有什么器械相关的严重不良事件？	某些通过活组织检查可检测到的乳腺癌患者在随访检查之前可能不会检测/治疗乳腺癌（假设发生随访检查）。
2）器械相关的一般不良事件	该产品有什么器械相关的一般不良事件？	未能对本应在活组织检查中检测到的非恶性疾病进行特征描述。
3）使用中的并发症	患者会面临的其他使用中的并发症？	N/A
6. 不良事件的概率	a）在预期使用人群中发生不良事件的概率是多少？ b）在研究人群中每个不良事件的发生概率是多少？ c）在上述预期中，评估的不确定度是多少？ d）在不同亚组人群中发生不良事件的概率是否有差异（如是，请明确）？ e）考虑到器械带来的可能的受益的同时，患者是否愿意接受可能的不良事件的风险？	最严重的有害事件发生在约 1%（3/400）的预期使用人群中。在检查呈阴性的受试者中的发生率略超过 1%（3/228）。
7. 不良事件的持续时间	a）不良事件会持续多长时间？ b）不良事件是否是可逆的？ c）针对不良事件，应采取什么样的应对措施？	如果未检测到可治疗的/可治愈的乳腺癌，时间可能是终身的。
8. 假阳性或假阴性诊断结果引起的风险	a）假阳性结果的后果是什么？ b）假阴性结果的后果是什么？ c）这是相关疾病诊断的唯一方法，还是诊断方法的一部分？	见上文。
评估器械可能受益和风险时考虑的其他因素		
9. 不确定性：		
1）临床研究设计的质量	临床研究数据的可靠性如何？	不能保证乳房 X 线照相术结果为 BI-RADS 4 的患者中未检测到的乳腺癌的临床影响等同于结果为 BI-RADS 3 的患者中的乳腺癌的临床影响。因此，可能风险/危害的程度存在不确定性。
2）临床研究实施质量	a）临床试验是如何设计，实施和分析的？ b）是否有缺失数据？	好。
3）临床研究结果分析的可靠性	a）研究结果是否可重复？ b）临床研究是否是同类首次？ c）是否有取得了类似结果的其他临床研究？	合理可靠。

续表

因素	考虑的主要问题	评价记录
4）临床研究结果的可推广性	临床研究结果是否可以应用于一般人群，还是仅适用于个别的、特定的群体？	与未检测到一个本可通过活组织检查检测到的癌症的临床影响相比，患者对避免活组织检查发病的重视程度未知。
10. 以患者为中心的评估	器械受益和风险是否包括对生活质量造成的影响（与健康相关）？	患者对受益和风险的重视程度各不相同。患者在收到 BI – RADS 3 的结果后选择不接受活组织检查的相关信息可能有帮助。
11. 疾病的表征	a）患病会给患者带来哪些影响？ b）该病是可治疗的吗？ c）病情将如何发展？	疾病非常严重并且会影响患者的生活质量。疾病是慢性的，可能是不可治愈的，并且在某些情况下可能是致命的。
12. 患者的观点：		
1）患者偏好信息对风险和受益的考虑	a）申报器械对患者最重要的受益是什么？ b）申报器械对患者影响最大的风险是什么？ c）是否有明确的定性或定量的患者偏好信息（PPI）表明患者对于该治疗结果或替代疗法的偏好。 d）患者偏好信息（PPI）是否表明患者愿意接受申报器械可能造成的风险来换取可能带来的受益？ e）现有患者偏好信息（PPI）表明的患者对最大可接受风险和最小可接受受益的观点，是否改变原有的产品风险评价？ f）现有的患者偏好信息（PPI）是否表明：大多数或全部患者在考虑了疾病的严重性、长期性或缺乏替代疗法的因素后，接受风险 – 受益之间的权衡？	患者对推迟乳腺癌的诊断和治疗的接受能力通常较低。这一点需要与患者对避免活组织检查引起发病的重视程度进行权衡。
2）患者偏好信息相关性和可理解性	a）每项风险是否可识别和可确定？ b）患者是否理解每种类型的风险和风险发生的可能性？ c）患者是否理解每种受益的类型和受益发生的可能性？	
3）患者偏好信息的可推广性和差异性	a）患者偏好信息（PPI）是否表明，患者偏好会因疾病的严重性、长期性或其他患者特征而不同？如是，请明确。 b）患者偏好信息（PPI）是否覆盖全部预期患者？如果没有，请具体说明现有患者偏好信息的研究人群。	
13. 可供选择的替代治疗或诊断	a）是否有其他治疗方法？ b）替代疗法的有效性如何？ 　i 不同亚组人群间替代疗法的有效性差异如何？ c）对替代疗法的承受性如何？ 　i 不同亚组人群对替代疗法的承受性差异如何？ d）任何已有的替代疗法会带来哪些风险？	无替代治疗方案或诊断可用于拟定的预期用途。
14. 风险降低和适应症限制	a）是否有降低风险的手段（包括将适应症限制在受益大于风险的亚组中）？例如使用产品说明书或标签，组织培训，提供附加疗法等手段。 b）建议使用哪些降低风险的手段？	无替代治疗方案或诊断可用于拟定的预期用途。
15. 上市后数据	a）市场上是否还有其他类似适应症的器械？这些同类器械的有效性和不良事件发生率是否与申报器械的预期发生率相似？ b）已有的上市后数据是否会改变已上市同类产品的风险受益评估？ c）根据上述风险受益评价，是否有理由在上市后考虑进一步评价以下方面？ 　i. 医疗器械的长期性能表现 　ii. 培训项目的有效性或使用者使用器械的偏好 　iii. 亚组人群（例如儿童、女性） 　iv. 罕见的不良事件 d）是否有理由预计申报器械的"真实世界"性能表现和上市前的表现有显著差异？ e）是否有用以支持此批准的数据可以推迟到上市后收集？	如果确定器械是可批准的，则可能需要补充（上市后）信息，以详细说明对不确定因素的理解以及患者的风险承受能力及对受益的观点。

因素	考虑的主要问题	评价记录
16. 解决临床需求的新技术	这个器械解决的医疗需求多大程度能通过现有治疗方法满足？	此技术非最新的。
受益总结	风险总结	其他因素总结
在此案例中的受益是避免绝大部分BIRADS 4 患者出现与活组织检查有关的发病。	约有 1% 的被测患者（略高于 1% 的测试结果呈阴性的患者）延迟了乳腺癌的检测/治疗。	在当前的实践中，约 2% 的乳房 X 线照相术结果异常的患者（即 BI－RADS 3），由于活组织检查的推迟，在随访检查之前可能检测不到乳腺癌。
结论		
可能受益是否大于可能风险？		
合理地定义了受益和风险的种类和可能性。提出了针对可接受风险的临床实践参考，其与检查出的性能特征一致。未直接说明不同类型的受益与风险的权重，需要其他信息以确定二者的权衡是否可接受。考虑到受益的不确定性和（极少数患者）风险的实质性，该器械可能会被决定不予批准。		

附录 C　基于受益－风险评估的实例

冠状动脉狭窄是否导致冠状动脉下游心肌供血的缺血，即是否具有功能学意义，是临床上是否对狭窄进行血运重建的主要依据。已有大量的临床研究证明冠状动脉功能学评估比冠状动脉解剖学评估（狭窄程度）提高了患者的临床受益。一种用于成人患者冠状动脉病变血管功能学评价的产品，为临床常规利用冠状动脉造影影像判断冠状动脉狭窄是否具有功能学意义提供了优效的无创评估方法。

（一）受益评估

综合回顾性临床研究和前瞻性临床试验研究，产品分析结果的准确性和重复性可控，分析结果的一致性非劣效于金标准评估结果，诊断性能优效于临床常规评估结果。

产品简化了现阶段临床中冠状动脉功能学评估的方法，提高了评估的安全性。产品采用无创分析方法，在临床应用中对患者没有额外创伤，在临床操作中不需要使用压力导丝，避免了可能在远端诱发斑块破裂、损伤血管的风险；无需使用微循环扩张药，避免诱发充血给患者带来的副作用。产品解除了无法在哮喘、严重高血压以及二级房室传导阻滞患者中进行冠状动脉病变血管功能学评价的限制。另外，产品可节省冠状动脉功能学评估的时间。

（二）风险评估

1. 假阳性和假阴性分析结果导致的风险

部分目标血管的分析结果存在假阳性，患者可能接受不必要的血运重建治疗。由于影响因素较多，冠状动脉病变血管功能学评价的金标准方法的阳性率偏高，导致分析结果可能出现假阳性。如果患者没有明显缺血的临床症状，即使分析结果为阳性，临床医生应综合判断和选择是否进行血运重建或采取强化药物治疗，进一步降低风险。

部分目标血管的分析结果存在假阴性，延迟介入治疗手术可能会增加心肌梗死的风险。如果患者存在明显缺血的临床症状或者冠状动脉造影显示血管狭窄，即使分析为阴性，临床医生可以综合判断和选择是否进行血运重建治疗或者进行金标准方法评估，进一步降低风险。

2. 冠状动脉造影质量不佳和分析操作不规范导致的风险

冠状动脉造影质量不佳或者分析人员分析不规范均会增加分析结果出现错误的风险。对冠状动脉造影医生进行造影采集规范化培训以及对分析人员进行分析规范化培训，可控制风险。

（三）其他因素

不确定性

产品分析结果指导冠状动脉血运重建手术的长期临床效果，需要在产品上市后继续收集相关信息，设计临床终点或者患者终点为观察目标的临床研究来分析 QFR 指导冠状动脉血运重建手术的长期临床效果。

（四）受益－风险的确定

患有哮喘、严重高血压、二级房室传导阻滞或者其他无法采用金标准方法的适应症患者，对风险的容忍度较高，使用无创评估方法会提供冠状动脉功能性评估信息，患者可明显获得受益。

患有稳定性心绞痛、不稳定性心绞痛的患者，对风险的容忍度较低，可以选择无创评估方法或者金标准方法来获得功能学评估。由于患者病情稳定，评估结果导致即刻血运重建或者延迟血运重建所带来的风险较低，而且患者将受益于无创分析结果，避免了由于微循环扩张药物带来的不适，减少诊断时间和费用，综合考虑患者受益大于风险。

对于急性心梗急性期患者，一般需要在对罪犯病变血管进行血运重建几天后，再次进行非罪犯病变血管的功能学评估。由于无创评估方法避免了再次进行冠状动脉造影手术，使得患者获得受益。然而，冠状动脉功能学评估对急性心梗患者急性期非靶病变血管的临床指导价值仍需要临床研究去探索。

考虑到风险控制措施已明确而且无创评估方法不是冠状动脉功能学评估的唯一依据，临床中还应结合患者的临床病史、症状、其他诊断结果和临床医生的专业判断来综合评价冠状动脉血管，患者可能接受与金标准方法一致性相近、优效于临床常规方法、操作更便捷和快速、费用更低的新方法。

基于上述内容，可做出受益大于风险的决策。

145　医疗器械附条件批准上市注册技术审评指导原则

（医疗器械附条件批准上市指导原则）

为贯彻落实中共中央办公厅、国务院办公厅《关于深化审评审批制度改革鼓励药品医疗器械创新的意见》，解决严重危及生命疾病的临床治疗需求，加快相关医疗器械的审评审批，根据《医疗器械监督管理条例》，结合我国医疗器械注册管理相关要求及审评工作实践，制定本指导原则。

一、范围

本指导原则适用于拟申请附条件批准上市的医疗器械注册。

二、基本原则

对治疗严重危及生命且尚无有效治疗手段疾病的医疗器械，应当充分考虑医疗器械上市后预期收集的数据与上市前已收集的数据之间的平衡性，综合评估产品的风险受益。上市前已收集的数据应当能够证明医疗器械已显示疗效并能合理预测或者判断其临床价值，可附条件批准该医疗器械上市。

医疗器械附条件批准上市应当有助于增加患有严重危及生命且尚无有效治疗手段疾病的患者及时使用新器械的机会。

从可附条件批准上市的论证、所附条件的设立，到上市后数据的收集，附条件批准上市对医疗器械临床试验的要求有灵活性，但不得降低医疗器械安全性有效性综合评价的要求。

三、基本要求

申请人应当充分评估申报产品附条件批准上市的受益风险比和剩余风险，且风险评估结果应当表明受益大于风险。

在申报产品注册申请过程中及附条件批准上市后，申请人、注册人应当按照既定临床试验方案继续开展临床试验和完成其他研究工作及要求。

注册申报资料除满足本指导原则要求的资料外，还应当符合医疗器械注册申请其他要求。

四、沟通交流

医疗器械上市前和上市后，申请人、注册人可针对重大技术问题、重大安全性问题、临床试验方案、注册证中附条件的完成情况等向技术审评机构提交沟通交流申请。

五、临床前研究要求

（一）临床试验前研究资料应当合理验证申报产品的安全性和有效性，申请人应当对可能存在的风险进行充分评定。

（二）临床试验前研究资料包括但不限于申请人的科学研究结果，如实验室数据、动物实验、细胞试验、模拟试验等，和/或相关文献资料的总结，以及性能研究、生物相容性评价研究、稳定性研究、软件研究资料等。

六、上市前临床试验要求

（一）临床试验资料至少包括：临床试验方案、伦理委员会意见、必须接受治疗的情况说明、受试者知情同意书（文本）、临床试验报告等，如有特殊情况应当具体说明。

（二）临床试验方案设计与统计分析方法应当科学合理，并符合我国医疗器械注册相关法规、规章、指导原则的要求。

（三）申请人可在临床试验方案设计时将替代指标纳入到研究设计中，通过分析替代指标来评估产品安全性和有效性，注意评估的科学性，如统计学考量。

（四）临床试验替代指标是指可显示疗效并合理评估产品临床价值的指标，可不是临床试验主要评价指标，不直接衡量长期临床获益。

（五）临床试验替代指标的确定需要根据疾病、长期终点和预期作用之间关系的合理性以及支持这种关系的科学证据进行判断。申请人应当提供证据证明替代指标与临床试验主要评价指标的关联性和可评价性。

（六）临床试验数据应当证明申报产品已显示疗效并能合理评估或者判断其临床价值。

（七）申请人可与技术审评机构沟通并确定申请附条件批准上市产品的评价指标，以及临床试验数据要求、可合理评估或者判断其临床获益的标准、临床试验的设计及其他内容。

（八）申请人应当充分评估提交的临床试验数据显示申

报产品可能存在的风险。如不良事件的严重程度、类型、数量和发生率，不良事件对受试者造成伤害的持续时间、手术相关并发症的类型、数量和发生率等。

（九）临床试验数据应当符合医疗器械注册相关要求，科学、真实、准确、完整、可追溯，且不得筛选。申请人应当确保临床试验中受试者的权益得到保障，其他人员可能遭受的风险得以控制。

七、附条件要求

（一）医疗器械注册人应当在规定的时限内完成医疗器械注册证备注栏载明的上市批准附带条件的要求。

附条件批准上市的医疗器械注册证的有效期与注册证注明的附带条件的完成时限一致。

（二）附带条件可包括以下内容：

1. 继续完成上市前临床试验；
2. 新的上市后临床研究；
3. 上市后产品的临床使用信息；
4. 其他要求，包括产品上市后规定时限内应当继续完

成的其他工作和要求，如使用该医疗器械的医疗机构范围、使用者的能力要求、使用前应当经伦理委员会同意、相关研究的时限等。

（三）注册人应当在产品标签、说明书中提示产品的风险。

八、上市后监测

（一）注册人应当加强对附条件批准上市的医疗器械的不良事件监测，并符合《医疗器械不良事件监测和再评价管理办法》相关规定。

（二）注册人应当在医疗器械全生命周期收集受益和风险相关数据，持续对申报产品的受益和风险开展监测与评估。

（三）发生以下情形时，注册人应当及时主动申请注销医疗器械注册证：

1. 注册人按注册证载明附带条件要求获取的相关证据表明风险大于受益；
2. 经再评价不能证明产品的安全性和有效性。

146 医疗器械安全和性能基本原则

1. 医疗器械的安全和性能——总则

注册人/备案人应能设计和生产在医疗器械全生命周期内均能达到预期安全和性能要求的产品。本原则描述了基本的设计和生产要求，以帮助注册人/备案人实现上述目的。

本文分为两个部分，第一部分是适用于所有医疗器械的通用基本原则（第2节）；第二部分是适用于非体外诊断类医疗器械（第3节）和体外诊断类医疗器械（第4节）的专用基本原则。

注册人/备案人的设计和生产活动应在质量管理体系的控制下进行。注册人/备案人应提供产品与适用基本原则条款符合的证据，并由监管机构按照相关程序进行评审。

2. 适用于所有医疗器械的通用基本原则

本部分所列设计和生产通用基本原则适用于所有医疗器械。

2.1 概述

2.1.1 医疗器械应实现注册人/备案人的预期性能，其设计和生产应确保器械在预期使用条件下达到预期目的。这些器械应是安全的并且能够实现其预期性能，与患者受益相比，其风险应是可接受的，且不会损害医疗环境、患者安全、使用者及他人的安全和健康。

2.1.2 注册人/备案人应建立、实施、形成文件和维护风险管理体系，确保医疗器械安全、有效且质量可控。在医疗器械全生命周期内，风险管理是一个持续、反复的过程，需要定期进行系统性的改进更新。在开展风险管理时，注册人/备案人应：

a）建立涵盖所有医疗器械风险管理计划并形成文件；

b）识别并分析涵盖所有医疗器械的相关的已知和可预见的危险（源）；

c）估计和评价在预期使用和可合理预见的误使用过程中，发生的相关风险；

d）依据2.1.3和2.1.4相关要求，消除或控制c）点所述的风险；

e）评价生产和生产后阶段信息对综合风险、风险受益判定和风险可接受性的影响。上述评价应包括先前未识别的危险（源）或危险情况，由危险情况导致的一个或多个风险对可接受性的影响，以及对先进技术水平的改变等。

f）基于对e）点所述信息影响的评价，必要时修改控制措施以符合2.1.3和2.1.4相关要求。

2.1.3 医疗器械的注册人/备案人在设计和生产过程中采取的风险控制措施，应遵循安全原则，采用先进技术。需要降低风险时，注册人/备案人应控制风险，确保每个危险（源）相关的剩余风险和总体剩余风险是可接受的。在选择最合适的解决方案时，注册人/备案人应按以下优先顺序进行：

a）通过安全设计和生产消除或适当降低风险；

b）适用时，对无法消除的风险采取充分的防护措施，包括必要的警报；

c）提供安全信息（警告/预防措施/禁忌症），适当时，向使

用者提供培训。

2.1.4 注册人/备案人应告知使用者所有相关的剩余风险。

2.1.5 在消除或降低与使用有关的风险时，注册人/备案人应该：

a）适当降低医疗器械的特性（如人体工程学/可用性）和预期使用环境（如灰尘和湿度）可能带来的风险；

b）考虑预期使用者的技术知识、经验、教育背景、培训、身体状况（如适用）以及使用环境。

2.1.6 在注册人/备案人规定的生命周期内，在正常使用、维护和校准（适用）情况下，外力不应对医疗器械的特性和性能造成不利影响，以致损害患者、使用者及他人的健康和安全。

2.1.7 医疗器械的设计、生产和包装，包括注册人/备案人所提供的说明和信息，应确保在按照预期用途使用时，运输和贮存条件（例如：震动、振动、温度和湿度的波动）不会对医疗器械的特性和性能，包括完整性和清洁度，造成不利影响。注册人/备案人应能确保有效期内医疗器械的性能、安全和无菌保证水平。

2.1.8 在货架有效期内、开封后的使用期间［对于体外诊断试剂，包括在机（机载）稳定性］，以及运输或送货期间（对于体外诊断试剂，包括样品），医疗器械应具有可接受的稳定性。

2.1.9 在正常使用条件下，基于当前先进技术水平，比较医疗器械性能带来的受益，所有已知的、可预见的风险以及任何不良副作用应最小化且可接受。

2.2 临床评价

2.2.1 基于监管要求，医疗器械可能需要进行临床评价（如适用）。所谓临床评价，就是对临床数据进行评估，确定医疗器械具有可接受的风险受益比，包括以下几种形式：

a）临床试验报告（体外诊断试剂临床性能评价报告）

b）临床文献资料

c）临床经验数据

2.2.2 临床试验的实施应符合《赫尔辛基宣言》的伦理原则。

保护受试者的权利、安全和健康，作为最重要的考虑因素，其重要性超过科学和社会效益。在临床试验的每个步骤，都应理解、遵守和使用上述原则。另外，临床试验方案审批、患者知情同意、体外诊断试剂剩余样本使用等应符合相关法规要求。

2.3 化学、物理和生物学特性

2.3.1 关于医疗器械的化学、物理和生物学特性，应特别注意以下几点：

a）所用材料和组成成分的选择，需特别考虑：

—毒性；

—生物相容性；

—易燃性；

b）工艺对材料性能的影响；

c）生物物理学或者建模研究结果应事先进行验证（如适用）；

d）所用材料的机械性能，如适用，应考虑强度、延展性、断裂强度、耐磨性和抗疲劳性等属性；

e）表面特性；

f）器械与已规定化学和/或物理性能的符合性。

2.3.2 基于医疗器械的预期用途，医疗器械的设计、生产和包装，应尽可能减少污染物和残留物对使用者和患者，以及对从事医疗器械运输、贮存及其他相关人员造成的风险。特别要注意与使用者和患者暴露组织接触的时间和频次。

2.3.3 医疗器械的设计和生产应适当降低析出物（包括滤沥物和/或蒸发物）、降解产物、加工残留物等造成的风险。应特别注意致癌、致突变或有生殖毒性的泄漏物或滤沥物。

2.3.4 医疗器械的设计和生产应考虑到医疗器械及其预期使用环境的性质，适当降低物质意外进入器械所带来的风险。

2.3.5 医疗器械及其生产工艺的设计应能消除或适当降低对使用者和其他可能接触者的感染风险。设计应：

a）操作安全，易于处理；

b）尽量减少医疗器械的微生物泄漏和/或使用过程中的感染风险；

c）防止医疗器械或其内容物（例如：标本）的微生物污染；

d）尽量减少意外风险［例如：割伤和刺伤（如针刺伤）、意外物质溅入眼睛等］。

2.4 灭菌和微生物污染

2.4.1 医疗器械其设计应方便使用者对其进行安全清洁、消毒、灭菌和/或重复灭菌（必要时）。

2.4.2 具有微生物限度要求的医疗器械，其设计、生产和包装应确保在出厂后，按照注册人/备案人规定的条件运输和贮存，符合微生物限度要求。

2.4.3 以无菌状态交付的医疗器械，其设计、生产和包装应按照适当的程序进行，以确保在出厂时无菌。在注册人/备案人规定的条件下运输和贮存的未破损无菌包装，打开前都应保持无菌状态。应确保最终使用者可清晰地辨识包装的完整性（例如：防篡改包装）。

2.4.4 无菌医疗器械应按照经验证的方法进行加工、生产、包装和灭菌，其货架有效期应按照经验证的方法确定。

2.4.5 预期无菌使用的医疗器械（注册人/备案人灭菌或使用者灭菌），均应在适当且受控的条件和设施下生产和包装。

2.4.6 以非无菌状态交付，且使用前灭菌的医疗器械：

a）包装应当尽量减少产品受到微生物污染的风险，且

应适用于注册人/备案人规定的灭菌方法;

b) 注册人/备案人规定的灭菌方法应经过验证。

2.4.7 若医疗器械可以无菌和非无菌状态交付使用,应明确标识其交付状态。

2.5 环境和使用条件

2.5.1 如医疗器械预期与其他医疗器械或设备整合使用,应确保整合使用后的系统,包括连接系统,整体的安全性,且不影响器械本身的性能。整合使用上的限制应明确标识和/或在使用说明书中明确。对于需要使用者处理的连接,如液体、气体传输、电耦合或机械耦合等,在设计和生产过程中尽可能消除或降低所有可能的风险,包括错误连接或安全危害。

2.5.2 医疗器械的设计和生产应考虑预期的使用环境和使用条件,以消除或降低下列风险:

a) 与物理和人体工程学/可用性的特性有关,对使用者或他人造成损伤的风险;

b) 由于用户界面设计、人体工程学/可用性的特性以及预期使用环境导致的错误操作的风险;

c) 与合理可预期的外部因素或环境条件有关的风险,如磁场、外部电磁效应、静电释放、诊断和治疗带来的辐射、压力、湿度、温度和/或压力和加速度的变化;

d) 正常使用条件下与固体材料、液体和其他物质,包括气体,接触而产生的风险;

e) 软件与信息技术(IT)运行环境的兼容性造成的风险;

f) 正常使用过程中,医疗器械非预期析出物导致的环境风险;

g) 样本/样品/数据不正确识别和错误结果导致的风险,比如用于分析、测试或检测的样本容器、可拆卸部件和/或附件,其颜色和/或数字编码混淆;

h) 与其他用于诊断、监测或治疗的医疗器械互相干扰导致的风险。

2.5.3 医疗器械的设计和生产应消除或降低在正常状态及单一故障状态下燃烧和爆炸的风险,尤其是预期用途包括暴露于易燃、易爆物质或其他可致燃物相关的器械联用。

2.5.4 医疗器械的设计和生产应能确保调整、校准和维护过程能够安全有效地完成。

a) 对无法进行维护的医疗器械,如植入物,应尽量降低材料老化等风险;

b) 对无法进行调整和校准的医疗器械,如某些类型的温度计,应尽量降低测量或控制机制精度的损失风险。

2.5.5 与其他医疗器械或产品联合使用的医疗器械,其设计和生产应能保证互操作性和兼容性可靠且安全。

2.5.6 医疗器械的设计和生产应能降低未经授权的访问风险,

这种访问可能会妨碍器械正常运行,或造成安全隐患。

2.5.7 具有测量、监视或有数值显示功能的医疗器械,其设计和生产应符合人体工程学/可用性原则,并应顾及器

械预期用途、预期使用者、使用环境。

2.5.8 医疗器械的设计和生产应便于使用者、患者或其他人员对其以及相关废弃物的安全处置或再利用。使用说明书应明确安全处置或回收的程序和方法。

2.6 对电气、机械和热风险的防护

2.6.1 医疗器械的设计和生产应具有机械相关的防护,保护使用者免于承受由诸如运动阻力、不稳定性和活动部件等引起的机械风险。

2.6.2 除非振动是器械特定性能的一部分,否则医疗器械的设计和生产应将产品振动导致的风险降到最低,应尽量采用限制振动(特别是振动源)的方法。

2.6.3 除非噪声是器械特定性能的一部分,否则医疗器械设计和生产应将产品噪声导致的风险降到最低,应尽量采用限制噪声(特别是噪声源)的方法。

2.6.4 如果医疗器械的部件在使用前或使用中需要进行连接或重新连接,其设计和生产应降低这些部件间的连接故障风险。

2.6.5 医疗器械的可接触部件(不包括用于供热或既定温度设置部位)及其周围环境,在正常使用时不应存在过热风险。

2.7 有源医疗器械及与其连接的医疗器械

2.7.1 当有源医疗器械发生单一故障时,应采取适当的措施消除或降低因此而产生的风险。

2.7.2 患者的安全依赖于内部电源供电的医疗器械,应具有检测供电状态的功能,并在电源容量不足时提供适当的提示或警告。

2.7.3 患者的安全取决于外部电源供电状态的医疗器械,应包括可显示任何电源故障的报警系统。

2.7.4 用于监视患者一个或多个临床指标的医疗器械,必须配备适当报警系统,在患者健康状况恶化或危及生命时,向使用者发出警报。

2.7.5 鉴于电磁干扰可能会损害正常运行的装置或设备,医疗器械的设计和生产应降低产生电磁干扰的风险。

2.7.6 医疗器械的设计和生产,应确保产品具有足够的抗电磁干扰能力,以确保产品的正常运行。

2.7.7 当产品按注册人/备案人的说明进行安装和维护,在正常状态和单一故障状态时,医疗器械的设计和生产应减少使用者和他人免于遭受意外电击的风险。

2.8 含有软件的医疗器械以及独立软件

2.8.1 含有电子可编程系统(内含软件组件)的医疗器械或独立软件的设计,应确保准确度、可靠性、精确度、安全和性能符合其预期用途。应采取适当措施,消除或减少单一故障导致的风险或性能降低。

2.8.2 含有软件组件的医疗器械或独立软件,应根据先进技术进行开发、生产和维护,同时应考虑开发生存周期(如快速迭代开发、频繁更新、更新的累积效应)、风险管理(如系统、环境和数据的变化)等原则,包括信息安全(如安全地进行更新)、验证和确认(如更新管理过程)的

要求。

2.8.3 预期与移动计算平台整合使用的软件，其设计和开发，应考虑平台本身（如屏幕尺寸和对比度、联通性、内存等）以及与其使用相关的外部因素（不同环境下的照明或噪声水平）。

2.8.4 注册人/备案人应规定软件按照预期正常运行所必须的最低要求，如硬件、IT 网络特性和 IT 网络安全措施，包括未经授权的访问。

2.8.5 医疗器械的设计、生产和维护应能提供足够的网络安全水平，以防止未经授权的访问。

2.9 具有诊断或测量功能的医疗器械

2.9.1 具有诊断或测量（包括监测）功能的医疗器械的设计和生产，应基于适当的科技方法，除其他性能外，还应确保相应的准确度、精密度和稳定性，以实现其预期目的。

a）注册人/备案人应规定准确度限值（如适用）。

b）为便于使用者理解和接受，数字化测量值应以标准化单位表示（如可能），推荐使用国际通用的标准计量单位，考虑到安全、使用者的熟悉程度和既往的临床实践，也可使用其他公认的计量单位。

c）医疗器械导示器和控制器的功能应有详细的说明，若器械通过可视化系统提供与操作、操作指示或调整参数有关的说明，该类信息应能够被使用者和患者（适用时）理解。

2.10 说明书和标签

医疗器械应附有识别该器械及其注册人/备案人所需的信息。每个医疗器械还应附有相关安全和性能信息或相关指示。这些信息可出现在器械本身、包装上或使用说明书中，或者可以通过电子手段（如网站）便捷访问，易于被预期使用者理解。

2.11 辐射防护

2.11.1 医疗器械的设计、生产和包装应当考虑尽量减少使用者、他人和患者（如适用）的辐射吸收剂量，同时不影响其诊断或治疗功能。

2.11.2 具有辐射或潜在辐射危害的医疗器械，其操作说明应详细说明辐射的性质，对使用者、他人或患者（若适用）的防护措施，避免误用的方法，降低运输、贮存和安装的风险。

2.11.3 若医疗器械有辐射或有潜在辐射危害，应具备辐射泄漏声光报警功能（如可行）。

2.11.4 医疗器械的设计和生产应降低使用者、其他人员或患者（若适用）暴露于非预期、偏离或散射辐射的风险。在可能和适当的情况下，应采取措施减少使用者、其他人员或患者（若适用）等可能受影响的人在辐射中的暴露。

2.11.5 具有辐射或潜在辐射危害且需要安装的医疗器械，应在操作说明中明确有关验收和性能测试、验收标准及维护程序的信息。

2.11.6 若医疗器械对使用者有辐射或潜在辐射危害，其设计和生产应确保辐射剂量、几何分布、能量分布（或质量）以及其他辐射关键性能够得到合理的控制和调整，并可在使用过程中进行监控（如适用）。上述医疗器械的设计和生产，应确保相关可变参数的重复性在可接受范围内。

2.12 对非专业用户使用风险的防护

2.12.1 对于非专业用户使用的医疗器械（如自测或近患者检测），为保证医疗器械的正常使用，其设计和生产应考虑非专业用户的操作技能，以及因非专业用户技术和使用环境的不同对结果的影响。注册人/备案人提供的信息和说明应易于理解和使用，并可对结果做出解释。

2.12.2 供非专业用户使用的医疗器械（如自测或近患者检测）的设计和生产应：

a）确保使用者可以按照使用说明书的规定安全准确的使用。当无法将与说明书相关的风险降低到适当水平时，可以通过培训来降低此类风险；

b）尽可能减少非专业用户因错误操作和错误解释结果导致的风险。

2.12.3 供非专业用户使用的医疗器械可通过以下措施方便用户：

a）在使用时，可以验证器械的正常运行；

b）当器械不能正常运行或提供无效结果时，会发出警告。

2.13 含有生物源材料的医疗器械

2.13.1 对于含有动植物组织、细胞或其它物质，细菌来源物质或衍生物的医疗器械，若无活性或以非活性状态交付，应：

a）组织、细胞及其衍生物应来源于已受控且符合预期用途的动物种属。动物的地理来源信息应根据相关法规要求予以保留。

b）动物源的组织、细胞、物质或其衍生物的采集、加工、保存、检测和处理过程，应确保患者、使用者以及其他人员（如适用）的安全。特别是病毒和其他传染性病原体，应通过经验证的先进技术消除或灭活，影响医疗器械性能的情况除外。

2.13.2 对于监管部门而言，当医疗器械由人体来源的组织、细胞、物质或其衍生物生产时，应采取以下措施：

a）组织、细胞的捐赠、获取和检测应依据相关法规的要求进行；

b）为确保患者、使用者或他人的安全，应对组织、细胞或其衍生物进行加工、保存或其他处理。对于病毒和其他传染源，应通过源头控制，或在生产过程中通过经验证的先进技术消除或灭活。

2.13.3 当医疗器械使用 2.13.1、2.13.2 以外的生物物质（例如植物或细菌来源的材料）生产时，其加工、保存、检测和处理应确保患者、用户以及其他人员（如废弃物处理人员等）的安全。对于病毒和其他传染源，为确保安全，应通过源头控制，或在生产过程中通过经验证的先进技术消除或灭活。

3. 适用于医疗器械（体外诊断类医疗器械除外）的基本原则

本部分所列设计和生产基本原则是第 2 节相关内容的补充，适用于非体外诊断类医疗器械。

3.1 化学、物理和生物学特性

3.1.1 根据医疗器械的预期用途，以及产品（例如某些可吸收产品）在人体的吸收、分布、代谢和排泄情况，对于医疗器械的化学、物理和生物学特性，应特别注意所用材料/物质与人体组织、细胞和体液之间的相容性。

3.1.2 医疗器械的设计和生产，应当能够保证产品在预期使用中接触到其他的材料、物质和气体时，仍然能够安全使用。如果医疗器械用于配合药物使用，则该产品的设计和生产需要符合药品管理的有关规定，且具有药物相容性，同时药品和器械的性能符合其适应症和预期用途。

3.1.3 医疗器械的设计和生产，除接触完整皮肤的产品外，应适当降低释放进入患者或使用者体内的颗粒，产生与颗粒尺寸和性质相关的风险。对纳米材料应给予重点关注。

3.2 辐射防护

3.2.1 用于医学影像的医疗器械具有电离辐射时，其设计和生产，在保障图像和/或输出质量的同时，应尽可能降低患者、使用者和其他人员的辐射吸收剂量。

3.2.2 具有电离辐射的医疗器械应能够精确预估（或监测）、显示、报告和记录治疗过程中的辐射剂量。

3.3 植入医疗器械的特殊要求

3.3.1 植入医疗器械的设计和生产，应能消除或降低相关治疗风险，例如除颤器、高频手术设备的使用。

3.3.2 可编程有源植入式医疗器械的设计和生产，应保证产品在无需手术时即可准确识别。

3.4 提供能量或物质的医疗器械对患者或使用者的风险防护

3.4.1 用于给患者提供能量或物质的医疗器械，其设计和生产应能精确地设定和维持输出量，以保证患者、使用者和其他人的安全。

3.4.2 若输出量不足可能导致危险，医疗器械应当具有防止和/或指示"输出量不足"的功能。意外输出危险等级量的能量或物质作为较大风险，应采取适当的措施予以降低。

3.5 含有药物成分的组合产品

当医疗器械组成成分中含有某种物质，依据监管法规，该物质作为药用产品/药物进行管理，且该物质在体内为医疗器械提供辅助作用时，应将医疗器械和此物质作为一个整体，对其安全和性能进行验证，同时应验证该物质的特征、安全、质量和有效性。

4. 适用于体外诊断医疗器械的基本原则

本部分所列设计和生产基本原则是第 2 节相关内容的补充，适用于体外诊断类医疗器械。

4.1 化学、物理和生物特性

鉴于体外诊断类医疗器械的化学、物理和生物学特性，应注意所用材料与待测标本、分析物或标志物（如生物组织、细胞、体液和微生物）之间的物理化学不相容性，及由此导致的分析性能受损的可能性。

4.2 性能特性

4.2.1 体外诊断类医疗器械应实现注册人/备案人声称的适用于预期用途的分析和临床性能指标，同时应考虑适用患者人群、预期使用者和使用环境。应使用合理的、经验证的、先进的技术方法，以确定产品的性能特征，比如：

a）分析性能包括，但不限于：

—校准品的溯源性和质控品的赋值

—测量准确度（正确度和精密度）

—分析灵敏度/最低检出限

—分析特异性

—测量区间/范围

—样本稳定性

b）临床性能，如临床诊断灵敏度、临床诊断特异性、阳性预测值、阴性预测值、似然比以及正常人群的参考区间和异常人群的阳性判断值。

c）验证控制程序，以确保体外诊断类医疗器械的正常运行，结果符合要求。

4.2.2 当体外诊断类医疗器械的性能依赖于校准品或质控品的使用时，应通过参考测量程序或更高级别的参考物质溯源校准品或质控品的赋值。

4.2.3 若可能，数值标识应采用标准化单位，且易于使用者理解。

4.2.4 体外诊断类医疗器械的性能特征应根据预期用途进行评估，包括：

a）预期使用者，例如非专业人员、实验室专业人员；

b）预期使用环境，例如：患者住所、急诊室、救护车、医疗中心、实验室；

c）相关人群，如儿童、成人、孕妇、具有特定疾病体征和症状的个体、接受鉴别诊断的患者、献血者等。适当时，评价的人群应酌情代表种族、性别和遗传多样性群体，以代表拟上市销售地区的人群。对于传染病，选择的人群建议具有相似的患病率。

147 有源医疗器械使用期限注册技术审评指导原则

（有源医疗器械使用期限注册技术审查指导原则）

有源医疗器械可实现对疾病的诊断、预防、监护和治疗等功能，为了在临床使用中维持上述功能，医疗器械注册申请人/注册人需确定产品的使用期限。在该期限内，除了应保证产品安全使用，也应保证产品有效使用。同样，在该期限内，即意味着产品采用的所有风险控制措施仍然有效，已知剩余风险依然在可接受范围内。本指导原则旨在指导研究人员分析产品使用期限，指导医疗器械注册申请人/注册人提交有源医疗器械使用期限的注册申报资料，同时指导审评人员对相关文件进行审查。

本指导原则是对有源医疗器械使用期限的一般性要求，注册申请人应根据申报产品的特性提交注册申报资料，判断指导原则中的具体内容是否适用，不适用内容应详述理由。注册申请人也可采用其他满足法规要求的替代方法，但应提供详尽的研究资料和验证资料。

本指导原则是在现行法规和标准体系以及当前认知水平下，并参考了国外法规、指南和技术报告制定的。随着法规和标准的不断完善，以及认知水平和技术能力的不断提高，相关内容也将适时进行修订。

一、适用范围

按照我国相关医疗器械法规关于产品使用期限及有效期的要求，医疗器械注册申请人应在注册资料中明确产品的使用期限并提供相关的验证资料。本指导原则适用于有源医疗器械，既包括有源非植入类器械（医疗器械软件除外），也包括有源植入类医疗器械。

二、基本定义

（一）有源医疗器械使用期限是指由医疗器械注册申请人/注册人通过风险管理保证产品安全有效使用的期限，在该期限内产品能够维持其适用范围。

失效日期是使用期限的终止，该时间节点之后，医疗器械的安全有效性将不能被保证。有源医疗器械使用期限自器械形成终产品之日起至失效日期止，既要考虑器械投入使用之前的时间段，也要考虑器械投入使用之后的时间段。

（二）有源医疗器械预期使用期限是指由医疗器械注册申请人在上市前通过风险管理保证产品安全有效使用的预期期限，在该期限内产品能够维持其适用范围。

三、适用原则

有源医疗器械的某一安全相关特性或所声称的性能可能随时间推移而退化，则该器械需提供"使用期限"。在分析产品可能退化的特性时，医疗器械注册申请人/注册人应考虑风险分析的结果及风险缓解措施。通过采取措施，保证在使用期限内产品的安全有效性能不会降低到不可接受的程度。医疗器械注册人应在产品整个生命周期过程中通过风险分析动态评价产品的使用期限。当产品上市后在使用期限内未发生不可接受的风险，可维持上市前确定的预期使用期限；或经重新评估，也可以按法规要求延长上市前确定的预期使用期限；当产品上市后在使用期限内其安全有效性能降低到风险不可接受的程度时，相关责任方（医疗器械注册人和/或使用机构）应评估该风险并采取相应措施。

如果器械旨在治疗危及生命的疾病且性能易于退化（例如起搏器），则产品必须给出使用期限，且应保证在使用期限内失效率接近零。

四、评价方式

医疗器械注册申请人/注册人确定产品使用期限的方式一般有两种，一种为医疗器械注册申请人/注册人根据评价或经验预先设定使用期限，通过一种或多种方法进行验证证明预先设定值的合理性；一种为医疗器械注册申请人/注册人不预先设定期限值，通过一种或多种方法最终确定产品的使用期限。

五、评价路径

评价路径1为直接对产品进行验证。可以对该产品进行使用状态列举，完整分析出临床使用的情况，直接进行产品的实时老化试验或者加速老化试验等。试验时需参考临床使用频率和强度、使用环境的要求。

评价路径2为通过将产品（系统）分解为不同子系统/部件的方式进行评价。首先应详细分析分解关系，在此基础上通过不同的分解方式（如将产品分为关键部件及非关键部件和/或特征部件及非特征部件和/或可更换部件及不可更换部件和/或运动部件及非运动部件和/或电子部件及机械部件等）确定产品的使用期限（详见图1）。

六、影响因素

使用期限不仅与产品相关，也与产品的使用环境、使用产品上市前的预期使用期限的分析及上市后产品的监测、使用等过程中的其他因素相关（详见图2）。为了确定有源医疗器械的使用期限，应综合考虑不同的影响因素。由于存在影响产品使用期限的因素有许多，医疗器械注册申请人/注册人可能无法控制所有因素，但如果考虑得当，可以使这些因素对产品性能的影响最小化。另一方面，没有一套详尽的标准适用于所有医疗器械，医疗器械注册人应根据其生产器械的特点，分析影响该器械的因素。

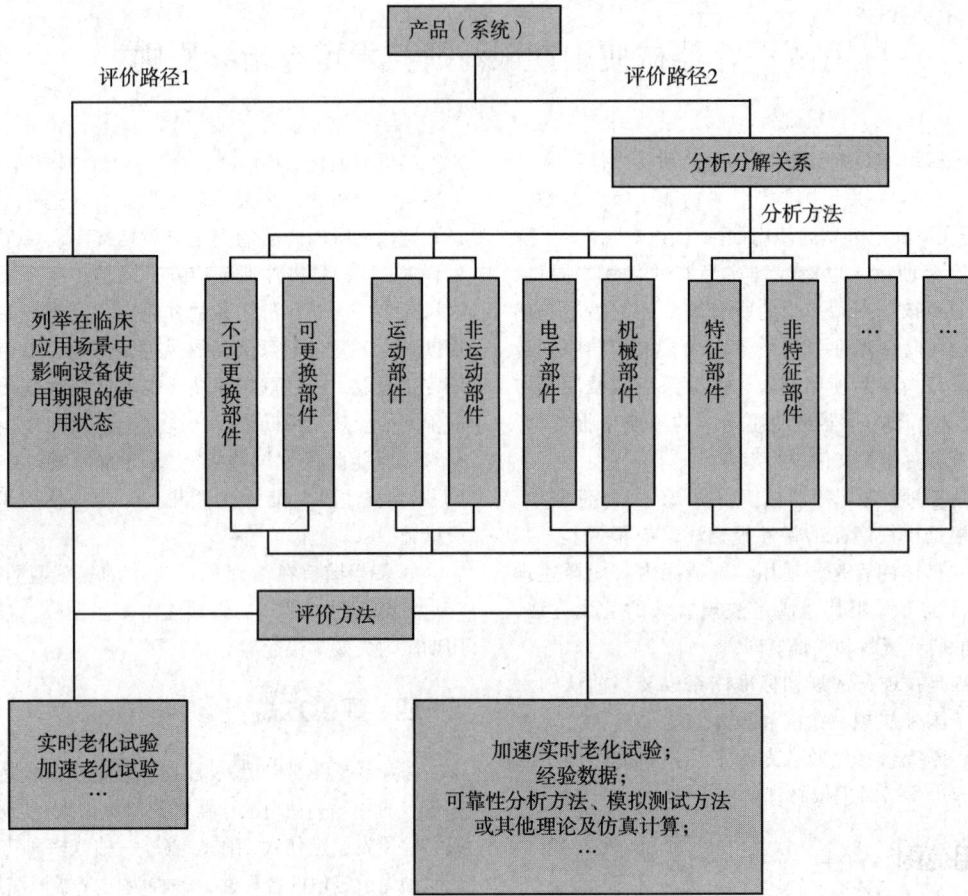

图1　产品使用期限评价路径

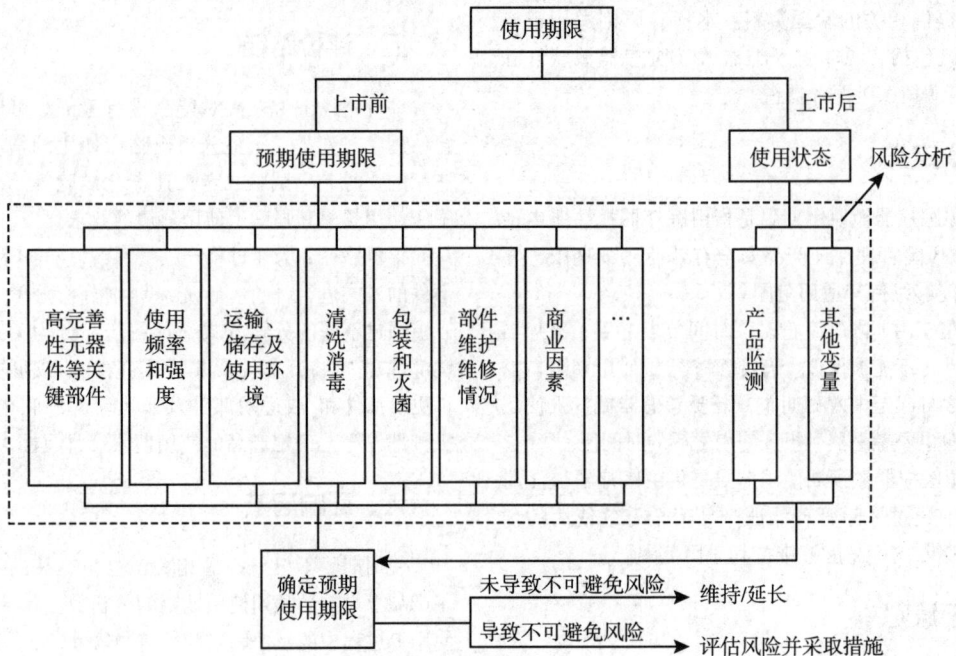

图2　产品使用期限影响因素

有源医疗器械使用期限的确定可考虑以下方面：如高完善性元器件等关键部件、使用频率和强度、运输储存及使用环境、清洗/消毒/灭菌、部件维护维修情况及商业因素等。注册申请人可通过对上述因素的分析确定产品的预期使用期限。医疗器械注册人应在产品整个生命周期过程中通过风险分析动态评价产品的使用期限。另外，在产品使用过程中，对产品的维修、维护和保养可能是必须的。

以下列出可能对产品使用期限产生影响的几个因素：

（一）关键部件

有源医疗器械一般由多个部件组成，其中发挥重要作用，与产品预期用途息息相关的部件可作为关键部件。关键部件的使用期限一般影响整机的使用期限。在评估关键部件时，可能需要考虑以下方面内容：关键部件的安全有效性能（例如电介质强度、电阻、机械强度或电池电量等理化特性）是否会随时间退化？关键部件之间是否存在相互作用，导致实施预期功能的能力发生退化？不同生产制造过程或生产制造过程的改变是否对关键部件长期使用性能产生影响？

（二）使用频率和强度

在同样的使用环境等条件下，临床使用频繁或者使用强度较高的产品，其使用期限通常要短于使用次数较少且强度较低的产品。

产品或部件的临床参考使用频率既可以包括使用次数、连续工作时长，也可以包括一系列的临床应用场景，或是各种因素的组合。医疗器械注册申请人/注册人应按照临床使用情况评估产品的使用频率。

产品或部件使用期限的使用强度可包含产品临床正常使用情况或极限使用情况，例如正常/最大功率运行，正常/最大电压，正常/最大电流等情况，也可通过极限压力测试对产品的使用强度进行验证。

对有源植入式医疗器械，如果该医疗器械配有植入式电源，则随机文件应提供有关信息以便估计当医疗器械被调整到医疗器械注册申请人/注册人规定的标称设定值和调整到实际临床应用最高消耗电流组合参数时电源的使用期限。

（三）运输、储存及使用环境

某些受环境影响大，容易老化的产品/部件，即使处于储存阶段放置不用也会减少其使用期限。另外，某些受运输过程影响大的产品/部件，使用期限也可能会受影响。因此，评估产品和部件的使用期限时应考虑随机文件中所述的极限运输及储存和使用环境条件，如温度、湿度、空气压力、可见光照、其他辐射、振动、冲击、堆码等环境及机械条件对其带来的腐蚀、老化、机械磨损或材料降解等影响。应保证产品的使用期限可满足运输、储存及使用的要求。若通过风险分析后运输、储存及使用环境条件并不会对产品产生不利影响，则上述条件可不作为使用期限判定的重点内容。

（四）清洗消毒

产品的使用过程中可能会涉及清洗和消毒。该过程中的升温或干燥程序以及化学物质残留产生累积效应可能会对产品性能产生退化影响，医疗器械注册申请人/注册人应评估其对产品使用期限的影响。

（五）包装和灭菌

不同的灭菌方式（蒸汽灭菌、环氧乙烷灭菌、射线灭菌等）和包装方式对产品的使用期限会产生不同的影响。除了评估其对产品的影响，还需要考虑各自的灭菌有效期特性。如在医疗器械注册申请人/注册人灭菌环节/终端用户灭菌环节应考虑灭菌工艺（方法和参数）等对产品使用期限的影响。

（六）部件维护维修情况

在考虑产品使用期限时，对产品的维修、维护和保养可能是必须的。应考虑产品的维修、维护及部件的更换等因素对产品使用期限的影响。

（七）商业因素

商业因素包括销售策略、售后服务等，有些有源医疗器械的使用期限会根据该因素而确定。

七、评价方法

对产品的使用期限进行评价时，首先应制定评价方案，在方案中制定产品的采样计划，包括收集产品/部件的目的、选取产品/部件的数量及理由、选择标准和要采样的批次；结合如第六部分所述的影响因素，明确使用期限评价时所采用的具体评估分析方法，其次应按照评价方案进行测试或通过其他过程得出结果，最终形成分析报告。

产品使用期限的具体评估分析方法包括：

（一）对产品/关键部件使用加速老化试验（详见附1）进行前瞻性研究，和/或用实时老化相关性进行验证；

（二）使用本产品或同类产品的经验进行汇总研究，其可能涉及样本的测试、安装使用情况、维修率或维修记录、投诉历史或公开文献的研究等；

（三）对产品/关键部件的可靠性评估分析方法、模拟测试方法或其他理论及仿真计算方法。

以上方法均可以单独或组合采用。也可以采用其他合理、科学的方法。

（一）不同部件的测试验证

关键电子部件的使用期限分析可以依据可靠性预计或可靠性仿真等分析方法来评估。机械部件的使用期限分析可以采用寿命加速试验或者直接进行临床场景累计试验。例如：预期机械臂在10年内伸缩10万次，那么可以通过10万次机械试验之后观察机械臂的状态得出结论。进行加速试验的部件，需制定加速试验的理论模型，给出加速因子的计算方法。

（二）类比的原则

同类产品或者同类部件应是硬件结构基本一致，材料基本一致，电气性能指标（电压，功率，电流）接近，主要的工艺流程类似，工作环境和临床参考使用强度接近的产品或部件。

1. 如果通过对同类产品的类比分析来评价产品的使用期限需给出详细的对比信息。

基本信息应包括：名称，型号，规格或配置，注册人。

技术信息应包括：关键技术指标和工艺特点。这些技术指标应符合实际情况，例如：电压，功率，电流，适用的占空比，部分性能指标，主要的工艺名称等。

基准条件信息包括：使用气候环境（温度，湿度，气压），机械环境（振动耐受特性，碰撞耐受特性），临床参考使用频率和强度等。

2. 如果通过部件的类比分析来评价部件的使用期限时除了需要提供上述 1 中的信息外，还应给出部件的如下信息：

基本信息应包括：名称，型号，规格或配置，生产企业。

技术信息应包括：关键技术指标和工艺特点。这些技术指标应符合实际情况，例如：电压，功率，电流，适用的占空比，部件性能指标，接口规范。

基准条件信息包括：使用气候环境（温度，湿度，气压），机械环境（振动耐受特性，碰撞耐受特性），临床参考使用频率和强度等。

（三）经验数据

可通过国内外上市同类产品的使用经验数据分析推断出申报产品的使用期限。使用已有的经验数据进行使用期限估计时应考虑数据的如下特性：

1. 真实性：市场数据应真实可靠；

2. 充足性：达到声明的使用期限的市场数据应足够多、覆盖足够长的时间，以便统计分析；

3. 无偏性：不能有偏向性或者选择性的提供市场数据；

4. 溯源性：数据应可溯源，且数据的追踪链应是可靠的。

应提供具有上述特性数据的分布信息，给出置信区间。

八、使用期限的说明

按照《医疗器械说明书和标签管理规定》（国家食品药品监督管理总局令第 6 号）和《关于公布医疗器械注册申报资料要求和批准证明文件格式的公告》（国家食品药品监督管理总局 2014 年第 43 号），医疗器械注册申请人/注册人应在研究资料、说明书及标签等注册文件中明确有源医疗器械的使用期限，同时应在产品的风险分析资料中考虑。若产品发生与使用期限相关的变更时，应重新考虑各因素对使用期限的影响。当医疗器械标签由于大小受限而无法

标明使用期限全部内容的，可在标签中明确"其他内容详见说明书"。

使用期限可以用时间段来表示，可以用使用次数来表示，也可以通过临床使用情况将次数换算为时间段。使用期限应与产品的使用环境条件、使用频率等影响因素同时给出。

在考虑产品使用期限时，对产品的维修、维护和保养可能是必须的。同时产品可用度和维修时间率应符合合理的要求。可用度不应太小，维修时间率不应太大。产品的维修、维护信息和可更换部件的更换方法应在随机文件中予以说明。

医疗器械注册申请人/注册人应提供产品使用期限的分析报告（分析报告及举例详见附2）。若有关键部件，一般情况下应提供关键部件的使用期限，综合评价产品的使用期限。针对具体产品的使用期限，除了考虑本指导原则的要求，应同时参考具体产品的指导原则提供相应资料。如申报 X 射线计算机体层摄影设备，应同时参考《X 射线计算机体层摄影设备注册技术审查指导原则》）。

九、参考文献

［1］FDA，Shelf life of medical devices，April，1991

［2］IEC 60601 - 1 Amd. 1 Ed. 3 Medical electrical equipment Part 1：General requirements for basic safety and essential performance

［3］GB 16174. 1—2015《手术植入物 有源植入式医疗器械 第 1 部分：安全、标记和制造商所提供信息的通用要求》

［4］GB/T 34986—2017《产品加速试验方法》

［5］GJB/Z 299C—2006《电子设备可靠性预计手册》

十、起草单位

国家药品监督管理局医疗器械技术审评中心。

附1 方法介绍

以下方法作为参考：

一、加速寿命试验。在进行合理工程、统计假设及不改变产品故障模式和故障机理的基础上，利用与物理失效规律相关的统计模型对在超出正常应力水平的加速环境下获得的可靠性信息进行转换，得到试件在额定应力水平下可靠性特征的可复现的数值估计的一种试验方法。每个加速模型都有其适用范围，在选择相应的加速模型时应考虑其适用于试验应力的类型和试验对象。

进行加速寿命试验必须确定一系列的参数，包括（但不限于）：试验持续时间、样本数量、试验目的、要求的置信度、需求的精度、加速因子、实际使用环境、试验环境、加速因子计算、威布尔分布等。

加速因子是加速寿命试验的一个重要参数。它是正常应

力下寿命特征值与加速应力下产品寿命特征值比值，也可称为加速系数，是一个无量纲数。加速因子反映加速寿命试验中某加速应力水平的加速效果，即是加速应力的函数。

有源医疗器械的加速模型有多种，可参考 GB/T 34986—2017《产品加速试验方法》。

二、对有源植入物而言，大多数产品的设计使用寿命都为几年。因此，在上市前以获取准确的故障时间或使用

寿命信息为目的的试验常常是不可行的。公认的办法是改变试验环境（加速试验），以缩短获得信息所需的时间。只要符合下列条件，从这种试验结果中可以得到在更良好环境下的医疗器械的寿命特性：

a）在加速环境下观察到的故障与在使用状态下的观察到的故障其形式相同；而且 b）对从加速环境下的表现推断出使用状态下的表现能够有一定程度的保证。

附2　分析报告格式及举例

有源医疗器械使用期限分析评价报告格式

产品名称：
型号规格：
完成单位及人员签名：
完成时间：

一、目的

应说明本报告遵照的法规、标准依据，涉及的范围（包括产品及型号）和验证的内容。

二、评价方式

验证医疗器械注册申请人/注册人预先设定的使用期限/生产企业使用何种方式确定产品的使用期限。

三、评价路径

四、影响因素分析

五、评价方法概述

产品（系统）/子系统/部件名称	影响因素	型号	属性	分解关系类型（如适用）	使用期限/故障率	评价方法	评价完成单位	使用期限内是否导致不可接受风险
下级子系统/部件名称			自主研发/外购件/…	关键部件/非关键部件；特征部件/非特征部件；可更换部件/不可更换部件；运动部件/非运动部件；电子部件/机械部件/…		加速/实时老化试验；经验数据；可靠性分析方法、模拟测试方法或其他理论及仿真计算；…具体评价过程详见附件		是/否（采取措施详见风险分析报告）

六、结论

综合上述分析，通过何种评价方式得出产品的使用期限。在何种随机文件中体现。

附件：相关验证资料。

有源医疗器械使用期限分析评价报告举例

有源医疗器械使用期限分析评价报告

产品名称：X 射线计算机体层摄影设备
型号规格：A
完成单位及人员签名：
完成时间：

一、目的

本报告依据 XX 法规、标准依据制定完成，旨在验证型号为 A 的 X 射线计算机体层摄影设备的使用期限。

二、评价方式

预先设定型号为 A 的 X 射线计算机体层摄影设备的使用期限为 X 年，通过试验和分析验证上述内容。

三、评价路径

将产品拆分为可更换部件和不可更换部件，通过评价

最终确定产品的使用期限。

四、影响因素分析

使用频率：每天检查患者数为 120 例，则每年检查患者数为 30000 例（120 例 ×250 工作日 =30000 例）。

使用环境：扫描室：环境温度范围、相对湿度范围、大气压力范围；操作室：环境温度范围、相对湿度范围、大气压力范围……

五、评价方法概述

参照下表所示方式，结合正文第七部分内容，总述在分析本产品使用期限过程中所用的评价方法。

产品（系统）/子系统/部件名称	影响因素	型号	属性	分解关系类型	使用期限/故障率	评价方法	评价完成单位	使用期限内是否导致不可接受风险
子系统1：扫描架								
准直系统	使用频率和强度	X	自主研发	可更换部件	X 年	加速老化试验报告，见附件 1	生产企业	否（采取措施详见风险分析报告）
滑环	使用频率和强度	Y	外购件	不可更换部件	X 年	疲劳测试报告，见附件 2	供应商	否（采取措施详见风险分析报告）
探测器	使用频率和强度	Z	自主研发	可更换部件	X 年/辐射热损伤	仿真计算报告，见附件 3	生产企业	否（采取措施详见风险分析报告）
高压发生器	维护维修情况	A	外购件	可更换部件	何条件下的故障率 X%	可靠性分析报告，见附件 4	供应商	否（采取措施详见风险分析报告）
球管	曝光条件	B	外购件	可更换部件	何条件下的曝光次数	类比分析报告，见附件 5	供应商	否（采取措施详见风险分析报告）
……								

六、结论

综上分析，在考虑了何种影响因素、采用了何种评价方法的情况下，经风险分析，本产品在何种条件下的使用期限可达 X 年。在何种随机文件中体现。

附件

（一）加速老化试验测试报告

（二）疲劳测试报告

（三）仿真计算报告

（四）可靠性分析报告

（五）经验数据类比分析报告

（六）风险分析报告

够得着的幸福

THE KEY TO HAPPINESS

探索成长路 寻觅幸福密码

石卉 著

中国海洋大学出版社
·青岛·

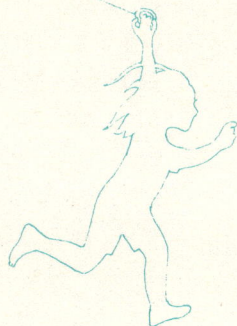

图书在版编目(CIP)数据

够得着的幸福 / 石卉著. —青岛:中国海洋大学
出版社,2020.7

ISBN 978-7-5670-2529-5

Ⅰ.①够… Ⅱ.①石… Ⅲ.①心理咨询
Ⅳ.①B849.1

中国版本图书馆 CIP 数据核字(2020)第 125916 号

够得着的幸福 / GOUDEZHAODEXINGFU

出版发行	中国海洋大学出版社	**网　　址**	http://pub.ouc.edu.cn
社　　址	青岛市香港东路 23 号	**订购电话**	0532—82032573(传真)
出 版 人	杨立敏	**邮政编码**	266071
特约编审	刘宗寅	**责任校对**	李洪强
责任编辑	李夕聪	**插　　画**	赵雨姮
印　　制	深圳市国际彩印有限公司	**成品尺寸**	170 mm×230 mm
版　　次	2020 年 11 月第 1 版	**印　　次**	2021 年 1 月第 2 次印刷
印　　张	44	**字　　数**	620 千
印　　数	10001～20000	**定　　价**	199.00 元

发现印装质量问题,请致电 0755—86096690,由印刷厂负责调换。

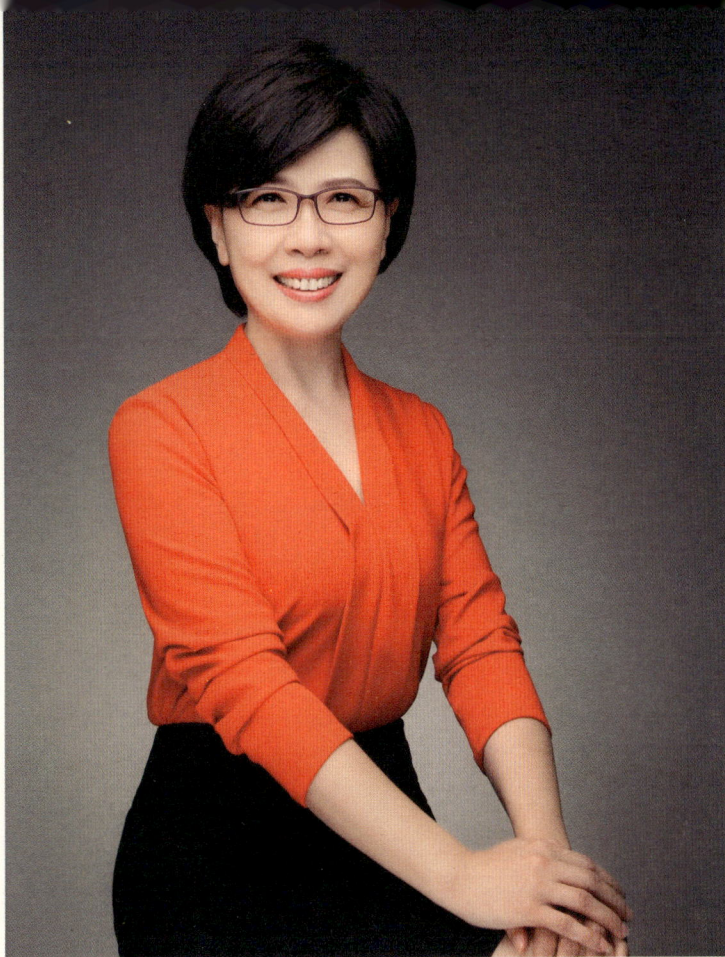

　　石卉，青岛成长心理研究院院长，唯有爱教育首席导师，欣心海心理咨询中心主任。系中国海洋大学、北师大附校等大、中、小学外聘心理专家，海信学院、正大天晴等企业特聘心理专家，司法部、山东省戒毒局、青岛市强制隔离戒毒所等特聘戒毒心理专家，北师大及《中国教师报》校长培训班、骨干教师培训班特聘导师，复旦大学附属肿瘤医院等医院以及北大、人大 MBA、EMBA 医院院长管理培训班特聘心理专家。

　　潜心耕耘个体及团体心理重建事业近 30 年，举办心理健康讲座、工作坊与心理专业技能培训等数千场次，足迹遍布全国各地。个体及团体心理咨询时长超 2 万小时，陪伴并帮助上万家庭开启了幸福之门。

　　悉心学习、研究、推广萨提亚家庭治疗模式、心理剧、叙事疗法、依恋理论、心智化理论、积极心理学等心理学理论与方法，以敏锐的觉察和独特的视角将西方心理学与中国优秀传统文化相融合，并用于心理培训课程研发以及团体培训、个体及家庭心理咨询等，成绩斐然。

寻找埋藏在心底的幸福密码

　　有位心理学家这样说：幸福的童年治愈一生，不幸的童年需要一生去治愈。作为成人，我们的性格脾气、为人处世方式等方方面面几乎都与我们童年和少年时期在原生家庭里的成长环境有关。那么，我们的原生家庭对我们都有哪些影响，又是怎样影响的呢？作为年轻的父母亲如何做才能成为合格乃至优秀的家长，给自己亲爱的宝贝一个幸福快乐而又有利于他们成长的童年呢？

　　我们每个人都渴望有可靠稳定的亲密关系，无论是恋人、夫妻还是朋友、同事都是如此。而亲密关系需要经历五个阶段才能够成熟稳定和持续发展，但遗憾的是，大部分人的亲密关系在第二、三个阶段就戛然而止了，而这时候往往是幸福来敲门的时候，错过了这样的时机实在是令人惋惜！我们向往的亲密关系是我们可以拥有、本该拥有的，可很多人却无奈地失去了，这是为什么呢？

　　进入社会、踏入职场后的我们，会面临诸多烦恼与困惑，这和我们与人的沟通方式密切关联，而沟通方式又与我们自身的性格息息相通。

　　我们每一个人的性格都是有颜色的，而且性格的色彩在没有塑造之前通常会非常鲜明。尽管人们常说"江山易改，本性难移"，但实际上性格在一定程度上是可以优化的。黄、红、蓝、绿，你的性格是以哪一种为主呢？性格并没有优劣好坏之分，都有各自的优势，那么如何确认自己的性格优势，扬长避短，将其发挥出来呢？不同性格的人之间怎样进行积极有效的沟通呢？我们如何做才能拥有良好的人际关系，在职场上游刃有余、让自己顺利成长呢？

人的情绪里都蕴含着一定的能量。你是否意识到，我们平常不经意间产生的羞愧、内疚、冷淡、悲伤、恐惧、欲望、愤怒、骄傲等消极情绪会让我们的生活一团糟，而勇气、淡定、主动、宽容、明智、爱、喜悦、平和甚至开悟的积极情绪会使我们的人生绽放光彩。这都是因为情绪中的能量在起作用。那么，我们应当如何识别并转化自己的消极情绪，使自己的能量正向、积极地发挥作用呢？

一个人，当感受到压力、危险、害怕、紧张时说出的话语往往口是心非，那是因为话语呈现的只不过是一个人自我"冰山"的一角，他的自我"冰山"的大部分仍在"水面下"而没有通过话语表现出来。有研究表明，一个人的话语只占他所实施的有效沟通的一小部分。那么，两个人如何在沟通中彼此识别自我"冰山"的真面目，做到"一致性沟通"呢？"一致性沟通"对于一个人的幸福人生有什么重要意义呢？

世界是运动变化的，改变是可能的，改变是有方法的。对于我们人来说，所有的正向改变都与爱有关。俗话说，境由心造、相由心生。我们自己改变了，我们便会发现周边的所有似乎也都在随之改变。这看似简单的话语却蕴含着深邃的哲理。爱出者爱返，福往者福来，仁者无敌，大爱无疆。爱，是一个人改变的动力源，爱，是一个人走向幸福的推进器。一个人能够觉察爱、感受爱、表达爱、奉献爱，拥有爱的能力，他生命的基调便会在不知不觉中随之改变，幸福自然会向他张开怀抱。那么，我们应当怎样培养爱的能力呢？

………

对于上述这些问题，《够得着的幸福》都给予了巧妙精准的解答。

这套书告诉我们：幸福是我们每个人都想拥有的，幸福是我们每个人都能够拥有的，幸福的大门是向每个人敞开的。不过，幸福之门可是有密码的，而这密码就深深地埋藏在我们的心底，只是我们自己没有认真地、自觉地去寻找罢了。

在心理教育以及婚恋、亲子关系等心理咨询领域，活跃着这样一位女性：在来访者眼中，她是一位值得信赖的心理咨询师，总能使人看到自身的闪光点和生活的希望；在学员眼中，她是一位博学幽默的温情导师，致力于通过引人入胜的教育方式为人们铺设通向幸福的心灵之路；在儿子眼中，她既是慈爱的母亲，又是能带来心灵启迪的老师和朋友，给孩子的是安全温暖的陪伴，使孩子养成阳光健康、积极向上的品格；在丈夫眼中，她是贴心可靠的人生伴侣，也是音乐事业上的难得知音，总能让婚姻生活充满情趣与感动。她治愈式的微笑和善解人意的共情让人内心安宁，使每一位靠近她的人都感到如沐春风。她珍惜心理咨询生涯，挚爱心理教育研究。她满腔热情地奔走着，用自己的学识和智慧去影响需要心理帮助和支持的人们，以自己的爱心、良知和责任感去促进家庭和谐与社会文明。她致力于东西方文化的融合与传播，希望培养出更多的心理咨询师、培训师，壮大队伍，共同奋斗，将幸福的种子播进千家万户，让幸福的种子在那里生根发芽……她，就是我国知名心理教育专家、著名心理咨询师，青岛成长心理研究院院长石卉老师，《够得着的幸福》则是她与她的团队近30年来在心理教育与心理咨询、培训等心理重建领域辛勤耕耘结出的硕果。

这套书不同凡响，独具特色。她娓娓道来，亲切动人，以细腻清新的语言讲述着鲜活的心理学故事。这套书里，有解决亲密关系的锦囊妙计，有处理亲子关系的致胜法宝，有关于个人成长的有效路径……这些，都是我们寻找幸福密码的指路明灯。

作为责任编辑，我深深地体会到，对于这套书的编辑加工过程，实际上也是一次十分有意义的自我觉察之旅。在这一旅程中，我一边审阅修改，一边照见自己，感触颇多，受益匪浅。

在这里，诚挚地邀请您潜心阅读《够得着的幸福》，用心去寻找深藏在心底的幸福密码，用智慧和勇气开启通往幸福的大门，你会惊喜地发现，幸福大树就在前方，那里，就有你够得着的幸福！

我，只向亲爱的读者朋友您，推荐能滋养我们心灵、帮助我们成长的优质图书。

李文聪

中国海洋大学出版社副总编辑、编审

2020年10月16日

人生可以如此精彩

　　人的一生中会有许许多多令人愉悦、满足、舒心、快乐的时光，也会有各种各样令人痛苦、失望和愤怒的烦恼与忧愁。人生也正是在这样的波峰波谷中体验起起伏伏。面对挫败、困难和低谷时人们往往容易产生自我怀疑与自我否定。可正是这些丰富的体验有机会促进人们更加完整、深刻的自我认知。开心美好的经历会激发人的积极情感，让人更加珍惜当下、热爱生活。艰难困苦的经历能磨练人的意志，使人的生命更具弹性、更有韧劲。因而，人生最大的幸福并不是每时每刻顺利如意，人生的幸福恰是在经历挫败与艰难的时刻能够坦然、从容、稳定，既保持内心的宁静，又能与他人拥有和谐的关系，并对这个世界充满信任。唯有如此，才能更热爱生活、感恩生活，从丰富的体验中领会成长的智慧、生命的真谛，也才能活出精彩的人生。

　　走过50多年的生活历程和近30年的专业道路，我越来越深刻地体会到不被曾经的压力和伤痛所牵绊而能自由呼吸、自主选择的那份喜悦与幸福。我越来越清楚地看到心灵成长的方法和路径。为了帮助更多的人解放自己、信任自己并拥有更精彩的人生，我到全国各地，面对各界精英，面对社会大众，传播爱与良知以及自我成长的理念，为遇到困扰的个人、家庭和团体提供专业的心理支持，把幸福的种子撒向人们的心田，让人们体验到人生可以如此精彩。一次次，一回回，人们听了讲座或接受咨询后的激动和喜悦，进一步增强了我把这一事业继续推进的信心，也促使我思考着如何能让更多的人受益，于是《够得着的幸福》这套书的写作就在酝酿之中了。这之后，我对自己近30年的专题讲座、咨询记录、培训资料和学习笔记等进行了筛选整理，对有关内容进行了拓展，并反复地提炼优化，终于形成了此书。

《够得着的幸福》这套书，讨论的是如何能够得到幸福的问题。之所以要讨论这一问题，原因是我在全国各地巡讲和进行心理咨询的过程中，大家问得最多的问题是：是什么原因造成了自己曾经的迷茫、困惑、悲伤、痛苦而感到不幸福的？每个人都值得拥有幸福，都有能力得到幸福吗？为什么总觉得幸福生活是别人的，而自己的生活却鸡飞狗跳、一地鸡毛呢？这些问题归结起来就是：什么是幸福？如何获得幸福？对于人们普遍关注的这些问题，我必须给出令人信服的回答。

《够得着的幸福》这套书，书名里"够得着"三个字有两个方面的含义。"够"是指一种心境——是满足和满意的状态，是一种智慧的取舍。因为"够了"所以无需去"够"，也是对物欲攀比的止欲，对外在物质世界的贪婪说不。另一层含义，"够"也是幸福人生目标的确定，要够什么？不去够什么？怎么够？如何才能够得着？"够得着的幸福"是对精神世界的追求，是朝向良知本体的终极生命意义的探索与实践。我们究竟想过一种怎样的幸福人生？家庭幸福？事业有成？人际和谐？儿孙绕膝？母慈子孝？……当我们通过探索自我的成长路，寻觅到幸福的密码，幸福就是那窗边枝头，带着放松和享受的心情，通过自己的努力，去摘取那枝头上的幸福硕果，去享受那人世间的幸福美味。

《够得着的幸福——探索成长路，寻觅幸福密码》这一册讲述的主要是我和我的学员们的成长故事。我在这册书中尝试着用第一人称"我"和鲜活且有趣的文字与大家分享如何成为本自具足的自己的经验，让更多的有缘人和我一起完成心灵探索与成长之旅，寻觅幸福密码，去发现自己生命中的珍宝，去点亮自己前行中的心灯，在充满机遇和挑战的现实中活出更加有意义的精彩人生。我们每一个人最希望到达的人生境界就是可以主宰自己的命运，做自己生命的主人；可以拥有心想事成的能力，过上令自己满意的生活。在那样的成长境界中，我们什么都不缺，本自具足。

关于我的成长故事，要从我经历的三次人生蜕变说起。

我的第一次人生蜕变发生在高校任职期间。

那期间，我在高校担任"两课"（马克思主义理论课、思想政治教育课）的教学工作。在这一职业生涯中，我主要讲授的是大一新生的"思想道德修养"必修课。同时面向全校不同年级的学生还开设过他们喜爱的"大学生心理健康""电影艺术欣赏""大学生演讲与口才""大学生人际交往"等通识限选课。经过我的精心设计与生动表达，课课都成为深受学生追捧的爆款课，使他们的内心受到人性、道德与智慧的洗礼。在不懈的职业追求中，我从一个刚入职的职场小白发展成为深受学生喜爱的优秀教师，我感受到了不断努力的快乐及收获的喜悦，完成了人生的第一次蜕变：从自卑走向自信。

我的第二次人生蜕变始于我的婚姻。

每当我回忆起婚姻生活时，近30年前那个盛大的结婚典礼就会让我激动不已。之所以说盛大，是因为我那从事音乐工作的爱人，组织他的朋友、学生搞了一场阵容可敌地方电视台春晚的音乐会。这场欢度国庆暨喜贺新婚音乐会的主题是"让爱心永驻，愿美好长存"。音乐会上歌舞节目精彩纷呈。我在先生弹奏的钢琴曲《少女的祈祷》伴奏下深情地朗诵了一首伯朗宁夫人的十四行诗《我是怎样地爱你》，诗的最后一句我改为了"从今以后，我将永远爱你，一生不变"。

1992年10月2日，刚刚23岁的我就步入了婚姻殿堂，成为我高中同学中踏上婚礼红地毯的第一人。对于为什么这么早成家，起初我自己也懵懵懂懂，后来通过心理学的学习我才知道，其中的一个主要原因就是希望自己能够早日逃离那个苛刻、唠叨、爱掌控的妈妈，摆脱被批评、被挑剔、被否定的"灰暗"生活。

可是，让我万万没有想到的是，这一选择竟然是让自己才出"狼窝"又入"虎穴"。婚后我才发现这个对我百般疼爱、娇宠的亲密爱人，这个恋爱时从来没有生过气、吵过架、红过脸的"好男人"，竟然是一位脾气比我妈妈更加火爆的完美主义者，他使我在婚姻生活中感受到的由被否定和被批评所产生的痛苦要比在妈妈身边感受到的痛苦更深重十倍百倍。面对这种情况，我想改变先生，我想改变我的婚姻生活，可是我做不到。

婚后，为了解决因为婚姻带来的困惑也为了提升教学水平，我走进了心理学的大门。我一边在学校坚持教学工作，一边参加大量的发展教育心理学及不同流派的心理学专业学习。近三十年来，中科院心理所、北京师范大学、首都师范大学、中国农业大学、北京理工大学、香港城市大学以及美国弗吉尼亚大学等国内外高等学府都留下我求学征程上的脚印。一直到今天我依然没有停下学习的脚步。除了学习发展教育心理学、人本、动力学理论、教育管理心理学之外，我还学习了对我影响深远的萨提亚家庭治疗、心理剧、依恋与适应的动态成熟模型（DMM）、叙事疗法、人本存在主义、认知行为心理学、积极心理学等等。

自从走上了心理成长之路，我不再是那个总想逃避否定、总是期待认可的小女孩，也越来越能体会到那个曾经挑剔、唠叨的妈妈是有多么的可爱，那个对我指责、批评的先生竟然是助我成长的福星；我的内心生出越来越坚定的力量，让我从一个容易受伤的小姑娘成长为一个孝顺的女儿、柔软的妻子、温暖的母亲、贴心的心理助人者、热情的专业技能培训师。这些改变使我认识到我的第二次蜕变正在发生。

33岁那年，我和我的爱人为我们的人生做了一次重大选择：从一个在那里出生、成长令我们十分亲切的热土来到举目无亲、非常陌生的城市，从已经拥有了还不错的社会知名度、美誉度的地方来到一个需要从零做起的新环境。我们双双通过人才引进调入青岛，落户中国海洋大学，全家搬迁到令人向往的，拥有红瓦、绿树、碧海、蓝天的海滨城市。这个过程充满了神奇和幸运。其间虽然遇到了些小波折，但最终都顺利如愿。当我们在青岛终于拥有了自己的小家时，我特别感谢自己内心的勇气和力量；感谢助力我梦想成真的每一个贵人，是他们帮我做出如此重大的选择。种下梦想的种子，收获美好的未来。这个心想事成的过程令我终生难以忘怀。这次调动，为我即将开始的职业生涯的重大改变奠定了基础。

我的第三次人生蜕变与我的辞职创业有关。

35岁时，受家人的鼓励支持，在众多亲朋挚友的帮助下，我开启了第三次人生蜕变：辞职创办了青岛成长心理研究院。

研究院成立16年来，我们在全国各地走过的大大小小的企事业单位数不胜数。在全国各省会城市、大中城市，我们为教育局行政人员以及大中小学的校长、班主任、教师还有学生、家长举行过不计其数的讲座，为广播、电视、报纸各大媒体的教育与生活专栏提供了大量心理学专业视角的访谈、文章及评论，积累了两万多小时的个案咨询与团体咨询经验。同时，参加过我组织并授课的心理学、萨提亚家庭治疗培训的一大批学员已经成为心理咨询及培训行业的生力军。他们不仅通过学习让自己的生活过得多姿多彩、幸福美满，而且已经能够胜任咨询、授课、指导工作坊等教学工作的任务，成为优秀的助人者。我们共同组成的助人团队携手并肩，一步一个脚印地践行着我们曾立下的誓言：把温暖和力量传递出去，为"路过"的每个人、每个家庭点亮幸福之灯。

我们奋力而为，是因为我们深深地知道，人的成长轨迹大致要经过以下历程。

大部分的人或许都只有两度出生。

第一度出生是精子与卵子的结合激活了生命力，这个生命力创造了一个新的生命。

第二度出生是人们的身体从母亲的子宫里产出后，进入一个已经存在的家庭系统，他们的生存完全依赖着别人照顾。婴儿为了求生存，需要在某种程度上适应（或讨好）家庭系统，这是生死存亡的关键时期。在这一时期，婴儿没有任何能力满足自己的需要，只能被动地接受命运的安排。

大部分人在第二度出生后，不知不觉地过着习惯了的生活，可能直到生命结束也只是听任所谓命运的安排；在婚恋关系、亲子教育、职业生涯中，带着困惑、焦虑、痛苦和无助，长期处于无能为力、无可奈何的生活状态中。这样的生命特征是向外索取，在压力下求生存；其表现为无法选择、被动接受、抗拒无效、挣扎纠结、迷茫困惑、烦恼消极、痛苦压抑，也常表现出凡事都冷漠麻木、无所谓的情绪状态。

只有一部分的人会完成和拥有第三度出生。

第三度出生是"成为自己的决定者"。只有第三度出生才能使人们迈入可以自由选择的人生境界，不再受制于他人与环境；不再默默承受、被动等待，而是拿回自己生命的主权，面对任何环境都可以自主掌控，开启真正丰盛、圆满的幸福生活。

处在第二度出生的人们因为缺少觉察，无法进行有意识的选择，于是抱怨、牢骚成为常态，随波逐流，听天由命，甚至不知不觉扮演着受害者的角色。当有机会能够认识自我、接纳自我、疗愈并改变自我，超越并夯实自我，成功地实现整合并找到全新的自我意识的时候，人们就会拥有第三度出生。这个新的自我意识，是一种觉察和欣赏，也就是人们自己可以满足自己的渴望和需要，通过接纳和理解、发现和反思、澄清和滋养，成长为真正成熟的自己。第三度出生点亮了人们内心本自具足的智慧之灯，使人们成为自己生命的主人，从而拥有可以真正自主地去创造、去奉献的精彩而有意义的人生。

生命的每一天都伴随着成长，只是很多时候人们并没有觉察到。这就好像植物发芽长大，它们很多时候看起来并没有明显的变化，但其实他们时时刻刻都在潜移默化地改变着、成长着。

每个人的自我成长或许都会从现实中的困惑开始。困惑让我们痛苦、无助，但是人们却可以从诸如婚恋关系的挣扎和纠结中、亲子教育的焦虑和挫败中、职场沉浮的烦恼和沮丧中，不断地去觉察和照见真实的自己，找到自己的真正需要和匮乏，进而重振自我强大的生命力。

　　循着这样的一条路，每个人都可以完成这样的蜕变。因此，我们希望能有更多的人可以拥有第三度出生！

　　《够得着的幸福》正是希望带领大家开启第三度的生命之旅：重生。是的，重生！也就是让自己重新活一次，让自己更真实、更轻松、更精彩、更自如、更能心想事成！对于那些波澜人生后想要平静内心的读者或许更需要读读这本书，因为一个人在经历过惊涛骇浪的人生跌宕之后，更有资源让自己静下心来，抚慰一下自己的鲜活生命。

　　亲爱的读者朋友，请带上《够得着的幸福》和我们一起出发。这是一次或许有些冒险意味的旅程：在某些站点可能会有一些难忍的痛苦需要体验，在某些站点也许会有尘封的记忆需要重启，但是请相信，有了《够得着的幸福》，你是安全的。只要你能用心领悟这套书的真谛，完成认识自我、接纳自我、欣赏自我、整合并超越自我的旅程，你一定会收获不一样的心情，获得全新的生命体验和内心感悟，成为一个人格完整、温暖而有力量且能自主自在的人，从而穿越至暗时刻，让生命发光。我衷心地希望《够得着的幸福》这本书能陪伴大家播下幸福的种子，收获终生的幸福，开启属于自己的自我成长之旅。

　　让我们出发吧！够得着的幸福正在前方张开怀抱迎接你的到来！

2020年10月2日

烦恼的我
打开幸福人生的大门

在过去近30年的高校教学及心理咨询、督导、培训的过程中，无数的案例告诉我，每个人的成长都有特定的机缘。近几年来，心理咨询中青少年的来访量越来越大，说明在今天全民关注心理健康的背景下，青少年心理问题越来越被重视。在孩子的成长遇到难题及困惑的时候，若及时求助并能得到有效策略的实施，孩子心理问题的自我疗愈及自我成长也就提前开始了。而我们成年人更多的时候则是从婚恋关系、亲子教育和职场困惑中开启自我成长的。我们每个人来到这个世界上都需要学习一门功课，那就是如何与自己、他人和谐相处的功课。中国五千多年文化凝结的"世界大同、天下一家"的世界观以及修身、齐家、治国、利天下的价值观，都是在追求与己、与人、与世界和谐的关系。事实也说明，任何宏大梦想的实现都要从我们每一个个体的内心和谐开始。

如何才能做到内心和谐呢？对此，心理学研究得出了重要结论：安全感。没有安全感又何谈幸福感、获得感呢？因此，心理学的研究十分重视安全感的建立，包含人们是如何发展出一系列保障安全感的策略、如何重获安全感等。

心理上的安全感与个人的内在和谐、自我成长有着密切的关系。近30年在我们与同行同道共同成长的历程中，在来访者及参加培训的学员伙伴的总结中发现，通往内在和谐、自我成长的幸福之路上有三扇大门，也就是每个成年人都有机会通过这三扇门走进内在和谐、自我成长的康庄大道。这三扇大门分别是婚恋、亲子及职场。每个人都可以从婚恋关系、亲子关系和职场关系中寻求成长的机会，通过觉察与练习，重新构建自己的内在秩序、内心世界，促进自我成长，进而与他人和谐相处，进而在职场、婚恋、亲子互动中拥有更安全、健康、美好、幸福的关系。

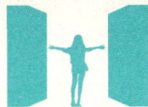

打开自我成长的第一扇门：
在婚恋的迷思中寻找真相

在婚恋的纠结与痛苦中，我们有机会去寻找幸福生活的答案，正是因为经历的婚恋迷思开启了我们自我觉察和心灵成长的第一扇门。

2017年，是我和先生结婚25周年，也就是大家常说的银婚。回忆走过的婚姻历程，我感慨万千。我的成长之路就是从破解婚姻的迷思与困惑开始的。

结婚之前，无论是求学还是工作，我都是受人欢迎的。开朗活泼、积极热情、乐于助人、聪明能干成为我的生动写照，在周围人眼里我一直是个人见人爱的开心果。尽管妈妈总是不停地唠叨、指责，但那时因为我拥有一套逃避压力的熟练方法，所以也没觉得多么痛苦。步入婚姻生活，我真正尝到了痛苦的滋味。婚姻的迷思缠绕在心头，使我陷入痛苦之中。庆幸的是，正是因为婚姻迷思才开启了我自我成长的第一扇大门。

走进那盛大的结婚典礼时，我对婚姻生活充满了向往。大学就读于音乐系键盘和指挥专业的先生，现任职于985大学的艺术系，担任合唱指挥专业课的教授、硕导。他指挥的合唱曾让我如醉如痴。他带领合唱团参加过的大小演出和比赛不胜枚举，获得的赞誉声不绝于耳。他幽默、风趣、善良、热心、热爱生活、心灵手巧、体贴关怀、追求卓越、乐于助人、朋友多多，不仅是舞台上讲台上的明星、饭桌上的笑星，更是足球场上的铁后卫。他挥舞指挥棒的样子帅得"一塌糊涂"。他改编、指挥的中外合唱作品，都展现出独有的魅力……可是，婚后我却看到了他霸道、急躁、较真、刻板、爱钻牛角尖的另一面。随着婚后的冲突与矛盾越来越多，我也开始怀疑我的选择。特别是学习了心理学后，在不同的心理学工作坊中看到那么多不幸的婚姻，我便开始重新审视自己的婚姻生活。

这位曾让我又爱又恨的音乐家，是领导介绍给我的。到底是什么打动了我的心、让我决定与其终生相守的呢？回想起第一次见面后，他骑自行车送我回家。一路上，他东一句西一句地聊着，我很少说话。他发现我沉默不语，便操着东北口音问我："咋不说话呢？"

我面无表情、吞吞吐吐地说："我不太习惯别人给我介绍对象。"

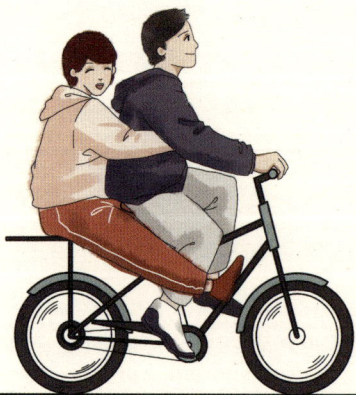

他有些激动，用地道的东北腔一本正经地说了一句我一辈子都忘不了的话："人都是从不认识到认识的，不论是自己认识的还是别人介绍认识的，都是从不认识到认识的。"在他的口中ren都被说成了yin。

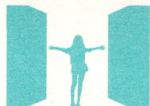

我笑了，一丝好感油然而生。

后来，每次见面时他便用各种方式来博得我的好感。我曾经参与过译制电影《美国寻芳》的配音。有一次，我提了一句"自从配完音后我就再没看过这部电影"。没想到那次见面后，他竟然跑到好几个朋友那里，向他们打听有没有这部电影的影像资料，而且还真的找到了这部电影的录像带。在一个大风天里，他捂着领子、缩着脖子把录像带送来了。一进门，他就一脸喜悦地说："小卉，我给你找到了！就是你说的那个美国黑人明星艾迪·墨菲主演的非洲王子的故事，肯定没错。"当我们一起兴高采烈地欣赏我这部配音处女作的时候，才发现电影倒是没错，可并不是我参与译制配音的那个版本。虽然我有些失望，但是他的那股热情劲和竭尽所能要满足我愿望的用心深深打动了我。时隔多年后，已经结婚的我们有一次去天津，办完事闲逛着走到一个录像厅门口，他便直接上前去问摊主有没有那部电影的录像带（我自己早就放弃了，可是他锲而不舍地随见随问已经成为习惯）。巧的是，还真让他买来了一盘破旧的《美国寻芳》录像带。当我看到有着自己名字的配音职员表时，眼眶有点湿润了，他的脸上却露出了特别灿烂的笑容。

他虽然说起话来滔滔不绝，但是表达起感情来却特别笨拙。恋爱时，他会在邀请我吃饭前给我弹一曲《梦中的婚礼》钢琴曲，那是多么美妙而浪漫的画面。紧接着，他完全可以说上一段极其打动人的台词："你就是我梦寐以求要找的那个女孩，你就是我梦中婚礼要牵手的那个新娘。"可是，他弹完琴后却特别不好意思地、很不自在地、满脸通红地说："走，吃饭去吧。"

谈恋爱的一年中，每天早晨他都会约我去跑步，并一早到我家楼下等我。爱睡懒觉的我，竟然也破天荒地起床去跑步，还坚持了整整一年。所以从认识到结婚，我们没有一天不见面。他天天都来找我，就好像如果我们一天不见面，我这个女朋友就会跑了一样。若是晚上有时间，他也会约着我一起去看电影或者是到我家里来坐坐。

结婚后我常问他："谈恋爱的时候你咋从来不冲我发火呢？"他会说："因为那时你特别可爱、特别听话。"

我俩的性格都相对外向、同属于幽默欢乐的人际类型，且有很多共同的生活习惯、价值观和兴趣爱好，所以开心、快乐、幸福是我们婚后生活的主流。但是，日常生活中发生的冲突也会给我们的开心、快乐、幸福蒙上一层灰尘，而且有些冲突让人刻骨铭心，伤害了我们之间的感情。现在我知道了，之所以会这样，**那是因为一个人所有童年被压抑和忽略的情感，都会在婚姻中重现或被激发出来。所有从父母那里没有得到的，都想加倍地从自己爱人身上获取。这一切都是因为孩提时未满足的期待、未被理解的情感以及创伤后的决定，也就是童年的伤痛未被疗愈所造成的。夫妻双方虽然已经长大成人，但孩子般的脆弱依然会在压力下瞬间被激发出来，使他们常常带着狭窄、受限的视角，用受伤的心、匮乏的爱在婚姻中向对方寻求支持和疗愈；当这种要求不能被满足时，夫妻双方只能在恶性循环的纠结和痛苦中彼此面对，像两个乞丐向对方行乞，求而不得，便陷入痛苦、愤怒、伤心与失望。**

我们常说，生活中的痛苦是有意义的，这些痛苦会带领我们开启智慧。正是婚姻中的痛苦，把我领到了心理学的大门前。起初，在读一些心理学书籍的时候，我如饥似渴，觉得每一句话都戳中了自己的泪点、说中了自己的心事。渐渐地，我对心理学越来越热爱了。在学习经典心理学理论课程的过程中，对于每一种理论观点，我都能从自己的生活中找到实证。在心理剧、身心疗愈工作坊、萨提亚模式、叙事疗法、依恋理

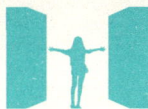

论等体验中，在每一位贡献个案的伙伴身上，我都能看到自己的影子。

通过学习，我看到了自己也看到了先生，更看到我们关系中的盲点、爆点、个性差异及表达方式的不同。我们的矛盾和冲突通常表现在这样几个方面：沟通中我看重的是感受和心情以及用什么样的态度和方式来表达；他更在意的是逻辑和行为：对就是对，错就是错。

比较常见的画面是，因为某件事情我的做法不符合他的想法和要求，他就会冲我大吼大叫：你怎么可以这样！为什么不那样做？！难道不知道这样是错的吗？！你从来都是这样！你从来不会那样！

而我由于脆弱和委屈，就会因为他所说的这些话以及他使用的生气、埋怨、指责、批评、否定的态度和语气被激发出愤怒。我会大声问：你为什么要这样说？！为什么不能那样说？！凭什么就一定要按你说的做？！别管我怎么做，只要最后结果是好的就可以了，不行吗？你这样说我，我很难过、生气，你知道吗？你这样真让人讨厌！

他在说事，聚焦的是对还是错。我在表达感受，认为用怎样的态度和措辞、表情和语气去说一件事情比事情本身更重要。

他会说：你听明白我要你怎么做就行了，不要管我怎么说。我会说：事儿还是这个事儿，可是你不能用这个态度说。你只要好好说、态度好，我就感觉好，也就能接受；你不好好说，我就坚决不接受。

在他生气时说出的话、使用的语气和态度都让我感觉像犯错的孩子被父母批评那样，是那么委屈、伤心、难过，不被理解、不被尊重。我在想："人家做得那么多好的部分，你怎么就看不见，却专门挑剔我做得不好的地方，更何况好不好也是按你的标准定的。"

如果我能表达出这种伤心、难过和脆弱，他就会道歉、认错并夸奖我会以柔克刚。可是有时候，我的脆弱却是用更强硬的生气、愤怒和反抗来表达："我讨厌你这样！我不想听你说话！我想怎样就怎样！除了会批评会挑剔，你还会干什么？！"有时，我也会用受伤后的沉默、冷战不想再理他。这就会导致新一轮的战争。他很受伤进而更加指责，我则更加逃避。就这样，恶性循环，周而复始。

年轻时候我俩的争吵场面经常是他先批评我："你看你酱油瓶子又没盖盖儿。"我会反驳说："100次里有99次我都盖了，你却看不见，偏偏我就这么一次没盖，你就非得批评我。"他就会说："为什么我批评你的时候，你总是要狡辩？"我说："为什么我做那么多好的事情，你总是看不见？"又如，每次我把房间收拾干净了，他回来常会说："你看你，每次收拾完屋子，我就找不着东西。"我说："我辛辛苦苦把屋子打扫得干干净净，我特别期待你回到家里放眼一望后会说：这么干净，小卉辛苦了。我就希望你能看到我的付出、认可我的劳动成果，可是每次你就什么也看不见，偏要说这个找不到、那个找不到。"他就会说："你为什么那么玻璃心，我难道不能说你两句？"

或许很多人的婚姻和我们的一样，都处在这种不断重复但又不明就里的争吵之中。

后来，我在进行自我成长和疗愈的时候才发现，**原来我们都没有看见对方，而是在自己的世界里做着丰富的想象、做出错误的判断：对方不好，或者我不好，或者我们都不好、我们不合适。**当我通过学习改变了自己的沟通方式后，我们的婚姻关系变得越来越踏实了；虽然我们还

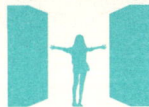

会吵架，但每次吵架都成了更加亲密、更加了解彼此的机会。这是因为在吵架之后，我们会进行深入的沟通和表达。

当婚姻出现迷思而使我们陷入困惑之中，当经由这份困惑我们开始尝试学习、沟通和改变并获得成长，婚姻关系变得更和谐、稳定时，我们养育孩子的过程也变得顺利起来，孩子因此而受益匪浅。已经大学毕业的儿子经常会说："有那么多同学都生活在爸妈吵架的阴影里，而我恰恰是从你们的吵架中有所成长，了解了如何在矛盾中沟通、在差异中共存、在磨合中使关系更加亲密，也懂得了如何表达爱才是最恰当的。"

我特别庆幸学习和实践带来的婚姻生活的改变，有段时间我的爱人生病住院，查出来血压高、尿酸高，再加上房颤、颈椎腰椎间盘突出、椎管狭窄、轻度脂肪肝及肾结石等，这一系列的亚健康问题让他对生命突然有了很多恐惧。出院回家的路上，我跟我爱人说："你一定要快点好起来，我还要和你白头偕老呢。"他说："我一定要好起来。将来我还要照顾你们呢。"当我们含着眼泪在说这些情话的时候，我们将近30年的婚姻中，那些琐碎、拌嘴的日常，在那一刻都变得那么珍贵、美好和有趣。

像我一样，大部分人过往的压力累积出的困惑所埋下的种子是从青春期开始萌芽的，因此青春期的孩子出现问题或许是件好事，借助专业心理咨询等方式可以使他们更早地开始自我觉察与探索；而我自己在青春期遇到的问题却被压抑下来，没有机会获得改变。我的婚姻生活带我走进心理学的大门、踏上自我成长的路程，我的很多来访者是在恋爱的时候就开始了反思和求助，所以大多数的成人都会从进入婚恋关系开始自我觉察和自我成长。

许多人想要找到自己生命中那个正确先生或者正确太太，但是如果自己没有修好内心，或者没有在关系里获得成长，无论有多少次的婚姻都无法获得真正的突破和改变。值得恭喜的是，有很多人也许真的找到了一个最适合自己的爱人，在婚恋关系里被自然地疗愈了，也就是伴侣恰好把自己曾经的缺失和伤害都弥补和修复了。但是，一定要认真地觉察一下真相，自己虽然看起来很幸福，但这幸福是不是建立在对方默默地包容和忍耐为代价的基础上呢？如果是后者，痛苦的不是你而一定是一直在被你"压迫、剥削"且很少反抗的另一半。我们以前的学员中就有这样的真实例子。有一位学员来上课是因为她刚刚经历了离婚，而离婚前她觉得自己是世界上最幸福的女人，有着宠爱自己的丈夫、听话乖巧的孩子，还有令人羡慕的工作。可是，丈夫突然提出离婚，让她从幸福的山巅跌落至谷底。经过学习和反思，她才了解到自己过去经常蛮横无理却自认为是在享受公主待遇。离婚后，她一度从高度自傲变成了极度自卑，觉得自己什么都不行，没有人会喜欢这样的自己。经过心理疗愈和生活中的洗练，她重新找回了自信、获得了力量，并且决心重新面对未来的生活。所以，需要我们警惕的是，完美的关系，在没有自我觉察和自我成长时几乎是不存在的，那些表面上看起来很美满的幸福，其实蕴藏着尚未爆发的矛盾。

这一切都需要我们在穿越婚恋的迷思后，有机会寻找到真相。如果你正在经历婚恋的迷思，那就跟随这本书和我们一起来开启自我探索的旅程吧。

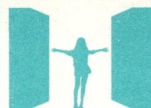

打开自我成长的第二扇门：
在亲子关系的迷茫中获得成长

我们在养育孩子的过程中，经常会遇到这样的情况，要么不自觉地使用与父母完全相同的方式；要么刚好相反，坚决不用父母那一套。这就是心理学定律中的"强迫性重复"和"过度补偿"。当认为孩子出现问题时，前者往往会大发雷霆，而且常常是当时毫无觉察甚至无法控制，而事情过后又会无比内疚和自责；后者则会不断地对孩子"讨好""宠溺"。这两种方式都表现出对如何处理亲子关系的不知所措。其实，当亲子关系出现困惑及盲点的时候，自我成长的机会也就来了，我们有机会经由亲子关系这扇门踏入自我成长的旅程。

丰心（化名）是一名国际学校的教师，我初次见她还是在给她学校做的暑期培训上。这节课上的一项主要培训内容是性格探秘。性格测试的结果显示，丰心身上平和的"绿色"性格跟热烈的"红色"性格的数目相当，她的性格属于比较典型的自我冲突类型。课程实施过程中一位学员现身说法地讲到自己小时候的一段经历时，或许触动了丰心的心底深处一个隐秘的角落，她眼圈红红的且在极力地掩饰着。当时的她并不明白这触动的背后到底是什么。培训后她很快就联系了我们的助教老师，毫不犹豫地报名参加了我们举办的萨提亚成长课程学习。

丰心有一个比较幸福的原生家庭，从小家庭和睦，父母感情好，她又有一个关系很亲密的妹妹。用她自己的话来说，这个家一切都不错。她的工作也是她自己喜欢的，她的孩子也比较乖巧懂事。应当说，整体而言她是幸福的。但是，她却常常无法控制地发无名火，这让她对自己十分失望又无能为力。她非常强烈地希望自己能变得更好、更平和，却总是难以控制自己，每次发过脾气便暗自后悔自责。尤其是女儿上了小学之后，各种小问题的出现常常让她火冒三丈。她喜欢看书，尤其是喜欢看个人成长方面的书，每每觉得学到了一些东西便用到自己身上，看起来取得了一些成果却不能坚持下去，没有几天又恢复原样，对自己的要求反而越来越高。如此反反复复，使她对自己更加失望。

课程开始时，丰心对自己是否会有收获还是存在担忧的，因为她一直认为自己是一个偏理性的人，感性方面比较欠缺，泪腺又一直不够发达，记忆里的自己很久没有掉过眼泪了。让她没有想到的是，她在第一次课上便勇敢地敞开心扉并尽情地释放了自己，在第二次课上她就有了不小的突破。

那次课的一个环节是学习家庭图（《萨提亚幸福大门》会介绍如何绘制自己的家庭图），这个过程是要写出家庭成员的各项优缺点。写到她自己的时候，她竟没有找到自己的优点。在向她的搭档做介绍的时候，她絮絮叨叨地说着家里每个人的问题，包括对自己也经常自我否定。她的搭档马上指出："每个人都会有数不清的优点，如果你找不到自己的优点，要带着好奇问一问自己哪里出了问题。"这句话在丰心的心里埋下了一颗种子，这颗种子在接下来的活动里发芽长大。绘制家庭图之后的活动是扮演家庭成员练习沟通姿态。面对妈妈那个角色的时候，丰心突然哭得说不出话来了，倾诉里是满满的自责，把妈妈的不快乐以及整个家庭成员之间的问题、矛盾都背在了自己身上。当时的她并没有觉得这样做有什么问题，只是一味地责备着自己，表现出明显的对

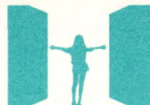

现实状况的无力感。

当课程进行到能量层级（后面会做详细介绍）环节的时候，我们讲了每一种情绪都对应一定的能量等级，负能量中等级最低的一种情绪是羞愧，倒数第二能量等级的一种情绪就是自责，这两种情绪对个人的自我价值有非常大的破坏力。丰心很快就将自责的情绪和"找不到自己的优点"这两方面联系到了一起，觉得自己找到了自我价值感低的原因。但是，令她不解的是：深深的自责又来自哪里呢？

其实，每个人性格中那些根深蒂固的要素往往是来自小时候的一些经历，特别是已经被自己遗忘的经历。丰心渴望能够找到答案。随着课程的进行，小时候的一个事件突然浮出水面，使得丰心恍然大悟。我们鼓励丰心给大家讲了自己的这段故事。

"这是一个我听过很多次的故事，但也是一直以一个局外人的身份听的故事；突然间，这个故事就有了不一样的意义。事情是这样的：我一岁半左右时，妈妈生了一个小妹妹，可是这个小妹妹由于身体不好，只活了两个月的时间就夭折了。妈妈之前讲述这个故事的时候，曾说过她当时处于崩溃的边缘，和爸爸两个人吃了好多药才撑了下来。每次听到这个故事，我只是心疼爸爸妈妈，从来没有想过自己其实也是那个故事的一部分。这一次想到这个故事的时候，同时浮现出来的还有满满的委屈和悲伤，我多么希望那个小小的自己能够帮助爸爸妈妈解除痛苦。实际上自己什么都做不了，爸爸妈妈在背对着我哭泣，我感觉是那么的无助和自责。"

在讲述中，丰心又一次泣不成声。第二天上课时，她再次跟大家分享。

"我昨天下课回到家后，面对妈妈又无法控制地大哭了一场。从上课到现在我连着哭了四场，心里那深深的委屈和悲伤居然就被冲淡了不少，埋藏在我心里多年的自责感受竟然释放了大半。现在，我的心情无比轻松。我清晰地感到自己生命中很重要的一部分伤痛被疗愈了。"

她最后笑着说：

"哪怕课程只进行到这里，对我来说已经是很值了。"

第三次上课时，丰心又是抢着发言，她说感觉自己现在有满满的正能量。面对女儿，她不再乱发脾气；面对妈妈，她跳出自责的圈子后开始变得更有耐心。她的喜悦感染着家里的每一个人，女儿变得快乐了很多，说丰心的正能量影响了她。丰心惊奇地发现，原来只要调整好自己的能量场，自己的内心世界及周边的人与环境就会发生改变。她像发现了新大陆一样欣喜，感觉自己获得了新生。

在第三次课上的冥想环节及与大家彼此拥抱的环节，她又有了新的感悟。活动后，她深有体会地说：

"我们的问题在于我们忘记了跟这个世界的联结。我们拼命把自己孤立起来，让别人走不进来，我们自己也走不出去，而一个有力又有爱的拥抱真的可以帮助我们重新建立联结。 我觉得我那么想抱抱这个美好的世界，抱抱我身边的每一个人，我有满满的爱想要释放。"

丰心的变化是那样显而易见，从最初的那个拘谨又有点严肃的女"教师"，变成一个热情而又充满活力的女"诗人"。

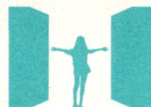

丰心选择萨提亚模式课程的原因虽然很多，但最急切的原因还是要解决亲子关系。丰心有一个女儿祺祺，快8岁了，刚上二年级。在她上小学之前，家里的一切关系都还比较和谐。丰心觉得自己还算个好妈妈，周末会带着孩子出去玩耍，平时也会尽量给孩子自由。但这一切从祺祺上了小学之后就开始改变了。祺祺像大部分小孩子一样喜欢磨磨蹭蹭、拖拖拉拉，有时候晚上拖到八点才写作业。对此，丰心也想了各种办法，却往往坚持不了太久。这还不是最重要的，重要的是丰心希望自己能平静地面对这一切，只要不对孩子发火就好，却总也做不到。加上孩子又是个爱哭的宝宝，妈妈一发脾气，她就会掉眼泪，严重的时候几乎每天都会哭上一阵甚至好几阵。丰心的心情反复地在愤怒与自责之间切换，这使得她迫切地想找到一条出路。

丰心回忆上课带来的变化时说：

"第一次课后，我回到家里，开始学着温柔地对待女儿，并告诉她以后想哭就哭。在这之前，祺祺哭哭啼啼常常会被批评一通。我说了这话之后的两周里，她哭得越发不可收拾，一边哭还一边嘟囔着'三岁之前还让哭，三岁之后就不让哭啦''有一次哭得很伤心，被姥姥关进了厕所里'。有一次，她一边哭一边讲着从来没有对我说过的事情：以前做过几个噩梦，有时候看着看着书就伤心了，开始一个人偷偷哭，大家都以为她是在看书，其实她是在哭。祺祺还说'妈妈一不高兴就会叫我全名。一听妈妈这么叫我，我就伤心'。这样的诉说，让我很心痛，心想：这些难过全都累积下来，不知道会对宝贝女儿的人生造成什么样的影响。就这样，祺祺哭了很多天，有时候哭的理由仅仅是担心自己会不会一直这样哭下去、一直这样不开心。我对女儿的心结慢慢地进行着疏导，很开心地看着她一天天变得阳光起来。尤其是我上第三次课后，当我自己达到一种喜悦的状态的时候，这种能量便自然地影响到女儿。"

丰心还说：

"我还有更深一层的认识。我发现每次当自己产生一点不悦的情绪时，哪怕还在说着温柔的话，女儿也会立刻就感受到这种情绪，会变得焦虑。所以，我深刻地理解了老师讲过的'一定要先处理情绪，后处理问题'，这真的非常重要。随着课程的深入，不仅我自己有了很大的改变，我女儿的变化也是非常明显的。之前，祺祺放学回家跟我说得最多的是今天谁又不跟她做朋友了、谁又不愿意跟她玩了，每次听她说这些话，我都很难过，因为不知道怎么样帮助她去跟别人交往。可是，这一段时间当我再问祺祺还有没有这种情况时，她说已经没有啦。我说'那你想一想是从什么时候开始没有了呢'，她说'从我的开心变成10分开心开始的'。我和祺祺一起制订了一张情绪表，1～10分代表我们的开心指数。她接着问：'妈妈，这是为什么呀？'我告诉她：'你周围的世界，所有事情的发生，其实都是你的能量决定的。当你很开心的时候，能量很高。妈妈的老师说过这种高能量就会让我们拥有心想事成的能力，各种开心的事情都会发生；当你不开心的时候，能量就会低，就会发生一些更不开心的事情。'"

"每一次课后，我都会将自己学到的知识讲给孩子听，她总是听得津津有味，慢慢地嘴里也多了很多的萨提亚模式的词汇。她学会了超理智、打岔、讨好、指责四种沟通姿态。她毫不犹豫地告诉我她最不喜欢的姿态是超理智，因为指责还可以反驳一下，超理智连反驳也反驳不了。当我有时不自觉地说一些她不想听的话时，她会说：'妈妈又超理智了吧，快去上石卉老师的课吧。'她也知道了个人心理的改变历程。当看到我偶尔又调整不好情绪发火的时候，她会说：'妈妈是不是又到

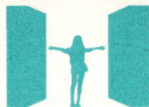

了混乱期了呀？'有一次，我问她：'你觉得孩子需要教育吗？'她直截了当地说：'不需要。'哇，石卉老师不就是这么说的吗？我对女儿说：'你太棒啦，跟我们老师说的一样，老师说孩子只需要引导和点亮。'我们两个人相互击掌，女儿很开心。我又问：'为什么不需要教育呢？'她说：'听着很不爽，很烦，就跟超理智一样，你当当孩子你就会知道啦。'我也曾问她：'以前的妈妈是不是很不好呀？'她说：'以前的妈妈也很爱我，只是爱的方式不对。'有时候孩子用他们没有被污染的心随便讲出来的话其实都还蛮有道理的，经常会和老师说的话不谋而合。我特别享受跟女儿探讨萨提亚模式学习的过程。"

丰心是一个行动力很强的人，每次学到了新的内容，都会在生活中运用。她说：

"当看到女儿不开心却说不出原因的时候，我会用'冰山'工具来进行分解，慢慢找到问题所在，而她也很喜欢这个类似游戏的沟通练习。当学了'倾听'以后，我跟祺祺沟通时，会让她复述她刚刚说的重点是什么，结果发现两个人想的往往会有很大的偏差。然后我们再进行核对、解释，直到我们母女俩个沟通明白为止。当学到'无中生有，小题大做，前连后接'的时候，我回家就开始发掘她的优点。这样的学习历程，让我感觉生活有了更多的颜色，就像孩子一样每天都有了新的期待。"

她在课程结束后说：

"短短12天的课程，我感觉自己获得了新生。我身边的人都感受到了我的变化，也开始受到我的影响，家庭变得更加和谐，孩子更加快乐。同事们都开玩笑说现在的丰心像天使一样。我终于懂了我为什么很少有眼泪，是因为眼泪被压抑得太久。我在课堂上的开心大笑和真情流泪几乎是我以前生活中大笑和流泪的总和。一次又一次的流泪之后的踏实，让我更加接纳了我生命里发生的所有、更加理解接纳并且爱着我的家人，让我的心变得更加柔软，开始心疼每一个人，会为了别人的哀伤难过落泪。我更加喜欢这样的自己。我特别真诚地想要感谢萨提亚，感谢石卉老师，感谢生命里所有的遇见和发生。生活如此美好，我会跟随老师的脚步在萨提亚开辟的心理之路上走得更远。"

丰心的故事告诉我们，亲子关系遇到困惑正是我们自我成长的机会。孩子年龄越小，我们能够开始觉醒和反思就越好，在孕期就开始为觉醒和反思做准备是最好的。因为我们提前做好了准备，孩子的成长就会一直处在我们不断觉察和提升的过程中，对孩子的每一步成长我们都能做到成竹在胸、一目了然。如果在亲子关系产生困惑时开始进行自我反省也还来得及。我们改变对待孩子的教育方式及家庭互动方式，从心灵深处认识到如何扛起身为父母的责任，担当好父母的角色，是需要成熟的内心和完整的人格的。为孩子营造健康的成长环境，更需要夫妻以和谐的婚姻关系做基础。认识到孩子成长路上的困惑与身为家长自己心理成长的关系后，再看孩子们学习的困惑、行为的偏差、心理的问题时，家长们就不会再心急如焚，而是能够认识到孩子是自己成长的反应器；即使孩子的难题与自己完全无关，自己的成长也可以帮助孩子更好地克服所遇到的困难，学会从这一次困难经历中收获成长。

您是否也在经历着教子的烦恼与困惑？如果有的话，恭喜你！有困惑，就说明成长、改变、学习、提升、转化的机会来了，也说明我们已经站在了自我成长的大门前。接下来让我们打开自我成长的第三扇门：在职场的困惑中实现蜕变。

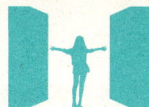

打开自我成长的第三扇门：
在职场的困惑中实现蜕变

许多来访者是带着复杂的职场困惑走进我们的咨询室或者是心理工作坊课堂的，正是因为职场中遇到的难题，让他们获得了迭代升级的机会，为他们开启了内心和谐与自我成长的第三扇门。

悦心也不例外。

悦心（化名）是一个典型的大女人。她和我们熟悉的很多女性成功管理者一样，外表干练，言辞犀利甚至有点霸道、刻薄，行动起来雷厉风行，一副铜墙铁壁、刀枪不入、谢绝亲近的"女魔头"作派。

悦心和先生一起经营着几家公司，十几年的呕心沥血奠定了企业在行业中的稳定地位。她的先生为人厚道，不善言辞，平时对她宽容迁就。她的儿子刚满四岁，生来聪明伶俐。在常人看来，她的人生几近完满。

初来我们的萨提亚课堂，许多学员对悦心都敬而远之，她那习惯性的高冷气场像一道屏障将她和同学们隔离起来。学员们都很好奇，是什么样的动力和诉求让她这样貌似"人生赢家"的女性也走进了萨提亚课堂？其实，这世界上哪里会有什么"完美的人生"，那些所谓的"人生赢家"，其光鲜的背后也有着许多不为人知的故事。

悦心说，她对公司的管理极为严苛，亲自制定了各项考核制度，对于违反制度者，轻则罚款，重则劝退，毫不留情。她日常接触的主要是她和丈夫所经营的各个公司的中高层管理者，而他们之间沟通的平台就是各种大小会议。会议中通常是她一个人在训话，其他人要么讨好附和，要么沉默不语。会议往往以她的指责开场，在她的暴怒中结束，批判、呵斥、训话贯穿会议始终，会议室的上空燃烧着愤怒的火苗。她与员工沟通，听到的也是员工们的阿谀奉承。她很清楚这并不是员工们的真实想法。她多么想听到员工们发自肺腑的心声，却又无能为力。她深知，一个优秀的企业是不可能靠"一言堂"来维持的。问题到底出在哪里呢？这种局面如何改变呢？悦心的内心十分焦虑。

回到家，她也会把在公司的状态保持下来，对先生、对孩子的各种指责和批评声不绝于耳。在她看来，管理一个家和管理一个企业的方法是大同小异的，因此她对家人的要求也十分严苛。直到有一天，她看到孩子对保姆呵斥指责，原因是保姆动了他的玩具。孩子的表情和神态甚至言辞都和她自己一模一样，她这才不寒而栗。她开始反思自己，为什么我总是暴怒和指责？谁让我变成这样？我内心的愤怒来自哪里？她甚至在思考：为什么拥有了这一切，我仍不满足、仍不幸福？作为管理者，作为妻子，作为妈妈，这样的我会给他人带来怎样的影响？这时的悦心充满了内心的困惑，她需要得到帮助。

悦心在课堂上经常会提出很多问题，如："为什么我的性格是这样的？""我现在的样子看起来还不错，但随时随地都会有危机爆发。有人离职我会生气，有人不听我的话我会生气，有人执行力低我会生

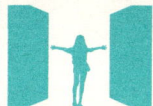

气……照这样下去我自己就能把自己气死。我怎样才能成为真正有内涵、有吸引力、能帮助人且温柔又气场强大的职场精英呢？""我想让我的员工不是疏远我、敬我，而是能亲近我、爱我，我怎样才能做到呢？"这些都是悦心的职场困惑，但也正是这些职场困惑带领她走上自我成长的道路。

每个人在职场的人际关系中都有自己比较稳定的风格。职场风格大致分为以下几种。

屈从型风格：默默工作，忍气吞声，不去表达自己的需要，不敢为自己争取利益，更不懂维护自己的权益；讨好、取悦他人，可是这样做并没有使别人感到舒服，反而容易导致人际关系的破裂。

超脱型风格：不太关心周围的世界，对职场中的任何事都表现出一种淡然的态度，好像什么都与己无关；时而风风火火、热情似火，时而事不关己、高高挂起，被别人理解为孤傲、不合群，导致被疏远，职场人际关系紧张。

攻击型风格：通过攻击的方式把人推开；家教一般很严，成年后往往变得既谨小慎微又有些叛逆，用攻击的方式来向别人表明自己是重要的，因此常与人搞不好关系。

谨慎完美型风格：工作认真负责，重秩序，讲流程，善于计划，做事井井有条；不仅对自己要求较高，对同事、伙伴的要求也比较高；常用挑剔的方式谈论工作，对事不对人，容易给人过于冷漠、刻板的印象。

职场中因人际关系问题而使人变得焦虑、烦躁、抑郁、失眠甚至干脆离职的情况时有发生。

悦心的职场作风恰恰是攻击型和谨慎完美型的结合。实际上，一个人无论是与父母的关系还是与爱人、孩子的关系，抑或跟同事的关系以及上下级关系，都是自己与内在自己关系的反映，也就是各种关系的源头都是与自己的关系。要弄明白自己与自己的关系，就要回到自己的原生家庭，回到自己曾经的依恋关系，回到自己的成长经历。

悦心有着怎样的原生家庭呢？原生家庭对悦心又有着怎样的影响呢？悦心的父亲是恢复高考后的第一批大学生，七岁丧父，十岁丧母。他父亲的祖上家境殷实，尽管家道中落，但在那个讲家庭出身的年代，这样的经历使她的父亲身心备受摧残，升学和就业也因此受到影响。但是，她的父亲不认命，通过自己坚持不懈的努力，终于从一名装卸工人成长为一名高级工程师。多年承受的不公平待遇在心灵上造成的创伤，导致她的父亲性情暴躁甚至喜怒无常，对自己和家人的要求极为严苛，一言不合就大发雷霆、暴怒指责。悦心的母亲，是一个外表柔弱但内心刚强的女人，她出生在一个平淡而温馨的多子女家庭里。在悦心看来，她的母亲具备传统女性所有的美德：善良、平和、隐忍、内心坚定，但是在关键问题上绝不低头屈从。这样一对各自带着自己生命故事和满身"心理按钮"的夫妻在一起，我们很容易想到会发生怎样的碰撞，自然是硝烟弥漫、战争不断，不分场合、不分地点、不分时间地无休止的争吵甚至大打出手。幼小的悦心在如此压抑的家庭环境中挣扎着长大。小时候的她就希望通过自己的努力使父母的关系有所改善。她从中劝解、调和、讨好甚至无数次地跪地乞求，可是都无济于事。一次次的失望后，悦心在18岁那年自作主张地为父母起草了离婚协议书。我们很难体会到，一个孩子在当时那样的情况下内心有着怎样的痛苦与纠结。当然

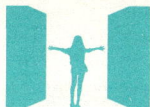

从内心，她并不希望父母离婚，但或许只有离婚父母才不会再争吵，她自己也就可以解脱了。可是，已纠缠多年的父母必定还有深深的情感联结，他们不同意离婚。劝离未果的悦心开始怨恨命运的不公：为什么别人家的父母从不吵架？为什么我不是别人家的孩子？终于，她将多年的恐惧、焦虑、怨恨还有一些她自己也说不清的情绪统统化作一腔愤怒。面对父母、亲戚、同学、同事时，她的愤怒会随时随地一触即发。跟她接触过的人都不愿意更多地接触这个坏脾气的女孩，随意爆发的情绪也导致她不到20岁时就经常性头痛、背痛，而且这种疼痛伴随她至今！

也许是厌倦了那样活着，也许实在害怕儿子变成另外一个自己，悦心不愿让性格的负面一代代复制下去。她走进了我们的萨提亚课堂。课堂上我们看到了这个女强人内心的柔软与脆弱。对于自己的柔软与脆弱，悦心本人是想极力隐藏的。凡是进行冥想练习，一向克制的她都会泣不成声至无法自拔。强烈的自我保护意识使她不愿意更多地敞开自己。学习的过程，即使她有了很多收获，也让她产生了很多挣扎与困惑。她不允许自己在人前流泪，但在意识层面，她知道需要改变。有一次组织小组活动时，习惯了掌控别人的她又因为同组同学没有采纳她的意见而毅然宣布退出活动。她并不想失控，但此时坏脾气又发作了。改变如此艰难是她始料未及的。她动摇了，甚至后悔不该走进这个课堂。就这样，在极度混乱中她逃离了萨提亚课堂。我们谁都无法再联系上她。这个外在与内在高度不一致的女人，让我们既惋惜又心疼。

几个月后，渴望改变的信念使悦心再次回到我们的萨提亚课堂。课程结束时，我们欣喜地看到了悦心的改变。悦心回顾课堂收获时，总结了这样几个关键性的课堂练习带给她的强烈反思和深刻觉察：

"在雕塑环节中，我看到领导用指责的姿态面对员工，员工全部以讨好的姿态进行回应，而当领导转过身去，所有原本讨好的员工随即起身，有的转变成打岔，有的转变为指责，领导对这一切却浑然不知。就在那一刻，我突然明白了我在员工心目中的形象以及为什么我无法了解员工心声的原因。员工的表里不一致，源于管理者自身的不一致。在一次关于再生家庭雕塑的小组练习中，大家分别进行原生家庭和新家庭的雕塑。雕塑一出，我就热泪盈眶，进而忍不住泪如雨下。雕塑清楚地显示出我和父亲的沟通姿态如出一辙，而我的儿子现在也正处于我儿时受到压迫时的那种困境，这让我心如刀割。我曾经发誓不让孩子经历自己童年的遭遇，我也曾努力为儿子营造看似和谐的家庭环境，但眼前的这一切告诉我，不做出真正的改变，儿子将重复我自己的痛苦历程。还记得在一次和父母联结的主题活动中，同学们迅速地走向了'父母'并与'父母'深情相拥，只有我只走了一半的距离就待在那里哭成了泪人。助教老师试着鼓励我继续走向'父母'，而我始终都不愿再迈出一步，最后是'父亲'主动走向了我。我瞬间失声痛哭，反复对'父亲'说着一句话：'你们为什么总是吵架？为什么？！我只是个小孩子，我真的好害怕。'"

"在练习后的分享中，我也对'父母'坦言：'时隔那么多年，我仍然不能够原谅你们，是你们频繁的吵架给我造成了很大的伤害。'我内心是多么渴望父母能像别人家的父母那样和谐恩爱，可我十分清楚这完全不可能，因此我就认定自己是个可怜的孩子。当老师在冥想环节引导我时，我至今都记得当时她说的话：'我们首先要欣赏和接纳自己，我们没有错，给自己一个大大的拥抱。好好抱一抱自己，告诉自己，经历这些痛苦与战争的时候，对于一个小孩，是多么恐惧、害怕、紧张、无助，这是多么不容易的过程啊！'"

悦心清楚地记得当时我们说的每一句话，记得我们的热情邀请，那就是邀请每个人除了看到曾经的伤痛外，也尝试去看到另一面——经

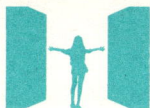

历恐惧和受伤害的同时，正义感、秩序感、掌控感也在无形中慢慢建立和发展起来。"尝试去看到另一面"是一个人的人生历程中最受益的部分。正是正义感、秩序感、掌控感这些珍贵的品质，一直都在帮助悦心获得自己想要的一切，并因此而获得了普通人无法获得的成就。一个人总是重温受到伤害时的痛苦，无形间反而放大了伤害，让那个伤害变得越来越深。对此，悦心深有感触地说：

"石老师引导我带领'自己'这个受害者的角色，一起尝试着同时能看到'自己'受伤和受益的两个部分，听一听'自己'曾经的誓言，看一看那个咬紧牙关坚强的'自己'，看看那个拼命想要改变的小女孩，虽然没有成功但越来越强大的小女孩。此刻，我就可以好好地欣赏一下'自己'，那个不断过五关、斩六将赢得人生一个又一个的精彩并走入人生新境界的'自己'。一切已经过去。此刻，我可以放松下来，不仅可以保护好自己，也有能力让自己的小家和谐、幸福，不让孩子再受到自己曾经受到的伤害。"

悦心说这是对她帮助最大的活动，也是使她改变最大的环节，几乎是一瞬间她就从这种自我接纳中找到了自己的内在力量，同时充满了对未来的信心。

我们在课程进行的过程中反复强调：**一个人不能以原生家庭为借口拒绝成长；要从自己这一代担负起自己的责任；拆除心理按钮，改变内在誓言，优化成长环境，提升自己内在的力量；相信自己在那么糟糕的情况下都能长大，通过努力一定能够走出过去的阴影；为自己的新家庭营造一个和谐幸福的氛围，给自己的孩子创造一个健康成长的环境，全家人一起去拥抱更加灿烂的未来。**

在课程实施的过程中我们组织了一个绘制家庭图的练习。

练习后悦心说：

"我惊讶地发现，我继承了父亲所有的优点和缺点。对于父亲，我的情感极为复杂。我很爱我的父亲，同时又充满怨恨地刻意远离他。我把自己暴躁的性情归结于性情暴躁的父亲，我为此感到委屈和不公。但通过家庭图，我意外发现，我自身具备的正义、善良、勇于承担等优点竟也统统来自父亲。这样，我对于父亲带给自己负面性格这一点也有了些许释怀和神奇转化！"

课程进入内在"冰山"系统的环节后，悦心说：

"通过探索父亲的'冰山'，我看到强势、暴躁的父亲内心的脆弱和恐惧。通过画出先生的'冰山'，我也看到了先生不善言辞的背后对我深沉的爱和包容，那份满满的心疼与呵护。让我对生命中特别重要的两个男人多了一些理解和接纳。对于有着特殊童年经历的父亲，我第一次从心底里感到无比心疼而流下眼泪。我从来没有站在这个视角去看过这个曾经的小男孩、这个曾受尽风雨磨难的大男人。我完全理解了他在家庭生活中的种种失控表现，也终于明白了老师课上所说的'只有从人性的层面，而不是角色的层面与父母重新相遇，我们才能完成真正走向成熟的成人礼'。

悦心像一块海绵一般贪婪地吸纳着课堂上的所有精华。对于具有高能量传递作用的"天气报告"练习，悦心将其作为一种企业管理重要的工具直接应用于她们公司的例会中。

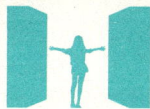

在培训接近尾声的时候，所有老师和学员都能够感受到萨提亚课程给悦心带来的转变。悦心在逐渐敞开自己的同时也试着一点点剥掉坚硬的外壳，因此她整个人都柔软了许多。显然她的内心已经得到了很大程度的疗愈和滋养。当她重新审视自己内在"冰山"的时候，发现内心少了很多愤怒的情绪，取而代之的是从心底升腾起来的喜悦。她感到围绕着她的各种关系也在悄然地发生着变化：对于父母，她不再耿耿于怀，反而多了一些理解、心疼和感恩；她尝试着用一致性沟通跟先生对话，先生的欣喜之情溢于言表；孩子在母亲相对平和的情绪下越发安乐易养；整个家庭氛围一扫过去的紧张和阴霾，逐渐和谐而温馨。

悦心激动地对我们说，她永远记得当她运用学到的"天气报告"的方式作为会议的开场白时，公司员工脸上露出的惊讶和振奋的表情。当完全敞开内心，放下曾经的防御和愤怒，不再挑剔、指责，采取与员工面对面的一致性沟通时，她得到的是员工们推心置腹地与她交流，看到的是员工们积极的工作表现。她还发现，真诚一致的表达是对员工最好的激励，这种激励有时甚至比升职加薪还有效果。对父母，对家庭，对员工，她不再苛刻，她试着发自内心地去关心对方的感受。所有关系的改变，皆来自她自己的改变。神奇的是，一切改变都在朝着她所希望的方向发展，她所有的烦恼和困惑都已迎刃而解。为了更快乐、更轻松地生活和工作，她不再去为难别人、为难自己，不再愤怒和抱怨。她的内心已然平静下来，决定放下儿时受过的伤害，没有负担地去迎接属于自己的崭新的幸福人生。同时，她也接纳并允许自己脆弱，尽管有时还会指责和暴躁，但她会很快觉察到并立即对自己、对他人有所修复和补救。课程结束时她说，有缘遇到石老师和"萨提亚"，是她今生最大的幸运和福报；她愿意持续地学习下去，成为更好的自己。

像悦心一样在职场中遇到困惑的人还有很多很多。他们或许总是辛辛苦苦却不被看到；或许经常陷入莫名的冲突当中而左右为难；或许虽然积极努力却常常被排挤；或许拼尽全力扛起了所有本不该属于自己的工作重担却常感力不从心；或许总想做得更好却习惯性地被动消极；或许面对正常的冲突感觉莫名的紧张担心；或许明明身怀绝技、武艺高强却让人敬而远之、避之不及；或许面对一些工作任务时明明可以很快完成，却总是莫名其妙地拖延，导致经常感受到无力、焦虑、自责、愤怒、伤心、无成就感、想逃离等负面情绪……

无论是婚恋关系、亲子关系还是职场关系，都是我们内在的秩序和距离在人际关系中的显现。与他人关系的亲疏远近，与他人合作得顺畅与否，与他人沟通得愉快不愉快，这一切都取决于我们是如何看自己、有着怎样的经验、秉持怎样的人生哲学、使用怎样的人际沟通模式。

下面就让我们从认识自我开始，踏上内在自我探索的心灵之旅。系好安全带，开启发动机，我们的旅程即将开始！

人啊，认识你自己！

感觉到痛，说明改变就要开始了。经由三扇大门，我们踏上了自我成长的旅程，踏出了自我探索的第一步。那么，在自我成长这条路上接下来的一步怎么走呢？五个字：认识你自己！

这个世界上有这么一个人，我们对TA既陌生又熟悉、既亲密又疏远，这个人不是别人，正是我们自己。"我是谁？"这个亘古不灭的哲学命题由此衍生出了心理学。

《新不列颠百科全书》中将"心理学"作为词条解释时引用了一个故事：在古希腊的奥林匹斯山，有一座德尔斐神殿，神殿前有一块石碑，上面写着"人啊，认识你自己"。就是这句话，经过漫漫几千年的演变，形成了今天的心理学，成为公认的心理学产生的源头。

对于今天的人们来说，德尔斐神殿前石碑上镌刻着的"人啊，认识你自己"几个大字仍然是一个"谜"。迄今，如何认识自己仍然是横亘在当代人类面前的一个严峻课题；也就是说，人要真正地认识自己并不是一件简单的事。

我们读到很多有关个人成长的书籍，或者听过很多励志的故事，这些书和故事通常会告诉我们该如何克服自身的缺点和不足而使自己变得更好。书和故事讲的道理我们都懂，可是我们往往只看到自己的糟糕和缺陷，却看不到自己的能力和资源，因而使自己的成长和改变处于无力的状态之中，既没有根基，也缺乏动力，更谈不上超越了。读促进成长的书、听激人奋进的故事固然重要，但更重要的是要实实在在地完成一次自我探索、蜕变、疗愈与成长的旅程。

我们每个人产生认识自己的想法大多是从在现实生活中遇到困惑时开始的。

从婚恋关系、亲子关系、职场关系中，我们感受到自己内在的匮乏和欠缺、迷茫与困惑。我们会不经意地发现，许多我们不想去回看的那些内在，却深刻地影响着我们现实的生活。我是谁？我来自哪里？想要去哪里？或许，我们可以从认识自己的性格入手，去探索更多元、更完整、更丰富的自我。

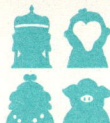

认识性格
——被刻入基因的人格密码

性格是一个人个性的核心，也是被刻入基因的人格密码。除了先天的遗传基因带来的本性使然，性格还受后天的家庭环境和社会教育的影响。人生的儿童期、少年期是性格迅速形成的时期，而这个时期的大部分时间是在家庭中度过的。现在我们就结合DISC理论（国外企业通用的个性测验），共同来探讨一下人的性格，了解和认知人的性格的特点以及性格是如何形成并怎样影响人的生活、家庭和职场的。

人的性格可分为好多种，每种性格都有其优点和缺点。心理学关于人格特质分类理论非常丰富，其中最简单易用的是1928年马斯顿博士在他的《正常人的情绪》一书中提出的DISC测评。该测评后来被广泛应用于全球500强企业的人才招聘，历史悠久，专业性强，权威性高。DISC测评强调，从天赋基因排列来说，每种性格的缺点正是其性格优点的极端表现形式。下面就让我们来用这个测试进行自我性格的评估。你可以拿起一支铅笔，在下面40道题中做出选择，请记住，在每题4个选项中选出你认为最合适的那一种描述，每题只选且必选一项。你也可以拿出一张纸，写上ABCD，然后在ABCD的选项下，用画"正"字的方式来做个统计。

注意：请按第一印象快速地进行选择；如果不能确定，可回忆童年时的情况，或者以你最熟悉的人对你的评价作为参考。

在每行中挑选一个与您最相近的形容词（每题必须且只能选一项）。

1. A 活泼生动　　B 富于冒险　　C 善于分析　　D 适应性强

2. A 喜好娱乐　　B 善于说服　　C 坚持不懈　　D 平和

3. A 善于社交　　B 意志坚定　　C 自我牺牲　　D 较少争辩

4. A 使人认同　　B 喜竞争胜　　C 体贴　　　　D 自控性好

5. A 善于应变　　B 使人振作　　C 令人尊敬　　D 含蓄

6. A 生机勃勃　　B 自立　　　　C 敏感　　　　D 满足

7. A 积极　　　　B 推动者　　　C 计划者　　　D 耐性

8. A 无拘无束　　B 肯定　　　　C 时间性　　　D 羞涩

9. A 乐观　　　　B 坦率　　　　C 井井有条　　D 迁就

10. A 有趣　　　　B 强迫性　　　C 忠诚　　　　D 友善

11. A 可爱　　　　B 勇敢　　　　C 注意细节　　D 忍让

12. A 让人高兴　　B 自信　　　　C 有修养　　　D 贯彻始终

13. A 富激励性　　B 独立　　　　C 理想主义　　D 无攻击性

14. A 情感外露　　B 果断　　　　C 深沉　　　　D 淡然幽默

15. A 喜交朋友　　B 发起者　　　C 爱思考　　　D 调解者

16. A 多言　　　　B 执着　　　　C 考虑周到　　D 容忍

17. A 活力充沛　　B 领导者　　　C 忠心　　　　D 聆听者

18. A 让人喜爱　　B 首领　　　　C 喜欢制图分析　D 知足

19. A 受欢迎　　　B 勤劳　　　　C 完美主义者　D 和气

20. A 跳跃性　　　B 无畏　　　　C 规范型　　　D 平衡

21. A 露骨　　　　B 专横　　　　C 乏味　　　　D 扭捏

22. A 散漫　　　　B 缺乏同情心　C 不宽恕　　　D 缺乏热情

23. A 唠叨　　　　B 逆反　　　　C 怨恨　　　　D 保留

24. A 健忘　　　　B 率直　　　　C 挑剔　　　　D 胆小

25. A 好插嘴　　　B 没耐性　　　C 优柔寡断　　D 无安全感

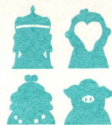

26. A 情绪不稳　　B 直截了当　　C 过于严肃　　D 不参与

27. A 即兴　　　　B 固执　　　　C 难于取悦　　D 犹豫不决

28. A 放任　　　　B 自负　　　　C 悲观　　　　D 平淡

29. A 善变　　　　B 好争吵　　　C 孤芳自赏　　D 无目标

30. A 天真　　　　B 鲁莽　　　　C 消极　　　　D 冷漠

31. A 喜获认同　　B 工作狂　　　C 不善交际　　D 担忧

32. A 喋喋不休　　B 不圆滑老练　C 过分敏感　　D 胆怯

33. A 杂乱无章　　B 跋扈　　　　C 抑郁　　　　D 腼腆

34. A 缺乏毅力　　B 不容忍　　　C 内向　　　　D 无主见

35. A 零乱　　　　B 喜操纵　　　C 情绪化　　　D 逃避

36. A 好表现　　　B 顽固　　　　C 有戒心　　　D 缓慢

37. A 大嗓门　　　B 统治欲　　　C 孤僻　　　　D 懒惰

38. A 不专注　　　B 易怒　　　　C 多疑　　　　D 拖延

39. A 轻率　　　　B 烦躁　　　　C 刻板　　　　D 勉强

40. A 浮躁　　　　B 狡猾　　　　C 好批评　　　D 妥协

　　做完之后，统计一下ABCD所选择的数量分别有多少个。其中，A代表黄色活泼型，B代表红色力量型，C代表蓝色完美型，D代表绿色和平型。世界之大无奇不有，每个人的性格都各不相同。一个成人已经混合了不同颜色的性格特质，成为彩色的人，同时因为遗传和环境的影响，还会显现出不同的特点和风格。那么，即使不做测试，一个人无论在行为特点方面还是情感表达方式方面，都会从下面的性格分类色彩图中找到一种跟自己更加吻合的颜色。

　　每当回答"我是谁"这个问题的时候，一个非常重要的维度就是我们的性格。因为性格里藏着每个人几乎所有的基因。性格里能呈现出我们的行为方式、情绪表达类型、依恋关系策略、压力下的自我保护姿态、愿望清单、沟通方式、价值观、自我认知等。接下来，就让我们来解读下由先天基因、家庭环境和社会教育三要素共同形成的性格密码。

四种颜色的性格，用象限来区分的话，黄色和绿色都属于偏重于人际导向的感性特质，多聚焦人际和情感；而红色和蓝色则更注重目标导向，偏理性，多聚焦做事；蓝色和绿色属于偏内向的慢性子，红色和黄色则是相对外向的急性子，如图2-1所示。

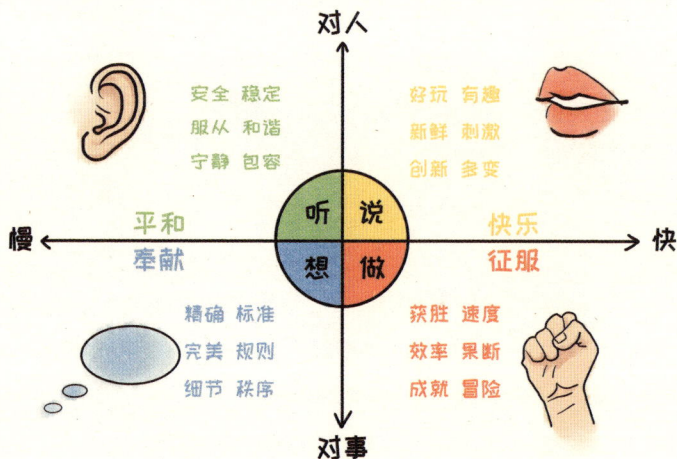

图2-1 不同性格的人的内在核心价值

一、红色力量型

（一）红色力量型性格特征

红色性格——性格测试得分中B选项最多的人群。

红色性格，也叫作力量型或者是掌控型、领导型、帝王型。

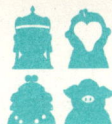

如孙悟空一样，既外向又理性。显著特征是，迅雷不及掩耳之快速，火山爆发之力量，横扫三军之征服，路遇不平事之火爆，一气呵成之执行力，居高临下之领导力，等等。

代表人物：贝多芬、拿破仑、乔布斯等。如果用动物来代表就是老虎，猛兽型，气场强大，威力十足，目空一切。

（二）红色性格的资源

雷厉风行、善做决断、富于领导力和决断力、勇于行动、目标明确且执着、有主见、善于表达、勤奋主动、敢于冒险、疾恶如仇、爱憎分明、争强好胜、旗帜鲜明、工作狂等，这些都是红色性格的资源。

他们立场坚定、勇敢、果断，有种天不怕地不怕的劲儿。面对压力，红色性格的人会迎难而上。越有压力和挑战，他们反而会越有斗志。这些资源使具有红色性格的人有很强的组织能力，并擅长为自己争取权利，使他们成为勇往直前的人。他们永远有目标和追求，积极上进。他们说话总喜欢一吐为快，目光总是坚定而有力，信奉"方向决定成败"的人生信条。

红色性格以"事"为主，在处理事情时关注的结果、速度、成绩、效益、成本是他们非常重视的核心价值。他们以"赢"为动力，喜欢冒险、竞争，不喜欢一成不变。他们有强硬、独立、叛逆的因素，所以他们喜欢从事有挑战性的工作。他们要有"掌控"的力量，需要手握着能够指挥与操控的权力。他们不太容易接受别人的批评，除非是他们所认同的人。具有红色性格的人是以达成目标为乐趣的人。他们很有使命感，不怕困难；点燃他们心中的动力与热情，对他们来说也是一种激励。他们最大的特点是具有极强的行动力。

（三）红色性格的限制

每种性格的缺点都是其优点的极端表现形式。 从前面提到红色性格的典型表现中，我们就能看出这种性格的不足和限制：他们因为率真、直爽，有时就会显得简单粗暴、武断傲慢、飞扬跋扈、主观自负；因为专注目标，有时就会显得急功近利、心胸狭窄；因为行动力强，有时就显得冒失、急性子、火暴脾气，遇事不够冷静。他们的执着有时也会显得僵化固执、听不进意见，如图2-2所示。

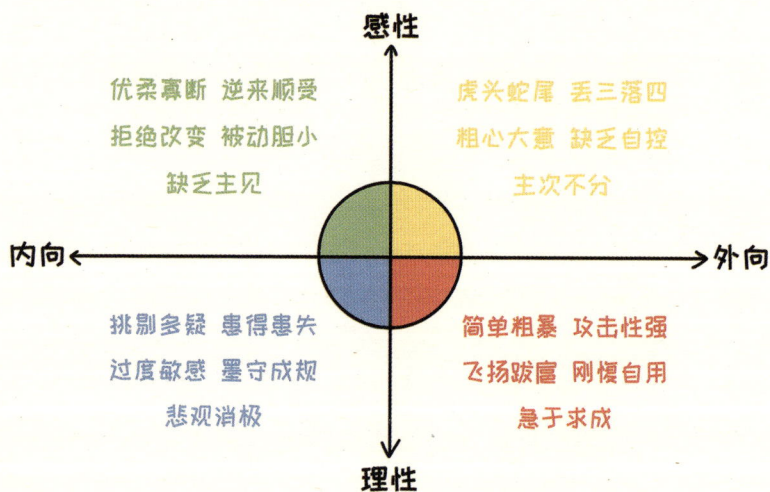

图2-2　不同性格的不足与限制

成也红色，败也红色。太过自信就变成自大、自负，太好强就会事事竞争、处处对比；太过强势，人际关系就容易很紧张；太强硬，人就会缺乏柔韧和弹性，也不懂得示弱。具有红色性格的人果断、反应快且

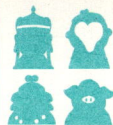

擅长言词，同时尖锐而不圆润，因为他们以事为主，并要求结果。他们不容易信任别人、不太擅于关怀别人、容易与人保持距离，因此会常常处于高处不胜寒的孤独之中。他们就事论事的同时会对他人的感受选择忽略，久而久之对他人的感受会变得非常迟钝。

（四）红色性格的压力来源

我们经常会有一些针对企业的压力管理讲座。我们偶尔会调侃说，红色性格的领导不需要进行压力管理的学习了，因为他们自己就是压力的制造者。我们所有人感受到的压力大部分都来自具有红色性格的人，如具有红色性格的领导，具有红色性格的丈夫、妻子或父母。具有红色性格的人常常在感受到压力时瞬间释放和转移出去。他们会迅速将感受到的任何压力转向下属、同事、家人。他们也是最会把压力变成动力的人，压力带给他们兴奋、挑战感和即将战胜困难的激情。如果他们的下属、同事、家人无法按照他们的旨意去行事，他们就会有很大的情绪困扰，不满、指责，甚至暴跳如雷，造成人际关系紧张，进而使自己感到受挫和孤独。他们在对下属或者家人发完脾气后常常感到内疚后悔，却又不愿意承认，同时内心又有很强的无力感。力量型几乎无一例外地在成长经历中都有一个养育者也有着红色的性格，而且这名养育者是其生命中的重要他人。具有红色性格的人常常对于未满足的期待用指责来表达，可以说具有红色性格的人曾经有着非常极端的成长环境，也就是一方面被宠，另一方面被严要求、高期待；一般成长过程中都有过又爱又恨的父亲或母亲，一边被爱着、宠着，一边又经受着身体暴力或者语言暴力。同时，他们在成长过程中常常会有面对冲突关系时手足无措失控感的体验。比如在前面讲到职场困惑中的悦心，可以说是红色力量型的典型代表。

（五）红色性格压力下的应对策略

具有红色性格的人，在压力下最擅长的应对策略往往是指责，如："都是你的错，你什么也做不好！""我跟你说了多少遍了，为什么不听我的？""你怎么这点小事都办不好？"也就是说，在压力下具有红色性格的人不擅于表达悲伤、无助、伤心、难过等脆弱的情感，他们更容易将这些脆弱的情感压抑下来，这股被压抑下来的能量通常会通过强烈的愤怒喷射而出。

所以具有红色性格的人常常是行走的鞭炮，属于易燃易爆品，压力下常常原地爆炸。不过，如果遇到了比他更强的人，处于压力下的他们或许也会表现出讨好、打岔或者超理智的姿态，但是这股被压下来的怒火一定会找机会释放的。那么，一个相对更值得信任和亲近的人就可能被具有红色性格的人当做安全基地，成为他们释放愤怒的发泄口。

（六）红色性格的故事

红色性格是四种性格中最容易被辨识出来的。具有红色性格的人常常表现出超常的战斗力、决断力，喜欢做决定、评价，善于指挥、驾驭，而且是最有行动力的一群人。拿我自己的真实案例来讲一个红色性格的故事吧。我的爱人——指挥先生的性格就是一个典型的红色性格代表。无论在家里还是在工作中，他都是"指挥"。

有一次在家里，助理给我打电话："明天早上九点去接您，我们差不多要去五个地方……"助理的话还没说完，先生在旁边直接抢过电话对我的助理说："不用了，明天你不用来了。明天我没事，我亲自

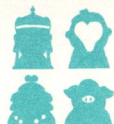

给石老师当司机。"我赶忙说："不用啊，你忙你的，我还是让……"他直接拿起我手机挂断电话说："就这么定了。"瞧，具有红色性格的人就是这么霸道，真是"爱你没商量"。我表面上看似委婉地说："你那么忙就忙你的呗，你这么个大指挥亲自给我当司机，也太让人感动了吧？"但我心里在想："明天去的地方多，路程又麻烦，以我对你的了解，你肯定中途就会忍不住因为一点小事冲我发火。而且，车内本来就是高压力环境，这特别容易让我们在车里产生争吵。"

担心就是诅咒，诅咒就会"心想事成"。果然，第二天出发后的第一站就应验了我的担心。先生问我："马上就到第一站'巴黎春天'附近了，是掉头到对面还是右转？"我赶忙拿起手机，查短信后说："那我赶快看下具体位置哈。"蹭！他火了："你早干什么去了？你从来都是这样！你为什么不能提前做准备！这大马路中间，我等着你查短信那还来得及？前面就是红灯，转还是不转？掉头还是怎么样？为什么不提前做准备？！"先生的怒火像连珠炮一样炸响。

那么，这种时候该如何与这个原地爆炸的火药筒继续沟通呢？别急，对此在后面会深入探讨。

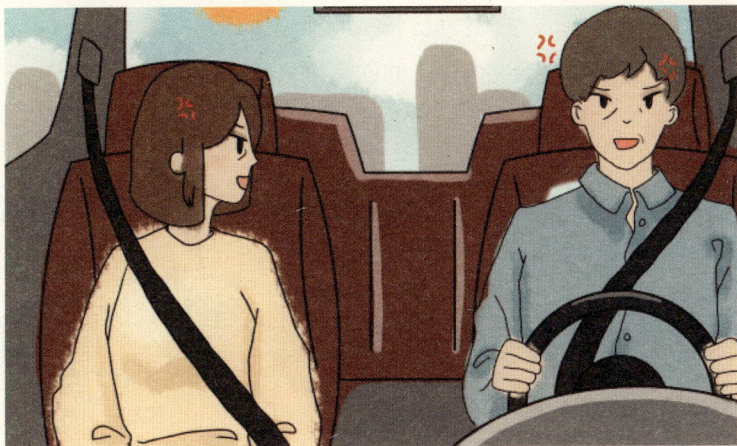

二、黄色活泼型

（一）黄色活泼型性格特征

黄色性格——性格测试得分中A选项最多的性格。

黄色性格，也叫作活泼型或者是快乐型、创新型，是既外向又感性的性格。黄色性格的人比较感性，所以没有那么多的对错、好坏、是非；既然是凭感觉，就比较情绪化、善变，也比较开朗。

活泼型的核心价值是快乐，所以具有黄色性格的人贪玩、爱热闹、喜欢聚会、创意点子多，所有好玩的事情他们都感兴趣。他们非常容易相信他人，并且很少设防。他们爱讲笑话、爱插嘴、爱热闹。他们最擅长的就是说话。他们乐观，喜欢扎堆，不惧陌生人，期待得到大家的认同，很喜欢分享，重视感觉。他们情绪化，喜形于色，口才好，喜欢新鲜事物，乐于助人，喜欢美食。他们热情，爱动，闲不住，喜欢交朋友。

黄色性格的人是饭桌上的笑星、舞台上的明星、讲台上的金话筒，在人群中一眼就能认出他们来。他们充满活力，喜欢穿色彩鲜艳的衣服，自由散漫，不循规蹈矩。他们笑声朗朗，大嗓门，说话眉飞色舞，享受过程而不太注重结果。他们做事随意，经典的例子就是挤牙膏永远是抓着哪里就从哪里挤。

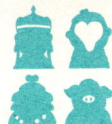

（二）黄色性格的资源

热情，良好的沟通与说服能力；乐观，温暖慨慷，充满创意，灵活敏捷，喜欢分享，对人际关系的感受较敏锐；喜欢团体的气氛；随性，步调快；社交范围广。喜欢快乐气氛，口才好，常会唱作俱佳地讲笑话；喜爱人群、有活力、善于制造热闹的气氛；希望得到朋友和大家的认同。能说会道，不过可能没有太多重点或主题。爱自由、童心未泯、富于感染力。

（三）黄色性格的限制

具有黄色性格的人喜欢新鲜感与刺激，对不熟悉、不好玩的执行细节，有时会感到枯燥厌烦。他们不太重视细节，做事情容易虎头蛇尾、缺乏主次。他们说话没有重点且善于频繁变换话题，使人摸不着头脑；他们因为太追求自由，从而容易变得散漫少规则。他们创意丰富却也容易不着边际，丢三落四且总是在找东西。他们对人太过热情，见面自来熟，但容易显得油嘴滑舌、不踏实；遇到压力他们喜欢打岔和逃避；他们情绪化，缺少毅力和坚持，他们做事粗心，注意力不集中。浮躁、爱做小动作是他们学生时代的评语范本；他们充满好奇心，常因贪玩误了正事。他们缺少时间观念，容易拖延，从而使工作效率大打折扣；他们重视门面及第一印象。相比倾听而言，他们更喜欢说，即使能静静聆听，也只是选择自己感兴趣的部分。

（四）黄色性格的压力来源

环境过于严肃；没有办法融入群体中；工作没有乐趣、索然无味；

一个人工作，无法与人交谈；团体中派系太多，彼此勾心斗角；没有办法表现真实的自我；没有办法得到肯定、赞美、支持；开放、友善的作风遭人误解；受到的要求过高、被管得太严或者面对冲突时。以上这些都会让具有黄色性格的人感到压力。

（五）黄色性格人压力下的应对策略

黄色性格的人在压力之下最常使用的姿态是打岔，比如讲笑话、看起来总是很忙、东跑西颠，比如埋头打游戏、聊天、刷短视频等看起来很热闹、很容易分散精力的事情上。许多具有黄色性格的孩子在青春期疯狂地迷上了游戏或者手机，这恰恰是他们内心最感焦虑、紧张、压力重重的表现。黄色性格的人在压力下也会使用讨好和指责姿态，这取决于黄色性格是偏红还是偏绿。当然，具有黄色性格的人讲起道理来也是很厉害的，这也取决于"面对的是红还是蓝"。一般情况下黄色性格的人有点像变色龙，因此自动化的防御策略非常丰富。敏感度极强的黄色性格的人早已深谙不同性格的应对策略，可以保护自己少受伤害。

（六）黄色性格的故事

我本人的性格也是以黄色性格为主导。我从小就活泼、开朗，长大后也非常灵动。我曾经受妈妈的影响变得内在很冲突，一方面按照妈妈的期待让自己变得谨慎细腻、追求完美，另一方面又本能地丢三落四，所以压力下也会有蓝色、绿色性格的特质。比如，一遇到矛盾首先想到的就是想躲起来，不想说话，但一旦大家平静下来，我还是想讲讲道理；做事情时满脑子计划和安排，如果不能按时完成也会有些沮丧和不安，但让我像我先生一样厉声指责他人，我真的很不擅长。在最初参加成长工作坊和个人咨询的自我体验时，我一直在解决如何表达愤怒的

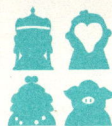

问题，因为我从小到大不敢表达愤怒。在我们的家庭规条里，表达愤怒是没有礼貌的，特别是小孩子对大人有任何不满都是大逆不道的。我在有压力的陌生环境中，也会像具有绿色性格的人一样保持沉默、不被人注意，追求安稳。我虽然天性活泼，但是当遇到压力时，我的表现会依据所感受到的压力大小而有所不同。如果压力不大，比如我先生今天态度特别好，也给我表达的空间，我也会像红色性格的人一样尝试表达愤怒和不满；压力稍大一些，我就会像蓝色性格的人一样神经紧张，陷入"两个小人打架"的分裂状态，会满脑子搜集辩论证据，甚至查找文献准备平静地说理；压力再大一些，我会像绿色性格一样尝试取悦和认错；如果压力达到峰值，我就会制造自己不在场的感觉，比如玩手机、打岔，想办法离开，让思绪飞出去，这样我内心的焦虑就降低不少。

三、蓝色完美型

（一）蓝色完美型性格特征

蓝色性格——性格测试得分中C选项最多的人群。

蓝色性格，被称为完美型、规范型、精确型、计划型，是既内向又理性的一类性格。具有蓝色性格的人做事追求完美，讲究计划，喜欢说"应该怎样，不应该怎样"。他们做事很注意流程和规划，讲究顺序和安排，从不做计划外的事情。他们脸上通常比较严肃，凝神思考状较多。他们比较容易关注事情的负面，做事谨慎细致，安排周到严密。他们喜欢讲道理、谈规则，注意习惯的养成和行为的尺度。他们很少流露感情，最擅长的就是思考和分析。

具有蓝色性格的人经常苦思冥想，三思而后行。他们最喜欢说细节决定成败。他们做事情善于计划、列目标、写流程，一遍一遍地核对细节。

（二）蓝色性格的资源

凡事讲求精准；对品质要求高；就事论事；比较严肃和理性；重流程、重分析。强调程式的重要；重视效率、逻辑，追求零误差；较理性，深思熟虑、谨慎且十分细心；强调优先顺序及执行步骤；不习惯与人身体接触；井井有条，独立性强，看起来有些冷漠；有完美主义倾向，凡事都高标准并讲求细节；自制，自我要求高；尽忠职守，讲分寸进退。具有蓝色性格的人是解决问题的高手，搜集资料和推理、分析的能力强，善于独处。

（三）蓝色性格的局限

具有蓝色性格的人是缺点较少的一群人，他们最大的不足和局限就是过于完美或追求完美，从而显得刻板、挑剔、被动、缺少变通，对自己的想法与计划很固执；要求较高就容易不宽容，有时也会因为过于追求一份完美的计划，而一直无法进一步实施，思考、顾虑过多，而实施、行动较少，相对于具有红色性格的人就显得行动力不足。他们重工作胜于对人际关系的营造，工作中的追求细节，进入到日常家庭生活中就容易显得太过理性和较真。他们不太流露情感，习惯压抑负面情感；内心丰富，却很少表达，不喜欢太直接，没有太多的口语表现和肢体动作，对人际交往不太热衷。他们不喜欢过于热情的人，如果被太直接的激励，会引起他们的质疑。许多人表示跟具有蓝色性格的人相处会感到神经紧绷，有压力，易疲劳。

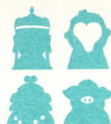

（四）蓝色性格的压力源

受到质疑、被误会；因数据不足而无法形成决策并付诸行动；日常行为准则受到质疑及挑战；规范、秩序被打破；政策、方法不清楚；订好的计划被打乱需要快速做改变；需要直接面对矛盾与冲突；需要主动与人群接触；时间太紧张；环境紊乱失控。

（五）蓝色性格人压力下的应对策略

蓝色性格的人在压力下最擅长使用的是超理智。在冲突和对抗的状态时，具有蓝色性格的人总是以讲道理见长。他们的信念系统里会认为，我把道理给你讲明白了，你就会不再那样想或者那样做了。具有蓝色性格的人在压力下会非常努力地压抑自己的所有情绪。其实，当他们在讲道理的时候，内心情感非常丰富，比如会有无助和恐惧，还会有愤怒和难过；但是他们会用快速把这些情绪压抑下去的做法来帮助自己，讲道理、讲道理、拼命地讲道理。当然除了超理智之外，具有蓝色性格的人会根据感受到的压力程度不同去选择指责或者打岔姿态。比如，他们感觉讲什么对方也不会懂，根本是对牛弹琴，或者感觉对方素质太差，干脆给你个后背和没表情，讲道理无效后，冷战也是他们最擅长使用的策略。

（六）蓝色性格的故事

张伟（化名）是我的同学，也是认识好多年的朋友。当写蓝色性格的故事时，我第一时间想到的就是他，因为他简直就是蓝色性格的代名词。平时他总是不苟言笑、眉头紧锁，一幅深沉的模样让人感觉他很有深度，但谁也不知道他在想什么。坐椅子时他只坐椅面的前1/3，双腿并拢，腰板挺直。有一次，我拿他的名字当谜底给同学们猜谜语做游戏，我说："孔雀开屏，打咱们班同学的名字。"当有人猜出来是张伟（张开尾巴）的时候，大家都笑得前仰后合，可是他半天都没有任何反应，大家给他讲了半天他也没有弄明白；直到下一次聚会的时候他笑着说，他终于搞明白大家为什么笑了。我们都笑他不仅慢半拍，还缺少幽默细胞。

大约3年前的一个下午，我接到了他妻子给我发的微信，说她一家在泰国旅游，因为小事拌嘴，结果张伟自己躲在房间里不出来，怎么说也不行，问我怎么办。了解事情的经过后我才知道，他女儿高中毕业考上了不错的大学，一家人开开心心地去泰国旅游。一落地，他就拿出了自己整理的厚厚的旅行手册看。手册里全是他记录的教程和攻略，包括去哪里兑换泰铢、几点坐哪辆车去预定的宾馆、哪里有好吃的、哪里有好玩的，衣食住行无所不包。刚开始几天，妻子和女儿比较兴奋，乐得什么都不管，就跟着他到处转。

过了几天，对泰国的人文环境熟悉后，妻子和女儿就不听他的了，不按时起床，到处闲逛，"想一出是一出"，他就有点儿不适应了。紧接着，矛盾进一步浮现出来。妻子和女儿根本不再按照张伟的旅行攻略来旅游了，而是随机性地去某个景点、各种拍照等，玩起来也没有时间观念。张伟为此一直憋在心里，直至他提醒妻子按照他的攻略计划来的时候，他反被妻子和女儿嘲笑了一番，并被反驳说出来玩就是随性的，为什么非要跟旅行团那样按部就班。妻子最后说了一句："我们是出来享受的，不是被你那破攻略捆绑着来证明你的计划有多完美的！"这一下他被点着了。但是张伟表达生气的方式就是把自己关在房间里不再出门。妻子和女儿回来后发现他生气了，又是哄又是撒娇又是端水果，他

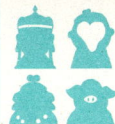

都不理。

听完张伟妻子的讲述，我差点儿笑喷。张伟果然还是一如既往的死板，实在是架不住妻子和女儿这样"折腾"，矛盾终于暴露出来。具有蓝色性格的人，表面上看起来不苟言笑，其实内心深处一半是火焰、一半是海水。他们做事追求完美，善于计划，思想深邃，高度自律，情感也敏感细腻，但是有时候过于敏感，而且太习惯于墨守成规。在他们眼里，成败的重要性不如对错的重要性，凡事总要讲出个对和错。他们做领导或者家长时，员工的报告里有一个标点符号错了，孩子是不是按时完成了作业、有没有好的学习计划、字迹是不是干净整洁，这些细节他们一个也不会放过。

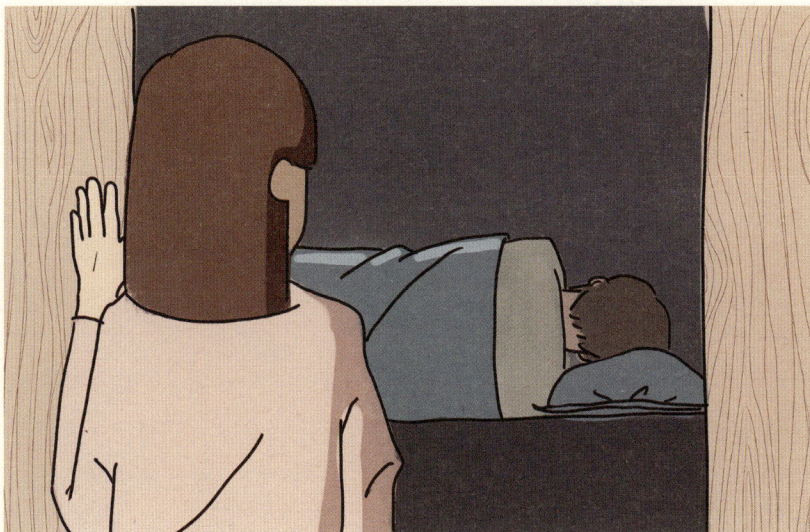

四、绿色和平型

（一）绿色和平型性格特征

绿色性格——性格测试得分中D选项最多的性格。

绿色性格，被称为和平型、服从型、安全型和稳定型，是既内向又感性的性格。开会或者聚会时，具有绿色性格的人一般情况喜欢坐在角落里，不喜欢被人关注。他们随和、谦让、温和，脸上永远带着浅浅的微笑，和气，有时也很幽默，但不张扬。他们喜欢默默无闻地为大家服务，善解人意，易察言观色。他们温暖而优雅。他们善于服从，懂得尊重他人的感受，不喜欢冲突和争抢。大多数中国人都是如此和善的，他们不喜欢变化和冲突。他们缺少黄色性格的社交自信，虽说他们也喜欢人际交往，但他们更愿意做一个倾听者而不是发言者。他们很少当面对人表达不满。他们忍辱负重、委曲求全，从不为自己去争取些什么。他们信奉沉默是金，一生追求和平与和谐。他们最擅长的是倾听和观察。

（二）绿色性格的资源

十分友善，风度极佳的支持者，不容易与人起争执；冷静从容、做事较慢条斯理；个性随和、合作性强、喜欢在团队中的归属感、是很好的倾听者；不习惯反抗、服从性佳、做起事来从容淡定；严于律己、宽以待人、温和地表达情绪、善解人意、助人为乐；随和、迁就、关心他人、情商高、忍耐力高、适应性强、忠诚度高、喜欢按部就班；热爱长期的工作关系，有耐心、和善、谦虚，不会要求、不擅表达；不希望频繁改变，渴望得到更多的保障。

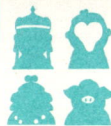

具有绿色性格的人重视的是"安全感"与"保证"。要他们站在众人的前头，对他们是有压力的。他们重视家庭，对家人十分关心。如，努力做到早回家吃饭，关心家人的健康、孩子的功课等。如果强调他们有个幸福美满的家庭，肯定他们的另一半很幸福，他们会觉得很受用。奖励不但要考虑他们，也要兼顾到他们的家人，同时肯定他们对家人的责任感。比如，送礼物要送他们全家人都可用的东西。他们做事有自己的步调；不要太紧逼他们，或对时间的要求太急迫，有时放他们半天假，对他们也是很大的激励。他们很有耐心与毅力，赞赏他们的这一点，感谢他们的无私与团队精神。

（三）绿色性格的限制

具有绿色性格的人若过于随和，就会缺乏主见和立场；过于照顾他人感受，就容易忽略和委屈自己。具有绿色性格的标志性人物就是《西游记》中的沙和尚。《西游记》电视连续剧的主题歌有一句这样唱："你挑着担我牵着马。"但事实是什么呢？无论挑担还是牵马其实都是沙僧，所以应该唱："我挑着担我牵着马。"这就是因为绿色性格常常不知不觉就会主动去承担，因此有时也会在过度付出后，因为不被看到和认可而产生委屈和抱怨，常感觉自己是受害者。他们过于求安全和稳定就会缺乏创新精神，有时也会容易陷入被动、安分守己的困境。他们不善于表达，很少为自己争取什么。

（四）绿色性格的压力来源

不太会给别人压力，因此揽了太多事在自己身上；必须靠自己做出重大决定；被要求做一些从未做过的事；感觉到工作时程急促，没办法按计划行事；政策突然改变，没办法应对。过于忙碌的生活，没办法兼顾到家庭及其他；过于冲突或复杂的情节；过于快速的步伐；得罪了别人；站在台前公开说话。

（五）绿色性格人在压力下的应对策略

绿色性格的人在压力下最擅长使用的是讨好的姿态，有时也会使用打岔姿态来逃避应对。这些不愿惹事、不喜冲突的和平使者，常常用自我牺牲来求得一份安宁与祥和。我们经常会见到一对红绿搭配的夫妻，这是一对极完美的搭档，不出意外的时候都是"红色"一方"欺负""绿色"的伴侣，"绿色"委曲求全、不善争辩。具有绿色性格的人凡事喜欢做和事佬，他们在压力下常常选择用忽略自己的方式来保护彼此。所以他们常常会看起来很惹人疼惜，楚楚可怜的眼神、忍辱负重的态度，也常常会让红色性格不忍心再说下去。当然，同样是绿色性格，如果他们遇上了比自己更弱、更绿的，如孩子、爱人，也会用指责姿态来释放平时在社交场合压抑的愤怒。

（六）绿色性格的故事

晓飞（化名）曾经因伤害罪被判刑。当她在家人的陪同下来找我们时，我相信我此生都不可能把她和故意伤害罪联系在一起。这是因为她像小兔子一样纯净，看起来是一位温柔、善良的女性，眼神清澈无比；留着空气刘海的她显得如同17岁的花季女生一样唯美。她在我眼里就像我想象中的女儿一样。然而，几年前她故意伤害了前夫。带着好奇，我们逐渐了解了晓飞伤人行为背后的故事。

从小到大，晓飞都是父母眼中的乖乖女，上学时按时回家，上班后还是按时回家，在学校里不争不抢，在单位也是安静温柔，所有人都认

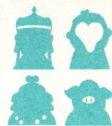

为她像一棵无害植物一样。然而，也正是因为这种性格，她在单位经常受欺负。她太容易被欺负了，领导和同事们会把所有难做的事情推给她做，领导和同事们都习惯于让她承担所有的错误。对于这一切，她不懂得反驳，也不知道该怎么反驳，就像乖乖女一样被人呼来唤去。直到有一天，悲剧终于发生了。那天，一个同事的项目出现问题，被领导叫去痛批了一通，这个同事回来后就怪她没有帮自己把项目的PPT修改好。委屈的晓飞躲在角落里偷偷哭泣，其他同事也没过来安慰她。下班后，难过又疲惫的晓飞回家撞见前夫和其他女人在自己的床上滚床单，瞬间崩溃了的她拿起菜刀要和前夫同归于尽。在抢刀的过程中，她砍伤了前夫的手臂。

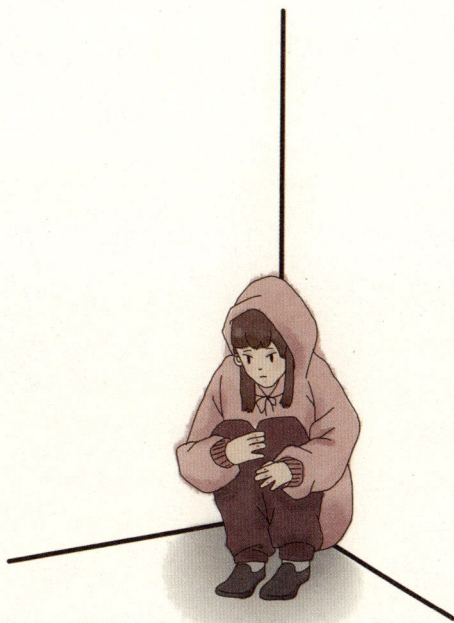

听到这个故事，我既心疼又惋惜。我心疼晓飞明明与世无争、与人无害，结果受到三番五次的伤害。长时间处于压抑状态的她，终于在一个时间节点上爆发了。

具有绿色性格的人在中国是大多数，这也符合中国文化的标识，因为我们长期所受的教育是克己复礼、己所不欲勿施于人。有人曾经把具有绿色性格的人比喻为温顺的绵羊。具有绿色性格的人善于劝架，能使闹矛盾的人都有台阶下；大多数时候即使有意见或者怨言，也都闷在肚子里；很少主动挑头惹事，习惯于自我牺牲。但是，具有绿色性格的人会因为将所有的痛苦和负面情绪打碎吞下而产生内耗，长期的内耗则会导致情绪障碍。晓飞的表现是典型的"兔子急了也咬人"。2018年发生在昆山的"8·27持刀砍人案"中的白衣男子也是这样，被黑社会持续不断地伤害，导致他最后捡起地上的砍刀一路狂砍。

在我们这个有着悠久文化历史的国度里，具有极大包容度的绿色性格的人在人群中占大多数。他们安详、和善、随遇而安，只要没有被逼到绝路，一辈子都是过着安稳不变的生活，很容易知足，遇到矛盾能躲就躲、能忍即忍。我们在生活中见过很多人小时候活泼开朗，长大后却变成了绿色性格。

仔细比对不难发现，以上分类方式是一本同源，可以相互借鉴。首先，每个人都是彩色的，在40个选项中，不可能有人全部都是红色或者蓝色，而是既有红色的影子，也有蓝色的影子，只是各色彩占的比例不同而已。在不同的压力等级与情境下，红色性格的人也有可能采取讨好、打岔、超理智姿态，所以我们在实际运用中，不可以对任何人进行标签化。

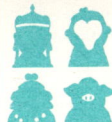

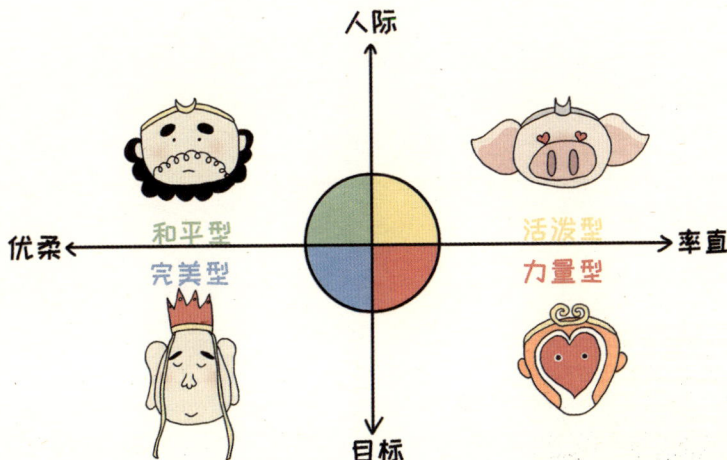

图2-3　不同性格的代表人物

　　不同性格有不同的优势和精彩，也有不同性格的不足和限制，可以看到不同性格的人在人际间的互动与沟通中有趣的一面。我有一个曾一起学习心理课程的好同学，讲了一个令我至今难忘的故事。我的同学是典型的黄色性格，丈夫是典型的蓝色性格。两人经常因为东西应该放在哪里而生气吵架。有一次两人去超市购物，妻子被一颗红彤彤的西红柿吸引了，伸手就拿到了筐子里，但是丈夫立刻伸手拦住了她，说："买西红柿要买稍微青色的，可以放上两天也没有问题，你选的这个如果不能马上吃就不新鲜了。"妻子觉得丈夫好像说得也很有道理，可是逛了一圈，她还是会惦记那一颗红彤彤的、圆圆胖胖的大西红柿，于是在排队结账时，她笑着跟丈夫说："不行，我还是要把那个西红柿买回来，我今晚上就吃了它。"丈夫没有拉住，就眼看着妻子一溜小跑地捧回了这颗大西红柿。回到家里，吃完饭，丈夫面无表情地提醒妻子说："你别忘了今天把你买的西红柿吃掉。"妻子捧着吃得饱饱的肚子说："唉，一不小心又吃撑了，我已经没有肚子吃下那个西红柿了。我明天再吃吧。"丈夫冷着脸没有说话。晚上睡觉前，丈夫说："我要跟你谈一谈，你说你这个人做事是不是太任性，太情绪化。生活中要有计划和安排，不能凭一时冲动做出不理智的事情。我跟你说过多少次了，做人做事都要克制自己的欲望和冲动，否则就会酿出大祸。比如说你今天买的这个西红柿，我明明跟你说得很明白了，你还是要买回来。买回来你吃了也行……"妻子此刻已经不想再听任何说教，内心无比崩溃。她认为，这么一件小事就上纲上线，有什么了不起嘛。不就是一个西红柿，我那么喜欢，被它吸引，我想把它买回来，我想吃掉它，就这么简单。你至于从下午到睡觉前一直板着脸吗？关于这个西红柿，为什么非要这样讲道理，让我按照你的意思办才行？！

由此可见，如果我们能了解彼此的性格差异，就能在看到彼此的行为后多一些理解和包容，同时也能根据性格的不同而选择适合的恰当回应。

现在我们已经对四种性格的特点有了清晰的认知。接下来让我们试想一下，面对前文中我谈到自己与先生在车内的冲突和矛盾，不同性格的妻子会做怎样的即时回应呢？

●具有绿色性格的妻子可能会小心翼翼地说："真对不起，都是我不好，你别生气了，生气伤身体。以后我一定提前准备好地址。"这样的回应对于具有红色性格的人来说，是有效的。可怜兮兮的样子会让红色性格的人不忍心再发脾气，但是对绿色性格的妻子来讲，这样的低姿态讨好的应对，是有可能会因为像个受气包一样压抑了愤怒而憋出内伤，所以这种回应虽然有效，但是并不可取。

●具有蓝色性格的妻子可能会很严肃、很冷静地说："你觉得此时此刻发脾气有用吗？你昨天说要给我当司机，你觉得司机应该怎么当？如果我的助理开车，就不需要我操心地址的事情，她一定提前做好了准

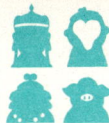

备。当你说要给我当司机的时候，拜托你把自己的位置摆正确，你是司机而不是领导。即使不是作为司机的角色，你觉得作为一个男人，作为一个丈夫，你这样做是应该的吗？是正确的吗？"这样的回应，正在气头上的具有红色性格的先生可能根本听不进去。虽然很有道理、句句正确，可是像念经一样毫无感情，会让红色性格的丈夫更加愤怒。

●具有红色性格的妻子可能会直接打开车门绝尘而去，临走时还会甩出一句："你以为你是谁？明明是你说要给我当司机，现在却在给我当领导？老娘不坐你的车了还不行？你这个司机被辞退了！"具有红色性格的妻子与具有红色性格的丈夫遇到冲突、矛盾的时候，那一定是连在一起的鞭炮，一经点燃便会同归于尽，谁也赢不了谁。

●具有黄色性格的妻子或许会强颜欢笑地说"别生气，别上火，老公我晚上请你吃火锅"，或者直接不说话不回应，保持沉默。这样的做法也无法建立真正的联结，搁置矛盾而没有解决问题。

实际上，这四种性格的人所采用的自动化应对方式，既与他们的性格有关，也与他们的内在誓言有关。在处于压力环境下，人们就会发现自动化的防御策略不是容易伤害他人，就是容易伤害自己。

具有不同性格的人如何做自我优化，又如何改变压力下的自动化防御策略呢？让我们在扩充了解一下我们的依恋类型及相处模式之后，再来详细介绍。

认识依恋类型
——关系中的伤与痛

无论是亲密关系、亲子关系、上下级关系等，都折射出人与人相处和发生联系的方式。有些人会在关系处理中表现得被动、疏离、回避，有些人则在关系处理中非常主动、黏人甚至纠缠。心理学经常将这两类极端的人际类型称为过度回避疏离或者过度侵入纠缠。

这些表面现象如果没有被清晰地了解，我们经常会将其总结为：没有人喜欢我，或者我不喜欢跟人相处。为了避免在关系处理中受伤，有些人极尽所能地保持关系，而有些人则会不知不觉地远离关系。人们通常在无意识的状态里处理关系，有时候我们会认为没有人可以相信，有时候会认为为什么受伤的总是我。但事实上，这些关系处理中的伤与痛，恰恰是人际间重要的信号，帮助我们看清那些经常重复出现的行为以及反复发生的故事背后有着非常隐秘的规律，而这一切竟然是从我们还是婴儿的时候就开始了。

我们每个人，在嗷嗷待哺的时候都需要身边的成人来照顾。如帮我们洗澡，喂我们吃饭，陪伴我们玩耍等。鲍尔比在他的著作《依恋》中，细致地为我们介绍了人类的依恋关系是如何产生、形成、发展的。

我们的身体都有着记忆，而且还有显性记忆和隐性记忆的区别。

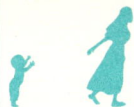

很多我们小时候经历的事情，大脑没有记住，但是肢体却会记住，所以我们每个人，在面对同一件事情时，会因为自己的记忆而发生投射和移情，从而做出不一样的反应。

我们的旳依恋类型分为两大类：安全型和不安全型，不安全型又分为两大类：矛盾型和回避型。

什么是安全的依恋关系呢？其主要表现为，当婴儿与母亲在一起时，婴儿将母亲作为"安全基地"，以母亲为中心主动地去探索环境。母亲在场时，婴儿感到安全放心；母亲离开时，婴儿表现出苦恼、不安；当母亲再回来时，婴儿会立即寻求与母亲接触，将其作为"避风港湾"。安全型依恋的婴儿具有良好的情绪识别和表达的能力，并且可以与母亲有良性沟通。

安全型依恋类型中，婴儿的母亲一般对孩子的信号及情绪表达（呼喊求助、肢体动作等）非常敏感，能及时了解孩子的想法并给予及时回应，而且能鼓励孩子进行探索，表现出稳定的情绪状态，愿意和孩子有亲密的接触，可以感受到亲子共处的和谐与幸福。

然而现实生活中，很少有一个孩子从小到大都一直享受着被爱、被关怀，自始至终都没有过伤痛。有太多太多依恋关系没有确立好的人，后来在人生道路上做出了让自己后悔的选择。一般来说，受家族历史上的伤痛和僵化的家庭规条影响的孩子，非常容易发展成为矛盾型或回避型的不安全依恋类型。

所谓的**回避型依恋类型**，主要表现为婴儿与母亲刚分离时看起来并没有明显的负面情绪，但独自在陌生环境中待一段时间后便出现焦虑的情绪，并且往往选择自我控制而不做表达；不太愿意与妈妈沟通，反而比较容易与陌生人相处；有较好的适应陌生环境的能力，很容易从陌生人那里获得安慰。这类婴儿与母亲分离后再见到母亲时，对母亲会采取回避态度。有人把这类婴儿称为"无依恋婴儿"。

回避型依恋类型的婴儿拥有什么样的母亲，又在体验怎样的养育方式呢？有的母亲对孩子缺乏耐心，当孩子干扰自己的计划和活动时，生孩子的气或怨恨孩子，对孩子的信号反应迟钝；有的母亲对孩子经常表现出消极情感（如产后抑郁的母亲），即使对孩子表达积极情感，其程度也很微弱；还有的母亲比较刻板、严肃，对于婴儿的要求和愿望采取漠视或者拒绝的态度，因此母婴之间很少有特别密切的感情联结。

有这样一个黑色幽默：

"作为一个单身主义的女性，我现在突然感受到有个异性伴侣的重要性。毕竟，当我在修卫生间的水管时，有个男朋友帮我递一下扳手也是好的。"

哪个女孩子会希望自己成为女汉子？哪个女孩子不希望自己像公主一样被呵护？然而，这个女孩子之所以会成为女汉子，也许与自己回避型的依恋类型有关。她的内心或许有一个信念——"只有靠自己，我才能活得更好"。可能是她在婴儿时，因为饿而哭泣，大人把她放在一边说："哭一哭就不哭了，孩子哭哭还能锻炼肺活量。"于是，她——一个脆弱的婴儿，从这一刻开始就慢慢地、慢慢地经历着无数次类似的成长体验，比如遇到困难无处求助等等，最后产生了一个内心的信念：其他人都无法满足自己的需求，一切都要靠自己。

矛盾型依恋类型，主要表现为当母亲要离开婴儿之前婴儿就显得很警惕。当母亲离开时婴儿表现得非常苦恼、极度反抗，任何一次短暂的分离都会引起婴儿大喊大叫；但当母亲回来时，他们对母亲的态度又是矛盾的，既想与母亲接触又反抗与母亲接触；当母亲亲近他们时，他们会生气地拒绝、推开母亲但又会不时地朝母亲这里看。

矛盾型依恋类型的婴儿的信号，常常被母亲误解。母亲对孩子的照顾行为是不一致的，对孩子的反应主要取决于自己当时的心境。她们心情好的时候会对孩子有非常亲密、宠溺的行为，即使孩子犯错也没关系；心情不好的时候会对孩子微不足道的错误也会大发雷霆。因此，孩子获得怎样的呵护与孩子自己的行为没有太多关联，只与母亲当下的情绪有关。母亲的情绪不稳定，对待孩子的亲疏也不稳定：有时候是魔鬼，有时候是天使。因此，在孩子的信号和母亲的情绪表达之间就常表现出不一致。

具有矛盾型依恋类型的母亲，是咨询室里的常客，而且她们很能"作"。她们自己也很奇怪为什么一谈恋爱就变得很矫情，总是把男朋友虐得死去活来，需要对方付出百倍的精力和耐心才能让她们心里有那么一丝安全感。当内心察觉到不确定性、不安全感时，她们就开始了"无限索取，试探底线"之旅。这里，我们再一起分享一个冷笑话。

妻子的日记：昨天晚上他真的非常非常古怪。我们本来约好了一起去一个餐厅吃晚饭。但是我白天和我好朋友去购物了，结果就去晚了一会儿，可能因此让他不高兴了。他一直不理睬我，气氛僵极了。后来我主动让步，说我们都退一步，好好交流一下吧。他虽然同意了，但还是继续沉默，一副无精打采、心不在焉的样子。我问他到底怎么了，他只说"没事"。后来我就问他："是不是我惹你生气了？"他说："这不关你的事，你不要管。"在回家的路上我对他说"我爱你"，但是他只是继续开车，一点反应也没有。我真的不明白啊，我不知道他为什么不再说"我也爱你"了？我们到家的时候我感觉我可能要失去他了，因为他已经不想跟我有什么关系了，不想理我了。他坐在那儿什么也不说，只是闷着头看电视，继续发呆，继续无精打采。后来，我只好自己睡了。10分钟以后，他爬到床上来了，但一直都在想别的什么。他的心思根本不在我这里！这真的太让我心痛了。我决定要跟他好好谈一谈，但是他居然已经睡着了！我只好躺在他身边默默流泪，后来哭着哭着睡着了。我现在非常确定，他肯定是有了别的女人了。这真的像天塌下来了一样。天哪，我真不知道我活着还有什么意义！

丈夫的日记：真倒霉，今天意大利队居然输了。

通过下面的场景，我们可以进一步了解安全型依恋、矛盾型依恋及回避型依恋的不同。妈妈带着宝宝去陌生的房间里面玩耍，妈妈在一旁打电话，宝宝开心地玩着玩具。中途妈妈出去了一下又回来，具有回避型依恋的宝宝好似什么也没有发生一样，继续玩着自己的玩具（其实她内心也有焦虑，但是不表达出来）。具有安全型的宝宝在妈妈离开时会哭泣，妈妈回来时会跟妈妈主动寻求接近，并会问妈妈："你刚才去哪儿啦？"当妈妈给孩子安抚时会很容易获得接纳（因为她相信妈妈会回来的）。说完后，他继续开心地玩玩具。具有矛盾型依恋的宝宝在妈妈离开时会很崩溃地哭泣，妈妈回来后会不理妈妈，甚至会踢打妈妈，内心的情感和外在的表现非常不一致，具有矛盾型依恋的宝宝的内心会说："我就知道你会离开我，你虽然现在回来了，那你刚才为什么会离开我？我知道你以后肯定还是会离开我！"

了解了依恋关系，我们就会了解为什么有些孩子从小被送到外婆

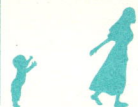

家或者亲戚家长大，大一些了（上小学了或更大一些）回到父母身边时跟父母无法亲密的原因。那些饱含鲜活印痕的，不仅是我们能回忆得起来的外显的记忆，也包含完全没有什么印象的却刻在心灵深处的内隐记忆。我经常听到一些从小在爷爷、奶奶家长大的人回忆起小时候的点滴故事，比如："奶奶在用柴火烧的炉子烙饼，炉火把奶奶的脸照得红彤彤的。我站在奶奶身旁，感觉全身热乎乎的。"一个现在已经四五十岁的妈妈正跟青春期的孩子发生冷战。她回忆道，她从小就不和父母一起生活，长大后回到父母身旁时跟父母的关系非常糟糕；但是，在说到小时候跟奶奶在一起的场景时，她脸上放着光、眼里含着泪。

我们每个人成人后，早期依恋关系就会在婚姻、工作中显现出来。不安全的依恋类型会产生很多烦恼让自己的关系变糟、情绪变差；内心的痛苦日积月累，或许看起来没有什么大事情，却让自己感觉很压抑、很窒息，等等。

成人依恋是指成人对其童年早期依恋经验的回忆和再现以及当前对童年依恋经验的评价。成人人际关系的发展与完善跟童年早期的依恋经验有关。童年早期的依恋经验会在一个人成长的过程中形成个体内部独有的心理工作模式或心理表征。如果一个人在成长过程中不健康的亲子互动模式没有改变，则会影响到这个人成年后亲密关系的建立、对人际关系的表达以及成熟的社会功能和完整人格特质的形成；也就是说，一个人童年早期的依恋经历在很大程度上决定着这个人现在对他人依恋的模式。

我们可以通过测试，了解我们自己的依恋关系属于哪种类型。知道了自己的依恋关系属于哪种类型，也就不难理解自己的所作所为了。这里介绍一种成人依恋量表（AAS）及评分标准。这是由多位学者经过多次修改升级的一套成人依恋关系测试题，柯林斯在1996年又进行了再次修订，使其更加适合于对成人亲密关系以及伴侣关系的评定。作为一个测量成人依恋等级的自陈量表，由于测信度中等，结构效度良好，得到专业人士的广泛使用。该量表共包含18个项目，需时3~5分钟。

请阅读下列语句，并衡量你对情感关系的感受程度。请考虑你的所有关系（过去的和现在的），按照你在这些关系中通常的感受来回答。如果你从来没有卷入情感关系中，请按你认为的情感会是怎样的来回答。

请在量表的每题之后的括号里填写与你的感受一致的数字1~5。仔细看清楚有些题目本身是否定的，那么选择不符合就是否定之否定，所以应当多读两遍题再回答。1代表完全不符合，2代表较不符合，3代表不能确定，4代表较符合，5代表完全符合。

(1) 我发现与人亲近比较容易。（ ）

(2) 我发现要我去依赖别人很困难。（ ）

(3) 我时常担心情侣并不真心爱我。（ ）

(4) 我发现别人并不愿像我希望的那样亲近我。（ ）

(5) 能依赖别人让我感到很舒服。（ ）

(6) 我不在乎别人太亲近我。（ ）

(7) 我发现当我需要别人帮助时，没人会帮我。（ ）

(8) 和别人亲近使我感到有些不舒服。（ ）

(9) 我时常担心情侣不想和我在一起。（ ）

(10) 当我对别人表达我的情感时，我害怕他们与我的感觉会不一样。（ ）

(11) 我时常怀疑情侣是否真正关心我。（ ）

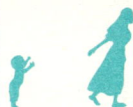

（12）我对与别人建立亲密的关系感到很舒服。（　）

（13）当有人在情感上太亲近我时，我感到不舒服。（　）

（14）我知道当我需要别人帮助时，总有人会帮我。（　）

（15）我想与人亲近，但担心自己会受到伤害。（　）

（16）我发现我很难完全信赖别人。（　）

（17）情侣想要我在情感上更亲近一些，这些时候常使我感到不舒服。（　）

（18）我不能肯定，在我需要时，总找得到可以依赖的人。（　）

计算分量表如下。

以下量表包括3个分量表，分别是亲近、依赖和焦虑分量表。每个分量表由6个条目组成，共18个条目。本量表采用五级评分法，填几就得几分。其中，2、7、8、13、16、17、18题为反向计分条目，在评分时需进行反向计分转换。先计算3个分量表的平均分数，再将亲近和依赖合并，产生1个亲近依赖复合维度。

通常，成人依恋类型可以划分为：

安全型：亲近依赖均分＞3，且焦虑均分＜3;

矛盾型：亲近依赖均分＞3，且焦虑均分＞3;

回避型：亲近依赖均分＜3，且焦虑均分＜3;

恐惧型：亲近依赖均分＜3，且焦虑均分＞3。

表　2-1

亲近分量表	题号	1	6	8	12	13	17	平均分
	得分							
依赖分量表	题号	2	5	7	14	16	18	平均分
	得分							
焦虑分量表	题号	3	4	9	10	11	15	平均分
	得分							

第一种是安全型(secure)或安全—自主型(secure-autonomous)。这种依恋类型和儿童的安全型依恋基本相同。这种类型的人认为自己是友好、善良和可爱的人,也认为他人普遍是友好、可靠和值得信赖的人,自己是值得被别人爱的。他们认为建立关系有价值,对关系既有亲近感又有自主性;对亲密关系和相互依赖感觉很自在,对自己和他人都持积极的观点,十分容易与其他人接近,总是放心地信赖他人,也愿意让别人依赖自己;既不会过于担心被抛弃,也不怕别人在感情上与自己过于亲近,乐于参加社交活动。

第二种是矛盾型(preoccupied),又称焦虑——矛盾型。这种类型的人,依赖于他人的赞许来获得内心的安适坦然,所以他们过度地寻求认同,沉溺于人际关系中。潜意识里,他们对自己是否受人欢迎有很多担心。他们很容易就对他人有好感,但同时又会担心不受欢迎和不被信任。因此在潜意识里,他们总是担心自己是不容易被理解和信任的。他们会通过证明自己够优秀、够重要而努力赢得他人的接纳和信任,并以此支持潜意识中消极的自我形象。他们具有焦虑和情绪化的特征,过度沉浸和依赖他人,对自我是消极的,对他人是积极的。他们很希望跟别人建立亲密关系,但是一旦感觉到自己的亲密对象与其他人更加亲密,他们就会心生嫉妒。他们常常将自我的消极印象隐藏得很深,甚至有时还会表现出自大和自负,而其实内心非常渴望建立可信赖的关系,渴望被认同、被接纳。在亲密关系中他们表现得主动,但却总是用各种方式测试对方的忠诚度,内心对于被抛弃有焦虑。矛盾型的表现有两种:一种是经常用放大的愤怒把对方推远,无法允许对方触碰自己最脆弱的内心;另一种是放大内心的恐惧、弱小、无助、脆弱来压抑愤怒。两种的共同目的都是为了掌控对方从而与对方更亲近,因为当感觉对方离自己太远的时候,就会有强烈的不安全感。放大愤怒是硬控制,放大脆弱与恐惧是软控制。矛盾型的人的矛盾表现为外在和内在的两极,一方面内心强烈地依赖对方，另一方面外在又表现出极度不信任对方。比如，他们越怕对方离开自己，越会三番五次地提出分手或离婚来测试伴侣对关系的忠诚度。

第三种是回避型（avoidant），又称疏离型。 这种类型认为与其信任别人还不如信任自己，认为自己是有独立性的。他们常常表现出惧怕过度亲密的关系和拒绝信赖别人的倾向。他们知道将自己的期待放在别人身上会得不到满足，便不再过多信赖或者期待他人。他们把掌控权牢牢攥在自己的手中，通过调控与他人的距离，别人就很难走进他们柔软的内心，也很难再伤害他们。他们认为他人终究会伤害自己，因此和他人发生亲密关系得不偿失。他们拒绝和他人相互依赖，因为他们相信自己能自力更生。他们虽然也期待、享受与他人有相对看起来亲密的关系，但他们会保持一定的距离，使自己有撤退的余地，随时准备逃跑而不被伤害。因此，他们很难使自己更深地投入一段关系，往往是被动地等待别人主动地靠近，在关系即将更加亲密时开始迟疑，对人多疑且冷淡，认为别人不可靠，难以相信和依赖。只要有人试图在感情上过度亲近他们，他们就开始紧张。具有回避型依恋的人有时看上去也并不拒绝社交，甚至还有不少的朋友，但是能走得更亲近的朋友却非常少，在亲密关系中表现得被动。他们会通过使自己变成内心中理想化的自己或别人心中理想化的自己来武装自己，这样自己就显得没有那么自卑。因此，有很多一直都无法进入亲密关系的优秀男女，可能都属于比较独立自强的回避型依恋类型。

第四种是恐惧型(fearful)，也就是第二种和第三种的混合型。 这种类型的人对自己和他人的态度都是消极的，不信任他人且害怕被拒绝而极力避免和他人发生亲密关系，对关系保持高度警惕，极其缺乏安全感。虽然他们希望有人喜欢自己，但更担心自己因此离不开别人；而一旦建立了亲密关系，又往往会过度担心伴侣会离开自己，整天提心吊胆。有时想到与伴侣亲密相处时他们就会感到恐惧、多疑、害怕。他们很难与他人建立持久而稳定的感情。

把依恋关系分为以上四种类型，就好比我们把性格也从非常多的量表和不同维度划分，最终分为四种类型。这种比较容易理解和掌握的分类，的确可以让人们更好地自我觉察和对照。四种类型依恋风格最主要的差别表现在对亲密是否高回避（回避亲密）和对分离是否高焦虑（忧虑被弃）的程度上。这两种因素不同程度的组合塑造了在人际交往中人们表现出的各种适应性行为。随着对这两种因素进一步的探索，依恋研究不再简单地把人们分为安全、矛盾、回避和恐惧四种类型，而是给出人们在忧虑被弃和回避亲密两个维度中的相对位置。

对亲密的高回避就是回避亲密(avoidance of intimacy)，主要体现在对于人际关系的信任感，会影响人们接纳相互依赖的亲密关系的难度和信任程度上。在亲密关系中感到舒心和轻松的人，其回避亲密的程度低；而与伴侣亲密接触时感到焦虑不安的人，其回避亲密的程度高。

对分离高焦虑就是忧虑被弃(anxiety about abandonment)，主要体现在是否担心他人认为自己没有价值而远离自己。忧虑被弃程度低的人在与他人亲密接触中非常安心，不会担心别人会苛刻地对待自己，因而能积极、快乐地寻求相互依赖的人际关系；而忧虑被弃程度高的人在与他人亲密接触中充满焦虑和不安，如坐针毡。矛盾型的人渴望亲密接触但害怕被推开或拒绝；回避型的人并不担心被拒绝也不喜欢过度亲密接触；恐惧型的人则两者兼而有之，难以亲密又担心亲密关系不能长久。如果将类型法和维度法综合起来考虑，那么我们可以得到一个关于成人依恋关系的两维度四分类。在这两个维度——回避亲密和分离焦虑

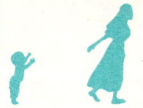

上的得分高低决定了成人依恋的不同类型：安全型——低回避、低焦虑；回避型——低回避、高焦虑；矛盾型——高回避、低焦虑；恐惧型（冲突型）——高回避、高焦虑。如图2-4所示：

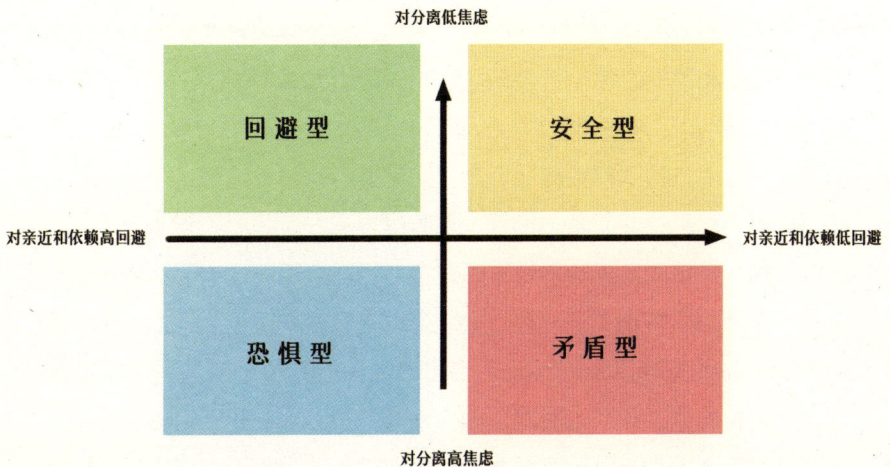

<figure>

对分离低焦虑

回避型　安全型

对亲近和依赖高回避　　　　对亲近和依赖低回避

恐惧型　矛盾型

对分离高焦虑

</figure>

图2-4　成人依恋关系两维度四分类示意图

图2-4是关于成人依恋关系两维度四分类的示意图。对于图2-4，需要特别注意的是，回避亲密和忧虑被弃这两个依恋维度是由低到高连续变化的。这就意味着，虽然我们一直在讨论依恋关系的差异，好像它们不会重叠，是分离、纯粹的类别，但实际上并非如此。大多数人认为自己是安全依恋型。然而，如果有人在回避亲密和忧虑被弃两个维度上都表现出中等水平，套用安全型、矛盾型、回避型、恐惧型四种依恋类型中的任何一种都不太适合。

依恋类型匹配对人际交往来说十分重要。以矛盾型和回避型为例：

矛盾型的人对人际关系怀着混合的情感，这就使人处于爱、恨、怀疑、拿不起、放不下的冲突情感之中，导致一种不稳定和矛盾的心理状态，一方面很黏人，另一方面又很害怕被抛弃。他们总觉得自己被误解且没有得到足够的关注和欣赏，认为自己的恋人和朋友都不可靠，担心恋人并不真正爱自己或者会离开自己。回避型的人会表现出抗拒和别人接触，但是在一定程度上他们也会对正常的人际交往有渴望和追求。因为和周围环境的交流是所有人都不可避免的，因此他们也会因为心理矛盾而处于痛苦和煎熬之中。假若矛盾型的人爱上回避型的人，就产生了依恋类型的不匹配。矛盾型的人会因为对方的感情疏远而气馁，而疏离型的人则会因对方的依赖束缚而烦恼。回避型的一方可能因过于亲近而觉得不舒服，而后想要回避。接着，矛盾型的一方可能由于不满足而做出过激行为，希望以此来吸引对方的注意力。回避型的人觉得这正好印证了内心深处的原有观点——靠得太近会出问题，同时矛盾型的人也会因得不到关注而觉得这正好印证了自己的原有疑虑——对方可能不够爱我，想要离开我。然而，回避型的人和矛盾型的人在初见的时候恰恰容易相互吸引，因为一个较主动而一个较被动，一个善于表达自己的情感而一个不太善于表达自己的情感，一个乐于索取而一个则倾向满足对方。双方都不如与安全型的人相处会比较舒适。

我们并不会只是被动地受到童年早期依恋经验的束缚，而是不断地受到成人后生活经历的影响来形成自己的依恋风格。当我们了解了家庭关系是如何深刻地塑造了我们，就能清楚地知道创伤和早期亲子互动已经深埋于我们的人格之中。在并不了解这些的时候，那些创伤可能就像看似愈合的伤口下埋藏的砂砾，虽然表面完好但其中依旧隐隐作痛，而且随时会面临感染的风险。

了解了我们自己的依恋类型，就很容易觉察和理解我们在人际间的状态：为什么无法与人亲近，或者在与人建立关系的时候为什么常常会受伤，包括为什么在人际交往中会这么说、这么做，为什么会有这样被抛弃、被伤害的感觉。这些都和我们还是婴儿的时候就建立起来的依恋类型有着密切的关系。我们对他人、对自己是否愿意去给出信任？我们透过什么样的行为获得内心的归属感和安全感？当我们感到被拒绝时又会怎样做决定？在我们没有觉察的情况下，这些内心的剧本早已经写好，无论外界发生什么，我们都会按照自己的内心戏继续演下去，而且相信事情本该如此。很多时候分分合合、离合聚散其实都与他人无关。矛盾型的人的内心独白常常是："我想和你亲近，我需要你，可是你一定会离开我。"回避型的人的内心独白是："我不能跟你靠得太近，否则会受伤害，相信你不如相信我自己。"这一对矛盾的类型又常常会在生活中相聚又分离。很多人在婚姻里出出进进好几次依然无法走出自己的命运。如果没有觉察，我们的人生剧本永远都无法改写。

通过学习和自我觉察可以重建我们的依恋关系，我们的许多学员都在学习后重建了安全的依恋关系，开启了崭新的生活。

认识原生家庭
——孕育生命的摇篮

我们的性格和依恋关系类型主要源于我们的原生家庭。那么，我们的原生家庭到底对我们有怎样的影响？现在的我们又如何在原生家庭中汲取营养来转化那些负面影响呢？我们应如何来认识这个孕育生命的摇篮——我们的原生家庭？

西方世界中有这样一段上帝与婴儿的对话：

有一个婴儿即将出生。一天，这个小孩问上帝："他们告诉我明天你要把我送到地球上，不过，为什么我在那儿会那么小和无助呢？"上帝说："在所有的天使之中，我已经选中了一个给你，她将会等待你和照顾你。""不过，"小孩问道，"请告诉我——在天堂里我除了歌唱和微笑之外什么都不做。这些是我快乐所需要的！"上帝说："你的天使每天将会为你歌唱和微笑，你将会感受到你的天使的爱，你会感到快乐。""还有，"小孩又问道，"如果我不懂他们说的语言，当人们对我说话的时候我怎样才会理解呢？""这很简单，"上帝说，"你的天使将教会你语言中最美丽和最甜蜜的词语，你的天使将带着最大的耐心和关怀教会你怎样说话。"小孩抬头看着上帝说："我想和你说话的时候我该怎么做呢？"上帝微笑着对小孩说："你的天使会把你的双手放在一起然后教会你怎样祈祷。"小孩说："我听说地球上有坏人，谁将保护我呢？"上帝把手放在小孩身上说："你的天使将会保护你，为此，她甚至会冒生命的危险！"小孩看起来有些悲伤，说："我将会一直悲伤，因为我再也看不到你了。"上帝拥抱着小孩说："你的天使以后会一直跟你说有关我的事情，还会教你回到我身边的方法，而且我本来就一直与你同在。"在这一刻，小孩在天堂感到了无比的安详；不过，他已经可以听到从地球上传来的声音。小孩有点急促、温柔地问："上帝啊，如果我现在就离开，请告诉我我的天使的名字！"上帝回答说："你的天使的名字并不那么重要，你可以简单地叫她'妈妈'。"

每一个母亲都一定很想成为那个最能保护孩子的人，每一位父亲也一定希望成为孩子最稳定的靠山。每一对父母都在努力地履行着保护孩

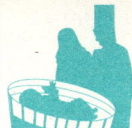

子、养育孩子的责任，并且尽最大努力去呵护好自己生命中重要的结晶。

事实上，很多父母作为孩子的生命摇篮，自身却摇摇欲坠。虽然我们来到这个世界的时候，每一位母亲都希望做一个天使来保护孩子，可是在不同家庭中，不知不觉地发生着太多故事，让我们的生命经历着不同的痛苦。**这个本该为孩子遮风挡雨、提供安全港湾的家，却常常制造了孩子人生中最初甚至最猛烈的风雨。**这样的事与愿违很多时候也会使今天已成为人母的我们无所适从。我们每个人一般都有两个家：一个是与父母构成的原生家庭，一般由父母、兄弟姐妹等家庭成员组成，通常父母(尤其是父母的关系)对我们个人的影响最大、最长久；另一个是自己成为父母、当家做主的新家庭。

每个生命来到世界上，首先进入的就是这个原生家庭的三角关系，与父母形成求生存的互动。原生家庭和生长于这个家庭中的每一个人都有着千丝万缕的联系，决定着他们的依恋模式、性格形成、压力下的应激反应以及各种内在活动。**早年的成长经历，特别是在原生家庭中的生活，对我们每一个人都会产生长期、深远的影响，甚至会决定和影响着我们每一个人一生的幸福。这种影响如同遗传密码一般，刻进我们的人格与行为模式中。**

在充满温情和爱的家庭中长大的孩子，人格相对会比较健全。在缺少爱与温情的家庭中长大的孩子，人格往往会有些许缺陷，需要日后去疗愈、修复和成长。我们的原生家庭怎样影响着我们，某种程度上也取决于我们的小家来自怎样的国家、历史、文化。我们不必去抱怨家庭对我们的负面影响，因为完美家庭几乎不存在。我们能做的就是看一看这些影响是什么以及如何改变这些影响；除了那些负面的影响之外，还有哪些正面的影响被我们忽略了；这个我们生于斯长于斯的家，在我们心里的样子是否和它真实的样子相符。

　　我们对原生家庭的影响了解得越清楚，也就越有可能去欣赏、感谢那些曾被我们忽略的正向与积极的影响，然后觉察并带着慈悲和关怀去疗愈和转化那些我们有时完全不自知的负面影响。在人际互动中，很多时候我们是在不知不觉地仿照原生家庭中学到的一些行为；当然，有些时候也会反其道而行之，去做完全相反的行为。一台运行良好的电脑，平时展现出的电脑界面是人们需要看到的，但决定呈现这些界面的程序却隐藏在电脑编好的系统中。人也一样，我们受一些看不见的程序的驱使，表现出当下的即时行为。我们在原生家庭中的所有经历，就好像已经编写好的程序，在不经意的时候支配着我们的行为。我们每个人都有不同的故事和遭遇，对于自己成长于其中的家庭也有不同的回忆。无论是爱或伤痛，"家"毕竟是与我们的一生关系最密切的地方。

　　原生家庭的影响在我们心里烙下了深深的烙印，包括我们在原生家庭里形成的自我观念、与他人交往的规条与价值观、依恋类型、情绪表达方式、压力下的应对策略以及我们性格的形成，这些都会神奇地在我们的新家庭中的婚姻关系、亲子关系以及在我们的职场关系中再现。这些影响不只是我们记忆中的故事，其实成长经历中那些我们不记得的事情往往反而对我们的影响更大。旧有的成长模式无论带给我们怎样的经历和感受，都值得尊重、接纳和感谢。同时，每个人本身就是一个奇迹，而且在不断地演变、成长；只要愿意，一个人始终都有接受新事物的能力，也永远都有改变的可能。

　　有个甜蜜温馨的家作为避风港，是人的基本需求。探索原生家庭可以帮助我们汲取原生家庭的营养，找到成长路上的宝藏，同时不把成长过程中负面的影响延伸到新的家庭，而让新的家庭成为更温暖、更滋养、

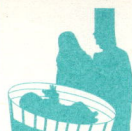

更安全、更放松、更幸福的地方。这也是我们每个人的重要人生功课。

当一个孩子呱呱坠地，从母亲子宫的温暖海洋中来到世界，这是一个生命经历的第一次伤害：分离。这种分离是从原本安全、舒适的环境，通过各种突然到来的紧张感、压迫感的推动，来到另一个完全陌生的地方。所以，这个最初的分离造成的伤害或许需要用一生的时间来疗愈。首先需要父母的疗愈，需要父母能够温柔地对待新生的宝宝，给宝宝以最及时的响应、最贴心的照顾、最敏感的关注、最温暖的呵护、最甜美的笑容。这一切，都是一个小小生命需要的先天营养，他们因此才能成长为一个拥有安全感、探索精神、自信心、勇气、耐心并能健康成长的生命，一个心态平和的、能够自由选择的、活生生的、真正独立的个体。

这个小生命在十月怀胎的长长日子里，与妈妈共同拥有一个身体，靠聆听妈妈如同音乐般美妙的心跳，在温暖的羊水里以自由放松的抱持感生活，与妈妈共生。作为母亲，她是无比幸福和快乐的。在这个充满爱的氛围中，她细细体验着一个小小生命从孕育到慢慢长大的珍贵历程。虽然这一过程给她自己带来的是越来越笨重的身体，但带给她更多的是作为母亲的幸福感和成就感。一个女人成为母亲是对女性最完整的体验。当胎儿经过重重困难好不容易生下来，母亲在如释重负的同时会和胎儿一样，也有一种缺失感随之到来。于是，母婴就在这个丧失体验和分离创伤的互动中彼此需要着、温暖着、疗愈着。

共生会产生一种驱动力。胎儿从母亲的身体里来到世界上，完成了第一次分离，结束了与母亲的生理共生，开始了与母亲的心理共生。通过母亲的哺乳，通过母亲的抚摸，通过在母亲的怀抱里听母亲的心跳，通过母亲含笑的脸，婴儿依然能够感受到与母亲一体共生的关系，并从中获得安全感。因为那个共生的过程太美好，这股驱动力会让宝宝不肯分离，也会让母亲不愿放手。所以，**婴儿长大的过程，就是在母亲给足了他们一切所需的爱与包容的耐心陪伴下，一步一步去完成分离的过程。这个从生理共生到心理共生再到分离分化的过程，包含了原生家庭带给一个孩子的全部影响。**

一、家中排行

一般来说，一个家庭中，老大是最听话，最保守，老幺最任性、最乐观，中间的几个最善于沟通，而独生子女更自我。同样是老大，又分为伏贴讨好型和敢作敢为型。伏贴讨好型老大以天下为己任。他们是模范孩子、优秀员工，能讨大人或领导的欢心，受人信赖。别人让他们做事时，他们总是说"是"，而不说"不"。他们需要父母给予允诺，需要老板给予批准，需要爱人给予认可。总有一些人爱占他们的便宜，而他们又往往把自己的不满深深埋在心里，但压抑的这种不满情绪一旦爆发出来，其威力可想而知。

敢作敢为型老大意志坚强，坚韧不拔，武断专横；有集权思想，追逐权力；在事业上能取得巨大成就。他们往往是难于被驾驭的，他们的梦想是有朝一日能出人头地，是可以替父母打出一片天的老大。

美国心理学家莱蒙在《排行学》一书中，对老大的七条忠告是：

● 对生活不要贪得无厌。排行老大的人总爱把自己卷进过多的事务中，以致无法脱身。参加的活动、组织和计划太多，留给自己的时间就不多了。

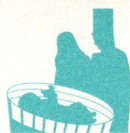

●要学会说"不"。很多老大都是老好人，他们喜欢让别人批准自己干什么事，从不拒绝别人的任何邀请和要求。要学会说"不"，一个最好的方法是要知道自己的极限，老大不可能什么事都干。

●和父母对家里其他孩子寄予的期望相比，身为老大所获得的期望更高。父母这种期望自然会导致老大对自身要求过高。事实上，老大干的事情不可能尽善尽美，完美主义无疑等于慢性自杀。

●排行老大的人爱问一连串的问题，特别喜欢了解事情的细节。这种性格特征没有什么不好，它是了解事物现状、总结经验教训、进行逻辑推理、解决实际问题的重要途径。对此，老大应继续保持下去。

●排行老大的人大多谨慎小心。做事之前，他们喜欢花费时间慎重考虑。他们一般不会迫于别人的压力而草草了事，这一优点，老大应当保持。

●如果老大是一本正经的人，就应该尽量培养幽默感。老大要学会嘲笑自己的错误，至少要勇于正视自己的失败。

●真心诚意和过强的组织性是老大的优点。作为家里的一个老大，既需要结构，也需要"计划"，关键是不要被这些所左右。老大首先应当肯定自己的组织性和计划性，然后再与他人交流技巧。这样，老大周围的很多人会受益无穷。

电视剧《闯关东》中有这样一个细节：《闯关东》第一部中，老大性格软弱后来成为汉奸；老二整天惹是生非，后来抵御日寇战死沙场；老三乖巧得只知道读书，但是后来成为踏实的生意人。《闯关东》第二部中，大姐勤俭持家像妈妈一样守护着弟弟妹妹；二姐跟个女汉子一样落草为寇；三姐像小公主一样单纯善良收获了幸福；四弟成为倔强、威猛的硬汉英雄，最终成长为英勇的战士。

我们可以针对这两部《闯关东》来做如下分析。在第一部中，因为爸爸强势，在有了弟弟之后老大整天被训斥，久而久之养成了软弱的性格；老二在老三还没出生之前，享受到无尽的宠爱，所以敢于到处惹是生非；老三出生后，因为有两个哥哥做标杆，所以基本上不会犯错，安稳地走自己的路。

在第二部中，因为孩子们与爸爸妈妈失散了，所以丧失爱情的大姐自我牺牲为伟大但是柔弱的"母亲"照顾弟弟妹妹们；而一个家庭中需要有一个强势角色来保护这个家庭，尤其是适逢乱世更需要这样，于是老二就成了这样一个角色，早早地当了土匪。老三因为有"爸爸、妈妈"角色的存在，依然可以享受着安静快乐的成长环境。

由此可以看出，家中排行会强烈影响到每个人后天人格的养成。

在我很小的时候，我姑姑家的表哥长期寄住在我家。爸爸妈妈有个信念，就是要让哥哥在我家比在他自己的家里还要幸福才可以，所以那时刚蹒跚学步的我就早早地失去了宠爱。在那个物质匮乏的年代，所有的好吃的、好玩的都先让哥哥体验之后才有我的份。几年后哥哥回了自己的家，我的弟弟也出生了，我又被要求让着弟弟。我的童年似乎没享受到公平的宠爱。因为我的妈妈是老师，我上学后又被妈妈整天批评，处于这也不是那也不是的无所适从的状态。虽然现在可以理解这是父母期望我有更美好的未来，但要注意的是那时候我还只是一个活泼开朗的孩子。我从小就被告知不要讨人嫌，要听话，要乖，不要给大人添麻

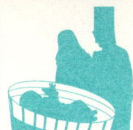

烦。这样的成长环境自然要求我成为不被关注的小姑娘。记得小时候爱唱爱跳的我，从幼儿园回来就吵着要给全家人表演节目。这一要求与当时我们的家庭气氛自然很不和谐，我被轰来轰去，没人愿意看我跳舞。于是，我就到隔壁于爷爷家里，给于爷爷、于奶奶跳。后来我才知道，我刚去人家没一会儿，于奶奶的儿子就跑到我家跟我两个叔叔说："快去看看你们家小卉吧，她又在那膈应（惹人讨厌的意思）人呢！"

我一直在想，如果我没有从事心理行业，我将会成为什么样的人？我会不会也像受伤的小兔子一样内心经常惴惴不安？我会不会封闭自我？我会不会长期压抑着自己的痛苦，直到有一天我承受不住？好在心理学让我获得了新生。在原生家庭里虽然我受到过负面影响，但是我也发现了更多珍贵的"宝物"，它们照亮着我前行的路，让我明白自己是什么样的人，让我确定了自己要成为什么样的人。我们在原生家庭中所有的体验都蕴含着宝贵的财富，只是需要我们从更多的视角来观察，因为事物是可以转化的。

二、爸爸妈妈的夫妻双人舞

在每一个人的人格塑造中，先天部分是难以改变的，但后天占据的部分更值得重视。最著名的事件是印度狼孩。1920年在印度的加尔各答，人们发现一到晚上就会出现一个像人一样的怪物，他紧紧地跟在三只大狼后面。后来人们打死了大狼，在狼窝里发现了两个裸体的女孩，大的七八岁，小的只有两岁，她们就是狼孩。因为错过了身心发展的关键阶段，狼孩缺少人类具有的脑功能，也无法产生与语言相联系的抽象思维和意识。

父母在抚育我们的时候，同时还要扮演儿子、丈夫、女婿、女儿、妻子、儿媳以及员工或者领导的角色。他们也很辛苦，有时会疲惫不堪；他们也有情绪，有的也很少懂得如何更科学地养育孩子。所以，我们的性格与我们和父母之间的交流方式有很大关系。在传统文化中，乾坤作为周易的两个卦象：一个扮演着父亲，为乾；一个扮演着母亲，为坤。这在后天八卦图中都有所体现。《说卦传》这样表述："乾，天也，故称乎父；坤，地也，故称乎母。"健康的成长环境是什么样子的呢？或许是这样：大地，土壤松软、稳定、温润且富有营养；天空，高远，清澈，没有阴云密布或者电闪雷鸣。

如果一个家庭里，爸爸出轨，妈妈整日以泪洗面，这样的孩子对异性或许就容易产生不亲近感，或者相反。如果一个家庭里，父母整天吵架，就像地球早期不停地发生地震、火山喷发以及大气中不停地电闪雷鸣，是无法孕育生命的。一个家庭里，如果妈妈一会天使一会魔鬼，孩子常会安全感不足，另一个家庭孩子早早地承担起了家长的角色，要照顾父母的情绪甚至过分懂事听话，其未来的人生会受到很大影响。下面我们用一组图片的具象化呈现来讲述一个家庭故事，让我们尝试理解作为父母或者我们的父母，是如何在家庭"夫妻双人舞"中塑造一个孩子的性格、依恋类型及防御策略的。

第一张　男女相遇

一对夫妻相遇、相识的那一刻，通常有一方或双方同时因为对方的某些特质而产生心动的感觉。其实，这也许是对方满足了自己想象的异性形象，在心中发生了投射和移情，于是化学反应因此而发生，大脑也分泌了多巴胺、内啡肽等物质，进一步刺激了爱恋的冲动。（图2-5）

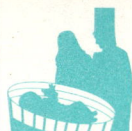

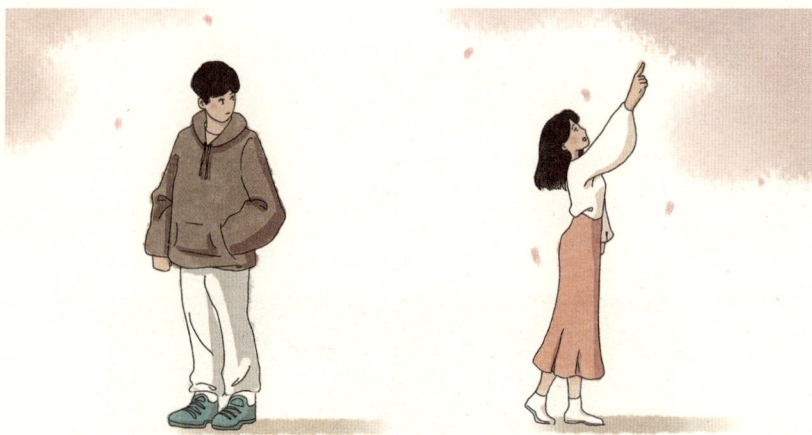

图2-5

第二张　相恋

处于相恋阶段的男女感觉是世界上最幸福的人儿，这是最令人着迷的时刻。两颗心靠得很近很近，只需耳语就能交流。两人的内心被对方占据：我的眼里只有你，你就是我的整个世界。（图2-6）

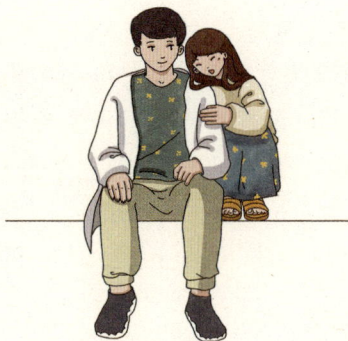

图2-6

第三张　结婚

男女相恋一段时间后基本会步入婚姻殿堂。在双方亲友的见证下，男方成为当天最大的"官"——新郎官，女方成为最美丽的女人——新娘。两个人处在蜜月期的氛围里，达到人生的巅峰体验。（图2-7）

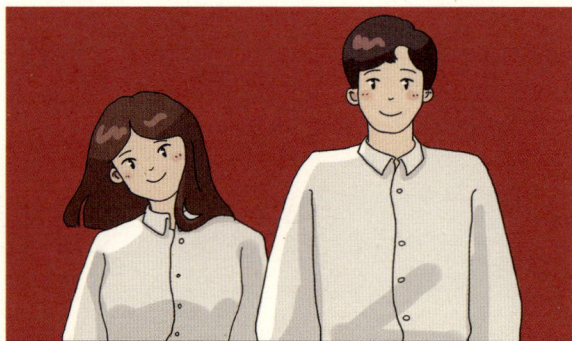

图2-7

第四张　充满压力的婚姻生活

结婚后，生活的压力让彼此开始对对方失望。比如臭袜子乱扔，牙膏不从最下面往上挤，说过多少次都不听，于是开始抱怨，最后升级到讲道理、斗嘴、吵架、冷战。很多家庭在这个时候为了缓和矛盾，决定要一个孩子。当孩子出生后，压力却更大、冲突更多，矛盾更加升级了。

假设一个生活场景，妻子在厨房做饭，丈夫忙着电脑前赶报告（或捧着手机玩游戏），这时孩子哭了。妻子大喊着："快去管孩子！"丈夫说："忙着呢。"这时，一场战争即将爆发。（图2-8）

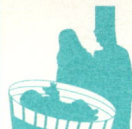

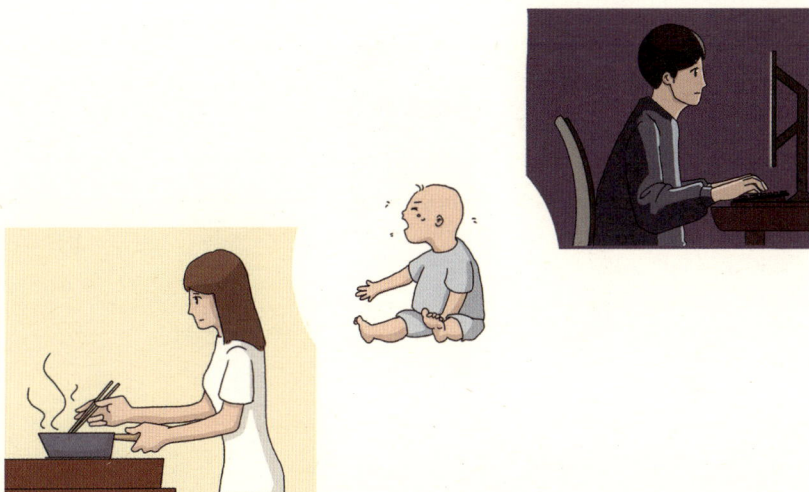

图2-8

第五张　不断升级的婚姻冲突

妻子气愤地关掉燃气灶，指责丈夫喊："要你干什么用！"丈夫反驳道："我一天到晚忙着挣钱怎么就没用了？！"于是，疲惫又得不到关心、理解的两人开始互相指责、辩解，争对错、论是非，矛盾可能还会升级到砸东西甚至暴力冲突。此刻，两个大人可能都忘记了正在哭泣的孩子。

这个宝宝在小小的心田中或许就认为"都是我不好，因为我，他们才吵架"。甚至这一切都没有在记忆里，这孩子长大后或许在潜意识里常常以自毁的方式进行自我惩罚。（图2-9）

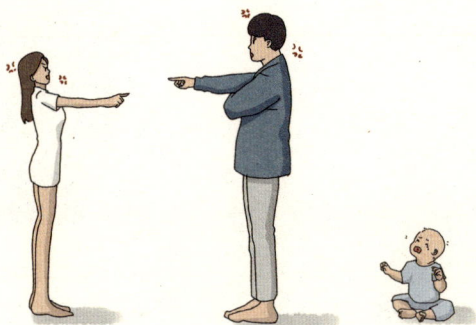

图2-9

第六张　孩子潜移默化地学习

　　在父母的冲突中，孩子渐渐长大。他从父母身上学会了很多。或许他学会了比父母更大声音地指责："你们不要再吵了！烦死啦！"或许学会了委曲求全地讨好："我会乖的，我再也不哭了，你们别吵了。"或许学会了讲道理："作为夫妻，需要管理好自己的情绪。"或许学会了不管不顾、爱谁谁地打岔姿态来逃避，仿佛一切都跟自己无关。这些在压力下的应对是每一个聪明的孩子最好的自我保护。（图2-10）

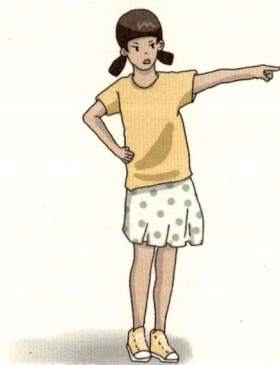

图2-10

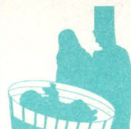

第七张　孩子将所学的带入人际

　　我们假设孩子学会了用指责姿态来对待他人。孩子上了幼儿园，开始有攻击行为，总是有股怒火想要发泄出来，用指责姿态对待一切，对小朋友不友好，还经常打人。老师随后将情况告知给家长。夫妻俩批评完孩子又开始互相指责。爸爸说："看你教的好孩子！"妈妈说："你一天到晚啥也不管有什么资格说我？"（图2-11）

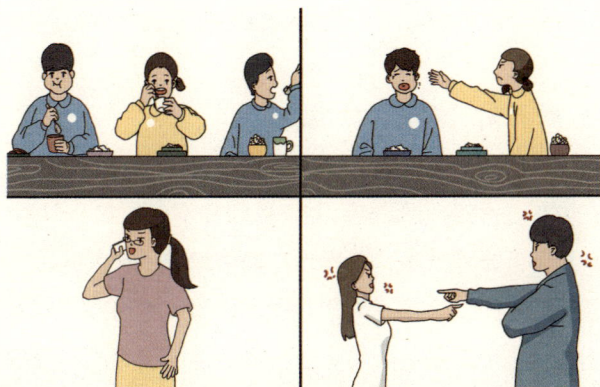

图2-11

第八张　家庭中的矛盾愈演愈烈

　　假设这对夫妻和老人住在一起，当孩子被批评的事情上升为夫妻教育失败归因等的问题，看到夫妻俩的争吵，姥姥姥爷、爷爷奶奶此时可能也会加入进来。三口之家的矛盾上升为了三代人的战争。如果势均力敌地争吵下去就会让矛盾变得不可收拾；如果爷爷奶奶比较通情达理，

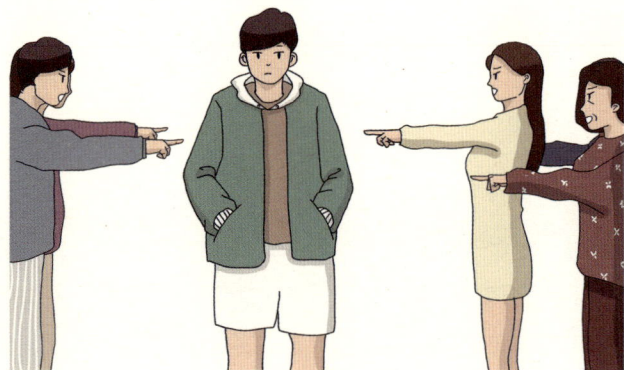

图2-12

站在儿媳和亲家一起批评儿子，全家的压力被丈夫承载。（图2-12）

第九张　回不去的家和暂时的温暖

　　丈夫在家中感受到了孤立无援、百口莫辩，好像一切都是自己的错。每天辛辛苦苦赚钱养家，可是现在换来的是所有人的指责。一想到整日牢骚满腹的妻子、麻烦不断的孩子、横眉冷对的双方老人，丈夫感到挫败和无助。这个充满硝烟的，冰冷的，得不到尊重、理解和抚慰的家，丈夫变得越来越不愿意回去。重重压力下，他在忙碌的工作中反而

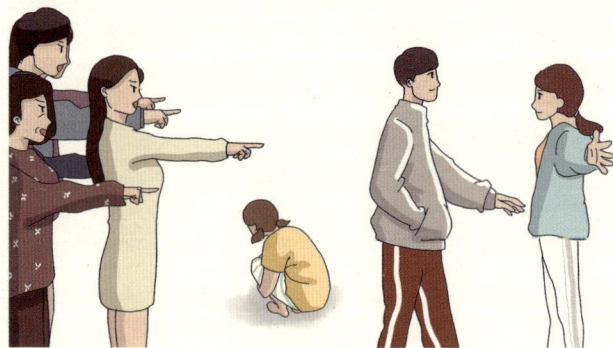

图2-13

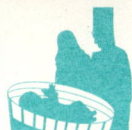

能忘却一切烦恼。工作搭档偶尔的关心也会让他略感欣慰。久而久之，他竟然对来自女同事的嘘寒问暖充满了期待，他心动了。（图2-13）

第十张　破碎的家

一来二去，冰冷的家和温暖的同事让他产生强烈对比，而风言风语也传到了妻子的耳边。毋庸置疑，男人收获的自然是全家人的指责。他心灰意冷，对家庭彻底丧失了信心。他准备离开这个破碎的家。可是他忘记了，有一颗心却一直在默默地牵挂着他。（图2-14）

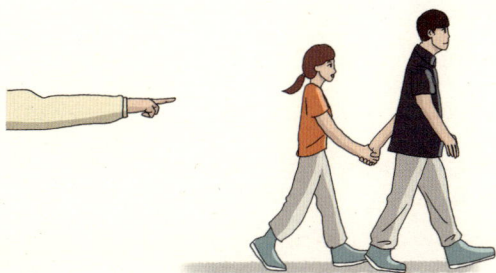

图2-14

第十一张　孩子最后的抗争

爸爸走了，孩子为爸爸鸣不平。可是没有人听得到孩子的心声，所有的人都只关心孩子的学习。她在为自己也在为爸爸做着最后的抗争。她开始不断地制造麻烦，撒谎、迷恋游戏、厌学，以各种自毁的方式来"惩罚"家长。可没有人能理解她的恐惧和不安，她的愤怒和无助……她成了老师眼中的问题学生，成了家长眼中的问题孩子。（图2-15）

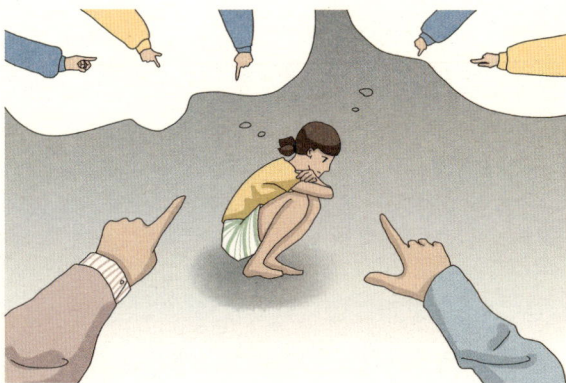

图2-15

第十二张　孩子关闭心门

　　孩子逐渐长大，进入了青春期，她也学会了关闭自己的心门。深爱她的妈妈会像祥林嫂一样在她耳边数落爸爸。自己深爱的爸爸只有偶尔的时间关心自己。她的心里每天都在下着雨，孤独、无依。（图2-16）

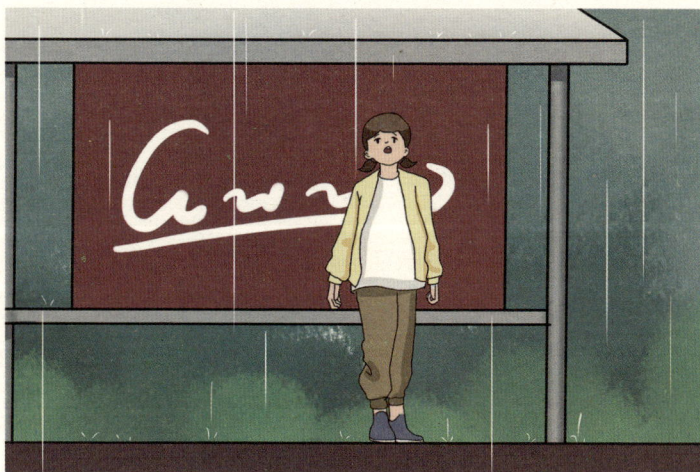

图2-16

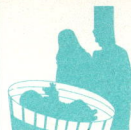

第十三张　孩子早恋了

正在孤独无依的时刻，她的面前出现了一个让他心动的保护神："让我来保护你，我不会让任何人欺负你。"她沦陷了。她仿佛第一次感受到温暖，感受到爱和关怀。有一个人满眼都是自己，自己当然就把他当作了整个世界。她第一次知道被爱的感觉是如此幸福。可是，当家里人知道这些事情后，所有人都把她当作问题少女，要拆散他们，让她好好学习。她感受到了当初爸爸离开家时的毅然决然。她再也不想回到这个毫无温度的家——除了训斥就是大道理。她也想离开家，跟她的"保护神"永远在一起。（图2-17）

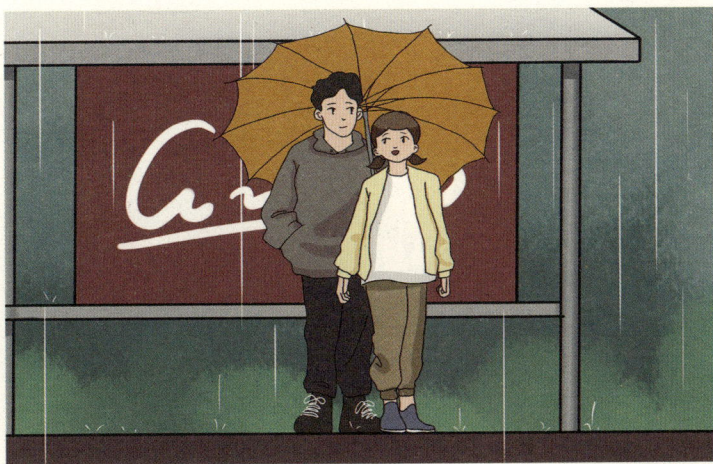

图2-17

第十四张　每个人都渴望拥有和谐幸福的家

以上故事来自许多真实的案例。如果这个孩子此刻被她的"保护神"抛弃，我们是否可以想象得出来，此刻的孩子是怎样的绝望与痛苦。如果此刻故事中的爸爸妈妈、爷爷奶奶、姥姥姥爷，能够抽出身来作为旁观者，看到以上这个故事逐渐发展的过程；如果可以改变，他们会做出什么改变？他们还会继续指责这个万念俱灰的孩子吗？他们还会任由压力让自己变得歇斯底里吗？他们会忘记自己作为父母、成人的责任吗？如何改变这个夫妻双人舞才能让家庭变得更加和谐呢？

如果家庭中的每个人都懂得如何表达感受，都能学会自我觉察、自我关爱，学会有效的沟通，那么就一定可以收获和谐幸福的家。通过恰当的语言表达爱，真诚对待彼此，每个人所期望获得的被理解、被关心、被倾听、被看见、被认可、被爱都能得到满足，也便更有力量去有效沟通，以上所有的功能不良都会自动消失。（图2-18）

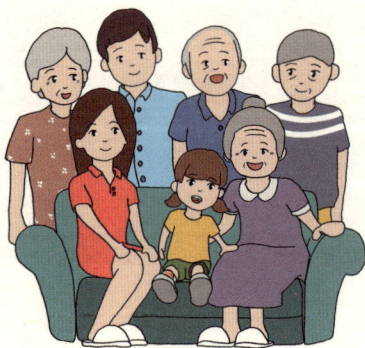

图2-18

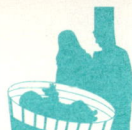

三、原生家庭发展出的自动化防御策略——沟通姿态

正如以上的家庭故事，在原生家庭熟悉的情境中，每个人都会发展出影响自己一生的沟通姿态。沟通姿态是萨提亚家庭治疗中非常重要的概念，也是研究一个人在压力下的本能反应及影响。从上文的夫妻双人舞中，我们看到了家庭中压力下的沟通姿态（关于沟通姿态下册《认识萨提亚，开启幸福大门》中有非常详细的介绍）。这里我们简单地介绍一下这四种压力下求生存的自动化防御策略，即沟通姿态或应对方式。

1.指责

在矛盾爆发的时候，有的人经常会用指责姿态来表达不满。在与自我、他人和情境的互动中，当一个人处在压力下时，会自动化地使用指责去释放压力。我们现在通常将这种行为称为甩锅："都是你的错，都是你不好，你什么也做不好，你让我很失望……"当一个人使用指责姿态来表达内心的需要和期待时，是一种本能的自我防御和压力下的自我保护。这种应对方式来自于自己小时候要努力地掩饰弱小而强装有力，想要掌控、改变、让一切如己所愿；是内心的恐惧、担心和焦虑压抑后对愤怒的放大释放和爆发；是对安全感的呼唤和对内在秩序感、稳定感的强烈欲求。指责沟通姿态的使用者一般情况下依恋类型是矛盾型。体现的是内心的矛盾：一方面想要获得认同与信任，另一方面又在将对方推远。使用指责姿态时，一个人会把对方放得很低、将自己放得很高。

2.讨好

有的人在压力下、冲突时会使用息事宁人的方式取悦对方，采取很低的姿态压抑内心的愤怒，显得可怜兮兮的、无助无奈的、自责讨好的。发展出这样的沟通姿态往往是从小就承担起父母式照顾者的责任，但内心却是无力的、胆小的；有时弱弱的，有时母爱爆棚。这样的孩子在小时候会与父母角色互换，因为作为孩子无法让父母满足自己被安抚的渴望，却要反过来去照顾父母的生活和情绪，导致经常习惯性地站在对方立场去考虑问题：怎样才能不被嫌弃，如何换来安全与平静；满足对方、照顾他人；常常会流露出难过、委屈、悲伤的情绪。这样的孩子过早地承担了养育者的角色。使用讨好姿态时，人们把对方摆放到很高很大的重要位置，所以才会由对方掌控自己的喜怒哀乐；委屈、顾影自怜是讨好姿态时最常有的情绪，他们会把自己放在受害者的角色里。

3.超理智

有些人在压力下不愿流露情绪、不可以表达脆弱，而使用超理智作为防御策略，这代表着他内心对情感的疏离和钝化；代表着他曾经非常敏感、脆弱而受伤，因此内心早早就做了决定让自己变得坚强独立。他们善于思考，并用知识来武装自己，认为只有懂得了更多道理才能让自己变强大。使用超理智作为防御策略时，人们的身体是僵硬的，内心是压抑的，头脑是拼命在搜索理性的分析和解读的。在他们的世界里，只有想明白了道理才能让自己感觉好一些。我们经常会听到一些家长在历数孩子的种种问题，应该如何如何，不应该怎样怎样，什么是对的什么是错的，家长什么都讲了可孩子就是不听。这里我们可以体会到，家长

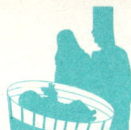

在面对孩子无能为力时内心是无助和焦虑的，但是他们却压抑这些情绪情感不停地在讲道理、摆事实、论行为，唯独不愿意谈内心的感受。因为使用超理智姿态是他们在那个无助的时刻防止自己崩溃掉的唯一法宝和武器；否则，崩溃掉就会决堤和失控，那样的话对于压力下习惯使用超理智姿态的人是无法接受的，也完全没有那样的体验。换句话说，他们花了一生的时间让自己变得理性而不受伤害。往往我们会说，从超理智改变为内外一致非常难，因为超理智曾经是最棒的武器，可以让自己能不被曾经的伤痛打败。

4.打岔

一个善用打岔姿态的人，可以说是四种沟通姿态中最难改变的，同时也是资源最丰富的。他们的敏锐让他们可以快速学习不同技能，从而应对各种压力情境。我们在团体活动中进行沟通姿态练习时发现，会打岔的学员大部分都是戏精，也就是他们不仅善于打岔，几乎对于四种沟通姿态都能运用自如。在自我、他人和情境的人际关系三要素中，当一个人使用打岔时完全无法联结，因为他忽略了所有的要素，既不谈感情也不谈情境。我本人曾经就非常善于打岔，现在依然擅长，只是我有了新的选择，能够带着觉察不再逃避，使用一致性沟通去面对压力。

了解我们自己的沟通姿态有利于我们觉察自己是否又感受到压力以及给自己一个机会，认清现在和小时候的自己早已不同；那个孩子曾经做的决定，一直都只是想保护自己和帮助自己面对压力不被压垮。而现在，我们已经长大成人，我们已经有足够的能力去应对任何的压力。同时我们依然有选择，也就是当我们有选择地打岔而不是自动化地打岔时，我们就已经在运用自己的资源走向更健康的互动。

在原生家庭中，我们渐渐会发展出非常熟练的应对方式，并且在日后的人际关系中反复练习和应用。而这一切完全是在我们毫不知情的潜意识里发生的。原生家庭带给我们的影响除了我们如何看自己、看他人、看情境，还包括我们尝试获得父母关注的方式、我们对他人抱有的期待以及我们对于自我的身份认同和行为准则。

认识生命中的重要他人
——记忆中那些闪闪发光的人和事

在我们成长的道路上，除了父母，我们往往还拥有很多很多给过我们光和热、温暖与关爱的重要他人。

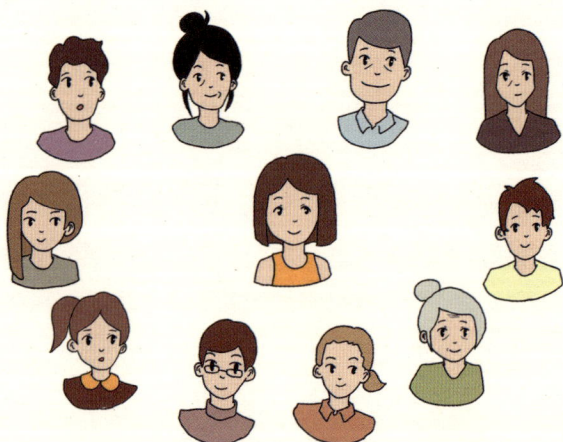

图2-19　我生命中的那些重要他人

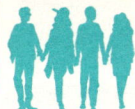

为了更好地认识重要他人，让我们一起来画一画自己的影响轮，如图2-19所示。

影响轮是萨提亚所有工具中最正向的工具，用于帮助人们发现自己的资源或者自身那些可以转化成资源的部分。

通过画影响轮，我们可以清楚地看出自己过往人生中遇到的他人是贵人还是"敌人"，他们给自己的是痛苦还是温暖、是珍珠还是沙砾。岁月流转，我们拉起生命线的这一端，清晰可见自己行走的足迹，或深或浅，或明或暗；领略过的风景，色彩斑斓，有玫瑰红也有水泥灰。我们或许从未认真地品尝其中那苦涩甘甜，甚至从来不知道这些生命的馈赠注定会成就自己的未来，让自己的人生更有智慧，更加精彩，更具有力量。

在我自己的这个影响轮（18岁之前）里面，我填上了我的爸爸、妈妈、弟弟和姥姥、老姨，还有我的三个同学好友，以及我高中时候的班主任兼语文老师。

我的重要他人之一　爸爸

我把爸爸排在重要他人的第一位，这一定会让他很吃惊。原本我应该把妈妈排在第一位，因为妈妈对我的影响应该是显性而强烈的，我甚至一度认为爸爸对我没有什么影响，妈妈对我的影响才最大。但是有一天我突然发现，爸爸却是构成我的性格底色中虽然看似不起眼，但却有着最重要作用的颜色；只是因为我更在乎妈妈，更期待从妈妈那里求证是否被爱，所以眼睛一直在盯着妈妈。妈妈开心与否、满意与否、失望与否，总是让自己的内心波动起伏，从而忽略了爸爸。当格外需要得到妈妈的一份认可和肯定时，我常常是看不到爸爸的，因为我和爸爸的依恋关系是安全型的。爸爸对我的欣赏，我感受到了但觉得并不重要，不懂得珍惜。但是，当我认真回忆自己的过往时突然发现，我正是因为有了爸爸的欣赏，自己才有了一个自信的根基，否则我的自我疗愈成长之路或许还要走得更长。

在一个父亲节，我写了一篇博文《仰望父亲》。

仰望父亲

都说父亲是高大的，我的父亲您名副其实的高大！

都说父亲是宽容的，我的父亲您更是名副其实的宽容！

都说父亲是默默无闻的，我的父亲您也总是在接我打过去的电话时张口便问："找你妈吧？"

我敬爱的老爸啊！您高大、宽容、智慧、幽默、勤劳、善良、正直、守时、热情，做事认真、踏实，有活力！！

写下上述形容词时，发现除了高大、守时、勤劳之外，您身上的优良基因女儿我都已继承下来，没有继承下来的部分还在继续努力；虽说长高好像不太可能了，但可以再勤劳一些，且千万记得要做好时间管理。

老爸，看到这里您会是什么心情，有点激动了吧？您不会觉得在女儿的心目中您是这么伟大吧？别急，请您往下看……

闭上眼睛，您的形象在我眼前闪动，很快便定格在这样的三幅画

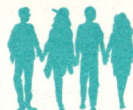

面上。

第一幅：不记得是我在几岁的时候，大概是4岁，您和妈妈都要上班，便把我锁在小屋里面，并嘱咐我要认真地写数字，从1写到100，每个数写十遍。我写得好认真啊。好像是在写到六七十的时候，外面突然下起了暴雨，而且还响起了惊雷，电闪雷鸣地呼啸而来。我一个小女孩独自在家里被吓坏了，可是虽然害怕却不敢哭。正在这时，一抬头，突然看到您的笑脸出现在锁着的门上面的小窗户上。您通过小窗户笑着问我："小卉，吓坏了吧？"看到您那保护神的形象，我"哇"的一声哭了起来。您进屋把我抱在怀里说："不怕，爸爸回来了。"

第二幅：更小时候的一次，估计是三岁多吧（看来我记事还是很早的）。当时住在奶奶家，三叔、老叔的同学来了一屋子。我这个小孩肯定很碍眼，就被轰出去玩。房子外面有一辆客人骑来的非常高大的自行车。我好奇地观察着这辆自行车，对它充满了向往，最后决定探索一下，就开始往车上爬。对于一个3岁多的小孩来说，这辆自行车实在太高太大了，我费了九牛二虎之力才爬到自行车座上。就在这时，只听一声巨响，车子倒了，我被摔了下来。车旁是很硬很硬的石头墙，我的脑门刚好撞在一块突起的大石头上。"哇"的一声大哭后，又是您出现在我眼前。您抱起我，一脸的心疼。您把我抱到镜子前，从镜子里我看到的是我一张挂满泪水的脸和脑门上硕大的、闪着光的大包，还有您温和的笑脸和心疼的目光。您说："看，多大的包啊，爸爸心疼。你以后不能淘气了啊。"

第三幅：爷爷教我叠小燕子，我很快就学会了，并且叠得特别好。您在一旁充满骄傲地说："小卉就是聪明，学什么都学得快！"那笑容，那欣赏，那份自豪，都呈现在您的脸上。家里每次照全家福，都是妈妈抱着弟弟、您抱着我。

这三个画面就像三张照片深深地印刻在我的脑海里，我时常会将它们从珍藏的记忆中调出来欣赏。这些画面让我感受到父爱，感受到您的那种默默的疼爱、理解、支持、关怀、温暖以及对我的欣赏和喜欢。

儿时家中的环境好像是严母慈父。记忆中的您，总是微笑的、讨好的、幽默的、有活力的、匆忙的。每次和您一起出门，您总是背着手，昂着头，迈着急匆匆的步伐。您本来就大长腿，还一步并两步，所以总是您在前面走，我在后面一路小跑，追都追不上您。

因为您的殷勤、宽容、善良和幽默，所以妈妈也很享受您的照顾和宠爱。我们长大后常常为老爸您鸣不平，可您却总是说："我这辈子就是为了让你妈欺负的。"这时妈妈会装模作样地闹委屈："你爸啥也不干，我最辛苦最累，到头来你们却都向着你爸。"我们都帮着您开玩笑地声讨妈妈"身在福中不知福"啊！

您是语文教师。作为一名教师，您从小学到初中到高中到中专再到大学，从大学图书馆馆长的岗位上退休。退休后，您跟随我到青岛后又在一所民办高校发挥了两年余热。您曾自豪地说："作为教育工作者，我基本经历了中国所有的教育阶段及教育体制。"

您经常会和妈妈争论一个永久的话题，到现在这个话题依然是个谜，那就是：您和妈妈的恋爱过程中到底是谁追谁。

老爸，您是幸福的，因为您有一位要强、能干、智慧、善良、通情达理的妻子。虽然妈妈有时也会任性耍脾气，但都被您包容接纳了。有

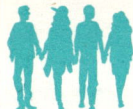

时您也会斤斤计较小心眼，也会冒傻气犯糊涂。对于这一切，妈妈也都能宽怀体谅地默默承受了。妈妈最骄傲的是经常为您指点迷津。每当您一脸忠诚地犯糊涂时，妈妈总是头脑清醒地指点江山。您总是调侃说妈妈就是我们家的总设计师，老妈也总会以最经典的台词回答您的调侃："怎么样，还是我英明吧？"

从初学心理学时动辄对爸爸、妈妈进行剖析和批斗，到今天能够理解爸爸、妈妈的不容易，我知道爸爸、妈妈你们都已尽其所能地做到最好了！父母能够给孩子最好的礼物就是幸福的婚姻。今天当想到老爸、老妈你们相伴相随，享受着与儿子、儿媳、女儿、女婿以及外孙、孙女在一起的天伦之乐时，那份感动让我不能自已。

我是幸福的！我们是幸福的！有可爱的父亲您，有可敬的母亲，有其乐融融的家庭，那份爱，那份温暖，那份巨大的支持与力量，在推动着我向前、向前！在此，我要深深地鞠躬，给我亲爱的爸爸、妈妈！我爱你们！

今天女儿已成长为一个受人尊敬、喜爱，能给人动力、激人向上的学者、教师、心理咨询师、培训师。老爸、老妈，你们可以好好享受这份骄傲和自豪了，因为这里面有你们的血浓于水的亲情和巨大的精神力量。

仰望您，老爸，得到的是更强的坚定和更大的支持。今天，此时此刻，我只希望爸爸、妈妈可以享受女儿的祝福和感激、成长和骄傲！

献给您，老爸，也捧给妈妈，您的老伴！一份安心，一份宁静，一份平和，一份温馨，伴你们一生一世……

　　时间过得真快，2007年写这篇文章到现在又过去了13年，爸爸已经快80岁了。爸爸和妈妈像是两栖动物，每年会在春夏之交时来到我所在的城市青岛，秋冬之交时回到河南平顶山跟弟弟一家生活在一起。平常的日子里，大家忙着上班下班，爸爸不仅能照顾好自己，这个精神矍铄的老人还会坚持每天给全家人做饭。

　　爸爸、妈妈来青岛时，让我最开心的就是忙完了可以回家吃上爸爸、妈妈做好的可口饭菜。爸爸做饭的时候总是哼着小曲唱着歌，吃完饭后总是抢着刷碗。爸爸退休后每天最幸福的时刻就是守着客厅的电视，全神贯注地、一集接一集、一部接一部地追连续剧。所以，爸爸自封为客厅的"厅长"，独自霸占了客厅的大电视。爸爸还有一个爱好就是写打油诗。他常说自己文学水平不咋地，也就是写两句打油诗。但是，每次看到爸爸的新诗，都会让我们兴奋不已，为爸爸对生活的热爱、对情感的表达而感到骄傲！

　　爸爸的幽默、平和、放松、包容、欢乐、知足、本分、纯朴、善良都已经深深地刻进了我和弟弟的性格里。几十年过去了，爸爸教过的学生仍然会每年回来看望他老人家。我小时候经常被爸爸带进他的班集体里参加一些活动，跟爸爸的学生玩得不亦乐乎。

　　我和爸爸同在一所高校任教时，我们经常会在全校的交谊舞大赛上作为男女舞伴获得头奖，并在朗诵大赛等活动中共同作为评委亮相。爸爸写得一手好书法，经常在一些重要场合大显身手；而我，在各种演出、演讲、辩论、朗诵等活动中，不是担任主持人，就是担任教练或评委。在同事们的眼中，我们老少石老师是一对让人羡慕的父女。

　　现实生活中，我也非常愿意跟爸爸待在一起。特别是爸爸退休以

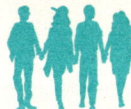

后，妈妈对爸爸有什么期待和要求时经常会悄悄让我转达。据妈妈说，同样一件事，我跟爸爸说他就会百分百地答应，要是妈妈出面商量那就会大打折扣。小时候我是听爸爸话的好闺女，爸爸老了他是听女儿话的好老头。每当在课堂上带领学员们画影响轮的时候，谈起爸爸，想到爸爸，我都会不自觉地嘴角上扬。我想，这大概就是人们常说的满脸幸福吧。

不过，所有这一切却是在我对自己的成长有了新的觉察之后才意识到的。我非常感谢这种觉察；否则，我会把本身拥有的资源当作理所应当，不懂得珍惜。那样的话，若让我列出重要他人，我可能会把亲爱的爸爸列在十名以外。

我的重要他人之二　妈妈

我曾经和妈妈有着非常纠结的关系，一方面期待获得妈妈的认可，另一方面逃避妈妈 。妈妈也是一位语文教师，一直担任年级组长、教研组长、班主任，退休前在中学任教学副校长。妈妈有着丰富的情感，善良，豁达，事业心强。我至今记得我上中学时，妈妈给爸爸读她的文章《让孩子抬起头来眼睛发亮》时的情景。文章的大意是一个好教师要让自己的课堂充满生机与活力，要了解并尽力去满足学生的想法和愿望，引发学生求知的热情。妈妈还写过两篇文章《让兴趣点燃智慧的火花》和《用朗读教学激发语文学习的兴趣》，文章的观点不仅在我的脑海里留下了深刻的印象，而且早已在不知不觉间成为我的教学指导思想。在教学过程中，我一直在提醒自己要让自己的教学充满欢乐并闪耀着智慧的光芒，这是受妈妈的影响而形成的观念。我还有一项终其一生的业余爱好就是朗读，也是妈妈对我影响的结果。我猜妈妈自己或许都忘记了自己的这几篇文章，但是它们却在我的心中扎下了根。

小时候，我经常听爸爸、妈妈讨论一些上海电影译制厂译制的外国电影，他们也会带我去电影院看外国电影译制片。这些，对我的审美情趣都有着深深的影响。长大了，我从事兼职配音工作，跟随上海电影译制厂的老师学习配音，为外国电影、电视剧配音，用我的声音在影视剧中塑造过大大小小上百个人物形象，所参与配音的电影、电视剧台词至今我还能记得。这些丰厚的阅历使我在声音和语言的运用方面拥有独特的优势，也为我今天做咨询师、培训师、电视节目访谈嘉宾提供了资源和力量。

妈妈对我这些正向的影响在我学心理学之前常常被我忽略，因为妈妈有着许多教师的通病，那就是对自己的子女期待过高，要求过严，只有批评否定，没有鼓励表扬。这些，曾使我形成很多错觉，觉得自己不够好，使很多事情因为过度追求完美而夭折在计划中未能实施。表面上看，我从未跟妈妈顶过嘴、吵过架，因为我们家的家规是不可以对长辈不尊敬，尤其是对妈妈。青春期的那份逆反和对抗，一直都是压抑在心里而从没有爆发过。幸好经过心理学的学习，我和妈妈有了全新的关系。2007年我曾发过一篇博客文章《享受父母特别的爱》。

享受父母特别的爱

我内心成长的最大飞跃是从认识并理解妈妈的爱开始的。

原来我一直认为，我的妈妈是一个不会鼓励孩子的母亲。她的座右铭是"我挑剔你，说你的缺点，是为了让别人不挑剔你"。这句话十分准确地反映着妈妈的观点。我一直以为她在期待一个没有缺点的孩子，一个不被挑剔的孩子，一个标准的、完美的孩子。所以，在这样的管辖中，我会时常感觉到窒息、有压力和不被接纳。

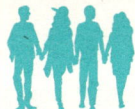

我一直认为，妈妈更多的是在扮演一个优秀教师的形象，而不是一个充满包容和接纳的妈妈。我的妈妈是全国优秀教师，在教育孩子的过程中，她真的很难把妈妈和教师的角色区分开。所以在她有限的经验和认知里，她能够做到的最好选择就是严格要求孩子，使孩子成为一个更优秀的人才。

对妈妈的这份感觉一直是我的一个心理障碍。所以，我总是羡慕那些可以自由成长的孩子，羡慕没有那么多规条和限制的孩子，羡慕可以任性撒娇被父母宠爱的孩子，期盼着自己也能拥有允许孩子犯错、不挑剔、对孩子给足鼓励和欣赏的妈妈。

今天当我重新去看妈妈的时候，我突然发现：不仅是妈妈在努力塑造一个完美、标准的孩子，那我呢，我是否也在期待一个标准、完美的妈妈呢？我在被妈妈挑剔的同时不也是在挑剔妈妈呢？我何尝不是在苛刻地要求妈妈能够成为一个最完美、最符合标准的伟大母亲呢？我是不是也给妈妈框了一个尺寸非常严格的框框呢？这样对妈妈公平吗？

是啊，我已经成长为一个受人尊敬的老师，一个可爱可亲的心理咨询师。我之所以能够设计出充满感染力的课程并给来访者更多的接纳与支持，就是因为我拥有自己独特的成长经历。我在努力地成长为一个更具包容心和有爱的成长导师，这些都要感谢妈妈。是妈妈教我如何成为一个更成功、更优秀、更懂事、更通情达理、更体察别人、更关注对方的人。那么在今天，当我在羡慕受宠爱的孩子时，是否又把自己退行到了那个有着未被满足的期待和渴望的孩子，那个渴望获得妈妈的娇宠、鼓励和包容的孩子？

是的，每一个孩子都需要得到父母充分的爱与接纳的滋养，这样孩子才会更加自信、健康、充满活力、放松、有安全感。

当我一遍一遍地想要获得解放和自由而希望妈妈给我松绑的时候，我是否把这种权力一直都放在妈妈的手里呢？今天，当我可以觉察到这一点的时候，我是否可以转化那不切实际的期待，放下对父母的苛刻要求，先解放父母呢？妈妈不必非要成为那么标准的妈妈，她只要用她习惯的方式去爱我们就够了。而我也可以读懂妈妈，可以充分地感受到妈妈的爱——那份牵挂、惦念、内疚和自责。

当我可以这样做的时候，我便可以真正地成长和学会接纳。玫瑰就是带刺的，苦瓜就是苦的，山楂就是酸的，这就是它们的原本。对它们，我们只需要改变我们自己的角度去观察、去体验，不必刻意要求玫瑰摘掉刺、苦瓜加点糖。而对于自己的父母，要改变我们自己的词典和认知，将原本翻译成否定、控制、挑剔、唠叨、拒绝的那份严格和热望重新解释为爱。细细地想一想：那些苛刻里何尝不是带着父母曾经受过的伤？他们那伤痛背后也是对爱的呼唤。是的，那的的确确是深深的爱。

生活中有太多的事情需要我们重新去审视和面对。我们对自己和世界的了解在一天天发生着奇妙的变化。当我们变化时，会觉得世界也在跟着改变；当我们接纳自己时，便会觉得世界也可以接纳我们；当我们可以真正地敞开心扉去接纳生活的时候，也一定可以感受到生活的恩赐和给予；当我们解放了父母，便自然同时解放了自己并获得了自由。其实，那根绳索早已不再是父母的捆绑，而是自己无意识间加给自己的。

生活，是可以带着这样的一份敞开的心去欣赏和接纳的。当我们可以真正地理解和不受干扰地接纳时，我们便可以品味出山楂的酸里也有一点点甜，可以认识到苦瓜苦的背后是对人体有很大益处的瓜苦叶素和

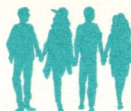

野黄瓜汁酶在起作用，可以闻到玫瑰虽然带刺却如此芬芳美丽。这份接纳和允许让我们有了一份对自然的生命去包容和享受的博大胸怀。

我们要享受那份珍贵的爱与信任，享受那份真诚的关心，享受那份暖暖的惦记，甚至享受那份挑剔和不满。一切都是出自爱，即使不是在表达爱也是在呼唤爱，只是方式不同而已。

生活，美好的生活，丰富的生活，充满着人情味的生活，即使有时是争吵和纠缠，即使有时是互相不理解的责备和唠叨，当我们可以把这些看作生活的必然经历去享受时，那份暖暖的、浓浓的情意便会浸满我们整个心房。

带着香味，带着甜蜜，带着清新和宁静去享受一切……

深深地吸一口气，好好享受这美好的生活吧！每一个父母都有他们特别的爱的表达方式。这些不同的方式源自他们自己的成长经历和理解水平，也源自他们成长中受到的限制和伤痛；但只要我们自己可以去了解、去感受，便会有所改变。当我们有能力、有意识真正地理解和接受那些特别的爱的表达方式时，我们便多了一份力量，既释放了父母也解放了自己。这是一种成熟的标志。这是一个成长的起点。

让我们心中漾满着浓浓的暖意去享受父母特别的爱吧！

我要大声地对妈妈说："妈妈，我爱您！祝您天天快乐、心情始终如花般绚烂！"

当我重新认识母亲，便在人性的层面重新看到妈妈也是一个普通人，也有她自己成长的故事和无奈。我记得一次在跟妈妈聊起她小时候的经历、聊到她失去爸爸和最爱的姑姑时，她当时作为一个小女孩，心里的紧张、害怕、无助、恐惧和担心到了极点，她整晚地睡不着，紧紧盯着姥姥的呼吸，生怕一眼没看好，这个唯一的亲人又会离她而去。

听到妈妈讲这些经历的时候，我的心疼极了。

我知道了妈妈的不容易，也懂了妈妈为什么一生要强、习惯掌控。因为她不想让自己曾经经历的那份恐惧重演，所以对一切都必须有所掌控，要安全、安全、再安全！安全就是做事必须正确、不能出任何差错。安全就是要按时回家，安全就是要处处领先，安全就是不被别人非议……在妈妈的心理字典里安全大于天，那是因为她还是小女孩时经历过很多艰难痛苦。这些艰难痛苦即使是一个大人也很难承受，所以她必须不断扩大自己的掌控力，以保证自己和身边的亲人足够安全。所以家里常常会听到妈妈神经质似的喊叫声，全家人都急忙跑过去，却发现并没有什么大不了的事情发生。对此，我爸爸最常说的就是"你妈就会一惊一乍"，我也曾在心里无数次地说"妈妈是个神经病"。

当我了解了妈妈所经历的那一切，我把妈妈紧紧地抱在怀里。我知道那个时候没有人可以保护她，没有人可以听得懂她，没有人能了解一个小女孩心里的恐慌和无力。我也懂了为什么无论发生任何一点小事，妈妈都会如临大敌，甚至有时脸都变形扭曲——那是我最不喜欢看到的一张脸。学了心理学后我知道，那是创伤后的应激障碍，在妈妈的脸上表现出的是写满恐惧的过度警觉和高度紧张。

与妈妈的那个深深的拥抱，让我和妈妈的关系有了质的改变。当我重新翻译妈妈的语言，知道了那所有的紧张、焦虑、担心背后是曾经

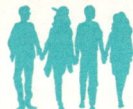

的伤痛和对安全的呼唤，也是想要保护孩子不再受伤的一份带着恐惧和焦虑的深深的爱。同时，我也真的看到在妈妈的批评和严格要求下，我发展出了很多原本可能天性中不曾具备的优势和能力。虽然这当中付出的代价比较大，虽然经历了相当漫长的过程，虽然那些负面影响至今还会偶尔浮现，但是我已经可以为自己负起责任，不再把这些不满和抱怨"回报"到妈妈的身上，或无意识地传给下一代。

每个人都可以为自己的成长负起责任，因为我们可以选择、了解、丰富自己的生命故事——那些独一无二的，可以让自己变得更加不同的故事。我知道妈妈传递给我的不安全感，或许让我还会担心不够好而不被接纳，但也让我更深地懂得自我疗愈和成长对于子女教育的重要性。

学习心理学让我和妈妈都获得了疗愈和成长，拥有了全新的家庭关系。妈妈76岁依然轻盈健康、热爱生活。手机里一年四季的美景被妈妈收入美篇、朋友圈，美图美文被许多的朋友珍藏。

妈妈的许多珍贵品质值得我一生去学习，我也在努力地像妈妈一样在繁忙工作之余，用心诚挚地关心到更多亲朋好友。近几年常听到老同事、老朋友离开的消息，妈妈伤心难过的同时更加珍惜能够健康生活的每一天，跟爸爸常常念叨儿女、孙女、外孙的各种好。

在我的咨询室和工作坊中，最常困扰大家的就是与父母的关系。因为没有哪一个父母是完美的，因此成长中有许多遗憾都来自于和父母相处中的未满足期待。这些被放大了的痛苦使我们无法享受当下的生活，而忘记了成长中那些尘封的美好与幸福，也会带来新生活的委屈和挫败。

在这里，我要和读者朋友分享一个萨提亚的重要理念：**迈向完整的**

目标之一，即接受父母也是人，并在人性的层面而非角色的层面与他们重新相遇。当我成为萨提亚模式的导师，我始终记得把老师的这一信念传递给我的学员们。因为这一信念对一个人的成长有着里程碑的意义。

我的重要他人之三　老姨

再说说我的老姨，在一次成人依恋访谈的练习中，我第一次发现，原来在我的内心中还有一个给我许多温暖和力量的"替代母亲"，那就是我的老姨。

老姨也是一位语文老师，比妈妈小8岁。翻看我们家里的黑白照片，里面有好多我和老姨的合影。小时候因为有了弟弟，没人照顾我，我经常会被老姨接走，去她们家住。我曾跟着老姨和她的朋友们一起聚会，还曾跟老姨一起下过乡。下乡时，因为我喜欢喝红薯稀粥，老姨每天都会带着我到各家去问谁家熬了地瓜粥，谁家熬了地瓜粥就留在谁家吃饭。我麦垛上玩、沙子堆里滚、漫山遍野地疯，那一定是我很自由、很开心的日子。

我人生最早的两次出远门也都是跟着老姨去的。第一次是在我5岁的时候，姥姥和老姨带着我回姥姥的南方老家金华，一路上我们还去了上海、南京、杭州、苏州等地，好多事情至今我都记忆犹新。第二次是11岁小学毕业时，我以优异成绩考上了省重点中学——平顶山市一中。妈妈奖励我，让我跟随老姨去武汉华中师范大学玩了几天。这期间，我在东湖学会了游泳，去九江的庐山领略了那里的美景。我记得同行的叔叔、阿姨都是老姨最亲密的朋友，他们都是华中师范大学中文系、哲学系的硕士生、博士生。一群年轻人领着我一个小孩，一路上吟诗、对对

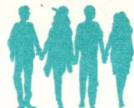

子，欢声笑语，其乐融融。在他们的影响下，我一路上也跟着做了好几首诗呢。

这些温暖、开心的记忆都给我留下了极其深刻的印象；不过，印象最深的一次发生在我上中学时的叛逆期。在我最迷茫、困惑、低自尊的日子里，又是老姨给了我最珍贵的包容和接纳。虽然老姨当初并不能理解我这个中学生的想法，但是却给了我最温暖的陪伴和默默的关怀。我和老姨在一起，有好多至今仍然能让我记得起的美好画面。其中最美的画面就是，任何时候，只要老姨看到我出现，都会老远就伸出双臂、敞开怀抱、喊着小卉、蹲下来等我飞入怀中，弯弯的眼睛，满脸的笑容（在妈妈的脸上这样的表情只有看见弟弟时才有）。老姨的嘴里360度地赞美着我这个外甥女，小卉哪里都好，聪明、懂事、宽容、忍让、善良、善解人意、受人欢迎、无所不能。直到现在还是这样，只要见到我，她一脸的灿烂，充满了自豪和骄傲。那是她对我发自内心的喜欢和欣赏，就像妈妈见到了久别的女儿的那种亲切。

老姨还经常会非常虔诚地征求我对一些事情的看法：这个应当怎么弄？那个应当怎么办？这种情况是怎么回事？那个问题为什么会发生？当问题得到解决之后，她一定会说："小卉，你怎么这么神通广大？怎么就没有你不会的？你怎么就这么聪明能干呢？你太厉害啦！"这时，她是一脸崇拜。在这些时候，我感受到的是那份百分之百的信任。老姨对我，从小到大，而且我年龄越大她越崇拜（对，可以用"崇拜"这个词）。当与时俱进学习到"脑残粉"这一新名词时，我脑海中蹦出的第一个人就是老姨：嗯，老姨就是我的不折不扣的"脑残粉"。老姨对我这个外甥女的这份欣赏和崇拜，无须理由，不允许任何人反驳。

我也经常想念老姨，特别愿意去帮助老姨解决困难。我内心对老姨的感情非常深厚，那份安全的依恋真的是和对妈妈是不一样的。当我学习了依恋理论，我更加懂得了这份情感的来源和出处，那就是一份珍贵的来自儿时的深刻印记。我被老姨这份赞美和欣赏滋养着。这份赞美和欣赏让我更加阳光、自信。所以我想在这里对老姨说：谢谢您，我亲爱的老姨，是您给了我无条件的爱与温暖的滋养、足足的信心与力量！

我的重要他人之四　弟弟

我的弟弟大名叫石戎，小名叫路宏，小我两岁。我来到青岛之前，家里还在使用有电话线的固定电话。如果来电话时说找石老师，不管谁接电话一定要先问是找老石老师还是小石老师；如果来电说找小石老师，那就会再问是找男石老师还是女石老师。

一家三个石老师在同一所高校任教，我和爸爸在学校"叱咤风云"，弟弟虽然风趣幽默、能交到一群好同事、好朋友，但更多的时候是在默默无闻、勤勤恳恳、踏踏实实地工作。相比于我的频繁上镜和爸爸、妈妈的"辉煌"工作经历，弟弟的人生似乎平淡无奇。弟弟作为我的重要他人对我的影响，用四个字来描述，那就是"安全基地"。

我们家拥有一女一子，构成一个"好"字，这对爸爸、妈妈来说，一定是非常如愿、幸福的事情；但是对于我们孩子来讲，许多的经历只有我们自己懂得。我的弟弟是我童年最亲密的玩伴。

记得小时候，妈妈常会跟人说起弟弟的趣事。比如，摔了一跤，他趴在地上，抬着头，向妈妈说："妈妈我差点摔倒了。"再如，从邻居家拿了一块糖，举着对妈妈说："妈妈人家给我糖吃，我都不要哈。"

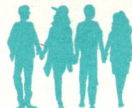

对于这些故事，我妈妈一遍又一遍地当着我的面讲给大家听。我总是会问："那我小时候有什么故事？"妈妈就会很敷衍地说一句："你有什么故事？你就是一个字：淘！"说实话，听到这些，我心里怎么能没有感受，当然会有失望和不开心。我一定会误以为妈妈更喜欢弟弟，不喜欢我。尽管事实并非如此，但是作为孩子，当明显地感受到爸爸、妈妈的关注焦点都在弟弟身上的时候，我一定是失落和难过的。

虽然我感受到的偏心并不是事实，因为妈妈曾一千次、一万次地跟我讲，没有偏心，绝对一碗水端平，可是我的感觉是那么真实。但尽管如此，这却并没有影响我和弟弟的关系。

弟弟很依赖我，什么事情都会征求我的意见，发生任何事情都会来跟我分享。我们姐弟俩的感情任何人都无法超越。长大后，我记得弟弟骑自行车带着我。我坐在后座上，双手环住弟弟的腰，那种安全和信赖的温暖感觉是无法用语言表达的。当时我觉得弟弟是世界上我最亲的人，这种同伴依恋甚至超越对爸爸、妈妈的依恋。记得我长大后妈妈还会经常拿弟弟跟别人比较，觉得弟弟不够上进，不如姐姐能干要强。每当这时从未跟妈妈顶过嘴的我便会跟妈妈大声说："妈妈以后不能这样说路宏，一个人一个活法儿，要尊重人家自己的生活方式和选择权。不是每个人都需要过轰轰烈烈的人生。"从那以后这句话成了弟弟的口头禅和座右铭：一个人一个活法儿。帮助弟弟挡了好多来自妈妈或自我攻击时的子弹。我和弟弟之间的这份感情好像淡淡的并不那么浓烈，但却是珍存心底的一份踏实，从来不需要证明，永远不需要怀疑，就好像仓央嘉措的那首诗《见与不见》所描绘的，"你见，或者不见我/我就在那里/不悲不喜/你念，或者不念我/情就在那里/不来不去/你爱，或者不爱我/爱就在那里/不增不减/你跟，或者不跟我/我的手就在你的手里/不舍不弃/来我怀里/或者/让我住进你的心里/默然相爱/寂静欢喜"。

我和弟弟的感情，以及和爸爸、老姨的感情一直都有这样共同的特点——不悲不喜、不来不去、不增不减、不舍不弃，不纠结、不冲突，任何时候想起，都是温暖的、踏实的、幸福的、安全的。读到此刻的读者朋友，您的脑海中想到了谁？是否和我一样感受到了这股暖流？

我的重要他人之五　姥姥

我的姥姥一辈子坚强、隐忍。我的姥姥是一名优秀敬业的外科大夫。妈妈在家排行老大，还有二舅、三舅、二姨和老姨，五个孩子在那个年代虽然不算多，但是姥爷在老姨还不记事的时候就离开了，所以是姥姥一个人把五个孩子养大的。记得我上初中时，因为姥姥家离我的学校更近，我常常中午去姥姥家吃午饭。现在我还记得姥姥的家在幸福路上，当时我常常会和妈妈说我去幸福路姥姥家了。或许这就意味着跟姥姥在一起的时光都是幸福的吧，姥姥会给我讲好多有趣的历史故事，"三皇五帝""秦皇汉武"……姥姥讲起故事来比历史老师讲得更传神、更有吸引力。

记得有一次，一个病号从农村给姥姥带来了一麻袋红薯，姥姥坚决不要，拗不过时只留了几块小的说给小卉熬红薯稀饭。我问姥姥："这个姐姐为什么要给您送红薯？"姥姥说："这个农村小姑娘右脚需要手术，所有的医生都说只能截掉大拇指才能确保疗愈。但是我就想，一个女孩子夏天穿裙子穿凉鞋，没有大拇脚指头多难看，我就想尽一切办法，终于还是帮她保住了脚指头。"多么单纯的理由，一个外科大夫不仅挽救了一个小姑娘的脚指头，也保护了一个女孩的尊严和美丽。姥姥传递给我的是认真、敬业、正直、善良、坚毅、单纯的品质。所有这些优秀而又珍贵的品质都经由姥姥和妈妈像基因一样传递给了我，现在我

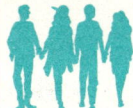

正在把这些"基因"传递给我的儿子。

我的重要他人之六　班主任

我的高中班主任是钱老师，她也教我们语文课。钱老师性格开朗、大大咧咧，因为对我的赏识和喜欢，给了我很多班级工作：文艺委员、语文课代表，还推荐我担任了全校学生会的文艺部部长——那时候我觉得这是挺大的"官"了。我在担任文艺部长的时候组织过好多次全校大型活动，这些活动都非常成功且有影响力。钱老师对我的欣赏和认可，让我对自己更加自信。通过担任学生干部，我的组织、领导和沟通能力得以大幅度提高。我的好几篇作文都被钱老师当作范文读给全班同学听，她还在作文上用各种记号表达对我的欣赏和喜欢。经她的推荐，高考时我获得了珍贵的保送名额。我在家庭里曾经缺失的被鼓励和被赞美，在钱老师的班级里得到了加倍的补偿。

我的重要他人之七八九　闺蜜好友

季宏是我高中前两年的同桌，我们俩的友情直到现在依然亲密如初。在那个青春洋溢的时代，是她给我最温暖的陪伴和支持、给我最真诚的欣赏和鼓励。节假日，我们会一起骑上自行车去她住在很远很远的家里，跟她的爸妈和妹妹共进午餐。有时，她小小的个子、精致漂亮的脸庞让我想要把她当作我的妹妹来照顾；有时她又像是个体贴关怀的妈妈，给我许多提醒和关心。记得季宏给过我很多很多连我自己都不知道的肯定和赞美。我清楚地记得她说过："石卉，你外表看起来大大咧咧的，其实你的内心非常细腻敏感。你那么会关心人，那么热情大方、多才多艺，那么善解人意、幽默可爱。你还有那么强的组织能力，大家都很喜欢你，愿意跟你做朋友，所以我觉得我都不配做你的朋友。"季宏说这些的时候我都惊呆了，因为我从来没想到自己有那么好，而且那么完美的季宏给我这么高的评价。这对我来说是何等的滋养和鼓励。每当想起那些珍贵、美好的日子，我的内心都会升起无限的感动和温情。

王雯是我高三分到文科班后的同桌，我俩有很多关于初恋的秘密，关于琼瑶小说的分享，关于未来美好的憧憬。

我曾写过一首小诗《孤独》，原想读给她听，期盼她会为我的精巧措辞和绝妙美文而喝彩，可是她听过后却非常伤感。她说："想不到咱们俩这么要好，你却还感到孤独。"天知道在高三那特别的一年我的内心经历了什么，又在忽略着什么，竟然跟自己最好的朋友聊孤独。

我们俩的组合用一部动画片的名字来形容非常恰当，那就是"没头脑和不高兴"。我大大咧咧、风风火火，王雯细腻温婉、优美动人，有时容易伤感。她走在校园里永远都是一道风景。当时我们俩一起跳的双人舞《十五的月亮》轰动全校，我穿军装跳反串，王雯穿着漂亮的白色连衣裙舞得轻盈、唯美。庆幸那一年有王雯做伴，我在灰色的高三依然还有阳光灿烂的日子，有成功的喜悦和友情的甘甜。我们之间那份珍贵的情谊没有随着岁月的流逝而被淡忘；恰恰相反，那些留存在记忆中的幸福和快乐历久弥新。

李玲，也是我的高中同学，但我们俩的神交却是从高中毕业后一次同学聚会后才开始的。我们俩一见面就是交流、分享阅读的心得体会。每次观点相同时，我们都激动地跳起来，细数某一本书的某一段描写，有时会笑得前仰后合，有时又会泪光莹莹。我现在常常会回忆起我们俩

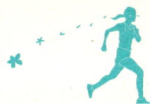

在一起神侃神聊的心灵对话，关于人性、关于情感、关于文学……我们只要在一起就有聊不完的话题。我常常陶醉于李玲那银铃般的笑声，喜欢看她聊天时那变幻莫测的表情，她所有的表情都非常夸张。她对人对事的看法都鞭辟入里、激情肆意。我经常会想起李玲的大嗓门和露出虎牙的笑容。我们之间那些来自灵魂深处的情感碰撞，让我真正开始对人生有了不同视角的思考，让我深深地相信人与人的内心相通会产生强大的力量。每每想起这些，我都会有一种知音难觅的兴奋与痛快。

正是珍贵的姐妹般的闺蜜深情，鼓舞着我们后来在各自的团体中结交要好的朋友。

在我们的人生旅途中，对我们产生影响的人会有很多。比如有些朋友想起老师会掉眼泪，有些读者会对陪伴自己十几年的小猫小狗满怀深情，即使是一只玩具熊，可能也寄托了我们在某个孤独无依的日子里柔软的想念，那些鲜活的记忆一直珍藏在心底，从未离开。

我们每个人都会因为生命中的"重要他人"而感到自己是幸福的，是有存在感的。生命中闪闪发光的人和事越多，我们内心的喜悦和幸福感就会越强，内心所拥有的爱也就越富足，我们想要付出、奉献、回报的愿望就会越饱满、热烈。亲爱的读者朋友，我相信，你也和我一样，此刻的内心想到了谁，可以在自己的影响轮中，填上自己生命中的"重要他人"，写下他们的名字，对你产生的影响；也可以和这些"重要他人"分享你的感受，或者给他打个电话、发个微信，约着见一面，叙叙旧，回忆一下那些珍贵的镶着金边、冒着热气的美好片刻。那些美好的记忆中有哪些画面至今想起依然充满感动？一个眼神、一个拥抱、一句鼓励的话、一双温暖的手、一盘热腾腾的饺子、一锅香喷喷的玉米、一碗饱含爱意的面……写一封信，或者发一篇感慨，将这份深深的情感传达出去，表达你的感动与感恩。我相信，你会体验到深深的满足感和幸福感。

认识那个曾经勇敢的自己
——四海八荒，我们经历的那些劫

　　家庭里每发生一次重大事件，都会对家庭成员产生一次冲击。遗憾的是，我们常常忽略这些事情对我们的影响。过去的事情，我们虽有记忆，但往往忽略了它造成的冲击。家庭生活年表的意义就在于把这些重大事件以时间轴的形式再次呈现，让我们从更宽广的视野再次看待家庭。

　　家庭生活年表将家庭中的重要事件沿着时间轴展开，有必要的话可以从祖父母（外祖父母）或曾祖父母的生日开始。这时候你就可能改变自己对童年的记忆。比如说，我的一个来访者突然发现三岁的时候，家里面临过一次破碎冲击，父母因此而失落了很长时间。她原本以为自己没有受到照顾，觉得父母可能不爱自己，所以自己才被冷落。但从家庭生活年表上，她以成人的眼光重新看待这件事情，当时的自己并不是被故意冷落对待的，通过大事年表，她深深地理解了父母当时的处境和感受，也钦佩自己和家人在艰难日子里的努力。

　　图2-20所示的只是一个简图，我们完全可以拿出一张大大的白纸，甚至可以画上几张纸，画出三代人的家庭事件，这会帮助我们看到更多我们不曾在意和关注的那些关联事件。

搬家转学　　23岁结婚　　45岁骨折

出生0岁　　　留级　　30岁儿子出生　　48岁

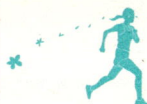

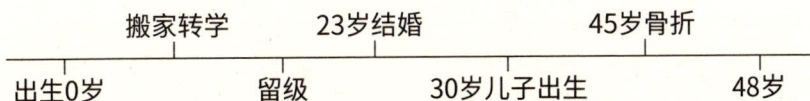

图2-20 我的人生重大事件

在我们生命中发生的事情很多，但是让我们能够记住或者想要记住的事情并不是很多。或许我们会在这个环节中想到很多的往事，那就给自己一些时间把自己带入回忆中，但是要记住，不要让自己进入创伤；如果有一些记忆被唤起时，你有很多的哀伤，这是很正常的反应。你可以先将这些伤痛保存一下，或许你可以联系你信任的咨询师来疗愈这些被浮起来的人生碎片带来的伤痛。

当重新梳理和看待这些事件时，我们会发现，事件还是那些事件，但是它们对我们的影响却可以被重写，我们可以从全新的视角和观点来看待童年。家庭生活年表对自身的觉察十分有帮助，也会为家庭重塑（如果大家有机会进入我们的工作坊，我们可以就此来帮助大家完成一次重大的自我疗愈）奠定一个基础，做好必要的准备。

家庭中会有很多让我们兴奋开心的事情，也会有让我们难过悲伤的事情，或许还会有一些重大的灾难性事件或非常多的变化与意外。我前面讲到我的妈妈对我的影响，但如果回到妈妈成长的经历，那些深深浅浅的痕迹也都在影响着妈妈，有很多经历对妈妈产生了重大影响。当带着这些理解去看妈妈时，我的视角便完全不同了。

以我自己为例，我的天赋特长是语言能力。受教师父母的影响，我爱好读书、写作，我的口头表达能力较为突出；小学时就是语文老师的助手，专职负责朗读课文；参加全校、全区、全市的朗诵比赛时永远都拿第一名，后来参加全省、全国比赛也都名列前茅。我的小学、中学的同学都还记得语文课上我朗读《小英雄雨来》《金色的鱼钩》课文时，全班同学都被感动得趴在桌子上哭。高中时全校组织的各种朗诵比赛，作为学生会的文艺部长，我不仅是组织者、主持人、参赛者，还担任小评委。作文课上我的作文更是常常被当作范文在全班朗读。作为班干部我与全班同学打成一片，组织的各种活动像模像样。后来我又考上河南电视台配音演员，参加过的译制片配音上百集（部）。

可是，所有这些突出的表现却并不能增强我的自信，因为我的学习成绩并不总是名列前茅。我的妈妈一直希望我能争第一，但我的成绩大多在十名左右徘徊。学生时代的几次事件在我后来学习心理学时又被忆起。在这里，我和大家分享一下我小学、初中、高中的三次历劫。

小学阶段的我呈现出的是开朗的性格，好奇，爱动，外向，活泼。三年级之前在爸爸所在的学校上学，老师的评语一直都是"聪明伶俐、爱做小动作"。四年级、五年级时因为搬家我转学到新的学校。升入高年级，我在新的学校不仅担任了全校大队长（三道杠），还代表学校参加过很多次的全市乃至全省的朗诵比赛，可谓成绩"显赫"。按说，我总体上应该是老师眼里的好孩子。可是，我的妈妈却是典型的完美主义者，我前面讲过喜欢批评而不善于表扬的妈妈曾使我对于表扬如饥似渴。我在上小学四年级的时候，我以为被表扬的机会来了，因为搬家，我要转学了。

此前，我妈妈会跟我的所有任课老师说，这个孩子很浮躁。可我当时并不懂什么是浮躁。虽然我现在懂了，因为我是一个黄色性格的孩子，肯定活泼爱动，显得浮躁。可那时候我不明白，什么叫浮躁？我怎么就浮躁了呢？所以妈妈对我的所有老师说，这孩子很浮躁，一定不能表扬，一表扬就上房，对她一定要严格管教，该批评时就严厉批评。就

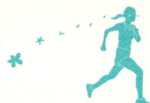

这样，四年级之前，尽管我在很多方面的表现都还不错，可是我渴望的表扬却少之又少。

搬新家转学后，我知道我终于可以逃脱妈妈的"五指山"了，没想到我妈妈依然认识这个新学校的老师，还特别交代班主任丁老师说这个孩子很浮躁，一定要多批评。于是，我想要的表扬又要泡汤了。

丁老师非常擅长表扬，只是他的表扬只给了我们班一位同学，我至今记得这位同学叫胡国贤。丁老师什么事都表扬他，连他的扣子不一个颜色丁老师也都把他请到讲台上展示，并说："看人家胡国贤同学多么的艰苦朴素！"我回家后，把我衣服上的扣子也换成了不同的颜色，并在丁老师面前晃来晃去，希望得到丁老师的表扬，可是丁老师视而不见。

接下来我又发现一个机会。有一天老师表扬胡同学："听一听人家胡国贤提的问题，提得太好了，会提问题的学生才是好学生，所以大家一定要向胡同学学习，要多提好问题。"一盏灯在我心里亮了起来：提一个好的问题，也能得到老师表扬。

第二天就来了机会，老师出了一个例题，这道题用我们以前的方法解不出来。老师说：所以我们今天学习一个新方法。说着，转身在黑板上写下："解：假设未知数为 x 。"

噔！我眼前的灯就亮了："为什么要设 x ？"我觉得这个问题水平很高，提出来肯定会受到表扬。

老师刚刚转身我立刻就把我的小手举了起来。老师看着我，没理会，接着讲。我很疑惑，心想："老师一定在等胡国贤问这个问题，那不行，我一定要抢在前面提出这个'高水平'的问题。"于是，我就使劲晃着举手。我怎么晃他也不喊我，我就举高，举高了不行就站起来晃。老师终于讲完了一个段落，其实就是在讲解此题为什么要设x，但我忙着举手根本没听见。

老师终于看到我："石卉，有什么问题？"

我骄傲地站起来，想象着提问后老师的表扬声和同学的掌声。大声地问："丁老师，为什么要设x？"丁老师的反应可想而知，他讲了半天为什么要设x，这个孩子不仅不听还举着手在那晃啊晃，站起来还问这么白痴的问题。老师对此当然很气愤。他拿起一只粉笔头，重重地砸在我头上说："就是为了这个才设x，怪不得你妈说你浮躁，就是太浮躁，站着吧，仔细听。"老师说完后，同学们哄堂大笑；有的同学看着我，捂着嘴，痴痴地笑个不停。我站在那里，从起立提问直到下课，一直站着，眼泪不停地流。从那以后，我再也不提问了，再也不举手了……后来，这件自己感到很羞耻的事情似乎被我忘记在记忆的深处。可是在我读《发展教育心理学》研究生的时候，老师让我们写一篇论文，用所学教育心理学的理论去解析一次失败的教育案例。我的眼前竟然一下子又闪现出了这个事件。

老师怎么拿粉笔砸到我，我站起来如何激动地提问题、如何地对答，大家如何痴痴地笑，我是如此尴尬、羞耻、满脸通红、心跳加速，所有这些不仅历历在目、清晰可见，而且当时的感受竟然都回来了。这时，我的心都要跳出来了，喉咙发紧，再次以泪洗面。回到宿舍我想跟同学讲，但讲不下去，一直在哭。我拿起笔来，在纸上写，但也写不下去，继续哭。我写下的那篇文章一张一张地被泪水浸湿，仿佛有流不尽

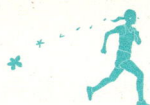

的眼泪。后来，我几次向同学们讲述这件事时都哽咽着说不出话。

我们每个人成长的历程中都会发生这样那样的大大小小的故事，或者叫"事故"。对这些事情，如果站在成人的视角，就好像在听一个笑话。那个渴望获得表扬的可爱小孩，那个教学认真严肃的老师，还有这一过程中同学们的表现，每一个视角我们都能看得到。可是这个事件中的那个小孩，在那个时候，只有一个视角：丢脸。被全班同学嘲笑，是多么尴尬、委屈、羞耻、囧！

后来我在个人体验及心理工作坊中，通过处理这个糟糕的体验获得了疗愈，让自己痛痛快快地流了一把泪。我重新回放这个故事的时候，想象着丁老师在我刚举手还没有进行细致的讲解之前，对全班说："石卉同学这个问题提得太好了，全班同学都要向石卉同学学习。会提问题的学生才是好学生。好，石卉请坐，我这就给大家讲一讲为什么要设x。"这个小女孩不过是想得到一句珍贵的鼓励和赞美。在想象中，在角色扮演中，她的这个埋藏了很多年的未满足的期待终于被满足了。

想象中扮演"丁老师"的伙伴真诚地对我说："对不起，孩子，不知道这件事情竟然对你的伤害这么深，不知道你这么渴望一句表扬。我们做老师的对一个孩子的影响这么深这么大，我感到很自责。"我也在回答"丁老师"说："没关系，老师，站在您的角度看到一个学生这么不听话，这么浮躁，真的会很生气。"角色扮演中，"丁老师"对我说："你一直都是一个聪明伶俐的小女孩，你在班里非常可爱、表现也很突出，你是全校的大队长，你是多才多艺的好学生，你代表全校参加全省、全国的朗诵比赛获了大奖，给全班、全校、全区、全市都争了荣誉。你一直都是我们的骄傲。"

已长大了的自己抱着那个受伤委屈的小女孩，对她说："其实你已经很好了，你不需要别人给你任何的表扬。以后我要一千遍、一万遍地告诉你：你是我的骄傲，你曾经独自承受了这么多，你是那么坚强，值得我为你点赞！你又是那么可爱单纯，那么聪明伶俐。对不起，我一直把你藏在心底，不想看到你那副可怜的样子。我曾经以你为羞耻。亲爱的小卉，你为了获得这份赞美一路向上、拼命努力，获得现在的各种成就。我为你感到骄傲，也为你曾经受过的委屈所带给我的力量感到庆幸，你缺的所有赞美我都会补给你。"这一过程中，内心受伤而十分委屈的小女孩流下了眼泪。

后来我在学习了创伤治疗等很多不同流派的心理治疗之后，也一直在为自己处理这一次的伤害。记得我的叙事治疗的吉尔老师还在这个事件中挖掘到了更加深远的影响，让我知道了伤痛背后更广大的意义。原来所有的伤痛和挣扎都是为了帮助我们看到自己珍视的是什么。在这个过程中，羞耻和失落让我更懂得自尊和宽容的重要，让我深深地相信敏锐地关注每一个人的闪光点是多么珍贵，因此我允许我的孩子犯错，我给了我的孩子最幸福、温暖的童年，我也在努力给我的学生自由、平等、轻松、欢乐、安全、温和、无压力的教学和体验，用我的创伤和经历，使更多人疗愈。

当我将伤痛转化为成长的见证，将煎熬升华为对成长的纪念，将自己经历的这些伤痛表达出来，这连绵不绝的深深情感，已经在我生命里流动。因为这个伤痛，我更深刻地认识到：作为一个人，其最珍视的恰恰是自信和尊严。我把自己曾经错失的、被伤害的这份自信和尊严不仅给了自己，也给了更多需要的人！

正如这本书的写作，当我写下这些滚烫的文字，我所经历的这些可

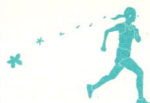

能微不足道，却对我影响深远的事情，在我写作的过程中又一次得到了升华，使我更懂得所有受的苦、流的泪都有意义和价值。

一个人显现或者表达出多少伤痛就代表这个伤痛背后拥有多大的价值，一个人展现出越多的挣扎，说明对于这些珍视的价值拥有越多的坚持。当我每次一遍又一遍地通过自我疗愈来强化这份价值感的时候，这些成长经历中发生过的伤痛，在不知不觉中被融化了，并让我在这看似消极负面的经历中看到了光明。用现在00后孩子们很流行的说法，我们这一经历叫作"历劫"和"修仙"。如果有了这样的视角，所有的历劫都是礼物，所有的挫折都是让自己变得更强大的特别安排。因此重要的是：如何避免劫难过后还没来得及成仙就"牺牲"在修仙的路上呢？

我会在接下来的部分中和大家分享如何"修仙"，如何在这些过往的伤痛中获得疗愈并捡回珍宝。在这样的自我疗愈中，我也能越来越接纳曾经发生的一切，同时让它们可以成为我生命历程中最珍贵的一段记忆。当我拥有了新的视角，我知道了这些事件对我的独特意义。我不需要再去刻意忘记它们，逃避它们，也无须在一遍遍回忆中受伤。相反，我为我自己在这样的经历中依然能保持自信、乐观而欣赏和感谢自己的勇气和力量：敢于直面羞愧获得新生，敢于穿越伤痛重见光明。

小学毕业时我以优异成绩考上了省重点中学。初中时，我的学习还不错，我终于能经常得到老师的表扬了。可是，初中生更在意的是同学关系，老师的表扬反而会让我跟同学之间的关系变得很尴尬：经常被老师表扬的所谓好学生在我们的班里是会被同学排斥的。于是，每次大考小考我都故意把答案填错。老师开始批评我学习成绩退步了，可是我跟同学之间的关系却变得好了起来，我被同学们接纳了。初二的一次考试，我考得很不好，而这一次考试要拿来做分班的依据。全年级要分出一个差班，把每个班级的后15名学生分到一个班级，我"光荣"入选了。

身为教师的父母，认为这绝对是奇耻大辱，父母对我说了这样的话："你把我们全家人的脸都丢尽了！"父母一直纳闷，为什么上初中后的这个女儿变化这么大，完全没有争胜心，成绩直线下降而且没有荣辱感？作为教师的他们打听到，在差班里我的成绩排第一。父母商量说先不去做工作帮我调回原来的班，在这个差班做第一名说不定能帮助他们的孩子树立争胜心。这个决定让我留在了差班。这是我回顾人生经历中排在耻辱榜第三名的经历。这个班级因为班风很差，没有人学习，我当然也极容易受到别人的影响。这个班级的学生认为努力学习是一件很丢人的事情，更会被人嘲笑。我没有如父母所愿继续保持第一名，而且班里男生给我扔纸条，我们还一起旷过一次课。于是，父母就给我办了转学，留了一级。

留级的经历是在我的耻辱榜上排名第一的坏事，也是我人生历劫的一件大事。我现在从心理学的角度看，那个阶段的我一定是抑郁了。因为几乎一整年，曾经活泼开朗的我变得沉默寡言。在新的学校新的班级，背着沉重的耻辱感，我开始了留级后的新生活。这段经历对我的影响很大、很深，虽然后来我以优异成绩考入重点高中，但是这个沉重的负担我背了十多年。

高中生活过得有好有坏，好的是我前面写过的从高一到高三，我一直在全校的各项活动中保持着较高的参与度，因为综合能力表现优异，获得了珍贵的一本大学保送资格（全校只有三个名额）。被保送同学可以不参加高考，只需要参加保送学校自命题的三门校考。为了保证校考通过，我孤注一掷地放弃了除三门校考之外的所有科目的学习，在整整

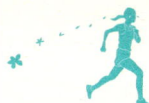

三个月里拼了命地复习保送考试的三门功课。可是临考试前，学校却通知我保送名额被取消了，后来听说是被某领导的亲戚顶替了。可想而知，我那年的高考成绩很不理想，这些经历在我的内心蒙上了自卑的阴影，这一事件也成了我人生历劫的重大事件。

相比很多人的人生经历，我经历的这些区区小事可能根本不足挂齿，但是对于每一个个体来讲，是无法对彼此的生活进行比较的，即使是一件极小的事情，在不同的人身上发生，引发的结果和反应也截然不同。整体上讲，我的生命历程相对简单顺利。在参加各种心理学的专业学习及体验工作坊中，我听过太多悲惨、艰难、不幸的人生故事，我希望再次强调的是：**我们不能改变过去发生的事情，但是我们可以改变这些事情对我们现在的影响，那些伤痛、汗水、泪水，经过疗愈、转化与升华，能在伤口上开出花来。**

所以我想邀请读到此处的你和我一样，把自己所经历的这些过往，这些你经历的劫用大大小小的符号沿着时间轴先记录下来，并看看对我们的影响是什么。或许不用急着去改变，因为我们总是步履太匆匆，没有来得及好好去品味来时的路。我特别想邀请你跟我一样，在这些回忆中，加入他人的视角问问自己：在发生这些事情的时候，爸爸其实会怎么说？妈妈呢？老师同学呢？真的是这样吗？如果故事可以改写，你希望是怎样的呢？这背后是否有一些对爱的渴望，你是否愿意自己来满足自己呢？以你现在的成人视角再去回看，而不是让自己直接退行到那个受伤受挫的小男孩、小女孩，那么，我们该如何改变这些事情对我们的影响呢？我前面举过的提问被批评的故事就是改变有关事件对我们的影响的一种选择。还有很多种方式去改变过往的各种事件对现在的影响，这些方式我们会在后续部分做详细介绍。

认识我们的大事年表，也就是回看来时的路；和画影响轮探索重要他人相同的是，很多事都和一些特定的人相关。我在影响轮中总结的都是对我的人生有着正向影响和意义的人，同时也有很多与这些发光的人相关的温暖的事。是这些人和事的影响让我们成为现在的自己，同时我们历劫的过程也成就了我们现在的自己。那些曾经艰难、挫败、羞耻、伤感、失落、痛苦的过程，恰是见证了我们在那些最脆弱的时光里，如何依靠着我们的勇敢、韧性、坚强、坚持走过来的，又是如何通过遗忘、否认、煎熬、挣扎而自我保护的。经历了这些，我们学会了忍耐、迂回、幽默、弹性、放弃、逃避、隐忍……**所有让我们受挫的事件同时也让我们更强大，使我们依然能再次出发、依然能笑对风雨。**

比如，我所经历的这些事情都指向了对于公平、公正、自信、自尊的坚守，也帮助我带着好奇去探索人性和心理，走上了自利、利他的助人道路。当我们回看人生中那些给我们带来负面影响的事情，我们也一定能够找到这些负面事件背后的正向意义，对自己的人生经历重新有一个更深入、更完整的认识和了解。当我们有了觉察，有了理解，疗愈和改变也就已然开始。

所有的回忆不是让我们去抱怨和记恨曾经发生的事情；相反，许多事情的发生都有着非常复杂的历史、文化、环境及家庭的背景。那么，我们如何才能从这些事情中解脱出来，不再受这些事情的负面影响呢？

让我们慢慢来，继续前行。

改变自己，从现在做起

　　人生有快乐，也有烦恼，人生有着波峰波谷，也因此有了五颜六色，我们人生的体验也因此才变得更加丰富多彩。无论开心难过、痛苦或者舒适，我们对自己要有更深刻的认识，接纳和欣赏自己曾经一路走来的所有选择。人生短暂，为何不让人生更加美丽，为何不让生命体验变得更加美好？那么，我们如何才能做到这一点呢，是自欺欺人还是向人生缴械投降？都不是，我们可以改变自己；通过改变我们自己的心理状态，使得我们内心深处拥有更广阔的空间，使得我们可以进行更多的选择。由此，我们可以做到更自信、更自主、更自由、更自在！

　　30年前，我还没有学习心理学的时候，经常会陷入疑惑与痛苦之中。历经无数的坎坷，我让自己活成了一个幸福达观的女人。幸福是自己给自己的！所以我们可以通过一些方式来实现改变。或许有人会说"江山易改本性难移"，人怎么可能改变呢？我要分享的是，改变不一定是要把一座山从此处搬到彼处；所谓的改变，有时需要的是添加，有时需要的是清理，有时需要的是澄清与沉淀，改变是让自己这座山增添一项自察、增添一份认知、增添一种选择。改变，可以首先从觉察自己的情绪开始。

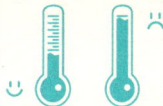

正视情绪
——启动改变自我的内在程序

我们的情绪就好像温度计，帮助我们了解自己。情绪是外在的感受；感受就是感同身受，是我们对于身心内外发生的事情所产生的内心体验，当这种内心体验被表达出来就是我们常说的情绪。无论情绪如何，从本质上说它就是一种能量。

一、认识我们的情绪

图3-1是关于情绪的普拉特切克模型。在这个空间模型图上，最上面的八个扇面里代表八种基本情绪，它们最强烈，故居于顶端；沿扇面向下，越靠近底部，情绪就越微弱。在扇面上，越邻近的情绪性质越相似，距离越远性质差异越大；互为对顶角的两个扇形中的情绪则是相互对立的，如憎恨和钦佩；憎恨与悲痛性质相近，狂喜与钦佩在性质上较为接近。

首先来认识一下情绪。我们把图中喜、怒、忧、思、悲、恐、惊7种情绪合并为四大基本情绪。

人类的四种基本情绪：喜、怒、悲、恐。

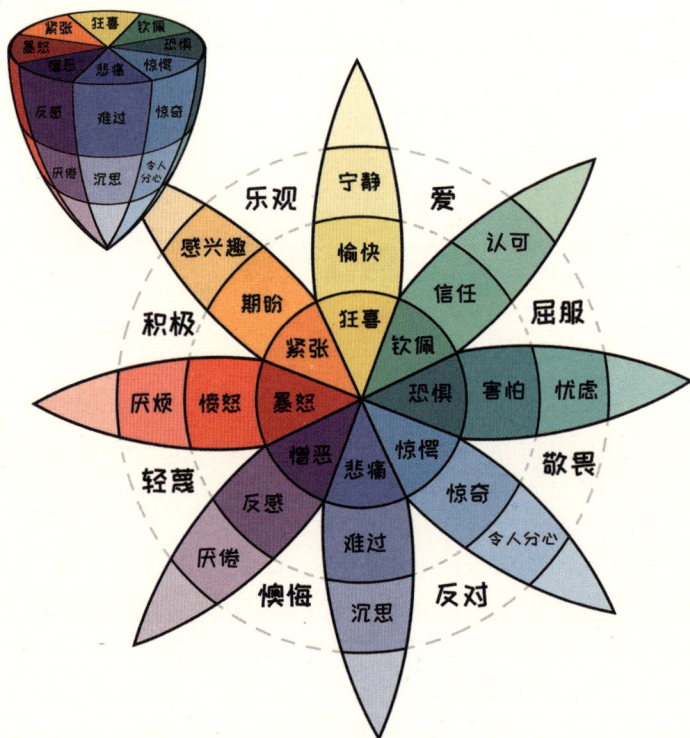

图3-1　情绪的模型图

喜悦：我们的愿望和需要获得满足时的情绪体验。喜悦的情绪是正向、积极、温暖、美好、幸福的。喜悦，是完成和满足的能量。

愤怒：我们的需要受阻、财产受损、愿望落空、人格受辱时的情绪体验。愤怒是一种守护的力量。这就好比老虎的领地如果被入侵了，它们就会发出吼叫。养过宠物狗的朋友都有过体验，当小狗正在进食的时候，如果我们靠近它，它就会发出生气的声音。愤怒，就是守护自己的领地、自己的地盘不受威胁的能量。

悲伤：遇到灾难、丧失、挫败、分离、压力和打击却无能为力的情绪体验，是一种结束、祭奠、告别的能量。从小到大，我们都经历过大大小小的丧失，而每一次丧失都需要一个告别仪式。小到丢了一块橡皮，大到亲人的丧失，我们都会伤心难过。这时候大人可能会说："有什么好哭的，我再给你买一块新的不就好了？"可是对于我们心爱的物品，丧失后的情感还没有结束，我们需要对曾经的情感再次做一个深深的联结，做一个告白，然后在内心中与它们告别。悲伤，是表白与告别的能量；有多深的悲，就说明曾经拥有和付出过多少的爱。

恐惧：生物进化的本能，在面临或预感到严重威胁时准备战斗或逃跑时的情绪体验。如果说悲伤是针对过去的情感，那么恐惧就是指向未来的情感。恐惧是人类特有的，根据过去曾有的不良感受，会对未来尚未发生的事件进行负面联想，而当下又对结果无法掌控所引发的一系列糟糕的情绪体验。它是一种生存、保命的能量。

我们常听人说，情商比智商更重要。那么，什么是情商？情商就是对情绪管理的能力，更确切地说是对负面情绪的管理能力，即一个人对情绪的辨识、表达、驾驭、分享、负责、共情和调解的能力。情商包括五个方面的内容。

（一）会辨识自己的负面情绪

很多人会说这有什么难的，难过就是难过，生气就是生气，这有什么需要辨识的？但其实，假设一个场景，你的恋人本来跟你约好了一起吃晚饭，可是临时打电话说："抱歉，今晚加班不能赴约。"你在电话里会说什么？你对自己的情绪辨识会怎样？你是生气，还是难过伤心或失望？很多人会在电话里先表达生气："我都安排好了！"这其中的原因可能包括已经化好了妆、穿上了漂亮裙子、做了个新发型、提前订好了餐位。所有这些都是对一个约会的满怀期待。可是，当对方说来不了的时候，一个害怕被拒绝、缺乏安全感的女士会觉得对方可能是在说谎，她会觉得自己没有吸引力才让对方爽约，所以，她的情绪或许是难过、伤心，或许是生气，而其内心深处的感受也许是失望。我们学会辨识自己的情绪，就能了解情绪之下的期待。

（二）能处理负面情绪

情商高代表着一个人在觉察到自己的负面情绪的时候可以帮助自己处理复杂、糟糕的情绪，包括承认、允许、表达、转化。

（三）经常正面激励自己

这种能力在平时没有坏情绪的时候也能常常正面给自己积极的正能量存储，让自己看到他人处在负面情绪时如何面对并预警自己。

（四）善于洞察他人的负面情绪

只有清楚地觉察自己，并对自己的负面情绪具备转化的能力，才能真正地关注他人，如水一般照见他人的情绪，并且拥有辨识他人真实情绪和需要的能力；前提是，在他人有负面情绪时自己却不被激惹，否则根本看不见他人。

（五）巧用应对策略

高情商的最高境界就是在他人情绪处在负面状态时，自然地、不露痕迹地帮助他。

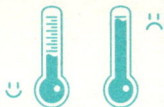

一个人在平时要留意自己最常有的情绪状态是什么。比如有的人特别喜欢生气发脾气，遇到一点小事就会愤怒起来。从中国传统文化来讲，人需要提升心性来不断扩大心量；从心理学角度上讲，人需要自己找到锚点，探索曾经被深深压抑的脆弱无助的情绪，并重建内在。

情绪具体地说就是由客观事物是否符合人的需要而产生的，是人们认知事物时所持的特殊态度在内心所产生的体验和所伴随的身心变化。

人的情绪很多，可以分成若干种族群。其中，和愤怒有关的：生气、愤恨、发怒、不平、烦躁、敌意、暴力等；和恐惧有关的：焦虑、惊恐、紧张、关切、慌乱、忧心、警觉、疑虑、恐惧症等；和快乐有关的：如释重负、满足、幸福、愉悦、骄傲、兴奋、狂喜等；和爱有关的：认可、友善、信赖、和善、亲密、挚爱、宠爱、痴恋等；和惊讶有关的：震惊、惊讶、惊喜、叹为观止等；和厌恶有关的：轻视、轻蔑、讥讽、排斥等；和羞耻有关的：愧疚、尴尬、懊悔、耻辱等。

二、负面情绪的正面意义

（一）愤怒

愤怒：给我们力量去改变一个不能接受的情况。电影中和社会案件里的主角警告对方不要激怒他，否则"什么事情都做得出来"，便是关于愤怒的最好的例证。平时不敢做、不愿做、不擅长做的事情，也许在愤怒的驱使下而有所突破。我们在咨询室里听到许多大学生回忆说自己之所以考上了理想的学校，正是当时被老师的一句"你这样的学生什么大学也考不上"激怒了，发誓一定要考上理想大学给老师看。

（二）痛苦

痛苦让我们去寻找可以摆脱它的方向和窗口。痛苦可分为生理的痛苦和心理的两大类，但这两类痛苦的意义是一样的。例如，把手放在火上人会感觉痛苦，会把手拿开。所以，痛苦给人动力，这份动力是必需的；没有动力，人很难改变和有所突破。心理治疗大师罗伯麦当奴在讲述感情问题的处理技巧时说："在痛苦的关系中，谁痛苦，谁改变！"

（三）焦虑、紧张

焦虑、紧张从生物学意义上来说，对于身体的影响同兴奋、激动极其相似。这也就意味着当我们陷入紧张、焦虑的情绪中时，身体为了使我们更好地完成具有挑战性的任务，会帮助我们进入备战状态。这样，我们就会在已拥有的资源与能力不足的时候，获得额外的专注和精神鼓励来面对即将到来的挑战。另外，焦虑、紧张常常源于自己的身份模糊，也与自身与系统及他人的关系不清晰或者被误解有关。

（四）困难

困难指引我们去量化一些内容，比如付出的代价是否比可收到的回报更大？很少有人注意到困难也是一份情绪感觉，它也在指引方向。对于困难只要清晰地量化需付出的和收获的，便能马上改变这种感觉。面对困难还是逃避困难是对困难的最好应对。

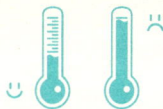

（五）恐惧

恐惧是维持动物生存下去的重要工具，这和"兔子急了也咬人"是一个道理。人活着，不会也不可能完全没有恐惧。有勇气并不代表没有恐惧。真正的勇气是虽然有恐惧，却敢于直面恐惧并有勇气战胜恐惧。

（六）失望

失望其实可分为两种：对人及事物的失望和对自己的失望。对人及事物的失望必然来自想控制它们的企图，因无法如愿便失望了。对自己的失望来自不接受自己。"接受自己"就是解决对自己失望的方向。所以，失望也是指引方向的情绪。

（七）悲伤

悲伤是因为我们曾经拥有却又丧失或分离而带来的失落和无力感。因此，当感到悲伤是想要从丧失中拿回力量，并更能珍惜自己仍然拥有的,包括爱、记忆等。悲伤让我们知道曾经珍视的是什么，也会为此而更加努力，所以悲伤既指引方向也给予力量。

（八）惭愧、内疚、遗憾

惭愧、内疚和遗憾是提醒我们看似已经完结的事情里尚有未完结的部分，从而驱使我们将其完成的力量。这些情绪是指引方向的，若明白了它们的意思，便能将它们转化成力量推动人们把未完结的任务完成。

（九）委屈

委屈的意思是"你没有给我你应该给我的"。感到委屈的人把自己放在低位，把对方放在高位，无形中让对方拿走了操控自己的权力。在这个世界上只有小孩子会觉得什么都是他该得到的，而且不管要多少、什么时候要，父母都有责任满足他。而心理成熟的人知道，满足自己的需要是自己的责任，他人没有责任必须给自己什么；在这里得不到，自己可以去别的地方获得，也可以通过自己努力自我满足。

（十）嫉妒

嫉妒就是"见不得别人比自己好。"是一种"想要的更多而不得"的占有欲。如果嫉妒还能发展出奋斗和超越，尚有一点点正向意义，大多数时候，嫉妒会变为憎恨。"木秀于林，风必摧之"，如果被人嫉妒，说明对方把自己放在了一个更优越的位置，换句话说是优秀和成功的副产品。对他人产生嫉妒，要问自己，我要如何能更好地自我发展。

（十一）憎恨

在过去的研究里，对于"憎恨"尚未发现有什么正面价值和意义。一个人有了这种情绪，不仅自己无法提升，也必须把对方拉下来；其内心信条是他人决定着自己的人生，因爱生恨就是将自己的幸福寄托给他人，自己得不到也不能允许他人拥有。他们既不接受对方比自己高的事实，也不能提升自己去超越对方，内心会产生愤怒，并会把愤怒提供的力量用在企图毁灭对方的行为上。在这一过程中，对方大多数不会被毁灭，自己却毁灭了。把时间和资源浪费在这样的企图上，人就无法经营好自己的人生，原来可得的成功快乐的机会也就被毁灭了。所以，应处处小心不要让自己沾上这种情绪。化解憎恨的最有效方法是"让心中充满感恩"，更高的境界是："自强不息，厚德载物。"

现实是就算我们在书中看明白了这些情绪，又能怎样呢？如果不改变，我们还是会因为情绪化地处理问题而影响人际关系或者使自己产生内耗，所以，我们需要继续探讨、一起思考情绪问题。

首先，我们可以对情绪有更进一步的认识。情绪，是一个信使，因为它的存在，我们才能感受到"自己还活着"。网络上流行这样一句话："人生就像心电图，要想平静除非你挂了。"因此只要活着，我们总会生出各种烦恼，因为总会有些事情不能如自己所愿。事情不顺利的时候，我们就会习惯于使用过去的判断、观点、想法，进而引发一系列的情绪体验。情绪是突发反应。当我们遇到危险时，能快速反应，帮助我们及时逃离；但是情绪开始的瞬间，大脑空白，情绪容易不受控制。这也是为什么很多时候路怒的人会发生伤人事件的原因——那一刻只有情绪，而大脑死机。情绪也不同于理性。理性是考虑外在事物的客观逻辑，然而情绪更关注自身需要是否被满足、价值感是否得到认可。情绪本身是一种能量，积极情绪也可以使人行动敏捷且充满活力和建设性，但是消极情绪则可使人失去行动能力或产生破坏性行为。

其次，辨识情绪的能力是可以培养的。就算情绪有无数种，我们常出现的负面情绪类型最常见的是：愤怒、失望、伤心、难过、委屈、焦虑……愤怒的表达常常压抑了焦虑，委屈下常有未表达的愤怒。比如，我前面讲的与先生的冲突故事中，他当时主要表现出的虽然是愤怒，但是愤怒背后还有失望、烦躁和不安以及对内在规则被破坏的焦虑。所以我们不妨坐下来，好好在本子上列一列自己习惯性出现的情绪。

再次，我们要允许负面情绪的存在。 当下次出现情绪时，我们只要对自己说"啊，好像我此刻有情绪了"即可。这个识别就是暂停键，就给我们更多的选择：可以不带伤害地表达情绪，也可以回到内在处理情绪，不再是下意识地做出反应；可以一致性地自我负责地表达不开心，也可以明确地告诉对方"此刻我的情绪很不好，有愤怒，也有难过和失望，我知道跟你无关所以我不想伤害你，等我冷静下再说"。每次出现负面情绪时，我们要把它当成一个窗口，当成了解自己的窗口："咦？为什么同样一句话，别人听了没什么反应，我听了却容易过度反应？"其实，我们所有情绪的出现，都是和自己未被满足的期待，未被理解、接纳、表达的情感以及童年创伤后的决定有关。

所以，我们要明白，情绪是属于我们自己的，我们拥有它们。我们出现情绪都与自己有关，而很多时候与别人无关。情绪没有对和错，那是我们真实的内心感受。我们承认情绪的存在，并和它们和平共处。感受产生情绪，如同能量，情绪不能消灭，只能通过接纳去转化。但是，千万不要把太多的负面情绪压抑在心中。这会使我们消耗太多的精力，使我们产生阻抗、失去活力；而且，情绪总会想办法冒出来或使我们在生理上、躯体上出现症状。目前心理咨询行业越来越科学、规范，我们也可以借助心理咨询师的帮助来疏导情绪。

我们可以学习转化情绪能量的方法，找到最适合自己的情绪疏导方式，避免回到熟悉的模式，觉察自己情绪的遥控器是否交给了别人。请记住：我们要学会表达情绪而不是情绪化表达；最重要也是最基本的，是学会识别情绪并且能暂停有破坏性的负面情绪，这样我们就已经在改变我们情绪运行的内在程序了！觉察并了解自己是非常困难的，这种觉

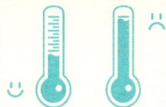

察和了解受制于我们根深蒂固、理所当然的意念和心智模式。梁漱溟在其著作《这个世界会好吗》中说："人类不是渺小，是悲惨；悲惨在于受制于他自己。深深地进入了解自己，而对自己有办法，才得避免和超出了不智与下等。这是最深渊的学问，最高明最伟大的能力或本领。"

三、正面情绪产生动力

正面情绪自然都是我们欢迎的，包括满足、喜悦、兴奋、勇敢、自信、愉快、热切、安稳、感激、赞叹、同情等。情绪管理的最高境界是可以在他人出现负面情绪时从容应对并帮助对方转化负面情绪。这个难度在于，当我们看到他人出现负面情绪时很容易瞬间就被带走，因为那时的我们直接被激活并引发了相对应的熟悉的情绪，因此我们需要回到自己，并有足够的正向情绪可以调用。所以在平时储存、积累、扩大自己积极正面的情绪显得尤为重要。

那么，我们平时应如何积累正向的情绪和能量呢，比如如何拥有快乐和喜悦？快乐的50%来自天性与基因，40%来自后天的我们自己，只有10%来自外在环境。研究发现，我们一直以为是他人、是外界环境发生了什么才让自己觉得高兴或者不高兴了、开心或者伤心了、满意或者难过了、愤怒或者委屈了，而其实，对于快乐我们拥有至少40%的掌控力。那么，应如何帮助自己提升正向情绪的能量呢？

第一个练习就是感恩练习。要注意调转视角去发现我们身边值得我们欣赏、感激的人和事，早晨醒来以及睡觉之前都试着列出五件最值得感谢的事。

第二个练习是对自我保持觉察，觉察自己是否面带笑容。因为心理学研究发现，我们每个人都好像是一块磁铁，我们怎样，被吸引来的人和事就会怎样，这就是常说的吸引力法则。所以一个人用笑脸迎人，必然就会收获更多的笑容和开心。

第三个练习就是注意每天至少做一件事情，让他人感到真实地获得帮助，也就是对人友善慷慨，让经过我们身边的人能感受到我们的善意。如果有可能，就切实做一些具体的事情向他人提供帮助和支持。比如，我们每天下楼时可顺便带走楼道里邻居门前的垃圾。又如，我们进超市开关门时多等待几秒钟让身后的人一起进来、在朋友圈里点赞并做正向回馈等。更重要的是，我们要对想要与之拥有更好关系的人给出支持与帮助。

第四个练习是像孩子一般地游戏；如果有孩子就陪孩子一起玩，充满童真地把自己当作同伴去肆意地玩耍。

第五个练习，每天至少拿出30分钟做自己喜欢做的事情，如练瑜伽、做健美操、健身、整理花园、写毛笔字、听音乐、朗读等，聚焦自己从小到大的兴趣爱好，无功利心地专注于自己的兴趣，或者给自己安静放松的独处时间。

那么，当坏情绪来临的时候如何转化和改变它们呢？

首先，要清楚情绪是属于我们自己的，跟他人无关。情绪首先需要被看见和接纳。我们要清楚地知道，情绪是生命不可分割的组成部分，绝对诚实可靠。因此，情绪从来都不是问题，它们每次到来都是来教我们如何从事情中有所觉知。比如，情绪是来帮助我了解自己、为自己服

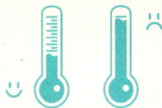

务的，情绪是我们的朋友而不是我们的主人，真正的主人是我们自己的心灵。要了解情绪里藏着故事，相信情绪就是我们的某种能力。

其次，当情绪来临的时候，我们特别需要保持敏锐的觉察、辨识。 为什么需要辨识？比如，你一下子气冲头顶愤怒来了，我们需要辨识的是：除了愤怒是否还有别的叠加或者隐藏的情绪我们一般愤怒上头后，便认为是因为对方没有做好什么事情才让自己生气、愤怒，而且还觉得对方一定是故意让自己生气：你明明知道……为什么没有……一个人连这个最起码的事都做不好，还有什么理由……大家对这些是不是很熟悉？但其实所有这些看起来让我们生气的"事"，其背后都与我们的内在秩序和安全感有关，也都与成长经历中曾经与负向惩罚的、被强化的观点和规条有关。这些曾经的记忆里常有伤痛需要疗愈，或者有一些限制性思维及家庭规条需要被转化。如果继续深入觉察这些不如意的人和事所激起的愤怒，不难发现，愤怒的背后隐藏着不被爱或者被分离的恐惧，有因为弱小而无力反抗或改变的无助，有丧失安全感而带来的焦虑，有孤独无依带来的悲伤，有内在秩序被破坏引发的受挫，有不被尊重和理解的受伤……而有的人则非常容易呈现悲伤、委屈的情绪，那么也要问一问自己，委屈的背后还有什么？是否还压抑着许多愤怒从来不敢表达？是否从来不相信有人真的爱自己？是否觉得自己不值得被更好地对待？这一切都需要我们带着好奇去深入觉察和探索。

再次，我们要为自己的情绪负责。 当我们面对情绪时，可以第一时间记得我们自己是第一责任人，我们可以为我自己的情绪100%负责，而不是只有10%。所以，我们只有自己负责才能帮助自己拿回掌控权，而不是把情绪的遥控器交给他人。

最后，我们可以处理和转化自己的情绪， 简单的步骤如下。

●**叫停**：当有情绪出现时，愤怒的情绪带有破坏性，容易伤害他人；悲伤、恐惧容易伤害自己。所以我们应大声叫停，让自己不再像个笼子里的小白鼠一样，不停地在负面情绪里打转而出不来。这时，我们应对自己说我的情绪是属于自己的而不属于别人的，所以自己可以为自己的情绪负责并去驾驭它。

●**为情绪命名**：也就是辨识自己的情绪都有什么，不要在一种情绪里陷得太深，要问一问自己是否还有别的情绪，在情绪的命名中找寻最恰当的那个词语。这个过程是帮助我们回归理性的重要过程。当我们可以召唤回我们的理性，那么我们负责逻辑、智慧的理性头脑也就是大脑皮层才能发挥作用，让我们可以不再处于失控状态。

●**自我关怀**：当我们在上一个步骤中辨识出我们如此丰富的情感和需要的时候，当我们甚至能看到曾经的自己多么无助、悲伤、痛苦、失望、焦虑、害怕、紧张、恐惧的时候，也正是我们自我关怀的最佳时机。此刻我们需要找一个独处的空间，在那里跟自己进行一次自我对话，告诉这个曾经脆弱的自己：事情并不一定是我们以为的样子，而现在我们已经长大成人，不再是那个无能为力、被动等待的自己，我们可以让一切发生改变。

●**在内心对最信任的人表达感受和期待**：此刻，在脑海中找出一位令你信任和感到温暖的人，比如你的奶奶、爷爷或者爸爸、妈妈或者一位喜欢你的老师，告诉他你曾经的失望和无助，说出你的期待，表达你的感受。比如，我无法忍受计划被打乱，我觉得非常焦虑，我很担心自己会失去什么；现在想一想，可能是会担心自己失去现在拥有的一切，可能是很担心所有的努力都化为乌有。

●**做自己的支持者：** 如果你就是那个被你自己信任的人，你期待这个人对你说什么，那就在此刻说给自己听。比如，我知道你一直都非常努力，我为你感到骄傲和自豪；你可以做出那么多了不起的事情，你对自己和对他人都有很强的责任感，我非常欣赏你并且尊重佩服你；我也知道你对你正在做的事情非常在意，也非常渴望一切能够顺利如意，我只是很心疼你太用力了，你可以让自己稍微放松一下；请你一定相信宇宙的力量，你越信任，宇宙越会帮助你。你只需要做好你自己的那一部分，把剩下的交给宇宙，记得天道酬勤，也请相信天道无亲、常与善人。所以无论发生了什么，都请接纳一切的发生都是有意义的，不要试图强硬地去改变宇宙的安排和规律。所有正在发生的一定都是有意义的，相信一切都是最好的安排。

当你能够信任时，当你能够接纳时，你就在汇聚宇宙的力量；或许你还是个孩子的时候就操了大人的心，你在扮演大人的时候就压抑了自己作为一个孩子的愿望，而今天业已成人的你却有机会看到自己孩子的那一面，看到他的愤怒，看到他的委屈、无助和伤心。现在是时候拥抱自己和接纳自己了。你做得足够好，别人也在自己的节奏里，你可以邀请也可以发起，但是记得划分决定权，属于自己的拿回来，属于别人的还回去。你不需要用愤怒去争取，也不需要用委屈去掌控，更不需要用担心和焦虑去恐惧。因为你什么都不缺，你完全可以驾驭自己。

《大学》强调："知止而后有定，定而后能静，静而后能安，安而后能虑，虑而后能得。物有本末，事有终始，知所先后，则近道矣。"在情绪的自我觉察中，不断地自我认知和调整，我们就能够建立起一种全新的程序，并能让这种程序不断升级迭代，帮助我们在遇到问题时能够采取恰当且有效的方式。

提高能量层级
——增加我们的意识流明

了解、接纳并转化我们的情绪是改变心智模式的必经之路。那么，我们的情绪又是如何被转化的呢？这里就需要意识的参与。我们是如何意识自己的情绪呢？美国心理学家大卫·霍金斯博士发现的能量层级帮助我们认识自己的情绪和意念如何被观察并被发展。

著名心理学家霍金斯在其著作《意念力》中表示，通过几百万次的实验数据，经过精密的统计分析之后获得了精确且惊人的发现：人的情绪和意念是有能量的，人类各种不同的意识层次都有其相对应的能量指数，人的身体会随着精神状况而有强弱的起伏。"意识地图"（Consciousness Map）显示，人的意识亮度（以流明为单位）由低至高可分为17个层级。以200的"勇气"为基准，居于其上的8个层级的意识状态可称之为"能量（Power）"，居于其下的8个层级的意识状态则被称为"压力（Force）"。无论霍金斯的论点是科学抑或伪科学，他都为我们改变自我提供了新的视角。因为在我眼里，自然科学与玄学，如同珠穆朗玛峰的南坡与北坡，到最后都会在珠穆朗玛峰顶会合。所以，我们不妨从这个视角来看看自己可以怎样改变或者取舍自己的行为和理念。

【(20)羞愧】

我们可能完全没有想过，通过实证研究证明，排在最低的能量层级

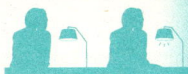

的情绪竟然是羞愧。羞愧的能量级几近死亡（死亡的能量层级为0），它犹如是意识的自杀行为，巧妙地夺去人的生命。在羞愧的状况下，我们恨不得找个地缝钻进去，或者是希望自己能够隐身。这让我们想到我们的许多父母，包括我们自己做孩子时也经常会听到老师、父母最常说的话就是"丢不丢人！丢死人了！你看看你这么大的孩子做这样丢脸的事情"。这样的话不知不觉间在孩子的内心种上了羞愧感。

比如，在我很小的时候，我很羡慕小学同学胡国贤。前面讲过，因为他总会获得表扬。我喜欢向他靠近，于是在一个放学回家的下午，我鼓起勇气，偷偷地在我的作业本上写下八个字："胡国贤，我想跟你好。"我准备第二天交给他。结果，这张纸条被妈妈检查作业时发现了。妈妈勃然大怒，在我面前把纸条撕得粉碎，并和爸爸开了对我的"批斗大会"："你小小年纪不学好，这么小就想谈恋爱，长大了还得了？你知不知道一个女孩子一辈子不能有任何瑕疵，特别是品德上的瑕疵，否则一辈子你都无法抬起头来！你知不知道你这样做有多丢脸，把全家人的脸都丢尽了！"羞愧，无以言表的羞愧。其实，我当时只是想跟这个常被表扬的同学靠近而已，但在妈妈嘴里，我已经快要走上邪路了。这种体验让我恨不得找个地缝钻进去。这种羞耻感让我在后来面对一些事情时，总会不自觉地挠动心底里的这种羞耻感。

曾经有一位相貌一流、事业顺利、老公优秀、家庭和睦的女神级来访者，她自己最苦恼的就是不愿意参加小学同学聚会，她甚至一想起这种聚会就会浑身发麻。她至今都认为自己并不是别人眼中那么好的女人；相反，她觉得自己很差劲，有很多不好的地方。当我们探索她的成长经历时，她说起了很多儿时的记忆，除了经常挨妈妈批评之外，还有小学时她的学习一直不好。她很努力很努力，甚至一考试她就会哭，可是学习成绩还是很差。她为此觉得特别丢脸，在班级里抬不起头，同桌经常会奚落嘲弄她，她也从不敢反抗，因为她确实觉得自己很差。妈妈也会说："一个女孩，学习那么差，哪好意思去见人？"这种羞愧感，常常会让她心虚、恐慌。考大学时她终于凭自己的努力考上了理想的学校，可是来自那个小学时代糟糕的印象，她永远都无法抹去。她不愿意见小学同学，就觉得大家一定还记得她小学时成绩不好、很丢脸的样子。这份羞耻感也使得她觉得自己不配拥有现在的幸福生活。

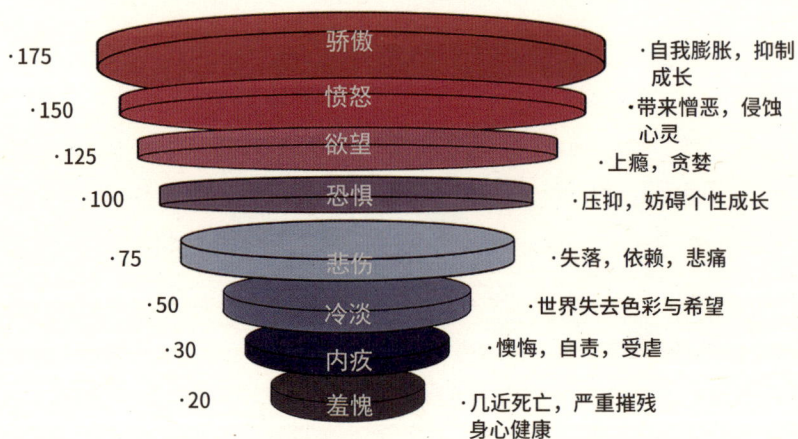

图3-2　低能量等级的示意图

知善恶、美丑、荣辱是人类文明进步的标志，但同时伤害我们的那份低能量的羞愧感却让我们无法接纳和爱自己，让我们用自我贬低、自我破坏的方式对待自己，让我们对自己及周围所身处的环境和关系有不配得的心理；常怀羞愧感的人喜欢自我批评，总觉得自己不够好，跟自己死磕，对自己的挑剔狠过古代的婆婆对小媳妇儿；感到自己怎么做都不对，怎么做都是错；做事慢了觉得效率低，做事快了又觉得做得太粗糙不够完美；学习了6个小时觉得自己怎么没学习10个小时，学习了10个小时又觉得自己怎么效率这么低。反正这种人总能找到嫌弃自己的理由。

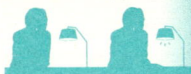

　　羞愧感是缺乏安全感的一种表现，是面对应激、威胁的时候自我的防御心理；换言之，对一些事情的担心会导致自我责备。这种感受影响下的人潜在假设是，如果我足够好，我担心的事情就不会发生。

　　从许多许多抑郁案例中都能探索出曾经令来访者感到羞愧的事件，从此他们在负能量的泥沼中无法自拔。那么，如何帮助自己才能走出羞愧感呢？

　　●很多时候我们的担忧是非理性的。担忧只是一种习惯。另外，给自己做一些备用方案，这样万一出现了所担忧的情况，事情可能也没那么糟。

　　●多看自己做得挺好的部分，想想自己有多么努力、勇敢、坚持，或者是多么不容易，培养对自己的慈悲和同情。假如你的朋友每天都很努力，效率不高的时候还要伤心、自责，当她来向你倾诉的时候，你会怎么安慰她？你是会继续责备她，还是鼓励她"你是被信任的，你一定能担当得起，而且你已经很努力了。慢慢来，不着急"？像鼓励你的朋友那样，你要多鼓励自己，对自己的成绩和进步多些认可；多关注自己做到的事情，而不是做不到的事情。

　　"真想找个地缝钻进去"是羞愧感带来的最常反应。当众被批评、羞辱、没面子等等都会让我们陷入羞愧感的泥潭而不能自拔。一个人如果长期处在羞愧感的状态，就会增加抑郁甚至有自杀倾向。当我们能够看到自己处在20分的羞愧里，无论如何要帮助自己从羞愧感中走出来。看到即疗愈，勇敢地承认自己处在羞愧里便能瞬间升到200的能量层级。一个人只要有这种觉察并勇敢承认，就容易升级成功。

【(30)内疚】

内疚、自责是羞愧能量层级的主动提升，也是人们一种本能的自我负责。当出现20的羞愧时，如果自我归因和主动担责时，就会开始内疚、自责：都是我不好；如果我可以做得更好，如果我当时没有怎样，如果我可以做得更多，或许就不会出现这样的事情；因为我不好所以我要改变。这种内疚常以多种方式呈现，比如懊悔、自责及所有的受害情节。无意识的内疚感会导致身心疾病，还会带来潜意识的自我惩罚行为，比如无意识地"创造"意外事故。它也经常表现为频繁的愤怒和疲乏。自责心理看起来是在承担责任，但其实阻碍了人们积极性的发挥。比如，效率不高，可能就是因为工作的时候总在关心工作效率而不是实际的工作内容导致的。

在我们的咨询室里经常会接待这样的家庭。这样的家庭中原本有一个曾经优秀处处领先的孩子，到了高中或者大学因为一些挫折而萎靡不振、郁郁寡欢、成绩下降、沉迷游戏、无法上学、丧失生活的信心，于是便出现整个家庭的弥漫性内疚体验。这个孩子首先接触到的是20分的羞愧：曾经的自己如此成功让爸妈自豪，现在的自己如此失败给爸妈丢脸、让爸妈担心，然后是对爸妈的极度内疚。而父母也同样先是觉得丢脸，不能让任何人知道现在的状况，是20分的羞愧，随后觉得可能是自己对孩子曾经要求太严、期待过高、替代过多导致孩子没有面对挫折的能力和勇气，满满的内疚，觉得对不起孩子。30分的内疚在整个家庭里扩散，造成家庭失能和集体无力。这就是内疚感的杀伤力。所以当我们能够有觉察，看到羞愧和内疚让我们如此低能量，同样需要勇敢（能量层级200）面对，帮助我们自己走出这个低能量的状态。

【(50)冷淡】

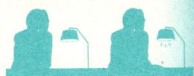

冷淡的能量级代表着冷漠、麻木，表现为贫穷、失望和无助感。世界与未来都看起来没有希望。冷漠意味着无助，让人成为生活中各方面的受害者。冷淡麻木虽然是一种自我保护，但这种自我保护缺乏的不只是资源，还缺乏运气。处在这种能量层级的人除非有外在的保护者提携，否则很可能会潦倒致死。冷淡的50层级之所以比痛苦至极的羞愧20和内疚30高，是因为人们长期待在羞愧和内疚的能量是非常痛的，所以一种自我保护机制就是让自己麻木、冷漠、淡然、无所谓、不在乎、爱谁谁。这种冷淡常常表现在人们的一些口头语，比如"真无聊""没意思"等。做手术之前要给患者打麻药，是为了让人减少"疼痛"。冷淡和麻木虽然不疼了，但是隔离了情感的人活着就像行尸走肉。

处在冷漠状态的人面部表情是僵硬的、冻住的，也就是我们常说的面瘫脸；这样的人面部肌肉无反应、内心无感、不悲不喜、不怒不惊、毫无变化。这是一种向下低到羞愧至极或向上痛彻心扉后的自我救赎，靠麻痹自己远离痛苦。这种自我保护机制好比关起情感的闸门，与任何痛苦感受绝缘，但这样也同时关闭了感知与接受爱与幸福的通道。

在我们的咨询室里也常常能见到这样的来访者，他们通常是被家人逼着来的。面无表情，对许多问题的回答都是：不知道、没感觉、无所谓、忘记了。但事实真的是这样吗？在一次咨询的过程中，当我们运用家庭雕塑做沟通表达的练习时，一位来访者面无表情地流泪了，眼泪吧嗒吧嗒地掉在地上，渐渐地她的感觉苏醒、眼睛抬起，脸上的肌肉开始抽动，看着陪她来的家人，抬起胳膊说了一句："抱抱我。"当咨询结束时，她说："我终于有了感觉，我以为我的心都死了。现在，我终于看到了希望。"冷淡和麻木就是一种心死、无望的感觉。

【(75)悲伤】

这是悲伤、失落和依赖性的能量级。在这个能量级上的人，过的是八辈子都懊丧和消沉的生活。这种生活充满了对过去的懊悔、自责和悲恸。在悲伤中的人，眼中的世界都是灰黑色的。

人之所以会悲伤，是因为经历过丧失、分离或创伤。最大的丧失是亲人的离世，最小的丧失比如丢失一块心爱的橡皮。悲伤是指向过去的，因为不想失去更多就会提升能量到100的恐惧。恐惧是指向未来的，我们会在下一节详细介绍如何走出悲伤。

曾经有一个孩子因为不愿意上幼儿园而哭得死去活来，他妈妈便带着这样的困惑来到咨询室。我了解了这位母亲的经历后便知道了眼前这个孩子不想上学的原因。母亲讲到这个孩子并不是第一个孩子，是国家又给了一个二胎指标才出生的。老大在即将上幼儿园的时候，从楼上阳台不小心跌落永远地离开了他们。要了"二胎"之后，一家人对这个孩子过度保护，生怕有任何闪失。可是搞不明白的是，这个孩子却非常不好带，养育的过程充满了艰辛。学习了能量层级我们就知道原因了，在这个家庭里有着挥之不去的哀伤和悲痛。能量层级就卡在了过去失去孩子的悲伤（75）中，以及对未来不能再失去的恐惧（100）里。

【(100)恐惧】

因为曾经的悲伤和失去会让人们生出100的能量层级—恐惧。上面讲到的这位母亲正是因为曾经的丧失使自己冻结在了不能再失去的恐惧中。所以我们常说恐惧的背后一般都伴随着丧失、分离和创伤，如果从来没有体验过丧失和创伤，是无所畏惧的。因此，恐惧让人们想要远离哀伤和丧失。

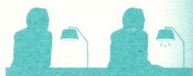

从这个能量级来看世界，到处充满了危险、陷害和威胁。一旦人们开始关注恐惧，就真的会有数不尽的让人不安的坏事来临；随后会形成强迫性的恐惧，这会严重妨碍个性的成长，最后导致压抑，这种压抑又会让能量流向恐惧。这种压抑性的行为无法提升到更高的层次。这个能量层级也是我们咨询室里面对来访者最常讨论的区间。在这里有太多需要处理的伤痛和告别，有许多的哀伤甚至是隔代的家族记忆。

【(125)欲望】

我们想要远离"75"的悲伤和"100"的恐惧时，自然会生出"如果拥有的更多就不会害怕失去"的想法。得不到和已失去都是带来欲望的根源。贪婪和欲望让我们耗费了大量的精力，但也未必能达成我们的目标，取得我们想要的回报。这也是一个易上瘾的能量层级。或许有的时候，一个欲望会强大到比生命本身还重要。欲望意味着累积和贪婪。愿望可以帮助我们走上有成就的道路，但是欲望却常常让我们陷入上瘾的功名利禄包括物质或肉体的享受；虽然欲望有时也可以成为帮助一个人成功的跳板，成就一个人，但是欲望也可能会毁灭一个人。欲望很高的人想要拥有更多的名利地位，也包含着对情感的渴求，所有的贪婪欲望都来自很深的恐惧，恐惧则来自丧失、哀伤、羞愧等。所以每一层的能量层级都是相关联并相互影响的。

【(150)愤怒】

当欲望无法得到满足，当期待不能实现时，挫折感就产生了，接着又会引发愤怒。愤怒常常表现为怨恨和复仇心理，它是易变且危险的。愤怒来自未能满足的欲望，来自比之更低的能量级。挫败感来自对欲望的过度追求，当放大了对欲望的渴求就会让一个人孤注一掷。愤怒很容易就导致憎恨，这会逐渐使一个人远离良知、心灵受到侵蚀。愤怒常常伴有极强的破坏力，但是愤怒却是低能量中能量较高的层级，所以也是人们最容易呈现的层级。很多更低能量的负面层级常常是被压抑在很深的地方不容易被发现和觉察。

【(175)傲慢】

比起其他的较低能量级，人们会觉得这个能量级是积极的。因为在这个能量层级的人会一部分通过努力实现了自己曾经的欲望、达成自己的目标；看起来他们拥有了许多名利，他们的欲望得到了满足，他们的自我感觉良好。虽然如此，但是这些感觉都是虚假的，非常脆弱而不堪一击，他们一旦遇到外界的挑战和挫败就很容易转为愤怒（150）。事实上，轻狂傲慢让人感觉好一些，只是相比其他更低的能量级而言。傲慢是具有防御性和易受攻击性，因为它是建立在外界条件下的被动感受。一旦条件不具备，就很容易跌入更低的能量级。自我的膨胀是骄傲自大的助推剂。骄傲的演化趋势是傲慢和否认，而这些都是抵制成长的。

我们有时候感觉一个人德不配位，其实就是他的能量层级处在200分以下。电视剧《人民的名义》中许多的贪官，他们内心有强烈的不安全感，即匮乏和恐惧。为了填补内心深处这个恐惧的黑洞，只有使自己的权力比别人大，以此获得一丝安慰，于是他们就产生了欲望。当向上爬的过程受阻时，他们就会心生愤怒，会使用一切肮脏的手段去清除异己或者干掉"拦路虎"。当得到他想要的权力与利益时，他们就会不可一世，认为自己高人一等。我们常说可怜之人必有可恨之处，其实可恨之人内心的可怜比普通人更甚。

自尊体系来自内在的自我赋能，而不是向外抓取的短暂成功。自尊

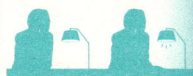

体系是影响个体行为的关键。自我价值感或自尊是一个人赋予自己的价值，是对自己的爱和尊重，这种态度独立于别人对自己的看法。低自尊的人非常焦虑，对自己不确定，过度关注别人的看法，而对其他人的过度依赖最终会损害自己的生活。

【(200)勇气】

200是正能量等级和负能量等级的分水岭。来到200这个能量层级，动力才显端倪。200以下是压力下求生存的能量，200以上才是创造所需要的能量。勇气是拓展自我、获得成就、坚忍不拔和果断决策的根基。在比之更低的能量级里，世界看起来是无助的、失望的、挫折的、恐怖的，但是到了勇气这一能量层级，生活看起来就是激动人心的、充满挑战的、新鲜有趣的。在这个能动性很强的能量层级，人们有能力去把握生活中的机会，因此个人成长和接受教育是可行的途径。有

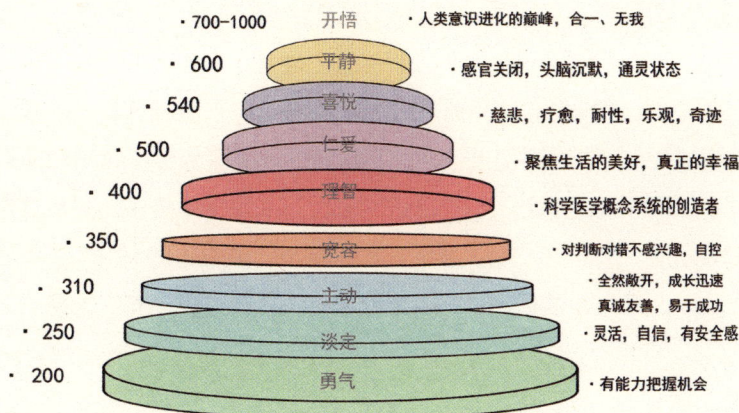

图3-3　高能量等级的示意图

些障碍和挫折容易对能量级低于200的人造成打击，但是对进化到200能量层级的人来说则是小菜一碟。

从200的勇气开始，人们不再只关注私欲，开始摆脱执念，从只知道抓取的贪婪和自私变为由内而外的奉献，并将视线转移到给予和付出。这个能量层级以上的人们，总是能尽数回馈足够多的能量给这个世界；而低于这个能量层级的人们，则是不断地从他人、社会中索取，丝毫没有回馈。

【(250)中庸、淡定、从容、不比较、不掌控】

能量层级250是一个人能够过上有意义及开心幸福生活的开端。因为这是一个人真正开始自信的能量层级。到达这个能量层级的能量都变得很活跃了。低于250的能量层级，意识是趋向于分裂和刚性的。淡定的能量层级则是灵活和无分别性地看待现实中的问题。这个中庸淡定的250能量层级很有意思，这个特别的数字恰好暗合了正能量、大智慧的开始。中国传统文化所说的大智若愚正是这个能量层级。民间对一个人傻乎乎的会说他250，我们有时可能会听到一个家长在骂一个孩子："你可真是250，明明是自己的，不知道要，你说你傻不傻？你怎么能用100块钱的东西去换一个20块钱的东西？"而一个孩子的天真也是这个能量层级。到达这个能量层级，意味着对结果的超然，一个人不会再陷入比较、得失、盈亏、利益、挫败和恐惧。这是一个有安全感的能量层级。

到达这个能量层级的人们，很容易彼此相处，而且让人感到温馨可靠。因为他们无意于争端、竞争和犯罪。这样的人总是镇定从容，他们不会去强迫别人做什么。

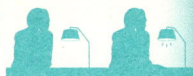

【(310)主动、积极、进取、列目标、去行动】

这个能量层可以被看作进入更高层级的一个台阶。在"淡定"（250）层级的人，会如实地完成工作任务；但是在"主动"（310）层级的人，通常会出色地完成任务，并极力获得成功。这个能量层级的人的成长是迅速的，他们是为促进人类进步而预备的人选。低于200能量层级的人，他们的思想是封闭的，但是能量层级为310的人们则是全然敞开的。这个能量层级以上的人，通常是真诚而友善的，充满活力的，也是易于取得社交和经济上的成功的。他们总能有助于人，并且对社会的进步做出贡献。鉴于他们具有从逆境中崛起并学到经验的能力，遇到挫折和困难，他们都能够自我调整。由于已经释放了骄傲，他们能够看到自己的不足，并学习别人的优点。处在这个能量层级上的人们开始为人类的福祉奉献自己，并开始为了这个目标的实现去行动，并积极进取。

【(350)宽容、接纳】

在这个能量层级，一个巨大的转变会发生，那就是人们会了解到自己才是自己命运的主宰，自己才是自己生活的创造者。处在低于200能量层级上的人则没有力量，通常视自己为受害者，完全被生活所左右。这种看法的根源在于他们把一个人的幸福和苦难建立在某个"外在"的事物上。在"宽容"的能量层级，外在很大程度上不会影响一个人快乐与否。爱也不是谁能给予或夺走的，爱来自内在。宽容意味着让生活如同它本来的样子，并不刻意去把它塑造成一个特定的模式。处在这个能量层级的人不会过度关注对与错，相反，他们更乐于寻找解决困难的途径。他们更在意长期目标，良好的自律和自控是他们显著的特点。

【(400)明智】

400的明智超越了感情化的较低能量层级，进入有理智和智能的能量层级。这是科学、医学以及概念化和理解能力形成的能量层级。知识和教育在这里成为资历。这是诺贝尔奖获得者、大政治家和高级法庭审判长的能量层级。爱因斯坦、弗洛伊德以及历史上很多的思想家都在这个能量层级上。这个能量层级的人的缺点是，过于关注对符号和符号所代表的意义的区分。明智并不能让人走向真理。它只是能制造出大量的信息和文档，但是缺乏解决数据和结果差异性的能力。明智本身也有可能是通往更高能量层级的一个最大障碍，因为过度的明智很容易坠入冷漠和麻木，眼里只有数字和规条，让人没有了爱和平静。能超越这个能量层级的人确实不会太多。

【(500)大爱】

这里的爱并非通常意义上各种媒体所描述的爱。通常意义上的爱，很容易就带上愤怒和依赖的面具；这种爱一旦受到挫折，立马就能转变成愤恨；引发愤恨的爱来源于骄傲而不是真的爱。

这个500能量层级的大爱是无条件的爱，是不变的爱，是永恒的爱。这种爱不会动摇，它并不来自外界。爱是存在的基本状态。爱是宽容、滋养和维持这个世界的基础能量。它不是知性的爱，不是来自头脑的爱，它是发自心灵的爱。爱聚焦在生活美好的那一面上，并且能扩充积极的经验。这是一个真正幸福的能量层级。世界上只有0.4%的人曾经达到过这个意识进化的层次。达到这个层级的人，开始把付出仁爱作为生命的目标之一。

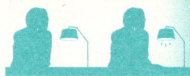

他们是抛弃了人类社会世俗奋斗目标的人，比如，那些不求回报的献身于艺术创作事业并为人类留下了不朽作品的伟大艺术家、那些以实现他人利益作为终生奋斗目标的人……都属于这一能量层级。

能量层级高于500的人有着共同的显著特点，那就是他们将自身的精神觉醒和促进他人的觉醒作为自己人生的使命。实验证明，一个能量层级 500 的人的意识能量相当于750 000个能量层级低于200的人的意识能量的总和。

【(540)喜悦】

从喜悦（540）这个能量层级开始的更高能量层级，我们原文引用《意念力》的介绍。因为我们无法体会这些高能量的能量层级所代表的含义。

当爱变得越来越无限的时候，它开始发展成为内在的喜悦。这是在每一个当下，从内在而非外在升起的喜悦。540能量层级也是拥有治疗和精神独立的能量层级。由此往上，就是很多圣人和高级修行者以及治疗师们所处的能量层级。处于这个能量层级的人的特点是，他们具有巨大的耐性，以及对一再显现的困境具有持久的乐观态度，内心充满慈悲。到达这个能量层级的人对其他人有显著的影响。他们持久性的关注，会带来爱和平静。达到这一层级的人，他们已经不再把追求世俗目标作为人生的主要努力方向，因为他们已经把为他人和社会所做出的奉献作为人生成就的首要衡量标准，所以他们并不为世俗的事物所分心，因此无法用财富、地位、权力、名誉等社会标准来衡量他们的成就。他们也许自愿选择生活在俭朴的物质条件之下，但是他们的内心无比丰盛。他们在某种程度上都具有心想事成的神奇能力。

在能量层级超过540的人看来，这个世界充满了闪亮的美丽和完美的创造。一切都在毫不费力地发生着。在他们看来是稀松平常的作为，常常会被平常人当成是奇迹。

【(600)平和】

这个能量层级和所谓的卓越、自我实现以及极度意识有关。它非常稀有，1000万人当中才有一个人能够达到。而一旦达到这个能量层级，内与外的区分就消失了，感官被关闭了。处在能量层级600及其以上的人的感知如同慢镜头一样，时空悬停了——没有什么是固定的了，所有的一切都生机勃勃并光芒四射。

这是一种非同寻常、无法言语的现象，所以头脑会保持长久的沉默，不再分析判断。观察者和被观察者成为同体，观照者消融在观照中，成为观照本身。所谓天地同道，万物同根。能量层级为600~700之间的艺术作品、音乐和建筑等能临时性地把我们带到通常认为的通灵的和永恒的状态中。

【(700~1000)开悟】

这是强大灵感的能量层级。这是历史上所有创立了精神模范，让无数人历代跟随的伟人的能量层级。这些人的诞生，形成了影响全人类的引力场。在这个能量层级不再有个体与个体之间的分离感，取而代之的是意识与神性的合一。

这是人类意识进化的顶峰。到达这个能量层级，不再对身体有"我"的执着，不再对其有关注。身体成了意识降临头脑的一个工具，

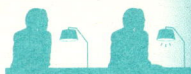

它的首要价值就是连接这两者。这是非二元性的，是完全合一的能量层级。在历史上达到这么高智慧能量层级的人，在不同的文化里有不同的称谓。

当我们真正了解了能量层级之后，就容易理解为什么我们中华五千年的文明不曾断流的原因，靠的正是上善若水的道德传承。历代圣贤都在教化众人从善如流、大爱无疆；强调集体主义、提倡为人民服务，所传达的都是能量层级200以上的目标和做人规范。我们也更加明白古圣先贤为什么会说："大学之道在明明德，在亲民，在止于至善。""为天地立心，为生民立命，为往圣继绝学，为万世开太平。""圣人之道，吾性自足。""天道无亲，常与善人。""上善若水，水利万物而不争。""得道多助、失道寡助。""天下之至柔，驰骋天下之至坚。""积善之家必有余庆，积不善之家必有余殃。"这些论述中表达的思想都到达了十分高尚的精神境界。

透过能量层级的学习我们也能理解为什么有的人学富五车、才高八斗却不能为社会做贡献，因为他们的能量层级卡在轻狂傲慢175的负能量里无法自我超越。我们也发现了我们的痛苦都来自200之下的负能量层级，这些负能量层级恰好也说明我们被卡在了自己的私欲里不能自拔。心理学的学习会帮助我们了解我们的私欲是如何被养大的，那些羞愧、内疚、冷漠、恐惧、悲伤、贪婪是如何在掌控着我们，而使我们无法实现自我的超越。

或许我们每个人可以思考一下：我是在什么层级？作为一个普通人，我们或许没有机缘达到开悟（700~1000）境界，但是人间有大爱（500），无条件地爱他人，可以成为我们的目标。我们心有所属，行必有向，念念不忘，必有回响；即便此刻我们能量层级低，我们也可以通过对自己能量层级的觉察，增加自我接纳的勇气（200）和力量，便能快速获得提升。

觉察的功能可以帮助我们卸载原有的认知、情绪的内在程序，迭代、升级、安装并启动新的程序，不再自动化地调用习惯的程序。因此，能量提升需要的是不断自我觉察，特别是在突发事件中对刺激源进行深入的自我觉察。对于能量层级，看见即改变，也就是当我看到自己的羞愧、自责、麻木、悲伤、恐惧、贪婪、愤怒、傲慢的时候，就是我允许自己看到，自己不再本能地逃避、不再视而不见。看到的那一刻，我们就获得了勇气（200）；敢于正视的时候，我们就给了自己改变的力量。心理学所做的工作就是帮助我们认清勇气（200）之下的负能量是如何发展出来且如何运作的。那么，一个人一旦有勇气去正视和面对，便能够重新获得250的安全感，不再被恐惧（100）和挫败所挂碍，可以拥有一份淡定的接纳和包容，此刻便自然来到了主动（310），积极进取、确立新目标。这时的目标就是改变的目标、真正为他人为世界去贡献的目标，而不是无意识之间为了满足自己贪婪（125）的欲望和远离恐惧（100）而去做无谓的努力。当我们可以从主动（310）的能量层级中开启正能量的旅行，经由理性（400）的自我觉察开启自己的能量提升之旅，此时的我们或许便无须再刻意去追求什么，我们只需循着内心的良知前进，这样便离充满力量的大爱（500）不远了。

提升能量层级、增加意识流明的方法有很多。

当我们可以轻松自如地提升能量层级，当我们可以经由对自我能量的觉察主动调亮意识流明，当我们来到500的大爱成为光芒万丈的人时，我们自然可以在意识层面做正向信念系统的自我检视，核查一下自己的意识流明是灰暗的还是光亮的？在200以下的压力状态还是200以

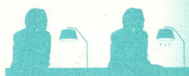

上的轻松状态？对于曾经的限制性信念，对基于恐惧、贪婪的私欲是否保持警觉？对曾经的刻板和教条是否转为平等、开放？是否能够穿越眼前的表象看清事物真实的内在关联及正向的意义？具体对照一下自己的行为、感受、观点和期待，自己是否能够超越200能量层级？如果答案是肯定的，那么方向就是对的，行动就是健康的、有利于自我成长和心理建设的。

改变亲密关系
——呵护婚恋关系的秘密花园

婚恋关系中，我们抱着对爱情的向往踏入婚姻殿堂，可是呈现在我们眼前的却是枯燥乏味的平淡生活。

有人说亲密关系是相互独立而又彼此依赖的，到底独立到什么程度合适，彼此靠多近既舒服又不伤害关系？难道爱和独立不能相融吗？难道爱情到最后都是完全失去自我吗？怎样才能不被消融和腐蚀呢？

前面所讲的每一步我们无论有怎样的成长和进步，都会发现，一旦回到现实的婚恋关系中，所有的努力常常都被打回原形。许多人总想逃离关系，因为关系让人痛苦；认为如果自己一个人生活就不会有那么多的痛苦。在关系里最能够验证我们的内在自我是否够夯实。事实是什么呢？通过我们前面的自我觉察和改变，回到婚恋关系，要想解决婚恋关系的迷思，除了对自我的成长有一个新视角的探索之外，还要了解亲密关系的内在秘密，也就是婚恋关系的五个必经历程。我们走过的每一步都是必经之路。当我们了解了亲密关系的五个步骤之后，我们就能带着觉察更清醒地去走这五个步骤。

亲密关系的五个步骤是我曾经非常喜欢的两位心理学家黄焕祥、麦基卓的杰作。两位亲密关系学家为了研究关系的秘密，各自与自己的妻子暂别，一起搬进了一个公寓，同吃同住，并向对方承诺，无论在关系中有任何好奇和问题都要及时核对与分享，借此了解我们人类在关系里的内在轨迹和心理意义。通过研究，他们果然发现了关系的重大秘密，那就是亲密关系的五个步骤。

黄焕祥认为，匮乏的人会彼此纠缠，缺少适当的界限，无法成长。完整的人在关系中会变得更丰富，关系可以成为滋养每一个人的花园。这与萨提亚模式注重的提高个体的自我价值感是相同的，即低价值感的人会通过控制的方式来获得安全感，当达不到目的时就会心生怨恨；如果使用霍金斯能量层级来对比，可以看到能量层级在悲伤、恐惧、欲望与愤怒之间徘徊。控制与渴望是不同的，在萨提亚模式的"冰山"理论中，渴望是普世相同的，比如，渴望被关爱、渴望被认同。自我价值是一种意识层次，是认可自己和他人的一种体验。低价值感的人，为了控制他人来满足自己内心的期待，而采用指责、讨好、打岔、超理智的姿态来达到自己的目标；高价值感的人并不害怕孤独或被人拒绝的可能，以更自信、自主、自由、自在的方式与他人产生联结。

我们在探讨关系的意义的同时，也需要对亲密关系的内涵来予以客观呈现。亲密与熟悉和快感是不同的。熟悉的主要落脚点是了解对方更多的资料，比如我们熟悉自己的影视明星，战争中军队将领对敌方将领的资料掌握得足够多，也会有熟悉感，但这并没有任何亲近感。快感

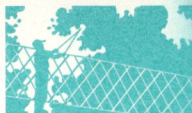

主要强调感官的享乐、性兴奋和浪漫的能量。快感具有时间性，自然而然就会逐渐消减。他人提供的感官乐趣会快速消退，经过一段时间的放纵就会想另寻目标，想要维持原有的兴奋程度，就需要耗费更多的时间和资源。比如刚刚恋爱的人，可能对方一个小小的举动就让自己感动不已；随着时间的推移、快感消减，对方可能要给自己摘下一颗星星才让自己感动。由此可见，人与人之间可以彼此熟悉，却不一定有亲密感。但是，两个一起居住的舍友彼此分享内在的感受时，就有可能发展成朋友间的亲密关系；如果双方分享的感受包括关怀和友爱，那么关系将更加亲密。夫妻之间，同样如此。

另外，我们还需要阐释更重要的一个观点，那就是亲密关系中，另一方的角色从投射对象转化为一个活生生"人"的问题。当个体很小的时候，对外界事物并不了解，婴儿的发展主要集中于感觉系统和运动系统，儿童的自我意识很模糊，常常会将自己以外的事物都看作自己的延伸；当身体进一步发育之后，才开始逐渐了解周围环境，并对这个世界感到好奇，开始以客体化的方式来区分自我与他人，学习如何对待自己和世界的关系。人们最初并不了解彼此，而是以投射到彼此身上的形象来建立关系。所以在关系中，很容易把自己的同伴看成父母、老师或权威人物，也可能把同伴视为具有小孩、宠物的特征。

在成长过程中，儿童会投射出多个"拯救者"来保障他们能够存活下来。然而随着年龄的增长，很多儿童却并没有真正长大成熟，依然扮演着"待拯救者"或者"受害者"的角色。即使成年之后，许多人仍然会期待有这样一个人可以保护自己。欧文·亚隆认为，死亡焦虑容易导致强迫性英雄主义、工作狂、自恋、攻击与控制、犹豫与焦虑、崇拜超级英雄或抑郁、受虐狂等问题。这些情节会在关系里想要获得释放。比如，很多女孩刚刚成年时，对爱情有着憧憬，总是幻想白马王子爱上自己。这个白马王子风度翩翩、温柔体贴、无所不能，能帮助自己解决一切烦恼和忧伤。这是一种物化的形象，是按图索骥的"图"。当女孩心中有这个形象后，她会把该形象投射到某个男生身上，通过对彼此的物化或者客体化建立关系。所以，任何关系在开始时，通常都没有建立人对人的关系，而是和彼此的物化形象建立了联系。

当厘清关系的意义、亲密关系的内涵以及投射在关系中的作用后，我们便可以按照关系的不同发展阶段，采用线性方式来系统论述关系的建立与发展。对亲密关系的模拟，不仅可以为心理行业从业人员提供观察家庭功能不良的视角，也可以给每个读者一定的启发。亲密关系如图3-4至图3-9所示。

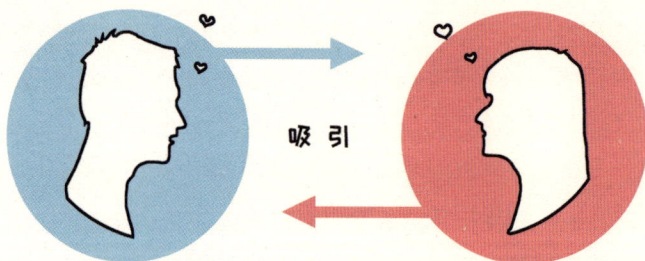

图3-4　初相遇

第一阶段　浪漫期

当一对男女相遇时，对方的某些特质让自己很舒适，他们在一起交流感到很愉悦。每个人都试图在关系中满足自己和对方深层次的动机，这是与他人联结的内在驱动力。假设男性相对来说比较强势，在女性眼里会感觉这个男人很爷们儿，很有男人味。其实，女性之所以有这种感觉，或许是内心期待的投射，可能这名女性成长在父亲比较弱势、母亲比较强势的家庭里，所以她对父亲的软弱很不屑，于是内心期待找一名

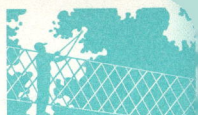

更具保护者形象的男子汉；或许这名女性的父亲非常潇洒、风度翩翩、才华横溢、待人和善，在她的眼中是完美的男人形象，所以内心期待找一个和父亲相近的异性。同理，假设这名女性相对来说比较强势、做事干练，在男性眼中很麻利，有可能是这位男性的母亲具有与这位女士相似的特点。无论是什么原因、特质导致彼此吸引，关系背后都是内心期待的投射，是强迫性重复或者过度补偿在悄悄起作用。在这一阶段，男女双方都在努力地隐藏自己的不足，展现出来对方喜欢的特质。此后，两人的关系便进入了浪漫期，如图3-5所示。

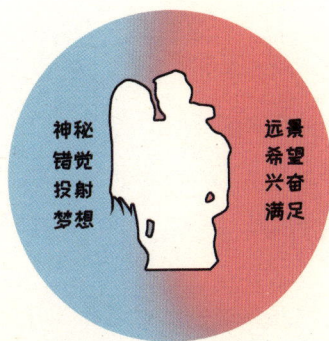

神秘 错觉 投射 梦想 远景 希望 兴奋 满足

图3-5　浪漫期

在浪漫期，男女双方的感觉如痴如醉。他们双方都产生梦幻般的感觉，笃定对方就是自己想要的那个人；听到对方的声音，感觉天空是如此的湛蓝，路上的每个人都在对自己微笑，生活充满激情与热情，每一刻都十分新鲜。在这一阶段，双方都沉浸在满足、被爱与信任之中。然而，浪漫期的本质，与其说是沉迷于彼此，不如说是在和自己理想中的美好幻想谈恋爱，是以一种物化的方式来满足自己的安全感需要。在浪漫期里，对方并不是一个人，而是一个可以照顾自己焦虑和满足自己需求的对象。这源于每个人从婴儿期就已经学会的技能。儿童会对父母有不切实际的想法，认为他们是全能的、充满智慧的、足够强壮的，他们可以消除自己的不安全感和焦虑状态。

处于浪漫期的双方，其实并不真正了解对方，也没有真正触碰到对方的个人特质。浪漫期的关系特质，在师生、同事、闺蜜、亲子之间同样适用。比如一个孩子刚出生时，初为人父人母满眼都是对孩子的爱，看着小脚丫都想啃一口，那种全然接纳的关系，就是浪漫期；一对男女产生好感时，彼此取悦，都把最好的一面呈现给对方，这也是浪漫期；一个人刚入一家公司，对公司的那种好感与热情，也是浪漫期；一对刚刚升温的闺密好友，彼此投缘，经历相同，相见恨晚，彼此将全部秘密和盘托出，也是浪漫期……这些都说明关系处在浪漫期。这就像两只刺猬，都以自己最好的部分，也就是以面相对，不把背上的刺（负面）展示给对方。在一段新的恋情中，双方都会对自己有一个包装，认为自己的优点要远远大于自己的缺点，使自己看上去比平常的自己要美好许多。双方也会为彼此加上一层"滤镜"，就好像对方是自己的真命天子，对方身上的一切都是至上与美好的象征，对方做的一切行为都可以运用积极和乐观的方式被解读。由于对方给自己的"滤镜"，双方也都会潜移默化地朝着对方心中设想的样子去稍做改变，让自己看上去更符合对方的想象。然而，这一层又一层的伪装、修饰、"滤镜"遮住了真正的自己和真实的恋人。正像图3-5中的两个人的齿轮都还有光环笼罩。在浪漫期，这种过分乐观的想法除了对彼此形象的修饰以外，还体现在两人对未来的设想上。他们天真地认为未来的一切尽在掌握之中，没有什么能够将他们分开。他们也相信彼此是被上天眷顾的一对，一切的美好都会朝他们奔来。

如果用一句话形容此阶段的特点，那就是：此时此刻，真人还没露相，彼此都在和那个充满梦幻色彩的想象中的"意中人"相处。正如德国女诗人卡新卡·齐兹所说，"我爱你，与你无关"。

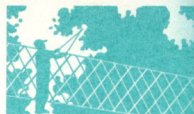

第二阶段　权力争夺期

在浪漫期，双方通过取悦对方、表现良好，以此来满足自己的控制欲和操纵欲，让对方能继续符合自己内心的另一半形象，满足内心的期待。然而，一个客观事实是，浪漫期总是会结束的。激情过后，对方越来越难以继续满足自己的内心期待和渴望；当彼此之间出现越来越多的差异和冲突时，到底听谁的，谁说了算？为此，双方必然进入权力的争夺期，如图3-6所示。

图3-6中，两个齿轮的光环会逐渐褪去，在逐渐熟悉对方后，双方都逐渐看清对方的本性和行为。相较于浪漫期时朦胧的认识和感官上的愉悦让双方维持互相投射的形象，各自回到住处编织着自己的梦想。在这种新情况下，双方都会产生怀疑："不！这不是我原来那个白马王子（天使），我要让原来的那个他（她）回来。"于是，双方都投入足够多的精力来改变伴侣，使他（她）继续扮演自己想象中的形象。看清对方本质需要一定的时间，但这只是早一点或晚一点的事。开始，双方采用温柔的劝告来表达自己的态度，比如"亲爱的，袜子以后不要乱扔哦"，或者"宝贝儿，挤牙膏时不要随便捏，要从下面往上卷哦"。与此同时，很多女孩子会给另一半买各种衣服，鼓励对方符合自己投射的形象，无论这件衣服对方是否喜欢。

在温和的劝告无效之后，冲突和控制与反控制会逐渐升级，从暗示提醒、冷嘲热讽上升到责骂与牢骚："我给你说过多少次了？袜子不要乱扔！你知不知道这样很不好！""你这人总是这样，一点儿不顾及别人！"我们要明白，期待没有得到满足就会产生观点，观点就会引发感受，感受就会导致行为和防御。假设一名男性被另一半这样数落，采取讨好姿态，就会"委曲求全"，通过牺牲自己的期待来满足女性的期待；反之，如果这名男性同样采用指责姿态来反驳："你先管好你自己！化妆盒随便乱扔，吃的瓜子皮也不知道收拾！"此时双方都会翻旧账，互相指责，深度怀疑对方得到了就不珍惜，为自己找了这样的另一半而懊悔，这样，双方都陷入权力争夺的漩涡中而无法自拔。一个人，其指责姿态的背后是保护自己内心的脆弱与焦虑，只有另一半符合自己心中的完美形象时才会解除这种不安。所以，控制的动机其实是为自己寻找安全感，出于过去的经验而想控制现在。这种错觉只会制造问题。

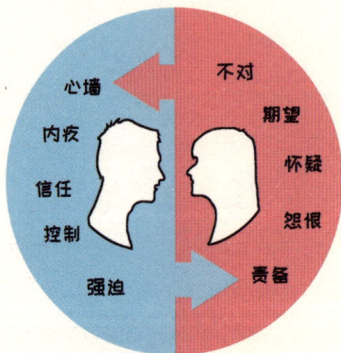

图3-6　权力争夺期

图3-6中，婚姻关系中的双方真正融入了这个环境，两只刺猬就必须把全部状态呈现出来。这时的男女双方肯定会有冲突，无论是在单位还是在家庭里，磨合是难以避免的。只不过，此时的当事人往往都会把责任推到对方身上，说"是你让我痛的"。我们可以把这句话翻译成许多语言——"要不是你不理我，我才不会这样呢""都是你惹了我，我才……""你从来都不给我……"，等等。

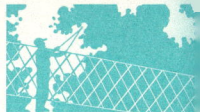

　　青春期的孩子常对父母说："什么都管，烦死了！"此时的孩子正处于权力争夺期。看上去，是他们在与父母较量，其实是在和自己冲突。他们长期生活在父母身边，习得了父母的经验及交流方式，可一旦进入学校和社会，发现许多经验不实用或靠不住，于是他们又从外面学来一些经验。父母经验与环境经验之间的冲突使他们产生两个自己：一个是父母身边的自己，一个是社会化的自己。这就是逆反的由来——我长大了（心理社会化及生理方面的变化），可为什么来自社会环境的与来自父母的信息反馈却不对称（因为有时父母那里的信息靠不住）。

　　两个自己、两种经验产生权力争夺现象是常见的，在婚恋关系里，就是婚后的各种冲突。男方心目中有一个完美的妻子形象，女人心目中有一个完美的丈夫标准，因为共存而使浪漫期的物化向真实的人性方面转化。因而，当两个人（来自不同家庭）把自己的价值观带入新家庭之后，发现了那么多的不同（与原生家庭），于是产生冲突、导致不和，继而把这种不和的责任推诿到对方身上。有时妻子说丈夫不负责，不爱自己，不管家；有时丈夫说妻子不温柔，不体贴丈夫，太强势……

　　这两种抱怨的背后都是那个唯美形象在说话——"你怎么就不能像我妈（姐）那样？""你怎么就不能像我爸（哥）那样？"或者刚好相反—"你怎么那么像我妈！""你怎么好像是我爸！"这些反差积累到一定程度，有的人退缩了、逃避了，有的人越打越厉害，直到把那点浪漫期积聚的能量全部耗尽。

　　当然，还有少部分人会利用这个机会来重新审视彼此，看看自己的家庭经验到底是怎样的，如果不与伴侣共存，这种反观根本无法实现。这种"向内看"是相当难的，而且往往"很难看"，因此很少有人采取这种方法，当然也就无从产生调整方案。

权力争夺期采取的调整方法之一，就是夫妻双方每天都要在一起做一些事，比如一起吃早点、一起看电视、一起陪伴孩子，或者是抽出最短半小时的时间谈话，商量某事或交流感受。交流真实的感受是最上乘的沟通，也是建立和谐家庭的最佳手段。

遗憾的是，大部分夫妻在权力争夺期就停滞不前了，无论他们处于什么年龄都是这样；有些白头到老的夫妻也是如此，只不过他们习惯了彼此逃避的状态。看上去，他们有说有笑并一起管理家庭和孩子，实际上，他们从来没有真正感受和触摸过对方的心灵深处——男人不知道老婆其实一直都需要丈夫抱一抱她，在丈夫的怀里会感受安全并能轻松地表达自己的情绪，妻子只是要这种感觉。可有些老年或中老年夫妻，他们也许一辈子都彼此逃避，他们特别不习惯这种夫妻应该具有的亲近和体贴。所谓的含蓄，所谓的共同关心孩子……仅仅在为这种相互习惯了的逃避方式寻找借口。孩子成了证明亲密的一个替代媒介。

权力争夺期是一个分水岭，会出现向上继续发展正向的关系和向下即将结束关系的两个不同方向。

向下发展走向分离的方向会出现三个阶段，冷漠期、分离期、超越期。这三个阶段与权力争夺期可以互相转化，如图3-7所示。

当对方的愿望无法实现或者双方吵架吵得都麻木时，双方就进入冷漠期。这时呈现出一种"过度疏离"的家庭状态。表面上看家里没有吵架的声音，但是家里充斥着冷冰冰的气息，一切都毫无生气，家里的每个人都想要逃离，尤其是孩子最能感知这种没有活力的状态。很多时候，这种关系冷漠的夫妻的社交生活依然很正常，外人看起来他们是模范夫妻，但是双方都只是在努力扮演着自己的角色，彼此之间毫无热

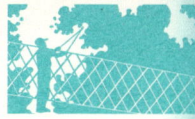

情与沟通。夫妻每个人都为自己建筑了一道心墙，用这道墙来挡住内心的失望、绝望、痛苦和未满足的期待；这时，有的人对药物或者酒精上瘾，有的人则沉迷于工作或其他活动之中。双方不再对问题产生争执，即便偶尔有，内心的观点也是："算了，就这样吧，他就是这样的人，无所谓了。"但是，冷漠期并不意味着绝对不再变化，当出现重大冲突或者双方认为是原则性问题时，同样会再次回到权力争夺的战场，互相指责。在这个阶段，夫妻双方发生外遇的可能性非常大。当冷漠达到极度麻木时，其中一方有可能进入超越期，也有可能进入分离期。

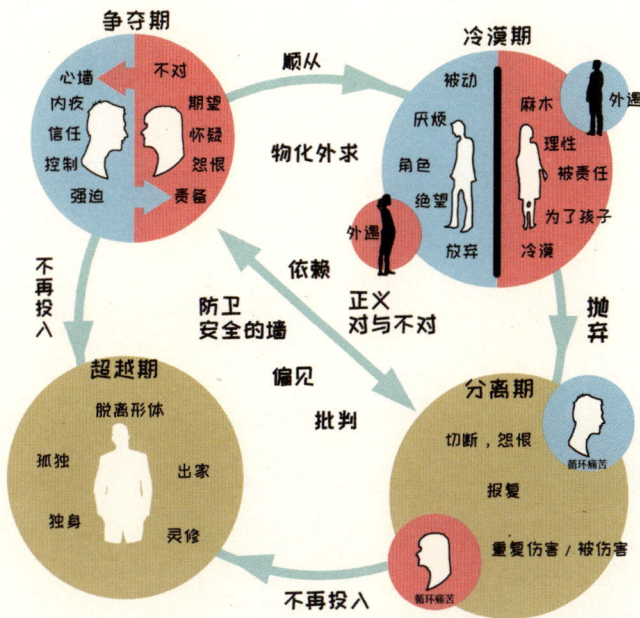

图3-7　从争夺期负向发展的历程

超越期时，一方将自己完全包裹起来，完全脱离现实生活，把兴趣转移到精神生活中，通过修炼等方式来逃避人际互动。这种伪造的内心平静是通过否认身体、关系和伴侣的存在而实现的，是一种伪灵修。

夫妻可能从权力争夺期直接跳转到分离期，表现形式就是在两套房子分居或者离婚。然而现实是，离婚只是一种法律层面的关系解除，在情感与生活层面并没有使夫妻双方完全割裂，双方有可能进入相爱相杀的境地。比如，有的夫妻离婚后，利用孩子作为筹码来继续演绎权力之争，通过控制孩子（比如向孩子表达其父亲或者母亲多么的残忍、糟糕），让孩子和自己建立同盟来实现自己在权力争夺上的胜利。这对于孩子来说是最残忍的。

可以发现，无论夫妻双方在冷漠期、超越期还是在分离期，家庭的关系是不顺畅的，家庭系统是功能不良的，夫妻子系统和父母子系统都处于扭曲的境地，然而双方可能都没有意识到这种功能不良的关系会对孩子产生怎样的影响。这样的家庭，难以培养出具备安全感的孩子；孩子在成人后，有可能会再次陷入浪漫期、权力争夺期的死循环之中。

我们一次次地采取同样的隔离方式：回避、拒绝、否认、指责、删除、拉黑、屏蔽对方，想要隔离，但最后的结果是这些方式压制了沟通表达，但关系并没有终结。所以，在这个分水岭，不在沉默中爆发就在沉默中灭亡。求变的过程只要不放弃，必然能够走进第三阶段——磨合期。

第三阶段　磨合期

正如本部分的标题，家庭关系如同家庭的秘密花园，是一种看不见的隐性存在。花园的美丽，需要园丁清除杂草、经常浇灌，家庭关系同样如此。正常情况下每个家庭的权力争夺期持续时间不等，短则三五年，长则七八年，有的家庭甚至更长，可能终其一生都在持续。当经历

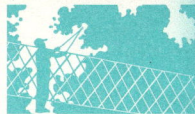

这个阶段并且双方没有完全跌入冷漠期、超越期、分离期的时候，双方有可能从新的角度看待彼此的差异，或许开始对一再重复的情景产生了幽默感。大多数时候，权力争夺的混乱尘埃落定后，双方会进入一段平静期。这时的伴侣对彼此有了某种程度的了解，可以不必证明谁对谁错，并且开始互相分享，常常发现彼此其实有非常温暖、亲近的感觉。这时候的关系，开始从物化外求向自我觉察转变，也开始试着放弃自我保护。也正是在此时，在放弃了自我保护、真正敞开的同时，双方反而拥有了自己，愿意呈现最真实完整的自己，不再需要自我保护，愿意相信对方，开始进入磨合期，即向上发展的整个过程，也称整合的历程，如图3-8所示。

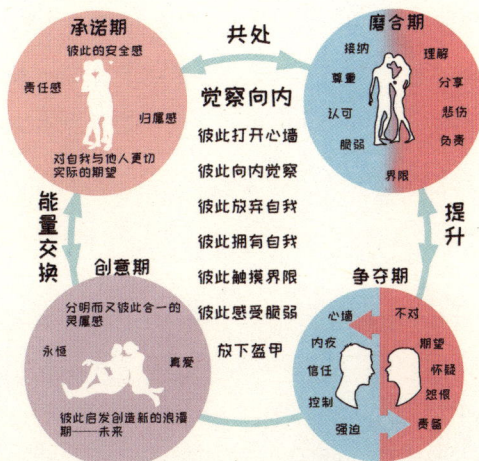

图3-8 从分水岭正向发展的历程

磨合期的两个人并不是因为吵烦了，打累了，而是那两只"刺猬"终于意识到问题也许不全在他（她）身上，我也有"刺"呀！因此，磨合期体现为分享与理解。分享将替代指责，把"我觉得你这个人真没意思"改为"你这种做法让我感到不太舒服"，把"你是个不负责任的人"改为"你有责任感，可你也许感到力不从心"；在发生分歧时吵个高品质的"架"，因为在这个阶段双方会深深地认识到，每一个被隐藏在表层情绪底下的深层情绪，都包含着一份未能满足的情感需求（依附需求）。当人们的情感需求没有被满足时，就会有各种抗议或是应对的行为。有所觉察的分享，无论分享的是脆弱还是悲伤，都是高品质的吵架最珍贵的标志。

总之，把感觉调整到自己身上，并呈现给对方，把对伴侣的否定改为对他（她）肯定后的理解，这是一种飞跃。关系的五个历程同样适用于其他的关系。比如在亲子教育中，孩子没有考好或犯了错，一般的家长往往因此就对孩子全盘否定。这会给孩子造成强大的心理压力，孩子会认为自己就是那种"没出息的"或"没指望的"人；他们长大后也会把这种羞愧经验带入人际关系和夫妻关系，甚至于亲子和隔代关系中，成为所谓"没有教养"或"丧气"的人。他不会有什么太好的人缘，自己也不知道为什么别人不喜欢自己。

磨合期的另一种效果就是彼此产生安全感，在此前提下，双方可以把自己最脆弱的或是自己知道的负面情绪表达出来，因为知道对方会理解和接纳，这是伴侣间最实质的沟通，比如："大家都不喜欢我，我知道我这个人说话不让人爱听，总伤人，可我也讨厌自己这样。""我晚上总晚睡觉，是不愿和你在枕边说话，因为我怕过于亲近……""和你结婚后，我也和别人联系过，甚至关系暧昧，因为我感觉与你接触有压力，有时候我想逃出去，在外面证明自己还是个男人。所以，我有力不从心，你也有强势性依赖，我们需要调整一下。"

当然，有能力进入磨合期的夫妻需要有一定的教养，如果一方不具备这种素质，那么就有可能出现离婚或明显的出轨。在磨合的过程中，双方

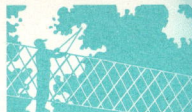

若发现磨合期达到了某种程度的稳定，就会投入积极而有意义的对话。

值得一提的是，磨合期对于青年来说，就会产生真正踏入社会的感受，比少年时的躁狂平稳了些，但此时还没有完全成熟。因为他们正在整合来自家庭、学校与外界环境的各种"数据"。此时的他们不再较劲，只是在处理那些纷繁复杂甚至相互矛盾的信息，因为他们必须直面生活，为了生存他们必须对自己有所交代。

第四阶段　承诺期

承诺期的伴侣彼此非常了解，包括各自真诚的自我以及每个人会玩的心理游戏和权力游戏。他们乐于沟通自己的想法和感受，以这种方式深入了解彼此。承诺期的最大特点就是人与人之间产生了安全感，又因此产生了归属感。比如夫妻之间，他们到了这个阶段不会再恐惧分手，他们会接纳彼此的朋友和一切信息。又如一个人进入了中青年，他知道自己在干什么，也隐隐地感觉当下所做的一切有可能对将来产生的后果。这就是不惑之年的含义，也是真正的成熟与稳定。沟通帮助双方看到关系互动的全貌，把他们的情绪、认知、行为和需要都能串联起来，澄清相处中的种种误会，修复关系中的情感裂缝，并试着用健康良性的互动方式和爱人共舞，从而恢复并维持爱的联结。

然而，稳定并不是宇宙的真实状态，人与人之间的关系也一样，运动和变化才是其本质。乔布拉博士说："静止是创造一切可能性的基本要素，动则是把创造力定向为某种目标的行为。"相对于共同创造期而言，承诺期就显得相对静止，然而这种静止并不是为了所谓的稳定和安全而缔造的，它的目标是创新。

承诺既是针对伴侣："我向你承诺，无论你在我的面前多么脆弱和不堪，我都不会离开你。因为我知道那不是你的全部，我深深记得你的好以及你是一个真实而完整的人。因为我也同样，希望通过你看到完整的自己。我希望能接纳你的全部，我愿意和你一起走完今后的人生。"

承诺更是针对自己，愿意献身于自主选择的目标或活动，如："我不只是向你承诺，而是向我自己承诺我选择的每一件事。"在承诺期，双方内心是踏实的，在稳定的关系中双方都使彼此得到滋养。在这个阶段，双方也是幸福平静的；有了承诺，彼此会因为珍惜这来之不易的亲密而小心翼翼，会格外小心地呵护相互之间的关系，即使有小的摩擦也能成为成长彼此的机会与台阶。

第五阶段　共同创造期

关系周期的最后阶段就是共同创造期。进入磨合期和承诺期时，双方对自己的和对方的了解不断深入，知道各自的力量、弱点、愿望和梦想；由于信任双方的承诺，所以能投入真诚的合作。

这是产生新价值的阶段，共同创造并非指夫妻二人一起拿起刀枪，也不一定指男女双方一起做生意或搞写作，他们可以专业不同或爱好和性格不同，可他们之间的那种默契和支持根本不用表达也不求回报，一切只是那么自然地发生，就好像他们天生就该如此。

共同创造期是许多夫妻一生追求的境界，是夫妻关系乃至人生的至高标准。金色夕阳下的美好收获，是共同创造的生动证明。共同创

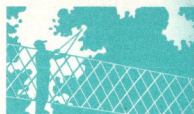

造期，是新的浪漫期，如果把一男一女的最初相爱比喻为儿童的立志，那么共同创造期就是这个儿童长大成人后的理想实现。此时的人如愿以偿，在饱经风霜后一切都有了答案，心灵和生命都有了自己真正的归宿。这就像两只刺猬，它们已经熟悉对方以及自己身上的每一根刺，包括所有敏感的神经和呼吸节奏。在此阶段，双方仍然在创造，而此时的创造就是相互成就，在相互成就的沃土之中全新的创造力在萌发，新的生命期开始了！

需要说明的是，以上五个阶段并非组成标准的逻辑顺序，它们相互贯穿，时而分离，时而整合。比如，父亲与儿子是浪漫期，也许那时与妻子正是权力争夺期……重要的是，在世事无常的变化之中，我们是否能够掌握这种节奏，并知道自己当下在做什么以及自己的这种做法与外界环境之间的关系。如此，我们可以把这5个阶段整合在一起，用更宏观的视角来审视关系的变化（图3-9），并且清晰地定位到目前与家人、同事、朋友的关系处于哪个阶段，从而有针对性地进行改变。

我们可以发现，在浪漫期、争夺期、冷漠期、分离期、超越期，家庭的功能不良源于个体之间对关系认知的不清晰，自我价值感不够强。无论采用哪一种沟通姿态，本质都是在保护内心中那个脆弱的自我。通过自我觉察和改变，或者通过求助专业咨询，重新塑造自尊体系，降低焦虑感，提高安全感与自我价值感，让每个个体心中的那个内在自我不再恐惧、愤怒，可以勇敢、宽容地面对外界的所有关系，这样防御机制就会自然消解。在磨合期、承诺期以及共同创造期，并不意味着没有感受、情绪。这些阶段同样有家庭中的柴米油盐酱醋茶，也有烦心琐事，但是每个人对事件的态度与感受多了一份自察。每个人明白这种感受是自己的感受，并不是因为对方导致的。每个人都可以接受自己的感受，不再压抑感受。双方真诚地沟通彼此的感受，彼此之间的心墙随时可以被化解。

夫妻双方不需要改变对方成为自己心中的形象，而是我知道你是一个活生生的人，你有你的特质和缺点，我接受你的好与不好，并且对你产生好奇和亲密感，希望能更好地了解你，与你一起体验这份感觉。这样的婚恋关系，才是功能良好的健康关系，整个系统的运转是顺畅的、无压力的，为家庭每一个成员的良性发展营造足够的安全氛围。

看完图3-9所示历程后，处于婚恋关系中的你是否能够觉察到自己和伴侣处在哪个阶段，是权力争夺期还是冷漠期？只要你愿意改变，都有机会开启向上发展的整合期，并经由一步步自我觉察和成长，而完成更高阶段的进阶任务。著名的家庭治疗大师默里·鲍恩曾说："一个亲密的关系，是其中的任何一方都不需要牺牲、违背自己或不敢发言；任何一方都能以平等的态度来表现自己的强弱或优劣。"或许这就是共同创造期最美也是最平常的样貌。当我们细心地呵护这座关系花园时，就一定能够领略那满园的美丽与芬芳，享受关系中最美妙的默契与融洽。这种美妙有点甜又不是太甜，有点黏又不太黏，有点酸也有点辣，那五味丰富得恰到好处。

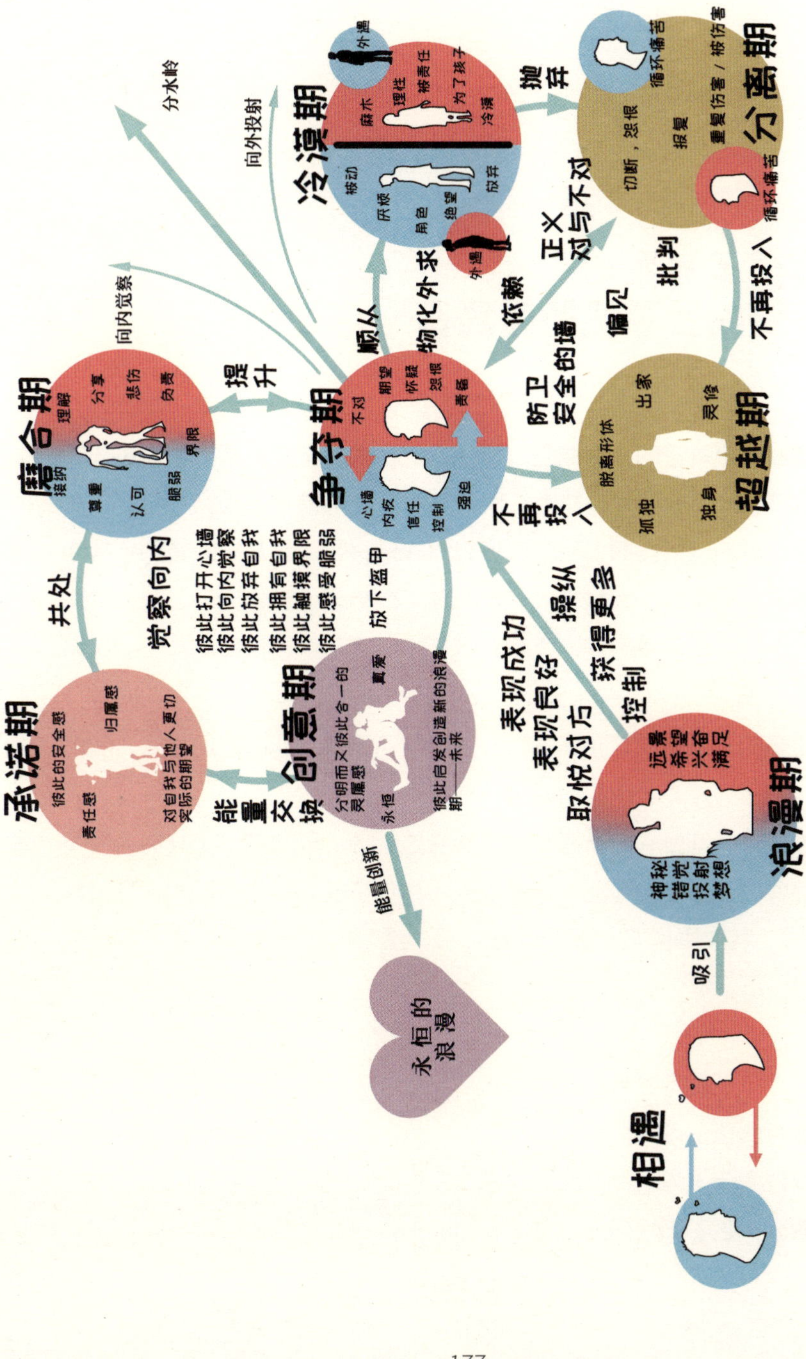

图3-9 完整呈现关系的不同阶段

改变亲子关系
——做内外兼修的养育者

当以一个真正的人格成熟、情绪稳定、内心坚定的成人姿态来面对自己的孩子时，我们才有能力去学习关于养育的常识。那么，我们该如何改变曾经功能不良的亲子关系模式？我们该如何在亲子教育的挫败中重建亲子关系呢？作为成年人，作为孩子们相依相恋的父母，我们又如何能给到孩子无条件的爱，同时又该怎样为孩子立好界限呢？

重要的一点是要让孩子知道：孩子你更重要！比起我的生意、我的事情、我们的差异、你犯的错误，你更重要，同时，也要让孩子感觉到我们做父母是有信心、有能力的，并且是和谐、开放的。怎样的亲子关系是健康的？首先父母能够自我成长，和孩子一起成长，成为一个成熟的成人；其次要拥有和谐的婚姻关系；然后才是如何引导孩子实现四大目标，那就是：

● 让孩子拥有更高的自尊（高自我价值感）；
● 教会孩子自我负责；
● 教会孩子成为更好的选择者；
● 教会孩子如何内外一致。

为什么孩子需要无条件的爱？因为**无条件的爱能够给孩子强有力的支持；无条件的爱会让孩子具备创造幸福的能力；无条件的爱是人的本能需要**。作为父母，我们首先需要为孩子建立良好的支持系统：原生家庭中的爸爸、妈妈以及爷爷、奶奶等都会为孩子的内心注入温暖的支持力量，还有影响轮中出现的老师、同学、朋友、亲戚等，他们也会为孩子提供支持与力量。支持系统越多，孩子在遇到困难所得到的精神力量越强。

我们要给孩子无条件的爱，是他们想要什么就给他们什么吗？爱与规则的关系如何平衡呢？让我们先来了解到底什么是"无条件的爱"。"无条件的爱"是成熟的爱，不只是以对方为中心，更是愿意去接纳我们所爱的人，就是照他们本来的样子接纳他们，而不是以我们期望的完美的样子去给出永远也无法到达的目标。我曾经的痛苦就是无论怎样努力都无法达到妈妈提出的目标。然而，几乎每一个孩子对父母都是过于忠诚，哪怕父母是错的，孩子也会在潜意识里尽力去满足。无条件的爱就是全心全意地"让对方成为他自己"。其实，凡是健康和谐的家庭，这样的爱总是在家长与孩子身上闪闪发光，而在有问题的孩子的背后往往是父母一方或双方缺乏成熟的爱。

养育的全部秘密就是爱。这一个字看上去如此简单，可是我们是否有能力给出这份爱呢？那些"有条件的爱"会让孩子感到困惑和痛苦，那些打着爱的旗号对孩子所做出的要求和控制都是爱的谎言。比如，我们经常会听到父母这样抱怨孩子："你怎么这么不懂事，我白疼你了。"潜台词可能是"我对你的所有的好和疼爱都是有目的的，你没有达到就说明我对你付出的爱不值得"。又如，有的家长对孩子说"你考得这么差还有脸吃饭？你怎么这么不争气？养你有什么用？"潜台词或许是"如果考不好就没有价值，就不配做我的孩子，我们对你的爱是要用你的成绩来交换的"。再如，如果孩子由着自己的想法而违抗大人的命令时，有些家长会说："你这孩子一点儿也不听话，不讨人喜欢！"孩子为了讨人喜欢、得到父母的爱，从而听父母的话。虽然这些并不是父母的本意，很多时候父母带着过去的创伤、恐惧和焦虑养育着孩子，但这些不经意说出的话常常会影响孩子一生。

　　怎样才能做到无须表白却无处不在地给予孩子"无条件的爱"呢？这就需要我们做到以下5点。①首先需要的是无条件地接纳孩子。接纳孩子的情绪、想法、动机，接纳孩子尚需努力的短板，最重要的是接纳属于孩子的暂时领先或者暂时滞后的发展时间表。②尊重、平等地相信孩子。只有尊重孩子，与孩子平等交流，才能给孩子一个自信的起点，让孩子相信自己是值得被尊重且是独一无二的 。③欣赏、包容地鼓励孩子。作为像嫩芽一样的小小生命原本什么都不缺， 但是如果父母过高要求、过度严格，甚至苛责批评多于欣赏鼓励，那么孩子长大后必然会胆小、自卑、不敢为自己做主。要多给孩子欣赏和鼓励，给孩子允许犯错的包容和空间。 ④恰当地表达爱。如何表达爱是一门功课，是正向的言辞还是服务的行动，抑或是身体接触如抚摸、拥抱等。多给孩子高质量的陪伴也是爱的表达方式 。⑤有原则、不溺爱地为孩子立界限。有原则、有底线是"无条件的爱"中十分重要的部分。**为孩子立界限并不是是为了束缚和限制，恰是为了孩子能更加自由地成长。**

　　纪伯伦的这首诗就完整地呈现了我们和孩子的关系：

　　你们的孩子，都不是你们的孩子/乃是生命为自己所渴望的儿女/他们是借你们而来/却不是从你们而来/他们虽和你们同在，却不属于你们/你们可以给他们以爱，却不可给他们以思想/因为他们有自己的思想/你们可以荫庇他们的身体，却不能荫庇他们的灵魂/因为他们的灵魂，是住在"明日"的宅中/那是你们在梦中也无法探访的。

唯有改变自己，才能改变家庭；唯有自我成长，才能助力孩子成为他自己生命的主人！唯有家长启动内在系统全面更新迭代，才能让家庭充满阳光！亲子教育中两大要点之一是"无条件的爱"，第二就是为孩子立界限。

那么，我们为什么要为孩子立界限，而界限又是什么呢？界限能区分我们和别人的不同，标示出我们从哪里开始，又是在哪里结束。没有界限的人不懂得拒绝别人的控制和要求。为自己设立界限，别人才能了解我们的立场，赢得别人对自己更多的尊重。界限是有限制的自由：在父母的分工中，母亲如同安全的大地，负责天然原始的情感联结，标准是安全但不纵容；父亲就像天空，负责社会化的规范和树立非专制的权威。孩子不是天生就喜欢受约束的，他们需要在人际关系中接受服他律及自律的训练，培养"听"界限的能力，并最终将界限内化为己有。为人父母的特质是什么呢？爱和立界限是为人父母者最重要的特质。做父母的第二个重要特质，是能够忍受暂时不被理解；忍受有时被看作"不够好的"父母。

界限是如何发展出来的呢？

首先，亲密关系是建立界限的基石。其次，当个体产生分离时，界限才有了存在的必要。为分离期儿童设立界限的工具包括：①生气，②主权，③说"不"。因此，父母需要：鼓励孩子建立自己的界限，获得安全感；帮助孩子尊重别人的界限，懂得说"不"。

拥有边界意识的孩子是什么样的呢？建立了界限的三岁孩子：

●可以和别人感情很亲密，但仍拥有自我感与跟人分开的自由。

●可以适当地对人家说不，却不担心因此失去对方的爱。

●可以接受别人适度的拒绝，却不会因此在感情上退缩或畏惧起来。

我们要怎样培养一个心灵自由的孩子？

成人也有着界限问题。顺从者：会对坏事说"好"；回避者：会对好事说"不"；控制者：往往不尊重别人的界限；没有反应者：常听不到别人的需要。父母为孩子立界限的最好方法是教导、榜样和内化。

举个例子：当女儿通过旁若无人的尖叫表示生气且怎么哄也不肯好，父母就等她安静下来，然后说："宝贝，我们家有条界限，就是不可以尖叫。你可以生气，可以告诉我你在生什么气，也可以告诉我你希望怎样，但是尖叫不仅不能解决问题也让妈妈不了解你到底要什么。如果你不能遵守'不尖叫'这个界限，后果就是明天放学以后不准玩。"

对不同年龄的孩子要把握怎样的界限教导原则呢？

●出生到12个月：界限很少，母亲需要保护、养育并满足婴儿舒服和被爱的需要。

●1岁到3岁：孩子进入第一个反抗期，家长要学习对孩子说的"不"做回应，让他们了解违反界限的后果。尤其是在危险的境况、乱发脾气、暴力行为时。孩子在两岁以前，情绪感应非常灵敏，情绪管理也比较容易。父母要和孩子建立稳定的亲密关系和信赖关系，如陪伴孩子玩耍、带孩子睡觉等，这对将来孩子和父母的感情维系具有决定性的作用。

●3岁到5岁：了解为什么负责任及不负责任的后果。学习如何善待朋友、回应权威、有礼貌地表达不同的意见、做家事，等等。"暂停""没收玩具""不准看电视"等在这个阶段都是很有效的后果。

●6岁到11岁：界限主要围绕着待在家里还是找同学去玩，家庭作业、学校的课业、目标的决定、时间的管理和金钱的预算等。违犯界限的后果包括约束他和朋友的关系、自由活动的时间以及在家里享有的权利。

●12岁到18岁：在人际关系、价值观、时间安排、长远目标等方面帮助他们，尽可能让他们知道违犯界限的后果，如会没有零用钱或者失去学校奖学金的支持。

如何帮助孩子改掉不良行为呢？怎么了解孩子需要什么样的支持？

请记得：孩子偷懒时，需要欣赏、鼓励（动力）；孩子遇到困难时，需要帮助、支持（助力）；孩子感到压力时，需要理解、关怀（热力）；孩子封闭自己时，需要安全感与信任（磁力）；孩子叛逆时，需要共情、幽默（弹力）；孩子情绪失控时，需要抱持与接纳（亲和力）。当我们对孩子成长的过程中每一天的点点滴滴进步都尝试给予更多的鼓励时，孩子一定会朝着健康、向上的方向幸福成长。

很多父母最头疼的事情是看了很多教子的书籍，明白很多道理，但就是不会用，其根本原因就是他们自己尚未成长。如果按照我们前面所介绍的一步一步地做自我觉察，大家一定会在不断觉察的过程中与孩子共同成长。为孩子立界限非常重要的一点，就是让孩子承担违犯界限的后果。

●当孩子的行为导致他必须面对现实的结果，如痛苦或失去金钱时，他才会有真正的改变。

●给孩子自由，容许他做选择，然后承担可能带来的后果。

●我们的目标不是要控制孩子让他们做大人要他们做的事，而是给他们选择权去做自己想做的事，并且让他们知道做错事可能会产生的痛苦；让孩子能够有预判和甄别，同时在孩子犯错并感到痛苦的时候给予包容、同情、原谅，看到孩子的正向动机并找到正确的解决方案。

●父母需要对"让孩子受苦"这件事放轻松些。

●生气、内疚、羞愧并不能教导孩子做得更好，失去看电影的权利、失去做游戏或玩电脑的时间所带来的痛苦会教导孩子做得更好。

执行界限的六个步骤如下。

第一步：看到三件事实 ①你的孩子并不完美；②问题的表象底下才是真正的问题；③时间不一定是灵丹妙药。

第二步：保持"电量"充足（精力充沛，心灵能够得到滋养）。

第三步：父母需要先明确并遵守自己作为成人和父母的界限。

第四步：评估和做计划。

第五步：①提出计划：在平静的时刻提出这个计划、采取"赞同"而非"反对"的立场，②提出问题，③提出期望，④提出后果，⑤在可以妥协的事项上折中，⑥让期望和结果容易做到。

第六步：①要贯彻始终，②预期孩子会有的怀疑和试验，③要有耐心，④容许孩子一再地测试边界行为，⑤赞美孩子的调适。

为孩子立界限最重要的是把握好三条基本要点，即保护好自己，不妨害（伤害）他人，遵守公共的规则、道德、法律。 重点是，父母在与孩子互动的过程中，经常容易触发我们自己成长过程中的创伤，因此应保持觉察。在养育孩子的过程中，父母其实也是有机会重现自我养育的

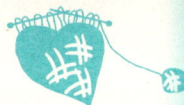

过程，借用陪伴这个柔软可爱的孩子，也来呵护一下我们曾经缺失的童年自我。把我们小时候缺失的以适度补偿的方式给孩子，同时也来抚慰一下曾经失望的自己。在这样做的同时，作为父母的我们会给自己一份大大的欣赏和感谢。让我们知道，原来我们童年所受的苦是为了给我们的孩子提供更富安全感的环境，让孩子拥有更幸福的童年，以自己曾经的不足和伤痛给我们的宝贝一份珍贵的馈赠。父母经由这个过程，可以疗愈自己、养育自己、充分见证成长的自己。

改变心智模式
——重整内在系统的编码

无论一个人的生命主题色是什么，人们追求的都是人类共有的渴望，即渴望爱与被爱、理解与被理解、认同与被认同、尊重与被尊重、欣赏与被欣赏等等。这是全人类共同的底色。当任何事情发生的时候，我们都会经历着一系列的内心反应，而很多时候这些反应是不可见的。

有这样一个例子，一位因为妻子回家晚了半小时而打乱了自己时间表的丈夫，指责妻子没有时间观念。妻子则解释说："我怕你等得着急已经在路上飞奔了，上楼的时候还没喘口气你就这么指责我。"丈夫说："这样的事情已经在三天之内发生了两次，你还要辩解？错了就是错了，你认个错就行了！"妻子说："我又不是出去玩，我是带孩子检查身体。你凭什么这个态度训斥我？"丈夫盛怒之下说出了："你这样的女人真是不可救药了。我受够了，一天都过不下去了。离婚吧！"

面对一气之下脱口说出离婚两字的丈夫，妻子也以同样的火力怼回去："离婚就离婚，有什么了不起！离了你我还过不了了！早跟你过够了！像你这样自私自利的男人早离开早解脱！"

在可见的对话、行为和相互指责之下，那些不可见的部分是什么呢？让我们来看看妻子的"心智模式地图"——"冰山"。

感受：可见的部分是愤怒，不可见的可能是受伤、恐惧、绝望、担心、委屈、失望、难过、无助、挫败、羞愧……这些都是我们需要觉察的、埋在内心深处的真实却隐藏的感受。

观念意识：看得见的观点是上面对话中的语言。看不见的是，一个大男人应该懂得怎样保护我；他完全应该理解我在尽力而为；他也应该在我出门之前提前告诉我他回家的准确时间；在我没有按照他的要求回来的时候，他应该提前给我打电话告诉我；他要是有担当就应该把事情安排好而不是遇到问题就向我兴师问罪；我如果让他知道我不想离婚，我就被彻底打败了……

期待：期待丈夫看到我跑得气喘吁吁能给我一句安慰，期待在我说出"离婚就离婚"的时候丈夫能说"我跟你说着玩的"；期待丈夫能在我没有满足他的愿望时宽容体谅地说"当妈妈真的太不容易了，还为了照顾我的时间表急着忙着往回赶，辛苦了宝贝，没关系，晚就晚了，你已经尽力了"，期待丈夫在我伤心难过的时候抱一抱我，期待丈夫在我累的时候主动帮助我，期待丈夫在我照镜子不自信的时候夸我依然漂亮，期待丈夫能看出来我生完孩子越来越不自信，期待丈夫告诉我永远都不会离开我，期待丈夫给我大大的安全感，期待丈夫不会看不起我，期待丈夫自己学习上进的时候带着我一起进步，期待丈夫忙自己的

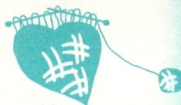

有价值的事情时跟我分享；期待自己能保持跟丈夫的同步，期待自己成为丈夫的好帮手，期待自己在丈夫遇到压力的时候能帮助分担，期待自己给孩子提供良好的教育环境，期待自己可以做得更好，期待家庭和谐幸福，期待所有的努力付出能得到家人的认可，期待自己能调整好自己不要抑郁。丈夫对我的期待，是在他生气的时候我能哄哄他而不是对着干，在他烦躁的时候我安抚他，在他着急的时候我不磨蹭……

渴望：被爱、被理解、被支持、被照顾、被心疼、被呵护、被尊重、有价值。

自我：我不是个好女人，不是个好妻子，不是好妈妈，不是个好女儿。我真的很失败，我不仅没有把孩子照顾好，连我的婚姻也丢掉了。

如果丈夫能够看到上面的这些不可见的部分，会怎样呢？让我们运用前面学习到的常识来猜一猜，这个丈夫是什么颜色的性格，什么样的依恋类型，最常用的情绪表达是什么，曾经经历过怎样的伤痛？那这个妻子又是什么性格及依恋类型呢？还有，他们有着怎样的压力下的自动化防御策略？

是的，大家一定猜得出来丈夫是很典型的红色，使用的是指责和超理智。偏红色性格的人同样渴望被理解、被认同、被尊重、被看见、被欣赏，只是最渴望被尊重。偏蓝色性格的人最渴望被理解，如图3-10、图3-11、3-12、3-13所示。

要想改变自己非常重要的就是改变我们的内在程序。我们细致描述了沟通姿态中的指责、讨好、打岔、超理智。一般来说（请注意不是绝对画等号），偏红色性格的人习惯用指责，偏绿色性格的人习惯用

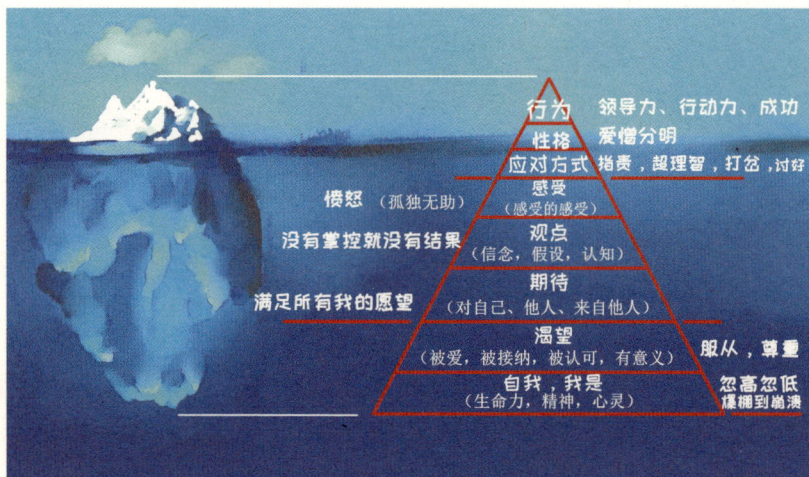

图3-10　红色性格的"冰山"

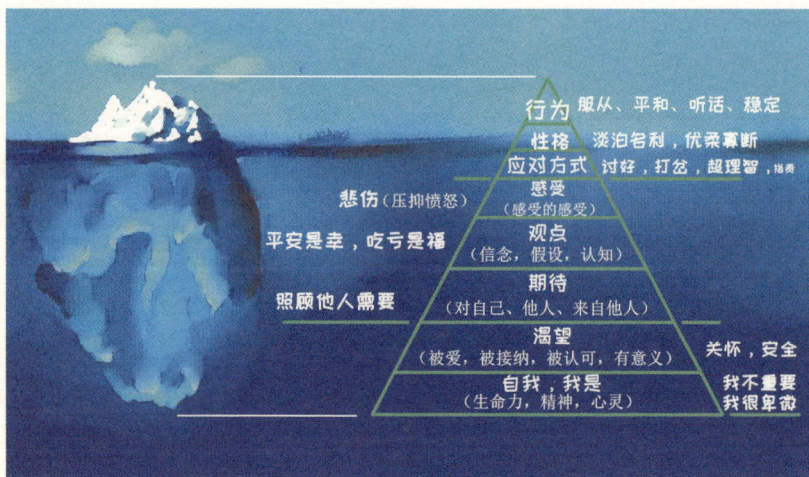

图3-11　绿色性格的"冰山"

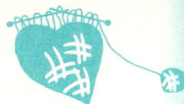

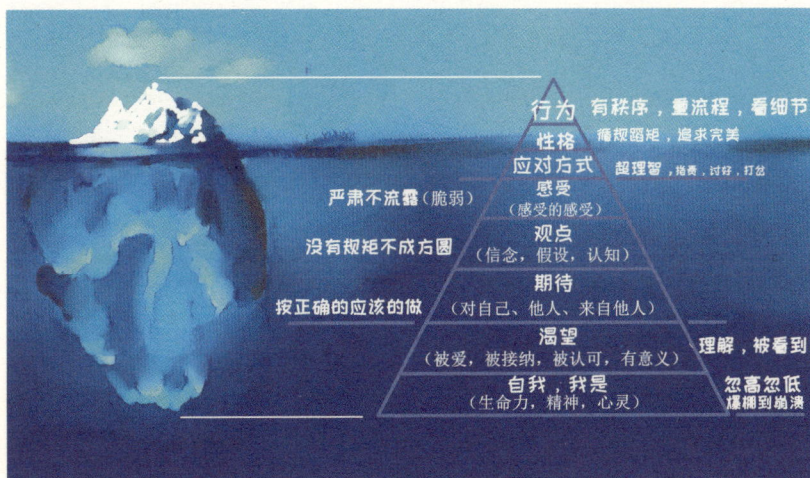

图3-12　蓝色性格的"冰山"

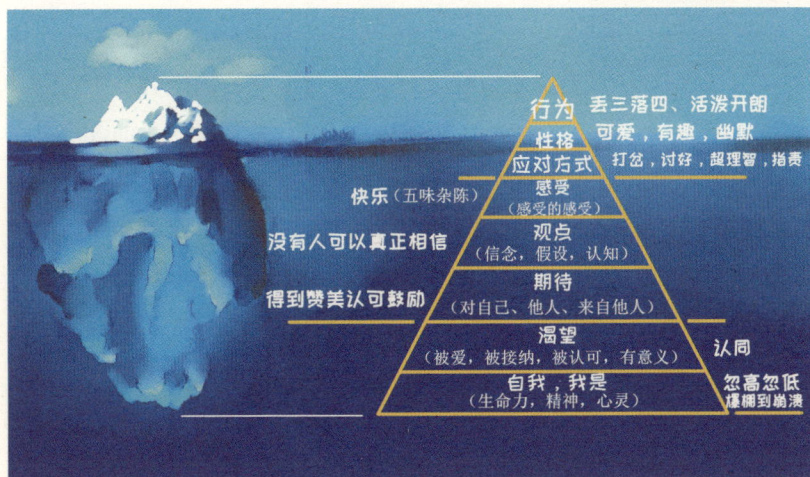

图3-13　黄色性格的"冰山"

讨好，黄色性格的人善于打岔，偏蓝色性格的人习惯超理智，红、黄、蓝、绿四个性格分类，与沟通姿态的分类，是在两个象限里，所以没有绝对的对应。无论我们采取哪一种沟通姿态，都是没有身心如一的一致性沟通。从根本上来说，是我们自己的自我价值感不够夯实。下面，我们一起来看看，不同性格色彩的人，他们的"冰山"都是怎样的。

我们这里呈现的"冰山"正是我们每个人心智模式的地图。这里，我们把性格加进"冰山"里，帮助我们看到不同性格的人可能会有怎样的心智模式地图。透过"心智地图"帮我们看清楚我们的自动化运行的轨迹，在不同的事件发生时我们的内在会经历什么。这些地图帮助我们进入到所有外在的、自动化反应的系统内部，去仔细看到这一整套的系统编码。当我们看到原来所有外在的程序运作都来自我们系统的编码，我们将如何去重整这一套编码更新我们的内在系统呢？

无论什么性格，当"冰山"的最底层，即自我部分不够完整、自我价值感比较低时（或者说能量层级低时），我们就会有很强烈的渴望，渴望被关怀、被理解、被认可、被尊重。于是，我们就对其他人有了期待，期待对方能通过完成某件具体的事让自己内心的情感被浇灌、渴望被满足。如果丈夫没有满足自己的期待，妻子就容易产生这样的观点："他是不爱我的。"于是，因为有了这个观点，妻子也就也有了感受，感到难过、痛苦、失落。应对方式就可能选择指责、打岔、超理智、讨好。还是以老公晚上喝酒晚回家为例。如果一个妻子的自我价值感此刻比较高，不会有过于强烈的渴望和期待，观点也不会过于僵化，感受自然会完全不同。如果一个妻子此刻自我价值感较低，就可能有如下表达。

红色性格："喝喝喝！整天就知道喝，喝死算了，永远别回来了！"

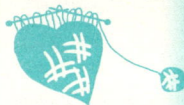

蓝色性格： "你觉得你整天这样出去喝酒是一个有责任感的男人应该有的担当吗？你的身体已经不只是你一个人的身体，你要为全家人负责任。一个合格的丈夫，即便不能每天按时回家，至少也不会天天出去喝酒；况且，身体是工作的本钱，身体每天都需要营养、运动，你这样下去怎么能为我们娘俩负责？还有你说好的每天按时睡觉，你能做到吗？你既然做不到，当时为什么做承诺？说了不算的男人还怎么得到别人的信任？"

绿色性格： "好吧，那你注意身体，少喝点儿，注意安全。"

黄色性格： "没事儿没事儿，我今晚正好约了闺蜜去逛街，你去喝吧。"

以上四种反应，明明内心都是一样的失望，但是表达方式却各有不同。妻子挂掉电话后，只能暗自神伤，而多少家庭就是在这些细枝末节的一次次伤害后最终导致无疾而终。或许，我们用开篇那四种性格的故事来试试，如果自我价值感足够高，他们会采取什么样的沟通方式呢？

红色性格： 在我和先生开车的故事中，如果他的自我价值感在那一刻足够高，认为自己是"自信的、优秀的、有能力处理问题的、能保护妻子的、爱妻子的"，他就不会对秩序、计划等有如此刻板的要求。当他在做事情而事情又不那么顺利的时候，愿意给出包容和理解；即使我没有按照他期待的去做，他当下的反应也不会那么生气暴怒。他相信自己有能力在任何事情发生时做出调整，也不会对我当时有那么高的期待和要求；我没有做好，他自然也就不会那么生气。反过来，如果偏红色性格的妻子应对我先生这样的伴侣，前面我们讲的假设是直接摔门走人，那如果自我价值感够高，此刻她就会说："干吗发那么大的火啊！

你看你昨天表现多好要给我当司机。我昨天就担心你当司机会发火嘛，我这个'领导'也是火暴脾气啊，我可要发火了啊！趁我没发火之前你快求我原谅你。你当司机都没提前看好路，现在还好意思批评领导！"瞧，既然是红色性格，咱们添加点幽默是不是很容易化解矛盾啊？

绿色性格：在晓飞的故事中，如果她能够夯实在高自尊状态，认为自己是美丽的、温柔的、善良的、有爱心的、工作能力突出的、勤俭持家的，她不会过度渴望被看到、被关怀。当她选择了内耗，选择了忍气吞声，把这份委屈和难过压抑到内心深处，结果回家后撞见老公出轨在床，过往积压的所有委屈变成了愤懑喷涌而出。如果她那一刻的自我价值没有受到剧烈冲击，她的整个"冰山"都能保持在平衡与稳定的状态，即使在单位里遇到不顺利的事，即使看到老公出轨，她都相信自己值得拥有更好的生活。"我的隐忍及默默付出不仅没有换来对方珍惜，反而被无情践踏，是时候为自己好好活，是时候珍爱自己，既然对方不珍惜，我更不需要为对方的错误惩罚自己。"她在那一刻自然就不会做出遗憾终生的选择。

蓝色性格：假设在全家出游的故事中，我的同学张伟自我价值感足够高，认为自己是爱家人的，有逻辑思考能力的，能保护家人的，有力量的，有爱心的，他不需要别人做什么事来证明什么。他在泰国不会过于渴望家人对他的计划的服从，不会期待家人在旅行手册这件事情上来严格执行（一旦没有执行，期待落空，就感到家人不理解自己，感到难过和不满），也就不会出现以躲在房间里面的方式来表达不满的情绪。

黄色性格：还是以我自己的故事为例。同样是面对先生的急躁发火，如果他的指责朝向的是他人，并没有动摇我的自我价值，我的自我价值感也足够高，我就会特别能体谅到他的压力与焦躁，也能适时地给

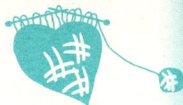

到理解与支持，做到和颜悦色、晓之以理、动之以情、耐心聆听、送出爱意。可是，如果先生使用的指责是朝向我的，那么我的防御就很有可能被激活；如果先生说了那句曾经最让我起反应的杀手锏："还心理学专家呢，我看你除了会讲课什么也不会！"曾经的我会在那一刻瞬间崩塌，进入自动化反应模式：辩论、反讽、否认、抗拒、冷战。所以我后来不断地在这个过程中来自救，那就是夯实自我的价值，清晰地看到事实的真相，解读对方的行为，并且不断觉察自我的价值感是否夯实在高自尊上：他只是把坏情绪朝向最让他安全的人释放了，他不过是把他的期待变成了指责，他在说你还心理学专家呢，潜台词就是："我现在需要你这个心理学专家帮助。我希望你能像对待来访者一样有耐心、理解我、帮助我。我现在很着急、很挫败、很受伤，我需要你的帮助。"当我可以如此夯实高自我价值，我就可以首先帮助自己回归，然后才能帮助先生。

然而，不幸的家庭表面上各有各的不幸，其实本质上都是一点：在某些压力状态下，因为对方在具体的某个事情上没有满足自己过高的期待，从而产生僵化的观点和负面的感受，进而通过吵架、委曲求全、辩论、讲道理乃至暴力的方式来呼唤、索取爱。可以说，我们所有的言语，不是在表达爱，就是在呼唤爱；唯有爱在家中流淌我们才能因此而感受到幸福。处在低价值感的人，在呼唤爱时更急迫；处在高价值感的人则更愿意付出与给予，去满足他人对爱的渴望。然而，价值感的高低是动态变化的，取决于我们求生存的低自尊是否被激活。因此，在"冰山"里夯实自我的高自尊是如此的重要。这里用一位老学员安妮（化名）疫情期间记录的一段经历作为案例供大家分享。

真实案例示范

引子

疫情暴发后，安妮一家三口其乐融融地过着蜗居在家、"与世隔离"的生活。儿子性格腼腆、成绩优异，是其他家长口里"别人家的孩子"；安妮学习心理学多年，处理问题拿捏得当，也是家长群里"别人家的妈妈"。为了培养孩子做事的自律性和计划性，安妮每天陪伴着儿子制订计划，高效优质地完成各种学习，一切看上去似乎很美好。

不期而至的"任务单"

周六的早晨，安妮与儿子吃过早饭，制订了一个完美的周末计划：玩半个小时游戏、拼乐高积木、看书、遛小狗、玩篮球等。儿子期待这些游乐项目已经一周了。周末就该有周末的样子，安妮心里非常满意。

QQ上突然跳出了老师的任务单：请按照昨天的习作题纲完成作文，下午两点前提交QQ作业。附在任务单后的还有一篇同学的习作范文，文笔流畅，辞藻华美。时钟已指向十一点半，安妮一边催促儿子放下手中的玩具赶快完成作文，一边打印出范文供儿子参照，丝毫没有留意儿子胖乎乎的小脸上划过的失望和厌烦的表情。40分钟过去了，儿子的作文仍然没有完成。安妮尽力压低声音对儿子说："你昨天的提纲不是已经写好了吗?这么慢的速度，要是考试怎么能行?"

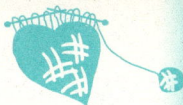

儿子憋红了脸，沉默片刻回应说："老师真过分，周六布置什么作文呀！我就是不会写嘛！"安妮索性带着儿子边讲解边写作。一个半小时过去了，安妮讲得口干舌燥，儿子听得津津有味，母子合力写的文章顺利提交。原本以为故事到这里就是母慈子孝的完美结局了，可是那只是幻想。

爱的小船撞上"冰山"

"宝贝，你把刚写的作文给妈妈复述一遍好吗？"为了巩固写作感受，安妮提出了新的要求。儿子眼睛瞥着时钟，放下刚拿起的积木，开始咬着嘴唇，紧张地揉搓小手，几分钟过去，一句话也说不出来，眼泪却顺着脸颊滑了下来。

这一幕让安妮措手不及："我说错什么了，儿子为什么哭？忙活两三个小时的作文辅导只是自己的一厢情愿？"回想居家隔离这两个月，安妮把白天所有的时间都用在了照顾家人饮食起居、辅导孩子学习上，有时忙得连脸都顾不上洗，自己的工作只能留在晚上加班处理。但是，安妮不在乎，她太爱这个家和儿子了。可此时儿子的表现让她大失所望。她担心，如果这样下去，等疫情结束后他的学习成绩肯定会被落下。一想到这里，安妮就莫名地焦虑，她甚至觉得儿子是故意不听她的建议而和自己作对。一股无名怒火从天而降。安妮提高声音喊道："你什么情况？忙活了半天你都不知道自己写了什么？你是想气死我吗？我成天陪着你学习，你都是给我学的吗？你看看别人写的，你怎么就这么不上进！""我……我……哇！"憋了半天的儿子一下子大哭起来，声嘶力竭的哭声像极了压抑许久的火山爆发。安妮气急败坏地拍打桌子，怒火中烧地手指儿子，盛气凌人地训斥儿子，那模样实在面目可憎。

自从学习了心理学，安妮一直努力成为善解人意的"好妈妈"，而此刻分明是一个歇斯底里的"坏妈妈"，她仿佛被困在黑暗的深井里迷失了自己。糟糕的体验和挫败感使她无法克制地流下眼泪。一个好端端的周末眼看就要毁于一旦了。

叫停失控，识别情绪

"我现在的感受是什么？愤怒，失望，委屈？发生了什么使我这样难受？睁开眼睛看看外面和儿子，一切没有那么糟糕！"一个声音从脑海中发出，安妮努力用深呼吸让自己平复下来。"我在愤怒什么？什么是点燃这些情绪的导火索？"安妮允许自己面对发生的糟糕体验和失控的情绪，然后开始试着与情绪对话。

觉察一旦开始，理智便参与对话

"我希望儿子在周末可以好好玩一下，缓解一周的压力有错吗？我希望经过一个寒假的作文辅导儿子的作文水平可以提升，有错吗？我希望儿子做事自律、高效、目标明确，有错吗？我希望自己成为一个名副其实的'好妈妈'，有错吗？"安妮倾听着自己的内心，突然发现对儿子和自我的期待那么多、那么高。"当期待落空，我就是教育孩子的失败者。我会感到失控、无能为力！我付出那么多，他们却看不到我的努力，还不听我的建议，那样的我不值得被尊重，一文不值！我很愤怒，讨厌那样的自己！"安妮很惊讶自己的这些观点何时已经深深植入自己的评判系统里。她看到一个孤独的小女孩颤抖着身体，嘤嘤哭泣着、呻吟着。她知道这就是藏在内心里小小的自己，那个不允许自己有错的小安妮。也许所有的愤怒也是因为这个没有安全感、不爱自己的小女孩吧。

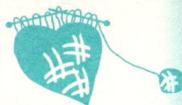

接纳自己，建立支持系统

"不！你不是这样的！"当安妮意识到自己往井底下沉，她要做的第一件事是赶快把自己打捞上来。她对自己说："你对孩子的爱、对家庭的付出大家有目共睹；你聪明、乐观、善良、幽默，情感细腻，做事干练，乐于奉献。你有那么多的优点和资源，这些都影响着孩子，使他如此优秀。你是一个值得爱和尊重的好妈妈，你是很棒的女孩！"安妮在心里拥抱那个蜷缩着哭泣的小女孩，扶她起来。

在觉察和行为之间，有很多选择

安妮成功把自己打捞上岸，感觉身上有了力量，她开始接纳自己，想要面对自己和儿子的问题，并为自己刚才的行为负责。"宝贝，让妈妈抱抱你吧。"安妮温柔地拥着儿子面对面坐下说，"刚才我的态度不好，让你受委屈我很抱歉。不过，我很好奇你为什么一言不发而且这样流泪，这让我很自责，我很生气以至于失控了。但那不是针对你，更多的是我在气自己。现在我想听听当时你的感受，想和我说说吗？"儿子停止抽泣，小嘴在安妮的脸上亲了一下，说："妈妈，当时我很想赶快玩，因为周末我有太多想完成的计划，这个作文占用了我太多时间，好不容易完成，我实在不想复述了。可我也不知怎么就说不出话来，而且眼泪一直止不住。"

在"冰山"的底层寻找爱的联结

安妮在石卉老师的课堂中，最喜欢她说的一句话："没有什么事是'冰山'解决不了的，如果不行，那就再画一座。"安妮微笑着带领儿子开始了他们的"冰山"探索之旅，如图3-13、图3-14所示。

●行为

周六儿子占用三小时写小作文；苦口婆心地辅导，终于完成；只是让儿子复述下，儿子却哭起来，好像我做错了什么，非常抓狂。

●沟通姿态

超理智、指责

●感受

失望、愤怒、委屈、恐惧、手足无措、自责、僵硬、羞耻

●观点

•老师布置作业，无论何时都要认真完成，如果做得不好，就说明没有用心，学习态度不端正。

•得语文者得天下，写不好作文就无法提高成绩，没有好成绩就没有好的未来。

•有事可以沟通，哭泣只能说明儿子无能、妈妈教育失败。

•我每天那么辛苦，都只为儿子好。如果儿子不接纳我的建议，就是否定我的付出。我学了心理学都白学了。自己又在发火还让孩子受委屈。

●期待

•儿子做事自律高效，行事有目标，优质地完成作业。

•儿子可以用心地学习写作。

•儿子能坚强、勇敢，像个男子汉。

•自己对家的付出，对儿子可以多一些耐心。

●渴望

被尊重、被理解、被认可、被爱

●自我

我是失败的，不被尊重的，一切都是徒劳的、没有能力的、一无是处的。

图3-13　安妮的"冰山"

198

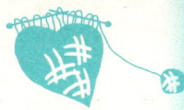

●**行为**

周六急着出去玩的时候又要增加写小作文，花了三个小时好不容易写完交稿，妈妈还要让我复述，只想赶快出去，说不出话，流眼泪，惹妈妈生气。

●**沟通姿态**

讨好、（暗）指责、打岔

●**感受**

压抑、疲惫、着急、委屈、愤怒、对自己失望、无助、挫败感

●**观点**

•放假就应该休息和玩，不应该做作业。

•写作文太难，无法达到妈妈的标准，妈妈不满意我就不是好孩子。

•做好的计划就必须完成，否则我就是不够好的。

•不允许自己出现错误，当别人说出我的错误时，我就很糟糕。

•必须听妈妈话，如果和妈妈唱反调，妈妈会更加生气，然后我会更加倒霉。

●**期待**

•周末妈妈陪我好好玩。

•妈妈不用那么紧张我的学习，我自己可以安排好。也许开始达不到妈妈的要求，但我可以一直努力。

•听妈妈话、不惹妈妈生气、不犯错。

•写作有些难，期待妈妈对我再多些耐心。

•作文已经交了，期待妈妈不用再强求我复述。

●**渴望**

被尊重、被理解、被认可、被爱

●**自我**

我是失败的，不被尊重的，一切都是徒劳的、没有能力的、一无是处的。

图3-14　儿子的"冰山"

199

当"冰山"呈现出来时，儿子非常惊讶，"太不可思议了，妈妈！当时我不知道自己为什么那么悲伤，眼泪止也止不住，只觉得做了计划却无法完成，又急又恼；作文不能像别人写得精彩，感觉自己很笨，我无法接受如此失败的自己。原来，我们都是在用情绪来表达爱和理解的需求呀。"

安妮从"冰山"中意外地发现儿子不允许自己犯错的观点，这让她突然理解了为什么儿子上课不喜欢举手发言、在外人面前不爱说话而总是腼腆的原因。她也发现儿子原来对自己有这么严苛的要求，不禁对儿子无比心疼。

安妮摸摸儿子的脑袋，笑盈盈地说："儿子，你对自己要求这么高妈妈还不满足，真是让妈妈心疼的好孩子。另外犯错是孩子的天性，哪有不犯错就能长大的孩子，而且每一次犯错都是学习和总结经验的好机会。妈妈很希望你敢于犯错，更欣赏你面对错误能找到进步的方向。那咱们一起继续探究一下，看看'冰山'里面还藏着什么秘密，看看有没有可能尝试改变、见证奇迹的发生。"（图3-15、图3-16）。

我和儿子先从"冰山"最底层的"自我"开始，为自己添加、填充更多被我们忽略的珍贵品质，为自己重新赋能。我们俩一起来发现属于我们俩的独一无二的以及在妈妈眼中、儿子眼里真实的自己是什么样子。

当攀登到"冰山"顶端后，母子俩紧紧地抱在一起。安妮感觉与儿子从未有过的亲近，那是心与心相互吸引、爱与爱无间隙表达的感受。她想起了纪伯伦的诗《你的孩子其实不是你的孩子》。原来真正的"好妈妈"不需要伪装，只需要信任和支持。

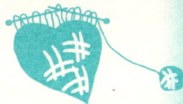

●**自我**

我是聪明的、勤奋的、成绩优异的、友善的、有责任心的、做事高效的、勇敢的、英俊的、孝顺父母的、机灵的、开朗活泼的、身体强壮的、积极乐观的、活力充沛的、严格要求自己的、别人家的孩子、有礼貌的、多才多艺的、善良的、愿意帮助人的、有时也会腼腆怕犯错的、严谨细腻的、富于想象力的……

●**渴望**

信任自己和他人、去接纳、去理解、有自信

●**期待**

•我可以为自己的学习负责，通过努力我的作文是可以学好的。

•我是独一无二的，不再过分在乎别人对我的评价，允许自己犯错。

•当我和妈妈意见有分歧时，我可以跟妈妈分享我的感受和想法。

●**观点**

•计划是可以被调整的。

•写作文是自己的事，只要用心练习，就能有所提高。

•失败是成功之母，所有的成功都是失败总结出来的，失败不代表自己不好，而是说明自己还有提升空间。

•我可以表达自己的想法，我为自己的行为负责，妈妈是尊重我的，与她的沟通是畅通的。

●**感受**

轻松的、愉快的、有动力的、积极的、活力的、开心的、舒适的

●**沟通姿态**

一致性沟通

●**行为**

与妈妈真诚沟通，表达内心的想法，灵活调整计划

图3-15 儿子的"冰山"

●**自我**

工作努力的、做事认真的、干练果敢的、乐于助人的、善良友爱的、善解人意的、尊重他人的、温柔的、美丽的、孝顺父母的、有责任心的、聪明智慧的、吃苦耐劳的、自信的、贤惠的、温柔的、包容接纳的、善于反思、愿意学习改变的……

●**渴望**

去接纳、去理解、去无条件地爱自己和家人、给出尊重和信任

●**期待**

•看到儿子的勤奋与努力，欣赏儿子的优点和进步。
•理解尊重儿子，陪伴儿子一同面对问题，不过度干预儿子

●**观点**

•成绩不能代表整个人生，更无法断定未来的发展。
•孩子的学习由自己做主，不需要我越俎代庖。
•儿子是独一无二的，没有比较就没有伤害。
•我和孩子是平等的，孩子能够表达自己的想法。
•孩子受挫流眼泪是情绪的正常表达，是被允许的。

●**感受**

欣喜、愉悦、轻松、平静

●**沟通姿态**

一致性沟通

●**行为**

与儿子真诚沟通与交流

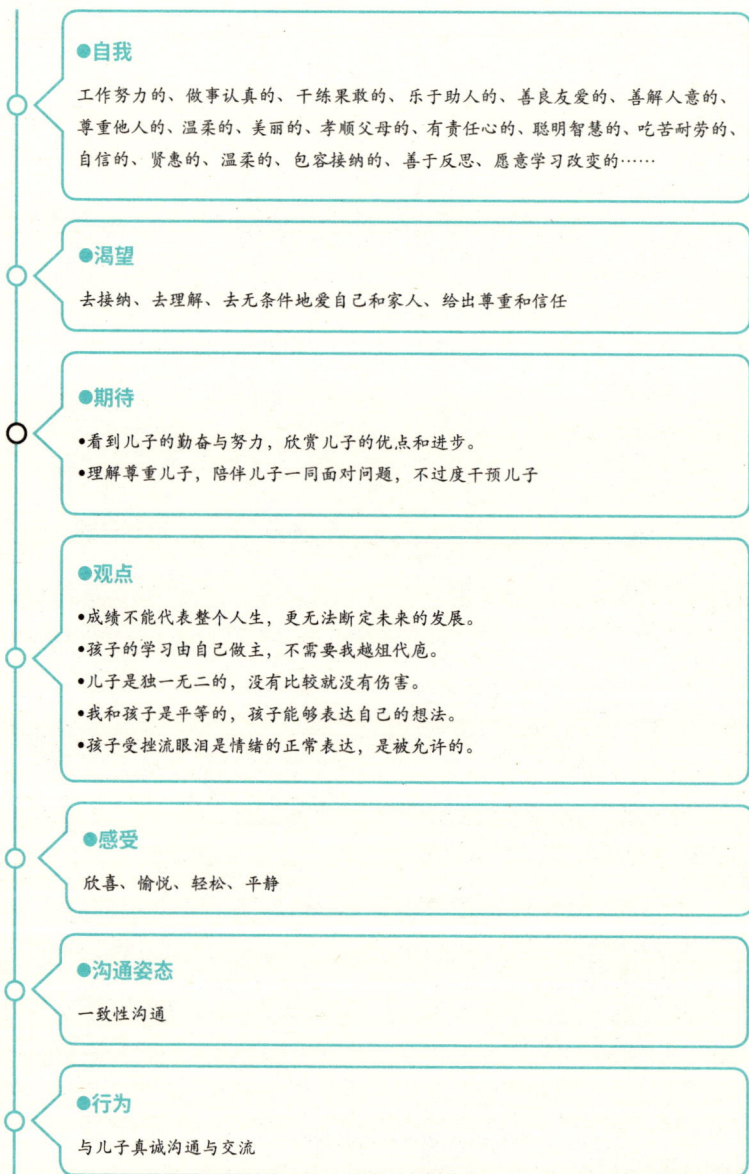

图3-16　安妮的"冰山"

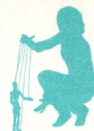

而且，儿子兴奋地捧着自己的和妈妈的两座"冰山"，仔细对比之后发现了一个秘密："原来我们在紧张焦虑的时候对别人的期待好多啊。当对自己有了自信和满满的信任以后，就不再对别人有过高的期待，反而有能力去理解别人，也有能力解放自己了！妈妈我现在觉得特别自信和放松，这种感觉太棒了！！"我听了儿子的总结，更加惊叹孩子的领悟力。以前石老师也讲过这个内容，可是我却并没有在意。儿子却能在第一时间发现了这个秘密，实在太神奇了！！孩子拥有如此强大的学习力，我这个妈妈还有什么好担心的呢？"走，儿子，上操场，玩球去！"

是不是很神奇？如果你对"冰山"这一工具有疑惑，这是好事。我们可以去《萨提亚幸福大门》第二章，好好体验一下"冰山"的魔力。

改变未满足的期待
——不再做牵线木偶

当我们是一个孩子时，父母是我们最亲密的人。幼小的我们，仰望着山一样挺拔的父亲和温柔善良的母亲，内心都会有一种期待。

在每个孩子眼里，一个足够好的父亲应该是负责的、担当的、幽默的、包容的、能干的、有能力保护我们的、帅气的、有品位的、成熟的、稳重的、活泼的、可爱的、勤劳的、令人敬佩的、值得信赖的。这些期待和认知很多时候无形之间就形成了我们对父亲、对男性、对丈夫的一个印象。而这些观点就影响了我们对父亲的期待，比如我们期待父亲陪自己玩、在我哭泣的时候给自己安慰、在自己遇到困难的时候帮助自己。这些具体的期待被满足或者落空常常就会形成我们的记忆：好的、坏的、幸福的、糟糕的、悲惨的、美好的等等。如果父亲没有满足和符合我们的期待，我们就会失望，就会总结说这是一个不合格的父亲，并因为这样的认知而产生伤心、难过的感受。这些认知最初都是基于未满足的期待。

从童年开始，我们每天都有期待；在一个正常的生命圈里，多数期待以健康而满足的方式被解决了。夸张地说，一位成年人平均背负了数百个尚未满足的期待，这些尚未满足的期待往往成为自动化（潜意识）的生命体验，而且带有某种程度上的心理负担。无论如何，如果这些期待没有被觉察，我们往往就要付出代价。

你听说过一个花季少女因为一个"不良少年"帮她梳过头发而爱上这个男生的故事吗？因为她从小就期待爸爸、妈妈能在上学前，帮她扎辫子。这个未满足的期待，被男同学的无意举动满足了。

你听说过一个成年人，强迫性地收藏木尺子的故事吗？因为他小的时候，辛苦攒下了零花钱准备去买最喜欢的尺子时，却被小伙伴抢走了，尺子的梦就一直在他心中。

还有婴儿在口欲期时，每次吮吸手指时都会被打断，以后长大了，就容易咬铅笔、咬指甲，尤其是在焦虑、紧张、害怕时，相比口欲期得到满足的孩子，出现这些行为的概率更大。这些在一般人听起来匪夷所思的事情，就发生在你我的身边，我们每个人做的所有的决定和行为，几乎都与未满足的期待密切相关。

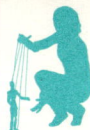

当然，生命中若没有期待，便会平淡无味，由于我们都有许多期待，因而我们的生命才更加丰富多彩，有了开心、失望、难过、惊喜等丰富的情感，人生才变得更有意义。只不过，我们要分开来思考成人和孩子的未满足期待。我们在孩子的时候对父母、对照顾者拥有期待是十分正常的，因为一个孩子需要被照顾、被呵护才能慢慢长大。所以当出现未满足的期待时，孩子很容易做出这样的反应："都怪你！要不是你刚才让我去倒水，我就可以看到电视里孙悟空三打白骨精的故事了。"孩子不仅习惯于"甩锅"给成人，也容易将期待更多地寄托在别人身上，希望父母及他人能满足自己的期待，无论合理与否。

然而，依靠他人成就自己的快乐与幸福显然是被动的，本身就会导致我们变得不自由。如果总是需要他人来照顾自己的需要、满足自己的期待才能令自己幸福快乐，那就基本说明我们还停留在一个孩子的角色里没有真正长大。因此，作为成人的我们就需要去觉察自己是否把期待寄托在了他人身上，是否把自己情绪的遥控器交给了他人而让自己变得不自由。

比如说，因为与外界进行的比较，所以期待自己也能得到别人也有的、不甘心被别人比下去。有些男人非常不喜欢和妻子参加闺蜜聚会，因为本来关系很恩爱，由于在聚会上闺蜜的丈夫极尽殷勤地照顾闺蜜，使回家之后的妻子就会开始数落自己："你看人家的老公多体贴！多照顾自己的妻子！你看你！"

比如说，我们每个人都有一份渴望：被爱、被理解、被接纳、被喜欢、被欣赏、被尊重，于是就会希望由别人来满足自己的渴望，基于这些渴望如何被满足就形成了期待。当这份渴望没有得到理解时，内心就会产生复杂的感受：难过、心痛、懊悔、愤恨……

比如说，一个人认为事情是不公平、不公正的，所以认为自己的期待就是合理合法的，自己就有了理直气壮的理由。有的孩子，在学校里感觉某个老师对自己不公平，从而故意顶撞老师，或者通过自毁的方式去"惩罚"老师。因为他认为自己受到了不公平对待，所以自己有权力去顶撞这个老师，殊不知，这样自毁的方式伤害不了别人却耽误了自己的前程。

期待有三种类型：对自己的期待、对他人的期待、我们认为别人对自己的期待。这些期待可能是合理的，可能是不合理的，但是如果我们相信它们是合理的，我们就会有即时反应或者有回应。过生日了，自己想要个最新款的苹果手机，老公什么也没买，期待没有被满足；老公送了自己另一款苹果手机，期待被基本满足；老公不仅送自己了最新款的苹果手机，还送自己了苹果笔记本，期待被超量满足。然而，这样我们过生日的感受，全部依赖于他人来实现，这是一种孩子式的表现。期待可以有，人生没有期待就没有了颜色，但是我们要学会的是正确面对未满足的期待，不因为他人的行为而让自己的情绪与感受受到影响。

所谓"有容乃大"。当我们多一些视角、多一些选择去看待未满足的期待时，负面的感受就不容易被勾起。一般情况下，我们可能为自己难过，我们可能去指责他人，我们可能变得愤怒，我们可能压抑住感受，我们可能欺骗自己。这些方式，要么在伤害他人，要么在伤害自己，都只会让我们的情绪更糟糕。那么我们如何处理未满足的期待呢？

第一步，放下未满足的期待。我们要懂得自察："咦？我好像把我的期待全部倚赖在别人身上了。这次你这样做，让我内心有了很多感受。"因为有了这份自察，我们能够发现期待其实是我们的"内心戏"，是和他人无关的。

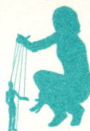

　　我们也可以把期待和自己分开对待。期待是期待，我是我，这两个不能混在一起。我从小就期待妈妈表扬我："小卉你真棒！"结婚后期待我老公能称赞我："小卉，你实在太能干啦！"然而，他们并没有满足我的期待。巧的是，妈妈和先生都是全国优秀教师，同样都非常严格高标准地要求我，对我好像只有批评从不表扬。所以，我曾经期待得到老师的表扬，期待得到好朋友的认可。这些都来自曾经在妈妈那里的缺失。婚后当我想要获得一份赞美的时候，我先生非常不能理解，有时他会说："你还需要我表扬吗？你本来就很好，为什么非要表扬呢？"以前我经常不自觉地跌落到那个缺失认可的孩子的状态。但是通过心理学的学习，我实现了自我认知：我就是我，不一样的烟火，我其实很清楚自己的长处和优点。当我放下这份期待，把这份期待与有长处、优点的我分开之后，即使期待没有得到满足，我也不会伤心、失望。

　　我们也可以对期待留有余地。比如，自己想要最新款的苹果手机，老公却什么也没送。但是，自己送给自己一束花，这样自己依然很高兴。自己过生日时，心心念念一个生日快乐，老公给自己递过来一箱酸奶，自己依然很高兴。期待是可以用其他方式替代的。"傻白甜"的傻，就是傻在这里，因为不钻牛角尖，所以即便这份只和自己有关的期待没有得到满足，但是因为有了替代方式也依然值得乐呵呵。

　　就算我们钻牛角尖，就算我们特别在意这个期待，当下没有得到满足，我们继续保留这个期待可不可以？当然可以！人生很长，下一秒或许期待就会被满足，我们悄悄地呵护着它，使它历久弥新。如果过生日因为内心期待没有得到满足，导致生日宴会不欢而散，这个代价实在是太大了。生日还会有好多次，自己下次向老公提前分享自己的期待，告诉他自己想要花而不想要酸奶，自己的期待还是可以得到满足的。自己和自己未满足的期待成为好朋友，而不再受它的控制。

我们也可以自己回到渴望，自我满足。**当自己认识到自己拥有这样一个未满足的期待，认识到这期待的底下其实是渴望被认同、被接纳、被赞美，是被需要、是有存在价值的。当回到渴望时，自己完全可以自我满足啊！所以，经常自夸、自我欣赏就成了现在的我特别擅长的。**

我们尤其要学会的是分享未满足的期待，当我们能够识别自己未满足的期待，能够识别这个一直伴随我们的"影子"时，我们完全可以把它介绍给家人、朋友："这是我未满足的期待。"当我的内心有期待没有得到满足时，我会跟先生分享我的内心体验，表达我的真实感受，表达我曾经作为一个小女孩得不到妈妈的认可时内心的失落和自卑。虽然我已经很努力地让自己变得更加强大，但有时候也会脆弱。不过没有关系，我并不会强求一定要从别人那里获得这份认可，我已经在学习自己满足自己，但是如果别人能在我需要的时候给我认可与鼓励，我依然会很开心。很神奇的，当我这样如实地表达，先生总是能给到我最硬核的欣赏、超量的赞美，让我感觉非常开心。

让我们一起，把内心未满足的期待列出来，和它们交流，把它们"介绍"给家人与朋友。在这个过程中，我们对它们有了一份察觉，我们把拥有无尽资源和优点的自己和它们分别对待，不再受它们的"控制"。我们的呼吸将会因此而更加自如。当我们改变并解决了自己尚未满足的期待，就好比我们下了订单等待收货。对于我们的期待，我们可以启动自提模式，不总是被动地等待对方送上门；不再是等啊等啊等不来，也不再是等来了发现货发错了，更不是包装已经损坏。**在我们伤心、愤怒或恐惧等感受后面，大多时候都隐藏着许多未满足的期待，面对这些期待，想办法去解决它们，也就改变了由未满足的期待所引发出的不自由或受伤的感受，我们便不再被动地等待，不再做牵线木偶。**

全新的自己，三度出生

当从觉察情绪、了解心智模式、认识自己的"冰山"、走出未满足的期待等方面开始改变自我时，我们就会发现自我成长的功课还有许多。如何夯实我们的改变，如何在关系中进行更深的自我探索，如何完成自我成长的高境界——一致性沟通，这些都是拥有全新的自我所必须做的重要功课。

一致性沟通源于对自我更深入的认知，需要让自我更持久地保持在高自尊状态。让我们一步一步由浅入深地来学习如何在人际沟通中更加自在。一致性沟通与即时反应最大的区别在于，在大多数时候都是有选择的，不被情绪带走、不被过去抓住，更不会在当下的发生时自动化地别无选择地做出伤害自己或者他人的自动化反应。这个全新的自己需要拥有第三度出生，才能具备自我掌控，到达自主选择的全新境界。

走出压力与创伤
——拥有破壳的力量

　　每个人的人生都并不完美，都曾经历尽风雨、摔过跤、受过伤，于是我们便学会了如何保护自己，学会了否认、逃避、对抗、自责、内疚、恐惧、撕裂、冲突、挣扎等。这一切方式让我们再一次经历伤痛时可以减少痛苦。所以有时候我们会显得自私、胆小、无力、退缩、贪婪、傲慢等等。但是，这些都并不是真实的我们。那么，真实的我们是什么样子的呢？

　　我们经常会自我怀疑，到底哪一个才是真正的自己？就好比核桃外面的壳，只是为了保护尚显脆弱的核桃仁不至于被当作食物吃掉。但是，当核桃被种入泥土中，并获得足够的阳光、雨露的滋养时，必然会破壳而出、破土而生，长出鲜活的嫩芽并抽枝长大。压力就像泥土，我们就像核桃仁，而那些外部保护就像核桃的壳。当我们成为真正的自己时，那些曾经的自我保护此时已经不再需要，而成为我们成长的养料。

　　所有过往的危险也好、灾难也罢，不仅不妨碍我们成为更完整的自己，会使成长中的那些优良品质越发闪亮且更加充满韧性。但是，如果我们没有看清真相，仍然在牢牢地抱着"外面的壳"，我们就永远不可能真正拥有鲜活的生命，展现生命的活力，拥有三度出生。

成长中的伤痛也许会成为我们的盲点，甚至会成为我们成长路上的阻碍。那么，我们要如何走出压力与创伤呢？

既然本自具足，为什么我们却常常感到无力、困惑？是什么拿走了我们原本具足的善良、纯洁、可爱、信任、爱与尊重？在面临什么样的生活经历时才需要这些"壳"，又是什么境遇遮蔽了我们每个人都有的珍贵的良知本体？中国传统文化中常用的一个表达是"存天理灭人欲"。那么，"人欲"又是什么时候被养大的呢？

小小的、脆弱的生命来到这个世界上，首先面临的就是各种生存的风险甚至人命关天的危机。在成长过程中，每个人经由与父母建立起来的三角关系开始建构自己的内在世界。经历的糟糕事情越多，或许就越需要建立一个充满防御的内心世界，那么我们的"外壳"就会越厚。带着厚厚的"外壳"生活，我们的本来样貌便不知不觉地被遮蔽。所以人常说，人心唯危，人心险恶，人心经常因充满恐惧、自我保护而产生了无穷无尽的私欲。中国传统文化一直强调修心，研究如何存天理去私欲，就是使人回归那微妙却宏大的内心，开发内心中无尽的宝藏，进而掌控自己的命运。王阳明找到了"知行合一"的路径。

西方心理学通过实证研究发现，一个人的内心和谐源于在来到这个世界上的最初几年是否被温柔以待，这些童年早期的隐性、显性的记忆和经历最终影响着人们成人后的婚姻关系、亲子关系、职场关系，也决定着人们的人生成败。所有的经历，无论是好的、坏的，还是顺境、逆境，都是为我们更好地成长服务的，但也有可能让我们抑郁、沉沦、自我毁灭。

所以我们需要探索今天的生活与过去的经历有什么样的关系，怎样才能改变过去对现在的影响，又如何才能过上更幸福的生活，以及如何活出本自具足的鲜活生命力并收获自己想要的人生。那么，我们经历的一切怎样才能真正变成财富与资源，让我们过好现在以及未来的人生呢？我们吃的那些苦、流的那些泪如何能变成养料给今天的我们以新的力量？它们究竟在怎样影响着我们？

心理学知识告诉我们，影响我们改变的是人生必然要面临的压力、分离、丧失和创伤，这当中包含着家庭环境、社会教育、个人的选择等方面。

我们每个人来到这个世界上，都是从压力开始的；压力对每个人的成长，起着至关重要的作用。适度的压力，会变成动力；过度的压力就会变成影响甚至破坏一个人成长的阻力，更甚者会影响一个人的身心健康。因此我们要学会认识压力、识别压力，并且学会面对和转化压力带来的负面影响，变压力为动力。

压力是与生俱来的，就如同婴儿出生时的子宫收缩。每一个婴儿在妈妈的子宫里渐渐长大。一个重要信号的发出，代表着出生的时间到了，这个重要的信号就是妈妈的阵痛。什么叫阵痛呢？就是子宫收缩。这个婴儿一直感到非常安全温暖的房子忽然像地震一般晃动起来。在子宫收缩的过程当中，随着强度越来越大，妈妈会感觉剧烈的腹痛。这个痛就是一个女人成为母亲的代价，也是她真正成为母亲的重要转折点。经历了这种剧痛，妈妈就从一个女人——丈夫的妻子变身为这个世界上最伟大的角色——母亲。而疼痛带来的不仅是妈妈的重要转折和体验，对孩子来讲，也是自己出生的发令枪。母亲通过子宫的收缩，不断地将压力提升、扩大；只有足够大的力量才能将婴儿推出产道，使他（她）来到这个充满光的世界。当孩子哇的一声啼哭、呱呱坠地的时候，伴随着人生第一次感受到的强烈压力的体验，一个新生命降生了。

所以压力与人的第一个关系是：压力，与生俱来。

压力与人的第二个关系是：压力，如影随形。

孩子来到一个家庭，来到爸爸妈妈的生活里，对于爸爸、妈妈来讲，完全打破了他们过去的平衡与和谐以及一系列的生活习惯。这时，有的夫妇做好了充分的准备，而有的夫妇并没有做好这个准备。准备不足和孩子带来的变化让这个家庭变得压力重重。对于孩子来讲，这些变化也构成了一次又一次、一个又一个大大小小的意外、挫折。这一切，形成了孩子成长过程中的压力。

孩子起初是用哭声来表达各种需求和不适的。饿了、渴了、拉了、尿了、热了、冷了……爸妈手忙脚乱。除了经济的压力之外，也许有的妈妈无法如期顺利地提供母乳，于是这个家庭就面临如何喂养的压力；或者这个孩子来到这个世界的时候，他的身体还有一些地方不是十分的健康，可能要进保温箱，可能要接受治疗，这是关于健康的压力；或者孩子来到这个家庭当中，爷爷、奶奶、姥姥、姥爷甚至更多的亲人都在聚焦这个孩子，当更多的聚焦到来的时候，无形中也带来了人际关系的压力。家庭成员彼此的想法做法各不相同，虽然都彼此相爱，但是表达爱的方式或许出了问题，人们接受的爱也会大打折扣，所以很多爱就变成了掌控、撕扯、拉锯、担心、恐惧，这对于孩子来讲或许是过度关注的压力。

孩子来到这个家庭里，面对种种的压力就开始学习如何应对这些压力。让我们一起思考一位心理学家做的实验：静止脸实验。在这个静止

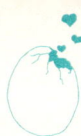

脸实验中，一岁多的宝宝跟随妈妈来到实验室。

这个实验室是一位心理学家布置的一个陌生场景，孩子被妈妈带到这个陌生的地方，瞬间感到了压力；陌生会带来陌生人焦虑，对孩子来讲也是一种压力，因为他不熟悉。

未知，也就是所有不熟悉的都会带来压力。当孩子很敏感地感受到压力的时候，他就会用情绪表达，比如会嗯嗯啊啊地发出一些声音，甚至会哭泣。这时，妈妈就开始尝试安抚这个婴儿。在视频里，妈妈把婴儿放在车里之后，用她的笑容开始跟孩子做温暖的互动。妈妈看着孩子的脸，跟孩子进行目光的对视，然后用微笑启动孩子的微笑。当孩子也开始主动发起一些互动行为的时候，孩子会伸出它的一个小手指，指向妈妈身后，妈妈就非常自然地顺着孩子的手指回头去看一眼。这个过程我们把它称为温暖的互动，它是即时的，有回应、有联结的，是微笑的、带着积极情感和积极关注的。

在这一系列的积极互动当中，孩子开始感受到安全，感受到舒适，于是他开始变得越来越放松、开心。这时，他发出的笑声听起来非常清脆。此刻，按照心理学家的提前预设，妈妈转过脸去。心理学家要求妈妈在后半部分的互动中保持对婴儿的任何言行不做任何回应，也就是我们说的静止脸，对孩子所有的表情、期待、意图和他所有的愿望等不做任何回应。

妈妈既不批评，也不需要训斥或者生气否认，只需要静止脸，无回应。当妈妈转过头来看到孩子的时候，孩子第一时间就感受到了异样。孩子开始好奇：发生了什么？我那个微笑的妈妈哪儿去了？然后他就开始做各种各样的测试。他依然是用他的小手指向妈妈身后的位置，刚才妈妈在回头看、在微笑、在回应、在跟孩子互动，可是此刻妈妈没有任何反应。于是，孩子开始做第二次测试，他伸出他的两只小手，刚才妈妈用自己的手抓住了两只小手，然后两个人咯咯地笑得非常开心，可是这一次妈妈依然没有回应。于是，孩子开始有了各种各样的尝试，用讨好的表情微笑地看着妈妈发出声音，好像是在逗妈妈："我在这儿，你去哪儿了？快回来。你怎么了？"

这时妈妈依然没有表情，孩子发现讨好无效，又开始换作第二个策略，他（她）开始用发脾气的声音发出了"啊啊"的明显带有不满情绪的声音。不过，可是妈妈还是没有回应。这时候孩子开始哭泣，哭泣的声音越来越大，并一边哭泣一边大叫。最后，孩子终于全线崩溃，大声地哭起来。妈妈看到孩子的情绪崩溃，又回到了刚才温暖的、和谐的、含笑的、美好的、随时给予回应的、关注的互动。此时实验告一段落。

心理学家对上述实验做了如下总结：每个人都有可能会形成这样的三种与人互动的状态。

第一种叫作"正向的"，就是妈妈跟孩子在前半段中表现出的那种欢乐的、愉悦的、美好的、及时的、敏感的、有回应的互动。

第二种叫作"负向的"。负向指的是，当孩子崩溃的时候，妈妈才回来给予关注和积极回馈，也就是孩子需要用崩溃来换回妈妈的关注。

第三种叫作"最糟糕的"，就是妈妈一直没有任何回应。在妈妈的信念系统里，孩子哭累了就不会再哭了，闹疲了就不会再闹了。这样的无关注、无响应，我们称其为"最糟糕的"，孩子因为不曾获得正面回应而看不到希望，进而会陷入负面情绪里。

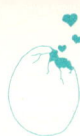

我们在前面也讲到了依恋类型，安全型依恋是比较健康的依恋类型，矛盾型与回避型都是不安全的依恋类型。"静止脸"实验中，矛盾型是负向的，回避型就是最糟糕的。这和我们以前对一个孩子的评价刚好相反。我们在很多时候认为懂事听话、不惹事、不让家长操心的孩子都是好孩子。从心理学家的实验中可以发现，看起来独立性很强的回避型依恋类型隐患却是最大的。**在孩子年龄小的时候，建立充分的安全感是多么重要。与孩子共情，充分地体谅小小的孩子敏感脆弱的内心世界，敏感地解读孩子的情感和需要，与孩子建立安全可信赖的关系。让弱小的孩子相信，父母是稳定可靠的。有信任做基础，再去慢慢提升压力等级，让孩子去面对挫折并及时地给予孩子足够的关注，也就是让孩子相信在他需要的时候，父母永远在他的身后；遇到困难他可以先尝试自己解决，但如果遇到了更大的困难向父母求助是安全的。**

现在回到我们关于压力的话题。压力就是我们在从小到大的成长过程中，所面对的风险、挫折、困难等所有的未知和意外。对压力的反应取决于我们应对压力的能力。压力也是一座天平，天平的一端是父母、他人、自己和社会对我们的期待和要求；另一端是我们能够满足这一切期待的能力，也就是面对压力和困难的承受力。这时候我们的应对策略是否丰富、是否可选择，取决于我们内心的安全感是否足够高。

我们在成长的过程中形成了自己独特的、在压力下求生存的、自动化的自我保护策略，也就是我们前面讲过的指责、讨好、超理智、打岔等姿态。当人们感受到压力的时候，便会启动这四种功能不良的应对策略。使用这四种防御策略时，最初一定是有效的，但是随着年龄、阅历的增加，它们便失去了真正化解压力的功效，而我们却没有意识到这一切是如何在运行的。这时，我们常常会抱怨，是外界、他人、环境造成了当下的一切。

那么，我们应如何识别压力呢？其实，当压力来的时候，我们每个人都能够全方位地感受到这个压力的存在。只是因为我们缺少对压力的认知和对自我敏锐的觉察，以至于我们很难识别我们所有的行为、语言等反应是与压力相关的。

我们把压力的信号分为如下四种负面的报警反应。

首先第一征兆是身体不适，健康受到威胁。因为压力来了首先我们的身体会知道。其实，我们的身体常常会对所有外在的刺激产生反应，只是我们习惯性地、本能地忽略了身体发给我们的信号。有的时候我们会觉得心跳加速、胸口发闷、呼吸不畅，或者是觉得我们的肩、颈、背、腰，包括头都会有轻微的不适，还包括痤疮、黑眼圈、便秘、失眠等，而这些轻微的不适常常容易被我们忽视，比如工作太忙、任务太多、目标急等着达成等情况。

事实上，我们对身体发出的所有信号都要有警觉：压力来了，是什么压力让我夜不能寐、健康受到威胁？

第二个征兆是负面的情绪，我们要格外敏感地识别出自己的情绪开始发出警报了：为什么我最近莫名地烦躁、焦虑或担心、恐惧、愤怒，抑或莫名的悲伤？

所有这些情绪如果我们没有去识别它，就会让压力继续更深刻地影响我们。

第三个征兆是无效或负面的行为特征。

比如不想出门、不想起床、懒得做事情、不愿见人等等退缩行为；或者总是忙得停不下来，很强烈的攻击性，看什么都不顺眼，喜欢批评、抱怨等。我们会发现，我们很多的行为会出现对他人及对外界的不满，最终导致行为无效、做事效率低下、人际关系紧张、办事不顺、坏事接踵而至、厄运不招自来，类似于人们常说的"喝凉水都塞牙"。其实，是我们的身体、情绪、行为出现问题才导致各种糟糕的结果。这些行为还包括反复做一件事情，有一些下意识的行为，其他人对此会有所察觉，可是我们自己却并没有意识到，比如抖腿；或者，我们在做事情时思路不流畅、不敏捷、没有办法专注、经常做错事；或者我们会本能地做一些行为反应，比如喝闷酒、抽闷烟、找人聚会；或者想把自己关起来。这一切的行为是因为我们常常对自己缺少觉察。

第四个征兆是有负面的心理、思想，也就是负面认知、消极归因。

对外界发生的一切进行负面归因，有时候朝向自己，有时候朝向外界或他人，专注力下降、思维逻辑能力下降、记忆力下降等跟心理相关的一切都在显示着我们的"丧"；抑郁、焦虑、烦躁加剧，会认为某人故意对自己怎样。或者，自己对某人某事非常地不喜欢、很讨厌。但很多时候是一系列的压力带来的反应，最终让我们做了一个糟糕的、事后一定会后悔的决定。而这个决定可能来自我们小时候面对压力时的一个决定，如：没有人喜欢我、我不受欢迎，没有人可以信任、不能相信任何人；我必须做好某事才能证明我的存在，别人不知道我的能力才会这样对待我，只要做成某事才能赢得尊重；世界不公平，弱肉强食，必须强大、胜利才能存活。反过来便是朝向自己的负面认知，如：我不好、我什么也做不了、没人爱我、我活着也是负担等。这些负面的认知，让我们对这个世界就产生了抵触防御。于是就会本能地启动自动化的自我保护策略。

我们的负面认知，让我们对这个世界有了各种各样的反应。以上四大征兆如果都没有被我们发现，如果这一轮的警报都没有唤醒我们的注意，就会恶性循环，一轮又一轮地让我们的这四大征兆被放大，最终可能以身体的透支甚至严重的健康问题告急。再下一轮就会让我们的身体有更大的反应，抑郁、焦虑，最终以躯体生病来提醒我们必须要做改变。当身体生病的时候，其实就是告知我们目前在压力之下，需要我们回过头去看一看，观察、评估我们身边现在到底有什么压力。

对于压力的觉察非常重要，可以让我们关注到是否已经启动了自己的压力应对系统。这时候，我们要停下来，让自己休息、放松，进行自我滋养。因为只有这样，我们才可以回归全方位完整的视角，去看清我们所身处的压力环境的全貌是什么样的，到底发生了什么、关系中的彼此是否已经在相互伤害。

那我们如何重启正向的循环呢？这就是我在前面讲的所有内容的核心。停下来，看一看曾经过往中那个拼尽全力活下来、努力变得更优秀的自己，或者那个在充满"硝烟"的家庭中长大却无处躲藏的自己。

中国传统文化倡导的化"心由境转"为"境由心转"就是告诉我们，无论外界发生了什么，我们都可以通过改变自己而改变外在。无论多难，都一定可以找到更好的解决办法去面对。当我们可以重新看到自己所身处的情境，并由此走出我们以为的那个习惯模式，我们就可以通过滋养自己而重新为自己赋能，使自己生机勃发，重新拥有生命的精彩！回看一下来时的路，虽然伤痕累累，虽然荆棘遍地，但是我们一直在努力地

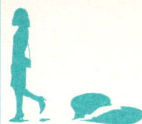

凭着曾经发展出的所有资源走过来了。那还有什么不能穿越的呢？

以上是对压力的剖析，而我们成长过程当中还有很多的创伤、丧失也需要我们去直面、疗愈、穿越并让自己变得越来越强大。看清了一切的负面情绪都跟他人无关、跟环境无关，我们就会知道接下来如何疗愈、滋养和成长自我。让我们一起，开启自我滋养的旅程，回到自我环，一层一层地滋养自己。

走出创伤的黑洞——呵护内心的珍宝

在咨询室里与来访者共同相处的大多数时候，我们都是在陪伴来访者走出丧失与创伤的黑洞。从许多抑郁的来访者身上以及家庭中出现焦灼状态的亲密关系或亲子关系中，我们基本上都会探索出一个或者多个丧失、创伤的主题。

几乎每个人都会经历创伤，即成长过程中的创伤，包括：侵入性的成长记忆、严苛的管教、语言或肢体暴力、虐待、父母关系不和、校园霸凌等；突发性创伤包括：自然灾害、亲人丧失、车祸事故等；亲密情感性创伤有：失恋、遭背叛、被抛弃、离异，等等。

这些印刻于心的创伤，假如人们不能有效疗愈，可能会使人们心灵的某些部分不能充分成长，造成一些限制性信念或者自动化防御，如把注意力放在错误的价值观和无效的规条方面，甚至会自我惩罚，自我否认，自责、无力、退缩、敏感、情绪化、逃避、冷漠等，也不接受身边的人、事、物，采取批评、指责、对抗、攻击、报复、嫉妒、仇恨等方式，给自己和亲人带来很大的困扰。

面对影响正常生活的心理创伤，大部分人会选择压抑或忽略，这样就很难自我疗愈；即使是心理咨询相关从业人员，也需要经过一个系统、全面的自我体验与专业的创伤疗愈能力训练，才能在自我创伤疗愈的前提下，成为界线分明而又拥有疗愈他人能力的合格助人者。

哀伤是丧失发生后正常且健康的反应。哀伤是人类在重大或痛苦的丧失之后，所产生的混合的、复杂的冲突性的情绪体验。

精神医生恩格指出，人因失去所爱形成的心理创伤，其严重程度相当于一个被严重烧伤的人在生理上所承受的创痛。他认为，悲伤代表脱离健康与幸福的状态，如同身体需要复原，哀伤者也需要一段时间才能恢复平衡状态。比如，恋爱分手、离婚或亲人过世，常常会让人觉得失落了欢乐的时光。再如，必须面对一些新的角色转换，搬家、转学、调工作、辞职、退休等种种现象，都属于失落的范畴。大部分的来访者，表面的问题底下其实都隐藏着丧失的议题。

未解决的哀伤可能会导致：身心疾病；常常陷入受害者角色无法自拔；对于离开特定的人或事感到非常困难；在亲密关系中冲突不断，难以相处，或者无法亲近或者过度焦灼黏人；注意力降低、工作效率下降；无力麻木；睡眠障碍；暴饮暴食或者食欲寡淡；情绪极其不稳定，忽而自信膨胀，忽而又自卑无力到极点，像坐过山车；因丧失欢乐和愉悦感而过分地沉溺于冒险；绝望的情绪；过度追求平安稳定，缺乏做出改变的动力。

丧失，特别是亲人的离去这种重大丧失，几乎可以夺去一个生者全

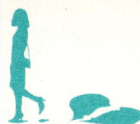

部的生活乐趣，导致一个人的心空空的。许多伤感的歌曲之所以让人产生共鸣，大多时候就是唱出了人们内心共有的体验，让人泪水盈眶。

处理丧失、表达哀伤是一个较漫长的过程，有时一年的时间也不算长。一般来说，哀悼的过程要完成如下四项任务。

1.接受

因为大部分的丧失会经历否认的过程，就是不相信这是真的，认为是在做梦，抑或总是能听见逝者回到家里，又或者吃饭的时候还要给逝者摆上碗筷，以此麻痹自己。接受事实需要时间，因此准备葬礼及举行葬礼的过程可以帮助接受事实。能够接受就向着完成哀悼迈出了一大步。

2.体验悲伤的痛苦

没有痛苦是不可能的。很多丧亲者体验痛苦之前会经历愤怒和内疚的心理过程。愤怒有时是对逝者：为什么抛下我；有时愤怒会朝向与死亡相关的责任者，比如车祸肇事者，比如因病去世的病人家属无处释放愤怒时会转向无辜的医生。内疚是很折磨人的，比如生者会认为：如果我早一些发现就不会发生这样的事情……很多亲友会本能地劝说失去亲人的生者节哀顺变。其实，对失去亲人的生者能够表达悲伤、体验悲伤是一个非常重要的历程。

3.重新适应一个逝者不存在的新环境

面对丧亲情境，生者不仅需要调整角色，还需要调整自我概念乃至调整个人的世界观。这个阶段也非常困难。

这个阶段容易表现出对适应新的环境极度的退缩和对抗，不去适应失落或不去发展生存的技巧、退缩而不面对环境的改变。

4.将情绪的活力重新投注在其他关系上

封闭感受爱、表达爱的通道是此项任务未完成的典型表现。

电影《唐山大地震》有一句台词十分深刻："我们要是活得花红柳绿的，就更对不起你了。"很多时候人们总以为只有悲伤才是对逝者最好的哀悼。其实，处理丧失并不是促使生者放弃与逝者的关系，而是协助他们在情感生命中为逝者保留一个适宜的地方，使他们能在世上继续有效地生活。

哀悼何时结束，没有现成的答案。四项任务很少有在一年之内能够完全完成的；两年也并不算长，而有些人似乎永远不能完全脱离悲伤。

如果想到死者而没有胸口紧缩的感觉，并能够重新将情感投注在生活和生命中，哀悼便完成了。哀悼是一个长期的过程，而终点并不一定会达到悲伤前的状态。

现实关系中的伤痛常常和过往的记忆有着隐秘的联系。我们曾经的一位来访者和女儿有着非常纠结的关系，双方都非常痛苦。妈妈跟女儿说："你这样下去将来怎么能养活你自己？"女儿竟然说："你不用为我担心，我活不到20岁，我现在想怎么样就怎么样，到20岁我就自杀。所以你就不用操心了！"咨询室里面对泪如雨下的妈妈，我很好奇

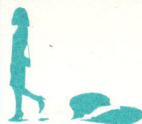

地问了一句："这个20岁让你想起了什么呢？"妈妈说："我有一个弟弟就是在20岁的时候溺水身亡的。我们全家都不能提起这件事情。可是没想到我的女儿竟然会说出这样的话。"我又问："弟弟离开时你多大？"妈妈说："22年前。"

亲人的丧失带来的伤痛让很多人、很多家庭甚至在用一生去悼念。自我惩罚是在亲人丧失后最常见的应对，因为他们并不懂得如何去悼念、怎样才能走出悲伤。在他们的信念里，如果我不再悲伤就代表着我要把深深爱着的亲人从心里拿走，但只要有爱、有想念就一定是痛的。所以用痛苦及自我惩罚让自己不能享受幸福的生活，这是他们表达爱和自以为悼念的最好形式。这样的结果就会带来非常持久的阴影和创伤。而事实上，我们完全可以把所有的爱放在心里，留出一个特别的空间，留给故去的亲人；也可以记得在自己的身上与逝者有着很多共同的特质，以及因为享有亲人的爱而带来的诸多印记。这一切都是爱的证明。

如果你也有类似的伤痛，你可以拿出纸和笔，以书信的形式给你离去的亲人做一个正式的告别。在这封信中表达想念；表达爱；表达感谢；表达所有曾经的珍贵记忆；表达亲人离开后自己的现状；表达因为拥有亲人的爱与影响，自己至今一直保有的优秀特质和独特习惯；表达亲人在心里的位置；表达这份爱对自己的重要性；表达道歉；表达自己过去在以怎样自我惩罚的方式纪念亲人；表达心里深深的伤痛；表达逝者如果在天有灵期待发生的是什么；表达敬意；表达对未来生活的向往和期待；表达当下告别的决定；表达把所有的爱留在心里愿意放手给亲人自由，不再拉扯和纠缠，不再死死不放，让亲人可以放心踏实地离开；告诉亲人自己的勇气和力量，向亲人说出一切心里的感受，向亲人承诺从今往后一定为自己松绑，不再自我惩罚，一定会好好地活着，把未来的生活过得更好才是对亲人最好的纪念；相信亲人也一定希望自己过得开心幸福，也相信这份祝福保有在彼此心中，虽然身体离开，相信精神安在，深爱永存！最后道再见，说一声我永远爱你。

我自己正是写了好多封给故去亲人的告别信，带给我前所未有的踏实和放松。写给姥姥、婆婆、二姑、奶奶、爷爷，甚至写给我从未见过面的姥爷。本来自己以为给姥爷写信不会有太多感情，可是没想到的是，写着写着竟然哭得不能自已。因为通过妈妈知道很多关于姥爷生前的事情，想到姥爷去世时对妈妈的影响，姥爷对整个家庭的影响，特别是在舅舅身上甚至是舅舅的儿子身上都能看到姥爷的遗传基因。这份深深的家族记忆和情感联结，在写完这封信之后变得更加牢固和充满力量。

在走出这些曾经的伤与痛之后，我的内心无比轻松。曾经灰暗的天变蓝了，曾经沉重的呼吸变得清新通畅，我的笑容更真实鲜活，我的内心也更踏实而坚定。我们也因为有着故去亲人的爱与祝福而变得更有力量了。

中学课文中有一段话，我至今还会背诵："故天将降大任于斯人也，必先苦其心志，劳其筋骨，饿其体肤，空乏其身，行拂乱其所为，所以动心忍性，增益其所不能。"所有的伤痛与苦难都是为了增益我们的智慧，帮助我们不断自我超越，变得更加强大、更有能力迎接崭新的幸福生活。

前面我们所讲的一切内容，包括自动化的防御机制，也叫作自我保护策略，这些指责、讨好、超理智、打岔的姿态，就很像是心灵这颗种子内核外面的保护壳，是为了保护一个脆弱的生命可以存活下来。可是当我们已经长大成人，我们首先需要的是击碎幼小脆弱的心外面的这层

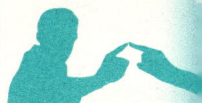

壳，走出压力和创伤。因为这些曾经为了安全而发展出的自我保护在今天已经不再需要，因为我们可以自然呈现本自具足的样貌！

翻转自我的A、B面
——拿回掌控权

生活中影响我们的还有对自己的负面评价，这些评价最初一般都是来自外界。外界评价常常像一面镜子，帮助我们不断"认清"自己的真实样貌。这些外界的评价久而久之会影响我们的自我认知，进而无形之间变为我们成长的羁绊。很多人活在别人的赞美和批评中，就好比一个每天都要吃奶的孩子，在表扬和批评中嗷嗷待哺。获得表扬就沾沾自喜、无比自恋，听到批评就沮丧、无力、伤心、难过甚至生不如死。我曾经教过的一位学生半夜给我发消息，说导师批评几句，自己就整夜睡不着觉，甚至觉得活着都没有意义。以前被导师夸奖的时候他非常开心，可是只能开心很短的时间，好像所有的努力都是为了获得导师的认可。当导师批评自己甚至有时候只是没有给到所期待的表扬，他就感觉好像被全世界都抛弃了。可见，外界评价常常具有看不见的杀伤力，深深地影响着许多人的自我价值感。

无论是来自他人的赞美还是内在自我的认可，都是针对我们的A面，也就是正向、积极、优秀、成功、可爱、卓越、特长、善良、勇气、无所不能的一面。

无论来自外界的批评还是内在自我的否定，针对的是我们的B面，也就是负面、消极、挫败、劣势、不足、缺陷、特短、脆弱、无力、自卑、一无是处的一面。

无论A面还是B面，我们的内在自我认知都会容易受到外界评价的直接或间接影响，让我们对于自我常常认识得不够完整和全面。那么，我们应如何看待自己的A、B面呢？

我们内在的A、B两面最初形成于原生家庭和成长过程中的人际系统，特别是从幼儿园到大、中、小学的教育体系中。传统评价机制带来的后果之一就是人们对于外界评价过于敏感，因为学生时代过度强调成绩和排名，所以学生时代成长中的自我价值就是依赖于老师和家长的批评和表扬。很多从小一直被表扬的孩子长大后在大学或者工作单位就出现了很多心理困惑，其中非常重要的原因就是过分注重外界的评价。

只有正确地认识自己，我们才能活得轻松自在。我们既不是全知全能的，也不是糟糕透顶的。健康的自我认知是：我清楚了解我有很多长处和优点，同时也有许多限制和不足；我的优势帮助我收获许多，同时我的缺点也限制了我的进步和成长，给我不断努力进取的动力和空间。接下来让我们通过一段冥想来一起整合自己的优点和缺点。

闭上眼睛，放松，深深地吸气，慢慢地吐气。深深地吸气，慢慢地吐气，放松。让每一个细胞都能够放松下来。然后将你的一只手放在胸口，另一只放在小腹。在胸口的位置上的这只手要放在你的双乳中间偏上的位置。放在小腹的手放在你的肚脐向下两指的位置，也就是丹田。如果你非常熟悉你的左右手，请你把最擅长的手放在你认为更容易呼吸的位置。接下来，就让我们来尝试做深呼吸。首先请你试着用胸式呼

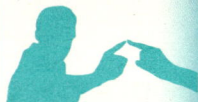

吸，也就是当你呼吸的时候，你放在胸口的这一只手能够感受到起伏。

来试一试，吸气，胸口鼓起来，然后吐气，胸口的手随之落下去。让我们来试一试丹田的腹式呼吸，也就是用你放在小腹上的这只手感受到吸气时小腹鼓起，吐气时小腹落下。

接下来，再一次体会一下胸式呼吸和腹式呼吸中，哪一种呼吸方式对你来说更加容易。来，再一次试一试胸式呼吸，吸气时会感到你放在胸口的手在凸起，吐气时会感受到你的手在落下。现在感受你在小腹上的另一只手。吸气时，你的右手被小腹顶起，吐气时，你的右手落下。好，如果你是左撇子且腹式呼吸更容易，就把左手放在腹部。

如果你擅长使用右手且胸式呼吸比较容易，就把你的右手放在你的胸上，那么左手就放在腹部。好，接下来呢，我就会说容易的手和困难的手。首先，再来体验一下呼吸，用容易的手来体会呼吸。假设你容易的手放在肚子上，那代表着你的右手要去体会你的腹式呼吸。

现在让我们做第一次练习，先用你容易的手去体会吸气，然后心里告诉自己说：我是自信的。吐气：嗯，是的，我是自信的。试着用你相对困难的手在困难的位置上体会呼吸。吸气并对自己说：有时候我也很自卑。吐气：嗯，是的，有时候我常常看不到自己的优点。

接下来，用容易的手去体会吸气，并在心里说：我非常爱我的父母。吐气：嗯，是的，我非常爱他们，把我养大他们付出了很多。接下来，用相对困难的手体会吸气并在心里说：可有时候我也没有办法去理解接纳他们的行为。我会嫌他们啰唆，有时候我会觉得很委屈。所以我对他们有时候会有一些怨恨。是的，我有一些怨恨。用困难的手体会吸气，感受对父母的怨恨。

用你容易的手体会吸气：我非常地喜欢社交，我愿意跟人相处。吐气：嗯，是的，当我跟人相处的时候，我感觉很舒服、很开心。接下来用你相对困难的手去体会吸气：有时候我也不喜欢跟人打交道，我讨厌跟人互动。吐气：是的，我更喜欢自己独处。我不太喜欢跟人互动。

好，继续轮换到用容易的手体会吸气：我非常愿意帮助别人。吐气：是的。我在帮助别人的时候感到非常有价值。接着用困难的手体会吸气：可是有的时候我也很自私，我谁也不想管。我只爱我自己。我觉得有时候我连自己都顾不上。吐气：是这样的，我常常感觉自己很冷酷无情。

好，用你容易的手体会吸气：我善于克服困难，我知道所有的困难都是用来成就我的。吐气：嗯，我每次克服困难，我都会感到又有成长。用困难的手体会吸气：我讨厌困难。每次面对困难，我都想逃避。吐气：是的。面对困难，我没有勇气也没有能力，让我觉得自己也很没用、很挫败。

用容易的手体会吸气：我非常喜欢尝试新鲜事物。吐气：是的，每一次尝试新鲜事物，我都觉得发现了新大陆。用困难的手体会吸气：可是有时候我很讨厌尝试新鲜事物，我习惯和喜欢熟悉的，即使有的时候会带给我痛苦，但我依然会选择熟悉的。吐气：新的，会让我觉得陌生和恐惧。

用容易的手体会吸气：我很爱我自己。吐气：是的。我觉得我自己非常优秀、完美。用困难的手体会吸气：我讨厌我自己。吐气：是的，

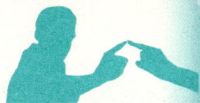

我从来看不到我的优点，我看到我的缺点非常多。用容易的手体会吸气：我充满创意。我喜欢跟过去不同。吐气：是的，我总是有新鲜的点子。用困难的手体会吸气：我喜欢墨守成规，我非常死板，缺乏创意。吐气：变动让我害怕。

换到用容易的手体会吸气：我喜欢行动，我愿意去做事情。吐气：是的，在做事情的时候，我觉得特别有目标和方向。用困难的手体会吸气：我有时候什么都不想做。吐气：是的，因为我觉得我什么也做不好。好，换另一只手体会吸气：我对我的过去充满了回忆和怀念。我觉得我是一个幸福的人。因为在过去的生活里，我非常幸福。吐气：我一直很幸福，是的。用你困难的手体会吸气：我讨厌回忆，我甚至没有什么记忆，吐气：我什么都想不起来。因为在我过去的生活里，好像没有什么开心的事情值得回忆。

用容易的手体会吸气：我的身体很健康，我喜欢运动。吐气：嗯，是的，我有一个很棒的身体。用困难的手体会吸气：不是这样的，我的身体到处都是毛病。吐气：我浑身上下都不舒服，我觉得我的呼吸甚至都是困难的。好，用你容易的手体会吸气：我很善良，我很勇敢。吐气：是这样的。我很真诚，我总是为他人着想。用困难的手体会吸气：我有时候也很邪恶，嫉妒心很强，吐气：是这样的，我发现我常常会有很糟糕的想法，我为此感到羞愧。

好，现在把你的两只手放在你的身体的两侧，感受在刚才两种呼吸的过程中跟自己的对话。然后问一问自己哪一个是真实的自己。大口吸气，大口吐气。大口吸气，大口吐气。或许你感受到有些头晕、有些难受，你甚至觉得完全没有力量，然后感受到瘫软。接下来跟随我的问题问自己：这是不是我内心经常有的声音？这是否是我内心两极的内心对话？我是否经常在这个两极之间跳跃？我有时觉得自己无所不能，有时候又觉得自己一无是处；有时候觉得自己拥有全世界，有时候又觉得自己被世界抛弃，甚至都失去了活下去的勇气。

好的，现在我要告诉你的是：你不是唯一的一个，你不是那个唯一的一个"神经病"。来，跟我一起笑一笑，请你笑一下自己吧。你是可以自嘲，可以笑话自己的，是的。我这不是一个"神经病"吗？为什么自信的是我，自卑的也是我？无所不能的是我，一无是处的也是我，这不是"神经病"是什么？可是，这也不正是我们丰富而完整并且真实的自己吗？无论是优点还是缺点，都是我们真实的写照，是我们每一个人完整的A、B两面。我们既有A面，也有B面。正是因为有着A、B两面，包括所有的中间地带，才构成了完整的自己，我们才有可能去跟他人产生联结。因为我们每一个人都是可爱的、优秀的，是值得被爱的。同时，我们也有来自我们生命的限制，因为我们在过去的成长过程当中，因为受伤，因为压力，因为丧失，因为分离，因为伤痛，让我们内心有时筑起了高墙、关闭了心门。

我们常常看不清真实的自己，到底哪一个才是真实的自己呢？于是，我们开始依赖于他人对我们的评价和认可，让生活变得非常不自由，在他人的表扬和批评里有时如同乞丐，有时盛气凌人。所以请记得，我们是完整的，我们再也不允许别人或自己对自己进行全盘否定。

够了！我再也不需要别人来定义我的人生：当别人表扬我，我就认为我够好；当别人批评我，我就开始沮丧，开始自责，开始自我怀疑。

今天我要拿回自己的掌控权。是的，我要拿回我的掌控权。接下来，让我们把双手再次放回胸口和丹田，只是把刚才容易的手放在相

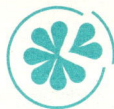

对困难的位置，把困难的手放在相对容易的位置，也就是交换你的左、右手到刚才所放置的相反位置上。让我们继续呼吸，用腹部吸气，用胸部吐气，或者反过来用胸部吸气，用腹部吐气，然后每一次呼吸都对自己说：我是完整的，既有优点也有缺点和不足；当我难过自卑的时候，我就用自信告诉自己，我会让我的困难和容易相互帮助，相互整合包纳、交换、融合。我清楚地知道完美无缺并不是真实的我，百无一用也不是真实的我。真实的我是既聪明能干又丢三落四，既善于思考又敏感多疑，既善解人意又优柔寡断，既积极进取又拖延偷懒的。同时，我也可以不断接纳和优化自己。我越自信就越有力量，既相信自己也相信他人，既有过失败也不断在追求卓越的自己。我值得爱，我有能力去爱。我再也不会把指挥棒和遥控器交给别人。我要牢牢地掌控自己的人生。我为自己的心情、行为、选择负责。我为拥有过去的一切经历而感到荣耀。我知道这就是属于我的独一无二的人生和独一无二的人生轨迹，没有人和我完全一样。我就是我，不一样的烟火！

　　我为这一节录制了音频文件，想要体验这段疗愈冥想的读者可以关注"成长心理研究院"公众号免费点播。

整合内心的自我环
——绽放多彩的曼陀罗

　　每当回顾自己的成长经历，我都会感慨走到今天何其不容易又何其珍贵与值得。为自己的每一步的努力，也为自己的不断成长，更为所经历的那些内心煎熬与挣扎而感叹。我深深地认同"凡动心忍性，增益其所不能"所蕴含的深意。曾经的自动化模式甚至是从婴儿时期就开始的"练习"并经过千锤百炼"修炼"发展出来的。要想改变确实不容易，但是只要我坚持一次又一次地觉察、承认、接纳、改变（行动）、练习、欣赏，就会形成新的习惯和自动化的思维："凡让我不舒服的定会让我成长。"自从开启了心理学的探索之旅，我走南闯北去学习，近到国内不同城市北京、上海、南京、苏州、厦门、香港、台湾，远到美国的弗吉尼亚等地……每到一处，都遇到不同的同学，不同流派，不同群体，在人际间不断在自我怀疑与自我确认的两极中自我整合，不断在自我整合中实现新的突破和成长。伴随着过程中的痛苦和不舒服，那种不断成长的喜悦和幸福更加让我心怀感恩。回顾将近30年的教学生涯，无论在高校教学时面对的大学生，还是辞职创业后面对的老总、销售、医生、校长、普通教师、班主任、家长、大中学生、高管、公务员、专业咨询师等不同的群体，我通过不断学习、实践、教学和再学习，如今的我，透过不断整合，我内在的自我环（参见下册）一层一层如此呈现：

一、我的灵性

我越来越多地从平常日子的生活点滴中收获祝福，也就是拥有"心想事成"的能力。这让我的心更能够充分敞开，成为灵性的管道。这样不仅好运时常相伴，也让我变得敏感、柔软且有坚定的力量。比如，在2020年1月底新冠肺炎疫情刚刚发生的时候，我就用内心的"天线"体验到：这不完全是一件坏事，通过这件事，中国将会因历经磨难而增强民族凝聚力。又如，每次我停车时都相信有小天使已经帮我占好了车位，结果总是惊喜不断。灵性是我们每一个人都具备的接通宇宙更高维智慧的天线，内心越宁静、平安、放松，就越能启动这根灵性的"天线"，不只是正知正觉、先知先觉，而是正如王阳明所说"至诚即神"。

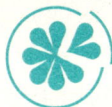

二、我的感官

当我信任自己、他人以及周边的世界乃至整个宇宙，当我不设防地敞开自己，当我愿意打开我的雷达接收器，我所有的眼、耳、鼻、舌、身五感官都可以帮助我调动听觉、嗅觉、视觉、味觉、触觉去接收讯息。这些讯息让我更加笃信生命的神奇。我喜欢聆听美妙的音乐以及来自大自然的鸟鸣、海浪等声音；我喜欢听到他人的好意与赞美（即使是批评和否认，我也尝试去解读背后正向的期待）以及对我成长有帮助的建议和爱的呼唤；我喜欢嗅、闻到花香以及所有美好的味道，各种芳香精油，透过嗅觉我越发感受到喜悦与享受；我喜欢用眼睛看到所有美好的事物，来自大自然的四季之美，不同颜色的植物及花朵，不同国家、文化的建筑，不同风景的美丽与自然的鬼斧神工；我还喜欢触摸我家宠物犬身上柔软的毛发、顺滑的丝巾、冷暖的温度，从这些完全不同的触觉中体验不同事物的质感；我喜欢品尝美食，在酸、甜、苦、辣中品味生活的不同滋味。

这所有的感官曾经被过度使用、刺激或者被关闭、阻隔，不能自由地去听、看、嗅闻、触摸和品尝，曾经用过度刺激的味道破坏了对食物的敏锐度，曾经不允许或者假装不听不看或者只听到批评听不到期待，而关闭或扭曲了自己大多数的感官通道。作为一个拥有灵性的生命，现在的我重新恢复了敏感，并敞开了与整个世界的讯息通道，能够接收完整真实的讯息，透过拥有宇宙灵性的心，将这些讯息整合为自己的数据库，为我所用。

三、我的身体

以往的身体渐渐迟钝，是因为过于敏锐的感官和身体曾经让自己非常疲惫，所以我主动关闭了接收管道，让自己变得迟钝、麻木，潜意识里认为这样可以保护自己，让自己暂时感觉稍好一点。那是曾经的自动化反应。当我不断成长和觉察，现在的我不再需要随时随地开启这样的自我保护，我完全可以驾驭和使用自己的身体，去体验，去感觉，去打开和接受，让身体成为管道，让身体变得更聪明，让身体直接给出答案，让身体自主掌控。感受自己身体的细微变化，让我知道我的需要，我的饥渴，我的身体饱和度，我的呼吸、血压、心跳，我的肌肉和骨骼，每一寸肌肤和每一个脏器，每一条神经、血脉、经络、循环系统都在健康地运作，不透支未来、不过度使用，同时保有充分的自由空间，让它充分地吸收大自然的营养。

我会给我的身体最需要的，防止可能对身体造成的损害。我爱我的身体，我会聆听身体的每一声呼唤。我感恩我的身体在我毫无觉察的情况下，千万细胞不断再生、迭代、更替，与曾经为我工作过的衰老细胞说再见，与初来乍到的新生细胞问声好。每一天我都睡眠充足，自然苏醒。我会保持精力充沛以激发和使用身体的潜能，也给予我的身体最恰当适度的休息和放松。每当我与身体对话时都对身体心存感恩，我也聆听到身体对我的致谢。这个血肉之躯代表着鲜活与生命，代表着健康与活力。我也会在身体报警时及时关注，注意不健康的生活方式，远离对身体造成伤害的食物，陷入疲惫状态时一定给自己放个假，让身体得以修复和放松。

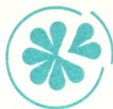

四、我的情境

我会随时觉察我所身处的情境需要我做什么样的调整，当我感受到来自外部情境的压力，我会读取来自灵性、感官、身体所接收到的所有讯息，对自我的状态进行适度的调整，清楚地觉察此刻的情境提供了什么样的空间："安全吗？""是否又激活了我熟悉的压力情境下的防御策略？""对于这些熟悉的或者感受到压力的外在情境我是否有选择？""是否需要开启我的保护系统？""安全，可信赖，我可以自然地敞开接受并自然互动吗？"在情境中有觉察，在情境中对自己进行清晰的评估，在情境中有选择，这都是我的情境库中在不断更新的情境模式。在我们还是孩子的时候，我们非常自然自发地感受到来自情境的压力和紧张，并且自动化地选择应对。而今天我们基于情境的应对很可能用错了场合，选错了方案。以前的我是没有觉察和选择的，今天则不同，因为我已经不再是过去的小孩，那个没有能力保护自己的小孩。当然，如果我仍然觉察到了危险，启动有效保护也是最佳的选择。重要的是，我不再自动化地、别无选择地使用习惯了的却早已不适用的应对模式；我对情境的敏感度不断提升，我也有了越来越多的、应对相同情境的不同方案的选择。每当我有选择，我就感受到了更多的力量和自由，每一次情境中我做的新的选择和练习都让我感觉到自我的成长和更大的空间。

五、我的情绪

我拥有丰富的情感，喜怒忧思悲恐惊，这些丰富的情感使我成为有血有肉、有温度、有情义、有关怀、懂亲近的人，正是因为这些情感让我与人发生共情与联结，让我不孤单，让我有依靠，并且在他人需要帮助的时候给出适时恰当的支持。同时，我也能觉察到我的情绪，敏感地辨识和区分很多时候这些丰富的情感中被误读的部分以及在觉察到真实的情感后如何清晰、准确、有效且不带伤害地去表达。

我拥有我的情感，我对我的感受非常熟悉和了解，我愿意聆听它们想要表达的，我也对我的感受拥有选择力和驾驭力。我还能允许自己回到过去熟悉的情境中去安抚尚未完全康复的自己，让曾经一直被压抑的情绪有机会、有管道地释放出来。我的情绪是帮助我觉察自己的窗口，我的情绪也是提醒我还有一些未满足的期待需要去处理。我的情绪告诉我曾经有过怎样的决定，我的情绪还在诉说曾经的伤害是否被疗愈。我温柔地给予它诉说和流动的空间，我也允许它慢慢来，生命还很长，不用急着把所有的坏情绪都处理干净，我知道我还有许多宝藏等待挖掘和开发。这些宝藏都藏在这些未有机会表达的曾经被深深压抑的情绪里，我只需要保持敏感的觉察，去承认，去理解，去允许，去接受，去解放，去转化。

在所有的情绪里都藏着我们的记忆，有些记忆是显性的，有些记忆是隐性的，那些恐惧、悲伤和愤怒里甚至藏着几代人的深层记忆。只要我愿意敞开聆听，我就可以获得新的发现，并且拿回更多的掌控权。

六、我的智性

我拥有一直在不断丰富的新知识、新思考以及经过整合的庞大知识库，这知识库中包含着家庭的规条、对人对事有限的判断、同样受限的如何看自己的认知，对世界、对一切的思考和总结。因此我清楚地知道

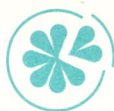

无论对自我还是对他人与世界的认知，我都清楚地知道尚有很大的探索空间，因此我拥有不断敞开和持续学习的能力，我拥有对这些认知的觉察与整合的能力。我对自己、他人、世界都有着独特且开放的学习的心态。我知道我的智慧不是僵化的知识，所有的知识都是需要随着变化而调整的。真理永远不会变，但如何使用真理是我们的智慧。遇到任何情境及情绪，我的智性都会帮助我调用我所有的学习去做判断、评估和选择；我的智性帮助我不偏激、不愚昧、不被情绪带走，帮助我回到中和的位置。

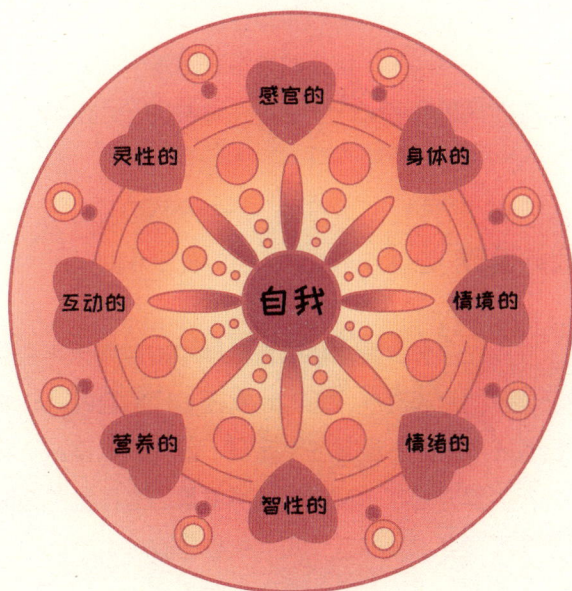

图4-1　自我的曼陀罗

"喜怒哀乐之未发，谓之中，发而皆中节，谓之和。"作为中华儿女，我们博大精深的中华文化已经给了我们智性的标杆，那就是中、和，保持在不偏不倚的中的位置，在对情绪拥有充分观察的同时，我依然可以用智性主导我的行为，使自己保有和谐、和睦、和平之心，让心宁静。智性就是我们的"知"，因此智性的最高境界就是"致良知"。修身、齐家、治国、平天下，需要先从"正其心诚其意"开始。保持自己的个体意识，不受外界干扰，清晰地看到内在的自己智性之光闪耀，不再苦苦地向外追求他人的认可和评价，不再依赖别人的判断与决策，在内心清晰明确地清楚自我存在的价值。既不妄自尊大也不妄自菲薄。智性是我们每个人在以往阅历的基础上，对前面所有自我层面的逻辑梳理和个人的最高智慧，是关于灵性、感官、身体、情境、情绪所接收到的一切而最终做出的理性判断和总结。因此才会有：发生了什么不重要，重要的是我们做了怎样的决定。智性就是我们关于自己作为一个人的决定。我们愿意相信什么、如何思考、怎样判断、最终有什么选择、再如何指导自己的未来人生。我们的智性就是基于我们每个人自己有限的经历与学识而选择和总结出的价值观、人生观、世界观。

七、我的营养

对于以上所有的部分，我都需要自我环中的自我营养来整合，我的成长不仅需要物质的生理营养，同时也需要心理的营养。心理的营养就是对自己"自我环"的每一层有一个完整、清晰的觉察，能够完整全面地看到自己：哪些部分营养过度需要适当减量，是不是情绪过度宣泄被放大了？自己是否过度地滋养了认知而让自己有一个无比僵化刻板的大头脑，满脑子的道理和知识，而抑制了情感的表达？自己是否没有仔细地聆听对方，或者干脆没有聆听到自己，或者是睡眠不好需要休息？自己是否又陷入无尽的自我怀疑？当我可以清晰地进行自我觉察及整合，我便给了自己一个机会获得一次充电和蓄能。当我充放电适当的时候，当我有着自给自足的自信和自尊的时候，当我清晰地看到自己那么独特

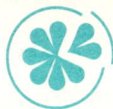

可爱、值得且配得的时候，我就知道我又被捞起被救回。当我重新去看我的"冰山"，重新去看在夯实自我价值之后的自己的时候，我自己的"冰山"和他人的"冰山"清晰可见；我知道我又可以重新去看和听，让灵性去联结充满力量的宇宙能量；我可以自如地呼吸，重新让身体精神焕发；我能够回到当下的情境而不是曾经受害者的情境；我可以聆听自己的真实感受，并准确地表达。当我可以如此，我的智性又回到我的内心，而不是再进入自动化反应，不再压抑感受，或者不再只是让情绪主宰，不再内部争斗，不再给自己一堆自己都不相信的决定和道理，而是重新获得自我掌控权，回到这个无比真实可爱的当下，抓住这个成长的机会，不再逃避，不再否认，不再对抗，不再取悦，不再讲道理，而是让自己勇敢地进入到充满未知同时又能够自我掌控的互动中。

八、我的互动

在"自我环"所有的部分中，互动是最关键的，因为所有的修炼都是为了最终落实到行动上，我的学习、我的成长到底是否见效，都取决于我们与他人的互动是否顺畅、通达，是否让人让彼此都舒服，是否实现了一致性的沟通，这些决定了互动的品质。因此我把"自我环"中的"互动"比作王阳明"知行合一"中的行。行是什么？是《大学》中"格物致知"中的格物。如何格物？也就是我们古圣先贤所倡导的修身、齐家、治国、平天下中的"修身"。如何修身呢？大学中说："欲修其身者，先正其心；欲正其心者，先诚其意；欲诚其意者，先致其知；致知在格物。"正心，指心要端正到宇宙中心而不存邪念；诚意，指意必真诚而不自欺，真实地遵从自己的心。这就是说，只要意真诚、心纯正，自我道德完善，就能实现家齐、国治、天下太平的道德理想。那么，我的互动又怎样在前面自我环的七个层次的清晰之后，实现一致性的沟通呢？前面的七条就是"修身"的路径和方法，也是"知"的过程，是否能在互动中拥有一致性的沟通，就是行的部分。

"人须在事上磨，方立得住，方能静亦定，动亦定。"在那些让自己容易回到熟悉的、习惯的、自动化模式的环境里，是炼心的好时机。"克己须要扫除廓清，一毫不存，方是。有一毫在，则众恶相引而来。""人须在事上磨炼做功夫乃有益。若只好静，遇事便乱，终无长进。那静时功夫亦差似收敛，而实放溺也。""凡人忿懥，着了一分意思，便怒得过当，非廓然大公之体了。故有所忿懥，便不得其正也。"当一切互动中产生的课题出现时，我会使用以上八种资源，灵性、感官、身体、情境、情绪、智性，来评估眼前的互动对象。我如何表达自我，同时聆听他人？我是否真的看见了听到了对方？我能设身处地在真实当下的情境中去做选择，有移情和投射吗，有被激活不安全感吗，有自动化反应吗，有僵化的思维和早已不适用的规条在限制吗？我可以为自己做主吗？那我将如何去表达自己？我们的互动是相互滋养的吗？我是否关注到了更宽广的视角？即使不那么完美，无论是自己还是关系我可以接受吗？

我过去所有的自我认知都来自过往的互动体验，而现在我所有新的学习和练习最终都将会在"互动"中去实践、应用和呈现，我将会交出一份什么样的作业？我将会展开一对怎样的关系？我的爱人、我的孩子、我的同事、我的领导、我的合作伙伴等，在所有的关系里，我将如何践行我的学习和成长？将自我环的前七项都作为知行合一中的知，那么这个互动就是行。

因此，面对每一个跟我互动的人，我都尝试能像看见自己一样。如何开展真实的互动呢？首先始于聆听。①调用我的灵性感受彼此心

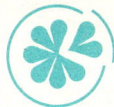

的联结；②运用我的感官看到听到彼此的不同；③我的身体去感觉我的内心，用心地聆听对方；④在互动中看到彼此在情境中的自动化反应，去觉察这个互动情境在我内心激起了怎样的涟漪；⑤觉察这些被激活的情绪中哪些是熟悉的、哪些是新的，同时聆听在情绪背后我自己和对方的期待是什么；⑥我愿意带着好奇去聆听和观察，去整合我智性的评估和认知；⑦去对眼前跟我互动的人给予理解和尊重，我知道我们是平等的，我知道我们都经历过自己起起伏伏的风雨人生，我愿意去联结，透过联结丰富彼此的生命，也让自己变得更有力量。

在以上情境、情绪和认知的层面，我愿意负起我的责任，我清楚地辨识并划分很多来自他人的反应其实都和他人完全无关。当我能够为自己负起责任来，我便可以回到内在，去营养那些缺失的部分。如果需要他人的帮助，我也会愿意去求助、去表达，但是并不对结果抱太大的希望，因为我始终清楚地知道自己的责任在哪里，我愿意为自己负起责任，我为我的营养负责；如果得到他人的帮助，我将无比感恩，也因为我愿意接受和求助，表达脆弱，我获得了帮助，我欣赏我自己，我勇敢地求助，并且为自己负起责任。

这样的互动才是真正的互动，是能够滋养彼此，并且发生真正联结的互动。我可以选择，我能负责任，我拥有更高的自我价值，因此，我可以与他人在互动中进行一致性沟通。传统文化中所说的"上善若水"也是指的"知行合一"的互动，也就是用如水般的善良与智慧去联结彼此，在彼此间架起沟通的爱的桥梁。我相信每个人都和我一样，渴望联结，渴望爱与被爱，只是我们容易被旧有的熟悉的模式限制和牵绊，无法呈现真实的自己，无法和自我最高的良知去联结。

积极的自我价值感是个体和家庭保持心理健康的基础。整合"自我环"的每一圈，帮助我看到我的正向资源普遍存在于所有人类个体身上，尽管每个人各具特色，但是人们持有的基本资源却是相同的。通过自我曼陀罗，不断夯实自我，不断接纳自我、完整自我。无形之间，我们的能量层级就会一直保持在200以上的部分。这是因为当我们内在完整而有力量时，就好比电量满格的电池，现在只需要去将自己的电量供给、奉献出来，给自己、给他人、给世界，让我们自然拥有勇气、淡定、宽容、明智、大爱，进而让自己达到天人合一的境界。

重拾兴趣爱好
——点燃生活的澎湃激情

在学习了自我环之后，我们会了解无论爱自己还是爱他人都需要能量，如果不能爱自己也就无法真正爱他人。在自我环的自我滋养一环，我们会发现自己的匮乏。那么，如何爱自己、滋养自己呢？从自我环中我们可以知道，自我滋养是从感官的层次、从身体的层次、从提升智性和情感的层次逐步深入的，感受到愉悦与放松就是最好的自我滋养。我们应在情境层面、灵性层面和互动层面找到最佳路径，给自己更深层次的自我关爱。

最可见的自我滋养便是滋养自己的兴趣爱好，了解自己的兴趣爱好在哪里。感官的滋养包含看、听、闻、尝、触。我喜欢做的就是看电影、听音乐、品尝美食，还有就是朗读诗歌、玩配音秀。这些感官的享受直达心灵。感官加上身体的滋养包括瑜伽、运动、SPA水疗、芳香疗愈。认知和情感的滋养包括读书、上课、学习，为自己报一个学习班，参加心理工

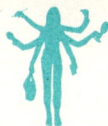

作坊。在灵性层面的自我滋养包括旅游、大自然采风，等等。

现实是，进入成人的世界后，为赚钱养家而整日忙忙碌碌的时候，我们渐渐失去了自己的兴趣爱好，远离了真实的自己，远离了自己儿时曾经的梦想和热望；生活变得充满功利色彩，在求生存的压力下，生活也变得越来越平淡、枯燥、乏味。我曾经看到过一篇小文章，文章中有人问：为什么男人在下班回家后都会在车里抽支烟再上楼？有一个答案令我泪目：自己在公司是职员，推开家门是丈夫、爸爸，只有在车里抽烟的这一刻才感到生命是属于自己的，所有的烦恼、痛苦在此刻都被暂时放下。

有的女性朋友说，生活的艰辛早已让自己过得没有了自己，现在整天都是工作、孩子、老公、作业、家务，哪有时间顾得上爱好？不！亲爱的朋友，恰恰相反，我们越是生活得匆忙辛苦，越是需要拿起曾经的兴趣爱好，暂时远离一地鸡毛和鸡飞狗跳。因为只有在自己的兴趣爱好中，我们才能体会到自己的存在，也只有我们的兴趣爱好才能让我们有能力去盼望、去享受、去热爱。在自己的兴趣爱好中获得放松和喜悦后，我们就可以带着满满的能量回到现实，创造幸福的生活。

我们每个人从小到大总会有一些兴趣爱好，如有的人喜欢跳舞，有的人喜欢打球，有的人喜欢演奏乐器，有的人喜欢旅游或看书。这些兴趣爱好可能与我们的工作无关，但却会点燃我们的热爱之火；当我们专注、醉心于自己的兴趣爱好之中时，就好比进行全方位的身心自我滋养。这时，我们一定是闪闪发光的；而且，在提高自己这份爱好的过程中，我们也拥有了巨大的获得感，这种愉悦感是任何外界事物都无法给予的。

于我个人来说，我的爱好是配音，这份爱好始于我的学生时代，也因为这项爱好让我的人生发生了很大转折。通过对兴趣爱好的追求，我结识了对我的人生有着重要影响的老师和伙伴，其间发生了许多帮助我成为我自己的重要事件。在追求爱好的过程中，我的身心得到了丰盈的滋养，这份爱好带给我的不仅是有关技能的提高，而且在我的内心世界与外在世界之间建立了一个更好地发现自我、表达自我的通道。

1988年，当时我还在郑州大学上学，河南电视台面向全省招考兼职配音演员。同学们纷纷鼓励我去参加，因为他们都知道我喜欢朗诵、配音。从小学开始，只要是跟语言相关的各种活动，我都会有骄人的成绩，在各级的各种大型活动中，无论是主持、朗诵还是演讲、辩论我都有出色的表现。

当时竟然有5000多人报名考试，经过初试、复试，三试时只剩下不到100人。最后一次考试由上海电影译制厂的苏秀老师亲自主考，考生自由组合进棚录音。我第一次进棚是给自己考试，非常紧张，找不到口型，喘不过气。幸运的是，因为帮其他小伙伴搭戏陪考，我有机会又连续三四次进到录音棚，越录越放松。录到最后一遍时，苏秀老师看着我眼睛放着光。原来不被录取的结果，竟然在最后一次时被神奇地改变了。经过重重考试，张榜通过时，我恨不得告诉全世界，这一切珍贵的体验至今都历历在目。

在追求兴趣爱好的过程中，我体验到的一切对自己的人生影响都非常大，可以说大大拓宽了我的人际范围，我也因此对周围世界有了全新的认识。河南电视台请来上海电影译制厂的曹磊老师和上海戏剧学院的雷长喜老师亲自为我们培训，我至今还能背诵的满汉全席报菜名就是那时候的学习成果。走进这个梦寐以求的语言世界，向国家级的大师学

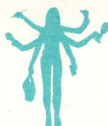

习，带给我的是新鲜、好奇。我曾经在梦想中对配音演员充满向往，当真正踏入这个领域，所有的全新体验都在一次又一次地冲击着我旧有的刻板印象。

在实战配音中，我经常被几位老前辈深深震撼到。比如尚华老师，他曾为《虎口脱险》中的指挥配音。他是一位著名的配音大师，也是一位可敬的老头儿。他配了一辈子的译制片，拿起剧本却仍然那么的认真、努力。在准备期间，他一遍一遍地对口型、对节奏、对语气、找感觉，翻过来倒过去地练习一小段戏。进棚正式录音时，他更是启动了超级敬业模式，即便有时候导演说"很好，过了"，他却因为对一个小小的细节不满意，还要求重来。就这样又录好几遍，直到他自己满意才停下来。苏秀等各位老师的敬业精神和认真做事的作风深深地震撼着我，我也暗暗下决心，一定要向老师们学习那种认真和敬业的精神。

我的毕业实习安排在南京。实习结束后我特地向老师请假从南京直接去了上海。程玉珠老师到火车站接我，我还见到了一听声音我就叫得上名字的各位大咖：乔榛、丁建华、童自荣、迪菲菲……苏秀老师还请我去家里吃饭，亲自下厨为我准备丰盛的午餐。想想当初一个单纯的小姑娘，不仅走进了心中的圣殿——上海电影译制厂，竟然还被配音界的大师苏秀老师邀请到家里共进午餐，这种被尊重、被呵护的感觉是非常温暖的体验。

后来工作后，我还利用假期接受河南电视台杨芙西老师的邀请参与译制片的配音工作。我断断续续参与了《美国寻芳》《杜布洛夫斯基》《金怀表的秘密》《船王世家》《神秘岛》《电脑精灵》《地球卫士》等电视连续剧、动画片等的配音。每当高校教师培训去上海出差时，我也都会去上海电影译制厂看望程玉珠老师。有时我也会去观摩程玉珠老师导演的译制片，配上两个角色过一下配音的瘾。苏秀老师出版《余音袅袅》时还送给了我一套。在书中他讲述了在河南电视台做配音导演时的故事，我的那些珍贵的记忆都留在了译制片的字幕上和声音里，我对苏秀老师、尚华老师、程玉珠老师等艺术家们的深深情感也锁定在了那一盒又一盒的录像带里。

这所有在追求兴趣爱好中的体验对于我的心理学学习起到了极大的推动作用。咨询和讲课时对声音的使用，对语言的把控，对节奏和尺度的拿捏，这些原本在配音时用得上的方法，在以语言和声音作为工具去传播爱与能量的工作中也都派上了用场。为不同角色配音的译制工作带给我无穷无尽的心灵养料，让我更加自信、宽容、体谅与温暖。

在大学当老师的时候，我经常会带领学生准备辩论，辅导他们朗诵和演讲，组织他们排演话剧；在社会上我也经常接受电视台的邀请，为一些大型晚会担任重要的朗诵任务。平时和朋友吃饭时，我们这些志同道合的朋友们会一起唱歌、跳舞、诗朗诵，我自然会献上一首诗或者一段配音助助兴。这些都在调剂着我紧张的日常工作和生活节奏。

近几年来，我重新拾起了配音的爱好，工作之余忙里偷闲玩上一段配音秀，录上一首诗或一段译制片。200多个配音秀作品，是压力下挤出时间进行自我关爱的幸福成果。在这些兴趣和爱好中，我激情四射。每一次投入地完成一段配音作品时，每一次有机会登上舞台朗读一篇美文诗歌时，那种自由流淌的语言表达带给我的是无比的幸福！

我从爱好中找寻着青春的影子。当我无论多累都会拿出一首诗来朗读时，当我忙里偷闲找一个小段子配出一个作品时，我都会感受到缤纷多彩的生活带给我的恬淡和惬意。这个过程的每个瞬间把我拉回到理想

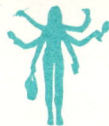

生活之中。其实上天给了我们许多选择，只是我们一不小心就聚焦到那些让我们焦虑紧张的生存状态。

生存状态与生活状态最大的不同是，在生活状态中，我们还有一个兴趣爱好可以花时间去照顾、去追求。走出生存状态进入生活状态的标志就是开始爱自己，爱自己可以从重拾我们的兴趣爱好开始。

兴趣爱好在无形之中滋养着我们，包含我们过去的，也包括我们现在的。比如我自己，除了朗读，我还喜欢跟我家的边境牧羊犬玩会儿球。我和先生在露台做了一个花房，闲暇的时候，我们会摆弄摆弄花花草草，种点菜，浇浇花。我们还会约朋友一起吃个饭、聚个餐，各自展露一下厨艺。我也非常喜欢看电影，有时候一个人坐在电影院里，将声、光、电的情感带入自己的情感之中，无比享受那份自由与自在。

兴趣爱好对有些人来讲并不单纯，夹杂着纷繁复杂的情绪。有些人的兴趣里既有热爱又有抗拒，比如从小被逼着坐在钢琴前长大的孩子，比如原本很有兴趣地在做一件事情的时候父母却将这个爱好强行加上了定量和苛刻的任务、计划和目标。这样的例子非常多，咨询室里很多亲子的冲突都和这个议题相关，带来的负面影响之一就是在选择兴趣爱好时常常发生内心的冲突、纠结与抗拒。

还有的人对一些事情的热爱始于青春期的叛逆。比如，有人喜欢摇滚，是在向一直强势挤压孩子的父母抗争；有人喜欢极限冒险运动，或许是在反抗父母家人的过度保护。但无论怎样，拥有一项或多项爱好、兴趣，是一件无比幸福的事情。

爱自己，从分配给自己娱乐的时间开始。当我们充分地爱自己、全方位地滋养自己，我们便有了满满的能量，便有能力把我们的爱给出来，对家人、对同事、对工作都会重新点燃起我们的热情。我在跟那些配音艺术家们共同学习和工作的过程中，深深滋养了自信。在对声、光、电的享受中，在人与人互动的过程中，在对影视作品的欣赏中，不断地提升着自我。

重拾我们的兴趣爱好，不要等到退休才开始。现在就来仔细想一想，你的兴趣爱好还在吗？还等什么，现在就开始吧。列一份你的兴趣爱好清单，看一看，可以从哪里开始，重新捡拾起来，用它来燃起自己的激情之火！

翻译爱的五种语言
——滋养彼此的心灵绿洲

我们可以不断地整合自我。当我们一层一层地夯实自我，当我们一环一环地完整自我，当我们懂得自我滋养，我们的内心就会越来越有力量，我们内在的真实的自信也会越来越坚定。于是，我们与他人的沟通就一定有了最丰厚的基础。沟通需要借助传达工具，我们先来学习一个最宝贵的秘诀：爱的五种语言。

我们所有的语言不是在表达爱就是在呼唤爱。所以，我们需要学习的是：如何理解和表达我们内心的这份爱以及对爱的呼唤，又如何翻译他人的爱的语言？

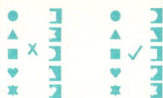

人际关系的黄金法则是你要想别人怎么对待你，你就怎么去对待别人，你想要获得爱就请先爱他人；你想要获得尊重理解，也请先把尊重理解给到他人。每个人都想要爱与尊重、理解与接纳。人际关系还有一个重要的定律就是白金定律，说的是一定不要以你喜欢的方式对待他人，而是以对方喜欢的方式，即"己所欲也不一定施于人"。黄金法则和白金定律告诉我们的是：把自己想要的也是别人想要的给对方，并且要用对方喜欢的方式。既然每个人都需要爱，并且要首先把爱给出去，那么，以什么方式给出爱更恰当呢？怎么才能知道对方喜欢什么样的爱的表达方式呢？我们先来做一个摘选自美国心理学家盖瑞·查普曼在《爱的五种语言》一书中的测试：你最擅长使用的爱的五种语言是哪一种？又会有着怎样的排序？

爱的五种语言测试题（女版）

下面这些题有些陈述可能是你的爱人无法做到的，但假如他能够做到的话，在每一对陈述句中，你会选择哪一个？（在你心情放松的情况下做这个测试，尽量不要急着把它快快做完，可以用至少15~30分钟时间来完成这个测试）

1 我爱人写的爱的短笺让我感觉很好。　　　　　　　　　　A

　我喜欢爱人给我的拥抱。　　　　　　　　　　　　　　E

2 我喜欢和我的爱人单独待在一起。　　　　　　　　　　B

　当我的爱人帮我洗车时，我感觉到他的爱。　　　　　　D

3 从爱人那里收到特别的礼物会让我很开心。　　　　　　C

　我喜欢与爱人长途旅行。　　　　　　　　　　　　　　B

4 当我的爱人帮着做洗衣服的工作时，我感觉他爱我。　　D

　　我喜欢我的爱人抚摩我。　　E

5 当我爱人搂着我时，我感受到他的爱。　　E

　　我知道我的爱人爱我，因为他送礼物给我，让我惊喜。　　C

6 我不管去哪里，都愿意和我的爱人一起去。　　B

　　我喜欢牵着我爱人的手。　　E

7 我很珍惜爱人送给我的礼物。　　C

　　我喜欢听爱人对我说，他爱我。　　A

8 我喜欢我的爱人坐在我旁边。　　E

　　我喜欢听爱人告诉我说，我很漂亮。　　A

9 能和爱人在一起，会令我很兴奋。　　B

　　我爱人送给我的即使是很小的礼物，对我来说都很重要。　　C

10 当爱人告诉我他以我为骄傲的时候，我感觉到他爱我。　　A

　　当爱人在饭后帮着收拾餐桌时，我知道他爱我。　　D

11 不管做什么，我都喜欢和爱人一起做这些事。　　B

　　爱人给我的支持意见让我感觉很好。　　A

12 和言语相比，他为我做的那些小事情对我来说更重要。　　D

　　我喜欢拥抱我爱人。　　E

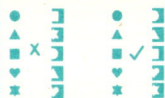

13 爱人的赞扬对我来说意义重大。   A

   爱人送一些我很喜欢的礼物给我，对我来说很重要。   C

14 只要我在爱人身边，我就会感觉很好。   B

   我喜欢我的爱人帮我推拿。   E

15 爱人对我的成绩做出的反应让我很受鼓舞。   A

   爱人若能帮助做一些他很讨厌做的事情，对我来说意义重大。   D

16 我从来没有厌倦过爱人的亲吻。   E

   我喜欢我的爱人对我所做的事情表示出真正的爱。   B

17 我可以指挥我的爱人帮助我完成一些任务。   D

   当我打开爱人送给我的礼物时，我仍然会感到很兴奋。   C

18 我喜欢我的爱人称赞我的外表。   A

   我喜欢我的爱人倾听并尊重我的想法。   B

19 当我爱人在我旁边时，我忍不住要触摸他。   E

   当我的爱人有时为我跑腿时，我很感谢他。   D

20 我的爱人应该为他帮助我所做的一切得到奖赏。   D

   有时我会为爱人送给我的礼物是如此用心而感到惊奇。   C

21 我喜欢爱人给我他全部的注意力。   B

   我喜欢爱人帮着在家里做清洁。   D

22 我期待着看到我的爱人会送给我什么生日礼物给我。   C

　　我从来没有厌倦过听爱人告诉我，我对他有多么重要。   A

23 我的爱人通过送礼物给我，让我知道他爱我。   C

　　我的爱人不需要我出声就主动帮助我，表达了他对我的爱。   D

24 在我说话时，我的爱人不会打断我，我喜欢这一点。   B

　　我从来没有厌倦过收爱人送给我的礼物。   C

25 在我累了的时候，我的爱人善于问我他能帮着做些什么。   D

　　我们住哪里并不重要，重要的是能和爱人在一起。   B

26 我喜欢拥抱我的爱人。   E

　　我喜欢从爱人那里收到礼物，得到惊喜。   C

27 爱人鼓励的话语给了我信心。   A

　　我喜欢与我的爱人一起看电影。   B

28 我不敢奢求还有哪些礼物比我爱人送给我的礼物更好。   C

　　我简直无法把自己的手从爱人身上收回来。   E

29 对我来说很重要的是，当我爱人尽管有其他事情要做，
　　他却先来帮助我。   D

　　当爱人告诉我他很欣赏我的时候，让我感觉非常好。   A

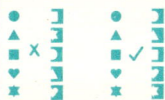

30 在我和爱人分开一段时间后，我喜欢拥抱和亲吻他。   E

    我喜欢听到爱人告诉我，他想念我。   A

A: _____ B: _____ C: _____

D: _____ E: _____

爱的五种语言测试题（男版）

    下面这些题有些陈述可能是你的爱人无法做到的，但假如她能够做到的话，在每一对陈述句中，你会选择哪一个？（在你心情放松的情况下做这个测试，尽量不要急着把它快快做完，可以用至少15～30分钟时间来完成这个测试）

1 我爱人写的爱的短笺让我感觉很好。   A

    我喜欢爱人给我的拥抱。   E

2 我喜欢和我的爱人单独待在一起。   B

    当我的爱人帮助我做我的工作时，我感觉到她的爱。   D

3 从爱人那里收到特别的礼物会让我很开心。   C

    我喜欢与爱人长途旅行。   B

4 当我的爱人帮着做洗衣服的工作时，我感觉她爱我。   D

    我喜欢我的爱人抚摩我。   E

5 当我爱人搂着我时，我感受到她的爱。   E

我知道我的爱人爱我，因为她送礼物给我，让我惊喜。　　　　　C

6 我不管去哪里，都愿意和我的爱人一起去。　　　　　　　　　B
　我喜欢牵着我爱人的手。　　　　　　　　　　　　　　　　　E

7 我很珍惜爱人送给我的礼物。　　　　　　　　　　　　　　　C
　我喜欢听爱人对我说，她爱我。　　　　　　　　　　　　　A

8 我喜欢我的爱人坐在我旁边。　　　　　　　　　　　　　　　E
　我喜欢听爱人告诉我说，我很帅。　　　　　　　　　　　　A

9 能和爱人待在一起，会令我很兴奋。　　　　　　　　　　　　B
　我爱人送给我的即使是很小的礼物，对我来说都很重要。　　　C

10 当爱人告诉我她以我为骄傲的时候，我感觉到她爱我。　　　A
　当爱人为我做饭时，我知道她爱我。　　　　　　　　　　　D

11 不管做什么，我都喜欢和爱人一起做。　　　　　　　　　　B
　爱人给我的支持意见让我感觉很好。　　　　　　　　　　　A

12 和言语相比，她为我做的那些小事情对我来说更重要。　　　D
　我喜欢拥抱我爱人。　　　　　　　　　　　　　　　　　　E

13 爱人的赞扬对我来说意义重大。　　　　　　　　　　　　　A
　爱人送一些我很喜欢的礼物给我，对我来说很重要。　　　　C

14 只要在我爱人身边，我就会感觉很好。　　　　　　　　　　B

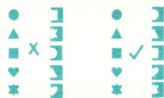

我喜欢我的爱人揉我的背部。　　　　　　　　　　　　　　E

15 爱人对我的成绩做出的反应让我很受鼓舞。　　　　　　　A

爱人若能帮助做一些她很讨厌做的事情，对我来说意义重大。　D

16 我从来没有厌倦过爱人的亲吻。　　　　　　　　　　　　E

我喜欢我的爱人对我所做的事情表示出真正的爱。　　　　B

17 我可以指挥我的爱人帮助我完成一些任务。　　　　　　　D

当我打开爱人送给我的礼物时，我仍然会感到很兴奋。　　C

18 我喜欢我的爱人称赞我的外表。　　　　　　　　　　　　A

我喜欢我的爱人聆听我的想法，而且不会急着做出判定或批评。　B

19 当爱人在我旁边时，我忍不住要触摸她。　　　　　　　　E

当我的爱人有时为我跑腿时，我很感谢她。　　　　　　　D

20 我的爱人应该为她帮助我所做的一切得到奖赏。　　　　　D

有时我会为爱人送给我的礼物是如此用心而感到惊奇。　　C

21 我喜欢爱人给我她全部的注意力。　　　　　　　　　　　B

保持家里的清洁是一项很重要的服务行动。　　　　　　　D

22 我期待着看到我的爱人会送给我什么生日礼物。　　　　　C

我从来没有厌倦过听爱人告诉我，我对她有多么重要。　　A

23 我的爱人通过送礼物给我，让我知道她爱我。　　　　　　C

我的爱人在家里帮助我赶工完成任务，表达了她对我的爱。 D

24 在我说话时，我的爱人不会打断我，我喜欢这一点。 B

我从来没有厌倦过收爱人送给我的礼物。 C

25 在我累了的时候，我的爱人善于问我她能帮着做些什么。 D

我们住哪里并不重要，重要的是能和爱人在一起。 B

26 我喜欢和我的爱人做爱。 E

我喜欢从爱人那里收到礼物，得到惊喜。 C

27 爱人鼓励的话语给了我信心。 A

喜欢与我的爱人一起看电影。 B

28 我不敢奢求还有哪些礼物比我爱人送给我的礼物更好。 C

我简直无法把自己的手从爱人身上收回来。 E

29 对我来说很重要的是，当我爱人尽管有其他事情要做，
她却先来帮助我。 D

当爱人告诉我她很欣赏我的时候，让我感觉非常好。 A

30 在我和爱人分开一段时间后，我喜欢拥抱和亲吻她。 E

我喜欢听到爱人告诉我，她相信我。 A

A: _____ B: _____ C: _____

D: _____ E: _____

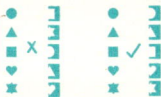

在完成上面的那套测试题后，数一数你分别选择了什么样的答案，将数字填在相应的空格里。然后对照看一下我们的五种语言排序。

A=肯定的言词　　　　　B=精心的时刻　　　　C=礼物

D=服务的行动　　　　　E=身体的接触

测试得分的解读与使用得分最高的那一项，就是你主要爱的语言。假如你在哪两种语言上的得分是相等的，就意味着你是"双语的"，有两个主要爱语。假如你得分第二高的那种语言，在分数上与主要的语言相近但并不相等，这说明对你来说也很重要。每一种爱的语言最高分是12分。

在这五种爱的语言当中，你在某些语言上的得分可能比其他语言高，但不要把其他语言当成是无关紧要的。可能你的爱人会以这些方式表达爱，这也可以帮助你了解对方的这一点。同样，对你的爱人来说，知道你的爱语是什么，并以你解读为爱的方式表达对方对你的爱是有益处的。每一次你或你的爱人讲对方的语言时，你们可以给对方打感情分。当然，这并不是一个用记分卡玩的游戏！说对方爱语的回报，是那种更强的联结感，也就是指更好的沟通、更多的理解及浪漫。假如你的爱人还没有这样做，鼓励对方做给爱人用的"爱的五种语言测试题"。讨论你们各自爱的语言，并使用这些启发来改善你们的婚恋关系。

爱的五种语言可以帮助人们清晰地了解彼此的需要，否则沟通中经常会制造出"鸡同鸭讲"的无效沟通。与恋人、爱人沟通的时候，两人明明非常相爱却常常无法沟通。如果不了解爱的五种语言，经常就会出现"我的蜜糖竟然是你的毒药"的尴尬与痛苦。

我们常常困惑：为什么人们在吵架的时候即使离得很近也要大声地喊呢？可为什么恋爱的时候只需要耳语就能沟通呢？因为吵架时双方的心远隔千山万水，而热恋时双方的心靠得很近很近。

婚姻中的争吵其实是亲密关系磨合的重要阶段。当面对差异的时候听谁的？人们通常习惯性地透过硬碰硬的方式试探彼此的底线并争取自己的主权。当期待未被满足时如何表达失望？是直接否定对方还是以自杀式的冲突和争吵证明对方有多么不爱自己？

人们通常都是在用自毁的方式伤害着对方而不自知；即使平时看起来很智慧的人，面对亲密关系时也经常做出并不冷静甚至愚蠢的选择。双方不是争对错就是论是非，效果自然可想而知。当我们努力想要证明对方多么不爱自己时一定会成功的，因为当我们觉得自己有多么不被爱，那么同样地自己就有多么不够爱自己，因为所有外界发生的事情都是通过我们自己的眼、耳、鼻、舌、身和心去过滤和解读的。否则你怎么会相信这么可爱的自己会如此不被爱呢？

婚姻中呼唤爱的时候，我们怎么才能从对方的"语言"当中"读"出爱的含义呢？只有听得懂爱的语言，才能准确翻译爱的语言，也才会使用对方听得懂的语言去表达和传递爱。

五种爱的语言用最清晰简单的方法教会我们如何传递真情实感。只有彼此相通的同频表达才能让对方感受到自己的爱，也才能把爱与理解给得出去并收得进来。让彼此都能感受到被爱、被呵护、被认同、被欣赏、被喜欢、被允许、被原谅、被尊重，也才能让爱的甜蜜持久地滋养内心，走向那最美好的祝福：执子之手，与子偕老。

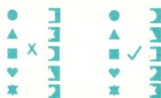

爱的五种语言分别是：①正向的言辞，②服务的行动，③礼物，④身体接触，⑤高品质的时间（精心的时刻）。

首先介绍一下什么是**正向的言辞**。正向的言辞也就是用说出来的赞美、欣赏、肯定、认可等语言表达爱："你做的饭太好吃了！""你实在是太美了！""我毫无抵抗力地被你的琴声吸引。""你骑摩托的样子太帅了！""每次听你说话我都很着迷。""你怎么会这么优秀！你太了不起了！""你怎么做到的？真是超人！""看来我这辈子做得最正确的事情就是嫁给你！"这些充满爱的语言滋养着相爱的伴侣，让亲密关系更加升温、和谐、甜蜜。但是有的人并不是那么喜欢甜言蜜语。

再来说说什么是**服务的行动**。服务的行动就是以为对方服务、奉献、做事情的实际行动来表达爱。在他们的信念系统里有可能会认为只会说不会做的人都是玩虚的，只有实际行动干出来的才是真格的，所以他们的信念是：有本事你实实在在做点事，别光靠一张嘴；这一类人表达爱的语言就是行动，不断地用做事情表达爱，比如为你洗衣，为你做饭，为你端水，为你揉肩、揉背、做按摩。

礼物。礼物常常是伴随着惊喜的一份馈赠。有时候是包包、服饰，有时候是小礼品，常以物质作为载体。但即使是礼物，情人节是送花还是送酸奶也可能会让相爱的两人发生冲突。

身体接触。身体接触表达爱，除了牵手、拥抱、拍肩、摸头之外，也包括目光、表情、姿态等。几乎所有的女士都说生气的时候老公跟我讲一大堆是非对错，其实我就需要一个抱抱。男女在身体接触表达爱时的选择也有不同，比如有的人喜欢牵手的浪漫，有的人喜欢拥抱的缠绵，而有些人则认为身体接触就是发生性行为。

高品质的时间。高品质的时间，也可以叫作精心的时刻。就是用陪你吃饭、陪你看剧、陪你逛街、陪你玩游戏等的陪伴来表达爱。这其中也有一些是共处的时间，可能各自都在干着各自的事情，但是共处一个空间，感觉平静、祥和、安宁，彼此属于共有的美好时间。有些时候是提前设计的一个惊喜或者一个特别的旅行或时间安排，陪伴带来高品质的共享时间。有的人会认为我陪你就是爱你，反过来就是你只有陪着我才代表你爱我。每个家庭可能都会有一个黏人的老婆或者是永远长不大恨不得要把老婆拴在裤腰带上的丈夫。

这五种爱的语言，对每个人来说都不同的，一般来讲都是缺什么补什么。比如，小时候缺赞美的成人就特别渴望获得语言的认可，从小不被照顾的成人就特别想要被服务，缺物质的想要礼物，缺抱抱的渴望身体接触，缺陪伴的则想要高品质的共享时间。

在婚姻中，我想要个梨对方却给我苹果还怪我不懂得感恩，双方常常会感叹："天知道我爱人究竟想要什么？"学习爱的五种语言，就可以帮助我们把爱了解得更准确。

下一步就来为自己的爱的语言做个排序吧！第一种排序是：你认为自己向对方表达爱时，最习惯和最喜欢使用的是第几种语言？想好后再逐次排序。第二种排序是：你期待对方向你表达爱时，你最喜欢对方使用哪一种语言？想好后逐次排序。或者以你对伴侣的了解，帮他也拟个顺序，然后看一看根据以上测试得出的结果是否跟你实际情况相符。

排序的目的就是来看看在爱的表达方式中我们的"母语"是什么、我们的真正期待是什么。

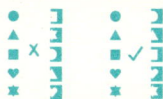

以我和我先生来说吧。我排在第一位的就是正向的言辞，因为我从小被批评而很少被表扬。和先生恋爱的时候他经常情不自禁地对我赞不绝口，可是婚后却常常挑剔、指责。我常提醒他多夸奖我，包括要在哪些事情上用什么语言来夸奖我。而在他的排序中却刚好把正向的言辞排在倒数第一，他对肯定的言辞嗤之以鼻，因为在他的字典里，觉得那些甜言蜜语都属于花言巧语、虚情假意的糖衣炮弹，都是没用的好听话。他甚至对我的渴望表扬不屑一顾。他常说："你本来就很好，还表扬什么啊？有什么好表扬的，两口子还成天表扬多虚伪。你要不好我怎么会娶你为妻？你的好还用说吗？"在他的排序中排在第一位的是"服务的行动"。

记得国庆60周年的时候，我先生被邀请到各地做指挥，整整一个暑假只回来了两天。平时我出差较多，他在家留守。这两个月让我第一次发现我家先生在家里竟然如此重要。因为在回来的短短两天里，家里的一切都被他收拾得井井有条，冰箱里塞满了食物，所有的阀门都被检查了一遍，不亮的灯全部都修好了。

即使同样是服务的行动，大家的具体想法可能也常常会不同。比如一位丈夫为太太下碗面会煮一个溏心荷包蛋，因为那是自己爱吃的也觉得是有营养的，或者说作为一个男人不擅长做家务根本搞不清楚啥样的荷包蛋是煮熟了。而老婆为丈夫煮的荷包蛋却都是实心的，觉得实心才是煮熟了，可丈夫吃起来却觉得不够好。如果没有学习爱的语言，这样的生活琐事稀松常见，会消磨掉一对夫妻很多浪漫时刻与深情厚爱。

总之，我们每个人都在不知不觉地使用自己熟悉的和擅长的语言来表达爱，用自己的方式爱着对方；如果双方缺少沟通，必然会形成"我的蜜糖是你的毒药"的尴尬结局，然后吵架的时候还要拿出来做证明：

你看你有多自私，根本都不爱我，我明明很喜欢吃煮熟的鸡蛋你却给我吃生的。这样的案例比比皆是，哪里是"鸡同鸭讲"，简直就是"对牛弹琴"，而且那头"牛"就是我们自己。

在忙忙碌碌的时光里，我们的日子匆匆地流淌着。其实，很多夫妻就这样在争吵和互相折磨中年复一年、日复一日地过着。于是很多在婚姻中感到心累的双方都会觉得：这样的婚姻还有什么意义？离了算了！既然你不爱我那就给你自由！

殊不知，我们只是没有用对办法。

人际交往的黄金定律告诉我们，自己想要什么就首先给对方什么；白金定律则告诉我们，要用对方喜欢的而不是自己喜欢的方式给予对方。爱的五种语言就属于白金定律，也就是爱的表达方式。

既然所有的语言不是在表达爱就是在呼唤爱，既然我们表达和呼唤爱的不恰当方式常常会在我们不以为然的平淡生活中制造出很多冲突和难题，我们就必须学会运用爱的语言。那么，爱的五种语言是如何在生活中对给爱和要爱的方式提供指导和借鉴呢？

要用对方喜欢的语言而不是自己喜欢的语言向对方表达爱。也就是爱的五种语言中如果对方的排序是正向的言辞，就记得多给对方以真诚的肯定和赞美，而不是用自己喜欢的服务的行动；即使是在使用服务的行动，也要记得加上一句："当我为你做饭时，我感觉心里满满的爱。你喜欢吃，那是因为有我添加的爱在里面。"别怕酸倒牙，只要发自内心，必然会比只是闷声干活有更佳的传递爱的效果。

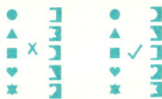

即使对方没有用自己喜欢的方式，也试着翻译对方的语言，相信自己是被爱的、值得爱的，只是对方还没找到或者不习惯、不擅长使用更恰当的办法。

要注意不带批评地告诉对方自己喜欢、习惯、擅长且熟悉使用的爱的语言如何排序。

这里我们一起分享一对夫妻在七夕节的经典案例。

丈夫刚刚出差回来，接妻子下班回家时，丈夫心里想："我整天出差在外，老婆这么辛苦，我去给她买束鲜花。"于是，他在中途借故上厕所，去花店，结果没找到花店，灰溜溜地回来了。因为等得太久，妻子埋怨了丈夫几句，丈夫就不高兴了："我哪是上厕所啊，我是想去买花给你，今天不是过七夕么。"妻子脱口而出："买那花干啥？又不能吃，你要真想表示，还不如买一箱酸奶。"

丈夫此刻会怎么想？他肯定觉得自己想表达爱，还不被理解，一肚子委屈。

妻子又会怎么想？她肯定觉得自己居家过日子，多好的经济适用型老婆，不想浪费钱还不被丈夫理解，一肚子委屈。

于是，好好的七夕节，两人赌了一晚上的气……

要是知道对方最想要什么，懂得了彼此的爱的语言，沟通中这样的矛盾就不会再发生；至少发生之后彼此可以有一个充满爱的反省："其实我就是想送你一束鲜花，我们办公室的女同事成天抱怨他们的老公不解风情，所以我就下决心记得七夕节给你买束鲜花让你开心。"妻子说："我当然喜欢花啊，只是咱家这段时间经济紧张，不是想着买花太奢侈浪费，还是给咱家省点钱嘛！所以相比鲜花，我觉得酸奶更实用，我也爱喝。平时不舍得喝，过节你买给我，我也能让自己放心享用，也很幸福。"丈夫说："那我以后记住了，过节给我老婆买一箱酸奶，不过节的时候也给你买。你既然爱喝，咱就喝，喝得起！"妻子再说："其实我收到你的爱了，无论是鲜花还是酸奶，我都知道是你的一片心意，听到女同事抱怨丈夫就想到尽量满足自己的老婆，我也觉得很幸福。"当我们用对了爱的语言，有了翻译器，那么彼此的沟通就会变得顺畅，每一位家庭成员都能够在满满爱的家庭中徜徉。

有的人此刻或许会有疑问，直接表达我要什么，把期待和需要说出来，那还有意义吗；说出来就没有惊喜了，就失去了意义。比如有时候自己过生日，丈夫问："想要什么礼物啊。"妻子还装作漫不经心地说："要什么礼物啊，都行。"其实，她心底里早就惦记上一套护肤品或者口红了，结果直男老公给你送来一筐鸡蛋补补身体，你会不会有一种想把鸡蛋扔出去的冲动啊？自己想要的东西对方没送到，总是有那么一丝遗憾。

爱的五种语言，可以帮助人们在沟通时能够有的放矢，精准地满足到对方"心坎儿"里的期待。当对方内心的期待得到满足时，对方自然就会相信，自己的另一半是最懂自己、最爱自己的。

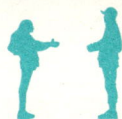

学会一致性沟通
——做自带光芒的使者

一致性沟通是与他人互动的最高境界，一个人的自我价值感越高，内在越统整，那么当与他人互动沟通时越能使用一致性沟通。因此一个内在夯实笃定的人在与人沟通时，就会让人非常舒服、踏实、如沐春风；无论走到哪里，都会带来平静的气场，平凡且又充满力量，成为自带光芒的使者，在人与人之间传递温情与善意。

学会一致性沟通依赖于过去所有的学习是否真的落地，因此之所以最后来介绍一致性沟通，说明这需要所有内在做好准备才能够自然流淌地实现一致性沟通。一致性沟通要满足的是两个"三"：一方面要满足人际沟通三要素即自我、他人、情境，这是沟通的过程要兼顾的三个组成部分；另一方面要满足沟通内容的三个方向，即感受、观点、期待；还有一方面，即传达的过程能够全面完整地照顾到沟通中的三个组成部分：自我、他人、情境，另外感受、观点、期待的内容也要完整。

一致性沟通既能照顾自己不受委屈、不被忽略，又能照顾他人不去指责、不去抱怨。当能够照顾到自我和他人，也就是能够通过你我对话交流的方式传递出流动的情感，同时还要能照顾到情境。

每个人，都是独一无二的，都有着自己的优缺点，因为成长经历和个人信念的不同，在面对同一件事情时，不同的人会有不同的反应。

　　我们在日常生活里，总是习惯于用自己熟悉的交流方式和沟通姿态去和他人打交道。这无异于拿着同一个插头去尝试不同的插座，很容易会造成沟通不畅，小则不欢而散，大则大动干戈，如图4-2所示。其实，这都是因为我们自己的沟通方式没有精准地达到对方内心期待的"靶心"。我的学员曾经跟我分享过一个例子。他从小比较节俭，讨厌浪费，但有时妻子会一次性买很多食品或者物品（或许购买是每个女人的通病，我也如此），时间久了，有些就有可能坏掉。对此，他深恶痛绝，为这个事情小夫妻多次发生争吵。在他眼里，浪费东西就是不对的，人不能占用资源却浪费资源，这是不道德的。他说："我宁肯让妻子花1000元吃一块好的牛排，也不喜欢花100元买一堆东西还浪费掉，这不是心疼钱的问题，是心疼这些资源被浪费的问题。"那么，他的这个观点有错吗？没有错。但是他会给妻子造成的感受却是："我花这点儿钱你都不愿意，你就是抠门，一点儿小东西你都上纲上线，你心里根本没有我。"妻子的感受有错吗，也没有错。

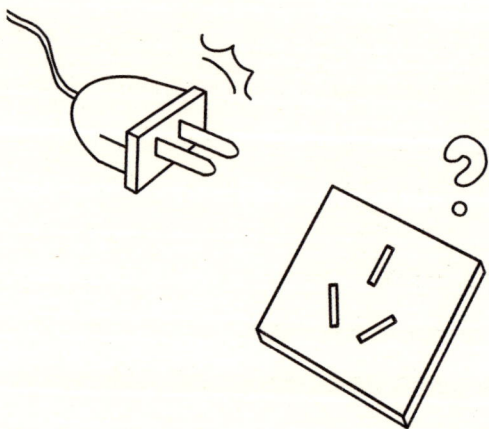

图4-2　无效的沟通如同插头与插座不匹配

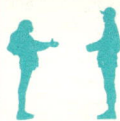

那么错在哪里呢？错在双方用的不同的沟通方式。双方都沉浸在自己的频道里，在自己的情绪里，在自己的未满足的期待里，却没有实现真正有效的沟通。在我和大家分享什么是一致性沟通之前，我想先分享一些"术"的层面的技巧。我相信，这些小技巧有助于我们在现实中满足对方（不仅是妻子，也包含同事、领导、下属）的内心期待。

一、与红色性格沟通

在红、黄、蓝、绿四种性格里，我们细致地讲述了红色性格的优缺点。其实，红色性格是我特别欣赏的性格。具有这种性格的人很单纯，很善良，内心很柔软，但是呈现给别人的却是要强、冷酷的压迫感。其实，他们内心最渴望的是被认同感。跟具有红色性格的人打交道很辛苦，但是我们满足他们的被认同感就能事半功倍，瞬间就能让一个愤怒的斗士变成了要保护你的英雄。

我前面讲到了我先生朝我发火的故事，但是一旦我满足了他的被认同感，他体内的炸药，也就会瞬间消失了。对待他们，有冲突发生时，可以尝试一致性沟通的四部曲。第一步：首先认同；第二步：表达感受；第三步：分享期待；第四步：表达爱。

在前面讲的故事里，我先生抱怨我没有提前准备好目的地的确切地址，连珠炮一样指责我，我心里有反应吗，肯定有。我要做的第一件事就是先处理自己的情绪，在不压抑自己的同时，在处理好自己的情绪时，在觉察了自己的所有反应时，在内心正向情绪和能量都满满的时候，轻松地与先生做到一致性沟通，也就是同频交流，问题就解决了。我当时就是按照这四步来跟他沟通的：

第一步　首先认同

"你知道吗？昨晚你主动跟我说要亲自送我，给我当司机，我特别开心，特别感动，感觉非常幸福。"（我在说这些话时，只是如实地表达真实的想法，没有委曲求全，也不需要压抑自己）

第二步　表达感受

"但是我昨晚就有点儿担心，担心我们一起做事的时候会有不顺利，担心你的脾气爱着急又容易上火。瞧，担心什么就来什么，你知道吗？当你冲我大喊大叫的时候我特别紧张、害怕、担心、恐惧，感觉很没有尊严，我甚至觉得生不如死。这时候我就感觉一点也不幸福了。"（我只是在表达我的感受，红色性格的人发火时怒目圆睁，而且在狭小的车里会让人更有压力，这里既不是全盘否定也没有做人格评判）

第三步　分享期待

"我知道你是急脾气，也理解你希望我做事情的时候能尽善尽美，所以我已经很小心把事情做好，可是我还是会像刚才一样惹你生气，让你着急上火。我多希望你能在我犯错的时候、没有如你所愿做得足够好的时候，你能不着急不生气，不对我大喊大叫，而是心平气和地跟我说："没关系，我等着你，不着急，你慢慢看。"那样我该多幸福啊。"（如实地表达我内心的期待，而且要具体）

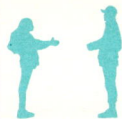

第四步　表达爱

"可是你要真的变成这样了，或许就不是我爱的那个先生了。当初追我的也有会写诗的更有百依百顺的，可我偏偏爱上你这款，我爱的就是你的霸道、爷们，像个汉子，真男人！就喜欢你这样的男子汉可以保护我、照顾我。算了，谁让我偏偏喜欢你这款呢，你不用改了，还是我改吧！"（如实地表达内心的爱）

当我这几句话说完后，我先生抬起手来，拍着方向盘，喇叭都按响了。他好像是在宣誓又好像是在承诺地大声说："不，我一定要改！"下一句话就是："等着吧，马上让你幸福！"结果那一天下来，后面的四个行程都非常顺利。他作为一个合格的司机，每到一处之前都耐心地提醒我，把位置看清楚告诉我。全程我们开开心心有说有笑。回来的路上他问我："怎么样，今天幸福不？"我说："哈哈，老幸福了！"瞧，同样是面对指责，我们可以随之做各种反应。如果遇到冲突时，别无选择，瞬间自动化反应，这叫"心由境转"，结果必然是不开心、生气、互相伤害、冷战；但是，当我们有所学习和觉察并通过自己的一致性沟通则会带来完全不同的故事结局，这就叫作"境由心转"。

面对大部分具有红色性格的人，这四部曲非常有效，因为他们要的很简单，就是被尊重、被认同。我在第一步表达认同中，没有道歉，没有压抑自己的不满，认同对方能够让对方少了对抗和激起"战斗"欲望，而是按动"暂停"按钮；当后面表达感受、期待和爱的时候就按动了红色性格的"英雄按钮"，激活他的保护欲。在喜悦中，两个人的互动自然就会直上青云。因为没有人愿意改变，除非感受到了爱。

再如，前面提到的学员和他的爱人关于浪费不浪费的问题。如果妻子跟他这样说："我觉得你说得对，是不该浪费，但是你知道吗？你这样朝我发火的样子让我很害怕，我感觉不到你的爱。我在想，如果你心平气和地跟我说，或者帮我一起改掉这个习惯，该多好。唉，你那么忙，也没时间心平气和地跟我说，我还是以后注意一下吧。"听了这样的话，会瞬间从气势汹汹转向温和的一面。心理学常说"谁先学习谁改变"。因为有了学习，这位学员的红色性格便发挥了极强的行动力优势，经常能够在即将发火时自己就先按了暂停键。在妻子有小情绪时他给出最恰当的支持与回应，既不被妻子的负面情绪带走，也不会首先激起负面情绪引发冲突和战争。因为**谁改变谁就先拿起遥控器，不受控于他人，不被情绪带走，不把关系搞砸，不必因为放任自己的坏情绪伤人后再去收拾烂摊子，而是可以自由地选择，营造平和美好的家庭环境。改变，是多么幸福的事情啊。**

二、与蓝色性格沟通

具有蓝色性格的人的内心深处最渴望的，是被理解，因为他们习惯于深思熟虑地把事情做到完美。他们很讲究秩序，做事井井有条，但是因为有时候有些僵化，就得不到别人的理解，自己的辛苦付出没有被看见，会特别痛苦。对于这样的朋友，我们在沟通时，可以多用类似以下几句话来沟通："我特别理解你，你特别希望每一个行程都完美无缺，我注意到你花了两天时间在做攻略。"

前面介绍过，我的同学张伟是典型的蓝色性格，他觉得自己付出了那么多额外的时间，精心准备了旅行攻略，就是希望妻子、女儿能体验到更多泰国好玩的、好吃的，能在有限的时间里，感受到最大的快乐。当女儿嘲笑他做的旅行手册跟旅行社一样时，他感到很受挫，但是他也不会发

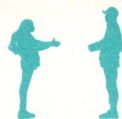

火（鄙视发火，蓝色性格的人信念系统中有对愤怒的负面评价，比如没有教养，所以把愤怒深深地压抑起来），于是他就在房间里生闷气。虽然老婆和女儿哄来哄去，但是都没有精准打到他内心的靶心——被理解。

咨询中张伟的妻子明白了真相后，对张伟这样说："我特别理解你为了让我们玩得开心，牺牲休息时间给我和孩子准备攻略。我注意到你在玩时，神经也绷得很紧张，生怕错过时间或者发生意外。你真是辛苦了。后面我和女儿会努力做到跟你一样有时间观念。不如我们一起拿着你那本旅行手册，商量一下后面几天的行程。我们也跟你一起做好计划，好不好？"

按照张伟妻子的说法："石老师，太神了，我跟他说完这些后，他就从床上坐起来看看表说：'先吃饭，下午两点我们一起讨论一下旅行手册'"。

我们可以看到，张伟内心深处被理解的渴望得到满足后，他就会按部就班地继续下一个议题。所以啊，跟"蓝精灵"打交道，我们要尽量和他一样有秩序，要尊重他的时间观念，试着提前做计划，因为具有蓝色性格的人喜欢同频、同在的感觉。但是，我们不是他的附庸。怎么办？我们可以提前跟他说，提前告知他一些要点，比如："我特别理解、欣赏你的时间观念和计划性，同时我有时候可能会做不到，到时候你能包容一下吗？我做不到并不代表我反对你的计划或规则，你一定要理解。"这样，当我们没有按时出现在他面前时，因为事前打过预防针，彼此沟通也会更容易进行。

三、与绿色性格沟通

绿色性格的人如同绿色植物一样，人畜无害，不惹事。《西游记》中的沙僧就是这样的角色。他追求的就是大家安安稳稳地去西天把真经取回来，让他挑担他认了，让他牵马也认了，但是你大师兄中途撂挑子、大家要散伙，那不行。所以沙僧在关键时候都是说服孙悟空回到团体中。沙僧追求的是安全感，在团体的角落里待着能让他有安全感。而这并不意味着我们不顾及绿色性格的人的内心期待，他们期待的是被关怀以及自己所有努力的付出能被看见。

晓飞一直在公司当受气包，脏活累活被迫干，然而其他人认为这是理所应当；长期累积之后，在某个节点，就爆发了。如果同事告诉她："虽然我被领导批评了，但是这和你无关，是我自己审核不到位，我依然很感谢前几天你帮我修改PPT，希望你别把这事儿放在心上。"我相信晓飞也不会委屈到那种地步。满足绿色性格的内心期待非常容易，因为他们所求的本身并不多，我们只需要让他们在安全感的氛围里，告诉他们："我看见你前几天（默默付出了什么），这些我都心里有数，你辛苦了。"他们内心就会有暖流经过，并为此开心很久。

对具有绿色性格的人，要注重两点。

●和他们沟通时一定要在安全的氛围里。他们如同小兔子一样能迅速嗅到危险的气息；一旦感到危险，就会迅速缩成一团封闭自己。

●真诚地历数他们的辛苦付出，让他们切实体会到我们眼里有他。

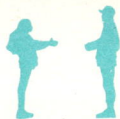

四、与黄色性格沟通

中国有段时间非常流行赞赏教育，就是对孩子多赞赏，这是没问题的，只是对于不同的孩子来说起的效果不同，有的效果不明显，有的效果就很好。对具有黄色性格的孩子，非常适合赞赏教育，因为他们期待的就是被欣赏、被赞美、被认可。

对待具有黄色性格的人，注意夸奖她（他）就够了。就算她（他）此刻梨花带雨，受到夸奖后，她（他）也会带着眼泪笑出来。对他们，我们不仅要夸奖、称赞，还要夸奖具体的地方，告诉他们哪里好。比如一个同事被领导批评后哭了，你不仅要说别哭了，还要问她："你这个指甲是昨天刚做的吧？在哪儿做的啊，这个配色太适合你了。"明明前一秒还委屈得不行的她，就会跟你说："嗯，昨天这个指甲花了我两个小时呢，这颜色好吧？我挑了好久才挑中这个颜色。"说实话，因为指甲被夸奖，她早把刚才受委屈的事情抛到九霄云外了。

因为具有黄色性格的人比较粗心大意、丢三落四，所以和他们打交道时，要多留个备选方案。因为他们太天马行空，有个备选方案就容易不让事情飘得太远，最后能让事情落地。

在这里，我们还是要强调一下：

● 以上性格划分只是一种笼统的概率统计，不是标签化的，比如"红色性格"只是"红色"的得票率最高而已。

●性格是多元的，每个人只是更倾向于其中的某一种。一般人都会有两种颜色的性格为主体，比如红蓝、红黄，但是一般不会出现红绿或蓝黄，因为红绿和蓝黄是对角线分布，正常情况下不会产生交集。（但也有特例，虽然这种情况较少，一般可以说明这种人生活在相对复杂冲突的成长环境里，比如父母性格完全相反）

●性格是可以改变的，在不同的情境和压力下，一个以红蓝色性格为主体的人可能越来越"红"或者越来越"蓝"。

以上所说的都是方法层面，不能机械运用，因为最重要的是我们下面谈到的：一致性沟通。

我们在和人沟通时，总是因为彼此的话语、眼神、动作发生投射和移情，从而会产生心理反应。如果发生冲突，我们还会怪罪对方不会说话；如果对方"好好"说话，自己就不会发火、伤心、难过、愤怒了。所谓的"好好"说的话，其实就是说到自己心坎儿里的话，就是让自己内心的渴望得到满足的话。但现实是，不是所有人都能让我们听到"好好"说话，于是我们有了朋友与敌人，有了亲密的人与疏远的人，也有最初亲密的伴侣后来变成的反目为仇的人，由最初有敌意的双方变成不打不相识的好伙伴。人生如同一场戏，充满了五颜六色、悲欢离合。

但是，我们有没有想过，因为别人的一句话点燃了自己内心的愤怒之火，其实是我们把自己情绪的遥控器交到了别人手里。别人说得好听，我们就开心；别人说得不好听，我们就不开心，全凭别人的表达。我们的情绪被他人遥控，这岂不是丧失了自我，岂不是放弃了自己作为

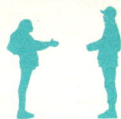

情绪主人的身份？

其实，我们的感受和情绪，都是我们自己的，和别人无关。为什么有的人看一个电影片段时会泪流满面，而另一个人却毫无反应？我记得年轻时候，本来打算和先生（大概刚结婚一两年时）一起去看电影《开国大典》，但是去之前发生了一点儿小摩擦，我就赌气不理他。到了电影院后，我也不吭声。随着电影情节的推进，我听到他好像在抽泣，我心想："咦，他终于良心发现了？给他个台阶下吧。"我就在漆黑的电影院里握紧了他的手。过了一会儿，我听到他更加高频地抽泣，我心想："唉，早这样不就没事儿了吗？"我就拍拍他在心里跟他过电，意思是说："好啦，我不怪你啦，别哭啦。"但是，他还是一直在猛烈抽泣，甚至哭出了声音。我已经完全无心看电影，握着他的手，把他的手紧紧攥在怀里，心想"原来他这么爱我啊！"先生一直哭到电影结束，当散场灯亮起后，我望着先生泪流满面，红红的眼睛，内心充满了感动和自责，把他拉起来刚想给他一个拥抱，结果他"深情"地说了一句："革命先烈们太不容易了！"闹了半天，原来整场电影我都是在自作多情；原来我全是在自己想象；我跟他过电时，而他是在跟电影角色传情。我生气地一甩手扭头自己走了，留下我先生在风中凌乱地喊："你怎么了？"

在这个故事里，我的情绪变化是赌气—窃喜—感动—开心—自责—愤怒，这些变化全部都是依据我先生的行为来演变的。我的期待忽起忽落，我就像他的牵线木偶一样。我把自己情绪的遥控器交给了对方。

我们为什么会把情绪遥控器交给别人？人与人沟通过程最重要的因素是情绪，我们要学会识别自己的情绪，并且为自己的情绪负责；觉察自己的身体反应和情绪变化，并且承担起对自己情绪的责任，而不归咎于别人。我们要为自己的情绪，为发生在自己身上的一切事情负责，然后接纳会紧张、会生气、会恐惧的自己，并且想想做些什么可以让自己的身体舒服些、情绪平缓些，最终欣赏自己所做的这一切。当我们能做到这一点时，我们就会成为自己身体和情绪的主人，我们就有机会实现一致性沟通。

为什么孩子不好好写作业我们容易发火，仅仅是单纯地希望孩子能学习好吗？不是的。因为孩子学习好不好，意味着我们是不是称职的家长，意味着我们用不用心，有能力没能力。我们内心渴望自己能做一个别人眼中的好家长，于是把孩子物化成了我们可以拿出去炫耀的资本。我们观察到，孩子不好好学习，最愤怒的家长很可能是当时上学时没有好好珍惜学习机会的人。他们因此而懊悔，所以期望自己的孩子能代替自己好好学习，圆了自己当年没有好好学习的遗憾。然而，要想实现一致性沟通，我们就要放弃我们曾经投射在他人身上的未满足的期待。

另外，我们要做到身心合一。有时候我们内心难过、委屈得要命，却在人前装作很开心的样子。有时候我们说自己不紧张，身体却绷得紧紧的，还不停地吞咽口水。有时候我们对孩子的某个行为很失望，嘴上说没事儿，但是孩子却觉察到了我们的眼神。要想一致性沟通，不仅是做自己情绪和身体的主人，还要让情绪和身体一致。我们可以选择表达感受，无论它是正向的还是负向的。任何感受在任何场合都是可以表达的。感受是感受，情绪化是情绪化，这二者有着本质的区别。因为这比较难理解，所以我们可以仔细思考图4-3。

以被批评作为例子。假设在职场被错误批评了，自己很委屈。我们如果是情绪化表达，可能会怒气冲冲地反驳，指责领导没看明白就乱批评。我们如果是表达感受，可能会这样说："您这样说，我心里感觉

信息传递

沟通中的信息传递是否容易被勾起

自我防御
（自动化的身体防卫机制）

自我接纳
（自动化的身体觉察机制）

生存法则
（投射、否认、忽视、扭曲）

自由地
（感觉、思考、看、听、说）

沟通应对选择

不一致
（彼时彼地、活在过去或者假想的未来、不直接）

一致
（此时此地、活在当下、直接）

低自我价值
（讨好、打岔、指责、超理智）

高自我价值
（一致性）

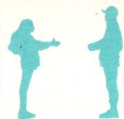

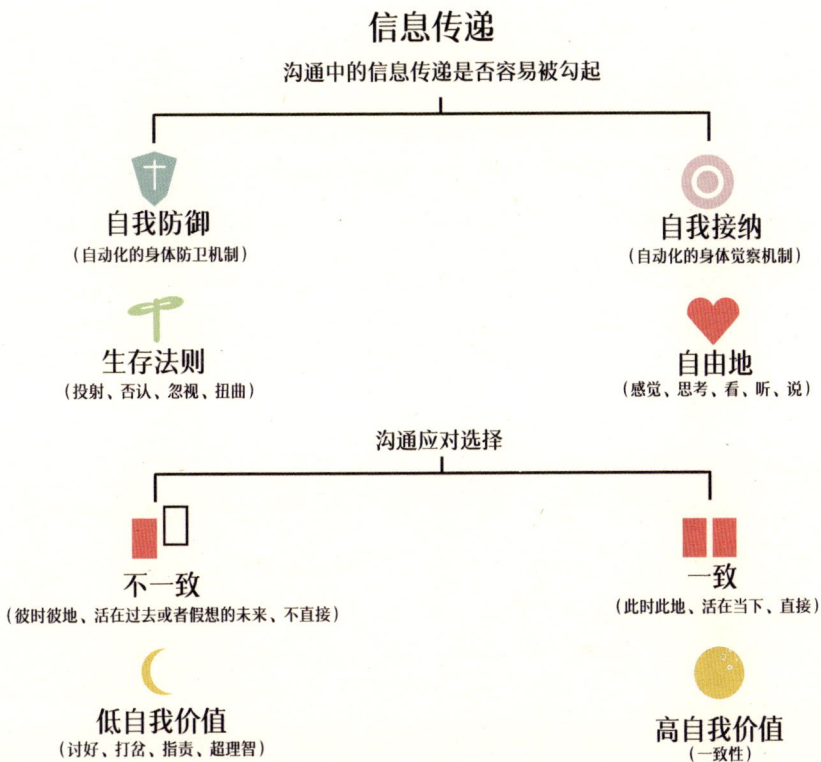

图4-3　不一致和一致性沟通的区别

很难过，也有一些愤怒，因为这个事情是另一个同事负责的。"我们如实表达自己的感受，不会对他人造成伤害，因为我们的感受是我们自己的。以孩子不好好写作业为例。情绪化的表达，或许是拍桌子大吼；表达感受则是这样："儿子，你知道吗？看你不好好写作业，妈妈心里感觉很不满，也有一些恼火。这是妈妈的感受，和你无关，但是我知道你爱妈妈，也不希望妈妈有这个感受，对吗？"以丈夫晚上出去喝酒不回来为例。情绪化的表达为"喝喝喝！你喝死在外面算了"，表达感受则是"你今晚又不回家，我心里其实挺难过的，也有一丝失落和担心，你喝完后记得给我打电话，我在家等你"。试想，正常的老公听到这样的话会吵架吗？他会不会喝完酒赶紧回家，不让老婆担心？明明我们都是想让老公早回家，如果能通过表达感受的方式来沟通，何必再用情绪化的表达？当别人的行为引起我们的感受时，如果我们觉察到这个感受并如实表达感受时，我们的话语不会因为情绪化而伤害对方，我们也不必压抑自己的感受而让自己产生内耗。我们要给自己留出空间去处理和消化这些感受，这种身心如一的体验，才是让我们活得更美好的法宝。一致性沟通的神奇之处在于，当我们用这种方式和他人进行一致性沟通，他人也会因为感受到和我们内心的亲近，而同样地打开真心启动一致性沟通。

一致性沟通是温暖的、有光亮的。当我们自如地使用一致性沟通时，我们就会成为自带光芒的使者，与他人真诚相待、长袖善舞、温暖沟通，去迎接第三度生命的诞生！

为生命庆祝
——播下幸福的种子

通过以上的自我对话，通过对自我反复的整合，我们会发现原来曾经绝望的、曾经冰冻的、曾经看不见未来的一切都开始融化、解冻。当我们种下幸福的种子，等待收获的便是美好的生活。

其实，我们生活的每一天都是一份馈赠，我们经历的所有际遇都是一个神奇的发生。我们会为曾经拥有的一切感到庆幸。当我们发自内心

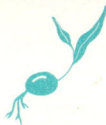

地接受所有的发生，那些快乐的、欢愉的、幸福的，那些伤痛的、挣扎的、煎熬的经历都好像一枚又一枚闪亮的奖章，那所有的发生都是我们生命故事中的珠宝。那些挂满泪痕的，那些荣光四射的，所有的大大小小的事情也都化作生命的河水在静静的生命长河中流过了。

我们生活的每一天都在接受着馈赠，同时也在接受着考验。当我们不断地从自己的小圈子里跳脱出来，当我们开始用自己所有的收获来成长自己，当我们愿意更多地敞开胸怀去奉献，当我们愿意把所有的馈赠倾囊付出，当我们开始将眼光从自己的身上转向他人，当我们带着一颗仁慈、悲悯之心看到仍然有成千上万的人像我们曾经一样受着苦，我们首先感恩过往所有的发生和自己的努力，让我们有一天可以穿越痛苦来到这条光明的大道上，我们更加知道所有的苦难都是为了寻找光明。不经历风雨怎能见到彩虹！"譬之金之在冶，经烈焰，受钳锤，当此之时，为金者甚苦。然自他人视之，方喜金之益精炼，而唯恐火力锤煅之不至。既其出冶，金亦自喜，其挫折煅炼之有成矣。"

当走过困难重重的必经之路，当承受各种苦难之后，我们一定要深深地相信并祝福自己：所有的苦痛都是化了妆的礼物，所有煎熬、挣扎的体验都是收获幸福的种子。

或许我们的生活还过得去，自己也没有太多的痛苦，或者我们是那个在家里"作威作福"的人，"受苦"的是我们的家人，他们在牺牲着自己成全着我们。如果是这样，我们是否愿意去心疼一下对方，去看一看是什么让我们变得如此麻木；是否我们身在福中却不知福；是否我们也逃避了承担责任，而让自己一直停留在被照顾、被满足的孩童状态，不愿真正长大。

但是请相信，每个人的生命都是用来庆祝的！无论我们是被照顾的还是过早长大而没有得到过足够的关怀，都有其特殊的意义；或许我们被安排成为他人成长的试金石，或许我们经过冶炼虽然痛苦但即将成金。那么读这套书时，你是否看到了自己或看到了自己的家人？当我们愿意首先承认并愿意做出改变，我们的生活就会开启全新的旅程。那将是一个经历蜕变、成长并值得庆祝的旅程！

此刻我们邀请你再次为自己送上一份感谢，也把这份感谢送给所有助你成长的人和事。每一位重要他人和每一个艰难的历程都值得被感谢，因为它们是如此的珍贵和不同寻常！

此刻，也许你正在经历艰难的转化历程；也许你正在享受着甜蜜美好的生活；也许你也想成为一位助人者，像蒲公英那样，播撒更多的爱与祝福，给到需要帮助的人。如果你还想要更深地自我探索，请你打开这套书的《认识萨提亚，开启幸福大门》，去了解萨提亚模式，以及萨提亚与中国文化结合的东西方智慧结晶，通过更加专业的工具，来继续自我成长，让自己拥有更加完整的自我和更强大的力量，去迎接更加幸福美好的明天，去开启幸福大门。

我的家庭就这样不知不觉变得更和谐

全职妈妈　向琴

写下标题这几个字时，内心极不平静，情绪仿佛回到了四年前的那段日子。

那个时候的自己，从不认为自己有何优点，从未觉得自己的老公有多爱自己。就算身边的朋友总是表达出对自己婚姻的羡慕，我也丝毫感受不到老公为我做的那些是爱我的表现。我只是觉得，他娶了我就应该这样对我好，不是吗？

有了孩子后，我会将自己的不开心发泄在孩子身上，孩子时常会被我失控的情绪吓呆在那里。那个时候，孩子对我说得最多的一句话是："妈妈，你又怎么啦？"是呀，我又怎么了？

我为什么会对孩子发火，然后又会陷入深深的自责？明明老公很爱我，我为什么会感受不到那份爱？我为什么看到窗外的小雨时会泪如雨下，心有孤独？经过无数的失眠之夜，我也未找到答案……

清晰地记得当年36岁的老公对我说："如果放到现在，我不会娶你这样的女人。如今，这个婚姻不是我要的样子，工作呀，一切的一切都不是我要的。如果不是考虑到我离开你怕你活不了……"我听后，整个内心是崩溃的。在我的婚姻里，虽然我一直是那个索取爱的人，但我一直觉得老公是很乐意奉献给我爱的人，很能接纳我各种"作"的人，而且我觉得我俩一直是在跳着配合还算默契的"奉献与索取"的爱之舞；闹了半天，原来是我自己一直在独舞，原来我一直生活在幻想的泡沫婚姻里。当听到这些话时，我没有在他面前表现出我的崩溃，一个人开着车来到水库边，心想："他外面肯定有人啦，要不他不会这样说。""你现在不想要我了。哼，我就在你面前消失，让你找不到我。"那一刻，我思绪翻涌，想的全都是如何来让自己有面子地结束这段关系。

我不知道去向谁求助，同学，朋友，父母？我怎么可能会让她们知道我的婚姻真实状况。我不想听到他们可怜我的声音，不想看到他们同情我的眼神……我该怎么办，我又能怎么办？每当夜深人静的时候，我被这些问题折磨得不能入睡，但到了白天我还要装着无所谓的样子："于这份情感，我才不会让你看到我有多么的舍不得。"

无论我再怎么掩饰，我内心的不安还是被当时只有12岁的女儿捕捉到了。孩子对我说："妈，你别瞎想，我爸是巨蟹座，今年他的星座处在变动中，就是说他现在的想法会跟过去不一样，想变化。"我看着女儿无言以对。日子就这样在看似平淡实则波澜中一天一天地度过。在此期间，老公开始一趟一趟地往返于家—青岛—家的旅程，我只知道他去学习萨提亚课程，至于萨提亚是怎么回事，我一无所知。

但是我能够感受到他微妙的变化。只要他看到我在忙碌家务活，他都会合时宜地对我表达欣赏和感激，我会嗔怪着"你今天吃错药了吧"，其实内心美着的同时会有一份怀疑："他怎么啦？要干什么？"

直到有一天，他把我和孩子很正式地邀请到书房，郑重地对我们说："过去的那段日子，我让你们担心了，我向你们道歉。那个时候我说我在这个家里不开心，不是说我要离开这个家，只是在表达我的一种情绪。""老婆，通过这次萨提亚的学习，我知道你是最适合我的人。学习之后我才明白，你生孩子时，我不在你身边对你有多么大的伤害；那是对女人多么重要的时刻，而我却在家睡大觉。我要为我年轻时的这个举动跟你说对不起……"

"宝贝，你出生的时候，爸爸还很年轻，不知道怎么去做好一位父亲。我用我的任性去对抗你的任性时，还不允许你哭闹，而小小的你过后还会对我说：'爸爸，我原谅你了。'现在回想起与你小时候相处的点点滴滴，我觉得宝贝你对爸爸是那么的包容。今天，爸爸要跟你说对不起……"我听着他真挚的道歉，能够感受到他的紧张与努力，最后以我们三人拥抱哭作一团结束了这次"家庭会议"。过后，我问他："你学的什么课程，短短几个月，让你居然可以为这件事情给我做如此正式的道歉。要知道，这个道歉我可是要了十几年了你都没给我呢。到底发生了什么？"

老公总是只用一句话回答："你去上萨提亚，就全都明白了。"

就这样，我带着好奇、紧张甚至有点儿恐慌地走进了萨提亚课堂；就这样，我与萨提亚有了第一次的亲密接触；就这样，我与石卉老师结下了师生之缘。说实话，在貌似外向的性格之下，我不是一个能够轻易敞开内心的人，我会先伸出我的"触角"去探测周围是否足够安全，安全度数全由我的感觉掌控着。初次在课堂上见到石卉老师，就被她温文尔雅的样子、幽默风趣的话语、百变魔性的声音和极具感染力的肢体动作所折服。

对于我这当年差800分就可以考上清华的家庭主妇来说，进入这样的课堂，既兴奋又自卑，因为有太多的第一次在萨提亚课堂里出现：第一次听说性格原来是有颜色的，沟通是有不良姿态的，爱是有语言的，婚姻是分阶段的，每个家庭是有图谱的，每个人的内在还藏有一座"冰山"，而且每个人还会表演"面貌舞会"呢……我真的就像刘姥姥逛大观园一样，感到那么新奇、那么不可思议，于是我小心翼翼地探索着。在每一节课上，石卉老师一会儿带着这个同学开个面貌舞会，一会儿带着那个同学溜溜"冰山"，一会儿给大家共同画个家庭图谱……太多好玩的事情了。我们跟着石卉老师和个案同学一起，时而欢声，时而泪语，时而怒吼，时而哀号……这一切的一切都是我们敞开心扉后在课堂上的真实写照。这里没有了伪装，没有了虚情，有的只是真实与理解、轻松与快感。

我们就这样徜徉在"精神病"的海洋里，任由眼泪去洗涤我们内心那颗被蒙上很厚很厚迷雾的心灵，由泪水去撕开那很厚很厚的层层盔甲，由泪水去触碰我们早已麻木的情感，由泪水来告诉我们："这里是安全的，敞开的，值得信任的唯一地方。"跟随石卉老师上了萨提亚模式两个初级班、一个中级班，收获是无以言表的。我是偏感性的一个人，不会用理性头脑来说出个一二三，但我知道，透过学习萨提亚模式，我的生活得到了很大的改善。我脸上的笑容变多了，我的声音变柔和了，我的样貌更美了，我的气质更有魅力了，我周围的朋友更喜欢我了。最重要的是，我感受到了家庭里更多的温暖和爱。我学会了爱自己、理解了人性，学会了与他人更好地联结。我感受到了前所未有的心灵自由：我就像快乐的小鸟，给一片天空，就可以展翅飞翔；我就像蒲公英，给点儿微风，就可以随风飘舞；我就像彩虹，给点雨后晴空，就可以绽放七彩光芒。这就是我的现在，好开心啊，我活出了自己生命中原本的样子。

非常感恩萨提亚，是她的模式让我聆听到了自己内在的声音，做出了内在的改变；是她帮助我提升了我选择的能力，并且懂得了自己的责任；是她帮助我建立了更高的自我价值，让我达到内心的和谐与平安。

非常感恩，我生命中的贵人——石卉老师，没有您的指引，我无法领略到萨提亚的魅力，无法享受到生命的精彩。谢谢您，石老师！最后借用一位同学的话来作为结束语："风景在旅途中，成长在学习中，改变在不知不觉中。"如果你还未感受到生命真实的样子，那么我邀请你加入到学习萨提亚模式的队伍中来吧，因为美好的改变会从这里开启。

幸福，您也会拥有！

中学教师　陈瑞莲

我是一名中学教师，或许在一些人看来，我有一份实实在在的幸福：因为我有一份自己喜欢的工作，有疼爱自己的老公，有两个活泼可爱的宝宝，有爸妈弟妹相伴……殊不知，我自己内心曾经很挣扎，不快乐、不开心、不幸福，觉得活着累，没意思，于是我走进了石老师的萨提亚心理学课堂。

师从石老师这几年，（我慢热，用心理学的词来讲是壳厚，哈哈，跟着石老师学了好几期）我觉得自己比以前快乐、幸福、平和多了，之所以这样得益于三条，一学会了觉察、认识自己；二学会了一致性表达；三自己有了界线感。接下来我具体说说这几条收获。

觉察认识自己

我最大的缺点，也是我对自己最不满意的地方是自己性子急，脾气大，易怒，这也是我最想成长改变的。鸡汤上经常讲一个优秀的人或成功的人是能控制自己的情绪的人，会忍耐，于是我憎恨我的愤怒，想控制它消除它，却发现"江山易改，本性难移"，"臣妾就是做不到啊"，于是每每愤怒过后，自己更懊恼、内疚，把自己折腾得更累；通过心理学的学习，我知道了自己在压力状态下的沟通模式是指责型，知道了愤怒也是有正面积极意义的，它可以让你有力量，也是给你认识自己、了解自己的信号；心理学不像鸡汤那样让我们控制它或消灭它，相反老师告诉我要和它成为朋友，和它在一起，看看愤怒的背后藏着什么。于是，我看到了我的委屈、恐惧、劳累、脆弱……我发现，有时我……

有时我愤怒是因为我太累了，有时我愤怒是因为不敢展现、表达自己的弱小，有时我愤怒是因为我恐惧，有时我愤怒是因为别人对自己的指责，有时我愤怒是因为我悲伤……看到了这些，我学会了接下来要讲的一致性表达，也学会了累的时候先让自己休息，放松下来，学会容许自己的软弱和不完美，慢慢地我竟然没那么多愤怒了。这样，我向幸福近了一步！

一致性表达

学会了觉察、认识自己，我也就慢慢学会了表达；我知道我指责型的沟通姿态，是只关注到了自己，没有关注他人和情境；以前由于我对自己没有觉知，不知道自己发生了什么，不会表达自己，只会借题发挥指责老公孩子，他们成了我的出气筒；现在如果我累了，我会如实告诉老公，最近我很累，需要你的帮助。如果你不帮我，我会感觉生气难过。老公就不需要猜我又哪根神经不对，又对他哪里不满意。他也会理解我及时帮我。我们俩就没有那么多矛盾，夫妻争吵的次数越来越少了；有时我也会告诉孩子，我刚才朝他发火其实不是他的错，是我自己的害怕和恐惧导致了对他的伤害和不信任。孩子也对我有了理解，也没那么受伤害了，而且他也更会关心我了，母子关系也好了很多很多……他们父子也学会了表达自己，我也能及时给予他们引导，消除他们的负面情绪。

界限感

在我的原生家庭里，我是姐姐，还有一个弟弟妹妹。可能以前爸妈经常叮嘱我要照顾弟弟妹妹吧，我经常把自己当"大母神"，会把弟弟妹妹的事揽过来，以为自己的一切想法是对的，想让弟弟妹妹按我的想法来。其实弟弟妹妹有自己的生活和想法。我经常评判他们，结果弄得他们不开心，我也很累，而且还阻碍了他们的成长。通过学习，我学会了放下，他们遇到问题，我也介绍他们来学习。他们都有所成长，根本不需要我来对他们的人生指手画脚，而且，他们也更会关心、爱我这个姐姐了。

我的收获还有好多，萨提亚心理学对我的教学工作也起了化学作用。比如我觉察到自己很想被看到、被关注，所以作为班主任，我尽量做到关注每个孩子，尤其是那些调皮捣蛋的孩子他们更需要老师的爱等等。先分享这三条，我深知成长的路还很长，我会继续走在学习的路上。想幸福的朋友一起来吧，萨提亚心理学会帮您实现！

生命中爱的礼物

青岛戒毒所民警 刘宏

"所有发生在我们身上的事件，都是一个经过仔细包装的礼物。只要我们愿意面对它有时有点丑陋的包装，带着耐心和勇气，一点一点地拆开包装，我们会看到里面珍藏的惊喜。"学习萨提亚模式后，这句话成了鉴证我成长的预言。

2016年，我在青岛成长心理研究院与青岛戒毒所合作的"萨提亚家庭模式戒毒"项目中初遇石卉老师，也是从那时我与萨提亚结下了不解之缘。

我是谁？我真的认识自己吗？

"我"是多个角色的集合：一名戒毒所教育处警察，已过不惑之年的三级心理咨询师，父母依赖的女儿；军人的妻子，一个十岁男孩的母亲。看似倍受上天的眷顾，而内心却非常不自信，在追求完美的过程中把自己搞得精疲力竭；即使获得荣誉，也只是有片刻的清欢，随之而来的仍然是强烈的自我否定。

我，仿佛置身无边的黑洞，看不见自己，寻不见光明，也踩不到底。我究竟怎么了？

在萨提亚模式学习中，每个环节，每次冥想，我都无法克制地泪流满面。石卉老师说："没有一滴眼泪是为别人而流。"那么，我的委屈和泪水缘何而来？

家庭图、影响轮，联结生命之源的藏宝图

"人们成年后的反应模式，都是童年与父母互动的翻版。"石卉老师让我去原生家庭寻找答案。

我的爸爸是一名军官，常年驻军在外，他留在我脑海中的印象总是一个伏案写作的背影。他认为，孩子只有在艰苦的环境中才能成长。无论刮风下雨，他都会"逼迫"我和哥哥每天长跑，一边跑步还一边给我和哥哥讲他学习的英语和日语知识。那时我只有五六岁。我和爸爸的关系是疏离的。

我的妈妈开朗活泼，勤劳干练。她有八个兄弟姊妹，在家中排行老二。妈妈常说起小时候照顾弟妹们的情景；有时饿得不行，偷吃一口弟弟的饭就会被姥姥狠狠责罚。妈妈总是忙着工作、忙着照顾老人、忙着帮助亲戚。而小小的我只有一个残缺的塑料洋娃娃陪伴。我笃定听话就可以分担妈妈的辛苦，努力做到最好妈妈就可以表扬我。我不会提出什么要求，因为几乎所有的愿望总是会先满足哥哥，玩具是他玩过后才会轮到我。我与妈妈的关系是冲突和纠缠不清的。

那些已被遗忘在角落的碎片刺得我很疼，令我混乱。但接下来的课程中，我渐渐理解了父母。他们用自己学到的爱的表达方式爱我，并竭尽所能地为我创造着他们认为最佳的成长环境。季羡林老先生曾说"不完满才是人生"，而我也渐渐明白，那些缺憾如同裂痕，正是光照进我生命的地方。

冰山，帮助发觉生命的潜能

学习萨提亚模式期间，妈妈刚去世两年，五岁的儿子却在那时出现抽动症，这让丈夫对此颇有微词。我强烈的情绪如同火山爆发，甚至一度想追随母亲而去。我感到实在无力面对未来的生活。

小组成员和我运用冰山发现隐藏在我内心的伤心、失望、内疚、痛苦、自责、压抑、愤怒、羞愧、怀疑等感受，这些感受恣意在我的心中撕扯。我恨自己无法挽回妈妈的生命，不能照顾好孩子；我期待丈夫在我脆弱无力的时候可以拥抱我一下，而他却在指责我。这触发了我儿时被忽略的痛苦机关。那时的我极度虚弱、自卑，感觉自己渺小得像粒尘埃。

我是有力量的、有责任的、有爱的、有勇气的，我是智慧的、有能力的……当这些充满温度和力量的词语流进我的心田时，我的价值感一点点被提升，逐渐厚实的自我底盘托着我向冰山顶部慢慢爬升，沮丧被希望一点点替代。再次站在冰山的高端，我拥有了拿回责任的力量，我想要去厘清过去模糊的边界。原来我可以把脆弱表现出来而不必羞愧，我可以在丈夫面前把指责转化为求助，我和丈夫站在一起才是一个家最稳定的状态。我开始与过去和解。我的改变，从冰山开始。

欣赏并接受"过去"可以增加我们管理"现在"的能力

萨提亚模式如同那双剥开包装的神奇之手，引领我一层层打开自己简朴的、华丽的、自卑的、自信的、冷酷的、温暖的包装，一份珍贵的礼物熠熠闪光，那是生命的希望！我怀揣希望，接受了妈妈的离开，接受了不够完美的童年，向往着经营好现在的生活。而那些略带缺憾和瑕疵的过往已被我整理好，安放到我的博物馆里，珍藏。

现在的我，依然追求完美，只是想让生活过得更有质量，让工作更高效，让自己更富有创造力，而非为了获得某种赞誉。我依然体贴他人，那是源自内心的爱的表达。我会表达感受，那是在平等的基础之上真诚的诉说。我爱自己的孩子，笃信他是独一无二的天使，但我不是完人因而不必万能更不必完美。我只要积极地关注，安静地欣赏，并为他庆祝成长；我不再愚蠢地想把丈夫变成父亲或是哥哥。他是陪伴我终老的爱人，他如此鲜活，像一个宝藏一样等待我去发现、去尊重。这一切的变化皆出自"表里一致的真实的自己"，这让我变得更加自信、自由、自在。

运用萨提亚模式，传递幸福的钥匙

如今，跟随石卉老师学习已经四年，通过学习我在快速地成长。我和戒毒所萨提亚团队的警察们运用所学，帮助了千余位饱受毒瘾摧残、倍受家庭问题和个人成长问题折磨的戒毒人员。

今天的我，内心笃定而坚实、平和而柔软。我将追随石卉老师的脚步，用萨提亚这把爱的钥匙打开每扇紧闭的心门，将萨提亚赐予的生命礼物传递给更多的家庭和朋友。

在心理学的滋养中成长

宾夕法尼亚大学在读硕士 心钥教育科技联合创始人　彭砾凡

作为"发展教育心理学"专业的硕士生，我感到非常庆幸，因为选择的是充满神秘色彩的专业，我不仅可以逐渐破解其中的奥秘，还可以将学到的知识潜移默化地应用到自己的日常生活以及未来发展之中。我之所以从本科开始就在众多热门学科中选择了心理学专业，大概是因为从我还没有出生的时候就已经开始接受了心理学的胎教；在我成长的过程中，我的妈妈——石卉老师，不断向我展现心理学的魅力。

我很幸运地参加了妈妈带领的各种培训班的学习，拥有着好几期"萨提亚"初中级和"幸福的种子"的同学，自我介绍时当我说："我今年21岁，学习心理学22年。"同学们就会戏称我为石卉老师"最资深"的学员。这21年来，我的人生可以说还是平平坦坦、一帆风顺的。很重要的原因就是因为我的父母为我营造了健康的原生家庭。

所谓健康的原生家庭并不代表父母为孩子所做的一切都是完美的。很多参加过妈妈工作坊的父母，会觉得自己学得晚了、错过了自己孩子成长的关键期或对孩子有许多亏欠而感到内疚。但是，完美的童年其实是不存在的。在我的记忆中，妈妈由于忙着去学习、去讲课，天南海北飞来飞去。我与妈妈相处的时间常常被分割，但是这有限的与妈妈共处的时间，都是温暖的、欢乐的。爸爸是个艺术家，经常有演出或聚会。在妈妈出差的日子里，爸爸就会提前给我做好饭，我放学回家自己吃。所以小学时期很多的晚上都是自己一个人度过的。

正因如此，我拥有了很多与自己相处的时间，学会了与孤独相伴并与其成为"朋友"，而且我也会格外珍惜和家人相处的时间。

因为我的爸爸要求非常严格，直言不讳，喜怒皆形于色，且情绪切换迅速，情绪好的时候似"天使"，不好的时候又像"魔鬼"，所以小的时候我经常会因为和他交流不畅或者难以接受他突变的坏脾气而感到气馁，有着黄色性格的我便慢慢习得了逃避和讨好姿态应对爸爸；随着年龄长大，我慢慢有了底气，尝试过采用超理智和指责来回应。幸亏有妈妈在中间扮演调停人，才使我和爸爸能"和平相处"。每一次在我和我爸相处受挫之后，妈妈总是会第一时间给我最温暖的安抚，会告诉我爸爸这火爆的脾气、粗犷的表达背后真正的感受、想法、期待以及背后深深的爱，还有即使作为男人也会呈现的脆弱：有的时候可能是因为我马上要和妈妈一起出差，我爸想到自己一个人寂寞在家便充满焦虑；有的时候则是因为被他自己小时候充满危险的回忆所困扰，当看到我的一些行为触动了他个人的糟糕体验便产生了过度担心和恐惧，等等。慢慢地，我也开始理解爸爸、了解他童年的故事、熟悉他的表达方式、尝试读懂他言语背后想要表达的真实含义。这种本领，在我同朋友、老师、同学、长辈对话与交流的过程中同样非常实用。

在我还是11岁的时候，我跟随妈妈出差讲课中初次了解到我性格是黄色偏绿，从此以后便时常觉察自己，尝试着给自己添加一些其他色彩的特质，使自己变得更多元、更丰富。我也会注意把控每种性格的特质，不让它们过分凸显，因为我知道每种性格的限制就是其优点的极端表现形式。长大些后，当我学习到压力下的防御策略和亲密关系理论后，我进一步地了解了自己，我所习惯的各种模式，潜意识的、不合适的行为原来都是自动化的自我保护。我不再不经思考地去应对压力的到来，而是有觉察的、有选择地去回应。同时，我也明白了在亲密关系中常常处于被动的原因，不善于表达自己负面情绪的原因，以及在感情中常常为自己留出后路的原因。那些用来逃跑以避免自己受伤害的回避，跟我小时候受爸爸喜怒无常的情绪的影响有关：犯错时被爸爸呵斥惩罚时的焦虑，表达负面情绪会被嫌弃的担心，靠得太近或许会有危险的本能防御。当我对自己有了充分的觉察，我便尝试着改变自己的内在信念、未满足的期待，尝试着主动地去表达和提要求，做到相信别人也相信自己，而不是一味付出。同时我深刻体会到，从爸爸妈妈身上我也学习到了非常多珍贵的品质，比如爸爸的执着、坚持、勇敢而充满力量，比如妈妈的善解人意、体贴、温暖。

因此我看待自己、他人和世界的视角变得更加完整而多元，所看到的一切都更有弹性和空间。我知道从爸爸妈妈身上，从老师、同学和朋友们的身上，从广袤的宇宙天地间，我还有很多很多需要学习的宝藏。到目前为止，我学习心理学的一切对我的生活产生了很大的影响，且让我受益匪浅。

从我小时候起，妈妈就有意识地培养我的表达能力，并且在我的成长中给予我充分的信任和肯定，总是给我鼓励，帮我树立信心。从初一开始，也是因为妈妈的推荐，我有机会陆续给学校的不同年级、班级以及外校初、高中的同龄人介绍心理学知识。读高中时又给一些国际学校的高中同学分享心理学知识。

这些经历对我的帮助非常大。在这个过程中，对于心理学知识的运用与传播使我对心理学有了更深层次的认识与理解。有的人学习心理学或许是为了能了解他人、解读他人、帮助他人，但其实，学习心理学最受益的还是自己。一个人要想活明白、要想幸福快乐，要想潇洒人生做自己生命的主人，一定要了解自己，信任自己，为自己赋能，使自己自主自在，因为只有自己充盈了才真正有余力帮助他人并与世界和谐共处。

目前的我，一边在宾夕法尼亚大学继续我的硕士学业，一边在和大学同学共同创办"心钥教育科技"，希望能够帮助到更多青年学子和我们一样早日开启自己的幸福心灵旅程。幸运的是，虽然我的人生才刚刚开始，但是在心理学的滋养中，在东西方文化的不断学习中，我已经走在通往幸福的大道上……

够得着的幸福

THE KEY TO HAPPINESS

认识萨提亚 开启幸福大门

石卉 著

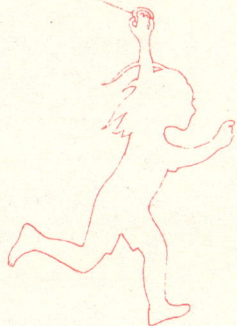

中国海洋大学出版社
·青岛·

图书在版编目(CIP)数据

够得着的幸福 / 石卉著. —青岛:中国海洋大学
出版社,2020.7

ISBN 978-7-5670-2529-5

Ⅰ.①够… Ⅱ.①石… Ⅲ.①心理咨询
Ⅳ.①B849.1

中国版本图书馆 CIP 数据核字(2020)第 125916 号

够得着的幸福 / GOUDEZHAODEXINGFU

出版发行	中国海洋大学出版社	**网　　址**	http://pub.ouc.edu.cn
社　　址	青岛市香港东路 23 号	**订购电话**	0532—82032573(传真)
出版人	杨立敏	**邮政编码**	266071
特约编审	刘宗寅	**责任校对**	李洪强
责任编辑	李夕聪	**插　　画**	赵雨姮
印　　制	深圳市国际彩印有限公司	**成品尺寸**	170 mm×230 mm
版　　次	2020 年 11 月第 1 版	**印　　次**	2021 年 1 月第 2 次印刷
印　　张	44	**字　　数**	620 千
印　　数	10001～20000	**定　　价**	199.00 元

发现印装质量问题,请致电 0755—86096690,由印刷厂负责调换。

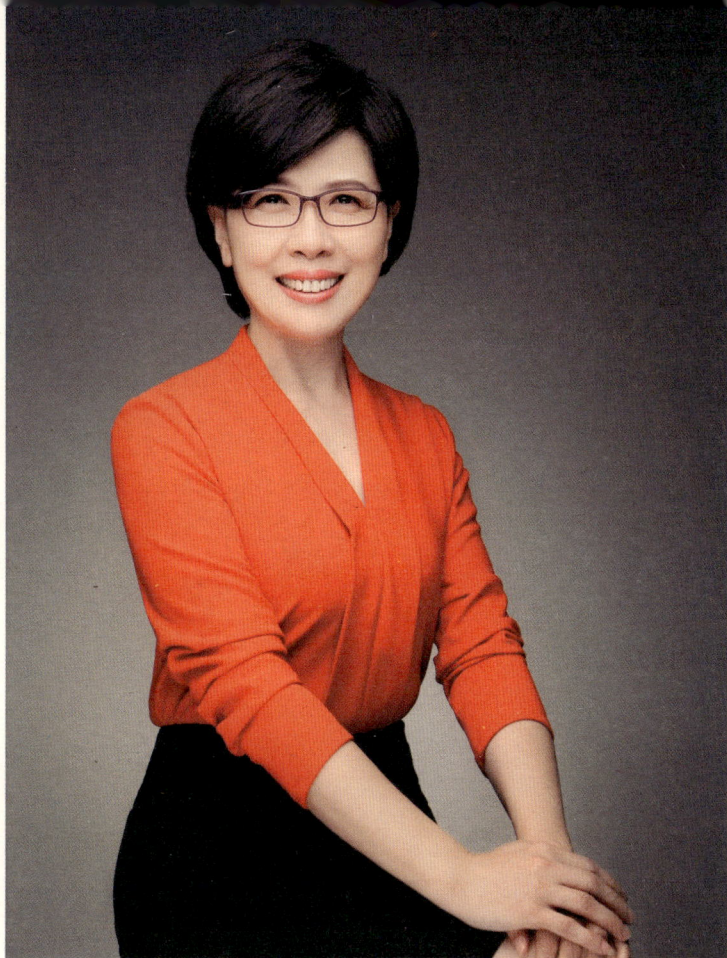

　　石卉，青岛成长心理研究院院长，唯有爱教育首席导师，欣心海心理咨询中心主任。系中国海洋大学、北师大附校等大、中、小学外聘心理专家，海信学院、正大天晴等企业特聘心理专家，司法部、山东省戒毒局、青岛市强制隔离戒毒所等特聘戒毒心理专家，北师大及《中国教师报》校长培训班、骨干教师培训班特聘导师，复旦大学附属肿瘤医院等医院以及北大、人大 MBA、EMBA 医院院长管理培训班特聘心理专家。

　　潜心耕耘个体及团体心理重建事业近 30 年，举办心理健康讲座、工作坊与心理专业技能培训等数千场次，足迹遍布全国各地。个体及团体心理咨询时长超 2 万小时，陪伴并帮助上万家庭开启了幸福之门。

　　悉心学习、研究、推广萨提亚家庭治疗模式、心理剧、叙事疗法、依恋理论、心智化理论、积极心理学等心理学理论与方法，以敏锐的觉察和独特的视角将西方心理学与中国优秀传统文化相融合，并用于心理培训课程研发以及团体培训、个体及家庭心理咨询等，成绩斐然。

传播萨提亚模式，播撒幸福的种子

我的人生转变是从认识萨提亚开始的。在这之前，我表面上看来是成功的、幸福的：家庭和睦，事业有成，经常会被邀请作为电视栏目的心理学嘉宾出现在电视屏幕上，年纪轻轻就坐上了心理学专家的席位。但只有我自己心里清楚，这一切是多么不堪一击。

那时的我，一切的价值感均来源于外在。看上去的阳光积极和自信乐观也都需要外在的成就感和他人的优良评价来勉强维持。那些自信是多么脆弱，稍有挫败就会跌至谷底，常让自己塌陷在自我否定和自我怀疑的深渊里无法自拔。即使心理学理论也无法拯救那个看上去光鲜亮丽的自己。许多心理学流派的理论观点把我引向了更加理性的思考，在分析自己和他人的同时，反而让自己生出更多的傲慢与自负，由此带来的所谓自信变得更加脆弱，使表面的自己离真实的自己越来越远。

在这种情况下，我接触到了萨提亚模式。通过学习和成长，真正将萨提亚的信念、价值观完整地落实、整合到自己的内在，我终于看到了那个包裹在虚假躯壳中，一直在懵懂状态里等待被点亮的自己。

当我找回自己的"主权"和力量，自由、踏实而又轻松地享受每一个当下时，我深深地折服于萨提亚模式的博大与精深。这颗心理学皇冠上的明珠，照耀着许许多多的人找回了去除表面角色与防御的真实自己，能够坚定而有力地面对属于自己的闪亮人生。我，因此也更加坚定了成为萨提亚模式传播者的信念。

萨提亚模式通俗易懂，即便是完全不懂心理学的小白，也能将其方法和技术轻松运用在自我的疗愈、探索与成长之中。萨提亚模式包罗万象，融合心理学诸多流派的理论精华，并暗合了东方文化的智慧，呈现出强大的生命力。它简易、有效，充满宇宙间的智慧与能量，资深专家也好，普通大众也好，都能从中获得启迪与力量。

萨提亚站在人性的层面，走进人的内心，引导处于任何人生阶段的个体，从更加完整、更加丰厚的视角认识自我，从而点亮内在的智慧之光：从家庭入手，从关系入手，从成长经历入手，从自我的不同层面入手，使人们看到作为一个人的真实面貌；帮助人们去发现所遇到的困难背后的机会，看到暗夜里的那一束光。

多年以来，我在传播萨提亚模式的过程中，收获了无数学员和朋友实现人生改变的鲜活故事。在这些精彩的故事之中，有的人在婚恋关系中迷茫困惑，有的人陷于亲子教育的误区，有的人处于恶性循环的负面情绪里，有的人在职场中找不到方向，有的人则站在人生的十字路口左右徘徊……但是，他们都因学习了萨提亚模式发生了巨大改变。他们中的许多人像我们一样，自觉地成为萨提亚模式的传播者和践行者，播撒幸福的种子，尽己所能地创造周边更美好的世界。

无论是自助还是助人，相信大家一定可以从这套书中找到那块属于自己的珍宝。通过《够得着的幸福》这套书，我愿将这近30年学习心理学和实践萨提亚模式的收获毫无保留地奉献给读者朋友们，我们也衷心地希望大家和我们每一位受益者一样，在自己的生活中结出丰硕的幸福之果，并将硕果分享、奉献给更多的人。

2020年10月2日

独具魅力的萨提亚模式

　　萨提亚模式是由维吉尼·萨提亚（Virginia Satir, 1916-1988）首先提出的。维吉尼亚·萨提亚是美国极具影响力的首席心理治疗大师，被美国著名杂志《人类行为》誉为"每个人的家庭治疗大师"。

　　萨提亚模式，既是一种动态地解释人以及人在与家庭、社会的互动中所产生的种种问题的心理咨询模式，也是一种研究一个人如何在人际关系三要素"自我""他人""情境"的系统中，获得幸福生活的心理教育系统。这一模式帮助人们解决的心理问题是：①"我"如何才能实现内在和谐并成为自己的主人？②"我"与另一个人怎样才能和睦相处？③"我"怎样做才能使自己所处的人际系统（家庭、组织、社会）呈现和谐状态（家庭、组织、社会成员之间的和谐与协作）并具有较强的凝聚力？

　　萨提亚模式在深邃广博的心理学领域与人们的日常生活之间架起了一座桥梁，使每一个人都能轻松地走进看似神秘、深奥的心理世界，并有机会得到温暖而有力的心理支持、促进内在力量的全面提升、进入全新的生命境界。这一模式对现代人的生活具有非常明确而有价值的指导意义，因而备受世界各国心理咨询师、心理学爱好者以及追求美好生活的人们的关注与推崇。

　　萨提亚一生都在致力于探索人与人之间的关系以及有关人类本质的各种议题，她的理念和方法影响广泛而深远。

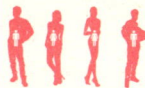

萨提亚模式的特点

所有参加过心理咨询师培训的学员都记得，心理咨询的基本原则之一是平等，而萨提亚模式是最早提出遵循"人人平等、人人皆有价值理念"来处理人际关系的心理咨询模式。它通过增强人的自尊心、改善人们的沟通方式，让人变得更加人性化，更加身心整合、内外一致，更加自由、和谐与幸福。

萨提亚模式在创始初期主要应用于家庭咨询。随着不断的完善，现在它不仅仅适用于家庭咨询，还适用于个人咨询与团体咨询。萨提亚模式从家庭、社会等系统着手，全面转化个人身上所背负的心理问题，重建个人的内在心理系统。

对于萨提亚模式，无论是创始初期的参与者还是后来的追随者，一致认为它具有以下特点。

首先，萨提亚模式着重于提高个人的自尊水平；或者说，这一模式的核心就是发展人的自我价值。无论是西方社会还是东方社会，无论是社会学还是心理学、教育学，都一致认为，一个人拥有更高的自我价值感（高自尊）有利于提升个人的幸福指数，有利于通过顺畅的沟通建立和谐的人际关系。例如，一个透明的玻璃杯子里倒进去100毫升黑色墨水，当我们平视这个杯子时，看到的墨水是100毫升；当我们蹲下来仰视这个杯子时，看到的墨水好像比100毫升多；当我们站在凳子上俯视这个杯子时，看到的墨水又好像比100毫升少，如图1-1所示。如果把蹲着的姿态看作价值感低的状态，把站在凳子上的姿态看作价值感高的状态，把每天遇到的不愉快的事（无论是家庭变故、工作压力，还是下雨天打不上出租车等琐碎烦人的心事）看作"黑色墨水"，那么，一个人在低价值感时更容易放大"黑色墨水"的容量，陷入负面情绪与思维，如悲伤、愤怒，而在高价值感时则更容易缩小"黑色墨水"的容量，更容易从不愉快的情绪中走出来，更加阳光、自信、从容地面对所遇到的生活或工作中的不顺心事件，进而创造更多的可能性。

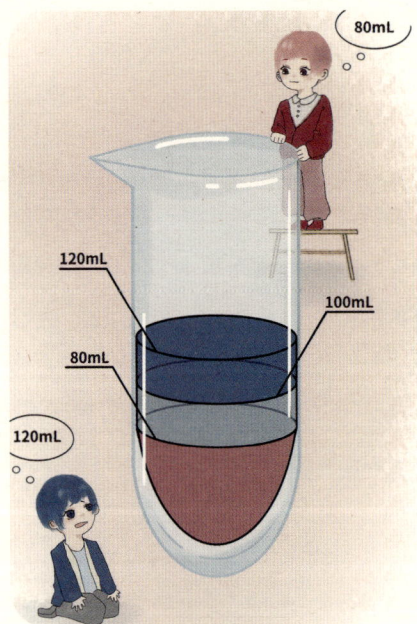

图 1-1 从不同的角度观察杯中水的体积

纵观萨提亚的一生，她每时每刻都在致力于让每个来访者拥有更强大的自尊心、更高的自我价值感、更从容的生活态度和更加宽阔的胸怀。

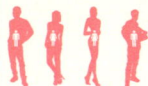

其次，萨提亚模式不仅致力于帮助人们消除症状，而且致力于改善人的沟通方式及帮助人活得更加人性化。单纯的"头痛医头、脚痛医脚"的机械模式只能暂时消除人的症状。当一个人的系统出现了问题时，系统中最脆弱的部分会首先呈现症状，如果只力图消除这一部分的症状，很可能会导致系统病变的根本问题被掩盖。我们的人际关系和生命质量常常因沟通不畅而受到影响。我们与其刻意地进行沟通训练，倒不如通过发掘个人内在的资源与能量，在自我价值感获得提升的基础上，使"外在"的言行与"内在"的感受、观点和需求联结起来，实现身心一致的人际互动；运用有效的心理咨询工具，激发更多的"人之所以为人"的人格特质和内在动力。当整个家庭系统更加和谐、个体产生心理症状的情境发生了改善时，一个人的心理问题便会自然消解。

再次，萨提亚模式的最终追求是让每位来访者达至"身心整合，内外一致"的状态。我们使用的计算机无论多么高端，计算机语言最核心的部分仍然是二进制语言，所以全世界的电脑语言无论有多少种呈现方式，两台计算机的交互仍然是以二进制语言为基础的。同理，对于人际交往来说，萨提亚模式不仅致力于使一个人可以顺畅而自然地表达自己内心的观点与愿望，而且致力于使一个人的这种观点与愿望能够被对方所接受——寻求人与人的"心"最近的距离，从而奠定双方建立真诚关系的基础。

在此，可以通过阅读萨提亚的一段话来体会这位伟大心理学家的崇高思想境界。

我现在越来越清楚地认识到，每当我们尝试去帮助另一个人的时候，必须做的一点就是对人类的灵魂给予深深的敬意。20年前，我曾经非常小心地避免提及灵魂这个字眼，因为它属于宗教范畴，而在心理学这门"科学"中没有它的立足之地。而现在我认为，如果宗教真能起作用，心理治疗根本就不会诞生。我不相信一个得到了真正养育的自我，会去虐待自己或是他人。更进一步说，我相信人的灵魂实际上是一种生命力量或者说能量的展现，这种能量不断地塑造和再塑造着人自身。

我把所有人都看作他们自己生命力的展现，只是表现的形式不同而已。当人们有某种需要或者问题时，他们展现自己的方式（即看、听和说的方式）可能非常丑陋，也可能非常优雅，或者非常痛苦。在所有这些表象之下，我总会看到一个活生生的生命。我觉得，如果从过去到现在，他们真实地生活过，就可能学会用不同的方式展示自己。所以当我遇到每个生命个体时，我都会在心中试图透过个体的外在表现去理解他/她的内在部分，也就是其自我的一部分；我称之为自我价值或自尊，并赋予它一个亲切的名字"罐子"。这个"罐子"在不断寻找某些方式展现自己。我观察一个人时会始终关注这一点。而对那个人来说，她或他的内在会有一些自己从未触及过的部分，他或她甚至不知道自己这部分的存在。但我知道它就在那里，这对我来说是确信无疑的。我从不问别人是否拥有内在的生命能量，只是问他们如何去触碰它。

总起来说，萨提亚模式无论是对于心理健康从业人员，还是心理学爱好者，以及追求幸福生活的人们都有极大的帮助。萨提亚模式心理咨询的过程，从哲学本质上说，或者从人性修通的视角说，就是中国传统文化儒家思想所指的开发心灵宝藏的过程。通过学习和了解萨提亚模式，每个人都会在专业助人、自我疗愈及个人成长等方面获得提升，排解人际关系、亲子关系、婚姻关系、家庭与事业关系等方面所遇到的各种难题。

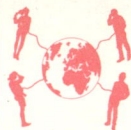

萨提亚模式的五大要素

萨提亚模式是一种积极正向的成长模式，一个极具包容力且不断发展、完善的工具箱，在家庭心理咨询及个人成长指导等方面颇有建树，在国际、国内心理学领域具有广泛而深远的影响。它不仅聚焦于个人、家庭、组织的问题，而且创造了一套协助个人、家庭和组织由负向消极转化为正向成长的理论和方法。因此，萨提亚模式又叫作萨提亚系统转化模式，其最大特点是着重提升个人的自尊心，改善人际沟通方式以及帮助人活得更加人性化，展现个人内在真实存在的强大力量，最终实现人的"身心整合，内外一致"的目标。

萨提亚模式的基本内涵包括以下五个方面。

一、体验性

萨提亚模式又被称为"体验性家庭咨询"模式，因此萨提亚模式的所有工具都是为了促进体验性。萨提亚模式之所以注重体验性，是因为人的学习是在体验里完成的，只有体验才能实现左、右脑的联结，使认知更全面、更深刻。因此，萨提亚模式的工具重在帮助来访者去体验自己、体验他人，通过体验促成一致性沟通、引发行为的真正改变。

　　萨提亚强调体验性并非否定左脑的重要性，只是过往的理论过分强调左脑的作用。实际上，一个人通过头脑层面的学习即使什么都弄懂了，在现实生活中依然会习惯性地使用已形成的自动化防御策略来处理问题。这是因为在头脑层面的学习中，我们忽略了富于体验性的感受。萨提亚并非试图扔掉理性而只关注感受，而是强调在并不需要去除理性时，选择性地"添加"体验性。在心理咨询中通过右脑参与体验，我们才能使咨询更加深入：有了觉察进而确认觉察，打开感受进入体验去接纳感受，便开启了内在改变的历程，进入通向神秘心理世界的高速公路。人类在感受之中更容易化解僵硬的固有观念，进而打破旧有的思维习惯。

　　雕塑是萨提亚模式的一种标志性工具。利用它，一个人可以通过身体姿态的改变引发感受，通过感官进入身体与情绪记忆的体验通道，使得身体里所有的自动化防御机制能够显现出来，于是也使那些在成长过程中自然发展出来的"自我"被激发出来；从身体姿态到感受再到认知、期待及渴望，进而开启"我"是怎样看待自己的及如何自我做主的机制，重新决定是否继续使用曾经似乎有效而此刻已经不再适用的僵化模式。在这一通过体验去完成的过程中，来访者的自我认知、自我与他人联结的正向改变得以强化。这正如中国传统文化强调的"知行合一"。人们为什么说知易行难？"知"是认知、是良知，"行"是改变的行动；知"道"却做不到，视为不知"道"，所以需要不断地在"行"上下功夫。而另一种说法是之所以难以知行合一，是因为还没有达到真正的"知"，只有更深入地学习，达到深知、真知、正知，才能深行、真行、正行。在心理学的解释系统里，认知被分为表意识认知和潜意识认知，而只有右脑参与的体验才能启动、改写和重建潜意识认知，真正做到真知真行、正知正行，而不至于错知错行、浅知浅行。所以说，体验或实践是促进"知行合一"的有效途径。如何知道并真正做

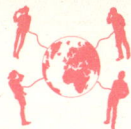

到"知行合一"？这就需要一个人通过体验来确定自己内心的良知本体从未离开，使"认知"深入到骨髓，最终引发"行为"的真正改变，自然达至"知行合一"的境界。

二、正向导向

萨提亚模式的目标是正向导向的目标，因此并不聚焦于病理学问题的解决，而是强调健康、可能性、资源和成长。所以，这一模式总是关注三个方面的问题：①来访者的渴望是什么？②某件事情或行为看起来让我们感觉不好，其背后真正的正向动机是什么？③来访者既然身处如此糟糕的境地，是什么支撑他（们）走到现在，其内在的资源是什么？萨提亚模式的核心点是提高人的自我价值感，让人回到生命的中心做回自己，看到自己的选择并为自己负责，发现自己其实一直都拥有爱且有能力把这份爱分享出去。无论是面对个人还是面对家庭、集体，萨提亚模式所做的一切都是围绕着终极目标——提升自我价值感来展开。保持在高自我价值状态的人相信自己、相信爱，接纳和发现自己的无限可能，且愿意把这份爱与力量传递出去，乐于奉献，乐于付出，乐于分享。长期处于低自我价值状态的人却一直在渴求爱，寻找爱，证明爱，索取爱。自我价值是指一个人感受到或认为自己值得拥有多少爱，愿意同时也有能力付出多少爱。因此，萨提亚模式并不聚焦于问题，而聚焦于问题为什么会成为问题、怎样才能使人拥有更多的力量以获得更高的自我价值。因此，萨提亚模式强调如何帮助人实现四大基本目标，即拥有更高的自我价值感、拥有更多的选择、愿意更负责任、能够内外和谐一致，并以这四大目标来完成心理咨询的阶段性目标、来访者生活的改变目标以及"冰山"目标、访谈目标等小目标。萨提亚说，只要点一根小蜡烛，整个房间就会亮起来。正向导向需要点燃每个人内心的灯，这既是中国传统文化所说的"何期自性，本自具足"，也是她强调的"这种能量不断地塑造和再塑造着自身"。因此，萨提亚模式咨询师要正向聚焦，将来访者引导至每个人想要成为最好的自己的方向。

三、系统性

萨提亚模式的系统性表现在以下三方面。

(一)原生家庭系统

一个人如何看待自己以及对爱拥有怎样的加工方式受原生家庭的影响较大。萨提亚认为人是家庭塑造出来的，她强调在分析一个人面对的个人问题及关系问题时应从其原生家庭开始。一个人来到世界上进入一个家庭，便和这一原生家庭中的父母、兄弟、姐妹互动，彼此之间形成了相对稳固的反应模式、依恋类型、相处准则以及价值观、人生观和世界观。一个孩子的成长过程充满了危险和压力，而父母应对压力的方式直接影响着孩子的行为。人们成年后的反应模式，在大多数的情况下都是童年与父母互动的翻版，因此要深究一个人当下行为的成因，就要回到他的原生家庭里去——他曾在那里学会了现在的行为方式。原生家庭系统是一个人价值观最初形成的地方。在原生家庭系统里，一个人形成对世界的期待、感受和观点。一个人可以看到自己是如何满足自己的渴望、如何把他人看作自己的重要他人的，以及他人是如何转化为自己的重要他人的。一个人在不同情境中如何整理好自己、如何保有安全感、如何获得喘息的空间、如何拥有暂时的自由和解放、如何给自己留出空间、如何处理人际关系、如何应对压力等都与原生家庭有关。由此，萨提亚模式使用家庭图的方式来帮助人们探索原生家庭系统及其影响。

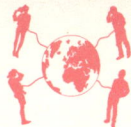

因此，原生家庭系统是一个人建立庞大内在系统的摇篮和起点。

(二)人际互动系统

除了原生家庭系统外，人们还要进入幼儿园、学校并走进社会，老师、同学成为一个人除父母之外新的交往对象，交友、恋爱、工作成为一个人不可回避的事情。一个人在成长的历程中如何看待自己，除了要考虑原生家庭的影响外，还要考虑重要他人和重要生活事件的影响。因此，萨提亚模式教导人们要学会运用"影响轮""沟通姿态"以及"大事年表"等工具来探索人际互动系统。我们生活的世界，是一个人与人互动的世界。我们明明想与人更加亲密，为什么却往往将他人推远？我们明明想动之以情，为什么却要压抑情感而喋喋不休地大讲道理？我们明明非常生气，为什么却选择取悦他人？我们明明心里的脆弱想要得到一个理解，为什么却用咆哮和怒吼来做伪装？对这一切问题，我们都会在探索人际互动系统的过程中找到答案。人际互动系统就是人与人交往的世界，有效、健康的互动方式会让我们的生活更加和谐、更加幸福，我们的自我价值感也会变得更高。我们拥有怎样的人际互动品质，就拥有怎样的自我价值系统；反过来，我们拥有怎样的自我价值系统，便能够发展出怎样的人际互动品质。因此，人际互动系统显示着我们的自我价值，也呈现着我们在原生家庭那里所学习到的一切互动要素。

(三)个人内在系统

原生家庭系统与人际互动系统都属于外在系统。外在系统的影响实际上是通过个人内在系统实现的，其中体现的是外因与内因的辩证关系，即外因通过内因起作用。

　　一个人在与他人互动时，需要经过个人内在系统的加工来判断感受到了什么以及如何处理这些感受。个人内在系统是个体自身所有组成部分的总和。人们在面对外在世界时，会启动内在系统的所有部分一起工作，包括个人的行为、感受、观点、期待与渴望。萨提亚模式用"冰山"这一隐喻来探索个人内在系统。一个人发生的所有事情，包括语言、行为、情境、故事都处于"冰山"的最顶层，是水平面之上看得见的内容。比如，看到很多新闻事件、故事，在尚未了解事情真相的时候，我们往往会第一时间给出评价，这所有的评价都只是处于个人"冰山"的最顶层，也就是"冰山"顶层的一角。处于"冰山"顶层一角的评价与反应，只是针对事件、故事的个人观点的表面呈现，肯定是肤浅的，而想要深刻地认识有关事件、故事，则要深入"冰山"的底层——了解个人的内在系统。隐藏在水面之下的冰体则是一个人真正庞大复杂的内在系统。个人内在系统的"冰山"真正发挥作用的是最底层——自我身份认同（我是谁）。此部分则是萨提亚模式的另一工具——"自我环"，也就是自我价值的反映方式。"自我环"是对整个事件、故事等起作用的个人内在庞大系统的核心，它涉及一个人如何看待自己、如何启动内在无穷的力量以及如何挖掘内在的无尽宝藏，也包括在遮蔽自我力量时的自我设限与自我否定。

　　总之，通过探寻原生家庭探索外在系统对内在系统的影响并进而重整内在系统，人们便可以经由自身内在的改变而引发外在的一切改变。站在成人的视角重新看待当年那个孩子成长的环境，我们可以帮助那个孩子充分汲取原生家庭的营养，改变原生家庭对那个孩子可能造成的负面影响，探索成长历程中曾对那个孩子带来影响的生活事件及重要他人，从中获取支持和力量来改善人际互动的自动化反应模式，进而重建原生家庭（内在影像及影响）、重整内在系统、重塑人际互动的模式。

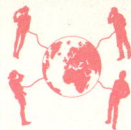

四、聚焦改变

以上所有的探索都是为了两个字：改变。萨提亚模式的重要特点就是当我们重新看待过往的一切时，便会使当下僵化的现状开始晃动、摇摆；这就如同在完全无法撼动的冰山最底层，开始有生机勃勃的生命之力在推动。在冰山最底层的自我价值开始提升的时候，我们内在的力量被重新激活，我们愿意从此刻开始、从自己开始发生改变。萨提亚说："改变从来都是有可能的，即使外在的改变有限，那么内在的改变也还是有可能的。"她的价值理念中首要的就是"改变是有可能的"。当人们认识到自身价值的平等性并接纳它们具有的独特性和相似性时，就会敞开双臂欢迎改变的到来，从而获得新的选择的可能性。萨提亚模式独有的"改变的历程"工具，帮助我们看到改变的过程中哪些步骤比较困难、会经历什么、如何帮助自己完成这个艰难的历程。所有对自我过去经历的探索、对自我与他人的认识与觉察，都是为了聚焦改变——改变行为，改变信息加工的方式，改变情绪反应的自动化，改变沟通的姿态，改变看待自己、看待他人、看待世界的态度。所有的点滴改变自然能够使人的内心最终顿悟，达致中国古圣先贤们所说的"久久为功，行稳致远"的人生新境界。

五、一致性

萨提亚模式较重要的工具就是"运用自己"。使用这一工具时，我们要放下专业面具，用人性的部分，以真诚、好奇、关爱的态度来对待自己、他人及环境，使自己与自己、自己与他人、自己与环境保持一致。一致性是开放的、动态的。萨提亚认为，一致性是一种健康的存在方式，能够诚实地与自我、他人和情境相联结，是一个人内在和谐、人际和睦的基础，它存在于个体所有组成部分之间的健康关系中。一致性不仅指沟通中自由表达的一致，也指个人内心的整合与一致。心理咨询中一致性的精神贯穿于萨提亚模式著名的"冰山"隐喻和沟通姿态等之中。一致性就是来访者最终要到达的状态——自信、自主、自由、自在的状态，带着觉察力随时愿意去探索、去改变、去整合的状态，拥有掌控力与更多选择的自由与成长的状态。

萨提亚的成长经历

了解维吉尼亚·萨提亚的成长经历，对于我们学习萨提亚模式有非常大的帮助。在萨提亚的成长过程中，她的以下几个人生节点或许特别值得我们注意：第一个人生节点是5岁，第二个人生节点是35岁，第三

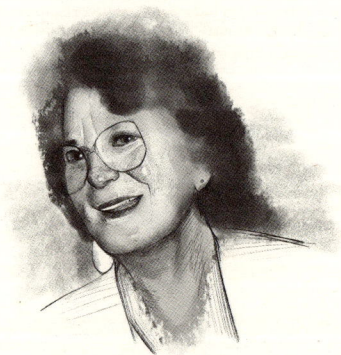

图1-2 萨提亚女士的手绘肖像

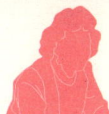

个人生节点是72岁。

维吉尼亚·萨提亚1916年出生于美国的一个农民家庭，1988年去世。她在家中排行老大，她的第一份工作是在一个小的社区学院执教。她于1948年在芝加哥大学获得社会工作硕士学位，毕业后成为精神科社会工作者，1951年她开始私人执业，1955年她进入伊利诺伊州精神病学研究所，教授"家庭动力学（Family Dynamics）"。1959年，她与唐·杰克逊和朱尔斯·里斯金在加州的门洛帕克成立了心理研究院（Mental Research Institute，简称MRI），推动有关家庭咨询的研究和训练，并且在MRI开创了历史上第一个家庭咨询训练课程。1962年，心理研究院获得美国精神卫生研究院的资助，开展了第一个正规的家庭咨询培训项目。

1964年，萨提亚出版了自己的第一部著作《联合家族治疗》。此后，她的主要精力用于在世界各地开展家庭咨询的工作坊和培训项目，帮助人们发展成为"更完整的人"。

第一个人生节点。5岁时，小萨提亚阑尾炎发作，躺在床上剧痛难忍。母亲坚持不带她去医院使用药物治疗；父亲虽然打心底里不同意这种做法，但还是听从了妻子的安排。小萨提亚躺在床上疼了两天，直到病情明显恶化，父亲这才抱她去医院治疗。幼小的萨提亚发现父母在自己是否应该去医院治病的问题上意见不一致但不沟通，对此她非常困惑。她当时做了一个决定，就是长大后要成为父母的侦探。耐人寻味的是，那时萨提亚才5岁，是1921年，但直到近百年之后的今天，夫妻双方观点不一致时不沟通，抑或夫妻因为观点不一致而大吼大叫吵架的现象依然是影响婚姻关系的主要因素，因此，无数心理健康从业人员一直在致力于帮助人们进行有效的一致性沟通。

第二个人生节点。 1951年时，萨提亚在采用联合治疗方法为来访者进行诊治的过程中遇到了这样一个家庭：一个已被诊断为患有精神分裂症的青年女性患者，经过萨提亚大约6个月的治疗之后，情况得到了极大的改善；但是，萨提亚却突然接到来自患者母亲的一个电话，声称要控告她离间她们母女之间的感情。

萨提亚并没有按电话里说的来理解这位母亲的话，而是听出了她在电话中隐含的请求。于是，萨提亚邀请这位母亲与她的女儿一起来参加下一个疗程的治疗。当治疗开始后，女孩原来与萨提亚已经建立起来的良好的治疗关系顿时瓦解，女孩似乎回到了她治疗过程的起点。

在萨提亚继续为她治疗的过程中，一种崭新的治疗关系逐渐在母亲、女儿和咨询师之间形成。因此，萨提亚想到邀请患者的父亲也加入进来。但是，当这位父亲成为治疗过程的一员时，刚刚建立起来的治疗关系再一次回到原来的状态。此时此刻，萨提亚意识到自己已接近问题的核心。

她询问这个家庭是否还有其他成员。余下的这个成员被家人称之为"黄金宝贝"，他是患者的弟弟。当他进入治疗室并展现出他在家庭中的权力地位时，萨提亚更加清楚地看到了患者所扮演的毫无地位可言的家庭角色，以及她为了在这个家庭系统中生存下去而做出的种种痛苦挣扎。

这些早期的治疗经验以及接下来许多相似的案例，让萨提亚意识到家庭体系中存在的动力——一种常常被忽视却具有强烈影响的无形力量。她的治疗开始倾向于选择多个家庭成员参与，而不仅仅对被认定为患者的个体进行治疗。萨提亚不断地尝试着各种各样的方法，以达到干

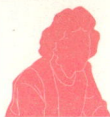

预整个家庭系统的目的，这也意味着她想通过改进家庭成员之间的沟通方式来重构整个家庭系统。

这一切，将帮助每个单独的家庭成员以及整个家庭，使家庭系统从一种功能不良和紊乱的状态变为一种开放、灵活且充满良好内部关系的状态。

第三个人生节点。 萨提亚72岁时，她的肝脏和胰腺上都出现了癌症的病灶。几个月之后，萨提亚安详地离开了这个世界。在这一年，萨提亚依然奔波在世界各地，向人们介绍和展示自己干预和处理家庭问题的方法，无私地为实现心中的"大同世界"而奋斗。临终前，她向自己的学生和助理们明确表达，不要颂扬和美化她这个人，而要护卫她的信念、她的模式，要全身心地继续传承萨提亚模式的精神。

今天，我们需要以发展的眼光来回顾与思考萨提亚的成长经历和萨提亚模式的作用。

首先，萨提亚模式诞生于1964年，那时美国心理学领域多是采用精神分析的方法来进行心理治疗。精神分析的方法提倡分别会见家庭成员，并且不与其他咨询师相互讨论来访者的状况。显然，萨提亚倡导的"联合家庭治疗"与那个时代的精神分析主流观点是不同的。

其次，萨提亚模式并不是萨提亚一个人独创的，而是时代发展的必然产物。"二战"以后，系统论使人们的思维方式发生了深刻的变化，许多学者放弃了孤立地考虑研究对象的探索方式，主张用整体的、相关联的视角看待事物，注重考察事物和其他事物之间相互制约、相互依存的关系。在心理治疗领域，心理学家发现偏重于个体、把个体在一定程度上抽象化的治疗方式具有很多的局限性。因为人是生活于群体当中，特别是生活在自己的首属群体——家庭之中的。所以，心理治疗所面对的来访者绝非孤立的个体，而是某种人际关系的"参与者"，治疗的关键便是从关系入手，促使患者对新的情境做出再适应。临床治疗实践证明，将来访者家庭纳入新模式的治疗中成效显著。1953年，美国精神分析咨询师纳森·阿克曼在担任儿童精神科医师期间，首次提出"家庭咨询"概念。之后的几十年中，家庭咨询（治疗）迅速兴起，呈现出蓬勃发展的势头，并成为在心理咨询领域与心理动力学、行为主义、人本主义并驾齐驱的第四大学派。除此之外，克尔·凯格尔、马丁·布伯以及海德格尔等人的积极存在主义等思想，也从哲学层面为家庭咨询理念的产生与发展提供了依据。

再次，萨提亚模式是一个动态发展、兼容并蓄的心理咨询与教育模式。萨提亚鼓励她的学生和同道，积极主动地去尝试和学习她提供的所有方法，但最终有选择地从中吸取那些适合的方法。对于那些使用萨提亚模式的人来说，能够与她形成彼此联系纽带的是作为她咨询工作根基的基本假设和价值认同，绝非一套治疗技巧和工具。这就需要所有学习和尝试使用萨提亚模式的学习者，能够抱着开放的态度，愿意将自己的人性当作治疗与咨询工具来使用。

虽然萨提亚开发了"沟通姿态""家庭雕塑"等心理重建的工具，但是在萨提亚看来，工具本身并不重要，而模式的价值观才更为重要。这一点我们会在本书中多次强调。萨提亚一生都在不断吸收、学习其他流派的理论观点。在她的治疗实录中，我们可以发现很多存在主义思想的印记，也可以看到结构主义理论的影子以及"家庭重塑"对"心理剧"等艺术表达方式的借鉴。

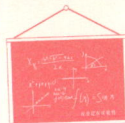

　　萨提亚模式是一个立体的、整合的模式，而非对"雕塑""冰山"等工具单纯、机械的应用。同时，萨提亚模式也是一种在不断发展的模式。1988年萨提亚逝世之后，时代的发展和思潮的变迁要求萨提亚模式动态地吸收一些新理论观点，包括叙事疗法、绘画疗法、依恋理论、人际神经生物学等心理咨询方式以及后现代主义、解构主义等哲学理念。这也要求我们应用与发展萨提亚模式时，不只机械地模仿萨提亚所使用过的治疗与咨询工具，而要使其与中国传统文化的精髓有机地融合起来。这就需要咨询师首先能使自己成为一个完整的人，一个内外一致、阴阳平衡的人，同时不断通过各种人性化、艺术性、体验性的切实有效的新方法，陪伴来访者架起一座通往人性善良美好、温暖有爱的心桥，最终帮助来访者回归"本自具足"的强大自我，开启人际和谐、自我掌控的光明人生。这，才是萨提亚模式的精髓所在。

萨提亚的信念

萨提亚的信念是萨提亚所创建的萨提亚模式的根基，既是萨提亚"冰山"中的观点与价值观，也是萨提亚模式的底盘与核心。

01 改变是有可能的，即使外在的改变有限，内在的改变还是有可能的。

02 父母在任何时候都是尽其所能而为。

03 我们拥有一切所需的内在资源，以便成功地应对及成长。

04 我们有许多选择，特别是面对压力做出适当的回应，仍能保持在高自我价值的状态里，而非对情况做出自动化的应激反应。

05 治疗需要把重点放在健康及各种可能性的部分，而非病理负面的部分。

06 "希望"是"改变"的重要部分。

07 人们由于相同而有所联结，由于相异而有所成长。

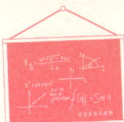

08 治疗的主要目标是个人可以为自己作出选择。

09 我们都是同一生命力的独特展现，并透过这股生命力而彼此联结。

10 大多数的人倾向选择自己熟悉的而非舒适、有效的应对，尤其在压力之下。我们要承认的是人们的应对通常是在其痛苦经验中求生存的方式。

11 问题不是问题，如何应对问题才是问题。个人受到问题的冲击大小，取决于对这个问题的珍视程度。

12 感受是属于我们的，我们都拥有它们，并且可以学习如何去驾驭它们。

13 人性本善。我们需要寻找自己的宝藏，以便联结并肯定彼此的自我价值。

14 人们（特别是父母）常重复在他们成长过程中熟悉的模式，即使那些模式是功能不良的。

15 我们不能改变过去已经发生的事件，却可以改变那些事件对我们现在的影响。

16 欣赏并接受"过去"可以增加我们管理"现在"的能力。

17 迈向完整的目标之一即接受父母也是人，并在人性的层面而非角色的层面与父母重新相遇。

18 应对方式的呈现取决于自我价值的高低；自我价值越高，应对的方式越和谐一致。

19 人类的历程是普遍性的，因此适用于不同的情况、文化及环境。

20 "过程"是"改变"的途径，故事"内容"形成情境，而"改变"就在"过程"中发生。

21 萨提亚模式的核心目标是达到表里一致及更高的自我价值。

22 健康的人际关系建立在价值的平等之上。

23 一切的发生都至少有三种以上的选择。

24 症状是潜意识对问题的解决之道。核对现有的问题如何成为难题，认真看待问题，但治疗却并不局限和聚焦在问题和症状上。

25 "运用自己"是咨询师最有效的治疗工具。

萨提亚模式常用工具

　　萨提亚的重要贡献之一在于她开发出一系列心理治疗与咨询的工具。咨询师可利用这些工具拓展自我探索及助人改变的空间，获得更宽广的工作视角。无论是回望过去的情境还是查看当下的现状，在咨询师的陪伴下，来访者都可以重新认识自我、接纳自我、欣赏自我，培养出高自尊与价值感，进而让不良症状自然瓦解。如同一台相机交给初学者和专业摄影师来使用，面对同样的风景，拍出来的作品却大不相同。因此咨询师在了解并使用工具的同时更需要了解其所承载的价值观，并通过学习和不断实践，将这些工具与自身融为一体，发挥其应有的作用。

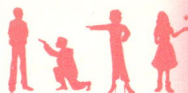

沟通姿态

从1951年萨提亚接受第一个家庭咨询开始，家庭雕塑的种子就萌发了。萨提亚开创性地利用沟通姿态，以夸张、立体的具象化方式直观呈现关系中的压力状态，帮助来访者更好地体会情境中的自我与他人的感受。沟通姿态呈现出的家庭雕塑，极大地提升了咨询效果。萨提亚模式中，沟通姿态是一种基础模型，也是常常单独使用的咨询工具。通过可视化的沟通姿态，人们可以顺利地开启左右脑的联结，激活许多被压抑的回忆和感受，将体验带入自我觉察，进而提升咨询及干预的效果。

一、沟通姿态简介

萨提亚总结出人们在压力下为了求生存而发展出的自动化的沟通姿态。人们普遍使用的四种沟通姿态分别是：指责、讨好、超理智、打岔。这是人们无意识的、功能不良的、不一致性的沟通姿态。

沟通姿态不是性格，也不是某种人格类型，而是人们在压力下习惯性使用的沟通行为。沟通姿态常常是动态变化的，呈现出压力等级、关系状态、人际模式及外部环境等影响下的互动方式。

指责：当一个人使用指责的沟通姿态时，像高高在上的检察官、独裁者或老板。他好像在说："如果不是你，所有的事情都会很顺利。"

人在使用指责沟通姿态时，看起来五官和浑身肌肉都是紧绷的，血压升高，声音冷酷、严厉且嗓音又尖又大。他们习惯于这样说："这都是你的错！""你到底在搞什么？""你从来都没做对过！""我完全没错，是你把一切都搞砸啦！"如图2-1所示。

讨好：一个人使用讨好的沟通姿态时，往往使用低姿态、逢迎的语气说话，努力取悦对方，向对方表示抱歉或者屈从的态度。这是一种对什么都说"是"的人常使用的姿态，他们用言语或行为表示不能为自己做任何事，总是需要得到别人的许可。如图2-2所示。

超理智：当一个人使用超理智的沟通姿态时，就会像机器人一样非常准确、理智地进行表达，常常没有情感表露。他们在压力下也会尽力地表现出冷静和镇定的样子。他们看起来身体僵硬，有些冰冷而不易接近；思维逻辑而客观，总是引述规条以及发表抽象的看法，善于进行冗长的解释或使用专业的术语，如"人一定要讲规则""要注意逻辑思维""人不应该感情用事"等。言语中，他们往往避开自己和对方的情绪和感受，不谈个人的话题。如图2-3所示。

打岔：当一个人感到压力，使用打岔的沟通姿态来释放压力时，他们常常没有主题、缺乏逻辑，常与他人所说所做的毫不相关。他们内在的感觉是混乱的。他们的声音有时听起来像唱歌，但是却和所用的词汇不协调；声音没有原因地忽高忽低，也没有中心内容。他们习惯于通过改变话题以分散注意力，而且在压力之下无法专注地做事。言谈中他们同样避开个人的或情感上的话题，讲笑话却又言不及义，会不经意地打断别人的话题。现实生活的典型例子是遇到压力时习惯性地通过玩手机来装作自己与所发生的事情无关。频繁出差，很少回家，或许也是在压力下选择的打岔姿态。如图2-4所示。

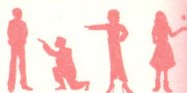

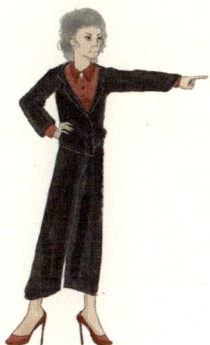

图2-1　指责姿态　　　　图2-2　讨好姿态

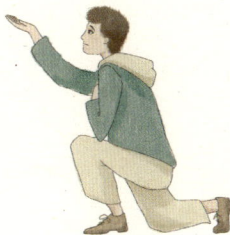

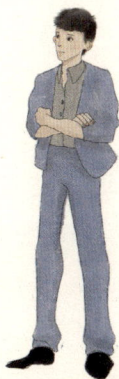

图2-3　超理智姿态　　　　图2-4　打岔姿态

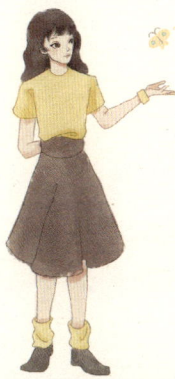

二、沟通姿态背后的心理活动

　　大部分人并不能总是保持同一种沟通姿态。在不同的情境中，人们也许会采用不同的应对方式；而在压力之下沟通时，往往会更多地习惯采用某一种姿态。所以，我们需要了解当一个人使用不同的沟通姿态时，内心有着怎样的心理活动，那些被隐藏的、没有被表达出来的心理活动是什么。

指责：愤怒、挫折、不信任、不满，不愿接触自己的受伤、恐惧、害怕失去，对事情失控的焦虑、孤单，对内在秩序被打乱的烦躁等。

讨好：受伤、悲伤、紧张、无助、哀怨、委屈、无助、自责、内疚、被压抑的愤怒等。

超理智：内心压抑了几乎所有的负面情绪，最强烈的就是焦虑和担心，其中包含愤怒、受伤、担心、无助等复杂的感受；但是，超理智却用理性告诉自己：感受是没有用的，不能让任何人看出自己的情绪。

打岔：压力之下呈现在外的常常都是虚假的积极情绪，内心快速感受到的其实是紧张、焦虑、担心、恐惧、受伤等。

对比这四种沟通姿态背后的心理活动可以发现，其本质都是不擅长表达负面的情绪，遇到压力时不能直接表达内心真实的感受，而是选择压抑甚至扭曲情绪，从而形成内外不一致的沟通姿态。这些沟通姿态是无效甚至负效的，尽管它们或许曾经帮助过幼小无助的自己渡过了难关而生存下来，但现在已经不再适用于长大了的自己。

这四类沟通姿态皆为自动化的功能不良的应对方式，但其背后也曾有着特别的功能和意义，呈现着人们在遇到生存挑战时所做出的努力，因此在一定程度上需要认识到它们的价值和独特的正向资源。

指责：掌控、领导力、果断、气场、超能力、不容抗拒、超强行动力。

讨好：慈悲关怀、照顾他人、善解人意、服从、奉献、顾全大局、委曲求全。

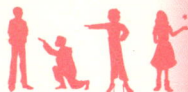

超理智：理性、逻辑、赋予知识以力量、旁征博引、渊博、冷静。

打岔：欢乐、幽默、反应迅速、减少冲突、拥有强大自我减压的策略、忽略内心的恐惧、表现得好像危险并不存在一样。

三、不同沟通姿态下的人际三要素

萨提亚模式中，通过人际沟通三要素"自我""他人""情境"来进一步呈现沟通姿态。萨提亚一直倡导并追求一致性沟通，相信即使在压力下，当人在应对任何事情的发生时，如果能同时关注到自我、他人与情境三方面，就会产生好的沟通，进而创造好的关系；但是讨好、指责、打岔、超理智四种不良沟通姿态，都会在压力状态下自动化地过度关注某一部分要素而轻视、忽略了另外一部分，如图2-5所示。

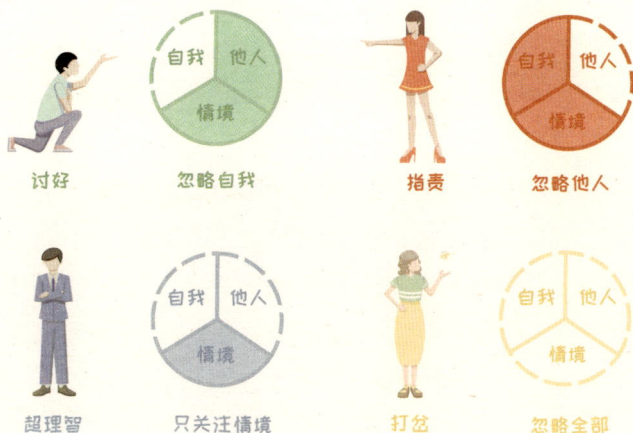

| 讨好 | 忽略自我 | 指责 | 忽略他人 |
| 超理智 | 只关注情境 | 打岔 | 忽略全部 |

图2-5 不同沟通姿态的自我、他人与情境

实际上，一个人使用讨好沟通姿态时，就会习惯性地忽略了自我；一个人使用指责沟通姿态时，相对来讲就会习惯性地忽略他人；一个人

使用超理智沟通姿态的时候容易忽略自我与他人，即便自我与他人可能有着丰富的情绪情感，所讲的道理非常正确，如果这些情感被屏蔽、隔离和压抑，自然会显得冷冰冰、缺少人情味；一个人使用打岔的沟通姿态在保护自己的时候，则几乎忽略了所有的部分，也就是自我、他人与情境都没有被关注到。有效沟通发生时，沟通双方都有机会清晰、直接地陈述事实或提出某项要求并给出回应。当沟通双方在不断澄清事实、情感、观点、期待的时候，彼此都可以真实自如地进行表达，这样的沟通才是良性的、有意义的沟通。在良好的沟通中，沟通的目的和结果是相符的；即便不相符，人们也有机会充分表达并进行澄清。然而，在很多家庭所存在的功能不良的沟通中，沟通常是间接和模糊的，而且很少得到澄清，家庭成员间对于一种体验常常会说得不完整，或者被歪曲，或者进行了不恰当的概括。

功能不良的沟通恰是一个人在压力下自发的应对，并且每种姿态也都反映一个人所具有的特长。一个人使用了讨好姿态，说明他懂得如何察言观色、照顾他人的感受，如果能同时关注并照顾好自己、不委屈自己，就会拥有比较一致而平衡的沟通。一个人使用指责姿态，说明他的优势是能较为准确地把握目标和预测结果且富有行动力，擅长把事情快速做好；如果能学会发出倡议和邀请时不带指责，并添加对他人的关注和尊重，就能带来更为一致而平衡的沟通。一个人在超理智姿态中，正向的元素常常是高度的理智，需要弥补的是觉察自我和他人的真实情感；如果能添加对情感的关注和表达，这个人就一定能瞬间成为有温度、有人情味且超级温暖的合作者。一个人在打岔的姿态中，正向的元素是创造力和快速的反应，需要优化的是告诉自己现在已经是成人，不再是没有能力应对压力的孩子，无须逃避，更无须躲藏；如果能将自我、他人和情境带到当下，就一定会发展自己的勇气和力量，进而启用一致性沟通。

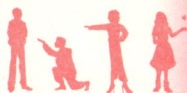

四、不良沟通姿态产生的原因

萨提亚认为，新生儿在降临到这个世界的时候是处于平衡状态的，并具备发展的潜能。这一点在约翰·鲍尔比的依恋理论中得到证实，也与王阳明先生的"圣人之道，吾性自足"是相通的。王阳明在龙场悟道之后，提出了这一论点，即每个人都拥有圣人的种子，内在的自我都是完备的，是处于平衡状态的。约翰·鲍尔比认为，婴儿降生后，不是白纸一张；恰恰相反，婴儿天生具备了许多套行为系统，而且每一套系统都被设定了偏好策略，若刺激属于某个或某些范围，特定的行为就会被激活。在这些系统中，有一些奠定了后来依恋发展的基石。萨提亚也认同这一观点。作为婴儿，他们尝试通过不同的行为来满足自己的需求：微笑可以让他们得到关注和宠爱，哭喊则可以带给他们食物；不久之后，他们就了解到做什么可以换来别人的认同、做什么则会带来别人的反对。

然而，一个人处于婴儿、儿童或成年时期，在与外界互动时，并不是每一次诉求都能被他人听到并得到及时、正确的回应和满足，结果往往是他会感受到许多种情感，而某些情感的不断出现和重复渐渐影响到他如何看自己。例如，有一个刚刚咿呀学语的宝宝，口渴时开始哭泣，但是父亲和母亲都在忙，相互要求对方去照顾哭泣的宝宝，随后发生了激烈争吵，于是整个房间里充斥着哭声与吵架声，宝宝的认知局限或许会在潜意识中产生某种想法："我不重要，没有人爱我，我必须讨好他们才能活下去。"这个为了生存而产生的想法可能让宝宝长大后学会察言观色，从小就懂事、体贴他人，并发展成生存策略。如果宝宝的认知局限产生的想法是："他们都不爱我！只有靠自己才能活下去！天底下没有人可以依靠！"这个宝宝有可能会从小就独立自主、要强，从来不需要父母的帮助，习惯使用超理智的沟通姿态。对这个案例做进一步的推演：父母吵架之后，父亲摔门而去，母亲委屈地流着泪抱着一同哭泣的孩子，这样的情景对孩子来讲无疑太过冲击，这时孩子的潜意识或许会产生这样的内在誓言："我必须忘掉这个不愉快的经历，我要让妈妈快乐起来。"于是，他在成长过程中习惯用选择性忽略，隔离那些让他内心焦虑与痛苦的事情和感受，而把可爱、插科打诨、幽默的姿态呈现出来。另一种可能是，如果宝宝在以上情境中选择用不断放大哭声来提醒大人们的注意并成功吸引了父母的关注和及时的回应，从此宝宝很可能就发展出通过超出成人音量的力量来达到目的。他可能进而认为，看起来指责的姿态似乎更有力量且有利于获得关注和满足。指责姿态让一个孩了通过放大强有力的负面情绪（通常是愤怒）来满足需要，而把脆弱的受伤和恐惧的感受隐藏起来。

无论是哪种不一致的应对策略都是在压力下启动了防御，而防御的启动来自曾经低自尊和不平衡的状态，此时发展出来的应对姿态自然是功能不良的。在这种状态下，人们将主导自己的权力拱手让给了他人。无论是指责还是讨好，都是在那一刻将权力交给了对方："是你惹我生气的""你把一切搞砸了"或者"你别生气了，你不生气我才有价值"。个体之所以会使用这些姿态，完全是为了保护自己"生而为人"的正常需要，也是为了保护自我价值免遭那些言语的或非言语的、知觉的或假定存在的风险和威胁。从这一视角出发，萨提亚模式的沟通姿态可以被称为"压力下的、求生存的、自动化的、自我保护的防御机制或策略"。对沟通姿态有了认识和识别，人们就能放下曾经有用今天已经不再适用的功能不良的沟通姿态，而有选择地启用一致性沟通。

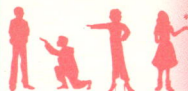

五、真实案例示范

以下案例征得了来访者的同意和授权，案例中的人物全部采用了化名。这一案例完整地呈现了人的沟通姿态是如何真实出现和发展的，又是如何代代相传不断复制的。

张小帅，25岁，男性，已婚，刚当上爸爸，儿子4个月。第一次个案咨询，求助原因是有了孩子以后小两口儿经常闹矛盾，而且自己无法喜欢自己的亲生儿子，甚至总有想要虐待孩子的冲动，已经有过几次让所有家人都无法接受的恶意对待儿子的行为，很担心自己会做出更可怕的事儿，也对夫妻未来的生活感到担忧。第二次、第三次是张小帅夫妻一起接受家庭咨询。后来张小帅和妻子一起参加了团体咨询，情况大有好转。当张小帅强烈建议妈妈李丽参加团体咨询时，我们终于在张小帅和李丽的家庭重塑个案中看到了整个家庭的发展脉络，一切的真相才完整地呈现在我们的面前。

张小帅的外公李峰与外婆王清1966年结婚，1968年生了大女儿李露（张小帅的大姨），1970年又生了二女儿李丽（张小帅的妈妈）。但是李丽出生2个月时，因为邻居家孩子的误操作发生意外，导致2岁的李露大脑受伤成为植物人。可想而知，这场突如其来的灾难让这个家庭焦头烂额。为了全力给大女儿李露治病，只有2个月大的小李丽被送到亲戚家里寄养，偶尔被接回来住两天，家里也是鸡飞狗跳；每次再被送走都是到不同的亲戚家，直到5岁被接回来又被送进幼儿园长托，一周回家一次，每次回家她看到的都是心力交瘁、争吵不断的父母。

李丽回忆道，就算是自己安静地坐着，妈妈也经常会突然拿起桌子腿打她，边打还边骂她扫帚星。这个可怜的妈妈无法接受可能会失去女儿的痛苦，不良情绪无处发泄，竟然会将李露的意外归咎到李丽的出生上。在这种环境下长大的李丽早早学会了察言观色，发展出丰富的自我保护策略和应对姿态。她在亲人家里和爸妈面前乖巧懂事、察言观色，在高压力环境下以讨好姿态示人，而在托儿所里却要封锁内心。小小年纪的李丽那时就知道不可以把真实的想法讲出来，她以一个看似没心没肺的、欢乐的样子与老师、小朋友们相处。这样的虚假积极情感甚至都骗过了自己。在这种陌生环境中，她会采用非真实的自我应对策略，表面上看起来活泼、开朗，展现出一个开心果的形象。

在李丽7岁时，全家人倾尽全力最终也未能救回李露的生命。9岁的李露永远地离开了。充满悲伤的家庭让李丽感受到无比的压抑和痛苦。李丽长大成人后，习惯了讨好、打岔沟通姿态的她与有着指责、超理智沟通姿态的张华德结婚。儿子张小帅出生后，李丽照顾孩子非常精心，生怕哪天发生任何的危险和意外。与此同时，李丽的母亲当时年纪已大，回忆起李丽的成长过程也心怀愧疚，于是把内疚全部转化为对刚出生的外孙张小帅的溺爱。曾经的家庭悲剧使母女俩照顾张小帅格外小心翼翼。

让人意外又在清理之中的一个现实是，这个被捧在手心里长大的张小帅成人后，却非常喜欢极限运动和十分刺激的休闲活动。张小帅原本可以独享来自妻子、妈妈和姥姥的宠爱，但是因为宝宝的出生，现在她们却全部都把焦点放在了新来的宝宝身上。并且，三代母亲在照顾小宝宝的时候说得最多的话就是"看孩子的时候眼睛都不要眨"。这一切都让张小帅极度愤怒，他无法接受这个新来的宝宝抢走了原本全部属于自己的爱和关注，于是对儿子越来越心生厌恶，偶尔会偷偷地向只有半岁大的孩子嘴里放芥末，孩子一哭就伸手去打，甚至会趁着妻子和妈妈不在的时候故意让儿子从床上摔到地下。

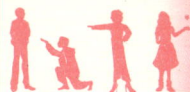

评估这个家庭我们可以发现，这个家庭整整四代人经历创伤后，在一步步努力摆脱悲伤、追求幸福，也是一连串创伤事件带来了四代连环影响的典型故事。从这个大家庭的故事中可以得到以下启示。

● 历史变迁中的很多事件如战争、灾荒或政治运动等动荡，都会对家庭及其成员产生不良影响，需要慢慢化解和消除。

● 四种不良沟通姿态不是与生俱来的，一种姿态只有在另一种姿态的支持下才可能发展起来。压力之下经常使用指责沟通姿态的李峰、王清，导致李丽发展出取悦讨好、逃避打岔的沟通姿态。表面上看起来懂事、听话、善解人意、开朗、乐天的李丽，嫁给了不太擅长表达自己情感、善于使用指责和超理智沟通姿态的张华德。

● 过度补偿与强迫性重复在一代又一代人的身上传递着。饱受宠爱的张小帅长大之后之所以喜欢极限运动，正是在试图摆脱妈妈和姥姥对他的过度保护。被过度保护的张小帅没有机会实现成就感与价值感，在青春期自我意识觉醒之后走向另一个极端，通过尝试刺激的极限冒险运动来补偿曾经缺失的自由，结果导致张小帅内心的强烈冲突。

● 过度保护导致低价值感。代代相传的过度补偿，让张小帅充满纠结与痛苦。张小帅对儿子的厌恶情绪与日俱增，这种厌恶情绪一方面源于成长过程中对妈妈、姥姥、妻子的情感依赖被剥夺，另一方面对妻子的"移情别恋"无法接受。神奇的是，张小帅成功吸引母性大爆发的妻子，妻子和妈妈的性格及模式几乎完全相同，因此婚后的张小帅直接从"老娘"的保护伞下过渡到了"新娘"的保护伞下。儿子出生之前，张小帅非常享受和妻子的二人世界。张小帅可以从妻子那里继续享受母亲般的关心和照顾；可是，妻子成为妈妈后不再把所有精力放在自己身上，冲突时儿子作为竞争对手不仅夺走了妻子的注意力，就连一向眼里只有自己的妈妈和姥姥也对这个隔代宝宝宠爱有加，完全超过了曾经对自己的爱，甚至产生了爱被剥夺的威胁。内心深处的恐惧（担心自己不再被爱）使张小帅对儿子的厌恶情绪与日俱增，进而产生的愤怒催发出张小帅攻击儿子的行为。

●逃避迁就无法解决问题。在张小帅出现厌童行为之后，李丽编造了很多理由或借口来为儿子开脱；要求大家以一种迁就的、息事宁人、暧昧的态度与其相处。这些善意的行为及掩藏的方式剥夺了张小帅得到矫正性反馈的机会，结果在张小帅周围构建了一个虚假的共同体，这个共同体中的每个人又都心知肚明。这给张小帅造成更大的心理压力与焦虑，导致他的厌童行为不断升级。

●家庭系统出现问题时，最薄弱的环节最容易首先出现症状。在李丽成长的家庭系统中，父母没能力为她树立父亲与母亲的形象，整个家庭一直处于压抑、伤痛的氛围中，促使李丽形成了隐藏自己需求来保护自己的沟通姿态。这与萨提亚在1951年第一次治疗的那个家庭如出一辙。这里需要提醒咨询师注意，个体产生症状并不可怕，症状并不是问题所在，症状背后的家庭功能不良以及家庭成员彼此之间如何表达爱才是需要关注的焦点。

●只有家庭成员每个个体都按照成人自我的要求负起责任来，才能重建有效的家庭系统。在处理跨越祖孙四代的家庭来访者的问题时，萨提亚模式采用的方法，不只是关注来访者从他父母那里受到的多重影响，还会关注来访者的祖父母在与父母互动中代际间的多重影响。这种追溯的方式与精神分析流派的追溯是不同的，与依恋理论的向未来推导也是不同的。

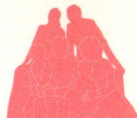

●当这个家庭的创伤和影响被每个家庭成员看到，且家庭成员了解了每个人的沟通姿态之下真正的意图、情感和想法时，他们就会重新去看待自己和他人。当创伤被疗愈，当彼此间的爱有了正确表达，当安全的依恋关系被重建，当每个人都能负起责任并进行真诚的表达，爱与希望便在这个家庭中泛起了涟漪。张小帅的爸爸看到咨询及课程结束后一家人的变化时，惊奇地说："天哪，我儿子这是恢复出厂设置了！有担当了，懂事了，是个真正的有情有义的男子汉了！我也要向儿子学习，做个好老公、好儿子、好爸爸！我们的家庭现在太幸福啦！"

家庭图

除非特殊家庭（单亲或者孤儿），人们都是在普通家庭里长大成人的。在这个过程中，父母为孩子营造的原生家庭给孩子带来了持续一生的影响。从这里可以看出，环境和个体的交互作用塑造了一个人的人格。家庭环境影响着孩子，孩子也在影响着家庭环境。

在萨提亚模式中，沟通姿态是对压力下的人们最直观的重新认识，而功能不良的沟通姿态大多数情况主要是源自原生家庭的影响。因此原生家庭的作用需要被充分重视。任何人从家庭成长环境中受到的不会都是正面影响，负面影响也是客观存在的，而且几乎大部分家族往前追溯都有悲伤事件的发生，并且始终在一代代地传递，影响着当下的家庭成员。萨提亚模式运用家庭图这一工具帮助来访者疗愈和转化原生家庭对来访者所产生的负面影响，同时也帮助来访者发现家庭带给自己的那些容易被忽略的正向影响和积极意义。这一工具可以独立使用，也可以根据情境结合"家庭雕塑"及"家庭重塑"来灵活使用。

家庭图的使用包括以下步骤。

一、绘制家庭逻辑结构图

在咨询过程中，咨询师可以要求来访者画出家庭的逻辑结构。其中，男性用方框代替，女性用圆圈代替。在这里，我们假设来访者的家庭是一个四口之家。来访者是一位男性张伟（化名），25岁，他有一个姐姐张琴（化名），28岁。这个四口之家的家庭横向逻辑结构如图2-6所示。

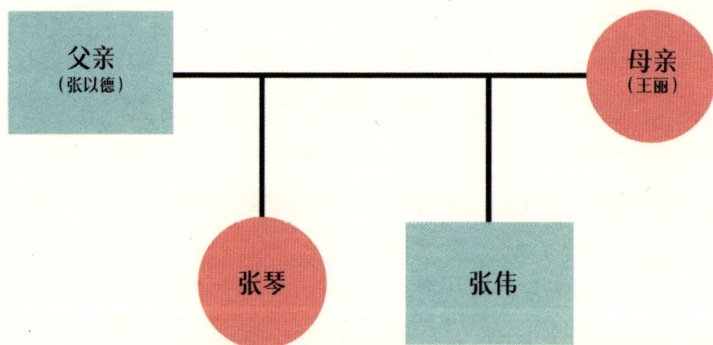

图2-6 一个家庭的横向结构图

二、填充客观信息

请来访者在父母的图形两侧，写出以下细节：①结婚日期，②生日和出生地，③目前年龄或去世时的年龄，④宗教信仰，⑤职业，⑥民

族，⑦受教育程度，⑧业余爱好。如果有夭折、流产或堕胎等情况，亦加在适当的位置，并写出你所知道的有关于他们的任何事实，如日期、名字、性别等，如图2-7所示。

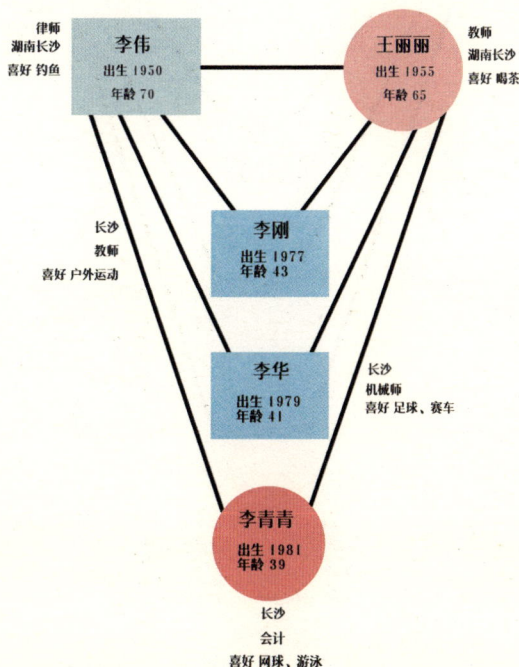

律师
湖南长沙
喜好 钓鱼

李伟
出生 1950
年龄 70

王丽丽
出生 1955
年龄 65

教师
湖南长沙
喜好 喝茶

长沙
教师
喜好 户外运动

李刚
出生 1977
年龄 43

李华
出生 1979
年龄 41

长沙
机械师
喜好 足球、赛车

李青青
出生 1981
年龄 39

长沙
会计
喜好 网球、游泳

图2-7 一个家庭的纵向结构图

三、完善多元细节

(一)原生家庭各成员的个性形容词

请来访者回到18岁之前，进入当时的心境；根据他对当时每个家庭成员的记忆，为家庭成员分别加上2～3个正向的个性形容词以及2～3个负向的个性形容词，如图2-8所示。

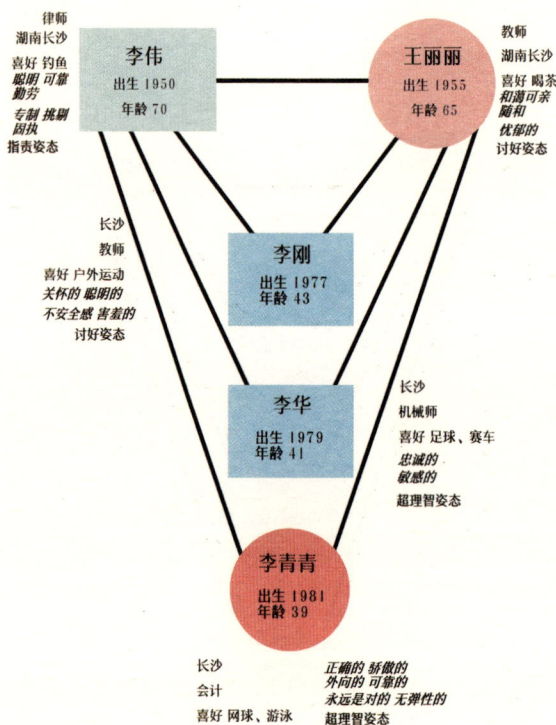

图2-8 进一步丰富的家庭图

(二)标注原生家庭成员间彼此关系线

请来访者选取一个在他18岁前发生的特定状况（当时他的家庭遭遇压力或发生重大变故）；以此状况为例归纳处于压力（或变故）之下家庭成员之间的关系。

● 粗而实的直线———，代表常常纠缠不清的关系。
● 波浪线〰〰〰，代表风暴的、骚动的或憎恨的关系。

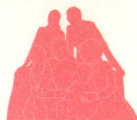

●细而实的直线——，代表一种普通的、接纳的、少冲突的及正向的关系。

●虚线- - -，代表有距离的、负向的或冷淡疏离的关系。

如果某两个人之间有存在的明显关系不止一种，可以再加上第二种关系线。

(三)加注原生家庭应对姿态

请来访者根据自己18岁以前的记忆，为每位家庭成员加上他们在压力（或变故）之下的主要应对姿态；如果有另外一个明显的、次要的应对姿态，则将其加注于主要应对姿态之下。

(四)绘制三代家庭图

来访者绘完原生家庭图后，以同样方式画出来访者父亲及母亲的原生家庭图，并将父系原生家庭图及母系原生家庭图分别画在不同的纸张上，写出具体的信息。为此，来访者或三人小组会向若干家庭成员征询一些重要信息补充在家庭图上。

来访者完成上述任务后，再将自己青少年或童年时期的有关信息或观点加在家庭图上，以简单代码在图上指出信息或观点的来源。

"S（self）"表示来自自己；

"O（other）"表示来自他人；

"G（guess）"表示来自自己的臆测。

(五)绘制现在的家庭图

如果来访者现在拥有独立的家庭（配偶及子女），则请他花些时间画出自己现在的家庭图。

无论是在个体咨询中还是在团体咨询中，通过绘制家庭图，来访者可以体会到事实上的现在与观念中的过去之间的巨大差异与冲突。先验的自我与重构的自我在原生家庭图中容易得以立体展现。

家庭图还可以起到很多作用。它能够帮助咨询师更好地了解个体的原生家庭，在治疗与咨询中通过"假设—验证—再次假设—再次验证"的方式，更深入地探索资源，更准确地发现问题的症结所在，更有效地为来访者提供支持。即便同一家庭中的两个孩子，他们画的家庭图也是不同的，这真实地反映出来访者自身的立场。

四、家庭图的多元化应用

家庭图在个案使用过程中可以独立使用，帮助咨询师更加准确、全面地了解来访者的家庭情况；帮助来访者更立体地审视自己的成长过程，同时从更多元的视角来看待自己的原生家庭及父母的原生家庭。家庭图也可以配合影响轮、沟通姿态、"冰山"、家庭雕塑、家庭重塑及改变的历程来使用，效果同样很明显。

咨询师在团体咨询的实际操作中，经常通过分组的方式，让团体成

员进行充分讨论与交流，展示彼此之间的不同立场，这有助于来访者更客观、更真实地回到过去的情境中。在个案实际操作中，咨询师针对家庭图提出问题的过程，其实也是陪伴来访者回到原生家庭的过去和面对原生家庭影响的过程，这本身就会对来访者产生积极作用。

影响轮

正如前文所述，个体与环境之间存在交互作用。萨提亚模式的影响轮就是展现这种交互作用的工具。影响轮可以清楚地表明一个人在童年和青少年时期，对自己产生智力、情感或物理方面影响的因素。这些因素可以给予来访者许多经验，而来访者也会以某种方式对其作出响应或反抗。影响轮可以作为家庭图的配套工具来使用，也可以作为家庭重塑的前奏在合适情境下来使用。

影响轮的使用包括以下步骤。

一、画出结构图

以来访者为中心，在四周标注来访者成长过程中对其产生影响（无论是正面的或是负面的）的因素，包括：①祖孙三代的家庭成员，②其他生活在来访者家庭里的人（或是来访者曾经寄居过的家庭中的成员），③特殊的老师及朋友，④想象中的玩伴，⑤宠物，⑥珍惜的玩具，⑦个人特殊事件和物品。

二、为每一个人标注形容词

在结构图中每个名字旁边，用三个形容词来描述该个体（形容词可以是褒义词，也可以是贬义词）；标注"+"或者"-"，表示其他成员对来访者的影响是正向的还是负向的。

三、锚定关系，核对更深度的影响

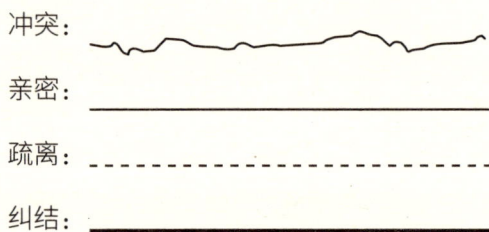

冲突：

亲密：

疏离：

纠结：

图2-9 表示关系亲密程度的线条

按照上图2-9所示线条对关系进行划分，线条的粗细之别表示影响程度和关系亲密度的不同，细线条表示关系亲密，粗线条表示相爱相杀的纠结关系。

这样，一个影响轮就绘制完成了，如图2-10所示。通过影响轮的制作，来访者重新构建了自己与成长环境的交互作用，意识到自己的人格是如何被塑造的，这对于来访者认识原生家庭及认识自我都有帮助。另外，对于未来的家庭重塑，影响轮也有助于来访者快速进入重塑情境。值得一提的是，在团体咨询中，影响轮的展现会让参与者意识到

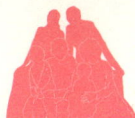

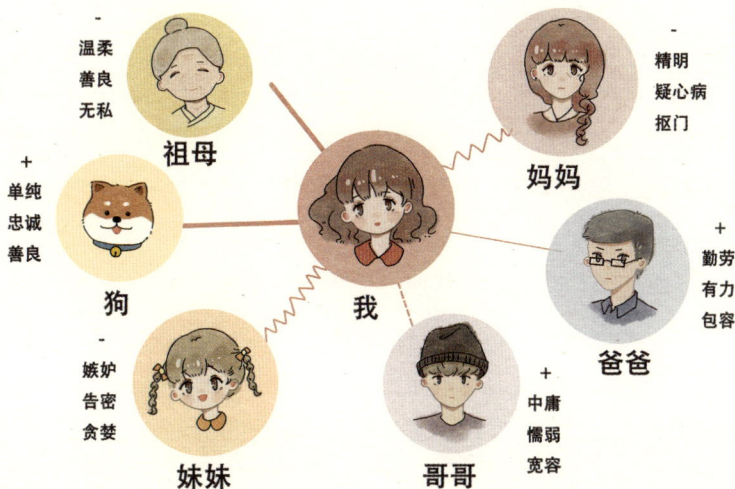

图2-10 一个人的影响轮

自己的成长经历中有着原生家庭、社会教育等的印记；无论喜欢还是厌恶，参与者都将意识到自己是如何被影响、被塑造的。

四、影响轮使用注意事项

使用影响轮时要注意以下几方面问题。

首先，要注意大脑记忆与身体记忆的误差是客观存在的。在每个人的成长过程中，躯体的记忆、某一刻的体验会伴随人的一生，但很多往事与经历都经过了二次重构或选择性曲解、忽略。影响轮展现的不是客观中立的家庭和人际影响，而是来访者自己建构的影响关系，是属于来访者独一无二的内心世界的反映。

其次，要注意每个人在成长过程中都会面临丧失与分离。影响轮中，来访者架构的影响关系折射出过去的丧失与分离，咨询师需要敏锐地捕捉到这些信息。

再次，要注意过度补偿与强迫性重复在影响轮中是一直客观存在的，咨询师应引导来访者认识这一问题。例如，一个在童年时期非常渴望妈妈为自己梳辫子却从未享受到这种温情的女生，很有可能在自己有了女儿后，会过度地在自己女儿梳辫子等温情时光上付出过多努力，导致自己的女儿不胜其烦，这就是这位妈妈的过度干预；这位女生，也有可能习惯了妈妈的沟通姿态与性格，自己成为母亲后对自己的女儿也采用母亲的方式，过度疏离女儿。这两种极端是家庭图和影响轮使用过程中非常值得关注的情感要素与评估细节。影响轮的重要意义在于帮助我们认识自我成长过程中那些带给我们正向影响的人和事，同时也尝试看到那些负向影响的正向意义。

人的内在"冰山"隐喻

在萨提亚模式中，个体对于自我系统的整合是依靠对"冰山"的探索来完成的。萨提亚用"冰山"的隐喻来形容每个人丰富的内在。"冰山"作为萨提亚模式最具影响力的治疗与咨询工具，常常会显现出神奇的效果。学习并应用过"冰山"的人往往感慨地说，没有什么事情是一座"冰山"不能解决的；如果一座不行，那就画两座"冰山"。萨提亚模式注重来访者的个人自尊体系的重建，通过自我价值感的提升来实现表里一致，从而让症状自然消除。"冰山"工具，不仅可以由咨询师带领来访者进行专业的体验，也可以让每一位学习者在遇到困惑、焦虑时，通过自己画"冰山"更清晰地了解自己的内心（见图2-11）。

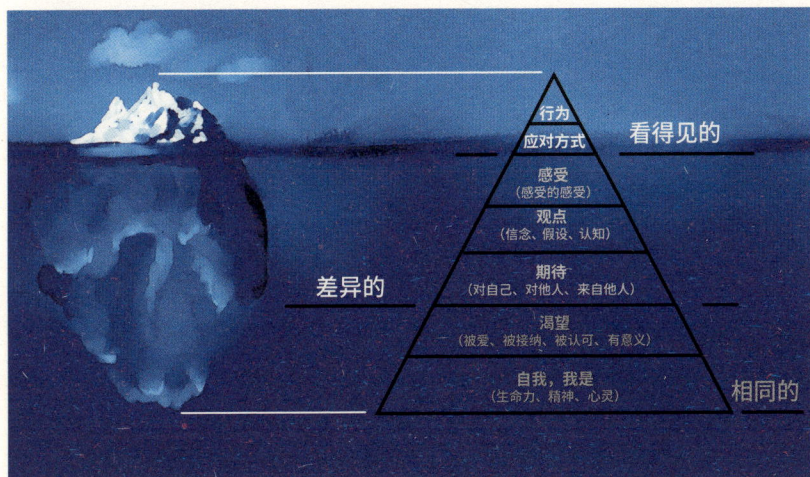

图2-11 "冰山"

一、"冰山"的作用和意义

"冰山"在大自然中，是一种像大山一样的冰层，它在脱离了冰川之后，便开始在大海中漂流，对海上船只形成巨大隐患。"冰山"约90%的体积处于海平面之下，人们是看不到的。"冰山"主要是由淡水而不是海水组成的，淡水的密度相对较低，所以"冰山"能漂浮于水中。人们看到的仅仅是冰山漂浮在水面上的部分，猜不出它在水下的形状与体积，故而有"冰山一角"之说。

萨提亚用"冰山"作为隐喻，旨在帮助学习者自我觉察到内心深处的秘密。一个人像一座漂浮在大海中的巨大"冰山"，能够被外界看到的行为表现或应对方式只是露在水面上的"冰山"一角，是这个人很小的一部分；而"暗涌在水面之下"的更大的"山体"，则是长期不被外界得知甚至被自己深深压抑而失去感知的"内在自我"。心理咨询师需要做的工作往往是透过来访者的表面行为，去探索被隐藏的"冰山"部分，从中寻找解决之道。每个人都有自己的"冰山"，认识到自己的"冰山"，一个人就会看到生命中的渴望、期待，看到真正的内在自我，实现人生的改变。萨提亚用这个非常形象的比喻，无论是从"冰山"上部到底部自上而下看，还是从底部到上部自下而上看，都能把一个人的内在与外在清晰地呈现出来。

"冰山"隐喻对于自我探索具有很大的作用。解开"冰山"的秘密，一个人就可以真正了解自我，进而不带评判地接纳自我。"冰山"隐喻在心理咨询中可以使来访者认识到如何将消极的应对姿态转为更加健康和谐的一致性沟通；如何通过更好的自我关爱，将习惯性对外在的关注转为对内在的关注；如何减少并转化儿童时期遗留的经验对自己成人生活的消极影响；如何去除自动化的反应，选择并开启更有力量的人生。

二、进入个人"冰山"的方法

萨提亚用"冰山"隐喻将人的体验概念化。人的大多数体验都是内在的，而内在体验的各部分是相互作用、具有系统性的。人们在一个层面的改变经常会促使在另外一些层面发生变化。

萨提亚认为人类体验分为七个层面，即行为、应对、感受、观点、期待、渴望和自我。这七个层面的体验是一个人进入个人"冰山"的方法，咨询师可以借此在来访者内心的深层面上开展工作。

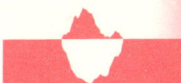

(一)行为

行为是"冰山"顶端的可见部分，每个人在生活、工作中，小到吃饭喝水，大到实现某种成就，都是通过行为来完成的。凡是那些听得见的、看得到的情境、故事情节、对话、语言、行为等，也就是人们的所作所为，都是"冰山"的表面层面——行为。

(二)应对姿态

在沟通中，一方有所行为（如指责、否定、批评、关爱、拥抱）后，另一方必然会做出回应（如反驳、讨好、讲道理、默不作声）。应对姿态有的是显性的，有的是隐性的。应对可以理解为一个人在压力条件下求生存的自动化防御机制，即完全不经大脑思考的、一种自动化自我保护行为，甚至连他自己都常常没有觉察到。但是，当人们识别并了解惯用的应对姿态，就能够加深对自己的认识与了解。应对姿态也叫作沟通姿态、应对方式、压力下的求生存的自动化反应策略。不良的应对方式是一个人下意识地从千锤百炼的过往经验中习得的，所以一个人想要拥有良好的沟通也需要通过体验进行更多的练习，不断强化，这样才能形成新的有选择的一致性的回应，而不是自动化的应对。

(三)感受

感受是每一个正常人都会有的一种情感体验，它常常是不可见的，如开心、难过、恐惧、委屈、心疼、嫉妒等。由于处于不同的家庭与文化环境中，每个人对每件事都有自己的观点。感受是每个人对自己内心的观点或期待产生的情感体验，属于每个人独有的。比如夫妻之间，因为丈夫打电话说晚上要出去应酬，妻子可能产生第一种观点是"他不爱我了"，或希望丈夫回家的期待落空而产生了伤心的感受；也可能会产生的另一种观点是"他为了赚钱在外面这么打拼真辛苦"，于是产生了心疼的感受。这些感受都是妻子独有的、不可见的内心体验。

在冰山中萨提亚特别提出了"感受的感受"。例如，妻子如果对丈夫产生了失望的感受想要哭，但是想起家庭规条中"哭是没用的"，便又会衍生出羞愧、自责的感受；此时的感受其实是伤心（感受）+羞愧（感受的感受）交杂在一起，形成了自身也无法厘清的混合感受，有可能是愤怒。现实中，人的感受非常丰富，甚至多种感受会叠加在一起，也就是说，大部分感受都是混合体验。比如上面的例子中，除了愤怒、伤心可能还有失望、难过、沮丧、担心、恐惧、无助……人们受到的文化教育会影响他们产生某种感受，比如在"男儿有泪不轻弹"的文化里长大的男生感到难过时会有羞愧的感受，此时羞愧就是感受的感受，是因为"爱哭的男孩子没出息"的规条衍生出了羞愧的感受。所以，混合感受进一步呈现出多样化、特殊化的特征。比如，小红嫉妒小明的学习成绩好，不过，因为她接受的教育是不能嫉妒人，因此当她意识到自己有嫉妒感受时就会产生自责："哎呀，我怎么能嫉妒别人呢？"

人们的感受是非常复杂而隐秘的，而且有些人还常常压抑自己的感受、隐蔽自己的情绪。如果害怕失去别人的爱或接纳，人们可能压抑自己的生气，假装它不存在，甚至会反过来表现出不屑一顾的情绪。我们常常见到这样的情况：夫妻吵架的时候，一方明明很担心对方会离开自己，却偏偏态度强硬地说："想不想过了？不想过就离！"这种反应与真实感受是不一致的，不但不会促使人获得想要的亲密，反而会妨碍彼此的联结，因为这样的感受与言行并不吻合。有这样一个生动的例

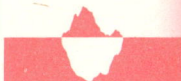

子。曾经有位朋友坦言："我总是乱发脾气，事后也后悔，我自己都讨厌自己，所以我非常害怕我的老公会离开我。"咨询师问："那你把这种害怕失去、恐惧分离的感受告诉你的老公了吗？"朋友说："不能告诉他！"咨询师问："为什么不能告诉他？"朋友回答："那他还不得上天了？"咨询师问："那当你害怕你的老公会离开你的时候你会说什么？"朋友说："我会说离婚，不过了！"

运用"冰山"工具对情绪、感受进行探讨，可以帮助人们对自己的感受和情绪有更深入的了解。

(四)观点

观点是导致我们产生感受的第一道闸门；一个人因为有了观点，才会有感受。观点的产生具有独一无二性，是每个人自己内心世界产生的活动与对事件的解读。观点是现在看法和过去经验的结合，不只是根据此刻的所见所闻，也受到人们的信念与价值观、期待与渴望的影响。

比如，一位妈妈送给自己的小宝宝一个新玩具，宝宝兴奋得不能自已。这位妈妈问宝宝："妈妈好不好？"宝宝说："好。"妈妈又问宝宝："妈妈是不是好爱你？"宝宝说："嗯。"妈妈再次问宝宝："那你爱妈妈吗？"宝宝没有回复。对此，这位妈妈有可能产生不同的观点。此刻价值感低的妈妈会认为，自己不是一个好妈妈，自己的宝宝都不爱自己，无论自己做多少，宝宝还是不爱我，我不配做妈妈。此刻价值感高的妈妈会认为，宝宝现在思绪已经全部都在玩具身上了，自己不需要宝宝的话语来证明宝宝是不是爱自己，因为自己知道宝宝很爱妈妈。同样一件事，那一刻的自我价值感的高低会直接影响观点的产生，进而引发不同的感受。

(五)期待

期待是感受产生的第二道闸门，也对观点的形成产生影响，包含着对自己、对他人以及他人对自己的愿望，如孩子期待被妈妈抱、妻子期待老公陪着自己或老公吃了自己做的饭后给一个赞美、丈夫期待出差回家妻子的一个拥抱……人们的期待常常是童年时未被满足期待的延伸。很多时候，个体的期待因不切实际而产生一种错误观点，观点再产生感受，感受又衍生感受进而形成防御姿态。比如，某个人主持会议时，期待所有人的目光都集中在自己身上，这期待背后的渴望是被重视和受欢迎。当他看到有人窃窃私语、有人玩手机时，便产生了一种观点：这些人不在乎我。这时，他会很愤怒，但是他的角色又要求他不能在现场表现出愤怒来，于是他便采取了其他姿态，如通过一件小事大发雷霆。其实，这都是因为未满足的期待导致的一系列行为和应对。

萨提亚模式认为，对他人过高的期待以及期待落空时的观点与感受常来自童年未被满足的期待；需要做的功课是，如何正确表达合理的期待，怎样放下不切实际的期待，从而迈向实际可行的方向，而不会紧抓着未满足的期待不放。

(六)渴望

渴望是人类所独有的一种灵性需要，拥有不同文化背景或宗教信仰的任何种族，都渴望被爱、被关怀、被重视、被接纳、被认可、被照顾、被欣赏、被喜欢、被尊重、被理解、被团体接受……从而体现出一定的价值。实验表明，在婴儿出生时或出生后不久，所有感觉系统都已

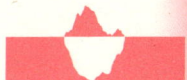

经在运转。几天之后，婴儿就可以区分不同个体的气味和声音。婴儿的感知系统倾向于让婴儿注意母亲的形象。这种系统总是把握各种时机，把自己和母亲黏在一块。这个过程是所有人都持续一生的。因为这些渴望，人们发展出不同的沟通方式。为了得到别人的重视，人们可能讨好或控制他人。当一个人的渴望未被满足时，这个人就很难与他人联结或者即使联结也不够稳固。

冰山中的"渴望"与"期待"很容易混淆。每一个人都拥有相同的"渴望"，但其"期待"却因人而异。每一个小孩都会有"被爱"的"渴望"，但小孩如何"知道"自己是被爱着的却是各有不同。例如，有的小孩通过被拥抱知道自己被爱，有的则通过有人陪着玩耍或谈话知道自己被爱，有的则期待通过礼物或者赞美感受到爱；有些小孩会因为自己独特的期待没有被满足，比如妈妈不给自己梳小辫而认为自己不被爱。处理"未满足的期待"需要找到这种"期待"的源头以及想要满足什么"渴望"。所以，"渴望"是一种情感范畴，而"期待"则是行为范畴。这种具体的行为是为了满足内在情感的"渴望"时所依赖的外在表达的情感媒介。具体来说，期待就是我希望自己、他人"做"些什么来满足我的渴望。而如何满足自己的渴望人们是需要学习的。进入渴望、了解渴望、联结渴望是萨提亚模式助人过程的重要部分。

(七)自我

"冰山"的核心或基础就是最底层的自我。这个部分常常被人们忽视甚至曲解。比如，有人会觉得自己不够好、不被爱，有时候又觉得自己无所不能。人们常常在一无是处和无所不能的两极看待自己。事实上，每个人都拥有无限可能的自我。人们在受伤、受挫、感到有压力时，会很偏狭地看待自己。自我的最高价值是灵性自我也叫作"自性"，如"我是有爱的人""我是关心他人的人""我是明事理的人"。通过"冰山"工具可以发现人们本然的面貌以及最深切想要的是什么。通过夯实"冰山"底层的丰富"自我"，每个人的自我价值感都会得以提升，它所托住的渴望、期待、观点、感受、应对姿态、行为都会因此而实现正向循环。人在高价值感和低价值感的时候，面对同一件事所产生的观点是不同的。萨提亚模式的目标就是使人可以在受挫时依然可以拥有高自我价值，当然并不是"一直感觉良好"。高自我价值是一致性的体现，比如"我觉得很沮丧，我的声音听起来、我的外观看起来就是沮丧。我承认它，与人分享它并决定是否求助"。

"冰山"又好比是一个脚手架，帮助人们搭建了一个认识自我的阶梯，根据人们的不同特点在不同层面与其相联结，进而去理解一个人内在的自我与外在行为之间的关系。因此，当人们在压力时也能触摸和保持在自我的高自尊的状态时，对他人的渴望就会降低，而对自己的渴望就会提升。比如，爱和被爱都是人们的相同渴望，一个人当自我价值感提升的时候，杯满自溢，就会想把满满的爱奉献出去，想要给出去而不是"我不够，我还想再要些"，从而降低对被爱的渴望，想要去爱、去理解、去尊重、去欣赏、去接纳、去原谅他人……

三、真实案例示范

经来访者授权，分享一个真实案例，案例全部采用化名。

37岁的王敏与39岁的吴司瑞在2010年结婚，婚后孕育一个女儿和一个儿子。王敏目前最大的苦恼就是妈妈每次来都会和自己吵架。

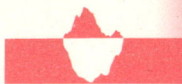

王敏：我妈妈特别爱嚼舌头，每次来都在我面前把我的七大姑八大姨、邻里邻居的坏话说一遍。我担心她给两个孩子树立不好的榜样，所以经常会粗暴地打断她。

但是每次我不让她说了，她就会义愤填膺、怒气冲冲的，还冲我说："我在你家说，别人又听不见，我说说怎么了？"我就说："我不爱听，爱说去别处说去。"于是，我妈就气冲冲地走了，有一次还被气哭了。其实，我觉得她不对，嚼舌头是做人问题，可她是我妈，我也没办法，所以每次争吵都是不欢而散。对此，我自己也很内疚和自责，但是每次都这样，我也心力交瘁。

在咨询师的陪伴下，王敏开始使用"冰山"工具来解读自己与母亲冲突的问题。

(一)第一次画"冰山"

行为：母女因为"嚼舌头"的事情争吵。

应对方式：王敏——指责+超理智；王敏的妈妈——指责+打岔。

感受：王敏——不满、厌烦、难过、内疚、自责、羞愧、无力、生气；王敏的妈妈——难过、气愤、不满、伤心。

观点：王敏——妈妈不是一个合格的妈妈，整天嚼舌头；王敏的妈妈——闺女是外人了，和自己不是一条心，说点儿心里话都不让说了。

期待：王敏——期待妈妈能多聊聊邻居的好，期待和妈妈有更多快乐轻松的相处时光；王敏的妈妈——期待女儿能在自己吐槽的时候耐心听，最好能一起抱怨才解恨。

渴望：王敏——被爱，被理解；王敏的妈妈——被认可、被看见。

自我：王敏——我是自私的女儿，我不孝顺父母，总伤害妈妈，做不到倾听；王敏的妈妈——我是不合格的妈妈，我总惹孩子生气。

(二)第一次走"冰山"

咨询师不断向王敏表达好奇，透过提问帮助王敏一起重温成长中的温情时刻。在这个过程中，王敏充分感受到妈妈的爱与付出，也认可自己不是自私的女儿。她在整个成长过程中总是通过很多方式向妈妈表达爱，她看到母女感情很牢固而且关系其实很融洽。王敏开始这样认识自己："我是很有爱的女儿，我是坚强的也是温柔的，我是孝顺的也是包容的，我是有耐心的，我是有能力让妈妈感受到我的爱的。"

在"冰山"隐喻中，某一层面发生变化时，其他层面都会发生相应的变化。当王敏向咨询师说出"我是很有爱的女儿"时，眼神中流露出自信的光芒。随后，王敏告诉咨询师："我现在就想打电话给我妈妈，告诉她我好爱她。我突然想明白了，我是她的女儿，我和妈妈都彼此深爱。我以前总是觉得她嚼舌头不对，但是对错有那么重要吗？在妈妈面前论对错不如珍惜和她一起的珍贵时光。"她的观点开始有弹性了。因为有了观点的改变，王敏的感受也相应地改变，因此行为和应对姿态也发生了变化，改变的历程就此开始。

咨询师好奇地问她："下次妈妈再在你面前'嚼舌头'，你会怎么

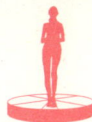

做？"王敏开心地回答道："我会告诉她啊，我爱你妈妈。不过，我不太习惯背后议论别人，所以我不参与的话你别怪我啊。妈妈，我知道你除了我也没人倾诉，所以你想说就说呗，在我家就和在你家一样。"在"冰山"的所有层面中，"自我"部分是核心、是底盘。自我价值属于意识的层面，是认可自己和他人的一种体验。只要自我部分从自我否定渐渐转化为更高的自我价值，"冰山"其他部分的变化都会发生。这样的承诺是转化的开始，充满爱的流动的语言表达也是一种改变方式。

自我环

许多心理学科普文章经常会提到要学会爱自己，但是，应当怎样来爱自己呢？如果太爱自己，是不是变成自私了？我们每个人是如何形成自我的认知的？我是什么样的人，我有什么样的能力，我拥有什么资源及限制，我可以做些什么？对这些围绕着自我展开的问题，我们如果不能清楚地进行自我觉察，就很难给出完整而清晰的回答。

前面介绍的萨提亚模式工具主要是围绕家庭来展开的，其核心是构建个人内在的自我系统与外在的人际互动系统。从"冰山"的深处不断向下探索时会发现，这两大系统是互相作用、彼此影响的。而真正能够促成改变的是个人内在系统的整合与转化，它会由量变到质变，进而带来人际互动系统的改变。在应用"冰山"工具的过程中，转化涉及"冰山"的各个层面。许多来访者会反馈，第一次咨询就感觉帮助很大，可是不知为何回到家庭又被打回原形。这是因为转化的过程是一个漫长的过程，一次又一次的改变和转化，最终是为了使"冰山"最底层的基座——"自我"发生转化。自我环是一个人发生改变的基座，只有夯实这个基座，才能让一个人和家庭持久地巩固所做的每一次改变。

一、自我曼陀罗与自我环

自然界里，曼陀罗是指一种花。这种花朵有着美丽的颜色和漂亮的变幻无穷的几何图形，极具观赏价值。宋代诗人陈与义就写过一首诗来赞美曼陀罗："我圃殊不俗，翠蕤敷玉房。秋风不敢吹，谓是天上香。烟迷金钱梦，露醉木藥妆。同时不同调，晓月照低昂。"曼陀罗是一种圆形之物，与太阳等具有相同的形状，包括太极图以及表盘、车轮、铜钱等等都可以泛化为曼陀罗，也因此使得曼陀罗具有一定的象征意义。曼陀罗很早就被用于宗教领域，许多宗教活动利用曼陀罗形状的特殊布局，表达人类自身与宇宙相谐相融的意涵。后来，曼陀罗被心理学家联想为自我及整体个性的核心，用曼陀罗喻指作为一个人的各部分的无限潜能和独特性的丰富力量。在这里，曼陀罗是"自性""自我"的象征，英文self自性的特点就是统一、完整、自足、和谐。

萨提亚使用曼陀罗来比喻自我，用自我环来表达自我也同样具有的丰富、独特、统一、完整、自足、和谐的特质。她相信，资源普遍存在于所有人的身上，尽管每个人各具特色，但是他们持有的基本资源却是相同的。萨提亚说："不管走到世界的哪一个角落，我从来不会问自己是不是在寻找某些自己从来没有发现过的普遍存在的东西。但是，我会去寻找各种各样的变式，也总会知道事物的核心是什么。"萨提亚希望人们了解，人都是透过自己的滤镜来体验世界的，并给自己所体验到的一切赋予一定的意义。

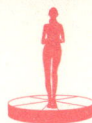

萨提亚用"自我曼陀罗"来描述"自我"能量的各种呈现，包括灵性的、感官的（感觉的）、生理的（身体的）、情绪的、情境的、智性的、营养的和互动的，如图2-12所示。

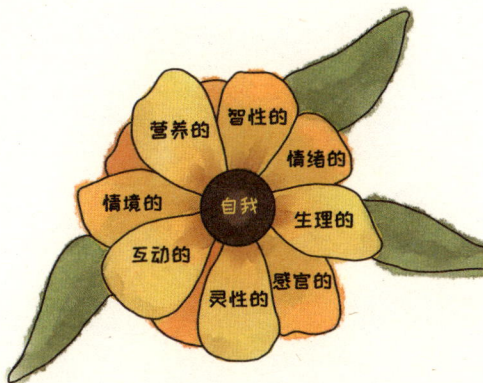

图2-12 自我曼陀罗——"自我"能量示意图

一个人的各种能量共同组成了"自我"的完整能量——一个人的内在核心。所有的宗教信仰以及古圣先贤都指出，人的内在有着无限广阔的巨大能量场，因此用曼陀罗来形容自我的不同能量，就是帮助我们看到那些存在于我们每个人内心深处的宝藏。"自我曼陀罗"中不同的能量之间的相互作用，会以独特的方式给"自我"带来能量提升的可能性。这些相互作用是动态的和创造性的。当一个人从在"外在"中寻找寄托转到向内在的"自我"回归，这个人便达到了一种高度的觉知状态；当一个人意识到自己就是一个微型宇宙，这个人便会体认到"非我"只是"自我"设定的幻象而已。

萨提亚模式用有八个同心圆组成的自我环画出了自我曼陀罗所包含的身心相互作用的八个层面，如图2-13所示。

八个同心圆的中心就是"自我"，"自我"代表着每一个人内在的根本——一个神圣而有尊严的"个体"。八个同心圆则分别代表了人类普遍存在的资源。尽管八个层面都是独立存在的，但是它们之间的互动关系构成了一个完整的"自我"。

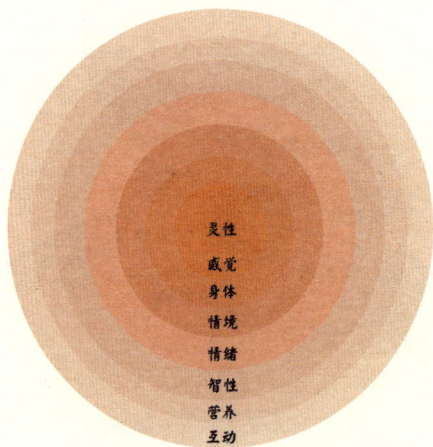

图2-13 自我环的示意图

(一)灵性层面

灵性层面常常被放在最后来介绍，因为它看起来非常玄妙，不容易被理解；但事实上，我们每个人从出生开始就拥有与生俱来的、与天地万物同在的高维能量。这也就是为什么我们只要看到儿童，都会对他们充满喜爱：他们那天真无邪的双眼、娇嫩欲滴的脸颊、毫不设防的笑容、没有被污染的心灵，具备着天然的吸引力。所以说，人与天地万物都是一体的。人有灵性，那些花草、树木、河流、山川、各种动物也都具有灵性。人与万物同频同在的生命能量，是身心能量的总和，是人最高的归属感和存在感的体现。《大学》讲"大学之道，在明明德"。"德"就是生而有之的天地之心，是符合道的行为表现；明德就是我们每个人都有的灵性；明明德，便是对生来就有的灵性的觉知，并能将其

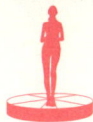

光大和彰显，也就是绽放本自具足的光明本心。当我们能够开启灵性层面的觉知，去除成长过程中的所有桎梏，荡涤曾经因为过度自我保护而生出的恐惧与贪、嗔、痴，我们定能感觉到真实地活在大地上的"自我"，我们将无所畏惧，无畏生，不惧死，深深感受到生命的永恒。一个人对灵性层面照顾得越好，他就越容易开放思维，也就会站得更高、看得越远，心胸必然就越辽阔。

萨提亚是充满灵性的人。她的宇宙观包含了所有的人和物，并相信神秘与奇迹存在。她常用"生命能量"这个字眼来讨论问题，还常会以冥想作为团体或个体心理治疗与咨询的开始。在冥想中，她提醒人们"每个人都是地球的一分子，而是与宇宙的所有光辉联结着。这是关于你内在的能量、宇宙的能量，以及你与已知和未知的关系"。她尊重人类的多元化以及从灵性层面生成的信念，并且认为这是一个美妙的谜题。她曾说："人类需要把自己看成值得爱的单纯奇迹。"这句话涵盖了能量是不可摧毁的事实。能量只能被改变形态但不会消失；能量有时虽然看不见摸不到，但却是真实存在的；开启能量，回归天地之心，必然能够照亮"自我"达致明明德的光明境界。

多听悦耳的音乐、走进大自然、和天真无邪的孩子在一起、读高能量的经书文字、打坐、听禅、运动、瑜伽、使用花香精油、深呼吸、给自己安静独处的时间、做公益、帮助他人、启动我们本有的良善……这些活动都能帮助我们找回从未远离过我们的灵性觉知。

(二)感官层面（感觉层面）

人有五种感觉：听觉、味觉、视觉、嗅觉与触觉，并通过相关的"管道"——感官接收讯息，而人的反应则是通过由这些讯息建立起来的意义来做出决定和选择的。感官是接收讯息的"通道"，人对世界的直接经验来自感官，因此维持感官感觉的准确性和灵敏度是非常重要的。但是，人们的感官功能往往在小时候由于长辈的过度保护而被削弱了。比如，我们会听到很多家庭的大人训斥孩子"这个是儿童不宜，不能看"，于是孩子被蒙上了眼睛；"大人说话小孩不要听"，于是孩子被捂上了耳朵；"大人说话小孩别插嘴""这是垃圾食品不能吃"，于是孩子被堵上了嘴巴；"臭死了，快走"，于是孩子被挡住了鼻子；"这个太烫不要摸""那里太危险，不能去"，孩子又被捆住了手脚。

这些原本出于对孩子的保护而对孩子设限的言行，在不知不觉间形成了对一个人感官的束缚。于是，有些孩子为了补偿感觉的缺失，反而去寻求无限制的刺激使感官被滥用。这些被忽视或扭曲了的感官及其所获得的讯息自然是不完整和客观的。虽然看起来是为了孩子的安全，但由于被束缚或过度使用而使感官钝化，孩子往往会心不在焉、顾左右而言他、置若罔闻、不愿听到真实的情况以免带来麻烦。孩子们无法正确表达特定的情绪，因为他们会感到所处情境可能不允许他们这样做。

当人们通过无感、钝化、扭曲的感官去收集讯息的时候，就好像眼睛戴着墨镜拍照、耳朵带着耳罩录音、捏着鼻子闻香味，所接收的都是被歪曲、变形和变味了的讯息。我们的眼、耳、鼻、舌、身怎样过滤所收集到的讯息，又如何去解读我们的感官所做的收集工作？如果利用扭曲了的感官，我们只会看到别人的缺点、世界的恶意；如果我们选择去观察他人的优点以及这个世界的善意，那么我们自我感受到的、总结出的也一定会有所不同。

萨提亚拓展了"感官"的含义，有时用"感觉"这个字眼来囊括人的所有的感官。人们透过感官的窗口了解世界，时时刻刻在运用感官接

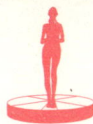

收讯息，并根据自己的解读赋予这些讯息不同的意义。

萨提亚深谙"没有任何事情是复杂到无法了解"的道理。她认为，人们可以改变自己的思考与行为模式以及过去的经历对自己的影响，进而建立一个较为自在的未来。萨提亚模式的雕塑工具用于感官部分展现出强大的作用。萨提亚会花时间来核对在雕塑时的所作所为是否是来访者能观察到的。她关于感官层面的规条，包括怎样去看、去听、去谈话以及如何做才是正确的。她会让这些规条背后的信念浮现出来，使她与来访者能设法给旧信念赋予更新、更健康的内容和意义。关于感官的开启，萨提亚有一段著名的小诗《五种自由》：

自由地看和听，来代替应该如何看、如何听；自由地说出你的所感和所想，来代替应该如何说；自由地感觉你所感的，来代替应该感到的；自由地要求你想要的，来代替总是等待对方允许；自由地根据自己所想去冒险、去做事情，来代替总是选择安全妥当这一条路，而不敢勇敢地摇晃一下自己的船。

(三)生理（身体）层面

无论生活在地球上的哪一个角落，只要是人，他就有着与一般人相同的身体，其五脏六腑、奇经八脉、十二经络等都大致相同，有着共同的生命原理。每一个"自我"，不论肤色、性别、信仰和文化背景如何，都居住在身体这座圣殿里——一个"自我"生存的地方。一个人所有的物理部分就是身体的全部。一个人的身体都会经历生、长、壮、老、死的发展阶段。人的身体在不停地变化，变化是一种常态。当我们遇到一个人时，这个人的身体层面是我们首先看到和赋予其意义的。

萨提亚以十分尊重的态度来谈论人的身体。她认为，不管从微观还是从宏观的角度来看，人体都是非常完美的系统。人体系统的复杂性让她着迷，她也很想知道是什么维持着这一切。她知道，每个人都是独一无二的，一个人无法成为另一个人，每个人都有自己身体的界限；人为了能联结，需要触及彼此的空间，"在彼此之间的空间里联结"。大多数人往往不是从人的灵性的角度，而是从物化的身体的角度观察自己的身体，如：你是否曾经观察过自己，就像你看其他人一样，后退一步，绕着你的自我打量？你对自己的身体了解多少？这其中有多少是来自他人的反馈而不是自我的反思？

我们每个人在身体层面的感受力也不尽相同。有的人身体敏感度很高，当情绪有起伏、波动的时候，身体的不同部位也会有敏锐的感知。比如，有人会说："我很不喜欢这个人，当我一靠近他，心里就会发紧，会本能地把身体后仰，以保持一定的距离。"这就是身体在向自我的中心发送信号。保持身体的敏感度，就是保持人的灵性与觉知，关注自己的身体即是收回自我的主权。但很可惜的是，很多人却是在最后时刻才会关注到自己的身体，那就是所有的情绪、关系、行为、认知都出了问题以后，最终造成躯体的不良症状和健康受损，才会关注自己的身体。而事实上，我们的身体是第一道屏障，也是第一道将自我与外界接通并帮助自我认识外在世界的窗口。

保持对身体的觉察，对身体的每一个部分保持好奇和开放，并且对自己的身体及时给予营养与关照，如：血压、血脂、血糖、尿酸等是否正常？五脏六腑是否在超负荷运转？经络、骨骼、循环系统是否通畅？压力是否适度？呼吸与心跳是否顺畅？所有对身体的关照都是对自己爱的表达。

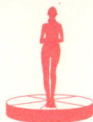

萨提亚十分清楚如何用她的"全身"特别是"手"来工作，如用握手、拥抱等肢体语言与人接触。当她运用身体时，总是会先得到对方的许可，而且非常温柔地进行。她以身体来帮助自己与他人达成联结，并提供安全感。

(四)情境层面

情境通常包括光线、声音和某种空间，也包括时间、运动、颜色、空气和温度等；它总是聚焦于"现在"，它是唯一一个可以让人们直接体验到"现在"的元素。每一个情境都是由许多方面构成的，而且情境会发生动态变化，并对人产生影响；情境作用于人，人同样也在对情境产生作用。

萨提亚认为，人是宇宙的微观展现。人体具备天地万物的所有构成元素；人是宇宙的一分子；人在有关照者的情境中来到这个世界上，并与世界产生互动。这正如莎士比亚在《皆大欢喜》一剧中说的，"整个世界都是舞台，所有男女都只是演员，他们各有上台与下台的时间；一个人能扮演许多角色……"

情境中有许多要遵守的文化规条，它们或许是民俗，其中的禁忌，人们如果不遵守，严重者会致命。这是每个人在成长经历中形成且奉行着的在什么场合、什么环境下要怎么做的规条。比如，一个女孩子在自己的家庭中奉行着妈妈做主、爸爸为辅的模式，而另一个男孩子却生活在爸爸是顶梁柱、妈妈忍气吞声的家庭中。两个人长大结婚后，都会把自己家庭中的生活习惯、相处模式等奉为正确的样板，双方都会觉得自己的方式才是正常的。所谓正常与不正常的信念正是他们在自己的家庭中学到的关于应对情境的差异，这些对错是非会随着时空的变化而发生改变的。

一个在家暴中长大的人，为了生存，他可能学会了过度警觉，因为曾经的他如果不那么做就会受到伤害。例如，从父亲的脚步声和关门声中，他会得知父亲是否喝醉了，父亲喝醉了可能就意味着危险的到来。在过往许多情境中，人们曾依靠自己的感受作为雷达来求生，于是便不自觉地带着这些模式走向未来，并在不同于以往的情境中仍然惯性地使用着在旧情境中积累的认知与体验，进而有可能会做出一些不合时宜的反应。

情境也涵盖自我的内在世界，它与生命能量一起诞生，随着时间的推移，会逐渐聚焦外部的世界。人们常说的心境指的就是某些特定的事件发生后人们如何看自己和他人，不同的心境会引发不同的外部世界的改变。

中国文化所说的"境由心转"中的境，指的便是自我内在世界的情境。中国佛教文化常说"心中有佛看人即是佛"，强调有怎样的内在世界就会引发和吸引来怎样的外在世界。如果只把情境当成物质部分，可能就不会把"纯净的心灵"视为人的一部分以及可以前往探寻的地方。人们常说要寻找自己，指的就是寻找自己的内在而不是外在，当内在改变时，外在也就跟着改变。因此，情境不仅指肉眼能看到的地方，"此心安处即吾乡"就是一种内在心境的平静下所呈现出的外部世界。平静的湖面才可以倒影清晰的世界，波动的湖面呈现的自然就是摇摆扭曲的世界。

萨提亚专注于帮助人们以新的观点来看旧的讯息。她用心观察人们如何把旧有的模式运用到当下的生活。萨提亚说，我们永远无法消除某

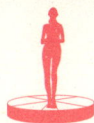

一经验，但可以用新的观点来看待这一经验，把新的观点加在旧的讯息之上。她对人们的认知以及赋予的意义很感兴趣，她所做的雕塑便是让来访者能够用旧经验获得新的讯息；来访者一旦了解了情境，就能处理与情境有关的认知。

人们也正是在过去熟悉的情境中，学会并习惯了使用压力下的、求生存的姿态。所有的情绪、认知、关系都是在熟悉的情境中形成的。当我们重新审视过去的情境下所曾做过的选择，就会对自己心存感激：曾经的小小年纪或许只能做出那样的应对，也或许当时只有那样的应对才感到是最安全的；因为不曾学习更多应对方式，那当时使用的就是最好的选择。今天不同的是，我已经长大成人，站在成人的视角再去看这些情境，我发现了非常大的选择空间，原来可以不再需要辩解、指责、逃避、讨好，完全可以使用一致性的方式来实现更和谐有效的沟通并保持真实的自我。

(五)情绪层面

每一个"自我"都拥有感受和情绪。一个人完全可以及时觉察和识别自己的情绪，允许自己用合适的方式表达和宣泄情绪，而不是一味压抑或不恰当地表达。当我们的灵性被阻挡，扭曲的感官便接收到变了形的讯息；这些讯息穿过既敏感又迟钝的身体，使自己惯性地进入熟悉的压力情境。这时我们首先启动的就是压力下曾经不善处理的负面情绪，随即便会启动一系列的防御策略；而这些策略常常是基于对负面情绪的压抑或扭曲，也是基于过去的情境来加工的。

萨提亚常把情绪称为"汁液"，这是一种感受与觉察到我们所处世界的能力。感受是体验知觉的内在历程，情绪则是对感受的外在表达。

一个人或许有感受，但不一定有能力去恰当表达。

在大多数系统中，都规范了哪些感受可以表达、哪些感受应该藏在自己心中，因此，感受可能被公开也可能被隐藏。僵化的系统或封闭的系统往往限制了健康的情绪表达，使得情绪或被压抑或被放大和扭曲，变成有毒的情绪化。另外，若系统对情绪或感受无法控制，也可能导致混乱。情绪的表达有时无法单纯通过对话来达成，常常需要透过行动去实现。一个人若有控制情绪表达的问题，麻烦便会接踵而至。所以在表达自己的感受方面，我们应当学会什么是安全的、什么是不安全的，以及用哪种恰当的方式表达既不伤人又能如实呈现情绪或感受。

家庭系统中，往往存在着情绪表达的规则，这时常造成困惑，因为我们在这种情况下需要学会表达和自身感受不一致的情绪，这便造成如萨提亚所说的与自我及他人的不一致沟通。对自我的感受和情绪增加敏感度，增加觉察、辨识和恰当表达的能力是自我环重要的组成部分。情绪很多时候也影响着我们的认知和判断。

(六)智性层面

智性在哲学讨论中，常与理性通用。智性是大脑结构的一部分，指人的认知的功能或能力，其主要作用是使人超越感觉的层面进行抽象思考。智性的功能在于使思想活动及语言符号表达变得意义化。每个人都有自己的智性系统，智力是以自己的智性系统运用理性方式进行思考的能力。智力涉及的是思维、组织、逻辑的使用，它保证了人们能够正常地和世界互动、正常地认识自己和他人。

萨提亚相信"所有的人都拥有智慧"。这种"智慧"既包含着"智

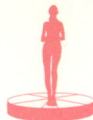

性""智力"等层面，同时又高于它们之中的任何一个方面。智性丰富能使人充满智慧与理性，对世界的探索超越了现实的羁绊与情感束缚，进入广袤的宇宙空间，探索世界更深刻的哲理。因此，智性原本是帮助人们拥有更多智慧，以便对世界拥有完整而丰富的认知。但遗憾的是，很多人却过度地使用了自己的智性，或者由于情绪的困扰，拼命地想用理智来战胜情绪，反而发展出僵化的规条和对内在秩序的执着与坚守。特别是在人际互动中，过分拘泥于某些受限的观点与规条而变得缺少弹性、难以变通，最终反而越来越僵化、越来越刻板了。

萨提亚是一个聪明、广闻且体贴入微的人。她创造了应对方式中"超理智"的沟通姿态，用来展现一个人如果用完全剥离了情绪的方式沟通会是什么状况，这种形象的命名收到了十分显著的咨询效果。

(七)营养层面

萨提亚提出的自我环正是希望人们能够了解，每个人都是通过自己的滤镜来体验世界，并且对自己所体验到的一切赋予意义。因此自我环的营养层面是一个人重要的一环。这一环帮助人们去学习和觉察自己在不同层面的能力，对自我环的每一层进行思考：灵性、感官、身体、情境、情绪、智性等是否保有敏感度、觉察力，是否具备包容度、弹性、空间？自我环的这些不同层面是否都能得到充分的营养和使用，是否营养过度或是营养不良？

对于我们人类来说，营养包括生理营养和心理营养。生理营养是指人体需要吸收的固体和液体的营养，这些营养转化成能量以维持人的生命活力。生理营养固然重要，但心理营养作为精神食粮同样重要。两种营养是一枚硬币的两面，相辅相成，缺一不可。某种程度上，心理营养似乎更为重要，因为心理营养决定着一个孩子长大后是否能够很好地步入社会。

萨提亚认为，在孩子成长的不同阶段，给足他们恰当的心理营养，也就给了他们一生幸福的底层代码。

心理营养主要包括五大方面：无条件的接纳；重要感；安全感；肯定，赞美，认同；学习，认知，榜样。

1.无条件的接纳

这一点对于刚出生的婴儿尤为重要，因为刚刚出生的婴儿非常脆弱，他有很多需要，但只会用哭来表达。这时，孩子需要被父母亲无条件地接纳。

2.重要感

孩子成长的最初几年对他们的一生至关重要。父母要使孩子感受到，对父母来说，他是最重要的。在孩子的心理营养层面，父母不用担心给得太多而把孩子惯坏了。需要指出的是，此处谈到的给予不是物质的给予和生活的照顾，而是让孩子感受到他的重要感，这种给予应多多益善；否则，孩子会不断地在不同的人际关系中试探，自己到底有多重要。这种重要感的缺失会造成精神分析学说所指的自恋受损，导致成人后往往需要花很长时间和精力去弥补。

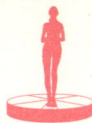

3.安全感

3岁之前，孩子最需要的心理营养就是"安全感"。幸福的童年治愈一生，不幸的童年需要用一生去治愈。之所以这样说，就是强调孩子的年龄越小，一些看似没有记忆的经验就越容易储存在大脑里，这往往会影响一个人的一生。这种影响更多的时候指的就是安全感。如果父母在这个阶段，忽略了孩子安全感的建立与维护，孩子便会终其一生去寻找安全感。安全感的建立，主要源自与父母和谐稳定的关系。安全感不够，孩子长大后常没有办法平衡关系，处在纠结痛苦的关系中无法独立又无法分离，要么过度依赖，要么过度疏离。

4.肯定，赞美，认同

3～5岁的孩子开始有了"我"的意识，这时候所需要的心理营养是"肯定、赞美、认同"。帮助孩子建立自信，给予孩子这种心理营养，孩子就会对自我和他人充满信任，而且这种自信来源于他自己的内心，相信自己是个有价值的人。当孩子深深地相信爸爸妈妈是发自内心地欣赏和喜欢自己，孩子长大后无论在顺境还是失意时都能够充满自信。

5.学习，认知，榜样

6～7岁孩子需要的心理营养是"学习、认知、榜样"。孩子需要一个榜样，这个榜样可以帮助孩子解决"遇到困难和挫折时该如何做""不开心的时候要怎样帮助自己""与他人有差异的时候要怎么处理"等问题。因为这些问题不是仅靠告诉孩子怎样做孩子便能做得到的，而是通过父母言传身教的示范，孩子在模仿的过程中习得的。父母要为孩子提供一个安全的空间和可以学习的榜样示范。

作为成人，如何在营养层面对自我环各层面进行心理呵护呢？首先，需要逐层清晰地进行自我关照。比如当过度使用智性层面的时候，可能就会超理智，导致情绪层面或许营养不良，无法体验原本丰富且充满活力的情感，这时就需要关照情绪是否被看见并表达，包括关照身体的活力、开启被关闭的感官和灵性。

当一个人指责或讨好时可能会过度情绪化，比如放大愤怒时，往往是压抑担心、恐惧、悲伤和无助。放大悲伤时是否压抑了愤怒，或许还需要关照到情绪崩溃时是否与身体的疲惫和睡眠质量有关；如果是，那就让生理的身体去休息和放松，就可以给身体层面足够的滋养，其他层面也得到了平衡，情绪的问题就会自然消除。通过这样的自我滋养，就能帮助自己恢复活力、平衡自我环的不同层面，带着完整、平衡、整合的自我，进入下一个层面——人际互动的层面。

(八)互动层面

人类个体常常身处种种的关联与关系的互动中。这种互动是一种普遍存在的力量，它让人们可以与他人及整个宇宙的能量联结起来。

互动是一种联结，至少发生在三个层面：身体、言语与非言语。在这个架构中，身体是指身体器官，言语是指所有表达出来的声音，非口语则是指所有的身体动作、姿态与空间。人进入互动系统所携带的一切都会建立意义，进而影响到人们的互动。人习惯于原生家庭的互动模式，并常以这些模式来应对外面的世界；随着时间的推移，这些模式会

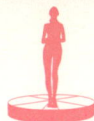

被注入新的内容。

互动是一种关于讯息的交换，这种交换包含内在与外在两个方面。我们会自我对话，也会向外表达。一个人与他人的关系、与自己的关系，都在影响着这个人自我价值感的高低。

互动也取决于我们如何透过灵性、感官、身体、情境、情绪、认知等去整合讯息，进而有效地进行一致性的沟通。

良性的互动的过程应用了自我环的所有层面。首先使用自我环的"灵性"开启并联结高能量的自我，使用第二层的"五感"来收集完整的讯息，并且打开第三层聪明的"身体"通道去觉察，并清醒地感知自己在不同的情境里，如何做出适宜的选择、遵循适宜的情境原则，自如地表达我们的"情绪"和"认知"，通过营养层的逐层清晰每一层之后，实现自我的觉知觉醒，再来到人际互动的场域与他人联结。

《大学》中讲明了明明德的路径："大学之道，在明明德，在亲民，在止于至善。知止而后有定，定而后能静，静而后能安，安而后能虑，虑而后能得。"亲民，就是与人互动，与他人联结；在与他人的沟通中，止于至善也就是开启灵性的至高境界，实现自度与度人。在与他人的联结中，一个人了解边界"知止"，然后定、静、安、虑、得，最终再次回归到高维的灵性。

萨提亚是善于与人互动的大师。当她与人们在一起时，她会尽可能地从许多层面来关注他人，并总会核对她所赋予他人的意义，以确保正确地表达自己的想法。工作时，她会运用所有的感官确定她想了解的重点。在进行家庭重塑时，她的焦点会放在与家庭成员之间的互动上，借此实现家庭成员的转化。

萨提亚工作的核心在于，如何让人们以新方式来看待旧的讯息以及如何更新信念系统；让互动产生新的走向、新的方式，进而在互动中重建内在系统，使人们重新看待自我和他人，并在互动的过程中发生疗愈。因此，我们一直相信，萨提亚拥有一颗东方智慧的圣贤之心，她所发展出的工具都是朝向"世界大同、天下一家"的至高境界。

二、自我环的应用

萨提亚用自我环来说明每个人的独特性。自我环是一种用来有效观照自己的工具，可以让人们觉察到自己是否处于改变的历程中。

运用自我环来探索敏感的议题是很安全的方式，因为用它可以说明各层面的资源与力量。

尽管改变可能是一个困难的过程，但人们想要做出好的抉择但又往往担心结果，于是最后可能决定什么都不做，或是开始检视阻止改变的方式、寻找新的改变方式。

通过自我环对自我的探索与自我觉察，能帮助人们提升自我价值感。当一个人处在高自尊的状态时，自我环便是开放的、充满灵性的、滋养的、有觉知的。

高自尊与自私是完全不同的：自私是我好你不好，只许我好不希望你好，看似带来安全感的自私恰恰是人们充满恐惧的低自尊的呈现；高

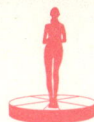

自尊是在看重自我价值的同时，以同等的态度来对待他人、珍惜他人。

自我价值感的提升，带来的是我们内心真正的放松，我们将不再拿别人来进行无谓的比较，并能停止自我批判、自我惩罚，并能使我们的每一部分都能呈现其闪光的价值。

自我环中最重要的一环是"营养层面"。萨提亚有句箴言：每个人都是一个奇迹，一个活生生的宝藏，生命的意义就是要让每个奇迹找到和欣赏自己的独特性以及找到和欣赏他人的独特性。

自我环是萨提亚模式工具中非常重要的部分，是在自我、他人、情境的人际三要素中，不断进行自我整合与自我反省的心灵地图。自我环也好比是充电桩、加油站，是冰山的底盘；底盘越夯实、稳定而充满力量，自我的内在各层面越能保持和谐运作，并敞开、接通宇宙的高维度智慧。

大道至简，万法归一。在自我环的中心，透过不断提升人们的觉知与灵性，对心灵进行洗涤、清理、整合、协调与平衡，我们的心灵如赤子一般，还原其最本真、纯净的品质，同时具备真正的成熟与智慧，到达中国古圣先贤所讲的天人合一的境界。在那里，本自俱足，圆满无缺，万物一体。

下面的自我环评估表，可以帮助我们在与他人互动的过程中察看自我环中的各层面需要进行怎样的自我关照。2-1表中，可以按照1~5的数值来填充，根据数值的高低来全面、直观地对自我进行更好的觉察。

表2-1 萨提亚自我环自我评量表

姓名：_____　　　　日期：_____

以"自我"作为一个系统：我们都是独特的，
就如同雪花彼此之间不同一般，没有两个人是全然相同的。

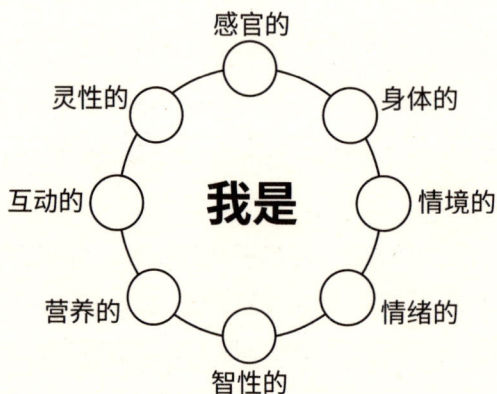

就自我照顾及满意度，我如何评量我的自我环？

1/极不满意；5/极满意

灵性的：12345_____

感官的：12345_____

身体的：12345_____

情境的：12345_____

情绪的：12345_____

智性的：12345_____

互动的：12345_____

营养的：12345_____

观察/结论：_____

决定/行动计划：_____

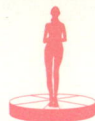

自我价值感是人们生命能量的源泉。当我们的自我环被照顾和滋养得够好时，自我环的每一个部分都是相对平衡、自我接纳的，一个人也就处在高自我价值感的状态。就像曼陀罗也有毒性一样，自我环没有被照顾好的时刻就处在低自我价值感的状态，就会制造很多问题。高自我价值感和低自我价值感的区别是什么呢？表2-2一目了然地做了回答。

表2-2 高自我价值与低自我价值的区别

低自我价值	高自我价值
我想要被爱	我是被爱的，我也有能力去爱。
应对姿态：不一致 我会做每一件事情（讨好） 我要让你感到愧疚（指责） 我与现实疏离（超理智） 我否认现实（打岔）	应对姿态：一致 我做适合的事 我尊重我们的差异 我将你和我的丰富情感包括进来 我接纳情境
顽固的，批判的	确认的，有能力的，有自信的
即时反应的	有选择地回应的
被家庭规条与"应该"引发动机	对选择与负责的觉察
外在的界定防御 压抑感受 留在熟悉的模式里	接纳自己与他人：信任自己与他人 接纳感受、圆融人性 愿意为不熟悉做出冒险
以过去或未来为焦点 恐惧改变，想维持现状	以现在为焦点 愿意改变

家庭雕塑

一、家庭雕塑的意义

萨提亚一直追求的是让自己经手的每一个个人与家庭展现"表里一致"的状态，实现一致性沟通。她认为，既然我们可以在自己的原生家庭中学会沟通、应对和行为方式，我们也就能够重新建构新的、更有效的、更健康的模式。

如果这种模式无法在当前很好地适应我们，那么，我们完全可以为它们增加一些新的内容并将它们转化。为此，萨提亚创建了家庭雕塑的心理咨询工具，即利用空间、姿态、远近、高低、距离和造型等可视化的方式，生动形象地重新再现家庭成员之间的互动关系和权力争斗现状。

家庭雕塑具有以下意义。

(一)摆脱语言束缚

萨提亚发现，很多来访夫妇或其他家庭成员来访者，常常会将言语当作一种躲避他人或是疏远他人的方法，言语成为一种行为上的防御措施。家庭雕塑可以作为摆脱言语束缚的工具，为咨询师提供另一种察

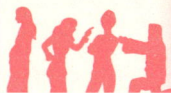

觉，让我们可以穿过来访者习惯使用的否认、忽视和歪曲的种种本能防御，去看到不曾被表达的真相，以便更深刻、更准确地理解来访者。

(二)彰显距离、边界、角色与规则

家庭雕塑既可以利用空间、距离、身体的走动、知觉等非言语表达方式，帮助参与者呈现真实的样貌，包括彼此关系的心理距离是令人窒息的亲密与控制还是遥远疏离的陌生，也可以成为一种相对快捷描绘家庭角色、家庭规则以及个体好恶的途径。

每个家庭成员在成长过程中形成的对家庭中的代际沟通模式、被包含在家庭中或被排除在外、关系羁绊或疏远、被控制或被迫屈服等不同的观点与感受，通过家庭雕塑，都能知觉自己的独特性与彼此之间的差异性。

(三)增添观察家庭的新维度

通过家庭雕塑，家庭成员之间可以描绘出自己内心的风景，并能组织、定义和阐释这些景象，从而帮助家庭成员更加了解家庭所处的情境，获得一幅含有各种变量的、内容更加丰富的全景图。正是这些变量塑造了一个特定的家庭，包括家庭的含义以及每一个家庭成员的价值观、信念和遵循的规则。

(四)更好地自我觉察

通过学习压力之下的沟通姿态，家庭成员可以找到一种实用的速描方式来识别自己身上到底发生了什么，使自己能够快速认识到"哦，我

正在责备别人"和"你正在表现出超理智"。他们发现自己能够自察或者认识到沟通姿态背后想要表达的内容时会感到非常愉悦。

二、家庭雕塑的运用

家庭雕塑的运用没有客观的章程与公式，这一点是萨提亚模式入门容易、提高困难的一个重要表现。家庭雕塑既然没有任何章程与公式的约束，实际运用过程中空间就更大，也就意味着可操作性更强。

(一)运用要点

实践证明，注意以下要点将有利于提升家庭雕塑的运用能力。

1.收集背景资料

家庭雕塑不是家庭成员来到现场后直接就开始摆雕塑，而是需要与咨询师一起准备足够多的"序曲"。通过准备"序曲"，咨询师和来访者达到相互信任的关系之后，来访者才可以在咨询师的帮助下呈现家庭雕塑。在准备"序曲"的过程中，咨询师首先要获得第一手资料，包括家庭图和影响轮涵盖的要素。要注意，咨询师不一定通过来访者画家庭图和影响轮来实现，可以通过提问的方式获得有关信息。在语言互动中，咨询师会收集到足够多的第一手客观资料，需要快速记住它们，比如："当你听到、看到爸爸妈妈的争吵时你一般会站在谁的一边，或者站在中间，或者自己站在一边？"还比如："当你感到委屈的时候你会说出来吗？你会告诉谁？如果不能说出来，这些委屈现在去了哪里？什么情况下让你还会感受到委屈？"这一过程可以用"熬中药"来做比

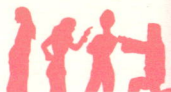

喻，背景资料的收集就是准备中药药材。

2.探寻期望

萨提亚认为，希望是变化的一个极其重要的因素或成分，这是萨提亚模式的信念和原则之一。咨询师在准备"序曲"的过程中，要注意了解每个人此次前来的期望或动机。这样，一方面能帮助咨询师找到问题的症结所在，另一方面也能将咨询师和来访者家庭囊括在"此在"的当下情境。这时，咨询师一般会用轻松的语气和来访者沟通，如："那么，大家希望在哪方面有改变呢？""今天大家希望自己在哪方面不一样呢？"当每个来访者说出自己的想法时，其实改变就已经开始了。这其中，咨询师只是改变的催化剂而不是推动剂。

3.缓慢切入

家庭雕塑的展开，不是一蹴而就的，而是通过一些沟通姿态的小游戏来慢慢切入的。无论"序曲"准备得多么充足，有经验的咨询师从来不会直接站起来宣布开始进行家庭雕塑，因为这很容易让家庭成员认为要开始解决问题了，家庭成员因此会变得有所戒备与紧张，从而使之前辛苦营造的氛围付之东流。因此，在和家庭成员的沟通中，咨询师会使用沟通姿态来表达。比如，一个孩子抱怨自己的爸爸太严厉时，咨询师可以邀请爸爸和孩子来呈现指责姿态，还可以轻松幽默地问孩子："是这样吗？你觉得爸爸凶起来和这样的姿势像不像？"再问爸爸："你平常会不会习惯采用这种方式啊？"这样，整个过程依然处在前面营造的氛围之中，每个人如实地呈现且不担心被评判或者被比较。咨询师在缓慢切入的过程就是帮助家庭逐渐呈现每个人内心图画的过程。这样呈现的过程并不会让任何成员感觉到压力，相反每个成员好像一个侦探一样在帮助咨询师发现一些重要的细节，所有人的思绪都不会跳脱，并且随着过程的不断深入，完整的家庭雕塑便会逐步得到澄清和呈现。

4.灵活利用辅助道具和空间感

咨询师在家庭雕塑中扮演的角色很像舞台剧导演，所以要灵活利用空间感，包括高低、远近、力量等都应以立体而不是平面方式来呈现。在指责、讨好、打岔、超理智的沟通姿态之外，咨询师还可以使用道具或者更夸张的方式来进行表达。比如，有家庭成员会说自己在家里感到压抑，喘不过气来，咨询师可以用力按压他的肩膀；如果他仍然说这也无法比拟自己所受到的压抑的话，咨询师则可以让他躺在地上，把十几本书放在他的胸上，这时他可能会说就是这种感觉。又如，有个孩子嫌自己的爸爸说教太严，咨询师可以引导孩子的爸爸摆出超理智姿态；如果孩子认为不够像，就可在轻松活跃的氛围里让孩子的爸爸不断变换形态，直到头上套上一个纸箱子且在上面贴上A4纸（写着"电脑"），孩子认为这就是当时爸爸的形象为止。再如，指责的力度可以通过站在更高的凳子或桌子上来呈现。通过对空间感的利用，家庭雕塑不仅仅是一种咨询工具，它作为舞台剧或游戏，也能有效地帮助家庭成员有机会看到超越自己熟悉的认知的东西，在更大的空间里多一些自察与他知。

5.不断核实

家庭雕塑是萨提亚模式的重要工具，但又不是每次咨询都必须使用的工具；或者说，并非使用了家庭雕塑就算是运用了萨提亚模式。咨询的根本目的是帮助来访者重建自尊体系，改变功能不良的家庭，通过自我整合让症状自然消解。其中，核心之一就是以来访者为中心，注意来访者的真实表达。萨提亚尽管是一位能力超强的咨询师，依然常常谨慎

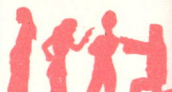

地对来访者进行检验、核对，以确保自己的解释符合他们的现实情况。她非常重视不断核实的过程，会采用如"你感到很沮丧，这是你要表达的意思吗？""我想了解我是否明白了你的意思？""我的理解是你感到恐惧，是这样的吗？"之类的问话，不断核实来访者在家庭雕塑中扮演的重要角色。通过不断复述和核实，咨询师能够更准确地了解家庭成员的真实想法，也能与每个独立的家庭成员产生情感联结，即让他们感到"我的意思是准确表达了的，咨询师很了解我的想法"。这种信任关系的维持，对家庭雕塑的完成十分重要。

(二)注意事项

1.营造安全、舒适的氛围

进行家庭雕塑时咨询师不宜生硬地切入话题，而应该循序渐进地营造咨询氛围。如果氛围是安全的、被信任的、被认可的、舒适的，家庭雕塑就可以让每个来访者相信自己在"此刻当下"说什么都不会受到责怪，这也为咨询过程进入混乱阶段后每个人都能解除防御奠定了基础。咨询氛围足够好，反映出咨询师与来访者产生了足够强的情感纽带与联结，说明咨询有可能为消除家庭的功能不良提供"温床"。

另外，在这方面每个咨询师都是因人而异，无法复制他人的办法来机械模仿。萨提亚在实际咨询中，因为其个人的性格特点及亲和力，十分擅于和来访者一起营造氛围。一个咨询师如果真正实现了自信、自主、自由、自在，就有能力营造出好的咨询氛围。如果咨询师本身不够放松自然、不够真诚自信，来访者是能够敏锐感知到这种虚假积极情感的，这对双方之间良好关系的建立是一种障碍。

具体地说，萨提亚在咨询过程中的一些小细节很值得借鉴，如亲切地握手、幽默地沟通、好奇地提问、以自由自在的亲和态度、关怀与认真倾听的眼神对待来访者、等。需要注意的是，使用这些方式不能矫揉造作，要使每个人都有自然放松、如沐春风的感觉。

2.拥有温柔而坚定的态度

咨询师温柔而坚定的气质或状态，有助于来访者发生改变。

坚定并不意味着面部表情坚毅，也不是"泰山崩于前而色不变"的气势，而是让来访者感受到咨询师是有能力为我提供帮助的，感受到咨询师的底蕴与经验是真实存在的。坚定的力量呈现出的是信心和支持，会让来访者深感踏实和可信赖。只有这样，咨询师才能使来访者不再将原本认为的天大问题看得那么严重。咨询师的坚定能带来父亲般的力量，能让来访者看到希望。

温柔是一种包容与接纳，为来访者提供温暖与亲和、柔软与抱持的空间。这种态度不仅有助于安全氛围的营造，也能增强来访者与咨询师之间的联结，使来访者更愿意相信咨询师的能力，更愿信赖和接纳随后进行的家庭雕塑。

3.抱持客观而中立的立场

客观而中立指的是咨询师本身对来访者的人性、样貌、观点、感受不做任何评判。这种立场可以防止咨询师被裹挟到来访者的"家庭乱麻"之中，也可以防止咨询过程陷入泥潭。它要求咨询师不随意否定来访者的感受，不滥用权力横加批评与指责来访者，从而帮助咨询师从宏

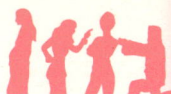

观视角来审视来访者的家庭问题，使所做的评估更加准确，使咨询效果更加显著。

4.既注重过程，也注重结果

很多咨询师是抱着"心怀天下"的慈悲心态进入心理咨询行业的，试图帮助人们实现自己的期待和愿望。这个初衷虽然好，但也容易导致在咨询过程中以结果为导向而忽略了过程，甚至有可能因为急功近利而事倍功半。一旦治疗效果不达标、不满意，咨询师本身也会陷入挫败与无助的情感之中，进而怀疑自己的专业能力与技术水平。咨询师应该明白，心理咨询具有高尚的意义，但咨询师并不是治病救人的医生。咨询师与医生是两种不同的职业；其实，即便是医生，也不是万能的。心理咨询是陪伴来访者找到走出困境的路。通过咨询实现改变的历程是缓慢的，不可能通过几次心理咨询就能彻底解决问题，正所谓"冰冻三尺，不可一日化解"。萨提亚用分娩的过程来做比喻，要求咨询师遵循着"宫缩"的规律，鼓励来访者（相当于"产妇"）尽全力解决自己所存在的心理问题（相当于"把孩子生出来"），使新的可能性诞生。

值得分享的是，咨询过程本身就很有意义。过程体验能促使来访者的内心不同程度地发生改变，只是有显性和隐性之别罢了。其实，来访者能够勇敢地走出家门前来咨询，改变就已经开始了。

5.要有抓取线索的能力

咨询师应当具有良好的咨询技巧和艺术，尤其是抓取线索的能力。这些线索只有在进一步观察中得到证实才能被使用。通过抓取线索并不断验证，咨询师才能准确地发现问题的根本所在，从而在关键节点上为来访者提供支持。咨询师若先入为主地设定标准，按照所谓的标准来抓取线索，就会陷入"普罗克鲁斯忒之床"（古希腊神话中的一张床，矮人躺上去会被拉长到床的长度，个子高的人躺在床上会被砍掉多余的部分，意指"让每个人都符合统一的模具"）。咨询师首先要尊重每个来访者个体与家庭的独特性，根据每个来访者的个性来寻找线索。

6.善于寻找突破口和关键点来测试压力

每个功能不良的家庭出现问题时，往往是先在某个家庭成员个体身上出现症状；显然，这些家庭中往往存在着一些习惯于制造压力的个体。咨询师要善于寻找家庭关系中的突破口，尤其是在家庭雕塑中，通过对某个家庭成员制造压力来观察其他家庭成员对特定情绪或问题的反应程度。这与上面谈到的"分娩"过程是相同的。为此，咨询师应不断帮助家庭成员看清家庭的压力状态及压力应对模式；要注意的是，一帆风顺的咨询有可能是隔靴挠痒。

7.让每个人为自己说话

在家庭雕塑中，有的家庭成员经常会代替其他成员来发言，比如说："我觉得她应该会不适应。"咨询师不仅要注意倾听每个家庭成员的看法，也要让他们意识到尊重每个成员看法的重要性。只要有可能，咨询师就要让每个人为他自己说话，而且应要求家庭成员运用第一人称"我"来表达。这样，不仅能让其他人了解"我"的感受，而且能清楚地表明"我拥有这个感受""我对这个感受负责"。此时，咨询和教育已经融合在一起了。

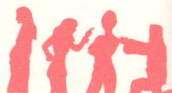

8.正确面对突发事件

在进行家庭雕塑的过程中，很有可能出现突发事件，如某个家庭成员的情绪崩溃、歇斯底里或者因为某一件事导致其他情绪被点燃。对此，咨询师要有思想准备，面对突发事件时不必张皇失措，也不需要否定自己的咨询水平，只需要中断当前的互动，把所有人的注意力集中在突发事件上。处理因压力而产生的突发事件的过程也是咨询过程的一部分，而且在处理完突发事件之后再回到原来的互动上去，并不会对咨询效果产生过多的影响。如果咨询师能巧妙地利用突发事件带来的信息和转机，则更有助于来访者厘清自己的感受、观点和期待。

9.做到张弛有度

我们之所以不断强调"分娩"过程，主要是提醒咨询师要遵循咨询的规律。一方面，一帆风顺的咨询往往无法帮助来访者实现目的；另一方面，一直高强度、具有紧张感的咨询容易导致家庭成员进入压力情境而采取防御措施。因此，咨询师应通过张弛有度的态度允许各种情况发生，让改变自然到来。第一阶段是引入阶段，让每个人安心，进入状态。第一阶段到第二阶段之间，通过咨询师的介入每个人的情绪都被调动起来，咨询师借此抓取线索。第二阶段是混乱阶段，家庭成员的情绪已被调动起来了。第三阶段是整合阶段，即咨询师将混乱的情绪状态导向和平、健康、平衡、积极的状态。家庭雕塑最重要的目标并不是解决问题而是呈现事实真相。

10.关注家庭雕塑完成后的情绪落地

如果把一个家庭比喻为瓶子，家庭雕塑的作用就是晃动瓶子，让家庭成员的情绪都被调动起来，使每个人看到以前没看到的家庭元素。这些家庭元素包含像珍珠一样可贵的东西，比如以前被忽略的彼此之间的爱与关心以及某些成员所承受的压力与委屈。咨询师需要帮助家庭成员将"可贵的珍珠"打捞起来，将那些影响彼此之间建立情感纽带的负面情绪表达出来并使其发生转化，让瓶子更加清澈，使彼此之间的沟通更加有爱，使家庭从原来的功能不良有机会向一致性沟通转变。

在家庭这个"瓶子"被晃动之后，咨询师需要给予一定的时间让家庭成员的情绪平复下来。在家庭雕塑完成之后，咨询师需要继续保持关注，让大家在此刻的安全氛围中互相沟通，使情绪平缓落地，使彼此之间的情感联结进一步增强，从而实现家庭的正向循环。

家庭规条

适宜的家庭规条是一个健康家庭的重要组成部分，它能够使动态变化着的家庭系统保持平衡与安全；同时，它也是一个人逐渐形成自我认知、生活信条、沟通准则、自尊和自信的重要依据。

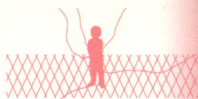

一、家庭规条与生活指引的区别

家庭规条是一个家庭对其成员提出的要求或作出的规定，是对于一些事如何说、如何做的限制性禁令，也是许多家庭独有的做人做事准则。一个人在原生家庭的成长过程中，所见所闻、耳濡目染的一切为他进入成人世界后人生观、价值观与世界观的形成打下了基础。价值观与人的渴望很相近，如萨提亚的25条信念可以作为我们的生活指引。而有一些信条则隐含着我们的期待，如"应该这样、不应该那样""必须这样、绝对不能那样""你总是这样，为什么不能那样"等。萨提亚将这些与期待相关的人生信条统称为家庭规条。有些规条可以转化为满足渴望的生活指引，而有些规条最初只是为了保证儿童的安全、维持平衡和秩序或在某些特定情境下所做的限定，另外有些规条在代代相传的过程中可能已经不再适用，对已是成人的我们已经明显变为发展的阻碍，应当被放弃或转化。

但是在许多人的生命中，有些已不合时宜的规条早已形成了人们与他人相处时深深内化了的观点和信念，这些紧箍咒甚至都不被自己觉察，并且变成了不容置疑、理所应当甚至是天经地义的金科玉律。遗憾的是，这些规条成了人们通往幸福生活路上的桎梏与羁绊。比如，一个有女孩的家庭特别注重家庭环境的和谐宁静，并且是以强制要求的方式来维持这一规条：家里必须安静，不可以大声说话；笑也要有节制，更不能争吵。于是，生活在其中的孩子或许从小就谨小慎微、大气儿不敢出。这样的经历会让她在成人后自己的新家庭中继续维持这个规条，但是她的孩子却未必能像她小时候一样遵守这个教条，这便会让这位妈妈非常困惑、不理解。

很多时候家庭规条对一个孩子的影响是内化于心的。大部分的规条是无声的，如一个眼神，一句呵斥；这些没有被表达出来和郑重说出来的规条对人的阻碍或许更大，有时因家庭中的一次冲突或创伤事件，便在孩子内心中得出一个重要结论如"必须听话才有饭吃"，这些"内在誓言"也形成了规条。

当我们刚刚来到这个世界，在家庭这个特殊的、有限的空间与情境里，所能感受到的大多都是储存在右脑的画面、声音，包括五感中的触觉、嗅觉与味觉。小小的、聪明的我们通过接受这些讯息默默地做出了一些决定：什么可以听、可以看，什么不可以；什么可以说、可以做，什么不可以；当爸妈争吵的时候，我该怎么做；当妈妈伤心的时候，我必须挺身而出还是躲起来。所有这些，都是我们逐渐形成的规条。那么小的年纪时的许多具体的事情我们可能早已忘记，但是那些或明或暗被记住的规条往往在我们的心中形成了强烈的印记。

对于一个小小的孩子，父母就是整个世界。受"不许大声说话"约束的孩子会习惯性地压抑自己，长大后即使被欺负也不敢为自己发声。不许哭的规条压抑了一个人的本能感受和情绪。比如，当这样一个小男孩成为男人以后，一种可能是他发展成超理智的人，不谈感情，不哭不笑，屏蔽感觉，最终变得麻木、冷漠，也难以体会到别人的感觉；另一种可能是，这个不能哭、不能表达悲伤的小男孩，长成男人后仍将这种脆弱、悲伤的情绪深深地压抑在心里，一有机会，便转变为愤怒释放出来。他的身体里总像是有一团熊熊燃烧的烈火，需要眼泪去浇灭。可是，他是不会哭的男人，于是他就会将更多的愤怒积攒在身，而每一次被激发，怒火就会更旺。这些长期压抑情绪的人，身体最终会出现各种不良的躯体症状，进而出现亚健康症状甚至生病。

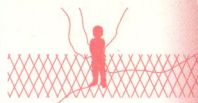

萨提亚通过她的经验获得一个结论：我们大多数人活得不自由的主要原因，与这些不人性的、僵化刻板的规条有着直接的关系，是这些规条让我们的生命不舒展、不自由；尤其是许多不成文的、不合时宜的规条有时在家庭代代传承的过程中变得异常稳固。

二、家庭规条的代际传承

著名管理学专家加里·哈默尔和普拉哈拉德在《为未来竞争》一书中提到一个"湿猴定律"的心理实验，这个实验可以很好地诠释家庭规条的代际传承。

实验的第一轮，心理学家在一个笼子里关进5只猴子，笼子的上方吊着一串香蕉，香蕉上都安装着测试的机关，当猴子触碰香蕉时就会自动喷水，笼子中所有的猴子都会遭殃。心理学家观察到，笼中每一只猴子都在试图拿到香蕉，但是每一次都被喷水甚至喷气，5只猴子痛苦不堪。久而久之，聪明的猴子总结出香蕉是不可以碰的，于是开始对想碰香蕉的猴子进行阻止。只要有猴子试图去碰香蕉，其他的猴子就会集体出手阻拦。每一只猴子都明确了：香蕉不能碰，一碰就会被喷水、喷气或被阻拦。当笼子中的5只猴子都不再去碰香蕉时，说明笼子里关于"香蕉是不能碰的"这个规条得到了全体猴子的认同与执行。

实验的第二轮，当心理学家观察到5只猴子都不再碰香蕉时，就用一只完全不知道香蕉喷水装置的新猴子换掉笼中的一只猴子，而且，此刻心理学家拆除了香蕉上的所有装置，使香蕉变成了一串安全的香蕉，但是猴子们并不知情。新来的猴子自然被香蕉吸引，但是每次还没等它碰到香蕉，刚一伸手就会被阻拦。新猴子每次尝试都遭到强烈的阻拦，最后甚至被猴子群起而攻之。一次次被打之后，新猴子也清楚地确认香蕉不能碰，一碰就挨打。

实验的第三轮，心理学家观察到5只猴子形成了新的秩序，不仅不去碰香蕉，而且全体猴子经常有着一致的动作：用长长的手臂挡住眼睛，因为不能吃，看着太痛苦，不如不看。这时心理学家又换进来第二只新猴子，这样笼中是3只老猴子、2只新猴子。新来的猴子自然被香蕉所吸引，同样在要碰香蕉的时候被打；有趣的是，有一只猴子打得尤其猛烈，它就是第一次被换进来的那只新猴子。同样，几次以身试法之后，第二只新猴子也领教到香蕉不能碰、一碰就挨打的规矩，并且总会有一只猴子打得最狠、最爆，它表现出了歇斯底里。这进一步验证了规条僵化的后果，即便有两只猴子并不知道香蕉曾经不安全的事实。

第四轮、第五轮同样是新猴子替换老猴子，直到5只猴子都换成了完全不知道香蕉身上曾经有喷水装置的新猴子。虽然香蕉上早已不再有喷水装置，香蕉是非常安全且能自由享用的美餐，可是没有一只猴子敢去吃香蕉，因为笼中的5只猴子都因为想吃香蕉而被狠狠地虐待过，它们坚定地相信：香蕉不能动，一动就挨打。

通过这个实验我们看到，家庭规条形成的过程在代际的传承中有时完全是无觉察、无意识的，甚至是不明就里地在潜意识里传承的。比如，一些在家庭中受虐待长大的孩子，会继续虐待自己的孩子；在充满束缚的家庭中长大的孩子成人后，会继续用这些僵化的规条限制自己孩子的自由。

父母总是在不自觉中遵循着他们过往成长中习得的熟悉的规则。有些家庭规条在代代相传中虽然早已不适用，却反而在强制执行的过程中

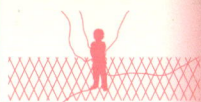

越发被强化了。就好比湿猴定律的心理实验中第二只被换进来的新猴子莫名被打时不能理解：为什么有一只打得最凶？这种强迫性重复带着创伤、带着莫名被压抑的情绪和需要，更具杀伤力和破坏力。家庭中同样如此，作为孩子，如果他们违反了家庭规条，也常常会被惩罚；有些惩罚是外在的，如挨打、挨骂、被呵斥、被人瞪眼睛等。当这样的孩子在成长的过程中违反了家庭规条，在他们的内在里，就会不自觉地评判自己，甚至会自我惩罚，而且这种惩罚是内在的。

规条和价值感不同。规条是关于"总是""绝对""你不能做这个"等条条框框，这是期待的一种类型，会降低自尊，降低自我价值感。"冰山"中的观点常常蕴含着信念、价值观，也包括家庭规条。规条与期待常常是彼此共振的，而带着关爱和祝福的生活指引是和渴望共振的，它可以提升价值感。因此如果规条转化成了生活指引，它可以保留在"冰山"里，继续指导我们的生活。

比如"妈妈总是对的"，这一规条的深层意思或许是说不能违背妈妈的意愿：不能不听妈妈的话，不能对妈妈回嘴，不可以跟妈妈的想法不一样。这些规条在执行中便引发了"要不顾自己去无条件满足他人对自己的期待"。而尊重自我价值的生活指引可以改变为："我要爱妈妈、尊重妈妈，当妈妈的意见有利于家庭的时候，我们愿意去尊重并予以配合支持；当妈妈说的不一定正确的时候，我们是可以商量、讨论的。"发生如此改变时，我们便增加了自我选择的力量。

掌握规条是否有利于家庭健康发展的方法非常重要。我们或许可以思考一下规条是否已引发了渴望。如果"不能跟妈妈想的不一样"的规条已转化为生活指引，其底层价值观就是"家人要互相关爱"。这个转化的过程帮助我们看到，家庭规条是对自我的挤压和限制，而生活指引则是提升自我价值感并使其更加人性化的健康信念。

我们应当如何使用规条？这个决定是可以选择的，是有弹性的，是人性化的；它有利于公共秩序的建立，也有利于个人更健康地发展。规条本身没有问题，是否被健康地使用和带来怎样的影响才是问题。当对这些规条进行讨论的时候，我们会非常清晰地看到哪些可以转化成生活指引哪些需要我们放弃。许多亲子关系问题都与一些规条相关，它们使孩子感受不到无条件的爱，感受到的是恐惧和担心。当规条转化成生活指引时，便能引发家庭成员之间生命能量的共振。

以下是青岛成长心理研究院过往工作坊中大家共同讨论出的一些可以转化的家庭规条：大人说话小孩不能插嘴、小孩不可以顶撞大人、吃饭的时候不能说话、不可以大喊大叫、不能发脾气、不能犯错、不可以哭、不能要别人的东西、必须保持优秀领先、不能晚回家、不能把小伙伴带回家、必须听话、不能给别人添麻烦、不能惹人嫌、自家人不需要夸奖、妈妈生气的时候必须站在妈妈一边、客人来了女人不能上桌、长辈无论对错都不能反驳、不能惹人烦、大的孩子必须无条件让着小的孩子、小的孩子必须无条件服从大的孩子、孩子房间不可以锁门、必须考一百分、走路不能乱蹦乱跳等。

那些遵循着"不可以顶嘴、不许反抗大人"的规条成长的孩子，长大成人进入工作单位后，往往不会为自己争取，不敢为自己主张，不会说不，会对权威采取绝对顺从的态度，唯唯诺诺、委曲求全，并会无条件地放弃自己的合法权益和合理主张。这些行为模式或许都跟那些他们从未想过需要改变的家庭规条有关。

当我们允许自己体验脆弱和低落、允许自己难过和流泪时，就意味

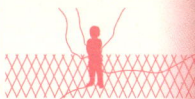

着我们也同样可以释放内在的能量，允许生命能量的自然流淌，也允许自己拥有鲜活的情绪和情感。当我们学会了与自己对话、清楚了自己到底要什么时，我们就会听到一个很明确的声音在回应，它没有迟疑、没有犹豫，帮助我们为自己松绑、给自己新的自由和弹性空间。

将一些家庭规条转化为生活指引的原则是：对于那些有智慧的规条，可以作为家庭文化的重要信念保留，而对于缺乏灵活性的规条并不需要完全抛弃，只是可以试着添加上条件与情境。若时空与情境发生了变化，很多规条原本的好意常常会起到适得其反的效果，甚至会让我们付出高昂的代价。当选择使用成人的智慧做一下区分、找到问题的根源所在时，我们便能够恰当地将其转化为更灵活的生活指引。

三、家庭规条转化为生活指引的步骤

第一步：列举。首先，列举并审视成长经历中曾经有过的所有家庭规条：哪些是必需的，至今依然受益的；哪些是缺少弹性的；哪些必须遵守且绝不能轻易违反的。看看自己是否至少能列出十条。

第二步：在"冰山"的不同层面试着探索列举出的这些规条，探索规条的好处。这些家庭规条有什么价值，有什么期待、渴望；原本是期待提供了怎样的保护与平衡，遵守这些规条是否获得了安全、平衡、便利、熟悉。列出规条原本的好意以及自己所有的受益。

第三步：列出在遵守某些规条时付出了哪些代价，为了遵守这些规条做出了哪些牺牲。列出所有可能的代价。

第四步：列出这些规条中哪些规条已经被转化以及是如何转化的。

第五步：列出那些健康的至今依然在使用的并且已经作为生活指引传承给了下一代的规条。

第六步：在这些规条中寻找例外情况，审视哪些是"应该""必须""永远"的规条，而它们阻碍了生命能量的流动，是僵化的、闭塞的、不人性的。转化的方式是视情况允许自己做不到这些规条，可将这些规条转化为：有时候我是可以的，当什么时候我是可以的。

以一个最常见的家庭规条为例。

第一步：列举出许多带有各自家庭烙印的家庭规条后，找出三条想要转化的。比如，①吃饭时绝对不可以吧唧嘴，②放学（下班）必须按时回家，③晚上永远都不可以出门参加聚会。

第二步：以"晚上永远不可以出门"为例，这个规条的好处是保证安全，价值是在孩子小的时候有界限，期待的是全家人都能在一起，渴望的是平平安安。这个规条原本是期待在家庭中保护弱小的孩子不会被置于危险之中，也为了家庭能推行这个秩序保证安全。在孩子小的时候遵守这些规条确实使孩子获得了安全与平衡，也让家庭成员彼此熟悉家庭的秩序。孩子不会让家里的成人过于担心，更不会因为外出而出现危险。

第三步：如果不论任何情况都要遵守这个规条，孩子就会失去了许多与同龄伙伴交友娱乐的欢乐时光，让自己的青春岁月黯淡无光，让自己的回忆中只有家人而没有激情澎湃的欢聚和珍贵友情建立的体验，让

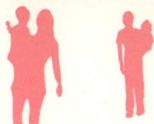

自己在遵守这些规条时与同龄伙伴产生了距离和疏远，让自己无法建立与外界朋友更加亲近的关系……

第四步：在所列出的十几条规条中找出一些已经转化了的，如"下班必须立刻按时回家"。人们工作之后有许多事情身不由己，常常会有加班，也常常会有一些自己不能左右的事情发生，所以跟家人沟通后，这一条早已经转化了。

第五步：以举例中的第一条为例，是认可并准备继续代代相传的，这是一种文明举止的界限，保持文明人该有的基本礼仪；不仅自己要遵照执行，不吧唧嘴，而且吃饭时尽量闭嘴咀嚼有助于享受美味。

第六步：找出第三条来举例进行转化，可将"晚上永远都不可以出门"这一句绝对化的限制，改为"当自己很想参加，也能保证不会太晚回家的前提下，可以参加同伴聚会"。当规条转化成生活指引时，规条就不再限制生命能量的流动。对僵化、闭塞、不人性的规条添加条件和例外，要根据情境而决定。上面这个规条也可以改为"活动特别令人期待时，我可以选择参加，我会在保证安全的前提下把握好外出时间，尽量早一些回家，不让家人担心惦念"。

改变未满足的期待

改变未满足的期待，在萨提亚模式中是非常重要的部分，可以与

"影响轮""冰山""家庭重塑"等可视化的工具结合使用；特别是在冥想与"冰山"工具中，可以帮助人们看清自我的观点与感受是如何形成的。冥想与"冰山"成为家庭重塑的重要组成部分。萨提亚主要在5个方面对未满足的期待进行处理。

一、未满足的期待形成的原因

在"冰山"的期待层面，人们希望其他人通过某个行为、言语或事物来满足自己，本质是通过这些行为或者言语来满足内心深处的情感需求，即在"冰山"的渴望层面，渴望被理解、被关注、被尊重、被认同、被爱。渴望是人类共有的需求，而现实是每个人在成长过程中，总会面对创伤、丧失、分离以及其他失望。未满足的期待产生的原因主要有两个方面。

(一)客观原因

我们从嗷嗷待哺的婴儿开始，就有了各种诉求，除了吃、穿、住、用、行，我们还会通过和外界对比来确定自己的定位、明确自己是谁。从儿童到青少年阶段，我们一直是在逐步地适应周边的环境，在互动中逐渐建立平衡的状态。我们会同化环境，也会被环境顺化。攀比是人类特有的一种心理状态。一个幼儿园的儿童，也希望自己的爸爸开着豪车接送自己，借此在环境中获得存在感、价值感，拥有被特别对待的优势地位和特权。当父母的能力无法满足一个孩子漫无边际的期待时，有些失望就会沉积在孩子内心深处，或者让这个孩子做了某个决定，如长大了一定要开上豪车或长大了一定要带自己的孩子去学钢琴。有了这种未满足的期待，一个人就可能开始拥有奋斗的目标、动力。因此，未满足的期待既可能成为一个人努力的动力，也可能成为一个人无法被填满的巨大匮乏感的"黑洞"。本节要聚焦的是如何处理对我们带来负面影响的那部分未满足的期待。

我们在和环境交互的过程中被环境顺化时，必然伴随着冲突与矛盾。小到幼儿园里被小朋友欺负，大到初恋时的分手，这种成长过程中必然存在的伤痛和委屈都是客观存在的，只不过有的人学会了忘记，有的人学会了忽略，有的人则学会了攻击他人以掩饰内在的恐惧。

(二)主观原因

损失规避效应是心理学中一个重要概念，即我们面对高兴或愉悦的事情时心里的快感持续时间较短，而我们面对伤心、难过的事情时心里的痛苦不仅持续的时间长且程度更深。这就如同我们意外地中了1万元现金的大奖，会有很大的惊喜；但当我们意外地丢了1万元现金，会极度痛苦，并伴随着懊悔、自责、委屈等复杂的受害者体验，让我们长期处在情绪低落的状态。

因为损失规避效应，父母在我们成长过程中为了满足我们的内心期待而付出的一切，我们可能大部分都忘记了；但是对于父母没有满足我们内心期待的那些行为，我们却常常刻骨铭心。比如，一位朋友对自己的姥姥拥有特别深厚的感情，然而她的姥姥在其他人眼里却印象平平，因此她与自己的兄弟姐妹经常就姥姥的形象产生冲突。经过深入探究才发现，小时候跟着爸爸外出，她闹着想吃烤红薯，可当时爸爸没钱买还打了她一顿；但是过几天去姥姥家，姥姥在用烧柴禾的大铁锅做饭时，顺便在火中烤了几个红薯，恰好给她吃了。从此，她内心深处有了这样的认知：姥姥是最爱自己的，其他人都不如姥姥爱自己。因为这个认知，她对成长过程中父母竭尽所能满足她的大部分付出选择视而不见。萨提亚模式在处理未满足期待时，一方面认可那个女孩与姥姥的那份温情；另一方面会更多陪伴她去寻找、回忆父母与她一起时的温情时光，学会解读父母之爱的所作所为，能够用更成人的视角去看待未满足的期待，形成正向循环。我们用最小的例子来探讨损失规避效应，目的是想与大家一起分享一个重要内容：一个烤红薯导致的未满足的期待尚且都可以影响一个人，那些家庭中的重大创伤（至亲离世、家庭纷争）对一个人的影响将何其之大。

二、未满足的期待带来的影响

期待是萨提亚模式重要理论"冰山"隐喻的一个部分。"冰山"中的期待分为三个方向：①自己对自己的，②自己对他人的，③他人对自己的。生活中，当我们的期待不被满足时，我们通常都会有如下反应。

●伤心，失望，为自己感到难过：我为什么这么可怜，我想要的并不多，可总是得不到。

●指责他人：都是你，把一切都毁了。

●以超理智作为自己的即时反应：作为一个男人（女人、父亲、母亲等）你应该……

●忽略未满足的期待，假装不存在。

●否认未满足的期待，并继续为此付出代价。

三、处理未满足的期待的五种选择

　　萨提亚模式主要在"冰山"层面对未满足的期待予以处理；在自我环层面予以疗愈；在冥想工具中，在想象中，体验性地再次去面对当时的那个期待，与当时的自我、他人和解。人们在面对未满足的期待时常常会陷入低自尊的泥潭，所以此刻再次强调萨提亚模式的四大目标：更高的自我价值、更负责任、更多选择、更和谐一致。在处理未满足的期待时如何能够践行这四大目标，萨提亚给出了以下5种选择。

　　●放下那些未满足的期待，解放自己。当选择放下的时候是一种同意及允许、放下、放开。当人们看到这份儿期待来自过去，就会尝试着重组自己的期待；就会发现放开某些期待，需要把焦点放到自己的感受上，意识到悲伤或者失望，并尝试处理这份悲伤或失望。深入"冰山"之内，一个人就能找出自己的内在力量及其统整的中心。

　　●找出满足那些尚未满足期待的替代方法。找出替代，增加选择，可以帮助人们用健康而非纠结的方式处理日常生活中的失望。

　　●决定依然保有那些尚未满足的期待，但要觉察为此会付出多少代价。来访者选用这个方案的时候，咨询师需试着帮助来访者接纳他们紧抓着未满足的期待所付出的代价。探索代价得失的细节是很重要的。一旦来访者仔细考虑过代价，他们下一次再来访谈时，会决定重新考虑他们的处境而选择其他方法。咨询师不要强迫他们，也不要评判批评他们；要尊重他们的选择，即使认为他们所做的决定是错误的。接纳来访者及其决定，实际上是在帮助他们改变其处境。

●回到渴望的层次，自我满足，自我赋能。我们要进入一个人的内心渴望而不只是停留在期待上，可以轻敲来访者的动机或驱策力，从而以较为深入的角度去看其期待。这样，来访者就有机会尝试注意并以自己喜欢的方式来满足在期待之下的渴望。

●在满足那些尚未满足的期待上工作，启动一致性沟通。来访者常需要别人的协助以增强自信心，或者可能只要求协助解决一个旧有的信念（比如，当爸爸让妈妈不高兴的时候，我必须站在妈妈一边）便能满足其期待。咨询师要核对一下来访者卡在哪里（是过去的挫败、一个家庭规条、一个限制性的看法或曾经的创伤）。

四、真实案例示范

来访者小勤（化名），经常会对丈夫和孩子莫名地发脾气，总觉得自己很委屈、不被理解，为此而很伤心，有时又会内疚自责，觉得都是自己让家庭变得越来越糟。咨询师和小勤探索未满足的期待时，小勤的三个方向的期待是：①对自己的：期待自己照顾好家、照顾好爱人孩子，事无巨细都要尽善尽美；②对他人的：自己累的时候，期待丈夫可以来抱一抱她，给她安抚，希望孩子能懂事听话让自己少操心；③他人对自己的：丈夫和孩子都期待自己别那么辛苦，心情好一些，开开心心地享受家人共处的好时光。

小勤在用指责表达不满时，是爱人与孩子的某些行为按动了她爆发的按钮。这时她需要的帮助是：成长起来，看看自己愤怒、指责他人的时候是否回到了小时候的某些场景；自己是否退行到了无法掌控的儿童状态；看看眼前被自己指责的、令自己失望的这个人，是否背负了自己

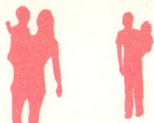

小时候父母对自己未满足的期待；看看自己表达情绪是否用错了方式，有没有看到对方其实已经付出了很多，只是自己内心的坑洞一直没有被填满。

探究小勤的成长经历，发现了更深层次的未满足期待。小勤从小就失去了父亲，她对父亲的所有记忆就是那些照片以及从亲人口中听到的关于父亲的故事，如父亲曾经说过什么、做过什么，父亲对自己的孩子曾有过怎样的愿望。所以，关于父亲，小勤就有许多期待，包括：①自己对自己的期待：像父亲对自己期待的那样，把妈妈照顾好，让自己变得更独立、更坚不可摧，满足父亲的愿望；②对父亲的期待：在有困难的时候希望得到父亲的保护、帮助、安慰、鼓励、陪伴、照顾、欣赏；③知道父亲对自己的期待。从父亲生前留给妈妈的信中，她知道了父亲对自己的期待：成为能干的、坚强的、懂事的、善解人意的、不求回报的、无所畏惧的、能替爸爸照顾并保护好妈妈的好女孩儿。

当咨询师和小勤一起探究自己三个方向的期待时，小勤第一次发现，父亲和母亲对自己的期待已经毫无觉察地进入了她自己对自己的期待中，并且她几乎完全地满足了这所有的期待，真的成长为一个懂事、坚强、能干、不求回报、善解人意的女人。同时，当面对爱人和孩子的时候，她很累则期待老公能抱一抱自己，她很焦虑则期待女儿能听话；当期待落空时，她常会感到委屈、愤怒、焦虑，于是会歇斯底里，事后又内疚自责。

咨询到这里，小勤发现自己对自己以及父亲对自己的期待她都努力地满足了，而自己对父亲的这份儿期待却因为父亲的离开而永远无法得到满足，从而成为一个未满足的期待。于是，这份未满足的期待加上对妈妈的那一份儿期待就形成了她对妈妈的双重期待，期待妈妈也可以满足自己对父亲的所有期待。然而，小勤的母亲又非常情绪化，父亲去世后，她经常表现出无助、恐惧、焦虑，小勤在面对母亲的时候也就无形中启动了自身的强大按钮，不断地安抚、照顾、保护这个失去丈夫的母亲。她们母女见面，立刻角色互换，小勤扮演了妈妈，妈妈反而成了孩子。换句话说，小勤替代了缺位的父亲而成了妈妈的照顾者。于是，小勤一方面要满足妈妈，另一方面将不断放大的未满足的期待深埋于心。

这些被压抑的未满足期待直到婚后，面对丈夫和孩子，她经常被丈夫的漫不经心、女儿的"不听话"搞得情绪爆发，像妈妈一样地情绪化。小勤意识到这一点时也非常惊讶，因为她最不喜欢的就是妈妈的那些做法。咨询师进一步帮助小勤认识到她之所以会对爱人和孩子采取让人难以理解的方式，原因就在于曾经对爸爸的未满足的期待加上对妈妈的双重期待的落空，使她的内心常常会有加倍的委屈、悲伤、难过、自怜，进而在求宠爱而不得、求认同而落空时，容易产生焦虑、恐惧、愤怒、担心的情绪。其实，她非常讨厌这样的自己，同时又深感无助并产生了深深的自责。这使得小勤陷入了周而复始的痛苦和煎熬中。小勤的丈夫也常常很无助、困惑，因为他的宽容、体贴却依然不能满足小勤；小勤可爱活泼的女儿也经常因为妈妈的情绪化感到烦躁、易怒。

依靠他人来成就自己的快乐与幸福显然是被动的，这本身就会使自己变得不自由；也就是说，一个人要为自己的幸福负责任。如果一个人总是需要他人来照顾自己的需要、满足自己的期待才能幸福快乐，就需要觉察自己是否依然停留在孩子的角色，拱手将幸福的权力交给了他人。孩子时期对父母及照顾者拥有期待是十分正常的，因为孩子需要被照顾、被呵护才能慢慢长大。长大成人后一个人就需要去觉察自己，看看哪些是合理的期待、哪些是寄托在他人让自己变得不自由的未满足的期待，以及这些期待是否引发了自己的不合理认知、是否带来情绪化、

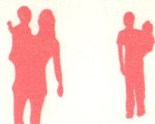

是否让他人感到压力。因此，判断一个人是否成熟、是否从内心确认自己是成年人，首先要看他如何对待期待以及关于期待这门功课学习和完成得如何。

一个人在生命中若没有期待，他的生活便会变得索然无味。一个人拥有很多期待，他的生命才更有意义和趣味。当然，这些期待有的是合理的，有的是不合理的；而要理解的是，未满足的期待常常会引发即时反应。

经过咨询，小勤面对自己对爱人和孩子的未满足期待（其实深层次是对自己父母的未满足期待）的解决方案，可以做出如下5种选择。

●放下：接受早已过世的爸爸无法满足自己这些期待的事实，接受自己从小就失去了父亲的事实，接受丈夫和孩子因为有时不理解而不能满足自己期待的事实。如果父亲还在，自己一定很幸福很快乐，有人宠、有人疼自己。如果丈夫和女儿懂自己也会给自己很多安慰。父亲不在了，而爱人和孩子并不了解自己的脆弱，自己只好选择放下。虽然爸爸不在了，但其实自己很坚强、很能干，自己不仅能照顾好自己，还在努力地照顾着妈妈和现在这个家。

●替代：自己可以找到替代方案，不再只是寄希望于爱人和孩子来满足自己的期待，可以去找闺蜜、好朋友、同事等吐吐槽、诉诉苦、听听她们的安慰和赞美。自己这么能干，并非必须只是爱人和孩子来理解、照顾自己了，将对家人的期待替代为自己对闺蜜及其他人的期待。

●保留：保留自己未满足的期待，持续地期待爱人和孩子能照顾自己的情绪；他们不能满足自己时自己还会伤心、难过甚至愤怒。这时的伤心、难过是有觉察的伤心、难过。每天做完事情自己还在抱怨，自己硬撑着像个超人一样满足家人的所有期待。同时，把自己对家人的期待用发脾气、焦虑和担心的方式表达出来。每一次难过都让自己丧失快乐和自我掌控，让自己变得不自由。现在只要对爱人和孩子有期待，便会变得很脆弱，像超人一样的自己瞬间就变成一个无助脆弱的小女孩；自己不仅不表达需要，还希望丈夫和孩子能做到自己的心里去，别人做不到就自怨自艾，顾影自怜。每一次坚持保留这种期待都让自己更加伤心难过，自己每天都拥有同样的期待，把能量给了出去，把自己营造成需要他人满足、嗷嗷待哺的孩子及受害者，希望爱人和孩子让自己变得快乐。可以保留，但有所觉察，能够"看见"自己所有的未满足的期待被保留时需要付出的代价和后果。

●**回到渴望，自我满足**：自己可以进入更深的地方，"看看"期待的下面有什么，然后在自己的渴望层面上工作，满足自己的一些渴望。发现自己的渴望如何变成期待，看到自己曾经的渴望是爸爸妈妈能照顾、理解、包容、欣赏自己，在遇到困难的时候能安慰自己。于是，当自己面对爱人和孩子时就会无意间释放自己未满足的期待，能看到自己期待之下的渴望是：想要被体贴、被关心，希望爱人来照顾自己，希望他能懂自己；就好像自己对父亲的未满足的期待一样，自己的渴望也可能是被看见或者被安抚、被宠爱、被呵护。在看到自己脆弱、渺小、孤单的一面同时，也能看到自己的另一面。这一面是自己那么小却要做妈妈的照顾者，希望能掌控这个局面，能让一切变得更好，让自己的每一天都是安全的；也看到自己不断在履行着爸爸对自己的期待，懂事，能干，能够自我保护。当可以看到这一步的时候，就会发现自己现在并非在期待别人给自己一句理解的话，而是可以内心放松、自由地为家人付出、做事情。当自己可以自我满足的时候，会发现其实自己一直是很了不起的，那么小就在照顾妈妈，就要寄人篱下住在奶奶家，而且那么善解人

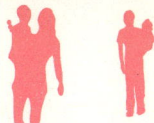

意。自己为自己长成现在这样的女人而感到骄傲，如果父亲在天有灵一定会为自己感到骄傲和自豪。自己在完成父亲的遗愿，像爸爸一样活成一道光去照亮他人。只是自己脆弱的那个部分一直没有获得满足，而寄托在了现在的家人身上。当发现自己其实一直都有能力照顾他人并满足自己的时候，便会给自己深深的疼惜和欣赏。

●**满足**：发现自己其实并没有那么糟糕，自己可以满足自己的期待。同时，自己可以去跟爱人沟通，表达自己的失望和难过、脆弱和无助，分享对父亲的想念和自己从小那么坚强地扛起整个家的经历。自己希望有一个人可以满足自己因父亲离开而从未享受过的那份儿宠爱和依赖，希望自己的爱人像个靠山一样给自己呵护。

当小勤向爱人表达了自己的内心想法时，她的爱人非常吃惊，说从来没有想到小勤竟然这么"两面"：她那么能干，像女汉子一样，怎么又会像个孩子一样要温暖？小勤说："我以前保护自己的方式就是情绪化和歇斯底里，他根本不知道我的内心原来还有这样小小弱弱的一面。"小勤的爱人当时就表示："我一定会好好照顾你，再也不会让你伤心、难过。只是拜托你，别像个母老虎就行。我会给你想要的一切！"

小勤的爱人说："我经常很困惑，为什么我老婆这么能干可哭起来却总是停不下来。每次问她哭的原因时，她都说是因为我不像个男人，说我不理解她、不关心她。我不知道怎么做才能满足她。她的期待像一个无底洞，里面除了糟糕的情绪就是更糟糕的情绪，我完全不知道怎么能帮助她。她常常用冷暴力的方式对待我，不理我。我做了那么多都无法让她开心。现在小勤变得不一样了。真是太开心啦！"

很多时候，人们的观点、感受以及对他人的评价取决于对方是否满足了自己的期待，所以人们的情绪和未满足的期待之间有着非常紧密的联系。一个人从童年开始就每天都有期待。在一个正常的生命圈里，多数期待以健康而满足的方式被解决了。显然，也有一些情况，比如一位成年人背负了数百个尚未满足的期待，这些尚未满足的期待往往成为他自动化（潜意识）的生命体验，而且带有很大程度上的心理负担。如果这些期待没有被觉察，人们往往就要为之付出代价。

最后，咨询师和小勤一家人探讨了爱的五种语言（见上册），解读了彼此爱的表达方式，对于期待背后的渴望，就更容易彼此得到那份儿理解与尊重、欣赏与认可、宠爱与呵护。

小勤经常抱怨丈夫给的都不是她想要的，而小勤的爱人又感觉很困惑无奈。这就好像对方的丘比特之箭，要射中自己针眼般大的"靶心"谈何容易。这时她应当尝试放大自己的"靶心"，正确地解读对方表达爱的语言；当能够越来越容易地接收到爱时，彼此的沟通就会变得更加容易。

当我们可以为自己完全地负起责任，当自我的价值足够高，当拥有更多的选择和更和谐一致时，我们就能够放下未满足的期待，或者表达出自己的未满足期待，并为此在渴望的层面有更多觉察，就能够自己满足或通过有效的沟通彼此满足。

爱的五种语言经常和未满足的期待配合使用，它们相辅相成、相得益彰。

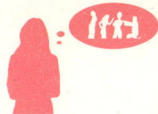

家庭重塑

家庭重塑技术是由萨提亚发展出的一种团体干预方法，它能够帮助人们重新进入原生家庭的历史和心理矩阵中属于自己的位置。作为萨提亚模式的主要改变手段之一，它同样提供了一个崭新的视角，让我们可以重新看待父母和自己，并以一种新的观念来看待现在和未来。这种新的观念既包括给予自己更大的可能性、更多的自由，也包括让自己变得更具有责任感，协助来访者从模糊的童年经验中，整合冲突纠缠的内在资源，获得一份清晰的、拥有爱与滋养的全新感受和讯息。这不仅可以帮助来访者认可自己且可以处理自己跟父母的未了情节，在人性的层面与父母联结，而且可以放下不必要的负担，突破习惯的防御模式，整合自我并真正成为有力量、有担当的成人，大大提升自我觉察能力和自我价值感，让来访者的生命力全然绽放，并与宇宙中最高的灵性联结。

一、家庭重塑的意义

每个人成长经历中所发生的任何一件事都会储存在他的意识或潜意识的某个角落，正是这些不曾被觉察的一个又一个事件，构成了一个人今天的自我。那些在过程中产生的思想、感受、观点、满足和未满足的期待也被默默地保存下来，在无意识间影响着人们当下的生活。这一切几乎都是人们在原生家庭中从与父母的互动关系中习得的结果。家庭重塑涵盖两个要素，即家庭与重塑。家庭涉及来访者的原生家庭、来访者父母各自的原生家庭、来访者的再生家庭共四个家庭。重塑不仅是一种动作，也是一种状态，包含着重塑的过程与重塑后的家庭全方位改变。家庭图、影响轮、大事年表、沟通姿态、互动要素与家庭雕塑等工具既可以独立运用，也可以作为家庭重塑的重要组成部分为家庭重塑奠基和服务。

　　人们在应对困难时习惯采用的模式，几乎千篇一律地与不协调的童年成长经验有关。旧有的习得经验常常把人们的注意力拉回到过去，使人以孩童那种不完整的视野看待事物，使得人们无法全然真实地认识自我。无论在任何年龄段遇到相似的情境（人或事时），人的身体里储存的那部分熟悉的记忆（能量）便被唤醒，某些内心的经验就会浮现出来。萨提亚就是依据这种可能性而创造出了家庭重塑。这是一种通过直觉去敲击自我的意识、潜意识的智慧。整个家庭重塑的心理过程，也是一个整合与改变的过程。转化及整合人们主观构建的现实是家庭重塑的核心，改变也正是从这里发生的。

　　在萨提亚创立的所有心理工具中，家庭重塑或许最能反映她关于人可以如何成长和改变的观点。家庭重塑也融入了其他流派的元素（一般系统理论、沟通理论、团体动力、团体咨询、心理剧、格式塔治疗和精神分析以及其他理论）。这种融合最终的结果，则是发展了她作为改变的媒介的非常有效的咨询技术，并形成了她自己的风格。萨提亚相信每个人都可以满足自己的渴望，而不需要依赖父母或者他人来认可自己，并可以自由地做出选择并为自己的选择负责，由此才拥有第三度出生，成为一个完整的人。家庭重塑虽然不能改变过去已经发生的事情，但可以帮助来访者发生改变，也就使那些由过往的经验和期待所产生的观点及感受发生巨大转变，让他们放下那些背负已久的沉重包袱，一身轻松地迎接充满力量的未来。

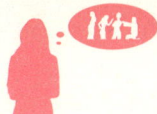

　　咨询师通过核对目标与渴望、设立情境、发展演员阵容、雕塑、转化规条及自我认知、自我认可、结束语等过程，将来访者个体在家庭中曾经的"情境"生动地展现出来，陪伴来访者个体重新面对那些情境，学会用新的方式对待家庭的影响，从而达到改变的目标。

　　萨提亚本人最初所创立的家庭重塑是在一个大团体（由几十人到上百人组成）中进行，需要花1~3天的时间。1988年之后，简化版的家庭重塑发展起来，家庭重塑也被称为"关键影响重塑技术"。随后，家庭重塑第三个变式"内部可视化版本"形成：在团体中申请个案的主角坐在咨询师的面前，咨询师引导其经过各种各样的场景、家庭动力过程、应对模式、未被满足的期待以及在原生家庭中的感觉等，通过识别特定的改变目标的过程，最后将关注点放在某个关键的影响或是未满足的期待上，促使改变发生。经典的家庭重塑的简短版本——关键影响重塑技术，也运用与之相同的改变过程，有着与之相同的一般性目标，也有家庭图、家庭大事年表和影响轮以及角色扮演。因为家庭重塑的过程是由咨询师跟随团体个案主角（简称"案主"或者"主角"）的发展历程去随机引导，所以开展家庭重塑的咨询师也被称作"导引者"。

　　家庭重塑技术是萨提亚模式在治疗与咨询中实现改变的典型技术。这一技术的核心特点是具有系统性和整合性。系统性体现在该技术囊括目标设定、工具使用、治疗展开等步骤上，可发展为独立的治疗体系。玛利亚·葛茉莉就专门撰写《心灵的淬炼》一书来系统介绍该技术，后来，她还出版了《大象在屋里》家庭重塑案例实录。整合性体现在该技术整合了一般系统理论、沟通理论、团体治疗理论、心理剧、格式塔心理学和精神分析等其他理论流派上，这种整合进而形成了独特有效的咨询体系。

二、家庭重塑的目标

家庭重塑的目标之一是改变，改变旧有的自我认知，改变与父母的关系，改变看待自己和父母的视角，改变自动化的防御，改变未满足的期待，改变不是哀叹过去就是担心未来的问题模式而是关注每一个珍惜当下的资源模式，改变个体内在"冰山"系统的每一层。因此，作为致力于改变的重要咨询工具，家庭重塑提供了一种新的途径，让家庭成员重新认识自己、父母以及生于斯、长于斯的原生家庭。这种新的视角让来访者接触到更多的可能性和自由，并且愿意为此负责任。

(一)在遗失的记忆碎片中寻找蕴藏的资源

由于一些来访者与父母常常不能达成一致看法，所以来访者在成长过程中，往往会在"发生了什么事情"和"对我们有何期望"两个问题上得到混乱的信息。在尝试理解这些矛盾时，由于缺失生活中许多重要的信息，来访者往往会形成一些被曲解的现实观。除此之外，来访者周围的成人往往只关心主角在身体、智力和道德层面的发育，而忽视了来访者在情绪层面以及自我认知层面上的发展。在家庭重塑的过程中，作为主角会得到机会重新建构自己过去成长过程中存在的迷惑，寻找整幅拼图中遗失的碎片，并得以重新回到当初父母悲伤时或家庭受意外冲击时的场景，唤起自己当时的反应。

(二)在人性的层面与父母重新联结

与父母重新联结之所以如此重要，是因为一个人与父母的关系几

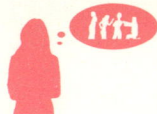

乎决定了与其他所有人的关系。而很多人终其一生持有的父母形象却是在孩子时形成的。一个孩子在需要依赖父母才能生存的特定时段里，很有可能形成对于父母有所歪曲的观念，如把父母看成无所不能的人，过度理想化了父母；或者相反，把他们看成懦弱的、糟糕的、令人讨厌的人，而走向另一个极端。有时候，父母中的一方会被视为圣人而另一方则被看作恶魔。曾经有这样一位来访者，虽然他已经功成名就，但是一提起自己的父亲，就会本能地面色紧张，在父亲面前他好像又变成了懦弱、无力的孩子。家庭重塑有利于帮助来访者以一个成人的视角而非孩子的视角，去看待被称作父母的常人，在人性的层面与父母重新相遇。

(三)开启改变的历程，为走向完整的自我铺设道路

被重塑的主角开始了解那些使自己对现实看法产生歪曲的遗失讯息，也就逐渐用成人的眼光来看待自己的父母了。他们开始将自己过去的生活模式更多地转变为作为独立的人而存在的新的生存模式。即使主角与自己的父母之间存在着巨大鸿沟，他们同样能够站在一个完整自我的新高度，以发展出来的全新的方式去体验父母与自己之间更具有养育性、建设性的健康关系。

三、家庭重塑的工作路径

家庭重塑主要在两条路径上工作：一是帮助主角释放那些久未释放的感受，并改变过去的事件对现在的影响，包括功能不良的模式、观点和期待等；二是涉及自己所未能意识到的，可以帮助自己迈向成长、圆融和健康的方式，如挑战及改变曾经学到的防御策略及观点，凸现更多的、新的选择与自由，并用新的观点看待自己及他人。转化是指"冰

山"的每个层面都发生了改变；只有这样，转化才能够真正发生。

四、家庭重塑的工具与工作过程

家庭重塑的工具主要包括家庭图、影响轮、家庭雕塑及家庭生活大事年表等。家庭生活年表（家庭年历表）是按年代顺序将主角每位家庭成员的生日、家庭重要事件发生的日期、重要历史事件的日期等资料整合起来形成的图表。它包括三代，始于主角最年长的（外）祖父母的生年而终于主角的成年。这些详尽的资料，可以帮助咨询师更清晰、具体地了解主角的成长历程。

(一)准备好自己并建立联结

通常，家庭重塑从一段冥想开始。主角及其家庭成员与其他参与者首先共同进入一段由咨询师带领的冥想。为了让所有的参与者都能带着开放、好奇和支持的态度进入重塑过程，萨提亚经常使用冥想帮助人们进入"冰山"水平线之下的感受、观点、期待、渴望的层面，也帮助主角及所有人准备好自己。

(二)核对改变的目标

咨询师迅速与主角及全场伙伴建立安全可信赖的关系后，核对并确认主角希望达到的目标，也就是真正想要的改变是什么。咨询师可以借助一切提问来发现主角最期待的改变是什么以及希望为这项改变做些什么，借此引导主角从正向导向的视角提出自己的目标。

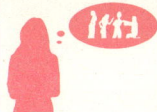

(三)澄清改变的障碍

咨询师要了解是什么阻碍主角得到其想要的，在此刻请主角描述一个重要的情境以及一些细节。在新的情境展开的时候，房间中的所有人都要搜集用于角色扮演的相关信息。

(四)设定曾经的家庭事件及角色

设定情境，扮演者陆续上场。有时候需要提前准备好家庭图，并邀请主角简短表达每一个角色的特征。这个过程会让角色扮演者更加深入地了解家庭的相关细节。它还有助于创造一种情境，让个案主角对重现的家庭事件做出体验性回应，启发主角潜意识地形成新观点或获得新讯息，给主角与自己或家庭成员重新联结并表达感受的机会。

(五)与主角核对所有场上家庭成员的沟通姿态

咨询师邀请个案主角挑选认为能够扮演家庭成员的角色扮演者，并且挑选一个可以替代"自我"的角色，以便在需要的时候扮演主角。替代"自我"的角色始终与主角相伴，有时需要选出多个"观察性自我"的角色，如5岁的"自我"、勇敢的"自我"等。当被替代的"自我"与主角相伴时，可以帮助主角表达出更接近实际的体验。角色扮演者在他们的胸前贴上铭牌，为的是给"家庭"中的每一个成员提供方便。贴牌的过程中让角色扮演者和主角通过反复核对，清楚角色的特质和沟通姿态；在给出和接受角色的过程中，咨询师需要帮助主角与其家庭成员的扮演者渐入佳境，进入角色，沉浸于此时此地新的家庭呈现。

(六)设置时间、空间、情境

个案主角利用房间中不同的部分，在新的情境下创造出相关的空间。例如，房间一边是父母家、另一边是外婆家，或者房间按照故事将展开的城市与乡村、省与地域、小时候和长大后等不同情节来划分。绘制新情境是另一种创造新的空间、时间的方式，它能够强化所有参与者的意识。

(七)用成人视角回望过去的影响事件，并核对"冰山"

让主角进一步展现某个过去影响他的场景时，主角让角色扮演者做出某种姿态和造型，并在情境中加入适当的对话，还会在象征不同场景的空间里穿梭走动。角色扮演者拥有一些说话的自由，但要注意核实对主角的影响是否符合事实。在一些节点上，咨询师可能让主角跟他的替代"自我"换位，或者让他们进行对话。这种基于直觉的操作要选好时机以实现转变，如对渴望的挖掘：渴望是得到爱、接纳、证实等普遍性要求；童年时期的渴望是怎样得到满足或者被抑制的，对人的发展和处理自己情感的方式有着怎样的影响；情境下的历史事件，为角色扮演者提供了应对外部事件的内部方式，包括真实对话、表达和情感。

(八)打开新的可能性，转化及整合过去的"冰山"

打开新的可能性，转化及整合过去的"冰山"，使主角可以更人性化地看见当年事件背后的背景，而联结到当时的实际情况——那些可能一直被主角误读的情景。因而，打开一些新的可能性可以帮助主角转化并整合当年所做出的决定。

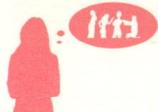

(九)重塑结束后角色扮演者分享反馈

家庭重塑中的角色扮演者有优先反馈权，他们将分享观察到的一切和对角色的感受，他们将被邀请分享自己真实的生活和家庭。对这些与所扮演的角色有关的部分的对照分享，有助于区分"我的"生活和家庭成员的角色；一般来说，二者经常有着惊人的相似。

(十)主角的"替代自我"扮演者最后发言

这个角色具有特殊的意义，因为替代性的"自我"是个案主角的一个影子，可能对主角具有证实性的反馈或者新的信息。来自"自我"的反馈可能会突出并夯实主角自己在改变的历程中发展出来的思想和情感，为这个故事提供新的深度，而且为主角提供更多的选择。

(十一)自由发言后去角色

在每个角色扮演者讲话后，没有扮演角色的任何人都可以自由分享。他们对所看到的和听到的部分发表看法，并且谈论如何在自己的生活中应用这些学习到的东西。然后，除了个案主角，所有人都被要求闭上眼睛，由咨询师带领进行跟他们相关的所有体验。最后，他们说出自己的名字和身份，睁开眼睛，把铭牌交给主角，并且用清晰的声音说："我是你的同学XXX，我不是你的姐姐(所扮演的角色)。"这一步是为了保证角色失去其效力，也就是我们常说的"去角色"。这样的仪式，使得扮演者在离开这个特定的重塑过程后不会发生身份混淆。

(十二)个案主角分享感受

主角可能选择在内心处理这个过程，有时候主角还会处在混乱期。无论主角表达了什么，都需要咨询师留意、评估此刻主角在哪里，也需要在恰当的时机给出恰当的回应；回应时需要帮助主角核实历程中所探寻的新的"自我"所在的深度和复杂性，并在"冰山"的每一层进行逐层核对。这个发言之后，主角的整个家庭重塑体验画上句号。

在萨提亚模式中，没有其他工具像家庭重塑这样能实现一个人各个层次的一致性转变。通过家庭重塑，有可能给个案主角带来以下改变：以全新的视角看待自己及家人，更有效地关照当下的情境，从童年的痛苦经验里解脱出来，重新理解与区分过去及现在的相关讯息，确认自动化反应，接纳过去，改变行为，突破由固有信念、无知、无意识和误解的方式造成的局限，改变未满足的期待，转化能量，提增觉察，整合资源，改变焦点，体验人们彼此接纳和关照的真正意图，产生鲜活的生命力，迈向更完整、丰盈的生命状态。

因为家庭重塑涉及的角色特别多，非常适合在团体咨询中使用。每次的家庭故事堪比电影大片儿，每个人不仅在个案主角的家庭中扮演角色，而且因自己的情绪也被代入而产生投射与移情，在参与的过程中同样会发生神奇的变化。参与者常常会深有感触地说："正如咨询师所说，没有任何人的眼泪是为别人而流。"大家经常将这种情况叫作搭顺风车，也就是在他人的个案中疗愈自己。通过一个家庭重塑案例，可以帮助参与者审视自己的原生家庭与再生家庭，对自己的家人也会产生新的认识，对他们的情感也会随之发生变化。家庭重塑帮助到的不只是提供案例的主角还包括整个团体，会让现场每个人内心世界都有所重建。

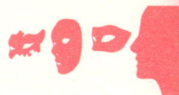

家庭重塑涉及的注意事项与家庭雕塑没有本质区别，只是需要咨询师具有更强的驾驭能力，具备更宏观的视角。在家庭重塑结束后，参与者和旁观者的发言也是家庭重塑的一部分，因此要求发言的每一位都需要遵循"五不原则"，即"不批评、不分析、不建议、不比较、不评价"；也就是说，在发言的过程中，不要进行评判或者点评，如"我觉得你爸爸就是太不成熟""你当时为什么不去反抗""如果是我一定不会允许我爸爸欺负我妈妈"。当发生这种情况时，咨询师要立即阻止并予以引导，防止来访者思绪混乱。

每次家庭重塑结束后，人们都如同进行了一次大手术，需要慢慢回味、"反刍"和恢复，也需要时间将收获慢慢地落实在行动上。咨询师需要和个案主角核对并确认改变或转化的程度；如果出现混乱，这是值得恭喜的事情，因为混乱期是改变的历程中重要的转折点，表示"冰山"正在改变，旧的正在离开，新的尚在建立和熟悉之中。重塑结束时有的人可能还会有一些躯体症状发生，如头疼、睡不着或睡不醒，这是身体为转化所做的调整而传达出的讯息。

面貌舞会

现实中，自大的人往往只强调自己的优点而沾沾自喜，自卑的人又常常仅关注自己的局限而妄自菲薄。其实，每个人都有所长也有所短，有阳光健康的一面也有阴暗狭隘的一面，过度强调任何一面都会造成对自己的困扰。面貌舞会同样是萨提亚模式的一个用于改变的重要工具，它能帮助人们看到更加完整、一致的自我；另外，它还是一个鉴别、转化并整合人的内部资源的神奇魔法。运用这一工具，可以使人近距离地审视自己人性中的诸多方面，学会如何清晰地看到并自如地运用每一方面，最终将它们转化并整合为一种使自己变得更加完善和一致的资源，实现人性的优化。

一、面貌舞会的实质

每一个人都拥有许多不同面貌的自我，而且不同层面的自我都有其特质，如勤奋的我、拖延的我、热情的我、退缩的我、纯真的我、自私的我等，萨提亚称其为"许多面貌"。

事实上，这说明了人拥有许许多多的可能性。但是，大多数的人会花费功夫将这些不同面貌的自我贴上"好的"或"不好的"标签，而忽略了它们都是属于自己可利用的内在资源。

如果人们能够将各个层面的自我转化变成一种能够使自己更加完善和一致的资源，实现一个鉴别、转化并整合个体内部资源的过程，就能形成一个完整的自我。这就需要人们能有机会细细地看看个人所拥有的不同侧面的自我，并了解如何面对它们、运用它们、处理它们进而转化它们，使它们成为自己用于统整的资源。面貌舞会便是人们碰触、确认、了解、接纳、转化和整合不同层面自我内在资源的工具。

通过面貌舞会，人们可在一个由游戏或聚会构成的舞台上，从各种各样的体验中寻找幽默和快乐，创造形形色色、自相矛盾的情境，在这些情境中实现内在资源的转化与整合。

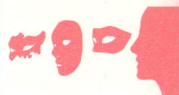

二、面貌舞会的基本过程

(一)承认

在承认的过程中，了解自己那些顶着"不应该""不喜欢"的标签而被隐藏的部分，或者认为自己"不值得""不配得"而羞于承认的部分。紧张、害怕、愤怒、脆弱、性欲、恐惧或自负等情感或需求通常是自我中被否认或扭曲的部分，"美丽""聪明""能干"则是一些不敢相信自己的人想要否认的。通过承认它们，将使曾经让自己感到模糊和朦胧的那部分自我变得清晰起来。

(二)接纳

一旦承认了自我拥有的各部分，就可以以欣赏的姿态致力于觉察并接纳它们了。在接纳状态下，一个人可以从"好的""坏的"两极分化的状态跨越到这样一个状态：每一部分都具有平等的权利被整合并实现价值。

(三)转化

嫉妒带有争胜心，自私懂得自我保护，拖延代表对压力的敏感和应对……所有的看起来"坏"的部分原本就蕴含着正向积极的意义，所以转化并不意味着要消灭任何东西。人的每一部分自我都包含着成长的力量，只要人们知道了应当如何去使用它，它就可以被转化。

在原始状态下，被赋予消极价值的自我蕴含的能量常常没有被利用。愤怒、傲慢、破坏性和操纵性都蕴含着潜在的创造性能量，只是尚未找到真正可利用的表现形式。面貌舞会致力于形成一种平衡的力量，它需要人们承认自己的资源和能量，并且创造性地使用它们。

(四)整合

之所以会形成内在冲突的自我，主要是因为缺少智慧的整合。包括内在与外在的整合、优势与劣势的整合、积极与消极的整合。面貌舞会的目标就是转化和整合人的不同部分的自我。整合的力量一旦被运用，便具有不可阻挡的魅力。萨提亚称这种力量为"朝向完善的生命力"。在面貌舞会中，随着人们对自己不同面貌的自我拥有完整的认识，这种力量也渐渐增强。在各个部分的自我整合后，人们就可以以一种非片段性的风格来表现不同的行为了。各个部分自我不再相互争斗，人也不再心口不一。

在整合过程中，人们需要对所有部分的自我进行处理并予以检验，以便揭示身体的各个部分的"自我"在执行其各自功能的同时是否能够支持、帮助以及关爱其他部分的"自我"。

三、面貌舞会的主要步骤

(一)为聚会准备好引导者和主体

● 用影视剧或小说等著名的人物来代表主体各个部分的自我。
● 为这些部分选择形容词。

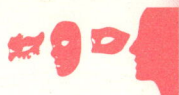

●将这些形容词归类。
●选择恰当的角色扮演者。

(二)让各个部分的自我见面

●让各个部分的自我见面和互动，以此作为聚会的开场。
●让各个部分的自我停下来，然后鉴别它们各自的感受。
●与主体一起验证这些感受。
●让各个部分的自我重新开始互动，并且让它们将自己随后产生的感受夸张地表现出来。
●再次让各个部分的自我暂停互动，并鉴别它们的感受。
●和主体一起验证新的感受。

(三)出现矛盾

●让各个部分的自我根据它们自身的印象来开启这个聚会。
●允许其中某一个部分的自我占据主导地位。
●让所有部分的自我暂停互动，识别它们各自的感受。
●与主体一起验证这些感受。

(四)转化冲突

●让各个部分的自我互动，并达到协作的状态。
●让这些部分在彼此之间建立起和谐的关系。
●让各个部分的自我彼此接纳对方。
●与主体一起审视思考整个过程。

(五)举行整合仪式

●让每一个部分的自我，展现出它所拥有的众多资源以及所做出的转化。

●让每一个部分的自我请求主体的接纳。

●让主体整合并接纳所有属于自己的部分的自我。

●让主体带着更多的选择和新的能量来掌控所有部分的自我。

四、面貌舞会的主要形式

(一)经典面貌舞会

经典面貌舞会，就是让15~40人组成小组，分别扮演"主人"的不同部分（希望转化和整合自己各个部分的自我的个体）。舞会可以在一个足够大的空间里进行，引导者（咨询师）则需要一张大活页纸、夹子和许多其他的道具，比如魔法棒、侦探帽等，从而营造出聚会的氛围，借此增加各个被扮演部分的可视化特征。

(二)内在面貌舞会（整合内在的资源，处理人格冲突）

每个部分都有它的声音和影像。这些呈现也与人们早期求生存的期待有关。人们不必去压抑、隐藏、拒绝或否认自己的任何部分的自我，可以将其转化为有用的资源。在任何时间里，人们都可以发展任何部分的自我，并转化任何负面部分的自我。

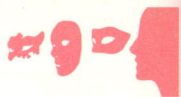

舞会规条中有一个正面的目标：保持自我价值，但有时规条也会妨碍人们的认识、整合和转化过程。例如，愤怒包含了自我肯定的基础，如果否认愤怒，人们就无法认知或实践自我肯定。如果人们认为自己内在的这些部分的自我是负面的，就容易忽略它，否认它的存在，甚至为它感到羞耻；如果希望正面地运用自己所有的能量，就需要接受所有的部分，把所有的部分转化成正面的资源，把所有的部分的自我整合起来使它们成为和谐的一个整体，这就是萨提亚所说的，成为一个"更圆融的人"。通过内在面貌舞会，可以唤醒人们认识到被忽略部分的自我的渴求，再度评估被隐藏部分的自我，看清被扭曲部分的自我。这样的认知可使人们得以整合，成为和谐一致的人。当来访者在咨询过程中意识到他们自己的一些矛盾的体验会妨碍他们自己成长和改变的时候，使用"内在面貌舞会"是非常适合的。当然，这并不意味着在来访者第一次访谈时就使用。"内在面貌舞会"适合那些与中心自我有着稳固联结的来访者，他们同时正在经历内部冲突。对那些自我有分裂迹象或精神失常的来访者是不适合用"内在面貌舞会"的。

以下为某次"面貌舞会"的主角亲笔记录的真实历程。

五、真实案例示范

初识石卉老师的"萨提亚"课程，是在学校开设的班主任心理建设培训活动中。我作为考勤人员，需要参加每次的培训课程。培训课程结束之后，我就对"萨提亚"产生了浓厚的兴趣，一是因为萨提亚家庭治疗模式有其独特的魅力，二是因为自己生活中遇到了解不开的"心结"。我再次参加到团体活动中是半年之后的事，所有的学习让我脱胎换骨。不过，让我感受最强烈的还是"面貌舞会"，它给我留下了难以磨灭的印记，它至今依然在影响着我。

清晰记得，那天课程的最后部分才是面貌舞会。面貌舞会活动只需要一个"主角"，其他学员扮演观众和"配角"，所以老师建议大家毛遂自荐。我出于好奇，便主动申请扮演"主角"，还有几名学员也申请了。最后，由全体学员投票，我得票最高，获得了"主角"的位置。

接下来，石老师对我这个"主角"提出了要求：

● 让我说出5个著名人物（最好是大家都了解的文艺作品、影视剧、小说、动画片等的人物角色）；
● 为这些人物（面貌）选择形容词；
● 将这些形容词归类；
● 选择恰当的角色扮演者。

要求讲明之后，当即我的脑海里就浮现出了苏轼、刘邦、曹操、张良等历史人物。当我说出这些人物之后，老师又惊又笑；惊的是我选择的都是名垂青史的大人物，笑的是这些人都是趋于一致，也无法开展"面貌舞会"。

当时我哪里知道，老师让我说出的这些人物，最终是要成为我这个"主角"的不同侧面（部分）。好家伙，我信口开河，一口气揽了这么多"大咖"。老师建议我试着挑性格特点不同的人物，最好能选点儿接地气的、大家也较为熟知的。这样一来我就明白了许多。细想之后确定了三个人物角色（限于篇幅这里我只列举5个人物中的3个）："仙道""曹操"与"赫德利"。

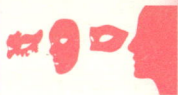

因为学员年龄参差不齐，大家又来自各行各业，所以好多人并不了解"仙道"与"赫德利"。我详细地介绍了这两个角色，并按照要求选择了形容词、分了类，然后选择了部分学员担任了"角色"扮演者。

仙道，是日本动漫《灌篮高手》中的人物，神奈川县陵南高中篮球队的主力兼王牌球员，司职小前锋，同时可出任控球后卫。他运动能力优秀，在得分的同时也能够串联全队，是一名全方位的球员。特别是，仙道笑起来那股子阳光灿烂的劲儿，真是戳中我的心窝。"安静"：这种态度在仙道的思维中占有很大的分量。动漫中，我多次看到了仙道独自一人在海边钓鱼的场景。他选择的地方总是只有他自己，一个人在那里没有旁人打扰。那个环境是自由的，他可以不受任何束缚，尽情地享受生活。可以说，他是一个懂得自娱自乐、懂得享受寂寞的人。"自信"：仙道的自信是那么的内敛和柔和。动漫中，陵南高中算是一支优秀的队伍，不过没打出优秀的成绩。对此，仙道不以为然，输球和失败从未影响到他的从容淡定、刚毅执着。他不放弃任何获胜的机会。他不像樱木花道的情绪那样常常是过山车；也不像是流川枫，表面强大但内心一直纠结于谁是日本第一高中生。仙道看不到这些，他的内心就是打好球、投中球、获得胜利；即使失败，也无所畏惧。"温和"：仙道简直就是午后暖阳的代表，温暖柔和。动漫中有一个镜头，他在海边静静地钓鱼，女记者匆匆忙忙地跑来找他去参加比赛，仙道既没生气发火，也没抱怨女记者，反而是呆呆地收好渔具就向球场赶去。

曹操，我对他的欣赏完全不在于他的战功和地位，是纯粹地欣赏他这个真实的人。"真实"：我觉得曹操活得很真实，也很真诚。他直言不讳："今天下英雄，唯使君与操耳。"当然，如果说这仅是《三国演义》撰写的，那么"慨当以慷，忧思难忘。何以解忧？唯有杜康"则是他本人说的；通俗地讲，就是情绪来的时候怎么办，喝点小酒忘了吧！"胸怀"：曹操的胸怀与格局之大，放眼于历史之中，也是屈指可数啊！一个人的胸怀宽广，贵在能容人，更贵在能容己。如果说宽容别人是一种美德，那么宽容自己则是一种能力。人们大多时候，是自己跟自己过不去。曹操赢得起也输得起。官渡之战大破袁绍后焚毁了所有部下给袁绍写的密信；赤壁之战被孙刘打败，丢盔弃甲跑回许昌，也并没有一败不起！"清醒"：曹操是一个洞察时事的人物。他对自己、对周围的人以及当时的社会局势都有着清醒的观察和认识，即使后来周围的人来来去去、社会局势动态万千，他依然保持着清醒的头脑。自始至终他没有称帝，我觉得并非他没有野心而是他认为时机不到。

赫德利，电影《肖申克的救赎》里的一个人物，肖申克监狱的狱警队长，高大英俊，气场强大。他是监狱长诺顿的得力干将，直接管理着监狱里的犯人和大部分工作。"规则"：赫德利第一次出场，给我的感觉就是"规则"这个词儿。有个跟安迪（男主角）一起新入监狱的犯人，在典狱长训话时，他问："我们什么时候吃午饭？"典狱长并未回答犯人，只用眼睛瞥了一下赫德利。赫德利快步走向犯人说："我叫你吃你就吃，我叫你尿你就尿，我叫拉你就拉。知道了吧，混蛋！"话音未落，他就狠狠地给了犯人一记警棍。"冷酷"：在赫德利眼里，监狱里的犯人都是些臭虫，根本不值得一提。入狱的第一晚，老囚们起哄吓唬新来的犯人；其中有一个"胖子"，在牢房里边哭泣边喊叫："你们搞错了，不该抓我来这里……""胖子"真是倒霉，那晚恰巧是赫德利值夜班。几句警告过后，"胖子"依然喋喋不休。他便打开牢房，揪出"胖子"就是一顿毒打。镜头使用的是远景和背影，几个狱警在围观，其实场面一点也不血腥，但是给人的感觉却是一种真实的冷酷。"强势"：赫德利的强势简直无以言表，可以说我是发自心底地感到喜欢。安迪（男主）在屋顶室外劳动，意外听到了赫德利向其他狱警抱怨国家税收政策的不公平，便主动上去搭话，想发挥一下他资深银行家的专长。谁知话刚开口，说了

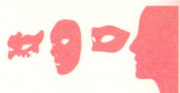

没有半句，赫德利就强横到懒得听完，直接将安迪拽到屋顶边沿，打算让他坠楼而亡。这种毫无耐性和耐心的"强势"、蛮横且粗暴，让我这个观影者有种油然而生的"愉悦感"。

三个部分（面貌），仙道是安静、自信、温和；曹操是真实、胸怀、清醒；赫德利是规则、冷酷、强势。在给"面貌"们赋予了形容词之后，我的任务就是归类和选择"面貌"的扮演者。

或许是机缘，也可能是巧合，那一期的"萨提亚"学习班正好有来自青岛市司法局的狱警同志，他们是单位组织集体跟随石老师学习。所以，我选择了一位身强力壮、跟电影角色气场接近的老大哥扮演"赫德利"。"仙道"，我则选择了一位姑娘来扮演，与我年龄仿佛，看过《灌篮高手》（觉得了解情节，会更入戏一些）。我选择的是一位女士扮演"曹操"，年龄略大于我，大学老师，通过平时课上交流觉得她性情真，看起来做人也很清醒。

各就各位之后，我们就开始了真正的"面貌舞会"。老师将我拉到"舞台"中间，三位角色环绕在我面前，其他学员在台下观看情景剧。

(一)承认

老师首先说："首先，这三位角色所扮演的面貌，就是你本人的一部分，或者说是你内在所拥有的资源。同时，他们三个被你所赋予的形容词，也代表了你性格的组成部分。听起来，仙道是黄色和绿色，曹操是蓝色，赫德利是纯正的红色。"

当听到老师如此阐述的时候，我的身体不由得一阵轻颤，像是有股电流划过（面貌舞会的当天，老师布置任务和要求时，只是要求我说出三个自己喜欢或印象深刻的人物，但我并不知道选择这些人物用来干什么）。或许，我会经常照镜子看看自己的外在容貌，但是"面貌舞会"则是让我第一次给内在的自己照了照镜子，清楚地看到了自己不同的部分。

这种真实的感觉令我不由得惊叹，我甚至可以去触碰一下内心的那个（握个手，拍下肩）"他"。"我们身上所有的部分（面貌）都具有进一步成长的能力，只是某些部分仍在沉睡之中。这不仅需要我们承认和唤醒，还需要我们去培育和呵护。"

(二)接纳

随后，老师引领我，逐一地跟每个角色互动和交流。开始的陌生感淡化了，我渐渐地感觉到他们确实就是我的一个部分（面貌）。可能在此之前，我并未如此清晰地看到自己——一个拥有不同资源的自己，一个较为完整的自己。可能仙道的自信，让人觉得他十分清高；可能曹操的真实容易令人反感，甚至觉得是奸诈；也可能赫德利的强势，本身就让我陷入亲密关系痛苦不堪。但我在老师的指引下，开始尝试着接纳他们三个部分本身就是属于我的，且不再固执地去区分谁是"好的"谁是"坏的"。

"每一个部分都具有平等的权利，可以被我们整合和产生价值。"

(三)转化

老师进一步说："这三个部分的资源，其中既有积极的，也有消极的；既有正向的，也有负面的。而且，往往消极的、负面的甚至破坏性

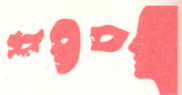

的资源，蕴含着强大的创造性能量。只是，对于这些你身体内的资源，你还没有将它们转化运用，还没给它们找到正确的位置和合理的表现形式。"

我不禁陷入沉思之中：消极的、负面的、破坏性的资源，怎么会有创造性呢？老师进一步引导我，赫德利是不是讲规则，很强势？在亲密关系之中，这种极度的"规则"和"强势"是不是显得太过于"冷酷"，从而损害了两个人的融合与接纳？我想，是的！但是，若换一个位置，更进一步去发掘这种"规则"和"强势"，是不是可以主导一个群体或组织？我想，是的。如果没有这种"规则"和"强势"，一个组织或群体是不是会松散无序、进而溃败？我想，也是的。

正如伟人所说，我们不但善于破坏一个旧世界，我们也善于建设一个新世界。不破不立，破坏性的力量正是创造性力量的源泉。新自我的诞生和成长，首先有赖于自己强势地打破固有的束缚和陈旧的观念。你体内所蕴藏的资源，终将为你所用，只是你需要花点时间去转化它。我开始了解到，我体内所固有的资源不应该是被赋予的单纯的指向性，而是应该去转化他们所在的位置和所具有的潜力。"转化并不意味着消灭我们所有的资源，而是每个部分的资源都可以被我们发掘、培育，并好好地运用。"

(四)整合

面对着三个不同角色（"自我"的面貌），我开始想象他们如何才能变成一个人，或者说如何成为一个完整的个体。老师已经引导我与他们进行了互动和交流，我也重新认识到不同部分所蕴含的资源。接下来是大家（各部分）共同的聚会，各个角色（部分）根据他们自身的定位和印象来进行交流活动。活动中，让其中某一个角色（部分）占据主导位置，然后暂停，让大家再谈谈这些感受，最后与"自我"（主角）一起验证这些感受。

1.仙道时段：活动开始，担任扮演角色的姑娘，就很潇洒地登场，不急不缓，侃侃而谈，一种自信满满的状态。活动的具体内容，由各个角色扮演者自由设定，但是角色属性就必须是仙道的安静、自信、温和。所以，姑娘很自信、很温和，展现出一种内心安静的状态。

我（主角）："他这种自信、潇洒的样子，简直让我有点反感。"

"赫德利"："真想上去抽他一个耳光，太自信了，看着就不爽。看来是欠管教了，需要给你立点规矩。"

"曹操"："有什么可牛的，我不比你强多了？跟老子玩自信潇洒，班门弄斧。"

2.曹操时段：扮演曹操的小姐姐很入戏，一登台就睥睨全场，也不说话，走了一圈下来，谈了几点看法，讲了一些观感，也评论了主角和其他角色，末了扔下一句："哼，就知道你们一会儿得对我评头论足，我也不怕你们。"

我（主角）："哥们挺硬气啊！但感觉也有点傻，这么直白。"

"仙道"："懒得搭理你，一个无所谓的人。"

"赫德利"："嗯，这里怎么还轮得到你说话？"

3.赫德利时段：司法局大哥扮演的赫德利，不能用入戏来形容，那是对他工作的诋毁和不尊重。大哥的扮演，简直就是细致、到位、传神。一登场，别的没有，第一句话就是"都给我坐好了，别东倒西歪

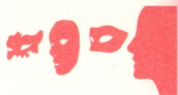

的"。（课程进行了一整天，大家做活动时，如若不是自己谈感想和互动，一般都是舒服随意的坐姿）大家立刻正襟危坐，面面相觑，大气都不敢喘一口。"赫德利"则注视全场，用他凌厉的目光环视在座的每个人；然后，真的就进入了"工作时间"，他把今后大家应该注意的事项，逐一说了一遍。最后，他严厉地警告我们，如有违反后果严重！

我（主角）长舒了一口气说："呼——终于结束了！天啊，太压抑了，简直不能呼吸！"

"仙道"："说就说嘛，那么凶狠干吗？"

"曹操"："这是个人才，可为我所用啊，难得，难得！"

展示活动完毕，大家集中谈了感想。

"仙道"：我感觉"曹操"简单直接得有点傻，"赫德利"则强硬得有点过分，令人畏惧而不可亲。生活中，如果暴露出这两个部分，都会令自己苦恼不堪。我认为，在直白之中多一点善意的修饰，在强硬之时留一抹温情，会让这些"面貌"变得更加丰富和强大。

"曹操"："仙道"虽说是自信，但是给人的感觉就是"清高"，孤高自傲，目中无人；虽然很温和，但是也不怎么在乎别人的感受和想法。"赫德利"虽然强势冷酷，但是其实内心脆弱，在沟通上毫无办法，只能寄希望于"规则"；通过强硬的手段才能令别人服从，而不能采用理智的方法让别人认同。说白了，"仙道"外表温和，但内心坚硬；"赫德利"外表强硬，但内心脆弱，这两个人的沟通方式都很难让别人认同。

"赫德利"：我觉得"仙道"就是欠收拾，一点规矩也没有，懒懒散散得不像个样子。"曹操"嘛，还凑合，讲规矩，也真实，但是一说话就是领导范儿，真是让人听着不舒服。自信不是没规矩，温和不是老好人，真实也不是不拐弯，清醒更不是不糊涂。

我？此时，内心翻江倒海，五味杂陈，眼眶湿润。生活中，不止一次，朋友说过我太清高，我还反驳了朋友，说自己身无长物、家境普通、样貌一般，有什么可清高的！但是，事实恰好是，一无所有的人这么自信才会让人觉得"清高"。大学霸、大帅哥、富二代，人家本身就是"高"。生活中，也不止一次，别人劝过我说话别这么真诚而毫无修饰，否则会得罪很多人的，但我恰恰就是说起话来如同竹筒倒豆子。生活中，更不止一次，自己雷霆大怒，狂暴而不遏制。事后想想，自己都感觉发起火来怒发冲冠的样子很可怕。

交流完毕，石老师拉起我的手，走入场地中间，让我再重新审视一下自己的三个部分。她对我说："每个部分都有它的一段声音、一组影像和一个我们早期求生存的期待。我们不必去压抑、隐藏、拒绝或否认自己的任何部分。在任何时间，我们都可以将其转化为有用的资源。"

让这些部分在彼此之间建立起和谐的关系，让它们彼此接纳对方。

我陷入了沉思，是啊，如果能用"仙道"的自信和温和去完整"赫德利"内心的脆弱，去温润"赫德利"外表的强势；用"赫德利"的规则去改变"仙道"的散淡和不羁；用"曹操"的清醒，让大家（每个部分）认识到彼此的存在，用"曹操"的胸怀，去接纳彼此的不同与差异，这不就是一个完整的自我吗？当个体内部的各个部分不再互相争斗，我们便整合并接纳了属于自己的全部。接受了自己的所有部分，并将它们转化成正面的资源，然后整合起来，使它们成为和谐统一的整体，这就是萨提亚所提倡的：成为一个"更圆融的人"。

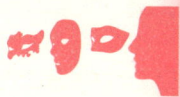

我深深地接纳了每一个自我的面貌。面对父亲的离去无力回天，面对像个孩子一样长不大的妈妈，一边要去保护她一边又心存期待，我内心的"赫德利"不就是因为曾经的愤怒不能表达，长期压抑后形成对自己也对他人的苛刻要求吗？每次发作时感觉到的"舒适"都是对自己曾经压抑的部分一次释放，"仙道"则是在不能释放的时候一种自我逃避和放逐，桀骜不驯，看似无所谓，内心却自恃清高。无论是"仙道"还是"郝德利"都是对自己无法掌控当下的一种压抑和逃避。一个是不能面对真实的环境，一个是不能面对真实的自己。只有"曹操"才是在清醒的时候，在内心平静的时候能够真实自处的。

泪流不止的我，与每个角色的"自己"握手、拥抱。我知道如何使用每一个"面貌"，我知道由谁来做主导。最终由我自己做选择，将他们的每一个优秀品质做最大价值的发挥。最后，大家紧紧地拉起手来，围成一个圆环，互相诉说、倾听、感谢、道别并脱离角色。历时将近三个小时的"面貌舞会"结束了，它唤醒了我认识到被忽略部分的渴求，看清楚被扭曲部分的样子，以及再度评估了被隐藏部分的能量。虽然，改变不是一蹴而就，但改变在时刻发生着的。在通向更加圆融的人生道路上，我将会永记自己不同的面貌，运用自己不同的资源，发挥它们全部的潜在能量。

以上生动的案例是主角朱丰老师欣然同意将自己"面貌舞会"的珍贵历程回忆整理，并以如此结构化的实名方式分享给大家。时隔很多年以后，这个历程仍然如此清晰地再现于案例主角的笔下，可见这个"面貌舞会"具有如此强大的影响力和冲击力。这正如主角所说，"我将永远铭记生命中珍贵的这一幕，每一个'我'，都如此真实且有力量，只需要我作为主人去觉察、发现、整合并善用他们"。

互动要素分析技术

　　萨提亚模式最被人熟知的两项技术是"面貌舞会"和"家庭重塑"。前者是整合个体内心各个部分和资源的技术；后者是让人们重新体验他们那些固化的人际关系和成长经历的技术，这些经历可能受到了他的家庭三代或三代以上的影响。在其后，萨提亚开发出第三种重要的技术——互动要素分析。一开始，这一技术只是用于近距离审视我们的内部沟通过程，渐渐地，它发展成为萨提亚模式中的主要改变策略之一，我们可以独立使用这些"要素"，无须任何其他技术或手段。利用互动要素分析技术，萨提亚将人们的沟通过程进行慢动作回放，在回放过程中帮助人们看到内在信息加工的全过程。在这个过程中人们可以看到自己在互动中的认知、情感、期待等接受的步骤和模式。例如，感到愤怒时，我们也许会根据内心的理解和诠释作出反应，而不是去核对所接收到的讯息是否完整、真实，以及我们是否真的理解了对方的意图和想法。这种内部信息加工的过程常常并不是建立在真实的基础上的。事实上，我们大部分人的加工模式都来源于过去的经历。

一、影响互动模式的因素

(一)信息加工时所遵守的家庭规条

　　我们在加工信息时，大脑会结合自己在成长过程中习得的家庭规条来解读现实世界；但是，大脑的反应只在一瞬间，所以我们常常并没有

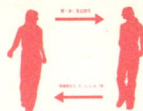

机会意识到这一点。

(二)自我价值感的高低

信息加工方式形成应对风格，应对风格取决于自我价值感的高低。所以，高自尊成为我们聆听、感受、选择、评价、防御的基础。

我们每个人都在展示着自己学到的经验，通常是我们在早期三角关系中学到的。尽管我们学到的大部分经验已经不再适用，但是由于潜意识中对某种应对模式较熟悉，我们仍然自动地继续使用它们。

二、互动要素分析的意义

在使用互动要素分析技术的过程中，我们可以学到以下几点。

● 改变我们的应对模式，学会表里一致的沟通。
● 提升自我价值感。
● 将家庭规条更新为生活指引。
● 降低防御。

阻碍一致性沟通的最大障碍，是我们过去经历中存在的缺失至今仍然在控制着我们。而使用互动要素分析技术的目的，是为了让这些方面达到更加完善的功能状态。这意味着我们具有更大的真实性、完整性和联结性，意味着可以有一个更自由流动的内部加工过程，这个加工过程可以较少地受过去经验（特别是来自家庭规条）的影响。

三、沟通过程的互动要素分析

互动要素分析将我们日常互动沟通的流程及步骤拆分成清晰可见的8个步骤。

第1步 发出信号（图2-14）。

第2步 运用感官接收信息（图2-15）。

第3步 赋予意义。

第4步 产生感受。

第5步 关于感受的感受（图2-16）。

第6步 启动防御策略。

第7步 关于所启动的防御引发角色回应的规则（图2-17）。

第8步 A—B根据观察到的结果做出回馈（图2-18）。

A对B回应前，也将经历同样的第2-7步。这重要的六步分别是：

(一)我们看到、听到什么

不带任何偏见，客观地观察，也就是我们在自我环中使用的灵性、

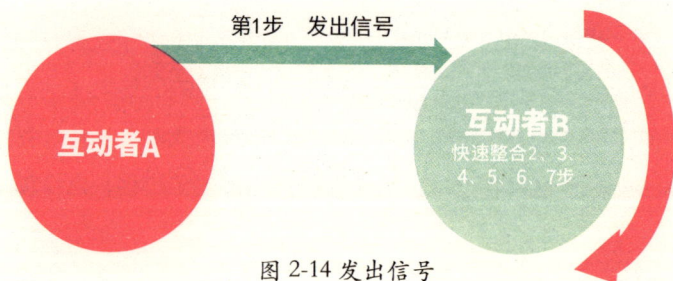

图 2-14 发出信号

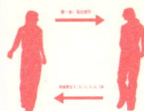

感官与身体、情境。

(二)对于所看到的、听到的赋予什么意义

第一步与第二步经常被混淆；被赋予的意义深受原生家庭及个人的自我价值（自尊）感的影响。

第2步　运用感官接收信息

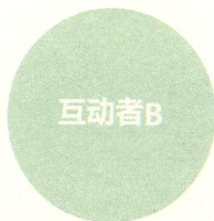

听到、看到、感受到什么
◆面部表情
◆身体位置
◆肌肉弹性
◆肤色、香味
◆呼吸
◆声调
◆语调速度
对以上内容进行选择

互动者B

图 2-15 接收信息

第3步　赋予意义

意义的赋予，与过去的经验或旧有的学习相联结

第6步　启动防御策略

针对以上 5 步所有的信息，启动防御策略

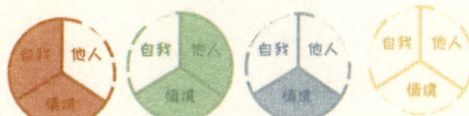

第4步　产生感受

对于赋予的意义产生的感受

自我　他人　情境

指责（投射）　讨好（否认）　超理智（忽视）　打岔（扭曲）

第5步　关于感受的感受

催化求生存的规条（应对方式）

第7步　关于角色的规则

指责：我说了算
讨好：说出被期待的
超理智：我是有修养的
打岔：等待允许、选择安全

图 2-16 第3~5步　　　　　　图 2-17 第6~7步

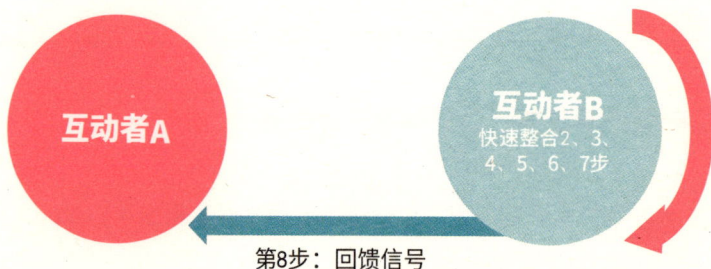

第8步：回馈信号

图 2-18 回馈信号

(三)对你所赋予的意义，你有何感受

感受是赋予意义的结果，而不是客观所看到或听到的结果。大多数时候，这三步都会直接被合并为一句话：看到或听到什么、所赋予的意义、所产生的感受，将这三步用一句评价和指责来做表达。比如有些人喜欢说："你为什么总是那么强势！"如果替换成互动要素分析，其实已经是三个步骤。第一步："我看到你大吼大叫。"第二步："我感觉到没有得到你的尊重。"第三步："当我这样看、这样想的时候，我感到很有压力，特别的紧张，而且很担心你会继续这样说。我看到的你很高大，我自己很矮小。所以我感觉自己很委屈，很无助。"

(四)对于这些感受，你又产生了怎样的感受

我们成长过程中有相应的规条来对某些特定感受予以限制。比如，男孩子难过落泪时，我们的规条可能是"男儿有泪不轻弹"。针对这个规条，我们可能产生了羞愧的感受，这就是感受（难过）的感受（羞

140

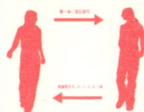

愧），同时我们对感受也有了决定。还是上面的例子，我们可以继续说："所以我很恐惧，也很难过，可是我不擅长表达这些感受，所以我觉得很生气，觉得自己不被爱，也很无助，从而更加生气。我觉得你经常这样说、那样做，让我不知道如何跟你沟通，我没有过这样的学习。"

(五)哪些防御被触动

- 指责——投射。
- 讨好——否认。
- 超理智——忽视。
- 打岔——扭曲。

上面例子中用的是一句话："你为什么总是这么强势！"被触动的是指责的防御，或许是讨好，或许是打岔："当我不知道怎么办的时候，我就想躲起来。这很像是我爸妈吵架的时候我的感受。"

(六)在作评论时，有哪些规条

通常家庭规条、安全感、习惯及自动化的即时反应，决定了一个人以怎样的开放程度来与他人分享自己的内心经历。规条可能是关于安全感、礼貌和对错等。在这时我们可以看一看，我们平时是如何在一瞬间完成互动要素分析这六个步骤的。

这六个步骤好比是慢动作，每一帧都可以看到我们在互动中期待、感受与认知的历程以及我们是如何去互动的。如果使用指责，而其实是为了掩盖内心的脆弱、无助和紧张。如果从小就有"哭是没用的，哭就是没本事，哭也解决不了问题"这样的家庭规条，所以很多人从来不会在外人面前表达脆弱，会羞于流露情感。

四、在咨询中的应用

咨询师可以利用这一系列有关人的内部加工过程的问题，帮助来访者了解和认识他们自己，也可以帮助他们转变自己的应对方式，从而使他们将生活管理得更加令人满意。

内部加工过程什么样呢？在接收到来自A的初始信息之后，B在做出反应前经历了哪些步骤？

当听到或看到某人谈话时，我们常常只能注意到沟通过程中的某些方面；如何选择自己的回应，还是自动化地进行即时反应，往往取决于我们自己的内部加工过程：我们赋予的意义、我们对于这些感受的感受、我们的防御机制是否被激活、我们的评价规则是怎样的。我们的意识同样也会受到我们所处的情境以及我们与他人的关系的影响。我们所处的环境越安全，我们与他人建立的关系就越坚固可信，我们的选择也就越少偏见和歪曲。

(一)呈现问题

我们的内部信息加工过程，在经历上述一系列步骤时是非常迅速的。审视存在于两个人之间的互动，正视来访者呈现出的问题，一种方法就是将之分解为6个要素，分别表明6个问题，即：①我看到或听到了什么？②对于看到或听到的我赋予什么意义？③对于所赋予的意义有何感受？④对这些感受又产生了怎样的感受？⑤哪些防御被触动？⑥在给出评论和回应之前有什么规条在影响？当我们把某件事分成这几个部分

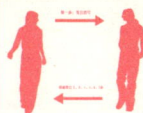

来看时，这个掰开揉碎的过程，帮助我们看到，在快速划过的双方信息流中，有多少是曾经被我们忽视或认为是理所应当的，又有多少是我们过度卷入而失去联结的。这样，可以发现那些以前不曾被关注的各部分之间的内部关系。当一个互动过程被我们这样分析的时候，它会变得更加清晰，来访者的某些互动行为也更容易改变。

(二)探索新的含义

通过将相同的内容变得更加清晰、直接和"去反应性"（不启动自动化的防御），可以有效地将互动转变得更有联结性和培育性。那些最初听起来像是攻击的言语，现在却变成了一个实现彼此之间理解和联结的机会。比如，一位来访者的丈夫打电话催促她早点回家时说："我就不相信你们单位离了你就不转了！我也没看出来你一天到晚忙成那样赚回来多少钱！就是国家领导也不会忙得像你一样！"如果使用互动要素分析，我们不难发现，这句话大部分表达的都是无用的信息和焦虑的情绪，其实真正想表达的却是：我想让你早点回来，我需要你。来访者通过学习和练习，转化了互动方式，会在第一时间马上回复道："我听出来你这是想我了，你想让我早点回家。亲爱的你放心，我马上就坐火箭回家。"

(三)打破防御性的习惯

在应对困境时，我们常常会执着在语言表层的内容上，如"你就会批评指责，你除了会挑毛病还会干什么？你就没看见我已经努力在改了吗？"一旦这种反应性的自我防御模式开始启动，有关对与错、公平与不公平的整个循环就会被激活。而要打破这个防御性的模式，需要深入理解对方的沟通过程。当我们仔细去看这个过程中的慢动作回放时，我们就能听得懂对方真实的意图，而表层内容所能提供的，仅仅是检验自我与他人的需求是否得到了满足。

咨询师将互动要素分析技术当作引入改变的工具来使用，由此帮助来访者看到、听到和感受现在，并最终生活在现在。当我们表里一致地做到这一点时，过去的防御机制和规则就不会再被激活。由此，我们强化了自我，并且接纳了我们所拥有的感受。当我们可以清晰地觉察并接纳和驾驭自己的感觉时，就可以很自由地分享它们，继而为我们真实的渴望去采取行动。面对爱指责的妻子，丈夫咨询后会说："在你的帮助下，我越来越完美了。还有什么期待你尽管提，为了让你开心，也为了让我自己变得更好。亲爱的老婆，你对我如果能再温柔一点，我会改变得更快。"

(四)探索新的选择

萨提亚鼓励人们至少拥有三种以上的选择：只有一种选择叫做偏执；两种选择容易陷入纠结、两难的困境；只有拥有三种以上的选择，才能真正获得充满希望和弹性的新的可能性。萨提亚模式所提出的的四大目标之一就是拥有更多选择。将规条转化成生活的指引，就是帮助人们打开新的可能，拥有更多选择。

就这样，评价的规条被转化为生活指引，并对所有适合的可能选择敞开了大门。当经过转化的规条允许我们进行选择时，我们也就不再被局限于仅仅一种反应的方式，而是拥有多种选择的机会。维克多·弗兰克尔说过非常经典的一句名言："在刺激（压力）和反应（应对）之间，有一个空间，这空间里我们有力量做出选择，当我们有了选择便拥有了成长和自由。"

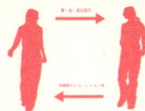

(五)处理过程还是处理内容

咨询工作的重点是过程，而非内容。萨提亚模式咨询师必须接受的训练之一，就是学会提过程性问题而不是内容性问题。比如，"他说了什么"就是内容性问题，而过程性的问题如"他在说这些话的时候有什么表情""这些话对你来说熟悉吗""你什么时候开始越来越喜欢独处""当时发生了什么""当你这样做的时候你的感觉怎样""如果一切如你所愿，你会做什么样的选择"等。内容可以提供给咨询师的是来访者生活的背景，咨询师可在这个背景中审视来访者和家庭成员的反应方式。将内容作为环境背景的使用，也增加了咨询师对过程的了解和咨询的有效性。

(六)在不同水平上进行工作

一旦我们鉴别出某个来访者与他人互动中所存在的各种要素，就可以选择进入个体内部"冰山"系统的任意一个层面：感受、观点、期待和渴望。

如何运用互动要素分析技术，主要取决于我们希望在哪个层面上帮助来访者；如果打算由简到繁，那就先处理来访者的感受。而许多咨询师仅仅将这一工具作为一种手段来帮助来访者审视他们所看到的、听到的和感受到的一切。

许多咨询师非常善于澄清来访者看到的和听到的讯息，并鉴别和反射出他们的感受。然而，他们可能会略过这样一个要点，那就是来访者对所看到和听到的部分所赋予的意义。

另一个需要格外强调的方面是咨询师需要询问来访者有何感受，而不是直接告诉他们。同样，咨询师也需要询问来访者对此赋予的意义和解释。意义往往形成于内部而非外部。意义大多时候是主观的。比如，提问关于所赋予的意义的问题时可以说："你听到他这样说，你觉得他的意思是什么？""你怎么理解这句话呢？""他这样说的时候你实际上听到了什么？"

感受源于人们对自己所看到和听到的东西赋予的意义。如果一位来访者对于某些意义的感受是基于此时此地的体验，那么这个来访者仅仅需要决定如何处理这些感受；换言之，他可以考虑多种选择和反应方式，而不是自动化地即时反应。

对于过去的经历和当前功能不良的反应方式，无论来访者对这两者之间的联系的认识程度如何，解决这一问题都需要基于当前的现实基础。这意味着，咨询师需要帮助来访者核实他们所赋予的意义，确定他们的感受与这些意义是一致的，使他们获得对自己感受的自主权并且能够自由选择如何进行反应。最后，咨询师还需要帮助来访者澄清他们自己真正想要的是什么。萨提亚模式互动要素分析技术与TA互动要素分析技术相同的地方都在于启动自我负责的沟通，TA更强调用成人自我而不是父母自我或者儿童自我。萨提亚模式更强调的是，通过互动进入到内在"冰山"，觉察自己的"冰山"如何改变和转化。

互动要素分析技术的强大力量既可以运用在一对一的个体咨询中，也可以运用在夫妻、团体和家庭咨询中。在帮助来访者核对他们的感受、观点、期待和渴望方面，互动要素分析技术是非常有效的工具。这

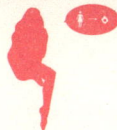

种技术也可以用来改变组织形态，改善管理者与员工之间的关系以及解决跨文化冲突。

冥想

在萨提亚的成长经历中，受其母亲的影响，萨提亚对宇宙能量的灵性充满信仰。萨提亚也不断地用宇宙万有的灵性论补充和完善她的信念体系，步入晚年的她开始更加清晰地表达自己的这一观念——再没有什么地方比她的冥想更能完美地对此加以诠释了。她认识到，当我们处于一种放松、静默的状态时，非常容易打开自己的灵性觉知，整个生命不过是不同形式的冥想。她认为这种冥想不仅是领悟自身灵性的途径，还是一种仪式，一种对治愈和咨询过程有强大影响的仪式。

一、萨提亚式冥想

早在静心治疗出现之前，萨提亚就运用冥想引导来访者聚焦内在、当下身体感觉来提高觉察和自我整合水平。

萨提亚应用了许多方法帮助人们进入其右半脑，并且充分地使用它们，冥想即其中之一。萨提亚在开始她的教学和工作时，或一天的工作结束时，会带领大家进入冥想。她认为，这么做可以帮助参与者集中能量赋予未来工作以前景，还可以开发人们富于情感和直觉的右半脑，并且让人们在内在对话中平静下来，也更全然地活在此时此刻，这一切都有利于帮助人们对新的选择和可能性保持开放以及整合自己的不同部分和丰富资源。萨提亚早期的冥想专注于呼吸、感受和集中注意力，她将这些视为通往人的直觉的途径。她也借着冥想帮助人们整合内在历程，进而拥有较高的自我价值感，并把不再适用或不再需要的部分予以重新架构。萨提亚晚年的冥想更发展出了深度的灵性，较专注于肯定、正向的观点、合适的选择、新的可能性和自我接纳。她把冥想视为将人们相互联结起来的重要形式，让每个人感到自己并不是孤独的。

萨提亚模式的冥想同样整合了前文描述的自我曼陀罗的各个部分。贯穿整个冥想过程，凸显了我们内部和外部的联结能力。萨提亚的冥想启发了每个人的灵性——内在且珍贵的"自我"，她将人们思考和理解的神秘智能与直觉、情感部分相联结，这有助于创造一个圆融而整合的"自我"。每一段冥想，都如同一座我们可以寻找和探索的深井。最后人们发现，在每一个深井之下的是人类共同参与其中的地底溪流。需要说明的是，萨提亚模式的冥想与瑜伽的冥想类似，但不完全一致。

萨提亚模式的冥想更注重自我整合。鉴于此，本书在这里附上在团体治疗中经常用到的冥想词合集，供专业助人者参考使用。有需求的朋友，可以在"成长心理研究院"微信公众号的线上系统免费点播。在喧嚣的都市、繁杂的工作、纷乱的生活、沉重的生存压力中，无论你的内心多么忧愁、难过、孤单、委屈、痛苦、沮丧、失望、愤怒、无助、焦虑、纠结、悲伤、担心……希望这样的冥想能为你提供一丝滋养与抚慰、关怀与支持、温暖与力量。

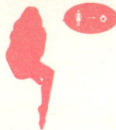

二、冥想体验

深吸一口气，慢慢吐气。双手掌心向上，放在双腿上。再一次深深吸口气，慢慢吐气。吸气的时候，为自己送上一份放松。吐气的时候，把所有感受到的疼痛、紧张、堵塞等不舒服的感觉，随着呼气让它散去。接下来的时间，请一直保持这样放松。脊背挺直，想象一下头顶好像有根线牵着自己，让我们整个人是挺拔向上的。以现在这样的状态，去跟自己进入更深层的联结。我们一起去做一个自我的核查。去扫描一下身体，检视一下内心，回望一下我们过往的成长。

我将带领大家在想象里，回到你早年生活的那个房子。你是不是现在还住着早年生活的那个房子？或者已经搬了好多次家，或者你都不太记得早年那个家了。那请你在想象里，来到这个老房子。来到这个家的门前，想象着你推开房门，走了进去。走到客厅，走到每个房间。房间里或者只有一间小屋，或者是窄窄的狭小的环境，或者你小时候的生活有着很好的生活条件。请你在想象中身临其境地到达。然后，我想请你，跟随你的想象走一走，或者到各处看一看，那个熟悉又陌生的地方；看一看你曾经玩过的玩具，抚摸一下你曾经抱过的娃娃或者玩过的汽车、手枪。你，还记得那个家吗？

你是否还想得起来，那个家里曾经摆放过的样式吗？那么，我现在请你来到一个书柜或者书架或者柜子前，从里面拿出一本影集。你们家或许会有这么几本影集，里面有你的照片，或许还有你满月时的照片。请你拿出这本影集，打开它，看到第一页就是那个小小的自己。请你用

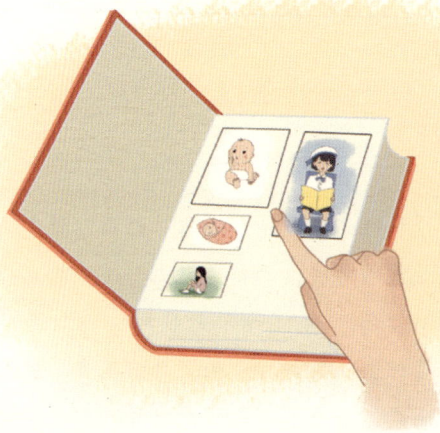

心地去看着这张照片。或许你从来没有过小时候的照片，那就在想象里看着这个小娃娃、这个小婴儿、这个小小孩儿。看着他，非常像你还是完全不记得？他有什么样的表情？请看着他，想象你刚刚出生的样子。请你看着他，想象你在爸爸妈妈怀里的样子。想象一下你看着他，体验在妈妈温暖怀抱里的样子；想象一下你看着他，体验爸爸妈妈的笑脸，想象着全家人是如何欢迎这个小小生命来到这个世界。想象着你刚刚出生的时候，是如何承载着全家人的期待的。想象着这个小宝宝，完全不知道自己的生命会来到现在。想想这小宝贝，从来不知道自己的人生会如何展开。这个小宝宝就是这么单纯可爱的呀。你想象着把自己抱在怀里。请想象着把那个小小的婴儿抱在怀里，那个刚刚满月的宝贝，温柔地抱着。

你抱着那个宝宝，那个小小的你，他会有什么样的愿望？他是不是很渴望很渴望爸爸、妈妈的关注？他是不是很渴望爸爸、妈妈以及更多的亲人抱抱自己？他是不是很渴望能有更多的陪伴？想象中，用力抱着自己。抱着那个小小的自己。你是那么欣赏他，也是那么心疼他。

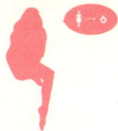

请你体会此刻心里的感受，体会这份柔软正在你心里慢慢泛起。你继续看着这本影集，继续翻看，下一张，再下一张。你可以看到爸爸、妈妈带着你出去玩的照片，你可以看到那个小宝宝开心的样子，你可以看到这个小宝宝在一天天长大。然后，继续翻看影集的时候，你会看到这个小宝宝脸上的笑容越来越多了。或者他遇到什么困难，或者他很孤单，或者非常幸福，或者他的家庭遇到突如其来的很多的意外，他可能懵住了，不知道该如何是好。或者这个小小的宝宝，有时会听到家里的争吵。我们可以想象这个小宝宝是如何面对这些争吵的，是如何面对一桩桩一件件陈年往事的。他是否吸引了所有人的关注，是否让每一个家人为他兴奋或骄傲；或者全家人都在忙着自己的事情，没有人照顾他，他只能一个人待在那个孤单的婴儿床上；或者他经常自己弄翻了玩具，闯了祸。想象这个小宝宝，这个过程中经历了什么？继续保持挺直的腰身，继续保持双脚踩踏大地，继续保持双手掌心向上，放在双腿上。

继续保持这样一种状态。继续确认在想象里去翻看这本影集。想象在这个影集里，你开始看到进入幼儿园的自己。或许这本影集里还有一些你在幼儿园跟小朋友的照片，是不是有参加幼儿园活动的照片，是不是有老师的照片？继续翻看这本影集，就看到了这个小孩从幼儿园开

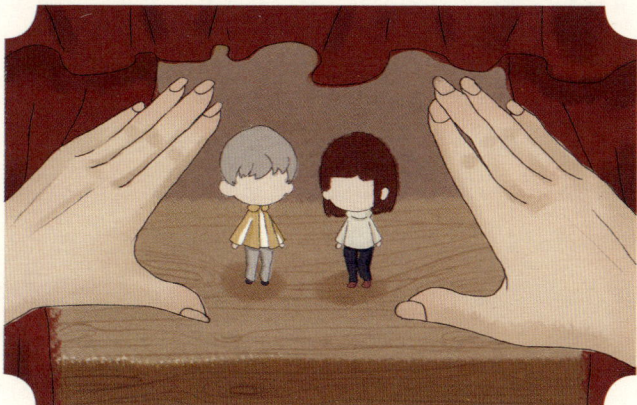

始进入小学，背起书包成为一名小学生。一年级的小豆包儿，你上学的时候是什么样子的？你是否还记得你第一次上学，坐在教室里的样子？老师要求你双手怎么放，老师要求你怎样认真听课，老师要求你如何去完成作业。回忆一下，在你上学的阶段，你又经历了什么？你还记得班长的样子吗？你是不是有几个要好的小伙伴，你还记得老师经常表扬你吗？或许，老师有时会对你有一些批评，让你从此开始对自己有了很多的自卑和不自信；或许你很懂事，或许你总是被老师表扬，或许你会经常想去吸引老师的注意。再次深深吸口气。在吸气里给自己一份欣赏吧，欣赏自己的成长中所经历的这些点滴。它们是你成长旅程的一个个片段。

再次深深吸口气，慢慢吐气。随着你的年龄增长，你的学习成绩有什么样的变化呢？你是否学习成绩很好？是否经常名列前茅？还是无论你怎样努力，都没有办法让自己获得一份满意的成绩来让父母骄傲从而有很多内疚自责呢？你是学霸还是一个老师嘴里那个经常捣乱的孩子呢？无论你是怎样的，请你给你自己一份欣赏。欣赏你的努力，欣赏你的用功，欣赏你的勤奋，欣赏你的认真而赢得的所有的赞誉；也欣赏你曾经努力过，但是无论怎样努力，都无法获得老师满意的那个孩子。欣赏自己曾经的过往中所有的努力。即使你成绩不理想，面对否定、排斥、鄙视，你又是怎样走过来的？即使你是一个不努力的孩子，那个看起来无所谓的背后是否也有求而不得的无奈和沮丧？回看自己的过往，给自己一个用力的拥抱吧。想象着，这个孩子过往的生活中，所经历的那些幸福美好以及艰难、孤单的往事，那些咬牙坚持的过去，那些成功骄傲背后用功的辛苦，所有的……请给自己一个深深的拥抱，让自己知道曾经的努力。

然后，我们继续翻看这本影集，你又看到了自己上中学的样子，

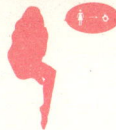

那个青春期的少年，那个在青春懵懂的时期，心里开始有了一个小秘密的自己，那个曾经很希望融入团队，或者那个曾经叱咤风云，或者那个曾经有些地方很成功而有些地方又不尽如人意的自己。上初中的自己又经历了些什么呢？在你翻看影集的时候，在心中去体验中学时候的自己有着什么样的经历。你的家庭有没有发生什么样的变化呢？你的父母也恰恰是在他们人生中最辛苦、压力最大的时刻，是否他们都没有时间照顾你，把你送到了别处；是否他们想给你一个更好的未来，给了你他们以为更有利于发展的环境，把你送到哪里去了？在中学里，你有了什么样的友谊，又交往了什么样的朋友，你们在一起曾经聊过什么样的小秘密或者有过怎样的恶作剧？在你的中学时代，你又有什么样的骄傲的过往，或者曾经有过什么样的不愿再回忆的往事？

再一次深深吸口气，慢慢吐气，把所有的对自己的批评和否定都呼出去吧。所有的那些过往生活当中的压抑和苦闷被呼出去。请在下一次吸气的时候，再多一些对自己的欣赏和感谢，感谢在那样的过往当中你的坚持、你的努力、你的咬牙、你的拼搏。

我们继续翻看相册。相册里有了一些你和同学们的合影。继续翻开相册，你是否看到了你上高中时候的样子？你的高中是如何度过的？你在高中时期开心吗？你心情放松了吗？你的高中时期自信吗？你的高中时期满意吗？你高中时期内心有压抑和委屈吗？你在高中时期有烦恼和不如意吗？你的高中时期是否有很多很多的秘密，或者你不知如何表达，想要跟父母、老师、同学或者暗恋的那个对象有些什么话要说？那么，就请你此刻在心里说出一句话：我多希望……我多希望……我多想……多想……。你从来不理解的是……你从来不知道的是……你从来做不到……。我多希望……我多希望……。如果可以……该有多好。你的高中生活中有着什么样的未满足的期待呢？你是否希望多获得一份鼓励和欣赏？你是否多希望获得一份赞美？你是否多希望拥有一份理解和支持，你是否多希望自己身边可以有伙伴而不再孤单？你是否多希望自己不用再一个人咬牙坚持？你是否希望这个时候一切都安然无恙？你是否希望你的生活再多一些什么？你也可以在心里告诉自己，即使没有这一切，也走过来了。其实，没有获得想要的，你也坚持下来了。即使没有这一切，你也拥有了现在的成绩；即使没有这一切……也恰恰因为没有这一切，你才会努力地让自己成为现在。

就是因为没有这些，我懂得了什么，或者我更善解人意，或者我更加努力，或者我更敏感，或者我更积极，或者我更加懂得保护自己。或者我更加知道如何证明自己。再一次深深吸一口气，把所有这一切吸进来。把所有的遗憾都呼出去吧。所有过往发生的事，恰恰是属于我们独一无二的人生体验，从而成就了独一无二的我自己，使自己成为今天这个敏感的我、这个幸福的我、这个坚强的我、这个智慧的我、这个快乐的我。再一次深深吸口气，把所有能够看到自己身上的闪光的地方吸进来。吐气……把所有的遗憾呼出去。

接下来让我们继续翻看影集，或许这里面已经有你的恋人了。或许你上了大学，或许参加了工作，或许已经开始了恋爱，或许你有了那么多的生活技能，或者你的生活中发生了什么样的变化，这其中也有着怎样加倍的辛苦和默默的隐忍。

你开始了什么样的生活？这本影集里，有了你很多聚会的照片，很多平时生活中发生的一些小事。那让我们把记忆带回到你的大学时光，或者你的工作岗位，或者你的恋爱的历程：那些曾经的甜呢？都发生了些什么？有着什么样的海誓山盟？有着什么样的甜言蜜语，又有着什么样的努力和坚持？还有怎样的失落或心酸？

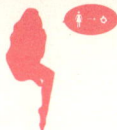

我们继续翻开影集的时候，你又看到了什么样的过往？里面有没有你结婚的照片？你的婚礼是什么样的？在你的婚礼上来的是哪些朋友？你都听到了什么样的祝福？你体验到了怎样的幸福和甜蜜以及光鲜亮丽的巅峰时刻？你对未来生活有着怎样的期许？

后来，你的家庭生活又是怎样展开的？当你有了一个孩子，你成为了怎样的一个母亲或一个父亲，又是如何辛苦地继续你的生活呢？再次深深地吸口气，慢慢地吐气，把所有的焦虑都呼出去，把你所有的满足吸进来。回顾到这里，让我们慢慢地合上这本影集。想象中，当你刚才有了这样一个对自己的成长历程回顾的时候，此刻你的内心发生了什么？

是的！在把这个影集放回去的时候，再拿出一本影集，这个影集是你妈妈的影集，上面写着妈妈的成长历程。当你打开妈妈的影集第一本第一页的时候，你看到了妈妈的童年照片。她小时候长得什么样？这个小女孩穿着什么衣服？她有什么样的表情？她有没有兄弟姐妹？她在兄弟姐妹中排行第几？这个小女孩在生活中都经历了些什么？她的爸爸、妈妈爱她吗？你的姥姥、姥爷是怎样教育孩子的？你是否可以想象妈妈成长的历程中，这个小女孩是怎么长大的？她在成长过程中，经历过什么样的困难？她有过什么样的期许？她是怎样憧憬自己的人生，又是如何受挫的？她如何经历生活的辛苦？想象着妈妈过往的生活，想象着妈妈作为一个小女孩一点点长大是怎样经历自己的人生的？在她经历自己人生的时候，她有什么样的未满足的期待，又有着怎样的艰难和痛苦？

你是否也愿意，把作为小女孩的妈妈抱在自己的怀里？想象一下自己的妈妈，她是一个小女孩的时候，是否也有过孤单？她是否也有过沮丧和受挫？她是否也有过生活的艰难？她是否也有过咬牙坚持？把她抱在你的怀里，请你告诉她："我第一次看见你还是小女孩时的样子，我第一次把你当作一个'人'去看待。以前的我总是希望你是我的母亲，你是完美的，你可以给我全部的爱，你可以每时每刻陪伴着我，你可以永远鼓励我、表扬我、赞美我、接纳我、包容我，你是世界上最完美无缺的母亲。可是，当我第一次把你当作一个'人'，一个曾经的小女孩后来才长大成人的一个'人'来看待的时候，当我站在一个'人'的视角和一个'人'第一次相遇的时候，亲爱的妈妈，我知道你不是一个完人。我知道你为什么那么焦虑，我知道你为什么那么无助，我知道你为什么那么孤单。"

想象中抱着小时候的亲爱的妈妈。想象着她曾经的样子，在想象中告诉她："我在你的时代，我会成为你怎样的朋友？"想象着如果有时光隧道，你来到她的那个年代，和她是同龄人，你会怎么看待她："如果我是你的同龄人，我一定会很依赖你吗？如果我是你的同龄人，或许我很想去安慰你、理解你、照顾你。"

谢谢您妈妈，我现在理解你为什么总是那么紧张；亲爱的妈妈，我现在理解你为什么总是那么焦虑；亲爱的妈妈，我现在理解你为什么总是批评我。亲爱的妈妈，我终于懂了你经历的那些事情，它们完全无法想象。如果是我，如果是我经历你的人生，我是否还能活下来？我是否还依然能这么坚强？我是否还会有那么多的抱怨？我是否还有那么多的嫌弃？我是否还有那么多的否定？亲爱的妈妈，您是那么伟大的母亲。即使有时你面目可憎，即使有时您让我想远离，即使有时我想去反抗您，即使有时我想去照顾您。那时候的我总是把您当作一个母亲，一个母亲的角色。我从来没有想过，您也是一个人啊，一个普普通通、从小女孩长大的人。您有您的烦恼，您有您的无助，您也有您的那些过往的、曾经的不容易。深深地吸口气……把我们对妈妈的这份爱吸进来，

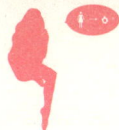

把对妈妈的心疼吸进来；吐气……把所有的自责、内疚呼出去吧。

当你继续翻看妈妈的影集的时候，也看到了温和与激励，她一步一步的成长历程——上幼儿园、上学、工作、婚礼，然后开始有了你。你出现在妈妈的生活中，她开始有了母亲的角色。

妈妈的家庭中，有了一个又一个的孩子，你只是他们其中的一个，妈妈除了要照顾你，还要照顾哥哥、姐姐、弟弟。现在的我们，只照顾一个孩子就觉得那么辛苦，妈妈是怎么过来的？她要照顾好几个孩子。在那本影集里，我们虽然看不到爸爸、妈妈的争吵，看不到他们曾经对对方的不满，我们看不到他们那些失败后的无奈。我们也看不到他们开始背对背，开始冷战和渐行渐远。但是这些一定都存在过。而我希望的是从爸爸、妈妈的生活里汲取经验，我希望从此开始不一样的人生。

当合上影集的时候，我的心里多了一份对妈妈的理解，是穿越角色，站在人性层面上的惺惺相惜。作为一个"人"，我懂了作为一个人的那种不容易：所有的坚持、所有的努力、所有的攀比、所有的恐惧、所有的悲伤、所有的害怕、所有的焦虑、所有的贪婪、所有的那些向外的抓取。我懂了，这就是人性。我不愿意活成那些我不想要的样子，我会学习妈妈身上的那些优点，我会发现自己身上更多的优点。

合上这本影集并将其放回去的时候，请再拿起一本影集，请你翻开这本影集，这是爸爸的影集。你打开后看到的是你的爸爸，从刚刚来到这个世界上的一个婴儿到现在的成长历程。你见过爸爸小时候的样子吗？你看过爸爸作为一个婴儿的样子吗？爸爸是否连满月照都没有？爸爸是否连百天照都没有？影集里是否找不到几张爸爸的照片？甚至没有办法凑成一本影集，只有零星的几张照片。爸爸的照片都有什么样的印记呢？爸爸手里抱着什么样的玩具？他是一个小男孩的时候，喜欢枪还是汽车？或者他根本没有玩具，只是度过了自己孤独的童年时光。

在你翻看这本影集的时候，你是否能够理解这个男人？他作为你的父亲，你对他曾经有过很多的崇拜，同时也对他有过一些抱怨：为什么没有给我多一些关照？为什么没有给我多一些认可？为什么没有给我多一些陪伴？为什么没有多说一些父子间的或父女情深的美好话语？那是什么样的身影？爸爸留给我们的记忆里总是一个背影吗？爸爸的背影是什么样子的？那是一个小男孩的背影，那是一个青年的背影，可今天他已经渐渐老去，渐渐伛偻。他的脊背不再那么挺直。他的脸上多了皱纹。他所有的，就是那些作为一个男人要扛起的人生重担和作为一个男子汉应承担起这个家庭的责任。他又是如何在不断地、不断地、不断地通过自己的努力挣钱去撑起这个家？在我抱怨他没有时间陪我的时候，他是否正在努力地赚取得更多的财富，让我们的生活变得更好？他从小的经历太苦了，太难了！他希望我们生活得好，生活能够更幸福，但他是否没有享受过令他满足的物质生活？他想把没有享受过的一切给我们，而丧失了很多陪伴我们的时间。

今天，你翻看爸爸的影集时，也想象爸爸是一个小男孩，你也把他抱在自己的怀里。这个小男孩他曾经有过什么样的人生渴望呢？他想要的是什么样的人生道路？作为小男孩的他，是否希望有更多的玩具？他是否希望能有机会照一张彩色照片？他是否希望能够为他自己的妈妈早日挑起家庭的重担？他是否希望自己咬紧牙关，让这个家庭生活变得更好？他是否在很小很小的时候就扛起了不属于一个孩子需要去承担的重任呢？

那么，你的爸爸，是不是就像一个英雄一样站在你的面前。你父亲

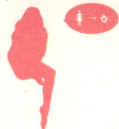

的人生曾经经历过怎样的颠沛流离？他经历过怎样的艰难痛苦？在他的生活中经历了什么样的孤单和困难呢？深深地吸口气。把对爸爸的理解吸进来；然后吐气，把所有对父亲的抱怨和遗憾呼出去吧。

如果你可以跟爸爸面对面，此刻你最想跟爸爸说什么？如果爸爸看着你，依然是过往你最熟悉的目光，可能有担忧，可能有不舍，可能有不理解，可能有一些焦虑，可能有很多难言或不擅表达的爱。如果你现在用对待"人"而不是父亲的角色，重新站在人性的视角，站在人与人的视角，你会怎样跟这个男人相处呢？你想跟他说些什么呢？他是否在他的人生经历当中有那么多无可奈何，力不从心，全力以赴，忍无可忍，逃避，放弃，脆弱，无助？他是一个男人，你是否记得爸爸的脆弱？如果你从未见过，这个脆弱的他在哪里？如果你从未见过，他怎样把他的脆弱隐藏起来而只把坚强对你展开？你可能从未见过他是怎样的努力，保有这份坚强，他一直到今天还想继续保护你。他不忍心让你受一点点的委屈，他不想让你受一点伤害，他不希望你的人生有那么一点点的弯路。对此，你是否懂得？深深地吸一口气，把这份爱吸进来，然后吐气……把内疚和自责呼出去吧。

好的，现在试着合上爸爸的这本影集。爸爸或许都没有这本影集，只有一两张照片。请你在你家里的房间里站起来，走两步，再次体验在这个房间里，你曾经的、过往的生命。你曾经的感受，你经历过的孤单和脆弱以及你和爸爸、妈妈共有过的孤单和寂寞、脆弱和无助。想一想，我们应当怎样珍惜现在的生活，我们应当怎样担起我们生活的责任，能够让爸爸妈妈放心，能够让我们的孩子们感受到作为父亲、母亲给予他们的人生最美好的爱与关怀。当我们今天成为父母，我们又如何让孩子感受到那份爱与关怀，使这份爱与关怀不走形、不变样、不扭曲、不逃避、不阻塞、不焦虑。再一次，深深吸一口气……然后，慢慢吐气……

现在准备离开这个家了。你望着窗外，阳光进来了，你渐渐感受到了阳光。你准备走出去的时候，现在拥有一种什么样的心情？你的未来生活呢？在想象里，来到你现在的家。每次打开家门的时候，你希望这个家里会怎样？你的孩子是什么样的呢？重新整理好自己，重新感受自己：你是个人，你曾经是小男孩或小女孩，你今天成为一个父亲或母亲，你如何跟孩子确立更好的关系，又如何激励自己过更好的人生呢？如果你的内在有更笃定、更踏实、更平静的力量，请你再次深深吸口气……吐气……再次深深吸口气……把坚定、平静吸进来，把所有的内疚、自责、遗憾、抱怨呼出去。如果你感受到了这份平静，那就调整一下身体。动一动你的脚，动一动你的手，然后准备回到我们的现在，看一看周围，享受此刻的当下。

一致性沟通

要想了解什么是一致性沟通，首先来说一说沟通。

一、什么是沟通

萨提亚说："相同让我们彼此联结，差异让我们共同成长。"人与人之间沟通过程中，必然会有相同和差异，这就需要通过沟通去联结、澄清、核对、彼此学习并达成一致。

沟通就是在两个人或多人之间发生的，为了达成表情达意、澄清事实、促进合作等协调一致的目标，通过一定的管道，传递信息、情感和思想等内容的过程。

(一)沟通的目标

沟通定义中的三个关键词：沟通目标、沟通管道、沟通内容。沟通目标是沟通双方通过澄清相关事实，核对相关信息，进入联结状态，增进彼此感情进而实现沟通的一致性。

(二)沟通管道

沟通管道有三个：语言文字，声音语气，非语言的眼神、表情、肢体等。经过心理学家研究，对于沟通效果的贡献，三个管道分别为7%、38%、55%；也就是说，我们一致认为很重要的文字内容只占7%。仅靠文字沟通常常会出现沟通误差。

(三)沟通内容

沟通内容包括三部分：信息、情感（包含感受和期待）、思想（观点、信念、价值观）。这三部分的重要性以及沟通的难度，如果用沟通内容金字塔来表示，塔底的基座是信息，中间的桥梁是情感，最难以传递和达成一致的是思想。比如，孩子回家说打了人了，那么，作为家长要如何跟孩子沟通呢？先要了解信息：发生了什么？各自说了什么、做了什么？老师和同学有什么看法？收集信息是为了了解事情的全貌，不要急于下结论和处理结果；以大量的信息作为铺垫，为接下来的情感联结和相互理解做准备。这个阶段，首先表达自己听了这个事情的感受。妈妈很心疼也很着急，还有些担心和焦虑，很担心被打的孩子现在的情况，很内疚没有提前跟孩子交流这些问题。接着，妈妈继续在情绪和感受方面表达对孩子的理解：你当时一定很生气是吧？你一开始是有些委屈对吗？现在有没有害怕？妈妈也可以继续问孩子这样做想达到什么样的目的，现在是怎么想的。有了情感的联结，再去谈解决方案，交流思想就更容易了。彼此的情绪都得到了良好的疏解和释放。因此，充分完整的信息是基础，情感是桥梁，而思想就自然能够达成一致。

既然思想是沟通中最难的，而日常的沟通中人们通常是怎么做的呢，恰恰是都把焦点放在最难的部分：如何让对方听明白自己的想法。用最简单无效的方法去沟通最难的思想，效果可想而知。究其原因，恰恰是因为沟通内容金字塔最底层的信息不完整、不匹配，中间层的情绪被压抑或者扭曲，自然无法做到思想的正确传递和交流。人们常常卡在糟糕的负面情绪里，而无法最终达成沟通的一致。可以说，日常沟通除了7%的文字信息之外，剩下的93%都是包含着大量情感的情绪，观点和思想，在空中像孤魂野鬼般游荡，无依无靠。所以，萨提亚所倡导的一致性沟通，就是强调如何将情绪与想法做最和谐的表达，达致良好的沟通效果。

沟通中的"沟"就是那些无法达成一致的、有着很大差异的看法、做法、想法。分歧越大，沟通双方"沟"就越深；分歧越多，"沟"就越宽。如果分歧又多又大，也就是在许多方面、许多问题都有着很大的差异，那么这又深又宽的"沟"就会横在沟通双方的中间。

如何"通"沟呢？毫无疑问，沟通要用有一定温度且充满色彩的情感来表达。情感就是沟通双方之间的桥梁。萨提亚模式，被认为是沟通的学问，教会我们如何在彼此的差异中学习和成长。

二、一致性沟通的三个层次

一致性沟通有三个层次，分别是与自我一致、与他人和谐、与情境同频合一。

(一)与自我一致

第一个层次就是与自我一致，即自己的感受、想法、期待是否如实地表达出来了。萨提亚相信，如果一个人是一致的，他就能够真实地从言语和非言语方面自由地表达自己。她认为，一个一致性的人，能够与自己的感受接触，好比观察温度计一样去觉察自己当下内在的心理环境；不管那些感受是什么，不评判也不否认自己有这样的感受，而更好地去看、去听，不被自己内在的对话妨碍，做到自我负责地表达感受。那些像沟一样深的差异如何能通，通什么？通的就是双方的情感，充满爱的情感。而这一切都需要先从自我觉察开始。唯有如此，才能开启一致性沟通的第一层次，既接纳承认自己的感受，同时向对方表达自我的感受，不压抑、不委屈自己。

在沟通中，内容、语气、非语言等不同层次发出来的信息，常常是两个以上且不对等的信息，这些信念甚至是相互矛盾的、彼此不相容的。比如，妻子接到丈夫有应酬、要晚归的电话，明明心里很担心、很失望，也很渴望丈夫早回家、被关爱，但这种失望和担心却化为了愤怒表达出来："你永远也别回来！喝死拉倒！"虽然，接收者可以透过各种核对的过程，确实了解对方告诉他什么、要求什么以及为什么对方要这么做，但不一致的沟通将带给接收者相当大的负担和困惑。试想，听电话的丈夫可能也会紧跟着来一句："你以为我愿意回家，回去看你那张死脸？"如果妻子此刻能够一致性地觉察到自己的情绪和感受，说出来的或许就是："啊？你不回来吃饭了？我都准备好晚餐了，我好失望啊！而且我觉得特别难过，多希望你能回家咱们一家人一起吃饭。这样，我和孩子会特别开心。我还很担心你总是应酬，喝那么多酒会伤害身体。喝了酒回来一定找代驾，别自己开车了啊！记得我们娘俩盼着你早回来哈。"试想，这样的话会使接收者内心产生什么感受，沟通是否会更顺畅？所以，"5A心灵之旅"非常有利于帮助自我情绪、观点、期待的核查，提升一致性沟通的品质。5A分别是觉察（aware）、承认（admit）、接受（accept）、行动、改变（action）、欣赏和感谢（acknowledgement）。

(二)与他人一致

第二个层次的一致性是对他人保持和谐一致，有了与内在的自己和谐一致做基础，建立外在的与他人和谐的人际关系就不那么困难了。一致性沟通就是建立一种对于自我、他人、情境都能够平衡关照的有效沟通方式。在第一层次如实接纳自己的感受、观点、期待之后，便进入第二层表达。首先是对他人感受的理解与支持，这样的沟通就是有情感、有温度、有爱的流动的良性沟通。

同时，既然要沟通，一定是为了在差异中达成一致的目标，形成彼此都能接受的共识。无论是指责、打岔还是超理智、讨好，都是在人际关系三要素自我、他人、情境中过度强调了某一项或两项，而忽略了另外的部分。比如，一个人使用指责，说明他过度强调了自我和情境而忽略了他人。因此，第二层次的一致性是表达对他人的感受、观点和期待的理解和澄清。

这个层次需要的是进入彼此的内在"冰山"，不断进行澄清与核对。只有在第一层次稳定住自己，才有能力进入第二层次与他人保持和谐一致。所以，无论对自己还是对他人，无论在什么样的情境中，进入"冰山"的不同层面，特别是根据对方的沟通姿态来随机进入三个层面，有利于更快地达成共识。这三个"冰山"层面就是感受、观点和期待。通过这三个部分，更容易进入彼此的渴望和自我；通过这样深度的沟通，才能真正引发行为上的改变。在上面的例子中，如果妻子在与自我和谐的同时，再做到与他人的和谐，说上一句"我也知道你并不喜欢应酬，你也一定特别愿意回家，咱们一家人享受天伦之乐，你又是一个特别爱家的好男人，可是因为工作需要还要去应酬，太辛苦了"，这样的沟通会引发怎样的回应呢？

(三)与情境及更高维的宇宙能量一致

第三个层次的一致是与情境以及更高、更广阔的生命能量、精神层次的和谐一致。从系统立场出发，萨提亚认为互动不只是两个或更多人的沟通，还要考虑到互动发生的场景。因此，在任何互动中都存在三种因素，即自我、他人和情境。情境包括所有可能对互动产生影响的因素，包括政治经济条件、种族、性别、阶层、宗教及其他显而易见的因素；也包括心理学家荣格提出的集体无意识、叙事疗法中所说的主流论述，这些隐含在沟通语境中的背景，就是那些我们认为理所应当的、约定俗成的规则和习俗，这些都形成了我们沟通的情境。比如，机场随处可见母婴室，反映出主流的观点认为只有母亲才需要母婴室，如果一个父亲带着孩子，想帮孩子换尿垫，就无法在男卫生间找到这样一张婴儿台。这都属于常被我们忽视的、以为本该如此而不容辩驳的常识。这些情境形成了沟通中彼此之间的差异。

与情境同频合一的高境界，就是在自我环中找到灵性自我的联结，并得到不断扩展。萨提亚发展出的沟通姿态帮助我们看到，之所以会有不良沟通，常常是因为那些我们在过去的压力情境中形成的经验和防御，阻碍了有效的沟通。因此，需要觉察到我们所身处的、早已不再是曾经的那个情境，而是当下自己与他人共建的情境。这是完全不同的情境。在这样的情境里，一切都可以自给自足，我们有能力，有力量，有资源，有成长的空间。

一致性沟通就是人们在自己的内在自我环得以平衡、整合，带着清晰的自我觉察达到一种高自尊的状态时，就会在自己和他人的互动中呈现出一致性的状态。相对于四种功能不良的沟通姿态，一致性沟通并不是另一种姿态。有人说，一致性沟通是在指责、讨好、超理智、打岔之外的第五种姿态。其实并不是这样，一致性沟通是一种完满的存在状态，是人们决定成为更加自我负责的、完善个体的选择，同时它也可以成为一种与自我和他人进行沟通的方式。自我环中，最外围的重要一环就是互动，那么什么样的互动是健康、有效、既能关照自我也能关照他人和情境的沟通呢？答案是只有一致性沟通。

一致性沟通的最高境界是达到与更大的背景、情境的和谐一致，也就是与宇宙、精神、灵性的和谐一致。其实，这就是中国古圣先贤所追求的本自具足的圆融完满的状态。萨提亚模式的一个重要概念就是，一个健康的人应以一致性的状态与世界互动。萨提亚认为，一致性沟通作为一种健康的存在方式，能够与自我、他人和情境相联结，是一个人内在和谐、人际和睦的基础。因此，一致性存在于一个人所有组成部分之间的健康关系中。萨提亚认为，一致性从来都不是静态的，是一个人与自己、他人、情境逐渐建立和谐关系的动态历程。

三、一致性沟通的特点

一致性沟通的特点是欣赏自我的独特性，认为这种独特性是自由流动于自身内部和人际之间的能量所致，也是对个性的主张，并且乐于相信自己和他人的愿望，同时愿意承担风险，即使处在受攻击的位置也可以接受和认可对方；在这个过程中能够利用自身的内部和外部资源，对亲密关系、亲子关系保持开放的态度，有能力爱自己也爱他人，敢于呈现真实的自己，并且愿意为他人提供自由的空间，对改变具有开放和灵活的态度。一个人对正在发生的事情可能会有许多不同的想法和感受，一致性表现在如何整合这些差异。因此，一致性并不需要一个人表达自己的每一种感受或想法，而是能够根据自我、他人和情境的需要，有意识地选择表达什么。一致性是一种选择，是一种面对不同情境、自我及他人的互动过程中随时可以做出的选择与调整。因此，当一个人的"自我环"整合到一个圆融的状态时，一致性沟通就会自然地呈现，不刻意，不抗拒，不抵触，有弹性，有空间，有选择。

改变的历程

萨提亚模式的助人目标就是协助人们走出旧有模式，促进改变，达至和谐状态。而这个过程与每个人的成长过程是一样的，都要经历一个改变的历程。每一个人的成长就是在一次又一次的改变后完成的。

心理咨询就是在这个改变的历程中，加入专业的心理干预来完成改变的历程。比如一个婴儿，刚刚来到这个世界，他（她）是可爱的、全能的、自恋的，感觉自己就是全世界。可是，什么时候一个孩子开始发生了改变？改变就是从成长过程中一次又一次出现意外和不适应开始的。比如当婴儿哭泣时，正常情况下会有妈妈来到身旁，核查婴儿的需求，是渴了饿了还是冷了热了，或者是要拉要尿，抑或生病了。

婴儿语言功能发展缓慢，所以只能用笑和哭来表达所有的情绪和需求。而当父母无法解读孩子的需求或者父母也有自己的压力与特定状况时，婴儿并不一定总能被满足。当第一次哭泣得不到回应时，婴儿是极其混乱的：发生了什么？为什么没有人来照顾我？没有人爱我了吗？这样的问题在婴儿尚未完全发育的头脑中都是不确定的。但是，当一次又一次哭声得不到回应、愿望得不到满足时，婴儿会发展出一系列的呼救方式，比如声音更大地哭或者停止哭泣。而每一种行为的改变如果得不到相应的回应，婴儿的小小头脑就会发出新的指令或者获得越来越确定的信息：我是不好的，没有人爱我，没有人关心我，没有人在意我。

如果婴儿的头脑潜意识中获得如上的结论，那么在日后的生活中，婴儿会继续使用这样的假设并不断求证，经年累月，千锤百炼，一个人便可能练就了委屈自己、不过度奢求、一切都要靠自己等信念。这种靠自己而不依赖他人的做法就成为熟悉的模式。这样的改变会在一个人身上渐渐牢固、稳定，如内心信念是"没有人可以信任，只能靠自己"。这样的信念根深蒂固，它最初就是来自一个婴儿被父母照顾时曾经的选择和决定，如图2-19所示。

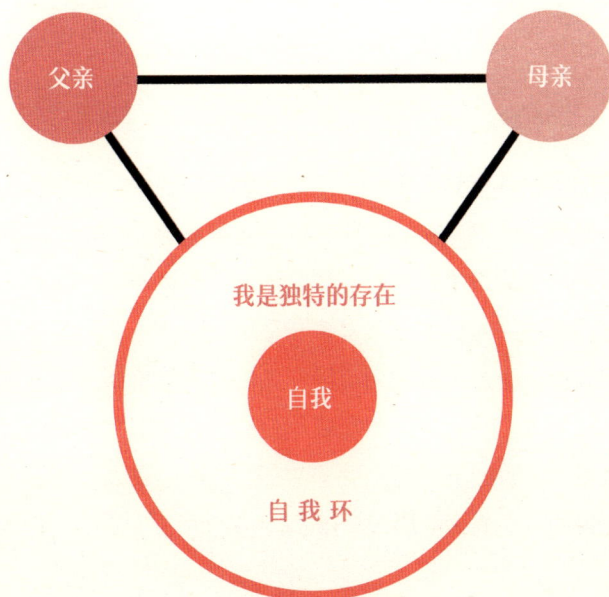

最初的三角关系

图2-19 父母与我们的三角关系是认知自我的起点

什么时候需要改变？回答是：当感到痛苦的时候。因此，无论正向还是负向的改变都是从最初的不平衡、不舒适、不适应的现状开始的。正如上册中的第一章所说的，烦恼是自我成长的大门，有了烦恼才有了改变的内驱力。

　　"改变的历程"是萨提亚模式的重要工具之一。萨提亚模式的五大要素之一就是聚焦改变。萨提亚价值观中有一个观点是：改变总是有可能的，即使外在的改变有限，内在的改变仍然是有可能的。既然改变是有可能的，因此萨提亚清晰地将改变划分为六个历程。一旦咨询师为改变的发生建立起一种接纳、积极的氛围和基础，帮助来访者开始改变的历程就开始了。不论动机如何，希望得到改变的人们总会经历这一系列的步骤。

一、现状（不平衡的痛苦开启改变的动机）

　　改变的历程从感到不平衡、不舒适的痛苦现状开始。这个现状也是曾经的平衡点。这个最初的平衡，很多时候是需要系统中的个体或更多人付出很高的代价来维持的。比如，那个没有被照顾到的婴儿，为了维持这个系统中的平衡，付出了很多孤独自处的痛苦。因为痛苦的现状，人们想要改变，而这个现状通常是在人们并无觉察的情况下存在着的。现状，通常是人们开始意识到需要改变的地方，因为原来曾经有效的现在不再有效了，曾经的平衡受到了冲击，人们感受到了痛苦。此刻有一些什么在晃动，平衡可能要被打破了。

　　任何系统一旦形成，都会具备一定的稳定性。当一个健康的系统在一个健康的家庭运转时，为了保持这个健康系统的平衡，系统中的每个人都对系统有所贡献，而且他们的贡献是被尊重的。健康的系统鼓励成员之间开放地对话，成员之间的对话不受年龄、性别、家庭或在系统中地位的影响。人们谈论消极行为时，不会降低一个人的自尊。即使系统中有了冲突，人们仍将把彼此看作是有价值的。冲突是深入发展的机会，它可能是系统中正在发生的事情的反映，并没有对人的指责和判断行为。

　　不健康的系统，也会有一定程度的稳定性。但是，维持这个系统稳定的代价很高。同样，每个人也都对这个不健康的系统做出贡献，同样需要被认可；不健康的系统中每个人都消耗很多的精力和能量来保持平衡，会产生怨恨、未被察觉的害怕和气愤，会压抑未满足的期待和渴望，所有这些都是为系统平衡付出的高昂代价。在系统里，亲密受到限制，人们之间没有很亲近的感觉。他们有很高的期待，规则又在不断强化这些期待。如图2-20所示。

低的自我价值

- 表里不一致
- 我是不可爱的
- 我是要依赖别人的
- 以过去为中心
- 不信任
- 防卫
- 封闭系统
- 不安全

功能不良的
向外寻求资源

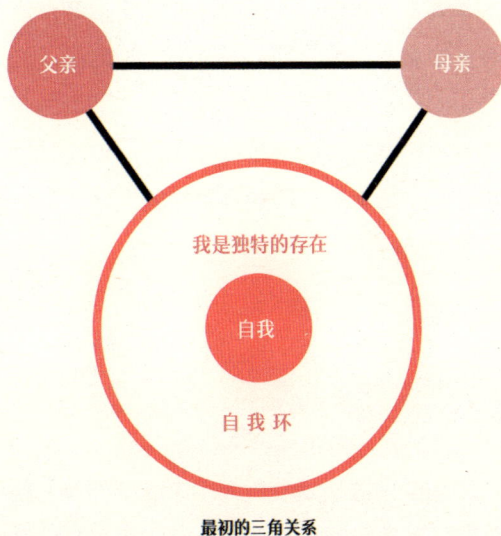

我是独特的存在

自我

自我环

父亲

母亲

最初的三角关系

图2-20 家庭功能不良引发低价值感的自我

　　这个系统的每个层面，都在进行着求生存的应对。人们发展出讨好、指责、超理智或打岔姿态，仅仅是为了避免生活中的痛苦，或者为了在个人价值不被尊重的系统里求生存。需要改变的系统中，每个人的价值感和自尊感是很低的，并且对于变化是排斥的；规则是僵化的，如果冒险挑战这些信念，则有可能导致生活在系统中的人们遭受到情绪或身体的伤害。于是，求生存的应对模式便会被加固，直到发生相关的重大事件。比如，在咨询室里常遇见很多拒学或者身体健康受损的孩子，这就是不健康系统中的人在潜意识中开始寻求帮助，或许新的伤痛太过巨大，或许由危机引发的行为无法被接受，或许是不寻常的冲突公开爆发了。

当人们意识到痛苦强烈到无法再继续眼下习惯了的生活，改变的历程就开始了。在改变过程的这一个阶段，一旦家庭的现状被破坏，就可以看到很多保护性的模式出现。防御，包括我们所说的阻抗，对于大多数不健康家庭系统中的成员来说却是一种生存资源。萨提亚模式中有一个基本信念，即人们在当时都对其所知道的、理解的觉察做了最大努力。这种说法并不是为人们过去的行为开脱，而是因为人们认识到，人们不可能知道那些没有被教过、没有看过或体验过的东西。理解这一点，咨询师就可以接纳来访者的立场，以此作为起点，帮助来访者开始改变的历程。

二、外来因素的介入

重复旧的认知及行为不可能得到新的结果，要想改变一定是要经由外来因素的影响与介入。外来因素是来自系统之外的，是改变过程的一个方面。它可能是一个事件，这个事件破坏了现状，从系统外部而来；旧有的应对可能再次被激活，系统可能被抛向一个没有希望、没有选择的混乱状态。返回到旧有的应对方式常常是人们处理事件的唯一方法，于是人们往往将指责和否认作为关键应对来求生存。

外来因素的另一种形式是系统外的人，可能是心理咨询师。为了让心理干预发挥作用，这个外来的人需要在安全的环境中被系统中的人接受。建立让改变发生的安全情境，这是个人或家庭在治疗和咨询工作中重要的基础工作。没有安全，就创造不了改变的机会。

在与来访者联结并认可他们、促进他们成长的过程中，咨询师就为来访者构建了改变的情境。在构建安全情境的同时，萨提亚模式提供了一个一致性的沟通方法，这个方法鼓励人们从家庭系统现状的安全出发，尝试分享当下的现实。

在咨询师的帮助下，一旦安全的情境形成了，曾经僵化的系统就开始软化，变得更有弹性。当生活在系统中的人意识到改变的可能，他们开始开放自己，让自己进入探索感受、期待和观点的内在过程里。这样，人们对过程就有了更多的觉察。这个演变将家庭系统从熟悉的现状推进到不可避免的混乱。当感受到痛苦或不平衡时，系统中的某些成员会发出改变的呼唤，而通常这些成员会较愿意放弃现状并做出改变。

改变的因素：①欲望与动机、希望与愿望；②威胁："我会死"、痛苦；③新的可能性：远景。例如，一位咨询师作为外来的因素，以温和而坚定的态度对待这个封闭系统，并接纳来访者在第二阶段为求生存的应对姿态所产生的抗拒，便开启了改变的第二阶段即外来因素的介入，并做好了准备与整个家庭一起进入第三阶段——混乱期。

三、混乱期

如同双手十指交叉的练习，右手在上还是左手在上，每个人都不同，如果此时邀请大家从相反的方向交叉双手感受一下，一定会觉得十分别扭、难受。实际上，难受、不舒服、不适应、不习惯这些感受就是混乱期的全部感受。

旧有的、熟悉的模式虽然不健康，甚至会带来伤害，生活在其中的人们却已经习以为常；一旦开启真正的改变，来访者首先感受到的就是不适应、不舒服、很难受。旧的没有离开，新的还不熟悉、没有进来，必然带来混乱。

健康的混乱期有一个特点，就是系统中一个或几个人愿意冒险进入不知道或不熟悉的领域。不健康的混乱期里，人们容易感到无望，似乎无法继续前行，会产生还不如回到过去生活的念头，因为过去的生活哪怕痛苦至少是确定的。

要将来访者及相关人员的关系发展到新的水平，获得他们愿意在原定目标上努力的承诺，是非常关键的。这个混乱意味着系统不再以原先可预测的模式运作。在这个混乱时期，害怕和焦虑使人们感到失去了以前有用的支持。在人们体验到新的情绪时，帮助家庭成员认识到所有的不适应、不熟悉、不习惯、不舒服的感觉都是正常的混乱期的必经过程。因此，在最关键的第三阶段，咨询师的坚定、确定以及肯定的态度非常重要，咨询师的态度可以帮助来访者或者家庭了解可预测的未来。

不论是功能良好的还是功能失调的系统，通常都有一些可以预测的期待和行为模式。在改变的过程中，意识到混乱的价值，可以帮助人们认识到对未知的恐惧是正常的也是有意义的，用一致性的方式和聚焦当下来替代不确定的感觉。自己在混乱当中，其本身也是一个积极的推动力，促使人们对问题更有觉察，为新的选择创造一个空间或机会。没有混乱就不能转化旧有的、求生存的应对模式。经历混乱是改变过程中最关键的也是必经的环节。

正是这个混乱的阶段，恰恰是出现转化的开始，此时会有更深入的探索。这个阶段，咨询师和来访者的关系必须强而有力，这样才可以给来访者一种稳定的感觉以及确定的、可预测的、充满信心的态度，帮助来访者愿意以安全的方式，把过去曾带来不好感受的事情拿到当下，进行转化和治愈。感受并确认过去的冲击，为的是有机会改变当下的感受。

四、转化（觉察带来改变）

在萨提亚模式中，改变的核心就是转化。当觉察到混乱、看到曾经的自动化反应、看到自己过去的选择曾有获益但现在是在受苦，人们便会进入做出新的决定、拥有新选择的关键时期。此刻，人们会告诉自己：绝不再做受害者！现在就要改变！

萨提亚模式通过"冰山"的隐喻来解释这个转化的过程。将人的内在体验作为引导人进入内在探索过程的向导；曾经那些引发焦虑（愤怒、委屈等）的记忆在过去形成并储藏到身体里，现在已经不再需要用它来应对生活了，而在以前却没有觉察。于是，人们承认和感受这个转化的过程。转化，就从求生存的应对开始，从依赖于外界、他人的认可，变成进入内在与自己的关系中体验存在感，从而与自己深深的内在相联结。一个人体验"冰山"的每一层，体验过去曾经获益的行为及情绪反应方式，此刻在感受和观点里都已发生了改变。当这些熟悉的行为、感受、观点和期待在"冰山"里、在关系里逐层得到转化，这就好比是一个誓言，告诉自己，绝不可以再走老路，一定要改变；虽然不走老路真的很难，因为那是一条走了很久很熟悉的路。对老路太熟悉了，闭着眼睛就能到达，但是此刻，有了觉察，必须改变。转化的誓言在此刻发挥着重要的作用。如图2-21所示。

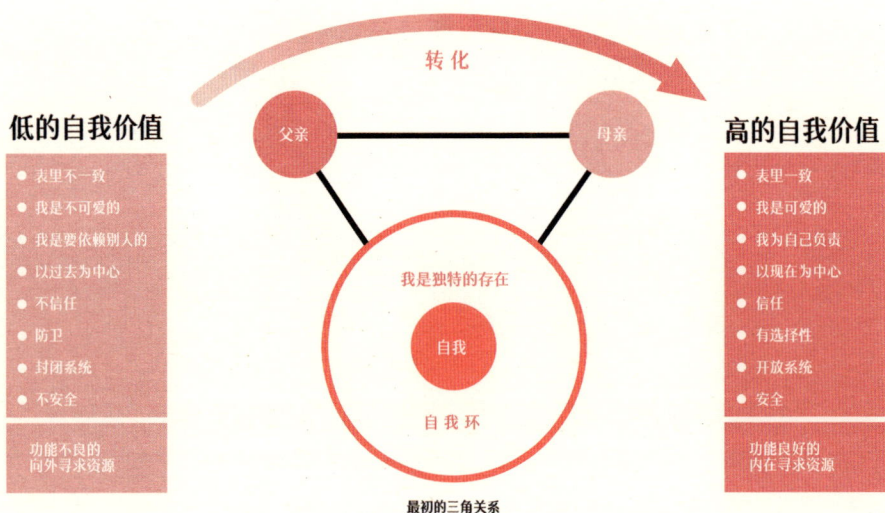

图2-21 使自我从低自我价值感向高自我价值感转化的对照

从现在开始！当有了这个宣誓，转化就会神奇般地发生！比如，以往遇到不顺心就会爆发，遇到不如意就想要指责。这种自动化反应太熟悉了。那么现在，我们试着回到内在，回到"冰山"，去看看发生了什么；一层一层进到自我环，我们看到在那里什么都不缺的自己，转化就会发生。转化的影响，在此刻还很微弱，可能稍有冲击便会动摇，但是当人们觉知和确认这些感受，就可以确定这些曾经控制人的感受不再需要。人们以过去的事件为基础形成的应对反应，现在建立在活在真实当下的基础上。人们基于过去的期待，曾经让人执着并且卡住，对所有发生的事情指责，现在转化为人们掌握自己的感受、观点、期待和深层渴望并为自己负责时，人的内在就产生了转化。

在萨提亚模式中，解决未满足的期待、改变旧有的行为模式、将规条变为生活指引、重塑内心的家庭关系等都是可以发生转化的开始。当自己开始拥有掌控权，而不是被过去的事件所控制，在转化这个阶段人们可以体验和感受到真正的变化。一个人经历了转化，生命力或生命本质就可以通过一个整合的人来展现；人们走到这个转化的阶段，这个人就会直接面对关于值不值得的问题：我值得做出这个选择吗？我准备好继续前行，迈向一个新的存在和行为吗？这意味着对期望、观点和未满足需要的探索，意味着可以做出新的一致性的选择。

在萨提亚模式里，不是要做二选一的两难选择，而是要探索差异和做出新的选择。这个新的觉察，这个带出内在转化的觉察，最终会引发外在行为的改变。萨提亚模式有一个将人们带到新的选择和转化性改变的方法，那就是给他们希望。通过希望，人们可以重建自我，并迈向一个更高的层面自我理解和自我接纳。

五、整合（夯实新的选择，由陌生到熟悉）

当一个人经历并感受到转化后，整合和练习会将这个人或系统落实在这些改变里。这个人可能在体验高的自我价值，并在与高自我价值的自己建立新联结时感受到冲突。整合这些新体验有助于减少这些冲突。当人们对这种感受和体验自己的新方式越来越熟悉，去除了陌生感和不习惯，就会朝向更舒适的感受迈进，那些曾经感受到奇怪和尴尬的东西就变得熟悉起来。这种方法帮助人们为自己的生命做出选择，而不是替他们做出决定；支持他们自己做出的选择，就会让他们为自己的生命负责，这又会夯实已经发生的转化。

六、练习和实践（由熟悉到舒适）

实践是整合一个新的行为中的一部分，也是改变过程中一个重要的方面。实践可以包括观察在治疗和咨询时体验到的变化，探索新的可能性及带来的影响。过去的应对模式可能仍然拥有强大的力量，要维持并且实践自己新的选择，需要发展出强大的新的支持系统。如果我们能够很好地做到这一点，就可以在建立起新的支持系统的同时，获得更加着眼于当下的生命能量。当人们学会使用这个新的支持系统的时候，实践又会提升自尊和自我价值感。随着他们不断练习那些一度陌生的方式，那些不习惯和不适应就可能会慢慢消除。

在经过一些实践之后，个人和系统会再次发展出可预测的行为和存在模式。在这个阶段需要从如下方面演练新的行为方式：观察和审视，与他人建立接触和联系，享受亲密关系，对自己和他人进行确认，依据自己的意愿采取行动，探索自己、他人和环境，觉察自己的感觉。

七、新的状态（新的平衡现状）

这种新的状态，是一种更加健康的平衡，它让个体和关系的功能都更加完善。当新的舒适感取代了过去的熟悉感，当所有的改变历程透过一步一步的夯实，进而发展成新的更健康的行为模式，便拥有了新的选择：听到指责不再有反应，遇到不顺利时不再想快速甩锅指责他人，感受到压力时不再想要把自己关起来，不讨好，不超理智，不打岔，而是自动化地选择一致性的沟通。新的自我形象和新的希望开始浮现，更多的自主性和创造性得到释放，同时更深层的喜悦也开始显露出来。新的状态是何等的自由与轻松，新的状态带来满足、愉悦，对新的可能性的期待，对自我和他人的接纳。

八、如何运用萨提亚模式常用工具进行转化

因为改变很难维持并需要反复练习，萨提亚通过以下两种方法来强化改变：一是鼓励持续改变，以避免返回原形；二是将改变运用到新的情境体验中。在治疗过程的每个阶段，萨提亚会重新巩固上一阶段的改变，并经常回到最初设立的积极导向的目标。她也会应用冥想来巩固改变。大脑研究表明，冥想可以帮助来访者巩固学到的新内容，是来访者调整情绪、调整内在和人际关系的有效途径。

最后，让我们试着将萨提亚以上所学到的所有工具和技术整合起来。这时我们不难发现，萨提亚模式的核心就是帮助人们发展出高自我价值感。自我价值是我们身体里一个想象的能量中心，从精神层面它是维持生命健康运转的重要能量来源。

萨提亚通过对原生家庭的了解，帮助我们看到源于原生家庭的求生存应对姿态发展出了怎样的自我，以及在自我环之上会在不同的情境里拥有怎样的"冰山"。

人们处在低自尊的状态时就非常容易出现生活的卡点，做事情不顺利，关系冲突情绪纠结，观点僵化，受未满足的期待影响使自己像个牵线木偶那样不自由，最终看到的是一个低自我价值感的自己。咨询师应当怎样帮助来访者到达和谐幸福的彼岸呢？咨询师帮助来访者实现高自尊的时候，来访者就可以不再向外寻求资源，而能够向内探索，自我救赎、自我满足、自我升华。这就是萨提亚模式能够助人的核心所在，它

通过所有的这些工具和技术，帮助人们开启改变的历程，完成转化，到达自信、自主、自由、自在的生命境界。如图2-22所示。

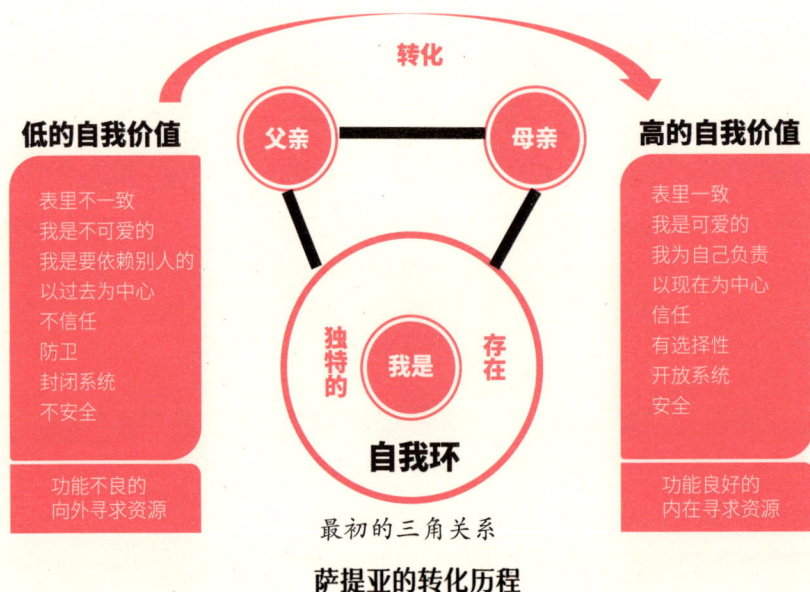

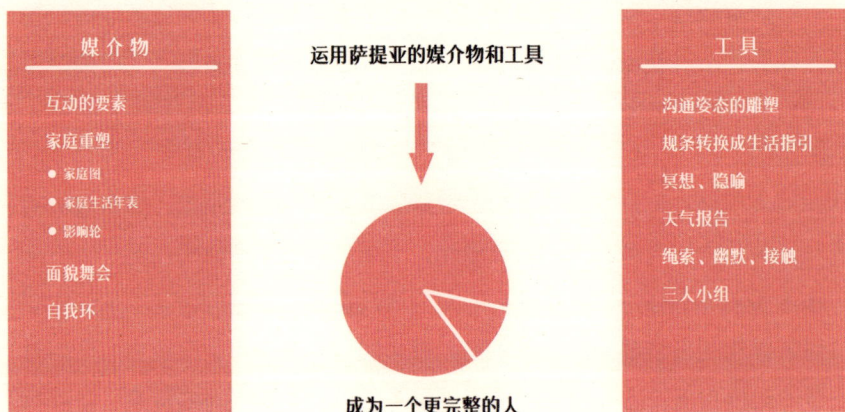

图2-22 运用萨提亚模式的诸多媒介物和工具成为更完整的人

萨提亚模式咨询师

　　萨提亚模式作为一种强调实际运用的心理咨询及成长教育模式，非常强调将模式运用在个案、家庭及团体当中。萨提亚模式的理论和技术都旨在帮助人们活出真实的自己。因此，想要成为萨提亚模式的咨询师，首先需要了解咨询师的角色定位及必备素养。咨询师要学会担当多种角色，将自身定位为工具之一，最大限度地为来访者提供服务。

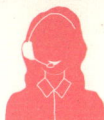

萨提亚模式咨询师的角色定位

萨提亚模式重在应用，所以对于萨提亚咨询师在咨询情境中的能力、技术及自身健康程度都提出了比较高的要求。一名接受过国家三级、二级培训的心理咨询师，要想成为萨提亚模式的咨询师，不仅要具有较高的职业素质，而且要长期运用萨提亚模式并在实践中慢慢积累沉淀，才能真正掌握萨提亚模式的精神实质。在运用萨提亚模式开展个人、家庭及团体的咨询工作的过程中，许多参加过萨提亚模式培训的学员都强烈地感受到，萨提亚咨询师并不只是一位医生或者老师，很多时候更像是舞台剧导演、毛线梳理师、织女、汽车修理工、导游、园丁、塔台指挥员、出租车司机等多重角色。本部分将通过对以上角色隐喻的解读来介绍"入门容易、实操困难"的萨提亚模式咨询师的自身定位。

一、舞台剧导演

萨提亚模式的可视性工具包括沟通姿态、家庭雕塑、家庭重塑及面貌舞会等。运用这些工具进行个体、团体或家庭干预时，来访者过去的情境将有机会具象化地呈现出来。这为来访者的情感联结提供了良好的途径，也为咨询师在咨询过程中寻找转折点和突破口提供了帮助。

正如影视作品或舞台剧之所以极易打动人心，就在于舞台表演胜过千言万语。咨询师若只用语言与来访者互动交流，咨询过程很容易受到语言表达的局限甚至产生交流的障碍和阻抗，使得双方需要花费很多时间来澄清、核对和修正各自表达的含义。"舞台剧表演"可以提供一组包括语言、表情、动作在内的一系列有着有机联系的、可以外显的内隐信息，会使在场每个人的感受或者行为得以准确表达和收到明确反馈。例如，一个人面带真诚的微笑，通过拥抱向他人说"你好"，或面无表情且肢体语言有些僵硬地对他人说"你好"，带给他人的感受是完全不同的。后者尽管用了与前者一样的词汇，但情感却不一样，容易引起沟通障碍。这就要求咨询师在一定的情境中使用沟通姿态、家庭雕塑和家庭重塑等工具时，能像舞台剧导演那样灵活自如。

(一)营造舒适安全的氛围

萨提亚在咨询过程中一直致力于建立自发的、令人放松的友好氛围。她会通过笑声、幽默、富有亲和力的握手来缓解气氛，让来访者从过度聚焦问题的固执状态进入到心情放松的状态。如有必要，她会有意暂时避开来访者前来咨询的问题，花费足够多的精力来营造令来访者感到安全和值得信任的咨询氛围。只有在这样的氛围中，来访者才会放下最初的防御、警惕与紧张，展现自在真实的"自我"，才会在运用沟通姿态和家庭重塑时更轻松、自然地进行真实表达。尤其是在萨提亚模式干预的第三阶段即"混乱阶段"，如果没有安全的氛围，来访者往往会产生阻抗或情感隔离。

(二)具备全局意识

在家庭咨询中，身为舞台剧导演，咨询师要随时注意整体情境中每个人的反应状况。这样做，咨询师可以发现问题的症结，另一方面可以

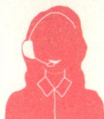

通过观察施加压力后每个人的反应来验证自己的假设。萨提亚模式始终将家庭看作一个系统。萨提亚常常通过对某个家庭成员的询问，来探寻其他成员对特定情绪或问题的了解程度。另外，咨询师通过注意每个人的反应，让家庭成员确认自己在当下是被咨询师重视的，这有助于他们心态的放松和安全感的建立。尤其需要注意的是，咨询师在和某一家庭成员进行十分融洽的交流时，一定要注意到其他家庭成员的感受。

(三)注意此时此地的情境

此时此地的情境，对于家庭咨询和治疗来说至关重要。当咨询师进入成员自我保护的领域时，混乱阶段就已经开始；在防御的惯性作用下，来访者会产生阻抗。身为"舞台剧导演"，咨询师要尽可能让"舞台"上的"表演者"入戏，这有助于来访者全身心地投入其中，产生的最大化的咨询效果。

(四)巧妙地把握节奏

家庭咨询和治疗过程中经常会发生突发事件，致使所有人的注意力全部集中在某个特定事件上。对此，作为"舞台剧导演"的咨询师不需要强力阻止大家的注意力转移，可以在处理完突发事件后将大家的注意力再集中到原来的互动上。此时，咨询师的技巧在于能对关注点及时做出判断。

身为"舞台剧导演"，咨询师一定不能急功近利力图一次性解决全部问题，要注意遵从并鼓励来访者个体的想法。萨提亚指出："我所做的是为来访者那想喷薄而出的部分提供支持和鼓励。我想强调的是，这不是一项技术，而是一个类似于分娩的过程；在这个过程中，你遵循着宫缩的规律，鼓励妈妈用力把孩子生出来，这就像新的可能性在诞生。"正如萨提亚所说，咨询师需要掌握"宫缩"规律，巧妙地运用压力来把控咨询的节奏。

(五)让家庭成员的情绪平稳落地

在家庭咨询过程中，咨询师与家庭成员所营造的氛围本身就具有疗愈作用。在咨询师引导家庭成员进行互动的过程中，互动内容本身并不重要，重要的是彼此之间如何更加有效地进行交流。因此，咨询过程无论遇到什么困难和突发事件都不应当停下来。咨询师要像"舞台剧导演"一样，使一场舞台剧顺利落幕，让家庭成员的情绪平稳落地，不仅实现他们的情绪的正向改变，而且为下一次咨询打好基础。

二、毛线梳理师

每一个出现症状的家庭，家庭成员相互之间的关系都是错综复杂的，其中夹杂着大量相互冲突的信息。萨提亚认为，这些信息包括生理信息、心理信息、不完整的语言信息等，就像蚯蚓一样在咨询师面前蠕动，好像在让咨询师猜："我是谁？我正在做什么？我会往哪里去？"萨提亚把家庭成员用来管理他们自身的方式比喻为蚯蚓（为了更容易理解，我们在此将蚯蚓比喻为毛线，把家庭成员之间的错综复杂的关系比喻为毛线团）。

咨询师既要与家庭成员一起处在家庭关系中，又要跳出家庭关系从外部视角厘清家庭关系。一个家庭的家庭关系对于每个家庭成员都施加了巨大的推力和拉力，对每个家庭成员都有很多要求。在家庭中，几乎

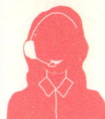

每个家庭成员都不可能成为一个独立的个体。家庭的规模越大，需要处理的小团体单元就越多，家庭成员之间的分享就会越困难。作为"毛线梳理师"，咨询师必须厘清家庭关系，明确哪里更松动些、哪里过紧需要松动一下，这是开展咨询工作的基础。

三、织女

萨提亚经常将自己的咨询比喻为织布。织布的过程包括拿起那些看起来没有联系的线，把它们联系起来，直至形成一个条理分明的图案。同理，一个家庭成员表达的想法或提供的线索，会通过其他家庭成员的补充而得到扩展；然后，另一条线索被拿起来并加以发展，那些被放下的线索后来会再次被拾起；最后，看似没有联系的线索在这个过程中会组合起来形成一个新的"图案"。

萨提亚模式咨询师作为"毛线梳理师"，首先要担当"织女"角色。当家庭成员的关系被厘清、理顺之后，咨询师需要协助家庭成员从封闭、僵化、矛盾、冲突、角色错位、疏离、纠结的关系中解放出来，重新构建更和谐、更有弹性、更开放、更自由、有更多可能性、更温暖、更有爱的新的关系。更重要的是，咨询师要为每个家庭重建和谐关系，尤其是在"毛线梳理"过程中使婚姻关系得到保护并使几近破裂的婚姻关系有机会复苏；否则，家庭系统就会被扭曲，孩子的成长也会受到影响。所以，咨询师应该牢记以下几点。

- ●每个家庭成员在家庭关系中都有一个位置。
- ●每个家庭成员都和其他家庭成员相联系。
- ●每个家庭成员都彼此影响。

- 每个家庭成员都是潜在的很多拉力的中心。
- 家庭关系是随着时间的推移不断发展的。
- 每个家庭成员在家庭生活中至少扮演三种角色。

作为"织女"的咨询师应该有全局意识，因为家庭关系往往牵一发而动全身。在重建家庭关系的过程中，咨询师要考虑到每个家庭成员的感受，配合他们重建家庭成员所期待的家庭关系，而不是主导新的家庭关系。

四、汽车修理工

针对家庭出现的症状，萨提亚给出精彩的比喻。"我认为，症状就像汽车仪表盘上的警示灯。当某个警示灯亮起，说明汽车驾驶系统受到了某种程度的损害，处于不协调的运转中。汽车的某个部分或者好几个部分有可能出现了故障。其中任何一部分如果损坏了，那么，整个系统都会受到影响。这就像一个家庭的功能不良一样。"这一方面反映了萨提亚模式的系统观点；另一方面，也为咨询师增加了新的角色，即"汽车修理工"。

一辆合格的汽车在出厂时是性能稳定且运转良好的，但是驾驶员的错误驾驶习惯会导致车辆故障。例如，猛加油（大吼大叫）、长期不开（没给予足够关注）、油质不好（经济状况不佳）、撞击（暴力、虐待及伤害）等情况会使车辆性能降低，车辆再遇到坎坷的山路时就爬不动了。人与汽车相似，只不过人的系统更复杂、更精妙又拥有潜意识的自我疗愈能力。车辆维修有固定手册，而"家庭咨询"却无通用的规章可循，需具体情况具体分析，所使用的"工具"也不一定是标准件。一个人或一

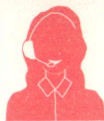

个家庭，接受过心理干预后，就好比一辆汽车长时间缺失维修保养之后经过大修，就能重新焕发动力并保持良好性能。

身为"汽车修理工"的咨询师，如同关注汽车出问题时产生的警示信息那样，首先寻找家庭成员相互消耗、阻碍和伤害的根源，通过释放和重新疏导那些受到阻碍的能量通道，通过提高家庭成员的自尊体系、改变沟通方式、情绪表达带来个人及家庭功能的改善与重整。

五、导游

在咨询过程中，萨提亚将自己看作咨询过程的导引者。这指的是，她的专业只是帮助人们对自己的生活做出决定，而不是替他们做决定。区分咨询过程的领导者和人的领导者是很重要的。只有在来访者放弃为自己的生活做决定的权利时，咨询师才可能成为一段人生风景的导游。对于人生的曼妙风景，很多人因被生活所困而根本无心欣赏。"导游"的另一项重要任务就是帮助"游客"了解这些风景中看似平常甚至"破烂"景象背后的历史或社会的价值及意义。

这要求咨询师注意三点。第一，作为咨询师，在此时此刻的情境中，通过导引咨询过程、把握咨询节奏来为来访者提供支持。第二，明确支持与帮助是两个概念。咨询师不能通过给建议等方式试图将来访者从泥潭中救出，而是帮助来访者掌控自己的生活，让他们确信遇到了风险、相信并且愿意承担风险。第三，部分来访者习惯于将自己置于待拯救者的位置，通过向咨询师请教或者把问题全推给咨询师来逃避责任和内心深处的焦虑。萨提亚模式的一切操作，目的之一就是给予支持，让来访者承担自己该承担的责任与风险。促使来访者承担责任常常使咨询师处于两难境地。过于主动的咨询师会接管来访者的责任，而过于被动的咨询师又会向来访者传递一种无力感。导游不会背起游客游览风景。身为"导游"角色的咨询师，要清晰地了解自身定位，放弃拯救者的角色，帮助来访者学会使用"导游图"、增加旅行装备等方法提供支持。

六、园丁

萨提亚模式作为人本主义流派的代表，对个体的能量持以充分的肯定态度。对于那些使用萨提亚模式的人来说，学习治疗技巧和工具并不是最重要的，对于构成萨提亚模式工作根基的基本假设和价值观的认同才是最重要的。萨提亚认为，要对生命的所有表现形式怀有欣赏和感恩之心，并相信只要给予恰当的条件，任何生命形式都会朝着自我良性发展的方向成长，而且每一位来访者都蕴藏着自我成长的种子。

咨询师有时像园丁一样，不但要了解这些美丽的"植物"所需的最佳生长条件，而且要为"植物"的成长提供必需的养分和气候环境，让每一粒种子在"植物"自己的努力下破土发芽，产生新的可能性。当家庭成员的自我生命力展现出来时，关系的"花园"将会色彩斑斓、生机勃勃。每一朵花都是独立的花，也是花园里独一无二的花，更是大花园"心花绽放"的组成部分。

七、出租车司机

提亚模式咨询师有时也好比是出租车司机：当乘客上车时，司机要问的第一个问题就是你要去哪儿，而乘客要回答的一定是具体的地点，

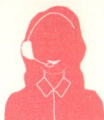

如火车北站或中山公园，而不是"我不去这里、不去那里"或者"你随便开吧，开到哪儿是哪儿"；司机也不可能对乘客说"我要带你去一个地方，那里很美，那是一个没有争吵、充满光明的地方"。因此，咨询师要了解来访者需要什么、想去哪里。这一切，就是我们所说的咨询目标。所以，当萨提亚模式咨询师接待来访者之前，作为出租车司机，首先要确保自己的车况良好，像出租车驾驶员那样安全、稳定，驾驶技术娴熟且熟悉最近的路线及交通路况"，并且谈吐文明、令人愉悦，能够带着来访者去他想去的地方。比如网约车乘客对司机的评价包含：车辆整洁、活地图、文明礼貌等。这就要求咨询师保证自己和谐一致，拥有较全面的基本能力和素养。咨询师询问来访者咨询目标，如同出租车司机问乘客要去哪里一样。很多来访者喜欢说"我很痛苦，我就是想不要再这么痛苦"或"我要不要离开这个外遇的丈夫"。这些说法都无法帮助咨询师了解来访者真正想要干什么，就好比一个乘客上了出租车，当被问到要去哪里的时候她说："我也不知道我要去的那个地方在哪里、叫什么名字，我只记得它旁边有一个蝴蝶雕塑，另外好像那里的地名有一个'关'字，我不确定是嘉峪关路还是正阳关路。"所以，咨询师不断帮助来访者厘清问题的过程就是了解来访者真正的咨询目标的过程，这也正是咨询的第一步。要走好这一步，对于咨询师来说，如何帮助来访者拥有安全感、与来访者建立可信任的关系十分重要。

八、记忆拼图师

人的成长经历是非常丰富的，但是每个人的记忆却是有限的。记忆可分为显性记忆和隐性记忆，而对人们影响最深的却常常是早已被忘记甚至根本不记得的那些隐性记忆。这些隐性记忆常常以情绪反应、防御性的自动化行为来提醒人们：曾经发生了什么让自己如此抗拒或者反应如此强烈。人们常常会记住对自己影响最为深刻的那些事情，并且当回忆起这些人生故事时又带着有限的信息对其进行自主加工。人们记住了自己想记住的，忘记了自己想遗忘的。于是在人的成长道路上，如果有一张记忆拼图的话，人们就会发现自己丢失了许多记忆碎片。萨提亚模式咨询师就是需要帮助来访者将回忆拼接起来；除了那些伤心往事之外，还要让来访者回忆起自己为这些发生的事情做了什么努力，了解自我保护是如何建立起来的，包括在那些"一地鸡毛"的过去中还有哪些闪闪发光的、令人感动的温暖事件支撑着自己艰难前行，而这一切都是值得尊敬和感谢的。如果这些尘封的过往被忆起，那么那些得到接纳和欣赏的自我便有机会被看见且被确认。

通过萨提亚咨询师的帮助，当一片又一片的人生记忆碎片、不同优势资源的碎片、人格特质碎片等珍贵的拼图被找到，来访者便会找回完整的自己。所有流过的泪、吃过的苦、受过的伤、动过的心、忍过的痛，都是为了增强我们不曾拥有或者尚未生长出的珍贵品质。心理咨询的过程就是帮助来访者回到过往曾经走过的路，在那一路走来的脚印中寻找遗落的珍宝。这些记忆的拼图碎片找到了，来访者的完整"自我"也就在这个拼图的过程中被整合并完整了。

九、机场塔台管理员

萨提亚模式咨询师无论像园丁、导游、汽车修理工，还是像舞台剧导演、毛线梳理师、织女，在扮演角色时，都要洞察整幅"画面"，不能身处"画面"之中并卷入"画面"中去进行狭窄受限的沟通。所以，咨询师的最佳位置类似飞机场的控制塔。在这个位置上，咨询师不仅能一览全景，而且可以抽离于外、保持客观。机场塔台管理员的工作就是给予信息，确保不同航班的飞机都可以安全飞行。他要告诉飞行员他们的班机与其他飞机之间的相对位置。正所谓"不识庐山真面目，只缘身在此山中"，家庭成员身处家庭环境中难以发现所存在的问题及资源，但作为"机场塔台管理员"的咨询师可以帮助他们意识到他们过去无法意识到的多重视角及自身盲点。

咨询师完整地理解并尝试去体会以上几种隐喻的角色属性及特质，对于掌握萨提亚模式会有很大帮助。

萨提亚模式咨询师的必备素养

萨提亚模式咨询师自身要具有较高素养。表面上，萨提亚模式的咨询方法和工具看起来可复制性强，但其背后的基本价值观和有关假设并不是轻而易举就可以掌握的。所以萨提亚在《萨提亚家庭治疗模式》中这样说："不幸的是，很多观察者常常只关注萨提亚极具特征的雕塑技术，或是对外部行动和改变的演示，而遗漏了萨提亚模式的基本价值观和有关假设。"

萨提亚模式是一种入门容易但提升却需要付出足够努力的心理咨询方式。它要求咨询师不仅要拥有高自尊，而且要具备温和、坚定的立场，崇尚平等，有能力为来访者营造安全、舒适、放松的咨询氛围，能够真诚爱人，相信使来访者发生改变是有可能的。

一、必备素质

(一)独立完整的自尊体系

萨提亚认为，有较高自尊的人往往拥有内在的安全感，能够欣赏自己的能力和长处并接受自己的弱点和限制，为自己的决定负责，具有较强的独立自主和适应变化的能力。低自尊是导致个体、家庭出现症状的重要原因。对于咨询师来说，如果自身也是低自尊，他则无法为来访者提供支持。

自尊也就是人们常说的自我价值感，是一个人赋予自己的价值，是一个人对自己的爱和尊重，它独立于别人对自己的看法。独立完整的自尊体系的建立是一个持续的过程。我们有谁能保证每时每刻都能保持高自尊呢？但是，我们只要大部分时间让自己处于高自尊的状态，那就可以获得幸福生活。有时人会因为某些习惯性的反应而掉入低自尊的状态，这是非常正常且多发的。难能可贵的是我们能在掉入低自尊时有所觉察，并能当下做决定开启一个改变的历程；如此周而复始，独立完整的自尊体系就会日渐完成。高自尊来自被对待和养育的方式，常被认为是"遗传"的产物。而我们每个人都不可能生活在一个完美的家庭里，拥有每时每刻都能保持高自尊的、完美无缺的父母是不现实的。所以，我们每个人都会在家庭中学到高自尊和低自尊。一个人处在低自尊状态的时候非常容易焦虑，对自己有不确定感，过度关注别人的看法。一个人对他人的依赖容易影响和损害到自己的生活。作为咨询师，我们持续保持在高自尊的状态，才能够让自己不带成见地对来访者保持积极关注。这时，我们开展的咨询工作的效能会得到提高；也只有这样，才能

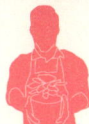

在倾听来访者说话的同时，对他（她）们保持高度敏锐的观察。将来访者咨询内容和咨询过程整合为对有关议题的沟通，是咨询师保持在高自尊状态的体现。保持在高自尊状态里，咨询师才能不过度被卷入来访者的家庭关系中，也不会毫无情感地过度冷静地对待来访者。我们与来访者保持在高自尊的状态里，联结彼此内在的成熟的自我状态，就是两个鲜活生命在对话。这样，咨询师对来访者进行咨询的时候，才能够对于咨询内容和咨询过程两个方面都保持高度觉察。

(二)真诚爱人

在咨询过程中，萨提亚不断地向来访者展示接纳和理解而不是评判。她总是鼓励来访者如实地评价他们自己，让其始终以欣赏的眼光来看待自己内心的每个角落，并利用这些内在部分来帮助自己成长，使自己成为一个更加完整的人。这就要求咨询师能够从心底里真诚地爱每一个来访者。

作为萨提亚模式咨询师，我们要能够接纳来访者绝望、恐惧、委屈、生存威胁和痛苦的感受，将他们的内部"自我"和他们的渴望联结在一起，使他们确认自己的人生价值；要让整个家庭系统能够对家庭成员的改变足够开放，因为家庭成员需要得到充满关爱和接纳的氛围，需要具有信任感和安全感的环境。为此，咨询师需要从已经出现的问题表面，探索更深层次的联结和资源，这样才有可能和来访者一起找到转化的可能性，使自己与来访者建立的联结更加稳固。

(三)崇尚平等

萨提亚认为，影响个体自身安定、人际和睦以及世界和平的最大障碍，就是人们不知道如何去感知和接纳他们彼此平等的自身价值。她希望能够推动平等，并在咨询师和来访者之间巩固这种平等关系。为此，她发展了等级模式和成长模式的概念。在成长模式中，人们具有平等的价值。角色和地位与身份截然不同。平等表现在人际平等、彼此联系、个人兴趣以及对相似性和差异性的接纳上，人们能感受到爱、自我拥有、对他人尊重、能够自由表达以及自我确认。

萨提亚很早就是平等价值观的拥护者。这种倡导既体现在她的人际关系中，也体现在她的咨询过程中。她倡导的成长模式是基于人的能力去改变、拓展和展示；不论年龄、肤色、性别还是健康状况如何，每个人都拥有平等的价值。萨提亚成长模式推崇平等的观念，即众人皆生而平等。

(四)相信改变是可能的

对于出现症状和问题的个人或家庭，他们习惯于维持现状，这意味着他们无法前进或成长。他们认为，保持当前的秩序完好无缺是一种让人感觉安全的方式，因此他们也拒绝任何新的可能性。如果咨询师自身也不相信改变是有可能的，则没有办法引领来访者改变过去建立的等级模式的思想框架，抛弃过去熟悉但功能不良的反应方式而选择功能良好的反应方式。

在萨提亚模式中，改变是重要且不可避免的，改变是自发而且恒久的。改变本身无所谓好坏，它既可以带给人们以建设性，也可以带给人们以破坏性，问题的关键在于：什么样的改变是人们所寻求的。中国有句俗语："江山易改本性难移。"但是，萨提亚模式咨询中的改变，并不是改变本性，不是清除掉某些事物，而是通过增加一些觉察、了解、

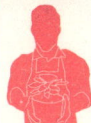

证实和体验，让新的可能得以发生。所以，咨询师可以传达这样的希望：我们每个人都可以在生命的任何阶段重新学习。在这里，信念扮演了非常重要的角色，改变需要人们对一个积极的目标持有期望的态度。只有咨询师自身拥有这种信念，他才有能力帮助来访者看到自己拥有资源来学习这些技巧并做出必要的改变，去远离和忘记他们熟悉的、功能不良的反应方式并做出改进。

(五)自身表里一致

表里一致是萨提亚模式倡导的基本理念之一，它既是一种存在状态，也是一种与自我和他人进行沟通的方式。高自尊和表里一致，是检测个体是否具有更加完善的机能的重要指标。沟通技能是咨询师在心理咨询过程中最常用的重要方法。表里一致是一种传递信息的方式。在沟通过程中，咨询师应该使用一致性的言语和一致性的情感。

如果咨询师具有高自尊、真诚爱人、相信平等、相信改变是有可能的素质，但是在与来访者的沟通过程中使用不一致的言语，就无法实现与来访者的准确沟通。同样，如果咨询师自身没有高自尊、对平等概念不确定，无论使用多么华丽的语言，来访者都能感受到不一致的情感，咨询师也将没有办法为来访者建构安全、舒适的咨询氛围，来访者的改变也将无法发生。

二、个人成长

萨提亚咨询师要完成好本章第一节所假设的各种角色的任务，就要不断提高自身素质、促进个人成长。咨询师要注意以下几方面问题。

(一)避免"同情疲劳"

一个人在成长过程中，原生家庭的影响一直伴随左右，而且这种影响有正面的也有负面的。接受来访者咨询时，咨询师不可避免地要处理自己原生家庭的负面影响，但要防止自己在为来访者提供支持的过程中受来访者原生家庭的影响，情绪被卷入来访者的家庭问题中。咨询师想要促进来访者的身心健康，必须积极追求自身的身心健康。"同情疲劳"不仅会消耗咨询师的能量，还容易导致挫败感以及焦躁易怒、抑郁情绪的出现。

(二)处理成长过程中未满足的期待

未满足的期待属于一种身体记忆；一个人自身甚至已经忘记了童年时的某一件小事，但是身体对这件小事的体验将伴随终生。这种体验也会在合适的时机再次出现，导致人们内心出现恐惧、脆弱的情感反应，激发人们悲伤、愤怒的情绪。未满足的期待包含主观要素和客观要素。例如，一个女孩童年时的渴望是父母爱她，对她充分关注，所以她期待父母可以多一些时间陪伴她、呵护她，事无巨细地指导她。这些未满足的期待，让这个女孩在有了自己的孩子后会拼命保护孩子，给孩子过度的爱。这种过度补偿的背后，是希望填补自己内心的期待。运用萨提亚模式处理自己内心未满足的期待，不仅有助于咨询师的自身完善，而且有助于咨询师在咨询过程中了解来访者的内心动力。

(三)疗愈成长过程中的丧失、分离与创伤

每个咨询师都需要处理自己曾经的伤痛，疗愈过往的丧失与创伤。

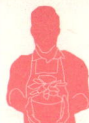

每一个人在成长的历程中，或多或少或强或弱都会经历丧失与分离，咨询师也不例外。丧失与分离指向的并不仅是人，也包括物品。从丧失、分离与创伤的影响中恢复是一个艰难而漫长的过程。

疗愈成长过程中的丧失与分离，有助于一个人觉察自己身体内部隐含的各种负面情绪。疗愈痛苦、愤怒、伤心、内疚、孤独、焦虑等情绪带来的消极影响，化解因丧失带来的痛苦和哀伤，学习重新面对和放下，实现自我价值感的提高与升华，才能实现咨询师的状态：和善而坚定、具有同理心与包容心。

那么，当开始成为一名萨提亚咨询师时，我们自身的创伤必须首先得到疗愈，这样才能真正帮助到有过创伤的来访者。因为寻求帮助的来访者一定会在咨询进入更深的层面时开启自己的创伤记忆，如果身为咨询师的我们不能提前处理好自己的创伤，就很容易在咨询过程中陷入困境。咨询师与来访者在工作状态中被卡住，几乎都在提示咨询师：这些困境与咨询师个人未解决的议题相关。

(四)化解自己对死亡、遗弃与失落的恐惧

死亡是生命的一部分，它是客观存在的，只有接受它的客观存在，才有能力对此刻的生命有更加真实和更加有益的体验。逃避死亡或压抑死亡焦虑，将会导致死亡焦虑衍生出更多非正常表现。作为咨询师，我们要对终极问题有自己的一个回答和理解，只有肯定死亡、直面死亡，咨询师内心笃定安然才会为来访者提供安全、稳定的场域。我们可以想象一个萨提亚模式咨询师和来访者面对死亡问题时若都选择性地忽略将带来什么后果，这种情况只能导致问题无法得到正确面对与解决，咨询的效果将大打折扣。

(五)具备同理心与包容心，提高自我觉察与信任他人的能力

萨提亚相信人是平等的。这个平等是每个人自身价值的平等，是围绕个人的独特性来思考的平等。作为萨提亚模式咨询师，我们要能够看到两种痛苦：一种是识别了问题的痛苦，另一种是来访者指责他人或者被他人指责的痛苦。我们无法避免第一种痛苦，但可以避免第二种痛苦。咨询师可以将努力的方向放在能改变的事物上。这要求咨询师对他人具备同理心，以足够包容的心态去接纳来访者及其所面对的问题，还要具备自我觉察与信任他人的能力。

(六)更加自信、自主、自由、自在

想要促进来访者的身心健康，咨询师必须首先积极追求自身的身心健康。

自信是一种心态，折射出自身的高价值感。只有正确认识自我、接纳自己的不完美，学会以温和与友善的方式对待自己，才有可能提高自尊感，进而相信自己有开展咨询的能力。

自主是一种姿态。自信的人因为认识自我、接纳自我，才有可能去欣赏自我的特长、亮点；才有勇气发展责任感和各种能力，去为自身未完成的事件负起责任来；才不会以非治疗性的方式滥用权力；才能做到对来访者负责、对来访者的家庭负责、对自己负责。

自由是一种状态。萨提亚模式认为，在任何情况下人们都至少有三种选择。自信、自主的人，有能力去整合自我，提高自身的觉察力与感

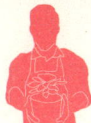

知力。这种整合的状态，可以帮助咨询师在咨询过程中当体验到压力或遇到卡点时，不会进入无意识的自动化防御，而是在觉察之下做出更专业的选择，在关注来访者的同时也能关注自己，在进行咨询时拥有弹性和空间。自由的人有自我反省的能力，使自己能够关注对无意识层面的觉察并将其带到意识层面。

自在是一种常态，它会使人超越自我并能够实现自我整合的和谐一致。自在是咨询师在认识自我、接纳自我、欣赏自我、整合自我的基础上实现的自信、自主、自由的最高境界，具备协调、澄明与诚实的能力。不管来访者有什么问题或自身有什么样的偏见，咨询师仍然能保持对来访者的尊重。

(七)保持一致性状态

前面讲到的自在是一种常态，也就是当一个人保持一致性时的自然呈现。那么，咨询师如何提升和保持一致性状态呢？一致性有三个层次。第一个层次是与自我保持和谐一致，包括行为、感受、观点、期待、渴望与自我的一致，从接纳感受开始接纳"自我"。第二个层次是接纳他人，与他人保持一致，站在他人的"冰山"视角理解和接纳他人。第三个层次是与情境乃至宇宙、精神层面的一致，也就是天人合一的境界。保持一致性状态并不是要求咨询师随时随地都必须保持一致性，至少在咨询的过程中，咨询师要随时觉察自己是否处在一致性的状态里。因为咨询师只有保持在一致性的状态时，才能导引出来访者的一致性状态。此时咨询师自己就是最好的工具；运用自己与来访者形成同频共振，疗愈就会在互动过程中自然发生。

萨提亚模式咨询的前期准备

　　无论选用哪一种心理学流派或使用哪一种心理学工具，咨询师所做的心理咨询都必须遵循一定的流程。

　　萨提亚认为，咨询师与来访者第一次见面时，咨询就已经开始了。那么，萨提亚模式咨询师在此之前如何准备好自己，如何与来访者打招呼及怎样开场，如何与来访者及其每一位家庭成员建立联结，如何根据需要选用咨询工具？要圆满解决这些问题，我们就要熟悉萨提亚模式的基本咨询流程以及进入流程的每一环节时应当注意的问题。

　　萨提亚模式的心理咨询步骤共八步，依次是：①准备好自己，调整至一致性状态；②建立联结，搜集信息；③运用工具进行评估及概念化；④共同设定改变的目标；⑤使用沟通姿态进行接触；⑥选择适当的萨提亚工具逐步达到改变的目标；⑦夯实改变；⑧庆祝改变并建立美好的未来。

在这八步流程中，萨提亚特别强调前两步，也就是"准备好自己"和"与来访者建立良好的联结"。因为它们是咨询成功的关键。除此之外，萨提亚对"设立咨询目标"和"选用咨询工具"也很有新意。本部分，我们着重讨论这四个方面。

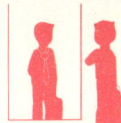

咨询师如何准备好自己

运用萨提亚模式开展咨询工作的第一步，并不是如何面对来访者，而是如何准备好自己。

一、调整自己的状态

作为一个普通人，咨询师也会有喜怒哀恐等情绪，在生活、工作中也会遇到各种各样的压力与考验。虽然咨询师无法让自己每时每刻都保持良好的状态，但是在接待来访者做咨询之前，必须将自己的状态调整到最佳的稳定性，不可带着波动的情绪与来访者沟通；否则，所说的每一句话、所做的每一个判断都有可能失之偏颇，给咨询带来负面效果。比如，一位咨询师因遇到高兴的事比较兴奋，对随后来访者说的自己的苦恼事，就很容易不以为然。但是，由于这件事在来访者看来很重要，也有可能是他经过深思熟虑才决定与咨询师见面进行自我暴露的，所以咨询师表现出的不以为然很可能引起来访者的反感或其他不良情绪，阻碍咨询关系的建立。

咨询师需要调整好自己的心情，让自己快速且稳定地进入一致性状态，尤其要降低当天发生在自己身上的所有琐事对自己情绪的影响，如家庭冲突、路上奇遇等。可以说，在等待来访者的时候，咨询师已经上岗，要注意祛除焦躁、烦心、悲伤、过度兴奋的情绪，还要提醒自己不要卷入来访者的情绪而陷入被动的应对状态。来访者到来时，有可能带着其他情绪，或者过于兴奋，或者过于沮丧，或者过于伤心，或者过于愤怒。无论来访者摆出任何姿态，咨询师都要调整自己的状态，防止自己被"带走"。

很多时候，来访者在不自觉的状态中会产生投射或移情，通过一些无意识行为试图"控制"咨询师，希望成为咨询师最宠爱的"孩子"，希望咨询师能够为其做很多改变。

咨询师如果不够稳定，有可能会陷入"权力"争夺的漩涡之中。咨询师要努力保持自己的一致性沟通状态，以充满关爱且有力量的姿态与来访者真诚沟通，不因来访者的愤怒而心生恐惧或敌意，不因来访者的悲伤而心生不切实际的怜悯。

咨询师在准备自己的状态时要问一问自己：此刻是否保持在一致性状态？对来访者是否会有预设和偏见？对于咨询议题是否有过度反应的情绪？是否准备好不含诱惑的温柔与不带敌意的坚定？

二、注意不要迟到

对于迟到这件事，有的来访者很在意，有的来访者不在意；但即便来访者不在意，出于礼节及心理咨询规范，咨询师也不可以迟到。

个体的自我评价依赖于他人的评价，低价值感的来访者会在等待的时候产生臆想或者怀疑："是不是咨询师不喜欢我，所以迟到

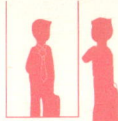

了？""是不是我上次说过某句话惹他不开心了？""唉，看来确实没有人在意我，我付钱给他，他都这么不把我当回事。"来访者出现这样的想法对于咨询关系的建立有百害而无一利。在后期的咨询过程中，重塑个体自尊体系时，这种体验将成为横亘在来访者和咨询师之间的一道鸿沟，这道鸿沟甚至有可能越来越深。

如果因为客观原因估计要迟到了，咨询师最好提前1个小时向来访者做出说明，真诚、明确地告诉来访者自己有可能迟到的原因，并向他征询是否需要改期咨询或者同意延迟咨询时间。如果确实发生了迟到的情况，咨询师应该真诚、如实地向来访者道歉，不需要寻找各种理由和借口，也不要一带而过装作没事的样子；当然，也没有必要一遍遍地道歉，否则会让气氛尴尬，反而容易使来访者内心不安。

三、做好自我检视

在等待来访者到来时，咨询师需要对自己进行检视：情绪是否过于兴奋，过于低落，过于开心，过于焦虑，有些疲惫？如果有任何不适合咨询的情况，咨询师都要迅速想办法调整自己的状态，如做深呼吸。人在深呼吸时会吸入更多的氧气，这有助于稳定情绪、消除精神紧张，对于减轻心理压力也是有帮助的。

如果感到自我价值感低、情绪低落或者有些沮丧，在时间来得及的情况下，咨询师需要进行快速自我调整，如通过冥想的方式或者在萨提亚自我环里大声朗读一下自尊宣言来进行调整。无论通过什么办法，咨询师都要让自己放平心态，做到呼吸顺畅、情绪稳定、轻松自然，不疲惫、不亢奋、不紧张。

除此之外，咨询师也要对自己的仪表进行检查：衣服是否过于暴露或者不够整洁？身上和口中是否有烟味或异味？关注这些细节，不仅是对来访者的一种尊重，也是个人职业素养的表现。这样做，对营造良好的咨询氛围很有帮助，因为咨询师身上的一些细节也许会在来访者内心深处投入一粒石子而激起涟漪或波浪。

四、注重个人成长

在心理咨询的过程中，咨询师需要给来访者提供支持。咨询师本人就是咨询工具之一。心理咨询的核心是个人成长。只有当自己达到更自信、自主、自由、自在的状态时，咨询师才有能力为来访者的个人成长提供支持。所以，咨询师首先要注重个人成长，要将自身原生家庭的未完成事宜、成长过程中的未满足期待、丧失与分离等处理好，解决自己对死亡、遗弃与失落的恐惧，保持自己的同理心、包容心并提升自我觉察与信任他人的能力。其实，学习和运用萨提亚模式的过程就是很好地促进个人成长的过程。

有些咨询师非常希望能够快速上手，帮助到更多的来访者。但是由于自身准备不足，比如盲目辞职，出于生计又急于创收，咨询过程就很容易掺杂许多商业意味；还比如如果为了留住客户而陷入讨好来访者的边缘，甚至对来访者卑躬屈膝，就会使咨访关系发生微妙变化，本身就已经背离了咨询理念和基本原则。咨询师要始终保持以客观、中立、真诚的态度，如实地与来访者共同面对带来的疑惑。如果来访者流失就很容易使咨询师坠入自我怀疑的深渊，因此咨询师需要持续注重自我的个人成长及专业提升，有时来访者没能留住，可能是来访者与咨询师沟通风格不匹配等原因导致的，此时咨询师也不必妄自菲薄。

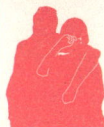

建立良好的咨询关系

与来访者建立良好的咨询关系，对于咨询师和来访者来说都是非常重要的一个环节。良好的联结有助于安全的咨询氛围的营造，会让来访者的状态放松下来，真正进入此时此地与咨询师的关系中。因此，咨询步骤第二步就是建立良好的咨询关系，也就是与来访者建立好的联结。

在与来访者确立咨询关系时，咨询师需注意做到以下几点。

一、情绪——热情又不刻意

对于来访者的到来，咨询师理应表示欢迎，但是要把握好尺度。过于热情的言语和有些夸张、矫揉造作的肢体姿态，有可能会吓到来访者。在接待来访者时，萨提亚总是绽放出自然的微笑。她会站在咨询室门口欢迎来访者，亲切地与他们握手并进行自我介绍，随后开始与来访者自然沟通。

如果来访者对咨询师缺乏情感投入，或者咨询师对来访者有恐惧、厌烦等情绪，咨询师需要与来访者协商为他（她）转介咨询师。

二、态度——循序渐进而不急于求成

萨提亚模式非常重视自然且不急于求成的态度，强调循序渐进地开展工作。很多时候，新手咨询师看到来访者的状态会急迫地给予忠告、建议，恨不得使来访者的问题立即得以解决。然而，这是不可能的。咨询师希望通过"拯救"来访者来证明自己的专业能力，必然会导致"欲速则不达"的结果。因此，咨询师不能盲目、仓促地与来访者建立联结，或在情感联结不够稳定的情况下切入正题。

咨询是一个逐步深入、逐渐展开的过程。在没有全面、深入地了解来访者之前，咨询师不要急于对来访者做出判断，否则会有倾向性地选择不符合实际的措施，过分关注从来访者身上先入为主形成的预判特征。咨询师即便内心深处有假设，也需要收集到足够多的信息来进行求证和评估。这就如同放风筝，咨询师手中握着风筝的线，在风筝飞高之前不能一次性放很长的线，而要根据风和风筝的状态逐步将线放长，这样才能使风筝飞得足够高。所以，咨询师要记住手中有一根"风筝线"，静静地陪伴、耐心地聆听；自然地、循序渐进地将话题锚定在此时此地；在来访者的讲述中，寻找有利于来访者转化的时机并提供适时且恰当的支持。当来访者采取打岔等姿态而眼神飘离、思绪飞走时，咨询师有必要拉一下"风筝线"，使来访者回到"当下"。

三、视角——平等且信任

咨询师打心底里不要把来访者当作"病人"；如果把来访者当作

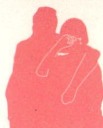

"病人"，这种看法就会从自己的眼神和动作中流露出来。萨提亚强调在任何时候每个人都在尽其所能而为，因此咨询师想要与来访者建立彼此信任的咨询关系，首先要学会从来访者的视角来看待这份尽力。

如果咨询师能够真正进入来访者的世界，咨询效果就会大大增强。无论是第一次的咨询还是后期的咨询，咨询师都可以随时向来访者求证、核对："我们是否更接近你想要达到的目标？"

咨询师要把来访者视为一个完整但在成长过程中受到阻碍的人。为此，咨询师也可以对来访者适度自我暴露。比如，来访者表达某种感受时，咨询师可以描述自己曾经有过的类似感觉与之分享。这种客观描述的行为，会让来访者感觉到自己不是唯一的那一个，原来的孤独感、被抛弃感、羞耻感就会产生松动。

但是，这种自我暴露要有所节制。如果针对的是此时此地的感受，咨询师一定要想好了再说，否则会在来访者内心产生不可预测的波动。如果针对的是私人生活，咨询师也需要有所觉察，不能为了迎合来访者而不断爆料隐秘信息。咨询过程中一切的沟通都要以来访者为中心。

四、环境、场域与气氛——舒适且充满安全感

环境的舒适不仅包括外在、生理的环境，也包括内在、心理的环境。咨询的空间不要太大，也不要太小。空间太大会使人缺乏安全感，空间太小则会使人产生压抑感。房间的装饰要令人愉悦宁静，座椅要干净整洁。室温要适宜，夏天不太热，冬天不太冷。房间的光线既不要太亮，也不要太昏暗，要使人感到舒适。心理环境包括咨询师与来访者相

处时的舒适感，平静、踏实、被抱持的心理环境有利于帮助来访者放松下来。

不够舒适的咨询环境，很容易让来访者产生紧张感，不利于良好咨询关系的建立。

无论是外在环境还是内在环境，它们共同构成了咨询的场域。在咨询过程中，咨询师本身是工具，语言是工具，肢体动作是工具，场域和氛围也是工具。只有在具有强烈安全感的场域里，来访者才能减少阻抗，安静下来理清思绪，敢于敞开心扉进行更深入的自我探索；才会不加掩饰地卸掉防御和伪装，如实地呈现自己成长过程中遇到的障碍，如无力、困惑与不安等背后的人际关系、家庭生活等问题。

有认知障碍或情绪障碍的来访者，对安全感有较高的需求，也有较强的敏感度。有一些来访者嗅到一丝不安全的味道，就会扩大防线、关闭内心深处的大门。对于这一点，咨询师要保持敏感度。

五、内在心境联结——真诚且坦率

咨询师与来访者建立联结的目的是消除来访者的阻抗，为后续的访谈奠定基础，而且建立联结的过程本身就是咨询师给来访者提供支持的过程。对于与来访者建立良好的联结来说，咨询师的真诚坦率极其重要。真诚坦率，不仅包括咨询师能以真实的姿态、完整的一致性的"人"的身份来与来访者沟通，还包括咨询师有能力构建良好的自我状态及来访者良好的内在心境，调动彼此心中都共同渴望的真诚及坦率。

与此同时，咨询师也要勇于承认自己的错误及不足，切忌不懂装懂，不要为了追求完美而小心翼翼、矫揉造作，要警惕虚假积极情感。萨提亚的一首诗，形象地描绘了咨询师应当如何与来访者建立真诚坦率的咨询关系。

我和你的目标

萨提亚

我想爱你而不用抓住你

欣赏你而不须批判你

和你齐参与而不会伤害你

邀请你而不必强求你

离开你亦无须言歉疚

批评你但并非责备你

并且

帮助你而没有半点看低你

那么

我俩的相会就是真诚的

而且能彼此润泽

六、搜集资料——细心且深入

咨询师在用心与来访者建立联结的同时，也要注意资料的收集，包括来访者自身情况以及来访者对事件的态度、对他人的态度等。可以说，来访者说的任何一句话都不是废话。咨询师要有能力通过琐碎、繁杂的信息发现重要信息，提出多种假设。反过来，咨询师搜集资料和信息的过程也是与来访者联结的过程。咨询师听到的来访者所讲述的故事都是来访者"冰山"的顶层，同时也在呈现着"冰山"的其他层面。所以在搜集信息和资料的过程中，咨询师还要多搜集"冰山"下部每一层的信息和资料。咨询师无论听到任何事件及反应，都要清楚这些信息处于"冰山"的哪个层面、来访者处于一个什么样的关系和情境中以及来访者如何看待自己等。

咨询师对所搜集的信息进行评估的过程是一种概念化的过程。咨询师要运用萨提亚模式的理念来评估来访者与家庭是如何互动的，以及每个家庭成员是如何看待来访者的。萨提亚的家庭咨询把家庭看作一个系统，整个家庭结构以及每个家庭成员之间的互动都可能会起到牵一发而动全身的作用。所以，咨询师首先要进入家庭环境，通过听取来访者对事件的描述，或者通过在家庭咨询中对家庭成员之间的交往互动过程的观察去了解和评估：这个家庭系统是开放的还是封闭的？家庭的沟通模式是怎样的？家庭中是否有着相互纠缠或者冲突僵化的家庭规条？家庭成员对压力的反应方式如何？家庭成员彼此之间以什么方式来满足彼此的期待？家庭成员是如何表达爱和呼唤爱的？什么家庭情境容易启动高自尊或低自尊？每个家庭成员的自我价值感是如何建立的？等等。这些了解和评估为日后的目标设定及有效干预打下了良好的基础。

设立咨询目标

咨询师要根据与来访者关系建立的情况与评估结果，与来访者一起设定咨询目标。咨询师与来访者一起设定正向导向目标，可以降低来访者心中的焦虑，让他们了解并相信目标是可以实现的。咨询师有必要让来访者了解，心理咨询需要经过一个过程，这个过程中离不开来访者本人的努力，即来访者越积极，走出困境的速度就越快。一般情况下，设定目标之后，来访者自身也会因此而产生改变的动力，会为每一个小目标而努力，也会为自己实现了目标而感到欣喜，这对咨询的顺利进展和来访者逐渐回归健康完整的自己有着重要的帮助。正向导向的目标会不断地、循序渐进地唤醒来访者的生命力，因此在目标的建立过程中咨询师要强化来访者的内在体验。

一、萨提亚模式的总目标

（一）提升自我价值

每个人生来就具有内在的自我价值，它永远植根于人的心底，并且在不断挣扎着，希望被发现、被承认、被证实。自我价值是一个人的生命源泉，它相当于人的能量中心，提供着生命活动所需要的能量。

自我价值是通过自我感受来体现的，它是一个人对自己的内在价值的认知和判断，是对自己的爱和尊重。萨提亚认识到，自尊是在个人与其内心深处的自己之间建立联结的基石。自尊对于个人拥有自信和力量感是非常重要的。萨提亚说："一个人，必须对自己有足够的信任，才能信任别人，别人也才能信任他。"具有高自我价值感的个体尊重生活的所有方面，这使一个人能够为自己和他人建设性地使用自己的能量。一个人具有高自我价值感时，就会喜欢自己，觉得自己活得愉快、坚强、尊贵，有更强的能力去爱别人。低自我价值感则是有毒的，是最具破坏性的人性因素之一。具有低自我价值感的个体缺乏自尊，会非常焦虑，对自己不确定，过度关注别人的看法，对其他人的过度依赖的同时损害了自己的生活。一个人处于低自我价值感时，常瞧不起自己，不喜欢自己并觉得自己是受害者，会盲目地惩罚自己和别人，指责的焦点总是落在别人身上。需要注意的是，低自尊不同于情绪低落。一个人可以感到沮丧、悲伤或绝望，但这不一定是低自尊。另外，自尊与自私也不是一回事，自私是总觉得自己比别人好。自尊是觉得自己好的同时也觉得别人好。具有高自尊感的人，既珍惜自己，也珍惜他人。

萨提亚相信，人都具有内在的驱动力，这种内在驱动力就是生命力，它贯穿于人的整个生命过程中，从身体、精神、情感上推动着人正向地、积极地、健康地发展，使人变得更加完善。咨询师的任务就是激活人的生命力，使其产生巨大的正向能量，使人的自我价值得以提升，让人们拥有更强的自信和力量感。萨提亚在《我对自尊的宣言》中写道："我就是我自己，我拥有我的幻想、梦想、希望和害怕。我拥有我所有的胜利与成功，失败与错误。我能看、听、感受、思考、说和做。我有方法使自己觉得活得有意义、亲近别人，使自己丰富和有创意。我拥有我自己，因此我能驾驭我自己。我就是我自己，而且我是好的。"

（二）更负责任

责任是一个人分内应该做的事情，是承担应该承担的任务、做好应该做好的工作、完成应该完成的使命。一个人切实履行责任，尽职尽责地对待人和事，才能完美展现自我价值。责任是一种能力，又远胜于能力。责任是一种精神，更是一种品格。责任无处不在，存在于每一个角色之中。人在社会中生存，就必然要对自己、对家庭、对集体、对祖国、对世界承担并履行一定的责任。人们之所以最后选择用逃避责任的方式去指责他人，常常是因为曾经担责的时候过于痛苦。

所谓的责任意识，就是清楚明了什么是责任，并能自觉、认真地履行责任，把责任转化到行动中的心理特征。责任意识强，再大的困难也可以克服；责任意识差，很小的问题也可能酿成大祸。有责任意识的人，受人尊敬，招人喜爱，让人放心。责任不仅包括对一个人的行为负责，还包括对他的内在体验负责。

萨提亚模式的主要关注点是帮助来访者强化对自己的感受负责任的意识，做到觉察感受、辨识感受、使用感受、享受感受、转化感受、管理感受、增强责任意识。萨提亚认为，经常把使自己幸福的责任交给他人的人扮演了一个被动的、受害者的角色，他们看不到自己其实是有能力为自己的幸福负责的，他们甚至没有想到要为自己的幸福负责。萨提亚模式就是要帮助人们激发起自我负责的愿望和能力，使人们走出被动状态，成为对自己的行为、感受、观点、期待更加负责任且更有能力满足自己的内心渴望的人。

（三）更多选择

萨提亚在诗中说道："有更多的做法，就会有更多的选择。现在不成功，只是说现行方法行不通。没有办法，只是说已知的办法行不通。世界尚有很多我们过去没有想到的好法子。记住，凡事必有至少三个解决方法。""重复旧的做法，只会得到旧的结果。改变是所有进步的起点。有时候，必须把全部旧的想法放下，才能看到突破的可能性。过分专注于问题本身，便看不到周边的众多机会。"

萨提亚鼓励人们在任何情境中至少要考虑三种选择，她认为只有一种选择容易导致固执。她相信人有能力为自己做出选择。当一个人用机械、退缩的观点来看待人性时，她（他）不是在这一个极端就是在那一个极端，如对或错、好或坏，而不会有其他选择。萨提亚模式提倡来访者避免进入非此即彼的两难选择境地，要用三个或更多的可能性来看待一个情境，用一个更加整合的观点取代"不是或就是"的思维方式。选择不仅包括一个人对自己的行为做出决定，还包括他为满足自己的期待所做出的不同回应。

（四）更加和谐一致

和谐是相互对立的事物之间在一定的条件下转化而成的统一，也是不同事物之间相互转化、相辅相成、共同发展的结果。"和谐"是中国传统文化的核心理念，指的是事物之间"配合得当而匀称"的关系，包括人与自己的身心和谐、人与他人的人际和谐、人与社会以及世界的万物和谐、人与自然的天人和谐。《道德经》二十五章"人法地，地法天，天法道，道法自然"所表达的和谐思想恰是中国传统文化的核心。《周易》中说："以和邦国，以统百官，以谐万民。"《左传》曰："八年之中，九合诸侯，如乐之和，无所不谐。"

和谐一致是内在与外在的和谐，是一种平静、完整、祥和的感受。和谐一致是咨询中要努力达到的状态。这是一种被赋予能力的感觉，它会使来访者不再被外在世界所控制，也不因外在世界的刺激而引发负面反应，从而保持与内在的自己以及他人、情境相和谐的状态，并对外界做出反应。这也是中国传统文化中倡导的境由心转的自在，而非心由境转的被动束缚。和谐一致还包含不再内外不一，如一个人明明想与对方更亲密却把对方推远、明明很孤单无力却向来帮助自己的对方怒吼"走开"。

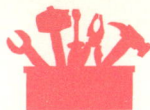

萨提亚模式总目标可用八个字来概括，就是自信、自主、自由、自在。健康完整的状态，是促进整合、提升个体的自尊体系的根本，能使个体发展更完善更和谐，将个体或家庭表现出的病态能量转变成正向能量的状态，而不仅是消除症状。在家庭咨询中，萨提亚模式的目标是将每一个家庭成员独立成长的需要和家庭系统整体统一起来。

在总目标的指引下，咨询师在咨询过程中，要注意针对来访者的具体情况与特殊需求，与来访者一起设立更为具体的、针对性更强的各种目标。

二、萨提亚模式的其他目标

除了以上四大总目标之外，萨提亚模式还有另外四个具体目标：

● 最终的正向导向目标（比如希望与家人和谐相处等）。
● "冰山"目标（"冰山"的每一层都发生改变）。
● 访谈目标（每一次访谈的具体目标）。
● 逐步实现的小目标（根据咨询进度制定的切合实际的目标）。

选用咨询工具

心理咨询非常重视咨询工具的选用。对于萨提亚模式来说，无论是家庭雕塑、家庭重塑，还是"冰山"、影响轮，各种咨询工具的使用都要有章可循。但是，咨询师新手在使用这些咨询工具时，容易陷入机械化模仿的误区，僵硬地、刻板地进行复制，结果只会适得其反。

萨提亚模式咨询师对各种咨询工具的使用应达到融会贯通的程度；只有这样，在进行咨询时，咨询师才能和风细雨般地滋养来访者的心灵，使来访者收到最好的咨询效果。

首先，咨询师聚焦的应是人而不是工具。咨询师一定要对工具有一个清晰的定性。工具本身并不重要，这如同人们无论用铁锅炒菜还是用不锈钢锅炒菜都能达到把菜炒熟的目的。心理咨询的唯一目的是使来访者发生正向导向的改变。咨询师在使用咨询工具的过程中，最重要的工具还是自己。作为一个一致性的人而不只是咨询师角色，咨询师与来访者在人性层面的相遇，这个历程本身就具备疗愈性。萨提亚在世界各地的演讲集《当我遇见一个人》书中这样说："作为咨询师，运用自己是一件让人敬畏的任务。为了与这个任务相匹配，咨询师需要不断地发展自己的人性和完整性。我们是和人类生命一起工作的。"对于一个好的咨询师来说，在咨询关系中，他本身就转换成了工具。所以，咨询师使用什么工具并不重要，和来访者的联结才最重要。无论学习什么流派，咨询师都要学习工具，一边学习工具，一边通过工具来整合自己、完备自我。真正的咨询主要用的不是工具咨询，而是人和人关系的重建。所谓关系的重建是使来访者通过咨询师的陪伴重新了解自己，了解他人，了解关系，了解曾经的经历对自己的影响，以及如何改变这些影响重建自我，进而重建与他人、世界的关系。

其次，咨询师使用工具是为来访者服务的。咨询师在陪伴来访者的过程中，要紧紧"贴着"来访者，切不要因为只关注工具及其使用步骤，而忽略了来访者的感受，要注意来访者的安全感的建立、咨访

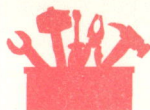

关系的建立、开放与阻抗态度的变化等。当来访者准备好了，咨询师才能使用有关工具。所有工具的使用，都是为了理解来访者，为了真正看到这个人的内心渴望，为了帮助他回归内在的、整合的自我；也就是说，一切都要围绕着来访者这个中心。例如，家庭雕塑这一工具的使用，本身是为了呈现立体的、具有体验性的关系，让来访者瞬间从一个完整的视角来观察自我和他人，帮助他引发感受，让他觉察、感受到曾经经历的情境以及曾经做的决定和对自我的认识。在使用家庭雕塑这一工具的过程中，咨询师要随时随地通过不同的视角来进行观察，一方面观察所使用的工具，一方面观察来访者本人和他人的互动以及在互动中彼此的"冰山"，做到眼观六路、耳听八方。

再次，咨询师要注意关注正向、发现例外。萨提亚模式的工具，聚焦来访者内在的正向、积极的部分，工具的使用都是为了激发来访者的正向能量；即使来访者苦难深重，也一定会有例外和转机。比如，咨询师在陪伴来访者面对原生家庭问题而使用家庭图和影响轮工具时，来访者看到的、表现出的都是原生家庭带给自己的伤害，那就说明此刻使用这个工具还不到时机，此刻使用这个工具并不是最恰当的选择。在具体应用中，当来访者产生了过于负向的情绪时，咨询师要敏锐地注意到这种情绪并谨慎地引导来访者看到正向的部分。比如，一个来访者一直在讲关于他的所有悲惨故事，咨询师可以问："这么悲惨的过去，这么不容易的历程，你是怎么活下来的呢？你这么强大的生命力是从哪里来的？你是怎么克服这一切活下来的？如果人生充满了创伤，在这悲惨的故事里也一定有坚强面对的故事，你愿不愿意讲给我听听？"此刻，咨询师尝试着在大事年表中找出那些积极的星星之火，哪怕是微弱的光芒，也一定可以从这里开始照亮来访者的内心。

最后，咨询师要通过敏锐的聆听选择合适时机匹配合适的工具。

咨询师不要先入为主地按规定使用工具，要根据来访者的特点和需求，有针对性地选择合适时机运用有关工具。例如，何时使用"沟通姿态的雕塑"、如何使用"规条转成生活指引"、何时运用冥想效果最好等，咨询师都需要根据交谈时所获得的讯息来决定。唯有如此，工具运用才会恰到好处，产生柳暗花明、醍醐灌顶的效果。再如，一些有利于引发正向情绪的工具，可以放在容易引起来访者负面情绪的体验活动之后使用。

每一次咨询结束前，咨询师都要注意把来访者的能量往高处带，让来访者看到力量以及更多的可能性。另外，适用于团体、家庭或个体咨询的工具会不一样，因此咨询师在不同形式的咨询中要注意有针对性地使用有关工具。

萨提亚模式个案干预策略

本部分以对两个案例的分析来详细介绍如何使用萨提亚模式进行个案干预。

如前文所言，萨提亚模式的心理咨询共分八个步骤，依次是：①准备好自己，调整至一致性状态；②建立联结，搜集信息；③运用工具进行评估及概念化；④共同设定改变的目标；⑤使用沟通姿态进行接触；⑥选择适当的萨提亚工具逐步达到改变的目标；⑦夯实改变；⑧庆祝改变并建立美好的未来。

在本部分中，大家可以具体看到萨提亚模式中家庭图、"冰山"、雕塑等工具及技术是如何得以使用的。

萨提亚模式的咨询过程与其他流派咨询过程的

相通之处都是消除症状，改变来访者的生活品质，帮助来访者扩大觉察、自我疗愈；不同之处是萨提亚模式更注重来访者自我价值感的提升以及来访者与原生家庭的关系重建，包括来访者与现有的新家庭如何拥有新的、更健康、更有效的沟通模式，使得咨询不仅注重眼前的行为改变，还强调来访者整个内在系统的重建与外在人际关系的修复，进而使来访者拥有更和谐的关系及更高品质的生活。

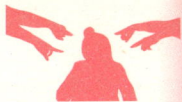

对"问题少女"的干预策略

一、问题呈现

上初二的女孩小华（化名）是家人眼中的"问题少女"，家人在认为管教无效的情况下，带她来到咨询中心求助。据家人描述，小华近期经常说谎、逃学、和社会青年谈恋爱，甚至发生偷家人钱的情况；家人只要稍一管束，小华就会离家出走。面对这种情况，父母和哥哥很无奈，认为她的情况属于心理问题。哥哥找到咨询中心求助，希望咨询师帮着诊断一下小华是否有精神疾病。

二、咨询师如何准备好自己

访谈前，听到上述来访者家庭成员的描述，咨询师要做好关于自己的两个部分的准备。首先，判断一下自己听到这个议题时，是否对冲突双方的某一方发生情绪反应了，是否对小华的行为有着和父母及哥哥相同的认识？如果有，需要警惕的是自己或许并不适于接待这个来访家庭。其次，判断一下自己是否对小华有过度共情，对生硬干涉青春期孩子的家长有着过度反应：如果有，或许也不太适于接待此个案；如果没有，能否判断自己对来访家庭的好奇有更深刻的认识。问题表面上出在小华身上，而真正有问题的并不一定是这个"问题少女"。带着好奇，咨询师可以尝试着去了解家庭的发展历程，进一步认识：真正的问题是什么？是什么让小华产生这一系列"症状"？小华正值青春期，她希望借助这些表面的行为证明什么？这些行为之下她有什么感受、观点、期待和渴望？通过这一系列行为，她在体现着什么，在抗拒着什么？她真正想要的是什么？小华的父母和哥哥在面对小华的这一系列行为时，所使用的一系列无效的干预方式又会带来什么样的连锁反应？这个家庭的爱是如何表达的？是哪一些东西阻碍了他们情感的流动而构成了核心问题？谁是家庭中起到关键作用的人？这个家庭发生过哪些重要的事件？咨询师应带着稳定一致的自己以及对这个家庭一系列的好奇，开启与家庭的对话。

三、访谈历程

(一)建立联结及信息收集

初次访谈时，小华及爸爸、妈妈还有比她大12岁的哥哥一同来到咨询室。为了让访谈能够更加和谐融洽，咨询师注意把控访谈的氛围、节奏和方向，一边"贴"着来访者使每位成员都能感受到被关注，一边把控着访谈的走向。比如访谈一开始，妈妈就急着控诉小华的一系列叛逆行为。咨询师每次在听到妈妈说这些内容时，都会提醒妈妈：作为妈妈一定很着急，同时我猜小华也有自己的想法，妈妈能不能先说说其他的，如"小华刚出生的时候是什么样的？为什么哥哥12岁的时候决定再要一个孩子？哥哥对妈妈要二宝有什么想法？当妹妹出生时，家里的每个成员对妹妹有什么期待？"咨询师把控访谈走向还包括将"话筒"递给不同的家庭成员，如问哥哥："听到妈妈和妹妹有冲突时你看起来很

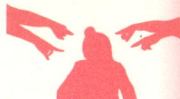

着急，是吗？你会站在妈妈那一方劝妹妹还是站在妹妹那一方劝妈妈，有效果吗？听到她们有矛盾时有什么感受，你在心里会更理解谁？"

在这种相对和谐、放松的氛围里，家庭成员的内在生命力、彼此生命之间的联结开始重新启动。每个人在这种氛围里感到放松，这有利于他们后面进一步表达真实的自我，有利于咨询师梳理来访家庭成员的看法并找到有关线索。

通过话题引导及每位成员的充分表达，咨询师收集到如下信息：小华是家中的小女儿，哥哥已经结婚成家并且刚刚成为新爸爸。小华的爸爸是一名出租车司机，妈妈外出打工，家庭生活条件偏小康。据小华父母说，他们年轻时比较贫穷，养育老大（哥哥）时感觉亏欠他很多，所以在女儿出生后希望各方面都能满足女儿的需要，把亏欠哥哥的都补偿到妹妹身上。所以，妹妹从小到大都十分受宠。但是，小华上初中后结识了不三不四的社会青年，开始误入歧途。为此，妈妈不仅非常支持哥哥求助心理咨询的意愿，而且特别强调一定要找最好的咨询师。

在父亲眼里，女儿从小到大都是一个乖乖女，比较有个性，即便女儿偶尔顶撞自己，自己也不会发火；相对于哥哥，爸爸反而更加疼爱女儿。

在妈妈眼里，女儿一直很听话且很孝顺，有时候自己和丈夫吵架而委屈地哭泣时，女儿便会跳出来勇敢地反抗爸爸、保护妈妈。为此，妈妈觉得很欣慰，所以特别宠爱女儿。但是，女儿青春期之后的表现让她非常担心，特别是女儿经常和男孩子一起出去，她害怕极了。因为她经常看到那些妙龄少女被骗被害的新闻，于是就有一万个担心，会产生很多糟糕的想象，心中非常焦虑。

在哥哥眼里，妹妹在初中之前特别让人省心，兄妹两人的关系也一直不错。但是妹妹进入青春期后，总是撒谎，还经常跟妈妈吵架。这使他很头痛；特别是自己做了父亲，他更加理解爸爸、妈妈养育孩子的不易。家里原来那么贫穷，是爸爸、妈妈吃了很多苦才让整个家庭的状况有了改善。说到这些的时候，哥哥几次掉下眼泪。他有一次因干预妹妹和小男孩出去玩，就变成了妹妹的敌人。现在妹妹对他一直很冷淡，他感到既生气又无奈。

据小华说，小时候妈妈出去打工，自己很少能见到妈妈；现在妈妈整天在家了，却总是像看贼一样监视着自己。所有同学都有手机，就自己没有。别人给自己写的情书，妈妈也会翻出来；自己的日记，妈妈也会偷看。妈妈从来不允许自己和同学一起出去玩，每天放学后都亲自接自己回家。同学聊天时，自己都不知道她们聊的内容，感觉被孤立了。小华说自己在家里很压抑，爸爸、妈妈经常吵架，哥哥也整天训斥自己，感觉这个家跟冰窟窿一样。以前自己考试成绩好的时候，爸爸、妈妈也不表扬自己，但是一旦考差了，就不停地批评自己，自己感觉学习是为爸爸、妈妈学的。自己虽然知道好好学习才能考上好学校，但是现在觉得学习没意思，跟朋友一起玩的时候特别开心。自己也曾努力过，希望自己考个好成绩让爸爸、妈妈高兴，但是每次妈妈都会拿别人跟自己比，觉得自己考好了也没意义。

(二)运用工具进行评估及概念化

爸爸的沟通姿态是指责。爸爸会经常发脾气，特别是喝了酒以后脾气更大。这时，小华和哥哥会站在妈妈一边。妈妈面对爸爸的指责以打岔为主，有时讨好，有时指责。哥哥和妈妈一样背对着爸爸。哥哥陪在妈妈身边，使用的是打岔的沟通姿态。妹妹小华站在妈妈一边，是家里

唯一敢跟爸爸正面对抗的成员，但是与爸爸的关系却最好。家庭的压力来源是爸爸的坏脾气。妈妈为了逃避爸爸的指责，也为了改善家庭的经济状况，在小华出生后的几年中一直在外面打工，将小华放在奶奶家里由奶奶照顾，所以在小华的影响轮里奶奶是那个最温暖有爱的亲人。哥哥与妈妈的关系更紧密。小华虽然看起来拥有全家人的宠爱，同时也承受着最大的期待和压力。在青春期之前，小华无力反抗；但是在青春期到来后，她的自我意识觉醒。她在内在系统发生变化的同时也希望融入新的人际互动系统中，于是开始采用撒谎、盗窃、逃学、恋爱等行为来争取主权并彰显自我的存在感，力图把这个家庭拉回到正常的轨道，力图让原生家庭的系统更和谐。

(三)共同设定改变的目标

通过评估，咨询师陪伴来访家庭成员共同看到一个小女孩：她为了让爸爸、妈妈爱自己，让家人给自己宽容和空间在不断抗争。同时，小华的爸爸、妈妈也特别希望女儿变好（比如在电话里预约咨询时不断重复要找最好的咨询师），希望原来那个女儿能够"回来"。所以，表面上看起来问题很严重的不良行为，其实主要源于一家人的沟通不良。咨询师与来访家庭通过正向有效的沟通，把家庭成员之间错综复杂的想法和线索逐渐梳理清晰后，便轻轻扰动这个家庭的"蚯蚓罐头"（萨提亚的比喻）。在咨询过程中，咨询师把家庭成员从封闭、僵化、矛盾的氛围中解放出来，重新构建更真诚、更有爱、更开放、更温暖的家庭环境和互动关系。接下来咨询师需要在后续的访谈过程中，进一步了解家庭成员之间以何种方式满足彼此的期待，他们有着怎样的感受、想法、未满足的期待，以及这一切产生的原因，陪伴这个家庭有能力拥有更多的选择，让每个成员更负起责任，最终实现一致性沟通。

咨询师与来访家庭成员一起构建改变的目标；目标并不是咨询师硬性提出来的，而是通过一步又一步的提问引导出来的。比如，问哥哥："有妹妹后对你有什么影响？你认为妈妈与妹妹冲突的原因是什么？"问妹妹："你记忆中的哥哥亲吗？你有什么愿望吗？如果使生活有所改变的话，你想要什么样的改变？谈到自己时你好像有很多感受，可以说说自己的感受吗？你想到、听到了什么？说说你在学习上做了哪些努力、希望妈妈怎么鼓励你？妈妈对你的爱，你感受到了吗？如果没有，你的感受是什么？"问妈妈："对于女儿的感受，你有想说的吗？有没有可能你在心里还是把女儿当作小孩子？能说一下具体的原因吗？听到女儿说这些，你更多地感到委屈，是吗？"问爸爸："当你跟家人用生气发火的方式表达自己愿望的时候，有没有发现你已经培养出来了一个小斗士？你的女儿看起来比较像你，把爸爸身上的力量和影响力都继承下来了，是这样吗？所以，你好像更偏爱女儿，是因为女儿比较像你吗？在女儿用跟你对抗的方式沟通的时候，你是不是觉得她比妈妈和哥哥用打岔的方式和你沟通更亲近些呢？你其实想要的是更加亲近，是吗？你希望女儿有哪些改变？如果女儿有所改变的话，你愿意为此做些什么改变呢？"

(四)使用沟通姿态进行接触

咨询师在听到来访者家庭成员的对话时，脑海里就会有一幅家庭画面；通过与家庭成员的沟通，家庭成员愿意将咨询师脑海中的画面呈现出来。当家庭成员的彼此关系在家庭雕塑中被快速呈现出来时，每位成员都非常同意这个画面。在这一过程中，咨询师不断核对家庭成员的感受，让他们判断所呈现的雕塑是否符合他们平常的生活样貌；他们有时同意，有时会主动去变换位置，以呈现出家庭中有时候另外的样子。在雕塑的过程中，家庭成员都展现出了积极的参与态度与生命活力，对家

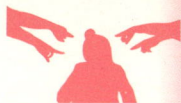

庭的改变开始有了信心。

　　来访家庭在咨询过程中呈现出的沟通姿态与咨询师脑海中的画面非常相似：妈妈与哥哥蹲在地上呈现讨好姿态，手上又带着悄悄的指责；小华有时站着指责妈妈和爸爸，有时背过身去；爸爸站在最远端，指责所有人。这个画面让全家每个人都很震撼。妈妈说："一直都觉得老公在家里是最强势的，没想到，现在看来，他是最孤单的。"在雕塑中，每个成员都可以发表对其他成员沟通姿态的感受，也可以表达自我的感受。雕塑以体验性、直观性的冲击力让所有成员看清家庭关系的现状；同时，让他们彼此心的距离再次拉近，感受到家庭的资源与动力，激发出他们每个人想要改变的动力。这也是萨提亚模式的核心精神，即聚焦改变、正向引导。

(五)选择适当的萨提亚工具逐步达到改变的目标

1.使用互动要素引发家庭成员之间相互的理解

　　在这一案例中，来访家庭成员之间的隔阂与误解，如同萨提亚在5岁时所经历的"阑尾炎事件"一样，爸爸、妈妈对于是否应该送她去医院持有不同意见，但是彼此并不沟通。咨询师在整个过程中，通过一系列的提问，帮助家庭成员看到彼此之间行为背后的真实期待和渴望。小华终于知道妈妈不是故意窥探自己的隐私，而是碰巧看到。小华也明白了妈妈阻止自己谈恋爱的背后，是担心自己发生意外。妈妈也理解到小华现在马上要成人了，应该有自己的交际圈；也理解到自己对女儿的过度干预为什么让女儿烦恼，对女儿的道德绑架为什么让女儿感到窒息和厌烦。爸爸也理解了自己的火爆脾气给妻子和儿女造成了极大的压力甚至恐惧的原因。家庭成员因为咨询师的介入，得以了解到彼此之间的关心与爱，彼此之间心的距离逐渐被拉近，原来的痛苦、烦恼、误解、愤恨的紧张关系有所松动并向着消解的方向发展。

2.使用"冰山"帮助来访家庭看到行为表面之下的资源与动力

在咨询师的陪伴下，来访家庭成员体会到每个人的行为背后深藏着的爱；其中包含着爸爸妈妈指责女儿时的爱、担心背后的关心、彼此冲突背后的相互期待，也包含着家庭雕塑呈现出来后小华在家庭中的张力和活力及父亲没有机会澄清的孤单、脆弱与无助。家庭成员因此而意识到，这种不和谐是可以改变的，他们也是有能力改变的。他们彼此之间的爱在涌动，只是他们以往一直都处在互相较劲、冲突之中，采用了功能不良的沟通方式，而没有感受到彼此涌动着的爱。

3.使用影响轮，帮助家庭成员澄清事实

在对整个家庭的关系（包含祖孙三代的关系）进行了全面了解后，咨询师与家庭成员一起核对事实的完整性，让所有成员都意识到：小华出现以上行为的背后每个成员都发挥着不同的作用，在冲突和压力中彼此之间不沟通，只是借助角色来僵化地"演戏"。

事实本身并不重要，完整梳理家庭功能不良的整个过程最容易让家庭成员感受到完整事实，帮助家庭成员看到：在小华的心目中，真正的"妈妈"反而是奶奶，那个温暖有爱的老人与小华有着充分的情感联结；而妈妈虽然不断地用物质满足女儿的需求，但是因为经常不在家，也让她与小华之间的联结常常是"想要却得不到"，依恋关系曾有断裂。咨询师引导妈妈讲述照顾小华的温情时刻，帮助小华重新感受来自妈妈的真实关爱。

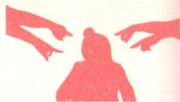

4.引导一致性沟通

了解了来访家庭的发展历程，就可以很清楚地看到，小华不过是采取了反向的方式去试图得到自己想要的东西，这自然只会适得其反，所以她的反叛行为就愈演愈烈。处于青春期的孩子如同一棵小树，因为感受到父母过度干预的拉力，就会故意朝反方向用力，来让自己能存活下去。萨提亚强调，每个人都是一粒种子，都有向上的生命力，个体的内在驱动力会力图让自己更完善。当我们用系统的、完整的视角来审视的时候，就会发现由于父母的原生家庭系统功能不良，彼此之间沟通较少且角色化地扮演着爸爸、妈妈和女儿。当处于青春期的小华一方面感受到家庭的压力，一方面感受到同学、老师等人际互动系统的吸引力时，她自然采取了抗争的行为方式来躲避原生家庭的压力，同时用这样的方式来拓展自己的生存空间。

当家庭成员产生改变的想法时，改变已然发生。这如同沉寂已久的"冰山"底层一旦有了生命力，必然会像火山喷发一样，带动"冰山"的每一层发生正向的改变。咨询师与小华达成一个重要的协议：小华要尝试学习如实地表达自己的渴望，而不是依靠抗争的行为去实现自己的愿望，因为那只会离目标越来越远；如果自己的行为（比如聚会、外出）容易让父母担心，可以提前和父母真诚沟通，告诉他们具体的地点以及其他人的联系方式，打消父母的顾虑。

(六)夯实改变

关于小华的家庭咨询一共进行了四次，每一次都在不断地夯实着上一次的改变。当然，这一过程中也会有反复。比如，有时妈妈会说："自己态度改变了很多，可是有时候小华还是会顶嘴。"小华也说："妈妈改变确实挺大的，但有时候还是能感受到她的担心，我就会不舒服。所以有时候还是克制不住跟妈妈顶嘴，但事后又会有反思和道歉。"这一切都是混乱期到来时发生改变的转折点。每位家庭成员践行着彼此内心的正向目标，随时核实自己的语言、行为是否符合内心的愿望，如果不符合就提醒自己进行调整和改变。

(七)庆祝改变并建立美好的未来

来访家庭因为有了觉察，一直在努力地改变着。其间所学习到的新的沟通方式从陌生到熟悉、从熟悉到舒适逐渐向好：小华愿意和父母沟通了，在和同学出去玩时也会提前告知爸爸、妈妈；小华学习成绩有进步时，爸爸、妈妈和哥哥会给予及时的鼓励与认可，小华在家里的感觉越来越放松；爸爸的改变也非常大，哥哥后来反馈说也敢跟爸爸做一些辩论了，这都是以前从来不敢的。咨询师后来回访时得知，小华已经大学毕业，和男朋友关系稳定，即将进入婚姻的殿堂。在干预这个家庭不断改变的过程中，咨询师在扮演"舞台剧导演""汽车修理工""机场塔台管理员"等角色的同时，也感觉自己好像是在构建一座漂亮的宫殿，利用美丽的宝石、沙子、混凝土、钢材等材料建造出一个幸福的家庭。在与来访者共同庆祝改变的同时，咨询师自我的生命也在不断获得升华与重建。

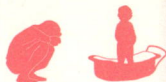

对产后抑郁的干预策略

一、问题呈现

产妇马兰（化名），28岁，头胎顺产了一个健康男婴，家庭收入稳定，双方父母健康，医院诊断为产后抑郁，曾服用药物，随后马兰担心影响宝宝母乳喂养及养成药物依赖而自行停药。

马兰丈夫描述妻子状况："我的妻子总是感觉身体很累，做一点儿小事就腰酸背痛，总想斜躺在沙发上不动，记忆力也变得很差；别人跟她聊天也懒得回答，听着儿子哭就心焦，很容易暴怒，情绪很低落，感到生活一点儿意义也没有；特别喜欢哭，一丁点儿小事儿不顺就哭；不想用电脑，不想冲奶，不想上厕所，就想斜躺着像个死人一样，最多刷刷手机短视频麻醉自己。她说感觉很痛苦，很无助。"马兰丈夫领着妻子前来进行家庭咨询，希望能改变现状。

二、咨询师如何准备好自己

访谈前了解到，马兰的医生建议马兰辅助心理咨询。听了马兰丈夫简单介绍的情况，同样作为一名母亲，咨询师要先问一问自己：面对受产后抑郁影响的整个家庭，对哪一位家庭成员的共情更多？是那个因为妈妈抑郁无法得到很好照顾的宝宝？还是被抑郁困扰的妈妈马兰？亦或是面对抑郁的妻子不知所措的丈夫？在马兰的家庭中是否还有婆媳相处的议题，与原生家庭是否还有未完成的事件？对于马兰的家庭，咨询师需要去澄清那些影响马兰的关系中哪一对关系是更核心的；哪一位家庭成员对马兰的影响更大，需要转化与改变的是什么；马兰的抑郁在发出什么样的呼救；如果家庭发生改变，哪些是马兰更期待的；这位饱受抑郁折磨的妈妈从单身女孩到成为母亲，是在多长时间里完成的角色转化；在养育新生宝宝的过程中，原生家庭的哪些影响被点燃；是什么使得马兰内心的开关被引发，又产生了什么样的连锁反应。咨询师在让自己保持一致性状态后，带着好奇与共情，开启了与马兰的对话。

三、访谈历程

(一)建立联结及信息搜集

初次访谈时，马兰和丈夫一起来到咨询室，马兰的宝宝由姥姥在家照顾。在访谈开始，咨询师核对了丈夫求助时表达的一些信息是否与事实相符，马兰是否认同丈夫所描述的家庭的现状。得到了马兰的认同之后，咨询师问："这次咨询是丈夫提出来的预约申请，你本人也有求助的意愿吗？"获得确认之后，咨询师通过提问，开启了与马兰和她丈夫的深度沟通。咨询师的提问在马兰与她丈夫之间交替进行。咨询师随时核对某一方回答的内容是否需要对方补充或者纠正，对于这些回答以前是否想过。咨询师表达的第一个好奇让马兰很吃惊，一时不知如何回答，但当马兰仔细进入内在去感受自己的时候，她流泪了。关于马兰所说的抑郁，咨询师提出的一系列问题分别是：当你感觉到自己抑郁的

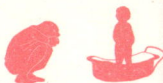

时候，你有没有想过抑郁在对你说什么？如果此时抑郁会说话，它想说什么？如果抑郁对你有那么一丝好处的话，可能是什么？抑郁让你的生活变成了什么样，而你自己希望自己的生活是什么样的？对老公、对父母、对自己、对孩子，你有什么样的愿望？如果他们变得如你所愿，抑郁是否还会来找你？抑郁如果是想来帮助你的话，你需要得到什么样的帮助？

在安全、融洽、抱持的氛围里，马兰慢慢地回答着这些问题：如果抑郁会说话，她希望得到丈夫和母亲更多的理解和关爱。当诉说与丈夫、与母亲的关系时，马兰一直在抽泣。咨询师进一步搜集信息，了解到她的孩子主要是母亲帮着照顾。坐月子之后，马兰与孩子一直住在母亲家，丈夫只有每天晚上过去看看孩子。通过不断的话题引导，咨询师了解到更多的信息。在讲述的过程中，当夫妻相互抱怨的时候，咨询师总会注意将表达复述得更加正向，而不是任由他们一味抱怨。咨询师每次听到抱怨的时候，都立刻尝试替换成正向的期待去复述核对。

马兰这样描述丈夫："他是个很有激情做事的人，对我也很好，做事风风火火，为了这个家很用力地打拼，但是有些强势，有轻微的大男子主义。我当初嫁给他就是觉得他能保护我。虽然我知道他很爱我，但其实最让我伤心的也是他。我也能理解他这段时间忙着创业，压力很大。可是，我一个人带着孩子待在我妈家，我特别希望他能来陪我。其实，我早就想回自己家了，可是他工作那么忙，我也不想影响他。我一边特别需要他，一边又特别希望自己能做一个能干的妻子和妈妈，不要在他最关键的创业期影响到他。有时候我跟我妈相处的时候很辛苦很烦躁，特别想让他来陪陪我。我只要能跟他吐吐槽，就能感觉好一点；可是每次我还没有说话，就委屈地只会掉眼泪什么也说不出来。他一看我哭就很烦，他不想听我跟他吐槽。好几次我跟他说我很累，他讽刺我说生活就是这样，还给我找一些帖子让我看，说天底下没有哪个不累的。好几次我哭着跟他说让他抱抱我，他都没有抱我。"

咨询师这时候会跟马兰核对是否听明白了：听起来每次你说很累的时候，你只是希望获得一份理解和支持，并不一定需要帮助和出主意，更不希望被评价是不是够坚强，是这样吗？可是听起来你的丈夫是问题解决型的丈夫，他并不太擅长安抚你的情绪，而是希望能帮助你解决问题，让你快点好起来，比如给你找一些帖子，或者希望你能变得坚强。咨询师问丈夫："是这样吗？"

进一步向马兰的丈夫核对感受：作为新爸爸你有什么感受？希望自己为这个家庭贡献什么？你希望自己成为什么样的父亲？你是否愿意学习如何协助妻子早日走出抑郁的方法？如果妻子的抑郁好起来，你会愿意为此多做一些什么？看到妻子情绪不高时，你有什么感受？创业很辛苦、压力很大的时候又看到妻子不开心却无力帮助的时候，你又是什么感受？

丈夫按照这些问题回答说："确实是这样的，做了爸爸我特别开心，也突然感觉到责任和压力变得很大，所以迫切地希望自己能为这个家庭做出更大的贡献，想要赚更多的钱，将来给妻子和孩子提供更好的生活；想要让自己更努力一些，来补偿妻子因为生孩子、养孩子而受的这些苦。总之，我就是希望自己能成为一个无所不能的超人父亲和丈夫，希望自己给孩子提供最好的教育。当看到妻子不开心的时候，我就希望能帮助她快点好起来，可是我的所有努力却让妻子更烦躁，她像一个无底洞总是填不满。有的时候自己既无奈又挫败，觉得自己已经这么努力了，她还是不开心，看不到我的付出，只是说自己很累。其实，我可能比她更累。我也希望她能看到我的努力。我经常一个人干出七八个

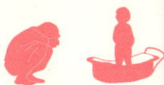

人的工作量。我希望她能看到我为这个家做的贡献，还希望她有耐心，相信我很快就会好起来。我没有时间安抚她，总是在忙着我手里一个又一个项目，我希望她知道，我很快就会让这个家变得更好。可现在是，我忙得精疲力尽了，回到家有时候我就想看看我的孩子、陪陪老婆，可是每次见到她都是一副哭丧脸，我还要照顾她的情绪，想哄又哄不好。我其实挺挫败的，很无助，很无力。但我是个男人，我的脾气也不好，我有时候就会想摔东西，事后又特别后悔。我也知道有时候吓到她了，可是我确实原本是希望让这个家变得更好。每次吃到好吃的，我都想带她去吃，但是每次我们俩在一起的时候都不开心。因为有了这个孩子我觉得有了动力，可有了这个孩子后这个家变得跟原来一点都不一样。所以，有时候我也有点爱不起来这个孩子。有没有男人也得产后抑郁的？其实，我觉得我可能也抑郁了。"

马兰说："我虽然知道他很辛苦，我也不想打扰他，可有时候我的确是到达了极限，实在绷不住了，才会跟他诉一次苦。可他总是说我给他压力，让我能耐心等到他事业成功的时候，那时他就有时间有精力好好陪了。我有时候想，等你事业成功了，我可能就不在了。我经常这样想，他从来都是在忙，总是有事情在等着、催着、赶着，我永远都等不到头。我有时候不想活的时候，我就会想他将来一定会后悔的。其实，我在我妈家住的时候，既盼着见到他又害怕见到他。我知道他什么也给不了我，他只会让我更烦、压力更大。所以我就很绝望，我觉得我永远都等不到，不知道什么时候是个头。"

咨询师跟马兰核对："听你说跟妈妈在一起的时候感觉很有压力，你又说如果见到丈夫，压力更大。跟妈妈相处与跟丈夫相处，这两种压力一样吗？这种感觉很熟悉，是吗？我很好奇的是，你当初嫁给丈夫的时候，是什么吸引了你？你跟爸爸相处的感受是什么呢？你愿不愿意说一说在你的心目中爸爸和妈妈是什么样的？"

马兰这样评价母亲："我妈支撑着这个家，里里外外操劳，可以说操碎了心。家里大事儿小事儿都是她。她做事儿也挺麻利，就是有时候爱说我、批评我。我一直是被她说（即批评或者讽刺）着长大的。我知道她爱我，就是她的爱好像总是在绑架我，类似我对你好你就应该服从我的决定。可是我也是人啊，很多时候我都想大哭着把家里的所有东西全砸烂。"

马兰这样评价父亲："我爸整天啥也不知道还胡乱评判，只在乎自己的想法。他每天下班喝个小酒儿、买个彩票，胸无大志，屁事儿也不想管也不敢管。反正我不爱搭理他。我到现在喝小米粥都会呕吐，就是因为小时候我喝小米粥喝慢了，他呵斥我把我吓的。"

(二)运用工具进行评估及概念化

马兰的抑郁来自母亲和丈夫的双重压力，刚刚生育后的角色转化使她更加脆弱和无力。这些原本就压在心头的石头加上照顾宝宝的疲惫和辛苦，使马兰脆弱的肩膀完全扛不住了，塌下来是唯一的选择。同时，马兰虽然具有很强的抗压能力，但她过去学习到的所有抗压的方法在此刻却无法派上用场，主要是因为产后机体的激素发生了变化，生活角色也发生了改变。此刻这些防御策略不仅不管用，还让她更加烦躁、自我否定、抑郁、身体疲惫、压力陡然增加、对自己产生无力感。她的内心呼唤没有人聆听和安抚，无效的沟通使她更加疲惫，原本擅长使用的讨好、打岔、超理智此刻都无能为力。丈夫的沟通姿态以指责为主，爸爸的沟通姿态是打岔，妈妈的沟通姿态是指责和超理智，马兰的沟通姿态主要以讨好为主而以打岔、超理智为辅。在宝宝出生后，马兰的童年记

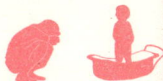

忆被唤醒，在母亲家照顾宝宝时再次体验到父母当时养育自己时痛苦的感受，包括无力反抗、内心挣扎。在丈夫身边她没有获得认同与呵护，没有机会表达。在原生家庭系统、再生家庭系统、个人内在系统中，马兰作为最脆弱的那一环，在得不到理解、关爱和支持的时候，抑郁便自然产生了。

丈夫认同马兰对她父亲和母亲的看法，他还补充认为马兰的母亲人很好但是略显强势，自己作为女婿很有压力，而且他认为马兰的母亲自尊心挺强。在丈夫眼中，马兰看起来性格温和，但是内心比较敏感、倔强。夫妻发生矛盾时她很难哄，他感觉怎么哄都哄不好，随后就很烦躁、想以暴力发泄（摔东西、砸东西）。他目前处于创业阶段，工作很辛苦，危机感较强，为了养家糊口压力很大，所以也分不出精力来照顾马兰的情感需求。

另外，咨询师还了解到马兰的父亲排行第二，他在出生不久就被送到老家跟着爷爷度过了童年，8岁才被接到他父母身边，可他下面又有了弟弟，所以感到一直得不到父母的疼爱；马兰母亲排行最小，原先在家很受宠，嫁给比自己大8岁的丈夫后，因为丈夫对生活事不关己的态度被迫操持家庭的所有事情。

通过评估，咨询师陪伴马兰和丈夫共同看到一个小女孩。这个小女孩在童年时长期忍受父母的"压迫"，想反抗但是无力反抗；现在在丈夫身边再次体验到指责姿态，内心压抑。为了能彰显自己的存在，她渴望表达，希望通过抑郁这种方式来获得家庭成员的关注与尊重。看起来是马兰表现出抑郁，其实是原生家庭和新生家庭这两个家庭内部的功能不良的结果。当咨询师与马兰及其丈夫一起将复杂的、混乱的内容理顺清楚后，马兰和丈夫的内心产生了强烈的感受。咨询师扮演"织女"的角色，与他们共同梳理线条，重新编织家庭图景，陪伴这个家庭的成员去拓展更多空间，从更宏观的视角来审视家庭关系，让每个人拥有更多的选择，进行更真诚的交流与互动。

(三)共同设定改变的目标

夫妻二人在不断核对感受的时候，听到了对方真实的期待和想法，也收到了很多爱与理解。咨询师尝试引导他们表达对对方的欣赏和认可以及抱怨和建议。

萨提亚模式的目标共分为四个类别，包括提升自我价值、更负责任、更多选择、更和谐一致的总目标，也包括最终导向目标、"冰山"目标、访谈目标、逐步实现的小目标。在整个过程中，咨询师始终"贴"着马兰和丈夫的心理来工作，逐步引导他们奔向各个目标。比如问丈夫："你希望妻子变成什么样？你期待妻子和你如何沟通？""如果你们能改变生活的话，会让生活呈现出什么状态？"问马兰："看到雕塑的图景，你希望如何改变？""以前你觉得没得选，总是压抑着自己，现在你有选择的话，你会怎么做？""当再次遇到冲突和压力时，你会扮演什么姿态来应对，还会像刚才一样蹲下来吗？""如果给你一个机会改变，你会先从哪儿改变？你希望丈夫从哪儿开始改变？你自己会从哪儿开始改变？"

在原生家庭中，妈妈一手指责爸爸，一手指责马兰；爸爸背过身去，与所有成员保持距离。在再生家庭中，丈夫指责马兰。马兰在原生家庭中采用讨好姿态，在丈夫身边还会加一些超理智。两个家庭中所有的压力都被马兰承受，宝宝出生后马兰在家庭中的地位再次降低。

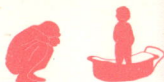

(四)使用沟通姿态进行接触

在咨询过程中，咨询师邀请马兰与丈夫一起呈现压力下的应对姿态，将丈夫的指责、妈妈的指责、父亲的打岔和暗中指责呈现出来。马兰蹲在地上，肩膀上压上几十本书来感受压力。马兰与丈夫对这个画面十分吃惊，丈夫在那一刻忍不住用力地抱着妻子，告诉她不会再让她这么辛苦了。夫妻之间由于不良沟通姿态产生的隔阂被消除，隔阂被打破，深层联结再次产生。夫妻的首次咨询获得突破性进展。

(五)选择适当的萨提亚工具逐步达到改变的目标

1.借助雕塑引发家庭成员之间的相互理解

马兰在雕塑中，感受到妈妈从原来的一个无忧无虑的少女变成了一个指责、控制的角色，其背后有着许多的无奈和心酸；感受到爸爸从未获得过父母的认同和关爱，所以没有能力去爱人，也没有能力去感受爱。马兰体验到妈妈指责自己的背后，是对自己无尽的关心和牵挂，丈夫在努力照顾家庭的背后，是不懈的付出和努力。丈夫也体会到妻子的无奈、痛苦、压抑，意识到她自己无意识地传承着父亲对自己的影响，这些给马兰带来了新的压力。因为咨询师的介入，家庭的整个图景得以完整呈现，马兰对丈夫的愤怒、痛苦，丈夫对马兰的不理解都产生了变化、出现了松动。

2.使用"冰山"帮助来访家庭看到行为表面之下的资源与动力

在咨询师的陪伴下，马兰冰山各层面逐步发生转化。马兰相信自己是有能力改变的。她看到自己是能干的妈妈，是爱孩子的妈妈，是爱妈妈的女儿。自己一直渴望着爸爸、妈妈给自己一些空间，给自己一点爱，现在可以自己给自己了；过去那些期待，可以从现在开始去逐个完成，即便不能完成，也可以通过给孩子更好的教育来弥补自己童年的缺憾。马兰看到丈夫的付出和辛苦，给了丈夫发自内心的欣赏与肯定，而不是每次在丈夫说到自己工作成绩时总是说："你就知道说你那点事，我有多累你知道吗？"这时，丈夫也会说："你再累你整天待在家里，我一天得干多少事。别人家女人当妈妈带好几个孩子不都撑过来了？"当改变了沟通姿态，看到彼此的正向资源，彼此之间就增添了许多理解，相互的滋养也自然发生；他们之间不再是两个缺爱的人向彼此索取，而是在真诚的欣赏和感谢中使家庭的沟通越来越有营养。

3.转化未满足的期待

在一起梳理事实的过程中，马兰一次又一次以泪洗面，她的丈夫也因自己过去对妻子情感的不理解而深感歉意。事实澄清后，马兰清楚地看到每次对丈夫的失望其实是因为过去对父亲的失望造成的；所有在父亲那里未满足的期待，都成了马兰对丈夫的要求和挑剔；当失望挡在眼前，使她无法看到丈夫原本的努力和付出。马兰愿意为自己的未满足的期待负起责任。马兰的丈夫也深刻意识到过去的事情虽然无法改变，但是其对现在的影响可以改变。他不再因为妻子的失望而否定自己；相反，他尝试去理解并相信自己有能力去满足妻子的愿望，对未来要怎么做越来越有选择、有力量，愿意负起责任来。一切都是可以改变的。他们决定从此刻开始，彼此真诚、如实地表达内心真实的想法。

4.引导一致性沟通

在双方信心满满地决定改变时，咨询师引导马兰和其丈夫思考什么样的沟通才是双方都能接受的。借助一系列问题，如："当妻子表达委屈时，你会怎么看自己？""妻子再向你抱怨时，你会有什么感受？""老公忙着加班没有顾及你时，你会怎样表达？内心真实的想法是什么？""如果你想表达感受，你会怎么表达？"马兰尝试使用一致性沟通时，感慨地说："太神奇了，以前我总是会下定义说这样的男人一点责任感都没有，我所有的付出都喂狗吃了。我的失望和我的评价深深地伤害了丈夫，而我自己还委屈得要命。丈夫因为无助和受伤而发脾气反过来又伤害了我。现在看来，我完全有能力停掉过去的负向循环，启动这个正向的循环。另外，我现在终于知道我的抑郁在跟我说什么，它在说我到底怎么才能不再受委屈、不再绝望，可以有能力拯救自己。我对我自己，对我的丈夫，对我们未来的家，对我的生活真的开始有信心了。"

(六)夯实改变

马兰的家庭咨询一共进行了5次。最初的主要问题是马兰在和妈妈、丈夫沟通时，习惯性采用过往的、熟悉的应对方式，但是在这个过程中，马兰与丈夫在咨询师的陪伴下尝试改变自动化的表达方式，双方自我觉察的能力都有了提高。正如萨提亚所说，即便外在的改变是有限的，内在的改变还是有可能的。马兰与丈夫的沟通方式改善后，在面对妈妈的指责姿态时，也能开始尝试做新的选择，改变熟悉的应对方式；通过表达真诚的感受，马兰与妈妈的关系也有了缓和，彼此之间重新感受到了真诚的爱，家庭的氛围逐渐向好。

(七)庆祝改变并建立美好的未来

每一次访谈，马兰和丈夫都会兴奋地描述发生的变化；有时候也会有反复发生，但是每一次反复都是再次提升和改变的机会。通过一次又一次的自我觉察和相互沟通，夫妻之间很少再有吵得天翻地覆的时候了，每一次争吵都有机会相互澄清。在本书写作之时，咨询师回访马兰，听到了一个好消息，那就是马兰已经成为二胎妈妈。当谈到过去的抑郁时，马兰是这样表达的："特别感谢当初丈夫为我预约的咨询，我现在养着两个孩子都应付得了，真不知道为啥当年只有一个孩子时还会抑郁。"在干预马兰的家庭系统时，咨询师采用的主要是雕塑姿态和对话，其间主要以"毛线梳理师"的角色梳理这个家庭混乱的线索，以"织女"的角色重新编织这个家庭新的生活图景，以"舞台剧导演"的角色澄清完整事实，以"出租车司机"的角色陪伴来访者去自己想要去的地方，同时做好"维修""调度"的工作，陪伴来访者为自己重新建构了新的、幸福的家庭。

萨提亚模式
在团体咨询中的应用

　　团体咨询，亦称集体咨询、小组咨询，是相对于个体咨询而言的，指的是将具有同类问题的来访者组成小组或较大的团体，引导他们共同讨论、接受指导。团体类似"家庭""人际关系实验场"。在富有安全感的咨询氛围中，在咨询师的引领下，来访者过去的人生经历、重要体验、关系模式、内心冲突、想法行为、心理症状等很容易被激活以及得以再体验，并且有机会被自己觉察、被成员看到、被团体容纳，使来访者获得领悟、修通和成长。研究表明，团体咨询比个体咨询更富有成效，其疗效比为2:1，甚至有可能达到4:1。

　　萨提亚将家庭看作一个系统。在《家庭联合治疗模式》一书中，她从一个家庭的动力看组织、团体的困扰和创伤，在雕塑和团体辅导中发掘动力和资源，解决关系中的难题和阻碍，从而成为团体咨询的典范。现在的团体咨询有了新的发展，包括萨提亚模式在内的各种心理咨询模式的融合使用，使得团体咨询的效果大为提升。

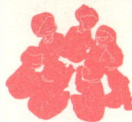

团体咨询产生的背景

实际生活中，人类的许多适应或不适应、心理健康或障碍往往起源、发展、转变于人际关系中。因而，咨询师可以帮助来访者在团体中发现其在社会中带给自己什么样的行为模式和思维方式，通过团体人际交互作用的方式来促进其自我调整和自我发展。

人都需要归属感，这是人类的本质属性。无论是在任何社会组织内的隶属关系，还是社会组织和某个个体的依恋关系，都在满足着人类这最根本、普遍性的深层动机。无论从进化心理学角度还是从生物学角度，人与人之间的相互依存关系是与生俱来的。这种依存关系是基于人的生存需要、追求满足感的需要以及社会化的需要。没有人可以完全忽略人与人的互相联系，即便是濒死者、被遗弃者或有权有势者。

在这种个体和团体的相互关系中，联结成为一个人的人际关系、行为模式以及性格特征的构成要素。一个人对自我的评价，往往依赖于他所在的社会组织、团体给予他的评价。一个人自尊的构建过程主要是以评价为基础的，或者说一个人的自尊是从他人的态度反照、映射出来的。然而，不幸的是，当一个人同他人产生联系时，常常并不是以现实状况而主要是以自己早年经历的有关想象为基础的，所以就容易产生移情与投射，发生有害的扭曲。因此，一个具有低价值感的人，习惯于通过选择性地忽视或投射来"控制"他人。他们预料到他人会以某种特定的方式来对待自己，然后下意识地做出应对这种方式的行为反应，从而进入一个周而复始的怪圈。比如，有这样一位长期忍受家暴的女性。她在家中排行老二，上面有一个姐姐，从小她的父母就怪罪她不是男孩。为了防止挨打、虐待，她采取了谦卑的姿态，以获得存在感与归属感。在原始人格被压抑的过程中，她内心深处非常明白他人会因为自己的气质、说话方式而对她斥责、打骂，便下意识地选择了卑躬屈膝的姿态。在家庭生活中，丈夫也从最开始的呵斥升级到推搡，最后升级到暴打。后来，她离婚了。她的第二任丈夫原来并没有暴力倾向，但久而久之也开始打她。这种循环模式如果不被打破，这位女性显然无法实现人格的发展和自尊体系的重建。

团体咨询是在团体情境下进行心理咨询的一种形式，它将具有相似议题的一组来访者聚集在一起，组织他们共同探讨如何避免紧张、焦虑等情绪，怎样与人沟通以及如何建立相互信任的关系等问题，通过参与训练活动充分利用团体的动力来达到促进每个成员个人成长的目的。团体咨询是一种多向性的交流，每个成员看到其他成员有着与自己类似的痛苦时，可以提高自我认识，彼此之间互相慰藉、获得接纳。当看到其他成员进步时，他们可以相互支持、以人为镜、模仿学习。在团体咨询中，分享的喜悦是加倍的，分担的痛苦是减半的，团体内人际关系的交互作用对个体产生着积极影响。团体成员在交往中通过观察、学习、体验相互了解，逐步建立信任关系，减少防御心理，消除心理障碍，实现行为改变，建立起良好的行为模式。

团体咨询针对的主要是人际关系和行为模式，显然团体咨询比个体咨询更具有优势。团体提供了一个"小社会"，使每一个成员的适应不良的行为清晰地展现出来。团体还是一个"实验场"，让每一个成员通过"实验"明确行为方式改变的动力和意义。团体中，在某个成员讲述某个事件时，其他成员容易从更客观的角度来区分某种反应是主观的还

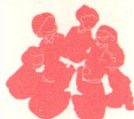

是客观的、是一般的还是特殊的，其所发生的一切认知比从外部世界得到的认知更深刻。在这个场域里，没有社会身份、性别和地位的区别，大家处于平等的地位，每个人的内心世界更容易被改变。奥地利心理学家、精神分析学派创始人弗洛伊德在《图腾与禁忌》一书中写道，团体就是原始部落的重演，正如每个人身上都潜伏着原始人的影子，原始部落也可以在任意的随机组合下重现。在某种程度上，人们总是受到团体的影响。从这一现象中，我们意识到原始部落的残痕。这从一定意义上反映出团体咨询的重要性。

团体咨询的筹备

一、 团体的组建

在讨论团体如何组建之前，需要先明确：什么样的团体才是有益的、具有疗愈作用的团体？是所有成员都与咨询师同步的团体，还是成员之间亲如一家的团体，还是成员之间冲突不断的团体？实践证明，对于团体咨询来说，一个健康的团体需要具有如下特征：

● 团体的咨询师并不是领导者。
● 团体的氛围足够包容、亲密、温暖。
● 团体成员既可以一起共情，也可以产生冲突。
● 团体成员之间有凝聚力。
● 团体成员对于自我暴露不持排斥抵触态度。

当然，这其中还有很多其他表现，比如出勤率高、归属感强等。只有这样的团体，才可以为团体成员带来帮助，实现团体存在的意义，最终达到团体成员共赢的效果。

团体咨询，既有开放式团体咨询，也有封闭式团体咨询。

小型的封闭式团体一般以6~8个人为宜，8~12个人在可接受范围之内，原则上不要超过20人。这种团体一般只需要一个咨询师。如果团体成员过多，受过专业训练的助教就需要发挥重要作用了。团体咨询和商业培训是两个概念。团体咨询致力于通过团体成员之间的互动（包括亲密沟通与冲突对抗），让他们发现通往内心世界的捷径，进而培养自尊体系，实现自知与他知的同步发展，修通人际关系。如果为了追求经济效益，团体人数太多，成员发言一次需要很长时间，或者每个成员发言都是隔靴搔痒，则团体咨询无法产生实质效果。

团体咨询并不意味着任何人都可以随便加入。这一点咨询师新手一定要牢记。心理咨询不是纯商业行为。为了商业利益随意囊括进来各种成员，容易对团体和团体内的成员带来负面效果。比如，具有反社会人格障碍的成员，他们戴着一副自己营造的面具，华而不实，而且有时候谎话很多，常常让团体的成员晕头转向，耗尽大家的精力，而且他们也很少按照团体的规则和规范来行事。有的成员可能会试图和咨询师结成同盟来对抗团体成员，当他发现咨询师不受他控制时，内心深处会产生恼怒、愤恨的情绪，于是转向和其他成员结成同盟，组建"团体法庭"来攻击其他团体成员和咨询师，这也会耗费其他成员的时间和精力。另外，当下正面临人生重大事件（比如婚姻危机、事业和学业挫折、家庭关系破裂、丧失至亲及严重的身体疾病）冲击的成员，也不宜成为团体成员接受咨询，因为他们处于身心疲惫的时候，没有精力关注其他成员

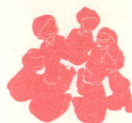

并与其他成员交流分享，也没有兴趣与其他成员建立关系。

值得注意的是，加入一个团体越难，团体成员对团体的归属感就越强，咨询效果也就越好。另外，一个成员如果因为外在因素而脱落，就容易出现认知失调，会不当地认识、否认或扭曲团体的评价，或者通过贬低团体的价值来让自己心里舒服些。应当说，咨询师可以采取措施尽量避免成员的脱落，但没有办法根治成员脱落的问题。对成员进行有效选择，有助于减少成员脱落，增强团体的凝聚力和互动关系，收到事半功倍的咨询效果。咨询师可以采取个体访谈的方式，评估来访者是否适合参与团体咨询。

近几年由于社会需求增加，许多单位、团体也引入团体咨询对高管及员工进行团体辅导，一个团体超过30人甚至上百人的情况也很常见。此时，团体咨询就需要在大团体内部再组建小组来协助完成在大团体中无法实现的体验和讨论活动。

对于较大团体中是否再组建小组，不同的流派有不同的看法，有的流派禁止在团体内建立小组，有的流派则鼓励在团体内建立小组。团体咨询中建立小组，不仅能有效防范意外及特殊事件的发生，而且能通过规范来保证团体成员的权益和隐私，对于增强团体的凝聚力和向心力也会起到帮助。不过，咨询师在组建小组时要特别注意以下问题。

首先，团体咨询中的小组不应是小团体、小圈子。团体咨询本身是一个整体。就如同吃火锅时所有的食材都在一个锅里被加热一样，在团体咨询中，所有的成员都在这个集体里感受到热量和温度，敞开心扉，彼此帮助，发生改变。如果像四格火锅各格中放的是不一样的底料那样，团体也分成若干个小团体或小圈子，则会各说各的话、各唱各的调，不仅难以发挥集体的作用，甚至会导致团体咨询的失败。咨询师要致力于打造团体的凝聚力。如果有些成员自成一体，对小团体或小圈子外的成员排斥、打击，咨询师则有必要果断介入，以整个团体的团结氛围和成员的安全感为第一要义，采用个体沟通的方式或强制手段，将这种小团体化解掉。

其次，团体中的小组不能过分同质化。我们可以试想在本身多元的、层次化的团体中，由几位性别、年龄相近的成员组成小组，那么他们在生活中的困惑、痛苦很有可能是类似的，他们很容易彼此惺惺相惜，认为小组成员更懂自己。其实，他们彼此之间如同在枯井之中抱团取暖，早晚会因能量耗尽而彼此指责。团体咨询的魅力之一，就在于在同一个问题上，因为成员的视角不同而产生不一样的观点和感受，彼此之间发生碰撞和支持。所以，像上面所说的那样的小组是不合适的。

再次，小组不是交友的圈子。有的成员，进入团体的目的并不单纯，甚至有可能发生团体成员恋爱的情况。对于抱着交友目的进入团体的成员，咨询师需认真地与其沟通，阐述团体的意义与定位；如果有必要，可以为其安排个体访谈或者转介给其他咨询师。

对于团体中的小组，我们要将其作用定位于增强成员之间的凝聚力。符合这个大方向建立的小组都是无可厚非的。有些小组，其成员在其他时间聚餐、聚会等，团体引导者对此也不需要采取严厉禁止的态度，可以采用不支持、不反对的中立态度来对待，只要他们不伤害到团体咨询的整体基调，就允许这样的小组存在。毕竟，现在的通信如此发达，成员之间彼此建个微信群是非常轻松的事情，也是禁止不了的。

我们成长心理研究院一般鼓励在团体中建立小组，但是小组会在每

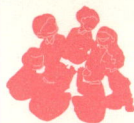

一次团体咨询中随机建立，这样会使每个团体成员都有机会与所有其他成员产生联结，发生更为广泛的观点的交流和感受的互动。由于情感和情绪会逐步发酵，每个人都能在他人身上发生投射和移情，感受到彼此的优点和特质以及看待问题的视角，最终所有的情感联结都是在整体的大团体中来实现的。

我们在团体咨询过程中经常会在各种不同的课程主题中建立小组。同质性的小组也有其优势，特别是在大团体建立之初，会发挥非常积极的作用。比如按照性格、应对方式分组，按照家中排行分组，这些同质小组短期的作用是使彼此之间快速融合、消除阻抗、打破僵局、建立深度联结。

还有一种小组建立方法是组间同质、组内异质。比如，按照应对姿态分组，每个组都会有指责、打岔、超理智、讨好这样完全不同的组员，通过活动帮助彼此看清楚原来差异是以如此有趣的方式呈现的，差异也是可以被理解、接纳和欣赏的。小组建立还有一种形式是相对稳定的课外三人组，鼓励三人组定期完成小组作业和相互之间的照镜子一般的互动。因此，小组的建立对于大团体的紧密度和安全感会起到不断促进和推动的积极作用；即使会有冲突和矛盾，咨询师也会在课程当中利用真实发生的鲜活事件作为探索人性、关系、系统的机会，帮助大家看到更多的视角和更完整的真相。这对于个人成长和人际互动都有着非常大的帮助。

二、周期与时间的界定

团体咨询有长期咨询、短程咨询之别。一般的长期咨询要经历数年，其间会有成员离开或加入，多为开放式团体。短程咨询以6个月为宜，每周进行一次团体咨询。如果低于每周一次的频率，则无法给成员带来归属感，对于他们敞开心扉、深度解决心理问题的意义不大。

在时间问题上，与个体咨询的50分钟不同，团体咨询宜采用90分钟的时间。时间过长，成员会因为久坐、精神高度集中而产生疲惫感，对于互动不再感兴趣；时间过短，成员的很多问题还未展开或还未深入就戛然而止，令人索然无味，这也有可能使成员产生离开团体的想法。

在团体咨询过程中，经常会出现成员迟到、缺席的情况。在这种情况下，咨询师要明白迟到、缺席背后的心理投射或移情，这意味着咨询中存在团体成员的阻抗。对于这种现象，咨询师要学会识别和修通，积极地与成员进行联系，适时地对他们表达关心之情，这些做法都会产生积极效果。需要注意的是，咨询师不能惩戒团体成员。心理咨询并不是组织成员在学校里上课，无须在成员不在场的情况下讨论迟到、缺席的议题或者声讨这种行为。咨询师可以鼓励团体成员，在缺席者下次到来之后让缺席者说明缺席的原因。

另外，时间和周期一旦确定，尽量不要更改，尤其是有多个成员缺席时更不要更改时间或周期；否则，不仅对其他成员不公平，也会让其他成员产生自己并不重要的看法，使整体咨询进程受到影响。

三、咨询师的准备工作

确定了参加的人数、人员名单、时间之后，做好前期准备工作对咨询师来说是极其重要的，这其中包括提前与来访者沟通、消除来访者不

切实际的期望和误解、向来访者说明团体咨询可能出现的问题并传达团体规范等。为此，咨询师首先自己要对团体咨询各阶段性的工作有清晰的认识。

团体咨询包括初始阶段、冲突阶段和平稳阶段。

（一）初始阶段

初始阶段，成员带着疑惑、忐忑、期待、犹豫进入陌生的团体中，相互之间不认识，对团体咨询要做什么也不是特别清晰，内心深处会产生一定的焦虑。有的成员会在心中嘀咕："这有用吗，是不是骗我钱的？"有的成员会满怀期待、满怀希望地来到这个团体，但是有可能期望值太高，认为一两次团体咨询就能把自己的问题解决了，而且自己会是咨询师最宠爱的"小孩儿"。有的成员甚至将咨询师奉为神明，认为咨询师能看透他。有的成员喜欢探究，甚至想知道团体咨询的理论根据。

无论成员带着什么样的复杂情绪加入团体中，他们的个人目标和团体目标之间都是彼此融合的。所以他们面临着两个任务：在团体中找到办法来解决自身的问题（这也是他们加入团体的动力）；必须在团体内部发展自己的社会关系，以便为自己找到合适的立足点。

在这一阶段，咨询师有必要动用自身作为工具，力争在团体中安抚好团体成员，使他们去克服焦虑情绪。当然，这依赖于咨询师前期选择成员时能够将他们拉开年龄差距、性别差距，能够对他们进行科学的组合，这对于顺利完成团体咨询初步阶段的工作有着很大的帮助。

有的咨询师在第一次团体见面时，会集中向大家宣布团体规范（尤其是保密原则）及团体咨询的意义、要求和理论依据。有的咨询师会要求成员逐个自我介绍。无论采取何种方式，咨询师都要记住不要机械模仿其他咨询师的方式，因为每一个新团体都与过去的团体或其他的团体不同，以固定、机械的方式来对待不同团体的成员只会产生不良效果。咨询师可以建议团体成员进行自我介绍，并先从自己开始。自我介绍的内容其实不重要，重要的是成员自我介绍的过程，因为这是一种产生互动的过程，这一点才是最有价值和意义的。随后，咨询师可以问成员参加咨询的目的是什么，有什么期待。在这个过程中，很多成员之间就会产生一定的互动，会为他人和自己有一样的想法而高兴不已，为他人和自己有同样的遭遇或体验而惊讶不已。这一过程中会使团体产生微弱的凝聚力。

在实际操作中，第一次团体见面时也常会有死一般沉默的情况出现。这种沉默即便只有那么几秒钟的时间，给人带来的感觉也是很尴尬的。不过，咨询师完全不必为此而担心。沉默不可怕，可怕的是在沉默面前毫无办法，或者对沉默强行消解而带来一些伤害。

(二)冲突阶段

团体成员之间的关系渡过"浪漫期"之后，就会进入"利益双方"权力争夺的阶段。在这一阶段，每一方都期盼对方能够满足自己心中的期待，通过指责、讨好等多种姿态，试图"控制"对方达到自己的需求，使得团体咨询进入冲突阶段。这一阶段中，团体的重心开始转移，支配、控制和权力等问题会成为焦点，成员的脱落成为大概率事件。

在这一阶段，每个成员都尝试争取自己的主动权和其他权力，于是"阶层"和"势力"就会依次出现，"同盟法庭"也会随之产生。有的

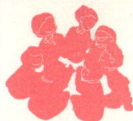

成员会出现对他人的行为做出分析和判断甚至攻击他人的行为或态度，其本质都是在谋取"权力"，比如对团体的领导权或者得到咨询师宠爱的"权力"。有的成员发现咨询师并不像自己想象的那么无所不能，神奇色彩瞬间消失，因此产生失望和消极的情绪；有的成员发现自己的很多行为不被咨询师认可，不是咨询师最宠爱的人，会产生愤恨情绪。在这个过程中，甚至会出现团体成员攻击、指责咨询师的言语和同盟。

面对以上这些看起来似乎有点儿乱象的局面，咨询师要能够沉着施策，不激化矛盾；否则，有些成员会认为无法打败咨询师，便开始寻找其他人（最容易被欺负的或者最支持咨询师的）来做文章，这将带来负面效果。咨询师没必要对此心生恐惧，因为无论被支持还是被否定，团体成员都是在针对咨询师所担当的角色，而非针对咨询师个人。

咨询师可以抓住这个契机，冷静发现每个成员行为和言语背后的内在逻辑，通过让他们表达好奇或进行团体讨论来直击靶心，帮助他们卸下"盔甲"，用真实的自我来进行交流和互动。例如，团体咨询中偶尔会出现所谓的"刺儿头"，当咨询师谈到一些内容时，他们会说早就听说过或者说这个一点儿也没有意义。此时，团体内的气氛会骤然紧张。有些成员会被这种紧张气氛惊呆；有些成员会开始沉默，内心或许在附和，或许躲得远远的来等待事情的进展，或许采取事不关己、高高挂起的看热闹的心态。其实，这些都是正常的心理反应。出现冲突并不可怕，关键是要灵活化解冲突，更巧妙地是使用冲突。此时，咨询师可以这样问："听到你这么说，我心里有一些惊讶和困惑，你在这样表达时，内心的感受是什么？""日常生活中，你经常会用这样的态度表达自己吗？在什么情况下会这样提出质疑呢？""你针对的一般都是领导、父母、师长等权威形象，还是比你弱小的对象？"这样的问题会启发对方走进自己的内心世界进行反思。事态缓和后，咨询师可组织团体成员针对当时的事件进行讨论，发表各自的感受（不是看法）。这样，情感的联结就会在成员之间、成员和咨询师之间逐渐和缓、稳定下来。

冲突阶段是团体成员脱落现象比较严重的阶段。成员脱落现象一般出现在前12次咨询之中，常发生在痛苦程度稍高的成员身上。如果深信或者有证据表明团体咨询可能对他们有所帮助时，他们会继续全力以赴地投入到团体中去。

一般来说，如果投入的时间、金钱、精力超过了想象，团体成员就容易脱落。缺乏内省力、无法自我暴露、对他人漠不关心、有情感表达障碍的成员，很难从团体中获得满足感，也很容易脱落。

脱落者离开团体后，在随后的时间里，虽然也会长期受到在团体中这种体验的影响，但他们往往延续固有的行为模式和防御姿态，无法将在团体咨询中学到的内容应用于人际关系处理之中。这对个人和团体都是一种遗憾。

在冲突阶段，咨询师可以采取一些活动，如家庭重塑、现场个案呈现等，或者通过团体成员对理论知识如萨提亚模式的、人本主义理论、存在主义理论、中国传统文化理念等的分享来实现团体成员的共情，增强团体的凝聚力。

(三)平稳阶段

在平稳阶段，团体成员之间逐渐亲密。每个成员不再以物化的角色与他人沟通，都认为自己是一个真实的"人"，都体验到自己作为一个真实的"人"，一个有特点、有缺点的"人"，是一个可以被其他人所

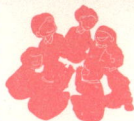

接受的"人"。每个成员都不再试图隐藏而开始进行适度自我暴露。无论原来自己内心深处的想法多么不堪或不敬，他们都知道说出来不会被排斥，会有其他成员帮助自己，会有专业的咨询师带来支持和帮助。

然而，团体咨询并不是结识朋友的聚会，团体咨询也不是"寻找家人"的场所，如果一个团体在这个阶段其乐融融、亲如一家，反而说明这个团体还没有到达推动改变、促进成长的阶段。

在平稳阶段，沟通限制依然存在。其实，团体内部能够呈现大大小小的冲突，正说明团体的亲密关系不会是镜花水月、空中楼阁。在平稳阶段的冲突中，每个成员都开始意识并体验到冲突是永远存在的，而且合理的冲突并不会影响情感的联结。当体验到这一点时，他们以后在和自己的家人、朋友产生冲突时就不会再依靠指责的姿态或者自我伤害的方式来对对方施加软的或者硬的影响。

平稳状态开始后会一直在团体咨询中持续，虽然中途也会有脱落或者缺席，但每个成员都不再以过去的阻抗、紧张状态来沟通，焦虑感也会降低，对权力争夺也开始有觉察。

团体咨询中咨询师的新角色

团体咨询师除了担任舞台剧导演、毛线梳理师、织女、汽车修理工、导游、园丁、交通管理员、出租车司机等角色外，还可以扮演一下的一些新角色。

一、遥控器

此处定义的遥控器并非用于"对电视频道的控制"，而是用于"对成员认知频道的跳转"。咨询师不仅要明白自己在团体中可以做什么，还要明白不可以做什么。有的时候，"无为"所起到的作用是大于"有为"的。国外很多团体咨询都是去中心化的，即无领导者，团体成员之间完全是自己互动，咨询师在成员之间的互动中更多是观察者的角色。

咨询师这个角色，在团体咨询中是一种特别的工具，一种可以变换为任何式样的工具；咨询师所做的一切都以来访者为中心，为团体成员营造温暖、舒适、和谐的沟通氛围。遥控器本身并不说话，说话的是电视频道。将咨询师比喻为遥控器，将团体成员比喻为电视频道，是说电视的频道有好多，这就要求遥控器要敏锐感知到每个频道的"节目"，给予每个频道以"说话"的机会和权力。

遥控器不能发声，并不代表着咨询师要保持沉默。一个沉默的咨询师会将成员的焦虑放大，甚至导致团体退步。遇到沉默的咨询师，心理承受能力强的成员也会望而却步。但是，这也不意味着咨询师要过分活跃，因为咨询师的过分活跃会剥夺其他成员表现自我的机会。咨询师努力做到的是在需要的时候出现，在不需要的时候沉默。

能带动团体不断成长的咨询师恰是擅于使用"遥控器"的咨询师，给相同与不同的声音以机会去表达，让团体的动力、个体的独特性、成员间的情感链接等重要的因素呈现出来，并加以使用、回馈到团体的每个成员，帮助成员扩大觉知。

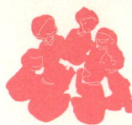

二、发动机

如果把整个团体比喻为一辆车，那么每个成员都是一个零部件：有的是车轮，有的是车厢，有的是悬挂。然而，这些部件组合在一起还是不能成为一辆车的，因为它缺少发动机。只有发动机提供动力，带动各部件工作，每个部件才能发挥自己的作用，车才能安全上路。

咨询师提供的动力是针对团体启动而言的，在团体这辆车进入轨道后，团体成员自身的惯性、团体内部生成的内在秩序就能保证团体这辆车稳定运行。

三、机械师

仅仅成为发动机显然是不够的，咨询师还要成为机械师。这也意味着，团体这辆车若出现了问题，团体成员这些部件之间磨合不到位甚至有冲突时，咨询师这个机械师要有能力去处理。机械师处理的一切目的都是为了让团体这辆车能安全、顺利、舒适地"上路"，让团体成员这些部件都能以放松、真实的状态彼此沟通，作为一个整体来互动。

四、权威

在团体中，咨询师可能是唯一一个受过专业学术和技能训练的人。在很多团体成员眼里，咨询师是无所不能的"拯救者"，咨询师知道自己内心的所有想法；在很多青春期还没有获得"独立"的成员眼里，咨询师就是高高在上的父母；对于在职场中经常产生冲突的成员来说，咨询师是领导。研究表明，咨询关系中的参与者需要一个仁慈、助人的权威形象来实现正性依恋。之所以这样描述，是因为咨询师的权威角色和光环是存在的。咨询师要小心地善用权威这一角色，让权威的形象在重建的关系中获得疗愈，为团体咨询更平稳顺畅的运行提供稳定支持。

咨询师可以运用专业权威和经验来加固团体规则的稳定性，阐明团体规则背后的动机与功能，得到团体成员的信任和支持；还可以通过一些语言和非语言行为如点头、微笑、身体前倾、表现感兴趣的"嗯嗯"或表达好奇等来对团体成员的良好行为做正面强化，或采取另外的方式如不做评论、无动于衷、将注意力转向另一个成员、投以怀疑的眼神、幽默调侃的表情来降低一些团体成员不良行为的发生频率。

五、鹰眼

在团体咨询中，咨询师需要具有敏锐的观察力，不仅在横向上时刻注意到哪位成员想要发言、互动，还要在纵向上清楚记得每个成员在整个咨询过程中的发言频率、互动表现以及他与团体中哪些人比较亲近、与哪些人比较疏远。

在合适的时机，根据团体成员的表现，咨询师可以提出一些问题，如："我注意到你有好几次欲言又止，是不是对于分享自己还没有做好准备？""上次说到相同的话题时你笑了，今天同样的话题你却流下了眼泪，关于和妈妈的关系你有没有想要分享的？""你能不能回想一下过去的45分钟里，哪位伙伴的分享对你最有共鸣，谁的评论让你不太喜欢？""好像前几次你都没有太多参与，我可以看出你很久以来一直想

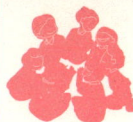

在团体中谈这件事，直到今天你才讲出来，是谁帮你打开了话匣子？他是做了什么或者说了什么让你愿意分享的？"

除了以上这些角色外，在团体咨询中，咨询师有责任、有义务来保证团体咨询的氛围，成为健康的咨询氛围的营造者和维护者。为此，咨询师要做到足够真诚，能够接纳，懂得关心，学会共情，有责任感和分寸感。在社会缩影般的团体中，咨询师要对适应不良的人际行为加以确认并予以协助，同时敢于面对冲突和看似焦灼的问题，否则团体无法健康有序地开展。咨询师不仅要看到成员的行为，也要看到引起该行为的背后动机，辨认出重复出现的沟通不良的人际模式。与此同时，咨询师还要学会对自我的情感予以识别，不畏惧犯错，直面自己的差错，勇于承担责任，为团体成员树立榜样。

另外，咨询师还要注意到人际、认知、个性以及文化方面的多样性问题，否则团体会成为一刀切的牺牲品；要避免指责他人，避免给予过多建议而助长依赖，学会倾听，反馈应具体、及时、直截了当。

团体咨询中个案的使用

与个体咨询相比，团体咨询有很大的优势，但是在团体咨询中也是可以使用个案的。不过，在团体咨询中使用个案是一把双刃剑，如果咨询师没有足够强的能量（注意不仅是能力，不仅是气场，不仅是经验），在团体中使用个案也有可能适得其反，容易对相关来访者和成员造成伤害，同时也容易让咨询师陷入噩梦一样的自我怀疑之中。可以这样类比，锋利的宝剑要交给顶尖的剑客才能实现最佳的效果。在具体使用个案的过程中，咨询师要注意以下问题，以防止不适当状况的发生。

首先，安全感的建立非常重要。这包括三个方面，即：①情感联结的纽带是否足够强，②对参与者的保护，③团体成员的自我保护。在团体咨询中，我们会发现有一类成员，他某一天可能非常开放，但是第二天却脱落了。对此，咨询师新手或许会感到疑惑。其实，这大可不必，因为这名脱落的成员很有可能在随后感受到不安，进而拒绝再次参加。这说明个案进行得太早，"吓"到这名成员了。面对某位案主（个案主角）的过于开放，尤其是有关极其隐私、隐秘的话题，无论团体的安全感有多么稳固，咨询师都要予以阻止。如果案主太想要改变现状、太珍惜这样的机会而不加限制地宣泄，他可能眼里只有咨询师，而忘记了身边还有其他成员。如果不阻止这种不加限制的开放，当案主回过神来时，内心深处会有强烈的不安，担心自己的隐私被泄露，认为自己的隐私话题在主流文化中不被接纳而在内心深处产生羞耻感，从而产生恐惧和焦虑。在团体咨询中，咨询师要把握分寸，为每个成员建立开放而又有节制的空间，使他们认识到安全感是第一重要的。咨询师可以在个案开始之前以及过程中随时叫停，向案主核对当下的感受，反复核对安全感，问他是否感到安全，有什么感触、要求、嘱咐，让他把所有可能带来的负面影响都罗列出来，这样咨询师就能知道边界在哪里。

其次，团体中没有旁观者，要把每位成员都包纳到团体之中。在个案进行之前，要让每个人在这个过程中都有所贡献，都能以正向的资源给案主以支持、保护和理解。通过这种方式，不仅能够增强团体的凝聚力，为团体咨询奠定足够坚实的基础，也为个案提供了发挥最佳作用的温床。而且在个案进行过程中，要发挥每个人的优势，把每一个团体成员都整合到个案之中来。这不仅能让案主受益，团体成员也会因案

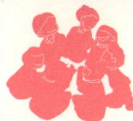

主的故事而受到启迪。

第三，在个案进行的过程中，其他成员扮演案主的家庭成员而不是家庭成员本人出场，其实反而是有优势的；如果真实的家人在场，有可能卷入更多的情感与情绪，会发生突发事件。但是，与案主已经产生情感纽带的团体成员扮演家人时，团体成员就拥有了多重视角。成员不仅能够感受到案主故事中角色的感受，也能作为一个旁观者，产生旁观者的感受，同时还会有自身的移情带来的真实反馈。多维视角能为成员们提供非常有价值的反馈，而且因为共同的学习所提升和具备的表达能力能使成员们的这些感受一致性地表达出来。这对案主具有特殊的意义，所收到的反馈更容易激发其内心深处正向积极的改变。

第四，灵活使用团体成员的感受。很多时候，团体成员在个案进行过程中会出现各种反应，如哭泣、打嗝、打盹、试图离开现场。我们在个案进行过程中，虽然聚焦于案主，但是并不意味着忽略其他团体成员的感受；如果能以此为契机，就可能引发更多的投射反馈，也帮助参与者获得意外的自我觉察。比如，我们可以这样说："我注意到，XX（案主）在说到XXX内容时，你在打盹、犯困，这种反应是不是你的感受？这是不是你熟悉的？你有什么想跟XX（案主）分享的吗？"咨询师要明白，在团体中进行个案时，每个人都可能是案主的某一部分，可能是他的情绪、躯体、关系现状、内心感受，或者是不同年龄阶段的感受，或者是案主发生的移情。这些随时随地会产生的移情和投射，如果能在现场被看到并被清晰地表达出来，无疑是一个非常珍贵的发现和觉醒。

最后，要注意移情与投射。移情和投射使用得好，会有很特别的意外收获；但如果没有被合理利用，就可能会造成困扰。其他团体成员在扮演案主的亲人与朋友时，要防止过于投入而因为投射与移情把自己的情绪完全卷入其中。咨询师要把控好移情和投射的张力，在个案进行结束时，让团体成员将角色"交还"给案主，并且表明自己的身份："我是XX（本人的名字），我不是你的XX（亲人的名字）。"

总体来说，为在团体中运用个案，咨询师应该接受系统的训练。前期，咨询师可以在助手的帮助下锻炼个人对场域的整体把控，同时提高自己"眼观六路、耳听八方"的能力，从而在实际操作中达到促使团体成员实现正向改变的最佳效果。很多人认为团体咨询似乎就是成员和咨询师围成一个圈一起沟通，类似于西方电影中的"戒酒会"等；也有很多咨询师固执地认为，只有这样的形式才能实现成员的改变。但是我们并不这样认为。我们倾向于在团体咨询中也分享一些心理学常识和知识，帮助成员更好地领悟到自己行为背后的心理学逻辑，让他们更好地实现自知与他知的统一，实现自我接纳，进而更快地实现内心的改变。所以，我们设置了很多体验式活动。这些活动不仅能增强团体成员之间的凝聚力，还能增强每个成员对团体的依恋，在成员之间相互暴露时能够保证有足够强的情感纽带来应对冲突。

团体咨询中的活动设计

一、我的幸运卡

青岛成长心理研究院在每次上课之前都提前准备了不同主题的隐喻卡、心理卡片，这些卡片都有一些隐喻的语言及图案。在团体咨询正

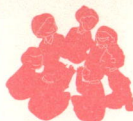

式开始之前，我们都会提前布置温馨的场地，并在场地中央铺上彩色的丝巾，在丝巾上面均匀且不规则地摆放着五颜六色、不同内容的卡片，在每天早上使用。成员到场后会在助教的引导下随机在其中选择一张卡片，并且按照要求与至少三名同伴分享自己对卡片的理解。这个活动可以让每一位到达场地的成员都感受到放松和神秘，怀有略微的欣喜与盼望。这不仅不占用课堂时间，而且通过彼此解读卡片中表达的含义，能帮助成员扩展对自我的观察和了解，也有利于建立团体成员之间的情感纽带，对他们之间的情感联结起到良好的润滑、增强的作用。而且，每个成员的内心世界不同，因此对同一卡片中投射和反映出的解读与回馈也不尽相同。于是，成员们彼此之间在沟通中扩展了认知，也使他们潜移默化地体会到自知与他知出现差异的原因。

隐喻卡同时还有一个非常重要的作用，那就是提供了一个观察性的自我。上课时每天清晨都有这样的活动，无形中也形成了一种仪式感并由此带来了稳定、重复、可预测的安全感。由于团体咨询的持续性，成员在每个清晨所抽取卡片的主题和内容往往不同，这使很多成员对这个幸运卡片环节充满了盼望和好奇，这也为他们带来了对新生活的希望和期待。

二、冒泡泡

在咨询师摇铃提醒大家咨询开始后，团体成员围在一起坐下，就开始冒泡泡的活动。每次给3个名额，大家举手抢占名额来分享自己上次离开到这次到来之间的任何想要分享的感悟、体会、困惑、收获、新的讯息以及任何事情，可以表达对某些人或某件事的情绪和情感，包括愤怒、伤心、难过、担心，当然也包括欣喜与兴奋。在分享过程中，团体成员找到了情绪的宣泄通道。其间，咨询师可以鼓励任何成员向分享者予以回应，包括对所分享事件的好奇、看法以及如果自己是事件中一方的感受。这样，整个场域内就会产生良性互动。咨询师可以给团体更多的信任，咨询师只需要坐在那里，密切观察团体内部的节奏不要偏离主线。咨询师需为其他成员的回应设定边界，也就是在"五不原则"下回应，即：不批评、不评价、不分析、不建议、不比较。

对于有些成员习惯性地问"你为什么不这样做……""你当时怎么不……"或者直接给出忠告与建议，咨询师需要及时打断和提醒，甚至介入进来引导回应者反思这样习惯性的评价或建议可能带来的影响，引导大家继续去探究一件事背后的阻抗与心理变化和感受。对于3位成员分享的互动内容中，始终没有发言或者发言过于激烈、频繁的成员，咨询师可以提出问题："小霖（化名），我猜似乎对于艳红（化名）的事情，你看起来有些压力，但没有表达，这是你平常在感到压力时常用的沉默方式吗？如果你能更加信任这个团体，你会多分享一些吗？"或者"对于艳红的事情，看起来你比以往反应更强烈？这种感觉你熟悉吗？它会让你想起什么？你可以分享给大家吗？"

这种活动说明互动已经开始，发动机已经提供动力，"车辆"已经开始自己在轨道上运行了。这时，咨询师如同一个火车司机一样，只需要保证团体在轨道上运行即可。

三、沟通姿态

我们发现，萨提亚沟通姿态是一项最具冲击力且容易打开僵局、活跃团体气氛的灵活工具。每个成员在这个过程中都会乐此不疲。对于指

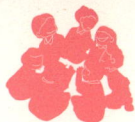

责、讨好、打岔、超理智这四种沟通姿态，咨询师并不是突然生硬地让成员们体验，而是在互动中当很多成员都"吐槽"自己在现实生活中沟通受阻时，很自然地切入对沟通姿态的使用。

咨询师可以首先向大家演示沟通姿态，随后鼓励成员站起来模拟，并且伴随着话语。比如，模仿指责姿态时，左手掐腰、右手一指禅说："我还能害你不成？这事儿你必须听我的。"或者超理智的姿态，双手交叉抬头说："不吃苦中苦，难为人上人，早起的鸟儿有虫吃。"在这个过程中，团体成员的好奇心与体验感便被调动起来了。

随着活动的进一步深入，成员之间还可以一对一摆出不同的姿态，分别把四种姿态都体验一遍。很多时候指责姿态的人在扮演讨好姿态时，会深刻体会到自己在指责他人时对方的感受，这对于修通人际关系通道会起到极大的作用。

四、启动身体能量

舞动也是团体心理活动中非常有效的工具。运用舞蹈启动身体能量，能帮助人们开启本自具足的舞蹈天赋。每个人都是天生的舞蹈家。咨询师应通过舞动帮助团体成员重新开启自己的身体能量。团体咨询在经历了冲突阶段进入平稳阶段之后，成员之间的亲密关系逐渐建立；就算有冲突，也不会影响彼此之间的联结。在这个阶段，团体咨询可以利用启动身体能量的活动，一方面增强成员之间的凝聚力，另一方面营造轻松、活泼的氛围。泪水可以排解负面情绪，大笑可以释放压力。而且团体成员在这个过程中往往能够有效体会到肢体语言有时是远远强于话语表达的。

咨询师首先邀请所有成员在音乐的背景下，围成最大的圆圈，闭上眼睛，跟随音乐自由舒展身体，自由舞蹈；在进行3~5分钟后，开始1对1组合，自由分出AB角，一个人自由舞动身体，另一个人跟随，争取做到一致。每隔1分钟，咨询师会要求重新更换组合，成员之间不断相互模仿。

此后，成员们开始围成一个大圈，挨个儿在圈中自由舞动，其他人在周围继续模仿。接着，再播放舒缓的音乐，每个人闭上眼睛，随着音乐的节奏放松身体，带领者跟随音乐引导每一位参与者觉察身体、重启身体的智慧。整个活动进行下来一般要用20~25分钟。

为了更夸张的表达，可以分配给每个成员一条丝巾，让他们自由地使用丝巾作为道具。

对于这样的活动，很多团体成员表示，自己已经很多年没有机会体会过开怀大笑的感觉了，这种大汗淋漓、超级放松的状态，才是他们活着的意义和目的，才是他们希望实现的状态。当他们体会到这点时，身体的记忆与体验会苏醒，每个人都感受到身体的智慧。还有成员惊叹地说，从来不知道自己会跳舞。在自己的意识里，自己是一个非常笨拙、害羞、呆板甚至是僵硬无趣的人。团体成员回到外部世界后，这种舞动会继续引领着他们以保持愉悦的状态。

在主导与跟随的不同角色里的身体舞动，使大家也感受到其中的明显不同。

通过这种方式的互动，可以在很短的时间内让每个人提增信心、获得良好的自我认同、夯实自我价值感，通过他人对自己的正向评价带动

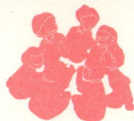

自知的提高。需要注意的是，这种活动需要在团体成员之间彼此熟悉后并在安全、包容的氛围中进行。

五、心手相牵

每个个体，都是独一无二的，都拥有防御机制，也都拥有为了活下去而具备的资源。当资源不够时，个体的心理就容易发生细微变化，成长过程中不好的体验会浮现，潜意识与下意识以及深层记忆都会投射到当下的情境中，让个体在判断事物、分析问题、控制情绪与消除压力方面陷入困境。

在四种沟通姿态中，指责姿态的人更倾向于认为自己足够强大（通过表面的强大来掩饰内心的恐惧与脆弱）；超理智姿态不断压抑情绪，让自己只表现认知的层面；打岔姿态习惯于超脱事外，将自我脱离出环境；讨好姿态的人容易自责，认为自己不够好。除了通过沟通姿态帮助成员学会自我觉察之外，还可以采用心手相牵的游戏进一步启发他们的自我认知。无论是在家庭咨询还是在团体治疗中，这个活动都会产生意想不到的效果。心手相牵的游戏的具体步骤如下。

●活动至少要8个人参加。如果在家庭咨询中，要根据家庭成员的数量来安排助教或其他咨询师配合，让总人数达到偶数。在团体咨询中，同样要保证参加人数是偶数，咨询师与助教负责引导活动及服务，不参加活动。

●每个人戴上眼罩，不可以偷看。

●舒缓的音乐响起后，每个人自由走动去寻找一双手，通过与他人的双手相握体验彼此的触感。如果双方都认为对方的手很令自己喜欢和满意，可以共同举手，其他助教会带领配对成功的成员坐下，其间依然不可以摘眼罩。

●如果双方有任何一方认为对方的手不是自己想要的，可以轻轻放下，继续寻找，直到遇到自己满意的搭档。

●如果最终依然有人没有找到满意的手，那么助教将分配其他同伴完成这一环节，确保让所有成员都有同伴。

●所有成员戴着眼罩配对成功后，咨询师在背景音乐的衬托下带领大家把对方想象成父亲、母亲、配偶、伙伴以及童年的自己和自己的孩子等，通过肢体语言向对方传达自己与父亲、母亲、配偶、伙伴等人的感受，比如紧紧握住或宽松握住、拥抱或推开。所有的肢体语言都是用来表达感受与情绪的。

●活动结束的同时摘下眼罩，配对双方互相交流。

心手相牵的游戏，可以产生非常大的作用，当成员们主要依靠触觉行事，人的身体敏锐度会提升。在这个过程中，他们会体验到一次性找到彼此满意双手的惊喜，体验到不被接受的孤单，体验到寻觅而不可得的失落，体验到自己的手被对方认可的感动。这会让使用指责姿态的人意识到其他人和自己是一样平等的，没有权力与理由去指责他人；让习惯讨好的人感觉到自己是能够被人认可的；让爱打岔的人敢于去寻找、去面对；让使用超理智的人打开情绪及情感的门。

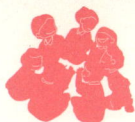

　　尤其重要的是，当成员通过肢体语言向对方传达自己对他人的感受时，彼此能感受到心境的不同。在咨询师语言的引导下，成员表达自己的感受时也会体验到他人的感受，这样有助于让成员体验到每个人的感受是有差异的，使成员在体会沟通姿态、感知他人情绪、自我觉察方面都有显著提高。

　　为了更方便大家体验相关工具，可以关注"成长心理研究院"公众号，联系客服进入《够得着的幸福》读书会，开启更深入的学习。

六、回到襁褓

　　无论从精神分析理论、依恋理论，还是从人本主义理论来思考，每个个体在成长过程中都伴随着期待的未满足、依恋关系和安全感的缺失以及压力、丧失与伤痛等的多重影响。每个个体为了活下去，发展出自己求生存的防御机制，包括强迫性重复与过度补偿，依靠自身的资源勇敢地生存。在成长过程中，儿童阶段是个体较为脆弱的时间段，因为生理与心理上的不成熟，认知也会受到限制，童年时的体验将伴随一个人的一生。比如嗷嗷待哺的婴儿，长时间哭泣却没有得到任何回应，尽管大脑没有把这段记忆保存为表层显性记忆，但是身体却始终带有这份体验。婴幼儿期（3~6岁）的孩子，具有自我中心性，不容易区分想象与现实，思维具有单思维特性。在这个成长阶段，婴幼儿不具有思辨意识，面对家庭的争吵、冲突乃至暴力或者过度疏离的冷漠，都会产生不同的身体记忆。依恋理论认为依恋关系分为安全型、矛盾型与回避型，其他理论将婴儿气质分为容易型、困难型以及迟缓型。无论个体处于任何一种理论框架下的任何类型，我们依然可以得出结论，即非安全型的婴幼儿是客观存在的。

在众多来访者和团体治疗成员中，大部分人对自己婴幼儿时期只有很少的记忆。回到童年有助于让个体在潜意识中弥补幼年、童年时缺失的安全感，有助于缓解悲伤、无助的身体记忆。此环节的具体操作方式如下。

● 在团体课程中，两两自由组合，每个人选择自己希望搭配的成员。每个成员在选择搭配对象的过程中，其实是内心期待的投射。比如，有的男性在童年时没有获得足够多的拥抱和肢体交流，在选择搭配对象时容易偏向寻找年龄稍长的、更类似母亲角色的形象。如果在家庭咨询中，咨询师可以让家庭成员自由选择。

● 小组活动中，第一位成员先坐在垫子上，左腿弯曲向上，右腿伸直，左臂搭在左腿上；第二位成员躺在第一位成员的臂弯里，好似襁褓中的婴儿。

● 双方调整呼吸，闭上双眼。

● 在咨询师的引导下，双方在舒缓音乐的伴奏下，每一位坐着的伙伴想象自己极温柔地抱着自己的孩子，躺着的伙伴想象自己回到婴幼儿时期，想象自己躺在父母的怀抱中，体验父母对自己的呵护。他们在咨询师的引导下，放松自己，让自己内心中那个脆弱、无助的孩子，在鲜活体验中感受温暖、柔软、踏实、安全的怀抱。这真实的体验让双方有机会填补曾经的缺失。

● 冥想结束后，交换角色，再次体验。

通过"回到襁褓"这种模仿婴儿姿势的肢体语言和咨询师引导冥想

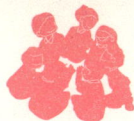

的活动，很多成员表示童年时期的很多场景会在这个过程中浮现，不仅有过去的伤痛，也有温馨的时刻，体验到自己其实是一直被爱的，只是自己记住了不好的而忽略了美好的回忆。这不仅对提高每个人的自尊体系有很大帮助，而且会在解决原生家庭问题、重新构建安全感方面发挥作用。

活动的亮点在于，有些成员对自己的孩子有许多愧疚，因孩子刚出生时自己太年轻，没有给到孩子最温柔的对待；当活动中他们扮演父母角色时，可以弥补心中的遗憾，把爱给出来。在分享环节有些成员含着眼泪表达对自己孩子的歉意和内疚时，对于也曾被忽略长大的成员们，是一种疗愈，冰释了他们心中的遗憾。

活动的难点在于，很多成员的肢体是极度僵硬的，他们并不习惯这个活动。因为在过往的成长经历中，他们为自己塑造的保护外壳一直在起作用，使他们不习惯拥抱的肢体语言；如果他们身体继续紧绷，是体会不到这一活动的意义的。这就需要咨询师把握节奏，不仅要有安全、舒适的氛围，还需要让他们体会到爱，体会到自己是被爱的，慢慢地放松自己。

七、高光时刻

萨提亚模式并不聚焦于症状、疾病或被认定的病人本身，而是聚焦于个体如何在应对和求生存时发展出资源，这就是正向导向的意义。无论来访者如何悲伤、如何压抑、如何被剥夺，只要他（们）能出现在咨询师的面前，就表示他们已经准备好走出来了，已经在应对了，说明他（们）具备了求生存的能量及资源。问题是，我们如何帮助他们使用自己的能量走向下一步。萨提亚模式的四大总目标包括提高自我价值，促进负责任的选择，鼓励来访者为自己负责，协助来访者实现一致性。无论"冰山"还是自我环，都是希望通过活动提高成员的自我价值感。自我价值感是自我意识的层次，是认可自己和他人的一种自我身份认同。

在个体咨询中，咨询师一般习惯采用好奇的方式来提出问题，如："我听了你的讲述，有很深的感慨，我想知道，你是怎么走出困境、活下来的？""你看起来真的很厉害，你能动用你身体的所有能量去面对这些艰难和痛苦，你能跟我具体说说吗？"咨询师通过这种方式引导来访者发现自身的能量与资源。这种效果和咨询师单纯的夸奖与表扬所产生的效果截然不同。

在团体治疗中，咨询师整合"叙事疗法"的一些咨询技能设计出的高光时刻练习，对提升团队凝聚力、夯实团队正能量是一种有效的尝试，对于个体的自尊与自信的提升和确认也有重要作用。作为自我环的补充，它在感性的层面可以帮助每一位参与者看到光芒四射的自我，其具体操作如下（本项活动总计时约90分钟）。

● 请大家按照随机报数分成若干3人小组。每个3人小组自动确认ABC三个角色。

● 每位成员轮换进行ABC的角色。

● 第一轮先请A做讲述者，B做访谈者，C做观察者并负责做记录；第二轮按照BCA的顺序交换角色；第三轮以此类推到CAB。也就是三轮的练习保证每位成员都能体验到讲述者、访谈者、观察者三个不同角色的不同感受，有序轮换以免担任重复的角色。

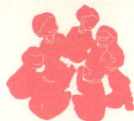

● 请大家记下来三个角色按照任务清单做3人小组的分享：讲述者讲述一件让自己感动或者感到成功、荣耀、幸福或者感觉非常幸运的事情。访谈者在听完讲述后按照问题清单提出如下问题并聆听答案：

①在这件事情中你是怎么看自己的？

②在这件事情发生的过程中你运用了什么技能和方法或者你的什么特质？

③这些特质或者技能你是何时、跟谁学习的？

④这件事情发生后你最想跟谁分享，为什么？

⑤如果最爱你的人听到这件事情会给你怎样的回馈？

⑥今后遇到困难的事情时，你能从这件事情中找到仍然可以使用的方法吗？它（们）是什么？

⑦你是否愿意继续使用和发展你的这些特质和技能？

⑧除此之外，在这个故事中你还能收获什么？

⑨给我们讲完这个故事后，你现在的感受是什么？

⑩你是否希望我们记住你的这些特质和技能？除此之外，你还希望让我们知道什么？

观察者在过程中负责计时（前半程，5分钟讲述，10分钟访谈，共15分钟），并做记录。在这个过程中观察者要忍住不插话，观察并记录下讲述和访谈过程中打动自己的一些语言、表情、动作，包括访谈者和讲述者的所有抓住对方吸引力的部分，特别是访谈者的问题和讲述者的故事以及回答提问中令人印象深刻的部分，把这些统统记录下来。讲述者回答完访谈者的问题后，观察者将所记录下来的内容反馈给小组同伴。时间5分钟。三人分享整个过程。

● 以上活动完成后，进入最后的分享环节，请各组有意愿分享的伙伴面向全体成员进行大组分享，主要分享感受、对问题和回答带来的反思以及此活动可能会对自己未来生活带来的影响。原则上大组分享时间30分钟，但由于每个小组三轮活动可能会有一些延时，因此留下多少时间就分享多长时间。

此项活动对于个体的自我价值感会起到特别重要的提升作用，能够帮助成员发现自身的闪光、善良、成功、卓越、努力、用心、付出、被祝福等优势和特长，通过访谈的问题将这些本自具足的能力以及后天发展的优势夯实与提升，帮助自我进一步获得深深的自信。

八、丧失处理

关于丧失的问题，萨提亚本人涉及的并不多，主要体现在对原生家庭的处理上，特别是个体成长历程中的一些重大丧失。但是，萨提亚模式在发展过程中，在丧失的问题上加大了注意力，并且使用相关的心理学工具来进行丧失的处理。

人类学家讨论过为什么丧礼在个体与社会中有如此大的作用。比如弗斯认为，表面上丧礼的对象是已逝者，实际上它不仅对已逝者有利，对活着的人更是如此，丧礼其本质是为那些被留在世上的人进行的。他认为，丧礼有以下三个主要功能。

● 对于丧亲者有帮助，可以为他们设置一个明确哀悼的时间段，给他们提供一个机会在大众面前表达悲伤；而且通过仪式，丧亲者会面临新的社会角色，这也是活着的人需要去接受与面对的角色。

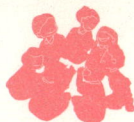

● 能够使社区里的其他成员注意到他们的丧失，而且以习俗所设定的方式与逝者告别。

● 丧礼可以为个体、家庭和社会群体提供一个进行复杂的商品和服务交换的场合，增强彼此之间的交互作用，即让每个家庭成员感受到自己不是被社会忽略的。

追思会也是处理丧失最好的方式，通过共同回忆与故人一起的生前的美好时光，帮助丧亲者留存爱与美好，将爱与祝福送出去。丧失的问题处理不到位，将会给丧亲者带来一系列的心理变化，如：长期沉浸在哀悼之中；木乃伊化，即保持死者的所有物品不变动；自杀行为；有意识的麻木；强迫性关心他人；对已逝者的错误定位；将新人的某些特定方面看作逝者的替代品；将逝者定位在动物或物品之上；虚假快乐，即明显拒绝相信死亡已经发生。

无论是从依恋理论的角度还是从存在主义的死亡焦虑等角度来分析，每一个丧失事件都需要得到及时处理，否则将一直伴随着丧亲者，并在合适时机浮现出来并诱发丧亲者的各种心理状况。

传统意义上的丧失主要指亲人的死亡，然而此处涉及的丧失不仅涵盖生命的死亡（人、动物、植物），还涵盖物品的失去，关系、情感、爱的丧失等所有让人遗憾、悲伤的事件，包括孩子心爱的橡皮的丢失、成长过程中的搬家、一段友情的断裂，都需要通过哀悼的方式来进行处理。萨提亚生前的同事贝曼博士一般使用丧失告别信的方式来处理丧失。此处将告别信的格式提供给大家，希望能对所有人有所帮助。它不仅有助于我们自我疗愈，也能帮助来访者直面死亡焦虑，从而更有力量承担责任。

【告别信案例】

亲爱的XXX：

我是多么地想念你！

自从你离开后，我的生活（是什么样的，开始细致描写）……

在我的记忆里，你是（细致描写还记得的温情时刻）……

我是多么爱你，我从你身上学到了……你对我的影响是（描述优良品质、品德等正向内容）……

我从来没有给你说过，其实（涉及内疚、悲伤、无助、难过、愤怒、抱怨、道歉等情绪的表达）……

我要感谢你的是（你带给我的影响）……

如果你今天还在，我想要给你说……

今天，我想跟你说再见，我会过得很好。

我相信你会在天堂祝福我。我会将从你那里继承（学习）来的优良品质传承下去，带着你的爱以及我对你深深的爱替你好好地爱这个世界。

永远爱你的XX

不难发现，丧失处理的告别信为我们提供了一个出口。通过这种方式，我们有机会和丧失的人或物品重新进行联结；我们敢于承认自己的丧失，敢于去直面死亡焦虑，敢于去做出哀悼与告别。因此，告别信在消除我们的悲伤与愤怒的同时，还能够产生更积极、有意义的正面影响。

在团体咨询实际操作中，有人哀悼自己从小失去了美好的童年，

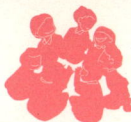

有人哀悼自己的亲人，有人哀悼小时候的宠物，有人哀悼意外丢失的物品。无论哀悼的是什么，这都是个体心中一直长久存在的痛。借助告别信来进行表达，每个个体都会感受到自己心中更充盈，内心的压抑有所减轻。

值得补充的是，丧失信写完之后，如果是在个体咨询中，可以让来访者读给咨询师听，通过这种方式进一步确定丧失被正面哀悼。如果是在团体咨询中，可以采用一对一配对的方式让成员向对方读出自己写的信，聆听者可以体会亲人如果听到这封信的内容会有什么样的反馈。在这种情绪中，告别与哀悼都有机会获得充分表达。

九、天气报告

天气报告是萨提亚模式的重要工具，也是一致性沟通的行动模板，是示范一致性沟通的有效方式。天气报告好像我们平常对天气的态度一样，既不会对天气有任何抵触和不满，也不会对天气大发雷霆。天气报告是帮助我们学习为自己负责的一种有效媒介，通过有效的沟通澄清并疏解关系互动的潜在困境。人们通常习惯的抱怨和指责掩盖了彼此深深的联结，而天气报告给予每个人一个机会，在一个对等的情境中表达自己的满足和不满足。它提供了一个安全且可信任的情境，使人得以直接地沟通和肯定，并以一致性的方式来给予和接受各种讯息。

天气报告的过程很简单，可以在任何人与人的关系中使用，甚至每天都可以拿出约半个小时的时间来做这个练习。一旦每个人都熟悉了这个过程，半小时的时间通常足以让一些关键的问题浮现出来。在团体咨询刚开始时，为了让成员们一起运作出最好的方式，天气报告可能超过半小时；而当成员们克服了有关评论和分享的规条之后，就会习惯于以最合适的方式来沟通。每天设置一个相同的时段，有助于家人或团体成员安排自己的时间。在一个特别且事先约定的时间里，开始时，由一个人来引导天气报告；熟悉这一过程之后，便可让每个人轮流做引导者。家庭或团体中的孩子会非常喜欢这种活动。特别重要的是，咨询师要让成员们感到每个人以及每个人所说的都是具有价值的。当我们彼此之间有不同意见需要沟通时，如何一致性地表达就变得非常重要。这个活动可以首先介绍天气报告的流程，也就是解读温度计。

(一)欣赏与感激

第一步表达欣赏、感激或兴奋。鼓励团体成员由生活中的成员层面一起开始分享，以产生相互包容的效果。这是符合萨提亚模式趋向"去发现、认知、分享正向"的精神的。欣赏和感激被表达和被聆听的过程是令人愉悦的、兴奋的，且能帮助人们提升自尊。同时，它在现实中也增加了人与人之间的信任和亲密关系，使人们可以更具有正向导向和充满建设性地处理第二步、第三步的担忧和困扰。感激还有助于设定合作的氛围。亲人或朋友间，人们常为他人做事却通常不去谈它，因为在很多人的理念里自己人不需要说感激的话，特别是一家人之间，似乎不需要客气，相反更应该去指出彼此的错误。现实中，很多领导都会在发言时说一句："表扬的话就不说了，我们来说一说问题。"这样的领导以为彼此心知肚明就可以了，就不需要去说什么了。在工作或家庭中，我们往往视彼此的付出为理所当然，而不把我们的感激说出来。

在天气报告中，我们尽可能具体且根据当下的情境提供我们对别人的感激。其步骤是，由一个人以第一人称"我"的陈述句，向另一个人——第二人称的"你"传达其感激。这种表达要避免概论式用语，

为此，咨询师需要举例示范。假如有成员积极响应时，咨询师可以让其随机在团体中选一个人来做练习，但很多时候大家习惯于说"我非常欣赏他……我很感谢他……""某某某是一个非常善良的人"。这时咨询师就要及时打断，提醒成员要记得用"我"和"你"的人称来表达而不是用第三人称来表达；另外，还要避免模糊概括，如："我欣赏你的为人，感谢你为大家做的贡献。"天气报告应是一个具体的讯息，如："我很喜欢你昨天为大家带来的水果，我注意到你特意把水果摆放得非常有艺术性，看上去特别的温馨、有美感。我很欣赏你这种做事的风格和态度。我相信，你的家人一定感到非常幸福。"天气报告需要直接向对方说，且使彼此相距较近并保持目光接触。

表达感激可以减少我们内心淤积的委屈和懊恼。现实中的很多时候，我们内心总是有这样的声音："值得吗？我所有的付出都喂了狗，我做的一切都是徒劳，没有人会在意我。"相应地，如果我们因别人所做的好事和付出有了回响、发出了声音，对方会很有存在感。

因此，感激要将焦点集中在正向的感受上，并且公开地让大家去分享。人们可以轮流分享感激或随机地分享感激。每天的天气报告并不是每个人都期待要对别人有所感激，而是希望有一个更自然且自发的分享。在工作坊中，"冒泡泡"环节也常常在表达欣赏与感激。上册中提到的一位老成员，她作为公司董事长在学习结束后用"天气报告"表达了欣赏和感激。对此，员工们面面相觑，完全不相信台上讲话的人就是他们的领导。以前她训完这个训那个，晨会是员工们特别紧张、害怕的事情；后来这名领导用上了"天气报告"，员工们都爱上了晨会。

(二)担心和困惑

第二步表达担忧和困惑。担忧包含了关心和困惑。成人因为害怕自己表现不得体或表现笨拙，通常并不表达出自己的担忧。而为了掩饰自己的担忧，父母往往会想办法让自己的孩子相信成人什么事都懂。

当人们无法对家人表达自己的担忧和开心时，他们便在心里衍生了各种谣言和假设。通过表达担忧，人们可以澄清谣言、补救彼此的不确定感，进而对自己、别人和这个世界都会有更深刻的了解。

人们如果习惯于表达其开心或困惑并提出适当且非指责的疑问，有时能让正在做事情的家人感到安心舒适。这些可以澄清困惑的问题，是以"什么""如何""何时""何处""可能"或"为什么"为首的句子。通过这些疑问和解答，人们会发展出澄清的自由，而不引发别人的防卫。

培养一个不具威胁性的沟通气氛，是一个家庭良好存在的根本。要避免下列问句，如："昨晚你又没有洗碗？"而鼓励人们代之以对其不满意感受的"我"的陈述句："我看到水池里有没洗的碗，平时你那么勤快，为什么昨天没洗，是不是太累了？"同时，要以疑问句来表达关心或疑惑。

现实中未被解答的困惑或关心，通常会酝酿不安全感，并孕育低的自我价值感。天气报告提供了一个结构性的方法，以排除上述后果；否则，把注意力放在自己的担忧上，而又不去与大家分享或重新架构其意

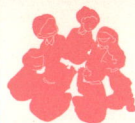

义，那么，只会给自己带来麻烦。

(三)抱怨和建议

第三步表达抱怨和建议。这一步主要是分享困扰。萨提亚相信提出困扰的人一般情况下都会有一个内心的愿望，如怎样可以更好，也就是可行性的解决方案。人们在抱怨事情不对劲之前，他们通常已将此情况与自己过去的经验做了比较；或者，他们有一种未完成的期待或愿望。所以，发现困扰或抱怨的人，往往也是对可能的解决之道最有心得的人。

把抱怨说出来，可能会同时揭露出潜在的怒意。人们感受到自己所认知的愤怒时不必把怒意一股脑地发泄出来，而是借以向他人表达认知的愤怒，以取得对愤怒的驾驭主权并去处理它。这一点很重要。人们可能仍然需要去认识自己的伤痛、恐惧和潜藏的期待，但不需要把怒气发在别人身上。

举个例子。"你知道吗？当你冲我大喊大叫的时候，我非常紧张、害怕、不知所措。我非常担心你会因为什么事情生气，你生气的样子让我想到小时候被批评的情景。我感觉很没有尊严，很无助。我甚至想马上躲起来。我多希望你能跟我说没关系，不着急，你慢慢来。"

萨提亚模式希望通过这样的方式直接表达真实的负面情感，由此获得一份理解和支持性的回馈，得以为自己内在的担忧和焦虑负起更多的责任。萨提亚鼓励人们以一致性的态度去相互回应与沟通。天气报告的目的，不是让人去争执或解决每个问题，而是让每个人都可以听到彼此，学着去协调，并对不同意见达成一致。

(四)分享新资讯

第四步分享新资讯，也就是分享新的讯息或许是宣布一个新的消息。很多时候我们会将我们自己知道的当作大家都知道的，而这种假设常为沟通带来困难。

天气报告也强调更多个人性的讯息：新的决定、成就和活动。对一个家庭团队而言，分享这些讯息是很重要的一个层面，它有助于保证每个人有相同的讯息，并且可以在相同的了解程度下运作，因此不会有人觉得被疏忽或被排除在外。"被听到"可以带来被肯定的感受，并拥有较高的自我价值感。"冒泡泡"活动也常常提供一个彼此分享新资讯的好机会。"很开心地告诉大家，昨天我还和大家分享老公对我花钱来上课很不理解，但今天早晨他亲自开车送我来上课了，还说我去参加学习是他的福分，他发现我们家越来越幸福了。"

(五)期待和希望

第五步：表达期待和希望。当人们分享希望和期待时，焦点便进入了不久的将来。这正如萨提亚常说的，"把我们的希望送进宇宙苍穹"。一个没有被说出来的希望，是很难有机会被实现的；而一个清晰的希望，则拥有许多被实践的机会。当然，这不能保证可以得到我们想要的；但一旦我们说出自己的希望，我们和别人才能更直接地汇集能量和资源，并努力去实现这些希望。现实中，很多人小时候常常会有即使说出希望也无法被满足的经验，因此很多人会将希望隐藏起来，不去表达以避免失望，因为小时候的我们没有能力处理失望。当人们已经学会

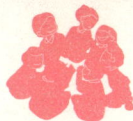

了不去表达自己的希望和期待时，所形成的习惯会阻碍他们进行正常的表达。实际上，允许自己说出自己的希望和期待，有时足以让我们从被压抑的感受中释放出来。一旦我们有机会表达希望和期待，就会发现表达希望和期待是我们可以实现它们的方式之一。别人往往对我们的期待感兴趣，并且可以帮助我们实现它们，而家庭生活则通过对彼此期待的支持将其变得更加丰富。

在家庭以外，最常使用萨提亚模式的天气报告的，便是在教室里，许多老师和学生每天一起做天气报告。萨提亚自己在她的工作坊中每天都做天气报告，它往往成为参与者借以提升自我价值、与来访者建立更亲近的关系、进而帮助工作坊顺利进行的工具。这个技术在企事业单位的干部会议中也得到很好的应用。这个练习有助于发展更健康的工作氛围，在倡导通过彼此的共同努力来实现卓越成果的场合，可以使用天气报告。

天气报告也可以用在与自我的对话中。人们可以从"什么是我感激自己的"到"我如何达成我的希望和期待"来鼓励自己。内在天气报告也是萨提亚模式帮助人们提升自我价值的一种技术。

因为时间的限制，青岛成长心理研究院经常邀请大家在工作坊中只体验第一步和第五步的练习，个别小组可以自由扩展，具体做法如下：

● 将团体成员按照奇数、偶数进行分组。

● 奇数组坐外圈，偶数组在内圈面向奇数组而坐，也就是会场呈现两个封闭的圆圈相对而坐。

●计时开始后，偶数组的成员开始表达欣赏与感谢。这个活动一般在团体咨询进行到中后期开展，也就是成员彼此之间有更多的交流和联结之后；咨询师提前引导大家如何表达欣赏与感谢，尽量在对方的内在及真实的独特性方面进行赞美与鼓励。活动中，每个成员要真诚地看着对方的眼睛表达欣赏和感激，时长1分钟。

●1分钟结束之后，奇数组的同学用一句话反馈后，同样向对方表达欣赏与感谢。

●铃声响起后，偶数组整体向一侧变换一个位置，继续以上流程。

当整体一圈循环之后，整个场域往往变得热烈起来，每个人都脸颊粉红、情绪饱满、信心倍增，洋溢着爱与自信的暖流。

天气报告这一工具能够帮助人们核对感受和讯息，实现直接沟通，在家庭和团体中也非常适合，比如一天的开始或人们每次见面时，安排一个温馨、舒适的场合，进行一次开诚布公、彼此滋养的对话和沟通。

以上十个活动只是团体咨询中的一部分，在使用中非常考验咨询师的灵活性与敏感度，很多时候提前设置好的课程安排也许会因为"冒泡泡"被打乱。为此，咨询师要根据场域中团体成员的具体状况进行随机调整。性格分类、天气报告、家庭雕塑、"冰山"工具等的使用都需要多人配合。团体咨询中，团体成员在参与某个主角的家庭雕塑时，会因身处其中而受到冲击；同时，这种因冲击而产生的感受也会被带入自己的内心深处，为自我的"冰山"体系、原生家庭、再生家庭增添新的视角。告别信在写作之后，也需要两两分组，相互读给对方听。这种互动与"暴露我的秘密"活动能起到同样的效果。回到褓褓作为团体成员之

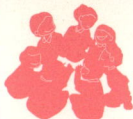

间肢体的亲密接触，有助于他们彼此之间信任与真诚关系的建立。研究发现，回到褓襁活动的互动双方，在课程结束之后依然会对对方满怀信任，沟通依然会保持。

真实案例示范

这是青岛成长心理研究院2019年的一次团体咨询课程，咨询师由两名助教配合，团体共有20人。本次团体咨询的过程既有萨提亚模式的工具，又不刻板、机械地完全局限于此，还涉及中国传统文化、存在主义、人际神经生物学、叙事疗法、心理剧等流派的理念或工具。

无论采取任何心理学流派和工具，咨询师首先要厘清一个要点：工具本身只是心理咨询的不同表现形式。这如同一把菜刀，在歹徒手里和在技艺高超的厨师手里产生的效果是不同的。所以，我们一直秉持人本主义大师罗杰斯提到的三原则：真诚、无条件积极关注和共情。然而，我们在此依然要提醒同行朋友，秉持三原则依然不够，在合适时机、合适场地我们将合适的工具运用在合适的人身上才是最重要的。

本次团体咨询历时十次。团体成员涉及不同职业，涵盖制造、服务、教育、贸易、部队等；性别上，14名女士，6名男士，其中包含两对母子；年龄最大的70多岁，最小的17岁左右。

根据保密原则，这里不涉及任何隐私内容。此处以英文字母代替姓名。

A. 70多岁女性，退休赋闲在家

B. 50多岁女性，幼教老师

C. 30岁男性，B的儿子，服务业

D. 40多岁女性，公司高管

E. 20岁男性，D的儿子，大学生

F. 50多岁男性，企业领导

G. 40岁女性，企业领导

H. 40多岁女性，企业领导

I. 36岁女性，全职妈妈

J. 37岁男性，公安干警

K. 36岁女性，职员

L. 35岁女性，幼教机构高管

M. 26岁女性，高校教师

N. 22岁女性，硕士毕业刚刚入职企业的新员工

O. 17岁男性，高中学生

P. 33岁女性，公司领导

Q. 33岁男性，助教

R. 21岁男性，助教

第一次　团体初建

某日上午8时30分左右，成员陆续来到场地。每名成员都自然带有本能的一丝警惕与防御，相互之间交流较少。在这个过程中，助教为成

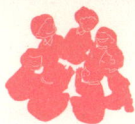

员做好签字报到工作，同时短暂沟通。为了让大家能相互认识，助教在地上铺上纱巾，将一套心理卡片散布在上面，邀请成员随机抽取、互相交流。

助教反馈说，"当我邀请每个成员去抽卡时颇为吃力，每个成员的表现各不相同。"有的成员听从助教的建议，默默抽取卡片，继续坐在座位上；有的成员说"抽这个有什么用，都是骗人的"；有的成员默默地玩手机；有的成员则开始相互交流："你抽的内容是什么啊？"无论成员有任何表现，都是正常的，因为此刻他们在陌生场地与陌生成员在一起，面对未知和不确定性，内心深处有焦虑、惧怕是可以理解的。助教自始至终保持微笑，对任何成员不强迫、不命令，只待咨询师宣布开场。

8点55分，助教摇铃，向成员们宣布了几个诸如保密原则等注意事项。在我们带领过的近百个心理团体中，一般女性都占据多数，所以在选择助教人员时，会有意识安排男性助教。这样不仅可以平衡性别比例，还可以灵活运用"同性相斥、异性相吸"的原理，有效增强女性成员之间的凝聚力。助教Q主要向大家说明团体咨询的意义、团体咨询的规范和保密原则。

在我们主导的团体咨询中，对成员基本没有额外要求。不给团体成员设置过多条条框框，有助于他们处于一种轻松的状态；他们不需要动用脑子去记住很多规则，而只需要放松下来参与咨询即可。

对于团体成员来说，团体咨询的意义并不在于认识新朋友，而在于在这个安全、舒适的氛围里，借助心理学更好地了解自己、接纳自己、欣赏自己、整合自己、超越自己；在团体中重塑依恋关系、重建原生家庭，并将借助于团体咨询形成的新沟通方式和反应机制应用于外部世界。

关于团体的规范，对所有人员没有任何要求，在这个场域里不是上课，而是让大家通过体验式的方式发生改变。咨询过程中，团体成员可以饮水、外出打电话、上卫生间，但是相信大家都会珍惜自己难得的机会，不会靠玩手机等方式来逃避改变。

关于保密原则，在这个场域内所发生的任何事情、发表的任何言论都按照保密原则来处理，照片、视频和音频等都不会流传出去，任何人都承诺不录音或者拍照，因为所有的PPT都会与大家共享。

在大家的掌声中，第一次团体咨询开始了。

咨询师及工作伙伴要对团体咨询的每一次见面都保持足够的好奇和兴奋，所以咨询师先向大家做自我介绍。介绍的内容不是自己的职业和过往的成就，而是自己是一个什么样的人，有什么人格优点、缺点和爱好，有怎样的特长和局限，有怎样的脆弱和困惑，以及期待能在这个空间中为大家营造好的咨询氛围，陪伴大家一起扩大自我觉察，进而发生对自己的未来生活更适合的改变，让大家都有所收获。咨询师的介绍是一个示范，抛开外在的名利比较，更加进入人的内在，站在人性的层面与团体成员沟通。

随后，咨询师邀请团体成员进行自我介绍，包括姓名、职业、年龄以及自己此次前来参加团体咨询期望有什么改变。不出所料，每次进行到这一步骤时都会出现至少3～5秒令人尴尬难堪的沉默。不过没关系，咨询师很有耐心地等待着。随后，便有成员举手表示先介绍。一般

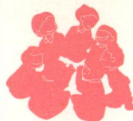

来说，最初发言的成员，很有可能与咨询师在团体咨询启动之前就有过联结，比如原先认识、曾有过单独的个体访谈、听过咨询师的讲座等。他们有可能是不忍心自己喜欢的咨询师处于尴尬、没人支持的境地，故而会首先"牺牲"自己，主动向大家进行自我介绍。当然，也有一种成员，寄希望于首先表现，或试图博得咨询师的宠爱，或试图首先争取团体内的权力。对此，咨询师要予以识别，并且能够透过表面发现其行为背后的意图。咨询师越能充分理解团体成员，越能够帮助他们不断向外向内拓展丰富自己。

第一名成员发言之后，我们可以感受到空间内的气氛似乎瞬间放松下来，随后其他成员开始逐个自我介绍。这时，咨询师要全神贯注地倾听，要记住每个成员的名字，注视某一成员时还要用余光观察其他成员的反应。咨询师可以在本子上记录团体成员的姓名和期待的改变等信息，并争取尽快将瞬时记忆转化成短时记忆。

在团体成员自我介绍之后，贸然让他们之间开始沟通是不切实际的，这会再次增加他们的心理压力，容易造成脱落情况的发生。这时，咨询师要"有所为"，在不制造压力的情况下，针对某名成员的期待的改变表达好奇："XX，听起来，你似乎希望在人际关系上有所改变，能跟大家分享一下具体情况或者举个例子吗？"一般情况下，该成员会举例子，涉及和父母、子女、同事的人际关系或者在人际关系中自己的感受。这些例子都是比较常见的例子（此时基本不会出现成员深度自我暴露，也不鼓励出现深度暴露；否则，该成员容易被其他成员贴上标签，不利于未来的团体咨询进程的顺利持续）。

团体成员举例子的过程，就是打开他们一扇又一扇心灵窗户的过程，他们之间的回应与联结便会自然而然地展开，沟通和讨论就容易进行了。这得益于三个要素。首先案例比较普遍，很多人都容易遇到，也容易将自己的感受投射进去。其次，感受比较容易引起共鸣。最后，动力学的要素会在其中发生作用，当某个成员也同样有如此的困境时，他们就会非常急迫地希望也补充几句。如果团体咨询的齿轮已经转动起来，咨询师作为发动机的功能可以暂时放下，而是转型成为机械师，在外围保护团体成员之间的沟通和互动得以顺利进行。咨询师保持微笑，认真倾听，随时扫视全场，注意大家都在做什么，尤其要注意参与不积极的成员。其他成员其实也在随时观察咨询师。当咨询师保持这个姿态时，他们会确认自己说的是没问题的、内容是被允许的、沟通的方式是可以被接受的。只有在这种状态下，他们潜意识、无意识中的很多想法和心理才会泛上来。也就是说，在团队初建的过程中，咨询师的作用就是提供一个抱持的、稳定的安全空间，让每一个成员感到被信任并愿意敞开真实的自己。

无论沟通恰到好处还是遇阻，咨询师都可以借助一些心理学工具进行干预，让沟通和互动再上一个台阶。比如在此次互动中，有的成员认为原生家庭的问题困扰自己，妈妈对自己干涉太多，其他成员也开始吐槽，但是大家没有讨论出任何实质的内容，只是在吐槽。这种吐槽在第一天出现是应该被鼓励的，因为成员之间会意识到"原来你也是这样"，他们心与心之间的距离会更近些，情感的联结会逐渐建立起来，团体的凝聚力和向心力便开始形成。当讨论无果后，咨询师邀请两名成员扮演夫妻，上演"夫妻双人舞"（见上册）。当"夫妻双人舞"上演后，很多成员都对此发表了看法、疑惑。借助萨提亚模式的工具，很多成员能迅速意识到原生家庭对自己的影响，团体的气氛活跃起来了，每个成员都开始认为有所收获。

为了让团体成员更有兴趣地进行进一步思考，在临近中午时，让

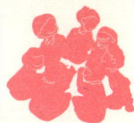

团体成员确认目前他们的感受，成员们都一致认为感受很舒服，没有太多紧张感或者拼命记笔记的压力。这时，助教提醒大家，下午会和大家一起认识自我。之所以要确认团体成员的感受，是为了使团体咨询能更好地向下推进。事实上，每个团体成员内心真实的期待是不同的，有的成员会寄希望于来到团体中学习"干货"知识。他们习惯了传统教育的固化模式，所以当遇到这种互动体验式的团体咨询时会产生疑惑或者不解，或许还有一点忧虑，认为自己来到这里似乎是在浪费时间。当他们看到其他成员兴高采烈或者轻松地回应助教的问题时，他们很容易考虑继续观察一下，看后面的内容是否精彩。

一个好的开场有助于团体凝聚力的提升，也有助于降低团体成员的脱落率。在中午吃饭时，团体成员开始两三个结伴就餐，他们通过交流各自的个人信息增强彼此之间的情感纽带。对于团体外的聚餐、聚会，咨询师大可不必介意，采取不鼓励、不支持、不禁止的态度即可。首先，这一点是没有办法禁止掉的，如果强行禁止只会引发反弹。其次，团体外的聚餐、聚会并非全部都是不利的，在团体形成初期分组互动可以将这行为淡化。一个大组孵化出更多小组，小组里每个人都可以在对方身上发生移情、投射，都可以发现对方身上和自己很像的特质或者自己很羡慕的特质，这都利于团体咨询的有效展开。

下午，咨询师开始带领团体成员一起完成DISC测试量表（见上册）。之所以采用这款量表，是因为它对于团体成员来说简单、轻松，也能为萨提亚沟通姿态的展开做好铺垫。需要不断澄清的是，工具本身只是工具，没有优劣之分，无论采取DISC量表还是采用多血质、胆汁质或者其他人格分类工具，都是可以的，关键在于咨询师要了解不同工具的使用意义和目的是什么、优势在哪里。在大家做完测试之后，成员按照ABCD的数量分四组进行讨论，小组安排一名成员负责记录，具体包括优点、缺点、爱好、压力下的表达方式等内容。在讨论过程中，不同小组成员之间就会因为"我也是""我也一样"而产生惊喜和惊讶，许多伙伴都有一种"找到组织"的亲切感，瞬间拉近了彼此的距离。他们意识到，自己在人际关系方面的困扰并不是唯一的，其他成员和他一样会面临同样的苦恼；他们也会因为自己寻找到和自己同质性很强的伙伴而产生安全感和归属感。这一点，对团体咨询才是最重要的。

小组讨论之后，负责记录的成员开始向大家公布小组成员的特点和其他特质，气氛因此而热烈。咨询师在整个过程中，不传授知识，不讲道理，但是团体成员在互动中已经意识到：自己既和他人是一样的，也是和他人有差异的；用一种固定的沟通方式和不同的人沟通必然会产生不同的效果，也令人常陷入困扰之中。每个成员联系到自己在上午咨询中的期待和改变，通过团体咨询实现改变的动力都迅速增强了。

第二次：体验沟通姿态

第二次团体咨询伊始，按照设定的环节，团体成员到达活动场地后，不需要提醒就抽取了一套新的心理卡片，成员之间借助心理卡片，很自然地开始互动，交流彼此之间的看法。整个场地在咨询师还没出现之前，就已形成轻松、自然、放松、安全的氛围。咨询师出现后，成员也没有将其视为权威而不去接触，反而有很多成员用自己手中的卡片与咨询师交流彼此的看法。

在咨询正式开始之后，首先开启的是"冒泡泡"环节。活动中，成员主动举手发言，和在场的成员分享心中的烦恼、欣喜、收获。这一

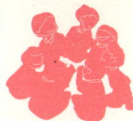

环节大约持续了半小时。其间，咨询师和助教扮演的主要是聆听者的角色，他们面带微笑地注视着每一个期待回应的成员。有的成员则急于提供忠告来帮助有关成员解决问题，有的成员告诉大家自己也有一样的体验和经历。这种情况说明成员之间开始产生联结。成员们在这个氛围中感受到自己说什么都是可以的，都能得到咨询师和助教的认可和支持。当成员之间的讨论无果时，咨询师会接过话题发表对某个事件的看法和自己的感受，同时与其他成员呼应，使每个成员都体验到自己是被重视的，不是被咨询师忽视的"小孩儿"。

在与咨询师的互动中，团体成员有可能再次进入呼应阶段，话题再次被点燃。这时，咨询师不必紧张，只要控制好时间就可以了。看到时间已经过去半个多小时，咨询师暂时停止讨论（如果发现有极个别的成员，一直在发表与主题无关的意见，需要根据他的表现来了解其背后的原因）。咨询师在现场告诉大家是暂停而不是中断或者终止，一会儿会组织一个小组继续讨论。随后，咨询师针对话题内容，邀请大家一起体验"指责、讨好、超理智、打岔"的沟通姿态。现场情况表明，也就是力量型性格（上册DISC量表中B项比较多的成员）的人运用指责姿态时"得心应手"。每个成员在体验不同的沟通姿态时，都会在他人的立场中体验到与众不同的感觉。比如，习惯使用指责姿态的人，在体验讨好姿态时就非常不适应；当对面的伙伴站在椅子上，他单膝跪在地上听着对方的训斥时，自己内心的感受用吃惊来描述并不为过。

团体成员体验之后，咨询师邀请大家回到原来的位置上交流刚才的感受。这时，几乎所有人都能够清晰地表达出自己扮演某种沟通姿态时的感受。比如，使用指责姿态的成员这样表达："在义愤填膺训斥他人时，我感到呼吸很急促，舌头僵硬，脑袋嗡嗡的，心脏剧烈跳动，声音极其生硬，那种体验很不好。然而，我所在单位的领导就是这样对待我的。现在想想，将来领导再这样训斥我时，我对他不光有恐惧感还会有一丝心疼和同情。"使用讨好姿态的成员这样表达："感觉每一句话都在撕裂我，我似乎一丝不挂地站在大家面前，有一种羞耻感，需要耗费自己的很大能量来让自己好受一些。"体验到他人在自己面前的感受后，成员们意识到这些交流方式都是不健康的。

接下来，咨询师按照三人小组的方式将团体成员打散，分到7个小组中，让他们自由交流一下遇到的令自己苦恼的一个事件。在激烈的讨论之后（大约15分钟），小组成员选一名代表和其他组的成员一起交流分享自己的收获。这时会发现，有的小组的讨论非常超前，有的小组的讨论却在原地踏步。这种情况的出现，不仅与造成每个成员苦恼的事件有区别有关，还与每个成员自身的特质有关。当非常骄傲、非常自卑以及非常理智的人在谈论问题时，他们要么感受的都是自己，要么感受的都是他人，要么没有感受。他们所谈论的都是经过自身二次梳理之后的虚构的世界，而且始终陷在这个世界中无法自拔。

接着，助教邀请某位女性成员介绍自己烦恼的案例与大家分享，并让大家采取一致性沟通的方式和案例主角交流（此处无法透露具体内容）。这位女性成员沉默了几秒钟后眼泪喷涌而出，激动地说："如果我XX（这名女性成员的亲人）这样跟我说过一次话，我都能感受到他是多么爱我，我也不会久久不能释怀。"助教随后轻轻抱着她说："我现在就是你的XX啊，我只是不懂得如何表达爱，但是你不一样，你能！"整个环节中，还有其他几名成员流下了泪水，每个人都似乎被这个案例所冲击，内心泛起波澜。这一点是团体咨询相较于个体咨询的优势之一——"没有任何人的眼泪是为他人而流"。在看似和自己无关的他人事件中，自身的投射和移情会将自己内心深处的丧失、分离、痛苦、压抑勾起，眼泪能够有效地释放内心积压的负面情绪。

团体咨询随后进行下一个环节：在团体成员一起观看了助教和某名成员之间的沟通后，咨询师向大家介绍了萨提亚模式对一致性沟通的看法，指出借助"自我、他人、情境"三要素可以了解何为一致性沟通。一致性沟通，是指内容、语气等不同层次发出来的两个以上的信息，之间没有很严重的矛盾。不一致的沟通是指内容、语气等不同层次发出来的两个以上的信息，这些混杂的信息之间彼此不清晰、不相容。发言者的非语言沟通所形成的气氛与语言沟通所形成的气氛不一致时，很容易发生不一致的沟通。虽然接收者可通过各种核对的过程来了解对方告诉了他什么、要求他做什么以及对方这么做背后的期待和想法是什么，但不一致的沟通带给接收者的是非常大的困扰。

随后，团体成员在三人小组中重新一起模拟自己当时的事件。每个成员尝试用一致性沟通方式和当事人沟通，一起探讨和尝试什么是一致性沟通。再次讨论进行了20分钟后，成员大多表示，现在做的尝试似乎有点儿效果，但又似乎没有找到一个模板。大家认为，一致性沟通是很难的一件事情，但是为什么老师和助教老师们却很容易表达出让人很舒服的话语，不知道问题出在哪里。通过大家的交流和讨论，一致同意：一致性沟通只是一个名词，什么是一致性沟通并没有一个固定的标准答案，当我们和一个人沟通时，将其去角色化，站在人与人的层面上，真诚地、如实地表达感受就足够了。感受有开心、快乐、愉悦、幸福、恐惧、害怕、伤心、难过、愤怒、脆弱、生气、不满、郁闷等，这些都是可以表达的，这就是表里一致。只要自己的自尊体系足够完整夯实，说出感受来并不可怕，因为感受是我们自己的而不是任何人的。

团体成员们随后自发地对助教老师的话发表看法，并且提出疑问。自始至终，大家似乎忘记了咨询师的存在，没有人看手机，没有人走神，所有人都在用心思考。处于这样的氛围中，每个成员都能以放松的神经去汲取能量和营养。对于愤怒的表达，习惯指责姿态的成员表示自己也知道这样表达不好，但是控制不住自己，很想知道这是为什么。有成员立即回应说："你可以这样说，我现在很愤怒。"全场哄然大笑，包括当事人也忍俊不禁。

一致性沟通的实现，非常依赖个体在那一刻的自尊体系的高低。当一个人处在低自尊状态的时候尝试一致性沟通，就算学会了方法，也可能只是镜花水月。这正所谓佛教文化中的"心生万法""境由心转"。一个人在自信、自我接纳无法实现之前，一致性沟通是难以实现的，团体咨询也无法在短短两天之内就能让成员学会一致性沟通。所以，一致性沟通是很难教出来的，每个人可以通过提升自我价值感以及学习心理学知识，学会如实地表达自己的情感，实现一致性沟通。

当天的团体咨询结束前，咨询师让每个成员用一句话表达自己当天的感受、感想、学习到的内容。借助这种方式，每个成员都了解了他人的体验，意识到在同样的场合、同样的时间里每个人的体验都是不同的；每个人都具有独特性，根据自身的独特性来沟通才能做到如实表达，困惑与烦恼也会自然消解。

第三次 原生家庭咨询

鉴于团体成员在原生家庭关系方面存在的问题较多（第二天的三人小组讨论已出现很多关于原生家庭的困惑），有的成员在和咨询师私下沟通时也迫切地希望能对这方面的知识有更多的了解。经过协调，我们决定第三天进行原生家庭咨询。

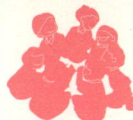

这一环节并没有按照绝对意义的团体咨询的方式来进行，而是将多个流派的理论予以整合，采取了更为灵活的方式。萨提亚模式的团体咨询强调咨询师要"去中心化"，尽量消除培训的痕迹，借助团体的动力为每一个成员提供支持。这样做，效果比咨询师一个人提供支持更好，耗费咨询师的精力也更少。团体成员认为他们彼此是平等的，都是受到困扰的同一类人，从而使他们降低了孤独感和内在焦虑情绪。

第三次团体咨询距上一次咨询有6天的时间。每个成员在这6天时间里，依然被生活裹挟着前行，每个人都有新的观感、困扰、疑惑。团体成员在这个过程中有没有尝试一致性沟通？在发生冲突时，他们是否使用了惯用的沟通姿态？弄清了这样的问题，咨询师才能真正地融入团体咨询之中，作为其中最有力的工具发挥作用。

按照设置，心理卡片互动和冒泡泡环节都是固定的。这些固定的环节给团体成员一种确定感，也为他们带来了安全感，有助于他们迅速进入状态。带着好奇，三个成员表达了自己的看法，其他成员的反响并不如第二次那么活跃，这是可以理解的。这反映出团体成员还没有完全进入"此在"（后面会详细介绍）之中，还处在外部现实世界和咨询师建构的团体咨询氛围的中间地带。这时，咨询师和助教要发挥自己的作用，可以了解第一次、第二次咨询中表现比较活跃的成员或在个体访谈中与当前话题有类似看法的成员没有积极回应的原因是什么，如："小张，我记得上次咨询中，你跟大家提到了XXX，好像和小李这件事有很大的相同点，如果是你，你会怎么去面对？"这样的互动可以使团体成员们进入状态，从而使他们脱离外部世界而进入自己的内心世界。

第三次团体咨询首先邀请团体成员一起绘制影响轮，然后让他们再次根据座位随机组合成新的三人小组，以小组为单位交流分享影响轮。

每一成员不仅和新的小组成员建立联结，而且会深深感受到，一个人特质的形成与原生家庭的关系如此密切。因为个体在出生之后，与母亲剪断脐带，只是生物学上的分离。人类在婴幼儿时期过于脆弱，需要长期依附于成人，进而通过模仿和依靠成人对自己的评价发展自己的人格。这种影响是极其深远的，在影响轮中可窥见一斑。

在第三次的团体咨询中，有一位成员惊讶地发现他的所有性格都"遗传"于父母或者其中一位，这让他难以接受。他认为自己父亲的性格不好，但通过对比发现自己成为了父亲的翻版，这种感受让他十分吃惊。这种吃惊的体验，能够有效地激发成员期待改变的动力，也能激发其深度思考的能力。当团体成员再结合沟通姿态进行思考时，他们纷纷体验到，在一个家庭中，每个人都在不同的环境中做出不同的选择，并发展出相应的沟通姿态。萨提亚模式家庭雕塑的魅力在这个过程中得以充分展现。

在影响轮交流讨论结束之后，团体咨询又进入家庭图绘制环节。助教以自己的家庭为样本向大家介绍家庭图如何绘制后，团体成员开始绘制自己的家庭图。这一过程中，气氛略显平静，但也有疑惑、惊讶、不解和不知所措的情绪存在，因为大家不理解为什么要绘制家庭图。有两位成员边绘制边抽泣。他们具有比较相似的丧失体验，故而在重拾亲人离去的记忆时情感会自然流露出来。

本次家庭重塑的案例主角为王清（化名）。在团体咨询的过程中，每个团体成员都将扮演王清成长经历中的一员。他们会因参与其中感受到王清为了活下去而蕴含的生命力，他们也会体验到王清小时候的痛苦、无助、彷徨而对此产生内心世界的投射，他们还会将这种冲击体验应用于现实生活中。在这个堪比好莱坞影片的家庭悲欢离合故事中，每

个人其实都是主角，王清只是贡献了案例。每个参与者不仅在扮演王清的家庭成员或生命中的重要人物，也在展现着自己不一样的人生。

此次家庭重塑历时2个小时，几乎所有的成员都流下了泪水，然而这次的家庭重塑其实面对着一定的挑战。这是因为王清在日积月累的成长经历中已经塑造了一种姿态。这种姿态伴随着虚假积极情感，因此王清在面对往事时不断地试图从中跳脱出来。在家庭重塑过程中，王清多次向咨询师和其他成员表示："我已经和母亲和解了。"此刻，咨询师并不着急，集中精力将王清的情绪锚定在"此在"的情境之中，当王清的情绪不再跳脱时重塑再继续进行，否则此次的重塑将没有任何意义。

在重塑的过程中，有的成员沉浸于其中，有的成员焦躁不安，有的成员多次出去上厕所、喝水。所有的这些反应，都和每个人内心密切相关。焦躁不安的成员，有可能抱着旁观者清的心态，希望靠一句话就能点醒案例的主角，但是看到咨询师不紧不慢的态度便开始着急；多次上厕所、喝水的成员，或许因为无法承受这种伤痛的体验，选择既符合礼仪又能让大家接受的方式来逃避。

随着家庭重塑的进行，团体成员按照流程将角色还给案例主角——王清，围坐在一起发言。此时，值得一提的是，家庭重塑其实还没结束，成员之间的交流对于案例主角情绪的平稳落地，既可能产生帮助，也可能产生波动甚至不良影响。咨询师要使用十倍的注意力来引导成员们发言，防止那些对案例主角自我修复不利的发言出现，如：提建议，下结论，给予判断，讲道德故事，做道德评判，根据文化常规对个人的生活做评价，为了解决问题而做干预，重新解释生活事件，表达担忧，试图帮助其走出困境，把故事强加于人，等等。如果出现"我觉得你当时就应该……""你当时为什么不……"等说法时，咨询师需要打断，并与成员们交流分享发言的设置，即：第一视角，我听了有什么感受，什么地方很让我感动；第二视角，案例主角的某个家庭成员和自己的某个家庭成员很像；第三视角，注意到咨询师在整个过程中谈到的跟专业相关的技巧，说出自己的困惑或请咨询师予以解答。

只有当案例主角的情绪逐渐从过去的家庭场景中跳转回来并在混沌状态下逐渐平静时，家庭重塑才可以结束。

第四次　家庭小雕塑

第四次团体咨询开始之前，成员彼此间的情感联结较之以往会有所加强。这不仅得益于成员之间的逐渐熟悉；更得益于在家庭重塑中每个成员都在其中扮演了相应的角色，成为案例主角异父异母的"亲"兄妹。然而，家庭重塑需要的时间太长，为了满足其他团体成员也希望在原生家庭中重新塑造认知的需求，我们在第四次团体咨询着重进行家庭小雕塑。

在"冒泡泡"环节，成员们继续对第三次咨询的家庭重塑发表感受，并且表达自己在其中学习到了很多并将其运用到了现实生活中。其中一位成员是这样说的："我知道我自己很爱爸爸，我也在扮演一个孝顺的女儿。但是，每次我给他打电话都当作任务来进行。每次他嘱咐我开车慢点儿什么的，我都是不耐烦地说自己挺忙就匆匆地把电话挂了。挂了电话之后，我还会长舒一口气，心想：'好了，好闺女的角色扮演完成了。'然而，上次参加了家庭重塑后，我不知道为什么心里很堵，在高速上开车回家的路上突然想放声大哭。不知道是巧合还是真的冥冥之中的感应，我爸爸给我打来电话。我想也没想，就接起电话来。

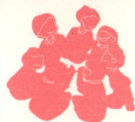

打着打着电话，我哭了。把车停在应急车道上后，我哭着跟我爸说：'爸爸，其实我心里特别想您，也非常在乎您，我觉得当您闺女我很幸福。'爸爸当时担心坏了。我说没事儿，就是突然听了一首歌，想起来小时候您疼我的场景。我还跟爸爸约定周二去看他，让他给我做好吃的。"在这位成员述说自己的故事时，另一位成员也表示，自己昨晚回家后就跟那个整天管着自己的妈妈来了一个大大的拥抱，而且昨晚因为这个拥抱使家里的氛围特别温馨，自己能感觉到妈妈心里很快乐。

有些团体成员的父母已经去世，他们很想寻找机会表达对父母的情感，家庭小雕塑就提供了这样的机会。团体成员之间自由地分成四人小组，小组里的每个成员分别扮演不同的角色。每一个成员向小组内的其他三名成员讲述成长故事中的一些场景，那些自己记得很深刻的温暖场景，小到爸爸偷偷塞给自己的一块儿糖，大到抱着发烧的自己去医院。每个成员向小组里的"父母"表达自己长期没机会说的话，表达压抑的情绪和情感；其他成员扮演的"父母"对讲述者发表"父母"的感受；讲述者再次描述整个场景，让现实的自己与角色化的"自己"对话。最后，小组成员一起卸掉角色，围坐沟通，交流彼此在整个过程中的感受、为什么有这些感受以及这些感受对自己现实生活有什么帮助。

这种家庭小雕塑是结合叙事疗法而设计的一致性沟通预热练习，即通过局外见证者的角色复述讲述者的故事，表达感受并探讨感受产生的原因以及带来的影响。在他人的故事中，每个人同样有机会疗愈自己。因为在这个过程中，当团体成员多几个视角来看待某个被称之为"意义故事"的温暖场景时，讲述者会在尘封的情感档案柜中找到遗失的自我部分——那些具有积极意义的自我，这对于重新塑造自我价值有很大的帮助。同时，因为家庭小雕塑提供了全新的视角，每个参与者也会借助这个视角去审视自己的原生家庭、再生家庭，也为自己提供了全新的视角，从而使自己对家庭的观感发生重大改变。

活动结束之后，所有团体成员围成一圈，一起针对刚才的活动发表看法和感受、交流心得。在这个过程中，大部分成员都因活动的开展产生了强烈的心理波动，只有极少数的成员因为各种原因无法全身心投入活动。当有成员表示自己进入不了状态时，其他成员不会因此指责他不用心，也没有认为他态度不好或者能力不足，更多的是以宽容、令人舒适的态度来看待此事。这意味着团体咨询的凝聚力和安全、包容、舒适的氛围已经形成。在交流体会和感受的过程中，团体咨询的效果得到全面展现，每个成员都能从外部视角来看待自己的人际关系。结合前几次体验到的沟通姿态、性格量表，成员们显然在面对原生家庭的烦恼时有了更多的觉醒与认知，在应激状态下有了更多的空间和选择。

为了把成员对原生家庭的体验活动进行到底，这次咨询的最后以家庭冥想来收尾。这里要注意的是，对于家庭冥想的内容，咨询师一定不要提前准备，而要根据各成员现场每个人的状态和问题来选择冥想内容。比如，抱怨以前父母过度干涉的成员，在冥想时可以表达对那种干涉所包含的关爱的感谢与感激，改变对过度干涉的理解；父母已经离世的成员，在冥想时可以想象父母年轻时的照片或者模样。任何一次团体咨询的内容都是不同的，即便同一批成员，在不同的阶段需要的冥想内容也是不同的。如果咨询师对着提前写好的冥想词来念，会丧失了其中的温情和流畅感，成员的体验将会大打折扣。

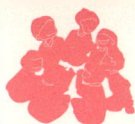

第五次 "冰山"之旅

在一个成员稳定、有凝聚力的团体中，成员会找到归属感与存在感；在咨询师的帮助下，成员会体会到舒适、安全、轻松的氛围。咨询师与助教化身为工具，在必要的场合中扮演应有的角色而发挥积极的作用，这对所有人都是有益的。如果成员能更积极地敞开心扉，将会收获更多的感受。这依赖于成员个体的自我暴露程度与自我暴露的能力。

咨询师要明白，有些成员想自我暴露但又不知道要暴露什么和如何暴露。我们可以设想一个场景，每个团体成员内心都有一个密码箱，里面保存着深度记忆和隐性记忆，如成长过程中的恐惧、丧失与分离、伤痛等体验。有的成员的密码箱里这些"黑色"物质偶尔泛出来时，他便会感到焦虑；有的成员的密码箱尘封已久，短时间无法松动，但是一旦破裂，里面的内容将会喷涌而出，令人无法承受；有的成员的密码箱里有着很多隐性记忆，但都是那种"鸡毛蒜皮"的小事儿，如他人偶尔伤到自己的一句话或一个眼神，他（她）已经记不起来有什么刻骨铭心、非常重大的伤痛体验。显然，第一类成员尚能自我暴露；第二类和第三类成员，即便想自我暴露，也无处着手难以暴露。对于第二类和第三类成员，咨询师也不必着急，当某个时间的某个事件产生一丝松动时，他们也是能自我暴露的。咨询师不要以成员自我暴露的程度来衡量团体咨询的作用或者团体成员个人的能力。

通过四次团体咨询，"心理卡片"和"冒泡泡"环节已经成为成员们喜欢的环节。成员们已经深深意识到，在"冒泡泡"的环节中，每个人都能获得更好的心理体验、学到新的观察视角。因此，咨询师可以将"冒泡泡"环节灵活地安排到每次团体咨询中，确定每次活动要分享的内容。在第五次团体咨询的"冒泡泡"环节中，有一位成员讲述自己与女儿玩手机时发生的冲突，这种冲突已经让她十分烦恼。这时，像"家人"一样的其他成员，有的作为讲述者女儿的同龄人谈感受，有的作为过来人谈曾经的过程和经验，但是没有任何成员对该问题进行评价。这折射出团体成员已经发生改变，即在人际关系中不通过评判的方式来对他人进行指责、讨好、超理智，而更多地将问题和人予以区分。鉴于此，咨询师决定展开萨提亚模式中的"冰山"讨论。

咨询师向讲述者提出如下问题：当女儿因为手机和你起冲突时，你有什么感受？你的情绪又是怎样的？你的观点是什么？你的期待是什么？你期待孩子如何表达？你更渴望什么？在这种安全的氛围中，团体成员真诚地表达了自己所有的看法和感受、期待，助教在白板上逐个记录下这些内容。

接着，咨询师邀请其他成员发表听完讲述者回答后的看法，如讲述者是什么样的人、女儿是什么样的人。助教逐个记录下这些看法，再邀请讲述者对这些看法进行评估，将自己不认同的看法删除。从中可以看出，讲述者是一个勤俭持家、勤奋工作、温柔善良、有耐心、深爱女儿的妈妈。讲述者谈感想时说自己感到不好意思，从来没有想到自己在外人眼里有这么多优点。于是，咨询师又逐个引导成员们在渴望层面、期待层面、观点层面、感受层面重新进行表述。当进行到"冰山"的上部层面时，讲述者显然已经有了很深的感悟。她表示，她用了她自以为的好态度和孩子沟通，其实在沟通之前就已经先入为主。对于这些，其实女儿都能感受得到，但是她现在认为这些态度、方式不适合自己，因为自己是爱女儿的，应该让女儿先感受到自己的爱，然后再谈具体的内容。当讲述者在"冰山"的各个层面重新塑造自己之后，她已经有了很强烈的感悟，而这些感悟恰恰是无法通过劝说来产生的，也不是通过学

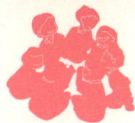

习知识能形成的。当其他成员帮助讲述者在"冰山"最底层的自我部分找到支持证据后，讲述者的自我价值感显然在这个场域内获得了极大的提升；再次从"冰山"底层向上追溯时，她看待事情的角度也有了新的变化。

随后，咨询师和团体成员一起讨论在整个咨询过程中心理变化是如何发生的。成员们发表看法的过程就是彼此启发的过程，他们逐渐地进入"冰山"工具的学习中。于是，在助教的协助下，团体成员开启了自我"冰山"之旅。

当"冰山"工具的面纱被揭开后，团体成员再次随机分成三人小组，每个成员在小组中借助"冰山"工具来讨论自己在生活中遇到的烦心事。显然，每个成员虽然都能体会到讲述者在这个过程中发生的改变，但是具体到自己的问题时似乎还是无力解决。讨论了约20分钟后，每个小组反馈的几乎是同样的问题：知道这么做好像不是最合适的，但是不知道从哪儿来改变。这种反馈是合理的，因为萨提亚模式中核心之一是自我价值感的提升。若只是从外部来审视"冰山"工具，而没有在"冰山"最底层夯实自己的自尊体系，改变自然无法发生。只有在自我环的层面体悟到自己是积极、有能量的人，才有可能发生正向导向的改变。这些改变不是仅依靠知识学习或者技能培训就可以实现的，因此不能操之过急。

第六次　进入高光时刻

团体咨询进行了五次之后，所产生的信息量其实是非常大的。团体成员在整个咨询过程中没有发生脱落，对于团体咨询的顺畅进行有很大帮助。

第六次团体咨询准备设定三方面内容：一是情绪管理、二是丧失处理、三是高光时刻，具体内容根据团体成员在"冒泡泡"环节的互动情况来灵活安排。

在第五次进行"冰山"工具的学习之后，成员们逐渐喜欢上借助这一工具来进行问题拆解。但是，因为对自我价值感及每个层面的体会不同，成员们在"冰山"中体悟到的内容也不尽相同。这些，在"冒泡泡"环节会有所体现。对于那些本身自我暴露少或互动欲望少的成员，希望他们在高光时刻通过对"冰山"工具的延伸实现改变，即进一步夯实每个成员的自我价值感。经过前五次的团体咨询，成员之间的情感纽带逐渐增强，通过对"冰山"工具的延伸来实现改变在此刻是可行的。

在助教的帮助下，团体成员再次随机分成三人小组（小组永远都是随机生成的，这样能让团体中的每个成员都有机会亲密接触、深度沟通，从而加强团体成员之间的情感联结）。每个成员向小组其他成员讲述自己成长经历中的值得自己骄傲、开心，能感动自己或他人，觉得超有意义的一件事情，如完成了常人不太可能完成的任务或者在危难之时帮助了他人。小组成员中，一人负责记录，一人负责提问。提问的具体内容见上一次活动介绍的"高光时刻"。

这些问题都在引导团体成员认知自我的长处和优点，思考自己的亮点。在这个过程中，成员们自我内心深处的那些被遗忘的优秀品质将会萌芽、苏醒并重获新生。在小组讨论之后，小组代表再发言讲述本小组的故事或者收获，每个成员都因为发现自己身上的优良品质而洋溢着幸福的微笑。当然，也有成员感觉自己做的事情很平淡。比如，成员H认

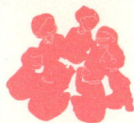

为没有多少可值得骄傲或者值得称赞的，但是，其他成员却纷纷表示，他们听到H的故事后感觉她很厉害，很值得佩服。当所有成员都对H的故事发表了肯定和赞扬之后，一向强势的H像小女生一样羞红了脸。咨询师问H是不是不习惯被人夸奖，H说从来没有人夸过自己的品质，就算夸奖也只是针对自己的工作内容，自己其实从小到大都是活在自卑之中，突然被这么多人夸奖感到很不适应。

然而，这些还不够，高光时刻的互动进一步提升了能量等级，这等于成员对一个刚刚意识到自己好像还挺优秀的人盖上印记——"对！你就是这么优秀的人，一个有能量、具备完整品格的人。"高光时刻是对沟通姿态、家庭重塑、"冰山"等工具启发个体自我觉醒过程予以认证的仪式。

按照第二环节天气报告的设置，每个成员都表达了对其他成员的欣赏和感谢，整个场域中洋溢着欢声笑语，似乎每个成员都热情澎湃，体会到表达欣赏和感谢以及被欣赏和感谢带来的快乐，也感受到高能量在其中流转。

活动结束时，每个成员的脸上都带着微笑来表达对这项活动的感受。有的成员表示受宠若惊，有的成员表示很享受、很开心，有的成员表示夸奖别人比别人夸奖自己还开心。成员有什么感受不重要，重要的是每个人内心都受到触动而发生自我认同的正向改变。

因为有了这种正向的自我认同，成员们会以更高的自我价值感去看待他人和事物，产生的感受、观点、期待将发生本质变化，应对方式和沟通姿态也显然会有所不同。这就是团体咨询较之个体咨询的优势。个体咨询需要咨询师在引导个体的自我价值觉醒方面花费足够多的精力，但是团体咨询中，借助于活动，借助于自我之外的"他人"，借助和自己一样有困惑的"他人"而非权威的咨询师来实现自我价值觉醒，更有助于个体发生改变。

团体咨询进行到此时，咨询师和助教有必要梳理一下整体的进程以及成员们的收获与改变。首先，梳理一下目前所涉及的心理学工具，包括DISC量表、沟通姿态、影响轮、家庭图、家庭重塑、家庭雕塑、"冰山"、高光时刻。其次，对成员们目前的改变做一些核对。到目前为止，团体成员未发生脱落，彼此之间的情感纽带相对来说都比较稳固，这是每个人内心移情与投射起的作用。

无论亲密和疏远，每个成员在团体中都没有孤独、被隔离的感觉，都能找到可以信赖、依靠的伙伴，在团体中发言都不需要忌惮、恐惧、害怕他人的回应。成员们将这个团体比喻为"充电桩""加油站"。他们纷纷认为在这个场域内，心灵得到滋养，拥有了更广阔的视野，对原来令自己烦恼的人际关系现在看起来轻松多了；即便同样会遇到烦恼，第一反应也不是过去的应激状态，而是更自由地选择更合适的方式去应对。

第七次　直面伤痛

前六次的心理学工具的应用，主要是引导团体成员更深刻地认识自我、认识他人。认识自我之后，成员们才有可能接纳自我、欣赏自我、整合自我、超越自我。然而，越认识自我，成员们越会发现：无论是此刻的焦虑、抑郁、痛苦等负面情绪，还是指责、讨好、超理智、打岔的沟通姿态，无不与成长过程中经年累积的伤痛和丧失密切相关。在第六

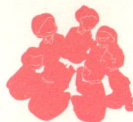

次团体咨询的后半段，咨询师、助教和团体成员核对每个人的自我价值感后，他们会更有能力去面对过去那些伤疤，所以处理丧失的环节可以提上活动日程。

丧失处理如同一次外科手术，让成员们把原来的伤疤重新揭开，在咨询师的陪伴下重新洗涤，将伤疤中的沙子洗掉后再次缝合。如果成员的自我价值感不够强，面对这些伤痛时有可能会无所适从。另外，团体咨询共10次，有必要在本次就开始处理丧失的环节；如果再推后的话，成员们自我价值感修复再生的时间或许不够。

《红楼梦》中的"黛玉葬花"，表面上是林黛玉怜惜花，把它们埋起来，给它们一个好去处，实际上是林黛玉以花比喻自己。林黛玉所做的《葬花吟》反映了她担心体弱多病的自己未来哪一天有可能像眼前的花一样凋落的心情。这种带有一定仪式感的葬花行为，可以有效缓解和释放一个人内心的苦闷与担心，平复个体的焦虑情绪。丧失告别信的写作同样如此，可以为成员们打开一扇窗，让他们将积压的情绪与话语以文字的形式表达出来。写信，表面上是与信中的主角沟通，其实是自己在和内在自我进行对话。

进行例行的"心理卡片""冒泡泡"环节活动时，意外却凑巧的事情发生了。一个成员与大家分享了一个事件。他刚刚听说自己的同事突然去世的消息，一时无法接受。等成员们的情绪稍有平复，咨询师首先向大家讲述了自己在过去多次处理丧失的体验，细致描述了通过写给故人一封信来表达哀伤所给予自己的帮助。当咨询师讲述曾经处理丧失的经历以及写给故去的人的信主要内容和当时自己的内心感受时，很多成员开始感同身受地抽泣起来。随后，助教将提前准备好的稿纸与笔提供给大家。成员们自己决定给谁写信，可以是物品、宠物、玩偶、直系亲属、旁系亲属、朋友、老师等。咨询师特别强调，如果有情绪是可以允许自然流露而不要压抑；如果需要帮助，可以向咨询师或助教示意。在这种舒适、宽松的氛围里，很多成员边写边哭，而且这哭声还带有传染性，整个团体中的哭声此起彼伏。咨询师面对这种场面，如果内心不够和善而坚定是容易慌乱的。在这充满哀伤的氛围里静静坐上一个小时，咨询师和助教能体会到每个成员内心情感的宣泄，也能感觉到每一个个体为了活下来是多么不容易，还能意识到每个成员身上所蕴含的能量与资源是多么强大。助教提前在房间的多个区域放置了纸巾。这种贴心的关怀让每一个需要情绪宣泄的成员感受到温暖。

丧失告别信写完后，咨询师让大家根据信中的主角分成二人小组，小组成员彼此读信，对方在听到信中的内容之后以信中主角的角色和口吻来做出回应。写信是重要的，然而读信更为重要。通过把信读出来，读给一个人听，情绪才能得到更充分的释放和宣泄。另外，二人小组按照信中角色来分组，主要是对成员之间共情的形成更有帮助，使他们更能理解对方内心的感受，回复时情感也能更加真实。比如，假设一名成员写给爷爷、一名成员写给姥爷，说明老人在他们的心中占据重要位置。无论是正向影响还是负面影响，无论是成员与爷爷或姥爷有深厚的依恋关系还是成员对爷爷或姥爷一直有话没机会说，通过读出来，他们内心的感受会得到表达，压力也会降低。活动中有两位成员主动要求读给助教听，原因是他们感到助教老师很有力量或是很相信助教老师。助教当即参与其中，与成员一起分享感受。

很显然，读信比写信产生的作用更大。在读信环节，小组成员都抱头痛哭。这种宣泄的渠道一旦真正打开，真情实感便喷涌而出。就算没有哭的成员，也会出现打嗝或者头痛的表现，这意味着他们内心的波动很大，但是长期不习惯通过流泪的方式宣泄情感，一时受到冲击暂时没

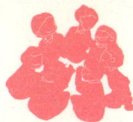

有能力哭出来。

告别信如同外科手术，若只清洗伤口而不缝合就会造成感染。如果成员读完告别信后就离开，他们将长期沉浸在这种情绪里，这种低能量的状态将对他们的现实生活会产生很大影响。所以，在告别信活动结束之后要让成员们围在一起交流。这时，每个人都表示自己好像重新活过来了，感觉肩上的重量似乎变轻了，身体也感觉轻盈许多。这一系列的感觉，其实都是心理状态的折射。个体内心深处的伤痛在告别信中得到处理，过往的丧失以一种仪式来向写信者正式告别，不仅告别了收信者，也使写信者的内心渴望和期待得到满足，使他们感到轻松。在讨论环节，与刚才哭声一片不同，每个成员都洋溢着微笑，带着一些幸福感。

随后，咨询师带领成员们一起高声朗读萨提亚的25条语录，再次对萨提亚的这些名言进行讨论。每个成员会结合上午的活动内容，自动将自己投射到25条语录中。有的成员认为其中某一条特别好，并且做出很多反应和解释；有些成员又会对另一条感兴趣，感觉说到自己心坎儿里了。在彼此的交流中，成员们的不同见解和感想起伏激荡，进一步加深了他们对人本主义理念的认同。他们的自我价值感得到进一步增强，今后看待问题时会更有选择余地，沟通时也会更加自如。

第八次　体验自我环

团体咨询进行到第八次，成员已经十分适应并且期待团体咨询的氛围。他们相互之间亲如一家，形成了心理世界的亲人关系。这种氛围与外部现实世界的区别之一，在于每个人在这个氛围里都能自如、真实地表达自己，敢于自我暴露内心的焦虑、痛苦、丧失。值得注意的是，表面上看来任何一次团体所实施的咨询似乎都在按照相似的逻辑运转着，其实这种相似仅表现在若隐若无的主线是一样的，但不同的团体实施的咨询都有自己的特色。这是因为每个团体的成员组成都是不同的，是这些成员塑造了咨询的场域而绝非咨询师的力量。团体成员是在经过了心理上的博弈与碰撞，经历了冲突阶段才会进入平稳阶段，实现各自更深入的变化。

在团体咨询过程中，成员们的个人特质不仅得以充分展现，每个人的天分与悟性也被激发出来。有的成员在这个过程中更自如地吸收，以一种无意识的行为提高自己的价值感；有的成员相对慢热或者情感钝化，在个体体验方面收获似乎少一些。但是，咨询师并不能借此去衡量谁受益最多或谁受益最少。因为成员们的内心世界是不同的，善于展现自我的，有可能是在使用虚假积极情感，也有可能是其天性就喜欢自我暴露、喜欢分享、喜欢帮助他人；慢热或情感钝化的成员，或许本身在成长过程中的伤痛就相对较少，也可能他们的内心世界波涛汹涌然而不懂如何表达。所以，以同一个标准去衡量成员们诸多变量的内心世界，去衡量团体咨询的成果是不现实的。这也是包括萨提亚模式在内的各种心理咨询模式无法通过实证研究来进行效果测试的原因。

一位咨询师，如果自身的价值感稳定，是不会依靠成员的反馈来评判自己在团体咨询中的作用及个人能力的。咨询师应该带领团体成员，锚定当下的场域，真诚、如实、舒适地发展自我、欣赏自我、整合自我，这就足够了。

在第八次的"冒泡泡"环节中，成员之间讨论的不再是自己的烦恼，而是自己在面对烦恼时的做法：不仅包含自己如何做到的，还包含在这个过程中的心理体验是什么样的，这会让许多成员发生共鸣。由此

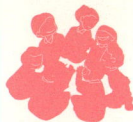

可见，成员们的改变确实发生了。

在短暂的预热之后，咨询师邀请在座的某位成员站起来做游戏——"找自己"（助教提前准备好不同颜色的丝巾）。在这个游戏中，成员们历数了自己从童年到成年的成长过程中父母的管教对自己造成的影响。比如："你这么小，别看不该看的。""你这孩子，整天毛手毛脚的，浮躁得很。""不能出去玩，外面的车太多了。"每当有成员提到自己的父母对童年自己的一些训诫时，助教就用丝巾相应地把主角成员身体的某个部分绑住。最终，这个主角成员像一个木乃伊一样，眼睛看不见，耳朵听不见，嘴巴不能说，双手双脚被束缚住，最后无法站立。在家长认为是关爱的训诫与批评中，主角成员逐渐束缚了自己，最终成了不懂得表达自我、表达情感、畏首畏尾或者胆大妄为的人。当这样的情境出现在成员们眼前时，引发最多共情与反馈的是那些已经成为父母的团体成员。他们的成长经历是类似的，而且现在又在将这种"关爱"传递给自己的孩子们，这对他们来说较为震撼。

当这位主角成员讲述了自己的感受后，咨询师问他想做什么样的人，他如实地描述了自己想成为的人的形象。咨询师随后邀请他在现场找一位朋友，找一位最接近他未来想成为的人。在这位成员找到朋友之后，咨询师又邀请他向未来的"自己"说一些话，如："你是一个什么样的人？""为了成为这样的你，我现在要做些什么？""我相信我自己肯定能做到。"未来的"自己"对主角成员做出反馈，根据主角成员说的内容来表达自己的情感和感受。随后，主角成员牵着未来的"自己"的手，向在座的其他成员介绍未来的"自己"，其他成员也真诚地向他表达感受，如从他身上学到了什么、看到他时想到了什么以及对他表示祝贺或者给予鼓励的话语。

通过一系列的游戏互动活动，成员们领悟到自己才是自己生命的主人，过去的自我成长过程已经无法改变，但是未来的路是可以选择的，自己可以选择成为什么样的人。这种信念，如果仅凭他人劝说往往是无力的，但是在这种游戏的体验中，成员的感悟能够引导他们树立信念，在未来的人生路上按照自己的选择前行。这也符合萨提亚的信念：咨询或治疗的主要目标是个人可以为自己做出选择。

稍做休息，团体成员随机分成三人小组，讨论在自己的成长过程中父母制定了哪些家庭规条。讨论家庭规条也是萨提亚模式心理咨询中非常重要的一环。不同地域、不同家庭会制定不同的家庭规条，当然也会有许多比较接近的家庭规条。比如，有人曾这样介绍："我家的家庭规条中对我印象最深的是在家少说话，就算说话也要轻言轻语。这主要是因为小时候我爸爸做生意赔本后，债主天天上门讨债，为了让他们认为家里没人，我和家人都不敢说话。"这种比较特殊的家庭规条对其造成了极大的影响，甚至使他在随后的大学生涯以及恋爱期间都畏首畏尾、缺乏勇气。在一些地域，至今仍然保留着家里来客人后女士不可以同桌就餐而只能在厨房吃饭的家庭规条，这就是地域文化对家庭规条的影响。

在三人小组的讨论中，成员们会发现，原来每个人所在家庭的教育规条是不同甚至完全相反的。他们一方面讶异于成长的差异化，另一方面对他人在这样的规条下长大表现出好奇："天啊，这样你都能忍下来了啊！真厉害！"这会让小组成员在讨论的过程中将自己所蕴含的资源展现出来。

本次团体咨询的后半段运用了萨提亚模式中的"自我环"工具并收到了良好的效果。在这个环节中，助教提前将萨提亚模式中灵性的、感官的、生理（身体）的、情境的、智性的、情绪的、营养的、互动的等

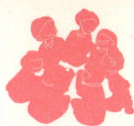

卡片摆成一个圆圈。伴随着优雅、舒缓的音乐，团体成员选择自己喜欢的卡片，盘腿围成一个圆圈，任意一名成员被邀请坐在中间。每位成员闭上眼睛，描述身体的自己是什么样的或情绪的自己是什么样的。在这个圆圈中，成员们不仅接收到舒缓情绪的音乐，也在很亲近的团体伙伴包围之中听着伙伴们描述8个层次的自我。进行一轮之后，成员们可以再选择新的位置，再次进行"自我环"的体验。咨询师和助教只需要保证现场的大门不会被打开、保持场域内没有噪音即可。

活动结束之后，成员们纷纷交流体会。大部分成员表示自己沉浸其中，感受到很高的能量往自己身体里"钻"；有的成员则表示进入不了这个环境，大脑很容易开小差；有的成员表示自己几乎睡着了。无论成员们有什么样的反应，咨询师都不必急躁，要深深地相信：他们的心理在刚才的活动中产生了反应，即内在的改变正在发生。

第九次　心手相牵

在第九次团体咨询的"冒泡泡"环节，有的成员对感情问题提出了疑惑，其他成员既有支招的也有表达同样感受的。咨询师与助教决定开启"心手相牵"的体验。成员们表达困惑或者分享烦恼时，他们可能只是在表达困惑或分享烦恼，而并非目的明确地想要找到解决办法。这时，咨询师新手很容易进入一个误区，就是力图在现场为成员解决实际问题，这或许是在标榜自己能力超群，或许是真的从心底里想帮助对方。需要注意的是，表达困惑或分享烦恼的过程对团体成员本身就是一种疗愈的过程，至于如何解决问题，只有成员自己知道，也只能由他们自己做出选择。团体咨询的重要作用，就是培养成员有能力做选择、有能力实现改变。

"心手相牵"活动是让团体成员通过肢体语言向对方传达自己的感受，成员彼此之间能感受到心境的不同。在咨询师的引导下，成员们在表达自己的感受时也感受他人的感受，有助于让他们体验到每个人的感受是不同的，从而促进体会沟通姿态、感知他人情绪、自我觉察等能力的提高。活动结束之后，成员们围在一起讨论时，咨询师注意到有情感困惑的成员一直沉默。其他成员分享了看法和感受之后，咨询师邀请有情感困惑的成员对他人的看法发表一下自己的感受。他表示自己刚才走神了，没注意到其他人在说什么。稍做沉默，这位成员结合自己在活动中的体验，对自己在"冒泡泡"环节的困惑发表了一些感想。这说明，"心手相牵"的活动给他带来了很大的触动，让他可以在现实生活运用自己获得的感受；无论这位成员做出什么样的决定，他对这个决定是不会后悔的，因为他明白这是自己做出的选择。

第十次　告别与庆祝

本次是团体咨询的最后一次，团体成员也明白这一点。在"冒泡泡"环节，团体成员都回顾了自己在前面九次咨询中的成长过程，他们为自己发生的改变而感到开心。实际上，他们并不很清楚自己哪里发生了改变，但是他们的家人都向他们表达了一个重要观点："感觉你好像变了。"至于具体哪里变了，没有人能够准确地给出定义。改变，是有可能发生的；不仅内在的改变有可能发生，外在的改变也同样如此。

第十次的团体咨询对改变进行了讨论，尤其是对萨提亚的语录进行了再次回顾。人的内心世界是广阔丰富而又无穷尽的。内心世界的安定，将促使并帮助一个人在现实世界中通过坐标系更好地确定自己的定位，产生存在感和安全感，进而影响其他人，发生正向改变。为了庆祝

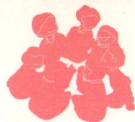

成员们的改变，咨询开启"舞动全身"的环节。这个环节一方面会增强团体的凝聚力，另一方面能营造更加轻松、活泼的氛围。正如同泪水可以使人排解负面情绪一样，大笑能使人释放压力。另外，团体成员在这个过程中能够有效地体会到肢体语言是远远强于话语表达的。

在接近半小时的"舞动全身"活动环节，每位成员在音乐中摇曳着舞姿，或大笑，或偷笑，所有人的能量得到释放；成员之间其乐融融的氛围，让每个人都享受到爱与自由的熏陶。

随后，咨询师带领团体成员进行了另一项活动。成员随机分成2组，一组扮演儿女，一组扮演父母。咨询师通过言语，引导大家将丝带另一端的人想象成自己的子女或者父母。在咨询师的陪伴下，每个人闭着眼，凭借一条丝带走向彼此，并且根据自己心理上的接受程度决定彼此之间的距离。对于那些身上还有原生家庭负面影响的成员，他们可以选择让彼此更舒适的空间。在咨询师的引导下，首先由扮演儿女的成员向"父母"说一些心里话，"父母"也向"儿女"回复。最终，"父母"与"儿女"相互告别并且剪断手中的丝带。以一种仪式感较强的方式开展活动，是为了促使团体成员从心理上剪断对父母的依赖，正式独自地面对人生。

针对这一点，弗洛姆在《逃避自由》中这样描述："由胎儿变为一个'人'的转变，以及这种剪脐带的行为，是个人脱离母体而存在的分解，但就两个身体的分离这一浅薄意义而言，身体的独立并不能完全是真的独立。"另外，弗洛姆认为："在分离个体化的过程的另一方面，就是日益的孤独。当孩童从世界'脱颖'而出，发觉他是孤独的，是一种与母体分离的不确定感；这种分离状态，产生一种无权力和焦虑的感觉；当孩童已成为一个独立的整体时，他便觉得孑然孤立而面对着一个充满危险的世界。"

那么，咨询师应该如何填补这个冲突呢？很显然，仪式感的"剪脐带"行为不仅有助于个体从身体上独立，也有助于他们从心理上独立，如同重生。但是，更为重要的一点是，在做出这种仪式感颇强的"剪脐带"行为时，个体首先要具备较高自尊和自我价值感，已经感受到自己是一个独立的整体；而且，"剪脐带"要在一个非常舒适、放松且特别有安全感和保护感的氛围里进行。只有这样，成员们才能认同自己是独立的整体，在心理上"剪脐带"时更具有力量，也更认同自我。显然，这样的活动在第十次咨询中开展更为有效。这不仅因为成员们已经接受了九次咨询，更因为成员之间的相互认同、相互珍惜以及对咨询氛围的熟悉与亲切满足了"剪脐带"的基本要求。

一般来说，采用指责姿态的成人经常会说"都是你的错，这点事儿都干不好"，或许他们依然处于婴儿期，因为只有婴儿认为自己没有力量，所以会为自己开脱而去指责他人。相反，采用讨好姿态的成人经常会说"对不起，都是我的错"。看起来他们处于成人期，因为成人在照顾婴儿出现问题如婴儿自己摔倒了时会十分内疚，认为是自己没有照顾好宝宝。一个人无论处于婴儿状态还是处于父母状态，都不是成人状态。成熟的人在不断成长与整合的过程中进入成人自我，在这个阶段会将问题和人区分开来，能自如地表达感受，面对压力可以有多种选择。

借助"剪脐带"这个活动，成员们再次与原生家庭面对面。不过，此次是联结正面影响，与原生家庭的负面影响挥手告别，从此在心理上独立去走人生未来的道路。活动中，成员们再次引发深度的情绪反应，这与半小时之前每个人的微笑形成鲜明的对比。这其中，有两点值得咨询师关注。首先，萨提亚模式强调改变是可以发生的，改变不是去除而

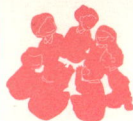

是添加。正如同"冰冻三尺，非一日之寒"，经年累月的伤痛与恐惧，仅仅凭借咨询师的几次操作就能瞬间改头换面，显然是不现实的。改变的历程必然是螺旋式上升的，也像钟摆一样来回摆动最终停留在中轴线上。其次，在这个活动中，咨询师需要充分地发挥自己的把控力，不仅包括共情，也包括内心的坚定，还包括个人的知识储备和对活动节奏的适时调整；否则，过急或过缓都会让团体成员产生思绪的飞离而脱离当下。活动结束之后，成员们坐在一起讨论。很多成员在回馈时，依然会饱含热泪。成员们都表示，感觉自己获得了新生。此处的新生并不意味着个人心理上不再有缺失，更多地体现为重新出发，活出新的姿态。有的成员将"家庭小雕塑"和"剪脐带"的活动做了对比，认为"家庭小雕塑"为他提供了一个新的视角去审视当年的自己和当年的原生家庭，对原生家庭多了一份理解和认同；"剪脐带"活动为他提供了新的可能，向原生家庭挥手告别，这不是抛弃原生家庭，而是更宽容地对待原生家庭，同时把原生家庭的影响也卸下来，轻装上阵，开启新的人生。

为了把团体成员的情绪状态再次拉回到正常水平，团体咨询进行第三个活动：毕业典礼。团体成员随机分成四组，助教让大家再次抽取新的卡片，卡片中都是各种各样的野生动物，每个小组有30分钟时间设计一下他们如何通过角色来展现抽到的卡片内容。随后每个小组逐个表演，有的小组演的小品就是对全部课程的动态回顾，内容丰富、惟妙惟肖。在这个环节中，成员们没有心理压力，有的是真实的内心呈现和表达。成员们扮演各种各样的角色时，用幽默、可视的肢体语言呈现所学的核心内容时，咨询室内洋溢着欢声笑语，成员们再次从深度的情感流动中被拉回到当下。

最后是团体聚餐。借助于当下外卖的便利，成员们每人一份饭菜。大家在咨询室内一起聚餐，其乐融融的氛围带给所有成员心理上的温暖，分三人小组之后，布置日后的三人小组活动后结束团体。

总结

在对十次团体咨询进行总结时，咨询师特别强调了以下几个问题。

● 团体咨询的重要意义是否得到体现？
● 团体成员在整个过程中发生了多少改变？
● 什么样的团体咨询才是好的？

团体咨询针对的是人际关系和行为模式，比个体咨询更具优势。团体不仅提供了一个社会缩影，使成员适应不良的行为清晰地展现出来，而且它还是个实验室，常常十分清楚地显现出行为的意义和动力。因为团体中有多个成员，在某个成员讲述某个事件时，容易从更客观的角度来区分这种反应是主观的还是客观的。而且团体咨询比外部世界更真实。在这个场域里，没有社会身份、性别和地位的区别；在卸掉伪装之后，每个人的内心世界更容易被改变。另外，团体咨询有助于让每个成员找到解决冲突的办法，进而将其平移到外部世界来使用。这对于情绪宣泄、自我了解及修通人际关系、学会成熟的社交技巧、有效地回应他人都有所帮助。

团体成员经过了10次团体咨询后都发生了巨大的改变。实践证明，当内心深处的焦虑、恐惧、丧失、分离以及依恋关系的缺失得以疗愈、修复、转化与重建之后，一个人自我被压抑的部分便得到释放，进而向更成熟、完整的自我迈进，从而实现自我价值感的提升。这一点虽无法通过实证数据来证实，但是团体成员及其家人的反馈信息表明，原先

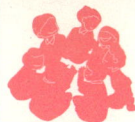

造成成员困扰、烦恼的事情出现得越来越少了，团体成员心理上的波动越来越小了。这可以理解为他们不再只依赖于某一种姿态来应对各种刺激，也可以理解为他们在成为一个完整的人的方面又迈进了一步。一个人"冰山"底层的"自我"发生改变时，原先的症状便会逐渐消失、自然化解。

团体咨询要有自己的特色，不能照搬固有的模式，否则容易陷入机械主义的误区。因为人的内心世界广袤且多样，如果以一种刻板的团体咨询方式来应对不同的团体成员，显然如同削足适履。本次团体咨询借助了近20种心理学工具，有萨提亚模式中的家庭雕塑、家庭重塑，也有其他心理咨询流派的工具，还有咨询师自己研创的模式。时代在进步，咨询中所使用的心理学工具也在不断更新，以适应现代人的需求。这既符合萨提亚一直倡导的理念，也符合人本主义大师卡尔·罗杰斯所提倡的"以来访者为中心""以有效改变来访者的自我价值感为中心"的理念。因此，凡有助于来访者发生正向改变的心理学工具，在团体咨询中都可以尝试使用。

（为遵守保密原则，无法提供个案的更多细节，所有个案中分享的内容都已征得本人同意。）

萨提亚模式咨询师工作地图

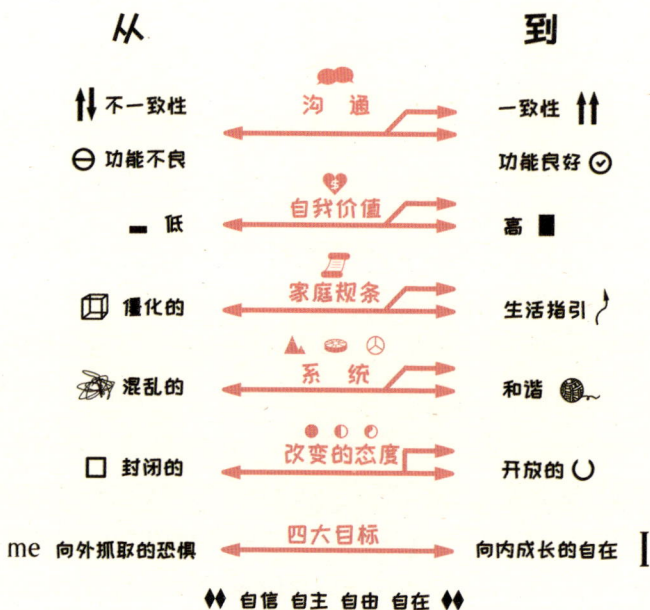

从 **到**

⇵ 不一致性 —— 沟通 —— 一致性 ⇈

⊖ 功能不良 功能良好 ⊘

— 低 —— 自我价值 —— 高 ■

▯ 僵化的 —— 家庭规条 —— 生活指引 ♪

混乱的 —— 系统 —— 和谐

□ 封闭的 —— 改变的态度 —— 开放的 〇

me 向外抓取的恐惧 —— 四大目标 —— 向内成长的自在 I

◆◆ 自信 自主 自由 自在 ◆◆

由聚焦问题到聚焦健康成长

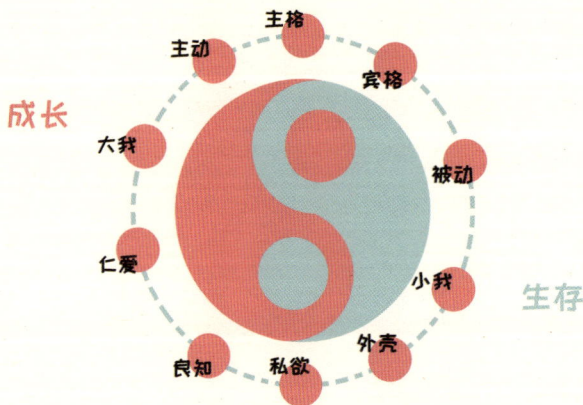

成长

主动 主格 宾格 被动

大我

仁爱 小我 生存

良知 私欲 外壳

萨提亚模式与相关心理学理论

　　萨提亚模式是在博采众长、兼容并蓄的过程中发展起来的。萨提亚和她的传承者们，不断汲取包括心理动力学、人本主义、建构主义、格式塔疗法、心理剧、认知情绪疗法、催眠等在内的各种心理学理论和技术的精华，使萨提亚模式拥有更为丰富而深刻的内涵，无论对于个人的自我成长、身心健康还是对家庭和谐乃至社会进步都具有很高的价值，从而成为在国际心理学界久负盛名的心理咨询和心理教育模式。

　　这里将萨提亚模式与相关心理学理论的异同做一些粗浅的对照，对某种心理学流派较为熟悉的读者朋友，可以通过本章内容理解萨提亚模式的精华与相关心理学理论的差异。

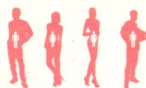

萨提亚模式与人本主义理论

　　萨提亚本人曾经担任美国人本心理学会会长一职，对于人本主义理论颇为精通。萨提亚对人的认识持乐观态度，凡事皆以人为本，秉持人性本善的信念，相信每个人都具有潜能和正向的力量。萨提亚认为，人拥有所需要的一切内在资源，能够成功地应对外界影响而不断成长。她指出，心理治疗需要把重点放在健康和正向积极的部分，而非病理负面的部分。萨提亚模式注重的是"你和我"，而不是"你或我"；关心的是"我们"，而不是"我"。她相信生命是可以改变的，希望每个人都能以更健康和谐的方式生存于世上，每个人在任何时候都是尽其所能而为的。萨提亚模式特有的四大助人目标本身就是建立在人本主义基础上的：提高自我价值、做更好的选择、更负责任、更和谐一致。

　　在文艺复兴时期诞生的人本主义尝试着打破源自中世纪的决定论框架，将人类与历史和自然的世界重新整合在一起。人本主义可以被认为是一种哲学思想，它承认人的尊严和价值、人性和人的利益，并把人性视为衡量一切的尺度。从这个角度来说，自由是人本主义的重要主题，这个自由是人们在同他人、社会和自然的互动中可以选择的自由，这也是萨提亚模式和人本主义理论的共同点。萨提亚提出她的思想时，是在行为主义和精神分析理论等的规条被视为金科玉律的时代。她试图挑战"人类在某种程度上受到之前的外部或内部因素的限制"的思想观念。显然，有选择的自由是萨提亚希望人们实现一致性的一个组成部分：

"我拥有我自己，因此，我能够驾驭自己。"

与亚伯拉罕·哈罗德·马斯洛和卡尔·兰塞姆·罗杰斯等人本主义心理学家的观点相似，萨提亚倡导关于人类的信念，认为人可以从内在的力量、动机和真实感中发展出自我成长的管理能力，即每个人都是有价值的，每个人都可以朝着更完整的方向成长。但萨提亚比一些人本主义心理学家走得更远，她相信无论一个人天生的仁慈、健康和明智在"应对模式"中被埋得多深，它们是不会被破坏的，它们将永远存在。萨提亚说："治疗的整个过程必须致力于打开来访者内在的潜能。"

马斯洛的需要层次三角理论在萨提亚的"冰山"中代表其中的一层，也就是"渴望"。包括在"渴望"之下每个人对自我的认识也是人本主义的基本思想。这一思想相信人生来都是向善向好的，每个人都是独一无二的个体，具有先天发展自身的潜能和倾向。这就好像埋在土壤中的种子，只要有适当的阳光和水分，就能够钻出泥土发芽长大。这就是萨提亚所说的种子法则。种什么种子开什么花，重要的是土壤和养料。在萨提亚看来，即使是那些看起来极端反社会、情绪极端不正常的人，他们的内心世界也有一个部分是向上的、积极的。这也正如罗杰斯在总结他多年的心理咨询经验时所说的，"我会发现，他们往往是朝着某个特定的方向改变"。他们趋向于改变的方向是什么？我相信，我可以用一些言辞来说明：积极的、建设性的、朝向自我实现的、朝向成熟成长的、朝向于社会化发展的，等等。个体越被充分地理解和接纳，他就越容易摒弃那些他一直用来应付生活的面具，就越容易朝着面向未来的方向改变"。

人本主义还强调要实现个体朝向积极的自我发展，最重要的途径之一是无条件积极关注。其实，这也是萨提亚所秉持的助人理念。萨

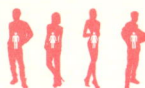

提亚相信，每个人都会在自己的生命中全力以赴，让自己活出更有价值的自己。但是，外界的困难环境常常使一个人发展出功能不良的应对方式。在当时那个特别的情境下，这样做的功能是自我保护，让自己能够存活下来，这也是具有积极正向意义的。因此，无论怎样，一个人在自己独特的人生历程中所有的选择和生活经历都值得被关注、被尊重、被理解。萨提亚说，一个人对自己的过去有越多的接纳，就越能够增加管理现在的能力；即使一个人做了错事或者坏事，也都只是表现在行为层面，并不代表要否定整个人。对此，咨询师仍然要试图表达理解和尊重。以上这些也都是人本主义的核心信念。

人的行为是可以改变的，人的价值却是永恒的。这就是罗杰斯等人所秉持的人本主义精神。这种精神将人视为宇宙中独特的生灵，赋予人极大的尊重和理解，期待个人挖掘人性中极具潜能和善的方面，并对人性中的良善和潜能寄予极大期望。可以说，秉持人本主义思想的人是对人性极为乐观的一派。这些观点都深深地影响着萨提亚模式，使它发展出一系列的工具，使人们从人本主义的人性层面去理解不同的人所抱持和使用的行为和感受、认知和期待，从而看到人性的闪光和力量。所以，萨提亚模式强调每个人都会在自己的生命历程中发展出能够安全存活的生存法则；即使曾经的很多做法是功能不良的，甚至是会破坏关系的，更有甚者会让自己更痛苦，但这些都曾经是自己过去的救命稻草。

之所以说萨提亚模式更像是人本主义的教育模式，是因为萨提亚和罗杰斯、马斯洛都强调教育的最重要目标是帮助每一个人实现"自我实现"的需求，成为一个完整的人。一个完整的人意味着是和谐统一的，而不是分裂或扭曲的；一个完整的人，是一个能够自我实现的人，对世界和自己有着客观和清醒的认识，能够区分内心的声音和外界的不同。这样的人对未知没有恐惧，却抱持着好奇和冒险探索的精神去开拓和迎接未知；这样的人理性成熟，同时也可以自由表达感性，充分运用个人能量和经验进行创造性发展。这一切，都为萨提亚模式提供了最核心的信念和价值观，基于此发展出一系列有效、实用且易于理解、掌握的方法和工具。可以说，萨提亚模式使得人本主义放射出更加伟大的光芒。

萨提亚模式与认知行为治疗理论

认知行为治疗是认知取向的心理治疗方法，艾利斯的合理情绪疗法和贝克的认知疗法是认知行为疗法中两个具有代表性的理论。这里所说的认知行为治疗更多的是指贝克的认知疗法（简称CBT），它针对的主要是抑郁症、焦虑症等心理疾病和不合理认知导致的心理问题。它的主要着眼点放在患者不合理的认知问题上，通过改变来访者对己、对人或对事的看法与态度来解决心理问题。认知行为治疗理论强调所有的行为与情绪都和认知相关，有了不合理的认知才会有不合理的情绪和行为的反应。萨提亚也非常同意并且借用了认知行为治疗的许多工具与理念，并把认知行为治疗的理论结合到萨提亚模式的重要工具"人的内在冰山隐喻"中。当探索一个人的内在系统时，行为、情绪、认知、期待、渴望等都是一个人内在系统非常重要的组成部分。认知与行为、情绪等有着非常重要的关联。除此之外，萨提亚还强调一个人的未满足的期待对他（她）的行为、认知和情绪有着非常重要的影响，特别是在原生家庭的互动中形成什么样的自我认知和在与他人互动时对外界的期待，对一个人的影响也同样重要。因此，讨论一个人的问题首先要进入到他的关

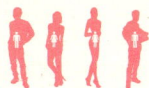

系里，弄清是什么引发了一个人对自己、对他人的不同看法，并从家庭关系中寻找答案，如家庭规条、自我认知（自我环）、处理未满足的期待的方式等。这些组成了萨提亚模式家庭咨询的多维视角。因此，萨提亚模式更加注重人性化的真实情境以及具有体验性和系统性的过程式访谈。而认知行为治疗是聚焦个人的，强调理性和客观，强调思维影响情绪，有时容易忽视情感体验带来的影响以及情绪、情感的丰富来源。

认知行为疗法重视家庭作业的作用，强调练习可能会对来访者带来积极改变。对这一点，萨提亚模式也有所应用。因为在萨提亚模式的"冰山"隐喻中，把行为、应对方式、情绪情感、认知与期待分别作为了解来访者的通道。"冰山"的每一层都是进入来访者内在系统的一扇大门，单纯去探讨任何一层都会有局限，而所有的大门最终都通向来访者"冰山"的最底层，形成一条条充满光明的大道。

每个人的内心深处都有闪光的部分，每个人在人生历程的各个阶段都有对自我珍贵品质的应用，表现出积极正向、向善向好的行为。基于此观点，萨提亚模式虽然在认知和行为以及情绪的层面都有对来访者的认识和了解，但其核心是为了帮助来访者看到内在的那更加完整、更有力量的自己。在萨提亚模式的冰山中，认知、情绪、未被满足的期待以及如何爱自己都是相互关联、彼此互为因果的，因此所有的认知都来自内在自我。

一个人一旦跟这个更加完整的自我建立起了联结，所有的认知、行为、期待、情绪、情感都会随之改变，疗愈和改变即在这个过程中自然发生。因此，讨论认知和行为或情绪情感都不是目标，与来访者建立联结并帮助来访者认识并构建完整自我的通道才是最终的目的。

萨提亚模式与心理动力学理论

　　心理动力学，又称精神动力学，也称精神分析学。根据心理动力学的观点，行为是由强大的内部力量驱使而激发的，行为的主要目的是降低紧张度。人的天性并不总是理性的，行为可能是被不在意识范围内的动机所驱使的。

　　心理动力学有着漫长的发展历史。从创始人弗洛伊德到荣格、弗洛姆、克莱因、科胡特，心理动力学100多年间经历了一个不断丰富发展的过程。萨提亚也曾经是精神分析的学习者，因此在建立萨提亚模式时她借用了心理动力学的许多理念。比如，沟通姿态就是她从心理动力学防御机制的理念中发展出来的，只是将101种防御机制简化整合为四大基本防御策略。她将在压力之下求生存的自动化反应称为应对方式或者沟通姿态。她也会帮助来访者进入原生家庭探索童年经历，但不同的是，探索原生家庭的目的是寻找完整视角，站在成人的视角而非曾经的受害者视角去看待当年所发生的一切，这样便会获得完全不同的体验与认知，既能看到曾经的困难，也能看到所有的人（包括自己）在困难到来时所付出的努力。这个完整的视角能够帮助来访者重新建构自我认知，进而减少不适宜的期待与行为，松动曾经僵化的决定并产生新的感受，在体验中完成转化的历程。具有心理动力学取向的心理咨询，就是从弗洛伊德创立的精神分析学派的观点开始，经过100多年的发展，吸收了人本主义、自体心理学、主体间性等流派的精髓形成的。它强调三

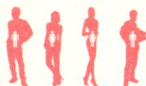

极自体的结构如镜映自体、理想化自体和孪生需求自体如何达到平衡，关注咨询关系，关注此时此刻发生的事情，关注来访者的今天与过去经验之间的联系；在相对严格的固定时间和频率的专业设置下，通过一次又一次的谈话，帮助来访者更深地认识和理解自己，并通过对过往经验的梳理和整合，明晰来访者自己的需要、愿望和优势资源，帮助来访者移开妨碍这些需要、愿望和优势资源发挥作用的心理阻滞，活出真实、完整、自由、有活力的自己。心理动力学强调的自体和萨提亚强调的"冰山"最底层的"自我"也就是"自我环"，用的都是self，所表达的意思大致相同，只是具体解释稍有不同。萨提亚模式更强调自我的生命力，也就是与生俱来的全人类都相同的部分，因此萨提亚模式的价值观中强调"每个人都是同一生命力的独特展现，我们透过这股生命力而彼此联结""相同让我们联结，差异让我们成长"。

传统精神分析以及改良后的自体心理学，都比较倾向于寻找问题的根源，寻找影响自体完整的根源，然后移除它。萨提亚模式强调的是，我们每个人都在尽其所能而为；即使曾经的选择和应对方式是功能不良的，但是因为通过在曾经的困难情境中的熟练使用而对其变得越来越熟悉，便不愿意使用更有效的应对方法，也就无法拥有更多的选择。萨提亚模式的咨询目标就是帮助人们提升自我价值感，拥有更多的选择，愿意为自己的选择负责，并能熟悉新的选择，让自己带着这样的力量，内外一致地去表达和呈现完整而真实的自己，进而重建更加自信、自主、自由、自在的内在自我。一个人内在和谐才能人际和睦。从自体心理学的理论来看，内在和谐就是拥有完整自体。萨提亚模式在此方面与自体动力学的目标基本一致。不同的是，萨提亚强调自我内在和谐是治疗的基本目标，在此前提下，那些具体的小目标、问题、困难也自然而然会迎刃而解。心理动力学则认为自我的整合是次生目标。无论怎样，既然目标一致，那么它们的不同就是所使用的方法和路径不同。萨提亚模式更多地使用体验性的方法去扩展来访者的经验，心理动力学更多地使用移情、分析、释义、理解和解释去帮助来访者建立新的通道。

近几年来，"动力学理论"的家族中添加了依恋理论的"心智化"以及"短程动力性人际治疗"，更加将自我、他人的关系作为人际情感焦点来进行聚焦探索，着重探讨人与人的关系。萨提亚提出的人际关系三要素自我、他人、情境同样是在研究人在关系中如何建立和发展自我认知，如何帮助一个人更加一致性地表达自己、联结他人。另外，萨提亚模式心理咨询用时较短，心理动力学用时相对较长。

因此，我们说在萨提亚的治疗理念和工具中有太多主流心理学流派的精华与典藏，同时又简易、走心，容易被理解和把握。萨提亚模式所有的工具最终都聚焦在如何使一个人更加完整、自在。

萨提亚模式与存在主义理论

人本主义与存在主义在发展过程中是相互交叉的，而且人本主义和存在主义本身都是相对宽泛的流派或思潮，只是两者侧重点有所不同而已。所以，很多心理学家的思想都打上了人本主义和存在主义的双重印记。在心理治疗过程中，许多咨询师都强调"此在"（Dasein）的重要性。"此在"概念是海德格尔几乎全部思想的精华所在，哲学界一直热衷于解读其背后的学理基础和思想渊源。关于"此在"，欧文·亚隆在《存在主义心理治疗》中写道："存在主义立场则越过主体—客体的分割，不把人看作可以在适当环境下感知外在现实的主体，而将人视为参

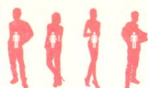

与建构现实的觉察者。"为了强调这一点，海德格尔总是谈到人是"此在"（dasein，da意为"那里"，指的是人在那里），是一个被组成的客体（"经验自我"），但此人同时也组成了世界（"先验自我"）。"此在"的人既赋予事物意义，又同时感知这意义。所以每一个"此在"的人组成了"自己的世界"。海德格尔把个体称为"此在"（并不是"我"或"一个人"或"自我"或"一类人"）。这样称呼是有特别原因的，他希望永远强调人类存在的双重性：个体在"那里"，但同时个体也构建了"那里"。通俗地讲，"此在"是指局域分离的主客体之上的存在，它包括世界上一切实际存在的事物以及意识所能及或不能及的领域，是一个无所不包者。

海德格尔强调的"个体在那里"和"个体构建那里"，在萨提亚模式中也有显著体现。根据萨提亚模式，即便人们感觉并不那么好，他们也会说自己一切正常。人们以一种方式来表现自己，而心理咨询师的角色就是接纳他们，而不担心"阻抗"。从另一个角度来说，个体在治疗过程中，可能既在那里又不在那里；明明身体在现场，自己的心却不在现场。在咨询过程中咨询师一定要注意这种二次重构。所以萨提亚模式认为，在来访者最为混乱的时刻，咨询师一定要把个体紧紧锚定在现在。锚定在现在包括个体在现在，也包括个体构建的自我也在现在。针对这一点，萨提亚在《萨提亚治疗实录》中非常强调："咨询师的任务就是把他们带回到此时此刻，帮助他们使用自己的感知能力，促使他们注意现实发生的事件，而不是想象中的（事件）。"在实际操作中，萨提亚也多次注意到这点。例如，在给玛吉和凯西家庭做治疗时，当玛吉说"无论什么时候我靠近她"，萨提亚果断打断他并且重申"等一下，我们讨论的是此时此地"。萨提亚不仅通过语言提醒，还要求玛吉"用你的手感觉她的皮肤，告诉我你的感觉"。这些操作都是力图防止来访者的思路跳脱出"此在"。

萨提亚模式的沟通姿态包含"指责、讨好、打岔、超理智"。萨提亚认为这四种沟通姿态都是不健康的，要以"自我、他人、情境"予以厘清。"自我""他人""情境"这三部分的整体，就是"此在"。"此在"的人既赋予事物意义，又同时感知这意义。当自我与他人沟通时，加上双方构建的情境，既有自我的存在、他人的存在，又包括自我赋予此刻的意义和他人赋予此刻的意义，即"A在现场，同时A构建了A和B沟通的情境"。以指责姿态为例，萨提亚模式认为A在使用指责姿态时注意到了自我与情境，但是没有顾及他人，那么，A在那里是一个客体，他自己构建了当时的情境，经验自我（客体）与先验自我（此人组成的世界）里都没有他人，其实并不是真实的"此在"。萨提亚模式特别强调压力下的自动化应对模式，即萨提亚所发展出的沟通姿态正是引发问题产生的不良反应。这种反应不是停留在过去就是未来，不是忽略了情境就是忽略了感受，因此应将来访者带入此时此刻，既看到事物发生的背景，也关注到环境之下的前景。这一切跟"此在"相关的人本存在主义的理念，正是萨提亚模式心理咨询的关键。

针对死亡焦虑，存在主义认为所有人都在面对，大部分人会发展出适应性的应对模式。这一点与萨提亚的观点相近。欧文·亚隆认为，死亡焦虑容易导致强迫性英雄主义、工作狂、自恋、攻击与控制、犹豫与焦虑、崇拜超级英雄或崇高目标或者抑郁、受虐等问题。对以上几种心理病理予以粗略拆分不难发现，萨提亚模式中的指责、讨好、超理智、打岔等沟通姿态与之都可以对应。习惯使用指责姿态的人，有强烈的工作狂、自恋倾向，习惯于攻击与控制，他们如同尼采所说的"杀不死我的，都将使我更坚强"，他们通过不断工作、欣赏自己或者指责他人来缓解内心的恐惧与焦虑。这种普罗米修斯式的抗争是一种循环，但不会永久持续。这类人面对无解的困境时心理会出现两个极端：一种是完全的无意义感，一种是完全受挫。比如，我驾驭住了自己的人生，到最后

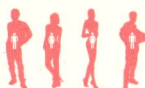

却发现有一种无法应对当下困境的无力感。相反，当一个人使用讨好的沟通姿态应对压力时习惯于进入自我贬低、惧怕失去爱、被动、依赖、自我牺牲、拒绝长大的自我意识中，他往往会以自我牺牲的姿态示人。

兰克认为，人类一直缠绕在两种恐惧之中：对生命（及其固有的孤独）的恐惧与对死亡的恐惧。所以，萨提亚模式在治疗过程中，认为死亡就是死亡，它只在生命中发生一次，生命中没有其他东西会像它这样。当我们认识到这种区别，那么除了死亡之外的一切事情都是生命。

在萨提亚看来，回避死亡焦虑有两种方式。一种是成年人试图对孩子隐瞒死亡的证据，或者通过一些类似"奶奶去了天堂"来混淆死亡问题，并且绝不会再提起它。另一种是成年人把离开的那个人当作圣人来膜拜时，会完全歪曲孩子们把死者当作人来看待的视角。对此，萨提亚表示，孩子们没有看到亲人死亡的证据，也没有人帮助他们对于死亡表达哀伤并将其整合到他们的生活中去，这样会在他们的情感生活中产生严重的空白，容易导致心理创伤。萨提亚举了个例子："我知道另一种情况，无论何时只要孩子做错了事，他的母亲就会告诉他要小心谨慎因为他的父亲在天堂看着他并且将惩罚他。孩子一旦相信了这一点，他很快就会发展出一些妄想。你能够想象，当你深信自己没有任何隐私，你一直被注视着的时候，是一种怎样无助的感觉吗？"对此，萨提亚认为，死亡是所有人生命中不可回避的部分，接受死亡的存在可以让生命有更加真实和有益的体验。除非我们接受死亡，否则我们会对死亡有很多其他的误解，这会把我们的生活搞得一团糟。

萨提亚模式与结构主义治疗理论

结构主义治疗理论认同家庭是一个系统的观点。米纽庆表示，家庭作为一个系统，包含了夫妻子系统、父母子系统、兄弟姐妹子系统。每个个体都属于不同的子系统，个体在不同的子系统中拥有不同等级的权力，并学习分化的技能。在不同的子系统中，一个人就处于不同的互补关系之中。人们像万花筒一样变换适应，以获得使人类交往得以实现的相互关系。家庭常遭受两方面压力：内部压力来自家庭成员与子系统的发展性改变，外部压力则来自对家庭成员有影响的重要社会机构的适应需要。对这些来自内部与外部的压力做出反应，则需要家庭成员之间的地位不断地进行转换，使得他们能够成长，同时家庭系统也能维持其连续性与整体性。

萨提亚模式与结构主义治疗理论在家庭是一个系统的论点上是一致的。萨提亚模式认为，开放型系统与封闭型系统是两个基本的系统类型。在封闭的家庭系统中，输入和输出的信息都非常有限，人们以环形和自动的方式对事态进行反应，并且忽视环境中的任何改变。在开放的家庭系统中，人们的反应和交流都受到环境变化或新信息的影响。封闭的家庭系统以一套僵化、固定的规则来运作，不管这些规则是否适合，都要在特定场合中运用；开放系统的特征是灵活和具有选择能力，如果有必要，它甚至会选择封闭一段时间。个体的自我价值感是首要的，每个家庭成员都要有能够控制自己命运的感觉。萨提亚家庭咨询的评估和

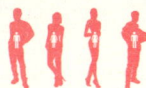

干预过程反映了"家庭是一个系统"这一事实。家庭的每一部分都与其他部分相联系，牵一发而动全身。实际上，在一个家庭中，每个人、每件事都会影响其他人和事，并反过来受其他人和事影响。因此，评估家庭的重点是理解治疗家庭系统时的复合刺激与复合效果。

米纽庆认为，有两种极端的家庭模式，一种被称为纠缠型家庭系统，另一种叫做疏离型家庭。

前者致力于发展他们自己的微观世界，因此而增长了家庭成员间的交流与相互关心，后果就是虽然彼此间距离缩短了，但是彼此的边界却变得模糊了，家庭系统的分化减弱了。这样的纠缠型家庭系统可能会使每位家庭成员感到窒息、负担过重且缺少必要的资源来适应有压力的环境并对之做出改变。

而后者疏离型家庭则发展出了过度僵化的边界，这样子系统的交流就会变得困难，并且家庭作为心灵港湾的保护功能也会产生障碍。纠缠型子系统或者家庭成员，可能会由于增强了的归属感而要求以妥协自主性作为平衡，从而产生了交流的障碍。子系统缺乏分化则阻碍了自主探索与对问题的掌握。尤其是对孩子而言，认知－情感的技巧就会由此而受到抑制。

处于疏离型子系统中的成员，尽管可以自主地行使功能，然而他们会对独立性有一种歪曲感，还缺乏忠诚感与归属感，并且当需要帮助时会缺乏相互依赖的能力以及寻找支持的能力。所以，当适应机制被唤起时，两种相同的类型都会引起家庭问题。纠缠型的家庭常以过快的速度与过高的强度来对偏离习惯的变化做出反应，疏离型的家庭则在需要做出反应时不做出反应。咨询师常常履行边界建造者的职责，会使模糊的边界变得清晰，打通不适当的僵化边界。如果家庭功能在极端状态下运作，则指示着可能会产生病态的区域。可供选择的交往模式越多，必要时可以调用这些模式并拥有充分的弹性，这才是一个好的家庭系统。米纽庆还认为，对于普通家庭，咨询师要把家庭资源作为一条转化途径。而对于病态的家庭，咨询师需要变成家庭戏剧的导演，加入过渡性联盟，扭正系统，建立起一种不同层次的动态平衡。结构家庭咨询是一种行为治疗，这种治疗的工具是修改现状，而不是探索并解释过去。通过改变家庭系统中成员们的地位，咨询师会使他们的主观经验发生改变。为了达到这个目标，咨询师要借助于家庭系统的某些特征。咨询师加入家庭，不是去进行教育或使之社会化，而是去"修复"或"修正"家庭自身的功能，以使得它能够更好地保护家庭成员。家庭系统具有自我延续的性质，因此家庭要在咨询师离去之后仍会通过系统的自我调节机制维持下去。

为了针对有病症的家庭进行治疗，萨提亚模式通过观察、评估等一系列方式考量家庭及家庭成员的自尊，评估家庭中普遍存在的沟通模式，厘清支配个体家庭成员行为的规则。必要时，咨询师可以用一些方式对家庭规条进行干预。比如家庭规条过时、不公平、不清晰、不恰当或者不符合当前情境时，咨询师需要通过教育者角色来帮助他们。这一切也说明，萨提亚的观点与米纽庆的观点是一致的。

总之，萨提亚模式与许多理论有着密切的关联之处。其实，不仅萨提亚在创立萨提亚模式时注意博采众长、兼容并蓄，现在的萨提亚模式学习者也在不断从各种流派的理论中得到启示，甚至产生了许多新的整合、创造和发展。这一点也正是秉承萨提亚自身的包容性、灵活性和拥有充分弹性的特质而呈现出来的，也因此使得萨提亚模式更具魅力。

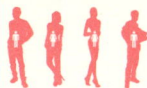

萨提亚模式与神经生物学

萨提亚模式产生于精神分析理论占据主流的20世纪60年代的美国。这种模式与实证科学并不一致，从一定意义上说，萨提亚模式并不属于心理科学。萨提亚强调改变是可以发生的，那么是哪部分发生了改变？是什么导致的改变？要改变到什么程度？改变如何被证明？有哪些变量和常量是可以测定的？很显然，萨提亚模式在这方面是没办法给出答案的，这与人本主义流派的基础理论有关。

随着科技的进步以及神经生物学研究资料的不断积累，人们对萨提亚模式的认识越来越深入，神经生物学研究为认识萨提亚模式与实证心理学之间的关系搭建起一座桥梁。

近30年来的科技发展让生物学研究提高了多个台阶，其中脑成像技术让研究人员能够实时观察人的正在工作的大脑。比如，脑电图、脑磁图、核磁共振和正电子发射计算机断层扫描等都可以帮助研究人员更好地了解大脑的运作机制。

一、突触与髓鞘化

研究表明，成人的中枢神经系统具有可塑性，它保留了产生新细胞和整合新细胞的能力，可以重塑先前存在的神经通路。通过近30年的研究人们得知，内源性神经干细胞和祖细胞的生成和分化具备潜能。虽然目前依然要走很长的路来完全了解神经可塑性是如何从点到面来实现的，但是证据已经支持以下论点：神经发生、突触发生和髓鞘重塑是可行的，成人中枢神经系统的神经回路是可以改变的。

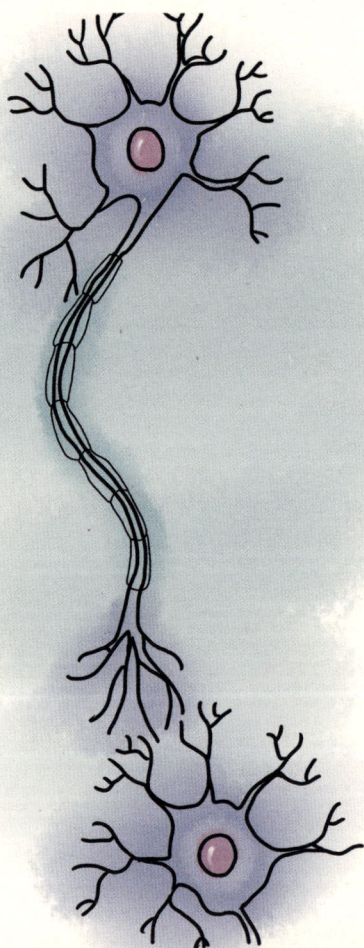

图7-1 髓鞘化的过程

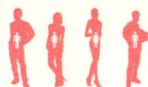

神经元通过特殊的突触来进行连接，包括突触前和突触后的部位，通常被称为buton和轴突。突触前神经元的电信号被转换成神经递质释放形式的化学信号，化学信号又反过来激活突触后细胞。在神经元轴突周围形成鞘的过程被称为髓鞘化，它可以起到加速信号传输的功能。它可以发生在大脑的不同区域、发育的不同时间点。这主要是因为突触前释放机制和组织突触后蛋白支架和受体的协同形成突触后密度。另外，经验也可以刺激髓鞘的形成。我们可以用一种比喻来形容突触与髓鞘化。假设A和B是两捆电线，分出多个铜丝，主体是轴突，铜丝为神经元，因为"一阵风"的作用（如学习、经验、刺激或其他形式），A与B的两根铜丝触碰在一起，于是电流在A与B之间产生。随着电流的稳定与习惯性，在轴突和铜丝之间会形成一层绝缘膜，就像外部胶皮一样保护铜丝在传递信号与电流时更稳定。同时，这层绝缘膜也可以保证神经细胞在合作修改神经元活动的过程中，不会因为电流而影响到其他脑区的工作。这个过程就是突触与髓鞘化，在成年期向发育中的神经元增加新的节间。

二、用进废退原理

如果我们将大脑比喻为电脑，我们就可以理解大脑中的一些活动。比如，电脑因为长时间开机，日积月累会形成冗余、多余的垃圾，将导致电脑运行缓慢，需要重启或者清除系统垃圾来保证电脑的运转正常。大脑的运转，也存在同样的问题。法国生物学家拉马克最早提出用进废退的原理，即生物体的器官经常被使用会发达，不经常被使用会退化。

人的大脑也存在用进废退的变化，即突触修剪。我们可以将大脑想象成密布各种铜丝的网络。当大脑的电信号习惯性使用某个路径，而其他路径不经常被使用时，习惯使用部分的连接会增厚，其他部分神经元的突触会减少，用以提高大脑功能的整体效率。

上面用大量篇幅来讨论神经生物学中的突触、髓鞘化和突触修剪，旨在通过神经生物学来思考萨提亚模式中关于改变的发生。我们可以发现，萨提亚模式探讨的指责、讨好、超理智、打岔姿态都属于每个个体为了更好地活下来（包括原生家庭与依恋关系等方面的创伤）所采取的防御机制，这是长期日积月累形成的固化的沟通模式。那么这部分似乎符合拉马克所提到的用进废退原理，即人们在成长过程中大脑的神经通路因为长期采用指责姿态，而容易在遇到冲突、压力等情况时习惯性采用指责姿态。其他姿态也是如此。正如同一个人下意识的反应，在应激状态下大脑的信号会选择最习惯的通路来做出反应。（图7-2、图7-3）。

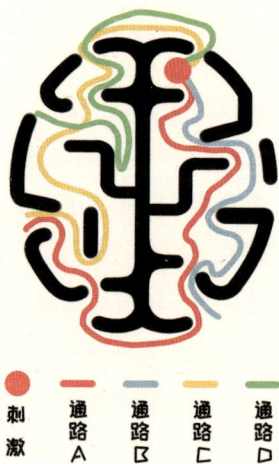

图7-2 固化单一的通路

研究表明，青春期的大脑在髓鞘化方面会比较容易，而成人则相对缓慢些；但这并不意味着是无法改变，通过合理、科学的方式，大脑的神经元会再次产生连接、加强，形成新的大脑通路，进而改变人的行为和感受。图7-2所示的四种颜色代表四种习惯性沟通姿态。当刺激发生

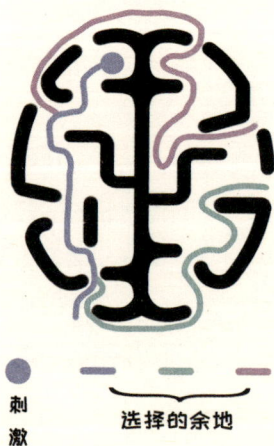

图7-3 新的、更多的选择

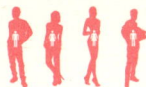

时，大脑通路产生行为。萨提亚模式强调改变的发生，但是改变并不是指的非此即彼，而指的是"增加"。我们可以说改变是增加神经通路，为每个人重塑大脑的神经网络，增加大脑信号游走的路径；人不再局限于某一种被过去经验强化的沟通姿态，从而实现一致性沟通。

　　一个人通过沟通姿态的练习解决原生家庭、再生家庭问题，不断加强个体的自我觉察，提高个体的自尊体系与自我价值感，认识自我，接纳自我，欣赏自我，整合自我所具有的资源，进而实现自我的超越。这一切的学习与练习，都会让大脑神经元的突触再次发生，大脑通路多一些选择，改变习惯的、僵化的防御模式；可以让个体在对待他人与事情时，增加更多的选择，在情绪控制、压力管理、强迫性重复、过度补偿等方面，在拥有自我觉察的同时更自主、更自在，即"我可以表达愤怒，但这只是我的感受，我不需要依靠指责他人来表达愤怒；我可以表达悲伤，但悲伤并不会让我内耗，并不会降低我的自尊体系，我可以不需要讨好的姿态来压抑内心的悲伤"。当一致性的学习越多，那么面对同样的情境，人们就会拥有新的选择。改变是有可能的。通过人际神经生物学研究，我们看到了萨提亚模式通过增加体验性带来的生物学改变，因此这种有效性可被证实。

中国传统文化
视角下的萨提亚模式

　　萨提亚模式诞生于美国，但是所倡导的理念却与中国传统文化有着丰富的交融与互通。

　　中国传统文化所有的经典几乎都在引导人们在"动心忍性"处不断"存心养性"，进而逐渐到达儒释道所倡导的"尽心知性""明心见性""修心炼性"的至高境界，帮助人们不断去掉"我执""私欲"，进而回归良知本体，成就"修齐治平""内圣外王""上善若水"的人生格局。

　　萨提亚模式引导人们在日常的生活小事中探索内心的变化，看那股"气"如何在自我内在的"冰山"系统中运行；看原生家庭如何影响行为、性格、反应、感受、观点、期待以及渴望、自我、灵性及生命力，并作用于现在的人际关系系统，使人们重新获得内在力量，实现自由解放。

从中国文化的视角来看萨提亚模式，人们更能懂得萨提亚真正想要传达的是什么，又是如何帮助人们寻找幸福的；反过来，通过领悟萨提亚模式，人们又能对中国传统文化有更深刻的理解。一些读中国文化经典的人经常会感慨："学了一辈子经典，到了事儿上还是两张皮。"可见，中国传统文化博大精深，人们如果没有真正在生活中去践行，只能停留在生涩的文字、辞藻中，是不会理解其中的丰富内涵的。萨提亚模式是一种指导人们在生活实践中，运用有效工具进行自我觉察与自我反省的体验工具，也是一种引领人们理解中国传统文化意蕴的实践途径。由此看来，或许学习萨提亚模式可以成为人们走进中国传统文化的把手和台阶，帮助人们打开心性修炼、境界提升的大门，一步一个台阶地实现内心的强大。

萨提亚本人一生都在致力于帮助人们实现内心和谐、人际和睦，进而期待终有一天，人们通过不断提升自我价值、安全感、一致性，实现更符合人性的相亲相爱乃至世界和平。萨提亚模式中的许多理念与工具都与中国传统文化有着深度的契合。这就好像萨提亚模式是初级班，可以帮助我们扩大觉察，疗愈伤痛，修复关系，回归健康、有爱的良知本体；而中国传统文化是进阶班，可以继续帮助我们净化心灵品质、拓展人生格局、提升生命境界。

"和"与"一致性沟通"

中国传统文化对"和"非常看重。无论是儒家的"中庸之道"、道家的"道法自然"、还是佛家的"修身养性",其核心思想都是这个"和"字。从"修己安人"到"礼之用和为贵",再到"内圣外王"。中国人的友善、和睦、以和为贵等思想观念都源于"和"的文化,且"和"已浸透到每个人的心中。我国正在进行的社会主义和谐社会建设以及提出的"一带一路"倡议和实现人类命运共同体的理念,反映的正是这种良好的社会期许与美好愿望。"喜怒哀乐之未发谓之中,发而皆中节谓之和。中也者,天下之大本也。和也者,天下之达道也。致中和,天地位焉,万物育焉。"中国传统文化就是"中""和"文化,倡导的是"身心合一、天人合一、世界大同、天下一家"的价值理念。

萨提亚模式的价值观之一是实现个体内在的平和,沟通双方彼此之间的和谐、群体之间的和平。具体到运用中,萨提亚模式致力于个体状态的表里一致——"一致性沟通",让人们采用一致性的言语和一致性的情感进行彼此之间的沟通,使自身内部存在的想法、感受、身体信息以及从经验中得到的含义得以充分的传递;既有对关系的尊重,也有对个体、情感的充分理解和包容。这便是"中""和"在萨提亚模式中的现实体现。

萨提亚倡导的一致性沟通三个层次:自我、他人(关系)、情境(小到家庭,大到宇宙万物的联结),与传统文化儒家思想所倡导的"格物、致知、诚意、正心、修身、齐家、治国、平天下"不谋而合。

"修身、齐家、治国、平天下"与"高自尊"

　　中国儒家文化倡导"修身、齐家、治国、平天下"。这其中，首先要求古代士人要修身，即注重自我的心智成长与家庭和谐。修身的高境界是"上善若水""洁身自好""仁者爱人"，这样才有力量"治国、平天下"。这恰恰也是萨提亚模式所倡导的目标之一，即建立高自尊。萨提亚认为，积极的自我价值感是个体和家庭保持心理健康的基础。具有高自我价值感的个体尊重生活的所有可能性，这使其能够为自己和他人建设性地使用自己的有效资源。反之，在世界上，低自尊一直是最具破坏性的人性因素之一。萨提亚赞赏高自尊的人的内在运行模式，认为一个拥有高自尊的人面对所发生的事情都能够自我负责，并自然而然地呈现出尊重、平等、自信、爱人等特质。

　　中国历代先哲在经典中不断教导"修身"的核心就是追求内在的高自尊。许多人看起来的狂妄自大或许页是掩饰内心自卑的表现。而这种不自信正是内心尚没有完成自我的整合与超越。"断断无他技，休休如有容"，真正高自尊的人首先是相信自己，相信自己心中拥有的无尽宝藏、万亩良田，也就是每个人本自具足的良知本体。这份源自内心深处与宇宙万有合一的自信，常常是少有人知、鲜有人得。通过萨提亚模式有效的体验性的方法与路径，在不断进行自我觉察与整合的过程中，帮助人们到达"更高的自我价值"的高自尊境界，完成自我探索、疗愈和自我提升的旅程。

"家和万事兴"与
"改变家庭就是改变世界"

"家和万事兴"是中国传统文化的重要组成部分。在传统的宗法体系中，中国人以姓氏为纽带聚居在一起，家庭矛盾往往通过族长等权威人物协助解决，整体相对稳定。所以自古以来都倡导"修身、齐家、治国、平天下"，只有家庭和睦，才有能力去治国、利天下。家庭幸福是一个人事业成功的基础，是社会健康稳定的重要保证。

如何才能拥有"家和"的家庭基因？化解家庭的冲突？萨提亚将家庭作为一个最小的系统来进行探索，将人放在家庭的系统中，去理解一个人在原生家庭三角关系中为什么会发展出一系列的求生存策略。帮助人们去转化对自我受限的认知、感受及期待。当家庭系统中人与人的互动模式发生了改变，那么每个人看待自己的态度也随之改变。很多时候看起来无法弥合的家庭矛盾便在这份理解中获得消融。

萨提亚认为，家庭是世界的缩微。研究家庭就可以了解世界，家庭中的问题，如权力、亲密、自主、信任、沟通技巧等，是奠定我们如何在更大范围的关系圈中生活的重要部分。只有改变了家庭，让家庭成员在家庭系统中获得存在感、确认感、安全感，才能有高价值感去面对他人，面对世界。所以改变家庭即改变世界。人们与其他人以及家庭外的组织发生关系的方式被称为社会联系。这与中国传统文化中"家和万事兴""家是最小国，国是千万家"都是共通的。

"在天成象，在地成形，变化见矣"与
"改变总是有可能的"

　　万物皆可变，世间的万物时时刻刻都在发生变化，世上唯一不变的就是变化。中国群经之首《易经》就是讲变化的智慧。变化是人们需要接受的宇宙规律，如何顺应变化也是人们需要学习的智慧，"在天成象，在地成形，变化见矣"。这个中国传统文化的经典，在现代科学的实验中获得证实，比如"蝴蝶效应"就是可验证的大千世界中上达宇宙日月星辰的变化，可以在下至芸芸众生万事万物间发生一些神奇转化。在有形与无形之间，微至尘埃，都是由看不见的规律在运转变化。寒暑冬夏昼夜荣枯，这一切的运转规律皆源于居天地之间的人心，反过来由人心掌控的外在行为也主宰了事物的千变万化。

　　只有上合天道、下合地道，方能顺应天地之道，平安顺利。因此我们每一个人的内心都是如此的广袤精微，大到"天文学"小至"粒子学"，都是遵循着变化的规律在运转，"其大无外、其小无内"，这也正是萨提亚强调的内心改变的力量。萨提亚说："改变总是有可能的，即使外在的改变有限，内在的改变仍是有可能的"。萨提亚模式的重要工具"改变的历程"，通过体验性的细致探索，帮助人们看到，虽然改变的过程十分艰难且漫长，但只要坚持，就能一步一步地实现转化与改变的预定目标。"合抱之木，生于毫末；九层之台，起于垒土；千里之行，始于足下。"无论多么痛苦、煎熬、黑暗、挣扎，只要带着希望去看待事物，正是传统文化一直相信的那盏明灯，无论多么艰难，一切都会过去，再大的风暴和灾难，带着对人性的理解和关怀，相信改变的力量，就一定能见到光明。

"仁文化"与"人的内在驱动力"

中国传统文化讲究"仁者乐山""仁者爱人""仁礼合一"。仁，一方面包含仁爱，另一方面也寓意着"种子"之意，代表着每个人内心都有如种子般本自具足的仁心。萨提亚模式要求咨询师要真正从内心深处与来访者建立联结，而这种联结是爱、接纳、尊重与安全。只有在这个状态下，来访者才有能力看到对自己、家庭和人际关系等更为整体的面貌，而不再执着于自我求生存的某个部分。这符合"仁者爱人"的理念。另外，萨提亚模式强调个体的内在驱动力，要让自己变得更加完善。正是这种与生俱来的积极能量，从身体上、情感上和精神上给人们以健康的推动，并贯穿于人的生命之中。

萨提亚强调每种不良的规条或沟通姿态都可以转化，而不一致的沟通姿态（如指责、讨好、超理智、打岔）具有负向特质的同时也隐含着正向的种子（资源）。例如，讨好怀有关心的"种子"，指责含有掌控力和自我肯定的"种子"，超理智具有逻辑、理智的"种子"，打岔则是创造力与弹性的"种子"。这种从失衡的状态中找到正向潜能"种子"的观点，运用添加及转化，而非全然去除缺点的态度，并且视"症状"为解决"问题"的方案，与"仁"的"种子"的含义也是相通的。这也让我们从另一个侧面认识到，看似无效甚至负效的防御策略就好比种子的坚硬外壳，保护着种子由最初脆弱到最终强大，保护着生生不息的生命力，保护着那颗至善的"仁"心。

萨提亚相信，在深深的内在，都是向善向好的，渴望爱与被爱，渴望和谐与宁静，渴望"内在和谐、人际和睦、世界和平。"

"阴阳平衡"与"正向导向"

中国的道家文化注重"阴阳平衡",认为自然界中任何事物或现象都包含着既相互对立又相互统一的、不可分割的阴阳两个方面。阴阳双方并不是静止不变的,而是动态地相互转化的。"阴阳者,天地之道,万物之纲纪,变化之父母,生杀之本始,神秘之父也。"(《黄帝内经》"阴阳应象大论")中国古代圣贤孟子曾说:"天将降大任于斯人也,必先苦其心志,劳其筋骨,饿其体肤,空乏其身,行拂乱其所为,所以动心忍性,增益其所不能。"任何让我们伤心难过的经历,其背后必然藏着无尽的宝藏和丰厚的礼物。所有吃过的苦、流过的泪都是为了增益我们的智慧、锻造我们的性情,只可惜很多人并没有在痛苦中获得成长。王阳明在《与王纯甫书》中的经典论述:"譬之金之在冶,经烈焰,受钳锤,当此之时,为金者甚苦;然自他人视之,方喜金之益精炼,而唯恐火力锤煅之不至。既其出冶,金亦自喜其挫折锻炼之有成矣。"好与坏、福与祸、苦与乐、阴与阳并不总是对立的,而是在一定时机下可以相互转化的。古圣先贤跨越了几百年、几千年与我们现代人分享人生的大智慧,只是我们的传统文化似乎高深莫测,普通老百姓常常难以体会。

萨提亚模式能跨越这层障碍,将高深的先哲智慧用人们听得懂的语言和形式表达出来。萨提亚模式的五大要素和自我环都强调"正向导向",相信一切看起来不好的事情都一定有着正向动机,并潜藏着特别的价值和意义。因此,萨提亚模式所倡导的积极正向的价值观与中国传统文化有着异曲同工之妙。萨提亚模式强调提升个体的潜能,使个体发展得更完善完整,将每个家庭成员独立成长的需求和家庭系统整体统一起来。通过咨询,来访者不只是消除症状,而是促进全面健康,将个体或者家庭表现出的痛苦的病态能量转变为正向能量，因此咨询师并不需要专注于消除症状和去除任何事物。在这一点上，萨提亚模式与道家文化的阴阳平衡有着相通之处，如同"祸兮福所倚，福兮祸所伏"，强调通过从事物的消极一面找到积极的意义，为人们打开一扇窗，使人们在遇到挫败、困难与阻碍的时候能够透过积极正向的转化，找到改变的契机和全新的视角，获得一份巨大的突破和成长。

"圣人之道，吾性自足"与"自我环"

中国传统文化杰出代表人物王阳明继承了儒释道的思想精华，发展出了"知行合一"与"致良知"的"心学"。读过王阳明心学原著的朋友在了解了萨提亚之后都非常感慨二者的惊人相似。跨越了500年，中西方的思想在这里交汇。萨提亚的核心工具中，"自我环"是带来根本改变的核心动力，自我环位于强大的萨提亚"冰山"的最底层。自我环的八个同心圆的中心就是灵性自我。自我环是帮助人们认识自我的有力工具。自我环真正发挥作用的就是能够联结到宇宙万物的高维灵性自我。萨提亚的核心信念是"每个人都是同一生命力的独特展现，人们透过这股生命力而彼此联结"。

萨提亚的"自我环"始终相信，如果人们能够回归内在本自具足的自我，拥有更高的自我价值，就必然是愿意付出、奉献的给予者。所有的受限行为都是因为还没有联结到那个充满力量与宇宙万物相联结的自我。王阳明同样将自己的心学最终总结成三个字"致良知"，正是因为他相信"无善无恶心之体，有善有恶意之动，知善知恶是良知，为善去恶是格物"，相信"圣人之道，吾性自足"。《王阳明年谱》载："忽中夜大悟格物致知之旨，寤寐中若有人语之者，不觉呼跃，从者皆惊。始知圣人之道，吾性自足，向之求理于事物者误也。"王阳明始终相信人的生命只有一个目标即"为天地立心，为生民立命，为往圣继绝学，为万世开太平"，因为我心即是天地之心，当一个人能够回归万物一体的那个良知本体，就能够开启更高格局和境界的崭新人生。

"万物皆有裂痕，那是光照进来的地方。"正如人类社会的第一个难题，就是寻找火种，获得光明。有了光，漫漫长夜不怕黑；有了火，严寒冬季不怕冷。当今的文明社会仍然需要精神世界的光明与火种。学习萨提亚模式，可以帮助我们扩大觉察、疗愈伤痛、修复关系、驱散阴霾；学习传统文化，可以帮助我们提升心灵品质、拓展人生格局。

无论是通过中国传统文化的思想去理解萨提亚模式，还是通过萨提亚模式的学习更好地践行中国传统文化，都是十分相融且受益的思想旅程。因此，我们一直愿意说：萨提亚是中西文化的使者，经由西方思维的体验性，让我们更加读懂了东方文化高深莫测的"究竟本来"的大智慧。通过对中国传统文化思想的研读，我们能够更深刻地理解萨提亚模式的工具，认识到它能带给我们最核心的改变，那就是回到自我环的中心，去提增我们的觉知与灵性，使其与宇宙万有合一，体悟天地万物一体之妙，并能在生活中恰到好处地处理琐碎日常。

我们可以通过不断地自我觉察与成长，去挖掘那源源不断的心灵宝藏，进而真正达到萨提亚模式自我环的万有中心，立己达人，胸怀天下。当到达那吾性自足的合一状态，我们才能真正体会到中国传统文化所倡导的"心明眼亮、无我利他、化育天下"的至高境界。

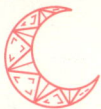

学习萨提亚模式，让幸福触手可得

学习心理学是我此生最正确的选择，认识萨提亚则是我生活与事业中最大的幸运！这套全二册的《够得着的幸福》凝结了我对萨提亚的全部热爱。在此，我要向我的三位萨提亚老师表达我深深的感谢！

最初我是通过2004年玛丽亚·葛莫莉老师的"家庭重塑工作坊"认识萨提亚的。葛莫莉向我们介绍萨提亚时，被震撼的不止我一个人，全场所有的人都在已经80多岁的老师身上感受到了萨提亚的魅力。从此开始，我贪婪地找来所有介绍萨提亚的书籍，阅读领悟，如饥似渴。

从第一次开始跟随玛丽亚·葛莫莉老师学习家庭重塑之后，我就迷上了她，所以后来只要老太太来中国，我必定前往拜见。因为老师已高龄，长途旅行一定会变得越来越困难，所以大家都非常珍惜难得的学习机会。每一次参加她举办的培训班，我都觉得可能是最后一次了，便如饥似渴地学习。令人高兴的是，直到现在，我们依然还在跟随玛丽亚老师进行萨提亚家庭重塑的专业培训，也不由得赞叹她那强大的生命力在一次又一次地创造着奇迹。记得2016年5月跟玛丽亚老师在上海督导课上重聚的时候，老师一年前刚刚经历了一次意外摔伤，髋骨骨折。她分享说，在最无望的日子里，她的外科医生同时也是她的学生告诉她："您告诉我们一定要相信改变是有可能的。只要相信，一定可以！You can！"正是这份坚定相信的力量，还有来自世界各地的学生们爱的祈祷，让她在96岁接受髋骨手术后重新站了起来，又一次创造了生命的奇迹！不仅健康长寿，而且独自长途飞行，上课一整天满满的6个小时，依然能保持精神饱满、活力充沛、幽默开朗、思维活跃。我们每一次上课的6天时间里，精彩不断，硕果累累。如今已经100岁的玛丽亚老师心心念念地希望能够将中国本土的萨提亚导师精准不走样地培养起来。

通过读书，我更加清楚地了解了萨提亚其人。我被她温暖、亲和的魔力深深吸引，并当即下定决心继续学习萨提亚模式。虽然萨提亚老师已经仙逝，但是她的学生遍布世界各地。之后，我了解到贝曼老师是国际顶尖的萨提亚模式的导师，他是"冰山"理论之父。

2005年，通过层层审核，我有幸参加了贝曼老师在高校系统亲授的中国首批萨提亚家庭治疗师培训班。一趟又一趟去北京上课的历程组成了我清晰可见的成长轨迹。在首都师范大学课堂上的我，捧着电脑，记录下了贝曼老师带给我的每一次感动以及每一个工具的学习、感悟、讨论和课后反思。在跟随贝曼老师学习的过程中，每次课后我都会立即将所学应用于自己的教学中。那个阶段跟随我学习的所有大学生及各种讲座、培训的参与者都间接地在第一时间学习了萨提亚。

2006年，中国首期萨提亚家庭治疗师培训结束时，来自世界各地的80多位学员中，我是第一个走进考场的勇敢者，也是后来拿到老师亲手颁发的合格证书的第一位幸运者。事后，课程主办方负责人魏敏老师打电话告诉我说："恭喜你，石卉！在仅有的几名通过考试获得认证的学员中，贝曼老师说你是最优秀的！"我回忆考试的细节，贝曼老师问过我一句话："我知道你学习了很多心理学的不同理论和流派，你愿意今后把萨提亚当成你的家吗？"我毫不犹豫地回答："是的，我与萨提亚老师如此投缘，我经常会感觉到萨提亚老师说的每一句话都是在对我说的。我相信我自己也会成为萨提亚老师这样的助人者，像一束光，点亮自己，照亮他人。"贝曼老师在那一刻，用他那蓝色的眼睛面带微笑地

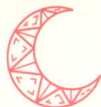

看着我，坚定地说："是的，我相信你一定会成为中国的萨提亚。"

十几年过去了，贝曼老师的这句鼓励始终都珍藏在我的心底。萨提亚老师已经成为我生活、工作的坐标，指引着我，去践行我的承诺。

后来贝曼老师所举办的各种连续培训班，无论是在"意大利农场"的系统转化高级班，还是在上海的督导师班，只要时间允许，不管学费多么昂贵，我都会毫不犹豫地挪出时间参加；其间，我还参加了贝曼老师的妻子凯瑟琳老师在北京举办的萨提亚哀伤治疗长程专业培训班。后来贝曼老师在北京农大举办的初级班、中级班，我也接受老师的邀请担任助教工作。在跟随贝曼老师不间断学习的十多年历程中，贝曼老师像父亲般地关怀着学员们，又像严师般地教导着我们。贝曼老师急迫地想要在中国培养起来一批真正专业的萨提亚导师，他那殷切的期望在每次上课时我们都能感受得到。他说："只有你们真正成长起来，我才能放心地退休。中国需要萨提亚，更需要本土成长起来的萨提亚导师。"

萨提亚模式就是关于爱和希望的学问。虽然我在学习萨提亚之前和之后所学习的心理学理论和技术丰富多样，但我认为萨提亚模式是最为博大、整合、接地气的心理学助人模式。它入门简单，直达灵魂，几乎可以成为每一位普通人自我探索与成长的工具。读萨提亚老师的书、看萨提亚老师的珍贵录像、听各位老师介绍萨提亚老师的故事，我仿佛都在跟这位慈祥的老人对话。当用中华传统文化的精髓与萨提亚老师的思想做对照的时候，我发现萨提亚老师的所说所行都与中国东方智慧息息相通。萨提亚老师发展出的丰富工具能帮助我们更深入地理解中国传统文化的博大精深。关于人性、关系、仁爱，中西方文化在这里交汇。无论是此刻的我在内心里如何看待自己，是高是低，是大是小，都可以记得"已识乾坤大，犹怜草木青"以及"苔花如米小，也学牡丹开"。因此，无论是日常的教学还是这套书的出版，我都希望能为萨提亚的专业助人者、为中国传统文化的践行者们提供一份支持与助力。

得益于高校教师工作的多年教学经验，我从一开始学习萨提亚便在大学及不同场合与学生们一起分享。2007~2011年，我陆续开办过各种运用萨提亚模式进行教学的30多个短期工作坊，如"智慧父母成长坊""个人成长工作坊""亲密关系工作坊""青少年心灵魔法课堂"等。学习萨提亚9年之后，从2012年开始，我在青岛开办了首期萨提亚心理咨询师专业培训班，每期12天，还有后续的三人小组和持续的团体沙龙跟踪帮扶。8年多来我们已经在青岛、天津、北京、太原等地连续开办培训班超过30个。其间，我还带领过山东省戒毒局、青岛市戒毒所、武汉教师团体、海大附中教师团体等专业内训班上百个。数千小时的教学也帮助我不断地巩固着对萨提亚模式精髓的学习和实践成果。

这17年对萨提亚模式的学习和实践，让我越来越真实地见证了萨提亚模式与中国传统文化结合的妙用，每一种实用工具都可以从底层帮助一个人获得真正意义的成长，从而收获"够得着的幸福"。

《够得着的幸福》这套书能够得以写作并出版，得到太多人的鼓励、帮助和支持。在我一路走来的收获满满、硕果累累的历程中，有太多的贵人需要我感谢。我要感谢所有跟随我学习的小伙伴们，他们在自己的领域都是非常优秀的佼佼者。在学习萨提亚的过程中，他们全然信任、勇敢面对、尽力改变，让自己的生活发生了很大的变化。其中的许多人已经成了我们彼此生命中的重要他人。在写作这本书的过程中，好多小伙伴不仅直接提供了案例、咨询记录，也给了我很多帮助和启发，他们是：刘宏、徐红丽、吕晓慧、向琴、朱丰、刘静、周明慧、王猛、学友、沛铭、天莹、举鹏、何映辉、春亭、小雨、张帅、杨洋、王涛、文锦、瑞芳、瑞莲、继尧、孙伟、李梅、赵庞、赵雨姮、王颖、海霞、冷秋等。他们每个人都可以是本书作者之一，我们共同见证了这套书多年来的孕育和重塑的过程。

我要感谢青岛成长心理研究院创办之初为我提供帮助的马有君校长、褚维东校长和庄总等。他们以教育家、企业家的敏锐关注到心理学能够温暖助人的前景与未来，给了我莫大的支持和实际的帮助，让研究院才有了今天这样不断壮大的规模和影响力，帮助更多需要帮助的人。

我要感谢所有不同阶段助我成长的老师和同学们。感谢我的导师，中科院心理所施建农老师、北师大林崇德老师、石中英老师，在他们的帮助下我至今依然初心不改地站在发展教育心理学的讲台，为教师、学生、家长服务。感谢我的硕博同学们的志同道合、互帮互助。马新功校长、黄承华校长、陈卓生博士、张延平院长、张晶老师等，他们在教育和心理健康领域的践行是我不断努力学习的榜样，在我不断传播、践行萨提亚理念的过程中他们给予我极大的信任、支持和鼓励。感谢指导我心理剧学习的凯特老师、哲卡老师，他们教会我艺术表达的治疗路径；帕特老师教会我依恋动态成熟理论；吉尔和金夫妇教会我叙事世界观及去中心且有影响力的温暖陪伴；大卫·霍金斯博士教会我如何提升意识亮度；丹尼尔·西格尔帮助我在人际神经生物学指导下思考心理修复如何发生以及如何将所学做系统整合。在心理学及传统文化的学习道路上，要感谢的同行、同道太多太多。我的心里常常会浮现出他们美好的样子，我们共同学习、互相帮助的珍贵时刻是我不断成长的养料！

我要感谢我那充满音乐灵性的先生，还有他所服务的大学、合唱团中亲人般的艺术家朋友们。他们在我的每一步成长道路上都慷慨地送来支持与祝福。疫情期间先生身体不好，我忙于书稿写作不能尽心照顾心有内疚。但先生不仅从未抱怨，还积极包揽了全部家务，为我腾出宝贵的时间。更加欣慰的是我的儿子彭砾凡，他在美国以优异成绩提前三学期本科毕业，并获得荣誉奖学金在宾夕法尼亚大学继续攻读硕士学位，目前与同学创办心理科研机构。疫情期间我们三口堪称团结战斗的团队，儿子更是协助我完成书稿，提供许多最前沿的心理学资讯。

原山东省教科所所长，中国海洋大学出版社原总编辑、社长刘宗寅编审，以丰富的图书编创经验及对心理学的钟爱，不辞辛苦地对本书的框架建构与表达优化予以精心的指导；山东大学张彩凤副编审、资深编辑刘青老师、中国海洋大学出版社李洪强老师也认真审阅了书稿并提出修改建议。在此，对他们表示诚挚的谢意！

此刻的我无法用语言来表达我内心的喜悦。我自己以及我的同学、学员们通过不断的学习和改变，实现了脱胎换骨、获得了重生，也期待以这套书作为媒介，向追求幸福的你发出同样深情的邀请。相信通过阅读，我们会彼此跨越时空实现心灵相遇，获得自由自在的成长和力量，内心拥有焕然一新的喜悦与丰盈，成为本自具足的自己，并影响身边更多的人，探索成长路，寻觅幸福密码，认识萨提亚，打开幸福大门。让每一天都成为值得庆祝的礼物，发现并运用内心源源不绝的心灵宝藏，伸手就能够得到属于自己的美好幸福的生活！

2020年10月2日

[1]维吉尼亚·萨提亚. 新家庭如何塑造人[M].易春丽等，译. 北京：世界图书出版公司，2006.

[2]维吉尼亚·萨提亚. 萨提亚治疗实录[M]. 章晓云，聂晶，译. 北京：世界图书出版公司，2006.

[3]维吉尼亚·萨提亚. 萨提亚家庭治疗模式[M]. 聂晶，译. 北京：世界图书出版公司，2007.

[4]维琴尼亚·萨提尔. 跟萨提亚学沟通[M]. 陈文玲，译. 台北：张老师文化，2007.

[5]维琴尼亚·萨提尔. 心的面貌[M]. 朱丽文，译. 台北：张老师文化，1993.

[6]维琴尼亚·萨提尔. 与人接触[M]. 吴就君，译. 台北：张老师文化，1993.

[7]维琴尼亚·萨提尔. 沉思灵想[M]. 林沈明莹，译. 台北：张老师文化，1993.

[8]维琴尼亚·萨提尔. 尊重自己[M]. 朱丽文，译. 台北：张老师文化，1993.

[9]维琴尼亚·萨提尔. 联合家族治疗[M]. 吴就君，译. 台北：张老师文化，2006.

[10]约翰·贝曼. 当我遇见一个人[M]. 宗敏等，译. 太原：希望出版社，2011.

[11]约翰·贝曼. 萨提尔成长模式的应用[M]. 江丽美等，译. 台北：心灵工坊，2008.

[12]玛丽亚·葛莫利. 心灵的淬炼[M]. 易之新，译. 深圳：海天出版社，2009.

[13]玛丽亚·葛莫利. 越过河与你相遇[M]. 释见晔等，译. 台北：张老师文化，2013.

[14]麦基卓，黄焕祥. 懂得爱[M]. 易之新，译. 深圳：深圳报业集团出版社，2007.

[15]麦基卓，黄焕祥. 存乎一心[M]. 傅馨芳，译. 台北：张老师文化，2014.

[16]大卫·霍金斯. 意念力[M]. 李楠，译. 北京：光明日报出版社，2012.

[17]萨尔瓦多·米纽庆. 家庭与家庭治疗[M]. 谢晓健，译. 北京：商务印书馆，2009.

[18]亨利·马西，内森·塞恩伯格. 情感依附——为何家会影响我的一生[M]. 武怡堃等，译. 北京：世界图书出版公司，2013.

[19]约翰·鲍尔比. 情感纽带的建立与破裂[M]. 余萍等，译. 北京：世界图书出版公司，2017.

[20]约翰·鲍尔比. 安全基地：依恋关系的起源[M]. 余萍等，译. 北京：世界图书出版公司，2017.

[21]威廉. 心理治疗中的依恋[M]. 巴彤等，译. 北京：中国轻工业出版社，2014.

[22]萨尔瓦多·米纽秦等. 大师的手艺与绝活[M]. 曾林，译. 上海：华东师范大学出版社，2016.

[23]约翰·鲍尔比. 依恋三部曲[M]. 万巨玲等，译. 北京：世界图书出版公司，2017.

[24]卡尔·R·罗杰斯. 卡尔·罗杰斯论会心团体[M]. 张宝蕊，译. 北京：中国人民大学出版社，2006.

[25]丹尼尔·西格尔. 心智成长之谜[M]. 祝卓宏等，译. 北京：中国发展出版社，2017.

[26]丹尼尔·西格尔. 第七感[M]. 黄珏苹等，译. 杭州：浙江人民出版社，2013.

[27]迈克·怀特. 叙事治疗的工作地图[M]. 黄孟娇，译. 台北：张老师文化，2008.

[28]林崇德. 发展心理学[M]. 杭州：浙江教育出版社，2002.

[29]唐秀连. 九型人格[M]. 广州：南方日报出版社，2003.

[30]鲁道夫·谢弗. 儿童心理学[M]. 王莉，译. 北京：电子工业出版社，2005.

[31]大卫·谢弗. 发展心理学[M]. 邹鸿等，译. 北京：中国轻工业出版社，2004.

[32]欧文·亚隆. 觉醒与超越[M].李鸣等，译. 北京：人民邮电出版社，2015.

[33]王守仁. 王阳明全集[M]. 上海：上海古籍出版社，2011.

[34]约翰·卡特. 如何成为心理治疗师[M]. 胡玫，译. 上海：上海社会科学院出版社，2006.

[35]亨利·克劳德. 为婚姻立界限[M]. 董文芳，译. 成都：四川大学出版社，2006.

[36]迈克尔·怀特. 叙事疗法实践地图[M]. 李明，译. 重庆：重庆大学出版社，2011.

[37]阿尔弗雷德·阿德勒. 儿童教育心理学[M]. 王明粤，译. 成都：成都时代出版社，2019.

[38]李金萍，胡剑锋. 从神经社交学解读人际关系欲求[M]. 武汉：武汉大学出版社，2016.

[39]阿尔弗雷德·阿德勒. 自卑与超越[M]. 李心明，译. 北京：光明日报出版社，2006.

[40]玛丽亚·葛莫利. 大象在屋里[M]. 释见晔等，译. 上海：上海三联书店，2014.

[41]埃德加·列文森. 理解之谬 改变之谜[M]. 陈祉妍等，译. 北京：商务印书馆，2018.

[42]阿尔弗雷德·阿德勒. 儿童的人格形成及其培养[M]. 韦启昌，译. 北京：北京大学出版社，2014.

[43]让·皮亚杰. 教育科学与儿童心理学[M]. 杜一雄等，译. 北京：教育科学出版社，2018.

[44]弗里茨·B·西蒙，克里斯特尔·莱西·西蒙. 循环提问[M]. 于雪梅，译.北京：商务印书馆,2013.

[45]欧文·亚隆. 直视骄阳[M].张亚，译. 北京：中国轻工业出版社,2009.

[46]皮亚杰. 皮亚杰教育论著选[M]. 卢濬选，译. 北京：人民教育出版社，2015.

[47]马斯洛. 人性能达的境界[M]. 曹晓慧等，译. 北京：世界图书出版公司，2019.

[48]欧文·亚隆. 团体心理治疗——理论与实践[M]. 李敏等，译. 北京：中国轻工业出版社, 2010.

[49]卡尔·R·罗杰斯. 罗杰斯著作精粹[M]. 刘毅等，译. 北京：中国人民大学出版社，2006.

[50]凯伦. 依恋的形成[M]. 赵晖，译. 北京：中国轻工业出版社，2017.

[51]霍华德·基尔申鲍姆. 卡尔·罗杰斯传记[M]. 熊然，译. 北京：中央编译出版社，2016.

[52]亚历山德拉·莱马. 短程动力性人际治疗[M]. 聂晶等，译. 北京：北京大学医学出版社，2018.

[53]弗洛玛·沃尔什. 家庭抗逆力[M]. 朱眉华，译. 上海：华东理工大学出版社，2013.

[54]理查德·洛夫. 林间最后的小孩——拯救自然缺失症儿童[M]. 王西敏等，译. 北京：中国发展出版社，2014.

[55]欧文·亚隆. 存在主义心理治疗[M]. 黄峥等，译. 北京：商务印书馆，2019.

[56]梁漱溟. 这个世界会好吗[M]. 上海：东方出版中心，2006.

[57]艾里希·弗洛姆. 逃避自由[M]. 刘林海，译. 北京：人民文学出版社，2018